HANDBUCH DER INNEREN MEDIZIN

BEGRÜNDET VON
L. MOHR UND **R. STAEHELIN**

VIERTE AUFLAGE

HERAUSGEGEBEN VON

G. v. BERGMANN
MÜNCHEN

W. FREY
BERN

H. SCHWIEGK
MARBURG/LAHN

ERSTER BAND / ERSTER TEIL

INFEKTIONSKRANKHEITEN

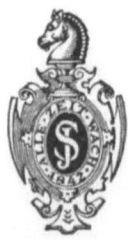

SPRINGER-VERLAG BERLIN HEIDELBERG GMBH
1952

INFEKTIONSKRANKHEITEN
ERSTER TEIL

BEARBEITET VON

R. ASCHENBRENNER · H. BAUR · K. BINGOLD · H. EYER · G. FANCONI
E. GLANZMANN · O. GSELL · F. O. HÖRING · A. HOTTINGER · H. KLEINSCHMIDT
W. LÖFFLER · F. LUTHY · R. MASSINI · W. MOHR
E. G. NAUCK · H. SCHLOSSBERGER

MIT 417 ZUM TEIL FARBIGEN ABBILDUNGEN

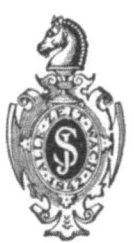

SPRINGER-VERLAG BERLIN HEIDELBERG GMBH
1952

ALLE RECHTE,
INSBESONDERE DAS DER ÜBERSETZUNG IN FREMDE SPRACHEN, VORBEHALTEN

COPYRIGHT 1934 AND 1952 BY SPRINGER-VERLAG BERLIN HEIDELBERG
URSPRÜNGLICH ERSCHIENEN BEI SPRINGER-VERLAG OHG. IN BERLIN, GÖTTINGEN AND HEIDELBERG 1952
SOFTCOVER REPRINT OF THE HARDCOVER 4TH EDITION 1987

ISBN 978-3-642-49651-6   ISBN 978-3-642-49945-6 (eBook)
DOI 10.1007/978-3-642-49945-6

Inhaltsverzeichnis.

Seite

Einleitung: Allgemeine Epidemiologie. Von Professor Dr. Hans Schlossberger-Frankfurt a. M. und Dr. I. Eckart-Frankfurt a. M. Mit 14 Abbildungen 1
    Wesen der seuchenhaften Erkrankungen und ihre Einteilung vom epidemiologischen Standpunkt aus 3
    Infektketten 10
    Kontagionsindex, Disposition 15
    Epidemiologische Bedeutung der Keimträger 22
    Epidemiologische Bedeutung der Pathomorphosen und der Typenunterschiede bei Krankheitserregern 28
    Epidemiologische Bedeutung der Virulenz der Krankheitserreger 44
    Epidemie und Endemie 48
    Seuchenstatistik 70
    Allgemeines über Seuchenbekämpfung 77
    Seuchengesetzgebung, internationale Abmachungen 84
    Literatur 89

Masern (Morbilli). Von Professor Dr. Eduard Glanzmann-Bern. Mit 22 Abbildungen 100
    Definition S. 100. — Historisches S. 100. — Ätiologie S. 100. — Übertragungsversuche auf Tiere S. 101. — Kongenitale Masern S. 102. — Kongenitale Immunität der ersten Lebensmonate S. 103. — Empfänglichkeit jenseits der ersten Lebenszeit S. 104. — Kontagiosität S. 105. — Immunbiologie S. 107. — Die Masernanergie S. 108. — Relapse, Rezidive S. 109. — Epidemiologie S. 110. — Krankheitsbild S. 111. — Inkubationszeit S. 111. — Initialstadium, Prodrome S. 112. — Exanthemstadium S. 115. — Rekonvaleszenz S. 119. — Toxische Masern S. 121. — Komplikationen S. 123. — Komplikationen mit anderen Krankheiten S. 133. — Diagnose S. 137. — Prognose S. 140. — Prophylaxe S. 141. — Therapie S. 146.
    Literatur 149

Scharlach (Scarlatina). Von Professor Dr. Eduard Glanzmann-Bern Mit 39 Abbildungen 152
    Definition S. 152. — Historisches S. 152. — Geographische Verbreitung S. 152. — Disposition S. 152. — Ernährungszustand S. 155. — Kontagiosität und Übertragung S.159. — Epidemiologie S. 161. — Der Streptococcus scarlatinae S. 162. — Streptokokkenträger S. 165. — Experimenteller Scharlach S. 165. — Das Scharlachtoxin S. 166. — Dicktest S. 167. — Das Auslöschphänomen S. 170. Dicksche Scharlachlehre S. 171. — Die Anaphylaxielehre S. 172. — Scharlachvirus S. 174.
    Klinisches Krankheitsbild 176
    1. Vorwiegend toxische Scharlachformen 177
        a) Klinik des ersten Krankseins. Initiale Scharlachtoxikose 177
        Die Scarlatina fulminans oder der blaue Scharlach S. 177. — Der mittelschwere Scharlach S. 178. — Früh-Rheumatoide S. 186. — Leichter Scharlach S. 187.
        b) Freies Intervall, Stadium der Desquamation. Blutveränderungen 188
        c) Die Klinik des zweiten Krankseins 195
        Lymphadenitis S. 196. — Angina S. 197. — Interstitielle Scharlachnephritis und hämorrhagische Glomerulonephritis S. 198. — Chlorurämie S. 201. — Anaphylaktoide Purpura, Purpura fulminans S. 204. — Spät-Rheumatoide S. 206. — Scharlachherz S. 206. — Plötzliche Todesfälle S. 208. — Immunität S. 208.
    2. Vorwiegend komplizierte und septische Scharlachformen. Die Streptokokkeninvasion 209
        Komplikationen mit anderen spezifischen Infektionskrankheiten S. 219.
    Diagnose und Differentialdiagnose 222
    Prognose 226

	Seite
Therapie	226
Prophylaxe	237
Literatur	238

Röteln (Rubeolen). Von Professor Dr. EDUARD GLANZMANN-Bern. Mit 5 Abbildungen 241
Definition S. 241. — Historisches S. 241. — Ätiologie und Epidemiologie S. 241. — Disposition S. 242. — Kontagiosität S. 242. — Inkubation S. 242. — Klinisches Bild S. 242. — Komplikationen S. 246. — Die Rubeolenembryopathie S. 247. — Diagnose S. 248. — Prophylaxe und Therapie S. 248.
Literatur 249

Vierte Krankheit. Von Professor Dr. EDUARD GLANZMANN-Bern 250

Erythema infectiosum. Von Professor Dr. EDUARD GLANZMANN-Bern. Mit 2 Abbildungen 252
Definition S. 252. — Historisches S. 252. — Ätiologie S. 252. — Kontagiosität S. 253. — Disposition S. 253. — Epidemiologie S. 253. — Krankheitsbild S. 253. — Prognose S. 258. — Diagnose S. 258. — Differentialdiagnose S. 258. — Behandlung S. 259.
Literatur 259

Das kritische Dreitagefieberexanthem der kleinen Kinder. Exanthema subitum. Von Professor Dr. EDUARD GLANZMANN, Bern. Mit 5 Abbildungen 260
Definition S. 260. — Historisches S. 260. — Disposition S. 261. — Symptomatologie S. 262. — Ätiologie S. 265. — Diagnose und Differentialdiagnose S. 266. — Behandlung S. 268.
Literatur 268

Windpocken (Spitze Blattern, Varicellen). Von Professor Dr. EDUARD GLANZMANN-Bern. Mit 8 Abbildungen 269
Definition S. 269. — Historisches S. 269. — Ätiologie S. 269. — Kontagiosität S. 270. — Disposition S. 271. — Epidemiologie S. 271. — Krankheitsbild S. 271. Nervöse Komplikationen S. 278. — Varicellen und Herpes zoster S. 279. — Vom Schleimhautenanthem ausgehende Komplikationen S. 280. — Komplikationen mit anderen Krankheiten S. 281. — Diagnose und Differentialdiagnose S. 282. Prognose S. 283. — Prophylaxe S. 283. — Therapie S. 284.
Literatur 285

Der Schweißfriesel (Febris miliaris). Von Professor Dr. EDUARD GLANZMANN-Bern. Mit 1 Abbildung 287
Definition S. 287. — Historisches S. 287. — Epidemiologie S. 287. — Ätiologie S. 288. — Krankheitsbild S. 288. — Komplikationen S. 290. — Diagnose und Differentialdiagnose S. 290. — Prognose S. 291. — Pathologische Anatomie S. 291. Therapie S. 292.
Literatur 292

Pocken (Blattern, Variola). Von Professor Dr. F. O. HÖRING-Worms. Mit 11 Abbildungen 293
Geschichtliches S. 293. — Epidemiologie und Hygienisches S. 294. — Variola- und Vaccinevirus S. 295. — Disposition des Menschen S. 300. — Pathogenese S. 302. — Krankheitsbild S. 304. — Komplikationen S. 309. — Pathologische Anatomie S. 310.
Alastrim 310
Variolois 311
Melkerknoten (Cow-pox) 312
Diagnose S. 312. — Differentialdiagnose S. 312. — Prognose S. 313. — Therapie S. 314.
Vaccination und Impfschäden 315
Literatur 324

Parotitis epidemica (Mumps). Von Professor Dr. HANS KLEINSCHMIDT-Göttingen . . 330
Geschichtliches S. 330. — Ätiologie S. 330. — Pathologische Anatomie S. 331. Epidemiologie S. 331. — Krankheitsbild S. 332. — Differentialdiagnose S. 337. Prognose S. 339. — Prophylaxe S. 339. — Therapie S. 340.
Literatur 340

	Seite
Grippe (Influenza). Von Professor Dr. RUDOLF MASSINI-Basel und Dr. HERMANN BAUR-Basel. Mit 19 Abbildungen	343
I. Begriff, Definition	343
II. Epidemiologie	343

    1. Epidemieverlauf bis 1918/19 S. 343. — 2. Pandemische Influenza S. 344. 3. Entstehung der Pandemie S. 346. — 4. Die Epidemien seit 1920. Epidemiecyclus S. 349. — 5. Ursachen der Epidemieentstehung und des Epidemiecyclus S. 352.

III. Übertragungsmodus und Lebensfähigkeit des Virus in der Umwelt	354
IV. Das Influenzavirus	355

    1. Geschichte der Entdeckung des Influenzavirus und erste Resultate der Experimente mit demselben S. 355. — 2. Isolierung des Influenzavirus S. 357. 3. Eigenschaften des Virus S. 358. — 4. Aufbewahrung und Reaktionen des Virus S. 360. — 5. Toxinbildung S. 361. — 6. Tropismus S. 362. — 7. Typen, Stämme, Varianten, Variation, Dissoziation S. 364. — 8. Laboratoriumsinfektionen und experimentelle Infektion des Menschen S. 366. — 9. Immunität S. 366. — 10. Interferenzphänomen, Konkurrenzphänomen S. 368. — 11. HIRST-Test S. 370. — 12. Infektion der Wirtszelle S. 372.

V. Bakterielle Sekundärinfektion. Synergismus-Virus-Bakterien	374

    1. Haemophilus influenza S. 375. — 2. Andere Bakterien S. 376. — 3. Synergismus-Virus-Bakterien im Tierversuch S. 378.

VI. Pathologische Anatomie	379

    1. Unkomplizierte Influenza S. 379. — 2. Bakterielle Komplikationen S. 380.

VII. Pathogenese. Pathologische Physiologie	381
VIII. Die einfache Grippe. Das Grippefieber	383

    1. Symptomatologie S. 383. — 2. Stoffwechselstörungen S. 388. — 3. Verlauf S. 390. — 4. Besondere Formen S. 390. — 5. Pandemische und epidemische Influenza S. 391. — 6. A- und B-Influenza S. 391. — 7. Prognose S. 392. — 8. Diagnose S. 392. — 9. Therapie der unkomplizierten Influenza S. 396. — 10. Allgemeine Grippeprophylaxe S. 397. — 11. Vaccinierung S. 399.

IX. Grippeviruspneumonie	406
X. Komplikationen	408

    1. Bronchitis, Bronchiolitis S. 409. — 2. Bakterielle Pneumonie bei Grippe S. 409. — 3. Grippeempyem S. 415. — 4. Chronische Lungenveränderungen nach komplizierter Grippe S. 415. — 5. Erkrankungen des Kreislaufsystems S. 416. — 6. Otorhinolaryngologische Komplikationen S. 416. — 7. Augenerkrankungen S. 417. — 8. Erkrankungen des Darmtractus, der Leber und des Peritoneum S. 417. — 9. Urogenitalsystem S. 417. — 10. Nervensystem S. 418. — 11. Muskeln, Knochen, Gelenke usw. S. 419. — 12. Haut S. 419. — 13. Grippe und Tuberkulose S. 419. — 14. Andere Krankheiten S. 420.

XI. Erkrankungen durch Haemophilus influenzae	420
Literatur	421
Schnupfen. Von Dr. HERMANN BAUR-Basel	441

    Ätiologie S. 441. — Epidemiologie und konditionelle Faktoren S. 442. — Symptomatologie S. 444. — Differentialdiagnose S. 444. — Pathologische Anatomie S. 444. — Prophylaxe S. 445. — Therapie S. 446.

Literatur	447
Herpes simplex (Febris herpetica). Von Dr. HERMANN BAUR-Basel und Professor Dr. RUDOLF MASSINI-Basel	450

    Definition S. 450. — Ätiologie und experimentelle Grundlagen S. 450. — Varianten, Variation, Dissoziation S. 453. — Immunität S. 454. — Symptomatologie S. 457. Pathologische Anatomie S. 458. — Fieber und andere auslösende Faktoren. Übertragung S. 458. — Besondere Formen und Lokalisationen S. 459. — Prognose S. 463. — Diagnose S. 463. — Pathogenese S. 464. — Therapie und Prophylaxe S. 466.

Literatur	468
Encephalitis (Selbständige Formen). Von Professor Dr. WILHELM LÖFFLER-Zürich und Professor Dr. FRITZ LÜTHY-Zürich	474
Encephalitis lethargica (v. ECONOMO)	474

    Geschichtliches S. 474. — Ätiologie S. 476. — Pathologische Anatomie S. 481. Pathologische Physiologie S. 482. — Symptomatologie S. 483. — A. Symptome des akuten Stadiums S. 484. — B. Verlauf und Ausgang des akuten Stadiums S. 488. — C. Symptome des Spätstadiums S. 491. — D. Verlauf und Prognose des chronischen Stadiums S. 494. — Komplikationen S. 495. — Diagnose S. 495. Differentialdiagnose S. 496. — Therapie S. 497.

Seite

Anhang: Der Singultus epidemicus 498
    Symptomatologie S. 498. — Pathologische Anatomie S. 499. — Ätiologie und
Pathogenese S. 499. — Prognose S. 500. — Diagnose S. 500. — Therapie S. 500.
Andere selbständige Encephalitiden 500
Die Japanische und die St. Louis-Encephalitis 502
    Pathologische Anatomie S. 503. — Klinik S. 504.
Die Pferde-Encephalitis 504
Anhang: Die russische Frühlings-Sommer-Encephalitis 505
Die Herpes simplex-Encephalitis 505
Europäische Encephalitisformen 506
    1. Die schwedische Westküstenencephalitis S. 506. — 2. Die Panencephalitis
von PETTE S. 506. — 3. Die Leukencephalitiden S. 507. — a) Die akute hämorrhagische Leukencephalitis S. 507. — b) Die subakute sklerosierende Leukencephalitis S. 507. — Therapie und Prophylaxe der Virusencephalitiden S. 508.
Literatur 510

Poliomyelitis und verwandte neurotrope Viruskrankheiten. Von Professor Dr. G. FANCONI-Zürich 514
Poliomyelitis. Mit 13 Abbildungen 515
  I. Geschichte 515
  II. Die Erreger der Poliomyelitis 516
    Der Virusnachweis außerhalb des Menschen und der Säugetiere S. 517.
Die Eintrittspforte des Poliomyelitisvirus und seine Ausbreitung im Organismus
S. 518.
  III. Epidemiologie der Poliomyelitis 519
  IV. Die pathologische Anatomie der Poliomyelitis 526
  V. Symptomatologie 527
    1. Die Inkubationszeit S. 528. — 2. Das Initialstadium S. 528. — 3. Die
Latenzperiode S. 529. — 4. Das präparalytische Stadium S. 529. — a) Meningitische Phase S. 529. — b) Das adynamische oder präparalytische Stadium im
engeren Sinne des Wortes S. 532. — 5. Das Paralysierungsstadium S. 533. —
6. Die Rekonvaleszenz S. 533.
    Spinale Form der Poliomyelitis S. 534. — Die bulbopontine Form der
Poliomyelitis S. 534. — Die encephalitische Form der Poliomyelitis (Polioencephalitis) S. 536. — Die sog. neuritische und polyneuritische Form der Poliomyelitis S. 537. — Die vegetativ-nervösen Störungen der Poliomyelitis S. 537.
  VI. Komplikationen der Poliomyelitis 538
  VII. Die Diagnose der Poliomyelitis 538
  VIII. Prognose der Poliomyelitis 539
  IX. Differentialdiagnose 540
    Differentialdiagnose des präparalytischen Stadiums 540
    Tuberkulöse Meningitis S. 540. — Bakterienarme Meningitiden S. 541.
Meningitiden bei Leptospirosen S. 541. — Meningitis concomittans S. 541.
Toxische und allergische Meningitiden S. 543. — Physikalisch bedingte Meningitiden S. 543. — Virusmeningitiden S. 544.
    Differentialdiagnose des paralytischen Stadiums der Poliomyelitis 546
    1. Schlaffe Lähmungen der Neugeborenenperiode und des frühen Säuglingsalters S. 546. — 2. Schlaffe Lähmungen im Verlauf von Meningitiden nicht-poliomyelitischer Natur S. 547. — 3. Polyradikulitische Lähmungen S. 547. — 4. Polyneuritische Lähmungen S. 549. — 5. Isolierte neuritische Lähmungen S. 549. —
6. Schlaffe Lähmungen bei spezifischen Infektionskrankheiten S. 549. —
7. Schlaffe Lähmungen bei Rückenmarkstraumata S. 550. — 8. Pseudolähmungen
S. 550. — 9. Hysterische Lähmungen S. 550.
  X. Therapie der Poliomyelitis 550
    Therapie des Frühstadiums S. 550. — Behandlung der Atemmuskellähmung und der bulbären Formen S. 552. — Therapie der poliomyelitischen
Lähmungen S. 555.
    Soziale Aspekte der Poliomyelitis 557
  XI. Die Prophylaxe der Poliomyelitis 557
Literatur 558
Myalgia epidemica (Pleurodynia, Bornholmsche Krankheit) 561
    Geschichte S. 561. — Der Erreger S. 561. — Epidemiologie S. 562. — Die
pathologische Anatomie S. 562. — Symptomatologie S. 562. — Diagnose S. 563.
Differentialdiagnose S. 564. — Prognose S. 564. — Therapie S. 564.
Literatur 564

Die Springseuche (Louping-ill) 565
    Geschichte S. 565. — Der Erreger S. 565. — Symptomatologie der menschlichen Springseuche S. 566. — Prognose S. 566. — Therapie S. 566.

Literatur 566

Tollwut (Lyssa oder Rabies). Von Professor Dr. W. Mohr-Hamburg. Veterinärmedizinischer Teil von Professor Dr. K. Enigk-Hamburg. Mit 5 Abbildungen 567
    Geschichtliches S. 567. — Ätiologie S. 567. — Tollwut bei Tieren S. 568. — Verbreitung S. 570. — Pathologische Anatomie S. 571. — Menschliche Erkrankung. Klinik und Verlauf S. 572. — Diagnose S. 577. — Prognose S. 578. — Therapie S. 578. — Schutzimpfung S. 580. — Prophylaxe S. 586.

Literatur 588

Die Aujeszkysche Krankheit. Von Professor Dr. W. Mohr-Hamburg. Veterinärmedizinischer Teil von Professor Dr. K. Enigk-Hamburg 591
    Geschichtliches S. 591. — Ätiologie S. 591. — Veterinärmedizinisches S. 591. Pathologische Anatomie S. 591. — Verbreitung S. 592. — Menschliche Erkrankung S. 592. — Klinik und Verlauf S. 592. — Diagnose S. 592. — Prognose S. 592. — Therapie S. 592. — Prophylaxe S. 592.

Literatur 592

Tropische Viruskrankheiten. Von Professor Dr. E. G. Nauck-Hamburg 593

Gelbfieber. Mit 5 Abbildungen 593
    Definition S. 593. — Geschichte S. 593. — Verbreitung S. 593. — Ätiologie S. 595. — Übertragung S. 598. — Klinischer Verlauf und Krankheitserscheinungen S. 599. — Diagnose und Differentialdiagnose S. 602. — Pathologie S. 604. Epidemiologie S. 607. — Behandlung S. 609. — Schutzimpfung S. 609. — Bekämpfung und Prophylaxe S. 612.

Denguefieber. Mit 1 Abbildung 614
    Definition S. 614. — Geschichte und Verbreitung S. 614. — Ätiologie S. 615. Übertragung und Epidemiologie S. 616. — Krankheitsbild S. 617. — Diagnose und Differentialdiagnose S. 619. — Pathologie S. 619. — Behandlung S. 620. Bekämpfung und Prophylaxe S. 620.

Pappatacifieber. Mit 1 Abbildung 620
    Geschichtliches S. 621. — Geographische Verbreitung S. 621. — Krankheitsbild S. 621. — Prognose S. 623. — Differentialdiagnose S. 623. — Ätiologie S. 623. Übertragung S. 624. — Behandlung S. 626. — Prophylaxe S. 626.

Rifttalfieber. Mit 4 Abbildungen 626
    Geographisches S. 626. — Ätiologie S. 626. — Klinische Erscheinungen beim Menschen S. 628. — Prognose S. 628. — Pathologisch-anatomische Veränderungen S. 628. — Diagnose S. 629. — Behandlung und Prophylaxe S. 629.

Literatur 630

Rickettsiosen. Von Professor Dr. R. Aschenbrenner-Hamburg und Professor Dr. H. Eyer-Bonn 638

Allgemeines über Rickettsiosen. Von H. Eyer. Mit 3 Abbildungen 638
    1. Allgemeines, Vorkommen und Verbreitung S. 638. — 2. Geschichtliche Entwicklung der Rickettsienforschung S. 639. — 3. Ätiologie, Morphologie und Darstellung S. 644. — 4. Züchtung und biologisches Verhalten S. 647. — 5. Serologische Diagnostik S. 649. — 6. Immunitätsfragen S. 653. — 7. Allgemeine und spezifische Prophylaxe (Schutzimpfung) S. 655. — 8. Epidemiologie und Wirtsverhältnisse S. 658.

Literatur 661

Klinik der Rickettsiosen. Von R. Aschenbrenner 682
  A. Krankheiten der Fleckfiebergruppe. Mit 12 Abbildungen 682
    I. Das epidemische Fleckfieber (Läusefleckfieber) 682
        1. Definition S. 682. — 2. Historisches S. 682. — 3. Synonyma S. 684. 4. Pathogenese, Immunitätsverhältnisse S. 684. — 5. Pathologische Anatomie S. 686. — 6. Der Krankheitsablauf S. 690. — 7. Spezielle Symptomatologie S. 693. — 8. Differentialdiagnose, Serodiagnostik S. 711. — 9. Prognose. Erkrankung der Schutzgeimpften S. 714. — 10. Therapie S. 716.

II. Das endemische (murine) Fleckfieber (Flohfleckfieber) 721
 Anhang. Die sog. BRILLsche Krankheit 722
III. Die Zeckenfleckfieber (Felsengebirgsfleckfieber, Mittelmeerfleckfieber, Bullisfieber) 723
IV. Die Milbenfleckfieber (Tsutsugamushifieber, Buschfleckfieber, Rickettsienpocken) 725
B. Das Wolhynische Fieber. Mit 9 Abbildungen 727
 1. Definition S. 727. — 2. Historisches S. 727. — 3. Synonyma S. 728. — 4. Klinik S. 728. — 5. Pathogenese. Pathologische Anatomie S. 735. — 6. Differentialdiagnose S. 737. — 7. Therapie S. 738. — Anhang: Das sog. Russische Kopfschmerzfieber S. 739.
C. Das Q-Fieber. Mit 5 Abbildungen 740
 1. Definition S. 740. — 2. Historisches, Synonyma S. 740. — 3. Übertragung und Verbreitung S. 742. — 4. Klinik S. 743. — 5. Differentialdiagnose S. 748. — 6. Prognose, Therapie S. 750.
Literatur 751

Seltene Infektionskrankheiten, vorwiegend Zoonosen. Von Professor Dr. W. MOHR-Hamburg. Veterinärmedizinischer Teil von Professor Dr. K. ENIGK-Hamburg . . . 762
 Rotlauf. Mit 1 Abbildung 762
  Geschichte S. 762. — Ätiologie S. 762. — Rotlauferkrankung der Tiere S. 762. Verbreitung S. 763. — Infektionsquelle der menschlichen Erkrankung S. 763. — Klinik und Verlauf S. 764. — Diagnose S. 766. — Prognose S. 766. — Immunität S. 766. — Therapie S. 766. — Prophylaxe S. 768.
 Rotz, Malleus. Mit 1 Abbildung 769
  Ätiologie S. 769. — Die Malleusinfektion bei Tieren S. 769. — Verbreitung S. 770. — Infektionsweg beim Menschen S. 770. — Pathologische Anatomie S. 770. Klinik und Verlauf S. 771. — Diagnose S. 772. — Prognose S. 774. — Immunität S. 774. — Therapie S. 774. — Prophylaxe S. 775.
 Melioidosis. Mit 2 Abbildungen 775
  Geschichte S. 775. — Ätiologie S. 776. — Vorkommen bei Tieren S. 776. — Verbreitung S. 777. — Die Übertragung der Krankheit vom Nagetier auf den Menschen S. 777. — Pathologisch-anatomisches Bild S. 777. — Die menschliche Infektion S. 777. — Diagnose S. 779. — Prognose S. 780. — Therapie S. 780. Prophylaxe S. 781.
 Maul- und Klauenseuche. Mit 2 Abbildungen 781
  Ätiologie S. 781. — Übertragung S. 782. — Maul- und Klauenseuche bei Tieren S. 783. — Vorkommen S. 783. — Übertragung auf den Menschen S. 783. Pathologische Anatomie S. 784. — Klinik der menschlichen Maul- und Klauenseuche S. 784. — Diagnose S. 786. — Prognose S. 787. — Therapie S. 787. — Prophylaxe 787.
 Psittacosis. Mit 6 Abbildungen 788
  Geschichtliches S. 788. — Ätiologie S. 791. — Übertragung S. 792. — Epidemiologie S. 793. — Psittakose bei Tieren S. 794. — Menschliche Erkrankung S. 794. — Klinik und Verlauf S. 795. — Diagnose S. 798. — Prognose S. 799. — Pathologische Anatomie S. 799. — Therapie S. 800. — Prophylaxe S. 802.
 Milzbrand. Mit 8 Abbildungen 803
  Geschichtliches S. 803. — Ätiologie S. 803. — Übertragung S. 804. — Vorkommen S. 804. — Milzbrand bei Tieren S. 805. — Die menschliche Milzbranderkrankung S. 805. — Pathologische Anatomie S. 807. — Klinik und Verlauf: 1. Hautmilzbrand S. 808; 2. Das Milzbrandödem S. 810; 3. Der Lungenmilzbrand S. 810; 4. Die Milzbranderkrankung des Magen-Darmkanals S. 811. — Diagnose S. 811. — Prognose S. 812. — Therapie S. 812. — Prophylaxe S. 818.
 Pseudomilzbrand 819
 Literatur 820

Die Mykosen. Von Professor Dr. W. MOHR-Hamburg. Mit 12 Abbildungen 827
 Nachweis S. 827. — Morphologie der Pilze S. 827. — Vermehrungsart S. 828.
 Mucormykosen 831
  a) Rhizomucormykose der Lunge und der inneren Organe 831
   Ätiologie S. 831. — Klinik und Verlauf S. 831. — Diagnose S. 831. — Behandlung S. 831.

b) Lichtheimia corymbifera-Mykosen 831
   Ätiologie S. 831.
c) Mucormykosen des Gehörganges 832

Coccidioidomykose 832
   Geschichte S. 832. — Ätiologie S. 832. — Tierpathogenität S. 833. — Geographische Verbreitung S. 833. — Pathologische Anatomie S. 834. — Übertragung S. 835. — Klinik und Verlauf S. 836. — Komplikationen S. 843. — Diagnose S. 844. Prognose S. 847. — Therapie S. 847. — Prophylaxe S. 849.

Rhinosporidiose 849
   Geschichte S. 849. — Ätiologie S. 849. — Verbreitung S. 849. — Übertragung S. 850. — Pathologisch-anatomisches Bild S. 850. — Klinik und Verlauf S. 850. Diagnose S. 850. — Behandlung S. 850.

Blastomykosen 850
   1. Nordamerikanische Blastomykose 851
      Geschichte S. 851. — Ätiologie S. 851. — Verbreitung S. 852. — Pathologische Anatomie S. 852. — Übertragung S. 852. — Klinik und Verlauf S. 852. Diagnose S. 854. — Prognose S. 855. — Therapie S. 855.
   2. Südamerikanische Blastomykose 856
      Geschichte S. 856. — Ätiologie S. 856. — Verbreitung S. 856. — Pathologische Anatomie S. 856. — Übertragung S. 857. — Klinik und Verlauf S. 857. Diagnose S. 861. — Prognose S. 862. — Therapie S. 862. — Prophylaxe S. 863.
   3. Torulopsis neoformans-Infektion 864
      Geschichtliches S. 864. — Ätiologie S. 864. — Verbreitung S. 865. — Übertragung S. 865. — Pathologische Anatomie S. 865. — Klinik und Verlauf S. 866. — Diagnose S. 870. — Prognose S. 871. — Therapie S. 871.

Aspergillose 873
   Geschichte S. 873. — Ätiologie S. 873. — Klinik und Verlauf: 1. Lungenaspergillose S. 873; 2. Otomykose S. 876; 3. Lokalisation des Aspergillus fumigatus in den Nasennebenhöhlen S. 876; 4. Aspergillus-Endokarditis S. 876.

Toxomykose der Lunge 877
   Pathologische Anatomie S. 877. — Klinik und Verlauf S. 877. — Diagnose S. 878. — Prognose S. 878. — Therapie S. 878. — Prophylaxe S. 878.

Sporotrichose 878
   Geschichtliches S. 878. — Ätiologie S. 878. — Verbreitung S. 879. — Pathologische Anatomie S. 879. — Übertragung S. 879. — Klinik und Verlauf S. 880. — Diagnose S. 882. — Prognose S. 883. — Therapie S. 883.

Moniliasis 884
   Geschichtliches S. 884. — Ätiologie S. 884. — Verbreitung S. 884. Übertragung S. 884. — Pathologische Anatomie S. 885. — Klinik und Verlauf S. 885.
   Soor 886
      Diagnose S. 886. — Prognose S. 886. — Therapie S. 887.
   Generalisierte Infektionen der inneren Organe 887
      Diagnose S. 888. — Prognose S. 889. — Therapie S. 889.

Histoplasmose 889
   Geschichtliches S. 890. — Ätiologie S. 890. — Verbreitung S. 890. — Pathologische Anatomie S. 891. — Übertragung S. 891. — Klinik und Verlauf S. 893. — Diagnose S. 897. — Prognose S. 900. — Therapie S. 900.

Geotrichose 901
   Pathologische Anatomie S. 901. — Klinik und Verlauf S. 901. — Diagnose S. 902. — Prognose S. 902. — Therapie S. 903. — Geotrichum asteroides S. 903. Geotrichum Issavi S. 903. — Geotrichum louisianioideum S. 903. — Geotrichum rabesalama S. 903.

Die Aktinomykose und verwandte Fadenpilzerkrankungen 903
   Geschichte S. 903. — Ätiologie S. 904. — Aktinomykose beim Tier S. 906. Pathologische Anatomie S. 906. — Verbreitung und Übertragung S. 909. —

	Seite
Klinik und Verlauf S. 910. — Die cervico-faciale Form S. 911. — Die Lungenaktinomykose S. 913. — Abdominalaktinomykose S. 916. — Hautaktinomykose S. 918. — Die cerebrale Form S. 918. — Komplikationen S. 918. — Diagnose S. 919. — Differentialdiagnostische Abgrenzung S. 920. — Technik S. 921. Prognose S. 921. — Therapie S. 922. — Prophylaxe S. 927.	
Aktinobacillose	927
Leptotrichose	928
Ätiologie S. 928. — Klinik und Verlauf S. 928. — Diagnose S. 929. — Therapie S. 929.	
Nocardiose	929
Geschichte S. 929. — Ätiologie S. 929. — Verbreitung S. 930. — Übertragung S. 930. — Pathologische Anatomie S. 930. — Klinik und Verlauf S. 930. — Diagnose S. 930. — Prognose S. 931. — Therapie S. 931.	
Literatur	931

Die septischen Erkrankungen. Von Prof. Dr. K. BINGOLD-München. Mit 54 Abbildungen 943

Einleitung 943

Allgemeiner Teil:

Begriffsbestimmung 945
Kritik an früheren Definitionen 947
Die Fokalinfektion im Zusammenhang mit septischen Erkrankungen 955
Klinisch-bakteriologische Kulturmethoden 960
Züchtungsmethoden 962

Isolierung und Weiterzüchtung der gefundenen Keime S. 963. — Die pathogenen Streptokokken in ihrer Bedeutung als Sepsiserreger S. 966. — Zur Frage der vergrünenden Streptokokken, speziell des Streptococcus viridans S. 967. — Meningokokken S. 969. — Bact. coli und coli haemolyticum S. 969. — Der PFEIFFERsche Influenzabacillus S. 969. — Bac. pyocyaneus S. 970. — Der FRAENKEL-WEICHSELBAUMsche Pneumococcus S. 970. — Staphylokokken S. 970. — Die anaeroben Sepsiserreger S. 970. — Anaerobe Streptokokken S. 971. — Gruppe der Gasödembacillen S. 971. — Das Eindringen der Keime in die Blutbahn und ihre Folgeerscheinungen S. 973. — Schicksal der in das Blut eingedrungenen Bakterien S. 975. — Zustandekommen der Metastasen S. 978.

Pathologisch-anatomische Grundlagen 979
  Allgemeine pathologisch-histologische Vorbemerkungen 979
  Pathologische Anatomie des Sepsisherdes 981
    I. Der Sepsisherd, ausgehend von Hohlorganen oder vorgebildeten Kanälen unter Abflußbehinderung (ohne gleichzeitige Gefäßinfektion) 982
       Ausgangsstelle S. 982. — Vereiternde Gelenkhöhlen als Sepsisherde S. 993. — Zähne in ihrer Bedeutung als Sepsisherd S. 993.
    II. Der Sepsisherd in den Venen 995
       Ausgangsstelle der thrombophlebitischen Sepsis S. 995. — 1. Thrombophlebitis im uterinen Gebiet S. 999. — 2. Thrombophlebitische Form der postanginösen Sepsis S. -999. — 3. Thrombophlebitis im Gebiet der Pfortader (pylephlebitische Sepsis) und der Vena hepatica S. 1002. — 4. Otogene thrombophlebitische Sepsis S. 1004. — 5. Thrombophlebitis bei Furunkeln, insbesondere bei Gesichtsfurunkeln S. 1005. — 6. Sepsis der Neugeborenen, die von einer Nabelinfektion ausgeht S. 1005.
    III. Lymphangitische Sepsis 1006
    IV. Endokard, Myokard und arterielles System als Siedlungsstätte für Bakterien 1010
       Endokarditis septica S. 1010.
  Pathologisch-anatomischer Befund an den Organen 1010
    Haut S. 1010. — Bewegungsorgane S. 1017. — Knochengewebe S. 1021. — Gelenke S. 1022. — Sinnesorgane S. 1023. — Innere Organe S. 1025. — Kreislauforgane S. 1027. — „Die septische Milz" S. 1033. — Lungen und Pleura S. 1034. — Nieren und Nierenwege S. 1036. — Leber und Gallenwege S. 1037.
  Pathologische Physiologie 1038
    Reaktionen des Kreislaufes S. 1045.
  Das Blut und die blutbildenden Organe bei den septischen Erkrankungen 1048

Seite

Diagnostik und Symptomatologie 1054
  Nervensystem S. 1057. — Verdauungsapparat S. 1060. — Lungen
  S. 1062. — Nieren S. 1066.
Differentialdiagnose 1068
Spezieller Teil:
  Die septische Wundinfektion (der Sepsisherd in der Haut, im Unterhaut-
    zellgewebe, in der Muskulatur) 1079
    1. Infektionen durch aerobe Keime S. 1079. — 2. Infektionen durch
    Anaerobier (Mischinfektionen) S. 1079.
  Die postanginöse Sepsis 1083
  Die otogene Sepsis 1088
  Septische Erkrankungen der Gallenwege 1090
    1. Die septische Cholecystitis S. 1090. — 2. Die Cholangitis septica
    acuta S. 1090. — 3. Die chronische rezidivierende Cholangitis septica
    S. 1092. — 4. Die Cholangitis lenta S. 1093. — 5. Cholangitis chronica
    mit Ausgang in Lebercirrhose, Ascites-Anasarka S. 1096.
  Die septische Pfortaderentzündung 1096
  Die puerperale Sepsis 1105
    1. Die auf die Uterushöhle beschränkte Sepsisform S. 1108. —
    2. Infektion der Lymphbahnen des Parametriums S. 1110. — 3. Die Aus-
    breitung der puerperalen Infektion auf dem Venenwege S. 1113.
  Endocarditis septica 1117
    1. Diagnose und klinisches Bild der septischen akuten Endocarditis
    maligna ulcerosa S. 1119. — 2. Endocarditis lenta S. 1124.
  Sepsis und Unfallbegutachtung 1128
Prognose 1131
Therapie 1136
  Antibakterielle Chemotherapie 1140
  Die Reizkörpertherapie 1141
  Spezifische Serumtherapie 1141
  Sulfonamidtherapie 1143
  Die Therapie der Sepsis mit antibiotischen Mitteln 1148
  Penicillintherapie 1149
  Streptomycintherapie 1152
  Andere Antibiotica 1153
  Beurteilung der bakteriostatischen und antibiotischen Therapieerfolge . . 1153
    Die thrombophlebitische Sepsis S. 1154. — Sepsisherde in vorge-
    bildeten Kanälen oder Höhlen S. 1154.
  Wie weit läßt sich eine chirurgische Therapie bei septischen Erkrankungen
    durchführen? 1158
  Allgemeine und symptomatische Therapie 1162
Literatur 1164

Erysipel. Von Professor Dr. K. BINGOLD-München. Mit 10 Abbildungen 1172
Geschichte 1174
Bakterielle Genese des Erysipels 1174
Pathogenese 1178
Die verschiedenen Formen des Erysipels:
  1. Das Gesichtserysipel 1181
  2. Schleimhauterysipele 1183
    a) Erysipel der Zunge, des Pharynx einschließlich der Tonsillen S. 1183.
    b) Larynxerysipel S. 1184. — c) Erysipel des Respirationssystems S. 1184.
    d) Erysipel der Stirnhöhle S. 1184. — e) Erysipel des Gehörgangs S. 1184.
  3. Erysipel der Extremitäten 1185
  4. Erysipel des Genitaltraktes 1185
    a) Geburtstraumen und artifizielle Eingriffe S. 1185. — b) Erysipelas
    gangraenosum S. 1187.
  5. Erysipel der Verdauungswege 1187
  6. Die Bedeutung des Lebensalters für den Verlauf des Erysipels 1187
    a) Das Erysipel der Neugeborenen und Säuglinge S. 1187. — b) Das
    Erysipel beim älteren Kind S. 1188. — c) Das Erysipel im Greisenalter
    S. 1188.
  7. Rezidive und Rückfälle 1188
  8. Metastasen 1189
  9. Komplikationen 1191

Differentialdiagnose 1193
        Gesichtserysipel S. 1193. — Erysipel an den Extremitäten S. 1193.
    Schleimhauterysipele S. 1194.
Prognose 1194
Prophylaxe 1195
Therapie 1196
    Symptomatische Therapie S. 1199.
Literatur 1200

Die Anginen. Von Professor Dr. A. Hottinger-Basel. Mit 21 Abbildungen 1202
    Definition S. 1202. — Disposition S. 1202. — Anatomie, Physiologie
    und Biochemie der Tonsillen S. 1202. — Pathophysiologie, Bakteriologie, Fokalinfekte der Tonsillen S. 1204. — Häufigkeit der Anginen
    S. 1206.
  I. Tonsillitis acuta 1207
    1. Angina catarrhalis 1207
        Ätiologie S. 1207. — Krankheitsbild S. 1207. — Differentialdiagnose
        S. 1209. — Komplikationen S. 1209. — Prognose S. 1209. — Therapie
        S. 1209.
    2. Angina punctata, lacunaris et pultacea 1209
        Allgemeinerscheinungen S. 1209. — Differentialdiagnose S. 1211.
        Prognose S. 1211. — Therapie S. 1211.
    3. Tonsillär-, Peritonsillär- und Retropharyngealabsceß 1212
        Krankheitsbild S. 1214. — Behandlung S. 1214.
    4. Scharlachangina, Diphtherie und Angina herpetica 1214
    5. Angina necroticans, pseudodiphtherische Rachennekrose 1215
    6. Angina retronasalis (Adenoiditis) und Pharyngitis granulosa 1215
    7. Angina Plaut-Vincent 1217
        a) Diphtheroide Form S. 1217. — b) Ulcero-membranöse Form
        S. 1217. — Ätiologie S. 1218. — Prognose S. 1218. — Differentialdiagnose S. 1218. — Behandlung S. 1218.
    8. Angina Ludovici 1218
    9. Lymphoidzellige Angina 1219
        Krankheitsbild S. 1219. — Prognose S. 1221. — Differentialdiagnose
        S. 1221. — Therapie S. 1221.
    10. Agranulocytose, Leukämie und malignes Lymphogranulom (Hodgkin) 1221
  II. Tonsillitis chronica 1223
    1. Einfache Tonsillitis chronica mit und ohne Hypertrophie, Bacillenträger, Fokalinfektion 1223
    2. Primäre und sekundäre Tonsillentuberkulose, Lues und Aktinomykose 1226
    3. Schädigungen durch die Tonsillo- und Tonsillektomie 1228
  III. Tumoren 1228
  IV. Diagnostik 1229
    1. Status postoperativus 1229
    2. Hyperkeratose (Mycosis leptothrica) 1229
    3. Tonsillarpfröpfe und lacunäre Pilzdrusen 1229
    4. Bursitis pharyngealis (Tornwaldt) 1230
Literatur 1230

Infektiöse Mononucleose (Morbus Pfeiffer). Von Professor Dr. E. Glanzmann-Bern.
Mit 3 Abbildungen 1233
    Historisches S. 1233. — Epidemiologie S. 1234. — Klinik S. 1234. — Angina
    S. 1236. — Meningitis serosa und Polyradikulitis (Guillain-Barrésches Syndrom) S. 1237. — Ätiologie S. 1240. — Pathologie S. 1240. — Pathogenese
    S. 1240. — Therapie S. 1240. — Prognose S. 1241.
Literatur 1241

Die Diphtherie. Von Professor Dr. A. Hottinger-Basel. Mit 79 Abbildungen 1243
    Definition 1243
    Historisches 1243
    Erreger und experimentelle Grundlagen 1246
        Die Diphtheriebacillen S. 1246. — Wachstum S. 1246. — Vorkommen
        S. 1246. — Eigenschaften S. 1247. — Die Toxinbildung S. 1249. — Varianten und Typen der Diphtheriebacillen S. 1251. — Tierversuche S. 1254. —

Das Antitoxin S. 1255. — Infektionsversuche an 8 Freiwilligen S. 1256. Die Vaccinen S. 1256. — Maßeinheiten S. 1256. — Virulenztest S. 1257. Pseudodiphtheriebacillen S. 1257.

Epidemiologie 1258
Epidemiologische Zahlen und Statistiken der World Health Organization (W.H.O.) 1262
Verlauf der Diphtherieepidemie 1940—1948 in einigen Ländern Europas S. 1263. — Holland S. 1263. — Frankreich S. 1265. — England S. 1265. — Deutschland S. 1267. — Schweiz S. 1272. — Ergänzungen S. 1275.

Pathogenese 1276
Schicktest und Empfänglichkeit für Diphtherie S. 2177. — Antitoxingehalt des Blutes S. 1284. — Freies Toxin im Blut und Liquor S. 1286. — Spreadingfaktoren, pro- und antibiotische Substanzen und lokale Abwehrmechanismen S. 1287. — Bacillämie S. 1288. — Stoffwechselveränderungen beim diphtheriekranken Menschen S. 1289.

Klinik 1293
Die Übertragung S. 1293. — Inkubationszeit S. 1293. — Implantation S. 1293.

Die klinischen Erscheinungsformen der Diphtherie 1294
1. Die lokalisierte Diphtherie S. 1294. — 2. Die progrediente Diphtherie S. 1295. — 3. Die toxische oder maligne Diphtherie S. 1295.

1. Lokalisierte Diphtherie 1296
Verlauf ohne Heilserum S. 1297. — Verlauf mit Heilserum S. 1297. — Lokalisierte Diphtherie an anderen Körperteilen S. 1297. — Die Kehlkopfdiphtherie S. 1298. — Seltenere Lokalisation auf anderen Schleimhäuten S. 1302. — Hautdiphtherie S. 1302.

2. Progrediente Diphtherie 1304
3. Primär toxische Diphtherie 1306
Diagnose S. 1310. — Verlauf S. 1311. — Lokale Krankheitserscheinungen und Komplikationen S. 1312. — Nierenschädigung S. 1312. — Kreislauf- und Herzmuskelschädigung S. 1314. — Myokarditis S. 1314. — Komplikationen von seiten des Nervensystems S. 1318. — Die diphtherische Nierenerkrankung S. 1321. — Die Diphtherie des Säuglings S. 1322.

Diagnose und Differentialdiagnose 1323
1. Monocytenangina S. 1323. — 2. Plaut-Vincentsche Angina S. 1323. 3. Streptokokkenangina S. 1324. — 4. Agranulocytose, Leukämie, Lues, Verätzungen S. 1324. — 5. Tonsillotomie und Tonsillektomie S. 1324. — 6. Tonsilläre Abscesse S. 1324. — 7. Retropharyngealabsceß S. 1324. — Die Diagnose der Nasendiphtherie S. 1324.

Therapie 1326
Praktische Vorschriften für die Serumtherapie S. 1330. — Überempfindlichkeit gegen Pferdeserum S. 1331. — Vorgehen bei Serumüberempfindlichkeit S. 1331. — Unspezifische Allgemeintherapie S. 1331. — Behandlung der Herz- und Kreislaufschwäche S. 1332. — Die Behandlung der Lähmungen S. 1333. — Behandlung der Kehlkopfdiphtherie S. 1334. — Die Intubation S. 1335. — Die Tracheotomie S. 1338. — Antibiotica und Diphtherie S. 1338. — Behandlung der Bacillenträger S. 1339.

Prophylaxe 1341
Passive Immunisierung S. 1341. — Aktive Schutzimpfung S. 1342. — Impfstoffe S. 1342. — Kombinierte Impfstoffe S. 1343. — Kontraindikationen S. 1344. — Optimales Alter S. 1344. — Impfstelle S. 1344. — Dauer des Schutzes S. 1345. — Negative Phase S. 1346. — Standardisierung der Impfstoffe S. 1346. — Impfresultate und Folgen der Schutzimpfung S. 1346. — Die Ergebnisse der Schutzimpfung S. 1348.

Literatur 1356

Meningokokkeninfektionen. Meningitis epidemica (übertragbare Genickstarre). Meningokokkensepsis. Meningokokkenpharyngitis. Von Dr. O. Gsell-St. Gallen. Mit 13 Abbildungen 1369
Geschichtliches 1369
Ätiologie und Epidemiologie 1369
Der Erreger S. 1369. — Vorkommen der Meningokokken S. 1371. — Disposition S. 1372. — Epidemiologie S. 1373.

Das Krankheitsbild 1373
   1. Meningokokkenmeningitis, epidemische Genickstarre 1374
       Inkubationszeit S. 1374. — Hauptsymptome S. 1374. — Krankheitsverlauf S. 1379. — a) Abortive Meningitisformen = Meningitis levissima S. 1379. — b) Perakute Meningitis oder Meningitis siderans S. 1380. — c) Protrahierte Meningokokkenmeningitis S. 1380. — d) Die Säuglingsmeningitis S. 1381. — Differentialdiagnose S. 1381. — Prognose und Nachkrankheiten S. 1381. — Spätfolgen der Meningitis S. 1382. — Mischinfektionen S. 1382. — Pathologische Anatomie S. 1382.
   2. Meningokokkensepsis 1383
       a) Die akute Meningokokkensepsis S. 1383. — b) Die subakut bis chronische Meningokokkensepsis S. 1388.
   3. „Meningokokkenkatarrh, Meningokokkenpharyngitis" 1389
   Therapie 1390
   Prophylaxe 1395
Literatur 1396

Typhus abdominalis und Paratyphus. Von Professor Dr. K. BINGOLD-München.
Mit 21 Abbildungen 1399
   Typhus abdominalis 1399
      Einleitung 1399
      Geschichte 1400
      Bakteriologie 1404
         Blutkultur S. 1405. — Stuhl- u. Urinuntersuchung S. 1406. — Weitere Eigenschaften der Typhusbacillen S. 1409. — Agglutination S. 1409.
      Epidemiologie 1412
      Disposition 1418
      Pathologie 1420
      Pathogenese 1427
      Krankheitsbild 1436
         Abweichungen vom typischen Krankheitsbild S. 1440. — Rezidive S. 1443. — Das Fieber S. 1444. — Die Milz S. 1446. — Verdauungsorgane S. 1447. — Leber und Gallenwege S. 1451. — Harnorgane S. 1453. — Respirationsorgane S. 1455. — Das Kreislaufsystem S. 1456. — Nervensystem S. 1459. — Blut S. 1462. — Bewegungsorgane S. 1466.
      Prophylaxe 1467
         Schutzimpfung S. 1473.
      Differentialdiagnose 1477
      Prognose, Morbidität und Mortalität 1480
      Therapie 1482
         Allgemeinbehandlung S. 1487. — Die chirurgische Behandlung S. 1490.
   Paratyphus 1492
         Begriffsbestimmung S. 1493. — Bakteriologie S. 1496. — Epidemiologie S. 1504. — Prophylaxe und Bekämpfung S. 1506.
      Der Paratyphus A und B 1509
         Krankheitsbild S. 1510.
      Die akute Gastroenteritis paratyphosa 1513
      Lokale Organerkrankungen durch Paratyphusbacillen 1516
         Prognose S. 1517. — Immunitätsverhältnise S. 1517. — Differentialdiagnose S. 1517. — Therapie S. 1519.
      Die eigentliche Fleischvergiftung 1519
   Botulismus 1520
         Geschichtliches S. 1520. — Bakteriologie S. 1521. — Inkubation S. 1524. — Krankheitsbild S. 1524. — Pathologische Anatomie S. 1529. — Differentialdiagnose S. 1529. — Prophylaxe S. 1531. — Therapie S. 1531.
   Literatur 1532

Inhalt des zweiten Teiles.

	Seite
Bacillenruhr. Von Dr. GEORG WALTHER-Westerstede. Mit 19 Abbildungen	1
Cholera asiatica. Von Professor Dr. ERNST GEORG NAUCK-Hamburg. Mit 6 Abbildungen	61
Die Brucellose. Von Professor Dr. WILHELM LÖFFLER-Zürich und Dr. D. L. MORONI-Zürich. Mit 54 Abbildungen	100
Pest. Von Dr. HARTWIG HORMANN †. Mit 5 Abbildungen	203
Tularämie. Von Professor Dr. HANS SCHULTEN-Köln-Merheim. Mit 13 Abbildungen	224
Der Tetanus. Von Professor Dr. FRITZ LINDER-Berlin. Mit 9 Abbildungen	243
Keuchhusten. Von Professor Dr. EDUARD GLANZMANN-Bern	275
Lepra. Von Professor Dr. W. MOHR-Hamburg. Mit 11 Abbildungen	306
Leptospirosen. Morbus Weil, Schlamm- und Feldfieber, Schweinehütererkrankung, Reisfeldfieber, Canicolafieber usw. Von Dr. OTTO GSELL-St. Gallen. Mit 7 Abbildungen	364
Das Rückfallfieber. Von Professor Dr. HEINRICH LIPPELT-Hamburg. Mit 5 Abbildungen	402
Die Rattenbißkrankheit (Sodoku). Von Professor Dr. HEINRICH LIPPELT-Hamburg. Mit 3 Abbildungen	413
Protozoenkrankheiten. Von Professor Dr. LUDOLPH FISCHER-Tübingen, z. Z. Kabul (Afghanistan) und Professor Dr. EDUARD REICHENOW-Hamburg. Mit 103 Abbildungen	421
Bartonellosis (Carriónsche Krankheit). Von Professor Dr. E. G. NAUCK-Hamburg. Mit 2 Abbildungen	720
Toxoplasmose. Von Professor Dr. W. MOHR-Hamburg. Mit 16 Abbildungen	730
Arthropoden als Krankheitserreger und -überträger. Von Professor Dr. FRITZ WEYER-Hamburg	771
Wurmkrankheiten. Von Professor Dr. H. VOGEL-Hamburg und Dr. W. MINNING-Hamburg. Mit 40 Abbildungen	784
Namenverzeichnis für Teil 1 und 2	1009
Sachverzeichnis für Teil 1 und 2	1180

Allgemeine Epidemiologie.

Von

Hans Schlossberger und **I. Eckart.**

Mit 14 Abbildungen.

Auf Grund jahrhundertelanger Erfahrungen ist es bekannt, daß der Ablauf der verschiedenen infektiösen Erkrankungen nicht nur beim einzelnen Individuum, sondern in ähnlicher Weise auch innerhalb von Populationen, also von Menschen- oder Tiergruppen kleineren oder größeren Umfanges, ganz bestimmten Gesetzen folgt. Die systematische Erforschung dieser für die Entstehung und Verbreitung von Seuchen, sowie für ihren Verlauf und ihr Erlöschen maßgebenden Gesetzmäßigkeiten und deren Ursachen ist das wesentliche Arbeitsgebiet der *Epidemiologie*, während sich die Pathologie mit dem Zustandekommen und der Entwicklung der Krankheiten des Einzelindividuums befaßt. Bei ihren Untersuchungen macht die sog. *induktive* Form der Epidemiologie naturgemäß ausgiebigen Gebrauch von den bei früherem Vorkommen der betreffenden Erkrankung, vor allem bei früheren Epidemien gewonnenen Erkenntnissen und etwaigen statistischen Feststellungen. Durch das Studium der besonders bei solchem gehäuftem, aber auch bei sporadischem Auftreten von Infektionskrankheiten erhobenen Einzelbeobachtungen sucht sie die dem Seuchengeschehen in räumlicher, zeitlicher und auch sonstiger Hinsicht zugrunde liegenden gemeinsamen Faktoren zu eruieren und dadurch, wie Doerr sich ausdrückt, die Infektionszustände von Menschen- und Tierkomplexen quantitativ, zeitlich und qualitativ zu erfassen und auf ihre Ursachen zurückzuführen.

Wohl mehr als bei irgendeinem sonstigen Zweig der wissenschaftlichen Medizin ist hier eine historische Betrachtungsweise am Platze, weil nur durch Vergleich der im Laufe großer Zeitabschnitte ermittelten Tatsachen ein einigermaßen sicheres Urteil darüber möglich ist, ob und inwieweit der Charakter der einzelnen seuchenartigen Erkrankungen sich im wesentlichen konstant erhielt bzw. Änderungen aufweist oder Schwankungen unterworfen ist. Für die Bearbeitung dieser Fragen stehen uns zum Teil sehr gute Schilderungen der Ausbreitung einzelner Krankheiten und ihres klinischen Erscheinungsbildes aus früheren Zeiten zur Verfügung. Die Seuchengeschichte versagt indessen, wie Kisskalt (1919) betont, insofern fast vollständig, als die heute übliche ziffernmäßige Verwertung der Krankheits- und Todesfälle, vor allem eine Zerlegung dieser Zahlen nach Alter, Geschlecht, sozialer Lage, Ehelichkeit und Unehelichkeit usw. früher nur in den wenigsten Fällen versucht worden ist; häufig wird bei der Beschreibung von Epidemien sogar nur von ,,vielen" Verstorbenen gesprochen, was erfahrungsgemäß ein sehr subjektiver Begriff ist.

Eine Analyse der für das Auftreten und den Verlauf von Epidemien maßgebenden Faktoren ist in neuerer Zeit mit Erfolg auch auf experimentellem Wege versucht worden. Besonders haben sich der englische Forscher Topley und der Amerikaner Webster um diese *experimentelle Epidemiologie*, die zur Klärung mancher Fragen wesentlich beigetragen hat, Verdienste erworben.

Man hat derartige Versuche, auf die später (S. 45) noch ausführlicher einzugehen sein wird, in der Hauptsache an sog. Mäusedörfern ausgeführt. Man versteht darunter eine „Mäusebevölkerung", die in einem gemeinsamen Behälter gehalten wird. Eine solche Mäusepopulation ist für die Ausbreitung alimentärer Infektionen sehr geeignet; der Verlauf der Epidemie — richtiger Epizootie — kann durch Veränderung der Käfigbelegung, Ernährung, Vorbehandlung usw. je nach Wunsch modifiziert und den bei gewissen menschlichen Seuchen herrschenden Verhältnissen angepaßt werden. Man kann so einerseits explosive Epidemien hervorrufen, andererseits chronische Epidemien erzeugen, bei denen die meisten Individuen infiziert sind, zahlreiche mehr oder weniger atypisch erkranken, ganz wenige sterben, während Neuankömmlinge, ähnlich wie etwa Badegäste in verschmutzten Sommerfrischen, nach kurzem Intervall akut, typisch, meist schwer erkranken und viele von ihnen sterben. Diese Anordnung hat es ermöglicht, eine Reihe von Fragen eingehender zu erforschen, die auch für die menschliche Epidemiologie von erheblicher Bedeutung sind (PRAUSNITZ).

Im Gegensatz zu dieser älteren, rein empirischen, induktiv-analytischen Methode der Epidemiologie geht die im Anschluß an die grundlegenden Arbeiten von ROBERT KOCH über die Ätiologie der infektiösen Erkrankungen, besonders durch seine Lehre von der Spezifität der Krankheitserreger entstandene *deduktive* oder *synthetische* Forschungsrichtung von der Krankheitsursache aus und bemüht sich durch das Studium der Eigenschaften und Lebensbedingungen der bei den einzelnen Seuchen in Frage kommenden Erreger, ihres Nachweises und der Art ihrer Übertragung den Verlauf der Erkrankungen, ihre Weiterverbreitung und damit auch das Entstehen und Erlöschen von Epidemien zu erklären. Auf diese Weise sind zweifellos zahlreiche wertvolle Anhaltspunkte gewonnen worden, in erster Linie die Erkenntnis, daß das Auftreten einer Infektionskrankheit stets an das Vorhandensein des betreffenden Erregers gebunden ist. Auch der epidemiologisch außerordentlich wichtige Nachweis der sog. latenten oder symptomlosen Infektion ist nur durch die ätiologische Forschung möglich gewesen; für die Klärung epidemiologischer Zusammenhänge hat sich ferner das bei den einzelnen Krankheitserregern in neuerer Zeit erfolgreich in Angriff genommene Studium der Typendifferenzierung als besonders aufschlußreich erwiesen.

Trotzdem ist aber, wie GOTTSTEIN (1928), KISSKALT (1930), DE RUDDER (1934) u. a. wohl mit Recht hervorheben, die deduktive Epidemiologie bis jetzt nicht imstande, lediglich aus den Eigentümlichkeiten des Erregers den Ausbruch, den Verlauf und das Aufhören von Epidemien restlos zu interpretieren, wie ROBERT KOCH und andere Autoren ursprünglich angenommen haben (vgl. S. 44); vielmehr sind dabei zahlreiche, großenteils veränderliche Faktoren beteiligt, die nur auf induktivem Wege aufgedeckt und in ihrer Bedeutung für das Seuchengeschehen erkannt und bewertet werden können. So spielen beim Zustandekommen jeder Infektionskrankheit außer der an sich schon gewissen Schwankungen unterworfenen Virulenz des Erregers auch die Empfänglichkeit (Disposition) der in Frage kommenden Individuen, die ihrerseits wieder von zahlreichen, sehr variablen endogenen und exogenen Momenten abhängig ist, sowie die verschiedenen Möglichkeiten der Übertragung eine ausschlaggebende Rolle. Die beiden Untersuchungsverfahren und Betrachtungsweisen lassen sich heutzutage kaum mehr voneinander trennen, müssen sich vielmehr bei der Erforschung der Seuchen gegenseitig ergänzen; man wird daher KISSKALT zustimmen können, wenn er sagt, daß die epidemiologisch-statistische Richtung berufen ist, die Probleme aufzuwerfen, während die Aufgabe der ätiologischen Methode in der Lösung dieser Probleme besteht, wobei naturgemäß auch die Erkenntnisse und Erfahrungen anderer Disziplinen, vor allem der Bevölkerungslehre und der Erbforschung nutzbringend verwendet werden. Mit der Entstehung der Seuchen beschäftigt sich die *„biologische"* Epidemiologie, die nach GRELL das Problem des Zustandekommens und etwaiger Änderungen der Infektketten

(s. S. 12), sowie die Frage nach der Bildung und etwaigen Verlagerungen von Seuchenreservoirs aufzuklären sucht. Von besonderem Wert ist, wie GOTTSTEIN hervorhebt, die Verbindung der Seuchenstatistik mit der Statistik der Bevölkerungsbewegung in ihren Wechselbeziehungen und gegenseitigen Beeinflussungen. Erwähnt sei noch, daß man heute auch noch von einer *„rechnenden Epidemiologie"* spricht. Diese sucht nach dem Vorgang von RONALD ROSS, GOTTSTEIN, MARTINI, SIMPSON u. a. die beim Seuchenablauf zu beobachtenden Gesetzmäßigkeiten formelmäßig zu erfassen; praktisch verwertbare Feststellungen wurden auf diese Weise bisher vor allem bei den durch Arthropoden übertragenen Krankheiten gemacht.

Es wurde schon vielfach der Versuch gemacht, die geographische Verbreitung infektiöser Erkrankungen und ihrer Überträger kartographisch darzustellen (SCHUBERG, CRAIG und FAUST, ZEISS, JUSATZ, MAY u. v. a.; vgl. auch Abb. 1, 3, 4, 5 und 12). Die Herstellung solcher Seuchenkarten und Seuchenatlanten basiert naturgemäß auf den vorliegenden Meldungen und Berichten, die aber leider vielfach ungenau sind (vgl. S. 70). Die Karten sind jedoch trotz mitunter vorhandener Irrtümer besonders für Gesundheitsbehörden von großem Wert, bedürfen indessen infolge der dauernd eintretenden Veränderungen in nicht allzulangen Abständen der notwendigen Ergänzung.

Auf Grund der mit Hilfe entsprechender Methoden gewonnenen Erkenntnisse versucht die Epidemiologie weiterhin, die Seuchen von Menschen und Tieren in planmäßiger Weise zu bekämpfen, also insbesondere das Auftreten von Epidemien mit allen in Betracht kommenden Mitteln zu verhindern, bzw. bereits ausgebrochene Epidemien aufzuklären, auf ihren Herd zu beschränken und möglichst rasch zum völligen Erlöschen zu bringen. Bei der Durchführung dieser der öffentlichen Gesundheitspflege obliegenden praktischen Aufgaben macht die moderne angewandte Epidemiologie ausgiebigen Gebrauch von bakteriologischen und serologischen Nachweismethoden sowie von immunisatorischen Verfahren und hygienischen Maßnahmen.

Wesen der seuchenhaften Erkrankungen und ihre Einteilung vom epidemiologischen Standpunkt aus.

Der Begriff der Seuche hat erst im Laufe der letzten 60—80 Jahre seine heute gültige Präzisierung erfahren. Früher, besonders im Mittelalter und in der beginnenden Neuzeit hat man jede zur Massenausbreitung tendierende Krankheit als Seuche, Kontagion oder gar als Pest bezeichnet. Nach unseren heutigen Anschauungen ist aber damit das Wesen einer Seuche keineswegs hinreichend definiert. Es gibt nämlich zahlreiche, teilweise sogar psychisch bedingte Krankheiten, die zwar mit Vorliebe als Massenerscheinung auftreten und die doch keine Seuchen sind, die man aber zum Teil bis vor kurzem wegen ihres vielfach gehäuften Vorkommens den Seuchen zugezählt hat. Hierher gehören z. B. der Kropf, ferner verschiedene Avitaminosen, in erster Linie die Rachitis, der Skorbut und die Beri-Beri, sowie die auch als St. Antoniusfeuer bezeichnete, durch Beimischung des giftigen Mutterkorns (Secale cornutum von dem Pilz Claviceps purpurea) zum Brotgetreide hervorgerufene Kriebelkrankheit (Ergotismus), die besonders im Mittelalter Tausende von Opfern gefordert hat.

Außer der Neigung zur Massenausbreitung gehört also zum Begriff der Seuche noch etwas anderes, nämlich der lebende, vermehrungsfähige Krankheitserreger, das Contagium animatum, wie es schon von EMPEDOKLES aus Agrigent (etwa 490—430 v. Chr.), ferner von dem römischen Schriftsteller M. TERENTIUS VARRO (116—27 v. Chr.), später von dem Veroneser Arzt GIROLAMO

FRACASTORO (1483—1553), von dem gelehrten Jesuiten ATHANASIUS KIRCHER (1601—1680), von CHRISTIAN LANGE (1619—1662), dann vor allem von MARCUS ANTON V. PLENCICZ (1705—1786), FRIEDRICH GUSTAV JAKOB HENLE (1809—1885) und WILHELM GRIESINGER (1817—1868) bei verschiedenen übertragbaren Krankheiten auf Grund genauer klinischer Beobachtung und scharfsinniger Überlegung angenommen worden war. Es gibt, wie hier der Vollständigkeit halber bemerkt sei, zahlreiche Erkrankungen, wie z. B. die Furunkulose oder die einfache Lungenentzündung, die zwar durch vermehrungsfähige Erreger hervorgerufen werden, also sog. Infektionskrankheiten darstellen, die aber nicht zur Massenausbreitung neigen, also auch nicht als Seuchen zu betrachten sind. In diese Kategorie gehören auch der Botulismus, sowie die in Kriegszeiten gehäuft auftretenden Wundinfektionen, vor allem der Tetanus, der Gasbrand und die Eiterungen; auch hierbei handelt es sich nach der gegebenen Definition nicht um eigentliche Seuchen, da den genannten Erkrankungen die Ansteckungsfähigkeit, also die charakteristische Tendenz zur weiteren Verbreitung fehlt. Andererseits braucht eine seuchenhafte Krankheit nicht immer gehäuft aufzutreten; es genügt zu dem Begriff „Seuche", wenn die betreffende Erkrankung in der Regel zwar nur vereinzelt, unter bestimmten Bedingungen aber auch epidemisch auftritt.

Im allgemeinen verbindet man mit dem Ausdruck „Seuche" außerdem aber auch noch den Begriff einer *gefährlichen* Krankheit. Es widerspricht daher bis zu einem gewissen Grade zweifellos dem Sprachgebrauch (vgl. DE RUDDER 1934), wenn man an sich harmlose Erkrankungen, wie etwa Varicellen oder Röteln auf Grund ihrer Ansteckungsfähigkeit den Seuchen zuzählt. Aber abgesehen davon, daß diese beiden infektiösen Exantheme hinsichtlich ihres klinischen Bildes ausgesprochenen epidemischen Erkrankungen, den Pocken und den Masern nahestehen und mit ihnen sogar verwechselt werden können, wird man wohl nicht umhin können, sie schon wegen ihrer Verbreitungsweise, die grundsätzlich den für Seuchen geltenden Gesetzmäßigkeiten folgt, auch in diese Kategorie einzureihen. Würde man die „Gefährlichkeit" als wesentliches Charakteristikum einer Seuche betrachten, so wäre eine scharfe Abgrenzung dieser Krankheitsgruppe kaum durchführbar. Die Gesetzgebung (Reichsseuchengesetz vom 30. Juni 1900) trennt allerdings gewisse Seuchen, die wegen ihrer vielfach katastrophalen Folgen besonders gefürchtet sind, nämlich Pest, Cholera, Fleckfieber, Gelbfieber, Lepra und Pocken, neuerdings (Reichsgesetz vom 3. Juli 1934) auch noch die Papageienkrankheit (Psittakose) als besondere Gruppe unter der Bezeichnung „Gemeingefährliche Krankheiten" von den sonstigen „übertragbaren Krankheiten" (vgl. Verordnung des Reichsministers des Innern vom 1. Dez. 1938) ab (vgl. S. 84).

Wir kennen heute die Erreger fast sämtlicher bei Menschen, Tieren und Pflanzen vorkommender Infektionskrankheiten. Größtenteils handelt es sich dabei um sog. Mikroorganismen, d. h. um einzellige Lebewesen, von denen die krankmachenden Bakterien und Pilze dem Pflanzenreich, die pathogenen Protozoen dem Tierreich angehören. Hierzu kommen als 3. Kategorie von Krankheitserregern die durch ihre besonders geringe Größe und durch ihre obligat parasitäre Lebensweise gekennzeichneten sog. filtrierbaren Virusarten, die erst neuerdings einem eingehenderen Studium zugänglich geworden sind. Während die größeren Vertreter dieser Gruppe wohl noch den Lebewesen zuzurechnen sind, handelt es sich bei den kleinsten Virusarten, wie hier nur andeutungsweise erwähnt sei, nach den Untersuchungen von W. M. STANLEY u. a. offenbar um unbelebte, monomolekuläre Gebilde, um sog. Virusproteine, welche indessen die Fähigkeit haben, nach Art eines Katalysators im empfänglichen Wirtsorganismus ihre eigene Reproduktion zu bewirken. Schließlich finden sich aber auch noch unter den höher organisierten Tieren, nämlich den Arthropoden und Würmern parasitische Arten, die hinsichtlich ihrer krankmachenden Wirkungen und ihrer Verbreitungsweise manche gemeinsamen Eigenschaften mit den pathogenen Mikroorganismen aufweisen, deren Bedeutung als Seuchenursache aber noch vielfach unterschätzt wird.

Die Ansiedlung und Vermehrung von Krankheitserregern auf der Oberfläche oder in den Geweben und Säften eines menschlichen, tierischen oder auch pflanzlichen Organismus bezeichnet man als *Infektion*. Manche, besonders englische Autoren (vgl. SIMPSON) sprechen von einem *Infektionscyclus* ("cycle of parasitism") und verstehen darunter die Biologie eines Krankheitserregers einschließlich der Art und Weise, wie er in den Wirtsorganismus eindringt, sich dort verbreitet und eventuell verändert, wie er den Körper wieder verläßt und auf andere Individuen (direkt oder indirekt) übertragen wird. Führt die Infektion zur Erkrankung, was bemerkenswerterweise nicht immer der Fall ist, so spricht man von einer Infektionskrankheit. Man kann hier von einem *Krankheitscyclus* ("cycle of illness") reden und unter diesem Begriff die Wirkungen des Erregers oder auch mehrerer Erreger auf den Wirtsorganismus, die Dauer der Infektiosität des befallenen Individuums, etwa auftretende Komplikationen, ferner eine durch die Erkrankung bedingte Resistenzänderung des Organismus gegenüber anderen Infektionen, die Dauer der einzelnen Erscheinungen und die zwischen diesen und dem Cyclus des Erregers bestehenden zeitlichen Beziehungen zusammenfassen (SIMPSON). Bei den meisten infektiösen Erkrankungen dringt der Krankheitserreger in den Körper ein, vermehrt und verbreitet sich dort und wirkt schon durch seine Anwesenheit oder durch die Absonderung giftiger Stoffe krankmachend; in manchen Fällen, so z. B. bei der Diphtherie, bleiben die pathogenen Keime auf der Oberfläche des Organismus (meist in Pseudomembranen auf den Tonsillen) sitzen, sezernieren aber das spezifische Toxin, welches in die Tiefe der Gewebe diffundiert. Die daraus hervorgehenden Krankheitszustände brauchen von dem Eintritt der Infektion bis zum Ausbruch der Erkrankung eine gewisse Zeit der Entwicklung, die als Inkubationszeit bezeichnet wird.

Für vergleichende epidemiologische Berechnungen ist es notwendig, den eigentlichen Beginn einer bestimmten Infektionskrankheit stets in gleicher Weise zu präzisieren; soweit es sich um typische Erkrankungsfälle handelt, wird hierfür zweckmäßigerweise das Auftreten eines charakteristischen Symptoms, z. B. der plötzliche Temperaturanstieg oder der Ausbruch eines Exanthems gewählt. Bei Krankheiten, die, wie z. B. der Typhus, meist nicht schlagartig einsetzen, ist es oft unmöglich, die Inkubationszeit von der manifesten Erkrankung richtig abzugrenzen.

Die *Inkubationszeit* zeigt bei manchen Infektionskrankheiten, wie z. B. bei Masern (13—15 Tage), Pocken (10—13 Tage) und Fleckfieber (9—14 Tage), eine dem gleichmäßigen Cyclus des Krankheitsverlaufes entsprechende gesetzmäßige Konstanz, während sie bei anderen Erkrankungen, zum Teil vielleicht infolge der wechselnden Virulenz der Erreger (vgl. S. 45), innerhalb mehr oder weniger weiter Grenzen schwankt. Hier ist es mitunter recht schwer oder kaum zu entscheiden, ob es sich bei zwei oder mehr zeitlich und örtlich nahe beisammenliegenden Erkrankungsfällen um simultane oder sukzessive Infektionen handelt. Im allgemeinen gruppieren sich bei diesen Krankheiten die beobachteten Zeiten zwar um einen Mittelwert, der als „*normierte Inkubationszeit*" bezeichnet wird. So sind z. B. bei der Poliomyelitis Inkubationszeiten von 3—35 Tagen festgestellt worden (HORSTMANN und PAUL); als Durchschnittswert gilt eine Zeitspanne von 7—12 Tagen (DOERR). Beim Abdominaltyphus, dessen Inkubationszeit 7—21 Tage betragen kann, soll die Krankheitsschwere mit Zunahme der Inkubationszeit abnehmen (KÄRST). Sehr variabel ist die Inkubationszeit auch bei der Serumhepatitis (63—137 Tage; HORSTMANN und PAUL, vgl. auch SARTWELL). Bei wieder anderen Krankheiten, wie Lepra, Tuberkulose, Leishmaniosen läßt sich aber über die Dauer der Inkubationsperiode überhaupt nichts Sicheres aussagen. Eine „*verzögerte Inkubation*" („prolonged incubation") kommt unter anderem bei Poliomyelitis, Influenza und Hepatitis besonders bei Gegenwart von Antikörpern (AYCOCK und OREN), vor allem aber auch bei der Malaria vor; abgesehen davon, daß sie hier mitunter durch medikamentöse Prophylaxe bedingt ist, kann eine solche „lange Latenz" bei Malaria aber auch ohne derartige Maßnahmen auftreten und monate-, selbst jahrelang dauern (vgl. S. 68). Die Aufstellung einer Infektkette (s. S. 12) ist in solchen Fällen vielfach vollkommen unmöglich. Die Zeit, welche von der Infektion einer Person bis zur Weiterübertragung auf andere vergeht, wird als „*Übertragungs-*" oder besser als „*Serienintervall*" (serial interval) bezeichnet; durch das Verhältnis von Serienintervall und Inkubationszeit wird also die Abhängigkeit der Dauer der Infektionsübertragung von den Krankheitserscheinungen des ersterkrankten Patienten festgelegt. Wenn sich bei gehäuftem Auftreten einer Erkrankung mehrere „Generationen" scharf voneinander trennen lassen, so ist dies ein Zeichen dafür, daß die Inkubationszeit keine großen Schwankungen aufweist und daß die Zeitspanne, während der die Krankheit weiterverbreitet wird, verhältnismäßig kurz ist. Wenn sich dagegen keine klare Generationsfolge erkennen läßt, so besteht offenbar eine große Variabilität der Inkubations- oder der Übertragungsperiode oder beider Werte; dies ist besonders auch dann der Fall, wenn die Ausbreitung der Erkrankung nicht durch Kontakt, sondern auf indirektem Wege erfolgt (SIMPSON).

Epidemiologisch wichtig ist die Tatsache, daß der infizierte Organismus, wie WILLIAM SQUIRE schon 1874 festgestellt hat, bereits während der Inkubationszeit zu einer Weiterverbreitung der Erkrankung Veranlassung geben kann. Zum Unterschied von der Inkubationsperiode nennt man daher die Zeitspanne zwischen Infektion und Beginn der Ansteckungsfähigkeit eines Individuums auch *Keimzeit* (KISSKALT 1923, BIELING 1948); diese ist also im allgemeinen kürzer als das Inkubationsstadium. So ist z. B. bei Masern der Erreger schon am 3. Inkubationstag im Blute nachweisbar (PETÉNYI, GOEBEL, DEGKWITZ); er tritt dann etwa am 10. Tage der Inkubation, mit dem Beginn des 4—5 Tage lang dauernden Prodromalstadiums in den Rachenschleim über und bedingt damit die Infektiosität des Kranken, während die eigentliche Erkrankung erst von dem am 13.—15. Tag auftretenden Exanthem an gerechnet wird (DE RUDDER). SCHABEL und Mitarbeiter konnten bei 3 Kindern, die später an der leichten Form der Poliomyelitis (sog. „minor illness") erkrankten, das spezifische Virus 19, 12 bzw. 9 Tage vor Auftreten der klinischen Erscheinungen im Stuhl nachweisen (vgl. auch HORSTMANN, LACEY). Nach den Angaben von T. MÜLLER ist die Hepatitis epidemica nur in der präikterischen Phase ansteckungsfähig. Auch ist es bekannt, daß beim Menschen schon in den Tagen vor Auftreten einer klinischen Diphtherie die spezifischen Erreger auf den Tonsillen nachweisbar sind („Inkubationsbacillenträger"; vgl. auch S. 23, DE RUDDER 1934, POPP) oder daß tollwutinfizierte Tiere, besonders Hunde vielfach schon vor Ausbruch der manifesten Erkrankung das Lyssavirus im Mundspeichel enthalten und dadurch eine erhebliche Gefahr für ihre Umgebung darstellen (BOECKER). Auch werden von rotzinfizierten Pferden die spezifischen Erreger häufig schon lange vor Auftreten der Krankheitserscheinungen ausgeschieden (FRANCKE und GOERTTLER). Ähnliche Verhältnisse müssen wir wohl auch bei manchen sonstigen übertragbaren Erkrankungen, wie z. B. bei Typhus und Paratyphus, bei Cholera, Geflügelcholera, Pocken, Encephalitis, Influenza, Schweinepest u. a., vielleicht auch bei der Syphilis und der Beschälseuche der Pferde annehmen. Auch die Tatsache, daß Bluttransfusionen von Spendern, die sich im Inkubationsstadium gewisser Erkrankungen, wie z. B. des Fleckfiebers, des Typhus, der Syphilis, der Malaria, der Hepatitis epidemica (MURPHY) befanden, mehrfach zur Krankheitsübertragung auf die Empfänger geführt haben, verdient in diesem Zusammenhang Erwähnung; soweit die Erkrankungen durch tierische Überträger weiterverbreitet werden, besteht also die Möglichkeit, daß sich die blutsaugenden Insekten bei einem in der Inkubationsperiode befindlichen Individuum infizieren.

Als *Ansteckungsphase* („period of infectivity") wird derjenige meist schwer zu bestimmende Abschnitt des Krankheitscyclus bezeichnet, während welchem eine Weiterübertragung der Infektion auf natürlichem Wege möglich ist. Die Zeitdauer, während welcher Übertragungen seitens eines Kranken tatsächlich stattfinden („period of transmission"), ist indessen bei gleichbleibendem Milieu im allgemeinen kürzer, weil einerseits bei hoher Infektiosität der betreffenden Krankheit die in Betracht kommenden empfänglichen Individuen schon frühzeitig infiziert werden, andererseits bei schwerer Erkrankung eine baldige Absonderung des Patienten erfolgt und dadurch eine weitere Ausbreitung der Infektion vielfach verhindert wird (SIMPSON).

Für die Erforschung von Seuchenausbrüchen und der ihnen zugrunde liegenden Gesetzmäßigkeiten ist naturgemäß eine genaue klinische und ätiologische Abgrenzung der zu einem solchen gehäuften Auftreten neigenden infektiösen Erkrankungen unbedingte Voraussetzung. Solange beispielsweise die verschiedensten, mit einem sog. typhösen Krankheitsbild, d. h. mit auffallender und längerer Störung des Bewußtseins einhergehenden fieberhaften Erkrankungen, also in der Hauptsache der Abdominaltyphus, die verschiedenen Formen von Paratyphus, das Fleckfieber und das Rückfallfieber nicht auseinandergehalten werden konnten, war es selbstverständlich nicht möglich, die für ihr Auftreten und ihre Verbreitung maßgebenden Bedingungen klar zu erkennen. Eine sichere Erkennung der verschiedenen typhösen Erkrankungen ist eigentlich erst neuerdings mit Hilfe bakteriologischer und serologischer Methoden möglich. Relativ einfacher lagen die Verhältnisse bei solchen Krankheiten, die, wie etwa die Bubonenpest, die Lepra, die Schwindsucht oder das Trachom infolge besonders typischer Manifestationen der Diagnose im allgemeinen keine erheblichen Schwierigkeiten bereiten und deshalb auch zum Teil schon von den Ärzten des Altertums als nosologische Einheiten richtig erkannt worden waren. Dasselbe traf später bis zu einem gewissen Grade auch für die Syphilis, den englischen Schweiß (Sudor anglicus) und die Cholera zu, bei denen, insbesondere soweit es sich um ein gehäuftes Auftreten handelte, Verwechslungen wohl auch verhältnismäßig selten vorgekommen sein mögen; eine scharfe Trennung der Syphilis und der Gonorrhoe erfolgte allerdings erst 1832 durch PH. RICORD. Dagegen war z. B. auf dem Gebiete der akuten Exantheme eine scharfe klinische Unterscheidung der einzelnen Erkrankungen zum Teil erst im 18. und 19. Jahrhundert möglich. Auch recht spät, nämlich 1821, wurde die Diphtherie als eine durch die Ausbildung eines Exsudates charakterisierte Entzündung der Schleimhäute von der Angina scarlatinosa abgegrenzt. Es sei daran erinnert, daß die ätiologische Abtrennung der verschiedenen Formen von Viruspneumonie erst seit etwa 20 Jahren im Gange und heute noch nicht abgeschlossen ist (vgl. IMHÄUSER, EATON).

Ohne eine genaue Unterscheidung der einzelnen Infektionskrankheiten konnten vor allem die als Reaktion auf ein krankmachendes Agens anzusehenden spezifischen Abwehrmaßnahmen des infizierten Organismus, die wir heute als Immunitätserscheinungen zusammenfassen, und die für das epidemiologische Geschehen von wesentlicher Bedeutung sind, großenteils gar nicht genügend erkannt werden. Solange man alle typhösen Erkrankungen als Einheit betrachtete, war es z. B. nicht ganz einfach, die nach Überstehen eines Fleckfiebers zurückbleibende spezifische Immunität wahrzunehmen, da ja der Betreffende hernach unter Umständen an einem Abdominaltyphus erkrankte. Trotzdem war es aber den Ärzten des Altertums auf Grund ihrer Beobachtungen bei den damals häufigen Epidemien doch schon bekannt, daß die Empfänglichkeit der einzelnen Menschen und Tiere für infektiöse Erkrankungen beträchtliche Unterschiede aufweist. Man wußte, daß selbst die heftigste und ausgebreitetste Seuche niemals alle Individuen ergreift. Eine größere oder kleinere Anzahl bleibt völlig verschont, andere machen die Krankheit in milder Form durch, mögen sie auch noch so sehr der Infektionsgelegenheit ausgesetzt gewesen sein. Andererseits wurde auch schon frühzeitig richtig erkannt, daß Individuen, welche eine Infektionskrankheit überstanden hatten, bei neuerlichem Auftreten derselben Seuche vielfach nicht erkrankten, daß also der Organismus eine erhöhte Widerstandsfähigkeit, eine solche Immunität gegenüber übertragbaren Krankheiten besitzen oder erwerben kann. Je weniger man etwa seit dem 18. Jahrhundert Pocken, Masern und Scharlach zusammenwarf und nur für Abstufungen desselben Krankheitsprozesses hielt, um so sicherer zeigte sich, daß jede dieser Erkrankungen eine spezifische Immunität hinterläßt. Nach Doerr kann man heute 3 Formen von aktiv erworbener Immunität unterscheiden; die erste wird durch Überstehen der manifesten Erkrankung, die zweite durch sog. stille Feiung (s. S. 19) und die dritte durch Schutzimpfung erzeugt. Für epidemiologische Untersuchungen ist die Kenntnis des Verhältnisses dieser 3 Gruppen untereinander und gegenüber der Gesamtgruppe von erheblicher Bedeutung (Gottstein). Kompliziert werden die Verhältnisse weiterhin noch dadurch, daß man auf Grund unserer heutigen Kenntnisse bei manchen Krankheitserregern, wie z. B. beim Poliomyelitis- und beim Influenzavirus in antigener Hinsicht verschiedene Typen unterscheiden kann (s. S. 33) und daß dementsprechend die gegen den einen Typus erworbene Immunität keinen Schutz gegen die anderen Typen bedingt. Von wesentlicher Bedeutung in epidemiologischer Hinsicht ist auch die Tatsache, daß die bei den einzelnen infektiösen Erkrankungen sich ausbildende Immunität von recht verschiedener Dauer und Intensität ist; ganz allgemein läßt sich ferner sagen, daß das Überstehen einer manifesten oder abortiven Krankheit einen länger anhaltenden Schutz des Organismus bewirkt als die entsprechende spezifische Schutzimpfung. Wenn die natürliche Erkrankung, wie z. B. die bacilläre Ruhr keine länger bestehenbleibende Immunität hinterläßt, ist eine solche von einer Schutzimpfung erst recht nicht zu erwarten (Doerr).

Ebensowenig war den alten Autoren die Tatsache entgangen, daß der Mensch und in gleicher Weise manche Tierarten von gewissen, für andere Tierspezies verderblichen infektiösen Erkrankungen niemals ergriffen werden, daß also der Mensch niemals z. B. an Hundestaupe, Schweinepest oder Rinderpest erkrankt, während andere vorzugsweise bei Tieren vorkommende Infektionskrankheiten, wie Tollwut, Milzbrand, Rotz und Stuttgarter Hundeseuche auch für den Menschen gefährlich werden können. Alle diese und ähnliche Feststellungen deuteten darauf hin, daß hinsichtlich der Empfänglichkeit für übertragbare Erkrankungen nicht nur individuelle Unterschiede bestehen, daß sich vielmehr auch die einzelnen Tierarten, zum Teil sogar die einzelnen Rassen in dieser Beziehung verschieden verhalten können.

Während also einerseits im Laufe der Jahrhunderte auf Grund der klinischen und epidemiologischen Erscheinungen, später auch des Ergebnisses der ätiologischen Untersuchung und der Immunitätsverhältnisse eine weitgehende Aufteilung der infektiösen Erkrankungen erfolgte, hat es sich aber andererseits, besonders im Zeitalter der bakteriologischen Forschung gezeigt, daß manche Affektionen, die man früher scharf voneinander trennen zu müssen glaubte, ätiologisch zusammengehören. So ist z .B. die Erkenntnis, daß gewisse Gefäß- und Organerkrankungen, die man früher für Krankheiten sui generis gehalten hat, vor allem die Paralyse, die anscheinend erstmals zu Beginn des 19. Jahrhunderts aufgetreten ist, nur auf Grund einer vorausgegangenen syphilitischen Infektion entstehen können, allerneuesten Datums und erst durch den regelmäßigen Nachweis des spezifischen Erregers in den erkrankten Gewebspartien sowie den positiven Ausfall der Serumreaktionen gesichert worden (Jahnel). Ebenso ist der epidemiologisch wichtige Beweis für die ätiologische Zusammengehörigkeit von Schwindsucht, Skrofulose, Lupus und sog. chirurgischer Tuberkulose, von Beulen- und Lungenpest, von Rachen- und Wunddiphtherie oder der mit und ohne Darmbeteiligung einhergehenden Typhuserkrankungen, die vordem als verschiedene Krankheiten (Unterleibstyphus, Nervenfieber) aufgefaßt worden sind, erst durch die Auffindung der betreffenden Erreger erbracht worden.

Wie bereits aus dem bisher Gesagten hervorgeht, kann man je nach der Ansteckungsfähigkeit *kontagiöse* und *nichtkontagiöse* Infektionskrankheiten unterscheiden. Daß manche Erkrankungen, vor allem Aussatz, Pest, Krätze, Trachom, Schwindsucht und Lyssa ansteckend sind, war bereits im Altertum bekannt; später kamen dann Influenza, Augenblennorrhoe, Impetigo, Diphtherie, typhöse Fieber, Pocken, Syphilis u. a. hinzu. Heutzutage bezeichnet man eine Infektionskrankheit dann als kontagiös, wenn während ihres Verlaufs, unter Umständen auch schon im Inkubationsstadium (s. S. 6) und noch in der Rekonvaleszenz die betreffenden Krankheitserreger mit den Sekreten oder Exkreten aus dem erkrankten Körper ausgeschieden werden und so durch unmittelbare Berührung, durch Vermittlung der Luft, durch Nahrungsmittel oder durch sonstige unbelebte Gegenstände der verschiedensten Art ein anderes Individuum zu infizieren vermögen. Zu diesen *„Ausscheidungskrankheiten"* gehören beispielsweise die akuten Exantheme (Scharlach, Masern u. a.), die Pocken[1], die Diphtherie, Poliomyelitis, Pest, Cholera, Typhus und Paratyphus, Ruhr und zahlreiche andere. Die Kenntnis der Wege, auf denen die verschiedenen Krankheitserreger den infizierten Körper verlassen, ist für die Seuchenbekämpfung naturgemäß von ganz prinzipieller Bedeutung.

Nicht kontagiös ist dagegen eine Erkrankung dann, wenn ihre Erreger aus dem befallenen Organismus nicht ausgeschieden werden, wie es z. B. bei der Sepsis, dem Gelenkrheumatismus, dem Tetanus, der Malaria, dem Fleckfieber, der afrikanischen Schlafkrankheit, dem Gelbfieber und anderen Erkrankungen der Fall ist. Die pathogenen Mikroben sind also bei diesen Krankheiten im Organismus gewissermaßen wie in einem Gefängnis eingesperrt, das sie von sich aus nicht zu verlassen vermögen. Fleckfieber, Malaria, Schlafkrankheit, Gelbfieber und zahlreiche weitere Erkrankungen werden aber dadurch zu Seuchen, daß die im Kreislauf der Patienten enthaltenen Erreger durch blutsaugende Insekten und Spinnentiere (Milben, Zecken) nach außen gelangen und von diesen anderen empfänglichen Individuen „eingeimpft" werden. Ein entlauster Fleckfieberkranker ist jedoch für seine Umgebung bei Fehlen von Kleiderläusen ebenso ungefährlich wie ein Malariakranker in einer anophelenfreien Gegend.

Kontagiosität und Infektiosität stellen also zwei verschiedene Begriffe dar. Während man als „infektiös" eine durch einen belebten Erreger hervorgerufene Erkrankung oder etwa eine erregerhaltige Flüssigkeit bezeichnet, wird eine infektiöse Krankheit, wie eben ausgeführt wurde, dann „kontagiös" genannt, wenn sie von Individuum zu Individuum übertragen werden kann. Die Infektiosität eines Erregers ist gleichbedeutend mit seiner Virulenz (s. S. 10). Hinsichtlich der pathogenen Wirkung kann man invasive und nichtinvasive Krankheitserreger unterscheiden. Während die ersteren die Fähigkeit haben, sich innerhalb des Wirtsorganismus zu verbreiten und zu vermehren und dadurch krankmachend zu wirken, bleiben die letzteren an der Infektionsstelle liegen und können dort zu lokalen Gewebsschädigungen oder, soweit es sich um toxinbildende Bakterien, wie Diphtherie- und Tetanusbacillen handelt, durch ihre in den Kreislauf übertretenden Giftstoffe Allgemeinerscheinungen hervorrufen.

Die beiden für die Kennzeichnung der krankmachenden Eigenschaften von Mikroben verwendeten Begriffe „Pathogenität" und „Virulenz" werden von verschiedenen Autoren teilweise in verschiedenem Sinn, zum Teil sogar als Synonyma

---

[1] Von Interesse ist die Tatsache, daß das Pockenvirus durch Tier- (besonders Rinder-) Passage seine hohe Kontagiosität verliert. Eine Übertragung der sog. Kuhpocken („Vaccine") von Mensch zu Mensch ist nur durch direkte Einimpfung, nicht aber auf dem natürlichen Übertragungsweg der Pocken (Tröpfcheninfektion) möglich (vgl. auch S. 40 und 47).

gebraucht. Im allgemeinen versteht man indessen unter „Pathogenität" die Fähigkeit eines Mikroorganismus, in Individuen einer bestimmten Tierart krankhafte Prozesse zu verursachen. So ist z. B. der Vibrio metschnikovii zwar mäuse- und tauben-, aber nicht menschenpathogen, während umgekehrt der Gonococcus nur eine Pathogenität für den Menschen besitzt. Als „Virulenz" oder auch als „Infektiosität" wird dagegen die *Intensität* der krankheitserregenden Eigenschaften eines Mikroben bezeichnet. Es gibt z. B. mäusepathogene und mäuseapathogene Streptokokkenstämme; unter den ersteren kann man dann wieder solche mit hoher Virulenz, von denen schon minimale Mengen zu einer tödlichen Sepsis führen, und solche mit geringer Virulenz, die nur nach Einverleibung großer Dosen krankmachend wirken, unterscheiden. Der von A. CALMETTE und C. GUÉRIN durch jahrelange Fortzüchtung eines bovinen Tuberkelbacillenstammes gewonnene und zur Schutzimpfung von Menschen verwendete Stamm B.C.G. (Bacille Calmette-Guérin) ist zwar noch pathogen, d. h. er bewirkt im tierischen Organismus am Orte der Injektion die Bildung tuberkulösen Gewebes, aber er ist fast nicht mehr virulent, d. h. er ist nicht mehr imstande, eine progrediente Tuberkulose hervorzurufen.

Im allgemeinen wird heute angenommen, daß sich die „Virulenz" eines Krankheitserregers aus einer Reihe verschiedener, zum Teil noch unbekannter Faktoren zusammensetzt (WATSON und BRANDLY; daselbst weitere Literatur). So wird besonders von amerikanischen Autoren der Ausdruck „Infektiosität" (infectivity) auch an Stelle von „Übertragbarkeit" (communicability) angewendet und bedeutet dann die als Attribut der Virulenz angesehene Fähigkeit eines Mikroben zur Überwindung der durch Haut und Schleimhäute des Makroorganismus gebildeten natürlichen Barriere. Unterschieden wird davon die „Invasionsfähigkeit" (invasiveness), worunter die Befähigung eines Krankheitskeimes, in dem befallenen Individuum am Leben zu bleiben und sich zu vermehren, verstanden wird. Als weiterer Virulenzfaktor eines Erregers wird seine „Giftwirkung" (toxigenicity), d. h. die Fähigkeit zur Bildung enzymhemmender und giftiger Substanzen [echte Toxine z. B. beim Diphtheriebacillus, giftige Stoffwechselprodukte z. B. bei den Enteritisbakterien, Kollagenase (bindegewebslösendes Enzym) bei manchen Gasödembacillen u. a.] angesehen (vgl. indessen auch S. 47). Hinsichtlich der Entstehung virulenter Formen und der Virulenzsteigerung bei Mischinfektionen vgl. S. 21 und 48; bezüglich der Virulenzsteigerung bei Hühnerpest und vermutlich auch anderen Virusarten durch Adsorption („Potenzierungseffekt") siehe bei DOERR und GOLD sowie DOERR und SEIDENBERG, bezüglich des von FELIX für die krankmachenden Eigenschaften mancher Salmonellaarten für Mäuse verantwortlich gemachten Vi-Antigens s. S. 30.

Infektketten.

Der Ausgangspunkt, von dem einzelne oder gehäufte Fälle einer infektiösen Erkrankung ausgehen, heißt Infektions- oder Ansteckungsquelle; mit Ausnahme einiger durch gewisse normalerweise im Erdboden lebende und als sog. toxigene Saprophyten bezeichnete Erreger verursachten (nicht kontagiösen) Krankheiten (Tetanus, Gasbrand, Botulismus) handelt es sich bei den für den Menschen in Betracht kommenden Infektionsquellen stets um infizierte Menschen oder auch Tiere. Von Wichtigkeit in epidemiologischer Hinsicht ist die Tatsache, daß manche Krankheitserreger, welche zu einer saprophytischen Lebensweise befähigt sind (z. B. Choleravibrionen, pathogene Leptospiren oder auch die Larven von Ancylostoma duodenale) oder welche wohl durch einen besonderen Aufbau ihres Protoplasmas (z. B. Diphtherie-, Tuberkel-, Lepra- und Pestbacillen, Rickettsien, Pockenvirus, Virus der Maul- und Klauenseuche) oder auch durch ihre Fähigkeit, besonders resistente Dauerformen (Sporen, Cysten) zu bilden [z. B. Erreger des Milzbrandes, des Tetanus, des Gasbrandes und der Coccidiomycosis (Coccidiodes immitis), Ruhramöben] gegen äußere Einflüsse der verschiedensten Art (Eintrocknung, Sonnenlicht usw.) mehr oder weniger geschützt sind, auch außerhalb des lebenden menschlichen oder tierischen Körpers sich einige Zeit zu halten, zum Teil sogar zu vermehren vermögen. Bei derartigen resistenten Erregern kann der sog. *Infektionsweg*, d. h. der Weg von der Infektionsquelle zum infektionsempfänglichen Individuum sehr lang sein; es sei hier nur die Übertragung des Milzbrandes durch Häute, die aus Südamerika nach Europa importiert wurden, angeführt. Bei diesen widerstandsfähigen Erregern ist also eine Verbreitung durch unbelebte Gegenstände der verschiedensten Art, durch sog. *Infektionsträger*, wie z. B. Staub, Wasser, Nahrungsmittel, Kleidungsstücke, Rasierpinsel und dergleichen, oder auch wie z. B. bei der Maul- und Klauenseuche durch lebende, an sich nicht empfängliche Zwischenträger (Menschen, Vögel, fliegende Insekten, Ratten, Wild) durch rein mechanische Verschleppung selbst auf weite Entfernung möglich. Erinnert sei hier auch an die sog. Tuberkulose- und Pesthäuser, in denen noch nach langer Zeit durch Staubinfektion immer wieder Erkrankungen auftreten. BLANC hat neuerdings festgestellt, daß Pestbacillen in getrockneten Flöhen noch nach 941 Tagen lebensfähig und vollvirulent waren. Demgegenüber sind die empfindlicheren Keime, wie z. B. die Erreger der Geschlechtskrankheiten, der Masern und zahlreiche andere Virusarten, sowie die meisten pathogenen Protozoen auf die *direkte* Übertragung von Mensch zu Mensch *(Kontaktinfektion)* oder auf einen tierischen Zwischenwirt angewiesen. Soweit die Infektion in diesen Fällen nicht so gut wie ausschließlich vom Kranken weiterverbreitet wird, wie vor allem bei den Masern, der Syphilis und der Gonorrhoe, bilden hier hauptsächlich die latent infizierten Individuen (Keimträger; s. S. 22) das Reservoir, von dem aus immer wieder neue Infektionen erfolgen können. Dies gilt wahrscheinlich auch für gewisse saisonmäßig gehäuft auftretende Erkrankungen (s. S. 67), wie z. B. das Fleckfieber, die Poliomyelitis, die Malaria und die Bacillenruhr, bei denen die Zeit zwischen den einzelnen Saisonausbrüchen wohl in erster Linie durch solche symptomlose Infektionen überbrückt wird.

Soweit es sich um Krankheitserreger des Menschen handelt, für welche Tiere das Reservoir bilden, ist es, wie GRELL ausführt, in epidemiologischer Beziehung von wesentlicher Bedeutung, wo sich das Seuchenreservoir in der Natur befindet, d. h. ob es in biologischer Nähe des Menschen liegt oder nicht. Im ersten Fall, d. h. wenn es sich etwa um Haustiere oder Wohnungsungeziefer handelt, stellt es eine den Menschen dauernd bedrohende Gefahr dar, während im anderen Fall nur gelegentlich oder selten Infektionen des Menschen zu erwarten sind. Als Beispiel einer „menschenfernen" Seuche führt GRELL die sog. „wilde Pest" (sylvatic plague) an, die in vielen Gebieten der Erde (Mittel- und Ostasien, Afrika, Weststaaten der USA.; vgl. Abb. 1) als Zoonose wildlebender Nagetiere vorkommt und nur verhältnismäßig selten direkt zu Erkrankungen beim Menschen Veranlassung gibt (s. S. 14). Größer ist nach GRELL die Gefahr einer Übertragung und damit auch einer Epidemie aber dann, wenn der Mensch mit den das Seuchenreservoir bildenden Wildtieren aus wirtschaftlichen Gründen in nähere Berührung kommt, wenn also die betreffenden Tiere etwa zu landwirtschaftlichen Schädlingen werden, wie z. B. die Ziesel in den südrussischen Steppen; unmittelbar ist jedoch die Bedrohung des Menschen dann, wenn die Pest auf Haustiere übertragen wird und damit das Seuchenreservoir in die nächste Umgebung des Menschen gelangt. GRELL weist weiter darauf hin, daß die größte Menschennähe einer solchen von Tieren auf den Menschen übertragbaren Krankheit natürlich dann erreicht ist, wenn das

Reservoir des Erregers in einem Ektoparasiten des Menschen liegt, vor allem dann, wenn dieser ,,stenozoid", d. h. einwirtig (Gegensatz: euryzoid = mehrwirtig) ist, d. h. nur bei einem Wirt, in diesem Falle einem Menschen schmarotzt, wie z. B. die Kleiderlaus, die dem epidemischen Fleckfieber, dem wolhynischen Fieber und dem kosmopolitischen Rückfallfieber als Reservoir dient, aber auch die Pest übertragen kann (s. S. 14).

Die reihenweise Übertragung eines Erregers von Wirt zu Wirt auf direktem oder indirektem Wege wird als *Infekt-* oder *Seuchenkette* (FRIEDEMANN, DOERR)

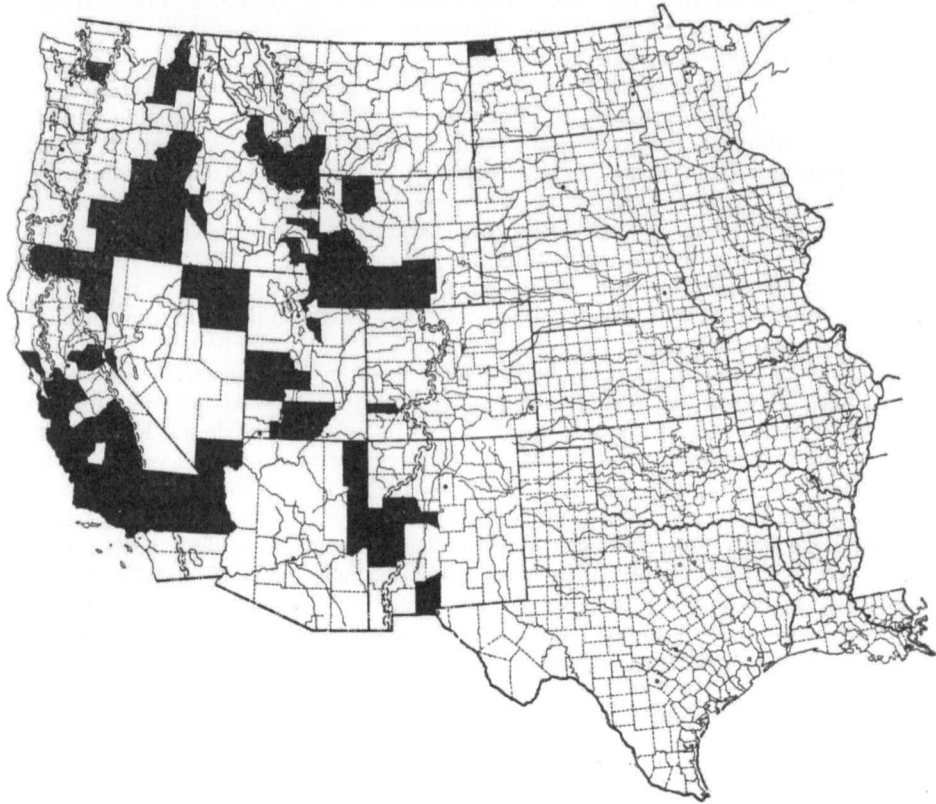

Abb. 1. Vorkommen der ,,wilden Pest" (sylvatic plague) im Westen der Vereinigten Staaten von Nordamerika in den Jahren 1900—1941.

bezeichnet, wobei es vom epidemiologischen Standpunkt aus im Prinzip gleichgültig ist, ob es bei den einzelnen Individuen zu einer manifesten oder abortiven Erkrankung oder auch nur zu einer symptomlosen Infektion kommt. Je nachdem es sich bei solchen Reihen ausschließlich um Individuen einer Species oder verschiedener Arten handelt, spricht man von *homogenen* und *heterogenen* Infektketten. Zu den Erkrankungen des Menschen mit ausschließlich homogenen Infektketten gehören Masern, Diphtherie, Scharlach, Typhus und Paratyphus A, Cholera, Lepra, Poliomyelitis, Influenza und Geschlechtskrankheiten; eine Ausnahme bildet nur die gelegentlich beobachtete Übertragung des Typhus durch Schlittenhunde in Grönland (KROGH-LUND) und durch Austern (BELIN). Es handelt sich also bei dieser Gruppe von Erkrankungen um Erreger mit festem Standort. Von Erregern tierischer Erkrankungen gehören Salmonella abortus ovis und Salmonella typhi suis in diese Kategorie. Demgegenüber kommen bei zahlreichen anderen Erkrankungen des Menschen höher- oder niederstehende Tiere als Infektionsquellen oder als Überträger und Zwischenwirte regelmäßig in Betracht. Vielfach sind die als Infektionsquelle und auch die als Überträger in Frage kommenden Tiere selbst erkrankt. So handelt es sich z. B. bei der durch Leptospiren hervorgerufenen Stuttgarter Hundeseuche um eine sehr häufig tödlich verlaufende Erkrankung der Hunde, während die Leptospira pomona, die beim Menschen die sog. Schweinehüterkrankheit verursacht, bei dem ihr als Reservoir dienenden Schwein im allgemeinen anscheinend nur eine symptomlose Infektion bewirkt (GSELL, WIESMANN). In ähnlicher Weise führt der Erreger des epidemischen Fleckfiebers, die Rickettsia prowazeki bei der Kleiderlaus, zu ausgesprochenen pathologischen Veränderungen im Darm, während verschiedene andere Rickettsienarten für die Zwischenwirte unschädlich sind.

Als Beispiele der ersten Kategorie seien genannt Ratten bei Pest, Rattenbißkrankheit („Sodoku") und WEILscher Krankheit, verschiedene Nagetierarten bei Tularämie (s. B. SCHMIDT), vielleicht auch bei Poliomyelitis (vgl. PETTE), Hunde bei Tollwut (hier auch andere Säugetiere[1] und sogar Tauben und Hühner), Stuttgarter Hundeseuche und Echinokokkenkrankheit, Rinder bei gewissen Formen der Tuberkulose, Rinder, Ziegen und Schafe bei Q-(Query- oder Queensland-)Fieber, Rinder, Ziegen und Schweine bei Brucellosen (undulierendes Fieber: BANGsche Krankheit, Maltafieber, Schweinebrucellose), Schweine beim Erysipeloid (Schweinerotlauf), bei der Schweinehüterkrankheit (Leptospira pomona), bei Trichinose und Bandwurmerkrankung (Taenia solium), Pferde und Esel beim Rotz, Papageien, Sturmvögel, Tauben und andere Vogelarten bei der Psittakose (Ornithosis), Fische bei Bandwurmerkrankung (Dibothriocephalus latus). Gelegentlich wurden auch durch Tiere (Hunde, Kaninchen, Katzen u. a.) verursachte Erkrankungen des Menschen an hämorrhagischer Septicämie (Pasteurella multocida) und Pseudotuberkulose (Pasteurella pseudotuberculosis) beobachtet (LEVY-BRUHL, WEBER, HAUSMANN und TULLY, SCHIPPER, K. F. MEYER). Bemerkenswerterweise reißt bei den meisten der eben genannten Erkrankungen, vor allem bei den Leptospirosen und Pasteurellosen (mit Ausnahme der Pest), dem Erysipeloid, dem Rotz, der Tollwut und der Rattenbißkrankheit die Infektkette schon bei der ersten Übertragung auf den Menschen ab (DOERR). Dasselbe ist der Fall bei den seltenen Erkrankungen von Rindern durch Tuberkelbacillen des Typus humanus und des Typus gallinaceus; hier handelt es sich also nach der eingangs gegebenen Definition um einfache Infektionskrankheiten des Rindes, während die durch den Typus bovinus hervorgerufene Erkrankung eine Seuche darstellt. Keine weitere Übertragung erfolgt im allgemeinen dann, wenn die an sich harmlosen Oberflächenparasiten von Haut und Schleimhäuten unter bestimmten Bedingungen „invasiv" werden und zu Erkrankungen führen. Dagegen kann der mit bovinen Tuberkelbacillen ebenso wie der mit Pest-, Milzbrand- und Brucellose-Erregern infizierte Mensch zum Überträger werden. Eine Rückübertragung der genannten Erkrankungen vom Menschen auf das Tier kommt wahrscheinlich lediglich bei der Rindertuberkulose in seltenen Fällen vor (Infektion tuberkulosefreier Rinder durch einen an boviner Tuberkulose leidenden Menschen; K. F. MEYER).

In die zweite Gruppe gehören z. B. Fliegen bei Ruhr (s. S. 68) und Schlafkrankheit, vielleicht auch bei Poliomyelitis (MELNICK und PENNER, HORSTMANN), Wanzen bei der südamerikanischen Chagaskrankheit (Trypanosoma cruzi), Kleiderläuse beim Fleckfieber und wolhynischen Fieber, Milben beim

---

[1] Als Reservoir der Tollwut kommen in Europa und Asien vorwiegend Wölfe und Schakale, in Nordamerika Füchse, Präriehunde und Stinktiere, in Südamerika auch Vampire, in Afrika verwilderte Hunde, Hyänen und kleine Raubtiere aus der Familie der Viverriden in Betracht (vgl. S. 79).

japanischen Flußfieber (Tsutsugamushi, scrub typhus) und bei den Rickettsienpocken, Läuse und Zecken beim Rückfallfieber, Mücken verschiedener Gattungen bei Malaria, Gelbfieber, Dengue- und Pappatacifieber, sowie bei Encephalitiden verschiedener Ätiologie, Flöhe bei der Pest. Hier findet vielfach ein dauernder Wirtswechsel statt (vgl. S. 47); die Infektkette lautet z. B. bei der Malaria, der Schlafkrankheit, den Leishmaniosen, dem Gelbfieber u. a. Insekt-Mensch (bei Gelbfieber auch Affe, bei Leishmaniosen auch Nagetiere und Hunde) - Insekt, bei der Chagaskrankheit Säugetiere (Hund, Katze, Opossum, Affen, Hausschwein u. a.) -Wanze (Triatoma sp.) -Mensch, beim Rückfallfieber Zecke-Nager-Zecke-Mensch (auch Affe) oder Laus-Mensch-Laus, bei der Tularämie Zecke-Nager-Fliege-Mensch oder Zecke-Mensch und auch Fliege-Nager-Mensch, beim epidemischen Fleckfieber (Rickettsia prowazeki) Laus-Mensch-Laus, beim murinen Fleckfieber (Rickettsia mooseri) Ratte-Floh-Mensch, beim Felsengebirgsfieber (Rickettsia rickettsi) Nager (auch wilde Ziege)-Zecke-Mensch, bei den Rickettsienpocken (Rickettsia akari) Hausmaus-Milbe (Allodermanyssus sanguineus)-Mensch und bei der Tsutsugamushikrankheit (Rickettsia orientalis) Nager-Milbe-Mensch. Besonders kompliziert ist die Infektkette bei der St. Louis-Encephalitis und bei der Western equine Encephalitis, bei denen offenbar Vogelmilben das Reservoir bilden; neben dem Hauptkreislauf Milbe-Vögel-Milbe besteht noch eine Nebenkette Vögel-Mücke (besonders Culex sp.)-Mensch und Säugetiere (Pferd, Rind u. a.) (HAMMON und REEVES). Bei der Pest (Nager-Insekt-Mensch-Mensch oder auch Nager-Mensch-Mensch), sowie bei der durch ein Virus hervorgerufenen sog. Springkrankheit der Schafe (Louping ill: Zecke-Schaf-Mensch-Mensch) findet indessen auch eine direkte Weiterübertragung von Mensch zu Mensch statt (K. F. MEYER u. a.). Für das Zustandekommen der Pestepidemien scheinen nur die Ratten (besonders die Hausratte, Rattus rattus rattus) eine wesentliche Bedeutung zu besitzen; die zahlreichen sonstigen Nagetierarten, bei denen die Pest epizootisch vorkommt, spielen dagegen nur eine untergeordnete Rolle, weil die Gefahr, daß von ihnen Flöhe auf den Menschen übergehen, nur gering ist. So ist die Pest in wenigstens 14 Weststaaten der USA. und in einer Provinz von Canada unter den wildlebenden Nagetieren (Murmeltiere, Eichhörnchen usw.) als sog. ,,sylvatic plague" enzootisch (s. S. 11, Abb. 1); trotzdem sind aber in USA. in der Zeit von 1900—1947 nur 48 Einzelfälle von Beulen- und 13 Fälle von Lungenpest beim Menschen vorgekommen (K. F. MEYER). Dagegen besteht nach DIEUDONNÉ und OTTO die Möglichkeit, daß sich die Pest, nachdem sie unter Ratten und Menschen ausgewütet hat oder unterdrückt ist, unter den wilden Nagetieren (Erdhörnchen, Tarbagane u. a.) schleichend weiter erhält und daß von ihnen aus dann durch infizierte Nagerflöhe wieder eine Übertragung der Seuche auf die Wanderratten (Rattus rattus norvegicus) und von diesen auf die Hausratten erfolgt und so ein neuer Ausbruch menschlicher Pest veranlaßt wird. Die Ausbreitung der Seuche unter den Menschen erfolgt aber dann ausschließlich durch menschliche Ektoparasiten (Pulex irritans, Pediculus humanus; BLANC und BALTAZARD, vgl. S. 61 und 69). Bei manchen ausschließlich oder teilweise durch Zecken übertragenen Krankheitserregern, z. B. der Spir. duttoni (afrikanisches Rückfallfieber), der Spir. gallinarum (Hühnerspirochätose), der Rickettsia rickettsi (Felsengebirgsfieber), der Rickettsia conorii (Fièvre boutonneuse; Wirt: Hund) und anderen Rickettsienarten, insbesondere der Rickettsia burneti (Q-Fieber) sowie der Pasteurella tularensis (Tularämie), dem Virus der Springkrankheit der Schafe (Louping ill) und dem Virus der russischen Frühling-Sommer-Encephalitis (Wirte: Nagetiere und Vögel), ferner bei der durch Milben (Trombicula akamushi und Trombicula deliensis) übertragenen Tsutsugamushikrankheit, wahrscheinlich auch bei den ebenfalls durch Milben verbreiteten Rickettsienpocken (Rickettsia akari), sowie bei dem durch Mücken der Gattung Phlebotomus übertragenen Virus des Pappatacifiebers findet beim Zwischenwirt eine Vererbung der Infektion durch die Eier auf die Nachkommenschaft statt (s. bei CRAIG und FAUST, sowie K. F. MEYER). Eine solche germinative Vererbung erfolgt auch bei den durch Zecken verbreiteten Babesien, aber nicht bei den ebenfalls durch Zecken übertragenen Theilerien (BRUMPT). Dagegen überstehen nach den Feststellungen von EMMEL die von Larven der Stubenfliege mit der Nahrung aufgenommenen Coli- und Ruhrbacillen die histolytischen Vorgänge der Metamorphose und werden dementsprechend in den Imagines wiedergefunden. Soweit es sich dabei um E-Ruhrbacillen (Shigella sonnei; vgl. S. 32) handelte, wurde von den Larven nur die Rauhform, dagegen aus der Zerreibung der Fliegen die Glattform isoliert, was nach dem genannten Autor auf engere Beziehungen zwischen den Fliegen und den betreffenden Bakterien hinweist. Hinsichtlich der zahlen- und formelmäßigen Erfassung der verwickelten Verhältnisse bei den durch Arthropoden übertragenen Erkrankungen, speziell bei der Malaria, sei insbesondere auf MARTINI sowie GREEN verwiesen.

Ähnlich kompliziert liegen die Verhältnisse bei manchen Wurmkrankheiten, wie z. B. bei der Trichinose, als deren Reservoir Ratten und Schweine in Betracht kommen; die Seuchenkette lautet daher vielfach folgendermaßen: Ratte-Schwein-Mensch (MARTINI). Entsprechende homogene und heterogene Infektketten finden sich in gleicher Weise auch bei den auf den Menschen nicht übertragbaren Infektionskrankheiten der Tiere, also z. B. bei der Hundestaupe, die nur von Hund zu Hund weiterverbreitet wird, und andererseits bei der Tsetsekrankheit der Rinder (Trypanosoma brucei) oder der Trypanosomenerkrankung der Frösche (Trypanosoma inopinatum), deren Übertragung durch Tsetsefliegen (Glossinen) bzw. Blutegel (Helobdella algira; BRUMPT) erfolgt, bei denen es sich also um heterogene Infektketten (Glossine-Rind-Glossine-Rind bzw. Blutegel-Frosch-Blutegel-Frosch) handelt.

Von HABS wird für die verschiedenen Infektketten eine etwas andersartige Bezeichnungsweise in Vorschlag gebracht. Nach seiner Nomenklatur ist die Infektkette homogen, wenn sich gleichwertige Infektionen bei Wirbeltieren aneinander anschließen, und zwar homogen-homonom, wenn die Krankheit gesetzmäßig auf *eine* Spezies beschränkt ist (z. B. Masern), homogen-heteronom, wenn der Erreger eine Infektionsbeziehung zu mehreren Tierarten besitzt (z. B. Tollwut). Von einer heterogenen Infektkette spricht HABS dann, wenn zwischen die Erkrankungen der Wirbeltiere jeweils eine Infektion von niederen Tieren eingeschaltet ist, und zwar heterogen-homonom, wenn die Erkrankung an eine Wirbeltierspezies gebunden ist (z. B. Malaria), heterogen-heteronom, wenn mehrere Wirbeltierarten als mögliche Wirte in Betracht kommen (z. B. murines Fleckfieber). Um bei den Infektketten der einzelnen Infektionskrankheiten auch die verschiedenen Übertragungswege, sowie das Schicksal des Erregers im infizierten Körper und dessen Immunitätsreaktionen zur Darstellung zu bringen, bedient sich HABS besonderer Symbole und unterscheidet außerdem zwischen äußerer und innerer Infektkette, worunter die Übertragungsweise des Erregers bzw. der Ablauf des Infektionsprozesses im befallenen Organismus verstanden wird; beide zusammen bilden dann die Gesamtinfektkette.

Kontagionsindex, Disposition.

Von einem Individuum, welches Infektionserreger ausstreut, werden zwar zahlreiche andere Individuen direkt oder indirekt infiziert, aber auch von denjenigen, welche die betreffende Krankheit vorher noch nicht durchgemacht hatten und auch nicht dagegen schutzgeimpft worden sind, erkrankt trotz Gelegenheit zur Ansteckung vielfach nur ein Teil. Infektion und Erkrankung sind also keineswegs identische Begriffe; hinsichtlich mancher Krankheitserreger läßt sich sogar sagen, daß die Infektion die Regel, die Erkrankung aber die Ausnahme darstellt. Als „*Durchseuchungssumme*" wird von FRIEDEMANN (1928) die Gesamtzahl der

Krankheitsfälle und latenten Infekte bezeichnet. Das Verhältnis zwischen der Zahl der manifest Erkrankten und der Zahl der Infizierten ist bei den einzelnen Infektionskrankheiten sehr verschieden und wird nach dem Vorgang von GOTTSTEIN (1895) als „Kontagionsindex", von FRIEDEMANN als „Durchseuchungsquotient", von GRUMBACH als „Penetranz" und von POPP auch als „dechtische Disposition" bezeichnet. In die Zeitformel der Seuchenkurve (s. S. 75) fügt sich dieser Index als Sinusfunktion ein und ändert die Höhe und Länge der Kurve entsprechend seiner Größe. Die Kurven der Einzelausbrüche sind um so steiler und kürzer, je größer die Empfänglichkeit ist; mit sinkendem Kontagionsindex erreichen sie eine geringere Höhe und ziehen sich länger hin (GOTTSTEIN 1937). Auf Grund dieser Maßzahl kann man also Seuchen mit hoher und solche mit niedriger Krankheitsbereitschaft oder Kontagiosität unterscheiden. Zu der ersten Kategorie gehören nach DE RUDDER (1934) Masern (0,95), Pocken (0,95) und Keuchhusten (0,7), während Scharlach (0,4), Diphtherie (0,1—0,2) und vor allem Poliomyelitis (0,01; vgl. auch GSELL, PETTE, HOWE, CASEY und Mitarbeiter) in die zweite Gruppe einzureihen sind. Nach neueren Feststellungen (JUNGEBLUT, HORSTMANN) ist anzunehmen, daß die Poliomyelitis im allgemeinen eine besonders in der Muskulatur oder in der Wand des Dünndarms lokalisierte banale Allgemeininfektion darstellt, die nur bei einem kleinen Teil der Infizierten sich sekundär auch im Zentralnervensystem etabliert (vgl. auch Fußnote S. 36). Hoch ist der Kontagionsindex auch bei Pest, Tularämie, Influenza, Fleckfieber, Cholera, Denguefieber, bei den Geschlechtskrankheiten u. a.; dagegen hat sich beim Typhus z. B. bei der bekannten Epidemie in Hannover (1926) gezeigt, daß bei dieser Erkrankung auf einen Krankheitsfall etwa 2—3 infizierte Gesunde kommen (vgl. auch FORNET, zit. nach BAERTHLEIN). Ähnlich wie bei der Poliomyelitis liegen die Verhältnisse bei der epidemischen Genickstarre (Meningitis cerebrospinalis epidemica), deren Erreger auch in normalen Zeiten bei Gesunden außerordentlich verbreitet ist (GRUBER und KERSCHENSTEINER, LUZ). Dementsprechend kann man von obligat manifesten und von fakultativ kontagiösen Erkrankungen sprechen; die letzteren, an denen also trotz Infektionsgelegenheit nur ein Teil der Individuen erkrankt, werden nach LENTZ auch als „Auslesekrankheiten" bezeichnet. Zu diesen gehören außer den bereits genannten Erkrankungen auch Tabes und Paralyse, die ja nur bei einem gewissen Prozentsatz der Syphilitiker auftreten.

Mit diesen am Menschen erhobenen Befunden stehen die in der Veterinärmedizin (STANDFUSS u. a.) sowie im Tierexperiment gesammelten Erfahrungen in vollem Einklang. Von einer großen Anzahl von Mäusen, die im Rockefeller-Institut in New York mit gleichen Mengen eines Mäusetyphusstammes (Salmonella typhi murium) stomachal infiziert wurden, starb eine große Anzahl innerhalb weniger Tage; einige starben später, und etwa 30% blieben am Leben. Eingehendere Untersuchungen haben ergeben, daß die Bacillen sich in einem Teil (etwa 20%) der Tiere überhaupt nicht ansiedeln können. Andere (etwa 10%) erkranken zwar (Blutkultur und Agglutination positiv), erholen sich aber wieder; einige von ihnen behalten trotz scheinbaren Wohlbefindens die Bakterien lange Zeit in ihrem Körper; sie können sie mit dem Kot ausscheiden oder (häufiger) in ihren inneren Organen beherbergen; ihr Blutserum zeigt oft einen ansehnlichen Agglutinationstiter (WEBSTER). Erwähnt sei in diesem Zusammenhang auch die Feststellung, daß ebenso wie beim Menschen auch beim Kaninchen die Luesinfektion in einem kleinen Prozentsatz völlig symptomlos verlaufen kann (KOLLE und EVERS); bei der Maus und einigen anderen Nagetierarten kommt es nach Einimpfung von Syphilis- und Framboesiematerial zwar regelmäßig zum Haften der Infektion, aber niemals zu manifesten Erscheinungen (SCHLOSSBERGER, KOLLE und SCHLOSSBERGER, JAHNEL).

Nach den Feststellungen von W. BRAUN enthält das Serum der für Brucellosen empfänglichen Arten (Kaninchen, Meerschweinchen, Rind, Mensch) einen an das γ-Globulin gebundenen, hitzestabilen und filtrierbaren Faktor, der mit dem Komplement und anderen bactericiden Eigenschaften des Serums nichts zu tun hat, aber die Bildung der nichtglatten Typen (intermediäre und rauhe Form) der Brucellen unterdrückt, so daß sich nur die virulenten Glattformen entwickeln können. Demgegenüber fehlt den Sera der resistenteren Tierarten

(Maus, Ratte, Geflügel) dieser Faktor, so daß in ihrem Organismus das Auftreten und die Vermehrung der wenig oder gar nicht virulenten nichtglatten Formen möglich ist. Danach hat es also den Anschein, daß die Empfänglichkeit einer Tierart für eine bestimmte Infektionskrankheit auf dem Vorhandensein eines die Bildung der avirulenten nichtglatten Formen dieses Keimes verhindernden Faktors beruhen kann, während bei Fehlen dieses Faktors eine erhöhte Resistenz besteht. Ähnliche Befunde hat HOERLEIN bei Staphylolokken erhalten; vielleicht wird auch die Umwandlung des auf Nährböden rauh und ohne Kapsel wachsenden Milzbrandbacillus in die bekapselte virulente Form im Tierkörper durch die in den lokalen Läsionen vorhandenen Schutzstoffe bewirkt (WATSON und Mitarbeiter). Daraus folgt, daß es nicht möglich ist, Virulenzfaktoren aus den auf den üblichen Nährböden gewachsenen Bakterien zu isolieren, weil diese Mikroben nur potentiell virulent sind und die für die Manifestation der Virulenz nötigen Stoffe erst im lebenden Gewebe, in vitro nur unter ganz bestimmten Voraussetzungen gebildet werden. Die Annahme liegt nahe, daß es sich bei der Umwandlung des avirulenten oder wenig virulenten in den virulenten Typus eines Mikroben um einen Vorgang handelt, der mit der adaptiven Fermentbildung Ähnlichkeit hat (WATSON und BRANDLY).

Im Gegensatz zu der in der Anfangszeit der sog. bakteriologischen Ära vertretenen rein kontagionistischen Lehre kann es nach dem bereits Gesagten heute als feststehend gelten, daß für das Zustandekommen einer Infektionskrankheit nicht nur der spezifische Erreger verantwortlich zu machen, daß vielmehr daneben die persönliche Krankheitsbereitschaft sowohl im Einzelfall als auch bei der Entstehung von Massenerkrankungen in gleicher Weise beteiligt ist. Beide Teile, Makro- und Mikroorganismus sind, wie bereits erwähnt wurde, keine konstanten Größen, vielmehr hat es sich gezeigt, daß einerseits die als Virulenz oder Infektiosität bezeichneten krankheitsbedingenden Eigenschaften des Erregers, andererseits die individuelle Empfänglichkeit oder Disposition bzw. deren Reziprokes, die individuelle Resistenz des der Infektion ausgesetzten menschlichen oder tierischen Körpers einem ziemlichen Wechsel unterworfen sind; die manifeste Erkrankung ist also eine Funktion von Virulenz und Resistenz (Immunität), wobei es zunächst dahingestellt bleiben möge, was man unter Resistenz zu verstehen hat. Jedenfalls läßt sich aber sagen, daß beide Begriffe in einem direkten Abhängigkeitsverhältnis zueinander stehen; man spricht daher auch von einem Gleichgewicht („immunity-virulence balance"), dessen schwächere oder stärkere Verschiebung nach der einen oder anderen Seite für die Reaktion des Organismus maßgebend ist (LEWIS). Je größer die Widerstandskraft eines Individuums einer an sich empfänglichen Species einem bestimmten Erreger gegenüber ist, um so größer wird dessen Infektiosität sein müssen, damit er in den Körper eindringen und sich dort vermehren kann. Umgekehrt wird ein pathogener Keim die seinem Eindringen und seiner Ansiedlung entgegenstehenden Widerstände von seiten eines Organismus um so leichter zu überwinden vermögen, je höher die ihm eigene Virulenz ist; bei hochempfänglichen Individuen kann dementsprechend auch ein wenig virulenter Erreger eine schwere Erkrankung auslösen. Die Virulenz ist also ein relativer Begriff und durch das spezifische Wechselspiel zwischen Parasit und Wirt bedingt (s. auch S. 44). Außer der Krankheitsbereitschaft und der Virulenz spielt beim Zustandekommen einer Erkrankung auch noch die Menge der infizierenden Erreger eine gewisse Rolle, d. h. eine relative Resistenz kann nicht nur durch eine kleine Anzahl hochvirulenter Erreger, sondern unter Umständen auch durch eine massive Infektion mit weniger virulenten Keimen durchbrochen werden.

Danach läßt sich also sagen, daß es gewisse Infektionskrankheiten gibt, für die beim Menschen eine allgemeine Empfänglichkeit besteht, bei denen also die erstmalige Infektion praktisch stets zur typischen klinischen Erkrankung führt, falls das betreffende Individuum nicht etwa durch eine vorausgegangene spezifische Impfung (aktive Immunität) oder, soweit es sich um ein Neugeborenes handelt, infolge diaplacentarer Antikörperübertragung von der Mutter (passive

Immunität) über einen länger oder kürzer anhaltenden Schutz verfügt. Bei dieser Gruppe, also den durch eine hohe Kontagiosität ausgezeichneten, *obligat manifesten Krankheiten*, wie z. B. bei Masern und Pocken, sowie bei den durch Arthropoden übertragenen Erkrankungen, beispielsweise bei der Malaria oder beim Gelbfieber haben wir es offenbar mit Erkrankungen zu tun, deren Entstehung von individuellen endogenen, sowie Alters- und klimatischen Einflüssen weitgehend unabhängig ist; vielmehr wird hier, worauf später noch zurückzukommen sein wird, der Eintritt der Erkrankung so gut wie ausschließlich durch die Gelegenheit zur Ansteckung bedingt, d. h. er stellt eine Funktion des äußeren Milieus, der sog. Peristase, dar. Der Mensch wird also um so früher an Masern erkranken, je früher er erstmals Gelegenheit zur Infektion hat und dies wird um so eher der Fall sein, je dichter bevölkert das Milieu ist, in dem er aufwächst. Mit zunehmend dichterem Milieu tritt dementsprechend eine Verschiebung des Erkrankungsalters nach zunehmend jüngeren Jahrgängen, d. h. eine sog. *„Präzession der Durchseuchung"* ein (DE RUDDER). Ergänzend sei hier nur noch erwähnt, daß auch die bei Mäusevölkern durch Enteritisbacillen (Salmonella typhi murium) künstlich hervorgerufenen Epizootien bei dichterer Käfigbelegung eine erhöhte Sterblichkeit unter den Tieren bedingen (WEBSTER, PRAUSNITZ; vgl. S. 45).

Dasselbe gilt nun aber auch für die sog. *fakultativ kontagiösen Infektionskrankheiten*, trotzdem bei ihnen nur ein Teil der dem Kontakt ausgesetzten Individuen unter typischen Erscheinungen erkrankt. Die Ursache dieses verschiedenen Verhaltens der einzelnen Individuen gegenüber bestimmten Infektionserregern hat man bisher im allgemeinen in konstitutionellen, endogenen Momenten, d. h. in einer angeborenen Immunität oder Resistenz gesucht. Vor allem hat man die humoralen Schutzstoffe (Normalantikörper) und die cellulären Abwehreinrichtungen (Schutzwirkung der Integumente, Phagocytose) des Organismus als alleinige oder hauptsächliche Träger dieser relativen Resistenz angesehen (Literatur bei SCHLOSSBERGER, WERTHEMANN). Nach neueren Anschauungen sind indessen die zwischen den einzelnen Angehörigen einer und derselben Art bestehenden Unterschiede hinsichtlich ihrer Empfänglichkeit für eine bestimmte Infektionskrankheit wohl auf andere Weise zu erklären. Hier spielen offenbar noch nicht näher bekannte besondere Lebensäußerungen des gefährdeten Individuums eine wesentliche Rolle. In diesen Fällen entspricht zwar die Zusammensetzung des betreffenden Organismus den Ansprüchen des in Betracht kommenden Erregers; durch Entfaltung gewisser Funktionen vermag jedoch der Körper die eindringenden oder eingedrungenen Krankheitskeime abzuwehren, abzutöten oder wenigstens ihrer krankmachenden Eigenschaften zu berauben.

Die Feststellung, daß beim Menschen auch ohne nachweisbares Überstehen der spezifischen Erkrankung in einem mit dem Lebensalter ansteigenden Prozentsatz Immunstoffe gegen Diphtherie und Scharlach nachweisbar sind, und Hand in Hand damit eine entsprechende Abnahme der positiven Schick- und Dick-Reaktionen, also der Zahl der Empfänglichen einhergeht, wurde von verschiedenen Autoren (GRÖER und KASSOWITZ, L. HIRSZFELD und Mitarbeiter) in der Hauptsache auf eine sog. *„serologische Reifung"* des Organismus, d. h. auf eine während des extrauterinen Lebens autochthon, also ohne antigenen Reiz und dauernd erfolgende Bildung spezifischer Antikörper zurückgeführt. Dabei wird vor allem auch darauf hingewiesen, daß bei Kindern schickpositiver Eltern auch nach Überstehen einer Diphtherieerkrankung oder nach Durchführung einer Diphtherieschutzimpfung die Schickreaktion positiv, d. h. die Diphtherieempfänglichkeit bestehen bleibt und daß infolgedessen solche Individuen im Laufe ihres Lebens mehrfach an Diphtherie erkranken können (vgl. auch DOERR 1949).

Auch HÖRING steht auf dem Standpunkt, daß die Empfänglichkeit des Menschen für die einzelnen Krankheitserreger mit der Altersevolution einem ganz bestimmten Wechsel unterworfen ist. In ähnlicher Weise haben JUNGEBLUT und ENGLE hormonal bedingte Reifungsprozesse für die jenseits der Jugendjahre verminderte Anfälligkeit des Menschen für Poliomyelitis verantwortlich gemacht (vgl. auch HORSTMANN; s. S. 20). Zur Begründung dieser Hypothese wurde unter anderem geltend gemacht, daß im menschlichen und ebenso auch im tierischen Blute auch sonstige Normalantikörper gegenüber Antigenen enthalten sind, mit denen das betreffende Individuum niemals in Berührung gekommen ist. Beispielsweise sei in diesem Zusammenhange nur an die Angaben von BÜRGI, GIBSON, LOVELL u. a. erinnert, die im Serum von Menschen und auch von Haustieren solche anscheinend autochthon entstandenen Agglutinine gegen Ruhr-, Salmonella-, Cholera-, Pest- und andere besonders für den Menschen pathogene Bakterien meist in mäßigen Mengen gefunden haben; wie aber schon hier kurz angedeutet sei, werden diese Befunde heutzutage von zahlreichen Autoren auf eine zufällige Verwandtschaft, d. h. eine Receptorengemeinschaft der genannten Mikroben mit gewissen saprophytischen Darmbewohnern und auf einen Übergang solcher Keime oder ihrer Antigene in den Kreislauf der untersuchten Tiere zurückgeführt (BOIVIN u. a.). Immerhin hält es DOERR (1949) auf Grund des vorliegenden Schrifttums für nicht ausgeschlossen, daß es eine „antigenfreie" Produktion von Antikörpern gibt, daß also z. B. tatsächlich zwei, nur genetisch verschiedene Formen des Diphtherieantitoxins existieren.

In der Umgebung typischer Abläufe zahlreicher Infektionskrankheiten finden sich also in wechselnder Zahl *atypische* und *abortive* Erkrankungsfälle. Wie DOERR wohl mit Recht hervorhebt, hat die epidemiologische Statistik, auf die sich die Annahme konstitutioneller Faktoren als Ursache des Nichterkrankens gewisser Individuen stützt, sich bis vor kurzem fast ausschließlich mit den manifesten Infektionen, d. h. mit den Infektionskrankheiten beschäftigt, aber die latenten und zum Teil auch die abortiven Infektionen nicht berücksichtigt; die Morbiditätsstatistik gibt uns also kein einwandfreies Bild von der Durchseuchung einer Bevölkerung (vgl. auch FRIEDEMANN 1928). Nun ist es aber für die Gruppe der fakultativ kontagiösen Infektionskrankheiten, besonders für die durch die oberen Luftwege erfolgenden Infektionen wie Diphtherie, Scharlach, Keuchhusten, Meningitis epidemica, Poliomyelitis und Tuberkulose charakteristisch, daß hier abgeschwächte Erkrankungen um so häufiger festzustellen sind, je seltener das vollausgeprägte Krankheitsbild wird (DE RUDDER) und daß bei einem größeren Teil der tatsächlich Infizierten die Infektion völlig symptomlos verläuft, aber eine aktive Immunität zur Folge hat („*latente Durchseuchung*" oder „*stille Feiung*"; v. PFAUNDLER, FRIEDEMANN, DE RUDDER, DUDLEY, ZOELCH, SCHÄFER u. a.). Dabei bleibt es naturgemäß bis zu einem gewissen Grade der Willkür überlassen, wo man die Grenzen zwischen manifesten, abortiven und latenten Infekten ziehen will. Andererseits erfolgt mit zunehmend dichterem Milieu innerhalb einer Bevölkerung, wie DE RUDDER für Diphtherie, Scharlach und Poliomyelitis, LYDTIN u. a. für die Tuberkulose durch getrennte statistische Ermittlung bei den einzelnen Altersklassen nachweisen konnten, auch bei diesen Erkrankungen ebenso wie bei Masern eine Verschiebung der Krankheitsfälle und in gleicher Weise auch der latenten Durchseuchung vom Erwachsenen- nach dem Kindesalter und von diesem nach dem Kleinkindesalter zu. Man kann also auch hier von einer milieubedingten Präzession der Durchseuchung sprechen (BESSEMANS und BORREMANS-PONTHIÈRE, DICKINSON, ZINGHER, LEREBOULLET und JOANNON, WERNSTEDT, DE RUDDER, FRIEDEMANN, FALES, DOULL, DUDLEY u. a.).

Insbesondere hat man die Feststellung, daß die Poliomyelitis in Ländern mit hohem Lebensstandard und guten hygienischen Verhältnissen immer wieder epidemisch, aber in primitiven Ländern nur sporadisch auftritt (vgl. S. 41 und 65), auf eine solche Präzession der latenten Durchseuchung zurückgeführt. Da das Poliomyelitisvirus von gesunden Virusträgern und von Kranken in großen Quantitäten mit dem Stuhl ausgeschieden wird, nehmen HORSTMANN, LACEY u. a. an, daß in den rückständigen Ländern der Erreger so weit verbreitet ist, daß hier die Mehrzahl der Individuen schon in früher Kindheit wiederholt mit kleinsten, nicht mehr krankmachenden Virusmengen in Berührung kommt und so eine dauernde Immunität erwirbt; die wenigen Kinder, für die dies nicht zutrifft, bilden dann die Einzelfälle der Erkrankung. Im Gegensatz hierzu sind in den Kulturstaaten die Kinder durch die hygienischen Maßnahmen vor der Infektion weitgehend geschützt und es wächst dementsprechend eine empfängliche Generation heran, unter der sich die Krankheit epidemisch ausbreiten kann. Durch die bei britischen und amerikanischen Truppen während des 2. Weltkrieges in Mittel- und Ostasien festgestellten hohen Erkrankungsziffern und die geringe Morbidität unter den Eingeborenen wurde die weite Verbreitung des Virus in den genannten Gebieten und die damit zusammenhängende stärkere latente Durchseuchung der einheimischen Bevölkerung bestätigt. Daneben besteht allerdings noch die Möglichkeit, daß die britischen und amerikanischen Soldaten in diesen Ländern Poliomyelitisstämme angetroffen haben, die in immunbiologischer Hinsicht von den Virusstämmen in England und USA. abweichen, denn es kann heute als feststehend gelten, daß verschiedene Varianten des Erregers existieren (Typen „Brunhilde", „Lansing" und „Leon"; s. auch S. 33). Die mit dem Lebensalter an „Breite" zunehmende Poliomyelitisimmunität wäre demnach entweder auf den Einfluß verschiedener Typen des Virus oder aber, wenigstens zum Teil, auf eine ohne spezifische Antigenwirkung erfolgende „serologische Reifung" (vgl. S. 33 und 19) zurückzuführen.

Auf Grund dieser Feststellungen steht die Mehrzahl der Autoren heute auf dem Standpunkt, daß die Menschen auch für die fakultativ kontagiösen Erkrankungen von Haus aus nahezu gleich empfänglich sind. Entsprechend dieser Annahme handelt es sich bei der Resistenz bestimmter Individuen gegenüber den besonders in Epidemiezeiten praktisch ubiquitär vorhandenen Erregern der genannten Seuchen, vor allem der Diphtherie, des Scharlachs, des Keuchhustens und der Poliomyelitis weniger um eine konstitutionell bedingte Widerstandsfähigkeit des Organismus gegenüber der Infektion, sondern um eine durch symptomlose Infektion oder abortive Erkrankung erworbene aktive Immunität gegenüber dem spezifischen Antigen. Nur unter dieser Annahme wird es nach FRIEDEMANN (1928) verständlich, warum die Zahl der negativen Schickteste in einer Bevölkerung um so größer ist, je mehr sie dem Kontakt mit dem Diphtheriebacillus ausgesetzt ist. Dabei muß es allerdings dahingestellt bleiben, ob „die latente Infektion unter allen Umständen bzw. bei allen Seuchen als vollwertiger immunisatorischer Ersatz der manifesten Erkrankungen zu betrachten ist" (DOERR). Die bei den genannten Krankheiten in einem verschieden hohen Prozentsatz nachweisbare, mit dem Lebensalter an Häufigkeit zunehmende sog. „*Spontanimmunität*" würde also auf äußere Faktoren, nämlich auf die im Milieu bedingte Kontaktwahrscheinlichkeit mit Erregern (DE RUDDER), d. h. auf die Frequenz der Infektionen zurückzuführen sein, über die, wie DOERR treffend sagt, nicht die Disposition, sondern die Exposition entscheidet. Das verschiedene Verhalten der einzelnen Individuen gegenüber der Infektion, d. h. die Entscheidung darüber, ob die Aufnahme des Erregers zur typischen oder abgeschwächten Erkrankung oder aber zur latenten Durchseuchung führt, hängt nach dieser Auffassung also nicht von der Vererbung einer spezifischen Immunität, sondern in erster Linie von einer angeborenen größeren oder geringeren Fähigkeit des Körpers zur Reaktion auf den antigenen Reiz ab. Diese individuell verschieden stark ausgebildete *Reaktionsbereitschaft* ist aber, wie bereits erwähnt, relativ und zweifellos erheblichen Schwankungen unter dem Einfluß endogener und exogener Faktoren unterworfen. Erfahrungsgemäß ist es sehr wohl möglich, daß einerseits durch einen besonders virulenten Erreger oder eine massive Infektion, andererseits durch Unterernährung (auch Vitaminmangel), Überarbeitung, vorausgegangene Schädigungen irgendwelcher Art (im Sinne der Pathergie von O. RÖSSLE), schlechte Witterungsverhältnisse (stärkere Temperaturschwankungen), Schwangerschaft, zusätzliche Erkrankungen anderer Ätiologie (sog. ,,Syntropie von Krankheitszuständen" nach M. v. PFAUNDLER[1]) u. dgl. die ursprünglich vorhandene Widerstandskraft eines Organismus durchbrochen bzw. so sehr geschwächt wird, daß die betreffenden Krankheitskeime zur Erkrankung führen können. Die Mehrzahl der eben genannten Faktoren kann sich naturgemäß nicht nur in Einzelfällen, sondern auch als Massenerscheinung auswirken und dadurch das Auftreten einer Infektionskrankheit in gehäufter Form erst ermöglichen oder einen schwereren Verlauf bedingen. Es kann also unter solchen Umständen durch Verschiebung des Verhältnisses zwischen ober- und unterschwelligen Reaktionen zu einer Zunahme der manifesten Erkrankungen kommen; DE RUDDER spricht in solchen Fällen von einer ,,*Pseudoepidemie*", während FRIEDEMANN dafür den Begriff der ,,*Quotientepidemie*" eingeführt hat (vgl. S. 49).

So ist z. B. nach den Angaben von AHRENS die prämorbide Beschaffenheit des Rachenringes, d. h. das Bestehen einer chronischen Tonsillitis von maßgebender Bedeutung für die Entstehung einer Diphtherieerkrankung (vgl. auch GUNDEL). Ähnlich liegen die Verhältnisse auch bei der Amöbendysenterie, deren Entstehung offenbar primäre, andersartige, vor allem bakterielle Schädigungen der Darmwand voraussetzt (WESTPHAL), sowie beim Paratyphus C, der anscheinend häufig nicht als selbständige Erkrankung, sondern im Gefolge verschiedener anderer Krankheiten (Malaria, Rückfallfieber, Ruhr, Fleckfieber u. a.) auftritt (HABS und BADER); BADER bezeichnet diesen Vorgang als ,,*unspezifische Infektbahnung*". Dieselbe Erscheinung finden wir auch bei der Infektion des Menschen mit dem Poliomyelitisvirus, die ja meist symptomlos verläuft (s. S. 16), aber offenbar durch übermäßige körperliche Anstrengungen (z. B. durch Sport; DE RUDDER), durch Traumen (auch chirurgische Eingriffe, vor allem Tonsillektomie) oder Impfungen (BANKS und BEALE) manifest werden kann. Auch in der Veterinärmedizin kennt man derartige als ,,*Reizseuchen*" bezeichnete Erkrankungen, bei denen es also eines besonderen ,,Anstoßes" (Witterungs- oder Haltungseinflüsse, Feuchtigkeit, Traumen usw.) bedarf, um die Erreger als Krankheitsursache wirksam werden zu lassen; hierher gehören vor allem der Schweinerotlauf, dessen Erreger (Erysipelothrix rhusiopathiae) als harmloser Schmarotzer im tierischen Körper und auch in der Außenwelt vielfach anzutreffen ist (GOERTTLER), die Enteritis des erwachsenen Rindes (Salmonella dublin u. a.; STANDFUSS), möglicherweise auch ein Teil der durch die Bakterien der hämorrhagischen Septicämie (Pasteurellagruppe) hervorgerufenen Erkrankungen (FRANCKE und GOERTTLER). Bekanntlich wird auch die häufige latente Bartonellen-Infektion der Ratten, die als eine ausgeglichene Symbiose angesehen werden kann, erst nach Milzexstirpation manifest und endigt dann meistens tödlich (MAYER, BORCHARDT und KIKUTH).

Ebenso wird es bei dieser Betrachtungsweise aber auch verständlich, daß trotz negativer Schickreaktion eine Infektion mit virulenten Diphtheriebacillen (Typus gravis) haften kann (REILLY). Es erscheint sehr wohl denkbar, daß solche und ähnliche Momente auch beim Zustandekommen der übrigen fakultativ kontagiösen Erkrankungen eine ausschlaggebende Rolle spielen. GOTTSTEIN steht dementsprechend auf dem Standpunkt, daß die Bekämpfung solcher Krankheiten mit niedrigem Kontagionsindex vor allem die Anfälligkeit zu beeinflussen hat, während es bei hohem Kontagionsindex in erster Linie auf die Verhinderung der Übertragung ankommt. Mutatis mutandis gilt das eben Gesagte auch für die Tuberkulose, von der es ja durch die Untersuchungen von O. NAEGELI, B. LANGE u. a. bekannt ist, daß in

---

[1] Hinsichtlich der Berechnung einer solchen ,,Verbundenheit von Krankheiten" vgl. POHLEN.

Europa und Nordamerika wohl die meisten Menschen im Verlauf der beiden ersten Jahrzehnte ihres Lebens der Infektion nicht entgehen, daß es aber nur bei einem kleinen Teil der Infizierten zur manifesten Erkrankung kommt (vgl. S. 56).

Epidemiologische Bedeutung der Keimträger.

Beim gehäuften Auftreten einer Infektionskrankheit innerhalb einer Population kann man entsprechend den eben angeführten klinischen und experimentellen Feststellungen bei den Individuen, die der Infektion ausgesetzt waren, nach dem Vorgang von POPP eine Einteilung in drei Kategorien vornehmen. Die erste Gruppe umfaßt diejenigen, bei denen es infolge einer *„Disposition zur Erkrankung"* zu typischen oder abortiven, manifesten Krankheitserscheinungen kommt. In die zweite Gruppe fallen solche, bei denen eine *„lokale Disposition zum Haften des Infektes"* besteht und infolge davon die Erreger zwar im Organismus sich ansiedeln, aber nicht zur Erkrankung führen, die aber dadurch zu den epidemiologisch besonders wichtigen sog. *Keimträgern* werden. Diejenigen, welche trotz Infektionsgelegenheit von der Infektion *völlig frei* bleiben, bilden schließlich die dritte Kategorie. Diese von einer ansteckenden Erkrankung verschont bleibenden Individuen lassen sich nach GOTTSTEIN ihrerseits auch wieder in 3 verschiedene Gruppen einreihen. Die 1. Gruppe umfaßt diejenigen, welche während der Ansteckungsgefahr durch einen bloßen Zufall oder durch ihre Umwelteinflüsse der Gelegenheit zur Infektion entgehen; ihre Zahl hängt von der Größe und Dichtigkeit der Siedlungsgemeinschaft und von den Verkehrsverhältnissen ab und wird um so größer sein, je kleiner der Kontagionsindex der betreffenden Erkrankung ist. Die 2. Gruppe wird von solchen Individuen gebildet, bei denen die Infektion auf Grund einer angeborenen Anlage verschiedenster Ursache nicht haften kann; dieser Zustand der Unempfindlichkeit ist aber nicht absolut, sondern nur relativ und kann unter Umständen durch die oben genannten schädigenden Umwelteinflüsse oder individuellen Umstimmungen aufgehoben werden. Schließlich betrifft der 3. Anteil nach GOTTSTEIN diejenigen Personen, welche durch früheres Überstehen der Krankheit oder durch spezifische Schutzimpfung eine aktive Immunität erworben haben und dadurch über einen wirksamen Schutz gegen die fraglichen Infektionserreger verfügen.

Die Erkenntnis, daß es *gesunde Keimträger* gibt, welche virulente Krankheitserreger in sich beherbergen und weiterverbreiten, ohne selbst krank zu werden, hat zunächst große Verwirrung verursacht. War doch dadurch einer der HENLEschen bzw. KOCHschen Leitsätze, daß sich der supponierte Krankheitserreger nur beim Kranken finden darf, außer Geltung gesetzt. Man mußte also von dem Dogma loskommen, ohne die pathognomonische Bedeutung der Krankheitserreger und ihren spezifischen Charakter zu erschüttern. Die wichtige Rolle, welche der Infizierte für das Zustandekommen von Seuchen darstellt, mußte also neu erkannt werden. Wie wir heute wissen, bedingen das Verhältnisse der individuellen Reaktionsbereitschaft in jedem Einzelfalle, ob die Ansteckung auch Erkrankung im Gefolge hat oder nicht. Sind die Abwehrkräfte des Betroffenen stark entwickelt, so ist es den angreifenden Krankheitserregern nicht möglich, in den Organismus einzudringen; sie können aber unter Umständen auf seinen Schleimhäuten ein Schmarotzerdasein führen. So ganz ungefährlich ist indessen dieser Zustand für das betreffende Individuum doch nicht. Eine plötzliche Resistenzverminderung beim Träger durch jahreszeitliche und klimatische Veränderungen, durch Sekundärinfektionen, Unterernährung, Überanstrengung, vor allem soziale Einflüsse u. dgl. können aus dem unempfänglichen einen empfänglichen Boden schaffen und es kann bei ihm dadurch doch noch zum Ausbruch der Erkrankung kommen. In denjenigen Fällen, in denen die Infektion durch ein nicht manifest erkranktes Individuum weiterverbreitet wird, spricht man auch von *Transfektion*.

Nach DE RUDDER (1934), R. DOERR, LEWIS u. a. kann man folgende Gruppen von Keimträgern unterscheiden:

1. *Dauerausscheider* oder *Rekonvaleszentenkeimträger* („convalescent carriers"), d. h. klinisch geheilte, aber noch keimstreuende Individuen. In diese Kategorie

gehören auch die von LEWIS als besondere Gruppe aufgeführten Individuen, die nach einer nicht erkannten, abgeschwächten Erkrankung zu Keimträgern wurden („mild missed case carriers"). Soweit es sich um Erkrankungen handelt, die nicht durch Ausscheidungen, sondern durch Zwischenwirte weiterverbreitet werden, bezeichnet man Individuen, die auch noch nach Überstehen der Krankheit die betreffenden Erreger in ihrem Blute beherbergen und dadurch zur Infektion der übertragenden Insekten Veranlassung geben können, am besten als „rekonvaleszente Keimträger" (DOERR). Bei der Malaria spricht man in derartigen Fällen von Gametenträgern. Besonders langdauernd ist diese Art des Keimträgertums bei dem durch die Rickettsia quintana hervorgerufenen Fünftagefieber; nach den Befunden von BIELING und OELRICHS können sich Kleiderläuse noch nach Jahren an den von dieser Krankheit Genesenen infizieren, während beim Fleckfieber die Rickettsien im allgemeinen schon während des Fieberstadiums aus dem Blute verschwinden. Die neuere Auffassung vom Wesen der sog. BRILLschen Krankheit (ZINSSER, SNYDERS; vgl. S. 39) nimmt allerdings an, daß die Fleckfiebererreger nach der Heilung noch jahre- oder jahrzehntelang im Organismus verweilen und dann zu erneuter (abgeschwächter) Erkrankung Veranlassung geben können. Auch bei der Rinderpiroplasmose (Babesia bovis) kommen gesunde Dauerträger des Erregers vor, an denen sich Zecken infizieren können (FRANCKE und GOERTTLER).

2. *Kontaktkeimträger* („contactcarriers"), d. h. Keimträger ohne vorausgegangene eigene Erkrankung („Keimträger im engeren Sinne"), bei denen sich dadurch unter Umständen eine „stille Feiung" (s. S. 19) ausbildet.

3. *Inkubationskeimträger*, d. h. Individuen, bei denen zufällig bestimmte Erreger nachgewiesen werden und bei denen hernach die betreffende Krankheit ausbricht (vgl. S. 6).

4. *Immunisierte Keimträger* („immunised carriers"), d. h. Individuen, die auf Grund einer früheren stillen Feiung oder auch durch Schutzimpfung eine aktive Immunität besitzen und nun durch erneute Infektion zu Keimträgern werden. Ein Nachteil mancher Schutzimpfungsverfahren besteht nach DOERR darin, daß durch die Immunisierung zwar das Einzelindividuum gegen die Erkrankung geschützt, durch die damit verbundene Vermehrung der Keimträger aber die Übertragungsgefahr für die Allgemeinheit erhöht wird (vgl. auch RAETTIG 1947). Demgemäß sind nach DOERR im Sinne der Seuchenausrottung solche Schutzimpfungsverfahren anzustreben, welche die „möglichen Wirte der belebten Kontagien in unmögliche verwandeln". Durch manche in der Veterinärmedizin gebräuchliche Impfverfahren mit lebenden Erregern kann es möglicherweise auch zur Entstehung von Dauerausscheidern kommen (FRANCKE und GOERTTLER). Dies gilt insbesondere für den Schweinerotlauf, der trotz umfangreichster Anwendung der an sich gut wirksamen Simultanmethode von G. LORENZ (gleichzeitige Impfung der Schweine mit virulenten Erregern und hochwirksamem Antiserum) in den betreffenden Gebieten nicht zurückgedrängt werden konnte (FLÜCKIGER).

Bei gehäuftem Auftreten von gewissen Infektionskrankheiten, insbesondere von Typhus, Paratyphus, Diphtherie, Genickstarre, Ruhr u. a. in einer Population lassen sich alle genannten Arten von Keimträgern nebeneinander feststellen. Der prozentuale Anteil der genannten Kategorien, welcher als „*Keimträgerverteilung*" („carrier-distribution"; LEWIS) bezeichnet wird, weist bei den einzelnen Erkrankungen periodische Schwankungen auf, ist aber bei den verschiedenen Krankheiten unter vergleichbaren epidemiologischen Verhältnissen verschieden. Die Gesamtzahl der vorhandenen Keimträger und ihre Verteilung spielen nach LEWIS beim Entstehen und Vergehen von Epidemien eine wesentliche Rolle. Da sie im Gegensatz zu manifest Erkrankten nicht ans Bett oder Zimmer gefesselt sind, haben sie ausgiebige Gelegenheit, die Erreger in viel weiterem Umfange zu verbreiten, als die Kranken selbst.

Die epidemiologische Bedeutung der einzelnen Arten von Keimträgern wechselt von Krankheit zu Krankheit. So gelten bei der Diphtherie neben den klinisch Erkrankten die Inkubationsbacillenträger als besonders kontagiös; an zweiter Stelle folgen die Dauerausscheider, welche besonders für die sog. Heimkehrfälle, d. h. für Erkrankungen eines Familienmitglieds nach der Rückkehr eines Diphtherierekonvaleszenten aus dem Krankenhaus verantwortlich zu machen sind. Erst an 3. Stelle stehen die Kontaktkeimträger, deren Zahl in Epidemiezeiten aber außerordentlich groß sein kann und die dadurch trotz geringerer Kontagiosität zur Verbreitung der Erkrankung wesentlich beitragen. Bei den übrigen besonders durch Keimträger verbreiteten Erkrankungen liegen die Verhältnisse zum Teil wieder etwas anders. So sind nach LEWIS an der Übertragung der bacillären Dysenterie, des Typhus und Paratyphus, sowie der Poliomyelitis sämtliche Formen von Keimträgern gleichermaßen beteiligt, während bei der Influenza und auch bei der Genickstarre vor allem den Kontaktkeimträgern eine erhöhte epidemiologische Bedeutung zugeschrieben wird. Bemerkenswert ist die Tatsache, daß es bei den Masern und den Pocken keine Dauerausscheider und Keimträger gibt, daß also für die Übertragung dieser Erkrankungen so gut wie ausschließlich nur der Kranke oder der noch im Inkubationsstadium befindliche Mensch (s. S. 6) in Frage kommt (DE RUDDER). Gegen das Vorkommen von symptomlosen Infektionen bei Masern spricht unter anderem die Tatsache, daß Erwachsene, die in ihrer Kindheit durch Zufall die Krankheit nicht durchgemacht haben, für Masern voll empfänglich sind. Außerordentlich groß im Vergleich zur Zahl der Erkrankten ist die Menge der Kontaktkeimträger bei der epidemischen Cerebrospinalmeningitis und bei der Poliomyelitis. Nach den neueren Feststellungen (LUZ u. a.) findet sich der Meningococcus ähnlich wie der Pneumococcus bei einem sehr hohen Prozentsatz gesunder Menschen als saprophytischer Bewohner der Nasen-Rachenschleimhaut. Durch enges Zusammenwohnen solcher gesunder Meningokokkenträger mit anderen Personen kann eine weitgehende Verbreitung der Keime stattfinden, ohne daß überhaupt Erkrankungen erfolgen. Der Prozentsatz der Meningokokkenträger in einer Bevölkerung ist daher zweifellos ebenfalls eine Funktion des Milieus. Bei Individuen, die eine abortive Kinderlähmung durchgemacht hatten, konnte der Erreger in der Rekonvaleszenz noch bis zu 123 Tagen im Stuhl nachgewiesen werden; auch bei Gesunden ist besonders in Epidemiezeiten das Virus häufig in den Faeces enthalten. Während das im Rachensekret von Gesunden, Kranken und Rekonvaleszenten enthaltene Poliomyelitisvirus vor allem für Kontaktinfektionen verantwortlich zu machen ist, sind die indirekten Übertragungen, ferner die stille Feiung und die Weiterverbreitung der Seuche nach LACEY hauptsächlich auf infizierte Faeces zurückzuführen.

Mit zunehmendem Abstand von der Erkrankung nimmt das Rekonvaleszentenkeimträgertum ab. Bei manchen Infektionskrankheiten bleibt indessen bei einem gewissen Prozentsatz der Rekonvaleszenten dieser Zustand jahrelang, unter Umständen, besonders bei Typhus und Paratyphus, während des ganzen restlichen Lebens bestehen. Auch bei der Diphtherie ist es möglich, daß die Genesenen monate- und jahrelang Bacillen ausscheiden, während die Kontaktkeimträger meist schon innerhalb von 10 Tagen keimfrei werden (DOERR). Man unterscheidet demgemäß *temporäre* und *chronische* Ausscheider und entsprechend auch temporäre und chronische Keimträger.

Dabei wäre bei Typhus und Paratyphus nach den amtlichen deutschen Vorschriften [vgl. Ausführungsbestimmungen vom 25. Febr. 1927 zu der 2. Abänderung des Preuß. Gesetzes vom 28. Aug. 1905 über die Bekämpfung übertragbarer Krankheiten (Gesetzsammlung S. 373) vom 25. Mai 1926 (Gesetzsammlung S. 165)] von einer chronischen Ausscheidung der Bacillen dann zu sprechen, wenn der Zustand länger als 10 Wochen anhält. Man hat

Typhus- und Paratyphusbacillenträger und -ausscheider überall dort gefunden, wo diese Erkrankungen endemisch herrschen. Dabei hat sich ferner ergeben, daß etwa 5% der Typhus- und Paratyphuskranken zu Dauerausscheidern zu werden pflegen; nach neueren Angaben von VOGELSANG und BØE werden 3,3% der Typhus- und 1,9% der Paratyphus-B-Rekonvaleszenten zu chronischen Dauerausscheidern. Nach den Feststellungen, die man in den früheren Typhusendemiegebieten in Westdeutschland gemacht hat, kommen auf 7 Dauerausscheider etwa 3 Bacillenträger. Vor dem 1. Weltkrieg 1914—1918 hat die Bevölkerung Deutschlands etwa 60 Millionen Menschen betragen. Die Morbidität an Typhus betrug damals etwa 0,93‰, d. h. es erkrankten jährlich rund 56000 Menschen an Typhus, von denen etwa 3000 zu Dauerausscheidern wurden; entsprechend der Verhältniszahl von 3:7 kommen dazu noch 1300 gesunde (Kontakt-)Bacillenträger. Der jährliche Zuwachs an „*Bacillenausscheidern*" (BOECKER), d. h. „*Keimträgern im weiteren Sinne*" (= Dauerausscheider + Keimträger im engeren Sinne) betrug also rund 4300, d. h. 1 Träger auf etwa 14500 Einwohner. Heutzutage nimmt man an, daß die Anteile der Typhusbacillenausscheider an einer nicht verseuchten Bevölkerung 0,1—5,1% betragen. In Endemiegebieten ist die Zahl natürlich noch viel größer und kann bis zu 10% ausmachen (WOHLFEIL u. a.). Bei weitaus der Mehrzahl der Typhus- und Paratyphusbacillenausscheider haben sich die Erreger in der Gallenblase, zum Teil auch in den Gallengängen der Leber angesiedelt. Die Ausscheidung erfolgt in allen diesen Fällen mit dem Kot. Nur etwa 7% der gesamten Keimträger beherbergen die Erreger in den Nieren und sind reine Urinausscheider; bei Paratyphus C scheinen solche Urinausscheider besonders häufig vorzukommen (BADER). Naturgemäß ist die Gefährlichkeit dieser Urinausscheider eine weit größere als die der Stuhlausscheider. Dies kommt einmal daher, weil die Zahl der im Urin enthaltenen Bacillen ganz enorm sein und bis zu 180 Millionen Erreger im Kubikzentimeter Harn betragen kann; andererseits gibt der Urin zur Ausstreuung und Verschleppung der Krankheitskeime verständlicherweise viel leichter Veranlassung als die festen Ausscheidungen.

Von größter epidemiologischer Bedeutung ist nun aber die weitere Tatsache, daß bei den Typhus- und Paratyphusbacillenträgern die Keimausscheidung im allgemeinen nicht kontinuierlich, sondern *schubweise* erfolgt und die Pausen zwischen den einzelnen Schüben mitunter sehr lang sein können, d. h. unter Umständen 1 Jahr und mehr betragen. Man spricht je nach dem Verlauf der Bacillenausscheidung von *beständigen* und *periodischen* oder *intermittierenden* Ausscheidern. In Deutschland sind die Träger und Dauerausscheider von Typhus-, Paratyphus- und auch Enteritisbacillen nach der Verordnung des Reichsministers des Innern vom 1. Dez. 1938 anzeigepflichtig (s. S. 85). Selbstverständlich lassen sich aber gar nicht alle Ausscheider erfassen, denn ein großer Teil dieser Personen hat keine Ahnung davon, daß sie solche Krankheitserreger ausscheiden; vielfach werden sie nur durch einen Zufall entdeckt. Wie man heute weiß, gibt es zudem sog. *Spätausscheider*; man versteht darunter Personen, welche die Erreger erst längere Zeit, manchmal viele Jahre nach Überstehen eines Typhus oder nach einer symptomlosen Typhusbacillenaufnahme in ihren Fäkalien ausscheiden. Solche Spätausscheider sind epidemiologisch natürlich besonders bedeutungsvoll, aber schwerer erkennbar. Gelegentlich wird man auf einen Bacillenträger erst durch eine von ihm verursachte Epidemie aufmerksam. Aber selbst dies ist bei der langen Inkubationszeit des Typhus und Paratyphus (im allgemeinen 7—20 Tage; vgl. S. 5) nur ausnahmsweise der Fall; beim Auftreten des ersten Erkrankungsfalles kann bei dem betreffenden Keimträger die Bacillenausscheidung längst wieder aufgehört haben. In der Praxis ist daher jeder, der einmal einen Typhus oder Paratyphus durchgemacht hat, verdächtig, daß er gelegentlich wieder einmal Bacillen ausscheidet. Ganz besonders berechtigt ist dieser Verdacht bei solchen Personen, bei denen nach Überstehen eines Typhus oder Paratyphus auch noch in der Rekonvaleszenz oder später im Stuhl oder Urin die Erreger nachgewiesen worden sind. Wesentlich schwerer aufzufinden sind naturgemäß solche Dauerausscheider, welche einen ambulanten Typhus durchgemacht haben, da sie nicht durch eine vorausgegangene Erkrankung gesundheitspolizeilich erfaßt worden sind (CARLÉ u. a.). Bei der Auffindung von Keimstreuern leistet die GRUBER-WIDALsche Reaktion (O- oder O- und H-Agglutination 1:100 und darüber) auch bei vorausgegangener Schutzimpfung, sofern diese mehr als 6 Monate zurückliegt, mitunter gute Dienste (CARLÉ u. a.). Die Entdeckung eines Bacillenträgers erklärt indessen nicht in jedem Falle die Entstehung einer Epidemie, denn es besteht durchaus die Möglichkeit, daß die betreffende Person auch erst zu gleicher Zeit wie die Erkrankten die Keime aufgenommen hat (BÜRGERS).

Sehr gefährlich sind Bacillenträger und Dauerausscheider natürlich vor allem in Lebensmittelbetrieben jeder Art, also in Fleischereien, Bäckereien, Obst- und Gemüsehandlungen, Molkereien u. dgl. mehr. Eine absolute Ausrottung des Typhus und Paratyphus in einem bestimmten Gebiete kann selbstverständlich nicht gelingen, solange noch unerkannte Keimträger in der

Bevölkerung vorhanden sind. Die erste und wichtigste Aufgabe der Seuchenhygiene des Typhus und Paratyphus stellt daher die möglichst restlose Erkennung der Ausscheider und besonders ihre Fernhaltung von Lebensmittelbetrieben dar (GEGENBAUER, WOHLFEIL, RAŠKA u. a.).

Dafür, wie verhängnisvoll sich Träger von Typhus- und Paratyphusbacillen auswirken können, gibt es unzählige Beispiele (aus neuester Zeit z. B. WERNER und ZÖCKLER). Besonders bekannt und instruktiv ist die Geschichte der als „Typhoid Mary" bezeichneten Köchin Mary Mallon, die in New York und Umgebung nach Überstehen eines Typhus im Verlauf von 5 Jahren (1902—1907) in 6 Familien 26 Krankheitsfälle, wahrscheinlich außerdem noch eine schwere Trinkwasserepidemie in Ithaka N. Y. mit über 1300 Erkrankungen (1903) und dann später (1915) noch eine Krankenhausepidemie mit 25 Fällen verursacht hat (SOPER, ROSENAU). Die oft jahrelangen Epidemien in Irrenanstalten sind fast regelmäßig auf unbekannte Bacillenausscheider zurückzuführen gewesen. CORVIN nimmt an, daß 90% der aufgeklärten und 80% der unaufgeklärten Typhuserkrankungsfälle auf Dauerausscheider zurückzuführen sind (vgl. auch UHLENHUTH, FRUBÖSE und BRUNS, RIMPAU, BOECKER, KAUFFMANN, SCHLOSSBERGER und FRIEBER).

Zu erwähnen wäre noch, daß etwa 80—85% der chronischen Typhusbacillenträger (im weiteren Sinne) weiblichen Geschlechts sind (BOECKER, ROSENAU, ANDERS, BADER, VOGELSANG und BØE u. a.). Vermutlich hängt dies damit zusammen, daß Gallenblasenentzündungen, vor allem Cholelithiasis bei Frauen viel häufiger sind als bei Männern und daß derartige chronische Affektionen der Gallenwege die dauernde Ansiedlung der Typhus- und Paratyphusbacillen im Organismus begünstigen.

Die durch zahlreiche Salmonellaarten (Bakterien der Typhus-Paratyphus-Enteritisgruppe), besonders den Breslau- (S. typhi murium; etwa 60—65% aller Fälle) und den Gärtnerbacillus (S. enteritidis; etwa 10—15% aller Fälle), sowie durch Stämme der sog. C-Gruppe (S. oranienburg, S. tennessee, S. cholerae suis, S. thompson, S. newport u. a.; etwa 20% der Fälle) hervorgerufenen Gastroenteritiden werden fast ausschließlich durch menschliche und tierische Keimträger (Pferde, Rinder, Schweine, Katzen, Hunde, Ratten, Mäuse, Geflügel) oder durch infizierte Eier (auch Trockeneipulver; BRAUN, ZEMAN, K. F. MEYER), vor allem Enteneier verursacht (KAUFFMANN, BOECKER, BRAUN und MÜNDEL, RIMPAU und STEINERT, STANDFUSS, BRUNS und FROMME, HOHN und HERRMANN, BRAUN, ZEMAN, BUXTON und GORDON u. a.). POMEROY und FENSTERMACHER konnten allein bei Truthühnern 23 verschiedene Salmonellatypen nachweisen; die Eier von 8% der untersuchten Truthühner enthielten S. pullorum. Eine direkte Ansteckung von Mensch zu Mensch oder vom Tier zum Menschen kommt indessen kaum vor; vielmehr erfolgt die Übertragung wohl stets indirekt (über Nahrungsmittel).

Es ist nun, worauf DE RUDDER hinweist, zweifellos auffällig, daß es sich bei Infektionskrankheiten mit hohem Kontagionsindex, soweit sie wie Masern und Keuchhusten direkt von Mensch zu Mensch, also nicht etwa durch Zwischenwirte verbreitet werden, um Erreger handelt, die nach Überstehen der Erkrankung und auch außerhalb des menschlichen Körpers rasch absterben und daß es hier keine Keimträger gibt, daß aber trotzdem infolge der hohen Empfänglichkeit des Menschen die stete Weitergabe des Infektionsstoffes gesichert ist. Demgegenüber besitzen die durch eine größere Resistenz der Erreger gekennzeichneten Krankheiten, wie Diphtherie, Scharlach, Meningitis epidemica und Poliomyelitis eine geringere Kontagiosität; durch das häufige Vorkommen von gesunden Keimträgern wird aber hier die Fortsetzung der Infektkette gewährleistet. Wohl mit Recht erblickt DE RUDDER in dieser Koppelung von epidemiologisch wichtigen Eigenschaften „eine Anpassung der Seuche, um überhaupt das Endemischsein zu gewährleisten, d. h. ein Nichtabreißen der Infektkette zu garantieren".

Ähnliche Unterschiede kann man auch bei den verschiedenen Erregern der bacillären Ruhr erkennen. Während bei der durch den ziemlich resistenten

Kruse-Sonneschen Bacillus (Shigella sonnei) hervorgerufenen, weniger kontagiösen sog. E-Ruhr häufig ein abortiver Verlauf beobachtet wird und Keimträger aller Kategorien (s. S. 22) gefunden werden, lassen sich bei den durch die übrigen zwar wenig widerstandsfähigen Ruhrbacillen [Bact. Shiga-Kruse (Shigella dysenteriae) und sog. Pseudoruhrbacillen der Typen Flexner, Hiss, Strong (Shigella paradysenteriae) und Schmitz (Sh. ambigua)] verursachten, meist epidemisch auftretenden Colitiden offenbar infolge der Hinfälligkeit der Mikroben solche Dauerausscheider und Bacillenträger im allgemeinen seltener nachweisen (Lewis u. a.); durch Verwendung geeigneter Nährböden (Leifson-Agar) sollen sich allerdings auch bei diesen Ruhrformen zahlreiche klinisch gesunde Keimträger ermitteln lassen (Stock, Eisenstadt, Triplett und Catto). Bei den hochkontagiösen Geschlechtskrankheiten, deren Erreger ebenfalls nur eine geringe Resistenz besitzen, gibt es zwar latent Kranke, aber keine gesunden Keimträger, während bei der Verbreitung von Tuberkulose und Lepra gesunde Keimträger oder latent Kranke wohl kaum eine Rolle spielen.

Im Gegensatz zu den Masern und dem Keuchhusten einerseits, der Diphtherie und dem Scharlach andererseits sind Pocken, Cholera, wahrscheinlich auch Pest (Blanc und Baltazard), bei denen eine chronische Virus- bzw. Bacillenausscheidung anscheinend nicht vorkommt, sowohl durch eine hohe Kontagiosität als auch durch eine erhebliche Resistenz der Erreger ausgezeichnet und dadurch, wie de Rudder hervorhebt, nach beiden Seiten hin gesichert. Infolge der Widerstandsfähigkeit des Pockenvirus, der Tularämie- und der Pestbacillen, sowie der Choleravibrionen sind bei diesen Erregern Erkrankungen auf indirektem Wege (bei Pocken, Tularämie und Pest durch Staub, bei der Cholera durch Wasser usw.) möglich. Falls es bei der Cholera zur Entstehung von Vibrionenträgern kommen würde, hätte sie bei ihren großen Wanderzügen (seit 1817; vgl. Schlossberger) in den einmal befallenen Gebieten sicherlich festen Fuß gefaßt und wäre endemisch geworden so wie in vielen Gegenden Typhus und Paratyphus, Lepra und andere Krankheiten endemisch geworden sind. Im allgemeinen verschwinden bei der Cholera die Vibrionen spätestens nach 12—14 Tagen aus dem Darmkanal; nur ganz ausnahmsweise hat man sie noch nach 50—80 Tagen im Stuhl nachweisen können. Gesunde Bacillenträger lassen sich bei Choleraepidemien regelmäßig in größerer Zahl nachweisen, doch ist die Vibrionenausscheidung auch bei ihnen nur vorübergehend. Bei der Pest spielen Bacillenträger kaum eine Rolle; für die Verbreitung der Seuche sind die in Heilung ausgehenden Erkrankungsfälle und die leichteren Fälle von Bubonenpest von größerer Bedeutung. Als Hauptquelle für Neuinfektionen kommen hier die als Virusreservoir dienenden Nagetiere (Ratten, Tarbagane u. a.; Literatur siehe bei Dieudonné und Otto), vor allem aber anscheinend überwinternde infizierte Flöhe in Betracht (Wayson); außerdem bleiben die Pestbacillen auch in dem getrockneten Flohkot monatelang am Leben, so daß besonders durch die Kleider von Pestkranken noch nach langer Zeit Übertragungen möglich sind (Blanc und Baltazard). Von gewisser Wichtigkeit sind gesunde Bacillenträger dagegen beim Maltafieber. Man spricht hier von einer ambulatorischen Form der Erkrankung, bei der Krankheitserscheinungen vollkommen fehlen; der Erreger (Brucella melitensis) findet sich bei solchen Personen häufig und vor allem in großen Mengen im Urin, was naturgemäß zu einer Weiterverbreitung der Erkrankung wesentlich beitragen kann. Das Hauptreservoir wird aber auch hier durch Tiere, nämlich Ziegen und Schafe, welche die Erreger mit der Milch ausscheiden, gebildet (Lustig und Vernoni). Auch die an Abortus Bang erkrankt gewesenen, aber wieder genesenen Kühe, die selbst nicht mehr verkalben, scheiden den Erreger (Brucella abortus) vielfach noch jahrelang mit der Milch oder im Scheidenschleim aus (Francke und

Goerttler). Anscheinend kommt bei Rindern gelegentlich eine symptomlose Infektion mit der Rickettsia burneti (Erreger des sog. Q-Fiebers) vor (Topping, Shepard und Irons). Die Verbreitung der Kückenruhr (Salmonella pullorum) erfolgt fast durchweg durch erwachsene Hennen, die in ihrer Jugend die Erkrankung durchgemacht haben; sie beherbergen die Erreger während ihres ganzen Lebens im Eierstock und scheiden sie mit den Eiern und dem Kot aus (Franck und Goerttler). Nach Meyer und Eddie kommt eine solche „germinative" Übertragung auch bei der Psittakose vor; die Eier infizierter Papageien und Sittiche können den Erreger (Microbacterium multiforme oder Miyagawanella) beherbergen (vgl. auch die germinative Übertragung bei Arthropoden, s. S. 14). Wieder anders liegen die Verhältnisse bei der relativ wenig kontagiösen sog. tropischen Dysenterie (Kontagionsindex etwa 0,22); besonders durch neuere Untersuchungen (A. Westphal, Craig und Faust u. a.) hat es sich gezeigt, daß die sehr widerstandsfähigen Cysten der Ruhramöbe (Entamoeba histolytica) sehr häufig, z. B. in USA in etwa 10%, in Mexiko gar in 25%, in anderen, besonders tropischen und subtropischen Gebieten in einem noch höheren Prozentsatz der Bevölkerung bei Gesunden im Darm anzutreffen sind. Anscheinend werden auch die Eier der Schistosomaarten in den Endemiegebieten vielfach im Stuhl gesunder Personen gefunden (Leavitt und Beck). Nach den Angaben von Meyer und Eddie kommen bemerkenswerterweise auch bei Psittakose menschliche Virusträger vor; bei einer Person konnte das Virus 8 Jahre lang im Kehlkopfsekret nachgewiesen werden.

Epidemiologische Bedeutung der Pathomorphosen und der Typenunterschiede bei Krankheitserregern.

Ursprünglich wurde angenommen, daß sich die einzelnen Spezies von pathogenen Mikroorganismen in ihren biologischen Eigenschaften durchaus einheitlich verhalten. Das weitere eingehende Studium der verschiedenen Mikrobenarten hat indessen gezeigt, daß diese Annahme großenteils nicht zutrifft. Es ergab sich nämlich, daß sich bei einer großen Reihe von pathogenen Bakterien, Protozoen und Virusarten konstante Unterarten, Spielarten oder Typen unterscheiden lassen, die zwar in den Hauptmerkmalen durchaus übereinstimmen, aber durch irgendwelche unveränderliche kulturelle, biochemische, serologische oder krankmachende Besonderheiten voneinander abweichen; zum Teil bestehen auch Eigentümlichkeiten hinsichtlich der geographischen Verbreitung. Während man seither angenommen hat, daß die Bakterien sich ausschließlich ungeschlechtlich durch einfache Querteilung vermehren, haben neuere Untersuchungen, die hauptsächlich von amerikanischen Autoren (Luria, Tatum und Lederberg, Boivin u. a.; vgl. auch Schlossberger und Brandis) durchgeführt wurden und die sich noch in den Anfangsstadien befinden, doch schon ergeben, daß ebenso wie bei höheren Lebewesen auch bei Mikroorganismen Fusionsvorgänge, d. h. Erscheinungen von sexueller Fortpflanzung vorkommen, bei denen ein Austausch von Merkmalen stattfindet; dafür, daß außer durch Mutation etwa auch durch Verschmelzung verschiedener Untertypen bestimmter Bakterienarten neue Untertypen entstehen können, haben sich auf experimentellem Wege allerdings noch keine Anhaltspunkte gewinnen lassen. Dagegen hat es sich gezeigt, daß Bakterien durch Züchtung in Kulturfiltraten anderer verwandter Bakterien deren Eigenschaften vollständig oder teilweise annehmen können; man spricht hier von *gerichteter* (induzierter) *Mutation* (Griffith, Avery, McCarty, Boivin, Manninger und Nógrádi, Schlossberger). Daß auch bei Virusarten Mutationen erfolgen können, haben insbesondere die Feststellungen von Friedrich-Freksa, Melchers und Schramm gezeigt,

Abgesehen von dem großen Interesse, welches diese Feststellungen in theoretischer Hinsicht beanspruchen dürfen, besitzen sie vor allen Dingen für die Epidemiologie eine erhebliche praktische Bedeutung. Werden nämlich z. B. bei einer scheinbar einheitlichen Epidemie zwei verschiedene Typen des in Frage kommenden Erregers isoliert, so ist damit der Beweis dafür erbracht, daß die Erkrankungsfälle von mindestens zwei verschiedenen Infektionsquellen ausgehen. Der bakteriologische Befund kann also in derartigen Fällen die oft mühsamen Nachforschungen nach dem Ausgangspunkt der Epidemie erleichtern und zur Aufklärung epidemiologischer Zusammenhänge sehr wesentlich beitragen. Besonders in denjenigen Fällen, in denen eine Epidemie durch eine seltenere Spielart verursacht wird, läßt sich die Infektkette mit Hilfe der Typendiagnose unter Umständen wie ein roter Faden verfolgen. Man spricht in einem solchen Fall auch von einem *markierten* Stamm.

Ganz besonders gilt das eben Gesagte für die Bakterien der *Salmonella*-(Typhus-Paratyphus-Enteritis-)Gruppe. Soweit es sich um septicämische Erkrankungen, d. h. um Typhus und Paratyphus handelt, erfolgt die Übertragung der Erreger entweder auf direktem Wege durch Kontaktinfektion oder indirekt durch Vermittlung von Wasser, Nahrungsmitteln, Gebrauchsgegenständen (Wäsche, Eßgeschirr usw.) u. dgl.; als Infektionsquelle kommen bei Typhus, Paratyphus A, C und K (Salmonella sendai), deren Erreger sich nur beim Menschen finden, also *standortgebunden* sind (vgl. S. 12), ausschließlich infizierte Menschen (Kranke oder Bacillenausscheider), bei Paratyphus B außerdem gelegentlich auch infizierte Tiere in Frage. Im Gegensatz hierzu beruht die zum gastroenteritischen Anfall führende Nahrungsmittelinfektion auf einer durch Vermehrung von Enteritisbacillen in dem Nahrungsmittel bedingten Bildung giftig wirkender Abbauprodukte; ein Übertritt der Erreger in die Blutbahn findet beim erwachsenen Menschen nur ausnahmsweise statt. HORMAECHE, PELUFFO und ALEPPO konnten bei erwachsenen freiwilligen Versuchspersonen nachweisen, daß die perorale Einverleibung von 4 Milliarden Enteritisbacillen überhaupt keine Erscheinungen oder höchstens einen leichten Durchfall ohne Temperatursteigerung verursacht, während von Typhus- und Ruhrbacillen, sowie Choleravibrionen schon minimalste Mengen zur Auslösung der Erkrankung genügen (s. auch SAVAGE). Demgegenüber führt bei kleinen Kindern, zum Teil auch bei alten Personen die Infektion mit Enteritisbacillen vielfach zu einer Allgemeininfektion wobei die Darmerscheinungen mitunter vollkommen zurücktreten (HORMAECHE, PELUFFO und ALEPPO, FENNER u. a.). Außerdem hat es sich gezeigt, daß vor allem der Gärtner-(Salm. enteritidis), seltener der Breslaubacillus (Salm. typhi murium) und andere Salmonellaarten bei Kindern auch Meningitiden mit positivem Bakterienbefund im Liquor hervorrufen können (Literatur siehe bei KAUFFMANN). Bei den Lebensmittelschädigungen stellen vorwiegend infizierte Tiere (insbesondere Fleisch aus Notschlachtungen) und tierische Produkte (Eier, Milch) den Ausgangspunkt der Erkrankungen beim Menschen dar (vgl. S. 26); es handelt sich dementsprechend so gut wie immer um indirekte Übertragungen, während Kontaktinfektionen von Mensch zu Mensch kaum vorkommen (s. bei BOECKER, KAUFFMANN, BADER). In epidemiologischer Beziehung ist dann noch das gelegentliche Vorkommen einer gleichzeitigen Infektion mit mehreren Salmonellabakterien von Wichtigkeit (KAUFFMANN, SCHLOSSBERGER und FRIEBER). Erwähnt sei noch, daß die Erreger einer Reihe von sog. ,,Tiersalmonellosen" (STANDFUSS) weitgehend standortgebunden (vgl. S. 12) sind, also ausschließlich oder fast nur bei bestimmten Tierarten vorkommen; hierher gehören S. typhi suis (s. S. 31), S. abortus equi, S. abortus ovis, S. pullorum, S. gallinarum u. a.

Bei der Salmonellagruppe läßt sich nach den Untersuchungen von BRUCE WHITE, KAUFFMANN und zahlreichen anderen Autoren (s. insbesondere BOECKER, BADER) zunächst auf serologischem Wege (Absättigungs- und Agglutinationsversuch) auf Grund des somatischen (O-) und des Geißel-(H-)Antigens, bei manchen Arten (S. typhi, S. paratyphi C, S. baller up) auch noch des sog. Virulenz-(Vi-)Antigens eine große Reihe von Arten oder Typen nebst Untertypen (Phasen 1 und 2) und Minusvarianten unterscheiden, von denen eine erhebliche Anzahl beim Menschen als Erreger teils septicämischer (typhöser), teils gastroenteritischer Prozesse in Betracht kommt.

Weiter hat sich gezeigt, daß sich bei verschiedenen Angehörigen dieser Bakteriengruppe auf Grund der biochemischen Leistungen zahlreiche weitere Untertypen unterscheiden lassen. So kann man z. B. beim Typhusbacillus 3 Varianten voneinander trennen, von denen die eine (Typ I) Xylose rasch, die andere (Typ III) langsam angreift, während die dritte (Typ II) dieses Kohlenhydrat unbeeinflußt läßt (HARTOCH, SCHLOSSBERGER und JOFFE, BOMMER). In ähnlicher Weise kann man bei Salm. paratyphi A Stämme unterscheiden, die keinen Schwefelwasserstoff bilden und solche, welche dieses Gas produzieren (ČERNOZUBOV, FILIPOVIĆ und STAVEL, BRAMMER). Nach den Untersuchungen von KRISTENSEN und BOJLÉN, sowie KRISTENSEN und KAUFFMANN ermöglicht d-Tartrat die Einteilung der Paratyphus-B-Kulturen in zwei klinisch und epidemiologisch wichtige Untertypen (d-Tartratpositiv und -negativ), die sich auf Grund des Verhaltens gegenüber Inosit und Rhamnose noch weiter aufteilen lassen. Der normale Paratyphus-B-Bacillus (SCHOTTMÜLLER) ist d-Tartrat-negativ und bildet Kolonien mit Schleimwällen; die schleimwallfreie d-Tartrat-positive Abart verursacht beim Menschen keine Septicämie, sondern eine Gastroenteritis (KRISTENSEN und BOJLÉN, KRISTENSEN und KAUFFMANN, BRANDIS, PETERSEN). Außerdem ist beim Paratyphus-B-Bacillus eine weitere kulturelle Differenzierungsmöglichkeit in den Ammonnährböden (HOHN und HERRMANN) gegeben; neben ammonstarken Stämmen kommen gelegentlich auch völlig ammonschwache Kulturen vor (TESDAL). Hierher gehört auch der bakteriologische Nachweis der Salmonella enteritidis var. danysz, die sich von dem bekannten GÄRTNERschen Enteritisbacillus (Salm. enteritidis var. jena) nur dadurch unterscheidet, daß sie beim Wachstum auf der Glycerin-Fuchsin-Bouillon nach STERN keine Säure bildet. Wird daher bei einer Enteritiserkrankung des Menschen ein solcher Stamm nachgewiesen, so deutet dieser Befund auf eine Infektion durch ausgelegtes Ratin hin, welches früher vielfach zur Rattenbekämpfung verwendet wurde. In ähnlicher Weise besteht beim Menschen beim Vorkommen der Salm. enteritidis var. essen, die im Gegensatz zum GÄRTNERschen Bacillus den sechswertigen Alkohol Dulcit nicht angreift, die große Wahrscheinlichkeit, daß es sich um eine Nahrungsmittelvergiftung durch infizierte Enteneier handelt (s. S. 26). Die dem Gärtner-Bacillus nahestehende, früher auch als Salm. enteritidis Typ Jensen bezeichnete Salm. dublin, die besonders bei Rindern als Erreger von Septicämien und Enteritiden vorkommt, verursacht beim Menschen mitunter septicämische Prozesse (FENNER). Der als Enteritiserreger beim Menschen vorwiegend in Frage kommende, bei den verschiedensten Tierarten anzutreffende Breslaubacillus (Salm. typhi murium; s. S. 26) ist gewöhnlich ammonstark und rhamnosepositiv; es gibt aber einerseits eine rhamnosenegative Abart, die sich vorwiegend bei Enten und in Enteneiern findet, und andererseits einen ammonschwachen Taubentyp (s. auch BRANDIS). Die genaue kulturelle Untersuchung eines vom Menschen isolierten Breslaustammes gestattet daher in epidemiologischer Hinsicht unter Umständen wichtige Rückschlüsse bezüglich der Infektionsquelle. In epidemiologischer Hinsicht ist, wie BADER hervorhebt, die Tatsache von Bedeutung, daß es sich bei den auch als ,,Volltypen" bezeichneten ammonstarken Salmonellen, die auf einem synthetischen Ammoniumnährboden bestimmte Kohlenstoffquellen maximal zu assimilieren vermögen und zu denen die Mehrzahl der Enteritiserreger gehört, im allgemeinen um ubiquitär verbreitete Stämme handelt, die keine besondere Standortgebundenheit (s. S. 12) aufweisen, während mit zunehmender Ammonschwäche eine fortschreitende Anpassung der betreffenden Stämme an eine bestimmte Wirtsart einhergeht.

Für die Identifizierung von Typhus- oder Paratyphusbacillenausscheidern als Infektionsquelle vereinzelter oder gehäufter Typhus- bzw. Paratyphuserkrankungen bietet die von FELIX angegebene Methode der Typisierung des in Frage kommenden Salmonellastammes mit Hilfe der erstmals von CRAIGIE und BRANDON nachgewiesenen *Anti-Vi-Bakteriophagen* weitere bedeutsame Möglichkeiten. Diese Methode besteht darin, daß ein Bakteriophage an die Vi-Antigene verschiedener bekannter Typhus- und Paratyphusstämme adaptiert wird; man erhält so eine Reihe von Bakteriophagen, von denen jeder auf das Vi-Antigen eines bestimmten Salmonellastammes spezifisch eingestellt ist und auch entsprechend angepaßt bleibt, so daß also mit Hilfe dieser verschieden adaptierten Bakteriophagen die aus Kranken und Ausscheidern isolierten Salmonellastämme auf ihre Zusammengehörigkeit geprüft werden können. Mittels dieses neuen Verfahrens konnte BRADLEY nachweisen, daß 23 anscheinend sporadische Typhusfälle, welche sich im Laufe von 2 Jahren in 10 verschiedenen Verwaltungsbezirken ereignet hatten, von einem Dauerausscheider ausgegangen waren, der auf einer 100 Meilen weit entfernten Farm lebte (vgl. auch DOERR 1948). Im Hinblick auf eine ausgedehnte Typhusepidemie bei einer 6 Wochen zuvor großenteils schutzgeimpften Bevölkerung nimmt KAIL an, daß die durch die Impfung erworbene Typhusimmunität durch einen hinsichtlich des Vi-Antigens verschiedenen Typhusstamm durchbrochen werden kann.

Die meisten Salmonellastämme sind kosmopolitisch. Eine ganze Anzahl der in diese Gruppe gehörigen Keime ist jedoch bisher hauptsächlich nur in bestimmten Gebieten gefunden worden. Dies gilt z. B. von der in Ostindien heimischen, gelegentlich auch in Ost- und Südosteuropa nachgewiesenen Salm. paratyphi A. Während der beiden Weltkriege und in der Nachkriegszeit kamen auch in Deutschland Einzelerkrankungen und kleine Epidemien von Paratyphus A vor; dabei hat es sich indessen um eingeschleppte Fälle bzw. um Ausscheider aus den Ostgebieten gehandelt, die zu einer vorübergehenden Weiterverbreitung der Infektion Veranlassung gegeben haben. Ebenso ist auch der Paratyphus C (sog. Typus „Orient") vor allem in den Tropen (Zentralafrika, Indien, Mittelamerika usw.) endemisch; er findet sich allerdings auch in Osteuropa und auf der Balkanhalbinsel (TODOROVITCH u. a.). Seit Beginn der 30er Jahre wird indessen in Jugoslavien die Salm. paratyphi C (VI, VII(Vi), c, 1, 5[1]), wie BADER ausführt, durch die ihr serologisch nahestehende, aber kulturell abweichende Salm. cholerae suis var. kunzendorf als Erreger akuter septicämischer Erkrankungen immer mehr verdrängt (ČERNOZUBOV, FILIPOVIĆ und STAVEL, TODOROVITCH, HABS und BADER). Diese Feststellung ist deshalb von besonderem epidemiologischem und klinischem Interesse, weil sie ein Beispiel dafür darstellt, daß bestimmte Salmonellastämme in verschiedenen Gegenden verschiedene Erkrankungen verursachen können. Ähnliche Verhältnisse finden wir auch bei der Salm. sendai [(I), IX, XII, a, 1, 5], die in Japan zu einer septicämischen Erkrankung führt („Paratyphus K"; SHIMOJO), in Nordamerika aber als Enteritiserreger auftritt; wegen kleiner serologischer und kultureller Unterschiede wurde der nordamerikanische Stamm unter dem Namen Salm. miami (IX, XII, a, 1, 5) als besondere Art abgetrennt (EDWARDS und MORAN). Während im östlichen Europa, z. B. im Osten Deutschlands, in Jugoslavien und in der Tschechoslowakei die Zahl der Typhuserkrankungen wesentlich höher ist als die Zahl der Paratyphusfälle, überwiegt der Paratyphus B in Westdeutschland und in Skandinavien (TODOROVITCH, AWENDER, RAŠKA, KAUFFMANN). Erwähnt sei noch, daß zahlreiche Arten von Enteritisbakterien bisher nur einmal, viele davon außerhalb von Europa gefunden und beschrieben worden sind.

Die auch als „Suipestifer Amerika" bezeichnete diphasische Salm. cholerae suis (VI, VII, c, 1, 5; im allgemeinen H_2S-negativ) und ihre meist in der sog. Phase 2 (VI, VII, 1, 5), selten in der Phase 1 (VI, VII, c; KRISTENSEN und BOJLÉN) vorliegende monophasische Abart, die Salm. cholerae suis var. kunzendorf (H_2S-positiv), welche den europäischen Suipestifertyp darstellt, haben als Mischinfektionserreger bei der Virus-Schweinepest (s. S. 48) ihren natürlichen Standort beim Schwein (vgl. STANDFUSS). Beim Menschen führen sie nach den in Nordamerika, in Mittel- und Westeuropa, sowie in Ostasien gesammelten Erfahrungen vorwiegend zur Enteritis, die allerdings mitunter in ein paratyphöses Krankheitsbild übergeht. Daß der Kunzendorf-Typ aber ebenso wie beim Schwein ohne Schweinepestvirus (sog. „Paratyphus der Schweine") auch beim Menschen zu einer Allgemeininfektion führen kann (HABS und BADER), ist zweifellos bemerkenswert und epidemiologisch wichtig. Im Gegensatz hierzu sind die von den beiden Typen des sog. Schweinepestbacillus nur kulturell, aber nicht serologisch unterscheidbaren Erreger des Ferkeltyphus, die Salm. typhi suis (VI, VII, c, 1, 5) und sein auch als Bact. Voldagsen bezeichneter monophasischer Untertypus, die Salm. typhi suis var. voldagsen (VI, VII, 1, 5) bisher noch nicht beim Menschen nachgewiesen worden (STANDFUSS, BOECKER, KAUFFMANN).

Ähnliche Verhältnisse wie bei der Salmonellagruppe findet man auch bei den *Erregern der bakteriellen Ruhr* (Genus Shigella), bei denen sich auf Grund

---

[1] Hinsichtlich der Bedeutung der Antigenformeln sei auf die monographischen Darstellungen von BOECKER, KAUFFMANN und BADER verwiesen.

kultureller und serologischer Eigentümlichkeiten, sowie der vorhandenen oder fehlenden Fähigkeit zur Bildung von Ektotoxinen verschiedene Untergruppen [Dysenterie (toxinbildende Arten), Paradysenterie (sog. Flexnergruppe), Metadysenterie (Gruppe des Bact. dysenteriae Kruse-Sonne)] und Typen unterscheiden und dadurch unter Umständen wertvolle Anhaltspunkte für epidemiologische Zusammenhänge gewinnen lassen (BOYD, BOECKER, NETER, RAŠKA, FRANCIS, SEELIGER u. a.). Von den nach NETER zur 1. Untergruppe (Mannit und Lactose negativ) gehörenden Ruhrbacillen wird nach YOUNG, BARKSDALE u. a. der SHIGA-KRUSEsche Bacillus (Shigella dysenteriae) in West- und Mitteleuropa, sowie in Amerika nur selten, dagegen in Osteuropa und Japan öfters angetroffen, während der Schmitz-Bacillus (Sh. ambigua) in Südamerika, auf der Pyrenäenhalbinsel, in Nordafrika und im nahen Osten häufiger, dagegen nicht in Japan vorkommt. Die dieser Gruppe nahestehende Sh. newcastle und der als eine Variante davon anzusehende Manchester-Bacillus, die beide hinsichtlich ihrer antigenen, aber nicht bezüglich ihrer biochemischen Eigenschaften mit der Sh. paradysenteriae VI (deutscher Typ L) übereinstimmen und deshalb vielfach auch zu diesem Typus gerechnet werden (BOYD), sind neuerdings besonders in Europa und Amerika in zunehmender Häufigkeit festgestellt worden. Von der 2. Gruppe (Mannit positiv, Lactose negativ) werden Sh. paradysenteriae I und IV hauptsächlich in Amerika, Indien und Ostasien gefunden, während die beiden Typen II und III eine kosmopolitische Verbreitung aufweisen. Über die Verbreitung der Typen V (identisch mit Typ G der deutschen Nomenklatur), VI, VII und VIII (identisch mit dem von H. GILDEMEISTER in Lappland isolierten Stamm T, jetzt Typus P der deutschen Nomenklatur), sowie des von H. GILDEMEISTER in Lappland festgestellten Typus R (jetzt Typ M der deutschen Nomenklatur) liegen keine näheren Angaben vor; der Typ VII wurde bisher in Italien, der Typ VIII in Lappland und im mittleren Osten, der Typ M, der eine gewisse verwandtschaftliche Beziehung zum Typ VII aufweist, in Lappland gefunden (HOHN, SEELIGER, FRANCIS). Der Typ N (Sh. etousa) wurde bisher bei Ruhrepidemien und Einzelfällen in Marokko, Italien, Frankreich, Lappland, sowie in Süddeutschland festgestellt (SEELIGER). Weit verbreitet besonders bei Kindern und in Irrenanstalten ist die ebenfalls in die Untergruppe 2 gehörige Sh. alkalescens, die im Gegensatz zu den übrigen Paradysenteriestämmen (Typus I—VIII) Rhamnose, Xylose und Dulcit unter Säurebildung abbaut. Der Hauptrepräsentant der 3. Untergruppe (Mannit und Lactose positiv) ist der Kruse-Sonne-Bacillus (Sh. sonnei; Erreger der sog. E-Ruhr); er ist nach YOUNG, sowie BARKSDALE besonders in Nord- und Mittelamerika, in Deutschland und Osteuropa, sowie in Ostasien vor allem bei Kindern sehr häufig anzutreffen. Der ebenfalls hierher gehörigen Sh. dispar, insbesondere ihrer Variante, der Sh. madampensis werden von manchen Autoren krankmachende Eigenschaften abgesprochen; nähere Angaben über ihre Verbreitung fehlen. Bemerkenswerterweise wird nach den experimentellen Feststellungen von EMMEL die nicht pathogene Rauhform des Kruse-Sonne-Bacillus durch Fliegenpassage in die virulente Glattform übergeführt (s. S. 15).

Beim *Choleravibrio* lassen sich ebenfalls durch serologische Differenzierung der sog. somatischen (O-)Antigene mehrere Typen unterscheiden, von denen die Typen Ogawa (AB), Inaba (AC) und Hikojima (ABC) die wichtigsten sind. Außerdem gibt es unter anderem noch Minusvarianten, welche nur das O-Antigen A enthalten (GARDNER und VENKATRAMAN, BURROWS und Mitarbeiter, REIMANN). Während das O-Antigen A für Choleravibrionen charakteristisch ist, scheint das O-Antigen B auch bei anderen Vibrionen vorzukommen; bei Stämmen, die nur das O-Antigen B aufweisen, handelt es sich daher nicht um echte

Choleraerreger (BURROWS und Mitarbeiter). Der Typ Hikojima findet sich nach den Angaben von BURROWS vorwiegend in China, während die Typen Ogawa und Inaba hauptsächlich in Indien gefunden werden. Anscheinend geht der Typ Ogawa unter der Wirkung spezifischer Antikörper (auch im Reagensglas) in den Typ Inaba über; umgekehrt ist aber eine Umwandlung des Typs Inaba in den Typ Ogawa offenbar nicht möglich. Die Frage ist daher noch nicht geklärt, ob beim Ausbruch einer Choleraepidemie zunächst nur ein Typ vorhanden ist und ob dann im weiteren Verlauf etwa durch Umwandlung neue Typen auftreten oder ob von Anfang an mehr oder weniger regelmäßig gleichzeitig verschiedene Typen nebeneinander vorhanden sein können. Gegen die letztere Annahme spricht die Angabe von CARLINFANTI, daß bei der Choleraepidemie in Ägypten im Herbst 1947 nur der Inaba-Typ gefunden wurde.

Epidemiologisch von besonderem Interesse sind die sog. El Tor-Vibrionen, die erstmals in der an der Westküste von Sinai gelegenen Ortschaft El Tor von GOTSCHLICH im Jahre 1905, später auch von anderen Autoren (W. DOORENBOS u. a.) während cholerafreier Mekka-Pilgerfahrten von Pilgern gezüchtet wurden, die nicht an Cholera, sondern an anderen Erkrankungen (Dysenterie, Malaria u. a.) litten oder völlig gesund waren. Diese Stämme lassen sich serologisch von echten Choleravibrionen nicht trennen, unterscheiden sich von diesen aber dadurch, daß sie in der Bouillonkultur echte Hämotoxine bilden, die besonders auf Hammel- und Ziegenblutkörperchen lösend wirken, während die von sicheren Cholerafällen stammenden Vibrionen dies niemals tun. Die Mehrzahl der Autoren steht deshalb auf dem Standpunkt, daß die El Tor-Stämme trotz ihrer antigenen Eigenschaften nicht als Choleravibrionen zu betrachten sind (VAN LOGHEM u. a.). Dem steht aber die Tatsache gegenüber, daß im Jahre 1938 auf der Insel Celebes eine Choleraepidemie geherrscht hat, die durch den Vibrio El Tor hervorgerufen war (DE MOOR).

Mit Hilfe serologischer Methoden lassen sich weiterhin vor allem bei den *Streptokokken* (GRIFFITH, LANCEFIELD, SEELEMANN, ROEMER, BOISSARD und WORMALD), *Meningokokken* (GORDON und MURRAY, JÖTTEN, FAIRBROTHER), *Pneumokokken* (MØRCH), *Kapselbacillen* (JULIANELLE), den Erregern des Q-Fiebers (Rickettsia burneti; GERMER und HENI), sowie bei den zu den filtrierbaren Virusarten gehörigen Erregern der *Influenza* (SMITH und ANDREWES, HIRST, MORGAN, BARNES und FINLAND, BURNET), der *Poliomyelitis* (JUNGEBLUT, SABIN, FOX, MADDEN und KOHN, PAUL, HAVENS und VAN ROOYEN, HORSTMANN, PETTE, KESSEL und PAIT, BODIAN u. a.; vgl. S. 20) und der *Maul- und Klauenseuche* (VALLÉE und CARRÉ, WALDMANN und TRAUTWEIN) Typen und Untertypen unterscheiden. Damit hängt es zusammen, daß bei einer schweren Poliomyelitisepidemie auf der Insel Malta 1942/43 von den Eingeborenen fast nur Kinder unter 5 Jahren, dagegen 57 Angehörige (= 2,5 $^0/_{00}$) der dort stationierten britischen Truppen im Alter von 20—40 Jahren erkrankt sind (SEDDON und Mitarbeiter). Ähnliche Beobachtungen wurden auch bei Poliomyelitisepidemien auf den Philippinen, in China und Japan 1945 gemacht (SABIN, NELSON; vgl. S. 42). Daraus folgt, daß die bei diesen Viruskrankheiten sich ausbildende Immunität nicht allgemeinspezifisch, sondern nur stammspezifisch ist (vgl. PETTE).

Erwähnt sei in diesem Zusammenhang noch das nach einer Stadt im Staate New York benannte *Coxsackie-Virus*, das DALLDORF und SICKLES im Stuhl mehrerer unter Lähmungserscheinungen erkrankter Kinder durch Verimpfung auf ganz junge Mäuse gefunden haben. Wie sich weiter gezeigt hat, hat dieses Coxsackie-Virus, bei dem auch verschiedene Typen festgestellt wurden (SICKLES und DALLDORF), mit dem Poliomyelitis-Virus nichts zu tun; mitunter führt es beim Menschen nur zu leichten fieberhaften Erkrankungen (SHAW, MELNICK und CURNEN u. a.).

Sehr groß ist die Zahl der Virusarten, die sich im Zentralnervensystem ansiedeln und zu einer *Encephalitis* führen können. Wenn man von den sog. postinfektiösen Encephalitiden absieht, die z. B. nach Masern, Influenza, Mumps, Hepatitis epidemica, Dengue- und Gelbfieber, Varicellen und Pocken, sowie vor allem nach der Schutzimpfung gegen Pocken und Tollwut gelegentlich beobachtet werden, so ist besonders im Laufe der letzten zwei Jahrzehnte eine Reihe von Virusarten nachgewiesen worden, die sich beim Menschen, zum Teil auch bei Säugetieren primär im Gehirn ansiedeln (Literatur bei JAHNEL, sowie OLITSKY und CASALS). Bis zum Jahre 1930 kannte man nur wenige Formen von Encephalitis, nämlich die von K. ECONOMO 1915 beschriebene Encephalitis lethargica und die erstmals 1924 eingehender studierte japanische Hirnentzündung, die vermutlich mit der australischen Encephalitis, der sog. X-Disease identisch ist. Während man die Ursache der ECONOMOschen Encephalitis bis heute noch nicht kennt, wurde bei der japanischen Form 1936 durch die Japaner S. KASAHARA und R. KAWAMURA ein Virus als Erreger festgestellt. Im übrigen wurde seit 1930 insbesondere von nordamerikanischen Autoren eine Reihe von Viren gefunden, die beim Menschen, zum Teil auch bei Tieren, vor allem bei Pferden epidemisch auftretende Gehirnentzündungen hervorrufen. Zu diesen Erkrankungen gehört die erstmals im Jahre 1933 beobachtete St. Louis-Encephalitis, die 1933 und 1937 schwere Epidemien in verschiedenen nordamerikanischen Städten verursacht hat, dann zeitweise verschwunden, neuerdings aber z. B. in Kalifornien wieder aufgetreten ist. Zu nennen wären weiter die Western und die Eastern equine encephalitis, sowie die venezuelische Pferdeencephalitis („Peste loca"), also drei auf den Menschen übertragbare Pferdekrankheiten, deren Erreger 1930, 1933 bzw. 1938 nachgewiesen wurden; die westliche Form ist besonders in Kalifornien endemisch, während die östliche Form hauptsächlich in den Staaten Virginia, Delaware, New Jersey, Maryland, Massachussetts, aber auch weiter westlich in Indiana und Texas, die venezuelische Form außer in Venezuela in Ecuador, Panama, Argentinien und auf Trinidad, teilweise auch beim Menschen vorkommt. Ferner sind hier noch die in den fernöstlichen Provinzen Rußlands heimische, durch Zecken übertragene Frühjahrs-Sommer-Encephalitis (s. S. 14), sowie eine Reihe von Encephalitisformen zu erwähnen, die von dem Amerikaner SMITHBURN und seinen Mitarbeitern bei Eingeborenen in verschiedenen Gegenden Afrikas festgestellt wurden. Schließlich wäre hier noch anzuführen, daß neuerdings von HAMMON und REEVES, ROCA-GARCIA, sowie LAEMMERT und HUGHES in Kalifornien, Ostkolumbien und Brasilien aus Mücken verschiedene Virusstämme isoliert wurden, die ebenfalls in diese Gruppe gehören.

Abgesehen davon, daß das Krankheitsbild bei den verschiedenen Formen von Encephalitis je nach dem Ort der Ansiedlung der Erreger im Zentralnervensystem gewisse Besonderheiten aufweist, bestehen weitere Unterschiede zwischen diesen Virusarten u. a. darin, daß sie teilweise eine verschiedene Größe aufweisen, daß ihre geographische Verbreitung, ihr Reservoir und ihre Überträger verschieden sind, daß die durch sie hervorgerufenen Erkrankungen zu verschiedenen Jahreszeiten auftreten (s. S. 68) und daß vorwiegend Personen bestimmter Altersgruppen befallen werden. Von der Encephalitis lethargica wird angenommen, daß sie durch Kontakt oder Tröpfcheninfektion weiter verbreitet wird. Demgegenüber werden die St. Louis-, die japanische und die westliche Encephalitis anscheinend hauptsächlich durch Mücken der Gattung Culex, die östliche Encephalitis vorwiegend durch Mücken der Gattung Aëdes, die venezuelische Form durch Moskitos beider Gattungen, die ostsibirische Form durch Zecken der Gattung Ixodes (s. S. 14) übertragen. In Laboratoriumsversuchen hat sich indessen gezeigt, daß bei manchen Encephalitisformen verschiedenartige Arthropoden als Überträger der Erreger in Frage kommen; so konnte z. B. festgestellt werden, daß das Virus der Western equine encephalitis nicht nur durch Moskitos, sondern auch durch bestimmte Zecken- und Wanzenarten übertragen werden kann. Recht verschieden sind bei den einzelnen Encephalitisformen auch die als Ausgangspunkt von Neuerkrankungen in Betracht kommenden Infektionsquellen. Bei der St. Louis-, der japanischen, der östlichen und der westlichen Encephalitis bilden anscheinend Vögel und deren Milben, bei der ostsibirischen Encephalitis Zecken das Virusreservoir. Daneben kommen bei der japanischen, der östlichen und der westlichen Encephalitis auch noch Säugetiere, vor allem Pferde als Seuchenquelle in Betracht. Soweit Vogelmilben oder Zecken das Reservoir bilden, wird die Bekämpfung der Erkrankung dadurch erschwert, daß bei diesen Spinnentieren offenbar eine Vererbung der Infektion durch die Eier auf die Nachkommenschaft stattfindet (vgl. S. 14). Ein weiterer Unterschied besteht zwischen den hier zu besprechenden Virusarten hinsichtlich ihrer Tierpathogenität, wobei die Art der experimentellen Infektion, ob nasal, subcutan oder intracerebral usw. eine Rolle spielt. Die meisten Encephalitiserreger rufen bei kleinen Laboratoriumstieren, vor allem bei Mäusen manifeste Erkrankungen hervor, manche nur bei jungen, andere auch bei älteren Ratten, einige auch bei Pferden. Eine praktische Bedeutung besitzen diese Unterschiede hinsichtlich der Tierpathogenität besonders in denjenigen Gebieten, in denen mehrere Virusarten nebeneinander vorkommen. So sind in manchen Gegenden Rußlands die ostsibirische und die japanische Encephalitis endemisch. Während sich 6 Wochen alte und ältere Mäuse mit dem ostsibirischen Virus subcutan sehr leicht infizieren lassen, sind diese Tiere gegenüber dem japanischen Virus refraktär. Zahlreiche Säugetier- und Vogelarten lassen sich latent infizieren; das betreffende Virus kann in diesen Fällen mehr oder weniger lang im Blut nachgewiesen werden und führt zur Bildung spezifischer Antikörper. Diese symptomlos infizierten Tiere sind epidemiologisch besonders wichtig, weil sie unter natürlichen Bedingungen vor allem für Mücken als Infektionsquelle dienen (vgl. S. 14). Schließlich ist eine Unterscheidung der

Encephalitisviren mit Hilfe von Immunitätsreaktionen möglich. Manifeste und latente Infektionen führen bei Mensch und Tier zur Produktion spezifischer Immunstoffe, die einerseits im Komplementbindungsversuch, andererseits mittels des Neutralisationstestes nachgewiesen werden können; interessanterweise geht indessen die Bildung der komplementbindenden und der neutralisierenden Antikörper nicht parallel.

Von der ostsibirischen Encephalitis werden vorwiegend Männer im Alter von 20—30 Jahren, dagegen Kinder unter 5 Jahren nur selten betroffen. Demgegenüber befällt die östliche Pferde-Encephalitis hauptsächlich Kinder unter 10 Jahren; bei 25% der Patienten handelt es sich um Säuglinge unter 1 Jahr und nur 15% der Kranken sind über 21 Jahre alt. Im Gegensatz hierzu wurden bei den Epidemien der St. Louis- und der japanischen Encephalitis hauptsächlich Personen über 45 Jahren ergriffen.

Beim *Diphtheriebacillus* ist eine brauchbare Typeneinteilung (Typus gravis, intermedius und mitis) nicht auf serologischem Wege, sondern auf Grund kultureller Eigenschaften (Kolonieform auf einfachem Hammelblutagar oder auf Blutagar mit Telluritzusatz, Vergärung von Kohlenhydraten) möglich (ANDERSON, HAPPOLD, MCLEOD und THOMSON, LIEBERMEISTER; Literatur bei SCHLOSSBERGER); serologisch verhalten sich diese Typen nicht einheitlich. Von den *Tuberkelbacillen* ruft der Typus humanus nur beim Menschen und Meerschweinchen, der Typus bovinus außerdem auch beim Rind und beim Kaninchen, der Typus gallinaceus vor allem beim Huhn und bei anderen Vögeln, bei experimenteller Infektion auch beim Kaninchen und bei der Maus eine progrediente Tuberkulose hervor; in seltenen Fällen wurden auch meist gutartig verlaufende Erkrankungen des Menschen durch Geflügeltuberkelbacillen beobachtet (DRAGSTED). Außerdem kann man hier noch verschiedene Formen von Kaltblütertuberkelbacillen unterscheiden, die bei Reptilien, Amphibien und Fischen zu tuberkuloseartigen Erkrankungen führen. Beim Typus humanus konnte durch L. LANGE und PESCATORE ein in einer Häufigkeit von etwa 5% vorkommender Untertypus festgestellt werden, der sich von der Mehrzahl der Stämme lediglich dadurch unterscheidet, daß er beim Wachstum auf dem synthetischen Nährboden von B. Sauton eine grüngelbliche Verfärbung des an sich wasserklaren Substrates hervorruft; diese Beobachtung hat weitgehend zur Klärung der Lübecker Unglücksfälle (1930; s. S. 53) beigetragen. In wieder anderer Weise, nämlich auf Grund der Qualitäten der gebildeten Toxine, lassen sich beim WELCH-FRAENKELschen *Gasbrandbacillus* (Clostridium perfringens; A. J. WILSDON, BORTHWICK, OAKLEY, WARRACK und WARREN; weitere Literatur bei SCHLOSSBERGER und STARLINGER), sowie beim Erreger des *Botulismus* (Clostridium botulinum; K. F. MEYER, s. auch S. 60) verschiedene Typen voneinander abtrennen.

In epidemiologischer Hinsicht sind diese Befunde, wie bereits erwähnt, einmal deshalb bemerkenswert, weil bei manchen Mikrobenarten, wie z. B. beim Meningococcus, bei den Salmonella- und den Dysenteriebacillen oder beim Clostridium botulinum die einzelnen Typen eine verschiedene geographische Verbreitung aufweisen. So wurden z. B. im November 1948 von drei in verschiedenen englischen Gemeinden aufgetretenen Typhusfällen Stämme isoliert, die dem in England und Wales bisher nicht beobachteten Vi-Phagen-Typ J angehörten; es handelte sich um 3 Patienten, die sich auf der Fahrt von Australien nach England offenbar bei derselben Infektionsquelle angesteckt hatten (Brit. med. J. **1948** II, 1046). Andererseits hat sich z. B. bei der Influenza gezeigt, daß bei gehäuftem Auftreten ein bestimmter Typus dominiert. So wird angenommen, daß die schwere Pandemie des Jahres 1918 durch den Typus A des Grippevirus bedingt war, während bei der im Jahre 1949 in Europa aufgetretenen Epidemie der Typus A' (FM 1) vorherrschte. Nach F. L. HORSFALL jr. (persönliche Mitteilung) wurden in USA. bei Influenzaepidemien der letzten Jahre folgende Typen des Grippevirus festgestellt: 1943 A, 1948 A', 1950 A' und B'[1]. Die in fast ganz Europa zu Beginn des Jahres 1951 herrschende Grippeepidemie war offenbar durch den Typus A' bedingt.

Auch bei den verschiedenen *Spirochätenarten* ist eine Unterteilung in einzelne Typen teils schon nachgewiesen, teils als sehr wahrscheinlich anzunehmen. So

---

[1] Die Typen A und A' (A prime) bzw. B und B' (B prime) des Grippevirus sind im Komplementbindungsversuch nicht zu unterscheiden, wohl aber mittels der Hämagglutination und des Neutralisationstestes (s. auch HAUSSMANN, SIMROCK und BETZ).

wissen wir auf Grund experimenteller und epidemiologischer Erfahrungen vom *Rückfallfieber*, daß dessen Erreger hinsichtlich ihrer antigenen und tierpathogenen Eigenschaften nicht einheitlich sind und zum Teil auch durch verschiedene Überträger verbreitet werden (Literatur siehe bei RUGE, DAVIS). So erfolgt beim sog. kosmopolitischen (Spir. obermeieri) und beim indischen Rückfallfieber (Spir. carteri) die Infektion des Menschen durch Läuse, während beim spanischen (Spir. hispanica), beim zentralafrikanischen (Spir. duttoni) und beim mittelamerikanischen Rückfallfieber (Spir. neotropicalis) Zecken als Zwischenwirte fungieren. Deutliche Unterschiede hinsichtlich der antigenen Besonderheiten bestehen ferner bei den einzelnen *Leptospirenarten*, vor allem bei den Erregern der WEILschen Krankheit (Spir. icterohaemorrhagiae) und der ihr nahestehenden, auf den Menschen übertragbaren Stuttgarter Hundeseuche (Spir. canicola), sowie bei den Erregern des sog. Feld-, Schlamm-, Wasser-, Ernte- oder Charentefiebers (SCHLOSSBERGER, GRILLO und SCHEELE, SCHLOSSBERGER und POHLMANN, RIMPAU, SCHLOSSBERGER und KATHE, SCHLOSSBERGER und BRANDIS, VAN THIEL u. a.). Aber auch die *Syphilisspirochäten* verhalten sich nicht einheitlich, wie die experimentellen Untersuchungen von KOLLE und SCHLOSSBERGER zeigen, nach deren Ergebnissen sich Kaninchen, die mit einem bestimmten Syphilisstamm infiziert sind, zwar nicht mit dem homologen, wohl aber mit einem heterologen Stamm in einem hohen Prozentsatz unter erneuter Bildung eines Primäraffektes reinfizieren lassen. Auch die Angaben verschiedener Autoren, daß in einer Reihe von Fällen mehrere Personen sich an einer und derselben Quelle mit Syphilis infizierten und hernach durchweg an Tabes oder Paralyse erkrankt sind (Literatur bei JAHNEL), sowie die Beobachtung, daß die Spir. pallida durch den Aufenthalt im Gehirn symptomlos mit Lues infizierter Mäuse eine Neurotropie erwerben kann (SCHLOSSBERGER[1]), sprechen dafür, daß auch bei dem Syphiliserreger Typenunterschiede vorkommen. Ebenso hat die Feststellung, daß die Spir. pallida in ähnlicher Weise wie die verschiedenen Trypanosomenarten, die Malariaplasmodien und andere Krankheitserreger eine anscheinend dauernd bestehenbleibende *Arzneifestigkeit* erwerben kann (SCHOCH u. a.), gewisses epidemiologisches Interesse. Noch unentschieden ist die Frage, ob es sich bei dem Erreger der tropischen Framboesie (Spir. pertenuis) um eine selbständige Art oder nur um eine Variante der Spir. pallida handelt (BLACKLOCK u. a.; vgl. auch S. 41, E. HOFFMANN). Erwähnt sei hier auch noch, daß die Erreger gewisser rezidivierender Krankheiten unter dem Einfluß der von dem erkrankten Organismus gebildeten Antikörper zu Änderungen ihrer antigenen Eigenschaften befähigt sind. Vor allem wird die Bildung solcher „Rezidivstämme" bei Trypanosen und Rückfallfieber beobachtet; es erscheint keineswegs ausgeschlossen, daß auch bei gewissen, in Schüben verlaufenden bakteriellen Krankheiten, wie z. B. bei den Brucellosen, solche Antigenumwandlungen vorkommen.

Sehr viel diskutiert wurde schon die Frage nach dem *Ursprung der Infektionskrankheiten*. Es ist ja eine bekannte Tatsache, daß zahlreiche in Europa vorkommende infektiöse Erkrankungen verhältnismäßig neuen oder gar neuesten Datums sind, wobei es natürlich dahingestellt bleiben muß, inwieweit es sich dabei zwar um schon lange existierende, aber in ihrer Selbständigkeit früher nicht erkannte Krankheiten handelt. Abgesehen von der Syphilis und dem Lymphogranuloma inguinale, die zweifellos von Übersee eingeschleppt worden

---

[1] Eine derartige unter natürlichen Bedingungen eintretende oder experimentell erreichbare Anpassung an das Nervengewebe („Neurotropie") ist ja auch von anderen Erregern bekannt, wie z. B. vom Poliomyelitisvirus, bei dem man viscerotrope und neurotrope Stämme unterscheiden kann (JUNGEBLUT; vgl. S. 16), vom Vaccinevirus (Encephalitis postvaccinalis), vom Gelbfieber- und vom Lyssavirus („Virus fixe").

sind, wären hier vor allem Keuchhusten, Grippe (Influenza), Cholera, Poliomyelitis, undulierendes Fieber (BANGsche Krankheit und Maltafieber), Tularämie, Psittakose, Queensland-(Q-)Fieber u. a. zu nennen. Der erst im 15. Jahrhundert erstmals aufgetretene sog. englische Schweiß ist nach noch nicht 100 Jahre langem Bestehen wieder vollkommen erloschen.

Während bis weit ins 19. Jahrhundert hinein besonders beim Fleckfieber, beim Puerperalfieber, beim Gelbfieber, bei der Malaria, beim Typhus und bei der Cholera vielfach (vgl. z. B. THUR) eine *autochthone* Entstehung der Krankheitsstoffe angenommen wurde, stehen wir heute auf Grund der klassischen Untersuchungen von LOUIS PASTEUR und ROBERT KOCH und ihren Schülern auf dem Standpunkt, daß es eine solche Generatio aequivoca nicht gibt, daß vielmehr jede infektiöse Erkrankung durch einen spezifischen Erreger hervorgerufen wird, und daß eine derartige Krankheit nur dann auftreten und sich ausbreiten kann, wenn das betreffende krankmachende Agens auch tatsächlich vorhanden ist. Diese Annahme besagt indessen keineswegs, daß alle als Erreger infektiöser Erkrankungen heute in Frage kommenden Mikroorganismen diese pathogenen Eigenschaften schon in urdenklichen Zeiten besessen haben, vielmehr ist es durchaus denkbar, ja sogar wahrscheinlich, daß zum Teil erst in historischen Zeiten eine allmähliche oder plötzliche Anpassung saprophytischer Mikroben an die parasitische Lebensweise erfolgt und daß es auf diese Weise zur Entstehung neuer übertragbarer Infektionskrankheiten gekommen ist. Nur so können wir es uns erklären, daß überhaupt neue Seuchen auftreten und daß die Erreger der einzelnen Infektionskrankheiten den verschiedensten Gruppen von Bakterien und Protozoen angehören. Dabei ist es besonders bemerkenswert, daß in manchen Fällen diese Anpassung streng spezifisch nur an eine bestimmte Art von Wirtsorganismen erfolgt. Dies ist z. B. bei dem menschlichen (Mycobacterium leprae) und dem Ratten-Leprabacillus (Mycobacterium leprae murium) sowie bei dem ebenfalls zu den säurefesten Bacillen gehörenden Paratuberkelbacillus (Enteritis hypertrophicans specifica bovis, Paratuberkulose oder JOHNEsche Krankheit), die spezifisch an den Menschen, bzw. die Ratte, bzw. das Rind angepaßt sind, ferner bei dem nur für den Menschen pathogenen Typhusbacillus und verschiedenen anderen Krankheitskeimen der Fall. Für die durch ein filtrierbares Virus hervorgerufene Agalaktie der Ziegen sind Schafe beinahe unempfindlich. Ferner ist die weiße Maus gegen Rotzbacillen (Malleomyces mallei) absolut immun, während die ihr nahestehende Hausmaus eine geringe und die Feldmaus eine hochgradige Empfänglichkeit für diese Infektion besitzen. Die Erreger der menschlichen Malaria sind ausschließlich an den Organismus des Menschen und der zur Gattung Anopheles gehörigen Mücken angepaßt, während zahlreiche andere pathogene Bakterien, Protozoen, Virusarten und Würmer bei einer größeren Anzahl von hoch organisierten Lebewesen krankmachend wirken können. Umgekehrt muß man aber auch annehmen, daß Krankheitserreger unter besonderen, nicht näher bekannten Bedingungen ihre pathogenen Eigenschaften teilweise oder gänzlich einbüßen können und daß dann die betreffende Krankheit dementsprechend ihren Charakter mehr oder weniger weitgehend ändert (z. B. Syphilis; vgl. S. 41), oder daß sie überhaupt wieder völlig verschwindet, wie z. B. der sog. englische Schweiß (s. oben).

Dafür, daß die Parasiten durch phylogenetisch bedingte Anpassung an den Wirtsorganismus aus freilebenden Arten entstehen, spricht auch die Tatsache, daß bei Mensch und Tieren nahe verwandte saprophytische Mikroorganismen an denselben Stellen leben, wo auch die entsprechenden pathogenen Arten in den Organismus eindringen und sich ansiedeln, z. B. Coli- und Salmonellabakterien, Pseudodiphtherie- und Diphtheriebacillen, avirulente und virulente Staphylo-, Strepto- und Pneumokokken, saprophytische Treponemen (Spir. refringens) und Syphilisspirochäten usw. (s. auch PRAUSNITZ). Besonders kompliziert liegen die Verhältnisse bei den durch besondere Überträger, meistens Insekten und Spinnentiere verbreiteten Krankheiten, weil ja in diesen Fällen eine Anpassung der Mikroben auch an einen geeigneten Zwischenwirt stattfinden muß. Soweit es sich um Parasiten handelt, die durch Zwischenwirte auf Menschen oder Tiere übertragen werden, ist nach DOFLEIN (l. c. S. 267f.) anzunehmen, daß die Adaptation zunächst an den Zwischenwirt, in dem die geschlechtliche Vermehrung stattfindet und erst sekundär an den höheren tierischen Organismus erfolgt[1]. Es kommt hier zur Ausbildung von sog. Lebensvereinen („Biocoenosen"), d. h. von Gemeinschaften eng aufeinander angewiesener Organismen; dabei ist es, wie MARTINI ausführt, in epidemiologischer Beziehung naturgemäß von wesentlicher Bedeutung, ob der Krankheitserreger nur einen oder mehrere Überträger besitzt und ob er, sowie der oder die Überträger im wesentlichen nur an einer Wirtsart schmarotzen oder an vielen.

Was dagegen die Herkunft der sog. *filtrierbaren Krankheitserreger* anlangt, so kann es sich hierbei nicht um eine Anpassung saprophytischer Arten an eine parasitische Lebensweise handeln, weil es saprophytische Virusarten überhaupt nicht gibt. Es hat sich nämlich gezeigt, daß schon bei den größeren Virusarten die sog. Elementarkörperchen (d. h. die Virusteilchen) im Gegensatz zu den Bakterien weder unter aeroben Verhältnissen noch in Anaerobiose einen nachweisbaren Stoffwechsel besitzen, daß sie also vollständig auf den Parasitismus angewiesen sind. Im Vergleich zu den Bakterien ist die Ausstattung dieser Viruselemente mit Enzymen außerordentlich reduziert. Man hat wohl schon das Vorhandensein einer Phosphotase, d. h. eines Fermentes, welches die Phosphorsäure aus den Phosphorsäureestern freimacht, nachweisen können, hat aber keine der zahlreichen Dehydrasen gefunden, die bei den Bakterien so sehr verbreitet sind. Damit hängt es auch zusammen, daß sich die Virusarten auf den gebräuchlichen Bakteriennährböden nicht züchten lassen; eine Vermehrung der filtrierbaren Krankheitserreger findet nur in lebenden Zellen, also im lebenden Tier- bzw. Pflanzenorganismus, sowie in künstlichen Gewebekulturen statt. Der französische Forscher BOIVIN hat deshalb die Vermutung geäußert, daß es sich bei den größeren Virusarten, die einen Durchmesser von etwa 100—200 mμ aufweisen, und den noch etwas größeren Rickettsien ursprünglich um Bakterien handelt, welche sich aber durch allmähliche Anpassung vollkommen auf eine intracelluläre Lebensweise eingestellt haben. In Verbindung mit dieser Änderung der Lebensweise müßte eine tiefgreifende Rückbildung der Struktur sowie die bereits erwähnte, erheblich verminderte Ausrüstung mit Fermenten und damit eine völlige Ausscheidung jeden Stoffwechsels erfolgt sein. Die zum Aufbau der Körpersubstanz der Virusteilchen notwendigen organischen Stoffe und die hierfür erforderliche Energie müssen dann vollkommen vom Wirtsorganismus geliefert werden.

Wieder anders liegen die Verhältnisse bei den kleinen Virusarten, von denen z. B. die Erreger der Maul- und Klauenseuche und der Poliomyelitis nur einen Durchmesser von etwa 10 mμ aufweisen. Die besonders als Erreger von Pflanzenkrankheiten in Betracht kommenden kleinsten Krankheitserreger bestehen, wie bereits oben (S. 4) angedeutet wurde, nur aus einem Nucleoproteidmolekül. Im Gegensatz zu den Bakterien und auch zu den größeren Virusarten vermehren sich diese Nucleoproteidviren nicht durch Teilung, sondern offenbar in der Weise, daß sie in den Zellstoffwechsel des befallenen Organismus eingreifen. Dadurch, daß sie gewissermaßen als Katalysatoren die Richtung der sich in den Zellen des Wirtsorganismus abspielenden Synthesen bestimmen, kommt es dann zu ihrer Neubildung. BOIVIN nimmt an, daß es sich bei diesen monomolekulären Virusarten um Gebilde handelt, bei denen infolge der obligat parasitischen Lebensweise die Reduktion oder Vereinfachung des Aufbaues und der Funktionen

---

[1] Der Zoologe bezeichnet denjenigen Wirt, in dem die Befruchtung stattfindet, als Hauptwirt, den anderen als Nebenwirt. Dementsprechend würde also z. B. bei der Malaria die Anophelesmücke den Hauptwirt, der infizierte Mensch den Nebenwirt darstellen.

noch weiter getrieben ist als bei den polymolekulären Elementarkörperchen. Nach den bei verschiedenen Virusarten, neuerdings besonders beim Influenza- und beim Poliomyelitisvirus gemachten experimentellen Feststellungen (vgl. S. 42 und 48) ist mit der Möglichkeit zu rechnen, daß auch unter natürlichen Bedingungen Erreger tierischer Erkrankungen sich an den menschlichen Organismus anpassen können, und daß es auf diese Weise zur Entstehung neuer Infektionskrankheiten beim Menschen kommt (K. F. MEYER u. a.).

So kommen Erkrankungen, die klinisch und pathologisch-anatomisch der Poliomyelitis des Menschen nahestehen, bei Mäusen (Encephalitis von THEILER) und Schweinen (Teschener Krankheit; DOBBERSTEIN) vor. Die Erreger dieser Krankheiten haben etwa dieselbe Größe wie das Poliomyelitisvirus; auch ist das Mäusevirus mit manchen Poliomyelitisstämmen immunologisch verwandt. BURNET hat deshalb die Hypothese aufgestellt, daß das Poliomyelitisvirus und die genannten tierischen Virusarten durch Mutation aus demselben ursprünglichen Virus entstanden sind. Hinsichtlich des sog. Coxsackie-Virus vgl. S. 33.

Mit der hier kurz erörterten Frage der Seuchenentstehung hängt aufs engste die Erscheinung zusammen, daß manche der heutzutage vorkommenden infektiösen Erkrankungen im Laufe der Jahrhunderte, zum Teil sogar innerhalb noch kürzerer Zeitabschnitte teils hinsichtlich des klinischen Krankheitsbildes, teils in epidemiologischer Beziehung erhebliche Wandlungen durchgemacht haben. Wenn wir die aus früheren Zeiten vorliegenden Berichte zuverlässiger, objektiver Beobachter mit unseren heutigen Feststellungen und Erfahrungen vergleichen, kommen wir also zu dem Schluß, daß Krankheitserreger unter gewissen Bedingungen Veränderungen ihrer krankmachenden Eigenschaften erleiden können. Wenn wir auch über die tieferen Ursachen dieser Vorgänge noch recht wenig wissen, so ist doch entsprechend dem bisher Gesagten wohl anzunehmen, daß hierbei zahlreiche Faktoren, darunter der Durchseuchungsgrad der Bevölkerung, klimatische und Witterungseinflüsse beteiligt sind. Nach PRAUSNITZ, DE RUDDER u. a. lassen sich bei den Seuchen einerseits regionäre Variationen, welche vorwiegend örtlich begrenzte Änderungen im Charakter der Krankheit bedingen, und andererseits zeitliche Variationen unterscheiden, die meist allmählich, mitunter aber sprunghaft erfolgen, und dauernd oder nur vorübergehend sein können und die nicht nur für die wechselnde Schwere der einzelnen Epidemien, sondern auch für das Auftreten und ebenso für das Verschwinden von Erkrankungen verantwortlich zu machen sind. Soweit es sich dabei nur um temporäre Schwankungen des Seuchencharakters handelt, wurden sie entsprechend den Lehren von HIPPOCRATES und hauptsächlich von THOMAS SYDENHAM (1624—1689) bis ins 19. Jahrhundert hinein durch Änderungen des hypothetischen *Genius epidemicus* zu erklären versucht. Heute bezeichnet man derartige Wandlungen des Krankheitsbildes und auch des Seuchengeschehens nach dem Vorgang von HELLPACH ganz allgemein als *Pathomorphosen* (s. auch DE RUDDER).

Hierher gehören zunächst alle diejenigen Fälle, in denen sich in geschichtlicher Zeit von bekannten Krankheitstypen atypische Formen der betreffenden Erkrankungen abgezweigt haben. So hat sich z. B. aus der gewöhnlichen epidemischen Meningitis vermutlich durch Steigerung der Virulenz des Erregers die hämorrhagische Form, oder aus dem epidemischen Fleckfieber (Rickettsia prowazeki) die in Nordamerika vorkommende, verhältnismäßig gutartige BRILLsche *Krankheit* („BRILL's disease") entwickelt (PRAUSNITZ). Die Ursache dieser Änderung ist nach NEUFELD darin zu suchen, daß die Krankheit sich dauernd in dem durchseuchten Milieu der nach USA. eingewanderten Ostjuden, also einer großenteils partiell immunen Bevölkerung, fortgepflanzt hat. Nach neueren Anschauungen (ZINSSER, SNYDER, MURRAY und Mitarbeiter) soll es sich bei der BRILLschen Krankheit allerdings um das Wiederaufflackern eines früher durchgemachten epidemischen Fleckfiebers handeln („recrudescent typhus"). Zu nennen wären hier ferner die neurosyphilitischen Affektionen, die *Tabes* und die *Paralyse*, welche erst seit Beginn des vorigen Jahrhunderts bekannt sind (vgl. JAHNEL). Da es sich hierbei um Erkrankungen des Zentralnervensystems mit außerordentlich charakteristischen und markanten Erscheinungen handelt, kann es als ausgeschlossen gelten, daß etwa die genannten Krankheiten den früheren Ärzten entgangen wären; es ist vielmehr anzunehmen, daß es in früherer Zeit eine Neurolues überhaupt nicht gegeben hat. Auffallend ist auch die Tatsache, daß diese neurosyphilitischen Erkrankungen in farbigen Bevölkerungen viel seltener beobachtet werden, als unter Angehörigen der weißen Rasse (vgl. S. 41).

In zahlreichen alten Schilderungen der *Pestepidemien*, so z. B. in der berühmten Beschreibung der Florentiner Pest 1348 im „Decameron" des Giovanni di Boccaccio (1313 bis 1375), wird erwähnt, daß nicht nur Menschen, sondern auch Tiere der Ansteckung erlegen sind. Nun ist ja tatsächlich die Pest eigentlich eine Erkrankung der Nagetiere, die für diese Infektion durchweg außerordentlich empfänglich sind und das Reservoir des Krankheitsstoffes bilden; bekannt ist ferner, daß den Pestepidemien im allgemeinen ein großes Rattensterben voranzugehen pflegt. Nach den Angaben der früheren Chronisten sollen aber bei den in Europa bis ins 18. Jahrhundert hinein erfolgten großen Pestausbrüchen vor allem Schweine, Katzen und Hunde, Pferde, Rinder, Schafe und Ziegen, ja sogar Hühner in großer Zahl nach kurzer Krankheit gestorben sein. Aus neuerer Zeit ist dagegen nur vereinzelt über ein solches Tiersterben im Verlauf von Pestepidemien berichtet worden (DIEUDONNÉ und OTTO, l. c. S. 207ff.); vor allem sind Carnivoren und Wiederkäuer heutzutage für Pest offenbar nur wenig empfänglich und Rüsseltiere (Schweine) können sogar als völlig refraktär angesehen werden. Vorausgesetzt, daß die Angaben der früheren Autoren zutreffen, hätte man es also hier mit einer im Laufe der Zeit erfolgten Änderung der pathogenen Eigenschaften des Pestbacillus zu tun. Andererseits besteht allerdings auch noch die Möglichkeit, daß bei den früheren Pestepidemien die verschiedenen Haustiere entweder deshalb gestorben sind, weil niemand mehr für sie gesorgt hat, daß sie also einfach verhungert und nicht der Infektion erlegen sind, oder aber, daß gleichzeitig auch Viehseuchen geherrscht haben. Jedenfalls ist es bemerkenswert, daß der Verlauf der Pesterkrankung beim Menschen (Beulen- und Lungenpest) im Laufe der Jahrhunderte anscheinend keine Änderung erfahren hat; immerhin ist es auffallend, daß es sich zwar bei der Pandemie des Schwarzen Todes um die Mitte des 14. Jahrhunderts teilweise um Lungenpest gehandelt hat, daß aber bei den Pestepidemien des 16.—18. Jahrhunderts nie von Lungenaffektionen die Rede ist (HIRSCH 1853).

Auch das Virus der *Pocken* neigt zu Modifikationen, welche dann mehr oder weniger konstant erhalten bleiben. So kann man mit Sicherheit annehmen, daß die Pocken des Rindes, des Schafes, der Ziege und des Huhns eng mit der menschlichen Variola zusammenhängen und in letzter Linie vom pockenkranken Menschen stammen. Daher verschwinden in den Ländern mit allgemeinem Impfschutz außer den Menschenpocken auch die Tierpocken von selbst. Eine ähnliche Entstehung darf man wohl auch für die als weiße Pocken, Milchpocken oder *Alastrim* bezeichnete milde Krankheitsform annehmen, die unter anderem in Süd- und Nordamerika, in England und in der Schweiz epidemisch aufgetreten ist und durch ein wenig virulentes Pockenvirus hervorgerufen wird. Nach Ansicht mancher Autoren handelt es sich bei dem Alastrimerreger um eine Dauermodifikation des Pockenvirus, während andere (GINS, NEUFELD) der Meinung sind, daß das infolge zahlreicher Passagen durch partiell immune Individuen abgeschwächte Alastrimvirus plötzlich in das vollvirulente Pockenvirus zurückschlagen, aber in einer gut durchgeimpften Bevölkerung (z. B. in Deutschland) überhaupt nicht festen Fuß fassen kann. Ein solcher Rückschlag ist bei dem erstmals von EDWARD JENNER (1749—1823) zur Schutzimpfung des Menschen gegen Blattern verwendeten Kuhpockenvirus, der sog. Vaccine nie der Fall; hier wird die einmal eingebüßte Virulenz unter keinen Umständen wieder zurückgewonnen (vgl. S. 47 und Anmerkung S. 9). In diesem Zusammenhang sei kurz darauf hingewiesen, daß im Gegensatz zur Vaccination das Alastrimvirus dem Menschen keine Immunität gegen echte Pocken verleiht (KAISER, l. c. S. 177).

Stark schwankend in ihren krankmachenden Eigenschaften sind auch z. B. die Spirochäten des *Rückfallfiebers*. Hier finden sich je nach dem geographischen Vorkommen der Krankheit Unterschiede nicht nur in der Morphologie und Biologie des Erregers, sondern auch in der Art des Krankheitsverlaufes und in epidemiologischer Hinsicht. Die unter verschiedenen Namen aus Rußland, Spanien, Nord-, West- und Zentralafrika, Amerika, Indien und der Mandschurei beschriebenen Spirochätenformen ähneln sich aber trotzdem so stark, daß man mit ROBERT KOCH wohl vermuten darf, daß sie sich vor nicht allzulanger Zeit aus einer gemeinsamen Stammform herausgebildet haben. In ähnlicher Weise nimmt ERICH HOFFMANN einen gemeinsamen Ursprung der Syphilis- und der Framboesiespirochäte an. Auch hinsichtlich der verschiedenen Arten von *Geflügelspirochäten* und besonders von *Leptospiren* (WEILsche Krankheit, Stuttgarter Hundeseuche, Feldfieber, Schweinehüterkrankheit, Reisfelderleptospirose usw.) ist wohl eine solche Genese anzunehmen. Besonders interessant sind die Wandlungen, welche die *Syphilisspirochäte* in den seit ihrer Einschleppung nach Europa (1493) vergangenen $4^1/_2$ Jahrhunderten durchgemacht hat. Während sie anfangs verhältnismäßig progrediente, schwere Veränderungen in der Haut, den Knochen und den inneren Organen hervorgerufen hat, ist im Laufe der Jahrhunderte, vielleicht unter der Einwirkung der Therapie, d. h. der Quecksilberbehandlung eine zunehmende Milderung dieser Erscheinungen zu beobachten. Dafür kennt man aber, wie bereits (S. 40) kurz erwähnt wurde, erst seit 1822 die syphilitischen Erkrankungen des Zentralnervensystems; STUTTE steht allerdings auf dem Standpunkt, daß es schon früher eine Neurosyphilis gegeben habe.

Noch keineswegs geklärt ist das Zustandekommen der verschiedenen Pandemien, welche die *Cholera* von ihrem Endemiegebiet in Bengalen aus seit 1817 verursacht hat. Auf Grund der Feststellungen von ROB. KOCH, R. PFEIFFER und E. GOTSCHLICH müssen wir annehmen, daß diese Seuchenzüge, durch welche die Cholera immer wieder über die ganze Erdoberfläche verbreitet wurde, auf biologische Änderungen des Erregers zurückzuführen sind (vgl. S. 46). Die hygienischen und wirtschaftlichen Verhältnisse in Indien hatten zur Zeit der ersten Cholerapandemie (1817) keine nachweisbare Verschlechterung erfahren; auch waren die gewohnte Lebensweise der Einwohner Indiens und der Verkehr in Asien gegenüber früher unverändert. Insbesondere wurden die Pilgerzüge nach Mekka und Medina damals in genau der gleichen unhygienischen Weise durchgeführt, wie in dem vorausgegangenen Jahrtausend (s. auch SOUBHY). Und doch breitete sich im 19. Jahrhundert die Seuche anscheinend zum ersten Male aus und führte bisher zu insgesamt 7 schweren Pandemien, von denen jede 6—21 Jahre lang gedauert hat. Manche Autoren nehmen deshalb an, daß die Cholera eine erst in neuerer Zeit entstandene Seuche darstellt, die durch eine langsame oder plötzliche Virulenzänderung des Erregers verursacht wurde. Andere Autoren stehen dagegen auf dem Standpunkt, daß die Cholera seit Jahrhunderten in Hindostan endemisch, daß sie aber lokal begrenzt gewesen und deshalb weniger beachtet worden ist (MACPHERSON u. a.). Tatsächlich wird man in einem Lande, in dem eine bestimmte Infektionskrankheit endemisch ist, nur wenig davon merken; erst wenn sie das Endemiegebiet verläßt und sich über weitere Strecken ausbreitet, wird auch die Allgemeinheit auf sie aufmerksam.

Von einer ausgesprochenen Pathomorphose kann man ferner bei der *Poliomyelitis* reden, die zunächst in England (MICHAEL UNDERWOOD 1789, J. BADHAM 1834, G. COLMER 1843) und in Deutschland als sporadische Erkrankung beobachtet und vor etwa 100 Jahren als klinische Einheit erkannt wurde (HEINE 1840) und die erstmals in den Jahren 1868 und 1887 in Skandinavien, später auch im übrigen Europa und vor allem in Nordamerika, sowie in Australien in epidemischer Form aufgetreten ist (MEDIN, WERNSTEDT, WINDORFER, HORSTMANN, BERTENIUS, LACEY). Heute wird sie als die einzige Infektionskrankheit betrachtet, die ein ständiges Anwachsen erkennen läßt (HORSTMANN, PETTE). Zu den bisher noch ungeklärten Merkwürdigkeiten dieser in weiten Gebieten noch völlig unbekannten Erkrankung gehört vor allem die Eigenschaft, daß sie heutzutage am häufigsten und verbreitetsten in denjenigen Ländern ist, in denen die öffentliche Gesundheitspflege die größten Fortschritte zu verzeichnen hat (s. S. 20) und daß sie während zwei Dritteln des Jahres beinahe vollkommen verschwindet und nur gelegentlich Einzelfälle verursacht, dann aber im Spätsommer und Frühherbst explosionsartig auftritt (SABIN, NELSON, PETTE, MAY; vgl. S. 68). Von BURNET sowie NAUCK wurde schon die Möglichkeit erwogen, daß die Poliomyelitis ursprünglich eine Krankheit niederer Tiere war und erst durch Mutation des Erregers zu einer Erkrankung des Menschen geworden ist (s. bei PETTE; vgl. S. 39).

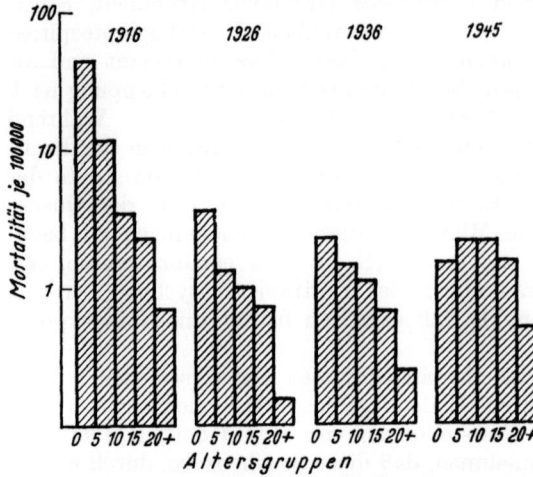

Abb. 2. Poliomyelitis-Mortalität in den Vereinigten Staaten nach Altersgruppen in den Jahren 1916, 1926, 1936 und 1945. (Nach HOWE.)

Bei oder nach dem Übergang der Poliomyelitis vom endemischen (sporadischen) zum epidemischen Auftreten ist eine auffallende Änderung hinsichtlich ihrer Altersverteilung erfolgt. Bei ihrem sporadischen Vorkommen und auch noch während der ersten Epidemien in Schweden, Australien und im Nordostteil der USA. betrafen bis zu 90% der Fälle Kinder unter 5 Jahren. Etwa seit Beginn der 30er Jahre nahmen aber in den genannten Ländern die Erkrankungen in dieser Altersgruppe ab, während eine Zunahme der Fälle bei den 5—10Jährigen und älteren Altersklassen festzustellen war (Abb. 2). Ein solches stärkeres Betroffensein älterer Jahrgänge war schon vorher in ländlichen Bezirken im Vergleich mit der städtischen Bevölkerung beobachtet worden. Mit dieser Altersverschiebung ging aber auch eine Änderung des Krankheitsbildes Hand in Hand. Solange es sich um eine ausgesprochene Kinderkrankheit handelt, ist weitaus die Mehrzahl der Fälle paralytisch, während bei epidemischem Auftreten abortive und nichtparalytische Erkrankungen überwiegen (HORSTMANN, KREY; vgl. auch S. 65).

In diesem Zusammenhange sei auch noch auf das allmähliche Verschwinden der *Malaria* aus den Kulturländern nördlich der Alpen kurz hingewiesen, was eine der merkwürdigsten, noch nicht völlig geklärten Erscheinungen in der Seuchengeschichte darstellt. Noch in den 70er Jahren des vorigen Jahrhunderts war das Wechselfieber in Skandinavien, Deutschland, England und Frankreich sehr verbreitet und in manchen Jahren eine allgemeine Volksseuche. Seitdem ist die Malaria aus Schweden und Dänemark ganz, aus den anderen Ländern fast völlig verschwunden; im nördlichen Europa findet sich heute nur noch ein größerer Herd in Holland und ein kleinerer Herd in Emden (Ostfriesland), trotzdem die als Überträger ausschließlich in Frage kommenden Anophelen in zahlreichen heute malariafreien Gebieten zwar zum Teil in reduzierter Menge, aber immerhin noch weit verbreitet sind („*Anophelismus ohne Malaria*"; SCHUBERG, MARTINI; vgl. Abb. 3). Für den Rückgang der Malaria wird unter anderem die bessere Bodenbewirtschaftung und die dadurch bedingte Verminderung der Mückenbrutplätze, vor allem auch die auf die Viehvermehrung zurückzuführende Ablenkung der Anophelen vom Menschen auf die größeren Haustiere verantwortlich gemacht. Zum Teil mag es damit wohl zusammenhängen, daß die Malaria in Deutschland anscheinend nicht wieder bodenständig geworden ist, trotzdem nach den beiden Weltkriegen hunderttausende Gametenträger in die Heimat zurückgekehrt sind. In einigen Gegenden Deutschlands und Österreichs sind allerdings besonders nach dem zweiten Weltkriege kleine Malariaepidemien beobachtet worden (HOHENNER, LAUR, PUNTIGAM, L. FISCHER, ECKART u. a.), was immerhin dafür spricht, daß die Anophelen der betreffenden Gebiete an sich sehr wohl noch imstande sind, die Seuche zu übertragen, daß also das frühere Verschwinden des Wechselfiebers wenigstens aus diesen Bezirken nicht durch das Auftreten anderer, für die Plasmodienverbreitung weniger geeigneter Rassen des Anopheles maculipennis erklärt werden kann. Es bleibt indessen abzuwarten, ob es erneut zur Bildung von Endemieherden in Deutschland kommt. Bemerkenswert ist die Angabe von GOTTSTEIN sowie MARTINI, daß der durch eine Periode der Dürre bedingte Futtermangel zu vermehrten Rinderschlachtungen führen, daß also auf diese Weise die eben erwähnte Ablenkung der Fiebermücken vom Menschen mehr oder

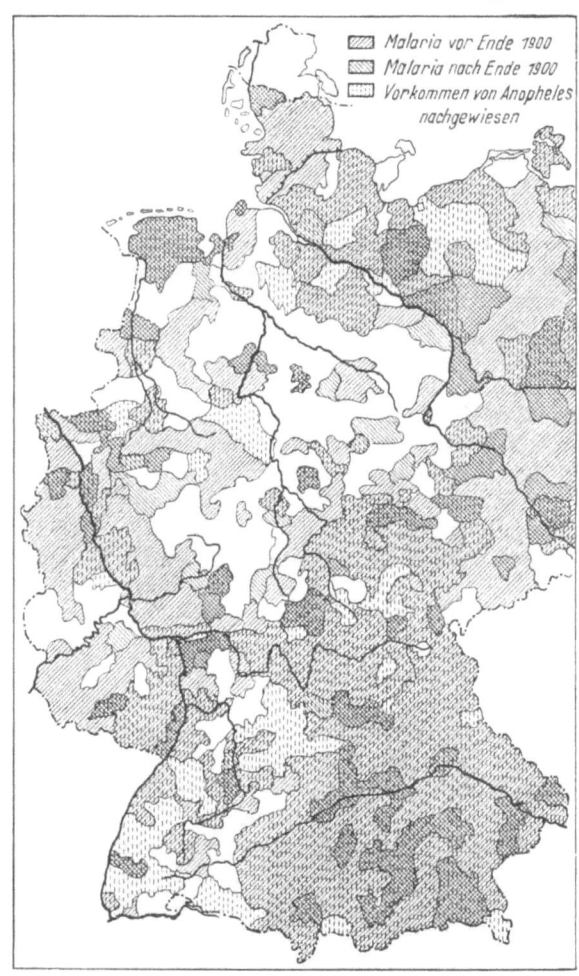

Abb. 3. Übersicht über das Vorkommen der Malaria vor und nach 1900, sowie die Verbreitung der Anophelesmücken in Westdeutschland. (Nach SCHUBERG und ECKART.)

weniger in Wegfall kommen und so eine Zunahme der Malariaerkrankungen erfolgen kann. Dies war besonders während der russischen Hungersnot 1921 der Fall; die Viehvernichtung großen Stils hat hier zu einer katastrophalen Malariaepidemie geführt. Andererseits konnte die kleine italienische Stadt Ardea das Malariavorkommen dadurch wesentlich vermindern, daß sie sich mit einem Kranz von Schweineställen umgeben hat (MARTINI 1943).

Schließlich wäre hier auch noch darauf hinzuweisen, daß bei schutzgeimpften Individuen, bei denen es trotz der Immunisierung zur Erkrankung kommt, die betreffende Krankheit vielfach ein atypisches Bild und einen abgekürzten Verlauf aufweist; solche auf ungenügender Immunität des Organismus beruhenden leichten, uncharakteristischen oder abortiven Fälle, die vor allem von den Pocken *(„Variolois")*, dem Typhus („Typhus der Schutzgeimpften") und dem Fleckfieber bekannt sind, können aber, da es sich bei ihnen um eine Infektion mit vollvirulenten Erregern handelt, zum Ausgangspunkt entsprechender Epidemien werden.

Epidemiologische Bedeutung der Virulenz der Krankheitserreger.

Schon im Altertum und im Mittelalter war es hinreichend bekannt, daß die durch die verschiedenen Volksseuchen, vor allem durch Pest und Pocken verursachten Epidemien in bösartiger und auch in milderer Form auftreten können. Da es sich bei den etwa seit dem 15. Jahrhundert in Europa endemischen Pocken um eine Krankheit handelt, der man in früheren Zeiten nicht entgehen konnte (s. S. 18) und da man durch Erfahrung wußte, daß auch eine leichte Pockenerkrankung einen meist lebenslang anhaltenden Schutz gegen die Krankheit hinterläßt, hat man deshalb vielfach beim Auftreten einer anscheinend gutartigen Pockenepidemie die noch nicht „geblatterten" Kinder der Infektion direkt ausgesetzt. Nachdem dann durch die bakteriologische Forschung festgestellt worden war, daß der Epidemiecharakter sehr wesentlich von der zum Teil auch im Laboratoriumsversuch nachweisbaren variablen Virulenz (Infektiosität; vgl. S. 9 und 16) des Erregers abhängig ist, lag es, wie bereits eingangs (S. 2) angedeutet wurde, nahe, auch für das Entstehen und Erlöschen von Epidemien eine Steigerung bzw. eine Abnahme der Virulenz der betreffenden Krankheitserreger verantwortlich zu machen. So haben Robert Koch, Gotschlich und andere Autoren angenommen, daß manche Krankheitserreger beim Durchgang durch einen empfindlichen Organismus eine Steigerung, dagegen bei der Passage durch einen resistenten Körper als Folge von dessen Abwehrbestrebungen eine Abnahme ihrer Virulenz erfahren können. Neuerdings hat Kärst auf Grund der bei zwei Typhusepidemien gemachten Erfahrung die Ansicht geäußert, daß die Verlaufsschwere der einzelnen Krankheitsfälle mit der Dauer der Epidemie abnimmt. Die Richtigkeit dieser Annahme ist indessen niemals bewiesen worden; vielmehr wurde ja bereits darauf hingewiesen, daß es sich bei den genannten Vorgängen um ein *Mehrfaktorenproblem* im Sinne von Gottstein (s. S. 72) handelt, bei dem außer der Veränderlichkeit des Erregers noch verschiedene andere Momente (Disposition, Durchseuchung, Heranwachsen neuer, empfänglicher Generationen, Zuzug empfänglicher Individuen u. a.; vgl. S. 2) maßgeblich beteiligt sind. Auch durch die von einer Reihe von Autoren (Literatur siehe bei Prausnitz) durchgeführten experimentell-epidemiologischen Untersuchungen (s. S. 2 und 16) ist die Frage der Virulenzänderung des Erregers während eines Seuchenganges noch nicht ausreichend geklärt worden. Während nämlich Topley die periodischen Wellenbewegungen, die er bei experimentell mit Breslaubacillen hervorgerufenen Mäuseepidemien beobachtete, hauptsächlich auf einen Wechsel der Virulenz der Erreger zurückführt, ist Webster nach den mit Topleys Befunden sonst weitgehend übereinstimmenden Resultaten seiner ebenfalls mit Enteritisbacillen (Breslau- und Gärtner-Bacillen) an „Mäusedorfern" (s. S. 2) angestellten Versuche der Ansicht, daß die Virulenz eines Erregers im Verlauf einer Epidemie ziemlich konstant bleibt und somit auf deren Ablauf keinen Einfluß ausübt, daß vielmehr die vorhandene Bakterienmenge und die individuelle Resistenz der Tiere hierfür ausschlaggebend sind. Danach hat es also den Anschein, daß kurzfristige, periodische Zu- und Abnahmen der Virulenz von Salmonellabakterien, wie sie Topley angenommen hat, wahrscheinlich nicht eintreten (Neufeld, Prausnitz); damit ist aber natürlich nicht gesagt, daß Virulenzänderungen bei den Bakterien dieser Gruppe überhaupt nicht vorkommen. Zweifellos spricht aber manches dafür, daß sich die verschiedenen Arten von Krankheitserregern hinsichtlich des Auftretens solcher Virulenzschwankungen nicht gleichförmig verhalten, daß also Verallgemeinerungen in dieser Hinsicht nicht zulässig sind.

Bei den Versuchen von TOPLEY, WEBSTER u. a. wurden gesunde und mit Enteritisbacillen gefütterte Mäuse zusammengesetzt und es traten daraufhin in den folgenden Monaten einige sporadische Todesfälle auf. Man kann hier von einem *„präepidemischen Stadium"* (TOPLEY) reden, in dem vorzugsweise die wenig widerstandsfähigen Individuen befallen werden, bei denen bereits eine kleine Infektionsdosis bzw. ein Erreger von geringer Virulenz zur Auslösung der Krankheit genügt. Die Epizootie erlischt dann aber spontan, obwohl die Mäuse zum Teil noch infiziert sind; zwischen den Tieren und den in kleiner Zahl vorhandenen Erregern bildet sich also unter derartigen Umständen, ähnlich wie in einer seit langer Zeit mit Typhus durchseuchten Menschenbevölkerung, eine Art von Gleichgewicht. Werden nun aber einem solchen Mäusedorf, in dem die Seuche gewissermaßen endemisch herrscht, täglich soviele frische Mäuse zugesetzt, daß die Gesamtzahl annähernd konstant bleibt, so erfolgt dadurch, daß der Erreger wiederholte Passagen durch eine Reihe empfänglicher Individuen durchmacht, und auf diese Weise an Menge, nach der Annahme von TOPLEY auch an Virulenz zunimmt, eine Störung des eben genannten Gleichgewichtes. Auf diese Weise kommt es zur Epidemie, die sich aber nicht fortlaufend, sondern ganz unregelmäßig ausbreitet, wobei zunächst von den frisch zugesetzten Tieren die besonders empfänglichen Individuen erfaßt werden, bei denen schon kleine Mengen von mäßig virulenten Bacillen krankmachend wirken. Die Folge davon ist aber nach WEBSTER eine stärkere Ausstreuung von Erregern, so daß nun auch ein Teil der alten, relativ refraktären Mäuse betroffen wird. Zur Erklärung dieser Verhältnisse reicht die von TOPLEY vertretene Annahme von Schwankungen in der Virulenz allein nicht aus, zumal WEBSTER bei fortlaufender Auswertung der isolierten Stämme keine Virulenzunterschiede nachweisen konnte; vielmehr muß dabei die Menge der infizierenden Bakterien eine wesentliche Rolle spielen (WEBSTER, PRAUSNITZ). Das Resultat ist naturgemäß eine Verminderung der in der Population vorhandenen empfänglichen Tiere, weil ein Teil der Mäuse stirbt und ein anderer Teil durch Überstehen der Krankheit eine gewisse Immunität erwirbt (vgl. S. 16). Demgemäß kommt es dann in dem Mäusedorf zur Ausbildung eines neuen, aber anders begründeten Gleichgewichtszustandes, in dem der Anteil an latent infizierten Individuen, d. h. an Keimträgern viel höher ist, als in der ersten Gleichgewichtsperiode. Die Infektionsbedingungen haben sich also grundsätzlich geändert, weil sowohl die Immunität der Population, als auch die Zahl der im Mäusevolke vorhandenen Erreger, anscheinend aber nicht deren Virulenz im Vergleich mit dem präepidemischen Stadium eine Steigerung erfahren haben. Das durch die Abnahme der empfänglichen Individuen und damit auch der ausgestreuten Bakterienmenge bedingte Abflauen der Epidemie und das Erreichen eines Gleichgewichtszustandes bedeuten also keineswegs die Beseitigung der Bakterien; durch die Ausbildung von Keimträgern bleibt die Infektion weiter bestehen. Trotzdem sind aber bei erneuter Gleichgewichtsstörung durch Vermehrung der Zahl der empfänglichen Mäuse die Bedingungen für eine neue Epidemiewelle in diesem 2. Gleichgewichtsstadium jedenfalls günstiger, weil die Menge der vorhandenen Bakterien viel größer ist. Erfolgt in diesem Zeitpunkt der Bevölkerungszuwachs durch „Zuzug zum Dorfe", d. h. durch Hinzufügen frischer Tiere, so kommt es meist zu kurzen, kritisch einsetzenden Wellen, während ein Bevölkerungszuwachs aus der im „Dorfe" anwesenden durchseuchten Population nur allmähliche, seichter verlaufende Wellen verursacht.

Prinzipiell analoge Befunde ließen sich bei entsprechenden Versuchen mit einem Stamm der Friedländer-Gruppe (Kapselbakterien, Klebsiella sp.) erheben, der durch nasale und pulmonale Infektion spontane Mäuseepidemien verursachte. Die Verhältnisse liegen also bei dieser durch den Respirationstractus erfolgenden Infektion ähnlich wie bei der intestinalen Infektion mit Mäusetyphusbacillen. Dagegen wurden von WEBSTER bei der als Stallseuche bekannten, auf dem Atmungswege übertragenen Pasteurellose des Kaninchens (Pasteurella lepiseptica) Beobachtungen gemacht, welche für die Möglichkeit einer Virulenzänderung des Erregers im Verlauf einer Epidemie oder Epizootie sprechen. Auch bei manchen anderen Infektionskrankheiten ist offenbar mit solchen Virulenzschwankungen vor Beginn und auch während eines Seuchenausbruches zu rechnen. WATSON und BRANDLY betrachten es als eine hinreichend bewiesene Tatsache, daß bei serienweiser Passage eines Krankheitserregers durch Auslese spontaner Varianten, die infolge bestimmter Eigenschaften zur Proliferation in einem lebenden Milieu besonders befähigt sind, eine Virulenzzunahme erfolgen kann.

So müssen wir derartige Erscheinungen, wie bereits (S. 41) erwähnt wurde, wohl als Ursache für die Entstehung der Cholerapandemien annehmen. Auch für das Wiederaufleben der Pest in Indien im Jahre 1894 gilt wohl das gleiche. Ebenso hat man die in verschiedenen Epidemien verschieden ausgeprägte Neigung der Pest, aus der ursprünglichen Beulenpest in Lungenpest und umgekehrt überzugehen, wohl mit Recht auf Änderungen der Erregervirulenz zurückgeführt (FRANCKE und GOERTTLER). Vermutlich hat auch bei den in zahlreichen Spitälern noch um die Mitte des vorigen Jahrhunderts beobachteten ausgedehnten Kontaktepidemien von Wund- und Puerperalfieber, die durch die infizierten Hände der Chirurgen und Geburtshelfer verursacht worden waren, und IGNAZ PHILIPP SEMMELWEIS (1818—1865) Veranlassung zu seinen bekannten Anschuldigungen und Forderungen gegeben haben, eine durch die Menschenpassage bedingte maximale Virulenzsteigerung der Streptokokken stattgefunden (NEUFELD). In ähnlicher Weise sprechen die epidemiologischen Feststellungen bei der Poliomyelitis (s. S. 68, vgl. PETTE) sowie bei manchen seuchenhaften Tierkrankheiten, vor allem bei Maul- und Klauenseuche, Schweinepest, Tollwut, Geflügelcholera und Schweinerotlauf für die Möglichkeit solcher passagebedingter Virulenzschwankungen der Erreger im Verlauf der Epidemien bzw. Epizootien. Dabei ist es allerdings bemerkenswert, daß dem saisonmäßigen Auftreten der Poliomyelitis keine jahreszeitlich bedingten Schwankungen der Virulenz des Erregers entsprechen (JUNGEBLUT; vgl. S. 68). Die großen Unterschiede, welche die Inkubationszeit des Typhus (3—40, meist 7—20 Tage) bei den einzelnen Epidemien aufweist, hängt nach MINER zum Teil von der Virulenz des betreffenden Typhusstammes ab; die Feststellung, daß die Dauer der Inkubation bei Wasserepidemien im allgemeinen länger ist als bei den durch Nahrungsmittelinfektion verursachten Typhusausbrüchen, kann naturgemäß aber auch durch die verschieden große Menge der aufgenommenen Erreger bedingt sein.

Inwieweit beim Zustandekommen der Diphtheriewellen Virulenzschwankungen des Erregers beteiligt sind, ist eine heute noch nicht befriedigend geklärte Streitfrage (DE RUDDER u. a.; vgl. auch S. 67). Nach den Befunden zahlreicher Autoren wird bei gehäuftem Auftreten der Diphtherie fast ausschließlich der Typus gravis gefunden, während bei den in epidemiefreien Zeiten vorkommenden Einzelfällen, sowie bei Nasendiphtherie und bei Bacillenträgern (vgl. S. 23) der Typus mitis überwiegt, und der Typus intermedius hinsichtlich des Verlaufs der durch ihn hervorgerufenen Erkrankungen eine Mittelstellung einnimmt (ANDERSON, HAPPOLD, McLEOD und THOMSON u. a.; s. S. 35). In Anbetracht seiner Feststellung, daß Mitisstämme im Verlauf monatelanger Passagen durch diphtherieimmune Meerschweinchen in den Gravistyp übergingen, nimmt WILDFÜHR an, daß schwachvirulente Diphtheriestämme unter natürlichen Verhältnissen in einer immunisierten Bevölkerung infolge häufiger, rasch aufeinanderfolgender Passagen eine Virulenzsteigerung zum Typus gravis hin erfahren und dann bei einer empfänglichen Bevölkerung eine schwere Epidemie verursachen können. Da vor dem Ausbruch von Diphtherie-Epidemien und auch in deren Beginn häufig zunächst ein vermehrtes Auftreten von Intermedius- und Gravisstämmen zu beobachten war, hält es McLEOD in ähnlicher Weise nicht für ausgeschlossen, daß die Diphtheriebacillen einen Entwicklungscyclus aufweisen, der darin besteht, daß der Typus mitis im Verlauf eines längeren Zeitraums unter dem Einfluß eines noch unbekannten Reizes zum Typus intermedius und dann zum Typus gravis mutieren, hernach aber auch wieder zum Typus mitis sich zurückverwandeln kann. Da bei der Diphtherie die Vermehrung der Keime sich nicht im Organismus, sondern so gut wie ausschließlich auf dessen Oberfläche abspielt und die krankmachende Wirkung lediglich durch das von den Bakterien gebildete Toxin zustande kommt, hätte man also zur Erklärung des verschiedenen Charakters der Diphtherieepidemien anzunehmen, daß hinsichtlich der Giftbildung zwischen den einzelnen Typen und Stämmen des Diphtheriebacillus mengenmäßige oder auch qualitative Differenzen bestehen; die Frage, wie diese Unterschiede sich ausbilden, läßt sich allerdings noch nicht befriedigend beantworten. Auffallend ist es immerhin, daß die von Rekonvaleszenten isolierten Diphtheriestämme im allgemeinen eine herabgesetzte Virulenz aufweisen und sog. *Heimkehrfälle* verhältnismäßig selten sind (DE RUDDER u. a.; vgl. auch S. 24); damit hängt es wohl auch zusammen, daß nach GOTTSTEIN leichtere Diphtheriefälle eine geringere Neigung zur „*Gruppenbildung*", d. h. zur Auslösung von weiteren Erkrankungen bei Geschwistern und Wohnungsgenossen haben, als schwere Fälle (s. auch DE RUDDER). Jahreszeitliche Virulenzschwankungen kommen beim Diphtheriebacillus entgegen der Annahme früherer Autoren offenbar nicht vor; die Letalität der Diphtherie zeigt keine saisonbedingten Unterschiede (DE RUDDER, WILDFÜHR).

Nach eigenen, nicht veröffentlichten Befunden ist ein qualitativer Unterschied zwischen den von Stämmen der 3 Diphtheriebacillentypen (Typus gravis, intermedius und mitis) in vitro gebildeten Toxinen nicht erkennbar; insbesondere konnte auch keine gesteigerte Zellavidität des einen oder anderen dieser Gifte festgestellt werden. Dagegen besteht nach den Ergebnissen von Meerschweinchenversuchen, bei denen die höhere Virulenz der Stämme des Typus gravis nachgewiesen wurde, die Wahrscheinlichkeit, daß in vivo die tödliche Toxinmenge rascher produziert und dementsprechend auch schneller verankert wird als bei den mit Stämmen des Typus mitis infizierten Tieren (vgl. auch SIMIČ). Man könnte sich also vorstellen, daß es sich bei bösartigen Epidemien um solche Diphtheriestämme handelt, die sich durch eine besonders starke Giftbildung in vivo auszeichnen und daß infolge davon die Serumbehandlung vielfach zu spät kommt. Ergänzend sei hier noch erwähnt, daß bei den Diphtheriebacillen Toxinbildungsvermögen in vitro und Virulenz für Meerschweinchen keineswegs parallel gehen; der seit mehr als 50 Jahren auf künstlichen Nährböden fortgeführte bekannte Diphtheriestamm Park-Williams Nr. 8, der wohl in allen Ländern zur Herstellung von Diphtherie-Heilserum und -Impfstoffen verwendet wird, zeichnet sich zwar durch eine außergewöhnlich starke Toxinproduktion in vitro aus, hat aber durch die fortgesetzten Nährbodenpassagen seine krankmachenden Eigenschaften für Meerschweinchen so gut wie vollständig eingebüßt.

Bei manchen Krankheitserregern wird eine maximale Virulenz durch *dauernden Wirtswechsel* aufrecht erhalten (vgl. S. 14). Dies gilt besonders für die Pestbacillen; dadurch, daß diese Keime fortlaufend von infizierten Nagern auf deren Flöhe und von diesen wieder auf gesunde Nagetiere weiterverbreitet werden, wird anscheinend eine Virulenzabnahme verhindert (BLANC). Ähnliches gilt vermutlich auch für andere durch Zwischenträger verbreitete pathogene Mikroben. So hat sich z. B. gezeigt, daß bei epidemischem Auftreten von Fleckfieber die ersten Fälle meist erheblich leichter verlaufen, als die späteren Erkrankungen (GOTSCHLICH, OTTO, NEUFELD u. a.). Auch beim Mumps sollen im Laufe einer Epidemie die Schwere der einzelnen Erkrankungsfälle und die Häufigkeit von Komplikationen eine Zunahme aufweisen (EAGLES). Andererseits ist es bekannt, daß die dauernde Übertragung der von der menschlichen Variola sich ableitenden Kuhpocken (Vaccine; vgl. S. 40) von Rind zu Rind sehr bald zu einem Abreißen der Kette führt; dasselbe erfolgt bei den auf dieselbe Quelle zurückzuführenden Schafpocken bei der Passage durch mehrere Schafe. Auch bei der früher üblichen Methode der Pockenschutzimpfung durch fortgesetzte Übertragung der Vaccine von Mensch zu Mensch („humanisierte Lymphe") wurde im Laufe der Jahre eine allmähliche Abnahme der Virulenz festgestellt (GINS, NEUFELD, KAISER). Zur Erhaltung der Wirksamkeit der Vaccine wird daher heutzutage immer wieder ein Wirtswechsel (z. B. Mensch-Kalb-Kaninchen-Kalb-Mensch) vorgenommen. Erwähnt sei hier noch, daß durch passagenweise Fortführung eines Erregers in einem „unnatürlichen" Wirt Änderungen der krankmachenden, zum Teil auch der immunologischen Eigenschaften des betreffenden Agens für den eigentlichen Wirt stattfinden können. Solche Umwandlungen („Pathomorphosen"; s. S. 39) sind unter anderem von Trypanosomen, Recurrensspirochäten, sowie verschiedenen Virusarten [Pocken und Geflügelpocken (vgl. S. 40), Lyssa, Gelbfieber, Influenza, Poliomyelitis (JUNGEBLUT und SANDERS, vgl. auch PETTE)] bekannt; man spricht in solchen Fällen nach dem Vorgang von DOERR von einem „Wirtsgewinn" bzw. einem „Wirtsverlust".

Es ist eine bekannte Tatsache, daß epidemisch auftretende *Mischinfektionen* häufig einen besonders bösartigen Charakter aufweisen (vgl. auch S. 10 und 21). Vor allem gilt dies für die durch das gleichzeitige Auftreten von Eitererregern komplizierten Masernepidemien (NEUFELD, GEBHARDT); ebenso wird z. B. der Verlauf der Grippe durch Mischinfektionen mit Streptokokken, Staphylokokken oder Pneumokokken verschlimmert und endigt in einem hohen Prozentsatz tödlich. Vielfach ist die Amöbendysenterie mit bakterieller Ruhr kombiniert (S. 21) und hinsichtlich des Paratyphus C wurde bereits (S. 21) darauf hingewiesen, daß er im allgemeinen durch andere Infektionskrankheiten ausgelöst wird. Kurz erwähnt sei dann noch, daß manche Virusarten, vor allem die Erreger der Influenza (ROSHER u. a.) und der Schweinepest (BOECKER, STANDFUSS, KAUFFMANN, BADER u. a.) häufig mit bestimmten Begleitbakterien (Influenza- bzw. sog. Schweinepestbacillen; vgl. S. 31) vergesellschaftet sind; auch beim Scharlach handelt es sich nach den Untersuchungen von BINGEL offenbar um eine durch ein Virus und Streptokokken verursachte Doppelinfektion. Andererseits gibt es aber auch Fälle von Mischinfektion, in denen durch das Zusammenwirken von zwei Infektionserregern, z. B. von Trypanosomen und Recurrensspirochäten eine gegenseitige Abschwächung des Krankheitsverlaufes erfolgt (Literatur siehe bei SCHLOSSBERGER).

Die schon von manchen Autoren vertretene Annahme, daß diesen bei Mischinfektionen zu beobachtenden Abwandlungen des Krankheitsverlaufes zum Teil Virulenzänderungen der Erreger zugrunde liegen (BÜRGERS u. a.), kann heute noch nicht als bewiesen betrachtet werden. Entsprechend den früher gemachten Darlegungen (s. S. 21) besteht vielmehr die Wahrscheinlichkeit, daß die Widerstandsfähigkeit eines Individuums gegenüber bestimmten Krankheitserregern durch vorausgegangene, gleichzeitig bestehende und später hinzukommende Infektionen eine einschneidende Änderung im Sinne einer Abschwächung oder auch einer Erhöhung erfahren kann (Literatur siehe bei SCHLOSSBERGER). Nach WATSON und BRANDLY hat die Influenzapandemie des Jahres 1918 (s. S. 35) wahrscheinlich deshalb einen so schweren Verlauf genommen, weil es sich um eine kombinierte Infektion mit Influenzavirus und hämophilen Bakterien (Haemophilus influenzae) oder pathogenen Kokken gehandelt hat. Die durch solche bakterielle Mischinfektionen verursachte stärkere Schleimbildung in den Atmungswegen bewirkt offenbar einen Schutz des Virus, das infolge der Schleimumhüllung sich ungehemmter vermehren kann; auch ist es sehr wohl denkbar, daß durch das Husten und Niesen solcher Patienten die Weiterverbreitung des Virus gefördert wird. In solchen und ähnlichen Fällen eines Zusammenwirkens von Virus und Bakterien oder auch von verschiedenen Virusarten spricht man nach dem Vorgang von SELIGMANN und WOLFF von einem „komplexen Virus".

Epidemie und Endemie.

Unter *„Epidemie"* versteht man das teils plötzlich, teils allmählich in zahlreichen Erkrankungsfällen sich manifestierende Auftreten und Weiterschreiten einer übertragbaren Erkrankung in einer bestimmten Bevölkerungsgruppe innerhalb eines begrenzten Zeitabschnittes (DOERR). Das Charakteristikum einer Epidemie besteht also einerseits darin, daß die Zahl der durch eine Infektion hervorgerufenen Erkrankungen innerhalb eines gegebenen Raumes die Höhe der gewöhnlich vorkommenden Fälle übersteigt und daß diese Steigerung zeitlich begrenzt ist, d. h. einen Anstieg und einen Abfall aufweist (GOTTSTEIN). Nach FRIEDEMANN (1928) kann vom theoretischen Standpunkt aus eine Epidemie sowohl durch Zunahme der Durchseuchungssumme (s. S. 15) als auch durch Zunahme des Durchseuchungsquotienten (Kontagionsindex; s. S. 16) zustande kommen; im ersteren Fall steigt die Summe der Infekte, im letzteren wird nur eine größere Zahl der Infekte klinisch manifest. Epidemien der ersten Art werden von FRIEDEMANN als ,,*Summenepidemien*" bezeichnet, während er im zweiten Fall von ,,*Quotientepidemien*" (s. S. 21) spricht. Soweit es sich um das gehäufte Vorkommen einer infektiösen Tierkrankheit handelt, spricht man im allgemeinen von einer ,,*Epizootie*". Dehnt sich eine Seuche, wie z. B. die Pest um die Mitte des 14. Jahrhunderts (sog. ,,Schwarzer Tod") oder die Influenza der Jahre 1889/90 und 1918 (sog. ,,Spanische Krankheit") über große Gebiete, also ganze Kontinente aus, so nennt man dies eine ,,Pandemie".

Diesem gehäuften Auftreten einer ansteckenden Erkrankung steht die ,,*Endemie*" bzw. ,,*Enzootie*" gegenüber. Mit diesen Ausdrücken bezeichnet man nicht nur den örtlich begrenzten Herd einer Seuche, wie etwa den des Gelbfiebers im tropischen Amerika oder den der Cholera in Indien; vielmehr umfassen sie ihrem Wesen nach mehr, nämlich das dauernde Vorhandensein einer übertragbaren Krankheit in einem bestimmten Gebiet. Schließlich kann man als dritte Form, in der infektiöse Erkrankungen vorkommen, noch die ,,*Sporadizität*" unterscheiden. Man versteht darunter das Auftreten eines einzelnen Falles oder auch mehrerer, aber unter sich nicht zusammenhängender Krankheitsfälle in einem offenbar nicht verseuchten Milieu. Solche sporadischen Fälle bleiben, wie dies z. B. bei der epidemischen Genickstarre vorkommt, isoliert, haben also keine weiteren Erkrankungen zur Folge.

Man redet von einer endemischen Seuche oder einer Endemie dann, wenn sich die betreffende Erkrankung ständig in einem Lande oder Bezirk findet. So sind z. B. in ganz Europa und Nordamerika gewisse Kinderkrankheiten (Masern, Scharlach, Windpocken, Diphtherie, Keuchhusten, Kinderlähmung u. a.) und die Tuberkulose, in manchen Gebieten auch Typhus und Paratyphus, in den osteuropäischen Ländern außerdem Fleckfieber, Bacillenruhr, zum Teil auch Malaria endemisch. Kleine endemische Lepraherde finden sich in Europa in den Ostseeprovinzen, in Norwegen und einigen anderen, besonders auch in den osteuropäischen Gebieten. In manchen Gegenden, vor allem in Bosnien und der Herzegowina (VULETIĆ, KOGOJ), sowie in der burjatischen Mongolei (JESSNER und ROSSIANSKY, BERINGER) ist die Syphilis endemisch. Die Cholera ist in Vorderindien endemisch. Was die Pest anlangt, so hat sich allmählich eine ganze Reihe von großen Endemieherden in Asien und Afrika gebildet, von denen aus sich die Seuche, ähnlich wie die Cholera von Hindostan aus, zeitweise epidemisch ausbreitet hat; man spricht hier von sog. ,,Wanderzügen" dieser Erkrankungen (vgl. S. 65). Westeuropa ist seit der Mitte des 18. Jahrhunderts von größeren Pestausbrüchen freigeblieben, während die Cholera seit 1817 insgesamt 7 Pandemien verursacht hat. In den subtropischen und tropischen Gebieten sind vielfach Amöbenruhr, Malaria, Gelbfieber, Kala azar und andere Leishmaniosen, Lepra, verschiedene Wurmkrankheiten und zahlreiche sonstige Infektionskrankheiten endemisch. Das durch Rickettsien (Rickettsia rickettsi) hervorgerufene Felsengebirgsfieber (Rocky Mountain spotted fever) war ursprünglich nur im Nordwesten der Vereinigten Staaten von Nordamerika endemisch, hat sich aber im Verlaufe der letzten 40 Jahre auch in zahlreichen Gebieten des Mittelwestens und des Ostens der USA. ausgebreitet (s. Abb. 4 und 5).

Dadurch, daß bestimmte übertragbare Erkrankungen in vorher freie Gebiete eingeschleppt werden, können sich neue *Endemieherde* bilden. So ist in neuerer Zeit ein Pestherd in der Astrachaner Kirgisensteppe entstanden; auch haben sich auf diese Weise Lepraherde, z. B. in Florida USA. (durch Negersklaven 1776), auf Hawaii (durch Chinesen 1848) und auf der Antilleninsel Trinidad (durch indische Arbeiter zu Anfang der 70er Jahre des 19. Jahrhunderts) gebildet. Im 2. punischen Krieg (218—201 v. Chr.) soll durch die von Hannibal über die Pyrenäen-Halbinsel und die Alpen geführten karthagischen Truppen die tropische Malaria nach Italien eingeschleppt worden sein. Nach der trotz des Vorkommens von Anophelen vorher malariafreien Insel Mauritius wurde 1865 das Wechselfieber von zugewanderten indischen Kulis gebracht. Zu erwähnen wäre hier auch noch die Syphilis, die wohl sicherlich amerikanischen Ursprungs ist; allem Anschein nach kam sie durch die Schiffsmannschaft des Kolumbus 1493 nach Barcelona und hat sich dann im Anschluß an den Feldzug des französischen Königs Karl VIII. gegen Neapel vom Jahr 1495 an über ganz Europa und über die anderen Erdteile verbreitet (s. bei BLOCH, HOFFMANN, SCHLOSSBERGER, ITURBE).

Bei endemischem Vorkommen einer von Mensch zu Mensch sich verbreitenden Infektionskrankheit ist in dem betreffenden Gebiet eine *dauernde, nie unterbrochene Reihe von Kontaktfällen* festzustellen. Die Kette der Übertragungen

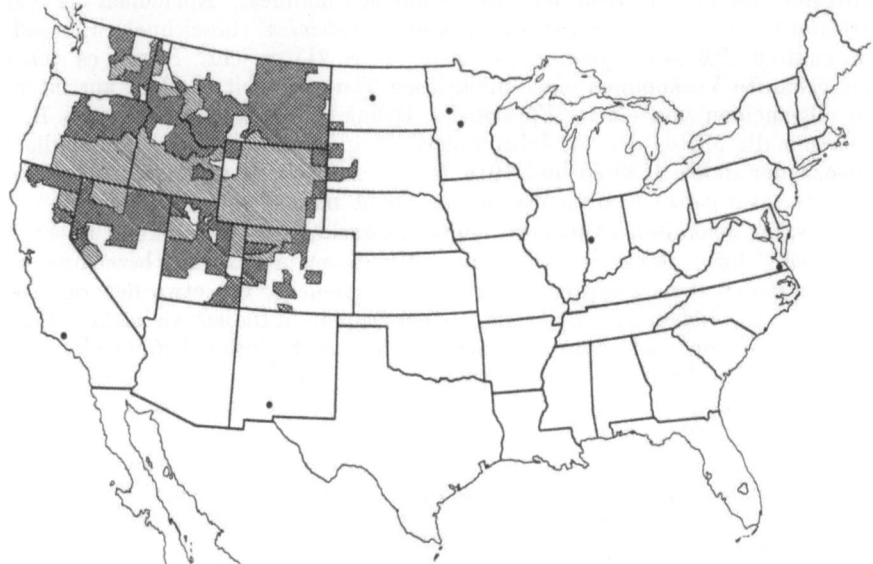

Abb. 4. Felsengebirgsfieber in den Vereinigten Staaten von Nordamerika. Stand von 1915 und 1926.
(Nach den Feststellungen des Rocky Mountain Laboratory, U.S. Public Health Service, Hamilton, Montana.)
▨ Endemisch verseuchte Gebiete bis 1915.   ▨ In den Jahren 1915—1926 neu verseuchte Gebiete.
• Außerhalb der Endemiegebiete bis 1926 festgestellte Einzelfälle.

kommt also nicht zum Abreißen, wenn auch die einzelnen Infektionen vielfach nur zu atypischen Erkrankungen führen oder überhaupt völlig symptomlos verlaufen. Zu einem solchen endemischen Verhalten neigen nach DE RUDDER, DOERR u. a. vor allem diejenigen Erkrankungen, welche, wie z. B. Tuberkulose oder Lepra, infolge ihres chronischen Verlaufes oder Diphtherie, Typhus und Paratyphus wegen der Ausbildung von Dauerausscheidern und Keimträgern, ein langdauerndes Stadium der Infektiosität aufweisen oder welche, wie Masern und Pocken, eine hohe Kontagiosität besitzen und dadurch infolge einer allgemeinen Empfänglichkeit des Menschen die Kontinuität der Erkrankungsfälle in einem Gebiete aufrechterhalten. Da es bei den Masern, wie bereits (s. S. 24, 26) erwähnt wurde, keine Keimträger gibt, ist es allerdings möglich, daß bei gehäuftem Auftreten der Erkrankung alle in einem bestimmten Bezirk oder einer kleineren Stadt vorhandenen Empfänglichen ergriffen werden und infolge davon die Infektketten blind endigen; in diesen Fällen wird dann aber später, sobald durch Geburtennachschub wieder genügend Empfängliche vorhanden sind, ein Wiederaufflackern der Krankheit durch Einschleppung von auswärts herbeigeführt. Auf den vom Verkehr etwas abgelegenen Faröer-Inseln hat es nach Erlöschen der Masern im Jahre 1781 allerdings 65 Jahre gedauert, bis eine Neueinschleppung erfolgte (s. S. 54).

Anders liegen die Verhältnisse bei den auf den Menschen übertragbaren Tierseuchen, wie Tollwut, Pest, Tularämie, Rotz, Maltafieber, BANGsche Krankheit, Milzbrand, WEILsche Krankheit, Stuttgarter Hundeseuche u. a.; in Gebieten, in denen diese Zoonosen enzootisch sind, besteht dauernd die Möglichkeit, daß eine Ansteckung des Menschen vom Tier aus stattfindet (vgl. S. 13). Bei den durch Arthropoden übertragenen Erkrankungen, die ganz besonders zu einem endemischen Vorkommen innerhalb des Verbreitungsgebietes der betreffenden Art von Insekten oder Spinnentieren neigen, bilden teils Menschen (z. B. Gametenträger bei Malaria; vgl. S. 23), teils Tiere [z. B. verschiedene Affenarten bei endemischem Gelbfieber (sog. Dschungelfieber), Nagetiere bei

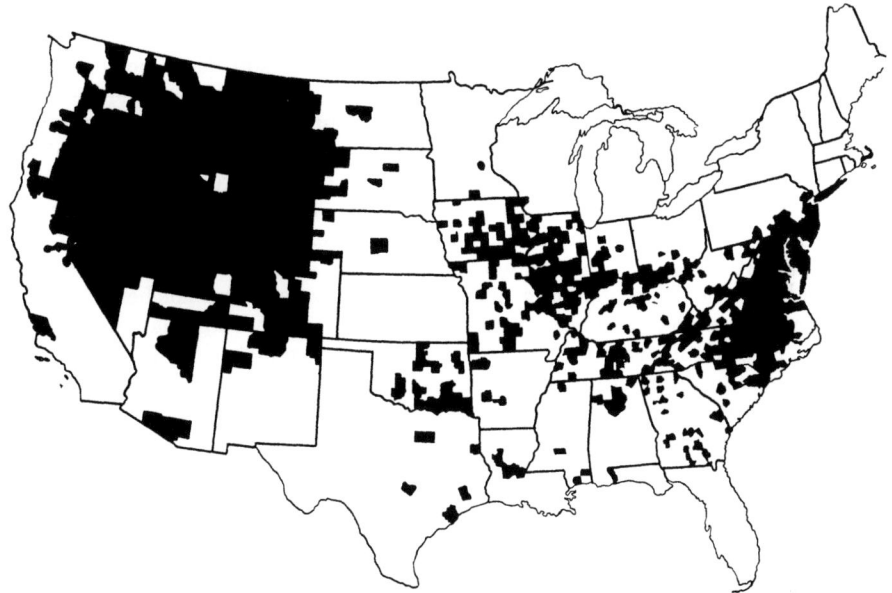

Abb. 5. Felsengebirgsfieber in den Vereinigten Staaten von Nordamerika. Stand von 1943.
(Nach den Feststellungen des Rocky Mountain Laboratory, U.S. Public Health Service, Hamilton, Montana.)

Pest, Tularämie, manchen Rickettsiosen, Leptospirosen usw., vgl. S. 13], zum Teil auch überwinternde infizierte Insekten [z. B. Flöhe bei Pest (WAYSON; vgl. S. 27)] das Virusreservoir; außerdem findet zum Teil bei den Zwischenwirten eine Übertragung der Infektion auf die Nachkommenschaft (Rückfallfieberspirochäten und andere Erreger bei Zecken; vgl. S. 14) statt.

Vielfach werden in den endemisch verseuchten Gebieten die betreffenden Krankheiten schon in der Jugend durchgemacht und weisen dann mitunter einen sehr milden Verlauf auf. So ist z. B. das Fleckfieber in Osteuropa, Nordafrika und anderen Endemiegebieten großenteils eine Kinderkrankheit, die ähnlich wie bei uns etwa die Masern überstanden wird. Auch in den Gelbfiebergebieten findet man die gleiche Erscheinung, wie sich durch den Nachweis spezifischer Antikörper im Blute der Bewohner ohne weiteres feststellen läßt (SAWYER). Dasselbe gilt ferner für den Typhus (VOGELSANG und BØE), sowie für die in Bosnien und in anderen Gebieten endemische Syphilis; die durch den gemeinsamen Gebrauch von Trink- und Eßgeschirren, durch Säugen, Küssen, Rauchen, Tätowieren u. dgl. bedingte Luesinfektion führt bei der Mehrzahl der Kinder zu einer gutartig verlaufenden syphilitischen Erkrankung (vgl. S. 49). Im Gegensatz zu einer früheren Angabe von GLÜCK, nach dessen Ansicht die endemische Syphilis speziell in Bosnien und der Herzegowina einen besonderen Charakter aufweisen, insbesondere nur sehr selten zu Erkrankungen der Augen und der inneren Organe und nie zu Tabes und Paralyse führen soll, konnten VULETIĆ, KOGOJ u. a. zeigen, daß die endemische Syphilis hinsichtlich ihrer Erscheinungen keine Sonderstellung einnimmt. Auch die Framboesie wird in den Endemiegebieten im allgemeinen schon in der Kindheit in leichter Form durchgemacht (BLACKLOCK). Andererseits weisen aber die üblichen

Kinderkrankheiten, wie Masern, Keuchhusten, Scharlach, Diphtherie u. a., vor allem auch die Infektionen mit Enteritisbacillen (vgl. S. 29) einen um so schwereren Verlauf auf, je jünger das betreffende Individuum ist (DE RUDDER u. a.). Dies gilt besonders auch für die Pocken, die in Europa bis ins 19. Jahrhundert hinein, d. h. bis zur obligatorischen Einführung der spezifischen Schutzimpfung endemisch waren und im allgemeinen auch in der Kindheit durchgemacht wurden, sowie für die Tuberkulose, bei der die Letalität vom Säuglingsalter an konstant abnimmt (GRUMBACH). In ähnlicher Weise findet man bei den Tiersalmonellosen (s. S. 29) vielfach eine gesteigerte Empfänglichkeit junger Tiere (BADER). Auch liegt die Dosis letalis minima von Brucellabakterien für junge Mäuse wesentlich niedriger als für ältere Individuen dieser Tierart (HELFER).

Der zum Teil milde oder gar abortive Verlauf mancher infektiöser Erkrankungen, vor allem der Tuberkulose, der Syphilis, der Pocken, der Masern, der Pest, der Malaria, des Gelbfiebers u. a. in ihren Endemiegebieten ist nach Ansicht zahlreicher Autoren teilweise auf die Ausbildung einer sog. *Durchseuchungsresistenz* oder *Seuchenfestigkeit* zurückzuführen. Diese soll darin bestehen, daß sich bei der betreffenden Bevölkerung unter dem Einfluß der Seuche im Laufe langer Zeiträume durch natürliche Auslese (Wegsterben der Widerstandslosen vor Erreichung des fortpflanzungsfähigen Alters; LYDTIN) oder durch aktive Immunisierung gegenüber dem in Frage kommenden Krankheitserreger eine erhöhte Widerstandsfähigkeit herausbildet, die auf die Nachkommenschaft übertragen wird und dementsprechend als angeborene, relative Immunität zu bezeichnen wäre. Als Grund für eine solche Auffassung wird vor allem geltend gemacht, daß die Einschleppung der Erkrankung aus einem solchen Endemiegebiet in seither freie Gebiete bösartige Epidemien zur Folge haben, daß also der mildere Verlauf der Krankheit in dem Endemiegebiet nicht etwa auf einer Änderung der krankmachenden Eigenschaften des Erregers, d. h. auf einer sog. Pathomorphose (s. S. 39) beruhen kann. Von DOERR wird diese Erklärungsweise hauptsächlich deshalb abgelehnt, weil seiner Ansicht nach dann mit der Zeit „an die Stelle der Infektionskrankheiten latente Infektionen treten" müßten und weil außerdem „jede der in Betracht kommenden Seuchen auch im endemischen Gebiet jederzeit und sprunghaft einen bösartigen Charakter annehmen kann". Außerdem findet nach seiner Meinung die Annahme einer erblichen Fixierung einer erworbenen Immunität keine Stütze in den Ergebnissen der Vererbungsforschung (s. auch GRUMBACH).

Soweit es sich um Masern und Pocken handelt, ist den Ausführungen von DOERR aus den bereits (S. 19) erörterten Gründen zweifellos zuzustimmen. Dasselbe gilt auch für gewisse, durch Kerbtiere übertragene Infektionskrankheiten, vor allem für Malaria und Gelbfieber. Die erhöhte Widerstandsfähigkeit der Bewohner von Gebieten mit endemischer Malaria gegenüber dieser Erkrankung beruht wohl nicht oder nur zum Teil auf einer erblich bedingten Durchseuchungsresistenz, sondern in erster Linie auf einer in der Kindheit aktiv erworbenen Immunität. Es hat sich nämlich gezeigt, daß in den Endemiegebieten die Kinder der relativ immunen Erwachsenen bis zu 100% malariainfiziert sind, daß sich dann aber bei ihnen, soweit sie überleben, etwa vom 5. Lebensjahr ab eine Immunität ausbildet, welche durch sich immer wiederholende Neuinfektionen mit der Zeit an Intensität zunimmt. Dieser Zustand äußert sich darin, daß die Anfälle (Rezidive) allmählich immer leichter werden und daß gerade auch Neuinfektionen meist nicht zu so schweren Erkrankungen führen wie beim 1. Anfall. Für die Richtigkeit dieser Annahme spricht besonders auch die Tatsache, daß in den Malariaendemiegebieten die Kindersterblichkeit vielfach sehr hoch ist. So gibt z. B. TARASSÉVITCH an, daß in Baku bis zu 40% der Kinder in den ersten Lebensjahren an Malaria gestorben sind. Die aktiv erworbene Immunität führt aber bei der Malaria offenbar nicht zu einer Sterilisierung des erkrankten Körpers, besteht vielmehr allem Anschein nach ähnlich wie bei anderen chronischen Infektionskrankheiten, z. B. bei Tuberkulose oder Syphilis, in der Ausbildung eines Gleichgewichtes zwischen den Abwehrkräften des infizierten Organismus und den an Zahl erheblich reduzierten Parasiten; die Anophelen können sich also an ihnen noch infizieren. Dieser auch als *„labile Infektion"*, *„Infektionsimmunität"* oder *„Prämunition"* bezeichnete Zustand ist dadurch charakterisiert, daß eine Reinfektion mit derselben Plasmodienart keine Krankheitserscheinungen hervorruft.

Mit der Bezeichnung „Infektionsimmunität" wollen einige Autoren (UHLENHUTH, KOLLE u. a.) zum Ausdruck bringen, daß ihrer Meinung nach diese Form der Immunität oder Allergie des Organismus durch die im Körper verbliebenen Erreger aufrechterhalten wird. Viel wahrscheinlicher ist es indessen, daß in diesen Fällen das Persistieren der Krankheitskeime im Organismus nicht die Ursache des Immunitätszustandes darstellt, sondern umgekehrt durch dessen für chronische Infektionskrankheiten charakteristische, zur Sterilisation des Körpers nicht ausreichende geringe Intensität bedingt ist.

Auch für den milderen Verlauf der Tuberkulose beim Europäer oder Nordamerikaner ist wohl ein ähnlicher Mechanismus anzunehmen. Wir wissen, daß in Gebieten, in denen die Tuberkulose seit urdenklichen, zum Teil prähistorischen Zeiten endemisch ist, vor allem in West- und Mitteleuropa, sowie in Nordamerika (weiße Bevölkerung) ein großer Teil der Bewohner etwa im Verlaufe der beiden ersten Jahrzehnte ihres Lebens eine tuberkulöse Infektion durchmacht, die aber vielleicht infolge der jahrtausendelangen Durchseuchung der Bevölkerung in der Mehrzahl der Fälle vollkommen erscheinungsfrei verläuft; nur bei einem kleinen Teil der Infizierten kommt es zu vorwiegend chronischen manifesten Erscheinungen, die indessen großenteils wieder abheilen, so daß bei uns trotz annähernd 100%iger Infektion nur bei etwa 5—10% der Gestorbenen Tuberkulose die Todesursache bildet, während bei Individuen nichtdurchseuchter Volksstämme (z. B. bei Negern) die Tuberkuloseinfektion in einem wesentlich höheren Prozentsatz zur manifesten Erkrankung und dann auch mehr oder weniger akut zum Tode führt. E. v. BEHRING, sowie A. CALMETTE haben bekanntlich den Standpunkt vertreten, daß das Schicksal eines Menschen quoad Tuberkulose durch den Charakter der Erstinfektion bedingt sei, d. h. daß bei milder Erstinfektion im Kindesalter eine Immunität sich ausbildet, durch die das betreffende Individuum einen relativen Schutz gegen massive Superinfektionen erwirbt.

Demgegenüber hat sich nun allerdings durch die neueren Untersuchungen von UEHLINGER und BLANGEY, MADSEN, HOLM und JENSEN, SAËNZ und CANETTI, GRUMBACH u. a. gezeigt, daß eine einmalige Tuberkuloseinfektion keineswegs eine lebenslängliche Infektion zu bedeuten braucht, daß vielmehr die Tuberkelbacillen in verkalkten und fibrösen Läsionen zugrunde gehen und infolge davon die Tuberkulinreaktionen wieder negativ werden können. Nach GRUMBACH ist zwar nicht daran zu zweifeln, „daß die Infektion des Erwachsenen in einem viel größeren Prozentsatz als beim Kleinkind oder gar beim Säugling stumm verläuft und nur durch eine positiv gewordene Tuberkulinreaktion erkannt wird", daß es aber „in einer immerhin ansehnlichen Zahl doch auch beim Erwachsenen zu mehr oder weniger schweren Krankheitsbildern" kommt (vgl. S. 56). Die Annahme, daß in den genannten Gebieten die tuberkulöse Erstinfektion in einem hohen Prozentsatz der Fälle einen gutartigen Verlauf aufweist, setzt aber doch wohl ein mit der über viele Generationen sich erstreckenden Durchseuchung der Bevölkerung zusammenhängendes verändertes Verhalten, eine sog. Resistenz der Mehrzahl der Individuen gegenüber dem Tuberkelbacillus voraus. Man könnte sich sonst auch nicht erklären, warum bei den bedauernswerten Lübecker Zwischenfällen (1930) von den mit massiven Dosen virulenter humaner Tuberkelbacillen gefütterten Säuglingen rund 70% die Infektion überstanden haben (L. LANGE und PESCATORE). Entsprechende Verhältnisse findet man auch bei der Rindertuberkulose, gegenüber der sich bei den bodenständigen, wenig durchgezüchteten Landrassen allmählich eine erhöhte Widerstandsfähigkeit herausgebildet hat. Auf Grund der Ergebnisse ihrer Zwillingsforschungen nehmen v. VERSCHUER sowie DIEHL die Existenz einer erblichen spezifischen Tuberkulosedisposition an. Dabei kann es allerdings zunächst dahingestellt bleiben, ob es sich bei den Überlebenden um die Vererbung einer spezifischen Immunität oder um eine konstitutionell bedingte gesteigerte Reaktionsbereitschaft des Organismus auf den antigenen Reiz etwa infolge von Auslese gehandelt hat. Die Meinungen der Autoren über diese bei der Tuberkulose schwierig zu übersehenden Verhältnisse gehen heute noch erheblich auseinander.

Eine analoge, erhöhte Widerstandsfähigkeit findet man bei den russischen Pferden gegenüber dem in Osteuropa enzootischen Rotz, der bei ihnen in einer vorwiegend chronischen und durchaus gutartigen Form, vielfach überhaupt völlig symptomlos verläuft (FRANCKE und GOERTTLER). Ebenso wie bei der chronischen Tuberkulose des erwachsenen Europäers kommt es beim Rotz der russischen Pferde häufig zu einer Verkalkung der Rotzknötchen und damit zu einer klinischen Ausheilung der Erkrankung. Steckt sich indessen an einem solchen latent mit Rotz infizierten russischen Pferd ein aus einem nicht enzootisch verseuchten Gebiet stammendes Pferd an, so kommt es bei diesem im allgemeinen zu einer akuten Rotzerkrankung. Die Rotzbacillen haben also in dem resistenten Organismus keinerlei Abschwächung ihrer krankmachenden Eigenschaften erfahren. Auch in den Enzootiegebieten einer Reihe weiterer Tierseuchen, vor allem der Rinderpest (Rußland), der Geflügelcholera (Polen und Rußland), der Schweinepest (Ungarn) und der Rinderpiroplasmose (Vorpommern, Mecklenburg, Rußland u. a.) findet man eine ähnliche, im Laufe der Zeit erfolgte vererbbare Widerstandssteigerung (FRANCKE und GOERTTLER).

Durch die vor allem seit der letzten Jahrhundertwende auf hygienischem Gebiete erzielten Fortschritte ist es in den meisten Kulturstaaten durch geeignete Maßnahmen gelungen, gewisse endemisch aufgetretene Krankheiten, vor allem Fleckfieber, Typhus und Ruhr, die nur bei einem gewissen Mindestmaß von Unsauberkeit bodenständig werden können (NEUFELD), mehr oder weniger vollständig zum Verschwinden zu bringen. Im Gegensatz zu diesen „*Krankheiten der Unkultur*" (KISSKALT), zu denen auch noch Pest, Cholera und Lepra gerechnet werden, gibt es aber gerade in kulturell hochstehenden Ländern eine Reihe von endemischen Infektionskrankheiten, nämlich Masern, Röteln, Keuchhusten, Scharlach, Diphtherie, Varicellen, Poliomyelitis und Tuberkulose, bei denen die Bekämpfungsmaßnahmen bisher nur zu Teilerfolgen geführt haben. Diese Erkrankungen, von denen die meisten durch die Atmungswege (Tröpfchen- oder Staubinfektion), die Poliomyelitis vorwiegend auf dem Wege über den Verdauungskanal (HORSTMANN) übertragen werden, befallen hauptsächlich die jüngeren Altersklassen. Für manche dieser Erkrankungen, die nach dem Vorgang von DEGKWITZ als „*Zivilisationskrankheiten*", von DE RUDDER als „*Zivilisationsseuchen*" den vorhin genannten Erkrankungen gegenübergestellt werden, nimmt die Empfänglichkeit des Menschen mit zunehmendem Alter ab, so z. B. für Diphtherie (Abb. 6), Scharlach und Poliomyelitis (s. S. 18f.). Trotzdem besteht durchaus die Möglichkeit, daß auch noch Erwachsene an solchen „*Kinderkrankheiten*" erkranken; insbesondere hat sich gezeigt, daß Erwachsene für Masern oder Varicellen genau so empfänglich sind, wie Kinder, falls sie die Erkrankungen in ihrer Jugend nicht schon durchgemacht haben. Erinnert sei in dieser Hinsicht an die im Jahre 1846 erfolgte Einschleppung der Masern nach den Faröer-Inseln, die seit 1781 von dieser Erkrankung frei waren; die Folge davon war, daß von

6282 Bewohnern rund 6000 an Masern erkrankten und fast nur solche über 65 Jahre alten Personen verschont blieben, die in ihrer Kindheit an Masern erkrankt gewesen sind. Dasselbe gilt außerdem auch für die Poliomyelitis; in Gebieten, die vorher von der Kinderlähmung verschont geblieben waren, konnte bei Erwachsenen eine bemerkenswert höhere Empfänglichkeit als bei Kindern und dementsprechend eine ungewöhnlich große Zahl manifester Erkrankungsfälle unter den älteren Altersklassen beobachtet werden (HALLIDAY, MACNAMARA, NELSON).

Für die Zivilisationsseuchen, zu denen in Ländern ohne obligatorische Pockenschutzimpfung auch noch die Variola gehört, ist es charakteristisch, daß der Mensch für sie eine allgemeine Empfänglichkeit besitzt und daß man sich in den Endemiegebieten der Infektion auf die Dauer praktisch nicht entziehen kann. Entsprechend der oben gegebenen Definition des Begriffes „Endemie" reißen hier die Infektketten nicht ab; dabei wird aber, soweit es sich um die akut verlaufenden Krankheiten handelt, in epidemiefreien Zeiten immer nur ein kleiner Teil der Empfänglichen betroffen, deren Zahl durch Geburtennachschub indessen laufend erhöht wird. Es kommt auf diese Weise also zur Ansammlung einer größeren Menge empfänglicher Individuen und es bedarf dann nur noch, wie DE RUDDER sich ausdrückt, der „Initialzündung", um einen Anstieg der Erkrankungsziffer zu veranlassen. Dieser Anstoß und die dadurch bedingte Morbiditätszunahme werden um so früher und häufiger erfolgen, je dichter bevölkert das Milieu ist und je stärker der Verkehr, d. h. je größer die Kontaktmöglichkeit ist. Ceteris paribus ist die Länge der Intervalle zwischen den einzelnen Seuchenausbrüchen und ebenso die Dauer dieser in den Endemiegebieten periodisch auftretenden Epidemien von der Größe des Kontagionsindex der betreffenden Krankheit abhängig. Es ist daher ohne weiteres verständlich, daß heutzutage eine solche Häufung von Erkrankungsfällen z. B. bei den Masern infolge ihrer hohen Kontagiosität in Großstädten etwa alle 2 Jahre, dagegen in kleineren Städten oder gar in abseits liegenden Landgemeinden und sonstigen verkehrsarmen Gebieten in Abständen von 3, 4 und noch mehr Jahren auftritt; da sämtliche in Betracht kommenden empfänglichen Individuen von den Masern rasch ergriffen werden, sind demgemäß die Morbiditäts- und Mortalitätskurven durch einen steilen Anstieg und einen ebensolchen Abfall gekennzeichnet. Demgegenüber folgen bei der Diphtherie mit ihrem geringen Kontagionsindex diese den sog. sekundären Wellen (s. S. 76) entsprechenden cyclischen Jahresschwankungen in längeren Abständen (10—15 Jahre) aufeinander; auch weisen die Wellen aus demselben Grunde eine flachere Form auf (vgl. S. 58). Bei der Poliomyelitis beträgt der Abstand zwischen den einzelnen Epidemien in USA. und wohl auch in Europa etwa 6—7 Jahre (PETTE u. a.). Das in tropischen und subtropischen Ländern aller Erdteile weit verbreitete Denguefieber verursacht im Mittelmeergebiet von Zeit zu Zeit ausgedehnte Epidemien; die Erkrankung kommt aber nach einem Epidemiejahr meist viele Jahre hindurch nicht gehäuft vor und erhält sich während dieses Intervalles offenbar in endemischer Form durch Auftreten sporadischer Einzelfälle oder kleinerer Epidemien. Wie HIRST angibt, sollen Influenzaepidemien des Virustyps A etwa alle 2 Jahre, die des Typus B dagegen nur alle 5—6 Jahre auftreten.

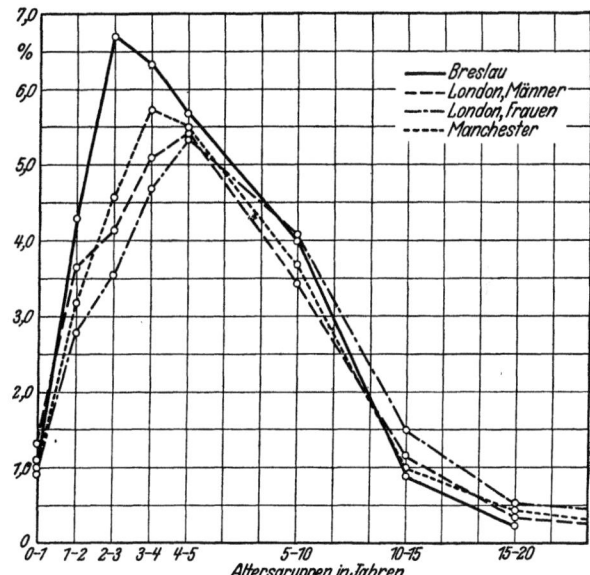

Abb. 6. Die Ordinaten geben die Häufigkeit der Diphtherie als Funktion des Lebensalters an, und zwar in Prozenten der Gesamtmorbidität an Diphtherie. Verwertet sind im Diagramm 3 Statistiken: 1. von Breslau (6394 Fälle in den Jahren 1886—1890); 2. von Manchester (946 Fälle in den Jahren 1911/12) und 3. von London (9399 männliche und 10581 weibliche Fälle in den Jahren 1910—1912). Die Abbildung ist dem vom Medical Research Council herausgegebenen Werk „Diphtheria" (1923) entlehnt. (Nach R. DOERR 1942.)

Bei dieser Periodizität gewisser Infektionskrankheiten in ihren Endemiegebieten handelt es sich großenteils lediglich um eine in gewissen Abständen erfolgende quantitative Steigerung der Endemie, d. h. nach GOTTSTEIN „um eine zeitliche Verschiebung des Ergriffenwerdens innerhalb derselben Generation". Faßt man nämlich die Erkrankungs- oder Sterbefälle eines größeren Zeitabschnittes zusammen, so weisen die Morbiditäts- bzw. Mortalitätsziffern eine dem endemischen Charakter der betreffenden Erkrankung und ihrem Kontagionsindex entsprechende, ziemlich gleichbleibende Höhe auf. GOTTSTEIN hat deshalb dieses in mehr oder weniger regelmäßigen Abständen zu beobachtende gehäufte Auftreten der Zivilisationsseuchen als „*Verdichtungs-*" oder „*Attraktionswellen der Endemie*" bezeichnet. DE RUDDER stellt sie als „unechte" Epidemien den „echten" Epidemien gegenüber, die ja, wie bereits (s. S. 49) erwähnt, durch eine Zusatzsterblichkeit über den zur Zeit geltenden Durchschnitt gekennzeichnet sind. Entsprechend den Ausführungen auf S. 18 wird der einzelne Mensch um so früher mit den Erregern der Zivilisationsseuchen in Berührung kommen, je dichter bevölkert das Milieu ist, in dem er aufwächst. Da die genannten Erkrankungen um so schwerer verlaufen, je jünger das betroffene Individuum ist (s. S. 52), führt die durch das enge Zusammenwohnen besonders in den heutigen Großstädten zu beobachtende Präzession der Durchseuchung zu einer Erhöhung der Sterbeziffern (DE RUDDER).

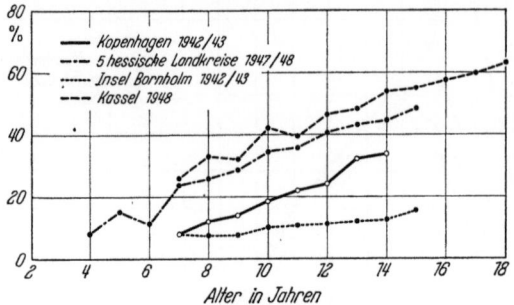

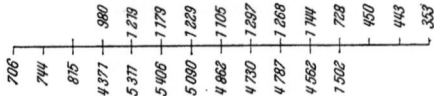

Abb. 7. Tuberkulinprüfungen bei 11887 Kindern in der Stadt Kassel 1948 und bei 43220 Kindern in 5 hessischen Landkreisen (Alsfeld, Lauterbach, Büdingen, Homburg und Rheingau) 1947/48, durchgeführt gelegentlich der in Hessen vorgenommenen BCG-Schutzimpfungen. Zum Vergleich sind die Resultate entsprechender Prüfungen in Kopenhagen 1942/43 und auf der Insel Bornholm 1942/43 eingetragen.

Auch hinsichtlich der Tuberkulose ist in dicht besiedelten Gebieten, also in Großstädten und besonders im heutigen übervölkerten Deutschland eine solche Präzession der Durchseuchung festzustellen (GRUMBACH, LYDTIN, LÜTGERATH, BERGMANN und STÖPPLER). So war die Tuberkulinprobe, wie sich aus der Abb. 7 ergibt, im Jahre 1948 bei 7jährigen Kindern in Kassel bereits etwa ebenso häufig (26%) positiv, wie bei 12jährigen Kindern in Kopenhagen (24%). Dieselbe Erscheinung wurde auch in 5 hessischen Landkreisen beobachtet; hier reagierten 48% der 15jährigen positiv, während auf der dänischen Insel Bornholm, also ebenfalls in einem ländlichen, aber verhältnismäßig dünn besiedelten und von Rindertuberkulose freien Gebiete (MADSEN, HOLM und JENSEN) die Tuberkulinprüfung nur bei 15,5% derselben Altersklasse ein positives Ergebnis hatte (Abb. 7). Andererseits ist in manchen, von Kriegs- und Nachkriegswirren verschonten Ländern, wie z. B. in der Schweiz und in Schweden infolge der mit Erfolg durchgeführten Bekämpfungsmaßnahmen ein dauernder Rückgang der Durchseuchungsgeschwindigkeit, d. h. eine „*Retrozession*" des Infektionsalters für Tuberkulose zu beobachten, so daß man hier bei den Erwachsenen mit einer stetig zunehmenden Zahl von Erstinfektionen zu rechnen hat (GRUMBACH). Was schließlich noch die Malaria anlangt, so sind nach MÜHLENS in Malariagegenden die Altersklassen, bei denen manifeste Erkrankungen und deutliche Malariazeichen (positiver Blutbefund, Milzschwellung) nachzuweisen sind, um so jünger, je stärker verseucht das Gebiet und je ansteckender die Malaria ist. Die Angabe von ECKSTEIN und NIXON, daß in Malariaendemiegebieten Fälle von kongenitaler Malaria nicht selten seien, wird von anderen Autoren bestritten.

Die Beurteilung der sog. „Malarialage" eines Gebietes ergibt sich, wie hier nur kurz angeführt sei, aus der Feststellung des Milzindex (prozentuales Vorkommen einer Milzvergrößerung) und des Parasitenindex (prozentuales Vorkommen von Plasmodien im Blute) besonders bei den Kindern im Alter von 5—15 Jahren. Die Summe der positiven Parasitenbefunde und der Milzschwellungen ohne Parasiten ergibt einen annähernd genauen Infektionsindex der Bevölkerung. Außerdem ist es noch wichtig, den örtlichen Anophelesindex, d. h. die Häufigkeit der in der betreffenden Gegend als Malariaüberträger in Betracht kommenden Anophelenarten, sowie durch Untersuchung der Speicheldrüsen einer größeren Anzahl eingefangener Mücken den Sporozoitenindex zu bestimmen. Dieser beträgt in mäßig verseuchten Gebieten 1,5—3%, in Hyperendemiegebieten aber 15—35%; die nach Nordostbrasilien verschleppten Mücken der Art Anopheles gambiae (s. S. 67) erwiesen sich sogar zu 100% infiziert (CRAIG und FAUST). Mit Hilfe der Präcipitationsmethode (biologische

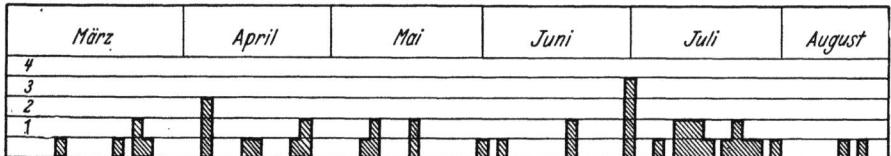

Abb. 8. Pockenepidemie in Basel (1921) zeigt das typische Verhalten einer Tardiv-(Kontakt-)Epidemie. Gezeichnet nach den Angaben von HUNZIKER und REESE. (Nach R. DOERR 1942.)

Eiweißdifferenzierung) läßt sich schließlich noch ermitteln, wie hoch der Prozentsatz der von Menschen- bzw. der von Tierblut sich ernährenden Anophelen ist (sog. misanthrope und anthropophile Anophelenarten; vgl. S. 67).

Die zur Massenausbreitung neigenden Infektionskrankheiten führen dann zu *Epidemien*, wenn genügend infektionsempfängliche Individuen vorhanden und außerdem auch die für die Weiterverbreitung der Infektionskeime sonst noch in Betracht kommenden Vorbedingungen besonders günstig sind. Die Epidemien können langsam entstehen oder aber plötzlich, schlagartig auftreten; man unterscheidet dementsprechend *Tardiv-* und *Explosivepidemien*. Wenn eine Infektionskrankheit in ihrem Endemiegebiet epidemisch auftritt, spricht man auch von *Pfropfepidemie*.

Entwicklung, Ausbreitung und Verlauf einer Epidemie werden einmal durch die Eigenschaften und die Übertragungsweise („Infektionsweg"; s. S. 11) der in Betracht kommenden Art von Krankheitserregern, vor allem auch durch den „Kontagionsindex" (s. S. 16) und durch die „Keimzeit", d. h. die zwischen Ansteckung und Beginn der Infektiosität der betroffenen Individuen liegende Zeitspanne (s. S. 6), ferner durch die Bevölkerungsdichte, speziell durch die Anzahl und Verteilung der in dem betreffenden Gebiet vorhandenen infektionsempfänglichen Personen und durch den Grad ihrer Disposition bestimmt. Zur Entstehung von Tardivepidemien kommt es im allgemeinen dann, wenn die Krankheitskeime von Mensch zu Mensch, d. h. durch Kontakt (Berührung, Tröpfcheninfektion) weiter verbreitet werden; man spricht deshalb vielfach auch von „Kontaktepidemien", obwohl sich die beiden Begriffe keineswegs vollkommen decken. Vielmehr ist es sehr wohl möglich, daß z. B. eine Masernepidemie zwar mit einer Anzahl von Einzelfällen beginnt, dann aber ziemlich schlagartig auftritt, trotzdem der Erreger auf direktem Wege (durch Kontakt) übertragen wird und die Keimzeit 10 Tage beträgt (s. S. 6); das rasche Ansteigen der Morbiditätsziffern ist in solchen Fällen dadurch bedingt, daß von jedem Erkrankten nicht eine, sondern mehrere Neuansteckungen ausgehen, daß also die Ausbreitung des Infektionsstoffes in geometrischer Progression erfolgt (GOTTSTEIN, DOERR). Ganz allgemein wird die Durchseuchungsgeschwindigkeit um so größer sein, je dichter die empfänglichen Individuen beisammen wohnen, d. h. je größer das Verhältnis der Disponierten zur Gesamtbevölkerung und je kürzer die Keimzeit der betreffenden Seuche ist (hinsichtlich der zahlenmäßigen Ermittlung der Durchseuchungsgeschwindigkeit vgl. FRIEDEMANN 1928).

Einen ausgesprochen tardiven Charakter weisen beispielsweise die Diphtherie- und Scharlachepidemien auf. Die Morbiditäts- und Mortalitätskurven dieser beiden durch eine geringe Kontagiosität (s. S. 16) gekennzeichneten Krankheiten zeigen einen im Verlauf von Jahrzehnten erfolgenden langsamen Anstieg und nach einer etliche Jahre langdauernden Acme ein ebenso allmählich erfolgendes Absinken. Bei geringer Kontaktmöglichkeit kann es bei diesen Erkrankungen sogar zu einer ,,*Durchseuchungsverlangsamung*" (DE RUDDER 1934) kommen. Wenn in ein Land mit gutem Impfschutz Pokken eingeschleppt werden, so kommt es im allgemeinen zu vorwiegend milde verlaufenden Einzelerkrankungen (,,Variolois"; vgl. S. 44) besonders bei älteren Leuten, die infolge der lange zurückliegenden Schutzimpfung nur noch eine relative Immunität aufweisen; dagegen sind bei gelockertem Impfschutz (z. B. in England) immer wieder meist plötzlich auftretende Epidemien möglich (s. auch Abb. 8).

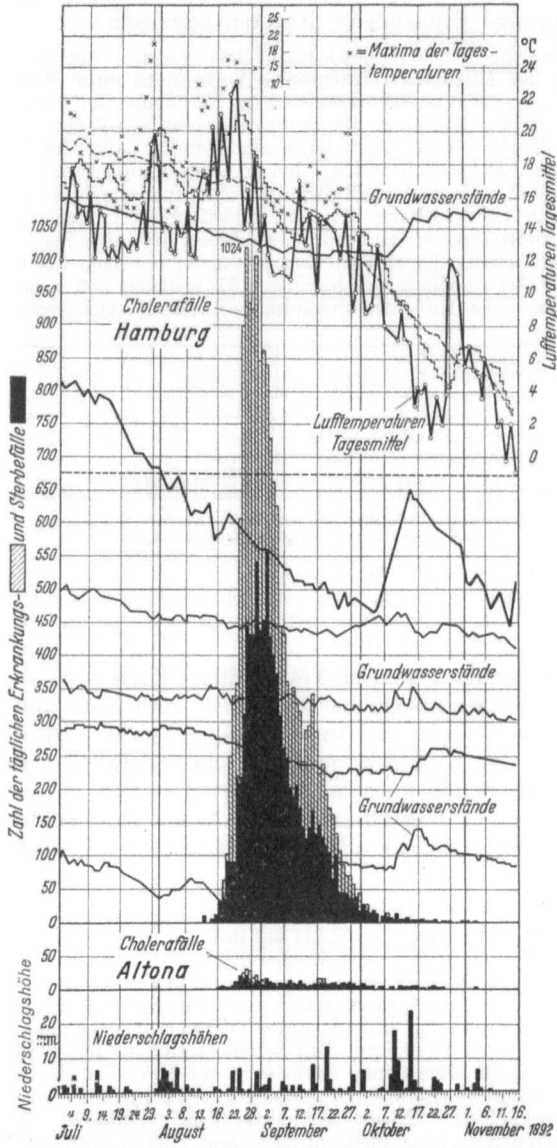

Abb. 9. Cholera 1892. Tägliche Erkrankungsfälle (schraffiert) und Sterbefälle (schwarz) in Hamburg und Altona (absolute Zahlen). (Nach DENEKE.)

Auch bei den tierischen Kontakt- (Ketten- oder Berührungs-) Seuchen, wie Rotz, Beschälseuche der Pferde (Trypanosoma equiperdum), seuchenhaftem Verkalben (BANGsche Krankheit; Brucella abortus) und Tuberkulose der Rinder, die also im allgemeinen durch direkte Ansteckung von Tier zu Tier übertragen werden, erfolgt die Ausbreitung nur allmählich. Von den einzelnen verseuchten Beständen kriecht die Erkrankung durch gelegentliche Verschleppung meist langsam weiter; eine raschere Verbreitung kann allerdings bei lebhaftem Viehverkehr (Handel, Märkte) erfolgen. Von den direkt übertragenen Tierkrankheiten zeigt die fast ausschließlich durch umherschweifende, noch nicht manifest erkrankte Hunde (vgl. S. 6) verschleppte Tollwut die schnellste Weiterverbreitung; es kommt hier vielfach zu einem ,,Weiterspringen" der Seuche, d. h. zum Auftreten regelloser Erkrankungsfälle in mitunter weit abgelegenen Gebieten (FRANCKE und GOERTTLER, SCHOOP; vgl. S. 79).

Entsprechend den obigen Darlegungen tritt eine Explosivepidemie dann auf, wenn eine große Anzahl empfänglicher Personen gleichzeitig infiziert wird. Dies

kann einmal dann der Fall sein, wenn hochinfektiöse Erreger, wie z. B. das
Grippevirus durch die Luft verbreitet werden oder, wie Cholera-, Typhus-,
Paratyphus-, Enteritis- und Ruhrbacillen in Nahrungsmittel (Wasser, Milch,
Fleisch u. a.) gelangen und diese von vielen Personen genossen werden. Als
typische Beispiele von vielen seien hier nur die schweren Trinkwasserepidemien
in Hamburg 1892 (DENEKE; vgl. Abb. 9), Gelsenkirchen 1901 (s. Abb. 10 und 11)
und Hannover 1926 (M. HAHN und REICHENBACH) angeführt, die durch Infektion
der zentralen Wasserversorgungsanlagen mit Choleravibrionen bzw. Typhusbacillen verursacht worden waren.

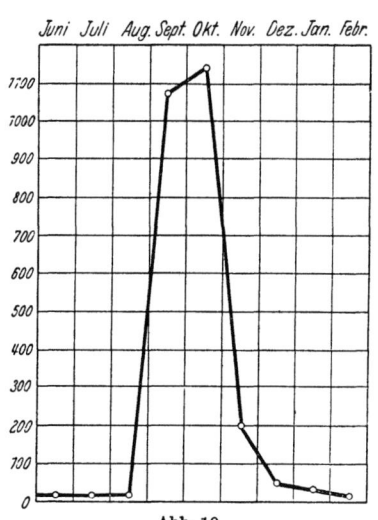
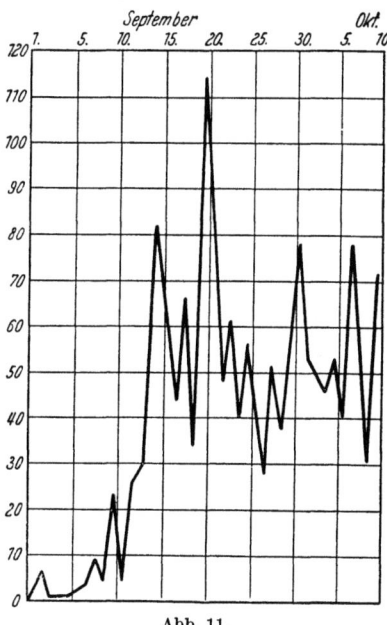

Abb. 10. Typhusepidemie in Gelsenkirchen (1901). Die absoluten Zahlen der auf die einzelnen Monate entfallenden Erkrankungen sind als Ordinaten (in der Mitte des jedem Monat entsprechenden Abszissenabschnittes) aufgetragen und die Scheitelpunkte der Ordinaten durch eine gebrochene Linie verbunden. Die absoluten Erkrankungszahlen haben eine relative Bedeutung, da sie auf die annähernd konstant gebliebene Bevölkerungsziffer des verseuchten Bezirks zu beziehen sind. (Nach R. DOERR 1942.)

Abb. 11. Ein Abschnitt der in Abb. 2 dargestellten Typhusepidemie; Registrierung der auf jeden Tag entfallenden Erkrankungen. (Nach R. DOERR 1942.)

Eine solche Infektion des Wassers kommt hauptsächlich durch Verunreinigung mit
Fäkalien zustande; die Gefahr der Wasserverschmutzung ist vor allen Dingen deswegen so
groß, weil im Wasser die Typhus- und Paratyphusbacillen lange Zeit lebensfähig bleiben,
die Choleravibrionen sich sogar vermehren. Bemerkenswert ist, daß in solchen Fällen von
Trinkwasserverseuchung, z. B. in Hannover 1926, den eigentlichen Epidemien vielfach eine
ebenfalls durch das infizierte Wasser und zwar vielleicht durch Paracolibacillen verursachte
Häufung von Durchfallerkrankungen vorausging (NERLICH, HORNUNG, KAIL u. a.). KAIL
nimmt an, daß diese „Wasserkrankheit" oder „Vorkrankheit" (LOHDE), die nach seinen
Befunden besonders auch bei Milchepidemien auftritt, vor allem dann zu beobachten ist,
wenn bei der Infektion eine große Anzahl von Typhus- oder Paratyphusbacillen verschluckt
wird, während eine kleine Bakterienmenge nach einer entsprechenden Inkubationszeit
unmittelbar ein typhöses Krankheitsbild verursacht. Bei Paratyphus-B-Epidemien, die
auf den Genuß von Lebensmitteln zurückgehen, in denen die Erreger angereichert sind,
steht deshalb nach Ansicht des genannten Autors die enteritische Erscheinungsform im
Vordergrund, während Kontaktfälle, die durch eine geringe Erregerzahl verursacht werden,
meist rein typhös verlaufen. Dabei ist allerdings darauf hinzuweisen, daß es sich bei den
im Abwasser vorkommenden Stämmen anscheinend häufig um eine atypische Form des
Paratyphus-B-Bacillus handelt (HECKER, BRANDIS; vgl. S. 30). In seltenen Fällen sind
auch schon Ruhr- und WEIL-(Icterus infectiosus-)Epidemien durch verseuchtes Trinkwasser
verursacht worden (SCHAD, JORGE, PETZETAKIS). Dagegen dürfte bei der Tuberkulose die
Übertragung durch bacillenhaltiges Wasser (Verunreinigung z. B. durch Abwässer von

Lungenheilstätten; s. RIMPAU und STRELL) im Vergleich mit der Staubinfektion kaum eine Rolle spielen; immerhin könnte aber durch derart verunreinigtes Wasser, soweit es sich um bovine Tuberkelbacillen handelt, eine Tuberkuloseinfektion von Rindern erfolgen. Außerordentlich groß ist die Zahl der in der Literatur (vgl. LÜBE, SELIGMANN, KATHE, WERNER und ZÖCKLER u. a.) mitgeteilten explosiven Typhus- und Paratyphusepidemien durch Milch und Milchprodukte, zumal diese für die genannten Keime einen vorzüglichen Nährboden darstellen; bei derartigen Milchepidemien werden häufig vorwiegend Frauen und Kinder betroffen (CARLÉ u. a.). Zwischen den einerseits durch Abwasser (Verseuchung einer zentralen Wasserversorgungsanlage), andererseits durch Milch und auch sonstige Lebensmittel bedingten explosiven und auch den durch Kontakt verursachten Typhus- und Paratyphusepidemien besteht im allgemeinen insofern ein gewisser Unterschied, als man es im ersten Fall häufig mit verschiedenen Erregern zu tun hat, während die Nahrungsmittelepidemien meist von einem Keimträger ausgehen und dementsprechend ebenso wie die Kontaktepidemien ein ätiologisch einheitliches Gepräge aufweisen (NERLICH). So hat es sich z. B. bei der eben genannten Trinkwasserepidemie in Hannover (1926) zwar hauptsächlich um Typhuserkrankungen gehandelt; daneben sind aber auch zahlreiche Paratyphusfälle zu verzeichnen gewesen (vgl. SCHLOSSBERGER und FRIEBER). Ebenso wie die Salmonellabakterien werden auch die Erreger der BANGschen Krankheit und des Maltafiebers (Brucella abortus und Brucella melitensis) außer durch Kontakt meist durch Milch verbreitet und können dadurch plötzlich gehäufte Krankheitsfälle bewirken (SCHAEDE u. a.). Anscheinend können ferner auch Scharlach, E-Ruhr (Shigella sonnei; vgl. S. 32), Poliomyelitis (JUBB, DINGMAN, KNAPP, GODFREY und AYCOCK, GOLDSTEIN, HAMMON und VIETS, MATHEWS) und Q-Fieber (HUEBNER und Mitarbeiter, K. F. MEYER) durch Milch weiter verbreitet werden. Vor allem wäre aber in diesem Zusammenhang auf die Tuberkuloseübertragung durch nicht genügend erhitzte Milch perlsüchtiger (Typus bovinus) Kühe besonders auf Säuglinge hinzuweisen; während in manchen Ländern, z. B. in USA und in einigen Kantonen der Schweiz, zum Teil auch in Dänemark durch radikale Ausmerzung aller tuberkulösen Rinder diese Möglichkeit schon weitgehend beseitigt wurde (FLÜCKIGER, WIESMANN, JENSEN), stellt in Deutschland die zunehmende tuberkulöse Verseuchung der Rindviehbestände, die wohl vor allem auf die Einstellung hochgezüchteter Rassen an Stelle der widerstandsfähigen Landrassen (vgl. S. 54) zurückzuführen ist, eines der vordringlichsten und ernstesten hygienischen Probleme dar. Durch Pasteurisieren der Milch wird das Poliomyelitisvirus offenbar nicht vernichtet (LAWSON und MELNICK). Dagegen wird im allgemeinen angenommen, daß Tuberkelbacillen bei vorschriftsmäßig durchgeführter Pasteurisierung abgetötet werden; immerhin sind aber auch noch in den letzten Jahren in pasteurisierter Milch gelegentlich lebende Tuberkelbacillen festgestellt worden (KLIMMER und SCHÖNBERG).

Nur kurz sei hier noch auf die durch sonstige Lebensmittel, in erster Linie durch infizierte Fisch- und Fleischwaren, Eier und Konserven bedingten Explosivepidemien hingewiesen. Bei den durch Fisch- und Fleischwaren, Eier, besonders Enteneier, sowie Speiseeis verursachten Nahrungsmittelepidemien handelt es sich vorwiegend um Infektionen mit Paratyphus- und den verschiedenen Typen von Enteritisbacillen (vgl. S. 30; BITTER, STANDFUSS, BOECKER, KAUFFMANN, HOHN und HERRMANN, KATHE, CHERRY, SHERAGO und WEAVER, SELIGMANN, K. F. MEYER, WERNER u. a.); eine Infektion von Fischen kann z. B. durch bakterienhaltiges Transporteis erfolgen (ROMMELER). Außerdem können solche gehäuft auftretenden Lebensmittelvergiftungen in selteneren Fällen auch durch die verschiedenen Typen (A, B, C, D, E) des aus dem Boden stammenden anaeroben Clostridium botulinum (vgl. S. 35) verursacht sein, die sich gelegentlich in Wurst-, Fleisch-, Fisch- oder Gemüsekonserven vermehren und deren Gifte als einzige Bakterientoxine vom Verdauungskanal aus resorbiert werden. Gelegentlich können offenbar auch der Scharlach (JACOBI und ZUR VERTH), vielleicht auch die Poliomyelitis (HORSTMANN) durch Nahrungsmittel übertragen werden und so unter Umständen als Explosivepidemien auftreten. Während nun aber bei der Grippe und anderen ausschließlich oder vorwiegend auf dem Luftwege übertragenen Erkrankungen die epidemische Ausbreitung ziemlich schrankenlos weiterschreiten wird, ist die Ausdehnung der Nahrungsmittelepidemien wenigstens zunächst auf den Konsumentenkreis beschränkt, der allerdings sehr groß sein kann. So hat die Cholera bei ihren Pandemien mehrfach zur Verseuchung von Flußläufen geführt; im Herbst 1947 erfolgte ihre Ausbreitung über ganz Ägypten durch infizierte Datteln (CARLINFANTI). Häufig kommt es vor, daß sich an die Nahrungsmittel-, besonders die Trinkwasserepidemien durch direkte Weiterübertragung von Mensch zu Mensch sog. Kontaktinfektionen anschließen, daß also die Explosivepidemie allmählich in eine Kontaktepidemie übergeht. Hierbei spielen außer der Länge der Keimzeit und der Krankheitsdauer auch die Häufigkeit von Dauerausscheidern unter den Genesenen und von gesunden Keimträgern (s. S. 22), sowie die Zeitdauer der Ausscheidung, die Menge der ausgeschiedenen Keime und ihre Lebensfähigkeit außerhalb des Körpers eine bedeutsame Rolle (PRAUSNITZ u. a.). Die durch Enteritisbacillen und das Clostridium botulinum bedingten Lebensmittelvergiftungen endigen in der Regel blind, d. h. eine direkte Weiterübertragung von Mensch zu Mensch findet hier nicht statt (vgl. S. 26).

Weiterhin können aber auch die durch Arthropoden übertragenen Seuchen zu einer explosionsartigen Häufung von Erkrankungsfällen führen. Hier ist der Charakter und die Ausdehnung der Epidemie naturgemäß weitgehend von den Lebensgewohnheiten der Überträger, bei frei lebenden Insekten auch von ihrem Verbreitungsgebiet, von den klimatischen und jahreszeitlichen Verhältnissen abhängig. In den Malariaendemiegebieten, vor allem in den sog. Hyperendemiegebieten bilden hauptsächlich die Kinder die Infektionsquelle für die Anophelen (s. S. 52). Bei Gegenwart einer großen Anzahl empfänglicher Anophelen, bei ausreichender Wärme und bei Vorhandensein vieler bisher noch nicht infizierter Individuen genügen unter Umständen schon wenige Gametenträger (s. S. 23), um schwere Malariaepidemien hervorzurufen. Solche explosive Häufungen von Malariaerkrankungen größten Ausmaßes haben sich z. B. im Verlauf mehrerer Italienzüge deutscher Kaiser während des Mittelalters (besonders 4. Romzug Kaiser Barbarossas 1166/67; CELLI, KESTNER, MAISCH, SCHLOSSBERGER), bei der Belagerung von Mantua 1796/97 und beim oberitalienischen Feldzug Napoleons III. 1859 (HAESER u. a.), neuerdings im Jahre 1934/35 auf der Insel Ceylon ereignet (DUNN; vgl. auch S. 69). In ähnlicher Weise sind etwa seit Ende des 15. Jahrhunderts vor allem in Kriegszeiten (insbesondere 30jähriger Krieg, Napoleonische Kriege, Krimkrieg, 1. und 2. Weltkrieg) bei starker Verlausung der Truppen oder der Zivilbevölkerung die plötzlich aufgetretenen schweren Fleckfieberepidemien zustande gekommen. Den Ausgangspunkt solcher Epidemien bilden Einzelfälle, von denen aus dann durch infizierte Läuse, besonders bei dichtem Zusammenwohnen vieler empfänglicher Individuen, eine rasche Ausbreitung der Krankheitserreger stattfindet. Analoge Verhältnisse finden wir auch bei der Beulenpest, die, im Gegensatz etwa zur Cholera, sich zunächst fast immer langsam, dann aber rasch ausbreitet und schließlich allmählich wieder zurückgeht. Zu einem gehäuften Auftreten dieser Seuche, die, wie bereits (S. 14) erwähnt wurde, eigentlich eine Infektionskrankheit der Nagetiere, besonders der Ratten darstellt, soll es nach der von der Mehrzahl der Autoren seither vertretenen Annahme in den Endemiegebieten dann kommen, wenn sich die Rattenflöhe (Xenopsylla cheopis, Leptopsylla musculi, Ceratophyllus sp.) stark vermehren und genügend empfängliche Individuen vorhanden sind. Vor allem wurde darauf hingewiesen, daß die Kurve der Morbidität an Drüsenpest beim Menschen entsprechend der Zu- und Abnahme der Rattenflöhe einen periodischen Verlauf aufweist und daß dementsprechend die menschlichen Erkrankungen so gut wie ausschließlich durch infizierte Rattenflöhe verursacht sind (DIEUDONNÉ und OTTO), so daß Bekämpfungsmaßnahmen, welche nur die Ratten, aber nicht die Flöhe erfassen, das Überspringen der Infektion auf den Menschen direkt begünstigen sollen. Demgegenüber konnten nun aber BLANC und BALTAZARD (s. auch GIRARD) nachweisen, daß die Rattenflöhe den Menschen nur ausnahmsweise stechen, daß dies indessen besonders dann der Fall ist, wenn bei einer Pestepizootie viele Ratten zugrunde gehen und deren Flöhe keine sonstige Nahrung finden. Bei den dadurch bedingten menschlichen Pesterkrankungen handelt es sich aber trotzdem nur um Einzelfälle. Zur Pestepidemie unter den Menschen kommt es nach den eingehenden Untersuchungen der genannten französischen Autoren aber dadurch, daß die Ektoparasiten der an einer Pestsepticämie erkrankten Menschen, also vor allem Menschenflöhe (Pulex irritans) und Läuse (Pediculus humanus), die reichlich Pestbacillen enthalten, die Infektion unter der meist in recht unhygienischen Verhältnissen lebenden Bevölkerung rasch weiterverbreiten (vgl. S. 14 und 69). Im Gegensatz zur Beulenpest wird die Lungenpest durch direkten Kontakt (Tröpfcheninfektion) von Mensch zu Mensch übertragen.

Aus den bisherigen Darlegungen ergibt sich, daß explosive „echte" Epidemien besonders beim Überspringen einer Seuche von einem Endemieherd in ein von der betreffenden Krankheit vorher freies Gebiet zu beobachten sind. Erinnert sei hier nur an die großen Wanderzüge der Pest und der Cholera, sowie an die Grippepandemien; auch hier ist mitunter eine gewisse Periodizität erkennbar, wie z. B. bei den vom 14.—18. Jahrhundert immer wiederkehrenden Pestepidemien in Mitteleuropa. Hierher gehört ferner auch z. B. die bereits (S. 50) erwähnte Einschleppung der Syphilis von dem heutigen Haiti nach Europa, sowie die durch die spanischen und englischen Eroberer verursachte Ausbreitung verschiedener, damals in der alten Welt endemischer Seuchen, vor allem der Lepra, der Pocken, des Typhus, der Diphtherie, der Pest u. a. auf dem neuentdeckten Kontinent.

Auf Grund der Wirkung, welche die zur Massenausbreitung neigenden Infektionskrankheiten auf die Bevölkerung ausüben, kann man zwischen Abwehr-

und Fluchtseuchen unterscheiden. Als *Abwehrseuchen* wären solche übertragbare Erkrankungen zusammenzufassen, vor denen man sich durch Absonderung, Absperrung oder Ausstoßung der Patienten schützen kann. Als Prototyp einer derartigen Abwehrseuche ist die Lepra anzuführen; seit altersher ist es üblich gewesen, die Aussätzigen aus der Gemeinschaft auszuschließen („auszusetzen") oder in sog. Leproserien unterzubringen, um die Gesunden vor Ansteckung zu bewahren. Auch gegenüber der Syphilis hat man früher derartige Maßnahmen zur Anwendung gebracht. Demgegenüber handelt es sich bei den *Fluchtseuchen* um solche Krankheiten, denen sich die Gesundgebliebenen durch Entfliehen zu entziehen suchen; dieses Ausweichen vor der Gefahr hat besonders in früheren Jahrhunderten häufig zur Weiterverbreitung der betreffenden Erkrankungen geführt. Ausgesprochene Fluchtseuchen sind beispielsweise die Pest und die Cholera, sowie einige durch Insekten übertragene und nur in deren Verbreitungsgebiet vorkommende, also ortsgebundene Krankheiten, wie Malaria und Schlafkrankheit. Bei ansteckenden Krankheiten, deren Übertragung hauptsächlich durch dichtes Beisammenwohnen zustande kommt, wie z. B. bei Tuberkulose und Lepra, spricht man auch von *„Haus- und Gemeinschaftsseuchen"* (RIMPAU und STRELL); in manchen Gebieten gehört hierher auch die Pest (BLANC und BALTAZARD). Andererseits werden gewisse infektiöse Erkrankungen, wie die Tuberkulose und die Geschlechtskrankheiten wegen ihrer vielfach verheerenden Folgen für die Allgemeinheit als *„soziale Infektionskrankheiten"* zusammengefaßt. Als „*Kriegsseuchen*" kamen und kommen zum Teil auch heute noch hauptsächlich Pest, Cholera, Fleckfieber, Typhus und Paratyphus, Ruhr, Pocken, Malaria, sowie Geschlechtskrankheiten in Frage; ihr meist plötzliches Auftreten und ihre rasche Ausbreitung werden durch die beim Aufmarsch von Armeen erfolgende Ansammlung großer Massen infektionsempfänglicher Individuen auf engem Raum, durch die starken körperlichen Anstrengungen, die klimatischen Einflüsse, die ungenügende Körperpflege, die einseitige, mitunter auch nicht regelmäßige und nicht ausreichende Verpflegung bei der Truppe, sowie die als Begleiterscheinung vieler Kriege herrschende Hungersnot unter der Zivilbevölkerung der betroffenen Gebiete ermöglicht und begünstigt (SCHLOSSBERGER). Ebenso können gerade in Kriegszeiten vielfach manche Tierseuchen, vor allem Rinderpest, Rotz und Räude infolge der durch die Kriegsverhältnisse bedingten Tierbewegungen eine mitunter verheerende Zunahme aufweisen. Auch in Lagern (Arbeits-, Flüchtlings-, Kriegsgefangenen- und Konzentrationslager) sind durch das enge Zusammenwohnen und die vielfach unhygienischen Verhältnisse die Vorbedingungen für das Entstehen von Epidemien im allgemeinen erfüllt. Als derartige Lagerseuchen kommen hauptsächlich Typhus und Paratyphus, Enteritis, Ruhr, sowie Krätze in Betracht; bei dem in Chroniken usw. besonders des 17. und 18. Jahrhunderts vielfach genannten Lagerfieber hat es sich meist um Fleckfieber gehandelt. Hinsichtlich der sog. *Zivilisationsseuchen* vgl. S. 54.

Manche Infektionskrankheiten werden besonders häufig bei bestimmten Beschäftigungen übertragen und werden dann in diesem Falle nach der 3. Verordnung über Ausdehnung der Unfallversicherung auf Berufskrankheiten vom 16. 12. 36 (RGBl. I, S. 117), in der Fassung der 4. Verordnung über Ausdehnung der Unfallversicherung auf Berufskrankheiten vom 29.1.43 (RGBl. I, S. 85) als *Berufskrankheiten* anerkannt. In diesem Sinne sind als gefährdet vor allem Personen anzusehen, die im Gesundheitsdienst durch ihre Tätigkeit in Krankenanstalten oder Laboratorien, als Fleischbeschauer usw. einem erhöhten Infektionsrisiko ausgestzt sind. Ferner gehören hierher auch solche Personen, die im Ausland, besonders als Seeleute, Kaufleute, Monteure usw., oder bei der Tierhaltung und Tierpflege sowie bei Tätigkeiten, die durch Umgang oder Berührung mit Tieren, mit tierischen Teilen (z. B. Häute; vgl. S. 11), Erzeugnissen und Abgängen einer Infektion mit den Erregern von exotischen Krankheiten oder von bestimmten, auf den Menschen übertragbaren Zoonosen (Milzbrand, Rotz, Tularämie, Schweinerotlauf, Streptokokkenkrankheiten, Tuberkulose, Paratyphus, Tetanus, Psittakose, Maul- und Klauenseuche, Pocken, Tollwut, Brucellosen, Leptospirosen, Trychophytie, Favus, Sporotrichose, Wurmkrankheiten usw.) besonders ausgesetzt sind (KOELSCH).

Auch von den Geschlechtskrankheiten (Syphilis, Gonorrhoe, Ulcus molle, Lymphogranuloma inguinale) wird vorzugsweise ein bestimmter Personenkreis ergriffen. Wie bereits (s. S. 11) hervorgehoben wurde, findet die venerische Infektion vorwiegend durch Geschlechtsverkehr, also durch direkten Kontakt von Individuum zu Individuum, statt, wobei Latentkranke als Überträger der Erreger eine große Rolle spielen (s. S. 27). Extragenitale Übertragungen erfolgen heutzutage im allgemeinen nur ausnahmsweise, sind indessen in den Endemiegebieten der Syphilis die Regel (s. S. 51); infolge des gemeinsamen Gebrauchs von Wäsche, Eß- und Trinkgeräten u. dgl. werden z. B. in Bosnien und bei den Burjato-Mongolen sowie in Ägypten (PRUNER, l. c. S. 189) vielfach schon die Kinder syphilitisch infiziert. In der ersten Zeit nach Auftreten der Syphilis in Europa (s. S. 50) scheint nach den Angaben zahlreicher Autoren (MEYER-AHRENS, HAESER, BERGH, BLOCH, GRÖN) diese Art der Weiterverbreitung, vielleicht infolge einer stärkeren Virulenz des Erregers, indessen viel häufiger gewesen zu sein. In manchen Fällen erfolgte eine Übertragung offenbar schon durch bloßen Umgang mit Kranken, ferner in den öffentlichen Badestuben, sowie durch Benützung verunreinigter Betten in Gaststätten, häufiger durch Verwendung unsauberer Schröpfköpfe (THOMAS JORDANUS; weitere Literatur bei FRIES), Rasiergeräte u. dgl., sowie bei der Beschneidung und beim Tätowieren (BARKER u. a.). Anscheinend wurden früher vielfach Säuglinge durch syphilitische Ammen, aber auch umgekehrt gesunde Ammen durch syphilitische Säuglinge (ROLLET, MOREL-LAVALLÉE u. a.), gelegentlich auch Schwangere und Wöchnerinnen durch kranke Hebammen mit Lues infiziert. Zahlreiche richtige Syphilisepidemien entstanden im 19. Jahrhundert durch die bei der Pockenschutzimpfung damals übliche Verwendung von sog. humanisierter Lymphe (s. S. 47), d. h. durch die Überimpfung von Vaccinepustelinhalt von einem erfolgreich geimpften, aber kongenital luischen Kind auf weitere Impflinge (STRICKER, FRIES). Auch bei der Gonorrhoe kommen extragenitale Übertragungen vor; erinnert sei nur an die Ophthalmoblenorrhoe und die gonorrhoische Vulvovaginitis kleiner Mädchen.

In diesem Zusammenhang wäre noch darauf hinzuweisen, daß es auch bei den Tieren Krankheiten gibt, die durch den Deckakt übertragen werden. Hierher gehören vor allem die durch das Trypanosoma equiperdum verursachte Beschälseuche („Dourine") bei Pferden (s. S. 6 und 58) und der durch ein Virus hervorgerufene Bläschenausschlag (Exanthema coitale) der Pferde und des Rindviehs, die beide in Deutschland anzeigepflichtig sind (s. S. 85). Zu nennen wäre ferner die bei Rindern vorkommende Trichomonadeninfektion (Trichomonas foetus) und die durch einen der Luesspirochäte [Spir. pallida (Treponema pallidum)] nahestehenden Erreger [Spir. (Treponema) cuniculi] bedingte Hasensyphilis oder Hasenvenerie, die spontan auch bei Kaninchen vorkommt (WORMS) und bei dieser Tierart schon mehrfach zu Verwechslungen mit der experimentell auf Kaninchen übertragbaren menschlichen Syphilis geführt hat. Zum Teil wird auch die Kückenruhr (Salm. pullorum; s. S. 28 und unten) von Hähnen, bei denen die Infektion im Hoden lokalisiert ist, auf Hennen übertragen.

In der Tierheilkunde spricht man nach FRANCKE und GOERTTLER vom epidemiologischen Standpunkt aus dann noch von *Handelsseuchen*, die vorwiegend durch den Tierverkehr und Tierhandel verbreitet werden; zu diesen gehören vor allem Schweinepest, Maul- und Klauenseuche, BANGsche Krankheit (seuchenhaftes Verkalben der Rinder), Rotz, Beschälseuche, Räude, Druse und Geflügelcholera. Außerdem kann man bei den infektiösen Haustiererkrankungen zwischen Stall- und Weideseuchen unterscheiden, wenn auch eine scharfe Trennung nicht immer möglich ist. Zu den *Stallseuchen* oder Kulturseuchen, die durch das enge Zusammenleben der Haustiere, durch rasche Aufzucht und züchterische Verfeinerung (Streben nach Frühreife hinsichtlich Arbeits-, Milch- und Mastfähigkeit) bedingt sind, zählen insbesondere Rinder- und Schweinetuberkulose, Schweineseuche, BANGsche Krankheit, sowie Brustseuche der Pferde; auch die Ausbreitung des Rotzes wird durch die Stallhaltung der Pferde begünstigt. Dabei ist es bemerkenswert, daß bei wild lebenden Wiederkäuern (Büffel, Zebus, Steppenvieh) und anderen Tieren Tuberkulose, seuchenhaftes Verkalben und sog. Aufzuchtkrankheiten (Kälberruhr, Fohlenlähme, Lämmerdysenterie, Ferkelgrippe, Tracheobronchitis der Kücken, Kückenruhr u. a.) nicht oder nur selten vorkommen. Nach den Angaben von BAUR (zit. nach HECK) sind Hausschweine, welche nicht die weiß-rosa Farblosigkeit der Haut und der Haare haben, sondern die Wildfarbe tragen, gegen manche Schweinekrankheiten, vor allem den Rotlauf sehr widerstandsfähig und HECK berichtet, daß die von ihm durch Rückzüchtung aus verschiedenen Rinderrassen erhaltenen Auerochsen gegen die Maul- und Klauenseuche und das Katarrhalfieber, die in unseren Hausrinderbeständen große Verheerungen anrichten, so gut wie unempfindlich sind. Vorwiegend als *Weideseuchen* treten Rauschbrand und Milzbrand, deren sporenbildende Erreger sich in den Weideplätzen unbegrenzt halten, sowie die durch Zecken übertragene Rinderpiroplasmose, ferner Schafräude und Schweinepest auf. Da diese Krankheiten auch bei wildlebenden Tieren (z. B.

Schweinepest bei Wildschweinen) vorkommen, werden sie im Gegensatz zu den Kulturseuchen auch als *Urseuchen* oder *Primitivseuchen* bezeichnet (FRANCKE und GOERTTLER).

Während eine große Reihe von Infektionskrankheiten auf der ganzen Erdoberfläche beobachtet wird, ist das Vorkommen mancher infektiöser Erkrankungen auf bestimmte Gebiete beschränkt. In erster Linie gilt dies für die sog. *Tropenkrankheiten*, vor allem für die meisten durch Trypanosomen (Schlafkrankheit, CHAGASsche Krankheit, zahlreiche Tierkrankheiten), Leishmanien (Orientbeule, Kala azar, Hautleishmaniose), Filarien, Schistosomen (Bilharzia u. a.), Bartonellen (Oroyafieber), sowie für manche durch filtrierbare Virusarten hervorgerufene Erkrankungen (Gelbfieber, Dengue- und Pappatacifieber), die nur in wärmeren Klimaten, teilweise allerdings nicht nur in der tropischen Zone, sondern auch in subtropischen Gebieten anzutreffen sind. Der Grund hierfür liegt großenteils darin, daß die betreffenden Erreger einen Entwicklungsgang in bestimmten Zwischenwirten durchmachen. Da einerseits diese Zwischenwirte vielfach an ein bestimmtes Klima gebunden sind, andererseits die Entwicklung der Erreger in ihren Zwischenwirten nur bei gewissen Mindesttemperaturen stattfindet, ist es verständlich, daß derartige Krankheiten in Gebieten der gemäßigten Zonen oder auch im tropischen Hochgebirgsklima überhaupt nicht oder nur unter ganz bestimmten Voraussetzungen, hauptsächlich in heißen Sommern auftreten können (vgl. S. 69). Letzteres gilt insbesondere auch für die ausschließlich durch Anophelen übertragenen verschiedenen Formen der Malaria, deren Verbreitungsgebiet indessen mit den Grenzen des Anophelenvorkommens keineswegs zusammenfällt, weil die Plasmodien für ihre geschlechtliche Entwicklung in der Mücke gewisse Anforderungen an die Wärme stellen; die Malaria überschreitet daher fast nirgends die 16^0-Sommerisotherme (MARTINI 1943). Das im tropischen Afrika und Amerika endemische, durch Mücken der Gattung Aëdes (insbesondere Aëdes aegypti) übertragene Gelbfieber wurde im Laufe der Jahrhunderte zwar mehrfach in Gebiete der gemäßigten Zone, wie z. B. nach Nordamerika, der Pyrenäenhalbinsel, Italien, Frankreich und England eingeschleppt und hat dort auch wiederholt zu ausgedehnten Epidemien geführt; es konnte indessen in diesen Gebieten trotz Vorkommens der Gelbfiebermücke nicht endemisch werden, weil die klimatischen Verhältnisse den Temperaturansprüchen des Virus auf die Dauer nicht genügten. Auch die in den Tropen endemische Hakenwurmkrankheit (Ancylostoma duodenale und Necator americanus) kommt in der gemäßigten Zone nur selten, gelegentlich in Bergwerken vor, da die im Boden erfolgende Entwicklung der Larven dieser Nematoden wärmere Temperaturen erfordert. Ebenso ist die Amöbenruhr (Entamoeba histolytica) vorwiegend eine tropische Erkrankung, trotzdem Cystenträger verhältnismäßig häufig auch in der gemäßigten Zone gefunden werden (WESTPHAL, CRAIG und FAUST; vgl. S. 21 und 28). Merkwürdigerweise kommt die der Syphilis in ätiologischer Hinsicht sehr nahestehende Framboesie (Spirochaeta pertenuis), die ebenfalls durch Kontakt, zum Teil vielleicht auch durch gewisse Mücken und Fliegen (Aëdes aegypti, Hypoderma pallipes, Hippelates sp., Musca sp.; CRAIG und FAUST, K. F. MEYER) rein mechanisch verbreitet wird, nur in der tropischen Zone vor; gegen die von manchen Autoren (BLACKLOCK u. a.) vertretene Annahme, daß Framboesie und Syphilis identische Krankheiten seien, spricht unter anderem die Tatsache, daß beide Erkrankungen nebeneinander auftreten können.

Andererseits gibt es aber auch manche Infektionskrankheiten, wie Scharlach und Diphtherie, die in den wärmeren Klimaten viel seltener sind, als in der gemäßigten Zone. So pflegen Scharlachepidemien auf Schiffen bei Erreichen der tropischen Zone alsbald zu erlöschen (MARTINI). Auf Grund der Feststellungen zahlreicher Autoren, nach denen der Diphtheriebacillus in den tropischen und subtropischen Gebieten weitverbreitet ist und bei den tropischen Bevölkerungen spezifische Antikörper gegen Diphtherie und Scharlach (Schick- und Dick-Test) in etwa derselben Häufigkeit, wie in Nordamerika oder Europa nachzuweisen sind, nimmt DE RUDDER an, daß hierfür nicht etwa die mangelnde Infektionsgelegenheit, sondern eine durch das wärmere Klima bedingte raschere, frühere und leichtere Immunisierung der Bevölkerung gegen Diphtherie und Scharlach, d. h. eine „*geographische Durchseuchungspräzession*" mit zunehmender Äquatornähe verantwortlich zu machen ist. Ähnlich liegen die Verhältnisse vielleicht auch bei der Poliomyelitis, deren Virus anscheinend zwar in der ganzen Welt, besonders auch in Gegenden mit schlechten sanitären Zuständen, wie z. B. in den Südstaaten der USA. vorhanden ist, die aber trotz dieses Mangels an hygienischen Einrichtungen hier nur sporadisch und viel seltener auftritt als in den Nordstaaten der Union (NELSON; vgl. auch S. 42). Immerhin finden sich in letzter Zeit immer mehr Berichte über Epidemien von Kinderlähmung auch in tropischen Gebieten (MAY). Wie bereits oben (s. S. 34) erwähnt wurde, kommen einige Formen von Encephalitis nur in verhältnismäßig eng begrenzten Gebieten vor, während andere, besonders die Encephalitis lethargica, weiter verbreitet sind. In manchen Gegenden treten mehrere Formen nebeneinander auf (OLITSKY und CASALS). Recht erhebliche Unterschiede weist offenbar die geographische Verbreitung der verschiedenen Streptokokkentypen auf (ROEMER). Eine Reihe von Endemiegebieten der Tularämie findet sich außer in Nordamerika, Japan und der asiatischen Türkei vor allem in Rußland (Stromgebiete des Ural, der Wolga, der Oka, des Don, am oberen und unteren Dnjepr); es ist durchaus mit der Möglichkeit zu rechnen, daß die Seuche in erster Linie von den niederschlagsarmen und darum nagetierreichen weiten Steppengebieten Südostrußlands weiter nach Westen vordringt, zumal bereits unter anderem in Skandinavien (besonders 1937 und 1938), Mähren (1935/37), Thrazien und der asiatischen Türkei (1935/38) zum Teil größere Epidemien aufgetreten sind (B. SCHMIDT; vgl. S. 66). Das erstmals im Jahre 1935 in Queensland (Australien) festgestellte Q-Fieber (Rickettsia burneti) trat während des 2. Weltkrieges gehäuft im Mittelmeergebiet (insbesondere in Griechenland) und vereinzelt in Mittelamerika (Panama) auf; in der Nachkriegszeit sind Epidemien in der Schweiz, in Deutschland und in Nordamerika (Amarillo in Texas, Chicago, Südkalifornien) beobachtet worden (IMHÄUSER, SHEPARD, HUEBNER und Mitarbeiter). Auffallend ist, daß in Gegenden, in denen der Schafrauschbrand enzootisch ist, der Rinderrauschbrand nicht vorkommt und umgekehrt. In ähnlicher Weise ist das Maltafieber (Brucella melitensis) nur in den am Mittelmeer liegenden französischen Departements unter den Ziegen- und Schafbeständen enzootisch, während die BANGsche Krankheit der Rinder (Brucella abortus) hier fehlt, aber im übrigen Frankreich weit verbreitet ist. Hinsichtlich des geographischen Vorkommens der Salmonella- und Shigellaarten vgl. S. 31 und 32. Nach der Ansicht von CHAUSSINAND wurde die in zahlreichen Kulturländern früher endemische Lepra durch die Tuberkulose daraus verdrängt.

Für manche Infektionskrankheiten, die sog. *Wanderseuchen*, wie z. B. Pest, Cholera, Influenza, Poliomyelitis, Maul- und Klauenseuche, Rinderpest, Schweinepest u. a. ist es charakteristisch, daß sie von einem Gebiet ins andere weiterschreiten; dabei wird vielfach beobachtet, daß bestimmte Gebiete (sog. Befallgebiete) von der betreffenden Krankheit immer wieder heimgesucht werden und andere (sog. Ruhegebiete) weitgehend verschont bleiben. Auch die Pocken sind eine ausgesprochene Krankheit des menschlichen Verkehrs, insbesondere der Massenwanderungen hygienisch ungünstig gestellter Bevölkerungsgruppen

(Auswanderer, Wanderarbeiter, Pilger, Flüchtlinge, Obdachlose) (BREGER). Andere ansteckende Krankheiten sind bis zu einem gewissen Grade ortsgebunden, also seßhafter; aber auch diese sog. Heimseuchen, wie Masern, Scharlach, Diphtherie u. a., insbesondere auch die sog. Stallseuchen der Haustiere (s. S. 63) können in andere Gebiete weiterverschleppt werden. Die Schnelligkeit, mit der diese Ausbreitung erfolgt, ist bei den einzelnen Erkrankungen zum Teil recht verschieden und hängt hauptsächlich von der Übertragungsweise ab. Vielfach folgen die Seuchen bei ihrer Ausbreitung den großen Verkehrswegen (Straßen, Wasserläufe, Eisenbahn-, Schiffahrts- und Flugverkehrslinien); unabhängig davon dehnen sich aber z. B. die Influenza und gewisse Tierkrankheiten (Tollwut, Tularämie, Pest u. a.) aus.

Am schnellsten erfolgte die Ausbreitung, wie KISSKALT (1930) hervorhebt, bei der pandemischen Grippe, die 1918/19 im Verlauf von etwa 3 Monaten Europa, Amerika und Asien heimgesucht hat (VAUGHAN). Sehr rasch erfolgte auch die Verbreitung der Syphilis nach ihrem ersten Auftreten in Europa (1493; vgl. S. 50), während die Wanderzüge der Pest und der Cholera sich über Jahre erstreckten. Die Maul- und Klauenseuche brauchte bei dem bösartigen Seuchenzug 1919/21 volle 3 Jahre, um von Aachen nach Königsberg zu gelangen (FRANCKE und GOERTTLER). Noch langsamer ging z. B. die Ausbreitung der Diphtherie vor sich, die von 1856—1873 und später von 1875—1892, also jedesmal 17 Jahre brauchte, um von Ostpreußen aus den Rhein zu erreichen. Für die Poliomyelitis ist es charakteristisch, daß die Epidemieherde in langsamem Tempo von Gebiet zu Gebiet wandern; die Epidemien bleiben im gleichen Jahre durchweg auf bestimmte Gebiete selbst dann beschränkt, wenn es sich um Distrikte mit starkem Durchgangsverkehr handelt (PETTE). Eine offenbar nur langsam, aber stetig an Ausdehnung gewinnende Infektionskrankheit stellt die bei verschiedenen Arten von Nagetieren vorkommende, aber auf den Menschen übertragbare Tularämie dar; es besteht hier die Gefahr, daß die Seuche von ihren enzootischen Herden in Rußland, Skandinavien, in der asiatischen Türkei, in Nordamerika und Japan aus zunächst eine Verseuchung der Nagetierwelt weiterer Gebiete verursacht und daß es dann auch hier zu Übertragungen der Erkrankung auf den Menschen kommt (SCHMIDT). Manche Tierkrankheiten, wie Milzbrand und Rauschbrand, sind ausgesprochene Ortsseuchen; diese bodenständigen Erkrankungen sind dadurch gekennzeichnet, daß sie keine Neigung haben, von selbst zu verschwinden (FRANCKE und GOERTTLER; vgl. auch S. 63). Hinsichtlich des Vorkommens von sog. „regionären Variationen" mancher seuchenartiger Erkrankungen (Typhus-Paratyphus-Enteritisgruppe, bakterielle Ruhr u. a.) vgl. S. 31 und 32.

Bei den vom Tier auf den Menschen übertragenen und den durch Zwischenwirte verbreiteten Infektionskrankheiten kann eine Wanderung bzw. Verschleppung der Erkrankung oder auch ein Wechsel ihres epidemiologischen Charakters auch durch gewisse faunistische Änderungen zustande kommen. So ist bei der Pest im Laufe der Jahrhunderte ein Wandel insofern erfolgt, als bei den im Altertum aufgetretenen Seuchenausbrüchen, wie z. B. bei der in den Jahren 542—600 in der gesamten damals bekannten Welt herrschenden sog. Pest des Justinian nicht wie heute Ratten, sondern andere Nagetiere, wahrscheinlich Feldmäuse, das Reservoir des Krankheitsstoffes gebildet haben. Im Altertum gab es in Europa noch keine Ratten. Die Hauptüberträgerin der Pest, die schwarze Ratte (sog. Hausratte, Rattus rattus rattus) wurde erst durch die Kreuzzüge nach Europa eingeschleppt (JORGE und ROUBAUD). Die heute bei uns dominierende graubraune Wanderratte (Rattus rattus norvegicus) kam erst im 18. Jahrhundert von der Gegend des Kaspischen Meeres nach Europa und hat hier die Hausratte großenteils verdrängt. Ist in einer Gegend die Rattenpest ausgebrochen, so verlassen viele Ratten das verseuchte Gebiet und schleppen so die Pest in andere Rattenpopulationen. Die Rattenpest breitet sich auf diese Weise um den alten Pestherd, in dem nun schon die Menschenpest herrscht, ringförmig aus; in dem neu verseuchten Gebiet folgen dann auch die Erkrankungen beim Menschen auf die Rattenepizootie. Infizierte Ratten können naturgemäß auch durch die Eisenbahn, auf Schiffen, unter Umständen sogar in Flugzeugen verschleppt werden. Auch hierbei springt die Pest erst als Ratten-, dann als Menschenseuche auf weiter abgelegene Orte, besonders auf Hafenstädte über (vgl. S. 14 und 61).

Als Beispiel einer durch Verschleppung eines Zwischenwirtes bewirkten veränderten Seuchenlage sei hier das plötzliche Erscheinen der westafrikanischen Moskitoart Anopheles gambiae in Nordostbrasilien angeführt. Während zahlreiche Anophelen (sog. zoophile oder misanthrope Arten) mit Vorliebe Tierblut saugen und deshalb bei der Malariaübertragung nur eine geringe Rolle spielen, gehört der Anopheles gambiae neben einigen in Indien heimischen Species (Anopheles stephensi, Anopheles fluviatilis, Anopheles ludlowi und Anopheles punctulatus) zu den sog. anthropophilen Arten, die zur Blutmahlzeit offenbar nur an den Menschen gehen und deshalb als Malariaüberträger besonders gefürchtet sind (vgl. S. 57). Der Anopheles gambiae wurde nun im Jahre 1929 durch die zwischen Dakar (Französisch-Westafrika) und Natal (Staat Pernambuco in Brasilien) eingerichtete Luftverkehrslinie nach dem nördlichen Südamerika verschleppt, hat dort trotz aller Gegenmaßnahmen sich zunächst immer mehr ausgebreitet und zu sehr schweren Wechselfieberepidemien unter der vorher nur wenig malariaverseuchten Bevölkerung geführt (s. S. 57). Erst in den Jahren 1940/41 ist es mit Hilfe der modernen Insektizide (Dichlordiphenyltrichloräthan) anscheinend gelungen, Nordostbrasilien von diesem gefährlichen Eindringling zu befreien.

Bei zahlreichen Infektionskrankheiten ist ein gehäuftes Auftreten in bestimmten Jahreszeiten zu beobachten; soweit es sich dabei um eine direkte Auswirkung klimatischer Einflüsse auf die der Infektion ausgesetzten Individuen, auf die Erreger oder auf die Überträger handelt, spricht man in diesen Fällen auch von *Saisonkrankheiten*. Eine solche jahreszeitliche Acme wird allerdings mitunter durch andersartige Faktoren, wie z. B. bei den Masern durch die mit der Einschulungszeit zusammenhängende erhöhte Exposition der Kinder oder bei anderen Erkrankungen durch sonstige regelmäßig sich wiederholende Ereignisse (Pilgerfahrten, Jahrmärkte u. dgl.) vorgetäuscht, hat also unter Umständen mit klimatischen Einflüssen nichts zu tun. In diesem Sinne spricht z. B. die Tatsache, daß gerade bei den Masern der Morbiditätsgipfel in verschiedenen Gegenden zu verschiedenen Zeiten auftritt (DE RUDDER). Ebenso kann sich nach DE RUDDER, WILDFÜHR u. a. auch bei Keuchhusten, Pocken und Varicellen, besonders bei Zusammenfassung vieler Jahre je nach den Übertragungsverhältnissen zu jeder Jahreszeit eine solche scheinbare Saisonbevorzugung ergeben. Indessen weisen die Jahreskurven der Masern- und der Keuchhustenletalität Winter-Frühjahrsgipfel auf, die jedoch, wie ihr Parallelgehen mit der Kurve der Pneumoniesterblichkeit zeigt, offenbar auf das gehäufte Vorkommen komplizierender Bronchopneumonien zurückzuführen sind.

Dagegen handelt es sich bei der Steigerung der Diphtherie- und der Scharlachmorbidität im Spätherbst oder Winter allem Anschein nach um echte Saisongipfel, deren Zustandekommen schon mit der um diese Zeit erfolgenden Häufung von Erkältungskrankheiten in Verbindung gebracht wurde (s. S. 21), aber allein auf diese Weise offenbar nicht befriedigend erklärt werden kann (DE RUDDER). CLAUBERG und MARCUSE haben angenommen, daß die Virulenz der Diphtheriebacillen jahreszeitliche Schwankungen aufweist (vgl. S. 46). Ferner glaubt BORTELS nachgewiesen zu haben, daß die Diphtheriebacillen auf Änderung der „Wetterstrahlung" sehr empfindlich reagieren, und daß auch Diphtherieepidemien beim Menschen einen von dieser Strahlung sehr abhängigen Verlauf nehmen können. Nach WILDFÜHR besteht dagegen die Wahrscheinlichkeit, daß die Diphtheriedisposition des Menschen einem saisonbedingten Wechsel unterliegt. Ebenso ist auch die Poliomyelitis, deren Epidemien in Europa und Nordamerika mit weitgehender Regelmäßigkeit in die Spätsommer- und Herbstmonate fallen, eine ausgesprochene Saisonkrankheit. Da das Poliomyelitisvirus vielfach im Stuhl von Kranken und von Gesunden (PAUL und Mitarbeiter, HORSTMANN u. a.), sowie in Abwässern in reichlicher Menge enthalten ist und auch bei Fliegen, die vor allem in der Umgebung von Erkrankten gefangen wurden, wiederholt nachgewiesen werden konnte, hat man das jahreszeitliche Auftreten der Poliomyelitis schon in gleicher Weise wie die etwa zu gleicher Zeit erfolgende Häufung der Ruhrfälle (s. unten) mit der Vermehrung der genannten Insekten in den Spätsommermonaten in Verbindung gebracht (SABIN); in anderen Fällen war aber ein solcher Zusammenhang der Poliomyelitiserkrankungen mit einer Zunahme der Fliegen nicht nachweisbar (DIXON, MATHEWS). Insbesondere hat sich gezeigt, daß Poliomyelitisepidemien gelegentlich auch in den Wintermonaten (Island 1946/47, Australien 1937/38; MAY), also ohne Beteiligung von Fliegen auftreten, während z. B. die ausschließlich durch Mücken der Gattung Aëdes auch auf den Menschen übertragene sog. westliche Encephalomyelitis der Pferde mit Beginn der kälteren Jahreszeit schlagartig erlischt (LEAKE und Mitarbeiter, HOWE). Von manchen Autoren wurden auch schon saisonbedingte Virulenzschwankungen des Poliomyelitiserregers als Ursache des jahreszeitlichen Auftretens der Kinderlähmung angenommen; diese Vermutung hat sich jedoch nach den Feststellungen von JUNGEBLUT nicht als zutreffend erwiesen (vgl. S. 46). Es besteht daher wohl eher die Wahrscheinlichkeit, daß die Empfänglichkeit des Menschen für die Erkrankung saisongebunden ist (AYCOCK, JUNGEBLUT; s. bei PETTE). ARMSTRONG führt das jahreszeitliche Auftreten der Poliomyelitis in den gemäßigten Klimaten auf eine infolge verminderter Sekretion erhöhte Durchlässigkeit der für das Eindringen des Virus seiner Ansicht nach hauptsächlich in Betracht kommenden Schleimhäute des Nasopharynx während der warmen Jahreszeit zurück. Nach BURNET ist das Auftreten einer Poliomyelitisepidemie in erster Linie auf eine geringgradige Mutation des Virus in einen stärker invasiven Typus zurückzuführen. Obwohl der eigentliche Ausbruch einer Poliomyelitisepidemie in den gemäßigten Zonen in den Sommermonaten zu erfolgen pflegt (vgl. S. 42), können einzelne Fälle auch im folgenden Winter beobachtet werden; auch ist es möglich, daß die Epidemie im Herbst zwar zurückgeht, aber im nächsten Jahr plötzlich wieder aufflackert (MAY). Von den verschiedenen Encephalitisformen tritt die ostsibirische Encephalitis vorzugsweise im Mai und Juni auf, während die japanische und die St. Louis-Encephalitis gewöhnlich im Juli oder August und die ECONOMOsche Encephalitis lethargica in erster Linie im Winter und zu Beginn des Frühlings beobachtet werden (OLITSKY und CASALS).

Da sich Anhaltspunkte für die Möglichkeit jahreszeitlicher Virulenzschwankungen der Erreger bisher nur ausnahmsweise ergeben haben (z. B. beim Gelbfiebervirus; s. unten), steht die Mehrzahl der Autoren (DE RUDDER, DONLE, WILDFÜHR u. a.) auf dem Standpunkt, daß die bei manchen direkt oder durch unbelebte Gegenstände übertragenen Erkrankungen vorkommenden, echten Saisonrhythmen der Morbiditätskurven als Folge einer durch unmittelbare klimatische Einflüsse bedingten Erhöhung der individuellen Disposition anzusehen sind. Großenteils handelt es sich dabei um Krankheiten mit einem niedrigen Kontagionsindex (DONLE; s. S. 16), bei denen die Infektion in einem mehr oder weniger hohen Prozentsatz der Fälle symptomlos verläuft, es aber durch das Hinzutreten dispositionssteigernder Momente, vor allem durch ungünstige Witterungseinflüsse zur manifesten Erkrankung kommen kann. Derselbe Mechanismus liegt offenbar auch dem Frühjahrs-(Mai-Juni-)Gipfel der Malaria zugrunde, wie er in deren Verbreitungsgebieten in der gemäßigten Zone (z. B. Ostfriesland, Holland, Mittelmeergebiete) zu beobachten ist. Dieser kommt dadurch zustande, daß im vorhergehenden Spätsommer oder Herbst erfolgte, aber bisher latent gebliebene Plasmodieninfektionen („verlängerte Latenz"; s. S. 6) unter der Einwirkung klimatischer Einflüsse manifest werden. Diese sog. *„Provokationsepidemien"* treten also zu einer Jahreszeit auf, in der die für die natürliche Übertragung der Malaria erforderlichen klimatischen Bedingungen noch gar nicht gegeben sind; bemerkenswerterweise kann dieser Frühjahrsgipfel sogar höher sein, als der vorausgegangene Sommergipfel (MARTINI).

Die mechanische Weiterübertragung besonders gewisser durch Stuhl oder Urin ausgeschiedener Krankheitserreger (Typhus-, Paratyphus-, Ruhrbacillen, Eier von Ancylostoma duodenale u. a.) durch Fliegen (vgl. EMMEL) findet naturgemäß vor allem in der örtlich verschiedenen Hauptvermehrungszeit dieser Insekten im Sommer statt. Es ist auch schon angenommen worden, daß Typhus- und Paratyphusbacillenträger in den Sommermonaten mehr Keime ausscheiden und daß auf diese Weise eine vermehrte Übertragungsmöglichkeit geschaffen wird. Auf Grund genauer Untersuchungen über den Witterungseinfluß auf den Verlauf von Typhus-, Paratyphus- und Ruhrepidemien, z. B. der Typhusepidemien in Gelsenkirchen 1921 und in Hannover 1926 ist DONLE der Ansicht, daß die Seuchenkurve mit dem Vorherrschen tropischer Warmluft im Sommer zu steigen beginnt, daß aber diese Aufwärtsbewegung durch dazwischen vorkommende stärkere Kaltlufteinbrüche unterbrochen wird und es so zu Spitzenbildungen, bei längerem Aufenthalt der Kaltluft sogar zur Umkehrung der Seuchenkurve kommt. Nach KISSKALT ist die Ruhr von heißen Sommern derart abhängig, daß bei Seuchenzügen kühlere Orte überschlagen werden und die Krankheit hier unter Umständen erst 1 Jahr später als erwartet ausbricht. Vielfach ist bei den Pandemien der Cholera ein vorübergehendes Erlöschen der Seuche im Herbst beobachtet worden (KISSKALT). Bei den Darmerkrankungen, in erster Linie bei der Ruhr, bieten gerade die warmen Monate auch wegen der in dieser Jahreszeit häufigen Diätfehler besonders günstige Übertragungsbedingungen.

Im übrigen sind die jahreszeitlichen Schwankungen bei den durch Arthropoden verbreiteten Infektionskrankheiten in der Mehrzahl durch Temperatur- und Feuchtigkeitseinflüsse auf die Überträger oder auf die in diesen stattfindende Parasitenvermehrung bedingt. So wird der eben genannte Sommer-(August-September-)Gipfel der Malaria in den kühleren Endemiegebieten dadurch verursacht, daß die Anophelen ebenso wie andere Mückenarten gegen Austrocknung sehr empfindlich und daß infolge davon infizierte Anophelen besonders in der Zeit der höchsten Luftfeuchtigkeit (Juli—September) festzustellen sind (MARTINI; s. auch S. 64). In gleicher Weise wie die Malaria werden manche andere durch Kerbtiere übertragene Seuchen (vgl. S. 64) durch ein reines Kontinentalklima mit seinen heißen Sommermonaten begünstigt (MARTINI). Auch bei der in der Hauptsache durch Flöhe erfolgenden Verbreitung der Beulenpest (s. S. 14 und 61) spielen klimatische Faktoren eine wesentliche Rolle, da die sog. ,,Flohzeiten" weitgehend mit dem Wechsel der Witterung, besonders mit der Luftfeuchtigkeit zusammenhängen. Da die Lebensbedingungen für die Rattenflöhe in einer kühlen und feuchten Jahreszeit am günstigsten sind und auch die Pestbacillen unter solchen Umständen sich üppig vermehren und lange lebensfähig bleiben, ist es verständlich, daß in Indien in dem feuchten Jahre 1917 eine der schwersten Pestepidemien zu verzeichnen war (DIEUDONNÉ und OTTO). Andererseits ist die Häufung der Fleckfieber- und Rückfallfiebererkrankungen im Winter auf das dichtere Zusammenleben der Menschen in dieser Jahreszeit, sowie auf die dadurch bedingte stärkere Verlausung und größere Ansteckungsmöglichkeit zurückzuführen.

Die schwere Malariaepidemie in Ceylon 1934/35 (vgl. S. 61) war durch das Ausbleiben des sonst von Ende Mai bis Ende September auftretenden Südwest-Monsuns im Jahre 1934, den unregelmäßigen Regenfall in der sog. Zwischenmonsunperiode (Oktober) und das Ausbleiben des sonst folgenden Nordost-Monsuns im südwestlichen Teil der Insel bedingt. Durch den Ausfall des Südwest-Monsuns kam es in dem genannten Gebiete zu einer ungewöhnlichen Trockenheit und damit zu einer geringen Wasserführung der Flußläufe in dieser sonst regenreichen Zone (,,wet zone"). Die infolge davon in den Flußbetten entstandenen zahlreichen Pfützen bildeten eine erhebliche Zunahme der für Anopheles culicifacies geeigneten Brutplätze, die zusammen mit der klimatisch bedingten verlängerten

Brutgelegenheit zu einer außerordentlichen Vermehrung der für die Epidemie verantwortlichen eben genannten Mückenart führte (DUNN).

Dafür, daß entgegen der allgemeinen Annahme die Infektiosität eines Erregers durch klimatische Einflüsse eine Änderung erfahren kann, sprechen die Ergebnisse experimenteller Untersuchungen von DINGER, SCHÜFFNER, SNIJDERS und SWELLENGREBEL über das Gelbfiebervirus. Es zeigte sich nämlich, daß mit diesem Virus infizierte Mücken (Aëdes aegypti) dann, wenn man sie einige Zeitlang einer Temperatur von 22⁰ aussetzt, durch ihren Stich Affen nicht mehr krank machen, daß es aber bei diesen Tieren zu einer latenten Infektion kommt, die eine starke Immunität hinterläßt. Bringt man die infizierten Mücken aber dann wieder für einige Zeit in eine Temperatur von 26⁰, so kehrt die volle Virulenz des Virus zurück.

Seuchenstatistik.

Für die zahlenmäßige Erfassung der Verbreitung der einzelnen Seuchen und der durch sie bedingten Bevölkerungsverluste stehen einerseits besonders die auf Grund der Anzeigepflicht für ansteckende Krankheiten (vgl. S. 85) eingehenden Meldungen, daneben die Ergebnisse schulärztlicher Untersuchungen, sowie die Unterlagen der Krankenkassen und die Krankenhausstatistiken, andererseits die auf den ärztlichen und standesamtlichen Meldungen basierende Todesursachenstatistik zu Verfügung. Da vielfach, besonders bei den leichten Infektionskrankheiten der ärztlichen Meldepflicht nur unzureichend, häufig auch zu spät („Verzögerungsdauer" nach RAETTIG, 1946) entsprochen wird, mitunter sogar falsche Angaben gemacht, da ferner die abortiven Erkrankungsfälle nur zum kleinsten Teil, die symptomlosen Infektionen im allgemeinen überhaupt nicht erfaßt werden, erhält man auf diese Weise meist nur ein recht unvollkommenes Bild von der Ausdehnung („Extensität"; vgl. S. 72) der einzelnen Seuchen (vgl. S. 19). Für gewisse, fast stets gutartig verlaufende, leichte Infektionskrankheiten, wie Masern, Röteln, Varicellen, Mumps, die zum Teil überhaupt nicht in ärztliche Behandlung kommen, besteht deshalb in den meisten Ländern keine Anzeigepflicht. Ausschlaggebend für die Beurteilung einer Infektionslage ist in erster Linie die Sterblichkeit. Der Tod ist zwar ein sicheres Ereignis; die in den Meldungen angegebene Todesursache stellt indessen, wie LYDTIN mit Recht hervorhebt, schon einen gewissen Unsicherheitsfaktor dar. Die vergleichsweise Auswertung eines aus verschiedenen Quellen stammenden Materials ist naturgemäß nur dann möglich, wenn die Registrierung der verschiedenen Erkrankungen und der durch sie verursachten Sterbefälle nach einigermaßen übereinstimmenden Gesichtspunkten erfolgt, wie sie seit 1927 von der Hygienesektion des Völkerbundes durch Aufstellung internationaler Krankheits- und Todesursachenverzeichnisse angestrebt wurde. Die epidemiologische Erforschung der Infektionskrankheiten, d. h. die Aufstellung einer brauchbaren Morbiditäts- und Todesursachenstatistik setzt die Trennung der Erkrankungs- und Sterbefälle nach räumlichen und zeitlichen Verhältnissen, ferner nach Alter und Geschlecht, unter Umständen auch nach Beruf, sozialen Verhältnissen usw. voraus; bis jetzt sind diese Vorbedingungen nur in wenigen Ländern einigermaßen erfüllt (vgl. PRINZING, GOTTSTEIN u. a.). Einwandfreie Unterlagen werden daher im allgemeinen nur durch persönliche Erhebungen in einem geschlossenen Personenkreis erhalten.

Wie sich aus nachstehender Tabelle ergibt, versteht man unter *Morbidität* das Verhältnis der Anzahl der von einer Krankheit ergriffenen und unter *Mortalität* das der daran gestorbenen Individuen zur Gesamtzahl der Lebenden innerhalb einer bestimmten Bevölkerungsgruppe während einer bestimmten Zeitspanne.

Tabelle. *Zusammenhänge einiger epidemiologisch-statistischer Begriffe. Entnommen aus „Instruktionen über Maßnahmen gegen Infektionskrankheiten" der Schweizerischen Armee, B 208 d (1944) (nach* GRUMBACH *1947).*

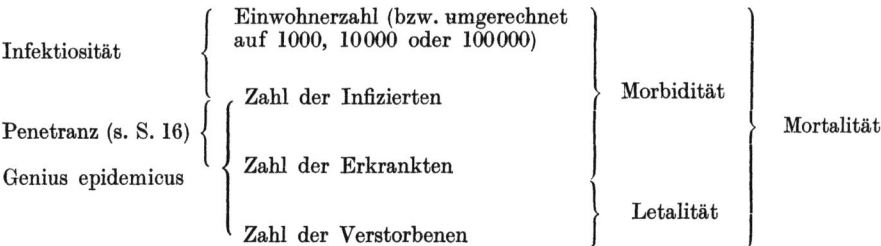

Die *Letalität* gibt dagegen den Prozentsatz der Todesfälle unter den Erkrankten an. Wenn man mit A die Zahl der Lebenden, mit mb die der Erkrankten, mit mt die der Gestorbenen bezeichnet, so lauten also die Formeln für die Morbidität $Mb = \frac{mb}{A}$, für die Mortalität $Mt = \frac{mt}{A}$ und für die Letalität $L = \frac{mt}{mb}$; die Zahl der Überlebenden entspricht der einfachen Differenz $A - mt$ (GOTTSTEIN). Für Vergleichszwecke werden die Werte der Morbidität und Mortalität im allgemeinen auf 1000, 10000 oder 100000 der mittleren Bevölkerung während eines bestimmten Zeitraumes (Jahr, Monat usw.) umgerechnet; man spricht dann auch von Jahres-, Wochen- usw. -Morbidität und -Mortalität. Außerdem kann man dann noch den prozentualen Anteil der innerhalb eines gewissen Zeitabschnittes durch eine bestimmte Infektionskrankheit verursachten Todesfälle an der Gesamtsterbeziffer berechnen.

Wie nun aber bereits (S. 51) erwähnt wurde, weisen die einzelnen Altersklassen eine zum Teil recht verschiedene Empfänglichkeit und Hinfälligkeit für gewisse Seuchen auf. Da demgemäß die Letalität mancher Infektionskrankheiten sehr wesentlich von dem Alter der Erkrankten abhängt, der Altersaufbau der Bevölkerungen verschiedener Länder jedoch zum Teil erhebliche Unterschiede aufweist, werden vergleichbare Zahlen im allgemeinen nur dann erhalten, wenn man die Morbiditäts- und Mortalitätswerte getrennt auf die Lebenden der einzelnen Altersklassen oder aber entsprechend der im internationalen Gesundheitsdienst heute üblichen Gepflogenheit auf eine sog. *Standardbevölkerung* von bestimmtem Altersaufbau umrechnet (DE RUDDER 1934). Es wird dabei nach PRINZING (1931) ermittelt, wieviel von 1000 Angehörigen der ganzen Bevölkerung auf jede Altersklasse entfallen; sodann werden diese Promillesätze mit den auf 1000 Lebende bezogenen Morbiditäts- bzw. Mortalitätskoeffizienten der einzelnen Altersklassen der betreffenden Bevölkerung multipliziert, die erhaltenen Produkte mit 1000 dividiert und schließlich sämtliche Werte addiert.

Wenn bei einem beschränkten Beobachtungsmaterial bestimmte Häufigkeitswerte für Morbidität, Mortalität oder Letalität empirisch ermittelt worden sind und nun aus diesen Zahlen auf die wahre Häufigkeit rückgeschlossen werden soll, so geschah dies früher in der Weise, daß man die als σ bezeichnete Streuung (standard deviation), d. h. die mittlere Abweichung vom Mittelwert, nach der Formel $\sigma = \sqrt{\frac{p(1-p)}{n}}$ berechnete, wobei p die beobachtete Häufigkeit und n die Anzahl der Fälle bedeutet. Diese Art der Berechnung des Wertes σ ist aber nur unter bestimmten Bedingungen korrekt. Es ist deshalb zweckmäßiger, den Rückschluß mit einer für alle Fälle gültigen Methodik durchzuführen, die sich formelmäßig allerdings nicht einfach wiedergeben läßt; eine einwandfreie Möglichkeit bietet aber für solche Zwecke die von KOLLER veröffentlichte Tafel 4. Sollen zwei empirisch gefundene Häufigkeiten, also beispielsweise die Zahlen der in einem bestimmten Gebiete vor und nach dem Kriege festgestellten oder die verschiedenen Altersgruppen angehörigen Diphtherietodesfälle miteinander verglichen werden, so wurde früher der mittlere Fehler σ der Differenzhäufigkeiten nach der Formel $\sigma = \sqrt{\dfrac{p_1(1-p_1)}{n_1} + \dfrac{p_2(1-p_2)}{n_2}}$ bestimmt, wobei p_1 und p_2 die beiden Häufigkeiten und n_1 und n_2 die entsprechenden Zahlen der beobachteten Fälle bedeuten. Auch diese Berechnungsweise ist nach den heutigen Anschauungen nur unter gewissen Voraussetzungen gültig; es empfiehlt sich daher, für diese Zwecke das jetzt übliche exaktere Verfahren durch Benützung der Tafeln 5 und 6 von KOLLER anzuwenden (vgl. auch GEPPERT).

Um den durch das Lebensalter bedingten Einfluß auf die Letalität infektiöser Erkrankungen (vgl. S. 71) zahlenmäßig auszudrücken, hat DOULL einen „*Altersverteilungsindex*" (index of age distribution) aufgestellt, der durch den Quotienten zwischen den auf eine Standardbevölkerung (s. oben) umgerechneten Zahlen der Todesfälle bei den 0—4jährigen und bei den über 10jährigen gebildet wird. Dieser sog. DOULL-Index steigt nach DE RUDDER bei den Zivilisationsseuchen (S. 18 und 54) einschließlich der Tuberkulose mit zunehmender Präzession der Durchseuchung an und stellt so ein indirektes, d. h. relatives Vergleichsmaß für die in manchen Bevölkerungen vorkommende Erscheinung der Altersverschiebung der genannten Krankheiten dar.

Unter „*Extensität*" einer Krankheit versteht man die Anzahl der von der Gesamtbevölkerung eines Gebietes bzw. einer Bevölkerungsgruppe innerhalb eines bestimmten Zeitraumes oder im Verlaufe einer Epidemie oder auch während ihres ganzen Lebens davon befallenen Individuen. Diese Zahlen umfassen naturgemäß nicht nur die Menge der gemeldeten oder sonstwie festgestellten manifesten Erkrankungen; vielmehr sind hierbei auch die latenten Erkrankungen (z. B. Syphilis), ferner die abortiven Krankheitsfälle, sowie diejenigen Personen einzubeziehen, bei denen die Infektion symptomlos verlaufen ist und entweder zu Keimträgertum oder, wie z. B. bei der Tuberkulose, der Poliomyelitis, der Encephalitis (s. SABIN und Mitarbeiter), der Influenza und dem Gelbfieber (vgl. S. 51) zu einer Allergisierung oder Immunisierung des Organismus geführt hat (vgl. S. 19). Demgegenüber stellt die „*Intensität*" einer Krankheit den Prozentsatz der durch sie verursachten Todesfälle dar. Bei den durch eine „echte" Epidemie (s. S. 49, 56 und 61) bedingten Seuchentodesfällen handelt es sich um eine sog. Zusatzsterblichkeit über den zur Zeit geltenden Durchschnittswert, d. h. die durch die betreffende Infektionskrankheit verursachte Zunahme der Todesfälle wird nicht durch eine Abnahme der Sterblichkeit aus anderen Todesursachen ausgeglichen (GOTTSTEIN, WEINBERG, BÜRGERS, KISSKALT, PRINZING, DE RUDDER u. a.). Aus der Zahl der an einem bestimmten Stichtag Befallenen und der durchschnittlichen Krankheitsdauer läßt sich dann, wenn bekannt ist, zum wievielten Male die einzelnen Personen erkrankt sind, berechnen, wie viele durchschnittlich während ihres Lebens erkranken und wie oft (KISSKALT).

Die Zahlen der durch die einzelnen Infektionskrankheiten verursachten Erkrankungs- und Todesfälle weisen erhebliche Streuungen auf. Diese sind einerseits durch den aus mehreren Teilfaktoren sich zusammensetzenden, wechselnden Seuchencharakter, außerdem aber noch durch eine Reihe von sonstigen Einflüssen bedingt, die bei statistischen Untersuchungen entsprechend berücksichtigt werden müssen, wenn vergleichbare Messungen erhalten werden sollen. Vor allem spielen bei diesem „*Mehrfaktorenproblem*" außer dem bereits erwähnten Lebensalter noch Geschlecht, Beruf, soziale Lage, Kultur, Klima, Jahreszeit und andere Momente, die zum Teil voneinander unabhängig sind, zum Teil aber unter sich zusammenhängen und sich gegenseitig beeinflussen und die bei geeignetem Zusammentreffen auch für das Zustandekommen und den Verlauf einer Epidemie verantwortlich sind, eine bedeutsame Rolle. Wenn der Gang einer Epidemie in einem Gebiet verfolgt werden soll, ist es daher notwendig, diese verschiedenen Punkte zu beachten und auch die chronologische Reihenfolge der einzelnen Erkrankungsfälle und ihre Verteilung auf die in Betracht kommenden Ortschaften, Straßen, Häuser, Stockwerke entsprechend zu registrieren. Von WATKINS und LEWIS-FANING wurde ein als „Standard Cross-infection Ratio" bezeichneter Index aufgestellt, der einen statistischen Vergleich zwischen verschiedenen Krankenanstalten oder Krankenabteilungen hinsichtlich des Vorkommens von *Krankenhausinfektionen* gestattet.

Eine bedeutsame Rolle spielen die Seuchen in der *Kriegs-Sanitätsstatistik*. Wie bereits oben (s. S. 62) hervorgehoben wurde, sind die Ausbreitungsbedingungen und -möglichkeiten für manche Infektionskrankheiten in Kriegszeiten besonders günstig, und es ist deshalb nicht erstaunlich, daß in fast allen früheren Kriegen die bei den beiderseitigen Armeen durch Erkrankungen, in erster Linie durch Seuchen entstandenen Ausfälle ein Mehr- oder Vielfaches der blutigen Verluste betragen haben (FRÖLICH, KÜBLER, PRINZING, SCHLOSSBERGER). Eine statistische Erfassung der durch Waffeneinwirkung und durch Krankheiten bedingten Abgänge wurde erstmals bei einigen Kriegen des 19. Jahrhunderts durchgeführt; zu nennen sind hier der nordamerikanische Bericht über den Sezessionskrieg 1861—1865 (The medical and surgical history of the war of the rebellion. Part II, Vol. 1: Medical history, 2. Aufl. Washington: Government Printing Office 1879), der deutsche Bericht über den deutsch-französischen Krieg 1870/71, die Sanitätsgeschichte des russisch-türkischen Krieges 1877/78 (KOSLOFF), das von O. v. SCHJERNING herausgegebene Handbuch der ärztlichen Erfahrungen im Weltkrieg 1914—1918 (Bd. 7. Leipzig: J. A. BARTH 1922) u. a. m. Über die meisten Feldzüge der früheren Zeiten liegen in dieser Hinsicht nur vorwiegend ungenaue Schätzungen vor.

Nach KÜBLER ergeben sich die fast allen weiteren Berechnungen zugrunde liegenden Zahlen der Kranken und Verwundeten einer Armee durch Addition der Ziffern in den Meldungen der einzelnen Truppenteile und Lazarette. Hierfür bestehen aber in den verschiedenen Armeen keineswegs gleiche Normen, so daß die Angaben der einzelnen kriegführenden Staaten nicht ohne weiteres vergleichbar sind. Wie derselbe Autor hervorhebt, fehlt es zudem nicht an Beispielen dafür, daß die Krankenzahlen in manchen Armeen aus politischen, taktischen und anderen Gründen absichtlich falsch angegeben worden sind. In zahlreichen Kriegen, so z. B. im griechisch-türkischen Krieg von 1897, blieben die Verlustziffern von beiden Seiten überhaupt ungemeldet.

Im einzelnen sucht die Kriegs-Sanitätsstatistik die Zahl der von 1000 Mann der Iststärke wegen Verwundung und wegen Krankheiten, vor allem wegen infektiöser Erkrankungen in Behandlung gekommenen und der an Verwundung und Krankheiten verstorbenen Mannschaften festzustellen und daraus in erster Linie das Verhältnis von blutigen und Krankheitsverlusten zu berechnen. Bezeichnet man die tödlichen Verluste durch Waffeneinwirkung mit 1, so betrugen die durch Krankheit, hauptsächlich Seuchen bedingten Todesfälle bei den alliierten Truppen gegen Frankreich im Jahre 1792 rund 20—25 (Ruhr), bei den Russen im russisch-türkischen Krieg 1828/29 etwa 4 (Pest, typhöse Erkrankungen, Malaria, Ruhr), im Krimkrieg 1854—1856 bei den Franzosen 3,7, bei den Engländern sogar 9,3 (Cholera, Ruhr, Fleckfieber), im russisch-türkischen Krieg 1877/78 bei der russischen Donauarmee 2,5, bei der russischen Kaukasusarmee 18,8 (Typhus und Fleckfieber, Malaria, Ruhr), bei den Franzosen in Italien 1859 5,4 (Ruhr, typhöse Erkrankungen), in Mexiko 1862—1867 2,8 (Gelbfieber), im preußisch-österreichischen Krieg 1866 bei den Preußen 1,4 und bei den Österreichern 1,1 (Cholera), bei den Engländern in Ägypten 1882—1885 5,2 (Typhus) und im südafrikanischen Krieg 1899—1902 2,3 (auch Typhus), bei den Nordamerikanern im spanisch-amerikanischen Krieg 1898/99 4,8 (Typhus, Ruhr, Malaria, Gelbfieber), aber bei den deutschen Truppen im deutsch-französischen Krieg 1870/71 0,5 (Typhus und Ruhr) und im 1. Weltkrieg 1914—1918 sogar nur 0,11 und bei den Italienern in Abessinien 1935/36 0,33 (Typhus, Malaria).

Andererseits kann aber auch das Verhältnis der in den Lazaretten behandelten Mannschaften zu den Gestorbenen und Gefallenen, sowie die Zahl der Erkrankungsfälle (meist an Infektionskrankheiten) zu der Iststärke in Beziehung gebracht werden. Als Beispiel seien nachstehend nur einige Zahlen nach KÜBLER angeführt: Im Krimkrieg 1854—1856 erkrankte das englische Heer innerhalb von 2 Jahren $3^1/_2$mal, das Heer der Nordstaaten im nordamerikanischen Bürgerkrieg 1861—1865 im Verlauf von 4 Jahren $7^1/_2$mal, die russische Kaukasusarmee im russisch-türkischen Krieg 1877/78 in 26 Monaten $4^1/_2$mal und das spanische Heer auf Kuba allein im Jahre 1897 (Iststärke 195000 Mann) etwa 3mal. Berechnet auf 1000 Mann der Iststärke sind im Krimkrieg 1854—1856 bei den Engländern 1475,4, bei den Franzosen 1168, im italienischen Feldzug 1859 bei den Franzosen 863, im böhmischen Krieg 1866 bei den Preußen 229,3, im deutsch-französischen Krieg 1870/71 bei den Deutschen 589,1, im russisch-türkischen Krieg 1877/78 bei der russischen Donauarmee 1479,4 wegen

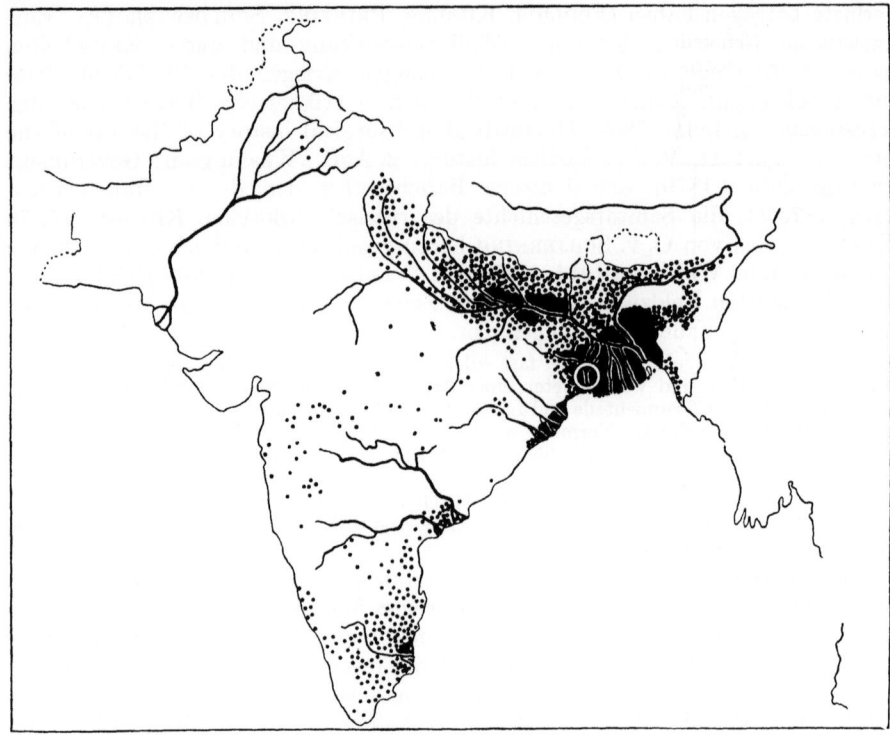

Abb. 12. Cholera-Endemiegebiete in Indien und ihre Beziehung zu den Flußläufen. O Am stärksten verseuchtes Gebiet. Der Darstellung des Verseuchungsgrades wurde die durchschnittliche Zahl der Choleraerkrankungsfälle in 10 Jahren, welche zwischen 1901—1945 die geringste Cholerasterblichkeit aufwiesen, zugrunde gelegt. [Nach Chronical of the World Health Organization, 4, 24 (1950).]

Erkrankungen in Lazarettbehandlung gewesen. Im Krimkrieg wurden bei den Engländern und Franzosen 77,4 bzw. 73,3 Erkrankungsfälle und 46,1 bzw. 40,3 Todesfälle an Cholera je 1000 Mann Kopfstärke festgestellt. Im russisch-türkischen Krieg 1877/78 betrugen bei der russischen Kaukasus- und russischen Donauarmee die Erkrankungsfälle an Ruhr 93,3 bzw. 57,8 und die Todesfälle an derselben Erkrankung 14,4 bzw. $16,1^0/_{00}$. Bei der russischen Donauarmee wurden damals 320062 (= $524,3^0/_{00}$ der Iststärke) und bei der russischen Kaukasusarmee sogar 610591 (= $2477,5^0/_{00}$ der Iststärke) Erkrankungsfälle an Malaria festgestellt; die Malariamortalität betrug bei den beiden Armeen 3,3 bzw. $0,5^0/_{00}$. Im deutsch-französischen Krieg 1870/71 erkrankten bzw. starben von den deutschen Truppen an Typhus 91,0 bzw. $10,9^0/_{00}$; die entsprechenden Typhuserkrankungs- und Todesfälle betrugen im amerikanischen Sezessionskrieg 1861—1865 175,0 bzw. $63,0^0/_{00}$, bei der russischen Kaukasus- und der russischen Donauarmee im russisch-türkischen Krieg 1877/78 221,9 bzw. 77,9 und 163,6 bzw. $37,4^0/_{00}$. Selbstverständlich ist es bei der statistischen Erfassung der einzelnen Erkrankungen, vor allem auch der Geschlechtskrankheiten, von Wichtigkeit, die Zugänge fortlaufend (etwa in 10tägigen oder monatlichen Abständen) zu registrieren. Aus den Kurven der Krankenbewegung lassen sich gewisse Rückschlüsse auf die ärztliche Versorgung und auf die Ausstattung der Truppe mit Sanitätseinrichtungen [Lazarettverhältnisse, hygienische Einrichtungen und sonstige prophylaktische Maßnahmen (vor allem Impfungen)] ziehen.

Die Kriegs-Sanitätsstatistik vermag also, wie KÜBLER ausführt, die Erfolge einer guten Organisation des Sanitätsdienstes, einer zweckmäßigen Kranken- und Wundbehandlung und einer rationellen Seuchenprophylaxe nachzuweisen.

Zur Bestimmung der *Endemizität* einer Infektionskrankheit können verschiedene Methoden herangezogen werden. So ist z. B. SWAROOP bei der Ermittlung der endemischen Choleraherde in Indien einerseits von der Cholerasterblichkeit in den einzelnen indischen Distrikten während der letzten 45 Jahre ausgegangen und hat dann diejenigen 10 Jahre festgestellt, in denen die Choleramortalität am niedrigsten war. Auf diese Weise wurden die Gegenden mit hoher, mäßiger, niedriger und zweifelhafter Endemizität, sowie diejenigen Gebiete Indiens bestimmt, in denen die Cholera nicht endemisch ist. Im Hinblick darauf, daß nicht die tatsächliche Zahl der aufgetretenen Erkrankungsfälle, sondern die Kontinuität der Erkrankungen das wesentliche Kriterium für das endemische Vorkommen einer Infektionskrankheit darstellt (vgl. S. 49), wurde ferner die Monatsmortalität der Cholera für jeden indischen Distrikt im Verlauf eines 30 Jahre langen Zeitraums bestimmt; außerdem wurde dabei auch ermittelt, wie oft jeder Bezirk während eines Monats oder während eines längeren Abschnitts von Cholera frei war. In analoger Weise hat SWAROOP dann auch noch die aus den letzten 10 Jahren vorliegenden Angaben über die Cholera-Wochenmortalität

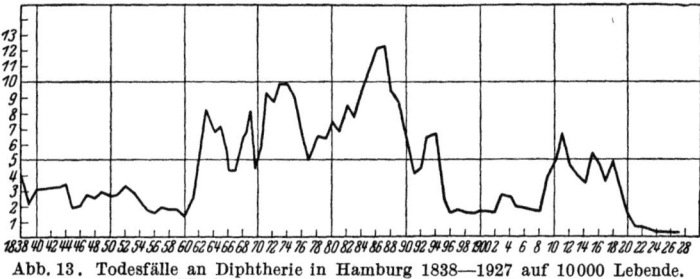

Abb. 13. Todesfälle an Diphtherie in Hamburg 1838—1927 auf 10000 Lebende.
(Nach A. GOTTSTEIN bzw. R. DOERR 1942.)

in Indien verwertet. Es ließ sich dadurch zeigen, daß in Indien die endemischen Choleraherde in niedrig gelegenen, alluvialen, sehr feuchten und dicht bevölkerten Gebieten gelegen sind (s. Abb. 12).

Bei graphischer Darstellung des Auftretens und des zeitlichen Verlaufes ansteckender Krankheiten ergeben sich sog. *Seuchenkurven*, deren Wellenform (Amplitude, Rhythmus) gewisse Rückschlüsse hinsichtlich der Schnelligkeit der Ausbreitung, sowie auch bezüglich der Zahl der unter den Bewohnern des betreffenden Gebietes vorhandenen empfänglichen Individuen und des Grades ihrer Empfänglichkeit gestattet. Nach dem bisher Gesagten ist es ohne weiteres verständlich, daß diese rhythmischen Schwankungen bei den verschiedenen Seuchen je nach ihrer Natur und auch nach der Örtlichkeit große Unterschiede aufweisen. Als „*Länge der Periode*" wird der Zeitabstand zwischen den Kulminationspunkten je zweier aufeinanderfolgender Epidemien bezeichnet (DOERR). Nach GOTTSTEIN lassen sich bei den einzelnen Erkrankungen drei einander übergeordnete wellenförmige Seuchenbewegungen unterscheiden.

Die *primäre* oder *säkulare Welle* wird erst nach Ausschaltung aller zeitbedingten Störungen, d. h. nur dann erkennbar, wenn jeweils längere Zeitabschnitte (z. B. 3 oder 10 Jahre) zusammengefaßt und dadurch kleinere und rasch vorübergehende Erhebungen, vor allem die sog. Verdichtungswellen (s. S. 56) ausgelöscht werden. Die Änderungen, welche durch diese primäre Kurve zum Ausdruck kommen, sind auf einen im Laufe von Generationen sich vollziehenden Wechsel der Kontagionsgröße oder der ihr entgegenstehenden Abwehrkräfte zu beziehen, also genotypisch bedingt. Bleiben die genannten Faktoren lange Zeit im Gleichgewicht, so ist der Verlauf der säkularen Kurve in diesem Abschnitt geradlinig horizontal, während etwa der Einfluß von wirksamen Bekämpfungsmaßnahmen oder Durchseuchungsvorgängen zu einem langsameren oder rascheren Absinken, d. h. zu einer Konvergenz, andererseits

Änderungen des Erregers oder der Empfänglichkeit der betreffenden Population unter Umständen zu einer Divergenz der Kurve führen. Die in der säkularen Kurve (z. B. der Diphtherie, Abb. 13; vgl. KISSKALT 1924) zum Ausdruck kommenden Variationen des Seuchengeschehens werden nach dem Vorgang von HELLPACH zusammenfassend als „Pathomorphosen" bezeichnet (s. S. 39).

Als Beispiel eines primären Wellenverlaufes mit sehr weiter Amplitude führt GOTTSTEIN die Mortalitätskurve der Lungentuberkulose in West- und Mitteleuropa an. Während in diesem Gebiete die Sterblichkeit an Lungenschwindsucht bis in das erste Viertel des 19. Jahrhunderts eine ungefähr gleichbleibende Höhe von etwa 20 bis 30⁰/₀₀ gehabt haben dürfte und nur in den Notjahren stärkere Erhöhungen aufwies, kann mit dem Einsetzen der Industrialisierung und dem Entstehen der Großstädte, d. h. infolge des dichteren Zusammenwohnens eine erhebliche Aufwärtsbewegung (Divergenz) der Kurve bis etwa 1850, dann während mehrerer Jahrzehnte ein horizontaler Verlauf und schließlich ungefähr von 1880 ab ein stärkerer, von 1910 ab ein steiler Abfall (Konvergenz) festgestellt werden (s. Abb. 14). Der Abstieg begann in England, erreichte dann Deutschland und Frankreich, schließlich Österreich, sowie Ost- und Südeuropa, während um dieselbe Zeit in den Großstädten Südamerikas und in Japan, d. h. in den Ländern neuer Industrialisierung eine Aufwärtsbewegung erfolgte. Einen gänzlich hiervon abweichenden Verlauf der säkularen Seuchenkurve finden wir bei der Poliomyelitis, die vor etwa 100 Jahren durch JAKOB V. HEINE (1838) als sporadisch auftretende selbständige

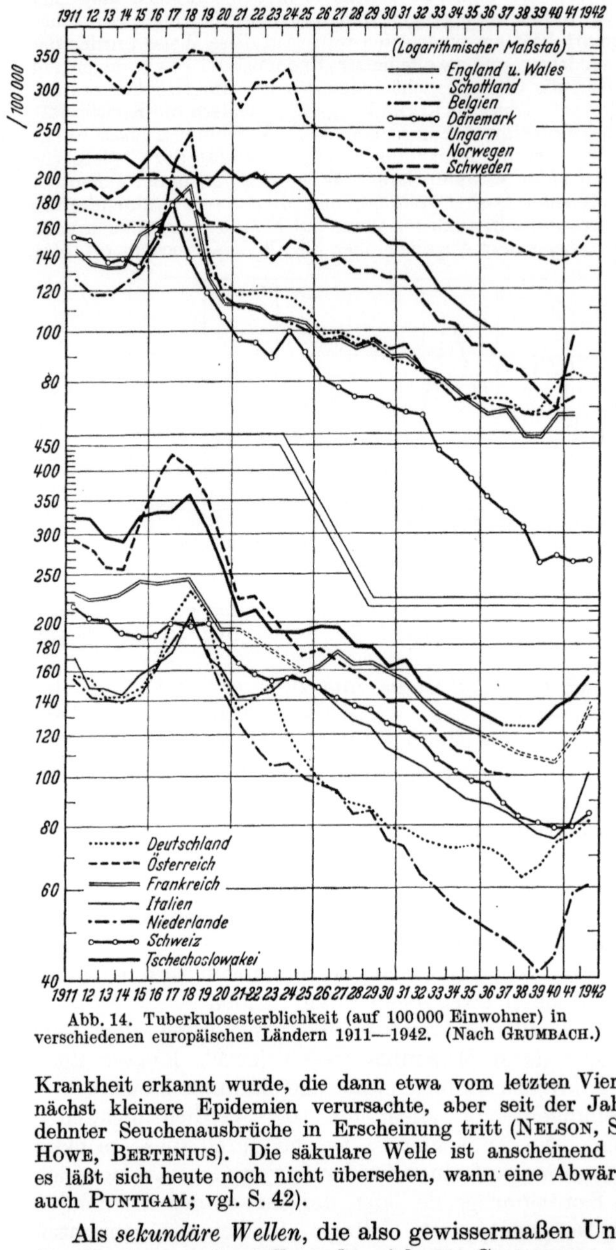

Abb. 14. Tuberkulosesterblichkeit (auf 100 000 Einwohner) in verschiedenen europäischen Ländern 1911—1942. (Nach GRUMBACH.)

Krankheit erkannt wurde, die dann etwa vom letzten Viertel des 19. Jahrhunderts ab zunächst kleinere Epidemien verursachte, aber seit der Jahrhundertwende in Form ausgedehnter Seuchenausbrüche in Erscheinung tritt (NELSON, SABIN, HORSTMANN, WINDORFER, HOWE, BERTENIUS). Die säkulare Welle ist anscheinend noch immer im Ansteigen und es läßt sich heute noch nicht übersehen, wann eine Abwärtsbewegung einsetzen wird (vgl. auch PUNTIGAM; vgl. S. 42).

Als *sekundäre Wellen*, die also gewissermaßen Unterbrechungen der säkularen Seuchenkurve darstellen, bezeichnet GOTTSTEIN die durch das epidemische Auftreten der betreffenden Erkrankung bedingten, zeitlich begrenzten Steigerungen der normalen Erkrankungs- und Sterbeziffern. Aus dem Verlauf dieser Wellen 2. Ordnung, vor allem aus der Steilheit des Anstiegs und der erreichten

Höhe lassen sich also Extensität und Intensität (s. S. 72) einer Seuche in einem bestimmten Gebiet ersehen. Hierher gehören z. B. die in der Mortalitätskurve der Lungentuberkulose in Deutschland in den Jahren 1917—1919 (s. Abb. 14) und nach dem 2. Weltkrieg (1945) aufgetretenen Zacken. Die im Verlauf dieser also den eigentlichen Epidemien entsprechenden sekundären Wellen auftretenden Schwankungen, die wohl meist auf Umwelteinflüsse zurückzuführen sind, bilden schließlich die *tertiären Wellen*, die sich in Anbetracht ihrer meist kurzen Dauer zwar auf die sekundären, im allgemeinen aber nicht auf die primären Wellen auswirken. Die sekundären und tertiären Wellen können entweder unregelmäßig auftreten oder aber auch periodisch wiederkehren. Periodische sekundäre Wellen werden als Verdichtungswellen (s. S. 56) bezeichnet. Periodische tertiäre Wellen bilden z. B. den Ausdruck jahreszeitlicher Schwankungen („jahreszeitliche Rhythmik") bei bestimmten, besonders den durch Zwischenwirte übertragenen Infektionskrankheiten (z. B. Pest, Malaria, Gelbfieber, Phlebotomenfieber), während unregelmäßige tertiäre Wellen durch Witterungseinflüsse u. dgl. bedingt sein können.

Wie WINDORFER auf Grund der früheren Poliomyelitisabläufe festgestellt hat, weist das epidemiographische Bild dieser Erkrankung bestimmte Regeln auf, die dazu verwendet werden können, für kommende Poliomyelitisjahresabläufe kurzfristige Prognosen im Bereich gewisser Schwankungsgrenzen zu stellen. Es hat sich gezeigt, daß auch nach der 28. Woche (Mitte Juli) „Anlaufsmorbiditätswerte" von über 0,15 (je 10000 Einwohner) fast sichere Hinweise auf eine kommende Epidemie sind; nach der 32. Woche (Mitte August) bedeuten Werte von 0,25 und nach der 35. Woche (Ende August) Zahlen über 0,3 dieselbe Gefahr. Nach der 35. Woche ist das Verhältnis der aufgetretenen zu den noch zu erwartenden Poliomyelitisfällen im Durchschnitt 1:2,4, so daß im allgemeinen in der 1.—2. Septemberwoche die Hälfte der Erkrankungen als überwunden gelten kann.

Will man für ein bestimmtes Gebiet und für einen gegebenen Zeitabschnitt die Morbiditäts- oder Mortalitätskurven mehrerer, nebeneinander aufgetretener Infektionskrankheiten in dasselbe Koordinatensystem eintragen, so entstehen bei Benützung des gewöhnlichen Millimeterpapieres, d. h. der sonst üblichen linearen Maßstabseinteilung der Ordinatenachse dadurch, daß sich die Erkrankungsziffern der einzelnen Krankheiten teils im Bereich der ganz kleinen, teils dem der großen Zahlen, teils in beiden Bereichen bewegen, gewisse technische Schwierigkeiten, die sich indessen nach RAETTIG durch Verwendung von logarithmischem Papier vermeiden lassen. Diese logarithmische Darstellungsweise (vgl. Abb. 2 und 14) hat nach dem genannten Autor aber auch noch den erheblichen Vorteil, daß die so erhaltenen Kurven infolge ihrer multiplikativen Struktur die vom epidemiologischen Standpunkt aus wesentliche prozentuale Zu- und Abnahme der Erkrankungs- bzw. Sterbefälle zum Ausdruck bringen, während dies bei der linearen Darstellung mit ihrer additiven Struktur nicht der Fall ist.

Allgemeines über Seuchenbekämpfung.

Die Seuchenbekämpfung ist eine Hauptaufgabe der von MAX v. PETTENKOFER (1818—1901) zur Wissenschaft erhobenen Hygiene. Während die *wissenschaftliche Hygiene* alles zu erforschen sucht, was der Gesundheit nachteilig ist oder sein könnte, und die Bedingungen studiert, welche für das Gedeihen der Menschen am förderlichsten sind, bemüht sich die *praktische Hygiene*, die Mittel anzugeben und die Maßregeln durchzuführen, durch die einerseits die Gefahren für die Gesundheit des Menschen sich vermeiden lassen, also schädliche Einflüsse abgehalten werden, und andererseits sein Organismus möglichst widerstandsfähig gemacht werden kann, d. h. einem Individuum etwas verschafft wird, wodurch es vor schädlichen Einwirkungen geschützt wird. Entsprechend dieser zweifachen Arbeitsrichtung der praktischen Hygiene — man spricht auch von „negativem" und positivem" Schutz — kann man gerade auf dem Gebiete der Seuchenbekämpfung zwischen den der Fernhaltung von Krankheitserregern dienenden Maßnahmen des *Massenschutzes* durch Seuchenabwehr und den Vorkehrungen des *Einzelschutzes* unterscheiden, die ihrerseits eine Erhöhung der

Abwehrkräfte des Individuums gegen bestimmte Infektionserreger oder deren Gifte zum Ziele haben. Dazu kommen außerdem Maßnahmen allgemeinerer Art, die bei drohender oder vorhandener Seuchengefahr eine Aufklärung des Publikums durch Presse, Aufrufe und Anschläge, Broschüren und Flugblätter, Vorträge, Film und Rundfunk bezwecken.

Falls es möglich ist, die Maßnahmen des Einzelschutzes bei einem größeren Prozentsatz von Angehörigen einer Population zur Durchführung zu bringen, so wirkt sich diese künstlich erzeugte individuelle Dispositionsverminderung in ihrer Gesamtheit wenigstens zunächst auch als Massenschutz aus, da ja die Ausbreitung einer Infektionskrankheit naturgemäß um so stärker verzögert wird, je mehr geschützte Individuen vorhanden sind (vgl. S. 57 und 83). Immerhin ist es aber denkbar, daß der Infektionsstoff in den nichtgeschützten Individuen eine Virulenzzunahme erfährt (vgl. S. 44) und daß dann diese Personen unter Umständen teilweise zu Keimträgern werden und nach Absinken des Schutzes bei den übrigen Angehörigen der Population zu Masseninfektionen führen können (vgl. auch S. 45).

Der sog. *Massenschutz* besteht, wie gesagt, im wesentlichen in Maßnahmen zum Fernhalten von Krankheitserregern von einer bestimmten Bevölkerung. Hierher gehören demgemäß zunächst einmal alle hygienischen Einrichtungen, welche die Pflege und Reinhaltung des Körpers, seinen Schutz gegen Erkältung usw., ferner die Sauberkeit der Straßen und Plätze, der Wohnungen und der Arbeitsstätten, also in der Hauptsache die Beseitigung von Staub und Unrat aller Art bezwecken, sowie die einwandfreie Beschaffenheit des Trinkwassers und der Lebensmittel anstreben und Verunreinigungen der Luft zu verhindern suchen. In ihrer Gesamtheit bilden diese Maßnahmen einen Teil des Aufgabenbereiches des öffentlichen Gesundheitsdienstes.

Die Erkenntnis, daß manche zur Massenausbreitung neigende Erkrankungen, wie z. B. Lepra, Pest oder Syphilis von Mensch zu Mensch weiterverbreitet werden, hat im Mittelalter dazu geführt, die an solchen Krankheiten leidenden Personen in besonderen Gebäuden, also in Siechenhäusern („Gutleuthäusern", „Leproserien"), Pestspitälern bzw. „Franzosenhäusern" unterzubringen und dadurch von der Allgemeinheit abzusondern. Heutzutage ist man insofern einen erheblichen Schritt weitergegangen, als man für die Mehrzahl der übertragbaren Krankheiten, zum Teil schon für den Verdacht der Erkrankung die *Meldepflicht* eingeführt hat und *Isolierungsmaßnahmen* bei ihnen zur Anwendung bringt (z. B. Verordnung des Reichsministers des Innern vom 1. Dez. 1938; vgl. S. 84). Um eine Ausbreitung ansteckender Krankheiten in Schulen zu vermeiden, bestehen besondere Vorschriften (s. S. 84), nach denen an derartigen Erkrankungen leidende Kinder und Lehrer, sowie die Geschwister solcher kranker Kinder, eine gewisse Zeitlang die Schule nicht besuchen dürfen; bei gehäuftem Auftreten einer übertragbaren Erkrankung kann durch den Amtsarzt die Schule vorübergehend geschlossen werden; ebenso können erforderlichenfalls auch Theater und Kinos geschlossen werden; auch kann unter solchen Umständen die Abhaltung von Märkten, Volksfesten, Versammlungen, Wallfahrten u. dgl. verboten werden. Außerdem ist man aber heute bestrebt, auch die für die Weiterverbreitung infektiöser Erkrankungen hauptsächlich verantwortlichen gesunden Träger von Krankheitskeimen bzw. die als Infektionsquelle (Reservoir) in Frage kommenden Tiere (z. B. bei Tollwut, Psittakose, Milzbrand, Tuberkulose usw.) zu erfassen und dadurch die durch sie der Bevölkerung drohenden gesundheitlichen Gefahren auszuschalten.

In erster Linie gilt das eben Gesagte für Ausscheider von Bakterien der Typhus-Paratyphus-Enteritisgruppe und für Offentuberkulöse, sowie für latent Geschlechtskranke, also für chronische Gonorrhoiker und latent syphilitische Personen, besonders für sog. wilde Prostituierte, die als Verbreiterinnen der venerischen Infektionen hauptsächlich in Frage kommen. Nach dem deutschen Gesetz zur Bekämpfung der Geschlechtskrankheiten vom 18. Febr. 1927 (s. S. 84) sind Geschlechtskranke verpflichtet, sich einer ärztlichen Behandlung zu unterziehen; erforderlichenfalls kann die Durchführung der Kuren zwangsweise vorgenommen werden (§ 4). Seit man weiß, daß zahlreiche Infektionskrankheiten ausschließlich durch Arthropoden übertragen werden, daß also z. B. die Malariaplasmodien durch Mücken der Gattung Anopheles (GIOVANNI BATTISTA GRASSI 1898), das Virus des Gelbfiebers durch die Moskitoart Aëdes aegypti (CARLOS FINLAY 1886), die Fleckfieberrickettsie durch Kleiderläuse (CHARLES NICOLLE 1909) weiterverbreitet werden, richten sich die Bekämpfungsmaßnahmen bei diesen Erkrankungen namentlich auch gegen diese Überträger. Bemerkenswerterweise ist neuerdings bei manchen Insekten, vor allem bei Mücken, eine Gewöhnung an Insecticide zu beobachten.

Auch bei denjenigen Infektionskrankheiten, die nur zum Teil durch Insekten, im übrigen aber durch Kontakt weiter verbreitet werden, wird man einerseits versuchen, die Überträger zu bekämpfen. Andererseits wird man aber geeignete Maßnahmen ergreifen müssen, um zu verhindern, daß die in Frage kommenden Insekten sich selbst und nachher den Menschen infizieren. Um beispielsweise eine Verbreitung der Ruhr durch Fliegen möglichst zu unterbinden, muß man dafür sorgen, daß die bacillenhaltigen Ausscheidungen der Ruhrkranken, an denen die Fliegen sich beschmutzen, schleunigst desinfiziert und daß die Lebensmittel durch zweckmäßige Aufbewahrung vor der Verunreinigung durch Fliegen geschützt werden. Den Bissen der Rattenflöhe ist der in den Pestgegenden lebende Europäer durch das Tragen von Schuhwerk weniger ausgesetzt, als die meist barfuß gehenden Eingeborenen Indiens und Afrikas.

Nach K. F. MEYER sind mindestens 75 Infektionskrankheiten von wild lebenden und von Haustieren für die öffentliche Gesundheitspflege von Wichtigkeit (s. auch HULL). Bei manchen dieser Erkrankungen ist die Bekämpfung verhältnismäßig einfach, bei anderen schwieriger, aber bei allen denjenigen, bei denen wild lebende Nagetiere, Affen und Vögel das Reservoir bilden, praktisch vielfach unmöglich. So konnte in manchen Gebieten die Rindertuberkulose durch Abschlachten der erkrankten Tiere ausgerottet werden (vgl. S. 60). Durch Schutzimpfung der Hunde gegen Tollwut wurde in den Staaten Massachusetts und Alabama (USA.) die seit dem 18. Jahrhundert dort enzootische Lyssa weitgehend zum Verschwinden gebracht. In manchen Teilen der USA., vor allem im Staat New York, bilden indessen Füchse und Stinktiere das Reservoir der Tollwut; besonders von tollwütigen Füchsen werden jährlich zahlreiche Rinder durch Biß infiziert (KORNS und ZEISSIG). In manchen Teilen Ostdeutschlands ist die Tollwut neuerdings unter den Füchsen und Dachsen enzootisch; die Fuchswut hat offenbar ihren eigenen Kreislauf, zu welchem die Infektion von herbivorem Wild (Rehe, Hirsch, Hasen) und von den vielfach im gleichen Bau lebenden Dachsen gehört (SCHOOP). Die Bekämpfungsmaßnahmen müssen nach SCHOOP hier auf eine Verhütung der Übertragung auf Hunde (Verbot der Baujagd) und auf eine Verkleinerung des Seuchenherdes durch Verminderung der Fuchszahl gerichtet sein. Mit Hilfe der neuen Mittel zur Schädlingsbekämpfung (Rodenticide, Insecticide) kann wohl eine Verminderung der Nagetiere und ihrer Flöhe in der Nachbarschaft menschlicher Siedlungen und damit eine Herabsetzung der Erkrankungen an endemischem Fleckfieber und Pest erreicht werden. In anderen Fällen, so z. B. bei der Bekämpfung des Milzbrandes, vielleicht auch der Brucellosen mag die regelmäßige Schutzimpfung des betreffenden Tierbestandes zum Ziele führen; in milzbrandgefährdeten Betrieben (Gerbereien, Abdeckereien, Landwirtschaft usw.) muß für geeignete Desinfektionsmaßnahmen (Entkeimung der Häute, Keulen der kranken Tiere usw; HAILER und HEICKEN u. a.) und frühzeitige Behandlung etwa erkrankter Personen (Penicillin) gesorgt werden. Dagegen erscheint z. B. die Ausrottung der durch verschiedene Affenarten gebildeten ausgedehnten Gelbfieberherde in Südamerika und Afrika nicht durchführbar; eine einigermaßen wirksame Bekämpfung ist hier nur durch Maßnahmen gegen den Überträger und durch Schutzimpfung der gefährdeten Bevölkerungen erreichbar. Ebenso lassen sich auch die Salmonellainfektionen der Haustiere (vgl. S. 26 und 29) kaum beeinflussen. Um Enteritisepidemien durch Fleisch solcher Tiere möglichst zu vermeiden, ist daher eine sachgemäße Fleischbeschau notwendig; durch Einfrieren, Pasteurisieren oder Kochen des Fleisches läßt sich eine Entwicklungshemmung oder Abtötung der in dem Fleisch etwa vorhandenen oder nachträglich hineingelangten Salmonellabakterien erreichen.

Den springenden Punkt bei der praktischen Seuchenbekämpfung bildet indessen stets die *frühzeitige Erkennung und Erfassung der ersten Erkrankungsfälle*, sowie die *Ermittlung und Ausschaltung der Infektionsquellen*. Die Auffindung des den Ausgangspunkt einer Epidemie bildenden Krankheitsherdes stößt allerdings vielfach auf recht erhebliche Schwierigkeiten, weil der sog. Infektionsweg (s. S. 11), auf dem die Weiterverbreitung der Krankheitserreger stattfindet, häufig recht erhebliche Windungen, mitunter auch scheinbare Unterbrechungen aufweist und es dann sehr schwer ist, die epidemiologischen Zusammenhänge zu erkennen und klarzustellen. Im Hinblick auf die große Bedeutung, welche die Eruierung der Infektionsquelle für die Allgemeinheit besitzt, wird man aber gerade hier nicht locker lassen dürfen, sondern immer wieder versuchen müssen, schließlich doch den Ausgangsherd der Infektionen aufzuspüren (vgl. auch BLANCHARD). Häufig sind es ganz leichte Erkrankungsfälle, welche als solche nicht richtig erkannt werden, vor allem aber Bacillenträger und Dauerausscheider (vgl. S. 22), welche die Krankheitskeime beherbergen und ausstreuen und auf diese Weise zu einer Weiterverbreitung der Seuche führen, während die typisch Erkrankten schon dadurch, daß sie ans Bett gefesselt sind, im allgemeinen eine geringere Gefahr für die Allgemeinheit darstellen. Da z. B. bei Typhus- oder Paratyphusbacillenträgern die Keimausscheidung im allgemeinen schubweise in mitunter recht langen Abständen erfolgt (s. S. 25), da außerdem die Inkubationszeit des Typhus und des Paratyphus meist 2—3 Wochen beträgt und da schließlich die ersten Fälle einer Epidemie häufig atypisch verlaufen und darum nicht richtig oder erst spät diagnostiziert werden, kann man ohne weiteres ermessen, wie schwierig und kompliziert es vielfach ist, das Zustandekommen einer solchen Epidemie nachträglich zu klären. Zu dem Zeitpunkt, in dem die Erkrankung endlich richtig erkannt wird, können die Ausscheidungen des verantwortlichen Keimstreuers naturgemäß längst wieder keimfrei geworden sein. Eine besondere Schwierigkeit bei der Aufklärung einer Epidemie kann ferner dadurch bedingt sein, daß man es nicht mit *einem* Ausgangsherd, sondern mit mehreren Infektionsquellen zu tun hat. Anhaltspunkte in dieser Richtung bietet unter Umständen die Typenuntersuchung der von den Kranken isolierten Bakterienstämme (vgl. S. 29 f.). Sobald es gelungen ist, die Infektionsquelle oder -quellen einer Epidemie zu ermitteln, wird man versuchen müssen, sie möglichst rasch auszuschalten, um weitere Ansteckungen zu vermeiden.

Eine besondere Bedeutung kommt der frühzeitigen Erkennung und Ausschaltung von Infektionsquellen bei der Tuberkulosebekämpfung zu. Hierbei haben sich die Reihenuntersuchungen mittels des sog. Schirmbildverfahrens und, soweit es sich um Jugendliche handelt, auch die Durchführung von Tuberkulinprüfungen ausgezeichnet bewährt. Große Schwierigkeiten bereitet die Erkennung der Lepra in ihrem Anfangsstadium, besonders wenn es sich um Einzelfälle handelt; hier führt vielfach der Nachweis der Erreger im Nasenschleim, im Drüsenpunktat, mitunter auch im Blut („dicker Tropfen"; LEGENDRE) zum Ziel. Für die Auffindung unerkannter und nicht behandelter Syphilitiker, z. B. in Lagern, eignen sich die für Massenuntersuchungen besonders brauchbaren serologischen Schnellreaktionen (z. B. die Trockenblutreaktion nach CHEDIAK). Im übrigen werden, um die für die Ausbreitung von Geschlechtskrankheiten hauptsächlich in Betracht kommenden Angehörigen der sog. wilden Prostitution zu erfassen, besonders in Großstädten vielfach Razzien mit Erfolg vorgenommen (vgl. S. 78). Hinsichtlich der Feststellung und Beurteilung der Malarialage eines Gebietes vgl. S. 57. Die Verbreitung des Gelbfiebers wird durch Untersuchung des Blutes von Menschen und Affen auf neutralisierende Antikörper gegenüber dem Gelbfiebervirus ermittelt (SAWYER; vgl. S. 51). In derselben Weise wird auch das Vorkommen der verschiedenen Encephalitisformen festgestellt (s. S. 35).

Für die Aufklärung einer Epidemie ist zunächst einmal deren *Verlaufsform* von wesentlicher Bedeutung. Während Wasser- und auch Milchepidemien vielfach einen explosiven Charakter aufweisen, sind die durch sonstige Lebensmittel oder auch durch Kontaktübertragung bedingten Häufungen von Erkrankungsfällen im allgemeinen durch einen tardiven Verlauf gekennzeichnet (vgl. S. 57). Beim Suchen nach der Infektionsquelle geht man am besten so vor, daß man systematisch zusammenstellt, was die Erkrankten gemeinsam haben. Wichtige Aufschlüsse gibt dabei auch die Aufteilung der Erkrankungsfälle nach Orten, sowie vor allem nach Alter und Geschlecht. Dabei ist auch zu berücksichtigen, ob irgendwelche Schutzimpfungen (gegen Typhus und Paratyphus, sowie gegen Cholera) vorausgegangen sind (vgl. KAIL u. a.). So wird man also beispielsweise bei einer Enteritisepidemie ermitteln müssen, welches Nahrungsmittel von allen Patienten verzehrt worden ist. Sind vorzugsweise Frauen und Kinder erkrankt, so besteht der Verdacht, daß es sich um eine Milchepidemie handelt (s. S. 60); betreffen die Erkrankungen an Enteritis oder auch an Typhus oder Paratyphus hauptsächlich Jugendliche, so wird man an eine Speiseeisepidemie zu denken haben (WERNER). Die weitere Frage ist dann, auf welche Weise die krankmachenden Keime in die angeschuldigte Speise hineingelangt sind. Hat es sich etwa um roh genossenes Hackfleisch oder eine „schnellgeräucherte" Wurst[1] gehandelt, so besteht hier einerseits die Möglichkeit, daß die Fleischmasse von einem Tier stammt, das an einem septicämischen Prozeß gelitten hat, also schon intravital infiziert war; andererseits können die Enteritisbacillen in das Fleisch aber auch erst bei der Zerlegung des Tieres durch Beschmutzung mit Darminhalt, in dem solche Keime häufig als Saprophyten vorkommen, oder aber bei der weiteren Verarbeitung durch einen bacillenausscheidenden Schlächter hineingelangt sein. Besteht die Vermutung, daß gehäufte Enteritiserkrankungen etwa durch eine Mayonnaise verursacht wurden, so besteht hier die Möglichkeit, daß zu deren Bereitung infizierte Eier, besonders Enteneier verwendet worden sind (vgl. S. 26, 30, 60). Bei Typhus- oder Paratyphusepidemien kann die Infektion vielleicht auf einen bestimmten Brunnen oder auf einen Bacillenträger in einem Lebensmittelbetrieb zurückgeführt werden. Bei solchen Nachforschungen muß in Erwägung gezogen werden, daß die Tätigkeit eines Keimträgers etwa in einem Milchgeschäft oder in einem Gemüseladen nicht immer zu Massenerkrankungen zu führen braucht, weil oft nur sehr wenige Leute das betreffende infizierte Nahrungsmittel ungekocht genießen. Konnte z. B. ein in einem Lebensmittelbetrieb oder in der Küche eines Restaurants tätiger Träger von Salmonellabakterien als Ausgangspunkt der Erkrankungen ermittelt werden, so ist es selbstverständlich notwendig, daß der Betreffende seine bisherige Stellung sofort aufgibt und unter strenger Beachtung bestimmter Verhaltungsmaßregeln eine anderweitige, für die Allgemeinheit weniger gefährliche Tätigkeit beginnt.

Beim Auftreten gehäufter Fälle von Diphtherie oder Genickstarre hat es wenig Zweck, zur Aufklärung etwaiger epidemiologischer Zusammenhänge nach Trägern von Diphtheriebacillen bzw. Meningokokken zu fahnden, da diese beiden Bakterienarten besonders in Epidemiezeiten bei gesunden Menschen außerordentlich häufig gefunden werden (s. S. 19). Die Durchführung von Umgebungsuntersuchungen, wie sie vor allem bei Typhus- und Paratyphuserkrankungen notwendig sind, stellt also hier nur eine unnötige Belastung der bakteriologischen Laboratorien dar. Aus demselben Grunde kann auch bei der Bekämpfung der beiden Seuchen eine Absonderung solcher Träger, wie sie früher mitunter versucht wurde, nicht in Frage kommen; sie wäre zudem vollkommen zwecklos, da es praktisch unmöglich ist, auch nur einen größeren Teil der Keimträger zu erfassen.

---

[1] Die Schnellräucherei dient lediglich der Geschmacksverbesserung und hat keinerlei Einfluß auf die in der Wurstmasse enthaltenen Bakterien. Eine schnellgeräucherte Wurst ist also vom hygienischen Standpunkt ebenso wie rohes Hackfleisch zu bewerten.

Wenn eine kontagiöse Erkrankung gehäuft auftritt, ist es im Interesse des Massenschutzes zunächst notwendig, die Kranken, unter Umständen auch die Krankheitsverdächtigen entsprechend zu isolieren und damit zu verhindern, daß von ihnen aus eine Weiterverbreitung der Erkrankung stattfindet. Soweit es sich um eine sog. gemeingefährliche Krankheit (s. S. 4) handelt, müssen nach dem Reichsgesetz vom 30. Juni 1900 (s. S. 84) die Patienten und die Verdachtsfälle in einem Krankenhaus abgesondert werden. Erforderlichenfalls muß in solchen Fällen durch Aufstellen von Baracken oder durch Einrichtung von Hilfs- oder Notkrankenhäusern die notwendige Abtrennung der Kranken und, gesondert von ihnen, der Verdächtigen durchgeführt werden. Auch bei manchen anderen Infektionskrankheiten, wie z. B. bei Typhus, kann sich eine Krankenhausaufnahme der Erkrankten dann als erforderlich erweisen und vom Amtsarzt angeordnet werden, wenn eine genügende Isolierung und Pflege in den Wohnungen nicht durchführbar ist. Dringend notwendig ist ferner eine Absonderung aller an offener Tuberkulose leidender Personen, um die übrigen Familienmitglieder, besonders die Kinder, vor einer Infektion zu schützen. Für diese Zwecke ist die Schaffung einer genügenden Anzahl von Heilanstalten mit einer ausreichenden Bettenzahl für die Aufnahme solcher Kranker unbedingt erforderlich.

Zweck der Isolierung ist die Verhinderung einer Weiterverbreitung der von einem Infektionskranken ausgeschiedenen Krankheitserreger. Es muß also dafür gesorgt werden, daß weder durch Pflegepersonen und Besucher noch durch leblose Gegenstände eine Keimverschleppung nach außen stattfindet. Dies wird einmal dadurch, daß das Pflegepersonal und auch etwaige Besucher eine besondere Schutzkleidung anzuziehen und sich vor Verlassen des Krankenzimmers die Hände gründlich zu desinfizieren haben, vor allem aber durch eine sog. *fortlaufende Desinfektion* am Krankenbett erreicht. Diese besteht darin, daß die Ausscheidungen des Patienten, sowie sämtliche Gegenstände (Eß- und Trinkgeschirre, Wäsche usw.), die das Krankenzimmer verlassen, in geeigneter Weise entkeimt werden. Sobald die Krankheit zum Abschluß gekommen, d. h. keine weitere Ausscheidung von Krankheitserregern mehr zu erwarten, also wenn der Patient genesen, gestorben oder etwa in ein Krankenhaus überführt ist, wird im allgemeinen noch eine *Schlußdesinfektion* des Zimmers vorgenommen, um alle Krankheitserreger zu vernichten, welche der laufenden Desinfektion entgangen sind (KLIEWE).

Eine besondere und deshalb auch mit einer eigenen Bezeichnung belegte Form der Isolierung stellt die sog. *Quarantäne* dar. Während die „Isolierung" im allgemeinen Personen betrifft, die innerhalb des Gebietes eines Staates von einer Seuche ergriffen werden oder bei denen der Verdacht einer solchen Erkrankung besteht, spricht man von einer Quarantäne oder Kontumaz hauptsächlich dann, wenn es sich um die Absonderung von Ansteckungsverdächtigen handelt, die an der Land- oder Wassergrenze eines Staates beim Betreten seines Bodens oder auch nach der Landung auf einem Flugplatz wegen der Gefahr der Seucheneinschleppung von außerhalb solange festgehalten werden, bis der Verdacht sich als unbegründet erwiesen hat; dies ist gewöhnlich dann der Fall, wenn die betreffenden Personen während einer der Inkubationsperiode der fraglichen Erkrankung entsprechenden Beobachtungszeit keine Krankheitserscheinungen aufgewiesen haben. Während bis vor kurzem die verschiedenen Staaten, in früheren Zeiten sogar die einzelnen Städte ihre eigenen Quarantänevorschriften hatten, bestehen heute internationale Abmachungen, durch die eine gewisse Einheitlichkeit der Maßnahmen auch hinsichtlich der Entwesung und Desinfektion der Schiffe usw. erzielt worden ist (vgl. JORGE; s. auch S. 88). Auf Grund dieser Vereinbarungen haben die unter Quarantäne liegenden Schiffe bei ihrer Einfahrt in den Hafen und während der Dauer der Absonderung die gelbe Quarantäneflagge zu hissen. Daneben wird der Ausdruck „Quarantäne" gelegentlich allerdings auch dann gebraucht, wenn es sich um die Absperrung eines Lagers oder eines Truppenteils wegen Auftretens gehäufter Fälle einer Infektionskrankheit handelt.

Eine Ausschaltung der Patienten als Infektionsquelle wird außer durch Isolierung und Quarantäne bei manchen Erkrankungen, vor allem bei Syphilis, Gonorrhoe, Malaria u. a. auch durch die spezifische Chemotherapie erreicht.

Im Gegensatz zu den eben besprochenen Maßnahmen des sog. Massenschutzes, die also ein Fernhalten der Krankheitserreger von einer infektionsempfänglichen Bevölkerung anstreben, suchen die Verfahren des sog. Einzelschutzes die Widerstandskraft des einzelnen Individuums gegen bestimmte pathogene Mikroorganismen und deren Gifte zu erhöhen. Hierher gehören vor allem die Schutzimpfungsverfahren, d. h. die Methoden der aktiven und passiven Immunisierung, sowie die prophylaktische Anwendung von chemotherapeutischen Substanzen, die sog. Chemoprophylaxe. Werden diese Verfahren des Einzelschutzes in größerem Umfange angewendet, wie z. B. die Pockenimpfung in Ländern mit obligater Impfpflicht, so wirken sie sich vielfach auch als Massenschutz aus (vgl. S. 78).

Eine künstliche aktive Immunisierung (Schutzimpfung), bei der die betreffenden Erreger oder ihre Gifte dem Körper in irgendeiner für ihn ungefährlichen Form einverleibt werden, hat natürlich zur Voraussetzung, daß die betreffende natürliche Erkrankung eine langdauernde solide Immunität hinterläßt. Bei Erkrankungen, wie z. B. der Lepra oder der Syphilis, die durch einen außerordentlich trägen Ablauf der Immunitätsvorgänge charakterisiert sind, wird man von einer künstlichen Zufuhr irgendwie modifizierter Krankheitserreger keine nennenswerte Schutzwirkung erwarten dürfen. Ebenso hat nach den besonders in den beiden Weltkriegen gemachten Erfahrungen eine Schutzimpfung gegen die bakterielle Ruhr wenig Zweck, da die nach Überstehen dieser Erkrankung zurückbleibende Immunität offenbar nur von kurzer Dauer ist und deshalb Wiedererkrankungen in ganz kurzen Abständen häufig beobachtet werden. Bis zu einem gewissen Grade gilt das eben Gesagte auch für die durch toxinbildende Bakterien hervorgerufenen Erkrankungen. So wissen wir z. B., daß ein kleiner Prozentsatz der Menschen mehrfach an Diphterie erkrankt (s. S. 18). Man kann nun natürlich nicht erwarten, daß derartige Individuen, bei denen also selbst nach einer Diphtherieerkrankung nur eine vorübergehende Immunität zurückbleibt, durch eine Diphtherieschutzimpfung ihre Diphtherieempfänglichkeit dauernd verlieren. Es ist deshalb keineswegs erstaunlich, daß manche Kinder trotz vorausgegangener Diphtherieschutzimpfung an Diphtherie erkranken; eine derartige Beobachtung kann also keinesfalls als Argument gegen die Wirksamkeit der Diphtherieschutzimpfung angesehen werden.

Eine aktive Immunisierung des Menschen kommt hauptsächlich als Schutz gegen Pocken, Tollwut, Gelbfieber, Typhus -und Paratyphus, Cholera, Fleckfieber, Pest, Diphtherie, Tetanus und Tuberkulose in Frage. Bewährt hat sich auch die von RAMON eingeführte kombinierte Schutzimpfung, bei der eine gleichzeitige Immunisierung gegen mehrere der eben genannten Krankheiten durch einen entsprechend zusammengesetzten Impfstoff [z. B. „Triple vaccin associé" (bestehend aus abgetöteten Typhus-, Paratyphus A- und Paratyphus B-Bacillen sowie Diphtherie- und Tetanusformolgift[1]) oder Tetravaccine (Gemisch von Typhus-, Paratyphus A- und B-, sowie Choleravaccin)] bewirkt wird. Dieser

---

[1] In USA. wird vielfach ein aus Diphtherie- und Tetanusformalgift sowie Keuchhustenbacillen bestehendes Triple vaccin (Division of Laboratories and Research, State Dept. of Health, Albany N. Y.) verwendet.

künstlich erworbene Schutz hält aber im allgemeinen wesentlich kürzer an als die durch Überstehen der betreffenden Krankheit erworbene aktive Immunität. Versuche einer aktiven Immunisierung gegen Influenza sind in USA. seit einigen Jahren im Gange; nach den bisherigen Ergebnissen gelingt es mit Hilfe von inaktiviertem Virus der verschiedenen Typen (s. S. 35) beim Menschen einen zwar rasch eintretenden, aber nur etwa 2 Monate lang anhaltenden Schutz gegen den betreffenden Virustyp zu bewirken (Horsfall). Ein rasch eintretender, aber nur kurz dauernder Schutz läßt sich gegen Diphtherie, Tetanus und Gasbrand auf dem Wege der passiven Immunisierung mit Hilfe der spezifischen antitoxischen Sera erreichen. Eine Kombination von aktiver und passiver Immunisierung gegen Diphtherie in Form der von G. Ramon angegebenen Simultanimpfung (gleichzeitige Injektion von Diphtherieheilserum und Diphtherieimpfstoff) bewirkt das rasche Eintreten und die längere Dauer einer wirksamen antitoxischen Immunität (vgl. Schlossberger, Flückiger). Durch prophylaktische Anwendung geeigneter Chemotherapeutika (Chinin, Atebrin) kann ein gewisser Schutz namentlich gegen Malaria bewirkt werden. Zur Verhütung von venerischer Infektion finden außer chemischen Mitteln (lokale Applikation von Protargollösungen und quecksilberhaltigen Schutzsalben, innerliche Anwendung von Stovarsol oder Spirocid) vor allem Präservative Anwendung.

Seuchengesetzgebung, internationale Abmachungen.

Im Deutschen Reich hatten die einzelnen Bundesstaaten hinsichtlich der Seuchenbekämpfung ursprünglich ihre eigenen, zum Teil erheblich voneinander abweichenden Gesetze und Verordnungen. Abgesehen von dem am 8. April 1874 erlassenen Reichsimpfgesetz [RGBl. I, S. 31, vgl. auch die zu seiner Durchführung erlassene Verordnung des Reichsministers des Innern vom 22. Jan.1940 (RGBl. I, S. 214), sowie den Runderlaß vom 19. April 1940 (RMBl. für die innere Verwaltung S. 835)] war das Reichsgesetz betr. die Bekämpfung gemeingefährlicher Krankheiten (Reichsseuchengesetz) vom 30. Juni 1900 (RGBl. S. 306), durch das einheitliche Maßnahmen gegen die 6 sog. „gemeingefährlichen" Krankheiten (Pest, Cholera, Fleckfieber, Gelbfieber, Pocken, Lepra) für das ganze Reichsgebiet eingeführt wurden, das erste für alle deutschen Bundesstaaten gültige Gesetz zur Verhütung und Bekämpfung übertragbarer Krankheiten. Ferner wären hier noch das Gesetz zur Bekämpfung der Geschlechtskrankheiten vom 18. Februar 1927 (RGBl. I, S. 61), das durch eine Verordnung des Ministerrates für die Reichsverteidigung vom 21. Oktober 1940 (RGBl. I, S. 1459) eine Abänderung erfahren hat, das Gesetz zur Bekämpfung der Papageienkrankheit (Psittakosis) und anderer übertragbarer Krankheiten vom 3. Juli 1934 (in der Fassung der 2. Verordnung zur Bekämpfung der Papageienkrankheit vom 13. Dezember 1937, RGBl. I, S. 532), die Verordnung des Reichsministers des Innern betr. Bekämpfung übertragbarer Krankheiten vom 1. Dezember 1938 (RGBl. I, S. 1721), durch die eine Vereinheitlichung der gesetzlichen Maßnahmen gegen die infektiösen Krankheiten erreicht ist, sowie die Vorschriften gegen die Verbreitung übertragbarer Krankheiten durch Schulen, Kindergärten und ähnliche Einrichtungen („Schul Seuch Erl"; Rd.Erl. des Reichsministers des Innern vom 30. April 1924; Min. Bl. des Reichs- und preuß. Min. d. I. S. 951) zu nennen.

Auf Grund des Gesetzes betr. die Bekämpfung gemeingefährlicher Krankheiten vom 30. Juni 1900, des Gesetzes zur Bekämpfung der Papageienkrankheit und anderer übertragbarer Krankheiten vom 3. Juli 1934 und der Verordnung des Reichsministers des Innern zur Bekämpfung übertragbarer Krankheiten vom

1. Dezember 1938, muß in Deutschland innerhalb von 24 Std nach erlangter Kenntnis gemeldet werden: Jede Erkrankung, jeder Verdacht einer Erkrankung und jeder Sterbefall an Aussatz (Lepra), Cholera (asiatischer), Fleckfieber (Flecktyphus), Gelbfieber, Pest (orientalischer Beulenpest), Pocken (Blattern), Papageienkrankheit, Kindbettfieber [a) nach standesamtlich meldepflichtiger Geburt, b) nach Fehlgeburt], übertragbarer Kinderlähmung, bakterieller Lebensmittelvergiftung, Milzbrand, Paratyphus, Rotz, übertragbarer Ruhr, Tollwut (auch Biß und Verletzung durch tollwütige und tollwutverdächtige Tiere), Tularämie, Typhus und Tuberkulose [a) ansteckende Lungen- und Kehlkopftuberkulose, b) Haut-Tuberkulose, c) Tuberkulose anderer Organe], ferner jede Erkrankung und jeder Sterbefall an BANGscher Krankheit, Diphtherie, übertragbarer Gehirnentzündung, übertragbarer Genickstarre, Keuchhusten, Körner-Krankheit, Malaria, Rückfallfieber, Scharlach, Trichinose und WEILscher Krankheit, sowie jede Person, die, ohne selbst krank zu sein, die Erreger der bakteriellen Lebensmittelvergiftung, des Paratyphus, der übertragbaren Ruhr oder des Typhus ausscheidet.

Hinsichtlich der Viehseuchen ist heute in ganz Deutschland das Viehseuchengesetz vom 26. Juni 1909 (RGBl. S. 519) samt Ausführungsbestimmungen maßgebend. Gegen die Rinderpest („Löserdürre") gilt das vom König von Preußen im Namen des Norddeutschen Bundes erlassene Gesetz vom 7. April 1869, Maßregeln gegen die Rinderpest betr. Dieses Gesetz ist durch Gesetz vom 2. November 1871 in Bayern und Württemberg, durch Gesetz vom 11. Dezember 1871 in Elsaß-Lothringen, in Baden und Hessen bereits durch Art. 80 der Reichsverfassung vom 31. Dezember 1870 eingeführt und war dementsprechend für das ganze damalige Reich verbindlich. Außerdem sind hier auch noch das Reichsgesetz betr. Zuwiderhandlungen gegen die zur Abwehr der Rinderpest erlassenen Vieheinfuhrverbote vom 21. Mai 1878 (RGBl. S. 95), ferner das Reichsgesetz betreffs die Beseitigung von Ansteckungsstoffen bei Viehbeförderungen auf Eisenbahnen vom 25. Februar 1876 (RGBl. S. 163), sowie das Reichsgesetz betr. die Beseitigung von Tierkadavern vom 17. Juni 1911 (RGBl. S. 248) zu nennen. Die Bekämpfung der Schweinepest und der ansteckenden Schweinelähme wurde vor allem infolge eines im Sommer 1939 in einigen Bezirken Nordwestdeutschlands aufgetretenen schweren Seuchenganges der Schweinepest in den darauf folgenden 5 Jahren durch insgesamt 40 veterinärpolizeiliche Anordnungen (teilweise mit Gesetzeskraft) grundlegend geändert. In Deutschland sind folgende Tierseuchen anzeigepflichtig: Milzbrand, Rauschbrand, Wild- und Rinderseuche, Tollwut, Rotz, Rinderpest, Maul- und Klauenseuche, Lungenseuche des Rindes, Schafpocken, Beschälseuche, Bläschenausschlag der Pferde und des Rindviehs, Räude der Einhufer und der Schafe, Schweinepest, ansteckende Schweinelähme (Teschener Krankheit), Rotlauf der Schweine, Geflügelcholera, Hühnerpest, Tuberkulose des Rindes, ansteckende Blutarmut, BORNAsche Krankheit, Trichomonadenseuche, Psittakose, Faulbrut der Bienen.

In entsprechender Weise wurden auch in den anderen Kulturstaaten Gesetze und Verordnungen zur Bekämpfung der infektiösen Krankheiten erlassen, besonders nachdem auf dem 10. Internationalen Kongreß für Hygiene und Demographie in Paris im Jahre 1900 eine Resolution angenommen worden war, in der die Einführung einer Meldepflicht für alle Erkrankungs- und Todesfälle an seuchenartigen Krankheiten in sämtlichen Ländern als unbedingt notwendig bezeichnet wurde.

In der Schweiz erhielt auf Grund einer durch Volksabstimmung ermöglichten und am 20. Juni 1874 in Kraft getretenen teilweisen Änderung der Bundesverfassung vom 29. Mai 1874 der Bund die Befugnis, zur Bekämpfung übertragbarer oder stark verbreiteter oder bösartiger Krankheiten von Menschen und Tieren gesetzliche Bestimmungen zu treffen. Das Schweizer Bundesgesetz vom 2. Juli 1886 betr. Maßnahmen gegen gemeingefährliche Epidemien mit den durch Bundesgesetz vom 18. Februar 1921 angebrachten Abänderungen richtet sich nur gegen die in Art. 69 der Bundesverfassung erwähnten „gemeingefährlichen Epidemien" (Pocken, Cholera, Fleckfieber, Pest), ermächtigt indessen den Bundesrat, die Bestimmungen dieses Gesetzes auch auf andere besonders gefährliche, übertragbare Krankheiten auszudehen. Auf Grund dieser Ermächtigung wurde durch Bundesratsbeschluß vom 20. April 1943 die Anzeigepflicht A) für Erkrankungs- und Verdachtsfälle an Pocken, Cholera, Fleckfieber, Pest, epidemischer Ruhr (ausgenommen E-Ruhr), Scharlach, Diphtherie, Abdominaltyphus, Paratyphus, epidemischer Genickstarre (Meningitis cerebrospinalis epidemica), akuter Kinderlähmung (Poliomyelitis anterior acuta), epidemischer Gehirnentzündung (Encephalitis lethargica) und Trachom, sowie B) für Erkrankungsfälle an E-Ruhr, epidemischer Influenza, Malaria, Lepra, BANGscher Krankheit, Masern, Keuchhusten, Mumps, Varicellen und epidemischer Leberentzündung (Hepatitis epidemica) eingeführt. Soweit die Diagnose auf eine dieser anzeigepflichtigen Krankheiten erst nach dem Tod des Kranken festgestellt worden ist, ist der Todesfall anzuzeigen. Die Anzeigen sind an die für den Aufenthaltsort des Erkrankten zuständige kantonale Behörde zu erstatten, die ihrerseits die bei ihr eingehenden Anzeigen über die zur Gruppe A gehörenden Krankheiten täglich dem eidgenössischen Gesundheitsamt und der Abteilung für Sanität des eidgenössischen Militärdepartementes, die Anzeigen über die zur Gruppe B gehörenden Krankheiten wöchentlich dem eidgenössischen Gesundheitsamt zu melden hat. Abgesehen von dieser Anzeigepflicht sind für die Bekämpfung der übertragbaren Krankheiten, soweit es sich nicht um die gemeingefährlichen Epidemien handelt, kantonale Gesetze und Polizeiverordnungen maßgebend. Die Bekämpfung der Tuberkulose ist in der Schweiz durch das Bundesgesetz vom 13. Juni 1928 betr. Maßnahmen gegen die Tuberkulose einheitlich geregelt. Durch das Bundesgesetz über die Bekämpfung der Rindertuberkulose vom 29. März 1950 werden die Untersuchungen der Bestände, die Ausmerzung oder Absonderung tuberkulöser Tiere, sowie der Schutz und die Erhaltung tuberkulosefreier Bestände auch mittels Impfmaßnahmen gesetzlich geregelt. Durch Bundesratsbeschluß vom 14. Mai 1940 wurde die Pockenschutzimpfung in der Schweiz für die Dauer des 2. Weltkrieges obligatorisch. Dieser sowie ein weiterer Bundesratsbeschluß vom 12. Juni 1944, nach dem eine zweimalige Impfung zwischen dem 4. und 12. Lebensmonat bzw. zwischen dem 12. und 15. Altersjahr vorgeschrieben worden ist, wurden durch Bundesratsbeschluß vom 26. November 1948 wieder aufgehoben, so daß die Pockenschutzimpfung nur noch in einigen, besonders den welschen Kantonen obligatorisch ist, während in den übrigen Kantonen kein Impfzwang besteht.

In Österreich waren für die Seuchenbekämpfung zunächst das Reichssanitätsgesetz vom 30. April 1870 und die auf Grund desselben in Wirksamkeit getretenen Landessanitätsgesetze, sowie die hierzu erlassenen Durchführungsvorschriften und Dienstinstruktionen der Gemeinde-Sanitätsorgane maßgebend (vgl. auch Erlasse des k. k. Ministers des Innern vom 13. Dezember 1888 und vom 6. August 1903); an ihre Stelle trat dann das „Gesetz betr. die Verhütung und Bekämpfung übertragbarer Krankheiten" vom 14. April 1913 (Österr. RGBl Nr. 67). Vorübergehend war in Österreich nach dem Anschluß an Deutschland im Jahre 1938 bis zum 21. August 1947 für die Meldung ansteckender Krankheiten die Verordnung des deutschen Reichsinnenministers vom 1. Dezember 1938 (s. S. 84) maßgebend. Am 22. August 1947 trat auf Grund des Bundesgesetzes vom

18. Juni 1947 (Bundesgesetzblatt Nr. 151) betr. Wiederherstellung des österreichischen Rechtes auf dem Gebiete des Gesundheitswesens das Gesetz vom 14. April 1913 wieder in Kraft. Durch das Bundesgesetz vom 30. Juni 1948 ist in Österreich die Pockenschutzimpfung obligatorisch.

Auch von den übrigen europäischen und außereuropäischen Ländern wurden entsprechende Seuchengesetze erlassen. Einer besonderen Erwähnung bedürfen hier die Verordnungen, welche früher seitens der türkischen, später seitens der arabischen Behörden hinsichtlich der Mekkapilger erlassen worden sind. In Frankreich ist die Schutzimpfung aller Kinder gegen Diphtherie und Tetanus obligatorisch (Gesetze vom 25. Juni 1938 und vom 24. November 1940, nebst Ergänzungen vom 7. September 1948).

Bei der heutigen internationalen Bedeutung der Seuchenbekämpfung ist es durchaus verständlich, daß die Kulturstaaten in friedlichem Zusammenwirken gegen diese Gefahren sich zum Schutze gegen die Einschleppung der wichtigsten und gefährlichsten übertragbaren Krankheiten zusammengeschlossen haben. Die Eröffnung des Suez-Kanals im Jahre 1869 gab den Anlaß für die Abfassung des ersten internationalen Sanitätsabkommens, das bei der internationalen Sanitätskonferenz in Rom im Jahre 1885 beraten und sodann im Jahre 1892 von 14 Regierungen anerkannt wurde. Im Jahre 1892 fand sodann in Venedig eine internationale Konferenz statt, welche den Seeverkehr regelte und die verschiedene Behandlung der reinen, verdächtigen und verseuchten Schiffe anordnete. Bei der internationalen Konferenz in Dresden im Jahre 1893 kamen 10 europäische Staaten dahin überein, sich gegenseitig vom Ausbruch einer Cholera-Epidemie zu verständigen und geeignete Maßnahmen zur Überwachung und Bekämpfung der Seuche zu ergreifen. Durch die internationale Konferenz in Venedig im Jahre 1897 wurden wegen des drohenden Einbruchs der Pest die Abmachungen der beiden vorangegangenen Konferenzen auch auf diese Seuche ausgedehnt. Weitere Vereinbarungen wurden sodann durch die internationale Übereinkunft zu Paris vom 3. Dezember 1903 betr. Maßregeln gegen Pest, Cholera und Gelbfieber von 16 Staaten getroffen. Ähnliche Abmachungen wurden auch auf dem amerikanischen Kontinent erreicht. So unterzeichneten am 25. November 1887 Uruguay, Brasilien, Argentinien in Rio de Janeiro und am 12. März 1888 Bolivien, Chile, Ekuador und Peru in Lima Sanitäts-Pakte, durch welche die Wassergrenzen der genannten Länder gegen Cholera, Gelbfieber und Pest geschützt werden sollten. Von einer zum Schutz gegen die Einschleppung epidemischer Krankheiten zusammengetretenen internationalen Konferenz wurde am 29. Januar 1902 die gegenseitige Benachrichtigung der teilnehmenden Staaten über das Auftreten von Seuchen und die Vereinheitlichung der Quarantäne-Maßnahmen beschlossen. Das Sanitäre Abkommen von 1905, das von 14 Ländern ratifiziert worden ist, stellte den ersten Schritt zum gegenwärtig geltenden „Panamerikanischen Sanitäts-Pakt" dar, der zum Schutz gegen Einschleppung von Seuchen und zu deren Bekämpfung im Jahre 1924 in Havanna unterzeichnet wurde. Das von der WHO (s. S. 88) im Jahre 1947 eingerichtete Pan American Sanitary Bureau (Oficina Sanitaria Panamericana) befindet sich in Washington 8, D. C.

Am 9. Dezember 1907 wurde durch ein in Rom abgeschlossenes Sonderabkommen die Schaffung eines „Internationalen Gesundheitsamtes" (Office International d'Hygiène publique) mit dem Sitz in Paris beschlossen. Seine Hauptaufgabe sollte in der Sammlung von Tatsachen und Unterlagen über das Auftreten übertragbarer Krankheiten, namentlich Cholera, Pest und Gelbfieber und über die zu ihrer Bekämpfung getroffenen Maßnahmen, sowie in der Benachrichtigung der Vertragsstaaten bestehen. Ferner wurde am 17. Januar 1912 in

Paris eine „Internationale Sanitätsübereinkunft" betr. Maßnahmen gegen Pest, Cholera und Gelbfieber getroffen. Deutschland hat diese Sanitätsübereinkunft am 30. Dezember 1920 ratifiziert; die Anerkennung des „Internationalen Gesundheitsamtes" als offizielle Vermittlungsstelle für alle mit der Übereinkunft zusammenhängenden Fragen erfolgte seitens des Deutschen Reiches durch eine Bekanntmachung des Reichsministers des Auswärtigen vom 21. Dezember 1929 (RMBl. 1930, S. 2). Wenn also in einem Land Fälle einer der genannten Krankheiten auftraten, wurde auf Grund dieser Abmachung durch die betreffende Regierung das Office International d'Hygiène publique benachrichtigt, das dann die übrigen Teilnehmer des Paktes automatisch davon verständigte, damit diese vor allem ihren Handelsschiffen, Hafenbehörden, Grenzübertrittsstellen und Zollämtern rechtzeitig entsprechende Nachricht und nähere Anweisungen geben konnten. In der Folgezeit sind dann auch noch hinsichtlich der mit der Pestbekämpfung zusammenhängenden Rattenvertilgung auf Schiffen, der Quarantäne, des Luftverkehrs, sowie der Viehseuchen Übereinkommen zwischen den einzelnen Kulturstaaten getroffen worden. Außer dem „Internationalen Gesundheitsamt" in Paris hat sich bis zum Beginn des 2. Weltkrieges insbesondere auch die Hygiene-Sektion des Völkerbundes in Genf mit der internationalen Seuchenbekämpfung befaßt. Nach dem 2. Weltkrieg hat zum Teil die Gesundheitsabteilung der UNRRA deren Funktion übernommen. Am 25. Januar 1924 erklärte Deutschland seinen Beitritt zum internationalen Abkommen für die Schaffung eines „Internationalen Tierseuchenamtes" (Office International des Epizooties), das in Paris errichtet wurde.

Am 10. Mai 1926 ist dann nochmals eine internationale Sanitätskonferenz in Paris wegen derselben Fragen zusammengetreten. Diese Verhandlungen führten zur Unterzeichnung eines „Internationalen Sanitätsabkommens" in Paris am 21. Juni 1926, in dem die Ausdehnung des Nachrichtendienstes und der Maßnahmen auf Pocken und Fleckfieber festgesetzt wurde. Der deutsche Reichstag hat durch Gesetz vom 18. März 1930 (RGBl. II, S. 589) dem in Paris am 21. Juni 1926 unterzeichneten „Internationalen Sanitätsabkommen" zugestimmt. Das „Internationale Gesundheitsamt", dem bis zum Jahre 1939 48 Staaten beigetreten sind, sollte nach Absicht der „Internationalen Sanitätskonferenz" vom Jahre 1926 gewissermaßen den offiziellen Mittelpunkt für die Durchführung der beschlossenen Maßnahmen zur Seuchenbekämpfung bilden. Es wurde zu diesem Zweck ein „Permanentes Komitee" des Internationalen Gesundheitsamtes geschaffen, das halbjährlich zusammentrat und die Aufgabe hatte, praktische Quarantänefragen und dergleichen in ihren internationalen Beziehungen zu erörtern, aber auch befugt war, die durch den Fortschritt der wissenschaftlichen Erkenntnis etwa notwendig werdende Änderung des vorliegenden Abkommens vorzubereiten, mit Mehrheit von zwei Dritteln zu beschließen und den Vertragsstaaten alsbald zur Annahme vorzulegen. Auf diese Weise wurde der umständliche Mechanismus einer Internationalen Sanitätskonferenz, die bisher allein zu Änderungen berechtigt war, entbehrlich, da das „Permanente Komitee" des Office die letzte Konferenz sozusagen fortsetzen und eine fortlaufende Bearbeitung der einschlägigen Fragen durchführen konnte.

Nach dem 2. Weltkrieg wurde auf Anregung der brasilianischen Delegation veranlaßt, daß in die Charta der Vereinten Nationen auch das Gesundheitswesen wegen seiner großen Bedeutung in sozialer, wirtschaftlicher und politischer Beziehung aufgenommen und daß zu diesem Zweck eine den ganzen Erdball umspannende „World Health Organization" („Organisation Mondiale de la Santé", „Organización Mundial de la Salud") geschaffen wurde. Diese Organisation wurde auf der in New York vom 19. Juni bis 22. Juli 1946 abgehaltenen International

Health Conference gegründet; die Gründungsurkunde (Constitution of the World Health Organization) wurde am 22. Juli 1946 in New York durch die Vertreter von 61 Staaten unterzeichnet. Sitz der WHO ist Genf; außerdem wurden ein Büro in New York, sowie Zweigbüros in New Delhi (Indien) und in Washington D.C. (USA.) und außerdem eine Epidemiological Intelligence Station in Singapore eingerichtet. Die WHO hat am 7. April 1948 mit ihren Arbeiten begonnen und damit auch die Funktionen des Office International d'Hygiène publique, der League of Nations Health Organization und der während des 2. Weltkriegs geschaffenen UNRRA übernommen. Am 16. Februar 1949 erklärten die Sowjetunion, die Sowjetukraine und Weißrußland, am 29. November 1949 Bulgarien und am 20. Februar 1950 Rumänien ihren Austritt aus der WHO (vgl. auch CHISHOLM, HOWARD-JONES, BIRAUD).

Außer den bereits genannten internationalen Abkommen zur Verhütung der Einschleppung übertragbarer Krankheiten wären noch folgende zu nennen:

Internationales Abkommen über die Abschaffung der Konsulatssichtvermerke auf den Gesundheitspässen (der Handelsschiffe) vom 22. Dezember 1934. Beitritt des Deutschen Reiches durch Bekanntmachung der Reichsregierung vom 19. Februar 1936 (RGBl. II, S. 80 und 84).

Internationales Übereinkommen über den Eisenbahnfrachtverkehr und den Eisenbahnpersonen- und Gepäckverkehr vom 23. November 1933 (in Rom); ratifiziert von Deutschland am 12. Juli 1935. Bekanntmachung des Reichsministers des Auswärtigen vom 28. August 1935 (RGBl. II, S. 523).

Internationales Sanitätsabkommen für die Luftfahrt vom 12. April 1933, ratifiziert von Deutschland am 17. April 1935. Bekanntmachung des Reichsministers des Auswärtigen vom 13. November 1935 (RGBl. II, S. 815).

Internationales Abkommen über Leichenbeförderung vom 20. Februar 1937. Bekanntmachung des Reichsministers des Auswärtigen vom 31. Mai 1938 (RGBl. II, S. 199).

Internationales Abkommen über den gegenseitigen Schutz gegen Denguefieber vom 25. Juli 1934. Bekanntmachung des Reichsministers des Auswärtigen vom 23. Juli 1936 (RGBl. II, S. 235).

Unabhängig von derartigen Abmachungen wurden zwischen benachbarten Staaten schon seit langer Zeit Vereinbarungen zwecks gemeinsamer Bekämpfung bestimmter seuchenartiger Erkrankungen getroffen, so z. B. zwischen Preußen und Belgien („Abkommen betr. Austausch von Nachrichten über ansteckende Krankheiten bei Mensch und Tieren" 1873, 1889, 1900, 1907), zwischen Frankreich und Belgien („Abkommen betr. Nachrichtenaustausch zwischen den beiderseitigen Grenzbehörden beim Auftreten von ansteckenden Menschen- und Tierkrankheiten" vom 1. Juli 1895), zwischen Bayern und Österreich („Übereinkunft betr. gegenseitige Benachrichtigung über Cholera" vom 6. April 1883), zwischen Preußen, Bayern, Sachsen und der Tschechoslowakei („Verhandlungen über einheitliche Richtlinien der Tollwutbekämpfung" vom 27. November 1923), zwischen Ungarn und Italien („Veterinär-Abkommen" vom 4. Juli 1928), zwischen Österreich und Ungarn („Tierseuchenübereinkommen" vom 30. Juni 1931) u. a.

Literatur.

AHRENS, H.: Diphtherie und chronische Tonsillitis. Z. inn. Med. **3**, 568 (1948). — ANDERS, W.: Die Typhusbacillen-Dauerausscheider in Berlin. Ärztl. Wschr. **1948**, 698. — ANDERSON, J. S., F. C. HAPPOLD, J. W. MCLEOD and J. G. THOMSON: On the existence of two forms of diphtheria bacillus — B. diphtheriae gravis and B. diphtheriae mitis — and a new medium for their differentiation and for the bacteriological diagnosis of diphtheria. J. of Path. **34**, 667 (1931). — ARMSTRONG, CH.: Seasonal distribution of poliomyelitis. Amer.

J. publ. Health **40**, 1296 (1950). — AVERY, O. T., C. M. MACLEOD and M. MCCART: Studies on the chemical nature of the substance inducing transformation of pneumococcal types. I. J. of exper. Med. **79**, 137 (1944). — AWENDER, J.: Über die Verbreitung des Paratyphus B im Deutschen Reiche in den Jahren 1921—1935. Z. Hyg. **122**, 516 (1940). — AYCOCK, W. L.: Seasonal and age studies on poliomyelitis and what they suggest. Amer. J. publ. Health **20**, 41 (1930). — AYCOCK, W. L., and W. F. OREN: Prolonged incubation period as an epidemiologic principle. Infectious hepatitis and homologous serum jaundice. Amer. J. med. Sci. **214**, 483 (1947).

BADER, R. E.: Die Typhus-Paratyphus-Enteritisgruppe. (Die Salmonella-Gruppe.) Erg. Hyg. **26**, 235 (1949). — BAERTHLEIN, K.: Immunität bei Typhus. Handbuch der pathogenen Mikroorganismen, 3. Aufl., herausg. von W. KOLLE, R. KRAUS u. P. UHLENHUTH, Bd. 3, S. 1279. Jena, Berlin u. Wien 1931. — BANKS, H. S., and A. I. BEALE: Poliomyelitis and immunization against whooping cough and diphtheria. Brit. med. J. **1950 II**, 251. — BARKER, F. R.: Inoculation of Syphilis by Tattowing. Brit. J. Dermat. **62**, 1 (1889). — BARKSDALE, W. L.: Shigella occurring in Japan. Amer. J. trop. Med. **28**, 359 (1948). — BELIN, M.: La fièvre typhoide des jeunes mariés. Presse méd. **45**, 357 (1937). — BERGH, R.: Über Ansteckung und Ansteckungswege bei Syphilis. Mh. Dermat. **7**, Nr 4/5 (1888). — BERINGER, K.: Die syphilidogenen Erkrankungen des Nervensystems bei den Burjato-Mongolen. Arch. f. Psychiatr. **103**, 359 (1935). — BERTENIUS, B. S.: On the problem of poliomyelitis. Acta path. scand. (Københ.) Suppl. 68 (1947). — BESSEMANS, A., u. BORREMANS-PONTHIÈRE: Quelques observations concernant les méthodes récents de prophylaxie antidiphtérique. Le Scalpel **75**, 73 (1922). — BIELING, R.: Die biologische Infektionsabwehr des menschlichen Körpers, 2. Aufl. Wien: Franz Deuticke 1948. — BIELING, R., u. L. OELRICHS: Beobachtungen über die Dauer der Infektion mit Rickettsia quintana (pediculi). Z. Hyg. **127**, 49 (1947). — BIRAUD, Y.: International control of epidemics. Brit. med. J. **1950 I**, 1046. — BITTER, L.: Massenerkrankung an Gastroenteritis nach dem Genuß von geräucherten Makrelen, bedingt durch das Bacterium enteritidis Breslau. Z. Hyg. **90**, 387 (1920). — BLACKLOCK, D. B.: Yaws and syphilis. Two diseases or one? Trop. Dis. Bull. **30**, 739 (1933). — BLANC, G.: Longue persistance de la virulence du bacille pesteux chez la puce du rat Xenopsylla cheopis, conservée morte à sec. Ann. Inst. Pasteur **75**, 569 (1948). — BLANC, G. u. M. BALTAZARD: Quelques remarques à propos du mémoire de G. GIRARD sur les „Ectoparasites humains dans l'épidémiologie de la peste". Bull. Soc. Path. exot. **36**, 208 (1943). — Récherches sur le mode de transmission naturelle de la peste bubonique et septicémique. Arch. Inst. Pasteur Maroc. **3**, 173 (1945). — Virulence des déjections de puces pesteuses. Ann. Inst. Pasteur **72**, 486 (1946). — BLANCHARD, M.: Précis d'épidémiologie, 2. Aufl. Paris: Vigot Frères 1938. — BLOCH, I.: Der Ursprung der Syphilis, 2 Bde. Jena: Gustav Fischer 1901 u. 1911. — BODIAN, D.: Neutralization of three immunological types of poliomyelitis virus by human gamma globulin. Proc. Soc. exper. Biol. a. Med. **72**, 259 (1949). — BOECKER, E.: Die Typen der Typhus-Paratyphus-Enteritisgruppe und der Ruhrgruppe. Veröff. Volksgesdh.dienst **55**, 279 (1941). — Die Tollwut. Veröff. Volksgesdh.dienst **57**, 1 (1943). — Praktische Diagnostik der Bacillen der Typhus-Paratyphus-Enteritisgruppe, der Ruhrgruppe und der Coligruppe. Jena: Gustav Fischer 1948. — BOISSARD, J. M., and P. J. WORMALD: A new group of haemolytic streptococci for which the designation "Group 0" is proposed. J. of Path. **62**, 37 (1950). — BOIVIN, A.: Bactéries et virus, 2. Aufl. Paris: Presses universitaires de France 1947. — Bakteriengenetik. Zbl. Bakter. I Orig. **155**, 58 (1950). — BOMMER, G.: Zur Typenbestimmung der Typhusbakterien nach ihrem Xylosevergärungsvermögen. Z. Hyg. **127**, 410 (1947). — BORTELS, H.: Mikrobiologischer Beitrag zur Klärung der Ursachenfrage in der Meteorobiologie. Arch. Mikrobiol. **14**, 450 (1949). — BORTHWICK, G. R.: Über die antigenen Eigenschaften der Gifte der zur Gruppe des WELCH-FRAENKELschen Gasödembacillus gehörenden Mikroorganismen nebst Bemerkungen über die experimentelle Erzeugung enterogener Anaerobeninfektionen bei Schafen. Zbl. Bakter. I Orig. **134**, 289 (1935). — BOYD, J. S. K.: The antigenic structure of the mannitolfermenting group of dysentery bacilli. J. of Hyg. **38**, 477 (1938). — BRADLEY, W. H.: Brit. med. J. **1943 I**, 438. — BRAMMER, H.: Zur Bakteriologie der Paratyphus-A-Bakterien. Zbl. Bakter. I Orig. **152**, 84 (1947). — BRANDIS, H.: Eine Nahrungsmittelinfektion durch Salmonella montevideo. Z. Hyg. **127**, 259 (1948). — Über schleimwallfreie Paratyphus-B-Stämme mit besonderer Kolonieform. Z. Hyg. **127**, 688 (1948). — Über das Verhalten von Salmonella typhi-murium gegenüber d-Tratrat in synthetischen Nährlösungen. Z. Hyg. **132**, 250 (1951). — BRAUN, H.: Über eine kleine Enteritisepidemie durch Salmonella tennessee. Z. Hyg. **128**, 368 (1948). — BRAUN, H., u. F. MÜNDEL: Über den Erreger der Offenbacher Speiseeisepidemie. Klin. Wschr. **1927**, 1286. — BRAUN, W.: Bacterial dissociation. Bact. Rev. **11**, 75 (1947). — BREGER, I.: Gesetzgebung und Statistik der Pockenschutzimpfung. Immunität usw. **5**, 132 (1935). — BRILL, N. E.: An acute infectious disease of unknown origin. Amer. J. med. Sci. **139**, 484 (1910). — BROSIUS, W.: Eine Syphilisepidemie vor 12 Jahren mit ihren heute nachweisbaren Folgen. Arch. f.

Dermat. **71**, 377 (1904). — BRUMPT, E.: Précis de parasitologie. 5. Aufl., 2 Bde. Paris: Masson & Co. 1936. — BRUNS, H.: Zur Frage der hygienischen Betreuung der Wasserversorgungsanlagen in Stadt und Land. Gas- u. Wasserfach **88**, 17 (1947). — BRUNS, H., u. FROMME: Über Nahrungsmittelerkrankung durch Enteneier. Münch. med. Wschr. **1934**, 1350, 1372. — BÜRGERS, J.: Neue Forschungen und Erfahrungen auf dem Gebiete der Epidemiologie und ihre Bedeutung für die praktische Seuchenbekämpfung. Z. Med.beamte **49**, 618 (1927). — Experimentelle Untersuchungen über Mischinfektion. Klin. Wschr. **1930**, 1666. — Ein Beitrag zur Typhusepidemiologie. Z. Hyg. **128**, 630 (1948). — BÜRGI, E.: Über Bakterienagglutination durch normale Sera. Arch. f. Hyg. **62**, 239 (1907). — BURNET, F. M.: The epidemiology of poliomyelitis with special reference to the Victorian epidemic of 1937/38. Med. J. Austral. **27**, 1 (1940). — Variation in influenza viruses. In Handbuch der Virusforschung, herausgeg. von R. DOERR und C. HALLAUER, 2. Erg.-Bd., S. 47. Wien: Springer 1950. — BURROWS, W., A. N. MATHER, M. E. ELLIOT and S. M. WAGNER: Studies on the immunity to asiatic cholera. I. Introduction. J. inf. Dis. **79**, 159 (1946). — BURROWS, W., V. G. MCGANN and S. M. WAGNER: Studies on the immunity to asiatic cholera. II. The O and H antigenic structure of the cholera and related vibrios. J. inf. Dis. **79**, 168 (1946). — BUXTON, A., and R. F. GORDON: The epidemiology and control of Salmonella thompson infection of fowls. J. Hyg., Camb. **45**, 265 (1947).

CARLÉ, R.: Die Bedeutung ambulanter typhöser Erkrankungen für die Entstehung von Massen- und Gruppenerkrankungen und die derzeit möglichen Schutzmaßnahmen. Z. Hyg. **129**, 598 (1949). — CARLINFANTI, E.: Relazione sull' epidemia di colera in Egitto. Rev. Istit. Sieroterap. Ital. sez. II, **22**, 181 (1947). — CASEY, A. E., W. J. FISHBEIN, F. M. SCHABEL and H. T. SMITH: Incidence of subclinical poliomyelitis in an urban area according to age groups. Amer. J. publ. Health **40**, 1241 (1950). — ČERNOZUBOV, N., D. FILIPOVIĆ u. J. STAVELL: Zur Salmonellafrage. Zbl. Bakter. I Orig. **138**, 460 (1937). — CHAUSSINAND, R.: La lèpre. Paris 1950. — CHERRY, W. B., M. SHERAGO and R. H. WEAVER: The occurrence of Salmonella in retail meat products. Amer. J. Hyg. **37**, 211 (1943). — CHISHOLM, B.: The World Health Organization. Brit. med. J. **1950** I, 1021. — CLAUBERG, K. W., u. K. MARCUSE: Studien über die Virulenz des Diphtheriebacillus. I. Mitt.: Zeigt der Diphtheriebacillus jahreszeitliche Schwankungen seiner Virulenz? Zbl. Bakter. I Orig. **121**, 229 (1931). — CORVIN, A.: Zur Epidemiologie und Diagnostik der Typhus- und Paratyphusbacillenausscheider. Wien. med. Wschr. **1936**, 178, 205, 233. — CRAIG, C. F., and E. C. FAUST: Clinical parasitology, 4. Aufl. Philadelphia: Lea and Febiger 1945. — CRAIGIE, J., and K. F. BRANDON: The laboratory identification of the V form of B. typhosus. Canad. publ. Health J. **27**, 165 (1936).

DALLDORF, G., and G. M. SICKLES: An unidentified filtrable agent isolated from the feces of children with paralysis. Science (Lancaster, Pa.) **108**, 61 (1948). — DAVIS, G. E.: The spirochetes. Annual Rev. Microbiol. **2**, 305 (1948). — DEGKWITZ, R.: Über den Masernerreger. Klin. Wschr. **1927**, 2289. — DENEKE, TH.: Die Hamburger Choleraepidemie 1892. Dtsch. med. Wschr. **1942**, 821. — DICKINSON, T. E.: The Schicktest for the determination of susceptibility to diphtheria: A record of 1200 cases. Lancet **202**, 312 (1922). — DIEHL, K.: Tierexperimentelle Erbforschung bei der Tuberkulose. Beitr. Klin. Tbk. **97**, 331 (1942). — DIEUDONNÉ, A. u. R. OTTO: Pest. In Handbuch der pathogenen Mikroorganismen, herausgeg. von W. KOLLE, R. KRAUS u. P. UHLENHUTH, 3. Aufl., Bd. 4, S. 179. Jena, Berlin u. Wien 1928. — DINGER, J. E., W. A. P. SCHÜFFNER, E. P. SNIJDERS u. N. H. SWELLENGREBEL: Onderzoek over gele Koorts in Nederland. V. Nederl. Tijdschr. Geneesk. **75** II, 5384 (1931). — DINGMAN, J. C.: Report of a possibly milk borne epidemic of infantile paralysis. N. Y. State J. Med. **16**, 589 (1916). — DIXON, G. J.: The oecology of poliomyelitis in a military Camp in 1947. Brit. med. J. **1948** I, 1175. — DOERR, R.: Werden, Sein und Vergehen der Seuchen. Baseler Universitätsreden, 3. H. Basel: Helbing u. Lichtenhahn 1932. — Kritik der Lehre von der erworbenen und natürlichen Immunität. Festschrift für H. ZANGGER. Zürich: Rascher 1934. — Die Infektion als Gast- Wirtbeziehung mit besonderer Berücksichtigung der tierpathogenen Virusarten. Arch. Virusforschg **2**, 87 (1941). — Die Lehre von den Infektionskrankheiten in allgemeiner Darstellung. In Lehrbuch der inneren Medizin von H. ASSMANN u. a., 5. Aufl., Bd. 1, S. 68. Berlin: Springer 1942. — Die Immunitätsforschung. Ergebnisse und Probleme in Einzeldarstellungen, Bd. 3, Die Antigene u. Bd. 4, Antikörper II. Wien: Springer 1948 u. 1949. — DOERR, R., u. E. GOLD: Untersuchungen über das Virus der Hühnerpest. V. Mitt. Analyse der Septikämie des infizierten Huhnes. Z. Hyg. **113**, 645 (1932). — DOERR, R., u. S. SEIDENBERG: Untersuchungen über das Virus der Hühnerpest. VII. Mitt. Zur Virusadsorption in vitro. Z. Hyg. **114**, 269 (1933). — DONLE, W.: Witterungsablauf und Jahreszeit im Seuchengeschehen. Zbl. Bakter. I Orig. **153**, 174* (1949). — DOORENBOS, M. W.: Le choléra. Conceptions nouvelles sur les principes fondamentaux de l'épidémiologie et de la prophylaxie du choléra. Rev. d' Hyg. **58**, 595, 675, 736 (1936); **59**, 22, 105 (1937). — DOULL, J. A.: Variations in the age distributions of mortality and morbidity from diphtheria, scarlet fever and certain other

diseases in relation to latitude. Amer. J. Hyg. 8, 633 (1928). — DRAGSTED, I.: Avian tuberculosis in man. Lancet **1949 II**, 103. — DUDLEY, S. F.: Latent infection with C. diphtheriae in association with bacterial experience and Schick immunity. J. of Hyg. **32**, 193 (1932). — DUFFY, C. E., P. V. WOOLEY jr. and W. S. NOLTING: Rabies. A case report with notes on the isolation of the virus from saliva. J. Pediatr. **31**, 440 (1947). — DUNN, C. L.: Malaria in Ceylon. An inquiry into its causes. London: Baillière Tindall and Cox 1936.
EAGLES, A. Y.: Analysis of a four year epidemic of mumps. Arch. int. Med. **80**, 374 (1947). — EATON, M. S.: Virus pneumonia and pneumonitis of man and animals. In Handbuch der Virusforschung, herausgeg. von R. DOERR und C. HALLAUER, 2. Erg.-Bd, S. 87. Wien: Springer 1950. — ECKART, I.: Einheimische Malaria in Deutschland. Umschau **49**, 441 (1949). — EDWARDS, P. R., and A. B. MORAN: Salmonella cultures which resemble the Sendai type. J. Bacter. **50**, 257 (1945). — EMMEL, L.: Die Rolle der Fliegen als Krankheitsüberträger. Z. Hyg. **129**, 288 (1949).
FALES, W. TH.: The age distribution of whooping cough, measles, chickenpox, scarlet fever and diphtheria in various areas in the United States. Amer. J. Hyg. 8, 759 (1928). — FELIX, A.: Brit. med. Bull. **1944**, 269. — Experiences with typing of typhoid bacilli by means of Vi bacteriophage. Brit. med. J. **1943 I**, 435. — FENNER, O.: Über 3 Sepsisfälle mit tödlichem Verlauf durch Salmonella enteritidis Typ Jensen beim Menschen. Z. Hyg. **130**, 161 (1949). — FISCHER, L.: Einheimische Malaria und Anophelismus in der Nachkriegszeit. Dtsch. med. Wschr. **1948**, 515. — FLEXNER, S.: Experimental epidemiology. Introduction. J. of exper. Med. **36**, 9 (1922). — FLÜCKIGER, G.: Über neuzeitliche Schutzimpfungsverfahren. Z. Hyg. **129**, 577 (1949). — Der Kampf gegen die Rindertuberkulose im Lichte historischer Betrachtung. Schweiz. landwirtsch. Mh. **1946**, Nr 6. — Zur Tilgung der Rindertuberkulose. Z. Hyg. **129**, 419 (1949). — Fox, M. J., W. J. MADDEN and S. E. KOHN: Recurrent poliomyelitis. Amer. J. Dis. Childr. **75**, 395 (1941). — FRANCIS, A. E.: Two new types if Shigella Flexneri. J. of Path. **58**, 320 (1946). — FRANCKE, G., u. V. GOERTTLER: Allgemeine Epidemiologie der Tierseuchen. Stuttgart: Ferdinand Enke 1930. — FRIEDEMANN, U.: Epidemiologische Fragen im Lichte der neueren Forschung. Jkurse ärztl. Fortbildg **17**, 13 (1926). — Das Diphtherieproblem. Klin. Wschr. **1928**, 433, 481. — Die Bedeutung der latenten Infektionen für die Epidemiologie. (Theoretische Infektketten-Lehre.) Zbl. Bakter. I Orig. **110**, 2 (1929). — FRÖLICH, H.: Über Menschenverluste in Kriegen. Österr. mil. Z. **1**, 90 (1888). — FRUBÖSE u. BRUNS: Über einen Fall von hartnäckiger Typhusbacillenausscheidung. Veröff. Med.verw. **43**, 633 (1934).
GARDNER, A. D., and K. V. VENKATRAMAN: The antigens of the cholera group of vibrios. J. of Hyg. **35**, 262 (1935). — GEBHARDT, H.: Beobachtungen bei einer Masernepidemie im Flüchtlingslager zu Prenzlau. Med. Klin. **1930**, 548. — GEGENBAUER, V.: Die behördlichen Maßnahmen der Wiener Sanitätsverwaltung gegenüber den Keimausscheidern. Mitt. Volksgesdh.amt **1933**, H. 2/3. — Zur Frage der Eindämmung der Weiterverbreitung von Typhus und Paratyphus durch Bacillenausscheider. Wien. klin. Wschr. **1934**, 163. — GEPPERT, M. P.: Biologische Gesetze im Lichte der Mathematik. Mitteilungsbl. math. Statistik **1**, 145 (1949). — GERMER, W. D., u. F. HENI: Die Komplementbindungsreaktion bei Q(Queensland)-Fieber. Z. Hyg. **130**, 166 (1949). — GIBSON, H. J.: Observations on the occurrence, characteristics and specificity of natural agglutinins. J. of Hyg. **30**, 337 (1930). — Natural agglutinins and their relationship to the somatic and flagellar antigens of bacteria. J. of Immun. **22**, 211 (1932). — GINS, H. A.: Beiträge zur Geschichte der Kuhpockenimpfung. Die Degeneration der humanisierten Vaccine im 19. Jahrhundert. Klin. Wschr. **1924**, 634. — Neuere Gesichtspunkte zur Epidemiologie der Pocken. Z. Hyg. **103**, 281 (1924). — GIRARD G.: Les ectoparasites de l'homme dans l'épidémiologie de la peste. Bull. Soc. Path. exot. **36**, 4 (1943). — GLÜCK: Über die klinischen Eigentümlichkeiten der endemischen Syphilis in Bosnien. Arch. Dermat. **138**, 214 (1922). — GOEBEL, F.: Beobachtungen bei experimentellen Masern. Z. Kinderheilk. **44**, 190 (1927). — GOLDSTEIN, D. M., W. McD. HAMMON and H. R. VIETS: An outbreak of polioencephalitis among Navy cadets, possibly food borne. J. amer. med. Assoc. **131**, 567 (1946). — GORDON, M. H., and E. G. MURRAY: Identification of the Meningococcus. J. Army med. Corps **25**, 411 (1915). — GOTSCHLICH, F.: Über Cholera und choleraähnliche Vibrionen unter den aus Mekka zurückkehrenden Pilgern. Ein Beitrag zur Epidemiologie der Cholera. Z. Hyg. **53**, 281 (1906). — Über Werden und Vergehen von Infektionskrankheiten. Dtsch. med. Wschr. **1919**, 593. — GOTTSTEIN, A.: Epidemiologische Studien über Diphtherie und Scharlach. Berlin: Springer 1895. — Über gesetzmäßige Erscheinungen bei der Ausbreitung einiger endemischer Krankheiten. Berl. klin. Wschr. **1896**, 345. — Geschichte der Hygiene im 19. Jahrhundert. Berlin: F. Schneider & Co. 1901. — Kommen und Gehen der Epidemien. Naturwiss. **16**, 906 (1928). — Rechnende Epidemiologie. Erg. Hyg. **10**, 189 (1929). — Epidemiologie und Soziologie der akuten Infektionskrankheiten. Handbuch der sozialen Hygiene, herausgeg. von GOTTSTEIN, SCHLOSSMANN und TELEKY, Bd. 5, S. 425. Berlin: Springer 1929. — Die Lehre von den Epidemien. Berlin: Springer 1929. — GRELL, K. G.: Das Seuchenreservoir. Naturwiss. Rdsch. **3**, 353 (1950). —

GRIFFITH, F.: The significance of pneumoeoccal types. J. of Hyg. **27**, 113 (1928). — GRÖER, F. v., u. K. KASSOWITZ: Studien über die normale Diphtherieimmunität des Menschen. Z. Immun.forschg **22**, 40 (1914); **23**, 108 (1914); **26**, 277 (1917); **28**, 327 (1919); **30**, 154 (1920). — GRÖN, K.: Syphilis-Endemien. In Handbuch der Haut- und Geschlechtskrankheiten, herausgeg. von J. JADASSOHN, Bd. 17, Teil 3, S. 286. Berlin: Springer 1928. — GRUBER, B. G., u. F. KERSCHENSTEINER: Die Meningokokkenmeningitis. Erg. inn. Med. **15**, 413 (1917). — GRUMBACH, A.: Warum sind die bisher gebräuchlichen Maßnahmen zur Bekämpfung der Tuberkulose durch eine aktive Immunisierung zu ergänzen? Schweiz. Z. Tbk. **4**, 1 (1947). — Wesen, Sinn und Methodik einer Tuberkuloseschutzimpfung. Schweiz. med. Jb. **1948**, 19. — Wo stehen wir im Kampf gegen die Tuberkulose? Praxis **38**, Nr 12 (1949). — Zur Theorie und Praxis der B.C.G.-Impfung. Vjschr. schweiz. San.-offiz. **25**, 98 (1948). — GSELL, O.: Abortive Poliomyelitis. Leipzig: Georg Thieme 1938. — Leptospirosis Pomona, die Schweinehüterkrankheit. Schweiz. med. Wschr. **1946**, 237. — GUNDEL, M.: Über das jahreszeitliche Verhalten der Diphtherie im Zusammenhang mit den Erkältungskrankheiten. Epidemiologische Untersuchungen. Z. Hyg. **109**, 295 (1929). — GUNNISON, I. B., I. R. CUMMINGS and K. F. MEYER: Clostridium botulinum Type E. Proc. Soc. exper. Biol. a. Med. **35**, 278 (1936). — HABS, H.: Die Gesamtinfektkette als Grundlage epidemiologischer Darstellungen. Klin. Wschr. **1943**, 666. — HABS u. R. E. BADER: Das Paratyphus-C-Problem. Klin. Wschr. **1943**, 581. — Über Paratyphus C, verursacht durch Bact. suipestifer Kunzendorf. Z. Hyg. **124**, 638 (1943). — HAESER, H.: Lehrbuch der Geschichte der Medizin und der epidemischen Krankheiten, 3. Aufl. Bd. 3. Jena: Gustav Fischer 1892. — HAHN, M., u. H. REICHENBACH: Die Typhusepidemie in Hannover 1926. Veröff. Med.verw. **27**, 361 (1928). — HAILER, E., u. K. HEICKEN: Untersuchungen zur Bekämpfung des gewerblichen Milzbrandes. Z. Hyg. **128**, 87, 109 (1948); **131**, 219, 443 (1950). — HALLIDAY, J. L.: The epidemiology of poliomyelitis. Glasgow med. J. **115**, 121 (1931). — HAMMON, W. M., and W. C. REEVES: Recent advances in the epidemiology of the arthropod-borne virus encephalitides including certain exotic types. Amer. J. publ. Health **35**, 994 (1945). — HARRIES, E. H. R.: Immunity in the mankind: Observations based upon some records of Schick and Dick test. Proc. roy. Soc. Med. **21**, 11 (1927). — HARTOCH, O., H. SCHLOSSBERGER u. W. JOFFE: Über xylosevergärende und -nichtvergärende Typhusstämme. Z. Hyg. **105**, 564 (1926). — HAUSMANN, G. H., and M. TULLY: Cate-bite and scratch wounds with consequent Pasteurella infection of man. Amer. clin. Path. **15**, 406 (1938). — HAUSSMANN, H. G., W. SIMROCK und L. BETZ. Zur klinischen und serologischen Diagnostik der epidemischen Influenza. Erfahrungen bei der Winterepidemie 1948/49. Z. klin. Med. **147**, 51 (1950). — HAZEN, E. L.: Incitants of human botulism. Science (Lancaster, Pa.) **87**, 413 (1938). — HECK, H.: Die Rückzüchtung ausgestorbener Tiere. Orion **4**, 401 (1949). — HECKER, M.: Über den Nachweis von Bakterien der Typhus-Paratyphus-Enteritisgruppe im Abwasser mittels des Nährbodens von WILSON und BLAIR. Z. Hyg. **128**, 388 (1928). — HEINE, J.: Beobachtungen über Lähmungszustände der unteren Extremitäten und deren Behandlung. Stuttgart: F. H. Köhler 1840. — HELFER, H. U.: Schutzimpfungsversuche an weißen Mäusen gegen Abortus Bang mittels Adsorbatvaccinen. Z. Hyg. **129**, 681 (1949). — HIRSCH, A.: Die indische Pest und der schwarze Tod. Virchows Arch. **5**, 508 (1853). — HIRST, G. K.: Prophylaxe der epidemischen Grippe. Med. Klin. **1949**, 216. — Vaccination against epidemic influenza. Z. Hyg. **130**, 200 (1949). — HIRSZFELD, H., u. L. HIRSZFELD: Weitere Untersuchungen über die Vererbung der Empfänglichkeit für Infektionskrankheiten. Z. Immun.forschg **54**, 81 (1927). — HIRSZFELD, H., L. HIRSZFELD et H. BROKMAN: Etude sur l'hérédité en rapport avec la sensibilité à la diphtérie. C. r. Soc. biol. Paris **90**, 1198 (1924). — Untersuchung über Vererbung der Disposition bei Infektionskrankheiten, speziell bei Diphtherie. Klin. Wschr. **1924**, 1308. — HIRSZFELD, L.: Über die Konstitutionsserologie im Zusammenhang mit der Blutgruppenforschung. Erg. Hyg. **8**, 367 (1926). — VAN DER HOEDEN, J.: De zoönosen. Infektiezieken der dieren die op den mensch kunnen overgaan en de ziekten die dardoor bij dezen worden teweggebracht. Leiden: H. E. Stanfert Kroese's Mitgevers Mij. N.V. 1946. — HÖRING, F. O.: Über die Empfänglichkeit des Menschen für Infektionskrankheiten. Mschr. Kinderheilk. **97**, 3 (1949). — HOFFMANN, E.: Gemeinsame amerikanische Herkunft der tropischen Framboesie und Syphilis auf Grund neuer Forschungsergebnisse und Knochenfunde. Münch. med. Wschr. **1939**, 1512. — HOERLEIN, B. F.: The inhibiting effect of normal serum and its gamma globulin fraction upon the variation of Styphylococcus aureus. J. Bacter. **56**, 139 (1948). — HOHENNER, K.: Malaria in Frankfurt a. d. Oder 1946. Dtsch. Gesdh.wes. **2**, 5 (1947). — HOHN, J., u. W. HERRMANN: Die Typen der Gärtnerbakterien und die Quelle ihrer Infektion in der Tierwelt. Zbl. Bakter. I Orig. **133**, 183 (1935). — Ergänzung zu der Arbeit in Zbl. Bakter. I Orig. Bd. 133: Die Typen der Gärtnerbakterien und die Quelle ihrer Infektion in der Tierwelt. Zbl. Bakter. I Orig. **134**, 227 (1935). — HORMAECHE, E., C. A. PELUFFO u. P. L. ALEPPO: Zur Ätiologie der Sommerdiarrhoe bei Kindern mit besonderer Berücksichtigung der Salmonella-Infektionen. Z. Hyg. **119**, 453 (1937). — Nueva contribución al estudio etiológico de las „diarreas infantiles de verrano". Las „Salmonellas" en las enterocolitis de la infancia. Arch. urug. de Med., Cir. y Especialid. **9**, 113 (1936). — HORNUNG, F.: Die sog. „Wasserkrankheit". Münch. med. Wschr. **1936**, 1264. — HORSFALL, F. L. jr.: Influenza. In Viral and Rickettsial Infections of Man, herausgeg. von TH. M. RIVERS, S. 295. Philadelphia, London u. Montreal: J. B. Lippincott Co. 1948. — HORSTMANN, D. M.: Problems in the epidemiology of poliomyelitis. Lancet **1948 I**, 273. — HORSTMANN, D. M., and J. R. PAUL: The incubation period in human poliomyelitis and its implications. J. Amer. med. Assoc. **135**, 11 (1947). — HOWARD-JONES, N.: Origins of international health work. Brit. med. J. **1950 I**, 1032. — HOWE, H. A.: Poliomyelitis. In Viral and Rickettsial Infections of Man, herausgeg. von TH. M. RIVERS, S. 245. Philadelphia, London u. Montreal 1948. — Epidemiology of poliomyelitis in the light of modern research. Amer. J. Med. **6**, 537 (1949). — HUEBNER, R. J., W. L. JELLISON, M. D. BECK and C. C. SHEPARD: Q fever studies in southern California. I. Recovery of Rickettsia burneti from raw milk. Publ. Health Rep. **63**, 214 (1948). — HULL, TH. G.: Diseases transmitted from animals to man, 3. Aufl. Sprinfield Ill.: Ch. C. Thomas 1947.

IMHÄUSER, K.: Viruspneumonien: Q-Fieber und Virusgrippe. Klin. Wschr. **1949**, 353. — ITURBE, J.: Comunidad del origen americano de las bubas y la sifilis. Caracas: Tip. La Nacion 1943.

JACOBI, J., u. CH. ZUR VERTH: Explosiver Scharlachausbruch in einem Krankenhaus. Klin. Wschr. **1948**, 705. — JAHNEL, F.: Allgemeine Pathologie und pethologische Anatomie der Syphilis des Nervensystems. In Handbuch der Haut- und Geschlechtskrankheiten, herausgeg. von J. JADASSOHN, Bd. 17, Teil 1, S. 1. Berlin: Springer 1929. — Über den Einfluß des Winterschlafes auf die Syphilisspirochäten im Gehirn und den inneren Organen des Siebenschläfers. Arch. f. Dermat. **171**, 187 (1935). — Progressive Paralyse. In Handbuch der Neurologie, herausgeg. von O. BUMKE u. O. FOERSTER, Bd. 12, S. 647. Berlin: Springer 1935. — JENSEN, K. A.: Humane und bovine Formen der Tuberkelbacillen. Schweiz. Z. Path. **12**, 435 (1949). — JESSNER, M., u. N. ROSSIANSKY: Die Ergebnisse der deutschrussischen Syphilisexpedition 1928. Arch. f. Dermat. **160**, 224 (1930). — JÖTTEN, K. W.: Meningokokkeninfektionen. In Handbuch der pathogenen Mikroorganismen, herausgeg. von W. KOLLE, R. KRAUS u. P. UHLENHUTH, 3. Aufl., Bd. 4, S. 585. Jena, Berlin u. Wien 1928. — JORDANUS, THOMAS: Brunno-Gallicus seu luis novae in Moravia exortae descriptio. Francofurti 1577. — JORGE, R.: Les pestilences et la convention sanitaire internationale. Arquivos do Instituto Central de Higiene (Lissabon) **3**, Nr 1 (1926). — Une épidémie à Lisbonne d'ictère hémorrhagique d'origine hydrique contractée per os. Bull. Off. internat. Hyg. publ., Par. **24**, 88 (1932). — JORGE, R., et E. ROUBAUD: Les faunes régionales des rongeurs et des puces dans leurs rapports avec la peste. Paris 1928. — JUBB, G.: A third outbreak of epidemic poliomyelitis at West Kirby. Lancet **1915 I**, 67. — JULIANELLE, L. A.: A biological classification of Encapsulatus pneumoniae (Friedländer's bacillus). J. of exper. Med. **44**, 113 (1926). — Immunological relationships of cell constituents of Encapsulatus pneumoniae (Friedländer's bacillus). J. of exper. Med. **44**, 735 (1926). — JUNGEBLUT, C. W.: Mechanism of infection in rodent poliomyelitis in relation to age and portal of entry. J. inf. Dis. **81**, 282 (1947). — JUNGEBLUT, C. W. and E. T. ENGLE: Resistance to poliomyelitis. J. amer. med. Assoc. **99**, 2091 (1932). — JUNGEBLUT, C. W., and M. SANDERS: Studies of a murine strain of poliomyelitis virus in cotton rats and white mice. J. of exper. Med. **72**, 407 (1940). — JUSATZ, H. J.: Die geographisch-medizinische Erforschung von Epidemien. Petermanns Geogr. Mitt. **86**, 201 (1940). — Aufgaben und Methoden der medizinischen Kartographie. Petermanns Geogr. Mitt. **90**, 219 (1944).

KÄRST, W.: Die Lübecker Typhusepidemie 1948. Ärztl. Wschr. **1949**, 730. — KAIL, F.: Verlauf einer Epidemie von Typhus abdominalis (bei einer 6 Wochen vorher geimpften Bevölkerung). Klin. Med. (Wien) **2**, 468 (1947). — KAISER, M.: Pocken und Pockenschutzimpfung. Wien: Springer 1949. — KAUFFMANN, F.: Die Bakteriologie der Salmonellagruppe. Kopenhagen: Einar Munksgaard 1941. — KESSEL, J. F., and CH. F. PAIT: Immunologic groups of poliomyelitis viruses. Amer. J. Hyg. **51**, 76 (1950). — KISSKALT, K.: Untersuchungen über Konstitution und Krankheitsdisposition. 3. Hungersnöte und Seuchen. Z. Hyg. **78**, 524 (1914). — Das Wandern der Seuchen. Dtsch. med. Wschr. **1923**, 567. — Die Diphtheriepandemie des 19. Jahrhunderts. Z. Hyg. **103**, 483. (1924). — Entstehen und Vergehen von Seuchen. Seuchenbekämpfg **3**, 179 (1924). — Allgemeine Epidemiologie. In Handbuch der pathogenen Mikroorganismen, herausgeg. von W. KOLLE, R. KRAUS u. P. UHLENHUTH, 3. Aufl., Bd. 3, S. 731. Jena, Berlin u. Wien 1930. — KLIEWE, H.: Desinfektion und Sterilisation. Hygienisches Taschenbuch, 6. Aufl., S. 605. Berlin-Göttingen-Heidelberg: Springer 1950. — KLIMMER u. SCHÖNBERG: Milchkunde, 5. Aufl., bearb. v. F. SCHÖNBERG. Berlin: Richard Schoetz 1947. — KNAPP, A. C., E. C. GODFREY and W. L. AYCOCK: An outbreak of poliomyelitis apparently milk borne. J. amer. med. Assoc. **87**, 635 (1926). — KOELSCH, F.: Die meldepflichtigen Berufskrankheiten, 2. Aufl. Berlin, München u. Wien 1947. — KOGOJ, F.: Die endemische Syphilis in Bosnien und Herzegowina. Dermatologica (Basel) **79**, 363 (1939). — KOLLE, W., u. E. EVERS: Experimentelle Untersuchungen über Syphilis- und Rekurrensspirochätose. III. Experimentelles über Syphilisinfektion ohne Symptome. Dtsch. med. Wschr. **1926**, 557. — KOLLE, W., u. H. SCHLOSSBERGER: Über symptomlose Infektion von Mäusen und Ratten, sowie symptomlose Superinfektionen syphilitischer Kaninchen mit Spirochaeta pallida. Dtsch. med. Wschr. **1926**, 1245. — KOLLER, S.: Graphische Tafeln zur Beurteilung statistischer Zahlen, 2. Aufl. Dresden u. Leipzig: Theodor Steinkopff 1943. — KORNS, R. F., and A. ZEISSIG: Dog, fox, and cattle rabies in New York State. Amer. J. publ. Health **38**, 50 (1948). — KOSLOFF, N.: Compte-rendu du service de santé militaire pendant la guerre de Turquie de 1877/78. St. Petersbourg 1887. — KREY, W.: Zur Poliomyelitis-Epidemiologie. Hess. Ärztebl. **11**, 240 (1950). — KRISTENSEN, M., u. K. BOJLÉN: Vergärungsmäßig definierte Typen des Paratyphus-B-Bacillus. Zbl. Bakter. I Orig. **114**, 86 (1929). — Diagnostische Untersuchungen über die Salmonellagruppe. Zbl. Bakter. I Orig. **136**, 294 (1936). — KRISTENSEN, M., u. F. KAUFFMANN: Bakteriologische und klinische Erfahrungen über Infektionen mit d-weinsäurevergärenden Paratyphus-B-Bacillen. Z. Hyg. **120**, 149 (1937). — KROGH-LUND, G.: Historiske, epidemiologiske og bakteriologiske Undersøgelser over febris typhoidea i Grønland. Kopenhagen: Berlingske Bogtrykkeri A.S. 1940. — KÜBLER: Kriegs-Sanitätsstatistik. Klin. Jb. **9**, 301 (1902).

LACEY, B. W.: The natural history of poliomyelitis. Lancet **1949 I**, 849. — LANGE, B.: Die Verbreitungswege der Tuberkulose. Beitr. Klin. Tbk. **65**, 278 (1926). — LANGE, L., u. H. PESCATORE: Bakteriologische Untersuchungen zur Lübecker Säuglingstuberkulose. Arb. Reichsgesdh.amt **69**, 207 (1935). — LAUR, O.: Über einheimische Malaria tertiana in Mecklenburg-Vorpommern. Dtsch. Gesdh.-wes. **2**, 533 (1947). — LAWSON, R. B., and J. L. MELNICK: Inactivation of murine poliomyelitis viruses by heat. J. inf. Dis. **80**, 201 (1947). — LEAKE, J. P., I. BOLTEN and H. F. SMITH: Winter outbreak of poliomyelitis. US. Publ. Health Rep. **32**, 1995 (1917). — LEAVITT, S. S., and O. H. BECK: Schistosomiasis japonica. A report of its discovery in apparently healthy individuals. Amer. J. trop. Med. **27**, 347 (1947). — LEGENDRE, F.: Note sur la recherche des bacilles de Hansen dans les gouttes épaisses. Bull. Soc. Path. exot. **30**, 547 (1937). — LENTZ, O.: Über Auslesekrankheiten. Klin. Wschr. **1924**, 1685. — LEREBOULLET, M.: L'immunisation spontanée et provoquée contre la diphtérie. Presse méd. **33**, 23 (1925). — LEREBOULLET, M. et JOANNON: Immunisation spontanée contre la diphtérie en milieu hospitalier. II. Importance du temps de séjour. Influence des contaminations discrètes. C. r. Soc. Biol. **90**, 552, 613 (1924). — Mécanisme de l'immunisation spontanée occulte contre la diphtérie. Paris méd. **14**, 533 (1924). — LEVY-BRUHL, M.: Les pasteurelloses humaines. Ann. Méd. **44**, 406 (1938). — LEWIS, J. T.: The carrier problem in disease. Med. Press. **1947**, 329. — LIEBERMEISTER, K.: Ein Nährsubstrat zur raschen und zuverlässigen Differenzierung von Diphtheriebacillen. Klin. Wschr. **1946/47**, 853. — VAN LOGHEM, J. J.: Der El Tor-Vibrio. Z. Hyg. **114**, 20 (1933). — LOHDE, H.: Paratyphusepidemie und Vorkrankheit an Bord eines Kreuzers der deutschen Kriegsmarine. Arch. f. Hyg. **131**, 150 (1943). — LOVELL, R.: The presence of agglutinins for bacteria of the Salmonella group in the sera of normal animals. J. comp. Path. **45**, 27 (1932). — The presence and significance of agglutinins for some members of the Salmonella group occurring in the sera of normal animals. J. comp. Path. **47**, 107 (1934). — LÜBE: Eine Typhusepidemie durch infizierte Milch verbreitet. Allg. Z. Epidemiol. **2**, 298 (1876). — LÜTGERATH, F., B. BERGMANN u. H. STÖPPLER: Voruntersuchungen und erste Ergebnisse bei der Tuberkuloseschutzimpfung 6—14jähriger Kinder in einem ländlichen Bezirk. Dtsch. med. Wschr. **74**, 419 (1949). — LUKEN: Infektiöse Hepatitis. Med. Klin. **1949**, 248. — LURIA, S. E.: Recent advances in bacterial genetics. Bact. Rev. **11**, 1 (1947). — LUSTIG, A., u. G. VERNONI: Maltafieber (Undulant fever, Mittelmeerfieber). In Handbuch der pathogenen Mikroorganismen, herausgeg. von W. KOLLE, R. KRAUS u. P. UHLENHUTH, 3. Aufl., Bd 4, S. 511. Jena, Berlin u. Wien 1928. — LUZ, K.: Das Meningokokkenträgerproblem. Münch. med. Wschr. **1940**, 30. — LYDTIN, K.: Immunität und Schutzimpfung bei Tuberkulose. Klin. Wschr. **1930**, 2281. — Die Frage der Auslese bei der Tuberkulose. Erbarzt **1934**, 73. — Tuberkulose und Konstitution. Dtsch. Tbk.bl. **8**, 161 (1934). — Übersicht über das Tuberkulosegeschehen in Deutschland während des 2. Weltkrieges und in der Nachkriegszeit. Beitr. Klin. Tbk. **102**, 487 (1950). — Resistenz, Immunität und Durchseuchung bei Tuberkulose. Regensburger Jb. ärztl. Fortbildg **1**, 1 (1950).

MACNAMARA, J.: Poliomyelitis. Baltimore: Williams and Wilkins 1932.—MACPHERSON, I.: Early notice of cholera in India. Med. Tim. a. Gaz. (Lond.) **1874 II**, 522. — MADSEN, TH., J. HOLM u. K. A. JENSEN: Studies on the epidemiology of tuberculosis in Denmark. Acta tbk. scand. (Dän.) Suppl. **6** (1942). — MANNINGER, R., u. NÓGRÁDI: Über induzierte Mutationserscheinungen an Milzbrand- und Kartoffelbacillen. Experientia **4**, 276 (1948). — MARTINI, E.: Wege der Seuchen, 2. Aufl. Stuttgart: Ferdinand Enke 1943. — Lehrbuch der medizinischen Entomologie, 3. Aufl. Jena: Gustav Fischer 1946. — MATHEWS, F. P.: Poliomyelitis epidemic, possibly milk-borne, in a Naval Station, Portland, Oregon. Amer. J. Hyg. **49**, 1 (1949). — MATTAUSCHECK, E., u. A. PILZ: Beitrag zur Lues- und Paralysefrage.

I. Mitt. Über 4134 katamnestisch verfolgte Fälle von luetischer Infektion. Z. Neur. **8**, 133 (1912). — II. Mitt. Über 4134 katamnestisch verfolgte Fälle von luetischer Infektion. Z. Neur. **15**, 608 (1913). — MAY, J. M.: Map of the world distribution of poliomyelitis. Geograph. Rev. **40**, 646 (1950). — MAYER, M., W. BORCHARDT u. W. KIKUTH: Die durch Milzexstirpation auslösbare infektiöse Rattenanämie (Ätiologie, Pathologie und Chemotherapie). Arch. Schiffs- u. Tropenhyg. **31**, Beih. 4 (1927). — McCARTY, M., and O. T. AVERY: Studies on the chemical nature of the substance inducing transformation of pneumococcal types. II und III. J. of exper. Med. **83**, 89, 97 (1946). — McLEOD, J. W.: A survey of the epidemiology of diphtheria in North-west Europe and North America in the period 1920—1946. J. of Path. **62**, 137 (1950) — MEDIN, O.: Über eine Epidemie von spinaler Kinderlähmung. Verh. des 10. internat. med. Kongresses in Stockholm, Bd. 2, Abt. 6, S. 37. 1890. — MELNICK, J. L., and L. R. PENNER: Experimental infection of flies with human poliomyelitis virus. J. Bacter. **54**, 279 (1947). — MEYER, K. F.: The heterogenous infection chains as occupation at diseases. Festschrift für H. ZANGGER. Zürich: Rascher 1934. — The animal kingdom, a reservoir of human disease. Ann. int. Med. **29**, 326 (1948). — MEYER, K. F., and B. EDDIE: The knowledge of human virus infections of animal origin. J. amer. med. Assoc. **133**, 822 (1947). — Psittacosis. In „Diagnostic procedures for virus and rickettsial diseases", ed. by the American Public Health Association, S. 1. New York: Publication Office, Publ. Health Assoc. 1948. — Psittacosis-Lymphogranuloma group. In Viral and rickettsial infections of man, herausgeg. von TH. M. RIVERS, S. 337. Philadelphia, London u. Montreal: J. B. Lippincott Co. 1948. — MEYER-AHRENS: Geschichtliche Notizen über das erste Auftreten der Lustseuche in der Schweiz. Schweiz. Z. Natur- u. Heilk., N. F. **3**, Nr 1/2 (1841). — MINER, J. R.: The incubation period of typhoid fever. J. inf. Dis. **31**, 296 (1922). — DE MOOR, C. E.: Un vibrion du type „El Tor" responsable, dans la partie sud de l'île de Célèbes (Indes Néerlandaises), d'une épidémie présentant les apparences complètes du choléra. Bull. Off. internat. Hyg. publ., Par. **30**, 1510 (1938). — MØRCH, E.: Experimentelle Grundlagen der Diagnose und Therapie menschlicher Pneumokokkeninfektionen. Erg. Hyg. **25**, 358 (1943). — MOREL-LAVALLÉE, A.: La syphilis des nourrices. Gaz. Hôp. **62**, 897, 913 (1889). — Les déterminations organiques de la syphilis, peuvent-elles dans certains cas tenir à la nature du virus, celui-ci pouvant alors produire des localisations analogues chez toute une série d'individus contaminés à la même source. Gaz. Hôp. **65**, 303 (1892). — MORGAN, H. R., M. W. BARNES and M. FINLAND: Antigenic differences among Influenza A viruses, including serological response of patients. J. Labor. a. clin. Med. **33**, 1212 (1948). — Moss, E. S., and J. D. BATTLE jr.: Human infection with Pasteurella pseudotuberculosis rodentium of Pfeiffer; report of a case. Amer. J. clin. Path. **11**, 677 (1941). — MÜLLER, T.: Hepatitis epidemica mit hoher Letalität im Kanton Basel-Stadt im Jahre 1946. Schweiz. med. Wschr. **1947**, 796. — MURPHY, H. M.: The transmission of infectious hepatitis by blood transfusion. Gastroenterol. **5**, 449 (1945). — MURRAY, E. S., G. BAEHR, R. A. MANDELBAUM, N. ROSENTHAL, J. C. DOANE, L. B. WEISS, S. COHEN and J. C. SNYDER: Brill's Disease. J. Amer. med. Assoc. **142**, 1059 (1950).

NAEGELI, O.: Über Häufigkeit, Lokalisation und Ausheilung der Tuberkulose. Virchows Arch. **160**, 426 (1900). — Über die Häufigkeit der Tuberkulose. Verh. 24. Kongr. für Innere Medizin, Wiesbaden 1907, S. 165. — NEHLINGER, E., u. R. BLANGEY: Anatomische Untersuchungen über die Häufigkeit der Tuberkulose. I. Mitt. Beitr. Klin. Tbk. **90**, 339 (1937). — NELSON, N.: Susceptibility and immunity in poliomyelitis. A study of age incidence and epidemicity as related to virgin soil outbreaks, early poliomyelitis, geographic distribution, and institutional outbreaks. J. of Immun. **56**, 311 (1947). — NERLICH, G.: Durchfälle als Vorläufer von Typhuserkrankungen. Arch. f. Hyg. **110**, 111 (1933). — Über Doppelbefunde von Typhus- und Paratyphusbacillen und ihre Bedeutung für die Aufklärung von Epidemien. Arch. f. Hyg. **112**, 1 (1934). — NETER, R.: Bact. Rev. **6**, 26 (1942). — NEUFELD, F.: Die Veränderlichkeit der Mikroorganismen in ihrer Bedeutung für die Epidemiologie. Zbl. Bakter. I Orig. **93**, 81 (1924).

OAKLEY, C. L., G. H. WARRACK and M. E. WARREN: The Kappa and Lambda antigens of Clostridium welchii. J. of Path. **60**, 495 (1948). — OLITSKY, P. K., and J. CASALS: Viral encephalitides. In Viral and rickettsial infections of man, herausgeg. von TH. M. RIVERS, S. 163. Philadelphia, London u. Montreal: J. B. Lippincott Co. 1948.

PAUL, J. R., W. P. HAVENS and C. E. VAN ROOYEN: Poliomyelitis in British and American troops in the Middle East. Brit. med. J. **1944** I, 841. — PETÉNYI, G.: Über die Entwicklung des Masernvirus. Klin. Wschr. **1927**, 1953. — PETERSEN, K. F.: Über die klinische und epidemiologische Bedeutung d-tartratpositiver Paratyphus-B-Bakterien. Z. Hyg. **129**, 634 (1949). — PETTE, H.: Wandlung epidemiologischer und pathogenetischer Gedankengänge bei der Poliomyelitis. Klin. Wschr. **1949**, 321. — PETZETAKIS, M.: A propos d'une épidémie de spirochétose ictéro-hémorrhagique à l'île de Syra. Bull. Soc. Path. exot. **25**, 411 (1932). — POHLEN, K.: Die Messung der Verbundenheit von Krankheiten. Arch. soz. Hyg. **7**, 6 (1932). — POMEROY, B. S. and R. FENSTERMACHER: Salmonella infection in turkeys. Amer. J. vet.

Res. 5, 282 (1944). — POPP, L.: Zur Entstehung von Diphtherieepidemien. Beitrag zur Frage der Epidemiologie der Diphtherie. Z. Hyg. 127, 778 (1948). — PRAUSNITZ, C.: Epidemiologie. In Spezielle Pathologie und Therapie innerer Krankheiten, herausgeg. von F. KRAUS und TH. BRUGSCH, Erg.-Bd., S. 685. Berlin u. Wien: Urban & Schwarzenberg 1927. — PRINZING, F.: Epidemics resulting from wars. Oxford: Clarendon Press 1916. — Die Methoden der medizinischen Statistik. ABDERHALDENS Handbuch der biologischen Arbeitsmethoden, Abt. V, Teil 2, S. 517. Berlin u. Wien: Urban & Schwarzenberg 1923. — Handbuch der medizinischen Statistik, 2. Aufl. Jena: Gustav Fischer 1931. — PRUNER, F.: Die Krankheiten des Orients. Erlangen 1847. — PUNTIGAM, F.: Zur Seuchenlage in Österreich im Jahre 1946. Klin. Med. (Wien) 2, 369 (1947). — Zur Seuchenlage in Österreich im Jahre 1947. Klin. Med. (Wien) 4, 17 (1949).

RAMON, G.: Sur les vaccinations associées. C. r. Acad. Sci. Paris 197, 1361 (1933). — Bases expérimentales et resultats immunologiques d'une nouvelle méthode de traitement de la diphtérie. La séro-anatoxithérapie diphtérique. Z. Immun.forschg 97, 194 (1940). — RAŠKA, K.: Das Problem der Typhus- und Paratyphusbacillenträger mit besonderer Berücksichtigung des B. flavum. Arch. f. Hyg. 126, 254 (1941). — Die Bacillenruhr. Erg. Hyg. 25, 308 (1943). — RAYMOND, F.: Histoire de l'éléphantiasis contenant aussi l'origine du scorbut, du feu St. Antoine, de la vérole etc. Lausanne 1767. — REILLY, W. A.: An epidemic of diphtheria. Amer. J. Dis. Childr. 74, 130 (1947). — REIMANN, H. A.: Further note on the classification of vibrios from the 1945 cholera epidemic in Chungking. Amer. J. trop. Med. 27, 503 (1947). — RHODES, A. J.: Anti-rabies treatment. A discussion of its value in the light of recent experimental work. Trop. Dis. Bull. 43, 987 (1946). — RICHTER, R.: Extragenitale luische Vielinfektion. Med. Klin. 1948, 65. — RICORD, PH.: Observations nouvelles sur quelques points de la maladie vénérienne. J. univ. Méd. Paris 1832. — RIMPAU, W.: Beitrag zur Frage der Verbreitung der Bacillen der Paratyphusgruppe. Arb. ksl. Gesdh.amt. 30, 330 (1909). — RIMPAU, W., H. SCHLOSSBERGER u. J. KATHE: Über Leptospirosen in Deutschland. Zbl. Bakter. I Orig. 141, 318 (1938). — RIMPAU, W., u. K. STEINERT: Über das Vorkommen der Typen Newport und Oranienburg (Paratyphus-C-Gruppe). Münch. med. Wschr. 1930, 1570. — RIMPAU, W., u. M. STRELL: Abwasserprobleme der Heilstätten für Lungenkranke. Tbk.arzt 1, 132 (1947). — ROEMER, G. B.: Das serologische und biologische Verhalten der für den Menschen pathogenen Streptokokken. Erg. Hyg. 26, 139 (1949). — ROLLET, I.: De la transmission de la syphilis entre nourrisons et nourrices. Paris 1861. — ROMMELER: Paratyphusbacillen im Transporteis der Seefische. Dtsch. med. Wschr. 1909, 886. — ROSENAU, M. J.: Preventive Medicine and Hygiene, 6. Aufl. New York u. London: D. Appleton-Century Co. 1946. — ROSHER, A. B.: Haemophilus influenzae and its relation to epidemic influenza. Proc. roy. Soc. Med. 40, 749 (1947). — DE RUDDER, B.: Das Durchseuchungsproblem bei den Zivilisationsseuchen (Masern, Scharlach und Diphtherie). Erg. inn. Med. 32, 313 (1927). — Epidemiologische Probleme beim Scharlach. Münch. med. Wschr. 1927, 223. — Diphtherie und soziales Milieu. Dtsch. med. Wschr. 1928, 385. — Wetter und Jahreszeit als Krankheitsfaktoren. Berlin 1931. — Die akuten Zivilisationsseuchen, ihre Epidemiologie und Bekämpfung. Leipzig: Georg Thieme 1934.

SABIN, A. B.: The epidemiology of poliomyelitis. Problems at home and among the armed forces abroad. J. amer. med. Assoc. 134, 749 (1947). — SABIN, A. B., D. R. GINDER and M. MATUMOTO: Difference in dissemination of the virus of japanese B encephalitis among domestic animals and human beings in Japan. Amer. J. Hyg. 46, 341 (1947). — SABIN, A. B., R. W. SCHLESINGER, D. R. GINDER and M. MATUMOTO: Japanese B encephalitis in American soldiers in Korea. Amer. J. Hyg. 46, 356 (1947). — SAËNZ, A., u. G. CANETTI: La réinfection tuberculeuse latente dans l'espèce humaine. Schweiz. med. Wschr. 1944, 787. — SARTWELL, P. E.: The distribution of incubation periods of infectious disease. Amer. J. Hyg. 51, 310 (1950). — SAVAGE, W.: Paratyphoid fever: an epidemiological study. J. of Hyg. 42, 393 (1942). — SAWYER, W. A.: L'enquête sur l'immunité vis-à-vis de la fièvre jaune au moyen de l'épreuve de protection de la souris. Bull. Off. internat. Hyg. publ., Par. 26, 1057 (1934). — SCHABEL, F. M., A. E. CASEY, W. J. FISCHBEIN and H. T. SMITH: Isolation of poliomyelitis virus from human stools during the incubation period. Proc. Soc. exper. Biol. a. Med. 68, 593 (1948). — SCHAD: Über Ursache und Verlauf einer Ruhrepidemie (Flexner) bei zwei Truppenteilen. Münch. med. Wschr. 1939, 564. — SCHAEDE, G.: Über Bang-Erkrankungen im Regierungsbezirk Magdeburg. Veröff. Volksgesdh.dienst 55, 165 (1941). — SCHIPPER, G. J.: Unusual pathogenicity of Pasteurella multocida isolated from the throats of common wild rats. Bull. Johns Hopkins Hosp. 81, 333 (1947). — SCHJERNING, V.: Handbuch der ärztlichen Erfahrungen im Weltkriege 1914/18, Bd. 7. Leipzig: Johann Ambrosius Barth 1922. — SCHLOSSBERGER, H.: Syphilis und Framboesie bei Mäusen. Zbl. Bakter. I Orig. 104, 237 (1927). — Immunität. In Handbuch der normalen und pathologischen Physiologie, herausgeg. von A. BETHE, G. v. BERGMANN, G. EMBDEN und A. ELLINGER, Bd. 13, S. 508 und Bd. S. 324. Berlin: Springer 1929 und 1932. — Die Typen des Diphtheriebacillus. Zbl. Bakter. I Orig. 135, 6 (1935). — Kriegsseuchen.

Historischer Überblick über ihr Auftreten und ihre Bekämpfung. Jena: Gustav Fischer 1945. — Über die theoretischen Grundlagen der modernen Schutzimpfungsverfahren. Süddtsch. Apotheker-Ztg **86**, 123 (1946). — SCHLOSSBERGER, H., u. H. BRANDIS: Genetik der Mikroorganismen. Naturwiss. Rdsch. **2**, 395 (1949). — Über genetische Vorgänge bei Bakterien. Klin. Wschr. **1950**, 1. — Über die Typendifferenzierung bei pathogenen Mikroorganismen. Klin. Wschr. **1950**, 625. — SCHLOSSBERGER, H., u. W. FRIEBER: Zur Frage der Umwandlung von Typhusbacillen in Paratyphus-B-Bacillen. Z. Hyg. **128**, 331 (1948). — SCHLOSSBERGER, H., u. J. GRILLO: Sobre las infecciones mixtas. Paidoterapia **12**, 141 (1933). — SCHLOSSBERGER, H., J. GRILLO u. L. SCHEELE: Über das Vorkommen von Typen bei der Spirochäte der WEILschen Krankheit. Klin. Wschr. **1935**, 1133. — SCHLOSSBERGER, H., u. R. POHLMANN: Serologische Untersuchungen über Stuttgarter Hundeseuche. Zbl. Bakter. I Orig. **136**, 182 (1936). — SCHLOSSBERGER, H., u. F. STARLINGER: Über Gasödem. Z. ärztl. Fortbildg. **37**, 526 (1940). — SCHMIDT, B.: Der Einbruch der Tularämie in Europa. Z. Hyg. **127**, 139 (1948). — SCHOCH, M. A.: Fortdauer der Therapieresistenz eines Pallidastammes im Tierversuch. Klin. Wschr. **1937**, 306. — SCHOOP, G.: Lyssa unter Füchsen und anderem Wild. Mh. prakt. Tierheilk. **2**, 65 (1950). — SCHUBERG, A.: Das gegenwärtige und frühere Vorkommen der Malaria und die Verbreitung der Anophelesmücken im Gebiete des Deutschen Reiches. Arb. Reichsgesdh.amt **59**, 1 (1927). — SEDDON, H. J., T. AGIUS, H. G. G. BERNSTEIN and R. E. TUNBRIDGE: The poliomyelitis epidemic in Malta 1942—1943. Quart. J. Med. **14**, 1 (1945). — SEELEMANN, M.: Streptokokken bei Tieren und ihre Übertragbarkeit auf den Menschen. Erg. Hyg. **24**, 463 (1941). — Biologie der bei Tieren und Menschen vorkommenden Streptokokken. Nürnberg: H. Carl 1948. — SEELIGER, H.: Über die Beziehungen des Ruhrtyps N zur Shigella paradysenteriae Typ Lavington I (Etousa) und seine Stellung in der Gattung Shigella. Z. Hyg. **129**, 379 (1949). — Über die Ergebnisse vergleichender Untersuchungen der deutschen Ruhrtypen G, M und P mit amerikanischen und englischen Shigellastämmen. Z. Hyg. **129**, 444 (1949). — Über vergleichende Untersuchungen des Ruhrtyps F der deutschen Nomenklatur mit amerikanischen und britischen Shigella-Stämmen. Z. Hyg. **131**, 509 (1950). — SELIGMANN, E.: Seuchenbekämpfung. Berlin: S. Karger 1928. — SELIGMANN, E., u. G. WOLFF: Influenzabazillen und Influenza. Berl. klin. Wschr. **1920**, 677, 709. — SHAW, E. W., I. L. MELNICK and E. C. CURNEN: Infection of laboratory workers with Coxsackie viruses. Ann. int. Med. **33**, 32 (1950). — SHEPARD, C. C.: An outbreak of Q-fever in a Chicago packing house. Amer. J. Hyg. **46**, 185 (1947). — SHIMOJO, K.: On a new type of bacillus isolated from typhoid-like patients. Jap. J. of Hyg. **18**, Nr 4 (1923). — SICKLES, G. M., and G. DALLDORF: Serologic differences among strains of Coxsackie group of viruses. Proc. Soc. exper. Biol. a. Med. **72**, 30 (1949). — SIMIČ, T. V.: Das Auftreten und die Bedeutung von Bakteriämie bei Diphtherie. Zbl. Bakter. I Orig. **120**, 315 (1931). — SIMPSON, R. E. H.: The period of transmission in certain epidemic diseases. An observational method for its discovery. Lancet **1948** II, 755. — SMITH, W., and C. H. ANDREWES: Serological races of influenza virus. Brit. J. exper. Path. **16**, 508 (1935). — SNYDER, G. A. C. and N. J. VOGEL: Human infection by Pasteurella pseudotuberculosis; report of case with recovery. Nw. Med. **42**, 14 (1943). — SNYDER, J. C.: The typhus fevers. In Viral and rickettsial infections of man, herausgeg. von TH. M. RIVERS, S. 462. Philadelphia, London u. Montreal: J. B. Lippincott Co. 1948. — SOPER, G. A.: The work of a chronic typhoid germ distributor. J. amer. med. Assoc. **48**, 2019 (1907). — SOUBHY, S.: Pèlerinage à la Mecque et à Médine. Le Caire: Imprimerie Nationale 1894. — SQUIRE, W.: The period of infection in epidemic disease. London: Churchill 1874. — STANDFUSS, R.: Die Tierparatyphosen. Erg. Hyg. **15**, 659 (1934). — STOCK, A. H., J. EISENSTADT, E. W. TRIPLETT and A. CATTO: Field studies in bacillary dysentery in US. Military personel and civilians in North Africa and Italy. I. Types of dysentery bacilli isolated from US. army personnel and natives in French Marocco and Italy. J. inf. Dis. **81**, 59 (1947). — STRICKER, W.: Von der Übertragung der Syphilis durch Kuhpockenimpfung. Virchows Arch. **22**, 285 (1861). — STUTTE, H.: Zur Geschichte der luetischen Geistesstörungen. Dtsch. med. Wschr. **1950**, 794. — SWAROOP, S.: Endemic areas in India. Chron. World Health Org. **4**, 24 (1950).

TARASSÉVITCH, L.: Expansion pandémique de la malaria en Russie. Bull. Soc. Path. exot. **16**, 71 (1923). — TATUM, E. L. and J. LEDERBERG: Gene recombination in the bacterium Escherichia coli. J. of Bact. **53**, 673 (1947). — TAYLOR, E., and H. L. AMOSS: Carriage of the virus of poliomyelitis with subsequent development of the infection. J. exp. Med. **26**, 745 (1917). — TESDAL, M.: Zur Klinik und Bakteriologie des Paratyphus B. Z. Hyg. **119**, 28 (1937). — VAN THIEL, P. H.: The leptospiroses. Leiden: Universitaire Pers Leiden 1948. — THUR: Die Entstehung des gelben Fiebers und der Cholera. (Die Cholera ist ein Menschenwerk. Ein Lehrsatz der Tatsachen, für Ärzte und Laien entwickelt). Schivelbein 1858. — TODOROVITCH, K.: Paratyphus C Kunzendorf. Quelques faits étiologiques, épidémiologiques et cliniques. Presse méd. **46**, 687 (1938). — TOPPING, N. H., C. C. SHEPARD and J. V. IRONS: Q fever in the United States. An outbreak among stock handlers and slaughterhouse workers. I. Epidemiologic studies. J. amer. med. Assoc. **133**, 813 (1947). — TOPPING, N. H., C. E.

Watts and R. D. Lillie: A case of human infection with P. pseudotuberculosis rodentium. Publ. Health Rep. **53**, 1340 (1938).
Uehlinger, E., u. R. Blangey: Anatomische Untersuchungen über die Häufigkeit der Tuberkulose. I. Beitr. Klin. Tbk. **90**, 339 (1937). — Uhlenhuth, P.: Das Problem der Typhusbacillenträger und ihrer Bekämpfung. Med. Klin. **1934**, 789. — Diskussionsbemerkungen. Zbl. Bakter. I Orig. **153**, 188* (1949).
Vallée, H., u. H. Carré: Sur la pluralité du virus aphteux. C. r. Ac. Sci. Paris **174 II**, 1498 (1922). — Vaughan, W. T.: Influenza, an epidemiologic study. Amer. J. Hyg. Monograph No 1, **1921**. — Verschuer, O. v.: Zwillingsforschung und Tuberkulose. Beitr. Klin. Tbk. **97**, 317 (1942). — Vogelsang, T. M., and J. Bøe: Temporary and chronic carriers of Salmonella typhi and Salmonella paratyphi B. J. of Hyg. **46**, 252 (1948). — Vuletić, A.: Endemijski sifilis u Bosni. Anketa škole narodnog zdravlja u Zagrebu. Zagreb: Naklada Škole Narodnog Zdravlja u Zagrebu 1939.
Waldmann, O., u. K. Trautwein: Experimentelle Untersuchungen über die Pluralität des Maul- und Klauenseuchevirus. Berl. tierärztl. Wschr. **1926**, 569. — Watkins, A. G., and E. Lewis-Faning: Incidence of cross-infection in children's wards. Brit. med. J. **1949 II**, 616. — Watson, D. W., and C. A. Brandly: Virulence and pathogenicity. Annual Rev. Microbiol. **3**, 195 (1949). — Watson, D. W., W. I. Cromartie, W. L. Bloom, G. Kegeles and R. I. Heckley: Studies on infection with bacillus anthracis. III. Chemical and immunological properties of the protective antigen in crude extracts of skin lesions of B. anthracis. J. inf. Dis. **80**, 28 (1947). — Wayson, N. E.: Plague. Field studies in Western Unites States during ten years (1936—1945). Publ. Health Rep. **62**, 780 (1947). — Weber, B.: Pasteurellosen beim Menschen nach Tierbissen. Zbl. Chir. **68**, 653 (1941). — Webster, L. T.: Microbic virulence and host susceptibility in mouse typhoid infection. J. of exper. Med. **37**, 231 (1923). — Weinberg, W.: Methoden und Technik der Statistik mit besonderer Berücksichtigung der Sozialbiologie. In Handbuch der sozialen Hygiene, herausgeg. von Gottstein, Schlossmann und Teleky, Bd. 1, S. 71. Berlin: Springer 1925. — Werner, W.: Die Paratyphus-B-Epidemie in Sinn. Z. Hyg. **129**, 660 (1949). — Werner, W., u. H. Zöckler: Epidemiologische Beobachtungen bei einer Paratyphus-B-Milchepidemie. Z. Hyg. **129**, 218 (1949). — Wernstedt, W.: Epidemiologische Studien über die zweite große Poliomyelitisepidemie in Schweden 1911—1913. Erg. inn. Med. **26**, 248 (1924). — Werthemann, A.: Die Abwehrkräfte des menschlichen Körpers und die Möglichkeit der therapeutischen Beeinflussung. Leipzig: C. Kabitzsch 1934. — Westphal, A.: Die Pathogenese der Amöbenruhr bei Mensch und Tier. Arch. Schiffs- u. Tropenhyg. **42**, 343, 441 (1938). — Zur Epidemiologie und Pathogenese der Amöbenruhr in Nordafrika 1941/42. Z. Hyg. **128**, 73 (1948). — Wiesmann, E.: Über menschliche Tuberkuloseinfektionen mit dem Typus bovinus in der Nord-Ostschweiz. Schweizer Z. Tbk. **6**, 122 (1949). — Der heutige Stand der Leptospirenforschung. Z. Hyg. **130**, 80 (1950). — Wildführ, G.: Der Einfluß des Klimas auf die Verbreitung übertragbarer Krankheiten. Ärztl. Forschg **1**, 223 (1947). — Experimentelle Untersuchungen zur Frage der kulturellen Toxizität und Virulenz der Diphtheriebakterientypen, der Veränderlichkeit des Typ. mitis in vivo und der hierdurch bedingten Virulenzsteigerungen. Zbl. Bakter. I Orig. **154**, 26 (1949). — Windorfer, A.: Die Entwicklung der epidemischen Kinderlähme in Deutschland und ihr epidemiologischer und klinischer Wandel. Erg. inn. Med. **61**, 308 (1942). — Zur Ausbreitung der Poliomyelitis in Deutschland. Med. Klin. **1948**, 245. — Die epidemiographische Prognose der Poliomyelitis. Dtsch. med. Wschr. **1949**, 630. — Wohlfeil, T.: Typhusausbrüche und Typhusbacillenausscheider. Med. Klin. **1938**, 800. — Worms, W.: Die spontane Kaninchenspirochätose. In Handbuch der pathogenen Mikroorganismen, herausgeg. vn W. Kolle, R. Kraus u. P. Uhlenhuth, 3. Aufl., Bd. 7, S. 717. Jena, Berlin u. Wien 1930.
Young, V. M.: The geographical distribution of Shigella. Amer. J. trop. Med. **27**, 293 (1947).
Zeiss, H.: Seuchen-Atlas. 8 Liefgn. Gotha: I. Perthes 1942—1944. — Zeman, W.: Eine Paratyphus-C-Gastroenteritis durch den Genuß von Trockeneipulver. Dtsch. med. Wschr. **1949**, 121. — Zingher, A.: The Schicktest performed on more than 150000 children in public schools in New York (Manhattan and the Bronx). Amer. J. Dis. Childr. **25**, 392 (1923). Zinsser, H.: Varieties of typhus virus and the epidemiology of the American form of European typhus fever (Brill's disease). Amer. J. Hyg. **20**, 513 (1934). — Zoelch, Ph.: Untersuchungen über die Bedeutung des Antitoxins für Krankheitsentstehung, Krankheitsschutz und natürlichen Heilungsvorgang bei Diphtherie und Diphtherierezidiven. Z. Kinderheilk. **55**, 518 (1933).

Nachtrag.

Bingel, K. F.: Z. Hyg. **127**, 216 (1947). — Fries, H.: Arch. f. Dermat. **187**, 711 (1949). — Green, R.: Bull. Inst. Med. Res. Fed. Malay States **1929**, No 5. — Raettig, H.: Dtsch. Gesdh.wes. **1**, 718 (1946). — Schäfer, W.: Ärztl. Wschr. **1947**, 1077.

Masern (Morbilli).

Von

Eduard Glanzmann.

Mit 22 Abbildungen.

Synonyma. Französisch: rougeole, englisch: Measles, italienisch: rosolia, spanisch: Sarampion.

Definition. Die Masern sind eine akute, sehr kontagiöse Viruskrankheit, welche mit Fieber, Schnupfen, Conjunctivitis, Photophobie und Husten beginnt, auf der Wangenschleimhaut pathognomonische weiße Flecken (Kopliks) zeigt, worauf dann meist unter starkem Fieberanstieg ein charakteristischer roter, makulopapulöser Ausschlag erscheint, der schließlich die ganze Körperoberfläche überzieht. Nach meist 3tägiger Blüte blaßt das Exanthem ab und hinterläßt eine feine kleienförmige Schuppung. Mit dem Abblassen des Exanthems tritt in der Regel kritische Entfieberung ein.

Historisches. Die Masern waren schon in früheren Jahrhunderten den Ärzten und dem Publikum bekannt, aber sie wurden mit anderen Exanthemen wie Scharlach und ganz besonders mit den Pocken in einen Topf geworfen. In der Tat haben ja die Masern bei intensiver Eruption besonders bei Erwachsenen eine gewisse Ähnlichkeit mit einem beginnenden Variolaexanthem, die sich noch verstärken mußte, wenn es noch zu einer gewissen Bläscheneruption kam. Und doch hatte schon der arabische Arzt R. RHAZES im 9. Jahrhundert n. Chr. die Masern (arabisch Hashbah) von den Pocken abzutrennen versucht. Gleichwohl hat das Mittelalter fortgefahren, die Masern als eine Art Pocken zu betrachten. Erst SYDENHAM und MORTON haben in der 2. Hälfte des 17. Jahrhunderts eine gewisse Differenzierung vollzogen, wenn sie auch Masern noch nicht streng vom Scharlach abzutrennen in der Lage waren. Erst in der Mitte des 18. Jahrhunderts kam man zur Klarheit, daß die Masern eine kontagiöse, wohl charakterisierte und selbständige Infektionskrankheit seien.

Ätiologie. Experimentelle Masern beim Menschen. Die ersten grundlegenden Experimente, welche in der Lage waren, auf die Ätiologie der Masern einiges Licht zu werfen, stammen aus dem England des 18. Jahrhunderts, das unter dem Eindruck der Variolation gegen Pocken stand, ein Verfahren, das aus dem Osten in Europa eingeführt wurde und großes Aufsehen erregte, da im Beginn des 18. Jahrhunderts schwere Pockenepidemien die europäischen Länder heimsuchten. Durch Einimpfung von Pockenvirus in die Haut empfänglicher Personen konnte man eine Krankheit erzeugen, welche früher nach der Inkubation begann, kürzer und milder verlief, gleichwohl aber eine dauernde Immunität hinterließ, während die richtigen Pocken damals mehr als 30% Mortalität hatten. Nachdem BROWN (1755) und MONRO (1777) den Vorschlag gemacht hatten, in Analogie zur Variolisation eine Morbillisation zu versuchen, schritt FRANCIS HOME in Edinburgh zur Tat. Er dachte sich, daß der Krankheitserreger auf der Höhe der Maserneruption am ehesten im Blut zu finden sei, und mit dem Blut auf die Gesunden übertragen werden könne. Er machte deshalb bei Masernkranken, die den Höhepunkt des Fiebers erreicht hatten, oberflächliche Incisionen, fing das Blut mit Watte auf und übertrug dann diese blutgetränkte Watte auf Hautschnitte, die er bei den Impflingen angelegt hatte, und ließ sie 3 Tage auf der Wunde liegen. Er sah nun, daß die Impflinge nach 6—9 Tagen an leichten Masern erkrankten. Wenn auch diese Versuche von HOMES später stark kritisiert wurden, so erwies sich doch der Grundgedanke als vollständig richtig, nämlich, daß der Masernerreger auf der Höhe der Krankheit im Blute zu finden sei.

Erst 1905 entnahm HECKTOEN 2 Masernkranken am 1.Tage des Exanthems 2,5—3 cm³ Blut, mischte sie mit 50 cm³ Ascitesbouillon und nach 24stündiger Bebrütung bei 37° C injizierte er 4—5 cm³ subcutan 2 ungemaserten Personen. In beiden Fällen folgte Fieber, am 13. und 11. Tag, am 14. Tag nach der Impfung typisches Masernexanthem, im 1. Fall allerdings ohne katarrhalische Erscheinungen (Morbilli sine catarrho).

Sehr interessant sind Beobachtungen von BAUGUESS (1924). Er nahm bei 2, 3 und 6 Monate alten Säuglingen Bluttransfusionen von 60—75 cm³ vor. Als Spenderinnen dienten die Mütter der Kinder. Diese Mütter bekamen 2 Tage nach der Transfusion ein Masernexanthem. Das ältere Kind bekam am 13. Tag, das jüngere am 14. Tag nach der Transfusion ebenfalls ein Masernexanthem.

HERRMAN konnte experimentell mit Watteabstrichen von Schleimhäuten von Masernkranken leichte Masern nach 14—18 Tagen bei 5 Monate alten Säuglingen erzeugen.

Durch diese experimentellen Übertragungsversuche auf den Menschen bestätigte sich neuerdings, was THOMAS schon 1878 angegeben hatte: Der Masernerreger findet sich im Blut, besonders in demjenigen der Masernflecken auf der Haut, in den Miliariabläschen, welche sich auf diesen Flecken entwickeln, im Conjunctival- und Nasensekret, vielleicht im Speichel und Sputum.

Übertragungsversuche auf Tiere. Im Jahre 1770 teilte PAULETT die folgende Beobachtung mit: Ein Affe lag längere Zeit im Bett eines masernkranken Kindes und wurde mit Masern angesteckt. Das Tier bekam Husten, Konvulsionen der Glieder, Unwohlsein, Erbrechen, Rötung der Augenlider, glänzende Augen, schwere Zunge. Am Abend des nächsten Tages Masernflecken im Gesicht und der oberen Körperregion, welche nicht von Haaren bedeckt war. Interessanterweise konnte nach v. GRÖER Dr. PILEVSKA aus seiner Klinik in einem Privathause 1924 eine ganz ähnliche Beobachtung machen. Eine natürliche Übertragung auf Macacus cyanocephalus berichtete auch CHAVIGNY (1898). JOSIAS übertrug Nasenrachensekret aus dem frühen Eruptionsstadium der Masern auf die Nasenrachenschleimhaut von Kleinaffen (Macacus rhesus und sajous). Andere Tiere injizierte er mit 0,5—1 cm³ Masernblut. Die Rhesusaffen blieben gesund, während sich bei 3 Sajous ein typisches Exanthem entwickelte. Die bedeutendste Arbeit über experimentelle Masern bei Affen ist diejenige von ANDERSON und GOLDBERGER (1911). Sie konnten bei verschiedenen niederen Affenarten (Macacus rhesus, cynomolgus, sinicus) durch intraperitoneale Injektion von 2,5—5 cm³ Masernblut experimentell Masern erzeugen. Sie beobachteten Fieber, einen Ausschlag, am 3. Tage nach dem Fieberanstieg eine feine kleienförmige Desquamation, Schnupfen und Husten mit Pneumonie. Sie erhielten die besten Resultate, wenn sie Masernblut kurz vor oder 24 Std nach dem Erscheinen des Ausschlages verwendeten. Nach 72 Std hatte das Blut seine Infektionskraft fast vollständig verloren. Die experimentellen Masern hinterließen eine Immunität gegenüber späteren Übertragungsversuchen. HEKTOEN und EGGERS (1911) wiesen bei den experimentellen Affenmasern im Blut dieselbe Leukopenie nach, wie sie für die menschlichen Masern charakteristisch ist. LUCAS und PRIZER beschrieben zuerst KOPLIKsche Flecken bei inoculierten Affen (1912). BLAKE und TRASK vom Rockefeller Institut impften Affen intratracheal mit Aufschwemmungen von Nasen-Rachenschleim von Masernkranken in Salzlösungen. Nach einer Inkubation von 6 zu 10 Tagen traten Fieber, Unwohlsein, Anorexie, katarrhalische Conjunctivitis, Leukopenie, KOPLIKsche Flecken auf. 3—4 Tage später erschien der Ausschlag. Nach 6—10 Tagen vollständige Heilung unter Hinterlassung einer Immunität. Ähnliche positive Resultate erhielten auch NICOLLE und CONSEIL, TUNNICLIFF, JURGELUNAS, HLAVA, NEVIN und BITTMANN, KAVAMURA, SCOTT und SIMON, PURDY und DEGKWITZ, so daß diese Experimente entgegen den negativen Angaben von SELLARDS und Mitarbeitern als gesichert gelten müssen.

Weniger sicher und einwandfrei gelingt offenbar die Übertragung durch Nasen-Rachenschleim oder Blut von Masernkranken auf kleinere Laboratoriumstiere. Beim Kaninchen erhielten positive Resultate: HARDE (1921) durch intravenöse Injektion von 1—2 cm³ Masernblut; 1922 GRUND durch intratracheale Injektion von 5—10 cm³ Nasen-Rachenspülwasser. Beobachtet wurden Conjunctivitis, makulopapulöses Exanthem, Desquamation, Schnupfen, leichtes Fieber und Leukopenie. Ähnliche Versuche mit positiven Resultat teils mit Blut, teils mit Nasen-Rachenschleim erhielten DUVAL und AUNOY, TUNNICLIFF und MOODY, NEVIN und BITTMANN, SCOTT und SIMON und CARONIA. Unsichere Resultate, insbesondere Fehlen eines Exanthems zeigten Übertragungsversuche auf Schafe, Ziegen, Hunde und Katzen, Meerschweinchen.

Auffallend ist bei den experimentellen Masern die oft kürzere und überhaupt variablere Inkubationszeit.

Der Masernerreger ist ein filtrierbares Virus. Der größte Fortschritt wurde erzielt, als RAKE und SHAFFER unter Mitarbeit von STOKES aus defibriniertem Venenblut oder aus Rachenspülwasser mit Erfolg die Züchtung des Masernvirus auf der Chorionallantois befruchteter Hühnereier gelang. Das Virus ließ sich nach einer Inkubation von 10—14 Tagen durch Serienpassagen auf der Chorionallantois weiterzüchten. Die Gegenwart des Virus wurde demonstriert durch Inoculation von Aufschwemmungen von Chorionallantois auf Affen nach mehreren Eipassagen. Diese Inoculationen erzeugten eine Krankheit, welche sich nicht unterscheiden ließ von einer solchen, welche durch direkte Überimpfung von Blut oder Rachenschleim von Fällen menschlicher Masern erhalten wurde. Von so infizierten Affen konnte auf der Höhe der Erkrankung wieder Masernvirus gewonnen und auf der Chorionallantois der Hühnereier erneut zur Züchtung gebracht werden. Auf diese Weise konnte das KOCHsche Postulat für ein spezifisches Virus erfüllt werden. Heutzutage kann auch schon das Elektronenmikroskop zu näherer Erforschung des Masernvirus herangezogen werden.

STOKES, O'NEIL, SHAFFER, RAKE und MARIS überimpften Masernvirus, das auf der Chorionallantois in 3—66 Passagen gezüchtet worden war, durch intranasales Eintropfen, Inhalation, intradermale und subcutane Injektionen auf 255 Kinder, von denen die meisten empfänglich waren. Bei der großen Mehrzahl der inoculierten Kinder traten äußerst milde Masern auf, mit Fieber, KOPLIKschen Flecken, Conjunctivitis und Schnupfen, Ausschlag, aber selten mit Husten oder Unwohlsein. Das inoculierte Masernvirus erzeugte bei den Kindern nur mitigierte Masern. Durch erneute Menschenpassagen gewann das Virus seine ursprüngliche Virulenz nicht wieder zurück. Nach RAKE ist bewiesen, daß diese milde Krankheit gegen die natürliche Infektion einen gewissen Schutz verleiht.

Hautreaktionen. TUNNICLIFF stellte zuerst eine Vaccine aus ihren vergrünenden Diplokokken her, indem sie sie mit 0,5% Phenol abtötete. Diese Vaccine ergab eine Hautreaktion nur bei Personen, welche noch nicht Masern gehabt hatten. Bei Masernrekonvaleszenten oder bereits längere Zeit Durchmaserten war sie in 96% negativ.

FERRY und FISHER fanden, daß ihre aus dem Masernblut isolierten vergrünenden Streptokokken ein Exotoxin lieferten, welches bei masernempfänglichen Personen eine spezifische Hautreaktion gab.

Darauf fanden TUNNICLIFF und TAYLOR, daß Kulturfiltrate ihrer Diplokokken in 1% Schafblutbouillon nach 6—7 Tagen in der Verdünnung 1:10 eine deutliche Hautreaktion nach intradermaler Injektion von 0,1 cm^3 in Form eines umschriebenen roten Hofes von 1 cm^3 Durchmesser gaben. Die Reaktion war nur bei Ungemaserten positiv, bei Gemaserten in 96% negativ. Es wäre also diese Reaktion ein Analogen zu der DICK-Reaktion beim Scharlach.

v. PFAUNDLER konnte die Exotoxinreaktion von TUNNICLIFF bisher bestätigen. Auch die Neutralisierung des Toxins mit Masernrekonvaleszentenserum gelang. Die Cutanprobe entsprach eher dem SCHICK-Typus, d. h. sie wurde durch Adrenalinzusatz erheblich und regelmäßig verstärkt; das TUNNICLIFF-Toxin war wenigstens partiell koktostabil. Der zeitliche Verlauf der Cutanreaktion dagegen ähnelte jenem einer PIRQUET-Papel. Hiernach müßte es sich nach v. PFAUNDLER um ein durch Allergen verunreinigtes, primäres Toxin handeln.

DE VILLA erhielt auch mit Caroniavaccine, aber nur bei 63% bei Injektion von 0,1 cm^3 Kulturfiltrat, Schwellung und Rötung. HECHT verhält sich jedoch diesen Angaben gegenüber skeptisch.

Unter den Hautreaktionen ist auch das von MORO und KELLER, DEBRÉ, BONNET und BROCA entdeckte sog. *Aussparphänomen* bei den Masern zu erwähnen. Injiziert man 1—2 Tage vor der Eruption oder noch am Eruptionstage selber an einer noch vom Ausschlag verschonten Hautstelle reifes Rekonvaleszentenserum, so wird die Haut rings um die Stichstelle, überall, wo das Serum hingedrungen ist, vom Ausschlag nicht befallen. Je nach der Menge des injizierten Serums sieht man eine fünffrankenstück- bis handtellergroße, von roten Flecken rings umgebene, weiße Aussparung. Diese Aussparphänomen kann dem SCHULTZ-CHARLTONschen Auslöschphänomen beim Scharlach nicht an die Seite gestellt werden, denn das reife Masernrekonvaleszentenserum vermag niemals ein bereits bestehendes Masernexanthem auszulöschen.

Vergleich von Scharlach und Masern. Aus den bisherigen Feststellungen ist besonders interessant zu entnehmen, daß der Masernerreger über ein ganz außerordentliches Penetrationsvermögen verfügt und schon bald nach der Ansteckung, zum mindesten aber kurz vor der Eruption in die Blutbahn eintritt. Diese Invasion wird in der Inkubationszeit vom Organismus merkwürdig gut ertragen, da sich offenbar zunächst keine Exotoxinvergiftung wie bei gewöhnlichen Streptokokkeninfektionen zeigt. Erst nach einer gesetzmäßig normierten Inkubationszeit beginnt der Organismus zu reagieren, wenn er mit der Bildung von Antikörpern (Lysinen) gegen die Erreger fertig ist (Reaktionskrankheit nach MORO).

Im Gegensatz dazu zeigen die Scharlachstreptokokken kein derartiges, primäres Invasionsvermögen. Sie bedienen sich deshalb zuerst gewissermaßen einer chemischen Kriegsführung, indem sie den Organismus durch ihre Exotoxine vergiften. Erst hinterher nach einer bestimmten Inkubationszeit reifen nun auch beim Scharlach Antikörper heran, die gegebenenfalls mit noch kreisenden Toxinen oder auch mit auf Schleimhäuten wieder keimenden Erregern reagieren (vgl. auch v. PFAUNDLER).

Kongenitale Masern. Daß der Masernerreger sich im Blute vermehrt und durch Blut übertragen werden kann, darauf hätten schon die seit 3 Jahrhunderten bekannten

Tatsachen der diaplacentaren Übertragung der Masern auf den Fetus hinweisen können. Nach DEBRÉ und JOANNON erzählt FABRICIUS HLIDANUS (1646) die folgende Geschichte: Eine Ratsherrenfrau der Republik von Bern bekam in der Mitte des 9. Monats einer Schwangerschaft die Masern. Am 4. Tage der Krankheit traten Wehen auf und es kam ein Kind zur Welt, dessen Körper mit Masernflecken bedeckt war. Mutter und Kind waren einige Tage schwer krank, kamen aber zur Heilung. ESCH beobachtete 7 Fälle, in denen Masern während der Schwangerschaft ohne Unterbrechung derselben auftraten. Er beschreibt selbst einen Fall, wo die Mutter im 8. Schwangerschaftsmonat erkrankte. Aus der Beschleunigung der Folge der Herztöne des Fetus, die synchron mit dem Masernfieber der Mutter auftrat und abgeklungen ist, wie auch den erhöhten Kindsbewegungen während der Zeit der Krankheit schließt er, daß auch das Kind intrauterin erkrankt war, ohne daß es zu einer Frühgeburt kam. Häufiger kommt es zu einer frühzeitigen Unterbrechung der Schwangerschaft, wobei das Frühgeborene ein typisches Masernexanthem zeigen kann. JÜRGENSEN, PIRQUET zitieren einen Fall von KOATS, bei dem die Mutter 8 Tage vor, das Kind 5 Tage nach der Geburt erkrankte. Interessant sind die Fälle (MALCOLM CAMPELL, DEBRÉ), bei denen die intrauterine Infektion in den allerersten Tagen der Maserninkubation erfolgt sein mußte, so daß die Mutter am 11.—12. Tage nach der Geburt, das Kind am 18. Tag ein Masernexanthem bekam. Es würde dies darauf hinweisen, daß schon in den ersten Tagen der Inkubation das Blut der Mutter für den Fetus infektiös ist.

Die kongenitalen Masern dürften, da in dichter bevölkerten Gegenden die Mütter meist schon in ihrer Kindheit die Masern durchgemacht haben, zu den größten Seltenheiten gehören. Es kann allerdings vorkommen, daß die Mütter anscheinend immun sind, gleichwohl aber die Masern auf den Fetus übertragen können (STEINSCHNEIDER). Die große Zahl von 245 Todesfällen an angeblichen kongenitalen Masern in den Jahren 1916—1920 in New York muß allerdings einige Zweifel erwecken, ob hier nicht Verwechslungen mit toxischen, septischen Exanthemen unterlaufen sind. Aber an der Tatsache, daß kongenitale Masern vorkommen, ist im Gegensatz zu LANGSTEIN nicht zu zweifeln. Sie verlaufen mit so typischen Prodromalerscheinungen, Koplik, Fieber und Exanthem, daß ein Irrtum ausgeschlossen werden kann. Die Prognose der kongenitalen Masern ist zweifelhaft. Entwickeln sich Masern mit deutlichen klinischen Zeichen, so ist die in der Regel weniger schwer als bei denjenigen Formen, wo sich der Tod schnell oder langsam ohne typische Zeichen der Masern einstellt und nur die Erkrankung der Mutter die richtige Diagnose erlaubt. Pränatal durchgemachte Masern dürften vielleicht einen Teil der rätselhaften, seltenen, natürlichen Immunität gegenüber Masern erklären. Stammen die Säuglinge von Müttern, die Masern noch nicht gehabt haben, so können sie intra partum oder kürzere oder längere Zeit nach der Geburt in typischer Weise Masern bekommen[1] (Masern bei 16—18tägigen Säuglingen). Während einer Masernepidemie im Nordosten von Oklahoma während des Winters 1938/39 beobachtete ISADORA DYER bei 3 Neugeborenen voll entwickelte Masern, bei oder 3 Tage nach der Geburt. Von besonderem Interesse war der Fall einer Mutter, welche alle Zeichen von Masern, insbesondere Kopliks 2 Tage vor der Operation zeigte. Durch Kaiserschnitt wurde ein Kind zur Welt gebracht, welches KOPLIKsche Flecken und ein Masernexanthem darbot.

Im Gegensatz zu Röteln sind Embryopathien nach Masern in der Frühschwangerschaft nicht bekannt. Nach Beobachtungen von Dr. LUBAN in Grono (Graubünden) führte eine Masernepidemie im Calancatal in der Frühschwangerschaft meist zum Abort. In der Spätschwangerschaft nach MANICUS auf den Färöerinseln (1846) bewirkten die Masern gewöhnlich Frühgeburten.

Kongenitale Immunität der ersten Lebensmonate. Haben die Mütter, wie es in den zivilisierten Ländern, besonders in den Städten die Regel ist, in ihrer Jugend die Masern bereits durchgemacht, so übertragen sie ihren Kindern eine merkwürdig starke, aber nur vorübergehende Immunität. HERRMAN (New York) hat festgestellt, daß die Kinder bis zum Alter von 5 Monaten praktisch immun sind. So sah ich ein 5 Monate altes Brustkind von seinem älteren Bruder am Tage vor Ausbruch des Masernexanthems, also zur Zeit der größten Kontagiosität, auf den Mund geküßt werden und gleichwohl nicht erkranken. Nach HERRMAN können allerdings im Alter von 4—5 Monaten schon 25% infiziert werden. Dieser Prozentsatz wird in den folgenden Monaten immer größer, bis die passiv übertragene Immunität anscheinend vollständig verloren ist. Diese Abnahme der natürlichen Immunität zeigt sich auch bei den Brustkindern, und andererseits sind die Flaschenkinder nicht viel weniger immun

---

[1] Siehe WINTER: Jb. Kinderheilk. **81**, H. 1.

gegen Masern als die Brustkinder. Es ist also nicht sehr wahrscheinlich, daß die Frauenmilch, wie PETÉNY zu zeigen sich bemühte, noch wesentlich durch passive Übertragung von Antikörpern die natürliche Immunität unterstützt, sonst müßte man annehmen, daß die Antikörper nach 5 Monaten aus der Frauenmilch verschwinden. Der Mechanismus der passiv übertragenen Masernimmunität ist noch rätselhaft. Jedenfalls ist er, wie die Immunität der Mütter selber, wahrscheinlich nicht rein humoral bedingt. Denn NASSAU konnte mit Serum von Neugeborenen in Mengen von 3—4 cm³ kein einziges von 5 Kindern in den ersten Tagen der Maserninkubation gegen Masern schützen. Es scheint also von der Mutter auch eine gewisse celluläre Immunität übertragen worden zu sein, und erst in dem Maße, wie der Säugling wächst und seine Gewebe erneuert, verliert er auch diese celluläre Immunität. Er muß nun mit eigenen Kräften und auf seine Kosten die Immunität wieder durch eigene Krankheit früher oder später erwerben.

Während der Zeit der passiven Immunität in den ersten 5 Monaten ist eine Infektion mit Masern möglich, ohne daß sie überhaupt klinische Erscheinungen macht. Sie hinterläßt jedoch, wie sich bei späteren Infektionsgelegenheiten zeigt, eine dauernde Immunität (stille Feiung, HERRMAN, DEBRÉ). Kommt es im Alter von 5—8 Monaten zu einer Infektion mit Masern, so verlaufen sie infolge der restlichen natürlichen Immunität im allgemeinen ungewöhnlich leicht (WEILL, LYON, PIRQUET, HERRMAN, DEBRÉ, eigene Beobachtung). Sie verhalten sich vielfach wie künstlich serummitigierte Masern. Die Inkubationszeit ist häufig verlängert (mehr wie 10 Tage), das Fieber ist gelinde, die Allgemeinsymptome sind wenig deutlich, die katarrhalischen Erscheinungen können wie übrigens auch bei den kongenitalen Masern fehlen oder nur leicht angedeutet sein. Die Eruption kann unter Umständen auch fehlen oder sich auf wenige zerstreute Flecken beschränken oder auch mehr Röteln ähnlich aussehen. Auch die Komplikationen sind seltener. Trotz dieser leichten Erscheinungen können diese Masern eine dauernde Immunität hinterlassen.

Empfänglichkeit jenseits der ersten Lebenszeit. Der GOTTSTEINsche Kontagiositätsindex der Masern schwankt um 95%. Die Empfänglichkeit ist demnach eine fast absolute, und weder Rasse, Geschlecht, noch Konstitution, noch Ernährung oder soziales Milieu verbürgen eine natürliche Immunität. Die Empfänglichkeit ist allerdings nicht zu allen Zeiten die gleiche. Es kommt nicht allzu selten vor, daß ein Kind einer ersten Ansteckungsgelegenheit entgeht, um erst einer späteren zum Opfer zu fallen. Bei Anstaltsepidemien beobachtet man einen Verlauf der Masern in 2—3 Schüben. Nach Ablauf der Inkubation folgt der ersten Masernerkrankung die zweite Welle der Erkrankungen mit der größten Zahl der Kranken, etwa 70% der Stationsinsassen; nach abermaligem Ablauf der Inkubationszeit die dritte Welle mit etwa 25%; eine weitere Welle ist selten, sie erfaßt den kleinen noch übrigen Rest der nicht durchgemaserten Kinder (L. F. MEYER). In den größeren Städten, wo die Masern ständig endemisch oder epidemisch sind, haben die Kinder, besonders der ärmeren Bevölkerung viel früher Gelegenheit, Masern zu bekommen, als in ländlichen Gegenden oder bei besser situierten, wo die Kinder oft bis zum Schul-, ja bis zum Erwachsenenalter infolge mangelnder Infektionsgelegenheit von Masern verschont bleiben. Lehrlinge, welche vom Lande in eine große Stadt geschickt werden, Soldaten, die in eine Kaserne kommen, werden bei nächster Gelegenheit Masern erwischen, wenn sie sie noch nicht gehabt haben. Die Masern sind nur deshalb eine Kinderkrankheit, weil die Erwachsenen in etwa 89% (COLLIN) diese Krankheit im Kindesalter durchgemacht und eine dauernde Immunität erworben haben.

Ein sehr schönes Beispiel für eine Masernepidemie von vorwiegend Erwachsenen ist die von PANUM beschriebene, welche auf den Färöerinseln im Jahre 1846 beobachtet wurde. Daselbst war seit 1781 kein Masernfall mehr vorgekommen, als im genannten Jahre durch einen Tischler Masern eingeschleppt wurden. Von etwa 8000 Bewohnern wurden mehr als 6000, also Erwachsene gleich wie Kinder befallen und nur jene alten Leute blieben verschont, welche die Masern schon im Jahre 1781 überstanden hatten. Wir verdanken PANUM die wesentlichsten Angaben über Inkubation, Klinik und Epidemiologie dieser Infektionskrankheit.

In neuester Zeit hat R. FISCHL auf Grund klinischer Beobachtungen bei Epidemien in Prag die Frage aufgeworfen, ob die Masern in letzter Zeit ihren Charakter ändern und sich aus einer obligaten in eine fakultative Infektionskrankheit umzuwandeln im Begriffe sind. Als Beweis dafür führt er an: Die gegen früher geringere Infektiosität trotz starker Infektionsgelegenheit, das auffallend häufige Auftreten von Masern „sine exanthemate" („Schleimhautmasern"), sowie sehr abortive Verläufe. Die Masern wären demnach nach FISCHL im Begriff, einen ähnlichen Charakter mit Bezug auf die Epidemiologie wie der Scharlach anzunehmen, so daß eine stille Feiung nunmehr häufiger möglich wäre als früher.

Seit April 1931 haben wir in Bern eine Masernepidemie, welche die Beobachtungen von FISCHL in Prag teilweise bestätigt. Es zeigten sich in der Tat viel häufiger abortive Verlaufsformen, oft nur mit 1—2tägigem Fieber zur Zeit der Eruption; am folgenden Tag war oft das Exanthem schon wieder weg. Es gab auch zahlreiche Fälle mit abortivem Exanthem, bei welchem nur einzelne rote Flecken im Gesicht oder an den Extremitäten oder am Rumpf auftraten. Auch Fälle von Masern sine exanthemate waren erheblich häufiger als früher. In einer Familie erkrankte das älteste Kind mit besonders lang (17 Tage) dauerndem Fieber an Masern sine exanthemate (s. Kurve Abb. 13, S. 121) (Kopliks, Diazo X, steile Temperaturzacke an der Stelle des erwarteten, aber nicht eingetroffenen Exanthems). 10 Tage später bekam eine jüngere Schwester Fieber mit ganz leichten katarrhalischen Erscheinungen während 4 Tagen, ohne daß ein Exanthem zum Ausbruch kam. Das jüngste Kind zeigte nach entsprechender Inkubationszeit nur einen Tag Fieber, bis 38°. In dieser Epidemie beobachtete ich auch mehrere Fälle von fieberlosen Masern, welche wohl am ersten Tag der Prodrome 38—39° Fieber hatten, während zur Zeit der Eruption jeder Temperaturanstieg vermißt wurde, ein Vorkommnis, das ich bisher in zahlreichen Masernepidemien nur höchst selten gesehen hatte. Selbst die Prodrome konnten gänzlich fieberlos verlaufen Sehr auffallend war auch das fast vollständige Fehlen von Komplikationen. So haben andere Kollegen und ich bei dieser Epidemie keine einzige Bronchopneumonie erlebt. Höchstens kam es zu einer leichten katarrhalischen Otitis media, welche ohne Perforation in kurzer Zeit abklang.

Es ist fraglich, ob diese zweifellose Charakterveränderung der Masern im Sinne von FISCHL eine dauernde oder aber, was wahrscheinlicher ist, nur eine temporäre Erscheinung darstellt.

In einem Punkt kann ich die Beobachtungen FISCHLs nicht bestätigen, nämlich in der Kontagiosität. Auch diese leichten und leichtesten Masern zeigten einen unveränderten Kontagiositätsindex von 95%. Ja in einem Falle waren diese leichten Masern sogar imstande, ein Kind anzustecken, das ich bei der Masernepidemie 1927 an schweren Masern, kompliziert mit Konvulsionen und Bronchopneumonie, behandelt hatte.

Bei derartigen Beobachtungen ist man versucht, die Frage zu erörtern, ob es neben den echten Morbillen noch als besondere Mutationsform, Paramorbillen gebe gegen die die gewöhnlichen Morbillen vielleicht keine zuverlässige Immunität hinterlassen. (Vergleiche ähnliche Verhältnisse bei der Scarlatinella oder Parascarlatina.)

Kontagiosität. Während der Inkubationszeit trägt der Kranke den Keim in sich und demnach verstreut er ihn nicht in seiner Umgebung, ist also während dieser Zeit mit einer einzigen Ausnahme nicht ansteckend. Die Ausnahme ist nur die schwangere Mutter, welche ihren Fetus auf dem Blutwege anstecken kann. Während der Inkubationszeit vermehrt sich der Keim im Blute. Während der Inkubation sensibilisiert sich der Körper allmählich, und es kommt schließlich zum Kampf zwischen dem eingedrungenen Keim und dem Körper. Der Körper sucht die Keime auszuscheiden und abzuschütteln. Am 10.—11. Tage nach der Ansteckung zündet es Fieber an, es zeigen sich Augen- und Nasenkatarrh, KOPLIKsche Flecken, manchmal sogar eine leichte Angina mit Belägen. Mittlerweile überschwemmen die Erreger förmlich das Blut, ähnlich wie bei einer Septicämie. Am 13.—14. Tag erscheint das Masernexanthem. In der sensibilisierten Haut werden die Erreger agglutiniert, aufgelöst und die Gifte ihrer Leiber röten fleckenweise die Haut.

In dem Moment, wo die katarrhalischen Erscheinungen, durch die der Organismus die eingedrungenen Erreger auszuscheiden sucht, sich geltend machen, wird der Kranke kontagiös. Es verstreut durch Tröpfcheninfektion den Erreger in seiner Umgebung und kann alle Empfänglichen mit Masern infizieren. Vom Kranken erfolgt also die Übertragung des Infektionsstoffes entweder durch direkte Berührung des Kranken auf gesunde Personen oder durch die Tröpfcheninfektion. MORO berichtet sogar über eine sichere Übertragung durch die Luft, da die Zimmer des Ansteckenden und des Angesteckten durch einen Luftschacht verbunden und ein anderer Infektionsmodus ausgeschlossen war. GRANCHER freilich schreibt der direkten Berührung die Hauptrolle zu. Umgab er nämlich das Bett eines Masernkranken mit einem Drahtgeflecht, so daß die in dem betreffenden Krankensaal liegenden benachbarten noch nicht durchmaserten Kinder nicht in direkten Kontakt mit den Masernkranken kommen konnten, so akquirierte keines der gesunden Kinder Masern. Ähnliche besonders eindrucksvolle Beobachtungen hat jüngst NOEGGERATH mitgeteilt.

Die Kontagiosität erscheint somit 4, 3, 2 Tage vor der Eruption und ist um so größer, je stärker die katarrhalischen Erscheinungen entwickelt sind, je mehr die Kinder niesen, husten, und dauert in unverminderter Stärke bis zur Blüte des Exanthems und nimmt dann rasch merklich ab. REDLICH und v. GRÖER behaupten deshalb neuerdings, daß bereits 24 Std nach dem Auftreten des Ausschlags am ganzen Körper der Masernkranke als nicht mehr ansteckend zu betrachten ist. GOEBEL hat dem allerdings widersprochen, und zwar auf Grund von Blutuntersuchungen. Er fand, wie früher schon ANDERSON und GOLDBERGER, daß das Virus aus dem zirkulierenden Blut nicht so rasch verschwindet. Es konnte noch nach 65, ja nach 130 Std nach Beginn der Eruption an empfänglichen Individuen als infektionstüchtig nachgewiesen werden. NICOLLE und CONSEIL fanden, daß das Blut noch am Tag nach dem Temperaturabfall virulent war, nach K. PAPP (zit. bei DEBRÉ) sogar noch 3 bis 4 Tage später. Jedenfalls muß man damit rechnen, daß sich die Keime noch einige Zeit in gewissen Fällen im Blut erhalten können. Aber sie sind so abgeschwächt, daß man wohl mit gewissen Ausnahmen annehmen kann, ihre Kontagiosität sei mit der Entfieberung spätestens erloschen. Eine Ausnahme bilden vielleicht komplizierte Masern, Pneumonien, Empyeme, Otiten, welche noch längere Zeit kontagiös bleiben können.

Die kleinen feinen, kleienförmigen Masernschuppen sind nicht kontagiös. Außerhalb des menschlichen Körpers geht das Masernvirus erfahrungsgemäß rasch zugrunde. Der Arzt kann ungestraft nach einem Masernkinde auf dem Höhepunkt der Kontagiosität andere Kinder besuchen, wenn er nur einige Minuten an der frischen Luft war. Namentlich gegen Licht und ultraviolette Strahlen scheint der Masernerreger sehr empfindlich zu sein. Ausnahmen können gelegentlich vorkommen. Masernimmune Erwachsene können sich an Masernkranken einen scheinbar banalen Schnupfen holen, der aber imstande ist, bei empfänglichen Kindern Masern zu übertragen. Mit der klinischen Erfahrung, der geringen Widerstandsfähigkeit des Masernvirus außerhalb des Körpers stehen gewisse experimentelle Befunde im Widerspruch. So fanden GOLDBERGER und ANDERSON, daß das Masernvirus der Austrocknung während 25 Std widerstehen kann. Ferner fanden sie es nach einem Aufenthalt von 20 Std bei 15° noch virulent. TUNNICLIFFS Maserndiplokokken wurden erst nach Erhitzung auf 57° C während 45 min abgetötet und widerstanden einer Temperatur von —2° C wenigstens 14 Tage, bei Zusatz von 50% Glycerin sogar 2 Monate. In geeigneten Nährböden im Brutschrank läßt es sich sehr lang am Leben erhalten, wie DEGKWITZ gezeigt hat. Es sind dies gewisse Widersprüche, die wir einstweilen noch nicht erklären können.

Die Kontagiosität der Masern scheint mir allerdings gewissen, örtlichen und zeitlichen Schwankungen unterworfen zu sein. Zu Epidemiezeiten ist sie ganz anders hochgradig, als wenn es sich nur um sporadische Fälle handelt, bei denen man zeitweise sogar eine Kontagiosität vermissen kann, besonders wenn die katarrhalischen Erscheinungen nur schwach entwickelt sind.

Immunbiologie der Masern. Das Virus gelangt bei der natürlichen Maserninfektion in feinsten Tröpfchen auf die Schleimhäute des Gesunden, dringt, wie der Erreger der Pocken oder der Varicellen, ohne sich an Ort und Stelle zu vermehren und ohne örtliche Reaktion in die Blutbahn ein und wird dort vom 3. Inkubationstage an nachweisbar. Bis zum 10. Tage erträgt der Organismus diese Infektion meist symptomlos. Er ist allerdings in dieser Zeit nicht untätig, sondern bereitet sich zum Kampfe mit den Eindringlingen vor. Bei der natürlichen Infektion kamen zuerst die Schleimhäute mit dem Masernerreger in Berührung und sie sind es auch, welche zuerst vermutlich in den Endothelien der Capillaren zellständige Antikörper, Agglutinine und Lysine bilden. Kommen nun die im Blute kreisenden Erreger mit diesen sessilen Antikörpern in den Capillaren der Schleimhäute vom 10. Tage an in Berührung, so werden die Keime agglutiniert und aufgelöst, wobei giftige Abbauprodukte entstehen, welche in den Schleimhäuten katarrhalische Erscheinungen wie Conjunctivitis, Coryza, Kopliks, Exanthem, Pharyngitis auslösen. Dabei wird es den Masernerregern ungemütlich, und sie suchen den Masernkranken zu verlassen, indem sie auf die Schleimhäute ausgeschieden werden. Nach etwa 4 Tagen ist nun auch die Antikörperbildung in der Haut so weit fortgeschritten, daß die Masernerreger in den Hautcapillaren agglutiniert und der Wirkung der Lysine unterworfen werden. Bei dieser Auflösung der Masernerreger werden Gifte frei, welche die Fähigkeit haben, an all den Stellen, wo diese Gifte entstehen, fleckenweise die Haut zu röten. Der Kriegsschauplatz wird mit dem Ausbruch des Exanthems am 14. Tage besonders auf die Haut verlegt. Das Exanthem beginnt im Gesicht und

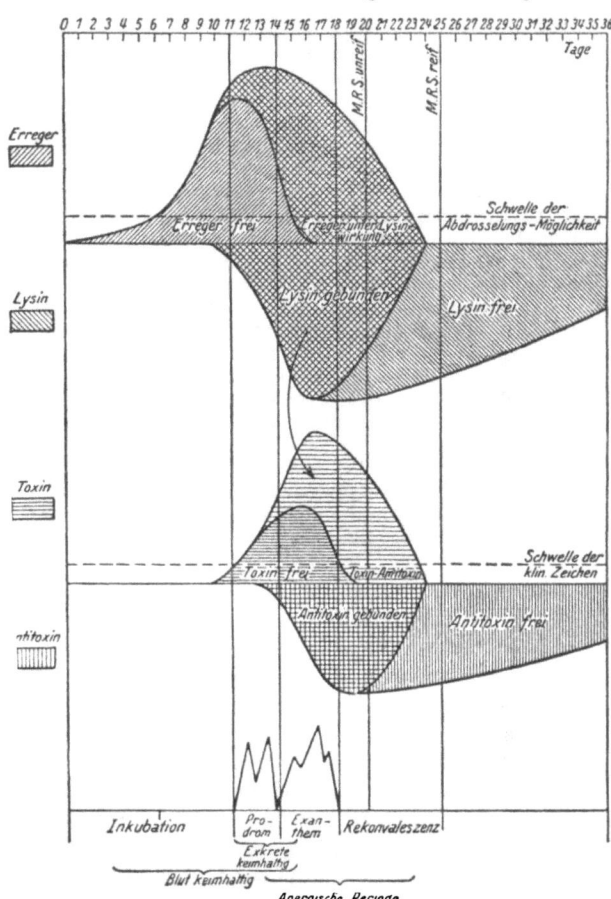

Abb. 1. Schema des Mechanismus der Masernentstehung. (Nach v. PFAUNDLER, aus Handbuch der Kinderheilkunde, 4. Aufl., Bd. II, Beitrag v. GRÖER.)

am Hals, offenbar, weil diese Gebiete früher als die anderen Hautregionen mit den Masernerregern in Berührung kamen und früher sessile Antikörper bildeten. Die Ausbreitung des Exanthems kommt zum Stillstand, wenn alle sessilen Antikörper besetzt sind, dann können ruhig noch weiter Masernkeime im Blute zirkulieren. Es kommt zu keiner Reaktion mehr. Das Exanthem selber blaßt nach einer Dauer von 3—5 Tagen ab, wobei es gewöhnlich zu einer fast kritischen Entgiftung des Organismus kommt.

Diese Entgiftung wird nach der gegenwärtig herrschenden Lehre von PIRQUET, MORO und v. PFAUNDLER dadurch bewerkstelligt, daß die schon im Prodromalstadium bei der Lyse der Masernerreger frei werdenden Toxine im Organismus nun ihrerseits die Bildung von Gegengiften oder Antitoxinen auslösen, welche die Toxine in zunehmendem Maße binden.

In den ersten 3 Tagen nach der Krise, also vom 18.—20. Tage nach der Infektion, ist das Masernrekonvaleszentenserum noch unreif, d. h. es enthält noch keine freien oder noch zu wenig Lysine und vor allem kein freies Antitoxin. Injiziert man, wie das v. PFAUNDLER gezeigt hat, ein solch unreifes Serum, das nur Lysin, aber kein Antitoxin enthält, einem Kinde, das sich in vorgeschrittener Maserninkubation befindet, so kann man dadurch das vorzeitige Erscheinen eines Exanthems auslösen.

Schon vom 3. Tag nach der Entfieberung an treten im Blute zunehmend freie Antikörper auf, die die Franzosen (DEBRÉ und JOANNON), um nichts zu präjudizieren, einfach als Immunisine bezeichnen. Aber erst um den 7.—10. Tag nach der Krise, also am 23.—25. Tage nach der Ansteckung mit Masern wird das Masernrekonvaleszentenserum reif, d. h. es erhält die Fähigkeit, wenn es bei einem mit Masern angesteckten Kinde in der ersten Hälfte der Inkubation injiziert wird, die Maserninfektion im Keime zu ersticken oder abzudrosseln. Dabei werden die Masernerreger zwar durch die freien Lysine des Serums aufgelöst. Die dabei frei werdenden Toxine werden jedoch durch die freien Antitoxine des reifen Masernserums sofort gebunden und unschädlich gemacht, so daß keine klinischen Erscheinungen sich zeigen können. Der sichtbare Ausdruck dieser antitoxischen Wirkung des reifen Rekonvaleszentenserums ist eben das Aussparphänomen. An der Injektionsstelle kann das Exanthem wegen der antitoxischen Wirkung nicht entstehen. Für das Vorhandensein der Antitoxine im reifen Rekonvaleszentenserum spricht auch die Bindung von TUNNICLIFFschem Exotoxin in vitro. Zu Bedenken gibt nur die völlige therapeutische Wirkungslosigkeit, auch des reifen Masernrekonvaleszentenserums bei schon bestehendem Exanthem Anlaß. Eine weitere Schwierigkeit besteht darin, daß es keine Antiendotoxine gibt, wie man sie hier postulieren müßte. Für die Erklärung der Wirkung könnte es genügen, nur Lysine anzunehmen. Zur Zeit des unreifen Serums sind eben die Lysine noch gebunden, zum größeren Teil noch zellständig und die bereits freien Lysine sind nicht stark genug, um die Masernerreger so vollständig abzubauen, daß keine giftigen und exanthemauslösenden Zwischenprodukte entstehen. Beim reifen Masernserum haben dagegen die Endothelzellen die zuerst zellständigen Lysine in reichem Maße an das Blut abgegeben, so daß diese in der ersten Hälfte der Maserninkubation, die dann noch nicht so zahlreichen Erreger vollständig abzutöten und aufzulösen vermögen, ohne daß giftige Abbauprodukte überhaupt entstehen können. DEGKWITZ lehnt die Antitoxinlehre ab.

Schon nach 14 Tagen nimmt der Gehalt an Immunisinen merklich ab; noch mehr nach 20—30 Tagen. Nach 30 Tagen ist die Verminderung sehr stark, und es bleiben im Serum der Durchmaserten späterhin nur noch etwa $1/3$ oder $1/4$ derjenigen Immunisine zurück, welche der Körper 7—10 Tage nach der Deferveszenz oder etwa um den 25. Tag nach der Masernansteckung in seinem Blute enthielt (DEBRÉ und JOANNON).

Die Masernanergie. Der Tag des Auftretens der ersten Flecken wird nach PIRQUET mit 0 bezeichnet und die Tage vor und nach demselben mit negativem und positivem Vorzeichen versehen. Die anergische Depression beginnt nach dieser Nomenklatur am —1., erreicht ihren tiefsten Grad am +4. und gleicht sich wieder am +9. Tage aus. Es ist, als ob die Masern durch die spezifische Lysinbildung und -bindung den Organismus so in Anspruch nehmen, daß er gegen andere Antigene nicht mehr zu reagieren vermag. An dem Tiefpunkt der anergischen Periode sind auch die Masernlysine so gebunden, daß infolge des Schwindens der Lysine die Apotoxinbildung und auch das Fieber aufhört, trotzdem die Erreger weiter im Blute kreisen.

Die Anergie verrät sich dadurch, daß nach PREISICH und PIRQUET die Tuberkulinreaktion zur Zeit des Exanthemausbruchs für 2—3 Tage völlig negativ werden kann. In gleicher Weise verhält sich die Serumallergie bei Vorbehandelten (HAMBURGER und POLLAK, BESSAU) und auch die DICKsche Reaktion. Wie HEUBNER und NEUMARKT beobachtete ich eine Verzögerung der Impfpustelbildung um 2—3, sogar 4—5 Tage. HEUBNER sah Varicellen auf der Höhe der Masern schon am nächsten Tage eintrocknen, ohne daß ein Nachschub folgte. A. NETTER und R. PORAK vermißten die Vaccineallergie bei der Revaccination. Gegen Ende der anergischen Periode zeigt sich eine Verminderung der Resistenz des Organismus gegenüber Sekundärinfektionen, Diphtherie, Tuberkulose usw.

Die Wiederaufnahme der Kampfbereitschaft gegen verschiedene Infekte um den 9. Tag führt nun nach HECHT auch bei den Masern häufig zu einem *zweiten Kranksein*, ähnlich wie beim Scharlach. Nachdem in der Zwischenzeit oft subfebrile Temperaturen beobachtet werden, so zeigt sich das Freiwerden der Lysine klinisch an durch Nachfieber, oft ohne Organbefund oder aber mit

Otitis, Angina, Laryngitis, Bronchitis und Bronchopneumonie, Lymphadenitis und Nephritis. Findet sich Fieber ohne Organbefund, so rührt dies wohl davon her, daß die neugebildeten Lysine mit den noch kreisenden Masernerregern unter erneuter Apotoxinbildung reagieren.

Relapse, Rezidive. In seltenen Fällen kann es nach einem wechselnden Intervall von 1—4 Wochen zu einer Wiederholung des ganzen Krankheitsbildes kommen. ähnlich wie bei Scharlach. In der Zwischenzeit der beiden Attacken können gewisse Symptome wie Conjunctivitis oder hartnäckiger Husten, allgemeines Unwohlsein ohne Fieber weiter bestehen, so daß eine kontinuierliche Reihe von Krankheitszeichen die erneute Attacke als einen Relaps erscheinen läßt. In anderen Fällen ist das Intervall symptomfrei, obschon es sich wohl meistens auch um eine Autoreinfektion, selten um eine zweite Infektion von außen handelt. ROLLY beschreibt 3 Fälle, bei denen am 11., 25. und 13. Tage nach dem Ausbruch des ersten Exanthems das Rezidivexanthem erschien. In allen 3 Fällen verlief das

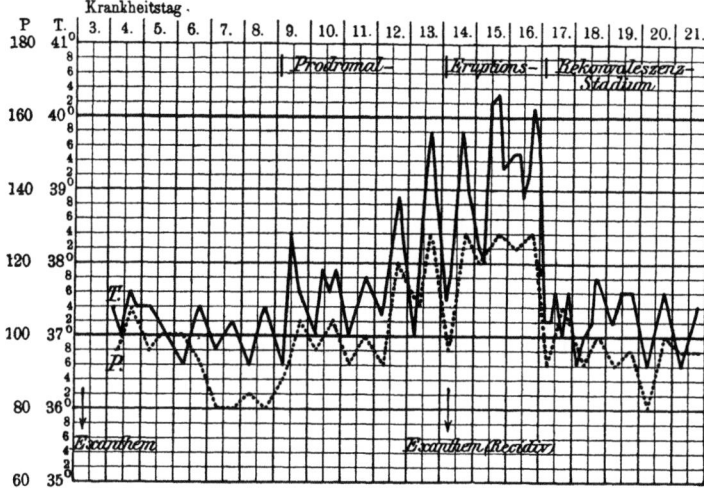

Abb. 2. Rezidiv bei Masern. (Med. Klinik Leipzig.)
(Aus Beitrag ROLLY: Handbuch der inneren Medizin, 2. Aufl., Bd. I, 1.)

Rezidiv günstig, ohne jegliche Komplikation. Einen Einfluß der vorhergegangenen Masern sah ROLLY bei seinen 3 Fällen nicht, das Rezidiv gestaltete sich ungefähr so, als ob die erste Erkrankung nicht dagewesen wäre. Auch ich sah ein 9jähriges Mädchen mit typischen Masern seine beiden jüngeren Geschwister mit Masern infizieren, und war nicht wenig erstaunt, als das Mädchen fast gleichzeitig mit seinen Geschwistern wieder Kopliks zeigte und am 13. Tag ein typisches Masernexanthem hatte, das bei den Geschwistern am folgenden Tag ebenfalls zum Ausbruch kam. KER und CARBALLEIRA berichten über Einzelfälle, bei denen typische Masernattacken sich am 7. und 10. Tage mit gleich klassischen Symptomen wiederholten. GOLDBERGER veröffentlicht 3 analoge Fälle mit Rezidiv des Exanthems am 25., am 17. und am 10. Tage nach Beginn der Krankheit bzw. nach dem ersten Exanthem; LIEBIG ein Masernrezidiv nach 30 Tagen bei einem 3jährigen Knaben, mit leichtem Verlauf.

Verschiedentlich wird in der Literatur noch angegeben, daß das Rezidiv gewöhnlich einen um so schwereren Verlauf nehme, je milder die erste Krankheit gewesen wäre.

Zweite Masern. Die Masern hinterlassen eine so dauerhafte Immunität, daß viele Autoren, wie FRIEDJUNG und WIDOWITZ, die als zweimalige Masernerkrankungen in der Literatur mitgeteilten Fälle außerordentlich skeptisch beurteilen und strenge Forderungen aufstellen, damit ein Fall von zweimaliger Erkrankung an Masern als einwandfrei anerkannt werden dürfte (typische Einreihung des Falles in Generationen von Masernfällen einer Epidemie, Vorhandensein von Kopliks, Exanthem ohne Atypie, Beobachtung durch die gleiche Klinik usw.). MAISENA sammelte 1894 bereits 108 solcher Fälle aus der Literatur, welche jedoch nach FRIEDJUNG einer strengen Kritik nicht standhalten. Jedenfalls sind diese Fälle außerordentlich viel seltener, als z. B. die Mütter angeben. LEINER und GLANZMANN haben darauf hingewiesen, daß früher die meisten Fälle von Dreitagefieberexanthem als Masern angesehen wurden, selbst von den Ärzten, so daß dann die Angehörigen sehr erstaunt waren, wenn diese Kinder nach dem Alter von 1—2 Jahren an den richtigen Masern erkrankten. Auch Verwechslungen mit Rubeolen kommen jedenfalls häufig vor, zumal im

Berngebiet die Ausdrücke Masern und Röteln vom Volke synonym gebraucht werden. RUHRÄ, BARTHEZ und SANNÉE, FEER, KERLEY und LEWY haben einzelne Fälle beschrieben. Einen allen Forderungen gerecht werdenden Fall von zweimaligen Masern hat 1926 DE RUDDER veröffentlicht (vgl. ähnliche Beobachtungen von POLLAK, GLANZMANN).

Wahrscheinlich haben die Durchmaserten Gelegenheit, ihre Immunität durch den Kontakt mit Masernkranken von Zeit zu Zeit wieder zu festigen, ohne überhaupt oder nur mit ganz atypischen Krankheitszeichen zu erkranken. Nur gegen das Greisenalter zu scheint ganz ausnahmsweise die Masernimmunität wieder nachzulassen.

Interessant ist, daß diese Masernimmunität nach dem Rekonvaleszentenstadium weniger eine humorale als eine celluläre Immunität an der Eintrittspforte der Erreger darstellt. Diese Zellen sind offenbar nach einer Masserninfektion in der Lage, bei einer neuen Infektion sehr rasch Lysine zu bilden und die Reinfektion mit Masernerregern ohne klinische Erscheinungen im Keime zu ersticken. Wird der gewöhnliche Infektionsweg umgangen und infektiöses Maserneruptionsblut intramuskulär eingespritzt, so kann bei bereits Durchmaserten eine erneute Masernerkrankung hervorgerufen werden (GOEBEL).

Epidemiologie. Kommt ein Masernkranker in eine Gegend, wo seit langer Zeit keine Masernfälle vorgekommen sind, so muß daselbst sehr rasch bei unseren heutigen Verkehrsverhältnissen eine große Epidemie — eine Pandemie — entstehen, ähnlich wie bei Grippe, und dieselbe wird erst dann erlöschen, wenn durch das Überstehen der Krankheit eine allgemeine Immunität hervorgerufen ist. Eine derartige Masernepidemie geht gewöhnlich ziemlich rasch vorüber im Gegensatz zu Scharlach, besonders da das Kontagium sehr flüchtig ist und in kürzester Zeit alle disponierten Menschen befällt. Zu Epidemiezeiten nimmt die Kontagiosität zuerst außerordentlich zu und erst gegen Ende der Epidemie kann man ein gewisses Abflauen beobachten.

Die Masernepidemien treten besonders in den kälteren Jahreszeiten, Herbst, Winter, Frühjahr auf, während der Sommer einen deutlich deprimierenden Einfluß auf die Ausbreitung der Masern hat. Ich vermute, nach gewissen Erfahrungen, daß der Masernerreger sehr empfindlich ist gegen das ultraviolette Licht der Sonnenstrahlen (WORINGER). ROLLY denkt eher, daß die infolge der wechselnden Witterungsverhältnisse häufigen Katarrhe der Atmungswege das Haften des Masernerregers erleichtert. Aber auch er ist geneigt, dem Aufenthalt in schlecht gelüfteten Wohnungen, zu denen das Sonnen- und Tageslicht nur wenig Zutritt hat, eine große Rolle zuzuschreiben.

In Bern erlebte ich so etwa jedes 3.—5. Jahr eine größere Masernepidemie, immer dann, wenn wieder eine Generation masernempfänglicher Kinder herangewachsen ist. Krippen, Schulen spielen bei der Verbreitung der Masern eine sehr große Rolle.

Zwischen den Epidemien gibt es namentlich in den größeren Städten fast zu jeder Zeit sporadische Fälle, die sich merkwürdig wenig kontagiös verhalten können, so daß es infolge geringer Virulenz der Erreger, zum Teil auch infolge vorübergehend fehlender Disposition der noch Ungemaserten zu keiner Epidemie kommt. Ähnliche Verhältnisse habe ich auch beim Drüsenfieber beobachten können.

Weil die Ausbreitung der Masern so außerordentlich große Dimensionen annehmen kann, so summieren sich auch ihre Übeltaten zu unheimlichen Mortalitätsziffern. So geben DEBRÉ und JOANNON an, daß sie für das Jahrzehnt 1900 bis 1910 1 Million Todesfälle an Masern in Europa berechnen. In Frankreich starben in 8 Jahren mehr als 30000 Kindern an den Masern. Während die Sterblichkeit an Scharlach und Diphtherie im allgemeinen im starken Rückgang begriffen ist, ist diejenige an Masern sich bisher fast immer gleich geblieben, so daß sie noch diejenige an Keuchhusten übertrifft und die mörderischste kindliche Infektionskrankheit geworden ist. Aber nicht nur das. ASHE berichtet, daß im Jahre 1917 in der amerikanischen Armee 49000 Masernfälle gemeldet wurden. Nächst der Influenza bildeten in den Jahren 1917 und 1918 die hauptsächlichste medizinische Todesursache die Masern. In New York erkrankten nach dem gleichen Autor in 32 Wochen 15000 Personen im Jahre 1919 an Masern. Im Winter 1923/24 18000, in einer Woche starben 29. 2% der gesamten Todesfälle der Stadt fielen auf die Masern. Von den 29 Todesfällen betrafen 24 Kinder unter 2 Jahren. Je jünger die Kinder sind, deso mehr erscheinen sie durch die Masern gefährdet, deshalb schreibt v. PFAUNDLER: Vieles, nämlich eine Reduktion der Masernsterblichkeit um einige 90% wäre schon dann erreicht, wenn es gelänge, den Masernerkrankungstermin allgemein auf das Schulalter aufzuschieben. Man begreift, daß in der neueren Zeit die Prophylaxe der Masern im frühen Kindesalter zu einem der brennendsten Probleme der modernen Kinderheilkunde geworden ist.

Krankheitsbild. Der Verlauf der Krankheit ist ein ziemlich gesetzmäßiger und läßt 4 Perioden unterscheiden:

1. Stadium der Inkubation; 2. der Prodrome; 3. der Eruption; 4. der Rekonvaleszenz.

1. Die Inkubationszeit beträgt bei Masern sehr konstant 9—11 Tage. Wir verstehen darunter die Zeit von dem Tage der Ansteckung bis zum Ausbruch der ersten katarrhalischen Zeichen der Prodrome. Als Totalinkubation bezeichnet man vielfach die Zeit von der Ansteckung bis zum Ausbruch des Exanthems. Mit großer Regelmäßigkeit beträgt die Totalinkubation 14 Tage.

THOMAS vermißt im Inkubationsstadium der Masern jegliche Krankheitssymptome, BOHN dagegen hat Gesundheitsstörungen allgemeiner Natur fast stets wahrgenommen. Nach ROLLY verhält es sich so, daß bei einem Teil der Infizierten alle Krankheitssymptome fehlen, bei den anderen jedoch sind solche mehr oder weniger ausgesprochen vorhanden.

Leichtere allgemeine krankhafte Erscheinungen können in manchen Fällen während der ganzen Dauer des Inkubationsstadiums bestehen. Gewöhnlich aber klagen die Kranken nur zeitweise, besonders abends und mehr gegen das Prodromalstadium hin über eine gewisse Mattigkeit, Kopfschmerzen, Schläfrigkeit und Unwohlsein. Daneben besteht Appetitlosigkeit, manchmal schlechtes blasses Aussehen, vorübergehend etwas Husten, selten Durchfall oder Verstopfung. Beobachtet man die Kranken genauer, so findet man ab und zu einmal abends leichte Temperatursteigerung und erhöhte Pulsfrequenz.

Nicht so selten findet man ganz im Beginn oder im Verlaufe der Inkubation eine leichte Angina mit stippchenförmigen Belägen, welche HECKER als Primäraffekt der Masern angesehen hat. WIELAND hat bei 5 Kindern in der Maserninkubation, allerdings zum Teil stark gegen das Prodromalstadium zu verschoben, Angina mit scarlatiniformem Rash beschrieben, was zuerst zur Febldiagnose eines Scharlachs Anlaß gab. Die Krankheitserscheinungen fielen einmal mitten in die Inkubationszeit. Die Krankheitserscheinungen klangen rasch ab, und nach einem kürzeren oder auch einem längeren sogar 6—8 Tage dauernden fieberlosen oder subfebrilen Intervall setzten die katarrhalischen Erscheinungen der Prodrome ein. In allen 5 Fällen zeigte sich eine Verlängerung der Gesamtinkubation der Masern um 2—3—4, in einem Fall sogar um 10 Tage. Ich möchte die Frage aufstellen, ob diese Anginen manchmal verbunden mit scarlatiniformem Rash, der offenbar eine kürzere Inkubationszeit besitzt, nicht in Beziehung zu bringen wären mit der Infektion der TUNNICLIFFSCHEN vergrünenden Diplostreptokokken, die ja ähnlich wie die Scharlachstreptokokken auch Exotoxine bilden, und deshalb sehr wohl einen scarlatiniformen Rash verursachen können. Diese Toxinvergiftung könnte die Zellen an der Lysinbildung gegen die eigentlichen Masernerreger behindern, wodurch sich die Verlängerung der Inkubationszeit leicht erklären würde. H. OREL führt die Störungen in der Inkubationszeit auf das Haften gleichzeitig mit dem Masernerreger aufgenommener unspezifischer Keime zurück. Auch interkurrente Infekte können die Inkubation der Masern verlängern. So kann unter Umständen das Exanthem erst nach 17 oder sogar 21 Tagen nach der Infektion auftreten. Solche verlängerte Inkubationszeit habe ich besonders dann beobachtet, wenn Kinder zufälligerweise in der Maserninkubation geimpft worden waren.

In einem Fall meiner Beobachtung bestand etwa vom 4. Tage an während der ganzen Inkubationszeit Fieber mit ausgesprochener Meningitis serosa und Encephalitis. Ob es sich hier um eine primäre Infektion des Zentralnervensystems durch den Masernerreger bzw. ein anderes Virus handelt, wird noch zu erörtern sein.

Es scheint auch, daß die Masernerreger einen Primäraffekt gleich in den Lungen setzen können.

2. Initialstadium, Prodrome. Gegen Ende des Inkubationsstadiums nehmen, falls überhaupt Beschwerden bestanden, diese letzteren erheblich zu, und das Initialstadium wird durch einen plötzlichen steilen Temperaturanstieg gewöhnlich bis 39° und darüber eingeleitet. Kopfschmerzen und allgemeines Unwohlsein werden geklagt. Es zeigen sich nun katarrhalische Erscheinungen von seiten der Nase und besonders der Augen. Die Kinder beginnen häufig zu niesen; nicht so selten kommt es zu Nasenbluten. Die Augen röten sich und die Kinder klagen über Lichtscheu und häufiges Tränen. Gleichzeitig stellt sich ein sehr hartnäckiger trockener Reizhusten ein. Die Kinder sind appetitlos; zwingen sie sich zum Essen oder werden sie dazu gezwungen, so tritt leicht Erbrechen auf. Es zeigt sich bald ein heftiger Schnupfen mit zuerst schleimig-seröser, dann gewöhnlich eitriger Sekretion und starker Verstopfung der Nase. Gewöhnlich werden durch das Sekret die Nasenlöcher und die Oberlippe erodiert.

Conjunctivitis. Die frühesten Symptome zeigen sich an den Augen. Es wurde schon am ersten Tag im präeruptiven Stadium eine vom unteren Lidrand etwas entfernte, aber ihm parallel verlaufende hyperämische Linie beschrieben (STIMSON).

GOLDBERGER beobachtete auf der geschwollenen Caruncula lacrymalis und am Epicanthus internus des Auges Flecken, welche in Färbung und Erscheinung an die Kopliks erinnerten, jedoch etwas kleiner waren. Er sah sogar 2—4 solche bläuliche weiße Flecken auf beiden Carunkeln 24—48 Std in 60% der Fälle den KOPLIKschen Flecken auf der Wangen- und Lippenschleimhaut, um 48 Std den katarrhalischen Symptomen vorausgehen. Sie verschwinden nicht so rasch wie die Kopliks nach Ausbruch des Exanthems. Während der Eruption neigen sie dazu, zu einem bläulich-weißen Flecken zusammenzufließen.

Im übrigen erscheint bei stärkerer Conjunctivitis die Conjunctiva sammetartig geschwollen; die Conjunctiva bulbi ist meist, aber nicht immer gerötet, es erfolgt reichliche schleimig-eitrige Sekretion, das Sekret trocknet während der Nacht zu Borken ein und verklebt die Lider. Die geschwollenen Lider werden tagsüber zugekniffen gehalten und wegen Lichtscheu nur blinzelnd geöffnet.

Dieses Verhalten der Augen zusammen mit der schleimig-eitrigen Rhinitis, der leichten Dunsung des Gesichts geben dem Masernkranken in diesem Stadium eine charakteristische Physiognomie.

Präenanthem. Untersucht man zu dieser Zeit die Mund- und Rachenhöhle, so sieht man gewöhnlich aus dem Nasenrachenraum dicken eitrigen Schleim herabsteigen. Die gesamte Schleimhaut des Mundes und Rachens erscheint diffus gerötet. Auf der Wangenschleimhaut, besonders aber auch am weichen Gaumen, sieht man als Präenanthem häufig punktförmige oder streifenförmige, mitunter zu größeren Flatschen konfluierende Blutungen (PETÉNYI). Solche Veränderungen sind nach meinen Beobachtungen bei Masern zwar häufig, aber nicht absolut charakteristisch, denn ich habe sie in genau gleicher Weise auch bei Grippe und Röteln im Beginn der Erkrankung gesehen.

Enanthem. Am 2. Tag oder etwas später gewahrt man nun besonders am weichen Gaumen, an der Uvula, den Tonsillen und der hinteren Rachenwand eine Kongestion. Bald zeigen sich zahlreiche verstreute, rötlich-braune Flecken, zuerst von Stecknadelkopfgröße, die aber bald zu größeren, unregelmäßig begrenzten Flecken am weichen Gaumen und an der Uvula konfluieren. Selten fließen auch diese größeren Flecken zu einer einheitlichen, sammetartigen Röte zusammen.

Kopliks. Am 2.—3. Tag oder nur wenig später zeigt die Inspektion der Wangenschleimhaut gegenüber den ersten Backenzähnen eigentümlich bläulichweiße Spritzfleckchen, welche von zarten roten Höfen umgeben sind. Sie sind gewöhnlich punktförmig, selten erreichen einzelne Stecknadelkopfgröße. Sie stehen entweder einzeln oder zu größeren oder kleineren Gruppen mit einem gemeinsamen roten Hof zusammen. Ihre Zahl ist bald nur vereinzelt, bald eine außerordentlich große, so daß nicht nur die ganze Wangenschleimhaut von ihnen übersät erscheint, sondern auch das Zahnfleisch und die Innenfläche der Lippen. Auch auf Nasen- und Vaginalschleimhaut wurden Kopliks beschrieben. Diese sog. KOPLIKschen Flecken habe eine hohe, diagnostische, zuerst von KOPLIK erkannte Bedeutung, da sie mit fast absoluter Sicherheit ein nachfolgendes Masernexanthem anzeigen. Wenn die Pünktchen älter werden, werden sie meist etwas größer. Der sie umgebende gerötete Schleimhautring wird deutlicher und breiter. Der Außenrand des letzteren unregelmäßig. Nach 2—6tägigem Bestehen verschwinden die Flecken wieder, ohne Läsionen der Schleimhaut zu hinterlassen. Mikroskopisch handelt es sich um oberflächliche Epithelnekrosen mit verfetteten Epithelien und Detritus.

Diese KOPLIKschen Flecken kommen in gut 70—90% im Prodromalstadium der Masern vor. Am 2. Tag des Exanthems sind sie gewöhnlich nicht mehr wahrzunehmen. Den Angaben von ASAL FALK über das Vorkommen KOPLIKscher Flecken bei Grippe, von PETÉNYI über dasjenige bei Exanthema subitum stehe ich skeptisch gegenüber.

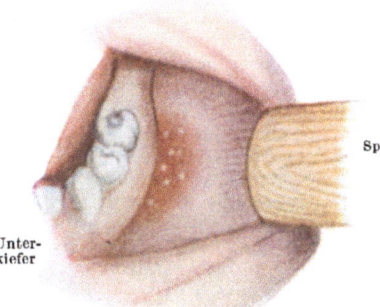

Abb. 3. KOPLIKsche Flecken. (Nach JOCHMANN-HEGLER: Lehrbuch der Infektionskrankheiten, 2. Aufl. Berlin: Springer 1924.)

Enantheme treten offenbar auch auf anderen Schleimhäuten auf. So habe ich nicht so selten im Prodromalstadium *Miktionsbeschwerden* beobachtet. Die Kinder weigern sich, Urin zu entleeren, weil sie dabei Brennen und Schmerzen verspüren. Der Urinbefund ist dabei entweder negativ oder es finden sich einige Leukocyten und Epithelien. Meist klingen diese Reizerscheinungen nach Ausbruch des Exanthems wieder ab. Ich habe aber in der Rekonvaleszenz, auch bei Knaben, dann wieder eine stärkere Cystopyelitis mit stark eitrigem Sediment sich entwickeln sehen. Auch BIEHLER berichtet in 6% über deutliche, aber geringe Zeichen von Pyelitis im Prodromalstadium.

Ähnlich wie die Mundschleimhaut, so zeigt auch die *Darmmucosa*, wie Autopsien ergeben haben, eine fleckige Rötung. Bei einem 22 Monate alten Knaben, der an schweren Masernkonvulsionen starb, fand E. CORBETT bei der Autopsie im Ileum und Colon multiple Läsionen, welche sich als identisch mit KOPLIKschen Flecken erwiesen und von einer großen Zahl von WARTHIN- und FINKELDEYSCHEN Riesenzellen in den Eingeweiden und anderen Organen begleitet waren. Klinisch können mitunter sogar heftige Diarrhoen schon im Initialstadium einsetzen. v. GRÖER beobachtete einige Male typische Appendicitissymptome im Initialstadium der Masern, welche den behandelnden Arzt veranlaßten, die betreffenden Patienten auf eine chirurgische Abteilung zu schicken. In einem Fall waren bei einem 6jährigen Mädchen meiner Beobachtung die Symptome so typisch für Appendicitis, daß ich die Appendix von einem Chirurgen entfernen ließ. Es lag in der Tat eine sehr starke Appendicitis mit beginnender Gangrän vor. 1½ Tage später brach das Masernexanthem aus und der Fall kam ohne weitere Komplikationen zur Heilung. Auch Ikterus in leichter flüchtiger Form in diesem Stadium ist von FRIEDJUNG beschrieben.

Hat man Gelegenheit, mit dem Kehlkopfspiegel den Kehlkopf und die Trachealschleimhaut zu dieser Zeit zu inspizieren, so kann man daselbst ebenfalls, allerdings seltener, ein ähnliches Exanthem wie im Munde wahrnehmen (ROLLY). KOHN und KOIRANSKY in Amerika haben durch sorgfältige Röntgenuntersuchungen feststellen können, daß pneumonische Verdichtungsherde bereits im Initialstadium der Masern nicht so selten vorkommen, welche der physikalischen Untersuchung entgehen können. v. GRÖER spricht deshalb von einem *alveolären Enanthem*. Es können sich spezifische, primäre morbillöse Pneumonien schon im Initialstadium entwickeln, wie ich auch klinisch durch Perkussion und Auskultation wiederholt habe feststellen können. Die Pneumonie ist dann das erste Krankheitszeichen der Masern, und ich habe sie bereits zum Exitus führen sehen, als gerade die ersten spärlichen Exanthemflecken auf der Haut erschienen. Die Diagnose derartiger Fälle begegnet außerordentlichen Schwierigkeiten. Werden derartige Fälle in allgemeine Säle verlegt, so gehen von ihnen natürlich die Ansteckungen anderer Kinder aus. Die genannten amerikanischen Autoren konnten röntgenographisch auch Infiltrate nachweisen, welche keine physikalischen Symptome gemacht hatten. Die Autoren sahen entweder große, homogene dreieckige Verdichtungen im Bereich des rechten Unterlappens, seltener des rechten Ober-, des linken Ober- und des rechten Mittellappens oder bedeutende Verbreiterung des Hilusschattens.

Während der Masernprodrome sah ich in einzelnen Epidemien fast regelmäßig auch auf der Haut ein *Vorexanthem*. Selten war dieser Rash scarlatiniform, wie in Fällen COMBYS und WIELANDS, wo er 1—2 Tage dauerte. Meist traten in Übereinstimmung mit JÜRGENSEN, v. PIRQUET, H. KOCH flüchtige, nicht scharf begrenzte, blaßrote, makulöse Efflorescenzen auf, welche hauptsächlich im Gesicht, gewöhnlich aber auch als zartes morbilliformes Exanthem am Rumpf sichtbar waren. Urticarielle Eruptionen (KLEINSCHMIDT, KOCH, SOUCEK) habe ich im Initialstadium selten gesehen. Ein bei gewöhnlicher Beleuchtung nicht sichtbares Vorexanthem kann bei Quarzlampenbestrahlung wahrgenommen werden (GLANZMANN, WADSWORTH-MISENHEIMER).

Höhensonnenbestrahlung kann die Inkubation der Masern um 2—3 Tage verzögern und eine Abschwächung des Exanthems erzeugen. In einem Fall sah ich infolge Quarzlampenbestrahlung Masern sine exanthemate! Bei Teilbestrahlung des Körpers erscheint das Exanthem an den bestrahlten Stellen abgeschwächt (FANTON).

Wir haben den Eintritt des Invasionsstadiums durch einen steilen Fieberanstieg charakterisiert. Dieses Fieber bleibt jedoch nur wenige Stunden so hoch, um alsdann wieder beinahe auf die Norm zurückzugehen. Der zweite Tag des Prodromalstadiums verläuft gewöhnlich annähernd fieberfrei, manchmal auch noch der dritte. Die Störung des Allgemeinbefindens läßt ebenfalls nach. Stehen die Kinder nicht unter ärztlicher Aufsicht, so meinen die Eltern häufig wegen des Fieberabfalls, die Krankheit sei beendet, nehmen die Kinder auf und schicken sie gar wieder zur Schule. Oder, wenn sie das Fieber beunruhigt hat, suchen sie in diesem fieberfreien Stadium die Sprechstunde des Arztes auf, der nun nach dem Enanthem und den Koplik das baldige Erscheinen des Masernexanthems mit Sicherheit voraussagen kann. Manchmal führen auch Ohrenschmerzen in diesem Stadium zum Arzt, und man findet eine leichte Rötung der Trommelfelle (Enanthem der Paukenhöhlenschleimhaut, NODALECZNY). Diese Frühotiten sind sehr gutartig, führen fast nie zu Perforationen und verschwinden wieder mit dem Exanthem.

Manchmal besteht im Prodromalstadium von Anfang an nur sehr geringes Fieber. Die betreffenden Patienten haben dann auch nur sehr wenig zu klagen, so daß abgesehen von geringem, allgemeinem Krankheitsgefühl, einem geringen Schnupfen und mäßigem Husten keine intensive Erkrankung zu bestehen scheint. So können manchmal Kinder bis kurz vor dem Exanthemausbruch noch die Schule besuchen und dadurch sehr viele andere Kinder anstecken. Variationen im Verhalten der Temperatur kommen vor, wie man an Hand der Abb. 4, 5 und 6 erkennen kann. Ich habe auch eine Epidemie gesehen, die sich durch ein fast 7—8 Tage dauerndes Prodromalstadium auszeichnete. In allen 3 Abbildungen sehen wir deutlich, daß nach einer anfänglichen Steigerung der Temperatur im Prodromalstadium dieselbe die Neigung hat, wieder zu fallen. Sehr oft sehen wir jedoch am 2.—3. Tag des Prodromalstadiums ein langsames staffelförmiges typhusähnliches Ansteigen (Abb. 5), dem dann am 1. Tag des Eruptionsstadiums wieder ein steiler Anstieg folgt. Der Puls wird entsprechend der Temperatur beschleunigt, ein irgendwie besonderes Verhalten zeigt derselbe nicht.

3. Exanthemstadium. Mehr oder weniger plötzlich, mit oder ohne Frost beginnt das Fieber auf höhere Grade, 39—40,5°, emporzuschnellen, unter rascher Zunahme aller vorhandenen Krankheitssymptome, insbesondere stellt sich der quälende Reizhusten, der vorübergehend etwas nachgelassen hatte, erneut wieder ein. Nach einer unruhig verbrachten Nacht schießen nun am 13. oder 14. Tage nach der Infektion rote Flecken zuerst im Gesicht auf, nachdem man am Vorabend schon einzelne Efflorescenzen hinter den Ohrmuscheln entdecken konnte. Die roten Flecken sind zuerst klein, stecknadelkopfgroß, hellrot, allmählich vergrößern sie sich durch Wachstum und Konfluenz und nehmen bald eine gesättigtere Rotfärbung an. Die Begrenzung der Flecken ist unregelmäßig, einzelne zeigen rundliche Formen; während sie ganz im Anfang über das Niveau der Haut nicht emporragen, werden sie sehr bald mehr papulös,

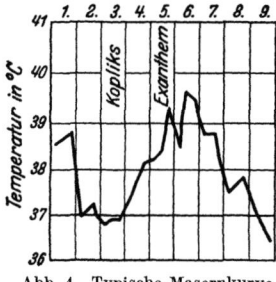
Abb. 4. Typische Masernkurve (Malaria quartana ähnlich).

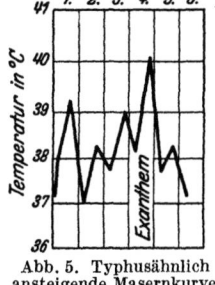
Abb. 5. Typhusähnlich ansteigende Masernkurve.

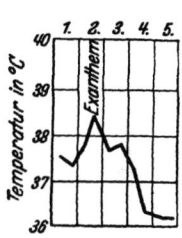
Abb. 6. Abortive Fieberkurve.

so daß wir es mit einem meist großfleckigen, deutlich papulösen Exanthem zu tun haben.

Zwischen den einzelnen Makeln und Papeln ist normale blasse Haut vorhanden, so daß durch diesen Kontrast von Rot und Weiß die einzelnen Flecken sehr gut schon von weitem zu erkennen sind.

Stand die Diagnose vorher aus irgendeinem Grunde noch nicht ganz fest, so wird nunmehr durch das charakteristische Exanthem mit einem Schlage das ganze Krankheitsbild geklärt.

Das Exanthem (s. Abb. 7) tritt zuerst im Gesicht, auf der behaarten Kopfhaut, noch früher gewöhnlich vor und hinter den Ohren in Erscheinung, breitet sich von da zuerst auf den Hals und Rumpf aus, und greift gewöhnlich erst in einem zweiten Schub auf die Extremitäten über. Besonders an den Extremitäten ist der Beginn des Ausschlages deutlich follikulär, und man sieht in der Mitte der zuerst rundlichen Flecken einen entzündeten Haarbalg. Das Gesicht ist in der Regel sehr stark befallen, indem hier die einzelnen Flecken dichter stehen, ja zu größeren Beeten konfluieren. Im Gegensatz zu Scharlach wird die Gegend um den Mund nicht verschont. Auch der Rumpf wird häufig sehr stark gefleckt, während an den Extremitäten die maculo-papulösen Efflorescenzen häufig spärlicher sind, und keine so intensiv rote Färbung annehmen! Selten ist es, daß die Extremitäten einmal stärker von dem Exanthem befallen werden als der Rumpf oder das Gesicht.

Bei manchen Patienten zeigen die einzelnen Papeln eine ausgesprochene Neigung zu Konfluenz, so daß an solchen Hautstellen die Haut diffus gerötet erscheint. Dies kann leicht zu Verwechslungen mit Scharlach Anlaß geben. Bei genauem Zusehen wird man aber an einzelnen Stellen immer noch weiße Aussparungen erkennen können; auch bewahren die Extremitäten den Charakter des normalen Masernausschlages, selbst wenn im Gesicht und am Rumpf starke Konfluenz aufgetreten ist.

Das Exanthem braucht bis zu einer vollen Entwicklung eine gewisse Zeit, meist ungefähr 2 Tage. Am 1. Tage beschränkt sich dasselbe auf Gesicht und Hals und beginnt gerade eben am Rumpfe in Erscheinung zu treten, ergreift dann am nächsten Tag die übrigen noch freien Hautregionen. Verschiedentlich vollzieht sich die Ausbreitung und Entwicklung des Ausschlags langsamer, so daß er sich erst am 4.—5. Tag über den ganzen Körper ausgebreitet hat.

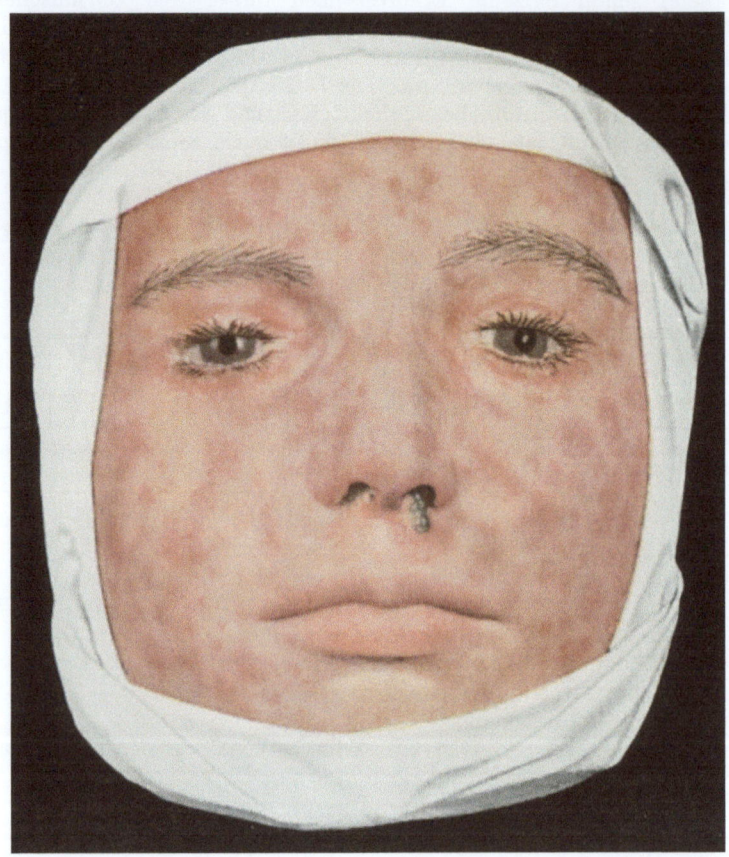

Abb. 7. Maserngesicht. (Aus FINKELSTEIN-GALEWSKY-HALBERSTAEDTER: Atlas der Hautkrankheiten und Syphilis im Säuglings- und Kindesalter, 2. Aufl. Berlin: Springer 1924.)

Namentlich scheint manchmal die Ausbreitung auf die Extremitäten zunächst zu stocken, bis sie plötzlich ebenfalls befallen werden. Bei solchen Nachschüben sah ich das Exanthem an den Extremitäten deutlich hämorrhagischen Charakter annehmen. Fast immer kommt es ja auch am Rumpf, manchmal auch im Gesicht zu zahlreichen capillären Blutaustritten in dem Bereich der Papeln, welche sich gewöhnlich nur dadurch verraten, daß auch nach dem Abblassen des Exanthems die Flecken nicht sofort schwinden, sondern infolge der Blutaustritte eine bräunliche Pigmentierung hinterlassen. Besonders in späteren Stadien des Exanthems können im Gesicht und am Rumpf die Masernflecken plötzlich über Nacht stärker hämorrhagisch werden, so daß man eine **Purpura** vor sich zu haben glaubt (hämorrhagische Masern). Abgesehen von der intensiv dunkeln, bläulich-schwärzlichen Farbe erkennt man derartige Blutaustritte an dem Umstand, daß die Verfärbung durch Druck mit einem Glasspatel nicht verschwindet, was bei nicht hämorrhagischen Masern stets geschieht. Die hämorrhagischen Masern ändern an der Prognose nichts.

Zuweilen erheben sich in der Mitte der einzelnen Papeln kleine hirsekorngroße, mit wasserhellem Inhalt gefüllte Bläschen, wodurch das Bild eines Friesels (Miliaria) hervorgerufen wird, was bekanntlich im Mittelalter zu der

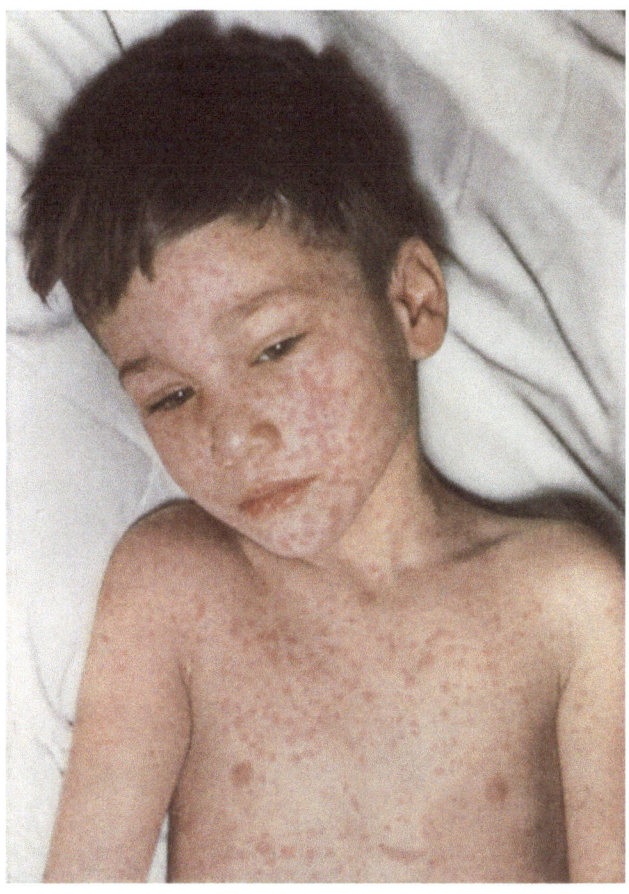

Abb. 8. Voll ausgebildetes im Gesicht mit Conjunctivitis und Lichtscheu beginnendes Exanthem, auf der Brust und an den Armen. Daneben bestehen immer starker Schnupfen, Husten und hohes Fieber. Die einzelnen Masernflecken sind im Vergleich zu Scharlach und Röteln groß, dunkelviolettrot und meistens leicht erhaben.
(Aus Tabulae exanthematicae, F. HOFFMANN-LA ROCHE, Basel.)

Verwechslung mit Pocken Anlaß gegeben hat. Es tritt diese Form des Ausschlags besonders bei gleichzeitig bestehenden starken profusen Schweißen auf.

Bei der mikroskopischen Untersuchung der exanthematischen Papeln findet man Hyperämie und Erweiterung der kleinen Blutgefäße und Capillarnetze des Papillarkörpers. Das Ödem sammelt sich nach UNNA im Fettgewebe um die Knäueldrüsen, in den Scheiden der größeren Hautgefäße, der Hautmuskeln und der Follikel an. Außerdem sind an solchen Stellen teils erweiterte Lymphgefäße, teils dilatierte Saftquellen usw. vorhanden, und besonders hervorzuheben wäre, daß meist nur wenige Leukocyten emigriert sind und sich in der Ödemflüssigkeit finden.

Ist die Veränderung intensiver, so bilden sich deutliche Entzündungserscheinungen mit reichlichen degenerativen Epithelprozessen und zahlreicher herdförmiger oder reihenweise angeordneter Leukocytenemigration aus. Es kommt zu einem Austritt von Blutfarbstoff und roten Blutkörperchen in das Rete Malpighi und Corium bei den hämorrhagischen

Formen. Die perivasculären Infiltrationen bestehen nach CIACCIO überwiegend aus Lymphocyten und großen uninucleären Zellen, im Gegensatz zu Scharlach, wo mehr polynucleäre angetroffen werden. ABRAMOW spricht von einem gegen die Cutis gerichteten Epidermiskatarrh.

Im Desquamationsstadium verschwindet stellenweise die Körnerschicht, während die basale Hornschicht sich verdickt. Von letzterer löst sich dann die oberflächliche Schicht los und wird als Masernschuppe frei. Infolge Mitosen und Vermehrung der Epithelzellen wird der Epithelverlust wieder ausgeglichen.

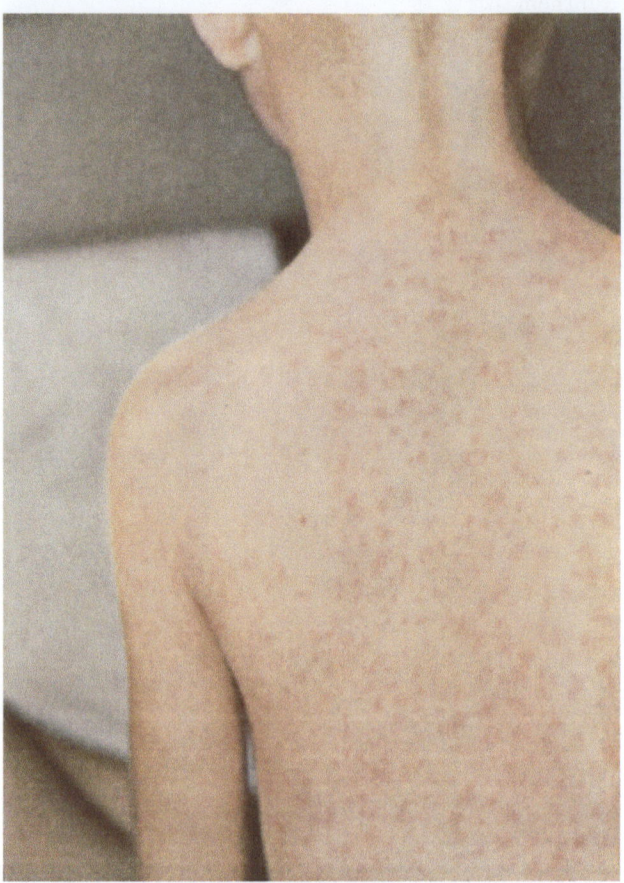

Abb. 9. Masern. Masernexanthem am Rücken mit den typischen großen, unregelmäßigen Flecken. (Aus Tabulae exanthematicae, F. HOFFMANN-LA ROCHE, Basel.)

Das Allgemeinbefinden ist auf der Höhe der Eruption stark alteriert, der Appetit liegt völlig darnieder, es bestehen heftige Kopfschmerzen und besonders nachts Delirien oder sonstige Bewußtseinstrübungen. Der Stuhl ist meist angehalten; mitunter kommt es zu Durchfällen.

Das Fieber ist während dieses Stadiums meist hoch zwischen 39 und 40° und darüber und steigt mitunter mit der Ausbildung des Exanthems am nächsten und übernächsten Tag noch an. Es zeigt dabei entweder einen mehr kontinuierlichen oder auch einen deutlich intermittierenden Charakter. Breitet sich das Exanthem sehr rasch aus, so geht das Fieber auch schneller wieder herunter.

Die Frequenz des Pulses und der Atmung ist während dieser Zeit ebenfalls erhöht. Über den Lungen hört man während der Blüte des Exanthems ganz gewöhnlich giemende oder seltener feuchte diffuse Rasselgeräusche.

Mit dem Erscheinen des Exanthems nehmen auch die katarrhalischen Erscheinungen, die Conjunctivitis und Blepharitis, ebenso die Rhinitis, zunächst noch zu, bis der Hautausschlag völlig entwickelt ist. Die Zunge ist stark belegt und zeigt nur an den Rändern eine leichte Schwellung der Papillen. Das Schleimhautexanthem beginnt jedoch bereits langsam zu schwinden und die KOPLIKschen Flecken werden alsbald undeutlich.

Lymphdrüsen und Milz. Die Lymphdrüsen, besonders die des Halses, aber auch des übrigen Körpers sind vergrößert und geschwollen, offenbar im Zusammenhang mit dem Exanthem. Immerhin zeigt sich keine derartig systematische Schwellung wie z. B. bei den Rubeolen.

Die Milz verhält sich in den einzelnen Epidemien wechselnd. BLEYER (St. Louis) fand 1922, daß im Moment der Eruption die Milz plötzlich anschwoll und nach Verschwinden des Ausschlags wieder rasch zurückging. In fast der Hälfte der Fälle konnte die Milz 1—3 cm unter dem Rippenbogen auf der Höhe der Eruption gefühlt werden. In einer anderen Epidemie im Jahre 1927 fand dagegen FRIEDMANN (Denver) nur in 12% eine Vergrößerung der Milz unabhängig vom Stadium der Eruption. Nach meinen Beobachtungen gehört ein tastbarer Milztumor in der Regel nicht zum Masernexanthem; ausnahmsweise konnte ich jedoch ebenfalls eine allerdings nur mäßige Vergrößerung der Milz feststellen.

Wie besonders HEUBNER betont, besteht bei den meisten Masernpatienten zur Zeit der Eruption eine bedeutende Hyperplasie des gesunden lymphatischen Apparates: Die Lymphdrüsen, das adenoide Gewebe, die Rachen- und Gaumenmandeln, die PEYERschen Plaques, die Solitärfollikel befinden sich im Zustand einer markigen Schwellung ähnlich wie beim Abdominaltyphus. Charakteristisch für Masern im Prodromal- und Initialstadium sind WARTHIN-FINKELDEYsche Riesenzellen im Ileum und Colon, in der Appendix, den mesenterialen Lymphdrüsen usw. Bei dem Befund solcher Riesenzellen in einer wegen Appendicitis herausoperierten Appendix konnte WEGELIN das Erscheinen eines Masernexanthems voraussagen, was sich dann bestätigte. Diese Riesenzellen enthalten sehr viele Kerne, welche im Gegensatz zu den LANGHANSschen Riesenzellen diffus im Protoplasma verteilt sind.

Der Urin ist konzentriert, hoch gestellt. Während der Eruption besteht gewöhnlich febrile Albuminurie. Urobilinogen und Urobilin sind häufig ebenfalls nachweisbar, ähnlich wie beim Scharlach; außerdem gibt der Urin fast stets schon von Beginn des Eruptionsstadiums an eine stark positive Diazoreaktion. Nach ARONSOHN und SOMMERFELD ist der Urin Masernkranker toxisch.

Das Eruptionsstadium dauert gewöhnlich 3 Tage mit Schwankungen zwischen 2—6 Tagen. Das Fieber, welches am letzten Tage des Eruptionsstadiums noch sehr oft die höchsten Grade erreicht hatte, sinkt gewöhnlich sehr rasch in 1 bis 2 Tagen unter reichlicher Schweißbildung kritisch oder lytisch. Manchmal sinkt die Temperatur direkt auf subfebrile Werte. Ebenso wird die Frequenz des Pulses manchmal abnorm niedrig, ab und zu zeigen sich kleine Unregelmäßigkeiten.

4. Rekonvaleszenz. Mit dem Sinken der Temperatur beginnt das Exanthem zu erbleichen, und zwar gewöhnlich in der Reihenfolge, in welcher es erschienen ist, so daß also zu einem gewissen Zeitpunkt, z. B. das Exanthem im Gesicht schon im Erblassen ist, während es an den Extremitäten noch in voller Blüte steht. Aber auch, wenn das ganze Exanthem verblichen ist, so nimmt man doch die Flecken noch längere Zeit wahr, namentlich bei solchen Patienten, bei welchen der Ausschlag hämorrhagisch war. Da sieht man, wie das in der Haut abgelagerte Hämoglobin mit der Zeit alle Farben von rotbraun, gelb, grün usw. durchläuft, ganz ähnlich wie bei Purpura anderer Genese. Noch länger als bei gewöhnlichem Tageslicht kann man die Flecken im ultravioletten Licht der Quarzlampe sehen.

Charakteristisch für Masern ist in diesem Stadium die kleienförmige Abschuppung der Haut, welche sich gleich in das Abblassen des Exanthems anschließt. Die Haut stößt sich dabei in kleinsten Schüppchen im Verlauf von 3 Tagen bis zu einer Woche ab.

Conjunctivitis und Rhinitis lassen in der Rekonvaleszenz rasch nach, der Zungenbelag stößt sich ab und die geschwollenen Papillen kommen zum Vorschein, nur sind sie nicht so rot wie beim Scharlach (Masernzunge.)

Längere Zeit nimmt für gewöhnlich die Abheilung der katarrhalischen Entzündung der oberen Luftwege in Anspruch. Die Stimme bleibt sehr oft noch 8 Tage leicht belegt oder heiser. Der Husten hat gewöhnlich schon im Eruptionsstadium seinen harten, bellenden Charakter verloren und ist lockerer geworden, dauert jedoch häufig noch einige Zeit an. Die auf den Lungen bestehenden trockenen Rasselgeräusche werden feucht und verschwinden allmählich völlig. Mit dem kritischen Abfall der Temperatur zeigt das Allgemeinbefinden einen oft erstaunlich raschen Umschwung vom anscheinend schwersten Kranksein zur Genesung. Kinder, welche am Abend vorher noch 40⁰ und mehr Fieber hatten, benommen waren oder delirierten, fühlen sich wieder ganz gesund und verlangen aufzustehen. Der Appetit erwacht wieder.

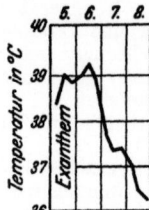
Abb. 10. Krisis bei Masern.

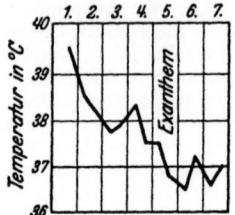
Abb. 11. Fieberlose Masern.

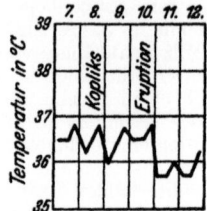
Abb. 12. Fieberlose Masern.

In anderen Fällen zieht sich jedoch das Rekonvaleszenzstadium in die Länge; auch ohne daß besondere Komplikationen nachweisbar sind, zeigen sich noch leichte abendliche Temperaturen in der Regel unter 38⁰. Aber gerade in der Rekonvaleszenz drohen dem Organismus noch schwere Gefahren durch mannigfache Komplikationen.

Anomalien des Verlaufs. Wir haben bereits bei der kongenitalen Immunität erwähnt, daß die Masern je nach dem Gehalt des Blutes an Immunisinen eine bedeutende Abschwächung erfahren können. Man spricht dann von abortiven Masern. Solche kommen auch noch später vor, und man muß sich fragen, ob sich gewisse Personen, ohne direkt an Masern erkrankt zu sein, einen gewissen Vorrat an Immunisinen durch stille Feiung haben erwerben können.

Bei den *abortiven Masern* ist häufig die Inkubationszeit abnorm lang, das Initialstadium kommt gar nicht zur Entwicklung; die Patienten erkranken plötzlich mit geringem Fieber und dem charakteristischen Hautausschlag. Das Fieber dauert nur 1—2 Tage und hält sich auf niedrigen Graden. Die Patienten fühlen sich so wenig krank, daß sie sich gar nicht zu Bett legen wollen.

Es gibt ferner afebrile Masern, bei denen KOPLIKsche Flecken, geringe katarrhalische Krankheitssymptome, ein mäßiges Exanthem auftreten, aber das Fieber fehlt.

Bei den *Morbilli sine catarrho* fehlen die katarrhalischen Erscheinungen sozusagen ganz. KOPLIKsche Flecken sind dagegen auf der Mundschleimhaut vorhanden. Das Fieber hält sich dabei niedrig, dauert nur 1—3 Tage, auch das Exanthem ist atypisch, zeigt nur wenige Roseolen oder Papeln. Manchmal ist der Ausschlag auch mehr Röteln ähnlich, sowie auch der ganze Verlauf an Röteln erinnern kann.

Bei den *Morbilli sine exanthemate* kommt ein Exanthem überhaupt nie zum Vorschein. Das Fieber kann die charakteristische Masernfieberkurve zeigen, wie KÖPPE und ich an einem unlängst beobachteten Fall nachweisen konnten. Die Diagnose derartiger Fälle wird noch dadurch erschwert, daß auch das Enanthem und sogar die KOPLIKschen Flecken fehlen können. Die Forderung von FEER und auch HOCHSINGER, welche nur solche Fälle als Morbilli sine exanthemate ansehen, die diese charakteristischen Masernzeichen aufweisen, können somit oft nicht erfüllt werden. Solche Fälle werden nur dann richtig gedeutet, wenn sie in einer Familien- oder Hausepidemie von einem Masernkranken angesteckt worden sind und ihrerseits wieder andere Kinder, wie im Falle KÖPPES, mit Masern infizieren. Ferner weist die Immunität der Kinder, die Morbilli sine exanthemate durchgemacht haben, darauf hin, wenn sie bei späteren Infektionsgelegenheiten stets verschont werden.

Ich sah in einer Familienepidemie einen einwandfreien Fall von Morbilli sine exanthemate bei einem 3jährigen Kind mit Bronchialdrüsentuberkulose, das dann einige Wochen später einer tuberkulösen Meningitis erlag. Auch im Falle KÖPPES handelte es sich um ein tuberkulöses Kind. Es wäre interessant, bei künftigen Beobachtungen von Morbilli sine exanthemate auf eine Tuberkuloseninfektion zu fahnden. Wir wissen, daß die Masern die Tuberkulinreaktionen abschwächen oder negativ werden lassen. So wäre unter Umständen auch denkbar, daß die Tuberkuloseinfektion umgekehrt das Masernexanthem unterdrücken kann.

Toxische Masern. Man kann 4 Formen unterscheiden:

1. Masern mit rapid tödlichem Verlauf. Selbst in großen Epidemien unter vielen Hunderten von Masernfällen findet man nur einen Fall von toxischen Masern mit einem solchen rasch letalen Verlauf. Entweder ist das Fieber schon vom Initialstadium an auffallend hoch, oder aber es steigt erst allmählich treppenförmig an. Die Krankheit beginnt zunächst wie sonst, aber mit besonders starken, schleimig eitrigen, ätzenden Katarrhen; was aber meist von Anfang an einen ganz unheimlichen Eindruck macht, das ist die auffallende Apathie der Kinder. Schon während des Invasionsstadiums liegen sie mit geschlossenen, oft stark verschwollenen und durch das

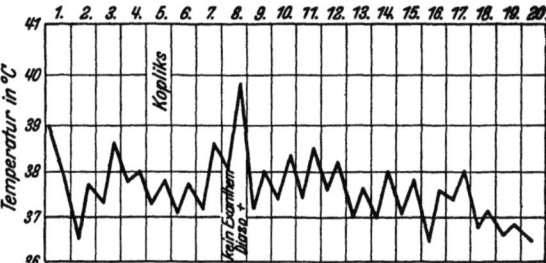

Abb. 13. Masern sine exanthemate.

eitrige Sekret verpappten Augen da, äußern weder Appetit noch Durst. Die ärztliche Untersuchung läßt sie vollkommen gleichgültig. Das Sensorium ist eben frühzeitig schwer benommen. Am 5.—6. Krankheitstage erscheinen im Gesicht und am Rumpf einige spärliche Masernflecken; trotzdem steigt das Fieber an und kann kurz vor dem Exitus hyperpyretische Grade erreichen. Die Apathie wechselt mit nervöser Unruhe, Zittern der Extremitäten und am 7.—8. Tag können schwere Konvulsionen auftreten, die zum Tode führen, oder aber das Leben erlischt ohne solche gewaltige motorische Entladungen. Mitunter kann allerdings auch noch vor dem Exitus ein außerordentlich intensives Exanthem zum Vorschein kommen. Solche Fälle treten meist nur bei jüngeren, etwa einjährigen Kindern auf.

Bei der Autopsie derartiger Fälle findet man oft nur Hirnödem und Hirnhyperämie. Starke markige Schwellung im lymphatischen Apparat. Im großen und ganzen ein uncharakteristisches Bild, wie man es z. B. auch bei der Scarlatina fulminans antrifft. Man kann nicht daran zweifeln, daß hier die intensive Wirkung des Maserngiftes selbst, besonders auf das Gehirn, den fatalen Ausgang verschuldet hat.

2. Capillärbronchitische Form. Anfangs können die Masern im Invasionsstadium ohne Besorgnis erregende Symptome verlaufen. Nicht so selten entwickelt sich aber schon frühzeitig eine auffällige Dyspnoe, welche durch den objektiven Befund zunächst nicht recht gerechtfertigt erscheint. Das Exanthem kann zunächst in normaler Stärke und Intensität am ersten Eruptionstage auftreten. Am 2. Eruptionstag jedoch ändert sich plötzlich das ganze Krankheitsbild. In der Tat hat man es hier mit einem Verhalten des Ausschlages zu tun, der dem plötzlichen Hinwelken einer Blüte zu vergleichen ist (HEUBNER). Das Exanthem ist ganz undeutlich geworden, ist an verschiedenen Körperstellen überhaupt nicht mehr sichtbar, an anderen sehen wir statt der frischen roten Farbe der

Flecken eine livide, blaßbläuliche Verfärbung. Die Kinder machen im Vergleich zum vorhergehenden Tag einen schweren, verfallenen, verwelkten Eindruck. Die Extremitäten verkühlen und werden cyanotisch. Nur der Atmungsapparat arbeitet fieberhaft; Nasenflügelatmen, bedeutende Atemfrequenz unter Anspannung aller Hilfsmuskeln, respiratorische Einziehungen im Jugulum, in den Supraclaviculargruben und im Epigastrium deuten auf eine Stenose, bedingt durch eine Capillärbronchitis hin. Das ganze Krankheitsbild wird jedoch überschattet durch die frühzeitige Herzschwäche infolge Vergiftung des Herzmuskels, die am 8.—10. Tag zum Exitus führt. Bei den Laien sind diese schweren Formen mit Recht besonders gefürchtet, sie sprechen von einem „nach-innen-Schlagen" des Ausschlags. Man hat in der Tat den Eindruck, daß hier die Kampfstätte unglücklicherweise statt auf die äußere Haut auf die Schleimhaut der feinsten Bronchien verlegt worden sei. Bei der Autopsie erweisen sich in großer Ausdehnung die Bronchioli mit einem zähen, schleimig eitrigen Sekret verstopft und atelektatische Veränderungen und beginnende Bronchopneumonien sind immer festzustellen.

3. Nekrotisierende Pneumonie (HEUBNER). Schon kurz nach dem Invasionsstadium bildet sich statt des Exanthems eine eigentümliche Pneumonie aus, die nach dem Verlauf von 1—4 Wochen zum Tode führt. Es findet sich in den Lungen eine akute Nekrose des Gewebes, mit rapide sich vollziehender Bronchiektasenbildung, ähnlich wie bei der Pest. Terminal kann noch für 1—2 Tage ein Masernexanthem zum Vorschein kommen, das aber bald bleich und cyanotisch wird. Der Tod erfolgt unter zunehmender Dyspnoe an Herzschwäche.

Pathologisch-anatomisch findet man in dem einen oderen anderen Lungenlappen ein Konvolut von über haselnußgroßen Eiterhöhlen, die aus erweiterten sehr dünnwandig gewordenen Bronchien bestehen. Das noch dazwischen liegende Lungengewebe ist in ein mürbes, weißgrau bis gelblich gefärbtes, nekrotisches Gewebe verwandelt.

4. Steatose von Leber und Nieren. Diesen HEUBNERschen 3 Formen von toxischen Masern möchte ich noch das folgende Krankheitsbild anreihen, das ich bisher nur einmal zu beobachten Gelegenheit hatte: Ein $4^{1}/_{2}$jähriger Knabe zeigte während des Invasions- und Eruptionsstadiums und auch späterhin fast unstillbares Erbrechen, leichte Diarrhöen; dabei zunehmende, stark druckschmerzhafte Leberschwellung. Ikterus mit lehmartig, livider Verfärbung der Haut, Oligurie, in den letzten Tagen Anurie. Exitus 14 Tage nach dem Beginn der Masern nach Blutbrechen und schweren cerebralen Erscheinungen in tiefem Koma mit Erlöschen der Patellarreflexe und beiderseitigem, positivem Babinski. Verlauf nach dem Eruptionsstadium fast gänzlich fieberlos, ohne Komplikation von seiten der Atmungsorgane. Bei der Autopsie enormer Lebertumor von ockergelber Farbe, Nieren ebenfalls ockergelb. Leichter Milztumor. Histologisch enorme, grobtropfige Verfettung der Leber und Nieren (WEGELIN). Leberzellnekrosen und entzündliche Veränderungen in den Nieren fehlen gänzlich. Oligurie und Anurie sind wohl als Ausfallssymptom der diuretischen Funktion der Leber zu werten.

Ähnliche Steatosen der Leber und Nieren (WUNDERLICH) wurden bisher beschrieben bei Scharlach, Pocken, Diphtherie, Typhus, Tuberkulose und Syphilis. Nach meiner Beobachtung sind aber auch die Maserntoxine in seltenen Fällen fähig, solche Steatosen auszulösen.

Das Blutbild. Wir verdanken die Kenntnis des Masernblutbildes den Untersuchungen von RIEDER, SOBOTKA, COMBE, besonders aber HECKER. In den letzten Jahren wurde es neuerdings eingehend studiert von GERTRUD USBECK sowie REDLICH und MATERNOWSKA auf der Klinik von GRÖER.

Danach kommt es etwa um den 6. Inkubationstag zu einer initialen Leukocytose von kurzer Dauer. Denn vom 8. Inkubationstag an beginnt die Gesamtzahl der weißen Blutzellen treppenartig zu sinken, um bis zum 2. und 3. Exanthemtag das niedrigste Niveau, nämlich eine Leukopenie von 4—3000 in Kubikmillimeter zu erreichen. Vom 4.—5. Exanthemtag nehmen die Leukocyten wieder zu und erreichen am 6.—7. Tag ein etwas höheres Niveau als im Prodromalstadium.

Bei Differentialzählungen zeigen die Neutrophilen bereits gegen das Ende der initialen Leukocytose eine starke prozentuelle Vermehrung, welche 2 Maxima erreicht, das eine im Prodromalstadium, das andere noch bedeutend höhere zur Zeit des Exanthemausbruches. Diese Neutrophilie ist mit einer deutlichen Linksverschiebung verbunden, indem etwa 10—15% Stabkerne und in weit geringerem Prozentsatz Jugendformen, vereinzelt auch Myelocyten auftreten. Die Gipfelpunkte der Kernverschiebung fallen mit denjenigen der Neutrophilie annähernd zusammen.

Das Verhalten der Lymphocyten zeigt das genaue Spiegelbild der neutrophilen Kurve, sie sinken treppenförmig ab und erreichen einen Tiefpunkt von etwa 20% zur Zeit der Eruption. Von da an beginnen sie zuerst langsam, dann rascher anzusteigen, wobei sich in der Rekonvaleszenz gewöhnlich ein sog. buntes Blutbild mit vielen pathologischen, plasmazelligen Lymphocyten, Lymphoblasten und richtigen Plasmazellen entwickelt. Doch erreicht die postinfektiöse Lymphocytose in der Regel nur mäßige Grade bis 50%.

Die Monocyten zeigen zur Zeit der Prodrome einen leichten Anstieg, vermindern sich während des Exanthems, um mit dem Abblassen desselben wieder ziemlich steil anzusteigen, und auch ihrerseits zur Polymorphie des bunten Blutbildes in der Rekonvaleszenz beizutragen.

Die Eosinophilen steigen zur Zeit der initialen Leukocytose leicht an, sinken zur Zeit des Exanthems auf subnormale Werte, um mit dem Abblassen desselben rasch in eine leichte postinfektiöse Eosinophilie überzugehen. Besteht vor der Erkrankung, wie bei Kindern so häufig, infolge exsudativer Diathese oder infolge Wurminfektionen eine Eosinophilie, so kommt es selbst während des Exanthems wohl zu einer Senkung der Eosinophilie, aber zu keiner Aneosinophilie. Die relativ zahlreichen Eosinophilen können dann differentialdiagnostische Schwierigkeiten gegenüber Scharlach bereiten (v. GRÖER).

Abweichungen vom regelmäßigen Verlauf des Blutbildes kommen jedoch auch bei unkomplizierten Masern ab und zu vor (REDLICH und MATERNOWSKA, USBECK, M. TÜRK). So kann die Leukopenie nur außerorderntlich kurz dauern, schon zur Zeit des Exanthems in eine Leukocytose übergehen. Ferner habe ich auch ausnahmsweise bei epidemiologisch sicheren Masern an Stelle der Neutrophilie besonders bei starken allgemeinen Drüsenschwellungen eine sog. lymphatische Reaktion mit mäßiger, relativer Lymphocytose, aber sog. buntem Blutbild mit zahlreichen pathologischen plasmazelligen Lymphocyten, Lymphoblasten und typischen Plasmazellen beobachtet, so daß, wenn man nur das Blutbild berücksichtigt, eine Verwechslung mit Röteln oder auch mit Drüsenfieber möglich erscheint. Ich fragte mich auch, ob hier eventuell Mischinfektionen von Masern und Röteln vorlagen, wie sie ja in der Tat vorkommen können.

USBECK fand in Übereinstimmung mit GLANZMANN und TÜRK im Gegensatz zu SCHIFF und MATYAS die Blutplättchen während des Exanthems etwas vermehrt oder in normaler Zahl. Akut einsetzende Thrombopenie in der Masernrekonvaleszenz unter den Erscheinungen des Morbus maculosus Werlhofii bei einem 15 Monate alten Kind aus einer thrombasthenischen Familie hat GLANZMANN beschrieben.

Gerinnungs- und Blutungszeit ist bei Masern in der Regel normal. Eine gewisse hämorrhagische Diathese, welche zur Zeit der Prodrome und des Exanthemausbruchs angetroffen wird, ist auf eine toxische Schödigung der Capillarendothelien zurückzuführen. Ähnlich wie beim Scharlach ist deshalb auch das RUMPEL-LEEDEsche Phänomen bei den Masern positiv. FIANDACO fand bei Masern eine Erniedrigung des Plasmaprothrombins, jedoch nie sehr tief, nur in einem Fall 63%. Der Prothrombinspiegel kehrte nach der Eruption zur Norm zurück. Alle Fälle hatten normale Blutungszeit und eine milde Thrombopenie. Die Veränderung der Prothrombinzeit mag den hämorrhagischen Typ des Ausschlags, der oft bei Masern angetroffen wird, erklären helfen. In einer eigenen Beobachtung fanden wir bei einem 3jährigen Mädchen mit hämorrhagischen Masernflecken ebenfalls eine Verlängerung der Prothombinzeit und eine leichte Thrombopenie. Dieses Kind starb bald darauf an einer foudroyant verlaufenden Masernencephalitis.

Die Senkungsgeschwindigkeit der roten Blutkörperchen wurde bei Masern von BÜCHLER, ROHRBÖCK und REDLICH untersucht. Während der Inkubation zeigen sich unwesentliche Schwankungen, Beschleunigung im Prodromalstadium und ganz besonders zur Zeit des Exanthems. Noch erheblicher wurde sie bei Eintritt von Komplikationen, ähnlich wie bei anderen Infektionskrankheiten.

Komplikationen. Während bei den toxischen Masern Toxine des Masernerregers selber den ungünstigen Ausgang herbeiführen, entstehen die eigentlichen Komplikationen dadurch, daß sekundär andere Keime in den Organismus eindringen. Das Haften und die Invasion von sekundären Krankheitserregern wird ermöglicht und begünstigt durch die eigentümliche Reaktionslage bei den Masern mit ihrer Anergie und Leukopenie.

Auf der **Haut** können beim Masernfriesel Staphylokokken oder Streptokokken in die Bläschen eindringen, so daß Pustelchen entstehen. Lästiger sind diese Sekundärinfektionen, wenn der Masernausschlag pemphigoiden Charakter gehabt hatte.

Herpes facialis tritt ab und zu und zu gleicher Zeit oder noch etwas vor dem Masernexanthem auf. Auch Herpes zoster wird gelegentlich beobachtet.

Furunkulose der Haut sieht man meist in der Abschuppungsperiode bei Kindern unter 4 Jahren.

Manchmal, namentlich in der Gesäß- und Genitalgegend, kommt es zu ekthymaartigen Geschwüren.

Augen. Conjunctivitis und Blepharitis bleiben besonders bei Kindern mit exsudativer Diathese oft noch längere Zeit bestehen. Ganz selten tritt im Rekonvaleszentenstadium eine Exacerbation der Conjunctivitis unter gleichzeitiger Temperatursteigerung ein (ROLLY). Selten kommt es zu einer profusen Blenorrhoe, Keratitis, Iritis, sehr selten und wohl nur im Zusammenhang mit Streptokokken- oder Staphylokokkensepsis zu Panophthalmie.

Rhinitis. Infolge starker Eitersekretion an der Nasenöffnung kann es zu Rhagaden, Entzündungen, selten zu Gangrän kommen. Infolge Verschmierung des eitrigen Nasensekretes entsteht leicht eine rhinogene Impetigo. Seltener sieht man Geschwüre auf der Nasenschleimhaut.

Stomatitis. Neben einer katarrhalischen Stomatitis beobachtet man nicht selten fibrinösbelegte, aphthöse Geschwürchen, die häufig zuerst an den Gaumenbögen und auf den Tonsillen auftreten und nicht mit Diphtherie verwechselt werden dürfen. Die Ulcerationen

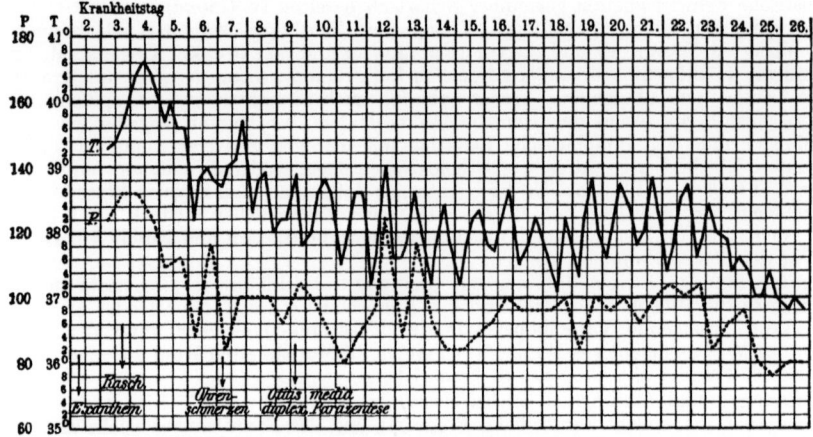

Abb. 14. Masern, kompliziert mit Otitis media. (Med. Klinik Leipzig.) (Aus Beitrag ROLLY: Handbuch der inneren Medizin, 2. Aufl., Bd. I, 1.)

breiten sich vom Rachen auf die Zunge, auf das Zahnfleisch, die Lippenschleimhaut aus und können größere Dimensionen annehmen. Besonders wenn sie abzuheilen beginnen, werden sie von einem stark hyperämischen roten Hof umgeben.

Glücklicherweise sehr selten nehmen die ulcerösen Prozesse große Dimensionen an, dringen in die Tiefe, durchbohren die Wangenschleimhaut und sehen mißfarben, brandig oder schwarz aus. Selbst die Knochen und Zähne können von der Nekrose befallen werden (Bild der Noma). Derartige Komplikationen treten in der Rekonvaleszenz auf, wenn die Kinder sehr stark heruntergekommen sind. Durch die ulcerösen Veränderungen kann die Nahrungsaufnahme wegen der damit verbundenen Schmerzen stark behindert sein, was den Zusammenbruch des Organismus noch mehr fördert. Auch SOOR habe ich im Anschluß an die Masernstomatitis nicht nur bei Säuglingen, sondern auch noch bei älteren, durch die Masern und ihre Komplikationen geschwächten Kindern in großer Ausdehnung auftreten sehen.

Otitis media. Wenn die Temperatur, welche im Rekonvaleszentenstadium bereits zur Norm abgesunken war, plötzlich wieder ansteigt, so ist sie sehr häufig auf eine beginnende Otitis zurückzuführen. Kinder, welche sprechen können, geben dann auch heftige Ohrenschmerzen an. Es folgt dann ein meist unregelmäßiges, re- oder intermittierendes Fieber; mitunter schwere Allgemeinerscheinungen, Benommenheit oder Kopfschmerzen, Delirien kommen hinzu.

Bei der Spiegeluntersuchung der Ohren erscheint das Trommelfell gerötet, vorgewölbt, stark gespannt und pulsierend. Erstaunlich schnell wird oft spontan fast das ganze Trommelfell eingeschmolzen, sofern nicht rechtzeitig die Paracentese ausgeführt wird. Ein trüb seröses oder eitriges Exsudat entleert sich aus dem Mittelohr. Die Otitis kann häufig auf die Zellen des Warzenfortsatzes überspringen. Von der Mastoiditis aus kann es zur eitrigen Sinusthrombose und zu otogener Meningitis kommen.

Wird die Paracentese rechtzeitig vorgenommen, und die Mastoiditis, wenn notwendig, operiert, so kann der Prozeß, wenn der Trommelfelldefekt nicht zu groß ist, nach einigen Wochen in Heilung ausgehen mit fast vollständiger Restitution des Gehörs. Gerade die

Masernotitis ist jedoch deshalb gefürchtet, weil die akute Otitis in eine chronische übergeht mit langwieriger Eiterung und mehr-minder großem Trommelfelldefekt.

Bei kleiner Perforationsöffnung im Trommelfell kommt es leicht zu Verklebungen und damit zu Eiterretention, erneuten Schmerzen, Fieberanstieg usw. Auch hier drohen dann wieder Komplikationen mit Mastoiditis und Sinusthrombose, die sich durch das Auftreten septisch pyämischer Symptome mit Schüttelfrösten verrät.

Angina tonsillaris. Mitunter ist eine plötzlich einsetzende, aber nur 1—2 Tage dauernde Temperaturerhöhung auf 40—40,5° auf eine Tonsillitis zurückzuführen. Bei der Inspektion des Halses sieht man dann in den Lacunen der Tonsille schleimig eitrige Pfröpfe. Es gibt auch gelblich durchschimmernde Entzündungen der Follikel. Diese Angina endet meist mit kritischem Temperaturabfall.

Laryngitis acuta, Pseudocroup. Ich habe besonders bei jüngeren Kindern mit engem Kehlkopf den Pseudocroup schon als erstes Krankheitszeichen im Initialstadium der Masern mit Heftigkeit einsetzen sehen. Größere Besorgnis erregt der Pseudocroup, wenn er in der Rekonvaleszenz kurz nach dem Abblassen des Exanthems auftritt, weil dann oft die Differentialdiagnose gegenüber dem richtigen diphtherischen Croup gerade bei Masern oft sehr schwer zu stellen ist. Es tritt ein tiefer, trockener, bellender Husten und Heiserkeit auf. Zwischen den Hustenanfällen lauter Stridor; es zeigen sich rasch Stenoseerscheinungen, die sich in inspiratorischen Einziehungen des Thorax, Dyspnoe, äußern und zeitweise lebensbedrohende Erstickungsanfälle, bei spasmophilen Kindern manchmal noch mit Spasmus glottidis und allgemeinen Krämpfen verbunden, herbeiführen können. Glücklicherweise gehen besonders bei zweckmäßiger Therapie auch die schweren Pseudocrouperscheinungen nach bangen Stunden und Tagen auch ohne Tracheotomie oder Intubation vorüber. Der trockene und bellende Husten löst sich; Stenoseerscheinungen und Atemnot verschwinden. Ist dies nicht der Fall, so ist dies gewöhnlich ein Zeichen, daß die Entzündung bereits auf die tieferen Luftwege übergegriffen hat.

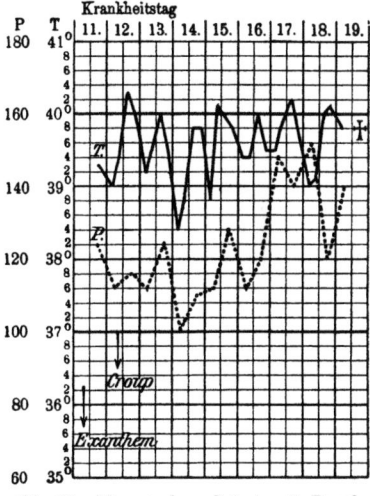

Abb. 15. Masern, kompliziert mit Pseudocroup. (Med. Klinik Leipzig.) (Aus Beitrag ROLLY: Handbuch der inneren Medizin, 2. Aufl., Bd. I, 1.)

Pathologisch-anatomisch handelt es sich bei dem Pseudocroup entweder um eine sehr intensive katarrhalische Laryngitis, wodurch infolge der starken Hyperämie, des Ödems und der abgesonderten Schleimes der Kehlkopf zum Teil verlegt wird, oder aber es finden sich Geschwüre, die sogar zur Knorpelnekrose führen können, wobei durch kollaterales Ödem eine Kehlkopfstenose hervorgerufen werden kann. Die Ansiedelung von Streptokokken auf der von den Masern geschwächten Kehlkopfschleimhaut kann zu ganz ähnlichen Membranbildungen durch die Wirkung der Streptokokkentoxine führen, wie beim echten diphtherischen Croup.

Bronchitis capillaris. Zu dem einfachen Katarrh der größeren und mittleren Bronchien, welcher ganz gewöhnlich die Masern begleitet, gesellt sich durch Hinuntergleiten der Infektion in die feinsten Bronchien leicht eine Bronchitis capillaris, welche dann prognostisch bedeutend ernster einzuschätzen ist. Diese Capillärbronchitis entwickelt sich selten schon im Initialstadium, meist gegen Ende der Eruption oder auch erst später in der Rekonvaleszenz. Es zeigt sich eine außerordentlich starke Dyspnoe mit Stenoseerscheinungen, welche mit dem auskultatorischen und perkussorischen Befund in keinem rechten Verhältnis steht. Man hört unter Umständen zuerst nur dann und wann an einzelnen Stellen ein ganz feines Giemen. Später allerdings hört man weit verbreitet über beiden Lungen feine, trockene und feuchte Rasselgeräusche. Es kommt auch zu Schallabschwächungen. Häufiger sind jedoch Zeichen einer außerordentlich starken Lungenblähung, mit Erweiterung der Lungengrenzen nach unten. Überlagerung der Herzdämpfung usw. vorhanden. Es kann auch sogar zur Ruptur einzelner Alveolen mit mediastinalem Emphysem kommen, das sich bis unter die Haut zuerst am Halse fortleiten kann. Die Prognose der Fälle mit Hautemphysem ist sehr ernst, aber nach eigener Beobachtung nicht hoffnungslos. Bei einem Teil der Patienten ist die Bronchiolitis mit mehrtägigem Fieber von 39 und höher verbunden. ROLLY hat einen Fall beschrieben (s. Abb. 16), bei dem nach einem 2tägigen Eruptionsfieber am 2. Tag der Rekonvaleszenz die vorher schon bestehende Bronchitis stark zunahm und sich auf die kleinsten Bronchien ausdehnte, dadurch hochgradige Dyspnoe, enorm frequente Atmung, aber kein

Fieber hervorrief. Die Dyspnoe nahm in den folgenden Tagen ab, und nach 14 Tagen war das Kind wieder vollkommen erholt.

In der Mehrzahl der Fälle gesellt sich zur capillären Bronchitis stellenweise Atelektase der Lungen und ebenso häufig geht sie in eine Bronchopneumonie über, welche dann das Krankheitsbild beherrscht.

Bronchopneumonie. Die Hauptgefahr der Bronchitis und besonders der Capillärbronchitis bei Masern ist, daß sie sehr leicht zu gefürchteten und gefährlichen Bronchopneumonien führt. Namentlich Kleinkinder im Rachitisalter werden durch diese Bronchopneumonien sehr gefährdet. MÖLLER hat statistisch berechnet, daß die Wahrscheinlichkeit dieser Komplikation für den Rachitischen fast 3mal so groß und die Wahrscheinlichkeit, daran zu sterben, doppelt so groß ist als für den Nichtrachitischen.

Wir haben bereits erwähnt, daß diese Bronchopneumonie ganz ausnahmsweise schon im Prodromalstadium einsetzen kann. In einem Drittel der Fälle sind schon während der

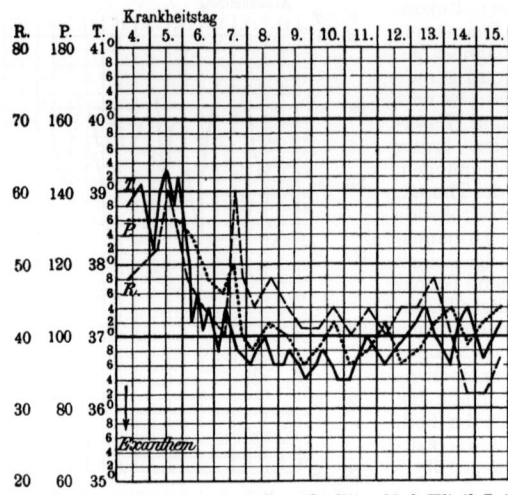

Abb. 16. Masern, kompliziert mit Bronchiolitis. (Med. Klinik Leipzig.) (Aus Beitrag ROLLY: Handbuch der inneren Medizin, 2. Aufl., Bd. I, 1.)

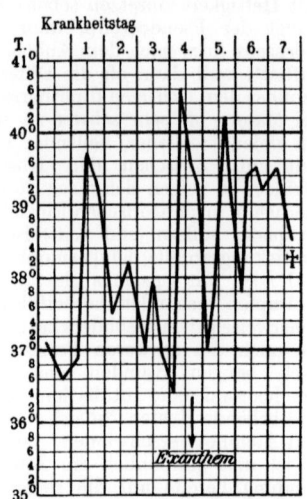

Abb. 17. Masern, kompliziert mit Bronchopneumonie. (Med. Klinik Leipzig.) (Aus Beitrag ROLLY: Handbuch der inneren Medizin, 2. Aufl., Bd. I, 1.)

Eruption Zeichen von Lungenverdichtung vorhanden. Die Temperatur bleibt dann ungefähr auf derselben Höhe, welche mit Ausbruch des Exanthems erreicht war. Am häufigsten tritt die Bronchopneumonie wenige Tage nach der Eruption im Anfang der Rekonvaleszenz auf, nachdem das Fieber bereits abgefallen war. Die Temperatur beginnt dann staffelförmig wieder bis in die Höhe von 40—41° anzusteigen. Der re- und intermittierende Fiebertypus ist während der Bronchopneumonie viel häufiger als der kontinuierliche. Geht die Bronchopneumonie in Heilung aus, so erfolgt die Entfieberung lytisch, ganz allmählich. Tritt der Exitus ein, so erfolgt derselbe auffallend rasch, besonders bei heruntergekommenen, schwächlichen Kindern.

Die Komplikation mit Bronchopneumonie ist zu verschiedenen Zeiten und bei den einzelnen Epidemien ganz verschieden häufig und verschieden schwer. Besonders zu fürchten sind sie zur Zeit gleichzeitiger Grippe- oder Keuchhustenepidemien. Dann kann die Bronchopneumonie eine ungeahnte Mortalität von 60 bis über 75% namentlich bei Anstaltskindern erreichen.

LUBSEN und VERLINDE berichten, daß Holländerkinder, welche von Ostindien auf Bordschiffen repatriiert wurden, an schweren Masern erkrankten, selbst wenn sie Masern früher schon gehabt hatten. Hohes Fieber, Dyspnoe, leichte Cyanose, feuchtes Rasseln. Keine Besserung nach Penicillin und Sulfathiazol. Da aus den Lungen Haemophilus influenzae und nicht hämolytische Streptokokken gezüchtet wurden, die wohl auf Streptomycin angesprochen hätten, ist der Schluß auf eine Viruspneumonie nicht berechtigt.

Das Allgemeinbefinden ist beim Auftreten der Bronchopneumonie gewöhnlich stark in Mitleidenschaft gezogen; der Puls frequent; Nasenflügelatmen und Dyspnoe, quälender, schmerzhafter Husten. Bei Untersuchung der Lungen findet man im Beginn meist nur abgeschwächtes oder verstärktes Vesiculäratmen mit zahlreichen, nicht klingenden Rasselgeräuschen, gewöhnlich über beiden Lungenunterlappen. Leichte Blähung der Lungenränder.

Sehr bald werden die Rasselgeräusche klingend, es kommt wenigstens stellenweise zu leisem Bronchialatmen, kleinen Dämpfungsbezirken, besonders in den hinteren, unteren Lungenpartien. Es kann sich eine doppelseitige massive Pneumonie entwickeln, mit ausgedehnter Dämpfung und lautem Bronchialatmen. Die Atmung und der Allgemeinzustand werden schlechter, der Puls klein, es folgen Delirien, Koma, Konvulsionen und häufig der Tod. Der Heilungsverlauf ist ein außerordentlich schleppender, und selbst wenn die Temperatur endlich bereits zur Norm abgesunken ist, so kann man über einzelnen Lungenbezirken noch lange Zeit Rasseln hören. Die Resorption des in die Alveolen ausgeschiedenen Exsudates erfolgt offenbar sehr langsam. Das Exsudat kann in seltenen Fällen durch Bindegewebseinwucherung organisiert werden, so daß fibröse Prozesse und durch Schrumpfung des Lungengewebes Bronchiektasien entstehen können.

Das Röntgenbild der Masernpneumonie kann durch sein eigentümlich marmoriertes Aussehen an Miliartuberkulose erinnern (miliare Pneumonie, FANCONI und WILLI).

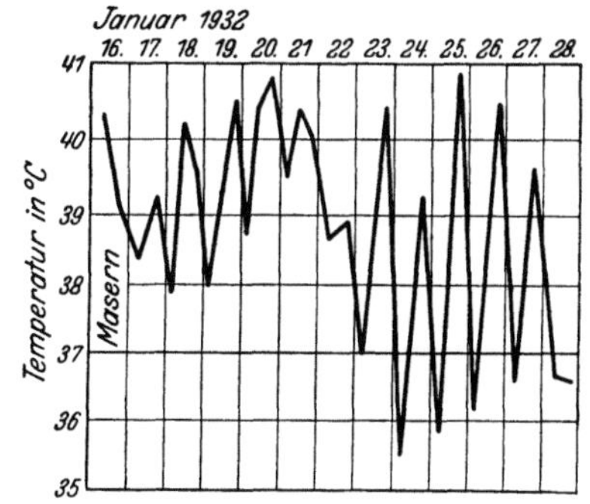

Will eine Masernbronchopneumonie nicht heilen, so sind oft ein- oder doppelseitige dicke, fibrinös eitrige Schwarten der Pleuren, besonders über den Unterlappen, daran schuld. Auch ein- oder doppelseitige Empyeme nach Masernpneumonie habe ich wiederholt gesehen.

Abb. 18. Kurve bei Masernpneumonie. Sägetypus des Fiebers. Eigene Beobachtung. Heilung.

Die Autopsie deckt gewöhnlich noch schwerere Lungenveränderungen auf, als man sie nach dem klinischen Befund geahnt hätte. Besonders bei den schnell verlaufenden Fällen findet man nekrotisierende und abszedierende Prozesse der Bronchialwandungen und des Lungengewebes. In einzelnen Fällen sieht man ausgedehnte Lungenabscesse. Charakteristisch für die Masern sind ferner bronchitische und peribronchitische Infiltrate mit wechselnd

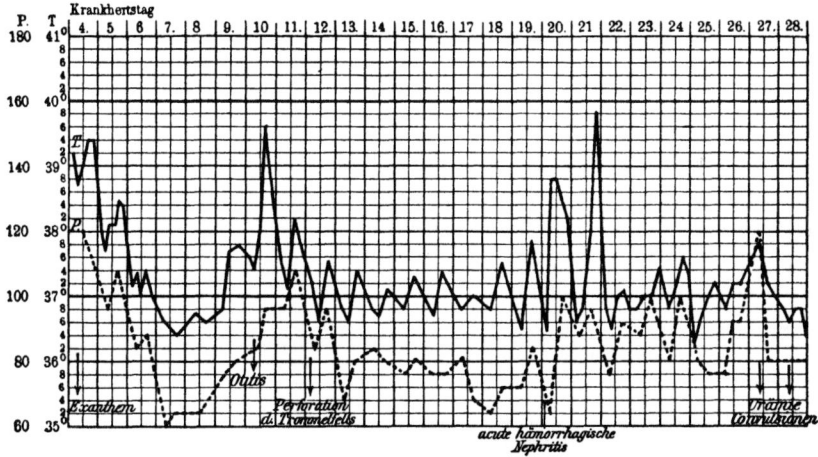

Abb. 19. Otitis media und hämorrhagische Nephritis bei Masern. (Med. Klinik Leipzig.) (Aus Beitrag ROLLY: Handbuch der inneren Medizin, 2. Aufl., Bd. I, 1.)

starker Beteiligung der Plasmazellen und mit Riesenzellenbildung in den Alveolen. Riesenzellen von zusammengeschmolzenen respiratorischen Epithelien sind typisch für die Veränderungen der Bronchien und Bronchiolen. Sie sind wahrscheinlich nicht spezifisch für Masern, sind aber wichtig für das Studium der Riesenzellenpneumonie, welche, obschon selten, hauptsächlich nach Masern vorkommt. Spezifisch für Masern sind die WARTHIN-FINKELDEYschen Riesenzellen, welche im peribronchialen Lymphgewebe und auch in den Bronchialdrüsen gefunden werden. Die Bronchialschleimhaut zeigt oft ebenfalls Nekrose, multiple Abscesse und in länger verlaufenden Fällen Metaplasie des Flimmerepithels der Bronchien in Plattenepithel. Die nekrotisierende und abszedierende Form der Bronchopneumonie läßt als Hauptschuldigen bei der bakteriologischen Untersuchung den Streptococcus erkennen, besonders wenn gleichzeitig noch Diphtheriebacillen oder Influenzabacillen oder beide zusammen in dem Exsudat der Bronchiolen nachweisbar waren (LOEWE und VIETHEN).

Croupöse Pneumonie. Sie ist viel seltener wie die Bronchopneumonie, aber ich habe sie wiederholt in der Masernrekonvaleszenz beobachtet, wenn die Kinder zu früh aufgenommen wurden und sich ins Freie begaben. Der Verlauf war in allen Fällen typisch und gutartig.

Demgegenüber beschreibt ROLLY einen Fall bei einem Erwachsenen, der tödlich endete. Die Sektion desselben ergab eine croupöse Pneumonie des rechten Unterlappens.

Verdauungsapparat. Infolge des Katarrhs der Darmschleimhaut und der Schwellung des lymphatischen Apparates kommt es bei manchen Masernfällen zu leichteren Durchfällen. Diese beginnen gewöhnlich im Prodromalstadium, dauern 3—4 Tage und sind im Rekonvaleszentenstadium schon wieder verschwunden. Mitunter treten jedoch in der Rekonvaleszenz schwerere Coliditen mit aufgetriebenem, schmerzhaftem Leib, Tenesmus, öfters Erbrechen und schleimig, eitrig-blutigen dysenterieformen Entleerungen auf. Sie können mit hohem Fieber einhergehen und das Allgemeinbefinden stark alterieren. Die Colitis an und für sich wird jedoch nur ganz ausnahmsweise hauptsächliche Todesursache.

Dagegen beobachtete ich schwere gangränöse Appendicitis in der Masernrekonvaleszenz, welche zu rascher Perforation und tödlicher Streptokokkenperitonitis führte. Auch metastatische Strepto- oder Pneumokokkenperitonitis kommt nach Masern vor.

Hämorrhagische Nephritis. Sie ist im allgemeinen eine seltene Komplikation nach Masern. Ich habe sie zweimal beobachtet. Sie tritt in der Regel in der Rekonvaleszenz auf, zu einer Zeit, wo die Temperatur oft schon tagelang normal geworden ist und verläuft ganz ähnlich wie eine Glomerulonephritis im zweiten Kranksein des Scharlachs. Es kommt zu Hämaturie, Oligurie, reichlich Eiweiß im Urin. Im Sediment findet man alle möglichen Arten Cylinder, Nierenepithelien, rote und weiße Blutkörperchen. Allgemeine Ödeme, Ascites, Kopfschmerzen schließlich Urämie mit Konvulsionen und anderen Begleiterscheinungen können auftreten. In meinen Fällen war der Verlauf günstig.

ROLLY sah derartige akute Nephritiden mit Urämie unter 800 Fällen 4mal. In einem Fall kam es 12 Tage nach Erscheinen des Hautexanthems zu Hämaturie und Albuminurie, 2 Tage später traten urämische Krampfanfälle auf, denen Patient 2 Tage darauf erlag. Bei einem anderen Patienten, dessen Rekonvaleszenz durch eine Otitis media gestört war, wurde 2 Tage nach dem ersten Aufstehen am 20. Krankheitstag eine hämorrhagische Nephritis festgestellt. Am 27. und 29. Krankheitstag bestanden urämische Krämpfe, die jedoch abklangen. Vom 35. Krankheitstag an war auch die Albuminurie vollständig verschwunden. J. v. PETHEŐ beobachtete in letzter Zeit innerhalb 3 Wochen 6 Fälle hämorrhagischer Nephritis nach Masern, wobei im Eruptionsstadium eine eitrige Angina aufgetreten war. Er denkt an einen Zusammenhang der Nephritis mit dieser sonst seltenen Komplikation der Masern.

Polyarthritis, gutartige Endokarditis, Perikarditis und seröse Pleuritis im Verlauf und in der Rekonvaleszenz der Masern sind auch wie sonstige Herzstörungen recht seltene Komplikationen.

Meningitis serosa und Encephalomyelitis bei Masern. *Häufigkeit des Vorkommens.* Obschon sporadische Berichte über das Vorkommen von Masernencephalitis schon vor dem Jahre 1923 erschienen sind, so wurden doch erst in den letzten 3 Dekaden immer häufiger Encephalitiden beobachtet. HOYNE und SLOTKOWSKI geben folgende Übersicht über die Häufigkeit der Masernencephalitis in Amerika.

Autor und Jahr	Fälle von Masern	Fälle von Encephalitis	Verhältniszahl
TOP Detroit (1937—1938)	30,000	2	1:15000
GUNN und RUSSEL, London (1935—1936)	13,156	5	1:2600
PETERMAN und FOX, Milwaukee (1931)	15,001	13	1:1150
HOYNE, Chicago (1938)	37,831	32	1:1200
PETERMAN und FOX, Milwaukee (1938)	27,081	14	1:1900
New York (1941)	79,637	60	1:1300
HOYNE und SLOTKOWSKI, Chicago (1946)	12,846	20	1:642

Die Autoren beobachteten unter ihren eigenen 307 Fällen von Fällen von Masern, Encephalitis in 6,5%. 3,5% der Encephalitisfälle lagen in der Altersstufe unter 5 Jahren, 12% im Alter von 5—15 Jahren und 6% über 15 Jahre.

Merkwürdigerweise scheinen ausschließlich Kinder der weißen Rasse für Masernencephalitis disponiert zu sein, obschon unter den 307 Masernfällen etwa 75 Negerkinder waren, bekam kein einziges eine Encephalitis.

Bereits 1941 konnten HAMILTON und HANNA 241 Fälle zusammenstellen und 44 neue eigene Fälle hinzufügen. Entweder wird die Krankheit häufiger, oder sie wird besser erkannt. Das mittlere Erkrankungsalter betrug bei den Autoren 8,9 Jahre.

Aus der früheren europäischen Literatur wären noch zu erwähnen die nervösen Masernkomplikationen, die von SCHEPERS 1872, von EICH und SCHELTEMA, GUINON und BOENHEIM, LUST, SCHICK, MOSSE, REDLICH, REIMOLD, SCHÄDRICH, FEER und SULZER beschrieben wurden. Dazu kämen noch aus Amerika die Fälle von NEAL und APPELBAUM, MUSSER und HAUSER u. a.

Symptomatologie. Die klinischen Manifestationen zeigen eine außerordentliche Variabilität; von milden Erscheinungen mit Kopfweh, Fieber bei einem Patienten können sie variieren bis zu tiefem Koma mit einer Menge abnormer neurologischer Befunde bei einem andern.

Beginn: a) *„Premeasles encephalitis"*, d. h. die Encephalitis kann vor dem Masernausschlag zur Zeit der Prodrome sich zeigen oder sogar vor dem Invasionsstadium, so daß sie als erste Manifestation der Infektion mit dem Masernvirus erscheint. Ich habe selbst in der 2. Auflage dieses Handbuches (1934) einen solchen Fall beschrieben, wo bei einem 5jährigen Knaben schon 12 Tage vor der Eruption cerebrale Erscheinungen auftraten. Die encephalitischen Erscheinungen wurden durch das Auftreten eines außerordentlich intensiven, am Rumpf stark konfluierenden Masernexanthems, das gut 5 Tage lang sichtbar war, gewissermaßen ausgelöscht, indem das Bewußtsein wieder klar wurde. Von der Encephalitis blieb eine leichte kaum merkbare rechtsseitige Hemiplegie zurück, welche jedoch nach der Einschulung beim Schreiben erhebliche Schwierigkeiten machte. Auch Charakterveränderungen, Konzentrationsschwäche und leichte Debilität blieben zurück.

CLEMENS hat einen ähnlichen Fall eines 6jährigen Knaben im Jahre 1943 beschrieben, welcher wegen Doppelsehens ins Spital gebracht wurde. Bei der Spitalaufnahme war er nicht imstande zu sitzen oder zu stehen ohne auf die rechte Seite zu fallen. Leichtes Fieber. Der Knabe war im halben Koma, bewegungslos, apathisch, keine Antwort auf Fragen, die Augen starrten ins Leere. Seltene spontane zwecklose Bewegungen der Extremitäten. Brudzinski und Kernig deutlich positiv. Alle Reflexe vorhanden, rechts deutlich stärker. Babinski negativ. Drei Tage nach der Aufnahme Kopliks. Der Patient saß auf und sprach bei gutem Bewußtsein. Sechs Tage nach der Aufnahme typisches Masernexanthem, 9 Tage nach der Aufnahme konnte der Patient gebessert entlassen werden.

Schon RILLIET und BARTHEZ beobachteten ein 1jähriges Mädchen, welches heftige Konvulsionen zuerst auf der linken, dann auf der rechten Seite hatte; am folgenden Tag rechtsseitige Hemiplegie, begleitet von Fieber. Die Heilung erfolgte innerhalb 5 Tagen auf der Höhe der Maserneruption.

Auch HAMILTON und HANNA erwähnen, daß die Encephalitis dem Masernausschlag oder sogar den ersten Invasionssymptomen vorausgehen kann, in einem eigenen Fall 5 Tage vor dem Ausschlag.

Nach ARENA (1946) wurden bis jetzt 18 Fälle bekannt, bei denen die Encephalitis den Masern vorausgingen (bis zu 11 Tagen). Wahrscheinlich kommt dies häufiger vor, als es die Literatur meldet. Ein 3 Jahre alter Negerknabe zeigte Erbrechen und Konvulsionen 9 Tage und Bewußtseinstrübung 4 Tage vor Spitaleintritt. Zu dieser Zeit 39⁰ Fieber, Stupor, Nackenstarre, Schwäche im linken Arm und Bein. Gesteigerte tiefe Reflexe und positiver Babinski links. Am folgenden Morgen brach ein maculo-papulöses Masernexanthem aus und damit erschien eine deutliche klinische Besserung. Zurück blieb eine leichte linksseitige Hemiplegie. Auch ARENA betont, daß die Encephalitis, welche früh in der Prodromalperiode der Masern erscheint, gewöhnlich rasch schwindet nach dem Ausbruch des Exanthems. Die Vor-Masern-Encephalitis bildet das Analogon zu der prodromalen Meningoencephalitis bei einer andern Viruskrankheit, nämlich der Parotitis epidemica.

b) *„Die Post-Measles Encephalitis."* Das Erscheinen der Encephalitis nach dem Masernausschlag ist die Regel. Die durchschnittliche Zeit zwischen dem Ausschlag vor dem Einsetzen der encephalitischen Symptome, d. h. die Inkubationszeit der Encephalitis beträgt 2—17 Tage (HAMILTON und HANNA). Diese Inkubationszeit erscheint nicht so streng normiert wie bei Varicellen und Variola (5—15 Tage).

Fieber. Es ist gewöhnlich vorhanden. Meistens besteht sehr hohes Fieber, es gibt aber auch Fälle mit nur leichter Temperatursteigerung. Das Fieber kann erscheinen, nachdem der Patient nach der Masernkrise vorher bereits mehrere Tage fieberfrei war. Die Dauer des Fiebers kann nur einen Tag betragen, in andern Fällen kann es mehrere Wochen dauern.

Stupor und Koma. Der Beginn kann allmählich sein mit Veränderungen des Sensoriums, Torpor, Lethargie, welche sich bis zum Koma vertiefen kann.

In andern Fällen herrschen erhöhte Reizbarkeit, Ruhelosigkeit, Delirien, psychotische Zustände im Sinne einer Manie oder Negativismus bis zur Katatonie vor.

Konvulsionen. Die Encephalitis kann ganz plötzlich einsetzen mit klonischen oder tonischen, generalisierten Krämpfen. Gelegentlich können sie auch jacksonartig in irgendeinem Körperteil beginnen. Die Konvulsionen sind am häufigsten im Beginn der Encephalitis, dann treten sie auch gerne terminal auf und nur in rapid tödlichen Fällen sind sie kontinuierlich.

Meningeale Zeichen wie Nackenstarre, Kernig, Brudzinski und eine Versteifung der Wirbelsäule können vorhanden sein (Meningoencephalitis) oder fehlen.

Head-drop, d. h. Erschlaffen und Hintenüberfallen des Kopfes beim Aufrichten des Oberkörpers ist bei den lethargischen Fällen gewöhnlich festzustellen.

Reflexe. Die tiefen Reflexe können gesteigert, normal oder meist abgeschwächt sein. Ungleichheit der Reflexe kommt vor. Die oberflächlichen Reflexe können ebenfalls gesteigert sein, selten sind sie normal, meistens abgeschwächt. Auch Ungleichheit der oberflächlichen Reflexe wird angetroffen. Klonus wird selten gesehen, häufiger ist ein positiver Babinski.

Lähmungen. Nicht selten sind Hemiplegien oder auch rückbildungsfähige Hemiparesen, mit oder ohne Aphasie. Auch das extrapyramidale System kann mitergriffen werden. So beobachteten wir eine Meningoencephalitis mit eklamptischen Anfällen und nachfolgender Athetose double. Auch akute cerebrale Ataxie haben wir beobachtet, mit vollständigem Verlust der statischen Funktionen (Astasie und Abasie), vorübergehende motorische Aphasie und nachfolgenden Sprachstörungen (Skandieren ähnlich wie bei multiper Sklerose, psychische Veränderungen im Sinne einer Antriebsschwäche). Ähnliche Fälle wurden beschrieben von SCHEPERS (1872), in neuerer Zeit von EICH und SCHELTEMA, ferner von GUINON und BOENHEIM.

Beteiligung der Gehirnnerven. Wir haben einen Fall von völliger Erblindung mit doppelseitiger Opticusatrophie bei einem 8jährigen Mädchen nach Masernencephalitis beobachtet. Auch Taubheit ist beschrieben. Facialislähmungen und bulbäre Lähmungen kommen vor.

Blasenlähmung. Sie äußert sich als Inkontinenz, mit Harnträufeln oder Retention mit unwillkürlichem Harnabgang bei gefüllter Blase (Ischuria paradoxa).

Blutbefunde. Meist besteht bei der Encephalitis eine Leukocytose von 16000 mit 80% Polynucleären. Die höchsten Zahlen betrugen 40900 bei den Beobachtungen von PETERMAN und FOX und 45000 von FERRARO und SCHEFFER, 30—33400 bei HAMILTON und HANNA. Seltener wird Leukopenie (2800) wie in einem Fall von PETERMAN und FOX gefunden.

Liquor. Die Encephalitis braucht als Erkrankung des Nervengewebes nicht notwendigerweise auch Zeichen einer meningealen Mitbeteiligung zu machen. Der Liquor kann demnach in manchen Fällen vollkommen normal sein. Auch der Liquordruck braucht nicht gesteigert zu sein. Meist besteht aber eine Druckzunahme.

Pleocytose. In etwa der Hälfte der Fälle werden bis zu 300 Zellen und mehr polynucleäre Leukocyten gefunden.

Gelegentlich kommt es auch zu einer nicht traumatischen Beimengung von Erythrocyten zum Liquorsediment.

Eiweißgehalt. Er ist meistens normal, gelegentlich kommt es zu einer Globulinvermehrung mit positiver PANDY- und NONNE-Reaktion, 72,5—86 mg-%. Niedrigster Wert 20, höchster 320 mg-% (HAMILTON und HANNA).

Zuckergehalt. Er ist entweder normal oder erhöht. REISMAN und ROSEN fanden in 14 von 15 Patienten mit Masernencephalitis einen erhöhten Liquorzucker von 65—168,6 mg-%. Chloride bewegen sich in normalen Grenzen.

Diagnose. Die Mehrzahl der Patienten haben entweder einen abblassenden Masernausschlag oder eine charakteristische Verfärbung nach der Eruption. Die Vorgeschichte der Masern, das mehr oder weniger plötzliche Auftreten einer Mitbeteiligung des Nervensystems, gewöhnlich 2—6 Tage nach Ausbruch des Masernexanthems. Differentialdiagnostisch kommen in Betracht epidemische Typen von Encephalitis, Meningitis, Poliomyelitis, cerebrale Embolie, Tumor und Absceß des Gehirns, Meningokokkensepsis.

Folgezustände. Geistige Schwäche war nach HAMILTON und HANNA häufiger als es in der bisherigen Literatur angegeben wurde. Schwere Lähmungen, z. B. Hemiplegien haben in ungefähr 10% der Fälle eine Tendenz zu bleiben. In andern Fällen hinterläßt die Masernencephalitis die Neigung zu epileptiformen Anfällen, ferner choreiforme oder athetotische Bewegungen. Kleinere Defekte sind Pupillenveränderungen, Aphasie und Sprachstörungen, bei Beteiligung des autonomen und endokrinen Systems, sexuelle Frühreife, Fettsucht oder Diabetes insipidus. Das Vorkommen von Restzuständen scheint keine Beziehung zu haben zu der Schwere der Encephalitisattacke.

Ätiologie und Pathogenese. Es bestehen hauptsächlich 3 Theorien über die Ursache der Masernencephalitis:

1. Die *Encephalitis* wird durch das *Masernvirus selber* verursacht. Bisher konnten einzig SHAFFER, RAKE und HODES in einem Fall von Masernencephalitis bei einem 7jährigen Knaben durch experimentelle Überimpfung aus dem Encephalitisgehirn auf Macacus mulata Masernvirus nachweisen, und zwar noch 9 Tage nach Beginn des Ausschlags. Die Affen erwiesen sich auf eine erneute Infektion mit Masernvirus als immun. Diese Beobachtung ist von erheblicher Bedeutung für die Erklärung, daß das Masernvirus im Gehirn selbst die Ursache der Encephalitis sein kann. Besonders wertvoll ist der Nachweis, daß das Virus im menschlichen Körper noch 9 Tage nach Beginn des Ausschlages aktiv bleiben kann.

2. *Neuroallergische Reaktion.* GLANZMANN hat bereits 1927 am Beispiel der cerebralen Komplikationen nach Windpocken und Pocken und nach der Pockenimpfung die Lehre entwickelt, daß diese Prozesse im Zentralnervensystem allergischer bzw. anaphylaxieartiger Natur seien. Das Virus findet sich im Zentralnervensystem; kommt es nun, nachdem die Haut bereits immun geworden ist, nach einer bestimmten Inkubationszeit von 5—15 Tagen zu einer lebhaften Antikörperproduktion im Zentralnervensystem und treffen sie mit dem hier noch vorhandenen Virus zusammen, so führt dies zu den nervösen Komplikationen. Ähnlich könnten auch die Encephalitis nach Masern als neuroallergische Reaktion gedeutet werden, nur ist bei Masern die Inkubation nicht so streng normiert wie bei der Varicellengruppe. Es handelt sich gewissermaßen um eine zentrale hyperallergische Reaktion bei einzelnen Kindern mit ungenügender Abwehr von seiten der Haut und undichter Blutliquorschranke.

3. Aktivierung eines *unbekannten Virus*, welches vom Masernvirus abzutrennen und deutlich verschieden ist.

Pathologie. Die pathologische Anatomie und Histologie der Masernencephalitis wurde besonders eingehend beschrieben von WOHLWILL, REDLICH, ZIMMERMANN und JANET, B. WALTHARD, PETERMAN, MOORE und MCCORDOCK, FERRARO und SCHEFFER, RIVERS u. a. Die häufigsten Läsionen sind Kongestionen und kleine Hämorrhagien um die Blutgefäße herum. Die meisten Autoren sehen eine perivasculäre Demyelinisation (Entmarkungsencephalitis Pette) als besonders charakteristisch an. RIVERS hat festgestellt, daß kein bekanntes Virus das direkt auf das Zentralnervensystem einwirkt, eine Encephalitis von diesem perivasculärem Entmarkungstypus zeigt. Die Veränderungen betreffen meistens die weiße Substanz. Die perivasculären Säume bestehen aus Mikrogliaelementen.

In einem eigenen Fall, der schon am 2. Tag nach Beginn der Masernencephalitis wegen einer pneumonischen Komplikation starb, fand WALTHARD die hauptsächlichsten Veränderungen in der weißen Substanz der Großhirnhemisphären, des Hirnstammes, der Medulla oblongata und des Rückenmarkes. Histologisch lag ein akut entzündlicher Prozeß mit perivasculärer Auswanderung von neutrophilen Leukocyten an andern Stellen von Lymphocyten und Plasmazellen in herdförmiger Anordnung um kleine Venen herum. Dieser Fall beweist somit, daß im akuten Stadium entzündlicher Reaktionen sogar mit polynucleären Leukocyten vorliegen. Bei längerem Verlauf nimmt offenbar diese entzündliche Reaktion rasch ab und die degenerativen Veränderungen mit Myelinverlust (Entmarkung) Fettkörnchenzellenbildung und Gliawucherung treten dann in den Vordergrund. So beschreiben REISMAN, ROSEN die perivasculäre Umrandung mit Mikrogliazellen.

Prognose. Die Prognose ist zweifelhaft. Hyperpyrexie bei raschem Einsetzen mit konstanter Zunahme der Symptome war nach HAMILTON und HANNA ungefähr in der Hälfte der fatalen Fälle vorhanden. Man muß mit einer Letalität von 10—20%, im Maximum 35% rechnen. Nach der umfangreichsten Statistik von HAMILTON und HANNA umfassend 285 Fälle tritt der Tod in 20% der Fälle ein, Defektheilung in 40% und vollständige Heilung ebenfalls in 40%.

Behandlung. Leider gibt es bis jetzt nur eine symptomatische Behandlung. Die Chemotherapie hat versagt. Es können versucht werden intravenöse Injektionen von hypertonischer Traubenzuckerlösung (25% 30 cm³). Zur Beruhigung bei allgemeinen Krämpfen Magnesiumsulfat intramuskulär. HAMILTON und HANNA behandelten 18 Patienten symptomatisch mit 5 Todesfällen, 10 Patienten mit Injektionen von Masernrekonvaleszentenserum oder Poliomyelitisrekonvaleszentenserum und Immunotransfusion, ebenfalls mit 5 Todesfällen. Eine 3. Gruppe von 16 Patienten erhielt Schocktherapie mit intravenösen Injektionen von Typhusvaccine in Dosen von 10 Mill., dann 50 Mill. bis zu 200 Mill. Bacillen. Es kam zu wechselnden Temperaturerhöhungen, die zum Absterben des Virus führen sollten. Die Autoren glauben, daß diese Schocktherapie wirkungsvoller sein soll als jede andere. Uns selber haben sich in den letzten Jahren große Bluttransfusionen bis 200 cm³ und mehr selbst bei Kleinkindern und bei bereits bestehendem hohem Fieber bewährt. Ferner geben wir Pyramidon in einer 5%igen Lösung, alle 2—3 Std 5 cm³. Nach den schweren Fällen, welche besonders in den letzten Jahren aufgetreten sind, gewinnt man den Eindruck, daß die Prognose nicht so günstig ist, wie man zuerst glaubte.

Anhang: **Masernmyelitis.** Bereits in der früheren Auflage des Handbuches 1934, habe ich kurz einen selbst beobachteten Fall von Myelitis bei einem 11jährigen Jungen, welche 2 Monate nach schweren Masern auftrat. Die Myelitis entwickelte sich schleichend mit Schwierigkeiten im Gebrauch der Finger und Hände, ROMBERGschem Schwanken und breitbeinigem ataktischem Gang, der schließlich unmöglich wurde. Patellarsehnenreflexe blieben beiderseits erhalten, während die Achillessehnenreflexe erloschen. Bauchdeckenreflexe links erhalten, rechts nicht sicher auslösbar. Es handelte sich um einen Fall von Paresen in der Nacken- und Rückenmuskulatur, symmetrischer Paresen beider Arme und beider Beine. Blasen- und Mastdarmfunktion intakt. Liquorverhältnisse im Gegensatz zum Guilain Barrès keine „Dissociationalbumino-cytologique". Weder Eiweiß noch Zellgehalt vermehrt. Keine Drucksteigerung. Ausgang in restlose Heilung.

SENSEMAN hat einen 24jährigen Mann beschrieben, welcher am 4. Tag nach Erscheinen des Masernausschlages Schmerzen und Schwäche in den Beinen verspürte. Es bestand Nackenstarre, Fehlen der Abdominal- und Cremasterreflexe, Fuß- und Knieklonus vorhanden. Hyperästhetische Zonen, Urinretention. Liquor klar, ohne Zellvermehrung, Eiweißgehalt, wie in unserem Fall normal, Zucker 46 mg-%.

POLLAK sagt, daß die Myelitis nach Masern als eine transversale beginnen kann, aber gelegentlich auch die aufsteigende LANDRYSche Form annehmen kann.

Freilich beginnt die Myelitis nach Masern, wie in der Beobachtung von SENSEMAN kurz nach dem Abblassen des Exanthems. Doch sind eine Reihe von Fällen beschrieben, bei denen die Myelitis wie in unserem eigenen Fall erst 1—3 Monate nach Masern aufgetreten ist (Fälle von DUCHÈNE DE BOULOGNE, BOUCHUT, CALMEIL, FERRY).

GUILLAIN-BARRÉ-*Syndrom.* In der 3. Woche nach Masern sahen wir vor kurzem ein GUILLAIN-BARRÉ-Syndrom mit Paraplegie der Beine und Dissociation albumino-cytologique (Eiweißgehalt des Liquors 130 mg.-% bei fehlender Pleocytose).

Nervensystem. Wiederholt habe ich bei spasmophilen Kindern Konvulsionen beim ersten steilen Fieberanstieg im Prodromalstadium beobachtet, mit günstiger Prognose. Die Psyche der Kinder wird durch die Masern oft stark alteriert. Sie sind weinerlich, übler Laune, unruhig, wechseln häufig die Stimmung. Bei Erwachsenen wird von verschiedenen Autoren auch über gutartige psychotische Zustände, Halluzinationen, Hysterie, Tetanie, Neuralgien usw. berichtet. Geringe Benommenheit, leichte Delirien sind im Eruptionsstadium oder direkt vor demselben nicht ganz ungewöhnlich. Wir haben gesehen, wie gewisse toxische Masern zu schwerster Apathie, starken Delirien, Tremor, völliger Bewußtlosigkeit mit und ohne Konvulsionen führen können, ohne daß man für diese schwere Vergiftung des Zentralnervensystems anderweitige Komplikationen, wie Otitis media, Bronchopneumonie, Nephritis usw. verantwortlich machen könnte. Der Masernerreger ist nicht nur dermotrop, sondern auch neurotrop und das Maserngift entpuppt sich als ein schweres Nervengift.

Gegen einen Zusammenhang mit der Encephalitis epidemica spricht, daß diese vorwiegend eine Erkrankung der grauen Substanz darstellt, während die Masernencephalitis die weiße Substanz bevorzugt und einen ganz anderen histologischen Bau zeigt. Nach meiner Auffassung dürfte es sich um eine lokale anaphylaktische Reaktion gegenüber dem Maserntoxallergen handeln, welche sich längs der Grenzflächen zwischen ektodermalem und mesodermalem Gewebe, aber auch an der Gehirnependymgrenze abspielt (F. R. WOHLWILL). Wahrscheinlich kommt der vermehrten Permeabilität der Blutliquorschranke (L. STERN) eine große Rolle bei der Sensibilisierung des Zentralnervensystems zu. Für meine Auffassung kann auch die Tatsache sprechen, daß der histologische Befund der Masernencephalitis ein unspezifischer ist und bei der Vaccineencephalitis in völlig gleicher Weise wiederkehrt (SPIELMEYER u.a.).

FERRARO und SCHEFFER weisen besonders auf die Häufigkeit von roten Thromben und das Vorkommen von Gefäßveränderungen mit Schwellung oder Hyperplasie des Endothels bei der Masernencephalitis hin. Diese Gefäßveränderungen und die perivasculäre Lokalisation der Läsionen sprechen dafür, daß die toxische Noxe aus den Blutgefäßen ins umgebende Gewebe austritt, begünstigt durch abnorme Permeabilität und Stase im venösen System.

Komplikationen mit anderen Krankheiten. Masern und Diphtherie. Diese Komplikation, die in verschiedenen Gegenden und Kliniken in wechselnder Häufigkeit vorkommt, ist sehr gefürchtet. Treten die Masern in der Rekonvaleszenz von Diphtherie, die mit Serum behandelt worden ist, auf, so ist der Verlauf von dem Verhalten der Diphtherie abhängig und wird durch die Masern an und für sich nicht ungünstig beeinflußt. Acht derartige Fälle ROLLYS nahmen einen günstigen Verlauf. Die Komplikationen waren nur gering, 2mal offenbar von der Diphtherie abhängige Myokarditis, 3mal eine leichte fieberhafte Angina in der Rekonvaleszenz.

Ganz anders dagegen, wenn die Diphtherie wie so häufig zu gleicher Zeit oder in der Rekonvaleszenz der Masern auftritt. Da verläuft gewöhnlich die diphtherische Infektion, die durch den Nachweis des LÖFFLERSchen Diphtheriebacillus im Tonsillarbelag sicher gestellt wird, außerordentlich schwer; man hat den Eindruck, als ob die Maserntracheitis und Masernbronchitis den Diphtheriebacillen direkt den Weg zu weiterem Vordringen und zu Ansiedlung im Kehlkopf und in den Bronchien geebnet hätte.

Von 4 Fällen ROLLYS, bei denen die Diphtherie wenige Tage nach dem Masernexanthem einsetzte, griff sie bei allen auf den Kehlkopf über, es kam zu schweren Stenoseerscheinungen. Drei dieser Patienten mußten tracheotomiert werden und starben.

Bei einem 2jährigen Kinde erlebte ich folgenden tragischen Verlauf: Bei dem durch die Masern stark mitgenommenen Kinde entwickelte sich in der Rekonvaleszenz eine

Stomatitis ulcerosa, gleichzeitig bestand aber noch ein Belag auf beiden Tonsillen, der sich bei der bakteriologischen Untersuchung als diphtherischer Natur erwies. Es zeigte sich bereits ein beginnender Croup. Das Kind bekam 6000 Antitoxineinheiten Diphtherieserum. Darauf stießen sich die Beläge rasch ab und der Croup entwickelte sich nicht weiter, sondern ging völlig zurück. Nach 3 Wochen, nachdem offenbar die Serumwirkung abgeklungen war, trat nun ganz plötzlich ein schwerster Croupanfall wieder auf; trotz sofortiger Injektion von 10000 Antitoxineinheiten breiteten sich die Membranen in die Trachea und in die Bronchien aus und das Kind mußte den Erstickungstod erleiden.

Masern und Scharlach. Gelegentlich erlebt man, daß Masern und Scharlach gleichzeitig bei einem Patienten in Erscheinung treten. Ist dies der Fall, oder liegt die Infektion nur kurz auseinander, so durchlaufen nach ROLLY die beiden Krankheiten unabhängig voneinander ihre verschiedenen Stadien und jede derselben zeigt ihre charakteristischen Komplikationen, gerade so, als ob sie für sich allein beständen.

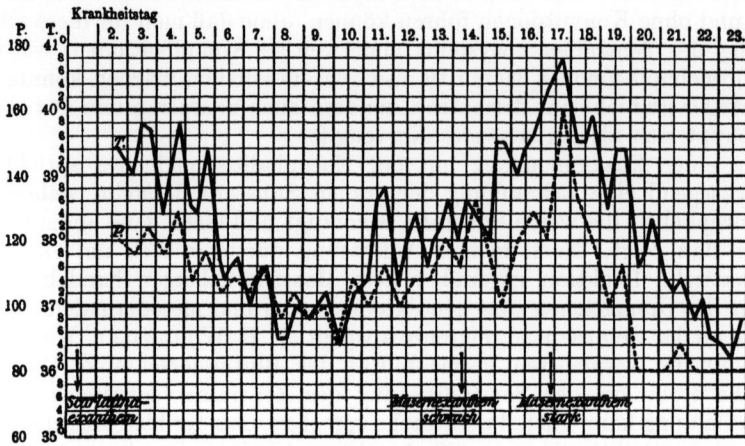

Abb. 20. Zusammentreffen von Masern und Scharlach. (Med. Klinik Leipzig.) (Aus Beitrag ROLLY: Handbuch der inneren Medizin, 2. Aufl., Bd. I, 1.)

Liegt aber das Auftreten der beiden Exantheme einige Tage auseinander, so ergibt sich ein deutlicher Unterschied, je nach der Reihenfolge von Masern und Scharlach. Haben wir zuerst Masern, und tritt nach einigen Tagen noch Scharlach dazu, so ist der Verlauf im allgemeinen günstig. Haben wir umgekehrt zuerst Scharlach und treten auf der Höhe der Scharlachinfektion oder im Beginn der Rekonvaleszenz noch Masern hinzu, so ist der Verlauf schwerer, die Mortalitätsziffer größer, die Erkrankung dauert in der Regel länger, wie es durch Abb. 20 illustriert wird. Aber nicht nur die Masern werden durch die voraufgehende Scharlachinfektion schwerer und komplikationsreicher gestaltet (Bronchopneumonie), sondern auch der voraufgehende Scharlach nimmt dann, wie ich an 2 Beispielen erlebte, oft eine ungünstige Wendung im Sinne einer Lymphadenitis nekroticans und allgemeiner Streptokokkensepsis. Die Doppelinfektion Scharlach-Masern neigt auch mehr zu hämorrhagischer Nephritis in der Rekonvaleszenz (ROLLY). Liegen die beiden Infektionen mehrere Wochen auseinander, so fehlt eine gegenseitige Beeinflussung.

Masern und Keuchhusten. Die Reihenfolge der Doppelinfektion ist im allgemeinen ohne Bedeutung für die gegenseitige Beeinflussung. Das Zusammentreffen von Masern und Keuchhusten ist immer unerfreulich, da der Allgemeinzustand ungünstig beeinflußt wird. Namentlich kommt es bei dieser Doppelinfektion besonders gern zu Bronchopneumonien. Trotzdem habe ich bisher keinen Fall an dieser Doppelinfektion verloren. Merkwürdig sind die Fälle, bei denen sich anscheinend aus einem Masernhusten allmählich ein typischer Keuchhusten in unmittelbarem Übergang entwickelt. Der Keuchhusten nahm dann einen besonders langwierigen, komplikationsreichen Verlauf. ROLLY erwähnt einen Fall, mit Keuchhusten bereits vor der Masernerkrankung, bei dem der Tod 12 Tage nach Eruption des Masernexanthems an tuberkulöser Meningitis erfolgte. Doch habe ich einen derartigen Verlauf eines Keuchhustens mit tuberkulöser Meningitis auch ohne interkurrente Masern gesehen.

Masern und Varicellen. Treten Masern und Varicellen gleichzeitig oder kurz nacheinander auf, so können die Varicellenbläschen schon am nächsten Tag eintrocknen und in ihrer Ausbreitung gehemmt werden. Nach Abklingen der Masern kann dann ein Nachschub des Varicellenexanthems nach Überwindung der anergischen Masernperiode erfolgen. Treten Varicellen in der frühen Masernrekonvaleszenz auf, so können die Varicellenbläschen wegen der herabgesetzten Widerstandskraft der Haut sich zu größeren, eitergefüllten Pusteln entwickeln, die bei ihrem Zerfall scharfrandige, kleinere und auch größere ecthymaartige Löcher in der Haut hinterlassen.

Masern, Typhus und Paratyphus. Diese Kombination ist selten, kann aber große differentialdiagnostische Schwierigkeiten bereiten, da der Vidal lange negativ bleiben kann (FISCHL). Bakteriologische Untersuchungen müssen beim Typhusverdacht herangezogen werden.

Masern und Tuberkulose. Dieser Kombination kommt besonders große, praktische Bedeutung zu. Noch vor kurzer Zeit haben sich die Pädiater, gestützt auf klinische Erfahrungen, dahin ausgesprochen, daß die Masern einerseits den kindlichen Organismus für die tuberkulöse Infektion sehr empfänglich machen und andererseits, daß durch den Masernprozeß der Körper in seinen natürlichen

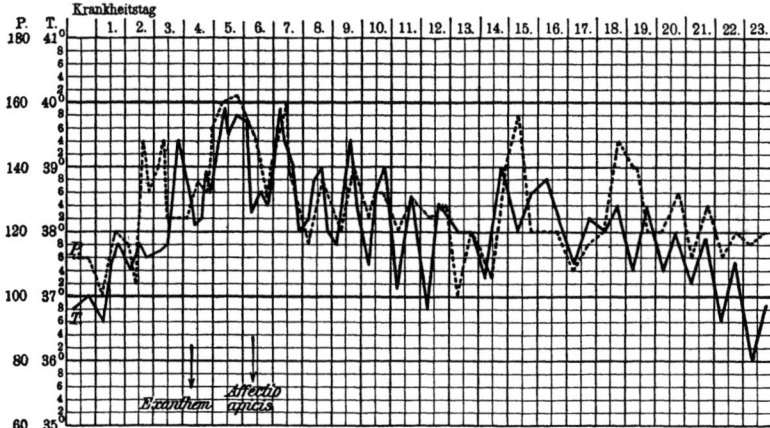

Abb. 21. Masern, kompliziert mit Lungentuberkulose. (Med. Klinik Leipzig.) (Aus Beitrag ROLLY: Handbuch der inneren Medizin, 2. Aufl., Bd. I, 1.)

Heilkräften gegen den Tuberkelbacillus eine Einbuße erleidet. In der Tat sieht man in der Masernrekonvaleszenz bei vorher anscheinend gesunden Kindern, daß sie sich nicht recht erholen können, subfebrile oder auch höhere Temperaturen zeigen und erstmals skrofulöse Ophthalmie mit zahlreichen Phlyktänen, unter Umständen auch ein Erythema nodosum bekommen. POT, HEUBNER und viele andere Kinderärzte berichten, daß jeder größeren Masern- und Keuchhustenepidemie eine Reihe von Monaten später eine Häufung von tuberkulöser Meningitis nachfolge. Auch ROLLY erwähnt mit Tuberkulose komplizierte Masernfälle, welche sehr rasch unter hektischem Fieber, öfter mit reichlichem, eitrigem Sputum zum Exitus letalis führen. Bei einem vorher scheinbar gesunden Kinde trat schon 20 Tage nach dem Auftreten des Hautexanthems der Exitus an Lungentuberkulose ein.

Diese bereits alten klinischen Erfahrungen erhielten eine Stütze durch die Beobachtungen von PREISICH und von PIRQUET, daß die Tuberkulinreaktion während der Maserneruption abgeschwächt wird oder ganz verschwindet. Vor allem PIRQUET nahm an, daß die Tuberkulinreaktion deshalb nicht mehr zustande käme, weil die Antikörper, Ergine, gegen den Tuberkelbacillus durch die Masern vernichtet würden, so daß einer weiteren Ausbreitung während der anergischen Periode keine Hemmungen mehr entgegenständen. Beim Wiederauftreten der Ergine sei dann die Tuberkulose unter Umständen soweit fortgeschritten, daß sie unaufhaltsam zum Ende führe.

Ob diese Erklärung das Richtige trifft, ist besonders in den letzten Jahren mehr und mehr bezweifelt worden. Besonders ROLLY und andere konnten nachweisen, daß auch im Verlauf anderer, akuter und chronischer Infektionskrankheiten, z. B. Scharlach, Grippe, Pneumonie und anderen, welche klinisch nicht den geringsten Einfluß auf den tuberkulösen Prozeß ausüben, die PIRQUETsche cutane Tuberkulinreaktion in einem großen Prozentsatz der Fälle negativ gefunden wurde, während sie nach Überstehen der Krankheit bei demselben Kranken deutlich positiv ausfiel. Es müssen demnach außer einer durch die Krankheitsprozesse hervorgerufenen, spezifischen Beeinflussung der PIRQUETschen Reaktion, wie eine solche ja vielleicht bei Masern vorhanden sein könnte, bei den anderen Krankheiten aber noch andere Faktoren, welche wir bis jetzt noch nicht kennen, und welche die PIRQUETsche Reaktion hemmen, im Spiele sein. Auch wäre hier zu erwähnen, daß andere Hautreaktionen (HAMBURGER und SCHEY), und namentlich solche durch Einimpfung mit verschiedensten Bakterientoxinen sowohl während des Bestehens der Masern, als auch bei anderen Infektionskrankheiten (z. B. Streptokokkenreaktion LEVADITI-FANCONI) stark herabgesetzt werden. BESSAU erklärt sich das Ausbleiben der Tuberkulinreaktion nicht in Verbindung mit spezifischen Tuberkuloseantikörpern, sondern glaubt hierfür eine unspezifische Giftantianaphylaxie annehmen zu müssen.

Nach meinen Beobachtungen schwindet selbst der Pirquet während der Masern häufig nicht vollständig, besonders wenn er vor der Erkrankung sehr stark war. Er wird nur abgeschwächt. Im Gegensatz zum Pirquet bleiben die empfindlicheren Intracutanreaktionen (MANTOUX) gegen Tuberkulin auch während der Masern bestehen, zeigen jedoch nur eine verminderte Reaktion. Nicht nur das, sondern auch nach eigenen Beobachtungen sah ich wie GOEBEL und HERBST mit lückenloser Regelmäßigkeit eine percutane Tuberkulinprobe während der Masernprodrome aufflammen. Es ist dies in der Tat eine sehr auffallende Erscheinung; kaum zeigen sich die ersten Masernflecken am Hals oder im Gesicht, und ist der übrige Körper noch vollständig frei, so sieht man bereits das Masernexanthem gerade in demjenigen Bezirk, in welchem manchmal schon viele Wochen vorher eine positive MOROsche Reaktion beobachtet worden war. Es scheint also fast, als ob Tuberkulolysine mit den Masernlysinen eine Gemeinschaftsreaktion geben.

Eine Reihe sorgfältiger Untersuchungen der letzten Jahre (NOEGGERATH und ECKSTEIN, BEISKEN, GOEBEL u. a.) fanden jedoch nach langen und schweren Masernepidemien kein gesetzmäßiges Ansteigen der Tuberkulosetodesfälle in der nachfolgenden Zeit. BEISKEN konnte zeigen, daß sich die Sterblichkeit an tuberkulöser Meningitis immer im ungefähr gleichen Rahmen bewegt und insbesondere irgendeinen Parallelismus mit der Masernsterblichkeit vermissen läßt. v. GRÖER sah sogar einen günstigen Einfluß auf eine bestehende tuberkulöse Affektion.

Es besteht wohl nach der klinischen Erfahrung eine gewisse Beeinflussung der Tuberkulose durch die Masern und vielleicht auch umgekehrt (siehe Masern sine Exanthemate), aber eine Gesetzmäßigkeit besteht in dieser Hinsicht glücklicherweise nicht. Viele Kinder mit latenter Bronchialdrüsentuberkulose überstehen die Masern, ohne ungünstig beeinflußt zu werden.

Außer der skrofulösen Ophthalmie, dem Erythema nodosum, kann man nach Masern oft noch das frische Auftreten disseminierter Tuberkulide, skrofulöser Ekzeme, Anschwellung und Vereiterung skrofulo-tuberkulöser Halsdrüsen, Knochen- und Gelenktuberkulose beobachten. Auch Miliartuberkulose und rasch progrediente Lungentuberkulosen kommen in unmittelbarem Anschluß an die Masern vor. Andererseits muß man sich hüten, bei asthenischen, sich lange hinschleppenden Masernpneumonien einen tuberkulösen Lungenprozeß anzunehmen.

LUKAS und DIRNER fanden, daß Tuberkelbacillenkulturen zugesetzte Sera der in verschiedenen Stadien der Masern befindlichen Kranken die Entwicklung derselben nicht beeinflussen. Wesentlich ist also die Herabsetzung der Widerstandskraft des Organismus, vielleicht auch eine vorübergehende Erhöhung der Tuberkulinempfindlichkeit im Prodromalstadium (GOEBEL).

Masern und akuter Pemphigus, sog. Masernpemphigoid, Morbilli bullosi. Während einer Masernepidemie hier in Bern beobachtete ich zusammen mit ABELIN den folgenden, sehr seltenen Fall: Ein 4¹/₂jähriger Knabe erkrankte am 28. 10. 31 mit Conjunctivitis, Rhinitis,

Rötung am weichen Gaumen. An Stelle der Kopliks wasserhelle Bläschen an der Wangeninnenfläche, 38,2° Fieber. Am 29. 10. starke Stomatitis mit weißen Membranen an der Innenfläche der Wangen. Blasenbildung an den Lippen. Am 30. 10. abends etliche rote Flecken hinter den Ohren, an den Wangen und in der Umgebung des Mundes. Am 31. 10. Eruption eines generalisierten, maculo-papulösen Exanthems, das wie Masern aussah. Schlafsucht, 39° Fieber, Leukocytose 17000. Augenlider geschlossen, durch Krusten verklebt, Lippen mit Blasen bedeckt. Auf den stark geröteten Wangen ausgedehnte Blasen, die sich bereits abzustoßen begannen, so daß stellenweise das leicht blutende Corium freigeleg wurde. Morbilliformes, maculo-papulöses Exanthem, viele rote Flecken im Zentrum bläulich verfärbt. Auf zahlreichen roten Flecken zeigten sich größere und kleinere, mit gelbem Serum gefüllte Blasen (Inhalt steril). Vereinzelt auch Blasen zwischen den roten Flecken. Selbst auf der Cornea traten beiderseits Pemphigusblasen auf. Sehr schweres Krankheitsbild mit hohem Fieber, Delirien, schwerer Prostration. Noch viele Wochen nach Abblassen des morbilliformen Exanthems schossen immer wieder Pemphigusblasen auf. Schließlicher Ausgang in Heilung.

STEINER erwähnt, daß er unter 6000 Masernfällen ein einziges Mal eine Familienepidemie von 4 Kindern sah, bei denen die Kinder sofort nach der Eruption der Morbillen zahlreiche

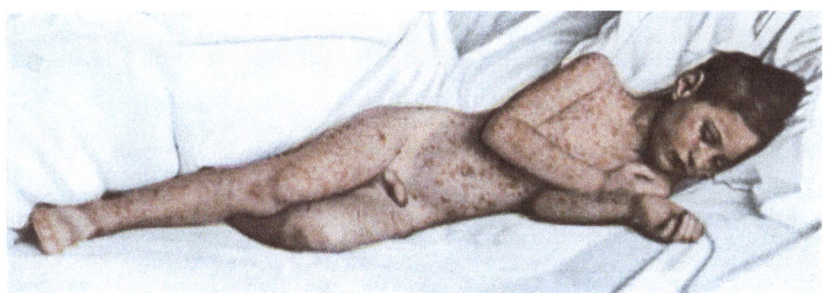

Abb. 22. Sog. Masernpemphigoid.

erbsen- bis haselnußgroße prall gefüllte Blasen auf und zwischen den Masernflecken zeigten. Ähnliche Fälle wurden beschrieben von KLÜPFEL, LÖSCHNER, HENOCH, HEUBNER und neuerdings MARTON in England.

HENOCH hat sich dahin ausgesprochen, daß es sich um eine Komplikation von Masern mit akutem Pemphigus handle, also um eine Kombination von 2 akuten Exanthemen. Es fragt sich, ob gerade die Masern eine besondere Disposition für den Pemphigus schaffen. Da die Masern in solchen Fällen oft stark atypisch sind, so fragt es sich, ob es sich nicht um einen besonderen Typ von akutem Pemphigus als solchem handelt. Weitere epidemiologische Beobachtungen sind erforderlich, um die Frage zu klären.

Die Prognose des sog. Masernpemphigoids ist ernst, wegen der Möglichkeit der Entwicklung einer tödlichen Pneumonie (STEINER, LÖSCHNER, HENOCH, MARTON).

Es sind noch einige merkwürdige Beeinflussungen verschiedener Krankheiten durch den Masernprozeß bekannt. So sahen RUBENS und FRIEDJUNG bei einem Psoriasiskranken am 3. Tag der Masern sämtliche Hautschuppen abfallen und seit dem Tag war die Schuppenflechte verschwunden. ROLLY zweifelt jedoch daran, daß es sich hier um eine regelmäßige Beeinflussung handle. H. KOCH sah eine alte sezernierende Knochenfistel, eine chronische Otorrhoe versiegen, einen Liquor bei Cerebrospinalmeningitis klar werden; PIRQUET bemerkte, daß ein nephritischer Harn eiweiß- und sedimentfrei wurde; nach SCHICK und SLUKA verkleinerten sich Lymphogranulome, kurz im Prodromalstadium versagt die Fähigkeit des Organismus, zellige Exsudate zu produzieren.

Diagnose. Am ersten Tag des Prodromalstadiums beim ersten steilen Fieberanstieg stößt ebenso wie selbstverständlich im Inkubationsstadium die Diagnose auf unüberwindliche Schwierigkeiten, es sei denn, man wisse zum vornherein, daß das Kind in der entsprechenden Zeit einer Maserninfektion ausgesetzt war. Conjunctivitis, Rhinitis, Tracheitis, Bronchitis sind an und für sich uncharakteristische Erscheinungen, die in gleicher Weise bei anderen Infektionskrankheiten wie starker Erkältung, Influenza, beginnendem Keuchhusten vorkommen. Selbst das hämorrhagische Präananthem (PETÉNYI) ist uncharakteristisch. Erst wenn man das Enanthem mit den meist unregelmäßig gestalteten, seltener rundlichen, intensiv dunkelroten und dadurch von der nur schwach geröteten übrigen Schleimhaut sich deutlich abhebenden Flecken am weichen Gaumen und an der Uvula sieht, wenn man dazu noch KOPLIKsche Flecken an der Wangenschleimhaut, an den Lippen, seltener an den Tonsillen oder an der Carunkula lacrymalis nachweisen kann, so ist die Diagnose Masern gesichert und man kann das Erscheinen des Exanthems einige Tage voraussagen.

Da die KOPLIKschen Flecken bei keiner anderen Krankheit, auch bei Röteln nicht, vor allen Dingen nicht bei Scharlach, den übrigen Exanthemen und fieberhaften Affektionen vorkommen, sind sie zweifellos von größter Bedeutung für die Frühdiagnose — der Masern.

Sie erscheinen im allgemeinen 2 Tage, manchmal 3, ausnahmsweise 4 Tage vor der Eruption. Doch habe ich auch Fälle gesehen, bei denen die Kopliks erst gleichzeitig mit dem Exanthem auftraten, so daß eine absolut sichere Frühdiagnose nicht möglich war. Es ist falsch, wenn angegeben wird, daß die Kopliks rasch im Eruptionsstadium verschwinden. Sie sind gewöhnlich 36—48 Std, manchmal sogar 3 Tage lang sichtbar. An ihre Stelle treten mit dem Altern feine weiße Schüppchen.

In differentialdiagnostischer Beziehung sind sie bei einigermaßen genauer Betrachtung von SOOR, Stomatitis aphthosa, Verletzungen, Speiseresten (Milch usw.) leicht zu unterscheiden. Die KOPLIKschen Flecken haften der Schleimhaut fest an und lassen sich nur unter leichter Blutung entfernen.

Die Kopliks werden häufig mit dem falschen KOPLIKschen Zeichen (DEBRÉ) verwechselt. Es handelt sich dabei um Fleckchen an der Innenseite der Wangen, welche jedoch nicht weiß sind, sondern eine gemsgelbe Farbe zeigen. Sie springen nicht über die Schleimhaut vor wie die mehr körnigen KOPLIKschen Flecken. Sie zeigen sich oft noch in größerer Ausdehnung wie die echten Kopliks, lassen sich jedoch niemals von der Schleimhaut entfernen. Diese Flecken bleiben immer bestehen, denn es handelt sich um hyperplastische Schleimdrüsen. Wahrscheinlich sind die Angaben ausgezeichneter Ärzte, welche KOPLIKsche Flecken bei Grippe oder Exanthema subitum gesehen haben wollen, auf eine Verwechslung mit diesen Gebilden zurückzuführen.

Zur Zeit einer Masernepidemie wird man nach den Zeichen des Prodromalstadiums ganz automatisch fahnden und die Diagnose eher stellen wird als bei sporadischen Fällen. Man erkundige sich stets, ob der Patient schon einmal Masern überstanden hat, da zweite Masern äußerst selten sind. Leider sind diese anamnestischen Angaben sehr häufig unzuverlässig, weil andere exanthematische Krankheiten, wie besonders Exanthema subitum oder Röteln als Masern angesehen worden waren.

Ist das Masernexanthem nach den typischen Prodromalerscheinungen voll entwickelt, so bereitet die Diagnose in der Regel keine Schwierigkeiten mehr. Differentialdiagnostisch kommen hier folgende Krankheiten in Betracht:

Röteln. Mitunter ist es recht schwierig, Röteln von leichten Masern zu unterscheiden. Für Masern sprechen mehr der maculo-papulöse, im Gesicht häufig konfluierende Charakter des stark dunkelrot gefärbten Exanthems, während bei Röteln die Flecken meist nicht deutlich papulös, heller rot gefärbt, nicht konfluierend und manchmal nur rudimentär vorhanden sind. Auch breitet sich der Rötelnausschlag in der Regel viel rascher, manchmal schon in einem Tag über den ganzen Körper aus, während die Masern dazu oft mehrere Tage brauchen. Die Röteln verlaufen ohne längere Prodrome ohne Kopliks, öfter fast ganz fieberfrei und ohne heftige Erscheinungen von seiten der Schleimhäute. Eine differentialdiagnostische Schwierigkeit entspringt auch daraus, daß die Masern als Röteln angesprochen werden, wenn, wie so häufig, auch das Masernexanthem mit deutlichen generalisierten Drüsenschwellungen einhergeht. Doch sind bei den Röteln erbsen- bis haselnußgroße, derbe, spontan und druckschmerzhafte Drüsen am Hinterhaupt, an den Warzenfortsätzen, eine kontinuierliche Kette von oft sogar sichtbaren bohnen- und nußgroßen Drüsen hinter dem Kopfnicker charakteristisch, während bei Masern die Drüsenschwellungen weicher und bescheidener sind. Selbst im Blutbilde kann die Differentialdiagnose in atypischen Fällen Schwierigkeiten machen. Freilich haben wir in der Regel bei den Masern Leukopenie mit Neutrophilie, bei den Röteln Leukopenie mit ausgesprochener pathologischer Lymphocytose und vielen Plasmazellen. Mitunter kommt jedoch ein ähnliches buntes Blutbild im exanthematischen Stadium der Masern, häufiger noch in der Rekonvaleszenz der Masern vor, nur erreicht gewöhnlich die Lymphocytose und die Vermehrung der Plasmazellen nicht so hohe Grade wie bei den Röteln. Die epidemiologischen Verhältnisse müssen zur Beurteilung mit herangezogen werden. Die charakteristische, fest normierte Inkubationszeit von 10 Tagen bzw. 14tägige Abstände zwischen den Exanthemen sprechen für Masern. Längere 3wöchige Inkubationszeiten für Röteln. Werden von der Krankheit z. B. auch zahlreiche solche Individuen befallen, welche, wie so häufig, noch vor kurzem unter den Augen des Arztes Masern gehabt haben, so spricht dies entschieden für Röteln.

Dreitagefieberexanthem, Exanthema subitum. Während bei den Masern die Eruption auf den Höhepunkt des Fiebers und der Krankheitserscheinungen erfolgt, kommt das Exanthema subitum nach 3—4tägigem hohem Fieber in dem Moment zum Vorschein, nachdem das Fieber bereits zur Norm abgesunken ist und sich das vorher mehr oder weniger gestörte Allgemeinbefinden entschieden gebessert hat. Für Dreitagefieberexanthem spricht auch das sehr auffallende und außerordentlich konstante Blutbild mit Leukopenie und einer Lymphocytose von 80 bis über 90% an Stelle der Masern-Neutrophilie. Das Dreitagefieberexanthem kann auch Säuglinge schon in einem Alter befallen, wo sie sich noch einer kongenitalen Immunität erfreuen, falls die Mutter, wie gewöhnlich, Masern bereits gehabt hat.

Erythema infectiosum. Namentlich bei Säuglingen und Kleinkindern kann eine Verwechslung mit Masern vorkommen. Gegen Masern spricht jedoch das Fehlen der Prodrome, der meist fieberlose Verlauf, die eigentümliche Schmetterlingsfigur des Exanthems im Gesicht, das oft fehlende Befallensein des Rumpfes, der oft nur verstreute, zart rosafarbige Flecken zeigt, die Vorliebe des Exanthems für die Extremitäten, wo es sehr vielgestaltig ist, eigentümliche girlandenförmige Figuren erzeugt, wiederholt abblaßt und wieder aufflammt.

Lues. Leuchtende maculo-papulöse Syphilide bei kongenital-luischen Säuglingen können, wenn sie mit Fieber auftreten, mit Masern verwechselt werden. Andere Zeichen kongenitaler Lues, die Hartnäckigkeit des Exanthems, die Wassermannsche Reaktion bringen die Entscheidung. Die Roseola syphilitica kommt nur bei Erwachsenen in Betracht, sie zeigt einen viel helleren rosaroten Farbenton und läßt den großfleckig dunkelroten, papulösen Charakter der Masernefflorescenzen vermissen.

Scharlach. Die Differentialdiagnose wird beim Scharlach besprochen. Plötzlicher prodromloser Beginn mit Erbrechen, hohem Fieber, Angina, rasch erscheinendem Exanthem, das sich schnell auf den ganzen Körper ausbreitet, spricht für Scharlach. Die Masern verschonen die Gegend um den Mund und das Kinn nicht, während der Scharlach die bekannte, auffallende circumorale Blässe zeigt. KOPLIKsche Flecken fehlen beim Scharlach, ebenso das großfleckige Enanthem. Dagegen findet man beim Scharlach eine mehr diffuse, oder aus lauter kleinen roten Punkten zusammengesetzte dunkle Rötung der Gaumensegel und der Uvula. Dazu kommen stärkere Angina und Himbeerzunge. Bei Masern ist wohl gelegentlich auch eine mäßige Schwellung der Zungenpapillen vorhanden, jedoch in der Regel niemals in dem Grade wie beim Scharlach und niemals eine so intensive Rötung derselben. Beim Masernexanthem sind die weißen Aussparungen normaler Haut zwischen den roten Flecken viel größer und selbst bei starker Konfluenz noch an irgendeiner Körperstelle nachzuweisen, während beim Scharlach ein rotes Tüpfelchen dicht neben dem andern steht.

Erythema exsudativum multiforme. Die Unterscheidung ist mitunter schwierig, wenn es unter Fieber, Conjunctivitis und mit Eruptionen auch in der Mundhöhle auftritt. Gegen Masern spricht die Vorliebe der Lokalisation für die Extremitäten, besonders Hände und Füße, die stärker papulöse polymorphe, unter Umständen auch vesiculöse Beschaffenheit der Efflorescenzen, die viel dauerhafter sind als das Masernexanthem.

Postvaccinale Exantheme können für Masern gehalten werden. Sie verlaufen meist ohne katarrhalische Erscheinungen und zeigen sich 8—12 Tage nach der Impfung.

Pocken. Bei den Pocken können besonders im Floritionsstadium Conjunctivitis, Rhinitis, Bronchitis vorkommen. Auch die Erscheinungen auf der Haut besitzen im Anfang des Eruptionsstadiums sehr viel Ähnlichkeit bei Masern und Pocken. In solchen Fällen ist besonderer Wert auf das schwerere Allgemeinbefinden bei Pocken zu legen, auf das vor Ausbruch des Pockenexanthems exzessiv hohe Fieber bis 41°, das aber beim Erscheinen des Exanthems oft einen ganz rapiden Abfall erfährt, während es bei den Masern hoch bleibt. Entwickeln sich aus den Pockenpapeln die Blattern, so ist eine Verwechslung der Exantheme nicht mehr möglich.

Varicellen. Eine Verwechslung ist höchstens denkbar, ganz im Beginn der Eruption, besonders wenn die Varicellenefflorescenzen etwas länger im rein papulösen Stadium verharren. Doch stehen die Varicellenefflorescenzen viel weiter auseinander als die Masernflecken. Aus den Papeln bilden sich sehr bald Bläschen. Bei unvollkommenem Degkwitzschutz haben MORO und MÜLLER Ausschlagsformen beobachtet, welche Varicellen vortäuschen konnten.

Typhus exanthematicus. Kann mit Masern im Initial- und Eruptionsstadium verwechselt werden, besonders weil bei ersterer Krankheit um den 3. Tag herum eine Roseola auf der Haut erscheint, welche jedoch meist das Gesicht verschont, um so eher als dieser Roseola ein Prodromalstadium mit Rhinitis, Conjunctivitis, Stomatitis, Laryngitis, Bronchitis, Fieber und stark gestörtem Allgemeinbefinden vorausgeht.

Kopliksche Flecken, das geringer gestörte Allgemeinbefinden, der vorübergehende Temperaturabfall im Prodromalstadium, das ganz besondere Befallensein des Gesichts von seiten des Exanthems bei Masern sprechen gegen Flecktyphus; so wie das Exanthem längere Zeit besteht, ist keine Verwechslung mehr möglich, da beim Typhus exanthematicus aus den einzelnen Flecken teilweise Petechien entstehen und auch im übrigen, weiterhin ganz andere Krankheitserscheinungen auftreten.

Typhus und Paratyphus. Im Verlaufe eines schweren Typhus sah ich einmal ein Exanthem auftreten, das ganz an Masern erinnerte. Die Widalsche Reaktion und der bakteriologische Nachweis von Typhusbacillen im Blut und Stuhl müssen zur Differentialdiagnose herangezogen werden. Gewöhnlich treten jedoch diese Exantheme schon zu einer Zeit auf, wo die Typhus- oder Paratyphusdiagnose bereits gestellt ist.

Masernähnliche Exantheme habe ich ferner bei *Cerebrospinalmeningitis*, dann gewöhnlich vermischt mit Purpura, wiederholt gesehen. Nackenstarre und eitriger Liquorbefund mit Meningokokken sichern die Diagnose.

Ein masernähnliches Exanthem sah ich auch bei einer *Poliomyelitis* (Heine-Medin), welche in Form einer absteigenden Landryschen Paralyse in wenigen Tagen zum Exitus führte.

Den Masern täuschend ähnliche Exantheme kommen ferner bei septischen Infektionen vor. Das langdauernde hohe Fieber, das Fehlen katarrhalischer Erscheinungen, der schwere Allgemeinzustand, positive bakteriologische Blutbefunde, Endokarditis usw. weisen auf die septische Grundkrankheit hin.

Serumkrankheit. Katarrhalische Erscheinungen fehlen völlig, der Fieberverlauf ist unregelmäßig, es zeigen sich zuerst Effloreszenzen in der Umgebung der Injektionsstelle; neben den morbilliformen Roseolaflecken findet sich gleichzeitig häufig Urticaria.

Arzneiexantheme. Morbilliforme Exantheme finden sich nach Gebrauch von Antipyrin, Jod, Kopaiva und anderen Mitteln. Gegen Masern spricht der fieberlose Verlauf und das Fehlen von anderen für Masern charakteristischen Symptomen.

Prognose. Verlaufen die Masern regelrecht und ohne Komplikationen, handelt es sich um Patienten jenseits des Kleinkindesalters, so ist die Prognose im allgemeinen günstig. Nur jene oft von vornherein schwer toxisch, mit hohem Fieber, imposanten, cerebralen Erscheinungen, Benommenheit einhergehenden Formen, ferner diejenigen Fälle mit frühzeitiger Capillarbronchitis, nekrotischer Pneumonie oder akuter gelber Leberatrophie haben eine ganz schlechte Prognose. Sonst sind es die zu den Masern hinzutretenden Komplikationen, welche die Prognose je nach der Art der Komplikation trüben. Rolly berechnet nach seinem Material von 800 Fällen eine Mortalität von 5,6%. Ähnliche Zahlen, 6—7% geben auch Jürgensen, Heubner, v. Pfaundler an. Nach meinen Beobachtungen beträgt die Zahl der von vornherein verlorenen, schwer toxischen Masernformen höchstens 1%. Es ist jedoch hervorzuheben, daß die Schwere der einzelnen Epidemien und demnach die Mortalitätsziffern großen Schwankungen unterworfen sind. Man spricht deshalb auch direkt von schweren und leichten Masernepidemien. Gleichzeitige Grippe- und Keuchhustenepidemien verdüstern auch die Prognose der Masern.

Ein sehr wichtiger Faktor ist das Alter der Patienten. Im ersten Halbjahr ist wegen der kongenitalen Immunität die Sterblichkeit gering, viel geringer als im 2. Lebenshalbjahr bis zum 3. und 5. Lebensjahr. In dieser Zeit des Kleinkindes ist die Mortalität am größten, vom 5.—20. Lebensjahr am geringsten. Jenseits des 50. Lebensjahres nimmt die Mortalität wieder ziemlich zu.

Von großem Einfluß ist die soziale Lage. Die Mortalität bei den besser Situierten ist weit geringer, z. B. in Wien 1891—1900 nur 0,55%, während sie in der gleichen Zeitspanne im ärmsten Stadtteil fast 11% erreichte (Rosenfeld). Eine große Rolle spielt dabei vor allem die Wohndichte, welche notgedrungen bei einer Epidemie zu massiven Infektionen führt. Unsauberkeit vermittelt viele Sekundärinfektionen. Dazu kommt noch, daß die Widerstandskraft durch Unterernährung und Mangelnährschäden infolge qualitativ minderwertiger Nahrung herabgesetzt ist. Das gleiche Milieu mit dem Mangel an Luft und Licht begünstigt die Entstehung der Rachitis, welche sich bei den Lungenkomplikationen in verhängnisvoller Weise geltend macht. Mangel an Luft und Licht sind mit dazu angetan, die Virulenz des Masernerregers zu steigern. REDER hat berichtet, daß während des Krieges in einem naturgemäß hygienisch unzureichenden Sammellager von Flüchtlingen die Masern in mehreren Epidemien bis zu 45% Mortalität aufgewiesen haben.

Besonders gefährdet sind anämische, schwächliche, rachitische und ernährungsgestörte Kleinkinder. Auch Kinder mit exsudativer Diathese sind, wie bei anderen Infekten, schlimmer gestellt, doch nicht in so prägnanter Weise wie beim Scharlach. Vorsichtig muß die Prognose bei vorbestehender Skrofulo-Tuberkulose gestellt werden. Alle diese Umstände bringen es mit sich, daß die Masern, wenn sie in ein Kinderspital eingeschleppt werden, dort unter den kranken Kindern schwere Verheerungen mit einer Mortalität von 13—37% anrichten können (JOCHMANN, AUERBACH).

Die Jahreszeiten haben insofern einen Einfluß, als im Winter und Frühjahr leichte Gelegenheit zu Erkältungen gegeben ist und dadurch der Prozentsatz der gefürchtetsten Komplikation, der Bronchopneumonie, vergrößert wird.

Die wichtigste Todesursache nach ROLLY in 75% der Fälle ist die Bronchopneumonie mit ihren Komplikationen (Empyem). Auch die Capillarbronchitis kann unter Umständen rasch zum Tode führen. Dabei ist das rasche Welken des Exanthems, das Zurückschlagen der Masern ein Stigma mali ominis.

Masernencephalitis kann ebenfalls den Tod herbeiführen. Die meisten Fälle kommen zu vollkommener Heilung, aber es sind doch auch bleibende Residuen beobachtet!

Die Otitis media ist im allgemeinen bei den Masern prognostisch günstiger als diejenige beim Scharlach. Die schwere, nekrotisierende Mastoiditis wird bei den Masern kaum beobachtet, aber Sinusthrombose und intrakranielle Komplikationen kommen auch hier vor. Sepsis nach Masern ist seltener als beim Scharlach. Nephritis und Darmerkrankungen spielen eine geringere Rolle.

Eine ganz schlechte Prognose geben diejenigen Masernfälle, bei denen es zu einem deszendierenden, diphtherischen Croup kommt. Sie sind auch durch große Serumdosen und Tracheotomie meist nicht mehr zu retten. Demgegenüber hat der Pseudocroup in der Regel eine günstige Prognose.

Eine bestehende Tuberkulose verschlechtert die Prognose der Masern, macht sie jedoch nicht zum vornherein absolut ungünstig.

Prophylaxe. *Allgemeine Prophylaxe.* Es wurde vielfach darüber gestritten, ob es überhaupt einen Zweck hat, bei Auftreten einer Masernepidemie durch strenge Absperrungsmaßregeln der Kranken die Ausbreitung der Krankheit zu verhindern, insofern ja doch fast alle Menschen die Masern einmal im Leben durchmachen müssen. Man wollte so aus der Not eine Tugend machen, da gerade bei den Masern die Isolierung illusorisch ist, weil sie fast regelmäßig zu spät kommt. Die Ansteckung erfolgt ja meist im Prodromalstadium 2, 3, 4 Tage vor der Eruption, häufig bevor eine sichere Diagnose gestellt und deshalb eine Isolierung angeordnet werden konnte. Aber trotzdem müssen wir eine Isolierung versuchen, namentlich dann, wenn die gerade herrschende Epidemie in vorwiegend schwerer Form auftritt. Die Schulen sind in diesem Falle zu schließen, da sich die Kinder in der Schule infizieren, dann zu Hause an Masern erkranken und ihre besonders gefährdeten vorschulpflichtigen Geschwister infizieren.

Unter ungünstigen sozialen Verhältnissen ist es angezeigt, besonders an Masern erkrankte Kleinkinder sofort aus dem hygienisch ungünstigen Milieu zu entfernen und sie der Pflege eines Krankenhauses anzuvertrauen. Aber auch im Spital soll das Masernkind isoliert gepflegt werden. Allgemeine Masernabteilungen in den Spitälern sind zu verwerfen und sind entweder durch gänzliche Isolierung (geschlossene Boxen) oder durch Halbisolierung (offene Boxen) mit isolierter Pflege nach französisch-englischem Muster zu ersetzen. Diese Maßnahme ist nicht so sehr zur Vermeidung der Weiterverbreitung der Masern angezeigt, als vielmehr zur Fernhaltung der für den Masernkranken so gefährlichen, sekundären Infektionen.

Bei einwandfreien hygienischen Verhältnissen wird jedoch die Einzelpflege am besten daheim, im Privathaus durchgeführt.

Wie lange sollen Masernkinder isoliert werden? Wir haben gesehen, daß nach neueren Erfahrungen (REDLICH, BAUR u. a.) Masern zum mindesten nach Abklingen des Exanthems, manchmal schon 24 Std nach der Eruption, nicht mehr kontagiös sind. Es ist deshalb wohl nicht mehr berechtigt, an dem Brauche festzuhalten, Masernkinder 2—3 Wochen auf der Masernstation zu isolieren. Nach HERTA SCHÖNFELD ist deshalb ERICH MÜLLER dazu übergegangen, masernkranke Kinder 6 Tage nach Auftreten des Exanthems auf die allgemeinen Abteilungen zu verlegen oder sie wieder, wenn möglich, aus dem Krankenhaus zu entlassen. Masernübertragungen wurden bei diesem Vorgehen nicht beobachtet, trotzdem wir von HEKTOEN, GOEBEL u. a. wissen, daß der Masernerreger mit dem Erscheinen des Exanthems nicht sofort abstirbt, sondern noch einige Tage im Blut nachgewiesen werden kann. Merkwürdigerweise erscheint er jedoch so abgeschwächt, daß er seine Kontagiosität verliert. Man darf allerdings die andere Seite der Frage dabei nicht aus den Augen verlieren, daß der Masernkranke noch längere Zeit für Sekundärinfektionen sehr empfänglich ist. Besondere Vorsicht ist auch bei Komplikationen geboten, da besonders Masernpneumonien oft ansteckend sind. Im allgemeinen kann man daran festhalten, daß der Masernkranke etwa eine Woche nach Erscheinen des Exanthems für andere nicht mehr infektiös ist. Es genügt dann einfach, ihn zu baden, mit frischer Wäsche zu versehen, in ein anderes Zimmer zu bringen, worauf er wieder mit Gesunden verkehren kann.

Da außerhalb des menschlichen Körpers das Masernvirus rasch abstirbt, oder wenigstens seine Kontagiosität verliert, so genügt im allgemeinen anstatt der Formalindesinfektion gründliche Reinigung und Durchlüftung des Krankenzimmers. Das Krankenbett wird durch Besonnung, wenn möglich, desinfiziert.

Spezifische Prophylaxe. Sie gründet sich auf die Immunbiologie der Masern und ist eine Errungenschaft neueren Datums. Sie gründet sich auf die Tatsache, daß in der Rekonvaleszenz der Masern Antikörper auftreten, freie Lysine, welche imstande sind, bei frühzeitiger Injektion den Masernerreger in einem infizierten Organismus zu vernichten, so daß die Infektion überhaupt nicht angeht.

Gewinnung des Rekonvalescentenserums. Der Spender. Als solche kommen hauptsächlich Erwachsene und größere Kinder in Betracht. Die Diagnose der voraufgehenden Masern muß absolut einwandfrei sein, weshalb die Abgrenzung gegenüber den Rubeolen eine außerordentlich große Bedeutung gewonnen hat. Der Spender soll sich in unkomplizierter, vollständiger Defervescenz befinden. Er soll keine klinischen Zeichen von Syphilis, Tuberkulose, Malaria haben und der Wassermann soll vollständig negativ sein.

Zeitpunkt der Serumgewinnung. Wir wissen, daß das Blut zwischen dem 7. und 10. Tage nach der Krise am reichsten an Immunisinen ist. Man wird deshalb das Blut am 7. bis 10. Tag entnehmen. Bei einem früheren Termin riskiert man, daß das Blut noch den virulenten Masernerreger enthält und daß die Lysine noch nicht reif genug sind.

Präparation des Serums. Man schickt das dem Spender entnommene Blut ins Laboratorium. Man läßt es während 36—48 Std bei gewöhnlicher Temperatur gerinnen und das Serum abscheiden. Man erhält etwa 35—40% Serum im Verhältnis zum Gesamtblutvolumen. Rosafärbung infolge Beimengung von etwas Hämoglobin, milchige Trübung oder Opalescenz infolge reichlichen Fettgehaltes machen das Serum nicht unbrauchbar. Mit einer Serumprobe wird der Wassermann angestellt; ist er nicht absolut negativ, so ist das Serum unbrauchbar! Das Serum wird 2 Tage hintereinander während 30—40 min auf 56° erhitzt. Statt dessen kann man auch auf 10 cm³ Serum 1 Tropfen einer 5%igen Phenollösung zusetzen (M. DEGKWITZ). Das Serum darf nicht filtriert werden. Von jeder Serumprobe muß eine bakteriologische Kontrolle auf Sterilität durch Ausgießen von Serum in Bouillon oder auf festen Nährböden vorgenommen werden. Es ist zweckmäßig, die Sera von 3—5 verschiedenen Masernrekonvaleszenten miteinander zu vermischen, da der Gehalt an Immunkörpern von Mensch zu Mensch wechseln kann. Die Mischsera müssen nochmals bakteriologisch kontrolliert werden und erst, wenn sie steril gefunden werden, werden sie in Ampullen abgefüllt. Das Serum muß beständig auf Eis gehalten werden.

Anwendung des Serums. Da die Wirkung des Serums je nach dem Zeitpunkt der Injektion eine verschiedene ist, so ist es wichtig, möglichst genau festzustellen, in welchem Stadium der Inkubation das der Ansteckung ausgesetzte Kind sich befindet. Bei einem kurzdauernden Kontakt kann man dies oft ja auf den Tag genau angeben. Praktisch genügt es, wenn man als Ansteckungstermin den 2.—3. Tag vor dem Erscheinen des Masernexanthems als Infektionstermin annimmt.

Dosierung. Es dürfen nie weniger als 3 cm³ Serum, selbst bei Kindern von 1—3 Jahren, verwendet werden. Für jedes folgende Lebensjahr nimmt man 1 cm³ Serum mehr, wird also einem 4jährigen Kinde 4 cm³ usw., einem 15jährigen 15 cm³ geben. Höher als 15 bis 20 cm³ braucht man nicht zu steigen (DEBRÉ und JOANNON). Dies stellt die normale Dosierung dar, welche nicht unterschritten werden soll, aber unter bestimmten Bedingungen zur Erreichung größerer Sicherheit ruhig überschritten werden darf. Eine höhere Dosierung ist anzuwenden, wenn es bereits anderweitig erkrankte Kinder zu schützen gilt. Ferner, wenn das Rekonvaleszentenserum zu einem späteren als dem optimalen Termin entnommen werden mußte und deshalb einen schwächeren Gehalt an Immunisinen besitzt, oder wenn das Kind in der Inkubationszeit schon bis zum 7.—8. Tage vorgerückt ist, dann muß man unter Umständen die Normaldosen verdoppeln.

Die Injektionen werden subcutan auf der Außenseite des Oberschenkels vorgenommen. Wünscht man eine rasche Serumwirkung, so wählt man die intramuskuläre Injektion an derselben Stelle.

Indikationen. Vor allem sind schutzbedürftig der Maserngefahr ausgesetzte Neugeborene masernkranker oder bisher noch nicht gemaserter Mütter. Kleinkinder im Alter von 6 Monaten bis zu 3—5 Jahren, ferner Schwangere, gleichgültig, ob sie früher schon Masern gehabt hatten oder nicht, denn man hat gerade Schwangere gegen Ende des Schwangerschaft zum zweitenmal an Masern erkranken sehen. Eine besondere Indikation zur vollständigen Abdrosselung der Masern liegt natürlich bei sonst irgendwie kranken und schwächlichen Kindern vor.

Wirkung des Rekonvaleszentenserums. Wird das Serum in ausreichender Dose in der ersten Hälfte der Inkubation, also in den ersten 5 Tagen injiziert, so verhütet es die Masern vollständig. In der zweiten Hälfte der Inkubation kann es die Entstehung der Masern nicht mehr verhüten; es ist jedoch imstande, sie gehörig abzuschwächen oder zu mitigieren.

Vollständige Abdrosselung. 1918 haben Ch. Nicolle und H. Conseil zuerst vollständigen Masernschutz erreicht, wenn sie einem angesteckten Kind in den ersten 5 Tagen der Inkubation Masernrekonvaleszentenserum injizierten. 1920 hat Degkwitz unabhängig von den französischen Autoren die gleiche Entdeckung gemacht. Wird die Injektion am 1.—2. Tage nach der Infektion vorgenommen, so dauert die Schutzwirkung nur etwa 2, 3 bis höchstens 4 Wochen, also etwa ebensolange wie der passive Schutz durch Diphtherieserum. Wird die Injektion etwas später vorgenommen, etwa am 4.—5. Tag, so ist schon eine etwas längere, zwei bis mehrere Monate dauernde Schutzwirkung möglich, da der Organismus sich infolge des Infektes bereits etwas aktiv an der Immunisierung beteiligt.

Partielle Abdrosselung, mitigierte Masern. Wird die Seruminjektion in der 2. Hälfte der Inkubation, also am 6.—7. oder 8. Tage vorgenommen, so können die Masern nicht mehr vollständig unterdrückt werden, sie werden aber in ihrem klinischen Verlauf bedeutend gemildert, was nicht als ein Mißerfolg zu buchen, sondern sogar meistens wünschenswerter erscheint, da diese milden Masern eine dauernde Immunität hinterlassen.

Klinisches Bild der Serum mitigierten Masern! (das Morbilloid). Die Inkubationszeit erscheint verlängert 12, 18—24 Tage. Im gleichen Maße wie die Inkubationszeit verlängert wird, wird auch das klinische Bild milder und milder. Meistens fehlen katarrhalische Erscheinungen oder es tritt nur ein leichter Schnupfen, eine leichte Tracheitis oder Bronchitis auf. Conjunctivitis fehlt fast ganz. Kopliks können fehlen oder kaum angedeutet sein. Die Temperatur erreicht höchstens 38° im Prodromalstadium. In vielen Fällen fehlen Prodrome ganz und das Morbilloid beginnt gleich mit dem Exanthem. Dieses besteht häufig nur aus einzelnen sehr weit auseinanderstehenden zart roten Flecken am Rumpf und gelegentlich an den Armen. Im allgemeinen werden Gesicht und Extremitäten verschont. Auch das Enanthem ist sehr leicht. Leichte Katarrhe können erst zu dieser Zeit auftreten. Das Fieber erreicht nur 1—2 Tage 37,8—38°, oder 3—4 Tage 38,5°, oder es steigt am Abend eines einzigen Eruptionstages auf 39°, um nachher rasch wieder abzufallen. Das Allgemeinbefinden der Kinder ist dabei fast gar nicht gestört. Eine positive Tuberkulinreaktion bleibt während des Morbilloids entweder ganz unverändert, oder sie wird nur ganz leicht abgeschwächt. Es zeigt sich somit keine Anergie gegenüber Tuberkulin. Die Eruption kann außerordentlich flüchtig sein oder ganz fehlen, ebenso das Fieber, und nur einzelne Kopliks gestatten die Diagnose. Andererseits kann auch bei gleich milden klinischen Erscheinungen ein intensiveres, sogar hämorrhagisches Exanthem erscheinen, das aber rasch wieder abblaßt. Es handelt sich dabei nicht um das sonst so gefürchtete Nachinnenschlagen des Exanthems, denn der Allgemeinzustand bleibt ausgezeichnet. Komplikationen fehlen vollständig bei diesen mitigierten Masern, vorausgesetzt, daß das Kind nicht mit Diphtherie zufälligerweise infiziert wird. Das Morbilloid ist sehr wenig ansteckend. Diese Masern „en miniature" (Debré) hinterlassen trotz der leichten klinischen Erscheinungen eine starke, dauernde Immunität.

Wird das Serum am 9.—10. Tag, wenn sich die ersten Prodrome zeigen, injiziert, dann hat es gar keine Wirkung mehr. Die Masern entwickeln sich, wie wenn nichts geschehen wäre, nur an Stelle der Seruminjektion zeigt sich das bekannte Aussparphänomen.

Das Masernrekonvaleszentenserum hat ferner keine oder sehr ungewisse kurative Wirkung. Es sei denn, man nehme eine wirkliche Transfusion von Rekonvaleszentenblut vor (Ribadeau-Dumas und Brissaud).

Eine große Zahl von Autoren: v. Pfaundler, Gött, Kutter, Müller, Glaser, Reiche, Kleinschmidt, Rietschel, Goebel, v. Bokay, v. Torday, Feer u. v. a. bestätigen in etwa 2000 Fällen die ausgezeichneten Wirkungen des Masernrekonvaleszentenserums für die Prophylaxe.

Versager aus unbekannter Ursache kommen in etwa 2—6% vor (DEGKWITZ und HERRMAN). In anderen Fällen sind sie zurückzuführen auf schlechtes unreifes Serum von noch nicht vollständig genesenden Rekonvaleszenten, ungenügende Dosierung und zu späte Injektion.

Üble Zufälle sind sehr selten beobachtet worden infolge mangelnder Sterilität des Serums. Ferner kann es auch in etwa 2—3% zu leichten Erscheinungen von Serumkrankheit kommen, da wohl das Serum artgleich, aber blutfremd ist.

Prophylaxe mit dem Serum und Blut früher durchmaserter Personen. Wir wissen, daß alle Menschen, welche einmal Masern gehabt haben, in ihrem Blut Immunisine gegen diese Krankheit besitzen. Haben wir kein Masernrekonvaleszentenblut zur Verfügung, so können wir normale durchmaserte Erwachsene, z. B. die Eltern als Spender benutzen. Da der Titer an Immunisinen in diesem Fall bedeutend geringer ist als im Rekonvaleszentenblut, muß man eine höhere Dosierung wählen. DEBRÉ und JOANNON geben einem 3jährigen Kinde 12, einem 6jährigen 24, einem 6—10jährigen 25 cm³ Erwachsenenserum. Selbst Eltern, welche vor 20—30 Jahren Masern durchgemacht hatten, konnten noch ausgezeichnetes Serum liefern. Besonders geschätzt werden als Lieferanten Personen, welche in Kontakt mit Masernkranken waren, z. B. Assistenten auf Masernabteilungen, da sich ihr Blut reicher an Immunkörpern erwies.

Man hat auch versucht, die Wirksamkeit des Erwachsenenserums durch Vorbehandlung der Spender mit Blut von Patienten auf der Höhe der Masernerkrankung zu steigern. So gibt KNÖPFELMACHER 10 cm³ Maserneruptionsblut subcutan dem Erwachsenenserumspender. Nach je 7—14 Tagen wird die Injektion wiederholt. Sieben Tage nach der 3. Injektion wird dem Spender reaktiviertes Serum entzogen und in Dosen von 5—10 cm³ zur Masernprophylaxe verwendet. Dieses reaktivierte Erwachsenenserum steht in seiner Wirksamkeit zwischen Masernrekonvaleszentenserum und Erwachsenenblut (BAAR). Die Gewinnung ist jedoch kompliziert und bringt zudem die Gefahr mit sich, daß das Maserneruptionsblut beim Spender wieder Masern hervorruft.

Intradermale Injektionen von Rekonvaleszentenserum. BLOXSOM, RIANO und VELEZ berichten über günstige Erfolge in der Masernprophylaxe nach wiederholter Injektion von 0,1—0,4 cm³ von frischem Masernrekonvaleszentenserum. Nach VELEZ genügte sogar eine einzige Injektion von 0,1 cm³ in den ersten 4 Tagen nach einem Masernkontakt.

Man kann auch statt des Serums nach dem Vorschlag von RIETSCHEL, LESNÉ z. B. den Eltern Blut entnehmen und den zu schützenden Kindern direkt injizieren. Nach den Erfahrungen von HEYMANN und BUSSEL (Klinik CZERNY) genügen für Kinder bis zu 1 Jahr etwa 20 cm³ Erwachsenenblut vollständig. Kleinkinder brauchen etwa 20—35 cm³. Man erreicht damit häufig keinen absoluten Schutz, aber doch eine deutliche Mitigierung. So habe ich einem ausgebluteten Hämophilen 40 cm³ frisch entnommen väterlichen Blutes injiziert, weil es von seinem Bruder mit Masern angesteckt worden war (Mitte der Inkubationszeit). Der 8jährige Knabe bekam ein typisches Morbilloid mit nur eintägigem Fieber und ganz ephemerem Exanthem. Bei seinem bedenklichen Zustand (10% Hämoglobin) wären ihm sonst die Masern sehr gefährlich geworden. Ich habe mit dieser Methode sehr schöne Erfolge gesehen, sogar völlige Abdrosselung in einzelnen Fällen. Mitunter eine solche Mitigierung, daß die Kinder mit dem Masernexanthem herumspazierten und sich gar nicht krank fühlten. Ein ganz ungewohnter Anblick!

Da nie weniger als 20—30 cm³ frisches Blut intramuskulär verwendet werden sollen, so macht dieses Blutvolumen die intramuskuläre Injektion schmerzhaft, es kann zu Gewebsnekrosen und verkalkten Hämatomen kommen. Es ergab sich daraus die ernstliche Erwägung, ob man nicht ein bequemeres und weniger reizendes Material verwenden sollte.

Ein anderer abschreckender Zustand war die gelegentliche Übertragung einer ikterogenen Substanz im Blut, von Personen herrührend, die unter Umständen einen latenten Ikterus durchgemacht hatten. Solches Blut oder Serum kann gelegentlich bei dem Impfling eine schwere ja sogar tödliche hepatocelluläre Gelbsucht auslösen, mit einer Inkubationszeit von 50—150 Tagen.

Placentarextrakt (MCKHANN). Die Tatsache, daß die meisten Neugeborenen eine natürliche Immunität gegen Masern mit auf die Welt bekommen, welche sie für etwa 6 Monate gegen diese Infektionskrankheit schützt, legte die künstliche Übertragung von Immunkörpern von der Mutter auf das Kind durch Placentarextrakte nahe. In der Tat konnte in der Folge festgestellt werden, daß solche Placentarextrakte ähnlich wie frisches Rekonvaleszentenserum Antikörper gegen Masern enthielten. Es wurde ein raffiniertes, konzentriertes Produkt gewonnen, welches in Dosen von 1—2 cm³, in den ersten 3 Tagen der Inkubation injiziert, genügte, um die Masern zu verhüten. Nach dieser Zeit sind Dosen von 3—10 cm³ notwendig, aber es gelingt selten, die Masern gänzlich zu verhüten, meist nur sie zu mitigieren. Solche Mitigierung gelingt selbst noch, wenn das Placenta-Immunglobulin als therapeutisches Mittel beim Erscheinen der Kopliks, ja noch im Beginn des Ausschlags in Dosen von 10 cm³ injiziert wird. Leider können etwa 41% der Injizierten Reaktionen gegenüber dem Impfstoff zeigen. Etwa in $^1/_4$ der Fälle ist der Placentarextrakt unwirksam.

Der Gebrauch von konzentriertem menschlichem Serum γ-Globulin zur Verhütung und Abschwächung der Masern. Das reiche Material von Blutplasma, welches von freiwilligen Blutspendern in USA. vom Roten Kreuz gewonnen wurde, gab E. COHN und seinen Mitarbeitern an der Harvard-Universität Gelegenheit die verschiedenen Komponenten des Plasmas für therapeutische Zwecke durch selektive Fraktionierung zu gewinnen. Jeder Bestandteil des Plasmas wurde isoliert und konzentriert. Das Blutplasma von mehr als 1 Mill. Spendern wurde in 5 Fraktionen zergliedert. Die erste Fraktion war reich an Fibrinogen, welches mit Thrombin zur Bildung von Blutgerinnseln nützlich ist, Fraktion 2 und 3 enthielten sowohl alle Globuline als auch Prothrombin und Isohämoglobuline, Fraktion 4 die meisten α-Globuline, Fraktion 5 85—90% der Serumalbumine. Schon das Arbeiten mit dem Placentarextrakt hatte ergeben, daß die Immunkörper gegen Masern an Globuline gebunden waren. Es zeigte sich nun, daß die γ-Globuline, welche aus der Fraktion 2 vom Sammelplasma konzentriert wurden, sichere und wirksame Stoffe zur Verhütung und Milderung der Masern enthielten. STOKES, MARIS und GELLIS, ORDMAN, JENNINGS und JANEWAY, GREENBERG, FRANT und RUTSTEIN, ANDERSON, SWEET und WICKMAN, BERENBERG, TUFTS, BROTHER u. a. haben alle Serum-γ-Globulin bei einer hinreichend großen Zahl von Kindern versucht, um seinen Wert sicherzustellen. Nach JANEWAY enthält konzentriertes menschliches Serum-γ-Globulin eine 25fache Konzentration der Antikörper, welche im normalen Erwachsenenserum vorhanden sind, und ermöglicht es, das Äquivalent von 125 cm³ Erwachsenen-Mischserum in einer einzigen intramuskulären Injektion von 5 cm³ zu verabreichen.

Dosierung innerhalb der ersten 6 Tage der Inkubation gibt eine Dose von 0,16—0,2 cm³ je Kilogramm Körpergewicht in 75—80% vollkommenen Schutz, in 20—25% werden die Masern abgeschwächt. Wünscht man nur eine solche Mitigierung der Masern, so gibt man am 4.—5. Tag nach der Ansteckung $^1/_4$ dieser Dose, nämlich 0,04—0,05 cm³ je Kilogramm Körpergewicht.

Technik. Das konzentrierte Globulin ist sehr viscös und klebrig. Aus diesem Grunde muß die Spritze unmittelbar vor dem Gebrauch gefüllt werden, sonst kann der Stempel verkleben. Das γ-Globulin darf niemals intravenös injiziert werden. Vor der Injektion muß man sich durch Zurückziehen des Stempels vergewissern, daß man kein Blutgefäß angestochen hat. Die Gesäßgegend ist die Stelle der Wahl für die intramuskuläre Injektion. An der Injektionsstelle treten nur ganz ausnahmsweise lokale Reaktionen auf, der Schmerz ist gering.

Dauer des Impfschutzes. Eine protektive Dose verleiht einen vollständigen Schutz für 2—3 Wochen und sollte wiederholt werden, wenn eine Verlängerung des Schutzes wünschenswert ist.

Die mitigierten Masern nach γ-Globulin. Sie können variieren von einer kaum erkennbaren Krankheit, welche einen Tag dauert, mit sehr leichtem Fieber und einem blassen spärlichen Ausschlag, 3 oder 4 Flecken über dem Sternum oder einer Gruppe von solchen hinter jedem Ohr (ANDERSON) bis zu einer Affektion, welche nur wenig milder ist als gewöhnliche Masern. Unwohlsein, Prostration, katarrhalische Symptome und Husten sind ungewöhnlich. Das Fieber dauert meist nur 2—3 Tage. Mitigierung ist der völligen Unterdrückung oft vorzuziehen, weil sie eine dauernde Immunität gegen Masern hinterlassen kann.

Modifikation des Verlaufes im Sinne einer Mitigierung gelingt noch nach dem Beginn des katarrhalischen Stadiums, aber noch vor Ausbruch des Exanthems, nach STOKES, MARIS und GELLIS, BERENBERG u. a. bei Verabreichung von großen Dosen 15—30 cm³ γ-Globulin.

Indikationen. 1. Säuglinge, jünger als 6 Monate, deren Mütter niemals Masern gehabt haben und deshalb keine passive Immunität übertragen konnten; 2. Kinder zwischen 6 Monaten und 3 Jahren, bei denen die Masern oft schwer, komplikationsreich verlaufen können; 3. geschwächte oder anderweitig kranke Kinder, Spitalpatienten, Patienten mit Lungentuberkulose usw.; 4. nicht immune schwangere Frauen, insbesondere im 1. Trimester der Schwangerschaft (BERENBERG).

Auch nach unseren Erfahrungen gelingt es durch frühzeitige Injektion von γ-Globulin die Masern mit erstaunlicher Sicherheit zu verhüten bzw. zu mitigieren.

Tierisches Masernserum. Das von DEGKWITZ angegebene tierische Masernserum hat sich nicht bewährt. TUNNICLIFF und WHITE haben nach der DOCHEZschen Methode mit ihren vergrünenden Maserndiplokokken ein Pferdeimmunserum zu gewinnen versucht. Die Wirkung ist jedoch unsicher.

Aktive Immunisierung. Die kurze Dauer der passiven Immunität durch Rekonvaleszentenserum läßt eine brauchbare Methode aktiver Immunisierung wünschenswert erscheinen. Das alte Problem der Morbillisation (HOME mit Blut, MAYR mit Nasenschleim) wurde dadurch auch in unseren Tagen erneut wieder aufgenommen, aber noch nicht in praktisch ansprechender Form gelöst. HIRAISHI und OKOMATO haben 1921 versucht, durch starke Verdünnungen von infektiösem Masernblut (1:100, 1000 und 10000 1%ige Citratlösung in Mengen von 0,5—1 cm^3) in steigenden Dosen zu injizieren. Die Resultate waren jedoch unklar, wenn sie auch eine gewisse Immunität erreicht zu haben schienen. 1923 versuchten NICOLLE und CONSEIL eine Serovaccination. Sie gaben zuerst 10 cm^3 Rekonvaleszentenserum und nachher 1 cm^3 Blut. Auch DEBRÉ und JOANNON verwenden infektiöses Masernblut in Verdünnung von 1:400 bis 1:800. Mit der stärkeren Konzentration gab es noch leichte Masern, mit der schwächeren nur vorübergehende Leukopenie.

Originell ist das Vorgehen von HERRMAN. Er nutzt die relative Immunität von Kindern im Alter von 5 Monaten aus, um bei ihnen durch Infektion mit Nasensekret ein Morbilloid mit dauernder Immunität zu erzeugen. Das Nasensekret wird von Masernkranken 24 bis 48 Std vor der Eruption gewonnen und mit etwas Normalsalzlösung gemischt. Bakterien und anderes Material werden durch Zentrifugieren entfernt, das Sekret durch Berkefeldfilter filtriert und etwas Trikresol zugesetzt. Einige Tropfen davon werden auf die Nasenschleimhaut des zu Immunisierenden gebracht. Die besten Resultate werden erhalten, wenn nur gesunde Kinder durchmaserter Mütter im Alter von 5 Monaten geimpft werden und dabei vom 8.—16. Tag eine gewisse Reaktion, leichtes Fieber, einige Masernflecken zeigen. Von 75 geimpften und nachkontrollierten Kindern bekamen trotz Infektionsgelegenheit nur 5 Masern. ZINGHER (1926) verwendet ebenfalls HERRMANS Methode bei älteren Kindern, gibt aber nach 24—48 Std eine entsprechende Dosis Rekonvaleszentenserum nach.

Therapie. Das Hauptgewicht ist auf hygienisch-diätetische Behandlung zu legen. Vor allen Dingen muß für ein großes luftiges Krankenzimmer gesorgt werden, das entweder ständig offengehalten oder häufig gelüftet wird. Der Kranke soll unbedingt Bettruhe beobachten während etwa 10—14 Tagen, sofern der Verlauf nicht kompliziert ist! Unruhige Kleinkinder wird man nach der Deferveszenz lieber früher aufnehmen. Mit dem Ausgang ins Freie muß man nach dem Aufenthalt im Krankenzimmer vorsichtig sein, da sich sonst leicht infolge erhöhter Empfindlichkeit gegen Witterungseinflüsse Komplikationen einstellen. Demgegenüber haben v. GRÖER, NOBEL, SCHLOSSMANN systematische Freiluftkuren für die Masernbehandlung empfohlen und damit günstige Erfolge erzielt. Im Privathaus wird man aus diplomatischen Gründen vorsichtig sein müssen. Es ist zweckmäßig, die Zimmerluft feucht zu halten durch Aufstellen von kochendem Wasser, Bronchitiskessel usw. und für eine etwas höhere Temperatur von 18—20^0 C zu sorgen, da das Einatmen zu trockener oder zu kühler Luft öfter und lange quälenden Husten auslöst.

Vielfach wird das Zimmer verdunkelt, da die Tageshelle für den Patienten wegen der Conjunctivitis lästig ist. ROLLY, v. GRÖER u. a. halten das Verdunkeln des Zimmers nicht für ratsam und begnügen sich damit, das Kopfende des Bettes dem Fenster zuzukehren; man wird mit dieser Maßnahme, falls nicht besondere Komplikationen von seiten der Augen vorliegen, auskommen.

Ernährung. Während des Fieberstadiums ist man genötigt, flüssige und breiige Diät zu geben. Vollmilch führt leicht zu Erbrechen. Man gebe sie deshalb reichlich gezuckert und mit Malzkaffee oder Tee verdünnt. Auch in kühlem Zustande wird sie besser vertragen. Gemüsesuppen, Schleimsuppen, Einbrennsuppen, Grießbrei, Puddinge, Mehlbreie, Kompotte, frisches Obst bringen Abwechslung in den Speisezettel und helfen mit, die oft hochgradige Appetitlosigkeit zu überwinden. Zur Zeit hohen Fiebers wird man lieber auf Eier und Fleisch verzichten und sich auf gezuckerten Lindenblütentee oder Holundertee und ganz besonders frische Fruchtsäfte, wie Citronen-, Orangen-, Himbeersaft u. dgl. beschränken. Bei hartnäckiger Verstopfung bewähren sich Apfelmus oder Pflaumenmus. Abführmittel werden wegen der Mitbeteiligung der Darmmucosa am Krankheitsprozeß besser vermieden. Wenn nötig, kann ein Klysma mit Kamillentee oder Öl oder Glycerin die gewünschte Wirkung hervorbringen.

Leichtere Durchfälle bedürfen, besonders zur Zeit des hohen Fiebers, keiner besonderen Behandlung, ja es ist vielleicht nicht einmal gut, sie zu unterdrücken. Sie schwinden meist mit der Defervescenz von selbst. Bei starken Durchfällen mit ruhrartigen Stühlen wirken oft 1—2 Tage ausschließlich Bananen oder geschabte rohe Äpfel sehr gut. Nachher muß die Ernährung mit Kakao und 15 g entrahmter Trockenmilch je Tasse, Gemüsesuppen, Reis, Gerstenschleim usw. vorsichtig mit allmählichem Übergang zur gemischten Kost durchgeführt werden. Bei starkem Tenesmus, Stärkemehlklistiere. Medikamentös bewährt sich Chininum tannicum 0,1—0,2, bei starken Schmerzen mit pulvis opii je nach dem Alter 0,002—0,01.

Appendicitis, sowohl zur Zeit der Prodrome als in der Rekonvaleszenz, ist, wenn die Diagnose feststeht und es der Allgemeinzustand irgendwie erlaubt, möglichst früh zu operieren, da gerade die Masernappendicitis zu schneller Perforation und allgemeiner Peritonitis neigt.

Chemotherapie durch Antibiotica. Ähnlich wie andere Viruskrankheiten reagieren die Masern weder auf Sulfonamide noch auf Penicillin. Dagegen kommen diese Chemotherapeutica oft zu erfolgreicher Anwendung bei den Komplikationen, welche durch grampositive Kokken oder durch Influenzabacillen hervorgerufen werden. Bei Sekundärinfektion durch Influenzabacillen kommt vor allem Streptomycin in Betracht.

Antipyrese. Das Masernfieber spricht am ehesten auf große Dosen von Pyramidon an. Wir verwenden gerne zur Linderung des Fiebers, der Kopfschmerzen und des Hustens Pyramidon z. B. in der folgenden Mixtur:

Spirit. Ammonii anisati	2,0
Pyramidon (Di-Pyrin)	2,0—5,0
Coffein natr. benz.	0,5
Aquae dest.	60,0
Sirup. Althaeae ad	100,0

MDS. 4—6mal 5 cm^3 vor und zwischen den Mahlzeiten.

Zur Bekämpfung des lästigen Reizhustens empfehle ich Cardiazol-Dicodid je nach dem Alter 3mal 2—10 Tropfen oder für den Abend eine Allonaltablette oder eine halbe Acedicontablette (0,0025).

Für Erwachsene empfiehlt ROLLY:

Ammonii chlorat.	
Succ. liquirit. ana	2,0
Aqua foenicul. ad	150,0

MDS. 2stündlich 1 Eßlöffel.

Oder:

Decoct. Carrageen	3,0
Codein phosphoric.	0,3/150,0
Ol. citr. gtts.	3

MDS. Eßlöffelweise.

In die Augen lasse ich 2—3mal täglich bei starker Conjunctivitis 3%ige Collargollösung einträufeln. Die Augen werden öfter mit lauwarmem Borwasser ausgewaschen und dabei die Borken vom Lidrand entfernt. Am Abend werden die Lider dick mit Ung. boric., Ung. glyc., Zink- oder Alsolsalbe eingefettet, um das Verkleben während der Nacht zu verhüten.

Auf möglichst peinliche *Mund- und Rachenpflege* ist besonders zu achten. Bei kleinen Kindern gebe man reichlich warmen süßen Tee oder Fruchtsäfte zu trinken. Größere Kinder und Erwachsene spülen häufig Mund und Rachen mit Kamillentee oder Salbeitee unter Zusatz von 1 Teelöffel Glycerin je Glas. Wasserstoffsuperoxyd ist bei der leichten Lädierbarkeit der Masernschleimhäute zu widerraten. Man kann auch mit $^1/_2$ Glas Emser Wasser gurgeln und dann die andere Hälfte trinken lassen.

Hydrotherapie. Von warmen oder gar kühlen Wickeln rate ich bei den Masern gänzlich ab. Sie behindern leicht die Atmung und wir wissen nicht, ob es nicht die wichtigen Vorgänge in der Haut bei der Eruption des Exanthems in irgendeiner Weise stören und das gefürchtete Nachinnenschlagen der Masern, namentlich bei kleinen Kindern, bewirken können. Ausgezeichnet bewährt sich dagegen die Bäderbehandlung. Rückt der Zeitpunkt der Eruption heran, so lasse ich jeden Abend ein warmes Kamillenbad 38—39⁰ C während etwa 5 min geben und so lange wiederholen, bis das Exanthem sich zu voller Blüte entwickelt hat. Nach dem heißen Bad gibt man Hollundertee und läßt noch etwas nachschwitzen, während etwa einer halben Stunde, und dann gut abtrocknen.

Solche Schwitzprozeduren bewähren sich auch beim Pseudocroup. Zur Beruhigung der Atmung und Linderung der Stenosesymptome gebe ich 2—3mal täglich 0,4 Kalmopyrin mit 0,03—0,04 Luminal. Kataplasmen auf die Kehlkopfgegend; bei sehr starker Stenose kann man auch Blutegel am Halse ansetzen. Wie v. GRÖER gebe ich auch beim Pseudocroup 3000—4000 Diphtherieserum, da dieses auch hier infolge ergotroper Wirkung, trotz der Abwesenheit von Diphtherie, sehr günstig wirkt und schon aus prophylaktischen Gründen zur Vermeidung des echten Croups angezeigt ist. Auch die Pseudocroupkranken werden fast dauernd unter Dampfspray oder Dampfzelt gehalten.

Bei Capillarbronchitis verwende ich an Stelle der HEUBNERschen Senfpackungen Senfkataplasmen, indem man bei kleineren Kindern Senfmehl und Flachssamen zu einem Brei kocht und in dünner Schicht in ein Tuch einschlägt und so warm wie möglich (cave Verbrennungen) abwechselnd auf die Vorderfläche der Brust oder auf den Rücken auflegt, bis die Haut eine intensive Rötung zeigt. Man läßt die Kataplasmen etwa 15—20 min liegen und kann sie, wenn die Hautrötung nachgelassen hat, wiederholen. Krebsrote Verfärbung der Haut ist ein prognostisch günstiges Zeichen, Ausbleiben jeder Reaktion ein Signum mali ominis. Bei guter Herzaktion wirken dann auch warme Bäder mit kühler Übergießung günstig auf die Expektoration. Senfkataplasmen bewähren sich auch bei der Behandlung der Bronchopneumonien, besonders im Beginn oder dann wieder bei verzögerter Resolution. Auch hier sind warme und heiße Bäder angezeigt, wenn nötig, mit kalten Übergießungen. Doch ist stets darauf zu achten, ob das Herz noch eingreifende Prozeduren erträgt. Mit Herzmitteln sei man eher zurückhaltend, insbesondere mit Digitalis oder Digalen. Gute Dienste leisten. Coffein 4,0/20,0 4mal 5 Tropfen, Cardiazol und besonders Coramin in Tropfenform (5—20), um den Kindern die Aufregungen der subcutanen Injektion zu ersparen. Manchmal sind jedoch bei akuter Kreislaufschwäche Injektionen von Campher, Adrenalin usw. nicht zu umgehen. Erwachsenen wird man starken Kaffee, Wein, Champagner verabreichen. Trotzdem ich bei der kindlichen Bronchopneumonie bei Masern mit Herzmitteln sehr zurückhaltend war, so bin ich doch damit gut gefahren. Ich habe selten, trotz schwerer Fälle, ein Kind verloren. Man muß sich hüten, ein Herz durch zu häufige Anwendung starker Reizmittel zu Tode zu peitschen. Auch die Anwendung trockener Schröpfköpfe, besonders im Beginn der Bronchopneumonie, leistet gewöhnlich gute Dienste. Bei sehr hohem Fieber oder schleppendem Verlauf kann auch Proteinkörpertherapie, besonders Omnadin, mitunter günstig wirken. Wichtig ist es, Säuglinge und Kleinkinder mit Masernpneumonie, wenn sie wach sind, viel herum zu tragen.

Die Masernbronchopneumonien sprechen meist auf Sulfanilamide, Diazil, Elkosin, Cibazol in Kombination mit hohen Penicillindosen gut an. Versagt das Penicillin wie bei Influenzamischinfektion, so ist Streptomycin zu versuchen. Selbst Lungenabscesse nach Masernpneumonie haben wir mit Penicillin gut heilen sehen.

Empyeme, z. B. auch im Anschluß an Pyopneumothorax werden neben der systematischen kombinierten Behandlung mit Penicillin intramuskulär und Sulfonamiden per os mit wiederholten Punktionen behandelt, wobei jeweilen 1—2mal täglich 15000—30000 Einheiten Penicillin 10—20 cm³ intrapleural eingespritzt werden, um das Empyem zu sterilisieren, und den chirurgischen Eingriff, falls er unumgänglich ist, auf einen günstigen Zeitpunkt zu verschieben.

Besondere Beachtung verdient das Verhalten der Ohren. Bei Otitis media träufelt man 5%iges Carbolglycerin in den Gehörgang. Weisen sehr starke Ohrenschmerzen, Rötung, und Pulsation des vorgewölbten Trommelfelles auf eine bereits eitrige Entzündung hin, so warte man nicht ab, sondern mache die Parencentese des Trommelfells. Hält sich die Druckempfindlichkeit der Warzenfortsätze hartnäckig trotz Behandlung mit Eisblasen oder Antiphlogistin, zeigt sich gar Schwellung, so ziehe man einen Ohrenarzt bei zwecks operativer Eröffnung des kranken Knochens. In neuerer Zeit läßt sich auch die Masernotitis durch kombinierte Behandlung mit Sulfathiazol und hohen Penicillindosen so gut coupieren, daß es selten zu einer Mastoiditis kommt, die einen operativen Eingriff bedürfte.

Die Behandlung der übrigen Komplikationen von seiten des Gehirns, Auges, Mundes, des Darmes und der Nieren unterscheidet sich in nichts von der bei der Erkrankung dieser Organe angegebenen und ist anderweitig in diesem Handbuche angeführt.

Literatur.

A. Zusammenfassende Arbeiten.

BOENHEIM, C.: Erg. inn. Med. **1925**, 38.
COMBY: Traité Grancher, Bd. 1. Paris 1897.
DEBRÉ et JOANNON: La Rougeole. Paris: Masson & Co. 1926.
FEER: Lehrbuch der Kinderheilkunde, 9. Aufl.
GRÖER, V., v. PIRQUET u. v. GRÖER: SCHLOSSMANN-PFAUNDLERS Handbuch, 3. u. 4. Aufl., Bd. 2. 1923 u. 1931.
HEUBNER: Lehrbuch der Kinderheilkunde. 1911. — HOTTINGER: PFAUNDLER-SCHLOSSMANNS Handbuch der Kinderheilkunde, 4. Aufl. 1931.
JOCHMANN: Lehrbuch der Infektionskrankheiten. 1914. — JOCHMANN-HEGLER: Lehrbuch der Infektionskrankheiten. Berlin: Springer 1924. — JÜRGENSEN u. PIRQUET: NOTHNAGELS Handbuch. Wien 1911.
LANGSTEIN: PFAUNDLER-SCHLOSSMANNS Handbuch der Kinderheilkunde, 3. Aufl. 1923.
LEVADITI: Exotdermoses Neurotropes. Masson & Co. 1922.
MAYR: Handbuch der Hautkrankheiten von HEBRA.
ROLLY: Handbuch der inneren Medizin, 2. Aufl. 1925.
THOMAS, L.: ZIEMSSENS Handbuch, Bd. 2, S. 31. 1878.

B. Einzelarbeiten.

ABRAMOW: Virchows Arch. **232**, 1. — ANDERSON and GOLDBERGER: Publ. Health Rep. **26**, 847 (1911). — J. Amer. med. Assoc. **68**, 476 (1917). — ANDERSON, S. G., and W. M. KET: Use of Gamma Globulin in Prophylaxis on Measles. Med. J. Austral. **2**, 196 (1946). — AREY, ST. L.: Post-Measles and Post-Mumps Encephalitis. Lancet **1946 II**, 188. — ARONSOHN u. SOMMERFELD: Dtsch. med. Wschr. **1913**, 39. — ASHE, B. J.: Arch. of Pediatr. **41**, 375 (1924).

BAAR: Internat. Kongr. Pädiatr. Stockholm 1930. — BARTHEZ et SANNÉE: Traité Paris 1891. — BAUGUESS, H.: Amer. J. Dis. Childr. **27**, 256 (1924). — BAUR: Münch. med. Wschr. **1921**, 24. — BEHLA, R.: Zbl. Bakter. **13**, 50 (1893); **20**, 561 (1896). — BEISKEN, W.: Z. Kinderheilk. **40**, 353 (1926). — BERENBERG, W.: Gamma Globulin as a Prophylactic and Therapeutic Agent in Communicable Disease. Milbank Mem. Fund. Quart. **25**, 119 (1947). — The Clinical Use of Normal Human Serum Gamma Globulin. Pediatric Progress **6**, 190 (1948). — BESSAU: Jb. Kinderheilk. **81**, 183 (1915). — BLAKE: Arch. of Pediatr. **38**, 90 (1921). — BLAKE and TRASK: J. of exper. Med. **33**, 385, 413, 621 (1921). — BLOXSOM, A.: Intradermal Use of Convalescent Serum against Measles. J. of Pediatr. **26**, 32 (1945). — BOKAY, v.: Dtsch. med. Wschr. **1930**. — BROTHER, G. M.: Gamma Globulin: Availability and Indications. J. Indiana State med. Assoc. **39**, 127 (1946). — BROWN: Diss. Edinburgh 1758. — BÜCHLER, L.: Z. Kinderheilk. **39**, 29 (1925).

CANNATO, S.: Pediatria **34**, 720 (1926). — CARONIA, G.: Pediatria **31**, 801 (1923). — CARY and DAY: J. Amer. med. Assoc. **89**, 1208 (1927). — CHAVIGNY, P.: Bull. méd. Paris **12**, 334 (1898). — CIACCIO: Virchows Arch. **199**, 378. — CLEMENS, H. H.: Premeasles Encephalitis. J. of Pediatr. **22**, 731 (1943). — COBURN, A. F.: The prevention of respiratory tract bacterial infections by sulfadiazine prophylaxis in the United States Navy. J. Amer. med. Assoc. **126**, 88 (1944). — COHN, E. J., J. L. ONCLEY, L. E. STRONG, W. L. HUGHES and S. H. ARSTRONG jr.: Chemical, clinical and immunological studies on products of human plasma. I. The characterization of the protein fractions of human plasma. J. clin. Invest. **23**, 417 (1944). — CORBETT, ELIZABETH, U.: The visceral lesions in measles, with a report of Koplik spots un the colon. Amer. J. Path. **21**, 905 (1945).

DEBRÉ, BONNET et BROCA: C. r. Soc. Biol. Paris **89**, 70 (1923). — DEGKWITZ, R.: Z. Kinderheilk. **25**, 134, 171 (1920). — DOEHLE: Zbl. Path. **3**, 150 (1892). — DUNGAL, N.: Convalescent serum against measles. J. Amer. med. Assoc. **125**, 20 (1944). — DYER, I.: Measles complicating pregnancy, report of twenty-four cases with three instances of congenital measles. South med. J. **33**, 601 (1940).

EICH, HANS: Inaug.-Diss. Kiel 1915. — ESCH: Zbl. Gynäk. **42**, 121 (1918). — EWING, J.: J. inf. Dis. **6**, 1 (1909).

FERRY, N. S.: J. Med. **8**, 191 (1927). — FERRY and FISHER: J. Amer. med. Assoc. **86**, 932 (1926). — FIANDACO, R.: Plasma Prothrombin in Measles. Pediatria **54**, 420, 25 (1946). — FISCHL, R.: Dtsch. med. Wschr. **1929**, 1540. — FORD, FRANK R.: Bull. Hopkins Hosp. **43**, 3 (1928). — FRIEDEMANN: Amer. J. Dis. Childr. **34**, 854 (1927); **43**, 3 (1928).

GOEBEL, F.: Z. Kinderheilk. **44**, 190 (1927). — GOLDBERGER, J. H.: Arch. of Pediatr. **41**, 427 (1924). — GRANCHER: Bull. méd. **1889**, 229. — GREENBERG, M., S. FRANT and D. RUTSTEIN: Gamma-Globulin und Placenta Globulin. J. Amer. med. Assoc. **126**, 944 (1944). — GRUND: J. inf. Dis. **30**, 86 (1922). — GUINON et AINE: Bull. Soc. Pédiatr. Paris **1914**.

HAMILTON, P. M., and R. J. HANNA: Encephalitis complicating Measles. Amer. J. Dis. Childr. **6**, 483 (1941). — HECHT, A.: Z. Kinderheilk. **40** (1926); **43**, 149 (1927). — HECKER: Z. Kinderheilk. **2**, 77 (1911). — HEKTOËN: J. inf. Dis. **2**, 238 (1905). — HEKTOËN and EGGERS: J. Amer. med. Assoc. **57**, 1833 (1911). — HERRMAN, C.: Arch. of Pediatr. **39**, 607 (1922); **40**, 678 (1923). — HEYMANN u. BUSSEL: Dtsch. med. Wschr. **1931**, 747. — HIBBERT and DUVAL: Proc. Soc. exper. Biol. a. Med. **23**, 853 (1926); **24**, 519 (1927). — HILDANUS FABRICIUS: Zit. bei DEBRÉ und JOANNON. — HIRAISHI, S., and K. OKOMATO: Jap. med. World **1**, 10 (1921). — HLAVA: Zbl. Bakter. **63**, 270 (1915). — HOME FRANCIS: Edinburgh 1759. — HOYNE, L., and E. L. SLOTKOWSKI: Frequency of Encephalitis as complication of Measles. Amer. J. Dis. Childr. **43**, 554 (1947).

JANEWAY, C. A.: Clinical use of human plasma fractionation II. Gamma globulin in measles. J. Amer. med. Assoc. **126**, 674 (1944). — JOSIAS: Trib. méd. **30**, 211 (1898). — JURGELUNAS: Zbl. Bakter. **72**, 483 (1914).

KARELITZ, S.: Prophylaxis against measles with the globulin fraction of immune human adult serum. Amer. J. Dis. Childr. **55**, 768 (1938). — KARELITZ, S., and RUTH M. KARELITZ: The significance of the conditions of exposure in the study of measles prophylaxis. J. of Pediatr. **13**, 195 (1938). — KARELITZ, S., and B. SCHICK: Epidemiological factors in measles prophylaxis. J. Amer. med. Assoc. **104**, 991 (1935). — KATO: Amer. J. Dis. Childr. **1928**, 36. — KAVAMURA: Jap. med. World. **2**, 31 (1922). — KELLER, W.: Die Masern. In M. GUNDEL, Die ansteckenden Krankheiten. Stuttgart: Georg Thieme 1950. — KER and CARBALLEIRA: J. Amer. med. Assoc. **77**, 377 (1921). — Zit. Amer. J. Dis. Childr. **30**, 56 (1925). — KLEINSCHMIDT: Mschr. Kinderheilk. **22**, 2 (1921). — KNÖPFELMACHER: Wien. klin. Wschr. **1931**, 213. — KOHN, J. L.: Measles in newborn infants. J. of Pediatr. **3**, 176 (1933). — KOHN and KOIRANSKY: Amer. J. Dis. Childr. **1929**, 38. — KÖPPE: Arch. Kinderheilk. **84**, 226 (1928). — KUTTER, P.: Z. Kinderheilk. **36**, 119 (1923).

LEINER: Fortbildskurse Wien. med. Fak. **1925**, 34. — LOEWE, G., u. A. VIETHEN: Z. Kinderheilk. **43**, 356 (1927). — LUBSEN, N., u. J. D. VERLINDE: Measles Pneumonia in children being repatriated from the east-Indies. Nederl. Tijdschr. Geneesk. **91**, 250 (1947). — LUKACS u. DIRNER: Arch. Kinderheilk. **90**, 116 (1930). — LUKAS and PRIZER: J. med. Res. **26**, 181 (1912). — LUST: Mschr. Kinderheilk. **34**, 284 (1926). — LYON, G. M.: Virginia med. J. **22**, 291 (1926).

MIKULOWSKI: Schweiz. med. Wschr. **1930**, 982. — MILLES, G.: Measles Pneumonia with Note on Giant Cells of Measles. Amer. J. clin. Path. **15**, 324 (1945). — MÖLLER: Diss. Würzburg 1896. — MORO: Mschr. Kinderheilk. **14**, Nr 1 (1916). — MORO u. KELLER: Klin. Wschr. **4**, 1719 (1925). — MOSSE, K.: Klin. Wschr. **1926**, 708. — MUSSER and HAUSER: J. Amer. med. Assoc. **90**, 1267 (1928).

NASSAU: Mschr. Kinderheilk. **22**, 1, 2 (1921). — NEAL and APPELBAUM: J. Amer. med. Assoc. **88**, 20, 1552 (1927). — NETTER, A., et R. PORAK: C. r. Soc. Biol. Paris **72**, 914 (1912). NICOLLE, CH., et H. CONSEIL: C. r. Acad. Sci. Paris **171**, 160 (1923). — NOBEL u. M. SCHÖNBERGER: Z. Kinderheilk. **40**, 197 (1926). — NOEGGERATH: Dtsch. med. Wschr. **1929**, 1621.

OREL, H.: Z. Kinderheilk. **26**, 40, 623 (1925).

PANUM: Virchows Arch. **1**, 492 (1847). — Arch. Méd. **1851**, 451. — PARK, W.: Amer. J. publ. Health **17**, 460 (1927); J. Amer. med. Assoc. **89**, 1208 (1927). — PETÉNYI: Mschr. Kinderheilk. **1921**, 486. — PETHEÖ, V.: Z. Kinderheilk. **44**, 195 (1927). — PESCHLE, B:. Pediatria **34**, 1318 (1926). — PFAUNDLER: Mschr. Kinderheilk. **44**, 268 (1929). — PFAUNDLER, V.: Münch. med. Wschr. **1921**, 277. — PIRQUET: Dtsch. med. Wschr. **1908**, 1297. — Das Bild der Masern auf der äußeren Haut. Monographie. Berlin: Springer 1913.

RAKE, G.: Experimental Investigation of Measles. J. of Pediatr. **23**, 4, 376 (1934). — RAKE, G., and M. F. SHAFFER: Studies in measles. I. The use of the chorioallantois of the developing chicken embryo. J. of Immun. **38**, 177 (1940). — REDLICH, FR.: Z. Kinderheilk. **43**, 178 (1927). — Klin. Wschr. **1926**, 186. — REDLICH u. MATERNOWSKA: Mschr. Kinderheilk. **1928**, 28. — REGAN, J. C.: Symptomatology of measles modified by late serum immunization. J. Amer. med. Assoc. **83**, 1763 (1924). — REISMAN, H. A., and A. S. ROSEN: Encephalitis complicating Measles. Amer. J. Dis. Childr. **66**, 6, 597 (1943). — REICHE: Berl. klin. Wschr. **1921**, 1112. — Arch. Kinderheilk. **81**, 241 (1927). — REINOLD u. SCHÄDRICH: Jb. Kinderheilk. **123**, 229 (1929). — RIBADEAU-DUMAS: Bull. méd. Hôp. Paris **1918**, 147. — RIETSCHEL, H.: Dtsch. med. Wschr. **1923**, 1386. — ROSENBAUM: Jb. Kinderheilk. **131**, 45, 36 (1931). — DE RUDDER: Spezifische Prophylaxe und Therapie bei Masern und Scharlach. Ärztl. Rdsch. H. 26. — Z. Kinderheilk. **40**, 289 (1926).

SALZMANN, M.: Z. Kinderheilk. **24**, 205 (1920). — SCHEPERS: Berl. klin. Wschr. **1872**, 43. SCHIFF u. MATYAS: Mschr. Kinderheilk. **15**, 259 (1919). — SCHLOSSMANN: Dtsch. med. Wschr. **1929**, 1582. — SCHÖNFELD, HERTA: Arch. Kinderheilk. **1928**, 84. — SCHULZ: Dtsch. med. Wschr. **1921**, 271. — SELLARDS: Medicine **3**, 99 (1924). — SENSEMAN, L. A.: Myelitis complicating Measles. Arch. of Neur. **53**, 309 (1945). — SIEGEL, J. F.: Neuromyelitis optica. J. of Pediatr. **25**, 328 (1944). — SOTOW: Jb. Kinderheilk. **1899**, 50. — SOUCEK, A.: Med. Klin. **1927**, 44. — SPENCER, H. J.: J. Amer. med. Assoc. **89**, 1662 (1927). — SPIELMEYER, W.: Mschr. Kinderheilk. **44**, 195 (1929). — STEINSCHNEIDER: Dtsch. med. Wschr. **1914**, 441. — STILLERMAN u. Mitarb.: Prophylaxis of measles with convalescent serum principal factors influencing the results. Amer. J. Dis. Childr. **67**, 1 (1944). — STIMSON, P. M.: J. Amer. med. Assoc. **90**, 660 (1928). — Arch. of Pediatr. **39**, 11 (1922). — STOCKES, J. jr., G. C. O'NEIL, M. F. SHAFFER, G. RAKE and ELIZABETH P. MARIS: Studies in measles; IV. Results following inoculation of children with egg-passage measles virus. V. The results of chance and planned exposure to unmodified measles virus in children previously inoculated with egg-passage measles virus. J. of Pediatr. **22**, 1 (1943). — STRANSKY, E.: Mschr. Kinderheilk. **43**, 193. — STRONG, R. A.: Measles, Kap. 11. BRENNEMANNS Pediatrics. — SULZER: Jb. Kinderheilk. **128**, 394 (1930). — SWEET, L. K., and TH. L. HICKMAN: The use of normal Serum Gamma Globulin Antibodies (human) concentrated (Immune Serum Globulin) in the Prevention and Attenuation of Measles. J. of Pediatr. **28**, 5, 566 (1946). — SWYER, R.: Use od sulfonamide in measles. Brit. J. Childr. Dis. **40**, 63 (1943).

TUNNICLIFF: J. Amer. med. Assoc. **68**, 1028 (1917); **71**, 104 (1918). — J. inf. Dis. **37**, 193 (1925); **41**, 267 (1927). — TUNNICLIFF and MOODY: J. inf. Dis. **1922**. — TUNNICLIFF and TAYLOR: J. Amer. med. Assoc. **87**, 846 (1926). — TUNNICLIFF and WHITE: Boston med. J. **197**, 272 (1927).

USBECK, G.: Z. Kinderheilk. **36**, 182 (1923).

DE VILLA: Pediatria **32**, 769 (1924).

WADSWORTH and MISENHEIMER: J. Amer. med. Assoc. **90**, 1443 (1928). — WEAVER, G. H., and CROOKS: J. Amer. med. Assoc. **82**, 204 (1924). — WIELAND: Mschr. Kinderheilk. **42**, 482 (1929). — WINTER: Jb. Kinderheilk. **81**, 475 (1915). — WOHLWILL, F. R.: Z. Neur. **112**, 20 (1928). — WORRINGER, P.: Rev. franç. Pédiatr. **1926**, 2.

ZINGHER, A.: J. Amer. med. Assoc. **82**, 1180 (1924).

Scharlach (Scarlatina).

Von
Eduard Glanzmann.

Mit 39 Abbildungen.

Synonyma. Französisch: scarlatine; englisch: scarlet fever; italienisch: scarlatto.

Definition. Der Scharlach ist eine selbständige, akute Infektionskrankheit, welche kontagiös ist und durch verschiedene Stämme von Streptokokken und ihre Toxine bei besonderer Empfänglichkeit des Organismus hervorgerufen wird. Er tritt in Erscheinung mit einem typischen Initialkomplex, bestehend aus Angina mit Enanthem, einem charakteristischen Exanthem mit Drüsenschwellungen. Es schließt sich eine Abschuppung der Zunge (Himbeerzunge) und der Haut während der Rekonvaleszenz an. Nach einem symptomarmen oder freien Intervall tritt in einer wechselnden Zahl von Fällen ein zweites Kranksein auf mit Fieber, Lymphadenopathie, hämorrhagischer Nephritis, Purpura, Ikterus, Rezidiv der Angina und des Exanthems (KLEINSCHMIDT).

Historisches. Es unterliegt wohl keinem Zweifel, daß der Scharlach gleich den Masern schon zu Zeiten GALENs und noch früher vorgekommen ist. Nur gelang es den alten Ärzten noch nicht, den Scharlach von übrigen exanthematischen Krankheiten scharf abzutrennen. INGRASSIAS, der sizilianische Hippokrates (geboren 1510 in Palermo) beschreibt unter dem Namen „Rossania" offenbar den Scharlach, aber erst SYDENHAM sonderte auf Grund von Beobachtungen aus den Londoner Epidemien der Jahre 1661—1675 das Krankheitsbild des Scharlachs von dem der anderen Infektionen scharf ab. SYDENHAM war es auch, der als erster, wie später BRETONNEAU, die wechselnde Gefährlichkeit des Scharlachs in den verschiedenen Epidemien erkannte, indem er zuerst nur gutartig verlaufende Fälle sah (scarlatina vix nomen morbi merebatur), einige Jahre später jedoch eine Epidemie von unglaublicher Bösartigkeit beobachten konnte.

Durch die bahnbrechenden Untersuchungen und die genialen neuen Methoden des Ehepaars DICK ist der Scharlach in den Vordergrund des medizinischen Interesses im letzten Jahrzehnt gerückt worden. Wenn auch das Scharlachproblem noch keine allseitig anerkannte Lösung finden konnte, so sind wir einer solchen doch bedeutend nähergekommen. Auch die Therapie hat bereits aus der neuen Lehre Nutzen gezogen.

Geographische Verbreitung. Scharlach ist eine Krankheit der gemäßigten Zonen, und zwar hauptsächlich in den nördlichen Ländern, während er in den Tropen, aber auch in den arktischen Regionen außerordentlich selten ist. In Europa kommt der Scharlach vor: in England, Deutschland, Österreich-Ungarn, Frankreich, Schweiz, Italien, Spanien und im südlichen Balkan. Während in West- und Zentraleuropa die Scharlachepidemien immer milder geworden sind, werden auch heute noch schwere Epidemien in Rußland und Finnland beobachtet. In den Vereinigten Staaten Amerikas findet sich der Scharlach häufiger im Norden als im Süden (DYER 1928). Auch in Südamerika wurden z. B. schwere Epidemien neuerdings in Chile beschrieben (ONETTO 1929). In Afrika kommt der Scharlach fast ausschließlich bei Europäern vor. In Holländisch-Indien, ebenso in Indien ist der Scharlach außerordentlich selten, ebenso in Südchina. Dagegen tritt er in den zentralen und nördlichen Provinzen oft weit verbreitet auf und zeigt eine hohe Mortalität (SWEE und JETTMAR 1925). In Japan trat der Scharlach seit 1896 auf und nahm mehr und mehr zu. In Kleinasien ist der Scharlach mäßig verbreitet. Auch in Palästina wurden Fälle beobachtet. Scharlach ist endemisch seit 1854 in Neuseeland, Tasmanien und im Südwesten von Australien.

Beim Scharlach ist der **Krankheitsanlage** eine überragende Bedeutung zuzuerkennen.

Rassendisposition. Eine besondere Disposition zum Scharlach hat die weiße kaukasische Rasse, während die pigmentierten Rassen sich einer weitgehenden Immunität erfreuen. In den Tropen, in Indien, in Südamerika, Afrika ist Scharlach unter der farbigen Bevölkerung selten. Auch die Indianer besitzen eine schon länger bekannte Immunität gegen Scharlach und doch ist der Prozentsatz der Dick-positiven gleichwohl ungefähr gleich wie bei den Weißen. Positiver Dicktest und natürlich Immunität schließen sich demnach nicht aus (WERNER, SCHULTZ). Andererseits wurde bei Völkern mit natürlicher Immunität der Dicktest deutlich weniger häufig positiv gefunden wie bei scharlachempfänglichen Rassen. Bei Usbekiern in Mittelasien und Taschkent kam auf 594 Fälle von Scharlach bei Europäern nur 1 Fall bei Eingeborenen vor. Auf Dick reagierten unter Usbekiern nur 14% positiv im Gegensatz zu 80% bei den Europäern (GREKOW). TOYODA fand, daß die eingeborenen Chinesen nur halb so häufig auf Dicktoxin positiv reagieren, wobei jedoch ihre Scharlachmorbidität 45mal geringer ist als diejenige der Japaner. Andererseits fand O. FISCHER bei Afrikanegern, bei denen der Scharlach fehlt oder sehr selten ist, nur in 1,8% einen positiven Dicktest. In ihrem Serum ließen sich Scharlachexanthem auslöschende Antikörper nachweisen, obschon die Neger nie Gelegenheit hatten, mit Scharlachkranken zusammenzukommen. KLEINE und KROO (1930) nehmen an, daß es sich vielleicht um Infektionen in der Kindheit gehandelt habe, welche im tropischen Klima latent bleiben. HEINBECKER und IRVINE-JONES (1928) fanden bei Eskimos keinen positiven Dicktest und sie konnten mit ihrem Serum das SCHULTZ-CHARLTONsche Auslöschphänomen auslösen. Es weist dies darauf hin, daß sich eine natürliche antitoxische Immunität entwickeln kann, unabhängig von einer stillen Feiung durch eine latente spezifische Infektion. Interessant ist, daß z. B. Negerkinder in Amerika ebenfalls bedeutend seltener an Scharlach erkranken oder sterben, als die der Weißen. Nach DUBLIN betrug die Mortalität an Scharlach bei den Negerkindern nur $1/4$ derjenigen unter den weißen Kindern.

Familiendisposition. FISHER (1928) untersuchte die Vererbung von Scharlachempfänglichkeit und Immunität bei 240 Individuen, welche Scharlach gehabt hatten und kam zu folgenden Schlüssen:

1. In Familien, in welchen beide Eltern Scharlach gehabt hatten, bekamen auch die Kinder gewöhnlich Scharlach.

2. In Familien, in welchen das eine Elter eine positive Dickreaktion und das andere einen negativen Dick zeigte, bekamen diejenigen Kinder, welche die gleiche Blutgruppe wie das Dick-positive Elter hatten, die Krankheit häufiger als diejenigen Kinder, welche die Blutgruppe ihres Dick-negativen Elters geerbt hatten.

3. In Familien, in welchen keines von den Eltern Scharlach gehabt hatte, konnte bei den Kindern gleichwohl eine beträchtliche Anzahl von Scharlachfällen auftreten.

Auffällig ist die Beobachtung, daß in einzelnen Familien mehrere Kinder an Scharlach sterben. Zugegeben wird auch eine familiäre Organdisposition zu den komplizierenden Krankheiten, besonders für die Scharlachnephritis. So kann es zu einer auffallenden familiären Häufung von Nierenentzündungen kommen, selbst wenn im Rahmen von Epidemien im allgemeinen nur wenig Nephritisfälle auftreten.

Geschlechtsdisposition. Scharlach kommt bei Knaben und Mädchen ungefähr gleich häufig vor. Nach meinen Beobachtungen neigen Knaben mehr zu hämorrhagischer Nephritis. Der Umstand, daß unter den Erwachsenen mehr Frauen als Männer an Scharlach erkranken, erklärt sich nach meiner Erfahrung zwanglos dadurch, daß es sich meist um Mütter handelt, die sich bei der Pflege scharlachkranker Kinder infizieren.

Altersdisposition. Auffällig ist die relative Immunität von Säuglingen unter 5—6 Monaten gegen Scharlach. Diese Immunität ist so groß, daß man einen Säugling von der scharlachkranken Mutter ruhig weiter stillen lassen kann, ohne im allgemeinen eine Erkrankung an Scharlach befürchten zu müssen. Diese Immunität gegen Scharlach ist um so bemerkenswerter, als Säuglinge bekanntlich gegen andersartige Streptokokkeninfekte wie Erysipel, Sepsis, respiratorische Infekte außerordentlich empfänglich sind. Nur in einem Teil der Fälle erklärt sich die Immunität der jungen Säuglinge nach PAUNZ-CZOMA durch die placentare Übertragung von Antitoxin von der Mutter auf den Fetus. Dies tritt dann ein, wenn die Mütter Scharlach durchgemacht haben oder zum mindesten Dick-negativ sind. Dagegen gelang es nicht durch Frauenmilch solcher Dick-negativer Mütter nachweisbare, erhebliche Antitoxinmengen auf Säuglinge zu übertragen, welche von Dick-positiven Müttern abstammten. Daß die Lactation nicht als solche antitoxischen Schutz verleiht, geht schon daraus hervor, daß bei Säuglingen die Immunität gegen Scharlach nach dem 5.—6. Monat zu schwinden beginnt, trotzdem sie weiter gestillt werden. Die antitoxische Immunität kann nur für einen Teil der Säuglinge, der eben von Dick-negativen Müttern stammt, in Anspruch genommen werden, und doch erweisen sich fast alle Säuglinge, auch solche, die von Dick-positiven Müttern stammen, in der ersten Lebenszeit gegen Scharlach immun. Vereinzelte Ausnahmen sprechen nicht gegen die Regel. So habe ich bei einem 3 Wochen alten Säugling einen typischen Scharlach mit nachfolgender Abschuppung beobachtet. Der Verlauf war sehr milde und ohne Komplikationen. Auch SCHLOSSMANN und MEYER erwähnen rudimentären Scharlach beim Säugling. Die weitgehende Resistenz der Säuglinge, selbst der künstlich ernährten, wird neuerdings auf eine mangelnde Sensibilisierung zurückgeführt.

Nach dem Säuglingsalter nimmt die Disposition ziemlich rasch zu und erreicht schon im 3.—7. Lebensjahr ein Maximum. Nach dem 10. Jahr sinkt die Empfänglichkeit allmählich, ohne jedoch auch im erwachsenen Alter vollständig zu verschwinden. Hoff gibt folgende Tabelle der Scharlachempfänglichkeit in den verschiedenen Lebensaltern:

bis zum 20. Jahre	63—75%	vom 40.—60. Jahre . . . 2,9%
vom 20.—40. Jahre	33,4%	über 60 Jahre. 1,8%

In der Tat sahen Cristiani und Gautier in der Genfer Epidemie im Winter 1921/22 mehrere 70jährige an Scharlach erkranken. Auch ich habe mehrere Mütter im Alter von 38—40 Jahren sich noch bei der Pflege scharlachkranker Kinder infizieren gesehen.

In der Kinderheilkunde wird seit Czerny der **Konstitution** für die Scharlachempfänglichkeit eine außerordentlich große Bedeutung zugeschrieben. Interessant in dieser Beziehung sind Beobachtungen an Zwillingen, z. B. von H. W. Traub. Bei einem zweieiigen Zwillingspärchen erkrankte der eine Zwilling nur leicht, der andere schwer mit vielen Komplikationen; bei einem anderen entsprechenden Pärchen erkrankte nur einer an Scharlach, der andere dagegen blieb gesund. Im Gegensatz dazu erkrankte ein eineiiges Zwillingspärchen gleichzeitig an Scharlach, der bei beiden Zwillingen einen ganz gleichen Verlauf nahm. Es würde sich lohnen, weitere derartige Beobachtungen zu sammeln, da eineiige oder identische Zwillinge genau die gleiche angeborene Konstitution besitzen.

Hirszfeld und seine Schule konnten zeigen, daß Kinder in der Regel jene Dickreaktion aufweisen wie die Eltern, mit denen sie die Blutgruppe gemeinsam haben. Sie folgern daraus, daß ein positiver oder negativer Dicktest vererbt werde, und zwar gekoppelt mit dem Gen der Blutgruppe.

Kiss und Teveli (1930) bestimmten bei 172 Scharlachkindern die Blutgruppe und fanden, daß 78 zur Gruppe 0, 59 zur Gruppe A, 24 zur Gruppe B und 11 zur Gruppe AB gehörten. Nach ihnen erscheint die Blutgruppe 0 (Agglutinine α und β im Serum) für Scharlach und insbesondere komplikationsreicheren Verlauf prädisponiert.

Ganz auffällig ist die Disposition der Kinder mit sog. *exsudativ-lymphatischer Diathese* für Scharlach gesteigert. Derartige Kinder verraten sich durch ihren pastösen Habitus, der dadurch zustande kommt, daß einmal eine gewisse Adipositas besteht, wobei jedoch das Fettgewebe noch abnorm reichlich Wasser in den Lymphspalten enthält. Der lymphatische Apparat dieser Kinder, Tonsillen, Drüsen, Milz finden sich in einem Zustande deutlicher Hyperplasie. Diese Kinder mit abnormer lymphatischer Konstitution zeichnen sich ganz allgemein durch eine schlechte natürliche Immunität aus. Sie sind sehr anfällig, besonders gegen Infektionen des Nasen-Rachenraums in Form von Pharyngitis, Angina, Otitis usw., wobei diese Infektionen geradezu als diathetische Manifestationen erscheinen. Es ist deshalb nicht verwunderlich, daß eines Tages nach mehreren solchen sensibilisierenden Infekten auch der Scharlach unter ihnen erscheint. Das pastöse aufgeschwemmte Fett wird bei diesen Kindern, wenn sie an Scharlach erkranken, ähnlich wie bei anderen Infektionen, abnorm rasch eingeschmolzen unter Entwicklung abnorm hoher Fiebergrade, begleitet von unstillbarem Erbrechen und sehr starker Acetonurie. Dadurch sind diese Kinder für einen foudroyanten, toxischen Verlauf des Scharlachs geradezu prädestiniert. Andererseits erleichtert der abnorme Wasserreichtum der Gewebe, die Weite des Saftkanalsystems, die Insuffizienz der lymphatischen Organe, das Zustandekommen der septischen Invasion beim Scharlach.

Aber auch der Zustand des *Nervensystems* spielt eine wichtige Rolle bei der Empfänglichkeit für den Scharlach und seinen Verlauf. Russische Autoren wie Koltypin u. a. haben darauf hingewiesen, daß bei malignem Scharlach in erster Linie das vegetative Nervensystem versagt. Block und Koenigsberger fanden bei scharlachkranken Kindern eine auffällig vagotonisch reizbare Konstitution. Lenart und Sandor stellten im Gegensatz dazu, bei Dick-positiven Kindern eine sympathico-hypertonische, bei Dick-negativen eine sympathico-hypotonische Konstitution fest.

Nach DE RUDDER spielt die Konstitution insofern eine große Rolle, als ein verschieden gutes Antikörperbildungsvermögen vererbt wird. Bei natürlicher Immunität vermag sich der Organismus durch Kontakt mit Virusträgern ohne jedes Krankheitszeichen stillschweigend zu immunisieren.

GORTER und Mitarbeiter haben ein eindrucksvolles Beispiel mitgeteilt. In einer kleinen Anstaltsepidemie wurden von 74 Knaben 22 von Scharlach befallen. Von den 52 übrigen waren nur Dick-positiv 12, von denen noch einer erkrankte. Von den übrigbleibenden 11 Kindern wurden 5 schutzgeimpft, die anderen 6 Dick-positiven wurden als Kontrolle benutzt. Sämtliche Kinder blieben von Scharlach verschont. Bei den 5 immunisierten Kindern wurde der Dicktest 30 Tage nach der Impfung negativ bei 3, blieb positiv bei 2. Von den 6 dick-positiven Kontrollkindern waren 5 ohne weiteres negativ geworden. Diese Beobachtung zeigt, daß bei einem Infektionsherd sich eine stillschweigende Immunisierung durch Kontakt mit Virusträgern ohne jedes Krankheitszeichen abspielen kann, so daß das Resultat dieser „stillen Feiung" (v. PFAUNDLER) sogar dasjenige der künstlichen Schutzimpfung übertreffen kann.

Ist dagegen das ererbte Antikörperbildungsvermögen ein mangelhaftes, so kann der Organismus sich nur durch die Krankheit eine Immunität erwerben, und selbst dann ist diese nicht so selten gerade beim Scharlach noch mangelhaft. „Der Organismus ist es eben, der sich seinen Scharlach schafft, weil er dazu gezwungen ist" (v. SZONTAGH).

Ernährung und Scharlach. In neuester Zeit werden die innigen Beziehungen zwischen Ernährung und natürlicher Immunität immer schärfer hervorgehoben. Fehlerhafte Ernährung wirkt sich besonders ungünstig aus bei konstitutionellen Anomalien, z. B. besonders bei der exsudativ-lymphatischen Diathese. Durch überreichliche Ernährung mit Milch, Eiern, Kohlenhydraten wird nach CZERNY die exsudative Diathese zu fortwährenden Manifestationen gereizt. Es wird dadurch gewissermaßen eine nutritive Allergie förmlich gezüchtet, welche ihrerseits den Boden für eine Scharlachinfektion vorbereitet, nicht zuletzt auch durch die Hypertrophie der Tonsillen und die häufigen Katarrhe des Nasen-Rachenraums. SCHLIEPS konnte in neuester Zeit interessante exakte klinische Beobachtungen über den Einfluß der Ernährung auf die Scharlachdisposition beibringen. Mit Milch und Eiern überfütterte Kinder reicher russischer Eltern erkrankten viel häufiger und schwerer an Scharlach, als Tartarenkinder, bei denen sich derartige Ernährungsschäden nicht nachweisen ließen. Kinder, welche sich aus natürlichem Instinkt der überreichlichen Milchernährung widersetzten, oder welche nach modernen pädiatrischen Gesichtspunkten ernährt wurden, blieben bei Familien- oder Hausepidemien in auffälliger Weise von Scharlach verschont oder erkrankten nur sehr leicht. Der Krieg hat als ein Experiment im großen die früher übliche Überernährung mit Milch und Eiern unterbunden und CZERNY hat darauf hingewiesen, daß mit der Dauer der Kriegszeit der Scharlach bei Kindern immer seltener wurde und so niedrige Frequenzzahlen aufzuweisen hatte, wie sie früher nur selten und in kurzen Perioden zu beobachten waren. Auch KOBRAK (1920) sah bei den knapp ernährten, armen Familien eine größere Immunität gegenüber dem Scharlach, als bei den in guten, hygienischen Verhältnissen lebenden, aber unzweckmäßig ernährten Reichen. Andererseits muß aber auch betont werden, daß schwere Unterernährung und Verwahrlosung wie in Rußland, die Entstehung schwerer Scharlachinfektionen ebenfalls begünstigt, da auch diese Faktoren die exsudativ-lymphatische Diathese durch weitere Herabsetzung der natürlichen Immunität ungünstig beeinflussen. Es ist nicht zu verkennen, daß der Scharlach in den letzten Jahrzehnten im allgemeinen viel von seinen Schrecken verloren hat und vielleicht dürfte doch die im allgemeinen rationellere Ernährung der Kinder mit dazu beigetragen haben.

Schlieps führt die Seltenheit des Scharlachs in den Tropen auf den Umstand zurück, daß in den heißen Ländern die Nahrung hauptsächlich aus Vegetabilien besteht.

McKinley hat angenommen, daß in den Tropen wegen der hohen Außentemperatur der Fettstoffwechsel ein anderer sei wie im gemäßigten Klima. Es würde weniger Fett verbrannt, und mehr Fettsäuren ständen zur Neutralisation bakterieller Toxine zur Verfügung. Experimentell fanden Kligler und Geiger in der Tat bei mit vegetabilen Ölen ernährten Ratten eine erhöhte Resistenz z. B. bei Trypanosomeninfektion, wenn die Versuchstiere unter tropischen Temperaturen gehalten wurden.

Die verminderte Resistenz bei der lymphatischen Diathese könnte vielleicht auch mit einer Störung des Fettstoffwechsels zusammenhängen.

Andererseits wird wohl die natürliche Immunität der Eskimo auch durch besondere Ernährungsart (Fleisch, Fische, Tran) unterstützt.

Zusammenfassend ist vielleicht der resistenz-erhöhende Faktor in der Ernährung auch gegen Scharlach im Vitamin A zu suchen (Vegetabilien, Lebertran).

Clausen fand, daß diejenigen Kinder, welche in der Folge schwere Scharlachkomplikationen bekamen, im Beginn sehr wenig Carotin im Plasma besaßen.

Auch eine an und für sich gute konstitutionelle Resistenz kann durch verschiedene Faktoren so herabgesetzt werden, daß der bei früheren Gelegenheiten immune Organismus für Scharlach empfänglich wird. Überanstrengungen schwächende Krankheiten, wie besonders Diphtherie, spielen hier eine Rolle. Schick sah 3 Ärzte der Wiener Klinik erst an Scharlach erkranken, nachdem sie Diphtherie durchgemacht hatten. Gerade bei der Diphtherie kann jedoch durch die Bloßlegung der Tonsillenschleimhaut nach Abstoßung der Membranen dem Scharlachvirus eine Eintrittspforte eröffnet worden sein.

Dieser Mechanismus ist von Bedeutung beim sog. **chirurgischen Scharlach.** Es ist eine bekannte Tatsache, daß Kinder mitunter nach Adenotomie, nach Mastoiditisoperationen am nächsten Tag Scharlach haben. Manchmal tritt der Scharlach z. B. nach Appendektomie nach Entfernung der Nähte auf. Kleine Wunden an der Hand, Panaritien, Hautabschürfung am Knie können dem Scharlach als Eingangspforte dienen. Wiederholt habe ich von Insektenstichen, mit Abszeßbildung vom Stichkanal ausgehend, von Furunkeln aus, Scharlach entstehen sehen. Die echte Scharlachnatur aller Fälle von Wundscharlach ist noch umstritten und es werden Verwechslungen mit septischen und andersartigen toxischen Exanthemen in Betracht gezogen.

In das gleiche Kapitel gehört der Scharlach nach *Laugenverätzungen* (Petheö) und besonders *Verbrennungen*. Neulich beobachtete ich ein 3jähriges Kind, das sich eine Brandwunde am linken Arm zuzog. Die Brandwunde begann zu eitern, nach 12 Std schon zeigte sich zuerst in der Umgebung der Wunde eine scharlachartige Rötung, die sich von da aus über den ganzen Körper ausbreitete, wie ich nach 24 Std feststellen konnte. Die Rachenorgane waren frei. Aus dem Wundsekret wurden sowohl hämolytische als vergrünende Streptokokken gezüchtet. Die Eosinophilie stieg am 4. Krankheitstag bis auf 22%.

Charakteristisch für den Wund- und Verbrennungsscharlach ist die kurze Inkubationszeit (1—4 Tage), Beginn des Exanthems um die Wunde herum, größere Intensität des Ausschlages und stärkere und frühere Schuppung an dieser Stelle, geringes oder fehlendes Enanthem und das Auftreten des Exanthems vor dem Enanthem. Es ist interessant, daß auch bei extrabuccaler Eintrittspforte eine sekundäre Beteiligung der Rachenorgane auftreten kann, wie ich mehrfach beobachtet habe. Von Szontagh denkt bei diesen chirurgischen, traumatischen und Verbrühungsscharlachformen an das Eindringen toxisch wirkender Substanzen, und zwar eiweißartiger Natur, welche die Scharlachreaktion mit auszulösen helfen.

Der puerperale Scharlach ist verhältnismäßig selten. Er tritt meist bei Erstgebärenden auf, gewöhnlich nach ganz normaler Geburt, und zwar mit großer Regelmäßigkeit zwischen dem 2. und 5. Tage nach der Geburt, niemals nach dem 10. Tage. Wiederholte Schüttelfröste und steiler Fieberanstieg bis 40°, Brechreiz und Erbrechen; eine Angina fehlt gewöhnlich. Es zeigt sich jedoch ein Enanthen in der Mundhöhle; bald folgt das Exanthem zuerst am Hals und auf der Brust, dehnt sich auf den ganzen Rumpf aus und geht schließlich auf die Glieder über. Himbeerzunge. Der puerperale Scharlach kann rasch tödlich verlaufen unter fötiden Diarrhoen, exzessivem Fieber, kleinem Puls, Dyspnoe, Purpura, Delirien, Koma. Bei günstigem Verlauf beginnt der Ausschlag unter kritischem Temperaturabfall am 7.—8. Tag abzublassen und zu schuppen. Es gibt leichte komplikationslos verlaufende Fälle, andererseits schwere Komplikationen wie Endometritis, Adnexitis, Peritonitis, Phlegmasie, Rheumatoide, diphtheroide Anginen usw.

Der puerperale Scharlach ist ein echter Scharlach mit uterovaginaler Eintrittspforte. Er läßt sich auf andere Personen übertragen. Antitoxisches Serum gibt ein positives Auslöschphänomen (P. BAIZE und M. MAYER), im Gegensatz zu den auch vorkommenden, gewöhnlich polymorphen, häufig morbilliformen Erythemen, beim eigentlichen Puerperalfieber. Letztere schuppen schwach, sind nicht ansteckend und gutartig. Sie kommen sowohl bei puerperaler Sepsis, als bei ganz leichten Infektionszuständen vor.

Selbst bei der *Menstruation* kann ähnlich wie beim puerperalen Scharlach die lädierte Uterusschleimhaut als Eintrittspforte dienen (s. MEYER, GIGON, POSPISCHILL und WEISS).

Auch nach *Seruminjektion* wird das Auftreten von Scharlach beobachtet, und zwar entweder 8—10 Tage oder sogar 20 Tage nach der Injektion (FANCONI).

Von den übrigen akuten Exanthemen eröffnen besonders die *Varicellen* am häufigsten dem Scharlach zahlreiche Infektionspforten an den epidermisentblößten Stellen der Haut. Nach FANCONI soll diese Dispositionssteigerung nicht nur im Eruptionsstadium, sondern auch 12—14 Tage später bestehen.

Ähnliche Verhältnisse liegen auch bei der *Pockenimpfung* vor, nach der der Scharlach mit Vorliebe am 6. Tage erscheint. Die Unterscheidung von scarlatiniformen Vaccineexanthemen ist allerdings oft sehr schwierig und das Auslöschphänomenen muß zur Differentialdiagnose herangezogen werden.

Auch die *Masern*, besonders im Prodromalstadium, disponieren für das Angehen der Scharlachinfektion. Ähnliches behauptet FANCONI auch von anderen fieberhaften, akuten Erkrankungen, wie *Anginen, Grippen, toxischen Exanthemen* usw.

Diese Umstände erklären die Angabe ZINGHERS, der Scharlach sei eine Konglomeration verschiedenartigster Krankheiten. Verschiedenartigste Fälle kommen ins Spital und von diesen entwickelt ein gewisser bestimmter Prozentsatz typisches Scharlachfieber 5 Tage nach der Aufnahme.

Diese Beobachtungen lassen sich wohl nur so erklären, daß eine latente Durchseuchung mit Scharlachvirus außerordentlich weit verbreitet ist. Viele gesunde Personen beherbergen offenbar Scharlachvirus im Sinne eines endogenen Mikrobismus auf den Schleimhäuten der oberen Luftwege oder auch auf der Haut und es bedarf nur eines zufälligen Anlasses, daß die natürliche Immunität durchbrochen wird und der Scharlach zum Vorschein kommt.

Damit hängt es zusammen, daß man meist in größter Verlegenheit ist, für diese Fälle eine Infektionsquelle aufzudecken. Es würde dies auch die merkwürdigen Scharlachfälle erklären, die gewissermaßen autochthon bei Kindern auftreten, die seit Wochen und Monaten von der Außenwelt abgeschnitten sich im Spital befinden.

Die latente Durchseuchung durch das ubiquitäre Scharlachvirus bringt eine sehr große Zahl von Menschen mit Scharlacherregern in Berührung. Infolge der natürlichen Resistenz kommt es entweder zu keinen Beziehungen zwischen den Krankheitserregern und dem Menschen. Meistens aber dürften wiederholte stumme Infektionen zu Immunisierungsvorgängen Anlaß geben, die unter der Schwelle klinischer Wahrnehmbarkeit verlaufen (REITER, DE RUDDER). Dies würde die eigentümliche Tatsache erklären, daß mit fortschreitendem Alter die Zahl der Dick-positiven abnimmt, sowie, daß die meisten normalen Erwachsenen in ihrem Serum Stoffe enthalten, die das Scharlachexanthem auszulöschen vermögen. Es gesellt sich also zu der angeborenen, natürlichen Resistenz, welche ihrerseits die stillschweigende Immunisierung ermöglicht, mit der Zeit noch eine erworbene spezifische Immunität, die auf Antikörper zurückzuführen ist, während die angeborene Immunität auf einem anderen Mechanismus beruhen muß. Bei starker Bevölkerungsdichte ist die Möglichkeit, mit Virusträgern in Berührung zu kommen, gesteigert, und es werden deshalb unter diesen Verhältnissen die Kinder früher immunisiert (Präzession der Durchseuchung) als in dünnbesäten Vierteln bessersituierter Kreise oder in dünnbevölkerten Landgegenden. Dadurch wird der Scharlach immer mehr zur Kinderkrankheit gestempelt. Wird die Durchseuchung aber durch die Abnahme der Bevölkerungsdichte, die Verminderung der Träger virulenter Keime herabgesetzt, so können unter diesen Verhältnissen Erwachsene in viel größerem Prozentsatz an Scharlach erkranken. So betrug bei der von JOHANNESSEN genauestens studierten Epidemie im ganz dünn besiedelten Bergtal Lommedalen bei Christiania 1883/84 der Anteil der Erwachsenenerkrankungen etwa das 3fache jenes in deutschen Städten des vorigen Jahrhunderts (17,8%). Auf den Färöerinseln war 57 Jahre kein Scharlach mehr vorgekommen. Als es endlich wieder zu einer Epidemie kam, war der Anteil der Erwachsenen an der Gesamtheit der Erkrankungen etwa das 4fache jenes in Städten des Festlandes, so daß in Scharlachfamilien etwa jeder 4. Erwachsene an Scharlach manifest erkrankte (DE RUDDER).

In der Möglichkeit der stillen Feiung nähert sich der Scharlach der Diphtherie und der HEINE-MEDINschen Krankheit.

Natürliche Immunität, unterstützt durch stille Feiung unter Erwerbung spezifischer Schutzkörper, bewirken, daß die Empfänglichkeit für Scharlach im Vergleich zu Masern und Varicellen relativ gering ist. Während auf den berühmten Färöerinseln 99% der Bevölkerung an Masern erkrankten, traf bei der Scharlachepidemie die Infektion nur bei 38,3% der Gesamtbevölkerung auf günstigen Boden. GOTTSTEIN berechnete für Kinder einen Kontagionsindex von 35%, also 35 Erkrankungen von 100 den gleichen Ansteckungsbedingungen ausgesetzten Kindern.

Die durch stille Feiung erworbene Immunität der Erwachsenen gegen Scharlach bewirkt nun sehr häufig, daß diese, wenn sie einer Scharlachinfektion ausgesetzt sind, zwar erkranken, aber in ganz atypischer Weise z. B. an einer ganz einfachen Pharyngitis oder Angina, der man unmöglich die Scharlachnatur mehr ansehen kann. So infizierte sich eine 32jährige Mutter, die nie Scharlach gehabt hatte, an ihrem 3jährigen, an typischem Scharlach erkrankten Kinde. Sie bekam zunächst eine Angina mit streifenförmigen Belägen an den Gaumensegeln und zum Teil auf den Tonsillen, aber Enanthem und Exanthem fehlten ebenso wie die Himbeerzunge. Starke Schwellung der Submaxillardrüsen. Während aus dem Rachen des scharlachkranken Kindes hämolytische Streptokokken gezüchtet werden konnten, wuchsen aus dem Rachenabstrich der Mutter ausschließlich vergrünende Streptokokken. Der gegen Scharlach immune Organismus der Mutter war also imstande, die hämolytischen Streptokokken wieder in vergrünende umzuwandeln. Es ist schon lange bekannt, daß in der Umgebung von Scharlachkranken hauptsächlich bei Erwachsenen, aber auch bei scharlachimmunen Kindern anscheinend banale Streptokokkeninfektionen weit verbreitet sind. Am bekanntesten ist das gehäufte Auftreten von Anginen bei den Familienangehörigen von Scharlachkranken. Die einen Kinder einer Familie können typischen Scharlach zeigen, während andere an banalen Grippen darniederliegen. In einer Familie erkrankte ein Knabe an klassischem Scharlach, an dem er in der 3. Woche an Nephritis und Urämie zugrunde ging. Seine Schwester bekam während der Krankheit des Bruders eine schwere Streptokokkenwanderpneumonie (Erysipel der Lungen). In 2 Fällen sah ich schwere Wandererysipele bei Müttern auftreten, welche scharlachkranke Kinder pflegten. V. DABNEY hat 1924 4 Schwestern beobachtet, die sich bei der Pflege von Scharlachkranken infizierten, jedoch keinen Scharlach, sondern nur Otitis, Mastoiditis und Sinusitis bekamen. Bei allen 4 Patienten waren die Streptokokken morphologisch identisch und hämolytisch. Es handelte sich offenbar um die gleichen Streptokokken, die bei den empfänglichen Individuen klassischen Scharlach erzeugt hatten.

Diese epidemiologischen Beobachtungen scheinen dafür zu sprechen, daß die banalen Streptokokken im Organismus des Scharlachempfänglichen zum Scharlacherreger umgezüchtet werden. Im gleichen Sinne sprechen die immunbiologischen Erfahrungen bei Negern und Eskimos, welche in ihrem Serum spezifische, löschende Antikörper sich erwerben können, ohne je mit besonderen Scharlachstreptokokken in Berührung gewesen zu sein.

Streptococcosis. Angelsächsische Autoren wie BOISVERT, POWERS, denen sich neuerdings auch HOTTINGER anschließt, betonen, daß hämolytische Streptokokken der Gruppe A besonders die oberen Luftwege befallen. Hier ist die primäre Wohnstätte und die natürliche Einfallspforte bei der großen Mehrzahl der Patienten. Sie erzeugen das Streptokokkenfieber, welches sich in verschiedenen Altersperioden in unterschiedlichen klinischen Bildern äußert. Die Mikroben können vorhanden sein, ohne klinische Erscheinungen zu machen. In den beiden ersten Lebensjahren kann die Streptococcosis sich äußern in einem feurig-roten Hals, einer Tonsillitis mit oder ohne Exsudat, aber ohne Enanthem und Exanthem, in einer sichtbaren Halsdrüsenschwellung und recht häufig in einer Otitis mit einem spontan fließenden Ohr, eventuell auch in einer eitrigen Sinusitis. Im allgemeinen werden Eiterungen häufiger beim frühen Kindheitstypus des Streptokokkenfiebers gesehen. Zu diesem Streptokokkenfieber ist auch das Erysipel zu rechnen. Die Streptococcosis kommt viel öfter en- und epidemisch vor, als man bisher annahm. Sie bildet den Boden, auf dem der Scharlach und die Scharlachepidemien erwachsen (sog. Begleitepidemie). In der zweiten Kindheit machen sich allergisierende Einflüsse geltend und ihr Ausdruck ist das Exanthem und Enanthem, wodurch die Scharlacherkrankung als etwas Besonderes imponiert. Zu dem Streptokokkenfieber gesellt sich die erythrogene Toxämie.

Kontagiosität und Übertragung. Gerade die oft nur leicht unpäßlichen, ambulanten Erwachsenen in der Umgebung von an typischem Scharlach erkrankten Personen, welche keinerlei für Scharlach typische Krankheitszeichen zeigen, tragen häufig weit mehr zur Ausbreitung des Scharlachs bei, als die früh bettlägerig gewordenen, isolierten Scharlachkranken selber.

Bei der von JOHANNESSEN beobachteten Epidemie in dem einsamen Walddorfe Bärum in Lommedalen wurde diese dadurch eingeschleppt, daß sich ein 29jähriges Dienstmädchen, das in Christiania einen Scharlachkranken gepflegt hatte, mit Angina behaftet, jedoch nicht bettlägerig und ohne Krankheitsgefühl in das Dorf begab und dort 3 Familien ansteckte.

Merkwürdigerweise ist der Scharlachkranke selber in der ersten Zeit nach Beginn der Krankheitserscheinungen fast nicht kontagiös, selbst noch in der ersten Zeit des Exanthems. Meine Erfahrungen stimmen darin vollständig mit denen WEIGERTs überein.

WEIGERT berichtet sogar folgendes: „Ein 6jähriges Mädchen aß das Butterbrot, das ihr 4jähriger Bruder soeben angebissen hatte, zu Ende. Als ich $^1/_4$ Std später erschien, stellte ich bei dem Knaben ein Scharlachexanthem und eine Scharlachangina mit Belag fest. Das gesunde Kind wurde sofort isoliert und blieb gesund, obschon der Scharlach beim Bruder besonders bösartig war und unter den Erscheinungen der sog. Drüsenpest in 4 Tagen zum Tode führte. Erst 3 Monate später erkrankte das Mädchen, nachdem es ein Hemd, das jetzt erst aus dem unzureichend desinfizierten Krankenzimmer geholt worden war, angezogen hatte."

Bei Masern kommt man mit der Isolierung der Erkrankten zum Schutze der noch Gesunden fast regelmäßig zu spät. Ganz anders beim Scharlach. Isoliert man den Patienten bald nach Erscheinen des Exanthems, so bleiben die durch die Ansteckung gefährdeten Kinder sozusagen regelmäßig verschont. Wenn also in einer Schule oder in einer Kindergesellschaft ein Scharlachfall aufgetreten, aber rechtzeitig entfernt worden ist, so kann der Arzt die besorgten Eltern der anderen Kinder beruhigen, in dem Sinne, daß eine Erkrankung der Geschwister oder Kameraden nicht zu befürchten ist, so daß sich weitere prophylaktische Maßnahmen, insbesondere Seruminjektionen, erübrigen.

Übertragung von Scharlach auf gesunde Geschwister oder auf pflegende Mütter beobachtete ich häufiger erst in späteren Stadien, also besonders in der Desquamationsperiode. Infektiös ist besonders das Nasen-Rachensekret, das beim Sprechen, Husten, Niesen in der Umgebung des Kranken verstäubt wird und die sog. Tröpfcheninfektion vermittelt. Auch Ohreiter erweist sich oft hochgradig infektiös. Dagegen spielt Ansteckung durch das Medium der Darmentleerungen und des Urins keine größere Rolle. So berichtet KOBRAK, daß Dienstmädchen, die mit der Nachtgeschirreinigung und dem Aufräumen des Krankenzimmers, nicht aber mit der Pflege und mit dem Kind direkt zu tun hatten, nicht erkrankten. Auch die Übertragung durch Schuppen erscheint nicht mit Sicherheit erwiesen. Sie wäre dann denkbar, wenn die Schuppen mit infektiösen Sekreten verunreinigt wären. Das Anstecken kann noch spät in der Rekonvaleszenz erfolgen. Sehr bekannt sind die sog. *Heimkehrfälle* oder *„Return cases"*. Kinder, welche 6 Wochen im Spital isoliert waren, können nach der Heimkehr immer noch gesunde Geschwister anstecken. Um dies zu verhüten, haben FRIEDEMANN und DEICHER vorgeschlagen, die Kinder nur dann nach Hause zu entlassen, wenn sich im 3mal wiederholten (im Intervall von 2—3 Tagen) Rachenabstrich keine hämolytische Streptokokken mehr zeigten. Das scheint mir jedoch noch ein problematisches Kriterium für die Beurteilung der Scharlachkontagiosität zu sein. Bei der Entstehung der Heimkehrfälle spielt wahrscheinlich der Umstand eine große Rolle, daß die Scharlachrekonvaleszenten auf den Scharlachabteilungen Gelegenheit haben, immer wieder frisches Scharlachvirus von neu aufgenommenen Fällen in sich aufzunehmen und dieses bei der Heimkehr in noch sehr virulenter Form auf die Geschwister zu übertragen. Dieser Gefahr suchten POSPISCHILL und WEISS, SCHICK u. a. durch die sog. „fraktionierte Desinfektion", die vollständige Trennung der frisch Scharlachkranken von den Patienten der 3. und 4. Woche, sowie von den Rekonvaleszenten der folgenden Wochen zu begegnen. Es sollen also auf der gleichen Abteilung immer nur Patienten im gleichen Stadium des Scharlachs gepflegt werden.

Die Infektion mit Scharlach erfolgt im Gegensatz zu den Masern nur verhältnismäßig selten in der Schule. Es hängt dies vielleicht damit zusammen, daß der Scharlach im Krankheitsbeginn sehr wenig kontagiös ist. GOTTSTEIN, BERNHARD, V. SZONTAGH, wie neuerdings GENTZEN betonen in übereinstimmender Weise, daß Infektionsherde in den Schulen keine erhebliche Rolle spielen. Demgemäß haben die Ferienmonate keinen erkennbaren Einfluß auf die Häufigkeit der Scharlacherkrankung.

Übertragung durch gesunde Zwischenträger kann vorkommen. Ärzte übertragen bei den kurzdauernden Besuchen Scharlach in der Regel nicht. Anders ist es natürlich, wenn der Zwischenträger stark mit infektiösem Material beladen wurde. So erzählt LE SAGE von einem Arzt, der bei einem Rachenabstrich von einem Scharlachkranken Speichel ins Gesicht gespritzt bekam. Er kehrte heim, umarmte seine Tochter, welche seit 5 Wochen nicht ausgegangen war, und sich deshalb nirgends anderswo angesteckt haben konnte; das Kind bekam einige Tage später Scharlach.

Die vom Scharlachkranken gebrauchten Gegenstände, wie Eß- und Trinkgeschirre, Wäschestücke, Kleider, Spielsachen, Bücher kommen ebenfalls als Ansteckungsvermittler in Betracht, da an ihnen das Scharlachgift lange, auch in getrocknetem Zustande haften bleiben kann.

Übertragung durch von Scharlachkranken selber oder nur in ihrem Zimmer geschriebene Briefe ist mehrfach beobachtet worden.

Der alimentäre oder Ingestionsscharlach. Bekannt geworden sind namentlich *Milchepidemien*. Nach HEGLER, BOYKSEN u. a. erkrankten in Pinneberg bei Hamburg in 194 Haushaltungen, denen infizierte Milch geliefert wurde, 110 Menschen an Scharlach. WATSON hat eine Milchepidemie in Doncaster 1936 beschrieben. Die Tochter eines Melkers litt an purulenter Streptokokkenotitis. Der Vater verband und versorgte das Mädchen. Er infizierte ein Kuheuter mit seinen Händen. Durch die Mastitis der Kuh gelangten die Krankheitserreger, Streptokokken der Gruppe A, Typus 2 in die Milch. Durch die Milch erkrankten einige hundert Personen an Scharlach, insbesondere auffallend viel Erwachsene. Im Ohreiter, an der Hand des Melkers, am Euter, in der Milch und bei den Patienten wurde derselbe oben erwähnte Streptokokkenstamm isoliert. A. EVANS hat 29 Milchepidemien zusammengestellt, davon 26 in USA., 2 in England und eine in Kanada. Die Typisierung der Erreger ergab meistens Gruppe A, Typ 1, 2, 3, 13 und 23. Die letzte Milchepidemie in Deutschland wurde nach SCHOECHLI 1948 beschrieben, wo in einem Krankenhaus innerhalb von 5 Tagen von 1032 Personen deren 87 erkrankten. Als Infektionsquelle wurde ein Angestellter der Molkerei mit schwerer scharlachverdächtiger Angina eruiert, der die für das Spital bestimmte Kanne Milch nach der Pasteurisierung durch Tröpfcheninfektion infizierte. Die Milch wurde umgekocht, als Zusatz zu schwarzem Kaffee verabreicht. In der Schweiz konnten bis heute Milch-Scharlachepidemien erst einmal mit Sicherheit nachgewiesen werden, bei der Epidemie von Aarau 1949 (REICHEN, SCHOECHLI, ALDER). Unmittelbar nach Ostern (18. und 19. April) erkrankten in dem kleinen Städtchen Dutzende von Menschen an Scharlach oder Angina, und zwar nur in bestimmten Quartieren, woselbst oft die Patienten, vorwiegend Erwachsene, Haus an Haus sich folgten. Die Zahl der Fälle stieg in den ersten Tagen rapid an, alles wies auf eine Lebensmittelinfektion hin. In erster Linie mußte dabei an die Milch gedacht werden. In der Tat konnte man feststellen, daß sich die Krankheitswelle nahezu lückenlos auf jene Quartiere und Straßenzüge beschränkte, welche vom gleichen Händler mit Milch aus der Ortschaft M. versorgt wurde. In diesem Dorfe herrschte Scharlach; 4 in der Käserei beschäftigte Personen waren an Scharlach erkrankt, hatten bzw. Scharlach durchgemacht. Bei den Milchkühen von M. konnten keine Scharlachstreptokokken im Euter nachgewiesen werden. Nach KÄSTLI sollen bisher menschenpathogene Streptokokken niemals als Euterbesiedler festgestellt worden sein. Bei dem heißen sommerlichen Wetter reicherten sich die Streptokokken vor allem in der Rahmschicht an. Die Konsumenten wurden durch den Rahm der nicht gekochten Milch, Creme zu schwarzem Kaffee oder Rahm zu Fruchtsalaten oder Méringues infiziert. Oft genügten einige Tropfen, um Scharlach oder Angina zu erzeugen.

Für den alimentären oder Ingestionsscharlach sind charakteristisch (nach ALDER):
1. Explosionsartiger Beginn.
2. Kurze Inkubationszeit von 1—3 Tagen.
3. Abnorme Saisonverteilung, Auftreten im Frühling und Sommer, bei heißem Wetter.
4. Häufig abnorme Altersbeteiligung, größere Erwachsenenkontigente.
5. Nachweis des Erregers durch Typendifferenzierung ist hie und da gelungen in allen Stationen seines Infektions- und Übertragungsweges von Scharlach infizierten Menschen zur Milch und zum neuen Patienten. Manchmal ist der Nachweis des Erregers in der Milch selbst, auch bei sicheren Epidemien, unmöglich.
6. Zu Beginn der Epidemie oft brutale schwere Krankheitsfälle (Pinneberg), später ruhigerer und milderer Verlauf und Übergang in eine relativ benigne Endemie.
7. Meist Begleitepidemien von anderen Streptokokkenerkrankungen in der Umgebung der Scharlachkranken, insbesondere Anginen, eventuell auch septische Krankheitsbilder.

Auch Speiseeis kann die Rolle des Überträgers spielen. Nach RAMSEY erkrankten 116 Menschen in Flint Michigan und in den umliegenden Dörfern infolge des Genusses von Speiseeis, bei dessen Hersteller sich denn auch hämolytische Streptokokken fanden.

Sehr auffallend ist die außerordentlich große Widerstandsfähigkeit des Scharlachkontagiums, welche an diejenige des Pockenvirus erinnert. So erwähnt WEIGERT die Ansteckung eines Kindes bei einem Besuch in einem jahrelang von Scharlach frei gebliebenen Ort durch das Schlafen in einem Kinderwagen, in dem vor 8 Jahren ein Nachbarkind einen schweren Scharlach durchgemacht hatte und der seither nicht mehr benützt worden war. Demgegenüber betont DRIGALSKY, daß die ganze Gruppe der Streptokokken zu den hinfälligeren Keimen gehört. BÜRGERS fand, daß getrocknete Streptokokken über $1^{1}/_{4}$ Jahre lebensfähig und virulent bleiben können. Der Gegensatz zu der beobachteten mehrjährigen Tenazität des Virus bleibt jedoch bestehen.

Merkwürdig ist, daß der Erreger an den Wänden, Fußböden, Decken des Krankenzimmers nicht zu haften scheint. So berichten SCHLOSSMANN und MEYER ebenso wie LE SAGE, daß in Isolierabteilungen von Infektionskliniken keine Infektionen an Scharlach auch nicht bei unmittelbar aufeinanderfolgender Belegung der Zimmer mit Patienten, die an verschiedensten Infektionskrankheiten litten, beobachtet wurde, obschon man auf eine Raumdesinfektion verzichtete und der Übertragung durch den Luftzug die denkbar günstigste Gelegenheit gegeben war. Gleiche Beobachtungen berichten von Boxstationen (PIRQUET und KLEINSCHMIDT).

Die Kontagiosität des Scharlachs scheint starken, örtlichen und zeitlichen Schwankungen unterworfen zu sein, wie wir das auch bei anderen Infektionskrankheiten, selbst bei den hoch kontagiösen Masern und auch beim Drüsenfieber beobachten können. Außerhalb der Epidemiezeit verhalten sich selbst diese nicht oder auffallend wenig kontagiös, so daß sich von sporadischen Fällen aus keine Epidemie entwickelt. Ähnliche Beobachtungen liegen auch beim Scharlach vor. So kommen z. B. auf dem Lande immer wieder isolierte Scharlachfälle vor, an die sich keine weiteren Erkrankungen anschließen. In epidemiefreien Zeiten habe ich auch in kinderreichen armen Familien keine Übertragung von Scharlach gesehen, trotzdem die Eltern sich weigerten, Kinder ins Spital zu schicken und alle Vorsichtsmaßnahmen außer acht ließen.

Epidemiologie. In den größeren Städten ist der Scharlach endemisch; auf dem Lande kann er jahrelang erlöschen. Ähnlich wie bei anderen Infektionskrankheiten treten periodische Schwankungen auf, indem sich von anscheinend sporadischen Fällen aus eine Epidemie entwickelt, die sich oft jahrelang hinzieht und wieder in sporadischen Fällen erlischt. Das Aufflackern der Epidemien wird durch das Vorhandensein einer größeren Zahl Scharlach empfänglicher Individuen bedingt. Mit der Morbidität steigt und fällt gewöhnlich auch die Mortalität einer bestimmten Bevölkerungsgruppe an Scharlach. Die Letalität, d. h. die Sterblichkeit der scharlachkranken Individuen, zeigt dagegen größere Schwankungen je nach dem Charakter der Epidemie.

Die ersten Fälle, die SYDENHAM 1675 beschrieb, waren so leicht, daß er dem Scharlach kaum den Namen einer Krankheit zu geben wagte. In ähnlicher Weise sah BRETONNEAU von 1793—1824 keinen einzigen Scharlachkranken sterben; er mußte jedoch seine Meinung ändern, als er 1824 in Tours eine außerordentliche mörderische Epidemie beobachtete. In den letzten Jahrzehnten ist der Scharlach in Deutschland und in der Schweiz immer gutartiger geworden, so daß Todesfälle zu den Seltenheiten gehören. Immerhin habe ich solche auch bei endemischen Fällen beobachtet. Die Mortalität des Scharlachs auf je 10000 Einwohnern ist von 6,1 im Jahre 1877 sukzessive gesunken bis 0,1 im Jahre 1925 (Schütz).

Nicht überall in Europa ist ein gleicher Rückgang der Mortalität von Scharlach wie in Deutschland zu beobachten. So starben auf 10000 Lebende im Jahre 1925 an Scharlach in Warschau 20,86, in Budapest 23,99, in Rom 25,48, in Leningrad 77,05, während Brüssel zur gleichen Zeit eine geringe Mortalität von nur 0,74, Berlin 1,02, München 1,03, Paris 3,1, Wien 4,12 besaßen.

Im Vergleich zu anderen Infektionskrankheiten ereignen sich beim Scharlach nur etwa $1/_3$ soviel Todesfälle wie bei Diphtherie (Zeitraum 1909—1920). Nach der Diphtherie zeigen zunächst der Keuchhusten, dann die Masern eine erheblich größere Mortalität wie der Scharlach (Schütz).

Am häufigsten tritt der Scharlach in der kalten Jahreszeit auf, also im 4. und 1. Quartal des Jahres. Von Szontagh hat jedoch in Budapest wiederholte Häufung der Scharlachfälle in den Sommermonaten beobachtet. Der Kulminationspunkt fiel jedoch meist auch in Budapest auf den Oktober. Nach älteren epidemiologischen Beobachtungen soll Scharlach durch länger dauerndes warmes Wetter und trockene Winde begünstigt werden. Es wäre dabei an eine mechanische Läsion der Schleimhäute durch den aufgewirbelten Staub zu denken, der dem Scharlachvirus Eintrittspforten schafft.

Der Streptococcus scarlatinae. *Ätiologie und Pathogenese.* Löffler fand als erster 1887 bei Scharlachkranken im Rachenabstrich Streptokokken. Den gleichen Befund im Wundsekret bei Wundscharlach erhob der Schweizer Chirurg Brunner.

Schottmüller führte 1895 die Blutagarplatte ein und konnte feststellen, daß fast regelmäßig von Tonsillenabstrichen und aus dem Eiter etwaiger septischer Metastasen bei Scharlachkranken hämolytische Streptokokken in Reinkultur zu züchten sind. Mit solcher Regelmäßigkeit gelang dieser Nachweis, daß für Schottmüller die Diagnose Scharlach zweifelhaft erscheint, wenn bei einem scarlatinösen Exanthem aus dem Rachenabstrich keine hämolytischen Streptokokken kulturell zu gewinnen sind.

Die ätiologische Rolle der Streptokokken beim Scharlach trat jedoch in der Folge wieder in den Hintergrund und sie ist auch heute noch umstritten, obschon seit den schönen Arbeiten des Ehepaars Dick, Dochez u. a. ein fast erdrückendes Indizienbeweismaterial für die große ätiologische Bedeutung beim Scharlach zusammengebracht worden ist. D. und R. Thomson haben in einer ausgezeichneten Monographie auf Grund der neuesten Arbeiten die pathogene Rolle der Streptokokken beim Scharlach zusammenfassend dargestellt und führen 15 Beweispunkte an, die nach ihrer Ansicht dafür sprechen, daß ein spezifischer, hämolytischer Streptococcus, der Streptococcus scarlatinae, das Scharlachfieber verursacht:

1. Kulturelle Differenzen. Der Streptococcus scarlatinae ist auf den meisten Nährböden anderen hämolytischen Streptokokken sehr ähnlich, läßt sich jedoch auf gewissen besonderen Blutnährböden von Erysipel-Streptokokken usw. unterscheiden.

2. Gärung und andere chemische Differenzen. Es zeigen sich gewisse Unterschiede in der Zuckervergärung gegenüber Streptococcus erysipelatis und Streptococcus pyogenes. Nach Thomson schwärzt Lugolsche Jodlösung Kolonien von Scharlachstreptokokken niemals, während die meisten Erysipelstämme von Birkhaug schwarz werden.

3. Unterschiede in der Agglutination. Die Mehrzahl der Beobachter hat gefunden, daß die Scharlachstreptokokken durch Agglutinationsversuche von anderen Streptokokken unterschieden werden können. Der Streptococcus scarlatinae selber zeigt 4 verschiedene Agglutinationstypen, wobei die schwersten Fälle dem Typ 2 zugehören.

4. und 5. Der *opsonische Index* und *die Präcipitinprobe* sprechen ebenfalls für spezifische Unterschiede des Streptococcus scarlatinae von anderen hämolytischen Streptokokken.

6. Die Scharlachstreptokokken bilden ein *spezifisches Exotoxin*, mit welchem ein ebenso spezifisches Antitoxin durch Immunisierung z. B. von Pferden gewonnen werden kann. Das Toxin erzeugt eine Hautreaktion, welche in spezifischer Weise Scharlachempfänglichkeit anzeigt (positiver Dicktest).

7. Das Scharlachtoxin erzeugt bei Injektion von großen Dosen einen allgemeinen *scarlatiniformen Rash* und andere Scharlachsymptome wenige Stunden nach der Injektion.

8. Vaccine von abgetöteten Scharlachstreptokokken kann ebenfalls einen *scarlatiniformen Rash* erzeugen (LANGOWOI, GABRITSCHEWSKY 1906).

9. Injiziert man Tiere mit Streptococcus scarlatinae, so tritt in dem Antiserum ein sog. *Antitoxin* auf, welches in spezifischer Weise nur den Scharlachausschlag auslöscht, andere Exantheme dagegen unbeeinflußt läßt.

10. Dasselbe *Antiserum* gegen Streptococcus scarlatinae übt eine mächtige *kurative Wirkung* auf das Scharlachfieber aus.

11. Mit dem *Scharlachantiserum* kann man empfängliche Personen für kurze Zeit passiv *immunisieren*.

12. Mittelst *Toxin* und *Vaccine* von Streptococcus scarlatinae gelingt es, empfängliche Personen aktiv gegen Scharlach zu *immunisieren*.

13. Scharlachfieber konnte von verschiedenen Beobachtern *experimentell* erzeugt werden durch Abstreichen von *Reinkulturen von Streptococcus scarlatinae* bei menschlichen Freiwilligen.

14. Bei durch *Milch* verursachten Scharlachepidemien wurden im Euter der betreffenden Kühe enorme Zahlen von hämolytischen Streptokokken nachgewiesen, welche mit *Streptococcus scarlatinae identisch* sich erwiesen. Diese Angaben werden neuerdings von Milchbakteriologen bestritten (KÄSTLI).

15. Gelegentlich sind *Laboratoriumsinfektionen* bei Personen beobachtet worden, welche mit Streptococcus scarlatinae arbeiteten.

R. ABDERHALDEN und BONELL wiesen im Scharlachurin Abwehrfermente, Proteinasen nach, welche in der Hauptsache nur ein Substrat abzubauen vermochten, das aus dem Eiweiß von Scharlachstreptokokken gewonnen wurde.

Kultureller Nachweis der hämolytischen Streptokokken. Man verwendet folgenden Nährboden. Man schmilzt in einem Reagensröhrchen 6—8 cm^3 Agar, kühlt ihn auf 45° ab, fügt 1 cm^3 defibriniertes Menschen-, Kaninchen- oder Pferdeblut zu und gießt in eine Petrischale aus. Mit der Platinöse macht man nahe beieinander liegende Ausstriche. Die punktförmigen Streptokokkenkolonien mit ihren breiten, deutlichen, glasklaren, hämolytischen Höfen sind so charakteristisch, daß die nach 24 Std vorgenommene makroskopische Betrachtung der Platten für die Diagnose genügt.

In Bouillonkulturen bildet der Streptococcus haemolyticus ein mäßiges, weißes Depot mit darüber schwimmender klarer Flüssigkeit. In Bouillonkulturen bildet er lange und gewundene Ketten.

Beim Normalen findet man in etwa nur 7—20% der Fälle hämolytische Streptokokken. Dagegen wissen wir längst, daß in der Mundhöhle z. B. am Zahnfleischrand jedes Menschen zu jeder Zeit in unendlicher Zahl grün wachsende, im allgemeinen wohl saprophytäre Streptokokken wuchern, die sich im Tierversuch z. B. an Mäusen geprüft als atoxisch oder avirulent verhalten.

Beim Scharlach findet man nun wenigstens in den ersten Tagen konstant in 84—100% hämolytische Streptokokken von besonderen, biologischen Charakteren (FRIEDEMANN und DEICHER, BLISS, KOROBKOWA und MITIN, ELKELES, MARKUSE u. a.). Aus den bisherigen bakteriologischen Untersuchungen geht jedoch hervor, daß der Streptococcus scarlatinae anderen hämolytischen Streptokokken wie Streptococcus erysipelatis und Streptococcus pyogenes so ähnlich ist, die durch biologische und biochemische Versuche bisher aufgedeckten Besonderheiten so geringfügig sind, als ob die Stämme von Scharlach sich nicht wesentlich von hämolytischen Streptokokken aus gewöhnlichen Eiterherden oder aus einfachen Anginen unterscheiden (McLachlan 1927).

Weitere Differenzierung der Scharlachstreptokokken nach Lancefield *und* Griffith. Die Einteilung von Lancefield (1928) stützt sich auf eine besondere Antigenanalyse.

Die Gruppe A ist charakterisiert durch die M-Substanz, welche ein Protein darstellt. Sie umfaßt die meisten pathogenen Streptokokken. In etwa 95% der Scharlachfälle findet sich der hämolysierende Streptococcus der Gruppe A von Lancefield. Der gleichen Gruppe gehören an die menschenpathogenen Erysipelstreptokokken, der Streptococcus pyogenes usw.

Die Gruppe B ist charakterisiert durch den Streptococcus agalactiae sive Mastitidis, namentlich bei Puerperalfieber und beim Vieh. Die typenspezifische Substanz in der Gruppe B ist ein Polysaccharid.

Die Gruppe C umfaßt namentlich Gärungserreger, die je nach dem Vergärungsvermögen in 3 Subgruppen eingeteilt werden können.

Typisierung nach Griffith *1926.* Griffith konnte nach der Morphologie der Kolonien und besonders durch die Agglutination 30 verschiedene Stämme von hämolytischen Streptokokken typisieren. 26 von Griffith-Stammtypen gehörten zu Lancefields Gruppe A. Nach Griffith sind diese Typen in ihrer Spezifität sehr stabil. So findet sich im Rachenabstrich des Scharlachs ein bestimmter Typus von hämolytischen Streptokokken in Reinkultur nach Alvar Ehinger 1, 4, 2, 11 in dieser Ordnung, nach Alice E. Evans 1, 11, 13 und 23. Auch andere Typen kommen gelegentlich vor, so war nach Ehinger eine Scharlachepidemie durch den Typus 7 bedingt, welcher zur Gruppe C gehört.

Mutation der Scharlachstreptokokken. Friedemann, Deicher und Abraham konnten typische, toxische, hämolytische Scharlachstreptokokken in atoxische, anhämolytische, vergrünende umwandeln und in toxische zurückverwandeln. Solche Vorgänge kommen auch spontan vor. So wurde ein Kind, bei welchem in der Scharlachrekonvaleszenz nur noch vergrünende, atoxische Streptokokken festgestellt worden waren, entlassen. Dieses Kind steckte gleichwohl zu Hause ein anderes Kind mit Scharlach an. Die atoxischen Streptokokken dieses Falles gewannen durch Injektion in die Bauchhöhle einer Maus die Fähigkeit der Hämolyse und der Toxinbildung zurück.

Eine ähnliche klinische Beobachtung konnte ich vor kurzem machen. Eine 30jährige Mutter küßte ihr 3jähriges scharlachkrankes Kind auf den Mund. Nach 3 Tagen erkrankte sie an einer Angina mit Belägen, welche von den Gaumensegeln herabstiegen und auf die Tonsillen übergriffen. Starke, weiche Schwellung der Kieferwinkeldrüsen beiderseits, aber keine Spur von Enanthem oder Scharlachexanthem. Während aus dem Rachen des Scharlachkindes hämolytische Streptokokken in Reinkultur gezüchtet wurden, wuchsen aus den Membranabstrichen der Mutter nur vergrünende Streptokokken. Die Mutter hatte also die Fähigkeit, die hämolytischen Streptokokken in vergrünende umzuwandeln. Trotzdem waren diese vergrünenden Streptokokken nicht atoxisch, denn sie erzeugten immerhin Fieber, eine heftige Angina mit Belägen und Drüsenschwellungen, aber keine Spur von Scharlach.

Nun können sich aber offenbar auch umgekehrt die vergrünenden, atoxischen Streptokokken in hämolytische verwandeln. So sieht man nicht nur beim Scharlach, sondern bei verschiedensten Anginen, Rhinopharyngiten, bei Grippe, Masern und Drüsenfieber massenhaft hämolytische Streptokokken auftreten, die offenbar durch Virulenzsteigerung aus den atoxischen, vergrünenden Streptokokken hervorgegangen sind. Ganz besonders in der Umgebung von Scharlachkranken findet man bis zu 50 und mehr Prozent hämolytische Streptokokken, ohne daß deren Träger je an Scharlach zu erkranken brauchen. Derartige Umwandlungen der Streptokokken wurden von TOBLER und TOMARKIN bei einer Angina- und Scharlachepidemie in einem Säuglingsheim beschrieben.

D. und R. THOMSON weisen allerdings darauf hin, daß die meisten Scharlachstreptokokkenstämme auf 5% Blutagar eine gewisse Neigung zu grüner Verfärbung haben, eine Eigenschaft, die sie mit anderen Streptokokkenstämmen teilen, so daß die Beschaffenheit der Nährböden in Betracht gezogen werden muß und zu weitgehende Schlüsse nicht gestattet sind.

Die Frage, ob es eine filtrierbare und nicht kultivierbare Form von Streptokokken beim Scharlach gebe, ist noch zu wenig geklärt und spielt gegenüber dem kultivierbaren und sichtbaren Streptococcus haemolyticus scarlatinae eine untergeordnete Rolle (FRIEDEMANN und DEICHER).

Scharlachstreptokokkenträger. Stellt man eine Blutagarplatte nur kurze Zeit offen in einem Scharlachsaale auf, so gehen bei der Bebrütung viele Kolonien von hämolytischen Streptokokken auf. Die Scharlachkranken in einem gemeinsamen Saal haben deshalb immer wieder Gelegenheit, sich mit solchen hämolytischen Streptokokken zu infizieren und bleiben deshalb bis zum Ende der 6. Woche Träger dieser Keime. Isoliert man dagegen, nach dem Vorgang von FRIEDEMANN etwa vom 18. Tage an die Patienten in einer Rekonvaleszentenstation, so verschwinden die hämolytischen Streptokokken in den meisten Fällen rasch. FRIEDEMANN und DEICHER sind sogar so weit gegangen, daß sie die Patienten vom 25.—30. Tage an der freien Zirkulation überließen, vorausgesetzt, daß 3 Abstriche (bei 2tägigem Intervall) vorher negativ waren. Sie behaupten, bei diesem Verfahren keine Heimkehrfälle gesehen zu haben. Es kann jedoch trotz des Vorhandenseins von Scharlachstreptokokken eine Ansteckung ausbleiben (ELKELES und MARKUSE) und andererseits sind wir nie sicher, daß sich die vergrünenden Streptokokken wieder in hämolytische und toxische verwandeln. So gibt das Fehlen von hämolytischen Streptokokken keine Garantie gegen das Auftreten von „Return cases" (GURWITZ).

Akzidentelle Laboratoriumsinfektionen. In der Literatur sind Berichte über eine Reihe akzidenteller Laboratoriumsinfektionen niedergelegt, welche durch Aspiration oder durch unbeabsichtigte Hautverletzung und Einverleibung von Scharlachstreptokokken aus Reinkulturen zustande gekommen sind (MOLTKE und POULSON 1929, v. BORMANN 1930, PARK, FRIEDEMANN und MADSEN).

Im Warschauer Pasteurinstitut wurden im Jahre 1901 43 Personen einer Schutzimpfung gegen Tollwut unterzogen. Von den Impflingen erkrankten 3 an typischem Scharlach, während sich bei allen anderen Personen an der Injektionsstelle eine Phlegmone entwickelte, die von einem lokalen Scharlachexanthem begleitet war. Die Nachprüfung ergab, daß das für die Impfung verwandte Rückenmark Streptokokken in Reinkultur enthielt. Die Kaninchen, welche das Virus fixa für die Tollwut geliefert hatten, waren zuvor mit Scharlachstreptokokken gespritzt worden.

Experimenteller Scharlach. Ist ein besonderer Streptococcus der Erreger des Scharlachs, so muß er das KOCHsche Gesetz erfüllen, d. h. er muß in jedem Krankheitsfalle gegenwärtig und nachweisbar sein. Er muß sich in Reinkultur isolieren lassen und Inoculationen von dieser Kultur mußten in empfänglichen Menschen oder Tieren wieder Scharlach erzeugen. Von diesem experimentellen Scharlach mußte sich der Streptococcus wieder gewinnen lassen und aufs neue in Reinkultur gezüchtet werden.

Die größte Serie von Überimpfungen ist diejenige der DICKS. Gesunde Freiwillige im Alter von 18—35 Jahren, welche in Chicago lebten und nie Scharlach gehabt hatten, wurden auf verschiedene Weise geimpft. Scharlachserum wurde auf die Tonsillen gestrichen und subcutan injiziert, war jedoch ohne Wirkung. Im Gegensatz zu den Masern ist das Scharlachblut nicht infektiös (vgl. auch TAKAHASHI). Kulturen von hämolytischen Streptokokken aus dem Rachen von Scharlachkranken wurden auf Tonsillen von 30 Volontären abgestrichen. Sieben von ihnen entwickelten Halsentzündung, Leukocytosen und Fieber, aber keinen Ausschlag. Die anderen blieben vollständig wohl.

Später machten die DICKS weitere Übertragungsversuche mit Reinkulturen auf einen Dick-positiven und Dick-negativen Volontär. Der Dick-negative blieb gesund. Der Dick-positive bekam 34 Std nach der Übertragung allgemeine Schmerzen, leichtes Fieber, zweimaliges Erbrechen. 46 Std nach der Überimpfung erschien ein blaßroter, scarlatiniformer Rash. Leukocytose 22400 mit 91% Polynucleären. Am folgenden Tag war der Ausschlag noch deutlich und blieb sogar etwa 5 Tage bestehen. Zur Zeit des höchsten Fiebers eine Spur Albumen. Am 20. Tag typische Desquamation an den Händen und beginnende Schuppung an den Füßen. Danach sahen die DICKS das KOCHsche Gesetz für den hämolytischen Streptokokken für erfüllt an.

Auch FRIEDEMANN gelang es, bei einem Assistenten typisches Scharlachfieber auszulösen, nachdem er eine Kultur von Scharlachstreptokokken auf die Tonsillen überimpft hatte.

Im Vergleich mit der Leichtigkeit, mit welcher Scharlach unter natürlichen Bedingungen übertragen zu werden scheint, gelingt die experimentelle Übertragung mittels Kulturen auffallend schwer (HEKTOEN). Das bisher beobachtete Material von experimentellem Scharlach ist noch sehr klein und wenig beweisend. Offenbar genügt die Beobachtung eines Rashs selbst mit nachfolgender Schuppung noch nicht zum Beweis. Es sollte nachgewiesen werden, daß von dem experimentellen Scharlach zweifellose Neuansteckungen mit richtigem Scharlach ausgegangen sind, oder der experimentelle Scharlach sollte ebenfalls ein typisches zweites Kranksein zeigen usw.

Da Scharlach spontan bei Tieren nicht vorkommt, so kann man auch Tierversuchen keine große Beweiskraft zubilligen. Es wurden z. B. von DOCHEZ Übertragungsversuche auf junge Hunde, Affen, Kaninchen, Ratten, Mäuse, Schweine und Meerschweinchen mit Scharlachstreptokokken vorgenommen. Die Tiere, besonders Hunde und Meerschweinchen, bekamen Fieber, Leukocytose und am 2.—3. Tag ein Erythem, am 8.—12. Tag mehr weniger allgemeine Schuppung, besonders an den Füßen.

Das Scharlachtoxin. Von großer Bedeutung wurde die Entdeckung von G. F. und G. H. DICK, daß das Berkefeldfiltrat des Kondenswassers einer Kultur von hämolytischen Scharlachstreptokokken oder einer ebensolchen Kultur in Pferdeserumbouillin, Blutbouillon, oder auf Pankreatinnährböden nach ALDERSHOFF in starker Verdünnung intracutan dem Menschen injiziert vielfach eine ausgesprochene Hautreaktion auslöst. Subcutane Injektionen von größeren Dosen sterilen Toxins erzeugten bei empfänglichen Personen allgemeines Unwohlsein, Nausea, Erbrechen, Fieber und einen allgemeinen scharlachähnlichen Ausschlag. Bei einem auf diese Weise behandelten Kind stellte ein so ausgezeichneter Kenner der kindlichen Hautkrankheiten wie LEINER ohne weiteres die Diagnose Scharlach, da er nichts von der Vorgeschichte wußte (KUNDRATITZ).

Die Empfänglichkeit gegenüber dem Toxin ist bei den einzelnen Menschen eine sehr verschiedene. Ich habe schon bei Injektion einer Hauttestdose Allgemeinerscheinungen, Erbrechen und scarlatiniformen Rash auftreten sehen. Andererseits konnten die DICKS 100000 Hauttestdosen injizieren, ohne Störungen zu beobachten.

Empfindlichkeit der Laboratoriumstiere gegenüber dem Toxin. Mäuse, Ratten, Meerschweinchen, Katzen, Affen, Tauben, Schafe und Kälber sind sozusagen unempfindlich, selbst gegenüber dem unverdünnten Toxin. Dagegen gab die zarte Haut weißer Ziegen eine ähnliche Empfindlichkeit gegenüber dem Toxin wie beim Menschen (KIRKBRIDE und WHEELER).

Kaninchen sind an und für sich selbst gegenüber unverdünntem Toxin wenig empfindlich. DOCHEZ und SHERMAN gelang es jedoch, Kaninchen und Meerschweinchen gegen das Toxin zu sensibilisieren.

PULVERTAFT und HARTLEY ist es gelungen, Scharlachfiebertoxin so zu konzentrieren und zu reinigen, daß es Kaninchen bei intravenöser Injektion von 0,1 cm^3 zu töten vermochte.

Thermostabile und andere Eigenschaften des Scharlachtoxins. ANDO und TOYODA u. a. nehmen neuerdings 2 Bestandteile des Toxins an: 1. Ein hitzelabiles Toxin, welches keine allergische Pseudorekationen erzeugt. 2. Ein hitzestabiles Toxin, welches wahrscheinlich mit dem Streptokokkenendotoxin identisch ist und als Allergen wirkt.

Im Gegensatz zum Diphtherietoxin widersteht das Scharlachtoxin Temperaturen von 100° während einer Stunde (MACKIE und MCLACHLAN). Es ist sehr widerstandsfähig gegen Austrocknung und gegen Kälte.

Neutralisation des Toxins. Das Scharlachtoxin läßt sich durch Scharlachrekonvaleszentenserum oder auch durch künstlich hergestelltes Scharlachimmunserum so neutralisieren, daß es bei empfänglichen Individuen keine Reaktion mehr gibt. Bei der nahen Verwandtschaft der verschiedenen Streptokokkenstämme und ihrer Toxine ist es eigentlich nicht verwunderlich, daß sog. gekreuzte Neutralisationen tatsächlich vorkommen können. So kann das Erysipelantitoxin Scharlachtoxin neutralisieren und umgekehrt.

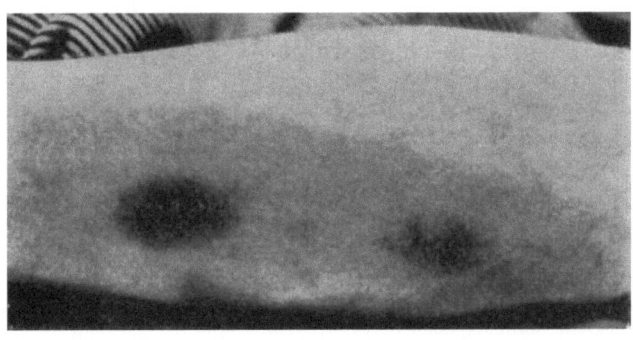

Abb. 1. Positive DICKsche Reaktion an der Innenseite der Vorderarmhaut: Proximal die positive Kontrolle mit einstündig erhitztem Dickgift, in der Mitte negative NaCl-Kontrolle, distal die stark positive Reaktion mit Dickgift. Die Reaktion ist als positiv zu bewerten, weil die Kontrolle bei gleichen injizierten Mengen schwächer ist als die Giftreaktion selbst (Düsseldorfer Infektionsklinik). (Aus Handbuch der Kinderheilkunde, 4. Aufl., Bd. II. Beitrag HOTTINGER und SCHLOSSMANN.)

Der Dicktest. *Technik.* Je nach der Stärke des Toxins verwendet man entsprechende Verdünnungen desselben, z. B. 1:1000. Man injiziert an der Beugefläche des rechten Vorderarms 0,1 cm³ dieser Toxinverdünnung intracutan oder subepidermal, so daß eine kleine weiße Quaddel entsteht. Am linken Arm macht man eine Kontrollprobe mit einem während einer Stunde bei Siedetemperatur im Wasserbad erhitzten Toxin (meist in der Verdünnung 1:100, nachher wieder gebracht auf 1:1000). Das Scharlachtoxin ist nämlich viel widerstandsfähiger wie das Diphtherietoxin, welches bei 75° C in 10 min zerstört wird.

Die Dickreaktion entwickelt sich bei positivem Ausfall schnell. Sie macht sich bereits nach 6—8 Std bemerkbar.

Die *Ablesung* wird gewöhnlich nach 24 Std vorgenommen. Es sind 4 Möglichkeiten zu unterscheiden:

1. Dicktest und Kontrollprobe lassen nur den Nadelstich, höchstens eine minimale Rötung als traumatische Reaktion erkennen. Diese Reaktionsform findet man besonders bei Kindern, die bereits Scharlach gehabt haben und vollständig immun sind. Dick-*negativ*.

2. Der Dicktest rechts ist positiv, d. h. er zeigt eine Rötung und leichte Infiltration von mindestens 1,5—2 cm Durchmesser. Die Kontrolle am linken Arm läßt nur die traumatische Reaktion erkennen. In diesem Fall sprechen wir von einem *positiven* Dick.

3. Sowohl am rechten Arm wie am linken beobachten wir eine Hautrötung von genau gleichem Charakter und gleicher Größe. Es handelt sich in diesem Fall um eine Pseudoreaktion: der Dick ist als *negativ* zu bezeichnen.

4. Wir beobachten an beiden Armen Hautrötung und Infiltration, aber die Reaktion ist am rechten Arm deutlich stärker wie am linken, an welchem

wir das erhitzte Toxin injiziert haben. Diese „*combined reaction*", welche wohl dem häufigsten Typus entspricht, bezeichnen wir ebenfalls als Dick-*positiv*.

Unterschiede zwischen Schick- und Dicktest. Die Dicks haben ihren Test dem bekannten Schicktest mit Diphtherietoxin nachgebildet. Der Dicktest erscheint bedeutend rascher wie der Schicktest, so daß er schon nach 24 Std eine Ausdehnung und Intensität gewinnt, für die ein positiver Schicktest 4 Tage brauchen würde. Der Schicktest ist dafür auch viel länger sichtbar und schädigt die Epidermiszellen intensiver, wie man an der ausgesprochenen

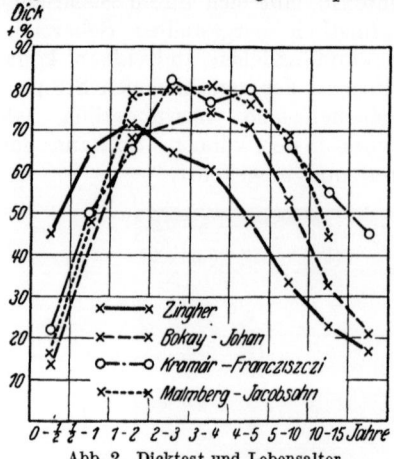

Abb. 2. Dicktest und Lebensalter. 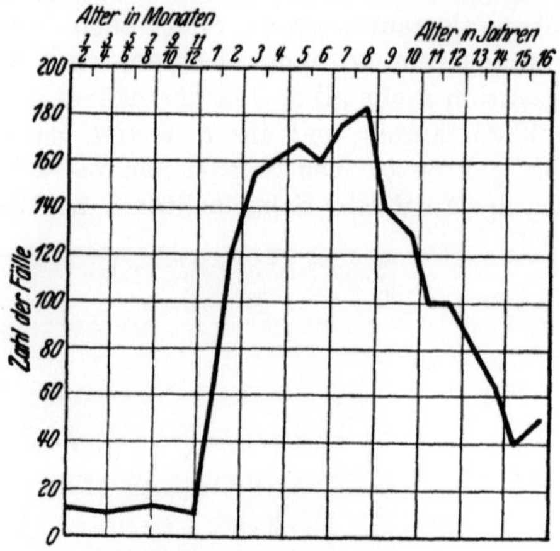   Abb. 3. Scharlach und Lebensalter.

Schuppung und andauernder Pigmentierung der meisten Schickreaktionen erkennen kann. Der positive Dicktest blaßt dagegen in 48 Std schon ganz beträchtlich ab und nur bei sehr stark positiven Reaktionen bemerkt man am 6.—7. Tag noch eine leichte Pigmentierung oder vielleicht eine oberflächliche leichte Schuppung.

Positiver Dicktest und Pseudoreaktion. Beide sehen einander zum Verwechseln ähnlich. Die störenden Pseudoreaktionen (Zingher in 41%, Fränkel und Margulis sogar in 55,5%) finden sich, wie Nobel gefunden hat, hauptsächlich bei tuberkulinpositiven Kindern. Die Pseudoreaktionen lassen sich nur durch eine oft viele Stunden lange Erhitzung des Toxins auf 100° erheblich vermindern.

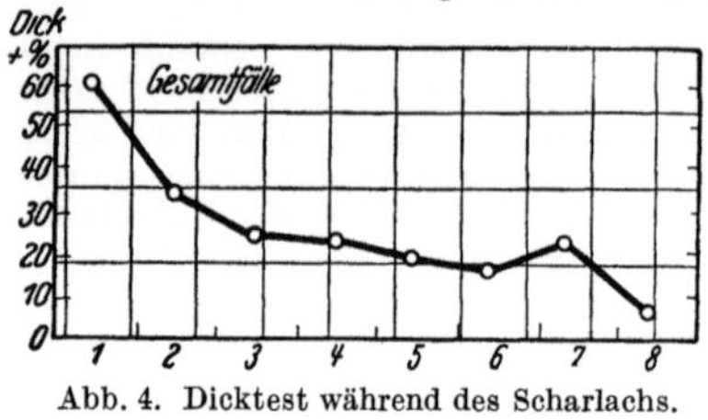

Abb. 4. Dicktest während des Scharlachs.

Dicktest und Scharlachempfänglichkeit. Nach meiner Erfahrung sagen eigentlich nur die stark positiven Reaktionen von mindestens 2 cm Durchmesser etwas über die Scharlachempfänglichkeit aus. In einer Krippe, in welcher ich einen Monat vorher die Kinder nach dem Dicktest untersucht hatte, erkrankten bei einer kleinen Scharlachepidemie gerade nur diejenigen 4 Kinder, welche einen stark positiven Dick von über 2 cm Durchmesser dargeboten hatten. Alle übrigen Kinder blieben von Scharlach verschont, trotzdem noch mehrere Dick-positive sich unter ihnen befanden. Ein negativer Dick bedeutet jedoch noch keineswegs Scharlachimmunität. Wie Nobel, Fanconi u. a. sah ich in Familienepidemien 2 Kinder an Scharlach erkranken, bei denen ich wenige Tage vorher einen negativen Dick festgestellt hatte.

Dicktest und Lebensalter. Die Haut des Neugeborenen ist selbst gegen hohe Dosen von Scharlachtoxin unempfindlich. Auch, wenn die Kinder von Müttern mit positivem Dick stammen, so geben sie selber nach Cooke nur in 4% einen positiven Dick. Der Mangel an Hautempfindlichkeit ist meist nicht durch die Gegenwart von sog. Antitoxin im Blut bedingt. Es bleibt deshalb nur die Annahme übrig, daß die Haut der Säuglinge in den ersten Lebensmonaten noch nicht gegen das Scharlachtoxin sensibilisiert ist. Denn um eine allgemeine Reaktionsunfähigkeit der Haut kann es sich nicht handeln, wenn wir nur an die Empfindlichkeit selbst der Neugeborenen für andere Streptokokkeninfektionen in der Haut, wie Erysipel, Pemphigus usw. denken.

Die Hautempfindlichkeit gegenüber dem Scharlachtoxin nimmt während den ersten 6 Monaten ganz langsam zu, rascher während der 2. Hälfte des 1. Lebensjahres. Sie bleibt hoch vom 2.—6. Lebensjahr und fällt dann während des Schulalters ab (Cooke u. a.).

Die Zunahme der positiven Dickreaktionen in den ersten Lebensjahren kann auf eine erworbene Überempfindlichkeit gegen Streptokokkeneiweiß bezogen werden. Infektionen mit hämolytischen Streptokokken in den oberen Luftwegen kommen bei kleinen Kindern sehr häufig vor und diese wiederholten Infekte können zu einer Sensibilisierung führen.

Im späteren Kindesalter nimmt die Empfindlichkeit deutlich ab. Dies ist verbunden mit dem Auftreten spezifisch neutralisierender Antikörper im Blut als Ausdruck einer erworbenen Immunität bzw. Giftfestigkeit gegenüber dem Streptokokkentoxin. Es entspricht dieser Vorgang der sog. stillen Feiung, d. h. die Kinder erwerben im Laufe der Jahre eine Immunität gegen Scharlach, ohne je manifest an Scharlach erkrankt gewesen zu sein.

Cooke machte folgende Angaben über das Verhalten des Dicktestes, d. h. der positiven Reaktionen bei 2 Hauttestdosen in den verschiedenen Lebensaltern.

Alter	Dick-positiv	Alter	Dick-positiv	Alter	Dick-positiv
Neugeborene	1%	2—3 Jahre	65%	9—10 Jahre	35%
1—3 Monate	6%	3—4 Jahre	52%	10—11 Jahre	39%
3—6 Monate	5%	4—5 Jahre	63%	11—12 Jahre	36%
6—9 Monate	35%	5—6 Jahre	56%	12—13 Jahre	29%
9—12 Monate	55%	6—7 Jahre	38%	13—14 Jahre	23%
1—1½ Jahre	77%	7—8 Jahre	32%	14—15 Jahre	24%
1½—2 Jahre	68%	8—9 Jahre	34%	Erwachsene	27%

Auffallend ist, daß ein strenger Parallelismus zwischen dem Dicktest und der wirklichen Erkrankung an Scharlach nicht besteht. Der positive Dicktest im 2. Lebenshalbjahr und im 2. Lebensjahr geht der wirklichen Scharlachempfänglichkeit deutlich voraus und beginnt auch früher als die wirkliche Scharlachmorbiditätskurve nach dem Lebensalter zu sinken.

Dicktest während des Scharlachs. Beim frischen Scharlach trifft man gewöhnlich positive Reaktionen an, jedoch etwas schwächer wie bei gesunden Dickpositiven. In der Rekonvaleszenz, schon etwa vom 5. Tag nach der Eruption an, nimmt der Dicktest deutlich an Stärke ab, um schließlich vollständig negativ zu werden. Von dieser Regel gibt es aber zahlreiche Ausnahmen. So ist die Reaktion bei frischem Scharlach z. B. von Kundratitz nur in 86%, von v. Bokay sogar nur in 63% positiv gefunden worden. Wahrscheinlich kann eine vor Ausbruch des Scharlachs positive Dickreaktion bald nach der Eruption negativ werden. Im Verlaufe des Scharlachs kann es auch zu einem Wiederaufflammen des Dicktestes kommen. In etwa 10% bleibt auch nach überstandenem Scharlach noch ein positiver Dicktest bestehen. Auch nach anderen Krankheiten wie Erysipel, Varicellen, Angina lacunaris (Nobel und Schönbauer) hat man gelegentlich einen positiven Dick dauernd negativ werden sehen, allerdings nach W. Schultz niemals mit der Regelmäßigkeit wie beim Scharlach.

Verhalten des Dicktestes während der Masern. Paraf, Kleinschmidt, Gorter, de Korte und Munk fanden, daß der positive Dicktest während der Maserneruption negativ wurde, um in der Rekonvaleszenz wieder positiv zu werden. Es verhält sich also der Dicktest ganz ähnlich wie der Pirquet oder die cutane Überempfindlichkeitsreaktion gegenüber Pferdeserum (Hamburger, Bessau). Darin zeigte sich ein deutlicher Unterschied gegenüber primär toxischen Substanzen wie dem Diphtherietoxin. Der Schicktest wird durch die Masern nicht beeinflußt (Bessau, Zingher, Lereboullet u. a.).

Dicktest — eine Überempfindlichkeitsreaktion. Es verhält sich der Dicktest bei den Masern somit in gleicher Weise wie eine Überempfindlichkeitsreaktion, welche im anergischen Stadium der Masern oder zur Zeit der Antianaphylaxie erlischt. Im gleichen Sinn spricht die Tatsache, daß es Cooke gelang, die

Überempfindlichkeit gegen Dicktoxin durch Bluttransfusion von einem Dick-positiven auf einen Dick-negativen analog einer passiven Anaphylaxie zu übertragen. Einmalige große oder wiederholte kleinere Dosen von Scharlachtoxin können einen positiven Dick längere oder kürzere Zeit rasch negativ werden lassen, ohne daß Antitoxin im Blute nachweisbar wäre (Desensibilisierung durch Antigenzufuhr). Auch Dochez und Sherman fassen neuerdings das Scharlachtoxin als ein Toxallergen auf.

Die Streptoreaktion Levaditi-Fanconi. Levaditi fand, daß bei Verwundeten mit Streptokokkeninfektionen die Haut ihre Reaktionsfähigkeit gegenüber abgetöteten Streptokokken zutrifft. Zur Anstellung der Reaktion impft man die Reinkultur von Scharlachstreptokokken auf Traubenzuckeragar in zweckmäßiger Verdünnung in Mengen von 0,2 cm³ subcutan, nachdem man die mit physiologischer Kochsalzlösung abgeschwemmte 24stündige Kultur durch 1stündiges Erwärmen auf 56° abgetötet hat. Die positive Reaktion äußert sich in Rötung und Infiltration. Die Reaktion ist nicht spezifisch. Sie verhält sich umgekehrt wie der Dick und wird in der Rekonvaleszenz wieder positiv. Es handelt sich um ein vorübergehendes Versagen der Scharlachhaut gegenüber einem neu einwirkenden Reiz.

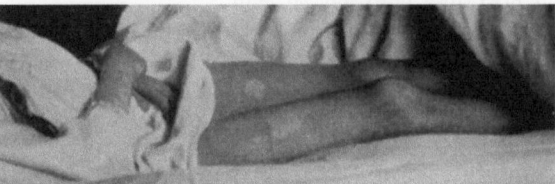

Abb. 5. Auslöschphänomen an den Beinen.

Das Auslöschphänomen. Schultz und Charlton machten die Entdeckung, daß möglichst frisches, steriles, menschliches Normalserum in Mengen von $1/2$—1 cm³ nach Art einer Schleichschen Quaddel streng intracutan injiziert, imstande ist, ein frisches Scharlachexanthem in einem fünffrankenstück- bis handtellergroßen Bezirk auszulöschen. Normale tierische Sera, wie z. B. Hammelserum oder Pferdeserum geben diese Reaktion nicht. Die Wahl der Injektionsstelle ist belanglos. Man wählt am besten einen Bezirk, in dem das Exanthem besonders stark entwickelt ist. Schon nach 6—8—24 Std sieht man eine Aussparung in dem roten Ausschlag auftreten, welche blaßweiß, oft etwas gelblich bleibt bis zum völligen Verschwinden des Exanthems. Diese ausgelöschte Stelle bleibt in der Folge meist auch von der Schuppung frei.

Das Eigenserum des Scharlachkranken zur Zeit der Blüte des Exanthems vermag dagegen weder sein eigenes, noch irgendein fremdes Scharlachexanthem auszulöschen. Dagegen erwirbt sein Serum diese Löschfähigkeit in der Rekonvaleszenz etwa nach der 3. Woche.

Die Dicks und Dochez haben Pferde mit Dicktoxin bzw. mit subcutan injizierten Scharlachstreptokokkenagarkulturen immunisiert und dadurch den Sera dieser Tiere die Fähigkeit verschaffen können, nun wie das menschliche Serum Scharlachexantheme auszulöschen. Man kann das Auslöschphänomen zur Auswertung der Immunsera benützen.

Leider ist auch das Auslöschphänomen nicht ganz scharlachspezifisch. So findet man ab und zu bei sicherem Scharlach Versager, manchmal ohne ersichtlichen Grund.

Schultz und Charlton konnten bereits zeigen, daß der Adrenalingehalt des Serums nicht die Ursache der Vasoconstriction beim Auslöschen darstellt. Das Auslöschphänomen konnte auch durch chemische Substanzen in typischer Weise erzeugt werden, die mit Antitoxinen nicht das geringste zu tun haben. So beschrieben Böttner und später Baar typische Auslöschphänomene mit Calciumgluconat (*Sandoz*). Das Rekonvaleszentenserum löscht allerdings nach Baar, auch wenn es entkalkt ist. Merkwürdig ist, daß das Calciumauslöschphänomen in 85% von sicherem Scharlach positiv, bei Nirvanol, Serumexanthem, Masern, Rubeolen stets negativ ist (Baar).

STEINKOPF hat schon vor der DICKschen Entdeckung angenommen, daß das Auslöschphänomen auf eine lokale antitoxische Wirkung des Serums zurückzuführen sei.

Die DICKsche Scharlachlehre. Die DICKS sind von der auffallenden Ähnlichkeit zwischen Scharlach und Diphtherie ausgegangen. In beiden Fällen haben wir in der Regel eine Angina, indem sich die Erreger auf den Rachenorganen ansiedeln und von hier aus durch Exotoxine den Organismus vergiften. Gegen diese Toxine bildet der Körper Antitoxine, welche ihm die Krankheit überwinden helfen. Schick- und Dicktest sind nach dieser Lehre völlig analoge Toxinreaktionen. An Stelle der Diphtheriebacillen haben wir beim Scharlach besondere hämolytische Streptokokken, welche sich durch die Fähigkeit intensiver Exotoxinbildung von den übrigen Streptokokken unterscheiden. Die Immunität nach Scharlach erklärt sich durch das Kreisen von Antitoxin im Blut. Sie bezieht sich somit nur auf eine Immunität gegen das Toxin, während antibakterielle Wirkungen gegen die Streptokokken selber nicht nachzuweisen sind, so daß eine eigentliche Immunität gegen die Streptokokkeninfektion nicht zustande kommt.

Bis jetzt ist es allerdings nicht gelungen, einen besonderen Scharlachstreptococcus zu isolieren und von anderen nahe verwandten Streptokokken genügend abzutrennen. Man kann die Scharlachstreptokokken weder durch morphologische Charaktere noch durch hämolytische Eigenschaften, noch durch fermentative Wirkung auf die verschiedenen Zuckerarten, noch durch die Spezifität der Toxine von anderen Streptokokken genügend abgrenzen. Das Scharlachtoxin z. B. kann durch sog. antitoxische Sera neutralisiert werden, die durch Immunisierung von Pferden nicht mit Scharlachstämmen gewonnen werden. Das Scharlachserum seinerseits kann z. B.

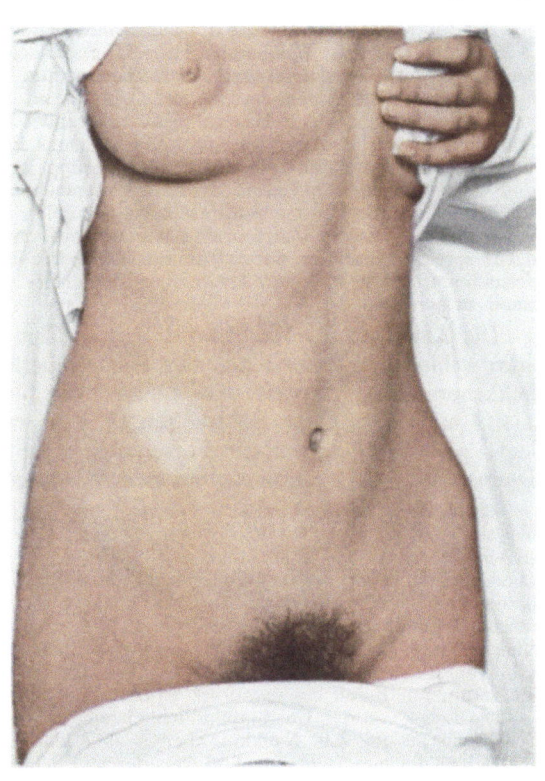

Abb. 6. Auslöschphänomen am Bauch (18 Jahre). (Aus KRAUS-MORAWETZ: Scharlach. Berlin u. Wien: Urban & Schwarzenberg 1931.)

das Erysipeltoxin neutralisieren und ich habe auch klinisch beim Erysipel der Säuglinge gute Erfolge gesehen. Auch die Agglutination der Scharlachstreptokokken durch Rekonvaleszentenserum hat versagt. Es hat sich gezeigt, daß die Streptokokken ein wahres Mosaik von Antigenen besitzen, von denen die einen nur bei gewissen Gruppen vorkommen, während wieder andere mehreren Gruppen gemeinsam sind. Es können demnach durch das Scharlachrekonvaleszentenserum Streptokokken agglutiniert werden, die sicher nicht von Scharlachkranken stammen. CANTACUZÈNE hat sogar gezeigt, daß man die Agglutinabilität künstlich durch Kontakt mit filtrierten Scharlachprodukten auf beliebige Streptokokken übertragen kann.

Noch mehr Unstimmigkeiten ergeben sich bei der DICKschen Reaktion. Das Dicktoxin ist kein wahres Toxin wie das Diphtherietoxin. v. GRÖER hat gezeigt, daß Adrenalin die DICKsche Reaktion hemmt, Coffein sie dagegen fördert im strengen Gegensatz zu dem Verhalten des Schicktestes. Das Verschwinden des Dicktestes bei Masern, der meist hemmende, in einzelnen Fällen aber sogar fördernde Zusatz von Normalserum zum Dicktoxin in Analogie zu den Anticutinen und Procutinen entsprechen eher dem Verhalten der Tuberkulinreaktion. Der Dicktest sagt demnach nur aus, daß das betreffende Individuum mit toxischen Produkten von Streptokokken, Scharlach oder anderen in Berührung gekommen und für dieselben noch überempfindlich ist. Der Dicktest kann je nach der Reaktionsfähigkeit der Haut wechseln, was ja weiter nicht wunderbar ist und nicht zu sehr gegen die

DICKsche Lehre spricht. Immerhin ist auffallend, daß Individuen, welche auf Dick-negativ reagieren, gleichwohl an Scharlach erkranken können. Ferner ist das Verhalten nach überstandenem Scharlach merkwürdig, indem danach 10, bis sogar 30%, einen positiven Dicktest behalten, während höchstens 1—1,5% zum zweitenmal Scharlach bekommen können (CANTACUZÈNE). Ein positiver Dick zeigt nicht einmal das Fehlen von sog. Antitoxin im Blute an, wie es der Schick so zuverlässig angibt. Dick-positive Individuen liefern in einem großen Prozentsatz ein Serum, welches das Scharlachexanthem auszulöschen vermag. Das war ja im vornherein anzunehmen, da nach SCHULTZ und CHARLTON fast jedes Normalserum auslöscht, während der Prozentsatz der Dick-negativen Individuen nicht so hoch ist (SELMA MEYER).

Der wichtigste Grundpfeiler der DICKschen Lehre ist die unzweifelhaft klinisch günstige Wirkung des durch Immunisierung mit Scharlachstreptokokken gewonnenen Immunserums, das im Gegensatz zum Normalpferdeserum imstande ist, das Scharlachexanthem auszulöschen, eine Eigenschaft, welche dem doch auch antitoxinhaltigen Masernrekonvaleszentenserum bei den Masern nicht zukommt. WOLFF-EISNER hat besonders auf die Schwierigkeit der Deutung des Auslöschphänomens als einer Antitoxinwirkung hingewiesen. Es sei nicht bekannt, daß ein Antitoxin so prompt bereits gebundene Toxine loszusprengen und zu neutralisieren vermöge. Neueste Untersuchungen haben gezeigt, daß die Fähigkeit zu löschen an alle Serumeiweißfraktionen gebunden ist, Globuline, Euglobuline und sogar Albumine. Antikörper dagegen sind nur an bestimmte Globuline gebunden. Vieles dürfte dafür sprechen, daß die Serumwirkung auf andere Weise zu erklären ist. Es dürfte sich deshalb empfehlen, statt von Antitoxinen, um nichts zu präjudizieren, einfach, von Immunisinen zu sprechen.

Die Anaphylaxielehre. In der ersten Zeit nach der DICKschen Scharlachlehre schien die Theorie von der Scharlacherkrankung als einer Überempfindlichkeitsreaktion, wie sie von v. SZONTAGH, KERTSCHMER, GLANZMANN, BENJAMIN und WITZINGER, SELMA MEYER u. a. vertreten wurde, gründlich widerlegt. Aber gerade durch die Forschungen der letzten Jahre (v. GRÖER, COOKE, DOCHEZ u. a.) hat sie eine glänzende Wiedergeburt erfahren.

Die Anaphylaxielehre erklärt, weshalb Säuglinge nicht für das Scharlachtoxin empfindlich sind und auch nicht an Scharlach erkranken, obschon sie kein Antitoxin im Blute besitzen. Sie sind eben noch nicht sensibilisiert. Diese Sensibilisierung tritt in den ersten Lebensjahren unter dem Einfluß wiederholter Streptokokkeninfekte allmählich ein. Ein besonderer Scharlachstreptococcus, wie er ja in der Tat bisher auch nicht nachgewiesen werden konnte, ist dazu nicht erforderlich. Der positiv werdende Dick ist der Ausdruck einer solchen Überempfindlichkeit gegen das Streptokokkentoxin. Nur bei einer Minderzahl von Individuen ist die endgültige Desensibilisierung mit auslöschenden Antikörpern im Serum nur durch die manifeste Erkrankung an Scharlach möglich.

Die Lehre von der Überempfindlichkeit spielte zuerst eine Rolle, um das Verhalten des Scharlachs zu den sog. Nachkrankheiten zu erklären. ESCHERICH und SCHICK erkannten zuerst klar die spezifische Zugehörigkeit der sog. Scharlachnachkrankheiten, wie die Lymphadenitis und Nephritis, welche nach einem symptomfreien Intervall auftreten, zum Scharlachprozeß. Nach Analogieschlüssen zwischen den Scharlachnachkrankheiten und der Serumkrankheit haben SCHICK und PIRQUET die folgende Theorie entwickelt: Sowohl die primäre Phase der Krankheit als auch die Nachkrankheiten werden verursacht durch das Scharlachvirus. Etwa nach der 2. Woche entwickelt der Organismus eine Überempfindlichkeit gegen die Scharlachtoxine. Er reagiert deshalb nach dieser Zeit auf das latente infektiöse Agens mit den typischen Scharlachnachkrankheiten. Da nun aber die Scharlachnachkrankheiten die Krankheitserscheinungen des Beginns nachahmen oder wiederholen (POSPISCHILL und WEISS), so konnte geschlossen werden, daß auch die ersten Krankheitserscheinungen auf Allergie beruhen.

In diesem Sinne spricht das Fehlen einer normierten Inkubationszeit beim Scharlach entsprechend einer sofortigen oder beschleunigten Reaktion in einem bereits sensibilisierten Organismus. Das Scharlachexanthem ist einem Serumausschlag oft so ähnlich, daß die Unterscheidung Schwierigkeiten machen kann. Die generalisierte Schwellung der Lymphdrüsen, die Rheumatoide, die Blutveränderungen mit Eosinophilie und frühzeitiger Thrombocytose, die merkwürdigen Schwankungen der Blutsenkung von Beschleunigung auf subnormale Werte (RHODIN) entsprechen ähnlichen Verhältnissen bei der Serumkrankheit.

Das Wesen der Sensibilisierung ist darin zu suchen, daß sich hauptsächlich in den Endothelzellen der Capillaren der Haut zellständige, sessile Antikörper gegen das Toxin bei früheren Streptokokkeninfektionen gebildet haben. Bei der Erkrankung an Scharlach gelangen nun aus den Rachenorganen Scharlachstreptokokkentoxine zur Resorption; sie werden von den Lymphdrüsen wie von einem Schwamme aufgesogen, passieren aber dieses Filter, gelangen rasch ins Blut und reagieren mit den sessilen Antikörpern in erster Linie in den Endothelien der Capillaren der Rachenschleimhaut und der äußeren Haut. Erst durch die Reaktion mit dem Toxallergen entsteht aus dem verhältnismäßig harmlosen Scharlachtoxin ein heftiges Capillargift, das die contractilen Capillarelemente lähmt und die Endothelien schädigt. Die Stärke der Reaktion, die enorme Hyperämie der Haut, ihre ödematöse und celluläre Durchtränkung hängt von dem Gehalt der Hautcapillaren an sessilen Antikörpern ebenso ab wie von der Menge des einwirkenden Toxallergens. Durch intradermale Injektion von Dicktoxin kann der Reaktionsablauf an der betreffenden Stelle verstärkt und beschleunigt werden, so daß das Exanthem hier rascher abblaßt (ZÖLLER). Die cellulären Antikörper werden von einem Überschuß von Antigen rascher erschöpft. Die Reaktion kommt zum Stillstand, das Exanthem blaßt ab, wenn die verfügbaren sessilen Antikörper besetzt und verbraucht sind. Dann ist die Sensibilisierung erloschen und es kann noch soviel Toxin im Blute kreisen und durch den Urin ausgeschieden werden, es kommt zu keiner Reaktion mehr. Das Abblassen des Exanthems, der kritische oder der lytische Abfall des Fiebers sind somit nicht auf das Erscheinen sog. Antitoxine zurückzuführen, denn solche lassen sich erst später, gewöhnlich nach dem 18. Tage nachweisen, erst zu dieser Zeit erlangt das Scharlachserum auslöschende Kraft. Der Verbrauch der sensibilisierenden Antikörper erklärt die antianaphylaktische sog. latente Phase.

Anaphylaktische Reaktionen haben, wie wir ja von der Serumkrankheit her wissen, die Neigung sich in gewissen Intervallen (8—12 Tagen) zu wiederholen. Es hängt dies damit zusammen, daß sich während dieser Zeit wieder neue sessile Antikörper in den Capillarendothelien gebildet haben, und zwar beim Scharlach in anderen Gefäßgebieten. Dabei haben die Capillarendothelien der Haut gewöhnlich ihre Überempfindlichkeit verloren, d. h. sie sind dadurch immun geworden, daß sie sessilen Antikörper sehr rasch abzustoßen und sich damit die Toxine vom Leibe zu halten vermögen. Ist dies nicht der Fall, so kommt es entweder zu Pseudorezidiven des Hautexanthems, wobei sich der allergische Charakter gegenüber der ersten Eruption durch ein mehr masern- oder rötelnähnliches Aussehen verraten kann, oder aber es kommt infolge hochgradigster Überempfindlichkeit zu stärkerer Capillarschädigung in Form der anaphylaktoiden Purpura leichten oder schwersten Grades (Purpura fulminans).

Am häufigsten reagieren auf die Neubildung sessiler Antikörper nun diejenigen Organe, in welchen sich noch am meisten Toxallergen befindet, nämlich die Lymphdrüsen, die Nieren, die Leber, unter Umständen auch die Endothelien der Gelenkserosen. Besonders in der Leber, in der Gallenblasenwand und in den Nieren kann es zu ganz diffusen anaphylkatoiden Gewebsreaktionen mit Infiltration durch Lymphocyten, Plasmazellen und reichlich Eosinophilen kommen. Besonders lehrreich ist die Reaktion der Endothelien in den Glomeruluscapillaren der Niere. Bei der Ausscheidung des Toxallergens reagiert dieses mit den sessilen Antikörpern der Glomerulusendothelien. Die Folge ist wie bei den Hautcapillaren zunächst eine Lähmung der contractilen Capillarelemente mit Ruptur einzelner Schlingen, so daß Blutaustritte erfolgen. Sekundär kommt es zu einem Krampf der zuführenden Arteriolen und zu einer mächtigen, obstruierenden Anschwellung des Capillarendothels.

DUVAL und HIBBARD halten durch Experimente an Hunden den Beweis für erbracht, daß Streptokokkentoxine und nicht in den Nieren zurückgehaltene Streptokokken selber die Nierenveränderungen erzeugen.

Die Überempfindlichkeit der Glomerulusendothelien und des Nierengewebes auf noch kreisendes Toxin oder Endotoxin ist der springende Punkt für die Pathogenese der Scharlachnephritis und nicht eine erneut einsetzende Bakteriolyse der Streptokokken. Dementsprechend erscheinen ja die bakteriolytischen Antikörper nach FRIEDEMANN und DEICHER erst später, etwa in der 5.—6. Woche in vermehrtem Maße. Die Annahme von FRIEDEMANN, daß sie in Nephritisfällen frühzeitiger erschienen, ist noch umstritten und für die Pathogenese der Nephritis nicht notwendig.

Die Immunität gegen Scharlach ist dann erreicht, wenn das Blut von den Endothelien immer einen genügenden Nachschub von freien Antikörpern bekommt, die sich mit dem Toxallergen verbinden, es von den Zellen fernhalten und dadurch eine celluläre Reaktion verhindern. Bei der Serumtherapie des Scharlachs sucht man dasselbe künstlich zu erreichen durch die Zufuhr des an Antikörpern reichen Immunserums.

Die Immunität beim Scharlach ist also nichts anderes als eine Überempfindlichkeit, welche durch zirkulierende Antikörper maskiert ist (WEIL, COOKE). Kommt es infolge einer Schädigung zu einem Schwund dieser Antikörper, so kann ein Mensch, der sich lange Zeit trotz vieler Infektiongelegenheiten als immun erwiesen hat, nun plötzlich an Scharlach erkranken. Trotz der zirkulierenden Antikörper ist jedoch der Organismus gegen die bakterielle Infektion mit Streptokokken in keiner Weise geschützt. Er bekommt allerdings nicht Scharlach, sondern erkrankt nur an den unspezifischen Erscheinungen einer pyogenen Infektion.

Auch für die Anaphylaxielehre bietet die Erklärung der Immunität gegen Scharlach eine gewisse Schwierigkeit, denn gerade für anaphylaktische Zustände ist ja das Rezidivieren charakteristisch (Serumkrankheit, Heufieber, Asthma). Beim Scharlach muß man allerdings gegenüber den vorgenannten Krankheitszuständen in Betracht ziehen, daß es sich um eine spezifische Infektionskrankheit handelt, welche sehr wohl zu einer echten Toxinimmunität führen kann. Die Giftfestigkeit kann auch, wie die Erfahrung lehrt, im Laufe der Jahre durch wiederholte stumme Infektionen erreicht werden.

Als eine weitere Schwierigkeit für die Streptokokkenätiologie des Scharlachs wird die unzweifelhafte Kontagiosität empfunden. Doch hängt diese wahrscheinlich nur mit der besonderen Lokalisation der Streptokokken im Nasenrachenraum und der dadurch gegebenen Möglichkeit der Verbreitung durch Tröpfcheninfektion zusammen. In diesem Sinne spricht die Tatsache, daß der Wund- und Verbrennungsscharlach sozusagen gar nicht kontagiös ist. Wir brauchen somit auch für die Erklärung der Kontagiosität keinen besonderen Streptococcus anzunehmen, es scheint vielmehr, daß alle Streptokokken, sofern sie die Fähigkeit erlangen, das Dicktoxin zu erzeugen, gelegentlich Scharlach auslösen können. Ähnlich wie Scharlachstreptokokken bei einem Erwachsenen gelegentlich ein Erysipel erzeugen können, können umgekehrt Erysipelstreptokokken, die ein ähnliches Toxin bilden, bei einem sehr empfindlichen Kind einen Scharlach auslösen. Das Scharlachvirus ist nicht so flüchtig, volatil wie das Masern-, Varicellen- oder Pockenvirus, sondern senkt sich der Schwere folgend ziemlich bald zu Boden, so daß auf aufgestellten Blutagarplatten hämolytische Streptokokken angehen.

Bei der ganzen Scharlachfrage ist der springende Punkt die natürliche Immunität. Vielleicht durch besondere Lebensweise und Ernährung (Vegetabilien, Lebertran usw.) gelingt es den Bewohnern bestimmter Gegenden, ihre natürliche Immunität aufrechtzuerhalten, so daß selbst die Infektion mit den toxintüchtigsten Scharlachstreptokokken keinen Scharlach auszulösen vermag.

Das filtrierbare Scharlachvirus. Die Indizienbeweise für die ätiologische Bedeutung der Streptokokken sind eigentlich so stringent, daß man nicht mehr das Bedürfnis empfindet, ein anderes Virus anzuschuldigen. Da immerhin die Streptokokkenlehre noch einige Unsicherheiten und Unklarheiten darbietet, gibt es Autoren, welche annehmen, daß die Streptokokken wohl beim Scharlach eine charakteristische Flora bilden, aber sehr wahrscheinlich nicht die Erreger des Scharlachs sind.

So weist Massini darauf hin, daß bei der Schweinepest der Schweinepestbacillus so gut wie stets gefunden wird, während der wirkliche Erreger ein filtrierbares Virus ist.

Bernhardt (1911), auch Landsteiner, Levaditi und Prasek (1911) und Cantacuzène (1911) glauben, daß die Ursache des Scharlachs ein unbekanntes, wahrscheinlich ein filtrierbares Virus sei und behaupteten mit einem solchen die Krankheit auf höhere Affen übertragen zu haben.

Aufsehen haben in neuerer Zeit die Untersuchungen der Italiener Caronia, Di Chrisitna Sindoni, Nasso und Laurinsich erregt. Sie verwendeten zum Nachweis des Scharlachvirus besondere Nährböden, insbesondere den sog. Tarozzi-Noguchischen Nährboden, bestehend aus Nährbouillon und Ascites mit Zugabe eines steril entnommenen Organstückchens von Kaninchen oder Meerschweinchen. Überimpft wurden filtriertes Blut, Pharynxsekret, Harn und Schuppen. Schon nach 2—4 Tagen zeigte sich eine leichte Trübung des Nährbodens um das Organstück herum. Schließlich wird die ganze Flüssigkeitssäule trübe am 10.—15. Tag. Dann hellt sich die Flüssigkeitssäule wieder auf, indem sich das Organstück völlig mit Niederschlag bedeckt. Ähnliche Kulturen, wie von Scharlach, ließen sich auch von Masern, Varicellen, Rubeolen gewinnen. Im Mikroskop sieht man im hängenden Tropfen zwischen feinkörnigen Körperchen etwas größere Gebilde, welche einzeln oder gepaart auftreten. Solche gepaarte Formen beobachtet man besonders, wenn man einen Bruchteil des Organstückes auf den Objektträger abstreicht. Diese leicht ovoiden, mit der Querachse gepaarten, von einem leichten hellen Hof umgebenen Doppelkörnchen färben sich mit Methylenblau in scharf gezeichneten Konturen deutlich blau, mit verdünntem Fuchsin dunkelrot, mit Giemsa basisch blauviolett. Der Scharlacherreger ist im Gegensatz zu dem Erreger der Masern immer Gram-positiv. Nach Caronia machen die Keime zuerst eine ultramikroskopische Phase durch, nur einige Individuen erreichen in der Reifungsphase eine Größe von 0,2—0,4 μ und werden sichtbar.

Über experimentelle Infektionen mit diesen Kulturen liegen nur wenig beweisende Tierversuche vor. Selma Meyer konnte die Befunde der Italiener nicht bestätigen, ebensowenig Bürgers u. a.

Auch Zlatogoroff (1928) nimmt ein filtrierbares Virus an, das den Streptococcus aktiviert, atoxische in toxische Stämme verwandelt. Mit dem Filtrat modifizierte Streptokokkenstämme zeigen veränderte Agglutination und Komplementbindung. Er fand, ähnlich wie Caronia, Gram-positive 0,1—0,2 μ

große, das Filter L5 passierende Doppelkörnchen, die auf Menschenblutagar zuerst anaerob, später auch aerob wachsen. Mit diesen Filtraten und auch den Kulturen konnte ZLATOGOROFF ebenfalls bei Tieren experimentellen Scharlach erzeugen.

ZLATOGOROFF konnte auch das von CANTACUZÈNE zuerst beschriebene Phänomen bestätigen, daß mit diesem filtrierbaren Virus behandelte Kaninchen, gleichgültig, ob sie manifeste Erscheinungen von experimentellem Scharlach bekamen oder nicht, ein Serum lieferten, welches in spezifischer Weise und in hoher Verdünnung eine Aufschwemmung von Scharlachstreptokokken agglutinierte, obschon die Tiere niemals mit Streptokokken behandelt worden waren. CANTACUZÈNE nimmt deshalb an, daß die Streptokokken beim Scharlach nur die Rolle von Überträgern des spezifischen Virus darstellen (1929). Auf dem französischen Kongreß zu Montpellier schlossen sich SACQUÉPÉE und LIÉGEOIS dieser Theorie eines komplexen Virus von filtrierbaren Scharlacherregern und Streptokokken an. TEISSIER und F. COSTE bemerkten jedoch mit Recht, daß auch diese Lehre schließlich nur auf eine besondere Art Streptokokken hinauslaufe und deshalb im Grunde überflüssig sei. In der Tat lassen sich die für die Gegenwart eines filtrierbaren Virus vorgebrachten Gründe auch erklären, wenn man annimmt, daß die in den Filtraten enthaltenen Toxine und Endotoxine antigene Eigenschaften besitzen. So ist es weiter nicht verwunderlich, daß sich die mit ihnen gewonnenen Immunkörper schließlich auch wieder gegen die gleichen Antigene richten, wie sie in der Leibessubstanz der Streptokokken vorhanden sind.

Diese alte Theorie von CANTACUZÈNE und ZLATOGOROFF hat BINGEL 1948 wieder zu stützen versucht. Auch er fordert die Existenz eines spezifischen Virus in Symbiose mit hämolytischen Streptokokken. Werden Streptokokken in der Gegenwart von Filtraten von Scharlachstreptokokken kultiviert, so produzieren sie ein erythrogenes Toxin. Diese Fähigkeit geht bei Kultivierung in Medien, die Rekonvaleszentenserum enthalten, verloren. Die Scharlachantikörper hemmen demnach die scarlatinogene Noxe, ohne die Streptokokken weder in vitro noch in vivo zu schädigen. Das sich selbst wieder erzeugende Scharlachvirus ist nur bis ungefähr 60⁰ resistent, während das erythrogene Toxin erst durch Erhitzen bis 92—100⁰ während 45 min zerstört wird. Jeder Streptococcus kann zum Scharlachstreptococcus werden, vorausgesetzt, daß er in einer Art Symbiose mit dem Filtratenvirus lebt, das für die Spezifität verantwortlich ist. Es ist jedoch auch nach BINGEL nicht entschieden, ob das Begleitvirus allein Scharlach erzeugt oder ob auch die Streptokokken selber an der Bildung des Scharlachtoxins teilnehmen. Ein endgültiger Beweis für die Auffassung BINGELs durch Infektionsversuche am Menschen, steht jedoch noch aus.

Der MANDELBAUMsche Scharlachbacillus. Er ist morphologisch und biologisch von dem Diphtheriebacillus nur durch besondere kulturelle Eigenschaften zu unterscheiden. Im Gegensatz zu Diphtheriebacillen bildet er in Weidekuhserum-Bouillonröhrchen eine wolkige Trübung; auf festen Nährböden nehmen sowohl Diphtherie- wie Scharlachbacillen den im Weidekuhserum enthaltenen gelben Farbstoff (Carotin, Xanthophyll) elektiv auf, so daß ihre Kolonien als gelbe Scheibchen erkennbar sind. Im Gegensatz zu den Diphtheriebacillen zeigen jedoch die von Scharlachkranken gezüchteten Stämme nach 3—4 Tagen Kultur bei 37⁰ eigentümliche Myelingebilde.

MANDELBAUM hat interessante, epidemiologische Beobachtungen mitgeteilt, nach denen von Personen z. B. mit blutigem Schnupfen oder mit Angina oder auch ohne jegliche Symptome eine ganze Reihe von Scharlachfällen ihren Ausgang nahmen, wobei z. B. in der Nase dieser Bacillenträger regelmäßig Scharlachbacillen nachgewiesen werden konnten. Es gelang sogar durch Übertragung von Nasensekret eines Kindes, das als Träger von Scharlachbacillen erkannt worden war, bei einer gesunden Versuchsperson einen typischen Scharlach zu erzeugen. Beim typischen Scharlachbilde verschwinden jedoch die Bacillen rasch, indem sie von den Streptokokken überwuchert werden. Der Scharlachbacillus soll demnach nur der Schrittmacher für die Scharlachstreptokokkeninfektion sein. Wenn überhaupt ein solcher Zusammenhang besteht, so wäre es denkbar, daß diese Korynebakterien eventuell nur mikroskopische Läsionen der Nasen- oder Rachenschleimhaut erzeugen und dadurch der eigentlichen Scharlachstreptokokkeninfektion eine Pforte eröffnen. Es ist ja ganz bekannt, daß auch die Diphtherie selber auf diesem Wege die Disposition zum Scharlach steigern kann. Als eigentlichen Scharlacherreger können wir wohl den MANDELBAUMschen Bacillus nicht ansprechen.

Scarlatiniformer Rash bei Infektion mit Staphylococcus aureus. Vor kurzem beobachtete ich folgenden interessanten Fall: Ein 5jähriges Mädchen zeigte einen Ausschlag, der mich auf den ersten Blick die Diagnose Scharlach stellen ließ. Doch fiel mir auf, daß die circumorale Blässe fehlte, ferner war der Rachen vollständig normal. Ich dachte deshalb an einen Wundscharlach und entdeckte dann auch einen Absceß in der Nähe des Ellenbogens am rechten Vorderarm. Das Blutbild zeigte folgendes: Stabkerne 10,5, Segmentkerne 33,5,

Eosinophile 6,5, große Lymphocyten 4,5, kleine Lymphocyten 43, große Monocyten 1, Monocyten 0,5, Riederformen 0,5, somit Eosinophilie ähnlich wie bei Scharlach, aber leichte Lymphocytose. Im Absceßeiter fand TOMARKIN mikroskopisch Kokken in Diploform und in Häufchen, in der Kultur: Reinkultur von Staphylococcus aureus, statt der erwarteten Streptokokken.

F. A. STEVENS[1] hat 3 ähnliche Fälle mitgeteilt. Es hat sich dabei gezeigt, daß die betreffenden Stämme von Staphylococcus aureus ein starkes Toxin bildeten, das offenbar den scharlachähnlichen Ausschlag auslöste. Scharlach-Immunserum löschte diesen scarlatiniformen Rash nicht aus, wohl aber antitoxisches Staphylokokkenserum. Diese Tatsachen sind von großem Interesse für die vergleichende Pathologie. Sie sind ebenfalls geeignet, die Streptokokkenätiologie des wahren Scharlachs zu stützen.

Klinisches Krankheitsbild.

Die Inkubation. Der Scharlach unterscheidet sich von allen anderen Infektionskrankheiten dadurch, daß sich bei ihm keine irgendwie normierte Inkubationszeit angeben läßt. Besonders beim chirurgischen Scharlach erlebt man Inkubationszeiten von wenigen Stunden. Andererseits sind Inkubationszeiten bis zu 22 Tagen beschrieben. Diese langen Inkubationen sind wahrscheinlich so zu erklären, daß der Erreger trotz der Infektionsgelegenheit nicht immer sogleich haftet, so daß wiederholte Kontakte bei dauerndem Aufenthalt in der Umgebung Scharlachkranker notwendig sind. Andererseits bedeutet das Haften des Erregers häufig noch nicht sogleich die Auslösung der Krankheit, da diese von der Disposition des Organismus abhängig ist, die sich zu verschiedenen Zeiten wechselnd verhalten kann. Meistens wird eine Inkubationszeit von 2—7 Tagen angenommen.

Die wechselnden Verhältnisse der Inkubation gemahnen an diejenigen bei der Serumkrankheit, wo wir ebenfalls sofortige, beschleunigte Reaktion und normale Inkubationszeiten beobachten.

Wir teilen die Scharlacherkrankungen klinisch in 2 große Gruppen:

1. Vorwiegend toxische Scharlachformen.

a) Erstes Kranksein: Initiale Scharlachtoxikose.

b) Freies Intervall, Stadium der Desquamation.

c) Das zweite Kranksein.

Bei dieser Gruppe spielt die Streptokokkeninvasion keine oder eine nur unbedeutende Rolle. Die Scharlacherreger bleiben auf ihren Primäraffekten und machen den Organismus durch ihre Toxine krank. Sie beschränken sich somit im wesentlichen auf eine chemische Kriegsführung. In dieser Gruppe finden sich die sog. reinen, d. h. unkomplizierten Scharlachfälle. Das zweite Kranksein ist dabei nicht als eine eigentliche Komplikation, sondern als eine zum Wesen auch der reinen Scharlachfälle zugehörige Erscheinung betrachtet.

2. Vorwiegend komplizierte und septische Scharlachformen. Die Streptokokkeninvasion. Hier nutzen die Scharlacherreger die Toxinvergiftung des Organismus dazu aus, um sich vom Primäraffekt aus einen Weg für die Invasion des Körpers zu bahnen. Nicht nur die Toxine, sondern die Scharlachstreptokokken selber fallen in den Körper ein, führen zu lokalen Eiterherden oder zu einer Überschwemmung des Blutes mit Erregern (Septico-Pyämie). In diese Gruppe gehören die Scharlachfälle mit den verschiedensten eigentlichen Komplikationen. Dadurch, daß die Streptokokken selber die klare Führung übernehmen, wird vielfach die den reinen toxischen Scharlachfällen eigentümliche Periodizität mit Initialtoxikose, freiem Intervall und zweiten Kranksein verwischt.

In Wirklichkeit finden sich häufig mannigfache Mischformen der reinen toxischen Scharlachformen mit der einen oder anderen auf Streptokokkeninvasion beruhenden Komplikation.

---

[1] STEVENS, F. A.: J. amer. med. Assoc. 88, 1957 (1927).

1. Vorwiegend toxische Scharlachformen.

a) Klinik des ersten Krankseins. Initiale Scharlachtoxikose.

Die Scarlatina fulminans oder der blaue Scharlach. Nicht in den verblaßten und bis zur Unkenntlichkeit verstümmelten Krankheitsbildern enthüllt sich das wahre Wesen einer Infektionskrankheit, sondern in den schwersten Fällen, also hier in der Scarlatina gravissima, der Scarlatina fulminans. Hier haben alle Autoren erschüttert von dem Bilde einer furchtbaren Intoxikation gesprochen, lange bevor man vom DICKschen Scharlachtoxin etwas wußte. Wie vom Blitz getroffen, mitten aus anscheinend blühender Gesundheit, werden diese Fälle unter dem Zeichen schwerster cerebraler Vergiftung auf das Krankenlager geworfen. Das Fieber steigt unheimlich rasch und erreicht höchste Grade. Es wurden Temperaturen von 41—42°, im Fall HADDEN sogar 44° beobachtet. Mehrfaches unstillbares Erbrechen, gefolgt von stinkenden grünen Diarrhoen, stellt sich ein. Das Kind liegt meist delirös oder soporös röchelnd da, es zeigt Fluchtversuche und Flockenlesen, Sehnenhüpfen, es wirft sich unruhig hin und her. Manchmal schafft sich die cerebrale Vergiftung in gewaltigen motorischen Entladungen, in Krämpfen, Luft. In anderen Fällen nimmt sie eher die Zeichen einer Meningitis an mit Nackenstarre, Kernig und Hauthyperästhesie. Die Lumbalpunktion ergibt jedoch lediglich erhöhten Druck bei völlig klarem Liquor. Wieder andere Fälle bieten das Bild einer schweren Ohnmacht mit verkühlten, mit kaltem Schweiß bedeckten, tief cyanotischen Extremitäten.

Das Gesicht ist intensiv rot; die Skleragefäße spiegeln durch starke Injektion die gestörte intrakranielle Blutzirkulation wider. Die Pupillen sind verengert und reagieren auch auf Cocain nicht mehr mit Mydriase. Das Exanthem nimmt, falls es überhaupt zur Entwicklung gelangt, einen düsteren bis tiefblauen Farbenton an. Nach F. v. BORMANN bezeichnet in Finnland das Volk derartige Fälle treffend als den „blauen Scharlach". Streicht man mit dem Stiel des Perkussionshammers über das Exanthem, so erhält man nicht wie sonst eine weiße Linie oder nur Rudimente einer solchen. Kommt es zu einem Dermographismus, so ist er nicht weiß, sondern blau. Die Reaktion der Vasomotoren ist sehr träge (KOLTYPIN).

Frühe, schon am 2., 4. Tag beginnen sich die Herzgrenzen zu erweitern oder es stellt sich ein Geräusch ein. Der Puls bleibt außerordentlich frequent, 180 bis 200, filiform, oft arrhythmisch und wird schließlich unzählbar.

Der Blutdruck steht zuweilen auf normaler Höhe, aber viel häufiger wird sein frühes Sinken beobachtet (KOLTYPIN und RAPPAPORT). Schwere Atemnot, manchmal vom Typus der großen Atmung (Acidose), ohne den geringsten objektiven Lungenbefund, vervollständigt das unheimliche klinische Bild.

Charakteristisch für diese Fälle ist die Geringfügigkeit der objektiven Befunde beim Lebenden: Eine geringfügige Schwellung der Tonsillen, meist ohne Beläge, nur selten ganz oberflächliche Nekrose, nicht einmal Lymphadenitis oder nur geringes Anschwellen der tonsillären Lymphknoten.

Das Blutbild zeigt im Durchschnitt über 30000 Leukocyten mit einer Neutrophilie bis 80% (EDELMANN). Eosinophile fehlen. Thrombopenie.

In seltenen Fällen verbindet sich der blaue Scharlach mit ergiebiger Hautpurpura.

Oft schon nach 30—40 Std gehen die Kranken wie vergiftet an Herzschwäche zugrunde. Anscheinend blühend gesund, in 1—2 Tagen eine Leiche, das ist die unheimliche Tragik des blauen Scharlachs.

Ebenso dürftig wie der Befund am Lebenden ist der am Toten, ungenügend, um die Ursache dieses Todes aufzuklären. Insbesondere konnten auch im Herzblut dieser Fälle keine Streptokokken nachgewiesen werden, so daß man es ausschließlich mit einer außerordentlich starken Toxinvergiftung zu tun zu haben scheint.

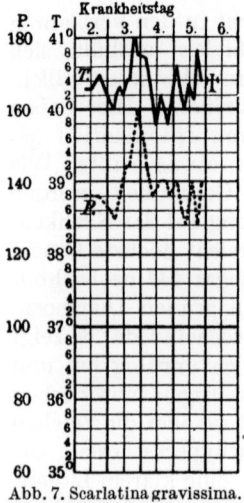

Abb. 7. Scarlatina gravissima. (Med. Klinik Leipzig.) (Aus Beitrag ROLLY: Handbuch der inneren Medizin, 2. Aufl., Bd. I, 1.)

Manchmal scheint das besondere Terrain, sogar familiäre Disposition, diesen schrecklichen Verlauf zu bedingen, selbst wenn die Mehrzahl der Scharlachfälle sonst gutartig ist. In anderen Fällen wieder zeichnet sich die Epidemie als bösartig durch das gehäufte Auftreten von foudroyantem Scharlach aus.

Nicht in allen Fällen verläuft die Scarlatina gravissima so blitzartig. Sie kann zunächst wie ein mittelschwerer Scharlach beginnen, wobei der Ausschlag die Eigentümlichkeit zeigt, daß die Efflorescenzen häufig abnorm, groß-maculös oder papulös gestaltet sind. Erst am 3.—4. Tag treten dann die schweren Störungen des Sensoriums und in rascher Folge die ominöse Herzschwäche ein.

Der mittelschwere Scharlach. Auch er beginnt plötzlich mit Erbrechen, Fieber, Schüttelfrost oder Frösteln, Mattigkeit und Halsschmerzen. Das Erbrechen wiederholt sich manchmal mehrmals; es werden entweder Nahrungsreste oder eine schleimige Flüssigkeit oder Galle erbrochen. Bei jüngeren Kindern schließt sich eine leichte Diarrhoe an, die etwa 2 Tage dauert. Das Kind klagt über Kopfschmerzen, Gliederschmerzen, Müdigkeit und bald einmal über Schlingbeschwerden. Leichte Delirien sind nicht so selten. Bei jüngeren Kindern

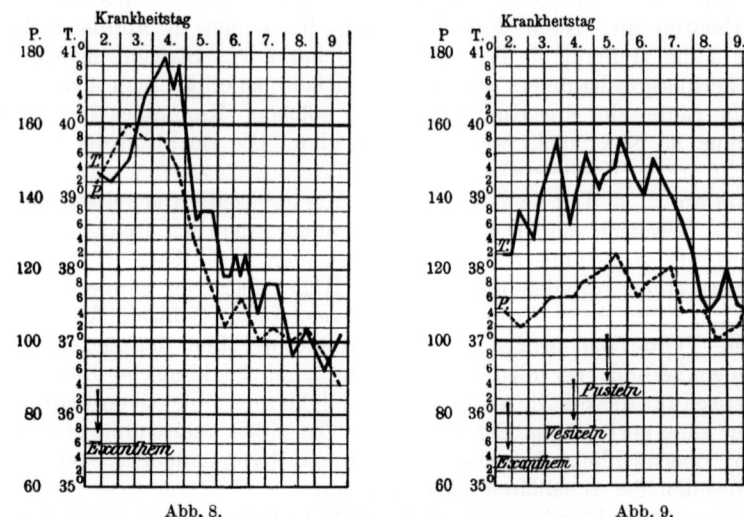

Abb. 8. Abb. 9.
Temperaturkurven bei Scharlach. Zwei Fälle aus der Med. Klinik Leipzig. (Aus Beitrag ROLLY: Handbuch der inneren Medizin, 2. Aufl., Bd. I, 1.)

werden ab und zu wiederholte, schwere Konvulsionen beobachtet, die jedoch prognostisch bedeutungslos sind.

Das Fieber zeigt einen steilen Anstieg auf 39—39,5°, mitunter aber auch gleich bis 40 und 40,5° rectal. Das Maximum der Temperatur wird manchmal erst am 2.—5. Tage erreicht, und beginnt, nachdem es wenige Tage oder auch länger hoch geblieben ist, treppenförmig lytisch zu sinken. Die lytische Senkung kann oft schon am 2. Tag beginnen. BALINT hat mit Recht darauf hingewiesen, daß beim Scharlach nach 2—3tägigem hohem Fieber bei unkompliziertem Verlauf auch kritische Temperaturabfälle bis 36—37° vorkommen (PREISICH). Er fand unter 150 Fällen 21mal eine Krise. In anderen Fällen ist die Krise nicht vollständig, sondern die Entfieberung stellt einen Übergang zwischen kritischem und lytischem Abfall dar. Die Kenntnis solcher kritischer Temperaturabfälle auch bei unbehandeltem Scharlach ist von besonderer Wichtigkeit geworden für die Beurteilung der Serumwirkung.

Der Puls ist beim Scharlach in der Regel stärker beschleunigt als der Temperatur entspricht, besonders bei Kindern, weniger bei Erwachsenen. Bei 5—6jährigen Kindern findet man bei Temperaturen von 40° Pulse von 150—200, ohne daß dadurch die Prognose getrübt würde. Das Scharlachgift hat demnach eine besondere Affinität zu den beschleunigenden Herznerven (Sympathicus).

Es zeigen sich somit auch bei den mittelschweren Fällen deutliche Intoxikationserscheinungen. Der Ausgangspunkt derselben ist im Nasen-Rachenraum zu suchen. Bei der Untersuchung der Mundhöhle sieht man aus dem stark geröteten Nasen-Rachenraum schleimig-eitriges Sekret herabsteigen. Die Tonsillen sind geschwollen, treten stark vor und auf ihrer düster geröteten Oberfläche sieht man nicht selten gelbliche oder weißliche Flecken oder Streifen. Soweit wäre der Befund nicht von einer gewöhnlichen Angina zu unterscheiden.

Diese gewöhnliche *Angina* erhält aber Scharlachcharakter durch eigentümliche Toxinwirkungen, die von dem Primäraffekt im Nasen-Rachenraum und auf den Tonsillen ausgehen. Die Schleimhaut der Uvula und der vorderen Gaumenbögen zeigt eine düstere Röte, die sich besonders oberhalb der Uvula in einer querverlaufenden Linie scharf absetzt gegen die etwas blassere Farbe des weichen Gaumens. Aber auch in diesem Bezirk sieht man bereits ein *Enanthem* zunächst nur in Gestalt einzelner roter Fleckchen und Streifchen, bis sich diese so stark vermehren, daß ein Fleckchen dicht neben dem anderen steht, so daß der weiche Gaumen in größerer Ausdehnung ganz von ihnen übersät ist.

Dazu gesellen sich nun charakteristische Toxinwirkungen auf der *Zunge*. Die Zunge erscheint verlängert, an den Rändern und an der Spitze lebhaft gerötet, während auf dem Zungenrücken sich ein schmieriger, weißer dicker Belag vorfindet. Dieser Kontrast von weißem Belag auf auffällig rotem Grunde ist typisch. 2—4 Tage lang zeigt die Zunge diese Beschaffenheit.

Durch die Toxinwirkung wird das Zungenepithel geschädigt und es beginnt sich der Zungenbelag allmählich von vorn nach hinten abzuschuppen, derart, daß der rote Rand in dem Maße breiter wird, als der zentrale Zungenbelag sich verschmälert. Infolge der Abschuppung werden Zungenpapillen vom Epithel entblößt, die Papillengefäße sind stark gefüllt, hyperämisch und lassen die erigierten Papillen mehr oder weniger stark über die hochrote Umgebung vorspringen. So entsteht allmählich durch Desquamation des Zungenbelages die charakteristische *Himbeerzunge*, die am schönsten am 4.—8. Tage wahrzunehmen ist.

Ähnliche Abschuppungsprozesse zeigen sich auch am Enanthem, das sich auf die Wangenschleimhaut im weiteren Verlauf ausgedehnt hat, so daß diese aufgelockert und diffus gerötet erscheint. Die Abschilferung des Enanthems beginnt häufig an den Gaumenbögen in Form von milchig-weißen Stippchen und Trübungen der Schleimhaut.

Die Toxinwirkung greift aber auch vom Halse aus auf die *Lymphdrüsen* im Kieferwinkel über, und führt zu ihrer Anschwellung, an der sich aber auch frühzeitig weitere glanduläre Gruppen Occipital-Axillar- und Inguinaldrüsen besonders bei jungen Kindern beteiligen, ähnlich wie bei der Serumkrankheit oder beim Drüsenfieber, so daß das Scharlachgift als auffallend lymphotrop angesehen werden muß.

Besonders charakteristisch für den Scharlach ist, daß sich die Intoxikation durch Hauterscheinungen manifestiert. Das Exanthem erscheint gewöhnlich 12—36 Std, viel seltener nach 3—4 Tagen nach den Initialsymptomen, wobei in einzelnen Fällen ein Juckreiz der Eruption vorhergeht oder aber sie begleitet.

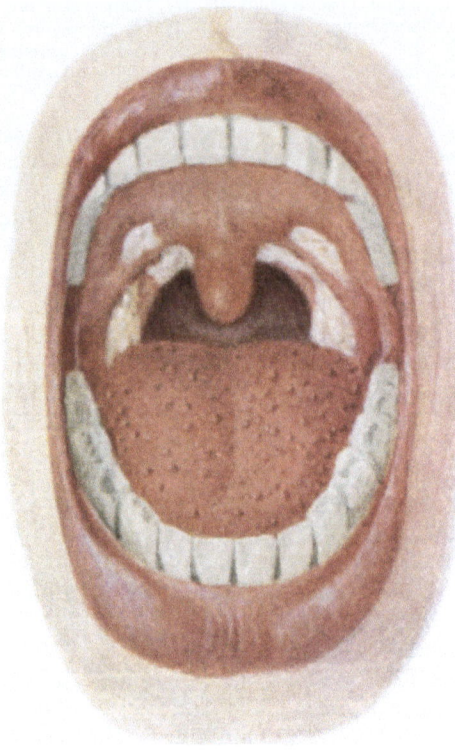

Abb. 10. Angina und Zunge bei Scharlach. (Aus Beitrag ROLLY: Handbuch der inneren Medizin, 2. Aufl., Bd. I, 1.)

Im oft leicht gedunsenen Gesicht verstärkt der Ausschlag nur die Fieberröte der Wangen, während die Umgebung des Mundes und das Kinn durch eine fast unnatürlich scharf abgegrenzte Blässe dagegen abstechen *(circumorale Blässe, blasses Kinndreieck)*. KASSOWITZ meint, daß dieselbe durch eine frühzeitig erworbene Unempfindlichkeit bedingt sei, da das Gift zuerst von der Mundschleimhaut aufgenommen und dadurch die Hautpartie in nächster Nähe der Aufnahmestelle als erste gegen das Gift unempfindlich gemacht worden sei.

Der Ausschlag erscheint gewöhnlich zuerst am Rumpf, an Hals und Nacken und breitet sich dann allmählich im Verlauf von 2 Tagen über den ganzen Körper aus, so daß, von weitem gesehen, der Leib wie mit Himbeersaft übergossen erscheint. Bei näherer Betrachtung sieht man jedoch, daß sich der Ausschlag aus kleinsten roten Tüpfelchen zusammensetzt. Diese Einzelefflorescenzen sind nadelstich-hirsekorn- bis höchstens stecknadelkopfgroß. Die Farbe ist zuerst zart rosarot, nimmt dann aber bei stärkerer Entwicklung des Exanthems einen immer gesättigteren, brennend, flammend feuerroten Ton an. Auch die Haut zwischen den Einzelefflorescenzen rötet sich stärker, so daß die einzelnen Tüpfelchen an der Peripherie zusammenzufließen beginnen. Drückt man aber die Röte mit dem Glasspatel weg, so kann man noch jederzeit die Zusammensetzung aus einzelnen roten Pünktchen nachweisen. Besonders gut bleibt die Entstehung des Ausschlags aus solchen kleinen Einzelefflorescenzen sichtbar an der Innenseite der Arme und der Oberschenkel und in der Inguinalgegend. Die Einzelefflorescenzen nehmen allmählich einen leicht papulösen Charakter an, so daß sich die ursprünglich glatte Haut beim Darüberstreichen in feiner Weise rauh und uneben wie Chagrinleder anfühlt. Anämisiert man die Haut mit einem Glasspatel, so nimmt sie einen leicht ikterischen, gelben Farbenton an, was wohl mit dem vermehrten Blutzerfall und dementsprechend erhöhten Bilirubingehalt des Blutes während des Scharlachfiebers zusammenhängt.

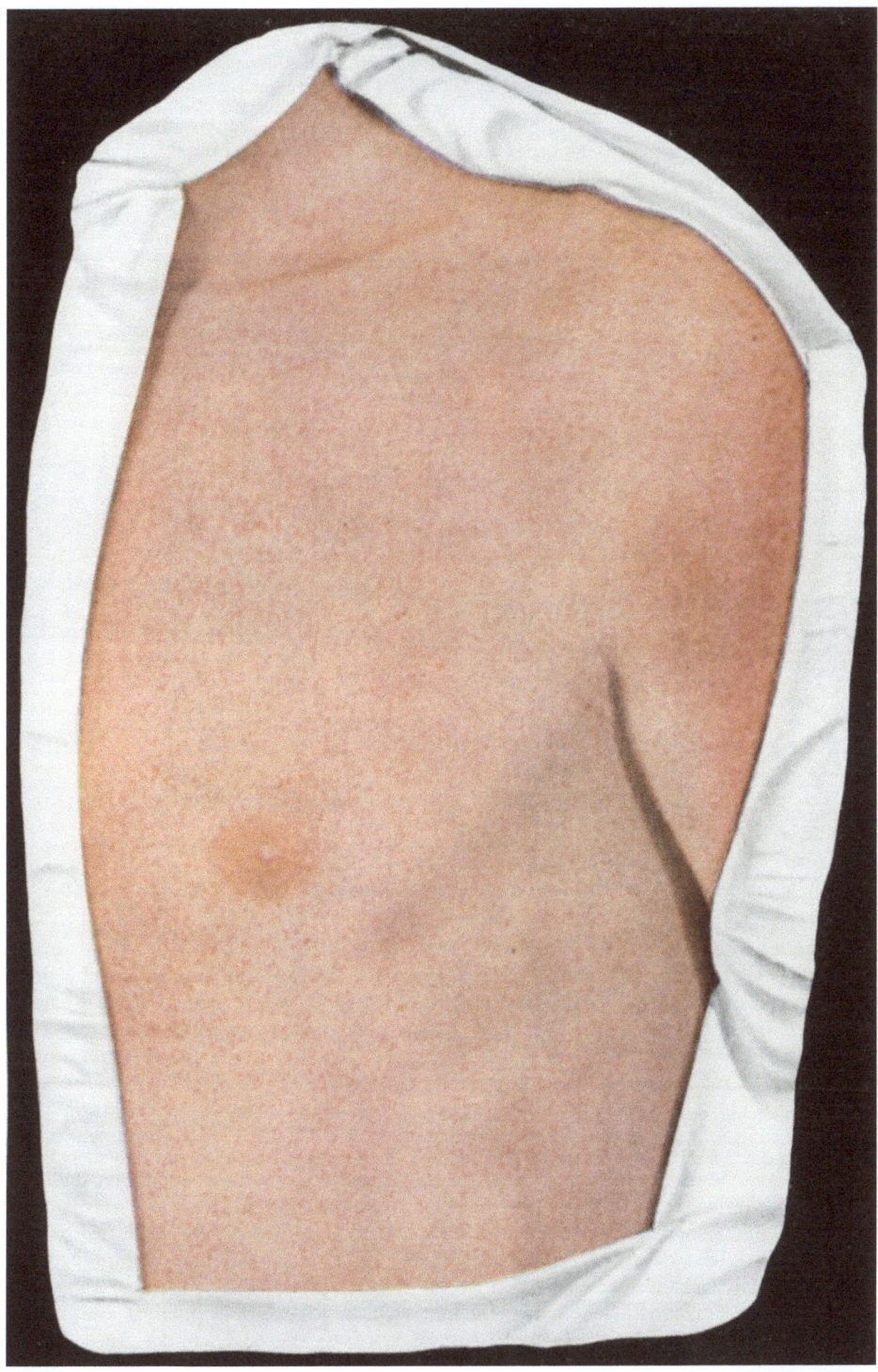

Abb. 11. Scharlachexanthem. (Nach FINKELSTEIN-GALEWSKY-HALBERSTAEDTER: Hautkrankheiten und Syphilis im Säuglings- und Kindesalter, 2. Aufl. Berlin: Julius Springer 1924.)

PASTIAS *Faltenzeichen*. PASTIA (1910) hat mehrere, stark rote Linien beschrieben, welche in den Gelenkfalten der Glieder am Ellenbogen, in den Axillen, in der Leistengegend, in den Schlüsselbeingruben am Halse bei Beginn der Eruption zum Vorschein kommen und diese oft noch länger überdauern. Untersucht man diese roten Linien genauer, so sieht man, daß sie sich aus lauter kleinen linearen Ekchymosen zusammensetzen. Diese feinsten Blutpunkte im Zentrum der Sprüsselchen sind prognostisch bedeutungslos. Dagegen hat das PASTIAsche Zeichen diagnostische Bedeutung, da es etwa in 94% der Scharlachfälle vorkommt.

Aussparphänomen. An Stelle früherer Dickreaktionen (ZÖLLER), auch abgeheilter Efflorescenzen von Impetigo streptogenes, kann das Exanthem infolge lokaler Antitoxinbildung Aussparungen zeigen.

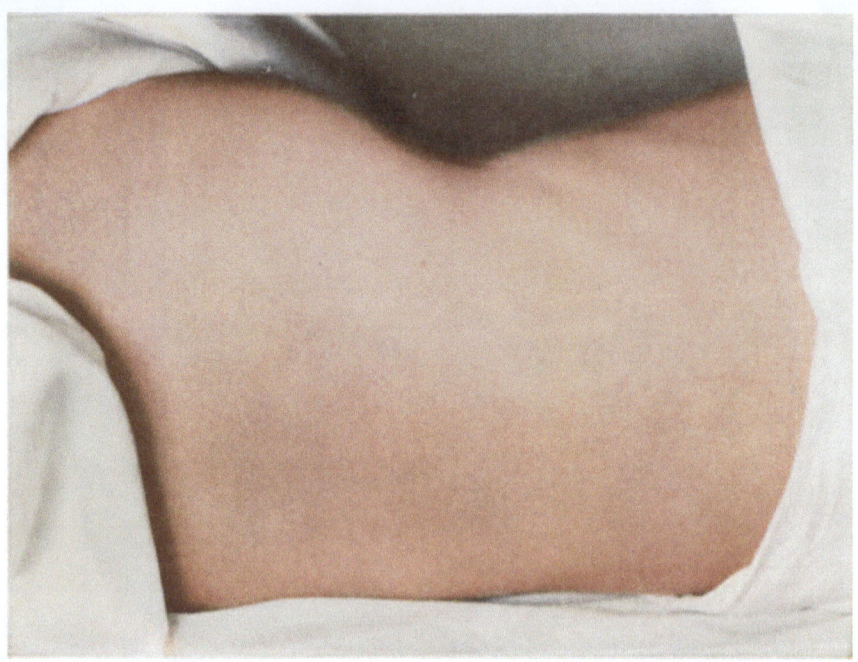

Abb. 12. Scharlachexanthem, kleinfleckige Form. (Aus Tabulae exanthematicae, F. HOFFMANN-LA ROCHE, Basel.)

Streicht man mit dem Stiel des Perkussionshammers über die Haut hinweg, so entsteht nach einer Latenzzeit von 15—20 sec ein weißer Strich, der sich scharf von der roten Umgebung abhebt und in den ersten 5 Tagen etwa $1/2$—2 min lang sichtbar bleibt. Das Phänomen beruht auf einer Kontraktion der sog. Rougetzellen der besonders reizbaren Capillaren, die für die genannte Zeit den Durchtritt von Blut hemmen *(Raie blanche, Dermographie blanche)*.

MASSINI hat darauf hingewiesen, daß schon zu Beginn des Scharlachs sich beim Bestreichen feine Schüppchen von der trockenen Haut ablösen. Macht man die Hautstelle naß, so kleben die Schüppchen wieder an und ein Teil der Reaktion, nämlich das was nicht auf Dermographie beruht, verschwindet nicht wieder. MASSINI vergleicht dies mit dem Radiergummiphänomen bei Typhus exanthematicus.

Bei sehr intensiver Eruption sieht man ab und zu, besonders an der Dorsalseite der Vorderarme, an Hand- und Fußrücken, in der seitlichen Rumpfgegend über den Einzeleffloresenzen mit durchsichtiger, später sich trübender Flüssigkeit gefüllte feinste Bläschen aufschießen. Diese Flüssigkeit reagiert alkalisch und hat mit dem Schweiß nichts zu tun (HEUBNER). Diese Form des Ausschlags heißt Scharlachfriesel *(Scarlatina miliaris)*. Sie findet sich bei prognostisch günstigen Fällen. Die Bläschen trocknen nach einigen Tagen ein und schuppen ab.

Der mittelschwere Scharlach.

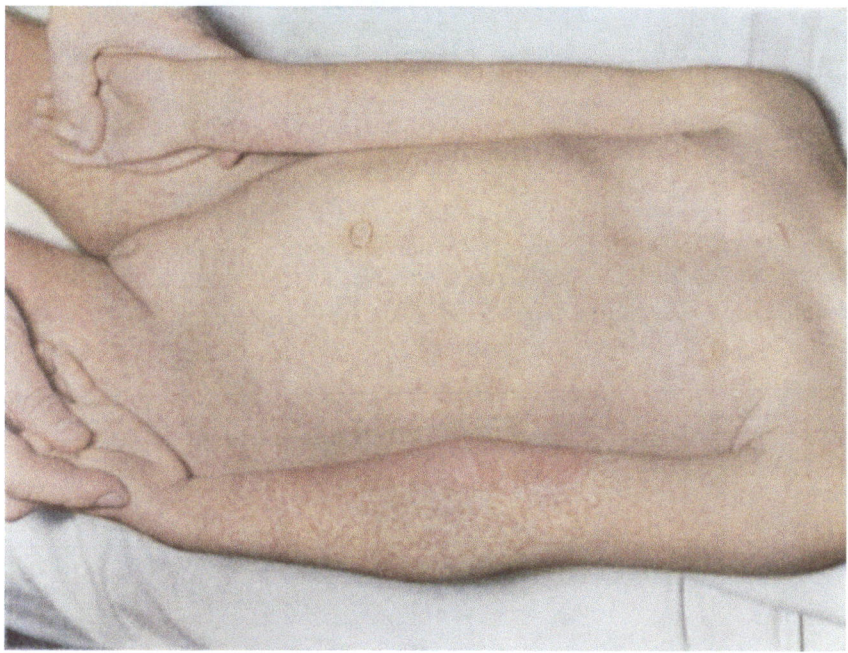

Abb. 13. Scharlachexanthem, grobfleckige Form. (Aus Tabulae exanthematicae, F. HOFFMANN-LA ROCHE, Basel.)

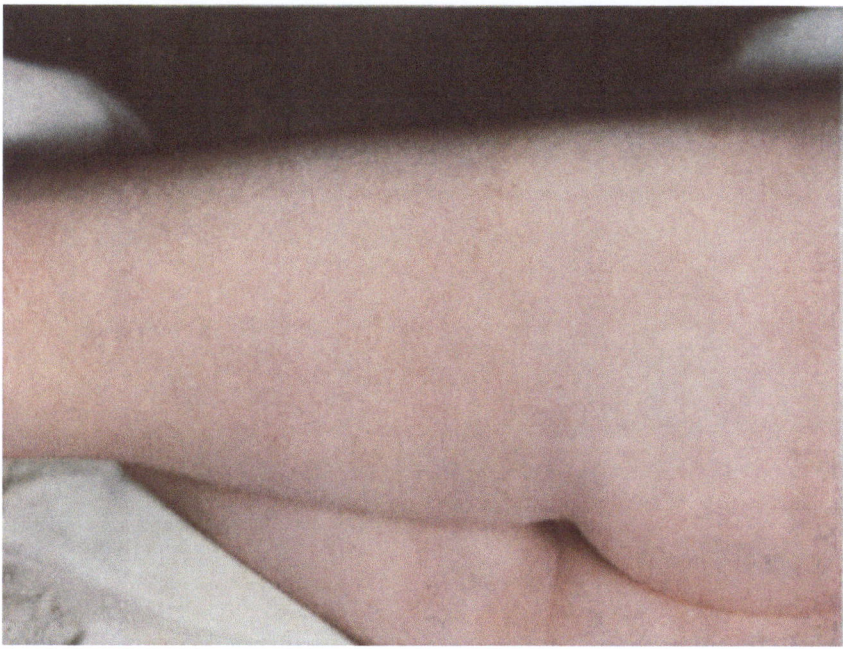

Abb. 14. Scharlachexanthem, erythematöse Form. (Aus Tabulae exanthematicae, F. HOFFMANN-LA ROCHE, Basel.)

Bei schweren Infektionen können einzelne Efflorescenzen den Charakter größerer, etwa linsengroßer, dunkel gefärbter Knötchen und Papeln annehmen. Diese Papeln stehen häufig sehr vereinzelt, von normaler Haut umgeben, meist

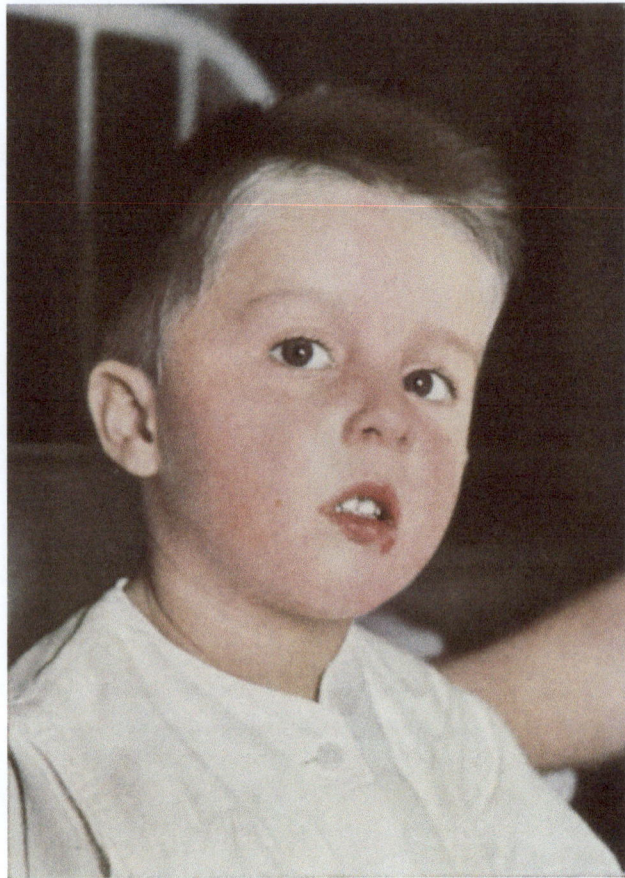

Abb. 15. Scharlachgesicht. (Aus Tabulae exanthematicae, F. HOFFMANN-LA ROCHE, Basel.)

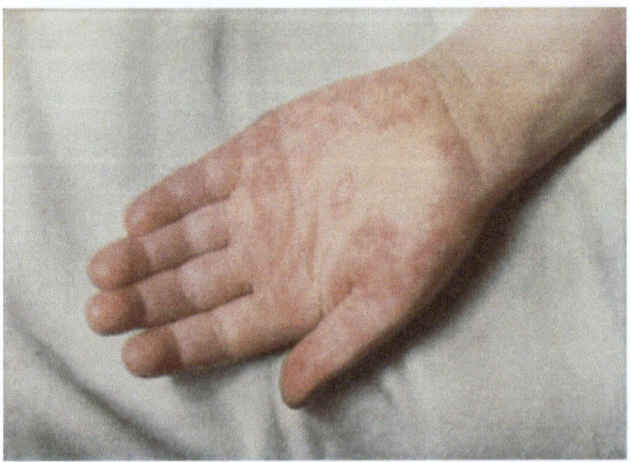

Abb. 16. Stellulae palmares bei Scharlach. (Aus Tabulae exanthematicae, F. HOFFMANN-LA ROCHE, Basel.)

an den Händen, Vorderarmen und Fußrücken. Dabei erscheinen nur einzelne Gegenden des Körpers mehr diffus, scharlachartig gerötet, während an vielen anderen Stellen das Exanthem mehr fleckig, masernartig erscheint *(Scarlatina variegata)*.

Nachdem der Ausschlag seine höchste Blüte erreicht und diese 1—2 Tage festgehalten hat, beginnt er langsam abzublassen, um dann bis zum Ende der ersten Woche oder Anfang der zweiten Woche ganz zu verschwinden.

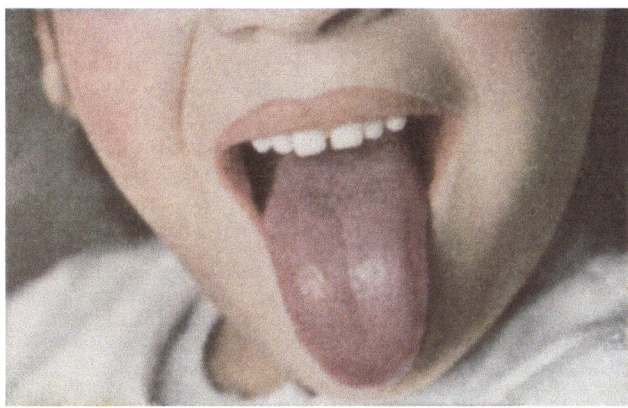

Abb. 17. Scharlachzunge. (Aus Tabulae exanthematicae, F. HOFFMANN-LA ROCHE, Basel.)

Die Capillarmikroskopie der Hautgefäße am Lebenden (OTFRIED MÜLLER) zeigt bei schwerem Scharlach maximal erweiterte Gefäße mit stockender oder körniger Blutströmung und deutliches Hervortreten der subpapillären Plexus. Das Kolorit des Grundes ist düster cyanotisch mit einem Stich ins gelblichbräunliche je nach dem Grade des Hautikterus. Die

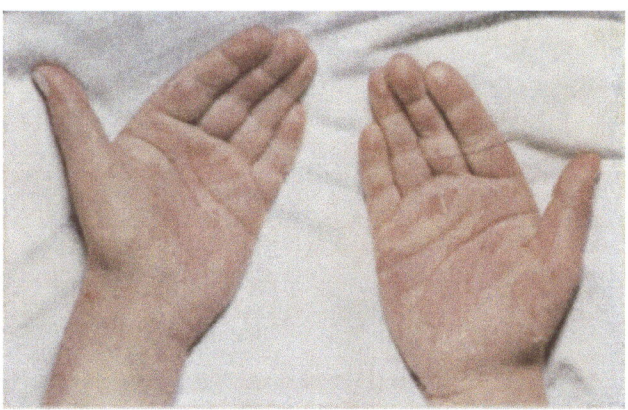

Abb. 18. Scharlachbegleitsymptome, Schuppung der Hände. (Aus Tabulae exanthematicae, F. HOFFMANN-LA ROCHE, Basel.)

alveoläre Anordnung und starke Erweiterung der Gefäße ist auch nach Abklingen des Exanthems selbst nach anfangs leichter Gefäßparalyse oft noch mehrere Wochen lang sichtbar.

Histologie der Scharlachhaut. Sie wurde studiert von EGON RACH, LEWKOWITZ, HLAVA, UNNA u. a. In neuester Zeit von KRITCH, PACHIME und SIDORW (1929). Die letztgenannten Autoren sahen während des Eruptionsstadiums gewisse Veränderungen in der Epidermis infolge der Einwirkung des Scharlachgiftes. Die Epithelzellen erleiden nekrobiotische Degeneration, welche die physiologische Hauttätigkeit hemmt. In der Cutis findet sich eine enorme Gefäßdilatation ohne jedes andere Zeichen akuter Entzündung. Nach dem Abblassen des Exanthems werden die degenerierten Epidermiszellen allmählich in ein Lager verwandelt, das eine Verhornungsstörung, die sog. Parakeratose zeigt. Diese Epidermislagen mit Parakeratose werden schließlich abgestoßen: Die Epidermis zeigt dann einige

wenige Lagen junger undifferenzierter Zellen. In der Cutis führen die Toxine zu einer Degeneration elastischer Fasern und häufig zu einer Leukocyteninfiltration um die Gefäße herum. Besonders leiden auch die Schweißdrüsen anatomisch, so daß auch ihre Ausscheidungs-
Degeneration elastischer Fasern und häufig zu einer Leukocyteninfiltration um die Gefäße herum. Besonders leiden auch die Schweißdrüsen anatomisch, so daß auch ihre Ausscheidungsfunktion in Mitleidenschaft gezogen und dadurch die Nierentätigkeit überlastet wird

Früh-Rheumatoide. Die Scharlachtoxine haben ferner eine große Affinität zur Synovia der Gelenke. In den von mir beobachteten Scharlachfällen fand ich Früh-Rheumatoide in leichteren Formen recht häufig, manchmal schon in den ersten Krankheitstagen, gewöhnlich gegen Ende der ersten oder Anfang der zweiten Woche.

Die meisten Fälle, die ich sah, verliefen ohne Rötung und meist auch ohne Schwellung der Gelenke, so daß der Schmerz im Vordergrunde des Bildes stand. Befallen wurden besonders die Handgelenke, seltener die Finger-, Fuß- und Zehengelenke, und zwar in auffallend symmetrischer Weise.

Das Wesen der Früh-Rheumatoide ist in einer toxischen Entzündung der Serosa der Gelenke zu suchen, welche selten zu einem Gelenkerguß, häufiger nur zu einer serösen Durchtränkung des periartikulären Gewebes führt. Das Exsudat wurde stets steril gefunden. Es handelt sich also um toxische Erscheinungen, ähnlich den Rheumatoiden einer Serumkrankheit. Es entwickelt sich auch keine eigentliche Endokarditis wie beim Gelenkrheumatismus, mit dem diese Rheumatoide nur eine äußerliche Ähnlichkeit haben. Es finden sich gleichzeitig häufig nur die Erscheinungen des sog. Scharlachherzens, die nicht mit einer Endokarditis verwechselt werden dürfen. Das Rheumatoid stellt in der Regel eine harmlose Komplikation dar, die stets in wenigen Tagen abzuklingen pflegt und nur mit mäßiger Temperatursteigerung oder fieberlos verläuft. Spät-Rheumatoide werden beim zweiten Kranksein in ähnlicher Weise öfters beobachtet.

In den mittelschweren Scharlachfällen üben die Scharlachtoxine eine deutliche Reizwirkung auf das sympathische Nervensystem aus. (Erhöhung des Blutdruckes, Pulsbeschleunigung, weißer Dermographismus, Fehlen der Schweiße usw.) Dies steht im Gegensatz zu der sofortigen Lähmung des Sympathicus bei den schwersten Fällen. Nach dem Abklingen der Sympathicusreizung nach den ersten 5 Tagen zeigt sich in den mittelschweren Fällen ein vorübergehendes Ansteigen des Vagustonus, jedoch lange nicht so stark wie bei schwerer Diphtherie.

Milz und Leber sind öfters schon vor Ausbruch des Fiebers wenigstens perkussorisch vergrößert. Einen palpablen Milztumor habe ich allerdings bei Scharlach nur ausnahmsweise nachweisen können.

Die *Leber* zeigt sich häufig geschwollen und ist manchmal etwas druckempfindlich. Das feinste Zeichen für die toxische Schädigung der Leber ist die Ausscheidung von Urobilinogen im Urin. Diese tritt meistens erst am 2.—3. Krankheitstage auf, ist manchmal nur kurz, manchmal wochenlang nachweisbar. Die Urobilinogenausscheidung infolge leichter Leberinsuffizienz wird begünstigt durch das Ansteigen des Bilirubinspiegels infolge vermehrten Blutzerfalls beim Scharlach, wodurch der leicht gelbliche Unterton der Haut beim Wegdrücken des Scharlachexanthems erklärt wird. LADE fand bei fortlaufender Untersuchung des Blutserums bei Scharlachkranken auf seinen Bilirubingehalt nach den Methoden von HIYMANS VAN DEN BERGH regelmäßig in der ersten Woche einen über die Norm erhöhten Gallenfarbstoffgehalt: 1:293000 statt 1:1136000. Die Ikterusgrenze 1:50—60000 wurde jedoch nicht erreicht. In den meisten Fällen gab das Bilirubin nur die indirekte Diazoreaktion (hämolytisches Biliburin). Nur in 2 Fällen fand er die prompte direkte Diazoreaktion, also Stauungsbilirubin. Die Gallenstauung kam in diesen Fällen durch Verengerung der Gallenwege infolge portaler Drüsenschwellungen zustande. Dabei war die Gallenblase mächtig vergrößert und die Leber schmerzhaft geschwollen.

Die Leberschädigung kann auch durch alimentäre Lävulosurie, vermehrte Glykuronsäure und Aminosäureausscheidung nachgewiesen werden (TACHAU).

DEMOHN fand in durchschnittlich 40% aller Scharlachfälle einen einwandfreien positiven Ausfall der hämoklasischen Krise VIDALS (Leukocytensturz um mindestens 2000 nach 200 cm³ Milch).

Auch die **Nieren** können schon in der Initialtoxikose Schädigungen im Sinne einer initialen Reizung sogar in seltenen Fällen, wie ich ebenfalls beobachtet habe, in Form einer hämorrhagischen Nephritis zeigen. Gewöhnlich beobachtet man jedoch meist nur eine geringe, febrile Albuminurie, ferner im Sediment vereinzelte Leukocyten, selten Erythrocyten und vereinzelt granulierte Cylinder und Epithelien. Dieser Befund sagt jedoch gar nichts aus über das Vorkommen von hämorrhagischer Nephritis in der späteren Rekonvaleszenz. Mit dem Abfall des Fiebers verschwindet gewöhnlich die initiale Nierenreizung spurlos.

Im übrigen ist der Urin dunkel gefärbt, trübe, rötlichgelb bis rotbraun, manchmal intensiv gelb. Diese Verfärbung hängt mit dem erhöhten Gehalt von Urobilinogen und Urobilin zusammen. Der Urin ist hochgestellt, das spezifische Gewicht kann bis 1032 steigen, im Mittel 1016 (DEMOHN). Auf die Leberschädigung weist manchmal auch der Befund von Aceton und Acetessigsäure hin. Die Diazoreaktion ist meist negativ.

Leichter Scharlach (Scarlatinella). Besonders im letzten Jahrzehnt herrschen in den Epidemien in der Schweiz die leichten Scharlachformen vor. Das Krankheitsbild ist noch charakteristisch genug, aber die Initialtoxikose ist nur leicht angedeutet oder fehlt. Ist schon beim mittelschweren Scharlach das Erbrechen nach DEMOHN nicht so konstant als erstes Symptom, wie man früher geglaubt hat — er fand es nur in 50% der Fälle der BESSAUschen Klinik —, so kann es bei den leichten und leichtesten Fällen (Scarlatina levissima) noch häufiger fehlen. Ist es vorhanden, so ist es nicht von schwerem Krankheitsgefühl begleitet. Mattigkeit, Ohnmachtsanfälle fehlen. Das Fieber erreicht nur mäßige Grade, etwa 38,5° und beginnt schon am 2. Tage lytisch abzufallen. Nicht so selten ist in diesen Fällen Eintagsfieber mit kritischem Temperaturabfall am nächsten Tag. Die Angina ist häufig kaum angedeutet, sogar das Enanthem kann fehlen. Das gleiche gilt von der Drüsenschwellung. Das Exanthem erinnert oft mehr an ein Erythem, ist flüchtig, zart-rot oder gellrosa, wenig dicht. Manchmal beschränkt sich das Exanthem auf einige Sprüsselchen in den Hautfalten, an der Innenseite der Oberarme oder im Schenkeldreieck, während große Bezirke der übrigen Haut überhaupt kein Exanthem zeigen. Ikterische Verfärbung der Haut, ebenso wie Urobilinogenausscheidung können vollständig fehlen. In der Regel verliefen bei uns diese leichten Erkrankungen auch ohne jegliche Komplikationen. Früher wurden häufiger nach diesem leichten Beginn schwerere Erscheinungen des zweiten Krankseins, insbesondere auch Nephritis, beobachtet.

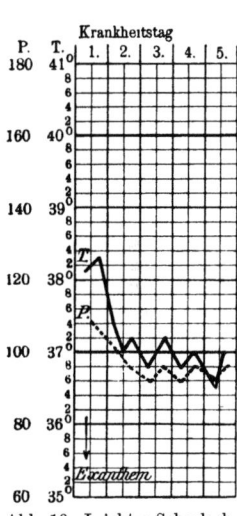

Abb. 19. Leichter Scharlach. (Med. Klinik Leipzig.) (Aus Beitrag ROLLY: Handbuch der inn. Medizin, 2. Aufl., Bd. I, 1.)

Bei dieser Levissimagruppe habe ich vereinzelt auch ganz fieberlosen Verlauf gesehen.

Scarlatina sine exanthemate. In einzelnen Familienepidemien habe ich beobachtet, daß nur 1—2 Kinder an Scharlach mit den typischen leicht erkennbaren Erscheinungen und wohl ausgebildetem Exanthem erkrankten. Geschwister wurden wohl gleichzeitig von Angina und oft mächtigen Drüsenschwellungen befallen, aber trotz peinlicher Beobachtung kam ein Exanthem niemals zum Vorschein. In einer Familienepidemie erkrankte ein 10jähriger Knabe — er hatte sich offenbar in einem Kinderheim in den Bergen infiziert — an einer Angina, der ich den Scharlachcharakter an der starken Ausbildung des Enanthems unter typischer Entwicklung der Himbeerzunge ohne weiteres ansehen konnte. Im Blut zeigte sich eine Eosinophilie bis 5% am 5. Tage. Trotz genauester täglicher Beobachtung kam ein Exanthem niemals zum Vorschein, aber es zeigte sich von der 3. Woche an eine deutliche Schuppung am Körper und eine grob lamellöse an Händen und Füßen. Von diesem Knaben wurde nach 3 Tagen der Vater infiziert, der an einer lacunären Angina erkrankte, die durch gar nichts eine Scharlachinfektion verriet. Weder Enanthem, noch Himbeerzunge, noch Exanthem, noch Schuppung. Das einzige Zeichen war eine tardive Albuminurie in der 3.—4. Woche. 6 Tage nach dem Knaben erkrankte die Bonne ebenfalls an lacunärer Angina ohne irgendwelche scharlachspezifische Symptome im Anfang, im Verlauf und in der Rekonvaleszenz.

Der oben erwähnte Fall ist interessant, weil er im Gegensatz zu der Anschauung LEINERs und in Übereinstimmung mit einer Beobachtung von MATTHES zeigt, daß eine Schuppung auch ohne Exanthem zustande kommen kann. Es kann also die Toxinwirkung auf die Epidermiszellen in reiner Form ohne begleitende Blutgefäßreaktion sich abspielen.

Die Kenntnis der Scarlatina sine exanthemate ist epidemiologisch sehr wichtig. Bei unserem Fall wurden zufälligerweise nur Erwachsene infiziert, welche ihrerseits nun auch nur Scarlatina sine exanthemate zeigten. Trifft dagegen die Infektion auf ein scharlachempfängliches Individuum, so kann dieses wieder an einem typischen, sogar tödlichen Scharlach erkranken. Bei dem Fall von MATTHES handelt es sich um einen jungen Kaufmann, der zu den Weihnachtsferien mit heftiger hochfieberhafter Angina in sein Elternhaus zurückkehrte. MATTHES isolierte den Jungen sofort im Spital, da es sich um eine kinderreiche Familie handelte und behielt ihn 14 Tage dort, ohne daß je ein Exanthem beobachtet worden wäre. Genau 7 Tage nach der Rückkehr in die Familie erkrankte seine Schwester an schwerem tödlich endendem Scharlach. Eine Revision ergab, daß der Rekonvaleszent nun schuppte.

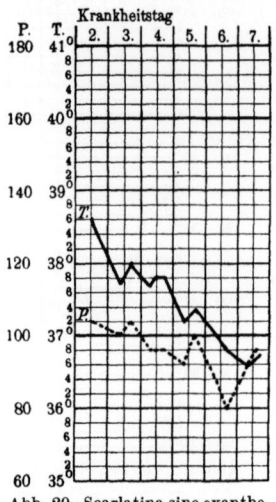

Abb. 20. Scarlatina sine exanthemate. (Med. Klinik Leipzig.) (Aus Beitrag ROLLY: Handbuch der inneren Medizin, 2. Aufl., Bd. I, 1.)

Die Berechtigung, auch diese leichten und leichtesten Scharlachformen zu den toxischen zu rechnen, ergibt sich daraus, daß man selbst in klinisch milden Fällen überraschend große Mengen von Toxin im Blut hat nachweisen können, wenn man das Serum dieser Kranken bei Dick-positiven Individuen injizierte (TRASK und BLAKE, COOKE). Auch nach dem Abblassen des Exanthems in der zweiten Woche kann noch weiter das Kreisen des Toxins im Blute nachgewiesen werden.

PESCHLE (Rom) hat gezeigt, daß man nach Art der WILDBOLZschen Harnreaktion bei Tuberkulösen durch intracutane Injektion von eingeengten Harnfiltraten bei Dick-positiven Individuen (durch lokale Rötung) im Urin Scharlachkranker das Toxin nachweisen kann.

b) *Freies Intervall, Stadium der Desquamation. Blutveränderungen.*

Oft setzt schon frühzeitig beim Abblassen des Exanthems, besonders im Gesicht, am Hals und an der Brust eine kleienförmige Hautschuppung ein. Charakteristischer für den Scharlach ist jedoch die etwas später auftretende grob lamellöse Schuppung, bei der sich die oberen Epidermisschichten in größeren Fetzen loslösen. Diese grob lamellöse Schuppung findet sich an den Schenkeln, am Gesäß und am Rücken, ganz besonders aber an den Händen und Fußsohlen. An den Fingern können förmliche Handschuhe abgezogen werden. Ebenso kann sich fast die ganze Fußsohle loslösen. Diese Schuppung kann sich oft sehr in die Länge ziehen und es dauert oft mehr wie 6 Wochen, bis sie ganz vollendet ist. In leichten Fällen zeigt sich die Schuppung oft nur an Händen und Füßen. Sozusagen nie fehlt sie an den Ohrmuscheln. In seltenen Fällen läßt die Abschuppung bis zur 3. oder 4. Krankheitswoche auf sich warten oder tritt überhaupt nicht ein.

Als Äquivalent der Hautabschuppung tritt bei Mädchen in etwa 50% der Fälle in der Scharlachrekonvaleszenz ein *Fluor albus* auf (ST. MUSSLINER).

Die Haut ist infolge der Einwirkung der Scharlachtoxine, besonders im Abschuppungsstadium in ihrer Resistenz gegenüber Sekundärinfektionen herabgesetzt. Abscesse, Furunkel, Decubitus können vorkommen. JOCHMANN sah Pemphigusblasen sowie Erysipel, welches von einer Scharlachotitis ausging. Scharlach schützt somit nicht vor Erysipel.

Spätexantheme wurden schon von LEINER, SCHICK und JOCHMANN beobachtet, aber erst von FANCONI eingehender beschrieben. In der 2.—4. Woche bilden sich besonders am Gesäß, an den Flanken, Oberschenkeln usw. in kleiner oder großer Ausdehnung Efflorescenzen von verschiedenem Charakter maculo-papulös, netzförmig rissig oder pityriasisartig zuerst hellrot, dann bräunlich und auffallend fettig schuppend. Das Auftreten der

Spätexantheme ist offenbar je nach der Epidermis sehr verschieden. Während FANCONI in 93,2%, KLEEBERG in 36,5% Spätexantheme sahen, fand DEMOHN an der BESSAUschen

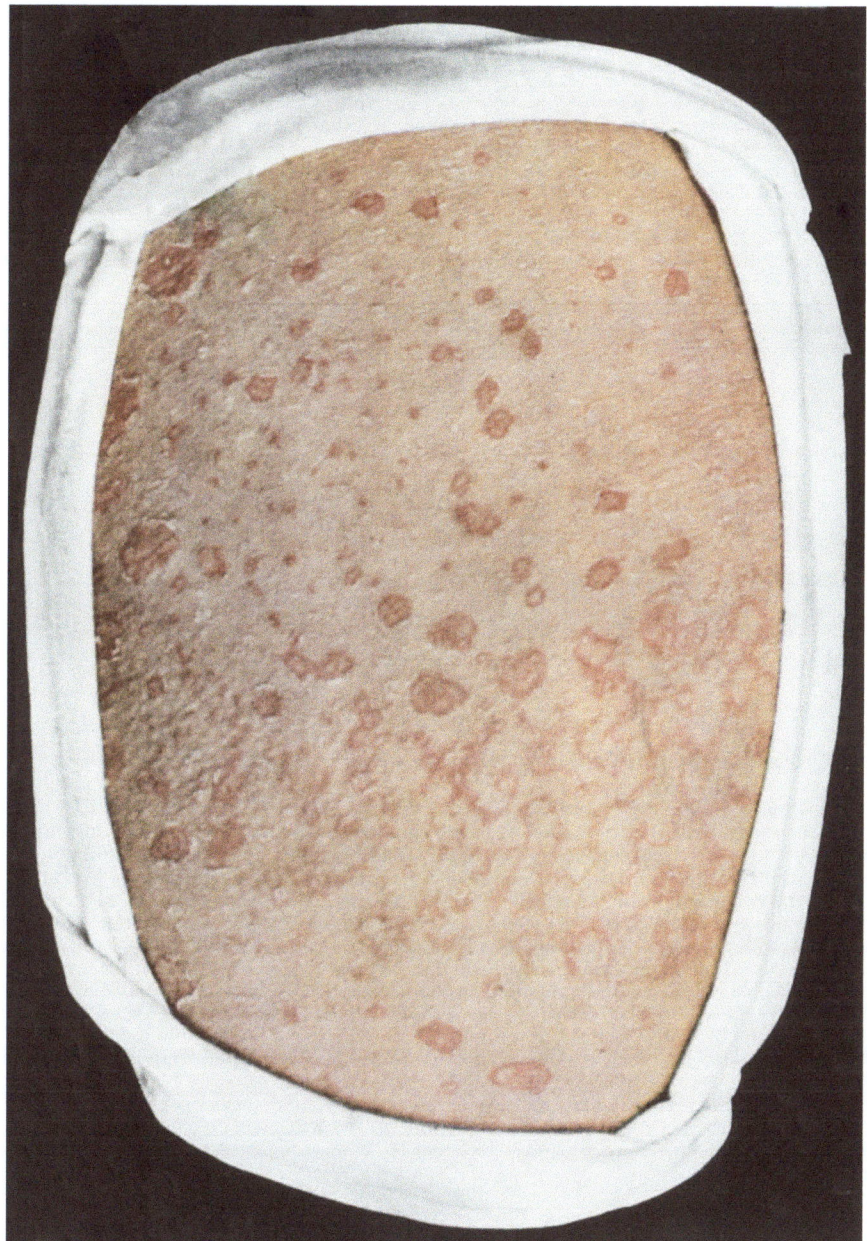

Abb. 21. Postscarlatinöses Exanthem am 15. Krankheitstage an Nates und Oberschenkeln. (Nach Prof. FANCONI, Universitätskinderklinik Zürich.) (Aus Handbuch der Kinderheilkunde, 4. Aufl., Beitrag HOTTINGER und SCHLOSSMANN.)

Klinik unter 150 Fällen ein einziges Spätexanthem. In neuester Zeit mehrten sich jedoch auf der BESSAUschen Klinik Spätdermatitiden. Jüngst sah ich bei einem 9jährigen Mädchen ein sehr deutliches maculo-papulöses Spätexanthem, besonders an der Gesäß- und der seitlichen Oberschenkelgegend auftreten. Die Beziehungen der Spätexantheme zum Scharlach sind noch reichlich unklar. Vielleicht könnte man sie ähnlich auffassen wie diejenige der Luespapeln zur Roseola, zumal zu dieser Zeit auch beim Scharlach eine allerdings *unspezifische positive Wassermannsche Reaktion auftritt*. Ähnlich wie bei der Lues wirken nach FANCONI mechanische äußere Reize provozierend auf Lokalisation und Ausbildung der Papeln.

Durch Zerreißung der elastischen Fasern im Stratum papillare und reticulare des Coriums entstehen besonders bei Mädchen mit starkem Fettansatz und raschem Wachstum in der Pubertätszeit an den Nates *Striae distensae* nach Scharlach.

Hier wäre noch zu erwähnen die sog. FEERsche *Nagellinie*. Infolge einer Wachstumsstörung im Beginn der Scharlacherkrankung bildet sich ein Wall oder eine Furche am deutlichsten an den Daumennägeln. Dieser Wall tritt nach etwa 6 Wochen hinter der Haut hervor und wandert mit dem Wachstum des Nagels während etwa 5 Monaten bis zum freien Rande. Zwar kommen diese Veränderungen auch bei vielen anderen akuten Erkrankungen vor, sind jedoch selten so deutlich wie beim Scharlach.

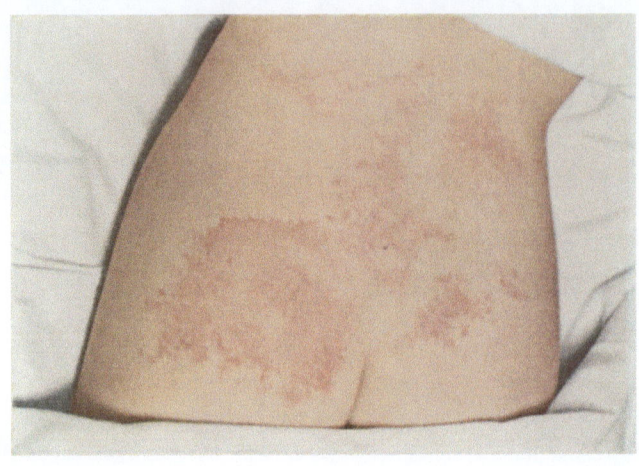

Abb. 22. Schuppungserythem bei Scharlach. (Aus Tabulae exanthematicae, F. HOFFMANN-LA ROCHE, Basel.)

Im Desquamationsstadium fühlen sich die Scharlachkranken wieder wohl, das Fieber ist erloschen und die Infektion erscheint endgültig überwunden. Daß sich jedoch im Organismus auch unter der spiegelglatten Oberfläche noch weitere Prozesse der Infektion und Immunisierung abspielen, das geht aus dem Studium der Blutveränderungen hervor.

Blutveränderungen beim Scharlach. Nach E. SCHIFF, TILESTON-LOCKE u. a. entwickelt sich während den ersten Tagen des Scharlachs unabhängig von der Schwere der Krankheit eine leichte Anämie, mit Abnahme des Hämoglobingehaltes bis auf 48—60%. Weniger stark wie das Hämoglobin sinken vielfach die Erythrocytenwerte. Nach TILESTON und LOCKE sinken bei fast allen Scharlachfällen das Hämoglobin um 5—25% und die Erythrocyten um 100000—700000. Kernhaltige Rote sind in vereinzelten Exemplaren mitunter vorhanden (NAEGELI). Am meisten Einfluß auf die Entstehung einer Anämie dürften Komplikationen besonders mit Nephritis haben, Polychromasie und basophile Granulation ist dabei häufig. Bemerkenswert ist der vermehrte Blutabbau in den ersten Krankheitstagen, der mit dem ikterischen Hautkolorit und der vermehrten Urobilinogenausscheidung im Urin in Beziehung steht. Die Regeneration beginnt in verhältnismäßig späten Stadien des Scharlachs, nach KOTSCHETKOW nicht vor der 6. Woche, nach SCHIFF etwas früher bis zur 3. Woche.

Besonderes Interesse hat das weiße Blutbild beim Scharlach gefunden. Schon frühe wurde eine erhebliche Leukocytose festgestellt, welche auffallend lange anhielt. In sehr leichten Fällen ist die Zunahme nur eine mäßige, so daß sich die Leukocytenwerte um 10000 bewegen. Die meisten Scharlachfälle zeigen Werte bis 20000 und darüber. Die Leukocytose erscheint schon vor dem Ausbruch des Exanthems und nimmt dann jedoch rasch zu, um auf der Höhe des Exanthems ein Maximum zu erreichen. Die eingehendste Analyse des Scharlachblutbildes verdanken wir FANCONI.

Die anfängliche Leukocytose beruht auf einer Vermehrung der Neutrophilen, die nach MARTHA TÜRK und FANCONI schon am 1. und 2. Tag das Maximum erreichen. Dieses Maximum ist abhängig von der Reaktionsfähigkeit des myeloischen Systems und von der

Intensität der Infektion. Die Prozentwerte der Neutrophilen sind in den ersten Tagen sehr hoch, zwischen 60 und 90%, im Mittel 71,7%. Dabei besteht eine ausgesprochene Linksverschiebung fast ausschließlich im ersten Kranksein. FANCONI fand in einem Fall $1/3$% Myelocyten, 23% Jugenformen, $24\,2/3$% Stabkernige und $39\,1/3$% Segmentkernige auf $87\,1/3$% Neutrophile bei 18700 weißen Blutkörperchen. Manchmal fehlt jedoch eine solche Linksverschiebung und es stehen dafür besonders bei schweren toxischen Scharlachfällen hochgradig toxisch degenerative Veränderungen (pyknotische Kerne, geschädigte Granula, Protoplasmavacuolen) im Vordergrund (BIX).

H. MOMMSEN[1] hat die pathologischen Granula bei Scharlach näher studiert. Geht man mit dem p_H der Farbflüssigkeit (Giemsalösung) weiter ins Saure, so gibt es ein bestimmtes p_H —5,4, von dem ab sich gesunde Granula nicht mehr färben, so daß das Protoplasma der Neutrophilen zart rosa homogen erscheint. Die toxischen Granulationen, die grob, plump im gewöhnlichen Ausstrich auffallend dunkel sind, kommen bei dem p_H 5,4 noch deutlich als feine schwarze Pünktchen heraus. Die Kurve der pathologisch granulierten Neutrophilen steigt bis zum 7. Tag stark an, erreicht somit das Maximum beim Tiefstand der absoluten Neutrophilenzahlen, um dann ebenso steil oder etwas schwächer wieder abzusinken. Die pathologisch granulierten Neutrophilen verhalten sich somit umgekehrt wie die Linksverschiebung nach ARNETH-SCHILLING, welche im Anfang am höchsten ist und dann allmählich abfällt.

DÖHLE hat im Jahre 1911 in den neutrophilen Leukocyten nach ihm benannte *Einschlüsse* gefunden, welche wahrscheinlich nichts anderes als degenerativ verklumptes Plasma besonders in jugendlichen Neutrophilen sind. Die DÖHLESchen Körperchen lassen sich durch die MANSONsche Färbung mit Boraxmethylenblau oder auch nur durch einfache Methylenblaufärbung gut zur Darstellung bringen. Es sind intensiv blau gefärbte, rundliche oder ovale, auch stäbchen-, birn- oder keulenförmig, zum Teil spirochätenähnliche Gebilde im Protoplasma der Neutrophilen. Ihre Bedeutung liegt darin, daß sie, obschon sie auch bei anderen fieberhaften Krankheiten vorkommen, beim Scharlach sozusagen immer und reichlich vorhanden sind.

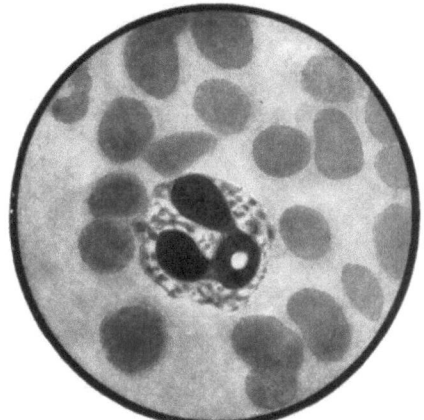

Abb. 23. Amato-Einschlüsse. (Aus KRAUS-MORAWITZ: Scharlach. Berlin u. Wien: Urban & Schwarzenberg 1931.)

Nahe verwandt mit den DÖHLEschen Körperchen sind wahrscheinlich die von AMATO 1913 und 1921 beschriebenen Gebilde. AMATO hat folgende Färbetechnik angegeben: Farblösung 2 cm³ Azur 2 (wäßrige Lösung 0,8 auf 1000) und eine Lösung, bestehend aus 25 cm³ Eosin 1:20000 werden unmittelbar vor Gebrauch miteinander gemischt. Die mit Alkohol fixierten Objektträgerausstriche werden mit dieser Lösung, die Schichtseite nach unten, 3—4 Std gefärbt. Rasch abspülen mit destilliertem Wasser. Bei Überfärbung in absolutem Alkohol abgeblaßt. Untersuchung der luftgetrockneten Präparate bei starker Vergrößerung Ölimmersion 1—12, Okular 10.

Die *Amatokörperchen* färben sich blau, zeigen verschiedene Form, rund, oval, länglich, halbmondfärmig usw. und liegen im Protoplasma neutrophiler Leukocyten. Sie unterscheiden sich von den Döhleeinschlüssen dadurch, daß sie bei Azurfärbung 1—4 rote oder rotviolett gefärbte Körner zentral oder peripher enthalten. Gewöhnlich findet sich nur 1 Amatokörperchen in einem Leukocyten, und zwar meist nur in den ersten 7 Tagen. AMATO sah in ihnen Parasiten, welche den Scharlach erregen.

Ähnliche Befunde wurden erhoben von SABRAZÉS, PAULI, TOOMEY, GAMMEL u. a.

Die *Neutrophilen* stürzen beim Scharlach in den ersten Krankheitstagen nach FANCONI stark ab, um zwischen dem 5.—8. Tage ein oft unter der Norm befindliches Minimum zu erreichen. Von da steigen dann bis zum 10. Tag die Neutrophilen wieder zu einer 2. Zacke an; auf diesen Wellenberg folgt wieder ein Wellental, dem nach einer weiteren 10tägigen Periode ein neuer Wellenberg bzw. eine Neutrophilenzacke folgt. Eine 4., 5. Neutrophilenzacke kann sich anschließen. Diese Zacken können auch ganz unabhängig von klinischen Manifestationen des 2., 3. usw. Krankseins sich zeigen. Der Scharlach verläuft demnach

---

[1] MOMMSEN verwendet zur Darstellung der pathologischen Granula der Neutrophilen Giemsalösung 10,0 mit 40,0 destilliertem Wasser mit einer Pufferlösung p_H 5,4 (21,6 cm³ n/1 NaOH, 27,0 cm³ n/1 Essigsäure, Aqua dest. ad Fr. 100,0) auf 1000,0 aufgefüllt.

in Pendelschwingungen mit ungefähr 10tägigen Perioden, die sich in der Neutrophilenkurve sehr deutlich ausprägen, auch wenn die pathologischen Vorgänge unter der Schwelle der klinischen Wahrnehmbarkeit verlaufen.

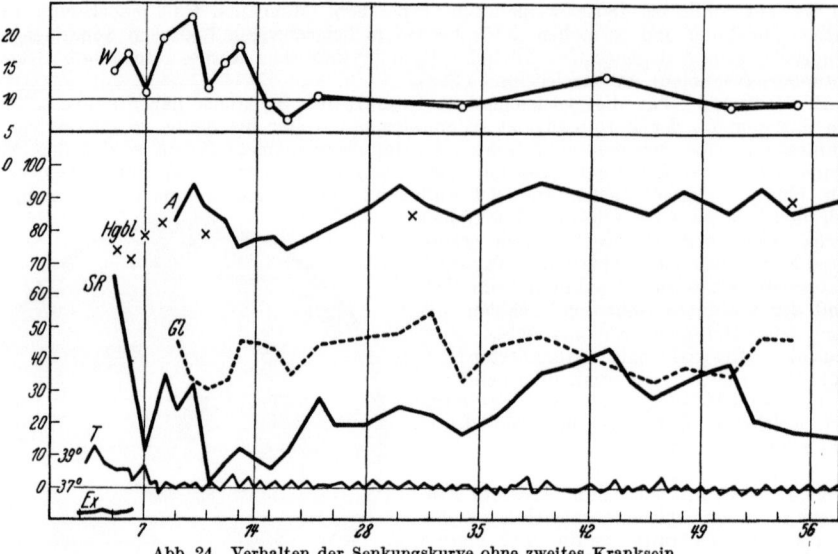

Abb. 24. Verhalten der Senkungskurve ohne zweites Kranksein.

„Der Scharlach nimmt eine Sonderstellung gegenüber allen anderen Infektionskrankheiten ein, indem nur hier auf der Höhe des Fiebers hohe und oft *enorme Werte von Eosinophilen* getroffen werden." Dieser Satz NAEGELIS erfährt jedoch neuerdings einige

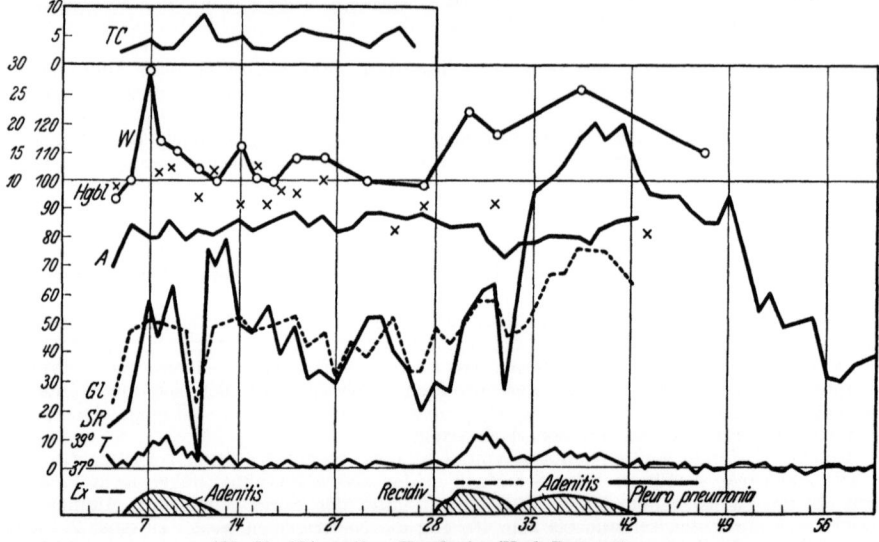

Abb. 25. Mit zweitem Kranksein. (Nach RHODIN.)

Einschränkungen, indem ähnliche Verhältnisse bei den Eosinophilen sich auch bei Röteln und Drüsenfieber zeigen können. Die Eosinophilie könnte demnach auch beim Scharlach Ausdruck eines besonderen Infektes sein und kann nicht ohne weiteres für die Anaphylaxielehre in Anspruch genommen werden. Auch die Abhängigkeit vom Exanthem ist nur eine bedingte. Wohl ist in exanthemlosen Fällen die Eosinophilie nicht so ausgeprägt oder fehlt ganz, aber es gibt viele Ausnahmen (FANCONI und GLANZMANN).

DEMOHN sah im Gegensatz zu FANCONI bereits am 1. Exanthemtag eine beträchtliche Eosinophilenziffer, und zwar 4,8% im Mittel, welche am 2.—4. Tag zurückgeht. Am 5. bis 8. Tag wird der Gipfel der Eosinophilie im ersten Kranksein erreicht. Er beträgt im Mittel etwa 5—8% (J. v. AMBRUS, M. TÜRK, FANCONI). In der 2. Woche mit dem Einsetzen der ersten Neutrophilenzacke pflegen sie wieder abzunehmen, um allmählich später in der 3.—5. Woche weitere Gipfelpunkte zu erreichen und von da an dann auf annähernd normale Werte abzusinken. Eine ausgesprochene Eosinophilie 10—17% wird. gewöhnlich erst in dieser zweiten Periode beachtet (J. v. AMBRUS). Diese Eosinophilie steht in Analogie mit derjenigen, welche wir in der Rekonvaleszenz sehr vieler Infektionskrankheiten beobachten (postinfektiöse Eosinophilie). RINGWALD konnte durch Caseosaninjektionen bei Scharlachrekonvaleszenten sehr viel leichter Eosinophilie wieder erzeugen als bei Normalen.

Die Höhe der Eosinophilie variiert stark auch in der scharlachspezifischen ersten Periode. Die höchsten gefundenen Werte von BIX und auch NAEGELI bewegen sich zwischen 17—25%. TÜRK und FANCONI beobachten bei exsudativen Kindern mit Scharlach besonders hohe Eosinophilenwerte, z. B. FANCONI 40,1% = 7280 Eosinophile in 1 cm³ Blut.

Bei starker Eosinophilie werden häufig auch stabkernige und vereinzelt eosinophile Myelocyten gefunden.

Die Eosinophilie ist prognostisch günstig, denn sie fehlt in schweren septischen Fällen. Auch Komplikationen durch sekundäre Streptokokkeninfektionen können die Eosinophilie herabdrücken. Zur Beurteilung des Fehlens der Eosinophilie bei Fällen von Scarlatina sine exanthemate sollten daher nur leichte komplikationslose Erkrankungen herangezogen werden.

Die *Mastzellen* oder Leukocyten mit basophiler Granulation fehlen in der 1. Woche im Gegensatz zu den Eosinophilen und steigen dann nach v. AMBRUS etwa von der 3. Woche an auf Werte von 3—4%.

Die *Lymphocyten* sind in den ersten Krankheitstagen entsprechend der Ausbildung der neutrophilen Leukocytose prozentual und absolut stark vermindert (bis unter 5% und 800 je Kubikmillimeter). Schon am 2., spätestens am 4. Tag beginnen sie anzusteigen, erleiden bei der ersten Neutrophilenzacke wieder eine leichte Depression, um von da an entsprechend der postinfektiösen Lymphocytose vom Ende der 2. Woche an absolut und relativ hohe Werte zu erreichen, die aber im allgemeinen 40—50% nicht überschreiten.

Plasmazellen (Lymphocyten mit abnorm basophiler [blauer] Plasmareaktion) fehlen selbst während der neutrophilen Leukocytose nicht immer. Sie zeigen jedoch bei der raschen Zunahme der Lymphocyten, besonders bei jüngeren Kindern eine Vermehrung. Die Werte sind allerdings sehr bescheidene, meist nur 1—3%, selten mehr als 10—15%.

Die *Monocyten* (große Mononucleäre und Übergangsformen) zeigen in den ersten Scharlachtagen prozentual niedrige, dagegen fast regelmäßig absolut hohe Werte. Die höchsten Werte erreichen sie nach dem Neutrophilensturz bis zu 16,7%. Dieser Anstieg ist der Ausdruck der sog. Überwindungsphase und fällt in der Regel mit der Ausbildung der Eosinophilie und der Lymphocytose zusammen. 38% Monocyten fand FANCONI bei einem lymphatischen Kind während des Abklingens eines dritten Krankseins.

Abweichende *lymphatische Reaktionen* beim Scharlach wurden von FANCONI beschrieben, z. B. Anstieg der Lymphocyten bis auf 73¹/₃ (41800) am 6. und 85¹/₃ (55500) am 10. Krankheitstag. Doch scheint mir nach seinen Beschreibungen z. B. krebsrotes homogenes Exanthem (Rash ?), diskretes braunes follikuläres Exanthem die Diagnose Scharlach nicht über jeden Zweifel erhaben. Es dürfte sich zum Teil um Fälle von Drüsenfieber, zum Teil um Mischinfektionen von Scharlach und Drüsenfieber handeln, welche das eigentümliche Blutbild, besonders auch mit Vermehrung der Plasmazellen auf 12—16% erklären. Damit stimmt auch gut überein, daß FANCONI in diesen Fällen fast regelmäßig eine starke Gingivitis erythemato-pultacea fand, wie sie bei Drüsenfieber vorkommt. In einem Fall erklärt sich die lymphatische Reaktion ebenfalls durch eine Mischinfektion, nämlich mit Pertussis. Im Gegensatz zu FANCONI beziehen wir die lymphatische Blutreaktion nicht auf die lymphatische Konstitution, sondern auf einen besonderen Infekt, der wohl häufig infolge großer klinischer Ähnlichkeit, Erbrechen, Angina, Gingivitis, scarlatiniformer Rash zu Verwechslungen mit dem Scharlach geführt hat.

GLANZMANN fand mit dem Ausbruch des Exanthems öfters eine deutliche Vermehrung der *Blutplättchen* zwischen 500000—600000, dann sanken die Plättchen rasch auf normale Werte zwischen 200000 und 300000 ab, wie sie SCHIFF und MÁTYÁS auf der Höhe des exanthematischen Stadiums feststellen. Aber bald, besonders beim Abblassen des Exanthems, steigen die Thrombocyten sehr stark an und können in der Rekonvaleszenz nach eigenen Beobachtungen Werte bis über 1 Million erreichen. In der Mehrzahl der Fälle bleibt diese Thrombocytose auch nach dem Einsetzen des zweiten Krankseins bestehen. Nach O. BONCIU zeigt sich in der Inkubationszeit des Scharlachs eine Verminderung der Blutplättchen (175000—200000). Beim Ausbruch der Krankheit steigen sie auf 190000—300000. Beim Erscheinen des Exanthems steigt die Zahl der Blutplättchen brüske und wird 2—3mal so groß wie im Beginn. Der Gipfelpunkt wird in den ersten Tagen der Defervescenz erreicht und hält sich hier im Verlauf der 2. Woche. Dann beginnt ein außerordentlich langsamer Abstieg, so daß noch in der 4. Woche 560000—630000, selbst in der 6.—7. Woche 450000—480000 gefunden werden. Bei den hypertoxischen Fällen fand sie eine Thrombopenie bis 47000 und 49000, ohne daß sich eine hämorrhagische Diathese zeigte. Unabhängig von den übrigen Blutelementen zeigt die Plättchenzahl beim Scharlach wichtige numerische Veränderungen, weil sie im Abwehrkampf des Organismus offenbar eine große Rolle spielen. In schweren Fällen und auch bei mittelschweren Fällen wurden basophile Riesenplättchen gefunden. Eine Thrombocytose beim Ausbruch des Scharlachexanthems hat auch TSCHISTOWITSCH beschrieben.

SCHIFF und MÀTYÁS fanden beim Scharlach normale *Gerinnungszeit* des Blutes oder leichte Verkürzung. RHODIN bestätigte diese Befunde nach der Methode von HOWELL und GRAM (Rekalzifizierung von Citratplasma bei konstanter Temperatur von 37°). Normale Befunde 3—6 min. In 2 Scharlachfällen sah er jedoch Gerinnungsverzögerung bis 10 min in der Phase stark verminderter Senkungsbeschleunigung.

Die *Senkungsgeschwindigkeit* der roten Blutkörperchen beim Scharlach wurde zuerst von L. BÜCHLER studiert (nach der Methode von LINZENMEYER). Er fand in den ersten Tagen beschleunigte Senkung bis 30 min, nachher progressiven Abstieg, bis etwa nach 4 Wochen Werte von 5 Std und 15 min erreicht waren. Die eingehendste Analyse des Verhaltens der Senkungsgeschwindigkeit beim Scharlach verdanken wir RHODIN. Er fand einen von anderen Infektionskrankheiten abweichenden Verlauf der nach WESTERGREN täglich bestimmten Blutsenkungskurve beim Scharlach. Dies äußert sich darin, daß von einem mehr oder weniger hohen Niveau die Blutsenkungskurve plötzlich zu beträchtlich niedrigeren, ja sogar ab und zu subnormalen Werten absinkt. Von diesen Tiefpunkten aus steigt dann die Senkungskurve wieder in gleich rascher Weise zu ihrer früheren Höhe an. Diese charakteristischen Phasen: Starkes Absinken und rasches Wiederansteigen der Senkungskurven wiederholen sich in Intervallen von 3—6 Tagen und geben der ganzen Kurve einen wellenförmigen Charakter. Im übrigen zeigt die Kurve zwei verschiedene Typen, der eine, welcher hauptsächlich bei Erwachsenen beobachtet wird, zeigt einen allmählichen Abfall der Senkungsgeschwindigkeit, bis in der 4.—6. Woche normale Werte erreicht werden. Bei dem 2. Typus, der häufiger bei Kindern gesehen wird, sinkt die Kurve von ihrem Höhepunkt während der 1. Woche etwa bis zur 3. Woche ab, um sich dann zu dieser Zeit plötzlich wieder mehr oder weniger zu erheben. Ein ähnlicher Anstieg findet sich aber auch ab und zu in der 5.—6. Woche. Von großem Interesse ist, daß sich in der Mehrzahl der Fälle solche Anstiege der Senkungsgeschwindigkeit an diesen Terminen zeigen, im Gegensatz zu BÜCHLER, gleichgültig, ob sich klinisch Komplikationen zeigen oder nicht. Ähnliches berichtet auch PULVER von der SAHLIschen Klinik. Er fand ähnlich wie RHODIN im Beginn des Scharlachs, selbst bei hohem Fieber und starkem Exanthem eine geringe oder fast fehlende Senkungsbeschleunigung, oft erst nach mehreren Tagen trat eine stärkere Senkungsbeschleunigung auf. Mit dem Abblassen des Exanthems sinkt die Kurve stark ab, um dann plötzlich wieder anzusteigen. Sowohl bei der primären Phase des Scharlachs als auch beim typischen zweiten Kranksein zeigen sich die Komplikationen (Synovitis, Adenitis, Angina, Relaps, Nephritis, Fieber ungewisser Herkunft) fast ohne Ausnahme zu der Zeit dieser charakteristischen Phase der Scharlachsenkungskurve. Dies gilt sogar für eitrige Komplikationen wie Otitis, Angina phlegmonosa, Pleuraempyem usw. Es nimmt also die Senkungskurve einen ähnlichen Verlauf wie die Leukocytenkurve. Ferner ergibt sich ein gewisser Parallelismus zur Temperaturkurve. Beim Absinken der Blutsenkung kann auch die Temperaturkurve auf ein niedriges Niveau mit geringer Tagesschwankung sich begeben. Der Wiederanstieg der Kurve kann sich klinisch unter Umständen nur durch eine leichte Fieberzacke verraten.

Der Gesamtbetrag der Serumeiweißkörper, welcher in den ersten Krankheitstagen sich in normalen Grenzen bewegt, zeigt einen unregelmäßigen Anstieg im weiteren Verlauf. In der 3.—5. Woche werden übernormale Werte erreicht, meist mit gleichzeitiger Senkungsbeschleunigung. Viel deutlicher ist jedoch der Parallelismus zwischen Senkungsbeschleunigung und einer Vermehrung der Globuline im Blut. Bei hohen Globulinwerten findet sich in der Regel auch eine starke Senkungsbeschleunigung.

RHODIN beobachtete zur Zeit der von ihm so genannten charakteristischen Phasen ein Wieder-positiv-Werden oder eine Verstärkung der bereits negativ gewordenen oder abgeschwächten Dickreaktion im Verlaufe des Scharlachs.

Die Blutuntersuchungen beim Scharlach haben viel feiner wie die grob klinische Beobachtung somit den Nachweis erbracht, daß sich beim Scharlach rhythmische Schwankungen des Immunitätszustandes in 8—10tägigen Perioden abspielen. Die Blutreaktionen zeigen einen ausgesprochenen zweiphasigen Charakter. Einerseits Neutrophilensturz, Abnahme der Senkungsgeschwindigkeit, manchmal bis auf subnormale Werte, gleichzeitig Eosinophilie, Anstieg der Lymphocyten und Plasmazellen, der Monocyten und Thrombocytose, andererseits in regelmäßigen Zeitabständen plötzliches Wiederansteigen der Neutrophilen und der Senkunsgeschwindigkeit, gleichgültig, ob sich klinisch erkennbare Komplikationen zeigen oder nicht.

c) Die Klinik des zweiten Krankseins.

Wie wir bereits erwähnt haben, erlischt die initiale Toxikose mit dem Verbrauch des Vorrates an reaktionsfähigen Antikörpern. Das Fieber kommt deshalb zum lytischen Abfall und das Exanthem blaßt ab. Scharlachtoxine können jetzt nachweisbar ruhig weiter im Blut kreisen, es kommt im sog. freien Intervall zu keiner Reaktion mehr. Dies ist nicht etwa auf Antitoxine zurückzuführen, denn die exanthemlöschenden Antikörper treten erst später auf. Nach dem Erlöschen des ersten flammenden Ausbruchs schwelt jedoch das Feuer der Infektion in der Tiefe weiter, die Krankheit ist noch nicht erloschen, sie ist nur latent geworden. Nur das Verhalten des Blutes gibt uns Kunde von den rätselhaften Vorgängen, die sich im Organismus abspielen. Ob es zu einem weiteren Ausbruch kommt, können wir nicht voraussehen und wir können ihn auch nicht verhüten. Wir wissen nur, daß wir ihn in bestimmten Perioden des Krankheitsverlaufes am häufigsten zu erwarten haben. Zur Zeit der ersten Neutrophilenzacke um den 8.—12. Tag beobachtet man ziemlich häufig eine leichte ephemere Temperatursteigerung, vielfach begleitet von einer Lymphadenitis an einer Halsseite. Meist folgt jedoch, wenn wir von diesen leichten Erscheinungen am Ende der ersten Dekade absehen, das richtige zweite Kranksein in der 3.—4. Krankheitswoche oder vom 15.—22. Tage. Nicht selten ist der Termin jedoch noch später, in der 5.—6. ja 7. Woche. Der früheste Beginn des zweiten Krankseins ist nach meiner Beobachtung der 11., nach SCHICK der 12. Tag.

In seltenen Fällen kann sich der Scharlach mitsamt dem Exanthem und den Initialsymptomen in bestimmten Intervallen wiederholen. So beschreibt HOTTINGER einen Fall, bei dem sich die Erscheinungen des Scharlachbeginns 2mal in neuen, durch je 5 Tage getrennten Attacken vollständig wiederholten, so daß 3mal Fieber, Schüttelfrost, Angina, Exanthem, wie das erstemal also Scharlach auftraten. Es hat also auch das zweite Kranksein seinerseits die Neigung sich zu wiederholen, so daß man an eine Verwandtschaft des Scharlachs mit gewissen Spirillosen wie der Recurrens oder der Lues gedacht hat. Krankheiten, für die ein Wechsel zwischen Manifestation und Latenz in bestimmten Perioden charakteristisch ist. Bei Streptokokkeninfektionen kennen wir dagegen eine derartige merkwürdige Periodizität nicht.

Ein leichtes erstes Kranksein schützt nicht vor den schwersten Manifestationen des zweiten Krankseins, ja eine geringe Initialtoxikose, welche nur eine schwache sog. Antitoxinbildung anregt, kann sogar ein schweres zweites Kranksein begünstigen.

Die beständigsten und wichtigsten Erscheinungen im zweiten. Kranksein sind nach POSPISCHILL und WEISS 1. das Fieber, 2. die Drüsenschwellungen, 3. die Rachenerkrankung, 4. die Nephritis und 5. das Scharlachherz. Zu diesen ordentlichen Mitgliedern gesellen sich noch gewissermaßen als fakultative Hepatitis und Cholecystitis, die anaphylaktoide Purpura und das späte Scharlachrheumatoid.

Das Fieber. In leichten Fällen kann eine ephemere Temperaturzacke, für die die klinische Beobachtung keine rechte Erklärung zu geben vermag, die einzige Manifestation des zweiten Krankseins darstellen. Häufiger findet sich an mehreren aufeinanderfolgenden Tagen ein auffallend wechselnd hohes intermittierendes Fieber, wobei Tage mit sehr hohem Fieber abwechseln mit solchen, bei denen das Fieber weniger hohe Grade erreicht. Charakteristisch für viele Fälle ist der außerordentlich steile Anstieg von Temperaturen unter 37^0 bis auf

39—41°, wobei das Fieber häufig ebenso rasch sinkt, wie es angestiegen ist. Solch steile Fieberzacken können sich zu 2—3 Türmen eines Domes gruppieren und an eine quotidiane Malariakurve erinnern (POSPISCHILL und WEISS). Diese Temperatursteigerungen leiten meist Drüsenschwellungen, unter Umständen Angina ein, denen dann häufig aber nicht immer die hämorrhagische Nephritis auf dem Fuße folgt.

Die Lymphadenitis. (Beziehung des Scharlachs zum lymphatischen System.) Wir haben schon bei der initialen Toxikose erwähnt, daß der Scharlach, besonders bei jüngeren Kindern, gar nicht selten mit einer generalisierten Drüsenschwellung einhergeht, welche lebhaft an das eigentliche sog. lymphämoide Drüsenfieber (PFEIFFER, GLANZMANN) erinnern kann. Nicht nur die in der Nähe der Primäraffekte gelegenen angulären Drüsen schwellen an, sondern auch weit davon entfernte glanduläre Gruppen, wie z. B. die Axillardrüsen und die Inguinaldrüsen, so wie die Drüsen an der Leberpforte. Die vergrößerten Leistendrüsen können bei dem in Rückenlage auf dem Untersuchungstisch ruhenden Kind sich in mehrfachen Buckeln vorwölben und sie können in ihrer Schwellung

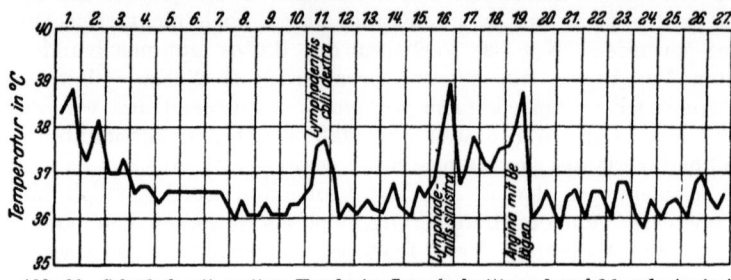

Abb. 26. Scharlach mit zweitem Kranksein (Lymphadenitis und nachfolgende Angina).

oft beträchtlich die anguläre Lymphadenitis übertreffen. Ganz ähnlich wie beim Drüsenfieber kann es auch zu einem Drüsentumor an der Leberpforte kommen, mit Gallenstauung, Hydrops der Gallenblase und Stauungsikterus (POSPISCHILL).

Die Autopsie der sehr schweren, in den ersten Tagen tödlichen Fälle deckt ganz gewöhnlich eine akute Hyperplasie des lymphatischen Gewebes auf, die nur zum Teil konstitutioneller Natur sein kann. Durch den ganzen Darmtractus hindurch sind alle Lymphfollikel, alle PEYERschen Plaques, die Mesenterialdrüsen und in gleicher Weise die Milz prall, markig geschwollen. Es finden sich ferner lymphocytäre Infiltrate in der Leber, Gallenblasenwand, lymphocytäre plasmazellige ausgedehnte Proliferationen in den Nieren. Das Scharlachgift ist somit auffallend lymphagog und lymphotrop und versetzt den ganzen lymphatischen Apparat von Anfang an in heftigste Erregung, ohne daß sich jedoch diese im Gegensatz zum Drüsenfieber in der Mehrzahl der Fälle auch im Blutbilde verrät.

Ähnlich wie beim lymphämoiden Drüsenfieber in etwa 8—14tägigen Intervallen unter erneutem Fieberanstieg früher befallene oder neue glanduläre Gruppen plötzlich wieder anschwellen und schmerzhaft werden, so kommt es auch beim Scharlach unter plötzlich im zweiten Kranksein nach freiem Intervall auftretendem Fieber meist zunächst zu einer frischen, einseitigen, angulären, druckempfindlichen Lymphadenitis. Diese Drüsenschwellung kann sehr unbedeutend sein und sich schon in einem Tage wieder zurückbilden, wobei sie wieder indolent wird. Gewöhnlich nimmt sie aber in den nächsten Tagen noch zu, verharrt einige Zeit auf der erreichten Höhe und bildet sich nur langsam in etwa 2 bis 3 Wochen zur Norm zurück. Es kann auch eine erneute Attacke sie wieder zur Anschwellung bringen oder diese verschont die erst befallene Drüsengruppe und ergreift Drüsen in unmittelbarer Nähe oder auf der anderen Seite. Es können auch beide Halsseiten gleichzeitig befallen werden, wobei der Drüsentumor auf einer Seite oft stärker entwickelt ist als auf der anderen. Am häufigsten findet man ein etwa mandarinengroßes, derbes Drüsenpaket hinten und unten vom Ohrläppchen, das jedoch unter dem Kopfnicker mit einem starken Zapfen in die Gegend des Kieferwinkels vorragt. Oder es können die Kieferwinkeldrüsen walzenförmig von außen, oben nach unten, innen entlang dem inneren Rande des Kopfnickers sich bis nahe ins Jugulum vorschieben. Auch die hinteren Cervicaldrüsen können anschwellen und lassen sich gut voneinander abgrenzen. Die Haut über den Drüsen ist häufig locker ödematös infolge von Periadenitis. Die Drüsenschwellung, besonders die der tieferen Cervicaldrüsen, führt leicht zu einer deutlichen Torticollis (Caput obstipum e dolore). Manchmal ist die Drüsenschwellung mitsamt der Periadenitis so auffallend hart, daß sie an eine Holzphlegmone erinnert.

Die submaxillaren Lymphdrüsen können im zweiten Kranksein ebenfalls anschwellen, sich in succulenten umgebenden Gewebe leicht verschieben lassen oder aber durch das perilymphadenitische Infiltrat mit anderen Drüsen und mit dem Unterkiefer so fest verlötet sein, daß sie eine Periostitis alveolaris vortäuschen.

Ähnlich wie GLANZMANN beim lymphämoiden Drüsenfieber, so beschreibt auch POSPISCHILL Mitbeteiligung der Submaxillar- und der Parotisspeicheldrüsen bei der Lymphadenitis im zweiten Kranksein des Scharlachs.

Besonders häufig nehmen auch die retropharyngealen Drüsen am zweiten Kranksein teil. Ihre Schwellung verrät sich früh durch laut schnarchende Atmung im Schlaf bei hintenüber gebeugtem Kopf und mit weit geöffnetem Munde. Bei der Racheninspektion sieht man gewöhnlich zunächst nur eine leichte Vorwölbung der einen Seite der hinteren Rachenwand. Bei der Palpation gewahrt man eine kleine spindelförmige verschiebliche Drüse oder auch nur eine ödematöse Schwellung. Erstaunlich rasch können sich retropharyngeale Abscesse entwickeln. Im Gegensatz zum ersten Kranksein sind diese Drüsenschwellungen ganz unabhängig von Veränderungen im Rachen. Wiederum ähnlich wie beim Drüsenfieber kann die Angina im zweiten Kranksein wie in dem oben erwähnten Beispiel den Drüsenschwellungen erst nach Tagen folgen.

Die Angina. Die Veränderungen im Rachen verraten ihre Anhängigkeit von den Drüsenschwellungen zunächst durch einseitige Verschiebung der Gaumenbögen und durch stärkeres Vordrängen der Tonsille gegen die Mittellinie zu (nach POSPISCHILL und WEISS ein besonders wichtiges Symptom). Eine oder beide Hälften der Gaumensegel und selbst das Zäpfchen können ähnlich wie bei der lymphoidzelligen Angina des Drüsenfiebers eine sulzig ödematöse Schwellung zeigen. Häufig gesellt sich dazu eine diffuse oder gesprenkelte Rötung der Schleimhautbekleidung der Mandeln oder der vorderen Gaumenbögen. Ein matter gräulicher Schleier kann die Tonsillen bekleiden. Manchmal zeigt sich auch eine Angina follicularis mit einigen wenigen durchschimmernden weißen Pünktchen. Auch schwerere diphtheroide, nekrotische Anginaformen können von diesen Erscheinungen des zweiten Krankseins im Rachen ebenfalls ausgehen.

Die Angina im zweiten Kranksein hat demnach eine andere Bedeutung wie diejenige bei der initialen Toxikose. Sie ist hier nicht Primäraffekt, sondern eine den Drüsenschwellungen koordinierte Erkrankung des lymphatischen Systems im Rachen. HOTTINGER spricht neuerdings von einer Ausscheidungsangina, indem er annimmt, daß die Tonsillen im zweiten Kranksein, ähnlich wie die Nieren die Aufgabe haben, den Erreger und seine Toxine auszuscheiden, wobei es zu Krankheitserscheinungen an diesen Organen kommt.

In vereinzelten Fällen vervollständigt der Hinzutritt eines Exanthems zu Drüsenschwellungen und Angina noch die Ähnlichkeit mit dem ersten Kranksein. Dieses Exanthem ist nach eigenen Beobachtungen wahrscheinlich aus Gründen der Allergie mehr masern- oder rötelähnlich, uticariell oder erinnert an ein Erythema exsudativum multiforme.

Abdominale Drüsenschwellungen. Proliferative Hepatitis und Cholecystitis. An Stelle der Lymphadenitis am Halse kann im zweiten Kranksein eine erneute stärkere Anschwellung der Inguinaldrüsen, noch viel seltener eine solche der Axillardrüsen treten, eventuell als eine Drüsenattacke, die einer Nephritis vorangeht oder sie begleitet (POSPISCHILL).

Häufiger dagegen schwellen wohl die abdominalen Drüsen an und lösen dann ähnlich wie beim Drüsenfieber eigentümliche Darmkoliken aus. Die Druckempfindlichkeit, die Schmerzhaftigkeit kann sich deutlich in die Ileocöcalgegend lokalisieren. Die Kinder sind blaß, machen einen schwerkranken Eindruck und winden sich im Bett vor Schmerz. Auch mehrmaliges Erbrechen ist nicht selten. POSPISCHILL spricht von einer scharlachnephritischen Pseudoappendicitis. Echte Appendicitis kann in diesem Stadium auch vorkommen, ist jedoch selten. Auch die Drüsen der Leberpforte können im zweiten Kranksein wieder anschwellen und Stauungsikterus, Hydrops der Gallenblase usw. auslösen. Es tritt bierbrauner Urin auf, der einen deutlich gelben Schaum gibt.

SCHOTTMÜLLER und FAHR haben neulich auf proliferative Hepatitis und Cholecystitis beim Scharlach aufmerksam gemacht, die zuweilen schon gegen Ende der 1., meist aber erst später in der 2. oder 3. Woche auftritt. Die Kinder klagen plötzlich über Empfindlichkeit und Schmerzen in der Oberbauchgegend. Die Untersuchung ergibt eine mehr oder weniger druckempfindliche Schwellung der Leber um 1—3 Querfinger, wobei ihre Konsistenz in geringem Grade vermehrt ist. In einem Teil der Fälle läßt sich neben dem rechten Leberlappen eine sichere Vergrößerung der Gallenblase tasten, welche auf Gallenstauung und Hydrops der Gallenblase infolge entzündlicher Schwellung der Schleimhaut des Ductus cysticus beruht. Meist sind Fieber und Leukocytose mit Eosinophilie vorhanden. Ein Milztumor ist nicht immer feststellbar. Die Lebervergrößerung erreicht oft in wenigen Tagen die größte Ausdehnung, etwa bis handbreit unter dem Rippenbogen, um dann im Laufe von 1—2 Wochen etwa wieder bis zum Rippenbogen abzuschwellen. Diese Scharlachkomplikation ist an und für sich durchaus gutartig und kann nicht durch eine Invasion von Streptokokken bedingt sein. Es ist vielmehr eine Toxinwirkung anzunehmen, wobei die Leber schädigenden Toxine in den häufig vorhandenen lokalen Streptokokkeninfektionsherden in den verschiedensten Organen, ganz besonders aber in den Lymphdrüsen produziert werden.

FAHR konnte nun bei einem der Fälle SCHOTTMÜLLERS in der Leber- und Gallenblasenwand sehr interessante, anaphylaktische Gewebsreaktionen nachweisen, d. h. sehr ausgedehnte, selten herdförmige, meist ganz diffuse, massige Infiltrate aus Lymphocyten, Plasmazellen, Histiocyten und Eosinophilen. Solche wallartige Infiltrate finden sich in der GLISSONschen Kapsel besonders um die kleinen Gallengänge herum. An den Venen ähnlich wie am Endokard herdförmige Intimaproliferation, manchmal mit zelliger Infiltration der Wand im ganzen Umfang. Die Schleimhaut der Gallenblase ist fast durchwegs abgestoßen. In der Wand zeigen sich ausgedehnte lymphocytäre Infiltrate mit besonders vielen Eosinophilen; die Infiltrate dringen vielfach in die Muskelschicht ein, durchbrechen sie an zahlreichen Stellen in breiter Front und dringen bis unter die Innenfläche vor. Auch FAHR hält diese Veränderungen für ein allergisches Phänomen.

Außer dieser eigenartigen proliferativen Hepatitis kommt es ungewöhnlich selten im Verlauf des Scharlachs ähnlich wie bei anderen Infektionskrankheiten zu akuter gelber Leberatrophie (LITTEN, ESCHERICH und SCHICK, ROLLY). Führt die Leberatrophie nicht zum Exitus, kann sich daraus eine Lebercirrhose entwickeln (HENOCH, ESCHERICH und SCHICK, BINGEL).

Schwillt die Leber im zweiten Kranksein wieder an, so zeigt der Urin als Ausdruck der Leberschädigung eine giftiggelbe Verfärbung infolge seines Gehalts an Urobilinogen und Urobilin. Das zweite Kranksein kann sich bei seinem Eintritt auch sonst durch eine auffallend dunkelbraune Verfärbung des Urins verraten, eine Verfärbung, deren Wesen noch unklar ist, da sie weder auf Gallenfarbstoff noch auf Urobilinkörpern beruht und vielleicht durch phenolartige Substanzen bedingt ist.

Interstitielle Scharlachnephritis und hämorrhagische Glomerulonephritis. Ganz ähnliche ausgedehnte lymphocytäre Infiltrationen wie in der Leber finden sich beim Scharlach auch in den Nieren. Unter 18 Scharlachnieren fand neuerdings MUNK 16mal eine *interstitielle Nephritis*, welche WAGNER zuerst als akute lymphomatöse Nephritis bezeichnete. Es findet sich nämlich in den hochgradigen Fällen der größte Teil der Nierenrinde zellig infiltriert mit Lymphocyten, namentlich in der Randzone periglomerulär und perivasculär, welche vielfach die Glomeruli verdrängen. Größere und kleinere Herde sieht man auch zwischen den Kanälchen. In der Marksubstanz seltener Infiltrationsherde. Es kann ein Bild entstehen, das stark an lymphatische Leukämie erinnert. Bei längerer Dauer zeigen sich neben den Lymphocyten jedoch reichlich Plasmazellen und Eosinophile, ähnlich wie im Myokard (M. v. AMBRUS), im periportalen Bindegewebe und in der Leber. HÜBSCHMANN fand in ganz frischen Fällen auch gelapptkernige Leukocyten, in einem Fall sogar nur Leukocyten. Diese leukocytäre Infiltration geht jedoch sehr rasch vorüber und wird von einer ausgesprochenen eosinophil-lymphocytär-plasmazelligen Gewebsreaktion abgelöst, ähnlich wie bei den Veränderungen im Blutbild. Ganz ähnliche lymphocytäre Infiltrationen wie in der Niere, in der Leber, im Myokard wurden von LANDSTEINER und MUNK auch in den Meningen und fast regelmäßig in der Nebennierenrinde festgestellt. Es handelt sich somit wohl um eine allgemeine, allergische Gewebsreaktion, welche als solche nicht bei Scharlach, sondern auch bei anderen Krankheiten vorkommen kann. So hat MUNK bei hämorrhagischen Pocken ganz ähnliche lymphocytäre Infiltrationen mit Gewebseosinophilie in allen Organen beobachtet.

Die interstitielle Scharlachnephritis stellt die Frühform der Nierenveränderungen beim Scharlach dar. Klinisch braucht sie sich gar nicht zu äußern. Man findet höchstens eine geringe Albuminurie (0,25—0,5$^0/_{00}$), vereinzelte granulierte Cylinder neben etwas reichlicheren Lymphocyten und roten Blutkörperchen. Es ist jedoch wahrscheinlich, daß diese interstitielle Nephritis in Zusammenhang mit der Reaktion anderer lymphatischer Gewebe im zweiten Kranksein eine Exacerbation erfahren kann. Andererseits erscheint eine Rückbildung der Infiltrate und damit eine klinische Heilung wohl möglich. Vielleicht gehören zu dieser interstitiellen Nephritis Fälle, bei denen im zweiten Kranksein eine mäßige Albuminurie, manchmal nur in einzelnen Harnportionen, ohne Oligurie, auftritt, um dann nach 1—2 Wochen wieder spurlos zu verschwinden. Doch ist die spezielle Diagnose klinisch noch zu wenig ausgebaut.

Viel ausgeprägtere klinische Erscheinungen im zweiten Kranksein bietet die Glomerulonephritis, welche unabhängig von der interstitiellen Nephritis in etwa 2—20% der Gesamterkrankungen auftritt (ESCHERICH und SCHICK 6—10%, POSPISCHILL und WEISS 10%, HEUBNER poliklinische Praxis 10%, in der Klinik 20%, ROLLY, MASSINI 16%, HOTTINGER und SCHLOSSMANN 7%). Bei den milden Fällen der letzten Jahre ist nach meinen Beobachtungen die Nephritis bedeutend seltener geworden.

Die hämorrhagische Glomerulonephritis ist dadurch charakterisiert, daß die hauptsächlichsten Veränderungen sich in den Capillaren, besonders in den Glomerulusschlingen abspielen und dadurch zu Blutungen und schweren Funktionsstörungen der Nieren, insbesondere der Wasser- und Salzausscheidung führen.

Diese Störungen können sich schon einige Zeit geltend machen, bevor die Erkrankung der Nieren klinisch manifest wird. Die prämonitorischen Zeichen sind: 1. *Eine Zunahme des Körpergewichts* infolge der Wasserretention, bis sich schließlich leichte Dunsung im Gesicht oder auch Ödeme an abhängigen Körperstellen zeigen. 2. *Ansteigen des Blutdrucks* (RAPPOPORT, KOLTYPIN, EDELMANN u. a.). Bei mittelschwerem Scharlach ist der Blutdruck in der 1. Krankheitswoche ganz unabhängig von dem ferneren Verlauf in 65—70% erhöht. In der 2. und 3. Woche nimmt die Zahl der mit erhöhtem Blutdruck einhergehenden Fälle rapid ab. Tritt dagegen eine Nephritis auf, so bleibt der Blutdruck hoch oder steigt von neuem an. KYLIN fand auch ein frühzeitiges Ansteigen des Capillardrucks. Die Erhöhung des Blutdrucks ist wahrscheinlich auf eine frühzeitig auftretende, relative Insuffizienz der Kochsalz- und Wasserausscheidung der Scharlachnieren zurückzuführen, welche unabhängig von anderen Zeichen der Nierenerkrankung, z. B. der Albuminurie, bestehen kann. 3. *Das leichte Anwachsen des spezifischen Gewichts des Harns* (DEMOHN).

Es ist mir auch aufgefallen, daß der Scharlachharn fast regelmäßig in der Rekonvaleszenz eine gewisse Insuffizienz der Säureausscheidung darbietet, welche sich durch Kalkariurie verrät.

Es finden sich also in der Mehrzahl der Fälle nach Scharlach leichte Anzeichen von Nierenschädigungen. Nur in den oben erwähnten, übrigens nach den einzelnen Epidemien außerordentlich wechselnden Prozentsätzen, entwickelt sich eine manifeste Glomerulonephritis. Welche Momente im Rahmen der Gesamterkrankung die Glomerulusnephritis beim Scharlach auslösen, ist noch immer nicht mit Sicherheit bekannt. Die Schwere der initialen Toxikose ist ohne Einfluß. Bekannt ist vielmehr, daß schweren Nephritiden eine ganz leichte, oft sogar übersehene Anfangserkrankung mit geringem Fieber, schwachem, oft fast fehlendem Ausschlag und leichter Angina vorhergehen kann. Dieser Umstand spricht gegen die sonst naheliegende Annahme, daß die Schädigung der Ausscheidungsfunktionen der Haut durch den Scharlachprozeß zu einer Überlastung der Nieren und dadurch zur Nephritis führt. Denn dann müssen wir Nephritis nach besonders intensiven Exanthem mit schwerer Schädigung des Hautorgans am häufigsten beobachten, was jedoch der Erfahrung widerspricht. Unzweckmäßiges Verhalten, zu frühes Aufstehen, Erkältung können als Hilfsursachen für die Entstehung der Nephritis nicht ganz geleugnet werden, aber andererseits vermag strengste Bettruhe, sorgfältigste Pflege und Diät sie nicht zu verhüten. POSPISCHILL und WEISS konnten zeigen, daß bei gemischter Kost mit Fleisch sogar etwas weniger Nephritisfälle auftraten wie bei ausschließlicher Milchdiät. HOTTINGER und SCHLOSSMANN betonen ebenfalls die Unabhängigkeit der Nierenerkrankungen von der Nahrung. Sie beobachteten seit 1918 bei der gemischten Kost mit Fleisch 16 Nephritiden auf 540 Fälle gleich 3%, im Gegensatz zu 154 Nierenentzündungen auf 1876 Fälle gleich 8%, bei der früher üblichen 3wöchigen salzarmen vorwiegenden Milch- und Milchbreidiät. Dagegen ist eine besondere familiäre Disposition im Sinne einer gewissen Nierenschwäche als prädisponierendes Moment erwiesen. Man hat beobachtet, daß 2, ja sogar 4 Kinder der gleichen Familie gleichzeitig Nephritis nach Scharlach bekommen (HEUBNER).

Die hämorrhagische Nephritis setzt am häufigsten im Rahmen des zweiten Krankseins nach ein- bis mehrtägigem Fieber und Drüsenschwellungen plötzlich mit Allgemeinerscheinungen ein. Es tritt hohes Fieber auf, manchmal mit Schüttelfrost, 39—40°, selbst bis 41°, verbunden mit ausgesprochenem Krankheitsgefühl, Kopfschmerz, unruhigem Schlaf, Appetitlosigkeit und häufig Erbrechen. Charakteristisch ist auch ein auffallendes Erblassen der Gesichtsfarbe, verbunden mit einer leichten Gedunsenheit des Gesichtes. Der Puls steigt manchmal dem Fieber entsprechend, häufiger ist jedoch eine auffallende Verlangsamung und leichte Arrhythmie verbunden mit einer vermehrten Spannung entsprechend einer evidenten Blutdruckerhöhung maximal bis etwa 160 mm Hg. Vereinzelt findet man früh schon eine leichte Verbreiterung der Herzdämpfung, scharf abklappende Aortentöne, deutlichen Galopprhythmus, Erscheinungen, die gewöhnlich mit der Hypertension parallel gehen. Andererseits wird eine Hypertension in vielen Fällen vermißt. Das markanteste Symptom von seiten der Nieren ist die Hämaturie. Nachdem der Urin meist schon einige Tage vorher eine gewisse Erhöhung des spezifischen Gewichts gezeigt hatte (DEMOHN), setzt gewöhnlich schlagartig die Nephritis mit braunroter blutiger Verfärbung des Urins mit starker Reduktion der Ausscheidung, mäßiger Erhöhung des spezifischen Gewichts, mehr oder minder hohem Eiweißgehalt und typischem Sedimentbefund ein. Die Urinmenge sinkt von 1000—1200 bis auf 600, 500 und noch weniger je Tag. Der spärliche Urin ist stark trübe, rötlich-braun oder dunkelrot und setzt beim Stehen ein mehr oder weniger dunkles wolkiges Sediment ab. Das spezifische Gewicht ist entsprechend der Verminderung der Harnmenge gesteigert auf 1023—1038 nach DEMOHN.

Der Eiweißgehalt beträgt im Anfang durchschnittlich $4^0/_{00}$. Er kann jedoch auch nur Spuren bis $2^0/_{00}$ betragen; als maximale Werte werden von DEMOHN $16^0/_{00}$ Esbach gefunden.

Diagnostisch und prognostisch am bedeutsamsten neben der Hämaturie ist die *Abnahme der Wasserausscheidung*, die durch tägliche Messung durch Zusammenschütten der Einzelharnportionen im Meßzylinder kontrolliert werden muß. In leichten Fällen sinkt die Ausscheidung nicht unter 400—600 cm³ je Tag. Erscheinungen von Wassersucht können völlig fehlen oder sich auf eine leichte Gedunsenheit im Gesicht beschränken.

In schwereren Fällen klagen die Kinder lebhafter über Schmerzen in der Lendengegend. Die Nieren sind druckempfindlich, der Appetit liegt ganz danieder und nicht selten besteht Durchfall. Das Gesicht wird zuweilen ganz wachsbleich, wie durchsichtig. Hier sinkt dann die Urinabscheidung auf 150, 100, 50, ja sogar bis auf 0 und diese Anurie kann tagelang anhalten. In einem Falle HEUBNERs 9 Tage lang, bis der Exitus eintrat.

Infolge der Wasser- und Chlorretention entsteht zunächst eine Hydrämie oder eine Plethora vera; diese besteht jedoch nicht lange, weil das Blut das überflüssige Wasser sehr schnell an die Gewebe abschiebt. Das Unterhautzellgewebe hält dieses Wasser um so lieber zurück, als es schon vorher durch den Scharlachprozeß geschädigt war; namentlich zeigen auch jetzt noch die Capillaren der Haut eine vermehrte Durchlässigkeit. Es kommt zu Ödemen zunächst im Gesicht, die Augenlider werden aufgedunsen, Füße und Unterschenkel und Hände, Scrotum und Labien zeigen wassersüchtige Anschwellung, dazu gesellt sich nun noch am häufigsten Ascites, seltener Hydrothorax mit wachsender Dyspnoe. Die Ödeme sind meist flüchtiger Natur und halten nur wenige Tage an.

Chlorurämie. Bedeutungsvoller als dieses Hydrops ist die Auswirkung der Wasser- und Kochsalzretention auf die Vermehrung des Liquor cerebrospinalis. Die Folgen sind Hirnödem und Steigerung des intrakraniellen Druckes. Mit diesen Erscheinungen hat man die sog. pseudourämischen Anfälle in Zusammenhang gebracht (Chlorurämie). Es treten Kopfschmerzen und Erbrechen auf, verbunden mit Pulsverlangsamung, eine gewisse Nackensteife, die Reflexe werden gesteigert, Babinski und Kernig oft positiv. Nach anfänglicher Aufgeregtheit werden die Kinder mehr und mehr benommen und apathisch, zuletzt ganz komatös. Zuckungen treten zunächst nur lokal, z. B. in einem Arm oder in einer Gesichtshälfte auf, bald aber folgt ein großer Anfall, eingeleitet durch einen tonischen Krampf eines großen Teils der Körpermuskulatur, mit Atemstillstand, allgemeiner Cyanose, blutigem Schaum vor dem Mund infolge von Zungenbiß. Nach ein paar Sekunden folgen gewaltige motorische Entladungen in klonischen Zuckungen der verschiedensten Körpermuskeln. Schlag auf Schlag können sich diese folgen bis zu rasch herzukommenden tödlichen Erschöpfungen. Während des Anfalls sind die Pupillen starr, die Sensibilität ist erloschen, die Atmung ist frequent, der Puls stark beschleunigt, die Blutdrucksteigerung erreicht höchste Grade, 180—190 mm Hg, häufig verbunden mit Herzerweiterung. Am Schluß des Anfalls lassen die Zuckungen nach, die Cyanose verschwindet, die Atmung wird tief und schnarchend! Der Blutdruck sinkt wieder auf 130, 110 bis 100. Solche Anfälle können sich in kurzen Zeitabständen wiederholen und unter ständiger Pulsverschlechterung erfolgt gelegentlich in einem Krampfanfall der Tod an Herzschwäche oder auch Atemstillstand. Öfter jedoch tritt selbst nach 5 oder mehr solchen pseudourämischen Krampfanfällen fast kritische Besserung ein, indem nun die Diurese mit einer wahren Harnflut wieder einsetzt.

Schon vor einem solchen Anfall oder nach derartigen Krisen erschreckt eine neue Erscheinung die besorgte Umgebung; das Kind ist blind und kann selbst hell und dunkel nicht unterscheiden. Diese Amaurose ist corticaler Natur, geht oft bei der Abheilung zunächst in Hemianopsie über, bevor sie ganz verschwindet. Prompten Rückgang der Amaurose wie der anderen pseudourämischen Hirnsymptome erlebt man in der Regel durch die Lumbalpunktion. Unter hohem Druck entleert sich ein klarer Liquor. DEMOHN fand in einem solchen Fall von urämischem Koma Pandy ++, Nonne-Apelt +, Zellen 20/3. Mastix und Goldsolreaktion lieferten Ausfällungen vom Typus der Lues cerebri-Kurve.

Wichtig ist es zu wissen, daß die Nephritis gleich mit dem Sturm der tonisch-klonischen pseudourämischen Krämpfe losbrechen und zu einem plötzlichen Exitus führen kann. Ist in einem solchen Fall der 3 Wochen zurückliegende Scharlach seiner rudimentären Entwicklung wegen gar nicht erkannt worden und fehlt die Schuppung, so kann die richtige Diagnose die größten Schwierigkeiten bereiten, ja ganz unmöglich sein. Bei günstigem Ausgang erlaubt die nach einigen Stunden wieder einsetzende Harnflut mit ihrem starken Blut- und Eiweißgehalt die richtige Deutung der Krampfanfälle (JOCHMANN).

Von dieser Chlorurämie zu unterscheiden ist die **echte Urämie oder Azotämie**, die mit einer Vermehrung des Reststickstoffes einhergeht. Statt normal 30 bis 40 mg in 100 cm^3 Blut steigt der Reststickstoff auf 50—120 mg. Das Serumeiweiß schwankt zwischen 7—8,5% (DEMOHN). Diese azotämische Vergiftung bewirkt alle Zeichen chronischer Urämie, Appetitlosigkeit, Widerwille gegen Fleisch, quälende Kopfschmerzen, Schlaflosigkeit, wiederholtes Erbrechen, urinösen Geruch der Ausatmungsluft, Stomatitis ulcerosa, Koma mit engen reaktionslosen Pupillen, schwere Atemnot, Herzbeklemmung und zuletzt allgemeine Krämpfe. Nicht in jedem Falle von schwerer Scharlachnephritis kommt es zu dieser echten Urämie, viel häufiger sind die pseudourämischen Anfälle.

Zuweilen können urämische Erscheinungen bei starker plötzlicher Ödemausschwemmung ausbrechen.

Die urämischen Krampfanfälle können meist vorübergehende Lähmungen z. B. einzelner Augenmuskeln (Abducens), Hemiplegie, Ataxie, Aphasie infolge Schädigung des Nervensystems zurücklassen. Auch geistige Schwäche, besonders Gedächtnisschwäche und psychische Störungen mit dem Zeichen akuter Demenz sind nach Henoch beschrieben worden.

Verzweifelt schwer sind diejenigen Fälle, bei denen im zweiten Kranksein fast gleichzeitig mit der Nephritis und schweren Krampfanfällen nun auch noch eine meist in einem Unterlappen lokalisierte, massive Pneumonie mit lautem Bronchialatmen einsetzt. Pospischill hat auch auf die Häufigkeit kleiner pleuritischer Exsudate bei dieser Komplikation hingewiesen.

Die Nephritis mit der oft schlagartig bei den eklamptischen Anfällen einsetzenden Blutdruckerhöhung wird auch dem sonst unverbrauchten, aber schon durch die primäre Scharlachtoxikose geschwächten, kindlichen Herzen gefährlich. Auch wenn die Nieren nach einem urämischen Anfall wieder funktionsfähig wären, will die Diurese nicht recht in Gang kommen, weil das Herz versagt. Neben der Herzerweiterung zeigt sich in diesen Fällen frühzeitig eine enorme Leberschwellung (Stauungsleber, Heubner). Es kommt zu stärksten Ödemen am ganzen Körper, zu Ascites, Hydrothorax, anfallsweise tritt Lungenödem auf. Die Kinder sind leichenblaß, unruhig und ängstlich, haben starke Dyspnoe und Orthopnoe, sehr frequenten, kleinen Puls. Diese Herz- und Kreislaufinsuffizienz führt nach qualvollem Leiden nach etwa 2 Wochen oder nach noch längerer Zeit zum Tode.

Wir haben bisher das Auftreten der hämorrhagischen Nephritis im Verein mit anderen Erscheinungen des zweiten Krankseins besprochen. Die Nephritis kann jedoch auch nach freiem Intervall etwa um den 19. Tag als völlig isoliertes Symptom des zweiten Krankseins plötzlich mit einem Temperaturanstieg auf 39 und 40° einsetzen, welche am nächsten Tag bereits wieder zur Norm zurückkehrt, wobei der Urin Blut und wechselnde Mengen von Eiweiß enthält. In anderen Fällen zeigen sich mehrere solche Fieberzacken, ohne daß andere Nachkrankheiten außer der Nephritis nachweisbar sind.

Es gibt auch formes frustes von Nephritis, bei denen nach gut verlaufender, fieberfreier Rekonvaleszenz aus der kritischen Zeit ohne Fieber, ohne Drüsenschwellungen oder Störungen des Allgemeinbefindens während etwa 14 Tagen ein fleisch wasserfarbener Urin mit etwa $1/4\,^0/_{00}$ Eiweiß entleert wird.

Pospischill und Weiss haben auch Fälle berichtet, bei denen die hämorrhagische Nephritis den Scharlachkindern nur einen eintägigen Besuch machte mit plötzlich einsetzender und ebenso rasch wieder verschwindender Hämaturie.

Glücklicherweise sind eben die schwersten Fälle von Nephritis die Ausnahme. Pospischill und Weiss sahen Urämie in 7,9%, Hottinger und Schlossmann sogar nur in 4,1% der Nephritiden. In den leichten Fällen von Nephritis zeigen die Kinder oft sogar eine merkwürdige Euphorie. Die Hämaturie verhält sich sehr wechselnd, sie kann vorübergehend verschwinden, um dann bei irgendeiner kleinen Fieberzacke wieder zu erscheinen. Bei den günstig verlaufenden Fällen steigt die Harnmenge ziemlich rasch wieder bedeutend an und das Eiweiß vermindert sich noch mehr, als der stärkeren Verdünnung durch die einsetzende Diurese entspricht. Am längsten sind noch geringe Sedimentbefunde, vereinzelte rote Blutkörperchen, Leukocyten, hyaline Cylinder nachweisbar. Schon nach 2—3 Wochen ist die Nephritis ausgeheilt.

Diesen leichtesten Fällen gegenüber stehen solche, bei denen ein geringer Restbefund von Albuminurie und Cylindern wochen-, monate- und jahrelang bestehen bleibt. Auch diese Nephritis, die dann häufig den Charakter einer orthostatischen Albuminurie annimmt, kann schließlich nach der Pubertät noch ausheilen. Aber andererseits sind Fälle bekannt, bei denen die Scharlachnephritis zu einer Schrumpfniere geführt hat, die dann noch nach Jahren im blühendsten Erwachsenenalter den Tribut für die tückischste der Kinderkrankheiten fordert (Salge).

Auch in denjenigen Fällen von Scharlach, bei denen es zu keiner eigentlichen Glomerulonephritis gekommen ist, kann nach mehreren eigenen Beobachtungen eine gewisse Nierenschwäche zurückbleiben. Diese äußert sich darin, daß solche Kinder nach Monaten oder Jahren nach überstandenem Scharlach im Anschluß an eine unbedeutende Angina oder eine leichte Grippe an hämorrhagischer Nephritis erkranken.

Die Glomerulonephritis ist nicht nur für Scharlach pathognomonisch, sondern sie folgt auch der einfachen Angina, dem Erysipel, der Impetigo, den Varicellen, der Grippe und anderen Infektionen. Sie ist der Typus der infektiös-toxischen oder Ausscheidungsnephritis, ist aber trotzdem mit dem langen symptomfreien Intervall zwischen Initialtoxikose und

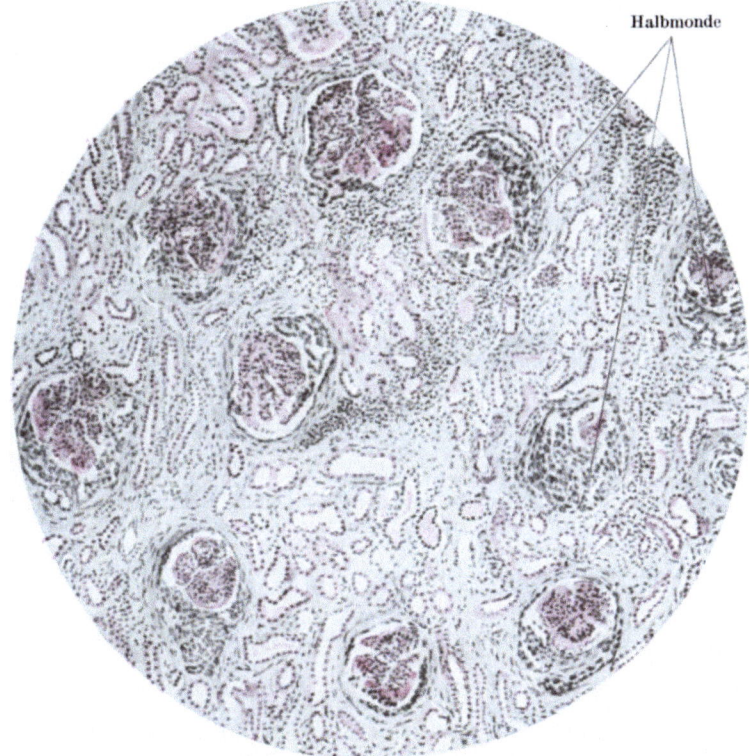

Abb. 27. Scharlachnephritis (mit Halbmonden).

zweitem Kranksein für Scharlach besonders charakteristisch. Makroskopisch sind die Nieren vergrößert, zeigen venöse Stauung, Ödem, häufig kleinste Blutfleckchen. Die Farbe der Niere ist rötlichbraun, bis grau oder grauweiß. Auf der Schnittfläche springen die Glomeruli als rötliche oder glasig blaßgraue Pünktchen vor. Die Rinde sieht wie gekocht aus und hat eine verwaschene Zeichnung. Die frühesten Veränderungen an den Glomeruli beruhen histologisch auf einer enormen Erweiterung der Capillarschlingen infolge Lähmung der sog. Rougetzellen durch ein Capillargift. Dazu gesellt sich nun noch als frühestes Zeichen eine Schwellung der Endothelien. Infolge der Dilatation der Capillaren kommt es in den Glomerulusschlingen zu umschriebenen Nekrosen, zu Blutaustritten in den Kapselraum, zu Vermehrung der Leukocyten und infolge der Blutstauung zu vereinzelten Fibrinpfröpfen (HÜCKEL, zit. bei E. KYLIN). Die Glomeruli sind vergrößert und die geblähten, trüben, plumpen, blutreichen Schlingen füllen den Kapselraum aus. Die Veränderungen der Capillaren lösen einen Krampf der zuführenden Arteriolen aus. Die nächste Veränderung besteht darin, daß die Endothelien der Capillaren infolge Quellung mächtig anschwellen, so daß das Lumen der Schlingen entweder vollständig leer oder mit einer feinkörnigen protoplasmareichen, zum Teil fettig degenerierten Substanz aus Endothelzellen und Leukocyten gefüllt ist. Auffallend ist selbst die Blutleere der Schlingen infolge der mächtigen Schwellung der Endothelzellen. Beim Tode tritt eine Entquellung dieser Endothelien ein, so daß die im Leben blutleeren Schlingen nach dem Tode wieder ein weit klaffendes Lumen zeigen können.

An die Endothelschwellung schließt sich eine produktive Wucherung der Endothelien an. In der BOWMANschen Kapsel findet man in diesem Stadium noch einzelne rote Blutkörperchen, abgestoßene Zellen, sowohl vom visceralen wie vom parietalen Blatt der Kapsel, einzelne eingewanderte Leukocyten und halbmondförmige Fibrinklumpen. Die Nierenkanälchen erleiden degenerative Veränderungen, trübe Schwellung, hyaline Entartung und Verfettung. Im Lumen findet sich frisches Blut, blutiger Detritus und geronnenes Eiweiß. Geht der Krankheitsprozeß in den Nieren nicht unter resorptiver, regenerativer oder reparativer Veränderung zur vollständigen Gesundung über, so zeigen die Glomerulusschlingen eine fortschreitende Hyalinisierung und Veröduung. Die Halbmondformen in der BOWMANschen Kapsel werden immer mehr in Bindegewebe verwandelt. Die Harnkanälchen sind häufig fettig degeneriert, ihr Epithel ist niedrig atrophisch. Die Blutgefäße sind meist intakt, in ihrer Umgebung findet sich eine zellige Infiltration mäßigen Grades, häufig verbunden mit Wucherung des interstitiellen Bindegewebes. Schrumpft dieses, so kommt es zur sekundären glatten oder granulierten Schrumpfniere.

Anaphylaktoide Purpura, Purpura fulminans. In seltenen Fällen spielen sich beim Scharlach auch an den Hautcapillaren ähnliche Vorgänge ab, wie wir sie bei den Glomeruluscapillaren kennen gelernt haben. Infolge der Lähmung der Rougetzellen kommt es zu einer enormen Dilatation der Capillaren, zunächst zu Diapedesisblutungen, schließlich infolge Endothelschädigung zur Rhexis und damit zur Purpura. Wie bei den Glomerulusgefäßen kann durch die toxische Veränderung der Capillaren ein reflektorischer Krampf der Arteriolen ausgeöst werden, wodurch offenbar im Verein mit der starken Blutdurchtränkung der Gewebe, die Grundlage für nekrotische Veränderungen der Haut gegeben wird.

Wie wir in seltenen Fällen hämorrhagische Nephritis schon bei der Initialtoxikose antreffen, so kann auch die Purpura schon zu dieser Zeit auftreten. Es handelt sich um den sog. *blutigen* oder *hämorrhagischen* Scharlach. Bei demselben kommt es außer zu schweren cerebralen Erscheinungen noch zu Blutungen in Haut, Unterhautzellgewebe, Schleimhäuten und inneren Organen. Der blutige Scharlach verläuft in den ersten 2—3 Tagen meist wie ein schwerer oder mittelschwerer unkomplizierter Scharlach. Plötzlich kommt es in der Regel schubweise zu punktförmigen Blutungen an verschiedenen Körperteilen, die Blutungen vergrößern sich, es entstehen größere Flecke und schließlich gelegentlich auch größere flächenförmige Sugillate. Weitere Blutungen erscheinen auf der Mundschleimhaut, in den Nieren und Harnwegen, Genitalien, Darm usw. und der Exitus letalis läßt nicht lange auf sich warten. Nach ROLLYS Erfahrung scheinen jedoch derartige Fälle außerordentlich selten zu sein.

Nicht selten sind jedoch kleine Petechien in den Gelenkfalten (Pastiaszeichen). Daß auch bei mittelschwerem und leichtem Scharlach leichte Endothelschädigungen infolge von Capillargiftwirkungen latent bestehen, beweist der positive Ausfall des RUMPEL-LEEDEschen Versuches. Potentiell sind also die Vorbedingungen für das Auftreten von Purpura bei der Initialtoxikose gegeben, aber sie wird in Wirklichkeit nur bei den schwersten Vergiftungen manifest.

Ganz anders verhält sich die Purpura infolge der Umstimmung des Organismus im zweiten Kranksein. Hier kann sie in leichter Form vorübergehend auftreten und andererseits als Purpura fulminans in ursprünglich leichten und unkomplizierten Fällen zu schnellem Tode führen.

Zuerst hat HENOCH 8 Fälle in der 3.—4. Woche nach Scharlach beschrieben, in der Mehrzahl verbunden mit hämorrhagischer Nephritis. v. PFAUNDLER sah orthostatische Purpura und anschließende Darmkoliken (Purpura abdominalis) am 19. Tage nach Scharlach. Ähnliche Fälle beschreiben OSLER, WEST u. a.

BAAR hat ein 7jähriges Mädchen beobachtet, welches am 15. Tag eine Lymphadenitis und ein zuerst morbilliformes, dann scarlatiniformes Erythem bekam. Darauf traten zahlreiche Petechien auf der Streckseite der Extremitäten auf. Im Blut kurz, vorübergehende Thrombopenie (25000 Plättchen). Vorübergehende Thrombopenie, Verschiebung der Plättchen nach den inneren Organen wurde auch von anderen Autoren (LANDSBERGER, FANCONI) beobachtet und spricht im Gegensatz zu BAAR nicht gegen die Diagnose anaphylaktoide Purpura.

JOHANNES KRETZ beschreibt die Beobachtung eines 17jährigen Drechslergehilfen, der am 27. 1. 29 an Scharlach erkrankte. Am 6. Krankheitstag entfiebert, bekam er am 14. 2. neuerdings 38,1° Fieber, starkes Nasenbluten, schmerzhafte Schwellung der Halsdrüsen und Nephritis. Am 16. 2. an Ellenbogen und Kniegelenken hellrote, linsengroße, infolge entzündlichen Ödems über das Hautniveau hervorragende Blutflecken, die sich am nächsten Tag über den ganzen Körper ausdehnten und zum Teil flächenhaft konfluierten. Auch Zahnfleisch und Wangenschleimhaut zeigten größere Blutungen. Blutbefund 90% Hämoglobin Sahli, Rote 4,3 Millionen, Leukocyten 20800, Stabkernige 12%, Segmentkernige 76%, Lymphocyten 6%, Monocyten 4%, Basophile 1%, Plasmazellen 1%, Blutplättchen 170000, Blutungszeit nicht verlängert, Gerinnungszeit 7 min. Obschon aus dem Blut ein Streptococcus haemolyticus gezüchtet werden konnte, so spricht doch der morphologische Blutbefund gegen Sepsis, was auch mit dem raschen günstigen Verlauf übereinstimmt. Trotzdem die Einzelefflorescenzen am Rücken zu großen flächenhaften Blutungen (Druck der Unterlage) zusammenflossen und dadurch an eine thrombopenische Purpura erinnerten, dürfte auch dieser Fall als anaphylaktoide Purpura im Rahmen des zweiten Krankseins aufzufassen sein.

Biss schildert einen Fall bei einem $3^{1}/_{2}$jährigen Knaben, der irrtümlicherweise mit Diphtherieserum gespritzt wurde. Am 6. Tag nach Scharlach Serumkrankheit, am 9. Tag anaphylaktoide Purpura, am 19. Tag schwerste, in 2 Tagen tödlich endende Purpura mit äußerst dicht stehenden Petechien, Blutbrechen und Melaena.

ROLLESTON und McCRIRICK fanden von 64 Fällen von *Purpura fulminans* in der Literatur 24 in der Rekonvaleszenz von Scharlach in der 2., 3. oder 4. Woche. Klinisch entspricht das Bild der Schilderung der Purpura fulminans durch HENOCH. Bei Fehlen von Blutungen aus den Schleimhäuten kommen mit enormer Schnelligkeit ausgedehnte Ekchymosen zustande, die binnen weniger Stunden ganze Extremitäten blau und schwarzrot färben. Auch Blasen mit blutig gefärbtem Inhalt können auftreten. Bei einem Fall von BERTLING trat der Tod schon nach 17 Std ein, in anderen Fällen nach 1—4 Tagen. Autoptisch außer Anämie negativer Befund. Kulturen aus Herzblut und Ekchymosen steril. Mitunter werden außer den Hautblutungen auch Hämatemese, Melaena, Hämaturie und Genitalblutungen beobachtet. Derartige Fälle wurden beschrieben von DAVIS McCONNELL und WEAVER u. a. Von einem von RIESEL beobachteten Fall wissen wir, daß die Blutplättchen nicht vermindert werden.

FRÖDIN (1947) beschreibt eine Purpura fulminans bei einem 5jährigen Knaben nach 9 Wochen einer prolongierten Scharlachinfektion. Zuerst erythematöse Herde, dann ausgedehnte Ekchymosen und Hämaturie. Blutungs-, Gerinnungs- und Prothrombinzeit maximal verlängert, Plättchenzahl nicht vermindert. Sie führte in 3 Tagen zum Exitus. Wahrscheinlich liegt eine toxisch-allergische Ätiologie zugrunde. Der Unterschied zwischen der Purpura fulminans und der Purpura von SCHÖNLEIN-HENOCH scheint auch FRÖDIN nur ein gradueller zu sein.

Bei einem $3^{1}/_{2}$jährigen Knaben DYGGVETS trat eine Purpura fulminans 27 Tage nach einem milden typischen Scharlach auf. Das Blut war wegen ausgesprochener Fibrinopenie fast ungerinnbar (Plasmafibrin 0,057% statt normal 0,2—0,38%). Vier große Bluttransfusionen führten zur Heilung, auch *Vitamin K* kann empfohlen werden.

Die Hautveränderungen der Purpura können schließlich zu Nekrosen führen. Solche wurden beschrieben von SOUTHEY, WILSON, NETZ, HEUBNER, SILBERSTEIN u. a. Neuerdings hat FEDDERS einen Fall von *symmetrischen Hautnekrosen* bei Scharlach publiziert, der ein 4jähriges Mädchen betraf, die 8 Tage nach leichtem Scharlach plötzlich dunkelblaue, symmetrische, handtellergroße Blutergüsse in die Haut an der Außenseite beider Waden und beider Schenkel bekam. Blutbild: 0,5% Stabkernige, 88,5% Segmentkernige und 10% Lymphocyten spricht gegen Sepsis. Blutungszeit 1 min, Gerinnungszeit 4 min, Hämoglobin 40%, viele Thrombocyten. Im Bereich einzelner Blutergüsse zeigt sich eine schwarze Nekrose mit blasig abgehobener Epidermis. Diese Nekrosen stoßen sich in der Folge allmählich ab, tiefe Hautdefekte entstehen, die sich wieder überhäuten, so daß Patient als genesen entlassen werden konnte.

Ähnlich wie wir an den Glomerulusschlingen bei der hämorrhagischen Nephritis Endothelschädigung, thrombotische Vorgänge, Nekrosen, Krampf der Arteriolen beobachten können, so bilden gleiche Vorgänge an den Hautgefäßen wohl die Ursache für die symmetrischen Blutungen und anschließenden Hautnekrosen. Die Entstehung der Hautblutungen im Rahmen des zweiten Krankseins bei ganz leichtem Scharlach ohne Sepsis spricht für eine Überempfindlichkeit der Capillaren in dieser Zeit und somit für die anaphylaktoide Natur der Purpura, sowohl der leichten Formen, wie der Purpura fulminans.

Läsionen des Endothels durch Toxine mit folgender Thrombose, Gefäßverstopfungen, die noch durch Angiospasmen begünstigt werden, bilden wohl die Grundlage für den lokalen Gewebstod symmetrisch gelegener Partien des Körpers, z. B. einzelner Zehen oder Finger oder beider Füße und Hände, der Nasenspitze usw. nach Art der RAYNAUDschen Gangrän, die somit im Gegensatz zu den vorhin erwähnten Fällen von Purpura ohne voraufgehende Blutergüsse eintritt.

Zellnekrosen im Knochenmark können zu Schädigungen der Megakaryocytenapparates und damit zu Werlhoferscheinungen führen (KLOSE, GLANZMANN).

Periarteriitis nodosa. PEALE, GILDERSLEEVE und LUCCHESI beobachteten einen 11jährigen Knaben, der an Allergie gegen Tomaten gelitten hatte. In der 3. Woche nach Scharlach heftige Kopfschmerzen, Schwindel, Parese des rechten Armes, generalisierte Konvulsionen, Strabismus, Leber- und Milztumor, Hämaturie und Albuminurie. Reststickstoff 191 mg-%. Tod an Lungenödem bei einem Blutdruck von 150/110. Autoptisch Blutungen in Pleuren, Lungen, Dünndarm, im Gehirn. Histologisch zeigen fast alle Organe eine Periarteriitis nodosa. Es handelt sich wahrscheinlich auch um einen allergischen Zustand unter dem Einfluß von hämolytischen Streptokokken und ihren Produkten.

Spät-Rheumatoide. Auch die bei der Initialtoxikose beschriebene Synovitis scarlatinosa oder das Scharlachrheumatoid kann sich im zweiten Kranksein unter starkem Fieber oder auch fieberlos in der 3.—4. Woche wiederholen. Selbst in der 5.—6. Woche habe ich noch Spät-Rheumatoide beobachtet.

ROLLY beschreibt den Fall eines 18jährigen Patienten, bei welchem erst am 22. Krankheitstage nach einem verhältnismäßig leichten Scharlach ein Rheumatoid auftrat, wobei fast die meisten Gelenke befallen waren. Am Herzen konnte während der ganzen Beobachtungszeit niemals etwas Pathologisches nachgewiesen werden. Patient wurde schließlich auch völlig geheilt entlassen.

Bei einem Fall meiner Beobachtung trat bei einem 6jährigen Mädchen in der 3. Woche nach leichtem Scharlach eine sehr heftige Synovitis beider Kniegelenke auf, mit serösem, aber völlig sterilem Gelenkerguß. Die Affektion war außerordentlich schmerzhaft. 8 Tage nach Erscheinen dieser Komplikation trat eine Wiederholung des Exanthems auf, das einen masernähnlichen Charakter hatte, in einem Tag sich von oben über den ganzen Körper ausbreitete und schon am nächsten Tag wieder abblaßte. Es handelte sich sicher nicht um Masern, denn das Kind erkrankte 2 Jahre später an typischen Morbillen.

Auch DEMOHN beobachtete Rheumatoid 7 Tage nach dem Auftreten eines 2. Ausschlages, und zwar am spätesten Termin, am 53. Tage.

Auch die Spät-Rheumatoide unterscheiden sich vom Gelenkrheumatismus dadurch, daß sie regelmäßiger verlaufen, gewöhnlich keine Exacerbationen und Schübe zeigen, ungefähr eine Woche und darunter, selten länger dauern und gewöhnlich keine Endokarditis der Klappen nach sich ziehen. Die auch beim Spät-Rheumatoid häufig nachweisbaren Erscheinungen des Scharlachherzens dürfen nicht mit einer echten Endokarditis verwechselt werden. Tritt eine echte Endokarditis auf, so ist daran zu denken, daß durch den Scharlachprozeß eine Disposition zur Komplikation mit richtigem Gelenkrheumatismus geschaffen werden konnte. Auch das Auftreten von Chorea in derartigen Fällen ist wohl in diesem Sinne zu deuten.

WALLGREN beobachtete während einer Scharlachepidemie in 3 Fällen ein Rezidiv einer rheumatischen Infektion in Zusammenhang mit dem Scharlach. In einem 4. Fall trat ein Endokarditisrezidiv 1 Jahr nach einer Attacke von Scharlach auf. Bei diesen Rückfällen war der Scharlach das beschleunigende Agens. Die rheumatische Endokarditis zeigt scharlachfremde Züge, z. B. Erythema annulare und rheumatische Knötchen. Chorea ist beim Scharlach selten. Eine Endokarditis, welche sich im Verlaufe eines Scharlachs entwickelt, ist rheumatischen Ursprungs, wenn sie Zeichen einer Exacerbation mit nachfolgender Polyarthritis und besonders eine Tendenz zu Rezidiven zeigt. Nach WATSON, ROTHBARD und SWIFT sprechen vorbestehende Klappenfehler (z. B. Mitralstenose), Myokarditis mit EKG-Abnormitäten, frühere Polyarthritis für das rheumatische Fieber.

Das Scharlachherz. Unter Scharlachherz verstehen wir eine analog wie bei der Diptherie meist erst in der Rekonvaleszenz auftretende eigentümliche und gutartige Herzstörung, die ohne subjektive Wahrnehmungen verläuft und von einer akuten Endokarditis streng zu unterscheiden ist. Nach SCHICK ist das Scharlachherz nach der Lymphadenitis und der Nephritis die dritthäufigste Komplikation des Scharlachs, und auch POSPISCHILL und WEISS zählen das Scharlachherz zu den ordentlichen Mitgliedern des zweiten Krankseins.

POSPISCHILL und WEISS haben einen ganz sonderbaren Auskultationsbefund am Scharlachherzen beschrieben, der sogar die Initialtoxikose prodromal einleiten kann. Der gleiche Befund, je nach der Epidemie häufiger oder seltener, wurde von ihnen auch im Beginn des zweiten Krankseins erhoben und sogar als Nephritissignal gewertet. Man hört über der Herzbasis, über dem Sternum oder links von diesem (Ansatz der 3. Rippe) neben dem ersten Herztone oder diesen deckend ein rauhes, schabendes oder ein kratzendes oder knirschendes Geräusch, ähnlich wie bei einer trockenen Perikarditis. Im Scharlachbeginn ist mir dieser Herzbefund bisher nicht begegnet, dagegen erinnere ich mich an Beispiele von zweitem Kranksein, bei denen auch ohne nachfolgende Nephritis die in der Tat außerordentlich auffallenden auskultatorischen Erscheinungen, die von einer trockenen Perikarditis nicht zu unterscheiden waren, ganz der Beschreibung von POSPISCHILL entsprachen.

Die Initialtoxikose zieht schon das Herz in Mitleidenschaft durch die auffällige Tachykardie, die oft weit über die Höhe des Fiebers hinausgeht. Die

Erscheinungen des Scharlachherzens melden sich jedoch gewöhnlich erst, wenn Fieber und Puls zu sinken beginnen, d. h. wenn ursprüngliche Sympathicotonie in die Vagotonie umzuschlagen beginnt. Zu dieser Zeit treten sehr häufig systolische Geräusche am Herzen auf, die meist einen leisen, weichen, oft hauchenden Charakter haben. Diese Geräusche sind gewöhnlich verbunden mit einer Akzentuation oder Spaltung der zweiten Töne, insbesondere des zweiten Pulmonaltons. MASSINI glaubt, daß es sich nur um eine relative Verstärkung des zweiten Pulmonaltons handle, bedingt durch eine Abschwächung des zweiten Aortentons, entstanden infolge einer relativen Insuffizienz des linken Ventrikels. In der Tat findet man ab und zu eine leichte Verbreiterung der Dämpfung nach links (REINHARD, MASSINI), die man wohl auf eine Dilatation des linken Ventrikels infolge muskulärer Insuffizienz zurückführen muß. MASSINI hält mit Recht die große Variabilität der Herzsymptome für charakteristisch für das Scharlachherz. So schwankt die Intensität der Geräusche außerordentlich, und zwar abhängig von der Körperlage. Im Liegen sind sie oft gut zu hören, beim Sitzen und Stehen werden sie leise oder verschwinden. Ein Geräusch kann an einem Morgen da sein und abends wieder verschwinden und umgekehrt. Ja selbst innerhalb einer Stunde kann es an Intensität wechseln. Das gleiche gilt auch für die relative Akzentuation und Spaltung des zweiten Pulmonaltons. Die Geräusche werden am häufigsten über der Spitze, selten über der Basis oder dem Sternum wahrgenommen. Ein diastolisches Geräusch fehlt (REINHARD). Solche Geräusche am Herzen fanden LEDERER und STOLTE in 70%, REINHARD in 52%, DEMOHN in über 54% der Fälle. Demgegenüber sahen SCHICK den genannten Symptomenkomplex nur in 5%, ROSENBAUM in 6% der Fälle.

Der Puls zeigt häufig eine leichte Bradykardie, die jedoch schon bei geringer körperlicher Anstrengung in eine Tachykardie umschlagen kann. Sehr häufig besteht eine respiratorische Arrhythmie. Der ASCHNERsche Versuch ist häufig positiv.

Die Erscheinungen des Scharlachherzens dauern nach SCHLOSSMANN und MEYER etwa 2—3 Wochen. REINHARD sah nur bei 24 von 84 Kindern völliges Verschwinden in 6 Wochen. LEDERER und STOLTE geben 8 Wochen an. In anderen Fällen kann das Geräusch monatelang, ja 1—2 Jahre bestehen (HECHT), um schließlich dann doch noch zu verschwinden. Während einzelne Autoren, wie NOBÉCOURT, FRÄNKEL, leichte Blutdrucksenkung fanden, sahen HIRSCH, REINHARD und andere den Blutdruck kaum beeinflußt.

Das Fieber sowohl wie die Scharlachrheumatoide haben keinen sicheren Zusammenhang mit dem Scharlachherzen.

Die rasche Veränderlichkeit der Herzbefunde weist schon darauf hin, daß dem Scharlachherzen keine schweren Schädigungen des Herzmuskels oder des Klappenapparates zugrunde liegen können. Wegen der Gutartigkeit liegen auch keine Sektionsbefunde vor.

Am wahrscheinlichsten handelt es sich um toxische Einwirkungen, die sowohl am peripheren (Capillargift), als am zentralen Vasomotorensystem angreifen und zu einer allgemeinen Tonusverminderung führen, die sich auch auf das Herz erstreckt, so daß ein schlaffes Vagusherz, eine Myasthenia cordis zustande kommt. Die Tonusverminderung führt dazu, daß der Kreislaufapparat für seinen Inhalt zu weit wird, wodurch am Herzen leicht abnorme Strömungsgeräusche zustande kommen. LEDERER und STOLTE fanden eine auffällige Abhängigkeit der Erscheinungen des Scharlachherzens von der Körpergewichtskurve. Sie sollen mit dem Sinken des Körpergewichtes erscheinen, ihr Maximum an dem Tiefpunkt der Gewichtskurve erreichen und bei erneutem Anstieg des Körpergewichts verschwinden. Es hängt dies offenbar mit entsprechenden Schwankungen des Blutdrucks zusammen. Die Autoren konnten in der Tat durch experimentelle Steigerung des peripheren Blutdrucks (Hochheben der Extremitäten, Faradisation) systolische Herzgeräusche zum Verschwinden bringen. DEMOHN konnte jedoch nur etwa in $1/5$ der Fälle den von LEDERER und STOLTE beschriebenen Zusammenhang mit den Körpergewichtsschwankungen bestätigen.

STEINMANN will das Scharlachherz in dem allgemeineren Begriff eines „kindlichen Rekonvaleszentenherzens" aufgehen lassen. Die vagotonischen Einflüsse treten allerdings in der Rekonvaleszenz des Scharlachs besonders deutlich hervor. Das Herz kann normal sein oder Zeichen einer Myokarditis aufweisen (EKG).

Mit der Gutartigkeit des Scharlachherzens hängt es auch zusammen, daß akute Herzlähmungen, ähnlich wie bei Diphtherie, bei Scharlach unvergleichlich viel seltener vorkommen. Immerhin sind solche **plötzliche Todesfälle** beschrieben worden von NOTHNAGEL, GOUGET und DECHAUD, WEILL und MOURIQUAND, KRAUSS u. a. Es handelt sich meist um jugendliche Erwachsene, welche selbst nach leichtem Scharlach nach 6—13 Tagen ohne oder nur mit leichten prämonitorischen Symptomen plötzlich und unerwartet verscheiden. Manchmal werden die Patienten einfach tot im Bett gefunden, ohne daß sie ihre Lage verändert hätten. In anderen Fällen zeigt sich eine plötzliche Veränderung, indem der Patient von einem verhältnismäßig befriedigenden Gesundheitszustand in eine äußerst ernste Lage kommt. Die Temperatur steigt plötzlich an, der Puls kann nicht mehr gefühlt werden, der Patient wird stark cyanotisch, die Pupillen erweitern sich und nach wenigen Minuten bis zu 2—4 Std. stirbt er unter verlangsamter schnappender Atmung.

Es scheinen also die Scharlachtoxine in glücklicher Weise seltenen Fällen einen stark zerstörenden Einfluß auf das Herz auszuüben. Man fand in solchen Fällen autoptisch Herzdilatation und Myokarditis mit vielen Petechien, ausgesprochener Fragmentierung in der Bündelregion, besonders in der Nähe der Spitze, Verlust der Querstreifung, schwache Färbung der Kerne ohne oder mit Rundzelleninfiltraten (KRAUSS). In anderen Fällen ist der pathologisch-anatomische Befund nicht imstande, den plötzlichen Tod zu erklären. BROADBENT denkt an eine Vergiftung der Herzganglien. STEGMANN macht besonders auf die Verfettung und Nekrose der Nervenzellen des Myokards aufmerksam, welche bereits vom ersten Krankheitstage an gefunden werden. Auch er sieht die Ursache einer Herzlähmung bei Scharlach in der pathologischen Veränderung der Herzganglien. Wie in anderen Organen findet man auch im Myokard eine reichliche Rundzelleninfiltration, mit zahlreichen Eosinophilen, die zwischen den Muskelfibrillen zerstreut sind (M. v. AMBRUS). Die interstitielle Myokarditis kann auf das Endokard übergreifen, dabei ist charakteristisch, daß im Gegensatz zur rheumatischen Endokarditis nicht in erster Linie der Klappenapparat, sondern die Endokardwand ergriffen wird (Wandendokarditis, FAHR), wobei stellenweise kleine knötchenförmige Wucherungen auftreten.

Namentlich französische Autoren, wie SERGENT, LESAGE u. a., haben darauf hingewiesen, daß die Ursache gewisser plötzlicher Todesfälle beim Scharlach in Veränderungen der **Nebennieren** zu suchen ist. Die Patienten werden im Verlauf der initialen Scharlachtoxikose plötzlich niedergeschlagen, unbeweglich, antworten auf keine Frage und interessieren sich für nichts. Es besteht eine außerordentliche Asthenie, welche jede Anstrengung verbietet. Diese Asthenie ist mit dem Sinken des Blutdrucks auf sehr niedrige Werte 110—70 mmHg verbunden. Der Puls ist schwach und weich, die Extremitäten kühl, cyanotisch, weißer Dermographismus läßt sich nicht mehr erzeugen. Der Patient verfällt mehr und mehr und stirbt nach wenigen Stunden. Bei der Autopsie findet man eine größere Blutung in den Nebennieren. Auf die interstitielle Infiltration der Nebennieren beim Scharlach haben wir bereits früher hingewiesen. Im Mark kommt es zu Kongestion mit interstitiellen capillären Blutungen. Aus solchen entwickelt sich gelegentlich ein größeres Hämatom mit brüsker Zerstörung des Organs und plötzlichem Tod.

Immunität. Die Immunität nach Scharlach, welche gewöhnlich das ganze Leben dauert, ist bei einer angeblichen Streptokokkenerkrankung eine sehr auffällige Erscheinung. Auch die Annahme einer antitoxischen Immunität, ähnlich wie bei der Diphtherie, hilft nicht über alle Schwierigkeiten hinweg. Denn gerade bei der Diphtherie sind 2 und mehrmalige Erkrankungen des gleichen Individuums nach monate- und jahrelangen Intervallen unvergleichlich häufiger als beim Scharlach. Der berühmte amerikanische Pädiater EMMET HOLT sah in seinem Leben nur einmal 2malige Erkrankung an Scharlach, wie JOHNSEN erwähnt, der selber eine Beobachtung beschreibt, bei der innerhalb 18 Monaten 2mal typischer Scharlach beim gleichen Kinde beobachtet wurde. Der zweite Scharlach verlief schwerer als der erste. Persönlich erinnere ich mich an 2 Fälle von zweitem Scharlach. Bei einem Kinde sah ich sogar einen zweiten und dritten Scharlach. Der zweite verlief schwerer als der erste und der dritte leichter als die beiden ersten Erkrankungen. Die Immunität gegen Scharlach ist also keine absolute.

Nach den Untersuchungen von FREUDENBERG und BARTH bleiben in den ersten 6 Jahren etwa $^2/_3$ der Kinder nach Scharlach Dick-positiv, sie immunisieren sich also nicht. Je älter die Scharlachkinder sind, um so häufiger wird das Überstehen der Krankheit zu einer negativen Dickreaktion führen.

Wir bezeichnen als zweiten Scharlach diejenigen Erkrankungen, die durch Monate oder Jahre nach der völlig abgeklungenen Ersterkrankung wieder neu auftreten. Demgegenüber bezeichnen neuerdings GABRIEL und ZISCHINSKY als zweiten Scharlach auch Superinfektionen, welche bei der Ersterkrankung vor der Ausbildung der Immunität angehen können. Zweiten Scharlach in diesem Sinne fanden sie in 1,9% der Fälle. Der Verlauf des zweiten Scharlachs im Sinne dieser Autoren ist dem Grade der Erkrankung nach meist schwerer bzw. komplikationsreicher, als der des ersten. Das Zustandekommen des zweiten Scharlachs wird begünstigt durch Wunden der verschiedensten Art, Brandwunden, Masern und Varicellen, Serumkrankheit, vor allem aber durch das zweite Kranksein des ersten Scharlachs selber. Doch dürfte in den meisten Fällen wohl nicht mit Sicherheit zu entscheiden sein, ob es sich um eine Superinfektion oder um ein sog. Rezidiv, d. h. ein Wiederaufflackern des noch nicht erloschenen ersten Scharlachprozesses handelt. Auch GABRIEL und ZISCHINSKY sagen: „Wir sind der Überzeugung, daß weitaus die Mehrzahl der mehrmaligen Scharlacherkrankungen auf einer Neuinfektion beruhen, echte Rezidive sicherlich aber auch vorkommen."

LICHTENSTEIN hat nach HOTTINGER nachgewiesen, daß Komplikationen, Rezidive und Heimkehrfälle um so häufiger sind, je mehr die Kranken untereinander dem Kontakt ausgesetzt sind. Man sollte deshalb die Scharlachkranken isoliert in Zimmern zu 1—2 Betten unterbringen und es namentlich vermeiden, Scharlachrekonvaleszenten wieder mit frischen Fällen in Kontakt zu bringen. EHINGER, FOLEY, WHEELER und AYCOCK haben die Bakteriologie des Scharlachfiebers nach der Typisierungsmethode von GRIFFITH studiert und haben besondere Aufmerksamkeit den Krankenhausinfektionen[1] mit Streptokokken während des Verlaufes gewidmet. Bei Scharlachrezidiven ergab sich nun häufig eine Änderung des Typus. Ähnliches wurde auch bei Komplikationen beobachtet, z. B. bei Spätotitis. Von 323 Komplikationen waren 69,3 durch den primären Typus verursacht, während 30,7% mit einer Änderung des Typus in Zusammenhang erschienen (EHINGER).

2. Vorwiegend komplizierte und septische Scharlachformen.
Die Streptokokkeninvasion.

Die den reinen Scharlachfällen der ersten Gruppe zugrunde liegende Toxikose ist relativ gutartig. Abgesehen von den seltenen Fällen von Scarlatina fulminans machen bei den mittelschweren Fällen die eigentümlichen anaphylaktoiden Gewebsreaktionen in den verschiedenen Organen klinisch fast keine Erscheinungen. Den reinen Scharlacherkrankungen eignet, wie wir gesehen haben, eine eigentümliche Periodizität in dem Sinne, daß Perioden der Manifestation und der Latenz in einigermaßen gesetzmäßigen Intervallen abwechseln.

Ganz anders werden die Verhältnisse, wenn sich an die Toxikose nun auch eine septische Invasion der Streptokokken anschließt. Die chemische Kriegführung, die Vergiftung des Organismus durch die Toxine hat ja die Aufgabe, den Streptokokken die Invasion zu erleichtern. Man sollte demnach annehmen, daß eine besonders starke Toxikose auch entsprechend das Eindringen der Streptokokken in den Organismus fördere. Dies ist jedoch nicht immer der Fall; man hat vielmehr die Beobachtung gemacht, daß schwerste Toxikosen, wenn sie das initiale Stadium überwinden, im weiteren Verlauf oft fast keine Komplikationen mehr zeigen. Die septische Invasion kann in Fällen erfolgen, welche ursprünglich mit einer mittelschweren Toxikose einhergingen.

---

[1] „Cross infections."

Übernehmen nun die Streptokokken selber im Krankheitsgeschehen die klare Führung, so ist das wichtigste Zeichen das, daß die eigentümliche Periodizität. die die reinen Scharlachfälle auszeichnet, mehr oder weniger verwischt wird oder gänzlich verlorengeht. So ist es verständlich, wenn v. BORMANN die Periodenlehre leugnet, indem er eben nicht die reinen, sondern die mit der Streptokokkeninvasion behafteten Fälle im Auge hat.

Wir wissen, daß das Fieber beim reinen Scharlach relativ kurz dauert. Nach einem rasch erreichten Maximum beginnt die Temperaturkurve nach dem 3. Tag kritisch oder lytisch zu sinken, um in kurzer Zeit wieder annähernd normale Werte zu erreichen. Die Streptokokkeninvasion verrät sich in erster Linie dadurch, daß das Fieber hoch bleibt oder, wenn es schon eine Neigung zum Fallen gezeigt hatte, von neuem ansteigt. Der Puls folgt diesen Veränderungen der Fieberkurve. Der Kranke fiebert zwischen 39,5, 40, 40,5° fortdauernd während mehreren Tagen. Dabei zeigt die Temperaturkurve einen sehr variablen Verlauf; am häufigsten bleibt sie auf einem kontinuierlichen Fastigium mit geringen Oszillationen. Der Puls schwankt zwischen 130, 140, 160, ist regelmäßig. Der Blutdruck ist eher etwas erhöht und das Herz zeigt keinen besonderen Befund.

Der Kranke ist aufgeregt, schläft schlecht, die Farbe des Exanthems ist kaum verändert; nur macht sich an exanthemfreien Stellen eine stärkere blaßgelbe Verfärbung geltend.

Es besteht Appetitlosigkeit. Der Leib ist etwas aufgetrieben. Die Leber ist häufig vergrößert und überragt deutlich den Rippenbogen. Häufig kann man auch die Milz tasten oder ihre Vergrößerung perkussorisch nachweisen. Oft besteht etwas Durchfall. Der Urin hellt sich nicht auf, sondern bleibt bräunlich-gelb, wird in regelmäßigen Mengen entleert und enthält häufig etwas Eiweiß.

HUTINEL hat darauf hingewiesen, daß bei der Invasion mit Streptokokken sich noch besondere septische Eryhteme auf das Scharlachexanthem aufpfropfen können. Es sind dies maculo-papulöse Efflorescenzen verschiedener Größe, besonders an den Ellenbogen, am Gesäß und an den Knien, manchmal verbunden mit Petechien.

Auch im Blut wird die für die reinen Scharlacherkrankungen so charakteristische Eosinophilie ausgelöscht. Es zeigt sich eine starke Leukocytose, meist über 30000 mit einer Neutrophilie zwischen 72—91%. Die Kernverschiebung nach ARNETH schwankt zwischen 20 und 40% (EDELMANN). Prognostisch ungünstig ist eine starke Neutrophilie und Kernverschiebung bei normalen oder verminderten Leukocytenzahlen (SONDERsche Resistenzlinie). Auch die Senkungsgeschwindigkeit der roten Blutkörperchen bleibt groß.

Der Scharlachschnupfen. Beim reinen unkomplizierten Scharlach fehlt gewöhnlich eine stärkere Rhinitis. Die Invasion mit Streptokokken erstreckt sich nun mit Vorliebe zuerst auf den Nasen-Rachenraum. Es setzt nun eine reichliche Sekretion von den Schleimhäuten ein. Das Sekret füllt den Pharynx aus, die Atmung wird schnarchend, der Mund muß beständig offengehalten werden und das schleimig-eitrige Sekret gelangt durch die Nasenlöcher, ja selbst durch den Mund beständig nach außen. Das Sekret des Scharlachschnupfens ist häufig wäßrig, serös, leicht blutig oder giftig-gelb, schleimig-eitrig. Es reizt die Nasenflügel und die Oberlippe. macht sie wund, ödematös und ist so reichlich, daß die Kinder mit dem Sekret das Kopfkissen verschmieren. Die Nasen-Rachenschleimhaut ist stark entzündlich gerötet und geschwollen und mit eitrigem Schleim austapeziert. Der Atem bekommt einen mehr weniger starken Foetor. Im Nasenschleim findet man reichlich Streptokokken in Ketten- und Diploform, daneben Staphylokokken. Dieser Scharlachschnupfen bildet eine wichtige und gefährliche Lokalisation der Streptokokkeninfektion beim Scharlach, welche sich von der Nase aus weiterverbreiten kann.

Conjunctivitis, Dakryocystitis. Durch den Tränenkanal oder auch direkt durch verschmiertes Nasensekret wird leicht die Conjunctiva infiziert; es kommt zur Rötung und Schwellung der Augenlider, die sich mit weißlich schmutzigen Membranen überziehen und über Nacht mit gelblichen Borken zusammenkleben. Die Gegend des Tränensacks erscheint oft leicht geschwollen und auf Druck entleert sich reichlich Eiter (Dakryocystitis). Die Cornea kann sich trüben und geschwürig zerfallen, so daß sich eine *Panophthalmie* anschließt. ROLLY hat einen derartigen Fall beschrieben, der schließlich noch mit Mastoiditis kompliziert war und doch noch nach Verlust des Auges zur Heilung kam.

Nebenhöhlenerkrankungen. Von der Nase aus setzen sich die heftigen Entzündungsprozesse leicht auf die Stirnhöhle, die Siebbeinzellen, die Kieferhöhle und seltener auf die Keilbeinhöhle fort. Leichte Nebenhöhlenentzündungen sind beim Scharlach nicht selten, werden aber häufig übersehen. Sie verraten sich vor allem durch ein Ödem der Haut über der befallenen Nebenhöhle. So deutet eine Schwellung des Oberlides, manchmal verbunden mit Ödem der Stirnhaut auf die Erkrankung der Stirnhöhle hin. Bei Entzündung der Siebbeinzellen findet man das Ödem wenigstens am Anfang hauptsächlich am inneren Augenwinkel. Ödematöse Schwellung des Unterlides ist pathognomonisch für Kieferhöhlenvereiterung. Die Lidödeme sind manchmal flüchtig und bilden sich in 2 Tagen wieder zurück, ohne Beschwerden gemacht zu haben (MANDELBAUM). Ist die Erkrankung schwerer, so verrät sie sich durch stärkere subjektive Schmerzen und hochgradige Druckempfindlichkeit der betroffenen Gegend. Man findet profuse Eiterabsonderung aus der Nase auf der kranken Seite, ausgesprochenen Exophthalmus mit erhöhtem intraocularem Druck, starker Schwellung des Oberlides bei Stirnhöhlenkatarrh, so daß das Auge mehrere Tage ganz geschlossen gehalten werden muß. Bei Operationen oder Sektionen findet man Rötung, Schwellung und Ödem der Nebenhöhlenschleimhaut oft verbunden mit kleinen Petechien. Die ganze Höhle ist häufig mit einem serösen, schleimig eitrigen oder rein eitrigen Sekret ausgefüllt. Diese Nebenhöhlenerkrankungen sind oft der Grund, daß der Scharlachschnupfen nicht heilen will, so daß wochen- und monatelang oft nur auf einer Seite Eiter aus der Nase fließt.

Sind die Streptokokken sehr virulent, so kann es zu Nekrose der knöchernen Wandungen der Nebenhöhlen mit Bildung subperiostaler Abscesse und von da aus zu Orbitalphlegmone oder besonders von der Stirnhöhle und den Siebbeinzellen aus zu Meningitis serosa oder eitriger Leptomeningitis (KILIAN, PAUNZ) kommen. Eine eitrige Thrombose des Sinus longitudinalis kann vom Stirnhöhlenempyem ausgehen und schließlich zur eitrigen Meningitis führen. Auch Hirnabscesse sind als Folge einer Sinusitis frontalis beschrieben (HOTTINGER und SCHLOSSMANN).

Otitis media. Durch Vermittlung der Tuba Eustachii dringen die Streptokokken vom Nasen-Rachenraum leicht in das Mittelohr vor. Es entsteht die Otitis media. Auch für diese Komplikation gilt, daß für den Zeitpunkt ihres Auftretens sich ein gesetzmäßiger Termin nicht angeben läßt. Im allgemeinen ist die Otitis eher eine Frühkomplikation, eine Weiterentwicklung des Primäraffektes. Aber auch späterhin, auch zur Zeit des zweiten Krankseins bis etwa zum 26. Tag kann Otitis auftreten. Die schweren nekrotisierenden Formen bevorzugen die Zeit vom 5.—11. Krankheitstag, d. h. denselben Zeitraum, in welchem sich auch die Angina necroticans entwickelt.

Die Otitis ist eine der häufigsten Komplikationen des Scharlachs, besonders, wenn man die leichteren Formen mit berücksichtigt. So gibt HENOCH bis zu 50% Otitiden an, MEYER 23%, HEUBNER 27,4%, SCHICK 15—20% an; HOTTINGER und SCHLOSSMANN beobachteten beim zweiten Kranksein in 10,7% Otitis media.

Man unterscheidet 1. *eine gewöhnliche Otitis media acuta* bei Scharlach und 2. die sehr gefürchtete *Otitis media necroticans scarlatinosa*.

In den ersten Tagen der Erkrankung findet man sehr häufig ganz leichte katarrhalische Mittelohrentzündungen, die sich klinisch nicht einmal durch Schmerzen bemerkbar machen und im Bilde der Gesamterkrankung untertauchen; nur bei systematischer Otoskopie wird die mehr weniger starke Rötung des Trommelfelles wahrgenommen. In anderen Fällen machen sich dagegen außerordentlich heftige Schmerzen geltend, die der üblichen Therapie trotzen, mit einem Schlage aber aufhören, sobald das Trommelfell perforiert ist. Bei diesen leichteren Formen ist das Trommelfell vor der Perforation stark gerötet und vorgewölbt. Diese leichten und mittelschweren Otitiden heilen auch nach meinen Erfahrungen gewöhnlich restlos aus, indem die Perforationsstelle vernarbt. Hörstörungen bleiben nicht zurück. Die Heilungsdauer beträgt in $2/3$ der Fälle 12—21 Tage, in $1/3$ der Fälle 30—45 Tage, und nur in einem kleinen Prozentsatz besteht eine hartnäckige Ohreiterung etwa während 3 Monaten (DEMOHN). Im Anfang der Otitis ist der Processus mastoideus manchmal etwas druckempfindlich, es zeigt sich jedoch keine Schwellung und die Empfindlichkeit verschwindet nach der Perforation. Es gibt fieberlos verlaufende Fälle, die keine subjektiven Symptome gemacht haben, so daß man eines Tages durch den Ohrenfluß überrascht wird. Eine stärkere Schwellung des Gehörgangs wird bei diesen leichten Formen nicht beobachtet.

Ganz anders verhält sich die *Otitis media necroticans scarlatinosa*. MANASSE hat betont, daß sie bisher stets nur im Zusammenhang mit anatomisch gleichartigen Erkrankungen in Rachen und Nase beobachtet wurde. Sie kompliziert also schon an und für sich schwere nekrotische Rachenprozesse im Scharlach. Gleichwohl setzt sie gewöhnlich mit alarmierenden Erscheinungen ein. Fiebersteigerung bis 41°, Klagen über heftige Ohrenschmerzen, ausgesprochene schwere Prostration, die sich mitunter bis zu leichter Trübung des Sensoriums steigert (DEMOHN). Bei hochfiebernden delirierenden Kindern können bei schnell fortschreitender Nekrose Schmerzen fehlen, so daß die Ohrerkrankung übersehen

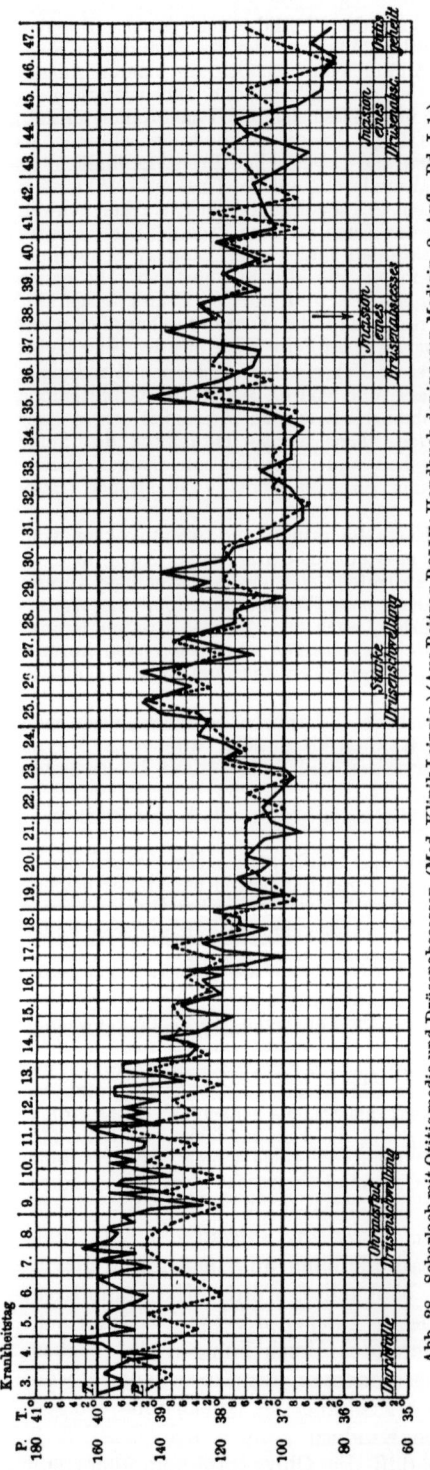

Abb. 28. Scharlach mit Otitis media und Drüsenabscessen. (Med. Klinik Leipzig.) (Aus Beitrag ROLLY: Handbuch der inneren Medizin, 2. Aufl., Bd. I, 1.)

werden kann (MAX MEYER). Das Trommelfell kann wie bei gewöhnlicher Otitis media stärkste Injektion und Blutungen und Vorwölbung zeigen, meist ist es jedoch blaßweiß und welk (nekrotisch). Der äußere Gehörgang ist meist durch Schwellung verengt. Das Trommelfell wird in der Regel erstaunlich schnell eingeschmolzen und es entstehen die gefürchteten randständigen oder Totalperforationen. Der Eiter wird schnell fötid; nekrotische Massen, Knochensequester und Gewebsbröckel sind ihm beigemengt. In diesem Stadium tritt nicht selten eine nekrotisierende Mastoiditis in Erscheinung mit ausgesprochener Druckschmerzhaftigkeit und Schwellung der Haut über dem Warzenfortsatz, welche allmählich die Ohrmuschel abhebt. Es kann zur Nekrose der Schnecke und der ganzen Felsenbeinpyramide kommen. Die Erkrankung ist häufig doppelseitig, kann jedoch auf beiden Seiten verschieden schwer verlaufen.

Bei dieser schwersten, knochenzerstörenden Mittelohrerkrankung kommt es leicht zu Facialislähmung, zu Labyrinthitis und damit Panotitis, zu Sinusthrombose mit nachfolgender Pyämie, Blutungen durch Sinuswandzerstörung, endokraniellen Komplikationen, wie Meningitis und Hirnabsceß. Bei der Lumbalpunktion trifft man bei den meningitischen Symptomen, wie Nackensteifigkeit, Kernig, Steigerung der Reflexe, Hauthyperästhesie, Dermographismus, im günstigsten Fall einen klaren, sterilen Liquor (Meningitis serosa). Der Liquor kann aber auch eitrig getrübt sein, ohne Bakterien zu enthalten. Meist jedoch enthält der Liquor Streptokokken und andere zum Teil ungewöhnliche Bakterienarten, welche auf den otogenen Ursprung der Meningitis hindeuten.

Die destruierende Scharlachotitis, die die Gehörknöchelchen bald vollständig einschmilzt, kann das Labyrinth zerstören und zu völliger Taubheit führen. Unabhängig von der Mittelohreiterung kann es zu einer degenerativen Neuritis acustica mit ebenfalls irreparabler Schwerhörigkeit kommen. Bei jungen Kindern geht die Taubheit in Taubstummheit über. Etwa $1/3$ aller Taubstummen ist durch den Scharlach des Hörvermögens beraubt worden.

Fehlen diese Komplikationen von seiten des Innenrohres, so bleibt doch häufig eine Mittelohrschwerhörigkeit mehr oder weniger hohen Grades bestehen. Es resultiert nach Versiegen der monatelangen Eiterung eine trockene Perforation. Nach MEYER bleibt nach etwa $1/5$ der Scharlachotitiden eine chronische Eiterung bestehen, mit der Gefahr der Cholesteatombildung.

Nicht mit der Otitis media zu verwechseln ist die *Otitis externa* (BOHN, HENOCH). Ich habe dieselbe ebenfalls im Desquamationsstadium angetroffen. Infolge der Hautläsion entwickeln sich oft mehrere kleine Abscesse oder Furunkel, die recht schmerzhaft sind und zu ödematöser Schwellung der Umgebung des Gehörganges führen und schließlich in diesen perforieren.

Rasch tödlich verlaufende septische Form. Auch die septische Form des Scharlachs kann ähnlich wie die Scarlatina fulminans in kurzer Zeit zum Tode führen. So habe ich am 29. 3. 26

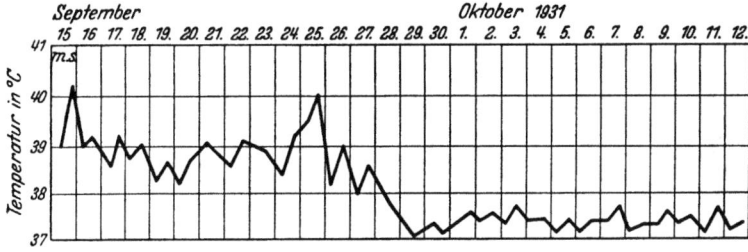

Abb. 29. Scharlachdiphtheroid.

ein konstitutionell minderwertiges Mädchen im Alter von 4 Jahren mit rachitischem Zwergwuchs und epileptiformen Anfällen beobachtet, das ein sehr intensiv rotes Scharlachexanthem zeigte, das auch im weiteren Verlaufe niemals an den blauen Scharlach erinnerte. Aus der Nase quoll fortwährend goldgelber Eiter. Die Conjunctiven waren durch eitrige Krusten verklebt. Schon am 2. Tag kam es zu doppelseitiger Otitis perforativa. Atmung stark schnarchend. Tonsillen mächtig gerötet und geschwollen, berühren sich in der Mittellinie. Mächtige Lymphadenitis beidseitig am Halse. Bewußtsein erhalten, keine Delirien. Am Nachmittag des 3. Tages plötzlich schwerste Konvulsionen und Exitus im eklamptischen Anfall.

Das Scharlachdiphtheroid. Im Gegensatz zum toxischen Scharlach, bei dem entweder nur eine katarrhalische Angina oder nur eine leichte oberflächliche Nekrose beobachtet wird, zeichnet sich die sekundäre Streptokokkeninfektion durch eine umfangreiche oder tiefgehende Nekrose der Rachenorgane aus. Es zeigt sich auf den Tonsillen ein Belag, welcher anfangs gelblich schmutzig-grau ist und an Diphtherie erinnert. Bald nimmt er eine schmierig-eitrige Konsistenz an, greift auf Gaumenbögen, Uvula, Rachenwand über, ja kann sich sogar auf Wangenschleimhaut, Nase und Lippen fortsetzen, gewöhnlich macht er jedoch am Kehlkopfeingang halt. Entfernt man den Belag, so tritt eine blutige Oberfläche zutage und der Belag bildet sich bald wieder. Da diese Pseudomembranen lebhaft an Diphtherie erinnern, hat man diese Form der Angina necroticans als Scharlachdiphtheroid bezeichnet, obschon sie mit Diphtherie nichts zu tun hat, sondern allein durch den Streptokokkeninfekt ausgelöst wird. Die Erkrankung setzt bei dieser Angina scarlatinosa maligna gewöhnlich wie jeder andere mittelschwere Scharlach ein. Aber am 3.—5. Krankheitstage wird die Temperatur und der Puls höher als an den Vortagen: mit mehr oder minder großen morgendlichen Remissionen steigt die erstere auf excessiv hohe Grade an und hält sich so hoch bis zum Exitus letalis.

Von den Tonsillen aus greift die Entzündung gerne zuerst auf der einen, dann häufig auch auf der anderen Seite auf das peritonsilläre Gewebe über, wölbt den zugehörigen Gaumenbogen vor und verschiebt die gewöhnlich stark ödematöse Uvula nach dere anderen

Seite. Nach wenigen Tagen führt die peritonsilläre Entzündung zur eitrigen Einschmelzung, zum *Peritonsillärabsceß*, mit dessen Entwicklung eine starke Kieferklemme verbunden ist. Diese Abscesse werden entweder eröffnet oder können spontan perforieren.

Zum Glück verlaufen nicht alle Scharlachdiphtheroide ungünstig, sondern die Beläge können sich ohne beträchtliche Defekte abstoßen und dadurch die Heilung einleiten.

Die diphtheroide Angina greift viel seltener wie die echte Diphtherie auf den Kehlkopf über und führt dann rasch zur Stenose. Taschenbänder und subglottische Schleimhautfalten werden dabei stark infiltriert, die Epiglottis wird häufig ödematös. Die Tracheotomie wirkt hier selten lebensrettend und kann sogar gefährlich sein, wegen anschließender Nekrose der Trachealknorpel, die in einem Fall JOCHMANNS sich bis auf die Anonyma fortsetzte und zu tödlicher Blutung führte.

Angina necroticans. Vom Scharlachdiphtheroid zu unterscheiden ist die Angina und Stomatitis ulcero-necroticans, die sich allerdings unter Umständen an ein Scharlachdiphtheroid anschließen kann. An Stelle der Pseudomembran sieht man auf der Oberfläche der Schleimhaut graue Flecken eingelagert, welche ihr fest anhaften und sich nur mit Mühe und unter Blutung von ihr ablösen lassen. Sie sehen aus, wie wenn die betreffenden Schleimhautstellen mit Höllenstein betupft worden wären (LESAGE). An diesen Stellen findet sich eine oberflächliche Nekrose der Schleimhaut. Diese nekrotischen Stellen lösen sich langsam ab und hinterlassen runde oder ovale Geschwürchen mit einem gräulich-bräunlichen, weichen, nicht indurierten Grund, der von einer lebhaft roten und geschwollenen Schleimhaut umgeben ist.

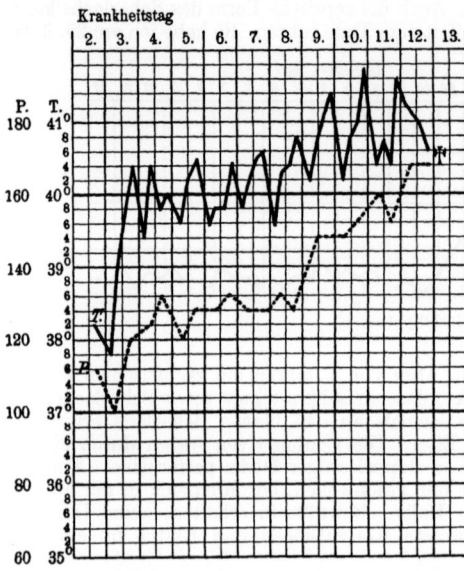

Abb. 30. Scharlach mit Angina maligna. (Med. Klinik Leipzig.) Sektionsbefund: Otitis media purulenta, Streptokokken im Herzblut. (Aus Beitrag ROLLY: Handbuch der inneren Medizin, 2. Aufl., Bd. I, 1.)

Diese Geschwüre können auf den Mandeln sitzen, an den Gaumensegeln, an der Uvula und am weichen Gaumen. Sie dehnen sich nicht oberflächlich aus, sondern sie haben eine Neigung, sich in die Tiefe zu bohren und zu Perforationen der Weichteile zu führen, besonders wenn die nekrotischen Massen sich abstoßen. Bei diesem Vorgang erlebte JOCHMANN einmal tödliche Blutung aus einem arrodierten Rachengefäß.

Stomatitis und Glossitis ulcero-necroticans. Dieser ulcero-nekrotische Prozeß kann sich auch auf die Mundschleimhaut und die Zunge ausdehnen. Die Nahrungsaufnahme wird dadurch außerordentlich erschwert und vermehrt durch den erzwungenen Hunger die Schwäche des Kindes, so daß diese ulcero-nekrotische Stomatitis die Prognose verdüstert (HENOCH, HETZER). BERGER hat neuerdings einen Fall bei einem 11$^{1}/_{2}$jährigen Mädchen beschrieben, bei dem sich die Geschwüre vom Rande aus beginnend besonders auf der Zunge ausbreiteten. Der Prozeß dauerte 3 Wochen lang unter beständigem Fieber zwischen 39 und 40°, kam dann aber doch zur Ausheilung. Die Stomatitis ulcero-necroticans kann ferner das Zahnfleisch lockern, das Periost angreifen und den Knochen zerstören (HENOCH). Selbst schwere Schäden wie kraterförmige Substanzverluste der Tonsillen, unregelmäßige oder scharf begrenzte Löcher am weichen Gaumen, Risse im Gaumensegel können überraschend wieder ausheilen, allerdings oft unter narbigen Verziehungen der Weichteile.

Selbst auf den Ösophagus kann der ulcero-nekrotische Prozeß übergreifen (HENOCH, SCHICK) und bei der Ausheilung zu Strikturen führen.

Während bei der Angina ulcero-necroticans die Nekrose oberflächlich ist, verfärbt sich bei der *Tonsillitis gangraenosa* ein ganzer Teil der Mandel schwärzlich. Dieser gangränöse Kern demarkiert sich allmählich, fällt heraus und hinterläßt ein tiefes Geschwür. Gingen schon die diphtheroide, die ulcero-nekrotische Angina mit einem starken Foetor ex ore einher, so wird bei der Gangrän der übelriechende Foetor fast unerträglich. Fast immer schließt sich eine tödliche Sepsis an.

Eitrige Lymphadenitis. Von den erkrankten Rachenorganen aus kriechen die Streptokokken auf dem Lymphwege besonders in die Kieferwinkeldrüsen oder auch in die retropharyngealen Drüsen. Während bei den reinen Scharlacherkrankungen die Drüsen im allgemeinen keinerlei Neigung zu eitriger Erweichung zeigen, so ändert sich das Bild mit dem Moment der stärkeren Streptokokkeninvasion. Es entsteht an einer oder beiden Seiten des Halses eine umschriebene, schmerzhafte Geschwulst am Unterkieferwinkel. Die Entzündung greift auf das periglanduläre Gewebe über, die Umgebung wird ödematös und bretthart infiltriert. Die Haut wird über dem Drüsentumor nicht mehr verschieblich, sie rötet und verdünnt sich, indem sich eine zuerst sehr tief liegende eitrige Erweichung der Drüsen allmählich den Weg an die Oberfläche bahnt und schließlich die Haut durchbricht, falls nicht schon vorher der Eiter durch eine Incision entleert wurde. Oft dauert es unter septischen Temperaturen 2—3 Wochen, bis man einen solchen guten Eiter entleeren kann. Viel rascher erfolgt gewöhnlich die eitrige Einschmelzung bei den retropharyngealen Drüsen *(Retropharyngealabsceß)*.

MASSINI hat neuerdings wieder, wie schon früher CZERNY, betont, daß besonders skrofulotuberkulöse Drüsen unter dem Einfluß der Scharlachstreptokokkeninfektion gerne zur Vereiterung kommen, obschon im allgemeinen der Scharlach nach ROLLY eine bestehende Tuberkulose im Gegensatz zu den Masern nicht verschlimmert. Eine positive Tuberkulinreaktion wird allerdings auch beim Scharlach vorübergehend negativ.

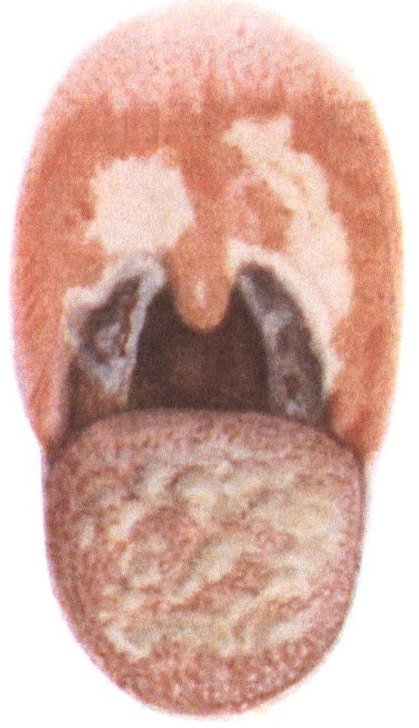

Abb. 31. Angina necroticans. (Aus JOCHMANN-HEGLER: Lehrbuch der Infektionskrankheiten, 2. Aufl., Berlin: Julius Springer 1924.)

Nekrotisierende Lymphadenitis. Viel bedrohlicher wie die gutartige, eitrige Einschmelzung ist die nekrotisierende Lymphadenitis. Von der Angina necroticans aus dringen Streptokokken von einer solchen Virulenz in die Drüsen ein, daß es zu einer trockenen Nekrose derselben kommt. In der Umgebung der nekrotischen Drüsen breitet sich nämlich sehr rasch eine Phlegmone des gesamten Halsbindegewebes aus, die rapid beidseitig nach oben bis zu den Warzenfortsätzen und zum Hinterhaupt, nach unten bis zum Jugulum hinunter fortschreitet und schließlich den ganzen Hals mit einem würgenden Kragen umschnürt. Diese *pestähnliche Form* des Scharlachs, auch *Angina Ludovici* genannt, mit ihren sich rapid entwickelnden, nekrotisierenden Halsbubonen und anschließender Phlegmone führt unter allgemeiner Streptokokkensepsis gewöhnlich in wenigen Tagen zum Tode. Eine Incision kann keinerlei Hilfe bringen, denn sie stößt nur auf mumifiziertes Gewebe, das wohl einige Tropfen streptokokkenhaltiges Brandwasser, aber keinen richtigen Eiter enthält.

Bleiben die Kinder etwas länger am Leben, so sieht man die außerordentlich gespannte Haut auf einer oder auf beiden Halsseiten eine dunkelbläuliche Verfärbung annehmen. Erstaunlich rasch wird diese abgestorbene Haut vollständig eingeschmolzen, so daß tiefe ausgedehnte Hautdefekte entstehen, die bis auf die Muskulatur und auf die Gefäße gehen und den Eindruck erwecken, als hätte der Scharlach hier am lebenden Kind ein anatomisches Muskel- und Gefäßpräparat demonstrieren wollen, was einen unheimlichen grausigen Eindruck macht, da radikal die deckende Hülle und alles Bindegewebe entfernt worden ist. Selbst tödliche Blutungen wurden durch Arrosion der Carotis in solchen Fällen beobachtet. Aber auch ohnedies geht schließlich das Leben an septischem Fieber und Erschöpfung zu Ende.

Darminfektion, das Scharlachtyphoid. Die Streptokokken können auch den Darm infizieren. Es treten Diarrhoen von grünlich-gelber Farbe auf, verbunden mit etwas schmerzhaftem Meteorismus. Es kommt zu markiger Schwellung der PEYERschen Plaques und der Mesenterialdrüsen. Das Fieber bleibt auch nach der initialen Toxikose hoch zwischen 39 und 40° und kann eine bis mehrere Wochen dauern. Das Krankheitsbild sieht einem

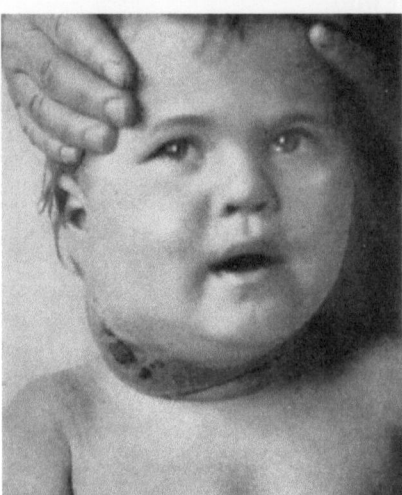 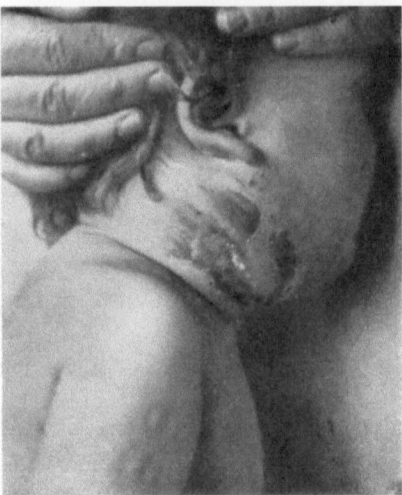

Abb. 32. Nekrotisierende Lymphadenitis bei Scharlach (Düsseldorfer Kinderklinik). (Aus Handbuch der Kinderheilkunde, 4. Aufl., Bd. II. Beitrag HOTTINGER und SCHLOSSMANN.)

Typhus sehr ähnlich und kann nach einer eigenen Beobachtung auch mit Leukopenie einhergehen. Mitunter kommt es ähnlich wie bei Typhus sogar zu Darmblutungen. Im Gegensatz zur Typhusbradykardie ist der Puls frequent. Dieses Scharlachtyphoid geht gewöhnlich in Genesung aus.

Akute Appendicitis. Sie ist wohl infolge Streptokokkeninfektion, allerdings verhältnismäßig selten, im Anschluß an das erste Kranksein beobachtet worden (CANELLI 1920, THENEBE 1924 u. a.). Bis jetzt sind etwa 15 Fälle bekannt.

Vereiterung von Mesenterialdrüsen. Mit Streptokokken infizierte Mesenterialdrüsen können spät in der Rekonvaleszenz noch vereitern und dadurch eine Peritonitis verursachen. So hat ROLLY einen Fall beschrieben, bei dem noch am 71. Krankheitstag infolge Vereiterung einer vereinzelten Mesenterialdrüse eine Perforation in den Darm erfolgte, wobei es zum Austritt von Darminhalt in die Peritonealhöhle, Peritonitis und Exitus letalis kam.

Komplikationen von seiten der Respirationsorgane. Sie sind beim Scharlach im Vergleich zu Masern als selten zu bezeichnen. Wie oben schon bemerkt, geht bei Scharlach die Halsentzündung sehr selten auf den Kehlkopf und die Bronchien herab. Seit der Grippeepidemie von 1918 beobachtete ich in Übereinstimmung mit MASSINI Bronchitiden auch bei leichteren Scharlachfällen häufiger wie früher. Selten wandern die Streptokokken bis in die Lungen hinunter und erzeugen Bronchopneumonien. Im Anschluß an Nekrose und Gangrän im Rachen kann es auch zu Schluckpneumonie und sekundärer Lungengangrän kommen. In einem Falle sah ich eine lobäre Pneumonie ganz im Anfang des Scharlachs kurz vor dem Erscheinen der Eruption.

Pleuritis. Die Streptokokken können auf dem Lymphwege im retropharyngealen und retrotrachealen Bindegewebe in das hintere Mediastinum wandern und hier im günstigsten Falle eine Pleuritis sicca (ROLLY) erzeugen. Noch häufiger schließt sich eine serofibrinöse oder eitrige Pleuritis an sehr leichte Lungenläsionen an. Es kann auch zu serofibrinöser und eitriger Perikarditis kommen. In den Ergüssen findet man am häufigsten Streptokokken und Pneumokokken. Schließlich kommt noch in der Rekonvaleszenz eine serofibrinöse Pleuritis vor mit Erguß, welche von einer tuberkulösen Pleuritis nicht zu unterscheiden ist.

Die Streptokokken können selbst das Zwerchfell durchwandern, so daß ein subphrenischer Abszeß oder eine eitrige Peritonitis auf diesem Wege per continuitatem entsteht. Welch verschlungene Bahnen die Streptokokken einschlagen können, um schließlich noch den Tod herbeizuführen, zeigen zwei Beobachtungen von HEUBNER. Es war, wie oben geschildert, zunächst zu einer Mediastinitis posterior gekommen; es entstand eine abgesackte eitrige Peripleuritis dextra und dann war die Eiterung längs eines Intercostalnerven durch das betreffende Foramen intervertebrale in die Rückenmarkhöhle gelangt und hatte schließlich zu tödlicher, eitriger Meningitis geführt.

Septico-Pyämie. Einen noch weiteren Spielraum für die Infektion verschiedenster Organe erreichen die Streptokokken, wenn es ihnen gelingt, in die Blutbahn einzubrechen. Dies geschieht meist dadurch, daß im Bereiche der Krankheitsherde z. B. besonders am Hals oder im Bereich der Otitis in einzelnen Venen septische Thrombosen entstehen, die dann zerfallen. Das Blut wird so mit Streptokokken überschwemmt und pyämische Krankheitszustände infolge Verschleppung der Streptokokken in die verschiedensten Organe sind die Folge. Es besteht entweder hohes, kontinuierliches Fieber oder aber es treten tiefe Remissionen auf, von denen aus das Fieber, ab und zu unter einem Schüttelfrost, wieder steil ansteigt.

Auf diesem metastatischen Wege können *Abscesse im Unterhautzellgewebe* an den verschiedensten Stellen entstehen. Es bilden sich rote und schmerzhafte Schwellungen aus, die rasch zu Vereiterung und Fluktuation kommen. Manchmal treten die Abscesse auch in den Muskeln auf.

Gelenkmetastasen. Eine besondere Affinität haben die Streptokokken zu den Synovialmembranen der Gelenke. Unter heftiger schmerzhafter Schwellung und Rötung der deckenden Hüllen

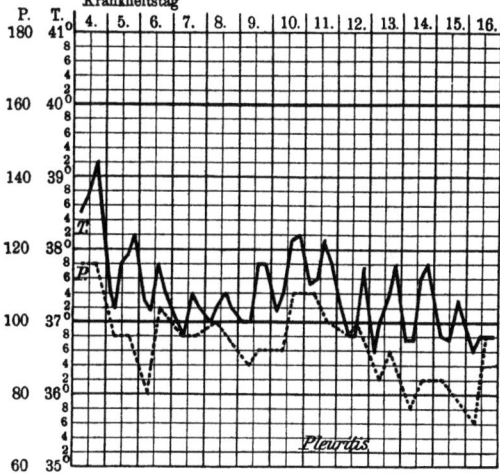

Abb. 33. Scharlach mit Pleuritis. (Med. Klinik Leipzig.) (Aus Beitrag ROLLY: Handbuch der inneren Medizin, 2. Aufl., Bd. I, 1.)

kommt es bald in diesem, bald in jenem Gelenk zu einem eitrigen Erguß. Hat die Kapselspannung maximale Grade erreicht, so kann die Gelenkkapsel einreißen und der Eiter sich weit in das periartikuläre Gewebe ergießen.

Außer an den Synovialmembranen der Gelenke neigen die Streptokokken besonders dazu, auch *Entzündungen an den serösen Häuten* auszulösen. So kommt es auf metastatischem Wege zu *eitriger Perikarditis*. In kurzer Zeit können sich größere Eitergüsse im Perikard entwickeln, die man durch die zeltartige Dämpfung nachweisen kann. Das Allgemeinbefinden zeigt rasch eine auffällige Verschlechterung, auffallende Blässe, hochgradige Dyspnoe. Puls sehr frequent, klein und infolge zunehmender Tamponade des Herzens kaum mehr fühlbar.

Auf metastatischem Wege kann es auch zu einer *Peritonitis* kommen, besonders wenn gleichzeitig eine Nephritis bestanden hatte (HENOCH). RUPPANNER hat einen Fall von metastatischer, eitriger Peritonitis bei einem 15jährigen Mädchen beschrieben nach Erkrankung an Angina und Pharyngitis, die jedoch epidemiologisch im Zusammenhang mit einer Scharlachepidemie aufgetreten war. Ein Exanthem wurde allerdings nicht beobachtet. Irgendeine andere Eintrittspforte als die Angina konnte bei der Autopsie nicht nachgewiesen werden.

Aber die Peritonitis kann sich auch aus einer Appendicitis entwickeln, welche metastatisch von einer Scharlachangina aus entstanden ist. In einem Fall SCHOTTMÜLLERS ging die Peritonitis von Milzinfarkten aus.

Die Peritonitis ist eine seltene Komplikation des Scharlachs. So konnte PLATON 1924 nur 11 Fälle aus der Literatur zusammenstellen. Man unterscheidet Frühfälle, die eine frühzeitige Sepsis begleiten, und Spätfälle, die sich von irgendeinem anderen infektiösen Herd aus entwickeln.

ZISCHINSKY hat in letzter Zeit 8 Fälle von metastatischer eitriger *Meningitis* bei Scharlachpyämie beschrieben, die ohne ursächlichen Zusammenhang mit einer häufig gleichzeitig bestehenden Otitis media auftraten. Auch diese eitrige Meningitis ist beim Scharlach glücklicherweise selten. Die meningeale Komplikation tritt manchmal schon Anfang oder Ende der 2. Woche auf, manchmal aber auch sehr viel später, nach 6—8 Wochen. Das lehrbuchmäßige volle Bild der eitrigen Meningitis liegt kaum jemals vor. Einige diagnostische Wichtigkeit kommt anscheinend Konvulsionen zu, sofern für dieselben eine Urämie als Erklärung nicht in Betracht kommt. Die Lumbalpunktion ergibt einen getrübten Liquor, indem sich Streptokokken mikroskopisch und kulturell nachweisen lassen. Die Prognose ist ungünstig, doch sah ZISCHINSKY einen Fall mit stark getrübtem eitrigem Liquor, aber mit negativem bakteriellem Befund zur Ausheilung kommen. Nach ZISCHINSKY ist die sekundäre, vom Felsenbein fortgeleitete Meningitis beim Scharlach noch bedeutend seltener wie die primäre metastatische Meningitis.

Die *Prognose* der eitrigen metastatischen Streptokokkenmeningitis erscheint heute bei der Möglichkeit der intralumbalen Penicillinbehandlung (10000 OE) neben der systematischen intramuskulären Verabreichung hoher Penicillindosen und der peroralen Gabe von ausreichenden Sulfonamiden bedeutend gebessert.

Übersicht über die beim Scharlach vorkommenden Herzkomplikationen. STEINMANN teilt dieselben folgendermaßen ein:

A. Septische Komplikationen.
  1. Ulceröse und verrucöse Endokarditis.
  2. Myokarditis (eventuell bakteriell-embolisch).
  3. Perikarditis (serös, fibrinös, fibrinös-eitrig).

B. Nicht septische Komplikationen.
  1. Frühmyokarditis, manchmal persistierend mit Übergang in eine Spätmyokarditis.
  2. Spätkomplikationen (mit und ohne andere Komplikationen).
    a) Spätmyokarditis.
    b) Endokarditis (selten).
    c) Perikarditis (sehr selten).

ZISCHINSKY fand unter 20000 Scharlachfällen eine einzige Endokarditis, die in einen dauernden Klappenfehler ausging. Alle übrigen Fälle blieben auf dem Sektionstisch. Andere Autoren, wie FEER, HEUBNER, ROLLY, HENOCH, FISCHL, SCHICK, GIGON, PREISICH, widersprechen den Behauptungen POSPISCHILLS. Diese Autoren haben häufiger sichere, bleibende Herzfehler nach Scharlachendokarditis feststellen können. Wenn man sich auch sehr wegen des sog. Scharlachherzens vor Fehldiagnosen hüten muß, so begegnen einem doch in der Praxis, wenn auch relativ selten, sichere Herzfehler, die auf einen Scharlach zurückzuführen sind.

Myokarditis mit ausgedehnter interstitieller Infiltration zwischen den Muskelfasern, kleine Knötchen im Myokard, ähnlich den rheumatischen Knötchen, aber kleiner als jene und ohne Riesenzellen (FAHR), kommen auch bei septischem Scharlach vor.

Elektrokardiogrammveränderungen. a) Frühmyokarditis (nach STEINMANN). Relativ oft abnorm hohes P II und P III (P pulmonale infolge funktioneller Überlastung des rechten Vorhofes). Geringfügige Änderungen der T-Zacken, selten in der ersten, meist in der zweiten Ableitung, zusammen mit einer Abflachung oder Negativität von T_3. Selten T-Veränderungen in allen Ableitungen oder Deformationen des S-T-Stückes.

b) Spätmyokarditis. Auch hier kommt es zu Veränderungen der Nachschwankung in einer oder mehreren Ableitungen. Daneben öfters Störungen der Erregungsleitung mit Verlängerungen der Überleitungszeit bis zum Auftreten von WENCKEBACHSchen Perioden, partiellem oder totalem Block.

So beobachteten PAUL, RHOMBERG und COLE bei einem 20jährigen Mann am 21. Krankheitstage des Scharlachs einen vorübergehenden atrioventrikulären Block. Temperaturanstieg, plötzlich Klagen über Schwäche, Blässe, profuse Schweiße, Erbrechen, aber keine Herzbeschwerden, keine Dyspnoe oder Cyanose. Herz normale Größe, keine Geräusche. Herz und Radialpuls 26, leicht unregelmäßiger Rhythmus. Ein EKG zeigte zu dieser Zeit völligen atrioventrikulären Block mit einem Vorhofrhythmus von 107 und einem Ventrikelrhythmus von 25 mit Ventrikelstillstand bis zu 5 sec. Dieses EKG persistierte für 3 Tage; während der nächsten 7 Tage fand sich eine einfache Verlängerung des P-R-Intervalles, dann wurde das EKG wieder normal.

Die Dauer der Spätmyokarditis kann kurz sein, oft aber kann sie sich über Wochen und Monate hinziehen und öfters rezidivieren.

Endlich findet sich bei der Scharlachstreptokokkensepsis auch eine *Nephritis*, aber diese nimmt, trotzdem die Niere von Streptokokken durchsetzt wird, niemals den Charakter der Glomerulonephritis an, wie bei den reinen Scharlachfällen. Die Nierenentzündung unterscheidet sich nicht von derjenigen anderer septischer Zustände, obschon man gerade in diesen Fällen fast immer im Verlauf der Krankheit Streptokokken im Urin und selbst auch in den Nieren nachweisen kann. Munk fand in derartigen Fällen klinisch wie anatomisch stets nur die Bilder der Fiebernephrose oder der Infektnephritis, genau so wie bei den übrigen Infektionskrankheiten, sofern es sich nicht um eitrige Nephritiden mit multiplen Abscessen handelte. Das klinische und anatomische Bild der direkten Streptokokkenwirkung ist sowohl von der Glomerulonephritis als von der eigentlichen interstitiellen Scharlachnephritis verschieden. Es kommt nämlich bei der Scharlachpyämie in den Nieren häufig zu zahlreichen Herdchen, die zum Teil sowohl makroskopisch als auch mikroskopisch als miliare Abscesse zu erkennen sind. Ein Teil dieser Herdchen gruppierte sich um deutlich nachweisbare Bakterienhaufen. Bei der größeren Zahl der Herde waren jedoch Bakterien nicht nachzuweisen, und ihre teils periglomeruläre, teils perivasculäre Anordnung verhinderten, sie als Absceßchen anzusprechen. In diesen Nieren herrschten die Lymphocyten lange nicht in dem Maße vor wie in der Scharlachniere. Auch die im Anschluß an Angina auftretenden zelligen Infiltrate in der Niere sind ebensowenig wie die bei anderen Infektionskrankheiten und chemischen Vergiftungen beobachteten Rundzellenherde den lymphomatösen Proliferationen in der Scharlachniere gleichzusetzen. In 3 Fällen von Erysipel, also einer Streptokokkeninfektion erster Ordnung, bei der sie doch ganz ähnliche Gifte erzeugten wie die Scharlachstreptokokken, fand Munk anatomisch überhaupt keine Zellenherde, trotz klinisch ähnlichem Harnbefund wie bei der interstitiellen Scharlachnephritis. Munk schreibt deshalb: Die anatomischen Erfahrungen sprechen vielmehr für die Wirkung eines dem Scharlachinfekt eigenen Giftes beim Zustandekommen der interstitiellen lymphocytären Nephritis als für die eines Streptokokkentoxins.

Orchitis und *Epididymitis* bilden eine sehr seltene Komplikation des Scharlachs (Henoch, Acuna). In einem Fall Medis kam es zur Vereiterung.

Bisher haben wir die Komplikationen durch Streptokokkeninfektion geschildert, wie sie sich im Anschluß an das erste Kranksein entwickeln können. Nicht so selten kommt es nun vor, daß die Initialtoxikose leicht und komplikationslos verläuft, während sich erst beim zweiten Kranksein im Anschluß an das erneute Aufflackern des Rachenprozesses die ganze Skala von Komplikationen mit nekrotischer Angina, Otitis media, im Anschluß an schwere Rhinitis, eitrige Lymphadenitis bis zu den pestähnlichen Bubonen usw. unter Umständen gleichzeitig mit der hämorrhagischen Nephritis zeigt und spät noch durch Septicopyämie zum Exitus führt.

Zischinsky hat darauf hingewiesen, daß die sog. Superinfektion, die er als zweiten Scharlach bezeichnet, im allgemeinen komplikationsreicher und gefährlicher verläuft wie der erste Scharlach.

In der Praxis erleben wir häufig Mischformen zwischen den vorwiegend toxischen und vorwiegend septischen Fällen. So kann sich eine im übrigen reine Scharlacherkrankung einzig mit einer leichten Form von Otitis media purulenta komplizieren, oder mit einer gutartigen eitrigen Lymphadenitis usw. Die Fälle von reinem Scharlach mit vereinzelten relativ gutartigen, septischen Komplikationen bildeten wohl in den letzten Jahren die Regel. Die schweren letalen septischen Fälle machen einen relativ geringen Prozentsatz aus So geben z. B. Schlossmann und Hottinger 1,15% für die rein septischen, 3% für die pyämischen Fälle an. Massini sah Sepsis in 1,1% der Komplikationen und nur 0,2% vom Total der Fälle. Von 1918—1928 habe ich 3 Kinder an Scharlach mit Sepsis und pyämischen Erscheinungen verloren.

Komplikationen des Scharlachs mit anderen spezifischen Infektionskrankheiten. *1. Scharlach und Diphtherie.* Die Diphtherie kann von Anfang an den Scharlach komplizieren oder aber es tritt in irgendeiner Phase des Verlaufes früher oder später eine Sekundärinfektion mit Diphtheriebacillen auf.

Von Ranke beobachtete diese Komplikation in über 50% der Scharlachfälle. Rolly verzeichnet 5,6% mit einer Mortalität von 33%. Hottinger und Schlossmann geben 6,17% an. Es schwanken offenbar die Zahlen je nachdem neben der Scharlachepidemie noch gleichzeitig eine Diphtherieepidemie besteht oder nicht.

Klinisch zeichnen sich diese Scharlach-Diphtheriefälle durch einen Belag von mehr weißlich glänzender Farbe aus; die Membranen sind derb, fest zusammenhängend und mit der Unterlage fest verwachsen, so daß sie nur mit Mühe unter gleichzeitig stattfindender Blutung abgezogen werden können. Dagegen sind die Membranen beim Scharlach-Diphtheroid weit schwieriger und haben eine mehr gelblich schmutzige Farbe, als die echten Diphtheriemembranen. Auch der eigentümliche fötide Geruch kann den Verdacht auf Diphtherie lenken. Ferner zeigt die Drüsenschwellung bei der komplizierenden Diphtherie infolge periadenitischen Ödems einen weicheren Charakter wie die harten Scharlachlymphadeniten.

Manchmal fehlen klinisch sichere Unterscheidungsmerkmale und die Differentialdiagnose zwischen diphtherischer und diphtheroider Angina kann nur durch den Nachweis von Diphtheriebacillen im gefärbten Präparat oder in der Kultur von Ausstrichen des Belages auf dem Löfflerschen Blutserum gestellt werden. Aber auch die bakteriologische Untersuchung kann selbst, wenn sie wiederholt wird, versagen, obschon später auftretende typische diphtherische Lähmungen, die dem Scharlach fremd sind, beweisen, daß eine Diphtherie-Mischinfektion vorgelegen hat.

Andererseits findet man bei etwa 6% aller Scharlachkranken Diphtheriebacillen, ohne daß sie klinisch diphtherieverdächtige Erscheinungen erzeugt hätten (Pseudodiphtheriebacillen). Virulenzversuche am Meerschweinchen müssen zur Entscheidung der Diagnose echte Diphtherie- oder Pseudodiphtheriebacillen herangezogen werden. Leider ist auch das Tierexperiment in dieser Hinsicht nicht immer ganz zuverlässig.

Die echten Scharlach-Diphtheriefälle können besonders bei rechtzeitiger Therapie mit Diphtherieserum rasch und günstig verlaufen, wie etwa ein mittelschwerer Scharlach, wobei sich unter der Serumwirkung die Beläge rasch abstoßen, ohne daß weitere Komplikationen erfolgen (eigene Beobachtung). Häufig dauert das fieberhafte Stadium etwas länger (ROLLY). Sehr charakteristisch für Diphtherie ist das Übergreifen der Beläge auf den Kehlkopf und die Luftwege, was sich durch zunehmende Heiserkeit, bellenden Husten, aphonische Stimme und rasch einsetzende Stenose verrät. Der Scharlach dagegen meidet den Kehlkopf (BRETONNEAU). Diese Fälle sind oft trotz Tracheotomie und Serumtherapie nicht mehr zu retten. Das Auftreten von Lähmungen in der Rekonvaleszenz einer echten Scharlach-Diphtherie scheint nach den Erfahrungen ROLLYs und GLANZMANNs sehr selten zu sein.

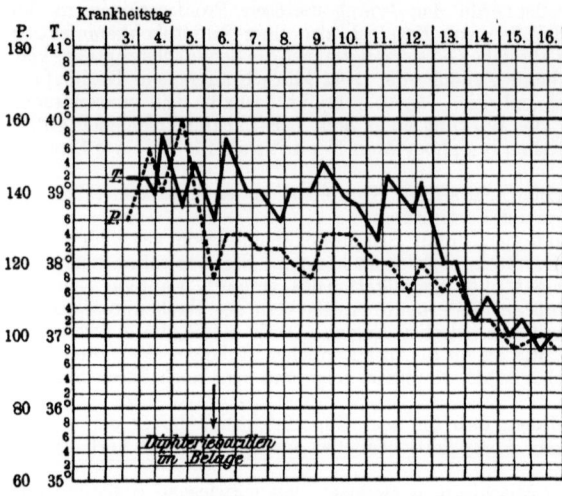

Abb. 34. Scharlach und Diphtherie. (Med. Klinik Leipzig.) (Aus Beitrag ROLLY: Handbuch der inneren Medizin, 2. Aufl., Bd. I, 1.)

Die Prognose der Scharlach-Diphtheriemischinfektion ist starken Schwankungen unterworfen. ROLLY sah die Mortalität auf 33% hinaufschnellen. v. BORMANN gibt ebenfalls eine Letalität von 34% für Scharlach-Diphtheriemischinfektionen in Tallin-Reval in den Jahren 1926—1927 an. In den nächsten Jahren jedoch nur noch 5%.

Nun kann aber auch die Diphtherie dadurch, daß sie beim Abstoßen der Beläge Schleimhautwunden setzt, oder im Anschluß an die Tracheotomie dem Scharlacherreger eine Pforte eröffnen. Manchmal verläuft dieser Scharlach auffallend leicht, das Fieber dauert kürzer und kann schon am 2. Tag nach Ausbruch des Exanthems absinken (UFFENHEIMER). BENJAMIN und WITZINGER haben diesen auffallend milden Verlauf auf die Serumvorbehandlung der Diphtheriekranken und eine Konkurrenz der Antigene zurückgeführt. Andere Autoren, wie HEUBNER, SCHABAD, ESCHERICH und SCHICK, ROLLY, MEYER und SCHLOSSMANN u. a., sahen dagegen keinen abschwächenden Einfluß der vorhergehenden Diphtherieserumbehandlung auf den Scharlach. Sie beobachteten, daß Streptokokken die Diphtheriebacillen rasch verdrängten und unter septischen Erscheinungen zum Tode führen konnten.

2. *Scharlach und Varicellen.* In der Praxis sieht man diese Kombination zweier Exantheme noch am häufigsten. Es handelt sich eigentlich um eine Art Wundscharlach, indem der Scharlacherreger einen Epitheldefekt der Haut oder der Schleimhaut, der bei der Eruption von Varicellenbläschen zustande kommt, als Eingangspforte benutzt. Es zeigt sich zuerst eine stärkere Rötung und Infiltration um ein Varicellenbläschen, das vereitert und nach Abstoßung des Schorfes ein tieferes, schmierig belegtes Geschwürchen zeigt. Unterdessen hat sich das Scharlachexanthem sehr rasch über den ganzen Körper ausgebreitet. Schwerere Komplikationen habe ich bei dieser Mischinfektion bisher nicht gesehen. POSPISCHILL sieht im Scharlach den Vermittler der Streptokokkenallgemeininfektion bei Varicellen, doch dürfte es zu einer solchen nur verhältnismäßig selten kommen.

Varicellenbläschen können auch sekundär auf einer Scharlachhaut zur Eruption gelangen und neigen dann meist auffällig zur Vereiterung.

3. *Scharlach und Masern.* Es ist sehr interessant, daß Scharlach und Masern gleichzeitig beim gleichen Individuum vorkommen können, wobei die charakteristischen Erscheinungen gerade so auftreten, als ob jede Krankheit für sich allein bestände. Zahlreiche, einwandfreie Beobachtungen haben das Zusammentreffen der beiden akuten Exantheme, Masern und Scharlach erwiesen (MONTI, STEINER, STILLER, LANGE, RIESEK, HUKIEWICZ, HOTTINGER

u. a.). Dies ist um so auffallender, als bekanntlich die Masernhaut für das Dicktoxin eine starke Abschwächung oder ein Erlöschen der Empfindlichkeit zeigt.

Die gleichzeitige Eruption des Masern- und des Scharlachexanthems gibt ein eigentümliches Bild, das große diagnostische Schwierigkeiten machen kann. Man sieht auf der diffusen klein-papulösen Scharlachrötung entsprechend den Masernflecken groß-papulöse Erhebungen. An denjenigen Hautstellen, welche nicht gleichzeitig von beiden Exanthemen befallen werden, kommt entweder der Scharlach oder dann der Maserncharakter des Exanthems rein zum Ausdruck. So kann man am Rücken und am Bauch Masern haben, oder es kann z. B. an einem Arm das Scharlachexanthem vorübergehend abblassen, so daß die großmaculopapulösen Masernefflorescenzen deutlich zum Vorschein kommen.

HOTTINGER konnte in einem solchen Fall das Scharlachexanthem durch Serum auslöschen, so daß in dem ausgelöschten Bezirk die Masernefflorescenzen deutlich zum Vorschein kamen. Besonders zu fürchten ist nach meinen Beobachtungen das Hinzutreten von Masern zu einer oft bereits im Abklingen begriffenen Scharlachtoxikose. Die Eruption des Exanthems nach dem Erscheinen der Kopliks ist oft auffallend verzögert (5—7 Tage). Am Anschluß an die Eruption des Masernexanthems nach dem Scharlachexanthem beobachtete ich zweimal schwerste, septische Komplikationen. In einem Falle kam es bei einem mittelschweren Scharlach dabei zu nekrotischer Angina mit dem anschließenden schrecklichen Bilde der Scharlachpest (Angina Ludovici). Bei dem anderen Fall kam es zu einer ausgedehnten Nekrose des gesamten Halsbindegewebes auf der rechten Halsseite, infolge nekrotisierender Lymphadenitis. Bronchopneumonie und allgemeine Sepsis führten zum Exitus. Offenbar haben die zu einem a priori nicht bösartigen Scharlach hinzutretenden Masern den Organismus vollends der Resistenz gegen die Streptokokkeninfektionen beraubt.

Weniger ungünstig ist es, wenn umgekehrt Scharlach nach den Masern auftritt. Auch hier können sich die beiden Exantheme in der Hauteruption verstärken, so daß die Masernefflorescenzen über dem diffusen Scharlachexanthem beetartig emporgehoben werden und eine ziegelrote Farbe annehmen. Tritt das Scharlachexanthem in der späteren Rekonvaleszenz der Masern auf, so ist es häufig abgeschwächt, undeutlich blaßrot (DOEBERT, FLEISCHMANN, UNRUH), als hätte die durch das Masernexanthem in Anspruch genommene Haut für kurze Zeit die Reaktionsfähigkeit auf einen exanthemerregenden Reiz eingebüßt (HOTTINGER).

4. Scharlach und Erysipel. Die beiden Krankheiten schließen einander nicht aus, ohne daß man daraus einen Beweis gegen die Streptokokkenätiologie des Scharlachs ziehen könnte, wie dies vielfach versucht worden ist. ROLLY beschreibt einen Fall, bei welchem am 7. Krankheitstag ein Gesichtserysipel zu der Scharlacherkrankung hinzu kam. Die Erysipelstreptokokken hatten in diesem Falle infolge Rhagaden am Naseneingang Eintritt gefunden und die Infektion hervorgerufen. Auch von Ohreiterungen, Mastoiditis usw. bei Scharlach ausgehend hat man sekundär Erysipel auftreten sehen.

5. Scharlach und Tuberkulose. Obschon während des Scharlachexanthems eine vorher positive Tuberkulinreaktion verschwindet oder abgeschwächt wird, so übt der Scharlach im Gegensatz zu Masern oder auch Varicellen im allgemeinen keinen aktivierenden Einfluß auf eine latente Tuberkulose aus. Eine Ausnahme bilden die skrofulo-tuberkulösen Drüsen am Halse, die unter dem Einfluß des sekundären Streptokokkeninfektes zu raschem Einschmelzen gebracht werden können. Selten entwickelt sich in der Scharlachrekonvaleszenz eine tuberkulöse Pleuritis exsudativa. Gelegentlich können im Anschluß an Scharlach z. B. im zweiten Kranksein skrofulöse Erscheinungen wie Ophthalmie mit Phlyktänen, unter Umständen auch disseminierte, klein-papulöse Tuberkulide auftreten (PHILIPPSON, L. TOBLER, HOTTINGER).

6. Scharlach und nervöse Komplikationen. FRIEDEMANN hat bei der Initialtoxikose eine Meningitis serosa mit völlig klarem Liquor beobachtet. PAESSLER hat einen mit schweren meningitischen Erscheinungen einhergehenden Scharlachanfall beschrieben, bei welchem mikroskopisch um die feinsten Gefäße der Pia Infiltrationen festgestellt wurden. Nach NEURATH überwiegen beim Scharlach Meningitis und Encephalitis die myelitischen Formen stark. Häufiger als in der 1. Woche findet man Encephaliten in der 3. und 4. Woche. Sie können entweder der Nephritis koordiniert sein oder auch eine Folge der Urämie darstellen. Hemiplegien, mit und ohne Aphasie, sind beschrieben, meist infolge von Hirnembolie, Thrombose, Hämorrhagie oder Urämie. Viel seltener sind die rein encephalitischen Formen. Striäre Symptomenkomplexe, Akinese und Hypokinese und Pallidumrigor sind beobachtet (REIMOLD und SCHÄDRICH). Nahe verwandt ist die Athetose und Chorea nach Scharlach. SCHILDER erwähnt einen Fall von Encephalitis cerebelli nach Scharlach mit Ataxie. BOENHEIM sah unter 2440 Fällen eine einzige Encephalitis, die unter cerebralen Symptomen in der 3. Woche einsetzte und deren Hauptsymptom eine Ataxie ohne Pyramidenzeichen darstellte. Auch ich sah bei einem 3jährigen Kind eine Ataxie, welche sich schleichend in der Rekonvaleszenz von Scharlach entwickelte und im Verlauf von 3—4 Wochen wieder verschwand. Chronische epileptische Zustände nach Scharlach sind wohl sehr selten.

Es sind ferner Psychosen, sowohl febrile als im Rekonvaleszentenstadium auftretende, bekannt, mit Erregungs- und Depressionszuständen, Kollapssymptomen, Stupor, Negativismus, Amentia usw.

Auch schmerzhafte Mono- und Polyneuritis z. B. im Ischiadicusgebiet kommt vor und kann zu schlaffen Lähmungen führen. Neuritis optica ist sehr selten nach Scharlach beschrieben worden (HAKEN). Sie heilt gewöhnlich aus, nur ausnahmsweise geht sie in Opticusatrophie über.

Diagnose und Differentialdiagnose. Bei voll ausgeprägtem Krankheitsbilde ist die Diagnose des Scharlachs im allgemeinen leicht. Die Schwierigkeiten zeigen sich dann, wenn nur einzelne Symptome vorhanden sind, wie z. B. nur eine verdächtige Angina ohne Exanthem oder wenn das Exanthem nur rudimentär oder atypisch entwickelt ist. Da gilt es dann vielfach ex ungue leonem zu erkennen oder man findet sich in der Lage eines Archäologen, der die Aufgabe hat, aus einzelnen Buchstaben die ganze Inschrift zu entziffern.

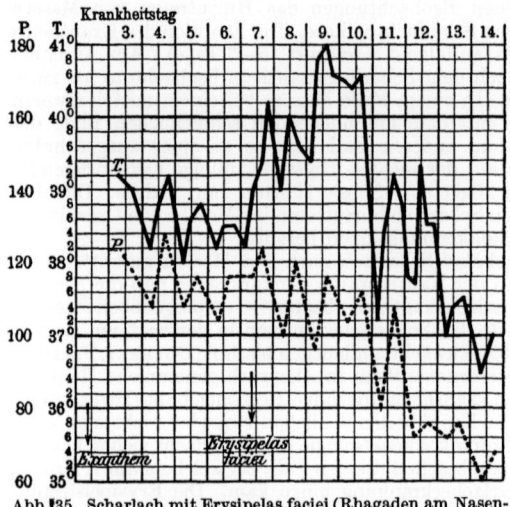

Abb. 35. Scharlach mit Erysipelas faciei (Rhagaden am Naseneingang hatten die Eintrittspforte gebildet). (Med. Klinik Leipzig.) (Aus Beitrag ROLLY: Handbuch der inneren Medizin, 2. Aufl., Bd. I, 1.)

Für Scharlach spricht:

1. *Plötzlicher Beginn mit Erbrechen*, unter Umständen Schüttelfrost, hohe Temperatur bei hohem Puls, frühzeitiges Erscheinen des Exanthems.

2. Aussehen, Art und Verteilung des *Exanthems*, welches am Halse beginnt und von da an innerhalb von 2 Tagen den ganzen Körper überzieht. Charakteristisch ist die circumorale Blässe, ferner bei näherer Betrachtung feine, punktförmige Zeichnung, die Vorliebe der Lokalisation z. B. in den Inguinalfalten und am inneren Schenkeldreieck, an der Innenseite der Oberarme.

3. *Angina*, bei welcher es sich um eine intensive Rötung und Schwellung der Tonsillen, der Rachenschleimhaut, der Uvula und des weichen Gaumens handelt. Besonders charakteristisch ist, wenn sich diese Rötung aus lauter kleinen Tüpfeln zusammensetzt. Auch die gelblich schmierigen Beläge auf den Tonsillen sind zu beachten. Diphtherische Membranen sehen mehr weiß und glänzend aus, sind schwerer abziehbar. Sichere Differentialdiagnose zwischen Scharlach- und diphtherischer Angina ist jedoch oft nur durch bakteriologische Untersuchung möglich.

4. Frühzeitige, oft erhebliche Schwellung der *Halslymphdrüsen*, welche bei gewöhnlichen Anginen nicht in dem Maße wie bei Scharlach ausgebildet ist. Besonders bei jüngeren Kindern ist auf die geradezu generalisierte Drüsenschwellung hinzuweisen.

5. Die charakteristische Beschaffenheit der Zunge, weißer Belag auf rotem Grunde mit Entwicklung der *Himbeerzunge* am 3.—5. Krankheitstag.

6. Der weitere Verlauf der Krankheit, *lytische Entfieberung*, charakteristische lamellöse Abschuppung, typische Komplikationen und Nachkrankheiten, Spätexantheme, Nephritis in der 3. Woche, FEERsche Nagellinie usw.

Um die Diagnose Scharlach noch weiter sicherzustellen, erzeugen wir zunächst am Krankenbett das RUMPEL-LEEDEsche *Phänomen*. Eine Staubinde wird 10—15 min um den Oberarm gelegt, dann treten in der Ellenbeuge infolge der Capillarschädigung durch das Scharlachgift punktförmige Blutungen auf. Sie sind bei Scharlach recht konstant und dieses Endothelsymptom läßt sich bis zur 5.—6. Woche nachweisen. Der positive Rumpel-Leede ist jedoch an und für sich kein sicher für Scharlach pathognomonisches Zeichen, da es auch bei Masern, Tuberkulose, Sepsis, Influenza, chronischer Nephritis usw. hervorgerufen werden kann.

Ferner mache man auf 2 Objektträgern oder Deckgläschen einen Blutausstrich und lasse sich den Urin des Scharlachkranken geben.

Den einen Blutausstrich färbe man nach Fixation mit Methylalkohol (3—5 min), nachdem die Präparate lufttrocken geworden sind, mit Borax-Methylenblau, während 3 min, und untersuche auf DÖHLEsche Körperchen. Finden sie sich in großer Zahl, in den meisten polynucleären Leukocyten, so vermögen sie die Scharlachdiagnose wohl zustützen.

Den anderen Blutausstrich färbe man nach Giemsa und zähle die Zellen aus. Die Durchsicht ergibt sofort das Vorliegen einer deutlichen Leukocytose mit Überwiegen der Neutrophilen, und gewöhnlich deutlich ausgesprochener Lymphopenie. Besonders charakteristisch für Scharlach ist im Unterschied zu den meisten anderen Infektionskrankheiten, daß trotz hochgradiger Neutrophilie und Kernverschiebung die Eosinophilen nicht fehlen. Bei fortlaufender Untersuchung zeigt sich eine *Eosinophilie*, die gewöhnlich schon am 5. Tag ihren Höhepunkt erreicht. Charakteristisch ist ferner im Unterschied zu anderen Infektionskrankheiten, daß die Blutplättchen am 1. Tag manchmal vermehrt, zum mindesten jedoch in normaler Zahl vorhanden sind.

Die Untersuchung des *Urins* ergibt beim Scharlach in den meisten Fällen auf Zusatz von einigen Tropfen Paradimethylaminobenzaldehyd (EHRLICHS Reagens) eine deutliche Rotfärbung in der Kälte. Die Reaktion wird häufig erst am 3. Scharlachtage positiv und erreicht ihre größte Intensität am 5. Krankheitstage. Differentialdiagnostisch läßt sich der positive Ausfall besonders gegen scharlachähnliches Serumexanthem verwerten. Der Wert der Probe wird beeinträchtigt, weil man bei verschiedenen fieberhaften Affektionen, Influenza und Gelenk-, ja sogar Muskelrheumatismus, auch bei Masern positive Reaktionen erhält.

Charakteristisch für Scharlach ist auch das frühzeitige Auftreten von *Aceton* im Urin

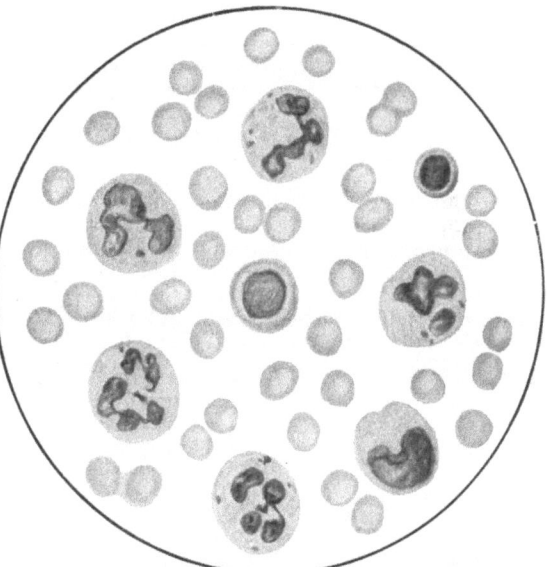

Abb. 36. DÖHLE-Körperchen.

(LANGEsche Probe). Beim Scharlach bleibt die Reaktion 5—6 Tage lang positiv, auch bei reichlicher Kohlenhydratzufuhr, und selbst bei afebrilem oder subfebrilem Verlauf (FANCONI).

Alle diese Symptome können positiv sein und doch liegt kein wahrer Scharlach vor, wie weitere Untersuchungen und der Verlauf der Krankheit zeigen.

In derartig zweifelhaften Fällen kann das *direkte Auslöschphänomen* die Entscheidung bringen. Man wird heutzutage das DICKsche antitoxische Scharlachserum dazu verwenden, indem man 0,1—0,5 cm³ an einer Stelle mit besonders intensivem Exanthem einspritzt und beobachtet, ob ein positives Auslöschphänomen auftritt. Dies ist in etwa 91% der Fälle von richtigem Scharlach zu erwarten, kann jedoch gelegentlich auch bei einem Exanthem positiv sein, das sicher nicht Scharlach ist (Grippe-Scarlatinoid).

Indirektes Auslöschphänomen. Das vom Scharlachkranken gewonnene Serum darf dagegen ein sicheres Scharlachexanthem nicht auslöschen, falls es sich wirklich um Scharlach handelt. Es läßt sich jedoch nur so verwenden, daß es gegen Scharlach spricht, wenn es positiv, d. h. ein sicheres Scharlachexanthem auszulöschen vermag. Das negative indirekte Auslöschphänomen sagt gar nichts aus und findet sich naturgemäß sehr häufig bei vielen Dick-positiven Individuen und bei verschiedensten Krankheiten, z. B. Masern.

Die *Streptoreaktion* (FANCONI) spricht, wenn sie stark positiv ausfällt, gegen Scharlach. So fand FANCONI beim Grippe-Scarlatinoid im Gegensatz zum echten Scharlach gewöhnlich eine positive Streptoreaktion.

Der *Dicktest* hat insofern nur einen beschränkten diagnostischen Wert, als er beim Scharlach schon in den ersten Tagen, also sehr rasch negativ werden kann, noch bevor richtige Antikörper gebildet sind. Natürlich kann ein deutlich positiver Dick in der ersten Krankheitswoche, der in der Rekonvlaeszenz und später negativ wird, retrospektiv für die Scharlachdiagnose verwertet werden.

Der kombinierte Ausfall der verschiedenen Reaktionen, z. B. direktes Auslöschphänomen, Streptoreaktion und Dick kann wertvolle Dienste leisten. Negativer Auslösch, positiver Strepto und negativer Dick in den ersten Krankheitstagen erlauben den gewöhnlichen infektiösen Scharlach auszuschließen.

Oft ist es wichtig, noch in der Rekonvaleszenz feststellen zu können, ob ein Scharlach vorgelegen hat. Hier können die Spätexantheme und die Schuppung mit Vorsicht diagnostisch verwertet werden, ebenso die FEERsche Nagellinie, die ich jedoch in typischer Form auch nach Ernährungsstörungen bei Säuglingen habe auftreten sehen. Nun sind aber Säuglinge für Scharlach nicht empfänglich. Störender ist der Umstand, daß das Phänomen, wenn auch seltener, bei anderen Infektionskrankheiten vorkommen kann.

VON NAUMANN hat nach der ersten Woche eine *Komplementbindungsreaktion* mit spezifischen Scharlach-Streptokokkenantigenen beschrieben, welcher er bereits in der zweiten Krankheitswoche eine große praktische diagnostische Bedeutung zuschreibt. Sie ist vorübergehend und schwindet gelegentlich von der 4. Woche an. Die Reaktion unterscheidet sich von dem Scharlach-Wassermann durch ihre spezifische Einstellung. Die Mehrzahl der bei Scharlachkranken isolierten Streptokokken gibt brauchbare Extrakte mit Kochsalzlösung. Nur vereinzelt geben auch andere Streptokokken brauchbare Extrakte. Bei anderen Exanthemen und banalen Anginen fand v. NAUMANN keine positive Komplementbindung.

Differentialdiagnostisch hat seit der Grippeepidemie 1918 vor allem das sog. *Grippe-Scarlatinoid* große Bedeutung bekommen. Es kann, wie ich beobachtet habe, ähnlich wie der Scharlach schon nach kurzer Zeit (in wenigen Stunden) nach der möglichen Ansteckung auftreten und täuschend Scharlach ähnlich sein. REGAN gibt folgende differentialdiagnostische Merkmale, welche ich noch durch einige Angaben ergänze:

	Scharlach:	Grippe-Scarlatinoid:
1. Exanthem:		
Zeit des Erscheinens	durchschnittlich 2. Tag	unregelmäßig.
Charakter	punktförmig	mehr diffus.
Farbe	tiefer, leuchtend rot	mehr rosarot.
Verteilung	meist generalisiert	kann partiell sein (nur am Rumpf).
Glätte der Haut	rauh	weich.
Pastiaszeichen	positiv	negativ.
Rumpel-Leede	positiv	negativ.
Auslöschphänomen (direktes)	positiv	negativ (zum Teil auch positiv).
Streptoreaktion	negativ	positiv.
Raye blanche	gewöhnlich deutlich	weniger deutlich.
2. Zungenbelag:	vorhanden, dick	weniger deutlich.
Papillen	vergrößert	in der Regel nicht.
Desquamation des Belages (Himbeerzunge)	vorhanden	in der Regel nicht.
3. Angina:	mäßig bis sehr stark (mit Belägen)	weniger ausgesprochen (gelegentlich Beläge).
4. Circumorale Blässe:	ausgesprochen	gelegentlich auch.
5. Temperatur und Puls:	Puls abnorm hoch	Puls verhältnismäßig langsam.
6. Respirationssymptome:	Laryngitis, Tracheitis, Bronchitis ungewöhnlich	gewöhnlich.
7. Blutbefund:	Polynucleäre Leukocytose gewöhnlich über 12000	häufig Leukopenie, normale Leukocytenzahl, mitunter relative Lymphocytose, seltener Leukocytose.
8. Schuppung:	gewöhnlich lamellär	fehlt.
9. Nierenkomplikationen:	relativ häufig	seltener.
10. Anamnese:	Erbrechen und Halsschmerzen gewöhnlich vorhanden	Kopfschmerzen, Rückenschmerzen, generalisierte Muskelschmerzen, Husten stehen im Vordergrund.

Diagnose und Differentialdiagnose.

Daß es sich bei den Grippe-Scarlatinoiden trotz der klinischen Ähnlichkeit um etwas anderes als den echten Scharlach handelt, geht daraus hervor, daß diese Kinder bald an einem richtigen Scharlach erkranken, wenn sie irrtümlicherweise auf eine Scharlachabteilung verlegt werden.

Auch viele andere Krankheiten gehen mit einem scarlatiniformen Rash einher, z. B. die Varicellen, Pocken (Schenkeldreieck und Axillen), Typhus, Meningitis cerebrospinalis, Poliomyelitis, Recurrens, Parotitis usw. Selbst im Prodromalstadium der Masern kann es zu einem scarlatiniformen Rash kommen (WIELAND).

Diese Rashs sind morphologisch variabler wie das Scharlachexanthem. So habe ich ein zunächst scarlatiniformes Grippeerythem am nächsten Tag morbilliformen Charakter annehmen sehen. Ähnliches gilt auch vom Rash bei Poliomyelitis und Genickstarre und anderen. Manchmal sind die Efflorescenzen auch mehr urticariell, können auch Sudamina vortäuschen oder sie sind petechial. Septische und toxische Erytheme z. B. bei Streptokokkenallgemeininfektion sind nicht immer deutlich von Scharlach zu unterscheiden.

Sehr schwierig wird mitunter die Differentialdiagnose gegenüber einem *scarlatiniformen Serumexanthem*. Gegen Scharlach spricht das Fehlen einer deutlichen Angina, dann die negative Urobilinogenreaktion im Harn und der Blutbefund: Leukopenie mit relativer Lymphocytose und Eosinophilie. Interessanterweise kann das Auslöschphänomen auch beim Serumexanthem positiv sein (BESSAU). Die Tatsache der Seruminjektion läßt ein solches Exanthem nicht ohne weiteres als ein Serumexanthem auffassen, da ja durch die Seruminjektion als solche dem Scharlach eine Eintrittspforte geschaffen werden konnte (Wundscharlach).

Häufig sind in der Praxis wenigstens im Beginn des Scharlachs Verwechslungen mit *Arzneiexanthem*. So habe ich bei Überempfindlichkeit gegen Chinin Exantheme mit hohem Fieber auftreten sehen, die von einem Scharlach klinisch nicht zu unterscheiden waren und später auch grob lamellöse Schuppung zeigten. Im Blutbild dagegen bestand Leukopenie mit relativer Lymphocytose mit vereinzelt pathologischen Lymphocyten und Plasmazellen und Eosinophilie. Ganz ähnlich verhält sich auch das Nirvanolscarlatinoid. Bei einem solchen Fall fand FANCONI, daß ein vorher positives indirektes Auslöschphänomen negativ wurde, ebenso wurde der vorher stark positive Dick mehrere Wochen nach dem Exanthem nur ganz schwach positiv.

Scharlachähnliche Ausschläge wurden ferner beobachtet beim Luminal, Strychnin, Quecksilberpräparaten, Atropin, Pyramidon, Atophan, Jodoform, Chrysarobin, Aspirin, Tuberkulinexantheme, z. B. nach Ektebin zeigen sie nur Rötung und Schwellung der Hautfollikel ohne diffuses Erythem. Ich habe sie rasch entstehen, aber längere Zeit andauern sehen.

Von den übrigen exanthematischen Krankheiten führt das *Erythema scarlatiniforme desquamativum recidivans* zu Verwechslungen. Auf diese Diagnose werden wir jedoch gelenkt, wenn der Patient mit Fieber und stark juckendem scharlachähnlichem Exanthem erklärt, er habe diese Krankheit anfallsweise schon öfters 7, 9—20mal gehabt. Angina und Himbeerzunge fehlen, dagegen hinterläßt das Exanthem eine ungewöhnlich starke Schuppung. Nach ZAPPERT disponiert ein vorangegangener Scharlach für das Erythema scarlatiniforme recidivans. Wahrscheinlich handelt es sich um eine idiosynkrasische Reaktion gegen Arznei und Nahrungsmittel (Quecksilberpräparate, Feérol, Austern- und Hummergenuß, HEUBNER).

Masern führen nur dann zu Verwechslung mit Scharlach, wenn das Exanthem stark konfluiert ist. Die Vorgeschichte, schleichend einsetzender Katarrh mit Niesen, Husten, Conjunctivitis, das Befallensein des circumoralen Dreieckes sprechen für Masern, ebenso wie das Blutbild mit Leukopenie, mit Eosinopenie und Aneosinophilie. Es kann auch vorkommen, daß ein Scharlachexanthem für Masern gehalten wird, besonders, wenn die einzelnen Fleckchen etwas größer und stärker papulös sind, im Sinne der Scarlatina variegata. Plötzlicher Beginn mit Fieber, Erbrechen, Halsweh, ein Blutbild mit neutrophiler Leukocytose und Eosinophilie lassen jedoch Masern ausschließen.

Verwechslungen von Scharlach und *Röteln* kommen nicht so selten vor, zumal es eine Rubeola scarlatinosa gibt, welche nach eigener Beobachtung sogar mit Himbeerzunge einhergehen kann. Die generalisierten Drüsenschwellungen beim Scharlach können ebenfalls zur Diagnose Röteln verleiten. Großer Wert kommt wieder dem morphologischen Blutbefund zu; auch die Rubeola scarlatinosa zeigt nach eigener Beobachtung ein typisches Rötelnblutbild, Leukocyten meist unter 12000, relative Lymphocytose mit vielen pathologischen Lymphocyten und Plasmazellen, mitunter bis 25%.

Licht- und Sonnenerytheme können zu Verwechslungen mit Scharlach führen, zumal sie mitunter mit hohem Fieber einhergehen können. Doch fehlt gewöhnlich der kleinsprüßlige Charakter des Exanthems und die Angina. Die bedeckten Körperstellen z. B. am Schenkeldreieck bleiben frei.

Eine *luische Angina* kann gelegentlich mit einem scarlatiniformen Exanthem einhergehen. Sie verursacht jedoch nur geringes oder gar kein Fieber und ist sehr hartnäckig.

Ein positiver Wassermann kann auch bei Scharlach vorkommen und läßt sich nur, wenn er dauernd positiv bleibt, für die Diagnose Lues verwerten.

Prognose. Auch in anscheinend primär leichten Scharlacherkrankungen ist die Prognose mit Zurückhaltung zu stellen. Denn es ist unmöglich, vorauszusehen, was für Komplikationen das zweite Kranksein mit sich bringen wird. Immerhin kann sich die Prognose einigermaßen nach dem Charakter der vorliegenden Epidemie richten. Gegenwärtig ist der Scharlach in West- und Zentraleuropa so leicht, daß man für die überwiegende Mehrzahl der Fälle eine günstige Prognose stellen kann.

Schlecht ist die Prognose bei den mit schwerer Vergiftung des Zentralnervensystems und des Kreislaufapparates einsetzenden hypertoxischen Fällen von Scarlatina fulminans.

Bedenklich wird die Prognose, wenn statt der lytischen Entfieberung das Fieber wieder anzusteigen beginnt und sich eine Angina maligna entwickelt. Die scharlachpestartige Form der Lymphadenitis necroticans endet fast immer tödlich. Ähnliches gilt von der Mastoiditis necroticans. Zu Besorgnissen geben ferner die Beteiligung der Nase an den nekrotisierenden Prozessen und die Komplikationen mit Sinusitis, besonders frontalis, Anlaß, da letztere stürmisch verlaufen, zu Sinusthrombose und rascher Metastasierung Anlaß geben kann. Viel günstiger ist die Prognose der Sinusitis maxillaris. Infaust ist die Prognose der septico-pyämischen Fälle mit mehreren eitrigen Metastasen, z. B. in den Gelenken oder gar bei eitriger Meningitis. Tödlich endet auch gewöhnlich die septische Endokarditis. Für die Prognose der hämorrhagischen Nephritis ist weder der Blut- noch der Eiweißgehalt des Urins maßgebend, vielmehr die Behinderung der Wasser- und Salzausscheidung. Bedenklich ist eine längerdauernde Anurie mit oder ohne urämische Erscheinungen. Sehr ernst wird die Prognose, wenn sie zu Nephritis und Urämie gleichzeitig wie so häufig eine massive Pneumonie hinzugesellt.

Ein sehr intensiv entwickeltes Exanthem mit miliaren Bläschen gibt anscheinend wegen der Esophylaxie der Haut eine günstigere Prognose. Die Krankheit wird eher auch bei hohem Fieber im ersten Ansturm überwunden. Ein schwach entwickeltes, oft mehr masernähnliches Exanthem im Sinne der Scarlatina variegata kann zu Besorgnissen Anlaß geben. Ungünstig erscheint eine frühzeitige cyanotische Verfärbung nach Art des blauen Scharlachs.

Bei der Prognosestellung ist auch das Lebensalter zu berücksichtigen. Kinder bis zu 2 Jahren, ältere Kinder und jugendliche Erwachsene sind weniger gefährdet wie Kinder im Alter von 2—5 Lebensjahren.

Nach unserer Auffassung verrät die Erkrankung an Scharlach einen gewissen Defekt der Konstitution, ein Unvermögen, sich durch Abgabe von Antikörpern die Toxine vom Leibe zu halten. Infolge dieser Schutzlosigkeit fallen bestimmte konstitutionell als lymphatisch, pastös, abnorm vasolabil und nervös stigmatisierte Individuen immer wieder dem Scharlach zum Opfer. Die Scharlachepidemie nimmt wieder bösartigen Charakter an, wenn sie auf eine größere Zahl derart stigmatisierter Individuen trifft.

Therapie. Sie richtet sich je nach dem Charakter der vorliegenden Scharlacherkrankung.

1. Toxische Formen: Spezifische Therapie. Bei den schwersten und mittelschweren toxischen Formen ist die Serumtherapie unbedingt angezeigt. Bei den weniger schweren und leichten toxischen Fällen ist von der Serumtherapie abzuraten, da dann unter Umständen das Serum eine schlimmere und unangenehmere Krankheit erzeugt als der ursprüngliche Scharlach selber war. Andererseits kann die Anwendung des Serums das zweite Kranksein und andere Komplikationen doch nicht mit Sicherheit verhüten.

Bei der Scarlatina gravissima mit der schwersten Vergiftung des zentralen Nervensystems (mehr oder weniger vollständige Benommenheit, Verwirrtheit, Delirien, körperliche Unruhe usw.) und dem raschen Versagen des Zirkulationsapparates (frequentester, kleiner, namentlich unregelmäßiger Puls, schwere Cyanose) ist das Leben schwer bedroht.

Scharlachrekonvaleszentenserum. Nach früheren, mehr oder weniger verunglückten Versuchen (WEISSBECKER) zeigten 1912 REISS und JUNGMANN, daß es gelingt, durch intravenöse Injektion großer Dosen von Scharlachrekonvaleszentenserum bei schwersten toxischen Scharlachfällen lebensrettend einzugreifen. Die Infusion muß möglichst frühzeitig vorgenommen werden, nur dann verspricht sie einen Erfolg. Ferner sind große Serumdosen 50—60 cm³, nach Möglichkeit Mischserum von Rekonvaleszenten vom 18.—25. Krankheitstage erforderlich (1—2 cm³ je Kilogramm Körpergewicht). In der Regel wird die Injektion intravenös empfohlen. Bei ausgesprochener Kreislaufschwäche mit kollabierten Venen hat DE RUDDER intramuskuläre Injektionen wegen der drohenden Kollapsgefahr vorgezogen, und auch davon gute Erfolge gesehen. Jedenfalls muß eine intravenöse Injektion sehr langsam mit angewärmten Serum, welches kein Gerinnsel enthalten darf, vorgenommen werden.

Bei dieser Indikation und sorgfältiger Technik sind die Erfolge oft geradezu frappierend und nicht selten lebensrettend. Die schweren Vergiftungserscheinungen des Zentralnervensystems schwinden und weichen einem ruhigen Schlaf. Ohne jedes Herzmittel bessert sich die Kreislaufschwäche erstaunlich und der blaue Scharlach wird wieder rosig. CANTACUZÈNE gibt auch heute noch dem Rekonvaleszentenserum den Vorzug, da es ihm gelang, $4/5$ der Kranken mit malignem hypertoxischem Scharlach damit zu retten, welche sonst eine Mortalität von 90% hatten, indem sie in 24—48 Std tödlich verliefen. Bei dem sog. antitoxischen Scharlachstreptokokkenserum fand er dagegen einen viel mäßigeren Heilwert und er nimmt deshalb an, daß bei der Erzeugung des künstlichen Immunserums entsprechend seiner Ablehnung der reinen Streptokokkentheorie ein Antigen gefehlt hat, das bei der Entstehung der Heilwirkung des Rekonvaleszentenserums kräftig mitwirkt.

Als Spender von Rekonvaleszentenserum müssen nach CH. KRAUSE und BODE solche Personen ausgeschlossen werden, die selber mit Scharlachrekonvaleszentenserum behandelt worden waren, denn in ihrem Serum finden sich Antikörper, welche mit zellständigen Receptoren des Empfängers reagieren und zu Erscheinungen inverser Anaphylaxie mit kollapsartigen Zuständen bei oder kurz nach der Injektion führen können.

Eine seltenere Indikation für das Rekonvaleszentenserum sieht DE RUDDER in gewissen Fieberzuständen beim zweiten Kranksein, bei denen irgendwelche nachweisbare Krankheitszeichen fehlen. Es gelang ihm, dieses Fieber durch Injektion von 20—30 cm³ Serum intravenös oft prompt zu coupieren.

An Stelle des Scharlachrekonvaleszentenserums tritt heutzutage mehr und mehr *das antitoxische Scharlachheilserum* (vom Pferde).

Das MOSER-Serum. Die ersten Versuche, Scharlach mit einem Serum von Pferden zu behandeln, die mit hämolytischen Scharlachstreptokokken immunisiert worden waren, stammen von MARMOREK, ARONSON und besonders MOSER. Nach dem Herstellungsverfahren sollte das Scharlachserum nach MOSER eigentlich bactericid sein, tatsächlich aber wirkte es vorwiegend antitoxisch. Von großem Nachteil waren die großen erforderlichen Dosen bis 200 cm³, welche zu schwerer Serumkrankheit führen konnten. Auch war die Wirkung unzuverlässig, indem eine Serie von Serumproben wirksam war, eine andere dagegen wiederum nicht. Dies war wohl darauf zurückzuführen, daß MOSER nicht immer mit Scharlachstreptokokken arbeitete und noch nicht wissen konnte, worauf es bei der Serumgewinnung hauptsächlich ankam. Ferner fehlten die experimentellen Grundlagen für eine Wertbestimmung des Serums. Deshalb geriet das MOSER-Serum in Vergessenheit.

Antitoxische Sera nach DICK und DOCHEZ. Nachdem die DICKS fanden, daß die Scharlachstreptokokken ein spezifisches Toxin bildeten, gingen sie daran, Pferde direkt mit einer solchen Toxinlösung subcutan zu immunisieren, um ein Serum mit stets zuverlässigem Antitoxingehalt zu gewinnen.

DOCHEZ und SHERMAN gingen auf etwas anderem Wege vor. Sie injizierten Pferden zunächst eine größere Menge Agar unter die Haut und spritzten dann die Scharlachstreptokokken in die erstarrte Agarmasse ein. Eine Streptokokkenallgemeininfektion der Pferde wird so verhütet, während die Toxine ungehindert aus dem Agar heraus diffundieren und die Bildung spezifischer Antitoxine anregen.

Wertbestimmung der antitoxischen Sera. Man kann auf 2 Arten vorgehen:
1. Man bestimmt diejenige Verdünnung des Serums, welche eine Hauttestdose von Dicktoxin bei Dick-positiven Menschen oder weißen Ziegen gerade zu neutralisieren vermag. (Unter einer Hauttestdose versteht man diejenige Toxinverdünnung, welche in 0,1 cm³ injiziert bei Dick-positiven Menschen eine Reaktion von 1,5 cm Durchmesser erzeugt.)
2. Nach der deutschen Methode bestimmt man diejenige Verdünnung, bei welcher das Serum eben noch ein positives Auslöschphänomen gibt. Während das beste Rekonvaleszentenserum nach FRIEDEMANN und DEICHER höchstens in einer Verdünnung von 1:100 deutlich auslöschte, war bei dem DOCHEZ-Serum die Auslöschung noch bei einer Verdünnung 1:1000 nachweisbar.

Nach derartigen Prüfungen sind nach den Angaben von DICK die amerikanischen Sera den europäischen noch weit überlegen. Während das beste amerikanische Serum im Kubikzentimeter 30000 Hauttestdosen neutralisierende Einheiten enthält, fanden die DICKS in europäischen Heilseren nur Spuren bis 5000 neutralisierende Einheiten.

Verschiedene Scharlachheilsera. Es stehen heute zur Verfügung Scharlachsera von Eli Lilly & Co., Parke Davis und Ruete-Enoch. Das Serum von Parke Davis & Co. neutralisiert mit einem Kubikzentimeter 10000 Hauttestdosen. Benson & Maciver erzielten mit einer Heildosis von 10 cm³ intramuskulär gute Wirkung. Es sind ferner zu erwähnen das Scharlachserum Schering, das einfache, konzentrierte oder polyvalente Scharlachheilserum der Behring-Werke Marburg a. d. Lahn. Das Höchster Streptokokkenserum wird ohne Scharlachgifte hergestellt. Das kombinierte Scharlachserum Höchst (das Scarla-Streptoserin) wird hergestellt durch Immunisierung von Pferden mit Scharlachstreptokokken und Scharlachtoxin.

ZIKOWSKY hat neuerdings das von KRAUS durch Konzentration mit Ammoniumsulfat gewonnene konzentrierte Moser-Serum in die Therapie eingeführt.

In der Schweiz haben wir das Berner Scharlachserum des Schweizerischen Serum- und Impfinstitutes (SOBERNHEIM), das ebenfalls prompt das Auslöschphänomen gibt, wie ich feststellen konnte.

Anwendungsart und Dosierung. Gewöhnlich werden die Sera *intramuskulär* injiziert, z. B. in die Muskulatur des Oberschenkels oder intraglutäal im äußeren Drittel zwischen Tuber ischiadicum und Spina iliaca ant. sup. Die intramuskuläre Injektion hat den Nachteil, daß ein Teil des Antitoxins lokal gebunden wird und nicht in die Zirkulation gelangt, wie man an dem sog. Aussparphänomen erkennen kann (FRIEDEMANN).

In sehr schweren Fällen z. B. von Scarlatina fulminans, wo eine sehr rasche, nach Stunden bemessene Wirkung erzielt werden soll, wird man die *intravenöse* Injektion anwenden müssen. Um üble Zufälle zu vermeiden, z. B. bei früherer Anwendung von Pferdeserum, muß man jeder intravenösen Seruminjektion eine intracutane Injektion von 1 cm³ Serum vorausschicken. Überempfindliche Menschen reagieren darauf innerhalb 10 min mit einer urticariellen Rötung. In diesem Fall injiziert man vor der Reinjektion zwecks Desensibilisierung nach BESREDKA, FRIEDBERGER u. a. 0,5—1 cm³ subcutan (die Höchster Werke geben deshalb den großen Ampullen stets kleine Ampullen mit 1 cm³ Serum bei). Erst 2—4 Std nach dieser Vorinjektion fraktionierte Einspritzung der Hauptmenge in stündlichen Intervallen und steigenden Einzeldosen. Es darf nur carbol- und trikresolfreies Serum benutzt werden (FRIEDEMANN).

Russische Autoren wie IWATCHENSEW, KOTOW und KOTLJARENKO haben Gedankengängen SPERANSKYS folgend besonders die *intralumbale* Serumtherapie propagiert. SPERANSKY erklärte nämlich den Symptomenkomplex des akuten Infektes einschließlich Exantheme und Anginen durch einen zentralen Angriff der Bakteriengifte am Gehirn. Antitoxine dringen nicht durch die Bluthirnschranke und man müsse deshalb das Antitoxin irgendwie direkt in Kontakt mit dem vergifteten Gehirn bringen. In der Tat erzielten die Russen mit 4—12 cm³ Heilserum denselben Effekt, für den bei intramuskulärer Gabe 100—200 cm³ notwendig waren. FRIEDEMANN und ELKELES lehnen die Theorie SPERANSKY ab, aber sie bestätigen, daß man bei intralumbaler Serumanwendung nur $^1/_{10}$ soviel Serum braucht, wie bei intramuskulärer Injektion. Es beruht dies jedoch nur auf der rascheren Resorption, denn durch intravenöse Injektion kann man dasselbe erreichen.

Die *Dosierung* richtet sich nach dem Alter des Patienten, nach der Wertigkeit des Serums und nach der Applikationsart, sowie nach der Schwere des Falles.

Das DICK-DOCHEZ-Serum wird bei Kindern in mittelschweren Fällen in Mengen von 30—40 cm³, in schweren Fällen 40—60 cm³, in sehr schweren 80—100 cm³ intramuskulär injiziert. Bei Erwachsenen 40 cm³ bzw. 60—80 cm³ bzw. 80—120 cm³ Serum. Ist der Erfolg nicht prompt, so soll die Injektion am nächsten Tage wiederholt werden (BLACKE und TRASK).

Vom Marburger Scharlachheilserum der Behring-Werke werden 25, in schweren Fällen 50—75 cm³ Serum gespritzt (HUSLER, v. BORMANN u. a.), vom konzentrierten genügen 10 cm³.

Gleich ist die Dosierung auch bei dem Höchster Streptokokkenserum und dem Scarlastreptoserin, und dem Berner Scharlachserum.

Das konzentrierte Scharlachheilserum nach MOSER-DICK wird bei Kindern unter 10 Jahren gewöhnlich in der Dosis von 10 cm³, bei Kindern über 10 Jahren und Erwachsenen in der Dosis von 20 cm³ intramuskulär injiziert.

Für die *intravenöse* Injektion geben FRIEDEMANN, SCHMEREL und LUKAS für die konzentrierten Scharlachsera der Behring-Werke, auch SCHERING, KAHLBAUM, folgende Serummengen:

	Kinder	Erwachsene
Mittelschwere Fälle	2—3 cm³	3 cm³
Schwere Fälle	3—5 cm³	5 cm³.

Klinische Wirkungsart und Erfolge mit den antitoxischen Seren. Viele Autoren haben bereits über ausgezeichnete Erfolge mit der neuen Serumtherapie berichtet, z. B. FRIEDEMANN und DEICHER, SZIRMAI, v. BOKAY, HUSLER, SCHOTTMÜLLER, v. BORMANN, FEER, BUSCHMANN u. v. a. Auch ich habe mich von der Wirkung des DOCHEZ- und BERNER-Serums, sowie des Scharlachstreptoserin Höchst überzeugen können.

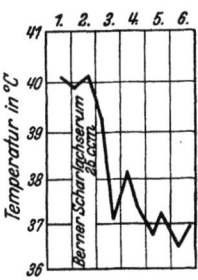

Abb. 37. Wirkung des Berner Scharlachserums.

Der kritische Abfall der Temperatur läßt sich zur Beurteilung der Serumwirkung nicht immer eindeutig verwerten, da er nicht so selten auch spontan vorkommt. Dagegen ist erstaunlich die gewöhnlich rasche Besserung des Allgemeinbefindens, der gestörten Zirkulationsverhältnisse und das schnelle Abblassen des Exanthems. So habe ich ein Kind gesehen, das am Vormittag noch ein intensives Exanthem hatte, nach der Seruminjektion war der Ausschlag schon am gleichen Abend fast kaum mehr wahrzunehmen. Das rasche Abblassen des Ausschlags nach 6, 12—24 Std gibt einen besseren Maßstab für die Wirksamkeit des Serums, als das Verhalten der Temperatur. Übrigens differieren die verschiedenen Seren untereinander in ihrer Wirkung. Die einen wirken besser auf die Temperatur, weniger auf den Ausschlag, andere wieder zeichnen sich durch die Verkürzung der Exanthemdauer aus.

Bei weniger prompt wirksamem Serum habe ich einmal eine eigentümliche Beobachtung gemacht. Es zeigten sich am Stamm von oben nach unten allmählich zunehmend in dem dunkelroten Scharlachausschlag helle weiße Flecken, so daß das ganze schließlich aussah wie das Negativ eines Masernexanthems auf dunkelrotem Grunde. Dies ist wohl so zu erklären, daß überall da, wo das Serum in genügender Konzentration hingelangte, es zunächst ein lokales Auslöschphänomen erzeugte, dessen Durchmesser jedoch jeweilen nicht groß genug war, das ganze Scharlachexanthem auszulöschen.

Vorbedingung für eine günstige Serumwirkung ist die möglichst frühzeitige Anwendung desselben. Deshalb sind Spitalpatienten, die oft erst einige Tage nach der Sicherstellung der Diagnose eingeliefert werden, für die Beurteilung der Serumwirkung weniger geeignet als Privatpatienten. Die DICKS konnten feststellen, daß ihr Serum auch das Vorkommen und die Schwere der Komplikationen reduziert. Mastoiditis z. B. kam bei Nichtbehandelten dreimal so häufig vor, Scharlachnephritis viermal so häufig. Trotzdem nur diejenigen Fälle, die klinisch mild erschienen, nicht mit Serum behandelt wurden, so war die Zahl der Todesfälle gleichwohl doppelt so groß wie bei den mit Serum behandelten Fällen.

Demgegenüber berichten europäische Autoren, die offenbar schwächer wirksame Sera in Händen hatten, daß das Serum im allgemeinen nicht imstande ist, Komplikationen und das zweite Kranksein zu verhüten. Das Serum versagt vollständig bei frühzeitigen Komplikationen und schwer septischen Fällen.

GABRIEL, welcher wahllos zum Vergleich eine große Serie von Scharlachfällen mit und eine gleiche Anzahl ohne Serum behandelt hat, gibt an, daß der kritische Temperaturabfall in beiden Gruppen zur Beobachtung kam. Merkwürdig ist die Angabe, daß das Exanthem ohne Serumbehandlung 4,9 Tage, mit Serumbehandlung 4,8 Tage dauerte. Dies weist wohl darauf hin, daß GABRIEL ein zu wenig wirksames Serum in den Händen hatte. Gleichwohl beobachtete er bei der mit Serum behandelten Gruppe 6,7% weniger Komplikationen. Bei Scarlastreptoserin 8% weniger.

Nach den Erfahrungen der FINKELSTEINschen Klinik wirkt das antitoxische Serum der Behring-Werke besonders gut auf die Exanthemdauer und die Primärintoxikation, das Streptokokkenserum Höchst wenig auf den Ausschlag, mäßig auf das Fieber, dagegen mehr auf die Komplikationen. Es verhinderte sie zum Teil und ließ sie in einem anderen Teil außerordentlich milde verlaufen. Das mit antitoxischer Wirkung kombinierte Streptokokkenserum (Scarlastreptoserin) beeinflußte gleichmäßig günstig Fieber, Exanthem und Komplikationen (KÖNIGSBERGER und MUSSLINER). Demgegenüber sah SCHOTTMÜLLER von Scarlastreptoserin nur einen geringen Einfluß auf Verhütung von Komplikationen, was er auf den noch zu geringen Antitoxingehalt zurückführt. Nach meinen eigenen Beobachtungen scheinen bei mit Serum behandelten Fällen Komplikationen auch weniger häufig zu sein und wenn sie eintreten, ist doch ihre Schwere etwas gemildert.

Ein Nachteil der Serumtherapie ist die in etwa 25% der Fälle unter Umständen in schwerer Form auftretende Serumkrankheit. So sah FEER einen kräftigen Jüngling, der bei leichtem Scharlach mit 100 cm³ Serum (Behring) gespritzt wurde und darauf eine ganz schwere Serumkrankheit bekam, eine Woche lang Fieber bis 40°, schwere Prostration, ausgedehntes Exanthem und heftige Gelenkschmerzen zeigte.

Indikation für die Serumtherapie. Sie ist vor allem gegeben bei den bösartigen hypertoxischen Scharlachfällen. Nach TODOROVIC (Belgrad) und auch nach russischen Autoren hatte das Behring-Serum bei bösartigen Scharlachepidemien ausgezeichnete Erfolge. Ähnliches berichtet auch v. BORMANN aus Tallin-Reval. Er konnte die Mortalität der Fälle von Scarlatina fulminans von 100% immerhin bis auf 64,3% herabdrücken.

Ich möchte jedoch nicht raten, die Anwendung des Scharlachheilserums auf diese schwersten Fälle zu beschränken, sondern auch für mittelschwere Fälle ist das Serum oft von großem Vorteil, lindert unangenehme Symptome, kürzt die Initialtoxikose ab und hat doch wohl auch eine gewisse, wenn auch nicht durchschlagende Wirkung, zur Verhütung der Komplikationen.

Dagegen ist wegen der unangenehmen Serumkrankheit dringend davon abzuraten, nun alle, auch leichte und leichteste Scharlachfälle mit Serum zu behandeln.

Biochemotherapie. *Sulfanilamidbehandlung der Angina und Lymphadenitis der Initialtoxikose.* In diesem Stadium geben wir gerne 2—4mal ½ Tablette Prontosil rubrum und erlebten dabei meist einen raschen Rückgang des Fiebers, der Angina, der Drüsenschwellungen usw., ohne daß sich dies irgendwie nachteilig auf die Scharlachimmunisierung ausgewirkt hätte. FANCONI und WOLFENSBERGER glaubten dagegen, daß die Cibazolbehandlung des Initialkomplexes die immunisatorischen Vorgänge im Verlaufe der Scharlacherkrankung hemme, so daß viel mehr bakterielle Komplikationen, wie Otitis, Lymphadenitis, eventuell auch hämorrhagische Nephritis im 2. Stadium des Scharlachs auftraten.

Penicillinbehandlung des Scharlachs. TORBEN JERSILD (Hôpital de Blegdam, Copenhague) behandelte seit 1945 1000 Scharlachfälle mit Penicillin. Eine 2mal täglich vorgenommene intramuskuläre Injektion von 90000—150000 E Penicillin je nach dem Alter genügte, um in 48 Std den Nasenrachenraum der Kranken von hämolytischen Streptokokken freizumachen. Die Behandlung muß 6 Tage lang fortgesetzt werden. Unter dieser Behandlung heilt die Angina rasch, die febrile Periode dauert im Mittel nur 4—5 Tage, im Gegensatz zu 7 Tagen bei den mit Sulfonamiden behandelten Kontrollen. Es wurde keine Komplikation mit Otitis oder Nephritis beobachtet. Schon nach 8 Tagen konnten im Mittel die Patienten aus dem Spital entlassen werden. Die Eruption und die toxischen Manifestationen des Scharlachs wurden durch Penicillin nicht beeinflußt.

In der Schweiz berichteten PULVER und HÖCHLI, GAUTIER, GUINAND-DONIOL und THÉLIN, neuerdings GAUTIER und VOGT bei der großen Genfer Epidemie von 1947 über ihre Erfahrungen mit Penicillin. Sie gaben während 5 aufeinanderfolgenden Tagen 150000—200000 E Penicillin je Tag, Kindern jeden Alters bis zu 15 Jahren. Es besteht ein gewisses praktisches Interesse, Penicillin mit Spätwirkung zu verabreichen, d. h. in Wachs oder Öl, damit man nur eine Injektion zu machen braucht. Ein großer Vorteil des Penicillins liegt darin, die Kranken rasch von ihren Streptokokken zu befreien und auf diese Weise die Dauer der Isolierung abzukürzen, welche so lange obligatorisch bleibt, als die 3 Abstriche am 7., 8. und 9. Krankheitstag nicht alle negativ ausgefallen sind. Das Kind verläßt das Spital, wenn alle 3 Abstriche negativ waren, um den 12. Krankheitstag. Das Kind muß sich aber nach der Desinfektion noch 3 Wochen ruhig verhalten. Urinanalysen sind noch wenigstens 3mal auszuführen und der Zustand des Herzens ist weiter zu überwachen. Wir sehen somit, daß die ganze Krankheitsdauer für die günstigsten Fälle auf 4—5 Wochen abgekürzt wird, was gestattet, die gesetzlichen Bestimmungen etwas geschmeidiger zu machen, vor allem was die Isolierung anbetrifft, welche auf 2 Wochen in der Mehrzahl der Fälle beschränkt werden kann. Auch bei der großen Baslerepidemie 1948 wirkte sich das Penicillin günstig aus, indem nur in 19% statt in 39% Komplikationen auftraten, aber trotz hoher Dosierung auf 1—1,5 Mill. E kam es mehrfach vor, daß die Streptokokken nach anfänglichem Verschwinden wieder erschienen (P. ZÜRCHER). FANCONI mit seinen Schülern STAMMBACH und LARCHER hat bei 100 Kindern die geraden Nummern mit Penicillin, die ungeraden ohne Penicillin unter gleichen Bedingungen beobachtet. Die Senkungsreaktion ging bei den Penicillinkindern, wie das auch JERSILD betont, in den ersten 3 Wochen schneller zurück. Dagegen traten nach Weglassen des Penicillins bei den Behandelten häufigere und schwerere Komplikationen auf als bei den Kontrollkindern, und der Spitalaufenthalt wurde dadurch verlängert. Dreimal wurde eine Zweiterkrankung längere Zeit nach dem Scharlach bei Kindern beobachtet, die mit Penicillin behandelt worden waren.

Auch nach den Arbeiten von JENNINGS, DE LAMATER, HIRSCH und Mitarbeitern, HOYNE und BROWN fällt der Vergleich mit der Sulfonamidbehandlung oder Antitoxintherapie sehr zugunsten des Penicillins aus. Von großer Wichtigkeit ist die genügende, täglich verwendete Penicillindose.

ALDER erzielte mit Dosen von 300000 E Penicillin täglich während 5 Tagen eine glänzende Beeinflussung. Die im Kantonsspital Aarau behandelten Patienten standen am 11. Tag auf und wurden am 23. Tage entlassen. Komplikationen waren selten. Penicillin soll möglichst früh in genügenden Dosen verabreicht werden.

Auch HOTTINGER empfiehlt auf Grund der Basler Erfahrungen frühzeitig viel Penicillin während 5—6 Tagen zu geben, bei Kindern täglich 300000 E, bei Erwachsenen 600000 E.

Von großer Wichtigkeit ist jedenfalls die genügende Menge des täglich zu verwendenden Penicillins 300000—600000 E eventuell noch mehr während 5—8 Tagen entweder in Einzeldosen verteilt oder in 1—2 Depotdosen. Die Zahl der Komplikationen, die von einem Wiedererscheinen der Streptokokken abhängig sind, kann dadurch stark herabgedrückt werden. Bei ungenügender Dosierung erscheinen in den nächsten Wochen die Streptokokken bald wieder. Man ist vielfach dazu übergegangen, nach 3 negativen Rachenabstrichen die Patienten aus der Spitalbehandlung schon nach 1—3 Wochen zu entlassen. Eine Nachkontrolle während 3 und mehr weiteren Wochen erscheint mir jedoch dringend geboten. Sie hat sich auch auf das Erscheinen von „return cases" zu erstrecken.

Auf Grund der Erfahrungen bei der Aarauer Epidemie hat der Kanton Aargau auf Anregung seines obersten Amtsarztes, Dr. REBMANN, folgende Vorschriften nach ALDER erlassen (die am 4. 5. 49 erlassenen Anordnungen lauten):

1. Isolierung von Scharlachkranken: a) Erwachsene (ausgenommen Schulpersonal) mindestens 3 Wochen. b) Schulpersonal, Lehrer und Abwarte 3 Wochen plus eine 4. Woche im Familienverband, d. h. total 4 Wochen. c) Jugendliche (Mittelschulen, Berufsschulen, Lehrlinge usw. mindestens 4 Wochen. d) Vorschulpflichtige und schulpflichtige Kinder 3 Wochen Einzelisolierung und 3 weitere Wochen im Familienverband. Schulbesuch frühestens nach 6 Wochen.

2. Schulausschluß für Gesunde aus einer von Scharlach befallenen Familie (Schulpersonal, Kinder und Jugendliche): 2 Wochen, wenn der Kranke hospitalisiert wurde; 2 Wochen seit Domizilwechsel, wenn ein Nichterkrankter seine Wohnung in eine scharlachfreie Umgebung verlegt; 4 Wochen, wenn der Kranke daheim mit Penicillin behandelt wird.

3. Maßnahmen gegen andere gesunde Erwachsene aus Scharlachfamilien sind dem Fall und dem Charakter der Epidemie anzupassen. Unnötige Beeinträchtigungen sind zu vermeiden. Wo Verschleppungsgefahr besteht, genügt 10—14tägige Isolierung im Familienverband.

4. Neben der gesetzlich vorgeschriebenen Meldung ist der Gemeinderat zu benachrichtigen, wenn Schulausschluß oder eine andere Maßnahme notwendig sind.

5. Auf die chemische Desinfektion wird verzichtet außer in besonderen, ärztlich oder amtsärztlich bezeichneten Fällen.

6. Für alle nicht mit Penicillin behandelten Fälle gelten die bisherigen Vorschriften weiter (Isolierung der Kranken bis zur vollendeten Abschuppung, gleich lange Isolierung gesunder Kinder. Chemische und mechanische Schlußdesinfektion usw.).

Symptomatische Therapie. Jeder Scharlachkranke soll das Bett hüten. Früher hat man an einer 3—4wöchentlichen Bettruhe strikte festgehalten. Doch habe ich nach Abklingen der Initialtoxikose Kinder mit normalem Herz- und Harnbefund ohne Schaden in der 2. Woche zunächst $^1/_2$—1 Std, dann jeden Tag 1—2 Std mehr aufstehen lassen. Zur Zeit der kritischen Tage (um den 19. Tag) kann man dann wieder vollständige Bettruhe einschalten.

Früher beschränkte man die **Diät** *der Scharlachkranken* strenge auf Milch, Milchbreie oder salzarme Kost, in der Annahme, man könne dadurch einer Nephritis vorbeugen. Um bei einem solchen Regime genügend Calorien zufügen zu können, muß so viel Milch getrunken werden, daß die Bewältigung dieser Milchmengen geradezu eine Überlastung des Herzens und der Nieren bedeutet. Werden doch je Liter Milch bis zu 32 g Eiweiß und 1,6 g Kochsalz zugeführt, was bei einer Schädigung der Kochsalz- und Stickstoffausscheidung zu bedenken ist. Bei dieser einseitigen Milchdiät kamen die Kinder arg herunter, wurden blaß und blutarm, verloren den Appetit und gleichwohl trat eine Nephritis sogar etwas häufiger auf, als bei gemischter Kost. POSPISCHILL und WEISS haben zuerst eindrucksvoll gezeigt, daß die Diät ohne Einfluß auf die Entstehung der Nephritis ist, indem sie 1000 Fälle mit vorwiegender Milchdiät, ebenso viele Fälle mit gemischter Kost und Fleisch ernährten und in beiden Gruppen annähernd gleichviel Nephritisfälle fanden.

Nur in den ersten Tagen ist man bei stärkeren Schluckbeschwerden genötigt nur flüssige oder dünnbreiige Kost zu verabreichen. Man gibt dann Milch mit Malzkaffee, gezuckert, bei Durchfall mit Kakao, mittags Bouillon mit Einlagen von Grieß, Tapioka usw. oder Gemüsesuppen (1—2 Kartoffeln, eine große gelbe Rübe, 3 Karotten, 1 Teelöffel Reis und etwas Salz werden mit Wasser gut gekocht, abfiltriert und der Saft als Suppe gegeben). Ferner Schleimsuppen, Hafer-Gersten-Reisschleim. Bei stärkerem Erbrechen verzichtet man lieber in den ersten Tagen ganz auf die Darreichung von Milch. Man bekämpft die Acidose und Ketonurie durch reichliche Zufuhr von Vichywasser mit 20% Zucker. Bei jüngeren Kindern, die noch nicht gurgeln können, aber auch sonst ist es gut, reichlich Zuckerwasser mit frischen Vitamin C-reichen Fruchtsäften wie Citronen-, Orangen-, Himbeersaft darzureichen. Lassen das Fieber und die Schluckbeschwerden nach, so erweitert man die Kost durch Darreichung von Breien, Kartoffelpüree, Grießbrei, Apfelmus, Spinat, etwas Fleisch in Püreeform und täglich 1—2 Eigelb, entweder roh, leicht gekocht à la coque oder in Suppen verquirlt. Zweckmäßig ist es auch, wenn Kinder wieder essen können, täglich frische Früchte wie Bananen, Orangen, Trauben, Himbeeren usw. zu verabreichen. Durch vitaminreiche, gemischte Kost streben wir ja möglichst rasche Wiedererwerbung der verlorenen, natürlichen Immunität an. Der Unterschied der nach modernen Prinzipien ernährten Scharlachkinder zu den nach der früheren Methode behandelten ist ein ganz eklatanter. Statt der schlaffen, blassen Scharlachrekonvaleszenten sieht man den mit gemischter Kost zweckmäßig ernährten Kindern häufig überhaupt nicht mehr an, daß sie einen Scharlach durchgemacht haben. Sie haben ihr Gewicht behalten, sehen frisch und rosig aus.

Zur Behandlung der *Angina* läßt man junge Kinder reichlich Citronenwasser oder auch Salbeitee trinken. Kinder, die gurgeln können und Erwachsene verwenden dazu alle 1 bis 2 Std ein Glas Wasser mit einem Teelöffel 3%igem Wasserstoffsuperoxyd. Zwischen 2 Gurgelungen mit Wasserstoff schiebt man gerne eine solche mit Salbeitee und einen Teelöffel Glycerin ein, damit die Schleimhäute nicht zu sehr angegriffen werden und sich wieder erholen können. Rissige Lippen werden mit 5%igem Boraxglycerin gepinselt.

Besonderer Überwachung bedarf auch die *Nase* und der *Nasen-Rachenraum*. 2—3mal täglich lasse ich einen Tropfen 3%iges Kollargol oder 3—5%iges Protargol oder 5% Argyrol bei nach hinten geneigtem Kopf in die Nase instillieren. Bei starker Schleimhautschwellung und röchelnder Atmung bewährt sich das Einstreichen von 3% Ephetoninsalbe Merck. Bei stärkerem Sekret und bei Wundwerden in der Umgebung der Nasenlöcher, ebenso bei Borkenbildung empfiehlt sich 3—5%ige weiße Präcipitatsalbe.

Um den Hals werden alle 2 Std Prießnitzumschläge mit Essigwasser gemacht. Starke Drüsenschwellungen gehen oft auf Antiphlogistinanwendung auffallend rasch zurück.

Bei Scharlachrheumatoid werden die befallenen Gelenke mit Salenal oder Mesotan eingerieben und in Watte eingepackt.

Die medikamentöse Therapie macht im allgemeinen weitergehende hydrotherapeutische Maßnahmen überflüssig. Nur bei exzessiv hohen Temperaturen wird man häufig kühle Waschungen unter Zusatz von Kölnischwasser, kühle Packungen, Abkühlungsbäder, warme Bäder mit kühlen Übergießungen anwenden.

Das Scharlachherz bedarf außer strenger Bettruhe keiner besonderen medikamentösen Behandlung. Bei Herzklopfen, Tachykardie, Oppression wird ein aufgehängter Eisbeutel oft angenehm empfunden. Bei Myokarditis werden empfohlen Vitaminpräparate wie Becozym Redoxon, Vinicotyl. Zur hyperämisierenden Therapie adenylhaltige Extrakte wie Lacarnol oder Embran in Dosen von 3mal 10—20 Tropfen und Coffein ($^{4,0}/_{200}$). Sehr beliebt ist das Sympatol in einer Dosierung von 3mal 15—30 Tropfen. In schwereren Fällen Veritol 3mal 5—10—15 Tropfen (W. Frey, Steinmann). Strophanthin wird nur ausnahmsweise notwendig.

Besondere Maßnahmen im zweiten Kranksein erfordert die *Nephritis*. Beim ersten Erscheinen nephritischer Zeichen schalte man sofort 1—2 Zuckertage ein. An diesen Tagen gibt man nichts wie Zucker, und zwar 12,5 g etwa 50 Calorien je Kilogramm Körpergewicht, also je Tag 200—400 g Zucker in 750—1000 g Flüssigkeit, entweder in 4 Portionen oder fortlaufend je nach Durstgefühl zu trinken. Es ist zweckmäßig, die Verdünnungsflüssigkeit häufig zu wechseln, einmal reines Zuckerwasser zu geben, das andere Mal Zuckerwasser mit Citronen-, Orangen- oder Himbeersaft, das dritte Mal stark gezuckerten Malzkaffee usw. Der Erfolg dieser Zuckertage auf Allgemeinbefinden und den Harnbefund ist oft ein auffallend guter. Kopfschmerzen schwinden, die Hämaturie läßt von einem Tag zum andern nach und die Diurese mit einem hellen und eiweißärmeren Urin setzt ein.

Nach 1—2 Zuckertagen macht sich gewöhnlich ein lebhaftes Hungergefühl geltend. Als erste Nahrung gebe ich Reis, der in verschiedensten Formen abwechslungsreich dargeboten werden kann, und zwar zunächst als Brühreis, als Apfelreis, Tomatenreis und Milchreis. Von Kartoffelpüree, in mäßigen Mengen zwischen den Reismahlzeiten eingeschaltet, habe ich keinen Schaden, im Gegenteil, infolge des Kalireichtums eine gewisse Anregung der Diurese beobachtet. Allmählich mit fortschreitender Besserung des Urinbefindens wird die Kost erweitert durch Darreichung von Milch, Butterbrot, bei starken Ödemen salzfreies Brot, beim Bäcker besonders zu bestellen. Als Ersatz für das Kochsalz wird ameisensaures Natrium oder Natrium bromatum empfohlen. Bei gemüse-

und obstreicher Kost erübrigt sich jedoch der Zusatz des Kochsalzersatzes. Sehr gut entwässernd wirken einige Rohobsttage (Äpfel).

Scharfe Gewürze wie Senf, Pfeffer, Paprika, Knoblauch, Rettich, Meerrettich, Sellerie, Petersilie, Radieschen sind ebenso wie dunkle Fleischsorten, Fleischextrakte, pikante Käsesorten und Tunken zu verbieten.

Zur medikamentösen Therapie und zur Anregung der Diurese lasse ich kleine Dosen Digalen oder Digifolin etwa 3×5 Tropfen verabreichen. Bei zögernder Diurese und starken Ödemen wirkt oft Calcium-Diuretin $3\times0,5$ bis $6\times1,0$ recht gut.

Ich verwende mit Vorteil als chemotherapeutisches Mittel im Beginn der Scharlachnephritis das leicht wasserlösliche Prontosil rubrum, $2-4\times{}^1/_2$ Tablette oder $^1/_2-1$ Ampulle Prontosil rubrum solubile. Mit Rücksicht auf die allergische Genese der Glomerulonephritis ist auch an Antistin zu denken, $2\times{}^1/_2-1$ Tablette, oder $^1/_2-1$ Ampulle.

Verstopfung ist zu bekämpfen und eine milde Ableitung auf den Darm wünschenswert. Brustpulver erfüllt diesen Zweck gewöhnlich genügend. Vor drastischen und salinischen Abführmitteln ist dagegen zu warnen, insbesondere vor Phenolphthaleingaben.

Die Diurese kann auch durch Species diuretica, Equisetum arvense, Birkenblättertee angeregt werden.

Die Urämie gibt Anlaß zu 2 operativen Maßnahmen.

1. *Dem Aderlaß.* Durch die Venenpunktion gelingt es selten, die notwendige Blutmenge $100-130$ cm³ Blut zu entziehen, meist muß eine Venalsectio vorgenommen werden. Der Aderlaß wirkt meist prompt und auch die Diurese setzt nach einem solchen gewöhnlich rasch wieder ein. Scheut man sich wegen technischer Schwierigkeit z. B. bei Kindern mit im Fettgewebe verborgenen und engen Venen vor dem Aderlaß, so kann man Blutegel in der Nierengegend ansetzen. Nach dem Abfall der Blutegel läßt man einige Zeit nachbluten. Der Nachteil dieser Methode gegenüber dem Aderlaß ist die ungenaue Dosierung des Blutentzuges, weniger die Infektionsgefahr an den Bißstellen.

2. Bei Amaurose, Krämpfen, heftigen Kopfschmerzen ist die *Lumbalpunktion* mit Ablassen von $20-40$ cm³ Liquor oft von zauberhafter Wirkung.

Urämische Durchfälle sollen im allgemeinen nicht unterdrückt werden, nur bei sehr geschwächten Patienten ist oft eine diätetische und medikamentöse Behandlung mit Sauermilchpräparaten, Kakao, Mondamin, Kartoffelbreien mit dem Saft getrockneter Heidelbeeren versetzt und Tannalbin und ähnlichen Präparaten angezeigt.

Bei der Nephritis ist außer lang dauernder Diätkur, so lange Bettruhe einzuhalten, als noch Eiweiß und Formelemente mit dem Harn ausgeschieden werden, also oft viele Wochen lang. Zu frühes Aufstehen führt oft zu einer Verschlimmerung des Harnbefundes. Erst wenn die Nephritis ausgeheilt ist, oder bei längerer Beobachtung eine weitere Besserung nicht zu erreichen ist, darf vorsichtig wieder aufgestanden werden. Bei lang dauernden Nephritiden sind nach Hottinger und Schlossmann Schwitzkuren oft von verblüffendem Erfolg. Sie lassen solche Patienten, deren Nephritis sich nicht weiter bessern will, $1-2$ Wochen täglich $^1/_2-1$ Std im Lichtbogen und nachher in guter Trockenpackung noch weitere 2 Std schwitzen.

2. Septische Formen. Hier ist die Serumtherapie nutzlos.

1. Bei der *Angina necroticans* verzichtet man am besten auf lokale Eingriffe. Auch mir hat sich in derartigen Fällen, wie Lenzmann und Klemperer und Schlossmann, die intravenöse oder auch intramuskuläre Injektion von $0,075-0,1-0,3$ Neosalvarsan je nach dem Alter sehr bewährt. Ich beobachtete nach der Injektion mehrmals kritischen Temperaturabfall, rasche Reinigung der Tonsillen und Nachbargebiete von den anhaftenden Belägen unter Verschwinden des fötiden Geruches. Bei frühzeitiger Anwendung gelingt es mitunter durch Neosalvarsan oder auch Altsalvarsan die Entwicklung eines septischen Scharlachs zu coupieren und komplikationslose Heilung zu erzielen.

2. Zeigt die Kieferklemme an, daß sich ein *Peritonsillärabsceß* bilden will, so sorgen wir durch Applikation von Kataplasmen für möglichst rasche Erweichung. Nur wenn der

Absceß das vordere Gaumensegel vorwölbt und dem Messer gut zugänglich ist, eröffne ich ihn operativ, vom weichen Gaumen aus. Unmittelbar nach der Incision muß der Kopf nach vorn gehalten werden, damit der Eiter nach außen fließt und nicht in die Lungen aspiriert wird. Noch mehr ist dies bei der Incision von Retropharyngealabscessen zu beachten, welche ebenfalls gewöhnlich von der Mundhöhle aus vorgenommen wird.

3. Die *Lymphadenitis* wird, sobald sich Zeichen von Einschmelzung und Verklebung mit der äußeren Haut infolge von Periadenitis zeigen, mit heißen Breiumschlägen behandelt. Man warte mit der Incision möglichst lange zu, bis das ganze Drüsenpaket schön erweicht ist und ausgedehnte Fluktuation einen guten Eiter verspricht. Die bösartige nekrotisierende Lymphadenitis mit der starren Phlegmone des gesamten Halsbindegewebes haben GLUCK und der englische Chirurg BARRELET mit dem Messer anzugehen versucht. Letzterer habe nach LITTON bei diesen starren Halsinfiltraten die Halswirbelsäule völlig freigelegt. Heute wird man eher bei den Röntgenstrahlen Zuflucht suchen. Leider versagt jedoch auch die Strahlenbehandlung öfters. Bei der äußerst schlechten Prognose sei man mit chirurgischen Eingriffen zurückhaltend. Bei konservativerem Vorgehen kann gelegentlich einmal ein Kind noch oft langsam, sicher aber den schweren Prozeß überwinden.

4. Die *Sinusitis frontalis* im ersten Kranksein kann, wie wir gesehen haben, in seltenen Fällen rasch gefährlich werden. Nach PAUNTZ kann nur rechtzeitige, von außen vorgenommene Operation bei Stirnhöhlenempyem die drohende Gefahr abwenden. Im zweiten Kranksein verläuft die Sinusitis milder und heilt oft auch ohne Operation. Zeigt sich aber ein subperiostaler Absceß und verzögert sich die Heilung trotz Incision um 3—4 Wochen oder zeigen sich intrakranielle Komplikationen,

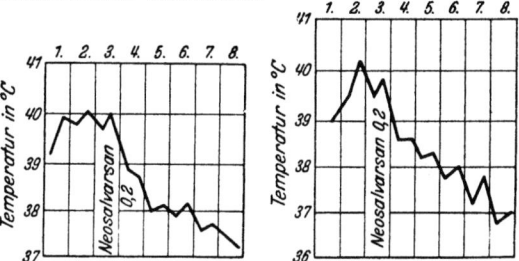

Abb. 38 u. 39. Neosalvarsan bei Angina necroticans.

weil ein Ast des Sinus longitudinalis in der Schleimhaut der Stirnhöhle beginnt, so ist Radikaloperation angezeigt. Bei *Sinusitis ethmoidalis* ist nach KAISIG die Prognose bei richtiger Behandlung günstig, der Verlauf recht leicht, so daß Heilung unter konservativen Maßnahmen möglich ist. Operation wird erforderlich bei schlechtem Allgemeinbefinden, andauernd septischen Temperaturen und eventuell Hirnsymptomen, bei 3wöchigem Bestehen der Entzündung, bei Durchbruch des Eiters durch die Orbita und bei Rezidiven. Die *Sinusitis maxillaris* hat die günstigste Prognose. Behandlung mit Wärme und Yatrencasein genügen meist. Radikaloperation überflüssig. Punktionen und Spülung vom unteren Nasengang aus.

5. Die *Otitis media* wird durch Einträufelung von erwärmter 5—10%iger Carbolglycerinlösung behandelt. Statt dessen kann man auch den Gehörgang stündlich mit Otalgan füllen. Schwitzprozeduren mit Kalmopyrin oder Pyramidon, die auch zur Schmerzstillung verabreicht werden müssen, sowie Ableitungen auf den Darm durch Abführmittel sind angezeigt. Erfolgt keine spontane Perforation, bleibt das Fieber hoch, sind die Schmerzen unerträglich und ist das Trommelfell stark vorgewölbt, so ist Paracentese angezeigt. Nach der Perforation spült man das Ohr 3—4mal täglich mit warmer Borsäurelösung gut aus oder man träufelt Wasserstoffsuperoxyd mit Zusatz von etwas Alkohol, z. B. H^2O^2 20, Spiritus vini diluti ad 25 so lange ein, bis nach wiederholtem Austupfen die eingeträufelte Lösung nicht mehr schäumt. Die Ohrmuschel wird durch weiße Präcipitatsalbe gegen Maceration geschützt. Um schädliche Tamponadewirkung zu vermeiden, wird heute vielfach vom Einlegen von Gazestreifen oder Wattebäuschchen in den Gehörgang abgesehen. Leider kann auch frühzeitig vorgenommene Paracentese das Übergreifen der Entzündung auf den Warzenfortsatz nicht verhüten.

Ausgesprochene Schmerzhaftigkeit, Schwellung und Rötung über dem Warzenfortsatz verdient sofortige Beachtung und wird am besten zunächst durch Auflegen von Eisblasen behandelt. Man ziehe einen Ohrenarzt bei zur Beratung eines rechtzeitigen, eventuell notwendigen operativen Eingriffs. Die *Mastoiditis necroticans*, die im Anschluß an entsprechende nekrotische Rachenprozesse oft schon recht frühzeitig auftritt, hat mit und ohne chirurgischen Eingriff eine schlechte Prognose, so daß E. KAISIG nach den Erfahrungen der FINKELSTEINschen Klinik das Unterlassen der Operation für besser hält, als einen doch erfolglosen chirurgischen Eingriff. Da man aber diesen ungünstigen Ausgang nicht immer voraussagen kann und es andererseits nach JOCHMANN gelang, mitunter solche schwere Mastoiditen durch Operation zu retten, so wird man eine solche in nicht zum vornherein ganz aussichtslosen Fällen wagen müssen.

Das souveräne Mittel zur Bekämpfung jeder Art von Scharlachotitis und zur Verhütung der Mastoiditis ist heutzutage die Kombination von hohen Penicillindosen, z. B. 8mal 30 bis

100000 E und hohen Sulfonamiddosen, je nach dem Alter 6mal $^1/_4$ Tablette Cibazol für Säuglinge, 6mal $^1/_2$—1 Tablette für Kleinkinder, 6mal 1—1$^1/_2$ Tabletten für Schulkinder, 6mal 2 und mehr Tabletten für Erwachsene mit allmählichem Abbau nach eingetretener Besserung. Diese Behandlung gilt auch für Komplikationen mit Mastoiditis oder Nasennebenhöhlenerkrankungen (Sinusitis).

6. Die *gewöhnliche Mastoiditis*, wie sie auch nach anderen Infektionskrankheiten auftritt, ist demgegenüber bedeutend gutartiger. E. KAISIG unterscheidet 3 Formen dieser Mastoiditis.

1. Mastoiditis 1. Wenn die Entzündung des Warzenfortsatzes in den ersten 2 Wochen der Otitis media auftritt. Es handelt sich hier in 50% der Fälle um eine harmlose Begleitungsmastoiditis, welche auf konservative Maßnahmen gleichzeitig mit der Otitis wieder zurückgeht. Operationsindikation für Mastoiditis 1 ist:

a) 5—7tägiges Bestehen ohne Tendenz zur Besserung bei richtiger Behandlung und guter Otorrhöe.

b) Zeichen der Abszedierung, Schwellung hinter dem Ohr, Senkung der hinteren Gehörgangswand.

c) Septische oder intrakranielle Symptome nach anfänglich gutem Verlauf.

2. Mastoiditis 2. Wenn sie zwischen 2. und 6. Woche entsteht. Indikationen zur Operation sind:

a) 5tägiges Bestehen ohne Tendenz zur Rückbildung.

b) 3 Wochen Ohrenfluß bei korrekter Behandlung, aber andauernd subfebrilen Temperaturen.

c) Rezidivierende Mastoiditis.

d) Subperiostaler Abszeß, Senkung der hinteren Gehörgangswand.

3. Mastoiditis 3. Wenn sie sich nach der 6. Woche entwickelt. Sie wird nach der FINKELSTEINschen Klinik prinzipiell operiert. wie jede andere Mastoiditis, da keine Gefährdung durch den Scharlach mehr besteht.

Man wird diese etwas schematischen Indikationen natürlich von Fall zu Fall zu individualisieren haben.

7. *Pleuritis und Empyem*. Seröse Exsudate werden konservativ behandelt. Punktionen dürfen gemacht werden.

Empyeme beim Scharlach werden punktiert und man gibt jeweils 1—2mal täglich 15000 bis 30000 E Penicillin 10—20 cm^3 intrapleural. Das Empyem wird rasch sterilisiert und kann dann der chirurgischen Behandlung, durch Bülaudrainage mit oder ohne Rippenresektion mit gutem Erfolg zugeführt werden. Nicht so selten kann heutzutage die lokale intrapleurale Penicillintherapie einen chirurgischen Eingriff selbst beim Streptokokkenempyem des Scharlachs entbehrlich machen.

Vor zu früher Thorakotomie ist zu warnen, da dann das Exsudat übelriechend wird und nekrotische Prozesse sich auf der Pleura abspielen (POSPISCHILL und WEISS). Allzulange soll allerdings mit dem chirurgischen Eingriff auch nicht zugewartet werden.

8. *Erkrankung der Bauchorgane*. Eine richtige Appendicitis, wie sie im ersten Kranksein vorkommt, ist wie auch sonst rechtzeitig, wenn möglich vor der Perforation zu operieren, eventuell muß ein abgesackter perityphlitischer Abszeß eröffnet werden.

Bei der Pseudoappendicitis des zweiten Krankseins ist dagegen abwartende Behandlung angezeigt.

Selbst eine allgemeine Peritonitis bei Scharlach kann nach DUNHAM noch durch Operation zur Heilung kommen. Die Erfolgsaussichten können durch lokale Behandlung der Peritonitis mit Cibazol, Penicillin oder Streptomycin im Verein mit Allgemeinbehandlung durch Antibiotica noch gesteigert werden.

Auch Gallenblasen- (Hydrops) und Lebererkrankung (Abszeß) wurden durch chirurgischen Eingriff geheilt (GOUGET und DUAGRIER, MASTRANGELI).

9. *Gelenkempyeme*. Einfache, oft einzige pyämische Metastasen können durch chirurgische Behandlung mittels Punktionen, Incision zur Heilung kommen. Wegen der Gelenkkontraktur ist eine anschließende Extensionsbehandlung notwendig.

Multiple Gelenkempyeme mit schwerer Septicopyämie und stets letalem Ausgang lassen die Nutzlosigkeit jedes chirurgischen Eingriffes erkennen.

Selten schließt sich an eine meist seröse Scharlacharthritis ein chronischer Tumor albus an, infolge der Lokalisation von Tuberkelbacillen an dem geschwächten Gelenk (ASHBY).

Bei septischem Scharlach ist die Serumbehandlung aussichtslos. Es kann aber heutzutage die Behandlung mit höchsten intramuskulären Penicillindosen z.B. 8mal 100000—120000 E intramuskulär noch Erfolg bringen. Die Gelenkempyeme werden punktiert und man spritzt 10000—20000 OE Penicillin aufgelöst in 10 cm^3 isotonischer Kochsalzlösung direkt in das Gelenk ein (1mal täglich). Die Kombination des Penicillins zur Allgemeinbehandlung mit entsprechenden Sulfonamiddosen (Diazil, Elkosin, Cibazol usw.) steigert oft noch die Wirksamkeit des Penicillins.

Prophylaxe. Bei Masern kommen wir mit der Isolierung des Patienten stets zu spät und können auf diese Weise eine Übertragung nicht mehr verhüten, da die Ansteckung schon im Prodromalstadium erfolgt ist. Ganz anders bei Scharlachkranken. Entfernen wir das scharlachkranke Kind sofort von den Geschwistern dadurch, daß wir es in ein Krankenhaus schicken, so ist in der Regel zu erwarten, daß die übrigen Geschwister vom Scharlach verschont bleiben. Vorsichtshalber wird man die Geschwister 8—14 Tage von der Schule fernhalten und sie ärztlich überwachen. Die Absonderung des Kranken durch Versorgung in einem Krankenhaus ist besonders da dringlich, wo in dem betreffenden Hause ein starker Verkehr stattfindet, z. B. Lebensmittelgeschäften, Wirtschaften usw., ebenso in Lehrers- oder Pfarrersfamilien. Alles, womit der Kranke in den letzten Tagen in Berührung gekommen ist, wird desinfiziert, das Schlafzimmer des Patienten für einige Zeit gemieden und dasselbe während dieser Zeit Tag und Nacht gelüftet.

Spezifische Prophylaxe. Heutzutage wird der Arzt häufig vor die Frage gestellt, ob er ähnlich wie bei der Diphtherie infolge der Scharlachgefahr eine *passive Immunisierung* mit 10 cm³ Scharlachheilserum vornehmen solle. Dieses Verfahren hat sich nicht eingebürgert und ich möchte davon abraten, da bei rechtzeitiger Isolierung in den beiden ersten Krankheitstagen bei der geringen Empfänglichkeit für Scharlach, Zweiterkrankungen in der Regel nicht zu befürchten sind. Es ist zu vermeiden, daß die Kinder nutzlos gegen das Serum sensibilisiert werden.

Aktive Immunisierungen wurden zuerst von GABRITSCHEWSKY[1] durch Vaccination mit abgetöteten Scharlachstreptokokken versucht. Diese sollen einen leichten Scharlach und dadurch einen Impfschutz von 2 Jahren erzeugen.

In neuester Zeit hat die Frage der aktiven Immunisierung durch die Forschungen der DICKS erneut eine große Aktualität erlangt.

In größtem Maßstab an Hunderttausenden von Kindern wurden die Schutzimpfungen gegen Scharlach bisher in Rußland durchgeführt, und zwar verwendeten die russischen Autoren (KORSCHUN und SPIRINA u. a.) teils Formolvaccine, teils Formolvaccine mit Toxin kombiniert. Das aktive Element bei der Scharlachvaccine ist jedoch wohl das Toxin, dem die Hauptrolle im Immunisierungsvorgang zukommt.

Die Amerikaner verwenden deshalb ausschließlich Toxin und sie bemessen die Toxine nach Hauttestdosen. Die amerikanische Scharlachkonferenz empfiehlt 5 Injektionen zu 500, 1500, 5000, 15000 und 20000 Hauttestdosen. BLACKE und TRASK schlagen eine 3malige Impfung mit 2wöchentlichen Intervallen mit 500, 5000 und 30000 Hauttestdosen vor.

Noch weiter gehen neuestens die DICKs. Sie empfehlen folgendes Vorgehen: Zuerst wird der Dicktest angestellt. Reagieren die Geprüften negativ, so ist eine Immunisierung unnötig. Bei positivem Dicktest machen sie während 5 Wochen jede Woche eine subcutane Injektion, indem sie mit 500 Hauttestdosen beginnen und allmählich bis auf 80000—100000 Hauttestdosen ansteigen. 2 Wochen nach der letzten Injektion wird ein erneuter Dicktest mit 1—2 Hauttestdosen vorgenommen. Ist die Reaktion noch positiv, so wird die 5. Dosis nochmals wiederholt. Wird die Immunisierung nicht so weit getrieben, daß der Dicktest nach der Immunisierung vollständig negativ wird, so kann ein vollständiger Schutz gegen Scharlach nicht erwartet werden.

Impfreaktionen. Die DICKS sahen nur in etwa 10% Reaktionen bei der Impfung, hauptsächlich nach den ersten Injektionen. Andere Impflinge reagieren erst bei der 4.—5. Impfung.

---

[1] Nachtrag: Anmerkung. GABRITSCHEWSKYs Scharlachschutzimpfstoff (Igepha) 1 cm³ = 500 Mill. abgetötete Scharlachstreptokokken + 10000 Hauttestdosen Anatoxin. Immunovaccination nach SCHOTTMÜLLER 1 cm³ Scharlachserum + 1 cm³ S-Schutzimpfstoff bei der 1. Injektion. 2. und 3. je 8 Tage später. Münch. med. Wschr. 1930, 1693.

Andere Autoren, wie R. HOOBLER und W. W. MURPHY, erlebten jedoch bis zu 50% schwerere Lokal- und Allgemeinreaktionen, obschon z. B. HOOBLER von einem Standard-Dicktoxin nur 500, 3000, 10000, 15000 und 30000 Hauttestdosen in 1 cm³ injizierte. Bei Kleinkindern jeweilen sogar nur die Hälfte. Ein Teil des Toxins wurde subcutan in der Schultergegend, der andere Teil intramuskulär wöchentlich in den Deltoides injiziert. Nur in 10% sah HOOBLER weder lokale, noch allgemeine Reaktionen. In 40% kam es zu lokaler Rötung und Schwellung. In 50% Fieber, Erbrechen, Durchfall, roter Hals, Ausschlag etwa 6 Tage nach der Injektion. In 3 Fällen typisches Scharlachfieber mit 39° Fieber, Angina, Himbeerzunge und Exanthem, 6 Tage nach der Injektion. Im Urin oft eine Spur Albumen. Nach der zweiten Injektion konnte sich dieses Krankheitsbild wiederholen. In vielen Fällen wurde der Dick schon nach 15000 Hauttestdosen negativ, in anderen genügten 30000 nicht dazu. HOOBLER meint, daß ihm die Besorgnis in der Überwachung der geimpften Kinder während dieser Reaktionen größer war, als wenn er es mit wirklichem Scharlach zu tun gehabt hätte. Bei den Schutzimpfungen empfiehlt es sich stets, eine Harnuntersuchung vorzunehmen.

Derartige Berichte sind nicht ermutigend und die Durchführung solcher Impfungen dürfte besonders in der Schweiz auf den allergrößten Widerstand stoßen.

Diese Übelstände dürften durch die Einführung des *Anatoxins* behoben werden, indem man ähnlich wie bei dem Diphtherietoxin mit Formalin Toxoide darzustellen versucht. Es wurden bereits von verschiedenen Autoren ermutigende Erfolge mit den Impfungen mit Anatoxin und auch mit dem Natrium-Ricinolat-Toxin (LARSON und COLBY) mitgeteilt.

Resultate der Schutzimpfung. Die DICKS sahen in 90% den Dicktest 1, 2 bis 3 Jahre nach der Impfung negativ bleiben. Bei 5—9% wurde er wieder positiv, so daß eine erneute Immunisierung notwendig wurde.

Die Resultate der Impfungen sind sehr bemerkenswert. So sahen russische und polnische Autoren 3—4mal weniger Erkrankungen bei den Immunisierten. Kam es gleichwohl zu Scharlach, so war der Verlauf häufig abortiv.

In Amerika beobachtete NESBIT bei Schulkindern mit Schutzimpfung eine Verminderung der Zahl der Scharlachfälle um 29% und der Scharlachtodesfälle um 55%. Während in einem Spital vor der Schutzimpfung durchschnittlich jedes Jahr 11 Schwestern an Scharlach erkrankten, kam nach der Schutzimpfung in 2 Jahren ein einziger Fall vor bei einer Schwester, die sich durch eine besonders starke Dickreaktion auszeichnete (BENSON).

Die Schutzimpfungen gegen Scharlach sind, wie ja auch E. FEER und E. WIELAND betont haben, bei dem gegenwärtigen Stande unseres Wissens und bei dem vorwiegend leichten Charakter des Scharlachs in den letzten Jahren vorläufig noch nicht reif, in Zentraleuropa in größerem Maßstabe durchgeführt zu werden.

Literatur.

A. Zusammenfassende Arbeiten.

ESCHERICH u. SCHICK: Scharlach. In NOTHNAGELS Handbuch. 1912.

FANCONI: Abhandlung aus der Kinderheilkunde, H. 13. 1926. — FEER: Lehrbuch der Kinderheilkunde. 1930.

JOCHMANN: Lehrbuch der Infektionskrankheiten. 1914. — JOCHMANN u. HEGLER: Lehrbuch der Infektionskrankheiten. 1924. — JÜRGENSEN: NOTHNAGELS spezielle Pathologie und Therapie. Wien.

KLEINSCHMIDT, H.: Scharlach. In M. GUNDEL, 4. Aufl., S. 714. Stuttgart: Georg Thieme 1950. — KRETZ, JOHANNES: Hämorrhagische Diathesen. Leipzig-Wien: Franz Deuticke 1930.

MUNK: Nierenerkrankungen, 2. Aufl. 1925.

POSPISCHILL u. WEISS: Scharlacherkrankung, 2. Teil. Berlin 1911.

LE SAGE: La scarlatine, Masson & Co. — SCHLOSSMANN u. S. MEYER, SCHLOSSMANN u. HOTTINGER: PFAUNDLER-SCHLOSSMANNS Handbuch, 3. u. 4. Aufl. 1924 u. 1931. — STEINMANN, B.: Das Herz beim Scharlach. Bern: Hans Huber 1945.

TOOMEY, J. A.: Scarlet fever. In BRENNEMANNS Pediatrics, Bd. 2, Kap. 23. 1948.

Weitere ausführliche Literaturverzeichnisse finden sich in den Verhandlungen des deutsch-russischen Scharlachkongresses in Königsberg 1928, herausgeg. von T.J.Bürgers, Professor für Hygiene. — Annals of the Pickett-Thomson Research Laboratory. The Pathogenic Streptococci. The Rôle of the Streptococci in Scarlet Fever, Bd. 6. London: Baillière Tindall & Cox 1930. — Scharlachätiologie, antitoxische Serumtherapie und Schutzimpfung, von Kraus, G. Morawetz, J. Zikowsky und Teichmann. Wien u. Berlin: Urban & Schwarzenberg 1931.

B. Einzelarbeiten.

Abderhalden, R.: Münch. med. Wschr. **1941** I, 226. — Abt, A. F., L. M. Hardy, C. F. Farmer and Jessie D. Maaske: Amer. J. Dis. Childr. **64**, 426 (1942). — Alder, A.: Ärztl. Mh. **5**, 453 (1949/50). — Amato: Sperimentale **67**, 75 (1913). — Ambrus, J. v.: Jb. Kinderheilk. **101**, 81 (1923). — Ando: J. of Immun. **17**, 561 (1929); **18**, 223 (1930). — Aronson: Berl. klin. Wschr. **1902**, 39. — Zbl. Bakter. **34**, 444 (1903).

Baar: Z. Kinderheilk. **48**, 384 (1929). — Baize, P., et M. Meyer: Presse méd. **1929**, 1007. Berger: Mschr. Kinderheilk. **1928**, 289. — Bessau: Jb. Kinderheilk. **81**, 183 (1915). — Bingel, K. F.: Z. Hyg. **127**, 216, 280, 434 (1947). — Birkhaug: Hopkins Hosp. Bull. **36**, 134, 171 (1925). — Brit. med. J. **1926**, 516, 517. — Black, W. C.: Amer. J. Dis. Childr. **56**, 126 (1938). — Blake and Trask: J. Amer. med. Assoc. **82**, 712 (1924). — Bliss and Dochez: J. Amer. med. Assoc. **74**, 1600 (1920). — Bode: Jb. Kinderheilk. **114**, 31 (1926); **119**, 29 (1928). — Boisvert, P. L.: Amer. J. Dis. Childr. **3**, 64 505 (1942). — Boisvert, P. L. u. Mitarb.: Amer. J. Dis. Childr. **3**, 64, 516 (1942). — Bokay, v.: Dtsch. med. Wschr. **1926**, 23. — Wien. med. Wschr. **1927**, 47. — Bonciu, O.: C. r. Soc. Biol. Paris **722**, 1453 (1925). — Bonell: Z. Kinderheilk. **64** (1944). — Bormann, v.: Z. Kinderheilk. **48**, 313 (1929). — Boyksen: Z. Hyg. **120**, 466 (1938). — Broadbent: Lancet **1916**, 121. — Brown, E. E.: Arch. of Pediatr. **57**, 553 (1940). — Büchler: Z. Kinderheilk. **39**, 29 (1925). — Bürgers, T. J.: Dtsch. med. Wschr. **1925**, 388. — Buschmann: Arch. Kinderheilk. **80**, 280 (1927).

Cantacuzène: Presse méd. **1929**. — Caronia: Pediatria **31**, 745 (1923); **33**, 337 (1925). — Caspari, Eliasberg u. Fiegel: Klin. Wschr. **1923**, 390. — Di Christina: Pediatria **1921**, **1923**. — Cook: Amer. J. Dis. Childr. **35**, 784 (1928). — Cooke, J. V.: Amer. J. Dis. Childr. **34**, 969 (1927).

Davis: J. Amer. med. Assoc. **88**, 1004 (1927). — Deicher: Z. Hyg. **108**, 167 (1927). — Demohn: Mschr. Kinderheilk. **38**, 344 (1928). — Dick: J. Amer. med. Assoc. **77**, 782 (1921); **31**, 1166 (1923); **82**, 265 (1924). — J. of Dis. Childr. **38**, 5 (1929). — Dochez: J. Amer. med. Assoc. **74**, 1600 (1920); **82**, 542 (1924). — Duval and Hibbard: J. Amer. med. Assoc. **87**, 898 (1926). — J. of exper. Med. **44**, 567 (1928). — Dyggvet, H.: Acta med. scand. (Stockh.) **127**, 382 (1947).

Edelmann: Jb. Kinderheilk. **167**, 322 (1929). — Ehinger, A.: Acta med. scand. (Stockh.) Suppl. **156** (1945). — Evans, A.: J. inf. Dis. **78**, 18 (1946). — J. of Bacter. **53**, 489 (1947).

Fahr: Klin. Wschr. **1931**, H. 1. — Fanconi, G., u. A. Prader: Helvet. paediatr. Acta **3**, 417 (1948). — Foley, G. E., S. M. Wheeler and W. L. Aycock: Amer. J. Publ. Health **34**, 1083 (1944). — Fränrel u. Margulis: Z. Kinderheilk. **41**, 302 (1926). — Freudenberg, E.: Schweiz. med. Wschr. **1941**, 1371. — Freudenberg, E., u. F. Barth: Ann. Paediatr. **157**, 369 (1941). — Frey, W.: Schweiz. med. Wschr. **1938**, 546. — Friedemann u. Deicher: Dtsch. med. Wschr. **51**, 1893 (1925); **52**, 2147. — Klin. Wschr. **1928**, 22. — Dtsch. med. Wschr. **1929**, 1496. — Frödin, H.: Acta paediatr. (Stockh.) **34**, 217 (1947).

Gabriel: Jb. Kinderheilk. **125**, 1 (1929). — Gabriel u. Zischinsky: Jb. Kinderheilk. **127**, 253 (1930). — Gabritschewsky: Berl. klin. Wschr. **1907**, 556. — Gautier, P., J. Guinand-Doniol u. F. Thélin: Helvet. paediatr. Acta **3**, 404 (1948). — Ann. Paediatr. **171**, 368 (1948). — Gautier, P., u. A. Vogt: Ärztl. Mh. **5**, 435 (1949/50). — Green, C. A.: J. of Hyg. **37**, 318 (1937). — Griffith, F.: J. of Hyg. **26**, 363 (1927); **34**, 4, 542 (1935). — Gurwitz: Med. Klin. **1930**, 893.

Hegler: Z. Hyg. **1938**. — Hektoën: J. Amer. med. Assoc. **80**, 84 (1923). — Hirsh, H. L., Georgine Totman-Kavka, H. F. Dowling and L. K. Sweet: J. Amer. med. Assoc. **133**, 657 (1947). — Hodes, H. L., F. F. Schwentker, B. M. Chenoweth, jr., and L. J. Peck: Amer. J. med. Sci. **209**, 64 (1945). — Hoobler: Arch. of Pediatr. **44**, 513 (1927). — Hottinger, A.: Ann. Paediatr. **172**, 232 (1949). — Ärztl. Mh. **5**, 465 (1949/50). — Hoyne, A. L., and R. H. Brown: J. Amer. med. Assoc. **133**, 661 (1947). — Hunt, L. W.: J. Amer. med. Assoc. **101**, 1444 (1933).

Jennings, R., and E. D. Delamater: Amer. J. Med. **2**, 1 (1947). — Jersild Torben: Presse méd. **56**, 93 (1948). — Joe, A.: Edinburgh med. **31**, 341 (1924). Abstr. J. Amer. med. Assoc. **83**, 717 (1924). — Johnson: Arch. of Pediatr. **46**, 262 (1929). — Jundell: Acta paediatr. (Stockh.) **6**, 463 (1927).

Kanveskaya, M. I.: Mikrobiol. J. 4, 209 (1927). Abstr. J. Amer. med. Assoc. 89, 1011 (1927). — Kobrak: Z. Kinderheilk. 25, 137 (1920). — Kretschmer: Jb. Kinderheilk. 78, 278 (1913). — Kundratitz: Z. Kinderheilk. 40, 573 (1925—1926).
Lade: Arch. Kinderheilk. 70, 184 (1921). — Lancefield, R. C.: J. of exper. Med. 47, 469 (1928); 71, 521 539 (1940). — Lichtenstein: Acta paediatr. (Stockh.) 16, 326 (1926); 1928, 721. — Lorenz: Z. Kinderheilk. 43, 108 (1927).
MacDonald, K.: Amer. J. Hyg., B 31, 38 (1940). — MacKaye, L. G., and E. H. Watson: Amer. J. Dis. Childr. 74, 6, 711 (1947). — McLachlan, D. G. S., and T. J. Mackie: J. of Hyg. 27, 225 (1928). — Manchot, E.: Jb. Kinderheilk. 150, 332 (1938). Abstr. Bull. Hyg. 13, 436 (1938). — Markos: Arch. Kinderheilk. 90, 95 (1930). — Massini: Schweiz. med. Wschr. 1931, 121. — Meyer, S.: Z. Kinderheilk. 43, 258 (1927). — Moriwaki, G.: Amer. J. Publ. Health 19, 1280 (1929). — Moro, E.: Z. Kinderheilk. 57, 321 (1925). Abstr. Amer. J. Dis. Childr. 54, 665 (1937). — Murphy: Arch. of Pediatr. 44, 727 (1927).
Newman: Arch. of Pediatr. 40, 153 (1923). — Nobel: Z. Kinderheilk. 41, 294 (1925).
Paul, W. D., C. Rhomberg and J. Cole: Amer. Heart J. 31, 138 (1946). — Peale, A. R., N. Gildersleeve and P. F. Lucchesi: Amer. J. Dis. Childr. 72, 310 (1946). — Percival, G. H., and C. P. Stewart: Edinburgh med. J. 33, 53 (1926). Abstr. Amer. J. Dis. Childr. 31, 734 (1926). — J. Amer. med. Assoc. 86, 1166 (1926). — Peschle: Pediatria 35, 309 (1927). Platou: Arch. of Pediatr. 41, 535 (1924); 43, 707 (1926). — Poste, F.: Presse méd. 37, 1405 (1929). — Powers, G. F., and P. L. Boisvert: J. of Pediatr. 25, 6, 481 (1944). — Pulver, W., u. M. Hoechli: Ärztl. Mh. 9, 917 (1947).
Reinhard, F.: Arch. Kinderheilk. 84, 210 (1928). — Rhodin: Acta paediatr. (Stockh). 16, Suppl., 336 (1926). — Rubenstein, A. D., and G. E. Foley: Amer. J. Publ. Health 35, 905 (1945).
Schiff: Mschr. Kinderheilk. 14, 273 (1918); 15, 7 (1919). — Schlieps: Jb. Kinderheilk. 120, 127 (1928). — Schmeiser, A., G. Rössler u. W. Finkes: Dtsch. Gsdh.wes. 5, 43, 1350 (1950). — Schoechli: Schweiz. Arch. Tierheilk. 91, H. 12 (1949). — Snorrason, E.: Acta med. scand. (Stockh.) 124, 67 (1946). — Stammbach, H., u. F. Larcher: Helvet. paediatr. Acta 3, 5, 412 (1948). — Steinkopf, C. H.: Z. Kinderheilk. 31, 132 (1921). — Stern: Z. Kinderheilk. 25, 129 (1920). — Szirmai: Jb. Kinderheilk. 100, 317 (1925). — Szontagh, v.: Jb. Kinderheilk. 76, 654, 661 (1912); 78, 497 (1913); 80, 263 (1914); 107, 45 (1924).
Toomey, J. A., and R. A. Keller: Amer. J. Dis. Childr. 73, 53 (1947). — Türk, M.: Mschr. Kinderheilk. 15, 156 (1918).
Wallgren, A.: Acta med. scand. (Stockh.) Suppl. 170, 124, 220 (1946). — Watson, R. F., S. Rothbard and H. F. Swift: J. Amer. med. Assoc. 128, 1145 (1945). — Weaver: J. Amer. med. Assoc. 77, 1480 (1921). — Wolfensberger: Mschr. Kinderheilk. 92, 10 (1943). — Wolff-Eisner, A.: Z. Kinderheilk. 48, 344 (1929).
Zingher: J. Amer. med. Assoc. 83, 4321 (1924). — Zöller: C. r. Soc. Biol. Paris 92, 337 (1925). — Zürcher, P.: Ann. Paediatr. 172, 4, 250 (1949).

Röteln (Rubeolen).

Von

Eduard Glanzmann.

Mit 5 Abbildungen.

Synonyma. Lateinisch: Rubeolae; französisch: la rubéole; englisch: german measles; italienisch: rosolio.

Definition. Röteln sind eine selbständige übertragbare Krankheit, welche Kinder und jugendliche Erwachsene befällt. Die Inkubationszeit ist lang, 17—23 Tage, die Prodrome sind kurz. Charakteristisch ist eine generalisierte Lymphdrüsenschwellung, mitunter verbunden mit Milztumor. Dazu gesellt sich schon früh ein sich rasch ausbreitendes, aus kleinen rosaroten, ziemlich weit voneinander abstehenden Flecken charakterisiertes Exanthem. In den Rahmen der Affektion des lymphatischen Systems spannt sich ein sog. buntes Blutbild mit allen Übergängen von Lymphocyten zu typischen Radkernplasmazellen. Die Krankheit ist gutartig, wird aber dem keimenden Leben gefährlich, wenn sie Frauen in den ersten 2—3 Monaten der Schwangerschaft befällt. Dadurch haben die Röteln in neuester Zeit ein ganz besonderes Interesse gewonnen.

Historisches. Nach den Angaben von RIETSCHEL und DIRRIGL findet sich die erste präzise Abtrennung unserer heutigen Röteln bei FRITSCH (1786). Mit der älteren Geschichte ist es insofern übel bestellt, als das, was unter den Namen Röteln ging, meist keine Röteln waren, sondern etwas atypische Fälle von Masern und Scharlach. Auch SCHÖNLEIN, HENKE (zit. bei STOOSS), HUFELAND, HEIM betrachteten die Röteln als eine hybride Form, bald von Scharlach, bald von Masern. Der erste, welcher für die Spezifität der Röteln eintrat, war WAGNER (1834). THOMAS entwarf 1874 in ZIEMSSENS Handbuch zuerst ein klares Bild von den Röteln. Noch HENOCH enthält sich jedoch einer entschiedenen Stellungnahme. So wurde lange Zeit um ihre Abgrenzung von Masern und Scharlach und ihre nosologische Sonderstellung gekämpft. Namentlich haben die großen Wiener Dermatologen HEBRA und KAPOSI an dem Unitarismus von Masern und Röteln oder Scharlach und Röteln festgehalten und damit einen ähnlichen Standpunkt eingenommen wie in der Variola-Varicellenfrage. Erst auf dem Londoner Kongreß im Jahre 1881 entschieden sich alle Autoritäten Englands und Amerikas zu einer Anerkennung der Röteln als einer selbständigen Krankheit und man bezeichnete von dieser Zeit an die Röteln als „German measles" im Gegensatz zu den echten Masern als „english measles".

Ätiologie und Epidemiologie. Der Erreger der Röteln ist noch gänzlich unbekannt. Nach den Angaben von CARONIA soll es sich, ähnlich wie bei den anderen exanthematischen Krankheiten, um ein filtrierbares Virus handeln, das sich auf besonderen Nährböden von TAROVZI-NOGUCHI züchten lasse, Untersuchungen, die jedoch noch stark umstritten sind. Dasselbe gilt auch von den neuesten Versuchen von HIRO und TASAKA, HABEL, STEINMAURER.

Die Selbständigkeit der Röteln geht klar aus der Tatsache hervor, daß die Krankheit eine dauerhafte, spezifische Immunität hinterläßt (zweite Röteln kommen nur ganz ausnahmsweise vor) (SPIELER), welche nur gegen Röteln, nicht aber gegen Scharlach oder Masern schützt. Besonders eindringlich zeigt dies die Epidemiologie von Masern und Röteln. Entweder können die Rötelnepidemien vorausgehen oder noch häufiger folgen Rötelnepidemien Masernepidemien auf dem Fuße nach, wobei die gleichen Kinder kurz aufeinanderfolgend zuerst Masern und nach 2—4 Wochen oder noch später typische Rubeolen bekommen. Das konnte ich bei einer Epidemie im Winter 1927—1928, wo eine abflauende Masernepidemie mit einer aufsteigenden Rubeolenepidemie sich kreuzte, an zahlreichen Fällen beobachten. Auch STOOSS sah früher in einem Berner Landstädtchen wenige Wochen nach Abschluß einer Masernepidemie eine Rötelnepidemie, wobei der dortige Arzt ein Wiederaufflackern der Masern angenommen hatte und dann nicht wenig überrascht war, daß manche schon durchmaserte Kinder wieder erkrankten. STOOSS überzeugte sich, daß es sich bei der zweiten Krankheit um typische Rubeolen handelte. Heutzutage liegen nun auch bereits serologische Beweise vor. DEBRÉ hat beobachtet, daß mitunter ein angebliches Masernrekonvaleszentenserum absolut keine Schutzwirkung entfaltet. Forschte man dann nach, so ergab sich, daß es von einem erwachsenen Patienten stammte, dessen Rubeolen irrtümlicherweise für Masern gehalten worden waren.

Die Röteln treten meist nur nach jahre- ja jahrzehntelangen Pausen in Form größerer Epidemien auf. So hatte z. B. Genf Epidemien in den Jahren 1881, 1889, 1898, 1905. Während diesen Pausen kommen nur ab und zu sporadische Fälle vor, welche sich zeitweise in kleineren Ortschaften häufen können, ohne daß es zu einer größeren Epidemie käme. Eine solche Häufung in engen Bezirken habe ich wiederholt, besonders im Frühling und Herbst gesehen.

Disposition. Sie ist lange nicht so groß wie bei den Masern. Es gibt auch kongenitale Rubeolen, durch Übertragung von seiten der erkrankten Mutter (FEER). Bei den jahre- und jahrzehntelangen Zwischenräumen zwischen den Epidemien haben die Kinder weniger Gelegenheit mit Röteln in Berührung zu kommen und sich zu immunisieren. So kommt es, daß von dieser Krankheit sehr häufig Erwachsene befallen werden, viel häufiger wie bei den Masern. Eine Immunität der Säuglinge in den ersten Lebensmonaten besteht deshalb auch viel seltener wie bei den Masern. Doch bedarf die Frage der Säuglingsrubeolen, seitdem wir das Exanthema subitum kennen, noch einer Revision, da früher offenbar leicht Verwechslungen mit Rubeolen vorkommen konnten. Eine stille Feiung gegen Rubeolen halte ich im Hinblick auf die Fälle sine exanthemate wohl für möglich.

Kontagiosität. Die Rubeolen sind zweifellos kontagiös. Die Übertragung ist nach SCHICK, STOOSS u. a. eine direkte; indirekte Übertragung wurde von EDWARDS, FEER beschrieben. Auch soll keine Ansteckung im Freien stattfinden können; daraus erklärt auch HASSELMANN-KAHLERT die relative Seltenheit größerer Rötelnepidemien. Es bedarf offenbar der Ansteckung eines engeren und wiederholten Kontaktes, wie er in geschlossenen Anstalten, Kinderheimen, Krippen, Kliniken möglich ist. So kommt es, daß die Röteln mit Vorliebe in Form von engbegrenzten Haus- und Anstaltsepidemien auftreten. Die Kontagiosität kann schon 2 Tage vor der Eruption beginnen, sie erlischt bald nach derselben.

Inkubation. Aus dem Verhalten der Kontagiosität sind wahrscheinlich auch die Schwankungen der Inkubationszeit zu erklären. Sie ist in der Regel deutlich länger wie diejenige der Masern, 17—23 Tage. CHEADLE hat auf dem berühmten Londoner Kongreß 1881 auf Grund sehr genauer Beobachtungen, bei denen die Kinder der Ansteckung nur einmal, für kürzeste Zeit ausgesetzt waren, eine Inkubationsdauer von 11—12 Tagen angenommen. POSPISCHILL hat Infektionszeiten von 13—19 Tagen gesehen, hält aber dafür, daß die Inkubation 14 Tage dauert. Die längeren Zeiten seien darauf zurückzuführen, daß der Erreger oft nicht gleich bei der ersten Ansteckung haftet, so daß es zur Ansteckung wiederholter Kontakte bedarf. Auch SCHICK erinnert, wie POSPISCHILL an die „schlafenden Keime".

Aussparphänomen (STEINMAURER, GILSE). Injiziert man während der Inkubationszeit 0,2—0,3 cm^3 Serum eines Röteln-Rekonvaleszenten intracutan, so kommt es bei Ausbruch des Exanthems zur Aussparung desselben im Bereich der Einspritzungsstelle.

Klinisches Bild. Das Merkmal, das die Rubeolen von den übrigen akuten Exanthemen unterscheidet, ist das THEODORsche Zeichen, die systematische Schwellung fast sämtlicher peripherer Lymphdrüsen. Dieses Symptom ist dermaßen charakteristisch, daß man mit KLAATSCH zu Epidemiezeiten, wenn man weiß, daß ein akutes Exanthem vorliegt, die Diagnose selbst im Dunkeln stellen kann. Zwar kommen generalisierte Drüsenschwellungen auch beim Scharlach und bei den Masern vor, sie haben aber dort doch im allgemeinen einen von den Rubeolen etwas verschiedenen Charakter und zeigen sich mehr von dem Enanthem (Angina) und Exanthem abhängig, wie bei den Rubeolen. Bei den Röteln tastet man über dem Hinterhauptbein meist zwei erbsen- bis haselnußgroße symmetrische Drüsen, ebenso findet man über den Warzenfortsätzen geschwollene und etwas druckempfindliche Drüsen. Hinter dem Sternocleidomastoideus gewahrt man eine ganze Perlenkette von vergrößerten, hinteren cervicalen Drüsen. Manchmal sind die Drüsenschwellungen erst bei sorgfältiger Untersuchung zu finden, manchmal wölben die geschwollenen hinteren Cervicaldrüsen die Haut am Halse buckelförmig vor. In der letzten Epidemie sah ich auch walnuß- und gänseeigroße Tumoren der Kieferwinkeldrüsen. Die schönen Linien des kindlichen Halses erschienen dann dem Auge arg verunstaltet. Wie schon KOPLIK bemerkte, erscheint die linke Halsseite häufig früher und stärker befallen wie die rechte (Beziehungen zum Ductus thoracicus). Auch die axillaren und inguinalen Lymphdrüsen, selbst die Cubitaldrüsen sind fast regelmäßig vergrößert. Über die Mitbeteiligung der intrathorakalen Drüsen ist nichts bekannt, doch dürfte ein auffälliger pertussoider Reizhusten im Verein mit einem positiven D'ESPINESCHEN Zeichen, eventuell radiographisch nachweisbare Drüsenschatten für eine solche Mitbeteiligung sprechen. Über die Mesenterialdrüsen wissen wir nichts Sicheres.

Die Drüsenschwellungen sind besonders im Beginn spontan etwas schmerzhaft. Wiederholt sah ich schmerzhafte Nackendrüsen als prämonitorisches Symptom. Die Konsistenz der Drüsen ist wechselnd, hart bei den kleinen, weich und schwammig bei den größeren. Druckempfindlichkeit besteht gewöhnlich nur in den ersten Tagen. Erweichung und Vereiterung der Drüsen wird in der Regel nicht beobachtet.

Die *Milz* ist meist perkussorisch vergrößert, in mehreren Fällen konnte ich einen derben Milztumor bei tiefer Inspiration tasten.

Die Schwellung des gesamten lymphatischen Apparates ist ein dermaßen führendes Symptom, daß ihm gegenüber das exanthematische Stadium der Röteln fast nur wie eine Episode erscheint. Recht häufig geht die Schwellung der Lymphdrüsen dem Exanthem 2—4, mitunter sogar 8 Tage voraus und kann umgekehrt das Exanthem um 3—6 Wochen überdauern (LEITNER, GLANZMANN). Die Drüsenschwellungen bilden also das erste und das letzte Krankheitszeichen.

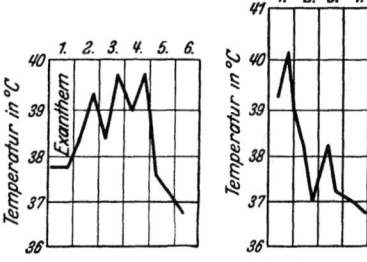

Abb. 1. Fieber bei Röteln. Ascendierender Typus. Abb. 2. Fieber bei Röteln. Descendierender Typus.

KOPLIK hat zuerst darauf hingewiesen, daß an Individuen, welche der Rötelnansteckungsgefahr nachgewiesenermaßen ausgesetzt waren, tage- oder wochenlang geschwollene Drüsenketten beobachtet werden können, ganz genau wie in den Fällen, in denen das Exanthem zum Ausbruch gekommen war. In diesen Fällen wurde trotz täglicher Kontrolle nie ein Hautausschlag bemerkt und die Lymphknoten kehrten nach und nach ohne Temperatursteigerung zu ihrem normalen Umfang zurück. Auch STOOSS hat sich überzeugt, daß es *Rubeolen sine exanthemate* gibt. Durch den Nachweis des typischen Blutbildes mit Vermehrung der Plasmazellen in derartigen Fällen konnte GLANZMANN den einwandfreien Beweis sicherstellen. Es kann somit die Erkrankung des lymphatischen Apparates, die sich in dem eigentümlichen Blutbild widerspiegelt, als die wesentliche Grundlage des klinischen Bildes der Rubeolen angesehen werden.

Das Fieber. Manche Rubeolenfälle mit oder ohne Exanthem verlaufen fieberlos und werden ohne Schaden auf der Straße durchgemacht. Tritt Fieber auf, so kann man 2 Fiebertypen unterscheiden. 1. Einen descendierenden Typ, bei dem die Temperatur am 1. Tag 39°, seltener 40° erreichen kann, um dann rasch abzufallen. 2. Einen ascendierenden Typus, bei dem die Temperatur von 37° bis 38° in den folgenden Tagen steigt bis mitunter 39 und 40°, um dann fast kritisch abzufallen. LEITNER beschrieb Fälle mit länger dauerndem (bis zu 9 Tage) hohem Fieber zwischen 39 und 40°. Die meisten Fälle zeigen nur geringes Fieber, 38—38,5°.

Prodrome und Eruptionsstadium sind meist so zusammengedrängt, daß sie nicht so klar wie bei den Masern auseinandergehalten werden können. Es zeigen sich katarrhalische Erscheinungen von seiten der Schleimhäute, leichte Conjunctivitis mit Lichtscheu, Niesen, zuweilen Nasenbluten, Schlingbeschwerden und Halsschmerzen und manchmal auch stärkeres Kopfweh. Häufig sieht man ein sehr kleinfleckiges Enanthem am weichen Gaumen, gelegentlich feine Blutpunkte in der Gegend über der Uvula (FEER). KOPLIK und GLANZMANN sahen in seltenen Fällen den weichen und den hinteren Teil des harten Gaumens ganz übersät mit linsengroßen, kreisrunden roten Flecken, die durch unveränderte Schleimhaut deutlich voneinander abgegrenzt waren.

Im Gegensatz zu Masern fehlen KOPLIKsche Flecken.

Das Exanthem. Abgesehen von den prodromalen Drüsenschwellungen ist oft eine flammende Gesichtsröte das erste Krankheitszeichen (EMMINGHAUS und KOPLIK, STOOSS). Diese Röte geht manchmal unmerklich in den eigentlichen Rötelnausschlag über. Dieser erscheint zuerst hinter den Ohren, auf Stirne, auf den Nasenrücken, Wangen und behaartem Kopf und breitet sich gewöhnlich sehr rasch, oft schon in einem halben Tag über den ganzen Körper aus. Im Gegensatz zu Scharlach wird die Gegend um den Mund nicht verschont.

Der Ausschlag erinnert meistens an leichte Masern. Er besteht aus rundlichen oder ovalen rosenroten Flecken, die mehr oder weniger reichlich unveränderte Haut zwischen sich lassen. Die Flecken sind häufig sichelförmig gruppiert (KOPLIK). In einzelnen Fällen können in späteren Stadien die einzelnen Efflorescenzen am Rumpf, nie im Gesicht, zu größeren Flächen zusammenfließen, so daß stellenweise ein scharlachähnliches Aussehen zustande kommen kann.

Seltener ist ein mehr *scarlatinöser Typus* des Exanthems mit sehr dichtstehenden, kleinen einzelnen Efflorescenzen. In einem solchen Fall, der stark an Scharlach erinnerte, sogar deutliche Himbeerzunge zeigte, fand ich gleichwohl das ganz typische Blutbild der Röteln, sogar mit 25% Plasmazellen bei einer Mononucleose von 68%. Damit ist die Zugehörigkeit der Rubeola scarlatinosa zu den Rubeolen und nicht zum Scharlach bewiesen. Auch FEER sah bei einem 14jährigen Mädchen allgemeines typisches Scharlachexanthem ohne Angina, Blut aber wie bei Röteln. Eine Schwester erkrankte nach 16 Tagen an sicheren Röteln.

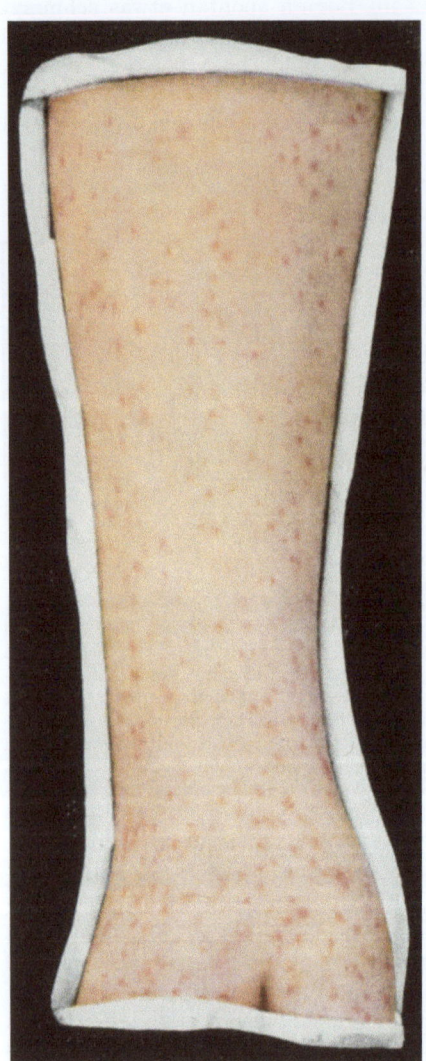

Abb. 3. Röteln: Kleinfleckige Form. (Aus ROST: Hautkrankheiten.)

Ausnahmsweise kann der Ausschlag an Unterschenkeln und Vorderarmen beginnen und sich von da auf den übrigen Körper ausbreiten (HEUBNER, GLANZMANN).

Im Gegensatz zu Masern kann manchmal das Gesicht vom Ausschlag verschont bleiben (STOOSS).

Eine für Röteln in manchen Fällen charakteristische Erscheinung ist das Auftreten des Exanthems in einzelnen Schüben (HEUBNER, FEER, GLANZMANN). Der Kopf kann bereits abgeblaßt sein, wenn der Rumpf ergriffen wird. Am

Rumpf kann das Exanthem bereits erbleichen, wenn die unteren Extremitäten frischen Ausschlag zeigen.

Nicht so selten gibt es Fälle mit rudimentärem Exanthem. Der Ausschlag kann im Gesicht beginnen wie in den typischen Fällen, auf den Hals und die Brust herabsteigen, dann aber plötzlich Halt machen in einer halbmondförmig begrenzten kragenartigen Linie. Ganz selten tritt der Ausschlag nur im Gesicht auf. Diese Fälle mit rudimentärem Exanthem bilden einen Übergang zu den Rubeolen sine exanthemate. Drüsenschwellungen und Blutbefund sind gleichwohl ganz typisch.

Der Ausschlag ist manchmal von Brennen und Jucken begleitet.

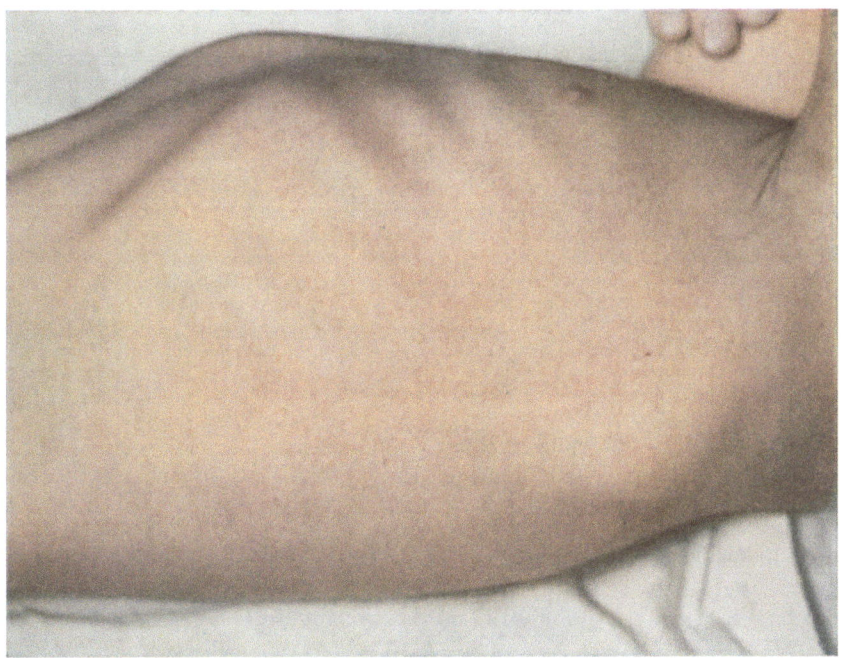

Abb. 4. Röteln, feinfleckige Form (Rubeola scarlatinosa) im Gegensatz zur gröberfleckigen Rubeola morbillosa. Die Fleckchen stehen immer einzeln, haben einen kleinen weißen Hof und sind weniger rot als Masernflecken. (Aus Tabulae exanthematicae, F. HOFFMANN-LA ROCHE, Basel.)

Die ganze Dauer des Blütestadiums beträgt kaum 2—3 Tage. Ausnahmsweise kommen Nachschübe bis in die 2. Woche vor. In einzelnen Epidemien kann das Exanthem infolge dieser Nachschübe sogar 2—3 Wochen lang sichtbar sein (LEITNER, GLANZMANN).

Interessant ist, daß nach einem provokatorischen Eingriff Vaccine, Seruminjektion usw. ein längst abgeblaßtes Rötelnexanthem wieder zum Vorschein kommen kann (MILIAN, GLANZMANN).

Manchmal hinterlassen die Roseolen bräunliche Flecken. Stets ist die staubförmige Abschilferung sehr gering (RIETSCHEL).

Urin. STOOSS hat die bei Masern fast stets positive Diazoreaktion auch bei einigen sicheren Rubeolen gefunden. Im allgemeinen ist sie jedoch negativ. Im übrigen zeigte der Urin keinen besonderen Befund.

Blutbild. HILDEBRAND und THOMAS haben 1906 den für Röteln überaus charakteristischen Blutbefund entdeckt. Die Zahl der Leukocyten ist vermindert oder normal. Mitunter habe ich jedoch am ersten Tag eine leichte Leukocytose gefunden (bis 13000). Dann sinkt die Leukocytenzahl ab, um am dritten Tag ein Minimum von 3000—4000 zu erreichen. Die Linksverschiebung der Neutrophilen ist nur mäßig. Die Eosinophilen verschwinden im Gegensatz zu den meisten akuten Infektionen nicht aus dem Blutbild, oder zeigen nur eine ganz geringe Abnahme. Während der Röteln beobachtete NAEGELI vereinzelt 17%, GLANZMANN sogar 29% Eosinophilie. Es kommt demnach auch bei den Röteln gelegentlich zu beträchtlicher Eosinophilie. Zu der Zeit, wo die Neutrophilen absinken und ihre Linksverschiebung verschwindet, zeigt sich nun eine ansteigende relative Lymphocytose von etwa 40 bis über 55%, verbunden mit einer außerordentlich interessanten und für Rubeolen charakteristischen Linksverschiebung in der Reihe der Lymphocyten. Es treten viele große Lymphocyten auf mit breitem, hellblauem Protoplasmaleib, welche alle Übergänge bis zu den jüngsten Vorstufen, den Lymphoblasten, zeigen. Charakteristisch für die Röteln ist nun eine weitere Umwandlung der Lymphocyten, nämlich diejenige zu typischen Plasmazellen (früher TÜRKsche Reizungsformen genannt). NAEGELI versteht unter Plasmazellen lymphatische Zellen mit einer abnorm starken, basophilen (blauen) Plasmareaktion. Er unterscheidet lymphocytäre Plasmazellen, lymphoblastische Plasmazellen mit Lymphoblastenkern und als häufigste Form bei den Rubeolen Radkern-Plasmazellen mit einer eigenartigen Felderung des Chromatins, die an einen Radkern erinnert. In allen Fällen von Rubeolen fand ich solche Plasmazellen, mitunter mit vielen Vakuolen im Protoplasma in 5—20%, in einem Fall sogar bis 40%. Im allgemeinen geht die Zahl der Lymphocyten und Plasmazellen der Stärke der Drüsenschwellungen parallel, doch gibt es viele Ausnahmen. In den Lymphocyten finden sich oft sehr viel Azurgranula.

Die Zahl der Plasmazellen ist gewöhnlich am größten am 4.—5. Tag der Erkrankung. Doch fand ich schon am ersten Tag des Exanthems in einzelnen Fällen 6—9%. Mit dem Ende der ersten Woche können sie wieder aus dem Blute verschwinden, doch habe ich in mehreren Fällen noch nach 2—3 Wochen 13—14% nachweisen können. Im Mittel beträgt die Zahl der Plasmazellen bei den Röteln 5—10%, Werte bis 20% sind jedoch nicht ungewöhnlich. Nach MOESCHLIN entstehen die Plasmazellen aus Plasmoblasten in den Lymphdrüsen. VAN GILSE konnte in den Gaumentonsillen eines Kindes, bei dem gerade nach der Tonsillektomie ein Rötelnexanthem aufgetreten war, unter dem Epithel ein kräftiges Lager von Plasmazellen nachweisen.

Die Monocyten bewegen sich in normalen Werten 6—8%, gelegentlich kommen jedoch Vermehrungen bis 14 und 24% vor.

Das bunte Blutbild bei den Röteln sieht demnach einer sog. lymphatischen Reaktion sehr ähnlich (HOLLER). Während es bei anderen Infektionskrankheiten wie Masern, vielleicht auch Scharlach nur gelegentlich beobachtet wird, ist dieses Blutbild bei den Röteln obligat und spannt sich offenbar in den Rahmen einer eigenartigen Infektion des lymphatischen Systems. Die Röteln zeigen, besonders wenn man die Formen von Rubeolen sine exanthemata berücksichtigt, eine große Ähnlichkeit mit dem sog. lymphämoiden Drüsenfieber (PFEIFFER, GLANZMANN), das sich auch epidemiologisch den Röteln ähnlich verhält. In Bern war es sehr interessant, wie sich nach Abklingen einer größeren Rötelnepidemie eine ausgedehnte Epidemie von Drüsenfieber anschloß. GLANZMANN hat deshalb vorgeschlagen, Röteln und Drüsenfieber unter dem übergeordneten Begriff der benignen (im Gegensatz zu den malignen leukämischen Lymphoblastosen) infektiösen Lymphoblastosen zusammenzufassen, wobei natürlich jeder dieser beiden Infektionskrankheiten die nosologische Sonderstellung gewahrt bleiben muß.

Komplikationen. Gelegentlich findet sich eine Angina mit lacunären Belägen, ferner ab und zu Otitis media. In einem Fall sah ich im Anschluß daran Mastoiditis, welche die Antrotomie notwendig machte. Bronchitis ist viel seltener als bei Masern. Bei einem 2jährigen Kinde sah ich Bronchopneumonie. Rötelrheumatismus fand ich nur bei Erwachsenen. Eine Appendicitis haemorrhagica am 5. Tag des Rubeolenexanthems wurde durch Operation beseitigt, nachher traten wieder holten Fieberregungen erneut mächtige Halsdrüsenschwellungen auf, die sich jedoch ohne zu vereitern zurückbildeten. Gelegentlich kann auch nach Rubeolen eine latente Bronchialdrüsentuberkulose aktiviert werden (LEITNER, GLANZMANN). Komplikationen von seiten des Nervensystems, Polyneuritis wurden von REVILLIOD und LONG, meningeales Syndrom von BÉNARD, Encephalitis von DEBRÉ und BROCA beschrieben. In einem Fall sah ich leichte Nackensteifigkeit und Akoasmen. MARGOLIS, WILSON und TOP berichten über 15 eigene Fälle von *Encephalomyelitis* nach Röteln und stellen 34 Fälle aus der Literatur zusammen mit einer Letalität von 20,8% innerhalb 3 Tagen nach Einsetzen der Encephalitis. Die ersten Zeichen mit Kopfschmerzen,

Erbrechen und Nackensteife zeigten sich 4—6 Tage nach dem Auftreten des Ausschlags. Bei den fatalen Fällen traten andauernde Konvulsionen, CHEYNE-STOKESsches Atmen und schwere Cyanose auf. Liquordruck 120—180 mm, Blutzucker 67—100 mg-%, Zellzahl 8—500, im Durchschnitt 91, vorwiegend Mononucleäre. Autoptisch deutliche Hirnschwellung, perivasculäre Infiltration mit plasmazellenähnlichen Mononucleären. Keine Demyelinisation um die Gefäße herum im Gegensatz zur Masern- und Vaccineencephalomyelitis. Es sind nur 3 Autopsiebefunde in der Literatur publiziert.

Auch nach BRADFORD kamen in der amerikanischen Armee während des 2. Weltkrieges einige schwere Fälle von Encephalitis nach Röteln vor, wovon einzelne tödlich verliefen.

Die Rubeolenembryopathie. Der australische Augenarzt GREGG beobachtete während einer Rubeolenepidemie, daß die Kinder von Müttern, welche Rubeolen in den ersten 3 Monaten der Schwangerschaft durchgemacht hatten, kongenitale Katarakte und andere Anomalien zeigten (1942). Eine Sammelforschung von SWAN und Mitarbeitern führte zu dem Schluß, daß, wenn eine Frau Rubeolen innerhalb der ersten 2 Monate der Schwangerschaft bekommt, die Wahrscheinlichkeit ein kongenital defektes Kind zu gebären nahezu 100% beträgt.

Die 3 Hauptsymptome der Rubeolenembryopathie sind nach WERTHEMANN Katarakt, Taubheit und Herzfehler.

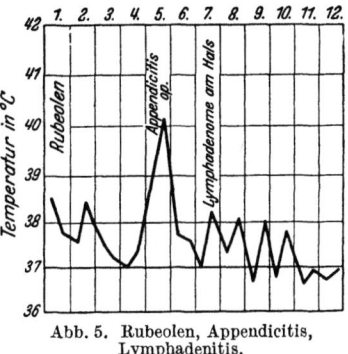

Abb. 5. Rubeolen, Appendicitis, Lymphadenitis.

1. Katarakt. Ein- oder doppelseitig, sehr häufig verbunden mit Mikrophthalmie (in der Regel Katarakta centralis). Die gegenüber dem Rubeolenvirus kritische Entwicklungsphase der Linse liegt in der Zeit der Differenzierung der primären Linsenfasern, die etwa in der 4. Woche den Kern der Linse bilden, und den sekundären Linsenfasern, die von der 7. Woche an erscheinen und sich bis zur 8.—9. Woche um den Linsenkern herumlegen. Auch Pigmentepithelveränderungen der Netzhaut kommen vor.

2. Taubheit. Die Ohranlage in Form des Ohrbläschens erscheint in der 3.—4. Woche schon beim Embryo bei einer Länge von 4 mm. Die kritische Phase für das CORTISChe Organ ist die 7.—10. Woche. Infolge der Schädigung durch das Rubeolenvirus kommt es zu einem Fehlen der Differenzierung der primitiven Zellen des CORTISchen Organs, sowie einem Ausfall der REISSNERschen Membran (Membrana vestibularis).

3. Kongenitale Herzfehler. Die kritischen Phasen der Herzentwicklung beginnen bereits in der 3. Woche und erreichen ihren Höhepunkt im 2. Monat. Infolge Störungen der Entwicklungsmechanismus des Herzens kommt es nach WERTHEMANN am häufigsten zu einem Offenbleiben des Ductus Botalli, meist verbunden mit einem offenen Formen ovale, seltener mit einem Ventrikelseptumdefekt.

Weitere Befunde sind: Mikrocephalie und Hypoplasie der Zähne, deren erste Anlage am Ende der 7. fetalen Woche beginnt.

Zu den Kardinalsymptomen gesellen sich noch nicht obligate mannigfache begleitende Mißbildungen wie Hypospadie, Kryptorchismus, Hernien, Wolfsrachen, Pylorushypertrophie, Nierenanomalien, Pes valgus et varus, Fragilitas ossium (BOURQUIN). Interessanterweise werden vereinzelt sogar Fälle von Mongolismus in dem Formenkreis der Rubeolenembryopathie gefunden (GRÖNWALL und SELANDER, INGALLS u. a.).

Anscheinend kann die Mutter, auch wenn sie sich in den frühen Monaten der Schwangerschaft gegen Rubeolen immunisiert hat, noch Trägerin des Virus bleiben, und den Fetus noch kurz vor der Geburt infizieren. So fand FEHMERs Fälle von Purpura und Thrombopenie des Kindes bei der Geburt nach Röteln der Mutter früh in der Gravidität. Ich selbst beobachtete in einem analogen Fall beim Neugeborenen noch deutliche Reste eines Rubeolenexanthems verbunden mit einem Milztumor; im Blutbild noch 14,3% Plasmazellen und ähnliche Formen, vereinzelt noch typische Radkernplasmazellen.

Eine stets wachsende Zahl von Arbeiten bestätigen diese Befunde der Rubeolenembryopathie (A. HOPKINS, WINTERBOTHAM, PATRICK, ADAMS, GREENTHAL, CONTE und Mitarbeiter, FOX und BORTIN, McCAMMON und CHRISTIE, in der Schweiz FRANCESCHETTI, BOURQUIN und BAMATTER, HOTTINGER, GASSER und SCHWARZ u. a.). Die reichhaltigste Monographie mit ausführlicher Literatur stammt aus der Clinique ophtalmologique FRANCESCHETTIS, Genf und ist verfaßt von J. B. BOURQUIN (Embryopathie Rubéoleuse) 1948.

Man muß jedoch feststellen, daß es ganz ähnliche Symptomenbilder, ein- oder doppelseitige Katarakte, kongenitale Taubheit, Herzfehler und andere Mißbildungen gibt, bei denen die Rubeolenanamnese der Mutter in der frühen Schwangerschaft vollkommen im Stiche läßt.

Prophylaxe der Rubeolenembryopathie. 1. Die Mädchen sollen womöglich Rubeolen vor dem Heiratsalter durchmachen, um eine dauernde Immunität zu erwerben. 2. Wo es noch nicht der Fall ist, soll die Anzeigepflicht für Rubeolen eingeführt werden. 3. Zur Zeit einer Rubeolenepidemie sollen schwangere Frauen durch Injektion von Rekonvaleszentenserum oder von Rekonvaleszentengammaglobulin vor der Erkrankung an Rubeolen geschützt werden.

Die Frage des künstlichen therapeutischen Abortus im Falle einer zu befürchtenden Rubeolenembryopathie ist noch umstritten; selbst, wenn eine 100%ige Rubeolenembryopathie zu erwarten wäre, was mir durchaus nicht über jeden Zweifel erhaben erscheint, müßte ich mich doch aus ethischen und religiösen Gegengründen an VAN GILSE anschließen, der diese Indikation zum therapeutischen Abort ablehnt. Auch ein irgendwie abnormales Kind kann für die Eltern einen Wert bedeuten und braucht sich selbst durchaus nicht unglücklich zu fühlen.

Diagnose. Am wichtigsten für die Diagnose sind die Drüsenschwellungen und das eigenartige Blutbild, ferner das Exanthem und der leichte, meist komplikationslose Verlauf.

Die angeblichen atypischen Röteln, welche FINKELSTEIN (Kiew) beschreibt, bei denen Drüsenschwellungen und Blutbild fehlten, scheinen mir überhaupt nicht hierher zu gehören und ich bin geneigt, sie nach der Beschreibung als Fälle von Erythema infectiosum anzusehen, trotzdem die Inkubationszeit die gleiche war wie bei den Röteln. Aber gerade beim Erythema infectiosum verhält sich die Inkubationszeit sehr wechselnd und ist zum Teil auch nicht genügend bekannt. Bei der letzteren Krankheit habe ich recht häufig auch am Rumpf ein rötelnähnliches Exanthem, wie es FINKELSTEIN in seinen Fällen beschreibt, gesehen.

Die wichtige Differentialdiagnose zwischen Masern und Röteln ist bereits bei den Masern besprochen. Es ist hier nur noch zu erwähnen, daß ein vorher positiver Pirquet im Gegensatz zu den Masern nicht abgeschwächt oder negativ wird (SCHICK). Die Differentialdiagnose gegen Scharlach wurde ebenfalls im Abschnitt Scharlach erörtert. Das Auslöschphänomen ist bei Röteln immer negativ. Die Differentialdiagnose gegenüber Erythema infectiosum, Dreitagefieberexanthem siehe bei diesen Krankheiten. Im Säuglingsalter ist oft die Trennung von dyspeptischen Exanthemen mit Polymikroadenie schwierig. Nur das Blutbild klärt solche Fälle auf (RIETSCHEL).

Röteln müssen unter Umständen auch abgegrenzt werden von Vaccine-, Serum- und Arzneiexanthemen. Auch bei Grippe können, wenn auch selten, morbilliforme und rubeoliforme Exantheme vorkommen.

Prophylaxe und Therapie. Isolierung ist nur angezeigt bei zweifelhaften Fällen und in Heimen oder Krippen. Die Kinder sollen etwa 8 Tage der Schule fern bleiben. Eine Behandlung erfordern manchmal starke Drüsenschwellungen. Hier haben sich mir vor allem Quarzlampenbestrahlungen bewährt.

Literatur.

A. Zusammenfassende Arbeiten.

BAMATTER, F.: Répercussions sur l'enfant des maladies infectieuses de la mère pendant la grossesse. (Toxoplasmose et embryopathie rubéoleuse en particulier. Bibliotheca Paed. Basel: S. Karger 1949, H. 48. — BOKAY, V.: PFAUNDLER-SCHLOSSMANN, 1. Aufl. 1910. — BOURQUIN, JEAN, B.: Les malformations du nouveau-né causées par les viroses de la grossesse et plus particulièrement par la rubéole. (Embryopathie rubéoleuse). Paris: Librairie E. Le François 1948. — BRADFORD, W. L.: German Measles. BRENNEMANNs Pediatrics, Kap. XII. COMBY: Traité des maladies de l'enfance. 1920.
FEER: Lehrbuch der Kinderheilkunde, 9. Aufl., u. Diagnostik der Kinderkrankheiten, 4. Aufl. 1931. — FINKELSTEIN u. STOJANOWSKAJA: Bd. 90, S. 181.
SCHICK: Erg. inn. Med. **5**. — STOOSS: PFAUNDLER-SCHLOSSMANN, 3. Aufl., Bd. 2.
THOMAS: ZIEMSSENS Handbuch. Leipzig 1874.

B. Einzelarbeiten.

ALBAUGH, C. H.: J. Amer. med. Assoc. **129**, 719 (1945).
BENARD: Presse méd. **1921**, 897.
Committee Report: Amer. J. Dis. Childr. **2**, 122 (1945). — CONTE, W. R., C. S. MCCAMMON and AMOS CHRISTIE: Amer. J. Dis. Childr. **70**, 301 (1945).
DEBRÉ, TURQUETY et BROCA: Presse méd. **1930**, 948. — DIRRIGL: Arch. Kinderheilk. **91**.
DOGRAMACI, I.: Ann. Paediatr. **173**, 2, 85 (1949).
EMMINGHAUS: Jb. Kinderheilk. **4**. — ERICKSON, C. A.: J. of Pediatr. **25**, 281 (1944).
FOX, M. J., and M. M. BORTIN: J. Amer. med. Assoc. **130**, 568 (1946). — FRANCESCHETTI, A., F. BAMATTER u. J. B. BOURQUIN: Helvet. paediatr. Acta **2**, 339 (1947). — FRIEDMAN, M., and P. COHEN: Amer. J. Dis. Childr. **73** (1947).
GASSER, C., u. E. SCHWARZ: Helvet. paediatr. Acta. **2**, 351 (1947). — GILSE, VAN: Bull. der Schweiz. Akad. der Med. Wiss. Tagg vom Okt. 1947. — GLANZMANN, E.: Schweiz. med. Wschr. **1929**, 17, 445. — GOLDFINGER, D. u. Mitarb.: Amer. J. Med. **2**, 320 (1947). — GREENTHAL, R. M.: Arch. of Pediatr. **63**, 53 (1945). — GREGG, N. C.: Med. J. Austral. **1**, 313 (1945). GRÖNWALL, H., u. P. SELANDER: Nord. Med. **37**, 409 (1948).
HILDEBRAND u. THOMAS: Z. klin. Med. **59** (1906). — HASSELMANN, KAHLERT: Mschr. Kinderheilk. **34**, 35. — HIRO, Y., u. S. TASAKA: Mschr. Kinderheilk. **76**, 328 (1938). — HOPKINS, L. A.: Amer. J. Dis. Childr. **72**, 377 (1946). — HOTTINGER, A.: Ann. Paediatr. **171**, 257 (1948).
INGALLS, TH., and J. A. V. DAVIS: New England J. Med. **236**, 437 (1947).
KOPLIK: Arch. Kinderheilk. **29**.
LEITNER: Jb. Kinderheilk. **114**, 209 (1926).
MARGOLIS, F. J., and J. L. WILSON and F. H. TOP: J. of Pediatr. **23**, 2, 158 (1943).
PATRICK, P. R.: Med. J. Austral. **1**, 421 (1948).
REVILLIOD et LONG: Arch. Méd. Enf. **1906**, 160.
STEINMAURER, H.: Mschr. Kinderheilk. **75**, 98 (1938). — STOLTE: Mschr. Kinderheilk. **45**, 206 (1929). — SWAN, C., u. Mitarb.: Med. J. Austral. **1**, 409 (1944); **2**, 889 (1946). — SWAN, C. H., and L. H. TOSTEVIN: Med. J. Austral. **1**, 645 (1946).
THEODOR: Arch. Kinderheilk. **27**.
WEBER: Diss. Zürich 1920. — WERTHEMANN, A.: Ann. Paediatr. **171**, 4, 187 (1948). — WINTERBOTHAM, L. P.: Med. J. Austral. **1946**, 16.

Vierte Krankheit.

Von

Eduard Glanzmann.

Synonyma. Fourth disease (FILATOW-DUKESsche Erkrankung).

Historisches. Nachdem in der Literatur verschiedentlich von scharlachähnlichen Röteln die Rede war, führte THOMAS im Jahre 1877 folgendes aus: ,,Nach meinen Beobachtungen besitzt das Exanthem der Röteln nur Ähnlichkeit mit dem der Masern, nicht die geringste nähere Verwandschaft mit dem des normalen Scharlachs. Ich stehe nicht an, die Möglichkeit zuzugeben, daß eine ebenbürtige, spezifische Affektion mit scharlachähnlicher Hauterkrankung existiert, obgleich mir eine derartige Form trotz aller Aufmerksamkeit bis jetzt noch niemals vorgekommen ist. Ältere Beobachtungen, die auf eine solche hindeuten, sind vielleicht nichts als leichte Scharlachfälle." Heute können wir ermessen, wie richtig THOMAS damals schon die Situation erfaßte.

FILATOW trat im Jahre 1886 für die Selbständigkeit einer Rubeola scarlatinosa als spezifischer Erkrankung ein, und zwar aus folgenden Gründen: Im Jahre 1884 erkrankten in einer Familie 6 Familienmitglieder und die Gouvernante an einer anscheinend leichten Scarlatina. Im Jahre darauf trat nun Scarlatina in derselben Familie wieder auf, und zwar erkrankten 4 Familienmitglieder, wovon eines starb; die anderen 3 Erkrankten hatten im Jahre vorher die anscheinend scarlatinöse Erkrankung durchgemacht. FILATOW schloß aus diesen Beobachtungen, daß die leichte Erkrankung der 3 Patienten im Vorjahr wohl einem leichten Scharlach sehr ähnlich gewesen sei, aber von einem anderen Kontagium herrühren müsse, weil die daran Erkrankten nicht gegen eine Neuinfektion des Scharlachs immun geworden waren. FILATOW folgerte daraus, daß gerade so wie leichte Masern und die ihnen sehr ähnlichen Röteln, Rubeola morbillosa, zwei spezifische und verschiedene Erkrankungen sind, auch die Selbständigkeit der Rubeola scarlatinosa angenommen werden müsse, wenn abortive scharlachähnliche Erkrankungen bei Personen vorkommen, welche den Scharlach schon früher gehabt haben und wenn durch das Überstehen einer derartigen Erkrankung die Patienten in Zukunft nicht gegen Scharlach immun geworden sind.

Nach FILATOW sind dann DUKES und WEAVERS im Jahre 1891 bzw. 1892 auf Grund von Beobachtungen, die jedoch heute der Kritik (STOOSS, RIETSCHEL) nicht mehr standhalten, zu dem Resultat gekommen, daß die Rubeola scarlatinosa oder die Vierte Krankheit, wie sie zuerst DUKES nannte, als eine selbständige und von Scharlach und Röteln abzusondernde Erkrankung zu betrachten sei.

Trotz ausgedehnter Erfahrung über exanthematische Krankheiten bin ich wie andere Autoren bisher niemals einem Krankheitsbild begegnet, bei dem ich die Diagnose einer Vierten Krankheit hätten stellen können. Es soll damit ja nicht gesagt sein, daß sich nicht unter den zahlreichen bei Kindern beobachteten Exanthemen unter Umständen noch andere klinische Einheiten werden herausschälen lassen. Die bisher von FILATOW und DUKES u. a., z. B. HOCHSINGER (Scarlatinella, im Vergleich zu Variola-Varicella) beigebrachten Kriterien genügen jedenfalls unseren heutigen Ansprüchen nicht mehr, um die Selbständigkeit einer Vierten Krankheit anerkennen zu können. Wir wissen ja heute, wie außerordentlich variabel das Bild des Scharlachs von den schwersten toxischen Formen bis zu den allerleichtesten Fällen ist, die kaum mehr den Namen einer Krankheit verdienen und sogar noch unter der Schwelle klinischer Wahrnehmbarkeit verlaufen können. Auch der Scharlachimmunität stehen wir viel problematischer wie früher gegenüber und es ist uns verständlich, daß ein leichter Scharlach geradezu für eine zweite Erkrankung, dazu noch besonders bei massiver Infektion, sensibilisieren kann. Auch müßte die Diagnose einer Vierten Krankheit sich irgendwie durch besondere Blutveränderungen stützen lassen. Bei Fällen von sog. Rubeola scarlatinosa fand ich jedoch ganz für Röteln typische Blutbefunde, bis 25% Plasmazellen. Nachdem wir heute wissen, daß Masern und Röteln absolut nichts miteinander zu tun haben, indem wir den Röteln wahrscheinlich eine ganz andere nosologische Stellung unter den Erkrankungen des lymphatischen Systems zuweisen müssen, haben wir nun auch nicht mehr das Bedürfnis, dem früheren Dioskurenpaar Masern und Röteln ein entsprechendes Pendant Scharlach und Vierte Krankheit (Scarlatinella) an die Seite zu stellen.

RIETSCHEL kommt nach einer außerordentlich eingehenden Kritik der gesamten vorliegenden Literatur zu dem bestimmten Schluß: Was unter dem Namen Vierte Krankheit beschrieben ist, sind meist leichte Scharlachfälle, vielleicht auch andere Exantheme, besonders Röteln. Jedenfalls haben wir keine Berechtigung, eine besondere, exanthematische Infektionskrankheit als sog. Vierte Krankheit anzunehmen. Eine weitere Folgerung von RIETSCHEL ist die, daß die Namen Vierte, Fünfte, Sechste Krankheit aus der Literatur verschwinden müßten.

Erythema infectiosum.

Von
Eduard Glanzmann.

Mit 2 Abbildungen.

Synonyma. Deutsch: Ringelröteln, Kinderrotlauf; lateinisch: Megalerythema epidemicum; französisch: Mégalerythème épidémique, cinquième maladie; englisch: fifth disease; italienisch: Quinta malattia.

Definition. Es handelt sich um eine in längeren Intervallen epidemisch auftretende exanthematische Krankheit. Das Exanthem zeigt sich in einer schmetterlingsförmigen, leicht cyanotischen Rötung im Gesicht („le papillon") und ringelförmigen, stark variierenden Exanthemen besonders an den Extremitäten, seltener am Rumpf („Ringelröteln").

Historisches. 1889 berichtet TSCHAMER in Graz über 30 Fälle einer epidemischen Erkrankung, die er als örtliche Röteln bezeichnet. 1889/90 beobachteten GUMPLOWITZ und TOBEITZ Fälle derselben Erkrankung aus der ESCHERICHschen Klinik. Die betreffenden Autoren sprechen die Erkrankung noch als eine Abart der Röteln an und ESCHERICH war dann der erste, der sich für ein selbständiges Krankheitsbild aussprach und die neue Erkrankung von den Röteln abtrennte.

In Deutschland beschrieben STICKER und auf dessen Veranlassung hin BERBERICH dieselbe Infektionskrankheit in ausgezeichneter Weise. Sie legten ihrer Arbeit das Material einer Epidemie in der Umgebung von Gießen zugrunde, und bezeichneten die neue Krankheit erstmals mit dem Namen Erythema infectiosum acutum. Zu gleicher Zeit berichtet ADOLF SCHMID über eine neue Epidemie von 50 Fällen aus der ESCHERICHschen Klinik. Es folgten dann Arbeiten von FEILCHENFELD 1902, der die Krankheit Erythema simplex marginatum nennt, HEIMAN 1903, der die Bezeichnung Erythema infectiosum morbilliforme gibt, PLACHTE, der sie als Megalerythema epidemicum oder Großflecken bezeichnet, POSPISCHILL, der vom Erythema variabile spricht, ESCHERICH 1904, FLEISCHER 1905, TRUMPP 1906, HEISLER 1914. Die bedeutendste und die gesamte bisherige Literatur zusammenfassende Arbeit ist diejenige von L. TOBLER. Er legte derselben ein Beobachtungsmaterial von 65 Fällen einer Epidemie in Breslau zugrunde. Es wären noch zu erwähnen, die Arbeiten von HOFFMANN 1916, WEBER 1916, OCHSENIUS 1917.

In Frankreich haben MOUSOTES und CHEINISSE schon 1905 Epidemien als Mégalerythème épidémique oder cinquième maladie beschrieben.

In der Schweiz ist die Krankheit wiederholt beobachtet worden (1903 von FEER in Basel, 1905 in der französischen Schweiz von DE LA HARPE, 1904 von STOOSS in Bern). Ich entdeckte im Frühjahr 1918 eine größere Epidemie, welche auch von STOOSS beobachtet wurde. Dann sah ich ferner im Frühjahr 1925 ein stärkeres epidemisches Auftreten in Bern und habe in 25 Fällen zur Feststellung des qualitativen Blutbildes Differentialzählungen vorgenommen. Zwischen der epidemischen Häufung wurden von mir immer etwa gelegentlich sporadische Fälle beobachtet.

Aus dem übrigen Ausland (Italien, Rußland) sind die Nachrichten sehr spärlich. Aus Amerika berichtet neuerdings (1926) T. P. HERRICK (Cleveland) über Beobachtungen von 52 Fällen, nachdem schon ZAHORSKY 1914 und 1924 gehäuftes Auftreten in Amerika beobachtet hatte. LAWTON-SMITH sahen 1929/30 in einer Epidemie von Branford (Conn.) 97 Fälle. Fox und CLARK beobachteten in Milwaukee vom Februar bis Mitte Juli 1944 eine Epidemie mit 22 Fällen. Hauptsächlich befallen war das Alter von 9—11 Jahren. Ein rosaroter morbilliformer Ausschlag breitete sich rasch vom Gesicht auf die Extremitäten aus.

Ätiologie. Französische Autoren, wie COMBY und LESAGE, bezweifeln noch, daß es sich um eine spezifische Infektionskrankheit handle. Der letztere Autor möchte die Affektion unter die toxischen Erytheme intestinalen Ursprungs zählen. Diese Meinung wurde etwa auch noch von anderen Ärzten vertreten, die die Milch anschuldigten. Doch spricht eigentlich nichts für diese Auffassung und das klinische Bild ist so scharf umschrieben, und kehrt in den einzelnen Fällen mit solcher Regelmäßigkeit wieder, daß wir nicht daran zweifeln können, daß es sich um eine besondere Infektionskrankheit handelt. Der Krankheitserreger ist allerdings noch völlig unbekannt und wir können deshalb über seine Biologie noch nichts Bestimmtes aussagen.

Die Krankheit wird auch bei Kindern beobachtet, die bereits Scharlach, Masern oder Röteln gehabt haben. Das weist entschieden darauf hin, daß das Erythema infectiosum zu keiner der vorerwähnten Krankheiten in näherer Beziehung steht.

Kontagiosität. Die Fälle, die im gleichen Schulzimmer auftreten, oder das sukzessive Befallenwerden von Mitgliedern der gleichen Familie weisen unzweifelhaft darauf hin, daß die Krankheit kontagiös ist. Auch SEPP berichtet, daß in der PFAUNDLERschen Klinik ein dort aufgenommener Patient den Assistenten und dieser wieder einen anderen Patienten infizierte. Die Kontagiosität ist jedoch sicherlich viel geringer als bei anderen Erkrankungen, wie z. B. bei den Masern. So sahen ESCHERICH und POSPISCHILL, als sie Kinder mit Erythema infectiosum auf die allgemeine Krankenabteilung legten, keine einzige Hausinfektion. HERRICK beobachtete in 24 Familien mit 2 oder mehr Kindern, daß in 13 Familien mehr wie ein Kind Erythema infectiosum hatte.

Disposition. Zu der Erkrankung ist offenbar das Kindesalter bis etwa zu 12 Jahren besonders disponiert. Erwachsene werden selten betroffen, doch sah ich eine junge Mutter erkranken, welche darauf ihr 5 Monate altes Kind infizierte. Männliche und weibliche Personen scheinen ungefähr in gleicher Weise von der Erkrankung befallen zu werden. Am häufigsten kommt das Erythema infectiosum bei Schulkindern im Alter von 6—15 Jahren vor, gelegentlich auch bei jüngeren Kindern.

Epidemiologie. Die Krankheit wird meist in kleinen Epidemien bei Geschwistern, in Schulen, Kindergärten usw. beobachtet, andererseits sind aber auch ganze Familien mit 9 Kindern (FLEISCHER) erkrankt. Von TSCHAMER ist berichtet worden, daß besonders auf dem Lande ganze Ortschaften von der Krankheit in ganz kurzer Zeit befallen wurden. Sehr viele Fälle kommen wegen der leichten, meist sogar fieberfreien Natur der Erkrankung sowohl in Europa wie in Amerika nicht zur Kenntnis der Ärzte, woraus sich wohl der Mangel an klinischen Berichten erklärt (L. TOBLER, HERRICK). Aus diesem Grunde kann man aus den vorliegenden Literaturberichten sich kein rechtes Bild über die wahre Ausdehnung der Epidemien machen.

Immerhin sah HERRICK 1925 bei 5000 genau beobachteten Schulkindern, daß die Verbreitung trotz des Bestehens einer Epidemie nicht besonders groß war. Interessant ist die Beziehung zur Jahreszeit und zum Wetter. Das Erythema infectiosum tritt besonders gern im Frühjahr auf, und zwar bei sonnigem, warmem Wetter. HERRICK sah in einer Schule in der letzten Aprilwoche bei warmer Witterung 10 Fälle. Der Mai war ein sehr kalter Monat und die Krankheit war wie ausgestorben während eines vollen Monats. Als dann Ende Mai wieder warmes Wetter kam, trat die Epidemie in mehreren anderen Schulen von neuem auf, ja, das Exanthem konnte sogar bei einem früheren Patienten nach einem monatelangen Intervall wieder stark aufflackern. Merkwürdig ist, daß das Erythema infectiosum vor oder gleichzeitig mit anderen exanthematischen Krankheiten, wie besonders Masern oder zu Beginn einer Rötelnepidemie auftreten kann.

Die Krankheit hinterläßt eine spezifische Immunität, so daß die von einer ersten Epidemie befallenen Kinder bei einer zweiten verschont bleiben (HERRICK).

Krankheitsbild. Im allgemeinen verläuft die Krankheit sehr leicht, fast oder ganz fieberlos.

1. Inkubation. Sie dauert im allgemeinen 6—14 Tage, es sind aber auch 17 als höchste Zeitspanne angegeben worden, somit ähnlich wie bei Röteln.

2. Prodromalstadium. Häufig fehlen Prodromalsymptome ganz, und der Ausschlag im Gesicht ist das erste Krankheitszeichen. Manchmal klagen besonders größere Kinder und auch Erwachsene über Unwohlsein, Mattigkeit, Appetitlosigkeit, Kältegefühl, leichte Magendarmstörungen, Ohrenstechen, Lichtscheu und Schnupfen. Besonders werden auch leichte Gelenkschmerzen z. B. in den Armen angegeben. HEISLER und SEPP berichten über Drüsenschwellungen in diesem Stadium.

3. Stadium exanthematicum. Ohne Prodrome oder doch von Unbehagen, Mattigkeit, Kopfschmerzen begleitet, tritt der Ausschlag zuerst und fast regelmäßig im Gesicht auf. Es erscheinen rote, leicht erhabene Fleckchen von der Größe eines Hirsekorns auf der Wangenhaut, die meist rund sind und auf Druck völlig verschwinden, gewöhnlich rasch größer werden und manchmal schon innerhalb einiger Stunden zu einer erysipelartigen Röte konfluieren. Die Mütter bringen dann die Kinder zum Arzt und fragen ängstlich, ob es sich um

Gesichtsrose handle. Die Eruption im Gesicht wird von Brennen, Hitzegefühl und abnormer Spannung begleitet. Das ganze Gesicht sieht gewöhnlich auffallend gedunsen aus.

Die Lokalisation und Entwicklung des Exanthems ist bei fast allen Fällen die gleiche, auch wenn es öfters im allgemeinen sehr vielgestaltig auftritt. Es erscheint, wie erwähnt, meist zuerst auf der Wangenhaut, schneidet scharf an der Nasolabialfalte ab und ist nach unten zu öfter wallartig, rotlaufähnlich (TSCHAMER) abgegrenzt, während es medial und nach oben in etwas undeutlicher Weise sich über die Nasenwurzel fortsetzt und auf dem Nasenrücken sich dann allmählich verliert. Nach dem Ohr zu ist die Abgrenzung des Exanthems gegenüber der normalgefärbten Haut undeutlich, verwaschen, zeigt manchmal daselbst zackige Ausläufer. Das Exanthem nimmt demnach im Gesicht die Figur eines Schmetterlings an (BERBERICH). Welsche Familien in Bern nannten deshalb die Krankheit „le Papillon" (STOOSS). Die Lippen und die knorpelige Nase bleiben frei. Wie bei Scharlach erkennt man in der Mitte des Gesichts ein blasses Dreieck, dessen Basis am Kinn und dessen Spitze auf dem Nasenrücken liegt. Zu dieser Zeit sieht man gewöhnlich einige wenige blaßrote Flecken im Nacken, an der Haargrenze, an der Stirn und etwa noch am Kinn. Beim Betasten fühlt sich die gerötete Haut auffallend heiß, prall gespannt, von vermehrter Konsistenz und gegenüber der übrigen Haut leicht erhaben an. Mitunter wird das Exanthem im Gesicht übersehen oder falsch gedeutet. So rühmte mir einst eine Mutter, daß ihr sonst so blasses Kind jetzt so auffallend gut aussehe. In Wirklichkeit hatte es aber ein Erythema infectiosum.

Während des Höhestadiums ist das Exanthem intensiv rot, wird beim Abblassen auf den Wangen auffallend cyanotisch und dann meistenteils etwas undeutlich, jedoch der geringste Reiz auf der Haut, Aufregung usw. können das Exanthem wieder zum Aufflackern bringen.

Kreis- oder girlandenförmige Gestaltungen des Ausschlages kommen im Gesicht weit seltener als an den Extremitäten, und zwar nur in leichter Andeutung am Rande des Exanthems zur Ausbildung. Gelegentlich treten Nachschübe am 2.—3. Tag in Form von zartroten Flecken am Kinn, an der Stirn, an den Ohren und im Nacken auf, die sehr bald abblassen und rasch ganz verschwinden.

Bei einem von mir beobachteten Fall bildete ähnlich, wie das auch SEPP beschrieben hat, der Ausschlag im Gesicht die einzige Lokalisation. Er war hier unter wiederholtem Abblassen etwa 14 Tage lang sichtbar. Die Extremitäten und der Rumpf blieben vollständig vom Ausschlag verschont. Dagegen klagte die junge Tochter während der ganzen Zeit über leichte rheumatoide Schmerzen, besonders in den Armen.

Meist 1—3 Tage nach dem Erscheinen im Gesicht befällt der Ausschlag die Streckseiten der Arme, und zwar gewöhnlich zuerst in der Schultergegend und an den Oberarmen und allmählich an den Vorderarmen und an den Handrücken bis zu den proximalen Phalangen der Finger. An den Fingern selber wird der Ausschlag immer blasser und fast kaum mehr wahrnehmbar. Nach 24—48 Std zeigen sich auch einzelne Ausläufer des Ausschlages auf der Beugeseite der Arme, während sich auf den Streckseiten bereits die bekannten Rückbildungsfiguren geltend machen.

Die Beine und der Stamm werden annähernd gleichzeitig wie die Arme oder einige Stunden später mitbeteiligt. Der Ausschlag an den Beinen ist demjenigen an den Armen sehr ähnlich und zeigt sich besonders an den seitlichen Partien der Oberschenkel mit einzelnen Ausläufern nach der Adductorengegend. Die Kniegegend wird mehr oder weniger verschont. Die Unterschenkel sind meist in geringem Grad und in wenig typischer Weise verändert, ebenfalls mit Bevorzugung der Streckseite; doch finden sich häufig einzelne Ausläufer in der Waden-

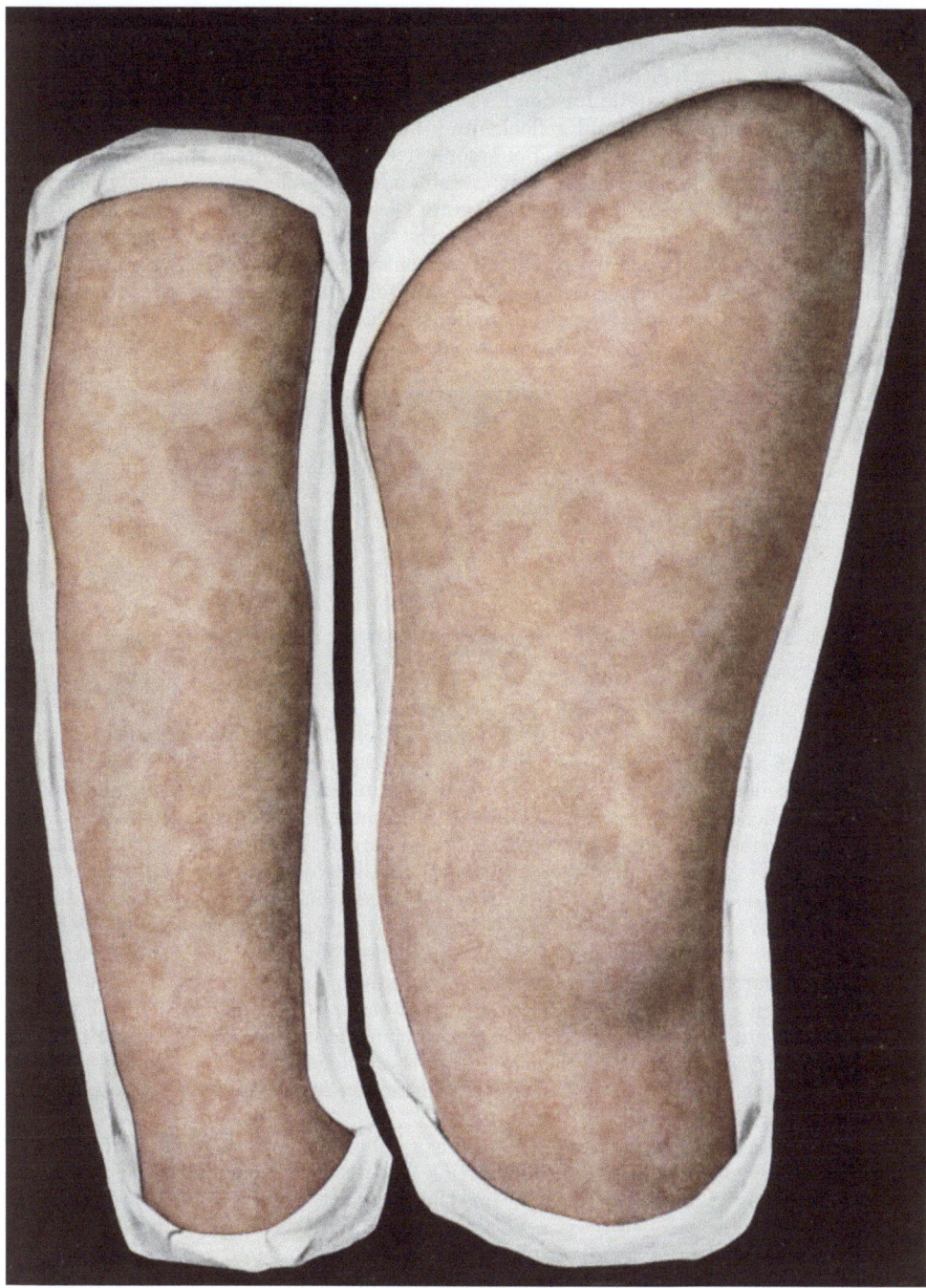

Abb. 1. Erythema infectiosum. 3½ Jahre alt. Vorderarm und Oberschenkel am 3. und 4. Tage der Krankheit. Ungewöhnlich starkes Exanthem. (Aus TOBLER: Erg. inn. Med. 15.)

gegend. Selten erstreckt sich der Ausschlag auf die Dorsalfläche der Füße. Handteller und Fußsohlen bleiben meist frei.

An den Handgelenken und Ellenbogen zeigt der Ausschlag häufig ein glänzenderes Rot, das auch länger bestehen bleibt, wenn an den übrigen Stellen des Körpers der Ausschlag bereits abgeblaßt ist (LAWTON-SMITH).

Eine Prädilektionsstelle für das Exanthem ist meist auch die Glutäalgegend. Sie ist meist intensiv rot und gefleckt und diese fleckige Röte erstreckt sich von da langsam abnehmend auf die Beugeseite der Oberscheknel. Am Rumpf sieht man gar nicht selten ziemlich weit auseinanderstehende zartrosarote masernähnliche Flecken. Das Exanthem am Rumpf ist jedoch lange nicht so ausgeprägt wie im Gesicht, an den Nates und an den Extremitäten. Nicht so selten wird es übersehen oder kann auch bei genauer Beobachtung dauernd fehlen. Es erscheint auch meist erst später, nachdem Extremitäten und Gesäß zuerst intensiver befallen worden waren. Die eigentümlichen Rückbildungsfiguren, wie an den Extremitäten, sieht man am Rumpf nicht.

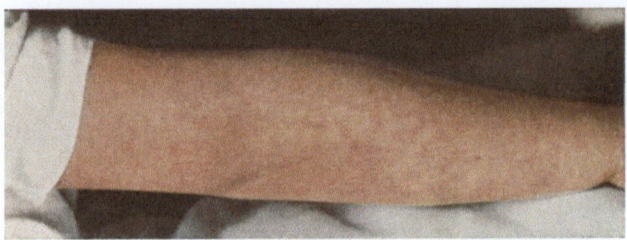

Abb. 2. Ringelröteln (Megalerythema infectiosum). Girlandenartig begrenzte Rötung auf den Streckseiten der Arme. (Aus Tabulae exanthematicae, F. HOFFMANN-LA ROCHE, Basel.)

Ganz im Anfang sieht man wie im Gesicht, so auch an den Extremitäten kleine, leicht papulöse, stecknadelkopfgroße bis linsengroße Erythemherde, welche sich sehr rasch ausdehnen und große Neigung zu Konfluenz haben. Infolge der verschiedenen Art der Konfluenz kommt es nun hier sehr oft zu eigentümlichen masernähnlichen, größeren und kleineren Flecken. Bei weiterem Fortschreiten des Exanthems blaßt es gewöhnlich zuerst immer im Zentrum ab, wobei es hier eine blaßlivide, manchmal etwas gelblich bis bläulichrote cyanotische Verfärbung annimmt. Die Ränder der Flecken dagegen sind leuchtend rot gefärbt und in beständiger Veränderung begriffen. Es entstehen auf diese Weise eigentümliche, kreisförmige, schlangenartige, girlandenähnliche, gezackte, band- und netzförmige Figuren (Erythema gyratum, marginatum, figuratum, variabile usw.). Am besten ist noch der Vergleich der roten, oft etwas wallartigen Zone des Exanthems mit einer durch vorgeschobene Landzungen und Inseln vielgestaltigen Küste, während die freigebliebenen hellen Hautflächen dem Meer entsprechen würden. Auch HERRICK erzählt, daß eine Mutter den Ausschlag treffend beschrieb wie eine Landkarte mit Seen und Flüssen.

Das Exanthem ist in diesem Stadium so charakteristisch, daß man allein schon aus der eigentümlichen Konfiguration desselben die Diagnose stellen kann. Der Ausschlag dauert 3—21 Tage, im Durchschnitt etwa 11 Tage. Zeitweise verblaßt er unter gelblich-blasser Verfärbung der Haut, aber spontan oder auch durch kleine leichte Hautreizmittel flackert er wieder auf und zeigt von neuem sein reizvolles Figuren- und Farbenspiel, das ihn zum schönsten und kunstvollsten Exanthem stempelt, das die Natur noch je auf die Menschenhaut gemalt hat.

Wie einerseits in seltenen Fällen das Exanthem nur im Gesicht auftritt, so gibt es andererseits Fälle, bei denen anscheinend das Gesicht verschont bleibt und das Exanthem sich nur an den Extremitäten zeigt. Doch ist man in derartigen

Fällen, wenn man die Patienten nicht von Anfang an beobachtet hat, nie ganz sicher, ob nicht doch vorher ein sehr flüchtiges Gesichtsexanthem vorhanden war, das von der Umgebung nicht gesehen wurde. Der Haarboden, in der Regel auch der Hals, die Dammgegend, die Finger und die Zehen sind frei von Ausschlag.

Im allgemeinen tritt nach dem Verschwinden des Exanthems keine Schuppung der Haut ein. Nur in seltenen Fällen ist sie angedeutet kleienförmig, ähnlich wie bei Masern. HEISLER sah bei seinen Fällen mehrere Male Schuppung auch im Gesicht. Eine Pigmentierung hinterläßt der Ausschlag nicht.

In meinen Fällen wurde bei der Eruption und auch späterhin nur selten über Jucken geklagt.

Die Temperatur ist meist gar nicht oder nur 1—2 Tage lang leicht erhöht bis gegen 38°. In 2 Fällen sah ich ephemeres Fieber, bis 39 und 40°. Auch TRIPKE berichtet über höheres Fieber. ROLLY erwähnt ein 6jähriges Kind, das im Anfang mit dem Auftreten des Exanthems unter Frösteln einen Fieberanstieg bis auf 40,2° zeigte, wobei aber das Fieber nur $2^1/_2$ Std anhielt.

Eine leichte Conjunctivitis, etwas Schupfen, selten Bronchitis tritt mitunter im Verlauf des Erythema infectiosum auf. Herpes labialis habe ich fast nie gesehen. In Übereinstimmung mit STICKER, POSPISCHILL und HEIMAN habe ich auf der Mundschleimhaut öfters ein zartes Enanthem in fleckiger Form beobachtet. Mitunter kleine Petechien am harten Gaumen (v. PFAUNDLER und SEPP). Lymphdrüsenschwellungen habe ich in Übereinstimmung mit ROLLY u. a. vermißt. Nur NAEGELI sah Drüsenschwellungen in beiden Axillae und am Halse. Im Gegensatz zu den Rubeolen waren dagegen die Nackendrüsen frei. Über starke Schweiße, Nasenbluten, beträchtliche Schwächezustände usw. wird verschiedentlich berichtet.

Ein Milztumor konnte vor mir nie nachgewiesen werden. Er soll aber gelegentlich vorkommen.

Ab und zu klagen größere Kinder über leichtere rheumatoide Schmerzen in den Hand-, Ellenenbogen und Kniegelenken, besonders bei längerer Dauer des Exanthems. BERBERICH sah als Nachkrankheit schmerzhafte Anschwellungen der Knie- und Fußgelenke. Einmal beobachtete ich eine leichte Pleuritis sicca; STOOSS erwähnt als Komplikation eine Pneumonie des linken Unterlappens und eine Perkarditis. TRIPKE beschreibt hämorrhagische und katarrhalische Nephritis als Nachkrankheit, auch Cystitis und Ikterus wird gelegentlich erwähnt. Der engere Zusammenhang mit dem Erythema infectiosum erscheint manchmal zweifelhaft.

Blutbild. Nach meinen Untersuchungen an 25 Fällen[1] gibt es leider beim Erythema infectiosum kein besonders charakteristisches Blutbild. Die Leukocytenzahlen schwanken zwischen 5000—21000. In 8 von 25 Fällen fand ich eine Eosinophilie von 5—15%. Die Neutrophilen sind etwas vermindert, zeigen mitunter starke, mitunter keine Kernverschiebung. Es besteht meist eine relative oder absolute mäßige Lymphocytose, 40—70% mit Überwiegen der kleineren Formen. Die Monocyten sind entweder leicht vermindert oder normal. TÜRKsche Reizungsformen oder Plasmazellen finden sich entweder gar nicht oder höchstens bis 0,5—1—2%. In Übereinstimmung mit NAEGELI unterscheidet sich somit das Blutbild deutlich von dem der Rubeolen mit seinen vielen Plasmazellen. LAWTON-SMITH fanden in 35 untersuchten Fällen keine Leukocytose, ebenfalls eine gewisse Tendenz zur Eosinophilie und relativer Lymphocytose.

Scarlatinois, eine besondere Varietät des Erythema infectiosum. Während der Epidemien von Erythema infectiosum gibt es nun vereinzelt oder gehäuft Fälle, die durch ihre Schwere von dem gewohnten Bilde abweichen. Es kommt zu höherem, 6 Tage dauerndem Fieber, zu Angina mit Belägen. Das Exanthem hat mehr scarlatiniformen Charakter und zeigt eine stärkere Schuppung in der Rekonvaleszenz wie die gewöhnlichen Fälle von Erythema infectiosum. Derartige Fälle wurden zuerst von TRAMMER in Gacko (Herzegowina) als Scarlatinois beschrieben. Auch STOOSS machte in der Epidemie von 1904 in Bern ähnliche Beobachtungen. Bei dem von ihm mitgeteilten Fall bestand Angina mit weißlichem Belag, 6tägiges Fieber, am 7. Tag Schmerzen in beiden Handgelenken und in den kleinen Fingergelenken. In einem anderen Fall ebenfalls Angina follicularis und Fieber, erst nach 3 Tagen juckender Ausschlag auf der Brust, am 4. Tag im Gesicht. Patient hatte früher Scharlach durchgemacht.

In der Berner Epidemie vom Frühjahr 1925 (man beachte die Koinzidenz mit den Beobachtungen von HERRICK in Amerika) sah ich ein 7jähriges Mädchen plötzlich mit

---

[1] Siehe Erg. inn. Med. **29**, 87.

40° Fieber und wiederholten schweren Konvulsionen erkranken. Am folgenden Tag starke Angina mit diphtheroiden Belägen auf beiden Tonsillen. Erst am 3. Tag Eruption des Exanthems von typischem Erythema infectiosum zuerst im Gesicht, am nächsten Tag auch an den Extremitäten. Am Rumpf stellenweise mehr scarlatiniformes Erythem, stark juckend. Ausgesprochene Himbeerzunge. Sowohl an den Armen als ganz besonders an den Oberschenkeln zeigten sich die typischen Rückbildungsfiguren des Erythema infectiosum. Das Exanthem hinterließ eine deutliche kleienförmige Schuppung am Rücken und an den Beinen. Das hohe Fieber sank erst am 6. Tag fast kritisch ab. Zu dieser Zeit fand ich auch im Blute eine Eosinophilie von 22%. Die Scharlachähnlichkeit zeigte sich somit auch im Blutbild. Weiterer Verlauf o. B.

Prognose ist günstig. Todesfälle, wie 2 von TRIPKE beschriebene, an Pneumonie, fallen wohl nicht dem Erythema infectiosum als solchem zur Last.

Diagnose. Während einer Epidemie steht die Diagnose gewöhnlich auf dem Gesicht geschrieben und ist ohne weiteres zu stellen, wenn ein Arzt diese Fälle einmal kennengelernt hat. Die eigentümliche schmetterlingsförmige Gestaltung des Ausschlags im Gesicht, die auffallend cyanotische Farbe desselben im Abblassungsstadium, die besonders an den Extremitäten gut sichtbare und auffallend kreis- und girlandenförmige Anordnung des Ausschlags, die Lokalisation desselben besonders an Vorderarmen, Oberarmen, Oberschenkeln und Gesäßgegend, das Fehlen schwerer Krankheitssymptome und des Fiebers oder die nur ephemeren Temperatursteigerungen sind für die Krankheit doch recht charakteristisch.

Differentialdiagnose. *Röteln.* Während bei den Röteln der Ausschlag rasch innerhalb 1—2 Tagen und typisch sich vom Gesicht aus nach dem Hals, Rumpf und Extremitäten ausbreitet und dann gleichmäßig in gleicher Weise abblaßt, klammert sich das Erythema infectiosum an bestimmten Körperstellen, an den Extremitäten, am Gesäß fest und hält sich hier auffallend lange, wobei sich die merkwürdigen Metamorphosen des Exanthems mit Gitterfiguren, Girlandenbildungen und cyanotisch opaker Verfärbung der Zentren (L. TOBLER) zeigen. Deshalb wurden sie auch als örtliche Röteln bezeichnet. Der Rumpf wird in der Regel viel schwächer befallen wie bei den Röteln. Das Exanthem der Röteln ist kleinfleckiger und zeigt sehr geringe Neigung zur Konfluenz. Die charakteristische cyanotische Verfärbung im Gesicht fehlt bei den Röteln. Das Rötelnexanthem dauert meist nur 2—4 Tage und zeigt nicht das auffällige zeitweise Abblassen und zeitweise Wiederaufflammen des Exanthems besonders unter dem Einfluß äußerer Reize. Es fehlen ferner die für Röteln so charakteristischen generalisierten Drüsenschwellungen, insbesondere die schmerzhaften hinteren Nacken- und Halsdrüsen. Nur abortive Fälle von Erythema infectiosum sind mitunter von Röteln schwer abzutrennen. Hier kann längere Beobachtung und vor allem das Blutbild auf die richtige Fährte führen. (Uncharakteristische Lymphocytose bei Erythema infectiosum, typische Plasmazellenlymphocytose bei den Röteln.)

Masern. Masern unterscheiden sich durch das 3—4tägige ausgeprägte Prodromalstadium mit Enanthem und Kopliks, und beträchtlichen Krankheitssymptomen. Die Lokalisation des Exanthems ist bei den Masern eine ganz andere, indem hier das ganze Gesicht und auch die behaarte Kopfhaut befallen ist. Eine Bevorzugung der Streckseiten der Extremitäten, die kreis- und girlandenförmigen Rückbildungsfiguren finden sich nicht.

Scharlach. Scharlach ist nur bei oberflächlicher Betrachtung des Exanthems, und zwar nur bei der sog. Scarlatina variegata mit dem Erythema infectiosum zu verwechseln. Bei beiden Krankheiten findet sich zwar das sog. blasse Kinndreieck, aber der Scharlach zeigt nicht bald im Gesicht die eigentümliche cyanotische Verfärbung. Beim Scharlach werden Hals und Rumpf ganz besonders befallen. Die Farbe des Ausschlags ist verschieden. Petechien und Bläschenbildungen kommen bei Erythema infectiosum nicht vor.

Sehr viel schwieriger kann die Abgrenzung der *Scarlatinois* vom Scharlach sein. Angina mit Belägen, Konvulsionen, sogar Himbeerzunge und scarlatiniformes Erythem mit Schuppung, Eosinophilie machen das Krankheitsbild außerordentlich scharlachähnlich. Es läßt sich vom Scharlach unterscheiden durch das charakteristische Exanthem im Gesicht, durch die späte Zeit der Eruption am Rumpf und an den Extremitäten erst am 3.—4. Tag, was zwar bei Scharlach auch vorkommt, aber doch ungewöhnlich ist. Das Hauptmerkmal bilden die charakteristischen Rückbildungsfiguren an den Extremitäten. Auch das 6tägige Fieber mit kritischem Temperaturabfall kann zur Differentialdiagnose verwertet werden, ebenso wie der spätere meist komplikationslose Verlauf. Die Schuppung ist eine kleienförmige im Gegensatz zur groblamellösen beim Scharlach.

Erythema exsudativum multiforme. Das Exanthem beginnt bei dieser Krankheit gleichzeitig und symmetrisch an beiden Hand- und Fußrücken und den angrenzenden Partien. Mit stecknadelkopfgroßen disseminierten Flecken, welche sich rasch vergrößern. Die Flecken sind viel stärker papulös wie beim Erythema infectiosum und neigen mitunter zu Bläschenbildung und heilen unter Pigmentierung ab. Ähnliche Efflorescenzen zeigen sich an den Vorderarmen, im Gesicht, an Hals, Nacken, Brust. Sie neigen weniger zu Konfluenz, wie diejenigen des Erythema infectiosum. Doch gibt es sehr erythematöse Formen mit polycyclischen, roten Rändern, die zu ähnlichen roten Linien und Bändern zusammenfließen unter zentraler Abheilung wie beim Erythema infectiosum. Doch finden sich dann diese figurierten Eryrtheme mehr am Rumpf, an dem sie sich beim Erythema infectiosum nicht in dieser Form zeigen. Das Erythema exsudativum verläuft ab und zu unter schweren Krankheitserscheinungen mit hohem Fieber, starkem Juckreiz und Komplikationen. Es tritt nicht epidemisch auf.

Urticaria. Das Erythema infectiosum ist leicht von den unregelmäßigen, an allen möglichen Körperstellen auftretenden, großen, stärker erhabenen, stark juckenden und flüchtigen Quaddeln der Urticaria zu unterscheiden.

Arzneiexantheme. Die Erkrankung kann schon durch die Anamnese gesichert werden, z. B. bei Serumexanthemen. Die Lokalisation ist meist anders und die Figuren an den Extremitäten, die auffallende cyanotische Verfärbung im Gesicht fehlen, ebenso wie die epidemische Ausbreitung und der cyclische Verlauf. Außerordentlich Erythema infectiosumähnlich sollen nach JENNY Calomelexantheme bei Kindern aussehen, welche solches in Form von Wurmschokolade in sich aufgenommen haben. Fieber kann dabei auch beobachtet werden.

Behandlung. Eine eigentliche Behandlung bedarf die Krankheit nicht. Es wird sich jedoch empfehlen, einige Tage Bettruhe anzuordnen. Eine milde abführende Behandlung und leichte Diät sind wohl angebracht. Man sorgt für Reinlichkeit der Haut durch Bäder; der Juckreiz wird, wenn er stark ist, mit Essigabwaschungen, eventuell Mentholspiritus (1%) und nachfolgendes Einpudern gelindert.

Literatur.

A. Zusammenfassende Arbeiten.

Stooss, M.: Handbuch Pfaundler-Schlossmann, 3. Aufl., Bd. 2, S. 235. 1923.
Tobler: Erg. inn. Med. 14, 60 (1915).

B. Einzelarbeiten.

Berberich: Diss. Gießen 1900.
Cathala, J., et Cambessedés: Bull. Soc. Hôp. Paris 52, 205 (1928).
Escherich: (1) 11. internat. med. Kongr. 1896, Mschr. Kinderheilk. 3, 285 (1904). — (2) Wien. klin. Wschr. 1904, 631.
Feeley: Atlantic med. J. 31, 752 (1928). — Feilchenfeld: Dtsch. med. Wschr. 1902, 596.
Gumplovicz: Jb. Kinderheilk. 32, 266 (1891).
Hanneman: Nederl. Tijdschr. Geneesk. 70, 1984 (1926). — Heiman: Jb. Kinderheilk. 60, 421 (1904). — Heisler: Münch. med. Wschr. 1914, 1684. — Herrick: Amer. J. Dis. Childr. 31, 486 (1926).
Kissinger: Münch. med. Wschr. 1927, 1381.
Lawton-Smith: Arch. int. Med. 1931, 47.
Ochsenius: Münch. med. Wschr. 1917, 838.
Plachte: Berl. klin. Wschr. 1904, 223. — Pospischill: Wien. klin. Wschr. 1904, 701.
Schmidt: Wien. klin. Wschr. 1899, 1169. — Shaw: (1) Amer. J. med. Sci. 1905, 1629. — (2) Abt. Pédiatrics 5, 660 (1924). — Smith: Arch. of Pediatr. 46, 456 (1929). — Sticker: Z. prakt. Ärzte 40, 211 (1899).
Taccone: Riv. Clin. pediatr. 25, 145 (1927). — Tobeitz: Arch. Kinderheilk. 25, 17 (1898). — Trammer: Wien. klin. Wschr. 1901, 610. — Tschamer: Jb. Kinderheilk. 29, 372 (1889).
Weber: Korresp.bl. Schweiz. Ärzte 46, 1453 (1916).
Zahorsky: Amer. J. Dis. Childr. 31, 486 (1926).

Das kritische Dreitagefieberexanthem der kleinen Kinder (Exanthema subitum).

Von

Eduard Glanzmann.

Mit 5 Abbildungen.

Synonyma. Lateinisch: Exanthema criticum, postfebrile, Roseola infantum; französisch: Sixième maladie; englisch: Exanthem subitum; italienisch: Esanthema subitanio, Sesta malattia.

Definition. Es handelt sich namentlich um eine Krankheit der Säuglinge, welche meist mit einem 3tägigen hohen Fieber beginnt, das kritisch absinkt. In diesem Zeitpunkt erscheint ein masern- oder rötelnähnliches Exanthem, das schon nach 1—2 Tagen verschwindet. Charakteristisch ist zur Zeit der Krise ein Blutbild mit Leukopenie und 80—90% Lymphocyten.

Historisches. Die ersten Mitteilungen über dieses eigenartige, neue Krankheitsbild finden wir in der amerikanischen Literatur. 1910 hat ZAHORSKY unter dem Namen Roseola infantilis, 3 Jahre später unter dem Namen Roseola infantum eine neue exanthematische Krankheit beschrieben, welche fast ausschließlich das früheste Kindesalter befällt und dadurch gekennzeichnet ist, daß nach einem 3—4-, höchstens 5tägigen Stadium hohen Fiebers beim kritischen Temperaturabfall ein morbilliformes Exanthem erscheint. Erst in den letzten Jahren fand dieses Exanthem zunächst in Amerika steigende Beachtung (LEVY, VEEDER und HEMPELMANN 1921, WESTCOTT 1921, GREENTHAL, PARK und MICHAEL 1922, L. FISHER, RUH und GARVIN 1923). In Europa hat v. BOKAY in Budapest 1923 die beiden ersten Fälle beschrieben, 1925 berichtet er über 11 Fälle.

Seit 1918 habe ich diese Krankheit in Bern zuerst sporadisch, 1923/24 in Form kleinerer Epidemien gesehen und meine seit Jahren gesammelten Beobachtungen 1924 zuerst unter dem Namen „kritisches Dreitagefieberexanthem der kleinen Kinder" in der Schweizerischen Medizinischen Wochenschrift veröffentlicht. 1925 brachte ich die erste zusammenfassende Darstellung in der 2. Auflage dieses Handbuches. Im gleichen Jahr berichtet LEINER über einen Fall, ebenso v. PFAUNDLER. Es erscheint ein Referat in der Presse médicale von MOUZON. Es sind ferner die Arbeiten des Japaners KAICHIRO IKEDA und des Italieners A. GISMONDI zu nennen. In Deutschland ist die Krankheit noch auffallend wenig beschrieben worden (SALOMON 1925 4 Fälle, MITTELSTÄDT 1926 3 Fälle, ST. ENGEL 1 Fall, ebenso RIETSCHEL). 1926 faßte ich meine Beobachtungen von 52 Fällen in den Ergebnissen der inneren Medizin und Kinderheilkunde unter Verwertung der gesamten Literatur zusammen. 1927 berichten FABER und DICKEY über 26 neue Fälle in Amerika. Sie fanden bis jetzt bereits in der Weltliteratur etwa 550 Fälle beschrieben. 1928 berichtet BRAUNSTEIN aus Charkow über 5 Fälle. Die letzte Mitteilung stammt von H. WILLI aus der FEERschen Klinik 1929 mit 20 Fällen. ROSENBUSCH und ZIEGLER haben in ihrer Praxis Hunderte von Fällen beobachten können. Weitere Arbeiten stammen von CLEMENS, CONTE, UZMANN und WARE aus Amerika, MOORE aus England u. a.

VEEDER und HEMPELMANN haben den Namen Exanthema subitum geprägt und damit 2 Besonderheiten des klinischen Bildes gut getroffen: Das unvermutete plötzliche Erscheinen des Exanthems und sein rasches Verschwinden.

Das neue **Krankheitsbild** bietet ein mehrfaches Interesse. Es kann mit alarmierenden Erscheinungen einsetzen, erlaubt jedoch, sobald die Diagnose gestellt werden kann, eine absolut günstige Prognose. Eine Frühdiagnose wird ermöglicht durch die eigenartigen und charakteristischen Blutveränderungen, welche die Krankheit begleiten. Schließlich ist es wichtig, das Exanthem von anderen ähnlichen infektiösen Erythemen, wie Scharlach, Masern, Rubeolen, Erythema infectiosum zu unterscheiden.

GLANZMANN hat den Namen „kritisches Dreitagefieberexanthem der kleinen Kinder" gewählt, um die Krankheit in ihrem typischen Verlauf und Vorkommen kurz zu charakterisieren. Es handelt sich, wie der Name sagt, um 3 Tage Fieber mit kritischem Exanthem.

Es besteht, wie obige Bezeichnung andeutet, eine ausgesprochene **Disposition** des Säuglings- und Kleinkindesalters für diese Krankheit. Von 52 von mir beobachteten Fällen erkrankten 36 im 1. Lebensjahr, davon 15 in der ersten und 21 in der zweiten Hälfte, wobei der 9.—10. Lebensmonat die größte Frequenz zeigte. Im ganzen 2. Lebensjahr sank dagegen die Zahl der Fälle auf 12 mit einem Maximum im 16. Monat. Mein jüngster Fall war ein Säugling im Alter von 6 Wochen mit typischem Exanthem und charakteristischem Blutbild. Im Gegensatz zu ZAHORSKY werden auch ausschließlich an der Brust ernährte Kinder nicht verschont (GLANZMANN, FABER und DICKEY). Jenseits des 2. Lebensjahres kommt das Exanthema subitum nur noch ganz ausnahmsweise zur Beobachtung. ZAHORSKY berichtet von einem 14jährigen Jungen, VEEDER und HEMPELMANN von einem 10jährigen Knaben, die von der Krankheit befallen waren. Ich selbst habe sie bei einem $3^{1}/_{2}$- und 6jährigen Mädchen, einem 8- und 13jährigen Knaben beobachtet. Von der Beteiligung Erwachsener wissen wir im Gegensatz zu den Rubeolen nichts. 1949 haben URSULA JAMES und A. FREIER einen Ausbruch von Roseola infantum in einem Londoner Frauenspital beschrieben, bei welchem sowohl Mütter, wie Pflegerinnen und Neugeborene erkrankten. Es handelte sich um ein 3tägiges Fieber mit Rash nach der Krise. Ob es sich wirklich um Roseola infantum gehandelt hat, erscheint mir nach den vorliegenden Blutbefunden noch nicht absolut sicher. Nur in einem Fall 80% Lymphocyten und 4 große Monocyten. Die Pflegerinnen zeigten Fieber, starke retroorbitale Kopfschmerzen, Photophobie, allgemeines Unwohlsein, deutliche Nackensteife, zweifelhaftes Kernigzeichen. Liquor normal. Kritische Entfieberung und Ausschlag.

Die Krankheit tritt entweder sporadisch oder in kleineren Epidemien gehäuft besonders in den Frühlings- und Herbstmonaten auf. Merkwürdigerweise bestehen in der Literatur bisher nur wenig Hinweise, daß die Krankheit kontagiös sei. Gewöhnlich erkrankt immer das jüngste Kind einer Familie und die älteren Geschwister werden verschont, vielleicht jedoch nur, weil sie die Grenze der Altersdisposition bereits überschritten haben. WESTCOTT sah 2 Brüder gleichzeitig von Exanthema subitum befallen. 1924 sah ich 2 Geschwister im Alter von 13 Monaten und $3^{1}/_{2}$ Jahren kurz nacheinander erkranken.

Der 13 Monate alte Knabe Philippe E. bekam am 5.10.24 abends plötzlich Fieber, er war sehr matt und niedergeschlagen. Das Fieber dauerte bis zum 9.10. Nachts war das Kind sehr unruhig, weinerlich, schlug sich häufig mit den Ärmchen gegen den Kopf. Tagsüber entleerte nur eine kleinfleckige Rötung des Gaumens, ähnlich wie bei Grippe, nachzuweisen. Am 9.10. kritischer Temperaturabfall auf 37,1 morgens, gleichzeitig masernähnliches Exanthem am Rumpf, behaarten Kopf, Gesicht frei. Extremitäten nur sehr diskret befallen. Leichte Schwellung der Nackendrüsen über dem Hinterhauptbein. Blutbild am 11. 10.: Neutrophile —, Myelocyten —, Jugendformen —, Stabkernige 2, Segmentkernige —, Eosinophile —, Basophile —, große Lymphocyten 8, kleine Lymphocyten 81, große Monocyten 6, Türk 3.

Seine $3^{1}/_{2}$ Jahre alte Schwester Denise E. erkrankte am 13. 10. mit Fieber und gastrointestinalen Störungen. Kritischer Temperaturabfall am 16. 10. Ausbruch eines sehr intensiven masernähnlichen Exanthems am Rumpf und an den Extremitäten bis in Finger- und Zehenspitzen hinaus bei einer Temperatur von 36,5. Gesicht frei, Blutbild am 16. 10. 24: Neutrophile —, Myelocyten —, Jugendformen —, Stabkernige 16, Segmentkernige 2, Eosinophile —, Basophile —, große Lymphocyten 9, kleine Lymphocyten 66, große Monocyten 6, Türk 1. Es bestand in diesem Fall somit eine Inkubationszeit von maximal etwa 7 Tagen. Die Exantheme hatten ein Intervall von 7 Tagen.

ZAHORSKY hat 2 Kinder in einer Familie beobachtet, welche die Eruption mit einem Intervall von 3 Tagen hatten. FABER und DICKEY sahen ebenfalls 2 Kinder nacheinander an Exanthema subitum im Spital erkranken. Das eine am 26. 6., das andere am 30. 6.

Nach diesen allerdings noch spärlichen Beobachtungen müssen wir eine *Inkubationszeit* von 3—7 Tagen annehmen.

Interessant sind Beobachtungen, daß in der gleichen Familie nach monate- und jahrelangen Intervallen immer das jeweilen jüngste Kind an Exanthema subitum erkrankt. So habe ich im Jahre 1921 in einer Familie ein 7 Monate altes Kind an dieser Krankheit behandelt und 1923 einen jüngeren Bruder fast im gleichen Alter von 6 Monaten. Derartige Beispiele habe ich eine ganze Reihe erlebt. FABER und DICKEY sahen ein Mädchen im Januar mit Exanthema subitum, ihr Bruder erkrankte im folgenden Dezember des gleichen Jahres.

Symptomatologie. Das *Fieber* dauert mit großer Regelmäßigkeit 3 Tage, wie die beiliegende typische Kurve zeigt. Es kommen jedoch Ausnahmen vor. So kann die Temperatur schon am 3. Tag oder erst am 6. Tag kritisch abfallen. Die am spätesten von mir beobachtete Krise erfolgte am 8. statt am 4. Tag. Das Fieber ist gewöhnlich recht hoch und bewegt sich zwischen 39 und 40°. Selten kommen hyperpyretische Temperaturen vor. So fanden RUH und GARVIN sogar Temperaturen bis 42° C. Ich selber habe bei einem Kind einmal am Tage vor der Krise 41,6° rectal gemessen.

Allgemeinbefinden und nervöse Erscheinungen. Es gibt sehr leichte Fälle, bei denen die kleinen Kinder nur etwas weinerlich und unleidig sind. Andere Kinder

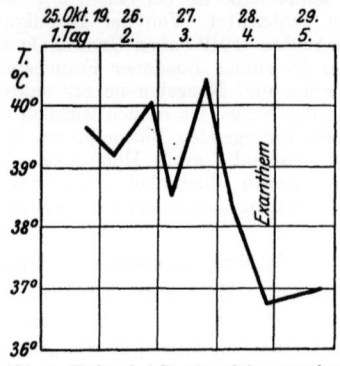
Abb. 1. Fieber bei Dreitagefieberexanthem. Kritische Entfieberung (17 Monate alter Knabe).

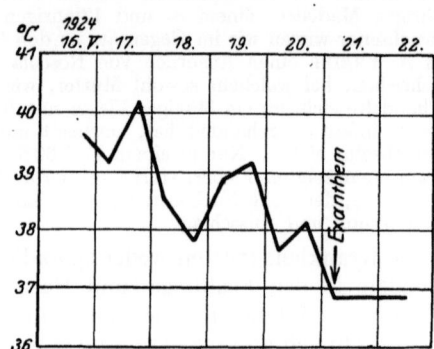
Abb. 2. Mehr lytische Entfieberung. Exanthem am 6. Tag. (Nach v. BOKAY.)

sind tagsüber schläfrig, nachts jedoch schlaflos, äußerst reizbar, weinen und wimmern die ganze Zeit, wälzen sich mit dem Kopf hin und her. Sie haben offenbar heftige Schmerzen. Von den älteren Kindern wissen wir, daß es Kopfschmerzen, unter Umständen, wie mir ein 8jähriger Knabe angab, auch Gliederschmerzen sind. Ab und zu ist auch der Tragus deutlich druckempfindlich und es bestehen offenbar manchmal Ohrenschmerzen, welche jedoch trotz gleicher Unruhe fehlen können. Wiederholt sah ich die nervösen Erscheinungen fast zum Bilde einer serösen Meningitis gesteigert mit erhöhtem intrakraniellem Druck, wie die starke Vorwölbung der großen Fontanelle und die Lumbalpunktion ergab. In einer Reihe von Fällen beobachtete ich wie LEVY, FABER und DICKEY, v. PFAUNDLER, schwere allgemeine Konvulsionen. FABER und DICKEY sahen solche in 8 von ihren 26 Fällen. In einem Falle wiederholten sich die Konvulsionen 3mal hintereinander im Verlauf von 4 Std. Die einzelnen eklamptischen Anfälle dauerten $1/2$—$3/4$ Std. Während der ganzen Zeit war der Patient bewußtlos.

ROSENBLUM beschrieb 1945 eine Komplikation mit *Encephalitis*. Ein 19 Monate altes Mädchen erkrankte plötzlich mit wiederholten Konvulsionen. Im Blut nur 1800 Leukocyten mit einer Lymphocytose von 97%. Kritische Entfieberung am 4. Tag mit charakteristischem Ausschlag. Gleichzeitig linksseitge Hemiparese. Patellarreflexe vorhanden, Babinski auf beiden Seiten positiv, Abdominalreflexe erloschen. Die Hemiparese verschwand vollständig nach 10 Wochen. Wir haben an unserer Klinik eine ganz ähnliche Beobachtung von Hemiparese infolge leichter Encephalitis beim Dreitagefieberexanthem machen können.

Mit dem Fieberabfall wird oft eine auffallende Schlafsucht beobachtet.

Katarrhalische Erscheinungen. Manche Autoren, wie VEDER und HEMPELMANN, BRAUNSTEIN, heben das gänzliche Fehlen von Symptomen trotz des hohen Fiebers als charakteristisch hervor. Im Fieberstadium beobachtete ich, wie seither besonders auch von FABER und DICKEY bestätigt wurde, häufig eine deutliche Hyperämie im Rachen, auf den Tonsillen und im Pharynx. Häufig sind auch die Conjunctiven etwas gerötet, Schnupfen ist nicht selten, gelegentlich sieht man stark dünnschleimig, eitrige Sekretion aus der Nase. Die Rötung kann am weichen Gaumen die Gestalt eines deutlich kleinfleckigen Enanthems annehmen. Ausnahmsweise habe ich seither wie SPERLING, FABER und DICKEY auch ein leichtes Exsudat auf den Tonsillen gesehen. Kopliks habe ich in keinem einzigen meiner Fälle beobachtet und kann deshalb die Angabe von PETÉNYI nicht bestätigen. Wahrscheinlich hat es sich um eine Verwechslung mit Pseudokopliks (s. Differentialdiagnose bei Masern) gehandelt.

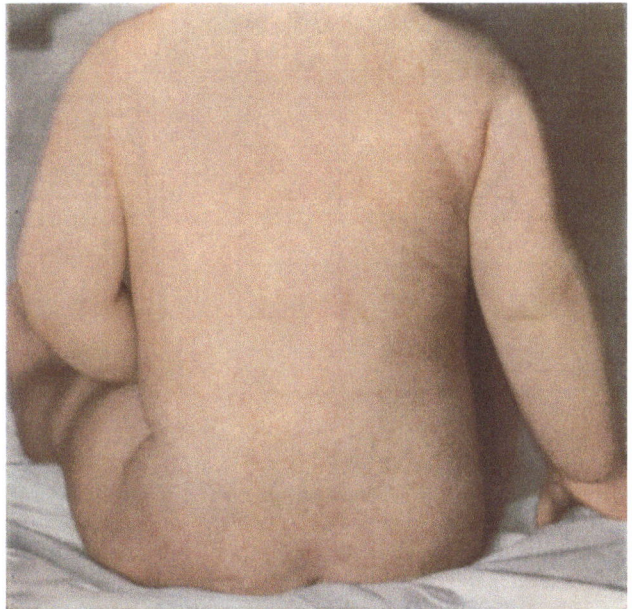

Abb. 3. Dreitagefieber-Exanthem. Exanthema subitum. (Aus Tabulae exanthematicae, F. HOFFMANN-LA ROCHE, Basel.)

Von der Rhinopharyngitis aus kommt es ab und zu zu einer Tubotympanitis mit leichter katarrhalischer Otitis. Bei der Otoskopie sieht man die Trommelfelle deutlich gerötet. Selten kommt es, wie ich in einigen Fällen beobachtet habe, zu eitriger Mittelohrentzündung und Perforation oft erst in der Rekonvaleszenz.

Husten fehlt gewöhnlich, häufig etwas Räuspern und pharyngealer Stridor. Bei ihren 26 Fällen notierten FABER und DICKEY nur 2mal leichten Husten.

Bronchitis ist selten, Lungenkomplikationen fehlen.

Lymphdrüsen und Milz. Drüsenschwellungen, die an Röteln hätten erinnern können, wie LEVY angibt, fehlten wie bei v. BOKAY und anderen Autoren auch in meinen Beobachtungen fast immer. Gelegentlich fand ich wie WESTCOTT, FABER und DICKEY etwas vergrößerte, mitunter empfindliche Nackendrüsen, offenbar im Zusammenhang mit der Rhinopharyngitis. Generalisierte Drüsenschwellungen wie bei Röteln oder lymphämoiden Drüsenfieber konnte ich nicht finden.

In einem Fall fand ich während der Attacke einen deutlich palpablen Milztumor. Ein solcher wurde gelegentlich auch von FABER und DICKEY und neuerdings von WILLI gefunden.

Gastrointestinale Formen im eigentlichen Sinne, wobei es sich nicht, wie LEINER vermutet, um ein bloß zufälliges Zusammentreffen handelt, kommen vor. LEVY hat eine solche bei seinem eigenen Kind beobachtet. Ich sah sie in einigen Fällen. Erbrechen und Durchfall können das Bild beherrschen. Die Stuhlentleerungen erfolgen 3—7mal und öfters, sind dünn, grün und schleimig. Die Zugehörigkeit solcher Fälle wird durch das charakteristische Blutbild bewiesen. So fand ich bei einem 4 Monate alten Säugling mit der gastrointestinalen Form den folgenden Blutbefund: Myelocyten 1, Neutrophile 1, Eosinophile 1, Mastzellen 0, große Lymphocyten 10, kleine Lymphocyten 77, große Monocyten 7, Türk 3.

Das Exanthem tritt entweder mit oder in den ersten Stunden nach dem Fieberabfall auf. Gelegentlich habe ich auch wie WILLI selbst 1—2 Tage nach dem Fieberabfall verstreichen sehen, bis das Exanthem auftrat. Manchmal können bereits am 3. Tage wenige rote Flecken an der Stirn, am Rücken oder am Bauch die Vorläufer darstellen. Der Ausschlag erscheint meist zuerst am Stamm, besonders am Rücken in Form von 2 mm bis zu $^1/_2$ cm großen, zart rosafarbenen

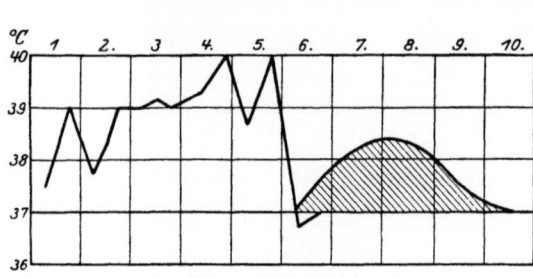
Abb. 4. Kurve von RUH und GARVIN (mit eingezeichnetem Verlauf des Exanthems).

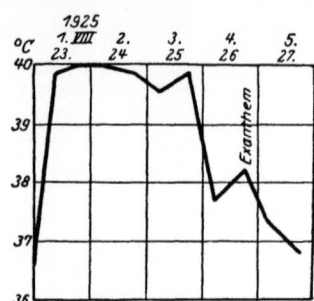
Abb. 5. 16 Monate alter Knabe. Continua continens. Krise in 2 Etappen.

Flecken und breitet sich in etwa 12 Std auf den Nacken, die behaarte Kopfhaut, die Schläfen, Brust, Bauch und Extremitäten aus. Im Gesicht sind die Flecken sehr spärlich, öfters noch zu beiden Seiten der Nasenflügel, oder in der seitlichen Wangengegend, unmittelbar vor den Ohren kommen vereinzelte rote Flecken vor. Während im allgemeinen der Stamm am stärksten befallen ist, so gibt es doch Fälle, bei denen der Ausschlag auch an den Extremitäten bis in die Finger- und Zehenspitzen hinaus sichtbar ist. Eine Bevorzugung der Streckseiten ist nicht wahrnehmbar. Gerade in den Kniekehlen kann das Exanthem reichlich rote Flecken hinstreuen. Die Flecken sind häufig von einem blaßweißen Areola umgeben und durch unveränderte Haut voneinander getrennt. Das Exanthem kann morphologisch Masern ganz zum Verwechseln ähnlich sein, ist jedoch in der Regel weniger papulös und zarter rosa gefärbt. Am Rücken kommt es bei starker Eruption häufig zu einer konfluierenden Rötung, so daß Scharlach vorgetäuscht werden kann. Aber auch da finden sich gewöhnlich auffallend blaßweiße ausgesparte Stellen. Der maculöse Charakter herrscht vor. Nur ab und zu können etwas papulöse Flecken auftreten, die an Urticaria erinnern.

Urin. Öfters wird ein auffallend scharfer Geruch des Urins angegeben. GISMONDI fand nach längerem Zentrifugieren im Urin spärliche, zum Teil degenerierte Leukocyten und einige seltene Zellen der unteren Harnwege. Wiederholt fand ich im Fieberstadium den Urin leicht eiweißhaltig und etwas getrübt wie bei Pyelitis. Im Sediment einige Leukocyten und Lymphocyten. Bakteriologisch fand TOMARKIN Diplokokken, die auf Agar in kleinen Kolonien wie Streptokokken wuchsen. Keine Kettenbildung in flüssigen Nährmedien. Ferner coliforme Bakterien, die sich kulturell in mehreren Eigenschaften von den gewöhnlichen Coli unterscheiden. Diese Ausscheidungspyelitis klingt gewöhnlich ohne weitere Folgen ab. Urobilinogenreaktion positiv. Diazoreaktion negativ.

Blutbild. Schon der erste Blick auf das gefärbte Präparat macht sofort einen eigenartigen Eindruck. Es ist auffallend, daß diese kurzdauernde und gutartige Krankheit so tiefgreifende charakteristische Blutveränderungen erzeugt im Sinne einer hochgradigen

Ätiologie.

Leukopenie mit oft extremer Verminderung der Granuolocyten, so daß die Lymphocyten fast ausschließlich das Blutbild beherrschen. Noch merkwürdiger ist, daß die Blutveränderungen, trotzdem sie fast einer Aleukie nahekommen können, so schadlos vom Organismus ertragen werden. FABER und DICKEY fanden am 1. Tag noch 13000 Leukocyten mit durchschnittlich 47% Lymphocyten. Am 2. Tag finden sich durchschnittlich etwa 4500 Leukocyten mit 45—63% Lymphocyten. Am 3. Tag sinken die Leukocyten häufig bis 3000 und darunter. In anderen Fällen nicht so extrem tief, etwa 6000—7000, mit 70—80% Lymphocyten (GLANZMANN). Am Tag des Exanthems (4.—5. Krankheitstag) bewegen sich die Leukocyten noch in Werten von 4000—8000 mit einer Lymphocytose von 80% bis über 90%. Ich habe in einzelnen Fällen die polynucleären Neutrophilen bis auf 1—2% absinken sehen. Die noch vorhandenen zeigen entweder ausschließlich oder vorwiegend Stabkernformen, ähnlich wie bei Pappatacifieber. Eosinophile und Mastzellen sind, wenn überhaupt vorhanden, in 1 bis höchstens 4—6% vertreten. Vereinzelt kommen Jugendformen und Myelocyten vor. Die Lymphocyten dagegen sind relativ vermehrt. Charakteristisch sind Werte von 80—90%. Die kleinen Lymphocyten herrschen vor. Unter den Lymphocyten finden sich manchmal einzelne pathologische, auch Riederformen mit leicht gelappten Kernen. Ferner findet man mitunter zahlreiche GUMPRECHTsche Schollen. Die großen Mononucleären sind manchmal normal, manchmal deutlich vermehrt. TÜRKsche Reizungsformen oder Plasmazellen wurden von mir ebenfalls gesehen. Sie sind jedoch nicht so zahlreich wie bei Röteln (1—4%). Nur in einem sonst typischen Falle beobachtete ich in der Rekonvaleszenz bis 10% Plasmazellen. Blutplättchen sind während des Fiebers etwas vermindert. Der Blutbefund erinnert an eine sog. lymphatische Reaktion. Er unterscheidet sich von derselben durch die bloß relative Vermehrung der Lymphocyten, sowie durch die geringere Zahl ausgesprochen pathologischer Lymphocyten. Auch hier steht das Blutbild nicht mit besonderen konstitutionellen Eigentümlichkeiten, sondern mit der Eigenart des Infektes in Beziehung.

VEEDER und HEMPELMANN haben angegeben, daß in einem Fall schon am 5. Krankheitstag das Blutbild wieder normal war. Dies stimmt jedoch mit meinen Beobachtungen nicht überein. Es geht vielmehr nach dem Auftreten des Exanthems etwa 7—9 Tage, bis das Blutbild wieder annähernd normal wird. Die Besserung zeigt sich zuerst darin, daß die Stabkerne der Neutrophilen sich vermindern und dafür wieder mehr Segmentkerne auftreten. Dann vermehren sich die Segmentkernformen allmählich unter entsprechender Rückbildung der hochgradigen Lymphocytose.

Die Veränderungen des Blutbildes möge folgender Fall illustrieren: 9 Monate alter Knabe.

	Basophile	Eosinophile	Neutrophile	Myelocyten	Jugendformen	Stabkernige	Segmentkernige	Große Lymphocyten	Kleine Lymphocyten	Große Monocyten	Türk	Gesamte Mononucleäre
3. Krankheitstag 14. 3. 25, 40° Fieber, Leukocyten 4000	0	0	20	0	0	11	9	12	62	5	1	80
4. Krankheitstag 15.3.25 Krise, Exanthem, Leukocyten 3400	0	0	17	0	2	11	4	14	60	8	1	83
5. Krankheitstag 16.3.25 Leukocyten 3700	0	1	22	0	0	9	12	9	66	2	1	78
Am 24. 3. 25 Leukocyten 7500	0	1	29	0	1	6	22	15	48	6	1	70

Die Ätiologie ist noch ungeklärt. ZAHORSKY hat eine intestinale Infektion angenommen. Es handelt sich wohl zweifellos um eine Infektionskrankheit mit noch unbekanntem Erreger.

WILLI und RIETSCHEL haben neuerdings versucht, die Krankheit ätiologisch mit der *Influenza* in Beziehung zu setzen. Nach meinen ausgedehnten klinischen und vor allem auch epidemiologischen Beobachtungen spricht jedoch gar nichts für einen ätiologischen Zusammenhang mit der Influenza. Auch RUH und GARVIN und andere amerikanische Autoren sind dieser Ansicht. Ich habe das Exanthema subitum zu Zeiten im Hochsommer beobachtet, wo sonst gar keine Fälle von Influenza vorkamen. Andererseits habe ich zur Zeit von Influenzanachzüglerepidemien besonders auf einen Parallelismus zwischen Influenza und Exanthema subitum geachtet, aber einen solchen durchwegs vermißt, besonders in den Epidemien 1929 und 1931. Gerade in Familien, welche von der Influenza verschont worden waren, habe ich bei Säuglingen Exanthema subitum auftreten sehen. Kardinalsymptome der Influenza mit Ausnahme von hohem Fieber und leichten katarrhalischen Erscheinungen fehlen ja beim Exanthema subitum. So steht vor allem die hochgradige Kontagiosität der Influenza in scharfem Kontrast zu der Seltenheit der Geschwistererkrankungen beim Dreitagefieberexanthem. Man kann die bisher mitgeteilten Fälle an den Fingern abzählen. Im Gegensatz zur Influenza findet sich Husten beim Exanthema subitum nur in etwa 4—8% der Fälle. Bronchitis ist ebenfalls sehr selten und bei den bisher in der Literatur beschriebenen über 550 Fällen wurde keine einzige Bronchopneumonie beobachtet, was ganz undenkbar wäre, wenn es sich um Influenza gehandelt hätte. Im Gegensatz zu Influenza ist demnach die Prognose, ähnlich wie bei den Rubeolen, dem Drüsenfieber absolut günstig. Todesfälle wurden bis jetzt überhaupt nicht beobachtet. Die Resistenz des Organismus gegenüber Sekundärinfektionen wird eben beim Exanthema subitum trotz der hochgradigen Leukopenie nicht herabgesetzt. Man vergleiche damit das Morbilloid der Neugeborenen von ROSENBAUM, das wirklich mit Grippeerkrankungen der Erwachsenen zusammenhängt und eine Letalität bis zu 30% infolge begleitender oder nachfolgender septischer Infektion besitzt. Dazu kommt noch, daß die Grippeexantheme viel häufiger und ganz überwiegend scarlatiniform sind; sie verhalten sich überhaupt viel variabler wie der fast immer morbilliforme Ausschlag beim Dreitagefieberexanthem. Dazu tritt noch die außerordentliche Konstanz der Blutbefunde, wie ich sie bei Grippeexanthemen älterer Säuglinge niemals in dieser Weise gefunden habe. Auch nach ROSENBAUM ist das Blutbild sogar oft ohne Besonderheiten, während man beim Dreitagefieber geradezu gesetzmäßig einen so auffallenden Blutbefund hat, mit meist hochgradiger Leukopenie und einer Lymphocytose von 80—90%, daß man daraus die Diagnose des Exanthema subitum sicherstellen kann.

CH. SAAL hat an der Kinderklinik FANCONI, Zürich, an Hand von 50 Fällen das Blutbild bei Exanthema subitum in der ersten Krankheitsphase studiert. Es zeigt sich, daß während der 3 Fiebertage eine leichte Leukopenie, ausgesprochene Neutrophilie, Lymphopenie und Monocytose bestehen. Erst am 4. Tag entwickelt sich das charakteristische Blutbild.

WILLI will sich hauptsächlich auf die Ähnlichkeit des Blutbildes in einem Falle von Exanthema subitum und Influenza stützen. Wohl sinken die Leukocyten bei beiden Krankheiten zu einer Leukopenie ab, aber die Polynucleären bleiben bei Influenza selbst zur Zeit der Leukopenie relativ an erster Stelle. Beim Exanthema subitum dagegen sinken die Polynucleären relativ rascher ab, so daß sich ihre Kurve mit derjenigen der Lymphocyten kreuzt (relative Lymphocytose von Anfang an). Bei Influenza überwiegen, oft erst im späteren Verlauf der Erkrankung, die Lymphocyten. Wir sind nicht sicher, ob es sich nicht bei den von WILLI zum Vergleich herangezogenen Fällen von Influenza um Erkrankungen von Exanthema subitum sine exanthemate gehandelt hat, wie dieser Autor ja auch selber zuerst vermutete.

Es muß mit der Möglichkeit gerechnet werden, daß es eben auch Fälle von Exanthema subitum *sine exanthemate* gibt. Denn ich habe Fälle mit rudimentärem Exanthem beobachtet, das so flüchtig war, daß es unter Umständen leicht übersehen werden konnte.

Hauptsächlich bei solchen Fällen, bei denen das erste Exanthem nur schwach entwickelt war, habe ich einige Monate später in seltenen Beispielen *zweite Erkrankungen* an Dreitagefieberexanthem gesehen. Normalerweise scheint die erste Attacke eine dauernde Immunität zu hinterlassen.

Diagnose und Differentialdiagnose. Die Diagnose im Fieberstadium begegnet erheblichen Schwierigkeiten. Bei unklaren Fieberzuständen bei Kleinkindern ist auch an das Dreitagefieberexanthem zu denken. Man muß eine zentrale

Pneumonie und besonders eine Pyelocystitis auszuschließen versuchen. Das Blutbild kann schon früh auf die richtige Fährte führen (Leukopenie und zunehmende Lymphocytose trotz hohen Fiebers).

Bei einfachen Pharyngiten sinkt das Fieber bei antipyretischer Behandlung gewöhnlich schon am folgenden Tage ab, bei Exanthema subitum bleibt es dagegen 3 Tage hoch.

Ist das Exanthem erschienen, wird man erst zu diesem Zeitpunkt hinzugezogen, kann man ja ohne weiteres eine anaphylaktische oder medikamentöse Reaktion ausschließen, da ja eine Behandlung gar nicht stattgefunden hatte. Es erwächst uns die Aufgabe, das Exanthem von anderen infektiösen Erythemen zu unterscheiden.

Am häufigsten ist wohl die Krankheit mit *leichten Masern* verwechselt worden. Das vorhergehende Fieberstadium wurde dann als Prodromalstadium der Masern angesehen. Bei Masern beobachtet man jedoch den Ausbruch des Exanthems in der Regel unter starkem Fieberanstieg auf der Höhe aller Krankheitserscheinungen. Das Exanthema subitum zeigt sich nach vorhergehendem, kritischem Temperaturabfall als Morgenröte der Genesung. Der Ausschlag ist wohl masernähnlich, jedoch weniger papulös und zarter rot. Das Fehlen von Kopliks und großfleckigem Enanthem der Mundschleimhaut, der Beginn des Exanthems am Stamm, das Freibleiben des Gesichtes sprechen gegen Masern.

Letzteres gilt auch für die Abgrenzung gegenüber dem *Morbilloid* der Neugeborenen von ROSENBAUM. Zudem ist bei der letzteren Erkrankung im Gegensatz zum Dreitagefieberexanthem der Verlauf der Temperaturkurve sehr schwankend und uncharakteristisch. Wie bereits oben erwähnt, kontrastiert der stets günstige Verlauf beim Exanthema subitum mit einer Letalität von 30% beim Morbilloid. Für letzteres gibt ROSENBAUM bei unkomplizierten Fällen und bei Leukocytenwerten von 5000—15000 folgende Prozentzahlen der Lymphocyten an:

25	26—50	51—75	75%	Lymphocyten
in 1	5	8	2	Fällen

Die Lymphocytose verhält sich demnach viel weniger konstant und erreicht nicht die hohen Grade, wie sie bei Exanthema subitum fast gesetzmäßig vorkommen.

Die Abgrenzung gegen *Scharlach* kommt nur bei stärkerer Konfluenz der Einzelefflorescenzen in Frage. Das Erscheinen des Ausschlags erst am 4. Tag, sowie das dem Scharlach völlig entgegengesetzte Blutbild lassen Scharlach leicht ausschließen.

In der amerikanischen Literatur wird vielfach eine nahe Verwandtschaft mit *Rubeolen* angenommen („Pseudo-Rubella"). Gegen Röteln spricht der Fieberverlauf, die ausgesprochene Disposition des Frühkindesalters, das Fehlen generalisierter Drüsenschwellungen sowie das Blutbild.

Ähnliches gilt auch für die Abgrenzung gegenüber dem *lymphämoiden Drüsenfieber* (PFEIFFER, GLANZMANN), das im Gegensatz zum Dreitagefieberexanthem nur gelegentlich mit Hauteruptionen einhergeht und im Blute meist eine absolute Vermehrung der Lymphocyten mit sehr vielen großen pathologischen plasmazelligen Formen zeigt.

Auch das *Erythema infectiosum* mit seiner charakteristischen schmetterlingsförmigen Lokalisation im Gesicht, dem Verschontbleiben des behaarten Kopfes, der Bevorzugung der Streckseiten der Extremitäten, wo es lebhaft rote, zu Konfluenz- und Girlandenbildung neigende Efflorescenzen bildet, läßt sich leicht ausschließen.

Das *Erythema exsudativum multiforme* tritt zuerst an Hand- und Fußrücken auf und geht häufig mit Gliederschmerzen einher.

Gegen infektiös-toxische Exantheme spricht der charakteristische Fieberverlauf, sowie die große Konstanz in der Morphologie des Exanthems und des eigentümlichen Blutbildes. Dies gilt besonders auch für die Abgrenzung gegenüber der Influenza. Der Influenza-Rash ist häufiger ausgesprochen scarlatiniform, manchmal morbilliform, urticariell, sudaminös oder petechial. Die Differentialdiagnose kann manchmal allerdings schwierig sein.

ROSENBUSCH verteidigt gegenüber verschiedentlichen Versuchen, das Exanthema subitum auf Grund des Blutbildes mit der Influenza oder banalen grippalen Infekten zu identifizieren die GLANZMANNsche Auffassung eines Morbus sui generis. Epidemiologisch sind schon keine Zusammenhänge festzustellen, indem die monatliche Verteilung der Fälle eine ziemlich gleichmäßige mit nur unwesentlichen Anstiegen ist; ein typischer Winter-Frühjahrsgipfel fehlt und zur Zeit von Grippeepidemien tritt das Exanthema subitum keineswegs gehäuft auf. Nach meinen Beobachtungen tritt es bei echten Influenzaepidemien eher zurück. Das kritische Dreitagefieberexanthem ist mit dem Auftreten des Ausschlages abgeschlossen, Komplikationen treten nicht auf. ROSENBUSCH schreibt: ,,Das von GLANZMANN betonte Fehlen der Pneumotropie des Erregers ist einwandfrei". Die während der Fiebertage oft vorkommende katarrhalische Otitis heilt nach ROSENBUSCH raschestens ab, Myringitis bullosa, die bei Grippe nicht selten ist, wurde von ihm beim Dreitagefieberexanthem nicht gesehen.

Behandlung. Während des Fieberstadiums empfehlen sich in schweren Fällen warme bis heiße Bäder zur Bekämpfung der Unruhe und Schlaflosigkeit. Der zögernde Ausbruch des Exanthems kann ähnlich wie bei Masern durch ein heißes Bad beschleunigt und sehr intensiv gestaltet werden. Bei den Konvulsionen ist die Lumbalpunktion unter Umständen angezeigt. Klysmen mit 1,0 Chloralhydrat in 10 cm^3 Mucilago Salep. Antipyretica. wie besonders Pyrenol, Pyramidon, Kalmopyrin müssen zur Linderung der hyperpyretischen Temperaturen und der Schmerzen herangezogen werden.

Literatur.

A. Zusammenfassende Arbeiten.

GLANZMANN: Erg. inn. Med. **29**, 65.

B. Einzelarbeiten.

ABB, M.: Z. Kinderheilk. **55**, 339 (1933).
BARENBERG, L. H., and L. GREESPAN: Amer. J. Dis. Childr. **58**, 983 (1939). — BASSI: Wien. med. Wschr. **1925**, 1687. — BEAVEN: Arch. of Pediatr. **41**, 686 (1924). — BOKAY, J. v.: Wien. klin. Wschr. **1923**, 570. — Dtsch. med. Wschr. **1925**, 1687. — BRAUNSTEIN, A. P.: Jb. Kinderheilk. **118**, 387 (1928). — BUSCHMANN: Med. Klin. **1926**, 1146.
CLEMENS, H. H.: J. of Pediatr. **26**, 66 (1945). — COMBY: Arch. Méd. Enf. **30**, 356 (1927). — CONTE, A. H., J. W. UZMANN and G. W. WARE: Arch. of Pediatr. **61**, 559 (1944).
ENGEL: Dtsch. med. Wschr. **1926**, 410.
FABER, H. K., and L. B. DICKEY: Arch. of Pediatr. **44**, 491 (1927).
GISMONDI: Pediatria **33**, 80 (1925). — GLANZMANN: Schweiz. med. Wschr. **1924**, 589. — GREENTHAL: Amer. J. Dis. Childr. **23**, 63 (1922).
HEIMAN, H.: Arch. of Pediatr. **42**, 447 (1925).
JAMES, U., and A. FREIER: Arch. Dis. Childr. **24**, 117 (1949).
KAICHIRO IKEDA: J. of Pediatr. Tokyo **1925**.
LEVY: J. Amer. med. Assoc. **77**, 1785 (1921).
MITTELSTÄDT, W.: Klin. Wschr. **1926**, 20. — MOORE, O. M.: Lancet **1945**, 65, 243.
NAESSENS: Nederl. Tijdschr. Geneesk. **66**, 1, 393 (1922).
PARK and MICHAEL: Amer. J. Dis. Childr. **23**, 521 (1933). — PFAUNDLER, V.: Münch. med. Wschr. **1926**, 1016.
ROSENBAUM, J.: Das Morbilloid der Neugeborenen. Jb. Kinderheilk. **1931**, 131. — ROSENBLUM, J.: Amer. J. Dis. Childr. **69**, 234 (1945). — ROSENBUSCH, H.: Schweiz. med. Wschr. **1939**, Nr 46, 1173. — Schweiz. Ges. für Paediatr. Jahresverslg in Genf, 17./18. Juni 1939. — Schweiz. med. Wschr. **1940**, Nr 12. — RUH et GARVIN: Pediatrics **1923**.
SAAL, CH.: Helvet. paediatr. Acta **5**, 291 (1950). — SALOMON: Dtsch. med. Wschr. **1925**, 2152.
TAYLOR: Wisconsin med. J. **21**, 146 (1922—1923). — Tso, E.: China med. J. **36**, 130 (1922).
VEEDER and HEMPELMANN: J. Amer. med. Assoc. **77**, 1787 (1921).
WESTCOTT: Amer. J. med. Sci. **162**, 1787 (1921). — WILLI, H.: Schweiz. med. Wschr. **1929**, 953.
ZAHORSKY, J.: Pediatrics **1910**. — J. Amer. med. Assoc. **1923**, 1446. — Arch. of Pediatr. **42**, 610 (1925); **57**, 405 (1940).

Windpocken
(Spitze Blattern, Varicellen).

Von

Eduard Glanzmann.

Mit 8 Abbildungen.

Synonyma. Französisch: Petite vérole volante; englisch: Chicken pox; italienisch: Cristall und Ravaglioni.

Definition. Windpocken sind eine akute, außerordentlich kontagiöse Infektionskrankheit, welche gewöhnlich mit Allgemeinerscheinungen milderer Art beginnt, denen dann rasch eine Eruption von sternförmig disseminierten Efflorescenzen, in Form von Makeln, Papeln, Vesikeln folgt, die schließlich zu Krusten eintrocknen.

Historisches. Die Varicellen waren schon im 16. Jahrhundert unter dem Namen Ravaglioni oder Cristalli bekannt und wurden schon damals von den echten Pocken abgetrennt. Der Name Varicellen stammt von R. A. Vogel 1772. Heberden (1767) und später ganz besonders Heim betonten die Abtrennung der Varicellen von den echten Pocken und erklärten sie für eine besondere Erkrankung. Demgegenüber vertraten die berühmten Wiener Dermatologen Hebra und Kaposi in der Mitte des 19. Jahrhunderts die ätiologische Einheit von Variola und Varicellen. Diese Lehre verlor ihre Geltung, wenn man beobachtete, daß die Erkrankung an Variola keine Immunität gegen Varicellen hinterließ und umgekehrt Varicellen nicht vor Variola schützen. Ganz besonders aber sprach gegen einen Zusammenhang, daß die Pockenimpfung wohl gegen Pocken, nicht aber gegen Varicellen schützte. So kam es, daß man in die Spezifität der Varicellenerkrankungen nicht mehr den geringsten Zweifel setzte und erklärte, die Varicellen haben mit der Variola trotz der klinischen Ähnlichkeit absolut nichts zu tun, sondern stellen eine ganz für sich stehende Erkrankung dar.

In diese Lehre hat kein geringerer als Sahli 1925/26 eine Bresche geschlagen und einen Neounitarismus in geistvoller Weise begründet, der viele Tatsachen für sich hat. Sahli nimmt an, daß Variola, Vaccine und Varicellen wohl auf einen gemeinsamen Stammbaum zurückzuführen sind, wobei es sich aber bei diesen 3 kontagiösen Blatternkrankheiten nicht bloß um quantitativ, sondern auch um qualitativ fixierte Differenzen der Virulenz handelt, welche auch die Arten der Immunitäten beeinflussen und sie zu spezifischen zu gestalten imstande sind. Sahli wurde zu seiner neuen Lehre, vor allem durch klinische Beobachtungen, bei den merkwürdig leichten Pockenepidemien in der Schweiz geführt. Wie es Sahli schildert, habe ich auch beobachtet, daß Varicellen und Variola gleichzeitig in epidemischer Form auftraten, so daß es oft ganz unmöglich war, eine Differentialdiagnose zu stellen. Variceliforme Pocken und variolaartige Varicellen kamen promiscue vor. Bei vielen Varicellenfällen fand ich damals, daß die Vaccine nicht haftete, während sie bei echten Pocken wieder anging. Es gab damals Pockenfälle mit ganz rudimentärem Exanthem mit nur 1—2 Pusteln, welche leichter verliefen wie Varicellen. In einer Krippe beobachtete ich, daß 4 Kinder gleichzeitig, offenbar von einer gemeinsamen, aber leider nicht mehr eruierbaren Infektionsquelle angesteckt, 3 typische Varicellen, das 4. aber ein deutliches Variolaexanthem darbot. Nach der Auffassung von Sahli sind sowohl die klinischen Charaktere als auch die Immunitäten der Blatternkrankheiten im allgemeinen fixiert und nicht austauschbar. Es ist jedoch nicht ausgeschlossen, daß wieder Umzüchtungen von der einen in die andere Form vorkommen können. Sehr interessant in dieser Hinsicht sind auch die Impfungsergebnisse von Kundratitz, dem es gelang, durch Überimpfung des Herpeszoster-Inhaltes auf die Haut von Kleinkindern typische Varicellen bei denselben zu erzeugen. Andererseits habe ich auch bei den genannten Schweizer Epidemien leichte Variolafälle gesehen, deren Bläschen eine ganz zosterartige Anordnung zeigten. Eine innere Verwandtschaft dieser Blattern-Bläschenkrankheiten läßt sich wohl heute nach den Sahlischen Ausführungen nicht mehr leugnen, wenn sie auch zu revolutionär waren, um nicht auf erhebliche Opposition zu stoßen (Jaksch, v. Wartenhorst, Tièche).

Ätiologie. Der Erreger der Varicellen ist noch unbekannt. Die verschiedenartigen bakteriologischen Befunde von Pfeiffer, Tyzzer (Einschlußgebilde), die Bertarelli-

SWELLENGREBELschen Körperchen (1911) haben sich nicht durchsetzen können. Es ist nicht einmal sicher, ob es sich um spezifische Reaktionsprodukte zwischen Epithelzellen und Erreger handelt.

Italienische Autoren, wie NASSO und LAURINSICH (Neapel), AURICCHIO (Neapel), SINDONI (Rom), haben auf den bekannten bereits mehrfach erwähnten katalysatorischen Nährböden nach DI CHRISTINA und TAROZZI NOGUCHI anaerob 0,4—0,5 μ große Berkefeldfilter passierende ovoide, oft gepaarte, gram-positive kokkenähnliche Gebilde zu züchten vermocht. Komplementablenkung, Agglutination und opsonischer Index im Blute von Varicellenkranken verhielten sich gegenüber diesem Virus streng spezifisch. Es würde sich also nach diesen Autoren um ein ähnliches filtrierbares Virus handeln, wie sie bereits bei Scharlach, Masern, Röteln usw. gefunden hatten. Bestätigungen oder Widerlegungen all dieser Befunde sind noch abzuwarten.

Nur soviel können wir wohl als richtig annehmen, daß das Varicellenvirus zu den ultravisiblen filtrierbaren Virusarten gehört, die mit den von LEVADITI als „ektodermoses neurotropes" bekannten Krankheiten in Beziehung stehen, sich also einerseits besonders gerne in der Haut, andererseits im Zentralnervensystem ansiedeln und dort Encephalitis usw. erzeugen. Die Kleinheit der Erreger bewirkt eine außerordentliche Flüchtigkeit, so daß sie sich sehr lange in der Luft schwebend erhalten können, während z. B. Bakterien, Streptokokken, bald einmal der Schwere folgend, zu Boden sinken.

Experimentelle Varicellen. ROLLY hat noch in der 2. Auflage dieses Handbuches die Tatsache hervorgehoben, daß eine Impfung mit dem Bläscheninhalt der Varicellen auf die Haut Gesunder meist einen negativen Erfolg habe, im Gegensatz zur Impfung eines Pockenpustelinhaltes, der auf der Haut Gesunder, früher nicht geimpfter Individuen stets eine Pockenerkrankung auslöse, d. h. also, bei Varicellen sei das Krankheitsvirus mit größter Wahrscheinlichkeit nicht in den Varicellenbläschen enthalten, bei Variola dagegen berge die Pockenpustel dasselbe. Wie wir bei dem Kapitel Varicellisation noch sehen werden, läßt sich dieser Satz nach den neuen Erfahrungen nicht mehr aufrechterhalten, sondern wir müssen annehmen, daß das Varicellenvirus in den Varicellenbläschen vorhanden ist, wie das Variolavirus in den echten Pockenblattern.

Eine Verschiedenheit des Pockenpustel- und Varicellenbläscheninhaltes läßt sich auch dadurch leicht zeigen, daß man die Cornea von Kaninchen mit dem Pustelinhalt impft und nachher die Hornhautzellen einer mikroskopischen Untersuchung unterwirft. Nach Überimpfung von Pockenbläscheninhalt auf Kaninchenhornhaut im sog. PAULschen Versuch sieht man schon nach 36—48 Std nach Härten der Hornhaut in Sublimat-Alkohol weiße Punkte als Quellungserscheinungen der infizierten Epithelzellen. In den Hornhautzellen findet man mikroskopisch die GUARNIERIschen Körperchen, während nach Inoculation von Varicellenbläscheninhalt solche nicht zu finden sind. Nach den Erfahrungen von SAHLI an den Berner Pocken- und Varicellenepidemien kann jedoch auch der PAULsche Versuch versagen.

Obschon nach HOTTINGER Menschenaffen z. B. im Düsseldorfer Zoologischen Garten gelegentlich spontan an Varicellen erkranken, ist eine systematische Inoculation von keimfreiem Bläscheninhalt auf Affen mißglückt (PARK). Ebenso resultatlos verliefen Versuche mit Hunden, Meerschweinchen usw. ZURUKZOGLU hat sich auf meine Veranlassung mit der Überimpfung von Varicellen auf Kaninchen beschäftigt, aber auch keine einwandfreien Resultate erzielen können.

Das Varicellenvirus läßt sich offenbar nur von Mensch zu Mensch überimpfen, und dabei zeigt sich bei künstlicher Inoculation, ähnlich, wie das HOME schon bei der Morbillisation gefunden hatte, eine verkürzte Inkubationszeit von 6—10 Tagen. Außerhalb des menschlichen Körpers geht das Virus offenbar sehr rasch zugrunde und haftet nur sehr kurze Zeit etwa 1—2 Std an Gegenständen.

Kontagiosität. Neben dem Masern gehören die Varicellen zu den ansteckendsten Krankheiten, die es gibt. Es genügt der leiseste Kontakt, sehr häufig das bloße Zusammensein im gleichen Raum mit einem Varicellenpatienten, um die Krankheit zu übertragen. Mein eigenes Kind bekam Varicellen, als es kurze Zeit, nachdem ein varicellenkrankes Kind den Korridor passiert hatte, ebenfalls durch denselben ging, ohne mit dem kranken Kind überhaupt in Berührung gekommen zu sein. So haben FEER und UFFENHEIMER Übertragungen von Varicellen durch das offene Fenster, durch Luftschächte usw. beobachtet. Die Methode der Isolierung nach GRANCHER mittels der Drahtgeflechte, diejenige von LESAGE mit halboffenen Boxen versagen gegenüber der außerordentlich leichten Übertragbarkeit der Varicellen.

Die gegenüber der Inoculation deutlich verlängerte Inkubationszeit von 14 Tagen bei natürlicher Infektion spricht dafür, daß die Infektionserreger nicht durch die Haut, sondern durch die Schleimhäute der oberen Luftwege, ähnlich wie die Masernerrger in den menschlichen Körper eindringen.

Disposition. Sie ist namentlich im Kindesalter bis zum 15. Jahre sehr groß. Wohl ebenso groß wie diejenige für die Masern, so daß die meisten Menschen in ihrer Kindheit die Krankheit durchmachen. Im Gegensatz zu HOTTINGER scheint nach meinen Beobachtungen eine kongenitale, von der Mutter übertragene passive Immunität bei den Varicellen wenigstens niemals in dem Maße zu bestehen wie bei den Masern. Denn man sieht doch oft Säuglinge schon im 3., 4. Lebensmonat an sehr schweren Varicellen erkranken. Pränatale Varicellen sind im Gegensatz zu Variola noch niemals beobachtet worden. Es liegen Beobachtungen von kongenitalen Varicellen (MISCHELL und FLETCHER) vor, bei gleichzeitiger Erkrankung der Mutter. Neuerdings beschreiben LUCCHELI, BOCCETTA und PEALE Varicellenerkrankungen bei zwei Negermüttern gegen Ende der Schwangerschaft. Das eine Neugeborene erkrankte am 9., das andere am 8. Tag nach der Geburt an klinisch sicheren Varicellen. Das frühgeborene Negerkind starb. Neben den üblichen Hautveränderungen wurden multiple Nekroseherde und intranucleäre Einschlußkörperchen in den Lungen, in der Leber und im Magen-Darmkanal gefunden. Bei Varicellenepidemien in geschlossenen Räumen beobachtet man sehr häufig, daß einzelne Kinder einer 1., 2., selten einer 3. Ansteckungsgelegenheit entgehen, so daß das Kontagium erst in etwa 3—4 Schüben erschöpft. Es ist möglich, daß es auch eine stille Feiung gibt, d. h. ein Erwerb der Immunität ohne manifeste Erkrankung, namentlich Erfahrungen bei der Varicellisation sprechen in diesem Sinne. Man hat nämlich Immunität auch dann entstehen sehen, wenn es an der Inoculationsstelle und auch auf der übrigen Haut zu keinerlei Manifestation kam. In diesem Sinne spricht auch die Tatsache, daß Erwachsene eine erhebliche Immunität gegenüber Varicellen besitzen, auch wenn sie in ihrer Jugend niemals manifest erkrankt waren. Manchmal ist diese Immunität keine absolute, aber sie genügt, um den Verlauf der Varicellen äußerst milde und rudimentär zu gestalten. Kam jedoch ausnahmsweise weder eine Varicelleninfektion, noch eine stille Feiung infolge mangelnder Expositionsgelegenheit zustande, so können auch Erwachsene an sehr schweren Varicellen erkranken, welche dann erfahrungsgemäß in der differentialdiagnostischen Abgrenzung gegen Pocken sehr große Schwierigkeiten bereiten können.

Epidemiologie. Die epidemische Ausbreitung der Varicellen wird durch die außerordentliche Kontagiosität und die allgemeine Empfänglichkeit der Kinder sehr begünstigt. Es kommt immer dann zu einer größeren Epidemie, wenn ein größeres Angebot an empfänglichem Menschenmaterial mit dem Virus zusammentrifft. Die Verbreitung der Krankheit wird dadurch erleichtert, daß sie nach einigen Autoren schon im Inkubationsstadium, ganz sicher aber hauptsächlich im Prodromalstadium die Ansteckung vermitteln kann. Auch gesunde Zwischenträger können Varicellen übertragen. Die Kontagiosität läßt sich in ihrer Dauer nicht ganz sicher bestimmen. Doch ist es sehr wahrscheinlich, daß Übertragungen während der ganzen Dauer des Ausschlages bis zum Abfallen der Borken vorkommen können. Ähnlich wie bei den Masern erfolgt die Infektion hauptsächlich in Kinderkrippen, Kindergärten und Schulen.

Die Epidemien treten etwas häufiger in den Wintermonaten auf (MISCHELL). Einmaliges Überstehen von Varicellen verschafft in der Regel eine lebenslängliche Immunität. Ausnahmen von zweiten Varicellen nach jahrelangen Intervallen kommen vor, sie machen jedoch nach ROLLY kaum 1% aus. Die Immunität schützt nur gegen Varicellen, nicht aber gegen Variola. Auch die stille Feiung gegen Varicellen schützt Erwachsene bekanntlich nicht gegen die Pocken wie gegen Varicellen. Auch können Varicellen und Variola nebeneinander bei dem gleichen Individuum zu gleicher Zeit vorhanden sein.

In den Großstädten sind die Varicellen endemisch. Es kommen jederzeit sporadische Fälle vor, von denen aus bei genügendem Angebot undurchseuchter Individuen in der Umgebung sich jederzeit kleinere und größere Epidemien entwickeln können. Die Schwankungen in der Virulenz der Varicellen scheinen nicht sehr erheblich zu sein.

Krankheitsbild. Die Dauer der Inkubationszeit beträgt nach meinen Erfahrungen ähnlich wie bei den Masern mit größter Regelmäßigkeit 14 Tage. Nur ausnahmsweise kommen Inkubationszeiten von etwa 3 Wochen oder sogar bis 4 Wochen vor. Die letztere Inkubationszeit ist immer verdächtig, daß sie durch einen unbekannten Zwischenträger bedingt ist, der die Infektion in Wirklichkeit vor 14 Tagen vermittelt hat.

Prodrome. Ausnahmsweise bestehen 1—2 Tage lang vor dem Ausbruch des Exanthems Abgeschlagenheit, Mattigkeit, Appetitlosigkeit, Kreuz-, Glieder- und besonders Kopfschmerzen. Einmal habe ich auch deutliche Nackensteifigkeit schon im Prodromalstadium bei einem Kinde beobachtet, das dann erst 10 Tage später an einer Meningitis varicellosa erkrankte. Erbrechen oder gastrische Störungen sind nicht häufig. Die Temperaturerhöhung kann gering sein, etwa bis 38°, mitunter habe ich jedoch besonders bei Säuglingen und Kleinkindern 39—40° Fieber gemessen. Bei einem 1jährigen Kinde waren die Prodromalerscheinungen sehr schwer mit Benommenheit, Delirien und wiederholten eklamptischen Anfällen. Das Fieber erreichte am 1. Tag 41°. In der Regel setzt jedoch die Krankheit fast ohne jegliche Prodromalsymptome mit dem Hervorbrechen des Ausschlages ein. Sehr oft ist der Verlauf derart, daß die Kinder abends keinen rechten Appetit haben, nachts unruhig schlafen und sich heiß anfühlen, wobei man dann am folgenden Morgen den Varicellenausschlag bemerkt.

Das Exanthem erscheint zuweilen mit starkem Juckgefühl, meist zuerst im Gesicht und auf der behaarten Kopfhaut oder auch zuerst am Rumpf und verbreitet sich gewöhnlich von oben nach unten über einen großen Teil des Körpers, jedoch immer so, daß der Stamm im Gegensatz zu Variola immer stärker befallen erscheint, wie die Extremitäten. (Zentripetale Anordnung im Gegensatz zu der zentrifugalen bei den Pocken.) Es besteht anfangs aus stecknadelkopf- bis linsengroßen, roten Flecken, die teils rund, teils oval oder elliptisch sind, wobei der größere Durchmesser jeweilen in die Spaltrichtung der Haut zu liegen kommt. Die Flecken werden zum Teil sehr bald ein wenig erhaben, bilden sich also zu Knötchen und Papeln um und alsdann innerhalb weniger Stunden bis zu einem Tag erscheinen in der Mitte der Papeln Bläschen, welche anfangs mit einer wasserhellen Flüssigkeit gefüllt sind. Die Zahl dieser einzelnen Efflorescenzen ist je nach dem Fall sehr verschieden. Es gibt Kinder, die nur einzelne bis 10 Efflorescenzen haben, bei anderen wieder stehen die Efflorescenzen sehr dicht und ihre Zahl beträgt bis 200 und darüber.

Sieht man ein Kind in diesem Stadium, so ist die Haut des Kopfes und des Stammes, weniger diejenige der Extremitäten mit einer Anzahl dieser roten Flecken und Knötchen regellos bestreut und ein großer Teil derselben weist bereits in seinem Zentrum ein wasserhelles Bläschen auf, welches gewöhnlich von einem verschieden stark entwickelten, leicht geröteten Hof umgeben ist. Sticht man ein Bläschen mit einer Nadel an, so läuft nur ein Teil des Inhaltes aus, da dasselbe mehrfächerig ist; der Inhalt stellt eine klare, alkalisch reagierende Flüssigkeit dar, in welcher nur ganz spärlich Leukocyten enthalten sind. Verschiedentlich, im allgemeinen jedoch bedeutend seltener wie bei den Pocken, sieht man in der Mitte des Bläschens eine Delle, meist jedoch nur eine Andeutung einer solchen. Man bezeichnet diese Stelle in Analogie mit dem sog. Pockennabel als den Nabel des Bläschens.

Die Bläschen sitzen ganz oberflächlich, ihre Wandung ist äußerst dünn. An gereizten Körperstellen können sie in größeren Haufen dicht nebeneinander stehen. Auch sonst bemerkt man seltener an den Extremitäten, häufiger am Rumpf eine Anordnung in Gruppen nach Art eines Herpes zosters. Ein paar Stunden bis 1—2 Tage bleiben die Bläschen in voller Entwicklung bestehen, alsdann bilden sie sich zurück, der Inhalt wird resorbiert oder trocknet von der Mitte her ein; es bildet sich an der Stelle des Bläschens in 1—2 Tagen eine gelblich-bräunliche Kruste, welche im Verlauf der nächsten Tage abfällt.

Sehr selten kommt es allerdings auch bei den Varicellen vor, daß sich das Exanthem in einem einzigen Schube entwickelt. In der Regel treten in den nächsten Tagen nach der ersten Eruption, besonders nachts immer wieder neue derartige Papelchen und Bläschen auf, so daß bei einer Besichtigung der Haut

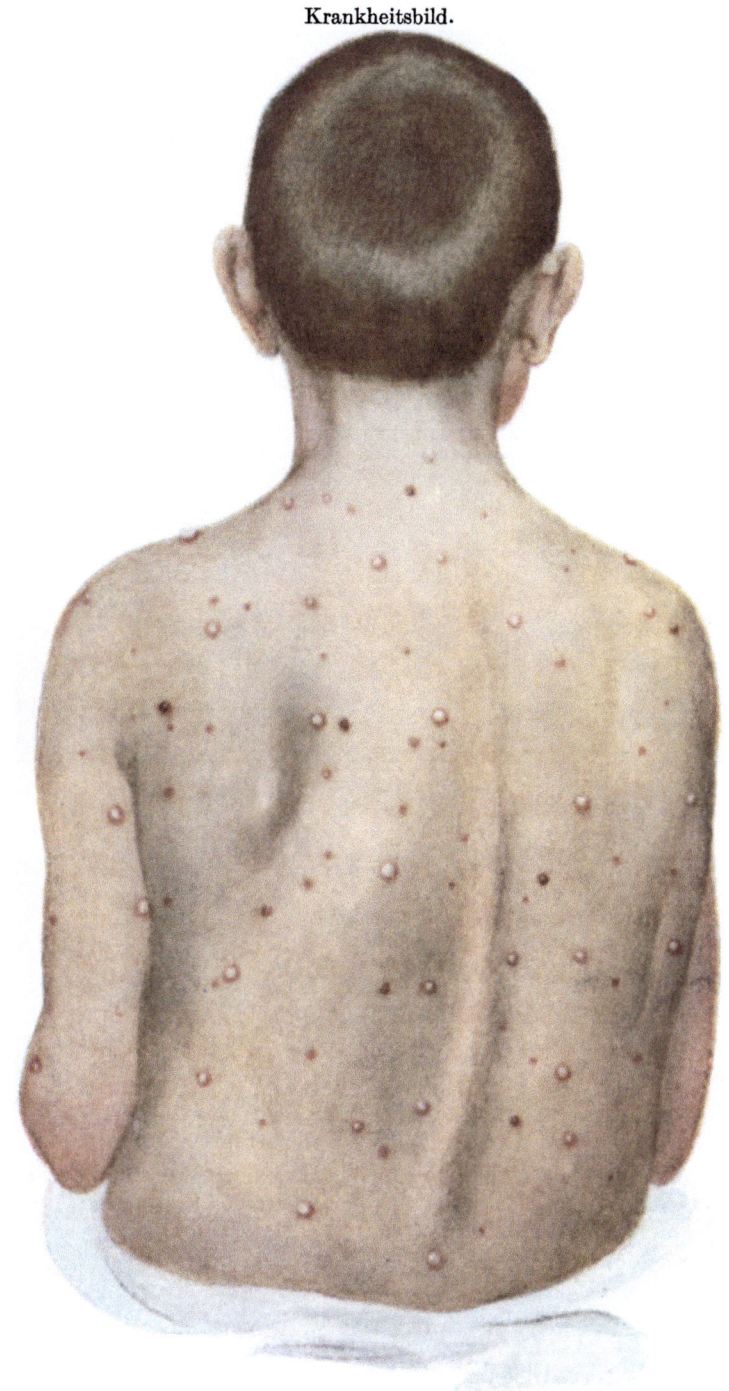

Abb. 1. Varicellenexanthem.

des Patienten am 3. oder 4. Erkrankungstag Efflorescenzen von verschiedenen Entwicklungsstadien wahrgenommen werden. Es entwickelt sich so nach

HEUBNER das Bild einer Sternkarte mit Sternen 1., 2., 3. usw. Größe. Neben vollentwickelten Bläschen finden sich winzige, eben beginnende Fleckchen und Knötchen und andererseits sieht man bereits, wie einzelne Bläschen ihren Entwicklungsgang vollendet haben und zu bräunlichen Borken eingetrocknet sind. Das Auftreten von solchen Nachschüben des Exanthems ist für die Varicellen charakteristisch, im Gegensatz zu der Variola, bei der sich sämtliche Efflorescenzen im gleichen Entwicklungsstadium befinden.

Wird der Inhalt eines Bläschens trübe und eitrig, so entsteht eine Pustel, die sich nicht so rasch durch Eintrocknung zurückbilden kann. Der Hof derselben ist stärker infiltriert und gerötet. Krustenbildung und Abstoßen der

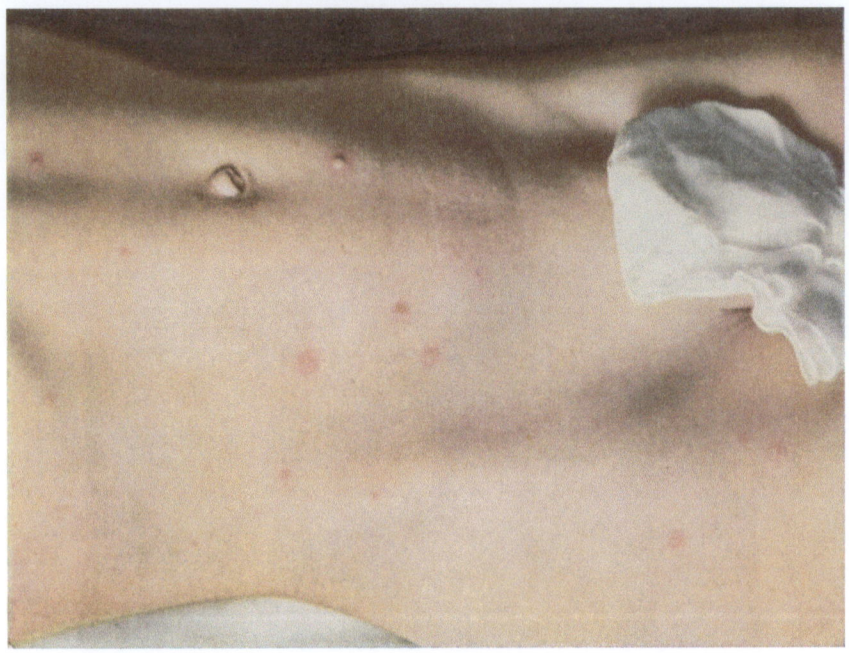

Abb. 2. Varicellenexanthem (Vorderansicht). Früheruption. (Aus Tabulae exanthematicae, F. HOFFMANN-LA ROCHE, Basel.)

Kruste bedarf dann gewöhnlich ebenfalls längerer Zeit. Da die gewöhnlichen Varicellenbläschen sehr oberflächlich sitzen, läßt die Abstoßung der Krusten Narben in der Regel nicht zurück. Ganz anders dagegen, wenn es zur Pustelbildung kommt und auch der Grund der Pustel eine stärkere Infiltration gezeigt hat. Dann entsteht eine gerippte, narbige, strahlige, runde, haarlose Vertiefung an der betreffenden Hautstelle, welche unter Umständen für das ganze Leben bestehen bleibt und sich in nichts von einer echten Pockennarbe unterscheidet, es sei denn, daß der Narbengrund bedeutend seichter ist, wie bei den echten Pocken. So ist man häufig in der Lage, noch nach Jahren auf der Haut abzulesen, daß ein Kind Varicellen gehabt hat, was unter Umständen für eine sichere Feststellung einer Zweiterkrankung an Varicellen von Wichtigkeit sein kann. Die Zahl derartiger Narben ist bei den Varicellen sehr viel geringer, wie bei den Pocken.

Pathologische Anatomie des Exanthems. Anatomisch unterscheiden sich die Varicellenbläschen absolut nicht von den Efflorescenzen der Variola. Beide sind mehrfächerig, haben ein mehr oder weniger ausgebildetes, papulöses Stadium und zeigen einen ähnlichen Heilungsprozeß. Der Inhalt der Varicellenpustel ist nicht so häufig eitriger Natur als bei den Pocken.

Die Zahl der Leukocyten ist nicht so groß und niemals werden GUARNIERIsche Körperchen gefunden. Die Histologie des Hautausschlages der Pocken und der Varicellen ergibt nur graduelle Unterschiede. Im Zentrum des Bläschens, wo das Virus am intensivsten wirkt, erscheinen die Kerne pyknotisch. Im Gegensatz dazu sind die Epithelzellkerne der Peripherie bedeutend vergrößert bei beträchtlicher Chromatinarmut. Die Nucleolen sind stark vergrößert und liegen als runde, oder unregelmäßige Körperchen im blassen, bläschenförmigen Kern. Die pyknotischen Kerne im Zentrum des Bläschens teilen sich amitotisch, ohne daß ihnen das Plasma in der Zellteilung nachzufolgen vermag. Auf diese Weise entstehen Riesenzellen, und zwar mit 2—20 und mehr Kernen. Diese Riesenzellen verfallen frühzeitig der Nekrose. Der Zusammenhang der einzelnen nekrotischen Zellen lockert sich, so daß kleine Hohlräume entstehen. Durch Einströmen von Flüssigkeit entstehen kleine

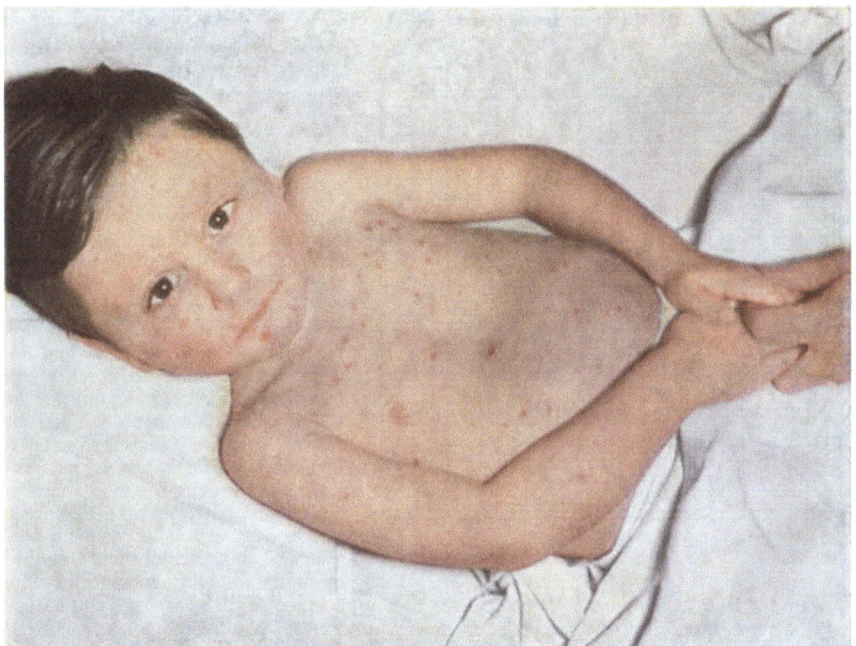

Abb. 3. Varicellen. Späteres Stadium mit HEUBNERscher Sternkarte. (Aus Tabulae exanthematicae, F. HOFFMANN-LA ROCHE, Basel.)

Bläschen, die noch durch feine Septen voneinander geschieden sind. Auch diese Septen reißen stellenweise ein, so daß die Bläschen zusammenfließen und schließlich, wenn die Resorption der Septen noch weiter geht, einen einzigen Hohlraum bilden (PASCHEN). Für Varicellen ist die reichliche Riesenzellbildung und das Fehlen von GUARNIERIschen Körperchen charakteristisch.

Mit Luft gefüllte Bläschen, Windpocken, kommen anscheinend selten bei den Varicellen vor, bei Variola überhaupt nicht.

Enanthem. Untersucht man zur Zeit der beginnenden Eruption auch die Mundhöhle, so sieht man am häufigsten am weichen Gaumen, dann auch an der hinteren Rachenwand, mitunter auf der übrigen Mundschleimhaut, den Lippen, der Zunge meist nur vereinzelte Bläschen, die jedoch hier sehr bald maceriert werden und in oberflächliche Erosionen übergehen. Glücklicherweise sehr selten entwickeln sich Bläschen im Larynx, sie können hier infolge Glottisödem rasch zu bedrohlichen Stenosesymptomen, Heiserkeit, Crouphusten Anlaß geben. Auf den Conjunctiven werden ebenfalls nicht so selten Bläschen beobachtet, und führen mitunter zu starkem Lidödem. Unangenehm ist die Lokalisation von Bläschen auf der Cornea. Auch auf der Genitalschleimhaut können sich

Bläschen in sehr großer Zahl entwickeln und sehr lästiges Brennen und Jucken verursachen.

Das Fieber. Eine charakteristische Temperaturkurve zeigen die Varicellen im allgemeinen nicht. Direkt vor und zugleich mit dem Ausbruch des Exanthems tritt häufig ein re- bzw. intermittierendes, mäßiges Fieber auf, das jedoch oft schon in 2—3 Tagen zu Ende ist. Manchmal wird aber jeder Nachschub des Exanthems von einer neuen leichten Fieberwelle begleitet. Selten kommt es vor, daß bei dem ersten Schub Fieber vermißt wird, während es bei den Nachschüben vorhanden ist. Dies tritt namentlich dann ein, wenn sich Komplikationen vorbereiten oder bereits im Anzuge sind. Gelegentlich besteht während der Varicelleneruption überhaupt gar kein Fieber. Schüttelfröste werden nur selten bei rascher Steigerung der Temperatur, besonders vor der Eruption beobachtet und sind dann öfters mit allgemeinen Konvulsionen begleitet.

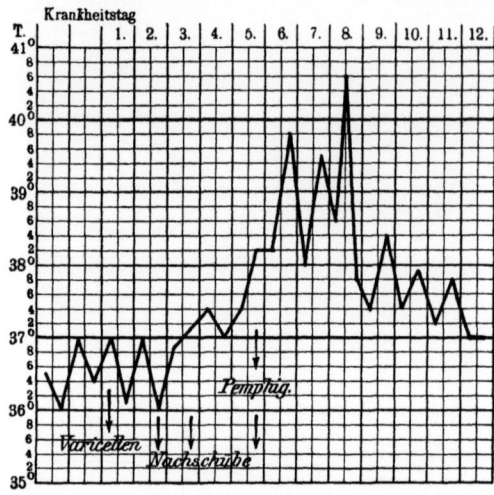

Abb. 4. Varicella bullosa. (Med. Klinik Leipzig.) (Aus Beitrag ROLLY: Handbuch der inneren Medizin, 2. Aufl., Bd. I, 1.)

Blutbild. In der Inkubation wird nicht selten bei Kindern unter 2 Jahren eine relative Lymphocytose beobachtet. Nach Ausbruch des Exanthems sieht man bei Windpocken normale oder häufiger erniedrigte Gesamtleukocytenzahl, mit relativer Lymphocytose, Myelocyten bis 4% und einer starken Verminderung der Eosinophilen. Die großen Monocyten und auch die Plasmazellen habe ich bei Varicellen häufig auffällig vermehrt gefunden (12% und darüber, BAER, ZIUKA, NELKEN, VITTETI). Sehr rasch tritt häufig eine postinfektiöse Eosinophilie auf und es entwickelt sich ein buntes Blutbild mit beträchtlicher Lymphocytose und Vermehrung der Monocyten und Plasmazellen. VAN WESTRIEMEN beschrieb einen Fall von sog. lymphatischer Reaktion nach Varicellen 2 Wochen nach der Eruption (22000 Leukocyten mit 80—85% Lymphocyten, mit Drüsenschwellung, Milztumor und Hepatomegalie, lymphämoides Drüsenfieber?). D. GOLDMAN erwähnt einen Fall von Varicellen bei einem 3jährigen Knaben, bei dem während des Verlaufes der Varicellen ein leukämieähnliches Blutbild mit 76750 Weißen und einer Lymphocytose bis 89% gefunden wurde, ohne deutliche Adenopathie und Milztumor.

Anomalien des Verlaufs. Rash. In seltenen Fällen erscheint vor Ausbruch des Varicellenexanthems ein scharlachähnliches, flüchtiges Exanthem, gewöhnlich mehrere Stunden vor der Bläscheneruption, seltener zu gleicher Zeit mit ihr und ist mehrere Stunden bis zu einem Tag, höchstens 2 Tage sichtbar. Ein solcher Rash wird viel häufiger, was hier ganz besonders erwähnt werden soll, als bei den Varicellen, bei Variola bzw. Variolois gesehen. Dieser Rash bedingt manchmal, daß die Fälle auf Scharlachabteilungen geschickt werden und dort Varicellen einschleppen (HOTTINGER).

Einzelne Epidemien wie diejenige, welche ich 1931 in Bern zu beobachten Gelegenheit hatte, zeichnen sich dadurch aus, daß bei der Mehrzahl der Efflorescenzen es überhaupt nicht zur Bläschenbildung kommt, sondern die einzelnen Varicellenefflorescenzen stellen stecknadelkopf- bis linsengroße, manchmal leicht papulöse Roseolen dar, welche sehr bald wieder verschwinden *(Roseola varicellosa).*

Hämorrhagische Varicellen. Der Verlauf derselben ist meist derart, daß im Anfang sich die Bläschen von anderen gewöhnlichen Varicellenbläschen nicht unterscheiden. Erst am 2. oder 3. Tag wird der Inhalt der Bläschen blutig. Solche Blutungen in die Varicellenbläschen sieht man mitunter bei bereits vorher vorhandener hämorrhagischer Diathese, Werlhof oder Thrombasthenie (GLANZMANN). Sie sind dann nicht der Ausdruck einer bösartigen hämorrhagischen Form der Windpocken, welche wir später besprechen werden.

Varicellae bullosae oder pemphigosae. Bei anderen Kranken erreichen die Bläschen eine beträchtliche Größe. Entweder besitzen sie diese Ausdehnung schon bei ihrem ersten

Auftreten oder aber die anfangs kleinen und normal großen Bläschen vergrößern sich erst, wenn andere zu gleicher Zeit aufgetretene sich bereits mit einer Kruste bedeckt haben. Auch durch Konfluenz verschiedener kleiner Varicellenbläschen können derartige größere Pemphigusblasen entstehen.

Lokalisierte und larvierte Varicellen. Bei einem Kinde, das wegen operierter Hüftgelenkluxation lange Zeit in einem Gipsverband lag und mit Varicellen angesteckt wurde, entwickelten sich die Varicellenbläschen fast ausschließlich unter dem Gipsverband. Der übrige Körper blieb verschont. Auch ROLLIER hat ähnliche Beobachtungen gemacht. WIELAND (1922) beobachtete in seiner Säuglingsstation eine Epidemie, bei der sich die Varicellen wohl infolge ekzematöser Reizung fast ausschließlich am Kopf lokalisierten und klinisch unter dem Bilde eines Pemphigus verliefen. Erst die Kontagiosität und das vereinzelte Auftreten generalisierter, typischer Varicellen ermöglichte die Diagnose. WIELAND spricht deshalb von larvierten Varicellen.

Äußere Reize haben überhaupt einen großen Einfluß auf die Lokalisation und den Verlauf der Varicellen. Nach Quarzlampenbestrahlung wurde die Hauteruption häufig sehr profus gefunden. Die Bläschen bildeten sich jedoch erheblich schneller zurück wie bei den nichtbestrahlten Kindern (GREENTHAL).

Varicellae pustulosae. Verschiedentlich kommt es hauptsächlich bei Säuglingen zu einer stärkeren Vereiterung des Varicellenbläschens, wobei sich Komplikationen durch Sekundärinfektionen leicht ereignen, wenn sich der Eiter in die Tiefe frißt. Dann bilden sich gewöhnlich an mehreren Stellen Furunkel, Abscesse, Phlegmonen. Bei einem 3 Monate alten Säugling sah ich im Anschluß an derartige Phlegmonen eine mächtige Osteomyelitis am linken Oberschenkel, welche unter allgemeiner Septicopyämie mit septisch embolischen Pneumonieherden zum Exitus führte. In einem anderen Fall bei einem 5 Monate alten Säugling entstand an mehreren Stellen gleichzeitig oder kurz nacheinander von Varicellenpusteln aus ein Wandererysipel, das schließlich über den ganzen Körper wanderte, aber unter Höhensonnenbehandlung und nach Injektion von 2mal 20 Scharlachstreptokokkenserum Höchst ohne weitere Komplikation zur Heilung kam. Statt des Erysipels kann man auch unter den gleichen Umständen nicht selten eine Scharlachinfektion erleben.

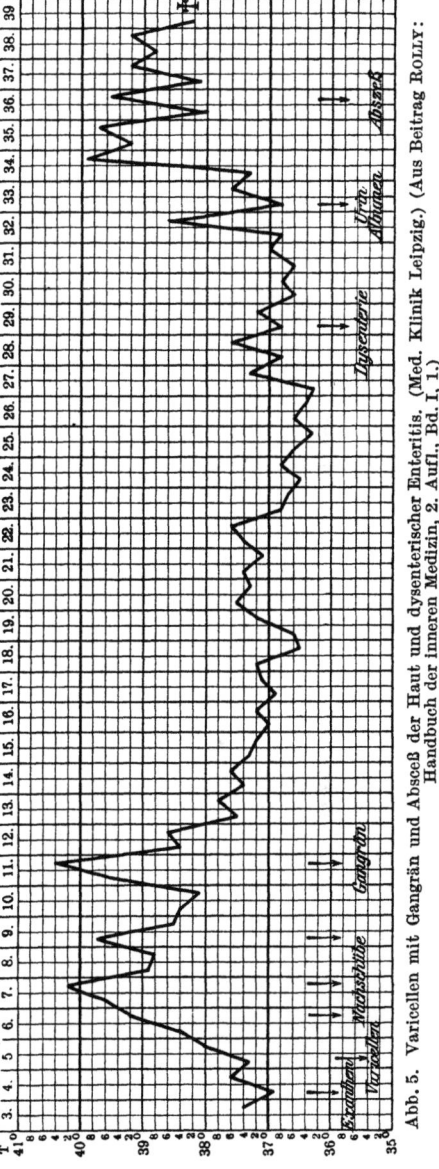

Abb. 5. Varicellen mit Gangrän und Absceß der Haut und dysenterischer Enteritis. (Med. Klinik Leipzig.) (Aus Beitrag ROLLY: Handbuch der inneren Medizin, 2. Aufl., Bd. I, 1.)

Varicellae gangraenosae. Die Varicellenblasen füllen sich zuerst mit blutig seröser Flüssigkeit und wachsen rasch bis etwa zu Frankenstückgröße aus, der Blasengrund wird gangränös und nach dem Platzen der Blase liegt ein wie mit dem Locheisen ausgestanztes Geschwür mit nekrotischem Grund vor. Ich beobachtete solche gangränöse Geschwüre in größerer Zahl bei einem durch schwere Keuchhustenanfälle stark heruntergekommenen Kinde hauptsächlich in der Haut des behaarten Kopfes. Das Kind ging an Sepsis zugrunde. KONDO hat gangränöse Varicellen an der Haut des Rückens bei einer Mischinfektion von Masern und Varicellen beobachtet. Diese gangränöse Form wird somit meist bei marantischen, durch andere Krankheiten geschwächten, insbesondere auch ernährungsgestörten

Kindern gesehen. Nur gelegentlich werden auch ganz gesunde Individuen in einzelnen Epidemien befallen, welche sich durch gehäuftes Auftreten der gangränösen Form auszeichnen (HEIM 1909).

Purpura varicellosa. Es kommt zu Blutungen nicht nur in die Bläschen, sondern auch an gesunden Hautstellen treten Petechien und Ekchymosen auf, dazu kommen oft noch andere Zeichen hämorrhagischer Diathese, nämlich Schleimhautblutungen, Nasenbluten, Blutbrechen und Melaena. Ob bei diesen Fällen immer eine akute Thrombopenie nachweisbar ist, ist nicht sicher. Die Prognose ist manchmal ungünstig. Manche Fälle kommen aber gleichwohl zur Heilung.

Auch in der Rekonvaleszenz wurde hämorrhagische Diathese mit kurzdauernder Thrombopenie beobachtet (W. HOFFMANN). KNAUER hat einen Fall von Purpura fulminans am 5. Tage nach ganz leichten Varicellen beschrieben, der durch Bluttransfusionen geheilt werden konnte. Es handelte sich um eine anaphylaktoide Form (Blutplättchen 200000 und Ungerinnbarkeit des Blutes infolge vorübergehenden Fibrinogenmangels, ähnlich wie bei anaphylaktischem Shock).

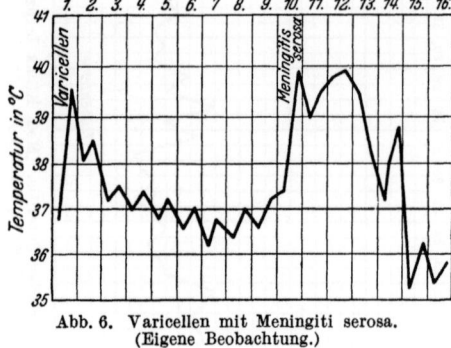

Abb. 6. Varicellen mit Meningiti serosa. (Eigene Beobachtung.)

Von diesen hämorrhagischen Diathesen sind zu unterscheiden die Blutungen, welche bei Keuchhusten in und neben den Bläschen im Gebiete der oberen Hohlvene auftreten können (KNÖPFELMACHER).

Unterbrechung der Eruption. Bei einem 9 Monate alten Kind sah ich zuerst einen Schub eines regelrecht entwickelten Varicellenexanthems. Die Varicellenbläschen dorrten jedoch sofort ab, während sich eine Bronchopneumonie entwickelte. Nach 3wöchentlichem Verlauf heilte die Bronchopneumonie und nun kam das Varicellenexanthem in mehreren Schüben von neuem zum Vorschein. Ähnliche Beobachtungen haben auch FEER und andere beschrieben, z. B. auch bei interkurrenter Gastroenteritis.

Nervöse Komplikationen. 1927 hat GLANZMANN die bis dahin bekannten Fälle von nervösen Komplikationen nach Varicellen zusammengestellt und selber 3 neue Fälle mitgeteilt. Es werden beobachtet Meningitis varicellosa, Großhirnencephalitis, Ophthalmoplegia externa, Chorea, akuter cerebraler Tremor, cerebrale Ataxie, Myelitis und sehr selten Polyneuritis, multiple Sklerose und Neuritis optica. GLANZMANN, WINNICOTT und GIBBS haben darauf hingewiesen, daß sich diese nervösen Komplikationen in einer ganz bestimmten Reaktionszeit von 5—15 Tagen entwickeln. GLANZMANN hat auf Grund dieser Tatsache die Lehre aufgestellt, daß Meningitis und Encephalitis varicellosa als anaphylaktische Phänomene zu betrachten sind. Das ultravisible Varicellenvirus siedelt sich nicht nur auf der Haut an, sondern kann auch das Nervensystem stärker befallen. Kommt es häufig bei einer schwachen Hauteruption nachher wieder zu starker lokaler Antikörperbildung im Gehirn und trifft diese mit den hier noch vorhandenen Erregern zusammen, so kommt es zu Meningitis und Encephalitis. Interessant sind die Parallelen zu der Vaccinemeningitis und Encephalitis, für welche die gleiche Reaktionszeit gilt. Der Einwand von DÖRR, daß man dann häufiger bei diesem Entstehungsmechanismus Meningitis und Encephalitis sehen müßte als es tatsächlich der Fall ist, ist wohl nicht stichhaltig. Denn es ist denkbar, daß sich solche Reaktionen zwischen Antigen- und Antikörper unter der Schwelle der klinischen Wahrnehmbarkeit entwickeln können, weil die Apotoxinbildung nur gering ist. Andererseits können nur leichte Symptome wie Kopfschmerzen usw. vorhanden sein und eben nur die schwersten Fälle, sei es mit stärkerer Infektion des Zentralnervensystems oder mit intensiverer Produktion ungünstig wirkender Antikörper führen zu ausgesprochener Meningitis und Encephalitis.

Varicellen und Herpes zoster. Auf die neurotrope Wirkung des Varicellenvirus hätte eigentlich schon die eigentümliche Beziehung zwischen Varicellen und Herpes zoster hinweisen sollen, auf welche v. BOKAY bereits 1892 aufmerksam gemacht hat. Das Varicellenvirus kann sich primär in den Spinalganglien festsetzen und von hier aus lokalisierte Herpes zoster-Eruption an Stelle des generalisierten Exanthems erzeugen. Wir beobachten hier ähnlich wie bei den übrigen nervösen Komplikationen der Varicellen eine gewisse Gegensätzlichkeit zwischen Dermotropie und Neurotropie.

Beim Herpes zoster varicellosus wurden hämorrhagische und nekrotische Veränderungen, auch intracelluläre Körperchen, die an Negri erinnerten (FREEMAN), in den Spinalganglien gefunden. Die Veränderungen pflanzen sich auch auf die hinteren Wurzeln fort und können eine Art Poliomyelitis posterior erzeugen (MCCORMICK). Ferner wird darauf hingewiesen, daß man bei Varicellen Herpes zoster, Herpes simplex-ähnliche acidophile intranucleäre Einschlußkörperchen in den Epithelzellen der Hautbläschen findet. Herpes zoster und Varicellen sind eben „ectodermoses neurotropes", d. h. sie greifen Haut und Zentralnervensystem an. MCDONALD berichtet über einen Fall von Herpes zoster, auf den eine epidemische Encephalitis folgte und auf diese Varicellen. Es zeigen sich hier merkwürdige verwandtschaftliche Beziehungen zwischen Krankheiten, die durch ultravisible Vira erzeugt werden: Schafpocken und Pferdepocken, Kuhpocken, Variola, Variolois, Alastrim, Windpocken, Herpes zoster, symptomatischer Herpes und epidemische Encephalitis.

Während die Varicellen hauptsächlich bei Kindern unter 10 Jahren vorkommen, findet man den Herpes zoster mehr bei Erwachsenen. Am häufigsten kommt es deshalb vor, daß in einer Familie zuerst ein Erwachsener an Herpes zoster erkrankt, worauf dann nach einer mittleren Inkubationszeit von 14—15 Tagen mit einer Streuung von 7—24 Tagen ein Kind Varicellen bekommt, das dann diese Infektion wieder weiter übertragen kann. In den letzten Jahren habe ich selber zwei derartige Beispiele erlebt.

Bei dem einen zeigte der Vater des Kindes vom 18. 10. 27 an zuerst Schmerzen in der linken Lendengegend. Vom 25. 10. an zeigten sich Herpesbläschen links vom 4. Lendenwirbel, die sich bis in die Leistengegend und die Innenseite der linken Oberschenkels ausbreiteten (typischer Herpes zoster). Der Vater ist nicht sicher, ob er in der Jugend Varicellen gehabt hat. Sein 4jähriges Kind erkrankte am 6. 11. 27 mit allgemeinem Unwohlsein und am 8. 11. 27 zeigte es ein typisches Varicellenexanthem.

Bei dem anderen Falle klagte der Vater seit dem 7. 1. 30 über Müdigkeit und Schmerzen im Kreuz. Am 10. traten leichtes Fieber und Kopfschmerzen auf. Am 11. 1. fand ich einen typischen Herpes zoster mit vielen gruppierten Bläschen in der rechten Lendengegend, welche sich in die rechte untere Bauchseite und Leistengegend ausbreiteten. 14 Tage später bekam sein 4jähriger Knabe am 25. 1. 30, 19 Tage später, am 29. 1. 30, sein 7jähriges Mädchen Varicellen. Es wurden also nacheinander beide Kinder von Herpes zoster des Vaters mit Varicellen infiziert.

Seltener ist der umgekehrte Vorgang, daß infolge einer Infektion an einem Varicellenkranken der Infizierte statt Varicellen, Herpes zoster bekommt.

In der ganzen Weltliteratur liegen jetzt so zahlreiche Beobachtungen vor, daß an einem Zusammenhang zwischen Zoster und Varicellen nicht mehr zu zweifeln ist. v. BOKAY hat 1928 im ganzen 122 Fälle sammeln können. NETTER fand in der französischen Literatur und nach eigenen Beobachtungen 72 Fälle von Varicellen als Folge von Zoster und 14 Fälle von Zoster als Folge von Varicellen.

Mitunter tritt beim gleichen Individuum zuerst ein Herpes zoster auf, dem dann nach einer gewissen Zeit z. B. nach 12 Tagen eine generalisierte Eruption folgt, welche derartig Varicellen ähnlich ist, daß sie von den Varicellen nicht unterschieden werden kann. Dabei gibt es zwischen Zoster mit aberrierenden Bläschen, sog. Herpes zoster generalisatus und typischen Varicellen alle Übergänge.

Gegenseitige Immunitäten zwischen Varicellen und Zoster und umgekehrt brauchen nicht zu bestehen. So können Erwachsene, die an Zoster varicellosus erkranken, in der Jugend bereits Varicellen gehabt haben, und umgekehrt können Kinder nach einem Herpes zoster noch an Varicellen erkranken (SCHEER, COZZOLINO u. a.).

Interessant sind die experimentellen Untersuchungen von KUNDRATITZ. Es gelang ihm Herpes zoster auf junge Kinder zu überimpfen, und zwar in 5 Fällen. Es entwickelten sich 9—12 Tage nach der Inoculation ein Herd klarer Bläschen, auf erythematöser Basis. Kinder mit positiver Reaktion erwiesen sich nachher gegenüber Varicellen immun. Kinder, welche bereits Varicellen gehabt hatten, reagierten nicht auf die Inoculation mit Zostermaterial. KUNDRATITZ gelang es auch, durch Überimpfen von Zosterblasenflüssigkeit experimentell Varicellen zu erzeugen, die wiederum ansteckend waren. Auch LAUDA und STÖHR gelang es durch Übertragung von Zosterflüssigkeit von Erwachsenen auf Kinder in 14—18 Tagen Varicellen zu erzeugen.

CORNELLA DE LANGE wies nach, daß im Serum von Zoster- und Varicellenpatienten die Komplementablenkung mit Varicellenkrustenextrakten spezifisch ausfällt. Es werden also gegen beide Infektionen gemeinsame spezifische Antikörper gebildet.

Das Problem Herpes zoster und Varicellen birgt noch manche Unklarheiten. Es ist möglich, daß es einen Herpes zoster gibt, der mit dem Varicellenvirus nichts zu tun hat. Immerhin ist es vorsichtiger, den Herpes zoster als varicellenverdächtig zu behandeln und von ihm befallene Erwachsene oder größere Kinder vom Verkehr mit jüngeren Kindern fernzuhalten.

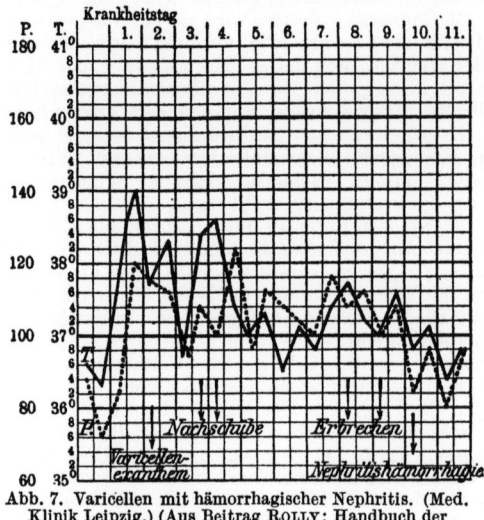

Abb. 7. Varicellen mit hämorrhagischer Nephritis. (Med. Klinik Leipzig.) (Aus Beitrag ROLLY: Handbuch der inneren Medizin, 2. Aufl., Bd. I, 1.)

Vom Schleimhautenanthem ausgehende Komplikationen. Als solche wären zunächst zu nennen stärkere Stomatitis und Rhinitis.

Otitis media und externa. Nicht so selten kommt es im Anschluß an Varicellen zu Otitis media, welche lebhafte Schmerzen und Temperatursteigerungen bedingt. Sie muß durch die Inspektion unterschieden werden von der Otitis externa, die dann entsteht, wenn sich Bläschen im äußeren Gehörgang entwickeln. Sie führen dann zu Ohrensausen und erheblichen Schmerzen. Die Otitis media mit oder ohne Perforation verläuft bei den Varicellen meist gutartig. Bei einem Säugling sah ich jedoch Komplikationen mit Mastoiditis und subperiostalem Absceß. Trotz frühzeitiger Operation kam es zu eitriger Streptokokkenmeningitis und rasch tödlichem Ausgang unter schweren Konvulsionen.

Laryngitis. Infolge des Sitzes einer Varicellenblase im Kehlkopf kann es zu Crouperscheinungen mit schweren Erstickungsanfällen kommen, die eine Intubation oder Tracheotomie notwendig machen. Durch akut einsetzendes Glottisödem kann der Tod sehr rasch erfolgen. Auch sonst ist die Sterblichkeit derartiger Fälle groß, mitunter kann es sogar zu Gangrän des Kehlkopfes kommen. Verwechslung mit diphtherischem Croup liegt besonders dann nahe, wenn der Varicellencroup vor der Hauteruption auftritt.

Bronchopneumonie. Bei Säuglingen, seltener bei größeren Kindern entwickeln sich auf der Höhe der Varicelleneruption, wie ich mehrfach beobachtet habe, Bronchopneumonien mit meist gutartigem Verlauf. GRENET und DELARUE sahen jedoch Haut-, Larynx- und Lungengangrän bei einem Fall mit tödlichem Ausgang. Selten kommt es zu eitriger Pleuritis, Perikarditis, Lymphdrüsenvereiterung, Mediastinalabscessen usw.

Magendarmkanal. Komplikationen von dieser Seite sind selten. Doch kommt es namentlich bei Säuglingen im Anschluß an Varicellen zu Erosionen der Magenschleimhaut und zu hartnäckigen Dyspepsien. Mitunter wird durch Varicellen bei dyspeptischen Säuglingen eine Toxikose ausgelöst (LANGSTEIN).

Urogenitalorgane. Eine Komplikation, welche direkt auf eine Einwirkung des Varicellenvirus bzw. dessen Toxin zu beziehen ist, ist die akute, meist hämorrhagische Nephritis. Diese tritt gelegentlich 2—3 Tage nach der Varicelleneruption oder aber erst später nach 8, seltener 14 Tagen auf. ROLLY beobachtete mehrere Fälle vorübergehender, leichter, akuter Nephritis. In 2% seiner Fälle kam es zu einer ausgesprochenen hämorrhagischen Nephritis, welche die Prognose vorübergehend ernst gestaltete und mehrere Wochen bis zur Heilung währte. Der Verlauf der varicellösen oder postvaricellösen Nephritis ist demjenigen der Scharlachnephritis sehr ähnlich, insofern Ödeme, Herzerscheinungen, Urämie auftreten können. Im allgemeinen ist jedoch der Verlauf ein leichterer.

SABRAZÈS beobachtete bei einem 20jährigen Mann eine mit mehreren Schüben verlaufende *Orchitis* und *Epididymitis* varicellosa.

Gelenkaffektionen gehören zu den sehr seltenen Komplikationen der Varicellen. Sie sind meist seröser, seltener eitriger Natur und gewöhnlich auf mehrere Gelenke ausgedehnt. ROLLY sah derartige Gelenkschwellungen und Schmerzen selten. Sie verliefen ganz leicht und kurz und nur einmal trat ganz nach Art des akuten Gelenkrheumatismus die Affektion sehr heftig auf und ging erst nach wochenlangem Bestand in Heilung über. Diese gutartige, seröse Poly- oder Monarthritis ist wohl zu unterscheiden von der eitrigen Synovitis, welche im Gefolge auch anderer pyämischer Metastasen auftreten kann.

Komplikationen mit anderen Krankheiten. *1. Diphtherie.* Mehrmals sah ich Rachendiphtherie entweder im Anfang der Varicellen oder nach den ersten Tagen. Der Verlauf war in meinen Fällen bei sofortiger Serumbehandlung günstig. Es sind jedoch auch maligne Formen mit sekundären, diphtherischen Hautinfektionen beschrieben (JOE).

2. Scharlach. Diese Kombination habe ich ebenfalls mehrfach gesehen. Die Eintrittspforte bilden meist eine oder mehrere Varicellenpusteln. Beide Krankheiten verliefen nebeneinander, ohne sich wesentlich zu beeinflussen, höchstens wurden fast alle Varicellenbläschen eitrig. Die Prognose war günstig.

3. Masern. Bei gleichzeitiger Infektion von Masern und Varicellen wird die Inkubationszeit der Varicellen oft verlängert und bei bestehendem Masernexanthem trocknen die Varicellenbläschen auffallend rasch ein. Zu fürchten ist bei dieser Doppelinfektion Bildung größerer Blasen und Gangrän (HENOCH, CERF, KONDO).

4. Keuchhusten. Bei Keuchhusten kommt es oft zu Blutungen in die Bläschen im Bereich des Versorgungsgebietes der oberen Hohlvene. Über ein Nachlassen der schweren Hustenanfälle während des Bestehens des Varicellenexanthems wird mehrfach berichtet.

5. Tuberkulose. Es gibt eine postvaricellöse, anergische Phase, bei der die Haut auf Tuberkulin, ähnlich wie bei Masern, Scharlach nicht mehr reagiert (SCHÖNFELD). Nach klinischen Beobachtungen nahm man an, daß die Varicellen ganz ähnlich wie die Masern einen besonders ungünstigen Einfluß auf eine tuberkulöse Erkrankung ausüben. Bei einem Teil dieser Patienten wird die tuberkulöse Erkrankung überhaupt erst in der Rekonvaleszenz der Varicellen bemerkt, bei dem anderen Teil hatten bereits vorher scheinbar gutartige Symptome von Hilusbronchitis und Bronchialdrüsentuberkulose bestanden. Die Tuberkulose kann unter Umständen durch Varicellen dermaßen aktiviert werden, daß die Patienten in der Folgezeit bald daran sterben.

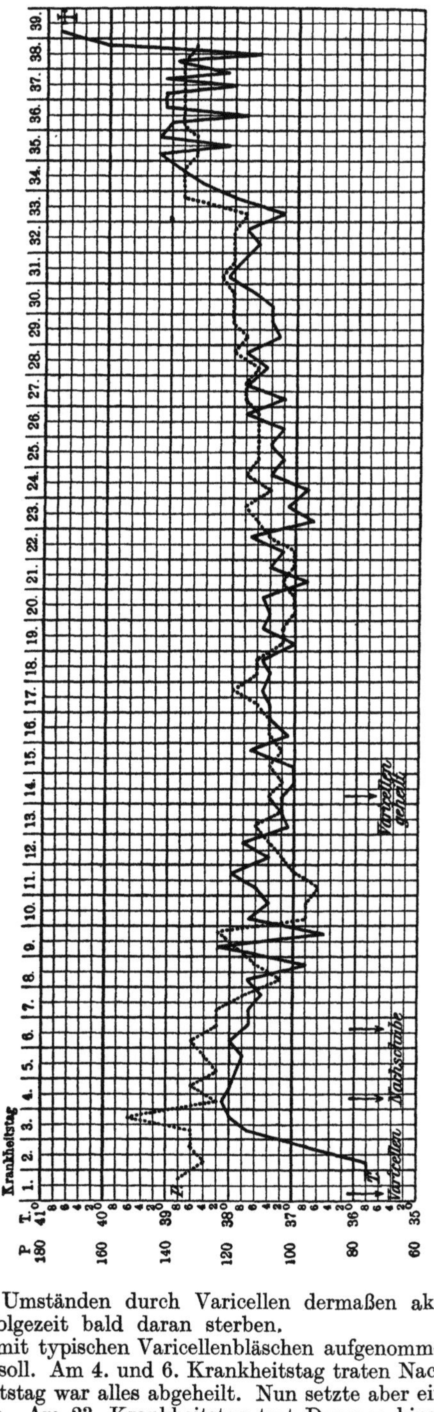

ROLLY erwähnt einen Fall (Abb. 8), der mit typischen Varicellenbläschen aufgenommen wurde und früher stets gesund gewesen sein soll. Am 4. und 6. Krankheitstag traten Nachschübe des Ausschlags auf, am 14. Krankheitstag war alles abgeheilt. Nun setzte aber eine anfangs harmlos erscheinende Bronchitis ein. Am 23. Krankheitstag trat Dyspnoe hinzu.

Abb. 8. Varicellen mit käsiger Pneumonie. (Med. Klinik Leipzig.) (Aus Beitrag ROLLY: Handbuch der inneren Medizin, 2. Aufl., Bd. I, 1.)

Infiltration beider Oberlappen und am 39. Krankheitstag Exitus. Die Sektion ergab eine tuberkulöse, käsige Pneumonie beider Oberlappen und der oberen Partien der Unterlappen.

Einen ähnlichen Krankheitsverlauf nahmen nach ROLLY 3% seiner Varicellenfälle. Es scheint sich aber um besonders ungünstige Verhältnisse gehandelt zu haben. Denn nach meinen Beobachtungen und auch nach anderen Autoren (ECKSTEIN, GOEBEL) scheinen derartige Vorkommnisse doch seltenere Ausnahmen darzustellen, so daß der Kausalnexus zwischen Varicellen und bösartigem Tuberkuloseverlauf kein allzu enger zu sein scheint. Häufig verlaufen die Varicellen auch bei tuberkulösen Kindern ganz gutartig, ohne die Tuberkulose irgendwie zu verschlimmern.

Diagnose und Differentialdiagnose. In den typischen Fällen ist die Diagnose der Varicellen im allgemeinen leicht. Mit Pemphigus, Herpes, Miliaria kann der Varicellenausschlag kaum·verwechselt werden. Schwierig oder unmöglich wird die Diagnose nur zwischen Herpes zoster generalisatus und Varicellen.

Am häufigsten wird noch der Strophulus infantum (Lichen urticatus) mit Varicellen verwechselt, besonders wenn er bei mehreren Geschwistern infolge des gleichen Diätfehlers (Zucker, Schokolade, Obst, Eier) gleichzeitig auftritt und damit eine epidemische Krankheit vortäuscht. Beim Strophulus bleibt jedoch vor allem die behaarte Kopfhaut frei, das Gesicht wird nur ganz ausnahmsweise befallen, er zeigt sich hauptsächlich am Rumpf und an der Außenseite der Extremitäten und verursacht starken Juckreiz.

Die abortiven Knötchen und Roseolen der Roseolae varicellosae können mit kleinpapulösen Tuberküliden verwechselt werden, die jedoch einen weniger frischroten, sondern einen mehr lividen Farbenton zeigen. Außerdem kommen Typhus, Paratyphus, seltener Luesroseolen für die Differentialdiagnose in Betracht.

Schwierig kann die Differentialdiagnose zwischen Varicellen-Rash und echtem Scharlach sein. Das Fehlen der Eosinophilie, der DOEHLE-Körperchen, der Urobilinogenreaktion mitunter aber erst ein negatives Auslöschphänomen oder das auffallend rasche Verblassen des Rash bringen die Entscheidung. Auch hat der Rash den Charakter eines diffusen Erythems und es fehlt die Zusammensetzung aus lauter kleinen Tüpfelchen wie beim Scharlach.

Praktisch am wichtigsten und mitunter am schwierigsten ist die Differentialdiagnose: Varicellen und Variola bzw. Variolois. Während der Schweizer Epidemien waren die beiden Exantheme, auch was Nachschübe, gleichzeitiges Vorhandensein verschiedener Entwicklungsstufen usw. anbelangt, einander so ähnlich, daß manchmal selbst für den Geübten eine sichere Unterscheidung nicht möglich war. Folgende Punkte müssen hauptsächlich berücksichtigt werden:

1. Handelt es sich um einen Erwachsenen, so spricht die vorliegende Krankheit mehr für Variolois, da Varicellen bei Erwachsenen selten sind. Man ergreife also bei zweifelhaften Fällen, wenn es sich nicht um ein Kind handelt, lieber alle Vorsichtsmaßregeln, welche bei Variola geboten sind.

2. Bei Variola gehen der Eruption des Ausschlages mehrere Tage schwerer allgemeiner Symptome mit hohem Fieber voraus. Dann sinkt das Fieber fast kritisch ab und erst beim oder nach dem Fieberabfall, in der Schweizer Epidemie oft erst mehrere Tage nachher, erfolgt die Eruption. Bei den Varicellen fehlt ein derart ausgesprochenes fieberhaftes mehrtägiges Prodromalstadium, und die Eruption selbst ist häufig mit leichtem Fieber begleitet, das während derselben ansteigt.

3. Die Anordnung der Efflorescenzen ist bei den Varicellen eine sehr zentripetale, d. h. es werden Kopf und Rumpf stärker befallen wie die Extremitäten; bei Variolois eine zentrifugale, in dem die Extremitäten, z. B. die Handrücken stärker befallen sind wie der Rumpf (TIÈCHE). Bei der Variolois entstehen nicht in dem Maße Nachschübe des Exanthems, wie bei den Varicellen, so daß an einer Körperregion alle Bläschen gleichaltrig sind und deshalb fast genau gleich aussehen, während wir bei den Varicellen die verschiedensten Entwicklungsstadien nebeneinander in der gleichen Körperregion beobachten (Sternkarte). Es finden sich nebeneinander Roseolen, Papelchen, Vesikel, Pusteln, Krusten usw.

4. Die Dauer der Entwicklung der Papeln zu Bläschen dauert bei Variola ein paar Tage, bei den Varicellen in der Regel nur ein paar Stunden.

5. Die Epidermisdecke der Varicellenbläschen ist dünner als diejenige der Variolabläschen; infolgedessen haben die Varicellenbläschen ein fast anderes Aussehen als die viel solideren Variolabläschen, die oft einen perlmutterartigen Glanz zeigen und nicht so durchsichtig sind wie die Varicellenbläschen, die ihren gelblichen Inhalt klar durchschimmern lassen.

6. Man forsche in der Anamnese nach, ob bei dem Erkrankten in den letzten Jahren eine erfolgreiche Pockenimpfung vorgenommen worden war, auch, ob derselbe schon Varicellen gehabt hat. Handelt es sich um ein vor wenigen Jahren mit Erfolg geimpftes Kind, das Varicellen noch nicht gehabt hat, so spricht dies zum vornherein für Varicellen. Man kann auch bei bestehendem Exanthem zur Differentialdiagnose die Vaccination versuchen. Haftet die Vaccine, so spricht dies für Varicellen, im anderen Fall für Variola. Gerade bei den Schweizer Epidemien hat jedoch diese Unterscheidung sehr häufig im Stich gelassen, indem die Varicellenfälle vielfach eine Anergie gegen die Pockenimpfung zeigten, während sie trotz eines Variolaexanthems angehen konnte (SAHLI).

7. Es ist zweckmäßig, im Zweifelsfalle den PAULschen Versuch anzustellen, indem man den verdächtigen Bläscheninhalt auf die Hornhaut von Kaninchenaugen überimpft und dann nach den GUARNIERIschen Körperchen in den Hornhautzellen sucht. Ihr Vorhandensein spricht für Pocken.

Ferner ist zu betonen, daß Ausstriche von jungen Varicellenbläschen stets zahlreiche Riesenzellen enthalten. In der echten Pocke sind die PASCHENschen Körperchen zu finden.

8. DOLD konnte zeigen, daß das Serum von Varicellenkranken eine positive Komplementbindungsreaktion ergibt, wenn als Antigen eine Aufschwemmung von Varicellenkrusten zur Verwendung kam, dagegen stets eine negative Reaktion, wenn das Antigen aus Variolakrusten hergestellt war.

9. Die Allergieprobe von TIÈCHE ist positiv bei Variola, negativ bei Varicellen. Bei cutaner Überimpfung von Bläscheninhalt bildet sich bei Variola eine Frühreaktion.

Das Blutbild läßt sich nicht sicher zur Differentialdiagnose verwerten.

Prognose. Sie ist im allgemeinen günstig zu stellen. Nur bei Säuglingen, schwächlichen, hautkranken, oder mit anderen Leiden behafteten, gewissen tuberkulösen Kindern ist sie vorsichtig zu stellen. Im Verhältnis zu der großen Zahl der Erkrankungen ist die Letalität sehr gering, durchschnittlich 0,01—0,05% (HOTTINGER).

Prophylaxe. Mit einer Isolierung der Patienten kommt man bei den Varicellen ähnlich wie bei den Masern bei der außerordentlichen Kontagiosität unmittelbar vor Ausbruch des Exanthems fast regelmäßig zu spät. Der Patient muß so lange isoliert werden, bis die Borken abgefallen sind (2—3 Wochen). Kinder in der Periode der Inkubation sind während 10 Tagen in der Regel nicht ansteckend und brauchen auch noch nicht isoliert zu werden, nur macht die Bestimmung des ersten Tages der Inkubation oft Schwierigkeiten, so daß es vorsichtig ist, die Isolierung etwa in der zweiten Hälfte der mutmaßlichen Inkubationszeit einige Tage früher anzusetzen.

Aktive Immunisierung, Varicellisation. Die Varicellisation ist leider noch ein umstrittenes Verfahren, das keinen absolut sicheren Schutz gewähren kann. Immerhin gelang es doch schon einer ganzen Reihe von Autoren, Kinder vor Varicellen zu schützen, gleichgültig, ob sich bei der Überimpfung von Bläscheninhalt eine Lokalreaktion zeigte oder nicht.

Technik. 1. Das Naheliegendste war Lymphe aus möglichst frischen Blasen mit nur ganz geringer entzündlicher Reaktion der Umgebung direkt mit der Impflanzette zu entnehmen und auf den Impfling mittels Scarifikationen zu übertragen. Diesen Weg hat 1913 KLING beschritten. WADDLE-ELEY und auch GREENTHAL reinigen das Bläschen mit Alkohol und physiologischer Kochsalzlösung, trocknen mit Watte auf und lassen den Inhalt eines frischen Bläschens in eine Glascapillare aufsteigen. Beim Impfling wird nun der Inhalt der Capillare am Vorderarm ausgeschüttet und man macht durch die Flüssigkeit hindurch mit einer sterilen Nadel 40—50 feine Stiche, ohne daß es blutet (GREENTHAL). FEDDERS bringt auf der gereinigten Haut des Oberarms 10 oberflächliche Scarifikationen nach Art der PONNDORF- oder der PAULschen Rheumaimpfung an, nachdem der Inhalt eines klaren, wasserhellen, mittels einer Lanzette angestochenen Bläschens auf die betreffende Hautstelle übertragen worden war. Man läßt die Flüssigkeit eintrocknen und legt einen kleinen Verband an.

Bei einigen Impflingen gibt es am 2.—3. Tag eine unspezifische Frühreaktion, in Form einer lokalen Rötung.

Die spezifische Reaktion zeigt sich in der Regel erst zwischen dem 8. und 13. Tag, in Form einer Papel an der Impfstelle. Diese Papel verbleibt in diesem Stadium oder aber es bildet sich sehr rasch ein Bläschen, das zu einer Kruste eintrocknet, die später abfällt und manchmal eine Narbe, ähnlich einer solchen bei Verwendung mit Pockenimpfstoff hinterläßt. Die Impfung selber macht gewöhnlich weder Fieber noch Beschwerden (GREENTHAL).

Bei starker Lokalreaktion kommt es nicht so selten zu vereinzelten oder mehreren Efflorescenzen, die sich auch besonders in der Area der Lokalreaktion zeigen können. Sie verhalten sich ähnlich wie die Vaccina generalisata bei der Pockenimpfung. Sie bilden sich auch gewöhnlich sehr rasch zurück. FEDDERS sieht daher diese Bläschen als Impfmetastasen an. Es zeigt sich somit nach einer Woche eine lokale Reaktion an der Impfstelle, knapp eine Woche später bei starker lokaler Impfreaktion, Impfmetastasen. Ob diese Deutung für alle Fälle zutrifft, erscheint zweifelhaft, denn es könnte sich auch um die trotz der Impfung angehende, aber abgeschwächte, natürliche Infektion mit Varicellen handeln. Hie und da treten auch milde Varicellen ohne lokale Reaktion auf (KNÖPFELMACHER, FINKELSTEIN, HOTZEN u. v. a.). Der Nachteil liegt darin, daß auch die abgeschwächten Varicellen infektiös sind.

2. HESS und UNGER haben den sterilen Blaseninhalt intravenös eingespritzt und dadurch eine gute Immunität erzeugen können.

3. KESMARSKY injizierte statt Bläscheninhalt 0,1 cm³ Citratblut von frisch erkrankten Patienten (36stündiges Exanthem) intracutan. FRICK und STRUVE sowie BÄUMLER u. a. erlebten mit dieser Methode jedoch ausgesprochene Mißerfolge.

Passive Immunisierung mit Rekonvaleszentenserum. 3—6 cm³ Varicellenrekonvaleszentenserum vom 1.—8. Tag nach der Defereveszenz entnommen intramuskulär oder subcutan am 1.—4. Inkubationstag injiziert, gibt in einem großen Teil der Fälle befriedigenden Schutz (BLACKFAN und WEECH, WALLGREN u. a.). Aber auch der Wert dieser Methode ist umstritten.

Bei den Spendern ist natürlich immer vor der Verwendung Tuberkulose auszuschließen und die WASSERMANNsche Reaktion muß völlig negativ sein. Blaseninhalt und Serum müssen vor der Verwendung durch Plattenaussaat auf Sterilität geprüft werden.

Therapie. Bettruhe ist bei leichteren und unkomplizierten Fällen nur bis zur Defereveszenz, dem Ausbleiben neuer Nachschübe und dem Eintrocknen der Bläschen erforderlich. Von frühzeitigem Aufstehen habe ich keinen Schaden gesehen. Vor dem Aufstehen ist der Urin auf Eiweiß zu untersuchen und wenn sich auch nur Spuren finden, so muß weiter Bettruhe eingehalten werden.

Sehr große Sorgfalt ist auf eine gute Haut- und sorgsame Mundpflege zu legen. Bäder verwerfe ich gänzlich, da sie nur die Eruption fördern und die Bläschen leicht zur Maceration bringen. Eine Salbenbehandlung ist ebenfalls nicht angezeigt, da sie die Eintrocknung der Bläschen hindert. Feuchte Packungen wirken nur reizend und erzeugen eine unerwünscht starke Eruption. Am besten hat sich mir das folgende Vorgehen bewährt: Die Haut wird 3mal täglich mit lauwarmem Essigwasser ganz leicht abgewaschen und wenn sie noch feucht ist, ergiebig mit dem folgenden Puder bestreut:

Menthol 0,05—1,0
Zinc. oxyd.
Talc. ana 50,0

Das Menthol lindert den Juckreiz, wirkt leicht desinfizierend und hemmt deutlich die Bläschenbildung, so daß nach der Behandlung viele Bläschen sich gar nicht entwickeln und die Efflorescenzen im papulösen Stadium bleiben. Schon vorhandene Bläschen trocknen rasch ein.

Besteht höheres Fieber und neigen die Bläschen zur Vereiterung, so gebe ich als internes Desinfiziens, das unter Umständen in die Bläschen ausgeschieden wird, unter Abspaltung von Formaldehyd Urotropin in der folgenden Mixtur:

                Acid. muriat. dilut.   1,0
                Urotropin   5,0
                Pyramidon   1,0
                Aquae dest.   80,0
                Sirup. Rubi Idaei ad 100,0
M.D.S. 4—5×1 Teelöffel.

Zur Mundpflege empfiehlt sich häufiges Spülen mit Kamillentee oder Salbeitee mit Zusatz von 1 Teelöffel Glycerin auf 1 Glas.

Bei stärkeren schmerzhaften Erosionen auf der Mundschleimhaut empfiehlt sich Pinselung mit 1%iger Kaliumpermanganat oder 3%ige Chromsäurelösung Nachher Einstäuben von Zucker oder Vioform.

In gleicher Weise werden auch Erosionen an der Innenseite der Labien und am After behandelt. Hier muß man zur Linderung der Beschwerden oft Borsalben, Eulenin oder 5%ige Dermatolsalbe auflegen.

Finden sich vereiterte Bläschen mit starkem Ödem an den Augenlidern, so wirken 3%ige Borsäurelösungkompressen lindernd. Für die Nacht werden Läppchen mit Borsalbe aufgelegt.

Kommt es zu Infektionen, so müssen alle Bläschen prophylaktisch mit Jodtinktur oder Leukolid täglich bepinselt werden. Furunkel, Abscesse, Phlegmonen werden gespalten und am besten mit Kamillenbädern oder mit Bädern unter Kaliumpermanganatzusatz bis zur Rosafärbung behandelt. Außerdem wirken besonders bei sekundärem Erysipel tägliche Quarzlampenbestrahlungen günstig. Bei Wandererysipel habe ich von Scharlachstreptokokkenserum günstige Wirkung gesehen.

Bei Bildung größerer Geschwüre werden bis zur Reinigung feuchte Umschläge mit Kamillen oder Alsol usw. gemacht. Ist dies erreicht, so wird die Überhäutung durch Anwendung von 2% Pellidolsalbe mit Zusatz von etwas Perubalsam gefördert.

Literatur.

A. Zusammenfassende Arbeiten.

McDonald: Zit. v. Ibotson, Partnerships combin. and Antagon. in diseases A. Davis Co. 1929.
Eckstein: Erg. inn. Med. **36**, 494 (1929).
Feer: Lehrbuch der Kinderheilkunde. 1930.
Henoch: Vorlesungen über Kinderkrankheiten. — Heubner: Lehrbuch der Kinderheilkunde. 1912. — Hottinger: Pfaundler-Schlossmanns Handbuch, 4. Aufl.
Lauda u. Luger: Erg. inn. Med. **1926**, 30.
Mettenheim v.: Pfaundler-Schlossmanns Handbuch, Bd. 2. 1923.
Paschen: Jochmanns Lehrbuch der Infektionskrankheiten. 1924.
Rolly: Handbuch der inneren Medizin, 2. Aufl.
Tezner: Erg. inn. Med. **41**, 363 (1931).

B. Einzelarbeiten.

Auricchio: Pediatria **32**, 1305 (1924).
Baer: Arch. Kinderheilk. **69**, 198 (1921). — Bäumler: Arch. Kinderheilk. **85**, H. 1. — Bokay, v.: Jb. Kinderheilk. **119**, 127 (1918); **105** (1924).
Cerf: Gaz. Hôp. **1901**, 74. — McCormick: J. Amer. med. Assoc. **96**, 766 (1931). — Cozzolino: Pediatria **33**, 561 (1925); **34**, 809 (1926).

Dörr: Zbl. Hautkrkh. **16**, H. 8/9, 481.
Fedders: Jb. Kinderheilk. **125**, 308 (1929). — Finkelstein: Mschr. Kinderheilk. **40**, 489 (1928). — Freeman: J. Amer. med. Assoc. **96**, 770 (1931). — Frick u. Struve: Mschr. Kinderheilk. **1929**, 44.
Glanzmann: Schweiz. med. Wschr. **1927**, 145. — Goldman: Amer. J. Dis. Childr. **40**, 128 (1930). — Greenthal: Amer. J. Dis. Childr. **31**, 851 (1926).
Hoffmann: Schweiz. med. Wschr. **1925**, 716.
Jacksch-Wartenhorst: Med. Klin. **1925**, 497.
Kesmarsky: Arch. Kinderheilk. **85**, 1. — Kling: Pract. of Med. **3**, 228. — Knauer: Jb. Kinderheilk. **118**, 1 (1928). — Knöpfelmacher: Mschr. Kinderheilk. **25**, 367 (1923). — Kondo: Arch. Kinderheilk. **69**, 198 (1921). — Kundratitz: Mschr. Kinderheilk. **29**, 516 (1925). — Z. Kinderheilk. **39**, 379 (1925).
Lauda u. Stöhr: Mschr. Kinderheilk. **34**, 97 (1926). — Lange, Cornelia de: Klin. Wschr. **1923**, 879.
Mitchell and Gordon: J. Amer. med. Assoc. **89**, 297.
Nasso u. Laurinsich: Z. Kinderheilk. **39**, 516 (1925). — Nelken: Mschr. Kinderheilk. **32**, 128 (1926). — Netter: (1) Paris méd. **14**, 521 (1924). — Bull. Soc. Pédiatr. **1925**. — (2) Arch. Kinderheilk. **23**, 430 (1901).
Sahli: Schweiz. med. Wschr. **1925**, 1; **1926**, 1047. — Scheer: Jb. Kinderheilk. **117**, 343 (1927). — Schönfeld: Mschr. Kinderheilk. **27**, 602 (1924). — Sindoni e Videtti: Rinasc. med. **1**, 491 (1924).
Tièche: Schweiz. med. Wschr. **1923**, 448. — Tyzzer: Philippine J. Sci. **1906**. — Toni, de: Policlinico **31**, 1434 (1924).
Waddle, Elly: Amer. J. Dis. Childr. **34**, 540 (1927). — Wallgren: Acta paediatr. (Stockh.) **82**, 1245 (1928). — Westriemen, v.: Nederl. Tijdschr. Geneesk. **1928**, 72. — Wieland: Jb. Kinderheilk. **105**, 367 (1924). — Winnicott and Gibbs: Brit. J. Childr. Dis. **1926**, 23.

Der Schweißfriesel (febris miliaris).

Von

Eduard Glanzmann.

Mit 1 Abbildung.

Synonyma. Französisch: Suette miliaire; englisch: sweating sickness; italienisch: febbre migliare.

Definition. Der Schweißfriesel ist ein eruptives Fieber, welches gegenüber früheren Zeiten nur noch selten in kleinen endemischen Herden oder Epidemien vorkommt. Die Inkubationszeit beträgt nur 1—2 Tage. Nach ganz plötzlichem Krankheitsbeginn mit starken Herzbeklemmungen und Frösteln treten abundante Schweiße auf, gelegentlich verbunden mit cerebralen Erscheinungen und hohem Fieber. Am 3.—4. Tag nach diesen Prodromi erscheint ein hauptsächlich am Stamm lokalisiertes Exanthem, bestehend aus miliariaartigen kleinen, wasserhellen Bläschen. Ihr Untergrund ist polymorph, masern-scharlachartig oder petechial. Nach 3 Tagen sinkt das Fieber lytisch ab. Die Bläschen bleiben 1—3 Tage bestehen, bersten dann, trocknen ein. Es kommt zu einer kleinförmigen Desquamation.

Historisches. Die ersten gründlichen und verwertbaren Berichte über Schweißfrieselepidemien Ende des 15. und Anfang des 16. Jahrhunderts stammen aus England (daher auch die Bezeichnung als Sudor anglicus).

Die 1. Epidemie brach im Jahre 1486 unter den Soldaten Heinrich des VII. Ende August nach einem sehr nassen Sommer aus, griff Mitte September auf London über und wütete daselbst bis Ende Oktober. Die 2. und 3. Epidemie (1507 und 1518) gingen von London aus. Die Mortalität der letzteren war sehr hoch (50—90%) und viele Patienten starben schon ein paar Stunden nach dem Auftreten des initialen Schüttelfrostes.

Im Jahre 1529 griff zum ersten Male eine Schweißfrieselepidemie zuerst auf Hamburg und die angrenzenden Städte über, und da sie ungezählte Menschenopfer forderte, verbreitete sie überall Furcht und Schrecken. Scheinbar ganz isoliert brach auch eine Epidemie in Zwickau aus. Einige Wochen später wurden die verschiedensten Städte Nord-, West- und Süddeutschlands ergriffen, aber auch die Niederlande, die nordischen Staaten, Polen und das angrenzende Rußland blieben nicht verschont.

Erst fast 2 Jahrhunderte später, im Sommer des Jahres 1718, wird erneut von Schweißfrieselepidemien in Frankreich (Pikardie, pikardisches Schweißfieber [BALLOT] und in Flandern berichtet. Seit dieser Zeit sind in Frankreich bis jetzt über 200 Schweißfrieselepidemien bekannt geworden. Dazwischen finden sich in gewissen Gegenden Frankreichs immer wieder vereinzelte Fälle. Hauptsitze der Suette miliare sind nach HONTONG und RENAULT, die Pikardie, Poitu, Languedoc, Var, der Norden Frankreichs und das Elsaß.

In der Schweiz wird eine Frieselepidemie in Chur (Graubünden) 1744 von BALTHASAR WALTHIERI ausführlich beschrieben 1746 herrschte eine gutartige Epidemie in Zürich.

Auch Italien, Belgien, Österreich (Adelsberg 1873) wurden in den letzten Jahrhunderten von verschiedenen Epidemien heimgesucht. In der Krain kommt die Krankheit auch endemisch vor (W. SCHULTZ 1906).

In Deutschland traten Schweißfrieselepidemien besonders im Süden (Bayern, Württemberg, Baden) auf, während Mitteldeutschland und der Osten verschont blieben. Ganz besondere Erwähnung verdient die Epidemie, die 1802 in dem Ackerbürgerstädtchen Röttingen an der Tauber auftrat und sich nirgends außerhalb seiner Tore zeigte. Diese Epidemie erreichte die ganz enorme Letalität der englischen Epidemien.

In den letzten Jahrzehnten ist wenigstens in Deutschland und der Schweiz diese merkwürdige Krankheit nicht mehr gesehen worden, so daß auch erfahrene Autoren der gegenwärtigen Ärztegeneration über persönliche Beobachtungen nicht verfügen können.

Epidemiologie. In Gegenden, wo der Schweißfriesel noch endemisch ist, flackern namentlich im Frühling und der heißen Jahreszeit von Zeit zu Zeit Epidemien auf. Mit erstaunlicher Schnelligkeit werden in einer Gemeinschaft sehr zahlreiche Individuen ergriffen, ähnlich wie bei Grippe oder Dengue. Nach COMBY erkrankten von 63 Schülern innerhalb 4 Tagen 46. Die Epidemien beginnen explosiv, bleiben auf bestimmte Krankheitsherde begrenzt und dauern nur kurze Zeit (7—22 Tage).

Der Schweißfriesel ist ganz vorwiegend eine ländliche Krankheit (Bauernhöfe, Weiler, Dörfer), während die Bewohner der Städte nur ganz ausnahmsweise befallen werden.

Relapse und Rezidive. Sie kommen in der 1., 2., 3. Woche oder noch später vor und können weitere Ansteckungen vermitteln. Sie können gleich verlaufen wie der erste Anfall, leichter oder bedeutend schwerer, so daß das Rezidiv sogar gelegentlich den Tod zur Folge haben kann.

Immunität. Ob eine Immunität durch das Überstehen des Schweißfriesels für spätere Zeit erworben werden kann, ist ungewiß.

Disposition. Sie ist, ähnlich wie bei den Masern, eine fast allgemeine. In einzelnen Epidemien werden vorwiegend Erwachsene, ganz besonders kräftige Menschen im Alter von 20—40 Jahren betroffen. In anderen Epidemien erkranken vorwiegend Kinder (BROUARDEL, HONTANG, SCHAFFER, STOEVESANDT und HOCHE u. a.).

Kontagiosität. BROUARDEL u. a. nehmen an, daß die Erkrankung direkt kontagiös sei und durch Kranke auf Gesunde auch nach entfernten Gegenden verschleppt werden könne. Da Personen, die nur kurze Zeit sich im Krankenzimmer aufgehalten haben, von der Krankheit befallen werden, so erscheint es nicht unmöglich, daß das Virus eingeatmet wird. Die Mehrzahl der französischen Autoren leugnet allerdings nach HUTINEL und DARRÉ eine direkte Kontagiosität.

Ätiologie. Der Erreger der Krankheit ist noch gänzlich unbekannt. Impfversuche mit dem Inhalt der Frieselbläschen sind mißlungen (ROLLY). HUTINEL und DARRÉ nehmen Übertragung durch Insekten an, ähnlich wie bei Malaria, womit das Vorkommen des Schweißfriesels in gewissen ländlichen Gegenden und zur warmen Jahreszeit in gutem Einklang stehe. Andere Autoren, z. B. CHANTEMESSE haben Übertragung durch Flöhe von Landratten angenommen, ohne jedoch sichere Beweise zu bringen.

Krankheitsbild. Die *Inkubationszeit* beträgt meist nur 1—2 Tage, mitunter sogar weniger wie 24 Std. Die Kürze der Inkubation bedingt den explosionsartigen Beginn der Epidemien. Meist verläuft die Inkubation symptomlos, ausnahmsweise zeigen sich Prodrome in Form von allgemeinem Unwohlsein, Abgeschlagenheit, Appetitlosigkeit, Kopfschmerz oder Schwindel, ziehenden Schmerzen in Muskeln und Gelenken.

Invasion. Der eigentliche Krankheitsbeginn ist meist ganz plötzlich in der Nacht. Kranke, die abends noch vollständig gesund waren, erwachen nachts mit starken Herzbeklemmungen, Frösteln, manchmal auch mit einem stärkeren Schüttelfrost. Unter einem Gefühl von Prickeln und Stechen in der Haut bricht ein starker Schweiß aus. Alle Decken und das Bett des Patienten sind bald von unaufhörlich rinnendem Schweiß durchnäßt. Der Schweiß hat große Neigung, sich rasch zu zersetzen und die Kranken verbreiten deshalb in der Umgebung einen widerlichen Geruch nach Fettsäuren.

Die Schweiße dauern unaufhörlich an. Dabei klagen die Patienten über Kopfschmerzen, Schwindel, Atemnot, beklemmendes und zusammenschnürendes Gefühl in der Kehle, auf der Brust und besonders im Epigastrium (barre epigastrique der Franzosen). Das Herz geht stürmisch. Diese Erscheinungen können sich zu so heftigen Paroxysmen steigern, daß die Patienten von Todesängsten geplagt sind und sich in größter Unruhe im Bett hin und her werfen. Die Atmung wird keuchend, das angstverzerrte Gesicht wird fahl und cyanotisch. Durch den starken Wasserverlust, infolge des heftigen Schwitzens, kommt es zu quälendem Durst, zu Brechneigung und Wadenkrämpfen. Häufig wird überhaupt über heftige ziehende, reißende und bohrende Schmerzen im Nacken, Rücken und in den Gliedern, prickelnde Betäubung in den Fingern geklagt. Bei Kindern treten nicht selten allgemeine Konvulsionen auf. Ab und zu kommt hämorrhagische Diathese mit Nasenbluten, Zahnfleischblutungen, Genitalblutungen usw. zum Vorschein. In einem solchen heftigen Paroxysmus kann der Exitus eintreten.

Manche Kranke werden vollständig benommen und zeigen rasche Delirien.

Vom Beginn der Krankheit an ist gewöhnlich hohes Fieber 39—40° vorhanden, welches auch in den nächsten Tagen bis zum Ausbruch des Exanthems mit remittierendem unregelmäßigem Charakter anhält. Pulsfrequenz ist gewöhnlich in höherem Maße gesteigert als der Temperatur entspricht (über 120 in der Minute). Trotz der Tachykardie, welche zur Zeit der Paroxysmen 140 Pulse übersteigt, ist der Puls hart und gespannt. Häufig besteht ein leichter Nasen-Rachenkatarrh, eine Injektion der Conjunctiven. Die Zunge ist stark belegt und trocken. Trotz der heftigen Lungen- und Herzerscheinungen wird nur eine geringe Bronchitis wahrgenommen. Die Gegend des Epigastriums ist druckempfindlich. Die Urinsekretion erlischt fast ganz. Der Urin ist dunkel, hochgestellt und enthält ein reichliches Uratsediment. Sehr selten Eiweiß.

Ein Milztumor ist gewöhnlich von Anfang an zu tasten.

Tagsüber kann der Zustand relativ befriedigend sein, um sich gegen Abend und in der Nacht anfallsweise zu verschlimmern.

Die Symptome nehmen beständig zu, bis am 3.—4. Tag das Exanthem erscheint.

Eruption. Unter Zunahme aller bereits genannten Krankheitssymptome tritt der Ausschlag unter Prickeln, Stechen und taubem Gefühl auf der Haut zuerst in der seitlichen Halsgegend und der oberen Brustregion auf und überzieht alsdann verschiedentlich in wenigen Stunden den ganzen Körper. Öfter jedoch breitet er sich mehr schubweise aus, wobei mit jedem neuen Schub sich jedesmal auch die Krankheitssymptome steigern. Gesicht und Kopf bleiben in der Regel frei; ab und zu befällt jedoch die Eruption die Wangen, seltener die Stirn.

Das charakteristische Element des Ausschlags ist das miliäre Bläschen. Dieses erhebt sich jedoch auf dem Untergrunde eines wechselnd polymorphen Erythems.

Je nach dem Untergrund des Bläschenausschlags kann man 3 Arten von Erythemen unterscheiden: 1. einen masernartigen, 2. einen scharlachartigen, und 3. einen hämorrhagischen Frieselausschlag. Bei dem masernartigen Frieselausschlag sehen wir als Untergrund kleine, knötchenförmige, gerötete Erhebungen der Haut, bei dem scharlachartigen Konfluieren diese Erhebungen, so daß eine diffuse Röte auf der Haut erscheint; bei der hämorrhagischen Abart finden sich zum Teil in den Efflorescenzen, zum Teil in der unveränderten Haut Petechien. Beim petechialen Friesel finden sich oft auch noch andere Zeichen hämorrhagischer Diathese, wie Nasenbluten, Stomatorrhagie, blutiger Auswurf, blutige Stühle, Genitalblutungen. Diese als *Purpura miliaris* bezeichnete Krankheitsform hat keine ganz so schlechte Prognose, wenn sie auch meist etwas schwererer Natur zu sein pflegt.

Entweder liegt bei einem Patienten nur eine der 3 Abarten des Erythems vor, oder aber es kann beim gleichen Kranken der Ausschlag an gewissen Körperstellen masernartig, an anderen scharlachartig oder petechial sein.

Verfolgt man die Eruption des Exanthems genauer, so kann man ein *Stadium papulosum* unterscheiden, das aber nur ein paar Stunden dauert und auf welches sofort ein *Stadium vesiculosum* folgt, indem auf der Höhe der Papeln sich mit einer hellen Flüssigkeit gefüllte Bläschen abheben. Diese Bläschen erreichen die Größe eines Hirsekorns, manchmal sind sie auch etwas größer, zum Teil durch Konfluenz mehrerer kleiner Bläschen und haben in diesem Fall im Anfang Ähnlichkeit mit einem Varicellenbläschen. Der Inhalt der Bläschen ist im Anfang krystallklar (daher der Name: Miliaria crystallina). Nach 1—2 Tagen trübt sich die Flüssigkeit, so daß die Bläschen weiß aussehen (Miliaria alba). Sind die Efflorescenzen vorwiegend rot, so spricht man von Miliaria rubra.

Enanthem. Zuweilen kommt ein bläschenförmiger Ausschlag auch auf den Schleimhäuten des Mundes, der Zunge, Nase und auf der Conjunctiva zum Vorschein. Die Bläschen auf den Schleimhäuten werden rasch größer und nehmen aphthenähnlichen Charakter an. Es kommt zu äußerst schmerzhaften Excoriationen.

Desquamation. Die Bläschen bleiben 2—3 Tage bestehen, bersten dann meist und trocknen ein, es entstehen kleine Krusten und Schuppen, welche sich ziemlich rasch kleienförmig oder lamellös abstoßen. Die lamellöse Abschuppung findet sich besonders auch an Handtellern und Fußsohlen, ähnlich wie bei Scharlach. Die Abschuppung kann sich nach

HUTINEL und DARRÉ 3—4 Wochen ausdehnen. Eine ähnliche Desquamation erfolgt auch beim Zungenbelag, so daß die Zunge einer Landkartenzunge ähnelt. Das Exanthem hinterläßt besonders an den petechialen Stellen Pigmentierungen.

Deferveszenz und Rekonvaleszenz. Sofort nach der vollständigen Entwicklung des Exanthems lassen alle anderen Krankheitserscheinungen nach; in 2—4 Tagen ist die Temperatur gewöhnlich staffelförmig wieder bis zur Norm herabgesunken. Ebenso verschwinden langsam die Schweiße, der Milztumor, die verschiedenen subjektiven Beschwerden und Ende der ersten oder im Beginn der zweiten Krankheitswoche setzt die Rekonvaleszenz ein. Im Beginn derselben fühlen sich die Patienten noch sehr matt, schwach und hinfällig, nehmen an Körpergewicht noch ab. Bei den geringsten Anstrengungen geraten sie wiederum in Schweiß, haben Atemnot und Herzpalpationen. Im Bett liegen sie über ihre Knie gebeugt da (RENAULT). Es liegt noch eine schwere Intoxikation des Nervensystems vor mit allgemeiner Atonie, Schlaflosigkeit, Appetitlosigkeit, Zungenzittern, ataktischen Phänomen (BROUARDEL), Intercostalneuralgien, tonischen Krämpfen in der Hand- und Fingermuskulatur, gelegentlichen Psychosen. In der Mehrzahl der Fälle dauert die Rekonvaleszenz gelegentlich von Relapsen und Rezidiven unterbrochen 4—6 Wochen. Öfter wird in der 1. oder 2. Woche der Rekonvaleszenz eine Polyurie beobachtet. Mitunter zeigt sich eine hartnäckige Furunkulose.

Verschiedene klinische Formen. Die schweren malignen Formen sind zum Teil schon von Beginn des Invasionsstadiums an als solche gekennzeichnet, indem sie mit enormer Hyperthermie 42—43° Fieber, frequentestem Puls, starken Delirien und Erstickungsanfällen einsetzen und bereits am 1. oder 2. Tag zum Tode führen. In anderen Fällen kommt es gleich zu einem mehr weniger schweren Koma.

In einer anderen Reihe von malignen Fällen beginnt die Erkrankung wie gewöhnlich, aber am 3. Tag direkt vor dem Ausbruch des Exanthems werden ziemlich plötzlich die Krankheitssymptome viel schwerer und ernster, da das Beklemmungsgefühl und die Erstickungsanfälle sich häufen und sehr bald noch am 3.—4. Tag tritt auch hier der Tod ein.

Zuweilen schließt sich an das Erscheinen des Exanthems ein typhöses Stadium mit Somnolenz und Koma an, welches unter Erscheinungen von hämorrhagischer Diathese zum Tode führen kann. Alle diese schweren Erkrankungen sind gegenwärtig viel seltener geworden.

Die leichten Fälle überwiegen jetzt mehr-weniger. Diese zeichnen sich vielfach durch ein rudimentäres Exanthem aus, bei dem es oft nur im Gesicht und am Kopf, in selteneren Fällen auch auf dem übrigen Körper zu verstreuten Papelchen kommt, auf denen sich kleine Bläschen zeigen. Bei der Febris miliaris sine exanthemate tritt überhaupt keine Eruption auf; die Krankheit verläuft sehr rasch und leicht und wird oft ambulant durchgemacht.

Atypische Epidemien bei Kindern (morbilloide Form). BROUARDEL THOINOT und HONTONG haben 1887 bei Kindern eine Epidemie beobachtet, bei der die Krankheit ähnlich wie Masern mit Coryza, Conjunctivitis, Laryngitis, Bronchitis, Enanthem im Rachen einsetzte. Dabei jedoch besonders Nachtschweiße, Palpitationen, Andeutung von Barre epigastrique. Meist am 3. Tag tritt zuerst im Gesicht morbilliformes Exanthem auf, das sich über den Rumpf und die Extremitäten ausbreitet und stellenweise zu Scharlachröte konfluiert. Im Verlauf von 48 Std bedeckt sich das Exanthem schubweise mit Miliariabläschen. Nach 4—5 Tagen blaßt der Ausschlag ab und es folgt eine abundante Schuppung.

Hierher gehört wahrscheinlich auch eine von STROÉ im Winter 1923 und im Frühjahr 1924 in Bukarest beobachtete eigentümliche Epidemie, welche in einer Krippe $^2/_3$ aller Säuglinge und Kleinkinder befiel. Inkubation 6—10—15 Tage. Invasionsstadium 2—5 Tage, Starke Schweiße, Fieber. Dann Exanthem, bestehend aus stecknadelkopf- bis linsengroßen, wein- bis purpurroten Fleckchen und Papelchen, die teils an Masern erinnern, teils zu Scharlachröte konfluieren. Auf diesem Exanthem erheben sich nadelspitz- bis hirsekorngroße Miliariabläschen. Der Ausschlag dauert 3—7 Tage in der Mehrzahl der Fälle Desquamation, nie lamellös, nie an Handtellern und Fußsohlen. In mehr als der Hälfte der Fälle Relaps, nach 10—15 Tagen. Komplikationen: Rhinitis, Pharyngitis, selten Laryngitis, Lungenkongestionen und Bronchopneumonien. Ab und zu gesteigerter intrakranieller Druck mit bombierter großer Fontanelle. Lumbalpunktion wirkt sehr günstig. Mitunter Myalgien und Arthralgien, häufig Pyodermien.

Exitus in 6 Fällen. Autoptisch broncho-pneumonische Herde, reichlich sanguinolenter Liquor, starkes Ödem der Meningen, Hyperämie der Hirnrinde.

Nach STROÉ unterscheidet sich dieses Krankheitsbild vom Schweißfriesel durch die bedeutend längere Inkubation, das stärkere Befallensein des Gesichts, das Fehlen lamellöser Abschuppung an Händen und Füßen, das Vorkommen bei Säuglingen usw. Gleichwohl erscheint mir jedoch dieses Krankheitsbild mit dem Schweißfriesel nahe verwandt zu sein.

Komplikationen. Mitunter begleitet eine Angina die Krankheit. Häufig sind konkomitierende Bronchitiden und Diarrhoen, hämorrhagische Diathese wurde bereits mehrfach erwähnt.

Diagnose und Differentialdiagnose. Es ist nicht angängig, allein auf Grund eines Frieselausschlages die Diagnose Schweißfriesel zu stellen, da auch noch bei anderen Erkrankungen wie Scharlach, Masern, Pyämie, Miliartuberkulose, Puerperalfieber, Rheumatismus während des Verlaufes ein Frieselausschlag auftreten kann. Die Beobachtung des ganzen Krankheitsbildes wird jedoch mit Leichtigkeit, besonders zu Epidemiezeiten die richtige Diagnose stellen lassen. Dagegen werden rudimentäre, atypische und sporadische Fälle oft schwer zu erkennen sein.

Die morbilloide Form bei Kindern kann leicht mit *Masern* verwechselt werden, doch fehlen die Kopliks und die Krankheit beginnt gleich mit abundanten Schweißen. Die Miliariaeruption ist konstant, während sie bei Masern ungewöhnlich ist. Ferner kommen Relapse und Rezidive beim Schweißfriesel viel häufiger vor wie bei den Masern.

Gegen *Scharlach* spricht der profuse Schweiß von Anfang an; das Fehlen einer scarlatinösen Angina und Himbeerzunge und der circumoralen Blässe. Das direkte Auslöschphänomen ist negativ, die Miliariaeruption konstant. STROÉ hat in seinen allerdings atypischen Fällen im Gegensatz zur Polynucleose beim Scharlach eine Mononucleose feststellen können.

Bei *Varicellen* fehlen von dem Ausbruch des Exanthems die Schweiße und das charakteristische Beklemmungsgefühl auf der Brust, die einzelnen Varicellenbläschen sind größer als die Schweißfrieselbläschen, ihr erythematöser Hof geringer.

Bei *Typhus exanthematicus*, welcher im Anfang infolge seines plötzlichen und stürmischen Beginnes eine gewisse Ähnlichkeit mit dem Schweißfriesel hat, fehlen die initialen Schweiße. Der Status typhosus ist ausgesprochener.

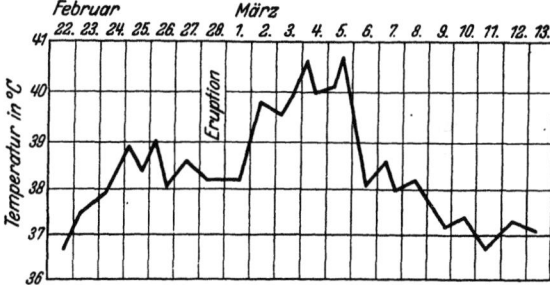

Abb. 1. Fieber bei Schweißfriesel nach STROÉ.

Mit dem Fleckfieber nahe verwandt ist die Fièvre exanthématique de Marseille oder Fièvre boutonneuse de Tunis, welche durch eine vermittels Hundezecken übertragene Rickettsia verursacht wird. Zuerst Muskel- und Gelenkschmerzen, dann erscheint am 2. bis 4. Tag eine zuerst maculöse, dann papulöse Eruption mitunter im Gesicht, konstant an Handtellern und Fußsohlen. Die Krankheit dauert 10—14 Tage und endet lytisch. Am 6.—13. Tage entsteht an Stelle des Primäraffektes ein braunschwarzer nekrotischer Fleck von 5—8 mm Durchmesser. Die WEIL-FELIXsche Reaktion ist positiv (P. DURAND).

Verläuft der Schweißfriesel etwas irregulär, und tritt das Exanthem in Schüben auf, so muß die Krankheit gegenüber *Intermittens* und *Malaria* durch negative Blutbefunde abgegrenzt werden.

In neuester Zeit hat ZECHLIN auf nahe Beziehungen zwischen dem epidemischen Schweißfriesel und der SELTER-SWIFT-FEERschen *Krankheit* hingewiesen. Beide haben eine große Reihe von Krankheitssymptomen, Schweiße, Miliariaeruptionen, scharlach- und masernartige Erytheme, Tachykardie, Blutdrucksteigerung, Muskelatonie usw. gemeinsam. Ferner stimmt das Auftreten in ländlichen Bezirken in West- und Süddeutschland, im Elsaß und in der Schweiz bei den von ZECHLIN gesammelten 111 Fällen der FEERscher Krankheit mit früheren Epidemieherden von Schweißfrieseln überein. ZECHLIN rechnet beide Krankheiten zu den neurotropen Ektodermosen, welche frühzeitig ein Befallensein der vegetativen Zentren und des Sympathicus in übereinstimmender Weise zeigen. Meines Erachtens sprechen jedoch schon die epidemiologischen Tatsachen des explosiven Auftretens großer Schweißfrieselepidemien gegen eine solche Identifizierung. Bei der FEERschen Krankheit handelt es sich immer nur um vereinzelte oder zu ganz kleinen Gruppen gehäufte Fälle. Sie entwickeln sich im Gegensatz zum stürmischen Beginn des Schweißfriesels meist schleichend und das auffallende Schwitzen tritt in der Regel nicht als erstes Symptom, sondern erst später und ohne obligates Fieber auf. Die für die FEERsche Krankheit so charakteristischen „raw beaf hands and feet" (Akrodynie, Erythrödem) sind beim Schweißfriesel nicht in gleicher Weise bekannt.

Prognose. Die durchschnittliche Letalität des Schweißfriesels betrug nach IMMERMANN im 19. Jahrhundert etwa 8% mit Schwankungen von 0—50%. Sie hängt sehr von dem allgemeinen Charakter der Epidemie ab. Die Prognose muß wegen der manchmal unvermuteten, schlimmen Wendungen mit Vorsicht gestellt werden.

Pathologische Anatomie. Nach den Untersuchungen von WEICHSELBAUM handelt es sich bei dem Frieselausschlag nicht um Schweißcysten, sondern der Inhalt der Frieselbläschen besteht aus einem entzündlichen, eiweißreichen, serösen Exsudat in der Hornschicht der Epidermis. Durch Einwanderung von Leukocyten entsteht aus der Miliaria crystallina die Miliaria alba.

Auffallend ist, daß die Leichen von Schweißfrieselkranken unglaublich rasch in Fäulnis übergehen, so daß wenige Stunden nach dem Tode schon Totenflecken, Hautemphysem und sonstige Fäulniserscheinungen wahrgenommen werden. Das Leichenblut erscheint auffallend dunkel und dünnflüssig, die inneren Organe sind sämtlich stark hyperämisch; die Schleimhaut der Trachea und Bronchien öfters injiziert und mit einem rötlichen Schleim bedeckt. Ekchymosen am Epikard und auf der Pleura. Herz schlaff dilatiert. Magen- und Darmschleimhaut gerötet, im Dünndarm mit Bläschen besetzt, analog dem Frieselausschlag auf der Haut. Oberflächliche Ulcerationen der Follikel in der Magen- und Darmschleimhaut. Schwellung der Mesenterialdrüsen, akuter Milztumor.

Das Substrat der schweren nervösen Erscheinungen sind starke Hyperämie und Ödem der Meningen und des Gehirns. Auch in den Scheiden einzelner Halsnerven und den Ganglien des Halssympathicus wurde ähnlich wie bei der FEERschen Krankheit ödematöse Schwellung nachgewiesen. Histologische Befunde stehen leider noch aus.

Therapie. Der Kranke ist möglichst zu isolieren. Fortlaufende Desinfektion am Krankenbett und Schlußdesinfektion sind angezeigt.

Schwitzprozeduren, wie sie unverständlicherweise früher angewendet wurden, sind zu verwerfen. Die Haut ist mehrmals täglich mit kühlem Wasser, welchem man zweckmäßigerweise Essig, Alaun oder besonders Eau de Cologne zugesetzt hat, abzuwaschen. Kühle Umschläge, noch besser kühle Bäder, sind von Nutzen.

Wegen des starken Schwitzens und des großen Flüssigkeitsverlustes reiche man dem Patienten reichlich kühle Getränke wie Selters, Limonade, eisgekühlte Milch, Eispillen usw.

Zur symptomatischen Behandlung gibt man vorsichtig Atropin (2—3 Pillen à 0,0005—0,001 täglich). Bei sehr hohen Temperaturen und nervöser Unruhe Chininum hydrobromicum und Pyramidon in Form von Suppositorien. Zeitweilig sind Narkotica und Schlafmittel (Pantopon, Morphium usw.) unentbehrlich.

Zur Beruhigung der Herzpalpationen lasse man eine Eisblase auf das Herz auflegen. Bei Herzschwäche gebe man frühzeitig Champagner, Digitalispräparate, Campher und Coffein subcutan, Strophanthin intramuskulär oder intravenös.

Bei starker Brustbeklemmung sind Senfteige oft nützlich.

In der Rekonvaleszenz suche man durch lauwarme Bäder mit nachfolgender Einpuderung den Abschilferungsvorgang zu erleichtern. Vorsichtshalber muß der Patient wegen der Gefahr von Rezidiven nach der Entfieberung noch 2 Wochen das Bett hüten. Während dieser Zeit verabreiche man eine kräftige, leicht verdauliche Kost. Bei Appetitlosigkeit ist eine Salzsäure- oder Phosphorsäuremixtur, eventuell mit Pepsin kombiniert, oder ein Chinadekokt indiziert (ROLLY).

Literatur.

A. Zusammenfassende Arbeiten.

COMBY: Traité Maladies de l'Enfance, 1920, S. 109.
FEER, E.: PFAUNDLER-SCHLOSSMANN, 4. Aufl., Bd. 2, S. 528.
HIRSCH, A.: Handbuch der historisch-geographischen Pathologie, Bd. 1. 1881. — HUTINEL et DARRÉ: Les Maladies des Enfants, Bd. 1, S. 791. Paris 1909.
IMMERMANN: NOTHNAGELS spezielle Pathologie und Therapie, Bd. 5.
RENAULT: Nouveau Traité de Médicine, Bd. 2, S. 246. 1908. — ROLLY, F.: Handbuch der inneren Medizin, 2. Aufl.
ZÜLZER: ZIEMSSENS Handbuch der speziellen Pathologie und Therapie, Bd. 2, S. 2.

B. Einzelarbeiten.

BROUARDEL: Arch. gén. Méd. 2 (1887).
COMBY: La fièvre boutonneuse. Arch. Méd. Enf. 34, No 8 (1931).
DANILU, P., A. STROÉ usw.: C. r. Soc. Biol. Paris 1923, 645.
STROÉ: Arch. Méd. Enf. 29, No 5 (1926). — STROVESANDT u. HOCHE: Berl. klin. Wschr. 1898, Nr 31.
WEICHSELBAUM: Z. klin. Med. 62.
ZECHLIN: Jb. Kinderheilk. 124, 195 (1929). Literatur.

Pocken
(Blattern, Variola).
Von
F. O. Höring.
Mit 11 Abbildungen.

Synonyma. Lateinisch: Variola minor, englisch: smallpox, französisch; petite vérole, italienisch: vajuolo, spanisch: viruela. Der Beiname minor (small, petite) stammt aus der Zeit der seuchenhaften Ausbreitung der Syphilis (um 1500) in Europa, als man diese als ,,große Blattern" bezeichnete; neuerdings werden im angloamerikanischen Schrifttum als Variola minor die Alastrim und als Variola major die echten Pocken bezeichnet.

Geschichtliches. Nach indischen Schriften sollen die Pocken schon mehr als 1000 Jahre vor Christi Geburt von Äthiopien nach Indien und China eingeschleppt worden sein. Und dort war auch die Variolation, d. h. die künstliche Übertragung zum Schutz vor natürlicher Ansteckung, schon damals bekannt. Im sog. Elefantenkrieg (572 n. Chr.) brachte sie das Heer der Abessinier nach Arabien, wo sie seither heimisch blieben. Von hier aus dürften sie fast gleichzeitig auch nach Europa gekommen sein (nach anderer Meinung schon viel früher, zur römischen Blütezeit: Galen 80 n. Chr.). Der Name Variola wird schon 570 in französischen Schriften erwähnt. Mit den Kreuzzügen und den Normannenfahrten erfolgte ihre Verbreitung, so 1241/42 auch nach England, Dänemark und Island. Offenbar blieb jedoch Deutschland bis zum Jahre 1493 im wesentlichen verschont. Im 16. Jahrhundert überzogen schwere Epidemien Ost- und Westeuropa. Nach Amerika (Mexiko) gelangte die Krankheit 1520 mit den Truppen und Sklaven von Cortez. In Australien ist sie erst seit 1838 bekannt. Überall nahm sie aber die Ausmaße einer schweren und die Völker dezimierenden Seuche erst mit der zunehmenden Bevölkerungsdichte, d. h. in Europa im 17. Jahrhundert, an.

Eine hervorragende Beschreibung lieferte schon RHAZES (860—932) aus Arabien. Ihr ansteckender Charakter wurde auch schon von dem Normannen GILBERT im 13. Jahrhundert erkannt. Aber noch SYDENHAM (gest. 1689) bezweifelte ihn und glaubte an ein aus der Erde kommendes Miasma, er trennte auch die Pocken wohl von den Masern, aber noch nicht scharf von manchen anderen Krankheiten. Dies ist um so auffallender, als ihm deshalb auch die Kenntnis der Möglichkeit künstlichen Schutzes bzw. die spezifische Immunität entgangen sein muß, die außer im fernen Osten auch schon im 13. Jahrhundert in Europa bekannt gewesen ist, wie DE RENZIS Regimen Salernitanum beweist. Allgemein bekannt wurde die Variolation in Europa freilich erst durch Lady MONTAGUE, die 1717 ihren 3jährigen Sohn in der Türkei hatte impfen lassen und dies dann in England 1721 bei ihrer 5jährigen Tochter wiederholte, woraufhin die Variolation nach Bewährung innerhalb der königlichen Familie breite Anwendung fand. 1719 und 1723 waren schwere Pockenjahre für ganz Europa und ihre Ausbrüche kehrten nun lange in 4—6jährigen Intervallen immer wieder, wobei sie infolge der Durchimmunisierung der älteren Jahrgänge immer mehr in den zivilisierten Ländern den Charakter einer Kinderkrankheit annahmen.

Die Erkenntnis der Kontagiosität, schon durch VAN HELMONT (gest. 1644) vertreten, brach sich erst durch BOERHAAVE (gest. 1738) endgültig Bahn und damit auch der Versuch einer Einengung der Pocken durch Isolierung, in Deutschland besonders durch B. C. FAUST befürwortet. Dieser schätzte die jährlichen Pockentodesfälle in Deutschland (damals etwa 24 Millionen Einwohner) auf etwa 70 000 (1796 nach JUNKER allein in Preußen 65 220).

Wie schon angedeutet, ist die Erkenntnis von der durch Infektionskrankheiten hinterlassenen Immunität eng mit der Geschichte der Pocken verknüpft, ebenso wie diejenige der Möglichkeit künstlicher Schutzimpfung. Die Sitte des ,,Pockenkaufens", wobei Kinder in Blatternhäuser geschickt wurden, um dort gegen Entgelt etwas Blatternschorf zu erhalten, den sie in der Hand zerdrücken mußten, wird schon 1671 von VOLLGNAD aus Warschau beschrieben. Aber sowohl diese Methode wie auch die vom fernen Osten übernommene

Variolation (Inokulation), die übrigens schon kurz vor Lady MONTAGUE von TUNONI und PILAIMI der Royal Society in einem Bericht mitgeteilt (1713) und auch von SLOANE 1717 in England schon praktiziert worden war, hatten den Nachteil, daß sich schwere, ja tödliche Verläufe nicht vermeiden ließen und jeder „Impfling" zur Ansteckungsquelle für seine Umgebung werden konnte. So bedeutete EDWARD JENNERS bewußter Übergang zur Benützung der Kuhpocken zu Impfzwecken (Vaccination) einen unschätzbaren Fortschritt (1796). Er kam dazu bekanntlich durch die Erzählung einer Kuhmagd, daß sie durch Überstehen der Kuhpocken (Melkerknoten!) vor den Blattern geschützt sei. Bis dahin waren die regelmäßigen Pockenepidemien eine Hauptursache dafür, daß trotz hoher Geburtenzahl die Bevölkerung nicht zunahm.

Seit dem Anfang des 19. Jahrhunderts nahmen die Pocken in Europa unter dem Einfluß der Vaccination immer mehr ab. Infolge Nachlassens der Wirksamkeit der gebrauchten Lymphen kam es aber auch in Deutschland in der 2. Hälfte, besonders im 70er Krieg, nochmals zu größeren Pockenausbrüchen, bei denen auch sehr viele Geimpfte schwer miterkrankten (1871 85000 gemeldete Fälle in Deutschland, 1872 77000, 1873 noch 13000 und 1871/73 über 100000 Todesfälle, danach mit Inkrafttreten des Impfgesetzes am 8.4.1874 jäher Abfall). Der gesetzliche Impfzwang (Erst- und Wiederimpfung) hat die Seuche praktisch zum Erlöschen gebracht. Wo er nicht durchgeführt wurde, zeigt sie sich aber immer wieder (Schweiz, England, Holland, auch USA.) Wo seine Durchführung an praktischen Hindernissen scheitert, d. h. in den nicht hoch zivilisierten Ländern, treten immer wieder auch heute noch Epidemien auf (z. B. in Indien 1929/30 über 350000 Fälle).

Als Kriegsseuche haben die Pocken stets große Bedeutung gehabt, zuletzt noch besonders in Frankreich 1870/71. Im 1. Weltkrieg blieben sie dann auch dort infolge des 1902 durchgeführten Impfzwangs aus, spielten aber besonders bei der Bevölkerung Polens eine bedeutende Rolle, die erst mit der allgemeinen Durchimpfung 1916 endete; von dort drangen sie damals auch mehrfach nach Deutschland. Im 2. Weltkrieg kam es im Bereich der deutschen Wehrmacht nur auf dem Balkan (Ostmazedonien) 1943/44 zu einer Epidemie bei der Zivilbevölkerung, die das Heer fast ganz verschonte. Bei britischen Truppen kam es zu kleineren Ausbrüchen (vgl. LEISHMAN 1944, ILLINGWORTH und OLIVER 1944), auch bei der anglo-amerikanischen Zivilbevölkerung (MC GREGOR und PETERS 1942, HAMPTON 1943, TOP und PECK 1943).

Größere Epidemien sind im Übrigen seit 1939 vor allem aufgetreten in mehreren Teilen Afrikas, in Mexiko, China (1947), Japan (1946/47), Indien (1944/45), Irak und Türkei (1940 bis 1947, FABRE 1948). In Deutschland kam es in der Nachkriegszeit nur zu vereinzelten Einschleppungen.

Epidemiologie und Hygienisches. Wie aus dem oben Gesagten hervorgeht, sind die Pocken über die ganze Erde verbreitet und alle Menschenrassen werden befallen. Sie scheinen bei der schwarzen Rasse oft schwerer zu verlaufen (sozialer Faktor?). Mehrfach wurde aber beobachtet, daß Ausbrüche, die von Nordamerika nach Westeuropa eingeschleppt waren, milder verliefen als solche aus Osteuropa oder Asien. Die Seuchenkurve pflegt unter en- und epidemischen Verhältnissen mit deutlichem Frühjahrsgipfel einherzugehen und größere 6—10jährige Wellen aufzuweisen. Eine gewisse Abhängigkeit von der Luftfeuchtigkeit scheint dabei mitzuspielen: die Epidemien pflegen bei größeren Regengüssen abzuklingen (ROGERS 1925, RUSSEL und SUNDARARAJAN 1929).

Die *Letalität* der Pocken ist sehr schwankend, durchschnittlich 30%, bei Bösartigkeit bis zu 50% und darüber. Je endemischer, um so mehr werden sie zur „Kinderkrankheit", um im Falle ungeschützter Bevölkerungen alle Jahrgänge zu befallen. Wenn es bei geimpften Bevölkerungen heute zu einem Ausbruch kommt, dann sind allerdings vorwiegend alte Menschen befallen, bei denen der Impfschutz nachgelassen hat.

Verbreitung und Bösartigkeit sind — abgesehen vom Einfluß der Intensität des eventuell gegebenen Impfschutzes — stark von *sozialen Faktoren* abhängig, woraus sich auch erklärt, daß die Pocken unter primitiven, Notzeits- und Kriegsverhältnissen stets eine besondere Gefahr darstellen, während andererseits die Pocken in nur teilweise impfgeschützten Ländern wie England oder Holland in Friedenszeiten trotz der Unzulänglichkeit ihrer Bekämpfung durch *Isolierung* (die Kontagiosität geht der manifesten Erkrankung um mehrere Tage voraus!) nie zu einer größeren Katastrophe führen konnten. Gute Körperpflege und

Wohnverhältnisse, ausreichender Einlaß von Licht und Luft verhindern die Ausbreitung, ein guter Ernährungszustand setzt die Verlaufsschwere und Letalität herab.

Die *Übertragung* erfolgt meist direkt von Mensch zu Mensch, und zwar durch Tröpfcheninfektion, also per inhalationem (vgl. HIJMANS v. d. BERGH 1940, MILLARD 1944). Ansteckend sind schon Kranke im Stadium prodromale, wo das Virus sich auf den katarrhalisch veränderten Schleimhäuten aufhalten kann. Sind die Schleimhäute der oberen Luftwege die Eintrittspforte, so resultiert daraus der Normalverlauf. Da das Virus gegen Eintrocknung resistent ist (vgl. DOWNIE und DUMBELL 1947), kann es aber auch durch Wäsche, Nahrungsmittel u. a., auch Insekten (Wanzen EPSTEIN und Mitarbeiter 1936, Krätzemilben GARRET 1923, Fliegen) indirekt übertragen werden. Fliegenschutz ist also bei der Absonderung zu beachten. Ist die Haut Eintrittspforte (z. B. Variolation), so pflegt der Verlauf durchschnittlich leichter zu sein; auch ist dann die Inkubationszeit von 12 auf 7 Tage verkürzt. Die *Kontagiosität des Pockenkranken* ist, wie gesagt, schon im Prodromalstadium auf der Höhe, nimmt mit der Eintrocknung des Ausschlages langsam ab und kann ausnahmsweise auch die Krankheit einschließlich der Abheilung des Exanthems überdauern. Echte Dauerausscheider gibt es aber nicht. Pockenleichen sind als hoch infektiös anzusehen. Für die Ausbreitung der Infektion sind die leichten Fälle (Variola sine exanthemate) besonders gefährlich infolge der „Pharyngitis variolosa" (DE JONGH 1929), die sie als einzige Krankheitsmanifestation aufweisen. Die Übertragung durch den Pockenschorf spielt epidemiologisch gegenüber der Tröpfcheninfektion kaum eine Rolle. Für die Praxis gilt, daß nach Abfallen aller Schorfe, besonders an Händen und Füßen, die Kontagiosität als erloschen angesehen werden kann. Über die Virusausscheidung vgl. auch im Abschnitt „Pathogenese"!

Bezüglich der *Einflüsse der „Virulenz" des Erregers* auf die Epidemiologie (Alastrim-Problem, Letalität unter 1%) sei auf später verwiesen. Auch innerhalb der gleichen Epidemie sind die Verläufe sehr verschieden schwer, was auf die individuelle Resistenz hinweist.

Die Pocken zählen in Deutschland zu den *„gemeingefährlichen Seuchen"*, deren Bekämpfung durch das *Gesetz vom* 30. 6. 1900 und die Verordnung vom 1. 12. 1938 geregelt ist (Anzeigepflicht auch im Verdachtsfall, Vorschriften für die Bestattung von Leichen usw.). Heute bestehen wohl in allen Ländern ähnliche Gesetze sowie internationale Vereinbarungen über gegenseitige Benachrichtigung bei Seuchenausbrüchen und den Nachweis stattgehabter Impfung bei der Einreise (*Konventionen von 1926 und 1944*, Artikel 42). Das für die Pocken wichtigste Gesetz ist in Deutschland das *Reichsimpfgesetz vom 8. 4. 1874*, mit der *Ausführungsverordnung* des Reichsinnenministers *vom 22. 1. 1940*, deren Kenntnis bei allen Ärzten vorausgesetzt werden muß (daher obligate Teilnahme an „Impfkursen" während und am Abschluß des Studiums).

Variola- und Vaccinevirus. Unsere Kenntnisse über die Eigenschaften des Virus sind fast ausschließlich an Hand des Vaccinevirus gewonnen, das sich bei der Forschungsarbeit viel leichter handhaben läßt als das Variolavirus. Obgleich zwar weitgehende Übereinstimmung angenommen werden darf, sind doch so große Pathogenitätsunterschiede vorhanden, daß man sich besonders bei Züchtungs- und allen Tierversuchen stets vor voreiligen Analogieschlüssen hüten muß; morphologisch und chemisch darf mit weitgehender Übereinstimmung gerechnet werden.

Morphologie. Es ist heute gesichert, daß die 1906 von E. PASCHEN entdeckten sog. *Elementarkörperchen* die Erreger sind. Sie sind nicht nur in der Impflymphe, sondern auch im Bläscheninhalt echter Pocken (PASCHEN 1907) und in der mit ihnen beimpften Hornhaut reichlich enthalten, und man kann sie aus Flüssigkeiten und Geweben kataphoretisch infolge ihrer negativen Ladung konzentrieren. Sie sind leicht durch Kaolin und Tierkohle adsorbierbar, was ihre Ultrafiltration nicht unerheblich erschwert.

Elektronenmikroskopisch stellen sie sich quaderförmig dar (RUSKA, BORRIES und RUSKA 1939, NAGLER und RAHE 1948), scheinen jedoch in frischem Zustand kuglig zu sein (BARNARD 1933). Ihre zuerst angenommene strukturelle Homogenität im Sinne chemisch einheitlicher Makromoleküle wird auf Grund von Wahrnehmungen angeblicher Membranen (SHARP und Mitarbeiter 1946), ja sogar von Innenstrukturen (SMADEL und Mitarbeiter 1942) bezweifelt. Die *Größenangaben* schwanken erheblich mit der jeweils angewandten Meßtechnik: Ultrafiltration mit Kollodiumfiltern 140—160 μ (ELFORD und ANDREWES 1932), Ultrazentrifugation 240 μ (LÉPINE, LEVADITI und GIUNTINI 1942), Messung mit α-Strahlen 250 μ (BONNET-MAURY und PÉRAULT 1941), Elektronenmikroskop 260 μ (RUSKA und Mitarbeiter 1939). — Zu ihrer *färberischen Darstellung* im Lichtmikroskop sind verschiedene Methoden geläufig: LÖFFLERsche Fuchsinfärbung (PASCHEN), Viktoriablau (HERZBERG 1934), Versilberung (MOROSOW 1941), Primulin (HAGEMANN 1937) unter Benützung der dadurch auftretenden Fluorescenz, die auch mit Ultraviolettlicht infolge des Gehalts an Flavin-Adenin-Dinucleotid auftritt (LEVADITI und Mitarbeiter 1939/40).

Chemisch bestehen sie aus Nucleoproteiden (mit Nucleinsäure auf Grundlage von Desoxyribose) mit kleinen Anteilen von Lipoid und Glucoid. Ihr Phosphorgehalt entspricht der Anwesenheit von Nucleinen. Ihre enzymatische Wirkung ist geringfügig: sie enthalten nur Spuren von Phosphatase und Flavin, d. h. sie sind unfähig, auf organisches Material einzuwirken und daher auf strikten Parasitismus angewiesen (MC FARLANE 1939, SMADEL, HOAGLAND und RIVERS 1942, HOAGLAND und Mitarbeiter 1940—1942, RIVERS 1943 u. a.). Trotzdem zeigen sie nach älteren Untersuchungen (PARKER und SMYTHE 1937) im Warburg-Apparat einen gut meßbaren O_2-Verbrauch bzw. anaerob Säurebildung.

Resistenz gegen physikalische und chemische Einflüsse. Die Elementarkörperchen werden von Trypsin, Kalilauge oder Äther im Gegensatz zu leblosen Eiweiß- oder Fettkügelchen, nicht aufgelöst; ihre Infektiosität nimmt aber mit steigender Acidität des Milieus ab (günstigstes Milieu 7,5—8,5 p_H, vgl. auch DUNHAM und MC NEAL 1943). Unter Formol und Alkohol tritt eine Zersetzung ein, die zwar die Pathogenität, nicht aber die antigenen Eigenschaften unterdrückt (WEILL und GALLI 1940, MC CLEAN 1945); der Vorgang ist im Eiweißmilieu reversibel, nicht im gereinigten Zustand (GALLI und VIEUCHANGE 1939). Gegen Phenol sind sie dagegen ziemlich widerstandsfähig. 50%iges Glycerin und Sepsotinktur (KAISER 1940) schädigen das Virus bei kühler Aufbewahrung nicht. — Es ist außerordentlich kälteresistent, ebenso gegen Eintrocknung (DOWNIE und DUMBELL 1947. Aufbewahrung: eingetrocknet unter Tiefkühlung, SCHARTNER 1939). Dagegen inaktiviert Hitze seine Aufschwemmung schnell (z. B. 55° in wenigen Minuten). Auch Radiumstrahlen (LEA und SALAMAN 1942), Röntgenstrahlen (GOWEN und LUCAS 1939), Ultraviolettstrahlen LEVADITI 1940) und Ultraschall inaktivieren rasch (HOPWOOD und Mitarbeiter 1939, KASAHARA und OGATA 1938 und 1939). Antibiotica sind bislang unwirksam befunden (KOLMER und RULE 1946) und eignen sich daher gut zur Sterilisierung und Aufbewahrung der Lymphe (RIVAROLA 1944, DIAZ 1945, MAIN und TURCOTTE 1946, DUCER 1947, RAMON und RICHOU 1947). Sulfonamide scheinen es nicht zu hemmen (OSBERGHAUS 1942), dagegen DDT (HENIG 1947).

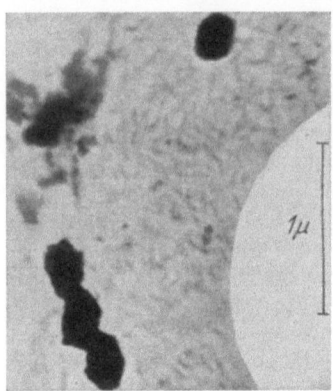

Abb. 1. Vaccinevirus elektronenmikroskopisch (nach RUSKA, V. BORRIES und RUSKA 1939.)

Züchtung. Sehen wir hier von der Züchtung im lebenden Ganztier ab (s. unten), so sind vor allem in Gebrauch diejenige in Gewebskultur, besonders Hühnerembryonalgewebe (CARREL und RIVERS 1927, MAITLAND 1928) und diejenige im Hühnerei (Chorioallantoiskultur) (GOODPASTURE, WOODRUFF 1931 u. a.). Wie bei allen Viren ist Anwesenheit lebender Zellen Voraussetzung des Wachstums, die freilich vielleicht auch durch Hefen und Bakterien ersetzt werden können (SILBER und Mitarbeiter 1935). RAPAPORT 1938 sowie FALKOWITSCH und JANUSEWITSCH 1936 behaupten sogar, daß Bakterien, die das Virus adsorbiert haben, die Pocken noch nach mehreren Kulturpassagen (!) übertragen können. Mit diesen Züchtungsverfahren kann das Virus in beliebig hohen Passagezahlen voll virulent gezüchtet und vermehrt werden (LAZARUS, EDDIE und MEYER 1937, IRONS und Mitarbeiter 1940 u. a.). Trotzdem tritt dabei offenbar eine gewisse Veränderung ein (z. B. Neigung zur Generalisierung), die es bisher noch nicht zu einer Verdrängung der Kälberlymphe durch die (einwandfrei sterile) „Kulturlymphe" kommen ließ (LEHMANN 1941). Letztere scheint auch schlechter haltbar zu sein.

Auf den Eihäuten kommt es zu charakteristischen Verdickungen, ja zur Bildung von Vaccinepusteln, in denen massenhaft Elementarkörperchen enthalten sind. Wie DOWNIE und DUMBELL 1947 gezeigt haben, unterscheiden sich diese Veränderungen auf den Eihäuten in charakteristischer Weise bei Variola- und Vaccinevirus. Es erfolgt auch hierbei keinerlei Übergang von einem zum andern (NELSON 1943, IRONS und BOHLS 1947).

Serologisches Verhalten. Die Eigenschaft der Elementarkörperchen, spezifisch antigen zu wirken, hat schon frühzeitig dazu geführt, das Verhalten von spezifischen Antikörpern zu studieren. Sie lassen sich mit Agglutination (PASCHEN 1906, LEDINGHAM 1931 u. a.), Präzipitation (GORDON 1935, CRAIGIE und Mitarbeiter 1931—1936) und Komplementbindung (CRAIGIE 1934, FINLAYSON 1935, KUNERT und WENCKEBACH 1936) nachweisen (Lit. s. Handbuch der Viruskrankheiten). Auch Schutzstoffe (virusneutralisierende Antikörper) sind nachweisbar (PARKER 1939, VERBINDE 1940, BRARSON und PARKER 1941, BLATTNER und Mitarbeiter 1943, LUBITZ 1943, RAMON 1942, LOUTIT und MCCLEAN 1945). Es lassen sich mehrere antigene Substanzen nachweisen (SMADEL und Mitarbeiter 1943).

Das Vaccinevirus aus Eikultur besitzt, wie die Forschungen der letzten Jahre gezeigt haben, aber ferner die Eigenschaft, Hühnerblutkörperchen zu agglutinieren nach derselben Technik, wie der HIRST-Test bei der Grippe ausgeführt wird. Auf diese Weise lassen sich sogar die spezifischen Antikörper in Menschen- oder Tierseren gegen einen Vaccinestamm titrieren; man vergleicht die Stärke dieser Fähigkeit mit Standard-Immunseren von Kaninchen, die die Agglutinationskraft des Vaccinevirus gegenüber Hühnerblutkörperchen ebenfalls aufheben (NAGLER 1944, NORTH 1944, BURNET und STONE 1946/47, TOMPSON 1947, STONE und BURNET 1947). Diese Methode hat für zukünftige Forschungen wohl noch größere Bedeutung (COLLIER u. SCHÖNFELD 1950).

Zu beachten ist, daß Vaccinierung vorübergehend zu positiven Luesreaktionen im Serum führen kann (LYNCH und Mitarbeiter 1941, FAVORITE 1944, REIN und ELSBERG 1945, ABAZA 1946, MAROTTA und JENGO 1947, PERROT 1948).

Einschlußkörperchen. Wie bei einer großen Anzahl von Viruskrankheiten, so findet man solche auch bei den Pocken. Sie sind seit PFEIFFER 1890, später (1892) unter dem Namen GUARNIERI-*Körperchen* bekannt. Ihre Natur war lange Zeit strittig, und besonders über diese Frage ist ein außerordentlich umfangreiches Schrifttum entstanden. Für die

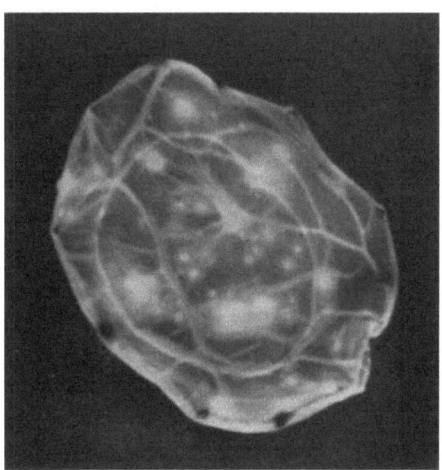

Abb. 2. Vaccinale Pusteln auf der ödematös veränderten Chorioallantoismembran eines am 10. Bebrütungstag infizierten und 4 Tage später bei lebendem Embryo eröffneten Hühnereies. (Mit freundlicher Erlaubnis von Dr. STILLMUNKÈS-Toulose.)

Diagnostik sind sie von großer praktischer Wichtigkeit (s. unten). Sie werden heute als Reaktionsprodukte befallener Zellen, eventuell mit Einschluß des Erregers selbst, angesehen (RIVERS, NAUCK, HAAGEN u. v. a., Literatur s. Handbuch der Viruskrankheiten). MERLING (1943 und 1944) hat ihre Entstehung unterm Deckglas in der Gewebskultur der Kaninchencornea fortlaufend verfolgen und genau beschreiben können. Man stellt sie durch fluorescierende Farbstoffe, im Ultraviolettlicht oder in Gewebsfärbungen dar. (Weiteres über GUARNIERI-Körperchen vgl. auch FINDLAY 1939, ferner TUREWITSCH 1939, ferner BLAND und ROBINOW 1939, MARRASSINI 1939, SUGITA 1940, EBERT und OTSUKA 1943, v. ROOYEN und ILLINGWORTH 1944.)

Verhalten des Virus im Tierversuch. Bezüglich der verschiedenen *Versuchstierarten* bestehen zwischen Variola- und Vaccinevirus erhebliche Unterschiede. Für das echte Pockenvirus erweist sich der Affe als sehr empfänglich, sowohl bei Infektion durch Hautscarifikation, die zu typischen Eruptionen führt, als bei intravenöser Infektion, die zu Immunität führt. Bei intratestikulärer Infektion erfolgt am Ort selbst eine starke Virusvermehrung mit Orchitis. Auch am Hund läßt sich noch nach Epilation der Haut eine typische Hauteruption erzeugen, während die Haut der Katze kaum empfänglich ist, sich aber an ihr wohl noch eine Orchitis erzeugen läßt. Auch das Kaninchen ist hautrefraktär, ergibt auch keine Orchitis, weist aber nach intratestikulärer Infektion infolge einer inapparenten Infektion Immunität auf. Ratte und Maus reagieren nicht sichtbar; in der Ratte ließ sich aber ein Überleben des injizierten Virus bis zu 40 Tagen nachweisen. Kurz, aus diesen Versuchen geht hervor, daß in bezug auf die Empfänglichkeit der Laboratoriumstiere für das Pockenvirus sich eine charakteristische Stufenleiter aufstellen läßt (vgl. bei GASTINEL 1948).

Für das Vaccinevirus dagegen ist das Versuchstier der Wahl das Kaninchen, das auf der Haut typisch reagiert *(Lapine)*. Auch der Affe ist gut empfänglich, ebenso wie natürlich das Rind bzw. Kalb.

Der Infektionsmodus kann mannigfach variiert werden: die gebräuchlichste Technik ist die intracutane und die intracorneale, die zur Vaccine-Keratitis führt. Enteral und peritoneal läßt sich leicht wenigstens ein für Zweitinfektion refraktärer Zustand herbeiführen, während intravenöse Infektion in einem Teil der Versuche auch zur Hauteruption führen kann, besonders an verletzten Hautstellen. Die intratestikuläre Infektion, die zu Orchitis führt, eignet sich besonders zur Gewinnung großer Virusmengen. Intracerebrale Injektion beim Kaninchen führt bei gewöhnlichen Vaccinestämmen nur selten zu Encephalitis, wohl aber, wenn man ein mehrfach durch Testikel passiertes Virus nimmt. Dann erhält man regelmäßig eine tödliche Encephalitis (sog. *Neurovaccine* im Gegensatz zur klassischen Dermovaccine), dabei behält das Virus auch seine Haut- und Hornhautaffinität, erzeugt aber hier hämorrhagisch-nekrotische Ulcerationen.

Eine *Generalisation* des Virus im Blute findet bei allen gut empfänglichen Versuchstieren regelmäßig statt und läßt sich durch Rückübertragung von Blut und Organgeweben auf die Kaninchenhornhaut nachweisen. Auch im Gehirn findet sich das Vaccinevirus beim Kaninchen vom 5., beim Kalb vom 13. Tag an. Man kann durch Traumatisation seine Lokalisation vom Blut aus hervorrufen, so an der Haut, der Hornhaut oder im Gehirn, und durch Passagen läßt sich die Organotropie willkürlich im Sinne der Neurotropie oder der Mesodermotropie erzwingen. Bemerkenswert ist, daß die Chorio-Allantois-Vaccine ebenfalls eine solche (Knochenmark, seröse Häute, vor allem Blut) aufweist wie sie die ursprüngliche Dermovaccine nicht besitzt. Sogar auf die Trachealschleimhaut läßt sich die Neurovaccine anpassen und erzeugt dann Pneumonien.

Die genaue Untersuchung dieser Verhältnisse verdanken wir vor allem französischen Autoren (LEVADITI, TEISSIER, CAMUS, GASTINEL u. a., vgl. GASTINEL 1948).

Virusausscheidung erfolgt außer auf den Schleimhäuten beim Enanthem und der Haut bei Exanthemen zum Teil aber nicht regelmäßig auch schon auf den Tonsillen bzw. im Schleimhautsekret. Ausscheidung auf den Tonsillen schon vom 3. Tag nach der Impfung an erfolgt nicht, wie GINS, HACKENTHAL und KAMENZEVA (1929) annahmen, regelmäßig, sondern muß als Ausnahme gelten. Mit Ausscheidung auch im Stuhl und Urin ist zu rechnen, da sich das Virus in Darmwand und Nieren ebenfalls nachweisen läßt; für die Übertragung dürfte dies aber ohne praktische Bedeutung sein.

Variabilität des Pockenvirus. Schon in der menschlichen Pathologie stehen wir rein klinisch-morphologisch gesehen vor einer Vielzahl virusbedingter mit Bläschenbildung einhergehender Infektionskrankheiten, der Gruppe der sog. Bläschenkrankheiten (Pocken, Windpocken-Zoster, Herpes-simplex-Stomatitis aphthosa, um hier nur die wichtigsten und unbestritten als virusbedingt angesehenen zu nennen), bei denen trotz ihrer klinischen Unterschiede zum Teil enge Beziehungen ihrer Erreger zu einander bestehen. Unter der ätiologischen Zusammenfassung als ,,Pocken", d. h. mit sicher nahen Erregerbeziehungen zeigt die menschliche Pathologie heute ferner eine Reihe von klinisch recht verschiedenen spontan auftretenden Krankheiten: Variola vera, Alastrim und Negerpocken, Variolois, Variola sine exanthemate, Melkerknoten. Dazu kommen als ,,künstliche" Krankheiten die Kuhpocken des Menschen (Impfpocken) mit ihren verschiedenen Verläufen, von denen sich, wiederum künstlich erzeugt, fest gewordene veränderte Stämme wie die oben erwähnten der neurotestikulären Vaccine, die zur Lapine wird, der Gewebskulturvaccine u. a. (s. bei FINDLAY 1938) ableiten. Nimmt man hierzu die als Spontankrankheiten beobachteten Pocken bei Tieren, so vergrößert sich die Zahl der Pockenviren noch um ein Erkleckliches; denn außer den spontan als (meist leichte) Seuche bei Rinderbeständen auftretenden Kuhpocken gibt es bei Haustieren die Pferde-, Kamel-, Schaf-, Ziegen- und Schweinepocken als gesicherte Spontankrankheiten, Büffel-, Hunde- und Kaninchenpocken als zwar spontan beobachtete, aber wahrscheinlich vom Menschen zufällig übertragene Erkrankungen. Eine Sonderstellung haben die Mäusepocken (Ektromelia), die als Stallseuche recht unangenehm sind und deren Erreger sicher nahe Beziehungen zur Pockenvirusgruppe hat (BURNET 1945), die aber doch wohl von dieser abzutrennen sind (BURNET und STONE 1946, FENNER 1947). Und gleiches gilt für die Geflügelpocken, deren es bei großen und kleinen Hausvögeln auch eine Anzahl gibt (vgl. hierzu auch Handbuch der Viruskrankheiten 1939). BURNET (1946) weist mit Recht darauf hin, daß sich unsere Kenntnisse hier fast ausschließlich auf Pocken der Haustiere beziehen und daß über Vorkommen bei Tieren in freier Wildbahn bislang abgesehen von einzelnen Mitteilungen über Seuchenausbrüche bei wilden Affen, die aber auch von Menschen ausgegangen sein könnten, nichts Sicheres bekannt ist. Sind Pocken vielleicht überhaupt eine Domestikationserscheinung?

Überblickt man diese große Gruppe von Krankheiten, so gewinnt man zunächst den Eindruck einer erstaunlichen Plastizität der Pocken als klinisches Phänomen, da wir ja Anhaltspunkte genug dafür haben, daß noch verschiedenartige Beziehungen über eine rein morphologische Ähnlichkeit hinaus bestehen. Die experimentelle Erregerforschung hat naturgemäß diese Fragestellung aufgenommen und die Beziehungen aller dieser Erreger zueinander haben vielfache Bearbeitung gefunden. Dabei ließ sich zunächst feststellen, daß sich Beziehungen im Sinne von künstlicher Überführung in oder Annäherung an einander oder von serologischer Ähnlichkeit für Geflügel- und Mäusepocken einer- und Menschenpocken andererseits mit gegenwärtigen Mitteln nicht nachweisen lassen, ebensowenig wie zwischen Variola- und Varicellen-Zoster. Eher schon lassen sich solche in der Gruppe der Haus-Säugetierpocken nachweisen (s. bei FINDLAY 1939). Das Problem hat sich zugespitzt besonders auf die Fragestellung der Beziehungen von Variola- und Vaccinevirus einer-, Variola- und Alastrimvirus andererseits, ohne daß man in der experimentellen Forschung bislang dabei zu einem einheitlichen Urteil kommen konnte; der Behauptung von gegenseitiger Überführung ineinander (HORGAN 1938) stehen solche von grundlegend verschiedenen Eigenschaften voneinander gegenüber, so daß man den Eindruck gewinnt, daß die Beurteilung der Experimentatoren oft mehr von der Strenge der von ihnen angelegten Maßstäbe bezüglich „Umwandlung" abhängt als von den Fakten selbst (LEDINGHAM 1935). Bezüglich der Herkunft der Impfvaccine wird dabei überwiegend der Standpunkt vertreten, daß sie sich nicht von den spontanen Kuhpocken, sondern auf dem Umweg über künstliche Rinderimpfung von dem Menschenpockenvirus ableite (vgl. auch DOWNIE 1939).

BURNET hat 1946 unter anderem diese Pockenfrage einer entwicklungsgeschichtlichen bzw. ökologischen Betrachtung unterzogen und betont, daß man unmöglich die Pocken nur unter dem Gesichtswinkel einer menschlichen Infektion betrachten könne, sondern irgendwelche, vielleicht weit zurückliegenden Zusammenhänge mit den tierischen Pocken annehmen müsse, daß unser gegenwärtiges experimentelles Wissen aber noch nicht ausreicht, um über Spekulationen hinauszukommen, daß man von den modernen Kultur- und serologischen Methoden vielleicht einen Fortschritt erwarten dürfe. Als ursprüngliche Wirte kämen in erster Linie entweder die Huftiere oder die Affen in Frage. Bezüglich des Vaccinestamms meint er, daß dieser zwar fast erschöpfend durchuntersucht sei, daß all diese Kenntnisse gegenwärtig aber „merkwürdig irrelevant für die menschlichen Probleme und für irgendein Verständnis der biologischen Beziehung von Vaccinekrankheit und natürlichen Pocken" seien, während man für wahrscheinlich halten dürfe, „daß administrative und psychologische Ungenauigkeiten beim Gebrauch der Vaccination für ihren Ersatz durch Alastrim verantwortlich seien". Im ganzen genommen vertritt er den Standpunkt, daß sich bei den Viren fortlaufend echte Mutationen ereignen, die dann unter entsprechend abgeänderten Umweltsbedingungen durch Selektion zum Überwiegen und schließlich so zur Ausbildung „neuer" Stämme und „Arten" führen.

Diagnostischer Virusnachweis. In praxi meist angewandt war früher der PAULsche *Cornealversuch*, der sich die Empfänglichkeit der Kaninchenhornhaut für Pockenvirus zunutze macht, wo es wie bei anderen Tieren (Hunden usw.) nur zu lokaler Erkrankung ohne Generalisation kommt.

Die mit variolaverdächtigem Material beimpfte Kaninchenhornhaut zeigt 48 Std nach der Beimpfung nach Fixierung in Sublimatalkohol oder ZENCKERscher Flüssigkeit schon makroskopisch oder bei Lupenvergrößerung sichtbare weiße Pünktchen oder Knötchen, welche Epithelwucherungen entsprechen und als beweisend für Variola angesehen werden können. Die histologische Untersuchung bildet durch den Nachweis von GUARNIERIschen Körperchen eine weitere Stütze der Diagnose.

Der PAULsche Versuch ist allerdings nur im positiven Falle verwertbar, da bei negativem Ausfall Pocken nicht sicher und noch weniger Alastrim ausgeschlossen werden können. Bei Varicellen ist er stets negativ.

Technisch einfacher ist die Sichtbarmachung der spezifischen Epitheliosen in vivo durch Verwendung von Fluoresceinnatrium. Man gibt nach HERZBERG 24 Std nach der Beimpfung der Kaninchenhornhaut 1—2 Tropfen einer 1%igen Fluoresceinnatriumlösung in den Konjunktivalsack, wartet nicht länger als 20—30 sec und spült das Fluorescein mit einem kräftigen Wasserstrahl heraus, bis das abfließende Wasser nicht mehr grün gefärbt ist. Die spezifischen Herde erscheinen als scharf begrenzte leuchtend grüne Pünktchen von etwa $1/_2$ mm Durchmesser.

Als praktisch wichtige Ergänzung kommt der Nachweis von GUARNIERIschen Körperchen in Klatschpräparaten von der infizierten Kaninchenhornhaut in Betracht. Man macht die Klatschpräparate am lebenden Tier oder nach Herausnahme des Bulbus und mehrstündiger Aufbewahrung in der feuchten Kammer; Färbung nach PAPPENHEIM.

Der *direkte Erregernachweis* gewinnt, wenn entsprechende Laboratoriumseinrichtungen zur Verfügung stehen, neuerdings immer mehr Bedeutung. Dabei genügt freilich der bloß mikroskopische Nachweis der Elementarkörperchen nicht, sondern ist die Allantoiskultur heranzuziehen, wie dies besonders DOWNIE 1946 gezeigt hat.

Serologische Methoden spielen eine zunehmende Rolle (Agglutination, Präcipitation, Komplementbindung), obgleich die spezifischen Antikörper erst relativ spät auftreten (Literatur siehe Handbuch der Viruskrankheiten). Besonders mag hier die von NAGLER 1942 eingeführte Hämagglutination (in Form der Hemmung der agglutinierenden Kraft eines Laborvirusstammes durch das Patientenserum) in Zukunft auch für die diagnostische Praxis — ähnlich wie der HIRST-Test bei Grippe — größere Bedeutung gewinnen.

Bei der Allergieprobe nach TIÈCHE injiziert man entweder bei 56⁰ abgetötete Vaccine in die Haut des Patienten oder Pustelinhalt von diesem in die Haut eines vaccinierten Kaninchens. Obgleich beide Methoden ziemlich gut arbeiten, haben sie sich nur wenig eingebürgert.

Empfänglichkeit (Disposition) des Menschen. Der Anteil pockenunempfänglicher Menschen ist sicher nur gering, wie schon daraus hervorgeht, daß nach L. PFEIFFER die Zahl der 3mal erfolglos Vaccinierten nur 0,08% beträgt. Bei natürlicher Infektion liegt er wohl höher, und genaue Angaben über den *Kontagionsindex* im Verlauf von Epidemien fehlen. Ein altes Sprichwort sagt aber: „Von Pocken und Liebe bleiben nur wenige frei!"

Es gibt eine vorübergehende (unspezifische) Hemmung der Empfänglichkeit unter der Einwirkung anderer Infektionskrankheiten; so zeigen sich Typhus-, Masern- und Scharlachkranke meist refraktär, können dann aber nach Abklingen der Ersterkrankung oft erst recht schwer an Pocken erkranken.

Der Einfluß der *Rasse* ist umstritten (vgl. oben); jedoch soll die Einschleppung von einer fremden Rasse her meist zu schwereren Epidemien führen als von der gleichen.

Geschlecht und *Lebensalter* beeinflussen zwar nicht die Empfänglichkeit, wohl aber die Schwere des Verlaufs. So ist insbesondere der schwere Verlauf bei Frauen zur Zeit von Gravidität und Menstruation bekannt. — Das Greisenalter neigt zu schwereren Verläufen wie das Kleinkind. Im 1. Lebensjahr dagegen steigt die Neigung zu schwerem Verlauf erst allmählich an: sie ist in den 3 ersten Lebenswochen — auch bei nicht-immuner Mutter — noch sehr gering; es treten höchstens abortive Formen auf; zunehmend mehr und schwere Erkrankungen finden sich dann im 2. und 3. Monat, noch mehr im 2. Viertel-, und wieder noch mehr im 2. Halbjahr (KISSKALT und STOPPENBRINK, zitiert nach JOCHMANN-HEGLER 1924).

„Selbst im Mutterleib ist der Mensch vor den Pocken nicht sicher". Dieser alte Satz trifft insofern in neuer Betrachtung nicht zu, als mindestens über Mißbildungen wie bei den Röteln nach Erkrankung der Mutter während der ersten Schwangerschaftsmonate bislang weder von den Pocken noch von der Vaccination etwas bekannt ist (GREENBERG 1948, BASS 1948, BELLOWS und Mitarbeiter 1949). Freilich kommt es in mindestens 30% der Fälle von *Pocken in der Gravidität* zum Abort (vgl. MUSTARD 1947), wobei auch bei den Früchten manchmal Pockeneruptionen gefunden werden, schon vom 4. Schwangerschaftsmonat an. Selten werden die Pocken von Mutter und Fet gut überstanden, so daß dieser mit abgeheilten Pockennarben zur Welt kommt (Fälle bei GRÄTZER 1837). Die Kinder können bei mütterlicher Erkrankung am Ende der Schwangerschaft auch mit einem Exanthem geboren werden oder dieses kurz danach bekommen (Fälle vom 2. und 4. Lebenstag), auch kann offenbar die Infektion vom Fet erst intra partum erworben werden. Sehr selten ist die Mutter solcher Kinder scheinbar gesund (Variola sine exanthemate!), wobei aber ihr Kontakt immer nachzuweisen ist. Bei Zwillingen und Drillingen ist beobachtet, daß nur einer der Feten erkrankt war (näheres siehe bei MAY 1950). Vaccination in der Schwangerschaft hinterläßt keinen sicheren Schutz beim Kinde (VIGNES 1942).

Immunitätsverhältnisse beim Menschen. Die uralte klinische Beobachtung zeigt, daß das Überstehen einer Pockenerkrankung auch nur leichten Grades fast regelmäßig eine lebenslänglich dauernde Krankheitsimmunität hinterläßt. Zweiterkrankungen kommen besonders dann bei alten Leuten (selten) vor, wenn die 1. Krankheit in früher Jugend durchgemacht war. Bei Negern sollen Zweit-, ja Dritterkrankungen häufiger vorkommen.

Davon streng zu unterscheiden sind *Rezidive*, die — wie bei Typhus, seltener auch Masern, Scharlach und anderen Infektionskrankheiten — ohne exogene Reinfektion in kurzem Abstand nach der Ersterkrankung (6—14 Tage) auftreten können und ebenfalls bei Negern häufiger vorkommen sollen.

Im Gegensatz zur echten, wenn auch noch so leichten Pockenerkrankung hinterlassen weder die Vaccine- noch die Alastrimerkrankung sichere Krankheitsimmunität gegen Pocken, wohl aber im allgemeinen die Pocken gegenüber späterer Ansteckung mit Vaccine- oder Alastrimvirus. Zwar ist der Pockenschutz in den ersten Jahren nach Vaccination gewöhnlich (aber nicht immer!) ausreichend, um Variolaerkrankung zu verhindern; nach 8—10 Jahren ist er aber in hohem Prozentsatz so weit abgeklungen, daß es 1. bei Pockeninfektion zu abgeschwächter Erkrankung, *Variolois*, 2. bei Revaccination wieder zum Angehen in der beschleunigten, aber abgeschwächten Form kommt. Und Pockenerkrankung nach Alastrim, auch Angehen der Vaccine nach dieser sind nicht selten. Vaccine und Alastrim hinterlassen also nur einen zeitlich und in der Stärke der Wirksamkeit beschränkten Schutz 1. gegen Pocken, 2. auch gegen Reinfektion mit dem gleichen Virus. So ist es auch verständlich, daß Vaccination nicht immer gegen Alastrim, vor allem aber Alastrim nicht vor Angehen der Vaccination schützt. In diesem Immunitätsverhalten steht also Alastrim der Vaccine näher als der Variola (vgl. auch HORGAN und HASEEB 1939).

Über die *theoretischen Grundlagen* der Immunität, vor allem der Vaccineimmunität liegt wiederum ein reiches Schrifttum, besonders von französischen Experimentatoren, vor. Beim Erstimpfling beginnt die Immunität am 6. Tag und ist am 10. komplett (so daß Vaccination noch 4—7 Tage nach Pockeninfektion deren Verlauf hindern oder abschwächen kann). Zur Erlangung dieses Schutzes ist eine manifeste Hauteruption nicht Voraussetzung (intramuskuläre und -venöse Vaccination!!); ist er eingetreten, so ist das gesamte Integument mit Ausnahme der Hornhaut refraktär. Es kann aber bei intracutaner Wiederimpfung trotz vorhandenen Allgemeinschutzes ein örtlicher Prozeß haften, der dann in Form der beschleunigten oder allergischen Reaktion verläuft. Im Serum sind virusneutralisierende Schutzstoffe vom 14. Tag an mehrere Jahre lang nachweisbar, komplementbindende schon vom 8. Tag an, aber nur bis etwa zum 20. Schon PASCHEN hat aber betont, daß man die Immunität nicht allein auf diese beziehen dürfe, daß es sich vielmehr um eine *histogene Immunität* handle, die nach seiner Meinung besonders im Integument zu lokalisieren sei. Neuere Untersucher haben gezeigt, daß die Krankheitsimmunität tatsächlich die Anwesenheit von Antikörpern erheblich überdauert, daß völliger Blutersatz beim vaccinierten Tier mit antikörperfreiem Blut die Immunität nicht schwächt und daß vor allem im nicht immunen Tier mit abgetöteter Vaccine wohl Antikörper in hoher Konzentration erzeugt werden können, die trotzdem nicht das Angehen einer intradermalen Vaccination verhindern. „Es ist deshalb nötig, einen strengen Unterschied zwischen den antigenen und den immunisatorischen

Eigenschaften des Virus zu machen; wenn erstere auch noch einem abgetöteten Virus zukommen, so sind letztere doch ausschließliches Attribut einer lebenden Vaccine" (GASTINEL 1948). Auch GINS (1936 und 1942) betont schon, daß der refraktäre Zustand eine Eigenschaft des Gewebes und nicht humoraler Natur ist und sich im Laufe der Zellteilung durch eine Art von plasmatischer Vererbung fortpflanzt. Mit abgetötetem Virus lassen sich alle allergischen Phänomene (beschleunigte und Sofortreaktion) der Haut auslösen, so daß auf diese Weise Allergie getrennt von der Immunität demonstriert werden kann.

Pathogenese der Pockenerkrankung. Die Pocken sind eine typische akute cyclische Allgemeininfektionskrankheit mit zeitlich normierten Stadien und dermatotroper Organmanifestation.

Die *Inkubationszeit* der Variola vera beträgt, gut normiert, ·12—13 Tage. Gelegentlich wird über Schwankungen bis zu 8—18 Tagen berichtet, die aber meines Erachtens sehr skeptisch betrachtet werden müssen. Auch die Inkubation der Alastrim soll 12—13 Tage betragen, wobei freilich Angaben zu erwähnen sind, daß leichte Pockenfälle eine verlängerte (?) Inkubationszeit hätten. Dagegen berichten die kritischen Beobachter übereinstimmend, daß die Inkubation der Variolois gegenüber Variola vera verkürzt sei bis zu nur 8 Tagen, und dies paßt gut zur verkürzten Inkubation bei Revaccination.

Verkürzt ist ferner die Inkubationszeit bei der Variolisation, wo die künstliche Infektion schon nach 3—4 Tagen zum Primäraffekt an der Impfstelle führt, während das Fieber erst nach 8 Tagen beginnt. Bei der natürlichen Übertragung fehlt im Gegensatz hierzu und zur Vaccination ein solcher Primäraffekt; bei beiden Inkubationen folgt die Generalisation (Impffieber) der Primärpustel erst nach, ebenso das generalisierte Exanthem, wenn es überhaupt zu einem solchen kommt. Dagegen ist schon seit v. PIRQUET bekannt, daß — analog wie beim syphilitischen Primäraffekt — täglich durch 10 Tage vorgenommene Impfungen alle gleichzeitig am 10. Tag nach der Erstimpfung ihr Höhestadium erreichen und dann abheilen, wobei die zuletzt vorgenommenen rudimentär bleiben. — Im Verlauf der Inkubationszeit tritt bekanntlich die spezifische Sensibilisierung des Organismus ein, die beim Menschen 12—13 Tage dauert. Ist schon von einer vorausgegangenen Impfung eine gewisse Allergisierung vorhanden, so verkürzt sich die Inkubationszeit (wie oben angeführt). Wir wissen auch, daß bei extrem hyperergischem Verlauf der Variolois (in Form der Purpura variolosa) die Inkubationszeit verkürzt zu sein pflegt. Es ist anzunehmen, daß (entsprechend dem Vossschen Phänomen bei der Serumkrankheit) eine Inkubationszeitverkürzung durch zeitgerechte Zufuhr eines Immunserums auszulösen wäre. Die Menge des infizierenden Virus dürfte nur dann für die Inkubationszeit von Bedeutung sein, wenn so minimale Mengen des Kontaktstoffs übergehen, daß es erst nach einer gewissen Frist (2—3 Tagen) zur Haftung und damit zum Beginn der Sensibilisierung des Organismus kommt. Übergroße Mengen des Infektionsstoffes (Vaccine) beeinflussen die Inkubationszeit beim normal Empfänglichen nicht, sondern nur beim bereits sensibilisierten (bzw. teilimmunen) Individuum, wo sich unter Umständen sogar eine ·Sofortreaktion auslösen läßt. Diese aber ist nur eine lokale Hautreaktion, keine echte cyclische Erkrankung, d. h. ein Kunstprodukt. Bei natürlicher Übertragung pflegt die Menge des übertragenen Kontaktstoffes in solchen Grenzen zu liegen, daß sie die Inkubationszeit weder verlängert noch verkürzt. Über die Einzelheiten der Virushaftung sind wir bei Variola noch nicht orientiert. Da die natürliche Infektion aber eine Inhalationsinfektion zu sein pflegt, dürften sich die von BURNET bei der Grippevirushaftung auf der Trachealschleimhaut gefundenen Verhältnisse auf die Haftung des Pockenvirus übertragen lassen (vgl. auch NELSON 1940).

In der Inkubationszeit treten meist keine, höchstens gegen ihr Ende zu gewisse unklare Allgemeinsymptome, dann auch schon eventuell die Pharyngitis variolosa auf, auf die auch die Tatsache zu beziehen ist, daß Pocken-Inkubierende gelegentlich schon ansteckend sind.

Generalisation. Diese bringt den Beginn der klinischen Manifestation (Prodromalstadium) und zwar in Form von Allgemeinsymptomen, besonders des Fiebers, dazu der Reaktion des mesenchymalen Apparats, kenntlich einerseits an Milzschwellung und Blutbildveränderungen, andererseits an „katarrhalischer" Schleimhaut- und erythematöser Hautreaktion, zusammengefaßt also an einer „ergotropen" (W. R. HESS) bzw. sympathicotonen (F. HOFF) Phase unter dem morphologischen Bilde der Hyperergie (RÖSSLE). Die Dauer des Generalisationsstadiums beträgt 3—5 Tage. Das Virus kann dabei schon kurz zuvor, d. h. in den letzten Tagen der Inkubationszeit, sowie auch noch zuweilen im 3. Stadium im strömenden Blut nachweisbar sein, was aber nicht der Regel entspricht (s. DOWNIE et al. 1950, MAC CALLUM et al 1950). Es wird besonders in dieser Zeit der Generalisation zuweilen auch in den Sekreten der katarrhalischen Schleimhäute, besonders im Rachen durch die Pharyngitis variolosa ausgeschieden.

Die Heftigkeit der Allgemeinsymptome dieses Stadiums hängt ausschließlich von der individuellen Allergisierbarkeit (nicht etwa der Menge des Infektionsstoffs, seiner „Virulenz" oder dgl.) ab. Sie ist prinzipiell ganz ohne Beziehung zur Schwere des gesamten Krankheitsverlaufs und erlaubt, daher auch nur in sehr beschränktem Umfang eine Prognose bezüglich desselben: so kann das Generalisationsstadium (unter dem Bild der Grippe oder fieberhaften Pharyngitis) mehr oder weniger heftig verlaufen, ohne daß es überhaupt zur Organmanifestation, d. h. zum Exanthemausbruch kommt, was zur sog. *Variola sine exanthemate* führt. Es ist ferner durch die klinische Erfahrung immer wieder bestätigt worden, daß die Variolois durchaus mit dem Vollbild eines schweren Prodromalstadiums einsetzen kann, auf das dann nur ein rudimentäres Exanthem folgt; ja gerade die foudroyanteste Verlaufsform, die schon im Generalisationsstadium, d. h. am 2.—4. Krankheitstag zum Tode führt, die *Purpura variolosa*, wird besonders bei Geimpften (und daher auch nach verkürzter Inkubationszeit von nur 5—8 Tagen) getroffen. Sie ist typischer Ausdruck einer übermäßigen Hyperergisierung (hämorrhagische Entzündung, vielleicht im Sinne des SHWARTZMAN-SANARELLI-Phänomens). Andererseits kann die Variolois auch nur mit rudimentärem Generalisationsstadium, also fast ohne Allgemeinsymptome, verlaufen, und von der Alastrim ist es bekannt, daß dies für sie die Regel ist. Augenscheinlich überwiegt bei solchem Varioloisverlauf die vorhandene Immunität (Anergie) gegenüber der Allergie (Hyperergie) bzw. wirkt das Virus der Alastrim überhaupt weniger stark allergisierend bzw. antigen, als das Variola vera- und das Vaccinevirus. Wie oben angeführt, beruht die sog. Pockenallergie offenbar auf der Anwesenheit spezifischer humoraler Antikörper, wie sie für wechselnd lange Zeit durch die Vaccinierung hinterlassen werden, sie wird besonders als artifizielles Syndrom bei Inokulationen wirksam. Die Immunität dagegen ist von ihr unabhängig und vielmehr eine celluläre Eigenschaft. Entsprechend ist auch das Generalisationsstadium als spontanes hyperergisches Phänomen in seiner Stärke prinzipiell unabhängig von dem tertiären Lokalprozeß (Exanthem), der durch celluläre Eigenschaften maßgebend bestimmt ist. Während schwere Prodromalien oft nur von leichtem Exanthem gefolgt sind, trifft man allerdings in der Regel nach leichten Prodromalien kein schweres Exanthem, sondern meist nur einen leichten Verlauf der Eruption.

Organmanifestation. Die eingetretene Desensibilisierung (Anergisierung, Immunisierung) führt nach dem Prodromalstadium zur Fieberremission und zugleich damit zum Exanthemausbruch als Ausdruck der Fixation des Virus in denjenigen Organen, für die es organotrop ist (vgl. FENNER 1948), also den Schleimhäuten und der Haut.

Hier kommt es von einer Capillarstase im Papillarkörper ausgehend, zu charakteristischen morphologischen Veränderungen am Stratum germinativum und im Epithel, deren durchschnittliche Schwere und Ausdehung einerseits von Erregereigenschaften (Alastrim!), andererseits vom Immunitätsgrad des Individuums abhängt. Daß die Entwicklung auch der einzelnen Pustel vom Gesamtorganismus her und nicht so sehr lokal reguliert ist, zeigt unter anderem die Tatsache, daß bei dem sich über 1—2 Tage erstreckenden apikocaudal fortschreitenden Exanthemausbruch der Variola vera schließlich doch alle Blasen zugleich das Blütestadium erreichen (ähnlich wie bei täglich vorgenommener Vaccination, vgl. oben). Hier ist auch hinzuweisen auf die Tatsache, daß auch der Zustand der Unempfänglichkeit für eine Allgemeinerkrankung an Pocken (also das Vorliegen von Krankheitsimmunität, wie es während der Spontanerkrankung am Ende der Generalisation erreicht ist) nicht das Angehen einer örtlichen Reaktion durch Inokulation absolut verhindert (Knötchenreaktion bei den Melkerknoten und bei Revaccination), ebenso wie es beim Herpesimmunen zum rezidivierenden Herpes, beim Typhusimmunen zur eitrigen Lokalentzündung mit Typhusbacillen in der Gallenblase, den Wirbeln, beim Tularämie-Genesenen bei Reinfektion wieder zu lokalen Tularämiegeschwüren kommen kann.

Für den Weiterverlauf der Organmanifestation besonders wichtig ist die *bakterielle Sekundärinfektion*, die zur Variola vera infolge parallergischer durch das Virus gesetzter Reaktionsbereitschaft gegenüber Eiterkokken (KELLER 1928, HÖRING 1948) regelmäßig hinzutritt, während sie bei Alastrim und Variolois zu fehlen pflegt.

FINDLAY 1939 wirft sogar die Frage auf, ob der Unterschied zwischen Variola vera und Alastrim vielleicht weniger im eigentlichen Erreger als vielmehr in den sekundärinfizierenden Erregern bakterieller Art zu suchen sei, wie man es ähnlich auch bei der Grippe und beim Scharlach diskutiert hat; und BURNET 1946 fragt, ob die Variola vera vielleicht die Wirkung des Virus + einem „spezifisch assoziierten hämolysierenden Streptococcus", die Alastrim die des Virus allein sei. Gegen diese Auffassung spricht aber, daß bei der Variolois trotz Infektion mit echtem Variolavirus die parallergische Neigung zur Streptokokkeneiterung ebenfalls fehlt. Dagegen ist die Frage, ob lokale Heilung mit oder ohne Narbenbildung erfolgt, zweifellos nur von der Intensität der bakteriellen Eiterung abhängig bzw. von der Ausdehnung dieses Prozesses in die Tiefe des Unterhautgewebes. Dem steht freilich auch die Meinung gegenüber, daß die bakterielle Sekundärinfektion für die Eiterung überhaupt nicht notwendig sei, diese vielmehr auf Grund der Einwirkung des Virus allein erfolge; vereitern doch auch uneröffnet gebliebene Blasen, und zahlreiche kulturelle Proben von eitrigen Variola- oder Vaccinepusteln bleiben überhaupt steril (FROSCH). Hier sind weitere Untersuchungen, besonders auch in bezug auf die Frage eines einheitlichen Typs der Sekundärinfektionserreger dringend erwünscht.

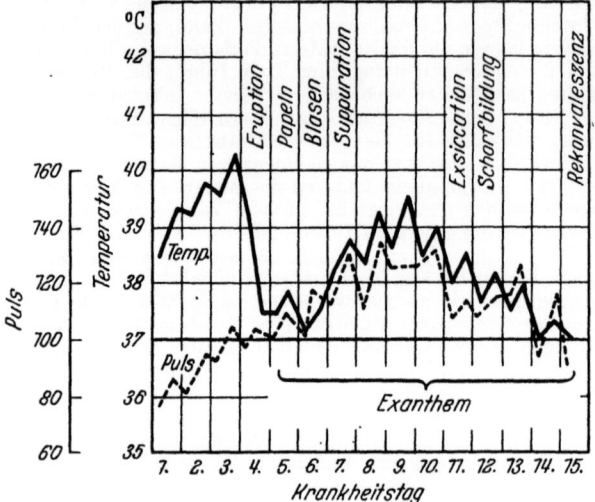

Abb. 3. Typische Pocken-Fieberkurve.

Krankheitsbild. *Das Prodromal- oder Initialstadium*, das 3—4 Tage dauert, setzt gewöhnlich ganz plötzlich mehr oder weniger stark ein. Nicht selten ist Frösteln, echter Schüttelfrost ist ungewöhnlich; aber die Temperatur erreicht in einigen Tagen schon hohe Werte (bis 40, später oft über 41°), das Krankheitsgefühl ist von vornherein stark, oft mit Übelkeit und Erbrechen verbunden, dazu heftige Kopf- und Gliederschmerzen. Sehr bezeichnend sind vor allem die starken Kreuzschmerzen, die nicht selten zu der Fehldiagnose eines Muskelrheumatismus, einer Neuralgie oder Gelenkerkrankung führen können. Neben Klagen über Schwindelgefühl und Schlaflosigkeit findet man eine Trübung des Sensoriums, die sich bis zur völligen Benommenheit steigern kann. Kopf- und Nackenschmerzen, ferner eine sehr häufig zu beobachtende Schlaflosigkeit deuten nebst Brechreiz und Erbrechen auf eine Mitbeteiligung des Zentralnervensystems hin. Der *Puls* zeigt, entsprechend dem hohen Fieber, eine Steigerung der Frequenz, die *Atmung* ist stark beschleunigt, oft auch mühsam, so daß man an eine Pneumonie denken kann. Man beobachtet jedoch außer einer geringen Bronchitis keinerlei pneumonischen Befund. Die *Milz* ist nur in schweren Fällen palpabel, aber regelmäßig perkutorisch vergrößert. Die Haut zeigt eine ausgesprochene Fieberrötung. Die Schleimhäute des Rachens und Mundes sind ebenfalls lebhaft gerötet, die Zunge dick belegt, gelegentlich besteht eine Angina. Nasenbluten sowie starker Schnupfen vervollständigen das Bild des Schleimhautkatarrhs. Der Stuhl ist meist angehalten. Als charakteristisch wird das vom regelmäßigen Verlauf unabhängige frühzeitige Auftreten der Menses betrachtet. Bei graviden Frauen kommt es zu Abort und Blutungen. Kinder erkranken besonders häufig mit initialen Krämpfen.

In der Mehrzahl der Fälle beobachtet man am 2. oder 3. Tage das sog. *Initial- oder Prodromalexanthem* auf der Haut, das als ein „Rash" aufzufassen ist. Man unterscheidet dabei eine erythematös-roseolöse (rose rash) und eine petechiale, scharlachähnliche Form. Die *erythematöse Form des Initialexanthems* beginnt im Gesicht und verbreitet sich dann über den ganzen Körper und die Extremitäten, verhältnismäßig selten an den Streckseiten. Es handelt sich dabei um ein makulöses, morbilliformes Exanthem, das bereits in den ersten 12—24 Std wieder abklingt. Prognostisch deuten diese Fälle auf eine leichte Pockenerkrankung hin. Die *petechiale Form* des „Rash" zeigt schon durch ihre Lokalisation eine weitgehende Ähnlichkeit mit dem Scharlachexanthem, da sie in erster Linie das Schenkel- und Oberarmdreieck (SIMON) befällt. Die Hautpartie um die Petechien herum zeigt Scharlachröte. Das Exanthem blaßt erst im Verlauf der nächsten Tage ab, dabei bleiben die befallenen Partien meist von dem eigentlichen Pockenausschlag verschont. Das petechiale Exanthem spricht im allgemeinen für einen

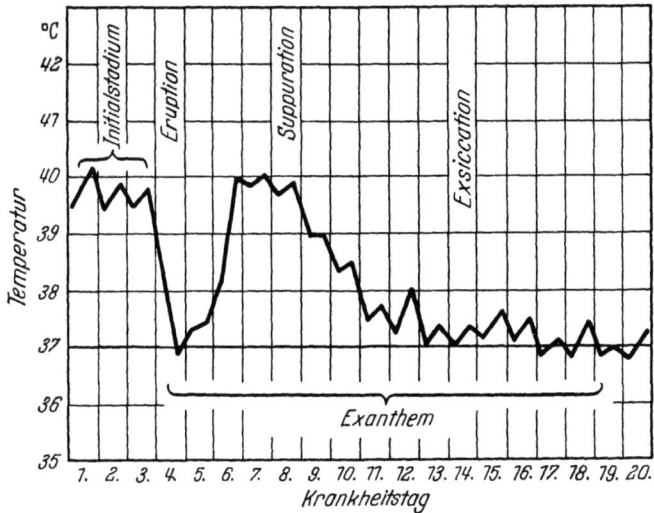

Abb. 4. Fieberkurve bei mittelschwerer Variola discreta bei einem 17jährigen Mann. (Nach H. SCHMITZ.)

schweren Pockenverlauf. Verhältnismäßig selten kommen auch *Mischformen* beider Exantheme vor.

Als besonders schwere Verlaufsform des Prodromalstadiums ist im Allgemeinen die sog. *Purpura variolosa* anzusehen. Sie tritt bevorzugt bei Schutzgeimpften auf. Das petechiale Initialexanthem geht direkt in die Purpura über. Es kommt dabei zu Hämorrhagien mit mehr oder weniger großer Ausdehnung in die Haut, aber auch in die inneren Organe und infolgedessen zu akuten Darm- und Nierenblutungen, Metrorrhagien, Hämoptysen, die unmittelbar ad exitum führen. Die Inkubation beträgt in diesen Fällen nur 5—8 Tage. Tritt der Tod schon im Initialfieber vor Ausbruch des Exanthems auf, so bezeichnet man diese Form als *Variola fulminans*. Die Überempfindlichkeit des Organismus, als deren Ausdruck die hämorrhagische Diathese im Verlauf der Pocken zu bewerten ist, äußert sich auch darin, daß die Temperatur häufig subfebril bleibt (Kollapstemperatur).

Das Initialstadium geht unter staffelförmigem Rückgang des Fiebers über in das *Eruptionsstadium*, das am Abend des 3. bzw. Morgen des 4. Tages mit der gesetzmäßigen Ausbreitung des Exanthems beginnt (*Stadium papulosum*). Zuerst findet man im Gesicht, dann am Rumpf und nach 2—3 Tagen auch an den Extremitäten papulöse Efflorescenzen von Hirsekorngröße, blaßroter Farbe und großer Härte. Dabei klagen die Patienten über starkes Brennen und Jucken.

Die Papeln verbreiten sich rasch in folgender Reihenfolge: Stirn, Nasenflügel, Oberlippe, behaarter Kopf, dann Rücken, Brust, Arme, nachher Leib und zuletzt Füße und Unterschenkel. Sie finden sich am dichtesten im Gesicht, am behaarten Kopf und an den distalen Enden der Extremitäten. Körperstellen, die einem Druck ausgesetzt sind (Hosenträger, Strumpfband, Verbände) zeigen ebenfalls eine besondere Dichte des Exanthems, wie das ja auch von den Varicellen bekannt ist. Charakteristisch für den normalen Verlauf der Variola vera ist das gesteigerte Wachstum der später aufschießenden Efflorescenzen, so daß das *Pockenexanthem auch an den zuletzt befallenen Körperstellen dieselbe Entwicklungsstufe* zeigt wie bei den ersten Eruptionen. Dieser Befund läßt sich differentialdiagnostisch gegen Varicellen verwerten.

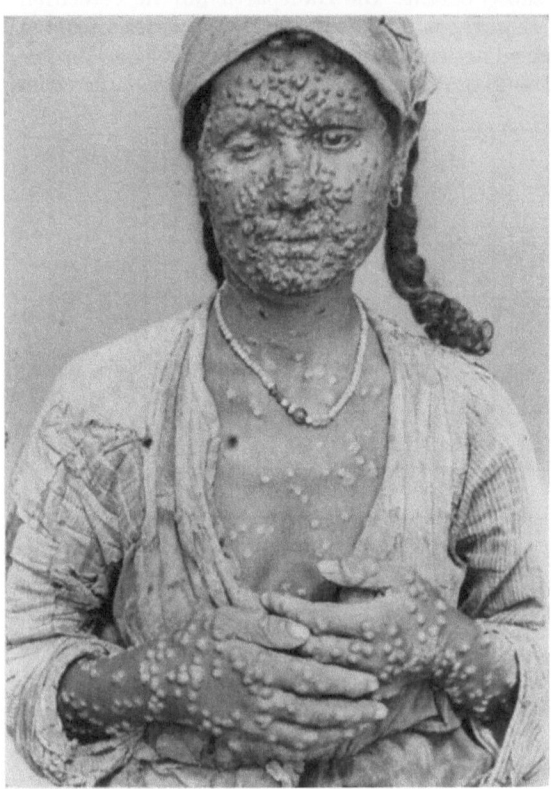

Abb. 5. Mädchen mit Exanthem von Variola discreta im Pustelstadium (Fall von H. SCHMITZ.)

Am 5. Tage nehmen die Stippchen an Durchmesser bis zu Linsengröße zu und verwandeln sich in Knötchen mit einer konischen Spitze. Am 6. Tage gehen sie in perlartig schimmernde Bläschen über, die mit einer hellen, klaren Flüssigkeit gefüllt sind. Am 7. bzw. 8. Tage findet man erbsengroße, halbkugelige Blasen mit einer verhältnismäßig derben Wand, die auf der Höhe eingezogen ist, was den sog. Pockennabel ergibt (*Stadium vesiculosum*). Sticht man eine derartige Blase an, so entleert sie sich nicht vollständig, da sie mehrkammerig ist. An den Handtellern und Fußsohlen, ebenso an den Fingern und den Zehen verhindert die Straffheit der Haut die Entwicklung der Blasen, so daß zunächst nur scharf abgesetzte, blaßrote Flecken entstehen, die sich dann in perlgraue, durchscheinende und mit einem roten Hof umgebene Stellen verwandeln.

Auch auf der Zunge, der Wangenschleimhaut und auf dem Gaumen sowie in der Nase entwickeln sich Pocken, und zwar in einzelnen Fällen schon bevor es auf der Haut zu richtiger Blasenbildung kommt *(Enanthem)*. Sie zerfallen bald in Erosionen, die brennen und sehr schmerzhaft sind und einen quälenden Speichelfluß hervorrufen. Das Bild erinnert dann an eine Stomatitis ulcerosa. Auch an anderen Schleimhautstellen (Rectum, Vulva, Urethra, ebenso auf den Bindehäuten, im Larynx und der Trachea) werden gelegentlich Pockenbläschen beobachtet, die auch zu entsprechenden klinischen Folgen führen.

Die saumartige Rötung und Entzündung der Haut um die Pockenblase (sog. *Halo*) ist bedingt durch eine ödematöse Schwellung. Je nach der Menge der

Pockenblasen kommt es zu einem konfluierenden Ödem, das besonders stark im Gesicht und auf dem behaarten Kopfe ist. Die Augenlider sind häufig so stark verschwollen, daß sie nicht geöffnet werden können. Die wulstförmige Schwellung der Lippen ist schmerzhaft und erschwert die Ernährung. Die Schwellung der Nase beeinträchtigt die Atmung. Infolge des Ödems wird das Gesicht unförmig verändert, so daß man die Patienten nur schwer erkennen kann. Besonders schmerzhaft und unangenehm wirkt sich die Schwellung am Hinterkopf aus und macht das Liegen zur Qual. Auch die Hände und Füße mit der verhältnismäßig geringen Ausdehnungsfähigkeit und dem Nervenreichtum der Haut sind bei starken Ödemen sehr schmerzhaft und in ihren Bewegungen gehemmt. Die Zunge ist dick belegt und stark geschwollen, so daß Sprechen und Schlucken manchmal unmöglich wird.

Die Zahl der Pusteln ist wechselnd. Von nur vereinzelt oder gruppiert auftretenden Pockenpusteln über die mittlere Verlaufsschwere, wo die Pockenblasen alle noch isoliert auf der Haut stehen *(Variola discreta)*, gibt es fließende Übergänge bis zu dem Bilde der Variola confluens. Die Schwere des Krankheitsbildes und der Verlauf hängen weitgehend von der Entwicklung des Exanthems ab. Das gilt auch vom Temperaturverlauf, der nur in den schweren, prognostisch ungünstigen Fällen dauernd mehr oder weniger hoch bleibt.

Etwa am 6. Tage der eigentlichen Pustelbildung beginnt das *Suppurationsstadium (Stad. pustulosum)*, das ebenfalls wieder einen Fieberanstieg hervorruft. Unter unregelmäßigen Remissionen fällt das Fieber nach einer Woche lytisch ab. Der Inhalt der Pockenpustel trübt sich und nimmt eine gelbliche Farbe an. Die Rötung um die Pusteln nimmt zu *(Area)*, ebenso das Ödem der Haut. Endlich platzen die Blasen, das Sekret ergießt sich auf die Haut. Bei ungenügender Pflege kommt es infolge des sich zersetzenden und eintrocknenden Sekretes zu einem quälenden Gestank. Im Gegensatz zum Eruptionsstadium, in dem sich die Patienten, abgesehen von den schweren Fällen, häufig ganz wohl fühlen, tritt im Suppurationsstadium eine Verschlechterung des subjektiven Befindens ein. Die Kranken sind meist sehr unruhig und leiden an Schlaflosigkeit. Es kann zu Delirien kommen und infolge Erschöpfung zum plötzlichen Herztod. Auch treten während dieser Periode gewisse Komplikationen auf, die durch Mischinfektion bedingt sind und zu Phlegmonen und Metastasen in den übrigen Organen führen. Der Verlauf dieses Stadiums und damit das Schicksal der Pockenkranken hängt weitgehend von den Pflegebedingungen ab.

Im weiteren Verlauf entwickelt sich das *Abheilungsstadium* (Involutionsperiode, *Stadium exsiccationis s. crustosum*). Die Pockenblasen trocknen ein, die Sekretion verschwindet, es entstehen Borken, die sich abstoßen. Die Abheilung verläuft in derselben Folge wie die Eruption, d. h. sie beginnt im Gesicht und endet mit den Extremitäten. Am spätesten, etwa erst nach 2—3 Wochen, wird die Innenfläche der Hand- und Fußsohlen abgestoßen. Mit dem Beginn der Abheilung gehen die Ödeme zurück, der Patient entfiebert. Auf dem behaarten Kopfe fallen die Haare aus („brechen ab"), sie werden aber später wieder ersetzt. Die Rekonvaleszenz wird ungünstig beeinflußt durch einen quälenden Juckreiz, der das Wohlbefinden (Schlaf usw.) außerordentlich stört und therapeutisch nur schwer beeinflußbar ist. Bei den leichten Fällen sieht man noch lange Zeit eine Pigmentierung an der Stelle der Bläschen. Bei den schweren, namentlich den Fällen mit Sekundärinfektionen, bei denen der Papillarkörper eingeschmolzen ist, bleiben Narben zurück, die den Patienten für das ganze Leben entstellen *(Pockengesicht)*.

Besonders *schwere Formen* des Exanthems sind die *hämorrhagischen Pocken*, als „schwarze Blattern" seit alters bekannt, bei denen sich die Pusteln schon frühzeitig hämorrhagisch umwandeln, und die *Variola confluens*, bei denen schon das Prodromalstadium sehr schwer zu verlaufen und das Exanthem schon am 3. Tag aufzutreten pflegt, um sich so stürmisch auszubreiten, daß man den Schub an Kopf und Extremitäten häufig gleichzeitig beobachten kann. Zwischen den ersten Pusteln schießen immer wieder neue auf, solange überhaupt noch Platz ist (HUGUENIN). Schon die roseolaähnlichen Eruptionen zu Beginn des Exanthems konfluieren. Gleichzeitig treten rasch ödematöse Schwellungen auf, so daß das Bild einem Erysipel gleicht (JOCHMANN). Die Knötchen stehen so dicht, daß sie sich in ihrer Ausbreitung hemmen und infolgedessen häufig kleiner sind als sonst bei Variola. Ebenso kommt es rasch zur Verflüssigung und Vereiterung, im weiteren Verlauf konfluieren die einzelnen Bläschen, so daß das Gesicht eine einzige Eiterblase ist (JOCHMANN). Auf den Vorderarmen, Händen, Unterschenkeln und Füßen entwickelt sich das Exanthem entsprechend rasch und konfluierend, seltener am Rumpf, an dem die Aussaat weniger dicht ist. Die Patienten sind, namentlich im Gesicht und an den Extremitäten, unförmig entstellt und klagen über starke Schmerzen. Auch die Pockenblasen auf den Schleimhäuten zeigen Neigung untereinander zu verschmelzen. Es kommt zu schweren Veränderungen des umgebenden Gewebes (Keratitis, Perichondritis). Der ganze Krankheitsverlauf steht unter dem Bilde dieser stürmischen Entwicklung. Das Fieber sinkt nicht in der Eruptionsperiode, in den desolaten Fällen findet man ante mortem eine Hyperpyrexie. Die toxischen und cerebralen Erscheinungen fehlen in keinem Falle (Delirien, Koma). Die Möglichkeit zur Sekundärmischinfektion ist bei der enormen Wundfläche eine besonders große, dementsprechend auch die Neigung zu Komplikationen. Fast regelmäßig findet man im strömenden Blut Bakterien, besonders hämolysierende Streptokokken (KANO 1928). Die Prognose ist ungünstig. Bei den wenigen Patienten, die diese schwere Krankheit überstehen, bleiben schwere Verunstaltungen durch Narben (Ectropium, Verlust der Augenwimpern und Haare, Contracturen) für das weitere Leben bestehen.

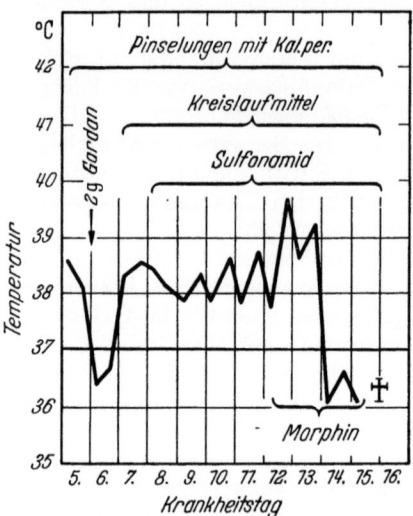

Abb. 6. Fieberkurve des Suppurationsstadiums eines schweren Falles von Variola confluens bei 37jährigem Manne (eigene Beobachtung).

Von den *leichten Formen* der Variola discreta (vgl. auch unter Alastrim und Variolois) mit spärlichem Exanthem ist nur noch ein kleiner Schritt zu den *Variola sine exanthemate*. Über solche „febrile Reaktionen bei Kontakten", d. h. Personen, die der Ansteckung ausgesetzt waren, wurde mehrfach berichtet (NAPIER und JUSH 1942, TYRREL 1942, BOWE 1942).

Das *Blutbild* bei den Pocken bietet an sich nichts Typisches und gestaltet sich wechselnd je nach Verlaufsschwere und Komplikationen. Wie bei allen akuten Viruskrankheiten pflegt einleitend eine kurze Phase einer Leukopenie mit relativer Polynucleose durchlaufen zu werden (HOFMANN 1923); dann aber tritt die Leukocytose mit Linksverschiebung in den Vordergrund, die sich mit zunehmender Suppuration zu hohen Werten mit toxischer Granulation und Myelocytose steigert. Nur bei den hämorrhagischen Formen kommt meist eine Knochenmarkshemmung zustande, die zu Leuko- bzw. Neutropenie mit relativer Lympho-Monocytose führt. Ein Teil der Fälle zeigt besonders in späteren Stadien (3.—4. Woche) hohe Eosinophilien (bis 30%), dazu nicht selten Mono-, später Lymphocytosen (HINOJAR und CORVACHO 1940, SCHRETZENMAYR 1939). Bei den leichten Verläufen kann auch schon im akuten Stadium die Leukocytose ganz fehlen und so nur eine mäßige Lympho-Monocytose in den Vordergrund treten. — Die Veränderungen am roten Blutbild entsprechen ebenfalls der Schwere der Krankheit. Besonders bei hämorrhagischen Formen kommt es zu stärkeren Knochenmarksreizungen mit Auftreten typischer oder unreifer Jugendformen im strömenden Blut. Ebenso ist für sie ein Absturz der Thrombocytenzahlen oft sehr typisch und kann einen gewissen prognostischen Wert besitzen (KANO 1928). Entsprechend verhält sich das Knochenmark im Punktat (SCHRETZENMAYR 1939). Eine mehr oder weniger starke postinfektiöse Anämie findet sich regelmäßig.

Im *Urin* wird eine febrile Albuminurie, meist auch Erythrocyturie beobachtet, die bei schweren Fällen in das komplette Bild einer hämorrhagischen Nephritis übergehen kann (s. unten).

Komplikationen. *Haut.* Die bakterielle Sekundärinfektion der Pusteln führt bei schweren Fällen nicht selten zu tieferen Absceß- und Furunkelbildungen, auch Phlegmonen und Erysipel, was zu langwierigen Verzögerungen der Heilung beiträgt. Auch kommt es häufig zu Decubitus mit allen unangenehmen Folgen. Bei Variola confluens können größere Hautbezirke, z. B. am Augenlid, Scrotum, Vulva u. a. der Gangrän verfallen, was später zu schweren narbigen Verziehungen führt. Langwierige Acne als Nachkrankheit ist beobachtet.

Schleimhäute. Besonders verhängnisvoll wegen der Spätfolgen ist das Übergreifen von *Conjunctivalprozessen* aufs Auge, wo es zu keratitischen Prozessen, zu Iritis, Chorioiditis, ja zur Panophthalmie kommen kann. Davon bleiben Hornhauttrübungen, Irisverwachsungen, Colobome usw. mit Beeinträchtigung des Sehvermögens bis zur Erblindung zurück (LOEWENSTEIN 1934, CAPOLONGO 1946/47).

Von der *Nasenschleimhaut* ausgehend entsteht oft Tubenkatarrh mit anschließender *Otitis media*, die rasch zu Knochen-, Hirnhaut- und Sinuskomplikationen führen kann. Schwerhörigkeit bis zur Taubheit können folgen.

Von der Affektion der *Mund- und Rachenschleimhaut* aus kommen tiefgreifende Nekrosen und Perforationen meist mit starker Beteiligung der regionären Lymphdrüsen vor. Rachenphlegmonen, Parotitiden, am Kehlkopf Perichondritis mit Glottisödem, sogar Knorpelnekrosen können hinzutreten. Der Befall der *Trachea* führt absteigend zur Bronchitis. Leicht schließt sich eine Bronchopneumonie, unter Umständen abscedierend oder zu Pleuraempyem führend, an. Auch andere seröse Häute (Perikard, Gelenke) neigen dann zu bakterieller Vereiterung.

Die *Darmschleimhaut* reagiert weniger; doch kommen perianale Infiltrate und Abscesse vor. Der Stuhl bleibt gewöhnlich während der ganzen Krankheit verstopft. — Das Exanthem an *Vulva* und *Urethra* (gewöhnlich nur in der Nähe der Glans) führt nur selten zu stärkeren Nekrosen.

Herz und Gefäße. Eine Myokardaffektion ist bei schweren Fällen auch ohne bakterielle Sepsis sicher häufiger als früher angenommen. Endokarditis und Perikarditis dagegen scheinen im wesentlichen nur auf die bakterielle Sekundäraffektion zu beziehen zu sein. Peripher ist ebenso eine Thrombophlebitis, besonders an den Beinvenen, nicht selten. Wie weit an dem tödlichen Kreislaufversagen solche entzündlichen Prozesse, wie weit nur die schwere Regulationsstörung verantwortlich zu machen sind, ist klinisch meist nicht zu entscheiden.

Urogenitalapparat. Die febrile Nephrose kann sich bis zur hämorrhagischen Nephritis steigern, die besonders bei hämorrhagischen Verläufen beobachtet wird. — *Orchitis* ist eine Komplikation, die, nach den häufigen pathologischen Befunden zu schließen, klinisch wohl leicht übersehen wird. Vielleicht ist die Neigung zu starken Genitalblutungen bei Frauen, vor allem aber zum Abort bei Graviden, der in mindestens 25—30% zu erwarten ist, auch als Ausdruck einer virusbedingten *Oophoritis* anzusehen.

Nervensystem. Periphere Polyneuritiden, auch Gaumensegellähmungen sind selten, dagegen *Myelitiden* unter dem Bild der Querschnittslähmung mit

Beteiligung von Blase und Mastdarm, ja auch der LANDRYchen Paralyse, schon in relativ frühem Krankheitsstadium, häufiger. Am meisten interessieren aber die *Encephalitiden* nach Variola vera wegen ihrer Beziehung zur Vaccine-Encephalitis, die in neuerer Zeit mehrfach festgestellt sind (Literatur bei ECKSTEIN 1934). Daß es bei den echten Pocken auch ohne vorausgegangene Vaccinierung genau wie bei dieser zum Bilde der Meningomyeloencephalitis kommen kann, ist damit erwiesen. Sie braucht nicht immer tödlich auszugehen. Auf die Pathogenese kommen wir bei der Impfencephalitis zurück.

Pathologische Anatomie. Die *histologische Untersuchung der Pockenefflorescenz* zeigt eine in den tieferen Schichten der Epidermis auftretende Koagulationsnekrose (WEIGERT) sowie eine ballonierende Degeneration und reticulierende Colliquation (UNNA). Im früheren Stadium sieht man in den Epithelien kleine Vacuolen, die später confluieren, wobei ein Netzwerk dazwischen bestehen bleibt. Im weiteren Verlauf entsteht durch Flüssigkeitsaufnahme und Zerreißung einzelner Zellwände ein Maschenwerk. In den zugrunde gehenden Basalzellen findet man, manchmal innerhalb des Kernes, ovale Körperchen, die schon von COUNCILMAN als Parasiten gedeutet wurden, nach JOCHMANN mit den PASCHENschen Elementarkörperchen identisch und in ihrer Pathogenese auch heute noch nicht ganz geklärt sind. An der Peripherie der Pockenefflorescenz tritt eine lebhafte Zellwucherung auf, so daß um das Zentrum herum ein Epithelwall und außerdem eine Dellenbildung entsteht. Die zunächst klare Lymphe in dem Bläschen zeigt eine Einwanderung der Leukocyten. Unter dem zunehmenden Flüssigkeitsdruck reißt dann die Pockenhaut ein. Beim Eintrocknungsprozeß schiebt sich von der Peripherie her eine neue Hornschicht über den Pockengrund.

Sonstige Organbefunde. Die Milz ist stark vergrößert und weich, Leber und Niere sind trübe geschwollen. Histologisch lassen sich in Leber, Milz, Niere und Lymphdrüsen, auch im Hoden zahlreiche herdförmige Nekrosen feststellen, meist besonders stark im Knochenmark. Bei den hämorrhagischen Formen treten noch Blutungen (Petechien), flächenhafte Blutungen, Exsudate von hämorrhagischem Charakter hinzu. Veränderungen im Zentralnervensystem sind wie gesagt in mehreren Fällen beschrieben.

Alastrim.

(Auch Variola minor oder weiße Pocken genannt, s. oben.) Die lange diskutierte Frage, ob Alastrim eine Krankheit sui generis sei oder nur eine abgeschwächte Form der Variola ist heute, vor allem durch die Erreger- und Immunitätsforschung (s. oben) einwandfrei in letzterem Sinne entschieden. Es bleibt aber die Tatsache, daß die Alastrim epidemiologisch einheitlich als leichte Krankheit verläuft mit einer Letalität um (oder unter) 1—5%, und es liegen nur wenige davon abweichende Beobachtungen vor derart, daß sich dieser leichte Genius epidemicus im Verlauf einer Epidemie verwandelt und so zu schweren Erkrankungen geführt habe (DAVIES 1905, BROWN 1921, NETTER 1925, REH 1927). Daneben berichten einige Autoren über Epidemien mit höherer Sterblichkeit: 8% (LEAK und FORCE 1923), 10% (TANNON und CAMBESSÉDES 1942).

Gleiches gilt wohl auch für die meisten Fälle pockenähnlicher leichter Seuchen, wie sie unter verschiedenen Namen: *Kaffern- oder Negerpocken, Amaas, Sanagapocken* (PLEHN 1903), *Samoapocken* (v. PROWAZEK 1901) beschrieben wurden. Daneben sollen freilich auch Epidemien von Bläschenkrankheiten vorkommen, die weder mit Variola noch mit Varicellen identisch sind, über die aber nichts Näheres bekannt ist.

In *seuchenhygienischer* Beziehung sind alle diese leichten Pockenarten prinzipiell wie die Variola vera zu behandeln, wenn auch bei der Alastrimepidemie in Holland 1929 gemilderte Quarantänevorschriften und Aufhebung des Isolierungszwanges für Verdächtige doch die Eindämmung der Seuche ermöglichten (vgl. ECKSTEIN 1934). Außer in warmen Ländern haben sich Alastrimepidemien in den letzten Jahrzehnten in England, Holland, Schweiz, Südafrika (SEGAL 1942) und USA. abgespielt.

Klinisch besteht keineswegs eine scharfe Grenze zwischen leichten Fällen von Variola discreta und Alastrim (VAN CAMPENHOUT 1935, PIERCE 1935).

Jedoch verläuft das Initialstadium der Alastrim gewöhnlich etwas leichter, und dauert mit mäßigem Fieber nur 1—2 Tage. Ein Rash tritt nur in einem Teil der Fälle auf, und das nie in der schwereren petechialen Form (LESCHKE 1929). Die Eruption zeigt bei einem Teil der Fälle zwar das Auftreten reichlicher Pockenblasen, deren Anfangsstadium aber oft schon durch sein weißes kalkspritzerartiges Aussehen von Variola vera abweicht und deren Tendenz zur Vereiterung gering ist, so daß ein eigentliches Suppurationsstadium fehlt und das Allgemeinbefinden rasch nach 6—8 Tagen wiederhergestellt ist. Ein anderer Teil zeigt Exantheme vom Typ der Variolois, d. h. typische genabelte Pockenblasen neben atypischen, die oberflächlicher sind und sich kaum von denen der Varicellen unterscheiden lassen, also eine Polymorphie mit verschiedenartigen Entwicklungsstufen der Efflorescenzen, wie man sie bei Variola vera nie sieht. Dementsprechend bleiben kaum dauernde Pockennarben zurück. Das Enanthem tritt ganz in den Hintergrund, Augenkomplikationen sind aber nicht ganz selten. Im Blutbild findet sich die Leukocytose vom 2. oder 3. Krankheitstag an mehr oder weniger deutlich ausgeprägt, dazu oft Zeichen der Reizung des lymphatischen Systems (PANTASIS 1924) und eine oft starke Monocytose (bis 40%). Auch sollen bei Alastrim etwas häufiger ein Rezidiv oder wenigstens Verlauf des Exanthems in Schüben beobachtet werden (HANNEMA 1929).

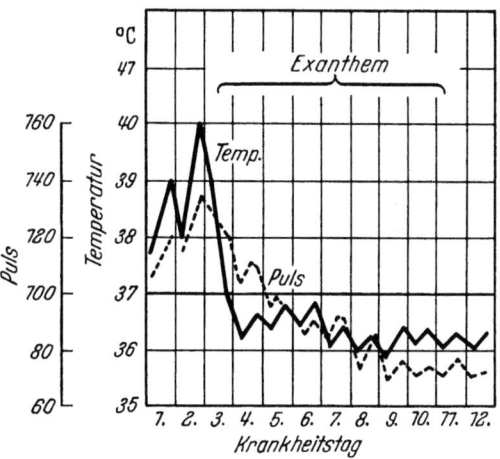

Abb. 7. Fieberkurve einer typischen Variolois.

Variolois.

Sie gilt seit v. PIRQUET als „eine allergische Modifikation des Blatternprozesses" auf Grund vorausgegangener Vaccination. Daraus erklärt sich vor allem auch das Abweichen und viel größere Variieren des Zeitschemas der Variolois, was alle Stadien betrifft, und zwar sowohl im Sinne der Verkürzung, eines „überstürzten" Verlaufs, als auch gelegentlich in dem einer Verlängerung, eines larvierten torpideren Ablaufs. Das *Initialstadium* setzt in einem großen Teil der Fälle heftig ein, um dann rasch abzuklingen, bei anderen ist es nur schwach. Fieberausbruch vor dem Exanthem (im Gegensatz zu Varicellen!!) ist aber doch fast immer deutlich nachweisbar, in einem hohen Prozentsatz auch der morbilli- oder scarlatiniforme (nie aber der petechiale) Rash.

Im *Exanthem* lassen sich schematisch 3 Typen unterscheiden, die freilich ineinander übergehen können: 1. es kommt zur Entwicklung typischer Pockenblasen, aber nur in geringer Zahl, oft im Ganzen nur 5—20, und das vorwiegend an den typischen Prädilektionsstellen, Stirn, Unterarme und -schenkel. — 2. es kommt zu atypischem mehr oder weniger reichlichem „unreifem" Exanthem. Das ist der Typus, der so häufig zu Verwechslungen mit Varicellen führt (vgl. Differentialdiagnose!), besonders auch deshalb weil auch bei der Variolois Exanthemausbruch in Schüben beobachtet wird und die einzelnen Blasen daher verschiedene Reifungsstadien aufweisen können. Am zuverlässigsten für die Diagnose ist dabei noch die Anordnung der Eruption, die meist die „zentrifugale" Verteilung (im Gegensatz zu den Varicellen mit ihrer den Stamm bevorzugenden.

,,zentripetalen" Anordnung) erkennen läßt. — 3. Eine eigenartige Form des Variolois-Exanthems stellt schließlich das Auftreten massenhafter, dicht stehender Miliaria-cristallina-ähnlicher Bläschen mit fast wasserklarem Inhalt besonders an Unterarmen und -schenkeln dar, das ich in Griechenland beobachtete und von dem mir auch aus Afrika bei Negern berichtet wurde. Es kann mit einzelnen typischen Efflorescenzen kombiniert auftreten.

Bezüglich *Prognose* (Letalität), *Enanthem, Narbenheilung, Blutbild* und *Komplikationen* gilt auch hier das bei Alastrim Gesagte. Es versteht sich aber von selbst, daß sich Nicht-immune beim Varioloiskranken mit der vollvirulenten Blatternkrankheit anzustecken pflegen (im Gegensatz zu Alastrim!), es sei denn, daß es sich um eine Alastriminfektion beim Geimpften dabei handelt.

Melkerknoten (Cow-pox).

Als eine Art der Spontanerkrankung des Menschen mit einem Pockenvirus sei hier auch noch auf die meist an den Händen sitzenden Inokulationen der natürlichen Kuhpocken (nicht des Vaccine-Impfvirus!) hingewiesen, die in Deutschland selten, in Osteuropa häufiger und 1940 auch in Frankreich mehrfach auftraten. Sie entstehen auch als eine lokale Immunitätsreaktion (vgl. unten) gerade bei Schutzgeimpften. Zur Pustelbildung kommt es dabei kaum, auch fehlt eine Allgemeinreaktion (vgl. DELMUTH 1940, NAGELL 1941). Wegen ihrer Eigenart wurde auch vermutet, daß es sich hier um ein besonderes Virus, *Paravaccina* (v. PIRQUET) handle, was aber bisher unentschieden blieb. KAISER (1949) widmet dieser Frage in seinem Leitfaden eine kritische Studie (dort auch die spärliche Literatur darüber vorwiegend aus der Zeit vor 1934).

Diagnose. Die rechtzeitige Diagnose von Pockenfällen ist weniger für den Verlauf des betreffenden Einzelfalls als im Hinblick auf die Seuchenausbreitung von überragender Bedeutung. Die meisten Erkrankungen in Ländern mit fakultativer oder auch obligatorischer Schutzimpfung gehen auf verkannte Varioloisfälle zurück, die unabsehbares Unglück anrichten können, und durch seine diagnostische Aufmerksamkeit ist der Arzt hier unter Umständen in der Lage, große Menschenmengen vor Unheil zu bewahren.

Die *klinische Diagnose* stützt sich, außer auf die Epidemielage bzw. die Anamnese, im Initialstadium im wesentlichen auf den plötzlichen Beginn, die charakteristischen Kreuzschmerzen, das Vorexanthem und den meist remittierenden Fieberverlauf, der mit Ausbruch des Exanthems im Gegensatz zu allen anderen Exanthemkrankheiten zunächst deutlich abfällt. Die Laboratoriumsbefunde geben zu dieser Zeit nur wenig Unterstützung (vgl. Blutbild). Nach Exanthemausbruch kommen in typischen Fällen kaum mehr Zweifel vor, um so mehr bei abgeschwächten Verläufen (s. Differentialdiagnose). Befall der Vola manus ist bei Zweifelsfällen einer der besten Hinweise auf das Vorliegen von Pocken.

Wegen der *Laboratoriumsdiagnose* durch PAULschen Versuch, Erregernachweis oder Seroreaktionen sei auf S. 299f. verwiesen.

Differentialdiagnose. Am 1. und 2. Tag ist es bei sporadischen Fällen noch kaum möglich, die Pocken von einer großen Anzahl anderer akuter Infektionskrankheiten wie *zentraler Pneumonie, Sepsis*, vor allem *Viruskrankheiten* zu unterscheiden. Insbesondere in warmen Ländern verläuft der Beginn des *Pappataci-, Dengue-* und *Gelbfiebers* genau so, oft auch der einer *Malaria*. Bei echter *Grippe* und *Masern* pflegen die Temperaturen nicht so hoch und katarrhalische Symptome schon frühzeitig stärker ausgeprägt zu sein. Mit dem Erscheinen des Vorexanthems am 3. oder 4. Tag treten Abgrenzungsschwierigkeiten gegenüber Masern (KOPLIKsche Flecken!), *Scharlach* (Auslöschphänomen positiv!), auch *Fleckfieber*, ja sogar *Typhus abdominalis* auf. Im Gegensatz zu all diesen fällt bei den Pocken die Temperatur nun schon ab, und oft gibt auch schon das Pockenenanthem besonders des Gaumens Klarheit. Der petechiale Rash kann an *Purpura Werlhoff, Sepsis* u. a. denken lassen; hier gibt die ungleiche Größe der Petechien einen Hinweis auf Variola. Die Purpura variolosa freilich läßt sich vor dem rasch eintretenden Exitus oft nur im Zusammenhang mit anderen Pockenfällen erkennen. Ähnliches gilt natürlich auch für die Variola sine exanthemate.

Ist erst am 4.—6. Tag das Pockenexanthem aufgetreten, so kommen Zweifel eigentlich nur noch bei den mitigierten Formen in Betracht, hier freilich um so mehr. Das gilt vor allem für die Abgrenzung gegenüber den *Windpocken*, manchmal auch gegen *Erythema exsudativum multiforme*, das zu Beginn gelegentlich Pockenverdacht erweckt hat, selten auch gegenüber *allergisch-idiosynkrasischen bullösen Exanthemen*. Sieht man manche Pockenfälle an späteren Krankheitstagen, so kann auch auf den ersten Blick eine Verwechslung mit *Syphiliden*, schwerer *Acne* bzw. *Pyodermie* oder *Pemphigus* möglich sein, die genauere Untersuchung (Exanthem!) und Verlauf aber immer rasch aufklären werden.

Über die so wichtige differentialdiagnostische Abgrenzung von Pocken, insbesondere der Variolois gegenüber Windpocken gibt die nachstehende Tabelle Auskunft. Stets wird man die epidemiologischen Zusammenhänge zu Hilfe ziehen. Varicellen sind zwar beim Erwachsenen recht selten und sollen daher immer Aufmerksamkeit erregen; sie kommen aber zweifellos auch bei diesen vor.

Ist die fragliche Erkrankung bereits zu weit fortgeschritten, um noch klinisch erkennbar zu sein, so kann der *Versuch einer nachträglichen Pockenschutzimpfung* manchmal noch retrospektiv Klarheit bringen, da diese nur „angehen" wird, wenn es sich *nicht* um Variolois gehandelt hatte.

Tabelle.

	Variola bzw. Variolois	Varicellen
Inkubationszeit	8—13 Tage	14—21 Tage
Initialfieber	geht dem Exanthem voraus, Fieberabfall mit Exanthemausbruch	fehlt, Fieberausbruch erst bei Exanthemausbruch
Initialexanthem	meist vorhanden, bei Variolois oft nicht	sehr selten
Bildung deutlicher Bläschen	meist erst nach 2—3 Tagen nach vorausgegangenem Knötchenstadium	in wenigen Stunden
Beschaffenheit der Blasen	hart, dicke Decke, mehrkammerig, tiefgreifend, Pockennabel	weich, dünne Decke, vorwiegend einkammerig, oberflächlich
Prädilektionssitz des Exanthems	„zentrifugal" (Gesicht, Unterarme und -schenkel, Hände und Füße)	„zentripetal" (vorwiegend am Stamm)
Entstehung und Reifung der Blasen	selten in Schüben (kommt aber bei Variolois vor), gleiches Alter aller Bläschen (nicht immer bei Variolois)	Entstehung in Schüben über 5—14 Tage, stets verschiedene Reifungsstadien
Enanthem	stärker	schwächer
Leukocytenzahl	Leukocytose	Leukopenie

Prognose. Daß schwere Initialsymptome keine schlechte Prognose zu geben brauchen, wurde oben angeführt; leichte erlauben sie günstig zu stellen. Roseolaartiges, morbilli- und scarlatiniformes Vorexanthem erlauben eine gute, das petechiale ergibt meist eine schlechte Prognose. Im Exanthemstadium ist sie weitgehend an die Zahl der Efflorescenzen geknüpft.

Das Lebensalter beeinflußt die Prognose in ungünstigem Sinne besonders in der 2. Hälfte des ersten und im 2. Lebensjahr sowie im Senium. Schlechter Allgemeinzustand, chronische Organleiden und bakterielle Infektionen, Potatorium, Schwangerschaft und Wochenbett trüben die Prognose stark.

Der Tod tritt meist in der 2. Krankheitswoche, besonders um den 11. Tag herum ein.

An bleibenden Restzuständen wurden Erblindung, Ertaubung und neurologische Ausfälle bereits erwähnt. Die übrigen Komplikationen pflegen auszuheilen, die Hauteiterung freilich unter Pockennarbenbildung.

Therapie. So zuverlässig die Vaccinierung vor der Infektion, also als Prophylaxe gegen die Pocken schützt, wenigstens vor schwerer Erkrankung, so wenig läßt sich nach Krankheitsbeginn, also therapeutisch auf spezifischem Weg — aktiv oder passiv — ein Erfolg erreichen. Den Grenzfall bildet die *Vaccinierung nach der Infektion*, aber vor Krankheitsbeginn, also im Inkubationsstadium. Ein gewisser Schutz ist bekanntlich schon mit Angehen der Impfpustel, also am 6.—8. Tag nach der Impfung erreicht. Ist diese also in den ersten 5—7 Tagen der Inkubationszeit vorgenommen, so kann im allgemeinen noch eine wenigstens abschwächende Wirkung erhofft werden; in den späteren Inkubationstagen dagegen kommt es, wie vielfache Erfahrung gezeigt hat, mindestens zu einer besonders starken mit dem Krankheitsexanthem zusammenfallenden Reaktion an der Impfstelle, während andererseits eine Verschlimmerung des Krankheitsverlaufs durch die gleichzeitige Vaccinereaktion nicht sicher, aber wahrscheinlich ist. Da letzteres aber nicht eindeutig ist, so folgt für die Praxis, daß man einen Pockeninkubierenden Menschen im Zweifelsfall immer noch schutzimpfen oder wiederimpfen soll, wie es schon HANNA (zitiert nach JOCHMANN-HEGLER 1924) vor langem anempfahl (s. auch bei ECKSTEIN 1934).

Trotz immer wieder unternommener Versuche hat eine *Rekonvaleszentenserumtherapie* im ganzen versagt. Sie wäre theoretisch aber zweifellos in jenen letzten Tagen der Inkubationszeit, wo die Schutzimpfung bereits versagt, vielleicht auch noch im Beginn des Initialstadiums, als wirkungsvoll anzuraten. Geklärt ist diese Frage in der Praxis auch in neueren Untersuchungen (COWCI und KIRCHER 1943) nicht restlos. Es mag damit zusammenhängen, daß manche Autoren doch günstige Wirkungen gesehen haben wollen (DE SANTOSH 1937, PATEL 1938).

Im Initialstadium muß man meist zu Antineuralgica greifen, Delirien erfordern stärkere Sedativa (Chloralhydrat, Morphium), auch lauwarme Bäder können zweckmäßig sein. Bei schweren Formen einschließlich der meist tödlichen Purpura ist sicher zentrale Sedierung bis zum Dauerschlaf noch der aussichtsreichste Weg. Erbrechen und Austrocknung können auch durch Zufuhr iso- oder hypertonischer Traubenzuckerlösungen angegangen werden.

Auf die Durchführung der allgemein-hygienischen Maßnahmen wie der Isolierung, Desinfektion der Gebrauchsgegenstände, Lüftung (wegen des starken Geruchs des Pockenkranken), Schutz vor Besonnung und Helligkeit (Conjunctivitis!), Sauberkeit ist größter Wert zu legen. Leichte Diät mit reichlicher Flüssigkeitszufuhr ist bis zur Entfieberung notwendig. Der Kreislauf ist sorgfältig zu überwachen.

Ältere und zumeist wieder verlassene Maßnahmen gegen das Exanthem sind die Rotlichtbestrahlung nach FINSEN (vgl. WÜRTZEN 1930, HEY 1934) und die Ultraviolettbehandlung (vgl. BÉNARD und Mitarbeiter 1926). — Bewährt sind die lokalen antiseptischen Maßnahmen: Umschläge mit Glycerin oder Sublimat 1:1000 oder Kaliumpermanganat 1:10000, von MORAWETZ sogar konzentriert (1:10) empfohlen, bei starkem Juckreiz auch Magnesiumsulfatlösungen als mildes

Hautanaestheticum. Das Bindehautenanthem wird mit Borwasserspülungen und gelber Präcipitatsalbe (2%) behandelt, das Mundenanthem wie jede andere Stomatitis. Die Nase ist mit Borvaseline, Ephetoninsalbe u. a. möglichst durchgängig zu halten. Kühle Umschläge, auch Eisbeutel sind besonders bei starkem Hautödem am Kopf zu empfehlen. Im Eintrocknungsstadium treten milde Puder und Salbenbehandlung der Haut anstelle der feuchten. Sie können durch prolongierte Bäder unterbrochen werden. Kratzen und Jucken müssen wegen der Narbenbildung besonders bei Kindern verhindert werden.

Über die *Sulfonamidbehandlung* des Exanthems, besonders des Suppurationsstadiums liegt bereits größere Literatur vor. Die Meinungen sind nach anfänglich sehr vielversprechenden Urteilen (McCannon 1939, Hinojar und Corvacho 1940, Patel und Naidur 1940) späterhin sehr viel zurückhaltender geworden (Wilkinson 1942, Cottrel und Knight 1943, Jen 1943, Sen Gupta 1944, Leishman 1944 u. a.). Ihre Wirkung ist höchstens auf Hemmung der bakteriellen Sekundärinfektion zu beziehen (Osberghaus 1942); aber auch diese ist beschränkt. Möglichst frühzeitiger Behandlungsbeginn, d. h. noch vor der eigentlichen Suppuration, und kräftige Dosierung ist nötig; man gibt heute nicht mehr wie anfangs Prontosil, sondern meist Sulfadiazin. Noch wirksamer gegen die Sekundärinfektion dürfte *Penicillinbehandlung* sein, worüber aber erst spärliche Berichte vorliegen (Jeans und Mitarbeiter 1944, Foulis 1945, Weeks und Clelland 1947). Abschließendes über Herabsetzung der Letalität, Krankheitsverkürzung usw. durch diese Mittel ist noch nicht zu sagen.

Vaccination und Impfschäden.

Das internationale Schrifttum über die Vaccine in ihren experimentellen Eigenschaften und die Vaccineimmunität übertrifft dasjenige über die Variola an Umfang etwa um das 10—20fache und hat seit der Zeit der intensiven Virusforschung enorm zugenommen, da sich die Vaccine in vieler Hinsicht als ein im Laboratorium leicht zu handhabendes Schulbeispiel bearbeiten ließ. So wichtig diese Forschungen gerade für die Viruslehre geworden sind, so wenig haben sie sich bisher in der Praxis der Pockenschutzimpfung, auf die es in diesem klinischen Handbuch ja in erster Linie ankommt, ausgewirkt. Soweit sie nicht schon im einleitenden Teil berücksichtigt sind, soll daher in diesem Abschnitt die Auswahl unter dem Gesichtspunkt dieser Praxis getroffen werden.

Der Impfstoff. Unter einer *animalen Vaccine* versteht man eine ursprünglich von humanisierter Vaccine abstammende Retrovaccine, die meist durch mehrere Tiergenerationen hindurchgeführt wurde und so eine „potenzierte Retrovaccine" darstellt (Paschen). Die methodische Ausbildung des Retrovaccinationsverfahrens für Impfzwecke erfolgte durch den bayrischen Zentralimpfarzt Reiter in München (1830). Die Auffrischung animaler, in ihrer Virulenz gesunkener Lymphen durch Einschaltung einer Kaninchenpassage geht auf L. Pfeiffer und Vogt zurück (sog. Lapine), entsprechend auch Pferde- und Eselpassagen (1882).

Die animale Lymphe zeigt fast nie eine absolute Sterilität. Die häufigsten *Begleitkeime* sind: Staphylokokken, Sarcinen, Milchsäurestreptokokken, gramnegative Bakterien, Corynebakterien, Aktinomyceten u. a. Es findet aber eine weitgehende *Entkeimung* durch den zur Lymphbereitung schon seit Jahren verwendeten Glycerinzusatz statt, so daß nach einer Lagerung von 3—4 Wochen im Kühlen die Lymphe praktisch keimfrei ist. Gins empfiehlt einen Zusatz von 0,25% Phenol. Die Höchstzahl der Begleitkeime der Lymphe, die außerdem apathogen sein müssen, darf nicht über 20000—30000 Keime in 1 cm^3 Lymphe betragen. Neuerdings hat man zum Zwecke der Sterilisierung auch mit Zusätzen von Antibiotica, besonders Penicillin zur Lymphe gute Erfahrungen gemacht (Rivarola 1944, Diaz Romero 1945, Ramon und Richou 1947, Mevin und Turcotte 1947, Ducer 1947), ebenso mit Ultrafiltration (Petterson 1943) und Ultrazentrifugierung (Lépine, Levaditi und Giuntini 1942). Über Sepsotinktur berichtet Kaiser 1940, über Unterkühlung Schartner 1939. Gekochtes Penicillin soll das Vaccinevirus inaktivieren (Fust und Grünig 1949).

Besondere Arten der animalen Vaccine, bei denen das Sterilitätsproblem keine Rolle spielt, sind die Hodenvaccine vom Stier oder Kaninchen (Noguchi 1915) und die Neurovaccine aus dem Gehirn des Kaninchens (A. Marie 1920). Trotz guter Ergebnisse haben diese Vaccinearten die Kälberlymphe nicht verdrängen können.

Unter *humanisierter Lymphe* versteht man dagegen den von Arm zu Arm weitergegebenen Impfstoff. Wegen der Gefahr der Mitübertragung anderer Krankheiten wurde sie in Deutschland verboten (1885). Dabei spielte auch die Annahme von GINS u. a. mit, daß das Sinken des Pockenschutzes bei Geimpften, vor allem in der Mitte des 19. Jahrhunderts auf die Degeneration der humanisierten Lymphe zurückzuführen sei und damit die Beurteilung des Impfschutzes bei solchen Impflingen zweifelhaft bleibe. Die Beobachtungen von ECKSTEIN, HERZBERG-KREMMER und HERZBERG (1930) lassen diese Erklärung allerdings als äußerst fraglich erscheinen (vgl. auch ECKSTEIN 1934).

In neuerer Zeit spielt die Frage einer *Kulturlymphe* für die Praxis eine immer größere Rolle, ohne in den geltenden Impfvorschriften bislang Berücksichtigung gefunden zu haben (GOODPASTURE, HERZBERG, SUKEGAVA). Vorläufig scheint aber noch ihre Virulenz zu schwankend und die Dauer der erreichbaren Immunität zu unsicher bestimmt (RIVERS und

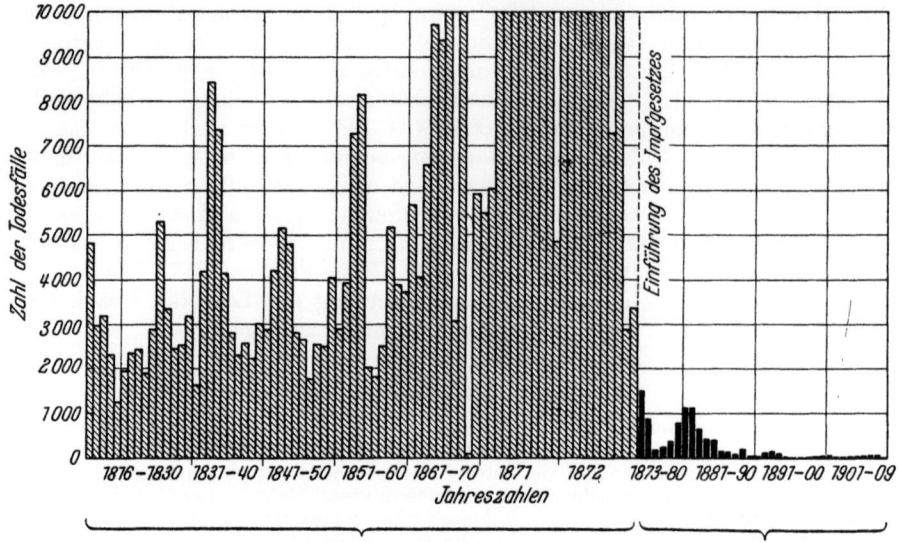

Abb. 8. Pockentodesfälle im Deutschen Reich 1816—1909.

WARD 1935, HAAGEN 1939, KAISER 1939, DONNALLY 1939, OKUWADA 1940, ROBINSON 1940, LEHMANN 1941, NELSON 1943, DUCER 1947).

Auch wurde die Frage angegangen, ob man die Pockenimpfung simultan mit Impfstoffen gegen andere Krankheiten durchführen kann, z. B. gegen Gelbfieber (PELTIER und Mitarbeiter 1940, LÉPINE und Mitarbeiter 1947), Typhus (YAOI 1939), Tuberkulose (MONTESTRUC 1940), Diphtherie (REH 1941).

Die Frage der Haltbarmachung des Impfstoffes besonders für tropische Länder ist heute durch die im Vacuum getrocknete und pulverisierte Lymphe, die in Eisboxen befördert wird, als gelöst anzusehen, so daß frühere Methoden wie das Mitführen frisch geimpfter Tiere (Pferde, Kamele usw.) auf Expeditionen in Wegfall gekommen sind.

Sterilitäts- und vor allem auch Virulenzprüfungen werden in Deutschland nach den geltenden staatlichen Verordnungen (Reichsinnenminister vom 22. 1. und 19. 4. 40, vgl. SCHLÄGER 1941) in den staatlichen Impfanstalten durchgeführt. Auf diesbezügliche Einzelheiten wird hier nicht eingegangen.

Technik der Impfung. Die Impfung wird im allgemeinen auf der Außenseite des Oberarmes, am besten nicht zu nahe an dem Schultergelenk vorgenommen, wobei zunächst das Operationsfeld mit 70%igem Alkohol abgerieben wird. Nach der Verdunstung werden in der Längsrichtung 4 seichte Schnitte von höchstens 1 cm Länge im Abstand von mindestens 2 cm angelegt, wobei stärkere Blutungen zu vermeiden sind. Entweder wird das Impfmesser vor der Incision in die Lymphe getaucht oder die Lymphe bei angespannter Haut in den Schnitt eingestrichen. Erlaubt und verschiedentlich üblich sind auch Impfungen an anderen Körperstellen (Oberschenkel oder nach SCHLOSSMANN etwa 2—3 cm unterhalb der

Mamilla, was eine bessere kosmetische Narbenbildung ermöglicht). Man läßt dann die Lymphe eintrocknen und macht bei Bedarf einen sterilen trocknen Schutzverband.

Mehrfach wurde angeregt, die Anzahl der Impfschnitte herabzusetzen, um so einen milderen Verlauf des Lokalprozesses zu gewährleisten. Dem wird entgegengehalten, daß die Letalität an Pocken bei Geimpften umgekehrt der Größe und Zahl der Impfnarben ist. Da es sich aber nach unseren heutigen Anschauungen bei der Vaccination um eine allgemeine Infektion handelt, so fehlt dieser Theorie die Beweiskraft. Wenngleich eine Änderung der Bestimmung, wonach 4 Impfschnitte anzulegen sind, bisher noch nicht erfolgte, so wird in praxi nicht selten nur 1 Impfschnitt angelegt, da nach den Bestimmungen des Impfgesetzes das Angehen einer Pustel als Impferfolg gilt. Bemerkenswerterweise hat man in England 1929 die Technik der Impfung, die bisher ebenfalls 4 Impfschnitte verlangte, in der Weise geändert, daß man nur noch eine Einschnittimpfung vorschreibt.

Subcutanimpfung. KNÖPFELMACHER injizierte subcutan 1 cm³ verdünnter Lymphe, ebenso NOBL kleinste Mengen konzentrierter Lymphe. Nach 10—14 Tagen entsteht ein stark gerötetes Infiltrat, das sich erst nach Wochen wieder zurückbildet. Fieber tritt vom 8.—10. Tag auf. Während NOBL bei seinen Patienten in allen Fällen eine Immunität erhielt, war dieses bei den 17 auf diese Weise geimpften Kindern KNÖPFELMACHERS nur bei 10 der Fall. Weitere Sub- bzw. Intracutanimpfungen wurden in der Zwischenzeit mit wechselndem Erfolg von zahlreichen Kinder- und Impfärzten ausgeführt, wobei Verdünnungen der Lymphe von 1:10—1:100 benutzt wurden (vgl. KAISER 1948). Der Vorteil dieser Technik wurde darin erwartet, daß ein Weitergreifen der Virusinfektion von der Impfstelle aus auf die Haut vermieden wird, was besonders für die Impfung von Kindern mit Hautausschlägen als ein großer Vorteil betrachtet werden könnte. Diese Hoffnung läßt aber zuweilen in Stich, z. B. kommt generalisierte Vaccine auch hierbei vor. Die subcutane Impfung wurde durch einen Erlaß des preußischen Ministers zugelassen (Erlaß vom 11. 5. 28) im Gegensatz zu der bisherigen Bestimmung, nach der dem Impfarzte die Verdünnung der Lymphe verboten war. Leider zeigt die subcutane Impfung aber auch noch weitere Mißstände. Die Infiltrate bleiben wochenlang in einer Ausdehung von manchmal Fünfmarkstückgröße bestehen, sind schmerzhaft und schmelzen auch gelegentlich nekrotisierend ein, so daß es dann doch zu einer Narbe kommt. Aber auch ohne Einschmelzung kommt es durch Veränderungen im subcutanen Fett- und Bindegewebe nicht selten zu narbigen Einziehungen. Da nun außerdem KIRSCH in sehr sorgfältigen Untersuchungen den Nachweis erbrachte, daß die Dauer des Impfschutzes bei subcutaner Impfung rasch wieder abklingt, so daß eine Zweitimpfung nach spätestens 5 Jahren gefordert werden müßte, so wird man die subcutane Vaccination nur in besonderen Einzelfällen anwenden (vgl. auch GHERARDINI und Mitarbeiter 1939, ZEDERBAUER 1939, KAISER 1948).

Neben der Schnittmethode und der subcutanen Injektion von Lymphe sind noch zu erwähnen die „multiple Punktiermethode", bei der man mit einer Nadel 6—8 feinste Nadelstiche in die Hautoberfläche macht (PARISH 1944, MOLE 1947), ferner die Bohrmethode mit dem PIRQUET-Meissel. Beide Methoden werden in Amerika viel angewandt.

Klinik der Schutzimpfung. Erstimpfung. Im direkten Anschluß an die Impfung sieht man oft eine traumatische Reaktion, die aber schon nach Stunden wieder abklingt. Bis zum Ende des 3. oder Anfang des 4. Tages befindet sich das Impffeld in einem „lethargischen Zustand", dann beginnt der Rand des Schnittes sich zu röten. Am folgenden Tage entwickelt sich eine Erhebung auf dem Impfschnitt, die zunächst spitz, sich rasch in eine kegelstumpfartige, mit einem schmalen roten Hof (Aula) umgebene Papel verwandelt. Gegen Ende des 5. Tages entsteht aus der Papel ein Bläschen, das bald Linsengröße erreicht und mit durchsichtiger Flüssigkeit (Lymphe) angefüllt ist. Entsprechend dem Verlaufe des Impfschnittes ist dieses Bläschen eingedellt (Pockennabel). Auch sonst zeigt es im Aufbau eine weitgehende Ähnlichkeit mit einer echten Pocke. Am Ende des 8. Tages entwickelt sich aus der Aula eine mehr oder weniger stark infiltrierte, zuweilen an Erysipel erinnernde und auch häufig scharf begrenzte Rötung *(Area)*, die ihren Höhepunkt am 11. Tage erreicht. Inzwischen ist die Impfpocke in das Stadium der Vereiterung und Austrocknung eingetreten; dieser Prozeß ist etwa am 14. Tage vollendet. Die Krusten stoßen sich nach weiteren 10—14 Tagen unter Narbenbildung ab.

Das *Vaccinationsfieber* zeigt bei „typischem" Verlauf ein Inkubations-, Initial- und Floritionsstadium, bei letzterem steigen die Temperaturen nicht selten bis

40° an. Andererseits sind Schwankungen im Auftreten des Fiebers außerordentlich häufig, ja es kann sogar zu einem völlig fieberlosen Verlauf der Impfung kommen. Die Stärke der Lokalreaktion zeigt keine direkten Beziehungen zu der Temperaturhöhe; trotz starker Impfreaktion kann das Fieber völlig fehlen, andererseits bei geringer Reaktion erhebliche Grade annehmen. Auch das *Blutbild* ist wechselnd, zeigt aber meist eine Vermehrung von Monocyten und Plasmazellen.

Als wesentlich für die Beurteilung des Impfvorganges betonen wir nochmals, daß *auch bei normalen Impflingen das Vaccinevirus mit großer Regelmäßigkeit im Blute nachzuweisen ist. Die Vaccination bedeutet also eine Allgemeininfektion mit Vaccinevirus!*

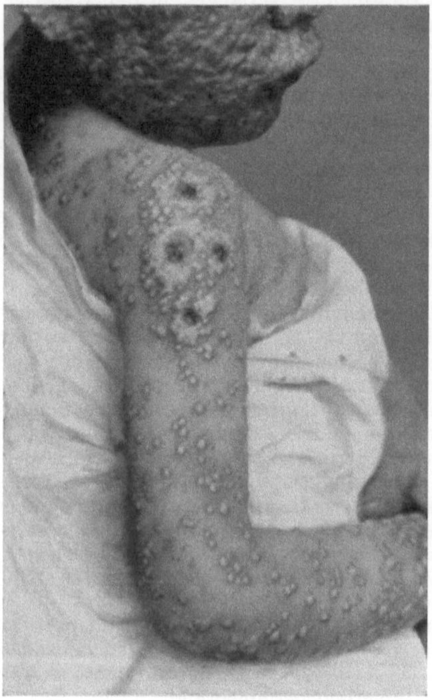

Im Zusammenhang damit sei an die ebenfalls nicht selten zu beobachtenden *Anginen* erinnert, die durch den Nachweis des Vaccinevirus aus den Tonsillenabstrichen (GINS und Mitarbeiter) wenigstens teilweise als Ausscheidungsreaktion zu bewerten sein dürften (ROTH 1939).

Charakteristisch ist ferner die *regionäre Lymphdrüsenschwellung*, die auch nach den Befunden im Tierversuch im direkten Zusammenhang mit der Infektion durch das Vaccinevirus steht.

Der *abortive Verlauf der Lokalreaktion* bei Erstimpfungen, bei dem es nur zur Papelbildung kommt, wurde von v. PIRQUET als ,,kachektische Reaktion" bezeichnet, da er in erster Linie bei geschwächten Kindern aufzutreten pflegt. Gleiche Beobachtungen bei durchaus kräftigen Kindern sprechen aber gegen diese Anschauung.

Abb. 9. Vaccina und Variola vera gleichzeitig. (Nach PASCHEN 1924.)

Worauf ist das *Nichtangehen der Impfung* zu beziehen? Wenngleich in einem Teil der Fälle eine mangelhafte Impftechnik (ungenügende oder zu heftige Schnittführung, die eine stärkere Blutung verursacht, ferner nicht virulente Lymphe) dafür verantwortlich gemacht werden darf, so wird auch gelegentlich der erfahrene Impfarzt mit zuverlässiger Lymphe Versager beobachten. Bei einigen Kindern kommt es auch bei lege artis mit vorsichtiger Technik durchgeführter Impfung zu einer starken Exsudation von Gewebslymphe, ja unter Umständen zu richtigen Tropfen, wodurch die Impflymphe verdünnt und unwirksam gemacht wird (ECKSTEIN). Ein besonderes Problem bilden diejenigen Patienten, die auch bei mehrfacher und sorgfältiger Impfung nicht reagieren. Bisher nahm man an, daß der Organismus derartiger Menschen auf die Impfung nicht anspricht. Möglicherweise geht diesen Individuen die Fähigkeit ab, Antikörper gegen das Virus zu bilden. Dieses gilt z. B. auch für einen Teil der Neugeborenen, bei denen vielleicht eine mangelnde Reaktionsfähigkeit der Haut besteht und so das Angehen der Virusinfektion verhindert.

Die Zweitimpfung. Der klinische Verlauf zeigt eine außerordentliche Mannigfaltigkeit an Erscheinungsformen; er ist weitgehend abhängig von dem Vorrat an spezifischen Schutzstoffen bzw. dem Grade der Allergie, der durch die Erstimpfung gewonnen wurde, und damit auch bis zu einem gewissen Grade von dem zeitlichen Intervall der beiden Impftermine. Die Reaktionszeit ist abgekürzt, die Reaktionsstärke vermindert und der ganze Verlauf mehr oder weniger abortiv.

v. PIRQUET hat zwei Gruppen von Reaktionsformen aufgestellt, die er nach dem Verhalten der Area einteilt. Er unterscheidet eine *beschleunigte Areareaktion* und eine *Frühreaktion*. Bei der ersteren entwickelt sich am 2.—3. Tage eine Papel, die rasch wächst. Die Aula entsteht mit einem zackigen roten Hof, ohne daß es vorher zu einem schmalen Saum gekommen ist. Im weiteren Verlauf entwickelt sich eine Area von verschieden großer Ausdehnung. Die allgemeine Impfreaktion ist meistens schwach und verläuft unter geringer Temperaturerhöhung. Unter Umständen wächst die Papel bis zum 12. Tage, trocknet dann aber rasch ein und heilt mit minimaler Narbenbildung aus. Bei manchen Fällen spielt sich die Reaktion ohne Areabildung ab („Frühreaktion"). Die Papel wird ebenfalls nur mangelhaft entwickelt und bildet sich schon nach wenigen Tagen zurück. Je nach der Einwirkung der vorausgegangenen Impfung auf den Organismus und je nach der spezifischen Reaktion des Organismus auf das frisch eingebrachte Virus nähert sich der Verlauf dem der Erstimpfung. Er gleicht ihm völlig, wenn der vermeintliche Zweitimpfling re vera ein Erstimpfling ist (Fehlen der Narben!). Es kann dabei sogar zu besonders schweren Impfreaktionen kommen.

Es ist verschiedentlich angezweifelt worden, ob man die beschleunigten Reaktionen als Beweis vorhandener Teilimmunität oder nur als Überempfindlichkeitssymptom (das theoretisch auch ohne Immunität möglich ist) ansehen darf (MC KINNON und DEFRIES 1931, CRAIGIE und WISHART 1943, MARSDEN 1944). Dies darf jedoch als Regel angenommen werden (ILLINGWORTH und OLIVER 1944), wenn die Wiederimpfung einwandfrei durchgeführt war. Dem widerspricht auch nicht die Tatsache, daß wir 1943/44 mehrere Varioloisfälle nach nur kurz vorausgegangener, teilpositiver Wiederimpfung erlebten (SCHMITZ 1943). Wir sahen nämlich Gleiches auch nach positiver Pustelreaktion (vgl. auch ECKSTEIN 1944, BECKMANN 1948). ENENSON (1950) gibt auf Grund von Wiederimpfungen an Freiwilligen allerdings an, daß nur Spätreaktionen nach Wiederimpfung für erfolgte Immunisierung beweisend seien, und Frühreaktionen, sogar bis zur Pustelbildung, auch mit inaktiviertem Virus erzielt werden können. Er hat Frühreaktionen auch starker Ausprägung bei Soldaten in Korea gesehen, die kurz darauf an Pocken erkrankten. Fehlen jeglicher Lokalreaktion bei Wiederimpfung deutet er stets als technischen Fehler.

In bezug auf die Gründe für die *Zurückstellung von Kindern* von der Erst- und Wiederimpfung und auf Organisation und Ausführung der staatlich vorgeschriebenen Impftermine muß hier auf die bestehenden Richtlinien bzw. Merkblätter verwiesen werden.

Impfschäden. Zunächst sollen die Impfschäden betrachtet werden, bei denen die *Impfung nur eine mittelbare Ursache* darstellt. Es sind dies vor allem jene Fälle, bei denen es infolge von Verunreinigung der Lymphe bzw. der Impfwunde (Kratzen, unzweckmäßige Verbände) zu einer bakteriellen Sekundärinfektion kommt, die gegebenenfalls zu *Phlegmonen* und echten *Erysipelen*, ja auch zu *Sepsis* führt. In den Jahren 1924—1929 gelangten 72 Fälle mit 32 Todesfällen in Deutschland zur Kenntnis des Reichsgesundheitsamtes. Derartige Impfschäden sind bei vorschriftsmäßiger Impftechnik und entsprechender Behandlung des Impflings zu vermeiden. Eine weitere Form von ebenfalls vermeidbaren Impfschäden ist die *unfreiwillige Impfung Ungeimpfter*, so beispielsweise diejenige von wegen Krankheit von der Impfung befreiten Kindern durch andere Impflinge.

Ein Übergang zu den Impfschäden, die im Wesen des Impfverlaufes selbst liegen und bei denen ein unmittelbares Verschulden des Impflings oder anderer Personen an ihrer Entstehung nicht besteht, bietet das *Eczema vaccinatum*, d.h. die Vaccineinfektion vorhandener Ekzeme. Wenn auch die Impfung derartiger Kinder in den meisten Staaten nach den gesetzlichen Bestimmungen verboten ist, so erfolgt sie doch immer noch gelegentlich. Dazu kommt, daß manchmal geheilte Ekzeme im Zusammenhang mit der Impfung wieder auftreten. Wenn auch eine direkte Infektion derartiger Ekzemflächen durch Übertragung von der Impfwunde aus gelegentlich vorkommen mag, so spricht doch vieles dafür, daß wir hier eine hämatogene Infektion vor uns haben. Das Eczema vaccinatum ist eine außerordentlich gefährliche Erkrankung, bei der nicht selten Todesfälle zu beobachten sind (vgl. ASPERGER 1939, SCHMID 1940, BERGMANN und LINDAHL 1941, WEBER 1943, HERSHEY und SMITH 1943).

Die *Nebenpocken* (Nebenvaccine), akzidentelle oder akzessorische Vaccinen (Vaccinolae), entwickeln sich in unmittelbarer Umgebung des Impffeldes, meist erst, wenn die Impfpocke auf dem Höhepunkt ihrer Entwicklung ist. Vielfach sieht man eine radiäre Anordnung der selten über Stecknadelkopfgröße wachsenden Nebenpocken. Schon seit langem nimmt man an, daß die Entstehung dieser Nebenpocken auf dem Lymphwege erfolgt (GROTH). Sie machen derartig geringe Erscheinungen, daß sie überhaupt nur bei genauer Beobachtung des Impffeldes festzustellen sind. Der Verlauf ist stets gutartig. Eine besondere Form ist die *Vaccina serpiginosa*, bei der akzessorische Vaccinebläschen in großer Menge und verhältnismäßig groß schubweise auftreten.

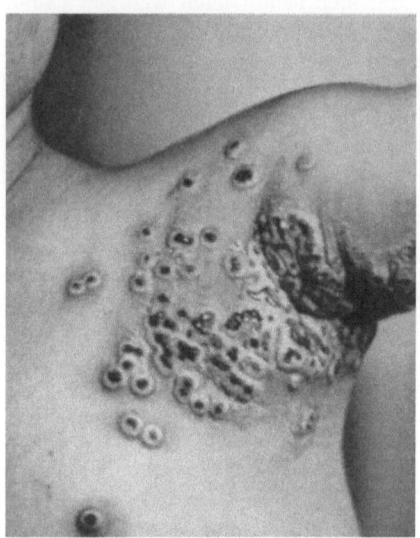

Abb. 10. Vaccina serpiginosa an Schulter und Achsel (nach ECKSTEIN 1934).

Es sind wenige Fälle beschrieben, wo es nach 3—6 Wochen an der Impfstelle zu einem echten *Rezidiv*, also zum nochmaligen Auftreten einer neuen Pustel kam.

Lästig, aber ungefährlich ist die Entstehung eines *Keloids* als Späterscheinung auf der Impfstelle.

Bei der *generalisierten Vaccine* kommt es zu einer allgemeinen Eruption von mehr oder weniger großer Ausdehnung im Anschluß an die Impfung. So gibt es Fälle, bei denen nur einige wenige Bläschen an irgendeiner Stelle des Körpers auftreten, andererseits auch solche, wo das Krankheitsbild eine gewisse Ähnlichkeit mit dem der Variolois bietet. Auch die Schleimhaut kann ähnliche Erscheinungen zeigen. In den Bläschen findet sich bei geeigneter Untersuchungstechnik nicht selten das Vaccinevirus. Im allgemeinen heilt die generalisierte Vaccine ohne Narbenbildung ab. Der Krankheitsverlauf ist meist günstig, doch sind auch Todesfälle beschrieben.

Als *Impfexantheme* bezeichnet man im Anschluß an die Impfung auftretende morbilliforme, gelegentlich auch scarlatiniforme oder urticarielle Exantheme. Als Frühexantheme unterscheidet man dabei die in den ersten 2—6 Tagen nach der Impfung auftretenden von denen, die erst in der 2. Woche erscheinen. Möglicherweise bestehen bei ersteren gewisse Beziehungen zu dem sog. Pockenrash. Der Verlauf ist stets günstig.

Die *Vaccinenephritis* (HERBERT 1944), ebenso die *Vaccinelymphadenitis*, die recht beträchtliche Ausdehnung annehmen kann, sind ebenfalls seltene Komplikationen.

In seltenen Fällen kommt es an den Impfstellen zu *Nekrosen* des Unterhautzellgewebes, wobei lochförmig ausgestanzte, bis auf die Muskulatur reichende Substanzdefekte entstehen können.

Wie jede Infektionskrankheit, so *kann auch die Impfung unter besonderen Bedingungen eine andere Krankheit aktivieren.* Naturgemäß wird es schwierig sein, bei der progressiven Tendenz vieler Krankheiten in jedem einzelnen Falle eine sichere Entscheidung darüber zu treffen, ob in der Tat eine Aktivierung stattgefunden hat. Hier kommt in erster Linie die *Tuberkulose* in Betracht, bei

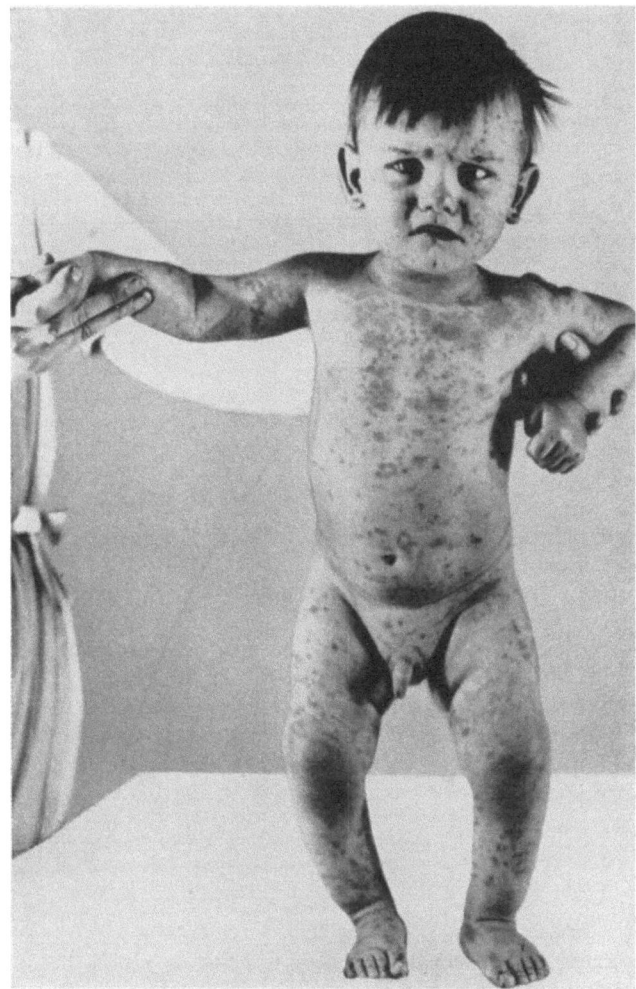

Abb. 11. Generalisiertes vaccinales Exanthem. (Nach ECKSTEIN 1934.)

der aber wohl nur besonders geartete, frische Fälle beeinflußt werden könnten (KEERS und STEEN 1943). Gelegentlich hat man den Eindruck, daß die *allgemeine Widerstandsfähigkeit* im Anschluß an die Impfung herabgesetzt ist, was sich z. B. im Auftreten von Cystitiden, katarrhalischen Affektionen der Luftwege und anderem äußert. Gerade diese Einzelfälle dürften aber wohl kaum je mit Sicherheit in diesem Sinne bewertet werden. Eine latente *Spasmophilie* dagegen kann, wie durch jede Noxe, so auch durch die Impfung aktiviert werden, ebenso wohl auch einmal eine *Poliomyelitis* (VERZAAL 1947). Irgendwelche gesetzmäßige Beziehungen der Schädigung eines Individiums zu der Impfung, wie dieses von Impfgegnern häufig betont wird, lassen sich aber mit größter Wahrscheinlichkeit ausschließen.

Augenkomplikationen. Vermehrte Beachtung haben in den letzten Jahren verschiedenartige, wenn auch seltene *Augenkomplikationen* gefunden, von der Schmierübertragung der Impfinfektion in den Bindehautsack bis zur Opticusneuritis, die schon pathologisch zur Impfencephalitis in enger Beziehung steht (SCHEYHING 1939, HERRENSCHWAND 1939, BRAUN 1940, FRANCESCHETTI 1945).

Eine besonders eingehende Darstellung der klinischen Verläufe der Impfkomplikationen findet sich im Leitfaden von M. KAISER (1949).

Neuere Arbeiten über Impfkomplikationen und ihre Pathogenese haben ferner veröffentlicht: WERNER 1939 (allgemein), RÖSGEN 1940 (bei eineiigen Zwillingen), REGAMEY 1940 und WEINGÄRTNER 1941 (Purpura), KOSSLER 1940 (Prontosileinfluß), COPE und KAPNIK 1940 (endokrine Einflüsse), KRANTZ 1941 (Impfdermatosen), GYÜSE 1940 (Reaktionslage des Organismus und Impfung), SPRUNT 1942 (Ernährungseinfluß), GAVRILA und Mitarbeiter 1941 (schwere Allgemeinreaktion), WALTHARD 1942 und ANGER 1943 (Narbenkrebs), DRESEL und WEINECK 1943 (Erblichkeit der Widerstandsfähigkeit von Kaninchen gegen Lapine), HORGAN und HASEEB 1944 (zufällige Vaccination an den Händen beim Umgang mit Lymphe), OXENIUS 1943 (Besserung eines Ekzems durch Impfung), PITTMAN und Mitarbeiter 1947 (Röntgenstrahlen), BOULIN und Mitarbeiter 1947 (Impfung beim Diabetiker), KAISER 1948 (allgemein), GRAY 1948 (Familienausbreitung), FRIES und Mitarbeiter 1948 (varicelliforme Eruption nach Impfung), FASAL 1950 (erfolgreiche Chloromycetinbehandlung bei Eczema vaccinatum) u. a.

Impfencephalitis. Diese zweifellos schwerstwiegende Impfkomplikation hat längere Zeit stark das Interesse auf sich gezogen und spielte neben ihrer theoretischen Bedeutung insbesondere auch als Propagandawaffe in der Hand der Impfgegnerbewegung eine bedeutende Rolle. Seit dem Erscheinen der letzten Auflage dieses Handbuches 1934, in der ECKSTEIN als besonderer Kenner des Problems dieses abhandelte, hat sich die Lage in praxi dadurch geändert, daß die Impfencephalitis seit diesem Jahr aus unbekannten Gründen wieder seltener geworden ist, und theoretisch dadurch, daß heute wohl Einigkeit darüber besteht, daß die Frage nach der Entstehungsweise der Impfencephalitis nur eine Teilfrage aus dem größeren Problem der post- oder parainfektiösen Encephalitiden darstellt, über die einwandfreie Klärung allerdings auch noch keineswegs erreicht ist. Das Impfencephalitisproblem ist aber dadurch seines spezifischen Charakters weitgehend entkleidet. Hier muß deshalb auch weitgehend auf die Behandlung des Gesamtproblems an anderer Stelle dieses Handbuches verwiesen werden, wobei die neueren hirnpathologischen Studien eine wichtige Rolle spielen.

Epidemiologie. Seidem MCINTOSH 1922 und TURNBULL in England (1924) die ersten Fälle beobachtet hatten und 1924 LUKSCH aus Deutschland und 1925 BOURDIJK aus Holland über solche berichtet hatten, ist in allen mittel- und westeuropäischen Staaten stark darauf geachtet worden. Die größten Vorkommen hatten Holland, Österreich, England, weniger Schweiz, Schweden, Norwegen. In anderen Erdteilen sind einschließlich USA. stets nur relativ viel weniger Fälle zur Beobachtung gekommen. GREENBERG 1948 gibt eine Zusammenstellung und errechnet für Holland auf etwa 5000, für England auf 50000, für Deutschland auf etwa 100000 Impflinge einen Encephalitisfall. Über Österreich geben KAISER und ZAPPERT 1938 genaue Zahlen. Auch hier setzte seit 1934 ein starker Rückgang, wenigstens in bezug auf Todesfälle, ein. 1944/45 kam es im Kanton Basel zuletzt zu einer kleinen Häufung, 1946 wieder in Holland (KEYRER und NIEUVENHUIS 1947), 1947 in New York (GREENBERG 1948).

Aufgefallen ist immer wieder die regionäre Häufung innerhalb kleinerer Bezirke vorwiegend ländlichen, weniger städtischen Milieus.

Ein zeitliches und örtliches Zusammenfallen der Häufungen mit anderen Encephalitisformen konnte bislang nie in überzeugender Weise nachgewiesen werden (vgl. auch MÖLLER 1941).

Über jahreszeitliche Häufung läßt sich natürlich aus den Ländern, wo nur in festgesetzten Monaten Impftermine abgehalten werden, nichts erschließen. In anderen Ländern scheinen die Frühjahrsmonate bevorzugt.

Disposition. Hier kommt dem *Lebensalter* insofern große Bedeutung zu, als das Kleinkind zweifellos weniger empfänglich ist als das Kindesalter von 6—15 Jahren. Aus diesem Grunde empfiehlt sich Erstimpfung im 1. Lebensjahr, da Encephalitis nach Wiederimpfung überhaupt wesentlich seltener ist. — Die *Geschlechter* sind gleichmäßig befallen. — Eine gewisse *familiäre* Disposition scheint zu bestehen, da mehrfach Geschwistererkrankungen beobachtet wurden (TERBURG 1927, KAISER 1947). — Vor allem scheinen überhaupt irgendwie cerebral *geschädigte* Individuen, z. B. Kinder mit Krämpfen u. a., disponierter.

Das Auftreten der Encephalitis ist, wie übereinstimmend anerkannt, unabhängig von der Art der verwandten Lymphe (nicht einmal die „Neurovaccine" ist beim Menschen besonders gefährlich), ihrer Konzentration und der angewandten Impftechnik.

Die *Inkubationszeit,* gerechnet vom Tage der Impfung an, beträgt in der Mehrzahl der Fälle um 10—12 (5—14) Tage; doch kommen Früherscheinungen schon vom 2. Tag an vor (FANCONIS Frühform). Auch kann sich der Beginn bis zu 30 und mehr Tagen hinziehen.

Der *klinische Verlauf* der Vaccinationsencephalitis kann ebenso vielseitig sein wie der der anderen Encephalitisformen. Darüber hinaus gibt es außerdem Fälle, bei denen die meningealen Erscheinungen im Vordergrunde stehen, oder vielleicht sogar ausschließlich das Krankheitsbild beherrschen. Charakteristisch ist die akute Erkrankung des bisher gesunden Impflings im Anschluß an die Impfung. Die Krankheit setzt fast stets aus vollem Wohlbefinden heraus unter stürmischen Krankheitserscheinungen ein. Kopfschmerzen, Erbrechen, gelegentlich auch Durchfälle leiten bald zu dem Bilde der unter den verschiedensten Symptomen verlaufenden nervösen Erscheinungen über. Krämpfe, Spasmen, Lähmungen, leichte Benommenheit, Sopor geben dem weiteren Verlauf ihr Gepräge. Nur bei einem verhältnismäßig kleinen Teil findet sich eine Nackensteifigkeit, ebenso das KERNIGsche Symptom, bei der Mehrzahl der Patienten ist der Körper schlaff. Die Temperatur kann über 40° ansteigen, so daß man, namentlich bei jungen Kindern, an initiale Fieberkrämpfe denken könnte; doch haben wiederholt schwerste Fälle nur eine geringe Temperatursteigerung gezeigt. Die Lumbalpunktion ergibt nur gelegentlich, vor allem bei den meningealen Formen, einen erhöhten Druck. Der Liquor ist klar, keine bis leichte Zellvermehrung, die Eiweißreaktionen sind negativ bis schwach positiv, vereinzelt findet sich ein Fibringerinnsel bei längerem Stehenlassen des Liquors. Der Liquorzucker ist normal oder erhöht, namentlich bei den mit Krämpfen einhergehenden Formen.

Differentialdiagnostisch muß vor allem stets an Meningitis tuberculosa gedacht werden. Die klinischen Untersuchungen (Lumbalpunktion mit Tierversuch), der Verlauf und eventuell die Obduktion, die stets zu fordern ist, geben Aufklärung. Zu denken ist auch an alle anderen Formen der Encephalomyelitiden einschließlich Poliomyelitis, wobei oft hauptsächlich eine genaue Anamnese entscheidend sein wird.

Die *Prognose* ist immer dubiös. Die Dauer der akuten Erkrankung bewegt sich zwischen 1 und 3 Wochen, die *Letalität* um 30—50%. Über die Häufigkeit bleibender neurologisch-psychischer Defekte gehen die Meinungen auseinander: KAISER und ZAPPERT halten sie für selten und sind der Ansicht, daß nach 1 bis 2 Jahren die meisten Rekonvaleszenten praktisch geheilt sind; andere sehen in bis zu 30% der Fälle mehr oder weniger schwere Ausfälle.

In der *Therapie* haben Versuche mit Seren (oder Vollblut) von frisch geimpften Menschen oder vaccinierten Tieren keine deutlichen Erfolge gehabt, ebensowenig wie andere Serum- oder Blut-, einschließlich Eigenblutinjektionen. Eine Bluttransfusion wird aber auch weiterhin meist des Versuchs wert sein. Auch Chemotherapeutica haben keine Wirkung. Bei Druckerscheinungen (selten!) muß mehrfach punktiert, im übrigen nach allgemeinen Grundsätzen behandelt werden (Sedativa, Kreislaufmittel, Bekämpfung drohender Atemlähmung usw.).

In bezug auf die *pathologische Anatomie* sei hier einerseits auf die ältere bei ECKSTEIN 1934 aufgeführte Literatur, andererseits auf PETTES Übersicht in seinem grundlegenden Werk „Die akut entzündlichen Erkrankungen des Zentralnervensystems" 1940 hingewiesen.

Im Vordergrund stehen Gliawucherungen, welche nicht geschlossen herdförmig, sondern mehr aufgelockert und streifig die Gefäße und vornehmlich die kleinen Venen begleiten. Das Hauptkennzeichen im Bereich der Gefäßmäntel ist der Zerfall der parenchymalen Elemente; in einem Teil der Fälle sind Markscheiden und Achsencylinder gleichzeitig ergriffen, in anderen Fällen bleibt ein großer Teil der Achsencylinder verschont. Die weiße Substanz wird bevorzugt befallen, doch wird auch die graue Substanz einschließlich der Hirnrinde in Mitleidenschaft gezogen, manchmal sogar stärker als die weiße. Hirn und Rückenmark sind nur selten gleichmäßig diffus von den Veränderungen durchsetzt. Auch subependymal in der Ventrikelwand und an der Rückenmarksperipherie finden sich häufig saumartige Herde, die histologisch den gleichen Charakter wie die perivasculären Herde aufweisen.

Die *ätiologische Problematik* der Impf- wie der postinfektiösen Encephalitiden überhaupt läßt sich im wesentlichen durch 3 Hypothesen kennzeichnen, die in verschiedenen Modifikationen immer wieder vertreten werden.

1. LUKSCH, ECKSTEIN u. a. vertreten die Meinung, daß das Vaccinevirus selbst der Erreger der Encephalitis sei, dies besonders deshalb, weil in einigen Fällen der Virusnachweis im Liquor Erkrankter gelungen ist. Diese Tatsache allein genügt aber keineswegs, um den ätiologischen Zusammenhang zu beweisen. Im Tierexperiment ist es nicht gelungen, mit Vaccinevirus eine Encephalitis zu erzeugen, die eine histologische Ähnlichkeit mit der menschlichen Impfencephalitis hatte. So wird diese Ansicht heute meist abgelehnt, es sei denn für Frühformen, wie sie weniger nach Vaccination als nach Infektionskrankheiten (Masern, Röteln, Varicellen, Mumps u. a.) vorkommen, für die FANCONI 1947 diese direkte Virusentstehung bejaht. Als in diesem Sinne sprechend werden auch die 2 Fälle der Kombination einer Impfencephalitis mit generalisierter Vaccine angeführt (WEICHSEL, BASCH), zu denen neuerdings ein 3. getreten ist (FACEY 1942); auch diese sind aber natürlich keinerlei strenger Beweis.

2. Eine auch heute noch stark diskutierte Annahme ist die, daß es zwar ein spezifisches Virus der postinfektiösen Encephalitis gebe, das aber wenig infektiös sei und daher einer „Vorkrankheit" bedürfe, die es provoziere und so den encephalitischen Prozeß in Gang setze. Dabei — so nehmen manche an — handle es sich um ein parallergisches Geschehen im Sinne von MORO und KELLER. Es ist aber bisher trotz intensiver Bemühungen immer noch nicht gelungen, bei den postinfektiösen Encephalitiden ein übertragbares Virus nachzuweisen, so daß bei der Subtilität der heute entwickelten Virustechnik es immer zweifelhafter wird, daß ein solches überhaupt existiert. Damit ist die Wahrscheinlichkeit auch dieser 2. Hypothese heute gering geworden.

3. Die Mehrzahl der Autoren dürfte sich daher heute der in den letzten Jahren von PETTE vertretenen Ansicht anschließen, daß es sich bei den postinfektiösen (im Gegensatz zu allen anderen) Encephalitiden gar nicht um eine Viruskrankheit, sondern um einen durch Allergene, die im Verlauf der Vorkrankheit im Organismus entstanden sind, ausgelösten Prozeß allergischer Art handelt, gewissermaßen also im Sinne einer „Selbstverdauung" des Hirngewebes. Für diese Genese kann vor allem die regelmäßige „Inkubationszeit" (wenigstens der Spätformen im Sinne FANCONIS), sodann die so merkwürdige „Epidemiologie" des Krankheitsbildes angeführt werden. Wir verweisen im Einzelnen wiederum auf die Behandlung des Problems an anderer Stelle dieses Handbuches (bzw. auf PETTE 1940, VAN BOGAERT 1948, neueres Schrifttum s. auch bei SCHWÄGERL 1950).

Literatur.

A. *Zusammenfassende Arbeiten.*

ECKSTEIN, A.: Pocken. In Handbuch der inneren Medizin, 3. Aufl. Bd. I, S. 467. Berlin: Springer 1934.
GASTINEL, P., et FASQUELLE: Virus vaccinal. In: Traité des ultravirus. Maloine édit. 1948. — Vaccine. In: Traité de Médecine, Bd. I, Masson et Cie, Paris 1948. — GINS, H. A.:

Neuere Ergebnisse der Virusforschung unter besonderer Berücksichtigung der Schutzimpfung. Erg. Hyg. **21**, 103 (1938). — Pockenschutzimpfung (Literaturübersicht). Mschr. Kinderheilk. **88**, 363 (1948); **91**, 236 (1942).

HAAGEN, E.: Die Züchtung des Variola-Vaccinevirus. Erg. Hyg. **18**, 193 (1936).

KAISER, M.: Pocken und Pockenschutzimpfung. Ein Leitfaden für Amtsärzte, Impfärzte und Studierende. Wien: Springer 1949.

LEHMANN, W.: Pocken des Menschen. In: Handbuch der Viruskrankheiten. Jena: Gustav Fischer 1939.

PASCHEN, E.: Die Pocken (Variola). In: JOCHMANN-HEGLER, Lehrbuch der Infektionskrankheiten. 2. Aufl. Berlin: Springer 1924.

B. Einzelarbeiten.

ABAZA, A.: Fälschlich positive Syphilisreaktionen nach Vaccination. Presse méd, **54**, 751 (1946). — ANGER, C.: Ein Fall von Krebsentstehung in Impfnarbe. Laval méd. **8**, 300 (1943). — ASPERGER, H.: Todesfall eines Kindes durch Impfekzem. Wien. klin. Wschr. **1939**, 826.

BASS, N. H.: Fetal defects resulting from illness of the pregnant mother with special reference to virus diseases. N. Y. State J. Med. **48**, 1807 (1948). — BECKMANN, K.: In: „Naturforschung und Medizin in Deutschland 1939—1946", Bd. 74. Innere Medizin, S. 135. — BELLOWS, M. T., M. S. HYMAN and K. K. MERRITT: Effect of smallpox vaccination on the outcome of pregnancy. Publ. Health Rep. **64**, 319 (1949). — BÉNARD, H., L. CAMUS, P. CARNOT, P. TEISSIER: Actions des rayons ultra-violets sur l'éruption variolique. C. r. Soc. Biol. Paris **95**, 1546 (1926). — BERGMANN, R., u. LINDAHL, L.: 12 Fälle von Eczema vaccinatum. Nord. hyg. Tidsskr. **22**, 257 (1941). — BLAND, I. O. W., u. ROBINOW, C. F.: Guarnieri bodies, inclusion bodies in vaccinia and their relationship to elementary bodies studied in cultures of rabbit's cornea. J. of Path. **48**, 381 (1939). Vgl. Arch. exper. Zellforschg. **22**, 453 (1939). — BLATTNER, R. J., HEYS, F. M., GOLLUP, S. W.: Vaccination antibody response to cutaneous inoculation with vaccinal virus in human subjects utilizing egg-protection technic; serumvirus neutralisation; protection by passive transfer. J. of Immun. **46**, 207 (1943). — VAN BOGAERT, L.: Encephalitis following Jennerian vaccination compared to that following exanthems. Act. clin. belg. **3**, 461 (1948). — BONNET-MAURY, P.: Impfeffekt von bestrahltem Pockenimpfstoff; Toxicität von bestrahltem Wasser. C. r. Soc. Biol. Paris **135**, 941 (1945). — BONNET-MAURY et R. PÉRAULT: Bestrahlungswirkungen auf Pockenvirus; Vermehrung des Durchmessers der Korpuskeln. C. r. Soc. Biol. Paris **135**, 1117 (1941). — BOWE, J. L.: Transmission, illness in contacts. Lancet **2**, 38 (1942). — BOULIN, R., P. UHRY, M. GUÉNIOT: Pockenimpfung von Diabetikern. Bull. Soc. méd. Hôp. Paris **63**, 291 (1947). — BRASSON, L. H., and R. F. PARKER: Neutralisation of vaccine virus by immune serum; titration by means of intracerebral inoculation of mice. J. of Immun. **41**, 269 (1941). — BRAUN, R.: Retinitis und Neuritis optica als Impffolge. Dtsch. med. Wschr. **1940**, 527. — BURNET, F. M.: The production of antibodies. Monographs from Walter & Eliza Hall Institute, No 1, Melbourne 1940. — Unsuspected relationship between viruses of vaccinia and infectious ectromelia of mice. Nature (Lond.) **155**, 543 (1945). — Virus as organism. Harvard Univ. Press 1946. — BURNET, F. M., and J. D. STONE: Haemagglutinins of vaccinia and ectromelia viruses. Austral. J. exper. Biol. a med. Sci. **24**, 1 (1946). — Production of vaccinia haemagglutinin in rabbit skin. Austral. J. exper. Biol. a. med. Sci. **24**, 9 (1946).

VAN CAMPENHOUT, E.: Die Diagnose von Variola und Variolois. Bull. Office internat. Hyg. **27**, 1738 (1935). — CAPOLONGO, G.: Augenerscheinungen bei Pocken. Riv. oftal. **1**, 578 (1946). — Ätiologische Betrachtung über Augenkomplikationen bei Pocken. Giorn. ital. oftal. **1**, 119 (1948). — COLLIER, W. A., and J. K. SCHÖNFELD: Med. J. Austral. **2**, 363 (1950). — COPE, O., and J. KAPNICK: Relation of endocrine function to resistance and immunity in smallpox; changes in complement and response to vaccinia following alterations in thyroid, adrenal and pituitary function in rabbit and dog. Endocrinology **27**, 553 (1940). — COTTREL, J. D., and H. T. KNIGHT: Notes on cases of smallpox treated with sulfanilamid. J. Army med. Corps **81**, 995 (1943). — COWCI, G., and I. P. KIRCHER: Immunotherapie bei Pocken. Bull. hyg. **18**, 616 (1943). — CRAIGIE, J., and F. O. WISHART: Skin sensitivity to the elementary bodies of vaccinia. Canad. pub. Health J. **24**, 72 (1943).

DAVIES, D. S.: Annual report Med. Off. Health City and County of Bristol for 1904, p. 43 (1905). — DELMUTH, F.: Über knotenförmige Kuhpocken beim Menschen und ihre Behandlung mit Sulfonamidpräparaten. Dermat. Wschr. **1940**, 111. — DÍAZ ROMERO, C.: Penicillin zur Reinigung der Vaccine. Arch. Soc. biol. Montevideo **12**, 152 (1945). — DONALLY, H. H.: Vaccination of infants; revaccinations after 2 to 3 years in children primarily vaccinated with culture virus, compared with those primarily vaccinated with calf lymph virus. J. Amer. med. Assoc. **113**, 1796 (1939). — DOWNIE, A. W.: Immunologic relationship of virus of spontaneous cowpox to vaccinia virus. Brit. J. exper. Path. **20**, 158 (1939). — Laboratory diagnosis in smallpox. Monthly. Bull. Min. Health & Emerg. Pub. Health Lab. Serv. **5**, 114 (1943). — DOWNIE, A. W., and K. R. DUMBELL: Virus survival of variola virus in dried exndate and crusts from patients. Lancet **1**, 550 (1947). — Virus isolation and cultivation on chorioallantois of chick embryos. J. Path. Bact. **59**, 189 (1947). — DOWNIE, A. W., K. MCCARTHY and A. MACDONALD: Lancet II, 593 (1950). — DRESEL, E. O., u. E. WEINECK: Über die genetische Bedingtheit der Resistenz von Kaninchen gegen Lapinevirusinfektionen. Z. Immunforschg. **102**, 466 (1943). — DUCER, D. H.: Improved method of producing vaccine of low bacterial content. Pub. Health Rep. **62**, 565 (1947). — DUNHAM, W. B., and W. J. MAC NEAL: Inactivation of vaccinia virus by mild antiseptics. J. Labor. a. clin. Med. **28**, 947 (1943).

EBERT, M. H., u. M. OTSUKA: Viruskrankheiten der Haut mit besonderer Berücksichtigung von Elementar- und Einschlußkörperchen bei Pockenvaccine. Arch. Dermat. Syph. **48**, 635 (1943). — ECKSTEIN, A.: Variolois bei pockengeimpften Kindern. Ann. paediat. **163**, 158 (1945). — ELFORD, W. I. A., and C. H. ANDREWES: Filtration of vaccinia virus through gradocol membranes. Brit. J. exper. Path. **13**, 36 (1932). — ENENSON, A. S.: Immediate (so-called „immune") reaction to smallpox vaccination. J. Amer. med. Assoc. **143**, 1238 (1950). — EPSTEIN, G. V., M. A. MOROSOW, E. V. EXEMPLARSKAYA: Wanzen als Überträger von Variolavaccine. Giorn. Batter. **17**, 475 (1936).

FABRE, J.: Évolution de la variole au cour des dix dernières années. Rapp. épid. démogr. **1**, 262 (1948). — Chron. l'Org. mond. santé **2**, 297 (1948). — FACEY, R. V.: Encephalitis with skin eruption (generalized vaccinia) after vaccination. Lancet **2**, 669 (1942). — FANCONI, A.: Die Poliomyelitis und ihre Grenzgebiete. Zürich 1947. — FALKOWITSCH, L., u. N. JANUSEWITSCH: Über Pockenvirusträgertum bei Mikroben unter natürlichen Verhältnissen. Z. Mikrobiol. **16** (1936). — FASAL, P.: J. Amer. med. Assoc. **144**, 759 (1950). — FAVORITE, G. O.: Factas influencing false positive serologic reactions for syphilis due to vaccination (vaccinia). Amer. J. med. Sci. **208**, 216 (1944). — FENNER, F.: Immunisation of mice against infectious ectromelia with living vaccinia virus. Austral. J. exper. Biol. a. med. Sci. **25**, 257 (1947). — The pathogenesis of the acute exanthemes, an interpretation bared on experimental investigations with mouse-pox. Lancet **6537**, 915 (1948). — FINDLAY, G. M.: Inclusion bodies and their relationship to viruses. In: Handbuch der Virusforschung, Bd. I. Wien: Springer 1939. — Variation in viruses. In: Handbuch der Virusforschung, Bd. II. Wien: Springer 1939. — FOULIS, M. A.: Confluent smallpox treated with penicillin. Brit. Med. J. **1**, 910 (1945). — FRANCESCHETTI, A.: Retinitis pigmentosa nach Vaccination. Ann. paediat. **163**, 200 (1945). — FUST, B., u. P. GRÜNIG: Kann das Vaccinevirus durch gekochtes Penicillin in vitro und in vivo inaktiviert werden? Z. Hyg. **130**, 269 (1949).

GALLI, F., et VIEUCHANGE, J.: Wirkung von Trypsin auf Formalin-Neurovaccine. C. r. Soc. Biol. Paris **13**, 715 (1939). — GARRET, J. H.: Mild smallpox. Lancet **1923**, Nr 25, S. 1254. — GAVRILA, J., P. CISLEA, P. NEGROS: Generalisierte Impfreaktion. Wien. klin. Wschr. **1941**, 807. — GHERADINI, M., K. HASSMANN, M. KAISER, E. TÜRK: Ergebnisse von subcutaner Vaccination bei Erwachsenen. Med. Klinik **1939**, 636. — GOWEN, J. W., and A. M. LUCAS: Reaction of variola vaccine virus to roentgen rays. Science (Lancaster, Pa.) **90**, 621 (1939). — GRAY, F. H.: Familial spread of vaccinia with one death; isolation and identification of virus. Bull. Hopkins Hosp. **82**, 609 (1947). — GRAETZER, J.: Zit. nach MAY, R.: Die diaplacentare Übertragung der Infektionskrankheiten. Dissertation, Tübingen 1950. — GREENBERG, M.: Complications of vaccination against smallpox. Amer. J. Dis. Childr. **76**, 492 (1948). — GUPTA, K. C. SEN: Treatment amongst „destitutes" with sulfonamides. and liver extract. Med. J. (India) **41**, 141 (1944). — GYÜSE, D.: Über die Rolle der Reaktionsfähigkeit des Organismus bei der Vaccination. Mschr. Kinderheilk. **82**, 304 (1940).

HAAGEN, E.: Weitere Erfahrungen über die Züchtung und Konservierung des Vaccinevirus. Zbl. Bakter. **143**, 283 (1939). — HAMPTON, B. C.: Smallpox in relation to State vaccination laws and regulations. Publ. Health Rep. **58**, 1771 (1943). — HANNEMA, L. S.: Einige praktische Besonderheiten über Alastrimfälle in Rotterdam. Tijdschr. Geneesk. **1929** II, 3539. — HENIG, E.: Über den Einfluß des insecticiden Lauseto auf das Vaccinevirus. Dtsch. Gesdh.wes. **1947**, 1. — HERBERT, P. A.: Diffuse glomerulonephritis following revaccination. Amer. J. Path. **20**, 1011 (1944). — HERRENSCHWAND, F. v.: Lokale passive Immunität und vaccinale Infektion infolge von intravenöser Virusinoculation. Klin. Mbl. Augenhk. **102**, 815 (1939). — HERSKEY, F. B., and W. E. SMITH: Generalizing vaccinia in eccematous child; demonstration. of virus and comment on Káposi's varicelliform eruption. Amer. J. Dis. Childr. **69**, 33 (1945). — HEY, G.: Pocken und Rotlicht. Dissertation Wismar, 1934. — HINOJAR, G., u. A. CORVACHO: Prontosil, das Mittel der Wahl bei Pocken. Arch. Schiffs- u. Trophyg. **44**, 343 (1940). — HIJMANS VAN DEN BERGH: La transmission du virus variole. Schweiz. med. Wschr. **1940 I**, 529. — HOAGLAND, C. L., S. M. WARD, J. E. SMADEL, T. M. RIVERS: Constituents of elementary bodies of vaccinia; nature of encymes associated with purified virus. J. of exper. Med. **76**, 163 (1942). — Constituents of elementary bodies of vaccinia; flavin associated with purified virus. J. of exper. Med. **74**, 133 (1941). — Biotin in elementary bodies of vaccinia. Proc. Soc. exper. Biol. a. Med. **45**, 669 (1940). — Constituents of elementary bodies of vaccinia; effect of purified encymes on elementary bodies of vaccinia. J. exper. Med. **72**, 685 (1940). — HOAGLAND, C. L., S. M. WARD, G. J. LAVIN, J. E. SMADEL, T. M. RIVERS: Constituents of elementary bodies of vaccinia; properties of nucleic acid obtained from vaccine virus. J. of exper. Med. **72**, 139 (1940). — Höring, F. O.: Parallergische Reaktion als auslösender Faktor bei Viruskrankheiten. Dtsch. Arch. klin. Med. **195**, 269 (1949). — Hofmann, W. H.: Über die Blutveränderungen bei Pockenkranken. Münch. med. Wschr. **1923**, 428. — Hopwood, F. L., M. H. Salaman, A. S. Mc Farlane: Effect of ultrasonic vibration on vaccinia virus. Nature (Lond.) **144**, 377 (1939). — Horgan, E. S.: The experimental transformation of variola to vaccinia. J. of Hyg. **38**, 702 (1938). — Horgan, E. S., and M. A. Haseeb: Cross immunity experiments in monkeys between variola, alastrim and vaccinia. J. of Hyg. **39**, 615 (1939). — Accidental vaccinations on hands of workers in a vaccine lymph institute. J. of Hyg. **43**, 273 (1944).

Illingworth, R. S., and W. A. Oliver: Smallpox in the Middle East, Lessons from 100 cases. Lancet **2**, 681 (1944). — Irons, I. V., S. W. Bohls, E. B. M. Cook, I. N. Murphy: Chick membrane as differential culture medium in suspected case of smallpox and varicella. Amer. J. Hyg. **33 B**, 50 (1940).

Jeans, W. D., J. S. Jeffrey, K. Gunders: Penicillin and smallpox, 4 cases (with pustules containing staphylococcus aureus). Lancet **2, 44** (1944). — Jen, K. T.: Sulfanilamid in smallpox. China Med. J. **62**, 26 (1943). — Jongh, C. L.: Über leichte Pockenfälle. Klin. Wschr. **1930**, 2021.

Kaiser, M.: Wertbestimmung von Wiener Pockenvaccine. Wien med. Wschr. **1939**, 379. — Über die Wirkung von Sepso-Tinktur auf Vaccinevirus. Wien. med. Wschr. **1940**, 619. — Die Basler Fälle von Impfencephalitis, vom österreichischen Standpunkt aus gesehen, Schweiz. med. Wschr. **1947**, 1338. — Die Encephalitis post vaccinationem in Österreich. Arch. Kinderhk. **93**, 1 (1931). — Die subcutane Blatternschutzimpfung mit standardisierten Impfstoffen. Z. Hyg. **128**, 1 (1948). — Über Impfkomplikationen. Wien. klin. Wschr. **1948**, 137. — Kaiser, M., u. J. Zappert: Die „postvaccinale Encephalitis". Wien: Springer 1938. — Kano, I.: Purpuric smallpox, Review of recent studies. J. Laborat. a. clin. Med. **13**, 440 (1928). — Kasahara, M., u. Mitarb.: Über die Wirkung von Ultraschallwellen auf Vaccinevirus. Mschr. Kinderhk. **76**, 179 (1938). — Kasahara, M., u. S. J. Ogata: Über die Wirksamkeit von Ultraschall-behandelter Pockenlymphe. Klin. Wschr. **1939**, 753. — Keers, M. J., and P. Steen: Vaccination and pulmonary tuberculosis. Brit. J. Tbc. **37**, 111 (1943). — Keller, W.: Über Erkrankungen des Zentralnervensystems im Anschluß an die Kuhpockenimpfung. Nervenarzt **1**, 729 (1928). — Keyrer, J. L., and P. P. M. Nieuwenhuis: „Epidemic" of postvaccinal meningomyeloencephalitis; study of 27 cases. Maandschr. Kindergeneesk. **15**, 403 (1947). — Kolmer, J. A., and A. M. Ruhe: Failure of penicillin and streptomycin in prophylaxis and treatment of experimental vaccinia of rabbits. Proc. Soc. exper. Biol. a. Med. **63**, 376 (1946). — Kossler, V.: Über den Einfluß von Prontosil auf den Vaccinationsverlauf. Arch. Kinderhk. **120**, 113 (1940). — Krantz, W.: Über die Möglichkeiten einer passiven Immunisierung bei Impfdermatosen. Med. Welt **1941**, 220.

Lazarus, A. S., B. Eddie, K. F. Meyer: Propagation of variola virus in the developing egg. Proc. Soc. exper. Biol. a. Med. **36**, 7 (1937). — Lea, D. E., and M. H. Salaman: Inactivation of vaccinia virus by radiations. Brit. J. exper. Path. **23**, 27 (1942). — Leake, J. P., and I. M. Force: Smallpox and vaccination. J. Amer. med. Assoc. **81**, 1072 (1923). — Ledingham, J. C. G.: The comparative study of clinically allied viruses: some unsolved problems of Edward Jenner. Proc. roy. Soc. Med. **29**, 73 (1935/36). — Lehmann, W.: Kälber- oder Kulturlymphe? Med. Klin. **1941**, 1033. — Leishman, A. W. D..: Outbreak of smallpox in British troops with note on use of sulfathiazole in treatment. J. Army med. Corps **82**, 58 (1944). — Lépine, P., J. C. Levaditi et J. Giuntini: La rate de sédimentation relative des corpuscules élémentaires de vaccine et des granulations isolées d'organes normaux. C. r. Soc. Biol. Paris **136**, 285 (1942). — Lépine, P., et J. C. Levaditi and V. Sautter: L'association des souches neurotropes de la fièvre jaune et du virus vaccin. Bull. Soc. Path. exot. Paris **40**, 340 (1947). — Leschke, E.: Alastrim, Variola und Pockenschutzimpfung. Münch. med. Wschr. **1929 II**, 2079. — Levaditi, C.: Ultravirus et fluorescence; virus vaccinal. Ann. Inst. Pasteur **64**, 359 (1940). — Loewenstein, A.: Über umschriebene Narbenbildung im Irisvorderblatt nach Blattern, Schafblattern, Impfiritis durch Herpes febrilis und Scharlach. Zbl. Bakt. **133**, 246 (1934/35). — Loutit, J. F., and D. Mc Clean: Virus neutralising power of serum from recently vaccinated persons. J. Path. and. Bact. **57**, 485 (1945). — Lubitz, J. M.: Serologic reactions following vaccinations. Amer. J. clin. Path. **13**, 139 (1943). Lynch, F. W., R. E. Boynton, A. C. Kimball: Herpes simplex following artificial fever therapy; vaccination as factor in its prevention. J. Amer. med. Assoc. **117**, 591 (1941).

MacCallum, F. O., C. A. McPherson and D. F. Johnston: Lancet II, 513 (1950). — Marotta, G., et G. Jengo: Nonspecific behaviour of Wassermann reaction in smallpox. Acta med. ital. **2**, 165 (1947). — Marrassini, A.: Guarnieri-Körperchen, Kuhpockenelementarkörperchen und biologische Diagnose der Pocken. Zbl. Bakter. **145**, 54 (1940). — Marsden, I. P.: Smallpox and vaccination. Lancet **2**, 805 (1944). — May, R.: Die diaplacentare Übertragung der Infektionskrankheiten. Dissertation, Tübingen 1950. — Mc Cannon, W. O.: Sulfonamids in treatment of smallpox. J. Amer. med. Assoc. **1939**, 112. — Mc Clean, D.: Antigenicity of vaccine virus inactivated with alcohol. J. Path. and Bact. **57**, 261 (1945). — Mc Farlane, A. S., and M. G. Mc Farlane: Effect of lipoid solvents on vaccinia virus. Nature (London) **144**, 376 (1939). — Mc Gregor, A. S. M., and R. J. Peters: Outbreak of smallpox in Glasgow 1942. Brit. med. J. **2**, 627 (1942). — Mc Kinnon, N. E., and R. D. Defries: Interpretation of reactions following revaccination. Canad. Publ. Health J. **22**, 33 (1931). — Merling, K. B. E.: Ultramicroscopic observations on morphology and development of vaccinia virus in vitro. Brit. J. exper. Path. **24**, 240 (1943). — Phagocytosis of vaccinia virus in vitro. J. Path. and Bact. **57**, 21 (1945). — Mevin, E., et H. Turcotte: Purification biologique de vaccine par pénicilline. Ann. Inst. Pasteur **73**, 591 (1947). — Millard, C. K.: Aerial convection of smallpox in hospitals. Brit. med. J. **1**, 628 (1944). — Möller, F.: Multiple cases of nonpurulent inflammation in central nervous system, occurring in gouvernment districts of Ångermanland, Sweden, with special regard to simultaneous occurrence of postinfectious and postvaccinal nervous complications. Acta med. scand. (Stockh.) **123**, 216 (1941). — Mole, R. H.: Multiple pressure vaccination. Lancet **1**, 364 (1947). — Montestruc, E.: De l'allergie contre la tuberculin produit par Calmette-Guérin (BCG) vaccine donné par scarification cutanée; l'épreuve d'une immunisation associée contre les varioles et la tuberculose. Bull. Soc. Path. exot. **33**, 366 (1940). — Morosow, M. A., u. G. S. Kasatkewitsch: Methode zur Selektion des Pockenvaccinevirus. Zbl. Bakter. **147**, 236 (1941). — Mustard: Variola; clinical-pathological conference. Arch. Pediatr. **64**, 431 (1947).

Nagell, H.: Über das Vorkommen von Melkerknoten und ihre günstige Beeinflussung durch Sulfonamidverbindungen. Dtsch. Mil.arzt **1941**, 428. — Nagler, F. P. O.: Application of Hirsts phenomenen to titration of smallpox immune serum. Med. J. Austral. **1**, 281 (1942). — Red cell agglutination by vaccinia virus. Austral. J. exper. Biol. a. med. Sci. **22**, 29 (1944). — Nagler, F. P. O., and G. Rahe: Use of electron microscope in diagnosis of variola, vaccinia and varicella. J. Bakter. **55**, 45 (1948). — Napier, W., and A. M. Insh: Febrile reactions among smallpox contacts. Lancet **2**, 483 (1942). — Nelson, I. B.: Experimental behaviour of pox viruses in respiratory tract; survival of variola and vaccinia viruses in lungs of mice previously infected with variola. J. exper. Med. **71**, 653 (1940). — The stability of variola virus propagated in embryonated eggs. J. exper. Med. **78**, 231 (1943). — Netter, A.: Variole atténuée. Variole-alastrim. Bull. Acad. Méd. **93**, 723 (1925). — North, E. A.: A study of the immunological reactions of the variola and vaccinia viruses grown in the developing egg. Austral. J. exper. Biol. a. med. Sci. **22**, 105 (1944).

Okuwada, M.: Artificial cultivation of vaccinia virus (Sukegawa method). Kitasato Arch. of exper. Med. **17**, 203 (1940). — Osberghaus, F.: Über den Einfluß der Sulfonamide auf die Infektion mit Variola-Vaccinevirus. Z. Immun.forschg. **102**, 214 (1942). — Oxenius, K.: Eine ungewöhnliche Impfreaktion. Dtsch. med. Wschr. **1943**, 257.

Pantasis, P.: Über das Blutbild bei Variola mit besonderer Berücksichtigung der jetzt herrschenden milden Berner Epidemie und seine diagnostische Bedeutung. Schweiz. med. Wschr. **1924**, 1189. — Parish, H. J.: Vaccination by multiple pressure method. Brit. med. J. **2**, 781 (1944). — Parker, R. F.: Neutralisation of vaccine virus by serum of vaccine- immune animals. J. of Immun. **36**, 147 (1939). — Parker, R. F., and C. V. Smythe. Immunological and chemical investigations of vaccine virus. J. exper. Med. **65**, 109 (1937). — Patel, P. T.: Serum and other specific treatment of smallpox. J. Indian med. Assoc. **1938**, 7. — Patel, P. T., and B. P. B. Naidu: Smallpox and Sulfonamide. Indian Med. Gaz. **75**, 730 (1940). Cited Bull. Hyg. **17**, 170 (1942). — Peltier, M., C. Durieux, H. Jonchèse, E. Arquié: Vaccination mixte contre la fièvre jaune et les varioles des indigènes de Sénégal. Bull. Acad. Méd. Paris **123**, 137 (1940). — Perrot, H.: L'importance pratique des séroréactions de syphilis positives paraissant au cour de la vaccination. Bull. Soc. méd. Hôp. Paris **64**, 124 (1948). — Petterson, A.: Über die Möglichkeit der Entfernung der Begleitkeime aus der Pockenlymphe durch Filtration. Z. Imm.forschg. **104**, 209 (1943). — Pierce, C. C.: De la différence entre la variole et les varicelles. Bull. intern. Hyg. publ. **27**, 1742 (1935). — Pittman, H. W., L. B. Holt, G. T. Harell: Effect of irradiation, immunity and other factors on vaccinal infection; review illustrated by report of secundary ocular infection treated with roentgen rays. Arch. internat. Méd. expér. **80**, 61 (1947).

Ramon, G., et al.: Sérum avec des qualitées antiinfectieuses obtenu du cheval, gagné ou par virus vaccin ou par virus faites avirulent par l'action de formol et du chaleur. Bull. Acad. Méd. Paris **126**, 314 (1942). — Ramon, G., et R. Richou: Complexes antagonistiques des filtrats de Penicillium notatum, Actinomyces griseus, Bacillus subtilis et leur action sur virus vaccin in vitro. C. r. Acad. Sci. Paris **224**, 1407 (1947). — Ramon, G., et R. Richou: Mixtures antagonistiques des filtrats de cultures de Bacillus subtilis, Penicillium notatum et Actinomyces griseus; l'effect sur virus vaccin in vitro. Rev. Immunol. **11**, 133 (1947). —. Rappaport, E.: Über Bakterien als Pockenvirusüberträger unter normalen Verhältnissen. Z. Mikrobiol. **1938**, 21. — Regamey, E.: Über eine akute Krise von thrombopenischer Purpura nach einer Impf-Spätgeneralisation. Schweiz. med. Wschr. **70**, 697 (1940). — Reh, Th.: L'épidemie de variole à Genève en 1926. Schweiz. med. Wschr. **1927**, 744. — Rein, C. R., and E. G. Elsberg: False positive serologic reactions for syphilis with special reference to those due to vaccinations (vaccinia). Amer. J. Syph. **29**, 303 (1945). — Rivarola, J. B.: Penicillin in purification of vaccinal lymph. Rev. Brasil. Biol. **4**, 483 (1944). — Rivers, T. M.:

Virus diseases, with particular reference to vaccinia. Virus Dis. **1943**, 3. — RIVERS, T. M., and S. M. WARD: Jennerian prophylaxis by means of intradermal injections of cultured vaccine virus. J. of exper. Med. **62**, 549 (1935). — ROBINSON, E. S.: Methods of preparation and use of smallpox vaccine virus. In: Virus and rickettsial diseases. Cambridge 1940, Harvard University Press. — RÖSGEN, W.: Identische Impfreaktion bei eineiigen Zwillingen. Dtsch. med. Wschr. **1940**, 179. — ROGERS, L.: Climate and diseases incidence in India, with special reference to leprosy, phtisis, pneumonia and smallpox. J. State Med. **33**, 501 (1925). — VAN ROOYEN, C. E., and R. S. ILLINGWORTH: Laboratory test in smallpox (staining inclusion bodies). Brit. med. J. **2**, 526 (1944). — ROTH, P.: Versuche über die Vaccinevirusausscheidung durch die lymphatischen Organe des Darmes beim Kaninchen, insbesondere des Appendix, im Zusammenhang mit dem Problem der biologischen Funktion der Tonsillen. Z. Hyg. **122**, 159 (1939). — RUSKA, M., V. BORRIES, B., u. E. RUSKA: Bakterien und Virus in übermikroskopischer Aufnahme. Klin. Wschr. **1938**, 921. — Die Bedeutung der Übermikroskopie für die Virusforschung. Arch. Virusforschg. **1**, 155 (1939). — RUSSEL, A. J. H., and E. R. SUNDARARAJAN: The epidemiology of smallpox. Ind. J. med. Res. **16**, 559 (1929).

DE SANTOSH, K.: Possibilities of serum treatment of smallpox. J. Indian med. Assoc. **5**, 670 (1936). — SCHARTNER, R.: Untersuchungen über den Keimgehalt von lang dauernd tiefgekühlten Pockenimpfstoffen. Zbl. Bakter. **143**, 168 (1939). — SCHEYHING, H.: Neuritis optica mit zeitweiliger Erblindung und Meningoencephalitis nach Vaccination. Klin. Mbl. Augenhk. **102**, 223 (1939). — SCHLÄGER, K.: Neue Verordnungen für die Pockenimpfung. Z. ärztl. Fortbildg. **38**, 46 (1941). — SCHMID, E.: Postvaccinales Ekzem bei einem 20 Monate alten Knaben. Schweiz. med. Wschr. **1940**, 372. — SCHMITZ, H.: Unveröffentlichter Bericht über die Pockenepidemie in Demotika 1943/44: vgl. BECKMANN 1948. — SCHRETZENMAYR, A.: Erfahrungen über Kriegsseuchen im chinesisch-japanischen Konflikt. Münch. med. Wschr. **1939 II**, 1687. — SCHWÄGERL, J.: Die postinfektiösen Encephalitiden (Literaturübersicht). Dissertation, Tübingen 1950. — SEGAL, M.: Amaas (Variola minor, Alastrim, Kaffir-Pox): Notes on a prolonged outbreak, 1940—1942. S.-afr. med. J. **16**, 333 (1942). — SHARP, D. G., A. R. TAYLOR, A. E. HOOH, J. W. BEARD: Vaccinia virus in „shadow" electron micrographs. Proc. Soc. exper. Biol. a. Med. **61**, 259 (1946). — SILBER, L. A., W. F. TIMAKOW: Über Züchtung der filtrierbaren Virusarten auf nichtpathogenen Mikroben. Zbl. Bakter. **133**, 242 (1935). — SMADEL, J. E., and C. L. HOAGLAND: Elementary bodies of vaccinia. Bact. Rev. **6**, 79 (1942). — SMADEL, J. E., T. F. ANDERSEN, R. H. GREEN: Morphologic structure of virus of vaccinia. Proc. Soc. exper. Biol. a. Med. **49**, 686 (1942). — SMADEL, J. E., T. M. RIVERS and C. L. HOAGLAND: Nucleoprotein antigen of vaccin virus; new antigen from elementary bodies of vaccinia. Arch. Path. **34**, 275 (1942). — SMADEL J. E., C. L. HOAGLAND, T. SHEDLOVSKY: L. S. antigen of vaccinia; chemical analysis of L. S. and effect of chymotrypsin on L. S. J. exper. Med. **77**, 165 (1943). — SPRUNT, D. H.: Effect of undernourishment on susceptibility of rabbits to infection with vaccinia. J. exper. Med. **75**, 297 (1942). — STONE, J. D., and F. M. BURNET: Production of vaccinia haemagglutinin in rabbit skin. Austral. J. exper. Biol. a. med. Sci. **24**, 9 (1946). — SUGITA, A., u. Mitarb.: Weitere Untersuchungen über die Natur von Prowazek- und anderen Einschlußkörperchen, besonders über durch Pockenimpfstoff erzeugte Korpuskeln. Arch. Ophthalm. **142**, 428 (1940).

TANNON, L., et H. CAMBESSÉDES: Épidemie de variole de l'hiver 1940/41. Bull. Acad. Méd. Paris **3**, 442 (1942). — TOMPSON, R. L.: Effect of metabolites, metabolite antagonists and enzyme inhibitors on growth of vaccinia virus in Maitland type of tissue cultures. J. of Immun. **55**, 354 (1947). — TOP, F. H., and L. E. PECK: A small outbreak of smallpox in Detroit. Amer. J. Publ. Health **33**, 490 (1943). — TUREWITSCH, E. J.: Beobachtungen über PASCHEN-Körperchen im Hornhautepithel. Zbl. Bakter. **129**, 381 (1939). — TYRELL, W. F.: Febrile illness in smallpox contacts. Lancet **2**, 697 (1942).

VERLINDE, J. D.: Die Bestimmung der humoralen Pockenimmunität und ihr Wert für eine eventuelle Revaccination. Zbl. Bakter. **146**, 181 (1940). — VERZAAL, A.: Poliomyelitis following vaccination and trauma; 2 cases. Nederl. Tijdschr. Geneesk. **91**, 3137 (1947).

WALTHARD, B.: Über ein ausgedehntes postvaccinales atypisches Cancroid, epitheliale Proliferation der Haut. Schweiz. med. Wschr. **1942**, 1078. — WEBER, G.: Schutzpockenimpfung und Ekzem. Dtsch. med. Wschr. **1943**, 577. — WEEKS, K. D., and W. S. MC CLELLAND: Therapy of hemorrhagic smallpox; report of case with recovery; treatment with massive doses of penicillin. U. S. Nav. Med. Bull. **46**, 707 (1947). — WEILL, A. J., and L. S. GALLI: Immunisation of rabbits with formalinized vaccine virus. J. Immunol. **38**, 1 (1940). — WEINGÄRTNER, L.: Purpura SCHÖNLEIN-HENOCH als Folge einer Erstimpfung. Kinderärztl. Praxis **12**, 39 (1941). — WERNER, S.: Beitrag zur Frage der nach Pockenimpfungen auftretenden Störungen. Münch. med. Wschr. **1939**, 136. — WILKINSON, P. B.: Sulfanilamid in treatment of smallpox. Lancet **2**, 67 (1942). — WÜRTZEN, C. H.: Die Finsenbehandlung der Pocken. Strahlenther. **36**, 311 (1930).

YAOI, H.: Combined active immunisation against smallpox and typhoid fever. Jap. J. exper. Med. **17**, 295 (1939).

ZEDERBAUER, O.: Subcutane Pockenimpfung. Münch. med. Wschr. **1939**, 930.

Parotitis epidemica (Mumps).

Von

Hans Kleinschmidt.

Als Parotitis epidemica bezeichnet man eine epidemisch auftretende, akute entzündliche Anschwellung der *Ohrspeichel*drüse. Doch werden auch die anderen Speicheldrüsen, in erster Linie die *Unterkiefer*-, seltener die *Unterzungen*-Drüsen betroffen, weshalb vorgeschlagen wurde, von *Salivitis epidemica* zu sprechen. Aber auch diese Bezeichnung ist noch zu eng, denn es kommt des öfteren zur Mitbeteiligung *weiterer Drüsen* (vor allem der Hoden) und des *Zentralnervensystems*, ja die Anschwellung der Speicheldrüsen kann völlig ausbleiben. Die Hervorhebung der Parotitis kann demgemäß zu Mißverständnissen führen. Man hat deshalb nicht zu Unrecht die Krankheit *Pluriglandularis epidemica* oder einfach *Mumpsviruskrankheit* benannt, ohne daß sich jedoch diese Bezeichnungen bis heute eingebürgert hätten. Vom Volksmund sind der Krankheit eigentümliche Namen gegeben worden, die sich darauf beziehen, daß die Krankheit gewöhnlich nur in komischer Weise entstellt, aber ungefährlich ist, wie Bauerntölpel, Bauernwetzel, Ziegenpeter, Wochentölpel. Der Name Mumps stammt aus dem Englischen (to mump = Gesichterschneiden, übler Laune sein).

Geschichtliches. Schon HIPPOKRATES hat eine Mumpsepidemie mit Hodenentzündung auf der Insel Thasos klar beschrieben. Auch im Mittelalter wird von Mumpsepidemien berichtet. HAMILTON stellte in Edinburgh 1759 erstmals die Kontagiosität fest. Er beschrieb auch bereits cerebrale Begleiterscheinungen. Eine chronologische Darstellung der Epidemien des 18. und 19. Jahrhunderts hat HIRSCH gegeben.

Ätiologie. Nachdem man zuerst das infektiöse Agens unter den Schizomyceten (Kokken oder Bakterien) gesucht, auch eine Spirochaete beschuldigt hatte, die sich als banaler Saprophyt der Mundhöhle herausstellte, wissen wir heute, daß der Erreger ein *Virus* ist. Die Speicheldrüsen spielen bei vielen Viruskrankheiten eine wichtige Rolle als Ausscheidungsorgan, aber nur das Mumpsvirus führt zu dem charakteristischen Entzündungsprozeß der Speicheldrüsen. Als man durch BERKEFELD-Filter filtrierten Speichel von frischen Mumpsfällen direkt in den STENSENschen Gang von *Rhesusaffen* und *Katzen* injizierte, erkrankten diese nach 6—9 Tagen unter Fieber mit Parotisschwellung. Weiterimpfung von Affe zu Affe gelang in vielen Passagen, und als man die Drüsenemulsion auf die Wangenschleimhaut von Menschen spritzte, erkrankten von 13 Freiwilligen 6 zwischen dem 18. und 33. Tag an typischer Parotitis (JOHNSON und GOODPASTURE 1935). Bei Einspritzung von Speichelfiltrat in die Tunica vaginalis entwickelt sich bei Affen eine Orchitis, ebenso ließ sich durch intracerebrale Injektion eine Meningoencephalitis hervorrufen (GORDON). Das Virus bleibt in 50%iger Glycerin-Kochsalzlösung 5 Wochen infektiös (FINDLAY und CLARK) und läßt sich auf der Chorioallantois des Hühnereis züchten (ROCCHI).

Die *Technik des Virusnachweises* gestaltet sich nach LEYMASTER und WARD folgendermaßen: Der Speichel der Patienten wird mit der gleichen Menge Fleischbrühe versetzt, zentrifugiert und mit Penicillin und Streptomycin vermischt, so daß in 1 cm³ der Flüssigkeit

250 Einheiten des ersten und 2500 Einheiten des letzteren vorhanden sind. Diese Flüssigkeit wird dann sofort in die Amnionhöhle von Hühnereiern übertragen, welche bereits 8 Tage bei ungefähr 38° bebrütet sind. Nach der Beimpfung werden die Eier 7 Tage lang bei 35—36° bebrütet, dann wieder geöffnet und die Amnionflüssigkeit mit einer Capillarpipette abgesaugt, 0,5 cm³ werden mit der gleichen Menge 0,5%iger Aufschwemmung gewaschener Hühnerblutkörperchen auf die Anwesenheit des agglutinierenden Mumpsvirus geprüft. Außerdem wird die Amnionflüssigkeit auch als Antigen bei der Komplementbindungsreaktion mit einem bekannten Rekonvaleszentenserum benutzt.

Die Isolierung des Virus ist auch aus *Liquor* gelungen (Technik bei KILHAM). Mit Virus aus der 5. Amnionpassage konnten HENLE und MC. DOUGALL bei 2 von 4 mumpsempfindlichen Kindern eine leichte Parotitis erzeugen. Alle 4 Kinder entwickelten Antikörper. Die aus Liquor isolierten Stämme stammten von Meningo-Encephalitis, die nicht mit Parotitis einhergegangen, aber in Kontakt mit Mumpsfällen aufgetreten war. Bemerkenswerterweise konnte STEINMAURER schon 1938 im Speichel der erkrankten Parotis bei Anwendung des Fluorescenzmikroskops mit Viktoriablau färbbare *Elementarkörperchen* nachweisen, und zwar am besten am 1.—2. Tag nach dem Auftreten der sichtbaren Schwellung, aber in einigen Fällen auch noch am 6.—8., ja selbst am 10. Tag bei kaum mehr merklicher Schwellung der Drüse. Bei experimenteller Exposition wurde das Virus 2—6 Tage vor und bis zu 4 Tagen nach dem Auftreten der Anschwellung aus dem Speichel gezüchtet.

Zur Feststellung überstandener Mumpserkrankung dient die *Komplementbindungsreaktion*, wobei aus der Drüse herausgeschnittenes Material oder auch Amnionflüssigkeit als Antigen dient. Bei vergleichender Prüfung am 1.—6. Krankheitstage mit solchem vom 12.—23. Tag nach dem Krankheitsbeginn wurde z. B. ein Anstieg von unter 1:4—1:16 auf 1:64—1:256 beobachtet. (Maximum in der 3. Woche).

Pathologische Anatomie. Während das Drüsenparenchym nur geringe Färbbarkeit der Zellkerne erkennen läßt, finden sich im interstitiellen, peritubulär gelegenen Gewebe seröse und hämorrhagisch-exsudative Veränderungen mit kleinzelliger Infiltration um die Ausführungsgänge (ROCCHI). Im *Hoden* sieht man herdförmige serofibrinöse interstitielle Entzündung mit Leukocytenansammlung vorwiegend im Innern der Tubuli, die jedoch stellenweise von nekrotisch-degenerativen Parenchymveränderungen begleitet ist. Am Nebenhoden gibt es lymphocytäre Infiltrationen im Bereich des Interstitiums ohne Beteiligung des Epithels (GALL). Bei einem an Herzschwäche gestorbenen 21jährigen Soldaten zeigten sich bemerkenswerterweise ähnliche Veränderungen am *Herzmuskel* (MANCA).

Das anatomische Substrat der *Meningoencephalomyelitis* gleicht nach WEGELIN demjenigen entsprechender Affektionen nach Masern und Vaccination: umschriebene perivasculäre Infiltrate überwiegend aus Lymphocyten und syncytialer Gliawucherung, Zerfall der parenchymalen Elemente mit Bevorzugung der weißen Substanz, weitgehende Verschonung der Ganglienzellen, serofibrinöses Exsudat in den Meningen (Literatur bei BONELL).

Epidemiologie. Die *Übertragung* der über die ganze Erde verbreiteten Krankheit erfolgt von Mensch zu Mensch, und zwar durch Tröpfcheninfektion, wobei freilich das muskuläre Auspressen der Speicheldrüsen keine günstigen Ausbreitungs- bzw. Ansteckungsbedingungen für das Virus schafft (Sprech- und Speicheltröpfcheninfektion). Übertragung durch gesunde Zwischenträger kommt auf kurze Entfernung in Betracht. Weiterverbreitung durch leblose Gegenstände ist ungewiß. Der Erreger hält sich offenbar kaum außerhalb des menschlichen Körpers.

Die optimale Exposition ist sehr wesentlich. Der Kontakt muß ein intimerer sein als bei Masern und Varicellen. Deshalb ist die Wahrscheinlichkeit der

Infektion im Freien sehr gering. Die Erkrankung tritt meist als Kleinraumepidemie in Anstalten, Schulen, Internaten, Waisenhäusern, Kasernen, Strafanstalten oder auf Schiffen auf. Sie kann hier in 3—5 Generationen ablaufen (WEICKER), läßt sich aber verhältnismäßig leicht lokalisieren (MEYER und REIFENBERG). Kommt es zu weiterer Ausbreitung, so schreitet diese verhältnismäßig langsam fort. Immerhin kam es z. B. in Kopenhagen im Winter 1941/42 zu 13106 Erkrankungen innerhalb von 43 Wochen (HEIBERG und PETERSEN).

WEICKER bringt Material für die Möglichkeit einer Inkubationsfrühinfektiosität. Im übrigen besteht *Ansteckungsfähigkeit* bereits 1 Tag vor Auftreten der Drüsenschwellung; sie soll bis zu 14 Tagen nach ihrem Auftreten bleiben, ja vereinzelt bis zu 6 Wochen. Intrauterine Übertragung wurde ein paarmal gesehen.

Die *Empfänglichkeit* ist am größten bei Kindern im Alter von 6—15 Jahren, was jedoch wohl mit den besonderen Bedingungen der Weiterverbreitung zusammenhängt. Krankheitsfälle unter 2 Jahren sind selten, ganz besonders aber im Säuglingsalter (Beispiele bei MEYER und REIFENBERG). Aber auch später erkranken keineswegs alle der Infektion ausgesetzten Menschen; z. B. blieb in einer grönländischen Siedlung, wo seit 200 Jahren kein Mumps mehr aufgetreten war, $1/3$ der Bevölkerung trotz engen Zusammenwohnens verschont. Allerdings muß man mit abortiven und inapparenten, wegen Fehlens der Speicheldrüsenschwellung (s. oben) falsch gedeuteten Krankheitsfällen rechnen. ENDERS konnte durch die Komplementbindungsreaktion, HENLE und Mitarbeiter durch Isolierung des Virus aus dem Speichel nach experimenteller Exposition nachweisen, daß die Durchseuchung eine größere ist, als man bisher angenommen hat. Andererseits gibt es nicht selten Epidemien bei Erwachsenen, die dartun, daß stumme Infektionen im Kindesalter keine so erhebliche Rolle spielen können. Insgesamt scheinen 50% der Menschen manifest mit Erscheinungen an den Speicheldrüsen zu erkranken. Die wiederholt behauptete besondere Disposition des männlichen Geschlechts erklärt WEICKER durch den erst verhältnismäßig spät liegenden Morbiditätsgipfel. Nach dem 18. Lebensjahr werden Frauen nur ausnahmsweise von der Krankheit ergriffen (DAHL).

Die *Inkubationszeit* beträgt zumeist 18 (17—20) Tage; doch muß man mit 15—23 Tagen rechnen. GUNDERSEN, der das Vorkommen von Mumps während 100 Jahren in Norwegen verfolgte, behauptet, daß es auf der Höhe der Epidemie zu einer Verkürzung der Inkubationsdauer bis auf 6 Tage unter Zunahme der Schwere der Krankheit komme, während der Verlauf nach dem Kulminationspunkt wieder milder werde und die Inkubationszeit zunehme.

Die Krankheit hinterläßt im allgemeinen eine absolute *Immunität*. Doch kommen vereinzelt Rezidive und Zweiterkrankungen vor, letztere zumal im Erwachsenenalter (BONELL, LAURENCE und MCGAVIN, KLEMM).

Der *Genius epidemicus* unterliegt starkem Wechsel, es gibt Unterschiede in der Morbidität, den Komplikationen und der Schwere der Erkrankung. Die meisten Epidemien beginnen im Herbst und haben ihr Maximum im Dezember oder Januar, wo ein besonders enger Kontakt die Regel ist. Doch gibt es auch Sommerepidemien. Mumpsinfektionen ohne Beteiligung der Speicheldrüsen sollen im Sommer häufiger sein als zu anderen Jahreszeiten (KILHAM). In Norwegen wiederholte sich die Ausbreitung mit 8—10jährigen Zwischenräumen, in letzter Zeit aber schon nach 6—7 Jahren, so daß von einer Abstandsverkürzung zwischen 2 Epidemien gesprochen werden kann.

Krankheitsbild. *Prodromalerscheinungen* können völlig fehlen. Andere Male gehen solche einen oder mehrere Tage der Parotisschwellung in uncharakteristischer Weise voraus. Wir hören Klagen über Kopf-, Hals-, Ohr-, Nackenschmerzen und Mattigkeit, die Kinder haben keine rechte Lust am Spiel; zuweilen treten Erbrechen und Durchfälle auf, auch Nasenbluten. Dabei bestehen geringe Temperatursteigerungen. Wie jeder beliebige Infekt, so kann auch dieser einmal beim Kinde mit Krämpfen eingeleitet werden. Auffälliger ist, daß die Krankheit mit meningitischen Reizsymptomen beginnen kann, denen erst nach Tagen die Parotisschwellung folgt (s. unten). Diese zeigt sich gewöhnlich zuerst in der dem aufsteigenden Unterkiefer aufsitzenden Partie, befällt aber schnell das ganze Organ. Aus differentialdiagnostischen Gründen ist es wichtig festzustellen, daß die *Schwellung genau dem anatomischen Sitz der Ohrspeicheldrüse entspricht*, also vor dem Ohre auf dem M. masseter und unter dem Ohr in der Grube zwischen Unterkieferast und Proc. mastoideus gelegen ist. Der Grad der Parotisschwellung wechselt stark. Ist sie geringfügig, so wird sie sogar leicht übersehen, zum mindesten ist es notwendig, sie genau abzutasten. Ist sie ausgeprägter, so fällt sie bereits auf die Entfernung auf, das Ohrläppchen wird nach außen abgedrängt, der Kranke sieht ganz entstellt aus und pflegt den Kopf in reflektorischer Ruhigstellung zu halten. Vielfach wird die Schwellung durch ein kollaterales Ödem verstärkt, das sich geradezu über die ganze Wange erstrecken, die Augenlider erreichen und den Kieferwinkel vollständig ausfüllen kann. Immerhin gelingt es doch zumeist noch in dieser Schwellung, die Drüse infolge ihrer härteren Konsistenz abzugrenzen. Die Haut ist über der teigigen Schwellung blaß, straff gespannt, daher vielfach leicht glänzend. Das Betasten wird unangenehm empfunden. Druckpunkte am Kiefergelenk, unter dem Proc. mastoideus und in der Gegend der Submaxillaris werden von RILLIET als charakteristisch bezeichnet. Ältere Kinder und Erwachsene klagen neben Spannungsgefühl in der Wange über Behinderung beim Kauen, seltener beim Schlucken oder Sprechen, jüngere berichten am ehesten von Ohrschmerzen. Die Einengung des äußeren Gehörgangs kann eine gewisse Beeinträchtigung der Hörfähigkeit mit sich bringen. Bei der Besichtigung der Mundhöhle und des Rachens, die regelmäßig vorgenommen werden muß, fällt bei stärkerer Ausprägung der Schwellung auf, daß das Öffnen des Mundes erschwert ist. Beachtenswert ist, daß die Umgebung der Mündungsstelle des Ductus Stenonianus leicht geschwollen und hyperämisch ist; doch fehlt dieses Speichelgangzeichen manchmal und soll gelegentlich auch bei Gesunden vorkommen. Die Mund- und Rachenhöhle ist zuweilen leicht gerötet, bei Behinderung der Mundpflege tritt Foetor ex ore auf. Die Speichelabsonderung ist gewöhnlich vermindert, selten vermehrt. Die Lymphknoten am Halse, insbesonderere die cervicales laterales sind manchmal leicht geschwollen, seltener die Milz.

Die Erkrankung tritt *einseitig* und *doppelseitig* auf; die linke Seite ist nach vielen Angaben etwas häufiger ergriffen als die rechte. Die doppelseitige Erkrankung ist in mehr als der Hälfte der Fälle, ja in 75% zu erwarten; sie kann gleichzeitig auftreten oder die zweite Seite folgt nach 1 oder 2 Tagen. Doch kann auch die Erkrankung der einen Seite erst vollständig abklingen und anschließend die zweite Seite ergriffen werden. Selten ist ein längerer Zwischenraum (bis zu 3 oder gar 6 Wochen). Die einseitige Erkrankung dauert im allgemeinen 6 Tage, die doppelseitige 8—14 Tage.

Wie eingangs erwähnt, beschränkt sich die Erkrankung nicht immer auf die Parotis. Auch die *submaxillare* und — wenn auch wesentlich seltener — die *sublinguale Speicheldrüse* kann betroffen werden. Gleichzeitiges Erkranken wird ebenso beobachtet wie ein Aufeinanderfolgen, gelegentlich wie oben erst nach 11 oder 14 Tagen. Am wichtigsten aber ist, daß es eine *isolierte* ein- oder doppelseitige Mumpserkrankung der *Unterkieferdrüse* gibt. Sie wird dann sehr gewöhnlich als Lymphknotenschwellung aufgefaßt, weshalb ausdrücklich darauf hingewiesen sei, daß die Speicheldrüse unter dem Unterkiefer vor dem Lymphknoten des Kieferwinkels liegt. Auch in der Form besteht ein Unterschied, insofern die Gl. submaxillaris abgeplattete Eiform hat. Die Gl. sublingualis findet man an der medialen Fläche des Corpus mandibulae unmittelbar unter der Schleimhaut des Mundes, die bei Anschwellung der Drüse in der Plica sublingualis vorgewölbt wird, ein Befund, der sicherlich oft der Beobachtung entgeht. Dementsprechend schwanken die statistischen Angaben über das Befallensein dieser Drüsen. Die Submaxillaris ist bis zu 50% betroffen gefunden worden. Übrigens geht auch diese Entzündung vielfach mit starkem Ödem einher, so daß sich unter dem Kinn ein dicker, breiter Wulst vorwölbt. In seltenen Fällen, nach EAGLES allerdings bei Erwachsenen in 1,2%, erstreckt sich das Ödem auch über das Brustbein, ja der Kehlkopf, insbesondere die Gegend der Aryknorpel kann mitbetroffen werden, so daß Tracheotomie notwendig wird (WALKER und GAUN).

Wie die äußeren Erscheinungen und die subjektiven Beschwerden sehr verschieden stark ausgeprägt sind, so ist auch das begleitende *Fieber* sehr wechselnd. Es gibt Krankheitsfälle mit subfebrilen Temperaturen und andererseits Fieber, das 39 und 40° erreicht. Wenn die Erkrankung der zweiten Seite oder der Submaxillaris nachfolgt, gibt es eine neue Fieberzacke. Das meist remittierende Fieber dauert im allgemeinen nicht länger als 3—4 Tage, klingt demgemäß schneller ab als die Drüsenschwellung. Anschließende Erkrankungen und Komplikationen verlängern das Fieber. Manche Fälle verlaufen völlig fieberlos, z. B. berichtet WIESE über 58 Erkrankungen mit ausgesprochenem Fieber, 22 mit subfebrilen Steigerungen, 35 ohne Fieber (Anstaltsbeobachtungen).

Zu Beginn der Erkrankung zeigt die überwiegende Mehrzahl der Kranken ein Absinken der *Leukocytenzahlen*, gelegentlich bis zu deutlicher Leukopenie. Doch kommt es schon bald wieder zum Anstieg, ja zu leichter Leukocytose. Die Lymphocyten und Monocyten sind vermehrt. Die eosinophilen Zellen bleiben, ja steigen im weiteren Verlauf bis auf 6—13% an. Hämoglobin und Erythrocyten zeigen keine Änderung. Die Senkungsgeschwindigkeit der roten Blutkörperchen wird auffallend wenig beeinflußt; nur vereinzelt kommt es zu mäßiger Beschleunigung (WIESE). Wichtig ist die Tatsache, daß mit großer Regelmäßigkeit eine zum Teil sogar recht beträchtliche *Erhöhung des Blutdiastasespiegels* gefunden wird. Denn sie kann in zweifelhaften Fällen mit Vorteil zur Klärung der Diagnose herangezogen werden. Die Bestimmung der Urindiastase ist derjenigen der Blutdiastase unterlegen (LOESCHKE).

Zahlreiche Drüsen können beim Mumps *miterkranken*, am häufigsten die *Hoden*, diese jedoch nur selten im Kindesalter (Beispiele bei WIESE), ganz überwiegend erst nach der Geschlechtsreife, hier jedoch in 10—30% der Krankheitsfälle. Daß es sich nicht um eine Komplikation handelt, ergibt sich aus der Tatsache, daß die Orchitis auch als *einzige Manifestation* der Mumpserkrankung auftreten oder der Erkrankung der Speicheldrüsen vorausgehen kann. Gewöhnlich entwickelt sie sich mit Abklingen oder gar erst nach Abklingen der Parotisschwellung. Das Fieber dauert dann fort, oder es kommt im zweiten Falle zu neuem, gewöhnlich hohem Temperaturanstieg. Einseitige Erkrankung ist häufiger als doppelseitige. Der Hoden vergrößert sich unter Spannungsgefühl und Schmerzen im Verlauf von wenigen Tagen um das doppelte und mehr, um sich dann unter lytischem Temperaturabfall allmählich wieder zu verkleinern. Die Erkrankung geht meist mit erheblichen Allgemeinerscheinungen einher und dauert 8—14 Tage. Eine entsprechende Beteiligung der *Eierstöcke* ist ganz wesentlich seltener und gibt sich durch Druckempfindlichkeit und Schwellung kund. Die *Mastitis* bevorzugt das weibliche Geschlecht und kommt schon bei Mädchen in der Pubertät und Präpubertät vor, wo sich dann eine geringfügige schmerzhafte Schwellung der Brustdrüse mit bläulichroter Verfärbung des Warzenhofes entwickelt (HEIM). Beteiligung der *Tränendrüsen* führt zu einseitiger oder doppelseitiger Anschwellung des oberen Augenlides, Entzündung der BARTHOLINIschen *Drüsen* bewirkt eine Schwellung der großen Labien. Bei Miterkrankung der *Schilddrüse* ist die Vergrößerung des Organs leicht festzustellen. In die Brustbeingegend lokalisierte heftige, aber flüchtige Schmerzen lassen an eine *Thymusaffektion* denken. Relativ häufig ist die *Pankreatitis*. Sie kann wiederum die einzige Manifestation der Erkrankung sein und ebenfalls der Parotitis vorausgehen (z. B. BLAND), in der Regel tritt sie jedoch zwischen dem 2. und 8. Tage der Mumpserkrankung auf. Sie kündigt sich durch Erbrechen, Appetitlosigkeit und Leibschmerzen, auch Druckschmerz im Epigastrium an. (Man denke aber auch an Appendicitis!). Obstipation oder Durchfälle, auch Fettdiarrhoen, transitorische Glykosurie und Acetonurie werden beobachtet. Ohne entsprechende Krankheitserscheinungen hat man am 5.—6. Tag des Mumps auf perorale Zuckergabe verzögerten Anstieg der Blutzuckerkurve zu einem höheren Maximum als üblich gefunden und daraus auf Pankreasmitbeteiligung geschlossen (MOMMSEN und MAYER). Bei röntgenologischen Untersuchungen fand man Unverträglichkeit gegenüber Barium im Duodenum mit oder ohne Vergrößerung oder Verlängerung der Duodenalschleife sowie unregelmäßiges Relief der Duodenalschleimhaut durch Ödem (POPPEL und BERCOW).

Sämtliche Drüsenreaktionen des Mumpses werden von MAYERHOFER als sekundäre, allergische Folgen eines durch die primäre Infektionskrankheit hyperergisierten Organismus (analog der Scharlachnephritis) gedeutet. Die sehr wechselnden zeitlichen Verhältnisse im Auftreten dieser Krankheitserscheinungen und ihr isoliertes Vorkommen sprechen jedoch nicht in diesem Sinne.

Häufiger als die geschilderten Drüsenerkrankungen ist eine Beteiligung des *Zentralnervensystems* am Mumps, und zwar kann auch diese sich vor der Parotitis, gleichzeitig oder im Anschluß daran zeigen und genau so wie die Orchitis (und Pankreatitis), wenngleich noch häufiger isoliert — jedoch in epidemiologischem Zusammenhang mit der Mumpserkrankung — auftreten. Der längste Zwischenraum zwischen dem Auftreten der cerebralen Erscheinungen und der Parotitis beträgt 8 Tage, sie können andererseits bis zu 4 Wochen der Erkrankung nachfolgen. Meningitisrezidive wurden von WEICKER am 21. bzw. 30. Tage beobachtet. Die Häufigkeit der cerebralen Erscheinungen ist unabhängig von konstitutionellen Dispositionen, sie wechselt in verschiedenen Epidemien — man spricht von 0,1—30% der Krankheitsfälle — was sich wohl größtenteils daraus erklärt, daß sie nur vollzählig erkannt werden durch systematische Lumbalpunktion, da klinische Erscheinungen völlig fehlen können. Solche latenten Liquorveränderungen werden von einigen Autoren im Stadium der Speicheldrüsenschwellung bei etwa 25% der Kranken, von manchen (z. B. FANCONI) noch häufiger gefunden. Man unterscheidet folgende Krankheitsformen:

1. *Meningitis serosa.* Diese zeigt sich, soweit überhaupt, gewöhnlich in Fieber, Kopfschmerzen und Erbrechen an, gelegentlich in Schwindel und Bradykardie, selten in Delirien, Koma oder Krämpfen. Dabei finden sich meningitische Zeichen in allen Abstufungen, jedoch vielfach nur angedeutet bei ausgesprochenem Liquorbefund, so daß der Allgemeineindruck (Interesselosigkeit, Spielunlust, Schläfrigkeit und Schlaffheit) bereits Anlaß zur Punktion geben muß. Der Liquor steht unter erhöhtem Druck, er ist zumeist ganz leicht, selten stärker getrübt. Die Zellzahl wechselt dementsprechend zwischen 27/3—5585/3, in der Regel handelt es sich aber um einige hundert überwiegend mononucleäre Zellen. Ein Spinngewebsgerinnsel bildet sich nicht (KREPLER). Die Eiweißreaktionen sind meist schwach positiv, der Eiweißgehalt aber meist höher als 40 mg-%, es tritt

eine Verschiebung des Eiweißquotienten zugunsten der Globulinfraktion ein. Der Liquorzucker bleibt an der unteren oder oberen Grenze der Norm. Die Erscheinungen dauern 2—8 Tage; doch können sich Blässe, Kopfschmerzen und Appetitlosigkeit noch wochenlang halten (BÄUMLER), und Liquorveränderungen sind bis zu 50 Tagen nach Auftreten der Parotisschwellung festgestellt worden (SILWER, WEICKER). Andererseits ist auch Tod unter Konvulsionen und Koma am 12. Tag beschrieben worden (VOLPE). Es ist zweifelhaft, ob dieser Fall nicht gerechnet werden muß zu

2. *Encephalitis* bzw. *Encephalomyelitis.* Hierbei kommt es, abgesehen von Bewußtseinsstörungen und meningealen Reizerscheinungen zu starkem Tremor und vor allem Lähmungen verschiedener Art, sei es nun einzelner Hirnnerven (Facialis, Augenmuskelnerven, Neuritis optica), sei es hemiplegischer oder tetraplegischer Art, auch typischen Erscheinungen der Querschnittsläsion. Rasch fortschreitende Lähmungen nach Art der LANDRYschen Paralyse mit den Symptomen der Radiculopolyneuritis kommen ebenfalls vor (CATHALA). Neuerdings wird von STUTTE auch auf mononeuritische Erkrankungen hingewiesen.

3. *Corticale Reizerscheinungen* mit psychotischen Veränderungen im Sinne von Verwirrtheit und Schlafsucht mit Amnesie oder motorischer Aphasie (HEUBNER, HOLZMANN). Rückbildung nach Verlauf von Wochen oder Monaten.

4. *Hör- und Gleichgewichtsstörungen.* Diese werden von Voss in Analogie zu den Erfahrungen bei Lues als Meningitisfolgen angesprochen; meningeale Beteiligung wurde auch mehrfach nachgewiesen. In einem Teil der Fälle handelt es sich um akut-entzündliche, rückbildungsfähige Veränderungen vom Typ der Otitis interna serosa, oder aber es entwickeln sich degenerative Prozesse im Innenohr oder im Octavus mit Beeinträchtigung oder Vernichtung der physiologischen Funktionen des inneren Ohres. In der Mehrzahl der Fälle tritt die Ohrerkrankung einseitig auf und wird daher bei Kindern des öfteren erst nach Wochen bemerkt. Taubheit, Schwindelanfälle, Gleichgewichtsstörungen, Nystagmus und Erbrechen können die Folge sein. Dabei ist der Trommelfellbefund normal. Die Prognose ist abhängig von den anatomischen Grundlagen.

FANCONI bezeichnet die reine Meningitis als Frühform — sie tritt durchschnittlich um den 5. Tag der Erkrankung auf (LAURENCE und MC. GAVIN, KREPLER) —, die Encephalomyeloneuritis als neuroallergische Spätform der Erkrankung, da letztere erst 9 Tage oder später nach der Parotisschwellung aufzutreten und nicht mit starker Pleocytose verbunden zu sein pflege. Demgegenüber vertritt KLEINSCHMIDT die Auffassung, daß es keine prinzipiellen Unterschiede zwischen den verschiedenen Formen der zentral-nervösen Erkrankung gibt und bei der Meningitis parenchymale Schädigungen, wenn auch vielfach unter der Schwelle der klinischen Wahrnehmbarkeit bestehen (ähnlich RIETSCHEL, PETTE). In der Tat gibt es auch einzelne Encephalitisfälle vor und kurz nach der Parotitis (JASINSKI, VOLPE, STUTTE) und hochgradige Pleocytose in Spätfällen (BRODTMANN).

Die zuerst von GLANZMANN begründete Lehre, daß die postinfektiösen Meningo-Encephalitiden als anaphylaktische Vorgänge zu deuten sind, wird gestützt durch die früher erwähnten pathologisch-anatomischen Untersuchungen. Sie stimmen bei den verschiedenen Infektionskrankheiten weitgehend überein im Sinne einer Entmarkungsencephalomyelitis ganz im Gegensatz zu den Befunden etwa bei der Encephalitis epidemica. Jedenfalls muß angenommen werden, daß der Mumpserreger die Ursache der Erkrankungen ist und nicht ein anderes, etwa aktiviertes Encephalitisvirus (GLANZMANN, KLEINSCHMIDT).

Folgezustände der Erkrankung. Selten bleiben chronische, sich über mehrere Monate erstreckende Schwellungszustände der Parotis zurück, ebenso selten kommt es durch Sekundärinfektion zur Vereiterung. Vereinzelt ist erneute Anschwellung unter hohem Fieber mit eitrigem Sekret beobachtet worden, die unter Penicillin rasch zur Abheilung gelangte (ROSSI). Bei extremer Schwellung können sich stellenweise Drucknekrosen einstellen, die zur Demarkation der betroffenen Gewebsteile Anlaß geben (MORO). Die Vermutung, daß sich der Mumps wegen Beteiligung des Pankreas beim Diabetiker ungünstig auswirken müsse, hat sich nicht bestätigt. HIRSCH-KAUFMANN fand keine wesentliche oder gar dauernde Toleranzverschlechterung bei diabetischen Kindern; auch kommt es nach Mumps nicht häufiger zur Manifestation eines Diabetes als nach anderen Infektionskrankheiten. Tuberkulose wird nach WIESE ebenfalls nicht ungünstig beeinflußt; die Tuberkulinempfindlichkeit bleibt unverändert.

Das zweite Kranksein, das LEDERER in Analogie zum Scharlach 6—8 Tage nach der Primärerkrankung mit Kopfschmerzen, Übelkeit und kurzdauerndem Fieber annahm, deutet MOMMSEN wohl mit Recht als leichte Form einer Mumpsmeningitis (leider fehlt der Liquorbefund), MAYERHOFER aber nimmt es für seine Theorie von der Allergie in Anspruch. Auch GLANZMANN spricht von multiformen Erythemen, Gelenkschmerzen, Purpura und hämorrhagischer Nephritis als Überempfindlichkeitserscheinungen im Sinne eines zweiten Krankseins. Ähnliche Erscheinungen — auch mit Urticaria — wurden von DAHL beobachtet.

Von *Komplikationen* sehen wir am ehesten Otitis media, selten, aber noch nach 4—5 Wochen, Nephritis, Myokarditis, Endokarditis, Pericarditis. Bei Herzveränderungen fahnde man nach Gelenkerscheinungen, da eine sich an die Erkrankung anschließende Polyarthritis die Ursache sein kann. In der 2.—3. Krankheitswoche wird nicht selten Bradykardie gefunden (LAURENCE und MCGAVIN). Ein paarmal wurde eine einseitige Keratitis mit diffuser Trübung des Hornhautparenchyms gesehen, die nach 1—2 Wochen wieder völlig abheilte. Die Parotitis wird gelegentlich auch als Ursache einer Iridocyclitis beschuldigt, doch wird diese Ätiologie von GILBERT unter 500 Fällen nicht angeführt. MIKULOWSKI beschreibt metastatische Ophthalmie. Vereinzelt wurde eine eigenartige Zungenveränderung mit umschriebener Exfoliation und Nekrose gesehen.

GREEBERG und BAILLY führen Ohrmißbildungen eines Kindes auf eine Mumpserkrankung zurück, die die Mutter in den ersten Schwangerschaftswochen durchmachte.

Differentialdiagnose. Nicht selten erlebt man, daß die toxische *Diphtherie* mit ihrem charakteristischen Ödem um die Kieferwinkeldrüsen für Parotitis gehalten wird, ein bedenklicher Irrtum, der leicht vermieden werden kann, wenn man auf die zur Diagnose der Parotitis unbedingt notwendige Schwellung vor dem Ohre auf dem M. masseter achtet und die Mundinspektion nicht unterläßt. Allerdings kann eine begleitende Angina tonsillaris ausnahmsweise den Irrtum noch fördern. Nächst der Parotitis epidemica ist am ehesten mit der *Parotitis purulenta* zu rechnen. Wir kennen sie bei Neugeborenen, aber auch bei schwerkranken älteren Kindern und Erwachsenen mit Typhus, Fleckfieber, Dysenterie, eitriger Peritonitis, Scharlach, Pneumonie, Sepsis, auch postoperativ, besonders bei Kachektischen. Sie entsteht zumeist durch aufsteigende Infektion mit Staphylokokken, seltener hämatogen. Gelegentlich kann sich auch, besonders im Säuglingsalter, ein Eiterungsprozeß vom Mittelohr durch die Fissura petro-tympanica auf die Parotis fortsetzen. In allen diesen Fällen macht sich bald Rötung der Haut und stärkere Berührungsempfindlichkeit bemerkbar, durch Druck auf das kranke Organ läßt sich Eiter aus dem Ausführungsgang auspressen, und allmählich entwickelt sich ein fluktuierender Abszeß, der Incision erforderlich macht. Von der eitrigen Parotitis abzutrennen ist die Vereiterung der in der Parotis gelegenen Lymphdrüse. Ein Ödem der Parotisgegend kann durch ein *Erysipel*, eine *Impetigo*, *Osteomyelitis*, einen *Gehörgangsfurunkel* u. a. hervorgerufen werden.

Zweifelhaft ist die Deutung einer Parotitis im Verlaufe des Scharlachs als einer spezifischen Manifestation des zweiten Krankseins (MEYER und REIFENBERG). Von Parotisschwellung beim lymphämoiden *Drüsenfieber* berichtet GLANZMANN. Bekannter ist die frühzeitige Beteiligung der Speicheldrüsen bei der *Leukämie*, der Lymphogranulomatose und der epitheloidzelligen Granulomatose (BESNIER-BOECK-SCHAUMANN). Die beiden erstgenannten Erkrankungen bieten des öfteren auch Tränendrüsenbeteiligung, wohl zu unterscheiden von der beim Erwachsenen sich sehr allmählich entwickelnden eigentlichen MIKULICZschen Erkrankung, die leicht durch Röntgenbestrahlung endgültig zu heilen ist. Differentialdiagnostisch kommen gelegentlich auch benigne und maligne *Tumoren* (Hämangiome, Lymphangiome, Sarkome und Mischgeschwülste), Tuberkulose, Lues und Aktinomykose in Betracht. Selten bewirkt Jod-, Blei- und Quecksilberintoxikation eine Anschwellung der Parotis. ALLISON berichtet neuerdings über schmerzhafte Parotisschwellung nach Anwendung von Thiouracil.

Besonderes Interesse beanspruchen plötzlich auftretende, *rekurrierende Parotisschwellungen* infolge Sekretstauung durch Krampf des Ausführungsganges, wie sie schon beim jungen Säugling vorkommen, um Stunden, aber auch Wochen anzuhalten (STEINITZ). Sie können in chronische Schwellungen mit gelegentlichen Exacerbationen übergehen (REUSS). In ähnlich gelagerten Fällen ergibt die Kontrastmittelfüllung vom STENSENschen Gang aus Erweiterungen des Kanalsystems in der Drüse als Folge erblicher anatomischer Abweichung (GORTER), auch gibt es fibrinöse Ausschwitzungen als Folge einer Sekretionsneurose und Speichelsteine mit attackenweise unter Schmerzen auftretenden Schwellungen. Neuerdings wurde wiederholt berichtet über Ohrspeicheldrüsenschwellungen bei Inanitionsdystrophie infolge interstitiellen oder parenchymatösen Ödems (OTTO), bei Fettleibigkeit und Diabetes als Ausdruck einer hypophysär-diencephal ausgelösten Reaktion (MELLINGHOFF). Auch Wachstumshemmung und partieller Ausfall der äußeren Sekretion des Pankreas wurde gleichzeitig bei Diabetikern beobachtet. FREUDENBERG erklärt die rezidivierenden Schwellungen der Speicheldrüsen durch kompensatorische Anstrengungen des Organismus, um den Defekt der inneren Pankreassekretion auszugleichen. Bei Frauen im Klimakterium kennt man Speicheldrüsenschwellungen in Verbindung mit einem eigenartigen Syndrom (primär chronische Polyarthritis, Keratoconjunctivitis sicca, Achylie, Fettstühle, Anämie), Dakryo-Sialoadenitis atrophicans (SJÖGREN). Als Febris uveo-parotidea subchronica hat HEERFORDT eine doppelseitige Iridocyclitis mit monatelang andauerndem Fieber, mit Parotisschwellung und Parese cerebrospinaler Nerven, insbesondere des Nervus facialis beschrieben, die auf Tuberkulose, gelegentlich auch Lues zurückgeführt wird (HAFERKORN).

Die *Submaxillaritis* wird leicht übersehen oder aber — besonders bei isoliertem Vorkommen — mit Lymphadenitis verwechselt (s. oben), bei einseitiger Erkrankung auch mit Parulis, bei der jedoch die Schwellung in der Tiefe stets derb und stark druckempfindlich ist. In Verkennung der Sachlage ist hier schon Punktion und Zahnextraktion vorgenommen worden. Eitrige Submaxillaritis kennen wir unter den gleichen Bedingungen wie eitrige Parotitis.

Die *Sublingualitis* wird, weil die Schwellung an einer so verborgenen Stelle unter der Zunge liegt, erst recht gerne übersehen. HEGLER und BAUER glaubten eine vom Mumps abzutrennende Sublingualitis epidemica beobachtet zu haben; doch handelt es sich bei der gehäuft beobachteten Druckschmerzhaftigkeit und Schwellung in der Unterkinngegend offenbar um eine durch starke Kälte hervorgerufene Veränderung der Haut und des Unterhautzellgewebes (Induratio congelativa submentalis nach HOCHSINGER).

Die Symptome von seiten des *Zentralnervensystems* machen besonders dann differentialdiagnostische Schwierigkeiten, wenn sie *vor* dem Auftreten der Speicheldrüsenanschwellung in Erscheinung treten. Die primäre oder prodromale Mumpsmeningitis ist vielfach für eine tuberkulöse oder epidemische Meningitis gehalten worden (JASINSKI); doch erfolgt ja bald Aufklärung, wenn sich die Parotisschwellung zeigt. Bleibt diese aber aus, so liegt noch die Möglichkeit einer meningitischen Form der Poliomyelitis oder der idiopathischen gutartigen mononucleären Meningitis, schließlich einer Leptospireninfektion vor. Man wird deshalb auf die Feststellung von Mumpskranken in der Umgebung besonderes Gewicht legen müssen. In der Familie oder Anstalt ist das Auftreten der Erkrankung in dem üblichen Abstand von einer Mumpserkrankung der Geschwister oder Anstaltsgenossen nachzuweisen. Untersuchungen mittels Hämagglutination und Komplementbindungsreaktion (s. oben) haben wahrscheinlich gemacht, daß Meningoencephalitiden viel häufiger, als man früher geglaubt hat, durch das Mumpsvirus hervorgerufen werden, ja durch Züchtung des Mumpsvirus aus dem Liquor ist es wiederholt gelungen, die Fehldiagnose nichtparalytische Poliomyelitis richtig zu stellen (KILHAM). Gegen Poliomyelitis spricht im übrigen das Vorhandensein einer von vornherein ausgeprägten mononucleären Pleocytose.

OLDFELT berichtet z. B. über 31 sichere Fälle von Mumps-Meningoencephalitis (mit Drüsenbeteiligung) und 10 verdächtige Fälle (während einer Mumpsepidemie, jedoch ohne Drüsenbeteiligung). In allen sicheren Fällen fiel die Komplementbindungsreaktion positiv aus, von den 10 verdächtigen Fällen erwiesen sich 8 als ebenfalls positiv.

Bei einer primären oder isolierten *Orchitis* wird es darauf ankommen, andere Ursachen der Entzündung auszuschließen, also vor allem Gonorrhoe, Syphilis und Tuberkulose. Im übrigen ist daran zu denken, daß die primäre Lokalisation der Erkrankung in den Speicheldrüsen bereits abgeklungen oder nicht recht beachtet worden ist.

Die **Prognose** ist trotz der geschilderten Möglichkeit einer Mitbeteiligung vieler Organe und trotz der Schwere mancher Krankheitsformen im allgemeinen eine durchaus günstige. Immerhin sind etwa 20 Todesfälle durch die Beteiligung des Zentralnervensystems bekannt geworden. Es gibt zurückbleibende Facialisschwäche, Dauerlähmungen, Epilepsie und Erblindungen durch Neuritis optica! Auch ein-, seltener doppelseitige Taubheit kann zurückbleiben. 3—5% der Ertaubungen werden auf Mumps zurückgeführt. Die Orchitis kann von einem mehr oder weniger starken Hodenschwund gefolgt sein (bis zu 63% der Fälle), wobei das Organ auffällig klein, derb und indolent erscheint. Doppelseitiger Hodenschwund bedingt Sterilität. Diese soll, beurteilt nach der Untersuchung der Samenflüssigkeit, in 13% der Orchitisfälle zustande kommen (WERNER). Im ganzen verläuft die Krankheit bei Kindern leichter als bei Erwachsenen.

Prophylaxe ist nur in beschränktem Maße möglich, aber doch anzustreben mit Rücksicht auf die ernsten Begleit- und Folgeerscheinungen, die möglich sind, und auch, weil sonst eine Anstaltsepidemie sich über lange Zeit erstreckt. Isolierung der Kranken wenigstens bis eine Woche nach Verschwinden der Schwellung und gegebenenfalls der mutmaßlich Infizierten ist deshalb am Platze. Darüber hinaus hat man Rekonvaleszentenserum angewandt, wozu beim Knaben in der Pubertät und Erwachsenen wegen der Gefahr der Orchitis noch eher Veranlassung ist als beim Kinde (KUTSCHER, SMITH). Entnahme 7—18 Tage nach Abklingen der Erkrankung, Einspritzung am 4.—8. Tage nach der Gelegenheit zur Infektion in einer Menge von 5—10—20—40 cm^3, oder 10—20 cm^3 Blut intramuskulär. Der Erfolg ist wiederholt an Hand einer nicht gespritzten Kontrollserie bezüglich Orchitis, nicht dagegen Encephalitis deutlich gemacht worden.

Neuerdings bemüht man sich auch um die Herstellung einer Vaccine zur aktiven Immunisierung, wozu am ehesten beim Militär Anlaß gegeben ist. Das Mumpsvirus wird zu diesem Zweck durch wiederholte Hühnereipassage bedeutend abgeschwächt.

Therapie. Eine spezifische Therapie wurde insofern versucht, als man Rekonvaleszentenserum auch zu Behandlungszwecken herangezogen hat, in erster Linie zur Verhütung der Orchitis. Nach TEISSIER z. B. bekamen von 172 mit Rekonvaleszentenserum behandelten Männern 14 Orchitis, von 176 nichtbehandelten 41. Bei Verwendung des besonders antikörperreichen, aus menschlichem Blutserum gewonnenen Globulins trat sie unter US-Truppen in 7,8%, bei den übrigen in 27,4% auf. Von den Sulfonamiden (Prontosil) wurde behauptet, daß sie zu schneller Entfieberung und Verhütung von Komplikationen führen (KAESTLE). Auch Röntgenbestrahlung soll die Krankheitsdauer abkürzen. Selbstverständlich wird man, solange Fieber, Schwellung der Drüsen und überhaupt gestörtes Allgemeinbefinden bestehen, Bettruhe einhalten lassen. Wegen des erschwerten Kauens ist flüssig-breiige Nahrung am Platze. Citronensaft, (Lutschen einer Citronenscheibe) soll Schmerzen in der Parotisregion machen, was sogar differentialdiagnostisch herangezogen worden ist. Lokal wendet man gerne warmes Öl mit Watteverband an. Das Spannungsgefühl wird aber wohl besser durch Umschläge mit essigsaurer Tonerde beeinflußt. Mundpflege mit Salbeitee unter Zusatz von 1 Teelöffel Glycerin oder Wasserstoffsuperoxydlösung, Silargetten oder Panflavintabletten ist angebracht. Zur Milderung der allgemeinen Beschwerden kann Pyramidon oder Novalgin beitragen. Salicyl- und Chininpräparate vermeidet man lieber bei einer Krankheit, die sich durch Acusticusaffektion komplizieren kann. Bei Orchitis muß das erkrankte Organ hochgelagert werden (Suspensorium). Kühle Umschläge werden meist nicht angenehm empfunden. Incision der Tunica albuginea wurde vorgeschlagen, um der Druckatrophie vorzubeugen, sobald der zweite Hoden die ersten Anzeichen der Miterkrankung zeigt. Analgetica sind in jedem Falle angezeigt.

Cerebrale Erscheinungen geben zu alsbaldiger, eventuell wiederholter Lumbalpunktion Anlaß. Bei encephalomyelitischen Erscheinungen wird die intravenöse Injektion von 40%iger Urotropinlösung bzw. hypertonischer Traubenzuckerlösung und Euphyllin empfohlen. Bettruhe ist bis zur Normalisierung des Liquors und Beschwerdefreiheit zu empfehlen. Zeigen sich Erscheinungen von seiten der Ohren, so kann man eine Schwitzkur einleiten. Verzögert sich die Rückbildung der Parotisschwellung nach Ablauf des akuten Stadiums, so kann man Einreibungen mit Ung. Kali jodati und leichte Massage vornehmen lassen.

Literatur.

A. Zusammenfassende Arbeiten.

CITRON: Spezielle Pathologie und Therapie innerer Krankheiten von KRAUS-BRUGSCH, Bd. II/2. 1919.

EYER: Handbuch der Viruskrankheiten von GILDEMEISTER, HAAGEN u. WALDMANN, Bd. II. Jena 1939.

FANCONI, ZELLWEGER u. BOOSZTEJN: Die Poliomyelitis und ihre Grenzgebiete. Basel 1944.

KLOTZ: Handbuch der inneren Medizin von BERGMANN und STAEHELIN, 3. Aufl., Bd. I. Berlin 1934.

PETTE: Die akut entzündlichen Erkrankungen des Nervensystems. Leipzig 1942.

RIVERS: Viral and Rickettsial infections of Man. Philadelphia a. London; Montreal 1948. — ROMMEL: Handbuch der Kinderheilkunde, von PFAUNDLER u. SCHLOSSMANN, 4. Aufl., Bd. II. Leipzig 1931.

SCHOTTMÜLLER: Spezielle Pathologie und Therapie von NOTHNAGEL, Bd. III/4. 1904. — STOKES: Textbook of Pediatrics von MITSCHELL-NELSON, 4. Aufl. 1947.

B. Einzelarbeiten.

ALLISON: Akute Parotitis: eine toxische Thiouracilwirkung. Glasgow. med. J. **30** (1949). — BÄUMLER: Komplikationen bei Mumps. Mschr. Kinderheilk. **63** (1935). — BAUER: Sublingualitis epidemica. Klin. Wschr. **1930**, 117. — BLAND: Mumps complicated by myocarditis, meningoencephalitis and pancreatitis. New England J. Med. **240**, 417 (1949). — BONELL: Über Mumpsencephalomeningitis. Z. Kinderheilk. **62** (1941). — BRODTMANN: Restbefunde und Spätschädigungen bei postinfektiöser und postvaccinaler Encephalitis. Mschr. Kinderheilk. **78** (1939).

CATHALA: Polyradiculonévrites généralisées après les oreillons. Paris méd. **1940 I**, 279. — Zbl. Kinderheilk. **39**, 174.

DAHL: Etwas über die Parotitis epidemica. Dtsch. med. Wschr. **1950**, 1647.

EAGLES: Analysis of a four year epidemic of mumps. Arch. int. Med. **80**, 374 (1947). — ENDERS u. Mitarb.: Immunity in Mumps. J. of exper. Med. **81**, 93 (1945); **84**, 541 (1946).

FANCONI: Die abakteriellen Meningitiden. Erg. inn. Med. **57** (1939). — FINDLAY and CLARKE: The experimental production of mumps in monkeys. Brit. J. exper. Path. **15** (1934). — FREUDENBERG: Über eine Sondergruppe jugendlicher Diabetiker. Ann. Paediatr. **164** (1945).

GALL: The histopathology of acute mumps orchitis. Amer. J. Path. **23**, 637 (1947). — GLANZMANN: Einführung in die Kinderheilkunde, 3. Aufl. 1949. — GORDON: Experimental productions of the meningo-encephalitis of mumps. Lancet **1927 II**, 652. — GORDON and KILHAM: Zehn Jahre Forschung über die Epidemiologie des Mumps. Amer. J. med. Sci. **218**, 338 (1949). — GORTER: Recidivierende Parotitis. Nederl. Tijdschr. Geneesk. **1941**, 3811. — GREEBERG and BEILLY: Amer. J. Obstetr. **57**, 805 (1949). — GUNDERSEN: Parotitis epidemica (Mumps), deren Auftreten in Norwegen 1834—1934. Eine epidemiologische Studie. Norsk Mag. Laegevidensk. **1934**, Nr 12 Beilageh. Ref. Zbl. Kinderheilk. **31**, 230 (1936).

HAFERKORN: Zur Kenntnis des HEERFORDTschen Symptomenkomplexes. Mschr. Kinderheilk. **63** (1935). — HEERFORDT: Über eine „Febris uveo-parotidea subchronica" usw. Graefes Arch. **70** (1909). — HEIBERG u. PETERSEN: Epidemiekurve für epidemische Parotitis. Ugeskr. Laeg. (dän.) **1942**, 817. Ref. Zbl. Kinderheilk. **41**, 304. — HEIM: Quelques formes atypiques de parotide épidémique. Rev. méd. Suisse rom. **62**, 653 (1942). Ref. Zbl. Kinderheilk **41**, 163 (1943). — HENLE, G., W. HENLE, KATHERINE, K. WENDEL and PH. ROSENBERG: Isolation of Mumpsvirus from human beings with induced apparent or inapparent infections J. of exper. Med. **88**, 223 (1948). — HENLE and MC. DOUGALL: Mumps meningo-encephalitis Isolation in chiek embryos of virus from spinal fluid of a patient. Proc. Soc. exper. Biol a. Med. **66**, 209 (1947). — HEUBNER: Lehrbuch der Kinderheilkunde, 2. Aufl., Bd. I. 1906. — HIRSCH-KAUFMANN: Mumps und Diabetes. Jb. Kinderheilk. **139** (1933). — HOLZMANN: Beitrag zur Klinik der parainfektiösen Encephalitis nach Parotitis. Kinderärztl. Prax. **13**, 150 (1942).

JASINSKI: Mumpsmeningitis und -meningoencephalitis bei Kindern. Z. Kinderheilk. **57** (1936). — JERSILD: Parotitis meningitis with special reference to case without swelling of the parotid gland. Acta med. scand. (Stockh.) **111** (1942). — JOHNSON and GOODPASTURE: The etiology of mumps. Amer. J. Hyg. **21**, 46 (1935).

KAESTLE: Zur Behandlung der Parotitis epidemica. Münch. med. Wschr. **1940 I**, 454. — KILHAM: Mumps Meningo-Encephalitis with and without Parotitis. Amer. J. Dis. Childr. **78**, 324 (1949). — KLEINSCHMIDT: Viruskrankheiten und Zentralnervensystem. Mschr. Kinderheilk. **87**, 272 (1941). — KLEMM: Beobachtungen von Zweiterkrankungen und Rezidiven von Perotitis epidemica. Kinderärztl. Prax. 18, 1 (1950). — KREPLER: Mumpsmeningitis. Österr. Z. Kinderheilk. **1**, 190. — KUTSCHER: The use of convalescent mumps serum. J. Pediatr. **16**, 166 (1940).

LAURENCE and MCGAVIN: The complications of mumps. Brit. med. J. **1948**, No 4541, 94. — LEDERER: Über „zweites Kranksein" bei Mumps. Z. Kinderheilk. **53**, 699. — LEV-MASTER and WARD: Direct isolation of mumpsvirus in chiek embryos. Proc. Soc. exper. Biol. a. Med. **65**, 346 (1947). — LINDE: Nervous complications in mumps. Acta paediatr. (Stockh.) **26**, 268 (1939). — LOESCHKE: Das diastatische Ferment des Blutes, seine Physiologie und seine klinische Bedeutung im Kindesalter. Jb. Kinderheilk. **146**, 133 (1936).

MAYERHOFER: PIRQUETS Allergiebegriff und seine Entwicklung bis 1929. Erg. inn. Med. **36** (1929). — Allergie bei Mumps. Z. Kinderheilk. **54**, 263 (1933). — MELLINGHOFF: Parotishypertrophie und Zuckerkrankheit. Klin. Wschr. **1948**, 652. — MEYER u. REIFENBERG: Klinische Beobachtungen bei epidemischer Parotitis. Z. Kinderheilk. **42**, 163 (1926). — MIKULOWSKI: Beitrag zum Problem der Mumpskomplikationen bei Kindern. Mschr. Kinderheilk. **64** (1936). — MOMMSEN u. MAYER: Störungen des intermediären Kohlenhydratstoffwechsels im Verlauf der Parotitis epidemica. Z. Kinderheilk. **51**, 786 (1931).

OLDFELT: Complement fixation tests for diagnosis of mumps applied to typical and suspect cases of mumps meningo-encephalitis. Acta med. scand. (Stockh.) **133**, 98 (1949). —

Otto: Ein Fall von alimentärer Dystrophie mit Parotisschwellung im Kindesalter. Kinderärztl. Prax. **17**, 396 (1949).

Poppel and Bercow: The roentgen manifestations of pancreatitis complicating mumps. Amer. J. Roentgenol. **61**, 219 (1949).

Reuss: Über chronische Erkrankungen der Parotis im Kindesalter. Jb. Kinderheilk. **70**, 161, 650 (1909). — Rocchi: Anatomia patologica della parotite epidemica. Pathologice (Genova) **25** (1933). Ref. Zbl. Kinderheilk. **28**, 663 (1934). — Züchtung des Virus der Parotitis epidemica auf der Chorioallantois des Hühnerembryos. Arch. Virusforschg **2**, 499 (1943). — Rohleder: Einige Beobachtungen während einer Parotitisepidemie auf der Insel Sand (Faröer). Ugeskr. Laeg. (dän.) **89**, 294 (1927). Ref. Zbl. Kinderheilk. **20**, 882. — Rossi: Su di una rara complicatione della parotite epidemica. Helvet. paediatr. Acta **2**, 103 (1947).

Silwer: Meningitis in mumps. Acta med. scand. (Stockh.) **88**, 355 (1936). — Smith: Mumps. Guy's Hosp. Rep. **87**, 447 (1937). Ref. Zbl. Kinderheilk. **34**, 327. — Steinitz: Über rezidivierende Parotisschwellung. Mschr. Kinderheilk. **42**, 432 (1929). — Steinmaurer: Virusnachweis bei Rubeolen, Parotitis epidemica usw. Mschr. Kinderheilk. **75** (1938). — Stutte: Beitrag zur Pathogenese neuraler Mumps-Komplikationen. Med. Klin. **1950**, 432.

Teissier: De la contagiosité et de l'épidémiologie de la fiévre ourlienne. La prophylaxie générale et sa prophylaxie sérique. Bull. méd. **39**, 349 (1925). Ref. Zbl. Kinderheilk. **18**, 507 (1925).

Volpe: Tödliche Meningo-Encephalitis bei Mumps. Arch. Pediatr. **10** (1939). Ref. Zbl. Kinderheilk. **37**, 684 (1940). — Voss: Neue Beiträge zur Genese der Hör- und Gleichgewichtsstörungen bei Parotitis epidemica. Erg. inn. Med. **25**, 695 (1924).

Walker and Gaun: Kehlkopfödeme bei Mumps. Ann. Ot. ect. **57**, 163 (1948). Ref. Schweiz. med. Wschr. **1949**, 208. — Wegelin: Über Meningoencephalitis bei Mumps. Schweiz. med. Wschr. **1935 I**, 249. — Weicker: Mumps. Ein Beitrag zur Epidemiologie, Klinik und Pathogenese. Z. Kinderheilk. **66**, 74 (1948). — Werner: Mumpsorchitis und Hodenatrophie. Ann. int. Med. **32**, 1075 (1950). — Wiese: Beobachtungen bei Parotitis epidemica unter besonderer Berücksichtigung des Blutbefundes. Arch. Kinderheilk. **80**, 253 (1927).

Grippe (Influenza).

Von

Rudolf Massini und **Hermann Baur**.

Mit 19 Abbildungen.

I. Begriff, Definition.

Synonyma. Französisch: la grippe. Italienisch, englisch: Influenza. Englisch auch: grip. Ferner: Epidemische Influenza, epidemischer Katarrh.

Definition. Influenza ist eine akute Infektionskrankheit des Menschen, welche durch einen der verschiedenen Stämme des epitheliotropen Influenzavirus verursacht wird und ein charakteristisches epidemiologisches Verhalten zeigt: Sie führte häufig in der kalten Jahreszeit zu epidemischer, in Abständen von 25—40 Jahren zu pandemischer Ausbreitung mit sehr großer Mortalität. Das unkomplizierte, mehr oder weniger hoch fieberhafte Krankheitsbild weist eine Reihe von allgemeinen Symptomen und solchen des oberen Respirationstractus auf, von welchen aber keines obligat pathognomonisch ist. Komplikation durch bakterielle Sekundärinfektion ist häufig und kann zu „komplexen Epidemien" führen (Virus + Bakterien vgl. S. 374).

II. Epidemiologie.

1. Epidemieverlauf bis 1918/19. Wahrscheinlich kamen schon im Altertum grippeähnliche Seuchen vor. So haben bei HIPPOKRATES (H. II, 460, 377 v. Chr.) und DIODOR (395 v. Chr.) einige Seuchen den Charakter der Influenza. Auch im Mittelalter sind Epidemien beschrieben, deren Symptome mit einiger Wahrscheinlichkeit auf Influenza passen, z. B. 1173, 1239, 1323, 1387 (NEUBERGER-PAGEL 1903). Erst von 1510—1580 an haben wir sichere Nachrichten über „Catarrhus epidemicus, Tussis epidemica, Cephalalgia contagiosa" und anders genannte Erkrankungen. Vom 17. Jahrhundert an werden die Nachrichten über solche Epidemien häufiger; über Ausdehnung und Verlauf ist wenig bekannt. Im 19. Jahrhundert wurden schon Pandemien beschrieben. Eine Weltseuche ging 1830 von China aus und zog während des Jahres 1831 nach Westen durch Rußland, Deutschland, Dänemark, Schweden und Frankreich. Einige kleinere Epidemien folgten bis 1836 nach.

Die zweite größere Pandemie des 19. Jahrhunderts durchzog in den Jahren 1847/48 die Erde. Kleinere Epidemien waren 1850, 1855, 1857/58, 1874—78, eine größere Pandemie 1889/90. Sie ging wahrscheinlich von China aus, durchzog auf dem Landweg Asien und kam nach dem europäischen Rußland. Von hier zog sie weiter nach Westen, Süden und Norden. Die Häufung der Erkrankungen trat an den großen Verkehrszentren zuerst auf: Die ersten Fälle in Paris und Berlin wurden Mitte November 1889, im übrigen Deutschland und Frankreich erst Ende November, anfangs Dezember und noch später gemeldet. An manchen Orten zeigten die Pandemiegipfel eine überraschende zeitliche Koinzidenz (vgl. Abb. 1 und 2). Von Europa aus wurde Nordamerika infiziert. Anschließend folgten noch einige kleinere Epidemien (besonders in Amerika 1890), eine etwas größere im Winter 1891/92 fast auf der ganzen Erde, eine kleine Nachepidemie 1893/94.

Im ganzen Zeitverlauf zwischen den großen Pandemien kamen immer wieder kleinere örtliche Epidemien vor (z. B. 1900 in Berlin und Freiburg i. Br., 1901 in Paris, 1903 in Berlin 1905/06 in Königsberg, 1910 in Dresden). Von 1915 an wurden die Epidemien häufiger. Unstreitig die größte und verheerendste Pandemie war diejenige von 1918/19. Ihr Ausgangspunkt kann nicht mit Sicherheit angegeben werden. Kleinere Epidemien kamen schon 1917 an verschiedenen Orten in Nordamerika, in Deutschland, in der Schweiz und in der Türkei vor, und anfangs 1918 an verschiedenen Orten in Italien (z. B. Neapel). Den bösartigen

Charakter der schweren Pandemie zeigte die Grippe im Mai 1918 in Spanien, speziell in Madrid (daher der Name „spanische Grippe"). Von hier dehnte sie sich mit der Schnelligkeit des Verkehrs (vgl. S. 352) nach allen Seiten aus, verbreitete sich über alle Länder Europas und hatte ihr erstes Maximum im Juli. In Nordamerika trat, nachdem schon im März kleinere Epidemien beobachtet worden waren, Ende August 1918 im Nordosten die erste größere Welle auf und zog von hier im September in das Innere und nach dem Süden. Eine Reihe großer

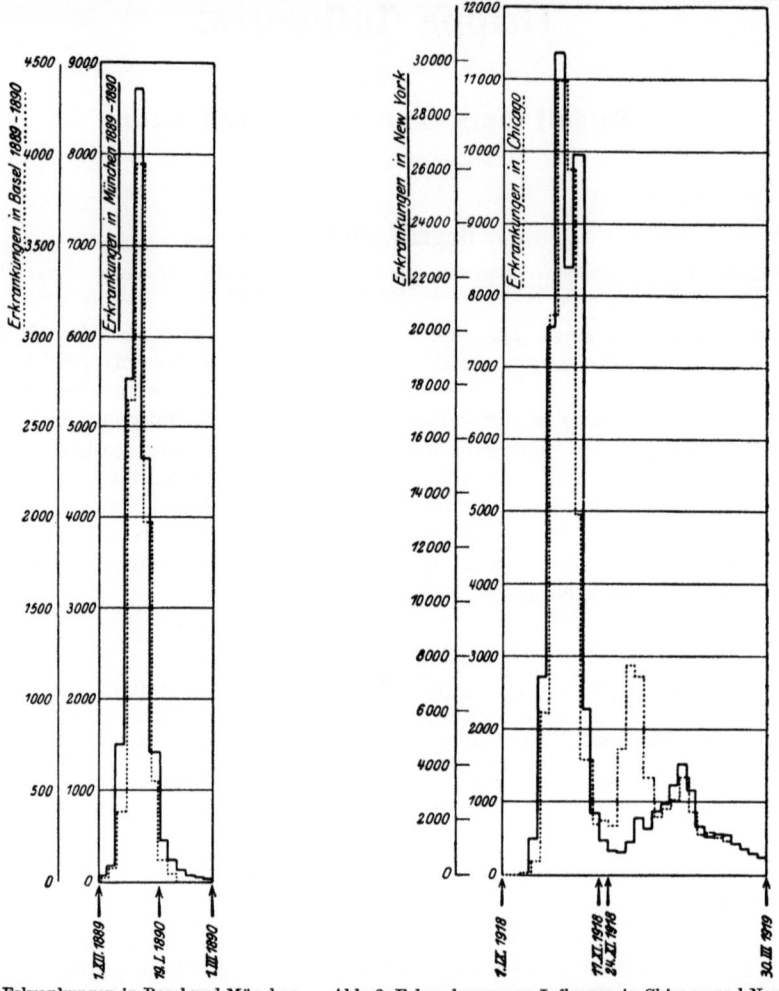

Abb. 1. Erkrankungen in Basel und München 1889/90.   Abb. 2. Erkrankungen an Influenza in Chicago und New York 1918.

Epidemien wurden Ende 1918 auch in Südamerika, Australien und Nord- und Südafrika beobachtet. In Asien trat die erste größere, aber leichtere Epidemie im Juli in Indien in Erscheinung. Im Oktober wütete sie dort in verheerender Weise, so daß Ende September in Indien allein etwa 5 Millionen Menschen starben (auf etwa 240 Millionen Einwohner). Ebenfalls Ende Juli begann sich die Grippe in China und an anderen Orten Asiens auszubreiten.

2. Pandemische Influenza. Sie ist neben ihrer weltweiten Ausbreitung durch eine enorme Morbidität und Mortalität gekennzeichnet. 1889 variierte nach den Erhebungen von FRIEDRICH (1894) die Morbidität in verschiedenen kleinen Städten Badens von 15—70%, nach der Statistik von SYDENSTRICKER (1918, 1931), FROST und SYDENSTRICKER (1919) und FROST (1920) in verschiedenen Städten Nordamerikas von 15—60% (Mittel 28%). 1918/19 ergab sich bei Hausepidemien, Umfragen usw. eine Morbiditätszahl von 50—90%. Eine Hausenquete in Amerika ergab 15—53% (Mittel 28%). Dies sind Minimalzahlen. Nach der

Statistik von FROST stieg die Morbidität proportional der Anzahl Personen, welche in einem Raum zusammen wohnen (vgl. VAUGHAN 1921, 1922/23. SYDENSTRICKER 1931). Im Gegensatz zur Wohndichte zeigte der Ernährungszustand keinen Einfluß auf die Morbidität: Diese war in den USA. gleich wie in den blockierten europäischen Zentralstaaten. Das schweizerische Gesundheitsamt rechnete für 1918/19 eine Morbidität von 56%; die Mortalität betrug 0,546⁰/₀₀ (1 Todesfall auf 1832 Lebende), die Letalität 1,1% (1 Todesfall auf 91 Erkrankte). Die Zahl der Todesfälle für die ganze Erde wurde auf 20 Millionen geschätzt (etwa 1% Mortalität je Erdbevölkerung; in England allein 548000). Über die epidemiologische Bewertung dieser Zahlen vgl. S. 349. Die Mortalität wurde katastrophal, wenn die Pandemie in tropische oder stark isolierte Gebiete eingeschleppt wurde. Hier überschritt die Letalität 50% und führte zum Aussterben ganzer Dörfer, z. B. in Labrador, im Amazonasgebiet usw. (SMILLIE 1943). Offenbar beruhte dies auf dem völligen Fehlen einer Gruppenimmunität (vgl. S. 404) in den tropischen im Gegensatz zu den gemäßigten Zonen (vgl. S. 351).

Während der Pandemien zeigten statistisch auch die Erkrankungen des Respirationstractus, des Kreislaufs, des Nervensystems usw. einen Anstieg der Mortalität. Dabei zeigte die Pandemie 1918/19 quantitative und qualitative Unterschiede gegenüber den nachfolgenden Epidemien (vgl. S. 349).

Die Pandemien 1889 und 1918 waren auch in anderer Hinsicht von den nachfolgenden Epidemien verschieden. Neben den rein quantitativen Unterschieden bestanden Besonderheiten der epidemiologischen Erscheinung, der Altersverteilung und der sekundären bakteriellen Infektionen.

Die Pandemien 1889 und 1918 führten nicht wie die späteren A- und B-Influenza-Epidemien, während 2—4 Monaten an- und abschwellend, zu einem einmaligen Ausbruch. Es gingen ihnen als kurzfristige Vorläufer an verschiedenen Orten kleinere Epidemien voraus (vgl. S. 343). Die Pandemien selber verliefen in *Wellen*, welche sich im Abstand einiger Monate folgten. Auch die Gipfel dieser Wellen kamen an verschiedenen Orten desselben Kontinentes zur gleichen Zeit (vgl. Abb. 3). Die Erkrankungen der ersten europäischen Welle im Juni/Juli 1918 waren leicht bis mittelschwer. Die zweite, größte Welle hatte ihren Höhepunkt im September und Oktober 1918. Die Erkrankungen dieser Zeit forderten ungeheure Zahlen von Menschenleben, hauptsächlich durch die große Zahl von Pneumonien. Die Erkrankungen der dritten Welle im Januar und Februar 1919 waren wieder leichter. Dem wellenförmigen Ablauf der Pandemie wurde von BROWNLEE (1919) und STALLYBRASS (1920, 1946) ein 33-Wochen-Cyclus zugrunde gelegt, welcher namentlich für 1918/19 Gültigkeit hatte. Die Koinzidenz der pandemischen Wellengipfel und der nachfolgenden Epidemien (1920, 1921/22, 1924, 1926/27, 1928/29, 1931) findet sich im Diagramm der Morbiditäts- und Mortalitätsstatistik von Basel und Kopenhagen dargestellt (vgl. Abb. 3 und MASSINI 1934 Abb. 4b der 3. Aufl. dieses Handbuches). Eine weitere epidemiologische Besonderheit der Pandemien ist ihre Wiederkehr in einem Cyclus von durchschnittlich 25—30 (10—47) Jahren seit 1830 (1830—1837, 1847—1848, 1889—1894, 1918/1919).

Im Gegensatz zu den Epidemien seit 1920, welche ausnahmslos während der Wintermonate auftraten, begann die Pandemie 1918 im Juni/Juli. Die außergewöhnliche Jahreszeit ist zwar auch kein ausschließliches Privileg der Pandemien. Mehr als 1 Dutzend der kleineren historischen Epidemien, deren Influenzagenese allerdings nur sehr wahrscheinlich ist, haben im Sommer ihren Anfang genommen (HIRSCH 1881). Von 11 Epidemien zwischen 1889—1922 in Kopenhagen fielen 2 nicht in den Winter (MYGGE 1930). Das Auftreten der 2. und 3. pandemischen Welle im September/Oktober 1918 bzw. Januar/Februar 1919 läßt vermuten, daß es sich dabei um typische Winterepidemien handelte, welche sich der im Sommer 1918 begonnenen Pandemie superponierten und zu deren erneuten Ausbreitung führten.

Die Pandemien zeichneten sich ferner vor den früheren und späteren Epidemien durch eine besondere Häufung der Mortalität bei jungen Individuen aus. 1889 wurden nach LEICHTENSTERN und STICKER (1912) in der überwiegenden Mehrzahl 21—31jährige befallen. 1918/19 lag das Mortalitätsmaximum bei den 30jährigen, Ältere über 50 Jahren wurden auffällig verschont (Abb. 4). Die Altersverteilung der Mortalität der nachfolgenden Epidemien 1920 und 1922 ist ähnlich, nur relativ niedriger, zeigt aber daneben bereits die für die späteren Epidemien typischen Mortalitätsspitzen der jüngsten und ältesten Individuen (COLLINS 1945). Nach FRANCIS (1943) lag das Maximum der Morbidität 1918/19 sogar unter 15 Jahren. Erklärungsversuche durch verschiedene natürliche Disposition, Ansteckungsmöglichkeit (Kriegsdienst usw.) oder verschiedenen erworbenen Immunitätsgrad der Altersklassen lassen sich nicht beweisen. Dasselbe gilt für die bevorzugte Morbidität der 1—5- und 20—40jährigen Grippekranken 1918/19 durch sekundäre bakterielle Pneumonie. Im Vergleich dazu ließ z. B. die typische A-Epidemie 1943/44 eine besondere Pneumonieanfälligkeit dieser Altersklassen vermissen (Abb. 5).

Die Besonderheit der Pandemien 1889 und 1918 hinsichtlich der Häufung der Pneumonien und anderer bakterieller Sekundärinfektionen, namentlich mit Haem. infl., wird im Kap. X erörtert (vgl. S. 408 ff.).

Eingehende Besprechungen der Geschichte der Influenza und ihrer Epidemiologie finden sich bei HIRSCH (1883), CREIGHTON (1891, 1894) und TOWNSEND (1933).

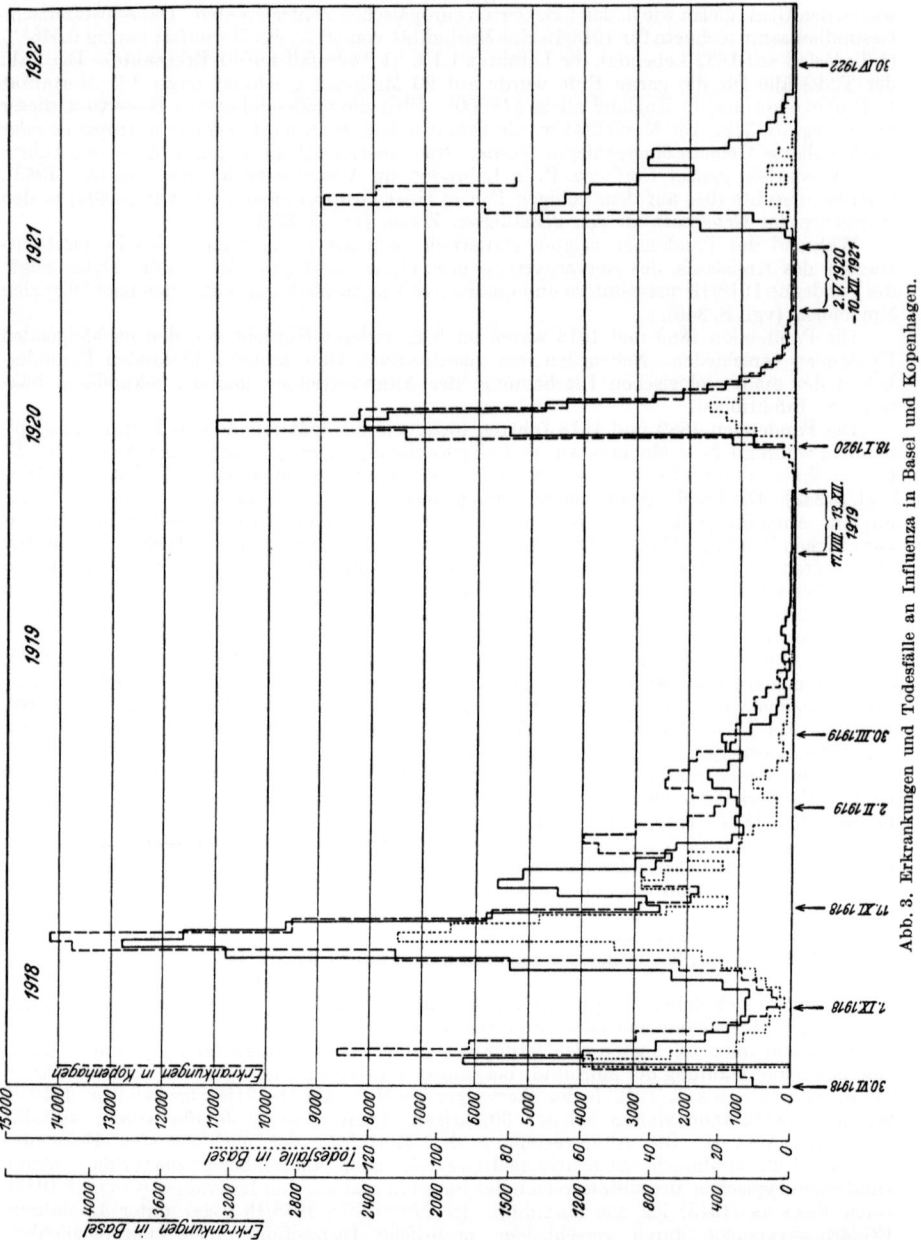

Abb. 3. Erkrankungen und Todesfälle an Influenza in Basel und Kopenhagen.

3. Entstehung der Pandemie. Mit nasaler Applikation von Sputum- und Serumfiltrat von Grippekranken konnte 1918 wiederholt an Affen und Menschen typische Influenza erzeugt werden (SELTER 1918; GIBSON, BOWMAN und CONNOR 1918, 1919; DUJARRIC DE LA RIVIÈRE 1918; DACUNHA und Mitarbeiter 1918; YAMANOUCHI und Mitarbeiter 1918; BRADFORD und Mitarbeiter 1918; NICOLLE und LEBAILLY 1919; FEJÈS 1919; SCHOFIELD und CYNN 1919 u. a.). Eine große Zahl negativer Inoculationsversuche mit Filtraten von Nasopharyngealsekret sprechen nicht gegen die Virusgenese der Pandemien (MCINTOSH 1918; KRUGE 1918;

KEEGAN 1918; FRIEDBERGER und KONITZER 1919; ROSENAU 1919; ROSENAU und Mitarbeiter 1921; LISTER und TAYLOR 1919; McCOY und RICHEY 1921). Denn auch heute gelingt mit dieser Versuchsanordnung die künstliche Übertragung auf den Menschen nicht leicht, selbst wenn das applizierte Virus noch 72 Stunden später auf der Nasenschleimhaut des Empfängers nachweisbar ist (DOCHEZ, MILLS und KNEELAND 1936; HENLE und Mitarbeiter 1946a).

Die Annahme, daß die Pandemie durch einen Virusstamm von besonderem Antigentyp (-mosaik) verursacht wurde, und daß A und B vielleicht nur „interpandemische" Virusstämme sind (VAN BRUGGEN u. a. 1947), findet eine Stütze in der wechselnden Virulenz (Infektiosität und Pathogenität) des A-Virus verschiedener Epidemien für Versuchstiere: Bei großen A-Epidemien geht das Virus auf Frettchen mit Leichtigkeit an und gestattet lange Passagen. Bei kleineren Epidemien (z. B. 1939 und 1941, vgl. Abb. 6) gelingt die Übertragung auf das

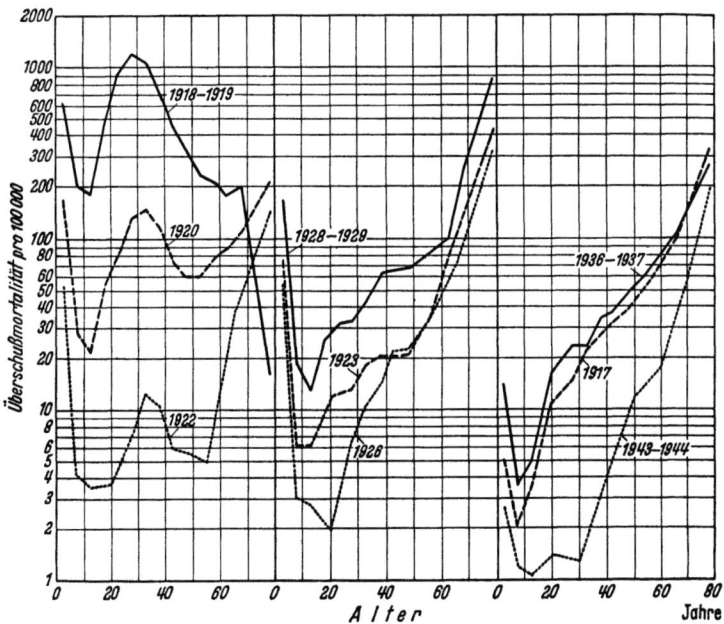

Abb. 4. Vergleich der Alterskurven der Überschußmortalität an Influenza und Pneumonie in den USA. von 1917—1944. Die Überschußmortalität ist berechnet gegenüber der Mortalität epidemiefreier Jahre. (Nach COLLINS 1945.)

Tier selten, das Krankheitsbild des Frettchens ist wenig ausgeprägt, und Passagen reißen bald ab (vgl. Kap. IV). Auch die Veränderungen, welche experimentell an dem vom Menschen isolierten Virus erzielt werden können, sprechen für die relative Instabilität, biologische Plastizität und Modifikationsfähigkeit des Virus (BURNET und BULL 1943; BURNET 1945; STUART-HARRIS 1945). Diese Eigenschaften erleichtern die Vorstellung von der allmählichen Entstehung eines neuen „pandemischen" Virus. BURNET und CLARK (1942) messen dem Pandemievirus gleichartigen Antigencharakter wie dem A-Virus zu, jedoch einzigartige biologische Eigenschaften in bezug auf seine Affinität zum Alveolar- und Gefäßgewebe.

Das Auftreten der Schweineinfluenza 1918 legte seinerzeit die Erklärung nahe, daß diese Erkrankung vom pandemischen Virus des Menschen ausgehe (KOEN, zit. nach STUART-HARRIS 1945). Die Verwandtschaft des menschlichen mit dem Schweinevirus resultiert aus folgenden Tatsachen: Im Serum von Erwachsenen, nicht aber von Kindern unter 10—12 Jahren, findet sich fast allgemein Antikörper gegen S (Virustyp der Schweineinfluenza); bei beiden wird aber fast gleich häufig A-Antikörper (WS-Stamm) gefunden. Diese Tatsache wurde zum Teil so interpretiert, daß die Kinder nicht mehr mit dem Pandemievirus in Kontakt gekommen sind. Die gegenwärtigen menschlichen Virusstämme wären demnach Varianten des Pandemievirus von 1918, dessen Virulenz für den Menschen infolge zahlreicher Passagen durch teilimmune Personen geschwächt wurde. Diese Hypothese wird gestützt durch das Fehlen von Antikörpern gegen S bei Kindern, durch das „Aussterben" des supponierten, für den Menschen infektiösen Pandemievirus von 1918, durch das gleichzeitige Auftreten der Schweineinfluenza mit der Pandemie 1918 und durch die serologische Ähnlichkeit von

A und S (LAIDLAW 1935; ANDREWES, LAIDLAW und SMITH 1935; SHOPE 1936a; RICKARD, THIGPEN und ADAMS 1945). Folgende Tatsachen erklären jedoch heute den S-Antikörpergehalt im Serum des Erwachsenen als Folge einer A-Infektion: Gemeinsamer Antigencharakter von A und S, Bildung von A- und S-Antikörper durch A-Hyperimmunisation im Tierversuch (Gruppenantikörper), gleichmäßige Wirkung von A-Pferdeantiserum gegen A- und S-Virus, Adsorbierbarkeit der Antikörper des Erwachsenen an S-Virus. Die serologische Verwandtschaft zeigt sich auch im isolierten Anstieg des S-Antikörpertiters des Menschen vor einer A-Epidemie (KALTER, CHAPMAN und FEELEY 1947). Einen besonders triftigen Einwand gegen den Zusammenhang zwischen Pandemievirus und S-Virus lieferten STUART-HARRIS und FRANCIS (1938) durch den Nachweis von S-Antikörpern im Serum von A-Rekonvaleszenten an Orten, welche 1918 von der Pandemie verschont blieben. Das Serum von Eingeborenen auf St. Helena, welche vor 1918 geboren waren, war frei von WS- und S-Antikörpern. Nach einer kleinen Influenzaepidemie kurz nach 1937 war der Antikörpertiter sowohl gegen WS als auch gegen S signifikant gestiegen (vgl. ferner FRANCIS und SHOPE 1936; SMITH und STUART-HARRIS 1936; BURNET und LUSH 1938 a).

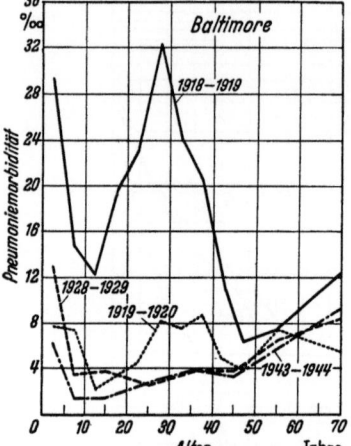

Abb. 5. Pneumoniemortalität der Altersklassen während der Influenzapandemie 1918 und der Epidemien bis 1944 in Baltimore. (Nach COLLINS 1944.)

Die pandemische Ausbreitung der Influenza hängt besonders auch mit dem Phänomen des Synergismus zwischen Virus und Bakterien oder zwischen zwei verschiedenen Virusarten zusammen. Es wird nachträglich nie bewiesen werden können, ob die Häufung von bakteriellen Infektionen während der Pandemien nur eine Folge der Schädigungen durch das hochpathogene pandemische Virus oder aber an der Pandemieentstehung synergistisch beteiligt war. Mit dieser letzten Vorstellung erhält das „komplexe Virus" (= Virus + Bakterien oder ein anderes Virus) für die Pandemie dieselbe Bedeutung wir für das Individuum (vgl. Kap. V, S. 374). Die Polymorphie der bakteriellen Infektionen 1918/19 sowie die tierexperimentellen Erfahrungen mit Doppelinfektionen (vgl. S. 378) weisen eher auf das Vorliegen einer mehr zufälligen Misch- oder Sekundärinfektion. Für ein nicht nur zufälliges Zusammentreffen des Virusstamms mit einer beliebigen Art und Anzahl von Bakterien spricht die Beobachtung, daß sich sowohl die Pandemien als auch viele Epidemien neben der Spezifität des herrschenden Virusstammes durch eine auffällige Konstanz der aufgefundenen Bakterien auszeichneten, welche die Komplikationen verursachten (Haem. infl., hämolytische Streptokokken usw.; MASSINI 1934). Die beiden Agentien verstärken sich also nicht nur auf dem Individuum gegenseitig in ihrer Wirkung, sondern sie werden auch gleichzeitig in Passagen übertragen und erfahren eventuell dadurch beide eine Pathogenitätssteigerung (vgl. KAIRIES 1941). Mit oder ohne Annahme einer gegenseitigen Pathogenitätssteigerung ist es zweckmäßig, für das epidemiologische Zusammenwirken von Virus und Bakterien unvoreingenommen den Begriff der „komplexen Epidemie" zu verwenden.

Früher wurde dem Phänomen der 25—30jährigen Wiederkehr der Pandemien die Hypothese einer unwahrscheinlich lange dauernden, erst nach Jahrzehnten erlöschenden Immunität zugrunde gelegt. Dagegen sprechen die klinischen Beobachtungen einer höchstens einjährigen aktiven Teilimmunität nach überstandener Influenza 1918—1920 (SCOCCIA 1918; MALONE und McKENDRICK 1919/20; HAMILTON und LEONARD 1919; SPEARES 1919; WATERS 1920; JORDAN 1927) sowie der Vergleich mit der auf längstens ein Jahr begrenzten partiellen A- oder B-Immunitätsdauer. Heute überwiegt die Vorstellung, wonach die Pandemie durch das Auftreten eines neuen Virusstammes (Antigenvariante) verursacht wird, welcher durch Hochzüchtung eine Virulenzsteigerung erfährt und eine immunologisch gegen den neuen Stamm unvorbereitete Bevölkerung trifft. Weiter führt dann die Mischinfektion mit Bakterien, deren Pathogenität durch das Virus gesteigert wird, zu einer „komplexen Epidemie" und durch weitere Virulenzsteigerung zwischen Virus und Bakterien zur Pandemie (vgl. S. 374).

Für die mögliche Mitwirkung einer Teil- oder Gruppenimmunität spricht die verheerende Wirkung der in halbisolierte, tropische Gebiete eingeschleppten Pandemie 1918/19 (vgl. S. 345). MYGGE (1930) beobachtete während der Winter-Influenzaepidemien eine Häufung von Wetterstörungen und der Oscillationen des OSTWALDschen Capillarelektrometers als Ausdruck vermehrter elektrischer Convexionsströme zwischen Luft und Erde. Daraus schloß er auf die Möglichkeit kosmischer Einwirkungen (Sonnenflecken usw.) bei der Entstehung einer Pandemie.

Alle Erklärungen für die Entstehung der Pandemien werden solange hypothetisch bleiben, bis der gefürchtete Wiederausbruch einer Pandemie die Virusisolierung und serologische Vergleiche mit den bisher bekannten epidemischen Virusstämmen ermöglicht.

4. Die Epidemien seit 1920. Epidemiecyclus. Der von BROWNLEE (1919, 1920) und STALLY-BRASS (1920, 1946) für die Epidemien und Pandemien von 1889—1920 postulierte 33-Wochen-Cyclus paßte ungefähr auf die Wellen der Pandemie 1918/19, deren Genese unerklärt geblieben ist. Nach dieser letzten Pandemie folgten größere Epidemien 1920, 1922, 1926/27, 1928/29 und 1930/31 in verschiedenen Gebieten der Erde. Die Auswertung dieser Epidemien führte zur Aufstellung von weiteren Periodogrammen (SPEAR 1934; JÄSCHOK 1938; WEBSTER 1939; EHRISMANN 1940). Sie bekamen allerdings erst von der Entdeckung des Influenzavirus an ein sicheres Fundament.

Es erschien für die A-Influenza ein 2jähriger und für die B-Influenza ein 4jähriger Cyclus wahrscheinlich (FRANCIS 1941, 1943; STOKES und HENLEY 1942; HORSFALL 1942). Dreimal 33 Wochen nach BROWNLEE ergeben nahezu 2 Jahre. Damit paßt auch der alte Cyclus von 1889—1920 angenähert in den 2jährigen A-Cyclus hinein. Von der *Commission on ac. Resp. Dis.* (1946) wurde für den A-Cyclus ein beschränkter Variationsgrad von 2—3 Jahren, für den B-Cyclus von 4—6 Jahren postuliert (vgl. Abb. 6). Die Extrapolierung des Cyclus von der Entdeckung des A-Virus 1932 rückwärts bis zum Jahre 1920 ergab Übereinstimmung mit dem aufgestellten A-Periodogramm. Nach der Entdeckung des B-Virus (1940) konnten in aufbewahrten Seren nachträglich für 1936 hohe B-Antikörpertiter festgestellt werden. Das retrospektive Postulat einer B-Epidemie 1936 wurde damit wahrscheinlich. Limitierte Voraussagen auf Grund dieses Periodogramms sind bisher nur in seltenen Fällen eingetroffen und haben nur beschränkten praktischen Nutzen.

Die Morbidität wechselte erheblich je nach Epidemie und Ort. In allen Epidemien seit 1920 produzierten nie mehr als 50%, gewöhnlich jedoch unter 20% der Bevölkerung klinische Grippefälle (BURNET 1944). Während der großen A-Epidemie 1943/44 war z. B. die Morbidität in England 25% (HOYLE 1944). Die Zahlen der Gesamtmortalität für größere Gebiete waren immer noch beträchtlich. 1920 erfolgten in den USA noch 100000 Todesfälle, als Überschußmortalität berechnet, infolge Influenza und Pneumonie (COLLINS 1930), 1922, 1923, 1926 und 1928 150000, 1928/29 50000 (COLLINS 1944, 1945). Unter der statistischen Überschußmortalität versteht man den Überschuß über die Mortalität des entsprechenden Monats des Vorjahres oder über das entsprechende Monatsmittel im vorangehenden und folgenden Jahr. Die Größe der Überschußmortalität während einer Influenzaepidemie ist nach den Erhebungen von COLLINS (1932) über die Zeitperiode von 1918—1929 in 35 amerikanischen Großstädten auch noch durch *andere* Ursachen bedingt, als durch die Influenza bzw. Influenzapneumonie selber. Diese sind organische Herzkrankheiten, Nephritis, Apoplexien, Lungentuberkulose, Diabetes, Bronchitis und puerperale Komplikationen (exklusive Puerperalsepsis). Die Größe ihres Anteils an der gesamten Überschußmortalität wechselt bei den verschiedenen Epidemien beträchtlich: 1918/19 betrug die allgemeine Überschußmortalität, welche nicht auf Influenza bzw. Influenzapneumonie beruhte, 8%; 1920 23%; bei den kleineren Epidemien von 1920—1929 40%. Außerdem variierte bei den verschiedenen Epidemien der Anteil der verschiedenen Erkrankungen signifikant. So waren 1918/19 und 1920 Lungentuberkulose und puerperale Komplikationen statistisch bedeutend häufiger an der Nichtinfluenza-Überschußmortalität beteiligt als während der kleineren Epidemien von 1920 bis 1929. Dagegen waren während der letzteren die organischen Herzerkrankungen weit mehr an der Nichtinfluenza-Überschußmortalität beteiligt (46%). Ähnlich sind die statistischen Erhebungen bezüglich die „Übersterblichkeit" von Kreislauferkrankungen und Tuberkulose im Gefolge der Grippeepidemien 1921—1934 in England und 1926—1939 in Deutschland; nach den Winterepidemien konnte bis in den Sommer hinein auch eine „Sterblichkeitsnachwirkung" festgestellt werden (KOLLER 1941).

Für einen Vergleich zwischen den verschiedenen epidemiologischen Größen der Influenza ist zu bedenken, daß die Morbidität alle Erkrankungen durch das Influenzavirus bedeutet (mit oder ohne Mischinfektion), während die Mortalität und Letalität sich fast ausschließlich auf Erkrankungen durch das komplexe Virus (Influenzavirus + Bakterien) beziehen (vgl. S. 374).

Der epidemiologische Vergleich auf Abb. 6 zwischen England (STUART-HARRIS 1945, 1946), USA. (*Commission* 1946; COLLINS 1930, 1935, 1945; GOVER 1943) und Basel von 1933 bis 1946 hat für jedes Land andere statistische Grundlagen. Dies ist bei der Auswertung zu berücksichtigen (vgl. Legende von Abb. 6). Nach den Erfahrungen in Basel und Kopenhagen (MASSINI 1934) geht das epidemiologische Morbiditätsmaximum dem Mortalitätsmaximum um etwa eine Woche voraus, nach STOCKS (1944) um 2—3 Wochen. Aus der Gegenüberstellung auf Abb. 6 geht eine weitgehende zeitliche Übereinstimmung der Epidemien in den 3 Ländern hervor. Die Koinzidenz ist namentlich in den Wintermonaten der Jahre 1933, 1935, 1937, 1939, 1940, 1943/44 und 1946 auffällig. Häufig geht die entsprechende Winterepidemie in den USA. um 1—2 Monate voraus (1933, 1935, 1937, 1939—1941) und erscheint in Basel zuletzt (1944). Dies entspricht einem Wandern der Epidemie in Richtung West-Ost.

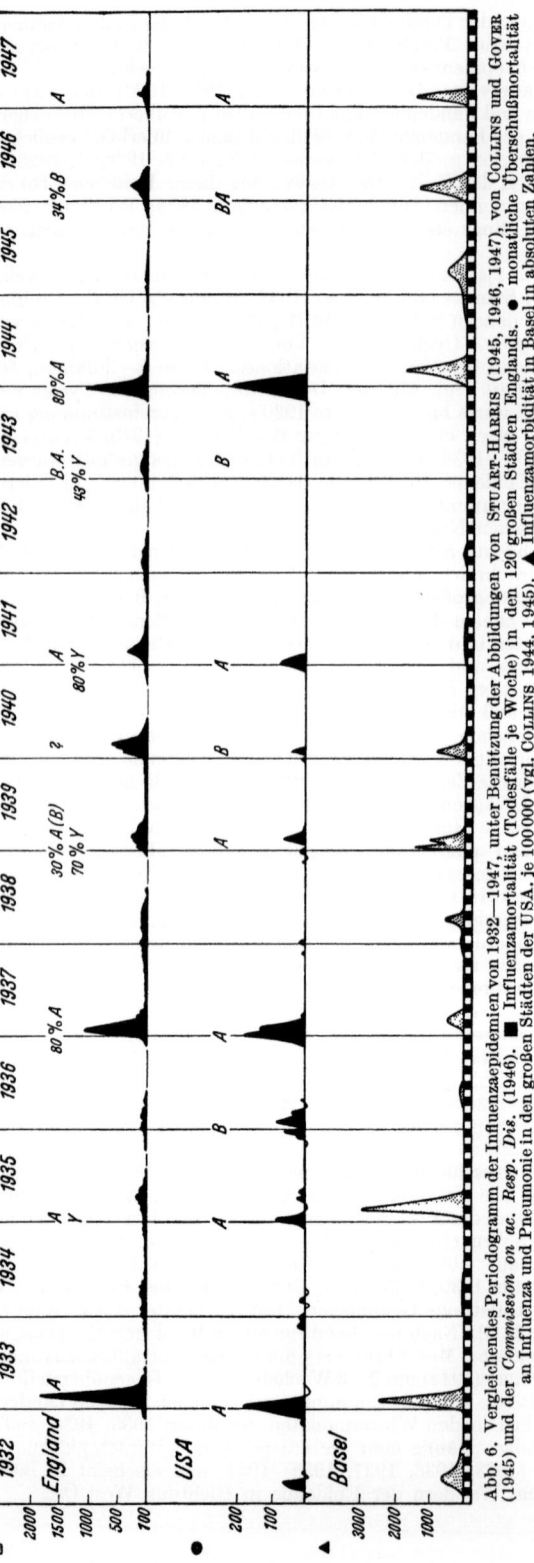

Abb. 6. Vergleichendes Periodogramm der Influenzaepidemien von 1932—1947, unter Benützung der Abbildungen von STUART-HARRIS (1945, 1946, 1947), von COLLINS und GOVER (1945) und der *Commission on ac. Resp. Dis.* (1946). ■ Influenzamortalität (Todesfälle je Woche) in den 120 großen Städten Englands. ● monatliche Überschußmortalität an Influenza und Pneumonie in den großen Städten der USA. je 100000 (vgl. COLLINS 1944, 1945). ▲ Influenzamorbidität in Basel in absoluten Zahlen.

Auffällig ist ferner die *Saisonbedingtheit* der Epidemien. Das Maximum der Epidemien fällt seit 1920 in der Regel auf den Februar oder März (SPEAR 1934; POHLEN 1937). Außer der Pandemie 1918/19 sind nur wenige Abweichungen von dieser Regel bekannt. Diese betreffen zudem Epidemien, deren Influenzagenese serologisch oder durch Virusisolierung noch nicht erwiesen werden konnte (vgl. S. 345). Die Grippetodesfälle in England (maximal 1100—1900 Tote je Woche) zeigen bei den A-Epidemien der Jahre 1933, 1937 und 1943 die Maxima im Februar, Januar bzw. Dezember. Die A-Viruszüchtung aus dem Rachen der Patienten auf Frettchen und Maus gelingt fast immer nur im Winter oder Frühjahr. Auf der südlichen Hemisphäre fallen die Influenzaepidemien in den dortigen „Winter" zwischen Juni und September. Die möglichen Gründe für die Saisonbedingtheit werden auf S. 353 erörtert.

Der Vergleich des Periodogramms der Abb. 6 mit den serologischen Untersuchungen der verschiedenen englischen und amerikanischen Autoren ergibt folgendes: In den Jahren mit den höchsten Mortalitätsmaxima an Influenza und Pneumonie wurde klinisch und im Laboratorium gleichzeitig eine A-Epidemie festgestellt, mit serologisch positiven Befunden bis zu 80% der untersuchten Fälle. In den Jahren mit geringeren, aber noch deutlichen Maxima, wurden parallel A- oder B-Fälle beobachtet. In den Jahren ohne signifikantes Maximum gelang der Nachweis von A oder B nicht oder nur selten (vgl. S. 347 u. 352).

Die **A-Epidemien** haben eine bedeutend höhere Erkrankungs- und Mortalitätsziffer als die B-Epidemien und verursachten seit der Virusentdeckung in der Hauptsache die größeren Epidemien. Sie zeigen einen hohen, symmetrischen Kurvenverlauf mit einem eindeutigen Maximum im (Dezember)-Januar-Februar und gehen gewöhnlich mit einem markanten Überschuß der Pneumoniemortalität einher. Die epidemiologischen Beobachtungen in Holland von 1933—1943 entsprechen durchaus dem Periodogramm der Abb. 6 in Übereinstimmung mit dem A- und B-Cyclus (VAN BRUGGEN u. a. 1947). A-Epidemien in Ungarn 1937 und 1939 decken sich ebenfalls mit dem Periodogramm der Abb. 6; die Epidemie 1939 war jedoch größer als diejenige von 1937. Die zeitliche Koinzidenz der Epidemien gilt aber nicht für den ganzen Erdball. Eine größere A-Epidemie 1936 in Rußland fällt mit der Überschuß-Pneumonie-Mortalität in den USA. zusammen, welche retrospektiv serologisch als Folge einer B-Epidemie diagnostiziert wurde. A-Epidemien 1935 und 1939 in Melbourne und 1940 in Argentinien passen in das Periodogramm der Abb. 6 (Melbourne-Stamm), nicht aber eine A-Epidemie im Mai 1942 in Melbourne. Dabei fielen diese Epidemien der südlichen Hemisphäre in den dortigen klimatischen „Winter" vom Juni bis September und koinzidierten schon aus diesem Grunde nicht mit den Epidemien der nördlichen Hemisphäre (BURNET und CLARK 1942). Vollständige Literatur über die bisher untersuchten A-Epidemien findet sich bei V. ROOYEN und RHODES (1948). Der Winter 1947/48 war frei von größeren Epidemien. Die Influenzamortalität war noch nie so klein. Im Winter 1948/49 trat, in Übereinstimmung mit dem 2-Jahre-Cyclus, wieder eine größere A-Epidemie auf. Sie nahm ihren Weg von Süden nach Norden, begann im Oktober 1948 in Sardinien, erreichte im November Sizilien und Italien, im Dezember Savoyen und im Januar-Februar Frankreich (Paris), die Schweiz und Deutschland (LÉPINE u. Mitarb. 1949; BAUR und EYBAND 1949; CATEIGNE und Mitarbeiter 1949; HERZBERG und URBACH 1950; CHASSAGNE und GAIGNOUX 1950; SHERIS und KAUSCHE 1951). Auch diese Epidemie war gutartig. (Für Basel betrug die Morbidität etwa 1%, die Mortalität 0,05⁰/₀₀, die Letalität 0,5%.) Die isolierten Virusstämme waren verwandt mit dem FM (A')-Stamm des A-Typus, welcher 1947 in Europa und USA. isoliert worden war (CHU, DAWSON und ELFORD 1949; LÉPINE und Mitarbeiter 1949; WIRTH 1950; HERZBERG und URBACH 1950).

Wiederum in Übereinstimmung mit dem zweijährigen Cyclus trat erst im Winter 1950/51 wieder eine größere A-Epidemie auf (FM 1). Sie zeichnete sich durch beträchtliche Morbidität, aber benignen Verlauf aus. Im Gegensatz zum Seuchenweg vor 2 Jahren begann diese letzte A-Epidemie im November/Dezember 1950 im Norden (Skandinavien) und wanderte ziemlich langsam von Norden nach Süden (Januar/Februar 1951 in Basel).

Die **B-Epidemien** unterscheiden sich von den A-Epidemien durch den mehr flachen und protrahierten Kurvenverlauf. Sie erreichen kaum die Hälfte der Morbidität und Mortalität der großen A-Epidemien, haben ihr Maximum eher im Februar-März und zeigen keine bedeutende Zunahme der Pneumoniemortalität. Im allgemeinen gilt, daß das B-Virus häufiger bei sporadischen und subklinischen Fällen entdeckt und nur selten im Verlauf mittelgroßer oder kleiner Epidemien bei einem Teil der Erkrankten gefunden wird. Der dafür aufgestellte hypothetische 4—6-Jahre-Cyclus ist infolge der ungenügenden Anzahl Beobachtungen (Entdeckung des B-Virus erst 1940) weniger sicher als der A-Cyclus. Die erste B-Epidemie wird retrospektiv an Hand von serologischen Testen mit aufbewahrten Seren in den USA. 1936 angenommen, in England 1939. Der ersten sicheren B-Epidemie (Isolierung des LEE-Stammes) 1940 (FRANCIS 1940 b, d; 1941 b MAGILL 1940) folgte in den USA. und in England eine Häufung von B-Fällen 1943 und 1945/46 (Lit. bei STUART-HARRIS 1945 und v. ROOYEN und RHODES 1948). Die zeitliche Koinzidenz der B-Epidemien in verschiedenen Kontinenten ist geringer als diejenige der A-Epidemien und entspricht mehr einem langsamen Wandern. Die leichte B-Epidemie von 1945/46 zeigte ein derartiges Wandern über die ganze westliche Hemisphäre (DUDGEON 1946; vgl. Abb. 6).

Während der interepidemischen Periode finden sich immer wieder sporadische B-Fälle und kleine lokale B-Epidemien in halbisolierten Wohngemeinschaften (DUDGEON und Mitarbeiter 1946; JACKSON 1946). Dies gilt namentlich für Australien für die Zeit von 1941—1945, wo die B-Infektion beinahe endemischen Charakter hatte (BEVERIDGE und BURNET 1944; HORSFALL 1942; BURNET, STONE und ANDERSON 1946). Das Vorkommen von B-Epidemien 1940 in Westindien, 1941 in Argentinien und die langsam wandernde B-Epidemie 1945/46 im Gebiet der pazifischen Inseln, der USA. und 1947/48 in Deutschland zeigt die weltweite Verbreitung auch dieses Virustyps (MILSTONE und Mitarbeiter 1946; ANDREWES 1946; BIELING 1949; BIELING und HEINLEIN 1949; HENNEBERG und ORTMANN 1949). JACKSON (1946) beobachtete während der B-Epidemie 1945/46, gleichzeitig in England und auf den Bahamas, eine besonders hohe Morbidität (34%) und Pneumonieanfälligkeit von westindischen farbigen Soldaten. Auf einer Ozeaninsel der Gilbert-Gruppe war die Morbidität der Eingeborenen 100%, der Weißen 15%, dagegen diejenige der chinesischen Arbeiter, welche die Grippe als subklinische Infektion eingeschleppt hatten (Virusträger), Null (ISAACS und Mitarbeiter 1950). Wahrscheinlich äußert sich in diesen Beobachtungen neben verschiedener Gruppenimmunität (vgl. S. 404) eine besonderes Disposition der Rasse, wie sie schon 1918 beschrieben wurde (s. S. 345).

B-Epidemien sind selten rein. Häufig finden sich gleichzeitig auch A-Fälle. Und zwar können A- und B-Infektionen nebeneinander auf verschiedenen Individuen oder hintereinander auf demselben Individuum vorkommen (LENETTE und Mitarbeiter 1941; HARE, HAMILTON und FEASBY 1943; VILCHES und Mitarbeiter 1943a; BURNET und Mitarbeiter 1946). Über eine

Verschleierung von örtlich gebundenen Herden von Q-Fieber („Balkangrippe") durch eine langsam sich ausbreitende B-Epidemie in Deutschland (Hessen) berichtet BIELING (1949). Es sind keine Anzeichen dafür vorhanden, daß seit der Entdeckung des A- und B- vielleicht C-Virus ein anderer Grippevirusstamm eine größere Epidemie verursacht hat. Der Nachweis von A- oder B-Virus gelingt aber während einer typischen Influenzaepidemie serologisch oder durch Virusisolierung aus dem Rachen der Patienten keineswegs immer. Der Virusnachweis kann in 20—70% der untersuchten Fälle versagen. Diese werden per exclusionem als Influenza Y bezeichnet. Manche Autoren postulierten dafür auch die Mitbeteiligung eines bisher unbekannten Grippevirusstammes, z. B. bei den kleineren Epidemien 1935, 1939 und 1941 (MARTIN und FAIRBROTHER 1939; HORSFALL und Mitarbeiter 1940; LENNETTE und Mitarbeiter 1941; RICKARD und Mitarbeiter 1941; HORSFALL 1942; TAYLOR und Mitarbeiter 1942/43; BURNET 1943c; SALK, MENKE und FRANCIS 1944; STUART-HARRIS 1945a, 1947; SIGEL und DAVIS 1947). Erklärungsversuche für dieses Phänomen finden sich auf S. 393. Es ist unzweckmäßig und verwirrend, wie z. B. nach REIMANN (1946) auf Grund dieser Tatsachen (endemische Influenza, Y-Fälle) eine sporadische bzw. endemische „Grippe" klinisch von der epidemischen „Influenza" (A, B und C) abzugrenzen; ebenso die Y-Fälle summarisch als „Bakteriengrippe" zu bezeichnen (wie HERZBERG 1949b).

5. Ursachen der Epidemieentstehung und des Epidemiecyclus. Den durchschnittlichen Antikörpergehalt einer Bevölkerungsgruppe in einem epidemiefreien Zeitintervall charakterisieren die Befunde, welche RAETTIG (1947/48) während eines Jahres an 3000 beliebigen Seren mit dem HIRST-Test erhob. Bezüglich Lebensalter ergab sich eine Kurve des Antikörpertiters (AKT) mit Maximum (1:32—1:64) beim Neonatus und in der Pubertätszeit und mit Minimum (bis 1:4) im ersten Lebensjahr und im Senium. Geschlecht und Gravidität haben auf den Antikörpertiter keinen Einfluß; Typhus, Fleckfieber und Tuberkulose senken ihn; andere Infektionskrankheiten, namentlich chronische Lungenerkrankungen erhöhen ihn. (Über den Einfluß von Haem. infl. auf den AKT vgl. S. 378.)

Der zeitliche Ablauf einer Epidemie ist bedingt durch die Zunahme der Zahl der resistenten Individuen, welche durch manifeste oder subklinische Infektion immun wurden. Da im allgemeinen im Verlauf der 2. Woche nach der Infektion der Antikörpertiter des Serums auf wirksame Höhe ansteigt, nimmt die Zahl der empfänglichen Individuen innerhalb einer Bevölkerungsgruppe, welche in häufigem und engem Kontakt lebt, ziemlich rasch ab. Daher erreicht eine Epidemie, namentlich von Typus A, in der Regel nach $1^{1}/_{2}$ Monaten ihr Maximum und erlischt nach rund 3 Monaten.

Das Zustandekommen einer Epidemie hängt von einer Reihe von Umständen ab. Die cyclische Wiederkehr erklärt sich am besten durch die nachweislich progrediente Abnahme der Gruppenimmunität (vgl. S. 404) in der Bevölkerung nach einer Epidemie: In der interepidemischen Periode verschiebt sich das Gleichgewicht zwischen immunen und empfänglichen Individuen mit erloschener Immunität zugunsten der letzteren. Diese Annahme findet in den Messungen der steigenden und fallenden Antikörperkonzentration großer Bevölkerungskreise in Abhängigkeit vom Epidemiecyclus eine gute Stütze (FRANCIS 1938; STUART-HARRIS und Mitarbeiter 1938; RICKARD und Mitarbeiter 1940; MARTIN 1940; SIEGEL und Mitarbeiter 1942; BURNET und CLARK 1942; GREENWOOD 1944; ENDERS 1944; SALK und Mitarbeiter 1945; *Commission on ac. Resp. Dis.* 1945).

Serumpools von ganzen Bevölkerungsgruppen weisen nach einer Epidemie hohen Antikörpertiter auf, welcher im Verlauf der nachfolgenden Monate wieder zur Norm abfällt (SCHWARTZ und Mitarbeiter 1946). Individuen, welche in eine halbisolierte, postepidemische Gemeinschaft eintreten (z. B. Militär) haben dementsprechend eine erhöhte Morbidität (STUART-HARRIS und Mitarbeiter 1938; SCHAFFER und SHAPIRO 1941; BURNET und CLARK 1942; PICKLES, BURNET und McARTHUR 1948). Andererseits liegen sichere Beobachtungen vor über das Einschleppen einer Epidemie in eine Bevölkerung mit abgeklungener Gruppenimmunität durch den Verkehr. Das fast gleichzeitige Auftreten der Epidemien in Europa und in den USA. (Abb. 6) spricht in Anrechnung der modernen Verkehrsschnelligkeit und -dichte und der kurzen Inkubationszeit der Influenza nicht dagegen. In Alaska gaben die isolierten Eskimowohngemeinschaften Gelegenheit, den Weg zu verfolgen, welchen eine A-Epidemie im Winter 1934/35 nahm. Er ging vom Januar bis April entlang den Fluglinien (über mehr als etwa 2mal 400 km) und den Hundeschlittentrakten. Die Einschleppung erfolgte einmal durch 3 klinisch gesunde Flugpassagiere (Virusträger ?), welche aus einem grippeverseuchten Ort kamen (PETTIT, MUDD und PEPPER 1936). Die Ausbreitung der Epidemien kann maximal der Verkehrsschnelligkeit entsprechen. Häufig aber erleidet sie durch mangelnde Disposition der Empfänger und durch zu geringe Expositionsmöglichkeiten längere Verzögerungen.

In einem gewissen Gegensatz zu den meisten bakteriellen Infektionen bedeutet ein guter Ernährungszustand bei der Influenza keine Verminderung der *Disposition* (vgl. S. 345). Überhitzung, Abkühlung, Ermüdung oder intraperitoneale Alkoholapplikation setzt die Resistenz der Maus gegen die Influenzainfektion nicht wesentlich herab (SARRACINO und SOULE 1941). Nach DE RITIS und GRANATI (1949; zit. nach FRUGONI u. Mitarb. 1949), ist die

Letalität von unterernährten hypoproteinämischen Mäusen geringer als bei normaler Kost. Andererseits wird die Krankheitsintensität durch Methionin, Arginin, Na-Nucleinat oder Uracil vermindert. Methionin- und proteinarme Kost macht Mäuse gegen S-Virus empfindlicher (SPRUNT 1948, ACKERMANN 1951). Ermüdung durch 5stündiges Bewegen auf dem Laufband vermindert die Morbidität, im Gegensatz zu Poliomyelitis und den meisten bakteriellen Erkrankungen (GRANATI und FRATONI 1949). Die Erfahrungen nach dem ersten Weltkrieg (S. 345), die Saisonbedingtheit der Epidemien (S. 350) und die tierexperimentellen Erfahrungen deuten alle darauf hin, daß die Disposition für Grippe durch calorisch-quantitative Unterernährung nicht beeinflußt wird, jedoch durch qualitative Mangelernährung infolge Fehlens von Stoffen mit besonderer biologischer Wertigkeit (Vitamine, essentielle Aminosäuren usw.) beeinflußt werden kann.

Es ergaben sich keine einfachen und sicheren Zusammenhänge zwischen dem Seuchengang der Influenza und der Oberflächenform der Landschaft (ECKARDT, FLOHN und JUSATZ 1936) oder zwischen dem Epidemieausbruch und unmittelbaren *meteorologischen Faktoren* (Lufttemperatur, Luftdruck, Niederschläge, Windstärke, Wetterfronten usw. MYGGE 1930, vgl. S. 348; BAUER 1938; JÄSCHOK 1938; JUSATZ 1938; FLOHN 1938; PETERSEN 1940; MEISSNER 1940). Die namentlich für A- (weniger für B-) Influenza in den letzten 30 Jahre vorherrschende Saisonbedingtheit (vgl. S. 350) kann durch mittelbare Änderung der Disposition oder der Exposition durch Klimafaktoren verursacht sein: z. B. Abnahme der UV-Bestrahlung im Winter, relative Hypovitaminose usw. Nach RAETTIG (1948) ist der durchschnittliche Antikörpertiter im Februar am niedrigsten (1:25). Ein mittelbarer Klimaeinfluß ist sicher das Auftreten von Erkältungskrankheiten als Schrittmacher für die Grippevirusübertragung (Husten, Niesen) oder als möglicherweise pathogenitätssteigernde Faktoren für das Grippevirus (vgl. S. 378 und 354). Eine Erhöhung der Exposition während der Wintermonate kommt als zusätzlicher Faktor in Frage (engeres Zusammenleben der Bevölkerung in geheizten Räumen, welche nur selten oder nie gelüftet werden). Die Bedeutung mittelbarer Klimafaktoren wird unterstützt durch das Auftreten der Influenzaepidemien auf der südlichen Erdhälfte im dortigen „Winter", jedoch vermindert durch das, wenn auch seltenere, Vorkommen von Epidemien und Pandemien im Sommer der nördlichen Erdhälfte (S. 345 u. 350).

Für das Fortleben des Virus während der interepidemischen Perioden werden die häufig nachgewiesenen sporadischen oder subklinischen Influenzafälle verantwortlich gemacht. Während einer Epidemie konnte aktives Virus öfters von anscheinend gesunden Personen aus der Rachenspülflüssigkeit gewonnen werden (z. B. CROWLEY, THIGPEN und RICKARD 1944). Dies gelang auch während sicher interepidemischer Perioden, vor allem in Australien. Diese Befunde führten zum Postulat eines endemischen Charakters der B-Influenza für Australien (BEVERIDGE und WILLIAMS 1944 u. a.). BIELING und HEINLEIN (1949) gelang in einer seuchenfreien Zeit auch in Deutschland der Nachweis von A-Viren aus der Lunge eines an Tetanus verstorbenen Patienten. Sporadische A-Fälle fanden sich im Frühjahr 1943 auch in Kanada (HARE, HAMILTON und FEASBY 1943) und in den USA. (SALK, MENKE und FRANCIS 1944). Entsprechend dem Periodogramm der Abb. 6 können diese Virusträger nicht als Frühfälle einer kommenden oder als Nachläufer einer vergangenen Epidemie gelten. Nach BURNET (1946) bleibt in ungefähr $1^0/_{00}$ der Bevölkerung das Virus in minimaler Konzentration latent vorhanden. Für dessen Nachweis sind offenbar die bisher gebräuchlichen Methoden zu wenig empfindlich.

Ein mögliches Virusreservoir in einem Zwischenwirt außerhalb des Menschen — in Analogie zur Schweineinfluenza und dem Lungenwurm (vgl. S. 355) — ist auch in Erwägung zu ziehen. Auf diese Möglichkeit weisen folgende Tatsachen: 1. Das Phänomen der Schweineinfluenza (SHOPE 1938, 1941) und der europäischen Ferkelgrippe (KÖBE und FERTIG 1938). 2. Nach FRANCIS und MAGILL (1935/36) sowie MOTE und JONES (1939) sind gewisse Frettchenstämme gegen Infektion mit menschlichen Influenzavirusstämmen immun, da sie a priori hohen Antikörpertiter im Serum aufweisen. s. a. MULDER und Mitarbeiter 1949b. Dies macht wahrscheinlich, daß die Erkrankung bei Frettchen auch unter natürlichen Bedingungen vorkommen kann. 3. HORSFALL und HAHN (1939) wiesen in Mäusen ein natürlich vorkommendes pneumotropes Virus nach, welches eine der menschlichen Influenza nahe verwandte Antigenstruktur hat. Auch für den Igel ist das Grippevirus pathogen.

Die plötzliche Steigerung der Pathogenität beim Zustandekommen einer Epidemie kann erklärt werden durch Mutation eines vordem latenten Virusstammes oder durch quantitative Verdrängung der apathogenen interepidemischen Stämme (Y) durch Vermehrung eines pathogenen Stammes in der an Antikörper verarmten Bevölkerung. Die Verdrängung eines pathogenen durch einen hochpathogenen Virusstamm im großen findet ihr experimentelles Modell im Interferenzeffekt verschiedener Stämme in der Gewebskultur (ANDREWES 1942 a) und im Ei (HENLE und HENLE 1943, 1944 a, b; ZIEGLER und HORSFALL 1944 u. a.). In einer Skala, welche die verschiedene Infektiosität und Pathogenität gegenüber Mensch, Frettchen und Maus zum Maßstab nimmt, unterscheidet demgemäß ANDREWES (1942 c) zwischen einem apathogenen „basischen" und dem hochpathogenen pneumotropen Pandemievirus 7 verschiedene Grade.

Außerdem ist es möglich, daß ein Synergismus zwischen Grippevirus und Bakterien oder einem anderen Virus (Schnupfen, primär-atypische Pneumonie, Coxsackie, vgl. S. 394 usw.) bei der Entstehung einer Epidemie mitwirkt. Die auf S. 348, 374 ff. und 383 gegebenen Überlegungen über das „komplexe Virus" können auch hier Gültigkeit bekommen, sofern eine A- oder B-Epidemie mit vielen bakteriellen Sekundärinfektionen einhergeht. Die Kombination Influenza + akuter Schnupfen (welcher nicht zur Symptomatologie der unkomplizierten Grippe gehört) war bei manchen Epidemien so häufig, daß man sie auch infolge dieser Viruskombination als komplexe Epidemie bezeichnen konnte (vgl. S. 444).

III. Übertragungsmodus und Lebensfähigkeit des Virus in der Umwelt.

Die epidemiologischen Erfahrungen und die Tierversuche gestatten die Annahme, daß während einer Epidemie und allgemein zu Beginn des Winters das Influenzavirus durch Tröpfchen- und Staubinfektion verbreitet wird. Je kleiner die, namentlich durch Niesen produzierten Tröpfchen sind, desto schneller trocknen sie aus und bleiben in der Luft suspendiert (s. unten). Sind die Tröpfchen größer (Husten), so fallen sie nach dem Versprayen in etwa 2 m Distanz zu Boden und kommen als Infektionserreger nicht mehr wesentlich in Betracht. Infektiöses Influenzavirus wurde im Staub nachgewiesen, welcher aus der Umgebung von infizierten Frettchen entnommen wurde (EDWARD 1941). Der Unterschied zwischen den schnell abwärts fallenden, größeren Tröpfchen und den in der Schwebe bleibenden kleinen, wurde durch Blitzlichtphotographie sichtbar gemacht (BOURDILLON und LIDWELL 1941; JENNISON 1942). Nicht unwesentlich ist ferner die Übertragung durch feste Gegenstände. Angetrocknetes Influenzavirus kann unter Ausschluß von UV-Bestrahlung über mehrere Wochen infektiös bleiben, sofern es in die Respirationswege gelangt.

ANDREWES (1942) postulierte, daß die Verbreitung des Influenzavirus in erster Linie eine Folge der saisonmäßigen Erkältungskrankheiten mit Husten und Niesen ist, ohne daß dadurch zunächst eine Influenzaerkrankung klinisch manifest wird. Die nicht seltene Kombination von Grippeepidemien mit akutem Schnupfen macht es wahrscheinlich, daß das Schnupfenvirus (vgl. S. 444) auch für die Übertragung des Grippevirus als Schrittmacher wirken kann. Die Blindpassagen des Grippevirus verursachen eine progrediente Virulenzsteigerung, bis es zur manifesten Erkrankung kommt, und die weitere Verbreitung des nunmehr pathogenen Virus zur Epidemie führt (vgl. S. 348 und 352).

Experimentelle Untersuchungen mit verspraytem aktivem Virus aus Mäuselungen und Allantois an Tier und Mensch erwiesen die Infektionsmöglichkeit durch die Luft. In einem geschlossenen Raum bleibt das Virus längere Zeit in der Luft suspendiert, ohne dabei an Virulenz zu verlieren. Es konnte nach 30 min wieder aus der Luft zurückgewonnen werden und war für die Maus noch infektiös (WELLS und BROWN 1936). Die Infektiosität des Virus bleibt bei einer relativen Luftfeuchtigkeit von 17—24% 24 Std lang erhalten; in trockener Luft noch länger (LOOSLI und Mitarbeiter 1943). In trockenem Zustand bleibt sie im Kühlschrank bis zu 6 Wochen unverändert, bei — 60° C noch länger (SCHERP, FLOSDORF und SHAW 1938; weitere Lit. bei VAN ROOYEN und RHODES 1948, S. 625). Auf Stoff (z. B. Bettzeug) eingetrocknetes A-Virus (z. B. Melbourne-Stamm) kann bei Zimmertemperatur bis zu 2 Wochen infektiös bleiben, auf Glas oder in Haushaltungsstaub bis zu 5 Wochen (EDWARD 1941), auf der Handfläche 10—45 min lang (KRUEGER 1942; PARKER und MACNEAL 1944). Die Infektiosität wurde an Mäusen und Eiern getestet. Die Haftfestigkeit des Virus an Glas zeigt ferner der einfache Versuch, wonach die fortlaufende Virusverdünnung ohne Wechsel der Pipette kleiner wird, als bei Gebrauch einer neuen Pipette für jede Verdünnung (BIELING und OELRICHS 1946). Virushaltige Allantoisflüssigkeit, auf Glas angetrocknet, bleibt für mehrere Tage für das Ei infektiös, zusammen mit Schleim bis 7 Wochen (PARKER, DUNHAM und MACNEAL 1944). B-Virus ist labiler als A und wird nach Eintrocknen auf Glas, Gummiunterlage oder Handfläche rasch inaktiviert (U.S. Nav. Med. Lab. 1942b). Die Dauer der Haltbarkeit in trockenem Zustand ist ferner durch den Virulenzgrad bedingt (PARKER und Mitarbeiter 1944).

IV. Das Influenzavirus.

1. Geschichte der Entdeckung des Influenzavirus und erste Resultate der Experimente mit demselben. Während früher um die Ätiologie der Grippe ein erbitterter Streit ausgefochten wurde, nämlich ob der Influenzabacillus allein oder in Verbindung mit anderen Bakterien oder einem unbekannten Virus oder dieses allein die Ursache der Grippe sei (s. MASSINI, Influenza im Handbuch 3. Auflage 1934), ist seit dem Jahre 1933 eindeutig festgelegt, daß die Ursache der Grippe ein Virus ist. 1931 war die Situation die folgende: Der Influenzabacillus war wahrscheinlich nicht der Erreger der Grippe, sondern ein Virus, aber die wenigen positiven Versuche, mit filtriertem Sekret von Grippepatienten am Menschen Grippe zu erzeugen (s. S. 346), waren nicht genügend beweisend für das Vorhandensein eines Virus. Man konnte in diesen Fällen eine zufällige natürliche Grippeinfektion nicht ausschließen. Außerdem standen den positiven Ergebnissen ebensoviel negative Resultate gegenüber. Eine entscheidende Wendung brachte nun die Entdeckung des Schweineinfluenzavirus durch SHOPE (1931 a und b, 1932, 1934, 1935, 1936 a und b, 1937 a und b, 1938) bei der Schweineinfluenza (Hogflu, Tromp).

In Amerika (JOWA) gibt es seit 1918 unter den Schweinen eine epidemische Krankheit, welche weitgehende Ähnlichkeit mit der menschlichen Influenza zeigt. Inkubationszeit 2—7, meist 4 Tage, bei experimenteller intranasaler Infektion 24—48 Std. Plötzlicher Beginn, Fieber bis 40°, starke Abgeschlagenheit, Freßunlust, Schmerzen bei jeder Berührung, anfallsweiser Husten, Bronchitis, Atelektase bis Pneumonie der cephalen, kardialen Lungenlappen, Leukopenie (1000—7000, normal = 15000—29000), Schwellung der cervicalen, mediastinalen, mesenterialen Lymphdrüsen, eventuell Delirien, Exitus. Die Epidemien sind verschieden schwer, z. B. 1928 schwer: Mortalität 4%, 1929 leicht: Mortalität unter 1%. Bei dieser Krankheit fand SHOPE nun regelmäßig in Bronchien, Lungen, eventuell Blut ein Stäbchen, das sich vom Influenzabacillus Pfeiffer nicht unterscheiden läßt. Dieser „Haemophilus influenzae suis" ist aber für Schweine nicht pathogen und macht keine Epidemie. Daneben konnte SHOPE ein filtrierbares Virus nachweisen. Dieses Virus machte nur eine leichteste Krankheit, „Filtratkrankheit". Wurde aber Virus + Haemophilus auf Schweine intranasal geimpft, so entstand typische Schweineinfluenza, wie wenn unfiltriertes, virulentes Material verimpft wurde. Auch Stallinfektionen gelangen wie bei der natürlichen Epizootie. Gegen das Virus lassen sich die Schweine immunisieren, gegen die Influenzabacillen nicht. Mit Influenzabacillen allein lassen sich die Schweine nicht infizieren, es entsteht nur durch sehr große Massen Bakterien eine Intoxikation. Die Analogie zu den Verhältnissen bei der Menscheninfluenza liegt nahe und wurde von SHOPE und Mitarbeiter schon betont. Das bestimmende Agens ist das Virus.

SHOPE (1939, 1941, 1942) hat nun weiter nachgewiesen, daß das Virus während der epizootie-freien Zeit in Lungenwürmern, Metastrongylus elongatus und Choerostrongylus putendo tectus, regelmäßig vorhandenen Parasiten der Schweine, leben bleibt. Die Lungenwürmer leben in den unteren Partien der Schweinelunge. Die Eier mit Embryo werden ausgeschieden und von Regenwürmern aufgenommen. In den Regenwürmern machen die mit dem Virus infizierten Larven 3 Stadien durch, bis sie invasionsfähig werden. Die Regenwürmer werden nun von den Schweinen gefressen. Die Larven werden im Darm frei und gelangen in die Lungen und damit auch das Virus. Die Larven des Lungenwurmes bleiben in den Regenwürmern 16 Monate und im Respirationstractus der Schweine weitere 3 Monate lebend. Experimentell genügt es nun nicht, die Schweine mit Regenwürmern, die virushaltige Larven beherbergen, zu füttern, sondern es muß noch eine weitere Bedingung, eine unspezifische Provokation dazu kommen, z. B. eine intramuskuläre Einspritzung mit Haemophilus oder eine intrapleurale mit Calciumchlorid. Auch diese Provokation gelingt nur im Winter und im Frühjahr, im Sommer nie. Außerdem ist es nicht gelungen, das Virus in den Larven oder in den Lungenwürmern nachzuweisen, das Virus ist maskiert (SHOPE). Die Infektionskette ist also für Schweineinfluenza nicht ganz geschlossen (SHOPE 1937a, 1948). Bemerkenswert ist, daß

1. das Schweineinfluenzavirus im Regenwurm, eine Spezies, die zu Menschen und Schweinen keine Verwandtschaft zeigt, fortleben und sich vermehren kann,
2. nur im Herbst/Winter eine Epizootie entsteht, beim Menschen zur Zeit wenigstens eine Epidemie im Februar/März.
3. daß in den Sommermonaten bei der Schweineinfluenza eine absolute Latenz besteht, die ihr Analogon in der Latenz des humanen Virus beim Entwicklungscyclus im Hühnerembryo hat.

Auf diese schönen Untersuchungen von SHOPE hin wurden die Arbeiten über die Ätiologie der Grippe beim Menschen wieder aufgenommen, und es gelang dann SMITH, ANDREWES und LAIDLAW (1933), bei einer Epidemie am Anfang des Jahres 1933 in London, ein Virus durch Übertragung auf das Frettchen zu isolieren.

Das Einträufeln von bakterienfrei filtriertem Nasen-Rachen-Waschwasser in die Nasen von Frettchen erzeugte in 5 von 8 Untersuchungen eine fieberhafte Krankheit mit den Symptomen wie die der unkomplizierten Grippe beim Menschen, ebenso einmal die Impfung mit Lungenemulsion. Die Inkubation betrug 2 Tage. Nach dieser Zeit folgte ein rascher Fieberanstieg bis 204/205⁰ F (40⁰/40,6⁰ C), oft diphasisch, am 3. oder 4. Tag Fieberabfall und Wiederanstieg bis am 4. und 5. Tag. Nach 2 weiteren Tagen definitive Entfieberung.

Die Tiere waren sehr krank, apathisch, hatten Schnupfen, Muskelschwäche, Conjunctivitis. Aus der Nase floß ein mucopurulentes Sekret, wobei die Nasenöffnung oft verstopft war, so daß die Tiere durch das Maul atmen müssen (dieser Schnupfen ist ein Symptom, das bei der Grippe des Menschen nicht oder nur in sehr geringem Maße vorkommt). Nach 10 Tagen oder etwas später waren alle Tiere geheilt. Die einzelnen Symptome konnten gering ausgebildet sein oder ganz fehlen. Todesfälle traten keine ein, selten wurde ein Rückfall beobachtet. Schädigungen in der Mucosa der Nasenmuscheln, Verlust der Ciliarzellen, Hyperämie und Nekrosen durch die ganze Schleimhaut hindurch (STUART-HARRIS und FRANCIS 1938); Lunge und andere Organe blieben ohne Schaden. Das Virus fand sich in oder auf der Mucosa der Nasenmuscheln. Es konnte in Passagen weiter gezüchtet werden. Da die Tiere durch Niesen das Virus verspritzten, entstanden auch Stallinfektionen. Es wurde auch eine Laborinfektion beim Menschen beobachtet (vgl. S. 366), der Influenzavirusstamm wurde auf Frettchen zurückgezüchtet (SMITH und STUART-HARRIS 1936).

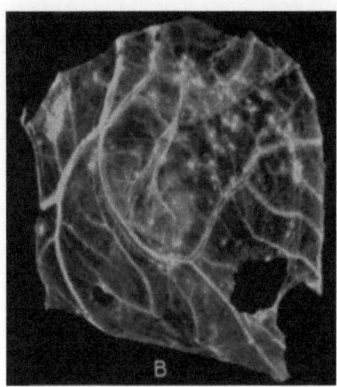

Abb. 7. Chorio-Allantoismembran. 59. Eipassage, typische Foci. (Aus BURNET 1936.)

Diese geheilten Tiere waren nun gegen eine zweite intranasale Infektion während 5 bis 6 Wochen vollständig immun. Nach 3 Monaten nahm die Immunität ab. Einzelne Tiere wurden leicht krank (SMITH, ANDREWES und LAIDLAW 1935).

Andere (subcutane oder intravenöse) als intranasale Applikationen ergaben negative Resultate. Ebenso die Verimpfung von Milz, Lymphknotensubstanz und von Blut der kranken Tiere. Das Virus von Mensch und Frettchen ließ sich durch Gradocoll-Membranen mit durchschnittlicher Porengröße von 0,6 μ filtrieren.

Gleichzeitige Verimpfung von Virus und von Haem. infl. suis oder humani gibt keine wesentliche Veränderung des Krankheitsbildes.

Eine gleiche Krankheit entstand durch Einimpfung von Schweineinfluenzavirus, das von SHOPE zur Verfügung gestellt wurde. Kreuzversuche ergaben, daß das menschliche und das Schweinevirus zwar verwandt, aber nicht identisch sind, indem gegen das homogene Virus eine komplette, gegen das heterologe Virus aber nur eine unvollständige Immunität entstand. Das Serum geheilter Frettchen enthielt, das Virus neutralisierende, Antikörper mit höherem Titer gegenüber dem homologen Stamm.

Die Autoren kommen zum Schluß: Der ätiologische Faktor für die menschliche Influenza ist ein Virus. Gewisse Bakterien erleichtern die Invasion oder erzeugen Komplikationen (s. a. LAIDLAW 1935).

SHOPE (1934) zeigte, daß wenn die Frettchen vor der Infektion anästhesiert wurden, nicht nur Veränderungen in der Nasenmucosa, sondern auch Lungeninfiltrate entstehen konnten. Die Anästhesierung hat noch den Vorteil, daß die Infektion leichter haftet.

Das Frettchenvirus läßt sich durch intranasale Impfung auf weiße Mäuse übertragen (ANDREWES, LAIDLAW und SMITH 1934; FRANCIS 1934). Bei diesen Tieren entstehen Entzündungen in den tieferen Teilen des Respirationstractus und in den Lungen.

Erster Nachweis des Virusvorkommens in anderen Ländern.

Im Jahre 1934 konnte dann FRANCIS (Science 1934) im Rockefeller Hospital New York nach mehreren erfolglosen Übertragungsversuchen aus einem Sputum, das von Patienten während einer Epidemie von Puerto Rico eingesandt wurde, in 3 von 5 Untersuchungen das Virus durch den Frettchenversuch nachweisen (PR 8). Der amerikanische Stamm schien für Frettchen und Mäuse pathogener zu sein als der englische, es entstanden leichter Pneumonien und Exitus bei den Frettchen. Er zeigte bei Vergleichen ähnliche Eigenschaften, wie das ebenfalls pathogenere Schweinevirus. Die einzelnen Mäusestämme waren ungleich empfindlich.

1940 isolierte FRANCIS bei einer leichten Epidemie in einem Kinderheim in Irvington House on Hudson den biologisch von den bekannten Stämmen verschiedenen Stamm Lee, nachdem in USA. bei 2 großen Epidemien von klinisch typischer Influenza 1936 und 1940 aus Rachenwaschungen kein Virus gezüchtet werden konnte, und nachdem zahlreiche Untersuchungen zum biologischen Nachweis (Neutralisierungsversuche, Komplementfixation) von dem bekannten Standardstamm PR 8 und von anderen Stämmen negative Resultate ergeben hatten. Unabhängig von FRANCIS isolierte MAGILL 1940 den gleichen Typus.

Die alten Stämme wurden mit „Typus A", die neuen mit „Typus B" bezeichnet (HORSFALL und Mitarbeiter 1940).

2. Isolierung des Influenzavirus. Die Influenzavira wachsen, wie andere Vira, nur auf lebendem Gewebe. Am einfachsten und am sichersten gelingt die Isolierung aus dem Respirationstrakt der Menschen und Tiere durch intranasale

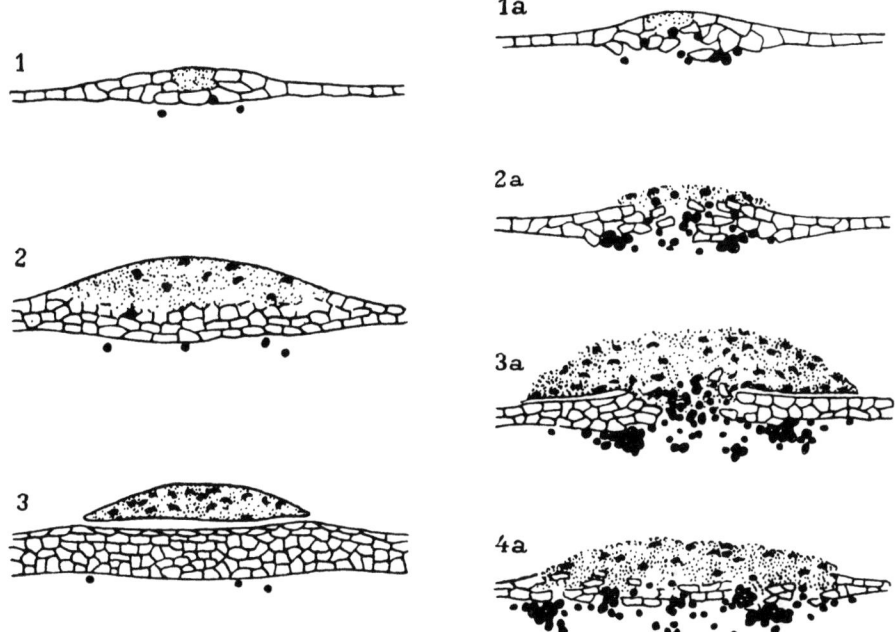

Abb. 8. Schematische Zeichnung der Entwicklung der ektodermalen Veränderungen in der Chorioallantois. 1—3 aufeinanderfolgende Stadien eines Virus von 30—40 Passagen. 1a—4a gleiche Stadien eines aktiveren Virus (65—70 Passagen); 3a und 4a Endstadien. Nekrotisches Material ist punktiert. Eosinophile Leukocyten: schwarze Flecken (rund : normale, verzogen : nekrotisch). Mononucleäre Zellen : Kreise mit dickem Rand. Ektodermzellen weiß. (Aus BURNET 1936.)

Infektion des mit Äther narkotisierten Frettchens (starke Stammdifferenzen). Im ganzen recht häufig gelingt die direkte Isolierung auf (9—11—14 Tage alte) Hühnerembryonen, und zwar besser mit der etwas schwierigeren Amnionkultur (BURNET, BEVERIDGE und BULL 1944; BURNET 1940; BEVERIDGE und BURNET 1944) als mit der leichteren Chorioallantoiskultur (zuerst SMITH 1935; BURNET 1935; BEVERIDGE und BURNET 1946) (Abb. 7 und 8). Schon früh wurden auch Kulturmedien mit lebenden Geweben (Explantate) gemacht (Hühnerembryo, Lunge von Hühner- oder humanem Embryo; FRANCIS und MAGILL 1935 b; WIRTH 1950). Dabei ist es nötig, die eventuellen Begleitbakterien zu entfernen. Das geschieht durch Abfiltrierung der Bakterien durch Ultrafilter (wobei aber auch das Virus zum Teil zurückgehalten wird) oder durch Abtöten derselben mit Antibioticis, Penicillin, Sulfonamiden usw., mit mehr positivem Resultat.

Es ist aber zu bemerken, daß die einzelnen Stämme sehr verschiedene Ansprüche an die Nährböden stellen. Am leichtesten läßt sich das typische A-Virus isolieren, schwer oder nicht das B-Virus gewisse interepidemische Stämme, trotz Anwendung der manchmal noch erfolgreichen Blindpassagen (BURNET und LUSH 1940a; LENNETTE und Mitarbeiter 1941; R. M. TAYLOR und DREGUSS 1941; EATON und BECK 1941; ANDREWES und GLOVER 1944; HIRST 1947, b). Es genügen 10 Partikel PR 8 zur Infektion der Allantois und der Maus, 10 Partikel Lee zur Infektion der Allantois, aber erst 10000 Partikel Lee infizieren die Maus (FRIEDEWALD und PICKELS 1944). Die Weiterimpfung, Adaptation, auf andere als die empfindlichsten Tiere gelingt dann meist leichter, eventuell mit Blindpassagen. Einzelne Mäuserassen sind empfänglicher als andere. Nach einigen Passagen entsteht ein für das neue Tier gleichmäßig pathogener Stamm (s. auch bei Variation und Tropismus). Die Verimpfung und die Adaptation auf andere Tiere weist die Entstehung von mehr oder weniger stabilen Varianten (s. S. 364 ff.) von seiten des Virus und das Vorhandensein von speziellen Empfänglichkeiten (s. S. 362 und 363) von seiten des Wirtes nach.

Weitere empfängliche Tiere (s. Zusammenstellung bei VAN ROOYEN und RHODES 1948, S. 606). Bemerkenswert ist, daß das Küchlein 5 Tage nach dem Ausschlüpfen nicht mehr empfänglich ist (hohe Körpertemperatur) (ENDERS und PEARSON 1941).

3. **Eigenschaften des Virus.** Das Influenzavirus (A, B, Schweinetyp [S]) konnte weitgehend gereinigt, d. h. von den Bestandteilen des Nährbodens, auf dem es gewachsen war, abgetrennt werden. Meist wurde das Virus aus den Hühnerallantois verwendet, gelegentlich auch aus Mäuselungen oder aus anderen Nährböden.

Zur Reinigung wurde eine oder mehrmalige Adsorption an und Elution von Hühnererythrocyten (FRANCIS und SALK 1942) und fraktionierte Zentrifugierung (3000—4000 Touren je Minute zur Entfernung der gröberen Bestandteile, 13000 bis 30000—90000 Touren und mehr zur Sedimentierung der Partikel, Elementarkörper, FRIEDEWALD und PICKELS 1944, KNIGHT 1946 a, b u. a.) verwendet.

Eine interessante Methode wurde durch ZWART und VOORSPUIJ (1949) angegeben. Das Virus wird an $CaCO_3$ adsorbiert und dieses durch Permutit in eine lösliche Natriumverbindung übergeführt, wobei das Virus frei wird.

Man erhält auf diese Weise Aufschwemmungen von Partikeln, welche die Infektivität und alle anderen antigenen Eigenschaften des Virus unverändert und in höherer Konzentration besitzen und welche wahrscheinlich nur sehr wenig Beimengungen der Nährböden enthalten (KNIGHT 1946 a, b; LAUFFER und MILLER 1944; SHARP und Mitarbeiter 1943, 1944, 1945; TAYLOR 1946; TAYLOR und Mitarbeiter 1943, 1944 a; WIENER und Mitarbeiter 1946; s. dazu auch S. 399).

Die einzelnen Typen des Virus A, B, S zeigen im allgemeinen die gleichen Eigenschaften, differieren aber doch signifikant voneinander. Diese Unterschiede lassen sich nicht nur durch biologische, sondern auch durch physikalische und chemische Methoden nachweisen (s. Tabellen 1—4).

a) *Physikalische Eigenschaften.*

Tabelle 1. *Physikalische Eigenschaften der Influenzaviren.*
Nach SHARP u. a. 1943, 1944, 1945.

	Sedimentationskonstante $\times 10^{13}$	Dichte in wäßriger Suspension	Größe aus der Sedimentationsgeschwindigkeit mμ	Größe aus der Elektronenmikrographie mμ	Partial spezifisches Volumen	Wassergehalt in % des Volumens	Isoelektrischer Punkt[1]
Influenza A (PR 8-Stamm)	742	1,104	116	101	0,822	52,0	5,4
Influenza B (Lee-Stamm)	840	1,104	124	123	0,863	34,5	
Schweineinfluenza	727	1,100	117	96,5	0,850	43,3	

[1] KNIGHT 1946 a.
Siehe auch LAUFFER und STANLEY 1944.

Tabelle 2.

Weitere Befunde (Elektronenmikrographie, Abb. 9). Nach Adsorption an Hühnererythrocyten sind die Durchmesser etwas kleiner (DAWSON und ELFORD 1949).
Virus A (PR 8): $90 \pm 11,5$ mμ rund, scharfe Grenzen
Virus B (Lee) 103 ± 8 mμ rund, scharfe Grenzen, daneben lange Formen, bis zu 4 μ lang

Die Viruspartikel, Elementarkörper der Influenza (und anderer Virusarten dieser Gruppe: Mumps, Newcastle Disease und Hühnerpest) sind kugelförmig, deformierbar und besitzen wahrscheinlich eine dünne Haut. Das Innere ist ungleichmäßig, es besteht zwar kein Kern, aber mehr oder weniger dichte Stellen (Abb. 9).

Je größer die Partikel, Elementarkörper sind, desto leichter sind sie deformierbar. Zum Beispiel zeigen Mumps-Elementarkörper (180—190 mµ) mehr Unregelmäßigkeiten, unschärferen Rand, Pseudopodien-ähnliche Bildungen als die Influenzavirus-Elementarkörper mit rund 100 mµ Durchmesser (DAWSON und ELFORD 1949; WEIL u. a. 1948).

Außer den runden, ovalen und bohnenartigen Formen sind besonders bei frisch isolierten Stämmen in der letzten Zeit noch perlschnurähnliche, knospenartige Formen oder mehr oder weniger dicke Stäbchen, Fäden und Knäuel beschrieben worden (MOSLEY und WYCKOFF 1946; HEINMETS 1948; CHU und Mitarbeiter 1949; DAWSON und ELFORD 1949, 1950). Diese

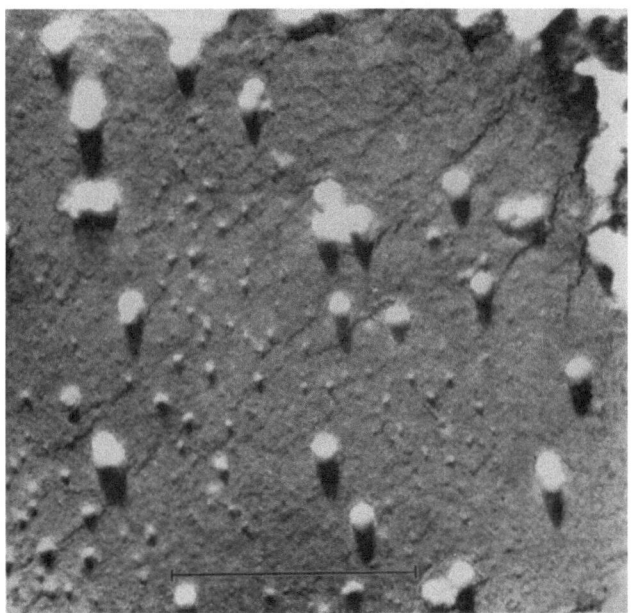

Abb. 9. Influenzavirus. Schattenmethode. Elektronenmikrographie. (Aus WILLIAMS und WYCKOFF 1945.)

„Langformen", filamentösen Partikel wurden als Entwicklungsstufen oder Degenerationsformen gedeutet.

Die meisten dieser Bilder, sofern sie nicht aneinander gereihte Kugeln darstellen, sehen aus wie Kunstprodukte und haben oft keine Übergänge zu den meist ziemlich einförmig aussehenden bekannten runden Formen. Ein sicherer Entscheid kann erst getroffen werden, wenn wesentlich mehr Photographien, unter verschiedenen Bedingungen aufgenommen, vorliegen. Solche abnormen Formen wurden auch beim Newcastle Diseasevirus (BANG 1948) und bei Coliphagen Tetanusbacillen-artige, gleichmäßige Formen (WYCKOFF 1950; HERČÍK 1950) beobachtet (s. a. WOLPERS 1941).

Bei anderen, ebenfalls frisch isolierten Stämmen (Geneva III) fehlen solche filamentöse Formen so gut wie ganz (WIRTH 1950).

Bei der Influenza kommen keine Einschlußkörper vor. Die Angaben einzelner Autoren über das Vorhandensein derselben haben sich nicht bestätigt (VAN ROOYEN und RHODES S. 610, 588).

b) *Chemische Eigenschaften.* Die Befunde der einzelnen Autoren über die chemische Zusammensetzung der Partikel stimmen recht gut überein. Differenzen erklären sich durch folgende Schwierigkeiten der Untersuchung: Die einzelnen Bestandteile konnten, hauptsächlich wegen Mangel an Ausgangsmaterial, meistens nicht alle quantitativ bestimmt werden. Sie wurden zum Teil aus den Differenzen zwischen den direkt nachgewiesenen Bestandteilen und dem Gesamtgehalt berechnet.

Es bestehen auch vielfach sehr große Komplexe aus verschiedenen Komponenten, z. B. Lipoid-Protein-Kohlenhydratkomplexe, wie bei den Bakterien. Je nach dem Grade der Aufspaltung dieser großen Komplexe erhält man andere Mengenverhältnisse ihrer Teile.

Endlich ist es möglich, daß auch bei den „gereinigten" Viruspartikeln noch Reste von den Nährsubstraten (Allantois, Mäuselunge usw.) mitbestimmt wurden, welche zufällig die gleichen chemisch-physikalischen Eigenschaften besitzen, wie die Partikel selbst und somit als Verunreinigung anzusehen sind (die Ansicht der meisten Autoren). Jedenfalls sind solche biologisch nachgewiesen worden, bei PR 8 20%, bei Lee 30% für Allantoisflüssigkeit (KNIGHT 1946 b). Dieser Autor nimmt aber an, daß diese Nährbodenantigene in die Viruspartikel als Komponente eingebaut werden.

Trotz aller Kritik in der Beurteilung der Analysen ist anzunehmen, daß die einzelnen Typen und Stämme chemisch-physikalisch verschieden zusammengesetzt sind. Diese Resultate werden durch die biologischen Experimente bestätigt (s. Tabelle 3).

Tabelle 3. *Chemische Zusammensetzung der Viruspartikel* (TAYLOR 1944; SHARP u. a. 1945.)
INA = Desoxypentosetyp. RNA = Ribopentosetyp.

	Ganzer Komplex				Lipoid				Nicht Lipoid				
	C	N	P	Kohlen-hydrate	Total	Phospho-lipoid	Choleste-rol	Neutral-fett	Total	Protein	Kohlen-hydrate	Nuclein-säuren	
												INA	RNA
Influenza A (PR 8 Stamm)	53,2	10,0	0,97	12,5	23,4	11,3	7,0	5,1	77,5	65,0	7,3	1,5	?
Influenza B (Lee Stamm)	52,7	9,7	0,94	13,1	22,4	11,2	3,7	7,2	76,4	63,6	9,4	1,2	?
Schweine-influenza	51,4	9,0	0,87	10,0	24,0	10,7	5,7	7,7	77,6	67,6	10,0	+	?

Die Gesamtlipoide sind bei den 3 Typen praktisch in gleicher Menge vorhanden, dagegen finden sich bei Influenza B nur etwa $1/2$ soviel Cholesterin wie bei A und S-Influenza.

Tabelle 4. *Gehalt von Virus A, PR 8 und B, Lee an Aminosäuren* (KNIGHT 1947 c).

Aminosäuren	PR 8 %	Lee %	Aminosäuren	PR 8 %	Lee %
Alanin	2,5	2,6	Methionin	2,3	2,1
Arginin	5,0	4,0	Phenylalanin	3,7	3,4
Asparaginsäure	7,4	7,3	Prolin	2,6	2,7
Glutaminsäure	7,7	6,2	Serin	2,2	2,2
Glycin	2,5	2,9	Threonin	3,7	4,0
Histidin	1,4	1,5	Tryptophan	1,1	0,7
Isoleucin	5,2	5,4	Tyrosin	3,1	2,1
Leucin	5,3	5,5	Valin	3,4	3,2
Lysin	3,6	4,7			

Signifikante Unterschiede zeigen 5 Aminosäuren: Arginin, Glutaminsäure, Tryptophan, Tyrosin waren in größerer Menge bei Influenza A als bei B und S vorhanden, Lysin fand sich bei B in besonders großen Mengen.

Es ist wahrscheinlich, daß diese Differenzen in der chemischen Zusammensetzung auch die biologischen Differenzen zwischen PR 8 und Lee bedingen, wenigstens zum Teil.

Die Influenzaviren enthalten relativ zu anderen Viren wenig Nucleinsäure, davon sicher solche vom Desoxypentosetyp, wahrscheinlich auch vom Ribopentosetyp (KNIGHT 1946 a und b; 1947 b).

Die Gesamtmenge von Kohlenhydraten ist nach den Untersuchungen aller Autoren wesentlich größer, als der Verbindung derselben in Nucleinsäure entsprechen kann.

KNIGHT (1947 b) fand Mannose, Galaktose und Glucosamin an größere Komplexe gebunden.

Radioaktiver Phosphor 32, in die Allantoishöhle des Hühnerembryo eingebracht, wird von 3 Std später inoculiertem Virus sehr wahrscheinlich eingebaut, und zwar in Phosphorlipoide und in die Pentosenucleinsäure Fraktion (GRAHAM und MCCLELLAND 1949).

4. Aufbewahrung und Reaktionen des Virus. *a) Aufbewahrung.* Die beste Methode zur Konservierung des Virus mit Erhaltung der Virulenz und der Vermehrungsfähigkeit besteht in Aufbewahren bei —78 bis —60° C in zugeschmolzenen Ampullen (Luftabschluß) (TURNER 1938; HIRST 1941; HORSFALL 1939).

Gewisse B-Stämme werden aber doch durch diese tiefe Temperatur geschädigt (KNIGHT 1947 b).

Auch in getrocknetem Zustande, eventuell mit Gefrieren, läßt sich das Virus längere Zeit unverändert erhalten (SCHERP u. a. 1938) s. S. 354.

Ein Zusatz von 50% Glycerin und Aufbewahrung im Eisschrank gestattet eine Konservierung bis zu maximal 1 Jahr (SHOPE 1931, 1934; BURNET und CLARK 1942 u. v. a.)

Haltbarkeit in der Umwelt, bei Versprayungen s. S. 354; Tageslicht s. S. 398.

b) Reaktion auf physikalische Einwirkung. Sorgfältige quantitativ und zeitlich abgestufte Experimente zeigten, daß die einzelnen Funktionen der Viruspartikel gegen physikalische und chemische Einwirkungen verschieden empfindlich sind. Die Reihenfolge der Empfindlichkeit gegenüber den Einflüssen ist bei allen Arten derselben ziemlich die gleiche.

Es geht verloren die Fähigkeit
1. der Infektion und der Vermehrung;
2. der Toxinbildung;
3. zur Interferenz;
4. zur Hämagglutination, Adsorption und Elution (HIRST 1948 b); zum Refraktärmachen der Erythrocyten gegen Agglutination durch Zugeben von frischem Virus; zur Adsorption an die Allantoiszelle; zu Immunisieren; der Komplementfixation mit den Antigenen, die nur in großen Partikeln vorhanden sind.
5. der Komplementfixation mit dem soluble antigen (HENLE und HENLE 1947; HIRST 1942 b; HENLE, HENLE und KIRBER 1947, Ultraviolettbestrahlung; BURNET und Mitarbeiter 1945, Hitze; KNIGHT 1946 a; SVEDMYR 1948 b; MCKEE und HALE 1946; JONES 1945).

Die Vermehrungsfähigkeit und Infektiosität ist also an das ungeschädigte Vollvirus gebunden.

Hitze. Die Infektivität wird zerstört durch Erhitzen des Virus auf 56° für 20—30 min (HIRST 1942 b, 1948 b). Die übrigen Fähigkeiten werden in 70 min 57° zerstört (MCKEE und HALE 1946). Schon leichte Temperaturerhöhungen auf 39—40° schädigen das Virus (MCLEAN und Mitarbeiter 1944; SIGURDSSON 1944; BURNET 1936 c). Einzelne Stämme adaptieren sich an höhere Temperaturen (JONES 1945).

Ultraviolettbestrahlung. Mit Ultraviolettbestrahlung kann sehr schonend inaktiviert werden (HENLE und HENLE 1944 a). Infektivität bleibt in Allantoisflüssigkeit 1 Std erhalten, wird zerstört in 30 sec in der dialysierten Allantoisflüssigkeit (HENLE und HENLE 1946 b, 1947). Am wirksamsten sind Strahlen von 2650 Å (HOLLAENDER und OLIPHANT 1944), vgl. auch S. 398.

Ultraschall zerstört die Zelle, stufenweise Abnahme der Funktion (SCHERP und CHAMBERS 1936/37; WIENER und HENLE 1946).

c) Reaktion auf chemische Einwirkung. Das Virus wird zerstört durch Formalin (0,08% in einer Woche, MCLEAN u. a. 1945 d; s. S. 398 Vaccine). Auch in stärkerer Verdünnung durch oxydierende Substanzen (DUNHAM und MCNEAL 1944, KNIGHT und STANLEY 1944; STONE und BURNET 1945); durch Schwermetallsalze (KNIGHT und STANLEY 1944); durch Seifen und Detergentien (STOCK und FRANCIS 1940, 1943; KLEIN und STEVENS 1945; KRUEGER und Mitarbeiter 1942, s. a. S. 398). — Phenol 0,5—3 n (KNIGHT 1944 a, b). — Wenig wirksam sind reduzierende Substanzen außer Ascorbinsäure (KNIGHT und STANLEY 1944; KLEIN 1945 s. S. 399). Chemotherapie s. S. 396.

5. Toxinbildung. Das Influenzavirus bildet ein spezifisches Toxin. Dieses ist experimentell nachweisbar 1. bei Injektionen großer Dosen in Tieren, die durch das Virus nicht infiziert werden oder bei Injektionen in Organe, die auch bei empfindlichen Tieren nicht zur Infektion führen, z. B. intravenöse, intrakranielle, intraperitoneale und intramuskuläre Injektion bei Mäusen. Es entsteht dabei eine Immunität; diese Toxinwirkung zeigt sich lokal in dem infizierten, empfänglichen Respirationstractus: Verlust der Ciliarbewegung und Nekrosen, bei neurotropen Stämmen als hämorrhagische Encephalitis. Toxinwirkung beim Menschen s. S. 385.

EVANS und RICKARD (1945) zeigten, daß sich das Influenzavirus im Kaninchenauge nicht vermehrt und nach 3—4 Tagen verschwindet. Große Dosen erzeugen aber in 3 Tagen eine zunehmende Trübung der Cornea als Toxinwirkung.

G. HENLE, und W. HENLE, haben in verschiedenen Arbeiten (1945 b, 1946, 1947, 1948) durch zahlreiche Methoden das Vorhandensein von Toxin im Tierversuch nachgewiesen.

G. HENLE, und W. HENLE 1946: Virus A und B kann 4 Tage nach intracerebraler Injektion bei Mäusen nicht mehr nachgewiesen werden, Gehirnpassagen gelingen nicht. Es entstehen aber klonisch-tonische Krämpfe, besonders leicht auslösbar beim Aufhängen der Tiere am Schwanz und Drehen derselben, aber auch, seltener, ohne diese Provokation. Homologes Antiserum schützt. Siehe auch HALE und MCKEE (1945): Versuche mit neurotropem Stamm.

Beim Hamster, Meerschweinchen und der weißen Ratte entstehen Schlafsucht, Gleichgewichtsstörungen und spastischer Gang (W. HENLE, und G. HENLE 1946; Fieber: WAGNER und BENNET 1950).

Bei intravenöser und intraperitonealer Impfung traten bei allen Virusarten als toxische Frühsymptome in den ersten 2—4 Tagen fast immer Lebernekrosen und Milzschwellungen mit Zerstörung der MALPIGHIschen Körper auf. Beim A-Virus fanden sich daneben noch Magendarmblutungen, subperitoneale Hämorrhagien, Ascites, Conjunctivitis, Krämpfe wie bei cerebraler Impfung. In späterer Zeit, 4.—8. Tag, entstanden pulmonale Veränderungen wie bei der intranasalen Infektion. Bei B-Virus wurde pleuritisches Exsudat mit Lymphocyten beobachtet, auch Gelbsucht kam vor. Die verschiedenen Stämme zeigten die einzelnen Symptome in verschiedener Stärke und Zusammensetzung. Einzelne Stämme zeigten besondere Affinität der Toxine zu der Leber, zu den Lungen (W. HENLE und G. HENLE 1945 a), zu den Nebennieren (DADDI und PANA 1937; STOLFI und DE RITIS 1937). Inaktivierung des Virus verhindert nach den Untersuchungen verschiedener Autoren (HALE und MCKEE 1945) die Toxinbildung. Toxinbildung und Infektion beruhen zum Teil wenigstens auf gleichem Mechanismus. Die einzelnen Stämme zeigen starke Differenzen in der Toxinbildung (W. HENLE und G. HENLE 1945 a, 1948).

Die Stämme Geneva I—IV waren kurz nach der Isolierung stark toxisch für Hühnerembryonen und Lungenepithelexplantate (WIRTH 1950).

Zur Toxinwirkung gehört auch die bei Tier und Mensch regelmäßig nachgewiesene Granulopenie und die Verhinderung einer Leukocytose durch eine 15—17 Tage nach Virusinfektion gemachte Streptokokkeninfektion (MERINO und Mitarbeiter 1941; WOOLPERT und Mitarbeiter 1941) (vgl. S. 387.)

6. Tropismus. Alle Typen des Influenzavirus zeigen bei allen bekannten Wirten ausgesprochene Affinität zum respiratorischen Epithel, bei Menschen, Tieren und am Ei. Dies wurde schon 1931 durch SHOPE nachgewiesen. Infektion und Vermehrung kommen nur zustande, wenn das Virus mit respiratorischem Epithel direkt in Berührung kommt, d. h. durch intranasale oder intrapulmonale Infektion. Die einzelnen Tierarten zeigen außer der allgemeinen Disposition des Respirationstractus noch spezielle Dispositionen einzelner Teile desselben (Epithelien der Nase, Rachen, großen und kleinen Bronchien, Bronchiolen, Lungen). Bei Passage können sich diese speziellen Verhältnisse ändern (s. Tabelle 5). Bei subcutaner, intraperitonealer, intracutaner, intratestaler und intracerebraler Injektion wird keine Infektion und kein Wachstum erzielt. Auf diesem Wege angestellte Passagen reißen ab.

Ausnahmen sind sehr selten beobachtet worden (SMORODINTSEFF, OSTROVSKAYA 1937): Nachweis von Influenzavirus in der Leber, Milz, Gehirn, Galle, Blut von nasal geimpften Mäusen; CERRUTI (1937) bei Mäusen; CERRUTI und DI AICHELBURG (1937) bei Kaninchen, 3 Gehirnpassagen. RICKARD und FRANCIS (1938): Infektion von Mäusen intraperitoneal mit großen Dosen. WOOLPERT und Mitarbeiter (1938): Virus beim infizierten Meerschweinchenfoetus in Leber, Gehirn, Blut, Lungen, Placenta. VIEUCHANGE (1939): Bei Mac. rhesus Virus WS (A) im Blut, intranasal 7. und 16. Tag nach der Infektion. HENLE und HENLE (1945 a): Lungenerkrankung bei massiver extrapulmonaler Infektion. Dagegen wächst das Virus leicht in den Allantoiszellen auf beiden Seiten der Membran (NIGG und Mitarbeiter 1940; BURNET 1941 b).

Bei vereinzelten Stämmen war es möglich, aus dem Pneumotropismus einen mehr oder weniger starken Neurotropismus herauszuzüchten.

BURNET (1936) fiel es auf, daß nach 63 Passagen im Ei Virus außer in der Lunge auch im Blut und Gehirn nachzuweisen war. Im Gehirn wahrscheinlich mehr infolge des vorhandenen Blutes als im Nervengewebe.

STUART-HARRIS (1939) konnte aus dem A-Stamm WS eine neurotrope Virante herauszüchten. Der Stamm wurde in 166 Frettchen-, 196 Mäuse-, 15 Chorion-Allantois- und 22 Hühnerembryo-Gehirnpassagen fortgezüchtet. Nach der 14. Allantoispassage entstand hämorrhagische Encephalitis beim Embryo. Von der 21. Passage wurden junge Mäuse intracerebral geimpft. Die Mäuse der 1.—11. Passage blieben gesund, wurden nicht immun. Intranasale Übertragung auf Frettchen machte keine Krankheit. Von der 12. Passage an starben aber die Mäuse zum Teil an Encephalitis. Die Mäuse, welche die Krankheit überstanden hatten, wurden immun. Dieses Encephalitisvirus erzeugte beim Frettchen eine

Tabelle 5.

Tier	Krankheit	Literatur
Schwein[1]	Infiltrate in den cephalen Partien der Lunge	Shope 1931
Frettchen	Rhinitis, nach Passagen Lungeninfiltrate; auch subklinisch.	Smith, Andrewes, Laidlaw 1933; Francis 1934; Francis u. Stuart-Harris 1938 a, b; Stuart-Harris 1938; Burnet 1937 a.
Maus	Subklinisch, Bronchiolitis- bronchopneumonische Infiltrate, nach Passagen zuerst kleinere, später fast totale Konsolidation. Primärpneumotroper A-Stamm.	Andrewes, Laidlaw und Smith 1934; Laidlaw 1935; Francis 1934; Francis u. Magill 1937 a (auch direkt Rachen-Maus); Straub 1937; Burnet 1937 a; R. M. Taylor 1941; Ward und Eddy 1950.
Hamster	A, PR 8. Latente Vermehrung bis 6 Passagen, von 7 Passagen plötzlich Lungeninfiltrate. B, Lee von Anfang an Lungeninfiltrate.	Friedewald u. Hook 1948; R. M. Taylor u. Dreguss 1940;
Syrischer Hamster	Keine Symptome	R. M. Taylor, 1940.
Ratte	Subklinische Infektion, Lungeninfiltrate ohne Epithelschädigung	Harford u. a. 1946; Stuart-Harris 1937b; Valls Conforto 1938.
Meerschweinchen	Subklinische Infektion	Stuart-Harris 1937 b; Bijla von Gelderen 1939; McIntosh und Selbie 1937 b; Hyde 1942.
Kaninchen	Subklinische Infektion der Lunge. Entzündungen.	Cerruti u. Di Aichelburg 1937; Daddi u. Panà 1937; McIntosh u. Selbie 1937 a.
Igel	Leichte Krankheit, kontagiös	Stuart-Harris 1936.
Cynomolgus	Epithelien der Bronchiolen bis Pneumonie, interstitielle Infiltrate	Burnet 1941 a.
Macacus mulatta	Subklinische Infektion mit Leukopenie. Bei Schädigung (Kälte)-Pneumonie, sowohl nach Injektion von Virus allein als auch gleichzeitig mit Streptokokken. Diese 4—17 Tage nach jenem injiziert erzeugt Sepsis, Nephritis.	Merino u. a. 1941; Woolpert und Mitarbeiter 1941; Saslaw und Mitarbeiter 1946; Wilson und Mitarbeiter 1947; Schwab und Mitarbeiter 1941; Doan u. a. 1941.
Macacus rhesus	Inapparente Infektion (mit AK-Bildung) bis Lungeninfiltrate	Vieuchange 1939.
Känguruhratte	Bronchitis, Bronchiolitis, peribronchiale Infiltrate	Eaton und Mitarbeiter 1941.
Andere Nager		Literatur bei van Rooyen u. Rhodes 1948, S. 606.

[1] Die einzelnen Tiere zeigen innerhalb des Respirationstraktes eine spezielle Lokalisation (hochspezifische Lokalisation, Doerr).

„normale" Influenza. Francis und Moore (1940) konnten die Befunde von Stuart-Harris bestätigen und fanden nach vielen Versuchen einen A-Stamm (Melbourne), der neurotrope Eigenschaften besaß. Francis und Moore nehmen an, daß der Neurotropismus in einzelnen

Stämmen angelegt ist und durch die Gehirnpassagen herausgezüchtet wird, nicht aber durch eine Neubildung oder Mutation entsteht.

7. Typen, Stämme, Varianten, Variation, Dissoziation.

Im Verlaufe der Entdeckungen sind 4 Typen des Virus auseinandergehalten worden:

Das Virus der Schweineinfluenza S (SHOPE 1931) in Jova USA. Die humanen Typen A (SMITH und Mitarbeiter 1933) in England, B (FRANCIS 1940) in USA., C (R. M. TAYLOR 1949, Stamm 1233 und FRANCIS und Mitarbeiter 1950, Stamm JJ) in USA.

Die Typen 1—3 unterscheiden sich physikalisch in Größe und Form, Sedimentationskonstante, chemischer Zusammensetzung der Aminosäuren und Lipoide, in der Empfindlichkeit gegen Temperaturen und Desinfizientien, in Infektivität und Toxicität für Tiere, in der primären Züchtbarkeit und sekundären Adaptation auf Ei, Frettchen, Maus usw. signifikant, sehr stark in biologischer (Komplementfixation und Hämagglutination (HIRST-Test) und Hemmung derselben durch Immunkörper und andere Hemmer, Interferenzvermögen, Antigenmosaik, Antikörperbildungsvermögen, Spektrum d. A. K.), wahrscheinlich auch in epidemiologischer und klinischer Beziehung voneinander (vgl. S. 350 und 391)). Der Typus C ist biologisch stark verschieden von A und B, so daß die Influenzavirus-Natur angezweifelt wurde (HIRST 1950, Stamm 1233). Die zwei erst 1949 und 1950 isolierten C-Stämme sind in ihren übrigen Eigenschaften noch ungenügend untersucht. Reine C-Epidemien sind bis jetzt nicht bekannt. Der Stamm 1233 wurde bei einer A'-Epidemie, der Stamm JJ bei einer Mischepidemie vom A'- und C-Typ isoliert.

Die Schweineinfluenza ist näher verwandt mit dem Typus A. Es besteht die Möglichkeit, daß das Schweineinfluenzavirus aus dem humanen A-Typus entstanden ist (vgl. Kap. II, S. 347).

Zwischen einzelnen Epidemien der A-Stämme sind ziemliche Differenzen in der Antigenzusammensetzung vorhanden (SMITH und ANDREWES 1938): Bei 28 A-Stämmen verschiedene Antigene, „epidemiologisches Puzzle". Die B-Stämme sind etwas einheitlicher zusammengesetzt, zeigen aber auch Differenzen (HIRST 1947 a, b.). Sogar innerhalb der einzelnen Epidemien finden sich Verschiedenheiten.

In letzter Zeit sind noch innerhalb des Typus A zwei antigen stark verschiedene Untertypen geschaffen worden, die mit A (meist die alten Stämme) und mit A' (A prime) bezeichnet werden und eigene Epidemien bilden.

Der A'-Typus läßt sich schwerer durch Frettchenimpfung isolieren und ist schwerer an die Maus zu adaptieren. Diese A'-Stämme besitzen zum Teil A- und A'-Antigene, wobei aber oft mehr A- als A'-Antikörper entstehen (A-Stämme bilden nur A-Antikörper). Der A'-Typ bildet wenig Antikörper (CATEIGNE und Mitarbeiter 1949).

Endlich gibt es einzelne Epidemien und in den Epidemien einzelne Fälle, deren Antigenmosaik sich mehr oder weniger schwer oder gar nicht als Varianten des Typus A oder B einreihen lassen. Diese Varianten wurden unter „Y", „M" und anderen Bezeichnungen aufgeführt (vgl. S. 352, 393 u. 395).

Diese biologischen Differenzen zeigen sich je nach der angewandten Methode verschieden deutlich. Die Bestimmung des mehr oder weniger nahen Verwandtschaftsgrades gewinnt Bedeutung für die Stellung der Diagnose (s. S. 393) und für die Bereitung einer wirksamen Vaccine (s. S. 399).

Zusammenstellung einiger häufig vorkommender Stämme aus der Literatur:

Standardstämme des A-Typus: PR 8, Weiss, WS, SS, Melbourne. — Andere Stämme: BEL, Leningrad, Philadelphia, F12, F99, I.C., JAN, BH, MM, JC usw., A', Rhodes, Baratt, CAM, FM1. D48, Geneva 1—IV. — Standardstämme des B-Typus: Lee, FM. — Andere Stämme: BON, HAW, MIL, ELI, HUT, GUN, C s. o. — Unbestimmt: RKJ (HENNEBERG 1949) usw.

Literatur bei MAGILL und FRANCIS (1936 b, 1938); BURNET (1937, 1938, 1946); MAGILL (1940); MAGILL und SUGG (1944); HIRST (1947, 1950a, b): Gruppierung in A, B und S; BURNET, BEVERIDGE (1944); WIRTH (1950) u. v. a.

Bei jedem Experiment, das mit einem oder mehr als einem Stamm eines Influenzavirus oder unter verschiedenen Bedingungen angestellt wird, stößt man auf Varianten, Variationsbildung und Dissoziationen. Aus einzelnen „Pocken" (entsprechen den Kolonien der Bakterien) auf der Allantois lassen sich differente Stämme züchten (BURNET 1936 d). Hier ist zu sagen, daß auch gegenüber einem „reinen" Stamm bei Tier und Mensch individuelle Differenzen in der Empfänglichkeit des Wirts vorhanden sind (s. a. bei Toxin, S. 361; Experimente beim Menschen, S. 366).

Die Komplementfixation weist die allen Influenzatypen (A, B, Schweine) gemeinsamen Antigene nach, in den Partikeln und bei den „löslichen" Antigenen, sowie im menschlichen Serum (HORSFALL 1941).

Bei besonderer Austitrierung gelingt auch der typenspezifische und stammspezifische Nachweis im menschlichen Serum (FRIEDEWALD 1943).

Eine sehr spezifische Differenzierung läßt sich durch die Infektions- und Neutralisierungsversuche machen und durch HIRST-Hämagglutinations-Hemmungsuntersuchungen mit spezifischem Immunserum kurvenmäßig bis zur Endaustitrierung (HIRST 1947a). Komplementfixation, Infektions- und Neutralisierungsversuche, Hämagglutinations- und Hemmungsversuche laufen nicht ganz parallel (BURNET und Mitarbeiter 1945a).

Eine besonders interessante Eigenschaftsänderung bei der Übertragung von Mensch auf das Tier zeigen einzelne A-Stämme, z. B. Stamm BEL, verwandt mit dem Stamm Melbourne und PR 8, bei der Verimpfung vom Frettchen oder Eiamnion auf die Maus oder Allantois (Original und Derivative (O-D)-Phase; BURNET und BULL 1944; BURNET und STONE 1945a, b, c, 1946 b; BURNET u. a. 1945; BURNET und McCREA 1946; HIRST 1947 b). Die O-Phase unterscheidet sich von der D-Phase in folgenden wesentlichen Punkten: Die O-Phase wird nicht adsorbiert und agglutiniert Hühnererythrocyten nicht, wohl aber menschliche und Meerschweinchenerythrocyten, der Fowl-Guineapig (F-G)-Titer ist bei der O-Phase gering, z. B. 1:10 oder weniger, bei der D-Phase groß, 1:1 oder mehr (BURNET und STONE 1945b). Die O-Phase vermehrt sich in der Allantoisflüssigkeit nicht oder nur bei großer Einimpfung, wohl aber in der Amnionflüssigkeit und im Dottersack. Bei der Überimpfung in das Amnion wandert das O-Virus rasch in die Lunge des Embryo ein und läßt sich darin leicht weiter züchten (ausgeprägte Organspezifität, MAGILL and SUGG 1948; s. a. BRIODY 1948a, b, c).

Durch Erhitzen bei gewisser Ionenkonzentration und Lagerung bei $+4^\circ$ C bekommen diese O-Phasen die Eigenschaften der D-Phasen. Sie werden adsorbiert und agglutinieren Hühnererythrocyten, ohne daß bei Passagen die O-Phaseeigenschaften verlorengehen. Diese Veränderung ist also nur phänotypisch (BRIODY 1948 a). BRIODY nimmt eine sterische Modifikation an. Diese Unterschiede sind wichtig, 1. weil das Vorhandensein eines O-Virus, praktisch die Form, in der das Virus wahrscheinlich beim Menschen vorkommt, bei der meist geübten und leichten Allantoisübertragung oder bei der Übertragung direkt auf die Maus nicht nachgewiesen werden kann; 2. weil die Hühnererythrocytenagglutination zum Nachweis eines in O-Phase vorliegenden Virus untauglich ist, 3. weil auch Neutralisationsversuche ein fälschlicherweise negatives Resultat geben können, 4. theoretisch, weil sichtbar wird, wie aus der gleichen Quelle in kürzester Zeit verschiedene Varianten entstehen.

Über das Auftreten einer neurotropen Variante s. bei Tropismus, S. 362.

Typen und Varianten, welche bei den Virusarten in reicher Vielfältigkeit vorkommen, sind entweder schon bei der Isolierung vorhanden, oder zeigen sich erst bei der Übertragung von einem Wirt auf den anderen (am wenigsten auf das Ei; HIRST 1947 a, b) oder nach Passagen oder bei Änderung von experimentellen Bedingungen, wobei das Auftreten der Variationen beobachtet werden kann.

Die Varianten sind wohl alle durch Mutation in weitestem Sinne einmal entstanden. Im einzelnen Falle kann es sich aber auch nur um eine Herauszüchtung, eine Selektion von einer schon vorhandenen Variante aus einem Gemisch von solchen handeln, wobei die Bedingungen des Experimentes dieser oder jener Variante geringere oder größere Vermehrungsmöglichkeiten bieten (oder bei einer Epidemie die schwächer oder stärker immune Bevölkerung; dabei können relativ einheitliche Stämme herausgezüchtet werden, Analogie: Sulfonamid-, streptomycinresistente Bakterien).

Es kommen Varianten vor, die erklärlich sind. So nimmt die Virulenz bei Ammnionpassage im Hühnerembryo zu (Anpassung), für das Frettchen bleibt sie gleich oder nimmt ab. (BURNET 1938; HIRST 1947; s. a. WANG, J. CHENG 1948; Maus, Ei-Adaption).

Aber auch ohne Änderung der Bedingungen finden Änderungen statt. Die Virulenz nimmt bei Mäusen bis zur 30. Passage zu, bleibt hoch bis zur 40. Passage und nimmt dann wieder ab (BURNET und FOLEY 1941, s. a. FRIEDEWALD und HOOK 1948; Übertragung auf Hamster, S. 363). In solchen Fällen ist entweder keine Ursache sichtbar oder wenn dies der Fall ist, kann keine plausible Erklärung gegeben werden; es waltet scheinbar der Zufall. In neuester Zeit sind experimentell Variantenbildungen induziert worden.

SAENZ und KERR haben im Laboratorium von TAYLOR (1949) bei 1947 isolierten A-Stämmen bemerkt, daß bei Eipassagen mit Zugabe von homologem Antiserum neue Antigenzusammensetzungen gebildet werden.

Eine solche Neubildung könnte praktisch bei Viruspassagen in partiell immuner Bevölkerung vorkommen, wobei neue Epidemien entstehen könnten (TAYLOR 1949), vgl. S. 353.

Ferner erhielten ARCHETTI und HORSFALL (1950) dauernde Variantenbildung bei alten (PR 8) und neuen A-Stämmen durch unvollständige Neutralisierung mit verwandtem heterologem Immunserum im Hühnerembryo. Weiterimpfung ohne Immunserum ergab keine Variantenbildung.

Eine solche induzierte Variantenbildung kann, wenn sie unter verschiedenen Bedingungen weiter untersucht wird, den Mechanismus der Variantenbildung und der Immunisierung erklären.

Interessant ist, daß diese Variantenbildung bis jetzt nur bei A-Stämmen beobachtet worden ist, die auch natürlicherweise eine fast unbegrenzte Zahl von biologisch verschiedenen Stämmen bildet.

8. Laboratoriumsinfektionen und experimentelle Infektion des Menschen. 1934 berichtet FRANCIS über eine Laborinfektion von Frettchen auf den Menschen. 1936 wurde STUART-HARRIS in seinem Laboratorium von einem Frettchen (196. Passage des 1933 isolierten Virus, stark pathogen für Frettchen, Infektion möglich ohne Äthernarkose) durch Niesen infiziert (SMITH und STUART-HARRIS 1936). 45 Std später bekommt STUART-HARRIS eine typische Influenza: 3 Tage Fieber, 38,3—38,9°, mit langer Rekonvaleszenzzeit (vgl. S. 384). Im Blut Antikörperanstieg. Aus dem Rachen von STUART-HARRIS konnte das Virus wieder gezüchtet werden. Die Prüfung ergab die gleiche, von anderen Stämmen abweichende Antigenzusammensetzung wie der Frettchenstamm, ein Beweis, daß die Influenza vom Frettchen stammte und nicht durch eine zufällige Infektion zustande gekommen war.

Interessant ist, daß die bekannt gewordenen Laboratoriumsinfektionen von den niesenden Frettchen (Rhinitis) stammen, während keine von den Mäusen mit Pneumonie ausgehenden Infektionen bekannt wurden.

1936 gaben SMORODINZEW u. a. bekannt, daß sie einen Spray von A Virus auf 5 Volontäre übertragen konnten: Temperatur bis 38,5°, Stirnkopfweh, virusneutralisierende Antikörper in der Rekonvaleszenz.

FRANCIS u. a. (1944 a, b) machte Übertragungen mit einem feinen Nebel von Lee-Virus (Frettchen-Maus-Eipassage) auf meist ältere Männer. Es wurden 3 Gruppen gebildet: Infektion mit 1. Original-Allantoisvirus; 2. doppelt konzentriertes Virus; 3. 10fach konzentriertes Virus. Nach 24 Std entstand bei 27 von 30 Infizierten eine typische Grippe, im ganzen etwas stärkere Erkrankung bei denjenigen mit konzentriertem Virus.

Die Autoren ziehen folgende Schlüsse:
1. Inhalation von Influenzavirusnebel erzeugt bei einer großen Zahl von Probanden eine typische Grippe.
2. Das Virus konnte schon 24 Std nach der Einatmung im Rachen nicht mehr nachgewiesen werden.
3. Nach 4 Monaten besteht keine wesentliche Immunität. Die bis zum zweitenmal Erkrankten bekommen nur eine etwas leichtere Influenza. Es entsteht ein Antikörperanstieg 2 Wochen nach Infektion, und zwar bei den schwereren oder leichteren Kranken und bei nicht nachweisbar kranken Kontaktfällen.
4. Die Schwere der Krankheit geht im allgemeinen reziprok dem Antikörpertiter, aber durchaus nicht immer.
5. Es bestehen sehr große individuelle Verschiedenheiten.

W. HENLE, G. HENLE, STOKES und MARIS (1946) infizierten mehr als 200 Fälle mit Influenzavirus A, PR 8, F 99, F 12, B, Lee Allantois und machten folgende Beobachtungen:
1. Inhalation von zerstäubtem Virus macht mehr Fieber als Einträufeln in die Nase.
2. Es entsteht Leukopenie mit relativer Lymphocytose (F 99 und F 12 keine Veränderung im Blut).
3. Das Virus läßt sich von den Kranken zurückgewinnen.
4. Der Antikörpertiteranstieg nach der Infektion, nur für homologes Virus, zeigt nur unregelmäßige Beziehungen zu dem Fieber.
5. Bei subcutaner Immunisierung erhält man gleich gut Antikörperbildung wie durch nasale Infektion und durch inhaliertes Virus.
6. Die klinischen Symptome setzen sich zusammen aus: a) Infektion, Vermehrung des Virus; b) Intoxikation; c) Allergie, beschleunigte Reaktion bei partiell Immunen.

Weitere Mitteilungen über Experimente mit A-Virus (BURNET und LUSH 1938; BURNET und FOLEY 1940, starke individuelle Unterschiede in der Reaktion). (BURNET and BULL 1943, 1944; HENLE, HENLE, STOKES 1943; U.S. Nav. Med. Lab. 1944 b; HENLE und Mitarbeiter 1946 a, WIENER, HENLE, HENLE 1946; MAWSON und SWAN 1943.) B-Virus (BULL und BURNET 1943; BURNET 1942 b, 1943 b; SALK u. Mitarb. 1945 a; MAWSON und SWAN 1943; WIENER, HENLE und HENLE 1946).

Die experimentellen Infektionen beim Menschen sind wichtig, weil bei diesen ziemlich alle Bedingungen bekannt und gleich sind, mit Ausnahme der individuellen Empfindlichkeit, und weil, wenigstens im einzelnen, die Tierpathologie nicht ohne weiteres auf die des Menschen übertragen werden kann.

9. Immunität. Schon bei den ersten Tierversuchen (SHOPE 1931; SMITH, ANDREWES und LAIDLAW 1933, 1935; s. Geschichte des Virus) wurde festgestellt, daß beim Schwein bzw. Frettchen in der Rekonvaleszenz eine Immunität auftritt. Auch beim Menschen lassen sich nach experimenteller oder natürlicher Infektion Immunitätserscheinungen nachweisen. Die Höhe der Immunitätstiter ist sehr verschieden groß.

Bei den weiteren Untersuchungen zeigte sich diese Immunität bei den übrigen infizierbaren (ANDREWES und SMITH 1937; MCLEAN und Mitarbeiter 1945 b, c, d) und nicht infizierbaren Tieren und beim Menschen nach Injektion von lebendem und mehr oder weniger inaktivem Virus (FAIRBROTHER und HOYLE 1937 u. v. a.). Die durch aktive Immunisierung erworbene Immunität beruht a) auf dem Antikörpergehalt des Blutes (humorale Immunität), die Resistenz geht im ganzen diesem parallel (SMORODINZEW und SHISHKINA 1943a). b) Daneben besteht noch eine lokale Immunität der Schleimhaut, des Respirationstractus, welche mehr oder weniger von der humoralen Immunität abhängig ist.

Damit eine Immunisierung auftritt, ist eine Infektion (eventuell nur eine stumme, BURNET 1941 u. Mitarb.; FRANCIS 1944a) oder subklinische Infektion oder wenigstens eine Intoxikation (s. bei Toxin) nötig, dagegen nicht das Überstehen einer Krankheit „der Schleimhaut, der Lungen oder des Gehirns".

Der Antikörpergehalt wird bei Infektion im allgemeinen höher als bei Vaccination, besonders hoch wird er nach Inhalation (SMORODINZEW und SHISHKINA 1936). Bei letzterer geht die Titererhöhung im Bereich von mittleren Dosen diesen parallel (HIRST und Mitarbeiter 1943; MCLEAN und Mitarbeiter 1945 b, c, d). Damit überhaupt eine Antikörperbildung entsteht, braucht es eine minimale Dosierung (z. B. 10 bzw. 100 intranasal tödliche Dosen bei Maus bzw. Frettchen). Bei wiederholter Impfung steigt der Titer, nur bei vollimmunen Tieren wird er dabei nicht weiter erhöht (FRANCIS 1939; s. a. HIRST 1942; MCLEAN und Mitarbeiter 1945 b, c, d). Bei immunen Mäusen verschwindet in die Respirationsorgane gebrachtes Virus in 1—2 Tagen. Bei nichtimmunen vermehrt es sich in dieser Zeit rapid (Größenordnung 10^4 mal). Ante mortem nimmt die Virusmenge wieder ab (SMORODINZEW und SHISHKINA 1943a).

Demnach führt zur Immunität natürliche oder experimentelle Infektion (Instillation in die Nase und Trachea, Inhalation von Spray, intrathorakale Injektion), subcutane, intraperitoneale, intracerebrale Inoculation des Virus = mehr Intoxikation (seltener Infektion; vgl. S. 361).

Bei allen Tieren und bei Menschen entstehen bei einmaliger Krankheit oder Vaccination Antikörper nur gegen den homologen Stamm, in individuell verschiedener Menge. Bei starker (SMITH und STUART-HARRIS 1936) und mehrfacher Immunisierung (Hyperimmunisierung) wird das Antikörperspektrum breiter (SHOPE 1935, FRANCIS und MAGILL 1935; FRANCIS und SHOPE 1936; SMITH und STUART-HARRIS 1936; BURNET, KEOGH und LUSH 1937; BURNET und LUSH 1938a (A, WS/SW), TAYLOR und DREGUSS 1941; FRIEDEWALD 1941 (s. a. bei Vaccination).

Die Immunität zeigt sich vom 7. Tage an (BURNET 1937a), nimmt zu bis zur 2. oder 3. Woche, nimmt rasch ab und erlischt im Verlauf von Monaten, selten in einem bis einigen Jahren. In dieser Beziehung bestehen große individuelle und Artdifferenzen.

Die Antikörper wirken:

a) gegen die Infektion durch Virus neutralisierend, inaktivierend und virulicid (FRANCIS und SHOPE 1936; SMORODINZEW und SHISHKINA 1938, 1943a, b; SMORODINZEW, DROBYSHEVSKAYA und SHISHKINA 1936; HORSFALL 1939; HORSFALL und LENNETTE 1941; BURNET 1936a, d; BURNET 1943a, b; BURNET, KEOGH und LUSH 1937; BURNET und BEVERIDGE 1943; HIRST 1942a; HENLE und Mitarbeiter 1946b; s. a. WALKER und HORSFALL 1950; MCKEE and HALE 1946).

b) Gegen die Toxine (HENLE und HENLE 1946 a, b).

c) Gegen die Adsorption und Hämagglutination (s. HIRST-Test).

d) Als Präcipitine (KNIGHT 1944c, 1946b; HENLE und CHAMBERS 1941; MAGILL und FRANCIS 1938b).

e) Komplementfixierend (HOYLE und Mitarbeiter 1937; SMITH 1936; HOYLE und FAIRBROTHER 1937 a, c; FAIRBROTHER und HOYLE 1937 a; LUSH und BURNET 1937; FRANCIS und Mitarbeiter 1937 a, b; TULLOCH 1939; FINLAND und Mitarbeiter 1945; LENNETTE und HORSFALL 1941; FRIEDEWALD 1943; FOLEY und BURNET 1941; HENLE und HENLE 1947; WIENER, HENLE, HENLE 1946 [600 S 30 S Komponente, vgl. S. 373].

f) Als allergische Reaktion (BULL und BURNET 1943). Schwerere Symptome bei höheren AK-Titer (W. HENLE, G. HENLE, STOKES und MARIS 1946 a; HENLE und HENLE 1946 b — kürzere Inkubation, BEVERIDGE und BURNET 1944; — Hauttest, s. a. fulminante Grippe S. 407.).

Die Verbindung Virus-Antikörper verläuft in 2 Phasen:
1. Sofortige reversible Verbindung gemäß dem Massenwirkungsgesetz.
2. Langsamere, unregelmäßige, unreversible Verbindung (BURNET 1936 d; TAYLOR 1941a).

Stark überneutralisiertes, auch in Mäusepassagen nicht mehr infektives, durch Papain nicht mehr dissoziierbares Virus kann durch große Dosen von inaktivem Virus wieder reaktiviert werden (MCKEE und HALE 1946).

Wirklich neutrale Gemische erzeugen bei Injektion keine Immunität (BEVERIDGE und STONE 1944 e).

Generell geht der Schutz gegen Infektion dem Gehalt des Serums an Antikörpern parallel (Salk u. a. 1945 a und nach den meisten Autoren). Jedoch besteht 1. keine genaue quantitative Beziehung; 2. kommen im einzelnen viele Ausnahmen vor, d. h. Infektionen bei hohem Antikörpertiter und Resistenz gegen Infektion bei niederem Titer (Francis und Mitarbeiter 1937 b; Francis und Stuart 1938 b; J. exp. Med. 68, 813; Burnet 1941 b). Kein Parallelismus zwischen Titerhöhe im Blut und Resistenz des Epithels. Die neutralisierende Fähigkeit vom Serum ist quantitativ nicht gleich bei Testierung durch Infektion vom Tier, der Allantois und durch Hämagglutination (Burnet 1943 a). Die AK finden sich in der Pseudoglobulinfraktion.

Neutralisierende Antikörper sind auch im Nasensekret nachgewiesen worden, sie stehen in mehr oder weniger starker quantitativer Beziehung zu den Blutantikörpern (Francis und Brightman 1941; Francis und Mitarbeiter 1943, 1944; Burnet 1941 b; Burnet, Lush und Jackson 1939, Enzymwirkung; Soloviev und Parnes 1946).

Die *passive Übertragung* der humoralen Immunität ist therapeutisch und prophylaktisch wenig wirksam.

Bei schon eingetretener Infektion wird die Krankheit etwas vermindert (Maus, Laidlaw und Mitarbeiter 1935).

Durch wiederholte intravenöse Injektionen von Antiserum (von Pferden) bei der Maus kann ein hoher Antikörpertiter im Blut für längere Zeit, 7 Tage, aufrechterhalten werden. Intravenös injiziertes Virus verschwindet rasch aus der Blutbahn. Bei intranasaler Infektion erkranken aber die Tiere fast gleich wie die normalen Kontrollen.

Die passiv in das Blut gebrachten Antikörper gelangen also nicht oder nur in ungenügender Menge oder Konzentration an oder in das Epithel der Respirationsorgane, während dieses Epithel durch aktive Immunisierung resistent wird.

Dagegen hat Inhalation oder noch besser intranasale Applikation von Immunserum von Pferden eine deutliche Schutzwirkung auch bei nicht sehr starker Konzentration (1:2000) (Smorodinzew und Shishkina 1938, 1943a; R. M. Taylor 1941).

Diese Immunitätserscheinungen bilden eine vollkommene Analogie zu den bekannten bakteriellen Antikörpern und Antikörperantigenreaktionen. Phagocytose durch Histiocyten und Leukocyten spielt bei der Immunität keine Rolle (Smorodinzew und Shishkina 1943b).

Außer dieser allgemeinen, humoralen Immunität gibt es nun beim Virus eine von dieser vollständig unabhängige lokale, celluläre, histiocytäre, in ihrem Mechanismus noch nicht vollständig erklärte Immunität, die Interferenz.

10. Interferenzphänomen (Infr.), Konkurrenzphänomen. Definition: Mit dem Ausdruck Interferenz wird die antagonistische Einwirkung zwischen 2 Viren in der Wirtszelle bezeichnet. Das eine interferierende Virus überwiegt und verleiht der Zelle eine rasche oder sofortige partielle oder totale Resistenz gegen die Infektion mit einem anderen, interferierten Virus (Doerr und Seidenberg 1937, s. a. bei Herpes; Ziegler und Horsfall 1944 a; Frugoni u. a. 1948). Der Mechanismus der Interferenz ist identisch mit dem Konkurrenzphänomen von Magrassi bei Herpes (vgl. S. 455). Die Interferenz wurde zuerst bei Pflanzenviren beobachtet (Übersicht bei Price 1940 und Vivell 1951) und neuerdings bei Bakteriophagen (Luria und Delbrück 1942), dann aber bald bei animalen Viren (Findlay und McCallum 1937), und zwar in ausgedehntem Maße bei dem Influenzavirus (Andrewes 1942; Ziegler und Horsfall 1944 a; Ziegler, Lavin und Horsfall 1944).

Die Interferenz ist nachweisbar bei Impfungen mit 2 Viren:
a) des gleichen Stammes Influenza,
b) verschiedener Stämme des gleichen Typus (Andrewes 1942),
c) verschiedener Typen: A, B, S. Gewisse Stämme haben stärker interferierende Eigenschaften als andere, z. B. interferiert PR 8 gegen Lee stärker als umgekehrt (Ziegler und Horsfall 1944; s. a. Henle und Henle 1944 a, b).
d) Zwischen aktivem und mehr oder weniger inaktivem nicht infektiösem Influenzavirus (Henle und Henle 1944). Es braucht bei inaktivem Virus meist große Dosen, damit Interferenz entsteht, gelegentlich auch bei aktivem Virus.
e) Zwischen Influenza und anderen Virusarten (Andrewes, 1948; Henle und Henle 1945), z. B. Gelbfieber- oder Westnilevirus gegen Influenza A, nicht umgekehrt (Lennette und Koprowski 1946). Manchmal sind auch besondere Bedingungen nötig: Influenza A, WS, PR 8 und B. Lee interferiert gegen Western equine Encephalomyelitis nur im Mäusegehirn, nicht in der Allantois (Vilches und Hirst 1947).
f) Auch bei Injektion von einer einzigen, meist großen Dosis Influenzavirus können Interferenzerscheinungen auftreten (Autointerferenz). Man nimmt an, daß bei diesen großen Dosen

die mehr oder weniger inaktiven Partikel mit den aktiven interferieren (HENLE und HENLE 1943 ZIEGLER, LAVIN und HORSFALL 1944; VON MAGNUS 1947). Große Mengen Virus intraperitoneal kommen in die Lunge, vermehren sich in 48—72 Std bis zu 100000 D. L. ohne klinische Symptome und mit Resistenz (INFR) gegen intranasal 100000 D. L. RICKARD a. FRANCIS 1938.

Eine Zusammenstellung der Interferenz zwischen Influenzastämmen unter sich und anderen Virusarten findet sich bei FINDLAY 1948; \ IVELL 1951. Interferenzerscheinungen spielen auch mit bei den quantitativen Experimenten von R. M. TAYLOR (1941): Bei Infektion mit hohen Dosen erreicht die Virusmenge in der Lunge ihr Maximum in 24 Std, bei subletalen Dosen in 48 Std, und zwar im letzteren Falle, trotzdem die Tiere lebend bleiben, bis zu einer Totalmenge von 70000 D. L.

Das interferierende Vermögen ist an das aktive oder partiell inaktive Partikel gebunden. Mit vollständig inaktivem Virus entsteht wahrscheinlich keine Interferierung (HENLE und HENLE 1944 a, b, 1947). Interferierung wurde aber noch beobachtet bei kleinen Partikeln von S 380, welche nicht mehr infizieren (GARD und VON MAGNUS 1947).

Es braucht nur eine partiell gleiche antigene Struktur vorhanden zu sein, damit Interferenz eintritt (ZIEGLER und Mitarbeiter 1944).

Die Interferenz läßt sich nachweisen in Gewebskulturen (ANDREWES 1942a, LENNETTE und KOPROWSKI 1946). Die meisten Versuche zur Feststellung der Bedingungen wurden mit Hühnerembryonen gemacht, seltener mit Mäusen (ZIEGLER, LAVIN, HORSFALL 1944) und anderen Tieren mit Injektionen an den gleichen oder an verschiedenen Stellen (ANDREWES und ELFORD 1947).

Die Interferenz tritt auf:
a) bei gleichzeitiger Impfung,
b) am leichtesten bei einem Intervall zwischen interferierender und interferierter Impfung von 5—12 Std (bis zu 96 Std.),
c) selten bis zu 3 Std *nach* der interferierten Testimpfung (HENLE und HENLE 1944 a, b).

Die Interferenz entsteht in 1 min oder weniger und dauert mindestens 6 Tage. Die Wirtszelle wird dabei geschädigt (HENLE, HENLE und KIRBER 1944). Die Interferenz ist eine lokale Immunität und entsteht durch den direkten Kontakt des Virus mit der Zelle. Schutz der Allantoiszelle hat keinen Schutz des ganzen Eies zur Folge (W. HENLE, G. HENLE und KIRBER 1947; s. a. W. HENLE, G. HENLE und ROSENBERG 1947). Sie hat also mit den bekannten gewöhnlichen Immunitätserscheinungen nichts zu tun (ZIEGLER und HORSFALL 1944). Das Vorhandensein von Antikörpern ist nicht nötig, aber neutralisierendes Serum neutralisiert auch typenspezifisch das Interferenzvermögen (ZIEGLER und Mitarbeiter 1944; G. HENLE, und W. HENLE 1945). Bei längerem Intervall zwischen erster und Testimpfung sinkt der Effekt ab, im Gegensatz zu den Immunisierungsvorgängen, wobei die Antikörperbildung mit der Zeit zunimmt. Damit Interferenz entsteht, müssen ganz bestimmte quantitative, zeitliche und örtliche Bedingungen eingehalten werden (ZIEGLER und HORSFALL 1944; ZIEGLER, LAVIN und HORSFALL 1944; GOLUB und WAGNER 1948). Siehe auch HENLE und Mitarbeiter und S. 374.

Die Interferenz läßt sich am leichtesten nachweisen bei Verwendung von homologen Stämmen, besonders leicht bei Verwendung von mäßig inaktivierten und aktiven homologen Stämmen. In weitaus den meisten Fällen zeigt sich die Interferenz nur in einer mehr oder weniger starken Behinderung der zweiten Impfung, in langsamerem Wachstum, in weniger starken pathologischen Zeichen. Die Interferenz ist aber gelegentlich sehr wirksam; so verhindert die Injektion von 100000 infektiven Dosen Newcastle-Diseasevirus das Wachstum von 24 Std später inoculierten 500000 infektiven Dosen Influenza PR 8 vollständig, während das Newcastle-Diseasevirus weiterwächst (FLORMAN 1948).

Die Fähigkeiten, die Hämagglutination zu verhindern, oder die Infektion zu blockieren, sind nicht voneinander abhängig (FLORMAN 1948: Experimente an Hühnerembryonen, VON MAGNUS 1947: Experimente an Mäusen). Die interferierende Fähigkeit des Virus geht schneller verloren, als die Fähigkeit adsorbiert zu werden und zu agglutinieren (W. HENLE, G. HENLE und KIRBER 1947; s. a. ZIEGLER und HORSFALL 1944). Die Interferenz verhindert die Adsorption nicht (W. HENLE, G. HENLE und KIRBER 1947).

Es gibt 5 Stadien der Abnahme der Interferenz (ZIEGLER, LAVIN und HORSFALL 1944):
1. Das aktive Virus nimmt ab. Vermehrung des Virus und Interferenz noch möglich.
2. Die verhältnismäßige Menge des nicht infektiösen zum infektiösen Virus ist so groß, daß aktives Virus sich nicht vermehrt (Autointerferenz).
3. Verlust der Wachstumsfähigkeit. Virus läßt sich nicht mehr weiterimpfen in Ei oder Maus (Interferenzfähigkeit noch erhalten).
4. Kein Wachstum. Interferenz von PR 8 gegen Lee vorhanden, fehlt gegen PR 8.
5. Interferenz ganz verloren (ZIEGLER, LAVIN und HORSFALL 1944).

Zur Erklärung des Mechanismus der Interferenz sind eine ganze Anzahl von Hypothesen aufgestellt worden, von denen aber keine vollständig befriedigt und dieses Phänomen restlos erklärt (ZIEGLER u. a. 1944; HENLE und HENLE 1944 b; W. HENLE, G. HENLE und KIRBER 1947):
a) Erschöpfung von für das 2. Virus nötigen Stoffwechselprodukten durch das 1. Virus (ANDREWES 1942).

b) Größere Avidität des einen Virus zu den Nährstoffen (HENLE und HENLE 1944 b).

c) Entstehung pathologischer Veränderungen in den Zellen nach Adsorption des Virus, welche zur Verminderung von Wachstum und Vermehrung des 2. Virus führen (HENLE und HENLE 1944 b).

d) Produktion antiviraler Substanzen vom erst vorhandenen Virus geliefert oder von der Zelle infolge abnormen Stoffwechsels derselben (HENLE und HENLE 1944 b; W. HENLE, G. HENLE und KIRBER 1947).

e) Zerstörung oder Blockierung einer vermittelnden Zellreceptorensubstanz (HIRST 1943; ZIEGLER, LAVIN, HORSFALL 1944). Quantitative Sättigung dieser Substanz durch kleine Dosen mit Vermehrung oder durch große Dosen aktiver oder partiell inaktiver Viren.

f) Blockierung oder Zerstörung für das Virus und die Zelle wichtiger Enzyme, die Schlüsselstellung einnehmen (LURIA und DELBRÜCK 1942; HENLE und HENLE 1944 b; HENLE, HENLE und KIRBER 1947).

g) Veränderungen der Funktion der Zelle, welche andere Viren ausschließt (VAN ROOYEN 1948, S. 623) ist ähnlich wie c).

h) Durch Eindringen des 1. Virus in die Wirtszellen entstehen Veränderungen an der Oberfläche der Zelle und in derselben, welche die ganze Zellwand undurchlässig machen für das 2. Virus (Analogie Ei-Sperma. HENLE, HENLE und KIRBER 1947; GINSBERG und HORSFALL 1949).

Die Theorien f), g), h) werden den vielen Experimenten am ehesten gerecht, so daß sie einzeln oder zusammen eine brauchbare Erklärung für den Mechanismus der Interferenz abgeben. Er findet ein vereinfachtes Analogon in dem bekannten Phänomen der Konkurrenz (competition) zweier verwandter Substrate um ein Enzym oder umgekehrt zweier Enzyme um dasselbe Substrat. Ein entsprechendes Modell ist die Blockierung der Spaltung des optisch natürlichen Substrates bei Gegenwart hoher Konzentrationen von optisch unnatürlichem, antipodischem Substrat am Beispiel der Histidase und Dipeptidase: Der optisch unnatürliche Antipode wird ans Enzym gebunden, ohne gespalten zu werden (antipodische Hemmung; EDLBACHER, BAUR und BECKER 1940; EDLBACHER und BAUR 1941). Es ist eine Frage der Nomenklatur, ob man diese Phänomene als Blockierung, Konkurrenz oder Interferenz bezeichnen will.

Das außerordentlich interessante Interferenzphänomen kann einstweilen praktisch noch nicht verwendet werden, da die vielen örtlichen, zeitlichen, qualitativen und quantitativen Bedingungen, die zur Entstehung derselben nötig sind, im einzelnen Falle nicht angewendet werden können. Dagegen spielen Interferenzphänomene sehr wahrscheinlich eine bedeutende Rolle bei der individuellen Resistenz der Zellen des Respirationstractus gegen die Influenza und damit auch gegen die Sekundärinfektion (evtl. auch bei der Kinderlähmung).

Die gegenseitige Wechselwirkung humoraler zu zellulärer Immunität (Interferenz) ist noch nicht erklärt.

Eine Art von umgekehrter Interferenz ist auch bekannt geworden. Neutrale, bis 100fach überneutralisierte, auch in Passagen Mäuse nicht mehr infizierende Gemische von PR 8-Virus und Immunantiserum können reaktiviert werden (10%) durch Zusatz von homologem, inaktiviertem, konzentriertem Virus (MCKEE und HALE 1946; s. a. ISAAKS 1948). Provokation s. S. 355 und 378.

11. HIRST-Test. Im Jahre 1941 entdeckte HIRST die Eigenschaft des Influenzavirus, Hühnererythrocyten zu agglutinieren (unabhängig von ihm MCCLELLA und HARA). Der Titer der Agglutination geht der Menge des Virus parallel.

Das Virus wird an die roten Blutkörperchen (Stroma) adsorbiert, darauf tritt die Agglutination ein (schon bei 0° C). Nach einiger Zeit erfolgt wieder spontan eine Lösung, Elution der Viruspartikel von den Erythrocyten bei 37° (HIRST 1942, 1943). HEINMETS (1948) und DAWSON und ELFORD (1948 und 1950) zeigten mit der Elektronenmikrographie, daß das Influenzavirus A und B auf Hühnererythrocyten oder auf dem Stroma adsorbiert wird. Die eluierten Partikel können wieder an neue Erythrocyten adsorbiert werden. Praktisch können so durch das gleiche Virus unbeschränkte Mengen Erythrocyten agglutiniert und nach Elution inagglutinabel gemacht werden, eine Wirkung, wie sie den Enzymen eigen ist (HIRST 1942).

Die Oberfläche der Erythrocyten kann aber nach erfolgter Adsorption keine oder nur, wenig neue Partikel aufnehmen (HIRST 1942, 1943), die Erythrocyten werden inagglutinabel also verändert, und zwar für homologes oder heterologes Virus auf die Dauer von mindestens 21 Tagen (FLORMANN 1948).

Zur Agglutination werden außer den Hühnererythrocyten auch solche von Menschen und Meerschweinchen verwendet, wobei der Titer bei verschiedenen Erythrocyten nicht parallel verläuft, siehe O-D-Formen S. 365. Außer diesen drei angeführten Erythrocytenarten werden die Erythrocyten vieler anderer Tiere agglutiniert (BURNET und Mitarbeiter 1945; TWYBLE und MASON 1944), darunter auch solche von Reptilien und Amphibien.

Außer durch das Influenzavirus werden die Erythrocyten noch von anderen Viren agglutiniert, nämlich:
1. Newcastle-Diseasevirus (BURNET 1942),
2. Hühnerpest (LUSH 1943),
3. Mumps (LEWENS und ENDERS 1945).
4. Stamm 1233 (nfluenzavirustyp C) (HIRST 1950 b).
5. Vaccine (NAGLER 1942, BURNET 1948).
6. Mäusepneumonitis (MILES und DOCHEZ 1944),
7. Ectromelie der Mäuse, Mäusepocken (BURNET 1948);

Nr. 5—7 sind Viren, welche nicht zur Influenzagruppe gehören.

Die Hämagglutination ist also nicht spezifisch für Influenza.

Die elektrophoretische Wanderung von humanen Erythrocyten nimmt ab, wenn sie mit PR8-Virus beladen sind (HARING 1948).

In den Jahren 1942 und 1943 zeigten nun HIRST und auch andere Autoren, daß die Hämagglutination quantitativ gehemmt wird durch für die einzelnen Typen und Stämme spezifische Antikörper des immunisierten Tieres oder des Menschen nach Überstehen der Influenza oder nach Vaccination. Die Antikörper sind wahrscheinlich im γ-Globulin (ANDERSON 1948). Dabei besteht allerdings eine gewisse Hemmungswirkung — in geringerem Grade — auch gegen biologisch nicht homologe Stämme, je nach der antigenen Verwandtschaft.

Durch Adsorption von Influenzavirus verschiedener Stämme und Typen und anderen Viren inagglutinabel gemachte Erythrocyten sind für andere Viren noch mehr oder weniger agglutinabel.

Diese Viren konnten in eine Reihe gebracht werden („Gradient" von BURNET 1946; BURNET, McCREA und STONE 1946), so daß die vor einem bestimmten Virus liegenden nicht agglutiniert, die nach ihm liegenden aber agglutiniert wurden. Die Reihe ist Mumps, Newcastle Diseasevirus (NDV), Influenza A (Melbourne), A (WS), B (Lee), A (BEL), Hühnerpest, Schweineinfluenza (15), B (MIL). Mit Vorbehandlung durch Cholera-Vibrionen-Extrakt und Testieren mit verschiedenen Viren bekommt man eine ähnliche, aber nicht ganz gleiche Reihe (s. FLORMAN 1948; s. a. HIRST 1950a).

Die HIRST-Hämagglutination weist das Vorhandensein von Influenzavirus quantitativ nach, z. B. in Allantoisflüssigkeit. Die Hemmung der Hämagglutination durch typus- oder stammspezifische Immunseren bestimmt bei quantitativer Austitrierung die Zugehörigkeit eines Virus zu einem bestimmten Typus oder Stamm.

Der Agglutinations- und Agglutinationshemmungstest wird daher wegen seiner einfachen Technik in vitro sehr viel verwendet zu Titrierung von Virus bzw. Antikörper oder Agglutinationshemmungssubstanzen. Es ist aber zu sagen, daß es viele unspezifische Hemmungssubstanzen gibt, s. unten. Die Versuche müssen mit der gleichen Methode gemacht werden (z. B. die Eier verschiedener Hühnerrassen geben beim Züchtungsversuch nicht die gleichen Resultate), mit allen Kontrollen und immer in Serien wegen „individueller" Differenzen.

Endlich dient die Adsorption und Elution als physikalische Methode zur Reindarstellung (s. S. 358 und 400).

Die weitere Untersuchung betraf nun 1. die Natur des „Enzyms" des Virus, 2. die Natur der „Receptorsubstanz" der Erythrocyten.

Es wurden „Modellversuche" angestellt mit 1. ähnlich oder gleichwirkenden, womöglich nicht organisierten Enzymen, wie sie bei den Influenzapartikeln vorkommen, 2. Substraten (Receptoren), zum Teil rein dargestellt, an welche die Influenzapartikel adsorbiert werden, so daß sie keine Hämagglutination mehr machen können (inhibitors, Hemmer der Hämagglutination), oder welche durch die Enzyme der Influenzapartikel zerstört werden.

Das Resultat zahlloser Experimente war: Das Substrat, die Receptorensubstanz ist ein Polysaccharidprotein, ein Mucin oder ein Mucoid. Das Enzym ist eine Mucinase.

Enzyme wurden gefunden: a) in verschiedenen Bakterien und Bakterienprodukten, Panagglutination von THOMSEN (1927) und FRIEDENREICH (1928); b) in Ultrafiltraten gewisser Choleravibrionenstämme, ein bakterienfreies Enzym, das den Receptor auf den Erythrocyten zerstört (R.D.E., Receptor Destroying Enzyme, BURNET 1945a, b, 1948; BURNET, McCREA und STONE 1946; HIRST 1948).

Gewisse Toxine aus Clostridium Welchii enthalten Lecithinase, Collagenase, Gelatinase, β-Hämolysine und ein Enzym, das den Receptor der roten Blutkörperchen blockiert, modifiziert. Das letztere Enzym ist mit den übrigen Substanzen nicht identisch (McCREA 1947).

Das Vibriocholerae-Enzym wird adsorbiert an (in der Kälte) und eluiert von (bei 37°) den Erythrocyten wie das Influenzavirus infolge einer Mucinase. Daneben besteht ein anderes Enzym, welches die Kittsubstanz zwischen den Zellen zerstört (BURNET und STONE 1947a und b).

Dieses Enzym ist nicht dialysierbar, fällt aus in halbgesättigte Ammoniumsulfatlösung, wird inaktiv bei Erwärmung bis 50—60°, erzeugt als Antigen ein spezifisches Immunserum, hat die gleichen Eigenschaften in bezug auf Hämagglutination wie das Influenzavirus (STONE 1947a).

Nicht erklärt ist ein Befund von STONE (1947), daß Erythrocyten, mit wenig Vibrio-Choleraextrakt behandelt, stärker agglutinieren als normale.

Unspezifische, die Hämagglutination verhindernde Substanzen sind weit verbreitet. Es wurden gefunden und deren Natur zum Teil bestimmt:

a) Im Normalserum des Menschen und der Tiere (FRANCIS Inhibitor, FRANCIS 1947; BURNET und McCREA 1946; BURNET 1948a; McCREA 1948; HIRST 1942 a, 1948 a, b, 1949 a, b; MULDER und Mitarbeiter 1948; VAN DER VEEN und MULDER 1950).

b) In den Erythrocyten (DE BURGH und Mitarbeiter 1948).

c) In der Tränenflüssigkeit.

d) Im Schleim von Mageninhalt, Cervix uteri, Ovarialcysten (BURNET 1947, 1948 a, b, c).

e) In Organextrakten.

f) In Apfelpectin (GREEN und WOOLLEY 1947; WOOLLEY, Aufhebung der Hemmung oder des Pectineffektes 1949).

g) Im Eiereiweiß (Allantoisflüssigkeit, SVEDMYR 1948 a; LANNI 1948).

HIRST (1949 a) konnte durch Alkoholfraktionierung nach Enteiweißen in der β-Globulinfraktion eine Hemmungssubstanz 100mal anreichern. Diese Hemmungssubstanz im menschlichen Serum ist kein Immunkörper und ist relativ thermostabil. Die Hemmung kommt dadurch zustande, daß Virus oder die Enzyme des Virus oder andere ähnliche Enzyme, z. B. aus Choleravibrionen an dieses Substrat an der Erythrocytenoberfläche gebunden wird. Die Enzyme zerstören diese Substrat-Hemmungssubstanz.

Bei der Hemmung der Agglutination wird zum Teil das Wachstum des Virus verhindert (GREEN und WOOLLEY 1947), zum Teil nicht (SVEDMYR 1948 b).

Je ausgedehnter und variierter die Versuche wurden, desto mehr zeigte sich, daß es verschiedene Receptoren und spezifisch dagegen eingestellte Enzyme gibt (HIRST 1950 a; Mc CREA 1946 b; SVEDMYR 1948 a).

12. Infektion der Wirtszelle. Schon kurz nach seinen ersten Versuchen hielt HIRST eine Adsorption der Partikel an die Wirtszellen für nötig, damit eine Infektion entstehen kann. Die genauere Untersuchung der HIRST-Phänomene, der Hemmung derselben und der Aufhebung der Hemmung (HIRST 1950), ferner der wenigstens teilweise Parallelismus zwischen Hämagglutination und Infektion haben Licht in diese ersten Vorgänge gebracht.

Die Klärung der Viruserythrocytenreaktion als Mucinase-Mucinreaktion, ein Parallelismus zwischen Adsorption des Virus an und Elution desselben von Erythrocyten und Zellen des Respirationstractus bzw. der Allantoisblase, stützen diese Ansicht. (HIRST 1943, Frettchenlunge; STONE 1947 b, 1948 a, Hühnerembryo; BURNET 1948, Mäuselunge; HIRST 1948, 1949).

Die Zelle muß lebend sein oder wenigstens funktionelle Integrität besitzen (FAZEKAS DE ST. GROTH 1948; STONE 1947 b).

Mit der Verhinderung der Adsorption des Virus durch Zerstörung des Receptors mit dem Enzym aus Vibriocholerae-Filtraten wird auch die Infektion durch Influenzavirus, Newcastle Diseasevirus und Mumpsvirus verhindert (STONE 1948 a, Allantois 1948 b, Mäuse; FAZEKAS DE ST. GROTH 1948 b, Maus).

Durch einen Antikörper gegen das Enzym wird die Regeneration beschleunigt (FAZEKAS DE ST. GROTH 1948 b).

Auf die Adsorption folgt die Zerstörung des Receptors in der Oberflächensubstanz, Mucin, durch die Mucinase des Virus, worauf der Eintritt in die Zelle erfolgt und die Vermehrung in der Zelle. Die Vermeidung der Infektion beim Menschen infolge der Verhinderung der Adsorption durch konkurrierende Receptoren oder durch den Receptor zerstörende Enzyme ist theoretisch möglich, läßt sich aber praktisch nicht auswerten wegen der kurzen Dauer der Wirkung (FAZEKAS DE ST. GROTH 1948 b).

Praktisch wichtig ist aber wahrscheinlich die Abwehr durch den natürlichen Schleim im Respirationstractus (ANDERSON, BURNET, FAZEKAS, McCREA und STONE 1948).

Das Enzym (Mucinase) spielt eine analoge Rolle wie die gut untersuchte Hyaluronidase bei der Infektion durch Bakterien (BURNET 1948). Ob das Virus aktiv in die Zelle eindringt oder passiv, wie die Nahrung durch die Zelle aufgenommen wird, ist noch nicht entschieden.

Die Infektion hängt aber nicht nur von einer Absorption durch eine Receptorensubstanz an der Oberfläche der Zellen ab, sondern auch von intracellulären Stoffwechselvorgängen in der Wirtszelle, die das Virus braucht, und zwar scheinen verschiedene Virusarten verschiedene

Stoffwechselprodukte der gleichen Zelle zu benötigen (GINSBERG und HORSFALL 1949). Es besteht ferner kein absoluter Parallelismus zwischen Adsorptions-, Hämagglutinations- und Infektionsfähigkeit. Die Infektions- und Invasionsfähigkeit besitzen nur die größten Partikel mit einem Durchmesser von etwa 70 mμ und mehr. Adsorption und Hämagglutination kommt auch bei kleineren Partikeln vor.

Die folgenden neueren und neuesten Arbeiten zeigen deutlich, daß bei fraktioniertem Zentrifugieren verschiedene Fraktionen erhalten werden, welche Antigencharakter besitzen. Die Spezifität der Antigene ist der Größe umgekehrt proportional. Die größten zeigen Stammspezifität, die mittleren Typenspezifität, das lösliche Antigen ist allen Influenzatypen gemeinsam (durch Komplementfixationsmethode nachweisbar).

HOYLE und FAIRBROTHER (1937): Infizierte Mäuselungen: a) große Partikel (Elementarkörper), 80—120 mμ, agglutinieren Erythrocyten und dringen in die Zellwand ein, sind stammspezifisch (HOYLE 1945); b) kleine Partikel, die sich durch die Ultrazentrifuge nicht absetzen ließen „soluble antigen", allen Influenzavirusarten gemeinsam, hauptsächliches Antigen für die Komplementfixation.

STANLEY (1944 a, b): Differentialzentrifugierung der hochmolekularen Proteine: a) Sedimentationskonstante S 600, entsprechend einem Kugeldurchmesser von 70 mμ und b) mit der Sedimentationskonstante S 30, entsprechend 10 mμ. a) hat 100—10000mal mehr infektive Aktivität als b).

Eine geringe Infektiosität der kleineren und kleinsten Partikel wurde als Verunreinigung, mangelhafte Abgrenzung von dem größeren Partikel angesehen.

FRIEDEWALD und PICKELS (1944). Große Partikel, etwa 70—120 mμ Durchmesser, hämagglutinieren, werden adsorbiert und infizieren.

Partikel mit etwa der halben Größe, etwa 460 S, infizieren nicht mehr, werden aber noch adsorbiert. Kleine Partikel, 10 mμ, etwa 30 S und kleiner (soluble antigen), infizieren nicht mehr und werden nicht adsorbiert.

W. HENLE, und WIENER (1944), W. HENLE, G. HENLE, GROUPÉ und CHAMBERS (1944) fanden in der infizierten Allantoisflüssigkeit zwei verschiedene Antigene und im Immunserum mittels Komplementfixation und Adsorptionsversuchen 2 Antikörper: Fraktion 600 S (etwa 100 mμ), infektiv, das Antigen A und B, Fraktion 30 S (etwa 10 mμ) nicht infektiv, sedimentierbar bei 90000 Touren, nur Antigen B. < 30 S, soluble antigen, auch bei 90000 Touren zentrifugiert nicht absetzbar, nur Antigen B.

Fraktion 600 S hat ein stammspezifisches Antigen neben gemeinsamem Antigen für mehrere Stämme. 30 S und < 30 S haben nur das gemeinsame Antigen, nachweisbar durch Komplementfixation. Das Verhältnis von sedimentierbaren zu nicht sedimentierbaren Antigenen nimmt während der Inkubation zu.

GARD und VON MAGNUS (1947). Ultrazentrifuge: a) das bekannte Virus 120 mμ infizierend und hämagglutinierend, „komplettes Virus"; b) Partikel halber Größe, 70 mμ, nicht infizierend, aber hämagglutinierend — „precursor".

HOYLE (1948) hat sich folgende Vorstellung von dem Mechanismus der Infektion gemacht: Es besteht ein cyclischer Verlauf. Das infektive Partikel „Virus" kann durch die Zellwand eindringen oder wird von den Zellen aufgenommen.

In diesen Zellen geht das Virus über in eine nicht infektive, nicht agglutinierende intracelluläre Form, diese vermehrt sich in der Zelle. Diese Form ist wahrscheinlich identisch mit dem unlöslichen Antigen. Der Cyclus verläuft in 4 Phasen:

1. Phase. Latenz. In den Zellen: „gelöstes Antigen", kein Virus in den Zellen nachweisbar.

2. Phase. Das Virus neben dem gelösten Antigen in der Membran nachweisbar, beide Formen nehmen bis zu 24 Std rasch an Menge zu. In der Allantoisflüssigkeit ist wenig Virus nachzuweisen.

3. Phase. Das Wachstum von Virus und gelöstem Antigen hört auf. Virus und gelöstes Antigen werden aus der Zelle frei gemacht und erscheinen nach 24 Std in der Allantoisflüssigkeit.

4. Phase. Das Virus wird wieder zerstört, nimmt nach 40 Std in der Allantoisflüssigkeit ab, während das gelöste Antigen 4 Tage lang gleich bleibt. Große Inoculationsdosen bilden wenig Virus, aber viel gelöste Antigene. Die Wirtszelle kann nicht genügend Material liefern, um das gelöste Antigen zum vollen infektiven Virus auswachsen zu lassen — Interferenz.

Genaue quantitative und zeitliche Bestimmungen der einzelnen Antigene im Verlaufe der Infektion der Allantois durch W. HENLE, (1949 a, b, c) ergaben Folgendes: 70% des großen Virus wird adsorbiert und ist zurücktitrierbar.

Von den 30% des berechneten Restes ist nur 1—5% in den Zellsuspensionen nachweisbar. 29—25% sind also entweder in den nicht zerstörten Zellen versteckt oder sie werden durch die Zellen zerstört.

Während 4 Std (PR 8) bzw. 6 Std (Lee) ist keinerlei Vermehrung des infektiösen Virus nachweisbar. Während 2 Std besteht zunächst in den Zellen lösliches Antigen, nach 3 Std kleine Partikel (S 30 durch Komplementfixation nachzuweisen) und größere agglutinierende Partikel (S 600) und endlich nach 4 Std infizierende große Partikel.

In der Allantoisflüssigkeit lassen sich diese Antigene etwa 1 Std später in der gleichen Reihenfolge nachweisen. Eine Interferenz mit homologem inaktivem Virus ist nur gegen das unreife Virus wirksam.

Die Infektion verläuft in 4 Stadien: 1. Adsorption. 2. Veränderung der Funktion der Zellen (eventuell schon durch ein Partikel), welche ein Eindringen weiterer Partikel verhindert (Interferenz). 3. Intracelluläre Proliferation. 4. Freiwerden des Virus (W. HENLE und G. HENLE 1947).

Aus allen diesen Untersuchungen ist so viel zu entnehmen, daß aus dem infektiösen Vollvirus in der Zelle ein Stadium durch Teilung, Aufbrechen, Verdauung entsteht, maskiert, dann sich gewaltig vermehrt, zunächst nicht infiziert, endlich durch Auswachsen zum infizierenden Vollvirus wird und aus der zerstörten Zelle austritt, Entwicklungscyclus des Virus. Der erste Beginn dieses Cyclus kann als fermentativer Vorgang (Mucinase-Mucin) erklärt werden. Der Rest ist zunächst für die Vorstellung noch dunkel.

Eine Analogie kann man in der Aufspaltung und Synthese der Proteine in der Leberzelle sehen.

Die Enzyme der Wirtszelle würden dann für die Zwecke der Vermehrung des Virus gebraucht. Das Vollvirus dient nur zur Besiedlung neuer Zellen, zum Transport (Tröpfchen, Staub).

Es besteht hier ein Übergang von einem „Virus" — in ein belebtes „Enzym" — und zurück zum „Virusstadium".

V. Bakterielle Sekundärinfektion. Synergismus Virus-Bakterien.

Vor der Entdeckung des Influenzavirus wurden vielfach Bakterien als primäre Erreger der Grippeinfektion angesehen. Diese Anschauung hat nur noch historischen Wert. Die Bedeutung, welche früher verschiedenen Bakterien bei der Grippeätiologie beigemessen wurde (Haem. influ. oder „Influenzabacillen", Bact. pneumosintes etc.), findet sich in der III. Auflage dieses Handbuches eingehend erörtert (MASSINI 1934). Nach der heutigen Erkenntnis kommen die Bakterien bei der Grippe aber als Erreger der Misch- oder Sekundärinfektionen in Frage, ohne dadurch für den klinischen und epidemiologischen Verlauf der komplexen Erkrankung an Bedeutung zu verlieren. Neben der Virulenz des Influenzavirus entscheidet die Pathogenität der Bakterien synergistisch über die Entstehung der sekundären Grippekomplikationen und deren Verlauf.

Für das gleichzeitige Vorkommen von Virusinfektion und bakterieller Infektion auf demselben Individuum kann man sich verschiedene theoretische Vorstellungen machen. Sie unterscheiden sich zum Teil nur graduell und gehen ineinander über:

1. Reine *Symbiose*, wobei jeder Symbiont vom anderen einen Nutzen hat.
2. *Komplexes Virus (kombiniertes Contagium)*. a) Das Modell des *obligaten* Zusammenwirkens bildet der Fall des S-Virus, welches nur zusammen mit Haem. infl. suis zum manifesten Krankheitsbild der Schweineinfluenza führt (vgl. S. 355). Virus und Bakterien erleichtern sich gegenseitig die Invasion und Infektion durch Schädigung der Abwehrkräfte der Zellen. b) Beim Menschen ist dieses Zusammenwirken für das Zustandekommen der Influenzaerkrankung nicht obligat, bestimmt aber *fakultativ* die Schwere ihres Verlaufs (vgl. 408/09). Dann addieren sich nicht nur die Wirkungen der beiden Agentien, sondern sie verstärken sich gegenseitig.
3. *Ätiologische Assoziation, gekoppelte Infektion* (nach DOERR 1939, 1944). Das Virus und die Bakterien (z. B. Pneumokokken, Haem. infl.) treffen, als in gleicher Richtung krank machende Agentien, zufällig aufeinander und wirken wiederum gegenseitig wegbereitend oder provozierend (entspricht ungefähr 2 b).
4. Bloße *Mischinfektion* zufälliger Koinzidenz, welche mit oder ohne — mehr oder weniger gleich gerichtetem — Schaden verläuft. Bei dem Begriff der *Sekundärinfektion* wird die Koinzidenz zu einer zeitlichen Aufeinanderfolge der beiden Agentien. Dabei ist die häufige Reihenfolge Grippevirusinfektion — bakterielle Sekundärinfektion klinisch am bekanntesten

(s. a. SAHLI 1919) und im Tierversuch geprüft. Weniger geklärt ist die umgekehrte Reihenfolge: Primäre bakterielle Infektion — Grippevirusinfektion (vgl. S. 378).

5. Eine scheinbare Pathogenitätssteigerung von Bakterien, welche z. B. die Luftwege Gesunder besiedeln, durch die Grippevirusinfektion kann auch mit der Entstehung einer *Parallergie* durch das Virus im Sinne von MORO und KELLER (1935) zusammenhängen (HÖRING 1949).

An Stelle von Bakterien kann auch ein anderes Virus die Rolle des komplizierenden Agens der Influenza übernehmen (z. B. das Virus des Schnupfens, der primär-atypischen Pneumonie usw., vgl. S. 354 und 394). Die epidemiologische Bedeutung des Synergismus Influenzavirus + Bakterien oder Influenzavirus + ein zweites Virus wird auf S. 348 und 354 erörtert.

1. Haemophilus influenza. PFEIFFER (1893) isolierte den Bacillus, welcher seinen Namen bekam, oder Bacterium influenzae und heute Haem. infl. genannt wird, und postulierte dessen Erregerrolle für die Influenzainfektion. Schon 1897 wurde aber dieses Postulat in Zweifel gezogen, da viele Untersucher bei den Grippekranken den Haem. infl. nicht regelmäßig finden konnten. Bei MOTE (1941) findet sich eine vollständige Zusammenstellung der vielen Befunde von Bakterien der Haemophilusgruppe durch verschiedene Autoren während der Pandemien und in interepidemischen Perioden. Daraus geht hervor, daß der Haem. infl. keineswegs nur ein integraler Bestandteil der Pandemien und Epidemien war und von

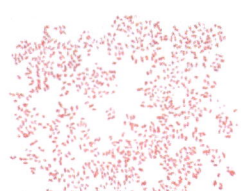

Abb. 10. Influenzabacillen. Reinkultur. Färbung mit Carbol-Fuchsin.

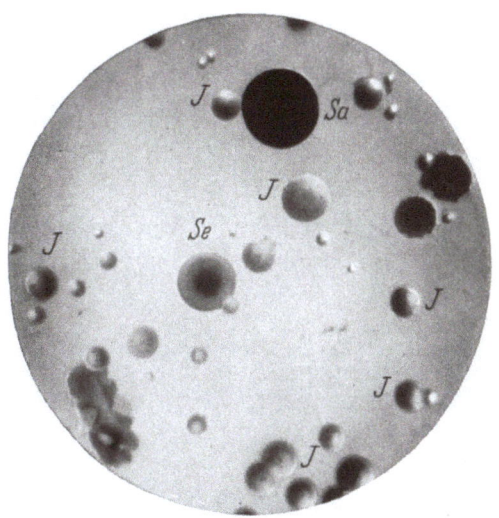

Abb. 11. Influenzabacillenkolonien (*J*) neben Streptokokken (*Se*) und Staphylokokkenkolonien (*Sa*) gezüchtet aus Sputum. 3 Tage 37°. Levinthalplatte.

verschiedenen Untersuchern im Sputum und Nasopharynx in 0—100% der Fälle gefunden wurde — andere Autoren fanden denselben Bacillus in Nichtinfluenzafällen ebenfalls in 5 bis 85%. Nicht zuletzt unter dem Einfluß dieser Erkenntnis trat 1918 die Theorie in den Vordergrund, daß ein Virus der Grippeerreger sein müsse. Es ist auffällig, daß der Haem. infl. in den vergangenen 2 Jahrzehnten bei Influenzaepidemien viel seltener, manchmal gar nicht und fast nie mehr in Reinkultur gefunden wurde. Es ist möglich, daß außer einem besonderen Virusstamm der Haem. infl. zum Teil am Zustandekommen der besonderen Gesamtvirulenz jener „komplexen Epidemien" beteiligt war, welche zu pandemischer Ausbreitung führten. Die Schweineinfluenza zeigt eine gewisse Analogie (vgl. S. 355).

Der Haem. infl. wurde im Nasopharynx, im Sputum, in allen durch Komplikationen erkrankten Organen (vgl. Kap. X; ausnahmsweise auch auf den Herzklappen, bei Panophthalmie im Bulbus), im Blut, in Empyemen und im Stuhl gefunden. Über das häufige (40 bis 90%) Vorkommen von Haem. infl. im Nasopharynx Gesunder und über künstliche Infektion am Menschen, vgl. Kap. XI, S. 420).

Der Bacillus ist ein feines 0,2—0,3 μ (maximal 0,5 μ) langes, gramnegatives Stäbchen. Er ist unbeweglich, bildet keine Sporen und ist streng aerob (s. Abb. 10). Er färbt sich mit allen gebräuchlichen Farbstoffen, oft an den Polen stärker. Wachstumsoptimum 37° (22 bis 45°). Auf gewöhnlichen Nährböden (Agar, Glycerinagar, Traubenzucker-, Milchzuckeragar, Loefflerserum) wächst er nicht, dagegen ist er auf Hämoglobinagar leicht züchtbar. Darin wächst er in 24 Std zu großen, wasserklaren Kolonien von 2—3 mm Durchmesser aus (s. Abb. 11). Das Vorhandensein anderer Bakterien, besonders von Staphylokokken (aureus oder albus), Bacillus prodigiosus, Xerosebacillen usw. kann seinem Wachstum förderlich sein, ja er kann mit Hilfsbakterien („Ammen") sogar ohne Hämoglobin wachsen. Dies hat vielleicht biologische und pathologische Bedeutung. Auf dem sterilisierbaren LEWINTHAL-Agar wächst der Haem. infl. besonders gut.

Der Haem. infl. ist gegen äußere Einflüsse wenig widerstandsfähig. In Leitungswasser, bei Austrocknen, in der Zimmerluft, auch im Sputum stirbt er in spätestens 1—2 Tagen ab, im Sonnenlicht in 3—4 Std. Erwärmen auf 60° tötet ihn in wenigen Minuten. Ein Weiterleben außerhalb des Körpers ist daher nur für kurze Zeit, eine Vermehrung gar nicht möglich.

Die Züchtung aus dem Sputum geschieht am besten auf folgende Weise: Frisch ausgehustetes Sputum, mit möglichst wenig Rachen- oder Nasensekret vermischt, wird in destilliertem Wasser gewaschen, und von einer losgelösten Eiterflocke ein Ausstrich auf dem Nährboden gemacht. So kann man die Bacillen in Reinkultur erhalten (s. Abb. 12). Auch durch Anhustenlassen von geeigneten Nährböden in Petrischalen und Bebrütung gelingt der Nachweis (Hustenplatten).

Es kommen verschiedene Modifikationen und Variationen der Haemophilusbacillen vor (vgl. Tabelle 6). Unterschiede zeigen sich in der Form der Bakterien: Lange, kurze Bakterien, Fadenbildungen, Keulenform, kokkoide Formen. In der Kolonieform unterscheidet man eine R- (= rough) von einer S- (= smooth) -Form. Die S-Form kann mit spezifischen Antiseren in 6 verschiedene Typen eingeteilt werden (a—f oder A—F, PITTMAN 1931; PLATT 1937). DOCHEZ, MILLS und KNEELAND (1932) beobachteten im Verlauf der experimentellen Schnupfeninfektion im Rachen des Schimpansen Übergang der normalen R- in die S-Form. Auch durch Mäusehirnpassagen lassen sich Kulturstämme von R- in S-Stämme umwandeln. Damit können mäusehirnpathogene Stämme erhalten und durch Passagen weiter gezüchtet werden. Manche Stämme werden dadurch äußerst virulent und können zur Auswertung der Schutzwirkung von Anti-Haem. infl.-Serum dienen (TORREGROSA und FRANCIS 1941). Haem. infl. bedarf im Gegensatz zu anderen Varietäten zum Wachstum sowohl eines X- wie eines V-Faktors (vgl. Tabelle 6). ZINSSER und BAYNE-JONES

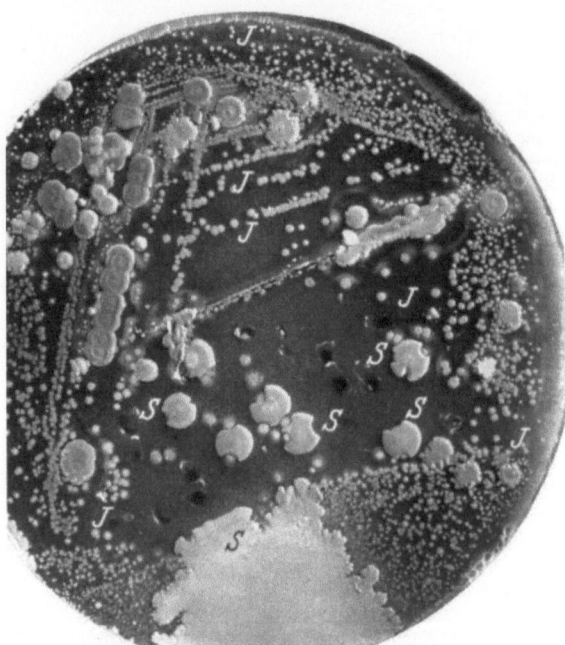

Abb. 12. Massenhafte Influenzabacillen (J) neben Staphylokokkenkolonien (S) auf Levinthalplatte. Gezüchtet aus Sputum. 3 Tage 37°. Etwa ³/₄ natürliche Größe.

(1939) postulierten, daß beide Faktoren im Blut vorhanden und daß V mit Vitamin C identisch sei. Nach LWOFF und LWOFF ist der X-Faktor (autoklavierte LEWINTHAL-Bouillon) hitzestabil und mit dem eisenhaltigen Teil des Hämoglobinmoleküls verbunden, dagegen ist der V-Faktor hitzelabil und identisch mit WARBURGS Co-Zymase (Coenzym). SNYDER und BROH-KAHN (1938) gaben an, daß der X-Faktor durch Cystein ersetzt werden kann. BASS und Mitarbeiter (1941) konnten dies nicht bestätigen, fanden jedoch, daß X durch Hämin, V durch Coenzym I oder II und daß beide (X und V) durch Ochsen- oder Pferdekatalase ersetzt werden können. Die wachstumsfördernde Wirkung von Coenzym I und II (V-Faktor) für den Haem. parainfl. wird auch umgekehrt dazu benützt, um die Konzentration dieser Codehydrasen in biologischen Flüssigkeiten zu bestimmen (VILTER, VILTER und SPIESS 1939; SCHEER 1940). Unterschiede zwischen den verschiedenen Varietäten finden sich außerdem in biologischer Beziehung (Hämolyse, Agglutinin- und Präcipitinogenbildung, Phagocytierbarkeit). Eine Zusammenstellung der verschiedenen Verhalten zwischen Haem. infl. und parainfluenzae findet sich in Tabelle 6. Die bakteriologischen Eigenschaften und die klinische Bedeutung des Haem. parainfl. finden sich bei BERGEY und Mitarbeiter (1939), CRAVEN und Mitarbeiter (1940), TOPLEY und WILSON (1947), McGEE und Mitarbeiter (1948) u. a. erörtert. Über die Rolle des Haem. infl. und parainfl. bei reiner bakterieller Infektion ohne Influenzavirusbeteiligung (vgl. Kap. XI, S. 420).

2. Andere Bakterien. Inkonstant wie der Haem. infl., aber im ganzen seltener, wurden während der Pandemien folgende Bakterien gefunden: Pneumokokken, hämolytische und

Tabelle 6. *Klassifikation der Haemophilusgruppe.*

	Wachstumsfaktor	Charakteristika
1. Haemophilus influenzae a) nicht hämolytisch b) hämolytisch	X und V	Cocco-Bacillus mit gelegentlicher Stäbchen- und Fadenform; Fermentwirkung gering, produziert in Lactose und Mannitol nie Säure. Bildet aus Tryptophan meist Indol. Mucoide Stämme sind für Maus und Kaninchen pathogen. Sie bilden Kapseln, welche spezifisch lösliche Substanzen enthalten und danach als Typ a—f unterschieden werden.
2. Haemophilus parainfluenzae a) nicht hämolytisch b) hämolytisch	V	Markanter Pleomorphismus: Stäbchen und Fadenform überwiegt. Größerer Bereich von fermentativer Energie, gewisse Stämme bilden Säure, aber kein Gas. Aus Tryptophan meist kein Indol. Läßt Lackmusmolke unverändert. Reduziert Nitrate. Fast apathogen für Maus, Kaninchen und Mee. Bezüglich Antigencharakter heterogen. Keine Kapselbildung.
3. Haemophilus suis	X und V	Apathogen für das Schwein. Erzeugt zusammen mit dem Influenza-S-Virus die Schweineinfluenza (vgl.. S. 355).
4. Haemophilus ducreyi	X	Erreger des Ulcus molle.
5. Haemophilus canis = haemoglobinophilus	X	Pathogen für den Hund.
6. Haemophilus pertussis	—	Erreger des Keuchhustens.
7. Haemophilus duplex, moraxella lacunata, Diplobacillus Morax-Axenfeld	—	Erreger der subakuten Conjunctivitis angularis.

anhämolytische Streptokokken, Staphylococcus aureus, Diplokokken zum Teil vom Typ der Meningokokken, FRIEDLÄNDERsche Kapselbacillen, gramnegative Kokken vom Typ des Microc. catarrhalis und flavus, seltener E. coli, Proteus, Microc. tetragenus, Pseudomonas fluorescens, Corynebact. diphtheriae.

Sie spielen bei den Sekundärinfektionen eine große Rolle; bei den Pneumonien und Empyemen sogar die Hauptrolle. Bei Empyemen fanden sich häufig Streptokokken und Pneumokokken als einzige Erreger.

Die ersten drei der aufgezählten Bakterienarten kamen in unterschiedlicher Häufigkeit auch bei den Epidemien der letzten 2 Jahrzehnte vor. Jede der 3 Arten dominierte gelegentlich bei einzelnen Epidemien, je nach Ort verschieden, und verursachte namentlich die Pneumonien. So kamen im Gefolge von Influenzaepidemien nicht selten lokalisierte Epidemien von *Pneumokokken*-Pneumonien vor, namentlich in halbisolierten Wohngemeinschaften. SMILLIE und Mitarbeiter (1938) beobachteten das Umsichgreifen einer solchen Epidemie in einem Spital, nachdem eine A-Influenzaepidemie vorangegangen war. Einem Bericht der *Commission* zufolge (1945) zeigte sich eine Häufung von Pneumokokkenpneumonien vom Typ I auch während einer B-Epidemie. WÄTJEN (1937) beschrieb eine Anzahl von Influenzapneumonien mit hämolytischen *Streptokokken*, welche zu ähnlichen hämorrhagischen Lungenentzündungen führten, wie sie während der großen Pandemien die Regel waren. Auch der *Staphylococcus aureus* kann in Kombination mit einer Influenzaepidemie eine Häufung von Pneumonien verursachen. Die komplexe Infektion kann dabei verschieden schwer verlaufen, von einfacher Tracheobronchitis bis zu letaler hämorrhagischer Pneumonie (FINLAND und Mitarbeiter 1942; BIELING 1949). Der Staphylococcus aureus führte in den letzten 2 Jahrzehnten als häufigster Erreger zu schweren, glücklicherweise seltenen Lungenkomplikationen (vgl. S. 409).

Eigene Untersuchungen während der A'-Epidemie 1948/49 ergaben auf mit Sputum bestrichenen oder angehusteten Blutagarplatten bei fast allen Fällen eine Mischflora von anhämolytischen Streptokokken, Micrococcus catarrhalis, Staphylococcus albus, und in etwa $1/4$ der Sputa gleichzeitig Staphylococcus aureus haemolyticus. Daneben fanden sich vereinzelt diphtheroide Stäbchen, Entero-, Pneumokokken und nur ganz ausnahmsweise Haem. infl. Bezüglich der Qualität und Quantität dieser Mischflora bestand kein Unterschied zwischen unkomplizierter Influenza und bakterieller Influenzapneumonie (BAUR und EYBAND 1950).

3. Synergismus-Virus-Bakterien im Tierversuch. Auch das Tierexperiment hat den Synergismus zwischen Influenzavirus und Bakterien erwiesen: Bakterien, welche gewöhnlich im Respirationstractus nicht allein überleben, vermehren sich bei bestehender Influenzainfektion und führen zur Verschlimmerung der komplexen Erkrankung.

ORTICONI und BARBIE beschrieben schon 1919 die zum Tod der Versuchstiere führende Kombination von filtriertem Nasensekret Influenzakranker mit Haem. infl. Die beiden Inocula waren, einzeln appliziert, nicht tödlich. Später erwiesen ELKELES (1934), SHOPE (1935, 1937) und SHOPE und FRANCIS (1936) die synergistische Wirkung von Haem. infl. suis und S- oder A-Virus beim Schwein. Dasselbe Phänomen beobachtete BANG (1943) am Hühnerembryo. Meerschweinchen und Kaninchen weisen nach intravenöser oder intraperitonealer Impfung mit Haem. infl., nicht aber mit anderen Bakterien, im Serum mit dem HIRST-Test eine Erhöhung des Antikörpertiters gegen Grippevirus von 1:4 auf 1:16 — 1:34 auf, gesunde Versuchspersonen nach analoger subcutaner Impfung nicht (RAETTIG 1947/48). Dieser Befund ist bemerkenswert im Hinblick auf die häufige Mischinfektion mit Haem. infl. bei den Pandemien, sowie auf den Grippeantikörperanstieg im Serum von Patienten mit chronischer Lungenerkrankung (Mischinfektion mit Haem. infl. in Kavernen, Bronchiektasen; vgl. S. 352).

Doppelinfektion des Frettchens und der Maus mit hämolytischen Streptokokken (Typ C) zusammen mit Influenzavirus macht eine wesentlich schwerere Erkrankung und höhere Mortalität als das Virus allein (BRIGHTMAN 1935; GLOVER 1941 b; SCHWAB, BLUBAUGH und WOOLPERT 1941). Haem. infl. suis zeigt diesen synergistischen Effekt nicht (SMITH, ANDREWES und LAIDLAW 1933). An der Maus läßt sich die Doppelinfektion Influenza + Pneumococcus (Typ 3) durch mehrere Passagen unverändert weiter züchten. Durch die Schleppertätigkeit der Bakterien kann dabei die Virulenz des Virus erhöht bzw. das Virus an die Maus angepaßt werden. Denn nach Aufhebung der Bakterienwirkung durch Bakterienfiltration, durch Sulfonamide oder durch Überimpfen des kombinierten Kontagiums auf pneumokokkenimmune Mäuse kann das Virus allein übertragen werden (HERZBERG und GROSS 1940; GROSS 1943). Doppelinfektion mit zerstäubten Pneumokokken (Typ I) + A-Virus erhöht die Morbidität und Mortalität beträchtlich (WELLS und HENLE 1941).

Der Haem. infl. des Menschen vermehrt sich in der Maus gewöhnlich nur bei intracerebraler, nicht aber bei intranasaler Applikation (DE TORREGROSA und FRANCIS 1941). Auch bei gleichzeitiger intranasaler Inoculation von PR 8-Virus (nach 400 Mäusepassagen) gelingt die Infektion mit Haem. infl. nicht. Erst bei intranasaler Applikation einer subletalen Dosis von PR 8 (10^{-7} bis 10^{-8}), welche immer zu Lungenläsionen führt, vermehrt sich Haem. infl., 1—5 Tage später appliziert, nachweislich in der Mäuselunge und führt zum Tode des Versuchstieres. Derselbe Effekt, etwas geringer, wurde mit Staphylococcus und Streptococcus haemolyticus erzielt (FRANCIS und DE TORREGROSA 1945). Ähnliche Beobachtungen machten HARFORD u. a. (1946) an Ratten. Mit subletalen Influenzavirusdosen (PR 8, Weiss und Lee) infizierte Tiere entwickeln nach Inhalation einer Bakteriensuspension von Pneumo- oder Streptokokken Pneumonien, Tiere ohne Influenzainfektion dagegen nicht. Die intranasale Reinstillation von Bouillon oder physiologischer Kochsalzlösung macht die 1—7 Tage vorher gesetzte, intrabronchiale, subletale PR 8-Infektion letal, bei kürzerem und längerem Intervall ist die Schädigung geringer (R. M. TAYLOR 1941). Die verstärkende Wirkung dieser Flüssigkeitsapplikation in die Bronchien (Provokation) läßt vermuten, daß sie neben der Schädigung durch Bakterien auch für die Verschlechterung des Verlaufes der natürlichen Influenzainfektion von Bedeutung ist. Es ist möglich, daß die Ödembildung bei Lungenstauung oder Pneumonie sich ähnlich ungünstig auf den Verlauf der Influenzaerkrankung des Menschen auswirkt (TAYLOR 1941; HARFORD und Mitarbeiter 1946).

Die normale Mäuselunge hat die Fähigkeit, die Zahl eingeatmeter Pneumokokken in kurzer Zeit zu vermindern. Eine vorher gesetzte Influenzavirusinfektion hebt diese Fähigkeit nicht nur auf, sondern erleichtert das Wachstum der Pneumokokken in der Lunge. Diese Wachstumserleichterung kommt erst 24 Std nach der Influenzavirusinfektion zustande, wenn im respiratorischen Epithel Nekrosen vorhanden sind. Es ist aber wahrscheinlich, daß die Pneumokokkeninfektion durch vorgängige Influenzavirusinfektion schon vor dem Sichtbarwerden der Veränderungen durch Schädigung des Ciliarapparates erleichtert wird (HARFORD, LEIDLER und HARA 1949).

Doppelinfektion mit Influenzavirus verstärkt auch die Infektiosität und Streuung von Paratyphus- und Tuberkelbacillen (BALLOWITZ 1940 b, 1944; VOLKERT und Mitarbeiter 1947). Kombinierte PR 8-Virus- und Paratyphus B-Infektion in Grenzdosen führt an der Maus zu einer Speicherung von Vitalfarbstoffen oder Tierkohle in den KUPFFERschen Sternzellen der Leber, reine PR 8-Infektion dagegen nicht (BALLOWITZ 1949). Am Affen (Macaca mulatta) verursacht gleichzeitige intranasale Infektion mit Streptococcus haemolyticus (C) und A-Virus nur Leukocytose und Granulopenie. Nasale A-Inoculation, welcher 4—17 Tage später die Streptokokkeninfektion folgt, führt dagegen in der Hälfte der Fälle zu manifester Erkrankung mit Leukopenie und in seltenen Fällen zu tödlicher Streptokokkensepsis. Infektion in umgekehrter Reihenfolge, gefolgt von Reinfektion mit Streptokokken, macht akute Glomerulonephritis

(WILSON, SASLAW u. a. 1947). Damit bestätigt auch die experimentelle Doppelinfektion die klinische Erfahrung, daß die Influenzainfektion zu bakterieller Sekundärinfektion prädisponiert, und daß unter ungünstigen Umständen die Symptome der letzteren überwiegen und das Krankheitsbild und seine Letalität bedingen.

VI. Pathologische Anatomie.

Die Grippe forderte nicht darum so viele Menschenleben, weil sie selbst eine schwere Krankheit ist, sondern weil das Influenzavirus die Abwehrmechanismen des Körpers schwächt (Epithelschädigung usw.), und so die Entstehung von bakteriellen Infektionen, besonders von Pneumonien, begünstigt. Diese sekundären Pneumonien verlaufen viel schwerer als gewöhnliche Pneumonien gleicher Art und enden, namentlich zu Pandemiezeiten, sehr häufig letal (Hämorrhagien in allen Organen; typische ,,bunte" Lunge). Menschliche Sektionen von unkomplizierter Grippevirusinfektion sind jedoch außerordentlich selten. Dagegen liegen viele pathologisch-anatomische Befunde bei experimenteller Influenza am Tier vor.

1. Unkomplizierte Influenza. Da beim Frettchen die Grippe am ähnlichsten wie beim Menschen verläuft, seien die Befunde bei dieser Tierart als Analogiefall vorangestellt. Bei Menschen entsteht durch die reine Influenzainfektion ungefähr das Krankheitsbild wie die Infektion beim Frettchen mit einem an dieses Tier frisch adaptiertem Stamm von nur wenigen Passagen. Grippeinfektion plus bakterielle Infektion macht das schwere Bild der Schweineinfluenza bei Infektion mit Schweineinfluenzavirus plus Haemophilus influenzae suis. Allgemein zeigen die Epithelzellen des Respirationstractus eine spezifische Adsorptionsfähigkeit bzw. Affinität für das Influenzavirus, analog zu demjenigen der Erythrocyten. HIRST (1943 a) machte dies experimentell durch Perfusionsversuche an der isolierten Trachea und Lunge des Frettchens evident (vgl. S. 362 und 406).

24 Std nach PR 8-Inoculation am gesunden Frettchen ist die Nasenschleimhaut entzündlich geschwollen, die Nase mit purulentem Exsudat gefüllt. Das Epithel des Respirationstractus erscheint kongestioniert und zeigt herdförmige Infiltration durch polymorphkernige Leukocyten und Lymphocyten, deren Zahl nach 48 Std beträchtlich zunimmt. Etwa die Hälfte der Oberfläche des Ciliarepithels nekrotisiert im Verlauf der ersten beiden Wochen. Es bleibt nur eine einfache Basalschicht von abgeflachten Zellen übrig. Diese Veränderung fällt zeitlich mit dem Höhepunkt der Immunität zusammen. Das veränderte Epithel hat in diesem Zeitpunkt keine Empfänglichkeit mehr für eine Virusreinoculation. Schon am Ende der 1. Woche beginnt die Wiederherstellung durch ein ,,pseudogeschichtetes" Übergangsepithel. Von der 4. Woche an ist der Defekt des Ciliarepithels wieder vollständig hergestellt. Frettchen der ersten Viruspassage entwickeln keine Lungenveränderungen. Solche erscheinen erst in der 2. oder 3. Passage und kommen in den folgenden regelmäßig vor: Am 1. Tag nach der Inoculation entsteht Bronchitis, Kongestion und entzündliche Zellenfiltration der Lungen. Am 2.—3. Tag wird die Bronchitis purulent. Es finden sich fleckförmige oder konfluierende pneumonische Konsolidierungen von purpurroter Farbe. Das respiratorische Epithel nekrotisiert. In den Alveolen findet sich Exsudat mit polymorphkernigen Leukocyten und speicherfähigen histiocytären Monocyten. Es zeigen sich perivasculäre und peribronchiale Infiltrate. Nach dem 6. Tag gehen die pneumonischen Veränderungen zurück, nach 2 Wochen sind sie bedeutend verkleinert (SMITH, ANDREWES und LAIDLAW 1933; BRIGHTMAN 1936; MCINTOSH und SELBIE 1937 a, b; FRANCIS und STUART-HARRIS 1938 a, b; PERRIN und OLIPHANT 1940; BALLOWITZ 1949 u. a.).

Beim *Menschen* finden sich analoge Veränderungen im Respirationstractus: Hyperämie der Schleimhaut der Nase bis in die feinsten Bronchien mit Zunahme von den oberen zu den mittleren Partien. Nicht selten sind Blutungen in die Schleimhaut des Larynx und der Bronchien, auch dann, wenn die übrige Schleimhaut nicht besonders gerötet ist. Schon ASKANAZY (1919) machte auf die häufig vorkommende Schleimhautmetaplasie in den größeren Luftwegen aufmerksam. Tracheitis ist ein hervorragendes Symptom. Die Trachea zeigt intensive Schwellung im submukösen Gewebe und Nekrosen der Schleimhaut. Häufig finden sich pseudomembranöse Auflagerungen (Sekundärinfektion?). Die feinsten Bronchien sind oft durch Fibringerinnsel verstopft.

Auch in der Lunge finden sich die, fast als pathognomonisch anzusehenden, Hämorrhagien. Bei fulminanten Influenzafällen, welche seltenerweise perakut vor der Entstehung von manifesten Komplikationen zum Exitus kamen, waren die Lungen sehr voluminös. Auf Schnitt trat Ödemflüssigkeit aus. Es bestanden auch hier die typischen parenchymalen und subpleuralen Hämorrhagien. Möglicherweise war schon bei diesen fulminanten Fällen eine bakterielle Sekundärinfektion mitbeteiligt. Die wenigen Fälle von reiner Influenzaviruspneumonie, welche genau untersucht wurden, zeigten außer den charakteristischen alveolären Hämorrhagien interstitielle pneumonische Zellinfiltration, hämorrhagische und ödematöse lobuläre Konsolidierung, Nekrosen des Tracheal-, Bronchial- und Alveolarepithels und der Alveolarsepten, sowie Bildung von Fibrin und hyalinen Membranen in den erweiterten Alveolengängen (McCordock und Muckenfuss 1933; Gray, bei Scadling 1937; Parker und Mitarbeiter 1946; vgl. S. 407).

2. Bakterielle Komplikationen. Die gleichzeitige Infektion von Mäusen mit Grippevirus und Haem. infl., Strepto-, Staphylo-, Pneumokokken allein oder kombiniert führte zu schweren Schädigungen der Trachea und Bronchien bis zu nekrotisierender Tracheobronchitis, konfluierenden Bronchopneumonien mit Abszedierung und Nekrosen, Pleuritiden, Hämorrhagien — einem pathologisch-anatomischen Bild, welches bedeutend besser mit dem am Menschen beschriebenen übereinstimmt als die reine Virusinfektion an der Maus und am Frettchen (Bieling und Heinlein 1949).

Das pathologisch-anatomische Bild am Menschen kommt ebenfalls durch die komplexe Infektion Virus + Bakterien zustande, da der Tod in der Regel infolge einer bakteriellen Komplikation erfolgt. Bei den meisten Sektionen ist die Todesursache eine sekundäre bakterielle Pneumonie von für Grippe typischer Beschaffenheit. Die bedeutende Rolle der bakteriellen Sekundärinfektion zeigt sich an den zahlreichen Fällen, wo die Isolierung von Bakterien aus der pneumonischen Lunge gelang. An manchen Orten wurde im Verlauf einer Pandemiewelle oder einer großen Epidemie fast regelmäßig dieselbe Bakterienflora isoliert, in welcher häufig ein Erreger dominierte. Gewisse Charakteristica des pathologisch-anatomischen Lungenbefundes im Zusammenhang mit den Erregern führten geradezu zur Aufstellung einer Klassifizierung von verschiedenen bakteriellen Influenzapneumonietypen (Lit. bei Rooyen und Rhodes 1948, s. S. 563, 565, 576). Am häufigsten fanden sich Haem. infl., Pneumokokken, hämolytische Streptokokken und Staphylococcus aureus (vgl. S. 377).

Bei den meisten tödlichen Fällen besteht akutes hämorrhagisches Lungenödem. Solche Patienten haben profuses, wäßriges Sputum. Die Pneumonie hat zuerst herdförmigen Charakter, wird aber bald pseudolobär. Gewöhnlich ist die Konsolidierung unregelmäßig und mehrheitlich bronchopneumonisch. Auf Schnitt präsentiert sich ein buntes Bild von pneumonischen Prozessen verschiedenen Alters (große bunte Lunge; Glaus und Fritzsche 1918). Die hämorrhagischen, infarktähnlichen Partien herrschen besonders in frischen Fällen vor. Daneben finden sich gelbe Stellen mit Verfettung des Exsudates in den Alveolen und bräunliche Verfärbungen mit Trübungen. Die grauen Töne der Hepatisation treten eher zurück. Namentlich bei Haem. infl.-Pneumonien läßt sich eine blutige, schleimige, fadenziehende Flüssigkeit abstreifen, ähnlich wie bei der Friedländer-Pneumonie. Häufig sind kleinere und größere Abscesse. Bronchien und Bronchiolen weisen gewöhnlich in der ganzen Lunge extreme entzündliche Veränderungen auf mit Hämorrhagien und selbst Schleimhautnekrosen. In der Mehrzahl der Fälle finden sich die schwersten Veränderungen in den capillaren Bronchiolen. Es besteht intensive Peribronchitis, gelegentlich mit Hämorrhagien und Ödem. Der Prozeß ist auf beide Lungen verteilt, selten wird eine Lunge ganz verschont. Ausnahmsweise sieht man eine lobäre Pneumonie, die sich weder makro- noch mikroskopisch von einer gewöhnlichen lobären Pneumonie unterscheiden läßt.

Die mikroskopische Untersuchung zeigt ein wechselvolles Bild. Starke Hyperämie der Capillaren mit Blutungen. In den Alveolen neben Blutungen Desquamationen, eitrige und fibrinöse Prozesse. Straub, Mulder u. a. (1948) untersuchten Lungenpräparate von 12 Grippepneumonien von 1939—1947, welche mit einer besonders epithelschonenden Technik fixiert waren. Es fand sich auch hier allgemein Nekrose und Desquamation aller Epithelzellen mit Ausnahme der basalen Keimschicht und stellenweise Regeneration eines 2- bis 6 schichtigen Plattenepithels. Auch hier zeigte sich die direkte Wirkung des Influenzavirus in der Epithelschädigung (vgl. S. 379 und Mulder und Verdonk 1949). Das ganze Gewebe ist durchsetzt von polynucleären Leukocyten und Plasmazellen. In älteren Fällen finden sich Herzfehlerzellen. Die Alveolenpfröpfe setzen sich in die kleinen Bronchien fort. Bei der Ausheilung entsteht oft eine Bronchiolitis obliterans. In den Wänden mittelgroßer Arterien kommen lymphocytäre, seltener leukocytäre Infiltrate vor.

Die interlobären Septen und die Pleura sind am Entzündungsprozeß beteiligt: Trübungen, fibrinöse und fibröse Auflagerungen, Nekrosen, bis fingerdicke Schwarten. Fast regelmäßig finden sich auch in der Pleura Blutungen. Exsudate können serös, eitrig und fibrinös-blutig (lehmwasserähnlich mit relativ wenig Leukocyten) sein. Die cervicalen, bronchialen (seltener axillaren) Lymphdrüsen sind markig geschwellt und zeigen Blutungen.

Die Milz ist in der Regel infolge Blutüberfüllung der Pulpa vergrößert (septischer Milztumor). Ab und zu bestehen kleine Hämorrhagien in Pulpa oder Follikel (Hedinger 1919).

Die Leber ist meist vergrößert. Es findet sich parenchymatöse Hepatitis oder trübe Schwellung und Verfettung. Im Magendarmtractus finden sich im ganzen wenig Veränderungen: Selten Gastritis und Colitis necroticans; häufiger Erosionen im Magen, welche zu Nekrose und Blutung führen können (GLAUS und FRITZSCHE 1918; BUSSE 1919).

Auch die Nieren zeigen fast regelmäßig trübe Schwellung und Verfettung. Im Nierenbecken sind kleine Blutungen häufig. Im Interstitium finden sich gelegentlich Lymphocyten-, Plasmazellanhäufungen oder kleine Nekrosen. Glomerulusveränderungen sind selten, punktförmige Blutungen dagegen ziemlich häufig. Die Nebennieren sind meist hyperämisch, oft von Blutungen durchsetzt, manchmal lipoidarm.

Am Herzen finden sich ebenfalls die Zeichen der hämorrhagischen Diathese. Meist punktförmige Blutungen im Endokard, entlang dem HISschen Bündel und auf dem Perikard. Der Herzmuskel zeigt makro- und mikroskopisch meist auffallend wenig Veränderungen. Er ist hellbraunrot, manchmal verfettet, selten getrübt oder getigert. Ausnahmsweise finden sich herdförmige Trübungen und Hämorrhagien oder das Bild der ZENKERschen Degeneration, hämorrhagische Myokarditis oder frische Endokarditis (SCHMORL 1919; ROULET 1935). Die Intima der Coronararterien ist oft verfettet. Gelegentlich wurde Herzerweiterung konstatiert. Auch reine Influenza-A-Virus-Myokarditis wurde beschrieben: Sie zeigte Nekrosen und Schwund von Muskelfasern mit interstitieller, cellulärer Infiltration (FINLAND und Mitarbeiter 1945). Die Arterien weisen Verfettung des Endothels, Zerreißungen der Elastica, Nekrosen und Verkalkungen auf. Arterien- und Venenthrombosen sind häufig. Das Knochenmark ist manchmal unverändert, manchmal finden sich im Knochenmark der oberen Femurhälfte Hämorrhagien, in demjenigen der Wirbelkörper Nekrosen.

Das Gehirn ist stark hyperämisch, punktförmige perivasculäre Blutungen (Purpura) mit oder ohne Encephalitis sind häufig. Auch in der Retina kommen Blutungen vor (FRÄNKEL 1920). Nicht selten findet sich wachsartige Degeneration der Muskeln (vgl. KORTH 1941), oft mit Blutungen, meistens im M. rectus abdominis. Auch einfache Nekrosen und große Blutungen in die Bauchmuskulatur kommen vor. Auf der Haut finden sich Exantheme aller Art. Nicht selten sind perivasculäre Hämorrhagien in der Cutis, ebenso kleine perivasculäre Lymphocyteninfiltrate. Veränderungen an Ohren und Nase und deren Nebenhöhlen waren 1918 gegenüber 1889 relativ selten. Häufig finden sich allgemeine septische Prozesse: Abscesse in Gehirn, Leber, Milz, Nieren usw., purulente Leptomeningitis.

Eingehende Darstellungen der pathologisch-anatomischen Befunde beim Menschen und in der Literatur finden sich bei FRENCH (1920), OPIE (1928), LUKSCH (1928) und VAN ROOYEN und RHODES (1948), sowie der Befunde bei der experimentellen Tiergrippe bei MULDER und Mitarbeiter [s. Zusammenstellung bei BIELING und HEINLEIN (1949)].

VII. Pathogenese. Pathologische Physiologie.

Die Vorstellungen über die Pathogenese und pathologische Physiologie der einfachen und komplizierten Influenza können folgendermaßen zusammengefaßt werden:

Durch Tröpfchen-, Staub- selten Kontaktinfektion wird das Grippevirus vom Menschen oder vom Tier bei geeigneter Exposition auf das respiratorische Epithel des Empfängers übertragen (S. 354).

Für das Zustandekommen der Erkrankung wirken 1. die Konstitution des Empfängers, 2. seine spezifische Immunitätslage, 3. die Menge und Virulenz des aufgenommenen Virus sowie 4. eine Reihe von zusätzlichen Faktoren, welche die Disposition des Empfängers verändern, zusammen. 1. Es besteht eine konstitutionelle, natürliche Resistenz von individuell verschiedenem Maß gegen die Grippeinfektion, welche nicht mit einer der bekannten Formen der Immunisierung, wohl aber mit Erbfaktoren zusammenhängen kann (S. 362/63). 2. Je nach der verstrichenen Frist seit der letzten Grippeinfektion, deren Typus bzw. Virusstamm und dessen Virulenz besteht eine mehr oder weniger große spezifische Immunität gegen eine Reinfektion (S. 366). Die Fähigkeit zur Antikörperbildung überhaupt ist wiederum zum Teil konstitutionell bedingt und daher ceteris paribus individuell verschieden. Dies gilt für die Bildung von humoralen und von auf der respiratorischen Schleimhaut lokalisierten Antikörpern (S. 368). 3. Morbidität bzw. Letalität sind direkt abhängig von der Menge des Virus (S. 358, 366) vom Ort der Invasion (Trachea ist empfindlicher als Nase, vgl. S. 362/63) und vom

Infektiositäts- und Pathogenitätsgrad des Virus (S. 363/64). 4. Zu den zusätzlichen Faktoren, die für vermehrte Disposition zur Grippeinfektion verantwortlich sind, gehören Schädigungen, welche den Zustand des Epithels im Nasen-Rachenraum und in der Trachea verändern, oder die physiologische Schutzwirkung des Nasensekretes herabsetzen (S. 368). Diese lokalen Schädigungen können physikalischer oder chemischer Art sein (z. B. Erkältung; Äther im Tierversuch; vgl. S. 356) oder durch vorbestehende bakterielle oder Viruserkrankung (z. B. Schnupfen) bedingt sein (S. 354 und 393). Auf die mögliche Beteiligung von allergischen Faktoren weisen folgende Beobachtungen: Verkürzung der Inkubationszeit nach wiederholter Infektion durch Virusinhalation (HENLE und Mitarbeiter 1946a) vgl. S. 367; seltenerer Virusnachweis im Nasensekret nach künstlicher Reinoculation, 3 bis 6 Monate nach der ersten Inoculation (BULL und BURNET 1943); Unabhängigkeit des Ausfalls der Hautreaktion von der Höhe des Serum-AK-Titers bei intracutanem Test mit A- oder B-Allantoisvirus (BEVERIDGE und BURNET 1944). Auch vorbestehende Allgemeinerkrankungen oder Rekonvaleszenz sowie qualitative Mangelernährung (z. B. Vitaminmangel, vgl. S. 353) können die Disposition in positivem oder negativem Sinne beeinflussen. Interferenzerscheinungen können lokal am Invasionsort oder allgemein für den Verlauf der Infektion von Bedeutung sein (S. 368).

Das Virus wird primär an die Epithelzellen des Respirationstractus adsorbiert und vermehrt sich in diesen. Die pathologisch-anatomischen Befunde (S. 379 ff.) zeigen eine fortschreitende Ausbreitung des Virus von der Nase über den Rachen und die Trachea in den Bronchialbaum. Dabei beschränkt sich bei unkomplizierten Fällen der degenerative und entzündliche Prozeß auf das oberflächliche Ciliar- und Cylinderepithel (S. 379). Über den Wirkungsmechanismus bzw. den Tropismus des Grippevirus besteht die Vorstellung, daß sich dieses mit einer Mucinase an die Receptorsubstanz der Oberfläche der grippevirusempfindlichen Zellen bindet. Diese Receptorsubstanz, ein Mucin (Glykoprotein), wird durch die Virusmucinase zerstört, wodurch die intracelluläre Infektion und Virusvermehrung möglich wird (S. 371 und 373). Neben dieser lokalen Wirkung des Grippevirus können durch eine toxische, vom Elementarkörperchen in vitro bisher nicht abtrennbare Komponente alle übrigen Organe geschädigt werden (S. 361), vor allem Nervensystem, Pankreas, Leber, Milz, Myokard, Blutgefäße, Pleura usw. Direkte Folgen dieser Toxinwirkung, deren Maß je nach Virusstamm variiert, sind die Kreislaufstörungen (S. 385) und die Hämorrhagien bei schwerer Grippe (S. 379), die tonisch-klonischen Krämpfe bei intracerebraler Virusinjektion am Tier usw. (S. 362). Die Stoffwechselveränderungen bei Grippe weisen, auch bei leichter unkomplizierter Erkrankung, auf eine Störung der Pankreasparenchymzellen hin (S. 390). Diese Befunde geben einen Einblick in die pathologische Physiologie der toxischen Schädigungen durch das Grippevirus. Im gesunden Gewebe geht das injizierte Virus rasch zugrunde (S. 362). Die allgemeine, toxische Gewebsschädigung zeigt sich in der Widerstandslosigkeit und mangelnden Reaktion des Reticuloendothels (S. 388), in dem großen Krankheitsgefühl, in der Erleichterung von Misch- bzw. Sekundärinfektionen, in der langen Rekonvaleszenz, in Veränderungen des Menstruationscyclus, in der Möglichkeit intrauteriner Keimschädigung (S. 388 und 391) usw.

Die Abwehr des Organismus gegen die reine Grippevirusinfektion führt zur Bildung von humoralen, lokalen oder cellulären Antikörpern (S. 366 ff.). Sie können durch das Überstehen einer manifesten Grippeerkrankung, durch stumme Feiung oder durch aktive oder passive Immunisierung entstehen (S. 399). Ihre Konzentration ist individuell sehr verschieden und ist kein sicheres Maß für den Schutz (S. 368). Von größter Bedeutung ist die Lokalisation der Immunisierung bzw. der

Immunität im Epithel des Respirationstractus (S. 367/68), ferner die Art und Vielzahl der Virusstämme, welche zu Interferenzerscheinungen führen kann (S. 368).

Die Pathogenese reiner Grippevirusinfektion ist infolge des ubiquitären Vorkommens von Bakterien im oberen Respirationstractus kaum vom Synergismus (ätiologische Assoziation) des Grippevirus mit Bakterien und deren assoziierter Pathogenese zu trennen. Die Schweineinfluenza (S. 355) dient als Modell für die Vorstellung, wie das Grippevirus durch bakterielle oder eine zweite Virusinfektion eine Pathogenitätssteigerung erfahren kann, oder umgekehrt. In den Kapiteln II und V sind die klinischen und epidemiologischen Erfahrungen und die tierexperimentellen Grundlagen für diesen Synergismus erörtert (komplexe Infektion, komplexe Epidemie S. 374). Für eine Bevölkerung oder das Individuum ist damit nicht nur der Immunitätszustand gegen das Influenzavirus, sondern auch gegen die Sekundär- bzw. Mischerreger von entscheidender Bedeutung. Da bisher eine klinische Unterscheidung von A-, B-, C- oder Y-Influenzainfektion nicht möglich war, ist anzunehmen, daß die Schwere des Krankheitsbildes, die Morbidität und Letalität im wesentlichen durch die Sekundärerreger bedingt sind. Die vorerwähnten allgemeinen Schädigungen aller Organe und des RES durch das Grippevirus fördern die Sekundärinfektion durch Bakterien oder ein anderes Virus und erschweren deren Abwehr. Über den Mechanismus, mit welchem die Misch- oder Sekundärinfektion dem Grippevirus „den Weg bahnt", oder umgekehrt, sind fast keine experimentellen Grundlagen bekannt.

VIII. Die einfache Grippe. Das Grippefieber.

1. **Symptomatologie.** Die Inkubationszeit ist sehr kurz, sie beträgt meist einen Tag (18 Std bis höchstens 4 Tage). Die Krankheit tritt plötzlich in Erscheinung. Oft kann der Patient die Stunde angeben, bis zu welcher er sich noch wohl und nach welcher er sich krank fühlte. Mit Beginn des Fiebers besteht häufig Frösteln, nicht selten Schüttelfrost. Dazu kommt ein starkes allgemeines Krankheits- und Prostrationsgefühl. „Man weiß, daß man die Grippe hat." In schweren Fällen kann die Krankheit auch mit Kollaps, Ohnmacht oder Erbrechen beginnen.

Alle Glieder tun weh, Rücken- und Kreuzschmerzen treten auf, seltener Wadenschmerzen. Häufig wird das Gefühl von Wundsein an der Halsmuskulatur und fast stets Schmerzen hinter dem Sternum angegeben. Dieser Retrosternalschmerz hatte bei gewissen Epidemien fast pathognomonischen Charakter. Frieren und Schwitzen wechseln ab. Die Nasenschleimhaut ist injiziert und häufig etwas geschwollen. Nicht selten beginnt die Erkrankung mit Nasenbluten (EICHHORST 1919). Ein echter Schnupfen gehört nicht zum Bild der unkomplizierten Influenza, ist aber bei manchen Epidemien häufig mit ihm vergesellschaftet (das Schnupfenvirus als Schrittmacher für das Influenzavirus, vgl. S. 354).

Fast regelmäßig findet sich eine geringe Bronchitis. Sie wird in der Regel erst vom 3.—4. Krankheitstag an nachweisbar. Dann bestehen trockene Nebengeräusche (Rhonchi sonores) oder vereinzelte feuchte Rasselgeräusche, vornehmlich über der Lungenbasis. Zu Beginn besteht meist nur ein unangenehmes Kratzen im Hals, das zu fortgesetztem Räuspern nötigt und manchmal zu Heiserkeit führt. Bei manchen Epidemien (STUART-HARRIS 1938 und Mitarbeiter) ist trockener Husten ein fast regelmäßiges Symptom. Bei stärkerer Erkrankung kann dieser Reizhusten sehr unangenehm werden und sich zu pertussisartigen Hustenanfällen steigern (Druck von geschwollenen Drüsen an der Bifurkation). Bei leichter Grippe wird dabei kein Sputum gefördert; bei schwereren Fällen kann aber mucopurulentes oder sogar blutiges Sputum expektoriert werden, ohne daß eine Pneumonie besteht. Das Röntgenbild zeigt verstärkten Bronchialbaum (Hyperämie). Im Sputum können degenerierte Epithelzellen aus Trachea und Bronchien gefunden werden, welche nach van Bruggen u. a. (1947) diagnostischen Wert haben. Mäßiges Kopfweh oder Kopfdruck, besonders über den Augen, ist ein häufiges Symptom. Bei manchen Epidemien bestand in mehr als der Hälfte der Fälle Schwindel im Stehen, namentlich aber beim Aufsitzen.

Das Fieber steigt meist rasch auf 38—39—40 ° C an, bleibt 1—2 Tage auf der Höhe und fällt in 1—2—3 Tagen lytisch wieder zur Norm ab (vgl. Abb. 13 und 14). Zum Vergleich sei die Fieberkurve von Stuart-Harris nach seiner Laboratoriumsinfektion durch ein niesendes, grippekrankes Frettchen angeführt (Abb. 15; vgl. Kapitel IV, S. 366). Verschiedene Autoren

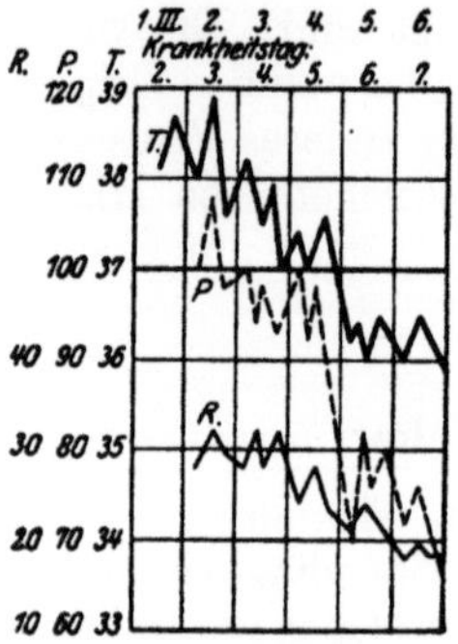

Abb. 13. M. E. 24jährige Frau. Einfache mittelschwere Grippe ohne Komplikation. Heilung (1923). Gewöhnlicher Typus des Fiebers.

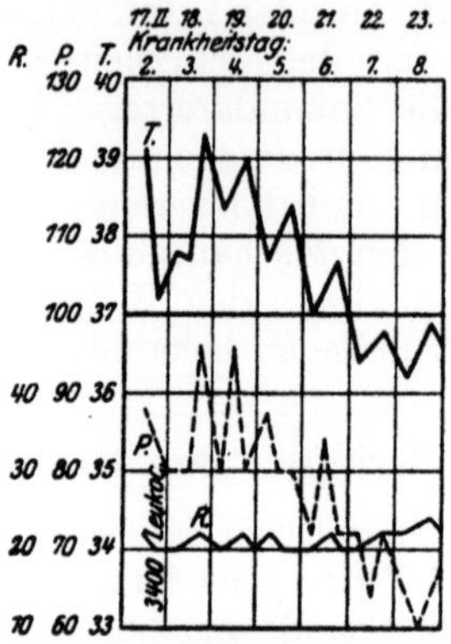

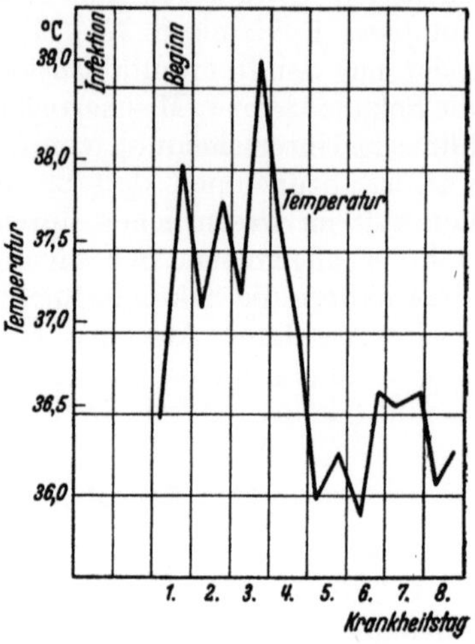

Abb. 14. B. J. 23jähriger Mann. Ziemlich leichte Grippe ohne Komplikation. Heilung (1923). Zweigipflige Fieberkurve.

Abb. 15. Laboratoriumsinfektion von Stuart-Harris.

(Munro 1930) wollen in einer Absenkung der Temperatur am 2. oder 3. Tag, gefolgt von einem Wiederanstieg, einen typischen Befund für Grippe annehmen. Stuart-Harris (1945) bestätigt diese Beobachtung bei einer Reihe von Epidemien. Diese zweigipfligen Kurven haben wir gelegentlich auch selber beobachtet, es ist aber jeder andere Fiebertyphus möglich. Zweigipfligkeit ist wahrscheinlich schon das Zeichen einer Sekundärinfektion.

Die Patienten liegen ruhig, müde, teilnahmslos im Bett. Nachdem zu Beginn der Erkrankung häufig Schlafstörungen bestehen, zeigt sich nach den ersten Tagen oft eine ausgesprochene Schläfrigkeit mit dem Wunsch des Patienten, nicht gestört zu werden. Das Gesicht ist gerötet und leicht geschwollen, mit einer leichten Blässe um den Mund. Die Lippen sind oft etwas cyanotisch. Typisch ist bei schweren Fällen mit Pneumonie eine eigentümliche blaßblaurote (lila) Verfärbung des Gesichtes (heliotropic cyanosis), welche die Diagnose Grippe z. B. während der Pandemie 1918/19 auf den ersten Blick erlaubte. Die Augen glänzen, die Conjunctiven sind injiziert. Manchmal ist eine eigentliche Conjunctivitis mit starker Sekretion vorhanden, meist verbunden mit Photophobie. Die Lider sind leicht geschlossen, manchmal besteht Tränenfluß oder leichtes supraorbitales Ödem, häufig schmerzen die Bulbi, namentlich bei Augenbewegungen, vor allem beim Blick nach oben. Diese Schmerzen haben rheumatoiden Charakter. Von den

Ophthalmologen wird dieses Symptom zu der rheumatoiden Skleritis und Episkleritis gezählt. Auch Druckschmerz an den Bulbi kommt vor. Von verschiedenen Autoren wird diesen Augenschmerzen fast pathognomonische Bedeutung für die Influenza zugemessen. Nach BRÜCKNER und MEISNER (1929) liegt der Sitz der Läsion vielleicht in den Augenmuskeln. Die Schmerzhaftigkeit kann noch Wochen nach überstandener Grippe vorhanden sein.

Relativ selten tritt ein Herpes labialis auf. Bei manchen Epidemien war er häufiger. Er hängt wahrscheinlich vom Vorhandensein bakterieller Mischinfektionen ab. Die Zunge ist trocken und zeigt oft einen, allerdings auch bei anderen Krankheiten vorkommenden, ziemlich typischen Befund (SCHINZ 1918; FRANKE 1928, 1930). Die Mitte ist grauweiß belegt, die Ränder sind gerötet, häufig sind die Papillen etwas geschwollen. Der Pharynx, besonders die Gaumensegel, sind gerötet und anfänglich trocken. Relativ typisch sind scharf abgegrenzte Rötungsbezirke am Rand der Gaumensegel, manchmal an der Uvula; diese entsprechen erweiterten Capillaren. In späteren Krankheitstagen können unzusammenhängende mucopurulente Beläge auftreten.

Während der Epidemien nach 1920 und später kamen unregelmäßig feine, bis 2 mm große, wasserklare Bläschen am weichen Gaumen zur Beobachtung (MASSINI, Abb. 16). Diesen Befund bestätigten LAPP und WICKE (1935) sowie VAN BRUGGEN und Mitarbeiter (1947) während der A-Epidemie 1941 in Holland. Diesem nicht pathognomonischen Grippeenanthem liegt möglicherweise eine direkte Wirkung des epitheliotropen Virus zugrunde (vgl. S. 362).

Eine eigentliche Pharyngitis kommt namentlich bei A-Infektion ziemlich regelmäßig vor; Pharyngealabstriche zeigen Epitheldestruktion und mononucleäre Exsudation (ADAMS, PENNOYER und WHITING 1946). MAWSON (1942) beschrieb eine lokalisierte Pharyngitis (woodside throat), welche wahrscheinlich auf reiner Influenzainfektion beruht. Die Tonsillen sind ohne Besonderheit, gelegentlich etwas gerötet. Die Patienten klagen manchmal über Schluckweh. Nackendrüsen und Drüsen unter dem Kieferwinkel sind selten vergrößert (wohl in der Regel infolge Sekundärinfektion).

Lungen und Herz zeigen meistens keine Veränderung. Manchmal hört man, auch ohne eigentliche Lungenkomplikation, über den Lungenbasen stellenweise etwas verschärftes Atemgeräusch und Knisterrasseln. Die Perkussion ergibt jedoch nichts Abnormes. Das Röntgenbild zeigt außer der Verstärkung des Bronchialbaumes nichts besonderes. Auffallend ist manchmal der bei unkomplizierten Fällen im Verhältnis zur Temperatur niedrige Puls (Bradykardie). Seltener sind Extrasystolen und Arrhythmien. Manchmal ist der Puls auch leicht erhöht. Man muß annehmen, daß trotz der geringen klinisch nachweisbaren Veränderungen der Herzmuskel- oder Herznervenapparat durch das Virus geschädigt wird. Bei den pandemischen Fällen 1918/19 wurde häufig schwerste Kreislaufinsuffizienz festgestellt, in der Regel allerdings bei Grippepneumonie. Die meisten Autoren führten diese nicht allein auf eine Herzmuskelschädigung, sondern auf die allgemeine toxische Wirkung der Infektion zurück. Es ist allerdings nicht abzugrenzen, wieviel der Schädigung durch das Virus und dessen Toxin oder durch sekundäre bakterielle Infektion verursacht ist (vgl. Kap. X/5, S. 416). Reine akute Influenzavirusmyokarditis ist jedoch sicher möglich: FINLAND und Mitarbeiter (1945) beschrieben zwei solche Fälle, bei welchen PR 8-Virus aus den Lungen isoliert werden konnte.

Die Leber ist nicht vergrößert und nicht palpabel. Die Milz kann manchmal am 3. oder 4. Tag gefühlt werden, meist ist aber der Palpations- und Perkussionsbefund unverändert. Es besteht teilweise oder vollständige Anorexie. Die Patienten klagen über Durst. Das Abdomen zeigt keine Veränderungen. Ziemlich häufig werden aber schon zu Beginn Schmerzen in der Lebergegend oder seltener in anderen Partien des Abdomens angegeben, für welche kein objektives Zeichen vorliegt. Diese Schmerzen können z. B. eine Perityphlitis vortäuschen. Der Stuhl ist normal, häufig besteht Obstipation, was den Verdacht auf Perityphlitis vermehren kann (s. S. 417, Perityphlitis als Sekundärinfektion). Viel seltener sind Durchfälle.

Serologische Befunde. In der akuten Erkrankungsphase ist der Antikörpertiter gewöhnlich niedrig, steigt ungefähr eine Woche nach Krankheitsbeginn mehr oder weniger steil an und erreicht das Maximum am Ende der 2. Woche (10.—14. Tag). Im allgemeinen ist der Anstieg um so höher, je niedriger der Ausgangstiter war. Der Wiederabfall beginnt zwischen dem 11. und 25. Tag, um so schneller, je höher das Maximum des Titers war. 2—5 Monate nach der Erkrankung ist ungefähr die Hälfte des Maximums erreicht, nach 10—12 Monaten der präinfektiöse Ausgangswert (FRANCIS, MAGILL und Mitarbeiter 1937 a, b; FAIRBROTHER und MARTIN 1938; TULLOCH 1939; HORSFALL, HAHN und RICKARD 1940; EATON und RICHARD 1941; LÉPINE und Mitarbeiter 1949). Die Methoden und die Bewertung der Antikörperbestimmung finden sich auf S. 392/93 erörtert. Während einer Epidemie zeigt die Mehrzahl der Patienten serologisch Zeichen der Influenzavirusinfektion, obwohl häufig das typische klinische Bild der Erkrankung vermißt wird. Es finden sich in der Regel 2—3mal mehr serologisch positive als klinisch sichere Influenzafälle (*Commission*, zit. nach BURNET, CADE und LUSH 1940). Zwischen großen Epidemien trifft oft das Umgekehrte zu, und zwar für A- und B-Influenza. Die Erscheinungsform der unkomplizierten Influenza kann also nach den heutigen Kenntnissen von symptomloser Infektion bis zu schwerer und, allerdings selten, rasch zum Tode führender Form variieren.

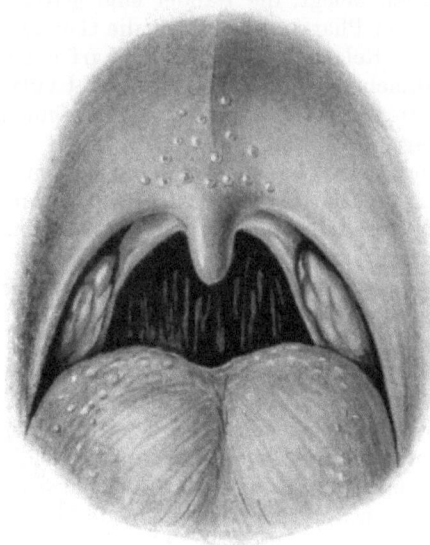

Abb. 16. Bläschenausschlag am weichen Gaumen.

Blutbefund. Bei der pandemischen Influenza 1918/19 wurden mit großer Regelmäßigkeit charakteristische Veränderungen des weißen Blutbildes beobachtet (RÜTIMEYER 1921; W. H. HOFFMANN 1923; HILDEBRANDT 1920): Bei den unkomplizierten Fällen entstand in etwa $1/3$ der Fälle am ersten Tag eine leichte Leukocytose von etwa 12000—18000, seltener mehr (bis 32000) Leukocyten. Sie war prognostisch ein gutes Zeichen. Vom 2. Tag an fielen bei weitaus den meisten Fällen die Leukocytenwerte ab. Es entstand eine ausgesprochene Leukopenie mit einem Minimum am 5.—7. Krankheitstag, oft bis unter 2000. Im Verlauf der 2. Woche kehrten die Leukocytenzahlen meist zur Norm zurück. Oft bestand aber die Leukopenie wochenlang weiter.

Die initiale Leukocytose wurde bei den meisten Epidemien des letzten Jahrzehnts vermißt. Es besteht bei schwereren Fällen von Anfang an eine Leukopenie als Ausdruck einer Hemmung der Hämatopoese (BURDEN 1933; SCHNETZ und GREIF 1937/38). Auch bei der künstlichen Infektion des Menschen mit einem Nebel von B-Virus (Lee-Stamm) konnte diese Leukopenie reproduziert werden

(FRANCIS u. a. 1944). REYERSBACH, LENERT und KUTTNER (1941) fanden mäßige Leukopenie (3000—7000, im Mittel 5600) auch bei einer leichten B-Epidemie in einem Kinderspital. Bei einigen Fällen von PARKER und Mitarbeiter (1946) war die Leukopenie besonders ausgeprägt, wenn ein Sekundärinfekt die Hämatopoese hemmte. Bei verschiedenen Epidemien war jedoch die Leukocytenzahl nicht signifikant verändert (STUART-HARRIS und Mitarbeiter 1938; STUART-HARRIS 1945a; ADAMS, THIGPEN und RICKARD 1944). Bei manchen anscheinend nicht bakteriell komplizierten Fällen bestand sogar von Anfang an Leukocytose (SCADDING 1937; PARKER und Mitarbeiter 1946). In diesen seltenen Fällen ist allerdings eine bakterielle Sekundärinfektion nicht leicht auszuschließen. Eigene Beobachtungen während einer leichten A'-Epidemie (FM 1) vom Januar bis März 1949 in Basel ergaben in der Mehrzahl der umkomplizierten Fälle eine Verminderung der granulierten und ungranulierten Leukocyten, die in $1/4$ der Fälle sogar absolut war (unter 2000 Granulocyten bzw. 1400 Ungranulierten). Demgegenüber wiesen alle mit Pneumonie komplizierten Fälle eindeutig Leukocytose auf (BAUR und EYBAND 1949).

Die *Differenzierung des weißen Blutbildes* ergab bei der pandemischen Influenza in etwa $1/3$ der Fälle eine relative (90—95%) und absolute Vermehrung der Neutrophilen als Ursache für die initiale Leukocytose. Nach dem ersten oder zweiten Tag fielen die absoluten Zahlen ab, blieben aber relativ während des ganzen Verlaufs an erster Stelle. In der Rekonvaleszenz zeigte sich wieder ein langsamer Anstieg. Die Eosinophilen fielen gleich zu Beginn der Erkrankung ab, in etwa der Hälfte der Fälle bis auf 0. In $1/3$ der Fälle fehlten die Eosinophilen während der ganzen Fieberperiode. In der Rekonvaleszenz erschienen sie wieder regelmäßig, zuweilen kam es sogar zu einer leichten Eosinophilie (8—9%); (vgl. auch ENGEL 1935). Oft fehlten die Mastzellen. Die Monocyten machten meist die Schwankungen der Polynucleären mit, also zunächst Vermehrung, dann Verminderung. Die Lymphocyten waren schon am ersten Fiebertage meist vermindert. $4/5$ der Fälle hatten schon am ersten Tag unter 1000 Lymphocyten (Minimum 320). In etwa $2/3$ der Fälle blieben die Lymphocyten dauernd vermindert (bis 110). Im späteren Verlauf vermehrten sich die Lymphocyten wieder. In den ersten Tagen der Rekonvaleszenz kreuzte die Kurve der Lymphocyten nicht selten diejenige der Neutrophilen. Die Lymphocytose dauerte in über der Hälfte der Fälle länger als 2 Wochen. Die Kreuzung der Kurven der Neutrophilen und Lymphocyten und der Verlauf der Eosinophilen war bei der pandemischen Grippe demnach ähnlich, wie beim Typhus. Bis zum 7. Tag entstand ferner eine deutliche Linksverschiebung. Pathologische Blutformen waren nicht selten, erreichten aber nie höhere Werte: Neutrophile Myelocyten, Plasmazellen, monocytoide Lymphocyten (TÜRKsche Reizungsformen). Als Seltenheit wurde ein Blutbild wie bei der Agranulocytose beschrieben (PFEIFFER 1922). Von verschiedenen Autoren wurde endlich in der Rekonvaleszenz eine Leukocytose beobachtet (Komplikationen?).

Auch beim Rezidiv fand sich die Leukopenie nach einer kurzdauernden Leukocytose wieder. Die Lymphocyten waren dagegen normal oder vermehrt.

Die Lymphopenie war 1918/19 ein typisches Symptom. Ihr Ausmaß scheint von der Virulenz und vom Stamm des Virus abzuhängen. Sie war analog der Leukopenie in den Epidemien nach 1920, welche nicht zu pandemischer Ausbreitung führten, nicht mehr so ausgeprägt. Während der leichten FM 1-Epidemie 1948/49 in Basel wiesen immerhin die Hälfte der unkomplizierten Fälle absolute Lymphopenie auf (unter 1300), in $1/3$ der Fälle auch atypische Lymphocytenformen (monocytoider Kern). Die Monocyten zeigten im Verlauf Tendenz zu relativer Vermehrung, überschritten aber nur selten die obere Grenze der absoluten Norm (BAUR und EYBAND 1949). Mit der zum Teil absoluten Lymphopenie unterscheidet sich das Grippeblutbild wesentlich von der ausgesprochen lymphatischen Reaktion der sog. „lymphotropen Virusarten" (Masern, Rubeolen, Hepatitis epidemica, Mononucleosis infectiosa, Viruspneumonie usw.). Die Leukopenie, welche Granulocyten und ungranulierte Leukocyten in gleichem Maß betrifft, weist auf die allgemeine toxische Schädigung des Reticuloendothels durch das Grippevirus. Den Veränderungen des peripheren Blutbildes entsprechen diejenigen des Knochenmarkes: Markleukopenie, -linksverschiebung und unausgereifte Monocytose (SCHNETZ und GREIF 1937/38).

Die Hämoglobinwerte sind im allgemeinen unverändert oder an der unteren Grenze der Norm. Zu Beginn besteht beträchtliche Hyposiderinämie, in der Rekonvaleszenz ist die Serumeisenkonzentration labil (BÜCHMANN und HEYL 1939).

Die Blutkörperchensenkungsreaktion ist vom 2.—4. bis zum 20., seltener bis zum 40. Tag gesteigert, bei leichten Epidemien oft nur wenig (vgl. Tabelle 7).

Die *Miktion* ist meistens nicht gestört. Vereinzelt kommen Fälle von Urinretention vor, bei welchen katheterisiert werden muß, meist in den ersten Tagen. Objektiv kann dabei kein Befund erhoben werden. Im *Urin* findet sich dem Fieber entsprechend manchmal etwas Eiweiß. Oft ist die Uroroseinprobe, und bei schweren Fällen manchmal die Diazoreaktion positiv.

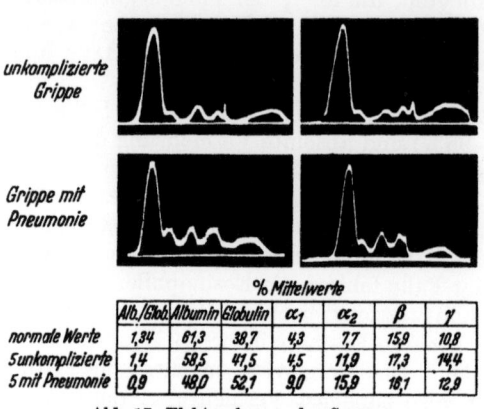

Abb. 17. Elektrophorese des Serums.

	Alb./Glob.	Albumin	Globulin	α_1	α_2	β	γ
normale Werte	1,34	61,3	38,7	4,3	7,7	15,9	10,8
5 unkomplizierte	1,4	58,5	41,5	4,5	11,9	17,3	14,4
5 mit Pneumonie	0,9	48,0	52,1	9,0	15,9	18,1	12,9

Bei schweren Formen von Grippe treten Störungen des *Menstruationscyclus* auf: Meist treten die Menses frühzeitig auf (kurz nach Krankheitsbeginn), seltener zu spät. 1918/19 kamen Metrorrhagien, Umwandlungen von 4wöchentlichem in 3wöchentlichem Cyclus und Verschiebungen des Cyclus vor. Nach den Beobachtungen während der leichten A-Epidemie 1949 in Basel zeigte $^1/_5$ der Frauen ante- oder postponierenden Cyclus.

2. Stoffwechselstörungen. Es sind Kohlenhydratstoffwechselstörungen bei Influenza bekannt, welche bisher ganz allgemein zur herabgesetzten Dextrosetoleranz bei akuten Infektionskrankheiten gerechnet wurden. Diabetiker können bei Influenza vermehrte Glucosurie zeigen oder sogar komatös werden (HIRSCHFELD 1900; GIGON und MASSINI 1909). Schwere Influenza kann auch bei Patienten ohne Diabetes mellitus zu vorübergehender Glucosurie und Hyperglykämie führen (CAMMIDGE 1921; OPPEL und CHULKOV 1936) oder einen latenten Diabetes mellitus manifest werden lassen (WHITE 1927). WILLIAMS und DICK (1932) fanden bei 5 nicht näher beschriebenen Influenzakranken vorübergehend leichte Glykosurie und bei 2 davon Abnahme der Glucosetoleranz nach oraler Belastung mit 100 g Glucose. 13 Fälle mit schwerer Grippepneumonie von BIERRY und Mitarbeiter (1935) wiesen mäßige Hyperglykämie auf, davon 11 letale ein Maximum der Blutzuckerkonzentration ante mortem. d-Glucosaminbestimmung ergab auch einen nachhinkenden Anstieg des Serumaminozuckers.

Während der Pandemie 1918/19 hatten wir Gelegenheit, bei unkomplizierten und pneumonischen Influenzafällen häufig etwas erhöhte Harnstoff- und Rest-N-Werte im Serum zu beobachten. Sie persistierten während der Rekonvaleszenz oft wochenlang (MASSINI). Die Untersuchungsbefunde bei unkomplizierter

Influenza während der leichten A-Epidemie 1948/49 in Basel finden sich in Tabelle 7. Die Zeichen einer Veränderung des Eiweißstoffwechsels bei den einfachen Grippefällen sind gering. Durch den teilweise pathologischen Ausfall der unspezifischen Flockungsreaktionen, die leichte Tendenz zur Harnstoffvermehrung und die Albuminurie unterscheidet sich die Influenza nicht von anderen fieberhaften Erkrankungen. Die geringe γ-Globulinvermehrung stimmt bei den einzelnen Fällen nicht mit dem immunologischen Antikörpertiter überein und kann wohl nur als leichte Zunahme von unspezifischen Antikörperglobulinen betrachtet werden. Es ist auch theoretisch nicht zu erwarten, daß eine Vermehrung des Antikörpertiters, mit dem HIRST-Test bestimmt (dessen Mechanismus offenbar ein enzymatischer Prozeß zugrunde liegt), eine im Elektrophoresediagramm makroskopisch sichtbare Vermehrung der γ-Globuline zur Folge hat. Im Gegensatz zur geringfügigen α_2- und γ-Globulinvermehrung bei einfacher Grippe zeigen die Grippepneumonien mit der primären Albuminabnahme und der sekundären γ-Globulin- und Fibrinogenzunahme die bekannten Charakteristica der infektiöstoxischen Schädigung (Abb. 17; Tabelle 7).

Tabelle 7.
Stoffwechseluntersuchungen bei einer A (FM 1)-Influenzaepidemie Januar 1949 in Basel.

Laboratoriumsuntersuchung	Unkomplizierte Influenza			Influenza mit bakterieller Komplikation		
	Anzahl	Mittel	min. max.	Anzahl	Mittel	min. max.
Blutsenkungsreaktion (Wert nach 1 Std)	20	10—20 mm		11	20—50 mm	
Blutzucker (HAGEDORN-JENSEN)	17	94 mg-%	80—110	6	101 mg-%	99—105
Blutharnstoff (Ureasemethode)	21	24 mg-%	16—37	12	30 mg-%	21—58
Rest-N im Serum (KJELDAHL)	20	23 mg-%	17—34	12	32 mg-%	22—50
Serumeiweiß (KJELDAHL)	20	7,1 g/100 cm³	6,0—7,9	12	6,4 g/100 cm³	5,4—7,6
Albumin-Globulinquotient (Kal. Phosphatfällung)	20	1,6	1,0—2,3	11	1,4	0,8—1,8
Albumin-Globulinquotient (elektrophoretisch)	5	1,4	1,0—1,9	5	0,9	0,6—1,1
Fibrinogen (nach BAUMANN 1929b)	18	390 mg-%	290—490	11	560 mg-%	370—1050
		pathologisch			pathologisch	
TAKATA-Reaktion	21	2		12	1	
WELTMANNsches Koagulationsband verkürzt	22	4		12	8	
WELTMANNsches Koagulationsband verlängert		6				
Cephalin-Cholesterin-Flockungsreaktion (HANGER)	22	7		12	5	
Thymolturbidität und Flockung (MACLAGAN, SHANK, NEEFE)	22	11		12	4	
Galaktoseprobe	16	10		4	4	
Glucosedoppelbelastung (STAUB)	15	12		4	1	
Urindiastase (WOHLGEMUTH, BAUMANN)	23	22		10	6	

Dagegen besteht eine Störung des Kohlenhydratstoffwechsels, welche mit ihrer Regelmäßigkeit bei dieser leichten A-Epidemie fast pathognomonischen Charakter hatte und häufiger war als bei bakteriellen Infektionskrankheiten. Die Glucosedoppelbelastung nach STAUB (1921, 1922, 1926) war bei fast allen unkomplizierten Fällen pathologisch und zeigte das Phänomen der fehlenden Bahnung durch die erste Glucoseapplikation (pathologischer STAUB-Effekt). Die Werte des Nüchternblutzuckers waren normal. Bei 2 Fällen bestand vorübergehende Glucosurie. In $^2/_3$ ist die Galaktoseprobe pathologisch. Dies deutet aber nicht auf eine erhebliche Leberschädigung. Denn die kombinierte orale Belastung mit Galaktose und Glucose normalisiert die Galaktoseausscheidung wieder vollständig; die normale Galaktosetoleranzverbesserung durch Glucose ist erhalten (BAUR 1949). Die Urindiastase zeigt im Verlauf der einfachen Fälle immer pathologisch erhöhte Werte. Die Diastasurie ist bei diesen leichten Fällen wesentlich häufiger und protrahierter als bei anderen schweren Infektionskrankheiten wie Erysipel, Typhus, akute Exantheme usw. (in etwa 70% Diastasurie nach GERMER 1931). Die pathologische Glucosedoppelbelastung und die Diastasurie überdauern das Fieberstadium von 2—4 Tagen durchschnittlich um 4 bzw. 2 Wochen. Sie sind ein objektiv meßbarer Ausdruck der lang dauernden Rekonvaleszenz.

Es besteht keine Übereinstimmung zwischen dem Antikörpertiter, dem Grad der Kohlenhydratstoffwechselstörung und der Größe des elektrophoretischen γ-Globulinanteils. Die Zeichen der Stoffwechselstörung sind bei den Grippepneumoniefällen nicht häufiger pathologisch als bei der einfachen Grippe (Tabelle 7). Der Stoffwechselstörung liegt wohl primär eine Schädigung der inkretorischen und exkretorischen Funktion des Pankreas und eventuell extrainsularer Regulationen des Kohlenhydratstoffwechsels (Leber) durch das Virus zugrunde. Das epitheliotrope Virus oder seine toxische, in vitro davon nicht abtrennbare Komponente (HENLE und HENLE, 1946 a, b), zeigt damit neben seiner Affinität zum Epithel der Atemwege auch eine solche zum Pankreas- und eventuell zum Leberepithel. Es schädigt offenbar die Insulinproduktion und -regulation oder führt eine toxisch oder enzymatisch bedingte erhöhte Insulinzerstörung herbei (BAUR und EYBAND 1949). Es sei in diesem Zusammenhang an die Leber- und Abdominalschmerzen bei der abdominellen Form der unkomplizierten und der komplizierten Grippe erinnert (S. 417). Die Pankreas- und Leberschädigung durch das Influenzavirus findet ein experimentelles Analogon in den toxischen Schädigungen durch hohe Influenzavirusmengen im Tierversuch (vgl. S. 361/62).

Es bleibt weiteren Untersuchungen vorbehalten, ob auch beim Menschen das Ausmaß der Stoffwechselstörungen je nach dem vorliegenden Virusstamm und dessen Virulenz variiert. Es ist fraglich, ob die Diastasurie bei jedem Influenzavirusstamm so regelmäßig vorkommt. Möglicherweise hat aber die Diastasurie und die Kohlenhydratstoffwechselstörung der Grippe gegenüber dem „febrilen Katarrh" und anderen influenzaähnlichen Krankheitsbildern differentialdiagnostische Bedeutung.

3. Verlauf. Bei einfacher Grippe fällt die Temperatur meist nach 2—4 Tagen, die subjektiven und objektiven Symptome verschwinden. In der Regel bleibt aber noch ziemlich lange ein Krankheitsgefühl, eine Schwächung zurück. Die Patienten fühlen sich, manchmal bis zu 4 Wochen lang, abgeschlagen, leicht ermüdbar und schwitzen leicht. Lokalisierte Beschwerden fehlen. Man hat das Gefühl, wie wenn man eine schwere, lang dauernde Krankheit durchgemacht hätte. Dies kommt auch bei Fällen mit nur geringer Temperatursteigerung (bis 38° C) vor. Auch die oben erwähnten Stoffwechselstörungen und die Bradykardie lassen sich oft lange in der Rekonvaleszenz nachweisen.

4. Besondere Formen (Lebensalter, Gravidität, Keimschädigung). Das geschilderte klinische Bild der unkomplizierten Influenza zeigt alle Übergänge von leichtesten Fällen mit etwas Unwohlsein ohne Fieber bis zu perakut verlaufenden Formen, welche innerhalb von 24 Std oder noch weniger unter dem Bild einer akuten Intoxikation mit hyperpyretischen Temperaturen ad exitum kommen. Diese letzteren Fälle sind aber selten. Sehr vereinzelt sind auch Beobachtungen von ungewöhnlichen Symptomen bei schweren pandemischen oder epidemischen Fällen wie intestinale Hämorrhagien, Hämatemesis, Acidose, toxisches Erbrechen, akute Nephritis und Anurie (GREENBERG 1920; MAY und Mitarbeiter 1940). Wahrscheinlich handelte es sich um bakteriell komplizierte Fälle.

Morbidität und Letalität der *alten Leute* verhalten sich bei verschiedenen Pandemien und Epidemien verschieden. Vgl. die epidemiologischen Angaben in Kap. II. Zu allen Epidemiezeiten ist die Letalität der alten Leute, wenn sie erkranken, groß. Allgemeine Dispositionsfragen werden auf S. 352 erörtert.

Bei *schwangeren Frauen* verläuft die Grippe schwerer als bei nicht graviden. Auch die Gefahr zu Komplikation mit Pneumonie ist größer, der die Gravide eher erliegt als eine nichtschwangere Frau. Dieser schwerere Verlauf kann nicht nur durch das Heraufdrängen des Zwerchfells durch den graviden Uterus erklärt werden, es muß eine besondere Disposition vorliegen.

Der *keimschädigende Effekt* des Influenzavirus wird bereits evident am bebrüteten Hühnerei: A-Virus (PR 8) produziert in der frühesten Embryonalentwicklung ein spezifisches Syndrom mit Mikrocephalie und Mikrencephalie, Achsendrehung, Schädigung des Amnionwachstums und wirkt 3 Tage nach der Infektion letal. Damit kann das A-Virus wie das Rubeolenvirus als teratogenetisches Agens betrachtet werden (HAMBURGER und HABEL 1947). Nach BIRCHER und Mitarbeiter waren 1918/19 Aborte und Fehlgeburten nach Grippe häufig, nach GEYMÜLLER (1919) jedoch nicht häufiger als ohne Influenza (20%). SWAN (1948), der die keimschädigende Wirkung des Rubeolenvirus bei der menschlichen Gravidität eingehend studiert hat, wertete eine Statistik von 760 Totgeburten in Südaustralien von 1939—1945 auch für die Influenza aus. Davon betreffen 21 Fälle klinisch intra graviditate diagnostizierte Influenza gegenüber 16 Rubeolen. Die Totgeburten nach Influenza sind aber nicht nur auf die Frühgravidität (Mens I—IV) beschränkt wie nach Rubeolen. Dagegen sind kongenitale Mißbildungen lebensfähiger Neonati, durch Grippeerkrankung der Mutter intra graviditatem, bisher nur ausnahmsweise beschrieben worden (NIEDERER 1949; MARANZANA 1950).

Kinder sind für die Grippe besonders empfänglich. Glücklicherweise erkranken sie aber meist leicht. Neugeborene werden eher verschont. Dies beruht wohl auf den angeborenen Antikörpergehalt des Serums, der demjenigen der Mutter entspricht. Es geht also nicht nur das Influenzavirus diaplacentar auf den Fetus über, sondern auch die Antikörper. Dieser natürliche Antikörpergehalt fällt in der Regel schnell ab. 4—12 Monate alte Kleinkinder haben gewöhnlich keinen signifikanten Antikörpertiter mehr, sofern in der Zwischenzeit keine Grippeinfektion stattfand (FRANCIS und MAGILL 1936; BURNET und LUSH 1938; RICKARD und HORSFALL 1941; RAETTIG 1948).

5. Pandemische und epidemische Influenza. Der klinische Verlauf der epidemischen Form der Influenza ist ziemlich ähnlich wie bei der pandemischen Form, jedoch in der Regel viel leichter. Die zahlreichen für die pandemische Form charakteristischen Symptome sind weniger vollständig und wechseln je nach Epidemie (A oder B) und Ort. Die Komplikationen der Atmungswege und die toxischen Kreislaufschädigungen sind seltener, das Fieber, das allgemeine Krankheitsgefühl, die Muskelschmerzen und die Leukopenie sind weniger ausgeprägt (DOULL und BAHLKE 1933; STUART-HARRIS und Mitarbeiter 1938; STUART-HARRIS 1945 a; ADAMS und Mitarbeiter 1944). Aus diesen Gründen wird die epidemische Influenza heute mit Recht als klinisch „ungenau definierter Symptomenkomplex" bezeichnet (HORSFALL 1943). Solange der glückliche Umstand fortbesteht, daß keine neue Pandemie auftritt und die Abklärung deren Genese (Virusmutation?) unmöglich ist, kann der Unterschied in der klinischen Erscheinungsform zwischen pandemischer und epidemischer Influenza nur als graduell betrachtet werden. Über die epidemiologischen Besonderheiten der beiden Formen vgl. S. 343 ff.

6. A- und B-Influenza. Im allgemeinen ist das klinische Bild der A- von der B-Influenzainfektion nicht zu unterscheiden (STANSFELD und STUART-HARRIS 1943; SALK 1947). A-Influenza macht in der Regel etwas markantere und besser definierbare Symptome als B. Die Symptomatologie der B-Influenza ist weniger einheitlich und kann während derselben Epidemie vom einfachen Schnupfen bis zur schweren Erkrankung mit Nausea und Erbrechen variieren. B zeigt meistens einen mehr schleichenden Beginn und leichteren Verlauf als A. Öfter geht bei B eine banale Erkältungskrankheit (Schnupfen) voraus oder nebenher (TAYLOR, PARODI und CHIALVO 1942/43; BEVERIDGE und WILLIAMS 1944; STUART-HARRIS 1945 a; JACKSON 1946; HIRST, VILCHES u. a. 1947). Bemerkenswert ist ferner das seltenere Vorkommen von Lungenkomplikationen bei B (STANSFELD und STUART-HARRIS 1943). Doch wurden ausnahmsweise auch bei B komplizierende Pneumonien mit Pneumokokken und Staphylococcus aureus beschrieben (NIGG, EKLUND, WILSON und CROWLEY 1942; HIMMELWEIT 1943). Subklinische, afebrile Infektion im Verlauf von Epidemien kommt bei beiden Virustypen vor. Für B wurde sie auch durch die Übertragungsversuche am Menschen erwiesen (FRANCIS, SALK u. a. 1944). Die klinische Unterscheidung der beiden Typen ist weiter erschwert durch das gleichzeitige Vorkommen von A und B während derselben Epidemie. Dabei können beide Virustypen nebeneinander auf verschiedenen Individuen gefunden werden, oder dasselbe Individuum erlebt hintereinander eine A- und B-Infektion und zeigt dementsprechend auch Antikörperanstieg für beide Virustypen (BURNET, STONE und ANDERSON 1946). Epidemiologische Besonderheiten der beiden Virustypen wurden in Kap. II (S. 350/51) erörtert. Klinische und epidemiologische Besonderheiten der C-Influenza sind bisher nicht bekannt (s. S. 364).

7. Prognose. Sie ist bei der einfachen Grippe ohne jegliche Komplikation im ganzen sehr gut. Mit den ganz seltenen, oben genannten Ausnahmen geht die unkomplizierte Grippe in Heilung aus. Dagegen verschlechtert sich die Prognose beträchtlich mit den Komplikationen. Solche können auch sehr spät auftreten; noch nach 2—4 Wochen kann eine Pneumonie zum Exitus führen (Prognose der Grippekomplikationen s. Kapitel X, S. 414). Nicht ganz selten geht die Rekonvaleszenz der Grippe in eine beginnende Tuberkulose über (vgl. Kapitel X/13).

Noch stärker als bei anderen Epidemien zeigt sich bei der Grippe ein *Genius epidemicus*. Es gibt Epidemien mit sehr wenig und solche mit sehr vielen Pneumonien. Entsprechend ist die Prognose im ersten Fall generell besser als im zweiten. Die Mortalität geht bei der Pandemie der Morbidität ziemlich parallel, die Letalität schwankt mehr. Daher ist, namentlich bei großen Epidemien und gegenüber gefährdeten Individuen (Schwangere, Greise), die Prognose stets vorsichtig zu stellen. Die Fälle in den späteren Epidemien, 1930 und später, waren im ganzen leichter, daneben auch weniger typisch.

8. Diagnose. Die Diagnose „Influenza, Grippe" wird wie bei anderen Infektionskrankheiten durch den Nachweis des Erregers, des Influenzavirus, gestellt. Das gilt für die pandemischen, epidemischen, endemischen und sporadischen Fälle.

a) Klinische Diagnose. Die klinische Diagnose der Grippe wird bei weitaus den meisten Fällen, welche im Verlauf einer Epidemie vorkommen, richtig gestellt. Klinisch kann sie überhaupt nur epidemiologisch gestellt werden. Der akute Beginn, das Fieber, starkes Krankheitsgefühl, Retrosternalschmerz, Reizung der oberen Luftwege, Kopf-, Kreuz- oder Augenschmerzen ohne objektiven Befund, blaß-blaurotes Gesicht, Rötung des Rachens, keine oder nur geringe Bronchitis sprechen für Influenza. Bei unkomplizierten Fällen besteht keine oder am ersten Tage nur eine geringe Leukocytose, in der Regel Leukopenie, manchmal vom zweiten Tage an Lymphopenie. Bei ausgesprochener Leukocytose ist die Diagnose Grippe unwahrscheinlich. „Sporadische", d. h. interepidemische Fälle bzw. Vorläufer oder Nachzügler einer Epidemie können klinisch überhaupt nur mit Wahrscheinlichkeit diagnostiziert werden.

b) Laboratoriumsdiagnose. Zu der epidemiologischen und klinischen Diagnose tritt die Laboratoriumsdiagnose mit Virusisolierung oder serologischer Bestimmung des Antikörpertiters. Ihr Nachteil für den Einzelfall ist der Zeitaufwand, welcher auch mit einem gut eingerichteten Viruslaboratorium meistens nur eine retrospektive Bestätigung oder Korrektur der klinischen Diagnose erlaubt. Die Laboratoriumsdiagnose allein gestattet jedoch sowohl epidemiologisch als auch vor allem bei vereinzelten Fällen eine sichere Diagnose.

Die *Virusisolierung* ist schwierig und braucht größeren Aufwand als die Antikörperbestimmung. Das Untersuchungsmaterial muß vor dem 4. Krankheitstag durch Spülen der Nase und des Rachens und durch Gurgeln mit physiologischer Salzlösung oder Bouillon oder aus dem Sputum gewonnen werden. Die Spülflüssigkeit (0,5—1,5 cm³) wird intranasal an Frettchen in leichter Äthernarkose appliziert. Für die Beimpfung des bebrüteten Hühnereies wird das Material zur Verhütung von bakterieller Überwucherung mit Vorteil vorher mit Sulfonamiden oder Antibiotica versetzt oder durch ein Bakterienfilter filtriert (HIRST 1945; BURNET und STONE 1945; FLORMAN, WEISS und COUNCIL 1946; MCKEE und HALE 1947; LÉPINE und Mitarbeiter 1949). Im positiven Falle entwickelt sich im Frettchen innerhalb 48 Std eine fieberhafte Erkrankung mit Rhinitis, für welche das Niesen außerordentlich charakteristisch ist. Viruspassagen an narkotisierten Frettchen hat Pneumonien zur Folge, welche oft letal verlaufen. Im bebrüteten Ei kann das Virus durch seine Fähigkeit zur Agglutination von Hühnererythrocyten nachgewiesen werden. Die Identifizierung einer der bekannten Stämme des A- oder B-Typs kann durch immunologische Methoden mit bekanntem Antiserum der beiden Virustypen erfolgen. Die Virusidentifizierung aus dem Ei dauert im günstigsten Fall 2—3 Tage, unter ungünstigen Umständen aber 1—3 Wochen (vgl. S. 404).

Für die Bestimmung des *Antikörpertiters* des Patienten werden 2 Serumproben benötigt; die erste während der akuten Erkrankung, womöglich vor dem 5. Krankheitstag, und die zweite nach dem 14. Krankheitstag während der Rekonvaleszenz, frühestens aber 5 Tage nach der ersten Serumprobe (FLORMAN und CRAWFORD 1944). Im allgemeinen sollten die beiden Blutentnahmen mindestens 10 Tage auseinanderliegen.

Die Titerbestimmung der beiden Seren soll am selben Tag und mit denselben Reagentien stattfinden. Die erste Serumprobe wird bis zur Gewinnung der zweiten im Kühlschrank aufbewahrt. Die Titerbestimmung hat gegen möglichst verschiedene Virusstämme zu erfolgen, sowohl gegen bekannte A- und B- als auch gegen Stämme, welche während der herrschenden Epidemie isoliert wurden. Es eignen sich folgende Verfahren: 1. Hemmung der Erythrocytenagglutination durch das Virus (HIRST-Test). 2. Komplementbindungsreaktion. 3. Neutralisationstest durch Verhinderung der Virusinfektion am Ei, Frettchen oder an der Maus. Der erste Test ist am einfachsten und gebräuchlichsten, obwohl er nicht so spezifisch ist wie der dritte (BIELING und HEINLEIN 1947; HENNEBERG, MARCUSE und BRANDENBURG 1948). Die Antikörperbildung ist im allgemeinen typen-, aber nicht stammspezifisch (TAYLOR und DREGUSS 1941; HORSFALL und RICKARD 1941; MAGILL und SUGG 1944). Ausnahmsweise gekreuzte Antikörperbildung bezüglich der beiden Typen A und B wird als anamnestische Reaktion auf früher erfolgte Infektionen gedeutet (BODILY und EATON 1942; DUDGEON und Mitarbeiter 1946). Nur ein mindestens 4facher Titeranstieg im Rekonvaleszentenserum gegenüber einem der bekannten Virusstämme ist als signifikant positiv zu bewerten. Nach BEVERIDGE und WILLIAMS (1944) und BURNET, STONE und ANDERSON (1946) ist mit dem Hämagglutinationstest auch ein reproduzierbarer zweifacher Titeranstieg signifikant. Der Zeitaufwand für diese Untersuchungen beträgt im günstigsten Fall in einem gut eingerichteten Laboratorium 9 Tage (vgl. S. 357, 366 ff. und 370/71).

Der Wert der Laboratoriumsdiagnose ist durch die Antigenvarianten der Virusstämme beschränkt. Namentlich bei kleineren Epidemien gelingt in wechselndem Ausmaß (20—80% der untersuchten Fälle) der serologische oder der Virusnachweis nicht (Y-Typ, vgl. S. 352). Die Anzahl der A- und B-negativen Influenzafälle wechselt bei verschiedenen Epidemien. Sie ist während großer A-Epidemien am kleinsten, am größten bei begrenzten B-Epidemien oder bei gemischter A- und B-Infektion (vgl. S. 347). Y-Fälle unterscheiden sich klinisch nicht von A- oder B-Fällen (STANSFELD und STUART-HARRIS 1943). Sie können durch folgende Umstände erklärt werden: Methodische Mängel des Virus- oder Antikörpernachweises. Als Form einer undifferenzierten Urgrippe ohne erfolgte Spezifizierung der Antigene (ANDREWES 1942). Infektion mit einem bisher unbekannten Virusstamm (Y; Antigenvariante). Fehlen der Antikörperbildung nach effektiver A-, B- oder C-Infektion. Für eine Erklärung in diesem oder jenem Sinne sprechen folgende Tatsachen: Es gelang, aus den Lungen von Grippepneumonien PR 8-Virus zu isolieren, ohne daß ante mortem im Serum entsprechende Antikörpererhöhung vorhanden war (PARKER und Mitarbeiter 1946). Die Sera der Y-Fälle weisen in der Regel im akuten Erkrankungsstadium einen höheren A- oder B-Antikörpertiter auf als diejenigen der sicheren A- und B-Fälle. Nur zeigen jene im Gegensatz zu diesen in der Rekonvaleszenz keinen signifikanten Titeranstieg (RICKARD und Mitarbeiter 1941; STUART-HARRIS, GLOVER und MILLS 1943). Künstliche B-Infektion des Menschen kann zwar öfter einwandfreie klinische Erkrankung verursachen, jedoch ohne nachfolgende positive Resultate des serologischen oder des Virusnachweises (FRANCIS, PEARSON u. a. 1944). Es gelingen desto mehr positive serologische Nachweise, je mehr verschiedene Virusstämme zur Untersuchung kommen — namentlich solche, welche während der herrschenden Epidemie isoliert wurden. Ferner ist dem Umstand Rechnung zu tragen, daß bei positiven Virus- oder Antikörperbefunden der Frühfälle einer Epidemie die Laboratoriumsuntersuchungen in zunehmendem Maße verlangt werden, während bei anfänglich negativen Befunden der Entrain für weitere Untersuchungen bald erlahmt. Interessanter Zufallsbefund: R. M. TAYLOR (1949) isolierte aus dem Rachen von Gesunden ein A'-Virus einen Monat vor dem Auftreten einer Epidemie durch dieses Virus.

c) Differentialdiagnose der einfachen Grippe. In den ersten Tagen sind *alle* akuten Infektionskrankheiten in Betracht zu ziehen. Es würde zu weit führen, diese einzeln zu besprechen. Am wichtigsten sind diejenigen, welche eine eventuelle Isolierung oder eine spezifische Therapie erfordern: Bei Kindern namentlich Diphtherie, Scharlach, Masern, Poliomyelitis im präparalytischen Stadium, akute Tonsillitis. Der weitere Verlauf und die Laboratoriumsuntersuchungen auf Influenzavirus und Bakterien entscheiden die Diagnose. Nur genaue wiederholte Untersuchung schützt vor Verwechslungen.

Sowohl A- wie B-Influenza kann, in vereinzelten Fällen oder während einer Epidemie, unter dem Bild des gewöhnlichen Schnupfens verlaufen (vgl. S. 391). In Kombination beider Viruserkrankungen kann der Schnupfen geradezu als Schrittmacher zur Verbreitung des Influenzavirus führen (komplexe Epidemie, vgl. S. 374). Eine Reihe anderer Erkrankungen der Respirationsorgane mit unsicherer Ätiologie können zu Beginn von der Influenza kaum unterschieden werden und machen namentlich gegenüber vereinzelten Frühfällen einer Epidemie die klinische Differentialdiagnose unmöglich. Diese Erkrankungen werden unter dem Sammelbegriff *febrile Katarrhe* zusammengefaßt (WAUCHOPE 1935; STUART-HARRIS 1937 a; u. a. 1938; 1945 a). Sie sind teils durch Haem. infl., Streptooder Pneumokokken (THOMSON und THOMSON 1935; HERZBERG 1949), teils durch das Schnupfenvirus (ohne manifeste Rhinitis), teils durch das Virus der primär atypischen Pneumonie verursacht (apneumonische Form, vgl. S. 413) oder entsprechen dem sog. „catarrhal fever" amerikanischer Autoren (*U.S. Nav. Lab. Res. Unit.*, 1944 c). Diese febrilen Katarrhe unterscheiden sich im allgemeinen von der Influenza durch einen mehr schleichenden Beginn, das Überwiegen von Symptomen des Respirationstractus mit Pharyngitis und Tonsillitis und dem anfallsweisen, schmerzhafteren Husten mit oft reichlichem Sputum (vgl. REIMANN 1946; HÖRING 1932, 1948). Der epidemische Verlauf ist eher lang hingezogen, ohne markantes Maximum wie bei der Influenza (vgl. S. 350).

Während einer Epidemie und namentlich bei interepidemisch auftretenden Grippefällen kann erhöhter Influenza-Antikörpertiter zusammen mit einer der Formen des febrilen Katarrhs auftreten. In solchen gemischten Fällen ist die Rolle des Influenzavirus unklar, da der Anteil der pathogenen Virusarten oder Bakterien am Zustandekommen der manifesten Erkrankung nicht unterscheidbar ist. Während eines Winters ohne markante, sichere Influenzaepidemie können kleinere Epidemien von febrilem Katarrh vorkommen. Dabei wird in manchen Fällen serologisch A- oder B-Antikörper im Serum nachweisbar, in anderen wieder nicht, obgleich sie klinisch identisch verlaufen (STUART-HARRIS, GLOVER und MILLS 1943). Es erscheint daher eine komplexe Natur solcher Epidemien wahrscheinlich. Dementsprechend fanden auch ZIEGLER u. a. (1947) bei den daraus entstandenen Pneumonien häufig eine komplexe Ätiologie (Influenza-A- oder B-Antikörper; primär atypische Pneumonie mit positiver Kälteagglutination; Pneumo- oder Streptokokken).

Differentialdiagnostisch oder als komplizierende Infektion kommt auch die als „Coxsackie disease" bezeichnete Viruserkrankung in Frage. Es sind bisher 2 differente Typen des Coxsackie-Virus mit verschiedenen Stämmen bekannt, welche aus der Nase, aus dem Blut, aus dem Stuhl von Kranken und aus Kloakenwasser oder von Fliegen isoliert wurden (DALLDORF und SICKLES 1948; MELNICK und Mitarbeiter 1949; HOWITT 1950 und Mitarbeiter). Sie sind pathogen für säugende Mäuse und rufen Myositis, Paralysen und cystische Encephalopathie hervor. Das Krankheitsbild des Menschen kann ähnlich sein demjenigen unkomplizierter Influenza, paralytischer oder nichtparalytischer Poliomyelitis mit abakterieller Meningitis, oder kann sich (auch bei künstlichen Infektionen) durch Fieber mit Myalgien oder Pleurodynie äußern (HUEBNER und Mitarbeiter 1950). Es besteht nahe klinische und virologische Verwandtschaft mit der Bornholmschen Krankheit (Myalgia epidemica; FINDLAY und HOWARD 1950; HOPKINS 1950 HOPKINS, FINDLAY und HOWARD 1950; WIRTH und THÉLIN 1950 u. a.).

Besonders gefährlich, und leider ziemlich häufig, ist die Verkennung einer beginnenden Lungentuberkulose als „Grippe"! Das Anfangsstadium der Pneumonie, namentlich der primär atypischen Pneumonie, sieht oft ähnlich aus wie die seltene Influenzaviruspneumonie (vgl. S. 406). Die Prodrome der Variola zeigen das Bild der Grippe, bei der Variola sind die Rückenschmerzen und das Übelsein meist stärker, bei der Grippe überwiegen die Erscheinungen im oberen Respirationstractus. Auch die Krankheitsbilder der Dengue und des Pappatacifiebers gleichen der Grippe. Beide Krankheiten bilden Epidemien und gehen mit Leukopenie einher. Auch Leptospirosen, Q-Fieber bzw. „Balkangrippe" (vgl. S. 351/52), die Psittakose sowie abortive anikterische Fälle von Gelbfieber können mit Grippe verwechselt werden, sogar länger dauernde Infektionskrankheiten (Typhus).

Von chirurgischen Krankheiten kommt hauptsächlich die Appendicitis zur Differentialdiagnose. Besonders im Beginn einer Epidemie werden zur Seltenheit Grippekranke wegen Verdacht auf Appendicitis operiert, während umgekehrt im Verlauf von Epidemien eher eine Appendicitis übersehen und als Grippe verkannt wird. Bei beiden Krankheiten kommen Obstipation und Schmerzen im Abdomen vor, und zwar mehr rechts als links. Die Blutuntersuchung kann entscheidend sein: Leukocytose bei Appendicitis, bei Influenza normale Leukocytenzahl oder Leukopenie. Bei Grippe sind die Beschwerden und die Druckempfindlichkeit in der Regel mehr diffus. Bei der Palpation von außen, per rectum oder per vaginam vermißt man bei Grippe einen Tumor oder eine lokalisierte Resistenz, während eine diffuse Spannung, welche rechts besonders in der Lebergegend stärker ist, auch bei Grippe vorkommt (Leberschwellung?). Es ist daran zu erinnern, daß Appendicitis während und nach Grippe vorkommen kann, dann oft ohne Leukocytose oder mit Leukopenie (vgl. Kap. X/8, S. 417).

Schwer wird die Grippediagnose bei vereinzelten Fällen, wenn eine Epidemie nach längerem Intervall wieder auftritt, und zu allen Zeiten bei atypischen oder komplizierten Fällen. Dann ist die Diagnose nur mit Wahrscheinlichkeit zu stellen, oft sogar trotz der Hilfsmittel des Laboratoriums zur Virusisolierung oder zur Antikörperbestimmung im Serum (Y-Fälle, vgl. S. 352). Trotzdem ist es sicher das richtige Prinzip, die Differentialdiagnose entsprechend den zur Verfügung stehenden Mitteln möglichst weit zu treiben (vgl. DINGLE 1948). Umgekehrt sind Erweiterungen des Grippebegriffes irgendwelcher Art unzweckmäßig und sowohl heuristisch als auch praktisch wertlos. Es stiftet nur Verwirrung, auf Grund des endemischen Vorkommens der B-Influenza (S. 351) und der serologisch negativen Y-Fälle (S. 352) eine sporadische bzw. endemische „Grippe" klinisch von einer epidemischen „Influenza" (A und B) abzugrenzen (wie REIMANN 1946), oder die Y-Fälle summarisch als „Bakteriengrippe" zu bezeichnen (wie HERZBERG 1949 b). Scharf abzulehnen ist der unsystematisch erweiterte Begriff einer „chronischen Grippevirusinfektion" (HILDEBRANDT 1920; FRANKE 1928; HEGLER 1934; NÖLKE 1948), da kein experimenteller Beweis oder Grippevirusnachweis vorliegt (Mäusepneumonie allein ist kein Beweis für das Influenzavirus). Es gibt Grippevirusträger, welche das Virus zwischen den Epidemien beherbergen (S. 353); sie sind aber nicht als manifest chronisch Kranke zu erkennen. Die Verwendung von Wortbildungen wie „Grippetonsillitis", „Darmgrippe", „Grippeurticaria", „grippaler Infekt" usw. zeugt von vollständiger Unkenntnis des heutigen Standes der Influenzavirusforschung. Als Grippe darf nur die Infektion mit einem Grippevirus angesehen werden. Alles andere sind, zwar differentialdiagnostisch schwierig abzutrennende, *grippeähnliche* Erkrankungen.

d) Sporadische Grippe. Interepidemisch auftretende, vereinzelte Grippefälle werden häufig als „sporadische Grippe" bezeichnet. Dieser Begriff ist zweckmäßig, wenn damit nur das interepidemische Auftreten charakterisiert werden soll. Er ist aber falsch, wenn darunter eine ätiologisch besondere Influenzaform verstanden wird, welche von der epidemischen Influenza A, B oder C verschieden wäre. Sporadisch auftretende A-Fälle sind meist Vorläufer oder Nachzügler einer Epidemie. Vereinzelte B-Fälle kommen häufiger ohne Beziehung zu einer Epidemie vor, besonders in Gegenden, wo die B-Form zeitweise fast endemischen Charakter aufweist (z. B. Australien, vgl. S. 351).

Da die klinische Grippediagnose praktisch-klinisch epidemiologisch gestellt werden muß, kann die Diagnose solcher interepidemischer Fälle überhaupt nur per exclusionem und mit Wahrscheinlichkeit gestellt werden. Es ist dabei außerordentliche Vorsicht am Platz. Bei eingehender Untersuchung entlarven sich solche Fälle häufig als andere symptomarme, fieberhafte Erkrankungen (febriler Katarrh, Tbc., Fokalinfekt, Helminthiasis usw.). Der

Begriff einer „sporadischen Grippe" im Sinne einer besonderen ätiologischen Influenzaform ist demnach zu verwerfen. Entweder liegt ein echter, interepidemischer Influenzafall vor, oder die Diagnose ist unrichtig (vgl. Höring 1932, 1948). Nur die Laboratoriumsuntersuchung kann die Diagnose von interepidemischen Grippefällen sicherstellen (vgl. S. 392). Da interepidemisch die Virusisolierung aber nur selten gelingt, und der Antikörperanstieg auf A oder B oft vermißt wird (Y-Fälle, vgl. S. 352), können bei solchen vereinzelten Fällen negative Laboratoriumsbefunde nicht mit Sicherheit gegen die Grippediagnose verwendet werden.

9. Therapie der unkomplizierten Influenza. Die einfache, unkomplizierte Grippe braucht außer der Pflege keine besondere Therapie. Sofortige Bettruhe vermindert die Gefahr für Komplikationen, vor allem für die gefürchtete Pneumonie. Auch bei Leichtkranken ist daher Bettruhe zu empfehlen. Diese ist auch nach Entfieberung noch einige Tage fortzusetzen, da die Pneumonie noch relativ spät auftreten kann. Jede Schädigung des Allgemeinzustandes, namentlich der Respirationsorgane, ist zu vermeiden (Erkältung, Feuchtigkeit, Transporte, Staub usw.). Es ist für Wärmezufuhr zu sorgen, da die Grippekranken leicht frieren (heiße Getränke, warme Umschläge).

Eine leichte Diät soll die Verdauungsorgane schonen. Sie braucht für die kurze Dauer der Erkrankung nicht besonders calorienreich zu sein. Dagegen ist genügende Flüssigkeitszufuhr notwendig, weil der Wasserverlust durch die Haut in der Regel groß ist. Die Urinmenge soll $1—1^1/_2$ Liter betragen.

Starke subjektive Beschwerden wie Kopfweh, Gliederschmerzen usw. sind symptomatisch mit Salicylpräparaten, Pyramidon, Phenacetin, Chinin, Sedativa usw. zu behandeln. Dadurch wird aber der Ablauf der Erkrankung kaum beeinflußt. Dampfinhalationen lindern die subjektiv unangenehmen Sensationen im Respirationstractus.

Regelmäßige Verwendung von Chemotherapeutica und Antibiotica bei leichten Epidemien zur Prophylaxe von eventuellen Komplikationen ist unnötig, da Sensibilisierungen oder toxische Reaktionen möglich sind und die Heranzüchtung resistenter Bakterienstämme gefördert werden kann. Diese Medikamente sind aber angezeigt bei schweren Influenzaepidemien, bei welchen im Sputum pathogene Bakterien auftreten (Komplexe Epidemien, vgl. S. 374). Es fand sich z. B. während der A-Epidemie 1940/41 in den USA. im Sputum ungewöhnlich häufig Staphylococcus aureus, der oft zu Pneumonie führte (Pearson, Eppinger u. a. 1941; Finland, Peterson und Strauss 1942). Van Bruggen und Mitarbeiter (1947) wandten während dieser Epidemie in Holland prophylaktisch Sulfonamide und Penicillin an, wenn im Sputum häufig Pneumokokken, Streptococcus haemolyticus, Staphylococcus aureus haem. und Neisseria catarrhalis gefunden wurden. Während der A-Epidemie im Januar 1949 in Basel kamen relativ häufig Infektionen der Nebenhöhlen zur Beobachtung. Sie traten bei prophylaktischer Chemotherapie viel weniger auf. Ein Teil der ungeheuren Mortalität der pandemischen Grippe 1918/19 infolge bakterieller Pneumonie ist dem Fehlen wirksamer Chemotherapeutica zuzuschreiben.

Es ist kein spezifisches Heilmittel gegen die Grippe bekannt. Spezifisches Antiserum oder -plasma beeinflußt in Analogie zu anderen Viruserkrankungen nach Ausbruch der klinischen Symptome den Gang der Erkrankung nicht mehr wesentlich (vgl. S. 406). Frühzeitige Inhalation eines Aerosols von Grippeantiserum des Pferdes soll namentlich prophylaktisch die Pneumoniemorbidität herabsetzen (von 10 auf 0%; Smorodinzew und Mitarbeiter 1940; vgl. S. 406). Sulfonamide und Penicillin sind ohne Effekt auf Virus und Verlauf der unkomplizierten Influenza, desgleichen Tyrothricin, Tyrocidin, Gramicidin, Streptomycin, Chloromycetin, Aerosporin bzw. Polymyxin. Berichte über Verkürzung der Fieberdauer bei A-Influenza durch Aureomycin und Terramycin (Blocker und Numainville 1951; Finland 1950; Kass 1950) verlangen Bestätigung (Effekt auf Begleitbakterien?).

Der Verlauf der Influenzainfektion an Mäusen wird durch perorale *Chinin*applikation zwar wenig, aber signifikant gemildert (SEELER, GRAESSLE und OTT 1946). Die therapeutische Verwendung von Chininpräparaten bei Grippe wirkt daher vielleicht nicht nur antipyretisch. Der Nutzen von hohen Dosen Ascorbinsäure, deren virucide Wirkung experimentell nachgewiesen wurde, ist therapeutisch bei Influenza noch nicht geprüft worden (über prophylaktischen Wert vgl. S. 399). Ascorbinsäureapplikation in hohen Dosen zusammen mit anderen Vitaminen (namentlich A und D) ist bei schweren Influenzafällen mit Anorexie auch im Hinblick auf ihre allgemeinen Wirkungen auf den Stoffwechsel angezeigt.

Die Prüfung der Chemotherapeutica und Antibiotica führte neben vielen resultatlosen Untersuchungen (COGGESHALL und MAIER 1942; KRUEGER und Mitarbeiter 1943; ANDREWES, KING und VAN DEN ENDE 1943) zu einigen Substanzen, welche eine beschränkte Wirksamkeit gegen das Influenzavirus zeigen: 0,5—1,0 mg Nitroacridin 3582 verhindern oder verzögern das Wachstum von 1—10 MLD B-Virus (LEE) im bebrüteten Hühnerei (GREEN, RASMUSSEN und SMADEL 1946), ähnlich, aber weniger deutlich von A-Virus (PR 8). Bei beiden ist die virucide Wirkung in vivo größer als in vitro. Nitroacridin 3582 hat keinen Effekt auf die Hämagglutination im HIRST-Test. In gleicher Weise wirkt Hexamidin (4,4'-Diamidino-diphenoxy-hexandiisothionat) (MCCLELLAND und VAN ROOYEN, 1948). Rutenol und Mepakrin wirken ähnlich, aber weniger virucid (RASMUSSEN und Mitarbeiter 1947). Atropinsulfat soll in vivo günstig wirken (WHEELER und NUNGESTER 1944).

Komplexe Polysaccharide wie Äpfel- und Citronenpectin, Flachssamenschleim, Akazien- und Myrrhengummi sowie die Blutgruppensubstanz A hemmen, offenbar durch Wirkung auf das Virus und auf die Erythrocyten, die Hämagglutination im HIRST-Test mit A-Virus. Der Wirkungsmechanismus wird als biologische Kompetition (Konkurrenz) zwischen dem Pectin und der Receptorsubstanz (einem Polysaccharid) in den Erythrocyten gegenüber der Enzymwirkung des Virus erklärt (s. S. 371). Pectin hemmt aber auch in vivo die A-Vermehrung im bebrüteten Hühnerei (GREEN und WOOLEY 1947). In Analogie dazu hemmen Polysaccharidpräparate aus verschiedenen Bakterien (z. B. Kapselpolysaccharide aus Streptokokken und Friedländer-Bacillen), sowie Agar-Agar und die Blutgruppensubstanz A die Vermehrung des Pneumonievirus der Maus (PVM) in der Mäuselunge, schützen die Maus vor der letalen Virusdosis und verhindern die Bildung von Lungeninfiltraten (HORSFALL und MCCARTY 1947). Ferner setzen eine Reihe von Lactonen und analoger Stoffe die Morbidität und Mortalität der Maus gegen PR 8-Virus herab, sowie folgende analoge Verbindungen: γ-Butyrolacton; 6-Methoxy-8-(2,5-dimethyl-pyrryl-1)-chinolin; 3-Phenyl-2-buten-1,4-olid; 3-Methyl-5-carboxy-2-penten-1,4-olid; Parascorbinsäure; Isoclavicin. Diese Stoffe bieten besonderes Interesse, da sie auch nach der manifesten Virusinfektion noch therapeutisch wirken (RUBIN und GIARMEN 1947). Es liegen jedoch bisher keine Erfahrungen über die klinische Verwendungsmöglichkeit dieser Stoffe vor. Auch das Chemotherapeuticum Dibromdioxybenzil (Dibenzil 3065), welches nach BIELING und HEINLEIN (1948) an der Maus gegen einen in seiner Virulenz abgeschwächten Virusstamm einen gewissen Schutz oder Heilwirkung verursachte, eignet sich nicht für die klinische Anwendung.

Die Wirkung aller dieser Chemotherapeutica wird vermutlich infolge des intracellulären Sitzes des Virus nach erfolgter Infektion beschränkt sein. Auch die Interferenzwirkung zwischen den verschiedenen Influenzavirusstämmen untereinander und mit anderen Virusarten, welche nicht antigenverwandt sind, hat bisher nur akademische Bedeutung (ANDREWES 1942; HENLE und HENLE 1943, 1944; ZIEGLER und Mitarbeiter 1944 a, b; LENNETTE und KOPROWSKI 1946; vgl. S. 368). Dasselbe gilt für die therapeutischen Möglichkeiten mit einem Mucinasepräparat (z. B. aus Choleravibrionen, BURNET 1948), welches die mucinöse Virusreceptorsubstanz auf der Oberfläche der Epithelzellen zerstört (vgl. S. 371) und damit die Infektion verhindert (ANDERSON, BURNET u. a. 1948).

10. Allgemeine Grippeprophylaxe. Die zur Verfügung stehenden Methoden sind die Impfung, Isolierung, Verhütung von Massenversammlungen, Desinfektion und eventuell medikamentöse Prophylaxe. Die Erfahrungen und Aussichten einer zweckmäßigen aktiven Vaccinierung werden auf S. 399 ff. besprochen.

Infolge vollständiger Isolierung sind bei Pandemien größere Wohngemeinschaften in geschlossenen Anstalten (Spitäler, Klöster, Strafanstalten) grippefrei geblieben. Die Isolierung einer Bevölkerungsgruppe, welche nicht zwangsläufig vom Verkehr abgeschnitten ist, gestaltet sich außerordentlich schwierig. Es ist zu bedenken, daß ganz Leichtkranke infektiös sein können. Für den Überseeverkehr erwies sich eine 5tägige Quarantäne als zweckmäßig (ANDREWES 1939).

Theater und Kino sind zu meiden, nötigenfalls behördlich zu schließen. Schulschluß ist namentlich dort angezeigt, wo die Kinder weit verstreut wohnen, damit das Risiko der Kontaktnahme und Verschleppung herabgesetzt wird. Auch leicht erkrankte Kinder sind sofort vom Schulbesuch auszuschließen. In Spitälern sind die Grippekranken in besonderen Sälen unterzubringen. Kleine Säle mit wenigen, weit auseinanderstehenden Betten sind zur Vermeidung von Sekundärinfektionen zweckmäßig, ebenso Besuchsverbot, vor allem von Angehörigen mit Schnupfen. Pflegepersonen, welche verdächtige Symptome aufweisen, müssen sofort aus dem Dienst entfernt werden. Dadurch wird das Ansteckungsrisiko für die anderen Kranken wenigstens vermindert.

Die individuelle Isolierung kann besonders gefährdete Menschen, wie z. B. Schwangere, vor Ansteckung schützen. Masken mit einem staub- und virusdichten Filter lassen für einen körperlich Arbeitenden zu wenig Luft durch und sind unbequem. Es wurden jodgetränkte Masken empfohlen (STONE und BURNET 1945). Nasen- und Mundschutz durch ein vorgebundenes Tuch ist zu wenig dicht für die versprayten Viruspartikel; immerhin gibt es dem Pflegepersonal einen beschränkten Schutz gegen direktes Anhusten oder Anniesen undisziplinierter Patienten (vgl. S. 354).

Die Virusabtötung in vitro gelingt mit einer Reihe von Substanzen: Propylenglykol, Phenol ($^1/_3$—3%), Jod (LUGOLsche Lösung), Chlor, Brom, Sublimat Kaliumpermanganat (DUNHAM und MACNEAL 1944), Schwermetallsalze, Mercurochrom, (KNIGHT und STANLEY 1944), desoxycholsaures Natrium und Saponin (BURNET, LUSH und JACKSON 1939).

Das Versprayen von verschiedenen Substanzen inaktiviert schwebende Influenzaviruströpfchen, so z. B. von ungiftigem Propylenglykol (HENLE und ZELLAT 1941; STOKES und HENLE 1942) oder Jod (STONE und BURNET 1945). Natriumhypochlorit (NaClO 1%) bzw. unterchlorige Säure (1 Vol. HClO auf 2 Mill. Luft) zerstört innerhalb $^1/_4$ Std 90% eines A-Aerosols (EDWARD und LIDWELL 1943). Von noch größerer Wirksamkeit sind Dämpfe von den giftigeren Substanzen Naphthylisocyanat (α oder β), Phenylisocyanat und p-Nitrobenzoylchlorid, welches die Schleimhäute reizt (GRUBB, MIESSE und PUETZER 1947; vgl. ANDREWES 1940 und MUDD 1945).

Alle Influenzavirustypen werden innerhalb etwa 1 Std durch UV-Strahlen zerstört (WELLS und BROWN 1946; HENLE und HENLE 1944 a, 1947). Sie bleiben daher im Tageslicht nur wenige Stunden lebensfähig, dagegen im Dunkeln wochenlang (EDWARD 1941). Die Infektiosität des Grippevirus wird durch Ultraschall nicht verändert (SHERP und CHAMBERS 1936/37), obwohl dabei lösliche Substanz aus den Elementarkörperchen austritt (WIENER, HENLE und HENLE 1946, vgl. S. 361). Bei genauem quantitativem Arbeiten sind unter dem Einfluß der chemischen und physikalischen Agentien Differenzen in der Empfindlichkeit der verschiedenen Eigenschaften des Virus festzustellen. Die verschiedenen Aktivitäten gehen nicht gleich schnell verloren (vgl. S. 361). Die Zweckmäßigkeit des Händewaschens mit Seife wurde experimentell erwiesen: Öl-, Linol- und Linolensäuren inaktivieren verschiedene Influenzavirusstämme bei p_H 7,5 (STOCK und FRANCIS 1940, 1943). Auf die Handfläche aufgespraytes Virus wird durch Seifenlösung rasch zerstört (PARKER und MACNEAL 1944). l-Methoxinin und dl-Äthionin hemmen das Wachstum von PR 8 im Explantat (Hühnerembryo) wahrscheinlich durch Verdrängen des zum Wachstum nötigen Methionins (Analogie: Paraminobenzoesäure-Sulfonamide. ACKERMANN 1951).

Die experimentellen Befunde lassen es als möglich erscheinen, mit entsprechendem Kostenaufwand und zweckmäßiger Organisation in Gemeinschaftsräumen (Kasernen, Spitäler, Eisenbahnen, Theater, Kino usw.) wenigstens das Infektionsrisiko etwas zu vermindern. Wahrscheinlich ist das Versprayen des ungiftigen Propylenglykols oder Triäthylenglykols am zweckmäßigsten (ROBERTSON und Mitarbeiter 1941, 1943; HARRIS und STOKES 1942, 1945), ferner das Festkleben des Staubes auf Fußböden und Gegenständen durch Versprayen von Wasseroder von Ölen (VAN DEN ENDE und Mitarbeiter 1940, 1941), sowie die UV-Bestrahlung der Luft bei air conditioning (WELLS und WELLS 1936). Die Wirksamkeit von häufigem Lüften ist nicht zu vergessen.

Mit diesen physikalischen und chemischen Methoden sowie mit der mechanischen Luftfiltration wurde in Spitälern schon nachweislich erfolgreiche Prophylaxe getrieben und das Risiko der Kontaktinfektion signifikant herabgesetzt (HARRIS und STOKES 1945; WRIGHT und Mitarbeiter 1944). Als prophylaktische Unternehmung sind auch öffentliche Aufrufe durch die Gesundheitsbehörden nicht unwesentlich, welche zu Beginn einer Epidemie jedem, der Fieber mit Kopf- und Gliederschmerzen hat, Bettruhe empfehlen und vor dem Kontakt mit anderen warnen. Vorsichtige Formulierung des Textes schützt vor Panik. Schon mäßige

Verminderung der Morbidität kann Erfolg haben, da die Virulenz einer (komplexen) Epidemie meist parallel der Zahl der Infektionen geht (vgl. S. 404).

Versuche zum Nachweis einer prophylaktischen oder therapeutischen Wirkung der Ascorbinsäure gegen Grippevirus an der Maus fielen zum Teil negativ aus (DE RITIS und STOLFI 1939; PRINCI 1941; CORFINI 1942). Dagegen inaktiviert 0,05 N Ascorbinsäure in 0,1 m Phosphatpuffer p_H 7 PR 8-Virus beim Inoculationsversuch an der Maus und im Hühnerembryo (KNIGHT und STANLEY 1944). Ascorbinsäure wirkt in vitro gegen das Virus der Rabies, Pocken, Poliomyelitis und des Herpes simplex ähnlich (vgl. S. 450). KLEIN (1945) führt den Wirkungsmechanismus auf das Freiwerden von H_2O_2 zurück, welcher bei der kupferkatalysierten Ascorbinsäureoxydation gebildet wird (0,1% H_2O_2 inaktiviert 10 MLD PR 8-Virus). Gegenwart von Katalase hemmt den viruciden Effekt von 0,1% H_2O_2 und von Ascorbinsäure total. Die prophylaktische Wirksamkeit von Ascorbinsäure in hoher Dosierung wurde aber bisher bei Grippe statistisch nicht sicher erwiesen, da die Diagnose in der Regel nicht sichergestellt war (OSKAM 1942; SCHEUNERT 1949). Auch der therapeutische Erfolg von 1 g Ascorbinsäure pro die bei Viruspneumonie (KLENNER 1948) wurde bisher nicht bestätigt. Die virucide Wirkung der Ascorbinsäure für A-Virus in vitro und deren nachgewiesener Nutzen für die Schnupfenprophylaxe rechtfertigt aber ihre Verwendung in hoher Dosierung auch für die Grippeprophylaxe und -therapie (vgl. S. 446); besonders in den häufigen Fällen, welche zu Beginn die Differentialdiagnose zwischen Influenza und Schnupfen noch nicht sicher erlauben. Die tierexperimentelle Grundlage für eine prophylaktische Anwendung von Chininpräparaten (0,2—0,3 g Chinin. mur. täglich) ist noch weniger signifikant (vgl. S. 397). Die klinische Beurteilung ist verschieden, ablehnende Urteile überwiegen (MARTINI 1937; ANKEMA 1938; WIESE 1941; DENNIG 1947).

11. Vaccinierung. Vor der Entdeckung des Grippevirus wurden verschiedene Vaccinen verwendet, welche abgetötete Influenzabacillen, verschiedene Typen von Pneumokokken, Streptokokken, Staphylokokken oder Mikrococcus catarrhalis enthielten. Im günstigsten Fall wurde damit laut größeren Statistiken eine Herabsetzung der Morbidität und Mortalität an Pneumonie und Erkrankungen der oberen Luftwege erzielt, nie aber an unkomplizierter Influenzainfektion (BRADY 1942). Mäuse zeigten nach Immunisierung gegen verschiedene pneumotrope Bakterien keinen Schutz gegen intranasale A-Infektion (UNGAR und HUNWICKE 1941). Heute ist die Bezeichnung „polyvalente Grippevaccine" für ein Gemisch von abgetöteten Bakterien, welches subcutan injiziert oder zusammen mit unspezifischen Eiweißantigenen oral genommen werden kann, irreführend. Eine solche Prophylaxe oder Therapie richtet sich nicht gegen den eigentlichen Grippeerreger, die verschiedenen Grippevirustypen. Sie kann als unspezifische Proteinkörpertherapie betrachtet werden, zu welcher bei passender bakterieller Sekundinfektion noch bestenfalls ein spezifischer immunisierender Schutz von den dem Impfstoff einverleibten Bakterienantigenen hinzutritt.

a) Vaccineherstellung. Nach der Entdeckung des Grippevirus wurden mit verschiedenen Methoden Vaccinen zur aktiven Immunisierung hergestellt. Die Versuche waren anfänglich neben methodischen Schwierigkeiten begrenzt durch die Unmöglichkeit zur Beschaffung genügend großer Virusmengen, welche von Organeiweiß frei sind. Eine formol-inaktivierte Vaccine aus Frettchen und Mäuselungen erwies sich geeignet zur Immunisierung der betreffenden Tiere, versagte aber bei der ersten klinischen Anwendung 1937 in England und Ungarn (ANDREWES und SMITH 1937, 1939; STUART-HARRIS, SMITH und ANDREWES 1940; TAYLOR und DREGUSS 1940b; EATON 1940a; OAKLEY und WARRACK 1940; BIELING und OELRICHS 1946). Der prophylaktische Nutzen der Impfung am Menschen erwies sich erstmals 1936 in den USA. bei Verwendung eines aktiven PR 8- und S-Virus aus Mäuselungen. Das erste zeigte klinisch mehr Erfolg wie das zweite (CHENOWETH, WALT, STOKES und GLADEN 1936; STOKES, CHENOWETH, WALTZ u. a. 1937; STOKES, MCGUINNESS u. a. 1937). Nach HERZBERG (1946, 1949) ist ein $Al(OH)_3$ adsorbierter Mäuselungenimpfstoff länger haltbar als die Allantoisvaccine und macht am Menschen keinerlei Nebenwirkungen.

Die Viruszüchtung in der Gewebskultur aus zerkleinerten Hühnerembryonen in Tyrodelösung führte zu einer Vaccine, welche wiederholt bei Epidemien 1937—1940 die Morbidität der Vaccinierten gegenüber den Kontrollgruppen um $1/3$—$1/2$ reduzierte (FRANCIS und MAGILL 1935b, 1937a; FRANCIS 1937; STOKES und Mitarbeiter 1937b; MARTIN und EATON 1941; SIEGEL und MUCKENFUSS 1941; EATON und MARTIN 1942; SIEGEL, MUCKENFUSS u. a. 1942a). Mittels Differentialzentrifugierung aus infizierten Lungen angereicherte Elementarkörperchen, durch Erhitzen auf 57° C inaktiviert, immunisierten Frettchen und Mäuse (FAIRBROTHER 1938; FAIRBROTHER und MARTIN 1939).

Die überstandene Infektion mit Influenza- und Staupevirus verursachte beim Frettchen eine breite heterologe Immunität gegen verschiedene A-Stämme. Die Applikation einer entsprechenden Vaccine hatte am Menschen einen prolongierten Antikörperanstieg zur Folge (HORSFALL und LENNETTE 1940 a, b). Größere erfolgreiche Impfungen am Menschen wurden ausgeführt mit einer entsprechenden komplexen Eiervaccine (Allantois) aus A-Virus und Kaninchenstaupevirus (HORSFALL, LENNETTE und RICKARD 1941; HORSFALL, LENNETTE, RICKARD und HIRST 1941; BROWN und Mitarbeiter 1941; DALLDORF und Mitarbeiter 1941; MARTIN und EATON 1941; EATON und MARTIN 1942). Mißerfolge blieben aber nicht aus.

Seit der Entdeckung des B Virus werden den Vaccinen gewöhnlich ein oder mehrere A- und B-Stämme einverleibt. Für A z. B. der PR 8-, Weiss- oder FM 1-Stamm; für B der Lee-Stamm. Zur Herstellung großer Vaccinemengen wird heute meistens die Viruszüchtung im bebrüteten Hühnerei angewendet (SMITH 1935; BEVERIDGE und BURNET 1946; HERZBERG 1944, 1946; SCHÄFER und TRAUB 1946; BIELING und HEINLEIN 1947). Es gibt verschiedene zweckmäßige Verfahren zur Anreicherung des Virus: Fällung durch Aluminium oder Calciumphosphat (BODILY, COREY und EATON 1943; SALK 1945; STANLEY 1945; Vaccine der Firma Lederle); Adsorption an gepuffertes $Al(OH)_3$ (HERZBERG 1946; HERZBERG und HEINLEIN 1947, Vaccine der Behringwerke); Frieren und Auftauen des Virus (HIRST, RICKARD und WHITMAN 1942; HIRST, RICKARD und FRIEDEWALD 1944); Fällung mit Protamin oder Ausdialysieren (CHAMBERS und HENLE 1941; HENLE und Mitarbeiter 1946 b); Adsorption an und Elution von Erythrocyten (FRANCIS und SALK 1942; BEVERIDGE und BURNET 1946; HARE, CURL und MCCLELLAND 1946; Vaccine der Firma Lilly); Ultrazentrifugieren, zweckmäßig mit der SHARPLES-Zentrifuge mit 32000 Touren p. m. Dieses Verfahren liefert eine sehr reine Vaccine und gibt die größte Ausbeute (STANLEY 1945 b, 1946; SCHÄFER und TRAUB 1946; Vaccine der Firma Parke, Davis). Die Inaktivierung des Virus wird am bequemsten mit UV-Bestrahlung (SALK, LEVIN und FRANCIS 1940) Formol- oder Phenolbehandlung erreicht.

Nach HERZBERG (1947, 1949) verursacht ein A-Impfstoff aus Lungen von Mäusen, welche 48 Std nach der Infektion getötet werden, eine doppelt so lange Immunität (6 Monate an der Maus) als die Allantoisimpfstoffe. Zudem ist er für eiereiweißempfindliche Personen zweckmäßiger. In jüngster Zeit gelingt es auch, eine Mäuselungen-B-Vaccine zu gewinnen. In Deutschland werden an $Al(OH)_3$ adsorbierte Vaccinen hergestellt, welche verschiedene Virusstämme sowohl aus Mäuselungen (A) als auch aus Allantois (B) gemischt enthalten (Vaccine der Firma Schering und der Impfstoffwerke Schöneweide).

Zusatz von abgetöteten Tuberkelbacillen oder Mycobact. butyric. in Paraffinöl oder „Falba"-Base (lanolinartiger Emulgator Wasser-Öl) als Adjuvans zur PR 8-Influenzavaccine erhöhte den Antikörperanstieg und den Impfschutz im Tierversuch (FRIEDEWALD 1944 a). Im selben Sinne wirkt Zusatz von Adsorbentien wie $Al(OH)_3$ (TRAUB 1943; HERZBERG 1944, 1947). Impfungen mit solchen Depotvaccinen sind aber bisher in großem Maßstab nicht durchgeführt worden.

b) Aktive Immunisierung. Inaktiviertes Influenzavirus verursacht Anstieg derselben spezifischen Antikörper wie lebendes Virus. Nach subcutaner Injektion von 1 cm³ einer der handelsüblichen Vaccinen steigt der Antikörpertiter im Serum, nach einer kurzen negativen Phase von wenigen Tagen, rasch an, erreicht nach 2—3 Wochen den etwa 4—9fachen Wert und fällt dann wieder langsam ab bis zu $1/4$—$1/2$ des erreichten Maximums nach 6—9 Monaten. Ungefähr nach einem Jahr ist wieder der Ausgangswert vorhanden (EATON und MARTIN 1942; HIRST und Mitarbeiter 1942; KESTERMANN und SCHLEGEL 1944; HENLE und HENLE 1945 a; MAGILL und Mitarbeiter 1945; SALK, MENKE und FRANCIS 1945; SALK u. a. 1945 b; RAETTIG 1945; HARE u. a. 1947). Heute ist die gebräuchlichste Methode zur Messung des Antikörpertiters der Hämagglutinationstest (vgl. S. 370).

Die Größe des Antikörperanstieges nach Vaccinierung ist individuell sehr verschieden. Sie ist im günstigsten Falle so groß wie nach natürlicher Infektion (HIRST und Mitarbeiter 1942; HARE und Mitarbeiter 1943; RICKARD, THIGPEN und CROWLEY 1945), hängt aber einerseits ab vom vorbestehenden Antikörpertiter, andererseits von der Menge der applizierten Vaccine. Ihr geometrisches Mittel geht in der Regel der Menge des injizierten Virus parallel (HIRST und Mitarbeiter 1942; HENLE und Mitarbeiter 1946 b). Es ist dabei ohne Einfluß, ob das Virus durch Formol, Hitze oder Austrocknen inaktiviert wurde (HIRST und Mitarbeiter 1942). Bei Erwachsenen ist mehr als zweimalige Wiederholung der Vaccinierung innerhalb einiger Tage unzweckmäßig, da der Antikörperanstieg dadurch nicht größer wird (HARE und Mitarbeiter 1943; HENLE und Mitarbeiter 1946 b). Anders verhält es sich bei Kleinkindern. Entsprechend dem Abfall des angeborenen Antikörpergehaltes des Neugeborenen (vgl. S. 391) ergibt wiederholte Vaccinierung (z. B. mit PR 8-Vaccine) bei Kindern unter 3 Jahren in der Regel einen noch höheren Antikörperanstieg als nur einmalige Vaccinierung. Kinder, welche bereits eine Grippeepidemie miterlebten, im allgemeinen solche über 4 Jahre, verhalten sich demgegenüber wie Erwachsene (QUILLIGAN, MINUSE und FRANCIS 1948). Auch bei Wahl eines größeren Intervalls von 2—3 Wochen führt eine Revaccinierung bei Erwachsenen nicht zu entsprechendem Mehranstieg der Antikörper, weil vielleicht die infolge der ersten Impfung entstandene Antikörperkonzentration den Effekt der Revaccinierung verhindert (BEVERIDGE 1944 b; SALK und Mitarbeiter 1945 a; BEVERIDGE, STONE und LIDN 1944). Verlängerung des Revaccinationsintervalls auf 5—6 Wochen ergab beim Schwein höheren und prolongierteren Antikörpertiter als eine 10mal höhere Einzeldosis (MCLEAN, BEARD u. a. 1945). Während der Periode des wieder abfallenden Antikörpertiters, 2—3 Monate nach der ersten Impfung, erhöht eine Revaccinierung auch beim Menschen von neuem die Antikörperkonzentration und ist dazu geeignet, bei entsprechender Wiederholung beliebig langen Schutz zu verleihen.

In der Regel wird die Vaccine subcutan appliziert. Es liegen Beobachtungen vor, wonach intradermale Injektion von 0,1 cm^3 Vaccine zu demselben, ja sogar zu höherem Titeranstieg führen kann als subcutane Injektion von 1 cm^3 Vaccine (MCLEAN und Mitarbeiter 1945; VAN GELDER, GREENSPAN und DUFRESNE 1947; WELLER, CHEEVER und ENDERS 1948). Es liegen auch gegenteilige Beobachtungen vor, zudem soll die Schmerzhaftigkeit der lokalen Reaktion bei intradermaler Injektion größer sein, obwohl die Allgemeinreaktion geringer ist (DIGNAM 1947). Eine bessere Wirksamkeit intradermaler Vaccineapplikation wird damit erklärt, daß der Kontakt der Vaccine mit präexistenten humoralen Antikörpern vermindert ist. WIRTH (1950) sieht in geringerem Antikörperanstieg nach subcutaner Revaccinierung bei hohem präexistentem Antikörpertiter (s. oben) einen Beweis für diese Hypothese. Auch die Revaccinierungsresultate sind bei intracutaner Applikation anders als bei subcutaner: WIRTH erhielt den höchsten (10fachen) Antikörperanstieg mit zweimaliger intracutaner Vaccinierung, mit 2mal 0,1 cm^3 Vaccine eigener Herstellung (FM 1) an beiden Oberarmen gleichzeitig, im Abstand von 5 Tagen.

Emulgierung der Vaccine in Mineralöl oder „Falba"-Base (lanolinartiger Emulgator) verzögert zwar den Titeranstieg, erhöht ihn aber gegenüber gewöhnlicher Vaccine ums 5fache und erhält ihn 1 Jahr lang auf wirksamer Höhe (HENLE und Mitarbeiter 1946 b).

Die Vaccination führt bei einem vorbestehenden niedrigen Antikörpertiter zu einem ungleich höheren Titeranstieg als bei primär hohem Titer, bei welchem ein Anstieg meistens ausbleibt (EATON und MARTIN 1942; MAGILL und Mitarbeiter 1945; RICKARD, THIGPEN und CROWLEY 1945; SALK, MENKE und FRANCIS 1945). Der Impfschutz ist im allgemeinen um so größer, je höher der Antikörpertiter im Augenblick der Infektion ist. Von ausschlaggebender Bedeutung ist der Zeitfaktor bzw. der in der Zeiteinheit später wieder absinkende Antikörpertiter. Es können unter natürlichen Bedingungen wiederholte Influenzainfektionen vorkommen. Über die nur geringe Herabsetzung der Morbidität bei wiederholter künstlicher B-Infektion vgl. Kap. IV, S. 366 (FRANCIS und Mitarbeiter 1944). Es resultiert selbst nach einer überstandenen Erkrankung gegen denselben Virustyp nur eine vorübergehende Teilimmunität, um so weniger nach einer Impfung.

Es bestehen Anhaltspunkte dafür, daß die Immunität nach Vaccinierung stammspezifischer ist als nach natürlicher Infektion (BODILY und EATON 1942).

Damit erscheint es um so schwieriger, durch Vaccinierung einen Schutz gegen zahlreiche verschiedene Antigenvarianten zu erreichen.

Tabelle 8. *Erfolg der Influenzavaccinierung.*

No	Intervall 17	% Morbidität Vacc.	% Morbidität Kontr.	Anzahl Vacc.	Anzahl Kontr.	Autoren
		A-Epidemien 1941				
1	4 Monate	3,3	6,6	7900	9680	Horsfall, Lennette, Rickard und Hirst (1941).
		1943/44				
2	1—12 Wochen	2,2	7,1	etwa 12500	alternierend	6 Arbeitsgruppen der Commission on Infl. (1944/45).
3	1 Jahr	1,9	12,4	3900	3900	Salk, Pearson, Brown, Smythe und Francis (1945).
4	8—12 Wochen	ohne Erfolg		796	773	Eaton und Meiklejohn (1945).
5	1 Jahr	Morbidität etwa 35% herabgesetzt		3000	8000	Hirst, Rickard und Friedewald (1944).
		1947				
6		ohne Erfolg				Smadel (1947) Armee.
7		7,2	8,1	10328	7615	Francis, Salk und Quilligan (1947).
8		7,05	7,3			Fowle und Weightman (1947).
9		Erfolgreich, aber nur Umfrage				Trimble (1948).
10	2 Wochen bis 5 Monate	20,2	27,8	234	287	van Ravenswaay (1948).
11		54	49 a			Sigel, Shaffer, Kirber, Light und Henle (1948).
12		36 / 34	30 b / 28			Weller, Cheever und Enders (1948) [18].
13		46,5 / 9,5	41,5 c / 9,5 d	790	1210	Loosli, Schoenberger und Barnett (1948).
		B-Epidemien 1945				
14	4 Wochen	1,15	9,91	600	1000 separat	Francis, Salk und Brace (1946).
15		0,5	12,5	550	1050 separat	Hirst, Vilches, Rogers und Robbins (1947).
16	1 Woche und mehr	1,94	8,23	366	4280	Norwood und Sachs (1947).

a Schwere Erkrankungen. b Leichte Erkrankungen. c Umfrage. d Klinisch untersucht.

1 komplexe Vaccine aus A- und Kaninchenstaupevirus.
2—16 A + B-Allantoisvaccine.
17 Zeitintervall zwischen Impfung und Ausbruch der Epidemie.
18 intradermal 0,02 cm³ Vaccine.

c) *Resultate der Vaccinierung.* Die vor dem zweiten Weltkrieg angewandten Vaccinen bestanden aus Hühnerembryoemulsionen mit relativ geringer A-Viruskonzentration, in Kombination mit Staupevirusstämmen vom Kaninchen oder Frettchen. Damit wurden bis 50%ige Reduktionen der Morbidität erzielt (Horsfall, Lennette, Rickard und Hirst 1941; Dalldorf, Whitney und Rustein 1941; Hirst, Rickard, Whitman und Horsfall 1942; Eaton und Martin 1942; vgl. S. 399).

Nach Verbesserung der Anreicherungsverfahren für die Vaccineherstellung beobachteten 6 Arbeitsgruppen der *Commission on Infl.* (1944/45) während der A-Epidemie 1943/44 an großem Untersuchungsmaterial in Kalifornien, Jowa, Michigan, Minnesota und New York einen etwa 70%igen Vaccinationserfolg (SALK, PEARSON, BROWN, SMYTHE und FRANCIS 1945; FRANCIS und Mitarbeiter 1945; HALE und McKEE 1945). Mißerfolge waren die Ausnahme (EATON und MEIKLEJOHN 1945). Während der B-Epidemie 1945/46 betrug der Vaccinationserfolg sogar bis 95% (FRANCIS, SALK und BRACE 1946; HIRST, VILCHES, ROGERS und ROBBINS 1947). Die *Tabelle 8* gibt eine Übersicht über die Erfolge der Vaccinierungen bei verschiedenen Epidemien.

Der Vaccinationserfolg von 1943/44 ließ sich jedoch mit derselben Mischvaccine aus Allantois (A + B) bei der A-Epidemie 1946/47 nicht mehr reproduzieren. Es kamen in der Regel dieselben Vaccinen zur Anwendung wie in den früheren Jahren mit 50% A-Virus ($^1/_2$ PR 8; $^1/_2$ Weiß-Stamm) und 50% B-Virus (Lee-Stamm), nach dem Modell von FRANCIS und Mitarbeiter (1945). Dieser Mißerfolg läßt sich nicht auf die verschiedene Zeitdauer zwischen der Impfung und dem Epidemiebeginn zurückführen. Diese betrug in der Versuchsanordnung der verschiedenen Autoren 2 Wochen bis 5 Monate (vgl. Tabelle 8). Dagegen war 1946/47 im Gegensatz zu 1943/44 häufig im Serum der Rekonvaleszenten kein wirksamer Anstieg des Antikörpertiters (weniger als 4mal) gegen die bisher bekannten Virusstämme nachweisbar, welche den verwendeten Vaccinen zugrunde lagen (z. B. PR 8, Weiß usw.). Gegen Influenzastämme, welche während der Epidemie aus der Rachenflüssigkeit von Patienten auf Eiern gezüchtet worden waren, bestand jedoch in der Regel im Rekonvaleszentenserum ein 4—10facher Titeranstieg der Antikörper. Es lag demnach fast immer ein Virus mit einer neuen Antigenstruktur vor, auf welches die verwendete Vaccine nicht paßte. Neue A-Stämme konnten häufig isoliert und auf Frettchen, Mäusen oder Eiern gezüchtet werden (FRANCIS, SALK und QUILLIGAN 1947; SMADEL 1947; FOWLE und WEIGHTMAN 1947; DIGNAM 1947; TRIMBLE 1948; VAN RAVENSWAAY 1948; SIGEL und Mitarbeiter 1947, 1948; WELLER und Mitarbeiter 1948; LOOSLI und Mitarbeiter 1948). Diese Autoren finden sich alle auch auf Tabelle 8. Die Ergänzung der Mischvaccine durch einen der neuen, isolierten A-Stämme (FM 1; DINGLE 1947) führte nicht zu besseren Resultaten.

Die Wirksamkeit einer Influenzavaccine hängt demnach von folgenden 3 Bedingungen ab: 1. Übereinstimmung der Antigenstruktur zwischen den Vaccine- und den Epidemievirusstämmen. 2. Vermögen, eine genügende Antikörperbildung hervorzurufen (mehr als 4facher Anstieg). 3. Rechtzeitige Applikation, optimal 4—6 Wochen vor einer Epidemie.

Das Auftreten einer Antigenvariante kann auch fernerhin den Erfolg einer bereitgestellten Vaccine zunichte machen. Ohne vorherige Typenspezifizierung bleibt jede Vaccinierung, auch mit einer Mischvaccine (A + B), nach wie vor ein Spiel mit dem Zufall. Ein entsprechendes Beispiel bildete die Organisation der amerikanischen Armee in Erwartung der cyclusmäßig zu erwartenden A-Epidemie für den Winter 1946/47. Alle Waffenplätze hatten den Vaccinebedarf zu melden. Der Impfstoff (PR 8 und Weiß) wurde bereitgestellt. Die Epidemie trat aber nicht nur später (Februar 1947), sondern auch viel milder auf als erwartet und war durch einen von PR 8 und Weiß verschiedenem A-Stamm verursacht. Infolge der geringen Ausdehnung der Epidemie war der Impferfolg nicht sicher zu beurteilen (SARTWELL und LONG 1948; vgl. RADKE 1949).

Es besteht immerhin mit jeder Vaccine die Möglichkeit, daß infolge gekreuzter Immunität auch gegen nur antigenverwandte Virusstämme ein partieller Schutz zustande kommt. Das Verschwinden der Stammspezifität bei Mäusen hängt stark von der Intensität der Impfung und von deren Wiederholung ab (Shope 1935; Francis und Magill 1935). Auch beim rekonvaleszenten Patienten kann der Antikörpertiter außer gegen den infizierenden Stamm auch gegen alle anderen Stämme ansteigen (Magill und Sugg 1940; Horsfall 1940). Andererseits erzielt die Impfung mit einer Mischvaccine zwar in der Mehrzahl der Fälle einen 4fach und größeren Antikörperanstieg gegen einen der Vaccinestämme, gewöhnlich aber gegen die anderen Stämme nicht im selben Ausmaß (Florman, Poindexter und Council 1946).

Kann im Serum der ersten Kranken einer Epidemie (z. B. mit dem Hirst-Test) signifikanter Antikörperanstieg gegen einen der bekannten A- oder B-Stämme festgestellt werden, so besteht die Schwierigkeit in der Beschaffung einer genügenden Menge der entsprechenden Vaccine mit dem passenden Virusstamm innerhalb nützlicher Frist. Fast alle vorrätigen Vaccinen enthalten mindestens 3 verschiedene Virusstämme (z. B. 50% PR 8 + je 25% Weiß, FM 1 oder Lee). Der Idealfall ist frühzeitige Erfassung der ersten Fälle vor der Ausbreitung der Epidemie, von welchem das herrschende Virus isoliert, gezüchtet und der Vaccine einverleibt werden kann. Ob das glückt oder nicht, hängt ab vom Vorhandensein eines rasch arbeitenden Viruslaboratoriums und von dem Wettlauf zwischen der Leistungsfähigkeit der Vaccinefabriken und der Geschwindigkeit der Ausbreitung der Epidemie. Eine Modifikation der Vaccinebereitung durch Adsorption des frisch gezüchteten formolisierten Allantoisvirus an Aluminiumphosphat nach Himmelweit (zit. bei Wirth 1950) soll es ermöglichen, schon 8 Tage nach der Virusisolierung über die stammspezifische Vaccine zu verfügen. Da mit einer solchen, epidemieeigenen Vaccine 1—2 Wochen nach der Vaccination der spezifische Antikörperanstieg gegen das Epidemievirus auftritt, wird eine Herabsetzung der Morbidität erfolgen, selbst wenn die Impfung zu spät begonnen wurde, um den Fällen der ersten 2—3 Wochen der Epidemie Schutz zu geben (vgl. auch Hirst, Rickard und Friedewald 1944). Reicht die verfügbare Vaccinemenge nur für einen Teil der Bevölkerung, so ist es zweckmäßig, zuerst die Impfung der Ärzte und des Personals der Spitäler, der Elektrizitäts-, Gas- und Wasserwerke, der Verkehrsbetriebe usw. vorzunehmen.

Es ist auffällig, daß der Vaccinationserfolg in jenen Versuchen besonders gut war, bei welchen die Gruppen der Vaccinierten und der Kontrollen separiert waren und sich nicht mischen konnten (Francis, Salk und Brace 1946; Hirst, Vilches u. a. 1947, Tabelle 8, Ziffer 14 u. 15; Stuart-Harris 1947). Zwei separierte Gruppen sind bezüglich Lebensbedingungen und Zusammensetzung zwar statistisch nicht sicher vergleichbar. Bei dieser Versuchsanordnung ist die Möglichkeit der Ausbildung von ungleicher Gruppenimmunität größer als bei der alternierenden Impfung innerhalb einer Gruppe. Die Gruppenimmunität entspricht dem mittleren Immunitätsgrad einer Bevölkerungsgruppe bzw. dem Infektionsrisiko, welches durch das Verhältnis der empfänglichen zu den immunen Individuen bedingt ist. Dieses Risiko wird bei einer großen Zahl Immuner bzw. mit Erfolg Vaccinierter für die Ungeimpften verringert. Die Ungeimpften in der Umgebung der Geimpften sind also keine wahren Kontrollpersonen, da auch für sie das Infektionsrisiko herabgesetzt ist, verglichen mit einer Bevölkerung, welche nicht mit Geimpften gemischt ist (Salk und Francis 1946). Dementsprechend war die Morbidität der Kontrollpersonen im Umkreis der Vaccinierten z. B. 5—6%, gleichzeitig aber in einer benachbarten Bevölkerungsgruppe, in welcher keine alternierende Impfung vorgenommen worden war, 20—30% (Rickard, Thigpen und Crowley 1945; Salk, Menke und Francis 1945). Daher ist wohl im allgemeinen der Impferfolg absolut größer, als der relative Vergleich der Vaccinierten mit den Kontrollpersonen *derselben* Bevölkerungsgruppe scheinbar ergibt. Es ist unmöglich, bei der Massenvaccinierung zu berechnen, wie groß der Anteil der zunehmenden Gruppenimmunität am Vaccinationserfolg ist. Nur die experimentelle Virusinoculation nach aktiver Immunisierung ergibt ein klares Bild über den individuellen Impfschutz (FRANCIS, SALK u. a. 1945; SALK, PEARSON u. a. 1945 a).

Vielleicht liegen weitere Entwicklungsmöglichkeiten in der Vorstellung, an Stelle der Allgemeinimmunisierung mit subcutaner Vaccineapplikation durch nasale Applikation bzw. Inhalation einer geeigneten, abgeschwächten Vaccine per vias naturales eine mehr *lokale* aktive Gewebsimmunisierung zu erreichen (BURNET 1943; MAWSON und SWAN 1943). In Analogie dazu machte parenterale Vaccinierung mit abgeschwächter Formolvaccine bei der Schweineinfluenza 37% der Tiere, dagegen intranasale Aerosolapplikation von aktivem Virus, ohne Rücksicht auf den Grad der Reaktion, 82% der Tiere gegen nachfolgende Infektion immun. Die Größe des Antikörpertiters war unabhängig von der Wiederholung der Vaccinierung, jedoch proportional der Anzahl der intranasalen Inhalationen von aktivem Virus (McLEAN, BEARD und BEARD 1947). Dieser Unterschied deutet auf einen Immunitätsmechanismus, welcher sich von demjenigen nach parenteraler Virusapplikation unterscheidet. Wahrscheinlich spielen, entsprechend der besseren Immunisierungsmöglichkeit mit aktivem Virus, für den Mechanismus der Resistenz gegen die Infektion die virusinaktivierenden Substanzen im Nasensekret (BURNET, LUSH und JACKSON 1939; FRANCIS 1940) und die postinfektiösen Gewebsveränderungen im Respirationstrakt eine wesentliche Rolle (FRANCIS und STUART-HARRIS 1938; STUART-HARRIS und FRANCIS 1938); vgl. S. 367/68, 372, 379). Die ersten Versuche einer intranasalen Applikation von abgeschwächter Vaccine am Menschen hatten aber bisher für künstliche Grippeinfektionen keinen sicheren Impfschutz zur Folge, wohl aber allergische Erscheinungen wie Rhinitis (FRANCIS 1940 c; BULL und BURNET 1943). Über passive Immunisierung mit Inhalation von Antiserum vgl. S. 406.

Die *Impfreaktion* besteht bei subcutaner Applikation von 1 cm³ Vaccine am Oberarm oder über dem Pectoralisgebiet gewöhnlich nur in einem lokalen, vorübergehenden Erythem. Manchmal besteht während der ersten 24 Std Unwohlsein mit leichten Kreuz- oder Kopfschmerzen. Bei mittelstarker Reaktion bildet sich unter dem geröteten Bezirk eine geringe Infiltration; das Unwohlsein und die Schmerzen können stärker sein. Bei starker Reaktion bildet sich an der Injektionsstelle ein schmerzhafter Knoten, manchmal besteht Unfähigkeit, den Arm zu heben. Zu den oben erwähnten Erscheinungen gesellt sich erhöhte Temperatur über 38° C, manchmal mit leichtem Schüttelfrost. Die Symptome dauern längstens 2 Tage. Etwa 1% der Geimpften muß durchschnittlich für maximal 2 Tage die Arbeit aussetzen (BEVERIDGE und BURNET 1944; BRESLER 1947).

Der Applikation von konzentrierter Influenza-Eiervaccine sind Grenzen gesetzt. Die Möglichkeit von Zwischenfällen ist zwar sehr gering, aber nicht auszuschließen. Allergische Reaktionen, namentlich in bezug auf das Eiereiweiß und die Virusproteine, sind trotz ihrer Seltenheit vor allem bei Kindern, zu befürchten (RATNER und UNTRACHT 1946). CURPHEY (1947) beschreibt den Tod eines 3jährigen Mädchens mit Schock und allgemeiner hämorrhagischer Reaktion nach 0,5 cm³ A-B-Vaccine subcutan, verursacht durch das Eierprotein oder durch das Virus selber (vgl. SALK 1947).

Vor der Vaccinierung sollen die zu impfenden Personen nach dem Vorliegen einer allergischen Disposition im allgemeinen (etwa 10%) und nach Überempfindlichkeit auf Eiereiweiß im besonderen (etwa 1%) gefragt werden. RATNER und UNTRACHT (1946) empfehlen einen intradermalen Test mit 0,02 cm³ Vaccine. Bei mäßiger lokaler Reaktion soll gleichzeitig mit, bei starker Reaktion kurz vor der Vaccination 0,15 cm³ Adrenalin (1:1000) appliziert werden. Die Vaccination ist zudem in 1-, 2- oder 3tägigem Abstand refracta dosi vorzunehmen. Besser ist aber völliger Verzicht auf die Vaccination in solchen Fällen. Bei heftiger Allgemeinreaktion sind Antihistaminica zweckmäßig, sofern die Reaktion auf einer Überempfindlichkeit auf das Eiereiweiß beruht und nicht durch das Virus selber verursacht wird.

d) Passive Immunisierung (prophylaktisch und therapeutisch). Durch wiederholte Virusapplikation können von Pferden, Kaninchen, Frettchen, Meerschweinchen, Ratten und Mäusen Antisera gewonnen werden, welche im Tierversuch prophylaktisch und kurativ wirksam sind (FRANCIS und MAGILL 1935 b; LAIDLAW und Mitarbeiter 1935; HYDE 1942). Intranasale Applikation bzw. Inhalation des Antiserums ist anderen Applikationsarten überlegen. Die wirksamen Antikörper sind an die Globulinfraktion des Plasmas gebunden. Die Wirksamkeit ist spezifisch für A- oder B-Antiserum und proportional der Inhalationsdauer. Die passive Immunisierung gelingt an der Maus bedeutend besser als am Frettchen (HARE 1939; ŽELLAT und HENLE 1941; HENLE, STOKES und SHAW 1941; LYONS und Mitarbeiter 1944). Die Inhalation schützt die Maus prophylaktisch gegen mehr als die 100fache MLD und zeigt geringen kurativen Effekt nach der Infektion bis zu 1 MLD (VIEUCHANGE 1940; HENLE, STOKES und SHAW 1941; TAYLOR 1941 b; KLEIN und STEVENS 1945).

Verschiedene Autoren beschrieben 1918/20 günstigen klinischen Effekt bei Applikation von menschlichem Rekonvaleszentenserum. Am signifikantesten waren die Resultate von MCGUIRE und REDDEN (1918, 1919): 6—7 Tage nach der Entfieberung wurde Gripperekonvaleszenten 2mal je 500 cm³ Blut entnommen. Davon wurden nach Absitzen im Kühlschrank während 6 Std etwa je 200 cm³ Serum gewonnen, welches durch Zentrifugieren gereinigt und mit 0,3% Trikresol versetzt wurde. 151 Patienten mit Grippepneumonie wurden alle 8—16 Std 100—200 cm³ Serum intravenös injiziert, bis zu 300—600 cm³ total; davon starben nur drei. Die subjektive und objektive klinische Besserung war in vielen Fällen, wenige Stunden nach der ersten Injektion, eklatant. Die Mortalität der Kontrollfälle war 15mal höher. Gute Resultate mit Rekonvaleszentenserum verzeichneten ferner GOULD (1919), FRANCIS, HALL und GAINES (1920) und SANBORN (1920). GRIGAUD und MOUTIER (1918) erzielten mit frühzeitiger intravenöser Injektion von Rekonvaleszenten-Citratplasma einige weniger sichere Resultate. Nach LESNÉ, BRODIN und SAINT-GIRONS (1919) u. a. ist Rekonvaleszentenplasma nicht wirksamer als Normalplasma.

Intensive Hyperimmunisierung des Pferdes, das gegen intratracheale A-Infektion resistent ist, mit wiederholter subcutaner Applikation von Virus aus der Frettchennase und -lunge liefert ein virus-neutralisierendes Antiserum. Auf intravenöse Injektion von 25—50 cm³ eines solchen 8fach konzentrierten Pferdeantiserums folgte in manchen Fällen unmittelbar ein subjektives Gefühl der Besserung und eine Abnahme der Gesichtsrötung. Der Effekt kann aber nicht mit Sicherheit als spezifisch betrachtet werden. Zudem erwies sich das Serumkonzentrat eines der Pferde als hochtoxisch (LAIDLAW, SMITH, ANDREWES und DUNKIN 1935; STUART-HARRIS, ANDREWES u. a. 1938).

Um eine Anreicherung der viruciden Antikörper auf der Schleimhaut des Respirationstractus, also am Ort der Infektion und der Vermehrung des Grippevirus, zu erzielen, wurde auch die Inhalation von Tierantiserum versucht. SMORODINZEW, GULAMOW und TSCHALKINA (1940) geben dafür einen Serumzerstäuberapparat an, an welchem gleichzeitig 15 Personen inhalieren können. Durch dieses Verfahren soll für einige Tage eine lokale passive Immunisierung der Schleimhaut der Atemwege entstehen, welche stärker ist als bei parenteraler Vaccinierung. Bei einer Epidemie wurde damit die Morbidität von 82°/₀₀ auf 8°/₀₀ herabgesetzt. Nachfolgende parenterale Applikation von Tierserum ist wegen der erfolgten Sensibilisierung zu vermeiden. Mäuse waren nach intranasaler Applikation von Meerschweinchenantiserum mehrere Tage lang gegen Grippeinfektion geschützt (HERZBERG 1949 a). Siehe auch passive Immunisierung (S. 396).

IX. Grippeviruspneumonie.

Versuche mit der isolierten und durchströmten Frettchenlunge sowie nach intranasaler Inoculation in vivo erwiesen eine spezifische Adsorptionsfähigkeit des Respirationsgewebes (Trachea und Lungen) für das epitheliotrope Influenzavirus, welche derjenigen der Erythrocyten gleichkommt (HIRST 1943 a). Bei gleichzeitiger oder vorangehender Ätherapplikation führt die nasale Virusinoculation am Frettchen gewöhnlich zu abakterieller Pneumonie (FRANCIS 1935). Hier wirkt offenbar die zusätzliche Schädigung durch den Äther, ähnlich wie die Sekundärinfektion bei der bakteriellen Grippepneumonie (vgl. Kap. V und S. 409). Nach häufigen Passagen verursacht das Virus am Tier auch ohne Äther Pneumonien (LAIDLAW 1935

s. S. 366). Die pathologische Schädigung besteht im wesentlichen in einer Epithelnekrose der feineren Bronchiolen, peribronchialer und perivasculärer, leukocytärer und mononucleärer Infiltration, entzündlicher Verdickung der Alveolarsepten und Füllung der Alveolen mit nicht hämorrhagischem Ödem (STRAUB 1937; BIELING und OELRICHS 1938; AUFDERMAUR 1945 vgl. S. 379). BALLOWITZ (1949) fand nach nasaler PR 8-Infektion der Maus mit in ravitaler Trypanblaufärbung als Ausdruck einer RES-Reaktion histiocytäre Monocyten mit hoher Speicherfähigkeit nicht nur im Granulationsgewebe der Pneumonien, sondern auch im peripheren Blut.

In Analogie zu diesen Tierversuchen ist beim Menschen die Möglichkeit einer reinen Grippeviruspneumonie ohne bakterielle Beteiligung durchaus gegeben. Ihre sichere Diagnose ist aber außerordentlich schwer. Sie gelingt nur durch den Nachweis des Influenzavirus und des Fehlens von Bakterien oder von anderen Virusarten. Dementsprechend kann mit einiger Sicherheit nur kasuistisches Material verwertet werden, welches nach 1933—1940 beschrieben wurde (Nachweismöglichkeit des Influenzavirus).

Es kamen im Herbst 1918 selten und noch seltener bei späteren Epidemien foudroyant verlaufende Grippefälle vor, welche ein durchaus toxisches Bild zeigten. Pathologisch-anatomisch fand sich Zerstörung der Alveolarwände, Hämorrhagien, Ödem, wenig Fibrin- und Zellexsudation in die Alveoli und Bildung von hyalinen Membranen in den erweiterten Alveolengängen, ferner Veränderungen im Sinne der Tracheitis, Pharyngitis, Bronchitis, Bronchiolitis und interstitielle Pneumonie (OPIE und Mitarbeiter 1921; GRAY 1937; PARKER und Mitarbeiter 1946; vgl. S. 379/80). Der Befund ist nicht identisch mit demjenigen der experimentellen Grippeviruspneumonie am Tier. Nach MCCORDOCK und MUCKENFUSS (1933), welche keine Virusuntersuchungen anstellten, gleicht die interstitielle Influenza-Bronchopneumonie der Viruspneumonie, welche im Tierversuch mittels Pockenvaccine erzeugt werden kann.

Die Analogie mit dem Tierversuch und der eminent rasche letale Verlauf innerhalb weniger Tage führte zur Vermutung, daß das Grippevirus hier eine fulminante Intoxikation verursache, bei welcher eine sekundäre bakterielle Infektion höchstens untergeordnete Bedeutung habe. Der mikroskopische und kulturelle Beweis für das Fehlen von bakterieller Sekundärinfektion wurde autoptisch aber nur in ganz vereinzelten Fällen erbracht (GOODPASTURE 1919 a). Es ist nicht richtig, allein aus dem foudroyanten Verlauf auf reine Virusintoxikation zu schließen. Auch Pneumokokkenpneumonien können so verlaufen. Die fulminante Grippe ist möglicherweise als eine Überempfindlichkeitsreaktion bei unvollständig Immunen zu deuten, analog der Purpura variolosa bei Geimpften mit kürzerer Inkubationszeit (ROLLY 1925), vgl. S. 367.

Seitdem die Möglichkeit besteht, mit dem Nachweis des Influenzavirus eine exaktere ätiologische Diagnose zu stellen, wurden einige Fälle von reiner Grippeviruspneumonie genauer untersucht. FINLAND, BARNES und SAMPER (1945 b) beobachteten während der A-Epidemie 1943/44 eine Reihe von Pneumonien, bei welchen kein bakterieller Erreger nachgewiesen werden konnte. Aus der Lunge eines Verstorbenen konnte PR 8-Virus isoliert, jedoch in Sputum und Lunge nur eine kleine Zahl α-hämolytischer Streptokokken gefunden werden. Zwei letal verlaufende Influenzapneumonien mit Isolierung von PR 8-Virus und negativem autoptisch-bakteriellem Befund in der Lunge wurden ferner von PARKER und Mitarbeiter (1946), ein ähnlicher Fall mit Influenzapneumonie und Myokarditis von FINLAND und Mitarbeiter (1945 a) beschrieben. Bei den Fällen von PARKER und Mitarbeiter war das Bronchialepithel intakt. Trotz der Virusisolierung aus der Lunge war ante mortem der Antikörpertiter im Serum nicht erhöht. Merkwürdigerweise bestand im Gegensatz zu 3 letalen bakteriellen Grippepneumonien mit Leukopenie eher Leukocytose. Es wurden auch röntgenologisch atypische

„Viruspneumonien" („Pneumonitis") beschrieben, deren Influenzaätiologie nicht beweisbar ist (BOWEN 1935; HARE, HAMILTON und FEASBY 1943; HARE, STAMATIS und JACKSON 1943). Das Röntgenbild der Influenzaviruspneumonie kann ähnlich aussehen wie dasjenige der primär atypischen Pneumonie: Wenig dichte, zarte, homogene Verschattung, meist rundlich, parakardial, oder fächerförmig vom Hilus ausgehend (BOWEN 1935; HAEMIG und HEYDEN 1942). Es sind auch miliare Bilder von Viruspneumonien beschrieben worden (GSELL; LÖFFLER und MOESCHLIN 1946). Es ist aber nicht möglich, allein aus dem mehr oder weniger atypischen Röntgenbild einer Grippepneumonie eine reine Grippeviruspneumonie zu diagnostizieren (ähnlich wie bei den übrigen Viruspneumonien).

Differentialdiagnostisch kommen vor allem die häufige sekundäre bakterielle Grippepneumonie, ferner die primär bakterielle Pneumonie (z. B. Pneumokokkenpneumonie) sowie andere Viruspneumonien oder Kombinationsformen in Frage (vgl. Kap. X/2). Von der bakteriellen Grippepneumonie ist die Grippeviruspneumonie allein mit klinischen Mitteln nicht sicher zu unterscheiden. Wahrscheinliche Hinweise auf das Vorliegen einer reinen oder doch überwiegenden Influenzaviruspneumonie geben die Bakterienarmut des Sputums, der Verlauf (Resistenz gegen Chemotherapie) und eventuell das Röntgenbild. Für die weitere Differentialdiagnose vgl. Kap. X/2, S. 413.

Da die Diagnose der reinen Influenzaviruspneumonie innert nützlicher Frist kaum sicher gestellt werden kann, wird die Therapie dieselbe sein wie bei der bakteriellen Grippepneumonie (S. 414). Die experimentellen Grundlagen für die virucide Wirkung der Ascorbinsäure (vgl. S. 399) rechtfertigen deren Anwendung in hoher Dosierung. Resultate sind bisher bei Grippeviruspneumonie nicht bekannt, wohl aber bei primär atypischer Pneumonie, bei welcher 6—12stündliche intravenöse Injektion von 1 g Ascorbinsäure gute Wirkung haben soll (KLENNER 1948).

X. Komplikationen.

Als Grippe, Influenza, Grippepneumonie usw. dürfen nur diejenigen Krankheiten bzw. Symptome bezeichnet werden, für welche die Grippevirusarten die kausale Infektionsquelle sind (vgl. S. 355).

So einfach und selbstverständlich diese Definition ist, so schwer ist bei Epidemien und noch mehr im Einzelfall auseinanderzulesen, welche von den vielen vorkommenden Symptomen dem Grippevirus, der Grippeinfektion zuzuschreiben sind und welche als Komplikationen (Misch- bzw. Sekundärinfektion) anzusehen sind. Dieses „Verlesen" wird dadurch sehr erschwert, daß beim Zusammentreffen von Grippe mit einer anderen Krankheit nicht nur eine einfache Summation entsteht, sondern daß durch die Grippe der Verlauf fast jeder Krankheit verschlechtert und zum Teil spezifisch modifiziert wird, oft sehr stark, so daß die Sekundärinfektion die Hauptsache der Erkrankung wird. So können die einzelnen Komponenten, aus welchen das Gesamtbild zusammengesetzt ist, klinisch kaum mehr erkannt werden (s. z. B. bakterielle Pneumonie).

Auch die an sich mögliche Laboratoriumsdiagnose ist praktisch kaum (nur in einzelnen Fällen und in speziell eingerichteten Laboratorien) ausführbar, müßte doch nicht nur auf alle bekannten Viren (Grippe und andere z. B. Psittakosegruppe) und auf alle Bakterienarten einschließlich die Anaeroben untersucht werden, und eine Reihe von für die einzelnen Krankheiten typische andere Untersuchungen angestellt werden.

Die ätiologische Diagnose ist aber eminent wichtig für die Therapie, kann doch ein großer Teil der Komplikationen mit Erfolg behandelt werden.

Die Resultate der eingeleiteten Behandlung erlauben eventuell eine Diagnose ex juvantibus zu stellen.

1. Bronchitis, Bronchiolitis. Schon nicht mehr zur unkomplizierten Grippe gehört die klinisch oft und bei den Sektionen fast regelmäßig gefundene eitrige Bronchitis und Bronchiolitis. Diese Komplikationen sind ein typischer Ausdruck der Epithelschädigung durch das Virus, zu welcher sich die sekundäre bakterielle Infektion hinzugesellt. Die Bronchitis ist meist erst vom 3.—4. Tag an nachweisbar, oft erst nach dem Temperaturabfall. Der physikalische bronchitische Befund überdauert das fieberhafte Initialstadium während einer bis mehreren Wochen. Aus diesen Komplikationen entsteht oft durch Weiterschreiten in die tieferen Teile der Lungen und unter allmählicher Verschlechterung des Krankheitsbildes die Bronchopneumonie. Die feinsten Bronchien werden durch Eiter, manchmal mit Fibrin gemischt, durch abgestoßene Epithelien und die Zerfallsprodukte dieser Zellen verstopft. Dadurch entstehen Cyanose und in gewissen Fällen Zustände wie bei der Larynxstenose (BERGMANN 1918, 1919). Der Tod kann schon in diesem Stadium durch Erstickung eintreten, besonders bei kleinen Kindern.

Während die Bronchitis gewöhnlich in einigen Tagen zur Heilung gelangt, dauert die Bronchiolitis oft sehr lange und führt zu kleineren oder größeren pneumonischen Herden. Bronchiolitis obliterans vgl. Kap. X/4, S. 415.

2. Bakterielle Pneumonie bei Grippe. *a) Allgemeines.* Im Gegensatz zur seltenen Grippeviruspneumonie (S. 406) ist die sekundäre bakterielle Pneumonie bei Grippe deren häufigste Komplikation. Sie war die Ursache für die ungeheuren Verheerungen an Menschenleben, welche die Influenzapandemien mit sich brachten. Die Pneumonietodesfälle betrugen in den Epidemien 1918—1929 in Basel meist 80—85% aller Grippetodesfälle (HUNZIKER und JENNY 1918; SCHÖN). Die Grippemortalität geht ungefähr parallel mit der Zahl der Pneumonien. Das Verhältnis zwischen der Zahl der Influenzafälle und der Pneumonien wechselte bei den einzelnen Epidemien. Oft war diese Verhältniszahl an nahe beieinanderliegenden Orten sehr verschieden.

Während der Pandemien 1889 und 1918 war einer der häufigsten Erreger für die Grippepneumonie der Haem. infl. Er wurde in Rachenabstrichen, -spülflüssigkeit oder Sputum oft in Reinkultur oder zusammen mit der gewöhnlichen Rachenflora gefunden (vgl. Kap. V). Autoptisch konnte aus den Lungen häufig derselbe Erreger isoliert werden, aber auch Pneumo-, hämolytische Streptokokken und Staphylococcus aureus. Nichthämolytische Streptokokken wurden selten gefunden, ebenso Neisseria-Arten. Während der Epidemien der zwei letzten Jahrzehnte scheint die Mehrzahl der tödlichen Grippepneumonien durch Staphylococcus aureus hervorgerufen worden zu sein. Häufung von solchen Fällen im Verlauf von A-Epidemien beschrieben STOKES und WOLMAN 1940; WOLLENMAN und FINLAND 1943; PARKER und Mitarbeiter 1946. Grippepneumokokkenpneumonien zeigen am ehesten das Bild der Lobärpneumonie. Die Beobachtung von A- oder B-Influenzainfektion als Schrittmacher für eine Pneumokokkenpneumonie-Epidemie ist nicht selten (SMILLIE u. a. 1938; *Commission* 1945). Grippepneumonien mit hämolytischen Streptokokken führten auch später zu ähnlichen hämorrhagischen Pneumonien wie 1918 (WÄTJEN 1937). Im allgemeinen waren während des letzten Jahrzehnts der pathologische Befund, der klinische Verlauf und der Erfolg der Chemotherapie charakteristisch für die im Sputum oder in der Lunge vorherrschenden Bakterien. Eigene bakteriologische Beobachtungen vgl. S. 377.

Im Gegensatz zu der Häufigkeit und Malignität der komplizierenden Pneumonien 1918 sind die bakteriellen Grippepneumonien der letzten Jahrzehnte wesentlich seltener und eher gutartig. Die Häufung der Pneumonien bei jungen Individuen ist verschwunden (vgl. Abb. 5, S. 348). Immerhin erreichte die Grippepneumonieletalität z. B. während der Epidemie 1928/29 in den USA. noch 10—23% (COLLINS 1934).

Direkte Beweise für den Zusammenhang zwischen Influenza und der Häufigkeit und Schwere der komplizierenden Pneumonien sind bisher eher selten. Die höchsten Gipfelwerte an Grippepneumonietodesfällen der Statistik für England und Wales von 1940—1946 koincidierten mit jenen Wintermonaten, während welchen der Nachweis von A- oder B-Virus erbracht wurde (STUART-HARRIS 1947). Das Studium einer 3jährigen Periode von 1942 bis

1945 in einer amerikanischen Stadt ergab, daß Influenza A und B relativ im selben Ausmaß (etwa 10%) zu Pneumokokkenpneumonie prädisponiert wie andere abakterielle Infektionen des Respirationstractus (Virus des Schnupfens, der primär atypischen Pneumonie usw.) Die absolute Zahl der Pneumokokkenpneumonien vergrößert sich natürlich während einer Influenzaepidemie beträchtlich (HODGES und MACLEOD 1946). In der Regel steigt die Mortalität an Grippepneumonien während A-Epidemien viel markanter an als bei B-Epidemien (vgl. S. 350).

Der direkte Eintritt des Influenzavirus in den oberen Respirationstractus, die spezifische Affinität des epitheliotropen Influenzavirus zum Epithel der Atemwege und das ubiquitäre Vorkommen von pathogenen Bakterien im Nasopharynx erklären die Häufigkeit der bakteriellen Lungenkomplikationen im Gegensatz zu Komplikationen anderer Organe. Der direkte Beweis für das Vorliegen einer Doppelinfektion (Virus + Bakterien) konnte mehrfach erbracht werden. Den Zusammenhang zwischen Influenza-A-Virus mit Pneumokokken- und vor allem mit Staphylokokkenpneumonien zeigt der häufige Nachweis von erhöhtem A-Antikörpertiter im Serum von Pneumonien während der Epidemien 1940/41 und 1943/44

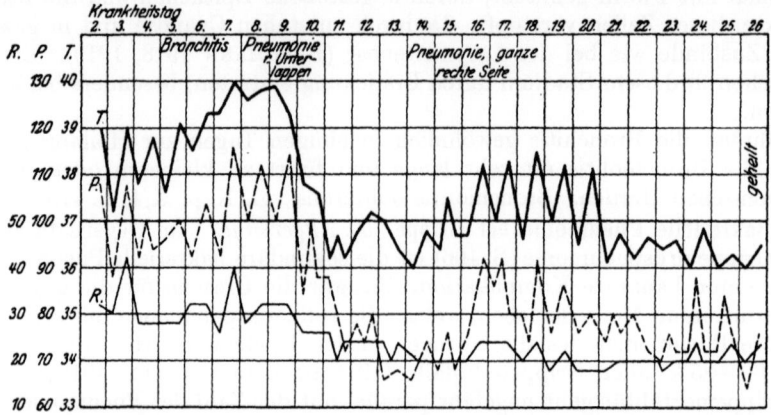

Abb. 18. L. C. 23jährige Frau. Grippe mit Pneumonie. Langsame Entwicklung der Pneumonie aus einer Bronchitis. Nachschub, Ausbreitung der Pneumonie in der 3. Krankheitswoche. Heilung (1918). Relativ niedere Pulsfrequenz.

(PEARSON und Mitarbeiter 1941; FINLAND und Mitarbeiter 1942, 1945 b; WOLLENMAN und FINLAND 1943). In einer Reihe von Fällen gelang die Isolierung von A-Virus aus den Lungen von Patienten, welche während einer Epidemie oder interepidemisch an Staphylo- oder Streptokokkenpneumonie oder Bronchiolitis gestorben waren (SCADDING 1937; STUART-HARRIS und Mitarbeiter 1938; STOKES und WOLMAN 1940; PEARSON und Mitarbeiter 1941; FINLAND und Mitarbeiter 1945 b; PARKER und Mitarbeiter 1946; VAN BRUGGEN, MULDER und Mitarbeiter 1947; MULDER und VERDONK 1949; MULDER und Mitarbeiter 1948). Auch der serologische Nachweis von B-Antikörpern bei Grippepneumonien mit den verschiedensten Erregern im Gefolge von B-Epidemien wurde erbracht (NIGG und Mitarbeiter 1942; Commission 1945; JACKSON 1946; FINLAND und Mitarbeiter 1948 b). Das Vorhandensein von B-Virus bei Staphylokokkenpneumonien wurde durch Isolierung aus der Lunge oder aus dem Bronchialsekret bei der Autopsie und aus Sputum oder Rachenspülflüssigkeit in vivo bewiesen (HIMMELWEIT 1943; BURNET und Mitarbeiter 1946; DUDGEON und Mitarbeiter 1946; FINLAND und Mitarbeiter 1948 a).

Bakterielle Grippepneumonien treten nicht nur im Gefolge von manifesten, großen Influenzaepidemien auf. Auch subklinische Influenzainfektion kann offenbar der Schrittmacher dafür sein: Während einer kleineren A-Epidemie in England im Februar 1947, welche nur einige halbisolierte Wohngemeinschaften betraf (z. B. Gefangenenlager), kamen an epidemiefreien Orten 40 Pneumonien zur Beobachtung, welche klinisch keine Grippesymptome und im Sputum Pneumokokken vom Typ I, II, VII oder VIII aufwiesen. Virusisolierung aus dem Sputum gelang nicht, dagegen war bei einer Reihe der Fälle der A-Antikörpergehalt im Serum signifikant erhöht (DUDGEON und Mitarbeiter 1947; STUART-HARRIS 1947).

Die verschiedene klinische Erscheinungsform der bakteriellen Grippepneumonie ist einerseits bedingt durch das verschieden große Ausmaß der Schädigungen durch das Virus (Virulenz) und andererseits durch die Verschiedenartigkeit der bakteriellen Sekundärinfektion bezüglich Pathogenität der Mikroorganismen und deren zeitlichem Auftreten. Dementsprechend kann die klinische Form variieren von Fällen, bei welchen die Influenzainfektion nur wenig spezifischen Einfluß hat und das Krankheitsbild sich kaum von der gewöhnlichen bakteriellen Pneumonie unterscheidet bis zu den schweren, selten sogar fulminanten Formen, welche innerhalb wenigen Tagen zum Exitus führen. Bei diesen scheint eine massive und rapide Virusvermehrung kombiniert zu sein mit einer gleichzeitigen Mischinfektion durch hochpathogene Bakterien (vgl. SCADDING 1937, 1948).

b) Symptomatologie. In der Regel tritt die Grippepneumonie einige Tage (4—6) nach Beginn der Grippeinfektion auf. Oft ist das Fieber schon zur Norm zurückgegangen, manchmal besteht noch subfebrile Temperatur. Die Pneumonie kann aber auch nach 2—3 Wochen auftreten, wenn die Patienten sich schon außer Bett befinden. Selten sind Frühpneumonien, bei welchen Influenzaerkrankung und Pneumonie zusammenfällt, oder bei denen die Influenza so leicht verlief, daß sie unbemerkt blieb. Ihr Beginn ist meist akut. Das Fieber steigt im Lauf von 1—3 Tagen in die Höhe (s. Abb. 18 u. 19). Die Patienten fühlen sich schwerkrank. Ein Schüttelfrost kann auftreten, ist aber nicht typisch. Schmerzen, Stechen sind seltener als bei der croupösen Pneumonie und können fehlen. Oft tritt sehr quälender Husten auf. Das Sputum ist eitrig geballt und wird oft in großer Menge entleert (200—400 cm³ pro die). Häufig ist Blut beigemengt, nicht selten ist das Sputum rein blutig. Rostfarbenes Sputum und Fibringerinnsel wie bei der croupösen Pneumonie sind eher selten. Das mikroskopische Bild des Sputums ist sehr verschieden und wechselt je nach Epidemie und Ort. Es finden sich in wechselnder Menge Haem. infl., hämolytische Streptokokken, Pneumokokken, gramnegative Kokken (Typ Mikrococcus catarrhalis), Staphylococcus aureus, Proteusarten, Diplostreptokokken, FRIEDLÄNDER-Bacillen usw.

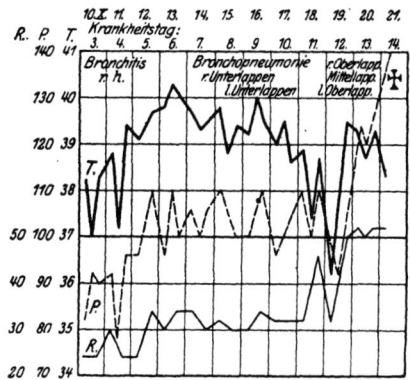

Abb. 19. P. R. 28jährige Frau. Grippe. Lobuläre Pneumonie sämtlicher Lungenlappen. Schubweise Ausdehnung der Lungenentzündung. Pleuritis fibrinosa beiderseits, Endocarditis Valv. mitralis und leichte Endocarditis Valv. Aortae. Exitus (1918). Relativ niedere Pulsfrequenz bis kurz vor dem Tode.

Bei der voll ausgebildeten Pneumonie liegen die Patienten, wenn sie nicht husten müssen, apathisch im Bett. Der Ausdruck des Gesichtes läßt häufig schon auf den ersten Blick das Bestehen der Grippepneumonie erkennen. Das Antlitz ist oft mit Schweiß bedeckt und hat eine graublaue, livide, stark cyanotische Verfärbung (heliotropic cyanosis). Blasse Gesichtsfarbe ist ein schlechtes Zeichen.

Lungen. Dämpfung, Knistern, Bronchialatmen entstehen bei der Grippepneumonie nicht einheitlich und lappenweise wie bei der croupösen Pneumonie. An irgendeiner Stelle der Lunge, häufig hinten unten oder an der Scapulaspitze rechts oder links, hört man zuerst ein Knistern, welches meist etwas gröber ist als die Crepitatio indux bei der croupösen Pneumonie. Das Knistern dehnt sich rapid aus. Von Stunde zu Stunde wird der Bezirk größer. Die Lappengrenzen werden nicht berücksichtigt. Bald tritt Dämpfung und Bronchialatmen hinzu. Es entstehen fein- bis mittelblasige Rasselgeräusche. Im Verlaufe eines halben Tages kann so eine ganze Seite befallen werden. Die Massivität der Pneumoniedämpfung, das Resistenzgefühl, Bronchialatmen und Bronchophonie sind oft kolossal. Gelegentlich entsteht nach einigen Tagen typischer Grippe genau das klinische Bild der croupösen Pneumonie. Fast regelmäßig ist die Pleura mitbeteiligt (Reiben). Vielleicht ist der grobe Charakter des Knisterns zum Teil oder ganz durch Reiben bedingt.

Röntgenbild. Mannigfach wie die sekundäre bakterielle Infektion ist bei der Grippepneumonie auch das Röntgenbild. Diffuse parahiläre Verschattungen vom Typus der zentralen Pneumonie; multiple Gruppen von unregelmäßig verteilten, mehr oder weniger scharf begrenzten Flecken von verschiedener Größe, zum Teil mit vom Hilus ausgehenden bandartigen Strängen (hyperämische Gefäße, peribronchitische Infiltrate). Bilder wie bei Miliartuberkulose mit eingestreuten gröberen Herden oder wie bei grobknotiger Tuberkulose. (Die Abb. 7—14 der 3. Auflage dieses Handbuches [Bd. 1] geben eine Illustration der Mannigfaltigkeit der röntgenologischen Erscheinung der Grippepneumonie). Außer diesen häufigsten kommen alle Bilder vor, wie sie bei irgendeiner bakteriellen oder abakteriellen Pneumonie gesehen werden (vgl. auch BURNAND und BABEL 1940; DITTMAR und RUPPERT 1941).

Der *Kreislauf* ist bei allen schweren Fällen stark geschädigt. Dabei ist schwer zu entscheiden, ob das Herz oder die Gefäße mehr leiden. Gleich zu Beginn entsteht oft eine Gefäßlähmung (Cyanose und Rötung der Haut). Vor dem Tod versagt das Herz oft, gerade bei kräftigen jungen Leuten, plötzlich. Der *Puls* ist meist kleiner und rascher, als der Temperatur entspricht. Die oben erwähnte Bradykardie der Grippe kommt selten auch bei der Pneumonie vor und ist ein gutes Zeichen. In schweren Fällen steigt der Puls bis 160 und 200 Schläge in der Minute. Das *Herz* ist perkutorisch und röntgenologisch meist normal groß. Die Herztöne, besonders die zweiten, werden in schweren Fällen leiser und sind oft kaum zu hören. Embryokardie und starke relative Verkürzung der Systole ist ein schlechtes Zeichen. Der *Blutdruck* kann bei schweren Fällen um 10 bis 15 mm Hg absinken. Rasches und noch größeres Absinken sind schlechte Zeichen. Während der Erkrankung treten selten deutlichere Stauungszeichen auf. Die Dauer der Stauung ist im allgemeinen zu kurz, vielleicht bestehen auch Veränderungen der Blutmenge (Eindickung). Charakteristisch ist das prämortale Stauungslungenödem.

Das *Abdomen* ist wie bei der gewöhnlichen Pneumonie oft aufgetrieben. Starker Meteorismus ist ein schlechtes Zeichen. Manifester Ikterus ist selten. Die Milz ist häufig vergrößert. Der *Urin* ist konzentriert und hat häufig eine dunkelrote Farbe. Fast bei allen schweren Fällen besteht Albuminurie. Weniger häufig finden sich granulierte Cylinder oder Blutzellen. Positive Diazoreaktion ist nicht selten. Der Kochsalzgehalt ist meist gering wie bei der gewöhnlichen Pneumonie. Bezüglich weiterer Stoffwechselstörungen vgl. Tabelle 7 und S. 388.

Das *Blutbild* ist dasjenige der Grippe, kombiniert mit dem einer Pneumonie. Doch scheint in den meisten besonders schweren Fällen die Lähmung des Knochenmarkes durch die Grippe über die Reizung desselben durch den pneumonischen Prozeß die Oberhand zu haben. Tritt die Pneumonie spät auf, so besteht fast stets Leukopenie, entsteht sie in den ersten Tagen, so findet sich gewöhnlich eine initiale Leukocytose. Auch im weiteren Verlauf der Pneumonie macht sich noch die Leukopenie der Grippe geltend, oft wird diese sogar noch verstärkt. Es kommen Leukocytenzahlen unter 500 vor. Letal verlaufende Fälle können bis zum Exitus Leukopenie aufweisen (PARKER und Mitarbeiter 1946). Dauert aber die Pneumonie längere Zeit, so entsteht allmählich eine Leukocytose (bis 40000). Diese erscheint zuweilen erst, nachdem das Fieber schon abgelaufen ist. Die Zahl der Neutrophilen entspricht im allgemeinen der Gesamtleukocytenkurve. Sie herrschen prozentual vor bis 90%. Die Eosinophilen verschwinden oder sind herabgesetzt, wie häufig auch bei der unkomplizierten Grippe. Die Lymphocytenwerte sind meist absolut und relativ niedrig, oft sogar sehr niedrig (absolut z. B. 88 Zellen auf 500 Leukocyten). Mit der Zeit steigen die Lymphocyten meist wieder an. Die Neutrophilen zeigen Linksverschiebung, toxische

Veränderungen, Schollenbildung. Ante mortem treten manchmal starke Schwankungen im Blutbild auf (Ausschwemmung von Polynucleären und Lymphocyten).

c) Verlauf. Er ist individuell sehr verschieden. Ohne Chemotherapie ist das Fieber meist unregelmäßig, oft septisch, seltener besteht Kontinua. Die Temperatur kann bis zur Norm abfallen, um nach 1—2 Tagen wieder anzusteigen. Dem entspricht objektiv meist ein Fortschreiten der Pneumonie (s. Abb. 18). Der Exitus kann in den ersten Tagen der Pneumonie auftreten oder erst später, nach Wochen, selbst wenn man glaubt, den Kranken bereits gerettet zu haben. Das Herz kann lange Zeit keine Insuffizienz zeigen und plötzlich versagen. Die Krankheit kann zu jeder Zeit eine Wendung zum Schlechten nehmen. Dem Exitus geht fast regelmäßig Lungenödem voraus. Eine Besserung kommt meist langsam, das Fieber sinkt lytisch ab. Die Rekonvaleszenz ist häufig von Fiebersteigerungen und Rezidiven unterbrochen. Dieses klassische Bild der Grippepneumonie und deren Verlauf wird durch Chemotherapie und Antibiotica in der Regel sehr günstig beeinflußt und abgekürzt, solange nicht gegen die Therapie resistente Stämme herausgezüchtet worden sind.

Nachkrankheiten der Lungen und der Pleura waren während der großen Pandemien sehr häufig (chronische Pneumonie, Empyeme usw. s. Kap. X/4). Subfebrilität und Zeichen einer Infiltration blieben oft monatelang bestehen. Die starken Zerstörungen im Gewebe (Nekrosen, Blutungen usw.) brauchten lange Zeit zur Vernarbung. Der Narbenzug löste wiederum bronchiektatische Prozesse aus. Oft gingen die chronischen parenchymatösen Prozesse in das Bild der Lungencirrhose über. Es entstanden Lungenabscesse, Gangrän, Pneumothorax, Pyopneumothorax, Mediastinal- und Hautemphysem. Oft war auch der Grund für mangelhafte Erholung das Auftreten einer Tuberkulose (s. Kap. X/13, S. 419).

d) Diagnose. Die Feststellung, daß zu einer Grippe eine Pneumonie getreten ist, ist in typischen Fällen leicht. Das Auftreten der höheren Temperaturen gibt meist den Hinweis. Das Knistern, die Dämpfung und die übrigen Symptome vervollständigen das Bild, wobei stechende Schmerzen relativ selten angegeben werden. Von diesen typischen Fällen gibt es aber zahlreiche Abweichungen und Übergänge zu den kleinsten bronchopneumonischen, einzelnen oder mehrfachen, aber weit verteilten Herden, welche oft nur die Symptome einer schweren Bronchitis oder Bronchiolitis machen. Wenn die für Pneumonie bezeichnenden Symptome fehlen, führt manchmal das typische Knisterrasseln zusammen mit dem Röntgenbild zur Diagnose. Sie wird von verschiedenen Untersuchern je nach der Strenge des Maßstabes verschieden häufig gestellt. Dies ist beim Vergleich von Statistiken, z. B. über therapeutische Erfolge, zu berücksichtigen.

Differentialdiagnostisch kommen in Frage

1. Die reine Grippeviruspneumonie ohne bakterielle Sekundärinfektion (vgl. Kap. IX).

2. Andere Viruspneumonien (vgl. LOEFFLER und Mitarbeiter Band IV dieses Handbuches). Von diesen kann in unseren Breitengraden namentlich die primär atypische Pneumonie (Viruspneumonie, Pneumonitis) kleine Epi- oder Endemien verursachen (GSELL und ENGEL 1942; HAEMIG und HEYDEN 1942). Der Influenza-Antikörpertiter im Serum steigt dabei aber nicht an. Die Inkubationszeit beträgt 1—2 Wochen. Charakteristisch ist für diese Erkrankung neben der fehlenden Leukocytose in etwa 80% der Fälle die Kältehämagglutination (TURNER und JACKSON 1943; PETERSON, HAM und FINLAND 1943), die Agglutination auf den nicht hämolytischen Streptococcus MG (THOMAS, MIRICK u. a. 1945; DINGLE und Mitarbeiter 1944; CURNEN und Mitarbeiter 1945; MORGAN und FINLAND 1948; SCADDING 1948 u. a.) und eventuell die Wa.R.

3. Primär bakterielle Pneumonie ohne Influenzainfektion, verursacht durch Staphylo-, Pneumo-, Streptokokken, Haem. infl. usw. Auch hier ist der negative Nachweis des Influenzavirus oder eines Antikörperanstieges ausschlaggebend.

4. Kombinationsformen zwischen 1., 2. und 3. Es ist jede Kombination möglich. ZIEGLER u. a. (1947) haben die gleichzeitige Infektion mit Influenza und primär atypischer Pneumonie beschrieben.

e) Prognose. Sie war vor der Einführung der Chemotherapie schlecht. Die Letalität wechselte bei den einzelnen Epidemien stark (20—50%). Jede Pneumonie bei Influenza ist als schwere Krankheit mit zumindest unsicherer Prognose anzusehen. Auch bei anfänglich leichtem Fieber und geringen objektiven Zeichen kann ohne frühzeitige Chemotherapie der Exitus in kurzer Zeit eintreten. Es sind hauptsächlich die große Ausdehnung der Pneumonie und das Versagen des Kreislaufs, welche die Prognose verschlechtern. Sie ist besonders ungünstig, wenn die Pneumonien im Verlauf der ersten Tage beiderseits in verschiedenen Lungenpartien auftreten, oder wenn sich eine größere Pneumonie über zwei oder mehr Lappen einer Seite hinzieht. Leukopenie ist prognostisch ungünstig. Leukocytose als Zeichen der bakteriellen Komplikation ist dagegen ein günstiges Prognostikum zur Anwendung von Chemotherapie oder Antibiotica.

f) Therapie. Seit der Einführung der *Chemotherapeutica* und *Antibiotica* hat die Erkrankung viel von ihrem Schrecken verloren. Diese Heilmittel wirken zwar sicher nicht auf das Influenzavirus. Doch kann in der Regel mit ihrer Hilfe die sekundäre bakterielle Infektion unter Kontrolle gebracht werden. Es konnte an Rattenversuchen gezeigt werden, daß die Sulfonamide selbst im Stadium des sich rasch vermehrenden Influenzavirus bactericid wirken (TAYLOR 1941; HARFORD und Mitarbeiter 1946). Ist jedoch bei der Grippepneumonie die Virusinfektion allein schon so schwer, daß sie letal wirkt, dann versagen auch die bakteriostatischen und antibiotischen Mittel. Bei Grippepneumonie mit Pneumo-, Staphylo- oder hämolytischen Streptokokken sind Sulfonamide oder Penicillin die Mittel der Wahl, mit gramnegativen Organismen, wie Haem. infl. Streptomycin (HARRIS u. a. 1947), Aureomycin, Chloromycetin, Terramycin (vgl. S. 396). Diese Medikamente werden in der für die primär bakteriellen Pneumonien angegebenen Dosierung verwendet (vgl. Bd. IV dieses Handbuches, LÖFFLER und Mitarbeiter).

Rekonvaleszentenserum oder *-plasma* können gegen Grippe und Pneumonie gute Wirkung haben. Über die Resultate vgl. das Kap. „Passive Immunisierung" S. 406.

Expectorantien und Resolventien. Mixtura solvens, Liquor Ammonii anisatus, Ipecacuanha, Benzoesäure, Jodkali in kleinen Dosen bis 0,5 g pro die usw. Bronchitiskessel: Er soll bei Atemnot nicht zu nahe ans Bett gestellt werden. Bei zu starkem unablässigem Hustenreiz müssen Morphin oder dessen Derivate und Barbiturate (z. B. Allonal) verordnet werden.

Hydrotherapeutische Prozeduren (Wickel, Packungen) werden wie bei der gewöhnlichen Pneumonie angewendet. Auch warme Vollbäder empfinden einzelne Kranke angenehm. Die hautreizenden Mittel (Senfwickel, Senfpapier, Schröpfen usw.) vermehren häufig das Krankheitsgefühl der Patienten ohne zu nützen. Nur bei Kindern wirken Senfbäder und Senfwickel manchmal gut auf den Kreislauf. Alle Anwendungen mit großer Sorgfalt.

Besonders sorgfältiger Behandlung bedarf das *Herz:* Die Kreislaufschwäche ist das Symptom, unter dem die meisten Patienten schließlich sterben. Sie muß verhindert werden. Als zweckmäßig hat sich die andauernde Verabreichung von Digitalis in kleinen Dosen erwiesen (Infus. Digitalis 1,5:200 1—3mal 20 cm³ pro die oder entsprechend Digilanid, Digifolin, Digalen usw.). Bei schwereren Fällen Strophanthin in kleinen Dosen, eventuell mehrmals täglich (0,1—0,25 mg intravenös). Auch Campher (20% 4—8 cm³ mehrmals täglich) wirkt oft vorzüglich und schadet nie. Coffein, Sympatol, Strychnin kann allein oder neben den Präparaten der Digitalisgruppe mit Erfolg gegeben werden. Der Ernährung dienen Infusionen von Frucht- oder Traubenzucker zusammen mit den wasserlöslichen Vitaminen (intravenös oder subcutan). Fällt der Blutdruck stark, so ist sehr vorsichtige Anwendung von Adrenalin (1:1000 0,2—0,3 cm^3 4—5mal täglich subcutan), Ephetonin (0,025 = $^1/_2$ Amp. 2mal täglich) oder ähnlich wirkende Präparate am Platze. Gegen die hämorrhagische Diathese dient Calcium, Vitamin C und K, Coagulen usw. Bei manchen Patienten wirkt ein Aderlaß, namentlich vor dem drohenden Lungenödem, vorzüglich (200—500 cm^3 mit oder ohne Ringer-Infusion). Nur darf er nicht zu spät gemacht werden. Wenn der Kreislauf bereits stark geschädigt ist, nützt und gelingt er sehr oft nicht mehr. Zufuhr von Sauerstoff, nach Bedarf mit oder ohne Kohlensäure ist zweckmäßig.

Die Sorge für Reinhaltung der Haut und für täglichen Stuhl ist wichtig. Von großem Wert ist Ruhe und zusammenhängender Schlaf. Wenn Barbitursäure nicht genügt, so leistet Morphin oder ein ähnliches Präparat gute Dienste. Die Dosierung von Morphin und Morphinpräparaten muß aber für den einzelnen Patienten äußerst vorsichtig ausprobiert werden. Denn es wirkt nur in relativ großer Dosierung. Dabei besteht aber wieder die Gefahr der Atemlähmung. Da die Rekonvaleszenz meist lange dauert, darf die Behandlung nicht zu früh abgebrochen werden.

3. Grippeempyem. Parapneumonische Exsudate und Empyeme waren vor der Einführung der Chemotherapie häufig: Das Entstehen eines Exsudates bei einer schweren Pneumonie wurde eher als ein prognostisch gutes Zeichen angesehen (GLAESSNER 1919). Der Erguß entsteht sehr rasch. Typisch sind starke fibrinöse Beläge, welche bis zu 1 cm dick werden und als fester Belag die Wand überziehen können. Es besteht große Neigung zu Verwachsungen, so daß man oft abgesackte, manchmal mehrkammerige Empyeme antrifft. Aus demselben Grunde sind interlobäre Empyeme häufiger als bei gewöhnlichen Pneumonien. Häufig fanden sich, je nach Ort verschieden, Pneumokokken, verschiedene Streptokokken, seltener tetragenusartige und andere Bakterien (relativ selten der Haem. infl.). Das Exsudat ist in den meisten Fällen eitrig, seltener dünnflüssig, eitrig-serös, oft lehmwasserartig (Blutbeimischung), selten putrid.

Die Pleuritiden sind entsprechend den Pneumonien oft doppelseitig. Es kann Perikarditis und via Zwerchfell Peritonitis auftreten. Die Multiplizität der Eiterungen kann per continuitatem oder septisch-metastatisch zustande kommen. Selten tritt Spontanpneumothorax auf (WOLLENWEBER).

Die Prognose hängt im wesentlichen vom Lungenbefund ab und ist seit der Chemotherapie bedeutend besser als früher. Die intrapleurale Applikation von Chemotherapeutica oder Antibiotica richtet sich nach dem vorgefundenen Erreger. Die allgemeine Therapie ist die beim gewöhnlichen bakteriellen Empyem übliche.

4. Chronische Lungenveränderungen nach komplizierter Grippe. Die in Kap. X/2 beschriebenen Nachkrankheiten führten namentlich in Pandemiezeiten zu chronischen Lungenveränderungen, welche klinisch und röntgenologisch von der Lungentuberkulose oft schwer abzugrenzen waren. Um so mehr, als diese entzündlichen Zustände eine latente Tuberkulose aktivieren oder einen neuen tuberkulösen Herd fixieren können (vgl. S. 419). Es handelt sich um lang dauernde bakterielle Sekundärinfektionen nach Influenza. Der obsolete Begriff chronische Grippe ist irreführend (vgl. S. 395). Die Erreger sind dieselben wie bei den anderen Komplikationen (S. 376/77), selten auch Spirochäten.

Pathologisch-anatomisch entstehen Bilder der chronischen Bronchitis, der eitrigen Bronchiolitis, der verschiedenen Formen von größeren und kleineren Lungenabscessen, von Lungengangrän, von Bronchiektasien, Indurationen, interstitielle Pneumonien, Schwartenbildungen, Schrumpfung, mehr oder weniger lokalisiertes Emphysem.

Nach Abklingen der akuten Influenza beginnen die Symptome nach einer sub- oder afebrilen Periode von Tagen oder Wochen schleichend: Allgemeines Krankheitsgefühl, Husten, Dyspnoe, Stirnkopfschmerz. Objektiv bestehen die Zeichen einer Allgemeininfektion oder Intoxikation: Fieber, Abmagerung, Nachtschweiße, Cyanose, Tachykardie; Auswurf, meist eitrig, manchmal mit Blut oder mit elastischen Fasern; Dämpfungen über ganzen Lungenlappen oder circumscript, verschärftes Atemgeräusch bis Bronchialatmen, klingende oder nichtklingende, meist feinblasige Rasselgeräusche oder Knistern, tiefe Lungengrenzen oder im Gegenteil Schrumpfungen. Das Röntgenbild zeigt die mannigfaltigsten Formen von meist grobfleckigen, die Lappengrenzen nicht respektierenden, auf größere oder kleinere Bezirke lokalisierten Schatten und später Absceßhöhlen (Gangrän). Absceßbildung findet sich namentlich bei Staphylokokken und β-hämolytischen Streptokokken. Kleine Abszedierungen zwischen den Lappen, in den Septen oder im übrigen Lungengewebe bleiben oft monatelang abgeschlossen. Im Blut findet sich meist erhebliche Leukocytose (15000—20000). Auf diese Weise entstehen chronische Bronchitis, Bronchiolitis (obliterans), Infiltrate, chronisches Emphysem, Abscesse, Gangrän, Bronchiektasien. Diese Folgezustände wurden hauptsächlich nach den großen Pandemien beobachtet. Während der letzten 2 Jahrzehnte traten, mit Ausnahme einer kleinen Zahl von Staphylokokkenpneumonien, auch bei größeren A- oder B-Epidemien mit der Abnahme der akuten nur sehr selten schwere chronische Komplikationen auf. Die Kombination von A-Influenza mit Staphylococcus aureus führte noch am häufigsten dazu (WOLLENMAN und FINLAND 1943).

5. Erkrankungen des Kreislaufsystems. Die Todesursache bei der Grippe ist fast ausschließlich das Versagen des Kreislaufs. Das Grippevirus und dessen toxische Komponente schädigen allein schon Herz und Gefäße (vgl. Kap. VI und VIII). Die Schädigung der Kreislauforgane wird aber bei bakteriellen Sekundärinfektionen noch wesentlich verstärkt (vgl. Kap. VI und X/2). Sie sind der vermehrten Arbeit häufig nicht mehr gewachsen und werden, oft überraschend, insuffizient. Herzkranke Patienten erliegen sehr leicht einer Grippeinfektion. Der Anteil der organischen Herzerkrankungen an der Gesamtüberschußmortalität wechselt bei verschiedenen Epidemien (vgl. S. 349; COLLINS 1932). Eine früher durchgemachte Endokarditis kann während der Grippe rezidivieren. Nicht selten fanden sich bei der pandemischen Grippe außerdem frische bakterielle Auflagerungen auf den Klappen mit Strepto-, Pneumo-, Diplokokken und selten Haem. infl. Schwere Herzmuskelveränderungen fanden sich autoptisch selten, waren aber wahrscheinlich häufiger vorhanden, jedoch klinisch nur elektrokardiographisch nachweisbar (DRESSLER und KISS 1929; HYMAN 1930; KLEWITZ 1941). Von einem Pleuraempyem fortgeleitete Endokarditis verschlechterte die Prognose stark.

Die schwere pandemische Form der Influenza verursachte, gelegentlich auch bei jungen Individuen, Thrombosen der Venen, selbst der Arterien, Embolien, RAYNAUDsches Syndrom und damit Gangrän, manchmal multipel und symmetrisch, vornehmlich an der unteren Extremität. In manchen Fällen (auch von einfacher Grippe) kam es bei alten Herzpatienten, aber auch bei Herzgesunden, zu Angina pectoris (HYMAN 1930). Umgekehrt wurde auch temporäres Aufhören von Angina pectoris-Anfällen beschrieben (HUBERT 1928). Eigene Beobachtungen lassen vermuten, daß dies durch die erzwungene Ruhe oder durch Gefäßdilatation im Fieber zustande kommt.

Nach der Abheilung einfacher und komplizierter Grippefälle bleibt nicht selten eine funktionelle Kreislaufschwäche zurück mit Herzklopfen und präkordialen Sensationen, Arbeitsdyspnoe und Extrasystolie. Sie verschwindet in der Regel nach einigen Monaten.

6. Otorhinolaryngologische Komplikationen. Über Schnupfen als Influenzakomplikation vgl. S. 354. Otitis war während der Pandemie 1889/90 sehr häufig, 1918/20 sowohl in Europa (3,5% der Grippekranken, FAHRNER 1919) als auch in Amerika eher selten, bei späteren Epidemien eher wieder häufiger. Es fanden sich in dem oft blutigen Eiter alle die auf S. 376/77 beschriebenen Erreger. Nicht selten kam es zu nekrotisierender Entzündung und Sequesterbildung im Mastoid, mit raschem Übergreifen auf Antrum, Labyrinth, Knochen und Nebenhöhlen. Die Prognose war oft schlechter als bei Otitis ohne Influenza. Es kam bullöse, selten hämorrhagische Myringitis zur Beobachtung.

Neuritis des Nervus acusticus verursachte manchmal Schwerhörigkeit bis zu nahezu völliger Taubheit.

Als Komplikation im Pharynx sind beschrieben: Angina simplex, lacunaris, phlegmonosa, membranacea, Herpes, Soor oder soorähnliche Auflagerungen durch Streptotricheen (MASSINI). Echte Tonsillitis wurde nicht regelmäßig beobachtet. An den Gaumenbögen kamen manchmal ovale, bis bohnengroße Ulcerationen vor, welche denjenigen bei Angina *Plaut-Vincent* gleichen (REICHE 1920). Betreffend das Bläschenenanthem, wie es auch bei unkomplizierter Grippe auftreten kann, vgl. S. 385/86.

Beteiligung der Nebenhöhlen, Katarrh und Empyem der Highmorshöhle, der Stirnhöhle und der Siebbeinzellen waren bei den verschiedenen Epidemien und lokal verschieden häufig. Während der Pandemie 1918/19 kam es, vor allem bei Kindern, aber auch bei Erwachsenen, 2—10 Tage nach Beginn der Influenza nicht selten zu einem Pseudocroup (Laryngotracheitis ohne oder mit Glottisödem und Bronchitis; „Influenzacroup"). Manchmal war Intubation oder Tracheotomie nötig. Die Prognose war nur bei gleichzeitiger Pneumonie schlecht. Kombination mit echter Diphtherie war nicht selten, da der Diphtheriebacillus die durch das epitheliotrope Virus beschädigte Schleimhaut wohl leichter angreifen kann. Die Differentialdiagnose zwischen „Influenzacroup" und Influenza kombiniert mit diphtherischem Croup ist klinisch kaum zu stellen, da beide gleich aussehen können. Im Zweifelsfall soll daher, vorgängig der bakteriologischen Sicherstellung der Diagnose, Diphtherieserum injiziert werden.

7. Augenerkrankungen. Folgende Komplikationen können vorkommen: Akute und chronische Conjunctivitis, ulceröse Blepharitis, kleinere Lidabscesse, superfizielle und interstitielle Keratitis mit Ulcera, Herpes corneae mit oder ohne Trigeminusneuralgie. Neuroretinitis (Amaurose) war bei der pandemischen Grippe relativ häufig, zum Teil im Gefolge einer Meningitis oder hämorrhagischen Encephalitis. Von FRÄNKEL (1920) wurden bei systematischer Augenspiegeluntersuchung als häufiges Symptom kleine Netzhautblutungen beobachtet, welche subjektiv keine Beschwerden machten und ohne bleibende Veränderungen abheilten. Als Zeichen der hämorrhagischen Diathese kommen auch Blutungen in Glaskörper und Conjunctiva vor. Ferner wurden beschrieben Glaukom, Augenmuskellähmungen, Abscesse und Orbitalphlegmone. Ältere Prozesse (z. B. Phlyktänen, Keratitis tuberculosa) zeigen Neigung zu Rückfällen.

8. Erkrankungen des Darmtractus, der Leber und des Peritoneum. Obschon die Symptome von seiten des Respirationstractus durchaus im Vordergrund stehen, so sind (wie auf S. 386 erwähnt) leichte Darmstörungen, hauptsächlich Bauchschmerzen, ziemlich häufig. Manchmal kann das Krankheitsbild ganz von diesen Symptomen beherrscht werden. Sie sind durch bakterielle Komplikationen verursacht. „Darmgrippe" ist eine obsolete Verlegenheitsdiagnose (vgl. S. 395). Am häufigsten bietet sich das Bild der *Perityphlitis*. Leukopenie spricht für Grippe; Leukocytose, lokalisierter Druckschmerz und défense musculaire für Appendicitis. Seltener besteht das Bild der akuten *Enteritis* mit Erbrechen, Durchfall und Meteorismus. Der Stuhl ist dünnflüssig, hellbraun, selten mit Blut vermischt oder dysenterieartig. Als anatomische Veränderungen sind Gastritis, Rötung und Hämorrhagien der Mucosa gefunden worden. PREUSS (1925) beobachtete ileusartige Zustände. Das Erbrechen kann aber auch zentral bedingt sein (Encephalitis).

Schmerzen in der Lebergegend sind recht häufig, ohne daß bereits eine nachweisbare Komplikation vorliegt. Die Leber ist dabei meist nicht vergrößert. Bei Grippepneumonie kommt es selten zu Ikterus (Sektion: Leberschwellung, septische Milzvergrößerung). Bei manchen Epidemien kamen Fälle von Cholangitis und Hepatitis mit Ikterus zur Beobachtung (VIEGENER 1929; POSSELT 1931; vgl. S. 390). Noch häufiger ist die Komplikation mit Grippecholecystitis, welche chirurgische Behandlung nötig machen kann (VON BERGMANN 1918; ROHDE 1919; VON HABERER 1920; HELD-GRAY 1923; REIMANN 1929 u. a.). Dabei gelang in einer Reihe von Fällen bakteriologisch der Nachweis von Haem. infl. in der Galle (Literatur bei POSSELT 1931). Es liegt dabei immer eine komplexe Infektion mit Virus und Bakterien vor. Über Virushepatitis bei Grippe liegen keine Beobachtungen vor.

Über gehäuftes Auftreten von Mundbodenphlegmonen 1928/29 berichtet WASSMUND (1930). Appendicitis bei und nach Grippe ist nicht selten, besonders bei alten Leuten und Kindern. Dabei kann die Grippeleukopenie über die Leukocytose der Appendicitis überwiegen, so daß Leukopenie eine Appendicitis nicht sicher ausschließt (SEEMEN 1928). Peritonitis nach Grippe ist wohl kaum eine primäre Komplikation. Sie entsteht in der Regel per continuitatem von einem Empyem oder septisch-metastatisch. Die von ÜBERMUTH (1938, 1941) beschriebenen Fälle von sog. „seltenen abdominalen Grippeformen" bzw. von „Grippeperitonitis" waren bakterieller Genese (zum Teil hämolytische Streptokokken), möglicherweise als Komplikationen vorbestehender Influenza, die nur epidemiologisch-klinisch diagnostiziert war.

9. Urogenitalsystem. Die Nieren sind gewöhnlich beteiligt: Febrile Albuminurie, oft vereinzelte granulierte und hyaline Zylinder, seltener Erythrocyten. Die häufig dunkelrote Farbe des Urins ist weder auf Blut noch auf vermehrtes Porphyrin (oder Porphobilin) zurückzuführen. Es kommen eigentliche sekundäre bakterielle Nierenentzündungen vor, und zwar sowohl parenchymatöse Formen mit Ödem, als auch selten Glomerulonephritis oder hämorrhagische Nephritis ähnlich wie beim Scharlach, mit Ausgang in akute Urämie. Außer den diffusen Entzündungen sind herdförmige bakterielle Eiterungen in den Nieren und Perinephritis beobachtet worden (Sepsis).

Pyelitis und Cystitis sind selten. Schon bestehende Erkrankung wird durch Grippe meist verschlimmert. Die bei der Sektion häufig vorhandenen Blutungen in die Nierenbeckenschleimhaut machen klinisch kaum Erscheinungen, können aber Anlaß zu Hämaturie geben, so daß Verwechslungen mit hämorrhagischer Nephritis möglich sind. Wassermann-negative Lues kann in positive umschlagen, unspezifische positive Wa.R. kommt bei Grippe vor.

An den Genitalorganen kamen zur Seltenheit vor: Abszedierende Prostatitis, Epididymitis, Orchitis, Gangrän des Penis und des Scrotums, Hämorrhagien, Metrorrhagien, bei Kindern Vulvovaginitis. Schon bestehende Veränderungen, z. B. Gonorrhoe, werden durch Grippe verschlimmert.

10. Nervensystem. Das Nervensystem ist bei schwerer unkomplizierter Grippe häufig beteiligt. Dies hängt mit Toxinbildung und dem Neurotropismus gewisser Grippevirusstämme zusammen, der experimentell untersucht worden ist (FRANCIS und MOORE 1940; vgl. S. 362). Die Patienten können apathisch werden, wie bei einem Typhus, und delirieren. Als eigentliche Komplikationen, in der Regel bakterieller Genese, lassen sich 4 Gruppen krankhafter Zustände des Nervensystems aufstellen.

1. Periphere Neuritiden. Die Hirnnerven werden oft affiziert. Nach pandemischer Grippe kam häufig Anosmie vor. Es ist nicht entschieden, ob deren Ursache in Schleimhautdefekten oder im N. olfactorius zu suchen ist. Über die N. II, III, IV und VI s. Kap. X/7, S. 417. Ferner kamen schwere Trigeminusneuralgien und Facialisparesen zur Beobachtung, seltener Dysgeusie (vgl. SCHWANKE 1936), Recurrens- und Gaumensegellähmungen. Von den spinalen Nerven ist an einigen Orten besonders häufig der N. ulnaris betroffen worden, aber auch die NN. medianus, thoracicus longus, ischiadicus, peroneus, tibialis. Polyneuritis kam bei der pandemischen Grippe vor. LEIGH (1946) beobachtete in Koinzidenz mit dem Maximum der B-Epidemie 1946 das Auftreten von akuten Rückenmarks- und Hirnerkrankungen ohne Pleocytose im Liquor. Fünf seiner Fälle verliefen unter dem Bild einer akuten toxischen Polyneuritis vom Typ *Guillain-Barré.* Häufig rezidiviert eine alte Ischias nach der Grippe.

2. Myelitis und Meningomyelitis. Diese Komplikation wurde während der Pandemien mehrfach beobachtet, manchmal unter dem Bild der LANDRYschen Paralyse. Auch 2 Fälle bei der B-Epidemie 1946 verliefen unter dem Bild einer akuten Myelitis mit leichter Parese und Parästhesien der Beine sowie Miktionsstörungen (LEIGH 1946).

3. Encephalitis, Encephalomyelitis, Meningitis. Selten war das Vorkommen von disseminierter Encephalomyelitis nach Influenza unter dem klinischen Bild schwerster Paraplegie mit Urin- und Stuhlinkontinenz. Histologisch fand sich perivasculäre Demyelinisation und celluläre Infiltration wie bei Masern- und Vaccine-Encephalitis (GREENFIELD 1930; *Report Vacc. Committee* 1930). Die Grippediagnose wurde allerdings in diesen vereinzelten Fällen nur klinisch und mit Wahrscheinlichkeit gestellt. BROUN und Mitarbeiter (1945) gelang jedoch die Isolierung von Influenzavirus aus der Hirn-Rückenmarkssubstanz eines Patienten mit Encephalitis nach klinisch wahrscheinlicher Influenza. Zwei Fälle der B-Epidemie 1946 wiesen Hirnstammsymptome auf wie eine atypische Encephalitis lethargica mit Somnolenz, Diplopie, Ptose, Anisokorie, Ophthalmoplegie, Schwindel, Parästhesien in den Armen und vorübergehender Arreflexie (LEIGH 1946). Die Encephalitis lethargica ist eine Krankheit sui generis und nicht zur Influenza zu zählen. Die Hirnhyperämie bei Grippe begünstigt das Entstehen von Apoplexien.

Meningitis als Komplikation einer Grippe, besonders nach Pneumonie, hervorgerufen durch Strepto- oder Pneumokokken oder relativ häufig Haem. infl., ist nicht selten. Als Zeichen der herabgesetzten Abwehrkraft des Gewebe kam es oft zu sehr rascher Durchwanderung von Infekten der Nebenhöhlen zu den Meningen. Die bei gewissen Epidemien beschriebene hämorrhagische Form der Influenzaencephalitis oder -meningitis wurde in der Regel durch Haem. infl. oder andere Erreger hervorgerufen (LEICHTENSTERN 1890; JUHL 1921; PETTE 1934). Die Influenzabacillenmeningitis ohne Influenzavirusinfektion wird in Kap. XI (S. 420) erörtert. Leichter Meningismus mit oder ohne geringe Drucksteigerung oder Liquorveränderung war bei den Pandemien ziemlich häufig. WOLFF (1948) sah Meningismus bei serologisch sicheren B-Fällen.

Außer diesen relativ gut differenzierten Erkrankungen kommen Beschwerden ohne objektiven Befund vor, deren periphere oder zentrale Genese schwer zu entscheiden ist: Schmerzen in den Extremitäten, in Gelenken, im Abdomen, auf der Brust usw. Gelegentlich sind wohl entzündliche Veränderungen oder Blutungen in den Muskeln schuld. In seltenen Fällen kamen vorübergehend fibrilläre Muskelzuckungen vor. Häufig treten, namentlich während der charakteristisch lang dauernden Rekonvaleszenz, Störungen des vegetativen Nervensystems auf (vgl. Kap. VIII/3, S. 390; MEERLOO 1935; SACHS 1938).

4. Psychotische Zustände. Im Gefolge von Delirium, akuter Verwirrtheit und Bewegungsdrang im Fieberstadium kamen nach pandemischer Grippe, namentlich nach Pneumonie, psychotische Zustände vor: Depression, manische Zustände, Katatonie, Epilepsie, Suicidversuche (vgl. WALTHER 1923). Bei bestehender Epilepsie können die Anfälle durch Grippe vermehrt, aber auch vermindert werden. Allgemein können bestehende Psychosen durch das Überstehen einer Grippe auch günstig beeinflußt werden.

11. Muskeln, Knochen, Gelenke usw. Geringe Veränderungen an den Muskeln sind häufig, Muskelschmerzen fast regelmäßig vorhanden. Der Entstehungsmechanismus dieser „rheumatischen" Beschwerden (Rheumatoide) ist nicht bekannt. Nicht selten wurden bei der Autopsie pandemischer Grippefälle Muskelblutungen gefunden, seltener wachsartige Degeneration wie beim Typhus. Muskelabscesse waren 1889/90 häufiger als 1918/23. Sie entstanden spontan bei Sepsis oder als Injektionsabsceß.

Periostitis, Ostitis und Osteomyelitis waren sehr seltene bakterielle Komplikationen. Die Gelenke sind ähnlich wie die Muskeln häufig in leichtem Grade beteiligt. Für die Gelenkschmerzen fand sich meist kein objektiver Befund. Selten waren eitrige Gelenkentzündungen bei septischen Prozessen. Nach Influenzaepidemien nahmen häufig „rheumatische" Erkrankungen zu: Nach Munro (1930) echter akuter Gelenkrheumatismus; meist aber atypische Schmerzhaftigkeit in der Nachbarschaft der Gelenke, Druckempfindlichkeit der Muskelansätze und des Periosts. Zahncaries und Granulome können nach Grippe vermehrt auftreten.

12. Haut. Herpes labialis und Herpes anderer Lokalisation gehört nicht zur unkomplizierten Influenza, kommt aber im Gefolge bakterieller Sekundärinfekte manchmal vor, je nach Epidemie verschieden häufig. Während der Pandemie 1889/90 wurde auch hämorrhagischer Herpes beobachtet.

Es kamen Exantheme verschiedener Art zur Beobachtung, meist diffuse Rötung, bisweilen scharlachähnlich, viel seltener masernähnlich. Bei starkem Schwitzen kommen Sudamina und Miliaria crystallina vor. Nach der Grippe tritt oft mehr oder weniger ausgebreitete, meist feine lamellöse oder kleienförmige, selten grobe Schuppung auf, auch wenn kein Exanthem voranging.

Selten treten als toxische oder septische Folge der sekundären, bakteriellen Komplikationen andere Dermatosen auf: Erythema multiforme-, nodosum-, windpocken-, scorbutähnliche Formen, lokale oder generalisierte Urticaria, Roseola, Pupura; Sklerödem (E. Hoffmann 1923).

Oft fallen einige Monate nach der Grippe, wie bei Typhus und anderen Erkrankungen, die Haare aus (Alopecia diffusa oder seltener areata). Es kann fast vollständige Kahlheit entstehen. Die Haare wachsen später wieder nach. Als Zeichen der überstandenen Grippe treten relativ oft an den Nägeln des Daumens oder an allen Nägeln Querrillen und andere Wachstumsstörungen auf.

13. Grippe und Tuberkulose. Die Ansichten über die Beeinflussung der Tuberkulose durch die Grippe und umgekehrt sind verschieden. Ohne den Virusnachweis ist schwer zu entscheiden, ob Phthisiker seltener oder häufiger an Grippe erkranken als Gesunde, oder ob die Grippe bei Phthisikern leichter oder schwerer verläuft. Außerdem unterliegen sie in Spitälern als halbisolierte Wohngemeinschaft mit besonderer Hygiene und Pflege anderen Bedingungen als Gesunde. Jedenfalls kommt Ansteckung von Patienten auch auf Tuberkuloseabteilungen vor. Phthisiker II. und III. Grades überstehen die Grippe meistens nicht schlechter als Gesunde. Manchmal kommt es aber zu Verschlechterung der Phthise. Während der Pandemien und Epidemien 1918—1920 war der statistische Anteil der Tuberkulose an der Nichtinfluenzamortalität in USA. signifikant erhöht. Er war bei späteren Epidemien bedeutend geringer (Collins 1932; Kayser-Petersen 1938; Koller 1941; vgl. S. 349).

Sicher kann die Grippe eine *inaktive Tuberkulose aktivieren*. Diese tritt dann wie nach einer Gravidität meistens schleichend in Erscheinung. Miliartuberkulose entsteht selten. Gelegentlich findet sich frische, miliare, diskrete Aussaat bei Patienten, welche an Grippe oder deren Komplikationen starben. Häufig entwickelt sich die Tuberkulose über ein Zwischenstadium, das dem auf S. 413 und 415 beschriebenen gleicht. Die wiederholte Untersuchung des Sputums auf Tuberkelbacillen ist daher bei solchen Zuständen äußerst wichtig. Nach erfolgter Aktivierung ist der Tuberkuloseverlauf in der Regel akut, da die Krankheit auch „kräftige", nicht zu Phthise disponierte Menschen trifft. Die Tuberkulose tritt dort auf, wo starke Veränderungen durch das Influenzavirus oder durch Sekundärinfektionen das Gewebe geschädigt hatten, und kann daher zu abnormen Lokalisationen führen.

Zur Zeit von Grippeepidemien kommt eine vermehrte Zahl von akuten Tuberkulosefällen zur Beobachtung, welche nicht das Bild der gewöhnlichen Tuberkulose zeigen: Zum Beispiel Pykniker, welchen man ihre Phthise nicht ansehen würde, Fälle mit dem Bild der Herzinsuffizienz, Stauungslunge in den unteren Partien usw., Patienten mit einer croupösen oder einer Bronchopneumonie, bei welchen aber oft im Sputum schon in der zweiten Woche Tuberkelbacillen nachweisbar werden. Auch diese Beobachtungen führen zur Vermutung, daß bei solchen Patienten eine vorbestehende, fast inaktive Phthise durch eine Influenza mit oder ohne bakterielle Lungenkomplikation aktiviert wird. Der Beweis, ob eine solche Aktivierung oder ob ein spontaner akuter Schub vorliegt, ist nur möglich durch rechtzeitige Influenzavirusisolierung oder serologischen Antikörpernachweis. Mit der epidemiologischklinischen Diagnose der Influenza allein ist eine sichere Unterscheidung nicht zu treffen.

Ein differentialdiagnostischer Hinweis besteht darin, daß bei Tuberkulose im Gegensatz zu den chronisch bakteriellen Sekundärinfektionen nach Influenza keine oder nur eine mäßige Leukocytose besteht. Auch ist das Herz bei Tuberkulose meist weniger stark und weniger früh in Mitleidenschaft gezogen als nach Grippe (TREUPEL 1920).

14. Andere Krankheiten. Schlechte Prognose hat das Zusammentreffen von Grippe mit Scharlach, Masern, Pertussis, Ruhr und Malaria. Bei latenter Malaria können durch Grippe wieder Anfälle hervorgerufen werden. Bei Diphtherie entstehen zwar häufiger Komplikationen, jedoch erscheint die Widerstandskraft gegen Grippe nicht besonders geschwächt. Typhusrekonvaleszente sollen gegenüber Grippe eine gewisse Resistenz zeigen. Von nicht infektiösen Krankheiten bedingen hauptsächlich Lungenkrankheiten eine Resistenzverminderung gegen Grippekomplikationen und werden durch diese verschlimmert (chronische abgelaufene Pleuritis, Emphysem, Bronchitis, Pneumonokoniosen, Bronchiektasen). Nach Grippe können bei vordem Gesunden Gichtanfälle und Erythema nodosum auftreten.

Über die Komplikation der einfachen Grippe durch andere Virusinfektionen (Schnupfen, primär atypische Pneumonie usw.) vgl. S. 393, 394 und 414.

XI. Erkrankungen durch Haemophilus influenzae.

Es finden sich in der Literatur eine größere Zahl von eitrigen Erkrankungen verzeichnet, bei welchen Haem. infl. und parainfl. (vgl. Kap. V/$_1$) in Reinkultur vorgefunden wurden, welche aber nie das Bild der vorstehend geschilderten Virusinfluenza boten. Diese Erkrankungen sind keineswegs besonders gehäuft zu Zeiten von Pandemien oder Epidemien der Grippe. Wie bei den Eiterungen durch Strepto- und Staphylokokken findet sich eine Leukocytose.

Haem. infl. findet sich sehr häufig (40—90%) im Nasopharynx von gesunden Individuen (WILLIAMS u. a. 1921; LEWINTHAL 1928; SIEGEL 1947). Inhalation von mehr als 10^8 lebenden, virulenten Keimen einer mausadaptierten Kultur von Haem. infl. produziert am Menschen innert weniger Stunden eine febrile Reaktion mit Katarrh der oberen Luftwege, Kopfschmerz, Gelenkschmerzen und gelegentlich Herpes labialis. Die Erkrankung ist aber weniger schwer wie eine natürliche Virusinfluenza, dauert nur 1—2 Tage und unterscheidet sich davon durch eine polymorphkernige Leukocytose (12000—15000, SMORODINZEW u. a. 1936).

Haemophilus influenzae-Meningitis. Haem. infl. steht als Erreger der akuten Leptomeningitis, der Häufigkeit nach, hinter Tuberkelbacillen und Meningokokken an 3. Stelle. Kinder zeigen für alle 3 Erreger eine ganz besondere Disposition. Die Haem. infl.-Meningitis hat in der Regel keine Beziehung zu Grippeepidemien. Sie kommt hauptsächlich bei Kindern von 1—2 Jahren vor, seltener ist sie bei solchen von 3—5 Jahren, ganz selten bei noch älteren. Oft geht eine Infektion der Nase, des Ohrs, des Rachens oder eine Bronchopneumonie voraus. Klinisch verläuft sie ganz unter dem Bild einer epidemischen Cerebrospinalmeningitis (Meningokokken). Im Eiter, welcher durch Lumbalpunktion gewonnen wird, und im Meningealeiter bei der Sektion findet sich Haem. infl. in Reinkultur, meist extracellulär, seltener intracellulär in den polynucleären Leukocyten, in 95% der Fälle Typ b (ZINNEMANN 1946). Es kommen auch Infektionen mit atypischen Species vor, welche z. B. Eigenschaften des Haem. canis aufweisen (vgl. Tabelle 6) und zum Wachstum mehr CO_2 benötigen (Haem. aphrophilus; KHAIRAT 1940). Die Prognose war vor der Ära der Chemotherapeutica und Antibiotica sehr schlecht (85—97% Letalität nach COHOE 1909; BATTEN 1910; RIVERS 1922; LINDSAY u. a. 1940). Nach BLOOR und Mitarbeiter (1950) heilen auch die mit Antibiotica behandelten Fälle nur in 20—40% ohne Folgen aus (epileptoide Krämpfe, elektroencephalographische Veränderungen). Selten kamen auch Fälle von eitriger Haem. infl.-Encephalitis mit cerebralen Abscessen (GIBB 1922) und von chronischer Encephalitis zur Beobachtung (STEWART und EVANS 1930).

Haemophilus influenzae-Endokarditis. Weniger häufig sind die Fälle mit Haem. infl.-Endokarditis. In der Anamnese findet sich zum Teil Gelenkrheumatismus. Der Verlauf ist der einer akuten bis subakuten Sepsis mit septischen Temperaturen, Schüttelfrösten, Anämie. Ohne Chemotherapie führt die Sepsis in 2—4 Monaten zum Tode. Es besteht starke Leukocytose (15—22000). Seltener sind normale Leukocytenwerte (SMITH 1931). Die Erkrankung ist hauptsächlich bei Erwachsenen beobachtet worden. Vollständige kasuistische Zusammenstellungen finden sich bei CRAVEN und Mitarbeiter (1940), ROSE (1941) und McGEE und Mitarbeiter (1948). Es lagen in der Mehrzahl der Fälle Infektionen mit dem Haem. parainfl. vor (MILES und GRAY 1938). Doch sind auch autoptisch verifizierte Fälle von Infektionen mit Haem. infl. Typ b mit bakteriellen Vegetationen auf den Bi- oder Tricuspitalklappen beschrieben worden (MARTIN und SPINK 1947).

Haemophilus influenzae-Otitis. Sie ist von ähnlicher Häufigkeit wie die Endokarditis und verläuft mit oder ohne Mastoiditis (NAGER, HIRSCH, REISS und GINS). Sie kommt wie die Meningitis meist bei kleinen Kindern vor, relativ häufig nach Masern und Pertussis.

Verlauf und Prognose ist ähnlich wie die Erkrankungen durch Pneumo-, Strepto- oder Diplostreptokokken.

Haem. infl.-Erkrankungen anderer Organe sind seltener verzeichnet. Über den Befund von Haem. infl. in der Galle bei Cholecystitis als Komplikation von Grippe, vgl. S. 417. SINCLAIR (1941) und DAVIES (1947) beschrieben Fälle von schwerer obstruktiver *Laryngitis (Croup)*, welche durch Haem. infl. Typ b verursacht waren und Tracheotomie nötig machten. Reinkulturen von Haem. infl. wurden ferner nachgewiesen bei *Gelenkeiterungen*, bei *Phlegmone*, bei *Cholecystitis* und bei *Sepsis*, ohne daß eine grippeartige Erkrankung vorausgegangen wäre.

Therapie. Die Behandlung der meningitischen Infektion mit Antiserum allein war ohne Effekt (WOLLSTEIN 1911; RIVERS und KOHN 1921; WARD und FOTHERGILL 1932). Die Chemotherapie mit Sulfonamiden allein kann erfolgreich sein (JACOBSEN und NETER 1940; GERNEZ und HURIEZ 1940; GROB 1941; HAROLD 1941; JACOBY 1941; DAVIES 1947). Es sind aber ziemlich viele Mißerfolge beschrieben worden (DOWDS 1940; MACKENZIE, PAGE und WARD 1940; MUTCH 1941; RAETTIG 1940). SINCLAIR (1941) und DAVIES (1947) kombinierten bei Haem. infl.-Laryngitis mit Erfolg Sulfonamide mit Kaninchenantiserum (Typ b).

Obwohl Haem. infl. in vitro gegen Penicillin verhältnismäßig unempfindlich ist, wirkt die Kombination Sulfonamid + Penicillin bei Meningitis und Endokarditis günstiger als Sulfonamid allein (GEWARD 1947; GOTTLIEB und Mitarbeiter 1947). Dabei scheint die Fähigkeit des Penicillins, im Gegensatz zum Sulfonamid mit Leichtigkeit in Fibrin hinein zu diffundieren, von Bedeutung zu sein (NATHANSON und LIEBHOLD 1946). MCGEE und Mitarbeiter (1948) brachten auch einen Fall von Haem. parainfl.-Endokarditis mit der Kombination Penicillin + Sulfapyrimidin zur Abheilung. Sulfonamid allein war ohne Erfolg (ROSE 1941). Die bakteriostatische Wirksamkeit von Streptomycin in vitro gegen Haem. infl. ist im Vergleich zu anderen Gramnegativen Keimen sehr groß (MORGAN und Mitarbeiter 1947). Die kombinierte intramuskuläre und intralumbale Applikation von Streptomycin führt in der Regel bei mittelschweren Meningitisfällen zu Heilung (PALMA 1946; BURMINGHAM und Mitarbeiter 1946). Nach der Statistik von BRUINS SLOT und Mitarbeiter (1948) wurden mit Sulfonamid + Penicillin + Antiserum nur 9,5% der Fälle am Leben erhalten, in Kombination mit Streptomycin dagegen 74% geheilt. Ein Drittel der Fälle wird aber streptomycinresistent (ALEXANDER und LEIDY 1947). SMYTHE (1948) und LEVINSON (1948) empfehlen daher die Kombination von Streptomycin mit einem Sulfonamid. Primäre Penicillinresistenz ist häufig, und die Sulfonamidresistenz nimmt im Verlauf der Behandlung regelmäßig zu (SIEGEL 1947). Daher wurde bei schweren Fällen die Kombination Streptomycin + Sulfonamid + Kaninchenantiserum (Typ b) vorgezogen (ZINNEMANN 1946; ALEXANDER und Mitarbeiter 1946; HOYNE und Mitarbeiter 1946; DOWLING und Mitarbeiter 1949; GOETZ und PETERSON 1949). Nach BLOOR und Mitarbeiter (1950) ist bei Meningitis keine der vorstehend erwähnten einfachen oder kombinierten Behandlungsmethoden der anderen klar überlegen.

Von den neueren Antibiotica ist vor allem das wenig toxische Chloromycetin in vitro, im Tierversuch und am Menschen gegen Haem. infl. wirksam (ALEXANDER und Mitarbeiter 1949), ferner Aureomycin (BRYER und Mitarbeiter 1948; LONG und Mitarbeiter 1949; DRAKE und Mitarbeiter 1950), Polymyxin (SCHOENBACH und Mitarbeiter 1948), Aerosporin (BROWNLEE und BOUSSBY 1948), Neomycin (WAKSMAN und Mitarbeiter 1949) und Terramycin (FINLAY und Mitarbeiter 1950). In einem Fall eigener Beobachtung einer Haemophilus-Meningitis (Typ b) erwies sich Aureomycin dem Chloromycetin, Sulfonamid und dem auch in vitro vollkommen unwirksamen Penicillin deutlich überlegen und führte zur Heilung.

Literatur.

Zusammenfassende Arbeiten.

ANDREWES, C. H., W. SMITH and C. H. STUART-HARRIS: Spec. Rep. Ser. med. Res. Counc., No 228. London 1938. — ANDRUS, E. C., D. W. BRONK, G. A. CARDEN jr., M. C. WINTERNITZ, J. S. LOCKWOOD, J. T. WEARN and C. S. KEEFER: Influenza. Adv. military Med. 1, 17.
BEARD, J. W.: The chemical, physical and morphological properties of animal viruses. Physiologic. Rev. 28, 349 (1948). — BEVERIDGE, W. I. B., and F. M. BURNET: Cultivation of viruses and Rickettsiae in the chick embryo. Med. Res. Counc., Spec. Rep. Ser., No 256. London 1946. — BIELING, R., u. H. HEINLEIN: Viruskrankheiten des Menschen. Naturforschung und Medizin in Deutschland 1939—1946. Wiesbaden: Dieterich 1947. — Fiat Rev. German Sci., Office military fort. for Germany, Field inform. agencies 1947. — Die Grippe. Ergebnisse experimenteller Untersuchungen. Leipzig: Johann Ambrosius Barth 1949. — BURNET, F. M.: Virus as organism. Cambridge, Mass.: Harward University Press 1945/46. — Variation in influenza viruses. In Handbuch der Virusforschung, Erg.-Bd. 2. 1950/51. — BURNET, F. M., and E. CLARK: Influenza. A survey of the last 50 years. Melbourne: Macmillan & Co. Ltd. 1942.

Creighton, C.: A history of epidemics in Britain 2 Vols. Cambridge: Univ. Press. 1891 bis 1894.
Dingle, J. H.: Influenza. New England J. Med. **237**, 845 (1947).
Eaton, M. D.: Virus pneumonia and pneumonitis viruses of man and animals. In Handbuch der Virusforschung, Erg.-Bd. 2. 1950.
Francis, Th. jr.: Factors conditioning resistance to epid. influ. Harvey Lectures **37**, 69 (1941/42). — Immunity and vaccination in Influ. In Handbuch der Virusforschung, Erg.-Bd. 2. 1950. — French, C.: Report on the pandemic of influ. 1918/19. Rep. on publ. Health and medical subjects, No 4. London: Ministry of Health 1920.
Gundel, M.: Die ansteckenden Krankheiten. Leipzig: Georg Thieme 1935.
Haagen u. G. Maurer: Die epidemische Influenza des Menschen. In Handbuch der Viruskrankheiten. Jena: Georg Fischer 1939. — Höring, F. O.: Grippe und grippeartige Krankheiten. Stuttgart: Ferdinand Enke 1948. — Horsfall, F. L. jr.: Present status of Influ. problem. J. Amer. med. Assoc. **120**, 284 (1942). — Virus diseases. Ithaca, N. Y.: Cornell University Press 1943. — Influenza. In "Viral and Rickettsial infections of man" (Rivers, T. G. M.). Philadelphia: Lippincott 1948.
Jordan, E.: Epidemische Influenza Amer. med. Assoc. Bull. 1927.
Leichtenstern, O., u. G. Sticker: Influenza. Wien u. Leipzig: A. Holder 1912. — Levaditi, S.: Précis de virologie médicale. Paris: Masson & Co. 1945. — Leyden, E., u. S. Guttmann: Die Influenzaepidemie 1889/90. Wiesbaden: J. F. Bergmann 1892.
Massini, R.: Influenza, Grippe. In Handbuch der inneren Medizin, 3. Aufl., Bd. 1. Berlin: Springer 1934. — Mote, J. R.: Virus and Rickettsial Diseases, S. 429. Cambridge, Mass.: Harvard Univ. Press. 1941.
Rooyen, C. E. van, and A. J. Rhodes: Virus diseases of man (Influenza), S. 563 ff. New York: Th. Nelson and Sons 1948.
Schmidt, H.: Bakteriologie und Immunitätsforschung. Wiesbaden: Dietrich 1947. — Stokes, J. jr., and W. Henle: Studies on methods of prevention of epid. Influ. J. Amer. med. Assoc. **120**, 16 (1942). — Stuart-Harris, C. H.: Influ. epid. and the Influ. viruses. Brit. med. J. **1945 I**, 209, 251. — Stuart-Harris, C. H., C. H. Andrewes, W. Smith, D. K. M. Chalmers, E. G. H. Cowen and D. L. Hughes: A study of epid. influ. with special reference to the 1936/37 epid. Med. Res. Counc., Spec. Rep. Ser. No 228. London 1928.
Thompson, S. E.: Influenza or epidemic catarrhal fever. London: Percival 1890.

Einzelarbeiten.

Abderhalden, R., u. A. Kiaries: Antigenolytische Studien mit der Abderhaldenschen Reaktion bei Grippefällen, Bacillenträgern und mischinfizierten Tuberkulösen. Z. Immun.-forsch. **95**, 318 (1939). — Abrahams, A., N. F. Hallows, J. W. H. Eyre und H. French: Purulent Bronchitis: Its influenzal and pneumococcal bacteriology. Lancet **1917 II**, 377. — Ackermann, W. W. J. of exper. Med. **93**, 337 (1951) — Adams, J. M., M. M. Pennoyer and A. M. Whitney: Pathologic study of the acutely inflamed human pharynx in influenza A infection. Amer. J. Dis. Childr. **71**, 162 (1946). — Adams, J. M., M. P. Thigpen and E. R. Rickard: An epidemic of influenza A in infants and children. Clinical and Laboratory investigations. J. Amer. med. Assoc. **125**, 473 (1944). — Alexander, H. E., and G. Leidy: Action of streptomycin on type B of Haemophilus influ. I. Origine of resistent organisms. J. of exper. Med. **85**, 329 (1947). — II. Nature of resistant variants. J. of exper. Med. **85**, 607 (1947). — Alexander, H. E., G. Leidy, G. Rake and R. Donovick: Behandlung der Meningitis, verursacht durch Haemophilus influ., mit Streptomycin. J. Amer. med. Assoc. **132**, 434 (1946). — Alexander, H. E., G. Leidy and W. Redman: Comparison of the action of streptomycin, polymyxin B and chloromycetin on Haemophilus influ. etc. J. clin. Invest. **28**, 867 (1949). — Anderson, S. G.: Sporadic and minor epidemic incidence of influenza A in Victoria 1945/46 II. The breadth of antibody response following influenza A infection. Austral. J. exper. Biol. a. Med. Sci. **25**, 243 (1947). — Mucins and mucoids in relation to influenza virus action. I. Inactivation by RDE and by viruses of the influenza group etc. Austral. J. exper. Biol. a. med. Sci. **26**, 347 (1948). — Practitioner **160**, 82 (1948). — Anderson, S. G., and F. M. Burnet: Sporadic and minor epidemic incidence of influenza A in Victoria 1945/46 I. Phase behavior of influenza A strains in relation to epidemic characteristics. Austral. J. exper. Biol. a. med. Sci. **25**, 235 (1947). — Anderson, S. G., F. M. Burnet, S. Fazekas de St. Groth, J. F. McCrea and J. D. Stone: Mucins and mucoids in relation to influenza virus action. Austral. J. exper. Biol. a. med. Sci. **26**, 403 (1948). — Anderson, S. G., F. M. Burnet and J. D. Stone: A modified Salk test for in vitro titration of influenza antibodies. Austral. J. exper. Biol. a. med. Sci. **24**, 269 (1946). — Andrewes, C. H.: Epidemic influenza. Lancet, **1939 I**, 589; Austral. J. exper. Biol. a. med. Sci. **1940 II**, 770. — (a) Interference by one virus with the growth of another in tissue culture. Brit. J. exper. Path. **23**, 214 (1942 a). — (b) Control of common fevers. London: Lancet Ltd. 1942 b. — (c) Thoughts on the origine of influenza epidemics. Proc. roy. Soc. Med. **36**, 1 (1942 c). — Spread of influenza. Brit. med. J. **1946 II**, 61. — Viruses and disease in man. Practitioner **160**, 82 (1948). — Andrewes, C. H., and W. J. Elford: Infections ectromelia interference: Experiments on interference and immunization. Brit. J. exper. Path. **28**, 278 (1947). — ANDREWES, C. H., and R. E. GLOVER: The influenza A outbreak of october-december 1943. Lancet **1944 II**, 104. — ANDREWES, C. H., H. KING and M. VAN DEN ENDE: J. of Path. **55**, 173 (1943). — ANDREWES, C. H., P. P. LAIDLAW and W. SMITH: The susceptibility of mice to the viruses of human and swine influenza. Lancet **1934 II**, 859. — Influenza virus: A further advance. Lancet **1934 II**, 879. — Influenza: Observations on the recovery of virus from man and on the antibody content of human sera. Brit. J. exper. Path. **16**, 566 (1935). — ANDREWES, C. H., and W. SMITH: Influenza: Further experiments on the active immunization of mice. Brit. J. exper. Path. **18**, 43 (1937); **20**, 305 (1939). — ANDREWES, C. H., W. SMITH and C. H. STUART-HARRIS: Spec. Rep. Ser. med. Res. Counc., No 228. London 1938. — ANDRUS, E. C., D. W. BRONK, G. A. CARDEN jr., M. C. WINTERNITZ, J. S. LOCKWOOD, J. T. WEARN and C. S. KEEFER: Influenza. Adv. military Med. **1**, 17. — ARCHETTI, J., and F. L. HORSFALL jr.: Persistent auntigenic variation of influenza A virus after incomplete neutralisation in ovo with heterologous immune serum. J. of exper. Med. **92**, 441 (1950). — ARKEMA, N. H.: Der Wert von Chinin als Prophylacticum gegen Grippe. Nederl. Tijdschr. Geneesk. **1938**, 4789. — ASKANAZY, M.: Über die Veränderungen der großen Luftwege, besonders ihre Epithel-Metaplasie bei der Influenza. Corresp.bl. Schweiz. Ärzte **1919**, 465. — AUFDERMAUER, M.: Über die Viruspneumonie der weißen Maus und ihre Beziehungen zu den übrigen bakt. Pneumonieformen (Fleckfieber, Grippe). Schweiz. Z. Path. usw. **8**, 2, 119 (1945).

BÄR, FR.: Chemotherapie der Virusinfektionen. Pharmazie **2**, 49 (1947). — BALLOWITZ, K.: Z. Hyg. **125**, 175, 468 (1944 a); **125**, 559 (1944 b). — Untersuchungsergebnisse über die Abwehrreaktionen des Organismus bei der Infektion mit Influenzavirus. Dtsch. Arch. klin. Med. **195**, 287 (1949). — BANG, F. B.: J. of exper. Med. **77**, 7 (1943). — Studies on Newcastle disease virus. III. Characters of the virus itself with particular reference to electron microscopie. J. of exper. Med. **88**, 251 (1948). — BARNES, M. W., H. R. MORGAN and M. FINLAND: Isolation and identification of influenza viruses during the epidemic of december 1945. J. Labor. a. clin. Med. **33**, 309 (1948). — BASS, A., S. BERKMAN, F. SAUNDERS and S. A. KOSER: Growth factors for Haemophilus influ. and parainflu. J. inf. Dis. **68**, 175 (1941). — BATTEN: Influenzabacillen-Meningitis bei Kindern. Lancet **1910 I**. — BAUER, J.: Grippe und Wetter. Z. klin. Med. **134**, 778 (1938). — BAUMANN, J.: Z. exper. Med. **68**, 707 (1929). — BAUR, H.: Der diagnostische Wert der oralen Galactose + Glucosebelastung. Helvet. med. Acta **16**, 248 (1949). — BAUR, H., u. M. EYBAND: Stoffwechselstörungen bei Influenza. Schweiz. med. Wschr. **1950**, 72. — BAMATTER: Bibl. paediatr. Suppl. Ann. paediatr. **48**, 1 (1949). — BEARD, J. W.: The chemical, physical and morphological properties of animal virus. Physiologic. Rev. **28**, 349 (1948). — BEARD, J. W., D. G. SHARP, A. R. TAYLOR, I. W. MCLEAN jr., D. BEARD, A. E. FELLER and J. H. DINGLE: Influenzavirusstämme. South. med. J. **37**, 313 (1944). — BÉCLÈRE, A.: Influenza. Revue générale de la sérumthérapie antigrippale. Presse méd. **1938**, 1385. — BERGER, W., u. H. SCHNETZ: Möglichkeiten der Grippeprophylaxe. Ther. Gegenw. **76**, 481 (1935). — BERGEY, D. H., u. Mitarb.: BERGEYS Manual of determinative bacteriology, 5. Aufl., S. 306 ff. Baltimore: Williams u. Wilkins Comp. 1939. — BERGMANN, V.: Klinisches zur Influenzaepidemie. Münch. med. Wschr. **1919**, 140. — BEVERIDGE, W. J. B.: Austral. J. exper. Biol. a. med. Sci. **22**, 301 (1944). — BEVERIDGE, W. J. B., and F. M. BURNET: B-Influenza in Australien 1943/44. Med. J. Austral. **1**, 85 (1944). — BEVERIDGE, W. J. B., F. M. BURNET and S. E. WILLIAMS: The isolation of influenza A and B viruses by chick embryo inoculations. Austral. J. exper. Biol. a. med. Sci. **22**, 1 (1944). — BEVERIDGE, W. J. B., F. D. STONE and P. E. LIND: Suppression of antigenicity of influenza virus by admixture with homologous antiserum. Austral. J. exper. Biol. a. med. Sci. **22**, 307 (1944 c). — BEVERIDGE, W. J. B., and S. E. WILLIAMS: Med. J. Austral. **2**, 77 (1944). — BIELING, R.: 1944 vgl. BIELING und HEINLEIN 1947, Monographie unter „Zusammenfassende Arbeiten". — Balkangrippe und Virusgrippe. Dtsch. Arch. klin. Med. **195**, 309 (1949). — BIELING, R., u. L. OELRICHS: Behringwerk-Mitteilungen, H. 9, S. 28. 1938. — 1946 vgl. Monographie BIELING und HEINLEIN 1947. — BIERRY, H., F. RATHERY et LEVINA: Les variations des sucres libres et protéidiques au cours des localisations pulmonaires de la grippe. C. r. Soc. Biol. Paris **113**, 2, 547 (1933). — BIRMINGHAM, J. R., R. KAYE and M. H. D. SMITH: J. of Pediatr. **29**, 1 (1946). — BLOOR, B. M., N. C. DURHAM, R. S. GRANT and J. A. TABRIS: Sequelae of meningitis due to hemophilus influ. J. Amer. med. Assoc. **142**, 241 (1950). — BODILY, H. L., M. COREY and M. D. EATON: Proc. Soc. exper. Biol. a. Med. **52**, 165 (1943). — BODILY, H. L., and M. D. EATON: Specificity on the antibody response of human beings to strains of influenza virus. J. of Immun. **45**, 193 (1942). — BOURDILLON, R. B., and O. M. LIDWELL: Lancet **1941 II**, 365. — BOWEN, A.: Ac. influenza pneumonitis. Amer. J. Roentgenol. **34**, 168 (1935). — BRATFORD, J. R., E. F. BASHFORD and J. A. WILSON: J. of Med. **12**, 259 (1918). — BRADY, M. R.: Amer. J. med. Sci. **203**, 469 (1942). — BRESLER, R. R.: Industr. Med. **16**, 301 (1947). — BRIGHTMAN, I. Y.: Yale J. Biol. a. Med. **8**, 127 (1935). — Amer. J. Dis. Childr. **52**, 78 (1936). — BRIODY, B. A.: Hemagglutination by influenza virus. I. Modification of the O-phase of influenza A virus. J. inf. Dis. **83**, 283 (1948 a). — II. The existence of two phases of influenza

B-Virus. J. inf. Dis. **83**, 288 (1948 b). — III. The X O-phase of influenza A-Virus. J. inf. Dis. **83**, 293 (1948 c). — BROUN, G. O., R. O. MUETHER, H. PINKERTON and M. LE GEIER: J. Labor. a. clin. Med. **30**, 392 (1945). — BROWN, J. W., M. D. EATON, G. MEIKLEJOHN, J. B. LAGEN and W. J. KERR: An epidemic of influenza. Results of prophylactic inoculation of a complex influenza A-distemper vaccine. J. clin. Invest. **20**, 663 (1941). — BROWNLEE, J.: The next epidemic of Influenza. Lancet **1919**, 856. — Vgl. Ministry of Health 1920. — BROWNLEE, G., and S. R. M. BUSSBY: Chemotherapy and pharmacology of Aerosporin. Lancet **1948 I**, 127. — BRUCE, R. A., and H. B. SLAVIN: Influenza B epidemic in Rochester. Amer. J. med. Sci. **213**, 129 (1947). — BRÜCKNER, A., and W. MEISNER: Grundriß der Augenheilkunde, S. 189. Leipzig: S. Thieme 1929. — BRUGGEN, J. A. R. VAN, L. BIJLMER, W. A. HOEK, J. MULDER and L. J. ZIELSTRA: Studies on the influ. A-epidemic of january-march 1941 at Groningen (Hol.). Proceed. Institut of preventive Medicine; Stenfert Kroese, Leyden, Bd. VII. 1947. — BRUINS SLOT, W. J., L. A. HULST u. H. W. STENVERS: Uitkomsten van de streptomycinbehandeling bij 19 lijders aan influenza meningitis, vergeleken met vroegere uitkomsten. Nederl. Tijdschr. Geneesk. **1948**, 39, 2973. — BRYER, M. S., E. B. SCHOENBACH, C. A. CHANDLER, E. A. BLISS and P. H. LONG: Aureomycin. Exper. and clin. investig. J. Amer. med. Assoc. **138**, 117 (1948). — BÜCHMANN, P., u. E. HEYL: Die Bewegungen des Serumeisens bei der Grippe. Klin. Wschr. **1939 II**, 990. — BÜRGERS: Studien zum Erkältungsproblem. Schr. Königsberg. gelehrte Ges., Naturwiss. Kl. **6**, 81 (1929). — BULL, D. R., and F. M. BURNET: Experimental immunization of volunteers against influenza virus B. Med. J. Austral. **1**, 389 (1943). — BURDEN, N. J.: Amer. J. med. Sci. **186**, 61 (1933). — BURGH, P. M. DE, Y. PEN-CHUNG, C. HOWE and M. BOVARNICK: Preparation from human red cells of a substance inhibiting virus hemagglutination. J. of exper. Med. **87**, 1 (1948). — BURNAND, R., et J. BABEL: Les aspects radiologiques du thorax dans la grippe. Rev. méd. Suisse rom. **60**, 843 (1940). — BURNET, F. M.: Propagation of the virus of epidemical influenza on the developing egg. Med. J. Austral. **2**, 687 (1935). — Influenza virus on the developing egg. I. Changes associated with the development of an egg-passage strain of virus. Brit. J. exper. Path. **17**, 282 (1936). — II. Titration of egg-passage virus by pock-counting method. Austral. J. exper. Biol. a. med. Sci. **14**, 241 (1936 c). — III. The neutralization of egg-virus by immune sera. Austral. J. exper. Biol. a. med. Sci. **14**, 247 (1936 d). — IV. The pathogenicity and immuniz. power of egg virus for ferrets and mice. Brit. J. exper. Path. **18**, 37 (1937 a). — V. Differentiation of two antigenic types of human influenzavirus. Austral. J. exper. Biol. a. med. Sci. **15**, 369 (1937 b). — Specifity of active immunity in mice against influ. virus. Brit. J. exper. Path. **19**, 388 (1938). — Influenza virus infections of the chick embryo by the amniotic route. 1. General character of the infections. Austral. J. exper. Biol. a. med. Sci. **18**, 353 (1940 b). — 2. Titrations and serum neutralization tests. Austral. J. exper. Biol. a. med. Sci. **19**, 39 (1941). — Influenza virus A-infections of Cynomologus monkeys. Austral. J. exper. Biol. a. med. Sci. **19**, 281 (1941). Growth of influenza virus in the allantoic cavity of the chick embryo. Austral. J. exper. Biol. a. med. Sci. **19**, 291 (1941 b). — The affinity of Newcastle Disease Virus to the Influenza virus group. Austral. J. exper. Biol. a. med. Sci. **20**, 81 (1942 a). — Influenza virus B: II. Immunization of human volunteers with living attenuated virus. Med. J. Austral. **1**, 673 (1942 b). — Immunization against epidemic Influenza with living attenuated virus. Med. J. Austral. **1**, 385 (1943 b). — Human infection with the virus of Newcastle Disease of fowls. Med. J. Austral. **2**, 313 (1943). — Characteristics of the Influenzavirus antibody A reaction as tested by the method of allantoic inoculation. Austral. J. exper. Biol. med. Sci. **21**, 231 (1943 a). — Med. J. Austral. **2**, 1 (1944). — Haemagglutination by Mumps virus: Relationship to Newcastle Disease and Influenza viruses. Austral. J. Sci. **8**, 81 (1945); **10**, 21 (1947). — Mucins and Mucoids in relation to Influenza virus action. III. Inhibition of virus haemagglutination by glandular mucins. Austral. J. exper. Biol. a. med. Sci. **26**, 371 (1948 b). — IV. Inhibition by purified mucoid of infection and haemagglutination with the virus strain W.S.E. Austral. J. exper. Biol. a. med. Sci. **26**, 381 (1948 c). — V. The destruction of a „Francis inhibitor" activity in a purified mucoid by virus action. Austral. J. exper. Biol. a. med. Sci. **26**, 389 (1948 d). — The initiation of cellular infection by influenza and related viruses. Lancet **1948 a/1**, 7. — BURNET, F. M., and W. J. B. BEVERIDGE: Titration of antibody against Influenza viruses by allantoic inoculation of the developing chick embryo. Austral. J. exper. Biol. a. med. Sci. **21**, 71 (1943). — BURNET, F. M., W. J. B. BEVERIDGE and D. R. BULL: Study of a strain of influ. B virus isolated by chick embryo inoculation. Austral. J. exper. Biol. a. med. Sci. **22**, 9 (1944). — BURNET, F. M., W. J. B. BEVERIDGE, J. MCEWIN and W. BOAKE: Studies on the Hirst haemagglutination reaction with influenza and Newcastle disease viruses. I. Partial dissociation of Haemagglutinin and infective activity of Newcastle diesase virus. Austral. J. exper. Biol. a. med. Sci. **23**, 177 (1945). II. Experiments on the elution of Newcastle disease virus and influ. virus from fowl cells. Austral. J. exper. Biol. a. med. Sci. **23**, 180 (1945). III. The process of virus neutralization as observed with the Hirst Haemagglutination method. Austral. J. exper. Biol. a. med. Sci. **23**, 183 (1945). — IV. The action of human tears on influ. virus. Austral. J. exper.

Biol. a. med. Sci. **23**, 186 (1945). — V. Agglutination of pigeon erythrocytes by influ. virus A in the O-phase. Austral. J. exper. Biol. a. med. Sci. **23**, 190 (1945). — BURNET, F. M., and D. R. BULL: Changes in influ. virus associated with adaption to passage in chick embryos. Austral. J. exper. Biol. a. med. Sci. **21**, 55 (1943). — Re-examination of the influ. virus strain "Melbourne egg". Austral. J. exper. Biol. a. med. Sci. **22**, 173 (1944). — BURNET, F. M., J. F. C. CADE and D. LUSH: The serological response to influ. virus infection during an epidemic, with particular reference to the clinical infection. Med. J. Austral. **1**, 397 (1940). — BURNET, F. M., and M. FOLEY: The results of intranasal inoculation of modified and unmodified influ. virus strains in human volunteers. Med. J. Austral. **2**, 655 (1940). — Influ. virus infections of the chick embryo by the amniotic route. III. Changes in the activity of influ. virus on continued amniotic passage. Austral. J. exper. Biol. a. med. Sci. **19**, 101 (1941). — BURNET, F. M., E. V. KEOGH and D. LUSH: The immunological reactions of the filterable viruses. Austral. J. exper. Biol. a. med. Sci. **15**, 231 (1937). — Influenza virus. Austral. J. exper. Biol. a. med. Sci. **15**, 315 (1937). — BURNET, F. M., and D. LUSH: Influ. virus on the developing egg: 8. A comparison of two antigenically dissimilar strains of human influ. virus after full adaptation to the egg membrane. Austral. J. exper. Biol. a. med. Sci. **16**, 261 (1938). — 7. The antibodies of exper. and human sera. Brit. J. exper. Path. **19**, 17 (1938 a); **19**, 293 (1938 b). — Influ. virus strains isolated from the Melbourne 1939 epidemic. Austral. J. exper. Biol. a. med. Sci. **18**, 49 (1940 a). — BURNET, F. M., D. LUSH and Q. V. JACKSON: A virus inactivating agent from human nasal secretion. Brit. J. exper. Path. **20**, 377 (1949). — BURNET, F. M., and J. F. MCCREA: Inhibitory and inactivating action of normal ferret sera against an influ. virus strain. Austral. J. exper. Biol. a. med. Sci. **24**, 277 (1946). — BURNET, F. M., J. F. MCCREA and J. D. STONE: Modification of human red cells by virus action. I. The receptor gradient for virus action in human red cells. Brit. J. exper. Path. **27**, 228 (1946). — BURNET, F. M., and J. D. STONE: The significance of primary isolation of influ. virus by inoculation of mice or of the allantoic cavity of chick embryos. Austral. J. exper. Biol. a. med. Sci. **23**, 147 (1945 a). — Further studies on the O—D change in influ. Austral. J. exper. Biol. a. med. Sci. **23**, 151 (1945 b). — A method for the isolation of influ. virus from the throat washings without filtration. Austral. J. exper. Biol. a. med. Sci. **23**, 161 (1945 c). — Serologic response to influ. B infection in human beings: Differentiation of specific and non specific type reaction. Austral. J. exper. Biol. a. med. Sci. **24**, 159 (1946 a); **24**, 207 (1946 b). — Desquamation of intestinal epithelium in vitro by V. cholerae filtrates: Characterization of mucinase and tissue desintegrating enzymes. Austral. J. exper. Biol. a. med. Sci. **25**, 219 (1947 a). — The receptor-destroying enzyme of V. cholerae. Austral. J. exper. Biol. a. med. Sci. **25**, 227 (1947 b). — BURNET, F. M., J. D. STONE and S. G. ANDERSON: An epidemic of influ. B. in Australia (Oct. 1945 Victoria). Lancet **1946 I**, 807. — BUSSE, O.: Pathologische Anatomie der Grippe. Münch. med. Wschr. **1919**, 119.

CAMMIDGE, P.: Sapraemic glycosuria. Brit. med. J. **1921 I**, 511. — CATEIGNE, G., CL. HANNOUN et R. PANTHIER: Etude des caractères antigéniques du virus grippal de l'épidémie 1948/1949. C. r. Soc. Biol. Paris **143**, 812 (1949). — CERRUTI, C. F.: La distribution du virus de la grippe chez la souris infectée. C. r. Soc. Biol. Paris **126**, 500 (1937). — CERRUTI, C. F., et U. DI AICHELBURG: La réceptivité du lapin au virus de la grippe humaine. C. r. Soc. Biol. Paris **216**, 501 (1937). — CHAMBERS, L. A., and W. HENLE: Precipitation of active influ.: A virus from extraembryonic fluids by protamine. Proc. Soc. exper. Biol. a. Med. **48**, 481 (1941). — CHAMBERS, L. A., W. HENLE, M. A. LAUFFER and T. F. ANDERSON: Studies on the nature of the virus of influ. II. The size of the infectious unit in influ. A. J. of exper. Med. **77**, 265 (1943). — CHENOWETH, A., A. D. WALTZ, J. JR. STOKES and R. G. GLADEN: Active immunization with the viruses of human and swine influ. Amer. J. Dis. Childr. **52**, 757 (1936). — CHU, C. M., J. M. DAWSON and W. J. ELFORD: Filamentous forms associated with newly isolated influ. virus. Lancet **1949 I**, 602. — COGGESHALL, L. T., and J. MAIER: J. of Pharmacol. **76**, 161 (1942). — COHEN, PH., and H. SCHNECK: Influ.-Vaccination bei Säuglingen und Kleinkindern. J. of Pediatr. **32**, 161 (1948). — COHOE: Amer. J. med. Sci. **137** (1909). — COLLINS, S. D.: Influ. pneumonia mortality in a group of about 95 cities in the USA. 1920—1929. Publ. Health Rep. **45**, 361 (1930). — Excess mortality from causes other than influ. and pneumonia during influ. epidemics. Publ. Health Rep. **47**, 2159 (1932). — Publ. Health Rep. **49**, 1 (1934). — Age and sex incidence of influ. in the epidemic of 1943—1944 (A), with comparative data for preceding outbreaks. Publ. Health Rep. **59**, 1483 (1944). — Influ. and pneumonia excess mortality at spec. ages in the epidemic 1943—1944, with comparative data for preceding epidemics. Publ. Health Rep. **60**, 821, 853 (1945). — COLLINS, S. D., and M. GOVER: Influ. and pneumonia mortality in USA., 1930—1935. Publ. Health Rep. **50**, 1668 (1935). — *Commission on Influenza:* A clinical evaluation of vaccination against influ. Preliminary report. J. Amer. med. Assoc. **124**, 982 (1944). — The 1943 studies of vaccination against influ. A series of 7 papers. Amer. J. Hyg. **42**, 1 (1945). — *Commission on acute respiratory diseases:* The relation between epidemic of ac. bact. pneumonia and influ. Science (Lancaster, Pa.) **102**, 561 (1945). — The Periodicity of Influenza, Amer. J. Hyg. **43**, 29 (1946). — Cox, H. R., J. van der Scheer St. Aiston and E. Bohuel: The purification and concentration of influ. virus by means of alcohol precipitation. Publ. Health Rep. **61**, 1683 (1946). — J. of Immun. **56**, 149 (1947). — Craven, E. B., M. A. Poston and E. S. Orgain: Hemophilus parainflu. endocarditis. Amer. Heart J. **19**, 434 (1940). — Crowley, J. B., M. P. Thigpen and E. R. Rickard: Isolation of influ. A-Virus from normal human contacts during an ep. influ. A. Proc. Soc. exper. Biol. a. Med. **58**, 345 (1944). — Cunha, A. M. da, O. de Macalhaes y O. da Fonseca: Mem. Inst. Cruz (port.) **10**, 174 (1918). — Brasil.-Medico **32**, 377 (1918). — Curnen, E. C., G. S. Mirick, J. E. Ziegler jr., L. Thomas and F. L. Horsfall jr.: Studies on primary atypical pneumonia. J. clin. Invest. **24**, 208 (1940). — Curphey, Th. J.: Tödliche allergische Reaktion auf Influ. Vaccine. J. Amer. med. Assoc. **133**, 1062 (1947).

Daddi, G., e C. Pana: Le emorragie da virus influ. nelle surrenali del topolino. Pathologica (Genova) **29**, 181 (1937 d). — Dalldorf, G., and G. M. Sickles: Coxsackie. Science (Lancaster, Pa.) **108**, 61 (1948). — Dalldorf, G., E. Whitney and A. Ruskin: Controlled clin. test of influ. A-vaccine. J. Amer. med. Assoc. **116**, 2574 (1941). — Davies, M. D.: A slide rule for determining chicken red cell agglutination titre. Science (Lancaster, Pa.) **106**, 273 (1947). — Davis, H. V.: Obstructive laryngitis („croup") caused by hemophilus influ. bac. type B. Kansas Med. Soc. J. (Topeka) **48**, 57 (1947). — Dawson, J. M., and W. J. Elford: The investigation of influ. and related viruses in the electron microscope, by a new technique. J. gen. Microbiol. **3**, 298 (1949). — Electron microscope studies on the interaction of certain viruses with fowl red cell membranes. Nature (Lond.) **163**, 63 (1949). — Dingle, J. H.: Influenza. Medical-Progress: Influ. New England J. Med. **237**, 845 (1947). — Common virus infections on the respiratory tract. Diagnosis and etiology. J. Amer. med. Assoc. **136**, 1084 (1948). — Dingle, J. H., T. J. Abernethy, G. F. Badger, C. J. Budding, A. E. Feller, A. D. Langmuir, J. M. Ruegsegger and W. B. Wood: Primary atypical pneumonia. Amer. J. Hyg. **39**, 67, 197, 269 (1944). — Dittmar, F., u. V. Ruppert: Über charakteristische Röntgenbilder bei Grippepneumonie (Grippedreieck in „Schwammstruktur" bei Gr."). Dtsch. Arch. klin. Med. **187**, 577 (1941). — Doan, C. A., S. Saslaw, M. Beard, O. C. Woolpert and J. L. Schwab: Reactions of monkeys to exper. respir. infections. IV. Response to reinoculation with streptococc. hemolyticus. Proc. Soc. exper. Biol. a. Med. **48**, 566 (1941). — Dochez, A. R., K. C. Mills and Y. Kneeland: Proc. Soc. exper. Biol. a. Med. **30**, 314 (1932). — Studies on the virus of influ. J. of exper. Med. **63**, 581 (1936). — Doerr, R.: Ätiologische Assoziationen (Virus plus Bakterien, Virus plus Virus). In Handbuch der Virusforschung von Doerr und Hallauer, Bd. 1, S. 587. 1939. — Mensch und Tier als Virusträger und Virusausscheider. In Handbuch der Virusforschung von Doerr und Hallauer, Erg.-Bd. 1, S. 177. 1944. — Doerr, R., u. S. Seidenberg: Die Konkurrenz von Virusinfektionen im Zentralnervensystem (Phänomen von Magrassi). J. of Hyg. **119**, 135 (1937). — Doull, J. A., and A. M. Bahlke: Amer. J. Hyg. **17**, 562 (1933). — Dowds, J. H.: Lancet **1940 II**, 100. — Dowling, H. F., L. K. Sweet, H. L. Hirsh and M. H. Lepper: Infections of central nervous system. J. Amer. med. Assoc. **139**, 755 (1949). — Drake, M. E., J. E. Bradley, J. Imburg, F. R. McCrumb and T. E. Woodward: Aureomycin in the treatment of influenzal meningitis. J. Amer. med. Assoc. **142**, 463 (1950). — Dressler, W., and A. Kiss: Elektrokardiographische Beobachtungen über den Ablauf einer akuten Myokarditis nach Grippe. Klin. Wschr. **1929**, 1664. — Dudgeon, J. A., C. H. Stuart-Harris, R. E. Glover, C. H. Andrewes and W. A. Bradley: Influ. B. in 1945/46. Lancet **1946 II**, 2, 627. — Dujarric de la Rivière, R.: C. r. Acad. Sci. **167**, 606 (1918). — Etiologie et prophylaxie de la grippe, bacille de Pfeiffer, virus filtrant. Paris 1929. Vgl. Béclère, Presse méd. **1937**, 72. — Duncan, G. G.: Diabetes insipidus. Dis. of metabolism. Philadelphia: W. B. Saunders Company 1947, S. 680. — Dunham, W. W., and W. J. MacNeal: Inactivation of influ. virus by mild antiseptics. J. of Immun. **49**, 123 (1944).

Eaton, M. D.: J. of Immun. **39**, 43 (1940 a). — Eaton, M. D., and D. Beck: A new strain of virus of influ. isolated during an epidemic in Californien. Proc. Soc. exper. Biol. a. Med. **48**, 177 (1941). — Eaton, M. D., and W. P. Martin: Analyses of serolog. reactions. after vaccination and infection with virus of influ. A: Amer. J. Hyg. **36**, 255 (1942). — Eaton, M. D., W. P. Martin and J. C. Talbot: Susceptibility of Kangaroo rats to strains of human influ. virus. Proc. Soc. exper. Biol. a. Med. **48**, 181 (1941). — Eaton, M. D., and G. Meiklejohn: Vaccination against influ. A study in California during the epidemic of 1943/44. Amer. J. Hyg. **42**, 28 (1945). — Eaton, M. D., and C. R. Nicewonger: Development of influ. complement fixing antigen and antibody in mice. Proc. Soc. exper. Biol. a. Med. **45**, 439 (1940/41). — Eaton, M. D., and E. R. Rickard: Application of the complement-fixation test to the study of epidemic influ. Amer. J. Hyg., B. **33**, 23 (1941). — Eckhardt, E., H. Flohn and H. J. Jusatz: Ausbreitung und Verlauf der Grippe-Epidemie 1933 in Abhängigkeit von meteorologischen und geographischen Faktoren. Z. Hyg. **118**, 64 (1936). — Edward, D. G. F.: Resistance of influ. virus to drying and its demonstration on dust. Lancet **1941 II**, 664. — Edward, D. G. F., and O. M. Lidwell: J. of Hyg. **43**, 196 (1943). —

EHRISMANN, O.: Die Periodizität der Grippe. Z- ärztl. Fortbildg **37**, 669 (1940). — EICHHORST, H.: Autoreferat über eine Grippeepidemie. Korresp.bl. Schweiz. Ärzte **1919**, 624, 1131, 1137. — ELFORD, W. J., and C. H. ANDREWES: Centrifugation studies. II. The viruses of vaccinia, influ. and Rous sarcoma. Brit. J. exper. Path. **17**, 422 (1936 b). — ELFORD, W. J., C. H. ANDREWES and F. F. TANG: The sizes of the viruses of human and swine influ. as determined by ultrafiltration. Brit. J. exper. Path. **17**, 51 (1936 a). — ELFORD, W. J., C. M. CHU, J. M. DAWSON, J. A. DUDGEON, F. FULTON and J. SMILES: Physical properties of the viruses of Newcastle disease, fowl plague and mumps. Brit. J. exper. Path. **29**, 590 (1948). — ELKELES, G.: Med. Inst. Praev. Geneskde **1934**, 60. — ENDE, M. VAN DEN, D. G. EDWARD u. Mitarb. and D. LUSH: Lancet **1940 II**, 133; **1941 I**, 716. — ENDERS, J. F.: The concentrations of certain antibodies in globulinfractions derived from human plasma. J. clin. Invest. **23**, 510 (1944). — ENDERS, J. F., and H. E. PEARSON: Resistance of chicks to infection with influ. A-virus. Proc. Soc. exper. Biol. a. Med. **48**, 143 (1941). — ENGEL, E.: Über den Wert fortlaufender Hämogrammuntersuchungen bei der Beurteilung von Grippekranken. Med. Welt **1935**, 1627. — EVANS, C. A., and E. R. RICKARD: The toxic effect of influ. virus in the rabbit eye. Proc. Soc. exper. Biol. a. Med. **58**, 73 (1945).

FAIRBROTHER, R. W.: Lancet **1938 I**, 1269. — FAIRBROTHER, R. W., and L. HOYLE: Observations of the aetiology of influ. J. of Path. **44**, 213 (1937 a). — Active immunization against exper. influ.: The use of heat-killed elementary body suspensions. J. of Path. **44**, 413 (1937 b). — FAIRBROTHER, R. W., and A. E. MARTIN: Lancet **1938 I**, 718. — Arch. Virusforschg **1**, 114 (1939). — FAZEKAS, S. DE ST. GROTH: Destruction of influ. virus receptors in the mouse lung by an enzyma from V. cholerae. Austral. J. exper. Biol. a. Med. Sci. **26**, 29 (1948 a). — Regeneration of virus receptors in mouse lungs after artificial destruction. J. exper. Biol. a. Med. Sci. **26**, 271 (1948 b). — Viropexis, the mechanism of influ. virus infection. Nature (Lond.) **162**, 294 (1948 c). — FEJÈS, L.: Dtsch. med. Wschr. **45**, 653 (1919). FELLER, A. E.: Influ. B. J. Labor. a. clin. Med. **32**, 332 (1947). — FINDLAY, C. B. E.: The chemotherapy of virus infections. Practitioner **160**, 108 (1948). — FINDLAY, G. M., and E. M. HOWARD: Coxsackie viruses and Bornholm disease. Brit. med. J. **1950**, 1233. — FINDLAY, G. M., and F. O. MACCALLUM: An interference phenomenom in relation to yellow fever and other viruses. J. of Path. **44**, 405 (1937). — FINLAND, M., W. M. BARNES, M. MEADS and E. M. ORY: Serologic studies of influ. made in Boston during the winter of 1945/46. J. Labor a. clin. Med. **33**, 15 (1948 a). — FINLAND, M., M. W. BARNES, M. MEADS, E. M. ORY and A. D. RUBENSTEIN: Influ. B in Needham, Mass. Dec. 1945. J. Labor a. clin. Med. **32**, 367 (1947). — FINLAND, M., M. W. BARNES and D. A. SAMPER: Influ. virus isolations and serological studies made in Boston during the winter of 1943/44. J. clin. Invest. **24**, 193 (1945 b). — FINLAND, M., and J. H. DINGLE: Virus pneumonias. I. Pneumonia associated with known nonbacterial agents: Influ., Psittacosis and Q-fever. New England J. Med. **227**, 342 (1942). — FINLAND, M., E. M. ORY, M. MEADS, M. W. BARNES: Influ. and Pneumonia. J. Labor a. clin. Med. **33**, 32 (1948 b). — FINLAND, M., F. PARKER, M. W. BARNES and L. S. JOLIFFE: Ac. myocarditis in influ. A infections, 2 cases of nonbacterial myocarditis, with isolation of virus from the lungs. Amer. J. med. Sci. **209**, 455 (1945 a). — FINLAND, M., O. L. PETERSON and E. STRAUSS: Staphylococcic pneumoniae occuring during an ep. of influ. Arch. int. Med. **70**, 183 (1942). — FINLAY, A. C., G. L. HOBBY, S. Y. P'AN and P. P. REGNA u. a.: Terramycin. Science (Lancaster, Pa.) **1950** (im Druck). — FLOHN, H.: Zur Geomedizin der Grippe (1928/29). Z. Hyg. **121**, 588 (1939). — FLORMAN, A. L.: Some alterations in chicken erythrocytes which follow treatment with influ. and Newcastle disease virus. J. of Bacter. **55**, 183 (1948). — FLORMAN, A. L., and J. P. CRAWFORD: Amer. J. med. Sci. **208**, 494 (1944). — FLORMAN, A. L., A. POINDEXTER and F. E. COUNCIL: Use of an agglutination inhibition test in studying the effects of vaccination against influ. Amer. J. med. Sci. **212**, 409 (1946). — FLORMAN, A. L., A. B. WEISS and F. E. COUNCIL: Proc. Soc. exper. Biol. a. Med. **1946**, 16. — FOLEY, M., and F. M. BURNET: Complement fixation in influ. with embryo fluid as antigen. Med. J. Austral. **2**, 468 (1941). — FOWLE, L. P., and J. WEIGHTMAN: Report of effectiveness of influ. virus vaccine A and B at Bucknell University 1946/47. J. Lancet **67**, 388 (1947). — FRAENKEL, E.: Dtsch. med. Wschr. **1920**, 671, 1182. — FRANCIS, F. D., M. D. HALL and A. R. GAINES: Mil. Surgeon **47**, 177 (1920). — FRANCIS, TH., jr.: Transmission of influ. by a filterable virus. Science (Lancaster, Pa.) **80**, 457 (1934). — Immunological relationships of strains of filterable virus recovered from cases of human influenza. Proc. Soc. exper. Biol. a Med. **32**, 1172 (1935). — Pennsylvania med. J. **40**, 249 (1937). — The immunology of epidemic influ. Amer. J. Hyg. **28**, 63 (1938). — Quantitative relationship between the immunizing dose of epidemic influ. virus and the resultant immunity. J. of exper. Med. **69**, 283 (1939). — Intranasal inocul. of human individuals with the virus of epid. influ. Proc. Soc. exper. Biol. a. Med. **43**, 337 (1940). — Inactivation of ep. influ. virus by nasal secretions of human individuals. Science (Lancaster, Pa.) **91**, 198 (1940). — A new type of virus from ep. influ. Science (Lancaster, Pa.) **92**, 405 (1940 b). — Proc. Soc. exper. Biol. a. Med. **45**, 861 (1940 d). — The problem of epidemic influ. Trans. Coll. Physicians Philad. 8, 218 (1940/41). — Harvey Lectures. Lancaster, Pa.: Science Press Printing Co. 1941/42. — A rational for studies in the control of epidemic influ. Science (Lancaster, Pa.) 97, 229 (1943). — Epidemiology of influ. J. Amer. med. Assoc. 122, 4 (1943). — Dissociation of hemagglutination and antibody-measuring capacities of influ. virus. J. of exper. Med. 85, 1 (1947). — FRANCIS, TH., jr. u. Mitarb.: The development of "the 1943 vaccination study" of the commission on influ. Amer. J. Hyg. 42, 1 (1945). — FRANCIS, TH., jr., and J. BRIGHTMAN: Virus-inactivating capacity of nasal secretions in the acute and convalescent states of influ. Proc. Soc. exper. Biol. a. Med. 48, 116 (1941). — FRANCIS, TH., jr., and T. P. MAGILL: Cultivation of human Influenzavirus in an artificial medium. Science 82, 353 (1935 b). Immunological studies with the virus of influ. J. of exper. Med. 62, 505 (1935); 63, 655 (1936). — Direct transmission of human influ. virus to mice. Proc. Soc. exper. Biol. a. Med. 36, 132 (1937). — Antigenic differences in strains of ep. influ. virus. II. Cross-immunization tests in mice. Brit. J. exper. Path. 19, 284 (1938). — FRANCIS, TH., jr., T. P. MAGILL, M. D. BECK and E. R. RICKARD: Studies with human influ. virus, during the influ. ep. of 1936/37. J. Amer. med. Assoc. 109, 566 (1937 a). — Etiological and serological studies in ep. influ. Amer. J. publ. Health 27, 1141 (1937 b). — FRANCIS, TH., jr., and A. E. MOORE: A study of neurotropic tendency in strains of ep. influ. J. of exper. Med. 72, 717 (1940). — FRANCIS, TH., jr., H. E. PEARSON, J. E. SALK and P. N. BROWN: Immunity in human subjects artificially infected with influ. virus, type B. Amer. J. publ. Health. 34, 317 (1944). — FRANCIS, TH., jr., H. E. PEARSON, E. R. SULLIVAN and P. N. BROWN: The effect of subcutaneous vaccination with influ. virus upon the virus-inactivation capacity of nasal secretions. Amer. J. Hyg. 37, 294 (1943). — FRANCIS, TH., jr., J. J. QUILLIGAN and E. MINUSE: Identification of another epidemic respiratory disease. Science (Lancaster, Pa.) 112, 495 (1950). — FRANCIS, TH., jr., and J. E. SALK: A simplified procedure for the concentration of purification of influ. virus. Science (Lancaster, Pa.) 96, 499 (1942). FRANCIS, TH., jr., J. E. SALK and W. M. BRACE: The protective effect of vaccination against ep. influ. B. J. Amer. med. Assoc. 131, 275 (1946). — FRANCIS, TH., jr., J. E. SALK, H. E. PEARSON and P. N. BROWN: Protective effect of vaccination against induced influ. A. Proc. Soc. exper. Biol. a. Med. 55, 104 (1944). — J. clin. Invest. 24, 536 (1945). — FRANCIS, TH. jr., J. E. SALK and J. J. QUILLIGAN: Exper. with vaccination against influ. in the spring of 1947. Amer. J. publ. Health 37, 1013 (1947). — FRANCIS, TH., jr. and R. E. SHOPE: Neutralization tests with sera of convalescent or immunized animals and the viruses of swine and human influ. J. of exper. Med. 63, 645 (1936). — FRANCIS, TH., jr., and C. H. STUART-HARRIS: Studies on nasal histology of ep. influ. virus infection in the ferret. I. Development and repair of nasal lesion. J. of exper. Med. 68, 789 (1938). — II. J. of exper. Med. 68, 813 (1938). III. Histological and serological observations on ferrets receiving repeated inoculations of ep. influ. virus. J. of exper. Med. 68, 813 (1938 b). — FRANCIS, TH., jr., and M. V. DE TORREGROSA: Combined infection of mice with Haemophilus influ. and influ. virus by the intranasal route. J. inf. Dis. 76, 70 (1945). — FRANKE, F.: Die chronische Influenza. München: O. Gmelin 1928. — Münch. med. Wschr. 32, 1347 (1930). — FRENCH, C.: Report on the pandemic of influ. 1918/19. Rep. Publ. Health a. med. Subjects, No 4. London: Ministry of Health 1920. — FRIEDBERGER, E., and P. KONITZER: Med. Klin. 1919, 108. — FRIEDENREICH, V.: Vibrion provoquant le phénomène d'agglutination sanguine de Thomson. C. r. Soc. Biol. Paris 98, 894 (1928). — Recherches sur le phénomène de l'hémoagglutination de Thomson. Nature de la substance transformante. C. r. Soc. Biol. Paris 98, 1267 (1928 b). — FRIEDEWALD, W. F.: The immunological responseto influ. virus infection as measured by the complement fixation test. J. of exper. Med. 78, 347 (1943). — Qualitative differences in the antigenic composition of influ. A virus-strains J. of exper. Med. 79, 633 (1944). — Science (Lancaster, Pa.) 99, 453 (1944 a). — FRIEDEWALD, W. F., and E. W. HOOK: Influ. virus infection in the hamster. A study of inapparent virus infection and virus adaption. J. of exper. Med. 88, 343 (1948). — FRIEDEWALD, W. F., and E. G. PICKELS: Centrifugation and ultrafiltration studies on allantoic fluid preparations of influ. virus. J. of exper. Med. 79, 301 (1944). — FRIEDRICH, P. L.: Die Influ.-Epidemie des Winters 1889/90 im deutschen Reiche. Arb. ksl. Gesdh. amt 9, 139 (1894). — FROST, W. H.: Statistics of influ. morbidity, with special reference to certain factors in case incidence and case fatality. Publ. Health. Rep. 35 I, 584 (1920). — FROST, W. H., and E. SYDENSTRICKER: Influ. in Maryland. Preliminary statistics of certain localities. Publ. Health Rep. 34 I, 491 (1919). — FRUGONI, C., F. MAGRASSI e G. BIUNCHI: Le malattie dell'apparato respiratorio da virus e da Rickettsie. Relaz. al L Congr. Società Ital. Med. interna Roma, Oktober 1949. Rom: Luigi Pozzi 1949. A. Il concetto clinico d'influenza. — FULTON, F., and K. R. DUMBELL: The serological comparison of strains of influ. virus. J. gen. Microbiol. 3, 97 (1949). — FUST, B.: Die unspezifische Provokation manifester Virusinfektionen u. a.: In Handbuch der Virusforschung, DOERR-HALLAUER, Erg.-Bd. 1, S. 195. 1944. — Die Provokation manifester Virusinfektionen durch Einverleibung an und für sich harmloser oder weniger toxischer Substanzen. In Handbuch der Virusforschung, DOERR-HALLAUER, Erg.-Bd. 1, S. 201. — Die Eruierung latenter Virusinfektionen durch Überimpfung

von Organemulsionen auf hochempfindliche Gewebe. In Handbuch der Virusforschung, DOERR-HALLAUER, Erg.-Bd. 1, S. 203. — Grippeschutzimpfung. Bull. eidgen. Gesdh.amt, Beil. B **1948**, 25. — Grippe-Epidemiologie. Bull. eidgen. Gesdh.amt, Beil. B **1948**, 25.
GARD, S., u. P. VON MAGNUS: Studies on interference in exper. Influ. II. Purification and centrifugation experiment. Ark. Kem. Mineral. Geol., B, **24**, 1 (1947). — GELNER, D. W. VAN, F. S. GREENSPAN and N. E. DUFRESNE: Nav. med. Bull. Washington **47**, 197 (1947). — GERMER, K.: Untersuchungen über das Vorkommen von Diastase bei akuten Infektionskrankheiten. Bibl. Laeg. (dän.) **123**, 405, 437 (1931). Vgl. Kongreßzbl. **67**, 651 (1932). — GERNEZ, CH., et CL. HURIEZ: Presse méd. **1940**, 740. — GEWARD, J.: Haemophilus influ.-Meningitis mit Heilung. Lancet **1947 II**, 167. — GEYMÜLLER, E.: Einfluß der Influ. auf Schwangerschaft und Wochenbett. Korresp.bl. Schweiz.Ärzte **2**, 1198 (1919). — GIBB: Lancet **1922 II**. — GIBSON, H. G., F. B. BOWMAN and J. I. CONNOR: A filterable virus as the cause of the early stage of the present epid. of Influ. Brit. med. J. **2**, 645 (1918). — Medical Res. Committee, Great Brit., Rep. Ser. No 36, S. 19. London 1919. — GIGON, A., u. R. MASSINI: Über den Einfluß der Nahrung und des Fiebers auf die Zucker- und Säureausscheidung beim Diabetes mellitus. Dtsch. Arch. klin. Med. **96**, 531 (1909). — GINSBERG, H. S., and F. L. HORSFALL jr.: Concurrend infection with influ. and mumps virus or pneumonia virus of mice (PVM) as bearing on the inhibition of virus multiplication by bacterial polysaccharides. J. of exper. Med. **89**, 37 (1949). — GLAESSNER, K.: Wien. klin. Wschr. **1919**, 200. — GLAUS, A., u. R. FRITZSCHE: Über den Sektionsbefund bei der gegenwärtigen Grippeepidemie. Corresp.bl. Schweiz. Ärzte **1918**, 1121. — GLOVER, R. E.: Brit. J. exper. Path. **22**, 98 (1941). — GOETZ, F. C., and E. N. PETERSON: Endocarditis due to Hemophilus influ. Amer. J. Med. **7**, 274 (1949). — GOLUB, O. J., and J. C. WAGNER: Studies on the interference phenomenom with certain members of the psittacose-lymphogranuloma group of viruses. J. of Immunol. **59**, 59 (1948). — GOODPASTURE, E. W.: The significance of certain pulmonary lesions in relation to the etiology of influ. Amer. J. med. Sci. **158**, 863 (1919). — GOTTLIEB, R., C. C. FORSYTH and E. N. ALLOTT: Haem. influ-Meningitis bei Kindern. Lancet **1947 II**, 164 (Bd. 253). — GOULD, E. W.: N. Y. med. J. **109**, 666 (1919). — GOVER, M.: Influ. and pneumonia mortality in a group of 90 cities in the USA. (August 1935 — März 1943). Publ. Health Rep. **58**, 1033 (1943). — GRAHAM, Q. F., and L. MCCLELLAND: Uptake of radioactive phosphorus by influ. virus. Nature, (Lond.) **163**, 949 (1949). — GRANATI, A., e A. FRATTONI: Communicazione al XV congresso naz. di Medizina del lavoro. Genova 22. Sept. 1949. — GRAY: Zit. nach J. G. SCADDING 1937. — GREEN, R. H., A. F. RASMUSSEN jr., and J. E. SMADEL: Chemoprophyl. of exper. influ. infections in eggs. Publ. Health Rep. **61**, 1401 (1946). — GREEN, R. H., and D. W. WOOLLEY: Inhibition by certain polysaccharides of hemagglutination and of multiplication of influ. virus. J. of exper. Med. **86**, 55 (1947). — GREENBERG: Ungewöhnliche Symptome bei Influ. Med. Rec., No 5. New York 1920. — GREENFIELD, J. G.: Acute disseminated encephalomyelitis as a sequel to influ. J. of Path. **33 I**, 453 (1930). — GREENWOOD, M.: Discussion on influ. (Gen. Reports). Proc. roy. Soc. Med. **11**, 21 (1919). — Practitioner **153**, 323 (1944). — GRIGAUT et MOUTIER: Essai de traitement de la grippe par la plasmothérapie. C. r. Acad. Sci. Paris **1918**, 18. Nov. — GORP, W.: Arch. Kinderheilk. **124**, 59 (1941). — Z. Bakter. 1, **149**, 396 (1943). — GRUBB, T. C., M. L. MIESSE and B. PUETZER: J. of Bakter. **53**, 61 (1947). — GSELL, O.: Klin. Charakteristika von Virus- und Pseudoviruskrankheiten. 54. Internat. Kongr. Dtsch. Arch. klin. Med. **195**, 249 (1949). — GSELL, O., u. M. ENGEL: Sulfonamidresistente Pneumonien. Schweiz. med. Wschr. **1942**, 35.
HABERER, VON: Über chirurgische Erkrankungen bei Grippe. Mitt. Grenzgeb. Med. u. Chir. **32**, 73, 78 (1920). — HAEMIG, E., u. W. HEYDEN: Influenzaartige Epidemie mit gehäuften Lungeninfiltraten (Viruspneum.) in einem Füs.-Bat. Schweiz. med. Wschr. **1942**, 1113. — HALE, W. M., and A. P. MCKEE: The value of influ-vaccination when done at the beginning of an epidemic. Amer. J. Hyg. **42**, 21 (1945). — The intracranial toxicity of influ. virus for mice. Proc. Soc. exper. Biol. a. Med. **59**, 81 (1945). — HAMBURGER, V., and K. HABEL: Teratogenetic and letal effects of influ. A. and mumps viruses on early chick embryos. Proc. Soc. exper. Biol. a. Med. **66**, 660 (1947). — HAMILTON, J. H., and A. H. LEONARD: J. Amer. med. Assoc. **72**, 854 (1919). — HARE, R.: J. of Path. **49**, 411 (1939). — HARE, R., M. CURL and L. MCCLELLAND: Canad. J. publ. Health **37**, 284 (1946). — HARE, R., J. HAMILTON and W. R. FEASBY: Canad. J. publ. Health **34**, 453 (1943). — HARE, R., D. M. MACKENZIE, L. MCCLELLAND and M. CURL: Brit. J. exper. Path. **28**, 141 (1947). — HARE, R., D. M. STAMATIS and J. JACKSON: Influ. amongst immunized and unimmunized pop. in 1943. Canad. J. publ. Health **34**, 442 (1943). — HARFORD, C. G., and H. V. LEIDLER: Pathogenesis of pneumonia secundary to influ. J. clin. Invest. **26**, 1183 (1947). — HARFORD, C. G., H. V. LEIDLER and M. HARA: J. of exper. Med. **89**, 53 (1949). — HARFORD, C. G., M. R. SMITH, C. H. MCLEOD and W. B. WOOD: Infection of rats with the virus of influ. J. of Immun. **53**, 163 (1946). — HARFORD, C. G., M. R. SMITH and W. D. WOOD: Sulfonamide chemotherapy of combined infection with influ. virus and bacteria. J. of exper. Med. **83**, 505 (1946). — HARING, M.: Electrokinetic change in human erythrocytes during adsorption and elution

of PR 8 influ. virus. Proc. Soc. exper. Biol. a. Med. 68, 385 (1948). — HAROLD, J. T.: Lancet 1941, 308. — HARRIES and MITMAN: Interference, S. 9, 543. Baltimore: Williams and Wilkins, Cy. 1947. — HARRIS, T. N., u. J. STOKES jr.: Summary of a three-year study of the clinical applications of the desinfection of air by glycol vapors. Amer. J. med. Sci. 204, 430 (1942); 209, 152 (1945). — HARRIS, H. W., R. MURRAY, T. F. PAINE and M. FINLAND: Streptomycin treatment of pulmon. infect.; clinical and bacteriological study on 6 cases. New England J. med. 236, 611 (1947). — HEDINGER, E.: Zur Pathologie und Bakteriologie der Grippe. Korresp.bl. Schweiz. Ärzte 1919, 554. — HEGGLIN, R.: Zur Klinik der Viruserkrankungen. 54. Kongr. Dtsch. Ges. inn. Med. Dtsch. Arch. klin. Med. 195, 231 (1949). — HEGLER, C.: Postgrippöse Schäden. Dtsch. med. Wschr. 1934 II, 1578. — HEINMETS, F.: Studies with the electron microscope on the interaction of red cells and influ. virus. J. of Bacter. 55, 823 (1948). — HELD, u. GRAY: Die Krankheiten der Gallenblase. Erg. Med. 10, 281 (1923). Zit. nach POSSELT 1931. — HENLE, W.: Studies on host-virus interactions in the chick embryo-influ. virus system. I. Adsorption and recovery of seed virus. J. of. exper. Med. 90, 1 (1949 a). — II. The propagation of virus in conjunction with the host cells J. of exper. Med. 90, 13 (1949 a). — HENLE, G., and W. HENLE: Neurological signs in mice following intercerebral inoculation of influ. viruses. Science (Lancaster, Pa.) 100, 410 (1944). — Interference between inactive and active viruses of influ. IV. The nature of the interfering agent. Amer. J. med. Sci. 210, 369 (1945). — Studies on the toxicity of influ. viruses. I. The effect if intracerebral injection of influ. viruses. J. of exper. Med. 84, 623 (1946 a). — HENLE, W., and L. A. CHAMBERS: Proc. Soc. exper. Biol. a. Med. 46, 713 (1941). — HENLE, W., and G. HENLE: Interference of inactive virus with the propagation of virus of influ. Science (Lancaster, Pa.) 98, 87 (1943). — Interference between inactive and ative viruses of influ. I. The incidental occurence and artificial induction of the phenomenom. Amer. J. med. Sci. 207, 705 (1944 a). — II. Factors influenzing the phenomenom. Amer. J. med. Sci. 207, 717 (1944 b). — The toxicity of influ. viruses. Science (Lancaster, Pa.) 102, 398 (1945). — Interference between various related and unrelated viruses. III. Cross-interference between various related a. unrelated viruses. Amer. J. med. Sci. 210, 362 (1945 b). — Proc. Soc. exper. Biol. a. Med. 59, 179 (1945 a). — Studies on the toxicity of influ. viruses. II. The effect of intra-abdominal and intra-venous injection of influ. virus. J. of exper. Med. 84, 639 (1946 b). — The effect of ultraviolet irradiation on various properties of influ. viruses. J. of exper. Med. 85, 347 (1947). — III. Immunization of mice against the toxic activity of influenca. viruses. New potency test for the assay of vaccines of influ. virus. J. of Immun. 59, 45 (1948). — Studies on host-virus interactions etc. III. Development of infectivity, hemagglutination and complement fixation activities during the first infections cycle. J. of exper. Med. 90, 23 (1949). HENLE, W., G. HENLE, V. GROUPÉ and L. A. CHAMBERS: Studies on complement fixation with the viruses of influ. J. of Immun. 48, 163 (1944). — HENLE, W., G. HENLE, B. HAMPIL, E. P. MARIS and J. STOKES jr.: Experiments on vaccination of human beings against epid. influ. J. of Immun. 53, 75 (1946). — HENLE, W., G. HENLE and W. M. KIRBER: Interference between inactive and active viruses of influ. V. Effect of irradiated virus on the host-cells. Amer. J. med. Sci. 214, 529 (1947). — HENLE, W., G. HENLE and E. B. ROSENBERG: The demonstration of onestep growth curves of influ. viruses through the blocking effect of irradiated virus on further infection. J. of exper. Med. 86, 423 (1947). — HENLE, W., G. HENLE and J. STOKES jr.: Demonstration of the efficacy of vaccination against influ. type A by exper. Infection of human beings. J. of Immun. 46, 163 (1943). — HENLE, W., G. HENLE, J. STOKES jr. and E. P. MARIS: Exper. exposure of human subjects to viruses of influ. J. of Immun. 52, 145 (1946 a). — HENLE, W., J. STOKES jr and D. R. SHAW: Passive immunization of mice against human influ. virus by the intranasal route. J. of Immun. 40, 201 (1941). — HENLE, W., and M. WIENER: Complement fixation antigens of influ. viruses typ A and B. Proc. Soc. exper. Biol. a. Med. 57, 176 (1944). — HENLE, W., and J. ZELLAT: Effect of propylene glycol aerosol on airborne virus of influ. A. Proc. Soc. exper. Biol. a. Med. 48, 544 (1941). — HENNEBERG, G., K. MARCUSE and H. BRANDENBURG: Untersuchungen über Immunitätsfragen bei Grippe. I. Methodik. Zbl. Bakter. 152, 529 (1948). — II. Ergebnisse der Sero-Diagnostik der Grippe. Zbl. Bakter. 152, 540 (1948). — HENNEBERG, G., u. A. ORTMANN: Anzüchtung eines Grippevirusstammes. Zbl. Bakter. 154, 178 (1949). — HERČÍK, F.: Some observations about the morphology of bacteriophage. Experientia 6, 64 (1950). — HERZBERG, K.: Z. Immun.forschg 1944. — Zbl. Bakter. 152, 2 (1945/46). — Virusgrippe-Adsorbatimpfstoff. Dtsch. Gesdh.wes. 1, 697 (1946). — Kritik des Experimentes bei Viruskrankheiten. Z. inn. Med. 2, 129 (1947). — Neuere Ergebnisse und Auffassungen aus dem Virusgebiet. Dtsch. Arch. klin. Med. 195, 200 (1949 a). — Virus-Grippe, Bakterien-Grippe, Viruspneumonie. Zbl. Bakter. 153, 125 (1949 b). — HERZBERG, K., u. W. GROSS: Zb. Bakter. 146, 129 (1940). — HERZBERG, K., u. H. URBACH: Über Beginn und Verlauf der Grippe 1948/49 in Ostmecklenburg. Z. Immun.forschg 107, 152 (1950). — HILDEBRANDT, W.: Über chronische Grippe (Influ.). Münch. med. Wschr. 1920 I, 1008. — HIMMELWEIT, F.: Influ. virus B isolated from a fatal case of pneumonia. Lancet 1943 II, 793. — HIRSCH, A.: Historisch geographische Pathologie, 2 A. S. 5. 1881. — Handbook of geographical and historical pathology, Bd. I. London: The new Sydenham Soc. 1883. — HIRSCHFELD, F.: Zur Prognose der Glykosurie und des Diabetes. Berl. klin. Wschr. **1900**, 550, 575. — HIRST, G. K.: The agglutination of red cells by allantoic fluid of chick embryos infected with influ. virus. Science (Lancaster, Pa.) **94**, 22 (1941). — The quantitative determination of influ. virus and antibodies by means of red cell agglutination. J. of exper. Med. **75**, 49 (1942 a). — Adsorption of influ. Hemagglutinins and virus by red blood cells. J. of exper. Med. **76**, 195 (1942 b). — In vivo titrations of influ-virus and of neutralizing antibodies in chick embryos. J. of Immun. **45**, 285 (1942 c). — Direct isolation of human influ. virus in chick embryos J. of Immun. **45**, 293 (1942 d). — Adsorption of influ. virus on cells of the respiratory tract. J. of exper. Med. **78**, 99 (1943 a); J. of exper. Med. **45**, 407 (1943 b). — Direct isolation of influ. virus in chick embryos. Proc. Soc. exper. Biol. a. Med. **58**, 155 (1945). — Comparisons of influ. virus strains from three epidem. J. of exper. Med. **86**, 367 (1947 b). — Studies on the mechanism of adaptation of influ. virus to mice. J. of exper. Med. **86**, 357 (1947 a). — The nature of the virus receptors of red cells. I. Evidence on the chemical nature of the virus receptors of red cells and of the existence of a closely analogous substance in normal serum. J. of exper. Med. **87**, 301 (1948 a). — II. The effect of partial heat inactivation of influ. virus on the destruction of red cells receptors and the use of inactivated virus in the measurement of serum inhibition. J. of exper. Med. **87**, 315 (1948 b). — III. Partial purification of the virus agglutination inhibitor in human plasma. J. of exper. Med. **89**, 223 (1949 a). — IV. Effect of sodium periodate on the elution of influ. virus from red cells. J. of exper. Med. **89**, 233 (1949 b). — Receptor destruction by viruses of the mumps-UDV-influ group. J. of exper. Med. **91**, 161 (1950 a). — The relationship of the receptors of a new strain of virus to those of the mumps-UDV-influ. group. J. of exper. Med. **91**, 177 (1950 b). — HIRST, G. K., N. PLUMMER and W. F. FRIEDEWALD: Human immunity following vaccination with formalinized influ. virus (winter 1943—44). Amer. J. Hyg. **42**, 45 (1945). — HIRST, G. K., E. R. RICKARD and W. F. FRIEDEWALD: Studies in human immunization against influ. J. of exper. Med. **80**, 265 (1944). — HIRST, G. K., E. R. RICKARD and L. WHITMAN: A new method for concentrating influ. virus from allantoic fluid. Proc. Soc. exper. Biol. a. Med. **50**, 129 (1942). — HIRST, G. K., E. R. RICKARD, L. WHITMAN and F. L. HORSFALL jr.: Antibody response of human beings following vaccination with influ. viruses. J. of exper. Med. **75**, 495 (1942). — HIRST, G. K., A. VILCHES, O. ROGERS and C. L. ROBBINS: The effect of vaccination on the incidence of influ. B. Amer. J. Hyg. **45**, 96 (1947). — HODGES, R. G., and C. M. MACLEOD: Epidemic pneumococcal pneumonia. IV. Relationship of nonbact. respirat. dis. to pneumococc. pneumonia. Amer. J. Hyg. **44**, 231 (1946). — HÖRING, F. O.: Die Systematik uncharakteristischer Infektionen und deren Stellung im nosologischen System. Z. klin. Med. **121**, 231 (1932). — Parallergische Reaktion als auslösender Faktor bei Viruskrankheiten. Dtsch. Arch. klin. Med. **195**, 268 (1949). — HOFFMANN, E.: Über Skleroedema adultorum nach Grippe mit Gewebsveränderungen an den cutanen Nerven. Klin. Wschr. **1923**/1, 963. — HOFFMANN, W. H.: Das Blutbild der Influenza in den Tropen. Münch. med. Wschr. **1923**, 1199. — HOLLÄNDER, A., and J. W. OLIPHANT: The inactivating effect of monochromatic ultraviolet radiation on influ. virus. J. of Bacter. **48**, 447 (1944). — HOPKINS, J. H. S.: Bornholm disease. Brit. med. J. **1950**, 1230. — HORSFALL, F. L., jr.: Neutralization of epidemic influ. virus. The linear relationship between the quantity, of serum and the quantity of virus neutralized. J. of exper. Med. **70**, 209 (1939). — Amer. J. publ. Health **30**, 1302 (1940). — The present status of the influ. problem. J. Amer. med. Assoc. **120**, 284 (1942). — HORSFALL, F. L., jr., and R. G. HAHN: A pneumonia virus of Swiss mice. Proc. Soc. exper. Biol. a. Med. **40**, 684 (1939). — HORSFALL, F. L., jr., R. G. HAHN and E. R. RICKARD: J. clin. Invest. **19**, 379 (1940). — HORSFALL, F. L., jr., and E. H. LENNETTE: Science (Lancaster, Pa.) **91**, 492 (1940 a). — J. of exper. Med. **72**, 247 (1940 b). — Neutralization of influ. virus by human serum. J. of exper. Med. **73**, 327 (1941). — HORSFALL, F. L., jr., E. H. LENNETTE and E. R. RICKARD: J. of exper. Med. **73**, 335 (1941). — HORSFALL, F. L., jr., E. H. LENNETTE, E. R. RICKARD, C. H. ANDREWES, W. SMITH and C. H. STUART-HARRIS: The nomenclature of influ. Lancet **1940 II**, 413. — HORSFALL, F. L., jr., E. H. LENNETTE, E. R. RICKARD and G. K. HIRST: Studies on efficacy of complex vaccine against influ. A. Publ. Health Rep. **56**, 1863 (1941). — HORSFALL, F. L., jr., and M. McCARTY: Modifying effects of certain subst. of bact. origin on course of infection with pneumonia virus of mice (PVM). J. of exper. Med. **85**, 623 (1947). — HORSFALL, F. L., jr., and E. R. RICKARD: Neutralizing antibodies in human serum after influ. A. The lack of strain specificity in the immunological response. J. of exper. Med. **74**, 433 (1941). — HOSKINS, M.: A protectiv action of neurotropic against viscerotropic yellov fever virus in Macacus rhesus. Amer. J. trop. Med. **15**, 675 (1935). — HOWITT, B. F.: Proc. Soc. exper. Biol. a. Med. **73**, 443 (1950). — HOYLE, L.: Grippemorbidität. Monthly Bull. Min. Health etc. (Med. Res. Counc.) **3**, 58 (1944). — Analyses of the complement-fixation reaction in influ. J. of Hyg. **44**, 170 (1945). — The growth cycle of influ. virus A. A study in the relations between virus, soluble antigen on host cell in fertile eggs inoculated with influ. virus.

Brit. J. exper. Path. **29**, 390 (1948). — HOYLE, L., and R. W. FAIRBROTHER: Further studies of complement-fixation in influ.: Antigen production in egg-membrane culture and the occurrence of a zone phenomenom. Brit. J. exper. Path. **18**, 425 (1937). — Antigenic structure of influ. viruses; the preparation of elementary body suspensions and the nature of the complement-fixing antigen. J. of Hyg. **37**, 512 (1937). — Isolation of the influ. virus and the relation of antibodies to infection and immunity. Brit. med. J. **1937 I**, 655. — HOYNE, A. L., R. H. BROWN and A. P. DRUCKER: Influ. meningitis treated with streptomycin. 3 cases with recoveries. Arch. of Pediatr. **63**, 559 (1946). — HUBERT, G.: Münch. med. Wschr. **75**, 1202 (1928). — HUEBNER, R. J., C. ARMSTRONG, E. A. BEEMAN and R. M. COLE: Studies of Coxsackie viruses. Prel. report occurr. of Coxs. virus in a southern Maryland Community. J. Amer. med. Assoc. **144**, 609 (1950). — HUNZIKER, J.: Statistische Jahresübersicht über Bevölkerungsbewegung usw., Jg. 1920. Basel 1918. — HYDE, R. A.: Amer. J. Hyg. **36**, 338 (1942). — HYDE, R. A., and J. CHAPMAN: The behavior of certain filterable agents from cases of colds and influ. isolated directly from man to chick membranes. Amer. J. Hyg. **26**, 116 (1937). — HYMAN, A. S.: Postinfluenzal angina pectoris. J. Amer. med. Assoc. **94**, 1125 (1930).

ISAACS, A.: Reactivation of neutral mixtures of influ. virus and serum by virus inactivated by heat. Brit. J. exper. Path. **29**, 529 (1948). — ISAACS, A., M. EDNEY, N. DONNELLEY u. H. W. INGRAM: Influ. in an isolated community (A). Lancet **1950 I**, 64.

JACKSON, W. P. U.: Influ. B. among west Indians outbreaks in the Bahamas and in England. Lancet **1946 II**, 631. — (Epidemiologie der B-Influ.) Epidemiol. Inform. Bull. of the UNRRA, Health Div. 1945. — US-Army Med. Depart. Bull., 1945. — JACOBSEN, A. W., and E. NETER: Amer. J. Dis. Childr. **60**, 363 (1904). — JACOBY, N. M.: Lancet **1941 II**, 753. — JASLAW, S., H. E. WILSON, CH. A. DOAN, O. C. WOOLPERT and J. L. SCHWAB: Reactions of monkeys to exper. induced streptococcus haemolyticus, group C, infection. An analyses of the relative rôles of humoral and cellular immunity under conditions of optimal or deficient nutrition. J. of exper. Med. **84**, 263 (1946). — JÄSCHOK, H.: Das epidemische Auftreten der Grippe im Winter 1932/33 und 1936/37. Geomed. Untersuchg. Niederschlesiens. Z. Hyg. **121**, 276 (1938). — JENNISON, M. W.: Aerobiology 1942, 106. — JONES, M.: Adaptation of influ. virus to heat. Proc. Soc. exper. Biol. a. Med. **58**, 315 (1945). — JORDAN, E.: Epid. influ. Amer. med. Assoc., Chicago **1927**. — JUHL, D.: Beiträge zur pathologischen Anatomie der Grippe. Virchows Arch. **232**, 58 (1921). — JUSATZ, H. J.: Über das rhythmische Auftreten von Grippeepidemien und Möglichkeiten einer epidemiologischen Prognose Z. Hyg. **121**, 185 (1938).

KAIRIES, A.: Studien zur Grippeätiologie unter dem Gesichtspunkt der Provokation. Münch. med. Wschr. **88**, 606 (1941). — KALTER, S. S., and O. D. CHAPMAN: Serologic studies on influ. during a 9-month-period (B-epidemic in Syracuse N. Y.). J. clin. Invest. **26**, 420 (1947). — KALTER, S. S., O. D. CHAPMAN and D. A. FEELEY: A serological study of influenzal antibodies (A, B a. Swine). Science (Lancaster, Pa.) **105**, 499 (1947). — KAYSER-PETERSON, J. E.: Grippe und Tuberkulose. Münch. med. Wschr. **1938 II**, 2009. — KEEGAN, J. J.: J. Amer. med. Assoc. **71**, 1051 (1918). — KESTERMANN u. SCHLEGEL: Unveröffentlicht. Zit. nach BIELING-HEINLEIN, S. 66. 1947. — KHAIRAT, O.: Endocarditis due to a new species of Hemophilus. J. Path. a. Bacter. **50**, 497 (1940). — KLEIN, M.: The mechanism of the virucidal action of ascorbic acid. Science (Lancaster, Pa.) **101**, 587 (1945). — KLEIN, M., and D. A. STEVANS: In vitro and in vivo activity of synthetic detergents against influ. virus. J. of Immun. **50**, 265 (1945). — KLENNER, F. R.: Virus pneumonia and its treatment with vitamin C. South. Med. a. Surg. **110**, 36 (1948). — KLEWITZ, F.: Über gehäufte Myokardschäden bei der diesjährigen Grippe. Med. Welt **1941**, 587. — KNIGHT, C. A.: The stability of influ. virus in the presence of salts. J. of exper. Med. **79**, 285 (1944a). — A sedimentable component of allantoic fluid andits relationship to Influenza viruses. J. of exper. Med. **80**, 83 (1944c). — Precipitin reactions of highly purified influ. viruses and related materials. J. of exper. Med. **83**, 281 (1946 b). — The preparation of highly purified PR 8 influ. virus from infected mouse lungs. J. of exper. Med. **83**, 11 (1946 a). — The nucleic acid and carbohydrate of influ. virus. J. of exper. Med. **85**, 99 (1947 a). — Amino acid composition of highly purified viral particles of influ. A and B. J. of exper. Med. **86**, 125 (1947 b). — Biochemical studies on highly purified prep. of influ. A and B-viruses. Fed. Proc. **6**, 268 (1947). — KNIGHT, C. A., and W. M. STANLEY: The effect of some chemicals on purified influ. virus. J. of exper. Med. **79**, 291 (1944). — KÖBE, K., and H. FERTIG: Die Züchtung des Ferkelgrippe- und Swine-Influenza-Virus. Zbl. Bakter. I Orig. **141**, 1 (1938). — KOLLER, S.: Der jahreszeitliche Gang der Sterblichkeit an Krankheiten des Kreislaufs und der Atmungsorgane. 2. Der Verlauf in Jahren mit oder ohne Grippeepidemien. Arch. Kreisl.forschg **8**, 296 (1941). — KORTH, J.: Beitrag zur Grippe-Myositis. Münch. med. Wschr. **1941 I**, 339. — KRONER, R.: Über die akute und chronische Intestinal-Influenza mit pseudothyreotoxischem Symptomenkomplex. Dtsch. med. Wschr. **1939**, 1825. — Über die chronische Grippe-Virus-Infektion und ihre klinischen Bilder. Hamburg: H. H. Nölke 1948. —

KRUEGER, A. P., and unit. personnel: Effects of certain detergents on influ. virus (types A and B). U.S. Naval Med. Bul. **40**, 622 (1942). — The inactivation of influ. viruses by the human skin. U.S. Naval. Med. Bul. **40**, 839 (1942). — Science (Lancaster, Pa.) **98**, 348 (1943). KRUGE, W.: Münch. med. Wschr. **65**, 1228 (1918).
LAIDLAW, P. P.: Epid. influ.: A virus disease. Lancet **1935 I**, 1118. — LAIDLAW, P. P., W. SMITH, C. H. ANDREWES and G. W. DUNKIN: Influenza: the preparation of immune sera in horses. Brit. J. exper. Path. **16**, 275 (1935). — LANNI, F., and J. W. BEARD: Inhibition by eggwhite of hemagglutination by swine influ. virus. Proc. Soc. exper. Biol. a. Med. **68**, 312 (1948). — LAPP, F. W., u. M. WICKE: Zur Grippewelle 1935. Dtsch. med. Wschr. **1935 II**, 1722. — LAUFFER, M. A., and G. L. MILLER: The sedimentation rate of the biological activities of influ.-A-Virus. J. of exper. Med. **80**, 521 (1944). — LAUFFER, M. A., and W. M. STANLEY: Biophysical properties of preparations of PR 8 influ. virus. J. of exper. Med. **80**, 531 (1944). — LEICHTENSTERN, M. H.: Dtsch. med. Wschr. **1890**, 212, 388. — LEICHTENSTERN, O., u. G. STICKER: Influenza. Wien u. Leipzig: A. Halder 1912. — LEIGH, A. D.: Infections of the nervous system accurring during an epid. of influ. B. Brit. med. J. **1946 II**, 936. — LENNETTE, E. H., and F. L. HORSFALL jr.: Studies on influ. virus. The complement-fixing antigen of influ. A. and swine influ.-viruses. J. of exper. Med. **73**, 581 (1941). — LENNETTE, E. H., and H. KOPROWSKI: Interference between viruses in tissue culture. J. of exper. Med. **83**, 195 (1946). — LENNETTE, E. H., E. R. RICKARD, G. K. HIRST and F. L. HORSFALL: The diverse etiology of epidem. influ. Publ. Health Rep. **56**, 1777 (1941). — LÉPINE, P., V. SAUTTER, L. REINIÉ and J. MAURIN: Epidémie de Grippe 1948/49. Ann. Inst. Pasteur **77**, 108 (1949). — LESNÉ, BRODIN et SAINT-GIRONS: Effets des injections de plasma humain au cours de la grippe. Presse méd. **1919**, 181. — LEVENS, J. H., and J. F. ENDERS: The hemoagglutinative properties of amniotic fluid from embryonated eggs infected with mumps virus. Science (Lancaster, Pa.) **102**, 117 (1945). — LEVINSON, A.: Treatment of influenzal meningitis. Illinois med. J. **94**, 227 (1948). — LEWINTHAL: Z. Hyg. **109**, 93 (1928). — LINDSAY, J. E. C. RICE and M. A. SELINGER: The treatment of meningitis due to hem. influ. 108 cases. J. of Pediatr. **17**, 220 (1940). — LISTER, F. S., and E. TAYLOR: Exper. investigation of ep. influ. at Durban. Publ. S. afric. Inst. med. Res. **1919**, No 12, 9. — LÖFFLER, W., u. S. MOESCHLIN: Über miliare Pneumonie von eigenartig schwerem Verlauf („Miliare Viruspneumonie"). Schweiz. med. Wschr. **1946**, 815. — LOEFFLER, W., u. Mitarb.: Dieses Handbuch, Bd. 4. — LONG, P. H., C. A. CHANDLER, E. A. BLISS, M. S. BRYER and E. B. SCHOENBACH: The use of antibiotics. J. Amer. med. Assoc. **141**, 315 (1949). — LOOSLI, C. G., O. H. ROBERTSON and T. T. PUCK: J. inf. Dis. **72**, 142 (1943). — LOOSLI, C. G., J. SCHOENBERGER and G. BARNETT: Results of vaccination against epid. influ. during the spring 1947. J. Labor. a. clin. Med. **32**, 1410 (1947). — Results of vaccination against influ. during epid. of 1947. J. Labor a. clin. Med. **33**, 789 (1948). — LUCIANI, P.: Virus influenzale e diffesa immunitaria nel bambino. Riv. Clin. pediatr. **41**, 280 (1943). — LUDWIG, H.: Z. klin. Med. **141**, 758 (1942). LUKSCH, F.: Arch. of Path. **5**, 448 (1928). — LURIA, S. E., and M. DELBRÜCK: Interference between inactivated bacterial virus and active virus of the same strain and of different strains. Arch. of Biochem. **1**, 207 (1942). — LUSH, D., and F. M. BURNET: Influ. virus on the developing egg. 6. Complement fixation with egg membrane antigens. Austral. J. exper. Biol. a. med. Sci. **15**, 375 (1937). — LWOFF u. LWOFF: Vgl. Ann. Inst. Pasteur **62**, 173 (1939). — LYONS, W. R., and personel of U.S. Nav. Lab. Res. Unit. No. 1.: Amer. J. med. Sci. **207**, 40 (1944).

MACKENZIE, J. C. H., A. P. M. PAGE und E. M. WARD: Lancet **1940 I**, 785. — MACLAGAN, N. F.: Nature (Lond.) **154**, 670 (1944). — Brit. J. exper. Path. **25**, 234 (1944). — MAGILL, TH. P.: A virus from cases of influ. like upper-respiratory infection. Proc. Soc. exper. Biol. a. Med. **45**, 162 (1940). — MAGILL, T. P., and T. FRANCIS jr.: Studies with human influ. virus cultivated in artificial medium. J. of exper. Med. **63**, 803 (1936 a). — Antigenic differences in strains of human influ. virus. Proc. Soc. exper. Biol. a. Med. **35**, 463 (1936 b). — I. Crossneutralization tests in mice. Brit. J. exper. Path. **19**, 273 (1938). — II. Cross-immunization tests in mice. Brit. J. exper. Path. **284**. — Proc. Soc. exper. Biol. a. Med. **39**, 81 (1938b). — MAGILL, T. P., N. PLUMMER, W. G. SMILLIE and J. Y. SUGG: An evaluation of vaccination against influ. Amer. J. Hyg. **42**, 94 (1945). — MAGILL, T. P., and J. Y. SUGG: Proc. 3. Int. Congr. Microbiol. **1940**, 379. — The significance of antigenic differences among strains of the "A group" of influ. viruses. J. of exper. Med. **80**, 1 (1944). — Proc. Soc. exper. Biol. a. Med. **53**, 104 (1944). — The reversibility of the O—D type of influ. virus variation. J. of exper. Med. **87**, 535 (1948). — MAGNUS, P. v.: Studies on interference in experimental influenza. I. Biological observations. Ark. Kem. Mineral. Geol. **24**, 1 (1947). — MALONE, R. H., und A. G. MCKENDRICK:. Indian J. med. Res. **7**, 372 (1919/20). — MANIRE, G. P., S. E. SULKIN and J. W. FARMER: Proc. Soc. exper. Biol. a. Med. **73**, 341 (1950). — MARTIN, A. E.: A serological investigation into the epidemiology of influ. with particular reference to sporadic cases. J. of Hyg. **40**, 104 (1940). — MARTIN, A. E., and M. D. EATON: Proc. Soc. exper. Biol. a. Med. **47**, 405 (1941). — MARTIN, A. E., and R. W. FAIRBROTHER: Lancet

1939 II, 1313. — MARTIN, W. B., and W. W. SPINK: Endocarditis due to type B hemophilus influ. involving only the tricuspid valve. Amer. J. med. Sci. **214**, 139 (1947). — MASSINI, R.: Influenza, Grippe. In Handbuch der inneren Medizin, 3. Aufl. Bd. I, S. 216. Berlin: Springer 1934. — MAESON, J.: Med. J. Austral. **1942**/2,168. — MAWSON, J., and C. SWAN: Intranasal vaccination of humans with living attenuated influ. virus strains. Med. J. Austral. **1**, 394 (1943). — MAY, E., P. MOZZICONACCI et M. WETZLAR: Grippe à forme vasculoplégique pulmonaire et rénale avec azotémie aigue. Bull. Soc. méd. Hôp. Paris III **56**, 498 (1940). — MCCLELLAND, L., and R. HARE: The adsorption of influ. virus by red cells and a new in vitro method of measuring antibodies for influ. virus. Canad. publ. Health J. **32**, 530 (1941). — MCCLELLAND, L., and C. E. VAN ROOYEN: (Soc. Amer. Bacteriologists) Abstr. J. Bacter. in press. **1948**. — MCCORDOCK, H. A., and R. S. MUCKENFUSS: Amer. J. Path. **9**, 221 (1933). — MCCOY, G. W., and DE, W. RICHEY: U.S. publ. Health Serv. Bull. **1921**, No 123. — MCCREA, J. F.: Modification of red-cell agglutinability by C. Welchii toxins. Austral. J. exper. Biol. a. Med. Sci. **25**, 127 (1947). — Mucins and mucoids in relatioton influ. virus action. II. Isolation and characterization of the serum mucoid, inhibitor of heated influ. virus. Austral. J. exper. Biol. a. Med. Sci. **26**, 355 (1948). — MCGEE, CH. J., W. S. PRIEST and D. KENNEY: Subac. bacterial endocarditis due to Hemophilus parainflu. J. Amer. med. Assoc. **137**, 1316 (1948). — MCGUIRE, L. W., and W. R. REDDEN: Treatment of influ. pneumonia by the use of convalescent immune serum. J. Amer. med. Assoc. **71**, 1311 (1918); **72**, 709 (1919). — MCINTOSH, J.: The incidence of bacillus influ. (PFEIFFER) in the present influ. ep. Lancet **1918** II, 695. — MCINTOSH, J., and F. R. SELBIE: Lung lesions in exper. influ. J. Path. a. Bacter. **45**, 475 (1937 a). — The pathogenicity to animals of viruses isolated from cases of human influ. Brit. J. exper. Path. **18**, 334 (1937 b). — MCKEE, A. P., and W. M. HALE: Reactivation of overneutralized mixtures of influ. virus and antibody. J. of Immunol. **54**, 233 (1946). — Streptomycin as an aid in isolating influ. virus Science (Lancaster, Pa.) **105**, 41 (1947). — MCLEAN, I. W. jr., D. BEARD and J. W. BEARD: Studies on the immunization of swine against infection with swine influ. virus. I. Resistance following subcut. administration of formalized purified influ. virus. Fed. Proc. **6**, 430 (1947). — J. of Immun. **56**, 109 (1947). — MCLEAN, I. W. jr., D. BEARD, A. R. TAYLOR, D. G. SHARP and J. W. BEARD: The relation of antibody response in swine to dose of the swine influ. virus inactivated with formalin and with ultraviolet light. J. of Immunol. **51**, 65 (1945 a). — The antibody response of swine to vaccination with inactivated swine influ. virus. Science (Lancaster, Pa.) **101**, 544 (1945 c). — Antibody response of swine to repeated vaccination with formalin-inactivated, purified swine influ. virus. Proc. Soc. exper. Biol. a. Med. **59**, 192 (1945 b); **60**, 152, 538, 558 (1945 b). — MCLEAN, I. W. jr., D. BEARD, A. R. TAYLOR, D. G. SHARP, J. W. BEARD, A. E. FELLER and J. H. DINGLE: Influence of temperature of incubation of the increase of influenzal virus B (Lee strain) in the chorioallantoic fluid of chick embryos. J. of Immunol. **48**, 305 (1944). — MEERLOO, A. M.: Vegetative Syndrome während und nach Grippe. Nederl. Tijdschr. Geneesk. **1935**, 3863. — MEISSNER, O.: Die Grippeepidemie 1939 und das Wetter. Meteor. Z. Bioklim. Beibl. **7**, 42 (1940). — MELNICK, J. L., E. V. SHAW and E. C. CURNEN: Proc. Soc. exper. Biol. a. Med. **71**, 344 (1949). — MERINO, C., C. A. DOAN, O. C. WOOLPERT, J. L. SCHWAB and S. SASLAW: Reactions of monkeys to exper. respiratory infections. III. Response to mixtures of influ. virus and streptococcus. Proc. Soc. exper. Biol. a. Med. **48**, 563 (1941). — MILES, A. A., and J. GRAY: (Hemophilus parainflu.-endocarditis). J. of Path. **47**, 257 (1938). — MILLER, G. L.: Influence of p_H and of certain other conditions of the stability of the infectivity and red cell agglutinating activity of influ. virus. J. of exper. Med. **80**, 507 (1944). — MILLER, G. L., M. A. LAUFFER and W. M. STANLEY: Electrophoretic studies on PR 8 influ. virus. J. of exper. Med. **80**, 549 (1944). — MILLS, C., and A. R. DOCHEZ: Specific agglutination of murine erythrocytes by a pneumonitis virus in mice. Proc. Soc. exper. Biol. a. Med. **57**, 140 (1944). — MILOSLAVICH, E.: Frankf. Z. Path. **22**, 422 (1919/20). — MILSTONE, J. H., R. B. LINDBERG, M. BAYLISS u. Mitarb.: 1945 influ. B epidemic in the pacific. area. Mil. Surgeon **99**, 777 (1946). — MOESCHLIN, S.: Die lymphatische Reaktion der Viruspneumonie. Schweiz. med. Wschr. **1943**, 1540. — MORGAN, H. J., J. S. HUNT, R. KENT and J. M. CARLISLE: Streptomycin exhibit. Ann. Meeting Med. Soc. New Jersey (Atlantic City), 1947, April. — MORGAN, H. R., and M. FINLAND: Serologic findings in patients with primary atypic pneumonia. Amer. J. clin. Path. **18**, 593 (1948). — MORO, E., u. W. KELLER: Über die Parallergie. Klin. Wschr. **1935**, 1. — MOSLEY, V. M., R. W. G. WYCKOFF: Electron micrography of virus of influ. Nature (Lond.) **157**, 263 (1946). — MOTE, J. R., u. T. D. JONES: 1939 zit. nach MOTE, 1941 (Monographie). — MOUTIER: La grippe, ses formes, leur traitement. Rev. générale. Gaz. Hôp. Paris **1919**, 165. — MUDD, S.: Luftentkeimung. Bull. N. Y. Acad. Med. **21**, 393 (1945). — MULDER, J., VAN DER VEEN, J. J. BRANS and S. W. ENSERINK: Neutralization of the non-specific serum inhibitor in influ. immune titrations after Hirst with an enzyme of V. cholerae. Acta Brevia Neerlandica **16**, 57 (1948). — MULDER, J., J. VAN DER VEEN, L. M. BRANS and MISS S. W. ENSERINK: Antibody response against strains of influenza A virus in ferrets with basic immunity. Antonie van

Leeuwenhoek **15**, 161 (1949b). — MULDER, J., J. VAN DER VEEN, S. W. ENSERINK and J. J. BRANS: Isolation of a strain of influ-A-virus from the trachea in a case of influ. pneumonia in the winter 1947. Antonie van Leeuwenhoek **14**, 184 (1948). — MULDER, J., and G. J. VERDONK: Studies on the pathogenesis of a case of influ. — A pneumonia of three days' duration. J. of Path. **61**, 55 (1949). — MUNRO: Münch. med. Wschr. **1930**, 1750. — MUTCH, N.: Lancet **1941 II**, 751. — MYGGE, J.: Etude sur l'éclosion épid. de l'influenza. Acta med. scand. (Stockh.) **1930** Suppl. 32.

NAGLER, F. P. O.: Application of Hirts phenomenom to the titration of vaccinia virus and vaccinia immune serum. Med. J. Austral. **1**, 281 (1942). — NAGLER, F. P. O., and G. RAKE: The use of the electron microscope in diagnoses of variola, vaccinia and varicella. J. of Bacter. **55**, 45 (1948). — NATHANSON, M. H., and R. A. LIEBHOLD: Diffusion of sulfonamides and penicillin into fibrin. Proc. Soc. exper. Biol. a. Med. **62**, 83 (1946). — NEEFE, J. R.: Gastroenterology **7**, 1 (1946). — NICOLLE, C., et C. LEBAILLY: Recherches expér. sur la grippe. Ann. Inst. Pasteur **33**, 395 (1919). — NIEDERER, K. W.: Laurence-Moon-Biedl-Bardet-Syndrom nach Grippeerkrankung der Mutter während der Schwangerschaft. Schweiz. med. Wschr. **1949**, 1061. — NIGG, C., J. H. CROWLEY and D. E. WILSON: On use of chick embryo cultures of influ. virus in complement fixation tests. Science (Lancaster, Pa.) **91**, 603 (1940). — NORWOOD, W. D., and R. R. SACHS: The protective effect of vaccination against epid. influ. B. in an industrial plant. Industr. Med. **16**, 1 (1947). — OAKLEY, C. L., and G. H. WARRACK: Immunity and antibody to influ. in mice. J. Path. a. Bacter. **50**, 37 (1940). — OPIE, E. L.: Arch. of Path. **5**, 285 (1928). — OPIE, E. L., F. G. BLAKE J. C. SMALL and T. M. RIVERS: Epid. respir. Dis. St. Louis: C. V. Mosby Co. 1921. — OPPEL, V. V., u. P. S. CHULKOV: Über den Kohlehydratstoffwechsel bei Grippe. Trudy voenno-med. Akad. Kirova **5**, 65 (1936). — ORTICONI, A., and BARBIE: Presse méd. **27**, 247 (1919). — OSKAM, J.: Vitamin C- und Chinin-Prophylaxe. Diss. Amsterdam 1942.

PALMA, J.: Proc. Staff Meet. Clin., Honolulu **12**, 173 (1946). — PARKER, E. R., W. B. DUNHAM and W. J. MACNEAL: Resistance of the Melbourne strain of influ. virus to desiccation. J. Labor. a. clin. Med. **29**, 37 (1944). — PARKER, E. R., and W. J. MACNEAL: Persistence of influ. virus on the human hand. J. Labor. a. clin. Med. **29**, 121 (1944). — PARKER, F. jr., L. S. JOLLIFFE, M. W. BARNES and M. FINLAND: Pathologic findings in the lungs of 5 cases from which influ. virus was isolated. Amer. J. Path. **22**, 2, 797 (1946). — PAUL, J. H., and H. L. FREESE: An epid. and bacter. study on the „common cold" in an isolated arctic community (Spitsbergen) Amer. J. Hyg. **17**, 517 (1933). — PEARSON, H. E., E. C. EPPINGER, J. H. DINGLE and J. F. ENDERS: A study of influ. in Boston during the winter 1940/41. New England J. Med. **225**, 763 (1941). — PERRIN, T. L., and J. W. OLIPHANT: Publ. Health Rep. **55**, 1077 (1940). — *Personnel of U.S. Naval Labor. Research Unit. No 1.*: A method for the removal of bacter. contaminants from suspensions of influ. virus. Science (Lancaster, Pa.) **96**, 543 (1942). — PETERSON, H.: Über einige Eigentümlichkeiten bei Epidemiewellen von Masern und Influenza. Nord. Med. **1940**, 2646. — PETERSON, O. L., T. H. HAM and M. FINLAND: Cold agglutinins (Autohemagglutinins) in primary atypic. pneumonia. Science (Lancaster, Pa.) **97**, 167 (1943). — PETTE, H.: Grippe und Nervensystem. Dtsch. med. Wschr. **1934 II**, 1583. — PETTIT, H., ST. MUDD and D. PEPPER: The Philadelphia and Alaska strains of influ. virus. J. Amer. med. Assoc. **106**, 890 (1936). — PFEIFFER: Z. Hyg. **13**. — PICKLES, W. N., F. M. BURNET and H. MCARTHUR: J. of Hyg. **45**, 469 (1948). — PITTMAN, M.: J. of exper. Med. **53**, 471 (1931). — PLATT, A. E.: J. of Hyg. **37**, 98 (1937). — POHLEN, K.: Dtsch. med. Wschr. **1937**, 192. — POSSELT, A.: Cholangitis and Cholecystitis bei Grippe. Erg. Path. **25**, 508 (1931). — PRATHER, G. W., and M. SCHMITH: Chloramphenicol in the treatment of Hemophilus influenzae meningitis. J. Amer. med. Assoc. **143**, 1405 (1950). — PREUSS, J.: Dtsch. med. Wschr. **1925**, Nr. 29. — PRICE, W. C.: Acquired immunity from plant virus-diseases. Quart. Rev. Biol. **15**, 338 (1940).

QUILLIGAN, J. J. jr., and TH. FRANCIS jr.: Serolog. response to intranasal administr. of inactive influ. virus in children. J. clin. Invest. **26**, 1079 (1947). — QUILLIGAN, J. J. jr., E. MINUSE and TH. FRANCIS jr.: Homologous and heterologous antibody response of infants and children to multiple injections of a single strain of influ. virus. J. clin. Invest. **27**, 572 (1948).

RADKE, R. A.: Mil. Surgeon **10**, 211 (1949). — RAETTIG, H.: Z. Bakter. usw. **145**, 386 (1940). Z. Immun.forschg **1945**. Zit. nach BIELING und HEINLEIN 1947. — Untersuchungen zur Immunität und Serologie der Influ. I—III. Z. Bakter. usw. **152**, 159, 186, 381 (1947/48). — RASMUSSEN, A. F., u. Mitarb.: J. of Bacter. **54**, 64 (1947). — RASMUSSEN, A. F., jr., J. C. STOKES and J. E. SMADEL: The army experience with influenza, 1946/47. II Laboratory aspects. Amer. J. Hyg. **47**, 142 (1948). — RATNER, BR., and S. UNTRACHT: Allergy to virus and rickettsial vaccines: I. Allergy to influ. A and B vaccines in children. J. Amer. med. Assoc. **132**, 899 (1946). — RAVENSWAAY, A. C. VAN: Prophylactic use of influ. virus vaccine. An instance of inadequate protection against influ A. J. Amer. med. Assoc. **136**, 435 (1948). — REICHE, F.: Med. Klin. **1920**, 1126, 1160. — REIMANN, H. A.: Die Erkrankungen der Gallenwege. Wien. med. Wschr. **1929**, 1324. — Viral infections of respir.

28*

tract. J. Amer. med. Assoc. **132**, 487 (1946). — The viral pneumonias and pneumonias of probable viral origin. Medicine **26**, 167 (1947). — REIMANN, H. A., and J. STOKES jr.: Trans. Assoc. Amer. Physicians **54**, 123 (1939). — REPORT: Further report of the comittee on vaccination. London: Ministry of Health H. M. stationery office 1930. — REYERSBACH, G., T. F. LENERT and A. G. KUTTNER: An epid. of influ. B. occurring in a group of rheumatic children, concurrent with an outbreak of streptococcal pharyngitis. J. clin. Invest. **20**, 289 (1941). — RICKARD, E. R., and TH. FRANCIS jr.: The demonstration of lesions and virus in the lungs of mice receiving large intraperitoneal inoculations of epid. influ. virus. J. of exper. Med. **67**, 953 (1938). — RICKARD, E. R., and F. L. HORSFALL: J. of Immunol. **42**, 267 (1941). RICKARD, E. R., F. L. HORSFALL, G. K. HIRST and E. H. LENNETTE: The correlation between neutralizing antibodies in serum against influ. viruses and susceptibility to influ. in man. Publ. Health. Rep. **56**, 1819 (1941). — RICKARD, E. R., M. P. THIGPEN and J. M. ADAMS: Antibody response to strains of influ. A and S influ. viruses in the serum of infants experiencing their first infection with A. J. inf. Dis. **76**, 203 (1945). — RICKARD, E. R., M. P. THIGPEN and J. H. CROWLEY: Isolation of influ.-A-virus by the intraallantoic inoculation of chick embryos with untreated throat-washings. J. of Immunol. **49**, 263 (1944. — Science (Lancaster, Pa.) **98**, 516 (1943). — Vaccination against influ. at the University of Minnesota. Amer. J. Hyg. **42**, 12 (1945). — RITIS, F. DE, u. A. GRANATI: Zit. nach FRUGONI u. Mitarb. S. 55. DIGNAM, B. S.: Industr. Med. **16**, 200 (1947). — RIVERS, T. M.: Amer. J. Dis. Childr. **24** (1922). — RIVERS and KOHN: J. of exper. Med. **34** (1921). — ROBERTSON: Zit. nach W. G. SMILLIE bei TH. FRANCIS jr.: J. Amer. med. Assoc. **122**, 4 (1943). — ROBERTSON, O. H., C. G. LOOSLI, TH. T. PUCK, E. BIGG and W. F. MILLER: Protection of mice against infection with airborne influ.-virus by means of propylene glycol vapor. Science (Lancaster, Pa.) **94**, 612 (1941). — ROBERTSON, O. H., TH. T. PUCK, H. F. LÉOMON and C. G. LOOSLI: The letal effect of triethylene glycol vapor on air-borne bacteria and influ. virus. Science (Lancaster, Pa.) **97**, 142 (1943). — ROHDE, C.: Zur Pathologie und Chirurgie der Steinkrankheit usw. Arch. klin. Chir. **112**, 707, 746 (1919). — ROLLY: Pocken. In Handbuch der inneren Medizin von MOHR und STAEHELIN, II. Aufl., Bd. 1, S. 135. 1925. — ROSE, H. M.: Hemophilus influ. type A endocarditis. Amer. J. med. Sci. **202**, 187 (1941). — ROSENAU, M. J., W. J. KEEGAN, J. GOLDBERGER and G. C. LAKE: 1. Series of exper. at Boston, Nov. and Dec. 1918. U.S. Publ. Health Serv. Bull., No 123. 1921. — ROULET, FR.: Über Myokarditis bei Grippe. Virchows Arch. **295**, 438 (1935). — RUBIN, B. A., and N. J. GIARMEN: Yale J. Biol. a. Med. **19**, 1017 (1947). — RÜTIMEYER, W.: Blutuntersuchungen bei der pandemischen Influ. 1918/19. Schweiz. med. Wschr. **1921**, 784.

SACHS, P.: Über Störungen des vegetativen Nervensystems (Vegetative Ataxie) als Grippefolge. Münch. med. Wschr. **1938 I**, 313. — SAHLI, H.: Korresp. bl. Schweiz. Ärzte **1919**, 193. — SALK, J. E.: The immunizing effect of calcium phosphate adsorbed influ. virus. Science (Lancaster, Pa.) **101**, 124 (1945). — Variation in influ. viruses. A study of heat stability of the red cell agglutinating factor. Proc. Soc. exper. Biol. a. Med. **63**, 134 (1946 a). — Effect of formalin in increasing heat stability of influ. virus hemagglutinine. Proc. Soc. exper. Biol. a. Med. **63**, 140 (1946 b). — J. Lancet **67**, 18 (1947). — Reactions to influ. virus vaccines. J. Amer. med. Assoc. **134**, 393 (1947). — SALK, J. E., and TH. FRANCIS jr.: Ann. int. Med. **25**, 443 (1946). — SALK, J. E., G. J. LAVIN and TH. FRANCIS jr.: The antigenic potency of epid. influ. virus following in activation by ultraviolet radiation. J. of exper. Med. **72**, 729 (1940). — SALK, J. E., W. J. MENKE and TH. FRANCIS jr.: Identification of influ. virus type A in current outbreak of respiratory disease. J. Amer. med. Assoc. **124**, 93 (1944). — A clinical, epidemiological and immunological evaluation of vaccination against epid. influ. Amer. J. Hyg. **42**, 57 (1945). — SALK, J. E., H. E. PEARSON, P. N. BROWN and TH. FRANCIS jr.: Protective effect of vaccination against induced influ. B. J. clin. Invest. **24**, 547 (1945 a). — SALK, J. E., H. E. PEARSON, P. N. BROWN, C. J. SMYTHE and TH. FRANCIS jr.: Immunization against influ. with observations during an epid. of influ.-A one year after vaccination. Amer. J. Hyg. **42**, 307 (1945 b). — SARRACINO, J. B., and M. H. SOULE: Effect of heat, cold, fatigue and alcohol on resistance of mice to human influ. virus. Proc. Soc. exper. Biol. a. Med. **48**, 183 (1941). — SARTWELL, P. E., and A. P. LONG: The army experience with influ. 1946/47. Amer. J. Hyg. **47**, 135, 142 (1948). — SASLAW, S., H. E. WILSON, C. C. DOAN, O. C. WOOLPERT and J. L. SCHWAB: Reactions of monkeys to exper. induced influ. virus A infection. An analysis of the relative rôles of humoral and cellular immunity under conditions of optimal and deficient nutrition. J. of exper. Med. **84**, 113 (1946). — SCADDING, J. G.: Lung changes in influ. Quart. J. Med. **6**, 425 (1937). — The pneumonias associated with. Quart. J. Med. respiratory infections. Lancet **1948 I**, 89. — SCOCCIA, O.: Policlinico **25**, 1247 (1918). — SCHÄFER, W., and E. TRAUB: Immunisierung von Mäusen gegen Influ. mit Adsorbatimpfstoffen von Viruskonzentraten. Dtsch. Gesundh.wes. **1**, 369 (1946). — SCHAFFER, R., and B. G. SHAPIRO: S. afr. med. J. **15**, 83 (1941). — SCHEER, C.: J. of Immun. **38**, 301 (1940). — SCHERP, H. W., and L. A. CHAMBERS: Resistance of the viruses of poliomyelitis, human influ. and swine influ. to intense vibration. Proc. Soc. exper. Biol. a. Med. **35**, 495 (1936/37). — SCHERP, H. W., E. W. FLOSDORF and D. R. SHAW: J. of Immun. **34**, 447 (1938). — SCHEUNERT, A.: Der

Tagesbedarf des Erwachsenen an Vitamin C. Z. Vitaminforschg **20**, 374 (1949). — SCHINZ, H. R.: Die Influ.-Epidemie bei der Guiden-Abt. 5. Korresp.bl. Schweiz. Ärzte **1918**, 2, 1329, 40. — SCHMORL: Pathologisch-anatomische Mitteilungen über Befunde bei Grippe. Münch. med. Wschr. **1919** I, 394. — SCHNETZ, H., u. ST. GREIF: Das Verhalten der weißen Blutzellen im Sternalmark und im peripheren Blut bei Grippe. Fol. Haemat. **59**, 93 (1938). — SCHOENBACH, E. B., M. S. BRYER, E. A. BLISS and P. H. LONG: Polymyxin. J. Amer. med. Assoc. **136**, 1096 (1948). — SCHOFFIELD, F. W., and N. C. CYNN: Pandemic influ. in Korea, with special reference to its etiology. J. Amer. med. Assoc. **72**, 981 (1919). — China med. J. **33**, 20 (1919). — SCHWAB, J. L., F. C. BLUBAUGH and O. C. WOOLPERT: J. of Bacter. **41**, 59 (1941). — SCHWAB, J. L., S. SASLAW, O. C. WOOLPERT, C. MERINO and C. A. DOAN: Reactions of monkeys to exper. respiratory infections. II. Response to streptococcus hemolyticus group C. Proc. Soc. exper. Biol. a. Med. **48**, 560 (1941). — SCHWANKE, W.: Geschmacksstörungen bei Grippe. Klin. Wschr. **1936** I, 93. — SCHWARTZ, B. S., J. H. MILSTONE, M. BAYLISS and E. DECOURSEY: An influ. index on periodic determination of average antibody titers of population samples. J. of Immun. **54**, 225 (1946). — SEELER, A. O., O. GRAESSLE and W. H. OTT: J. inf. Dis. **79**, 156 (1946). — SEEMEN, O.: Münch. med. Wschr. **1928**, 221. — SELTER, H.: Dtsch. med. Wschr. **1918**, 932. — SHANK, R. E., and C. L. HOAGLAND: J. of biol. Chem. **162**, 133 (1946). — SHARP, D. G., A. R. TAYLOR, I. W. MCLEAN jr., D. BEARD and J. W. BEARD: Densities and sizes of the Influenza viruses A (PR 8 strain) and B (Lee strain) and a swine Influenza virus. J. of biol. Chem. **159**, 29 (1945). — SHARP, D. G., A. R. TAYLOR, I. W. MCLEAN jur., D. BEARD, J. W. BEARD, A. E. FELLER and J. H. DINGLE: Science (Lancaster, Pa.) **98**, 307 (1943). — Isolation and characterisation of Influenza Virus B (Lee Strain). J. of Immun. **48**, 129 (1944). — SHERIS, E., u. G. A. KAUSCHE: Influenza in the european command in 1948/49. 1951 (im Druck). — SHOPE, R. E.: Swine Influenza I. I. Experimental transmission and pathology. J. of exper. Med. **54**, 349 (1931a). — Swine Influenza. III. Filtration experiments and etiology. J. of exper. Med. **54**, 373 (1931b). — Studies on immunity to swine influenza. J. of exper. Med. **56**, 575 (1932). — Infection of ferrets with Swine influenza virus. J. of exper. Med. **60**, 49 (1934). — J. of exper. Med. **62**, 561 (1935). — J. of exper. Med. **63**, 669 (1936). — Immunisation experiments with Swine influenza virus. J. of exper. Med. **64**, 47 (1936b). — Immunological relationship between the swine and human influenza viruses in Swine. J. of exper. Med. **66**, 151 (1937a). — J. of exper. Med. **66**, 151, 169 (1937 a und b). — Ann. int. Med. **11**, 1 (1937 c). — Serological evidence for the occurence of infection with human influ. virus in swine. J. of exper. Med. **67**, 739 (1938). — An intermediate host for the Swine influenza virus. Science (Lancaster, Pa.) **89**, 441 (1939). — The swine lungworm as a reservoir and intermediate host for swine influ. virus. I. The presence of swine influ. virus in healthy and susceptible pigs. J. of exper. Med. **74**, 41 (1941 a); II. The transmission of swine influ. virus by the swine lungworm. J. of exper. Med. **49** (1941 b). — The Influenza of host and intermediate reservoir hoste in determining the epidemiologic pattern of bovine pseudorabies and swine influenza. Arch. Virusforschg **2**, 397 (1942). — SHOPE, R. E., and TH. FRANCIS jr.: J. of exper. Med. **64**, 791 (1936). — SIEDE, W.: Zum Blutbild der Viruskrankheiten. Dtsch. Arch. klin. Med. **195**, 272 (1949). — SIEGEL, M.: The epidemiology of acute respiratory infections conditioned by sulfonamides. VIII. Effect of sulfadiazine on nasopharyngeal carriers of Hemophilus influ., H. hemolyticus and neisseria. Amer. J. Hyg. **46**, 149 (1947). — SIEGEL, M., R. S. MUCKENFUSS, M. SCHAEFFER, H. L. WILCOX and A. G. LEIDER: Study in active immunization against ep. influ. and pneumococc. pneumonia at Letchworth Village (1937—1940). Amer. J. Hyg. **35**, 55 (1942). — SIGEL, M. M., and W. A. DAVIS: Amer. J. Med. Sci. **214**, 132 (1947). — SIGEL, M. M., F. W. SHAFFER and W. HENLE: Epid. of influ. A among recently vaccinated population: Isolation of new strain of influ A-virus. J. of Bacter. **54**, 277 (1947). — SIGEL, M. M., F. W. SHAFFER, M. W. KIRBER, A. B. LIGHT and W. HENLE: Influ. A in a vaccinated population. J. Amer. med. Assoc. **136**, 437 (1948). — SIGURDSSON, B.: Studies on Influenzal infections in the chickembryo. J. of Immun. **48**, 39 (1944). — SINCLAIR, S. E.: Hemophilus influ. type B in acute laryngitis with bacteriemia. J. Amer. med. Assoc. **117**, 170 (1941). — SMADEL, J. E.: Research in virus dis. Bull. U.S. Army med. Dept. **7**, 795 (1947). — SMILLIE, W. G.: Vgl. Diskussion bei FRANCIS. J. Amer. med. Assoc. **122**, 8 (1943). — SMILLIE, W. G., G. H. WARNCOCK and H. J. WHITE: Amer. J. publ. Health **28**, 293 (1938). — SMITH, M. M.: Observations on bacillus (Hemophilus) influ. with special reference to morphology and colonial characters. J. of Hyg. **31**, 321 (1931). — SMITH, W.: Cultivation of the virus of influ. Brit. J. exper. Path. **16**, 508 (1935). — The complement-fixation reaction in influenza. Lancet **1936** II, 1256. — Action of bile salts on viruses. J. Path. a. Bacter. **48**, 557 (1939). — SMITH, W., and C. H. ANDREWES: Serological races of Influenza Virus. Brit. J. exper. Path. **19**, 293 (1938). — SMITH, W., C. H. ANDREWES and P. P. LAIDLAW: A virus obtained from influ. patients. Lancet **1933** II, 66. — Influenza: Experiments on their immunisation of ferrets and mice. — Brit. J. exper. Path. **16**, 291 (1935). — SMITH, W., and C. H. STUART-HARRIS: Influ. infection of man from the ferret. Lancet **1936** II, 121. — SMORODINZEW, A. A., A. J. DROBYSHEVSKAYA and O. J.

SCHISKINA: On the etiology of the 1936 Influenza epidemic in Leningrad. Lancet **1936 I**, 1383. — SMORODINZEW, A. A., A. J. DROBYSHEVSKAYA, S. M. OSTROVSKAYA and O. I. SCHISKINA: Lancet **1936 II**, 1381. — SMORODINZEW, A. A., and S. M. OSTROVSKAYA: The distribution of influenza virus in experimentally infected mice. J. of Path. **44**, 559 (1937a). — SMORODINZEW, A. A., A. G. GULAMOW u. O. M. TSCHALKINA: Über die spez. Prophylaxe der epid. Grippe durch Inhalation antigrippösen Serums. Z. klin. Med. **138**, 756 (1940). — SMORODINZEW, A. A., u. O. J. SCHISKINA: An experimental analysis of the preventive and curative actions of an influenza immune serum. Arch. des Sci. biol. **52**, 132 (1938). — SMORODINZEW, A. A., M. D. TUSKINSKY, A. J. DROBISHEVSKAYA, A. A. KOROVIN and A. J. OSETROFF: Investigation on volunteers infected with the influenza virus. Amer. J. med. Sci. **194**, 159 (1937a). — SMYTHE, P. M.: Hemophilus influ. meningitis treated with streptomycin. Lancet **1948 II**, 485. — SNYDER, T. L., and R. H. BROH-KAHN: Substitution of cystein for protohemin as X-factor for growth of Hemophilus influ. Nature (Lond.) **142**, 153 (1938). — SOLOVIEV, V. D., i V. A. PARUES: Zit. nach VAN ROOYEN S. 629. Cr. Akad. Sci. URSS **51**, 159 (1946). — SPEAR, B. G.: Lancet **1934 II**, 1331. — SPEARES, J.: Boston med. J. **180**, 212 (1919). — SPRUNT, D. H.: Increased suspectibility of mice to swine influenza as a result of methionine infections. Proc. Soc. exper. Biol. a Med. **67**, 319 (1948). — STALLYBRASS, C. O.: The periodicity of influ. Lancet **1920 I**, 372. — Periodicity in influ. Lancet **1946 I**, 631. — STANLEY, W. M.: An evaluation of methods for the concentration and purification of influenza virus. J. of exper. Med. **79**, 255 (1944a). — The size of influenza virus. J. of exper. Med. **79**, 267 (1944b). — Preparation and properties of influ. virus vaccines concentrated and purified by differencial centrifugation. J. of exper. Med. **81**, 193 (1945). — The precipitation of purified concentrated influ. virus and vaccine on calcium phosphat. Science (Lancaster, Pa.) **101**, 332 (1945b). — The efficiency of different Sharples centrifuge bowls in the concentration of tobacco mosaic and influ. viruses. J. of Immunol. **53**, 179 (1946). — STANLEY, W. M., and M. A. LAUFFER: Sedimentation constants of purified preparations of strains of influenza virus. J. physic. a. colloid Chem. **51**, 148 (1947). — STANSFELD, J. M., and C. H. STUART-HARRIS: Clinical study of an outbreak of influ. B.: Lancet **1943 II**, 789. — STAUB, H.: Untersuchungen über den Zuckerstoffwechsel des Menschen. Z. klin. Med. **91**, 59 (1921); **93**, 99 (1922). — STEWART and EVANS: Amer. J. med. Sci. **129** (1930). — STOCK, C. C., and TH. FRANCIS jr.: J. of exper. Med. **71**, 661 (1940). — J. of Immunol. **47**, 303 (1943). STOCKS, P.: Proc. roy. Soc. Med. **37**, 43 (1944). — STOKES, J., jr., A. CHENOWETH, A. D. WALTZ, R. G. GLADEN and D. R. SHAW: Results of immunization by means of active virus of human influ. J. clin. Invest. **16**, 237 (1937). — STOKES, J., jr., and W. HENLE: J. Amer. med. Assoc. **120**, 16 (1942). — STOKES, J., jr., A. C. MCGUINNESS, P. H. LANGUER and D. R. SHAW: Vaccination against epid. influ. with active virus of human influ. Amer. J. med. Sci. **194**, 757 (1937b). — STOKES, J., jr., and T. J. WOLMAN: The probable synergism of human influ. virus and staphylococc. aureus in a rapidly fatal respiratory infection. Internat. Clin. **1**, 115 (1940). — STOLFI, G., e F. DE RITIS: Virus influenzale e ghiandole surrenali. Bull. Soc. ital. Biol. sper. **14**, 116 (1939). — STONE, J. D.: Comparison of the action of V. cholerae encym and viruses on the red cells surface. Austral. J. exper. Biol. a. med. Sci. **25**, 137 (1947). — Prevention of virus infection with encyme of V. chol. I. Studies with viruses of mumps-influenza group in chick-embryos. Austral. J. exper. Biol. a. med. Sci. **26**, 49 (1948). — Prevention of virus infection with encyme of V. cholerae. II. Studies with influenza virus in mice. Austral. J. exper. Biol. a. med. Sci. **26**, 287 (1948b). — STONE, J. D., and F. M. BURNET: Austral. J. exper. Biol. med. Sci. **23**, 205 (1945). — The action of halogens on influenza virus with special reference to the action of jodine vapour on virus mists. Austral. J. exper. Biol. a. med. Sci. **23**, 206 (1945). — STRAUB, M.: J. Path. a. Bacter. **45**, 75 (1937). — STRAUB, M., J. MULDER, A. ARENDS, J. A. R. VAN BRUGGEN and L. BIJLMER: Epithelial lesions in the respiratory tract in human influenzal pneumonia. J. Path. a. Bacter. **60**, 429 (1948). — Ned. Tschr. Geneesk. 1948, 34, 2563. — STUART-HARRIS, C. H.: Brit. J. exper. Path. **17**, 324 (1936/37). — Influ.-infection of rats an guinea pigs. Brit. J. exper. Path. **18**, 485 (1937). — Brit. med. J. **1937 II**, 516. — Influ. epidemics and the influ. viruses. Brit. med. J. **1945 I**, 209, 251. The general practitioner and the influ.-problem. Brit. med. J. **1947 II**, 994. — Practitioner **1949**, 481. — STUART-HARRIS, C. H., and TH. FRANCIS jr.: Resistance of regenerating respirat. epithelium to reinfection and to physicochemical injury. J. of exper. Med. **68**, 803 (1938). — STUART-HARRIS, C. H., R. E. GLOVER and K. C. MILLS: Influ. in Britain, 1942/43. Lancet **1943 II**, 790. — STUART-HARRIS, C. H., W. SMITH and C. H. ANDREWES: The influ. epid. of January-March 1939. Lancet **1940 I**, 205. — SVEDMYR, A.: Studies on a factor in normal allantoic fluid inhibiting influenza virus haemagglutination occurence, physico-chemical properties and mode of action. Brit. J. exper. Path. **29**, 295 (1948a). — Studies on a actor in normal allantoic fluid inhibiting influenza virus haemagglutinatin. Virus inhibitors interaction. Brit. J. exper. Path. **29**, 309 (1948b). — SWAN, CH.: Rubella in pregnancy as an etiological factor in stillbirth. Lancet **1948 I**, 744. — SYDENSTRICKER, E.: Preliminary statistics of the influ. epidemics. Publ. Health. Rep. **33 II**, 2, 2305 (1918). — The incidence of influ. among persons of different economic status during the epid. of 1918. Publ. Health. Rep. **46**, I, 154 (1931).

TAYLOR, A. R.: Chemical analysis of the influenza viruses A (PR 8 strain) and B (Lee strain) and the swine influenza virus. J. of biol. Chem. **153**, 675 (1944). — TAYLOR, A. R., D. G. SHARP, D. BEARD, J. W. BEARD, J. H. DINGLE and A. E. FELLER: Isolation and characterisation of influenza A virus (PR 8 strain). J. of Immun. **47**, 261 (1943a). — TAYLOR, A. R., D. G. SHARP, J. W. MCLEAN jr., D. BEARD, J. W. BEARD, J. H. DINGLE and A. E. FELLER: Relation of viral concentration to the infectivity for chick-embryos of influenza virus B (Lee strain). J. of Immun. **48**, 191 (1944a). — Purification and character of the swine influenza vir. Science (Lancaster, Pa.) **98**, 587 (1943b). — J. of Immun. **48**, 361 (1944b). — TAYLOR, R. M.: Detection of human influenza virus in throat washings by immuniting response in syrian hamster. (Crosetus auratus.) Proc. Soc. exper. Biol. a. Med. **43**, 541 (1940). — Experimental infection with influenza A virus in mice. The increase in intrapulmonary virus after inoculation and the influence of various factors thereon. J. of exper. Med. **73**, 43 (1941). — J. of exper. Med. **73**, 43 (1941 a). — Studies an survival of influenza virus between epidemics and antigenic variants of the virus. Amer. J. publ. Health **39**, 171 (1949). — J. of Immun. **41**, 453 (1941 b). — TAYLOR, R. M., and M. DREGUSS: Experiments in immunization against influ. with formal-dehyde-inactivated virus. Amer. J. Hyg., Sect. B **31**, 31 (1940). — Serial passage of the human influenza virus in the european hamster. Proc. Soc. exper. Biol. a. Med. **43**, 100 (1940). — J. inf. Dis. **68**, 79 (1941). — TAYLOR, R. M., A. S. PARODI and R. J. CHIALVO: Rev. Inst. bacter. Buenos-Aires **11**, 466 (1942/43). — THOMAS, L., G. S. MIRIK, E. C. CURNEN, J. E. ZIEGLER jr. and F. L. HORSFALL jr.: Studies on primary atypical pneumonia. II. Observations concerning the relation ship of a non hemolytic streptococcus to the dis. J. clin. Invest. **24**, 227 (1945). — THOMPSON, O.: Ein vermehrungsfähiges Agens als Veränderer des isoagglutinatorischen Verhaltens der roten Blutkörperchen, eine bisher unbekannte Quelle der Fehlbestimmung. Z. Immun.forschg **52**, 85 (1927). — THOMSEN, D., and R. THOMSEN: Brit. med. J. **1935 II**, 62. — TOPLEY and WILSON: Hemophilus influ. Principles of bacter. and immunol., Bd. 1, S. 786. London: E. Arnold & Co. 1947. — DE TORREGROSA, V. M., and TH. FRANCIS jr.: J. inf. Dis. **68**, 59 (1941). — TOWNSEND, J. F.: Ann. med. History **5**, 533 (1933). — TRAUB: Berl. u. Münch. tierärztl. Wschr. **1943**. Zit. nach BIELING und HEINELIN, S. 66. 1947. — TREUPEL, G.: Dtsch. med. Wschr. **1920**, 1159. — TRIMBLE, G. X.: Rep. of an influ. type A epidemic. J. Lancet **68**, 50 (1948). — TULLOCH, W. J.: Edinbourgh med. J. **46**, 117, 200, 278, 340, 415 (1939). — TURNER, T. B.: The preservation of virulent treponema pallidum and treponema pertenue in the frozen state; with a note on the preservation of filterable viruses. J. of exper. Med. **67**, 61 (1938). — TURNER u. JACKSON: Brit. J. exper. Path. **24**, 121 (1943). — TWYBLE, E., and H. MASON: Hemagglutination by products of influenzal virus using infected mouse-lung and chick-embryo as the source of virus. J. of immun. **49**, 73 (1944).

ÜBERMUTH, H.: Grippe und Bauchfellentzündung. Dtsch. Z. Chir. **250**, 149 (1938). — UNGAR, J., and R. F. HUNWICKE: Brit. med. J. **1941 II**, 12. — *U.S. Nav. Med. Lab.*: Experimental human influenza. Amer. J. med. Sci. **207**, 306 (1944b). — *U.S. Naval Laboratory Research Unit. No 1*: Nav. med. Bull. Washington **40**, 839 (1942 b); **42**, 27 (1944 c).

VADEN, E. B. u. Mitarb.: Meningitis due to double Infections. J. Amer. med. Assoc. **143**, 1402 (1950). — VALENTINE, F. C. O., and T. M. RIVERS: J. of exper. Med. **45**, 993 (1927). — VALLS, C. A.: Inoculation du virus grippal. C. r. Soc. biol. Paris **126**, 1230 (1938). — VAN DER VEEN J., u. J. MULDER: Studies on the antigenic composition of human influenza virus strains with the aid of the haemagglutination inhibition technic. Onderzoekingen en mededelingen uit het instituut voor praeventieve geneeskunde, Leiden, H. E. STENFERT KROESE's Uitgevers-Mij N. V. H. 6. 1950. — VAUGHAN, B. T.: Influenza: An epidemiologic study. Amer. J. Hyg. Monograph No 1, 1921. — VAUGHAN, V. C.: Epidemiology and Publ. Health. 1. Respiratory infections. St. Louis: C. V. Mosby, Co. 1922/23. — VIEGENER, TH.: Eine seltene Grippekomplikation (Leberparenchymerkrankung). Med. Welt **3**, 647 (1929). — VIEUCHANGE, J.: Sur la sensibilité de certaines espèces simiennes (Macacus rhesus en particulier) en virus grippal. Bull. Acad. Méd., Par. **121**, 100 (1939). — C. r. Soc. Biol. Paris **134**, 391 (1940). — VILCHES, A. M., F. E. AGUIVAGA, A. S. PARODI u. R. J. CHIALVO: Rev. Inst. Bact. Buenos Aires **12**, 15 (1943). — VILCHESA, A., and G. HIRST: Interference between neurotropic and other unrelated viruses. J. of Immun. **57**, 125 (1947). — VILTER, R. W., S. P. VILTER and T. D. SPIES: Determination of the codehydrogenases I and II (Cozymase) in the blood of diabetics in severe acidosis. Amer. J. med. Sci. **197**, 322 (1939). — VIVELL, OSKAR: Über Interferenzerscheinungen bei Infektionskrankheiten. Erg. inn. Med. **2**, 680 (1951). — VOLKERT, M., C. PIERCE, F. L. HORSFALL and R. DUBOS: The enhancing effect of concurrent infection with pneumotropic viruses on pulmonary tuberculosis in mice. J. of exper. Med. **86**, 203 (1947).

WÄTJEN, J.: Dtsch. med. Wschr. **1937**, 993. — WAGNER, R. R., and J. L. BENETT jr.: The production of fever by influenzal viruses. III. Effect of receptor destroying substances. J. of exper. Med. **91**, 135 (1950). — WAKSMAN, S. A., H. A. LECHEVALIER and D. A. HARRIS: Neomycin-production and antibiotic properties. J. clin. Invest. **28**, 934 (1949). — WALKER, D. L., and F. L. HORSFALL jr.: Lack of identity in neutralising and haemagglutination inhibiting antibodies against influenza viruses. J. of exper. Med. **91**, 65 (1950). —

Walther, F.: Über Grippepsychosen. Bern: E. Bircher A. G. 1923. — Wang, C. J.: The relation of infection and haemagglutination titers to the adaption of influenza virus to mice. J. of exper. Med. 88, 515 (1948). — Ward and Fothergill: Amer. J. Dis. Childr. 13 (1932). — Ward, Thomas G., and E. Bernice: An antigenically distinct subtype of influenza virus A which is virulent for mice in primary passage of allantoic fluid. Science (Lancaster, Pa.) 112, 501 (1950). — Wassmund: Münch. med. Wschr. 1930, 892. — Waters, H. G.: Brit. med. J. 1920 II, 591. — Wauchope, G. M.: Lancet 1935 I, 879, 949. — Webster, J. H. D.: The periodicity of influenza. Edinburghs med. J. 104, 348 (1940). — Weil, M. L., J. W. Beard, D. Beard and D. G. Sharp: The purification and sedimentation and electron micrographic characters of the mumps virus. Proc. Soc. exper. Biol. a. Med. 68, 309 (1948). — Weit, J. M.: The incidence of protective antibodies against influ.-viruses A and B among Cubillo Indians of the Vaupés territory Colombia. Amer. J. Hyg. 41, 137 (1945). — Weisflog, G.: Expériences faites lors de l'épidemie de l'hiver 1948/49. Bull. eidgen. Gesundh.amt, Beil. B 1949, 125. — Weller, T. H., F. S. Cheever and J. F. Enders: Immunol. reaction following the intradermal inoculation of influ. A and B vaccine. Proc. Soc. exper. Biol. a. Med. 67, 96 (1948). — Wells, W. F.: Zit. nach W. G. Smillie 1943. — Wells, W. F., and H. W. Brown: Amer. J. Hyg. 24, 407 (1936). — Wells, W. F., and W. Henle: Proc. Soc. exper. Biol. a. Med. 48, 298 (1941). — Wells, W. F., and M. W. Wells: Air borne infections. J. Amer. med. Assoc. 107, 1698, 1805 (1936). — Wheeler, A. H., and W. J. Nungester: Science (Lancaster, Pa.) 100, 523 (1944). — White, P.: The potential diabetic child. J. Amer. med. Assoc. 88, 170 (1927). — Wiener, M., W. Henle and G. Henle: J. of exper. Med. 83, 259 (1946). — Wickoff, R. W. G.: Filaments in cultures of bacteriophag. Experientia 6, 66 (1950). — Wiese, E.: Erfahrungen mit der Chininprophylaxe der Grippe. Dtsch. med. Wschr. 1941 I, 713. — Williams, J. L., and G. F. Dick: Decreased dextrose tolerance in ac. infect dis. Arch. int. Med. 50, 801 (1932). — Williams, A. W., M. Nevin and C. P. Gurley: Studies on ac. respir. infections. J. of Immun. 6, 5 (1921). — Wilson, H. E., S. Saslaw, Ch. A. Doan, O. C. Woolpert and J. L. Schwab: Reaction of monkeys to exper. mixed influ. and Streptococc. infections. J. of exper. Med. 85, 199 (1947). — Wirth, J.: Etude et utilisation pour la vaccination des souches de virus grippal isolées a Genève en 1949. Praxis 1950, 290, 1307. — Wirth, J., et Barsky: Cultures épithéliales pures sur membranes plastiques: Préparations rapides de cultures colorables comme des frottis. Ann. Inst. Pasteur 73, 987 (1947). — Wirth, J., et Fr. Thélin: Isolement d'un agent apparenté au virus de Coxsackie: Application au diagnostic clinique au moyen de la réaction de fixation du complément. Praxis 1950, H. 44, 949. — Wolff, H. L.: Een influ. B-infectie met meningismus. Nederl. Tijdschr. Geneesk. 1948, 23, 1678. — Wollenman, O. J., jr., and M. Finland: Pathology of staphylococcal pneumonia complicating clinical influ. Amer. J. Path. 19, 23 (1943). — Wollenweber, M.: Arch. Kinderheilk. 90, 3. — Wollstein: J. of exper. Med. 14 (1911). — Wolpers, C.: Zur Feinstruktur der Erythrocytenmembran. Naturwiss. 29, 416 (1941). — Woolley, D. W.: Purification of an influenza virus substrate and demonstration of its competition antagonism to apple pectin. J. exper. Med. 89, 11 (1949). — Woolpert, F. C., F. W. Gallagher, L. Rubinstein and N. P. Hudson: Propagation of the virus of human influenza in the guinea pig fetus. Amer. J. Path. 16, 636 (1938). — J. of exper. Med. 68, 313 (1938). — Wright, J., R. Cruickshank and W. Gunn: Brit. med. J. 1944 I, 611.

Yamanouchi, T., K. Sakakami and S. Iwashima: The infecting agent of influ.; an exper. research. Lancet 1919 I, 971. — C. r. Acad. Sci. Paris 168, 1346 (1919).

Zellat, J., and W. Henle: J. of Immun. 42, 239 (1941). — Ziegler, J. E., E. C. Curnen, G. S. Mirik und F. L. Horsfall jr.: Diagnosis of ac. respir. tract infections. Amer. J. med. Sci. 213, 268 (1947). — Ziegler, J. E., and F. L. Horsfall: J. of exper. Med. 79, 361 (1944 a). — Ziegler, J. E., G. J. Lavin u. F. L. Horsfall jr.: J. of exper. Med. 79, 371 (1944 b). — Zinnemann, K.: Survey of outcome of 20 cases of Hemophilus influ. meningitis related to bacter. type. Brit. med. J. 1946 II, 1931. — Zinsser, H., u. S. Bayne-Jones: A textbook of bacteriology, 8. Aufl. S. 357. New York: D. Appleton-Century Comp. Inc. 1939. Zwart Voorspnij, A. J.: A new and simple method for the purification and concentration of influenza virus. Experientia 5, 474 (1949).

Nachtrag zu Influenzavirus S. 353, 370 und 372.

Nach Versuchen an der überlebenden Chorioallantoismembran und an Mäusen hemmen Inhibitoren der Succinodehydrase (Malonat oder Fluoracetat) durch Unterbrechung des Citronensäurecyclus die Vermehrung von PR 8-Virus, ebenso dl-Methoxinin und dl-Äthionin als Konkurrenzsubstrate der essentiellen Aminosäure l-Methionin (Ackermann 1951 a—c).

Literatur. Ackermann, W. W.: Concerning the Relation of the Krebs cycle to virus propagation. J. of biol. Chem. 189, 421 (1951 a). — The relation of the Krebs cycle to viral synthesis. II. The effect of sodium fluoracetate on the propagation of Influ. virus in mice. J. of exper. Med. 93, 635 (1951 b). — The role of l-Methionin in virus propagation. J. of exper. Med. 93, 337 (1951 c).

Schnupfen.

Von

Hermann Baur.

Synonyma. Virusschnupfen, akuter Nasenkatarrh, akute Rhinitis, akute Coryza, Erkältungskrankheit, common cold, head cold, snuffles, rhume de cerveau, romadizo, la monga.

Der akute Schnupfen besteht in einer Entzündung der Schleimhaut des obersten Respirationstractus, vor allem der Nase und des Pharynx. Die unkomplizierte Erkrankung ist an sich harmlos, hat aber infolge ihrer Häufigkeit große sozialökonomische Bedeutung.

Ätiologie. KRUSE gelang schon 1914 mit filtriertem Nasensekret von Schnupfenkranken die experimentelle Übertragung von Mensch zu Mensch. Er postulierte ein *Virus* (Aphanozoon) als Erreger. Spätere Untersuchungen bestätigten dies (FOSTER 1916, 1917; DOLD 1917; OLITSKY und MCCARTNEY 1923; ANDREWES und OAKLEY 1931/32; LONG und Mitarbeiter, 1930/31; WALKER 1931/32; ANDREWES und Mitarbeiter, 1947). Nach den Versuchen der *Commission on ac. Resp. Dis.* (1947 a, b) und von DINGLE (1947) auf gekreuzte Resistenz ist das Schnupfenvirus von einem ARD-Virus (= undifferentiated acute respiratory disease mit Pharyngitis) und vom Virus der primär atypischen Pneumonie verschieden (vgl. S. 413). DOCHEZ und Mitarbeiter (1928/9; 1930) und SHIBLEY, MILLS und DOCHEZ (1930) gelang mit bakterienfreien Seitzfiltraten der Nasenspülflüssigkeit von Schnupfenkranken die experimentelle Erzeugung von Schnupfen an Schimpansen, welche auch häufig durch natürliche Infektion Schnupfen bekommen. Das Virus wächst in der Gewebskultur mit Hühnerembryogewebe (POWELL und CLOWES, 1931/2; DOCHEZ u. a., 1931) und anaerob in der Chorioallantois des Hühnerembryo und bleibt infektiös (KNEELAND und Mitarbeiter 1936; POLLARD und CAPLOVITZ 1947; WARD und PROCTON 1950). Es ist nicht sicher, ob alle Untersucher wirklich unverändertes Schnupfenvirus und nur dieses in Händen hatten. Denn es ist bekannt, daß auch das Virus der primär atypischen Pneumonie außer der typischen Lungeninfiltration experimentell eine leichte Form der Erkrankung produziert, welche dem Schnupfen sehr ähnlich ist, sich aber davon durch eine 14tägige Inkubationszeit unterscheidet (*Commission on Ac. Resp. Dis.* 1946). Einige Eigenschaften der durch Eipassagen gewonnenen Schnupfenvirusstämme sind von nativem Virus verschieden: Die Inkubationszeit kann sich z. B. von 36—48 Std auf 7—24 Std verkürzen. Nach einzelnen Passagen war das Virus nicht mehr nachweisbar, es ging auf menschlichen Individuen nicht mehr an. Nach anderen Passagen konnten von 60 Menschen 57 infiziert werden. Dies steht wiederum in Gegensatz zu den in der Regel nur 50%igen Inoculationserfolgen mit frischem Nasenwaschwasser von Schnupfenkranken. Die Symptome des experimentellen Schnupfens nach Eipassage waren oft milder als diejenigen des Virusspenders. So trat z. B. die charakteristische wäßrig-seröse Exsudation nicht mehr auf (TOPPING und ATLAS 1947; POLLARD und CAPLOVITZ 1947). Differenzen in der Infektiosität von nativem Schnupfenvirus verschiedener Provenienz oder nach Eipassagen sowie Analogieschlüsse zu andern Virusarten (z. B. Influenza, vgl. S. 364) lassen vermuten, daß es verschiedene

Stämme des Schnupfenvirus gibt. Dies läßt sich aber mangels spezifischer Serumantikörper vorderhand nicht beweisen.

Der durch Eipassagen gezüchtete Virusstamm von TOPPING und ATLAS (1947) (MR 1) ist nicht pathogen für die gebräuchlichen Laboratoriumstiere und agglutiniert Hühnererythrocyten nicht. Er verursacht am Menschen keinen Antikörperanstieg gegen Influenza A- oder B-Virus. Auch nach CHAPMAN und HYDE (1940) unterscheidet sich die Schnupfen- von der Grippeinfektion des Menschen immunologisch. Ein experimentell erzeugter Schnupfen schützt den Affen nicht gegen Grippeinfektion (SHIBLEY und Mitarbeiter 1930).

Das Schnupfenvirus ist bei —70 bis —50° C wochenlang haltbar. Nach WYCKOFF (1947) zeigt es im Elektronenmikroskop Viruspartikel von derselben Größenordnung wie das Influenzavirus, die aber davon leicht zu unterscheiden sind (vgl. dazu KAUSCHE und SHERIS S. 444).

Beim Menschen gelang es bisher nicht, nach der natürlichen Erkrankung spezifische Antikörper im Serum nachzuweisen. Schimpansen sind nach natürlicher und experimenteller Infektion während 3—4 Monaten gegen eine Reinfektion resistent (DOCHEZ und Mitarbeiter 1938). Nach klinischen Beobachtungen ist beim Menschen nach der Erkrankung eine vorübergehende Resistenz von höchstens einigen Wochen vorhanden, nach PAUL und FREESE (1933) im Mittel 7 Wochen. 10 Versuchspersonen waren, eine Woche nach zweimaliger subcutaner Injektion von infizierter Chorioallantoisflüssigkeit im Abstand von einer Woche, gegen intranasale Inoculation mit Seitz-Filtraten der Nasenspülflüssigkeit von frischen spontanen Schnupfenfällen anscheinend immun, im Gegensatz zu Kontrollpersonen (POLLARD und CAPLOVITZ 1947).

Über die Inkubationszeit bei der experimentellen Übertragung am Menschen besteht keine Einigkeit, da offenbar verschiedene Stämme des Schnupfenvirus mit unterschiedlichen Eigenschaften zur Untersuchung gelangten: Eine eintägige Inkubationszeit beschrieben DOCHEZ und Mitarbeiter (1930) und LONG und Mitarbeiter (1931), während die *Common cold Research Unit.* (1947) eine solche von 2—3 Tagen angibt, in einem Teil der Fälle sogar von 4—9 Tagen (vgl. WARD und PROCTOR 1950). Bei den Viruszüchtungsversuchen auf Eiern verkürzte sich die ursprüngliche Inkubationszeit von 36—48 Std des nativen Virus nach Eipassagen auf 7—24 Std (TOPPING und ATLAS 1947).

Bisher stand zur Identifizierung des Schnupfenvirus nur der zeitraubende Inoculationsversuch am Menschen oder Menschenaffen zur Verfügung. ATLAS und HOTTLE (1948) geben eine empirisch gefundene Titration des Virus (MR 1) mit einem Tryptophan-Perchlorsäurereagens an, deren photometrisch meßbare Färbung der Infektiosität am Menschen parallel geht, deren Spezifität aber noch geprüft werden muß.

Epidemiologie und konditionelle Faktoren. Der Schnupfen gehört zu den häufigsten Erkrankungen überhaupt. An großem statistischem Material wurde errechnet, daß je 1000 Individuen im Jahr in verschiedenen untersuchten Gruppen 300—4000 Erkältungskrankheiten vorkommen, wovon wohl der größte Teil auf Schnupfenvirusinfektion beruht (TOWNSEND und SYDENSTRICKER 1927; SMILEY 1929/1944; KEEFER 1943; GREENSPAN 1943). Der Schnupfen wird wie die Influenza durch Tröpfchen- oder Kontaktinfektion übertragen (vgl. S. 354). Die Infektiosität erstreckt sich über den Zeitraum von 6 Std vor bis 2 Tage nach dem Beginn der Symptome, mit Maximum am 1. Tag. Über Virusträger ohne manifeste Erkrankung ist nichts Sicheres bekannt; deren Existenz ist aber sehr wahrscheinlich. In einer isolierten Wohngemeinschaft kann *ein* Schnupfenkranker nachweislich der Ausgangspunkt für eine große Infektionskette und Durchseuchung sein (PAUL und FREESE 1933; DOCHEZ und Mitarbeiter 1938; SMILLIE 1940).

Abkühlung steigert die Anfälligkeit. Aber auch Rauchen, schlechte Lüftung, Nahrungsmittelallergie, chronische Infekte, die Menstruation usw. können zur Auslösung beitragen (Literatur bei Brown und Mitarbeiter 1945). Namentlich zu Beginn der naßkalten Jahreszeit, im Frühjahr und bei jedem plötzlichen Temperatursturz können Epidemien auftreten. Epidemiologische Maxima finden sich in der Regel im Januar-Februar, April-Mai und September-Oktober. Im Januar-Februar ist die Schwere der Infektion und die Anzahl bakterieller Komplikationen am größten (Diehl 1933; Keefer 1943; Hilding 1944). Ausführliche Darstellungen der Geschichte und der Theorien der Erkältungslehre, sowie der älteren experimentellen Befunde und der Literatur finden sich bei Ruhemann (1898), Sticker (1916), Schade (1919/20), Staehelin (1927), Lucke (1941) und in diesem Handbuch Bd. VI (Grosse-Brockhoff). Eine bis 4fache Zunahme an Erkältungskrankheiten bei Abkühlung, namentlich durch Wind, Feuchtigkeit und Temperatursturz mit Regen, wurde sowohl für „abgehärtete" Frontsoldaten als auch für nicht wetterexponierte Stadtmenschen statistisch erwiesen (Schade 1919/20; Gähwyler 1922; Loghem 1928/30; Brown und Mitarbeiter 1945). Abkühlung spielt auch für das Manifestwerden der von Kausche und Sheris beschriebenen Schnupfenkrankheit (s. S. 444) beim Menschen und im Tierversuch eine hervorragende Rolle.

Beobachtungen an isolierten Wohngemeinschaften (Spitzbergen, Schiffsbesatzungen) haben aber ergeben, daß das Einschleppen des Virus von außen von größerer Bedeutung ist als die Klimafaktoren (Paul und Freese 1933). Eine plötzliche Abkühlung bzw. Erkältung kann dann die manifeste Erkrankung hervorrufen, wenn kurz vorher eine Infektion stattfand, welche zunächst latent blieb. Trockene Kälte unter 0° C scheint weniger schädlich zu sein als regnerisches, nebliges Wetter bei Temperaturen über 0° C (vgl. Amelung 1940). Experimentelle Abkühlung der Körperoberfläche kann zu einer Temperaturabnahme der Nasenschleimhaut um 6° C führen (Mudd und Mitarbeiter 1921). Nach Schmidt und Kairies (1931) und Spiesman (1941) zeigen dabei Versuchspersonen mit Neigung zu häufiger Schnupfeninfektion in der Nasenschleimhaut verzögerte Temperaturabnahme und -rückkehr zur Norm. Bei gewissen Individuen antwortet die Nasenschleimhaut auf Abkühlung aber auch mit Temperaturanstieg. Munk (1934) beobachtete nach Abkühlung auch eine Erhöhung der elektrischen Potentialdifferenz zwischen der Nasenschleimhaut und der Haut der Hand. In den tropischen Zonen ist der Schnupfen seltener und verläuft milder (Milan und Smillie 1931). Bei dazu disponierten Personen tritt der Schnupfen immer wieder auf. Die Disposition kann allgemein sein (Konstitution, Lebensweise) oder lokal (Nasenpolypen, Muschelhyperplasie, Deviatio septi).

Die gemischte Bakterienflora des Nasopharynx spielt wohl genetisch eine ähnliche Rolle wie bei der Influenza (vgl. S. 374): α-, γ- und β-hämolytische Streptokokken, Staphylococcus albus und aureus, Pneumokokken, Haemophilus influenzae, Micrococcus catarrhalis, diphtheroide Stäbchen usw. kommen zum Teil nebeneinander vor. Die Mischflora ist an weit auseinanderliegenden geographischen Orten nicht wesentlich verschieden (Bloomfield 1921; Burky und Smillie 1929). In der isolierten Bevölkerung von Spitzbergen waren Pneumokokken und hämolytische Streptokokken selten (Paul und Freese 1933). In verschiedenen Jahren und Jahreszeiten kann eine Bakterienart überwiegen (Walker 1929). Im mucopurulenten Stadium des Schnupfens nimmt die Zahl der verschiedenen Bakterien der Mischflora zu. Ätiologisch sind die Bakterien für das Zustandekommen der Schnupfeninfektion wohl nicht von Bedeutung. Dagegen können sie durch die befördernde und wegbereitende Wirkung des Schnupfenvirus für das Individuum pathogen werden und auch epidemiologisch im Verlauf einer Schnupfenepidemie für die Verbreitung von bakteriellen Erkrankungen des Respirationstractus bedeutsam werden. Die wachstumsfördernde

Wirkung des Schnupfenvirus auf die Nasen- und Rachenbakterien wurde am Menschen und am Affen erwiesen (BLOOMFIELD 1921; SHIBLEY und Mitarbeiter 1926/30; DOCHEZ und Mitarbeiter 1932/33). Auch Untersuchungen an Kleinkindern weisen darauf hin, daß das Virus allein nur zu leichter Erkrankung führt, jedoch die Empfänglichkeit der Schleimhaut für die Bakterien erhöht. Diese sind verantwortlich für einen schweren Verlauf und für die Komplikationen (KNEELAND 1930; KNEELAND und DAWES 1932; SMILLIE 1940). Der Schnupfen kann auch die Pathogenität eines anderen Virus oder dessen epidemiologische Verbreitung fördern. Am bekanntesten ist der Schnupfen als Schrittmacher für das Influenzavirus (vgl. S. 354). Es ist nicht zu entscheiden, ob die pathogenitätsfördernde Wirkung des Schnupfenvirus für das Wachstum der Bakterien und anderer Virusarten auf direkter Stimulation der letzteren beruht, auf der Schaffung von besseren Wachstumsbedingungen oder auf Herabsetzung der Widerstandsfähigkeit der Zellen.

Symptomatologie. Der Schnupfen beginnt mit den *Symptomen* der katarrhalischen Rhinopharyngitis, zuerst mit kitzelndem, kratzendem oder brennendem Gefühl in Rachen und Nase, häufig mit Niesen. Das anfänglich wäßrige Nasensekret verursacht Rötung der Naseneingänge und der Oberlippe, oft auch Ekzem- und Rhagadenbildung. Schleimhautschwellung behindert oder verunmöglicht die Nasenatmung. Die Geruchs- und Geschmacksempfindung ist gestört. Es können vorhanden sein: Leichtes und kurzdauerndes Fieber, Frösteln, allgemeines Krankheitsgefühl mit leichter Benommenheit und Anorexie, Kopf- und Halsschmerzen, Schwerhörigkeit durch Tubenverschluß oder Conjunctivitis mit Tränenfluß. Nach 2—3 Tagen wird das Nasensekret mucopurulent. Die einfache Erkrankung dauert einige Tage bis etwa 2 Wochen. Mögliche bakterielle Komplikationen sind: Akute Bronchitis, Tonsillitis, Otitis media und Sinusitis mit deren Folgezuständen.

Differentialdiagnostisch ist der Virusschnupfen von folgenden Erkrankungen zu unterscheiden: Rhinitis allergica (Rhinopathia vasomotorica, angioneurotica, anaphylactica, nervosa; am häufigsten Heuschnupfen), Irritationsrhinitis durch direkte Einwirkung chemischer Agentien (Säure-, Bromdämpfe usw.), chronische Rhinitis hyperplastica, chronische Rhinitis atrophicans, chronische Rhinitis atrophicans foetida (Ozaena), Rhinitis sicca anterior, bei Säuglingen der symptomatische Schnupfen infolge Diphtherie, Gonorrhoe und Syphilis. Alle diese Rhinitiden treten im Unterschied zum Virusschnupfen nicht epidemisch und nicht offensichtlich im Zusammenhang mit einer Erkältung auf. Die Differentialdiagnose macht infolge ihrer besonderen Ursachen oder ihres chronischen Verlaufes meist keine besonderen Schwierigkeiten (Einzelheiten in der otorhinolaryngologischen Literatur). Rhinitis gehört nicht zum Krankheitsbild der unkomplizierten Influenza, kann aber bei gleichzeitiger Infektion durch beide Virusarten das Krankheitsbild der Grippe verschleiern, namentlich zu Beginn einer Grippeepidemie (vgl. S. 351, 353). Die Viruspneumonie kann zu Beginn ebenfalls mit einer ausgeprägten Rhinitis einhergehen (vgl. S. 413), unterscheidet sich aber vom Virusschnupfen durch hohes Fieber und die Lungensymptome.

Über eine besondere, in Mitteldeutschland beobachtete Schnupfenform berichten KAUSCHE und SHERIS in bisher unveröffentlichten Versuchen (Heidelberg). Die Erkrankung geht einher mit schwerem, lang dauerndem Schnupfen und bronchitischen Erscheinungen (Brustschmerzen, blutiger Nasenschleim, eosinophile Infiltration der Nasenschleimhaut, Kopf- und Gelenkschmerzen). Rachenspülwasser erzeugt auf der Allantoismembran große Blasen. Das Membranmaterial verursachte nach nasaler Instillation bei Meerschweinchen und Ratten (6 Passagen) ein ähnliches Krankheitsbild wie beim Menschen. Elektronenmikroskopisch fanden sich 8—12 mμ große Partikel.

Pathologisch-anatomisch ist die Nasenschleimhaut bei Schnupfen gerötet, geschwollen und mit Sekret bedeckt. HILDING (1930, 1944) machte an Hand von Biopsien aus der Nasenschleimhaut von Schnupfenkranken folgende Angaben über den Verlauf der histologischen pathologisch-anatomischen Befunde: Zu Beginn besteht intercelluläres Ödem in der Submucosa und zwischen den Epithelzellen, welche aufgelockert, vacuolisiert oder schaumig erscheinen und oberflächlich abschilfern. Die Ciliarepithelzellen lösen sich unter lebhafter Flimmerbewegung ihrer Cilien aus dem Verband, namentlich bei leicht alkalischem p_H. Nahe der Epitheloberfläche bildet sich eine nekrotische Zone von oft beträchtlicher Tiefe. Zuletzt löst sich das ganze Epithel auf. Viele oder gar alle Cylinderzellen sind am 3. Tag verschwunden, sogar ein Teil der Basalzellen, oft bleibt nur eine einzige Zellschicht über der Basalmembran übrig. In diesem Stadium enthält das Nasensekret viele Epithelzellen. Die celluläre Infiltration der Submucosa setzt sich aus verschieden geformten mononucleären, polymorphkernigen und einigen eosinophilen Zellen zusammen. Sie nimmt auch nach Rückbildung des Submucosaödems noch zu. Am 2. und 3. Tag finden sich im Epithel, auf dem Weg zur Oberfläche, Granulocyten und Makrophagen. Ihre Zahl nimmt während des mucopurulenten Stadiums noch zu. Indessen beginnt bereits die Restitution des Epithels. Die übriggebliebenen Epithelzellen proliferieren an der Oberfläche und bilden ein Syncytium. Am 8. Tag bildet sich wieder ein mehrschichtiges Epithel mit granulocytärer Infiltration, am 10. Tag strecken sich die oberflächlichen Zellen in die Länge und haben am 14. Tag die Cylinderzellform wieder erreicht. Bakterien finden sich nur im Sekret, nicht im Epithel oder in der Submucosa. Es sind keine Einschlußkörper vorhanden.

Das pathologisch-anatomische Bild der Epithelschädigung bei Schnupfen ist im zeitlichen Ablauf und in vielen Einzelheiten ähnlich demjenigen der Schädigung des Bronchialepithels bei Influenza (vgl. S. 379).

Das p_H des Nasensekretes, in situ normalerweise nahezu neutral (NUNGESTER und ATKINSON 1949), wird während des wäßrigen Stadiums eher etwas alkalisch, während des mucopurulenten Stadiums oft leicht sauer (HILDING 1930, 1944; MITTERMAIER 1930; BUHRMESTER 1933; FABRICANT 1941). Der Lysozymgehalt des Sekretes ist bei Beginn des Schnupfens herabgesetzt und steigt kurz vor der Heilung wieder an (HILDING 1934; CAHN-BRONNER 1942). Der Anstieg des Eiweißgehaltes im Nasen- und Mundsekret, der zu Beginn einer Erkältungskrankheit nachweisbar ist, kann in Parallele zur Kältealbuminurie gesetzt werden und verbessert den Nährboden für die Bakterien (HAAG 1928). Im normalen schleimigen Nasensekret, nicht aber im wäßrigen, findet sich ein thermolabiles Inhibin, welches sowohl gegen das unbeschränkte Wachstum der Eigenkeime wie auch gegen von außen zugeführte Bakterien wirksam ist (IGNATIUS 1936). TROESCHER-ELAM und Mitarbeiter (1945) wiesen im Nasensekret bei akutem Schnupfen histaminähnliche Substanzen nach, und zwar in ähnlicher Konzentration wie im „allergischen" Sekret von Heuschnupfenpatienten GORDON (1948) bewirkte durch Verstäuben einer Histaminlösung in die Nase Anschwellen der Schleimhaut und Zunahme der Sekretion. Das Histamin oder histaminähnliche Substanzen als capillarerweiternde und permeabilitätssteigernde Stoffe scheinen demnach nicht nur beim allergischen Heuschnupfen, sondern auch beim Virusschnupfen eine Rolle zu spielen.

Prophylaxe. Es kommen dieselben allgemeinen und individuellen prophylaktischen Maßnahmen wie bei der Influenza in Betracht (vgl. S. 397). Zur Prophylaxe der meist bagatellisierten Erkrankung gehört ferner, daß Arzt und Arbeitgeber im Interesse des Erkrankten und der Allgemeinheit dem Patienten für 1—2 Tage Zimmerruhe, bei Fieber Bettruhe anraten. Allgemein seuchenhygienisch (vgl. Grippe S. 398) und betriebsökonomisch ist es klüger, den ersten Schnupfenkranken möglichst zu isolieren, als das Risiko einer weit kostspieligeren Infektkette einzugehen, bei welcher die Möglichkeit bakterieller Komplikationen zunimmt. Eine schon in der Schule gelehrte Husten- und Niesdisziplin (die *linke* Hand vor dem Mund), möglichst seltenes, vorsichtiges Schneuzen einer Seite nach der anderen (Verhütung von tubarer Otitis media und Epistaxis) sowie die Verwendung von verbrennbaren Papierschnupftüchern sind zweckmäßig. Nasenmißbildungen müssen von Rhinologen korrigiert werden. Eine sichere Wirksamkeit prophylaktisch empfohlener Medikamente ist schwer zu beweisen (Vitamin- Chininpräparate, Antihistaminica, verdünnte Jod- oder KJ-Lösung per os usw.). Am besten untersucht ist die prophylaktische

Wirksamkeit von Vitamin C, dessen virucider Effekt in hoher Dosierung für verschiedene Virustypen in vitro erwiesen ist (Influenza, Poliomyelitis usw., vgl. S. 399). Niedrige Dosierung unter 0,3 g pro die ist statistisch ohne signifikanten Effekt auf Erkältungskrankheiten (COWAN und Mitarbeiter 1942; DAHLBERG und Mitarbeiter 1944; SCHEUNERT 1949). Nach den günstigen statistischen Resultaten von BROWN u. a. (1945) und MARKWELL (1947) (Verhütung der Erkältungskrankheiten in etwa 60%) ist aber die prophylaktische Anwendung von 1 g Ascorbinsäure per os, wenn nötig nach 4 Std und an den folgenden Tagen wiederholt, angezeigt; eventuell in Kombination mit A- und D-Vitamin. Die latente Winterhypovitaminose und die Unschädlichkeit dieser Vitaminpräparate erhöhen ihren Wert als Prophylacticum. Eine sichere Wirksamkeit von Lebertran allein konnte gegen Erkältungskrankheiten nicht erwiesen werden (SHIBLEY und SPIES 1934).

Die kostspielige und unbequeme Injektion von γ-Globulin nützt nicht sicher (ADAMS und SMITH 1946; JANNET und DEUTSCH 1946). Die angeblich günstigen Resultate von Vaccinierungsversuchen mit bakteriellen Mischvaccinen, oral, nasal oder parenteral appliziert, halten einer strengen Kritik nicht stand (*Council on Pharm. a. Chem.* 1944; Literatur bei DIEHL, BAKER und COWAN 1940 und HILDING 1944). Statistische Auswertung der subcutan unwirksamen Schnupfenvirusvaccine (DOCHEZ und Mitarbeiter 1938) bei nasaler Applikation fehlt. Von den Methoden zur prophylaktischen Reinigung der Luft geschlossener Räume mit „air conditioning", Propylenglykol-Spray und UV-Bestrahlung scheint die letztere am meisten Aussicht auf Erfolg zu versprechen (vgl. S. 398). „Abhärtung" gegen die Erkältung, z. B. durch regelmäßige kalte Duschen oder Sport im Freien, hat nach den vergleichenden Untersuchungen von GAFAFER (1932) keine signifikante Verminderung der Schnupfeninfektionen zur Folge. Wegen der Temperaturempfindlichkeit der Schleimhaut ist im Winter für die Nasentoilette warmes Wasser zweckmäßig.

Therapie. Zu Beginn verabreichte Salicylate, Pyramidon oder Chinin können den Ausbruch verhindern. In leichten Fällen ist eine Behandlung unnötig. Eine Schwitzkur mit heißen Getränken, heißen Packungen und Salicyl kürzt manchmal den Verlauf ab, nach DIEHL (1933) auch Codein und Papaverin. Dampfinhalationen und Kopflichtbäder (Infrarotbestrahlung) erleichtern symptomatisch. Lokale Anwendung von 1$^0/_{00}$iger Adrenalinlösung und ähnlich wirkender Stoffe (Adrenalon, Adrianol, Ephedrin, Privin, ätherische Öle, Campher usw.) bringt die Schleimhaut zum Abschwellen und verschafft Luft, kürzt aber nicht ab. Vasoconstrictorische Stoffe sollten möglichst selten und nur bei verhinderter Nasenatmung gerade bis zum gewünschten Effekt angewendet werden, da ihre protrahierte und übermäßige Applikation die protektive Hyperämie der Mucosa verhindert und damit mehr schadet als nützt (BOCK 1938; GOODMAN und GILMAN 1941; KULLY 1945 und Mitarbeiter). Die Instillationsflüssigkeiten sollten leicht alkalisch sein (p_H 8) und statt Na Mg- und Ca-Salze enthalten, da p_H unter 6,5 und Na die Tätigkeit der Flimmerhaare lähmt (NEGUS 1934). Sulfonamide und Antibiotica beeinflussen den Verlauf durch Verhinderung von bakteriellen Sekundärinfektionen und damit von Komplikationen (DOLOWITZ nnd Mitarbeiter 1943; CECIL und Mitarbeiter 1944). Sie haben keinen spezifischen Effekt gegen die Infektion mit dem Schnupfenvirus. Auch eine angeblich spezifische Wirkung des gegen Gram + und — Bakterien statisch wirkenden Patulins (aus Penicillium patulum), welche von RAISTRICK u. a. (1943) bei akutem Schnupfen in 57% beobachtet worden war, konnte von STUART-HARRIS und Mitarbeiter (1943) nicht bestätigt werden.

Die Berichte über prophylaktische und therapeutische Wirksamkeit von Antihistaminica lauteten anfänglich recht enthusiastisch. Die Indikation schien durch die erhöhte Histaminkonzentration im Nasensekret Schnupfenkranker gegeben (vgl. S. 445; THIERS 1943; BREWSTER 1947, 1949; GORDON 1948; MURRAY 1949; ARMINIO und SWEET 1949; PHILIPS und FISHBEIN 1949). Fast allen diesen Untersuchungen liegen Statistiken zugrunde, welche auf unkontrollierten Angaben der Patienten über den subjektiv beobachteten Effekt der oral verabreichten Antihistaminica basieren. Die Wertlosigkeit solcher Angaben über Zahl und Dauer der Schnupfenerkrankungen nach Behandlung erwiesen aber die Statistiken von therapeutischen Versuchen, bei welchen den Versuchspersonen entweder die zu untersuchende Probe oder, als Scheinbehandlung, eine täuschend nachgemachte Leerprobe mit inertem Material (Placebo) verabreicht wurde (DIEHL 1933; DIEHL, BAKER und COWAN 1938). Mit der Scheinbehandlung resultierte an großem Material meist dieselbe Zahl von „Heilungen" oder „Besserungen" wie nach Applikation von Antihistaminica (LORRIMAN und MARTIN 1950; HOAGLAND und Mitarbeiter 1950; COWAN und DIEHL 1950). Das *Special Committee of the Medical Research Council* (1950) kam zu denselben Resultaten sowohl mit Versuchspersonen, welche mit Schnupfenvirus künstlich infiziert wurden als auch mit therapeutischen Versuchen bei 1100 Schnupfenkranken, wobei weder der Patient noch der kontrollierende Arzt wußten, ob Antihistaminicum oder Placebo verabreicht wurde. Solche stastistischen Versuche, in verschiedenen Jahren oder Jahreszeiten durchgeführt, können außerdem getrübt werden durch die Möglichkeit spontaner Immunitätsänderungen, welche die Zahl oder Dauer der Schnupfenerkrankung beeinflussen (DIEHL 1933; ANDREWES 1949), durch verschiedenartige bakterielle Sekundärinfektion usw. Der Wert der Antihistaminica für die Schnupfenbehandlung ist daher in Frage gestellt. Er besteht bestenfalls in einem Teil der Fälle in einer Abschwellung der Nasenschleimhaut und Verminderung der Sekretion. Er wird durch die nicht unerheblichen Nebenwirkungen mancher Präparate auf empfindliche Patienten (Schläfrigkeit, Schwindel, Brechreiz usw.) noch weiter herabgesetzt.

Literatur.

Zusammenfassende Arbeiten.

ANDREWES, C. H.: The natural history of the common cold. Lancet **1949 I**, 7.
HILDING, A. C.: Summary of some known facts concerning the common cold., Ann. of Otol. **53**, 444 (1944). — HORSFALL, FR. L. jr.: Vgl. Rivers.
KEEFER, C. S.: Control of Common Resp. Infections. J. Amer. med. Assoc. **121**, 802 (1943). — KERR, W. J., and J. B. LAGEN: The Common Cold, Bd. 4, S. 939. 1938. In H. A. CHRISTIAN, The Oxford Medicine, New York: Oxford Univ. Press 1921.
MOTE, J. R.: General Considerations of Virus Diseases of the Resp. Tract. etc. Symposium of Harward School of Public Health, Cambridge, Mass., Harward Univ. Press 1940, S. 409—428.
RIVERS, TH. M.: Viral a. Rickettsial Infections of Man, S. 284. FR. L. HORSFALL, Common Cold. Philadelphia-London-Montreal: J. B. Lippincott Comp. 1948. — ROOYEN, C. E., VAN and A. J. RHODES: Virus Diseases of Man. New York: Thomas Nelson a. Sons 1948.
SMILLIE, W. G.: The Common Cold. New York: Funk. a. Wagnalls-Co. 1937.
THOMSON, D., and R. THOMSON: Common Cold. Ann. Pickett-Thomson Res. Labor., **8**, 1 (1932).

Einzelarbeiten.

ADAMS, J. M., and N. SMITH: Proc. Soc. exper. Biol. a. Med. **63**, 446 (1946). — ANDREWES C. H. u. Mitarb.: Proc. roy. Soc. Med. **40**, 632 (1947). — ANDREWES, C. H., and W. G. OAKLEY: Rep. med. Res. Counc. London 1931/32. — AMELUNG, W.: Abhängigkeit der Erkältungskrankheiten von Klima und Wetter. Dtsch. med. Wschr. **1940 I**, 85. — ARMINIO, J. J., and C. C. SWEET: (Neobetramin) Industr. Med. **18**, 509 (1949). — ATLAS, L. T., and G. A. HOTTLE: The Common Cold, Titration of MR-1 Virus in embryonated Eggs. Science (Lancaster, Pa.) **108**, 743 (1948).
BLOOMFIELD, A. L.: The significance of the Bacteria Found in the Throath of Healthy People. Bull. Hopkins Hosp. **32**, 33 (1921). — BOCK, A. V.: Clinical observations, Complic. and Treatment of ac. Upper Resp. Tract. Infections. Ann. int. Med. **12**, 317 (1938). —

BREWSTER, J. M.: Benadryl in treatm. of common cold. U.S. Nav. med. Bull. **47**, 810 (1947). — Antihistaminic Drugs in the Therapy of the Common Cold. **49**, 1 (1949). — U. S. nav. med. Bull. Industr. Med. **18**, 217 (1949). — Illinois med. J. **96**, 302 (1949). — BROWN, W. B., F. MAHONNEY, A. NIEDRINGHAUS and A. LOCKE: Weathre and Susceptibility in Relation to the Spread of Common Cold; Effect of Ascorbic Acid in Massiv Dosage. J. of Immun. **50**, 161 (1945). — BUHRMESTER, C. C.: A Study of the Hydrogenion Concentr., Nitrogen Content and Viscosity of Nasal Secretions. Ann. Otol. **42**, 1041 (1933).

CAHN-BRONNER, C. E.: Presence a. Action of Lysozyme in Nasal Mucus. Ann. Otol. **51**, 250 (1942). — CECIL, R. L., N. PLUMMER and W. G. SMILLIE: Sulphadiazine in Treatment of Common Colds. J. Amer. med. Assoc. **124**, 8 (1944). — CHAPMAN, J., and R. R. HYDE: Antigenic Differences in Viruses from Cases of Influ. and Colds. Amer. J. Hyg. B **31**, 46 (1940). — *Commission on Acute Resp. Dis.*: Severe Common Cold (S—CC), Common Cold (CC). J. clin. Invest. **26**, 957, 974 (1947 a, b). — *Common Cold Research Unit.*: Interim Report on a Transmission Experiment. Brit. med. J. **1947 I**, 650. — *Council on Pharmacy and Chemistry*: The Use of Vaccines for the Common Cold. J. Amer. med. Assoc. **126**, 895 (1944). (A. SMITH u. C. M. PETERSON.) — COWAN, D. W., and H. S. DIEHL: Antihistamin und Ascorbinsäure. J. Amer. med. Assoc. **143**, 421 (1950). — COWAN, D. W., H. S. DIEHL and A. B. BAKER: Vitamines for the Prevention of Colds. J. Amer. med. Assoc. **120**, 1268 (1942).

DAHLBERG, G., A. ENGEL u. H. RYDIN: Value of Ascorbic Acid as a Prophylactic against „Common Colds". Acta med. scand. (Stockh.) **119**, 540 (1944). — DIEHL, H. S.: Medicinal Treatment of the Common Cold. J. Amer. med. Assoc. **101**, 2042 (1933). — DIEHL, H. S., A. B. BAKER and D. W. COWAN: Cold Vaccines. J. Amer. med. Assoc. **111**, 1168 (1938); **115**, 593 (1940). — DINGLE, J. H.: Trans Studies Coll. Phys. Philad. **15**, 113 (1947). — DOCHEZ, A. R.: Limited Consideration of certain Aspects of ac. Infection of Resp. Tract. Medicine **12**, 245 (1933). — DOCHEZ, A. R., K. C. MILLS and J. KNEELAND jr.: Study of the virus of the common cold and its cultivation in tissue medium. Proc. Soc. exper. Biol. a. Med. **28**, 513 (1931); **29**, 64 (1931). — Variation of Haemophilus influ. during ac. Resp. Infection in the chimpanzee. Proc. Soc. exper. Biol. a. Med. **30**, 314 (1932). — Filterable Viruses in Infection of the upper respir. Tract. J. Amer. med. Assoc. **110**, 177 (1938). — DOCHEZ, A. R., G. S. SHIBLEY and K. C. MILLS: A Study of ac. Infection of the Respir. Tract in the Ape. Proc. Soc. exper. Biol. a. Med. **26**, 562 (1928/29). — Studies in the Common Cold IV: Exper. Transmission of the Common Cold to antropoides Apes and human Beings bei means of a filterable agent. J. of exper. Med. **52**, 701 (1930). — DOLD, H.: Beiträge zur Ätiologie des Schnupfens. Münch. med. Wschr. **1917**, 143. — DOLOWITZ, D. A., W. E. LOCH, H. L. HAINES, A. T. WARD jr. and K. L. PICKRELL: The Prevention of Ear and Nasal Sinus Complications of the Common Cold. J. amer. med. Assoc. **123**, 534 (1943).

FABRICANT, N. D.: Significance of p_H of Nasal Secretions in situ. Arch. of Otolaryng. **33**, 150 (1941). — FOSTER, G. B.: J. Amer. med. Assoc. **66**, 1180 (1916). — The etiology of common cold; the probable role of a filterable virus... J. inf. Dis. **21**, 451 (1917).

GÄHWYLER, M.: Der heutige Stand der Erkältungsfrage. Schweiz. med. Wschr. **1922**, 648. — GAFAFER, W. M.: Hardening processes and upper Respir. disease (Common Cold). Amer. J. Hyg. **16**, 233 (1932). — GOODMAN, L., and A. GILMAN: The pharmacol. Basis of Therapeutics, S. 234. New York: The MacMillan Comp. 1941. — GORDON, J. S.: Antihistaminic drugs in the Treatment of upper Respir. Tract Infection. The Laryngoscope **58**, 1265 (1948). — GREENSPAN, F. R.: An Essay on the Common Cold. Arch. of Pediatr. **60**, 90 (1943).

HAAG, FR. E.: Einige Beobachtungen zum Erkältungsproblem. Zbl. Gewerbehyg., N. F. **5**, 261 (1928). — HILDING, A. C.: The Common Cold. Arch. of Otolaryng. **12**, 133 (1930). Changes in the Lysozyme Content of the Nasal Mucus during Colds. Arch. of Otolaryng. **20**, 38 (1934). — HOAGLAND, R. J., E. N. DEITZ, P. W. MYERS and H. C. COSAND: Antihistaminic drugs for colds. J. Amer. med. Assoc. **143**, 157 (1950).

IGNATIUS, A.: Über antibakterielle Hemmungsstoffe (Inhibine) in schleimigem Nasensekret. Z. Hyg. **118**, 445 (1936).

KAUSCHE, G. A., u. E. SHERIS, 1951 (im Druck). — KNEELAND, Y.: J. of exper. Med. **51**, 617 (1930). — KNEELAND, Y. jr., and C. F. DAWES: J. of exper. Med. **55**, 735 (1932). — KNEELAND, Y., jr., K. C. MILLS and A. R. DOCHEZ: Cultivation of the virus of the common cold in the chorio-allantoic membrane of the chick embryo. Proc. Soc. exper. Biol. a. Med. **35**, 214 (1936/37). — KRUSE, W.: Die Erreger von Husten und Schnupfen. Münch. med. Wschr. **1914**, 1547. — KULLY, B. M.: The Use a. Abuse of Nasal vasoconstrictor Medication. J. Amer. med. Assoc. **127**, 307 (1945).

LOGHEM, J. J. VAN: Ein epidemiologischer Beitrag zur Kenntnis der Krankheiten der Atmungsorgane. J. of. Hyg. **28**, 33 (1928). — Seuchenbekämpfg **7**, 85 (1930). — LONG, P. H., and J. A. DOULL: Proc. Soc. exper. Biol. a. Med. **28**, 53 (1930/31). — LONG, P. H., J. A. DOULL u. Mitarb.: J. of exper. Med. **53**, 447 (1931). — LORRIMAN. G., and W. J.

Martin: Trial of Antistin in the common cold. Brit. med. J. **1950** II, 430. — Lucke, H.: Erkältung und Erkältungskrankheiten. In Handbuch der inneren Medizin, 3. Aufl., Bd. VI/1, S. 822. Berlin: Springer 1941.
Markwell, N. W.: Vitamin C in the Prevention of Colds. Med. J. Austral. **1947**, 777. — Milan, D. F., and W. G. Smillie: A bacter. Study of "Colds" on a isolated tropical Island (St. John, U.S. Virgin Islands, West Indies). J. of exper. Med. **53**, 733 (1931). — Mittermaier, R.: Untersuchungen über die Wasserstoffionenkonzentration an Sekreten und Schleimhäuten, im besonderen bei chronischen Nebenhöhlenerkrankungen. Arch. Ohr.- usw. Heilk. u. Z. Hals- usw. Heilk. **127**, 1 (1930). — Mudd, S., S. B. Grant and A. Goldman: Reaction of Nasal Cavities and Post-nasal spaces to Chilling of body Surfaces. J. of exper. Med. **34**, 11 (1921). — Munk, F. R.: Elektrische Funktionsvorgänge in der Haut bei der Erkältung. Dtsch. med. Wschr. **1934** II, 1619. — Murray, H. G.: The treatment of Head Colds with an antihist.-Drug. Industr. Med. **18**, 215 (1949).

Negus, V. F.: Action of Cilia a. Effect of Drugs on their activity. J. Laryng. a. Otol. **49**, 571 (1934). — Nungester, W. J., and A. K. Atkinson: p_H of the Nasal Mucosa measured in situ. Arch. of Otolaryng. **39**, 342 (1943).

Olitsky, P. K., and J. E. MacCartney: Studies on the Nasopharyngeal Secretion from Pat. with Common Colds. J. of exper. Med. **38**, 427 (1923).

Paul, J. H., and H. L. Freese: Epid. and Bacteriol. Study of the Common Cold in a Isolated Arctic Community (Spitzbergen). Amer. J. Hyg. **17**, 517 (1933). — Philips, W. F. P., and W. I. Fishbein: Antihistam. therapy. Industr. Med. **18**, 526 (1949). — Pollard, M., and C. D. Caplovitz: Exper. Studies with the Agent of the Common Cold. Science (Lancaster, Pa.) **106**, 243 (1947). Amer. J. Hyg. **47**, 106 (1948). — Pollard, M., C. V. Derrehl and C. D. Caplovitz: Survival of the virus of common coles collected from naturally acquired cases. Amer. J. Hyg. **47**, 103 (1948). — Powel, H. M., A. L. Sparks and G. H. A. Clowes: Further Inoculations-Experiments with the Common-Cold Virus. J. of Immun. **38**, 309 (1940).

Raistrick, H., J. H. Birkinshaw, S. F. Michael u. Mitarb.: Patulin in the Common Cold. Collaborat. Res. on a Derivation of Penicillium Patulum. Lancet **1943** II, 625. — Ruhemann: Ist die Erkältung eine Krankheitsursache und inwiefern? Leipzig: Georg Thieme 1898.

Schade, H.: (1) Untersuchungen in der Erkältungsfrage. Münch. med. Wschr. **1919**, 1021; **1920**, 449. — (2) Beiträge zur Umgrenzung und Klärung einer Lehre von der Erkältung. Z. exper. Med. **7**, 275 (1919). — Schmidt, P., u. A. Kairies: Experimentelle Studien zur Genese der „Erkältungs"-Katarrhe. Dtsch. med. Wschr. **1931** II, 1361. — Shibley, G. S., F. M. Hanger and A. R. Dochez: Studies in the Common Cold I: Observ. on the normal bacterial flora of nose a. throat with variationsoccur, during Colds. Proc. Soc. exper. Biol. a. Med. **23**, 258 (1925). — J. of exper. Med. **43**, 415 (1926). — Shibley, G. S., K. C. Mills and A. R. Dochez: Studies on the Etiology of the Common Cold. J. Amer. med. Assoc. **95**, 1553 (1930). — Shibley, G. S., and T. D. Spies: The Effect of Vitamin A on the Common Cold. J. Amer. med. Assoc. **103**, 2021 (1934). — Smiley, D. F.: A Study of weekly Incidence of Colds in Normal and in Cold susceptible groups throughout a Winter. Amer. J. Hyg. **9**, 477 (1929). — Incidence of ac. Respir. Infections. U.S. nav. med. Bull. **42**, 17 (1944). — Smillie, W. G.: Observations on Epidemiology of Common Cold. New England J. Med. **223**, 651 (1940). — *Special Committee of the Medical Res. Council*: Clin. trials of antihistaminic drugs in the prevention and treatment of the common cold. Brit. med. J. **1950** II, 425. — Spiesman, I. G.: Exper. and Clin. Study of the Common Cold. Ann. of Otol. **50**, 1204 (1941). — Staehelin, R.: Erkältung und Erkältungskrankheiten. In Handbuch der inneren Medizin, 2. Aufl., Bd. IV/2, S. 1412. Berlin: Springer 1924. — Sticker: Erkältungskrankheiten und Kälteschäden. Berlin: Springer 1916. — Stuart-Harris, C. H., A. E. Francis and J. M. Stansfeld: Patulin in Common Cold. Lancet **1943** II, 684.

Thiers, M.: Soc. med. Hôp. de Lyon, Juin 1943. — Topping, N. H., and L. T. Atlas: The Common Cold. A note regarding Isolation of an Agent. Science (Lancaster, Pa.) **106**, 636 (1947). — Townsend, J. G., and E. Sydenstricker: Epidem. Study of Minor Respir. Diseases. Publ. Health. Rep. **42**, 99 (1927). — Troescher-Elam, E., G. R. Ancona and W. J. Kerr: Histamin-like Substance present in Nasal Secretions of Common-Cold and Allergic Rhinitis. Amer. J. Physiol. **144**, 711 (1945).

Walker, J. Ch.: Colds a. Asthma assoc. with Colds. Preventive treatment with Vaccines. Arch. int. Med. **43**, 429 (1929). — Walker, J. E.: Ann. int. Med. **5**, 1526 (1931/32). — Walsh, T. E.: Prophylaxis of Common Cold. Arch. of Otolaryng. **34**, 1093 (1941). — Ward, T. G.: The use of radioactive P^{32} for the detection of a common cold virus in the chick-embryo. Amer. J. Hyg. **52**, 107 (1950). — Ward, T. G., and D. F. Proctor: Isolation of a common cold virus in chick-embryos and the clinical manifestations it products in human volunteers. Amer. J. Hyg. **52**, 91 (1950). — Wyckoff, R. W. G.: Zit. nach Topping und Atlas 1947.

Yannet, H., and J. V. Deutsch: Gamma-Globulin not effective in Prophylaxis of epidem. Respir. Dis. J. Amer. med. Assoc. **131**, 593 (1946).

Herpes simplex (Febris herpetica).

Von

Hermann Baur und Rudolf Massini.

Synonyma. Herpes febrilis ($ερπειν$ = gehen, kommen, heranschleichen), Febris ephemera, Synocha, Febricula, Febris catarrhalis, Fieberbläschen, Entzündungsfieber, Französisch: herpès, fièvre herpétique, fièvre synoc. Englisch: cold sores. Italienisch: la febbre.

Begriffsbestimmung. Früher wurden alle möglichen leichten, fieberhaften Krankheiten, welche mit oder ohne Herpes verliefen, unter dem Namen Febris herpetica oder einem der obgenannten Synonyma zusammengefaßt. Je nachdem kürzeres (eintägiges) oder länger dauerndes Fieber bestand, wurde die Krankheit Ephemera oder Synocha (= Continua) genannt. Die Abgrenzung des Krankheitsbildes gegenüber anderen Krankheiten „typhusartiger Natur" oder Pneumonien, Cerebrospinalmeningitis, Recurrens, Typhus exanthematicus usw. war unmöglich. Wesentlich war nur, daß keine Lokalisation einer Krankheit nachgewiesen werden konnte. Die Erkrankung wurde von einigen Autoren den typhösen, von anderen den Erkältungskrankheiten zugerechnet. Noch vor Erkennung seiner besonderen Virusätiologie wurden später der Herpes simplex und seine besonderen Formen von den begleitenden Infektionskrankheiten abgetrennt und als besondere Erkrankung aufgefaßt.

Ätiologie und experimentelle Grundlagen. Das ätiologische Agens der herpetischen Krankheiten ist das Herpesvirus. Es wächst, wie alle Virusarten, nur auf lebendem Gewebe. Die Eigenschaften müssen also mit wenigen Ausnahmen am Menschen (Klinik und Experiment) und am Tiere bestimmt werden.

Im Jahre 1920 berichtete Grüter, daß es ihm bei Versuchen von 1912 bis 1914 gelungen sei, den Erreger des Herpes corneae (= Keratitis dendritica) auf die Kaninchencornea zu übertragen (Grüter 1920, 1921, 1924, Kraupa 1920). Es entstand eine typische Keratitis mit leichter Mitbeteiligung der Iris. Rückimpfung auf erblindete Augen des Menschen ergab wieder typischen Herpes corneae. Das Virus ließ sich in Passagen weiter impfen, wobei eine Zunahme der Virulenz vorkam. An der Cornea bestand eine Anästhesie. Nach Heilung, die meist nach 6—8 Tagen anfing und bald vollständig wurde (also schneller eintrat als beim Menschen), blieb eine relative Immunität.

Löwenstein (1919, 1920a, b und 1921) bestätigte die Angaben von Grüter. Er zeigte, daß die Verimpfung von Blaseninhalt von Herpes febrilis und Febris herpetica auf die Kaninchencornea die gleichen Erscheinungen hervorruft wie bei Herpes corneae.

Bei Verimpfung des Inhaltes von Pemphigusblasen, Ekzempusteln, Brandblasen und Zosterblasen war das Resultat negativ. Berkefeld-Filtrat ergab keine Keratitis, ebensowenig Blut von an Herpes febrilis Erkrankten. Mikroskopisch wurden Elementarkörperchen gesehen. Nach der Heilung entstand eine lokale, auf das geimpfte Auge beschränkte Immunität.

Doerr (1920) und Doerr und Vöchting (1920) wiesen bei ihren Versuchen die Neurotropie (Neuroprobasie, Levaditi 1926) des Herpesvirus, das Auftreten einer Encephalitis nach cornealer Impfung, nach.

Damit war nun eine verläßliche, bequeme, ziemlich spezifische und relativ billige Methode gefunden, welche es erlaubt, das Herpesvirus nachzuweisen und seine Eigenschaften experimentell zu untersuchen. Das Virus wurde in den Jahren 1920—1935 in rascher Folge von einer großen Zahl von Forschern bestimmt (besonders von Doerr und seiner Schule und Levaditi und seinen Mitarbeitern) und Resultate erzielt, welche nicht nur für die Biologie des Herpesvirus und für die Physiopathogenese der Herpeskrankheiten, sondern auch für die Biologie anderer Viren sowie für die allgemeine Biologie größte Bedeutung haben. Der Herpes ist wahrscheinlich die einzige humane Viruskrankheit, die genügend lange im menschlichen Organismus weiterlebt, um von Generation zu Generation weitergegeben zu werden ohne „Reservoir" bei Tieren (BURNET 1938).

Die Resultate der Experimente sind so zahlreich, und die Literatur über das Herpesvirus ist so groß geworden, daß es unmöglich ist, sie auch nur einigermaßen vollständig darzustellen. Es soll aber im Folgenden, soviel als bei dem kleinen Platz möglich ist, ein Überblick, zum Teil nur beispielsweise, auf die vielen verschiedenen „Möglichkeiten" dieses Virus gegeben werden.

Alle die nachfolgend beschriebenen klinischen Herpesformen werden durch dasselbe Virus hervorgerufen.

Das Virus läßt sich nachweisen bei experimentell infizierten Tieren in den pathologisch veränderten Organen, im Vesicator-Blaseninhalt und im Urin (MARIANI), nicht im Speichel oder in den Speicheldrüsen (LEVADITI und HARVIER 1920 b u. a.). Außer

a) auf die Cornea mit oder ohne Scarifikation oder Stich läßt sich das Herpesvirus noch verimpfen

b) auf die Haut (bei Meerschweinchen besonders Planta pedis, dermal, intradermal),

c) auf die Schleimhaut der Nase (LEVADITI und HABER 1935; LEVADITI, HORNUS und HABER 1935) durch Einträufeln mit und ohne Schleimhautschädigung, durch häufiges, längeres Einlegen von mit Virus getränktem Tampon, oder durch Verletzung der Trachea, durch den äußeren Gehörgang (mit Otitis media, VIEUCHANGE 1936),

d) auf die Hoden (LEVADITI und HARVIER 1920 a, u. a.).

e) intrakraniell: intracerebral, subdural,

f) intraneural,

g) in die vordere Augenkammer,

h) intravenös, intracarotal (DOERR und VÖCHTING 1920; DOERR und HALLAUER 1936; dabei Virus im Peritonealraum nachweisbar),

i) in die Leber, Pankreas, Nebennieren (TEISSIER, GASTINEL und REILLY 1923, 1924; GOODPASTURE und TEAGUE 1923),

k) unsichere Infektionen: subcutan, intramuskulär, intraperitoneal, in Gland. submaxillaris; peroral, wenn vorher Galle gegeben wurde (REMLINGER und BAILLY 1925; LEVADITI, HORNUS und HABER 1935; Magen).

Bei Kaninchen kommen auch, wahrscheinlich durch die Schleimhaut des Mundes, der Nase oder des Rachens, Kontaktinfektionen mit Encephalitis vor (GOODPASTURE 1925 a).

Zum *Nachweis* dient die sehr empfindliche, aber relativ wenig spezifische (oft spontane Encephalitiden des Kaninchens, Encephalitozoon cuniculi u. a.) intracerebrale Infektion, welche durch die 100—100000mal weniger erfolgreiche (MAGRASSI 1936 a) aber spezifischere intracorneale Infektion ergänzt werden kann.

Außer dem Kaninchen sind noch eine ganze Anzahl von Tieren bei dieser oder jener Infektionsart mehr oder weniger leicht infizierbar:

1. Das Meerschweinchen ist für corneale Impfung weniger empfänglich und bekommt selten schwere, meist nur leichte Keratitis und meist keine Conjunctivitis (DOERR 1920; DOERR und VÖCHTING 1920; DOERR und SCHNABEL 1926; BLANC und CAMINOPETROS 1921 c). Corneale Passagen reißen oft ab (DOERR und SCHNABEL). Bei intracerebraler Impfung entsteht oft eine Encephalitis. Cutane Impfung geht schwer an, erst nach Schädigung der Haut des Tieres (GOODPASTURE), nur die Infektion der Planta pedis haftet ziemlich regelmäßig (GRÜTER, GILDEMEISTER und HERZBERG 1925 a; ROSE und WALTHARD 1926).

2. Weiße Mäuse.

Bei der Impfung auf die Mauscornea entsteht sehr unregelmäßig eine abortive Form von Keratitis mit oder ohne Encephalitis. Auch subcutane und intraperitoneale Impfung ist häufig erfolgreich (DOERR und SCHNABEL; BLANC et CAMINOPETROS 1921 c). Bei mäuseadaptierten Stämmen entsteht bei leichter Keratitis fast regelmäßig eine Encephalitis (DOERR und BERGER s. S. 1423). Rückimpfung auf die Cornea des Kaninchens macht schwere Keratitis, oft mit Meningitis und Encephalitis.

Die weiße Ratte bekommt leichte Keratitis, häufiger jedoch corneale Encephalitis, auch ohne Keratitis (TEISSIER, GASTINEL und REILLY 1922 b).

Affen (Macacus sinicus und cynomolgus) sind bei cornealer Impfung relativ resistent. Sie bekommen nur leichte Conjunctivitis oder erkranken nicht (BLANC und CAMINOPETROS 1921 a; LEVADITI und NICOLAU 1924; LÉPINE 1929). Macacus callithrix kann intradermal infiziert werden.

Bei intracerebraler Impfung entsteht bei den oben erwähnten Affen eine Encephalitis, andere Affen, z. B. Rhesus, sind nicht empfänglich.

Empfänglich sind ferner Hunde, Füchse, Murmeltiere, Igel, Katzen, Baumwollratten (FLORMAN und TRADER 1947), Tauben und Gänse (DOERR und BERGER, S.14 22).

Nicht empfänglich sind Rinder (HERZBERG 1926), Ziegen, Pferde, Maultiere, Esel, eine große Zahl von Vögeln, unter anderem Hühner und die Kaltblüter (Details siehe bei DOERR und BERGER, S. 1422; BLANC und CAMINOPETROS 1921 a, c). Die Schildkröte erkrankt nicht bei Infektion mit Herpesvirus, dieses bleibt aber in der Schildkröte einige Zeit lebend (REMLINGER und BAILLY 1929).

In dem bebrüteten Ei (9.—17. Tag, am besten 12.—13. Tag) entstehen bei der Impfung in die Chorio-Allantois herdförmige, ziemlich typische Läsionen, mit nekrotischem Krater, mit acidophilen Kernveränderungen und Einschlußkörperchen. Frische Stämme töten den Embryo nicht ab, wohl aber Eipassagestämme. Die Chorio-Allantois-Flüssigkeit kann als Antigen bei Immunisierungsversuchen dienen. Auch Verimpfung in Amnion und Gehirn des Embryo gibt positive Resultate (BEVERIDGE und BURNET 1946; FLORMAN and TRADER 1947). LEVADITI und NICOLAU (1922) konnten das Virus im Mausepitheliom weiterzüchten.

Beim Kaninchen entsteht nach 6—12—36 Std eine schwere Keratoconjunctivitis mit Iritis, eventuell Hypopyon, oft mit Pannus. Sie nimmt bis zum 6.—8. Tag zu und heilt in einigen Tagen (selten bis zu einem Monat) mit oder ohne Narbenbildung ab. Eine Keratoconjunctivitis kann auch nach einseitiger Impfung am nichtgeimpften Auge auftreten (15. bis 18. Tag nach der ersten Keratoconjunctivitis) und bei intravenöser Impfung mit und ohne Scarifikation der Cornea (DOERR und SCHNABEL 1921 a).

Ein Rezidiv beim Kaninchen gehört zur Seltenheit. Pathologisch-histologisch zeigen sich in der Cornea nach 7 Std, später zunehmend, ballonierende Degenerationen des Epithels mit oxyphilen Kerneinschlüssen (LIPSCHÜTZ u. a. vgl. S. 453 und 458).

Die experimentelle Herpes-Encephalo-Myelo-Meningitis beim Kaninchen. (DOERR und VÖCHTING 1920; SCHNABEL 1923; ZDANSKY 1923; LAUDA und LUGER 1926; DOERR und BERGER 1930; KOPPISCH 1935 b; DOERR und HALLAUER 1936; DOERR 1939; LE FÈVRE DE ARRIC 1922 a, b, c; 1923 a, b, c).

Die Encephalitis und Myelitis kann, bei Inoculation geeigneter encephalogener bzw. myelogener Stämme, nach cornealer, cutaner, muköser, intravenöser (hier eher primäre Myelitis der unteren Thorakal- und Lumbalsegmente), intracarotaler, subduraler, intracerebraler, intraneuraler und fast allen anderen Impfungen auftreten. Sie zeigt sich nach subduraler Infektion fast regelmäßig, nach den anderen je nach der Virulenz des Stammes in größerem oder kleinerem Prozentsatz.

Inkubation bei subduraler, intracerebraler Infektion: 2—4 Tage (DOERR und VÖCHTING 1920), bei cornealer Infektion 6—12 Tage oder auch 7—14 Tage (LUGER und Mitarbeiter), bei intravenöser Zufuhr 2, 6, 7, 14 Tage (LUGER, LAUDA und SILBERSTERN 1921), DOERR und HALLAUER 1936: nach 2 Tagen Virus nachweisbar im Lumbalmark, später weiter oben.

Die verschieden lange Inkubationszeit entspricht dem verschieden langen Weg, den das Virus von der Peripherie in das Zentralnervensystem zurücklegen muß, wobei vom Eintreffen des Virus bis zum Auftreten der Encephalitis eine Latenz von 1—2 Tagen besteht. Auf diesem Weg entsteht gelegentlich eine mehr oder weniger starke Virulenzabschwächung (Verlängerung des Latenzstadiums im Gehirn).

Die (typischen) Symptome sind bei allen Tieren ziemlich gleich, und zwar sind es die einer akuten, in 1—2 Tagen zum Tode führenden Encephalitis (DOERR und VÖCHTING u. v. a.).

Das *pathologisch-anatomische Bild* gleicht demjenigen der herpetischen Meningoencephalitis des Menschen (S. 462), bei chronischen Fällen dem der Encephalitis lethargica (ZDANSKY 1923). Die entzündlichen Veränderungen entstehen wahrscheinlich zu gleicher Zeit wie die degenerativen (DOERR und BERGER, S. 1443).

Der Ort, wo die erste und oft auch die stärkste Veränderung zu finden ist, hängt ab:

1. Von dem Ort des Eintreffens des Virus, also z. B. die Gehirnbasis bei cornealer Impfung, Hinterstränge und -hörner bei Impfung in den Ischiadicus oder in die Planta pedis (ROSE und WALTHARD 1926);

2. wahrscheinlich von einer speziellen Affinität: „Zones électives" (LEVADITI, HARVIER und NICOLAU 1921 a, LEVADITI 1926), „hoch spezifizierte Organotropie" (DOERR und SCHNABEL 1921 c; DOERR 1925 b, 1939, S. 77).

3. Von der Virulenz.

Im übrigen besteht keine genauere Übereinstimmung zwischen klinischem Bild und pathologisch-anatomischem Befund, sowohl was die Schwere, als auch was die Verteilung der Veränderung im Gehirn betrifft (DOERR 1925 b; DOERR und BERGER 1930, S. 1441; LAUDA 1924; GILDEMEISTER und HERZBERG 1927 a).

Es sind eine ganze Anzahl von Veränderungen an den Zellen der Cornea, des Gehirns und der Nerven beschrieben, Körnchen bis zu größeren und sehr großen Einschlüssen, oxyphil oder nicht, im Kern oder im Protoplasma, rund, polygon oder stäbchenförmig, und als

„Elementarkörper", Virus oder Virusaggregate gedeutet worden. Zum Teil sind es Degenerationsprodukte des Kernes oder des Protoplasmas, phagocytierte Zellen, Trümmer, meist nicht spezifisch für Herpes (wie das z. B. die Negrikörper bei Lyssa sind). Cowdry and Nicholson 1923, kommen zum Schlusse, daß keine der beschriebenen Einschlußkörper als Mikroorganismen im eigentlichen Sinne gedeutet werden können. Am ehesten sind als wenigstens charakteristische Reaktionsprodukte die oxyphilen, von Lipschütz und anderen beschriebenen Körper im Kern anzusehen. (Doerr und Berger 1930; Lipschütz 1921, 1923, 1930, 1937; Levaditi, Harvier und Nicolau 1922; Nicolau 1937; Nicolau und Kopciowska 1938).

Außer im Epithel und im Nervengewebe ist das Virus auch in dem *Reticuloendothelialsystem* (Nervenscheiden, Meningen, Gefäßscheiden-Hodogenese) als Entzündung nachweisbar und vermehrt sich vielleicht auch etwas, macht aber keine isolierten, größeren, entzündlichen Veränderungen oder Degenerationen. Größere Veränderungen sind im RES nur dort zu sehen, wo erkranktes Nervengewebe in der Nähe ist. Das Virus benützt bei der Ausbreitung von der Peripherie zum Zentralnervensystem besonders die Nerven, auch autonome als Schienen (Doerr und Kon 1937; Doerr und Seidenberg 1937; Levaditi und Haber 1935; Doerr 1939, 690 742; Koppisch 1935 a; Burnet und Lush 1939 b).

Es ist bis jetzt noch nicht entschieden, ob das Weiterwachsen gegen das Gehirn im Achsenzylinder (axonal spread Goodpasture und Teague 1923; Goodpasture 1925 a) oder in den Lymphspalten der Nerven oder anderer nervöser Organe (Marinesco und Draganesco 1923) vor sich geht. Wahrscheinlich werden beide Wege benützt (Doerr 1939).

Autor	Methode	Größe
Elford, Perdrau u. Smith 1933	Filtration durch graduierten Kollodium-Membranfilter	0,1 —0,15 mµ
Bechhold und Schlesinger 1933	Zentrifugieren	0,18—0,22 mµ
Nicolau und Kopciowska 1937	Mikroskopisch	0,1 —0,2 u. 0,3 —0,5 mµ

Das Virus läßt sich auf dieser Wanderung verfolgen (Doerr 1936 a): 1. Durch Nachweis desselben mit Tierversuchen (Doerr und Hallauer 1936; Doerr und Kon 1937). 2. Durch Wegspuren entzündlicher Natur in und um den Nerven (Nicolau und Kopciowska 1938; Marinesco und Draganesco 1923).

Die Größe der Viruspartikel wurde von verschiedenen Autoren auf verschiedene Weise bestimmt. Die Resultate stimmen ziemlich gut überein, s. Tabelle.

Das spezifische Gewicht ist 1,15 (Bechhold und Schlesinger 1933). Das Virus wird durch Austrocknen nicht geschädigt. Es wird zerstört durch Erhitzen auf 100° in 5 min (Luger und Lauda), auf 56° während $1/2$ Std und in 24 Std oder weniger bei 37° in NaCl-Lösung (Löwenstein 1919). Einige Stämme halten etwas höhere Temperaturen aus. Kälte, Gefrieren schadet nicht, das Virus bleibt aktiv bei p_H 4,6—8,4 (Nicolau und Kopciowska 1930 b). Sauerstoff zerstört das Virus rasch. Gegen Antiseptica, Sublimat, Phenol usw. ist das Herpesvirus wenig widerstandsfähig. Sulfonamide haben keinen Einfluß (Flexner, Chassin und Wright 1940), ebensowenig Penicillin, Streptomycin und andere Antibiotica (Cutting und Mitarbeiter 1947), über Aureomycin vgl. S. 466.

Das Herpesvirus läßt sich, wie fast alle Virusarten in 50% oder konzentriertem Glycerin virulent konservieren; am besten so, daß Kaninchengehirn in großen Stücken bei wenig O_2-Zufuhr und bei niederer Temperatur aufbewahrt wird (5 Jahre, nach Seidenberg 1931; 8 Jahre nach Perdrau 1938; 1 Jahr Levaditi und Harvier 1920).

Ein aus frischem Gehirn gewonnenes oder während kurzer Zeit in Glycerin aufbewahrtes Virus, welches durch den intracerebralen Test nicht nachweisbar ist, kann durch Konservierung in Glycerin während Wochen in der Kälte wieder aktive Eigenschaften erlangen. (Levaditi und Harvier 1920 a, b; W. Berger 1922; Perdrau 1925 b; da Fano und Perdrau 1927; Nicolau und Kopciowska 1930 a).

Varianten, Variation, Dissoziation. Die einzelnen Herpesstämme zeigten bei den ersten und allen folgenden experimentellen Prüfungen ganz *außerordentlich zahlreiche und starke Varianten*, und zwar gleichgültig, von welcher Krankheit des Menschen (Herpes, Encephalitis, „Zoster" u. a.) oder aus welchem Material (Herpesblase, Liquor, Gehirn, Speichel; Blanc und Caminopetros 1929) sie gezüchtet wurden. Es bestehen also keine Typen, sondern alle Übergänge zwischen den einzelnen Eigenschaften.

Es bestehen keine gesetzmäßigen Beziehungen zur Provenienz der Stämme (Doerr und Schnabel 1921 b). Nicht einmal der „Tropismus" weist auf die Herkunft hin.

Die Variation betrifft:
a) die Überimpfbarkeit allgemein oder bei bestimmter Methode (Cornea, Haut, intravenös, intracerebral usw.),

b) den Tropismus (zur Cornea, Haut, Zentralnervensystem usw.; DOERR 1925; GOOD-PASTURE 1925 c),
c) das experimentelle klinische Bild,
d) die pathologische Anatomie und Histologie,
e) die Überimpfbarkeit auf bestimmte Tiere,
f) die Virulenz allgemein oder speziell (GOODPASTURE, LEVADITI und NICOLAU 1922 b),
g) (mit f im Zusammenhang) die Ausbreitungsgeschwindigkeit, die Weglänge und die Immunisierungsvorgänge.
h) Die Größe: sie ist abhängig von der Herkunft des Virus: Vom Kaninchen 145 mμ, vom Meerschweinchen 210 mμ (LEVADITI 1941 a).

Als Ursache für die Variationen müssen Differenzen der Virulenz, Produktivität, Infektiosität angenommen werden (DOERR; GOODPASTURE 1925 c).

Zu dieser Variation der Stämme kommt nun noch eine verschiedene Disposition der Wirtstiere, Rassen und des Individuums gegen verschiedene Stämme (GOODPASTURE 1925 c, HALLAUER 1937).

Die einzelnen Eigenschaften sind sehr wenig konstant. Sie können im Verlauf der Experimente *variieren* — scheinbar spontan — ohne daß etwas an der Versuchsanordnung oder den Versuchsbedingungen geändert wird; manchmal genügen nur geringe Änderungen (starke „Labilität" des Virus). So hatte z. B. die Verlängerung des Intervalles für die Abimpfung von der Cornea um 1—2 Tage die Folge, daß ein vorher virulenter Stamm so schwach virulent wurde, daß die Corneapassage abriß, trotzdem später wieder richtig weiter verimpft wurde (DOERR und SCHNABEL 1921 b) s. auch NICOLAU und POINCLOUX 1922; LEVADITI, SANCHIS-BAYARRI und REINIÉ 1927; HALLAUER 1937).

Die Eigenschaften, z. B. die Encephalotropie, die für ein Tier gelten, gelten unter Umständen auch für eine andere Spezies. Aber auch umgekehrt kommt vor, daß eine Eigenschaft nur so lange beibehalten wird, als das Virus im gleichen Tier wächst.

Die Richtung, in welcher die Änderung vor sich geht, läßt sich nicht voraussagen. So kann die Corneapassage die Affinität zur Cornea beim einen Stamme steigern; bei einem anderen reißen aber die Passagen ab; oder die Gehirnpassage vermehrt die Virulenz bis zu einem Virus fixe, oder schwächt sie (BLANC und CAMINOPETROS 1921 a, b; LEVADITI, SANCHIS-BAYARRI und REINIE 1927; HALLAUER 1937).

Die Virulenzverstärkung für Kaninchengehirn oder für die Haut der Meerschweinchenplanta durch Gehirn- bzw. Plantapassagen ist als Anpassungsvorgang relativ leicht zu erklären. In anderen Fällen ist das nicht möglich. So wurde durch 7 Meerschweinchenplanta-Passagen die Neurotropie für Kaninchen so vermehrt, daß aus einem nicht encephalogenen Stamm ein encephalogener entstand (GILDEMEISTER und HERZBERG 1925 a) und durch Affenpassagen (Cercopithecus callithrix) wurde eine Virulenzzunahme für Kaninchen erreicht ohne Virulenzzunahme für die Affen (LÉPINE 1929; s. a. DOERR und BERGER, S. 1475 u. a. O.).

Die Veränderung im Stamm kann auf einer richtigen *Variation, Mutation, Dauermodifikation* beruhen oder auf *Herauszüchtung* solcher Stämme, die bei veränderten Bedingungen besser wachsen.

Immunität. Wie bei anderen viralen und bakteriellen Krankheiten entstehen, im ganzen selten nachweisbar, auch bei der herpetischen Infektion sowie durch Formol-Virusinjektionen langsam, inaktivierende (FLEXNER und AMOSS 1925 a; BURNET und LUSH 1939 a), *virulicide* (LEVADITI, HARVIER, NICOLAU 1921; BURNET und LUSH 1939 b und c; und andere Autoren) *humorale Antikörper.* Sie wirken wie Antitoxine ohne Komplement (DOERR und BERGER 1930, S. 1493).

Sie werden am 7. Tag nachweisbar und haben die größte Wirkung vom 10.—14. Tag (BURNET und LUSH 1939 b, Untersuchung an Mäusen). Diese Autoren nehmen an, daß bei der Entstehung des immunen Zustandes die humorale Immunität der Hauptfaktor ist.

Komplementfixation kann durch Hyperimmunisierung erhalten werden, ist aber, zum Teil wenigstens, eine unspezifische Reaktion gegen das zur Immunisierung verwendete Kaninchengehirn (DOERR und BERGER 1930, S. 1494; s. a. CRAIGIE 1939, BEDSON und GLAND 1929 b; Antikörper beim Menschen, vgl. S. 460 und 464).

Außer der erwähnten humoralen besteht aber noch eine *lokale histiogene, celluläre, totale oder partielle Immunität* (DOERR und VÖCHTING 1920; DOERR und SCHNABEL 1921a; LEVADITI und NICOLAU 1922 a). Diese tritt rasch auf, ist schon am 3. Tag nachweisbar (BURNET und LUSH 1939 a) und in 2 Wochen komplett, so daß sich z. B. das Zentralnervensystem während 2—3 Wochen gegen stärkste Dosen refraktär verhält, ohne daß humorale Antikörper nachweisbar sind.

Es kann daher im gleichen Tier ein Organ immun, ein anderes experimentell empfänglich sein.

Die Immunität ist von einer vorgängigen (eventuell auch latenten: GOODPASTURE 1925 c; DOERR und KON 1937; HALLAUER 1937) Infektion abhängig (DOERR 1924, 1939, S. 770). Wenn die Infektion auf einer Nervenschiene wandert, z. B. Cornea-Trigeminus-Gehirn, so folgt auch die Immunisierung einige Tage später diesem Weg, wobei die Schiene auch immun wird (DOERR und KON 1937). Die Dosierung des von der Peripherie zufließenden bzw. direkt in das Zentralnervensystem inoculierten Virus spielt eine wesentliche Rolle (DOERR, PERDRAU 1925 a; GOODPASTURE 1925 c).

PERDRAU (1925 a) 1. Intradermal geimpfte Kaninchen erhalten eine Immunität des Gehirns in 86%. 2. Nach schwacher Scarifikation der Haut in 77%. 3. Starke Scarifikation: Tod an Encephalitis. 4. Ohne Reaktion auf der Haut keine Immunität.

Prinzipiell kann von allen Infektionsorten aus wie die Infektion auch die Immunität, speziell auch des Gehirns erhalten werden (GOODPASTURE 1925 d).

Die Immunität des Gehirns wird leicht von der Cornea und von der Haut aus erreicht. Bei cornealer Impfung bekommt man aber selten eine Immunität der Haut, häufig eine Immunität der geimpften und später der kontralateralen Cornea (DOERR und VÖCHTING 1920; DOERR und SCHNABEL 1921 a). Bei Hautimpfung wird die Haut, welche außerhalb des Impfungsgebietes liegt, selten und wenig oder nicht, die Cornea meist nicht immunisiert. Bei Impfung der Planta pedis des Meerschweinchens wird nicht einmal immer die geimpfte Planta total immun, es tritt aber gewöhnlich eine partielle Immunität auf (GILDEMEISTER und HERZBERG 1925 a; ROSE und WALTHARD 1926; DOERR und BERGER 1930, S. 1491).

Eine einmal vorhandene Immunität kann nach kürzerer oder längerer Zeit (1—7 Monate, durchschnittlich 3 Monate) wieder einer Empfänglichkeit weichen (PERDRAU 1925; DOERR und SCHNABEL 1921 b).

Der Mechanismus dieser lokalen Immunität ist nicht erklärt, er ist ähnlich, eventuell identisch mit der „blockade immunity", Interferenz von FINDLAY und MACCALLUM (1937, s. „Influenza" S. 368) und mit dem MAGRASSI-Phänomen.

In das Kapitel der lokalen Immunität gehören auch das „MAGRASSI-Phänomen", die „Autosterilisation", die „Latenz" und die „chronischen Krankheiten".

Phänomen von MAGRASSI, bzw. Konkurrenzphänomen von DOERR (MAGRASSI 1935, 1936a, b; DOERR und SEIDENBERG 1937b; DOERR und KON 1937; HALLAUER 1939a, b, d).

Wenn ein encephalitogener Herpesvirusstamm peripher (Kaninchenhaut [Flanke] oder Cornea) geimpft wird, so entsteht nach einigen Tagen durch Fortleitung der Infektion in der Nervenschiene eine Encephalitis. Wird nun bei solchen Kaninchen 7—8 Tage nach cutaner Impfung, oder 4—5 Tage nach Corneaimpfung, aktives Herpesvirus intracerebral geimpft, so entsteht durch diese cerebrale Superinfektion 1. keine tödliche Encephalitis (wie sonst in 3—4 Tagen) und 2. wird auch die erste periphere Impfung abgebremst und führt nicht bis zur Encephalitis.

Diese Annullierung, Auslöschung der ersten peripheren und zweiten cerebralen Impfung zeigt sich nur bei Einhaltung der oben erwähnten Intervalle. Kürzere oder längere Intervalle führen zum Tode der Tiere an Encephalitis infolge der 2. oder 1. Impfung.

Zwei periphere Impfungen ergeben dieses Phänomen nicht. Bei den überlebenden Tieren entsteht eine solide Immunität. CIANCARELLI (1941) zeigte das MAGRASSI-Phänomen am Meerschweinchenversuch.

Autosterilisation. Die Autosterilisation besteht darin, daß Kaninchen, Affen und Meerschweinchen, die mit virulenten Stämmen geimpft wurden, an Encephalitis erkranken und sterben, daß aber im Gehirn dieser Tiere der Nachweis des aktiven Virus durch die intracerebrale Impfung auf neue Kaninchen nicht gelingt (LEVADITI und NICOLAU 1924; LOEWENTHAL 1927; GILDEMEISTER und HERZBERG 1927a; LEVADITI, SANCHIS-BAYARRI und SCHOEN 1928; LEVADITI, LEPINE und SCHOEN 1929; NICOLAU und KOPCIOWSKA 1930a; BURNET und LUSH 1939b).

LEVADITI und seine Mitarbeiter nehmen an, daß bei den Tieren, welche dieses Phänomen der „neuro-infections mortelles autostérilisables" zeigen, eine starke Abwehrreaktion im Gehirn entsteht, so daß das Virus vernichtet wird. Die Abwehrreaktionen führen aber zu einem Zustand, der mit dem Leben des Tieres nicht mehr vereinbar ist. Es ist wahrscheinlich, daß es sich bei diesem Phänomen nicht immer um eine wirkliche Sterilisation handelt, sondern um das Vorhandensein von nur sehr wenig Virus (Latenz; GILDEMEISTER und HERZBERG, 1927a).

Latenz. Bei dem Herpesvirus konnte in zahlreichen Fällen eine *latente Infektion* festgestellt werden. Das Vorhandensein einer latenten, cerebralen Infektion ist durch Virusnachweis und durch histologische Befunde, manchmal auch nur durch letztere, bewiesen worden, in Fällen, bei denen auch nicht die geringsten Zeichen einer Krankheit vorangingen (DOERR und SCHNABEL 1921a; LEVADITI, HARVIER und NICOLAU 1922a; ROSE und WALTHARD 1926; LOEWENTHAL 1927; HALLAUER 1937; PERDRAU 1938; DOERR 1939; s. a. BURNET und LUSH 1939b; DA FANO und PERDRAU 1927; OLITSKY, LONG und PERRIN 1928; GOOD und CAMPBELL 1948).

Diese latente Hirninfektion kann jederzeit apparent werden ohne oder mit sichtbarer Ursache, ,,Provokation" (z. B. anaphylaktischer Schock, GOOD und CAMPBELL 1945, 1948). PERDRAU (1938) beobachtete eine Latenz bis zu $6^1/_2$ Monaten, während welcher die intratesticulär geimpften Kaninchen gegen cerebrale Reinfektion refraktär blieben.

Analog einer latenten Gehirninfektion gibt es eine latente Rückenmarksinfektion. DOERR und BERGER (1930, s. S. 1449) stellen folgendes fest: Bei intracerebraler Infektion der Kaninchen ist das Virus 1—2 Tage latent. Das Gehirn wird in der Regel kurz nach Einsetzen der Encephalitissymptome virushaltig. Ausnahmsweise ist Virus nicht nachweisbar. Bei chronischer Encephalitis ist das Virus in der Regel nicht nachweisbar, *ausnahmsweise* aber wird der Test positiv. Bei cornealer Impfung verschwindet das Virus in wenigen Tagen. Ausnahmen von dieser Regel sind selten.

Chronische Krankheiten. Bei gewissen Stämmen entsteht bei peripherer Impfung, die zu partieller Immunität führt, oder bei Impfung mit Stämmen mit abgeschwächter Virulenz, statt der gewöhnlichen, akuten, eine *subakute* oder *chronische Encephalitis*.

Dabei lassen sich verschiedene Formen mit Übergängen unterscheiden:

a) Milde, akute Keratitis-Encephalitis, scheinbare Heilung. Plötzlicher Exitus an akuter Encephalitis (LE FÈVRE DE ARRIC 1924a).

b) Wellenförmiger, subakuter Verlauf bis zum Tod; Dauer bis zu 8 Monaten. Klinisches Bild der menschlichen Encephalitis lethargica (DA FANO und PERDRAU 1927).

c) Nur eine zunehmende Kachexie (LE FÈVRE DE ARRIC 1924a; LAUDA 1924; LOEWENTHAL 1927).

d) Selten wirkliche Heilung z. B. nach Keratitis (LE FÈVRE DE ARRIC 1924a; ROSE und WALTHARD 1926; LOEWENTHAL 1927; REMLINGER und BAILLY 1929; zu a) bis d) s. a. GOOD und CAMPBELL 1948).

Bei diesen Formen der chronischen Erkrankungen läßt sich zum Teil keine Immunität nachweisen (DA FANO und PERDRAU 1927), zum Teil erfolgt aber Autosterilisation (LE FÈVRE DE ARRIC 1924a).

,,MAGRASSI-Phänomen", Autosterilisation", ,,chronische Krankheiten", ,,Latent-apparent" — werden mit oder ohne Provokation, ,,Trägertum" hängen eng mit der lokalen Immunität (mehr oder weniger komplett, mehr oder weniger lange Zeitdauer) zusammen.

Der MAGRASSI-Versuch läßt sich bei Einhalten der Bedingungen reproduzieren. Dabei fallen einzelne Versuche aus der Reihe. Die anderen Vorkommnisse (Autosterilisation usw.) sind fast immer Ausnahmen von Versuchsreihen mit anderen Resultaten.

Es sind zeitliche, quantitative, qualitative (Varianten, Tropismus, Virulenzänderung) örtliche (mehr oder weniger zahlreiche, größere, kleinere, zentripetale, zentrifugale Nervenschienen, elektive Zonen) Bedingungen, welche in ihrer Gesamtheit durch die Versuchsanordnung nicht genügend beherrscht werden.

Beziehungen des Herpesvirus zu anderen Krankheiten des Menschen. Das häufige Vorkommen der Encephalitis bei der peripheren Infektion des Kaninchens und anderer Tiere mit zum Teil sehr ähnlichem pathologisch-anatomischem Bild, wie die *Encephalitis lethargica* des Menschen, hat die Frage aufgeworfen, ob diese auch eine Infektion durch das Herpesvirus oder wenigstens ein verwandtes Virus sei, welches sich durch intracerebrale oder andere Tests am Kaninchen und anderen Tieren nachweisen lasse.

Tatsächlich sind nun schon bei den ersten Herpesversuchen aus dem Gehirn von Encephalitikern oder seltener aus dem Liquor oder Speichel solcher Patienten Virus gezüchtet worden, welche identisch mit dem Herpesvirus sind (LEVADITI und HARVIER 1920; LEVADITI HARVIER, NICOLAU 1921; DOERR und SCHNABEL 1921 a; DOERR und BERGER 1922; W. BERGER 1922 u. a.).

Die positiven Befunde sind aber im Verhältnis zu den negativen außerordentlich selten. Von der MATHESON-Kommission sind bis 1929 nur 9 Fälle anerkannt. Dazu rechnen DOERR und BERGER (1930, S. 1523) noch 8 weitere Fälle.

Gegen diese Theorie spricht ferner, daß Encephalitis lethargica und Herpes klinisch, pathologisch-anatomisch und epidemiologisch ganz verschiedene Krankheiten sind. Herpes: leichte, häufige Krankheit, nur selten in kleineren Epidemien auftretend; Encephalitis lethargica: schwere, seltene Krankheit, in verbreiteten Epidemien auftretend. Außerdem kommt bei der Encephalitis cutaner Herpes eher selten vor. Encephalitis lethargica ist bei und nach dem häufig vorkommenden Herpes nicht sicher oder jedenfalls sehr selten beobachtet worden (DOERR 1925 c). Es ist daher als richtig anzusehen, daß in den seltenen Fällen, wo Herpesvirus bei Encephalitis lethargica gefunden wird (im Liquor, Speichel usw.), dieses ein gewöhnliches Herpesvirus als Beimischung, Mischinfektion bei einer Encephalitis ist und nicht ein herpesähnlicher Encephalitis lethargica-Erreger.

Zoster und Herpes simplex zeigen beim Menschen gewöhnlich keine differentialdiagnostischen Schwierigkeiten. Nur gelegentlich, besonders im Gesicht oder am Stamm, wenn sehr wenig Bläschen vorhanden sind, ist die Unterscheidung nicht leicht. Es ist bei Zoster durch den Tierversuch in der Regel kein Virus nachgewiesen worden, wohl aber bei Versuchen an Menschen, und nur selten hat sich bei der Übertragung auf Tiere Herpesvirus nachweisen lassen. Bei diesen seltenen Fällen, wo bei einem Herpes mit segmentärer Lokalisation ein Herpesvirus gefunden wurde, muß angenommen werden, daß dies ein Herpes febrilis mit zosteriformer Ausbreitung war (DOERR in DOERR und BERGER, S. 1458, 1509, 1510).

Eine segmentäre Anordnung kommt auch bei der Herpesvirusinfektion bei Tieren vor (ROSE und WALTHARD 1926). Immunologisch bestehen keine Beziehungen zwischen Herpes simplex und Zoster.

Symptomatologie. Dem Aufschießen der Herpeseruptionen geht an der entsprechenden Hautstelle eine umschriebene entzündliche Rötung mit leichter Infiltration und Spannungsgefühl voraus. Die Efflorescenz des Herpes simplex besteht in oberflächlichen, epidermoidalen, stecknadelkopf- bis maximal linsengroßen Bläschen, welche selten vereinzelt, meist aber in Gruppen von 3—10 dicht beieinanderliegen. Manchmal befinden sich mehrere solcher Bläschengruppen im Abstand einiger Zentimeter nebeneinander. Die Bläschen können konfluieren. Sie stehen auf gerötetem und leicht infiltriertem Grund, der das Bläschenareal nur um weniges überschreitet. Der Bläscheninhalt ist serös, trübt sich rasch und kann durch bakterielle Sekundärinfektion eitrig werden.

In der Regel entstehen die verschiedenen Bläschen gleichzeitig, manchmal hinken am 2. und 3. Tag noch einige nach. Nach 2—4 Tagen trocknen sie ein und bilden Krusten, welche sich abstoßen und eine leicht gerötete, neugebildete Haut freigeben. Die Krusten können, namentlich bei bakterieller Sekundärinfektion, fest haften und eventuell bis zu 2—3 Wochen zur spontanen Abstoßung brauchen. Die ganze Affektion kann 5, in hartnäckigen Fällen aber bis zu 20 und mehr Tagen dauern, namentlich bei rezidivierenden Fällen. Abortiver Verlauf ist selten. Da 70—90% der untersuchten Bevölkerung im Serum erhöhten Antikörpertiter gegen das Herpesvirus haben, sind ziemlich häufige subklinische Infektionen anzunehmen.

Der Herpes kann praktisch überall auf der Haut auftreten. Prädilektionsstellen sind die Umgebung des Mundes, die Nasenflügel, die Haut des äußeren Genitale, seltener Wange, Ohr, Hals, Brust, Kreuzbeingegend oder die Extremitäten (hier wiederum eher auf der Hand, an den Fingern oder am Thenar oder auf der Glutäalgegend). Eine besondere Disposition zeigen die Übergangsstellen von Haut zu Schleimhaut: Lippen, Glans penis, Praeputium, Vulva, Anus. Auch die Schleimhaut selber kann Sitz der Herpesbläschen sein: Cornea, Mundschleimhaut, harter oder weicher Gaumen, Zunge, Tonsillen (Angina herpetica), Uvula, Larynx, Nasenschleimhaut, Vagina (SLAVIN und GAVETT 1946) usw. Der Schleimhautherpes hat meistens geringere Ausdehnung. Die Bläschendecke löst sich in dem feuchten Milieu schnell auf. Es bleiben kleine, bei Konfluieren verschiedener Bläschen polycyclisch begrenzte, seichte, scharfrandige Erosionen mit weißlich gelbem Belag, welche sich innerhalb weniger Tage reinigen und abheilen. Die regionären Lymphdrüsen sind in der Regel entzündlich verändert, vergrößert und mäßig druckdolent, oft schon vor dem Aufschießen der Efflorescenzen.

Außer dem lokalen Gefühl von Spannung, Brennen oder Jucken der Haut vor dem und während des Aufschießens der Bläschen besteht nicht selten ein allgemeines Krankheitsgefühl mit Unlust, Mattigkeit, Verstimmung, Reizbarkeit oder vermehrtem Schlafbedürfnis. Während der Krustenbildung verstärkt sich oft der lokale Pruritus, welcher, namentlich bei Kindern, zu Kratzen und damit eventuell zu bakteriellen Sekundärinfektionen führt. Selten ist, vor allem beim

Herpes genitalis, das Auftreten von Parästhesien oder neuralgiformen Schmerzen, welche beträchtlich über das Eruptionsgebiet hinaus reichen können (Perineum, Testes, Anus, Sacrum. — MAURIAC 1877; RAVAUT und DARRÉ 1903/04; HOWARD 1905; SCHERBER 1910; LEVADITI 1922, 1926, 1945).

Pathologische Anatomie. Vor der Bläscheneruption proliferieren die Epidermiszellen, von welchen einzelne bereits intranucleäre Einschlußkörperchen enthalten. Das Bläschen bildet sich tief in der Epidermis. Seine Decke besteht aus degenerierten Stachelzellen und unvollständig keratinisierten Hornzellen. Den Bläschenboden bilden die tieferen Epidermisschichten, manchmal die entblößten Papillen des Coriums. Da das Bläschen nicht über die Grenze der Coriums hinausgeht, hinterläßt es auch keine Narbe. Im Corium zeigt sich Capillardilatation und leukocytäre Infiltration. Das Herpesbläschen der Haut ist während mehrerer Tage mit einer koagulierenden Flüssigkeit und Fibrinfasern prall gefüllt, in deren Maschen Leukocyten und Epithelzellen liegen (zum Teil als mehrkernige Riesenzellen). Das Bläschen auf der Schleimhaut enthält nur wenig Flüssigkeit und rupturiert bald. Vielfach sind die Epidermiszellen am Rand des Bläschens wie geschwollen oder aufgeblasen (Ballondegeneration) und enthalten intranucleäre Einschlußkörperchen. Diese, als LIPSCHÜTZ-Körperchen bezeichneten Massen (LIPSCHÜTZ 1921, 1925; COWDRY 1934; BAUMGARTNER 1935 u. a.), erscheinen vor der Kernzerstörung als kleine, runde, granulierte oder amorphe eosinophile Gebilde, welche zwischen dem Kernchromatin liegen. Sie zeigen bald die Neigung zu Kondensation, sammeln sich an der Kernwand an und pressen oft den Nucleolus gegen diese. Unter fortschreitendem Kernzerfall formen sich die Einschlußkörperchen zu einer homogenen, unregelmäßig oval geformten, eosinophilen Masse, welche im Zentrum des degenerierten Kernes liegt.

Über die pathologisch-anatomischen Veränderungen bei der herpetischen Meningoencephalitis vgl. S. 462.

Fieber und andere auslösende Faktoren. Übertragung. Der Ausdruck „Herpes febrilis" oder „Febris herpetica" bezeichnet keinen ätiologischen Zusammenhang. Das Fieber ist keine conditio sine qua non und ätiologisch nicht ausschlaggebend. Der Herpes tritt zwar häufig sekundär im Gefolge der verschiedenartigsten fieberhaften Krankheiten auf, verläuft aber auch sehr oft primär ohne Temperatursteigerung (Herpes simplex). Die Existenz einer Febris herpetica sine herpete ist unbewiesen, aber nicht unwahrscheinlich.

Bei der Pneumonie ist der Herpes häufig (10—40%). Eine sichere prognostische Bedeutung kommt ihm dabei nicht zu, da seine Häufigkeit je nach der Pneumonie-Epidemie oder dem Pneumokokkentypus wechselt (vgl. LAUDA und LUGER 1926; MONTGOMERY 1939). Die Häufigkeit des Herpes wechselt auch nach einfacher und komplizierter Grippe je nach der Epidemie, ebenso nach Meningitis epidemica. Die außerordentliche Seltenheit des Herpes bei Meningitis tuberculosa hat daher einen nur relativen diagnostischen Wert, desgleichen seine Seltenheit bei Typhus abdominalis, Poliomyelitis und Diphtherie. SMORODINZEW und Mitarbeiter (1936) sahen gelegentlich Herpes labialis nach artefizieller Infektion mit Haemophilus influenzae.

Die Beziehung des Herpes zum Fieber zeigt seine Häufigkeit bei der *Fiebertherapie* (Malaria, Proteine oder Metallkolloide, Vaccine. LAUDA und LUGER 1926; FISCHER 1927; v. ROOYEN, RHODES und EWING 1941). Künstlich erzeugtes Fieber verursachte proportional zur Fieberhöhe in 70% der Fälle Herpes, in 80% nach dem 1. Fieber, in 14% nach dem 2., in 3% nach dem 3., später nicht mehr. In 29% traten während des Fiebers Rezidive auf. Bei Patienten mit Herpesanamnese und bei Luetikern war dabei die Erkrankung signifikant häufiger (KEDDIE und Mitarbeiter 1941). Der Virusnachweis aus den Herpesbläschen gelang mit gekreuzten Immunitätsversuchen und dem Cornealtest (WARREN und Mitarbeiter 1940).

Bei gewissen Individuen besteht für die Herpeserkrankung eine *Disposition*, welche wohl zum Teil den Herpes recidivans erklärt. Der „herpétisme" französischer Autoren drückt allerdings nicht mehr bloß die Neigung zu rezidivierendem Herpes aus, sondern wird als allgemeine Disposition dem „arthritisme" und der „exsudativen Diathese" übergeordnet. Selten sind Mitteilungen über hereditär-familiäre Disposition, welche sich sogar auf die Lokalisation der Herpeseruption erstrecken kann (KESTENBAUM 1922; REZEK 1925; zit. nach LAUDA und LUGER 1926). Der Herpes wird mit zunehmendem Alter immer seltener. Das bevorzugte Alter ist 20—40 Jahre.

Häufung der Herpesfälle im Herbst und Winter erklärt sich zum Teil mit der Zunahme fieberhafter Erkrankungen überhaupt (Pneumonie, Influenza usw.). Die Erkrankung wird nicht selten, namentlich bei Herpetikern mit Neigung zu Rezidiven, durch Insolation oder große Kälte hervorgerufen, individuell verschieden durch gewisse Nahrungsmittel oder nach Magendarmerkrankungen. Nach HIRSCH (1902) soll das weibliche Geschlecht etwas häufiger befallen werden als das männliche. Damit steht wohl in Zusammenhang der *Herpes menstrualis*, bei welchem die zeitliche Aufeinanderfolge von Menstruation und Herpes verschieden sein kann. Er äußert sich als Herpes genitalis, Glutäal-, Finger- oder Lippenherpes („Herpès indiscret"). Auch *Medikamente* und *Intoxikationen* können auslösend wirken (As, CO, J, Hg, Bakteriengifte, Tuberkulin usw.). Bei Intoxikation durch einen unzweckmäßigen Narkoseapparat (mußmaßlich mit Dichloracetylen) entstand in 9 von 13 Fällen mit Hirnnervenparesen circumoraler Herpes febrilis (HUMPHREY und MCCLELLAND 1944; vgl. Meningo-Encephalitis herpetica). Auslösung des Herpes durch Emotionen ist schwer zu beweisen, da die psychischen Veränderungen, welche für manche Herpesfälle charakteristisch sind, der Eruption vorausgehen können. Rezidivierender Herpes am Ort eines mechanischen *Trauma* wurde mehrfach beobachtet (EPPENSTEIN 1918; STOCKER 1920; FINDLAY und MACCALLUM 1940). Experimentell erwies sich die Hautverletzung (Scarifikation, Abschaben, Reiben) als wesentlicher Faktor für das Angehen der lokalen Herpesinfektion. Intradermal bzw. intraepidermal injiziertes Virus wird offenbar durch die anaeroben Bedingungen abgeschwächt oder abgetötet (HRŮSZEK 1934). Bei rezidivierendem Herpes kann aber die Eruption nach Trauma auch am Ort ihres früheren Standortes wieder auftreten. Über parallergische Faktoren vgl. S. 465.

Die *Übertragung* geschieht wohl ausnahmslos durch Kontaktinfektion (z. B. Küssen, Trinkgläser) oder Tröpfcheninfektion. Die Übertragungsmöglichkeit des Herpes genitalis durch die Kohabitation wurde von LEVADITI und NICOLAU (1923 a) durch Versuche an Kaninchen experimentell bewiesen. Sichere Übertragungsfälle bei Ehepartnern sind aber selten beobachtet worden. SIMMONS und Mitarbeiter (1933; 1934) gelang die Übertragung von Herpesvirus durch Aedes aegypti. Die Bedeutung der Hygiene und Sauberkeit wird evident aus der Häufigkeit der Antikörperträger in ärmeren Volksschichten (bis 90%) gegenüber wohlhabenden (40%; ANDREWES und CARMICHAEL 1930; BURNET 1946; SCOTT 1948).

Besondere Formen und Lokalisationen. In halbisolierten Wohngemeinschaften (Spitäler, Militär usw.) kamen nicht selten kleinere *Epidemien* von *Herpes febrilis* vor (LAGOUT 1873; SAVAGE 1883; ZIMMERLIN 1883; PLESSING 1884; BRAUNE 1897; BREUER 1891; STEINER 1899; ZLOCISTI 1920; MAYER 1921). Diese Epidemien traten in den Jahren 1882/83 gehäuft auf, wiederholten sich in geringerem Umfange 1920/21 und sind seither nicht mehr beschrieben worden. Sie erstreckten sich maximal auf etwa 50—100 Personen jeden Alters und verliefen auf verschiedenen Individuen als Herpes labialis, linguae, faciei, genitalis usw. Die allgemeinen Krankheitserscheinungen waren schwerer als beim sporadischen Herpes simplex. Das Fieber stieg bis 39—40⁰, um am 3.—4. Tag, häufig zusammen mit der Bläscheneruption, meist kritisch wieder zur Norm abzufallen. Der Puls ging parallel der Temperatur. Typische Fieberkurven finden sich in der 3. Aufl. (Bd. I) dieses Handbuches. Selten bestand leichte Leukocytose (9200), sonst war das Blutbild unverändert. Gelegentlich wurde Milztumor und Albuminurie beobachtet. Die Lungen waren frei. Nicht selten traten Rezidive auf.

GLAS (1906) beobachtete auch eine Häufung von 14 Fällen mit Herpes laryngis et pharyngis. Diese gehören wohl in das Gebiet der epidemischen Stomatitis herpetica (vgl. unten). SCOTT und Mitarbeiter (1941) postulierten, daß der Herpes febrilis allgemein primär eine orale Infektion darstelle.

Der *Herpes recidivans* wird gewöhnlich als chronische Herpesinfektion bei besonderer Disposition betrachtet, welche auf Grund der oben erwähnten auslösenden Ursachen häufig exacerbiert. Eine wiederkehrende Empfänglichkeit des Gewebes für das Virus ist möglich. Die Eruptionen erscheinen nach Intervallen von Wochen bis Monaten in derselben Nervenregion wieder, aber nicht notwendigerweise an genau derselben Stelle. Es können aber auch verschiedene Lokalisationen alternierend abwechseln. Die allgemeinen Krankheitserscheinungen sind in der Regel wesentlich geringer wie bei der Primärinfektion. Die stets wiederkehrenden Bläscheneruptionen bilden aber wegen ihrer Hartnäckigkeit, der lokalen Beschwerden und der Behinderung ein sehr unangenehmes Leiden. Im Gegensatz zu vielen Fällen von sporadischem Herpes simplex und namentlich zur Stomatitis herpetica ist der Antikörpertiter im Serum von Personen mit rezidivierendem Herpes in der Regel dauernd hoch. Es findet sich also hier ein zu anderen Infektionskrankheiten gegensätzliches Verhalten. Wiederholte Antikörperbestimmungen brachten keine Abklärung des Problems (HUDSON und Mitarbeiter 1936). FINDLAY und MACCALLUM (1940) fanden bei traumatisch ausgelöstem rezidivierendem Herpes während der freien Intervalle in der Haut kein Herpesvirus und vermuteten, daß es latent anderswo verweilt (Spinalganglien?). Bei den Heteroinoculationsversuchen von NICOLAU und BANCIU (1924) am Menschen gelang in seltenen Fällen die Übertragung eines rezidivierenden Herpes. Dies ist ein Hinweis auf eventuelle Virulenzunterschiede verschiedener Virusstämme.

Die primäre akute *Stomatitis herpetica* (Stomatis aphthosa, akute infektiöse Gingivo-Stomatitis, ulcerative Stomatitis nach MIKULICZ oder VINCENT, Periadenitis mucosa necroticans) verläuft nach einer Inkubation von 3—5 Tagen mit Fieber, Reizbarkeit, roter, schmerzhafter Schwellung von Zahnfleisch und Gaumen, rasch ulcerierenden Bläschen auf Zunge und Mundschleimhaut, Foetor ex ore und regionären Drüsenschwellungen. Gleichzeitig können auch Herpeseruptionen an den üblichen Prädilektionsstellen auftreten. Bei Kindern kommen gleichzeitig schwere Diarrhoen vor (BUDDING 1946). Die Erkrankung ist häufig bei Kindern von 1—6 Jahren, kommt aber auch bei Erwachsenen vor. Sie dauert 10—16 Tage. Auch diese Form der herpetischen Erkrankung kann zu kleinen Epidemien führen (Familie, Kindergarten, Spital). Die Herpesgenese wurde durch Virusisolierung mittels Inoculation am Tier (Cornealtest und Encephalitis am Kaninchen) und durch den Nachweis des Antikörperanstieges im Serum während der Rekonvaleszenz sichergestellt (BIJL und VAN DER SCHAAF, 1934; DODD und Mitarbeiter 1938; GOTTRON 1938; BURNET und LUSH 1939 b; BURNET und WILLIAMS 1939; SCOTT und Mitarbeiter 1941; BLACK 1942; ZISKIN und HOLDEN 1943; SCOTT 1944 u. a.). Es finden sich neben der üblichen Bakterienflora des Mundes und des Pharynx manchmal auch VINCENTs fusiforme Stäbchen und Spirillen. Eine seltene spätere Zweiterkrankung verläuft wesentlich milder. Häufig bleibt ein rezidivierender Herpes labialis. Eine primär rezidivierende Form zeigt lokal und allgemein einen wesentlich milderen Verlauf; trotz eines konstant hohen Antikörpertiters kommt es immer wieder zu Rezidiven.

Herpes cornealis. Akute herpetische Keratoconjunctivitis ist häufiger als reine herpetische Conjunctivitis. Charakteristisch sind die wasserklaren Herpesbläschen, welche unter meist erheblichen Schmerzen auf der Cornea aufschießen, indem die umschriebenen Exsudationen das Epithel von der BOWMANschen Membran abheben. Die Bläschen platzen bald und hinterlassen oberflächliche Hornhauterosionen. Die Sensibilität der ganzen Cornea ist charakteristisch herabgesetzt. In der Regel heilt der Herpes corneae in 1—2 Tagen vollständig ab, manchmal kommt es aber durch Sekundärinfektion zu schweren Zuständen mit Hinterlassung von Hornhautnarben. Unaufhörliche Neubildung von Bläschen in der Nachbarschaft von abgeheilten führt zum Bild der *Keratitis dendritica*. Manchmal bildet sich auch eine Keratitis disciformis. Gleichzeitig kann ein Herpes der Lider oder des Gesichtes bestehen. Symptomatologische und differentialdiagnostische Einzelheiten finden sich in ophthalmologischen Handbüchern. Die Erkrankung entsteht aus denselben Ursachen wie der Herpes simplex und kann auch rezidivieren. Mitwirkung einer allergischen Komponente (auf Schokolade) wurde von LEMOINE (1925, 1929) beschrieben.

Die *Pustulosis vacciniformis sive varioliformis acuta* (varicelle Eruption nach KAPOSI (1893), Pustulosis varioliformis ac. nach JULIUSBERG (1898), Eczema herpeticum nach LYNCH (1945) wird heute von der Mehrzahl der Dermatologen und Virusforscher als vaccini- oder varioliforme Herpesinfektion der Kinder und Erwachsenen angesehen. Für die Symptomatologie der Erkrankung, welche auch kleine Epidemien verursachen kann (Spital), sei auf die dermatologischen Handbücher und auf die Arbeiten der nachstehend erwähnten Autoren hingewiesen. Die oft konfluierenden Blasen und Pusteln mit der charakteristischen zentralen Delle (wie bei Variola oder Vaccinepusteln) überziehen hauptsächlich Gesicht, Kopf, Nacken, Ellbogen und Handgelenke. Sie entwickeln sich meistens als Komplikation eines vorbestehenden Ekzems, in selteneren Fällen aber auch auf völlig normaler Haut (LUTZ 1942). Häufig besteht bakterielle Sekundärinfektion. In manchen Fällen findet sich gleichzeitig eine Stomatitis herpetica. Die Krankheit nimmt manchmal einen schweren Verlauf und endet unter encephalitischen Symptomen tödlich. Es gelang in einer Reihe von Fällen, das Virus aus den Effloreszenzen zu isolieren. Gekreuzte Immunisierungsversuche mit dem Corneatest am Kaninchen charakterisierten unter Ausschluß des Pockenvirus den Erreger als das Herpesvirus (SEIDENBERG 1941; WENNER 1943; ESSER 1941; LUTZ 1942; BARTON und BRUNSTING 1944; BLATTNER und Mitarbeiter 1944; LANE und HEROLD 1944; RUCHMAN und Mitarbeiter 1947; BARKER und HALLINGER 1947 u. a. Im Gegensatz zu dieser Dermatose sind die Befunde von Herpesvirus bei Pemphigus und bei Dermatitis herpetiformis nur vereinzelt und zweifelhaft.

Der *Neurotropismus* des Herpesvirus, welcher nächst dem Dermatotropismus von Wichtigkeit ist, wurde im Tierversuch durch die Erzeugung der herpetischen Encephalitis erwiesen (DOERR und Mitarbeiter, LEVADITI und Mitarbeiter; MARINESCU und DRAGANESCO 1922—1923; GOODPASTURE und TEAGE 1923; vgl. S. 450). Klinische Hinweise für diesen Neurotropismus sind ferner die Reizbarkeit, Verstimmung oder Schläfrigkeit vor oder im Verlauf von Herpeseruptionen, welche oft ganz charakteristisch über das Maß der Abgeschlagenheit bei anderen Infektionskrankheiten hinausgeht. Weiter sind in diesem Zusammenhang die nicht seltenen ausstrahlenden neuralgiformen Schmerzen, vor allem bei Herpes genitalis, zu erwähnen, die pathologischen Befunde im Liquor cerebrospinalis bei Hautherpes (RAVAUT und DARRÉ 1904), usw. vgl. S. 458 und 465.

Von großer Bedeutung sind die Krankheitsbilder von Meningismus, Meningitis und Encephalitis, welche zum Hautherpes in Beziehung stehen.

Die akute *herpetische Meningoencephalitis* unterscheidet sich mit Ausnahme des fakultativ begleitenden Haut- oder Schleimhautherpes klinisch kaum von anderen abakteriellen Meningoencephalitiden. Der Herpes kann jede der vorstehend beschriebenen Formen haben (auch z. B. Herpes menstrualis, genitalis usw.). Er tritt vor, gleichzeitig mit oder nach der manifesten Meningoencephalitis auf, kann in seltenen Fällen aber auch fehlen.

Die Erkrankung beginnt plötzlich mit Fieber, manchmal mit Schüttelfrost. Hirndruck- und meningeale Symptome, Desorientiertheit oder Somnolenz sind in verschiedenem Grade ausgeprägt, ebenso die Symptome von seiten der Hirn- oder Spinalnerven: Reflex- und Sensibilitätsstörungen, Paresen oder Paralysen von Muskelgruppen. Im Blut zeigt sich eine Leukocytose (bis 15000). Der Liquor cerebrospinalis weist Eiweißerhöhung bei normalem Zuckerwert auf; es kann eine lymphocytäre Pleocytose bis 1000 mm^3 vorkommen. Die Erkrankung ist nicht immer benigne. Mehrere Fälle endeten nach 1—2 Wochen tödlich.

Natürlich darf nicht jede abakterielle Meningoencephalitis, welche mit Herpes verläuft, als herpetische Erkrankung betrachtet werden, da ja der Herpes auch bei anderen abakteriellen Meningitiden oder Encephalitiden vorkommen kann (z. B. bei Mumps, Schweinehüterkrankheit, sehr selten bei Polioencephalitis usw.; vgl. FANCONI 1939). Die Diagnose einer herpetischen Erkrankung des zentralen Nervensystems darf nur unter folgenden Bedingungen mit Sicherheit gestellt werden: Virusnachweis aus Liquor cerebrospinalis oder autoptisch aus Nervensubstanz, Nachweis eines Antikörperanstieges im Serum während der Rekonvaleszenz, autoptisch intranucleäre Einschlußkörperchen im Zentralnervensystem, negativer Bakteriennachweis (vgl. unter Diagnose S.463). Einer Reihe von Autoren gelang so die Diagnose einer sicheren herpetischen Meningoencephalitis bis zur Identifizierung des Herpesvirus aus Liquor oder Hirnsubstanz durch gekreuzte Immunitätsversuche (SMITH, LENNETTE und REAMES 1941; JANBON, CHAPTAL und LABRAQUE-BORDENAVE 1942; ARMSTRONG 1943; ZARAFONETIS und Mitarbeiter 1944; WHITMAN und WARREN 1946; FISHER und PATRICK 1947; vgl. Diagnose S. 463).

Bei JANBON u. a. (1942) finden sich mehrere Literaturangaben französischer Autoren mit klinischer Beobachtung bloßer Koinzidenz von Hautherpes und Meningismus oder Meningitis, manchmal beide rezidivierend (ABITEBOUL 1936; MORSIERI 1938; vgl. PETTE 1936; FANCONI 1939 u. a.). Nach Fiebertherapie mit schwerem Herpes facialis kamen Fälle mit kurzdauerndem, encephalitisähnlichem Syndrom vor (WARREN, CARPENTER und BOAK 1940). Es folgten auch wiederholt auf Lumbalpunktionen oder -injektionen, manchmal gehäuft auf derselben Spitalabteilung, Meningismus oder Meningitis mit gleichzeitigem oder nachfolgendem Herpes facialis, buccalis oder cornealis (ROGER und Mitarbeiter 1938; TOURAINE und BARTON 1940; JACCHIA 1934; LAVERGNE und Mitarbeiter 1934 u. a.). Wahrscheinlich spielt die Lumbalpunktion die Rolle eines aseptischen Reizes, welcher eine latente Herpesinfektion aktiviert. Einen ähnlichen Mechanismus nahmen HUMPHREY und MCCLELLAND (1944) an für die Fälle von Hirnnervenparesen (hauptsächlich von V und VII) mit Herpes facialis nach Intoxikation bei Narkosezwischenfällen (Dichloracetylen?).

Pathologisch-anatomisch sind die Hirnhäute hyperämisch und gequollen, die Hirnwindungen etwas abgeplattet. Vor allem in der Gehirnrinde und in der subcorticalen weißen Substanz, manchmal auch in der Medulla, zeigen sich petechiale Hämorrhagien und kleinere oder ausgedehnte erweichte Bezirke. Mikroskopisch besteht mononucleäre Infiltration der weichen Hirnhaut, vor allem im Bereich der erweichten Rindenpartien, und perivasculäre Zellinfiltration. In den Erweichungsherden sind die Ganglienzellen zum größten Teil verschwunden und durch fetthaltige Zellen und Leukocyten ersetzt. In der Nachbarschaft sind die Gliazellen vermehrt. In diesen sowie in Nervenzellen können die typischen herpetischen intranucleären Einschlußkörperchen auftreten.

Kombinationsformen und Grenzfälle. Manche Befunde von Herpesvirus bei anderen Erkrankungen scheinen wegen ihrer Seltenheit auf zufälliger Koinzidenz oder Mischinfektion zu beruhen.

LEVADITI und Mitarbeiter (1924, 1926, 1945) postulierten, daß das Herpesvirus mit dem Virus der Encephalitis epidemica sive lethargica von ECONOMO verwandt sei. Sie betrachten die beiden Virusarten als „herpetico-encephalitische" Gruppe, deren eines Extrem das vorwiegend dermatotrope Herpesvirus, deren anderes das obligat neurotrope Encephalitisvirus sei. KREIS (1938) fand nur in 3 von 34 Fällen von postencephalitischem Parkinsonismus Herpesvirus im Speichel (vgl. S. 456).

Ein Laborant, welcher von einem Affen in die Hand gebissen wurde, starb nach 2 Wochen unter den Zeichen einer ascendierenden Myelitis. GAY und HOLDEN (1932—1933, 1933 a, b) und SABIN und WRIGHT (1934) isolierten aus der Nervensubstanz des Verstorbenen ein „W"- bzw. „B"-Virus, welches dem Herpesvirus sehr ähnlich, aber damit nicht identisch erschien. Auf Grund ausgedehnter Tierversuche kam HABER (1935) zur Annahme, daß dieses „B"-Virus wahrscheinlich ein „genuiner" Herpesvirusstamm sei.

FLEMING (1939) fand Varicellen und Herpes gleichzeitig auf demselben Patienten. KIPPING und DOWNIE (1948) beschrieben einen Fall von generalisierter Herpeserkrankung unter dem Bild von Varicellen mit Virusnachweis aus den Efflorescenzen und Antikörpernachweis im Serum. VERLINDE und WENSINEK (1942) gelang durch gekreuzte Infektions- und Immunisierungsversuche der Herpesvirusnachweis im Liquor cerebrospinalis eines Patienten mit multipler Sklerose, welcher zugleich an einem rezidivierenden Herpes litt. Ein sicherer genetischer Zusammenhang des Herpesvirus mit dem Erythema exsudativum multiforme konnte von verschiedenen Autoren mehrheitlich nicht festgestellt werden (Lit. bei MORGAN und FINDLAND 1949). Diese Autoren isolierten auch Herpesvirus bei einem Fall von primär atypischer Pneumonie. Diese Einzelbefunde sind nicht beweisend, da es sich immer um zufällige Koinzidenz von Herpesvirusträgern mit einer anderen Erkrankung handeln könnte.

Prognose. Die Prognose ist beim unkomplizierten Herpes simplex und bei der Febris herpetica ausnahmslos günstig. Der rezidivierende Herpes kann aber der Therapie jahrelang widerstehen und sehr lästig sein. In höherem Alter hören die häufigen Rezidive in der Regel auf. Von den besonderen Herpesformen ist die Prognose auch bei der Stomatitis herpetica und beim Herpes corneae in der Regel gut; die Bildung von Narben und Rezidive sind selten. Dagegen ist die Prognose der Pustulosis vacciniformis und der herpetischen Meningoencephalitis zweifelhaft. Es sind bei beiden Formen Todesfälle beschrieben (bei der Pustulosis meist ebenfalls durch komplizierende Meningitis verursacht).

Diagnose. Die klinische Diagnose des einfachen Herpes simplex ist bei typischer Lokalisation der charakteristischen Bläschengruppen leicht, namentlich bei Rezidiven. Schwieriger wird sie bei atypischen und selteneren Lokalisationen (Mundschleimhaut, Vulva usw.). Bei Lokalisation am Stamm und auf den Extremitäten ist die Abgrenzung gegen Herpes zoster nicht immer leicht. Dessen größere Schmerzhaftigkeit weist oft auf die richtige Spur (vgl. S. 457). Die besonderen Herpesformen bieten diagnostisch größere Schwierigkeiten: Besondere Vorsicht ist bei der Diagnose Febris herpetica geboten. Sie wird wohl stets erst nach einigen Tagen und per exclusionem gestellt werden können, wenn bei einer fieberhaften Erkrankung am 3. oder 4. Tage Herpes auftritt, andere organische Erkrankungen aber ausgeschlossen werden können (Pneumonie, Meningitis cerebrospinalis, Encephalitis mit Herpes). In den ersten Tagen der Krankheit vor Ausbruch des Herpes zeigen fast alle akut beginnenden Infektionskrankheiten (Scharlach, Influenza, Angina usw.) die gleichen Symptome wie die Febris herpetica.

Die ophthalmologische Differentialdiagnose des einfachen und komplizierten Herpes cornealis findet sich in den speziellen Handbüchern. Die Stomatitis herpetica kann mit bakterieller unspezifischer Stomatitis, Varicellen, Aphthen oder Maul- und Klauenseuche verwechselt werden. Die Diagnose der Stomatitis herpetica, der Pustulosis vacciniformis und einer Meningoencephalitis als Herpesviruserkrankung kann mit Sicherheit nur durch den *Laboratoriumsnachweis des Virus* gestellt werden. Er ist möglich durch den Neutralisations-, den gekreuzten Immunisierungsversuch am Tier mit dem Corneatest oder durch Komplementbindung. Die sicherste Antwort gibt der gekreuzte Immunisierungsversuch am Tier. Denn bei Laboratoriumstieren kommen eine Anzahl verschiedener, herpesverwandter Meningoencephalitiden vor, welche zu Täuschung Anlaß geben können. Die

Diagnose wird ferner gesichert durch den Nachweis eines Anstieges spezifischer Antikörper im Serum während der Rekonvaleszenz (Lit. bei van Rooyen und Rhodes 1948). An Stelle des letzteren eignet sich auch ein Hauttest mit einem hitzeabgeschwächten Viruspräparat aus Amnionflüssigkeit, welcher bei Antikörperträgern in der Regel positiv ausfällt. Ein negativer Befund ist nicht sicher zu verwerten (Nagler 1944, 1946; Rose und Molloy 1947). Über die Bewertung des Verlaufs der Antikörperuntersuchungen vgl. S. 454 und 460. Der histologische Befund kann die Differentialdiagnose über die Haut- oder Schleimhauteruption entscheiden (eosinophile Lipschützsche Einschlußkörperchen in den Zellkernen der Epidermis, Ballondegeneration der Zellen, vgl. S. 458). Mit allen diesen Untersuchungen ist aber nicht bewiesen, daß eine gleichzeitig bestehende Meningoencephalitis oder andere Krankheit durch das Herpesvirus auch tatsächlich verursacht wurde (vgl. S. 462).

Pathogenese. In Analogie zu anderen Infektionskrankheiten erklären die meisten Autoren die Entstehung der herpetischen Erkrankung mit einer Infektion in der Jugend (Stomatitis, S. 460), welche während der Rekonvaleszenz einen Antikörperanstieg im Blut zur Folge hat (Burnet und Lush 1939 b, Burnet, Lush und Jackson 1939a; Dodd und Mitarbeiter 1939; Burnet und Williams 1939; Burnet 1946). Der erste Kontakt mit dem Herpesvirus würde also bei den meisten Individuen in der Jugend in der Form einer, eventuell sehr leichten, Stomatitis eine typische Infektionskrankheit hervorrufen. Die Primärinfektion kann jedoch auch auf der Haut (als Hautherpes oder Pustulosis varioliformis), auf der Genitalschleimhaut oder am Auge erfolgen, bei Individuen in guten hygienischen Verhältnissen erst im Erwachsenenalter (S. 459; Gallardo 1943; Slavin und Gavett 1946; Nagler 1946; Burnet 1946). Die Übertragung geschieht durch Tröpfchen- oder Kontaktinfektion (S. 459). Nach Burnet (1946) erfolgt die Stomatitis als Primärinfektion in der Regel zwischen dem 1.—5. Jahr. Das Virus persistiert dann während des ganzen Lebens als latente Infektion; infolgedessen besteht die häufige Neigung zu Rezidiven („Virusträger").

Diese Konzeption der Pathogenese wird durch serologische Untersuchungen und Hautteste unterstützt: Die Sera der meisten Kleinkinder weisen keine Antikörper auf, dagegen geben die Sera der meisten Erwachsenen positive Reaktion. Herpetiker haben erhöhten Antikörpertiter und geben mit einem entsprechenden Viruspräparat positive Hautteste, Personen ohne Herpesanamnese nicht (Nagler 1944, 1946). Bei rezidivierendem Herpes ist merkwürdigerweise der Antikörpertiter dauernd gleichmäßig hoch. Beliebige Seren weisen entweder dauernd hohen Antikörpertiter oder gar keine Antikörper auf. Vor oder nach der Herpeseruption erfolgt kein entsprechender Anstieg bzw. Abfall des Titers. Dieser „Alles-oder-nichts"-Charakter der Bildung der Herpesantikörper wird damit erklärt, daß die Dauerinfektion durch das Virus gleichmäßige und fortwährende Antikörperproduktion hervorruft (Burnet und Lush 1939 c; Burnet 1946). Diese Tatsachen fügen sich nicht in die allgemeine Vorstellung der Immunitätslehre (S. 454). Die Höhe des Antikörpertiters ist damit bei dieser Krankheit kein Maßstab für die Immunität. Nach Analogien zu Tierversuchen und nach der Häufigkeit der klinischen Lokalisation scheint eine begrenzte lokale Immunität vorzukommen (Hautbezirke, Gehirn, meso- und entodermales Gewebe).

Neben einer allgemeinen *Disposition* für die Herpesinfektion und für das Herpesrezidiv, welche selten sogar familiär sein kann und in der Regel mit dem Alter abnimmt (S. 460), ist auch eine lokale Disposition (und umgekehrt eine lokale Immunität) anzunehmen: Denn die Lippen, die Mundschleimhaut, das Genitale und die Cornea sind so hervorragende Prädilektionsorte, daß eine Lokalisation auf anderen Hautbezirken fast Seltenheitswert hat.

Pathogenese.

Es ist nicht sicher zu entscheiden, wo das Virus zwischen den rezidivierenden Hauteruptionen verweilt. Der Virusnachweis in der Haut am Orte der Eruptionen gelang im herpesfreien Intervall nicht (S. 460). Folgende Gründe lassen es möglich erscheinen, daß das Virus oder seine apathogene Vorstufe (maskiert) während des eruptionsfreien Intervalls im Nervengewebe verweilt: Der allgemeine Neurotropismus des Herpesvirus; der Virusnachweis im Zentralnervensystem des Kaninchens während des Latenzstadiums, bis 9 Monate nach der Infektion (GOOD 1947; GOOD und CAMPBELL 1948); der Nachweis von Herpesvirus im Liquor cerebrospinalis des Menschen; die häufige Lokalisation der Eruption von Rezidiven im Versorgungsgebiet des gleichen peripheren Nerven; die Corneaanästhesie bei Herpes corneae; die neuralgiformen Schmerzen bei Herpes genitalis und die allgemeine nervöse Reizbarkeit vor und zu Beginn der Eruption. Intralumbal geimpftes Virus von Kaninchen bleibt monatelang im Liquor nachweisbar. Intracutan geimpftes Virus geht in den Liquor über (BASTAI und BUSACCA 1924). Diese Angaben sind vereinzelt geblieben (siehe dazu DOERR 1925 d, DOERR und ZDANSKY). Es ist aber auch möglich, daß das Virus oder seine Vorstufe im Gewebe des RES (z. B. Lymphknoten) lokalisiert bleibt (Virusnachweis im Speichel). Die Virulenz des Virus scheint in Analogie zum Tierversuch (S. 454) durch die Dauer des Aufenthaltes im Wirtsgewebe zu- oder abnehmen zu können.

Sowohl für die dermatotropen als auch für die neurotropen Formen des Herpes sind eine Reihe von auslösenden, provokatorischen oder *konditionellen Faktoren* bekannt: Hygienische Verhältnisse, Fieber, thermische und mechanische Reize (Hitze, Insolation, Kälte, Hautkrankheiten, Trauma), exogene oder endogene Intoxikation (Chemikalien, Nahrungsmittel, vgl. S. 459 und 462), Menses, Emotion (vgl. FUST 1944). Das Zusammenwirken von Virus und konditionellen Faktoren paßt auch zum Begriff der *Parallergie* von MORO und KELLER (1935). Der Organismus wäre durch die dauernde Anwesenheit der Virus in dem Sinne als allergisiert zu betrachten, daß auch unspezifische Allergene (= konditionelle Faktoren) die allergische Reaktion auslösen können (vgl. TEISSIER und REILLY 1923 a). Ein Modell dafür sind die Versuche von GOOD und CAMPBELL (1948) an eiereiweiß-sensibilisierten Kaninchen: Während der Latenzperiode, 1 bis 3 Monate nach einer artefiziellen, abgeheilten Herpesencephalitis, rief wiederholt der anaphylaktische Schock etwa 5 Tage später wieder eine manifeste Herpesencephalitis hervor. Das gelegentliche epidemische Vorkommen von Herpesinfektionen und die Häufigkeit von „Virusträgern" (bis 70% der Bevölkerung mit hohem Antikörpertiter im Serum, bis 70% Herpesprovokation durch künstliches Fieber, S. 458/59) weisen neben der provokatorischen (parallergischen) Rezidivbildung durch auslösende Faktoren auch auf die Möglichkeit von Superinfektionen durch Spray oder Kontakt.

Zu den Besonderheiten der Herpespathogenese gehört neben der Rezidivbildung trotz hohem Antikörpertiter der *Neurotropismus*, welcher mit oder ohne manifesten Haut- oder Schleimhautherpes zu einer herpetischen Meningoencephalitis führen kann (S. 461). Das Herpesvirus hat demnach eine besondere Affinität zu den Geweben des ektodermalen Keimblattes. Für das Zustandekommen der Meningoencephalitis beim Menschen sind Intoxikationen und Lumbalpunktionen als konditionelle Faktoren bekannt (S. 462). Der Neurotropismus und das Unvermögen, das Herpesvirus zwischen den Eruptionen in der Haut nachzuweisen (S. 460), stützen die Vorstellung, daß das Virus auch beim rezidivierenden Hautherpes im Nervengewebe verweilt. Zum Verständnis der Pathogenese der herpetischen Meningoencephalitis dienen die Modellversuche am Kaninchen. Das in die Cornea, in einen Nervenstamm oder auf eine verletzte Nervenendigung inokulierte Virus führt zu einer Myeloencephalitis mit massiver

Virusvermehrung im Gehirn. Nervendurchtrennung, Virusnachweis und anatomische Veränderungen in den Nervenstämmen erweisen, daß die Nerven als Infektionsschiene funktionieren (Neuroprobasie, S. 453, 461). Das Zustandekommen von herpetischer Meningoencephalitis beim Menschen setzt entweder Infektion mit besonders neurotropen Virusstämmen voraus; oder es kann quantitativ durch Infektion mit besonders großen Virusmengen erklärt werden (PERDRAU, 1925a). Auch der rezidivierende Hautherpes wurde zum Teil mit einem besonderen Virusstamm zu erklären versucht.

Neben diesen pathogenetischen Vorstellungen besteht die von DOERR (1938, s. S. 41ff., 1944, s. S. 150) erwogene Hypothese einer Generatio spontanea des Herpesvirus. Mit dieser Annahme erklären sich fast alle Widersprüche der Theorie einer Primär- und latenten Dauerinfektion, mit Rezidivprovokation trotz hohem Antikörpertiter, einfach und zwanglos. Gegen diese Annahme sprechen die Einzigartigkeit eines solchen Phänomens in der Biologie (auch der Analogiefall beim ROUX-Sarkom ist umstritten) und das Unvermögen, bisher eine Generatio spontanea experimentell zu erzeugen.

Therapie und Prophylaxe. a) *Therapie und Prophylaxe des Herpes simplex und recidivans.* Für die analgetische *Lokalbehandlung* des unkomplizierten Herpes an leicht zugänglichen Stellen (Lippen, Haut) eignen sich Zink-, Borcold- oder Anästhesinsalbe. Der Herpes genitalis (Penis, Vulva) reinigt sich am schnellsten mit feuchten Kompressen mit physiologischer Kochsalzlösung. Denn in vitro wirken Salzlösungen bei 37° innerhalb 4—5 Std inaktivierend auf das Herpesvirus (VAN ROOYEN und RHODES, 1948, S. 188), nicht aber destilliertes Wasser (GAY und HOLDEN 1929). Auch Auftragen von frischem (sterilem) Eiklar aus Hühnereiern ist zur lokalen Behandlung geeignet. Häufige heiße Vollbäder können den Verlauf abkürzen. Nach dem Abtrocknen der Erosionen ist steriler Talkpuder mit 10% Borsäure zweckmäßig.

Die bis heute gebräuchlichen Antibiotica und Antiseptica sind gegen das Herpesvirus nicht wirksam. Doch eignen sich damit versetzte Puder und Salben zur Verhütung und Behandlung von bakteriellen Sekundärinfektionen (z. B. Aureomycin, KALZ und Mitarbeiter 1949, HOLLANDER und HARDY 1950; Zephirol usw.). Manchmal können solche Stoffe auch reizen.

Zur *Prophylaxe des rezidivierenden Herpes* sind verschiedene Methoden in Gebrauch. Ihr Erfolg ist oft signifikant. Doch können sie in hartnäckigen Fällen alle versagen. Sie sollen in der Reihenfolge der Erfolgsaussichten und der Zweckmäßigkeit aufgezählt werden:

1. An erster Stelle ist die Vermeidung der auslösenden Faktoren zu erstreben (vgl. S. 458/59 und 465), soweit das praktisch möglich ist. Für den rezidivierenden Herpes genitalis ist peinliche *Sauberkeit* von größter Bedeutung: Tägliche Waschungen mit kaltem Wasser und nicht reizender Seife, nachher vollständiges Abtrocknen unter regelmäßiger Verwendung von Talkpuder mit 10% Borsäure.

2. Lokale Röntgenbestrahlung der Prädilektionsstelle wirkt im allgemeinen besser prophylaktisch, nach Abheilung der Eruption angewendet, als zur Abkürzung eines manifesten Schubes. Nach ROBERT (1940) werden mit zweiwöchentlichem Intervall 2mal 155 r oder weniger appliziert. Vor einer Strapaze, welche gewöhnlich auslösend wirken kann (z. B. Insolation), genügen prophylaktisch 75 r.

3. Nach Beobachtungen von JENNER geht die *Pockenvaccinierung* auf Herpetikern weniger gut an (zit. nach ROXBURGH 1927). FREUND (1928) konnte bei Meerschweinchen nach Pockenvaccinierung vermehrte Resistenz gegen das Herpesvirus und am Menschen entsprechenden therapeutischen Effekt nachweisen. Es besteht offenbar eine gekreuzte Relation zwischen den beiden Virusarten

(GILDEMEISTER und HERZBERG 1925). Die Vaccinierung wird je nach Schwere des Falles und je nach Erfolg 4—10mal in 1—3wöchentlichen Abständen wiederholt (FOSTER und ABSHIER 1937; WOODBURNE 1941 u. a.). Einmalige Vaccinierung genügt nach den Beobachtungen von KEDDIE und Mitarbeiter (1941) bei Herpes nach Fiebertherapie nicht.

4. *Vaccinierung* mit vom Menschen oder Tier gewonnenem *Herpesvirus* soll bei rezidivierender Erkrankung manchmal gute Erfolge geben (TEISSIER und Mitarbeiter 1926 a). HRUSZEK (1933) verwendete dazu den Bläscheninhalt des Patienten selber, BRAIN (1936) eine 10%ige Formolsuspension von Herpesefflorescenzen von infizierten Meerschweinchenpfoten und FRANK (1938) formolabgeschwächtes Virus aus Gehirnemulsion.

5. Zur *Prophylaxe mit Eigenserum* wird während des manifesten Herpesschubes Serum des Patienten an 3 verschiedenen Tagen steril entnommen und aufbewahrt. Davon werden 2mal wöchentlich 0,2 cm³ intradermal injiziert, 4mal an derselben Stelle. Die Behandlung wird mit den 3 verschiedenen Serumproben abwechselnd 10 Wochen lang fortgesetzt (THOMAS 1941).

6. Bei Versagen der erwähnten Methoden kann eventuell noch das „Moccasin"-Schlangengift wirksam sein. Eine Verdünnung von 1:3000 wird in steigenden Dosen (0,1—0,4 cm³) wöchentlich oder zweitäglich subcutan appliziert, total 6—7mal (KELLEY 1938; FISHER 1941; BARKER und HALLINGER 1947).

7. Unter der Annahme eines allergischen Mechanismus (vgl. S. 465) bei der Herpesentstehung wurde auch die Behandlung mit Antihistaminica in Vorschlag gebracht. Nach BREWSTER (1947) soll z. B. Benadryl (3—4mal 50 mg pro die) einen Herpes labialis coupieren, wenn es früh genug, d. h. sofort nach dem initialen lokalen Brennen und Kitzeln, genommen wird. Daneben kann auch die allgemein sedative Wirkung mancher Antihistaminica günstig wirken.

b) Therapie der besonderen Herpesformen. Bei der *epidemischen Febris herpetica* sind Bettruhe und Antipyretica angezeigt, vor allem Salicylate, welche wie auch Ascorbinsäure in vitro das Herpesvirus inaktivieren (COOKE und BEST 1941; HOLDEN und RESNICK 1936; HOLDEN und MOLLOY 1937). Die *Stomatitis herpetica* verlangt oft die Anwendung von Analgetica und Lokalanaesthetica, um die Ernährung mit eisgekühlten Flüssigkeiten und Breien zu ermöglichen. Zur Verhütung von bakteriellen Sekundärinfektionen (Spirillen, fusiforme Stäbchen) sind Spülungen und Spray mit Antiseptica (Zephirol 1:1000) oder Antibiotica erforderlich. Rezidivierende Stomatitis verlangt die prophylaktische Anwendung der für den Herpes recidivans angegebenen Vaccinebehandlung.

Die Behandlung des *Herpes corneae* gehört in die Hand des Ophthalmologen (Dionin, vorsichtige Lokalbehandlung mit Jodtinktur, Curettage, prophylaktische Anwendung von Chemotherapeutica usw.). BIRKHÄUSER (1946, 1947) verabreichte wegen der beobachteten Zeichen von Sympathicotonie bei Patienten mit Herpes corneae per os und lokal Dihydroergotamin (3mal 10—20 Tropfen 2%ige Lösung per os; 2mal täglich 1 mg DHE 1:5 lokal). Dabei heilte der Cornealherpes meist binnen weniger Tage. BIRKHÄUSER bezeichnete das Gynergen bzw. DHE wegen seiner biologischen Verwandtschaft mit Pilzantibiotica (Penicillin, Euascomycetin) und wegen seiner auch im Tierversuch therapeutischen Wirksamkeit euphemistisch als „Herpes-Antibioticum". Auch die enthusiastischen Berichte über Therapieerfolge mit Aureomycin verlangen kritische Überprüfung.

Die *Pustulosis vacciniformis* verlangt dermatologische Spezialbehandlung (physiologische Salzwasserkompressen, Antibiotica, Moccasingift usw.). Die Therapie der *Meningoencephalitis herpetica* ist symptomatisch wie bei anderen abakteriellen Meningoencephalitiden. In der Regel kann wegen der Langwierigkeit von Neutralisierungs- und Immunitätsversuchen eine sichere Diagnose innerhalb nützlicher Frist nicht gestellt werden. Bei gleichzeitig vorhandenem Haut- oder Schleimhautherpes sind die bei Herpes und anderen Viruserkrankungen als wirksam erkannten Salicylate, Ascorbinsäure oder DHE sicher nicht schädlich.

Literatur.
Zusammenfassende Arbeiten.

BURNET, F. M.: Virus as organism. Evolutionary a. ecological aspects of some human virus diseases. Cambridge, Mass.: Harvard Univ. Press. 1946.
DOERR, R.: Ergebnisse der neueren experimentellen Forschungen über die Ätiologie des Herpes simplex und des Zoster. 1. Forts. Zbl. Hautkrkh. 15, 1 (1925 a). 2. Forts. Zbl. Hautkrkh. 129 (1925 b); 15 289, (1925 c). Zbl. Hautkrkh. 16, 481 (1925 d).
LAUDA, E., u. A. LUGER: Klinik und Ätiologie der herpetischen Manifestationen. Erg. inn. Med. 30, 377 (1926). — LEVADITI, S.: Ectodermoses Neurotropes (Poliomyelite, encéphalite, herpès). Paris: Masson & Co. 1926. — Précis de virologie médicale, S. 45 ff. Paris: Masson & Co. 1945.
MAURIAC, P.: Aus Traité de médecine (A. LEMIERRE u. Mitarb.), Bd. 2, S. 230 „L'Herpès". Paris: Masson & Co. 1948.
RIVERS, T. M.: Vgl. T. F. M. SCOTT. — VAN ROOYEN, C. E., and A. J. RHODES: Viru diseases of man, S. 169. Herpes febrilis. New York: Th. Nelson and sons 1948.
SCOTT, T. F. M.: Diseases caused by the virus of herpes simplex. Aus viral and rickettsial infections of man (Rivers T. M.), S. 391. Philadelphia-London-Montreal: J. B. Lippincott Comp. 1948.

Einzelarbeiten.

ABITEBOUL, J.: Contributions à l'étude des „Méningitis herpétiques". Thèse Doct. Méd. Paris 1936. — ANDREWES, C. H., and A. CARMICHAEL: A note on the presence of antibodies to herpes virus in post-encephalitic and other human sera. Lancet **1930**, 857. — ARMSTRONG, C.: Herpes simplex virus recovered from the spinal fluid of a suspected case of lymphocytic choriomeningitis. Publ. Health Rep. 58, 16 (1943).
BARKER, L. P., u. E. S. HALLINGER: „Systemic Herpes simplex" (Kaposis varicelliform eruption). J. Amer. med. Assoc. 135, 149 (1947). — BARTON, R. L., and L. A. BRUNSTING: Kaposis varicelliform eruption: Revue of the Lit. a. Report of 2 cases. Arch. of Dermat. 50, 99 (1944). — BASTAI, P., u. A. BUSACCA: Über die Pathogenese des Herpes febrilis etc. Klin. Wschr. **1924**, 147. — BAUMGARTNER, G.: Infektionsversuche mit isolierten oxychromatischen Einschlüssen bei Herpes. Schweiz. med. Wschr. **1935** II, 759. — BECHHOLD, H., u. M. SCHLESINGER: Die Größenbestimmung von Herpesvirus durch Zentrifugierversuche. Z. Hyg. 115, 342, 353 (1933). — BERGER, W.: Zur ätiologischen und pathogenetischen Klassifizierung der Encephalitis epidemica. Wien. klin. Wschr. **1922**, 801. — BEVERIDGE, W. J. B., and F. M. BURNET: The cultivation of viruses and Rickettsiae in the Chick embryo. London: His Majesty's Stationary Office 1946. — BIJL, J. P., u. A. T. VAN DER SCHAF: Herpes-Encephalitis-Virus als Erreger von Stomatitis. Meded. Inst. prävent. Geneesk. **1934**, 51. — BIRKHÄUSER, R.: Behandlung der Herpes-simplex-Erkrankung der Hornhaut mit Gynergen und DHE 45. Experientia 2, 222 (1946). — Schweiz. med. Wschr. **1947**, 102. — BLACK, W. C.: The Etiology of acute infections gingivostomatitis (Vincents stomatitis). J. of Pediatr. 20, 145 (1942). — BLANC, G., et J. CAMINOPETROS: Recherches expér. sur l'hérpès. C. r. Soc. Biol. Paris 84, 629, 767, 859 (1921 a, b, c). — Quelques considérations sur l'herpès. Etudes expér. de l'herpès génitale. Ann. Inst. Pasteur 38, 152 (1924). — BLATTNER, R. J., F. M. HEYS and M. L. K. HARRISON: A filterable virus isolated from a case of Kaposis varicelliform eruption. Science (Lancaster, Pa.) 99, 432 (1944). — BRAIN, R. T.: Brit. J. Dermat. 48, 21 (1936). — BRAUNE: Febris herp. Diss. Leipzig 1897. — BREUER: Das epidemische Auftreten der verschiedenen Herpesarten. Diss. Breslau 1891. — BREWSTER, J. M.: U.S. nav. med. Bull. 47, 810 (1947). — BUDDING, G. J.: South. med. J. 39, 382 (1946). — BURNET, F. M., and D. LUSH: The inactivation of Herpes virus by immune sera: Exper. using the chorioallantoic membrane technique. J. of Path. 48, 257 (1939). — Studies on exper. Herpes infection in mice using the chorioallantoic technique. J. of Path. 49, 241, 259 (1939 b). — Herpes simplex. Studies on the antibody content of human sera. Lancet **1939** I, 629. — BURNET, F. M., D. LUSH, and A. O. JACKSON: The relationship of herpes and B viruses: Immunological and epidemiological considerations. Austral. J. exper. Biol. a. med. Sci. 17, 35, 41 (1939). — BURNET, F. M., and S. W. WILLIAMS: Med. J. Austr. **1939**, 1, 637.
CIANCARELLI, V.: Sulla concorenza di successive infezioni da virus erpetico nel sistema nervoso centrale (Fenomeno di MAGRASSI). Boll. Ist. sieroter. milan. 20, 250 (1941). — COOKE, B. T., and R. J. BEST: Austral. J. exper. Biol. a. med. Sci. 19, 93 (1941). — COOKE, B. T., E. W. HURST and C. SWAN: Austral. J. exper. Biol. a. med. Sci. 20, 129 (1942). —

Cowdry, E. V.: The problem of intranuclear inclusions in virus diseases. Arch. of Path. 18, 527 (1934). — Cowdry, E. V., and F. M. Nicholson: Inclusion bodies in exper. herpetic infection of rabbits. J. of exper. Med. 38, 695 (1923). — Craigie, J.: The aggregation and complement fixation reactions of viruses. In Handbuch der Virusforschung, Berlin: Springer 2. Hälfte, S. 1118. 1939. — Cutting, W. C., R. H. Dreisbach, R. M. Halpern, E. A. Irvin, D. W. Jenkins, F. Proescher and H. Tripi: Chemotherapie of virus infections. J. of Immun. 57, 379 (1947).

da Fano, C., and J. R. Perdrau: Chronic or subacute herpetic meningoencephalitis in the rabbit with some observations on calcification. J. of Path. 30, 67 (1927). — Dawson, J. R.: Amer. J. Path. 9, 1 (1933). — Dodd, K., G. J. Budding and L. M. Johnston: Herpetic stomatitis. Amer. J. Dis. Childr. 58, 907 (1939). — J. of Pediatr. 12, 95 (1938). — Doerr, R.: Herpes corneae. Klin. Mbl. Augenheilk. 65, 104 (1920). — Möglichkeit der endogenen Virusentstehung. In Handbuch der Virusforschung, 1. Hälfte, S. 41. Berlin: Springer 1938. — Die Virusarten als infektiöse Agentien. In Handbuch der Virusforschung, 2. Hälfte, S. 547. Berlin: Springer 1939. — Die Tropismen und speziellen Lokalisationen der Virusarten. Im Handbuch der Virusforschung, 2. Hälfte, S. 826. Berlin: Springer 1939. Die Ausbreitung der Virusarten im Wirtsorganismus. In Handbuch der Virusforschung, S. 690. Berlin: Springer 1939. — Die Ausbreitung in den Geweben der nervösen Zentralorgane (Herpes). In Handbuch der Virusforschung. S. 770 ff. Berlin: Springer 1939. — System des Trägertums tierpathogener Virusarten. In Handbuch der Virusforschung, 1. Ergänzung, S. 150. Berlin: Springer 1944. — Doerr, R., u. W. Berger: Die Beziehungen der Encephalitis ep. zum Herpes febrilis und zur Influenza. Schweiz. med. Wschr. 1922, 862, 866. — Herpes, Zoster und Encephalitis. In Handbuch der pathogenen Mikroorganismen, Bd. VIII/2, S. 1417—1562. Berlin u. Wien: Urban und Schwarzenberg 1930. — Doerr, R., u. C. Hallauer: Die primäre Herpesmyelitis und ihre Beziehungen zum Infektionsmodus sowie zur Wirtsspezies. Z. Hyg. 118, 474 (1936). — Doerr, R., u. M. Kon: Schieneninfektion, Schienenimmunisierung und Konkurrenz der Infektionen im ZNS beim Herpesvirus. Z. Hyg. 119, 679 (1937). — Doerr, R., u. A. Schnabel: Das Virus des Herpes febrilis und seine Beziehungen zum Virus der Encephalitis ep. Schweiz. med. Wschr. 1921 (a) 469. — Weitere experimentelle Beiträge zur Ätiologie und Verbreitungsart des Herpes feb. beim Menschen. Schweiz. med. Wschr. 1921 II (b), 563. — Das Virus des Herpes febrilis. Z. Hyg. 94, 29 (1921 c). — Doerr, R., u. S. Seidenberg: Die Konkurrenz von Virusinfektionen im ZNS (Phänomen von Magrassi). Z. Hyg. 119, 135 (1937 b). — Doerr, R., et Vöchting: Etudas sur le virus de l' herpès febril. Rev. gén. Ophtalm. 34, 409 (1920). — Doerr, R., u. E. Zdansky: Bemerkungen zur epizootischen Encephalitis des Kaninchens. Schweiz. med. Wschr. 1924 (a), 151. — Kritisches und Experimentelles zur ätiologischen Erforschung des Herpes febrilis und der Encephalitis lethargica. Z. Hyg. 102, 1 (1924 b). — Parasitologische Befunde im Gehirn von Kaninchen, welche zu Encephalitisversuchen gedient hatten. Z. Hyg. 101, 239 (1923).

Elford, W. J.: The principles of Ultrafiltration as applied in biological studies. Proc. roy. Soc. B 112, 384 (1933 a). — Elford, W. J., J. R. Perdrau and W. Smith: The filtration of Herpes virus through graded collodion membranes. J. of Path. 36, 49 (1933 b). — Eppenstein: Zur Frage der traumatischen Ätiologie des Herpes corneae. Klin. Mbl. Augenheilk. 61, 323 (1918). — Esser, M.: Über eine kleine Ep. von Pustulosis varioliformis ac. Ann. Paediatrica 157, 156 (1941).

Fanconi, G.: Die abakteriellen Meningitiden. Erg. inn. Med. 57, 299 (1943). — Findlay, G. M., and F. O. MacCallum: An interference phenomenom in relation to yellow fever and other viruses. J. of Path. 44, 405 (1937). — Recurrent traumatic Herpes. Lancet 1940 I, 259. — Fischer, M.: Z. Hyg. 107, 102 (1927). — Fisher, J. W.: Arch. of Dermatol. 43, 444 (1941). — Fisher, J. W., and J. W. Patrick: Canad. med. Assoc. J. 57, 260 (1947). — Fleming, J.: Herpes a. Varicella, simultaneously in the same patient. Glasgow med. J. 132, 72 (1939). — Flexner, S., and H. L. Amoss: Contributions to the pathology of experimental virus encephalitis. II. Herpetic strains of encephalitogenic virus. J. of exper. Med. 41, 233 (1925 a). III. Varieties and properties of the Herpes virus. J. of exper. Med. 41, 357 (1925 b). — Flexner, J., M. Chassin and J. S. Wright: Studies on Herpes simplex encephalitis in rabbits I. The therapeutic effect of vitamin C, Sulfonamide and Pitressin. J. inf. Dis. 66, 30 (1940). — Florman, A. L., and F. W. Traber: A comparative study of pathogenicity and antigenicity of four strains of Herpes simplex. J. of Immun. 55, 263 (1947). — Fontana, A.: Contributo allo studio del Virus dell' Herpes febrilis. Pathologica (Genova) 13, 321 (1921 a). — Nuovo contributo allo studio del Virus dell' Herpes febrilis e progenitalis. Pathologica (Genova) 13, 406 (1921 b). — Foster, P. D., and A. B. Abshier: Arch. of Dermat. 36, 294 (1937). — Frank, S. B.: J. Invest. Dermat. 1, 267 (1938). — Freund, H.: Die Behandlung des rezidivierenden Herpes mit Kuhpockenlymphe. Dtsch. med. Wschr. 1928, 356. Fust, B.: Die Provokation manifester Virusinfektionen durch Einverleibung an und für sich harmloser oder wenig toxischer Substanzen. In Handbuch der Virusforschung, Suppl. 1, S. 201. 1944.

Gallardo, E.: Arch. Ophthalm. **30**, 217 (1943). — Gay, F. P., and M. Holden: The Herpes-encephalitis problem. J. inf. Dis. **45**, 415 (1929); **53**, 287 (1933 a). — Proc. Soc. exper. Biol. a. Med. **30**, 1051 (1932/33). — Trans. Assoc. Amer. Physiol. **48**, 16 (1933 b). — Gildemeister, E., u. K. Herzberg: Experimentelle Untersuchungen über Herpes. Dtsch. med. Wschr. **1925**, 97. — Klin. Wschr. **1927** I, 603. — Glas: Über Herpes laryngis et pharyngis etc. Klin. Wschr. **1906**, 194. — Good, R. A.: Proc. Soc. exper. Biol. a. Med. **64**, 360 (1947). — Good, R. A., and B. Campbell: Potentiating effect of anaphylactic and Histamine Shock upon Herpes simplex virus infection in rabbits. Proc. Soc. exper. Biol. a. Med. **59**, 305 (1945). The precipitation of latent Herpes simplex encephalitis by anaphylactic Shock. Proc. Soc. exper. Biol. a. Med. **68**, 82 (1948). — Goodpasture, E. W.: The axon-cylinders of periferal nerves as portals of entry to the central nervous system for the virus of Herpes simplex, in exper. infected rabbits. Amer. J. Path. **1**, 11 (1925 a). — The pathways of infection of the ZNS in the herpetic encephalitis of rabbits etc. Amer. J. Path. **1**, 29 (1925 b). Certain factors determining the incidence and severity of herpetic encephalitis in rabbits. Amer. J. Path. **1**, 47 (1925). — Goodpasture, E. W., and O. Teague: The transmission of the virus of Herpes febrilis along sensory nerves with resulting unilateral lesions in the ZNS in the rabbit. Proc. Soc. exper. Biol. a. Med. **20**, 544 (1923). — J. med. Res. **44**, 121, 139 (1923/24 a, b). — Gottron, H.: Mschr. Kinderheilk. **74**, 82 (1938). — Grüter, W.: Experimentelle und klinische Untersuchungen über den sog. Herpes corneae. Klin. Mbl. Augenheilk. **65**, 398 (1920). — Berl. Verslg Ophthalm. Ges. **42**, 162 (1921). — Das Herpesvirus, seine ätiologische und klinische Bedeutung. Münch. med. Wschr. **1924**, 1058.

Haber, P.: C. r. soc. Biol. Paris **119**, 136 (1935). — Hallauer, C.: Über die Immunisierung des ZNS mit einem nicht encephalogenen Herpesstamm. Z. Hyg. **119**, 213 (1937). — Schicksal des Virus im immunen Organismus (Schieneninfektion und -immunität). In Handbuch der Virusforschung, 2. Hälfte, S. 1202, 1213. Wien: Springer 1935 (k). — Viruspersistenz im immunen Organismus. In Handbuch der Virusforschung, S. 1219. Wien: Springer 1935. Magrassi-Phänomen etc. In Handbuch der Virusforschung, S. 1232. Wien: Springer 1935. — Herzberg, K.: Zur Frage der postvaccinalen Encephalitis. Kuhpockenimpfstoff, Herpesvirus und postvaccinale Encephalitis. Arb.Reichsgesdh.amt **57**, 725 (1926). — Hirsch, C.: Febris herpetica. In Nothnagels spezieller Pathologie und Therapie, Bd. III/1. 1902. — Holden, M., and E. Molloy: J. of Immun. **33**, 251 (1937). — Holden, M., and R. Resnick: J. of Immun. **31**, 455 (1936). — Hollander, L., u. S. M. Hardy: Or. Hyg. **40**, 44 (1950). — Howard, W. T.: Amer. J. med. Sci. **130**, 1012 (1905). — Høygaard, A.: Acute epidemic diseases among Eskimos in Angmagssalik. Lancet **1939** I, 245. — Hruszek, H.: Der Impfherpes. Technik und Klinik. Beitrag zum Gewebsinfektionsmechanismus des Menschen. Z. exper. Med. **93**, 195 (1934).—Vgl. Dermat. Z. **68**, 27 (1933). — Dermat. Wschr. **1937**,1150.— Hudson, N. P., E. A. Cook and F. L. Adair: J. inf. Dis. **59**, 60 (1936). — Humphrey, J. H., and M. McClelland: Cranial-nerve palsies with Herpes following general anaesthesia. Brit. med. J. **1944**, 315.

Jacchia, L.: Sulla riproduzione sperimentale dell' eruzione erpetica nell' uomo e sulla cosidetta „meningite erpetica". Riv. Neur. **7**, 507 (1934). — Janbon, M., J. Chaptal et M. Labraque-Bordenave: Le problème de la méningite herpétique. Presse méd. **1942**, 145. Isaicu, L., et L. Telia: Etude sur l'herpès grippal. C. r. Soc. Biol. Paris **87**, 57 (1922). — Juliusberg: Arch. f. Dermat. **46**, 21 (1898).

Kalz, F., H. Prichard u. S. Z. Surkis: Canad. med. Assoc. J. **61**, 171 (1949). — Kaposi: Lehrbuch der Hautkrankheiten, 4. Aufl., S. 486. 1893. — Keddie, Fr. M., R. B. Rees jr. and N. N. Eppstein: Herpes simplex following artificial fever therapy. Smallpox vaccination as a factor in its prevention. J. Amer. med. Assoc. **117**, 1327 (1941). — Kelley, R. J.: Treatment of Herpes simplex with Moccasin venom. Arch. of Dermat. **38**, 599 (1938). — Kestenbaum: Wien. klin. Wschr. **1922**, 778. — Kipping, R. H., and A. W. Downie: Generalized infection with the virus of Herpes simplex. Brit. med. J. **1948**, 247. — Kling, C., H. Davide et F. Liljenquist: Considération gén. sur l'encéphalite épidém. expér. chez. le lapin. C. r. Soc. Biol. Paris **87**, 77 (1922 a). — Virus herpétique et virus encéphalitique. C. r. Soc. Biol. Paris **87**, 79 (1922 b). — Affinité cornéenne du virus encéphalitique. C. r. Soc. Biol. Paris **87**, 486 (1922 c). — Nouvelle invest. sur la prétendue relation entre le virus encéphalitique et le virus herpétique. C. r. Soc. Biol. Paris **87**, 1079 (1922 d). — Koppisch, E.: Zur Wanderungsgeschwindigkeit neurotroper Virusarten in peripheren Nerven. Z. Hyg. **117**, 386 (1935 a). — Die Erzeugung einer primären Myelitis des Lendenmarkes durch intravenöse Injektion von Herpesvirus. Z. Hyg. **117**, 635 (1935 b). — Kraupa, E.: Zu Grüters ätiologischen Untersuchungen über den fieberhaften Herpes. Münch. med. Wschr. **1920**, 1236, 1398. — Kreis, B.: Présence du virus herpétique dans la salive de parcinsoniens postencéphalitiques. C. r. Soc. Biol. Paris **127**, 108 (1938).

Lagout: Observations et considérations sur l'herpès labial. Bull. Soc. méd. Hôp. Paris, II. s. **1873**, 198. — Lane, C. W., and W. C. Herold: Kaposis varicell. erupt.: 5 cases. Arch. of Dermatol. **50**, 396 (1944). — Lauda, E.: Zur Histopathologie der herpetischen Meningoencephalitis des Kaninchens. Zbl. Bakter. I. Orig. 91, 159 (1923/24). — DE LAVERGNE, V., P. KISSEL et SIMONIN: Ep. hôspitalière d'infection herpétique, s'étant révélée a l'occasion de ponctions lombaires. Bull. Soc. méd. Hôp. Paris 58, 200 (1934). — LE FÈVRE de ARRIC, M.: Sur l'exaltation du virus herpétique et l'évolution concommittantes des symptomes. C. r. Soc. Biol. Paris 87, 785 (1922 a). — Sur l'exaltation du virus herpétique et l'évolution concommittantes des lésions histo-pathologiques. C. r. Soc. Biol. Paris 87, 787 (1922 b). — Sur les troubles humoraux dans l'encéphalite herpétique. C. r. Soc. Biol. Paris 88, 137 (1923 a). — Sur l'existence des lésions ganglionnaire. C. r. Soc. Biol. Paris 88, 992 (1923 b). — Dégénéressances et inclusions cellulaires dans les ganglions au cours de l'encéphalite herpétique. C. r. Soc. Biol. Paris 88, 1230 (1923 c). — L'herpès chronique du lapin. C. r. Soc. Biol. Paris 90, 651 (1924). — LEMOINE, A. N.: Allergies in ophthalmology. Trans. Amer. Acad. Ophthalm. a. Otol. 30, 198 (1925). — LÉPINE, P.: Exaltation de la virulence pour de lapin d'une souche herpéto-encéphalique ayant passé dans le cerveau du singe. C. r. Soc. Biol. Paris 100, 801 (1929). — LEVADITI, C.: A propos de l'étiologie de l'encephalite postvacc. C. r. Soc. Biol. Paris 94, 114 (1926). — Ultrafiltrabilité du virus herpétique en fonction de l'origine de ce virus. C. r. Soc. Biol. Paris 135, 622 (1941). — LEVADITI, C., et P. HABER: La neuroprobasie du virus herpétique administré au lapin par voie nasale. C. r. Soc. Biol. Paris 119, 21 (1935). — LEVADITI, C., et P. HARVIER: Recherches sur le virus de l'encéphalite épidémique. C. r. Soc. Biol. Paris 83, 1140 (1920 a). — Etude expér. de l'encéphalite dite léthargique. Ann. Inst. Pasteur 34, 911 (1920 b). — LEVADITI, C., P. HARVIER et S. NICOLAU: Recherches expér. sur le virus de l'encéphalite ép. C. r. Soc. Biol. Paris 84, 524 (1921 a). — Sur la présence dans la salive des sujets sains d'un virus produisant la kérato-conjonctivite et l'encéphalite chez le lapin. C. r. Soc. Biol. Paris 84, 817 (1921 b). — Etude expér. de l'encéphalite dite „léthargique". Ann. Inst. Pasteur 36, 63 (1922 a). — Suite. Ann. Inst. Pasteur 36, 105 (1922 b). LEVADITI, C., G. HORNUS et P. HABER: Virulence de l'ultravirus herpétique administré par voies nasale et digestive. Mécanisme de sa neuroprobasie centripète. Ann. Inst. Pasteur 54, 389 (1935). — LEVADITI, C., P. LÉPINE et R. SCHOEN: Au sujet des neuroinfections mortelles autostérilisables. L'encéphalite herpétique du renard. C. r. Soc. Biol. Paris 100, 1166 (1929). — LEVADITI, C., et S. NICOLAU: L'immunité dans les ectodermoses neurotropes herpès et encéphalite. C. r. Soc. Biol. Paris 86, 228 (1922 a). — Herpès et encéphalite. C. r. Soc. Biol. Paris 87, 496 (1922 b). — Affinité du virus herpétique pour les néoplasmes épiteliaux. C. r. Soc. Biol. Paris 87, 498 (1922 c). — C. r. Acad. Sci. Paris 176, 146 (1923). — L'étiologie de l'encéphalite épidémique. C. r. Soc. Biol. Paris 90, 1372 (1924). — LEVADITI, C., S. NICOLAU et P. POINCLOUX: C. r. Soc. Biol. Paris 90, 1376 (1924). — LEVADITI, C., V. SANCHIS-BAYARRI et L. REINIÉ: Le mécanisme des variations de la virulence des viruses herpétiques et herpéto-encéphaliques. Ann. Inst. Pasteur 41, 1292 (1927). — LEVADITI, C., V. SANCHIS-BAYARRI et R. SCHOEN: Neuroinfections autostérilisables. C. r. Soc. Biol. Paris 98, 911 (1928). LEVINE, H. D., S. O. HOERR and J. C. ALLANSON: Vesicular pharyngitis and stomatitis: An unusual epidemic of possible herpetic origin. J. Amer. med. Assoc. 112, 2020 (1939). — LIPSCHÜTZ, B.: Untersuchungen über die Ätiologie der Krankheiten der Herpesgruppe. Arch. f. Dermat. 136, 428 (1921). — Die Einschlußkrankheiten der Haut. Wien. med. Wschr. 1923, 1663. — Kritik und Diagnose der Zelleinschlußbildung. Zbl. Bakter. I. Orig. 96, 222 (1925). — Handbuch der mikrobiologischen Technik von KRAUS und UHLENHUTH, Bd. 1, S. 402. — Chlamydozoen-Strongyloplasmenbefunde bei Infektionen mit filtrierbaren Erregern. In Handbuch der mikrobiologischen Technik von KRAUS und UHLENHUTH, 3. Aufl., Bd. VIII/1, S. 310, 374. Jena: Gustav Fischer; Berlin u. Wien: Urban & Schwarzenberg 1930. — LÖWENSTEIN, A.: Herpes febrilis. Münch. med. Wschr. 1919, 769. — Übertragungsversuche mit dem Virus des fieberhaften Herpes. Klin. Mbl. Augenheilk. 64, 15 (1920 a). — Ergebnisse neuer Forschung über den fieberhaften Herpes. Klin. Mbl. Augenheilk. 65, 389 (1920 b). — Neuere Ergebnisse der Herpesforschung. Ber. dtsch. ophthalm. Ges. 42, 167 (1921). — LOEWENTHAL, W.: Einige Herpesbeobachtungen. Klin. Wschr. 1927, 1899. — LUGER, A., E. LAUDA u. SILBERSTERN: Das Krankheitsbild der exper. herpetischen Allgemeininfektion des Kaninchens. Z. Hyg. 94, 200 (1921). — LUTZ, W.: Über Pustulosis vacciniformis sive varioliformis acuta. Dermatologica 86, 138 (1942). — LYNCH, F. W.: Kaposis varicelliform eruption, Extensive Herpes simplex as a complication of eczema. Arch. of Dermat. 51, 129 (1945).

MAGRASSI, F.: Studii sull' infezione e sull' immunità da virus erpetico. I. Immunità locale e tissurale. Boll. Ist. sieroter. milan. 14, 773 (1935). — II. Sul contenuto in virus del cervello in rapporto a diversi ceppi di virus, a diverse vie d'infezione, a diversi fasi del processo infettivo. Z. Hyg. 117, 501 (1936 a). — III. Rapporti tra infezione e superinfezione di fronte ai processi immunitari: Sulla possibilità di profondamente modificare il decorso e gli esiti del processo infettivo gia i atto. Z. Hyg. 117, 573 (1936 b). — MAURIAC: Leçons sur l'herpès névralgique des organes génitaux. Paris 1877. — MARINESCO, G., et S. DRAGANESCO: Contributo alla patogenesi e fisiologia della zona zoster. Riforma med. 51 (1922). — Recherches expér. sur le neurotropisme du virus herpétique. Ann. Inst. Pasteur 37, 753 (1923). —

Recherches expér. sur la névraxite herpétique du lapin. C. r. Soc. Biol. Paris 88, 894 (1923). — *Matheson commission, Report of the*: Epidemic encephalitis, S. 1514. New York: Columbia Univ. Press. 1929. — MAYER, K.: Herpes labialis epidemicus. Schweiz. med. Wschr. 1921, 703. — MONTGOMERY, J. A.: Herpes febrilis in lobar pneumonia. Lancet 1939 I, 1041. — MORGAN, H. R., and M. FINLAND: Isolation of herpes virus from a case of atyp. pneum. and erythema multiforma exsud. Amer. J. med. Sci. 217, 92 (1949). — MORO, E., u. W. KELLER: Über die Parallergie. Klin. Wschr. 1935, 1. — DE MORSIERI, G.: Les encéphalitides herpétiques, forme apoplectique, forme convulsive et hallucinatoire, contagion par le virus herpétique. Presse méd. 1938 II, 1611.

NAEGELI, O.: Zur Biologie des Herpes simplex. Münch. med. Wschr. 1936 I, 339. — NAGLER, F. P. O.: J. of Immun. 48, 213 (1944). — Austral. J. exper. Biol. a. med. Sci. 24, 103 (1946). — NICOLAU, S.: Le mécanisme de la formation des inclusions dans le système nerveux des lapins infectés expérimentalement avec le virus herpétique. C. r. Soc. Biol. Paris 126, 326 (1937). — NICOLAU, S., et L. KOPCIOWSKA: Réactivation, a l'aide de la glycérine, du virus herpétique dans le cerveau de certains lapins mort de neuro-infection autostérilisable. C. r. Soc. Biol. Paris 104, 965 (1930 a). — Virus herpétique et p_H. C. r. Soc. Biol. Paris 104, 967 (1930 b). — Données sur la coloration et la morphologie de quelques virus dans le tissu des animaux. C. r. Soc. Biol. Paris 204, 1276 (1937). — La morphologie de l'inframicrobe herpétique dans le tissu des animaux infectés expér. et le mécanisme de la formation des inclusions. Ann. Inst. Pasteur 60, 401 (1938). — NICOLAU, S., et A. BANCIU: C. r. Soc. Biol. Paris 90, 138 (1924). — NICOLAU, S., et P. POINCLOUX: Herpès récidivant; caractères du virus herpétique. C. r. Soc. Biol. Paris 87, 451 (1922).

OLITSKY, P., and P. LONG: The action of the LEVADITI strain of Herpes virus and of vaccine virus in the guinea pig. Single and combined effects. J. of exper. Med. 48, 379 (1928).

PERDRAU, J. R.: The virus of Herpes: Its immune reactions and its relation to that of encephalitis lethargica. Brit. J. exper. Path. 6, 41 (1925 a). — Results of simple intracerebral inoculation into laboratory animals. Brit. J. exper. Path. 6, 123 (1925 b). — Persistence of the virus of Herpes in rabbits immunised with living virus. J. of Path. 47, 447 (1938). — PETTE: Pachy- und Leptomeningitis. In Handbuch der Neurologie von BUMKE-FOERSTER. Berlin: Springer 1936. — PLESSING: Dtsch. Arch. klin. Med. 34, 159 (1884).

RAVAUT et DARRÉ: Contributions a l'étude des herpès génitaux. Gaz. Hôp. 1903, 1173. — Les réactions nerveuses au cours des herpès génitaux. Ann. Dermat. 1904, 481. — REMLINGER et BAILLY: Contamination du virus herpétique par voie digestive après ou sans absorption de bile. C. r. Soc. Biol. Paris 93, 1604 (1925). — Sur le fléchissement de la virulence du virus marocain. C. r. Soc. Biol. Paris 101, 349 (1929). — REZEK: Herpesstudien an Hand einer Eigenbeobachtung. Med. Klin. 1925. — Festschrift ORTNER 22, 95 (1926). — ROBERT, P.: Dermatologica 82, 108 (1940). — ROGER, PAILLAS et FORNARIER: Concours Méd. 1938. — VAN ROOYEN, C. E., A. J. RHODES and A. C. EWING: Brit. med. J. 1941, 298. — ROSE, H. M., and E. MOLLOY: J. of Immun. 56, 287 (1947). — ROXBURGH, A. C.: Brit. J. Dermat. 39, 13 (1927). — RUCHMAN, I., A. L. WELSH and K. DODD: Kaposis varicelliform eruption; isolation of virus of herpes simplex. Arch. of Dermat. 56, 858 (1947).

SABIN, A. B.: Studies on the B virus. I. The immunological identity of a virus isolated from a human case of ascending myelitis. Brit. J. exper. Path. 15, 248 (1934). — SABIN, A. B., and A. M. WRIGHT: Acute ascending myelitis following a monkey bite, with the isolation of a virus capable of reproducing the disease. J. of exper. Med. 59, 115 (1934). — SAVAGE: Lancet 1883 I, 95. — SCHNABEL, A.: Weitere Beiträge zu der von DOERR und SCHNABEL experimentell gestützten Identität des Herpes- und Encephalitis ep.-Virus. Wien. klin. Wschr. 1923, 84. — SCHREBER: Handbuch FINGER-JADASOHN, Bd. 1, S. 141. 1910. — SCOTT, T. F. M.: Proc. Soc. Med. 37, 310 (1944). — SCOTT, T. F. M., A. J. STEIGMAN and J. H. CONVEY: Acute infections Gingivo-stomatitis, Etiology, Epidemiology etc. caused by the virus of herpes simplex. J. Amer. med. Assoc. 117, 999 (1941). — SEIDENBERG, S.: Untersuchungen über das Herpes und Zoster virus. Z. Hyg. 112, 134 (1931). — Zur Ätiologie der Pustulosis vacciniformis ak. Schweiz. Z. Path. usw. 4, 398 (1941). — SHAFFER, M. F., and J. F. ENDERS: Quantitative studies on the infectivity of the virus of herpes simplex for the chorio-allantoic membrane of the chick embryo together with observations on the inactivation of the virus by its specific antiserum. J. of Immun. 37, 383 (1939). — SHOPE, R. E.: Exper. on the epidemiology of pseudorabies. J. of exper. Med. 62, 85, 101 (1935). — SIMMONS, J. S., R. A. KELSER and V. H. CORNELL: Science (Lancaster, Pa.) 78, 243 (1933); 79, 540 (1934). — SLAVIN and GAVETT: Proc. Soc. exper. Biol. a. Med. 63, 343 (1946). — SMITH, M. G., E. H. LENNETTE and H. R. REAMES: Isolation of the virus of Herpes simplex and the demonstration of intranuclear inclusions in a case of ac. encephalitis. Amer. J. Path. 17, 55 (1941). — SMORODINZEW, A. A., A. J. DORBYSHEVSKAYA, S. M. OSTROVSKAYA and O. I. SHISKINA: Lancet 1936 II, 1381. — STEINER: Zur Kenntnis kurzdauernder croup. Pneumonien. Dtsch. Arch. klin. Med. 64, 525 (1899). — STOCKER,: Zur Frage der infektiösen Natur des Herpes corneae febrilis. Klin. Mbl. Augenheilk. 65, 298 (1920). — v. SZILY, A. v.:

Exper. endogene Infektionsübertragung von Bulbus zu Bulbus (Sympathische Ophthalmie). Klin. Mbl. Augenheilk. **1924**, 593.

TEISSIER, P., P. GASTINEL et J. REILLY: Présence d'un virus kératogène dans les herpès symptomatiques. L'unité des herpès. C. r. Soc. Biol. Paris **86**, 73 (1922a). — La transmission du virus herpétique au rats blancs. C. r. Soc. Biol. Paris **86**, 75 (1922b). — L'inoculabilité de l'herpès. Présence du virus kératogène dans les lésions. C. r. Soc. Biol. Paris **87**, 648 (1922c). — Des effets observés a la suite de l'inoculation du virus herpétique dans la glande surrénale. S. r. Soc. Biol. Paris **89**, 931 (1923). — Sur l'infection herpétique expér. du lapin. Etude comparative des diverses voies d'inoculation. C. r. Soc. Biol. Paris **91**, 171 (1924). — L'herpès expér. humain. L'inoculabilité du virus herpétique. J. Physiol. et Path. gén. **24**, 271 (1926). — C. r. Soc. Biol. Paris **94**, 377 (1926a). — THOMAS, C. C.: Arch. of Dermat. **43**, 817 (1941). — TOURAINE et BERTON: Soc. franç. Dermat. **1940**.

VERLINDE, J. D., u. F. WENSINEK: Herpesvirus im Liquor cerebrosp. eines Kranken mit multipler Sklerose. Nederl. Tijdschr. Geneesk. **1942**, 3209. — VIEUCHANGE, J.: Voies de propagation des virus herpétiques et poliomyelitiques inoculés dans le conduit auditif externe. C. r. Soc. Biol. Paris **122**, 359 (1936).

WARREN, S. L., CH. M. CARPENTER and R. A. BOAK: Symptomatic herpes, a sequela of arteficially induced fever etc. J. of exper. Med. **71**, 155 (1940). — WHITMAN, L., and J. WARREN: Herpes simplex encephalitis. J. Amer. med. Assoc. **131**, 1408 (1946). — WOODBURNE, A. C.: Arch. of Dermat. **43**, 543 (1941).

ZARAFONETIS, C. J. D., J. E. SMADEL, J. W. ADAMS and W. HAYMAKER: Fatal herpes simplex encephalitis in man. Amer. J. Path. **20**, 429 (1944). — ZDANSKY, E.: Zur pathologischen Anatomie der durch das Herpes-Encephalitisvirus erzeugten Kaninchenencephalitis. Frankf. Z. Path. **29**, 207 (1923). — ZIMMERLIN, F.: Korresp.bl. Schweiz. Ärzte **1883**, 137. — ZINSSER, H., and F. F. TANG: Immunological studies with herpes virus with a consideration of the Herpes-encephalitis problem. J. of exper. Med. **44**, 21 (1926). — ZISKIN, D. E., and M. HOLDEN: Acute herpetic Gingivostomatitis. J. Amer. dent. Assoc. **30**, 1697 (1943). — ZLOCISTI: Über die Febris herpetica. Beitr. Klin. Inf.krkh. **8**, 157 (1920). — ZURUKZOGLU, ST., u. H. HRUSZEK: Die Übertragbarkeit des Herpesvirus von Mensch zu Mensch. Zbl. Bakter. **128**, 1 (1933).

Encephalitis.
(Selbständige Formen.)
Von
Wilhelm Löffler und Fritz Lüthy.

In der letzten, 1935 erschienenen Auflage des Infektionsbandes dieses Handbuches war unter dem Titel Encephalitis nur über die *Encephalitis epidemica (lethargica)* und in einem Anhang über den Singultus epidemicus zu berichten. In den seither verflossenen 15 Jahren änderten sich die Verhältnisse von Grund auf. *Wieder einmal verschwand die lethargische Gehirnentzündung vom Antlitz der Erde:* nur noch eine Reihe Opfer früherer Zeiten zeugen in allen Ländern von der verheerenden Wirkung, welche die Epidemie am einzelnen Individuum hinterläßt. Indessen tauchten neue Krankheitseinheiten in größerer Zahl auf und zwar charakteristischerweise so gut wie ausschließlich in *außereuropäischen Ländern:* teilweise schon früher bekannt und auch in der früheren Auflage erwähnt, haben sie wegen des 2. Weltkrieges mit seiner Durcheinandermischung aller Völker größere Bedeutung erlangt. Neues, schwer zu klassifizierendes Material ist dazugetreten. Endlich hat die ätiologische Forschung, besonders die amerikanische, wesentliche Erfolge zu verzeichnen. Sie wirkt sich für das vorliegende Kapitel vorwiegend auf dem Gebiete der *Viren* aus.

Eine zusammenfassende Darstellung der Viruslehre zu geben, verbietet der Raum. Wir verweisen auf TOPLEY und WILSON (1947).

Ebensowenig wird beabsichtigt, alle Lokalisationen von Viren und anderen Erregern im ZNS (Zentralnervensystem) zu behandeln, die als Nebenbefunde anzusprechen sind. Sie sind unter den betreffenden Hauptkrankheiten nachzulesen.

Encephalitis lethargica (v. ECONOMO).

In der früheren Auflage wurde die Krankheit als Encephalitis epidemica bezeichnet. Da unterdessen eine Reihe anderer epidemisch auftretender Gehirnentzündungen bekannt geworden sind, so benennen wir sie wieder mit dem *ursprünglichen* Namen, der auch der deutschen Bezeichnung Schlafkrankheit zugrunde liegt.

Die *Encephalitis lethargica* ist eine epidemische übertragbare Krankheit, die klinisch und epidemiologisch als Krankheitseinheit aufzufassen ist. Es ist mit größter Wahrscheinlichkeit anzunehmen, daß sie durch ein einheitliches, spezifisches, allerdings noch nicht mit Sicherheit identifiziertes Virus hervorgerufen wird.

Geschichtliches. Für die jetzige Ärztegeneration ist die Krankheit, im Winter 1916/17 in Wien erstmals epidemisch auftretend, beobachtet und beschrieben worden (v. ECONOMO). Die erste Beschreibung umfaßt eine Endemie von 7 wohl charakterisierten Fällen zusammen mit einer Reihe leichterer Verlaufsformen. Etwas früher, Winter 1915/16, trat die Krankheit unter den französischen Truppen von Verdun auf (CRUCHET und LÉPINE). Verstärkter Schub Winter 1916/17 (CRUCHET, MOUTIER, CALMETTE 1917, 40 Fälle). Die Krankheit wurde als *Encephalomyelitis diffusa subacuta* beschrieben. Ebenfalls 1916 wurde die Krankheit in

Belgien gemeldet (BOECKEL, BESSEMANS und NÉLIS 1923). Das nahezu gleichzeitige Auftreten in zwei damals voneinander sozusagen vollständig isolierten Orten ist epidemiologisch von Interesse.

Nachträglich und *retrospektiv* wurden Fälle aus der gleichen Zeit von PRIBRAM in *Prag* gemeldet, ebenso aus *Ungarn* (v. ECONOMO), sogar Fälle von 1915 aus Rumänien (URECHIA), 1917 ein Einzelfall in *Basel* (BING und STAEHELIN 1922). 1918 tritt sie in Australien auf, fast gleichzeitig in England, woselbst sie zunächst als *Botulismus* aufgefaßt, aber bald auf die richtige Formel gebracht wurde.

Die Encephalitis erreicht im Juni 1918 die atlantische Küste Amerikas und wandert sowohl in Nord-, wie in Südamerika im Verlauf einiger Monate zur pazifischen Küste.

In wesentlich verstärkter Welle folgt ein Seuchenzug im Frühjahr 1918, der im März Frankreich (NETTER 1920) und im April England erreicht, mit deutlichem *Ansteigen bei Beginn der kalten Jahreszeit* in beiden Ländern. Im Herbst 1918 vermehrte Erkrankungen in Deutschland, der Schweiz; Portugal, Griechenland werden befallen, schließlich ganz Europa. In den europäischen Ländern läßt sich für die Wanderung der Encephalitisepidemie kaum eine Gesetzmäßigkeit ableiten, dagegen ist in den weiten Gebieten Amerikas die Wanderung von Ost nach West deutlich.

Im Sommer 1916 sind wohl Fälle überhaupt nicht zur Anzeige gelangt. In den Sommermonaten 1917—19 sind an manchen Orten Einzelfälle gemeldet worden.

Die größte Intensität erreichte die Encephalitis im *Winter 1919/20*. Von da an ein langsames Abflauen. 1924 wird aus England nochmals eine größere Epidemie gemeldet. Seither sind an verschiedenen Orten zu verschiedenen Zeiten mehr oder weniger bedeutende Nachschübe und Einzelerkrankungen erfolgt, anscheinend mit immer abnehmender Erkrankungszahl.

Morbidität. Die *Zahl* der Erkrankungen während der Hauptepidemie berechnet NETTER für Frankreich auf mindestens 10000 Fälle, in Italien wurden bis April 1920 3900 Fälle mit 1013 Todesfällen gemeldet, in der Schweiz im Jahre 1920 984 Erkrankungen oder 2,5 Fälle auf 10000 Einwohner (regionäres Maximum im Kanton Baselland mit 5,5 Fällen auf 10000 Einwohner). In England wurden im Jahre 1918 230, 1919 541, 1920 890 und 1921 1470 Fälle gemeldet, also im Maximum 0,4 auf 10000 Einwohner.

In Deutschland ist die Anzeigepflicht erst spät eingeführt worden. Für Preußen findet DEICHER für 1919—1924 11317 Fälle. STERN 1928 gibt bei sehr vorsichtiger Schätzung die Zahl der Fälle in ganz Deutschland bis 1928 mit 60000 an.

Die Morbidität ist wohl ziemlich verschieden. STERN berechnet auf die Provinz Hannover nicht viel unter 1:1000.

In Wirklichkeit ist die Zahl der Fälle sicher überall größer gewesen, da selbstverständlich nicht alle leichteren Fälle gemeldet wurden, und zwar offenbar in verschiedenen Ländern verschieden häufig, worauf vielleicht auch die verschieden hohe Letalität der gemeldeten Fälle hinweist (in der Schweiz 29,4%, in England 48,3%).

Zur Geschichte. Die Encephalitis ist keine „Neue Krankheit". Sie war nur neu für unsere Generation. Von HIPPOKRATES werden Krankheitsbeschreibungen gegeben, die auf die Encephalitis epidemica zutreffen, so die „Paraplegia in Thasos", die in einem *Winter* aufgetreten war, zusammen mit einer Krankheit, deren Beschreibung an Influenza denken läßt. CELSUS hat ähnliche Fälle beschrieben. Im Laufe der folgenden Jahrhunderte, besonders in den letzten 450 Jahren sind manche Endemien schwerer akuter Krankheiten des Zentralnervensystems beschrieben worden, deren Symptomatologie an die epidemische Encephalitis denken läßt. CROOKSHANK hat dieselben in einer umfassenden Monographie zusammengestellt, auf die ausdrücklich verwiesen sei, wobei aber bemerkt sei, daß CROOKSHANK wohl oft einen allzu relativen Maßstab anlegt in der Agnoszierung gewisser Endemien als Encephalitis. 1673—75 beobachtete SYDENHAM eine Epidemie (Febris comatosa), die als Encephalitis epidemica angesprochen werden kann.

Fast jede Epidemie ist als neue Krankheit angesprochen und mit neuem Namen belegt worden. So z. B. von den neueren Epidemien diejenige in Oberitalien aus dem Jahre 1837 und 1845, die von DUBINI als *Chorea electrica* bezeichnet wurde. 36 von 38 Fällen sind gestorben, darunter finden sich allerdings, nach den Beschreibungen zu schließen, auch eitrige Meningitiden. Ähnliche Beschreibungen gab PIGNACCA 1848—54, die stuporöse Form beschrieb GROCCO 1884.

Eine Epidemie, die unverkennbar einer Encephalitis epidemica entspricht, ist in Oberitalien 1890 aufgetreten und wurde auch in den damaligen Tagesblättern erwähnt. Sie ist mit dem Namen „*Nona*" belegt worden. Diese Epidemie erreichte eine erhebliche Ausdehnung. Die Krankheit wurde schon damals als *Polioencephalitis haemorrhagica acuta* aufgefaßt (MAUTHNER 1890, auf Grund von Beschreibungen!). Es ist nicht ohne Interesse, daß die gleichen Gegenden wie 1890 beim ersten Wiederauftreten der Encephalitis in Italien 1920 wieder besonders heimgesucht worden sind (Oberitalien und Tirol).

Es unterliegt heute keinem Zweifel mehr, daß die Chorea electrica del DUBINI nichts anderes darstellt als die myoklonische Form der Encephalitis. Die Kenntnis dieser Krankheitsbilder war nicht Allgemeingut der Ärzte geworden, so daß vor der gegenwärtigen Epidemie namhafte Autoren[1] die Existenz der Chorea electrica DUBINI überhaupt in Abrede gestellt haben, trotz der eingehenden unverkennbaren Beschreibung der italienischen Ärzte. Die Abgrenzung gegenüber Meningitiden der verschiedensten Art und gegenüber anderen akuten Hirnerkrankungen war gemäß dem Stand der Kenntnisse bis vor relativ kurzer Zeit nicht durchführbar.

Jahrhundertelang hatte die Tendenz bestanden, Krankheiten, deren Beschreibung auf die Encephalitis paßt, den verschiedensten Lebensmittelvergiftungen zuzuschreiben, und tatsächlich sind auch bei der gegenwärtigen Epidemie die ersten Fälle in England als *Botulismus* angesprochen worden. Diese Verwechslung steht in der Geschichte nicht einzig da. 1820 hat z. B. JUSTINUS KERNER von Weinsberg eine klinisch als Poliomyelitis beschriebene Krankheit dem Genuß von Würsten zugeschrieben. In Deutschland sind derartige Krankheiten vielfach als Mutterkornvergiftungen angesprochen worden. Eine ähnliche Krankheit wurde in Schweden auf den Genuß von Rettichen zurückgeführt und von LINNÉ mit dem Namen „Raphania" belegt. Der Glaube an eine akute epidemische, proteusartige, febrile, mit Paralysen und Spasmen einhergehende, nicht gangränöse Form des Ergotismus hat die Geschichte der Encephalitis verwirrt (CROOKSHANK).

Ätiologie. Der mutmaßlich einheitliche Erreger der Encephalitis ist noch nicht identifiziert. Vorerst wurde eine große Zahl Mikroorganismen beschrieben; die Irrwege, welche die Forschung beschritt, besonders auch derjenige, der durch die Spontanencephalitis des Kaninchens, verursacht durch das Encephalitozoon cuniculi, gebahnt wurde, sind in der 3. Auflage dieses Handbuches (S. 670f) nachzulesen. Die letztere Tierkrankheit ist als Warnungstafel für Experimentatoren lehrreich.

Encephalitisvirus und Herpesvirus. Eine Wendung nahm die ätiologische Forschung, als DOERR 1921 und LEVADITI 1920, unabhängig voneinander, das *Virus des Herpes simplex* in einer Anzahl *Encephalitisfällen* nachweisen konnten. Das Material stammte aus den Gehirnen verstorbener Menschen oder aus dem Nasenrachensekret (PERDRAU 1925). Allerdings gelang der Nachweis nur in einer sehr beschränkten Anzahl von Krankheitsfällen (bei DOERR in vieren), trotzdem das Kaninchenauge und das Kaninchengehirn ein bequemes Testobjekt darstellt. Man erklärte dies durch die Annahme einer raschen Vernichtung des Virus im menschlichen Körper, die „Autosterilisation", für welche mannigfache Analogien vorhanden sind, nicht zuletzt die Lyssa-Encephalitis des Kaninchens und die herpetische Encephalitis der verschiedenen Versuchstiere. Indessen, die Mehrzahl der Virusforscher lehnt heute eine Identität des Herpes simplex-Virus mit dem Erreger der Encephalitis lethargica ab (SABIN 1949, HAMMON 1949, PETTE 1942 u. a.). In der Tat käme man nicht ohne mannigfache Hilfshypothesen aus, wenn man Tatsachen, wie das Verschwinden der Encephalitis trotz unverändert ubiquitärem Vorkommen des Herpes simplex, oder das Fehlen einer Encephalitis bei Herpesträgern oder ihrer Umgebung auch während der Epidemie erklären wollte. Dagegen kommt zweifellos eine durch den Herpes erzeugte Encephalitis nicht nur bei den Versuchstieren, sondern auch beim Menschen vor (s. u.).

Die lethargische Encephalitis stellt somit eine epidemische Krankheit ohne bekannten Erreger dar. Es ist u. E. müßig, darüber zu diskutieren, ob sie unter die Viruskrankheiten eingereiht werden kann oder nicht; die Anhaltspunkte für die eine oder andere Ansicht sind zu spärlich.

Beziehungen zur Influenza bzw. Grippepandemie. Das nahe zeitliche Zusammenfallen der Encephalitisepidemie mit der Influenzapandemie 1918 ließ an einen inneren Zusammenhang der Erkrankungen denken. Aus der Geschichte geht zwar die häufige Koinzidenz von encephalitis*artigen* Erkrankungen und influenza*artigen* Erkrankungen deutlich hervor, und diese Feststellung hat im Hinblick auf eine ähnliche Konstellation für die Epidemie

---
[1] Vgl. LEWANDOWSKYS Handbuch der Neurologie 1911.

von 1918—1920 etwas Bestechendes für die Annahme eines Zusammenhanges der beiden Erkrankungen. Es können aber doch die vielfach *recht zweifelhaften* historischen Belege sowohl bezüglich Influenza wie bezüglich Encephalitis nicht mehr Gewicht beanspruchen, als die Beobachtungen im Laufe der Epidemien der letzten Jahre, und es wird zweckmäßiger sein, die Vergangenheit durch die Kenntnisse der Gegenwart zu beleuchten, als umgekehrt. Dabei ergibt sich eine weitgehende Unabhängigkeit der beiden Erkrankungen.

In den letzten Epidemien ist nie ein Zusammentreffen der Kulminationspunkte beider Erkrankungen beobachtet worden. Der maßgebende ätiologische Gesichtspunkt ist heute immerhin soweit geklärt, daß er entscheidend gegen einen *inneren ätiologischen Zusammenhang* der beiden Krankheiten spricht. Daß bei der Häufigkeit der Influenza in den in Frage kommenden Jahren eine ganze Reihe von Individuen *gleichzeitig* von beiden Erkrankungen ergriffen worden ist, spricht natürlich noch nicht für die Identität der Erreger, sondern nur für einen gewissen pathogenetischen Synergismus, der bestehen *kann*, aber nicht zu bestehen braucht. Die Influenzaencephalitiden aus den 90er Jahren, übrigens in recht geringer Zahl beschrieben, sind pathologisch-anatomisch ausgezeichnet durch wesentlich gröbere, vorwiegend hämorrhagische Herde. Während die Disposition für Influenza sozusagen allgemein ist, Momente der Umwelt für das Zustandekommen der Erkrankung praktisch keine Rolle spielen und die Inkubation sehr kurz ist, bedarf es zur Entwicklung einer Encephalitis lethargica besonderer Vorbedingungen, von denen allerdings die Influenza eine sein kann. Es sind aber auch Fälle von Encephalitis beobachtet worden, während weit und breit keine Influenza zu finden war. Die Inkubation der Encephalitis ist länger als diejenige der Influenza. Beide Krankheiten bevorzugen die kalte Jahreszeit. Dies gilt aber nur mit Einschränkung für die Influenza, die in Zentral- und Westeuropa im Frühsommer 1918 aufgetreten ist und ihren Höhepunkt in den Sommer- und Herbstmonaten erreicht hatte. Wenn auch ein häufiges ungefähres Zusammentreffen von Encephalitis und Influenza nicht bestritten werden kann, so besteht doch keinerlei gesetzmäßige Reihenfolge. Während der Influenzaepidemie von 1889/90 die „Nona"-Epidemie in Oberitalien 1890 folgte, ist die hier besprochene Encephalitisepidemie an manchen Orten mit Sicherheit *vor* der Influenza festgestellt worden, so 1915 in Rumänien, 1916 in der Gegend von Verdun (CRUCHET 1917), 1917 in Wien; im Februar 1918 waren in Frankreich und England schon zahlreiche Fälle zur Beobachtung gekommen, während die ersten Influenzafälle erst im Mai verzeichnet worden sind.

Ein Grund zu Mißdeutungen liegt auch darin, daß im Beginn der Encephaltis nicht so selten katarrhalische, influenzaähnliche Erscheinungen beobachtet werden, die dann im Rahmen der Influenzaepidemie ohne weiteres zunächst als Influenza gedeutet werden, welches Schicksal sie mit beginnenden Tuberkulosen, Anginen und selbst Appendiciditen teilen.

Das interessante Problem des Zustandekommens einer Encephalitis nach Allgemeininfektion steht für die Dementia paralytica schon seit Jahren zur Diskussion. Die Dementia paralytica kann als Encephalitis bestimmter Lokalisation und bestimmter Ätiologie aufgefaßt werden (ECONOMO 1929, GOTTSTEIN 1922). Die eine Richtung nimmt für das Zustandekommen der progressiven Paralyse eine neurotrope Spirochätenart an (besonders LEVADITI), die andere ein zum vornherein empfindlicheres Nervensystem für die spezifische Noxe, ohne allerdings sagen zu können, in was die erhöhte Disposition besteht. Es ist vielleicht kein Zufall, daß einer unserer Fälle von Encephalitis 2 Monate vor Beginn der Erkrankung eine medikamentöse Dialvergiftung mit mehrtägigen cerebralen Störungen durchgemacht hatte. Es werden aber auch anscheinend durchaus nervengesunde Individuen von der Krankheit befallen.

Infektiosität. Für die Übertragung durch Gegenstände, Lebensmittel, Haustiere oder durch Insekten bestehen keine Anhaltspunkte. Die Infektiosität der Encephalitis ist gering zu veranschlagen. Es liegen allerdings eine ganze Reihe von Mitteilungen vor, in denen eine Übertragung einer klinisch sicheren

Encephalitis auf die Umgebung stattgefunden hat. NETTER vor allem bringt eine größere Zahl einschlägiger Beobachtungen. Dabei schwankt die Inkubation zwischen 4 Tagen und mehreren Monaten. Das wohl ausgesprochenste Beispiel von direkter Infektion ist das von MCNALTY mitgeteilte von 12 Erkrankungen in einem Institut, wo 12 Insassen innerhalb von 13 Tagen erkrankten. KLING und LINDEQUIST haben in Nordschweden die Wanderung der Encephalitis von Ort zu Ort verfolgen können, wobei allerdings ein ganz auffallend hoher Prozentsatz der Bevölkerung ergriffen worden ist (7—45%).

Inkubation. Dadei kommen die schwedischen Autoren auf eine Inkubation von 2—10 Tagen, später genau 10 Tagen.

In der überwiegenden Mehrzahl der Fälle läßt sich aber ein Zusammenhang unter den einzelnen Erkrankten nicht nachweisen, während doch heute für die Poliomyelitis die Rekonstruktion des Weges, den das Virus genommen hat, in Epidemiezeiten den meisten Beobachtern ohne große Schwierigkeiten gelingt.

Infektionen von Ärzten und Pflegepersonal in den Spitälern sind außerordentlich selten; ebenso Infektionen von anderen Patienten, die bei Unmöglichkeit der Isolierung mit Encephalitiskranken in dem gleichen Raum untergebracht worden sind.

Tritt die Krankheit in einem Distrikt oder in einer Stadt auf, so handelt es sich in der Regel um Fälle, die weit auseinander wohnen und für die kein Kontakt und keine gemeinsame Betätigung nachgewiesen werden kann. So beobachtet NETTER innerhalb weniger Monate das Auftreten von Fällen in fast allen Bezirken von Paris. Häuser oder Straßen mit gehäufter Infektion konnte er nicht nachweisen.

Andererseits ist eine ganze Reihe von Übertragungen durch gesunde Individuen, die in Berührung mit Encephalitispatienten gestanden haben, bekannt. Dies führt auch für diese Erkrankung zur Annahme von Virusträgern.

Virusträger. Will man das jeweilige autochthone Entstehen des Virus nicht anerkennen, so bleibt in einer großen Zahl von Fällen nur die Annahme der Übertragung durch Virusträger. In epidemiefreien Zeiten wären diese gesunden Virusträger die eigentlichen Reservoirs, in denen sich das Virus hält. Den *sporadischen* Fällen käme in epidemiologischer Hinsicht die Bedeutung von Zeugen zu, die in epidemiefreien Zeiten die Fortexistenz des Virus erwahren würden.

Daneben wird von einzelnen Autoren angenommen, daß das Virus im einmal erkrankten menschlichen Organismus auch lange nach Ablauf der akuten Krankheitserscheinungen fortlebt, wahrscheinlich nicht im Zentralnervensystem, sondern in den oberen Luftwegen. Mit dieser Annahme würde einerseits das stetige Fortschreiten in einzelnen, und besonders der schubweis-rezidivierende Verlauf in anderen Fällen erklärt, andererseits eine Möglichkeit der Übertragung gegeben sein (vgl. später).

Wegen der Bedeutung dieser sporadischen Fälle sei eine derartige Erkrankung, vom Ophthalmologen A. VOGT (1915), damals in Aarau, im Dezember 1911 beobachtet, und als Unikum, als Poliomesencephalitis acuta genau beschrieben, kurz mitgeteilt: Ein 12jähriger Knabe erkrankte plötzlich mit hohem Fieber. Am 2.—3. Krankheitstage entwickelten sich Lähmungen fast aller äußeren Augenmuskeln, die sich nach Monaten wieder wesentlich zurückbildeten. Die inneren Augenmuskeln und die übrigen Hirnnerven blieben ohne Störungen. Es wird als besonders auffallend hervorgehoben: der Patient „schläft fast Tag und Nacht". Das Sensorium war aber frei, wenn der Kranke geweckt wurde.

Im Rahmen der späteren Epidemie sind dann manche durchaus übereinstimmende Beobachtungen gemacht worden, so daß retrospektiv der Fall mit Sicherheit als Encephalitis angesprochen werden muß.

Nach unseren gegenwärtigen Anschauungen setzen derartige sporadische Fälle das Vorhandensein gesunder Virusträger voraus, sei es, daß es sich um Träger im eigentlichen Sinne handelt, sei es um Menschen, die eine Encephalitis durchgemacht haben, die mit oder ohne Hinterlassung von Residuen ausgeheilt ist. Immerhin bleibt bemerkenswert, daß die Epidemie zur Zeit sozusagen erloschen erscheint, während in allen Ländern noch Hunderte von Menschen mit postencephalitischen Zuständen in engster Gemeinschaft mit ihren Mitmenschen leben. Es müßte entweder angenommen werden, daß ein Mensch gemäß dem Prinzip der „Autosterilisation" vom Virus befreit ist, dann stößt man auf eine gewisse Schwierigkeit der Erklärung des schubweisen Fortschreitens der Erkrankung, oder aber, daß eine starke Durchseuchung stattgefunden hat und sozusagen alle empfänglichen Individuen erkrankt gewesen sind, zum Teil allerdings unter Formen, die gar nicht mehr an Encephalitis denken lassen.

Außer den monosymptomatischen Formen (Monoplegien, Singultus epidemicus usw.) müßte dann eine rein katarrhalische Form der „Encephalitis" angenommen werden. Einer solchen Auffassung neigt DOPTER (1921) zu. Nach diesem Autor wäre weniger von Encephalitisepidemien zu sprechen als von Epidemien einer Rhinopharyngitis (klinisch oder nur bakteriologisch), bedingt durch ein *spezifisches Virus*, die unter bestimmten Bedingungen, bei bestimmten Personen zu Encephalitis als einer *spezifischen Komplikation führen würde*. Diese Auffassung wird einerseits der *pandemischen* Verbreitung, andererseits der geringen Morbidität an eigentlicher Encephalitis gerecht (*Auslesekrankheit* nach LENZ). Der Umstand, daß die Epidemien mit ausgesprochenen Fällen beginnen, scheint seinen Grund wohl darin zu haben, daß die abortiven Fälle zunächst übersehen werden und erst sicher erkannt werden, nachdem sich der Blick an den typischen Fällen geschult hat. Da die Kenntnis der Erkrankung mindestens einer, in den meisten Ländern mehreren Ärztegenerationen gefehlt hat, unterliegt es keinem Zweifel, daß derartige Fälle der richtigen Diagnose entgangen sind, indem entweder keine Diagnose gestellt wurde, oder die Fälle in irgendeine verwandte Krankheitsgruppe eingereiht worden sind.

Epidemiologische Bedeutung der sog. Prodrome. Ob in den schweren Fällen geringfügige Prodrome, wie Halsschmerzen, Schnupfen, Angina usw. bestanden haben, läßt sich oft kaum entscheiden, indem der schwere Zustand etwaige Prodrome in den Hintergrund drängt, so daß vom Kranken keine deutliche Auskunft mehr erhalten wird. Jedenfalls sind derartige Prodrome oft so geringfügig und überschreiten kaum die Grenzen ganz leichter katarrhalischer Erscheinungen, daß sie vom Kranken auch auf Befragen nicht mehr mit Sicherheit bejaht werden können.

DOPTER erwähnt in diesem Zusammenhang folgende anamnestische Daten:

Encephalitis

in 18 Fällen ausgesprochen	*in 11 Fällen leicht*
2 ausgesprochene Angina mit leichtem Schnupfen	1 Rötung des Rachens
1 Rötung des Rachens	1 ausgesprochener Schnupfen mit Schleimabfluß aus der Nase
2 Schnupfen mit Schleimabfluß aus der Nase	6 Kratzen in der Nase und den Choanen
7 Kratzgefühl in der Nase und Niesen	3 keinerlei Erscheinungen
4 keinerlei Zeichen einer Nasenrachenerkrankung	
2 keine Angaben	

Derartige Erwägungen würden es auch verständlich machen, daß in einer nicht unerheblichen Zahl von Fällen ein akutes cerebrales Initialstadium vermißt wird und die Krankheit zum vornherein als progredienter Parkinsonismus in Erscheinung tritt. Dabei ist hervorzuheben, daß ein akutes Stadium sowohl vom Patienten selbst, wie von seiner Umgebung in solchen Fällen des bestimmtesten in Abrede gestellt wird. (Die Häufigkeit des Auftretens solcher Fälle im

Rahmen der Epidemie und der Beginn des Parkinsonismus in jungen Jahren lassen diese Formen von der eigentlichen Paralysis agitans abgrenzen.)

Altersdisposition. Eine deutliche Altersdisposition wie für die Poliomyelitis, die das jugendliche Alter bei weitem bevorzugt, besteht für die Encephalitis nicht. Die Mehrzahl der Kranken steht im Alter von 21—40 Jahren. Gelegentlich wird das Neugeborene, gelegentlich der Greis im höchsten Alter betroffen.

Auch für den Verlauf der Krankheit lassen sich keine bestimmten Unterschiede der einzelnen Altersklassen erkennen, indem sowohl in der Jugend schwerer Verlauf mit tödlichem Ausgang und ausgiebigen Residuen beobachtet wird als auch bei älteren Individuen die Krankheit mit relativ geringen Defekten ausheilen kann.

Das kindliche Gehirn scheint vor allen Dingen mit auffallender Schlaflosigkeit zu reagieren, während diese Beobachtung mit zunehmenden Alter immer seltener wird.

Geschlecht. Das männliche Geschlecht wird häufiger befallen, doch ist wohl auch die Exposition bei Männern größer; dagegen wird von vielen Autoren schwerer Verlauf und damit größere Letalität für Frauen angegeben. Die Gravidität erhöht die Disposition zur Erkrankung nicht, wohl aber beeinflußt sie den Verlauf ungünstig.

Konstitution. Eine konstitutionelle Disposition scheint in der Hinsicht gegeben zu sein, daß unter den an Encephalitis Erkrankten neuropathische Individuen sich besonders häufig finden oder solche mit neuropathischer Belastung (etwa $^1/_4$ der Fälle). Die Krankheit ist von uns nicht selten bei sehr intelligenten und zum Teil hervorragend begabten Individuen mit allerdings labilem Nervensystem beobachtet worden. Inwieweit die seelischen Erschütterungen der Kriegs- und Nachkriegszeit der Encephalitis den Boden geebnet haben, muß dahingestellt bleiben.

Daß die Veranlagung des Individuums für den *Verlauf* und wohl auch für die spezifische Form der Encephalitis richtunggebend sein kann, geht schon daraus hervor, daß verschiedene Nervensysteme auf dieselbe toxische oder infektiös-toxische Schädigung gleicher Art sehr verschieden reagieren, wie dies ja am deutlichsten gegenüber der Einwirkung von Alkohol und der Narkotica bekannt ist: „Der eine wird still und schlafsüchtig, der andere gerät in lebhafte Agitation" (HIRSCH).

Rasse und Bevölkerungsschicht. Die größere Morbidität der unteren Volksschichten und der Juden, wie sie PECORI für Rom beschreibt (347 Fälle), stimmt für unsere Fälle nicht. Vielleicht mag für die Form und die Verlaufsart der Encephalitis auch eine gewisse Rassendisposition maßgebend sein, indem in südlichen Ländern die myoklone Form anscheinend häufiger vorkommt, als in den nördlichen Ländern. Doch besteht auch hierin durchaus keine Gesetzmäßigkeit, und außerdem sind deutlich verschiedene Verlaufsarten in den einzelnen Epidemieschüben der gleichen Gegend beobachtet worden, so anfänglich ein Überwiegen der rein lethargischen Form, später ein gehäufteres Auftreten der hyperkinetischen Krankheitsbilder.

So berichtet NETTER (1920)
im	November	4	lethargische Formen	0	myoklonische
„	Dezember	18	„	1	„
„	Januar	12	„	4	„
„	Februar	4	„	18	„
„	März	1	„	5	„

Daß Hunger und Unterernährung kein wesentliches Moment für das Zustandekommen der Erkrankung darstellen, geht aus der Häufigkeit der Fälle in der Schweiz, Skandinavien, Italien und Frankreich, sowie in den angelsächsischen Ländern hervor.

Einfluß der Jahreszeit. Aus den Seuchenzügen der Encephalitis läßt sich deutlich der jahreszeitliche Einfluß erkennen: Beginn der Epidemie jeweils mit Einsetzen der kalten Witterung und in der Regel Maximum in den Frühjahrsmonaten; ausgesprochenes Abflauen im Verlauf des Sommers. Dieses Verhalten steht in schroffem Gegensatz zu demjenigen der Poliomyelitis.

So betrug z. B. die Häufigkeit der Fälle in den einzelnen Monaten des Jahres 1920 für die Schweiz

Jan.	Febr.	März	April	Mai	Juni	Juli	Aug.	Sept.	Okt.	Nov.	Dez.
88	440	348	78	25	11	12	6	8	4	7	7

Wenn auch die Maxima der Erkrankungsziffern um 1 oder 2 Monate differieren, so zeigt sich doch ein analoger jahreszeitlicher Verlauf der Zahl der Krankheitsfälle auch in Statistiken anderer Länder der nördlichen Halbkugel, indem die Zahl der Fälle jeweils mit Beginn der warmen Jahreszeit stark abnimmt.

In diesem Verhalten, das sich seither überall wieder gefunden hat, liegt ein gegensätzliches Verhalten gegenüber der Poliomyelitis, deren Morbiditätsmaximum in die Monate Juli, August und September zu fallen pflegt.

Der Einfluß der Jahreszeit kommt auch darin zum Ausdruck, daß bei Individuen mit Encephalitisresiduen mit Eintritt der kalten Witterung nicht so selten ein Nachschub der Krankheit eintritt, oder daß bei solchen, die die Krankheit in leichter Form durchgemacht haben, bei Eintritt kalter Witterung ein Krankheitsbild klassischer Ausprägung sich ausbilden kann (ROGER).

Pathologische Anatomie (SPATZ 1930). Wir verweisen auf den Nervenband für Einzelheiten.

In *akuten* Fällen zeigt die *makroskopische* Besichtigung des Gehirns immer nur einen *geringfügigen oder gar keinen* krankhaften Befund. Die Veränderungen der Hirnhäute sind unbedeutend und inkonstant. Die Hirnsubstanz ist oft ödematös oder hyperämisch; die Hyperämie ist bisweilen in der Regio subthalamica und am Boden des 4. Ventrikels besonders ausgesprochen.

Mikroskopisch zeigen die Veränderungen an sich keine charakteristischen oder gar pathognomonischen Eigenschaften. In ganz akuten Fällen können nur Ganglienzelldegenerationen nachweisbar sein, in allen möglichen, vorwiegend natürlich schweren und rasch verlaufenden Formen bis zum völligen Untergang, bisweilen mit Neuronophagie. Oft mischen sich gliöse Reaktionen hinein, vorwiegend der Mikro- und Oligodendroglia; in späteren Stadien wird die gliöse Reaktion recht aufdringlich. Die mesodermalen Erscheinungen, nämlich die perivasculäre Infiltration mit Lymphocyten und Histiocyten, können ganz zu Anfang fehlen; später ist sie meist ausgesprochen. Bisweilen kommen Polynucleäre dazu. Eine leichte Meningitis fehlt selten, besonders an der Basis.

Die *Lokalisation* ist allerdings viel typischer. Befallen ist der Hirnstamm, und hier die Gebiete um den basalen Teil des 3. Ventrikels, um den Aquaedukt, die ventrikelnahen Teile der Medulla oblongata. Schon im akuten Stadium zeigt sich die Prädilektion für die Zona compacta des Nucleus niger; ein großer Teil der schwarzen Zellen wird schon in der ersten Phase zerstört. Striatum, Pallidum, Corpus subthalamicum (Luysii), Nucleus ruber, Hirnschenkel, Ponsfuß, Pyramiden leiden viel weniger. Der Nucleus dentatus und die Vestibulariskerne werden mit ergriffen. Frei bleiben bis auf wenige Ausnahmen die ganze Großhirn- und Kleinhirnrinde. Im Rückenmark kommt gelegentlich eine mesodermal (-perivasculär) -gliöse Reaktion fleckweise in den Vorderhörnern vor.

Schon die ersten pathologisch-anatomischen Befunde ließen die Wesensverschiedenheit von der Influenza-Encephalitis klar erkennen.

Die *übrigen Organe* zeigen auffallend wenig Veränderungen. Pneumonien oder auch nur nennenswerte Bronchitiden sind selten, wenn nicht etwa eine Kombination mit Grippe vorliegt (vgl. S. 476/77. Das Herz zeigt keine krankhaften Befunde. Die Leber ist bisweilen geringgradig verfettet, aber nach unseren Erfahrungen weniger als bei anderen Infektionskrankheiten. Die Milz ist gar nicht oder wenig vergrößert (Höchstgewicht in unseren unkomplizierten Fällen 205 g). Bei einigen Sektionen wurde Stauung der Organe, einigemal auch Blutungen in den Pleuren, im Epikard, in die Schleimhaut des Magens, des Nierenbeckens oder der Harnblase notiert.

In chronischen Fällen und bei den *Folgezuständen* der Encephalitis lethargica treten die entzündlichen Anzeichen mehr und mehr zurück. Schon 6 Monate nach der akuten Phase können sie fehlen: jedoch halten sie sich bisweilen noch, wenigstens fleckweise, über Jahre. Die *Narbe* ist wiederum im Nucleus niger am auffälligsten. Schon makroskopisch ist er mehr oder weniger, häufig aber völlig *depigmentiert*, und mikroskopisch sind die großen pigmentführenden Ganglienzellen bis auf wenige intakte Exemplare verschwunden, das Pigment abgeführt oder seine Reste in Gliazellen eingelagert; eine makrogliöse fleckige Narbe mit Gliafibrillen deckt den Ausfall. In großem Abstand folgen die übrigen primär befallenen Kerngebiete, vorab der Boden des 3. Ventrikels; jedoch sind die Ausfälle oft schwer zu sehen; gelegentlich zeigt sich etwas gliöse Reaktion. Im Pallidum und Striatum ist nichts Sicheres zu sehen (McKinley und McAlpine; Klaue 1940); Jakob (1923) fand einige Lichtungen, Környey (1939) spärliche Zellveränderungen. Die Hirnrindenveränderungen sind umstritten; nach Spatz (1930) darf man sich durch Veränderungen, die von der Encephalitis unabhängig sind, nicht täuschen lassen.

Das *Problem des Fortschreitens der Krankheit* nach Ablauf der akuten Phase ist immer noch nicht gelöst. Merkwürdigerweise schreitet nur der Parkinsonismus mit seinen Grenz- und Randsymptomen weiter, nicht etwa die übrigen Manifestationen der akuten Episode[1]. Die pathologische Anatomie der Spätstadien ergibt keine Anhaltspunkte für eine fortschreitende Entzündung, also einer Erregerpersistenz. Hallervorden (1934) glaubt in der *Alzheimerschen Fibrillenveränderung*, welche in den ursprünglich ergriffenen Gebieten später zu finden sei, des Rätsels Lösung zu sehen: physiko-chemische Veränderungen würden weiterschreiten. Jedoch fehlen Bestätigungen. Pette (1928) spricht, weniger präzis, von frühzeitigem „Aufbrauch" des einmal geschädigten, aber vorerst erholten nervösen Parenchyms. Mehr als eine Umschreibung des Tatbestandes vermögen wir nicht darin zu erblicken. Engere Analogien für dieses merkwürdige Geschehen sind im ZNS sonst nicht bekannt. Die Röntgenbestrahlung setzt, wie auch sonst im Körper, Schäden mit sehr langer Latenz (Pennybacker und Russell 1948) ohne Bevorzugung des Extrapyramidiums. Natürlich liegt ein ähnliches Problem in allen Erbkrankheiten verborgen, die in späteren Lebensaltern einsetzen.

Von allen andern jetzt bekannten, zahlreichen Encephalitisarten zieht keine einen fortschreitenden Parkinsonismus nach sich, so daß dieser als sicherstes differentialdiagnostisches Kriterium zu gelten hat.

Das Bild der Paralysis agitans, des genuinen *Parkinson,* weist sowohl symptomatologisch wie anatomisch, wie auch in vielen Fällen bezüglich des Verlaufes soviele ähnliche Züge auf, daß Klaue sich kurzerhand entschlossen hat, beide Krankheiten als identisch zu erklären; nach ihm wäre jede Parkinsonsche Krankheit die Folge einer encephalitischen Infektion. Die Gegenargumente liegen auf der Hand; sie bestimmen die meisten Autoren zur Ablehnung dieser Theorie

Pathologische Physiologie. Die Encephalitis epidemica ist eine Infektionskrankheit, die sozusagen ausschließlich im Zentralnervensystem lokalisiert ist. Im Frühstadium besteht allerdings eine Allgemeinintoxikation des Körpers, die sogar den Tod herbeiführen kann. Die Kranken bieten mit ihrem Fieber, ihren vasomotorischen Störungen und ihrer Herzschwäche so ausgesprochen das Bild einer schweren Infektion, daß es gezwungen

---

[1] Wenn man die Rezidive ausnimmt, die aber auf Monate bis wenige Jahre nach dem Ausbruch der Ersterkrankung beschränkt sind.

schiene, alle Symptome auf Herdläsionen im Gehirn (Wärme- und Vasomotorenzentren) zurückzuführen, um so mehr, als die histologischen Veränderungen außerordentlich gering sein können, so daß wir in manchen tödlichen Fällen selbst die neurologischen Symptome kaum ohne die Annahme einer Giftwirkung in der Nähe der Entzündungsherde erklären können. Allerdings zeigt die Sektion wenig Zeichen der Giftwirkung in den Körperorganen. Alle Versuche, im akuten oder chronischen Stadium Leberstörungen nachzuweisen, die man wie bei der WILSONschen Krankheit mit der Erkrankung des Striatum in Beziehung bringen könnte, müssen wir als gescheitert betrachten.

Anatomisch-histologisch zeigt die Encephalitis lethargica ein typisches Bild, das sich von dem der Grippeencephalitis scharf unterscheidet und, abgesehen von einer Reihe von Tierkrankheiten, am meisten der cerebralen Form der HEINE-MEDINschen Krankheit ähnelt. Von diesen Erkrankungen unterscheidet sich die Encephalitis lethargica dadurch, daß sie nicht nur akut, sondern auch chronisch verlaufen kann, zu Rezidiven neigt und selbst nach jahrelangem Verlauf noch frische Entzündungsherde im Gehirn aufweisen kann. Das hat dazu geführt, sie auf die gleiche Linie wie andere chronische Infektionen des Zentralnervensystems zu stellen, wie die Lues und die afrikanische Schlafkrankheit (die eine oberflächliche Ähnlichkeit einzelner Symptome zeigt). Es besteht aber ein ganz wesentlicher Unterschied, indem die Encephalitis epidemica eben in den meisten Fällen doch akut mit hohem Fieber beginnt, das nach 10—14 Tagen zu verschwinden pflegt. Wenn STERN sagt, daß „wir sonst eigentlich keine epidemische Seuche kennen, welche ebensogut ganz akut, wie ganz chronisch verlaufen kann", so ist das nicht ganz richtig. Die Bacillenruhr kann z. B. ganz ähnliche Verlaufsvariationen zeigen. Übrigens ist der Verlauf vieler Fälle nur scheinbar von Anfang an chronisch, und man kommt zu falschen Schlüssen, wenn man jeden Patienten, der erzählt, er sei nach einer Grippe oder ohne solche allmählich erkrankt, als chronisch beginnenden Fall registriert, während diese „Grippe" das akute Stadium der Encephalitis epidemica war oder die Erinnerung an das akute Stadium verloren sein konnte.

Wir müssen also die Encephalitis lethargica als akute Infektionskrankheit betrachten, die in seltenen Fällen auch chronisch beginnen kann. Ein großer Teil der Fälle heilt nicht aus. Es ist aber die Frage, wie viele der chronischen Erkrankungen wirklich auf einer nicht ausgeheilten, chronisch fortschreitenden Infektion beruhen. Stationäre Symptome können natürlich durch Narben ausgeheilter Prozesse bedingt sein, wie ja auch autoptisch festgestellt wurde. Nun hat man aber auch schon in progredienten amyostatischen Fällen alle Zeichen von Entzündung vermißt und nur Narbengewebe oder rein degenerative Veränderungen an den Ganglienzellen mit reparativer Gliawucherung („Abraumvorgänge", „blander Hirnabbau") gefunden. Das führte zu der Vermutung, die Infektion könne teils in Form von Entzündung, teils in Form einfacher Degeneration fortschreiten (vgl. STERN). Die HALLERVORDENsche Entdeckung von ALZHEIMERscher Fibrillendegeneration beim Spätparkinsonismus scheint diese Ansicht zu stützen. Die in solchen Fällen beobachteten Temperatursteigerungen könnten cerebral bedingt sein. Es ist aber ebensogut möglich, daß der fortschreitende amyostatische Symptomenkomplex auf einer noch nicht abgeheilten Infektion beruht. Schwach ausgebildeter und rudimentärer Parkinsonismus und andere geringfügige Spätfolgen können dagegen ganz wohl reine Narbensymptome darstellen. Leider können wir im einzelnen Fall nicht entscheiden, ob die Infektion geheilt ist, was prognostisch natürlich sehr wichtig wäre.

Für die Erklärung der einzelnen Symptome durch die Lokalisation des Hirnprozesses sei auf den Band Nervenkrankheiten verwiesen. Nur das sei betont, daß die innersekretorischen Störungen nicht unbedingt auf die Lokalisation des Virus in den Drüsen zurückgeführt werden müssen, sondern auch durch Herde im Infundibulum oder sonstwo im Hypothalamus erklärt werden können.

Symptomatologie. Als v. ECONOMO die Krankheit beschrieb, glaubte er, daß sie immer akut abläuft, und zwar in der Regel mit den drei Hauptsymptomen von Fieber, Schlafsucht und Lähmung von Hirnnerven, besonders von Augenmuskelnerven. Erst später hat man das chronische Stadium und die zahlreichen atypischen Fälle kennengelernt. Es hat sich gezeigt, daß in den meisten Fällen nach scheinbarer Abheilung des akuten Stadiums eine chronisch progressive Krankheit entsteht, die zu schwerem Siechtum führen kann. In zahlreichen Fällen beginnt die Krankheit scheinbar chronisch mit den Symptomen des Spätstadiums, aber auch dann läßt sich recht oft nachweisen, daß doch früher eine Erkrankung durchgemacht wurde, die man nachträglich als akutes Stadium auffassen muß. Von den Symptomen der verschiedenen Stadien brauchen die neurologischen mit Rücksicht auf die Darstellung im Nervenband dieses Handbuches nur kurz behandelt zu werden.

A. Symptome des akuten Stadiums. Die v. Economosche Trias (Fieber, Schlafsucht und Hirnnervenlähmung) bildet immer noch das wichtigste Charakteristikum des akuten Stadiums. Sie ist aber nicht in allen Fällen vorhanden. Dafür kennen wir eine Reihe von anderen Symptomen, die neben Schlafsucht und Hirnnervenstörungen oder an ihrer Stelle auftreten.

1. Fieber. Das Fieber setzt selten plötzlich mit einem Schüttelfrost ein, häufiger steigt die Temperatur im Laufe eines oder mehrerer Tage staffelförmig in die Höhe.

In der Mehrzahl der Fälle wird 39° erreicht oder überschritten. Die Temperatur kann aber auch niedriger bleiben. Unter 41 Fällen mit genau bekanntem Temperaturverlauf hatten wir einen mit Höchsttemperatur von 36,9°, 7 mit 37,0—37,9°, 9 mit 38,0—38,9°, 19 mit 39—39,9°, 5 mit 40° oder mehr.

Die Dauer des Fiebers ist verschieden. Meistens bleibt es etwa 1 Woche oder etwas länger hoch, um dann mehr oder weniger rasch abzusinken. Nicht selten bleibt die Temperatur noch einige Zeit, selbst bis über 1 Monat lang oder noch länger subfebril oder zeigt immer von neuem wieder einzelne Erhebungen. Eine über einen Monat dauernde Temperatursteigerung sahen wir in 6 von 41 Fällen.

Das Fieber kann aber auch nur wenige Tage anhalten. In 15 von unseren Fällen wurde die Temperatur von 38° nur an 1—5 Tagen erreicht, in 3 Fällen stieg sie überhaupt nur an 1 Tag auf 37,1, 37,2 und 37,5°. In tödlichen Fällen steigt das Fieber gegen das Ende oft sehr hoch; wir haben eine Steigerung bis 42,2° gesehen. Doch gibt es auch tödliche Fälle, bei denen das Fieber gering bleibt und mehrere Tage vor dem Tode wieder absinken kann.

2. Schlafsucht. Das typische Symptom der Erkrankung ist die *Lethargie*, die kaum bei einer anderen Krankheit in dieser Form beobachtet wird. Die Kranken empfinden eine unüberwindliche Schlafsucht, schlafen den ganzen Tag, schlafen beim Sprechen und beim Essen ein, können aber verhältnismäßig leicht geweckt werden. Auch durch die Bedürfnisse der Miktion und Defäkation werden sie geweckt, so daß sie selten unter sich gehen lassen. Nur in sehr schweren Fällen geht die Schlafsucht in ein richtiges Koma über.

Die Schlafsucht kann Tag und Nacht andauern, nicht selten besteht sie aber nur bei Tage, während die Patienten nachts unruhig sind und delirieren. Bisweilen tritt überhaupt keine Schlafsucht, sondern nur Schlaflosigkeit auf.

Die Dauer der Lethargie schwankt zwischen wenig Tagen oder selbst Stunden bis zu Wochen und selbst Monaten. In den meisten Fällen entwickelt sich die Schlafsucht erst nach einigen Tagen allgemeinen Unwohlseins und nach dem Auftreten von Augenmuskellähmungen. Nicht selten bildet sie aber das erste Symptom oder folgt der Augenmuskellähmung erst später nach.

3. Hirnnervenlähmungen. Zu dem Fieber gesellt sich gewöhnlich noch vor der Lethargie die Lähmung von einzelnen Hirnnerven, namentlich *Augenmuskelnerven*. Es kann auch vorkommen, daß das Doppelsehen das erste ist, was dem Kranken auffällt. Cords, auf dessen Sammelreferat verwiesen sei, schätzt die Beteiligung der Augen auf 85—90% der Gesamtfälle, doch haben sie andere Autoren etwas seltener beobachtet. Freilich werden leichte Störungen, namentlich der Pupilleninnervation, nur bei sehr genauer Untersuchung erkannt.

Charakteristisch ist die Dissoziation der Lähmungserscheinungen; am häufigsten ist die ein- oder doppelseitige Ptosis, dann kommen Lähmungen einzelner Recti, auch Abducenslähmungen. Auch Blickparesen nach oben und unten sind nicht selten, etwas seltener Konvergenzlähmungen. Recht häufig, aber leicht zu übersehen, ist Störung der Akkommodation. Auch Pupillenstörungen sind bei genauer Untersuchung nicht selten, und zwar finden sich sowohl reflektorische Starre als auch leichtere Veränderungen, Anisokorie usw.

Die übrigen Hirnnerven sind sehr viel seltener gelähmt. Am häufigsten ist die ein- oder doppelseitige Facialislähmung (in unserem Material etwa 4%), die, wie die Augenmuskellähmungen, meistens rasch vorübergeht, aber auch dauernd bleiben kann. Weniger häufig kommt es durch Erkrankung der Nervenkerne in der Medulla oblongata zum Bild der Bulbärparalyse.

4. *Hyperkinesien.* Besonders während der Epidemiewelle des Winter 1919 bis 1920 sind hyperkinetische Störungen recht häufig beobachtet worden, so daß sie als typisches Merkmal der Encephalitis epidemica betrachtet werden müssen und selbst beim Fehlen von Lethargie und Augenmuskellähmungen die Diagnose leicht machen. Wir unterscheiden:

a) *Choreatische Bewegungen*, meistens weniger intensiv, kürzer dauernd und weniger ausgebreitet als bei Chorea minor, mit Übergängen zu einfacher Jaktation und vermehrtem Bewegungsdrang. b) *Myoklonische* („galvanoide") Zuckungen, bisweilen rhythmisch, bisweilen ganz ungeordnet, oft nur an einer einzelnen Stelle. Es kommen auch rudimentäre Fälle vor, in denen myoklonische Zuckungen sozusagen das einzige Symptom darstellen (über Singultus epidemica vgl. den Anhang). c) Seltener sind vorübergehende *tonische*, tetanieähnliche Krämpfe.

5. *Tonusstörungen.* Mehrere Autoren, vor allem STERN, betonen, daß *Hypotonie* in der großen Mehrzahl der Fälle im Frühstadium vorkommt, aber häufig übersehen wird. Mit dieser Hypotonie hängt die *Schwäche* zusammen, über die die Patienten recht häufig klagen. Diese Hypotonie und Asthenie kann das fieberhafte Stadium längere Zeit überdauern. Andererseits kommen auch schon im Frühstadium *Hypertonien* vor, die entweder wieder verschwinden oder in Parkinsonismus übergehen. Zu den Tonusstörungen sind auch die *kataleptischen* Zustände zu rechnen, die sich bisweilen bis zur ausgesprochenen Flexibilitas cerea steigern.

6. *Schmerzen.* Schmerzen sind eines der häufigsten Symptome, namentlich im Beginn der Erkrankung, so daß man das erste Stadium der Erkrankung auch schon das neuralgische genannt hat. Wir müssen aber zweierlei Arten von Schmerzen unterscheiden:

a) *Zentrale Schmerzen.* Am häufigsten ist mehr oder weniger diffuser Kopfschmerz (in unserem Material etwas in der Hälfte der Fälle); dann kommen Schmerzen im Nacken, im Rücken, auf der Brust und in den Extremitäten, die ebenso heftig sind wie die Schmerzen bei der Grippe. Auch Bauchschmerzen sind nicht selten.

b) *Neuralgische Schmerzen.* Ausgesprochene Neuralgien im Gebiet des Trigeminus, der Arme und der Beine usw. sind recht häufig. Sie können äußerst heftig werden.

Ein Patient unserer Beobachtung suchte wegen heftiger Hodenneuralgien die chirurgische Klinik auf, mit dem Wunsch, sich den Hoden entfernen zu lassen, fiel aber dort nach kurzer Zeit in tiefe Lethargie.

Zu erwähnen ist noch, daß nicht selten durch die Bauchschmerzen eine Appendicitis vorgetäuscht wird. Zwei Fälle, die mit dieser Diagnose auf die chirurgische Klinik kamen, wurden uns von dieser überwiesen.

Die Schmerzen verschwinden meistens, noch während das Fieber andauert, können aber selbst das lethargische Stadium und das Fieber überdauern und noch jahrelang bestehen bleiben.

7. *Andere cerebrale Symptome.* Im Gegensatz zu Encephalitis anderer Ätiologie sind Läsionen der *Pyramidenbahnen* selten, äußern sich aber gelegentlich doch in vorübergehenden Lähmungen oder im Auftreten eines rasch wieder verschwindenden BABINSKIschen Reflexes.

Wieweit der *Schwindel*, über den viele Patienten im Beginn der Erkrankung klagen, und das nicht so seltene Taumeln beim Gehen auf *Kleinhirn*- oder

Labyrinthaffektion zurückzuführen sind, sei hier nicht erörtert. Zweifellos kommen bisweilen Kleinhirnsymptome vor, die schon zur Diagnose eines Kleinhirntumors und zur Operation geführt haben (NAEF 1919). Auch das häufige (und diagnostisch wichtige!) Auftreten von *Nystagmus* ist zu erwähnen.

Die Beteiligung der *Hirnrinde* zeigt sich in seltenen Fällen im Auftreten von JACKSONscher Epilepsie. Noch seltener sind gnostisch-apraktische Störungen. *Neuritis optica* ist selten. Doch kommt sogar Stauungspapille vor.

8. Spinale Symptome. Obschon die anatomische Untersuchung recht häufig Entzündungsherde im Rückenmark aufdeckt, sind spinale Symptome verhältnismäßig selten. Am häufigsten ist vorübergehendes Verschwinden der Patellar- oder Achillessehnenreflexe. Aber auch Lähmungen, Sensibilitätsstörungen und Verschwinden der Reflexe können als Teilerscheinung einer mehr oder weniger schweren lethargischen oder hyperkinetischen Erkrankung gefunden werden. Selbst tabische Symptomenkomplexe sind beschrieben worden.

In der Basler Klinik kamen 2 Fälle von typischer LANDRYscher Paralyse zum Exitus, bei denen die Sektion eine Encephalitis epidemica ergab. Hier kamen zur Zeit der Encephalitisepidemie noch 5 andere Fälle von LANDRYscher Paralyse zur Beobachtung, bei denen, weil sie ausheilten, die Zugehörigkeit zur epidemischen Encephalitis nicht nachgewiesen ist.

9. Meningeale Symptome. Die Beteiligung der Meningen wird durch die Ergebnisse der *Liquoruntersuchung* in manchen Fällen bewiesen, während diese in anderen Fällen ein vollständig normales Resultat ergeben kann. Die Angaben der Literatur über die Häufigkeit der Liquorveränderungen sind recht verschieden. Wir fanden sie in zwei Drittel der untersuchten Fälle.

Der Druck ist meistens normal, kann aber auch erhöht sein. Die Flüssigkeit ist fast immer klar, ein Gerinnsel bildet sich nicht, Xanthochromie haben wir einmal gefunden. Globulinvermehrung wird von verschiedenen Untersuchern verschieden häufig angegeben, von den meisten als auffallend selten.

Zellvermehrung (meistens Lymphocyten) fanden wir wie die meisten Beobachter in etwas mehr als der Hälfte unserer untersuchten Fälle. Selten erreicht sie hohe Grade, nur einmal fanden wir 3000 Zellen, viermal 100—300. Die Wa.R. wurde in seltenen Fällen vorübergehend positiv gefunden. Die Kolloidreaktionen fallen bisweilen ganz normal aus, häufiger ist eine Goldsolreaktion im Sinne der Lues. Zuckervermehrung ist das regelmäßigste Symptom. Nach ESKUCHEN sind in einem Drittel der Fälle alle 4 Reaktionen (Pleocytose, Globulinvermehrung, Glucorhachie und Goldsolreaktion) positiv, in mehr als 90% mindestens eine derselben.

Die Liquorveränderungen entstehen allmählich, erreichen in der 2.—3. Woche ihren Höhepunkt und nehmen dann wieder ab.

Die *klinischen* Zeichen der Meningealbeteiligung sind in der Regel gering und beschränken sich auf leichte Nackenstarre im Beginn der Krankheit bei manchen Fällen. Doch können sie auch stärker hervortreten, so daß das ausgesprochene Bild einer Meningitis entsteht. Diese meningeale Form ist aber recht selten.

10. Psychische Symptome. Delirien sind recht häufig und können, wie schon erwähnt, mit Schlafsucht abwechseln. Sie können ihr auch vorausgehen oder sie überdauern oder ohne sie auftreten.

Apathie, Depression oder Euphorie, Wahnideen, manische Zustände und andere psychische Störungen können vorkommen; doch fehlt in vielen Fällen jedes Zeichen einer psychischen Alteration.

11. Zirkulationsapparat. In schweren Fällen ist es die toxische Zirkulationsstörung, die (abgesehen von den Bulbärlähmungen) die Lebensgefahr darstellt und den Tod herbeiführt. Aber im Vergleich zu anderen Infektionskrankheiten sind die Symptome von seiten des Kreislaufs verhältnismäßig gering. Herzerweiterung konnten wir nie feststellen, systolische Geräusche auf der Höhe des Fiebers nur ein- oder zweimal; einige Male fielen dumpfe oder unreine Herztöne auf. In einem tödlichen Fall fanden wir Überleitungsstörungen; in einem anderen, ebenfalls tödlichen, fiel Wechsel von Blässe und Rötung der Haut auf.

Der Puls entspricht oft der Höhe des Fiebers; doch fanden wir mehrere Male auffallend geringe Pulsfrequenz (90 bei 39,9⁰), aber auch auffallend frequenten Puls (104 bei 37,6⁰, 120 bei 36,8⁰). Auch anfallsweise Tachykardien kommen vor.

Der *Blutdruck* ist nach BARRÉ und REYS während des Fiebers fast immer vermindert, was aber mit unseren Erfahrungen nicht stimmt. Wir fanden im Gegenteil mehrere Male während des Fiebers eine leichte Erhöhung (z. B. 140 mm nach RIVA-ROCCI, nach der Entfieberung 100).

12. Blut. Während Hämoglobin und rote Blutkörperchen keine nennenswerte Veränderung zu zeigen pflegen, ergibt die Untersuchung der Leukocyten wechselnde Resultate. Normale Leukocytenwerte werden ebenso oft gefunden wie erhöhte und verminderte. Sowohl bei Leukocytose als auch bei Leukopenie kann der Prozentgehalt der Lymphocyten vermehrt oder vermindert sein. Wir fanden häufiger relative Lymphocytose (bis 47%) als Lymphopenie (bis unter 5%). Nach Analogie mit anderen Infektionskrankheiten wäre anzunehmen, daß zuerst eine neutrophile Leukocytose, später eine relative Lymphocytose auftritt. Wir sahen aber auch Fälle, in denen die Lymphocytose in Lymphopenie überging, ohne daß ein neuer Schub der Krankheit nachweisbar gewesen wäre. Unsere Erfahrungen stimmen mit den Angaben der Literatur in dieser Beziehung überein. Die eosinophilen Zellen pflegen verhältnismäßig wenig vermindert zu sein. Die Monocyten folgen im ganzen den Schwankungen der polynucleären Neutrophilen. In seltenen Fällen haben wir Myelocyten, Myeloblasten und Plasmazellen gesehen.

Von sonstigen Veränderungen sind abnorm leichte Gerinnbarkeit, schokoladeähnliche Verfärbung des Blutes beschrieben, ferner Vermehrung des Harnstoffes und Reststickstoffs, des Indicans, des Kochsalzes und des Gefrierpunktes (UMBER, FALTA). Hyperglykämie wird von einzelnen Autoren behauptet, von anderen bestritten.

13. Respirationsapparat. Im Beginn besteht oft eine unspezifische Rötung des Mundes und Rachens, oft mit Conjunctivitis (vgl. S. 479). In den Fällen, in denen die Encephalitis mit einer Grippe kombiniert ist, können natürlich die Bronchial- und Lungenkomplikationen dieser Krankheit auftreten und sogar das Krankheitsbild beherrschen. Bei unkomplizierter Encephalitis sind aber die Respirationsorgane im Vergleich zu anderen Infektionskrankheiten auffallend wenig beteiligt. Wir fanden nur in einem Fünftel der Fälle Bronchitis, die mit Ausnahme eines einzigen Falles nur ganz geringfügig war. In einem Fall vom Typus der Bulbärparalyse wurde bei der Sektion eine Bronchopneumonie gefunden, bei der es nicht sicher war, ob sie als Grippepneumonie aufzufassen sei.

Nicht selten kommen Störungen der Atmung infolge von Läsionen der nervösen Zentren vor. Stimmbandlähmungen und -krämpfe und Anfälle von Tachypnoe sind auch im Frühstadium beschrieben.

14. Verdauungsorgane. Ziemlich häufig (in einem Viertel unserer Fälle) tritt im Beginn der Erkrankung Erbrechen auf. In anderen Fällen besteht Übelkeit oder Appetitlosigkeit. Auch Druck im Magen, Druckempfindlichkeit im Abdomen, Leibschmerzen kommen vor, doch spielen alle diese Symptome eine geringe Rolle und gehen rasch vorüber.

Ein regelmäßiges Symptom ist dagegen die *Obstipation*, die wenigstens in den ersten Tagen der Krankheit vorhanden zu sein pflegt. Einmal haben wir auffallenden Meteorismus notiert, ein anderes Mal trat eine ziemlich ausgedehnte Darmblutung im Beginn der Erkrankung auf. Daß die Encephalitis unter dem Bilde einer akuten Appendicitis beginnen kann, wurde bereits erwähnt.

Die *Leber* zeigt weder eine Veränderung der Größe noch der Funktion. Der Befund von Urobilin und Urobilinogen ist seltener als bei anderen Fieberkrankheiten. Selten wird Ikterus erwähnt. In einem Fall fanden wir Gallenfarbstoff im Harn ohne sichtbaren Ikterus.

Die *Milz* ist selten vergrößert (in 70 eigenen Fällen nur zweimal fühlbar, einmal nur perkussorisch vergrößert).

15. Urogenitalsystem. Recht häufig ist hartnäckige Urinretention, die das Kathetisieren notwendig macht (in einem Zehntel unserer Fälle).

Der Urin ist häufig entsprechend dem Fieber konzentriert, aber im Verhältnis zu anderen Infektionskrankheiten meistens in geringem Grade. Spuren von Eiweiß fanden wir in der Hälfte unserer Fälle, Cylinder nur dreimal, außerdem einzelne rote Blutkörperchen. In einem einzigen Falle, der tödlich endigte, fanden wir $14\frac{1}{2}^0/_{00}$ Eiweiß mit vielen Cylindern. Urobilin und Urobilinogen konnten wir in den meisten Fällen in Spuren nachweisen, aber nur in wenigen Fällen in nennenswerten Mengen. Die Diazoreaktion ist immer negativ. Glucosurie wird beschrieben, wir fanden nur in einem Fall 0,2% Zucker und nur an einem einzigen Tage.

In seltenen Fällen beginnt die Krankheit mit Nierenkolik, so daß die Diagnose auf Nephrolithiasis gestellt wird. In einem Fall stellte sich kurz nach Beginn der Harnretention eine Cystitis ein, so daß die Diagnose auf Pyelitis acuta gestellt wurde, bis nach einigen Tagen die immer deutlicher werdende Schlafsucht zur richtigen Diagnose führte.

In einigen Fällen konnten wir vorzeitiges Eintreten der Menses beobachten.

16. *Haut.* Recht häufig fällt im Beginn der Erkrankung, selbst bei Fehlen von Fieber, auffallend starkes Schwitzen auf. Herpes, scarlatiniforme, urticarielle und andere Exantheme sind beschrieben, namentlich bei einzelnen Epidemien mit Vorwiegen der hyperkinetischen Form, sind aber im ganzen recht selten.

17. *Stoffwechsel und Organe mit innerer Sekretion.* Als infektiöse Stoffwechselschädigung ist die rasche Abmagerung, die man oft schon nach wenigen Fiebertagen beobachten kann, aufzufassen. Das CHVOSTEKsche Phänomen haben wir zweimal gesehen. In einem Falle trat außerdem in der ersten Zeit der Erkrankung ein typischer Anfall von Tetanie auf

B. Verlauf und Ausgang des akuten Stadiums. Über die Inkubation vgl. S. 478.

Prodromale Erscheinungen sind oft vorhanden und bestehen in allgemeiner Müdigkeit und unbestimmten Beschwerden, seltener in katarrhalischen Erscheinungen (vgl. S. 479). Sie dauern oft nur einige Stunden, bisweilen Tage oder selbst einige Wochen und gehen mehr oder weniger plötzlich in die Symptome des akuten Stadiums über.

Das *akute Stadium* selbst kann in verschiedener Weise beginnen und verlaufen.

1. In der *Mehrzahl der Fälle* beginnt die Krankheit mit Fieber, das nur selten mit Schüttelfrost einsetzt, sondern meistens allmählich zunimmt, und an das sich die neurologischen Symptome anschließen. Heftige Schmerzen im Kopf, Nacken und Rücken oder in einzelnen Nervenbezirken bestehen meistens von Anfang an und nehmen zu, bis die Höhe des Fiebers erreicht ist. Dann treten oft Delirien auf, die Kranken beginnen doppelt zu sehen, und choreatische und myoklonische Zuckungen können auftreten. Dieses Stadium geht in das lethargische über, und wenn nicht der Tod eintritt, so können die Lethargie und andere cerebrale Symptome noch einige Tage weiter bestehen, während die Temperatur sinkt. Allmählich gehen alle Erscheinungen zurück, und 2—3 Wochen nach Beginn des Fiebers oder auch etwas später, beginnt die Rekonvaleszenz, die oft durch langsames Zurückgehen einzelner Symptome gestört ist.

Je nach dem Vorwiegen des Fiebers oder einzelner neurologischer Symptome gestaltet sich das Krankheitsbild verschieden. Bisweilen stehen die Fiebererscheinungen durchaus im Vordergrund, und die cerebralen Lokalsymptome beschränken sich auf einzelne Augenmuskellähmungen, Pupillenstörungen, myoklonische Zuckungen einzelner Muskeln oder dgl.

Dieser Verlauf findet sich nach STERN, mit dem unsere eigenen Erfahrungen übereinstimmen, in etwa drei Viertel der im akuten Stadium diagnostizierbaren Fälle.

2. *Stürmischer Beginn* mit Schüttelfrost und bald einsetzenden Cerebralsymptomen, Delirien, oft auch Koma, ist seltener. In diesen Fällen beobachtet man besonders häufig choreatische und myoklonische Zuckungen. Viele Fälle endigen mit dem Tod, bisweilen sogar in weniger als 24 Stunden. Diese perakuten Fälle können unter dem Bild der LANDRYschen Paralyse verlaufen. Der Tod erfolgt im Koma an Lungenödem, Herz- oder Atemlähmung. Wenn nach mehrtägigem hohem Fieber mit schweren Cerebralsymptomen die Temperatur anfängt herunterzugehen, kann noch Heilung eintreten, doch dauert es viele Wochen.

3. Noch seltener beginnt die Krankheit mit *cerebralen Herdsymptomen ohne Temperatursteigerung*. Diese Fälle verlaufen meistens subakut. Die Krankheit beginnt mit unmotivierter Schlafsucht, Neuralgien, Augenmuskellähmungen oder dgl., und einige Tage später entwickeln sich, bisweilen unter allmählich einsetzendem, hoch werdendem Fieber, die übrigen Symptome einer mehr oder

weniger starken typischen Encephalitis. Es kann auch vorkommen, daß das Fieber überhaupt fehlt, oder daß geringe Temperatursteigerungen übersehen werden und der Patient die Krankheit ambulant übersteht.

Beispiel: 32jähriger Grenzwächter fühlt sich Weihnachten 1919 unwohl, müde, wird allmählich schläfrig. Nach 2 Wochen Doppelbilder; schläft während der Arbeit oft ein, versieht aber seinen Dienst weiter. Nach weiteren 3 Wochen verschwinden die Doppelbilder. Im Frühjahr 1920 vollständiges Wohlbefinden. Herbst 1920 Zittern und Schwäche in den Beinen, deprimierte Stimmung. Allmählich Besserung; vom Frühjahr 1921 an fühlt sich Patient so wohl und leistungsfähig wie früher, aber die Untersuchung ergibt heute noch deutliche mimische Starre und Verlangsamung der Bewegungen, was weder dem Patienten noch seiner Frau aufgefallen war, obschon der Vergleich mit einer früheren Photographie die Veränderung des Gesichts in die Augen springen läßt.

Selten ist der Beginn mit einer hyperkinetischen Initialpsychose. Die beschriebenen Fälle von apoplektiformem Beginn sind selten.

4. Während die bisher erwähnten Verlaufsarten typische Krankheitsbilder darstellen und in der Regel die Diagnose leicht stellen lassen, gibt es auch *atypische Erkrankungen*, bei denen die Diagnose schwierig ist oder erst nachträglich gestellt werden kann.

a) Das akute Stadium verläuft unter unbestimmten *grippeähnlichen* Erscheinungen. In der Anamnese von Kranken mit chronischer Encephalitis fehlt oft der Hinweis auf eine sichere akute Encephalitis, dagegen erhält man Angaben, daß sich das Leiden mehr oder weniger direkt an eine „Grippe" angeschlossen habe. Wenn man eine Krankengeschichte dieser „Grippe" findet, so kann man oft konstatieren, daß es sich um eine fieberhafte Krankheit ohne Lokalsymptome gehandelt hat, vielleicht mit auffallenden Delirien, Kopfschmerzen, Neuralgien oder mit leichter, rasch vorübergehender Psychose. In anderen Fällen fehlt jede Andeutung einer besonderen Beteiligung des Nervensystems, oder das Fieber war nur gering. Man kann sogar die Angabe bekommen, daß die Krankheit ambulant durchgemacht wurde.

Nach STERN, mit dem sich unsere eigenen Erfahrungen decken, erhält man diese Angabe in etwa einem Viertel aller Fälle von chronischer Encephalitis. Wie groß der Prozentsatz ist, bezogen auf die akute Encephalitis, kann man nicht sagen, weil wir nicht wissen, wie viele von ihnen ausheilen.

b) Eine atypische Form stellen die *oligosymptomatischen* Erkrankungen dar, bei denen sich das Leiden auf vorübergehendes Doppelsehen, eine isolierte Facialislähmung, eine heftige Neuralgie oder vorübergehende umschriebene Myoklonie beschränkt. In seltenen Fällen kann diese rudimentäre Erkrankung dadurch als Encephalitis erkannt werden, daß sich später ein Parkinsonismus entwickelt, in anderen dadurch, daß sie in Epidemiezeiten auftreten.

Ein 59jähriger Herr, der bei der Sitzung einer Sanitätsbehörde einer Besprechung über die Schlafkrankheit beigewohnt hatte, suchte nachher einen von uns auf, weil er den Eindruck bekommen hatte, er habe selbst vor einigen Tagen die Schlafkrankheit durchgemacht. An einem Sonntagnachmittag hatte er sich so müde gefühlt, daß er den ganzen Nachmittag schlief. Am Montag sah er die Personen auf der Straße doppelt und ging deshalb zum Augenarzt, der eine Augenmuskellähmung fand. Nach einer Woche war nichts Krankhaftes mehr nachzuweisen.

Je nachdem einzelne Partien des Zentralnervensystems isoliert oder vorwiegend befallen sind, kann man im akuten Stadium folgende Formen unterscheiden, deren Häufigkeit nach unserem, in der 2. Auflage ausführlicher mitgeteilten Material das Folgende ist:

1. Mesencephale Formen (Lethargie oder Hirnnervenlähmung, meistens beides zusammen) . . . . 60—65%
2. Hyperkinetische (myoklonisch-choreatische) Formen mit oder ohne Lethargie und Hirnnervenlähmung 25%
3. Andere (bulbäre, corticale, spinale und meningitische) Lokalisationen 10%
4. Rudimentäre Formen . . . . 3—5%

STERN gibt ähnliche Zahlen an, nur weniger atypische Lokalisationen. Die Zahlenverhältnisse sind aber je nach dem Charakter der Epidemie örtlich und zeitlich verschieden.

In den letzten Jahren sind die myoklonischen und choreatischen Formen wieder stark zurückgetreten und die rudimentären Formen anscheinend häufiger geworden.

Der *Ausgang* des akuten Stadiums ist verschieden.

α) *Tod.* Von den Fällen, die wir im akuten Stadium beobachtet haben, endete fast ein Viertel tödlich. Die Statistik des Schweizer Gesundheitsamtes ergab für das Jahr 1920 eine Mortalität von 24,9, die englische Sammelstatistik (PARSONS 1922) 48,3%. Alle diese Zahlen sind wohl zu hoch, weil leichtere Fälle nicht erfaßt wurden. In den letzten Jahren der Epidemie nahmen die schweren, tödlich endigenden Fälle offenbar überall ab, doch können jederzeit wieder schwere Epidemien auftreten.

Der Tod erfolgt am häufigsten 1—2 Wochen nach Beginn des Fiebers, kann aber auch schon in weniger als 24 Stunden oder aber erst nach mehreren Wochen eintreten. Besonders gefährdet sind Patienten mit plötzlich eintretendem hohem Fieber, mit starker Bewußtseinstrübung und mit hyperkinetischen Symptomen.

β) *Heilung.* Wenn man von den rudimentären Formen absieht, die meistens nach wenigen Tagen restlos ausheilen, so ist eine vollkommene und dauernde Heilung recht selten. BING und STAEHELIN (1922) haben seinerzeit nach mehr als einjähriger Beobachtung Heilung in einem Viertel der Fälle gefunden, aber ein Teil dieser Fälle ist später doch noch an mehr oder weniger schwerem Parkinsonismus erkrankt. Von den ausgesprochenen Fällen akuter Encephalitis heilen wohl kaum mehr als 10% wirklich restlos aus. HOLT (1937) fand nach längstens 16 Jahren noch 11,5% Geheilte, SAUTER (1934) in Zürich nach längstens 13 Jahren ca. 7%, wobei aber alle noch einzelne neurologische Abweichungen verrieten.

γ) *Heilung mit Defekt.* Einzelne neurologische Symptome, wie Pupillenstörungen, Augenmuskel- und Blicklähmungen, leichte amyostatische, schon während des akuten Stadiums aufgetretene Störungen bleiben bisweilen dauernd bestehen und müssen als Narbensymptome aufgefaßt werden. Auch Zustände, die ähnlich wie Syringomyelie oder FRIEDREICHsche Krankheit aussehen, sind beschrieben. Oft handelt es sich freilich nicht um die Folgen einer mit Defekt ausgeheilten Entzündung, sondern nachträglich stellt sich doch noch ein progressiver Parkinsonismus ein. Häufiger beobachtet man vegetative Störungen als reines Narbensymptom, namentlich Fettsucht mit Rückbildung der Genitalfunktionen, Diabetes insipidus, bisweilen auch komplizierte pluriglanduläre Symptomenkomplexe.

ϑ) *Rezidive.* In verhältnismäßig seltenen Fällen tritt nach scheinbarer Heilung ein Rezidiv auf, das sich auch wiederholen kann. Meistens schließt sich ein progressiver amyostatischer Symptomenkomplex an.

ε) *Direkter Übergang in Parkinsonismus.* Amyostatische Symptome, die schon während des akuten Stadiums bemerkbar waren, bleiben auch in der Rekonvaleszenz bestehen und nehmen nach kürzerer oder längerer Zeit zu.

ζ) *Übergang in ein pseudoneurasthenisches Stadium.* Alle cerebralen Lokalsymptome verschwinden wieder, und der objektive Befund wird vollkommen negativ, aber der Patient bleibt leicht ermüdbar, erregbar und klagt über alle möglichen Beschwerden, die den Eindruck der Neurasthenie machen. Nach Monaten oder nach Jahren treten meistens doch noch amyostatische Symptome auf, und nun kann sich allmählich das Bild eines schweren Parkinsonismus entwickeln. Dieser Ausgang ist der häufigste.

η) *Spätparkinsonismus.* Die Entwicklung eines Parkinsonismus erst nach Jahren nach dem Ablauf des akuten Stadiums war eine der größten Überraschungen, die die Encephalitisepidemie brachte. Später hat sich allerdings gezeigt, daß das Intervall nicht immer wirklich symptomlos ist, sondern durch mehr oder weniger starke pseudoneurasthenische Erscheinungen ausgefüllt wird. Nach

STERN lassen sich bei 60% des Spätparkinsonismus pseudoneurasthenische Symptome nachweisen. Der Spätparkinsonismus kann selbst nach rudimentären Formen auftreten. Oft zeichnet er sich durch besonders rasch progredienten Verlauf aus. Das Intervall kann viele Jahre dauern. HAEGE (1940) gibt als längste beobachtete Zwischenzeit 20 Jahre an. Bis heute ist kein früherer Encephalitiker vor dem Spätparkinsonismus sicher. Allerdings zählt der Ausbruch des letzteren im jetzigen Zeitpunkt zu den großen Seltenheiten, eine Tatsache, die gutachterlich häufig nicht beachtet wird.

C. Symptome des Spätstadiums. Sie können sich direkt im Anschluß an das akute Stadium entwickeln, aber auch nach einem wirklich oder scheinbar symptomlosen Intervall, nach dem „pseudoneurasthenischen" Stadium auftreten. Seltener (nach STERN in etwa 5% der chronischen Fälle) beginnt das Leiden chronisch, ohne daß sich ein akutes Stadium anamnestisch nachweisen läßt.

1. Der amyostatische Symptomenkomplex. Der Parkinsonismus. Weitaus am häufigsten, nach unseren Erfahrungen in mehr als der Hälfte der nicht akut zum Tode führenden Fälle, entwickelt sich ein Krankheitsbild, das mit der Paralysis agitans, auch mit der WILSONschen Krankheit, mehr oder weniger große Ähnlichkeit hat und das bisher als Folge einer akuten Encephalitis unbekannt war.

Auf die Einzelheiten dieses Symptomenkomplexes und auf die Erklärung aus der Lokalisation der Krankheitsprozesse kann hier nicht eingegangen werden, da diese Dinge im Band „Nervenkrankheiten" ausführlich besprochen werden. Hier sind nur die wichtigsten Symptome zu erwähnen.

Die auffallendsten Erscheinungen sind *Bewegungsarmut, Bewegungsverlangsamung, Hypertonie* und *Rigidität* der Muskulatur, maskenartig starres Gesicht und die vornübergebeugte Körperhaltung. In den fortgeschrittenen Fällen liegen oder sitzen die Patienten tagelang regungslos da, antworten auf Fragen kaum und dann nur langsam, mit monotoner Stimme, oder geben unverständliche Laute von sich. Jede Bewegung, auch das Essen (wenn sie nicht gefüttert werden müssen), scheint ihnen die größte Mühe zu verursachen; oft bleiben sie mitten in einer Bewegung plötzlich stecken. Nicht selten sind kataleptische Zustände. Bisweilen können scheinbar gelähmte Patienten einzelne Bewegungen überraschend gut ausführen, auf Kommando hin wird Militärschritt stramm ausgeführt, ein gereizter Patient springt plötzlich aus dem Bett usw. Dabei fällt das Fehlen von Mitbewegungen auf, z. B. das Mitgehen der Arme beim Marschieren. Charakteristisch ist die Schwierigkeit der automatischen Bewegungen, und bei vielen Patienten fällt es auf, daß sie beim Gehen, beim Kauen usw. plötzlich innehalten und sich bewußt zur Fortsetzung der Bewegung zwingen müssen. Auf Antagonistenkontraktion beruht das ruckweise Ausführen von Bewegungen (Zahnradphänomen). Mikrographie und Palilalie sind zu erwähnen.

Zum amyostatischen Symptomenkomplex gehört der *Tremor*, der in etwa der Hälfte der Fälle beobachtet wird, allerdings meistens nicht so typisch wie bei der Paralysis agitans. Es gibt aber Kranke, die durch das Zittern mehr belästigt werden als durch die Bewegungshemmung. Häufig besteht nur eine *Tremorbereitschaft.* Tremor kann auch als einziges Restsymptom nach Heilung des akuten Stadiums zurückbleiben.

2. Hyperkinetische Symptome. Choreatische, athetotische, myoklonische und tikartige Bewegungen werden bei ausgesprochenem oder rudimentärem Parkinsonismus, aber auch gelegentlich als einziges Restsymptom beobachtet. Spastischer Torticollis, Torsionsdystonie, Blinzel- und Blickkrämpfe, Gähn- und Schlingkrämpfe, anfallsweise Polypnoe, seltener Bradypnoe, zwangsweises

Husten, rhythmische Bewegungen einzelner Glieder kommen vor. Besonders auffallend sind die anfallsweise auftretenden „oralen Iterativbewegungen", schnüffelnde, leckende, kauende, rhythmische Bewegungen, an denen die Muskeln des Mundes, der Kiefer und der Zunge in verschiedenem Ausmaß beteiligt sind.

3. *Schmerzen.* Auch im chronischen Stadium kommen sowohl hartnäckige Neuralgien als auch solche Schmerzen vor, die durch ihre Lokalisation (bisweilen eine ganze Körperhälfte), wie durch den Mangel anderer peripherischer Symptome ihren zentralen Ursprung beweisen. Auch Ameisenkribbeln und andere Parästhesien sind nicht selten. Isolierte Neuralgien können als einziges Restsymptom jahrelang bestehen.

4. *Andere organisch-neurologische Symptome.* Während das Fehlen von Lähmungen und Paresen und von Reflexstörungen, die durch Pyramidonläsion bedingt sind, die Regel ist, bleiben in seltenen Fällen (auch ohne Parkinsonismus) Ausfallserscheinungen zurück, die auf Zerstörungen im Gebiet der Pyramidenbahnen oder anderen Stellen des Zentralnervensystems beruhen. Wir beobachteten eine leichte Hemiparese, eine Atrophie der Armmuskulatur und eine Cochlearisatrophie. Etwas häufiger sind Augenmuskellähmungen, isoliert oder kombiniert mit anderen Störungen, besonders Konvergenzschwäche, die allerdings auch durch die amyostatische Starre der Augen vorgetäuscht sein kann.

5. *Nervös-psychische Störungen.* Neurasthenische Symptome kommen nicht nur im „pseudoneurasthenischen" Stadium vor, sondern auch bei Parkinsonismus, ebenso hysteriforme Störungen. Bei leichten amyostatischen Zuständen kann das Krankheitsbild dadurch beherrscht werden.

Besonders häufig sind *Schlafstörungen*, namentlich Schlaflosigkeit, aber auch vermehrtes Schlafbedürfnis, oft kombiniert, so daß die Patienten tagsüber von Schläfrigkeit geplagt werden und doch nachts keine Ruhe finden. Besonders ausgeprägt ist die nächtliche Schlaflosigkeit, mit oder ohne Schlafsucht am Tag, bei *Kindern* (PFAUNDLER, HOFSTADT 1920, RÜTIMEYER u. a.). Oft ist sie mit starker motorischer Unruhe verbunden. Sie ist schon im akuten Stadium sehr ausgesprochen, kann aber noch lange weiterdauern und dann das einzige Symptom darstellen. Bisweilen treten mit der Zeit amyostatische Symptome oder psychische Störungen hervor, bisweilen kann aber Heilung eintreten.

Psychische Veränderungen sind, wie sich immer mehr herausstellt, mit dem amyostatischen Symptomenkomplex fast immer verbunden, aber meistens geringfügig; sie können aber auch schwere Formen annehmen.

Freilich trügt der erste Eindruck, den die scheinbar psychisch gehemmten, verblödeten oder melancholischen Kranken machen. Bei der Unterhaltung, namentlich mit gebildeten Kranken, merkt man aber oft, daß die Hemmung nur durch die motorische Störung bedingt ist, daß die scheinbare Interesselosigkeit durch die Schwierigkeit bedingt ist, die das Bewegen der Augen beim Lesen, das Bewegen des Kopfes beim Hinblicken verursacht usw. Wenn die Kranken für die geringste Bewegung eine große Willensenergie aufwenden müssen, so werden sie schließlich müde und verzichten auf alle Bewegungen. Die depressive Stimmung ist gerade wegen der geistigen Klarheit dem trostlosen Zustand angemessen, und die Aufraffung aller Energie zu einem Selbstmordversuch ist eigentlich die natürliche Folge der Einsicht in die Situation. Selbstmordversuche und Selbstmorde sind deshalb bei Parkinsonismus nach Encephalitis viel häufiger als bei Paralysis agitans, bei der die geistige Klarheit viel mehr zu leiden scheint. Auch gelegentliche Wutausbrüche von amyostatischen Kranken in Krankensälen sind psychologisch recht verständlich.

Recht oft ist aber neben der rein neuromuskulären Hemmung noch eine Hemmung der Entschlußfähigkeit und des Wollens. Diese Störung kann höhere Grade erreichen, es kommen aber auch psychomotorische Reizungen, Zwangszustände, Automatismen, Brüllkrämpfe usw. vor. Dazu gesellen sich oft Störungen des Affektlebens, Stubor, Euphorie, Verlust des Taktgefühls, selbst amente und schizophrenieähnliche Symptome. Die Intelligenz wird dagegen in der Regel nicht beeinträchtigt.

Eine besondere Färbung nehmen die psychischen Störungen bei *Kindern* und *Jugendichen* an. Im Vordergrund stehen Affektanomalien, namentlich eine läppische Euphorie.

Psychomotorische Drangzustände werden beobachtet. Das Triebleben kann schwer affiziert werden, unsoziale Tendenzen, bis zu kriminellen Handlungen, hervortreten. Die Intelligenz bleibt meistens zurück, aber eigentliche Demenz kommt nur zustande, wenn die akute Encephalitis im Säuglingsalter durchgemacht wurde. Die Störungen können sich bei geringfügigen oder selbst fehlenden myastatischen Symptomen entwickeln. In leichteren Fällen ist Besserung und sogar Heilung möglich.

6. *Liquor cerebrospinalis.* Auch im chronischen Stadium findet man oft Liquorveränderungen. Während andere Autoren zu widersprechenden Resultaten kommen, fand Eskuchen bei systematischen Untersuchungen an Patienten mit stationären Restsymptomen oder mit chronischem Verlauf in keinem einzigen Fall einen ganz normalen Liquor. In $^3/_4$—$^4/_5$ war die Globulinvermehrung (besonders nach Pandy), wenn auch schwach, so doch deutlich, in $^2/_3$ bestand Zuckervermehrung, etwas seltener eine Goldsolreaktion im Sinne der Lues, am seltensten Pleocytose. Alle vier Reaktionen waren nur einmal gleichzeitig positiv. Prognostische Schlüsse ließen sich daraus nicht ziehen.

7. *Vegetativ-nervöse und endokrine Störungen.* Vasomotorische Störungen, Cyanose und Kälte der Extremitäten, Fehlen des Pilomotorenreflexes, Gedunsenheit des Gesichtes, plötzliche Rötung, Hitzegefühl kommen vor. Die Schweißsekretion ist oft gesteigert.

Ein regelmäßiges Symptom bei Parkinsonismus ist der Speichelfluß, der meistens auf Schädigung des autonomen Nervensystems zurückgeführt wird.

Auch eine direkte infektiös-toxische Erkrankung der Speicheldrüsen wird angenommen. In manchen Fällen ist aber die Salivation sicher nur die Folge des erschwerten Schluckens und des Offenbleibens des Mundes. Wir konnten in einer Stunde von Gesunden, die den Mund offen hielten und den Speichel herauslaufen ließen, genau so viel Speichel gewinnen wie von den Kranken, und auch chemische Zusammensetzung war genau die gleiche. Auch Pilocarpin hatte genau den gleichen Einfluß. Doch sind auch Fälle mit Überempfindlichkeit gegen Pilocarpin und sogar mit Hyposekretion beschrieben (Bing).

Ein Patient, bei dem keine Zeichen von Parkinsonismus entdeckt werden konnten, klagte über Speichelfluß, der einige Zeit nach dem Abflauen des Fiebers aufgetreten, später aber wieder verschwunden war.

Eine Sekretionsstörung, und zwar eine Hypersekretion, ist sicher vorhanden bei den Talgdrüsen. Die Haut ist abnorm fett, namentlich im Gesicht *(Salbengesicht).*

Als Störungen endokriner Funktionen sehen wir Herabsetzung der *Genitalfunktion.* Impotenz ist häufig, seltener Aufhören der Menses. In einzelnen Fällen entwickelt sich im Anschluß an eine akute Encephalitis mit oder ohne amyostatische Symptome eine *Dystrophia adiposogenitalis,* die wohl nicht auf eine Lokalisation der Krankheit im drüsigen Anteil der Hypophyse, sondern auf einen Ausfall vegetativer Zentren im Gehirn zurückzuführen ist, ebenso wie die bisweilen beobachtete Polyurie. Auch frühzeitige Geschlechtsreife bei Knaben ist beschrieben. In mehreren Fällen wird Steigerung der Libido erwähnt.

8. *Verdauungsorgane und Stoffwechsel.* Nahrungsaufnahme und Verdauung sind durch die Erschwerung des Kauens und Schluckens, den Mangel an Bewegung usw. oft gestört. Obstipation ist häufig. Mit der Zeit kommt es immer zu einer hochgradigen Abmagerung.

Zahlreiche Untersuchungen sind angestellt worden, um Veränderungen des Stoffwechsels nachzuweisen. Sie können hier unmöglich im einzelnen erwähnt werden, und wir müssen auf die ausführliche Zusammenstellung bei Stern hinweisen. Besonderes Interesse beanspruchten die Leberfunktionen, weil die Analogie mit der Wilsonschen Krankheit den Gedanken an Leberveränderungen nahelegte. Allerdings fehlt die für die Wilsonsche Krankheit charakteristische Veränderung und Vergrößerung der Leber. Nur wenige Autoren geben an, bei einem Teil der Kranken eine Lebervergrößerung festgestellt zu haben. Einzelne Untersucher fanden Urobilinogenausscheidung, alimentäre Galaktosurie, Erhöhung oder Herabsetzung des Blutzuckers und der alimentären Glucosurie, Bilirubinämie, Anomalien des Ammoniak-, Harnstoff- und Harnsäurestoffwechsels, abnormen Gehalt von Fermenten im Blut, usw. Andere konnten keine Veränderung feststellen. Vielfach sind die gefundenen Abweichungen von der Norm recht gering. Es ist selbstverständlich, daß eine Krankheit, die Temperatursteigerungen verursacht, auch zu Stoffwechselstörungen führt, wie wir sie im Fieber zu sehen gewöhnt sind. Auch Symptome eines gestörten Gleichgewichtes im vegetativen Nervensystem, Veränderungen des Blutzuckers, die Ionenverschiebungen im Blut, positive WIDALsche hämoklastische Krise können nicht überraschen. Irgendeine Regelmäßigkeit solcher Symptome konnte aber nicht festgestellt werden, ebensowenig regelmäßige Veränderungen irgendeines Stoffwechselvorganges, der auf eine Beteiligung eines bestimmten Organs, wie der Leber, an dem Krankheitsprozeß hinweist.

Die Rigidität und der Tremor der Muskeln ließen an Veränderungen des Muskelstoffwechsels denken. Die Untersuchungen auf Kreatin und Kreatinin ergaben aber keine Abweichung von der Norm. Der Grundumsatz, dessen Steigerung durch die Muskeltätigkeit als möglich erschien, wurde von einigen Autoren tatsächlich erhöht gefunden, andere fanden ihn im allgemeinen normal. Auch wir konnten in einzelnen Fällen trotz Muskelstarre keine Erhöhung feststellen.

9. *Blut.* Eigentümlicherweise finden sich auch im chronischen Zustand recht häufig Veränderungen des Blutes, und zwar der Leukocyten.

STERN fand in der Mehrzahl der Fälle eine meist leichte, bisweilen erhebliche Leukocytose (bis 16500 bei unkomplizierten Fällen), häufig eine relative Lymphocytose, seltener Lymphopenie, erhöhte Werte der Monocyten und Veränderungen in der Zahl der Eosinophilen, die oft stark vermehrt (bis $18^1/_2\%$), seltener vermindert waren. Bisweilen wurde eine Vermehrung der stabkernigen Neutrophilen und Linksverschiebung der ARNETHschen Formel gefunden. Auffallend ist der scheinbar spontane Wechsel aller Werte beim gleichen Kranken. Wir können diese Resultate bestätigen, nur fanden wir mehrmals Leukopenie (4100—5300) und viel öfter relative *Lymphopenie* (bis unter 5%) als Lymphocytose. In einem Fall sahen wir vorübergehend Polycythämie.

Die *Senkungsgeschwindigkeit* der roten Blutkörperchen ist im allgemeinen normal, abgesehen von akuten Schüben. Im ersten halben Jahr der Erkrankung soll häufig eine gewisse Beschleunigung, später oft eine gewisse Verlangsamung bestehen.

10. *Zirkulations- und Respirationsorgane.* Der Puls ist meistens normal, häufig aber auch auffallend frequent, in der Ruhe 90—100. Anfallsweise Tachykardien sind beschrieben. Den Blutdruck fanden wir meistens niedrig, aber noch in normalen Grenzen. Die Respirationsorgane sind nicht verändert, dagegen kommen bei amyostatischen Kranken mancherlei nervöse Störungen der Atmung vor, wie bereits erwähnt wurde.

11. *Fieber.* Temperatursteigerungen haben bei amyostatischen Kranken schon lange Beachtung gefunden, weil sie die Fortdauer des infektiösen Prozesses zu beweisen schienen. Ausgesprochenes Fieber kommt aber nur bei eigentlichen Rezidiven vor, die wie eine frische Krankheit verlaufen, aber ziemlich selten sind. Sonst steigt die Temperatur selten bis 38⁰. In 7 von 19 Fällen mit langer Krankenhausbeobachtung sahen wir Steigerungen über 37⁰ (bei axillärer Messung), entweder vereinzelt oder alle paar Tage oder periodenweise mehrere Tage hintereinander, ohne daß sie auf eine interkurrente Krankheit zurückgeführt werden konnten.

Die Temperaturerhöhungen beweisen aber nicht sicher einen infektiösen Prozeß. O. FISCHER, der in einem Fall eine dauernde Differenz zwischen beiden Körperhälften feststellen konnte, ist geneigt, sie als Ausdruck einer herdförmigen Erkrankung im Gehirn, also möglicherweise als Folge einer Narbe aufzufassen.

D. Verlauf und Prognose des chronischen Stadiums. Daß manche Symptome des chronischen Stadiums schon während der akuten Encephalitis nachzuweisen sind und als Narbensymptome unverändert weiter bestehen, sich auch später bessern können, wurde schon erwähnt, ebenso, daß das „pseudoneurasthenische" Stadium jahrelang weiterbestehen, aber auch zurückgehen und ausheilen kann. In den anderen Fällen entwickeln sich die Symptome des chronischen Stadiums allmählich, entweder direkt im Anschluß an die akute Erkrankung oder erst später nach einem freien oder pseudoneurasthenischen Intervall, das nur wenige Wochen oder Monate oder viele Jahre betragen kann. Endlich läßt sich in einem Teil der Fälle (nach STERN, mit dem unsere Erfahrungen übereinstimmen in etwa 5%) keine vorhergehende akute Erkrankung nachweisen.

Wenn sich das chronische Stadium *direkt* an das akute anschließt, so sieht man, daß einzelne Symptome wie Steifigkeit oder Zittern schon während der fieberhaften Erkrankung auftreten und nach vorübergehender Besserung, bisweilen auch nach monate- oder jahrelangem Stillstand sich allmählich verschlimmern. Neue Muskelgruppen werden ergriffen, neue Störungen kommen hinzu und im Laufe von Monaten oder Jahren wird der Höhepunkt der Störungen erreicht.

Wenn ein freies oder pseudoneurasthenisches *Intervall* vorausgegangen ist, so zeigt sich gewöhnlich allmählich eine gewisse Steifigkeit und Ermüdbarkeit, und es dauert oft recht lange, bis die Krankheit richtig erkannt wird. Die weitere Entwicklung ist auch hier meistens langsam und ziemlich gleichmäßig, seltener schubweise.

Erheblich seltener ist das Auftreten richtiger *Rezidive* der akuten Krankheit, an die sich jedesmal eine Verschlimmerung anschließt.

Die Krankheit kann jederzeit zum *Stillstand* kommen. In der Mehrzahl der Fälle entwickelt sich ein mehr oder weniger ausgesprochener Parkinsonismus. In den meisten Fällen ist der definitiv erreichte Zustand so schwer, daß vollkommene Invalidität eintritt. Ein großer Teil der Kranken wird hilflos und pflegebedürftig, und es hängt von der Sorgfalt der Pflege ab, wie lange sie in diesem traurigen Zustand am Leben erhalten werden können. Viele Patienten können sich selbständig bewegen und sind nur für einzelne Hilfen beim Ankleiden und Essen auf andere angewiesen. Ein kleinerer Teil (nach Stern 20%, nach unserer Erfahrung eher mehr) bewahrt einen mehr oder weniger großen Rest von Erwerbsfähigkeit.

Erheblich besser ist natürlich die Erwerbsfähigkeit mit *rudimentärem* Parkinsonismus oder mit einzelnen anderen *Narbensymptomen*. Zum *Tode* führt die chronische Encephalitis an sich nur, wenn ein akutes Rezidiv hinzutritt. Dagegen sind die kachektischen Patienten gegen andere Krankheiten, wie Pneumonien wenig widerstandsfähig. Auch Decubitus kann zu tödlicher Infektion führen. Verhältnismäßig häufig ist der Tod durch Selbstmord, und zwar ohne wesentliche geistige Störungen, als Reaktion auf den dem Patienten bewußten traurigen Zustand.

Komplikationen. Die Encephalitis epidemica zeichnet sich dadurch aus, daß die krankhaften Störungen fast ausschließlich auf das Nervensystem beschränkt bleiben, deshalb kommen Komplikationen kaum vor, mit Ausnahme der *Grippe*, die nicht selten mit Encephalitis kombiniert ist.

Diagnose. Die Diagnose der *akuten* Encephalitis epidemica ist leicht, wenn Erkrankungen mit Fieber, Lethargie und Augenmuskellähmungen oder Hyperkinesien gehäuft auftreten. Auch atypische Fälle kann man zu Epidemiezeiten leicht erkennen. Schwieriger wird die Diagnose sporadischer Fälle, namentlich wenn die Economosche Trias nicht ausgebildet ist. Eine genaue Untersuchung des Nervensystems kann dann oft zum Ziele führen. Namentlich ist es wichtig, auf leichte Paresen der Augenmuskeln, Pupillenstörungen und Akkommodationslähmungen zu fahnden. Der Nachweis einer, wenn auch noch so geringfügigen, Augenmuskellähmung macht eine fieberhafte Erkrankung der Encephalitis epidemica dringend verdächtig, ebenso wie der Nachweis choreatischer oder myoklonischer Zuckungen, selbst wenn sie noch so rudimentär ausgebildet sind. Wichtig ist auch das Ergebnis der *Lumbalpunktion*. Obschon die Veränderungen nichts Spezifisches an sich haben, so kann unter Umständen der Nachweis einer Lymphocytose oder einer Glucorrhachie dadurch, daß er eine Infektion des zentralen Nervensystems beweist, auf die richtige Fährte führen, ganz abgesehen von der Differentialdiagnose gegenüber epidemischer oder tuberkulöser Meningitis.

Weniger Bedeutung haben im ganzen die *Blutuntersuchungen,* wenn auch die Veränderung des Prozentgehaltes an Lymphocyten gelegentlich einen wichtigen Hinweis geben kann. Die Diagnose durch *Übertragung des Virus auf Versuchstiere* ist bisher noch nicht gelungen.

Aber selbst bei genauester Untersuchung wird es vorkommen, daß ein Fall als Grippe aufgefaßt wird oder unklar bleibt, bis das Auftreten von Parkinsonismus nachträglich die Diagnose gestattet.

Die Diagnose der *chronischen* Encephalitis ist leicht, wenn das Krankheitsbild des Parkinsonismus ausgeprägt ist. In leichteren und rudimentären Fällen kann sie recht schwierig sein, doch kann darauf nicht eingegangen werden, sondern es ist auf das Kapitel im Band der Erkrankungen des Nervensystems zu verweisen.

Differentialdiagnose. Bei der akuten Encephalitis epidemica kommt in erster Linie die *Influenzaencephalitis* in Betracht, die schon während der Pandemie von 1889 beschrieben wurde und auch jetzt noch gelegentlich beobachtet wird (vgl. STERN). Sie unterscheidet sich anatomisch von unserer Krankheit durch das Auftreten lokalisierter, meist scharf begrenzter Herde, bisweilen mit Absceßbildung und ihre Vorliebe für die Lokalisation in der Großhirnrinde, klinisch durch die Häufigkeit von Hirnrindensymptomen (Epilepsie, Lähmungen) oder anderen isolierten Herdsymptomen.

Daß es schwierig, bisweilen sogar unmöglich ist, die Encephalitis epidemica von der einfachen *Grippe* zu trennen, wurde schon erwähnt. Wenn bei Grippe schwere Neuralgien oder auffallende Schlafstörungen auftreten, ist der Verdacht einer Encephalitis epidemica berechtigt. Erlaubt ist die Diagnose erst, wenn charakteristische Herdläsionen wie Augenmuskellähmungen, myoklonische Zuckungen oder dgl. (selbst nur in geringem Maße) nachzuweisen sind. Es muß dringend davor gewarnt werden, jede Grippe oder grippeähnliche Erkrankung, die mit etwas Schlafsucht, Aufregung oder motorischer Unruhe verbunden ist, als Encephalitis epidemica, ,,Schlafkrankheit" oder ,,Kopfgrippe" zu bezeichnen. Zur Diagnose der Encephalitis epidemica gehören Symptome, die nicht nur als Folge einer allgemeinen Intoxikation bei jeder Infektionskrankheit vorkommen können.

Schwieriger, ja unmöglich kann die Differentialdiagnose gegenüber der encephalitischen Form der HEINE-MEDINschen Krankheit sein, um so mehr, als von den drei Kardinalsymptomen des Frühstadiums der HEINE-MEDINschen Krankheit zwei, nämlich die Neigung zum Schwitzen und die spontanen Zuckungen, auch bei der Encephalitis epidemica vorkommen können, während die allgemeine Hyperästhesie hier fehlt. Neurologisch und in Beziehung auf den Fieberverlauf können beide Krankheiten genau gleich aussehen. Beim Herrschen einer Epidemie wird die Diagnose leicht sein. Bei sporadischen Fällen oder beim gleichzeitigen Vorkommen von Fällen beider Krankheiten wird man oft im Zweifel sein. Hier kann nur die Serodiagnose oder das Tierexperiment zum Ziele führen, eventuell die experimentelle Übertragung auf Affen (vgl. hierüber die Bearbeitung der HEINE-MEDINschen Krankheit in diesem Band). Ob die Goldsolreaktion die Differentialdiagnose ermöglicht, läßt sich noch nicht entscheiden (vgl. ESKUCHEN).

Weniger schwierig ist die Differentialdiagnose gegenüber der *epidemischen Genickstarre,* dagegen bereiten die Fälle vom Typus der LANDRYschen *Paralyse* besondere differentialdiagnostische Schwierigkeiten. Dieser Symptomenkomplex kommt durch sehr verschiedene Ursachen zustande, und solange wir keine einfache und sichere bakteriologische oder serologische Methode für die Diagnose der Encephalitis epidemica besitzen, wird man in den Fällen, die nicht tödlich endigen und durch die Sektion Aufklärung finden, meistens im Zweifel bleiben.

Einzig ihr Vorkommen während der Encephalitisepidemie läßt ihre Zugehörigkeit zu dieser Krankheit vermuten. Fälle dieses Typus mit Übergang in Parkinsonismus sind nicht bekannt.

In England wurden die ersten Fälle von Encephalitis epidemica als *Botulismus* aufgefaßt, und auch wir haben bei dem ersten Patienten der ersten Epidemiewelle diese Fehldiagnose gestellt. In der Regel wird das Fehlen stärkerer Gastrointestinalsymptome und das Fieber (das bei Botulismus nur als Folge von Komplikationen auftritt) zur richtigen Erklärung der Augenmuskellähmungen führen. Ähnliches gilt von der *Methylalkoholvergiftung*.

Therapie. Wie sich heute die Behandlung gestalten würde, wenn man wieder Fälle in größerer Zahl zu behandeln hätte, können wir nicht wissen. Antibiotica und Sulfokörper sind erst nach dem Erlöschen der Seuche gefunden worden. *Rekonvaleszentenserum* in akuten Fällen, intramuskulär 20—80 ccm, wurde besonders von STERN (1928) gerühmt, eventuell wiederholt. Das Serum verschiedener Spender war verschieden wirksam, so daß der Spender bei Mißerfolg gewechselt wurde. *Urotropin* intravenös oder per os wurde viel angewandt, auch kombiniert mit wiederholtem Liquorentzug, um das freiwerdende Formaldehyd in den Liquorraum zu dirigieren. Die übrigen antiinfektiösen Medikamente verdienen nur noch historisches Interesse. Antineuralgica und Narkotica wird man immer noch anwenden müssen.

Aktive Immunisierung war mangels Antigen nicht möglich.

Das *chronische* Stadium kommt aber auch heute noch vielfach zur Behandlung. Nachdem ROEMER (1931) und KLEEMANN (1929) die wohltätige Wirkung der *Solaneen-Alkaloide* in großen Dosen, weit über die Maximaldosis, erkannt hatten, wandte man gegen die extrapyramidale *Symptomatik* Atropin 3 mal 20 mg bis 3 mal 60 mg in steigender Dosierung an. Später fand der bulgarische „Naturarzt" RAEFF, daß die Droge aus der *Wurzel* von Atropa Belladonna noch wirksamer war als diejenige aus den Blättern. In Italien unter Führung von PANEGROSSI (ab 1935), in Deutschland von v. WITZLEBEN (1938) wandte man das Mittel in größerem Maßstab an; es liegt in Form der „Bulgakur" Homburg 680 als flüssiges Extrakt vor. Man gibt bis 3 mal 6—10 Tropfen im Tag, beginnt aber mit weit weniger, am besten mit 3 mal 1 Tropfen und steigt ganz langsam bis zur Toleranzgrenze. Die Nebenerscheinungen, wie Akkommodationsschwäche und Trockenheit im Mund werden meist toleriert, nicht aber der Schwindel, der zur sofortigen Reduktion der Dosis zwingt. Auch gastrointestinale Intoxikationszeichen müssen vermieden werden, kommen aber seltener vor.

Die Erfolge der Alkaloidbehandlung waren früher größer, weil die Patienten als jüngere Individuen bedeutend höhere Mengen ertrugen. Rigor und Tremor werden gleichlaufend gebessert, natürlich auch der Speichelfluß. Viele Patienten gebrauchen das Mittel nur dann, wenn sie in Gesellschaft weniger auffallen wollen.

Chemisch ganz anders zusammengesetzt ist das *Parpanit* (Geigy): 1-Phenylcyclopentan-1-carbonsäurediäthylaminoäthylester-hydrochlorid.

Der anfängliche Enthusiasmus hat bald einer nüchternen Beurteilung Platz gemacht. Er zeigt nur, was schon den älteren Therapeuten wohlbekannt war, welch, gewaltigen Einfluß die *Suggestion* und der *Optimismus des Arztes* auf den Parkinsonkranken ausübt. Zweifellos wirkt das Parpanit auf den Rigor; es fragt sich nur bei jedem einzelnen Patienten, ob sich bei Steigerung der Dosis, die auch hier notwendig ist, zuerst die günstige Beeinflussung oder die unerträgliche Nebenwirkung, nämlich der Schwindel, einstellt. Das Mittel ist in zwei Stärkegraden erhältlich, Parpanit schwach zu 0,00625 und stark zu 0,05. Am ehesten empfiehlt sich eine Kombination der optimalen oder suboptimalen Dosis Bulgakur mit einigen Tabletten Parpanit schwach.

Die *Weckamine* vom Typus des Ephedrins (Amphaetamin, Ortédrine [Spécia], Pervitin, Aktedron [Chinoin]) sind öfters geeignet, morgendliche Lahmheit und Depressionen zu vertreiben.

Die *Antihistaminica* (Benadryl [Parke Davis & Co.], Diparcol [Spécia] u. a.) sollen ebenfalls Rigor und Tremor mildern können (SIGWALD, DUREL und PELLERAT 1948). Das Diparcol gibt man in der mittleren Dosis von 0,5 bis maximal 2,0 g pro die, verteilt auf 3—5mal; auch mit diesem Mittel schleicht man sich in steigernder Dosierung ein. Schläfrigkeit und Schwäche in den Beinen zwingen zur Reduktion[1]. *Artane* (Lederle) ist 3-(1-Piperidyl)-1-phenyl-1-cyclohexyl-1-propanol-hydrochlorid. Es ist noch wenig erprobt. Man gibt steigend 2—10 mg 3mal täglich, Tabletten zu 2 mg und zu 5 mg. Auch Antihistaminica und Artane werden am besten kombiniert, sei es mit den Alkaloiden oder mit Parpanit.

Bei der Behandlung des postencephalitischen Parkinsonismus kann man bis heute niemals den Prozess selbst beeinflussen, sondern nur rein symptomatisch wirken. Fortschreitende Zerstörungen lassen sich nicht aufhalten. Stationäre Zustände dagegen sind einer Dauermedikation zugänglich, wenn man auch oft genug Mißerfolge erlebt. *Tatkräftige, optimistische Führung des Kranken, Vermeidung starker körperlicher und seelischer Belastung, aber möglichst lange Belassung in Beruf oder sonstiger geeigneter Beschäftigung und leichtere angepaßte Gymnastik stellen wertvolle Adjuvantien dar.*

Anhang.
Der Singultus epidemicus.

Im Jahre 1919 hat zuerst v. ECONOMO in Wien Fälle von Singultus beobachtet und in Zusammenhang mit der Encephalitis epidemica gebracht. Im Jahre 1920 traten solche kleinere Epidemien auch anderswo, in Deutschland, in Frankreich, in der Schweiz usw. auf. Die Fälle häuften sich besonders Ende 1920 und im ersten Vierteljahr 1921 während eines neuen Anschwellens der Encephalitisepidemie. In den Monaten Januar und Februar 1921 wurden in der Schweiz 63 Fälle amtlich gemeldet, die aber sicher nur einen kleinen Bruchteil der wirklich vorgekommenen Erkrankungen darstellen. Seither sind kleinere Epidemien und vereinzelte Fälle an vielen Orten wiederholt aufgetreten, besonders während Encephalitisepidemien, z. B. in England 1924 und 1929 (MACNALTY). Die Krankheit wird deshalb als Singultus epidemicus (Hoquet épidémique, epidemic hiccough oder hiccup) bezeichnet. Die Krankheit scheint nur männliche Individuen, namentlich im Alter von 20—55 Jahren zu befallen.

Symptomatologie. Nach einigen Stunden oder selbst Tagen allgemeinen Unwohlseins, bisweilen verbunden mit leichter Temperatursteigerung und katarrhalischen Symptomen, oder aus voller Gesundheit heraus beginnt mehr oder weniger plötzlich ein Singultus aufzutreten, der sich meistens rhytmisch wiederholt. Stunden- und tagelang wiederholt sich immer wieder der Singultus, meistens in Zwischenräumen von 1—4 sec.

Der Singultus zeigt recht häufig Abweichungen von dem Typus, den wir von nervösem, gastrischem oder durch andere Ursache bedingtem Singultus her kennen. Wenn man genauer beobachtet, kann man bisweilen erkennen, daß die Bauchdecken nicht eine plötzliche Vorwölbung, sondern eine Einziehung zeigen. Der gewöhnliche Singultus besteht nur in einer plötzlichen Kontraktion des Zwerchfells, die mit Stimmritzenverengerung verbunden ist und dadurch das schluchzende Geräusch erzeugt. Dabei werden die Bauchdecken entsprechend der Zwerchfellkontraktion passiv vorgewölbt. Ihre Einziehung in manchen Fällen von Singultus epidemicus beweist, daß sie sich ebenfalls an dem Krampf beteiligen. Auch Zuckungen anderer Muskeln, im Nacken, im Rücken und an den Extremitäten können vorkommen, so daß die Patienten bei jedem Singultusstoß sich ruckartig beugen oder strecken. Arme oder Beine anziehen. Auch ein auf eine Zwerchfellhälfte beschränkter Singultus ist beschrieben.

Während bisweilen mit dem Singultus die ganze Symptomatologie erschöpft ist, sind in vielen Fällen auch noch andere Störungen vorhanden. Nicht selten sind Temperatur-

---

[1] Benadryl: BUDNITZ (1948) gibt 50 mg 4mal täglich, dazu etwas Atropin oder Scopolamin.

steigerungen, selbst über 38°, noch häufiger sind Magenbeschwerden, Appetitlosigkeit, belegte Zunge und Meteorismus. Dieser Meteorismus wird von einzelnen Autoren als regelmäßiges Symptom betrachtet.

Das Allgemeinbefinden ist in verschiedenem Grade gestört. Es gibt Patienten, die ihre Arbeit fortsetzen und sich nur bei ihrer Umgebung wegen ihrer lächerlichen Krankheit entschuldigen zu müssen glauben. Meistens belästigt aber der Singultus die Kranken bei der Arbeit und beim Essen und stört ihren Schlaf. Wenn es ihnen allerdings gelingt, trotzdem einzuschlafen, so verschwindet der Singultus im Schlaf fast ausnahmslos. Es ist begreiflich, daß manche Menschen durch ihr Leiden in eine unangenehme Stimmung versetzt und deprimiert werden. Es kommen aber auch psychische Veränderungen vor, die durch die einfache Belästigung nicht mehr erklärt werden können, z. B. motorische Unruhe, Aufregungszustände und schwere psychische Depressionen.

Der krankhafte Zustand kann schon nach einigen Stunden verschwinden, meistens dauert er etwa 3—4 Tage, selten bis zu 1 Woche. Dann sind die Erkrankten so gesund wie vorher. In einzelnen Fällen ist es aber auch vorgekommen, daß nach 2—3 Wochen Wohlbefinden eine typische Encephalitis lethargica aufgetreten ist. In einem von Ducamp, Carrieu, Bloquier de Claret und Tzélépoglou mitgeteilten Falle verlief der Singultus mit myoklonischen Zuckungen des ganzen Körpers und führte zum Tode.

Pathologische Anatomie. Reine Fälle von Singultus epidemicus sind begreiflicherweise bisher nicht zur Sektion gekommen, sondern nur solche, die, wie der oben erwähnte myoklonische Fall, mit andern, an Encephalitis erinnernden Symptomen verbunden waren, oder die in typische Encephalitis epidemica übergingen. Es wurden die gleichen Veränderungen wie bei dieser Krankheit gefunden, nur teilweise mit atypischer Lokalisation (vorwiegend im Halsmark, Freibleiben der Substantia nigra usw.).

Ätiologie und Pathogenese. Es herrscht keine vollständige Einigkeit darüber, ob der Singultus epidemicus als eine rudimentäre Form der *Encephalitis epidemica* oder als eine besondere Krankheit aufzufassen ist. Für Autoren, die die Encephalitis epidemica auf eine besondere Modifikation des Grippevirus zurückführen, liegt es am nächsten, beim Singultus epidemicus eine wieder etwas andere Modifikation dieses Virus als Ursache anzunehmen. Meist stellt man sich vor, daß das abgeschwächte Encephalitisvirus oder der modifizierte Grippeerreger eine besondere Affinität zu gewissen Stellen im Halsmark oder in der Medulla oblongata habe und daß der Singultus durch eine Reizung des Phrenicuszentrums zustande komme. Es gibt aber auch Autoren (P. Blum), die gar kein neurotropes Virus annehmen, sondern die Krankheit als Infektion des Verdauungskanals betrachten, von dem aus der Singultus ausgelöst werde. Eine Stütze dieser Annahme bildet das häufige Vorkommen von Verdauungsstörungen beim Singultus epidemicus, das aber auch als Folge der Einwirkung der Zwerchfellkrämpfe auf den Inhalt des Abdomens erklärt werden kann. Es wird auch darauf hingewiesen, daß Epidemien von Singultus schon früher beobachtet, aber als Hysterie erklärt woden seien, so daß erst die Epidemien der letzten Jahre eine andere Erklärung nahegelegt hätten, weil unsere Betrachtungsweise infolge der Encephalitis epidemica anders eingestellt sei.

Gegen die Identität mit der Encephalitis epidemica wird angeführt, daß der Singultus viel infektiöser sei als diese (plötzliches Auftreten vieler Fälle unter Angestellten eines Geschäftes, in Pensionaten und Familien ist beschrieben), daß die bei der Encephalitis fehlenden Verdauungsstörungen hier hervortreten und daß die Singultusepidemien sich mit den Encephalitisepidemien zeitlich und örtlich nur teilweise decken.

Für die Identität wird geltend gemacht, daß der Singultus epidemicus eben doch zur Zeit der Encephalitisepidemie so häufig auftrat, daß er allgemeines Aufsehen erregte. Wenn die Wellen der Singultusepidemie mit denen der Encephalitis nicht übereinstimmen, so ist das nicht befremdlich, weil die Encephalitis selbst zu verschiedenen Zeiten einen verschiedenen Charakter gezeigt hat. Die Häufung der Singultusfälle fällt in die Zeit, in der die Myoklonien im Krankheitsbild der Encephalitis hervorzutreten begannen. Auffallend sind auch Beobachtungen, wie die uns von Dr. O. Wyss mitgeteilten, der in Gerlafingen (Kanton Solothurn) anfangs 1920 zuerst eine Epidemie von Singultus und einige Wochen später eine solche von Encephalitis auftreten sah. An vielen Orten wurden auch zur Zeit der Singultusepidemie andere rudimentäre Formen von Encephalitis in auffallender Menge beobachtet (z. B. auch in Basel). Das, was von Anfang an den Gedanken an eine Identität nahelegte, war die Tatsache, daß der Singultus ein zur Zeit jener Epidemie besonders häufiges Symptom der Encephalitis epidemica darstellte. Auf der anderen Seite sehen wir bei Fällen von Singultus epidemicus Zuckungen in anderen Muskelgebieten und es besteht ein lückenloser Übergang vom reinen Singultus epidemicus bis zu myoklonischen Form der Encephalitis epidemica. Entscheidend für die Identität scheinen uns aber die Fälle, in denen der Singultus epidemicus in eine typische Encephalitis übergegangen ist, besonders aber die Obduktionsbefunde dieser Fälle und der Übergangsformen.

Prognose. Die Krankheit heilt fast immer in längstens 1 Woche ohne Residuen ab. Reiner Singultus scheint nie in Parkinsonismus überzugehen. Die Fälle, in denen im Anschluß an einen Singultus eine Encephalitis auftritt, sind äußerst selten.

Diagnose. Wenn gehäufte Fälle auftreten, ist die Diagnose ohne weiteres zu stellen. Schwieriger wird diese bei den ersten Fällen einer Epidemie oder bei sporadischen Fällen. Hier ist genau auf Zuckungen der Bauchmuskeln oder anderer Körperteile synchron mit dem Singultus zu achten, die Temperatur zu messen und eine genaue Anamnese aufzunehmen. Der Nachweis von prodromalen Symptomen spricht für einen epidemischen Singultus und läßt einen nervösen Singultus ausschließen. Dagegen kann die Differentialdiagnose gegenüber einem Singultus infolge Magenkatarrhs oder einer anderen Affektion des Abdomens schwierig werden. Deshalb ist in jedem Falle eine genaue Untersuchung vorzunehmen, damit nicht etwa ein Carcinom der Kardia, ein subphrenischer Abseß oder sonst eine wichtige Krankheit übersehen wird.

Therapie. Die Aufgabe der Behandlung besteht darin, das quälende Symptom des Singultus mindestens zeitweise zu beseitigen oder zu mildern. Die Mittel, die wir gewöhnlich gegen den Singultus anwenden, greifen teilweise den Nervus phrenicus oder sein Zentrum direkt an, teilweise wirken sie reflektorisch. Durch peripherische Reizung wirken die bekannten Hausmittelchen auf den Reflex, wie Luftschlucken, Anhalten des Atems, Einnehmen von einigen Tropfen Essig auf einem Stück Zucker, flaches Liegen, Druck oder Klopfen auf die Wirbelsäule, Zusammendrücken der Arme oder Beine, festes Anziehen der Knie an den Bauch usw. Sie können gelegentlich auch bei Singultus epidemicus die Krämpfe unterdrücken oder wenigstens mildern und z. B. das Einschlafen erleichtern. Etwas besseren Erfolg hat kräftiger Druck auf die Augäpfel oder auf den Halsvagus oder Einführen einer Schlundsonde. Von direkten Einwirkungen auf den Phrenicus wird Kompression des Nervs direkt oberhalb der Clavicula am äußeren Rand des Sternocleidomastoideus oder Faradisation empfohlen. Von Medikamenten kommen in erster Linie solche in Betracht, die die allgemeine Reflexerregbarkeit herabsetzen, wie Brom, Morphiumpräparate in kleinen Dosen, ferner Cocain, Atropin, Campher. In hartnäckigen Fällen sind Injektionen von Morphiumpräparaten oder Scopolamin notwendig, die dem Patienten Schlaf verschaffen, wobei der Singultus meistens verschwindet, um allerdings beim Erwachen wieder aufzutreten. Bei der kurzen Dauer der Erkrankung genügt das aber in der Regel, und eingreifendere Maßnahmen, wie Injektionen von Novocain in den Phrenicus oder Vereisung des Nervs sind kaum jemals nötig.

Andere selbständige Encephalitiden.

Allgemeine Vorbemerkungen.

Mit dem Fortschreiten der Virusforschung sind eine Reihe von Gehirnentzündungen differenziert worden. Bei einigen gelang es, die Erreger nachzuweisen, bei einigen die engen Beziehungen zu Haus- oder wildlebenden Tieren zu klären. Die Forschung ist in vollem Fluß. Leider sind die entscheidenden Laboratoriumsuntersuchungen mühsam und kostspielig, sodaß auch heute noch zuverlässige Resultate nur in den USA. erreicht werden. Dagegen wäre es unseres Erachtens falsch zu glauben, daß die Virusepidemien größeren oder kleineren Maßstabes nur in außereuropäischen Ländern vorkommen. Einzelfälle oder lokale Häufungen werden jetzt öfters auch in Europa gemeldet, aber meist wegen der erwähnten Schwierigkeiten ohne Laboratoriumsbefunde. Die Errichtung von zentralen Virusarbeitsstätten stellt ein dringendes Postulat dar.

Der *Virusnachweis* geschieht durch *Übertragung* infektiösen Materials auf geeignete Versuchstiere, besonders Mäuse; durch *Kultivierung* im bebrüteten Hühnerei, unter Umständen unter Zufügung von anderem geeignetem lebendem Gewebsmaterial; durch *Komplementablenkungsreaktion*, welche die Gewinnung des Antigens voraussetzt und durch den *Neutralisationstest*, wodurch auch der Titer der Antikörper im Blut der Kranken bestimmt werden kann.

Der Neutralisationstest erweist sich als notwendig bei weitverbreiteten Viren wie z. B. beim Herpes simplex; nur dann ist die fragliche Encephalitis herpetischer Natur, wenn im späteren Verlauf der Antikörper signifikant ansteigt und schließlich wieder abfällt. Man braucht also mindestens 2 Blutentnahmen.

Die Eintrittspforten der Viren sind sehr verschieden. Neurotrope Viren gelangen sowohl auf dem Wege der peripheren Nerven (durch den Achsencylinder und nicht durch die Lymphbahnen, wie man jetzt weiß), als auch durch den Blutstrom ins Zentralnervensystem.

Das gleiche Virus kann bei verschiedenen Versuchstieren andere Wege einschlagen; z. B. geht das Virus der *östlichen Pferdeencephalitis* bei Mäusen durch die Neurone, beim Meerschweinchen und Affen durch das Blut (HURST 1936; SABIN und OLITSKY 1938). Auch die vom gleichen Virus schlußendlich befallenen Organe können je nach der Tierart variieren; so befällt das *Gelbfieber* bei Mäusen nur das Nervensystem, beim Menschen die Bauchorgane. *Dengue* ist streng neurotrop für Mäuse und fast streng neurotrop für Rhesus, aber viscerotrop für den Menschen (SABIN 1948). Der Schluß von Versuchstieren auf den Menschen, auch nur schon vom Affen auf den Menschen, ist also nicht ohne weiteres gestattet. Auch die nervösen Schienen können von der Eintrittspforte aus verschieden verlaufen. Einige Erreger benützen, in die Nase gebracht, die fila olfactoria, andere vom gleichen Ort aus den Trigeminus oder die sympathischen Nerven (SABIN 1938).

Längst bekannt ist der Übergang der Erreger von Tieren auf Menschen. Wir erinnern an die Lyssa. Eine große Gruppe läuft durch Arthropoden, besonders Stechmücken. Andere benützen eine ganze Kette von Tieren; eine Art dient dann als Reservoir.

Wir nennen als Beispiel die westliche Pferdeencephalitis. Das Virus wurde bei Pferden, Vögeln, Menschen und Milben gefunden. Die Milben übertragen das Virus auf ihre Nachkommen durch kongenitale Infektion und stellen wahrscheinlich das Reservoir dar.

Die Gruppe der durch Arthropoden übertragenen Encephalitiden umfaßt heute:

    St. Louis-Encephalitis
    Japanische Encephalitis
    Westliche Pferdeencephalitis
    Östliche Pferdeencephalitis
    Venezuela-Pferdeencephalitis
    Russische Zeckenencephalitis.

Alle Viren aus dieser Gruppe sind erfaßt; für alle konnte man standardisierte Antigene ausarbeiten, so daß Komplementbindung die Diagnose gestattet[1]. Gemeinsam ist auch der akute Ausbruch der Krankheit beim Menschen, die kurze Dauer, eine verhältnismäßig hohe Letalität, die Heilung bei den Überlebenden entweder völlig oder mit Defekt, aber ohne fortschreitende Nachkrankheit.

Die *australische X-Krankheit*, eine Encephalitis, welche in Australien 1917 und 1918 im Sommer ausbrach und noch 1922, 1925 und 1926 in milderer Form erschien, ist seither erloschen. Das Virus konnte eine Zeitlang in Affenpassagen gehalten werden; dann ging es aus. Weitere Studien waren nicht möglich. Man glaubt heute, daß es sich um die Japonica gehandelt hat. Louping-ill der Schafe war es höchstwahrscheinlich nicht (RIVERS 1948).

Kurz sei noch eine weitere Gruppe von Viren erwähnt, die für Laboratoriumstiere neurotrop sind, aber bis jetzt beim Menschen keine Nervenkrankheiten erzeugte. *Westliches Nil-* und *Bwambafiebervirus* stammt von fiebernden Eingeborenen, *Semlikiwald-* und *Bunyamweravirus* von eingefangenen afrikanischen, *Ilheus-* und *Columbien-Moskitovirus* von südamerikanischen, *kalifornisches*

---

[1] Ebenso wie für Mumps, Lymphogranuloma venereum und Choriomeningitis lymphocytaria, von denen sich die ersten zwei fakultativ, die dritte obligat im ZNS lokalisieren.

Moskitovirus von nordamerikanischen Stechmücken. Inwieweit alle diese Viren jetzt schon oder in Zukunft Bedeutung für die menschliche Neuropathologie gewinnen, steht dahin. Die Gruppe, deren sich besonders die Poliomyelitisforschung annimmt, soll hier nicht weiter erwähnt werden, ebensowenig die vielfachen und oft überraschenden Beziehungen der Viren über die Kontinente hinweg.

Die Japanische und die St. Louis-Encephalitis.

Die *Encephalitis japonica* (auch Encephalitis B genannt, zum Unterschied von der lethargischen, welcher man die Bezeichnung A vindiziert hat) ist in Japan seit 1871 bekannt. Damals trat eine Epidemie auf, welche bis 1873 dauerte. 1901 trat die Krankheit wieder auf; seither ereignen sich alle paar Jahre kleinere und größere Seuchenzüge. Ein großer kam 1912 vor, ein noch umfangreicherer 1924, welcher 7000 Opfer forderte mit einer Letalität von fast 60%. 1935 zählte man über 5000 Kranke. Nach kleineren Häufungen erschien 1948 wieder eine Epidemie mit 8000 Fällen (SABIN 1949). Daneben herrscht die Krankheit endemisch. Sie ist auf die heiße Jahreszeit beschränkt. Kontaktinfektion kommt nicht vor; der Übertragungsmodus ist unbekannt, wenn auch eine größere Wahrscheinlichkeit dafür besteht, daß Stechmücken das Vehikel bilden. Japanische (T. MITAMURA, M. KITAOKA) und russische (P. A. PETRISCHEWA[1]) Forscher wollen das Virus in freilebenden Stechmücken nachgewiesen haben; die leistungsfähigen amerikanischen Laboratorien in Japan konnten dies aber bis jetzt nicht bestätigen, im Gegensatz zur St. Louis-Encephalitis; dagegen gelang es HODES (1946), das Virus auf japanische Mücken im Laboratorium zu übertragen und durch deren Stich junge Mäuse zu infizieren. Außerdem konnten REEVES und HAMMON (1946) 7 Spezies nordamerikanischer Moskitos infektionstüchtig machen. 1934 gelang HAYASHI die Inokulation auf Affen, 1936 die Kultur des Erregers durch TANIGUCHI u. a. Auch Mäuse sind empfänglich und viele Haustiere, Vögel, ganz besonders aber Pferde. Diese enthalten in Japan in einem hohen Prozentsatz Antikörper, so daß sie möglicherweise das Virusreservoir darstellen. Das Virus kann in Passage gehalten werden. Es hinterläßt bei Mensch und Tiere eine Immunität.

In Okinawa griff die Krankheit 1945 auf amerikanische Militärpersonen über (11 serologisch bewiesene Fälle). Neutralisationstest und, noch besser, Komplementablenkungsreaktion dienten zum Nachweis. Antikörper zeigten sich bei 90% der über 20jährigen Eingeborenen. Auch bei Haustieren, besonders Pferden, ließen sie sich finden. Eine formolisierte Mäusegehirnvaccine wurde 1946 und 1947 bei 320000 Soldaten aus USA. angewandt. Kein Geimpfter wurde befallen (SABIN 1947).

Aber auch in Schanghai, Tientsin und Korea fand sich ein hoher Prozentsatz, 80—100% von über 10jährigen Eingeborenen mit Antikörpern, ungefähr gleichviel wie in Tokio; merkwürdigerweise war aber die manifeste Krankheit in China und Korea so gut wie unbekannt. Dagegen befiel sie vereinzelt wiederum amerikanisches Heerespersonal (DEUEL, BAWELL, MATUMOTO und SABIN 1946; SABIN, SCHLESINGER und GINDER 1947).

Die Krankheit ist also im fernen Osten ubiquitär: aus unbekannten Gründen bleibt sie bei den Chinesen und Koreanern unterschwellig und wird manifest bei Japanern und Amerikanern. Eine Parallele dazu findet sich in den Laboratoriumsexperimenten von WEBSTER (1936, 1941) bei zwei genetisch geringfügig abweichenden Mäusestämmen: Im resistenten Stamm, der nach Infektion mit St. Louis-Virus

---

[1] Zit. nach Surgeons circular letter III, No 10, S. 7 (1948).

nicht krank wurde, vermehrte sich zwar das Virus, aber tausendmal weniger als im widerstandslosen, welcher der Krankheit erlag.

Kinder von 0—10 Jahren sind am empfänglichsten. In Tokio betrug der Prozentsatz dieser Altersklasse in den beiden Epidemien von 1935 und 1948 57,5 bzw. 59% (Surgeons circular letter). Die Prognose ist um so schlechter, je älter der Kranke. Männer werden häufiger befallen als Frauen.

In *St. Louis USA.* brach Ende Juli 1933 eine Encephalitisepidemie aus, die im Oktober wieder erlosch. Es wurden 1100 Fälle gezählt, von denen 197 starben. Kontaktinfektion ließ sich nicht nachweisen; der Ansteckungsmodus blieb unbekannt. In der ländlichen Umgebung der Stadt häufte sich die Zahl der Kranken verhältnismäßig mehr als in der Stadt selbst. Eine Übertragung durch Stechmücken blieb hypothetisch, obschon viele Fakta dafür sprechen: Bei frei lebenden Stechmücken wurde das Virus gefunden. Sie können auch experimentell infiziert werden und ihrerseits wieder Vögel anstecken, die aber nicht manifest erkranken, sondern das Virus über lange Zeit im Blut beherbergen und dabei Antikörper entwickeln. Auch bei frei lebenden Vögeln gelang der Antikörpernachweis (HAMMON und REEVES 1943; HAMMON 1945). SMITH, BLATTNER und HAYS (1944) fanden das Virus in Hühnermilben im St. Louis-Bezirk während einer nichtepidemischen Periode. Auf dem Wege über das Ovarium kann das Virus eine ganze Reihe von Milbengenerationen befallen. Seither kamen teils sporadische, teils gehäufte Fälle auch in anderen Orten der USA. vor, und zwar immer im Sommer, aber nicht häufig.

Die enge klinische Verwandtschaft mit der Encephalitis japonica wurde bald erkannt. MUCKENFUSS, ARMSTRONG und MCCORDOCK (1933) gewannen das Virus durch Übertragung menschlichen infizierten Gehirnes auf Affen, WEBSTER und FITE (1933) auf Mäuse. Jedoch verhält sich das Virus serologisch verschieden. Es besteht auch bei den Versuchstieren (Maus und Affe) eine spezifische, aber nicht gekreuzte Immunität. Auch bei dieser Krankheit entwickeln sich bei Mensch und Tier Antikörper, die durch den Neutralisationstest und die Komplementablenkungsreaktion nachgewiesen werden können. Der erstere hält sich über viele Jahre, vielleicht durch das ganze Leben, die zweite mindestens 1—3 Jahre. Beide Reaktionen werden beim Menschen um den 7. Tag nach Ausbruch der Krankheit positiv.

Zur Diagnose beim Lebenden außerhalb der Epidemien sind diese Laboratoriumsmethoden unerläßlich, ebenso der Anstieg des Antikörpertiters im Verlauf der Krankheit (siehe oben). Der direkte Virusnachweis gelingt nur durch Übertragung von Gehirn und Rückenmark ins Gehirn von Mäusen. Der Liquor enthält das Virus nicht, das Blut nur ganz ausnahmsweise.

Pathologische Anatomie. Im Gegensatz zur ECONOMOSCHEN Encephalitis wird das ganze Gehirn ungefähr gleichmäßig ergriffen, aber unter Bevorzugung der grauen Substanz. Die Meningen sind mäßig entzündlich infiltriert, meist an der Basis. In der Substanz leiden die Ganglienzellen fleckweise oder diffus; sie schwellen an, zeigen Chromatolyse, auch Schrumpfung und gehen schließlich unter. Neuronophagien kommen vor. Überall erscheinen perivasculäre Infiltrate mit Lymphocyten, Plasmazellen, Histiocyten, in sehr akuten Fällen auch Polynucleäre. Außerdem nekrotisiert die graue Substanz in kleineren Herdchen im Grau und gering im angrenzenden Weiß; dort proliferiert die Mikroglia. Die Schäden schwanken quantitativ sehr.

Die St. Louis-Encephalitis läßt sich histologisch von der Japonica nicht unterscheiden (ZIMMERMAN 1946). PETTE hebt die Ähnlichkeit mit der Fleckfieberencephalitis hervor.

Klinik. (Rivers 1943) Ebensowenig wie bezüglich der pathologischen Anatomie sind auch aus den klinischen Beschreibungen wesentliche oder nur irgendwie faßbare Unterschiede zwischen beiden Krankheitsformen herauszulesen, außer daß in Japan vielleicht häufiger schwerere Formen zur Beobachtung kamen; die Letalität betrug dort nämlich 30—60%, in St. Louis im Mittel 20%. Hier wie dort sind alte Leute am meisten gefährdet; es starben dort 84% der 71—78jährigen, in der großen japanischen Epidemie 1948 allerdings nur etwa 20%.

Es werden gewöhnlich drei Formen mitgeteilt, die sich aber nur durch das Einsetzen und die Schwere unterscheiden. Die eine kann als abortiv bezeichnet werden. Es findet sich nur Kopfweh und Fieber, dazu Liquoranomalien; da sie oft in der Umgebung sicherer Fälle auftritt, wird sie dazu gezählt. Die zweite Form beginnt mit Prodromen, nämlich Kopfweh, Angina, allgemeine Muskelschmerzen, leichter Conjunctivitis und ansteigenden Temperaturen; nach 1 bis 4 Tagen setzt das Vollbild ein. Die dritte Form beginnt plötzlich, ohne Vorläufer. Das Bild ist enorm variabel, wegen ganz differenter Schwere und wechselnder Lokalisation im Zentralnervensystem. Das *Fieber* kann schon zu Anfang ganz hoch sein, dann kritisch oder lytisch abfallen. *Meningeale Reizung* erscheint ohne schwere meningitische Zeichen. Meist ist das *Bewußtsein* von Anfang an getrübt, mit Verwirrung, Delirien, oft schwerer Erregtheit oder auch mit katatonem Stupor. Neurologisch mischen sich *extrapyramidale* und *pyramidale* Symptome. Dysarthrie, Tremor der Glieder, der Lippen, der Zunge, Myoklonien und Tics, Trismus, Schluckstörungen, Opisthotonus, Tonussteigerungen, vertrackte Haltungen leiten sich von der einen Reihe ab, Steigerung der Sehnenreflexe, Verschwinden der Bauchdeckenreflexe, von der andern. Eigentliche Hemi- oder Paraplegien sind nicht häufig. Die Hirnnervenparesen treten eher zurück, Augenmuskellähmungen sind selten; die Opticuspapille ist nicht gestaut, nur hyperämisch. Schwindel und Ataxie zeigen die Mitbeteiligung des Kleinhirns an. Die Sphincteren sind bei schweren Fällen regelmäßig gestört. Schlafsucht ist selten. *Vegetative* Hyper- und Hypofunktionen auf dem Gebiet der Schweiß- und Speichelsekretion, der Vasomotoren, der Atmung kommen regelmäßig zum Ausdruck. Sie dauern nach Abklingen der akuten Phase als neurasthenisches Zustandsbild mehrere Monate an.

Im Liquor ist die Eiweißmenge oft, aber nicht regelmäßig vermehrt, die Zellzahl mäßig gesteigert, aber sehr wechselnd und ohne Zusammenhang mit der Schwere der Affektion, der Zucker und die Chloride normal oder nur leicht vermehrt. Die Leukocyten sind im *Blut* nur in schwereren Fällen vermehrt.

Die *Dauer* beträgt im Mittel 8—12 Tage; sie kann sich auch über mehrere Wochen verlängern. Die *Heilung* der das akute Stadium überlebenden Kranken ist meist vollständig. Immerhin waren in St. Louis bei einer Nachuntersuchung (BREDECK, BROUN, HEMPELMANN, MCFADDEN und SPECTOR 1938) 6,3% arbeitsunfähig. Progressive Nachkrankheiten sind nicht bekannt.

Die Pferde-Encephalitis.

Seit mehr als 75 Jahren kennt man in USA. Pferdeencephalitiden. 1936 wurden in Kalifornien Pferde und Maultiere von einer Epidemie befallen; 1938 brach eine weitere Epidemie in östlichen Staaten der USA. aus. Wiederum waren es Sommerepidemien. Die Viren ließen sich auf Mäuse übertragen, waren aber unter sich serologisch verschieden. Man unterscheidet seither die westliche und die östliche Form der Pferdeencephalitis. Vom Mai bis Oktober 1947 wütete die Epidemie der östlichen Form im Südwesten des Staates Louisiana und tötete

3000 Tiere (HOWITT, BISHOP, GORRIE, KISSLING, HAUSER und TRUETING 1948). Sehr wahrscheinlich übertrugen Stechmücken die Erreger.

In den befallenen Distrikten sprang die Krankheit auch auf den Menschen über. Die größte menschliche Epidemie ereignete sich 1941 in North Dakota, Minnesota und den angrenzenden kanadischen Provinzen mit 3000 Kranken und 8—15% Letalität (Westform). Meist waren es Kinder; in Louisiana 10 Kinder und 1 Erwachsener. Kontakt mit Pferden kam nicht vor. Auch beim Menschen erzeugte also das Virus eine Encephalitis, auch hier wurde es durch die schon genannten Methoden nachgewiesen. Man entdeckte, daß die gleiche Mücke beide Virusarten beherbergen und übertragen kann.

Klinisch beginnt die Krankheit plötzlich, verläuft sehr rasch, kann schon nach einigen Stunden bis wenigen Tagen letal enden. Fieber, Kopfweh, Erbrechen Stupor, Koma, Krämpfe, Hemiplegien, Augenmuskellähmungen sind die Hauptsymptome. Einige Patienten heilten mit Defekten, wie Geistesschwäche oder Hemiplegien. Der Liquor stand unter erhöhtem Druck; Eiweiß war vermehrt, die Zellzahl bewegte sich um 1500, oft herrschten zu Beginn die Polynucleären vor,

Pathologisch-anatomisch werden zerstreute Herde im Gehirn und Rückenmark beschrieben, welche Hyperämie, perivasculäre und parenchymatöse Lympho- und Leukocyteninfiltrate mit Ganglienzelluntergang aufweisen. Qualitativ lehnen sich diese Veränderungen eng an diejenigen bei der St. Louis-Encephalitis an; sie übertreffen sie aber an Intensität. Dazu kommen aber noch Endothelschwellungen Endothelnekrosen, Thrombosen und herdförmige Myelinausfälle. Einschlußkörperchen wurden nicht gefunden (FARBER, HILL, CONNERLY und DINGLE 1940).

Ein dritter Typus von Pferdeencephalitis fand sich in *Venezuela*.

Unter allen durch Arthropoden übertragenen Virusencephalitiden scheint die Pferdeencephalitis, wenn sie beim Menschen ausbricht, die deletärsten Wirkungen zu entfalten. Von 34 Personen, welche während der Epidemie von 1936 in Massachusetts (östliche Form) erkrankten, waren 1949 noch einer gesund und 6 lebten, aber mit Residuen (AYRES und FEEMSTER 1949).

Anhang.
Die russische Frühlings-Sommer-Encephalitis.

Sie wird durch die Zecke Ixodes persulcatus übertragen. Klinisch verhält sich die Krankheit wie die Japonica. Affen und Mäuse sind empfänglich; ein Neutralisationstest mit Rekonvaleszentenserum ist ausgearbeitet (SILBER und SOLOVIEV 1946; BERTA 1947).

Die Herpes simplex-Encephalitis.

Das Herpes simplex-Virus ist beim Menschen so gut wie ubiquitär. Seine Manifestation wird bekanntlich begünstigt durch mannigfache unspezifische Einflüsse, ganz besonders Fieber. Es findet sich nicht bei Tieren, außer nach artefiziellen Inoculationen.

Nachdem es fast einmütig als Erreger der Lethargica abgelehnt worden war, sind aber mit dem Fortschritt der Virusforschung einige Fälle von Herpesencephalitis und -myelitis bekannt geworden, die auch einer strengen Kritik standhalten. Das Virus läßt sich aus dem menschlichen Gehirn auf das Mäusegehirn übertragen, wie alle hier besprochenen Erreger; der Neutralisationstest mit Serum ist positiv, dagegen fehlt noch ein zuverlässiges Antigen für die Komplementbindungsreaktion. Erschwert wird die serologische Diagnostik durch die Tatsache, daß viele gesunde Menschen Antikörper enthalten.

Dagegen besteht eine größere Wahrscheinlichkeit dafür, daß die Herpesencephalitiden alle in Ganglienzellen und Gliazellen der Hirnrinde intranucleäre acidophile *Einschlußkörperchen* beherbergen. Umkehren darf man den Satz aber vorläufig nicht. Die übrigen anatomischen Befunde reihen sich der Japonica und St. Louis-Encephalitis an, weisen also nichts Charakteristisches auf.

Die Berichte über die *Klinik* der Krankheit lauten merkwürdig divergent. Zwar sind sie sich einig darüber, daß *Kinder* in jedem Lebensalter, auch Säuglinge vorzugsweise befallen werden, dann auch junge Erwachsene. Aber SABIN (1949) anerkennt nur die 6 Fälle, die akut, im Verlauf von 5—13 Tagen mit Koma, Krämpfen, fokalen Muskelzuckungen letal verliefen, dazu noch einen von ARMSTRONG (1943), der ausheilte. Keiner zeigte Herpeseruptionen auf der Haut oder den Schleimhäuten. Dem gegenüber referieren ADAMS und WEINSTEIN (1948), ferner RUSSELL BRAIN und STRAUSS (1945) über Fälle, welche allmählich einsetzten und mit Charakterveränderungen, Ataxie, Hemiparesen, Hemiklonien, Trismus, Dystonien, Facialisspasmen, Athetose und Koma in 2—4 Monaten zum Tode führten. Der Liquor war unverändert oder enthielt eine ganz leichte Pleocytose.

Selbstverständlich können Herpesencephalitiden überall vorkommen, auch in Europa. Daß aber unklare Encephalitisfälle etwa Herpeseruptionen aufweisen, genügt nicht zur Diagnose. Umgekehrt kann sich der Herpes ausschließlich im Gehirn manifestieren (siehe oben). Ohne Laboratoriumsarbeit hängt die Diagnose dieser Fälle in der Luft. Sie wird an der Leiche gestellt durch Überimpfung ins Mäusegehirn, ins Hühnerei und auf die Kaninchencornea, am Lebenden durch den Anstieg des Neutralisationstiters.

Affen-B-Virus. Bis heute sind seit 1932 drei Laboratoriumsinfektionen publiziert worden. Alle drei Ärzte wurden von Rhesusaffen gebissen oder verunreinigten kleine Wunden mit Affenspeichel. Sie starben an Encephalomyelitis. Die Affen waren anscheinend gesund. Das Virus ist serologisch mit Herpes simplex eng verwandt und lebt offenbar symbiotisch auf den Affen wie dieses auf den Menschen (SABIN 1949; BURNET, LUST und JACKSON 1939).

Europäische Encephalitisformen.

Die Folgen der zwei Weltkriege haben die Encephalitisforschung in Europa stark in Rückstand gebracht. Es wurden und werden zwar manche Einzelbeobachtungen und kleine Epidemien veröffentlicht, aber ohne den Anschluß an die moderne amerikanische Virusforschung bleiben sie unzusammenhängend. Die pathologische Anatomie allein genügt — wie wir oben gesehen haben — nicht zur regelrechten Klassifizierung. Immerhin erweisen sich einige mit europäischen Mitteln durchgeführte Studien als recht wertvoll.

1. Die schwedische Westküstenencephalitis (ALM 1946; ALM und LINDQUIST 1946; zit. nach MÖLLER 1949).

Kleine Encephalitisepidemien brachen unter verschiedenen klinischen Formen an umschriebenen Orten der schwedischen Küste aus. Die Inkubation wird auf 4—7 Tage geschätzt, die Letalität im Spital betrug 20%. Pathologisch-anatomisch fand sich eine hämorrhagische Leukencephalitis mit perivasculären Infiltraten, zuweilen aber überhaupt kein Substrat. Es gelang, das Virus sowohl aus dem Liquor von Lebenden wie aus dem Gehirn von Verstorbenen auf Versuchstiere zu übertragen und eine positive Komplementablenkungsreaktion im Serum von Rekonvaleszenten nachzuweisen.

2. Die Panencephalitis von PETTE. PETTE hat 1940 die Encephalitis japonica, St. Louis- und die Fleckfieberencephalitis zur Gruppe „Panencephalitis" zusammengefaßt, auf Grund pathologisch-anatomischer Kriterien. Nachdem seither auf Grund neuer Erkenntnisse soviele ätiologisch verschiedene Formen aufgetaucht sind, ist dieser Ausdruck nur als Sammelname zu verstehen. Die von ihm beschriebenen 8 Hamburger Fälle, wovon 4 autoptische, reihen sich in den „Typus B", also Japonica-St. Louis ein, sowohl klinisch, als pathologisch-anatomisch. Serologische Differenzierungen wurden nicht vorgenommen und die Ätiologie bleibt unklar.

Einen weiteren Fall von Panencephalitis gab W. MÜLLER (1942) bekannt. H. JACOB (1942) opponiert gegen die Aufstellung der „Panencephalitis" als Gruppe. 1935 fanden sich gehäufte Fälle in Schlesien. Einzelerkrankungen wurden aus Ungarn, Königsberg, Frankfurt, München, Würzburg, Wien und aus der Schweiz gemeldet. In Wien erkrankten 1936 25—28 Personen mit raschem ungünstigem Verlauf (SILBERMANN und ZAPPERT 1936; zit. nach PETTE).

1943/44 erfaßte eine Encephalitisepidemie im Konzentrationslager Theresienstadt bei Wien 978 Gefangene. Sie war milde; es erlagen ihr weniger als 1%. Im Mittel dauerte das Leiden vier Wochen, Rückfälle kamen vor, aber selten Dauerzustände. Schlafsucht, Ophthalmologie neben anderen Hirnnervenlähmungen, ferner cerebelläre Erscheinungen standen im Vordergrund. Im Liquor waren Zellen und Eiweiß vermehrt (KRAL 1947).

3. **Die Leukencephalitiden.** Im allgemeinen greifen die *Viren* ganz vorwiegend die *graue Substanz* an. Encephalitiden, welche sich in erster Linie in der weißen Substanz lokalisieren, sind also wahrscheinlich, bis zum Beweis des Gegenteils, nicht durch ein Virus verursacht; jedenfalls sind bis jetzt keine bekannt geworden (mit Ausnahme der schwedischen Westküstenencephalitis, die aber noch nicht vollständig durchgearbeitet erscheint).

Es ist eine sehr heterogene Gruppe. Bekannte und unbekannte Erreger verursachen sie. Die parainfektiösen (postexanthematischen), die sicher und fraglichen allergischen (nach aktiver und passiver Immunisierung und experimentell nach Injektion von homologem und heterologem Gehirnmaterial), die rein toxischen gehören meist hierher. Ihre Beschreibung ist bei den Grundkrankheiten und im Nervenband nachzulesen. Nur zwei selbständige Formen seien hier erwähnt:

a) Die akute hämorrhagische Leukencephalitis. In diese Untergruppe reiht sich am besten die alte STRÜMPELL-LEICHTENSTERNsche Encephalitis ein. LEICHTENSTERN hatte sie bekanntlich während und als Folge der Grippepandemie 1892/93 beschrieben. Anatomisch wie klinisch war sie allerdings uneinheitlich, sehr oft aber hämorrhagisch, zum Teil als reine Purpura cerebri, zum Teil mit größeren blutenden Einzelherden.

Neuerdings wird von amerikanischer Seite versucht, aus ihr eine nosologische Einheit herauszulösen, deren Ätiologie aber keineswegs geklärt ist. BAKER (1935) sammelte 20 Autopsiefälle, meist jugendliche unter 25 Jahren. Ein unspezifischer Infekt vor Ausbruch der Gehirnkrankheit konnte nur in wenigen Fällen nachgewiesen werden. Das Leiden verlief akut unter cerebralen Allgemeinerscheinungen und führte in wenigen Tagen zum Tode. ADAMS, CAMMERMEYER und DENNY-BROWN (1948) haben vor kurzem 10 weitere autopsierte Fälle publiziert. Nach influenzaähnlichen Prodromen oder einem Infekt der oberen Luftwege setzten Fieber, Verwirrtheit, Koma, Krämpfe und Hemi- oder Paraplegie ein. Anatomisch findet sich eine große oder mehrere kleinere Totalnekrosen in der weißen Substanz des Großhirns oder des Hirnstammes, mit Blutungen, Fibrin- und Leukocytenbesetzung der geschädigten Bezirke und der angrenzenden weichen Häute. Die Krankheit verläuft meist rasch tödlich, obschon auch subakute und chronische Verläufe beschrieben sind.

Ein zweiter Typus erweist sich autoptisch als Hirnpurpura ohne entzündliche Erscheinungen.

b) Die subakute sklerosierende Leukencephalitis. (VAN BOGAERT 1949). Der erste Fall wurde von BODECHTEL und GUTTMANN (1931) bekannt gegeben,

12 weitere Fälle von van Bogaert, wovon 9 autopsiert sind. Befallen werden Kinder im Spiel- und Schulalter. Die Krankheit führt innerhalb von 3 bis 6 Monaten, selten noch länger, zum Tode. Fieber fehlt öfters. Symptomatologisch stehen vorerst motorische Äußerungen im Vordergrund, nämlich Myoklonien, epileptische Anfälle, Chorea, Ballismen, oder auch posturale Anfälle mit und ohne Kloni. Oft kommt es zur Andeutung von Rotationen um die Körperachse. Bald zerfällt die Psyche weitgehend, wobei Apraxien, Agnosien und Aphasien vorherrschen. Dann erscheint eine Steifigkeit in Extensions-, schließlich in Flexionsstellung, mit Stellungen an den oberen Extremitäten, welche an Enthirnungsstarre erinnern. Eine rasche fortschreitende Kachexie kündet das Ende an. Häufig beginnt das Leiden in der linken Hemisphäre und ergreift erst später die rechte. Stauungspapille oder Neuritis optica wurde gelegentlich beobachtet. Der Liquor ist wenig verändert.

Anatomisch findet sich eine primäre Entzündung mit Demyelinisation im Marklager der Großhirnhemisphären; die graue Substanz ist weit weniger befallen. Auffällig ist ferner der starke gliös-sklerosierende Charakter der reparativen Prozesse. Die Ätiologie bleibt dunkel.

Therapie und Prophylaxe der Virusencephalitiden. Über die *Behandlung* sind leider nur wenige Worte zu verlieren. Wenn auch selbstverständlich alle modernen Sulfokörper und Antibiotica angewendet wurden, so ist niemals ein überzeugender Einfluß auf die Encephalitis selbst gesehen worden. Dagegen kommen bei der Japonica als sekundäre oder Nachkrankheiten lebensgefährliche Pneumonien und Mittelohrentzündungen vor, die mit den neueren Methoden niedergehalten werden können. Es gelingt auf diese Weise, die Letalität deutlich zu verringern.

Die *Vorbeugung* hat unter bestimmten Umständen größere Erfolge zu verzeichnen. Aktive Immunisation kann einmal bei Besatzungstruppen angezeigt sein (s. S. 502). Die Mückenbekämpfung durch DDT (Geigy) drängt sich auf und wurde in Japan in größerem Maßstab ausgeführt. Sams (1948) und Turner (1948) glauben, daß die große Epidemie der Japonica im Jahre 1948 durch ein Nachlassen der Mückenvertilgung bedingt wurde.

Zur bequemeren Übersicht lassen wir eine Tabelle über alle Viruskrankheiten des menschlichen Nervensystems folgen, worunter auch einige, die im Vorhergehenden nicht besprochen wurden, weil sie nicht das Zentralnervensystem betreffen oder weil sie es nur sekundär befallen (nach Sabin 1949, etwas modifiziert).

Tabelle 1. *Virusinfektionen des menschlichen Nervensystems.*

A. Bekannte Viren
   I. Reservoir im Menschen. Über die ganze Welt verbreitet.
      1. Sporadisch und epidemisch
         Poliomyelitis
      2. Sporadisch
         Parotitis
         Herpes simplex
         Lymphogranuloma venereum
  II. Reservoir außerhalb des Menschen; wenig weit verbreitet, die meisten lokal begrenzt.
      1. Von Arthropoden stammende Encephalitiden
         St. Louis
         Westliche Pferdeencephalitis
         Östliche Pferdeencephalitis
         Venezuela-Pferdeencephalitis
         Japanische Encephalitis (und Australische X?)
         Russische Zeckenencephalitis
      2. Übertragung durch tierische Sekrete oder Exkrete
         Lyssa
         Choriomeningitis lymphocytaria

B. Virusätiologie möglich, aber unsicher
  Encephalitis lethargica
  Herpes zoster
  B-Virus vom Affen
C. Neurotrope Viren bekannt, aber entsprechende Krankheiten des menschlichen Nervensystems unbekannt.
  Aus Afrika: Westliches Nil-Virus, Bwambafieber, Semlikiwald-Virus, Bunyamwera-Virus.
  Aus Südamerika: Ilheus-Virus, Columbien-Moskitovirus.
  Aus Nordamerika: Kalifornisches Moskito-Virus.
D. Krankheiten, welche mit Virusinfektionen öfters in Verbindung gebracht werden, aber ohne Beweis:
  Parainfektiöse und postvaccinale Encephalitiden, nach Masern, Varicellen, Rubeolen, Variola, Pockenimpfung, Influenza, Rheumatismus verus, akute hämorrhagische Encephalitis.

Eine zweite Tabelle soll die Übersicht über die Laboratoriumsdiagnose erleichtern (nach ADAMS und WEINSTEIN 1948 modifiziert).

Tabelle 2. *Laboratoriumsdiagnose der menschlichen virusbedingten Encephalitiden.*

Krankheit	Virus anwesend in			Methoden des Virusnachweises	Neutralisationstest	Komplementbindung
	Blut	Liquor	Substanz des ZNS			
Lyssa	∅	∅	+	Verimpfung ins Mäusegehirn	∅	?
Poliomyelitis	∅	∅	+	Verimpfung auf Affen	+	∅
St. Louis	∅	∅	+	Verimpfung ins Mäusegehirn oder in die Chorio-Allantois des befruchteten Hühnereies	+	+
Westliche Pferdeencephalitis	∅	∅	+	Verimpfung ins Mäusegehirn	+	+
Östliche Pferdeencephalitis	∅	∅	+	Verimpfung ins Mäusegehirn	+	+
Meningoencephalitis bei Parotitis	+	+	+	Verimpfung in die Chorio-Allantois des befruchteten Hühnereies	+	+
Meningoencephalitis bei Lymphogranuloma venereum	∅	+	+	Verimpfung ins Mäusegehirn	(kompliziert) + FREIsche Reaktion	+
Herpes simplex	?	?	+	Scarifizierung der Kaninchencornea. Verimpfung ins Mäusegehirn. Verimpfung in die Chorio-Allantois des befruchteten Hühnereies	+	unsicher
Mononucleosis infectiosa	∅	∅	∅	keine	∅ PAUL-BUNNELLsche Reaktion	∅
Choriomeningitis lymphocytaria	+	+	+	Verimpfung auf befruchtetes Hühnerei. Verimpfung ins Gehirn von Mäusen oder Meerschweinchen	+	+

Die selbständigen Encephalitiden widersetzten sich bis zum Erscheinen der Lethargicaepidemie jeder Klassifikation und wurden von der Forschung wenig beachtet. Nur die Japonica bildete eine geschlossene Einheit, von der im westlichen Kulturkreis nicht viel mehr als ihre Existenz (wenn überhaupt) bekannt war. Nachdem die Economosche Krankheit die ganze Erde überzogen hatte, setzten vielfache Bemühungen zur Erhellung der sporadischen Gehirnentzündung ein, die zunächst wenig fruchteten. Erst den Fortschritten der Virusforschung ist es zu verdanken, daß Gruppierungen und Abgrenzungen vorgenommen werden können, die auf soliden Grundlagen beruhen. Sie lehren uns auch, in welch ungeahntem Maße Zoonosen für menschliche Krankheiten verantwortlich sind. Sie lehren schließlich uns Europäern die Bedeutung von Krankheiten und Epidemien ferner Länder auch für uns.

„Heute ist die Welt zu klein, als daß der Kliniker, besonders der Spezialist, seine medizinischen Kenntnisse auf sein eigenes Land oder auch nur auf seinen eigenen Kontinent beschränken dürfte" (Hammon 1949).

Literatur.

A. Zusammenfassende Arbeiten.

van Boeckel, L., A. Bessemans et Nélis: L'encéphalite epidémique. Bruxelles 1923. — Cruchet, Moutier et Calmette: Soc. méd. Hôp. Paris 1917. (Zit. nach Löffler und Staehelin.)

Doerr, R., u. E. Berger: Herpes, Zoster und Encephalitis. Mit Einschluß der Encephalitis postvaccinalis. In Handbuch der pathogenen Mikroorganismen, 3. Aufl., Bd. 8, Liefg. 45. 1930. — Doerr, R., Eckstein u. Spielmeyer: Die nichteitrigen Encephalitiden des Kindesalters. Verh. Wiesbaden, Kongr. Kinderheilk. Mschr. Kinderheilk. 44, 150 (1929).

Economo, C. v.: Die Encephalitis lethargica. Leipzig 1917. — Epidemic Encephalitis, Report of the Matheson Commission. New York: Columbia University Preß 1929. (Zit. nach Löffler und Staehelin.)

Goldstein, K.: Encephalitis epidemica. In Handbuch der inneren Medizin, 2. Aufl., Bd. V/1, S. 202f. Berlin: Springer 1925. — Gottstein, W.: Die Encephalitis lethargica. Erg. Hyg. 5, 394 (1922).

Kaneko, R., u. Y. Aoki: Über die Encephalitis epidemica in Japan. Erg. inn. Med. 34, 342 (1928).

Lange, J.: Encephalitis epidemica (Economosche Krankheit). In Handbuch der inneren Medizin, 3. Aufl., Bd. V/1, S. 523f. Berlin: Springer 1939. — Levaditi, C.: Les ectodermoses neurotropes. Paris: Masson & Co. 1922. — L'herpès et le zona. Paris: Masson & Co. 1926. — Löffler, W., u. R. Staehelin: Encephalitis epidemica (lethargica). Mit einem Anhang: Singultus epidemicus. In Handbuch der inneren Medizin, 3. Aufl., Bd. I, S. 669f. Berlin: Springer 1934.

May: Encéphalite léthargique. Nouveau traité de méd. von Roger, Widal und Teissier, Bd. 4. Paris 1922. — Möller, F.: On postinfectious nervous involvement. Acta med. scand. (Stockh.) Suppl. 232 (1949).

Netter, A.: L'encéphalite léthargique. Conférence faite le 15 fevrier 1920. Paris: Masson & Co. 1920. — L'encéphalite léthargique épidémique. Paris: Masson & Co. 1920. — Encéphalite léthargique, typhus exanthématique varicelle et zona. Paris: Masson & Co. 1920. — Rapport sur l'Etiologie et la Prophylaxie de l'encéphalite léthargique. Paris: Masson & Co. 1921. — Nonne, M.: Encephalitis lethargica. (35. Kongr. Wien, Sitzg vom 9.—12. April 1923.) Verh. dtsch. Ges. inn. Med. 1923, 45.

Parsons, McNalty and Perdrau: Report on Encephalitis lethargica. Reports on Public Health and med. Subjects, No 11. London 1922. (Literatur.) — Pette, H.: Die akut-entzündlichen Erkrankungen des Nervensystems. Leipzig: Georg Thieme 1942.

Reinhart, A.: Die endemische Enzephalitis. Erg. inn. Med. 22, 245 (1922). (Literatur.) — Reys: L'Encéphalite léthargique. Pairs 1922. — Rivers, Th. M.: Virus diseases. In R. L. Cecil Textbook in Medecine, 6. Aufl. Philadelphia: W. B. Saunders Company 1943. — Viral and rickettsial infections of man. Philadelphia: Lippincott 1948. — Roger, H.: Soc. méd. Hôp. Paris, 1920. (Zit. nach Löffler und Staehelin.)

Sabin, A. B.: Viral infections of the human nervous system. IV. Congrès neurologique international, Bd. 1, S. 85, 1949. — Spatz, H.: Encephalitis. In Handbuch Geisteskrankheiten, Bd. XI. Berlin: Springer 1930. — Staehelin, R., u. W. Löffler: Encephalitis epidemica s. lethargica. Mit einem Anhang: Singultus epidemicus. In Handbuch der inneren Medizin 2. Aufl., Bd. I/1, S. 506f. Berlin: Springer 1925. — Stern, F.: Die epidemische Encephalitis, 2. Aufl. Berlin: Springer 1928. (Literatur.) — Epidemische Encephalitis (Economosche

Krankheit). In Handbuch der Neurologie von BUMKE und FOERSTER, Bd. XIII. Berlin: Springer 1936.

TOPLEY and WILSON: Principles of Bacteriology and Immunity, 3. Aufl. London: Edward Arnold & Co. 1947.

WALTHARD, B.: Die pathologische Anatomie der Viruskrankheiten des Zentralnervensystems. Schweiz. Arch. Neur. **53**, 202 (1944).

B. Einzelarbeiten.

ADAMS, R. D., CAMMERMEYER and DENNY-BROWN: Acute necrotizing hemorrhagic encephalopathy. J. Neuropath. a. exper. Neur. **8**, 1 (1949). (Zit. nach ADAMS and WEINSTEIN.) — ADAMS, R. D., and WEINSTEIN: Clinical and pathological aspects of encephalitis. NewEngld. J. Med. **239**, 865 (1948). — ARMSTRONG, C.: Herpes simplex virus recovered from the spinal fluid of a suspected case of lymphocytic choriomeningitis. Publ. Health Rep. **58**, 16 (1943). — AYRES, J. C., and FEEMSTER: The sequelae of eastern equine encephalomyelitis. NewEngld. J. Med. **240**, 960 (1949).

BAKER, A. B.: Hemorrhagic encephalitis. Amer. J. Path. **11**, 185 (1935). — BARKER, L. F.: Diagnostic criteria in epidemic encephalitis and encephalomyelitis. Arch of Neur. **6**, 173 (1921). — BERGER, E.: Experimentelle Beiträge zur Frage der postvaccinalen Encephalitis. (13. Tagg dtsch. Ver.igg Mikrobiol. 30. Aug. bis 1. Sept. 1928 in Bern.) Zbl. Bakter. **110**, 138 (1928). — BERTA, L.: Spring-summer, tick-borne, Tajga-Far eastern encephalitis. Paediatria Danubiana (Budapest) **2**, 351 (1947). — BING, R.: Zur Frage des „Parkinsonismus" als Folgezustand der Encephalitis lethargica. Schweiz. med. Wschr. **1921**, 4. — BING, R., u. R. STAEHELIN: Katamnestische Erhebungen zur Prognose der verschiedenen Formen von Encephalitis epidemica. Schweiz. med. Wschr. **1922**, 142. — BODECHTEL, G., u. GUTTMANN: Z. Neur. **133**, 601 (1931). — VAN BOGAERT, L.: La Leucoencéphalite sclerosante subaigue. IV. Congrès neurologique international, Bd. 2, S. 29. 1949. — Rev. neurol. **81**, 77 (1949). — BREDECK, J. F., G. O. BROUN, T. C. HEMPELMANN, J. F. MCFADDEN and H. J. SPECTOR: Follow-up studies of the 1933 St. Louis epidemic of encephalitis. J. Amer. med. Assoc. **111**, 15 (1938). — BUDNITZ: The use of benadryl in Parkinsons disease. NewEngld. J. Med. **239**, 874 (1948). — BURNET, F. M., LUST and JACKSON: The relationsship of herpes and B viruses: immunological and epidemiological considerations. Austral. J. exper. Biol. a. med. Sci. **17**, 41 (1939). — BYCHOWSKI, Z.: Zur Pathogenese der eigenartigen Schlafstörungen nach Encephalitis lethargica. Z. Neur. **76**, 508 (1922).

CLELAND and CAMPBELL: J. nerv. Dis. **51**, 137. (Zit. nach LÖFFLER und STAEHELIN.) — CROOKSHANK, F. G.: Proc. roy. Soc. Med., sect. hist. med. **12**, 1. (Zit. nach LÖFFLER und STAEHELIN.)

DENNIG, H., u. R. VOELLM: Untersuchungen über die Prognose der chronischen Encephalitis epidemica. Dtsch. Arch. klin. Med. **155**, 257 (1927). — DEUEL, R. E., BAWELL, MATUMOTO and A. B. SABIN: Antibodies for Japanese B encephalitis in human beings and domestic animals in Korea and Okinawa in 1946. Nicht publiziert. (Zit. nach SABIN 1949.) — DOERR R.: Ergebnisse der neueren experimentellen Forschungen über die Ätiologie des Herpes simplex und des Zoster. Zbl. Hautkrh. **13**, 417 (1924); **15**, 129, 289 (1925); **16**, 481 (1925). — Herpes und Encephalitis. (11. Tagg dtsch. Ver.igg Mikrobiol. 24.—26. Sept. 1925 in Frankfurt.) Zbl. Bakter. **97**, 76, 164 (1926). — DOERR, R., u. A. SCHNABEL: Das Virus des Herpes febrilis und seine Beziehungen zum Virus der Encephalitis epidemica (lethargica). Schweiz. med. Wschr. **1921**, 469. — Das Virus des Herpes febrilis und seine Beziehungen zum Virus der Encephalitis epidemica (lethargica). Z. Hyg. **94**, 29 (1921).— DOERR, R., u. E. ZDANSKY: Zur Ätiologie der Encephalitis epidemica. Schweiz. med. Wschr. **1923**, 349. — Kritisches und Experimentelles zur ätiologischen Erforschung des Herpes febrilis und der Encephalitis lethargica. Z. Hyg. **102**, 1 (1924). — DOPTER: Ann. Hyg. publ. Oct. **1921**. (Zit. nach LÖFFLER und STAEHELIN.)

ECKSTEIN, A.: Encephalitis im Kindesalter. Erg. inn. Med. **36**, 494 (1929). — ECONOMO, C. v.: Ein Fall von chronischer schubweise verlaufender Encephalitis lethargica. (Bemerkungen zur Frage Grippeencephalitis und Encephalitis lethargica.) Münch. med Wschr. **1919**, 1311. — Encephalitis lethargica subchronica. Wien. Arch. inn. Med. **1**, 371 (1920). — Die Encephalitis lethargica-Epidemie von 1920. (Hyperkinetisch-myelitische Form.) Wien. klin. Wschr. **1920**, 330, 361. — ESKUCHEN, K.: Der Liquor cerebrospinalis bei Encephalitis epidemica. Z. Neur. **76**, 568 (1922).

FARBER S., A. HILL, M. L. CONNERLY and J. H. DINGLE: Encephalitis in infants and children, caused by the virus of the eastern variety of equine encephalitis. J. Amer. med. Assoc. **114**, 1725 (1940). — FISCHER, M.: Die Beziehungen des Herpesvirus zum Blut und zum Liquor cerebrospinalis. Z. Hyg. **107**, 102 (1927). — FLECK, U.: Über Erfahrungen mit der Behandlung chronischer Encephalitiker auf der Göttinger Encephalitisstation. Dtsch. med. Wschr. **1933I**, 55.

Goldstein, K.: Über anatomische Veränderungen (Atrophie der Substantia nigra) bei postencephalitischem Parkinsonismus. Z. Neur. **76**, 627 (1922). — Grünewald: Encephalitis epidemica (Sammelreferat). Zbl. Neur. **25**, 153 (1921).

Haege, E.: Zur Frage des Intervalls zwischen akutem und chronischem Stadium der Encephalitis. Allg. Z. Psychiatr. **115**, 291 (1940). — Hallervorden, J.: Anatomische Untersuchungen zur Pathogenese des postencephalitischen Parkinsonismus. Verh. Ges. dtsch. Nervenärzte **1934**, 188. — Hammon, W. M.: The encephalitides of virus origin with special reference to those of North America. Clinics **4**, 485 (1945). — The etiology, epidemiology and diagnosis of virus encephalitis. IV. Congrès neurologique international, Bd. I, S. 95. 1949. — Hammon, W. M., and W. C. Reeves: Laboratory transmission of St. Louis encephalitis virus by three genera of mosquitoes. J. of exper. Med. **78**, 241 (1943). — Hayashi, M.: Übertragung des Virus von Encephalitis epidemica auf Affen. Proc. imp. Acad. Tokyo **10**, 62 (1934). — Hodes, H. L.: Experimental transmission of Japanese B encephalitis by mosquitoes and mosquito larvae. Bull. Hopkins Hosp. **79**, 358 (1946). — Hofstadt, F.: Über eine eigenartige Form von Schlafstörung im Kindesalter als Spätschaden nach Encephalitis epidemica. Münch. med. Wschr. **1920** II, 1400. — Holt, W. jr.: Epidemic encephalitis. A follow-up study of two hundred and sixty-six cases. Arch. of Neur. **38**, 1135 (1937). — Howitt, F. B., Bishop, Gorrie, Kissling, Hauser and Trueting: An outbreak of equine encephalomyelitis, eastern type, in Southwestern Louisiana. Proc. Soc. exper. Biol. a. Med. **68**, 70 (1948). — Hurst, E. W.: Infection of the rhesus monkey (Macaca mulatta) and the guinea pigs with the virus of equine encephalomyelitis. J. of Path. **42**, 271 (1936).

Jacob, H.: Zur Gruppierung der entzündlichen Erkrankungen des Nervensystems. Allg. Z. Psychiatr. **121**, 83 (1942). — Jakob, A.: Die extrapyramidalen Erkrankungen. Berlin: Springer 1923.

Klaue, R.: Parkinsonsche Krankheit (Paralysis agitans) und postencephalitischer Parkinsonismus. Arch. f. Psychiatr. **111**, 251 (1940). — Kleemann, A.: Mitteilungen zur Therapie der chronischen Encephalitis. Dtsch. Z. Nervenheilk. **111**, 299 (1929). — König, O.: Beitrag zur Kenntnis der sog. Paralysis agitans sine agitatione auf dem pathologischanatomischen Boden der Encephalitis epidemica. Z. Neur. **75**, 221 (1922). — Környey, S.: Die primär neurotropen Infektionskrankheiten des Menschen. Fortschr. Neur. **11**, 82, 146 (1939). — Kral, A.: An epidemic of encephalitis in the concentration camp Terezin (Theresienstadt) during the winter 1943/44. J. nerv. Dis. **105**, 403 (1947).

Levaditi, C.: Comparaison entre les divers ultra-virus neurotropes (ectodermoses neurotropes). C r. Soc. Biol. Paris **85**, 425 (1921). — Levaditi, C., et P. Harvier: Recherches sur le virus de l'encéphalite léthargique. C r. Soc. Biol. Paris **83**, 385 (1920). — Recherches experimentales sur l'encéphalite léthargique. Bull. Acad. Méd. 20. April 1920.

Mauthner, L.: Pathologie und Physiologie des Schlafes. Vortrag i. d. k.-k. Ges. d. Ärzte in Wien 30. Mai 1890. Wien. klin. Wschr. **1890**, 445. — McKinley and McAlpine: Proc. Soc. exper. Biol. a. Med. **31**, 797. (Zit. nach Pette). — Meggendorfer, Fr.: Chronische Encephalitis epidemica. Z. Neur. **75**, 189 (1922). — Mercio, X.: La recherche de l'hémoclasie digestive dans les séquelles d'encéphalite léthargique. Schweiz. med. Wschr. **1923**, 709. — Muckenfuss, R. S., C. Armstrong and McCordock: Encephalitis: Studies on experimental transmission. Publ. Health Rep. **48**, 1341 (1933). — Müller, W.: Zur Frage der Panencephalitis. Z. Neur. **174**, 564 (1942).

Naef, E.: Klinisches über die endemische Encephalitis. Münch. med. Wschr. **1919**, 1019. — Naville, F.: Les séquelles de l'épidémie d'encéphalite de 1918 à 1921, à Genève. Etude de 54 cas. Rev. méd. Suisse rom **43**, 1 (1923).

Panegrossi, G.: Über die neue Heilmethode der chronischen epidemischen Enzephalitis mit Parkinson-Erscheinungen. Dtsch. med. Wschr. **1938** I, 669. — Pennybacker, J., and Russell: Necrosis of the brain due to radiation therapy. J. Neur., Neurosurg. a. Psychiatr. (Lond.) **11**, 183 (1948). — Perdrau, J. R.: The virus of encephalitis lethargica. Brit. J. exper. Path. **6**, 123 (1925). — Pette, H.: Über die Beziehungen des Erregers der Encephalitis epidemica zum Virus des Herpes simplex vom klinischen, anatomischen und experimentellen Standpunkt aus. Med. Klin. **1926** I, 573. — Die Stellung der postvaccinalen Encephalitis in der Reihe infektiöser Erkrankungen des Zentralnervensystems. (13. Tagg dtsch. Ver.igg Mikrobiol. 30. Aug. bis 1. Sept. 1928 in Bern.) Zbl. Bakter. **110**, 134 (1928).

Reeves, W. C., and W. M. Hammon: Laboratory transmission of Japanese B encephalitis virus by seven species (three genera) of North American mosquitoes. J. of exper. Med. **83**, 185 (1946). — Roemer, C.: Die Atropinbehandlung der encephalitischen Folgezustände. Z. Neur. **132**, 724 (1931). — Römer: Med. Welt **1932** II, Nr. 32. (Zit. nach Löffler und Staehelin.) — Russell Brain, W., and Strauss: Recent advances in neurology and neuropsychiatry. London: Churchill 1945.

Sabin, A. B.: Progression of different nasally instilled viruses along different nervous pathways in the same host. Proc. Soc. exper. Biol. a. Med. **38**, 270 (1938). — Epidemic encephalitis in military personnel. Isolation of Japanese B virus on Okinawa in 1945, serologic diagnosis, clinical manifestations, epidemiologic aspects and use of mouse brain vaccine. J. Amer. med. Assoc. **133**, 281 (1947). — Dengue. In RIVERS, Viral and rickettsial infections of man. Philadelphia: Lippincott 1948. — SABIN, A. B., and OLITSKY: Variations in pathways by wich equine encephalomyelitic viruses invade the CNS of mice and guinea pigs. Proc. Soc. exper. Biol. a. Med. **38**, 595 (1938). — SABIN, A. B., SCHLESINGER and GINDER: Clinically apparent and inapparent infection with Japanese B encephalitis virus in Shanghai and Tientsin. Proc. Soc. exper. Biol. a. Med. **65**, 183 (1947). — SABRAZÈS et MASSIAS: Gaz. Sci. méd. Bordeaux **1920**. (Zit. nach LÖFFLER und STAEHELIN.) — SAMS, C. F.: Introduction. Surgeons circular letter (Am.) **3**, No 10 (1948). — SAUTER, E.: Zum Schicksal der Encephalitiker. Katamnestische Untersuchungen der an der akuten Encephalitis lethargica erkrankten und an der Zürcher medizinischen Klinik hospitalisierten Patienten. Schweiz. med. Wschr. **1934**, 464. — Inaug.-Diss. Zürich 1934. — SECRÉTAN, A., et E. HEDINGER: Parkinsonisme après encéphalite léthargique. Schweiz. med. Wschr. **1922**, 937. — SIGWALD, J. G., DUREL et PELLERAT: Congrès international d'Ostende, Sept. 1948. — SILBER and SOLOVIEV: Far eastern tick-borne spring-summer (spring) encephalitis. Amer. Rev. Soviet Med. (Special Suppl.) **1946**, 1. — SILBERMANN, M., u. J. ZAPPERT: Über das Vorkommen nichtepidemischer und epidemischer Encephalitiden in den letzten zehn Jahren. (Nach dem Material der Wiener Nervenklinik.) Wien. klin. Wschr. **1936** I, 268. — Klinische Studien über die akute primäre Encephalitis. Wien. klin. Wschr. **1936** II, 1577. — SMITH, M. G., BLATTNER and HAYS: The isolation of the St. Louis encephalitis virus from chicken mites in nature. Science (Lancaster, Pa.) **100**, 362 (1944). — STAEHELIN, J. E.: Zur Psychopathologie der Folgezustände der Encephalitis epidemica. Z. Neur. **77**, 171 (1922). — STAEHELIN, R.: Über die Encephalomyelitis epidemica (Encephalitis lethargica). Schweiz. med. Wschr. **1920**, 201. — Zur Frage der Encephalitis lethargica und verwandter Erkrankungen. Schweiz. Arch. Neur. **8**, 143 (1921). — STERN, F.: Herpes und Encephalitis. (11. Tagg dtsch. Ver.igg. Mikrobiol. 24.—26. Sept. 1925 in Frankfurt.) Zbl. Bakter. **97**, 94, 164 (1926). — STOOSS, M.: Akute Enzephalitis im Kindesalter. Schweiz. med. Wschr. **1926**, 758.

TAKAKI, J.: Über das Virus der Encephalitis japonica. I. Mitt. Z. Immun.forschg **47**, 441 (1926). — Über das Virus der Encephalitis japonica. II. Mitt. Z. Immun.forschg **47**, 456 (1926). — TAKAKI, J., A. BONIS u. O. KOREF: Die Komplementablenkung mittels Koktoantigen als Methode zur Identifizierung und Differenzierung des filtrierbaren Virus (Herpes, Encephalitis). III. Mitt. Z. Immun.forschg **47**, 431 (1926). — TANIGUCHI, T. u. Mitarb.: A virus isolated in 1935 epidemic of summer encephalitis of Japan. Jap. J. of exper. Med. **14**, 185 (1936). — TOBLER, TH.: Pathologische Beiträge zur Kenntnis der akuten, herdförmig disseminierten, nichteitrigen, vorwiegend lymphocytären, infektiös-toxischen, epidemischen Polioencephalomyelitis (Encephalitis lethargica). Schweiz. med. Wschr. **1920**, 446, 470. — Traité d'hygiène Martin Brouardel, Epidémiologie, Bd 9, S. 762. — TURNER, E. A.: Field control measures. Surgeons circular letter (Am.) **3**, No 10 (1948).

VOGT, A.: Eine akute Form der Ophthalmoplegie. (Poliomesencephalitis acuta.) Schweiz. Rdsch. Med. **15**, 482 (1915).

WALTHARD, B.: Die Einwanderung und Ausbreitung des Herpesvirus im Zentralnervensystem des Meerschweinchens. Krkh.forschg **4**, 471 (1927). — WEBSTER, L. T., and CLOW: Experimental encephalitis (St. Louis type) in mice with high inborne resistance — a chronic subclinical infection. J. of exper. Med. **63**, 827 (1936). — WEBSTER, L. T., and FITE: A virus encountered in the study of material from cases of encephalitis in the St. Louis and Kansas city epidemic of 1933. Science (Lancaster, Pa.) **78**, 463 (1933). — WEBSTER, L.T., and JOHNSON: Comparative virulence of St. Louis encephalitis virus cultured with brain tissue from innately susceptible and innately resistant mice. J. of exper. Med. **74**, 489 (1941). — WITZLEBEN, H. D. v.: Die Behandlung der chronischen Encephalitis epidemica (Parkinsonismus) mit der „Bulgarischen Kur". Klin. Wschr. **1938** I, 329, 369.

ZIMMERMAN, H. M.: The pathology of Japanese B encephalitis. Amer. J. Path. **22**, 965 (1946).

Poliomyelitis und verwandte neurotrope Viruskrankheiten.

Von
G. Fanconi.

Unsere Kenntnisse über die in diesem Kapitel zu beschreibenden Krankheiten haben manche Wandlungen durchgemacht. Zuerst wurden die am Krankenbette beobachteten Symptomenkomplexe für sich beschrieben, so die schlaffen spinalen Lähmungen (HEINE), die Bulbärparalyse, die abakteriellen Meningitiden usw. Noch Ende der 20er Jahre unseres Jahrhunderts zögerte man, die aseptische Meningitis (WALLGREN 1925) und die akute Bulbärparalyse als besondere Manifestationen der Poliomyelitis (P.) aufzufassen. Es folgte dann eine unitaristische Periode, in der man außer den eben erwähnten Krankheiten und einem Teil der Encephalitiden auch noch die Bornholmsche Krankheit (DE RUDDER 1940) und die Polyradikulitis als zur P. gehörend auffaßte. In den letzten Jahren, seitdem gut eingerichtete Laboratorien besonders in den Vereinigten Staaten ermöglicht haben, eine bunte Reihe von Einzelfällen genau zu analysieren, ist man zur Erkenntnis gekommen, daß eine Vielfalt von Vira im Spiel sind, daß sogar das klassische Bild der P. durch mehrere immunologisch voneinander abtrennbare Erreger ausgelöst werden kann (s. S. 516).

Die heutigen Kenntnisse über die Vira, die imstande sind, beim Menschen Encephalomyelomeningitiden zu erzeugen, lassen sich in Anlehnung an SABIN (1949) folgendermaßen einteilen:

A. Neurologische Krankheit und Virus bekannt:
  I. Vira, die den Menschen als Reservoir haben und in allen Erdteilen vorkommen:
    1. die Poliomyelitis-Vira (s. S. 516),
    2. das Coxsackie-Virus (vielleicht der Erreger der Bornholmschen Krankheit und mancher abakterieller Meningitiden, s. S. 516 und 562),
    3. das Mumpsvirus (Meningitis parotidea, s. S. 545),
    4. das Herpesvirus (Meningoencephalitiden),
    5. das Virus des Lymphogranuloma venereum (Meningitis).
  II. Vira aus extra-humanen Reservoiren, meist auf kleine Gebiete der Erde beschränkt:
    a) Übertragung auf den Menschen durch Arthropoden:
      1. St. Louis-Encephalitis,
      2. Encephalitis durch Pferdevirusarten wie Western-, Eastern- oder Venezuelanequine Virus,
      3. Encephalitis japonica oder B,
      4. Louping ill und die russische Frühling-Sommer-Encephalitis (s. S. 565).
    b) Übertragung auf den Menschen durch tierische Sekrete oder Exkrete:
      1. Lyssa,
      2. Choriomeningitis lymphocytaria Armstrong.
  III. Virusätiologie wahrscheinlich, aber nicht bewiesen.
    1. Encephalitis lethargica von Economo oder A,
    2. Australian X-disease, vielleicht identisch mit der Encephalitis japonica.

Zu einer 4. Gruppe zählt SABIN auch die Polyradikuloneuritiden, die postinfektiösen Encephalomyelitiden (nach Masern, Vaccination usw.) und die akute hämorrhagische Encephalitis, deren Virusätiologie von einigen Autoren angenommen wird, aber keineswegs bewiesen sei. Wir sind mit PETTE überzeugt, daß es sich hier nicht um direkte Viruswirkungen auf das Nervensystem, sondern um neuroallergische Prozesse handelt mit einer wesentlich andersartigen Pathogenese. Dementsprechend gelang es bisher noch nie, bei diesen Formen ein Virus im Nervengewebe nachzuweisen.

Vielfach haben die verschiedenen neurotropen Vira besondere Affinitäten zu einzelnen Elementen des Nervensystems, so z. B. das P-Virus zu den motorischen Vorderhornganglienzellen, das louping ill-Virus zu den PURKINJEschen Zellen des Kleinhirns, das hypothetische Virus der Encephalitis lethargica zum Hirnstamm, das Lyssavirus zum Ammonshorn usw. Ausnahmen von diesen Regeln sind aber recht häufig, so daß die rein klinische Differentialdiagnose, was die ursächliche Noxe anbetrifft, oft im Stiche läßt. Man vergegenwärtige sich etwa die mannigfaltigen Erscheinungsformen der P. Für das klinische Bild einer Nervenkrankheit ist eben weniger die Art der auslösenden Noxe als vielmehr die Lokalisation der Läsion ausschlaggebend.

Im folgenden sollen aus dieser großen Übersicht nur die Poliomyelitis, die Bornholmsche Krankheit, die louping ill oder Springseuche, sowie bei der Besprechung der Differentialdiagnose der meningitischen P. auch noch einige Virusmeningitiden besprochen werden.

Poliomyelitis.

Mit 13 Abbildungen.

I. Geschichte.

Lähmungen wohl poliomyelitischer Natur waren schon im Altertum bekannt. Auf einer Säule der 18. ägyptischen Dynastie (etwa 1500 Jahre v. Ch.) ist ein opfernder Priester dargestellt mit einer Atrophie und Verkürzung des Unterschenkels, wie sie nur bei einer im Kindesalter aquirierten poliomyelitischen Lähmung zustande kommen kann.

Die erste klinische Beschreibung der Poliomyelitis (P.) stammt von UNDERWOOD 1784, aber erst die genaue Darstellung des klinischen Bildes des paralytischen Zustandes durch den deutschen Orthopäden HEINE 1840 hat die imponierenden, je nach Lokalisation sehr wechselnden Symptome zu einer klinischen Einheit zusammengeschweißt. Der Name ,,Poliomyelitis" stammt von KUSSMAUL. 1884 hat STRÜMPELL und 1885 PIERRE MARIE die infektiöse Natur der P. vermutet; erst der Schwede MEDIN bewies diese 1887 durch die Beschreibung einer Epidemie. Es ist deswegen durchaus berechtigt, wenn im deutschen Schrifttum vielfach von der HEINE-MEDINschen *Krankheit* gesprochen wird. 1907 hat WICKMANN die große schwedische Epidemie von 1905 epidemiologisch genau analysiert und in erschöpfender Art und Weise die Klinik der Anfangsstadien studiert.

Im 20. Jahrhundert hat in der ganzen Welt die Zahl der P.-Fälle zugenommen; in den Gegenden, wo die P. häufig ist, ist der Intervall zwischen den Epidemien immer kleiner und kleiner geworden und schließlich ist die P. endemisch geworden (s. auch Abb. 2).

1908 gelang LANDSTEINER und POPPER die experimentelle Übertragung der P. auf Affen sowie der Nachweis, daß es sich um ein ultrafiltrierbares Virus handelt. Bis vor wenigen Jahren glaubte man, daß als Versuchstiere nur die Affen in Frage kämen. Heute kennt man P.-Stämme, die auch beim Frettchen, bei der Baumwollratte und bei der Maus Lähmungen hervorrufen (s. unten).

II. Die Erreger der Poliomyelitis.

Der Erreger der P. ist ein Virus, das zu den kleinsten bisher identifizierten gehört. Es ist ein Nucleoproteid, dessen Kohlenhydratanteil wahrscheinlich eine Ribose ist. Da die Retentionsgrenze im Ultrafiltrationsversuch durch Kollodiummembranen ungefähr bei 30 mμ liegt, haben THEILER und GARD auf eine Virusgröße von 15 mμ geschlossen. Demgegenüber wurde mit Hilfe der fraktionierten Ultrazentrifugierung ein so hohes Molekulargewicht errechnet, daß angesichts des sehr kleinen Durchmessers eine beträchtliche Länge (über 600 mμ) angenommen werden mußte. In der Tat gelang es TISELIUS, GARD und RUSKA mit dem Elektronenmikroskop fadenförmige „Riesenmoleküle" darzustellen, die aber wahrscheinlich nur einem besonderen Stamm von P.-Virus entsprechen, nämlich dem *Theiler-Stamm* (s. S. 517), der bei der Maus ein P.-ähnliches Bild erzeugt. KAUSCHE sowie BENDER nehmen demgegenüber für das Lansing-Virus eine sphäroide, leicht asymmetrische Form an; dessen Durchmesser betrüge 25 mμ und das Molekulargewicht 20 Mill. Man vermutet, daß das Virus sich in dieser hochmolekularen Zustandsform nur im Darm befindet, dann aber als kleinstes Teilchen im Bereich weniger Angström-Einheiten sich aktiv in den Achsencylindern fortbewegt und in den kernhaltigen Zellelementen neu gebildet wird. BURNET (1948) spricht sogar von einem Durchmesser des P.-Virus von nur 10 mμ.

Wie bereits erwähnt, gibt es mehrere Virusstämme mit verschiedener Tierpathogenität und verschiedenen antigenen Eigenschaften. 1939 entdeckte ARMSTRONG, daß es neben den Affen-pathogenen auch noch Mäuse-pathogene P.-Stämme gibt. 1947 konnten MORGAN, HOWE und BODIAN die menschlichen P.-Stämme auf Grund ihrer antigenen Eigenschaften in mindestens 3 Gruppen einteilen, die keine gegenseitige Immunität bedingen:

1. Die Brunhilde-Gruppe (nach dem Namen des Schimpansen, der zur Charakterisierung der Gruppe gedient hat); zu ihr gehören wohl die meisten klassischen P.-Vira.

2. Die Lansing-Gruppe, zu denen unter anderen die Nager-pathogenen Stämme gehören.

3. Die Leon-Gruppe.

Daneben gibt es eine Reihe von für Mäuse hochpathogene Virusarten, deren Stellung zur menschlichen P. noch unklar ist, ferner solche (z. B. das EMC-Virus), welche sich im Gegensatz zu den übrigen P.-Viren auf der Eihaut züchten lassen.

DALLDORF (1948) sowie LAWSON (1950) haben in den USA. aus Stühlen von „P."-Patienten ein besonderes Virus (*Coxsackie-Virus*) isoliert, welches im Gegensatz zum gewöhnlichen P.-Virus bei saugenden Mäusen ausgedehnte Myositiden verursacht, für die ausgewachsenen Mäuse dagegen und für Affen nicht pathogen ist. Es erzeugt spezifisch neutralisierende und komplement-ablenkende Antikörper. Laboratoriumsinsassen, die angesteckt wurden, machten nur eine unspezifische fieberhafte Infektion durch. Das Virus wurde auch in Abwasser und auf Fliegen gefunden, gelegentlich zusammen mit dem P.-Virus. Es ist wahrscheinlich der Erreger von vorwiegend nicht paralytischen P.-Formen und wahrscheinlich auch der Myalgia epidemica (s. S. 561).

Noch komplizierter wird die Lehre der verschiedenen P.-Erreger, wenn es stimmt, daß durch wiederholte Tierpassagen die Tierpathogenität sich ändern kann. So ist es gelungen, durch die wiederholte Baumwollrattenpassage die Affenpathogenität eines P.-Virus zum Verschwinden zu bringen, dafür eine Mäusepathogenität zu erzeugen (JUNGEBLUT und SANDERS). Ja, nach 70 Mäusepassagen gelang sogar die Übertragung auf Meerschweinchen. Es wäre noch nachzuprüfen, ob nicht bei den vielen homologen und heterologen Tierpassagen irreführende Verunreinigungen mit anderen Viren stattgefunden haben.

Neueste Forschungen machen es wahrscheinlich, daß die P.-Vira verwandtschaftliche immunologische Beziehungen haben zu Erregern von Krankheiten, die symptomatologisch ganz anders verlaufen als die P. So hat man ein Virus der *Encephalomeningitis* beim Schimpansen isoliert, das bei vielen Nagern je nach der Eintrittspforte eine Encephalitis oder eine *Myokarditis* erzeugt. Ferner konnte DICK in Uganda das *Mengovirus* isolieren, das gewöhnlich eine septikämische Erkrankung macht, gelegentlich aber Paralysen erzeugt, die von poliomyelitischen kaum zu unterscheiden sind.

W. KELLER kommt 1949 zu dem vorläufigen Schluß, daß es eine große Gruppe von P.-Viren gibt, die man nach ihren Wirtsspektren einteilen kann in solche, a) die nur für den Affen pathogen sind (klassische Viren), b) die für den Affen und Nager pathogen sind, c) die nur für den Nager pathogen sind, aber zoonotischen Charakter tragen, d. h. vom Tier auf den Menschen übertragen werden können, jedoch zunächst noch nicht sicher von Mensch zu Mensch.

BURNET hat die Ansicht geäußert, daß das P.-Virus ursprünglich ein Darmparasit der Nager war und daß das klassische P.-Virus des Menschen und das klassische P.-Virus der Maus (*Theiler-Virus*) nur extreme Varianten eines gemeinsamen Ursprunges sind. Dazwischen stünden als Bastarden die Mausadaptierten von der einen (Menschen) Seite und die in der Menschenadaptation begriffenen zoonotischen Viren von der andern Seite.

Jedenfalls ist die Tatsache, daß es verschiedene P.-Stämme gibt, die keine gegenseitige Immunität bedingen, epidemiologisch von allergrößter Bedeutung; die etwa 50 in der Literatur (ZELLWEGER) beschriebenen Fälle von 2maliger P.-Erkrankung dürften wohl durch verschiedene Stämme bedingt sein.

Außer bei den Laboratoriumstieren kommt die P. auch bei den Nutztieren vor, so gibt es eine porcine P. (Schweinelähme), nach FRAUCHIGER und HOFMANN wahrscheinlich auch eine P. des Rindes.

Das P.-Virus ist relativ resistent gegen Kälte und viele chemische Desinfizien. In Wasser oder Glycerin kann es lange aufbewahrt werden, dagegen wird es bei $+50^0$ abgetötet. Da es aber eine Temperatur von 42^0 während 30 min aushält, frägt sich LÉPINE, ob die Pasteurisation der Milch mit Schnellmethoden (flash method) genüge, um es zu vernichten, besonders wenn die Sterilisationsapparate nicht ganz korrekt gehandhabt werden. Das P.-Virus ist — im Gegensatz zu den meisten Viren — sehr empfindlich gegen Eintrocknung und wird durch Oxydationsmittel wie Chlor, Kaliumpermanganat und H_2O_2 abgetötet.

Der Virusnachweis außerhalb des Menschen und der Säugetiere. Voraussetzung für die Vermehrung der Viren ist die lebende Wirtszelle, jedoch kann sich das P.-Virus sehr lange außerhalb des Säugetierwirtkörpers halten. Bereits KLING und Mitarbeitern gelang der P.-Virusnachweis in Abwässern. LEVADITI konnte zeigen, daß gewöhnliches nichtsterilisiertes Leitungswasser mit einer Emulsion von Rückenmarkssubstanz eines infizierten Affen noch nach 14 Tagen das P.-Virus lebend enthielt. TRASK und PAUL konnten mit 4 Liter Abwasser eines Stadtteiles von New York bei einer täglichen Abwassermenge von 60 Mill. Liter zu einer Zeit, wo die absolute P.-Mortalität in dem betreffenden Stadtteil 25 Patienten betrug, beim Rhesusaffen eine experimentelle P. erzeugen. KLING und Mitarbeiter fanden das Virus in den Abwässern Stockholms sogar 4 Monate nach Abklingen der P.-Epidemie. Durch Titration der täglichen ausgeschiedenen Virusmenge im Stuhl sowie des Virusgehaltes im Abwasser konnte MELNICK eine Virusträger- bzw. Ausscheiderquote von 6% der Bevölkerung von Manhattan errechnen. Die Morbiditätszahl daselbst schwankte jedoch zwischen 0,6 und 4,6 auf 100000, demnach müßte die Zahl der Virusträger 1000- bis 10000mal größer sein als die Zahl der gemeldeten P.-Kranken, allerdings unter der Voraussetzung, daß in den Abwässern keine Virusvermehrung stattfindet. Dies ist aber keineswegs bewiesen, KLING vermutet sogar, daß ein Protozoon (BODO) der Vektor sein könnte, der eine Vermehrung des P.-Virus in den Abwässern ermöglicht.

Schon 1911 konnten FLEXNER und CLARK mit *Fliegen*, die sich mit Rückenmark von an P. gestorbenen Affen abgesättigt hatten, beim Affen P. erzeugen. In den letzten Jahren ist in den USA. der Virusnachweis in Fliegen in der Umgebung von P.-Kranken mehrfach gelungen (PAUL und MELNIK, TOOMEY usw.), und zwar in der Musca domestica, in Wanzen, in der Phaenicia sericata usw., nicht aber in Moskitos.

Die Eintrittspforte des Poliomyelitisvirus und seine Ausbreitung im Organismus. Beim Affen gelingt es, sowohl intraperitoneal, wie intraneural, tonsillo-buccopharyngeal, cutan, nasotracheal, gastrointestinal, am sichersten jedoch intracerebral die P. zu übertragen: die intraneurale oder die intratonsilläre Virusinjektion erfordert eine 10fach größere Dosis als die intracerebrale. Die verschiedenen Affenspecies reagieren nicht in gleicher Weise auf die einzelnen Impfmodi. Bei den niedrigen Affen, etwa dem Macacus rhesus, spielt als Eintrittspforte für die experimentelle P. der Nasenraum, bei den Primaten der Intestinaltrakt die Hauptrolle. Auch beim Menschen scheint die nasale Eintrittspforte nur von geringer Bedeutung zu sein. Während beim Rhesusaffen im Bulbus olfactorius stets typische anatomische Veränderungen gefunden werden, wurden solche bei mehrfachen Untersuchungen an menschlichen P.-Leichen vermißt (SABIN, HOWE und BODIAN, BURNET usw.). Hingegen fanden diese und andere Autoren (TOOMEY, MACCLURE usw.) das P.-Virus fast regelmäßig im Coloninhalt, im Rachenspülwasser dagegen nur in den ersten 3 Tagen (HOWE, BODIAN usw.) und nie im Nasenspülwasser (KESSEL, STIMPERT, SABIN usw.). Dies beweist noch nicht, daß der Darm die Eintrittspforte ist, denn das anderswo aufgenommene Virus könnte in den Darmkanal ausgeschieden worden sein. SABIN und WARD konnten jedoch mehrfach zeigen, daß Affen, denen das P.-Virus in den Nervus ischiadicus injiziert worden war, es im Stuhl nicht ausschieden. Ferner fanden dieselben Autoren bei systematischen Untersuchungen vieler Organe von 7 an P. verstorbenen Menschen nur im Darm regelmäßig das P.-Virus, häufig im Rückenmark, im Hirnstamm und in der motorischen Rindenregion, sowie in den Tonsillen, und in den cervicalen und mesenterischen Lymphknoten, nie aber in der Nasenschleimhaut, im Bulbus olfactorius, in der Frontal- und Occipitalrinde und in den übrigen Organen.

Diese Befunde sprechen sehr für die *neurogene Ausbreitung* des P.-Virus im Organismus und gegen eine *hämatogene oder lymphogene*. Allerdings ist es in einzelnen Fällen gelungen, auf hämatogenem Wege eine P. zu erzeugen. PETTE war bis vor kurzem ein überzeugter Anhänger der neurogenen Ausbreitung, und zwar auf Grund des tierexperimentellen Befundes, daß das intraneural geimpfte Tier die ersten Zeichen einer parenchymalen Schädigung klinisch wie histologisch in den zu diesen Nerven gehörigen spinalen bzw. bulbären Zentren aufweist. Neuerdings nimmt PETTE auf Grund der histologischen Tatsache, daß in allen Teilen des menschlichen Zentralnervensystems ungefähr gleichzeitig pathologische Prozesse sich einstellen, wenigstens für den Menschen eine hämatogene Ausbreitungsweise an. Er nimmt ferner an, daß das P.-Virus sich bereits im Vorstadium und somit auch bei den abortiven Formen im Zentralnervensystem auswirkt. Dafür sprechen auch histologische Befunde an Affengehirnen von SABIN und WARD sowie von BODIAN und HOWE (1945), die überrascht waren, wie weit die

Läsionen über Gehirn und Rückenmark ausgebreitet waren, ohne daß klinische Symptome bestanden. KALM konnte regelmäßig und sehr frühzeitig Veränderungen im Zwischenhirn nachweisen, so daß die Annahme berechtigt ist, daß gewisse Symptome des Vorstadiums wie Fieber, Kopfschmerzen, Apathie und vegetative Regulationsstörungen bereits Ausdruck eines cerebralen Prozesses seien. Auch LARUELLE konnte mit Hilfe der longitudinalen Schnittuntersuchung am Hirnstamm zeigen, daß sehr diffuse anatomische Läsionen bereits in der „präklinischen Phase" nachweisbar sind. Es erhebt sich nunmehr die Frage, ob die meningitische Phase (s. S. 529) wirklich ein Vorstadium der Krankheit ist oder ob sie nicht vielmehr ein sekundäres auf die Meningen übergreifendes Begleitsymptom der diffusen Encephalitis ist.

Sei dem wie es wolle, Tatsache ist, daß das P.-Virus eine große Affinität für das Nervensystem hat und innerhalb desselben eine ganz besondere Vorliebe für die motorischen Ganglienzellen des peripheren Neurons. FANCONI prägte dafür den Satz: das P.-Virus beißt sich in die Ganglienzellen des peripheren motorischen Neurons fest, die übrigen Ganglienzellen beleckt es nur.

Außer dieser „*Querschnittselektivität*" gibt es noch eine Segment- bzw. eine *Höhenselektivität*. Am häufigsten ist die Intumescentia lumbalis (Beinlähmung), am zweithäufigsten die Intumescentia cervicalis (Armlähmung) befallen. Wahrscheinlich ist die stärkere Beanspruchung der Bein- und Armmuskulatur gegenüber der Rumpfmuskulatur die Ursache der Höhenselektivität (s. auch S. 534 und 535 betreffs *funktionelle Selektivität*). GRULEE und PANOS fanden unter 243 P.-Formen mit Spinalparalyse, daß die Beine etwa 2mal häufiger befallen waren als die Arme, 4mal häufiger als die Intercostalmuskulatur und 11mal häufiger als das Zwerchfell. Für die Lokalisation des Virus ist sicher auch die Eintrittspforte von Bedeutung. Schon 1909 beobachteten LEINER und WIESNER, daß in den N. ischiadicus bzw. N. radialis geimpfte Affen zuerst Lähmungen an den Beinen bzw. an den Armen bekamen; von 16 Affen, die SABIN intratonsillär impfte, erkrankten 13 bulbär. LEAKE sah, daß in Fällen, wo eine prophylaktische P.-Vaccination zu Lähmungen führte, diese immer zuerst an der Extremität auftrat, wo geimpft worden war.

Im Zentralnervensystem verschwindet das P.-Virus rasch durch Autosterilisation als erste Folge der Immunität; nach spätestens 45 Tagen ist es daselbst nicht mehr nachzuweisen. Im Stuhl dagegen kann es viel länger erhalten bleiben. Nach HORSTMANN, MELNICK und WENNER gelang der P.-Virusnachweis im Stuhle in den 2 ersten Wochen in 70% der Fälle, in der 3. und 4. in 50%, in der 5. und 6. in 27%, in der 7. und 8. in 13% und in der 9.—12. Woche nur in 3% der Fälle.

III. Epidemiologie der Poliomyelitis.

Solange die Ansteckungsart und die Eintrittspforte der P. nicht bekannt sind, wird die epidemiologische Forschung nur mit Hypothesen arbeiten können. Verwirrend wirkt noch die Unsicherheit darüber, wie viele Fälle abortiv und inapparent verlaufen, ob das P.-Virus ubiquitär oder nur sporadisch vorkommt, wobei es aber dort, wo es sich einmal festgesetzt hat, zähe haftet und nur schwer wegzubringen ist (FANCONI, ZELLWEGER und BOTSZTEJN) usw. GARD geht sogar so weit, die Hypothese aufzustellen, daß es sich bei der P. um eine endogene Darminfektion handle.

SABIN, der 1948 die Kenntnisse über die Epidemiologie der P. in der ganzen Welt analysiert hat, kommt zum Schluß, daß die epidemiologischen Verhältnisse, was den Ausbruch von P.-Epidemien, die endemische Häufigkeit, die Altersdisposition usw. anbetrifft, sich fortwährend ändern und von Land zu Land auch bei ähnlich fortgeschrittener Zivilisation andere Aspekte aufweisen. Man meinte früher, daß die P. die nordischen Rassen (Skandinavier, Engländer, Nordamerikaner, Deutsche usw.) bevorzuge und die südlichen und tropischen Völker verschone. Es stimmt dies aber nicht. So glaubte man (CAMPOS), daß Brasilien

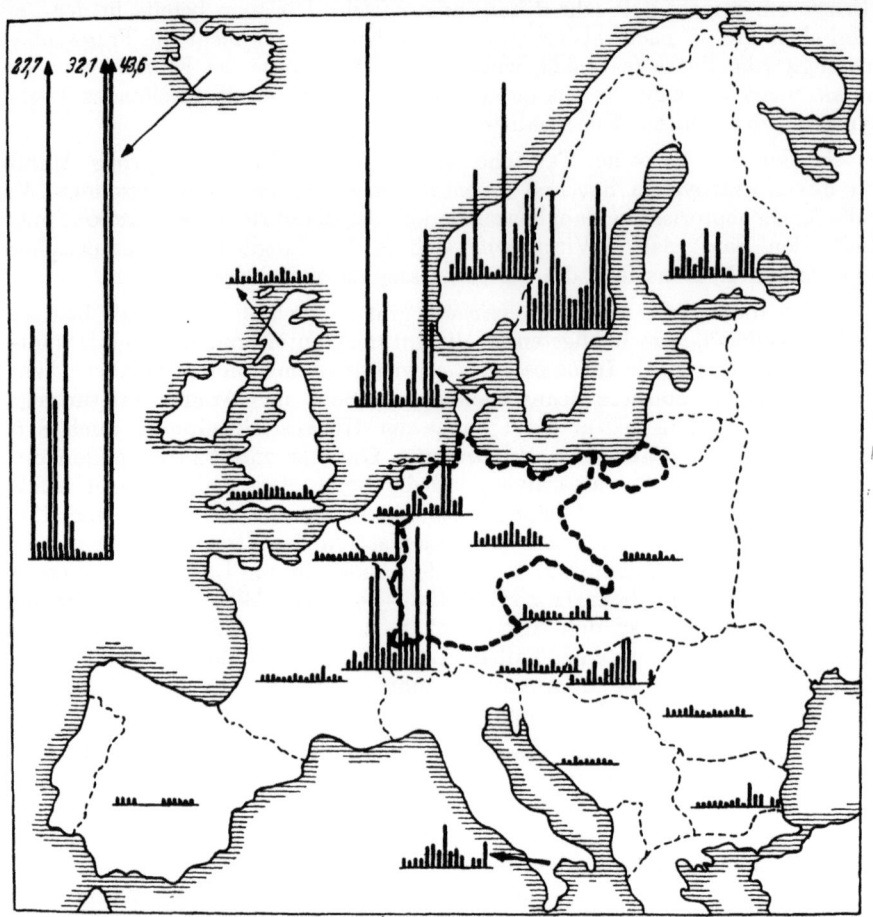

Abb. 1. Die Poliomyelitismorbidität der europäischen Länder von 1932—1946 nach WINDORFER. Die Höhe der Säulen gibt die Zahl der gemeldeten Poliomyelitisfälle auf 10000 Einwohner im betreffenden Jahr an.

von P. frei sei, bis in Rio de Janeiro zwei orthopädische Spitäler errichtet wurden, worauf sich bald zeigte, daß die P. in ganz Brasilien häufig vorkommt und die Hauptursache der Verkrüppelung im Kindesalter ist.

SABIN sagt sogar, daß auch die Hypothesen, die auf einer latenten Immunisation (stille Feiung) basieren und verschiedenen P.-Typen mit verschiedenen Antigeneigenschaften annehmen, keine befriedigende Erklärung für die Altersdisposition und die Gestaltung der Epidemien abgeben. Damit rückt der Mensch mit seiner Disposition, seiner Konstitution in den Vordergrund der epidemiologischen Forschung, worauf bereits DRAPER, v. PFAUNDLER, PETTE, DE RUDDER und in letzter Zeit besonders AYCOCK hingewiesen haben (s. jedoch S. 525).

Diese Eingeständnisse unserer Unwissenheit vorausgesetzt, mögen in aller Kürze einige epidemiologische Besonderheiten vor allem auf Grund persönlicher Erfahrung mitgeteilt werden.

Großraumepidemien sind erst im 20. Jahrhundert bekannt geworden. Auf Abb. 1 hat WINDORFER die P.-Morbiditätswerte im Großraum Europa für die einzelnen Länder in den Jahren 1932—1946 abgebildet. Man erkennt daraus, daß die Seuche in fast allen Ländern zugenommen hat, und zwar ganz besonders in der Schweiz, Schweden, Norwegen, Dänemark, Island. Den höchsten Jahresmorbiditätswert hat Island mit 43,6 je 10000 Einwohner erreicht. Es dürfte

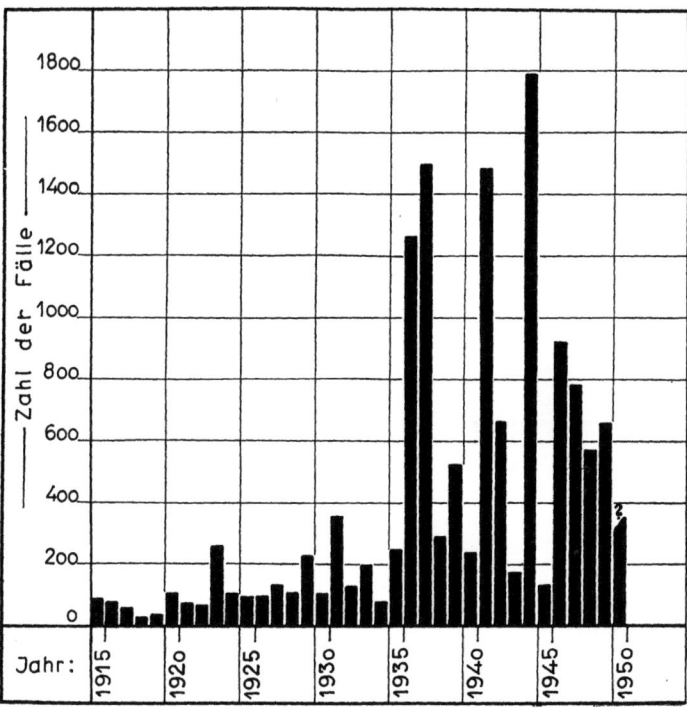

Abb. 2. Zahl der gemeldeten Poliomyelitisfälle der Schweiz.

wohl kein Zufall sein, daß die Länder mit hohem Lebensstandard die höchsten Säulen haben.

In der *Schweiz* besteht die Anmeldepflicht für die P. seit 1914. Allerdings werden die abortiven P.-Fälle erst seit den 30er Jahren in zunehmendem Maße statistisch erfaßt. Trotzdem ist aus der Abb. 2 mit Sicherheit zu entnehmen — was WINDORFER für Deutschland auch festgestellt hat —, daß erstens die Maxima der Morbiditätskurve im Laufe der Jahre größer werden und zweitens, daß auch die Morbidität zwischen den Maxima, von kleineren Schwankungen abgesehen, im Zunehmen begriffen ist. In den letzten Jahren scheint sogar die P. in der Schweiz den Charakter einer Endemie anzunehmen.

Bis zum Jahre 1928 traten in der deutschen Schweiz nur vereinzelte, ziemlich eng lokalisierte Herde auf mit einer mehr oder weniger ausgesprochenen amöboiden Ausbreitungstendenz. Seither ist die Zahl der Herde immer größer geworden und aus der Vereinigung dieser vielen Einzelherde ist die *Großraumepidemie* geworden, die sich also als die *Summe vieler Kleinraumepidemien* entpuppt. Daraus ergibt sich, daß die epidemiologische Analyse um so aufschlußreicher ist, je kleiner der Raum der Epidemie ist. ZELLWEGER konnte 1941 zwei Kleinraumepidemien in der Nähe Zürichs studieren: in den zwei abseits großer Verkehrswege gelegenen Dörfern betrug die Morbiditätsziffer 2,3% bzw. 20%, wobei mehrheitlich inapparente Formen beobachtet wurden. Verglichen mit der höchsten Morbiditätsziffer von Großraumepidemien, etwa 43,6 auf je 10000 Einwohner in Island 1946 (s. Abb. 1) haben wir also in diesen Kleinraumepidemien Ziffern, die etwa 40mal größer sind. Innerhalb der Kleinraumepidemien waren einzelne Häuser bzw. einzelne Familien besonders stark betroffen, während die nächste Nachbarschaft verschont blieb.

Eigenartig ist auch die Seltenheit von P.-Übertragungen in Spitälern, so daß zu Beginn des Jahrhunderts ZAPPERT aus dieser Tatsache die Kontaktlehre WICKMANNs ablehnte. Um so aufschlußreicher sind die wenigen genau analysierten *Spitalepidemien*, wie etwa diejenige von VISSER: in einem holländischen Kinderheim traten 2 Fälle von manifester P. auf, fast alle anderen Kinder und ein Großteil des Pflegepersonals zeigten P.-typische Liquorveränderungen, obwohl nur ein Teil der Patienten Krankheitssymptome, und zwar meist nur ganz leichte, aufwies. Im Kinderspital Zürich erlebten wir eine kleine Epidemie, die 19 Patienten im

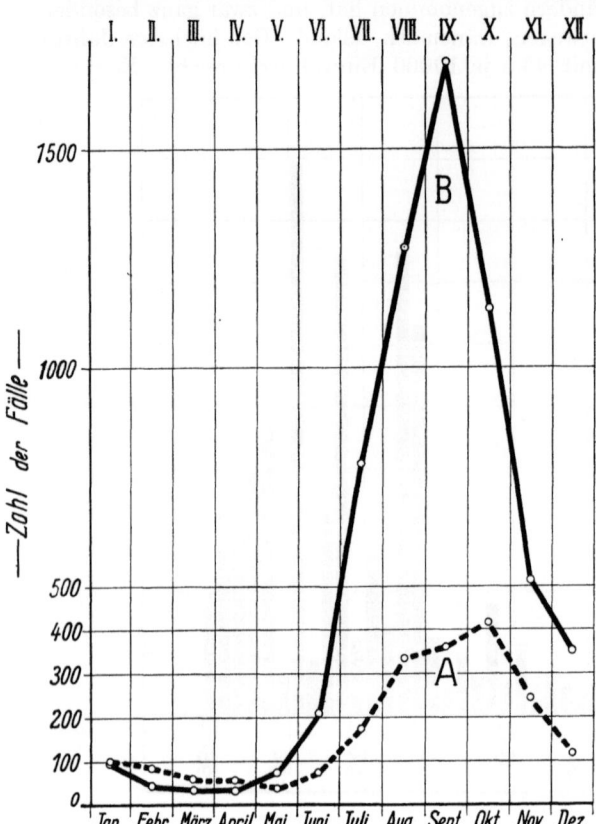

Abb. 3. Jahreszeitliche Verteilung der Poliomyelitis in Epidemiejahren (Kurve B) und in Nicht-Epidemiejahren (Kurve A) in der Schweiz. (Aus FANCONI, ZELLWEGER und BOTSZTEJN: Die Poliomyelitis und ihre Grenzgebiete.)

Alter von 2 Monaten bis $7^3/_4$ Jahren und 2 Pflegerinnen befiel. Ein Fall verlief encephalitisch, 3 Fälle mit schweren, 3 mit leichten passageren Lähmungen, 1 adynamisch und 13 Fälle rein meningitisch. Von diesen wiesen jedoch die meisten außer dem zweiphasischen Fieberverlauf und den Liquorveränderungen keine meningitischen Symptome auf. Es dürfte sich am ehesten um eine Übertragung durch erkranktes Pflegepersonal (mit Stuhl beschmutzten Händen!) gehandelt haben.

Unsere epidemiologische Analyse erlaubt den Schluß, daß der *Familienraum* eine viel größere Bedeutung für die Ausbreitung der P. hat als der *Schulraum*, daß *große Menschenansammlungen* (Turn-, Schießfeste usw.), auch wenn einzelne Teilnehmer bereits erkrankt sind, in der Regel nicht zur Ausbreitung der Seuche beitragen. Wenn ausnahmsweise nach einer großen Menschenansammlung Fälle gehäuft auftraten, so konnte meist gezeigt werden, daß die Infektion nicht durch direkten Kontakt von Mensch zu Mensch erfolgt war. So war in einer Marineoffizierschule in den USA. die Infektion wahrscheinlich durch den Genuß von Rahm erfolgt, der nach der Pasteurisation mit Fliegen beschmutzt worden war.

WICKMANN (1905) und WERNSTEDT (1913) fanden, daß der Morbiditätsindex umgekehrt proportional der Größe der Städte sei und daß die Morbidität bei abnehmender Bevölkerungsdichte zunehme. Die Analyse der verschiedenen Schweizer Epidemien zeigte uns jedoch, daß keine Abhängigkeit von der Siedlungsdichte besteht. Auch SABIN kommt zum Schluß, daß von der Bevölkerungsdichte unabhängige Faktoren für die gelegentlich hohen Morbiditätsziffern in dünn besiedelten Gegenden verantwortlich sind.

LEVADITI (1931), ZONDER (1939) u. a. behaupten, daß die P. am Fuße der Berge haltmache. Leider stimmt diese Behauptung nach unseren Erfahrungen

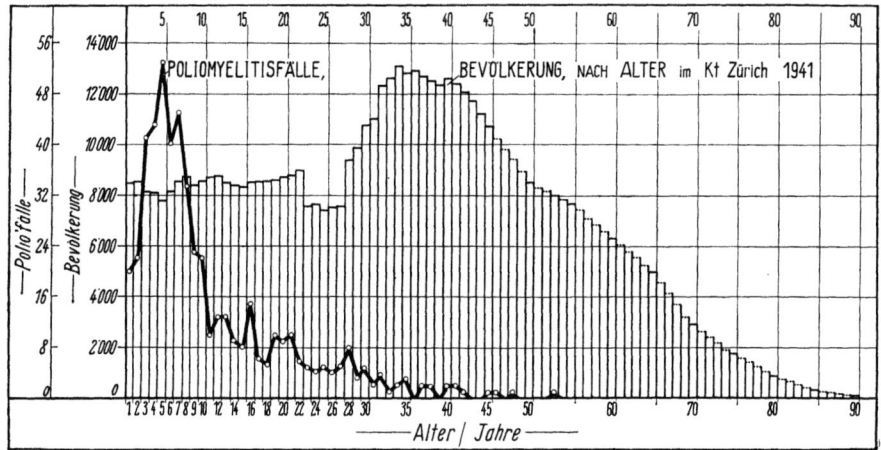

Abb. 4. Altersaufbau der Gesamtbevölkerung und der gemeldeten Poliomyelitisfälle im Kanton Zürich 1941, Schweiz. (Aus FANCONI, ZELLWEGER und BOTSZTEJN: Die Poliomyelitis und ihre Grenzgebiete.)

in der Schweiz nicht, wir erlebten Erkrankungen auch in der Höhe von 1800 m über Meer. SABIN lehnt auch eine Bevorzugung besonderer Rassen und Bevölkerungsschichten ab, so war der Morbiditätsindex in der Hawai-Epidemie von 1940 in der kaukasischen Rasse 4,4, in der chinesischen 1,0, in der Epidemie von 1930 in San Francisco umgekehrt 3,5 bzw. 6,7.

Eine sichere Tatsache ist dagegen das *saisonbedingte Auftreten* der P., wie es eindrucksvoll aus Abb. 3 hervorgeht. Die Häufung in den Spätsommermonaten ist besonders in den Epidemiejahren deutlich. In den Ländern der südlichen Hemisphäre tritt dementsprechend die Mehrzahl der Fälle in den warmen Monaten Januar bis Juni auf, in äquatorialen Ländern sind die Fälle mehr oder weniger gleichmäßig über das ganze Jahr verteilt. In Gegenden, wo die P. sehr verbreitet und geradezu endemisch geworden ist, wie etwa in Kalifornien, wird die Bevorzugung bestimmter Jahreszeiten ähnlich wie in den Nichtepidemiejahren in der Schweiz immer undeutlicher.

Eingehende statistische Analysen, die wir gemeinsam mit dem Meteorologen ZINGG durchführten, ließen keinen sicheren Zusammenhang mit der Witterung nachweisen. Nach LÉPINE soll die P. in trockenen Sommern, denen ein regenarmes Frühjahr vorausging, besonders häufig vorkommen.

Altersverteilung der Poliomyelitis. Wie schon der Name „Kinderlähmung" sagt, befällt die P. vorwiegend das Kindesalter. Sehr schön geht dies aus Abb. 4 hervor. Aber auch Erwachsene werden befallen, und zwar in 10—30% der Fälle.

Von großem Interesse ist die Alterspathomorphose der P. im Laufe des 20. Jahrhunderts, d. h. die Verschiebung des Krankheitsalters nach den älteren Jahrgängen. Dieses Älterwerden der P.-Kranken ist besonders deutlich in Kopenhagen, wo 1934 nur 20% der Erkrankten älter als 15 Jahre waren, 1937 27%, 1942 44% und 1944 53%, oder in Berlin, wo 1920—1929 16%, 1937—1943 21% und 1946 39% Erwachsene erkrankten. In der Schweiz und in den USA. ist diese Altersverschiebung lange nicht so deutlich. Auch nach unseren Befunden in der Schweiz ist das Durchschnittsalter der P.-Erkrankten auf dem Lande etwas höher als in den Städten, ebenso etwas höher in Nichtepidemiezeiten als in Epidemiezeiten.

Was die *Geschlechtsverteilung* anbetrifft, sind sich alle Autoren darin einig, daß Männer etwas häufiger erkranken als Frauen. Für den Kanton Zürich fanden wir für die Jahre 1915—1941 unter 1411 Erkrankten das Verhältnis Männer zu Frauen wie 1,31:1. Diese Verhältniszahl stimmt schön überein mit derjenigen von WICKMANN (Schweden 1905) von 1,38:1, von ZAPPERT (Österreich 1908) 1,34:1, von WELLS (USA. für 30000 Fälle) 1,3:1.

Überblicken wir die bisherigen Ergebnisse der epidemiologischen Forschung, so müssen wir eingestehen, daß wir ohne die Annahme *dispositioneller Faktoren* größte Mühe hätten, die Verschiedenheiten im Angehen und Verlauf der P.-Infektion zu erklären. Besonders diejenigen Forscher, die die stille Feiung, d. h. eine allgemeine Durchseuchung annehmen, sind zur Erklärung, warum so wenig Individuen erkranken (nach W. KELLER soll nur jeder 500. bis 1000. infizierte Mensch Lähmungen bekommen), auf die Annahme dispositioneller Faktoren angewiesen.

Endogene konstitutionelle Faktoren treten allerdings ganz in den Hintergrund. Familiäres Auftreten von P. in verschiedenen Epochen, so daß eine gemeinsame familiäre Infektionsquelle ausgeschlossen werden kann, ist zwar mehrfach beschrieben worden; so fand DUBOIS (1923) unter 310 paralytischen P.-Fällen 14mal die anamnestische Angabe früherer P.-Erkrankungen in der Familie. Wir fanden dies in unserem Krankengut 1936—1941 unter 716 Fällen nur 6mal. Diese allerdings kleinen Zahlen liegen noch innerhalb des mittleren Fehlers. Man kann daher mit ihnen eine familiäre Disposition kaum beweisen. Auch die übrigen Untersuchungen im Zürcher Kinderspital (Blutgruppe, allergische und neuroallergische Diathese usw.) ergaben keine sicheren Anhaltspunkte dafür, daß endogene Faktoren zur P. disponieren. Dieser Meinung ist auch SPENCE: seit DRAPER 1917 die Ansicht vertreten habe, schreibt er 1951, daß die Konstitution des Patienten von Bedeutung sei, sei kein einziger stichhaltiger Beweis (concrete proof) vorgebracht worden, um diese Hypothese zu stützen.

Dagegen ist die Bedeutung *exogener* Faktoren für den Verlauf der P. über alle Zweifel erhaben. Traumata, Überanstrengungen, Durchnässung, starke Besonnung, Reisen, vorangegangene Operationen, ja sogar an sich harmlose Impfungen, Infektionskrankheiten usw. schaffen eine Disposition für das Angehen der P. und vielfach auch für die Lokalisation der Lähmungen. Gefürchtet sind die Bulbärparalysen einige Tage bis Wochen nach einer Tonsillotomie. Nach verschiedenen amerikanischen Statistiken verliefen von 840 nicht tonsillotomierten Patienten nur 13,5% bulbär, von 533 früher einmal tonsillotomierten 30,6%. Von 128 innert eines Monats nach der Tonsillenoperation aufgetretenen Fällen verliefen sogar 84 = 69% bulbär. Die enorme Zunahme der Tonsillotomien in den letzten Dezennien könnte daher der Grund der „Kopfwanderung" der P. sein (s. S. 534). Dagegen ließ sich kein Einfluß der Tonsillotomie auf die Häufigkeit der P. überhaupt nachweisen.

Großes Aufsehen haben die Mitteilungen von McCloskey in Australien und von Martin, London, hervorgerufen, daß Schutzimpfungen, ganz besonders gegen Keuchhusten, das Angehen der P. sehr fördere. Analysiert man die Zahlen genauer, so ist kein Grund, gegen diese Schutzimpfungen Sturm zu laufen, höchstens wird man in P.-Epidemiezeiten auf sie verzichten, genau wie man dann eine Tonsillotomie usw. unterlassen wird (s. auch S. 558).

Zur Erklärung der eigenartigen Epidemiologie der P. stehen heute 3 Hypothesen im Vordergrund.:

1. Die einen Autoren (De Rudder, W. Keller, Aycock usw.) nehmen an, daß das P.-Virus ubiquitär ist und daß die Häufung manifester Erkrankungen nicht die Folge einer größeren Verbreitung des P.-Virus ist, sondern einer Vermehrung oberschwelliger Infektbeantwortung (manifeste Erkrankungen) auf Kosten der unterschwelligen (stille Feiung) (s. auch S. 518). Eine experimentelle Stütze der Theorie der stillen Feiung glaubte man in der viel zitierten Untersuchung Aycocks und Kramers über den häufigeren Ausfall des Neutralisationstestes bei der Stadtbevölkerung (29 von 46 gesunden) gegenüber der Landbevölkerung (6 von 28) zu haben. Nach neueren Untersuchungen (Jungeblut, Hallauer, Lépine) darf man aber heute einen positiven Neutralisationstest nicht mehr als sicheren Ausdruck der Immunität ansehen. MacKinley fand 1931 häufig entsprechende Antikörper bei den Einwohnern von Porto Rico, wo nie eine P. bis dahin beobachtet worden war, ferner zeigte es sich mehrfach, daß nach dem Abflauen einer P.-Epidemie der Prozentsatz der Antikörperträger in einer Population nicht zunimmt.

2. Demgegenüber haben Fanconi, Zellweger und Botsztejn 1944 auf Grund eingehender epidemiologischer Analysen die Hypothese aufgestellt, daß das P.-Virus nur sporadisch vorkomme, daß es dort, wo es sich einmal festgesetzt habe, zähe hafte und daß die Übertragung auf den Menschen keineswegs leicht erfolge. Dementsprechend gehe die Ausbreitung einer P.-Epidemie langsam, schwerfällig vor sich. In der Tat brauchte die P.-Epidemie mehrere Jahre, um die kleine Schweiz von Osten nach Westen zu durchwandern, trat aber in derselben Gegend mehrere Jahre hintereinander immer wieder auf. Ferner führen große Menschenansammlungen auf der Höhe einer P.-Epidemie (wie das Knabenschießen in Zürich 1941 oder der Reichsparteitag in Nürnberg 1938) nicht zur Propagation der Krankheit. Dies spricht dafür, daß die Übertragung der P. viel schwerfälliger als etwa durch die Tröpfcheninfektion von Mensch zu Mensch erfolgt. Wahrscheinlich ist in der Regel der Darmtractus die Eintrittspforte; wie aber die Übertragung vor sich geht, ist heute noch ein Rätsel. Falls eine Übertragung von Mensch zu Mensch überhaupt vorkommt, dürfte sie am ehesten durch die mit Fäkalien beschmutzten Hände stattfinden.

3. Eine dritte Hypothese ist cum grano salis als die Kombination der Lehre der stillen Feiung mit der Lehre der schwerfälligen Ausbreitung eines keineswegs ubiquitären Virus anzusehen. Sie wurde bereits 1941 von Fanconi und Zellweger aufgestellt und neuerdings von Spence weiterentwickelt. Bis vor 50 Jahren, schreibt Spence, bestand ein Gleichgewicht zwischen P.-Virus und Mensch; das Virus war ubiquitär, so daß die Kinder vor dem 3. Jahr infiziert und still gefeit wurden. In den vergangenen 50 Jahren wurde dieses Gleichgewicht durch 3 Kräfte gebrochen: 1. hat die Möglichkeit, sich in den ersten Lebensjahren zu infizieren, infolge der Fortschritte der Hygiene abgenommen; 2. ist die Möglichkeit der intrafamiliären Infektion durch die Abnahme der Kinderzahl kleiner geworden; und 3. hat die gewaltige Zunahme des Reiseverkehrs den Transport neuer P.-Vira, gegen die noch keine Immunisation stattgefunden hat, in hohem Maße erleichtert.

Diese 3. Hypothese wird den heute bekannten Tatsachen wohl am besten gerecht.

IV. Die pathologische Anatomie der Poliomyelitis.

Die ersten pathologisch-anatomischen Veränderungen finden sich in den motorischen Ganglienzellen der Vorderhörner, in deren nächster Umgebung bald eine Infiltration mit polynucleären und mononucleären Zellen erfolgt. Dafür, daß die Ganglienzellveränderung das Primäre ist, spricht die Tatsache, daß diese vielfach ohne zellige Infiltration der

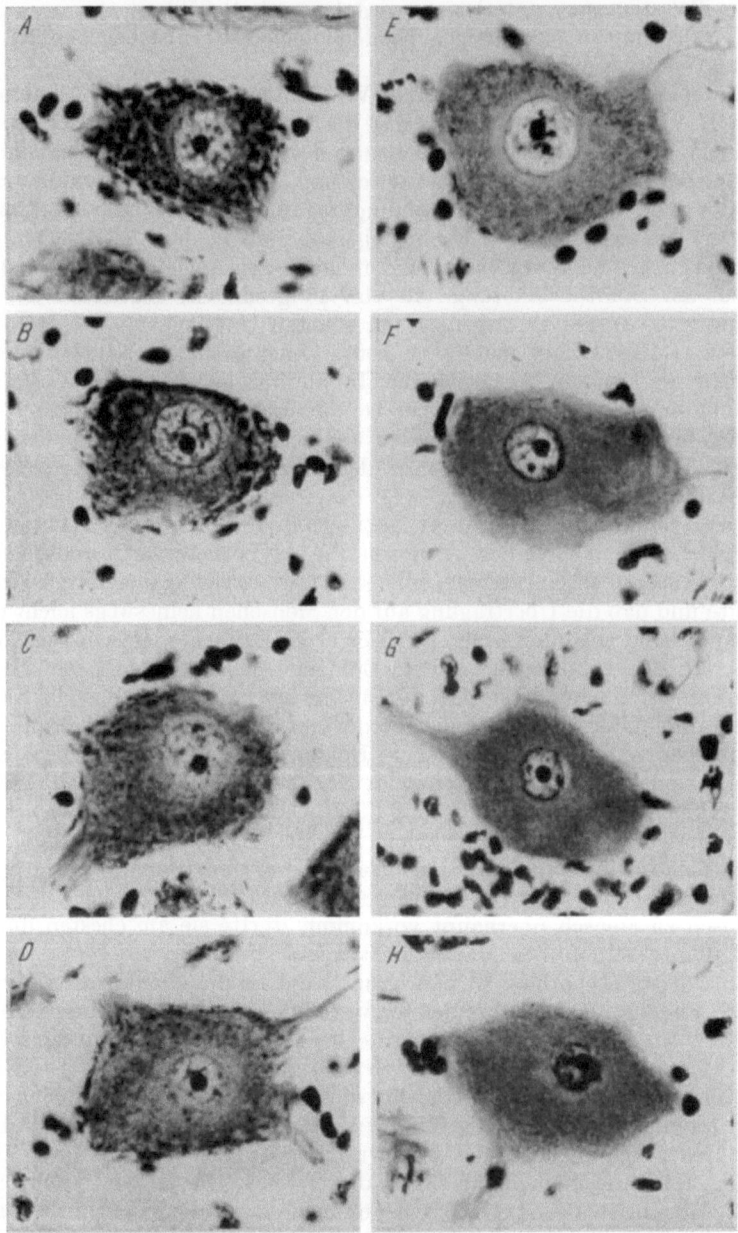

Abb. 5. Die verschiedenen regressiven Stadien in den motorischen Vorderhornganglienzellen beim Rhesusaffen. (Nach BODIAN.) *A* normale Ganglienzelle. *B—D* Erste Stadien der Regression. Die NISSLschen Tigroidschollen werden kleiner (Chromatolyse). *E* Fortgeschrittene Chromatolyse; nur noch in der Zellperipherie einige Reste von Tigroidschollen. Verklumpung des Kernchromatins. *F—H* Chromatolyse vollständig. Schrumpfung des Kernes, in welchem eosinophile Einschlüsse erscheinen. Im Bild *G* Anhäufung von Polyblasten um die Zelle.

Umgebung gefunden werden und daß in Gegenden ohne Ganglienzell-Läsionen wie etwa im Thalamus, infiltrative Vorgänge fehlen.

In den Ganglienzellen (Abb. 5) sieht man zuerst, wie in den mittleren perinucleären Partien die Tigroidschollen verschwinden *(Chromatolyse)*; in einem späteren Stadium kommt es zur Verklumpung des Kernchromatins. Schließlich verschwindet die Tigroidsubstanz vollständig, der ganze Kern schrumpft zusammen, eosinophile Körperchen treten in ihm auf. Nun stellen sich in nächster Umgebung der geschädigten Ganglienzellen polymorphkernige Leukocyten und Makrophagen ein, die allmählich die Zelle „auffressen" *(Neuronophagie)*. BODIAN nimmt an, daß die Ganglienzellschädigung erst jetzt, wenn die Neuronophagie eingesetzt hat, irreversibel wird.

Die zellige Infiltration, die zuerst perivasculär, dann auch sonst in der grauen Substanz sich einstellt, ist in den ersten Tagen vorwiegend polynucleär, geht aber rasch in eine mononucleäre über, wobei die Lymphocyten vorherrschen. Die Infiltration kann mehrere Wochen anhalten, die perivasculäre sogar mehrere Monate.

Wenn die Zerstörung von Vorderhornganglienzellen großes Ausmaß angenommen hat, so kann es zu einem mäßigen, zum Teil ödematösen Exsudat im Bereich der Vorderhörner kommen. Jedoch ist weder die zellige Infiltration noch das Ödem proportional der Schwere des bleibenden Schadens, denn die mesenchymale Reaktion hängt nicht nur vom Ausmaß der parenchymalen Schädigung der Ganglienzellen, sondern auch von der Reaktionsfähigkeit (Hyperergie) des Makroorganismus ab.

Bei der experimentellen P., sowie bei Menschen, die nicht an den Folgen der P. ad exitum kommen, fand man ausgedehnte pathologische Veränderungen im ganzen Bereich der motorischen Bahnen bis hinauf zum

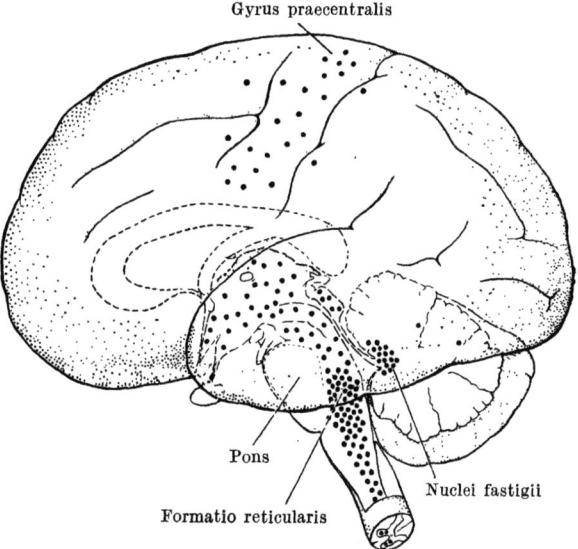

Abb. 6. Seitliche Ansicht des Gehirns mit Projektion des sagittalen Längsschnittes durch die Mitte des Hirnstammes. Die Dichte der schwarzen Punkte entspricht der Intensität der poliomyelitischen Läsion. (Nach BODIAN.)

Cortex und an vielen anderen Stellen des Zentralnervensystems, auch wenn keine klinischen Symptome bestanden. Dies rührt davon her, daß sehr viele Ganglienzellen zerstört sein müssen, bis eine Lähmung manifest wird. PETTE zieht daraus den Schluß, daß das P.-Virus sich auf dem Blutwege ausgebreitet haben müsse, denn nur so könne man sich erklären, daß die pathologisch-anatomischen Veränderungen ungefähr gleichzeitig in allen Teilen des Zentralnervensystems entstehen können. Dementsprechend führt PETTE die im Vorstadium auftretenden vegetativen Symptome (s. S. 537) auf eine frühzeitige Auswirkung des P.-Virus im Zwischenhirn zurück, denn hier fänden sich (KALM) die ältesten histologischen Veränderungen (s. auch S.519).

Für den Anatomen ist also jeder Fall von P., auch die inapparente Form, wirklich „poliomyelitisch" in der eigentlichen Bedeutung des Wortes, ja sogar encephalitisch. Immerhin werden nur bestimmte Teile des Zentralnervensystems so intensiv betroffen, daß daraus klinische Symptome resultieren. BODIAN hat diese besonders befallenen Regionen schematisch dargestellt (Abb.6). Es handelt sich um den Gyrus praecentralis, das Zwischenhirn, die Nuclei vestibulares, die Formatio reticularis und die Dachkerne des Kleinhirns (Nuclei fastigii), welche eng mit den Vestibulariskernen verbunden sind. Am intensivsten sind die bulbären motorischen Kerne und die Vorderhornganglienzellen befallen. Die Veränderungen in der motorischen Region des Cortex sind so wenig ausgedehnt, daß höchstens flüchtige Symptome die Folge sind (s. S. 536).

V. Symptomatologie.

Das Hauptsymptom der P. ist die Muskellähmung, aber nur ausnahmsweise stellt sie sich ohne Vorboten als „paralysis in the morning" ein. Die Analyse dieser Vorsymptome hat zur Stadieneinteilung der Krankheit geführt, die zwar allgemein anerkannt wird, ohne daß sich aber alle Autoren über die Deutung der einzelnen Stadien geeinigt hätten. Am klarsten gibt Abb. 7 diese Stadieneinteilung wieder, auf welcher wir eine plausible Deutung des in der Literatur überall gebrauchten Ausdruckes „Dromedartypus" für den zweiphasigen Verlauf der Fieberkurve gegeben haben. Die Bezeichnung Dromedartypus soll amerikanischen Ursprungs sein (DRAPER ?).

1. Die Inkubationszeit ist nicht normiert. Weder ist man sich einig über den Beginn derselben (Eindringen des P.-Virus in den menschlichen Körper oder Aktivwerden desselben) noch über das Ende (Beginn des Initial- oder des meningitischen Stadiums). Bei diesen Schwierigkeiten in der Berechnung ist es nicht

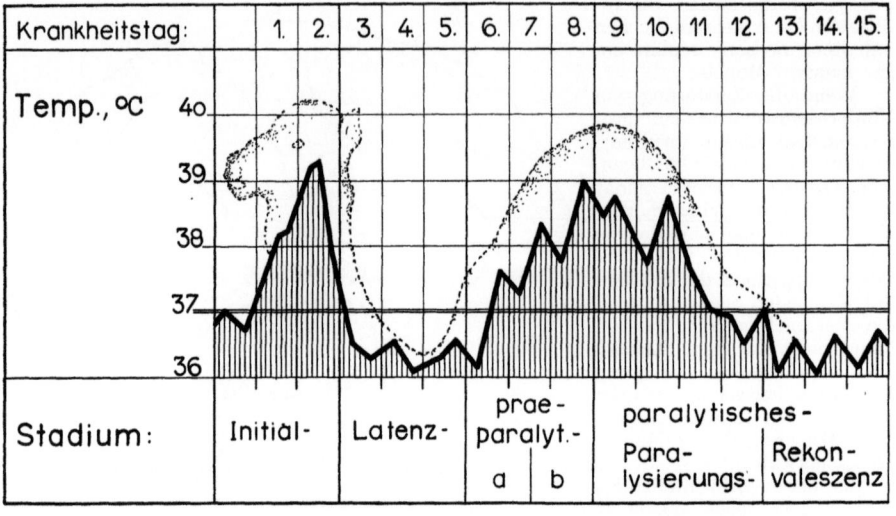

Abb. 7. Stadieneinteilung der Poliomyelitis (nach FANCONI). Biphasischer Fieberverlauf (Dromedartypus). In jedem Stadium kann die Krankheit Halt machen und je nachdem manifestiert sie sich als bloße „Sommergrippe" oder als „idiopathische" abakterielle Meningitis. Sowohl das Initialstadium als auch das präparalytische Stadium können subklinisch verlaufen bzw. unbeachtet bleiben, so daß die Krankheit sofort mit Lähmungen (paralysis in the morning) in Erscheinung tritt.

verwunderlich, daß die Angaben der Literatur so schwankend sind, und zwar zwischen 1—4 Tagen (WICKMANN) und 6—20 Tagen (AYCOCK und LUTHER). Nach THIEFFRY kann die Inkubationszeit sogar 40 Tage überschreiten. In praxi wird man nicht fehlgehen, wenn als häufigste Inkubationszeit 9—17 Tage angenommen werden. Bei der experimentellen P. schwankt die Inkubationszeit zwischen 2—46 Tagen (KLEINSCHMIDT). Die Unterschiede rühren hier hauptsächlich von den verschiedenen Impfmodi her. Wenn nach BODIAN und HOWE die Wanderungsgeschwindigkeit des P.-Virus im Nerven 2,4 mm in der Stunde beträgt, so ergibt sich allein aus der Weglängendifferenz von 10 cm ein Unterschied von etwa 2 Tagen für die Inkubationszeit.

2. Das Initialstadium. Ein durch eine Latenzperiode deutlich abgesetztes Initialstadium ist keineswegs konstant; die Literaturangaben über seine Häufigkeit weichen stark voneinander ab. Je sorgfältiger die Anamnese aufgenommen wird, desto häufiger ist es in den Krankengeschichten vermerkt; wir konnten es in 271 (44,3%) von 613 Fällen der Jahre 1937—1941 feststellen. In früheren Arbeiten sprachen wir von *Vorkrankheit*. Da aber die Akten über die Natur der Vorkrankheit noch nicht geschlossen sind, schließe ich mich der Nomenklatur von KELLER an, der von Initialstadium spricht. Die Symptome dieses Initialstadiums, welches zur P. gehört, wären Fieber, Kopfweh, Müdigkeit, Schwächegefühl, Schweiße und Appetitlosigkeit; dagegen hält KELLER die katarrhalischen und intestinalen Erscheinungen nicht als zur P. gehörend. Wir fanden jedoch in Zürich unter 271 genau analysierten Fällen nicht weniger als 40,9% katarrhalische Erscheinungen und in 24,4% Erscheinungen von seiten des Darmkanals (Erbrechen [12,9%], Bauchweh, Durchfall, Verstopfung); dies scheint mir dafür zu sprechen, daß wenigstens ein Teil dieser katarrhalischen und intestinalen Symptome P.-spezifisch sind.

DRAPER nahm an, daß es sich bei der Vorkrankheit um das Stadium der Allgemeininfektion (general systemic infection period) handle und stellte sie der Invasion des Zentralnervensystems (central nervous system period) gegenüber. Diese Gegenüberstellung würde dahinfallen, wenn es sich bestätigen sollte, daß bereits in der Vorkrankheit pathologisch-anatomische Veränderungen im Zentralnervensystem speziell im Bereich des Zwischenhirnes, der vegetativen Zentren sich finden (s. S. 519 und 527).

Ursprünglich teilte KELLER die Ansicht von PETTE, v. PFAUNDLER, H. MÜLLER usw., daß das Vorstadium eine selbständige Krankheit sei und als solche nur der Wegbereiter für die nachfolgende P. darstelle. Dafür sprechen die Tatsachen, daß bei der experimentellen Affen-P. die Vorkrankheit fehlt, ferner, daß an Stelle des üblichen Initialstadiums zuweilen spezifische Infektionskrankheiten wie Masern, Scharlach, Pertussis, sowie Traumata, Anstrengungen, Abkühlungen, operative Eingriffe usw. treten können. Demgegenüber haben FANCONI, ZELLWEGER und BOTSZTEJN das Vorstadium als P.-spezifisch betrachtet. Die Diskussion kam auf ein totes Geleise, weil man „entweder oder" sagte. KELLER brachte die beiden Standpunkte näher, indem er 1949 „sowohl als auch" sagte: Es gibt ein spezifisches, d. h. poliomyelitisches Initialstadium; es gibt außerdem auch eine Vorkrankheit nicht spezifischer Natur, welche in wechselndem Prozentsatz — rund 20% der Fälle — als Wegbereiter der eigentlichen P. vorausgeht. Das P.-spezifische Initialstadium dauert nur 36—42 Std (Hals des Dromedars); je länger das folgende Latenzstadium anhält, umso eher hat man es mit einer unspezifischen Vorkrankheit zu tun.

3. Die Latenzperiode. Die Latenzperiode ist das fieber- und symptomfreie Intervall zwischen dem Initialstadium und dem meningitischen Stadium. Ihre Dauer schwankt in der Regel zwischen 1—9 Tagen (s. Abb. 8). In den bulboencephalitischen und letal verlaufenden Fällen ist sie durchschnittlich am kürzesten, sie kann sogar verschwinden, indem das Vorstadium unmittelbar in das präparalytische übergeht. Bei den spinalen Formen ist sie etwas länger, am längsten ist sie bei den nicht paralytischen Formen.

4. Das präparalytische Stadium. Das präparalytische Stadium läßt sich in eine rein meningitische und eine adynamische Phase einteilen, allerdings sind viele Symptome, wie die Muskelschmerzen, der Tremor usw. beiden Phasen gemeinsam.

a) Meningitische Phase. Sie geht in der Regel mit einem erneuten Fieberanstieg einher. Es handelt sich um eine abakterielle Meningitis (s. S. 540), die zwar akut einsetzt, aber nur ganz ausnahmsweise das schwere dramatische Krankheitsbild der bakteriellen eitrigen Meningitis erreicht.

Die *subjektiven Symptome* sind *Kopf-, Glieder-, Nacken- und Rückenschmerzen*. Die Kopfschmerzen werden oft in die Stirne lokalisiert. Sehr häufig kommt es zu Schmerzen in den Extremitäten und anderen Körperpartien. Diese sog. prämonitorischen Schmerzen werden aber keineswegs nur in den später von

Lähmungen befallenen Körperteilen angetroffen, wie mancherseits behauptet wird. Kein Wunder daß besonders in Epidemiezeiten Kinder mit einem Rheumatismus verus incipiens unter der Diagnose P. eingewiesen werden. Wegen der Schmerzen liegen die Patienten möglichst bewegungslos auf dem Rücken, schreien auf bei jeder passiven oder aktiven Bewegung.

Verschiedene Autoren, wie SPENCE, trennen ein besonderes, dem meningitischen vorausgehendes Stadium als „stage of muscular discomforts" ab; es sei durch Muskelschmerzen und Muskelsteifigkeit charakterisiert. Für die Frühdiagnose einer P. ist es sehr wichtig, nach Muskelsteifigkeiten zu fahnden, die eventuell nur an einzelnen Muskeln wie Waden- oder Armmuskeln (Biceps) zu finden sind. Der betroffene Muskel fühlt sich steif an und man spürt einen deutlichen Widerstand, wenn man ihn streckt. Ein eigentlicher Spasmus besteht jedoch nicht. Da aber bereits entzündliche Liquorveränderungen bestehen, ist es wohl überflüssig, den muscular discomfort als ein besonderes Stadium vom meningitischen abzutrennen. Nach CAUGHEY und MALCOLM (1950) fanden sich Tonusänderungen einzelner Muskeln, die sich oft wie Spasmen anfühlen, in allen Fällen einer P.-Epidemie in New Zealand. Wenn die Muskelschmerzen am Thorax lokalisiert sind, können sie das Bild einer Bornholmschen Krankheit vortäuschen.

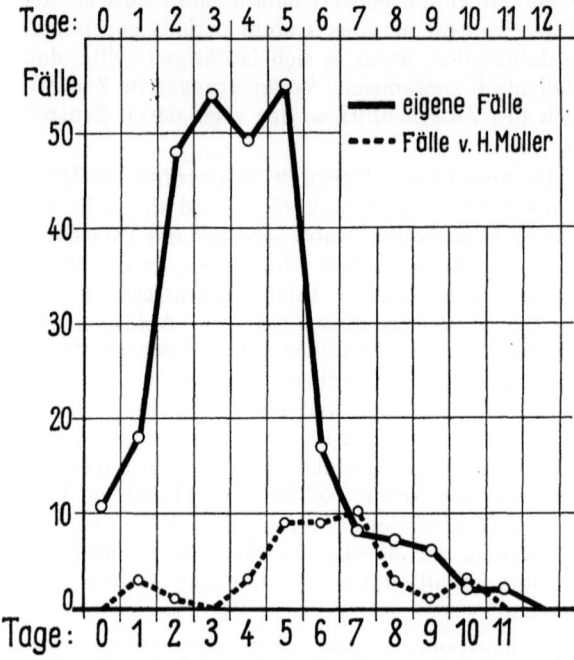

Abb. 8. Dauer der Latenzperiode. (Aus FANCONI, ZELLWEGER und BOTSZTEJN: Die Poliomyelitis und ihre Grenzgebiete.)

In 70% unserer Fälle bestanden im meningitischen Stadium *katarrhalische Symptome*, wie Pharyngitis, Tonsillitis usw.

Bei anderen Kindern geht das meningitische Stadium mit *abdominalen Symptomen* einher, die das klinische Bild manchmal so beherrschen, daß eine Appendicitis vorgetäuscht wird. Wir haben selber erlebt, daß in diesem Stadium eine Appendektomie vorgenommen wurde. Vereinzelt wurden Durchfälle beobachtet (GSELL und SCHÄFER). Das umgekehrte, daß eine Dysenterie die Poliomyelitismaske anzieht, kommt wohl häufiger vor, allerdings findet man bei der Dysenterie nur ausnahmsweise Liquorveränderungen, am ehesten noch eine Eiweißvermehrung und eine pathologische Goldsolreaktion (s. auch S. 543). *Erbrechen* dagegen kommt seltener vor als bei der tuberkulösen Meningitis und bei den eitrigen Meningitiden, wohl infolge der geringen Erhöhung des Liquordruckes.

Nicht so selten ist eine *Pollakisurie*, besonders in den ersten 3 Tagen des meningitischen Stadiums, wahrscheinlich handelt es sich um meningitische Reizsymptome. Besteht, wie wir es einige Male beobachtet haben, außerdem noch eine Pyurie, so ist es naheliegend, daß die Diagnose „akute Pyelitis" statt „Poliomyelitis" gestellt wird.

Verschiedenartige *Exantheme* wurden mehrfach im Beginn und Verlauf einer P. beobachtet. Unter 613 Fällen der Jahre 1937—1941 fanden wir nur 7mal solche Exantheme, und zwar sowohl im meningitischen als auch im paralytischen Stadium sowie in der Rekonvaleszenz.

Wir glauben, daß es sich hier nicht um P.-spezifische Exantheme, sondern um Zufallsbefunde gehandelt hat.

Der bei der Meningitis epidemica und der Pneumonie so häufige *Herpes febrilis* ist bei der P. so selten, daß sein Auftreten differentialdiagnostisch gegen P. spricht. Wir erlebten ihn unter 651 Fällen nur 9mal. Zweimal trat die Bläscheneruption im Vorstadium, 4mal im Verlauf der 2. Fieberphase und 3mal nach der Abfieberung auf. Drei unserer 9 Fälle blieben meningitisch, einer präparalytisch, einer bekam schwere Lähmungen, 3 verliefen encephalitisch und einer kam unter dem Bilde der bulbären Paralyse ad exitum. Ohne Virusnachweis ist es in allen diesen Fällen, besonders wenn Lähmungen fehlen, nicht mit absoluter Sicherheit möglich, eine selbständige Herpeserkrankung des Zentralnervensystems auszuschließen (s. auch S. 546).

Fieber fehlt sozusagen nie. Es erreicht innerhalb 1—2 Tagen die maximale Höhe; der Verlauf der Fieberkurve entspricht dem Buckel eines Dromedars; intermittierende oder gar septische Fieberverläufe gehören zu den Seltenheiten. Die Abfieberung geschieht lytisch. Weder die Fieberhöhe noch die Dauer des Fiebers lassen sichere prognostische Schlüsse zu. Immerhin wiesen alle über das präparalytische Stadium hinausgehenden Formen im Durchschnitt höheres Fieber auf, am höchsten war es bei den encephalitischen Formen. Während eine starke Fieberreaktion im Initialstadium eher ein günstiges Zeichen ist, ist sie während des zweiten Fieberschubes eher ungünstig. Ich habe ein einziges Mal einen völlig fieberfreien Verlauf einer paralytischen P. erlebt mit initialer Tachykardie, prämonitorischen Krämpfen am Bein und geringem Liquorbefund.

Der *Puls* ist in der Regel adäquat dem Fieber. In 14% unserer Fälle fanden wir eine ausgesprochene Bradykardie, so daß mehrmals die Fehldiagnose Meningitis tuberculosa gestellt wurde. Auch kommt es häufig zu einer Erhöhung des *Blutdruckes* schon im meningitischen Stadium. Beides, Bradykardie und Erhöhung des Blutdruckes, müssen wir als Zeichen einer Beteiligung der vegetativen Zentren deuten (s. auch S. 537).

Die *klassischen Meningitissymptome* gehören zu den Kardinalsymptomen des meningitischen Stadiums. Allerdings erreichen sie nie solche Grade wie bei der eitrigen oder der fortgeschrittenen tuberkulösen Meningitis. Bei der P. wie bei den Virusmeningitiden überhaupt muß man die meningitischen Zeichen suchen, bei den eitrigen Meningitiden drängen sie sich auf. Die schon lange bekannten Zeichen wie Nackenstarre, Opisthotonus, Kernig und LASSÈGUEsches Zeichen können fehlen oder nur angedeutet sein, deshalb ist das Suchen nach feineren meningitischen Zeichen, die erst beim Studium der P. entdeckt wurden, sehr wichtig. Es bleibe allerdings dahingestellt, ob diese Zeichen nur durch die Meningitis oder durch die Muskelschmerzen bedingt sind. Dazu gehört:

1. Das *Amoss-sign* oder *Dreifußphänomen*: es besteht in der Unmöglichkeit, im Bett zu sitzen ohne Zuhilfenehmen der Arme, die in charakteristischer Weise hinter dem Gesäß auf das Bett abgestützt werden.

2. Das *Spine-sign* oder *Knieküßphänomen*: es ist positiv, wenn der Patient beim besten Willen nicht imstande ist, bei leicht gebeugten Beinen die Knie mit dem Munde zu berühren.

3. Man kann dieses Zeichen auch so modifizieren, daß man die gestreckten Knie fixiert und schaut, ob und wie weit der Patient aufsitzen kann.

Der *Dermographismus ruber* ist häufig etwas verstärkt, aber nicht so wie bei der Meningitis purulenta und tuberculosa. Charakteristisch ist für das meningitische Stadium eine gewisse *Hyperreflexie*, die vielleicht auf einer Verminderung der pyramidalen und extrapyramidalen Hemmungen beruht. Die von vielen Autoren als sehr charakteristisch bezeichnete *Hauthyperästhesie* (E. MÜLLER, SCHÄFER usw.) war in unserem Krankengute nicht so auffällig, nur in 5,7% unserer 630 Fälle war sie stark ausgesprochen. Neben der Hauthyperästhesie ist der *Druck- und Dehnungsschmerz* der Muskeln und der großen Nervenstämme häufig. Das gleiche wie für die Hauthyperästhesie gilt für die *Schweiße*, wir haben sie bei weitem nicht so häufig gesehen, wie sie in der Literatur beschrieben werden. Nur selten, etwa bei einer encephalitischen Form oder bei hohem Fieber bei einem dysencephalen Kind, kommt es zu *Krämpfen*.

Das rein meningitische Stadium dauert bei den fortschreitenden Fällen im allgemeinen nur sehr kurze Zeit; schon nach wenigen Stunden bis höchstens 2—3 Tagen treten die ersten präparalytischen und paralytischen Zeichen auf, und zwar in der Regel noch auf der Höhe des Fiebers.

b) Das adynamische oder präparalytische Stadium im engeren Sinne des Wortes.
Die von FANCONI vorgeschlagene Abgrenzung der adynamischen oder präparalytischen Phase im engeren Sinne von der meningitischen hat sich als diagnostisch sehr wertvoll erwiesen, denn der Nachweis adynamischer Symptome beim Vorliegen einer abakteriellen Meningitis spricht nahezu hundertprozentig für P. Das adynamische Stadium ist durch folgende Symptome charakterisiert:

α) Die *allgemeine Muskelschwäche*, die Herabsetzung der Kraft der aktiven und des Muskelwiderstandes bei passiven Bewegungen. Der Händedruck wird kraftlos. Läßt man das Kind sich aufsetzen, so klettert es mit Hilfe seiner Arme an den Stäben des Bettgeländers oder an der Bettdecke hoch. Ein eindrucksvolles Symptom der Adynamie ist die *Nackenschlaffheit*. Hebt man, ohne daß der Kranke die Absicht merkt, ihn an den Schultern hoch, so fällt der für die hypotonische Nackenmuskeln zu schwere Kopf vorübergehend schlaff zurück, wobei oft durch die Innervation des Platysmas die untere Gesichtshälfte angstvoll verzerrt wird.

β) *Geringfügige Innervationsstörungen*. Am augenfälligsten sind die klinisch noch nicht als Paresen imponierenden Störungen im Innervationsgebiet des Nervus facialis, weil die geringsten Störungen die Mimik auffallend verändern. Dazu gehört auch eine vorübergehende *Urinverhaltung* (nach THIEFFRY in 40% der Fälle), ferner das *Nabelwandern* (FANCONI): bei Aufforderung, den Kopf in Rückenlage zu heben, wird der Nabel nicht wie normalerweise fixiert, sondern er weicht nach oben oder unten oder nach der Seite ab, als Zeichen einer muskulären Korrelationsstörung beim Anspannen der Bauchdecken.

γ) *Reflexdifferenzen und Areflexie* bei erhaltener Motilität. Schon die älteren P.-Forscher (WICKMANN, E. MÜLLER) machten die Beobachtung, daß die Abschwächung und das Schwinden der zuerst gesteigerten (s. S. 531) Reflexe dem Auftreten der Lähmungen vorausgeht. Gelegentlich macht die Krankheit bei diesen Reflexstörungen halt. Ausnahmsweise können die Eigenreflexe der Beine auch während des paralytischen Stadiums gesteigert werden, wahrscheinlich weil die Pyramidenbahnen im Rückenmark oder weiter oben durch die gliösmesenchymalen Reaktionen vorübergehend geschädigt werden.

δ) *Der Tremor* ist ein häufiges präparalytisches Zeichen. Nach DRAPER ist ein ataktischer Tremor das erste klinische Zeichen des Befallenseins der Vorderhornganglienzellen, das vor der Muskelschlaffheit auftreten soll. Besonders der feinschlägige Tremor kann aber bloß ein meningitisches Zeichen sein, dementsprechend kam es in 48 von unseren 87 Fällen, wo der Tremor auffällig war, nicht zu Lähmungen.

ε) Wichtig ist die *Facies poliomyelitica* (kongestioniertes Aussehen mit leichter Cyanose der Wangen und Lippen mit blassem Munddreieck, die Augen glasig, leblos, die Gesichtszüge schlaff). Die Facies poliomyelitica ist die Resultante aus der vegetativen Störung (s. S. 537) und der Adynamie.

ζ) In schweren Fällen besteht eine merkwürdige verdrießliche Stimmung mit deutlicher *Apathie*, vor allem eine Abwehr gegen jede aktive oder passive Bewegung. Bei älteren Kindern ist eine gewisse *Euphorie* häufig und charakteristisch.

5. Das Paralysierungsstadium. In der Mehrzahl der Fälle beginnen die Lähmungen zwischen dem 2. und 4. Tag des zweiten Fieberschubes (nach unserer Zusammenstellung bei 83,4% von 144 Lähmungsfällen). Die Lähmungen werden manifest meist auf der Höhe des Fiebers oder während des Fieberabfalls; nur in 9,5% unserer Fälle nach erfolgter Abfieberung.

Die Lähmungen eines Muskels oder einer Muskelgruppe erfolgt nicht momentan schlagartig, sondern die Entwicklung von der ersten leichten Funktionsstörung (Adynamie) bis zur kompletten schlaffen Lähmung dauert meistens einige Stunden bis höchstens 2—3 Tage. Außerdem werden die einzelnen Muskelgruppen selten simultan, sondern meist sukzessive befallen, so daß es einige Tage dauert, bis das volle Lähmungsbild in Erscheinung tritt.

Immer wieder wird in der neueren Literatur besonders der USA. von Muskelspasmen im Verlauf des paralytischen Stadiums gesprochen. In der Tat fühlen sich gelegentlich gewisse Muskeln wie verhärtet an. THIEFFRY glaubt, daß es sich um die schmerzhafte Spannung gewisser gesunder oder nur wenig geschädigter Muskeln handelt, deren Antagonisten gelähmt sind. Wahrscheinlicher ist es, daß die auf S. 530 erwähnte Steifigkeit einzelner Muskeln während des präparalytischen Stadiums bis weit in die Rekonvaleszenz hinein andauern kann.

HOEN bezeichnet die Phase vom Lähmungsbeginn bis zur vollen Entwicklung des Lähmungsbildes das *Paralysierungsstadium*; in 84 seiner 134 Fälle dauerte das Paralysierungsstadium nur einen Tag, bei je 19 Fällen hatte es eine Dauer von 2 bis 3 Tagen, länger als 4 Tage dauerte es nur bei wenigen Fällen. Der Verlauf kann foudroyant sein; wir haben Fälle erlebt, wo vom Krankheitsbeginn bis zum Exitus nur einige Stunden vergingen.

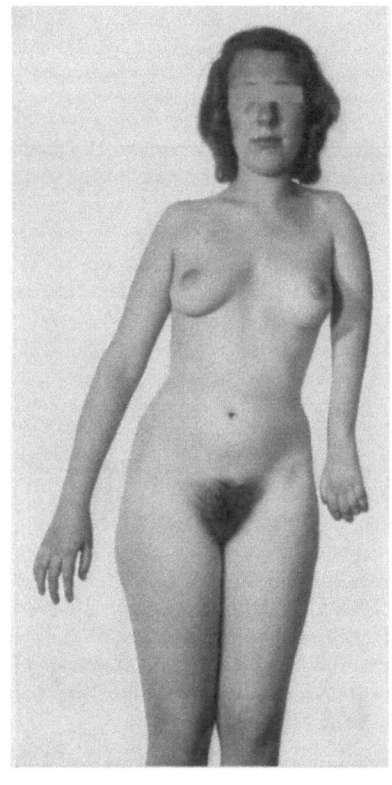

Abb. 9. Starke Wachstumshemmung des linken Armes infolge einer im Alter von 1³/₄ Jahren entstandenen poliomyelitischen Lähmung. (Aus FANCONI, ZELLWEGER und BOTSZTEJN: Die Poliomyelitis und ihre Grenzgebiete.)

Die Lähmungen sind nur selten symmetrisch. Wie in jedem Vorlähmungsstadium kann die P. in jeder Phase haltmachen, dementsprechend sehen wir alle Grade der Lähmungen, beginnend mit leichtesten partiellen Funktionsstörungen einzelner Muskeln bis zur vollständigen schlaffen Lähmung des ganzen Körpers.

Auch bei sorgfältiger Untersuchung können leichtere Lähmungen im akuten Stadium übersehen werden, ja gelegentlich werden sie erst nach Jahr und Tag entdeckt, wenn sich statische Störungen oder gar Deformierungen einstellen.

6. Die Rekonvaleszenz beginnt mit der Abfieberung bzw. mit dem Ende des Paralysierungsstadiums und dauert nicht nur Monate, sondern 2 Jahre und mehr, daher kann noch nach Jahren eine Besserung der Lähmungen erhofft werden. Die motorischen Folgen der verschiedenen Muskellähmungen interessieren mehr den Orthopäden als den Internisten. Neben den motorischen Ausfallserscheinungen kommen in der Rekonvaleszenz auch trophische Störungen vor, die sogar mit Geschwüren einhergehen können. Tritt die P. im frühen Kindesalter auf, so können gelähmte Extremitäten stark im Wachstum zurückbleiben (Abb. 9). Allerdings besteht zwischen dem Grad der Wachstumsstörung und der Lähmung keine genaue Parallelität (ZELLWEGER und MORF).

Die P. kann in jedem Stadium haltmachen, auch vor Eintritt der Lähmungen. Wir schlugen vor, als inapparente P. diejenigen Formen zu bezeichnen, die im Initialstadium haltmachen, noch bevor es zu Liquorveränderungen kommt, und als *abortive* P. die meningitischen und adynamischen Formen, die wohl Liquorveränderungen, aber keine Lähmungen machen. KELLER dagegen bezeichnet als abortiv diejenigen Formen, die wir inapparent nennen, und für unsere abortiven Formen schlägt er den Namen *rudimentär* vor (s. auch Abb. 7, S. 528).

Spinale Form der Poliomyelitis. Die spinale Form der P. ist die klassische und am besten bekannte Verlaufsform. Sie wird nur dann lebensbedrohlich, wenn sie die Intercostalmuskulatur und das Zwerchfell ergreift, so daß es zu Atemstörungen kommt. Hier kann die eiserne Lunge sehr Gutes leisten. Eigenartig ist, daß bleibende Blasen- und Mastdarmlähmungen gar nicht zum Bild der P. gehören; sie können zwar als vorübergehende Störungen vorkommen, wobei es sich wahrscheinlich weniger um Störungen der entsprechenden Vorderhornganglienzellen als vielmehr um solche der vegetativen Zentren handelt.

Wie bereits erwähnt (s. S. 519), besteht eine ausgesprochene *Höhenselektivität des poliomyelitischen Prozesses* (Abb. 10). An den Extremitäten werden die proximalen Muskelgruppen weit häufiger als die distalen befallen, und zwar werden innerhalb der proximalen Muskelgruppen wiederum mit einer gewissen Prädilektion folgende Muskel betroffen: *am Bein* Ileopsoas, Quadriceps und Abductoren häufiger als etwa die Beuger des Knies; *am Arm* Deltoides und Triceps häufiger als der Biceps. Die distalste Extremitätenmuskulatur wird ausgesprochen selten gelähmt. Dies hängt damit zusammen, daß in proximalen Muskeln wegen der weniger differenzierten Motorik eine viel größere Anzahl Fibrillen von einer Vorderhornganglienzelle innerviert werden (z. B. in einem M. glutaeus 165—180) als etwa in einem Muskel der Finger. Dazu kommt noch, daß die proximalen Muskeln viel stärker durch das Stehen, Gehen usw. beansprucht und deswegen eher überanstrengt (s. S. 524) werden als die hochdifferenzierten distalen Muskeln.

Es gibt zweifellos Muskeln, welche häufiger als andere isoliert gelähmt werden, so das vom Nervus facialis innervierte Gebiet, der Nervus rectus lateralis bulbi, die Peronäalmuskeln usw. Jedoch kommen als Seltenheiten isolierte Lähmungen aller möglichen Muskeln vor.

Die bulbopontine Form der Poliomyelitis. Prognostisch viel ungünstiger als die spinalen sind die bulbopontinen Formen der P., welche seit den 30er Jahren häufiger zu werden scheinen. BAMATTER hat für diese Änderung der Pathomorphose die Bezeichnung „Kopfwanderung" der P. geprägt. Die bulbären Formen sind ferner nach unseren Erfahrungen in Nichtepidemiejahren häufiger als in Epidemiejahren. In den Jahren 1936—1941 fanden wir bulbäre Symptome in 37,3% unserer 315 Lähmungsfälle; nur in 11,7% waren sie isoliert; häufiger waren sie mit spinalen oder encephalitischen Symptomen kombiniert. Die bulbären Formen scheinen bei älteren Patienten häufiger vorzukommen (WACKER).

BAKER teilt die bulbopontinen Formen in 4 Klassen ein: 1. The cranial nerve nuclei group, 2. The respiratory center group, 3. The circulatory center group, 4. The encephalitic group. Meistens handelt es sich um Mischformen.

Am häufigsten sind die Formen, wo einzelne oder mehrere Hirnnerven gelähmt sind. Die Prognose ist günstig, wenn nur *obere Hirnnerven* (III, V, VI, VII

Poliomyelitis: Symptomatologie.

und VIII) betroffen sind; viel gefährlicher ist die Mitbeteiligung der *unteren Hirnnerven*, d. h. des 10., 11., und 12., weil damit der Schluckakt gestört wird. Ein Frühsymptom der Schlucklähmung ist das Gurgeln als Folge des erschwerten Schluckens des Speichels; besonders im fortgeschrittenen Stadium kommt es dann leicht zur Aspirationspneumonie; die Schlucklähmung gibt deswegen nach einigen amerikanischen Autoren (z. B. J. WILSON) eine absolute Indikation

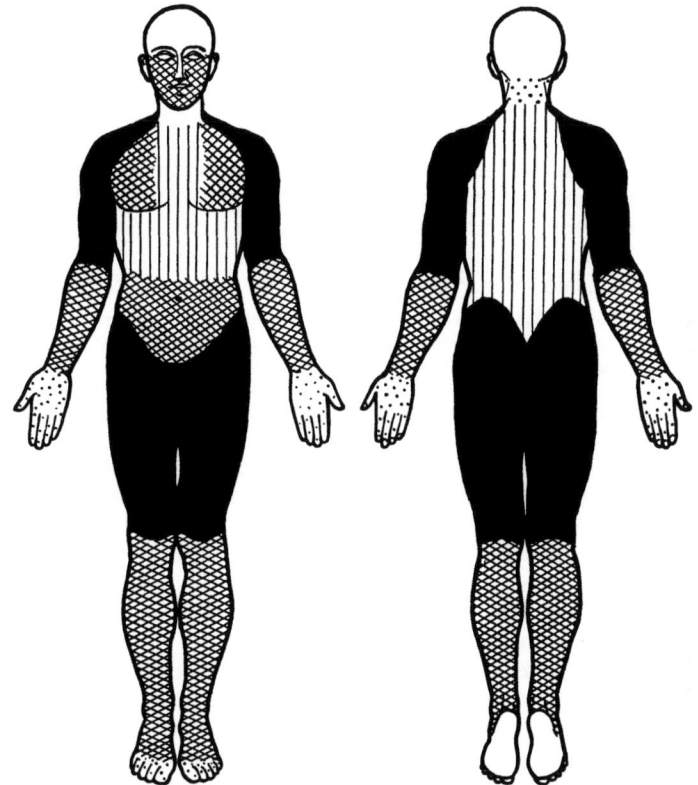

Abb. 10. Häufigkeit der Lokalisation der spinalen Lähmungen. (Nach FANCONI, ZELLWEGER und BOTSZTEJN: Die Poliomyelitis und ihre Grenzgebiete.) Je dunkler desto häufiger.

zur Tracheotomie (s. S. 553). Relativ günstig ist die isolierte Gaumensegelparese, die nur zu einer stark näselnden Sprache und Verschlucken durch die Nase führt.

Das Auseinanderhalten einer Lähmung des Nervus vagus und des Glossopharyngeus ist klinisch recht schwierig. Auch liegen diese Kerne in der Medulla dicht nebeneinander und werden deswegen anatomisch als Nucleus ambiguus zusammengefaßt. Obwohl die Ganglienzellen des motorischen Vaguskernes dicht benachbart liegen, werden seine verschiedenen Innervationsgebiete unabhängig voneinander befallen, so häufig die Schlucklähmung ist, so selten ist die Reccurenslähmung, die ich überhaupt nie zu Gesicht bekommen habe. Gerade beim Nervus vagus drängt sich das Problem auf, welche Bedeutung der Funktion einer Muskelgruppe für die Lokalisation der poliomyelitischen Lähmung unabhängig vom Sitz im Zentralnervensystem zukommt, mit anderen Worten das Problem, ob neben der Querschnitts- und Höhenselektivität (s. S. 519) noch eine *funktionelle Selektivität* besteht.

Am gefährlichsten sind die *bulbären Formen mit Beteiligung der vegetativen Zentren der Atmung und der Zirkulation*. Die Atembewegungen werden von einer ganzen Hierarchie von Neuronen reguliert, die untersten befinden sich im Rückenmark, die obersten im Cortex (willkürliche Regulation) und im Hypothalamus (Adaptation der Atmung an die Thermoregulation, an Gemütsbewegungen usw.); die für die Erhaltung des Lebens wichtigsten Zentren befinden sich jedoch im Bulbus und im Pons. Die Läsion letzterer und der benachbarten Kreislaufzentren durch das P.-Virus führt eine Störung der Atmung und des Kreislaufes herbei, die langsam oder schlagartig einsetzen kann. Die Atmung wird unregelmäßig, oberflächlich, auch bei intakter Atemmuskulatur. Zuweilen beobachtet man den CHEYNE-STOKESschen Atemtypus. Der Puls wird unregelmäßig, fadenförmig. Als Zeichen des zentralen Regulatorenkollapses kommt es zu enormen Schweißausbrüchen, zu kalten, marmorierten Extremitäten, Cyanose oder livider Hautverfärbung. Die Kollapszustände treten anfallsweise auf und wechseln mit Zeiten ab, wo während Stunden ohne Stimulation und Sauerstoff Atmung und Kreislauf ausreichend funktionieren. Diagnostische Schwierigkeiten können entstehen, wenn die Läsion der vegetativen Zentren isoliert auftritt.

So sahen wir bei einem 3jährigen Knaben 12 Tage nach einer Tonsillektomie eine perakut, fast afebril verlaufende P., mit isolierter Schädigung des Kreislaufes und des Schluckaktes. Autoptisch waren nur die Vaguskerne, besonders auf der rechten Seite lädiert, histologisch bestand daselbst eine etwa $^1/_2$ mm große Erweichung und um diesen Herd herum zahlreiche, teils perivasculäre Infiltrate und geringere Infiltrate in den übrigen Abschnitten des Hirnstammes und im oberen Halsmark.

In diesem Fall traten final leichte klonische Zuckungen in den Armen auf. Wir haben sie als hypoxämisch bedingt aufgefaßt. Überhaupt spielt die *Hypoxämie* in der Symptomatik der bulbären Paralysen, sowie der Atemmuskellähmungen eine bedeutende Rolle. Sie ist die Hauptursache einer Reihe von Symptomen wie Unruhe, Angstzustände, Schlaflosigkeit, Tachykardie, Erhöhung des Blutdruckes, Euphorie usw. Bei fortgeschrittener Hypoxämie kommt es zur Bewußtseinstrübung bis zum Koma.

Die Hypoxämie kann auf verschiedenen Wegen entstehen: 1. Durch das Oberflächlichwerden der Atmung infolge der spinalen Atemmuskellähmung bzw. der Läsion des Atemzentrums. Je oberflächlicher die Atmung wird, um so mehr macht sich der schädliche Raum (beim Erwachsenen etwa 150 cm^3) bemerkbar, da er nahezu gleich bleibt, ob tief oder oberflächlich geatmet wird, und um so eher kommt es zur Hypoxämie. 2. Durch die Häufung von Speichel im Rachen, 3. durch die Zungenlähmung, 4. durch Aspiration, 5. durch Lungenkomplikationen, wie Lungenatelektasen, Pneumonien usw. Daß encephalitische Symptome vielfach anoxämisch bedingt sind, geht aus der verblüffenden Wirkung der Sauerstoffzufuhr hervor, sei es, indem man die Kinder in eine Eiserne Lunge bringt, sei es, daß man durch die Tracheotomie oder sonstwie Sauerstoff in reichlicher Menge zuführt.

Die Bulbärparalyse ist wohl die gefährlichste Form der P. Wenn aber ein Kind sie übersteht, so ist die Wahrscheinlichkeit einer Restitutio ad integrum viel größer als bei den spinalen Formen.

Die encephalitische Form der Poliomyelitis (Polioencephalitis). Die cerebrale Form der Kinderlähmung, wie sie von STRÜMPEL 1884 beschrieben worden ist, d. h. eine Encephalitis acuta, gefolgt von spastischen Dauerparesen, hat nach der Auffassung der heutigen Autoren nichts mit der P. zu tun. Es wäre aber falsch, das Vorkommen einer encephalitischen Form der P. abzulehnen, denn in 19% unserer 375 Lähmungsfälle der Jahre 1936—1941 kam es im akuten Stadium der P. zu flüchtigen encephalitischen Symptomen, welche, wie es für die P.

charakteristisch ist, fast nur die Motorik, sowohl die pyramidale wie die extrapyramidale, nicht aber die Sensibilität betrafen. Viele dieser flüchtigen Symptome sind allerdings nicht direkt durch das P.-Virus, sondern durch die Hypoxämie bedingt (s. oben).

Die encephalitischen Formen zeichnen sich durch höheres Fieber (bis 40° und darüber) aus. Häufig beginnt die Polioencephalitis mit Krämpfen und Zuckungen. Hyperpyrexie, Pulsbeschleunigung, profuse Schweiße, Schlafstörungen lassen an eine Läsion der vegetativen Zentren denken (s. S. 527). Bewußtseinsstörungen kommen ziemlich häufig vor, sind aber nur von kurzer Dauer, sie halten höchstens eine Woche an Die Kinder sind entweder benommen, können aber auch psychotische Wahnideen, Affektausbrüche aufweisen. Häufig sind Sprachstörungen in Form einer motorischen Aphasie. Flüchtige Pyramidensymptome können auftreten, ebenso extrapyramidale Störungen, wie Rigor, Katalepsie, Hyperkinesen, Ataxie usw. Die encephalitischen Symptome dauern selten länger als 1 bis 2 Wochen. Bleibende Residuen, und zwar sowohl spastische Lähmungen als auch Parkinson-Symptome sprechen unseres Erachtens retrospektiv gegen die Diagnose P. Die Prognose ist trotz des eindrucksvollen Bildes quoad sanationem gut, quoad vitam hängt sie von der Mitbeteiligung der bulbären Zentren ab, denn, wie bereits gesagt, beleckt das P.-Virus die Ganglienzellen des Gehirns nur, während es sich in die motorischen Ganglienzellen des Vorderhornes und der Medulla festbeißt.

Die sog. **neuritische und polyneuritische Form der Poliomyelitis,** welche bereits von WICKMANN und WERNSTEDT erwähnt wird, dürfte jedenfalls sehr selten sein. Vielfach liegt nach meiner Erfahrung eine Verwechslung mit einer Polyradiculoneuritis vor, die meistens nichts mit P. zu tun hat (s. S. 549).

Die **vegetativ-nervösen Störungen der Poliomyelitis** sind in den letzten Jahren besonders eingehend studiert worden. Sie wurden zwar bereits vor 30 Jahren von WICKMANN, MÜLLER u. a. beobachtet, sie blieben aber zum Teil wohl unter dem erschütternden Eindruck der motorischen Ausfallserscheinungen wenig beachtet. Flüchtige vegetativ-nervöse Störungen kommen bereits im Initialstadium vor, so Schweiße, Pollakisurie, Obstipation; sie hängen vielleicht mit den von PETTE und KALM gefundenen, frühzeitigen Veränderungen im Zwischenhirn (s. S. 519) zusammen. Häufiger sind neurovegetative Störungen im meningitischen und präparalytischen Stadium, wie Schweiße, Pollakisurie, Tachykardie bzw. Bradykardie und, worauf wohl zuerst DE TONI aufmerksam gemacht hat, Blutdrucksteigerung. Massiv werden die vegetativ-nervösen Störungen erst bei den bulbären und encephalitischen Formen, wo profuse Schweiße, Cutis marmorata, Akrocyanose, stärkste Pulsschwankungen das klinische Bild beherrschen können. Zum Teil sind aber diese Symptome durch die Hypoxämie bedingt.

Nach neuesten Untersuchungen von ZELLWEGER ist die Blutdruckerhöhung ein recht häufiges Symptom der akut-entzündlichen Phase der P. und kommt sowohl bei leichtem meningitischen als auch bei schwerem spinalparalytischen oder bulbo-encephalitischem Verlauf vor. Die Blutdrucksteigerung verschwindet in der Regel nach wenigen Tagen wieder. Sie wird auf eine Beteiligung der blutdruckregulierenden Zentren am poliomyelitischen Prozeß zurückgeführt.

ZELLWEGER hat 2 Fälle beschrieben, wo eine paralytische P. mit einer Akrodynie kombiniert war; er glaubt, daß diese die Folge einer besonderen Lokalisation des P.-Virus im Zwischenhirn ist.

VI. Komplikationen der Poliomyelitis.

Unter den Komplikationen der P. spielen die *Lungenkomplikationen* weitaus die wichtigste Rolle; in erster Linie der massive **Lungenkollaps** eines ganzen Lungenflügels bzw. eines Lungenlappens. Grundbedingung für die Entstehung des Lungenkollapses sind Lähmungen der Atemmuskulatur; aber nach unseren Erfahrungen bedarf es noch anderer begünstigender bzw. auslösender Faktoren. Als solche seien erwähnt: 1. Eine Mehrproduktion von Bronchialsekret, das die Bronchien verlegt und infolge des kraftlosen Hustens nicht hinausbefördert wird, 2. ein pleuritischer Schmerz, 3. ein Krampf der Bronchialmuskulatur auf allergisch-asthmatischer Grundlage.

Der massive Lungenkollaps kommt besonders in der Altersstufe von 2 bis 4 Jahren vor. Die linke Lunge wird etwa 2mal häufiger befallen als die rechte. Die Neigung zu Rezidiven ist außerordentlich groß. Die beste *Behandlung* des einfachen Lungenkollapses ist das Verbringen des Kindes in die Eiserne Lunge; meistens ist innerhalb weniger Minuten der Lungenkollaps behoben. Bei Versagen dieser Therapie empfehlen amerikanische Autoren (STIMSON) die Bronchoskopie mit Absaugen des obturierenden Bronchialsekretes.

Leider kommt es recht häufig zu einer *atelektatischen Pneumonie*, die nicht ganz leicht vom einfachen Lungenkollaps zu differenzieren ist. Jedenfalls ist es angezeigt, bei jedem Lungenkollaps Antibiotica und Chemotherapeutica zu geben.

In den letzten Jahren hat man nachweisen können, daß die P.-Vira, wenigstens diejenigen der Lansing-Gruppe, auch das **Myokard** in Mitleidenschaft ziehen, beim Menschen in 26% der Fälle, wo das Myokard genau untersucht wurde (zit. nach LÉPINE). Man kann sich demnach mit Recht fragen, ob die Myokarditis als Komplikation oder als häufiges Symptom der P. betrachtet werden muß. Jedenfalls zeigt das Elektrokardiogramm häufig pathologische Veränderungen, nämlich in 40% von 52 eigenen daraufhin untersuchten Fällen (FRISCHKNECHT und ZELLWEGER).

VII. Die Diagnose der Poliomyelitis.

Das Initialstadium der P. ist so uncharakteristisch, daß man nur in Epidemiezeiten an eine P. denken wird. Verdächtig ist ein zweiphasischer Fieberverlauf (Dromedartypus). Man gewöhne sich daran, bei jedem zweiphasigen Fieberverlauf das Amoss-sign, das Spine-sign usw. zu prüfen sowie nach „Muskelspasmen" (s. S. 530) zu fahnden.

Das wichtigste diagnostische Mittel ist im meningitischen und in den folgenden Stadien die **Lumbalpunktion**. Fehlen Liquorveränderungen, insbesondere die Pleocytose, so kann man wohl im Zweifelsfalle eine P. ausschließen. Charakteristisch für die P. ist im Beginne eine Dissociation cyto-albuminique, nach der 2. Woche umgekehrt eine Dissociation albumino-cytologique. Schon am 1. Tag des meningitischen Stadiums findet man einen klaren oder leicht opalescenten Liquor mit normalem oder leicht erhöhtem Druck, *Eiweißwerte* zwischen 30 und 75 mg-% und Zellzahlen zwischen 50 und 500 je Kubikmillimeter. Die *Pleocytose* ist in der Regel in den ersten 2 Tagen vorwiegend polynucleär, später fast ausschließlich mononucleär. Ende der ersten und anfangs der zweiten Woche geht die Zellzahl zurück, dagegen steigt das Eiweiß auf Werte bis 100 mg-% und darüber an. Nur ganz ausnahmsweise kommen hohe Zellzahlen vor, die höchste, die wir fanden, betrug am 2. Tag des meningitischen Stadiums 2130, davon 215 Mononucleäre, 1960 Polynucleäre.

Leider hat sich die *Tryptophanreaktion* als differentialdiagnostisches Kriterium gegenüber der Meningitis tuberculosa nicht bewährt; einerseits fanden wir sie oft negativ im Beginn der Meningitis tuberculosa, andererseits bei 185 P.-Kranken (1941) in 23% der Fälle positiv. Wichtiger ist der *Liquorzucker*: 80% unserer Fälle hatten einen normalen Zuckergehalt, in 15% war der Wert erhöht und nur in 1—5% erniedrigt, während er bei der Meningitis tuberculosa außer in den Anfangsstadien regelmäßig erniedrigt ist. Leichte Veränderungen der *Goldsolreaktion* kommen regelmäßig vor, tiefe Zacken aber, sowie ausgesprochene Links- oder Rechtszacken sprechen gegen P.

Bei den paralytischen und letalen Fällen kommen höhere Zellzahl- und Eiweißwerte etwas häufiger als bei den nichtparalytischen vor, die Ausnahmen von dieser Regel sind aber so zahlreich, daß im konkreten Falle keine prognostischen Schlüsse gezogen werden dürfen. Besonders bei der bulbären oder bulboencephalitischen P. sprechen starke Liquorveränderungen für einen bösartigen Verlauf, denn gerade bei diesen Formen wird in der Regel der Liquor am wenigsten alteriert.

Diagnostisch weniger brauchbar sind die **hämatologischen Befunde.** Das P.-Virus vermehrt sich nur in den lebenden Zellen und nicht in der extracellulären Flüssigkeit; es bewirkt also, im Gegensatz zu den Bakterien, mehr Gewebs- als humorale Veränderungen. In der Tat findet man in den meisten Fällen von P., auch wenn sie ein recht schweres Krankheitsbild bieten, nahezu normale Werte der Senkungsgeschwindigkeit und der Leukocytenzahl und eine nahezu normale prozentuale Verteilung. Dies läßt sich differentialdiagnostisch sehr gut verwerten gegenüber bakteriellen Erkrankungen, die mit Meningismus oder Meningitis einhergehen. Bei der Differenzierung gegenüber anderen Viruskrankheiten hingegen läßt uns die Blutuntersuchung im Stich, da das Fehlen starker Blutveränderungen fast allen Viruskrankheiten gemeinsam ist. Gelegentlich findet man allerdings eine stärkere Beschleunigung der Senkungsgeschwindigkeit, eine Leukocytose, eine Linksverschiebung usw., was bei den spinalen und letalen Formen etwas häufiger ist als bei den nicht paralytischen, aber auch von dieser Regel gibt es zahllose Ausnahmen, so daß im konkreten Falle aus dem Blutbefund keine Prognose gestellt werden kann.

VIII. Prognose der Poliomyelitis.

Es gibt kaum eine Infektionskrankheit, bei der die Voraussage des späteren Verlaufes so große Schwierigkeiten macht wie die P. Steht die Diagnose einer P. im präparalytischen Stadium fest, so kann niemand voraussagen, ob der Patient die Krankheit überhaupt überstehen, ob er schwere Lähmungen davontragen oder ob die P. abortiv verlaufen wird. Weder der Habitus des Patienten, noch die Zahl und Schwere vorausgegangener Krankheiten, noch die erbliche Belastung, noch das Alter spielen in der Prognose eine nennenswerte Rolle. Über die prognostische Bedeutung des Fiebers s. S. 531, der Liquorveränderungen s. oben.

Bei der P. haben wir nicht nur die 2 Alternativen: Heilung oder Tod, sondern eine ganze Reihe von Verlaufsmöglichkeiten, denn die Krankheit kann in jedem Stadium haltmachen. Unsere Statistik von 758 Fällen der Jahre 1936—1942, die in großen Zügen mit den Angaben der Literatur übereinstimmt, lautet folgendermaßen:

Nichtparalytischer Verlauf 48,0%
Leicht passagere Paresen . . . . 15,2% } 76,4% Heilung
Benigne, bulbäre und encephalitische Formen 13,2%
Schwere bleibende Lähmungen 15,4%
Letaler Ausgang 8,2%

Die Angaben über die **Letalität** in den verschiedenen Statistiken sind deswegen schwer zu vergleichen, weil es nicht leicht ist, die Gesamtzahl der P.-Kranken zu erfassen; in vielen Statistiken sind keine oder nur wenige meningitische und abortive Fälle berücksichtigt, in anderen sehr viele. Am meisten wird eine Letalität von 8—10% angegeben. Bezieht man die Letalität nur auf die paralytischen Formen, so kommt man auf höhere Zahlen, die je nach dem Jahrgang schwanken, z. B. im Kinderspital Zürich zwischen 14 und 18%. Erwachsene scheinen eine größere Letalität zu haben, so betrug sie im Krankengut der medizinischen Universitätsklinik Zürich 1941 15,6% aller Fälle und, nur auf die paralytischen Fälle bezogen, sogar 24,5%, das sind 6,8% mehr als im Kinderspital. Für die Prognose quoad vitam ist die Lokalisation von großer Bedeutung. Am gefährlichsten sind die bulbopontinen Formen, von denen nach unserer Erfahrung etwa $1/_3$ sterben. Prognostisch ungünstig sind auch Vasomotorenstörungen. wie profuse Schweiße, Cutis marmorata, Akrocyanose, Pulsirregularitäten usw.

Sind Lähmungen aufgetreten, so ist es keineswegs leicht, die **Prognose quoad restitutionem** zu stellen. Es gibt Kinder, die nur eine ganz isolierte Lähmung aufweisen, die aber das ganze Leben bestehen bleibt; andere Patienten, die zuerst nahezu am ganzen Körper gelähmt erscheinen, können fast vollständig wieder hergestellt werden.

Die Prognose einer Lähmung hängt *erstens* vom zugrunde liegenden pathologisch-anatomischen Prozeß ab. Klinisch gleiche Lähmungen können bedingt sein: 1. nur von rasch reversiblen gliös-mesenchymalen Reaktionen, oder 2. von einer langsam reparablen Tigrolyse in den Ganglienzellen (s. Abb. 5, S. 526), oder schließlich 3. von einer irreparablen Neuronophagie. *Zweitens* hängt das Ausmaß der klinischen Heilung davon ab, in welchem Grade andere Muskeln oder Muskelgruppen für die gelähmten Muskeln einspringen können, und *drittens* wie weit durch eine zielgerichtete Therapie die Inaktivitätsatrophie schwer geschädigter und wenn sich selbst überlassen, nicht gebrauchter Muskeln aufgehalten werden kann. Für die Restitution der Lähmungen in der Rekonvaleszenz kommt *viertens* der psychischen Struktur des Patienten, seiner Energie, seinem Gesundungswillen usw., eine große Bedeutung zu.

IX. Differentialdiagnose.
Differentialdiagnose des präparalytischen Stadiums.

Im Initialstadium einer Poliomyelitis kann die Diagnose mit Sicherheit überhaupt nicht gestellt werden. Man wird an sie denken, wenn die epidemiologischen Bedingungen vorhanden sind, wenn etwa in der Umgebung des P.-Patienten auffallend viele „grippale" Infekte (Sommer-Grippen!) auftreten.

Aber auch im präparalytischen Stadium ist die Diagnose keineswegs leicht. Die von Fanconi vorgeschlagene Unterteilung des präparalytischen Stadiums in ein meningitisches und adynamisches (s. Abb. 7 und S. 532) hat sich für die Abtrennung der poliomyelitischen von den übrigen abakteriellen Meningitiden als wertvoll erwiesen. Gelingt es uns nämlich, bei einer abakteriellen Meningitis präparalytische Symptome nachzuweisen, so gewinnt die Diagnose P. sehr an Wahrscheinlichkeit; fehlen sie, so kommt neben der Meningitis tuberculosa eine ganze Schar nichteitriger Formen in Frage.

Sowohl im Hinblick auf die Prognose als ganz besonders wegen der Notwendigkeit der Einleitung einer möglichst frühzeitigen Streptomycintherapie ist die rechtzeitige Erkennung einer **tuberkulösen Meningitis** von allergrößter Bedeutung. In den meisten Fällen wird die Anamnese — akuter Beginn bei der P., schleichend bei der Meningitis tuberculosa — die Differentialdiagnose zu stellen erlauben. Es gibt aber immer wieder Fälle, wo sogar Röntgenbild und Augenhintergrundsbefund (Chorioideatuberkeln!) im Stiche lassen und trotz genauer

Liquoranalyse der Nachweis der Tuberkelbacillen zunächst nicht gelingt. Das eine Mal täuscht eine Pulsverlangsamung und das psychische Verhalten bei einer P. eine Meningitis tuberculosa vor, das andere Mal läßt man sich umgekehrt durch die hochgradige Adynamie der Muskulatur mit Erlöschen aller Sehnenreflexe bereits im Beginn einer Meningitis tuberculosa zur Diagnose P. verleiten. Im Zweifelsfalle lasse ich immer Streptomycin intramuskulär und eventuell auch PAS (Paraaminosalicylsäure) per os geben, warte aber mit der intralumbalen Applikation von Streptomycin, bis die Diagnose einigermaßen gesichert ist, damit nicht eine sich aufpfropfende Streptomycinmeningitis die nachträgliche Stellung der Diagnose verunmögliche.

Leider sind einerseits die charakteristischen Liquorveränderungen der Meningitis tuberculosa, nämlich die Strumpfbildung, die stärkere Eiweißvermehrung, die positive Tryptophanreaktion und die Verminderung der Chloride und des Zuckers gerade in den differentialdiagnostisch wichtigen ersten Tagen noch nicht ausgesprochen. Andererseits kann ein Fibrinstrumpf, eine positive Tryptophanreaktion auch bei einer P. vorkommen. Einzig die frühzeitig vorhandene und progressive Verminderung des Liquorzuckers und Liquorchlors spricht eindeutig gegen die P. (s. auch S. 539).

Die diagnostischen Schwierigkeiten sind noch größer, wenn eine *Meningitis concomittans* bei einem tuberkulösen Herd in der Nähe der Meningen oder eine *Meningitis tuberculo-allergica* vorliegt. Mehrmals wurden uns Kinder mit der Diagnose P. eingeliefert, bei denen wir nachträglich die Diagnose einer Meningitis tuberculo-allergica bei Primärtuberkulose stellen mußten, bei denen wahrscheinlich infolge der rasch sich entwickelnden Allergie es auch im Bereich der Meningen zu unspezifischen entzündlichen Reaktionen kam. Die Prognose der Meningitis tuberculo-allergica ist auch ohne spezifische Behandlung gut; heute braucht es allerdings Mut, falls man an sie denkt, auf das Streptomycin intrathekal zu verzichten.

Außer der tuberkulösen Meningitis, wo der Erregernachweis nicht immer gelingt, gibt es eine große Schar „abakterieller Meningitiden", die eine P. vortäuschen können (s. Tabelle 1, S. 542).

QUINCKE, der Erfinder der Lumbalpunktion, bezeichnete sie gesamthaft als *Meningitis serosa*, wobei er auch den Meningismus (ohne Liquorveränderungen) mit einbezog. Die Umgrenzung des Begriffes Meningitis serosa hat viele Wandlungen durchgemacht. So schränkt ihn W. NELSON („serous or aseptic meningitis") auf die konkomittierende Meningitis ein. Um Mißverständnisse zu verhüten, werde ich im folgenden den Namen Meningitis serosa meiden und den von mir 1939 vorgeschlagenen Namen „*abakterielle*" *Meningitis* gebrauchen.

Bakterienarme Meningitiden. Pyogene Bakterien, besonders *Meningokokken*, können ganz im Beginn nur diskrete Liquorveränderungen ähnlich wie die Vira machen. Solche atypischen Befunde wird man um so häufiger erleben, je mehr durch pyogene Erreger erzeugte Meningitiden schon im Anfangsstadium vor Stellung der Diagnose mit Sulfonamiden und Antibiotica behandelt werden (anbehandelte Meningitis!). Auch die BANGsche *Krankheit* kann, wenn auch selten, eine diskrete Meningitis erzeugen; nach OHM kann mitunter eine subakute Hirnhautreizung mit Lymphocyten im Punktat die einzige Manifestation des Morbus Bang sein.

Die **Meningitiden bei Leptospirosen** sind von GSELL ausführlich beschrieben worden. Es genüge hier der Hinweis, daß man in jedem Fall von abakterieller Meningitis daran denke und nach Ablauf der Krankheit das Blut auf spezifische Agglutinine untersuchen lasse.

Auch eine **Meningitis concomittans** kann gelegentlich eine P. vortäuschen. Es handelt sich hier um Krankheitsformen, bei denen die Meningen durch einen

Tabelle 1. *Einteilung der abakteriellen Meningitiden (M.).*

I. *Bakterielle M., bei denen der Nachweis des Erregers nicht gelingt:*
   1. Bakterienarme M.: Meningokokken, BANGsche Krankheit.
   2. Rest-M. = Heilungsstadium bakterieller M. (Pneumo- und Streptokokken).

II. *M. bei Spirochaetosen und Leptospirosen:*
   1. M. luica.
   2. M. bei der WEILschen Krankheit.
   3. Schweinehüterkrankheit (BOUCHER-GSELL).
   4. Feldfieber-M.

III. *M. concomitans seu sympathica seu collateralis* bei
   1. Extracerebralem eitrigem Prozesse in der Nähe der Meningen (Otitis, Sinusitis, Osteomyelitis des Schädels und der Wirbelsäule).
   2. Intracerebralem Eiterherd (Hirnabsceß, Solitärtuberkel, Gumma).
   3. M. circumscripta.
      a) purulenta: Pneumokokken-M. der Konvexität mit nicht oder kaum verändertem Lumballiquor.
      b) Chronisch-seröse M. = chronische Arachnoiditis = Pseudotumor (oft rezidivierend)
   4. Zerfallenden Hirntumoren, leukämischer Infiltrate usw.

IV. *Toxische und allergische M.*
   1. Bei der Serumkrankheit und nach intralumbaler Seruminjektion bei serum-überempfindlichen Individuen.
   2. Nach Vergiftung mit Blei, Spirozid, CO usw.
   3. Bei Auto-Intoxikation (Urämie, Coma diabeticum, acetonaemicum, hepaticum) oft mit Encephalosen kombiniert.
   4. Bei Helminthiasis (méningite vermineuse, Ascariden-, Cysticercen-M.).
   5. Bei nichtentzündlichen Hirntumoren und leukämischen Infiltraten, oft mit enormer albumino-cytologischer Dissoziation.
   6. Meningismus bei akuten Infektionskrankheiten: Pneumonie, Pyelitis, Typhus, Dysenterie, Pertussis, Grippe, Hepatitis epidemica.
   7. M. bei postinfektiösen Polyneuritiden (post-diphtherisch, post-dysenterisch) bis zum GUILLAIN-BARRÉschen Syndrom (s. S. 547).
   8. M. tuberculotoxica, z. B. als Initialsymptom der Tuberkulose.
   9. M. bei Rheumatismus verus?, benigner Granulomatose (BESNIER-BOECK usw.).

V. *Physikalisch bedingte M.* nach
   1. einfacher Lumbalpunktion,
   2. Lufteinblasung,
   3. Schädeltrauma (Hydrocephalus traumaticus acutus, aseptische M. der Neugeborenen?),
   4. Insolation.
   Anhang. Akute meningitische Zustände bei Schädelmißbildungen, z. B. bei Hydrocephalus, bei verstärkten Impressiones digitatae (Neigung zu Fieberkrämpfen usw.).

VI. *Virus-M.*
   1. Primäre Formen: die M. ist zur Diagnose obligat:
      a) M. bei Poliomyelitis.
      b) Choriomeningitis lymphocytaria Armstrong.
      c) Coxsackie-Virus-M. (s. S. 516).
      d) Idiopathische gutartige mononucleäre M.
         α) akute,
         β) subakute.
   2. Sekundäre Formen:
      a) Bei Mumps (auch M. parotidea sine parotitide).
      b) Bei PFEIFFERschem Drüsenfieber.
      c) Bei Herpes (M. herpetica).
      d) Bei Stomatitis aphthosa.
      e) Bei Hepatitis epidemica.
      f) Bei Myalgia acuta epidemica (Coxsackie-Virus?).
      g) Bei Masern.
      h) Bei Röteln.
      i) Nach Vaccination.
      k) Bei Varicellen.
      l) Bei Lymphogranuloma inguinale.
      m) Nach Einschlußkörperchenconjunctivitis des Neugeborenen (BAMATTER).

bakteriellen, entzündlichen Herd oder einen zerfallenden Tumor usw. in der Nachbarschaft, etwa nach Art eines kollateralen Ödems, in Mitleidenschaft gezogen werden. Eine scharfe Abtrennung von den bakteriellen Formen gibt es allerdings nicht. Mehrere Fälle von Meningitis concomittans wurden uns als P. eingewiesen, besonders dann, wenn ein Eiterherd zunächst versteckt blieb, etwa bei einer *Lymphadenitis profunda colli abscedens*, bei *Hirnabsceß* oder bei einer *Meningitis circumscripta* (s. auch S. 547). Solange der Eiterherd sich noch in einer gewissen Entfernung von den Meningen befindet, zeigt sich vor allem eine Eiweißvermehrung, während die Pleocytose geringfügig und vorwiegend mononucleär bleibt. Bei zerfallenden Hirntumoren ist die Proteinorachie besonders hoch.

Toxische und allergische Meningitiden. Bei akuten, heftigen, d. h. toxischen oder allergischen Allgemeinreaktionen kommt es häufig zu einer kurzdauernden Begleitpleocytose im Liquor. So fanden LAVERGNE und ABEL in Fällen von heftiger *Serumkrankheit* zugleich mit dem Ausbruch einer Urticaria eine mäßige Zellvermehrung. Hierher sind zweifelsohne zu rechnen die gelegentlichen Meningitiden nach *intralumbalen Seruminjektionen*, ferner die Meningitis bei der *Ectodermose érosive pluriorificielle* und wahrscheinlich auch die Meningitis bei gewissen *Vergiftungen* etwa mit Fleisch, Spirocid, Kohlenoxyd usw., ferner die „*méningite vermineuse*", die besonders in der französischen Literatur eine gewisse Rolle spielt.

Häufiger kommen toxische und allergische Meningitiden im Verlauf von *bakteriellen Infektionen* vor. Es ist im konkreten Falle oft schwer zu unterscheiden, ob eine bakterienarme oder bakteriotoxische Reaktion vorliegt. Gelegentlich handelt es sich nur um einen Meningismus bzw. Encephalomeningismus, der mit einem *Meningealhydrops* (Zunahme des Druckes und des Zuckerwertes bei Abnahme des Eiweißgehaltes) einhergeht. Wir haben solche Zustände bei Pneumonien, beim Scharlach und vor allem im Verlauf der Dysenterie beobachtet.

Im Herbst 1941 wurde die Schweiz gleichzeitig von einer P.- und einer Dysenterieepidemie heimgesucht, so daß wir recht häufig vor die Differentialdiagnose der beiden Krankheiten gestellt wurden. Die neurologischen Komplikationen der *Dysenterie* stellen sich zwischen dem 1. und 4. Tag, gelegentlich sogar vor Beginn der Abdominalerkrankung ein. Auch wenn ein ausgesprochener Meningoencephalismus vorliegt, sind meistens keine Liquorveränderungen vorhanden. Was die Differentialdiagnose gegenüber der P. sehr erschwert, ist die Tatsache, daß gelegentlich, allerdings sehr selten, im Verlauf der Dysenterie schlaffe Lähmungen auftreten.

Über die *Meningitis tuberculo-allergica* s. S. 541.

Unter den **physikalisch bedingten Meningitiden** werden diejenigen nach *Schädeltrauma* nur selten differentialdiagnostische Schwierigkeiten gegenüber einer P. machen. Immerhin kann bei einem dyskranialen und dysencephalen Kind ein relativ geringfügiges Trauma, sei es einen Hydrocephalus traumaticus acutus ohne qualitative Liquorveränderungen, sei es gelegentlich das Bild einer abakteriellen Meningitis mit allerdings geringfügigen Liquorveränderungen, hauptsächlich einer Eiweißvermehrung, auslösen. Die Differentialdiagnose wird im konkreten Falle noch dadurch erschwert, daß zweifellos Beziehungen zwischen Kopftrauma und P. bestehen, indem das Trauma die Invasion des Zentralnervensystems durch das P.-Virus erleichtert.

Ferner kann die *Insolation* (Sonnenstich) wie ein Schädeltrauma sowohl eine meningeale Reizung erzeugen als auch die Invasion des Zentralnervensystems durch das P.-Virus fördern. Das Fehlen von Prodromi und sämtlicher präparalytischer und paralytischer Symptome spricht im Zweifelsfalle gegen P.

Die Frage, ob eine *lege artis durchgeführte Lumbalpunktion* eine abakterielle Meningitis erzeugen kann, so daß bei einer zweiten Punktion, etwa anläßlich eines erneuten Fieberanstieges, eine P. vorgetäuscht wird, ist noch nicht restlos geklärt. Meningismen nach einer Lumbalpunktion kommen bei stoffwechsellabilen Kindern gelegentlich vor, besonders wenn sich dem Meningismus ein acetonämisches Erbrechen beigesellt. Dagegen fanden wir kaum je Liquorveränderungen bei Kindern, die wegen P.-Verdacht eingewiesen wurden, wenn wir nach einigen Tagen erneut eine Punktion vornahmen. SCHÄFER aus der KLEINSCHMIDTschen Klinik hat bei 15 gesunden Kindern ohne Infekt 2 Tage hintereinander punktiert und bei allen Kindern im Alter von 6—12 Monaten bei der zweiten Punktion eine deutliche Lymphocytenvermehrung bis 27 Zellen je Kubikmillimeter bei unverändertem Eiweißgehalt festgestellt. Jenseits des 1. Lebensjahres dagegen war die Zellvermehrung, wenn überhaupt vorhanden, viel geringer und überstieg nur bei einem Jungen die Zahl 10 je Kubikzentimeter. Demnach sind wir berechtigt, wenigstens beim Kind jenseits des ersten Lebensjahres eine P. zu diagnostizieren, wenn bei P.-Verdacht die erste Lumbalpunktion einen normalen Liquorbefund ergibt, die zweite Punktion, die man etwa wegen eines erneuten Fieberanstieges einige Tage später ausführt, eine Zellvermehrung usw. zeigt.

Alle bisher besprochenen abakteriellen Meningitiden werden gelegentlich mit der Diagnose P. ins Spital eingeliefert, aber bei genauer Untersuchung lassen sie sich meist leicht von ihr unterscheiden. Schwieriger oder gar unmöglich wird die Differentialdiagnose, wenn es sich um **Virusmeningitiden** handelt, da diese ähnliche klinische Bilder wie die P. erzeugen. Für den klinischen Gebrauch haben wir die Virusmeningitiden unterteilt in *primäre* Formen, wo die Meningitis ein obligates Symptom ist und ohne welche die Diagnose dahinfällt, und in *sekundäre* Formen, wo die Meningitis eine mehr oder weniger ungewöhnliche Komplikation einer fakultativ neurotropen Viruskrankheit ist.

a) Primäre Formen der Virusmeningitiden. Prototyp und praktisch wichtigste Form der primären Virusmeningitiden ist die Meningitis bei der Poliomyelitis. Die scharfe Abtrennung derselben von anderen Virusmeningitiden ist heute recht problematisch geworden, seitdem wir wissen, daß es eine Reihe von P.-Erregern gibt, und daß unter den atypischen P.-Erregern sich solche befinden, die meistens nur eine Meningitis und nur selten Lähmungen machen, so etwa das *Coxsackie-Virus* (s. S. 516). Die erste idiopathische Meningitis, die 1939 ätiologisch geklärt wurde, ist die mäusepathogene *Choriomeningitis lymphocytaria Armstrong*.

Wenn man nicht über ein Viruslaboratorium verfügt, wird die Stellung einer ätiologischen Diagnose unmöglich sein; man wird sich, wenn keine sonstigen Zeichen einer P. vorliegen, mit der Diagnose einer *idiopathischen, gutartigen, mononucleären Meningitis begnügen* müssen. Die erste Mitteilung über eine Epidemie von heilbarer lymphocytärer Meningitis geht auf das Jahr 1910 zurück (LAUBRY, VIDAL und GUILLAIN). Es ist das Verdienst WALLGRENs 1925, das Krankheitsbild eingehend studiert und den Namen „gutartige aseptische Meningitis" vorgeschlagen zu haben. WALLGREN wollte damit hervorheben, daß man mit den üblichen bakteriologischen Untersuchungsmethoden im Liquor keine Erreger findet. Bald erhoben sich Stimmen, welche behaupteten, daß es sich in den WALLGRENschen Fällen von gutartiger, aseptischer Meningitis meist oder gar immer (COMBY 1938) um eine P. handle. Der Nachweis der zahlreichen Viren, welche solche Meningitiden auslösen können, hat die Frage zugunsten des pluritarischen Standpunktes endgültig entschieden. Immerhin schätzt SABIN (1951) auf Grund der Ergebnisse moderner Viruslaboratorien, daß ungefähr 75% der „aseptic meningitis" durch das P.-Virus ausgelöst werden.

Über den *Namen* ist man sich noch keineswegs einig. Je nach dem oder den Symptomen, die dem betreffenden Autor am charakteristischsten erscheinen, wurde jeweils der Name geprägt. Bald wurde der akute Verlauf, bald die Gutartigkeit, bald der Liquorbefund, etwa dessen Klarheit oder Lymphocytose oder Sterilität, bald das epidemische Auftreten besonders hervorgehoben. ECKSTEIN spricht von M. *serosa epidemica*, WALLGREN von M. *aseptica benigna* oder von M. *aseptica acuta*, MAURIAC von „*heilbarer Form der akuten M. mit Lymphocytose des Liquors*, ROCH von *M. lymphocytaria benigna acuta*. FANCONI hält den Namen *idiopathische gutartige mononucleäre M.* für den richtigsten. Mit idiopathisch soll nur die Unkenntnis über die Ursache betont werden, man könnte ebensogut von kryptogenetisch sprechen. Das Adjektiv „mononucleär" ist „lymphocytär" vorzuziehen, da sich im Meningogramm keineswegs alle Mononucleären als Lymphocyten entpuppen; die Monocytoiden (wahrscheinlich Histiocyten) können sogar gegenüber den Lymphocyten überwiegen. In den meisten Fällen kann man noch das Epitheton „akut" hinzufügen; daneben gibt es subakut und auch chronisch verlaufende Formen (BANNWARTH, ZELLWEGER, s. S. 549), die sich nicht immer scharf von den akuten abtrennen lassen. Die meisten Fälle sind gutartig, und daher ist das Adjektiv „benign" berechtigt.

Für die akute idiopathische gutartige mononucleäre Meningitis und gegen eine P. spricht:

1. Das Fehlen eines biphasischen Verlaufes, des Dromedartypus.
2. Das Fehlen der initialen polynucleären Pleocytose des Liquors.
3. Das Ausbleiben präparalytischer und paralytischer Symptome sowie von „Muskelspasmen" (s. S. 530).

Im Herbst 1939 konnten wir eine *Grippe-Epidemie* mit Meningismus ohne Pleocytose, aber mit Vermehrung des Liquoreiweißes genau verfolgen (s. FANCONI, ZELLWEGER und BOTSZTEJN), welche ganz unabhängig von einer P.-Epidemie gehäuft auftrat und zweifellos etwas sui generis ist. „*Grippe*" ist ein weites Sammelbecken, darin befinden sich zweifellos auch Viruskrankheiten, die gelegentlich meningotrop werden können. Die Virusforschung wird mit der Zeit mehrere ätiologisch verschiedene Krankheitsbilder aufstellen, die sich allerdings symptomatologisch nicht immer werden auseinanderhalten lassen.

b) Sekundäre Formen der Virusmeningitiden. Die Unterscheidung zwischen primärer und sekundärer Virusmeningitis will nur besagen, daß für die Diagnose der Krankheit bei den primären Formen die Meningitis unerläßlich, obligat ist, während sie bei den sekundären nur gelegentlich zu einer sonst wohl charakterisierten Krankheit hinzukommt. Wir wollen damit keineswegs sagen, daß sich bei den primären Formen die Meningitis jedesmal obligat einstellen müsse, sondern wir wollen nur betonen, daß die Diagnose beim Ausbleiben der Meningitis nicht gestellt werden kann, wie etwa bei der inapparenten P., welche im Initialstadium haltmacht.

Wie konventionell diese Unterscheidung ist, geht unter anderem aus der Tatsache hervor, daß man die *Meningitis parotidea* sine parotitide, die so häufig vorkommt, zu den primären rechnet, wenn man nicht durch Hauttests und Komplementbindungsreaktionen den Beweis erbringen kann, daß das Parotitisvirus im Spiele ist. Da mittels dieser spezifischen Reaktionen gezeigt werden kann, daß zirka 50% der Menschen die Parotitis epidemica inapparent durchmachen, dürfte unter der falschen Flagge einer gutartigen, mononucleären idiopathischen Meningitis manche Mumpsmeningitis segeln, was wir schon lange vermuteten. Die Meningitis parotidea macht meistens so geringfügige Symptome, daß man sie suchen muß. Gelegentlich wird man durch den positiven Liquorbefund bei vollständig fehlenden meningitischen Symptomen völlig überrascht. Man denke deswegen immer an Meningitis, wenn in der Rekonvaleszenz eines Mumpses erneut Fieber auftritt (zweiphasiger Verlauf); die Meningitis kann aber auch einige Tage vor der Parotisschwellung oder während derselben, ja sogar, wie wir eben sahen, ohne sie auftreten.

Viel seltener als der Mumps macht das PFEIFFERsche *Drüsenfieber* eine abakterielle Meningitis. GLANZMANN spricht zwar nur von einer pseudomeningitischen

Form des Drüsenfiebers. GSELL hat aber 1935 5 Fälle beschrieben, denen er 1938 einen weiteren hinzugefügt hat, die mit beträchtlicher Vermehrung der Zellzahl und des Eiweißes im Liquor einhergingen. Auch wir haben 1944 3 Fälle eingehend beschrieben; der eine Fall wurde mit der Diagnose P. eingewiesen.

Die Berechtigung, von einer *Meningitis herpetica* zu sprechen, leiten wir von der relativen Häufigkeit her, mit der eine idiopathische, mononucleäre, benigne Meningitis dem Ausbruch eines Herpes simplex oder zoster vorausgeht oder ihm nachfolgt. Mehrere typische Fälle der Meningitis herpetica haben wir 1939 und 1944 beschrieben. Gelegentlich kann die Herpesmeningitis mehrmals rezidivieren (PETTE). Allerdings kommt der Herpes febrilis bei so vielen fieberhaften Erkrankungen vor und ist die abakterielle Meningitis ein so häufiges Ereignis, daß das Zusammentreffen beider rein zufälliger Natur sein könnte. Es ist jedoch auffallend, daß sich bei vielen abakteriellen Meningitiden bekannter Ätiologie, etwa bei der Meningitis poliomyelitica oder parotidea sehr selten ein Herpes einstellt. Für die Praxis ist diese Tatsache von großer Bedeutung. Das Aufschießen eines Herpes bei einer abakteriellen Meningitis spricht demnach gegen eine P. und auch gegen eine Meningitis tuberculosa, eher für eine bakterienarme Meningokokkenmeningitis oder für eine Leptospirose (Schweinehüterkrankheit), denn diese Krankheiten gehen nicht selten mit einem Herpesausschlag einher (s. auch S. 531).

Daß auch die *Stomatitis aphthosa* und die *Hepatitis epidemica* eine Meningitis, zum mindesten Meningismen machen können, sei nebenbei erwähnt. Mehrmals wurden uns während einer P.-Epidemie Fälle von Hepatitis epidemica im Initialstadium als P. eingewiesen (MARKOFF, ZIEGLER).

Über die Meningitis bei der *Myalgia epidemica* s. S. 563.

Während es sich bei den von a bis f der Tabelle 1 aufgezählten Formen der sekundären Virusmeningitiden um direkte Wirkungen des Virus auf die Hirnhäute handelt, liegen wohl den meisten Encephalomyelomeningitiden bei *Masern, Röteln, Vaccination, Varicellen* usw. neuroallergische Prozesse zugrunde, jedenfalls ist es bis heute nur ausnahmsweise gelungen, bei diesen Formen Vira im Liquor oder in der Hirnsubstanz nachzuweisen.

Überblickt man die Tabelle 1, so wird es einem klar, daß die abakterielle Meningitis eine pathologische Reaktion ganz allgemeiner Natur ist; fast so allgemein, wie es das Fieber oder auf der Haut ein Exanthem ist. Kein Wunder, daß in manchem Falle auch die genaueste Liquoranalyse, die Blutbefunde, der klinische Verlauf, das epidemiologische Verhalten usw. nicht ausreichen, um eine sichere Diagnose zu stellen. Dies ist der Grund, warum der Begriff der benignen idiopathischen Meningitis (s. S. 544) immer noch eine klinische Notwendigkeit bleibt.

Differentialdiagnose des paralytischen Stadiums der Poliomyelitis.

Sind einmal schlaffe Lähmungen aufgetreten, so ist die Diagnose P. in den meisten Fällen so gut wie sicher. Doch gibt es eine Reihe von Krankheiten, die eine paralytische P. vortäuschen können, besonders wenn der Patient erst einige Zeit nach Abklingen des akuten Stadiums zur Untersuchung gelangt.

1. Schlaffe Lähmungen der Neugeborenenperiode und des frühen Säuglingsalters. Am schwersten ist die Differentialdiagnose gegenüber einer P. beim Säugling, denn in diesem Alter verläuft die P. oft atypisch: das eine Mal unter dem Bilde einer mehr oder weniger ausgesprochenen Toxikose, das andere Mal als symptomenarmer leichter Infekt, so daß man durch das Auftreten der Lähmungen, die gelegentlich erst nach einigen Tagen entdeckt werden, überrascht wird. In allen Fällen von Säuglings-P. fehlen stärkere meningitische Zeichen.

Tabelle 2. *Differentialdiagnose der nichteitrigen Meningitiden.*

Krankheit	Liquorbesonderheiten	Neurologische Besonderheiten	Anamnese und Klinik	Beweise
Meningitis tuberculosa	relativ starke Eiweißvermehrung, Strumpfbildung. Sinken des Liquorzuckers und der Chloride	stärkere meningitische und Hirndrucksymptome	langsamer Beginn, geringes Fieber, Bradykardie, positive Tuberkulinproben	1. Bacillen im Liquor, 2. miliare Herde in den Lungen 3. Chorioideatuberkel
„Bakterienarme", nichteitrige Meningitis	vorwiegend polynucleäre Pleocytose	meist akut und hochfebril	häufig Vorbehandlung mit Antibiotica	
Meningitis concomitans	gelegentlich Dissociation albumino-cytologique	Herdsymptome		prompte Heilung nach Beseitigung des Herdes.
Leptospirenmeningitis	mononucleäre Pleocytose, oft verspätet auftretend		meist zweigipflige Temperaturkurve, Herpes labialis, Enantheme, Conjunctivitis, Epidemiologie	spezifische Agglutinationsreaktion; Blut- oder Liquorkulturen.
Meningitis poliomyelitica	in den ersten 2 Tagen vorwiegend polynucleär, dann mononucleär	Zeichen der Adynamie (Abschwächung und Ungleichwerden der Reflexe usw.), „Muskelspasmen"	meist Dromedartypus der Fieberkurve, Epidemiologie	späteres Auftreten von Lähmungen
Meningitis parotidica	mononucleäre Pleocytose, geringe Eiweißvermehrung	auffallend geringe oder keine meningitische Zeichen	Ansteckungsquelle	Speicheldrüsenschwellung nach, während oder vor der Meningitis, Komplementbindungsreaktion
Benigne mononucleäre Meningitis	ausschließlich mononucleär?	akut oder schleichend verlaufend	monosymptomatische Meningitis	nur per exclusionem

Andererseits gibt es im Säuglingsalter eine Reihe von Zuständen, die mit schlaffen Lähmungen einhergehen, so die Myatonia congenita (OPPENHEIM) und die mit ihr wohl identische progressive spinale Muskelatrophie (HOFFMANN-WERDNIG), die angeborenen Kern-, Nerven- und Muskeldefekte, die geburtstraumatischen Lähmungen, der atonisch-astatische Typus der cerebralen Kinderlähmung (FOERSTER), die PARROTsche luesche Epiphysenlösung usw.

2. Schlaffe Lähmungen im Verlauf von Meningitiden nichtpoliomyelitischer Natur. Die Meningitis tuberculosa sowie die Meningitis purulenta können gelegentlich mit schlaffen Lähmungen einzelner Muskeln verlaufen; erst der Liquorbefund klärt die Diagnose auf. Auch die Arachnoiditis circumscripta (Pseudotumor) kann an eine P. denken lassen; der meist schubweise, schleichende Verlauf spricht gegen P.

3. Polyradikulitische Lähmungen. Die weitaus wichtigste Differentialdiagnose im paralytischen Stadium der P. ist die polyradikulitische Lähmung. Es gibt Autoren, und dazu gehörten auch wir bis 1938, welche die Polyradikulitis als eine besondere, protrahiert verlaufende Form der P. auffaßten. Neuerdings haben SCHÄFER und DICK wiederum an der Berechtigung einer scharfen Trennung der

Tabelle 3. *Differentialdiagnose der Poliomyelitis und Polyradikulitis.*

	Polyradikulitis	Poliomyelitis
Vorgeschichte	oft allergische Diathese	völlige Gesundheit
Vorkrankheit	unspezifischer Infekt oder andere unspezifische Noxe	in 50% der Fälle typische Vorkrankheit
Intervall zwischen Vorkrankheit und Beginn der neurologischen Symptome	mehrere Tage bis Wochen	2—5 (1—10) Tage
Beginn der neurologischen Symptome	unmerklich, langsam zunehmend, afebril, gelegentlich in Schüben	akut, febril bis hochfebril
Neurologische Symptome:		
meningitische Zeichen	können fehlen, aber auch stark ausgesprochen sein;	+
Sensibilität	oft Parästhesien, Hyper- und Hypästhesien	gelegentlich Hyperästhesie im akuten Stadium
Lähmungen:		
Entwicklung	langsam zunehmend, selten akut einsetzend	nach 1—2 Tage dauerndem adynamischem Stadium folgt ein bis 3 Tage dauerndes Paralysierungsstadium (s. Abb. 7)
Intensität	selten über den schwersten Grad der Adynamie hinausgehend	alle Übergänge von leichter Adynamie bis zur kompletten schlaffen Lähmung
Ausbreitung, Lokalisation	symmetrisch, meist aszendierend, distal stärker	asymmetrisch, aszendierend, deszendierend oder plurifokal (nucleäre Lähmung), proximal stärker
Heilungstendenz	gut	wechselnd, 20—30% bleibende Residuen
Liquorpathologie	Dissociation albumino-cytologique	Dissociation cyto-albuminique
Verlaufsformen:		
schwer	LANDRYsche Paralyse	Bulbärparalyse und Atemmuskellähmung
mittelschwer	GUILLAIN-BARRÉsches Syndrom	paralytische Form
leicht	Forme fruste mit Schwächegefühl, besonders der Beine	präparalytische und meningitische Form
Ätiologie	neurallergisch	Viruskrankheit
Ansteckungsfähigkeit	—	+
Isolierung	nicht notwendig	isolierungspflichtig
Jahreszeitliches Auftreten	vorwiegend im Frühjahr	Spätsommer und Frühherbst
Epidemisches Auftreten	—	+
Prognose	10% letale Formen 90% Heilung	10—20% letale Formen 20—30% Lähmungsresiduen 60—70% Heilung

beiden Krankheitsbilder gezweifelt. Mit PETTE und seinen Schülern sind wir heute der Auffassung, daß die Polyradikulitis in ihren verschiedenen Erscheinungsformen (LANDRYsche Paralyse, GUILLAIN-BARRÉsches Syndrom, forme fruste), ähnlich wie die serogenetische Neuritis und Polyneuritis eine neuroallergische Reaktion ist. Infektiöse oder andere Noxen (Schwermetalle usw. als

Haptene) übernehmen die Rolle des Allergens. Für die allergische Natur der Polyradikulitis spricht klinisch der afebrile Verlauf, das fast regelmäßige Fehlen der Pleocytose im Liquor bei starker Eiweißvermehrung (Dissociation albuminocytologique), die leichte Eosinophilie, das häufige Vorausgehen allergischer Manifestationen, sowie eines Infektes, also einer sensibilisierenden Vorkrankheit, der gelegentlich fließende Übergang einerseits in die postinfektiöse, etwa in eine postdiphtherische Polyneuritis, andererseits in neuroallergische Spätencephalomyelitiden, schließlich die nicht seltene Kombination mit einer Akrodynie oder gar mit einer rheumatischen Endokarditis, also typischen allergischen Krankheiten.

Wir haben versucht, tabellarisch die Differentialdiagnose zwischen Polyradiculitis und P. festzuhalten (Tabelle 3).

4. Polyneuritische Lähmungen. Die postdiphtherische Polyneuritis hat so viele Berührungspunkte mit der eben geschilderten Polyradikulitis (beide können zu einer LANDRYschen Paralyse führen), daß man wohl berechtigt ist, an eine nahe pathogenetische Verwandtschaft zu glauben. Der Beginn ist noch schleichender als bei der Polyradikulitis, ferner kombiniert sie sich immer mit typischen Hirnnervenlähmungen (Gaumensegel-, Akkommodations-, Abducenslähmung usw.), so daß man nur selten an eine P. denken wird. Die Polyneuritis diabetica, bei Porphyrie usw. werden kaum mit einer P. verwechselt werden, weil sie mit neuralgiformen Schmerzen als Hauptsymptom einhergehen.

5. Dagegen kann bei den **isolierten neuritischen Lähmungen** die Differentialdiagnose gegenüber einer P. recht schwierig werden, besonders wenn die Lähmung akut mit Fieber einsetzt. Diagnostisch wichtig ist, daß neuritische Lähmungen in der Regel mit einem normalen Liquor einhergehen oder höchstens nur mit einer geringen Vermehrung des Gesamteiweißes. Einmal wurde uns ein 14jähriger Knabe mit einer *Überanstrengungsneuritis* im Gebiete des unteren Armplexus links nach forciertem Rudern mit konsekutiver Atrophie und Wachstumshemmung des Vorderarmes als P. eingewiesen. Dagegen werden Lähmungen infolge lokaler Schädigung des Nerven, etwa nach einer medikamentösen Injektion (Cibazol usw.) oder durch die Kompression bei hämophilen Blutungen kaum je zu einer Verwechslung mit P. Anlaß geben.

Eine besondere Betrachtung erfordert die *isolierte Facialisparese*, denn sie kann die einzige Manifestation einer bulbären P. sein. Die Differentialdiagnose gegenüber der isolierten Facialisparese anderer Genese ist um so schwieriger, als gerade die leicht verlaufenden bulbären P.-Formen gelegentlich mit sehr geringen Liquorveränderungen einhergehen. Entsteht eine Facialisparese plötzlich, aus voller Gesundheit und ohne Zeichen einer akuten Infektion, ohne Liquorveränderungen, so handelt es sich kaum um eine P. Hier kommt die sog. idiopathische oder rheumatische Facialisparese in Frage, die allerdings von manchen Autoren nicht anerkannt wird.

BANNWART, PETTE und neuerdings ZELLWEGER haben ein gar nicht so seltenes Krankheitsbild eingehend beschrieben unter dem Namen „*Allergische Meningitis*", welche häufig mit Paresen im Bereich der Kopfnerven, besonders des N. facialis, einhergeht. Der Beginn ist schleichend, der Verlauf kann sich über Monate, ja Jahre hinziehen, wobei der Liquor immer eine Zell- und Eiweißvermehrung aufweist. Die Lähmung der Gesichtsmuskeln kann monatelang anhalten. Die Krankheit ist durchaus gutartig und hat sicher mit der P. nichts zu tun.

6. Schlaffe Lähmungen bei spezifischen Infektionskrankheiten. Sie kommen selten vor und werden kaum mit einer P. verwechselt. Wir sahen mehrfach (MAHLER) im Verlauf einer Säuglingslues, welche mit hohen Spirociddosen behandelt wurde, Lähmungen beider Unterschenkel sich einstellen. Kennt man die Anamnese nicht genau, so können sie gelegentlich trotz der Symmetrie für poliomyelitisch gehalten werden. Nur ganz ausnahmsweise kommt es bei den neurologischen Komplikationen der Masern, Varicellen, Mumps, Keuchhusten, zu schlaffen Lähmungen. Auch die seltenen para- und postinfektiösen Myelitiden machen viel eher das leicht deutbare Bild der Querschnittsmyelitis als dasjenige der asymmetrischen, nur die peripheren motorischen Nerven lädierenden P.

7. **Schlaffe Lähmungen bei Rückenmarkstraumata** (Hämatomyelie), die gelegentlich erst Stunden oder Tage (Spätblutungen) nach dem Trauma sich einstellen, können gelegentlich eine P. vortäuschen. Sensibilitätsstörungen, Blasen- und Mastdarmlähmungen sprechen aber gegen die P.

8. **Pseudolähmungen** bei akuten Knochen- und Gelenkaffektionen können dagegen recht häufig eine P. vortäuschen. Wie häufig wird, besonders wenn eine P.-Epidemie besteht, der erste Schub eines *akuten Rheumatismus* falsch gedeutet, das Schonen der Extremitäten wird als Lähmung, die Schmerzen in den Gelenken als poliomyelitische Hyperästhesie gedeutet. Auch eine beginnende *Osteomyelitis*, die zur Schonung einer Extremität führt, wurde vielfach als P. ins Spital geschickt. In solchen Fällen ist die Lumbalpunktion entscheidend.

9. **Hysterische Lähmungen.** Die Angstpsychose, welche ältere Kinder und oft auch Ärzte auf der Höhe einer P.-Epidemie erfaßt, schafft einen überaus günstigen Boden, auf welchem hysterische Lähmungen gedeihen können. Kinder mit hysterischer Veranlagung werden dermaßen beeindruckt, daß sich bei geringfügigen äußeren Anlässen, wie Schwierigkeiten in der Schule oder zu Hause, sehr leicht psychogene Lähmungen einstellen. Die Anamnese, der normale neurologische Befund, vor allem aber das ganze Benehmen des Patienten läßt meist rasch die richtige Diagnose stellen, die dann durch die spektakuläre suggestive Heilung bestätigt wird.

X. Therapie der Poliomyelitis.

Therapie des Frühstadiums. Leider kennen wir noch kein Chemotherapeuticum und kein Antibioticum, das imstande wäre, dem P.-Virus in seinem Zerstörungswerk im Zentralnervensystem Einhalt zu gebieten. Die Vielheit und Mannigfaltigkeit der immer wieder vorgeschlagenen Behandlungsmethoden und Mittel beweisen, daß keine wirklich befriedigt. Da man in den Anfangsstadien der Krankheit keine Möglichkeit hat, vorauszusagen, in welchem Stadium die Krankheit haltmachen wird, und bei einmal ausgebrochenen Lähmungen, wie weit sie sich zurückbilden bzw. ausdehnen werden, sind wir nicht in der Lage, im Einzelfalle die Wirksamkeit einer Therapie zu beurteilen. Nur die statistische Methode kann uns weiterbringen, und zwar nur, wenn große Serien von Behandelten und Unbehandelten (alternierende Reihen) aus der gleichen Epidemie und unter sonst gleichen Bedingungen miteinander verglichen werden. Solche systematische Untersuchungen haben leider ergeben, daß das *Rekonvaleszentenserum*, *Bluttransfusionen*, *Heilsera tierischer Herkunft* (PETITsches Pferdeserum), die *Sulfonamide*, das *Penicillin*, das *Streptomycin*, das *Kalium chloricum*, das *Pyramidon* in großen Dosen usw. keinen meßbaren Einfluß auf den poliomyelitischen Prozeß haben.

Leider kennen wir auch keine Therapie, welche dahin zielt, sei es, die Entzündungsvorgänge im Nervensystem einzudämmen, sei es, die Regenerationsvorgänge zu fördern. 1910 empfahlen LEREBOUILLET und BEAUJARD in fortgeschrittenen Fällen die *Röntgentherapie* des Rückenmarkes. Neuerdings wurde diese Therapie auch in frischen Fällen angewandt. LEFEBURE konnte davon keinen Erfolg sehen. Eine Zeitlang wurde die *Diathermie* sowie die *Kurzwellenbehandlung* des Rückenmarks im akuten Stadium empfohlen. Wir sind davon ganz abgekommen, nachdem wir zweimal bei Kleinkindern langwierige Verbrennungen am Rücken erlebt haben.

Es lag nahe, *Vitamine*, von denen man eine Beeinflussung des Nervensystems erwarten konnte, in großen Dosen anzuwenden. Unsere Versuche mit *Vitamin B_1* (Aneurin) haben nichts Sicheres gezeigt. Die in Philadelphia (STOKES) durchgeführten Experimente an der Maus, wonach mit B_1 ernährte Mäuse nach der Infektion mit P.-Virus viel eher Lähmungen bekamen als solche, die B_1-hypoavitaminotisch waren, mahnen jedoch zur Vorsicht. Das einzige Vitamin, das wir heute noch im Kinderspital Zürich geben, ist das *Vitamin C* in hohen Dosen, sei es per os, sei es intravenös, ohne daß wir überzeugt wären, damit den Heilungsprozeß zu fördern. In letzter Zeit haben wir, um die unangenehmen vegetativen Störungen im Verlauf der ersten Tage der P. einzudämmen, *Priscol*

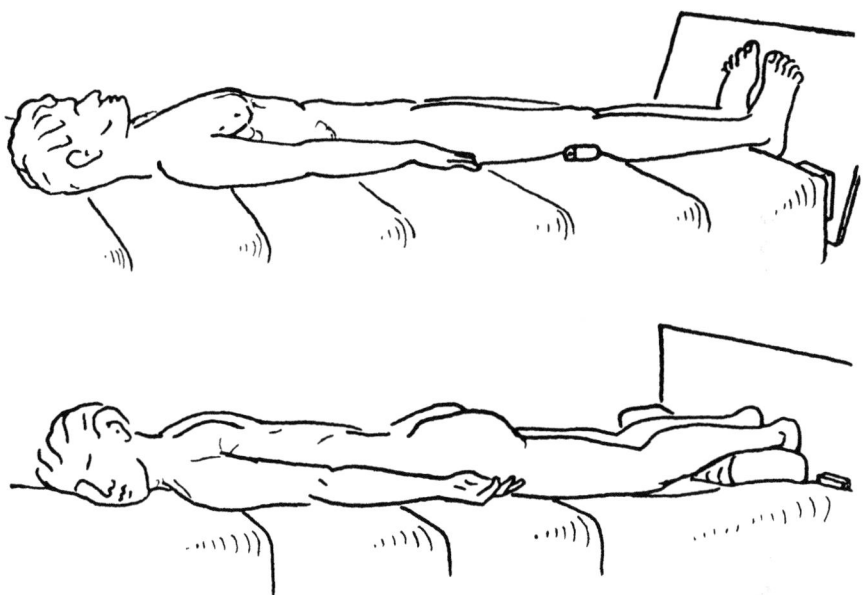

Abb. 11. Lagerung des gelähmten Poliomyelitikers zur Verhütung von Kontrakturen und von Decubitus. (Aus POL LE COEUR.)

versucht, und zwar entweder 1mal täglich 5—10 mg subcutan oder 2mal täglich $^1/_2$—1 Tablette zu 25 mg per os.

Angesichts des Versagens der ätiologischen Therapie in den Anfangsstadien der P. müssen wir unsere ganze Aufmerksamkeit auf die *symptomatische Therapie* werfen. In erster Linie bedarf der P.-Kranke einer absoluten Bettruhe, da jegliche Überanstrengung die Lähmungen fördert. Wichtig ist es, ihn so zu lagern, daß er einerseits möglichst wenig Schmerzen spürt, andererseits Kontrakturen vermieden werden, zwei Anforderungen, die sich nicht immer vereinigen lassen, denn die schmerzfreie *Lagerung* mit gebeugten Knien und Hüften ist leider sehr geeignet, um schwerwiegende Kontrakturen zu erzeugen. Man lagere deswegen den Patienten in Rückenlage und sobald wie möglich mit gestreckten Beinen und rechtwinklig gestützten Füßen (Abb. 11); nur die ersten Tage lege man unter die Knie, eventuell auch unter den Oberschenkel Kissen oder Sandsäcke. Die Kontrakturgefahr ist bei jungen Kindern besonders groß (SCHERB), gelegentlich muß man die Glieder in Schienen (eventuell angepaßte Gipsschienen) wenigstens stundenweise fixieren. Es ist sehr wichtig, von Zeit zu Zeit, um einen Decubitus zu vermeiden, den Patienten in Bauchlage zu bringen, wobei man durch Kissen unter den Sprunggelenken die Spitzfußstellung vermeidet (Abb. 11).

Wir pflegen gleich zu Beginn *heiße feuchte Wickel* nach der Methode der *Schwester Kenny* über die gelähmten Körperpartien zu legen. Die Gelenke werden frei gelassen, um so bald wie möglich aktive und passive Bewegungen ausführen zu können. Im Gegensatz zu den Vorschriften von Schwester Kenny, die die Wickel 2stündlich, in schweren Fällen sogar halbstündlich erneuern läßt, applizieren wir sie nur 3—4mal je 10 min täglich, um dem Kinde die nötige Ruhe zu lassen und um in Epidemiezeiten das Personal etwas zu entlasten. Lassen die Schmerzen nach, etwa nach 3—4 Wochen, und kann die aktive Bewegungstherapie einsetzen, so hören wir mit den zeitraubenden heißen Packungen auf (s. auch S. 555). Sobald der Patient abgefiebert ist, lassen wir ihn täglich längere Zeit in warmem Wasser *baden*, was er sehr angenehm empfindet; außerdem können im Wasser die Glieder ohne Anstrengung bewegt und so die Inaktivitätsatrophie bekämpft werden.

Behandlung der Atemmuskellähmung und der bulbären Formen. Während im Frühstadium der rein spinalen Formen die Therapie nicht viel auszurichten vermag, ist sie bei den Formen, wo lebenswichtige Funktionen wie Atmung, Zirkulation und Schluckakt betroffen werden, von ausschlaggebender Bedeutung. Deswegen ist es wichtig, daß der Arzt rechtzeitig das Einsetzen der Störung dieser Funktionen entdeckt. Obwohl die Atemmuskellähmung und die Bulbärparalysen sich pathogenetisch und auch prognostisch scharf voneinander unterscheiden, und es wichtig ist, sie soweit wie möglich auseinander zu halten, mögen sie hier, um Wiederholungen zu vermeiden, gemeinsam besprochen werden. Bei der reinen Atemzentrumstörung nützt die Eiserne Lunge nicht viel, sie kann sogar schädlich sein; es gibt jedoch Fälle, wo es nicht leicht ist, den Anteil der Muskellähmung und denjenigen der Zentrumstörung auseinander zu halten.

Liegt eine schwere Hypoxämie vor, so wird man immer einen Versuch mit der Eisernen Lunge machen. Bei Verdacht auf Atemzentrumlähmung wird man vorher versuchen, den Zustand zu bessern 1. durch Zufuhr von Sauerstoff, 2. durch kräftige Stimulation des Kreislaufes und der Atmung mit Coramin, Sympatol, Lobelin, Icoral usw. in stündlichen oder noch häufigeren Injektionen von großen Dosen; 3. durch eine ausgiebige Lumbalpunktion, die gelegentlich die Atemzentrumstörung prompt zu beheben vermag.

Man unterlasse nie, die Atmung genau zu kontrollieren, ob sie beschleunigt oder asymmetrisch oder paradox wird, ob Hilfsmuskeln wie der Sternocleidomastoideus, der M. platysma, die Scaleni usw. mitbenützt werden. Man achte darauf, wie kräftig der Patient hustet und phoniert; man lasse ihn möglichst laut sprechen, man achte, wie lange er zählen kann ohne zu inspirieren usw. Die beginnende Schlucklähmung erkennt man an der näselnden Sprache und am Verschlucken durch die Nase bei Gaumensegellähmung; ferner am „Gurgeln", wenn der Speichel nicht richtig verschluckt werden kann, bei Läsion des Constrictor pharyngis.

Die Läsion des Kreislaufzentrums verrät sich bei Lähmung durch Tachykardie, bei Reizung durch Brachykardie, wodurch eine Meningitis tuberculosa vorgetäuscht werden kann (s. S. 541), ferner durch die arterielle Hypertension, durch Schweißausbrüche usw.

Die Behandlung der Bulbärparalyse und der Atemmuskellähmung muß sofort einsetzen. Die nötigen Apparate und Utensilien, die je nach dem Fall in verschiedener Weise zur Anwendung kommen, müssen in einem Spital, wo Poliomyelitiskranke behandelt werden, stets zur Stelle sein. Sobald eine Schluckstörung erkennbar wird, soll man für ein ständiges *Absaugen* des sich in der Mundhöhle ansammelnden *Speichels* besorgt sein; am besten mittels eines Katheters, der an einer Wasserstrahlpumpe angeschlossen ist. Bei vollständiger Schlucklähmung muß der Speichel alle 10 min abgesogen werden. Ferner gebe man nichts mehr per os. Auch die *Ernährung durch die Sonde* gehe vorsichtig vor sich, damit der Patient ja nicht zum Erbrechen gereizt werde, denn dann ist die Gefahr der Schluckpneumonie sehr groß. In schweren akuten Fällen wird man gut tun, gänzlich auf die orale Ernährung zu verzichten und eine *intravenöse Dauertropfinfusion* anzulegen, vorausgesetzt, daß dadurch die übrige Behandlung des Patienten (Eiserne Lunge usw.) nicht zu sehr erschwert wird. In solchen Fällen empfehlen viele amerikanische Autoren die *Tracheotomie* (J. WILSON), wodurch die Gefahr der Schluckpneumonie ganz erheblich herabgesetzt wird.

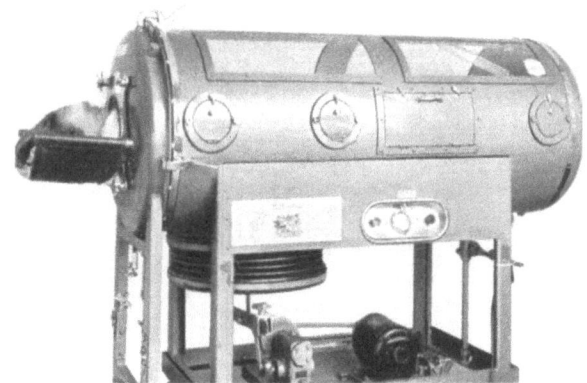

Abb. 12. Eiserne Lunge, Typus Drinker-Collins.

Sobald sich Zeichen der Hypoxämie einstellen, erkennbar außer an den oben erwähnten Störungen der Atmung und an der zunehmenden Cyanose auch an der Schlaflosigkeit und an einer gewissen Unruhe des Patienten, wobei jegliche größere Bewegung vermieden wird, soll man nicht zögern, besonders wenn bloß eine Atemmuskellähmung vorliegt, das Kind in die *Eiserne Lunge* zu tun, welche dem bis zu Ende des Krieges in Europa üblichen *Biomotor* weit überlegen ist. Wir gebrauchen im Kinderspital Zürich die Eiserne Lunge *Typus Drinker-Collins* (Abb. 12); sie hat sich glänzend bewährt. Ein Beweis für die Brauchbarkeit und Güte dieser Eisernen Lunge ist die Tatsache, daß Patienten jahrelang in ihr leben können, während nach unseren

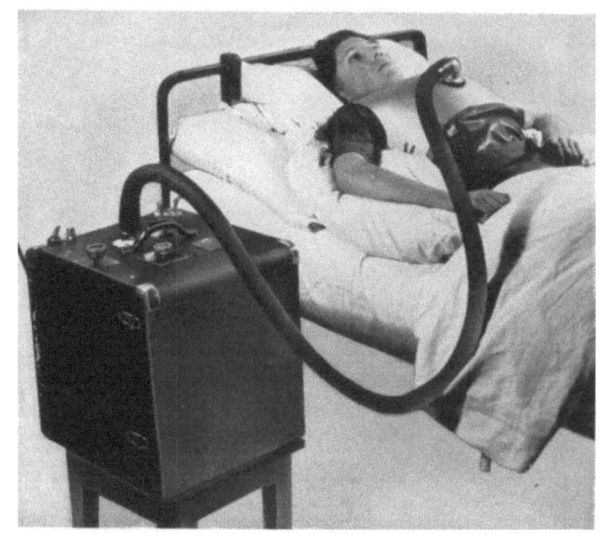

Abb. 13. Eiserne Lunge, Typus Mullikin.

Erfahrungen eine langdauernde künstliche Beatmung mit dem Biomotor nicht möglich ist. In letzter Zeit wurden neue Apparate, z. B. die *Mullikin Iron Lung* (Abb. 13) konstruiert. Der Thorax des Patienten wird in einen Duraluminiumbrustpanzer gesteckt; Hals, Arme und Bauch werden mit Gummibinden umwickelt, um innerhalb des Brustpanzers einen nach außen abgeschlossenen Raum zu erhalten, in welchem der mit der Luftpumpe bewirkte Druckunterschied entsteht.

Immer wieder wird die Frage aufgeworfen, ob die Anwendung der künstlichen Lungen letzten Endes berechtigt sei, ob es einen Sinn habe, so schwer gelähmte

Patienten mit Hilfe eines künstlichen Atmungsapparates am Leben zu erhalten; die Überlebenden müßten wegen der ausgedehnten Lähmungen ein Leben, das nicht mehr lebenswert sei, führen; ferner würden viele nach Jahr und Tag an Lungenkomplikationen, besonders an atelektatischer Pneumonie infolge der mangelhaften Ventilation der Lunge (fragilité pulmonaire!) dahinsterben. Die Frage der Nützlichkeit der Eisernen Lunge auf weite Sicht müssen wir heute eindeutig bejahen, denn häufig erlebt man, daß nach Überstehen der anoxämischen Periode die Patienten wieder völlig hergestellt werden oder nur so geringfügige Lähmungen zurückbehalten, daß die Atemfunktion kaum beeinträchtigt ist. Die Hypoxämie schafft einen Circulus vitiosus; je schwächer die Atemmuskulatur, desto intensiver wird die Hypoxämie, je intensiver diese ist, desto schlechter ernährt wird jene; die Eiserne Lunge unterbricht diesen Circulus.

Allerdings besteht eine Gefahr des zu ausgiebigen Gebrauches der Eisernen Lunge darin, daß die Atemmuskulatur infolge der Inaktivität sich schlechter erholt als ohne künstliche Atmung. Im Kinderspital Zürich befolgen wir die Regel, daß man sobald und solang wie möglich den Patienten aus der Eisernen Lunge herausnimmt, damit er gezwungen sei, mit den eigenen Muskeln zu atmen, und zwar an der frischen Luft bzw. am Sauerstoffapparat; jeden Tag wird die Zeitspanne außerhalb der Eisernen Lunge verlängert. Hauptsächlich während der Nacht wird der Patient darin belassen, weil die Hypoxämie den für die Gesundung so wichtigen Schlaf sehr stört. Dieses Vorgehen hat auch den Vorteil, daß man nach etwa 2 Wochen merkt, ob ein Patient überhaupt je aus der Eisernen Lunge herausgenommen werden kann. Ich stehe vorläufig auf dem Standpunkt, daß es wenig Sinn hat, einen Patienten sein Leben lang in der Eisernen Lunge zu behalten, denn dann ist für ihn das Leben nicht mehr lebenswert, für die Familie bzw. für den Staat bedeutet es eine riesige finanzielle Belastung und für ein Spital eine dauernde Belegung eines gerade in P.-Epidemiezeiten äußerst notwendigen Instrumentes und eine dauernde Beanspruchung des besten Personals und der besten Patientenzimmer. Der Gewissenskonflikt, in welchem sich der Arzt in einem solchen Falle befindet, ist groß. Ein Spitalarzt, der einen schwer gelähmten Patienten seit 4 Jahren durchschleppt, bedauerte, daß er seinerzeit meinen dringenden Rat nicht befolgte, damals wie wir über eine einzige Eiserne Lunge in der deutschen Schweiz verfügten, den Patienten mit dem viel weniger wirksamen Biomotor weiter zu behandeln, und die Eiserne Lunge für dringlichere Fälle freizugeben.

Beim Gebrauch der Eisernen Lunge muß man darauf achten, daß der Patient weder zu wenig, noch zu stark ventiliert wird. Bei zu geringer Ventilation bleibt die Hypoxämie weiter bestehen und Atelektasen können entstehen. Die Hyperventilation andererseits führt zu einer Erhöhung der Alkalireserve und gelegentlich zu tetanischen Zuständen, unter Umständen sogar zu einem verstärkten Kalkverlust durch den Urin. Nach L. BINET kann man folgende Regeln befolgen, die allerdings von Fall zu Fall zu variieren sind:

Rhythmus beim Erwachsenen 18, beim Kind 24, beim Säugling 30 (und darüber). Depression (tiefster Druck) beim Erwachsenen — 16 bis 20 mm Hg, beim Kind — 10 bis 15 mm Hg. Pression (höchster Druck) beim Erwachsenen und beim Kind Atmosphärendruck oder ganz wenig darüber hinaus.

Es ist wichtig, daß jeder Arzt, welcher eine Atemmuskellähmung oder gar eine Bulbärparalyse zu behandeln hat, sich vor folgenden Fehlern hüte:

1. Niemals Beruhigungsmittel geben. Barbiturpräparate, Opium usw. setzen die Erregbarkeit des Atemzentrums herab, die Anoxämie wird noch bedrohlicher. Auf jeden Fall darf man Beruhigungsmittel nur dann geben, wenn man über eine Eiserne Lunge verfügt. Übrigens ist es meist so, daß der unruhige und schlaflose Patient, sobald er in der Eisernen Lunge von der Hypoxämie befreit ist, in tiefen und ruhigen Schlaf verfällt, so daß Beruhigungsmittel überflüssig werden.

2. Man forciere nie die Ernährung durch den Mund. Man halte sich immer die Gefahr der Schluckpneumonie vor Augen.

Therapie der poliomyelitischen Lähmung. Ein Handbuch der inneren Medizin ist nicht der Ort, wo die Therapie der poliomyelitischen Lähmung behandelt werden soll; man lese in einem Buch über physikalische Therapie oder Orthopädie oder Chirurgie nach. Der Internist und der Pädiater, der seiner Vorbildung und seiner Einstellung gemäß eher gewohnt ist, den ganzen Menschen ins Auge zu fassen, soll aber den Gelähmten, wenn er ihn über das akute Stadium hinweggebracht hat, nicht ganz aus der Hand geben, denn zu groß ist die Gefahr, daß man ihn sich selbst in seiner körperlichen Hilflosigkeit überläßt und als Krüppel behandelt. Die Persönlichkeit des Poliomyelitikers ist keineswegs tangiert. Auch ein schwer körperlich Behinderter kann Vorzügliches leisten, wenn man ihm hilft, den richtigen Beruf zu wählen und ihn nicht körperlich und geistig verkümmern läßt. Bei der physikalischen Therapie und der orthopädischen Behandlung kommt es weniger darauf an, was man macht, als daß man überhaupt etwas macht, daß der Gelähmte weiß, daß man ihm hilft und daß man ferner seinen Genesungswillen anspornt. Dann wird man gelegentlich erleben, daß er gleichsam als Überkompensation der körperlichen Unzulänglichkeit Großartiges leistet, wozu er vielleicht bei gesundem Körper die Energie nicht aufgebracht hätte; man denke nur an den Präsidenten F. O. Roosevelt.

Die Frage, ob man einen gelähmten Patienten in den ersten 4—6 Wochen völlig immobilisieren oder ob man frühzeitig mit der Bewegungstherapie beginnen soll, ist erst in den letzten Jahren entschieden worden, und zwar zugunsten der frühzeitigen, zuerst rein passiven, später auch aktiven Bewegungstherapie (s. S. 552). Allerdings muß der Therapeut sehr genau darauf achten, daß die Muskeln nicht übermüdet werden. Diese Grundregel gilt auch später. Gar nicht so selten haben wir erlebt, daß das Aussetzen einer allzu ermüdenden Therapie paradoxerweise von einer wesentlichen Besserung der Motilität gefolgt war.

Folgende physikalisch-therapeutische Maßnahmen kommen in Betracht:

1. Die *Lagerung*, vor allem zur Vermeidung von Kontrakturen, falschen Stellungen usw. Wir bedienen uns schon frühzeitig zu diesem Zwecke selbstangefertigter und angepaßter Gipsschienen (s. auch S. 551).

2. Die *Hydrotherapie*. Feuchtwarme Packungen nach der Methode der Schwester Kenny kommen nicht nur in den ersten Wochen der Krankheit, solange Schmerzen bestehen, in Frage, sondern auch später, um Kontrakturen zu überwinden. Schon frühzeitig beginnen wir mit der Bädertherapie, die auch bei der späteren Dauerbehandlung des Poliomyelitikers Gutes leistet. Zwar sind nach den Untersuchungen von Scherb und Senn in der P.-Station der Thermen von Ragaz objektive Erfolge nach 6wöchiger Badekur bei der Nachprüfung der einzelnen gelähmten Muskeln kaum zu erfassen. Dagegen ist die psychologische Wirkung auf die gelähmten Kinder und ihre Eltern über alle Zweifel erhaben, so daß solche Badestationen mit Schwimmbad sich immer eines großen Zuspruches erfreuen. Bewegungsübungen im warmen Wasser von etwa Körpertemperatur treffen zwei Fliegen mit einem Schlag: erstens fördert die Wärme die Muskeltätigkeit, zweitens erlaubt das Wasser, alle Bewegungen fast ohne Kraftanwendung und mit großer Amplitude auszuführen, und so können Muskelbündel betätigt werden, die außerhalb des Wassers meist der Inaktivitätsatrophie anheimfallen.

3. Mit der *Massage* sowie mit der *Wärmelampenbestrahlung* bzw. mit dem *Heißluftkasten* usw. wird eine bessere Durchblutung sowohl der Haut als auch der Muskulatur erzielt. Mit der Massage warten wir gewöhnlich, bis das Kind abgefiebert ist und die Muskeln nicht mehr druckempfindlich sind. Die Bedeutung

der Massage wird meist überschätzt; falsch angewendet lockert sie in unliebsamer Weise die Gelenke und fördert das Entstehen von Schlottergelenken.

Als sehr wirksam hat sich die *Unterwassermassage* erwiesen, wobei das Kind in der Badewanne sitzt oder liegt und die Muskeln durch einen Wasserstrahl von 60° und einem Druck von $1^1/_2$—2 Atm. bearbeitet werden. Die hyperämisierende Wirkung der Unterwasserstrahlmassage ist unvergleichlich stärker als diejenige der gewöhnlichen Massage.

4. Die *Bewegungstherapie* ist weitaus die wichtigste Therapie der poliomyelitischen Lähmungen, und zwar in erster Linie die aktive Kinesetherapie. Glücklicherweise sind im gelähmten Muskel selten sämtliche Muskelfasern betroffen; es ist Aufgabe des Heilgymnasten, die oft nur spärlich erhaltenen noch innervierten Muskelfasern vor der Inaktivitätsatrophie zu bewahren. In der Regel reichen diese wenigen Fasern nicht aus, um eine Bewegung des dazugehörigen Gelenkes zustande zu bringen. Der Heilgymnast versuche das Gelenk so zu entlasten, daß er mit relativ geringer Muskelkraft bewegt werden kann. Dies erreicht man durch geeignete Haltung der Gliedmaßen, Stützen in Schlingen usw., oder am einfachsten, indem man das Glied unter Wasser bewegen läßt, da im Wasser die Wirkung der Schwerkraft weitgehend aufgehoben ist.

Besonders das Kind soll die aktive Bewegungstherapie als Spiel empfinden. Dazu sind Velos, Bälle, Springseile, kleine Leitern für die Finger und Arme, schwedische Sprossenwände, Schreibmaschinen und alle möglichen Gegenstände des täglichen Lebens von Nutzen. Der bettlägerige Patient soll zuerst lernen, sich selbst im Bette umzudrehen, dann soll er versuchen, sich in sitzende Stellung aufzurichten; er darf aber wegen der Gefahr unliebsamer Kontrakturen nicht zu lange in sitzender Stellung verweilen. Dann soll man ihn anhalten, am Boden Kriechübungen zu machen, die ihm das Gefühl geben, nicht mehr am gleichen Ort festgenagelt zu sein, und die außerdem den Kontrakturen entgegenwirken. Am wichtigsten ist, daß der Kranke in aufrechte Stellung gebracht und möglichst bald zu Gehversuchen angehalten wird. Wenn nötig, wird man ihn durch Gurten am Hals und unter den Schultern (Trolley) aufhängen, wobei sich die Hände an parallelen Barren oder noch besser an einem Eulenburgwagen aufstützen. Dann wird man Krücken, schließlich Stöcke zu Hilfe nehmen und auf das Ziel hinarbeiten, daß der Patient sich ohne jegliche Hilfsmittel fortbewegt. Die aufrechte Haltung ist die beste Korrektur von Kontrakturen. Der Heiltherapeut gebe acht, daß besonders allzu kräftige und energische Patienten sich nicht nur auf die Benützung einiger weniger besonders kräftiger Muskeln beschränken, sondern sich die Mühe nehmen, alle noch erhaltenen Muskeln zu beanspruchen, damit diese nicht der Inaktivitätsatrophie anheimfallen. Alle Möglichkeiten sollen ausgeschöpft werden. Auch in Orthopädiekreisen ist man weitgehend davon abgegangen, komplizierte Bewegungsapparate zu gebrauchen; je einfacher die Methode, desto besser. In vielen Spitälern sind die meisten mechanotherapeutischen Apparate, die in besonderen Zandersälen untergebracht waren, in den Speicher hinaufgewandert (POL LE COEUR, SCHERB).

5. Die *Elektrotherapie* mag in der Behandlung einzelner Muskeln und in einzelnen Fällen Gutes leisten. In einem Großbetrieb kann sie nicht individuell genug gestaltet werden, weswegen wir sie nur gelegentlich anwenden; am ehesten noch bei isolierten Lähmungen wie die des M. facialis, des Fibularis, des Tibialis anterior usw. Ihre Hauptaufgabe ist, die Inaktivitätsatrophie hintanzuhalten.

6. Die *orthopädische Behandlung im engeren Sinne* soll hier nur kurz gestreift werden. Man halte sich immer vor Augen, daß Muskeln sich noch nach Jahren erholen können, man meide deswegen zu frühe Operationen sowie die zu frühe Anschaffung komplizierter Gehapparate, die die Bewegung vieler Muskeln

behindern. Bei jedem operativen Eingriff halte man sich ferner vor Augen, daß man dadurch nur eine mangelhafte Funktion gegen eine andere austauscht (POL LE COEUR), daß unter Umständen das, was verlorengeht, wertvoller ist als das, was man gewinnt. POL LE COEUR teilt die orthopädischen Operationen in 5 Gruppen ein:

1. Operationen zur passiven Stabilisation des Knies und der Hüfte (Schaffung eines künstlichen Recurvatums).

2. Tonische Stabilisation: Der Rumpf wird so gedreht, daß ein Gleichgewicht zwischen den kontrahierten Muskeln der gesunden Seite und der Schwerkraft auf der gelähmten Seite zustande kommt.

3. Unterdrückung ungeeigneter Bewegungen, hauptsächlich durch Arthrodese.

4. Muskeltransplantationen: an den Beinen bleibt sehr häufig der Erfolg wegen des Automatismus des Gehaktes aus, weil der transplantierte Muskel sich in diesen Automatismus nicht einordnen kann.

5. Erhöhung der übriggebliebenen Kraft eines paretischen Muskels durch Verlängerung des Hebelarmes.

Soziale Aspekte der Poliomyelitis.

Aus dem eben Gesagten über die Therapie der P. ergibt sich, daß zweierlei P.-Zentren notwendig sind:

1. Eine mit Apparaten (Eiserne Lunge usw.) und mit geübtem Personal ausgestattete Station für die Akutkranken; diese Station wird am besten einer Abteilung für Infektionskranke (Zürich) oder einer neurologischen Klinik (Brüssel) oder einer orthopädischen Klinik (São Paolo) angegliedert werden.

2. Ein Rekonvaleszentenheim mit gut ausgebauter physikalischer Therapie (Übungssäle, Warmwasserbäder, Unterwassermassage usw.), zureichender psychologischer und pädagogischer Betreuung, Berufsberatung usw. In dieser Station soll der Internist bzw. der Pädiater mit dem Orthopäden, dem Physiotherapeuten, dem Psychologen bzw. Psychiater eng zusammenarbeiten. Wichtig ist, daß der Gelähmte irgendwie in den Arbeitsprozeß wieder eingegliedert wird; in England z. B. muß jeder Betrieb mit mehr als 20 Angestellten zum mindesten einen körperlich Behinderten (handicapped) anstellen. Interessanterweise sind nach einer Statistik der New Yorker Universität von 1947 die Betriebsunfälle bei den körperlich Behinderten erheblich niedriger als bei den Arbeitern in der Vollkraft ihrer Leistungsfähigkeit. Für die Kosten solcher langdauernden Kuren können nur ausnahmsweise die Angehörigen aufkommen. Krankenkassen, Fürsorgeorganisationen, letzten Endes der Staat müssen wacker mithelfen.

XI. Die Prophylaxe der Poliomyelitis.

Da die P. eine Dauerimmunität hinterläßt — Rezidive sind wohl durch Infektionen mit anderen P.-Stämmen bedingt, s. S. 517) — ist a priori eine *aktive und passive Immunoprophylaxe* denkbar. Leider sind bis heute keine brauchbaren Resultate erzielt worden. Das abgetötete Virus nützt nichts. Versuche mit abgeschwächten Vira (LEAKE 1935) hatten bei 12 Kindern schwere, zum Teil tödliche Erkrankungen zur Folge (s. auch S. 519). Bei der Pluralität der P.-Erreger ohne gekreuzte Immunität müßten Mischvaccinen zur Anwendung kommen.

Fast ebenso unsicher ist die passive Prophylaxe. Rekonvaleszentenserum und Vollblutinjektionen von Kontaktpersonen (MORO) haben fehlgeschlagen, weil wahrscheinlich das P.-Virus keine humorale Immunität erzeugt wie das Masernvirus oder weil der Antikörpergehalt des Blutes unterhalb der therapeutischen unteren Grenze liegt (LEWINSON, persönliche Mitteilung).

Bei der Unzulänglichkeit der Immunisierung sind wir im Kampfe gegen die P. auf *hygienische Maßnahmen* angewiesen, welche leider angesichts unserer Unwissenheit über die Übertragung der P. sehr problematisch sind. Man kann sie folgendermaßen zusammenfassen:

1. Verhütung fäkaler Infektionen. Händewaschen nach der Defäkation und vor den Mahlzeiten.

2. In Epidemiezeiten besonders bei Unpäßlichkeit Vermeiden disponierender Faktoren wie Überanstrengung, übermäßige Besonnung, Tonsillotomien, Vaccinationen, Verdauungsstörungen, Infektionskrankheiten usw.

3. Hospitalisation des P.-Kranken, auch wegen der eventuell einzuschlagenden Therapie, und Fernhaltung der Kontaktpersonen, besonders Jugendlicher, vom Verkehr während etwa 14 Tagen.

4. Dagegen sind allgemeine Maßnahmen wie Verbot von Schul-, Kino-, Theaterbesuch usw., die das Wirtschaftsleben schwer schädigen, meist überflüssig (s. S. 522).

5. Desinfektion des Zimmers und der mit Fäkalien beschmutzten Wäsche des Erkrankten, Bekämpfung der Fliegen in der Umgebung des Patienten mit DDT (Neocid oder Gesarol) usw.

Leider erweisen sich alle diese Maßnahmen, sei es wegen der Ubiquität des P.-Virus (s. S. 525), sei es wegen seinem Festhalten an Ort und Stelle, als wenig wirksam.

Literatur.

Zusammenfassende Arbeiten.

FANCONI, G., H. ZELLWEGER u. A. BOTSZTEJN: Die Poliomyelitis und ihre Grenzgebiete. Basel: Benno Schwabe & Co. 1945. — Poliomyelitis. Papers and discussions presented at the First International Poliomyelitis Conference New York 1948. Philadelphia: J. B. Lippincott 1949. — Rapport Conférence Internationale de la Poliomyélite. Bruxelles 1948. — La Poliomyélite. Etudes médicales et sociales, herausgeg. von St. THIEFFRY u. a. Paris: Flammarion 1950. — SPENCE, J.: Poliomyelitis. In „Modern Trends in Paediatrics" von L. G. PARSONS, S. 298. London: Butterworth Ltd. 1951.

Einzelarbeiten.

ARMSTRONG: Sucessful transfer of the lansing strain of poliomyelitis from the cotton rat to the white mouse. Publ. Health Rep. **54**, 2302 (1939). — AYCOCK, L., and J. FRANCIS: Amer. J. med. Sci. **214**, 128 (1947). Zit. bei KELLER. — AYCOCK, L., and KAGAN: J. of Immun. **14**, 85 (1927). — AYCOCK, L., and LUTHER: New England J. Med. **200**, 164 (1929).

BAMATTER, F.: L'encéphalite et l'hydrocéphalie consécutives à la conjonctivite à inclusions. Ann. Paediatr. **161**, 343 (1943). — BANNWARTH, A.: Chronische lymphocytäre Meningitis, entzündliche Polyneuritis und Rheumatismus. Arch. f. Psychiatr. **113**, 284 (1941). — BENDER, A.: Z. Hyg. **129**, 332 (1949). — BINET and JAULMES: Une expérience sur l'atélectasie pulmonaire. Bull. Soc. méd. Hôp. Paris **1936**, 1556. — BODIAN, D.: Poliomyelitis, Pathologic Anatomy. In First International Poliomyelitis Conference New York 1948, S. 62. — BODIAN, D., and H. A. HOWE: Experimental studies of intraneural spread of poliomyelitis virus. Bull. Hopkins Hosp. **68**, 248 (1941). — Neurotropism and the genesis of cerebral lesions in poliomyelitis. Bull. Hopkins Hosp. **68**, 58 (1941). — J. of exper. Med. **81**, 255 (1945). — BURNET, M.: Virus ad organism. Harvard University Press 1946.

CAMPOS, O. P.: Report 1st International Poliomyelitis Conference New York 1948. S. 328. — CAUGHEY, J. E., and D. S. MALCOLM: Muscle spasm in Poliomyelitis. A study of a New Zealand Epidemic. Arch. Dis. Childh. **25**, 15 (1950).

DALLDORF, G., G. SICKLES, H. PLAGER and R. GIFFORD: J. exp. Med. **89**, 567 (1949). — DICK: Zit. bei P. LÉPINE, Biologie de la Poliomyélite. In La Poliomyélite, S. 29. Paris: Flamarion 1950. — DRAPER: Significant problems in acute anterior poliomyelitis. J. Amer. med. Assoc. **97**, 1139 (1931). — Acute Poliomyelitis. Philadelphia: Blakiston's Son & Co. 1917. — DUBOIS: Beitrag zur Kenntnis der HEINE-MEDINschen Krankheit. Schweiz. med. Wschr. **1923**, 1171, 1195.

FANCONI, G.: Beiträge zur Klinik, Epidemiologie und Differentialdiagnose der Poliomyelitis. Schweiz. Arch. Neur. **53**, 169 (1944). — Die nicht eitrigen entzündlichen Erkrankungen des Nervensystems im Kindesalter. Ärztl. Mh. **1,** 1 (1945). — Orientierung über die Eiserne Lunge. Schweiz. med. Wschr. **1946,** 1301. — Die Behandlung der Poliomyelitisfolgen mit besonderer Berücksichtigung der Balneotherapie. Schweiz. med. Wschr. **1947,** 1293. — FANCONI, G., u. H. ZELLWEGER: Beiträge zur Epidemiologie der Kinderlähmung. Schweiz. med. Wschr. **1942,** 1025. — Die bleibenden Schädigungen des Zentralnervensystems infolge Erkrankungen des Foetus und des Kleinkindes. Schweiz. Arch. Neur. **63,** 193 (1949). — FANCONI, G., H. ZELLWEGER u. A. BOTSZTEJN: Die Poliomyelitis und ihre Grenzgebiete. Basel: Benno Schwabe & Co. 1945. — FLEXNER, S., and F. CLARK: Contamination of the fly with poliomyelitis virus. J. Amer. med. Assoc. **56,** 1717 (1911). Ref. Zbl. Kinderheilk. **2,** 440 (1912). — FRAUCHIGER, E., u. W. HOFMANN: Experimentelle Poliomyelitisübertragungen auf Rinder. Schweiz. med. Wschr. **1938,** 1140. — FRISCHKNECHT, W., u. H. ZELLWEGER: Elektrokardiogramm bei Poliomyelitis. Helvet. paediatr. Acta **5,** 448 (1950).

GARD, S.: Über mikroskopische Beobachtungen an gereinigten Poliomyelitisviruspräparaten. Klin. Wschr. **1943,** 315. — GRULEE, C. G., and T. C. PANOS: Epidemic Poliomyelitis in Children. Amer. J. Dis. Childr. **75,** 24 (1948). — GSELL, O.: Die heutige Diagnose der epidemischen Kinderlähmung. Schweiz. med. Wschr. **1937,** 509. — Klinische Charakteristica der neurotropen Viruskrankheiten. Z. Neur. **52** (1944). — Feldfieber-Meningitis in der Schweiz. Schweiz. med. Wschr. **1944,** 208. — Benigne Leptospirosen. Schweiz. med. Jb. **1945.**

HALLAUER, C., u. M. RENZ. Beitrag zur quantitativen Auswertung von Poliomyelitis-Rekonvaleszentenseren. Schweiz. med. Wschr. **1945,** 677. — HOEN, E.: Klinik des Lähmungsstadiums. In KLEINSCHMIDT, Übertragbare Kinderlähmung, S. 174. Leipzig: S. Hirzel 1939.— HORSTMANN, D. M., J. L. MELNIK and H. A. WENNER: Isolation of Poliomyelitis Virus from Human extraneural Sources. J. clin. Invest. **25,** 270 (1946). — HOWE, H. A., and D. BODIAN: Portals of entry of poliomyelitis virus in primates, with special reference to man. Amer. J. Dis. Childr. **62,** 445 (1941).

JOPPICH, G.: Poliomyelitis. Mschr. Kinderheilk. **98,** 89 (1950). — JUNGEBLUT, C. W.: Das Empfänglichkeitsproblem bei der Kinderlähmung. Schweiz. med. Wschr. **1935,** 560. — Newer Knowledge on the Pathogenesis of Poliomyelitis. J. of Pediatr. **37,** 109 (1950). — JUNGEBLUT, C. W., and SANDERS: Transmission of a murine strain of poliomyelitis virus to guinea-pigs. J. Amer. med. Assoc. **116,** 2146 (1941).

KALM, H.: Diskussionsbemerkungen zum Poliomyelitis-Referat. Verh. Dtsch. Ges. für Kinderheilk. Düsseldorf 1949. Mschr. Kinderheilk. **98,** 100, 104 (1950). — KAUSCHE, G. A.: Verh. dtsch. Ges. inn. Med. **1948,** 324. — KELLER, W.: Poliomyelitis. Mschr. Kinderheilk. **98,** 81 (1950). — KESSEL u. STIMPERT: J. Immun. **40,** 61 (1941). — KLEINSCHMIDT, H.: Die übertragbare Kinderlähmung. Leipzig: S. Hirzel 1939. — Viruskrankheit und Zentralnervensystem. Mschr. Kinderheilk. **87,** 272 (1941). — KLING u. Mitarb.: Nouvelles recherches sur l'élimination du virus poliomyélitique par les matières fécales. Acta med. scand (Stockh.) **102,** 629 (1939). — KRAMER; Proc. Soc. exper. Biol. a. Med. **48,** 287 (1941).

LANDSTEINER u. POPPER: Z. Immun.forschg **2,** 377 (1909). — LARUELLE, L.: La paralysie respiratoire de la Poliomyélite. Paris Médical 1947, Fasc. 28 Juin et 5 Juillet. — Application des constatations histopathologiques à la clinique et à la physiologie de la paralysie respiratoire bulbaire de la poliomyélite. In La Poliomyélite, S. 65. Paris: Flammarion 1950. — LAWSON, R. B.: Coxsackie Virus, a new virus isolated from patients with a „poliomyelitislike" disease. Ref. 6. Internat. Pädiaterkongr. Zürich 1950. — LEAKE: Poliomyelitis following vaccination against this disease. J. Amer. med. Assoc. **105,** 2152 (1935). — LEFEBVRE, J.: Les renseignements tirés de l'électrodiagnostic au cours de l'évolution de la Poliomyélite. In La Poliomyélite, S. 147. Paris: Flammarion 1950. — LEINER u. v. WIESNER: Wien. klin. Wschr. **1909,** 1698; **1910,** 91, 323, 817. — Wien. med. Wschr. **1910,** 2482. — LÉPINE, P.: Les anticorps tissulaires dans les infections à Virus. Arch. Virusforschg **2,** 406 (1942). — Biologie de la poliomyélite. In La Poliomyélite, S. 11. Paris: Flammarion 1950.

MAHLER, G.: Lähmungen der unteren Extremitäten nach Spirozidbehandlung. Jb. Kinderheilk. **151,** 351 (1938). — MARKOFF, N.: Hepatitis epidemica. Schweiz. med. Wschr. **1943,** 349. — Nach- und Begleiterkrankungen der Hepatitis epidemica. Schweiz. med. Wschr. **1944,** 2. — MARTIN, J. K.: Local Paralysis in children after injections. Arch. Dis. Childh. **25,** 1 (1950). — McCLOSKY, B. P.: The relation of prophylactic inoculations to the onset of poliomyelitis. Lancet **1950 I,** 659. — McCLURE, G.: High incidence of infective stools in a small outbreak of infantile paralysis. J. Labor. a. clin. Med. **26,** 1906 (1941). — MELNIK, J.: Amer. J. Hyg. **45,** 240 (1947); **49,** 8 (1949). — MORGAN, L., H. HOWE and D. BODIAN: Amer. J. Hyg. **45,** 379 (1947). — MÜLLER, E.: Die epidemische Kinderlähmung. In BERGMANN und STAEHELINS Handbuch der inneren Medizin, 2. Aufl., Bd. 1. Berlin: Springer 1925. — MÜLLER, H.: Poliomyelitis und Immunitätsschwankung. Z. Kinderheilk. **62,** 162 (1940).

NELSON, W. E.: In MITCHEL-NELSON, Textbook of Pediatrics, 5. Aufl. Philadelphia: W. B. Saunders Company 1950. — NOHLEN, A.: Aktuelle Fragestellungen bei der Poliomyelitis. Verh. Dtsch. Ges. für Kinderheilk., Düsseldorf 1949. Mschr. Kinderheilk. **98,** 96 (1950).

PAUL, J. R., and TRASK: The virus of Poliomyelitis in stools and sewage. J. Amer. med. Assoc. **116**, 493 (1941). — PETTE, H.: Die akut entzündlichen Erkrankungen des Nervensystems. Leipzig: Georg Thieme 1942. — Wandlung epidemiologischer und pathogenetischer Gedankengänge bei der Poliomyelitis. Klin. Wschr. **1949**, 321. — PFAUNDLER, M. v.: Erwägungen über Poliomyelitis. Münch. med. Wschr. **1938 I**, 425. — POL LE COEUR: L'orthopédie de la poliomyélite. In La Poliomyélite, S. 175 ff. Paris: Flammarion 1950.

ROCH, M.: Les méningites aiguës bénignes de l'adulte. 24. Congr. Franç. Méd. Paris: Masson & Co. 1936. — DE RUDDER, B.: Die akuten Zivilisationsseuchen. Leipzig: Georg Thieme 1934. — DE RUDDER, B., u. G. A. PETERSEN: Steigert körperliche Anstrengung die Disposition zur epidemischen Kinderlähmung? Klin. Wschr. **1938**, 699. — RUSCA: Der Erreger der spinalen Kinderlähmung. Umsch. **47**, 216 (1943).

SABIN, A. B.: Experimental poliomyelitis by the tonsillopharyngeal route. J. Amer. med. Assoc. **111**, 605 (1938). — The olfactory bulbs in human poliomyelitis. Amer. J. Dis. Child. **60**, 1313 (1940). — Epidemiologic patterns of poliomyelitis as a world problem. Transact. First Internat. Poliomyelitis Conference New York 1948, S. 3. Philadelphia: J. B. Lippincott 1949. — Viral infections of the human nervous system, classification and general considerations. Rapports IVe Congrès Neurologique international. Paris 1949, Bd. I, S. 85. Paris: Masson & Co. 1949. — SABIN, A. B., and A. J. STEIGMANN: Studies on local antibody formation in the nervous system of paralised poliomyelitis convalescent monkeys. J. of Immun. **63**, 211 (1949). Poliomyelitis virus of low virulence in patients with epidemic of summer grippe or sore throat. Amer. J. Hyg. **49**, 176 (1949). — SABIN, A. B., and R. WARD: Distribution of virus in nervous and non-nervous tissues. J. of exper. Med. **73**, 771 (1941). — SCHAEFER, K. H.: Klinik des Frühstadiums. In KLEINSCHMIDT: Übertragbare Kinderlähmung. Leipzig: S. Hirzel 1939. — SCHAEFER, K. H., u. C. U. WALTHER: Zur Frage der polyradikuloneuritischen Erscheinungsform der Poliomyelitis. Mschr. Kinderheilk. **98**, 267 (1950). — SCHERB, R.: Über Muskelkontrakturen bei epidemischer Kinderlähmung. Schweiz. med. Wschr. **1942**, 1009. — SCHERB, R., u. L. SENN: In Die Poliomyelitis und ihre Grenzgebiete von G. FANÇONI, H. ZELLWEGER und A. BOTSZTEJN, S. 419. Basel: Benno Schwabe & Co. 1945. — SENN, L.: Resultate der Badebehandlung bei Poliomyelitis ant. acuta im chronischen Stadium. Schweiz. med. Wschr. **1948**, 1141. — STIMSON, P. M.: Outline of the use of respirators and of oxygen in Poliomyelitis. Bull. N. Y. Acad. Med. **26**, 495 (1950). — STOKES, L.: Poliomyelitis. In MITCHEL-NELSON, Textbook of Pediatrics, 5.Aufl., S.631. Philadelphia 1950. — STRÜMPELL: Über akute Encephalitis des Kindes. Jb. Kinderheilk. **22** (1884).

THEILER u. GARD: Zit. bei G. FANCONI, H. ZELLWEGER und A. BOTSZTEJN, Die Poliomyelitis und ihre Grenzgebiete, S. 1. Basel: Benno Schwabe & Co. 1950. — THIEFFRY, ST.: Les problèmes cliniques de la poliomyélite. In La Poliomyélite, herausgeg. von ST. THIEFFRY u. a. Paris: Flammarion 1950. — TISELIUS u. GARD: Über mikroskopische Beobachtungen an Poliomyelitis-Viruspräparaten. Naturwiss. **30**, 728 (1942). — TOOMEY, J.A., W. S. TAKACS and L. A. TISCHER: Poliomyelitis virus from flies. Proc. Soc. exper. Biol. a. Med. **48**, 637 (1941). — TRASK u. PAUL: Periodic examination of sewage for the virus of poliomyelitis. J. of exper. Med. **71**, 1 (1942).

VISSER: Poliomyelitis ant. acuta in a children's home. Nederl. Tijdschr. Geneesk. **84**, 395 (1940). Ref. Amer. J. Dis. Child. **63**, 176 (1942).

WALLGREN, A.: Une nouvelle maladie infectieuse du système nerveux central? Acta paediatr. scand. (Stockh.) **4**, 158 (1925). — WELLS: Zit. bei G. FANCONI, H. ZELLWEGER und A. BOTSZTEJN, Die Poliomyelitis und ihre Grenzgebiete, S. 145. Basel: Benno Schwabe & Co. 1945. — WERNSTEDT, W.: Besteht keine invisible Immunisierung und Präzisierung bei Poliomyelitis? Acta path. scand. (København.) **25**, 4 (1948). — WICKMANN, J.: Beiträge zur Kenntnis der HEINE-MEDINschen Krankheit. Berlin: S. Karger 1907. — WILSON, J. L.: Outline of essential treatment of bulbar poliomyelitis. Transact. First Internat. Poliomyelitis Conference New York 1948, S. 245. Philadelphia: J. B. Lippincott 1949. — WINDÖRFER, A.: Vergleichende Untersuchungen zur Poliomyelitis-Epidemie. Referat. Verh. Dtsch. Ges. für Kinderheilk., Düsseldorf 1949. Mschr. Kinderheilk. **98**, 97 (1950).

ZAPPERT, J.: Studien über die HEINE-MEDINsche Krankheit. Leipzig 1911. — Die Verbreitung der Poliomyelitis in Europa in den letzten 10 Jahren. Wien. klin. Wschr. **1937**, 463. ZELLWEGER, H.: Die Bedeutung der Tonsillenoperation für die Poliomyelitis. Annales Paediatr. **160**, 169 (1943). — Über eine Poliomyelitis-Kleinraumepidemie in Vals. Praxis **1944**, Nr 34. — Betrachtungen zur Poliomyelitisepidemie 1944. Schweiz. med. Wschr. **1945**, 673. — Über die chronische allergische Meningitis. Helvet. paediatr. Acta **1**, 417 (1946). — Zweimalige Poliomyelitis. Praxis **1947**, Nr 33. — Über die Kinderlähmung und ihre Behandlung. Schweiz. med. Wschr. **1948**, 176. — Neurovegetative Störungen bei Poliomyelitis. 1. Mitt. Helvet. paediatr. Acta **5**, 195 (1950). — ZELLWEGER, H., u. H. MORF: Neurovegetative Störungen bei Poliomyelitis. 2. Mitt. Helvet. paediatr. Acta **5**, 434 (1950). — ZIEGLER, E.: Erfahrungen aus der Praxis über die Hepatitis epidemica, ein Beitrag zur Pathogenese. Schweiz. med. Wschr. **1945**, Nr 11/12. — ZINGG, TH.: Poliomyelitis und Witterung. In FANCONI, ZELLWEGER und BOTSZTEJN, Die Poliomyelitis und ihre Grenzgebiete, S. 127. Basel 1945.

Myalgia epidemica
(Pleurodynia, Bornholmsche Krankheit).

Geschichte. Die erste Beschreibung dieser eigenartigen Krankheit stammt wohl von FINSEN (1856 in Island); der von ihm vorgeschlagene Name ,,Pleurodynia" ist in der angelsächsischen Literatur heute noch gebräuchlich. 1872 beobachteten in Norwegen DAAE und HOMANN einen epidemischen Muskelrheumatismus, dem sie den Namen ,,Febricula contagiosa" gaben. 1879 wurden in der Schweiz mehrere tausend Fälle einer wohl hierher gehörigen Epidemie beobachtet, die man nach den Ortschaften, in welchen sie auftrat, ,,Wiggenthaler", oder ,,Oltener" oder ,,Wangener Krankheit" bezeichnete.

Erst 1930 aber wurde das Krankheitsbild als Myalgia epidemica durch SYLVEST auf der Insel Bornholm eingehender beschrieben und als etwa sui generis hervorgehoben. Seither wird vielfach, besonders in der deutschen Literatur, auch von ,,Bornholmscher Krankheit" gesprochen. In den folgenden Jahrzehnten wurden einschlägige Fälle man kann wohl sagen aus allen Ländern beschrieben, z. B. in der Schweiz durch JENNY 1937, GSELL, STADLER, WIESMANN, REHSTEINER 1940. In Amerika wurde 1936 von HARDER über eine Epidemie von 282 Fällen in Cincinnati und 1947 über eine kleinere in Boston von FINN, WELLER und MORGAN eingehend berichtet.

Der Erreger. Nach FINN, WELLER und MORGAN haben die üblichen bakteriologischen Untersuchungen zu keinem Ziele geführt: Hämokulturen, Rachenabstriche, Meerschweinchenversuche von heterophilen Antikörpern, Komplementbindungen usw. sind ergebnislos geblieben. Demgegenüber konnten THÉLIN und WIRTH mit Stuhl-, Blut- und Rachenspülwasser von an Bornholmscher Krankheit erkrankten Patienten bei inokulierten jungen Mäusen (suckling mice) mit der Coxsackie-Virustechnik (s. unten) nach 2—10 Tagen Lähmungen und Tod verursachen. Außerdem haben sie ein Antigen gewonnen, welches eine positive Komplementreaktion mit dem Serum der geheilten Patienten ergab. Diese Reaktion fiel auch mit dem Serum von etwa 20% der erwachsenen Menschen positiv aus.

DE RUDDER hat auf Grund des fast identischen epidemiologischen Verhaltens (Sommergipfel, herdförmiges Auftreten, ähnliche Kontagionsverhältnisse, ähnliche geographische Verbreitung), und, da auch die Myalgia epidemica gelegentlich eine abakterielle Meningitis erzeugt, die Hypothese aufgestellt, daß zwischen Poliomyelitis und Myalgia epidemica zum mindesten eine enge klinische und epidemiologische Verwandtschaft bestehe. Ja, es müsse die Frage aufgeworfen werden, ob die Myalgia nicht eine harmlose pathomorphe Variante der Poliomyelitis darstelle. LINDBERG lehnte aber diese Hypothese ab, weil der rein klinische Habitus beider Krankheiten für denjenigen, der sie kennt, wesentlich verschieden sei und weil in Nordköpping die Epidemien von Myalgia und Poliomyelitis sich ablösten, als ob sie nichts miteinander zu tun gehabt hätten.

Allerdings ist es im Lichte der neuen Erkenntnis von der Pluralität der Poliomyelitiserreger (s. S. 516) durchaus möglich, daß eine besondere Abart eines neurotropen Virus, das gelegentlich poliomyelitische schlaffe Lähmungen erzeugen kann, der Erreger der Myalgia epidemica ist, und damit erscheint DE RUDDERs Hypothese keineswegs abwegig. Neuerdings wird vermutet, daß das Coxsackie-Virus (s. S. 516), welches im Gegensatz zum gewöhnlichen Poliomyelitisvirus bei jungen Mäusen ausgedehnte Myositiden verursacht und gelegentlich auch Lähmungen erzeugen kann, nahe verwandt, wenn nicht identisch mit dem Virus der Myalgia epidemica sei. In der Tat gelang es DALLDORF und SICKLES 1948, mit dem Coxsackie-Virus beim gesunden Menschen durch Naseneinimpfung nach 24 bzw. 48 Std Inkubationszeit eine typische Pleurodynie hervorzurufen.

Epidemiologie. Die Epidemiologie der Myalgia epidemica hat viel Ähnlichkeit mit derjenigen der Poliomyelitis. Beide Krankheiten haben einen Spätsommer- und Herbstgipfel; bei beiden besteht eine sprunghafte Kontagiosität, ein herdförmiges Auftreten der Epidemien; beide Krankheiten haben, wenigstens in Europa, eine ähnliche maximale Verbreitung in den nordischen Ländern, dem Ostseebecken, der Schweiz usw. Interessant ist die Beobachtung von JENNY, der 1937 die ersten 2 Fälle in der Schweiz beschrieb, daß die Angehörigen dieser 2 Fälle nahen Kontakt mit Verwandten hatten, die in Dänemark wohnten. Seit JENNYs Beobachtungen wird die Myalgia epidemica in der ganzen Schweiz gar nicht so selten diagnostiziert. Allerdings sieht man die Krankheit viel mehr in der Praxis als in Spitälern, wohin sie sich nur gelegentlich mit der Fehldiagnose Pleuritis, Poliomyelitis, Appendicitis usw. verirrt.

Die pathologische Anatomie. In Anbetracht der Gutartigkeit der Krankheit verfügt man über keine Sektionsbefunde. LINDBERG 1936 führt die Muskelschmerzen auf eine Exsudation ins interstitielle Bindegewebe zurück, LEJEUNE vermutet wegen der Flüchtigkeit der Symptome, daß allergische Phänomene im Spiele seien, wofür allerdings sehr wenig Anhaltspunkte bestehen.

Symptomatologie. Die *Inkubationszeit* wird mit 2—14 Tagen angegeben. In Dreiviertel der Fälle (FINN und Mitarbeiter) beginnt die Krankheit plötzlich mit heftigen Schmerzen, Fieber, Frösteln, bei Kleinkindern öfters mit Konvulsionen. Nur in einem Viertel der Befallenen gehen *Prodromi* wie Kopfweh, Anorexie usw. voraus. Die heftigen *Schmerzen* sind im unteren vorderen Teil des Thorax und im Epigastrium, manchmal auch weiter unten im Abdomen (Verwechslung mit Appendicitis) lokalisiert. Die rechte Seite scheint bevorzugt zu sein. Die Schmerzen werden als stichartig und sehr intensiv, geradezu als „theatralisch" beschrieben; man hat die Krankheit auch als *Teufelsgriff* bezeichnet. Die Schmerzen werden bei jeder Atembewegung, beim Husten, Niesen usw. noch verstärkt, so daß die Verwechslung mit einer Pleuritis naheliegt. Ich habe mehrmals erlebt, daß Kinder als Notfälle mit der Diagnose Pleuropneumonie in die Klinik eingeliefert wurden, besonders wenn die Temperatur bis 40° und darüber angestiegen war; durchschnittlich fand FINN bei einer größeren Epidemie allerdings nur 38° als höchste Temperatur.

Nach 1—3 Tagen klingen alle Symptome ab, aber sie können, was durchaus charakteristisch, ja fast beweisend für die Diagnose ist, nach einigen Tagen *rezidivieren*.

Nicht obligate Symptome sind der *Schüttelfrost* zu Beginn der Erkrankung sowie beim Einsetzen der Rückfälle. Trockner *Husten* besteht etwa in einem Drittel der Fälle; *Kopfweh* findet sich in etwa zwei Fünftel der Fälle. *Schweißausbruch* bei Fieberabfall wird häufig beschrieben. Die ersten Tage besteht eine hartnäckige *Anorexie*; gelegentlich stellt sich *Erbrechen*, manchmal *Abdominalschmerzen* und *Durchfall* ein. Gegen Appendicitis spricht das Fehlen einer défense musculaire und des Entlastungsschmerzes. Nur ausnahmsweise ist die *Milz* vergrößert. Viele Autoren beschreiben *Schmerzen* bei den *Augenbewegungen*, Einschlafen von Händen und Füßen, Schmerzen in den Extremitäten. In 45 der 114 Fälle der Bostoner Epidemie bestand eine Lymphdrüsenvergrößerung. In seltenen Fällen kann man auf der Pleura ein *Reiben* hören, wodurch natürlich die Differentialdiagnose gegenüber einer Pleuritis sehr erschwert ist.

Eine eigene Beobachtung möge den typischen Ablauf der Krankheit illustrieren:

Ein $5^{1}/_{2}$jähriger Knabe (J. Nr. 1754/50) erwacht früh morgens am 10. Juli (6 Uhr) mit heftigen Schmerzen links unten in der Brust, die sich bei jedem Atemzug verstärken. Kurzatmigkeit, Nasenflügelatmen. Brechreiz. Wird als Notfall ins Spital gebracht. Um 10 Uhr 39,8° rectal, Atmung 60, Puls 110. Der Patient ist blaß, sieht schwerkrank aus. Lungen auskultatorisch, perkutorisch und röntgenologisch ohne Besonderheiten. Im Urin kein pathologischer Befund. Im Blut 13000 Leuko, 89,5% Neutrophile, davon 11,5 Stab, Eosin 0, Baso 0,5, Mono 3,0, Lympho 5,5, Plasmazellen 0,5%. Senkungsreaktion 15 mm nach einer Stunde.

Schon wenige Stunden nach Spitaleintritt wird der Kranke munter, spricht wieder normal, obwohl die Temperatur noch hoch bleibt.

Am folgenden Tag ist die Atmung auf 35, die Temperatur auf 37,8° zurückgegangen, gar keine Schmerzen mehr. Die angulären und cervicalen, axillaren und inguinalen Drüsen gut erbsengroß, indolent. Milz nicht zu fühlen. Am 3. Tag sind alle Symptome verschwunden, am 6. Tag Senkungsreaktion noch 18 Std, Leuko 5000, Neutrophile 58,5% (Stab 1,5%), Eosin 1%, Baso 0,5%, Mono 2,5%, Lympho 37, 5%. Die Diagnose Myalgia epidemica wird durch die Tatsache gesichert, daß wenige Tage vorher ein Kamerad genau die gleichen Symptome, wenn auch etwas schwächer, gezeigt hatte.

Die *Laboratoriumsuntersuchungen*: Im *Urin* findet man keine pathologischen Veränderungen. Im Blutbild besteht eine Tendenz zu Leukopenie und am 4. Tag zu einer mäßigen Eosinophilie. Gerade der nicht entzündliche Blutbefund hat uns in einigen Fällen im Gegensatz zum eben erwähnten Beispiel erlaubt, eine Pleuropneumonie oder eine ernstere bakterielle Erkrankung auszuschließen, noch bevor die intensiven Schmerzen nachgelassen hatten. Die Senkungsreaktion ist im allgemeinen leicht beschleunigt. Auch die röntgenologische Untersuchung fällt völlig normal aus, was differentialdiagnostisch sehr wichtig ist.

Unter den *Komplikationen* spielt zweifellos die *Meningitis myalgica* die wichtigste Rolle. Sie wurde zum erstenmal 1937 von LINDBERG beschrieben, der sie in 4% seiner Fälle fand. In der Schweiz hat GSELL ihr eine eingehende Studie gewidmet (7 Fälle). Die Prognose dieser abakteriellen Meningitis ist absolut gut. Sie dauert 1—3 Wochen und heilt ohne Restzustand aus. Öfters tritt sie erst beim 2. Krankheitsschub zwischen dem 3. und 6. Tag auf. Psychische oder encephalitische Symptome fehlen. Die Pleocytose schwankt zwischen 7 und etwa 140 Zellen. Wie bei der Poliomyelitis findet man zuerst eine Vermehrung der Neutrophilen, der aber bald eine mononucleäre Reaktion folgt. Die Eiweißvermehrung ist geringfügig, der Zuckerwert normal.

Seltene Komplikationen sind durchaus gutartige *Perikarditiden, Orchitiden*, trockene *Pleuritiden* (Reiben), *Peritonitiden* und *Nephritiden*.

FINN und Mitarbeiter sahen unter 114 Fällen nur einmal typisches perikardiales Reiben am 7. Tag, welches 6 Tage lang andauerte. In einem Falle trat am 14. Tag eine schmerzhafte Schwellung des einen Testikels auf, die 3 Tage anhielt; bei einem 2. Patienten trat die Schwellung 7 Tage nach Beginn der Erkrankung auf. Beide Männer hatten früher bereits einen Mumps durchgemacht.

Diagnose. Die Diagnose ist leicht, wenn folgende Bedingungen erfüllt sind:

1. Epidemisches Auftreten in den Sommer- und Herbstmonaten;

2. Plötzlicher Beginn mit Unwohlsein und stichartigen Schmerzen im Oberbauch und in der Brust, wozu oft Kopfweh und Augenbewegungsschmerzen kommen.

3. Parallel mit den Schmerzen ansteigende und abfallende Temperaturen, bald hochfebril, meist nur 1—2 Tage dauernd, bald aber auch subfebril.

4. Fehlen irgendeines objektiven Befundes an den Muskeln oder an den Pleuren.

5. Der gutartige Verlauf mit Neigung zu Rückfällen und mit der Komplikation der Meningitis serosa, Pleuritis sicca, Orchitis oder Nephritis.

Es ist zu hoffen, daß man, nachdem man aller Wahrscheinlichkeit nach im Coxsackie-Virus den Erreger der Myalgia epidemica gefunden hat, bald über serologische Untersuchungsmethoden verfügen wird, die eine schärfere Differentialdiagnose gestatten werden. Die Tatsache, daß 20% der Erwachsenen eine positive Komplementreaktion geben (THÉLIN und WIRTH), spricht entweder für die geringe Spezifität der Reaktion oder für das häufige inapparente Auftreten der Krankheit. Wahrscheinlich wird es mit der Myalgia epidemica ähnlich sein wie mit der Poliomyelitis, den Leptospirosen und vielen andern Krankheiten: Nachdem man die typischen Formen kennengelernt hat, und Tests (Erkennungsmarken) entdeckt haben wird, wird man erfahren, daß die Krankheit gar nicht so selten ist, daß sie aber in einer Großzahl der Fälle nur als akute fieberhafte „Sommergrippe" verläuft.

Differentialdiagnose. Am häufigsten wird wohl die Krankheit mit einer *Pleuritis sicca*, bzw. mit einer Pleuropneumonie verwechselt, besonders wenn das Fieber hoch ist. Das Blutbild und das rasche Verschwinden der Symptome sprechen gegen die ernste bakterielle Erkrankung. Sind die Schmerzen mehr abdominell lokalisiert, so wird häufig eine *Appendicitis* diagnostiziert.

Herrscht eine Poliomyelitisepidemie, so kommt es gar nicht so selten vor, daß die Kinder mit der Diagnose „*Poliomyelitis* im Initialstadium" eingeliefert werden. Findet man dazu noch eine Pleocytose im Liquor, so kann, wie ich dies selber erlebt habe, die Differentialdiagnose recht schwierig, ja unmöglich werden.

Die **Prognose**, auch der Komplikationen, ist absolut gut.

Eine **Therapie** ist angesichts der guten Prognose unnötig. Am ehesten wird man noch zu Antineuralgica greifen.

Literatur.

DAAE: Norsk Mag. Laegevidensk. 1872. Zit. bei LINDBERG. — DALLDORF, G., and G. SICKLES: Science (Lancaster, Pa.) **108**, 61 (1948). Zit. bei THÉLIN u. WIRTH.
FINN, J. J., T. H. WELLER and H. R. MORGAN: Epidemic Pleurodynia: Clinical and etiologic studies based on one hundred and fourteen cases. Arch. int. Med. **83**, 305 (1949). — FINSEN, J.: Iagtagelser angaaende sygdomsforholdene i Island 1874. Zit. J. Amer. med. Assoc. **102**, 460 (1934).
GSELL, O.: Meningitis myalgica (Meningitis serosa bei Myalgia epidemica. Schweiz. med. Wschr. **1949**, 241. — GSELL, O., E. STADLER u. E. WIESMANN: Myalgia epidemica in der Schweiz 1940. Schweiz. med. Wschr. **1941**, 83.
HARDER, F. K.: Epidemic Myalgia or Pleurodynia in Southwestern Ohio. Amer. J. med. Sci. **191**, 678 (1936). — HOMANN: Norsk Mag. Laegevidensk. 1872. Zit. bei LINDBERG.
JENNY, ED.: Über Myalgia epidemica. Schweiz. med. Wschr. **1938**, 1092.
LAWSON, R. B.: Coxsackie Virus a new virus isolated from patients with a „poliomyelitis like" disease. Ref. 6. Internat. Pädiaterkongr. Zürich 1950. — LEJEUNE, E.: Beobachtungen und Überlegungen anläßlich einer Epidemie von Bornholmscher Krankheit. Schweiz. med. Wschr. **1941**, 469. — LINDBERG, G.: Myalgia epidemica im Kindesalter. Acta paediatr. **19**, 1 (1936).
REHSTEINER, R.: Zur Epidemiologie der Myalgia acuta epidemica. Schweiz. med. Wschr. **1941**, 1476. — DE RUDDER, B.: Die akuten Zivilisationsseuchen. Leipzig: Georg Thieme 1934.
SYLVEST, E.: Epidemic Myalgia. London u. Kopenhagen: Humphry Milford 1934.
THÉLIN, F., et J. WIRTH: La myalgie épidémique (maladie de Bornholm). Isolement d'un virus au cours d'une épidémie récente. Rev. med. Suisse rom. **71**, 44 (1951).

Die Springseuche (Louping-ill).

Geschichte. Die Springseuche der Schafe ist in Schottland seit über einem Jahrhundert bekannt und hat manchem Tier das Leben gekostet. Aber erst POOL (1930), MACLEOD und GORDON (1932), BROWNLEE und WILSON (1932) u. a. haben die Natur der Seuche als eine Viruskrankheit und den Übertragungsmodus von Schaf zu Schaf durch den Biß der Zecke Ixodes ricinus geklärt. Die Inkubation nach dem Biß dauert nur 1—2 Tage. Die 1. Phase der Krankheit beim Schafe ist durch Fieber von 3—4 Tagen gekennzeichnet, worauf eine kurze afebrile Periode folgt. Die 2. Phase ist charakterisiert durch erneuten Temperaturanstieg, Stumpfheit, Muskelzittern, Salivation und oft springende Bewegungen infolge einer cerebellaren Ataxie, daher der Name „Louping-ill" oder Springseuche. Schließlich kommt es zu Lähmungen einer oder mehrerer Gliedmaßen und der Tod tritt ein. Vielfach bleibt die Krankheit im 1. Fieberschub stecken und hinterläßt eine Immunität. Autoptisch findet man eine allgemeine Meningoencephalomyelitis, wobei besonders die PURKINJEschen Zellen des Kleinhirnes lädiert sind.

1934 konnten RIVERS und SCHWENDTKER zum ersten Mal zeigen, daß die Erkrankung auch auf den Menschen übergeht. Sie beschrieben 4 Fälle von Laboratoriumsinfektionen. Zwei weitere Beobachtungen stammen von WIEBEL 1937 und von WESENMEIER 1938. Einer von diesen 6 im Laboratorium angesteckten Patienten bot nur das Bild einer gewöhnlichen Influenza (forme fruste), die übrigen 5 dasjenige einer Meningoencephalitis; 3 mal verlief die Erkrankung biphasisch. Alle 6 Patienten erholten sich nach 1—3 Monaten vollständig.

DAVISON, NEUBAUER und HURST haben 1948 über 2 Fälle von Louping-ill beim Menschen berichtet, bei denen eine Laboratoriumsinfektion ausgeschlossen war; der eine dieser Patienten war in einer Gegend, wo die Springseuche der Schafe vorkam, von Zecken gebissen worden. HURST brachte mit Hilfe des Neutralisationstestes den Beweis, daß es sich um Louping-ill handelte.

Ebenfalls 1948 wurden in Böhmen sowohl natürliche Infektionen in einer landwirtschaftlichen Gegend — möglicherweise bei Arbeitern, die mit Schafen zu tun hatten — als auch eine Laboratoriumsübertragung beschrieben (GALLIA, HOLLÄNDER und Mitarbeiter). Da auf dem Kontinent die Louping-ill des Menschen unbekannt war, glaubten die Autoren, es handle sich entweder um eine Choriomeningitis Armstrong (obwohl diese keinen zweiphasigen Verlauf zeigt) oder um eine Polioencephalitis. Sie konnten aber später durch Vergleich ihrer Stämme mit Virusstämmen von LÉPINE in Paris und von EDWARD in Tunbridge den Nachweis erbringen, daß es sich um das Louping-ill-Virus handelte.

Eine ähnliche, wenn nicht identische Krankheit, ist die „*Russian spring-summer encephalitis*", welche von SOMORODINTSEV 1944 eingehend beschrieben worden ist. Auch das Virus dieser Krankheit wird durch eine Zecke, Ixodus persulcatus, übertragen, und zwar auf Affen, Ziegen, Schafe, Mäuse und andere Nager. Die russischen Autoren denken, daß Vögel und Nager die natürlichen Reservoire des Virus sind. Beim Menschen entsteht eine schwere Meningoencephalitis mit einer Letalität von 20—30% und häufigen Dauerlähmungen. Durch das Auftreten von Lähmungen scheint sich allerdings die Russian spring-summer encephalitis vom Louping-ill zu unterscheiden. HOLLÄNDER und Mitarbeiter haben aber in einem Falle von Louping-ill ebenfalls Lähmungen passagerer Natur der oberen Extremitäten und des Facialis beobachtet.

Der Erreger. Der Erreger der Springseuche ist ein ultrafiltrierbares, mäusepathogenes Virus, welches das Seitz-Filter und die Chamberland-Kerze L_3 passiert, aber nicht auf weiße Ratten, Kaninchen und Meerschweinchen übertragbar ist. Es ist gelungen, das Virus auf inkubierten Eiern zu züchten, ohne daß die Hühnerembryonen selbst eingehen. Wie die Poliomyelitis und andere Viruskrankheiten erzeugt es neutralisierende Antikörper, die für die Diagnose wichtig sind (Neutralisationstest). Der Übertragungsmodus auf den Menschen (Zeckenbiß!) ist noch nicht bekannt.

Symptomatologie der menschlichen Springseuche. Die Inkubation dauert nur wenige Tage. Die Krankheit verläuft zweiphasig, die 1. Phase von etwa einer Woche Dauer ist charakterisiert durch Kopfschmerzen, Übelkeit, Fieber. Nach einem fieberfreien Intervall von 1—2 Wochen beginnt die 2. Phase, wiederum mit Fieber, wozu sich Erbrechen, Bradykardie, Schläfrigkeit, Verwirrung, Tremor, Ataxie usw. hinzugesellen. Die Krankheit kann mehrere Wochen dauern, wobei die Symptome allmählich an Intensität abnehmen.

Objektiv findet man in dieser 2. Phase alle Zeichen der Meningoencephalitis. sowohl die gröberen Symptome wie Nackensteifigkeit, Kernig usw., als auch — und oft nur diese allein — die feineren wie spine-sign usw. (s. S. 531). Dazu kommen noch Ödeme der Papille, Hirnnervenlähmungen usw. Im 2. Fall Davisons und Mitarbeiter stellte sich Benommenheit, Rigor, Tremor, Incontinentia alvi et urinae ein, Symptome, die wochenlang anhielten und bei der Spitalentlassung nach 2 Monaten noch nicht restlos verschwunden waren (gebückter Gang mit fehlender Schwingung des rechten Armes).

Im Liquor findet man eine Pleocytose von 50—500 vorwiegend mononucleäre Zellen, der Eiweißgehalt ist normal oder leicht erhöht.

Charakteristisch für die Springseuche sowohl beim Menschen als auch beim Schaf sind der biphasische Verlauf, die meningeale Reaktion und die cerebellären Symptome. Es gibt aber leichtere, abortive Formen, formes frustes, bei denen einzelne oder alle Kardinalsymptome fehlen können, die also wie ein grippaler Infekt verlaufen. Wir haben also die gleichen Verhältnisse wie bei der Poliomyelitis und den Leptospirosen. Es ist deshalb anzunehmen, daß die Krankheit häufiger ist als man sie diagnostiziert. Vielleicht verbirgt sich hinter mancher sog. idiopathischen mononucleären Meningitis (s. S. 544) eine forme fruste der Springseuche.

Prognose. Die in der englischen und amerikanischen Literatur beschriebenen Fälle beim Menschen sind alle geheilt. Von den 6 Fällen, die in Böhmen beobachtet wurden (Gallia, Holländer und Mitarbeiter), sind 2 gestorben. Auch bei der russischen Frühling-Sommer-Encephalitis beträgt, wie bereits gesagt, die Letalität 20—30%.

Therapie. Eine kausale Therapie ist wie bei der Poliomyelitis noch unbekannt.

Literatur.

Brownlee, A., and D. R. Wilson: J. comp. Path. a. Ther. **45**, 67 (1932).

Davison, G., Ch. Neubauer and E. W. Hurst: Meningoencephalitis in man due to the louping-ill virus. Lancet **1948 II**, 452.

Gallia, F., u. L. Holländer: Laboratoriumsinfektion mit einem Encephalitis-Virus-Erreger. Čas. lék. čes. **88**, 224 (1949).

MacLeod, J., and W. S. Gordon: J. comp. Path. a. Ther. **45**, 240 (1932).

Pool, W. A., A. Brownlee and D. R. Wilson: J. comp. Path. a. Ther. **43**, 253 (1930).

Rivers, T. M., and F. F. Schwentker: J. of exper. Med. **59**, 669 (1934).

Wesenmeier, K.: Beobachtungen über Louping-ill beim Menschen. Dtsch. Arch. klin. Med. **182**, 451 (1938). — Wiebel, H.: Klin. Wschr. **1937 I**, 632.

Tollwut (Lyssa oder Rabies).

Von

W. Mohr.

Veterinärmedizinischer Teil von K. Enigk.

Mit 5 Abbildungen.

Die Tollwut ist eine fast immer tödlich verlaufende Viruserkrankung, die in der Regel durch den Biß eines infizierten Tieres auf andere Tiere oder den Menschen übertragen wird und mit charakteristischen, psychischen und nervösen Erscheinungen, Erregungs- und Angstzuständen, Krämpfen und Lähmungen einhergeht. Der Erreger breitet sich entlang den Nervenbahnen aus und führt zu einer Myeloencephalitis.

Geschichtliches. Die Erkrankung wird schon von ARISTOTELES beschrieben. Eine regelrechte Lyssaepidemie schildert nach B. VON HAGENs Ansicht AGATHIAS, die im Jahre 553 n. Chr. in Oberitalien in dem Alamannenheer des Leutharis wütete. ZINCKE stellte 1804 die Infektiosität des Speichels kranker Tiere fest. GALLTIER immunisierte 1879 Schafe durch intravenöse Einspritzung von Speichel, aber erst 1880—1885 gelang dann PASTEUR der Nachweis, daß die Tollwut eine ausgesprochene Infektionskrankheit mit Lokalisation im Nervensystem ist. Gleichzeitig arbeitete er ein Immunisierungsverfahren aus und konnte 1885 die erste Behandlung vornehmen. 1903 entdeckte NEGRI die nach ihm genannten NEGRIschen Körperchen.

Ätiologie. Der Erreger ist ein filtrierbares Virus, 100—150 μ groß, das sehr empfindlich gegen Erwärmung ist. Das Tollwutvirus findet sich nicht nur im Zentralnervensystem und den Speicheldrüsen, sondern es ist in fast jedem Organ nachweisbar (REMLINGER und BAILLY). Schon bei 45° büßt es seine Virulenz ein und bei 52—58° geht es in $1/2$ Std zugrunde, bei 80° sogar in 2 min. Variationen in der Virulenz des Virus sind auch unter natürlichen Gegebenheiten möglich (GORET). Es ist aber resistent gegen Kälte und Fäulnis, die es wochenlang vertragen kann. Da Fäulnis nur sehr langsam auf das Virus einwirkt, ist es auch möglich, in bereits wochenlang vergrabenen Kadavern das Virus unter den entsprechenden Maßnahmen nachzuweisen. Bei Untersuchung solchen durch Fäulnis veränderten Materials empfiehlt sich der Zusatz von Streptomycin und Penicillin, um eine Mortalität der Versuchstiere durch andere Ursachen auszuschalten. Durch Sublimat-Chlorwasser, Bromwasser und Permanganat wird es rasch, durch wäßrige Carbolsäure langsam vernichtet. VEERARAGHAVAN beobachtete bei Zusatz bestimmter Substanzen wie Tryptophan, Thiamin, Pyridoxin und Pantothenatin zur Kultur, daß es zu einer stärkeren Vermehrung des Virus kam. Das Virus hat eine ausgesprochene Affinität zum Nervengewebe. Im Liquor ist es aber nur ausnahmsweise nachweisbar. Es findet sich aber im Speichel, den Speicheldrüsen, Tränendrüsen, Pankreas sowie in den peripheren Nerven. Studien über den Einfluß der Hyaluronidase auf das Virus wurden von BÉQUIGNON, LAMY und BUSSARD durchgeführt. Da die

Hyaluronidase sich, wie Untersuchungen von BUSSARD und Mitarbeitern gezeigt haben, auch im Speichel gesunder Hunde reichlich findet, wird angenommen, daß sie die Wirkung des Virus unterstützt, indem sie es befähigt, in ihrer Gegenwart besser in die Gewebe einzudringen und die Nervenendigungen zu erreichen. Nur zeitweise kann man das Virus im Blut in geringer Menge nachweisen, selten in der Milz. Die Infektiosität des Speichels ist am Anfang der Krankheit am größten. Vielfach ist der Speichel schon in den letzten Tagen der Inkubation infektiös. Nach einigen Untersuchern ist in manchen Fällen der Speichel tollwutinfizierter Hunde schon etwa 15 Tage vor Ausbruch der Erkrankung infektiös! Die Übertragung des Virus erfolgt zwar in der Regel durch den Biß eines wutkranken Tieres, in seltenen Fällen jedoch auch durch Lecken oder Einreiben infizierten Speichels in eine frische Wunde oder eine Hautabschürfung. Die Übertragung durch Milch oder den Genuß rohen Fleisches von tollwutkranken Tieren ist fraglich.

Tollwut bei Tieren. Empfänglich sind für das Tollwutvirus sämtliche Säugetiere und in geringerem Grade auch die Vögel. Für die Verbreitung der Tollwut kommen aber im wesentlichen nur solche Tierarten in Frage, die von Natur aus bissig sind. Bei der Übertragung auf den Menschen kommt deshalb dem als Haustier gehaltenen Hund die weitaus größte Bedeutung zu, und zwar spielen die Hirten- und Jagdhundrassen eine größere Rolle als die Schoßhundrassen. Seltener kommen Übertragungen durch Katzen zustande. Bei Wildcarnivoren bleibt die Tollwut in der Regel auf diese beschränkt, doch kommt gelegentlich auch durch sie eine Übertragung auf Mensch und Haustier zustande. Nach Ansicht von FIGUEROA stellen die wildlebenden Tiere in Mexiko das Reservoir der Infektion dar, von dem aus immer wieder Epizootie-Ausbrüche erfolgen. Auch für Alaska konnte WILLIAMS dies bestätigen. Dort sind es vorwiegend die Füchse, aber auch der Wolf. Besonders schwere Verluste unter den Haustieren rief eine durch infizierte Hunde aus Nordafrika nach Korsika eingeschleppte Epizootie hervor, die aber in den Jahren 1945/46 hauptsächlich durch Füchse verbreitet wurde (JAUJOU). In Europa sind es in erster Linie der Fuchs, ferner der Dachs, die Marderarten und in gewissen Gegenden der Wolf, in den warmen Ländern Hyäne, Hyänenhund, Schakal und die Schleichkatzen. Bei stärkerer Verseuchung eines Gebietes geht die Seuche auch auf die Nagetierbestände über. In solchen Gegenden kommen deshalb auch Übertragungen durch Nagetiere auf den Menschen zustande, insbesondere durch die Ratte und das Erdhörnchen. Aus der Türkei und Rumänien wird die Ratte als Infektionsquelle genannt. Ebenso liegt aus Madrid ein Bericht vor über den wiederholten Befund von NEGRI-Körperchen bei Ratten.

In Südamerika herrscht die Tollwut enzootisch unter Fledermäusen (Vampiren), die häufig Pferde und Rinder infizieren, während Übertragungen auf den Menschen seltener zustande kommen. Besonders aus Brasilien und Trinidad liegen hierüber Berichte vor, aber auch die aus Mexiko beschriebene paralytische Tierkrankheit „Derriengue" ist hier zu erwähnen, denn nach Untersuchungen JOHNSONS ist diese Erkrankung, die hauptsächlich durch die Vampir-Fledermaus Desmodus rotundus murinus Wagner übertragen wird, mit der Tollwut identisch. Es scheint auch so, daß die früchteverzehrenden Fledermäuse und nicht nur die blutsaugenden als Tollwutüberträger in Betracht kommen (PAWAN 1948). Über die Rindertollwut liegen gerade in jüngster Zeit ausführliche Berichte von NOVICKY aus Venezuela vor.

Die ersten Krankheitserscheinungen treten bei den Tieren in den meisten Fällen 2 bis 8 Wochen nach der Infektion auf, vereinzelt aber bereits nach einer Woche oder erst nach mehreren Monaten bis zu 1—2 Jahren. Der Krankheitsverlauf ist bei allen Tierarten gleich. In den Symptomen treten aber Unterschiede auf, die durch die verschiedene Psyche und die Lebensgewohnheiten der einzelnen Tierarten bedingt werden. Bei Hunden macht sich der Beginn der Krankheit durch ein launenhaftes Benehmen bemerkbar. Sie sind abwechselnd lebhaft und scheu oder gar teilnahmslos. Auf schwache Geräusche und Lichtreize fahren die Hunde heftig zusammen. Die Pupillen sind ungleich weit und wechseln in ihrer Weite häufig. Manche Hunde kratzen oder beißen sich an der Bißstelle oder deren Narbe, an der die Infektion zustande gekommen ist, bis zur Selbstverstümmelung. Die gewohnte Nahrung wird verweigert. In manchen Fällen tritt blutiger Durchfall auf. Der Geschlechtstrieb ist gesteigert. Die Unruhe und Aufregung wachsen im Verlauf von 1—3 Tagen bis zur Raserei. Die Hunde versuchen zu entweichen und entwickeln einen starken Bewegungsdrang. Sie laufen dann oft große Strecken weit und durchschwimmen gelegentlich Flüsse. Bei dem Umherirren kommt es häufig zu wütenden Angriffen auf Menschen und Tiere oder auf leblose

Gegenstände. Dieses Krankheitsstadium der „*rasenden Wut*" ist insbesondere bei Schoßhunden nicht immer deutlich ausgeprägt. Es dauert 1—2 Tage. Dann treten in zunehmendem Maße Lähmungen auf. Infolge Lähmung der Stimmbandmuskeln geht das Bellen in ein heiseres Heulen über. Die Lähmung der Unterkiefer-, Schlund- und Kopfmuskulatur hat zur Folge, daß der Speichel aus dem Munde läuft und oft durch die krampfhaft ausgestoßene Atemluft zu Schaum verwandelt wird. Lähmung einzelner Augenmuskeln verursacht Schielen. Die Hunde schwanken beim Gehen. Späterhin sind die Hinterbeine vollständig gelähmt. Unter hochgradiger Abmagerung und Erschöpfung gehen die Tiere nach einer Krankheitsdauer von 2—6 Tagen zugrunde. Bei einem Teil der Tiere können die Erscheinungen der rasenden Wut fehlen. Im Verlauf dieser „stillen Wut" ist der Speichel ebenso ansteckend für den Menschen wie bei der rasenden Wut. In Einzelfällen fehlen auch die Lähmungen. Bei besonders schnellem Krankheitsverlauf treten oft nur unbestimmte Erscheinungen auf.

Katzen fauchen und kratzen am Boden während des Erregungsstadiums und springen Tiere und auch Menschen an. Füchse und Dachse verlieren ihre natürliche Scheu. Sie gehen im freien Gelände auf andere Tiere und Menschen los. Auch dringen sie besonders oft in menschliche Anwesen ein und lassen sich hier nicht durch Abwehrmaßnahmen vertreiben, vielmehr zeigen sie ein angriffslustiges Benehmen. Pferde sind äußerst schreckhaft, scharren häufig mit den Vorderfüßen und beißen und schlagen. Rinder lassen ein heiseres, langgezogenes Brüllen hören und nehmen andere Tiere und die Menschen mit den Hörnern an. Schafe und Ziegen verhalten sich ähnlich. Schweine wühlen aufgeregt im Boden und nehmen dabei alle möglichen Stoffe auf.

Auch bei der weißen Maus, die von REMLINGER und BAILLY sehr eingehend auf ihre Verwertbarkeit als Testtier an Stelle des Kaninchens untersucht wurde, verläuft die Wut in verschiedenen Formen: 1. als rasende Wut mit pruriginösen und selbstverstümmelnden Verlaufsabarten, daneben aber auch 2. als paralytische, 3. hemiplegische, 4. spastisch-

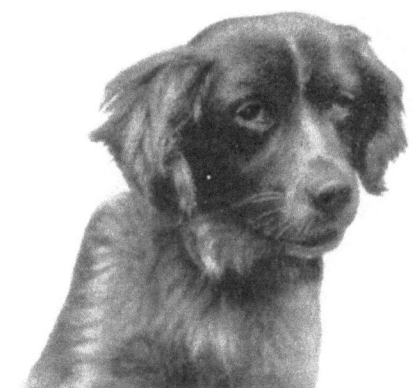

Abb. 1. Tollwütiger Hund, beginnende Lähmung der Augen- und Unterkiefermuskulatur.
(Nach HUTYRA-MAREK-MANNINGER.)

tetanische und 5. als forme fruste. Ratten, bei denen häufig eine Conjunctivitis beobachtet wird, und Meerschweinchen sind als Testtiere nicht so geeignet wie das Kaninchen.

Die Tollwut führt bei den Tieren in der Regel zum Tode. In seltenen Fällen kann jedoch eine Heilung zustande kommen. Beim Hund sind auch Fälle von stark protrahiertem Verlauf beobachtet worden, die eine rezidivierende Wut vortäuschen. Solche Fälle beschrieben HERRMANN, BABES, sowie BABES und BOBES bei Hunden und Katzen, die einen Tag hindurch das Bild der rasenden Wut boten, dann aber wieder für 10 und mehr Tage gesund schienen, ehe es zu einem neuerlichen Anfall kam, der dann mit Erregungsphase und Lähmungsstadium zum Tode führte. Vereinzelt folgte auch dem zweiten Anfall eine Phase scheinbarer Gesundheit, bis das Tier dann beim 3. Mal unter den üblichen Erscheinungen einging. Während des latenten Krankheitsstadiums sind solche Hunde Virusausscheider. Nach dem Überstehen der Infektion ist der Speichel der Hunde jedoch nur noch für wenige Tage infektiös (nach REMLINGER 5 Tage). Vampire überstehen in nicht geringem Prozentsatz die Tollwut und bleiben dann lange Zeit hindurch Virusträger (DOERR 1944). Bei erwachsenen Vögeln ist die Genesung von der Tollwut gar nicht selten (LIEOU). Federvieh ist, wie Untersuchungen von REMLINGER und BAILLY ergaben, für das Wutvirus Südamerikas empfänglich, nicht aber so leicht für das europäische Straßenvirus.

Eine natürliche Immunität gegen Tollwut scheint es nach JONNESCU zu geben (Beobachtungen an 2 Schäferhunden). Auch andere Autoren berichten über Fälle, in denen Hunde nach Infektion mit Tollwutvirus refraktär blieben und erst nach wiederholter (2., 3. oder 4.) Infektion erkrankten. Wahrscheinlich können auf diese Weise Virusträger entstehen. So berichten THIERRY und GONZALES von je einem Tollwutfall beim Menschen aus Südfrankreich und Spanien. Beide Patienten wurden von einem gesunden Hund gebissen. Sie erkrankten 54 Tage bzw. 4 Monate nach dem Biß unter dem typischen Bild der Tollwut. Auch von Fledermäusen ist bekannt, daß sie, ohne zu erkranken, Tollwutvirusträger sein können.

Verbreitung. Ost- und Südosteuropa ist von jeher verseucht. Von hier aus wird die Seuche in die mitteleuropäischen Nachbargebiete durch Überlaufen tollwütiger Hunde eingeschleppt. In Kriegszeiten und Zeiten politischer Unsicherheit kommt es regelmäßig zu stärkerem Tollwutauftreten in Mittel- und Westeuropa. Aus diesem Grunde ist auch gegenwärtig ein gehäuftes Vorkommen der Tollwut in Mitteleuropa zu verzeichnen. In Ostdeutschland mußten vom November 1949 bis November 1950 insgesamt 1864 Personen einer Tollwutschutzimpfung unterzogen werden. In dem gleichen Zeitraum wurden 14 Todesfälle an Tollwut beim Menschen beobachtet, von denen 8 nicht geimpft waren, 3 zu spät geimpft wurden und 3 als Versager der Impfung angesprochen werden müssen (BOECKER). In Gesamt-Berlin (Ost- und Westsektor) wurden vom Juli 1950 bis 21. Januar 1951 53 sicher tollwütige Hunde und Katzen festgestellt (BOECKER).

In einer Übersicht, die DÜWER 1950 mitteilte, sind in der Zeit vom 1. Juni 1947 bis 1. November 1949 in dem Gebiet zwischen Oder und Elbe 532 Personen von tollwütigen oder tollwutverdächtigen Tieren gebissen worden. Unter diesen Tieren befanden sich 163 Hunde, 55 Katzen, 18 Füchse, 13 Dachse, 1 Marder, 2 Pferde und 2 Rinder. Die Tiere stammten vor allem aus Mecklenburg-Vorpommern, Sachsen, Brandenburg, Sachsen-Anhalt und Thüringen. Bei dieser Epizootie spielt, auch bei der augenblicklichen im Süden Schleswig-Holsteins, der Fuchs als Überträger der Infektion eine sehr große Rolle. Ähnlich liegt die Situation nach PIRINGER in Nieder- und Oberösterreich, wo 1948/49 unter den freilebenden Waldtieren, besonders unter den Füchsen, eine starke Epizootie gefunden wurde. Entsprechend diesem Anstieg der Tollwut führte HELL in Wien nach dem Kriege über 1500 Schutzimpfungen nach HEMPT durch. Er sah in dieser Zeit nur 2 Todesfälle an Lyssa, einmal bei einem Tierarzt, der nicht geimpft war, und zum anderen bei einem Knaben, der verspätet zur Impfung kam und nach einer Inkubationszeit von 30 Tagen erkrankte und starb. Auch aus der Tschechoslowakei teilen KAISER und PUNTIGAM 1949 eine gleiche Seuchenlage unter den Füchsen mit, während nach Jugoslawien die Seuche meist durch Wölfe aus Rumänien eingeschleppt wird. Bulgarien und Ungarn, ebenso wie Jugoslawien, haben durch umfangreiche Hundeimpfungen die Verbreitung der Seuche wesentlich herabmindern können.

Der Ablauf der Tollwut in tropischen Gebieten, wie z. B. Westafrika und Äquatorialafrika, ist, worauf REMLINGER und BAILLY hinweisen, der gleiche wie in den gemäßigten Zonen.

In Asien, Afrika und Amerika ist in manchen Gegenden die Tollwut sehr stark verbreitet, was aus folgenden Zahlenangaben zu ersehen ist. In dem Pasteur-Institut in Conoor in Indien wurden im Jahre 1946 20000 Personen gegen Tollwut schutzgeimpft (EBERLE 1948). In Iran starben in den Jahren 1925—1945 147 Menschen an Tollwut. Unter diesen befanden sich 36, die durch Wölfe schwere Bißwunden erhalten hatten (GHODSSI 1947). In Ägypten wurde im Jahre 1937 Tollwut amtlich festgestellt bei 4944 Hunden, 268 Katzen und 181 Schakalen. Die Zahl der nicht amtlich ermittelten Tollwutfälle ist erheblich höher.

Auch in den USA. ist die Tollwut ungewöhnlich stark verbreitet. Die Hauptursache hierfür liegt in der uneinheitlichen Bekämpfung in den einzelnen Staaten. Im Jahre 1946 wurde bei 8484 Hunden, 455 Katzen, 1055 Füchsen, Skunks, Wildkatzen, Berglöwen, Wiesel, Ratten und Zibetkatzen Tollwut festgestellt. Beim Menschen traten zwischen 22 und 56 Fälle jährlich während der Nachkriegsjahre auf. In der Zeit von 1903—1947 sind in den USA. 3000 Menschen an Tollwut gestorben (VERGE 1948).

Bei einer Schilderung der Epizootie in den Jahren 1946/47 im Staate New York heben KORNS und ZEISSIG hervor, daß Hunde nur wenig befallen wurden, dagegen vorwiegend Füchse und Rinder, letztere häufig durch Fuchsbiß. Diese Tatsache wird mit der Massenschutzimpfung der Hunde in Zusammenhang gebracht.

Aus Kuba wird eine Zunahme der Tollwut berichtet, seit dort in bestimmten Gegenden zur Bekämpfung der Ratten Frettchen eingeführt worden sind, die die Infektion an Hunde und andere Tiere weitergegeben haben (CALVO FONSÉCA).

Pathologische Anatomie. Die ersten Veränderungen im Gehirn bei tollwutinfizierten Kaninchen ließen sich am 4. Tag nach der Infektion nachweisen. Es fand sich zu diesem Zeitpunkt eine allgemeine vasculäre Dilatation. Virusübertragung gelang aber erst vom 8. Tag an, als sich neben zelligen Infiltrationen erste Herde mit Neuronophagie im Ammonshorn und im Gebiet der Opticuskerne nachweisen ließen. Am 10. Tag ist die Diagnose eindeutig zu stellen. Aber erst um den 16. Tag treten die klinischen Symptome stärker in Erscheinung (Hyperthermie, Dilatation der Pupillen, Meningoencephalitis). Schon am 12. Tag können NEGRI-Körperchen nachweisbar sein, aber erst am 16. sind die Veränderungen typisch. Makroskopisch finden sich keine Besonderheiten. Die wichtigsten Veränderungen zeigen das Zentralnervensystem und die Speicheldrüsen.

Sowohl in der Submaxillardrüse als auch in den Sublingualdrüsen finden sich beim Menschen wie auch beim Hund starke Rundzelleninfiltrate im interstitiellen Bindegewebe, namentlich um die nervösen Ganglien herum. Außerdem treten Trübung, Kernvermehrung und -vergrößerung an den Epithelien auf (ELSENBERG).

Am Zentralnervensystem ist zwischen den Veränderungen an den peripheren Nerven und dem Zentralorgan zu unterscheiden. An den peripheren Nerven spielt sich eine interstitielle Neuritis ab, die am ausgeprägtesten in den der Verletzung entsprechenden Nerven lokalisiert ist. Schwere akute Zellnekrose der zugehörigen Spinalganglien wird hier gefunden. Über diese und die Sympathicusganglien dringt das Virus in den Boden des 4. Ventrikels und das Mittel- und Zwischenhirn ein. Es bilden sich auch Erweichungsherde und Nekrosen an verschiedenen Stellen des Rückenmarks sowohl in der grauen als auch in der weißen Substanz, die wohl als Folgen einer akuten Myelitis aufgefaßt werden müssen. BABES beschrieb als spezifisch und diagnostisch besonders bedeutungsvoll sog. Tollwutknötchen („BABESsche Knoten"), die „durch die Ansammlung kleiner pericellulärer Herde um die Nervenzellen zustande kommen". Diese letzteren weisen dabei eine Degeneration auf, die zum Schwund der chromatischen Elemente und zur Vacuolenbildung führt. GOLGIE stellte Atrophien an den Zellfortsätzen fest. NELIES und VAN GEHUCHTEN beschrieben spezifische Veränderungen der cerebrospinalen und sympathischen Ganglienzellen, bei denen ein Teil der Zellen zugrunde geht und durch eine Vielzahl kleinerer Zellen ersetzt wird, so daß im vorgeschrittenen Stadium das Bild einer kleinzelligen Infiltration entsteht. Die Ganglienzelle zieht sich dabei von der Epithelkapsel zurück, und diesen freiwerdenden Raum füllen wuchernde Endothelzellen oder einwandernde Leukocyten aus. Es handelt sich hier um außerordentlich konstante und als spezifisch zu bezeichnende Veränderungen. Diese Veränderungen lassen sich mittels der NISSLschen Färbemethode sehr gut herausarbeiten.

Diagnostisch noch wichtiger sind aber die *NEGRIschen Körperchen*. Sie finden sich in den Ganglienzellen des Gehirns, sind verschieden groß, rundlich bis oval, manchmal birnförmig oder elliptisch. Sie zeigen in ihrem Innern eine deutliche Vacuole oder ein Zentralkörperchen. Umgeben werden sie von einer membranartigen Hülle. Der Durchmesser der NEGRIschen Körperchen schwankt zwischen 1—27 μ. In den Ganglienzellen liegen sie stets im Zelleib oder in den Fortsätzen, niemals im Zellkern. Man kann sie durch verschiedene Färbemethoden zur Darstellung bringen. Die Färbemethode nach LENTZ scheint, wie auch BARTEL (1947) betont, immer noch die beste zu sein. Allerdings sind 1948 von TANAMAL und 1949 von VANNI variierte neue Färbemethoden angegeben worden. Das Material erhält am besten eine Fixierung in CARNOYscher Flüssigkeit mit anschließender Führung durch die Alkoholreihe und Xylol mit schließlicher Einbettung in Paraffin, denn die Schnelleinbettung in Aceton hat sich nicht unbedingt bewährt. In besonders großer Zahl sind diese Körperchen im Ammonshorn zu finden, seltener und spärlicher in den anderen Hirnteilen, praktisch gar

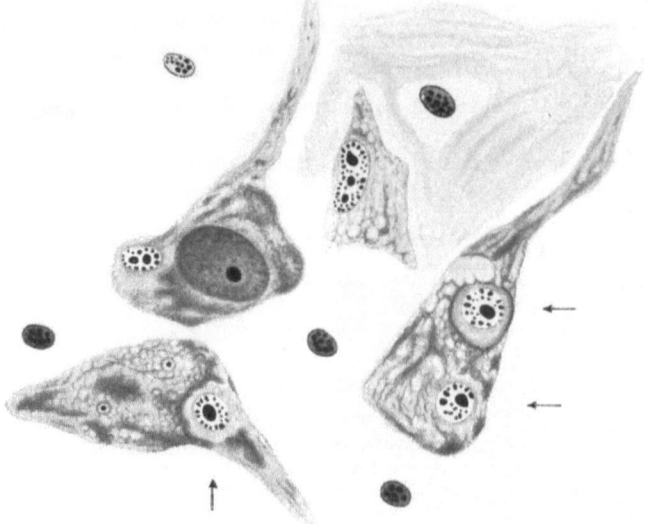

Abb. 2. NEGRIsche Körperchen (←) in den Ganglienzellen (nach HEGLER). Schnittpräparat aus dem Ammonshorn.

nicht im Rückenmark. NEGRI selbst hielt sie noch für Protozoen und Erreger der Lyssa, bei der sie ausschließlich vorkommen. Gegen diese Annahme aber spricht das Fehlen der Gebilde in sicher infektiösem Speichel und ihre Seltenheit im Rückenmark. Auch im Ammonshorn werden sie während der Inkubationszeit nicht beobachtet. Auch in den Speicheldrüsen des Mundes konnte MANUELIAN beim Hund sie nur in den Ganglienzellen, nicht in den Epithelien der Drüsen nachweisen.

In etwa 10—20% der Fälle treten NEGRIsche Körperchen nicht auf. Die NEGRIschen Körperchen sind von den Staupekörperchen zu unterscheiden, die bei der Staupe-Infektion des Hundes im Zentralnervensystem beobachtet werden können. Letztere sind strukturlose Chromatinbröckel und treten im Verlauf der Staupe weit weniger regelmäßig auf als die NEGRIschen Körperchen bei der Tollwut. Besonders große und gefleckte NEGRIsche Körperchen soll der von REMLINGER und BAILLY aus einer Katze isolierte Stamm Tanger C hervorbringen. 1950 beschrieben BARSKI und MAURIN negriforme Einschlüsse in Nervengewebskulturen, ohne daß Tollwutvirus nachweisbar gewesen wäre.

Menschliche Erkrankung. Klinik und Verlauf. *Inkubationszeit.* Die Inkubationszeit schwankt zwischen 10 Tagen und 7 Monaten, im Durchschnitt, wie aus der Tabelle 1 ersichtlich, liegt sie zwischen 1—3 Monaten. Die kürzeste beobachtete Inkubationszeit beträgt 6 Tage (SORIANO, Columbien), die längste 1 bis mehrere Jahre. Der Behauptung allerdings, daß nach solch langen Zeiträumen wie 2 und mehr Jahren noch Tollwut ausbrechen könne, stehen manche Autoren wie REMLINGER u. a. skeptisch gegenüber. Sie glauben vielmehr, daß es innerhalb dieses Zeitraumes zu einer erneuten Berührung mit infektiösem Material gekommen ist, nicht aber, daß eine von der alten Bißverletzung ausgehende Infektion die Ursache der Erkrankung sei. Selbstverständlich spielen bei der Dauer der Inkubation Menge und Virulenz des aufgenommenen Virus die Hauptrolle, daneben sind aber auch Lage, Ausdehnung und Tiefe der Bißverletzung sowie Alter und Allgemeinzustand des Gebissenen von wesentlicher Bedeutung. Die frühere Annahme, daß Verletzungen im Gesicht und an den oberen Extremitäten in *jedem* Fall wegen des kürzeren Weges zum Gehirn gefährlicher seien und wesentlich kürzere Inkubationszeiten hätten, muß heute als überholt gelten, da Tierversuche verschiedener Autoren selbst bei intracerebraler Tierimpfung je nach Virulenz der Stämme Inkubationszeiten bis zu 90 Tagen ergaben. Die Inkubationszeit wird um so länger dauern, je kleiner die Virusmenge, je geringer die Virulenz, je unempfänglicher die betreffende Person und je unbedeutender die Verletzung ist. Bei gleicher Virulenz und Virusmenge wird natürlich die Inkubationszeit bei Wunden am Kopf kürzer

Tabelle 1. *Übersicht über die Inkubationszeiten der Tollwut beim Menschen.*

	633 Todesfälle (BOECKER) %	224 Todesfälle (TARDIEU)
Im 1. Monat	14	40
Im 2. Monat	40	143
Im 3. Monat	19	
Im 4. Monat	10	
Im 5. Monat	5	30
Im 6. Monat und später .	13	
Im 7.—12. Monat		11

Die 6 kürzesten Fristen vom Biß bis zum Tode: 8—15 Tage; die 10 längsten Fristen vom Biß bis zum Tode: 730 Tage bis einige Jahre. Kürzeste beobachtete Inkubationszeit: 6 Tage (SORIANO LLERAS, Columbien); mittlere Inkubationszeit: 1 bis 3 Monate.

sein als bei solchen am Bein. Die Inkubationszeit ist bei Wolfsbissen kürzer als bei irgendwelchen anderen Bißverletzungen, sicher zum Teil deshalb, weil die Bisse dieser Tiere meist zu großen und tiefen Wunden führen (REMLINGER und BAILLY). Eine Statistik über den Sitz der Bißverletzungen in Mexiko von SUAREZ ergab, daß die meisten Menschen von Hunden gebissen wurden, und zwar saßen 13,28% der Verletzungen am Kopf oder Hals, 1,65% am Rumpf, 38,60% an den oberen Extremitäten, 37,75% an den unteren Extremitäten, 8,72% nicht lokalisiert.

Bei der Beurteilung der Krankheitssituation überhaupt und der Inkubationszeit ist aber wichtig, darauf aufmerksam zu machen, daß *nicht jeder von einem tollwütigen Tier Gebissene Tollwut bekommt. Nur etwa 16—20% erkranken wirklich an Lyssa*, wie Statistiken früherer Jahre, als noch nicht geimpft wurde, zeigen.

Andere seltenere Infektionswege. Neben den Bißwunden, die selbstverständlich immer mit dem infektiösen Speichel der erkrankten Tiere infiziert sind, kann die *Infektion auch über Kratzverletzungen* durch tollwütige Tiere oder Verletzungen an Gegenständen, die mit dem Speichel kranker Tiere beschmutzt sind, wie Maulkorb, Zaumzeug, Freßnapf, Kuhkette, splittriges Krippenholz, Hundehütte usw., erfolgen. Schon AURELIANUS beschrieb die Tollwuterkrankung einer Frau, die die von einem tollwütigen Hund zerfetzten Hosen ihres Sohnes ausgebessert hatte, und auch KRAUS, GERLACH und SCHWEINBURG sowie KOZEWALOFF schilderten in neuerer Zeit ähnliches. Eine Infektionsgefahr besteht auch dann, wenn die kranken Tiere beim Eingeben von Arznei oder Fressen die *Hände lecken* und auf diesem Wege infektiöser Speichel in Hautrisse und Schrunden kommt oder der Betreffende mit durch Speichel kranker Tiere verunreinigten Händen sich die Augen reibt. Auch Verspritzen ansteckenden Speichels in die Augen z. B. bei unruhigen Rindern mit starkem Speichelfluß, die den Kopf hin und her werfen, kann eine Ansteckung mit sich bringen.

Hier sei ein von DUFFY, WOLLEY und NOTLING berichteter Fall eines 13 Monate alten Kindes erwähnt. Dieses hatte sich im Laufstall beim Fall auf ein Spielzeug eine Oberlippenverletzung zugezogen. 5 Wochen später starb es nach einem Krankheitszustand, in dem Koma mit Überaktivität wechselten. Überimpfen von Speichel auf Mäuse führte dort zu Rabiessymptomen und zum Nachweis von NEGRI-Körperchen bei der weiteren Passage. Als Infektionsquelle wurde ein seltsam sich benehmender unbekannter junger Hund ermittelt, der mutmaßlich das Spielzeug des Kindes beleckt hatte.

Ein Bericht von REMLINGER und BAILLY über eine von Wölfen angefallene Bauerngruppe sei hier noch erwähnt. Von diesen Bauern wurden alle geimpft, die von den Wölfen gebissen waren. Nur zwei, die angaben, sie hätten nur den Hauch des tollen Tieres im Gesicht verspürt, ohne daß sie gebissen worden wären, wurden von der Impfung ausgenommen. Diese beiden starben nach 30- bzw. 40tägiger Inkubationszeit an typischer Tollwut.

Besonders *tollwutgefährdet* ist der Personenkreis, der beruflich viel mit Tieren zu tun hat, wie Tierärzte und Tierpfleger, dann aber auch Tierhalter, Förster. nicht zuletzt Metzger und Personen, die verendete Tiere zerlegen. Als Beispiel sei hier ein Fall von TUNCMAN zitiert. Drei Monate nach dem Zerlegen eines tollwütigen Kalbes trat bei dem Schlachter Tollwut auf, die durch eine Verletzung an der rechten Hand beim Schlachten erworben wurde.

Nach PIRINGER kommt eine *Ansteckung von Mensch zu Mensch praktisch nicht* vor, da der tollwutkranke Mensch außerordentlich selten beißt. Da aber der Speichel auch beim Menschen infektiös ist, kann man eine Infektionsgefahr für das Pflegepersonal nicht ganz negieren.

Die Frage des Eindringens des Virus durch die Schleimhaut ist noch umstritten. PIRINGER glaubt, daß ein Kontakt der Schleimhaut mit Virus zur Infektion führen kann. Hingegen REMLINGER ist der Ansicht, daß nur die Nasenschleimhaut einer solchen Absorption fähig ist. GAUCHER erklärt diese Ansicht damit, daß Cylinderepithel von der Flüssigkeit durchtränkt werden kann, während Plattenepithel keine Flüssigkeit resorbiert.

Aus der Heilungstendenz der Bißverletzungen durch tollwütige Tiere ist kein Schluß auf den Ablauf der Erkrankung zu ziehen. Sehr oft heilen diese Verletzungen ebensogut wie nicht mit Virus infizierte Wunden. Von einzelnen Autoren wird sogar behauptet, daß die Gefahr des Ausbruches einer Erkrankung bei glatter und rascher Wundheilung größer sei als bei einer lange eiternden mischinfizierten Wunde. Andererseits hat KÖHLE festgestellt, daß bei den von ihm beobachteten 2 Tollwuttodesfällen eine primär chirurgisch auffallend schlechte Wundversorgung stattgefunden hatte mit anschließender Eiterung. Auf Grund dieser Beobachtung weist er auf die möglichen Zusammenhänge einer schlechten Wundbehandlung und einer verkürzten Inkubationszeit hin.

Die *Prodromalerscheinungen* können sich über Tage und Wochen erstrecken, treten häufig, aber nicht immer 2—4 Tage vor dem Ausbruch der eigentlichen Erkrankung auf. Sie bestehen in allgemeiner Überempfindlichkeit gegen Sinneseindrücke, trauriger Verstimmtheit, Kopfschmerzen meist in der Hinterhaupts- und Scheitelgegend. Oft kommen Unpäßlichkeit, Appetitlosigkeit, Übelkeit und wundes Gefühl in Mund und Kehle hinzu. Temperaturen fehlen meist, seltener sind sie leicht erhöht.

Ein *Frühsymptom* der beginnenden Tollwut von großer Wichtigkeit ist eine abnorme Empfindlichkeit der vom Biß betroffenen Körperseite. Diese tritt in 80% der Fälle auf und ermöglicht unter Umständen als erstes die Verdachtsdiagnose. Diese Sensibilitätsstörungen beginnen im Bereich der Wunde bzw. des zugehörigen Nerven und äußern sich in Form von Kribbeln, Ameisenlaufen, Brennen oder Kältegefühl, ziehenden Schmerzen in der Wunde und von dort nach distal. Auch werden gelegentlich ausstrahlende Schmerzen im Nacken, Rücken, Brust oder Bauch der betroffenen Seite beschrieben. Seltener sind urticarielle Erscheinungen und angioneurotische Hautreaktionen.

Gleichzeitig damit stellen sich in zunehmendem Maße Ängstlichkeit, Niedergeschlagenheit und Reizbarkeit ein. Der Schlaf ist sehr oft gestört. Eine gewisse Depression und eine Neigung zur Melancholie machten sich bemerkbar, auch wenn der Kranke nichts von den gefährlichen Folgen des Bisses weiß. Das Interesse für die Umwelt nimmt ab, daneben aber ergreift eine motorische Unruhe von dem Kranken Besitz.

Eine langsam sich steigernde Zunahme der allgemeinen Schmerzempfindlichkeit, eine Überempfindlichkeit gegen Gesichts- und Gehöreindrücke überhaupt stellt sich ein. Selbst leises Berühren mit einer Nadel, ein heller Lichtstrahl, ein lautes Geräusch lösen schon ein starkes körperliches Unbehagen, ja einen direkten Schmerz aus. Von den objektiven Zeichen ist zu diesem Zeitpunkt vor allem die *Steigerung der Muskelreflexe* und eine *Zunahme des gesamten Muskeltonus* zu verzeichnen. Der *Puls* ist *beschleunigt*. Langsam setzen Temperaturerhöhungen ein. Der Speichelfluß nimmt erheblich zu, ebenso in starkem Maße die Schweißsekretion. Es kommt zu völlig unmotivierten Tränenausbrüchen. Diesen können ebenso unmotivierte Heiterkeitsausbrüche folgen, die jäh wieder umschlagen in schwerste Melancholie, die sich bis zum Selbstmord steigern kann. Natürlich spielt die Furcht des Kranken vor der Erkrankung im Ablauf der Geschehnisse eine sehr wesentliche Rolle.

An dieses Prodromalstadium schließt sich je nach dem Verlauf entweder sofort die paralytische Phase an oder, was häufiger der Fall ist, es setzt die Erregungsphase ein.

Diese *Erregungsphase* tritt nicht schlagartig auf. Der Übergang aus dem Vorstadium ist allmählich, innerhalb von 2—8 Tagen. Die schon vorhandene Nervosität nimmt zu. Der Kranke springt vom Lager auf, läuft ruhelos umher, weite planlose Wege werden unternommen, unzusammenhängende Sätze hervorgesprudelt. Die psychische Stimmung ist verzweifelt und ängstlich, von Todesahnungen überschattet.

Zu diesem Zeitpunkt stellt sich sehr oft ein besonders eindrucksvolles Symptom ein, das sich meist schon, wie oben erwähnt, durch Brennen in Mund und Kehle angekündigt hatte, die schmerzhaft *spastische Kontraktion der Schluckmuskulatur* bei jedem Versuch zu trinken oder zu schlucken. Da dieser Krampf von außerordentlich starken Schmerzen begleitet wird, kann es soweit kommen, daß alleine schon der Anblick von Flüssigkeit oder das Geräusch fließenden Wassers oder der Gedanke an Trinken überhaupt einen solchen Schluckkrampf auslöst. Dadurch entsteht die starke *Hydrophobie* (Wasserscheu), die im weiteren Verlauf fortschreitende Wasserverarmung der Gewebe nach sich zieht.

Auch die *Atmung* verändert sich, wird unregelmäßig, schnappend, oft seufzend. Spasmen der Atemmuskulatur können sich an die Schluckkrämpfe anschließen. Sie führen zur Cyanose und keuchend gequältem Atemrhythmus.

Tremor, fibrilläre Muskelzuckungen und Konvulsionen sind nun häufig, letztere können sogar bis zum Opisthotonus führen. Jedes plötzliche Geräusch, eine schnelle unerwartete Berührung, blendendes Licht, Luftbewegung im

Zimmer, selbst leichtes Anblasen können die Krämpfe auslösen. Diese ergreifen in tonisch-klonischer Form schließlich die gesamte Körpermuskulatur.

Umherlaufen, Toben, Schreien, Spucken, Kratzen, seltener Beißen, Werfen mit Gegenständen und rasendes Umsichschlagen machen den Kranken von diesem Augenblick an für seine Umgebung gefährlich. Es besteht eine Neigung zum Entweichen, nur mit Hemd bekleidet rennt der Kranke auf die Straße hinaus. Die Zustände solch intensiver Erregung werden oft von Phasen relativer Ruhe unterbrochen, in denen der Patient gut orientiert ist und vernünftig antwortet. Bei meist klarem Bewußtsein ist er von sicherem Todesgefühl durchdrungen, nur vorübergehend kommt es zu Verwirrtheitszuständen. Meistens sterben die Kranken in diesem akuten Erregungszustand während einer Konvulsion. Tritt der Tod, meist am 3. Tag der Erregungsphase, nicht ein und wird sie überlebt, was seltener vorkommt, so schwindet die Wasserscheu, es kann sogar stundenweise der Eindruck einer gewissen Remission entstehen, aber dieser Remission folgt dann sehr schnell einsetzend das paralytische Stadium mit einer fortschreitenden, aufsteigenden Lähmung, gelegentlich ähnlich der LANDRY-Paralyse mit Blasen- und Mastdarmstörungen.

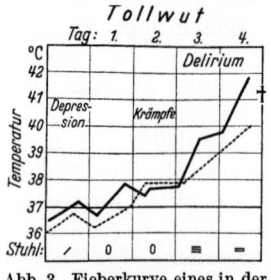

Abb. 3. Fieberkurve eines in der Erregungsphase Verstorbenen. (Nach HEGLER.)

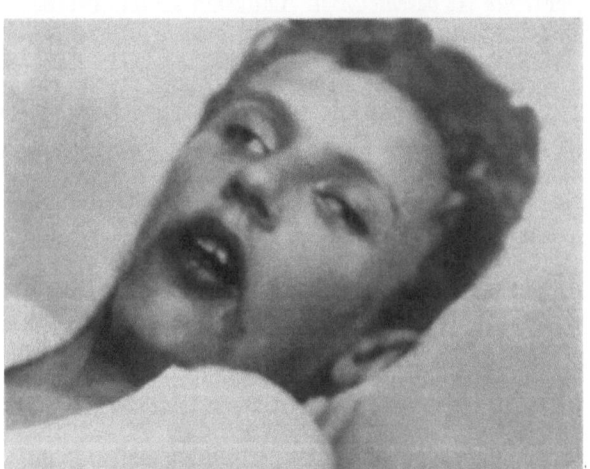

Abb. 4. Tollwutkranker im Beginn der paralytischen Phase, Lähmung der Augenmuskeln, Speichelfluß. (Nach WAGENER, Tierärztliche Hochschule, Hannover.)

Die *paralytische Phase* wird durch Degeneration der motorischen Neurone verursacht. Ihr Erscheinungsbild ist weniger dramatisch. Ein Frühsymptom dieser Verlaufsform ist der Schwindel mit Übelkeit und Nystagmus. Als erstes Prodromalsymptom, wenn die Exzitationsphase fehlt, macht sich eine Schwäche der Muskelgruppen auf der vom Biß betroffenen Seite relativ rasch bemerkbar. Augenmuskellähmung mit Schielen, Lähmung der Gesichtsmuskulatur, der Zunge, Heiserkeit und Verlust der Stimme, Nystagmus und Doppeltsehen entwickeln sich in diesem Stadium gleichzeitig oder rasch nacheinander. Oft kommt es auch zu einer ausgesprochenen Hemiplegie oder Paraplegie. Der Cornealreflex wird zunehmend schwächer und verschwindet. Die Cornea wird trocken.

Der *Puls* ist beschleunigt, kann aber in einigen Fällen auch plötzlich zur Bradykardie umschlagen. Meist besteht Fieber. Meningitische Zeichen wie Nackensteifigkeit, positiver Kernig und Brudzinski treten auf.

Unter zunehmender Schwäche, dem völligen Verlust der Sehnenreflexe stellt sich dann die *schlaffe Lähmung* ein. Der Tod tritt meist bei völlig erhaltenem Bewußtsein an Atemlähmung zwischen dem 3. und 5. Krankheitstage ein.

Liegt von Anfang an die paralytische Form vor, so ist der Verlauf meist etwas *protrahierter*, im ganzen sonst aber gleich. Bei diesen Fällen kann die Angst fehlen. Eine eigenartige Empfindungslosigkeit stellt sich in der Umgebung der Bißwunde ein. Ein Gefühl der Schwere, das sich von dem gebissenen Glied immer mehr ausbreitet über den ganzen Körper, fibrilläre Muskelzuckungen, Zittern, Gefühllosigkeit und schließlich Lähmung können das Bild beherrschen. Immer weitere Muskelgruppen werden allmählich von der Lähmung ergriffen, bis schließlich nach mehreren Tagen der Tod an Atem- oder Herzlähmung eintritt.

Die *Leukocytenzahlen* sind immer stark erhöht. Sie liegen bei 20—30000 mit ausgesprochener Rechtsverschiebung und einer Vermehrung der mononucleären Zellen.

Im *Urin* finden sich leichte Albuminurie, hyaline Cylinder und häufig eine positive Zucker- und Acetonprobe.

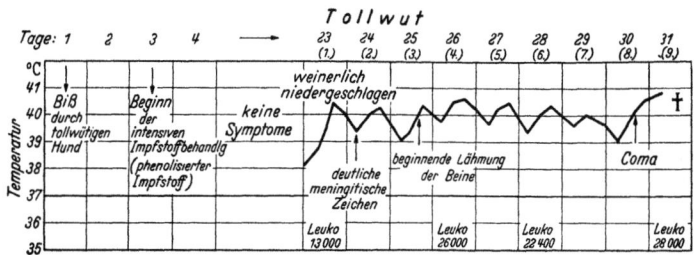

Abb. 5. Fieberkurve einer paralytischen Krankheitsform (nach UNGARI) mit meningitischen Zeichen, Leukocytose, Übergang in Lähmung und Koma. Tod am 9. Krankheitstag.

Der *Liquor* ist klar und zeigt nur eine geringe Eiweißvermehrung. Die Zellzahl ist selten über 100 Zellen erhöht (vorwiegend Mononucleäre).

Sog. *abortive Verlaufsformen* der Lyssa sind vereinzelt von Autoren beschrieben worden, so von FISCHL, HECKE u. a., es hat sich dabei aber immer um Personen gehandelt, die einer Impfung unterzogen worden waren. So trat bei dem einen Fall von FISCHL 6 Wochen nach dem Biß durch eine erkrankte Katze, der sofort mit einer Wutschutzimpfung behandelt worden war, ein laryngealer Spasmus, verstärkt durch den Anblick von Wasser, und eine äußerst starke Salivation ein. Alle diese Symptome verschwanden nach 2 Tagen wieder, und der Junge genas.

Diagnose. Es ist nicht möglich, eine Lyssa-Infektion vor dem Ausbruch sicher festzustellen. Von den Vorerscheinungen sind die *Sensibilitätsstörungen im Bereich der Verletzungsstelle* besonders wichtig. Die einmal ausgebrochene Erkrankung ist nicht zu verkennen: die schon durch schwache Reize hervorzurufenden *Wutanfälle*, der *Schlingkrampf*, der nicht wie beim traumatischen Tetanus mit Trismus verbunden ist, die *hydrophoben Krampfzustände* sind eindeutige Erscheinungen. Allerdings gibt es auch gelegentlich bei hysterischen Personen hydrophobe Krampfzustände, doch fehlt hier die charakteristische, reflektorische Erregbarkeit. Erregungszustände treten wohl auch beim Delirium tremens auf, aber hier fehlen die charakteristischen Schling- und Atemkrämpfe. Die obigen Symptome zusammen mit der Vorgeschichte (Biß durch krankes Tier) ergeben doch recht eindeutige und klare diagnostische Anhaltspunkte.

Wichtiger aber als diese Symptome der ausgebrochenen Wut ist die *möglichst schnelle Feststellung, ob das beißende Tier wirklich wutkrank war*. Die klinischen Erscheinungen ergeben nur den Verdacht. Die plötzliche Veränderung des Benehmens des Hundes ist ein Symptom, das auch bei der Staupeencephalitis auftritt. Lähmungen, Speichelfluß und Fieberkrämpfe stellen sich auch bei anderen Gehirn- und Rückenmarkserkrankungen ein. Zur Sicherung der Diagnose ist es notwendig, das wutverdächtige Tier zu isolieren und nach Möglichkeit bis zu dem natürlichen Tode zu beobachten. Beim Vorliegen von Tollwut tritt der Tod innerhalb weniger Tage ein. Auf diese Weise ist auch der Nachweis der Negrischen Körperchen weit sicherer zu führen, als wenn der Hund unmittelbar nach dem Biß getötet wird, denn die Negrischen Körperchen entwickeln sich erst im Spätstadium der Krankheit. Bei der Zerlegung der Tiere sind hochgradige Abmagerung und das Vorhandensein von Fremdkörpern im Magen Anhaltspunkte für das Vorliegen von Tollwut. Die Diagnose aber wird allein durch den Nachweis der Negrischen Körperchen im Ammonshorn und durch den Tierversuch gestellt. Zu diesem Zweck ist der Kopf oder das Gehirn des tollwutverdächtigen Tieres an das zuständige staatliche Veterinäruntersuchungsamt oder andere Institute einzusenden, die vom Staat für diese Untersuchungen besonders benannt werden. Bei längerem Transport empfiehlt es sich für den Tierversuch, ein Stück Gehirn oder Medulla oblongata in Glycerin zu verbringen. Durch die histologische Untersuchung des Ammonshornes erfolgt bei Schnelleinbettung und Anwendung der Mann-Lentzschen Färbung der Nachweis der Negrischen Körperchen innerhalb weniger Stunden. In den Fällen, in denen keine Negrischen Körperchen nachweisbar sind, wird der Tierversuch mit Kaninchen angesetzt. Die Tierübertragung geschieht durch subdurale oder intramuskuläre Verimpfung von Gehirnmaterial auf Kaninchen, auch intracerebral oder intraoculär ist die Übertragung möglich, ebenso durch Einträufeln in den Augenbindesack oder in die Nase. Die subcutane Infektion geht meist nicht an. Remlinger und Bailly hielten nach ausgedehnten Versuchen zunächst das Kaninchen für das beste Versuchstier für diesen Zweck. Hierbei wird eine geringe Menge einer Gehirnaufschwemmung subdural injiziert. Die Tiere erkranken in der Regel nach 4—6 Wochen an der paralytischen Form der Tollwut, doch kann der Ausbruch der Krankheit erst nach 8—12 Wochen zustande kommen. In negativen Fällen darf deshalb der Tierversuch erst nach 3 Monaten abgebrochen werden. Nach den Erfahrungen der letzten Zeit aber scheint die übereinstimmende Meinung von Remlinger und Bailly sowie Habel und Mitarbeitern u. a. dahin zu gehen, daß die Maus das geeignetste Versuchstier sei. Die Sicherheit des Versuches scheint größer zu sein, außerdem ist die Versuchsdauer wesentlich kürzer, denn die Mäuse sterben meist schon am 5. Tag nach der Infektion. So hat denn auch das *Rabies-Komitee der Weltgesundheitsorganisation* die *Maus als diagnostisches Versuchstier* empfohlen.

Prognose. Die Wut bricht auch ohne Behandlung nur bei 15—20% der von kranken Tieren Gebissenen aus. Verletzte mit großen, tiefen Wunden sind, wie schon erwähnt, gefährdeter als solche mit kleinen. Die einmal ausgebrochene Wut verläuft beim Menschen stets tödlich. Vereinzelt wurde allerdings beobachtet, daß nach Pasteurscher Schutzimpfung Einzelsymptome der beginnenden Wut wieder verschwanden. Spontanheilungen, die bei Tieren in seltenen Fällen gesehen wurden, sind von menschlichen Erkrankungen bisher nicht mitgeteilt worden.

Therapie. Eine wirksame Therapie, wenn die Wut einmal ausgebrochen ist, kennt man bis heute noch nicht. Alle früher angewandten Verfahren haben sich als wirkungslos erwiesen. Die Versuche mit Sulfonamiden (Hart und Evans, Goss und Mitarbeiter) verliefen ergebnislos.

Auch Antibiotica hat man in die Therapie einzuschalten versucht. Erst in jüngster Zeit haben Z. Berke und A. Cilesz in der Türkei im Tierversuch vom Aureomycin eine gewisse, wenn auch geringe Wirkung gesehen, nicht so deutlich bzw. gar nicht war eine solche beim Terramycin vorhanden. Das

Aureomycin führte zu einer Verzögerung des Ausbruchs der Lyssa bzw. zu einem protrahierten Verlauf. Sicher aber brachte es keine Rettung, wie man es sich von einem Heilmittel erhofft.

Erfolgversprechender scheinen Versuche mit Antiserum zu sein, die in der letzten Zeit von KOPROWSKI gemacht wurden. Er konnte vom Kaninchen ein wirksames Antirabiesserum gewinnen, denen wiederholt der ei-angepaßte FLURY-Stamm und Virus fixe vom Kaninchengehirn injiziert worden war. Dieses Serum vermochte Hamster gegen die gleichzeitige Infektion in die Masseteren zu schützen. Mit abnehmender Verdünnung wird der Schutz geringer. An Schutzkraft schien dieses Serum der Antirabiesvaccine überlegen. Das *Rabies-Komitee der Weltgesundheitsorganisation* hat in seinem letzten Sitzungsbericht Empfehlungen für eine Behandlung mit Immunserum erteilt. Diese Therapie darf aber nicht später als 72 Std nach dem Biß einsetzen. Als Dosierung wird empfohlen 1 ml je Kilogramm Körpergewicht intramuskulär. Zur Zeit empfiehlt es sich, diese Therapie noch mit einer Vaccinebehandlung zu kombinieren.

Ob der von FERRAN empfohlenen und von REMLINGER und BAILLY aufgegriffenen Methode der Behandlung mit einer Kombination von Vaccine und Quecksilberbichlorid mehr als ein literarisches Interesse zuzuwenden ist, bleibt noch abzuwarten.

Auch ein weiteres Experiment von BAILLY verdient hier der Erwähnung. Es wurde Virus mit Skorpiongift vorbehandelt und dann verimpft. Dabei zeigte sich, daß das Gift des Skorpion H. maurus zu den proteolytisch wirkenden Substanzen zu zählen ist und die Fähigkeit besitzt, das Virus zu hemmen, wenn nicht gar abzutöten. Behandlungsversuche beim Menschen liegen trotz der teilweise sehr günstigen Tierversuche (Ratten) noch nicht vor.

Eine sorgfältige chirurgische Wundbehandlung ist in jedem Falle zu fordern. RANTREE empfiehlt folgendes Vorgehen: 1. Ätzen der Wunde mit chemischen Substanzen (rauchende Salpetersäure oder ähnlichem), 2. sorgfältige Sterilisation der umgebenden Haut mit Alkohol und Jod, 3. chirurgische Excision der Wunde und 4. Kauterisation der chirurgischen Wunde. VEERARAGHAVAN äußerte allerdings Bedenken gegen die chirurgische Excision der Wunde, da er fürchtet, durch ein solches Vorgehen neue Wege für das Virus zu eröffnen. Er rät vielmehr zur alleinigen Elektrokauterisation, um damit gleichzeitig auch dem Virus nach Möglichkeit den Weg zu verlegen. Die in neuerer Zeit von JONNESCU und STAMATESCO an Hand von tierexperimentellen Untersuchungen vertretene Ansicht, daß die Tollwut nach schnell verheilenden Bißwunden in stärkerem Maße auftreten soll als nach schlecht heilenden Wunden, bedarf noch weiterer Bestätigungen. Die Untersucher fanden allerdings keine Wirkung von Kulturfiltraten von Staphylokokken, Streptokokken und B. pyocyaneus, wohl aber eine solche durch Filtrate von B. mesentericus auf das Tollwutvirus.

Bei der Pflege des Tollwutkranken ist größtmögliche Ruhe für das Krankenzimmer zu fordern. Jedes unnötige und vor allem laute Geräusch sollte vermieden werden. Auch beim Öffnen der Fenster sollte man es nicht zum Auftreten von Zugluft kommen lassen. Besondere Vorsicht muß beim Anbieten von Getränken walten. Das Geräusch fließenden Wassers sollte man dem Kranken ersparen, auch das Waschen nie ohne direkte Aufforderung vornehmen wegen der extremen Hydrophobie der Kranken.

Für das Pflegepersonal ist die Forderung dringend zu erheben, daß keinerlei Wunden oder Schrunden an den Händen bestehen sollten. Sind solche unter der Pflege aufgetreten, so muß unbedingt auch eine Wutschutzbehandlung des Pflegepersonals durchgeführt werden, da ja auch im Speichel des erkrankten

Menschen und unter Umständen auch in anderen Körperausscheidungen Tollwutvirus nachzuweisen ist. So konnte CAMPILLO in einem Fall feststellen, daß das Sputum infektiös war. Nach Gewinnung des Sputums und bestimmter Zubereitung injizierte er es Kaninchen subcutan, die in typischer Weise erkrankten. Ein Übertragungsversuch auf Mäuse durch intracerebrale Impfung gelang nicht.

Außer diesen rein pflegerischen Maßnahmen ist selbstverständlich reichlich Gebrauch von Sedativa, Schlafmitteln und im Notfalle auch von Narkoticis zu machen. Auch die Anwendung einer Inhalationsnarkose ist in manchen Fällen angebracht. Die Ernährung kann bei dauernder Neigung zu Schluckkrämpfen per Klysma erfolgen, Flüssigkeitszufuhr durch subcutane oder intravenöse Infusionen, um der extremen Wasserverarmung entgegenzuwirken.

Da die einmal ausgebrochene Tollwut mit keinem Mittel bisher zu bekämpfen ist, muß sich alles auf die Vorbeugung, d. h. die Schutzimpfung konzentrieren. Der Ausbruch der Tollwut erfolgt in etwa 20% der Fälle innerhalb des 1. Monats und in weiteren 40% innerhalb des 2. Monats nach dem Biß, deshalb ist unbedingte Forderung, so schnell wie möglich mit der Impfung zu beginnen, damit der Impfschutz, der meist einige Zeit je nach der Art der Impfverfahren benötigt, bis er sein Maximum erreicht hat, auch noch rechtzeitig eintritt.

Schutzimpfung. Diese geht von der Entdeckung PASTEURs aus, daß durch abgeschwächtes Virus Hunde gegen nachfolgende Wutinfektion immun gemacht werden. PASTEUR schwächte das Virus durch Trocknen über Ätzkali ab. Dieser Vorgang kommt aber dem Absterben eines Teiles der Vira gleich. Da aber durch den hohen Eiweißgehalt des PASTEURschen Impfstoffes im wesentlichen die LANDRYsche Paralyse im Anschluß an die Tollwutimpfung zustande kommen soll, ging HÖGYES dazu über, den Impfstoff zu verdünnen. Andere schwächten das Virus durch physikalische Methoden (Erhitzen, Bestrahlen mit ultraviolettem Licht) oder durch den Zusatz von Chemikalien (Phenol, Glycerin, Chloroform, Formalin u. a.) ab. Durch diese neueren Impfstoffe ließ sich die Behandlungsdauer von 20—26 Tagen bei der PASTEURschen Impfung auf 14 Tage (SEMPLE) bzw. 6 Tage (HEMPT) verkürzen.

Die Technik der Impfstoffherstellung beim Verfahren nach SEMPLE. Von sog. „Passagegehirn" wird eine 1—5%ige Emulsion hergestellt. Das Virus dieses Passagegehirns ist durch 24stündige Einwirkung von 1% Phenol bei 37° abgetötet. Der Phenolgehalt des fertigen Impfstoffes beträgt 0,5%. Die Behandlungsdauer beträgt 14 Tage. Es werden in dieser Zeit relativ große Mengen abgetöteten Virus verabfolgt. Das Verfahren wurde im Wutschutzinstitut in Kasauli (Ostindien) erprobt und wird zur Zeit auch neben dem HEMPTschen Verfahren am Robert-Koch-Institut in Berlin angewandt (BOECKER).

Einen Überblick über die Wirkung der Schutzimpfung nach SEMPLE gibt PIRINGER 1944. In den Jahren 1938—1941 wurden im Wiener Institut 1735 Personen behandelt. Von diesen erkrankte und starb nur einer am 23. Tag nach dem Biß, also vor Einsetzen des Impfschutzes. Ob diese guten Resultate wirklich nur auf die Impfung oder auf eine verminderte Virulenz des Straßenvirus zurückgeführt werden müssen, stellt PIRINGER allerdings zur Diskussion. Unter diesen Fällen sah er auch nur eine nicht tödlich endende postvaccinale Paralyse.

Das Impfverfahren nach HEMPT. Die mit „Virus fixe" infizierten Kaninchen werden am 7. Tag, also noch vor der Agonie, getötet und ihr steril entnommenes Passagegehirn in Äther eingelegt und für 4 Tage im Eisschrank aufbewahrt. Nach der das Virus abtötenden Ätherbehandlung bildet sich ein Bodensatz aus Blut und Gehirnlipoiden, der bei der Herausnahme des Gehirns nicht aufgewirbelt werden darf, da er nicht in den Impfstoff gelangen soll. Die Gehirnsubstanz wird dann unter der Saugglocke in einem Vakuum von dem Äther befreit und dann für mindestens 40 Tage in 50% Glycerin mit 1% Phenol eingelegt. Danach wird die Gehirnsubstanz durch Spülung mit Kochsalzlösung vom Glycerin befreit, nochmals unter einer Saugglocke evaporiert und in eine Kugelmühle übertragen (Porzellantöpfe mit starken hermetisch abschließenden Deckeln, die bis zu einem Drittel mit Porzellankügelchen von

2 cm Durchmesser gefüllt sind). Etwa 250 g Hirnsubstanz werden in diesen Töpfen bei 80 Umdrehungen in der Minute binnen 1 Std zu einem feinen Brei zermahlen. Nach diesem Prozeß wird der Gehirnbrei sofort aufgesaugt und mit einer 1%igen Phenol-Kochsalzlösung versetzt (etwa 1 g Gehirn auf 13 cm^3 Lösungsmittel). Durch Äther und Phenoleinwirkung ist das Virus fixe in diesem Impfstoff völlig abgetötet, so daß man, ohne Impfschäden befürchten zu müssen, hohe Dosen wie 5 cm^3 je Injektion und pro die in die Bauchhaut einspritzen kann. Die Wutschutzbehandlung verkürzt sich so auf 5—6 Tage, bei besonders gefährdeten Fällen erfolgt noch eine Nachimpfung nach 30 Tagen mit 5 cm^3. Der Impfschutz tritt auch hier 2—3 Wochen nach beendigter Impfung ein. Der Impfstoff hat eine 2jährige Verwendungsfrist und ist deshalb auch gut zur Versendung mit der Post geeignet.

Gegenüber den langdauernden und nicht ungefährlichen Verfahren stellt diese von HEMPT ausgearbeitete Methode, die auch auf sehr breiter Basis von NIKOLIC weiter fortgeführt wurde, eine wesentliche Verbesserung des Impfverfahrens dar. Die Zwischenfälle, insbesondere die postvaccinalen Neurokomplikationen sind sehr viel seltener, worauf HEMPT 1943 bei seiner Rückschau über die 20jährige Erfahrung mit seiner Impfmethode hinweist, und was sein Schüler NIKOLIC (schriftliche Mitteilung), der sein Werk weiterführte, auch für die Folgezeit in vollem Umfang bestätigen konnte.

Unsere eigenen Erfahrungen mit dem HEMPTschen Impfstoff waren bisher durchaus befriedigend. Unter den in den letzten Jahren in unserer Klinik durchgeführten Impfungen, besonders seit der Zunahme dieser Impfungen im Zuge der Epizootie von 1950/51 in Schleswig-Holstein, haben wir bisher keinen ernstlichen Zwischenfall beobachtet, lediglich einmal eine kurzdauernde, sehr heftige Lokalreaktion nach der 2. Impfung, die sich aber nach Einschaltung einer eintägigen Pause bei den folgenden Impfungen nicht wiederholte, und eine sehr heftig juckende und schmerzhafte Urticaria bei einem 11jährigen Mädchen mit der Anamnese einer ausgesprochenen Allergikerin. Da es sich um einen sehr bedrohlichen Fall handelte, wurde die Impfung mit kleineren Dosen über längere Zeit unter gleichzeitiger Gabe von Antistin zu Ende geführt. Ein ernstlicher Zwischenfall trat trotz der etwas schwierigen Situation nicht auf. Bei Verdacht auf allergische Disposition hat sich uns eine Vorprobe mit 0,2 cm^3 bewährt, der wir bei bedrohlichen Fällen nach etwa 1^1/$_2$—2 Std die ganze Dosis folgen lassen, bei weniger bedrohlichen Fällen erst am nächsten Tag. Die weitere Behandlung erfolgt dann in üblicher Weise mit 5 Impfungen zu je 4 cm^3 der im Behring-Institut Marburg nach dem Verfahren von HEMPT hergestellten Vaccine. Nur bei sicher erwiesener Tollwut oder sehr begründetem Verdacht, der sich aus irgendwelchen Gründen nicht bestätigen ließ, führen wir entsprechend der Vorschrift von HEMPT nach 30 Tagen noch eine 6. Impfung mit 4 cm^3 durch. Ein Vorteil des HEMPTschen Impfstoffes ist es auch, daß man bei seiner guten Verträglichkeit es durchaus wagen kann, die Impfungen ambulant durchzuführen und nicht wie früher die Gebissenen unter allen Umständen stationär aufzunehmen gezwungen ist. In irgendwie kritischen Fällen empfiehlt es sich selbstverständlich, die Impfung unter klinischer Beobachtung vorzunehmen.

In der letzten Zeit sind auch noch andere Verfahren zur Weiterzüchtung des Tollwutvirus und daraus zur Impfstoffbereitung mitgeteilt worden. So gelang VEERSRAGHARAN 1947 die Kultivierung des Tollwutvirus in Schafserum mit Zusatz von Schafgehirn und verschiedenen Aminosäuren. BELOVA arbeitete mit Ziegenhirn. KOPROWSKI und BLACK kultivierten das Virus auf dem Allantochorion des bebrüteten Hühnereies und stellten daraus eine Vaccine her. Der so gewonnene Impfstoff wurde bisher mit Erfolg bei Hunden angewandt. Hier sind sicher aussichtsreiche Ansätze für eine neue Technik der Impfstoffherstellung, worauf auch das *Rabies-Komitee der Weltgesundheitsorganisation* hinweist. Gegen diese Art der Impfstoffherstellung äußert NIKOLIC einige Bedenken, da man im Eierimpfstoff keinerlei Kontrolle über die Eigenschaften des Virus fixe mehr habe.

Statt der Abtötung des Virus durch Phenol und ähnliche Stoffe haben BOZEMAN, HABEL u. a. versucht, durch Bestrahlung mit ultraviolettem Licht das Virus zu inaktivieren und für eine Vaccine vorzubereiten. Man verwendet zu diesen Bestrahlungen Quarzlampen verschiedenen Typs. Diese sog. *„UV"-Vaccine* führt nach den Berichten der Untersucher zu einer sicheren Immunität. Auch dieses Verfahren wurde nach Prüfung von der Weltgesundheitsorganisation zur weiteren Erprobung empfohlen. Allerdings stehen die 1929 von PHISALIX und PASTEUR durch Bestrahlung mit ultraviolettem Licht erzielten Ergebnisse hierzu in einem gewissen Gegensatz. Die Forscher glaubten auf Grund ihrer Untersuchungen den Schluß ziehen zu müssen, daß das Virus fixe durch die Bestrahlung seine antigenbildende Kraft verliere.

Um die Wirksamkeit des Impfstoffes zu steigern, empfiehlt JACOTOT, Latex d'Hevea brasiliensis der formolisierten Tollwutvaccine hinzuzufügen oder ein Aluminiumgel als Adjuvans zu verwenden.

REMLINGER, der meist die nach FERMI hergestellte Vaccine verwendet, rät dazu überzugehen, für Menschen und Tiere einen einheitlichen Impfstoff herzustellen, und zwar eine 5%ige Kaninchenhirnemulsion in 1%iger Phenol-Kochsalzlösung.

JONNESCU stellte die Behauptung auf, daß von einem Wolf gewonnener Tollwutvirusstamm besonders virulent sei und die von ihm gewonnene Vaccine besonders wirksam.

Behandlungsversuche von BABES und BOBES mit einem Hyperimmunserum brachten keinen Erfolg.

Wenn auch der Wert der Wutschutzimpfung sehr schwer abzuschätzen ist, da man keinen absoluten Maßstab dafür hat, wieviel Personen gestorben wären, wenn man nicht geimpft hätte (BOECKER), so kann man doch im ganzen gesehen sagen, daß die Einführung der Schutzimpfung zu einer bedeutenden Herabminderung der Tollwuterkrankungen geführt hat. Allerdings darf die Tatsache, daß überhaupt nur 15—20% der Gebissenen erkranken und sterben, nicht unberücksichtigt bleiben. Bei einer Bewertung des Wutschutzverfahrens weist BOECKER darauf hin, daß die Zeitspanne bis zur voll einsetzenden Schutzwirkung relativ lange ist und andererseits die Inkubationszeit bei den trotz Schutzimpfung vorkommenden Todesfällen die gleiche oder ungefähr die gleiche ist, wie sie es gewesen wäre, wenn diese Personen nicht geimpft worden wären. Frühfälle rechnet BOECKER bis zum 27. Tag, entgegen anderen Autoren, die den 30. Tag als Grenze setzen. Bei einem Überblick über 633 Todesfälle, die er in 3 Gruppen je nach Sitz des Bisses einteilt, kommt er zu dem Schluß, daß die Spätfälle zugenommen haben sowohl bei Kindern wie bei Erwachsenen. Auch bei Berücksichtigung dieser kritischen Würdigung der Wutschutzimpfung hat diese Behandlung doch eine außerordentliche Bedeutung und vermag sehr viel zu leisten. So konnte beispielsweise 1931 das Institut Pasteur über 531 behandelte Personen berichten, von denen 49 von nachweislich lyssakranken Tieren gebissen wurden. *Kein einziger* erkrankte oder starb von diesen. Auch die 1949 von BÉQUIGNON und VIALAT gemachte Mitteilung über 150 Behandlungen weist keinen Todesfall und keine Impfkomplikation auf.

Immer wieder muß darauf hingewiesen werden, daß eine frühzeitige Impfung sehr wesentlich ist, da bei tiefen Wunden die Krankheit schon nach kurzer Inkubation zum Ausbruch kommen kann, der Impfschutz sich aber erst im Laufe von 15—20 Tagen entwickelt. Tritt die Krankheit vor diesem Zeitpunkt auf, so ist eine Rettung auch durch die eingeleitete Impfung nicht mehr möglich. Es darf deshalb auch in Fällen, in denen der Nachweis der NEGRIschen Körperchen bei den tollwutverdächtigen Tieren negativ verlief, *nicht* das Ergebnis des Tierversuches abgewartet werden, sondern *muß auf jeden Fall die Impfung sofort* vorgenommen werden. BABES hält alle Gebissenen, die 15 Tage nach dem Biß noch gesund sind, *bei intensiver Impfbehandlung* für gerettet.

Versuche, durch eine Intensivierung der Impfung rascher zu einer Immunität zu kommen, sind noch nicht abgeschlossen. Es ergab sich dabei im Tierversuch die auffallende Tatsache, daß große Virusmengen unschädlich sind und Immunität verleihen, kleine aber tödlich wirken können. Man suchte sich diesen Vorgang durch die Annahme zu erklären, daß mit der großen Menge auch Toxine zugeführt werden, die den Organismus zur Antitoxinbildung anregen, im anderen Fall aber ist die Menge des zugeführten Toxins nur klein und reicht nicht aus, den Anstoß zur Antikörperbildung zu geben. Das von HÖGYES im Schlußwort seiner Monographie geforderte Ziel einer innerhalb 1—2 Tagen durchzuführenden

Immunisierung, um auch die Fälle mit kurzer Inkubationszeit zu retten, ist leider noch nicht erreicht[1].

Es gibt aber leider bei der Tollwutschutzimpfung *Nebenerscheinungen*. Diese waren bei der von PASTEUR geübten Methode besonders ausgeprägt. Beobachtet wurden vor allem *Lähmungserscheinungen* wie *Hemiplegien, Paraplegien, Blasen-* und *Mastdarmlähmungen*, Bilder einer LANDRYschen *Paralyse* oder auch ausgesprochene *Encephalomyelitiden*. Die Prognose dieser Erscheinungen ist dubiös, im Falle des Auftretens der letztgenannten Bilder sogar sehr ernst. Die Häufigkeit des Auftretens solcher Komplikationen bei den heute verwandten Impfstoffen schwankt. Man findet Zahlen, die eine postvaccinale Komplikation auf 600 Impfungen angeben, und andere, die nur eine auf 2900 beschreiben. Nach SCHLESINGER trat bei 1200 Geimpften einmal eine solche Lähmung auf, und auf 5 solcher Lähmungsfälle kommt ein Impftodesfall, der meist als Encephalomyelitis verläuft. Solche Bilder sind von UNGARI, ANSELL (1948), SIEGLER, FISCHL, PAIT und PERSONS (1949), AUBRY, LAFFARGUE und PORTIER, KIRK und ECKER, PICKAR und KRAMER (1949), MCINTYRE und KROUSE (1949), BLOOD (1950), um nur die letzten Veröffentlichungen über dieses Problem zu erwähnen, aber auch schon früher sehr ausführlich beschrieben worden. FISCHL und BABES glauben dabei auf eine gewisse erhöhte Neigung der Juden zu solchen postvaccinalen Lähmungen hinweisen zu können (etwa 0,039%). Im übrigen aber werden diese Komplikationen der Wutschutzimpfung bei allen Rassen und in allen Ländern beobachtet.

VIEUCHANGE berichtet 1947 allerdings vom Institut Pasteur über Impfungen bei 228 Personen mit der 1779. Passage des Stammes, der seit der Gründung des Service des Vaccinations antirabiques verwendet wurde, ohne daß ernstere Zwischenfälle oder gar ein Todesfall aufgetreten wären. SELLERS sah in der Zeit von 1925—1948 unter 50000 geimpften Personen 7 Fälle von Impfparalyse gegenüber 32 Lyssatodesfällen *trotz* Impfungen. Fünf dieser Paralysen betrafen Menschen, bei denen die Impfung *nicht notwendig* gewesen wäre. Die Schwere der Zwischenfälle scheint von der individuellen Widerstandsfähigkeit abzuhängen und nicht von der verschiedenen Technik der Impfung oder Impfstoffherstellung, denn BEQUET und HORRENBERGER gaben 1940 einen Bericht über Versuche mit Vaccine zweier verschiedener Herstellungsmethoden bei 603 Personen. Bei beiden Vaccinearten kam es zweimal zu Todesfällen und weiteren 25 nicht tödlichen Zwischenfällen. Die *Hauptsymptome dieser Zwischenfälle* waren: heftiger Kopfschmerz, der 10 min nach der Injektion einsetzte, Angstgefühl, Bewußtseinsverlust, Verlangsamung oder kurzes Aussetzen von Puls und Atmung. Diese Erscheinungen traten vereinzelt schon nach 5 min ein und führten dann zu einem plötzlichen Zusammenstürzen des Patienten. Die Rückkehr zum Normalzustand erforderte in leichten Fällen 10—15 min, in schweren Fällen zog sie sich über 30—120 min hin. Blässe, kalter Schweiß, Schwindel, selbst Erbrechen und Spontanabgang von Urin können noch längere Zeit anhalten. Diese Zwischenfälle waren bei den Impfungen aufgetreten trotz größter Sorgfalt und Vermeidung des Anstechens von Venen. Auf Rundfragen bei 44 anderen Impfinstituten hatten BEQUET und HORRENBURGER dort allenthalben ähnlich lautende Berichte bekommen. Auch Menstruationsstörung bzw. Störung der Ovarialfunktion durch die Impfung sahen JONNESCU und OLARU.

Die Ursache der Zwischenfälle sehen JERVIS und KOPROWSKI nach ihren Untersuchungen an Mäusen in einer Überempfindlichkeit gegenüber dem Kaninchenhirn. Sie beobachteten bei den Mäusen mit postvaccinaler Lähmung

---
[1] NIKOLIC hält auf Grund der ungünstigen Impferfolge bei Wolfbissen auch für den Menschen eine einmalige Impfung großer Mengen einer Antitollwutvaccine für erstrebenswert.

multiple kleine demyelierte Herde in der weißen Substanz und perivasculäre Infiltrate in Rückenmark, Kleinhirn und Mittelhirn. ANSELL, McINTYRE und KROUSE weisen auf die allergische Disposition der von solchen Bildern Befallenen hin und raten zu einem Vortest bei der Impfung. Auch KABAT, WOLF und BEZER (zitiert nach ANSELL) glauben experimentell nachgewiesen zu haben, daß das die Lähmungen verursachende Antigen an die Myelinfraktion der Gehirnsubstanz gebunden sei. KIRK und ECKER betonen, was schon lange bekannt ist, daß durch Impfung mit homologem oder heterologem Hirngewebe disseminierte Formen der Encephalomyelitis auszulösen wären. Sie konnten auch experimentell nachweisen, daß es bei Kaninchen nach Injektion von fremder Hirnsubstanz zur Bildung von Antikörpern gegen Hirngewebe kommt. Einen gleichgelagerten Vorgang nehmen sie auch bei der Tollwutschutzimpfung an. McINTYRE und KROUSE, die über Liquorveränderungen (leicht erhöhte Zellzahlen, hohe Eiweißwerte) berichten, glauben aber auch darauf hinweisen zu müssen, daß Fehler in der Impftechnik mit verantwortlich zu machen sind. PICKAR und KRAMER gingen dem Gedankengang allergischer Genese dieses ganzen Geschehens nach und setzten die Antihistaminkörper in die Therapie dieser Zustände ein. Sie verwendeten die Präparate Benadryl und auch Pyribenzamin mit Erfolg. Ob der Beobachtung von SIEGLER, daß Kinder, die häufig gebissen werden, viel weniger leicht Lähmungserscheinungen aufweisen, trotz wiederholter Impfungen, als Erwachsene, in diesem Zusammenhang auch wesentliche Bedeutung zuzumessen ist, muß weiteren Nachprüfungen überlassen bleiben.

Hier ist auch die Beobachtung von LE BELL und Mitarbeitern noch zu erwähnen, die bei gegen Tollwut geimpften Personen komplementbindende und neutralisierende Antikörper feststellten.

Es scheinen aber keine ausgesprochen quantitativen Beziehungen zwischen dem Gehalt an neutralisierenden Antikörpern und dem Wutschutz zu bestehen, da auch Todesfälle bei solchen Personen vorkamen, die diese Antikörper im Blut aufwiesen. Nach NIKOLIC scheint überhaupt der Mechanismus des Schutzes gegen die Wut nicht wie bei anderen Infektionskrankheiten auf dem Vorgang der aktiven Immunität zu beruhen, sondern, wie auch BABES und HÖGYES glauben, andere Wege zu gehen.

Eine eigenartige Beobachtung von HECKE scheint hier noch erwähnenswert. Nach einer Wutschutzimpfung sah er eine postvaccinale Neuritis. Acht Monate später kam es erneut zu einer Wutinfektion. Abermals stellte sich eine Neuritis des der Viruswanderung entsprechenden Nervenstranges ein. Fünf Wochen post infectionem traten Tollwutprodromalerscheinungen auf. Die Injektion von 1 cm³ Tollwutimpfstoff brachte nur vorübergehende Besserung und erst das vollständige Impfverfahren erwirkte rasch endgültige Heilung. HECKE glaubt auf Grund seiner Beobachtung, daß die postvaccinalen Neuritiden und Lähmungen auf eine *ungenügende Immunisierung* zurückzuführen seien, und zwar dadurch, daß noch vorhandenes aktives Virus eine entzündliche Virusantikörperreaktion ermögliche. Er empfiehlt deshalb weitere Gaben von spezifischem Impfstoff.

Bei Berücksichtigung dieser doch teilweise sehr ernsten Zwischenfälle ist SELLERS u. a. durchaus zuzustimmen, die eine strenge Indikation zur Impfung fordern und die darauf hinweisen, daß man *nicht* der ungleich häufigeren Tollwutfurcht der Menschen nachgeben solle, da die Zahl der wirklich Gefährdeten wesentlich niedriger sei. SELLERS will nur dort eine vollständige Impfung durchführen, wo die Wunde von den Zähnen eines verdächtigen Tieres herrührt oder von den Krallen erzeugte Läsionen mit infektiösem Speichel in Berührung kamen. Sollte eine Impfung aus psychologischen Gründen notwendig sein, so empfiehlt er ein abgekürztes Verfahren.

In den letzten Jahren wurde auch über erfolgreiche Anwendung von Lyssavaccine bei Epilepsie (SNITKIN) und Magen-Darmgeschwüren (KORWIN-

PISAREWSKI) an Hand kleinerer Fallgruppen berichtet. Welcher Wirkungsmechanismus hier vorliegen soll, erscheint noch unklar. Jedenfalls handelt es sich hier bisher nicht um ein klares Indikationsgebiet.

Mit BOECKER, BLOOD, NIKOLIC, SELLERS u. a. wird man für die Durchführung der Impfung beim Menschen in Zeiten erhöhter Tollwutgefahr folgende Gesichtspunkte als *Richtlinien* aufstellen können. Geimpft werden muß

1. wenn das beißende Tier sicher nachgewiesen tollwütig ist (NEGRIsche Körperchen im Gehirn);

2. wenn das beißende Tier klinisch tollwütig ist, selbst wenn die Diagnose noch nicht durch das Laboratorium gesichert werden konnte;

3. wenn das Tier, das gebissen hat, verdächtig erscheint und kurze Zeit nach dem Biß eingegangen ist (Fremdkörper im Magen des Tieres usw.);

4. wenn bei einem Tier, das mit Menschen in enger Berührung lebte, nach dem Tode trotz fehlender Tollwutsymptome NEGRIsche Körperchen festgestellt werden;

5. wenn das Tier unerkannt entkommen konnte und die Situation so war, daß der Gebissene das Tier nicht gereizt oder sonst durch sein Verhalten dem Tiere gegenüber den Biß ausgelöst hat;

6. wenn angenommen werden muß, daß der Speichel eines verdächtigen Tieres mit einer frischen Wunde oder Hautverletzung in Berührung gekommen ist;

7. wenn der Patient ein kleines Kind ist, das über die näheren Umstände des Bisses keine genauen Angaben machen kann.

8. Schließlich wird es noch eine Gruppe geben, bei der die Tollwutfurcht nach einem Tierbiß so stark ist, daß man aus suggestiv-psychotherapeutischen Gründen eine Impfung durchführen wird, doch dann nur mit der halben Dosis.

Daß eine Nachbeobachtung aller Geimpften und eine Überwachung notwendig ist, dürfte selbstverständlich sein.

Die *Dauer des Schutzes nach der Impfung* ist nicht sicher bekannt. SZEKELY teilt mit, daß ein Patient, der vor $1^1/_2$ Jahren nach einem Tierbiß geimpft worden war, sich bei einem erneuten Biß durch ein wutverdächtiges Tier nicht impfen ließ in der Annahme, daß noch ein Impfschutz bestehe. Er starb nach einigen Wochen an typischer Tollwut. Auch Tierversuche verschiedener Forscher, unter anderen HERRMANNs, in dieser Richtung brachten bisher keine Klarheit. Es muß also die Forderung erhoben werden, *bei jedem neuen Biß, der später als ein halbes Jahr nach der Impfung erfolgt, wieder zu impfen.*

Einen gewissen Eindruck über die Tollwutsituation in den einzelnen Ländern und die Wirkung der Impfung gibt die Tabelle 2. Es geht aber auch aus ihr hervor, daß die Impfung nicht in allen Fällen, auch bei rechtzeitigem Einsetzen, den Ausbruch der Erkrankung zu verhindern vermag. So zeigte auch die Zahl von 3 Erkrankungs- und Todesfällen 1950 in Berlin (BOECKER), daß hier noch Faktoren mitspielen, die auch durch fachkundige, rechtzeitige Impfung bisher nicht auszuschalten sind.

Ob die 1948 von REMLINGER und BAILLY aufgestellte Hypothese über die Gründe des Auftretens von Tollwutfällen trotz vollständiger und regelrechter Impfkur nach Traumen und heftigen seelischen Erregungen beim Menschen wie beim Tier in vollem Umfange gerechtfertigt ist, muß dahingestellt bleiben. Sie hat vieles für sich. In den Grundzügen besagt sie: Beim Eindringen des Virus, das als Nucleoproteinkörper angesehen wird, spielt sich eine Auseinandersetzung zwischen Virus und Neuron ab. Dabei kommt es, wenn sich das Krankheitsbild der Tollwut entwickelt, zu einer Vermehrung der Tollwutnucleoproteide, die als Kettenreaktion zu einer sehr raschen Invasion aller Hauptelemente des

Tabelle 2. *Übersicht über Todesfälle an Tollwut, Impfungen und Impfschäden in den verschiedenen Ländern.*

Jahr	Land bzw. Ort	Impfungen	Todesfälle	Impfschäden
1938—1941	Wien	1735	1	1 Paralyse
1947	Wien	1500	2	—
1903—1947	USA.	—	3000	—
1927—1936	Montevideo	1000 im Jahr	—	—
1931—1937	Chosen (Korea)	15 365	—	0 Paralysen
1932	Jerusalem	1 690 nach Semple	—	3 Paralysen, davon 2 gestorben
1932	Bombay	8 036 nach Semple	—	0 Paralysen
1933—1946	Shanghai (Krankenhäuser)	—	151	—
1934	Beirut	90	—	3 Paralysen, davon 2 gestorben
1936—1945	Iran	—	36 allein nach Wolfsbissen	—
1936—1945	Nordafrika	—	262 darunter 142 geimpfte	—
1925—1948	USA.	50 000	32 trotz Impfung	7 Todesfälle
1946	Paris	228	—	—
1907—1946	Indien (Inst. Pasteur in Conoor)	40 241	402	?
1938—1947	Mexiko	—	410[1]	
1940—1945	Columbien	—	129 davon 43,2% geimpft mit Semple-Vaccine	—
1947—1949	Mexiko	10 643	15 darunter 4 völlig durchgeimpft	?

[1] Im Jahresmittel 40, maximal 66 Fälle im Jahre 1946 (Ortiz).

Nervensystems führt. Unter bestimmten Umständen können sich die Neurone aber gegen das Virus verteidigen. Diese Verteidigung unterstützt die Schutzimpfung und schafft damit den Zustand eines labilen Gleichgewichtes, das aber durch Traumen jeglicher Art gestört werden kann, so daß dann die Tollwut zum Ausbruch kommt.

Prophylaxe. Der wirksamste Schutz des Menschen vor der Tollwut besteht in der Bekämpfung der Seuche unter den Tierbeständen. Sie ist in allen Ländern gesetzlich geregelt. In Deutschland erfolgt die Bekämpfung auf Grund des Reichsviehseuchengesetzes allein durch organisatorische Maßnahmen.

Für Tollwutverdacht besteht die Anzeigepflicht. Unter Tollwutverdacht erkrankte oder gestorbene Tiere müssen sichergestellt werden und dürfen nicht beseitigt werden. Alle an Tollwut erkrankten Tiere müssen sofort getötet werden, ausgenommen diejenigen, die einen Menschen gebissen haben. Sie sind möglichst einzusperren, bis sie eines natürlichen Todes sterben. Diese Maßnahme ist ungemein wichtig, denn in Gebieten, in denen nur vorübergehend die Tollwut herrscht, wird die Bevölkerung leicht von einer Psychose ergriffen, und jeder Hund, der einen Menschen beißt, wird für tollwütig gehalten. Wird ein Hund sofort nach dem Biß getötet, so verläuft die Untersuchung auf Negrische Körperchen in einem hohen Prozentsatz auch bei infizierten Hunden negativ, denn die Negrischen Körperchen entwickeln sich im wesentlichen erst im Endstadium der Krankheit. Es muß in solchen Fällen fast regelmäßig der Tierversuch durchgeführt werden. Wegen der langen Dauer des Tierversuches muß mit der Schutzimpfung sofort begonnen werden. Nach Beendigung des Tierversuches stellt sich dann häufig heraus, daß der Hund nicht infiziert war und die Schutzimpfung bei dem Patienten unnötig war. Werden die Hunde, die einen Menschen gebissen haben, in Quarantäne genommen, so stellt sich bereits nach wenigen Tagen heraus, ob der Hund tollwütig ist oder nicht, denn die Tollwut führt in der Regel innerhalb weniger Tage zum Tode. Über die *Zeitdauer der notwendigen Quarantäne* herrscht im Schrifttum keine Einigkeit. Das *Tollwutkomitee der Weltgesundheitsorganistaion* fordert für Tiere, die Verletzungen verursacht haben, 10 Tage. Da aber ZAGARIA, PAMPOUKIS, BABES, KONRADI u. a. noch nach 12—13, ja selbst nach 15 und 18 Tagen Wuterkrankungen ausbrechen sahen, glaubt NIKOLIC einen längeren Zeitraum fordern zu müssen.

Das Schlachten wutkranker oder der Seuche verdächtiger Tiere und jeder Verkauf oder Verbrauch einzelner Teile, der Milch, der Haut oder des Felles sowie sonstiger Erzeugnisse solcher Tiere sind verboten.

In einem Gebiet, in dem ein tollwutkranker Hund frei umhergelaufen ist, wird in einem Umkreis von etwa 10 km, möglichst in Anlehnung an natürliche oder geographische Grenzen, die ,,Hundesperre" durchgeführt. In diesen Bezirken müssen sämtliche Hunde eingesperrt oder angekettet werden oder sie müssen mit einem Maulkorb versehen an der Leine geführt werden. In mindergefährdeten Bezirken kann das Führen an der Leine ohne Maulkorb oder das freie Umherlaufen mit Maulkorb erlaubt werden. Entgegen diesen Maßnahmen frei umherlaufende Hunde können getötet werden. Diese Maßnahmen sind bei der Bevölkerung sehr unbeliebt. Bei jeder Gelegenheit ist deshalb darauf hinzuweisen, daß die Durchführung der Hundesperre stets in relativ kurzer Zeit die Tollwut zum Erlöschen gebracht hat, wenn die Seuche nur unter den Haustieren herrscht, da der Hund der hauptsächlichste Träger und Verbreiter der Tollwut ist.

Wenn das Wild von der Tollwut ergriffen wird, ist die Bekämpfung wesentlich schwieriger. In diesem Falle herrscht die Tollwut vorwiegend in menschenarmen ländlichen Bezirken. Hier richten sich die Bekämpfungsmaßnahmen im wesentlichen auf die Wildcarnivoren, in Europa besonders gegen Fuchs, Dachs, die Marderarten und den Wolf. Durch verständnisvolle Mitarbeit der gesamten Jägerschaft des Seuchenbezirkes sind die Wildcarnivoren für die Dauer des Herrschens der Tollwut weitgehend auszurotten.

In stärker verseuchten Ländern ist neben obigen Maßnahmen die Schutzimpfung der Hunde durchzuführen. Sie hat sich z. B. in Ungarn (ausführlicher Bericht von SCHWANNER 1943), Portugal, Japan und USA. (einmalige Gabe von 5 cm^3 SEMPLE-Vaccine subcutan reicht aus, durch 3malige Impfung in wöchentlichen Abständen wird der Impfschutz erhöht) gut bewährt. Sie muß jährlich wiederholt werden. Der Public Health-Bericht 1947 der USA. weist darauf hin, daß von 19050 immunisierten Hunden nur einer Tollwut bekam. Auch aus Uruguay wird von LUSSICH berichtet, daß seit Einführung der Hundeimpfung die Tollwut in Montevideo erheblich zurückgegangen sei, so daß seit 1944 kein Tollwutfall mehr gemeldet wurde. Auf Grund dieser Erfahrungen fordern IRR, REMLINGER und BAILLY u. a. für Frankreich, das häufiger unter der Einschleppung der Tollwut aus Nordafrika zu leiden hat, eine intensivere Tollwutbekämpfung und eine Schutzimpfung der Hunde, da sich die Hundeschutzimpfung in einzelnen Ländern sehr bewährt hat. Die Schaffung von Virusausscheidern durch die Schutzimpfung ist bisher nicht beobachtet worden.

Literatur.

Zusammenfassende Arbeiten.

BOECKER, E.: Tollwut. In GUNDEL, Die ansteckenden Krankheiten. Stuttgart: Georg Thieme 1950.
HEGLER: Lehrbuch der Infektionskrankheiten. Berlin: Springer 1924.
JOHNSEN, H.: Rabies. In M. THOMAS RIVERS, Viral and Rickettial Inspections of Man. Philadelphia 1948.
LOMMEL: Tollwut. In Handbuch der inneren Medizin, Band Infektionskrankheiten. Berlin: Springer 1934.

Einzelarbeiten.

AKSEL, J. S.: Türk. tib. cem. mec. **4**, 308 (1938). — American Public Health **38**, 1, 97 (1948). — ANSELL, I.: Brit. med. J. **14**, 338 (1948). — ARENAS, R.: Rev. med. Trop. y Parasitol., Bact., Clin. y Lab. **5**, 79 (1939). — AUBRY, G., P. LAFFARGUE et A. PORTIER: Algérie Med. **2**, 169, 173 (1947).
BABES u. BOBES: Zbl. Bakter. I Orig. **99**, 110 (1926). — BAILLY, J.: Bull. Acad. vét. France **1946**, 5. — Arch. Inst. Pasteur Algérie **27**, 310 (1949). — BALOZET, L.: Acta Convent. tert. trop. atque malar. morbis **1**, 590 (1938). — Arch. Inst. Pasteur Tunis **27**, 450 (1938). — BALTEAU, I., N. CONSTANTINESCO et A. TOMA: Arch. roum. Path. expér. **15**, 1/2, 135 (1948). — BARSKI, G., et J. MAURIN: Ann. Inst. Pasteur **78**, 3, 411 (1950). — BARTEL, H.: Zbl. Bakter. I Orig. **152**, 3/4, 155 (1947). — BAUMANN, E. D.: Janus (Leyde) **42**, 129 (1938). — BAUMWELL, E., and R. GROSSMANN: Vet. Med. **34**, 177 (1939). — LE BELL, I., C. J. DE BOER, E. K. HAZZ and H. R. COX: Proc. Soc. exper. Biol. a. Med. **73**, 2, 225 (1950). — BELL, J. F., J. T. WRIGHT and K. HABEL: Proc. Soc. exper. Biol. a. Med. **70**, 3, 457 (1949). — BELVERE, L.: Amministrazione San. **1**, 4, 113 (1948). — BEQUET, M., et R. HORRENBERGER: Arch. Inst. Pasteur Algérie **18**, 179 (1940). — BÉQUIGNON, R., R. LAMY et BUSSARD: Ann. Inst. Pasteur **76**, 3, 283 (1949). — BÉQUIGNON, R., et C. VIALAT: Ann. Inst. Pasteur **75**, 163 (1948); **77**, 6, 757 (1949). — BLOOD, B. D.: Bol. Oficina San. Panamer. **29**, 3, 293 (1950). — BOCCALANDRO, C. A., y R. B. EXQUIVEL: Rev. Asoc. méd. argent. **63**, 665, 544 (1949). — BOECKER, E.: Z. Hyg. **122**, 387 (1940). — Zbl. Bakter. I Orig. **152**, 303 (1948). — DE BOER, E.: Nederl. Tijdschr. ind. Bladen v. Diergeneesk. **55**, 3/4, 175 (1948). — Bol. Oficina Sanitaria Panamericana **29**, 3, 281, 290 (1950). — BRICENO ROSSI, A. L.: Rev. Grancolombiana Zoot. Hig. y Med. Vet. **3**, 1/3, 222 (1949). — BROOKS, A. G., C. B. D'SILVA, B. N. LAHIRI and M. L. AHUJA: Indian J. med. Res. **38**, 1, 119 (1950). — BUSSARD, A., R. BÉQUIGNON et R. LAMY: Ann. Inst. Pasteur **77**, 2, 183 (1949).
CAMPELL, T. C., and R. D. DEFRIES: Canad. J. publ. Health **39**, 82 (1948). — CAMPILLO, C.: Med. Mexico **30**, 595, 1 (1950). — CALVO FONSÉCA, R.: Rev. Cuba Med. Trop. y Parat. **5**, 9/10, 130 (1949). — CHEN-JEN, C., and S. H. ZIA: J. of Immun. **60**, 1, 17 (1948). — COLLIER (Sensburg): Berl. u. Münch. tierärztl. Wschr. **1943**, 411. — Committee on Publ. Health Relations of the New York Academy of Medicine: Publ. Health Rep. **1947**, 1215. — CRUVEILHIER, L., J. RIERYCK et C. VIALA: Ann. Inst. Pasteur **62**, 652 (1939).
DODERO, J.: Ann. Inst. Pasteur **62**, 121 (1939). — DOERR, R.: In R. DOERR und E. HALLAUER, Handbuch der Viruskrankheiten, Bd. 1, S. 169—177. 1944. — DÜWER, I.: Berl. u. Münch. tierärztl. Wschr. **3**, 43 (1950). — DUFFY, C. E., P. V. WOLLEY and W. S. NOTLING: J. of Pediatr. **1947**, 440. — DWIVEDI, J. K.: Indian med. Assoc. **18**, 10, 393 (1949).
EBERLE, K.: J. Amer. med. Assoc. **138**, 1042 (1948).
FELDMANN, W. H.: Virgin. med. Mthl. **66**, 36 (1939). — FENDALL, N. R. E.: East afr. med. J. **27**, 4, 167 (1950). — FIGUEROA, J.: Bol. Oficina San. Panamer. **29**, 3, 275 (1950). — FISCHL, M.: Harefuah-Jerusalem **15**, 6 (1949) (hebräisch, engl. Summary). — FREUND, J., M. M. LIPTON and T. M. PSANI: Proc. Soc. exper. Biol. a. Med. **68**, 3, 609 (1948).
GERLACH: Wien. tierärztl. Wschr. **1946**, 11. — GHODSSI, M.: Ann. Inst. Pasteur **1947**, 900. — GIRARD, G., et M. MILLIAU: Bull. Soc. Path. exot. Paris **33**, 137 (1940). — GORET, P., F. MERY, J. BRUNE et G. YVORE: C. r. Soc. Biol. Paris **1947**, 425. — GORET, P., et G. YVORE: C. r. Soc. Biol. Paris **1947**, 423. — Goss, P., F. B. COOPER and M. LEWIS: Proc. Soc. exper. Biol. a. Med. **40**, 649 (1939). — GOYAL, R. K.: Indian J. med. Res. **36**, 149 (1948). — GRYCZ, E.: Ann. Univ. Mariae-Curie-Sklodowska **4**, 49 (1949).
HABEL, K.: Publ. Health Rep. **1947**, 791. — HABEL, K., J. F. BELL and J. T. WRIGHT: Proc. Soc. exper. Biol. a. Med. **70**, 455 (1949). — HABEL, K., and J. T. WRIGHT: Publ. Health Rep. **63**, 44 (1948). — HAGEN, BENNO v.: Lyssa, eine medizingeschichtliche Interpretation. Jena: Gustav Fischer 1940. — HALLAUER, E.: In R. DOERR und E. HALLAUER, Handbuch der Viruskrankheiten, Bd. 2, S. 401—458. 1944. — HART, B. F., and E. EVANS: J. Amer. med. Assoc. **112**, 731 (1939). — HAUCK: Wien. tierärztl. Mschr. **1948**, 480. — HECKE, F.: Dtsch. tierärztl. Wschr. und tierärztl. Rdsch. **1943**, 305. — Zbl. Bakter. I Orig. **151**, 311 (1944). —

Hell, H.: Klin. Med. **2**, 1033 (1947). — Hempt, A.: Arch. f. Virusforschg **3**, 111 (1943). — Hermann: Zbl. Bakt. Bakter. I Orig. **95**, 72 (1925).
Irr, G.: Cahiers Méd. Union franç. **2**, 13, 615 (1947).
Jacotot, H.: Ann. Inst. Pasteur **73**, 1028 (1947); **74**, 53 (1948). — Jaujou: Bull. Acad. Nat. Méd. **132**, 7/8 (1948). — Jervis, G. A., R. L. Burkhart and H. Koprowski: Amer. J. Hyg. **50**, 1, 14 (1949). — Jervis, G. A., and H. Koprowski: Canad. J. Comp. Med. **13**, 5, 116 (1949). — Johnson, H. N.: Amer. J. Hyg. **47**, 2, 189 (1948). — Jones, W. E.: J. Amer. vet. med. Assoc. **113**, 567, 861 (1948). — Jonnescu, D.: Ann. Inst. Pasteur **61**,527 (1938). — Arch. roum.Path.expér.**11**,199 (1938).; **14**, 186 (1945—1947). — Zbl. Bakt. I Orig. **151**, 254 (1944). — Rev. Științ.med. (rum.) **35**, 5/8, 424 (1946). — Jonnescu, D., u. C. Olaru: Arch. roum. Path. expér. **14**, 1/4, 189 (1945—1947). — Jonnescu, D., u. S. Stamatesco: Arch. roum. Path. expér. **15**, 302 (1948). — Jordan, J. H., H. Pedersen and S. Shu: Trans. roy. Soc. trop. Med. Lond. **33**, 233 (1939).
Kaiser, M., u. F. Puntigam: Wien. klin. Wschr. **1949**, 481. — Kanazawa, K.: Jap. J. of exper. Med. **19**, 129 (1941). — Kirk, R.: Nature (Lond.) **143**, 77 (1939). — Kirk, R., and E. E. Ecker: Proc. Soc. exper. Biol. a. Med. **70**, 4, 734 (1949). — Klimt, C.: Wien. med. Wschr. **1949**, 462. — Köhle, W.: Klin. Med. **4**, 281. — Konradi: Zit. nach Nikolic. — Kopeloff, L. M., and N. Kopeloff: J. of Immun. **57**, 3, 229 (1947). — Koprowski, H.: Canad. J. publ. Health **40**, 60 (1948). — Koprowski, H., and J. Black: J. of Immun. **64**, 3, 185 (1950). — Koprowski, H., and H. R. Cox: J. of Immun. **60**, 4, 533 (1948). — Proc. Soc. exper. Biol. a. Med. **68**, 3, 612 (1948). — Korns, R. F., and A. Zeissig: Amer. J. publ. Health **38**, 1, 50 (1948). — Korwin-Pisarewski, W. v., u. I. v. Korwin-Pisarewski: Ther. Umschau **6**, H. 5 (1949). — Kozewaloff: C. r. Soc. Biol. Paris **89** (1923).— Kraus-Gerlach-Schweinburg: Lyssa bei Menschen und Tieren. Wien 1926.
Lépine, P., et P. Athanasiu: Ann. Inst. Pasteur **73**, 8, 824, 827 (1947). — Lépine, P., et V. Sautter: C. r. Soc. Biol. Paris **127**, 193 (1938); **130**, 617 (1939). — Levaditi, C., A. Vaisman et M. Dunoyer: Bull. Acad. Nat. Méd. **131**, 30/31, 593 (1947). — Lieou, Y. C.: China med. J. **66**, 12, 694 (1948). — Lipton, M. M., and J. Freund: J. of Immun. **64**, 4, 297 (1950). — Löffler u. Schweinburg: Zbl. Bakter. I Orig. **130**, 329 (1933/34). — Lussich, J. J.: Bol. Oficina San. Panamer. **27**, 7, 624 (1948).
Mace, D. L.: J. Amer. vet. med. Assoc. **114**, 862 (1949). — Manninger, R.: Acta Convent. tert. trop. atque malar. morbis **1**, 583 (1938). — McIntyre, H. D., and H. Krouse: Arch. of Neur. **62**, 6, 802 (1949). — McKendrick, A. G.: Trop. Dis. Bull. **36**, 193 (1939). — Mohr, W.: Hamb. Ärztebl. **3**, 43 (1951).
Nikolic, Milan: Über die Resultate der Dezentralisation der Tollwutbekämpfung in Jugoslawien. Veterinarski arhiva, Zagreb **5**, 247 (1935). — Kritische Studie zu den Vorschlägen des ständigen Komitees für Tollwut bei der Welt-Gesundheits-Organisation. Veterinarski arhiva, Zagreb **21**, 1 (1951). — Nörr: Münch. tierärztl. Wschr. **1935**, 529. — Novicky, R.: Bol. Inst. Invest. vet. Caracas **3**, 13, 399 (1946). — Canad. J. Comp. Med. **11**, 11, 335 (1947).
Ortiz Mariotte, C.: Med. Mexico **29**, 583, 255 (1949). — Otten, L.: Antonie van Leeuwenhoek, J. Microbiol. a. Serol. **13**, 2/4, 101 (1947).
Pait, C. F., and H. E. Persons: Amer. J. publ. Health **7**, 875 (1949). — Pampoukis: Zit. nach Nikolic. — Pawan, J. L.: Ann.trop.Med. **42**, 2, 173 (1948). — Phisalix et F. Pasteur: C. r. Acad. Sci. Paris **188**, 767 (1929). — Pickar, D. N., and H. M. Kramer: South. med. J. **42**, 2, 127 (1949). — Piringer, W.: Wien. klin. Wschr. **1939**, 433. — Schweiz. Z. Path. u. Bakter. **8**, 3/4, 245 (1945). — Z. Hyg. **126**, 12, 1/2 (1944). — Powell, H. M., and C. G. Culbertson: Publ. Health Rep. **65**, 400 (1950). — Public Health Rep. **62**, 34, 1215 (1947).
Ramirez Corria, F.: Rev. Sci. Méd. **1**, 53, 210 (1938). — Rao, R. S., and J. R. Dogra: Teil I: Indian med. J. Res. **36**, 271 (1948). Teil II: Indian med. J. Res. **36**, 291 (1948). — Ratcliffe, A. W.: J. Indiana med. State Assoc. **32**, 366 (1939). — Ratz, v.: Z. Inf.krkh. Haustiere **1913**, 1. — Recio, A.: Rev. med. Trop. y Parasitol., Bact., Clin. y Lab. **5**, 97 (1939). Relova, R. N.: J. Philippine med. Assoc. **24**, 129 (1948). — Remlinger et Bailly: Bull. Acad. Méd. Paris **119**, 720 (1939). — Remlinger, P.: Presse méd. **47**, 479 (1939). — Rev. d'Hyg. **61**, 241 (1939). — Bull. Acad. Nat. Méd. **134**, 9/10, 187 (1950). — Med. Col. Madrid **15**, 173 (1950). — Remlinger, P., et J. Bailly: La Rage (Bibliographie). Paris: Librairie Maloine 1947. — C. r. Soc. Biol. Paris **129**, 739 (1938). — Bull. Acad. Nat. Méd. **121**, 27 (1939); **131**, 597 (1947); **132**, 166, 598 (1948); **134**, 91 (1950). — Arch. Inst. Pasteur Algérie **20**, 1 (1942); **21**, 12 (1943); **24**, 289 (1946). — Med. Col. Madrid **H**, 115 (1948). — Ann. Inst. Pasteur **78**, 544 (1950). — Remlinger, P., et Roumy: Bull. Acad. vét. France **10**, 356 (1937). — Rita, G.: Bol. Sec. Ital. d. Soc. Internaz. Microbiol. **11**, 20 (1939). — Roantree, W. B.: Brit. med. J. **21**, 900 (1949).
Sabban, M. S.: Proc. Soc. exper. Biol. a. Med. **71**, 423 (1949). — Sandhof, B. L.: Klin. Med. **16**, 1264 (1938). — Schadelbauer, K.: Wien. med. Wschr. **1938**, 1254. — Schwanner, E.: Dtsch. tierärztl. Wschr. u. tierärztl. Rdsch. **1943**, 221. — Seliger, J., and H. Bernkopf: Brit. J. exper. Path. **19**, 378 (1938). — Sellers, T. F.: Amer. J. trop. Med. **28**, 453 (1948). —

Siegler, A. M.: U.S. nav. med. Bull. 48, 4, 620 (1948). — Slimon, J. G.: J. roy. Navy med. Serv. 25, 142 (1939). — Smith, R. O. A., J. P. McGuise, E. D. Stephens and B. N. Lahir: Indian med. Gaz. 73, 736 (1938). — Snitkin, P. v.: Dtsch. med. Wschr. 1950, 467. — Snyman, P., et A. D. Thomas: Acta Convent. tert. trop. atque malar. morbis 1, 616 (1938). Soriano Lleras, A.: Rep. Med. y Cirurgia 3, 9, 677 (1948). — Stanesco, M., et S. D. Enachesco: Sang 13, 700 (1939). — Suarez Torres, G.: Bol. Oficina San. Panamer. 29, 3, 267 (1950). — Sulkin, S. E., and J. C. Willet: Amer. J. publ. Health 29, 921 (1939). — Szekely: Jahresbericht des Pasteur-Instituts, Budapest 1915.

Tanamal, S. J. W.: Nederl. Tijdschr. Geneesk. 92, 48, 3949 (1948). — Tawan, J. L.: Ann. trop. Med. 33, 21 (1939). — Tem Broeck, C.: Proc. Soc. exper. Biol. a. Med. 73, 297 (1950). — Trillat, A.: Bull. Acad. Méd. Paris 121, 200 (1939). — Tuncman, Z. M.: Türk. tib. cem. mec. 12 (1946) (engl. Summary). — Mikrobiol. Dergisi 1950, Nr 4 (engl. Summary).

Ungari, C.: Pediatria 51, 2, 52 (1943).

Vaz, E.: Rev. Hig. e Saude Publ. 6, 159 (1948). — Folha Med. 30, 20, 157 (1949). — Veeraraghavan, N.: Nature (Lond.) 782, (1947). — Indian J. med. Res. 35, 4, 237 (1947). — Verge, M. J.: Rev. Path. comp. et Hyg. gén. 602, 583 (1948). — Verlinde, J. D., and Kret: J. Microbiol. a. Serol. 15, 1, 34 (1949). — Vieuchange, J., et C. Vialat: Ann. Inst. Pasteur 1947, 1191. — Vittorio Vanni, D.: Semana méd. 56, 32, 263 (1949).

Williams, R. B.: Canad. J. Comp. Med. 13, 6, 136 (1949). — Winkle, S.: Hamb. Ärztebl. 2, 21 (1951). — Wirth: Wien. tierärztl. Wschr. 1946, 127. — Wisniowski, J.: Ann. Univ. Mariae Curie-Sklodowska 5, 71 (1950). — *World Health Organization*: Technical Report Series, No 28, 1950. — Wright, J. T., J. F. Bell and K. Habel: Science (Lancaster, Pa.) 30, 118 (1948). — Wright, J. T., and K. Habel: J. of Immun. 60, 4, 503 (1948).

Zagaria: Giorn. Soc. Accad. vet. ital. 1903, Nr 47.

Die Aujeszkysche Krankheit.

Von

W. Mohr.

Veterinärmedizinischer Teil von K. Enigk.

Synonyma: Pseudowut, Pseudorabies, infektiöse Bulbärparalyse, E Aujeszky Disease, mad itch.

Der Morbus Aujeszkyi ist eine akut verlaufende Infektionskrankheit der Haustiere, die durch ein Virus verursacht wird. Beim Menschen sind bisher nur einige Laboratoriumsinfektionen beobachtet worden.

Geschichtliches. Die Krankheit wurde früher mit der Tollwut verwechselt. Im Jahre 1902 wurde sie von AUJESZKY als selbständige Krankheit erkannt. Der Virusnachweis gelang zum ersten Male SCHMIEDHOFFER 1910. Eingehendere Untersuchungen über diese Krankheit wurden erst nach dem ersten Weltkriege durchgeführt.

Ätiologie. Das Virus hat eine durchschnittliche Größe von 200 μ. Im Organfiltrat bleibt es bei 0°C bis über 2 Jahre lang infektionstüchtig, in 50%igem Glycerin noch länger, in eingetrocknetem Zustand je nach Art des Eintrocknungsvorganges einige Tage bis zu einigen Monaten. Gegenüber den gebräuchlichen Desinfektionsmitteln ist es wenig widerstandsfähig. Es ist sicher in der Umgebung des Ansteckungsherdes vorhanden. Im Blut kann es am Beginn der Erkrankung nachgewiesen werden, später im Zentralnervensystem, in Leber, Milz, Niere, Lunge, Knochenmark, nicht regelmäßig in Harn und Speichel, niemals im Gallensekret oder im Kot.

JONNESCU glaubt neben der neurotropen auch eine dermatotrope Eigenschaft des Virus festgestellt zu haben. Solange es im Blut kreist, scheint das Virus sich vornehmlich im Plasma aufzuhalten (LAMONT: Infektionsversuche mit Blutplasma), aber auch die Erythrocyten scheinen nach der Ansicht von LAMONT zum Teil mit eingedrungenem Virus behaftet.

Die natürliche *Übertragung* ist noch nicht geklärt. Wahrscheinlich geht sie auf dem Fütterungswege vor sich durch Aufnahme von Organen kranker Tiere oder Futter und Trinkwasser, das mit virushaltigem Blut oder Harn verunreinigt ist. In manchen Fällen kommt die Ansteckung auch von einer Hautwunde aus zustande.

Veterinärmedizinisches. Die Krankheit befällt unter natürlichen Verhältnissen Hunde, Katzen, Rinder, Schafe, Ziegen und Schweine, seltener Einhufer. Unter den Wildtieren werden besonders Ratten, ferner Fuchs, Dachs und das Wildschwein infiziert. Die Krankheit äußert sich anfangs durch einen starken Juckreiz, bei Ansteckung durch die Haut besonders an der Hautwunde. Nach vorübergehendem Erregungsstadium treten Lähmungen auf. Von der Tollwut unterscheidet sich die AUJESZKYsche Krankheit durch das Fehlen eines aggressiven Benehmens gegenüber Menschen, durch den rascheren Verlauf und die kurze Inkubationszeit. Bei Schweinen verläuft die Infektion vielfach gutartig, auch beim Pferd kommen Heilungen vor. Sie endet bei Fleischfressern und Wiederkäuern innerhalb von 24—36 Stunden fast stets tödlich.

Pathologische Anatomie. Es handelt sich um eine Encephalomyelitis, die über das ganze Zentralnervensystem verbreitet ist. Besondere Lokalisationen bestehen aber ähnlich denen bei Rabies, also am Ammonshorn, der Vierhügelgegend und der grauen Substanz des Rückenmarks. NEGRIsche *Körperchen* sind aber *nicht nachweisbar*. Eine Abgrenzung gegenüber der echten Wut ist beim Tier auf Grund des anderen Verlaufs und des Fehlens NEGRIscher Körperchen möglich. Auch haben die Vira von Tollwut und AUJESZKYscher Krankheit *keine* Kreuzimmunität.

Verbreitung. Einzelne Krankheitsfälle sind in den meisten europäischen Ländern beobachtet worden. In größerer Zahl wurden sie jedoch nur in Ungarn ermittelt. Ferner wurde die AUJESZKYsche Krankheit in Nordafrika, Sibirien, den USA. und in Südamerika festgestellt.

Menschliche Erkrankung. Beim Menschen ist die Erkrankung bisher lediglich als Laborinfektion aufgetreten. Eingehend wurden solche von TUNCMANN und RATZ beschrieben.

Die Inkubationszeit scheint sehr kurz zu sein, doch ist die massive Infektion bei Laborarbeiten zur genauen Beurteilung der Inkubationszeit unter natürlichen Verhältnissen schwer zu verwerten. Auf Grund der vorliegenden Unterlagen kann man etwa 12—24 Std sagen.

Klinik und Verlauf. Als erstes stellt sich dann ein starker Pruritus an Hand, Arm und Schulter ein. Die auf der Höhe dieses Pruritus entnommene Blutprobe ergibt einen positiven Virusbefund, spätere Proben sind negativ. Der Pruritus verliert sich relativ rasch. Es bleibt aber noch eine Schwäche in den Beinen, auch besteht ein Bewegungsschmerz in den Knien, sowie Kopfweh. Nach etwa 3 Tagen klingen die Erscheinungen gänzlich ab.

Diagnose. Die Diagnose ist wohl nur im Zusammenhang mit tierischen Infektionen sicher zu stellen. Auf der Höhe der Erscheinungen ist der Nachweis des Virus im Blut möglich.

Prognose scheint im allgemeinen bei menschlichen Erkrankungen günstig.

Therapie. Eine spezifische Therapie gibt es nicht, die Behandlung wird also rein symptomatisch sein. Antibiotica wie Aureomycin und Chloromycetin wären bei schweren Fällen zu versuchen.

Prophylaxe. Das eigentliche Virusreservoir sind wahrscheinlich die Ratten, von denen aus die Infektion besonders in Schweinebeständen rasch um sich greifen kann. Auch Hunde und Katzen werden beim Fangen von Ratten infiziert. Wiederholt wurde beobachtet, daß auf einem Gehöft im Anschluß an die Erkrankung von Hunden Rinder, Schafe und Schweine erkrankten. Zur Vorbeuge ist deshalb eine Rattenvertilgung durchzuführen. Vor deren Ausführung sind sämtliche Räume mit Kontaktinsecticiden zu behandeln zur Vernichtung der Ektoparasiten der Ratten, von denen angenommen wird, daß sie eine Rolle bei der Übertragung spielen können. Infizierte Haustiere sind streng abzusondern, ihr Standort ist mit heißer 1%iger Natronlauge zu entseuchen.

Literatur.
Zusammenfassende Arbeiten.

HUTYRA-MAREK-MANNINGER: Spezielle Pathologie und Therapie der Haustiere, 8. Aufl. Jena 1941.

Einzelarbeiten.

AUJESZKY: Zbl. Bakter. **32**, 353 (1902).

BADENSKI, G., et J. BRUCKNER: C. r. Soc. Biol. Paris **129**, 406, 408 (1938). — BURNET, F. M., B. LUSH and A. W. JACKSON: Austral. J. exper. Biol. a. med. Sci. **17**, 35 (1939).

CARNEIRO, V.: Arg. Inst. biol. São Paulo **9**, 223 (1938).

GLOVER, R. E.: Brit. J. exper. Path. **20**, 150 (1939).

JONNESCU, D.: Arch. roum. Path. expér. **15**, 122 (1948). — JONNESCO, D., et I. ZUGRAVESCO: C. R. Soc. Biol. Paris **130**, 581 (1939).

KÖVES: Verh. internat. tierärztl. Kongr. **1**, 467 (1939).

LAMONT, H. G.: Vet. Rec. **58**, 621 (1946). — LANDHOFF, B. L.: Klin. Med. **16**, 1264 (1938). LIEOU, Y. C., et C. C. KOUO: Ann. Inst. Pasteur **74**, 130 (1948).

REMLINGER, P., et J. BAILY: C. r. Soc. Biol. Paris **129**, 460, 1057 (1938).

SHAHAN, M. S., R. L. KNUDSON, H. R. SEIBOLD and C. N. DALE: N. Amer. Veterinarian **28**, 440 (1947).

TUNCMAN: Ann. Inst. Pasteur **60**, 99 (1938). — TUNCMAN, G. M.: Türk. tib. cem. ed. **4**, 378 (1938).

WYSSMANN: Schweiz. Arch. Tierheilk. **1941**, 292.

Tropische Viruskrankheiten.

Von

E. G. Nauck.

Gelbfieber.

Mit 5 Abbildungen.

Definition. Das Gelbfieber ist eine in bestimmten Gebieten der Tropenzone heimische akute Infektionskrankheit, die durch Stechmücken übertragen wird. Die durch ein Virus hervorgerufene Erkrankung geht bei schwerem Verlauf mit Fieber, Gelbsucht, Albuminurie und Blutungen einher und ist von einer bleibenden Immunität gefolgt. Häufig verläuft die Infektion in milder Form oder ohne klinische Manifestationen.

Geschichte. Der Ursprung des Gelbfiebers ist nicht mit Sicherheit bekannt. Die Annahme scheint berechtigt, daß es im 17. Jahrhundert mit Schiffen von der westafrikanischen Küste durch infizierte Mücken oder erkrankte Personen nach Westindien eingeschleppt worden ist, von wo es sich auf Grund älterer Berichte in den Jahren 1647—1649 nach Guadeloupe, Yucatan und Cuba ausgebreitet hat (CARTER 1931, FINDLAY 1941). Die ersten Berichte über das Auftreten in Afrika stammen aus dem Jahre 1778.

Während im 18. und 19. Jahrhundert in Mittel- und Südamerika schwere Epidemien auftraten und das Gelbfieber dem Seehandel folgend auch in nordamerikanische und europäische Hafenplätze eingeschleppt wurde, ist es seit Beginn des 20. Jahrhunderts und nach Einführung einer systematischen Gelbfieberbekämpfung in vielen schwer betroffenen Gebieten ganz erloschen, oder es beschränkte sich auf kleinere Epidemien und Einzelerkrankungen.

Erst seit etwas mehr als 10 Jahren weiß man, daß es epidemiologisch neben dem seit alters her bekannten „Stadtgelbfieber" noch ein im wesentlichen bei Wildtieren vorkommendes und sekundär auf den Menschen übertragenes „Dschungel- oder Buschgelbfieber" gibt. Ätiologisch sind beide Krankheiten identisch. Näheres s. S. 598 und 608.

Verbreitung. Die Anwendung des Schutzversuches (vgl. S. 603) hat es ermöglicht, die gegenwärtige Ausbreitung des Gelbfiebers auf Grund der Immunitätsverhältnisse festzulegen. Es ließ sich einwandfrei klären, daß die in früheren Zeiten aufgetretenen Epidemien mit dem heutigen Gelbfieber immunologisch übereinstimmen. Ebenso ließ sich nachweisen, daß die in Afrika und Amerika beobachteten Formen des Gelbfiebers und das sog. Busch- und Stadtgelbfieber identisch sind. Ausgedehnte Untersuchungen haben ergeben, daß das Gelbfieber nördlich des Panamakanals, in Mittelamerika, auf den Inseln des Karibischen Meeres und im Süden der USA. tatsächlich verschwunden ist.

Die Ausdehnung der Immunitätszone, die das gegenwärtige Ausbreitungsgebiet des Gelbfiebers in Afrika und Südamerika anzeigt, erwies sich als über Erwarten groß. In Südamerika umschließt die endemische Zone den größten Teil des Amazonas- und Orinocobeckens, Columbien und die Guajanas. In Afrika reicht es von den südlichen Randgebieten der Sahara bis Rhodesien und Nord-Betschuanaland und von der atlantischen Küste bis zum Roten Meer und dem Indischen Ozean. Das Hauptverbreitungsgebiet ist auch heute West- und Zentralafrika und das tropische Südamerika, während Asien, Mittel- und Nordamerika, Westindien, Europa und das Mittelmeergebiet gelbfieberfrei sind (s. Abb. 1 und 2).

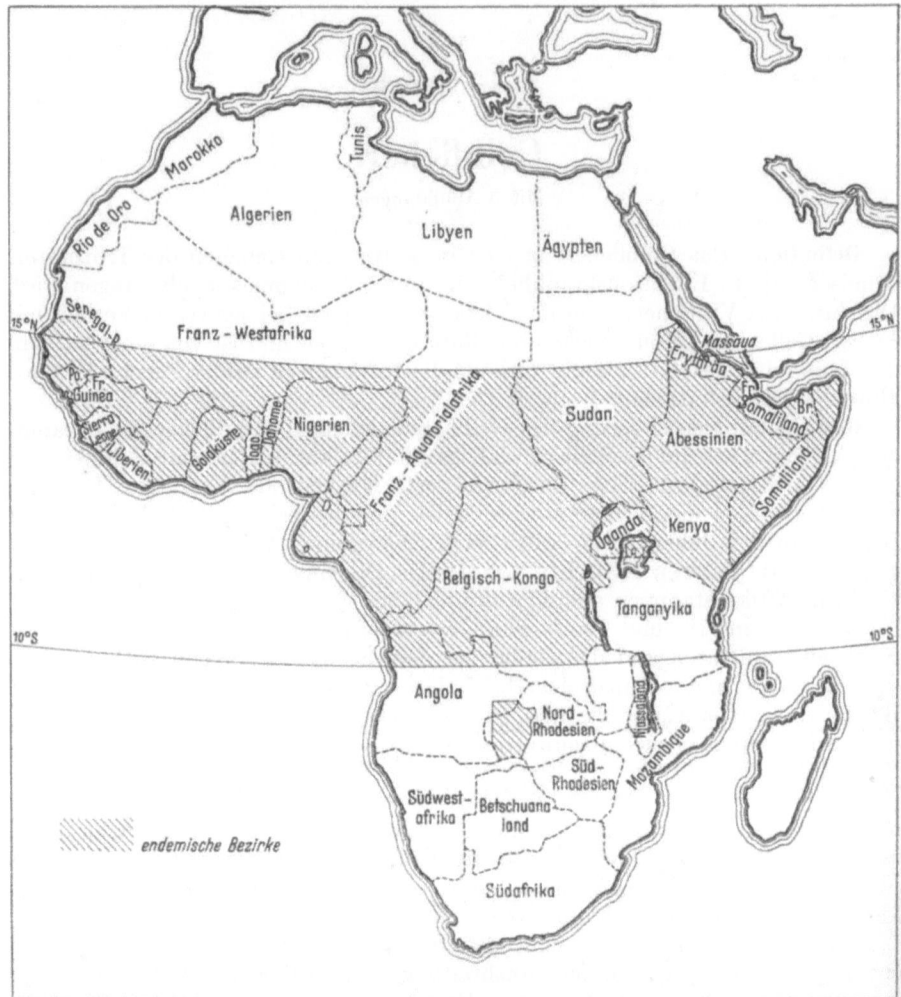

Abb. 1. Endemische Gelbfieberzonen in Afrika.

Seit der Entdeckung der Übertragungsweise des Gelbfiebers durch CARLOS FINLAY im Jahre 1881 (vgl. DOMINGUEZ 1938) und den Untersuchungen der amerikanischen Gelbfieberkommission in Havanna im Jahre 1900, welche die Übertragung des Gelbfiebers durch *Aëdes aegypti* endgültig bestätigten, sind in der Erforschung und Bekämpfung dieser gefährlichen Tropenseuche große Fortschritte erzielt worden. Besonderer Erwähnung bedarf die Tätigkeit der *Hygienekommission des Völkerbundes* und der International Health Division der *Rockefeller Foundation*, die sich dabei große Verdienste erworben haben. Durch internationale Abkommen für *Seefahrt* und *Luftverkehr* und ständige Überwachung des Gelbfiebers, vor allem durch Einführung wirksamer Methoden der *Gelbfieberschutzimpfung*, ist in neuerer Zeit die Gefahr einer seuchenhaften Ausbreitung erfolgreich eingeschränkt.

Ätiologie. Die genaue Erforschung des Gelbfiebervirus, die zuerst nur durch Beobachtungen am Menschen und durch Versuche an Freiwilligen möglich war, trat in ein neues Stadium nachdem es der 1925—1927 in Lagos arbeitenden Gelbfieberkommission gelungen war, ein für Gelbfieber empfindliches Versuchstier

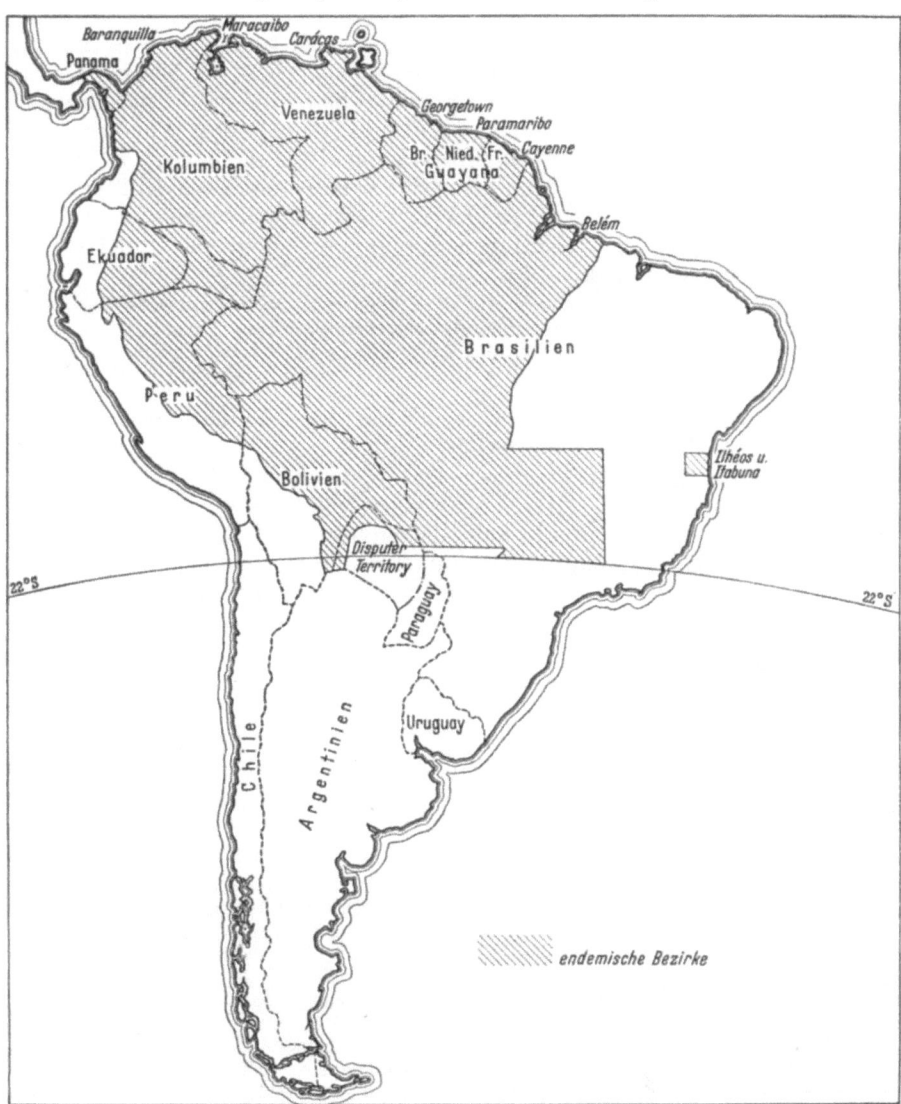

Abb. 2. Endemische Gelbfieberzonen in Südamerika.

zu finden. STOKES, BAUER und HUDSON (1927) konnten Gelbfiebervirus vom Menschen auf Rhesusaffen übertragen und bei diesen ein dem menschlichen Gelbfieber entsprechendes Krankheitsbild erzeugen. Ein weiterer wesentlicher Fortschritt wurde durch THEILER (1930, 1933) erzielt, der das Virus durch intracerebrale Injektion auf Mäuse übertragen konnte. Damit ergab sich die Möglichkeit, Gelbfieberstämme auf Versuchstieren in Passagen fortzuimpfen und die Viruseigenschaften einer eingehenden Untersuchung zu unterziehen.

Die *Filtrierbarkeit* des Virus, die schon auf Grund der ersten Untersuchungen von READ und CARROL im Jahre 1900 festgestellt worden war, hat sich bei späteren Nachprüfungen bestätigt [bei der von NOGUCHI (1918) beschriebenen *Leptospira icteroides* handelte es sich um den Erreger der WEILschen Krankheit]. Aus Affenblut gewonnenes Virus passiert Berkefeld-Filter V und N, ebenso Seitz-Filter (EK). Die Filtration wird durch Serumzusatz gefördert. KOTTER und VAN DEN BERGHE (1935) gelang die Filtration von Virus aus Mäusegehirn in einer Verdünnung von 1:1000 durch EK-Seitz-Filter. Bei der Filtration durch graduierte Kollodium-Membranen stellten FINDLAY und BROOM (1935) fest, daß die Größe der Virusteilchen sich in der Ordnung von 17—28 mμ bewegt. In weiteren Untersuchungen (BAUER und HUGHES 1935) konnte durch die Ultrafiltration nachgewiesen werden, daß die Größe der Virusteilchen bei verschiedenen Stämmen übereinstimmte. Eine elektronenoptische Darstellung des Virus scheint bisher nicht gelungen zu sein.

Außerhalb des infizierten Organismus ist das Gelbfiebervirus sehr wenig widerstandsfähig. Es wird durch Hitze (55—65° C in 10 min) und durch chemische Einwirkungen (Formaldehyd 1:1000 in 48 Std, 6,7% Alkohol in 30 min, 0,3% Phenol in 30 min) schnell zerstört. In 50—60%igem Glycerin kann es sich bei 0° C längere Zeit aktiv erhalten (190 Tage), in Citratblut ist es im Eisschrank nicht länger als 35 Tage zu konservieren. Im Vakuum getrocknet und in eingefrorenem Zustand ist dagegen das aus Blut, infizierten Organen oder Gewebekulturen gewonnene Virus längere Zeit haltbar.

Eine *Züchtung* des Gelbfiebervirus gelang HAAGEN und THEILER (1932) mit Hilfe von Gewebekulturen (Hühnerembryonal- und andere Gewebsarten in Tyrodelösung und Affenserum). In Subkulturen blieb die Pathogenität für Mäuse auch nach zahlreichen Passagen erhalten. Ein Zusatz von Immunserum führt zur Neutralisierung des Virus in der Kultur, solange dieses noch nicht die Gewebszellen erreicht hat, bleibt dagegen ohne Wirkung gegenüber dem in den Zellen enthaltenen Virus.

Bei der Fortführung von Gelbfiebervirus (Asibi-Stamm) in Gewebekulturen wurde durch LLOYD, THEILER und RICCI (1936) in einem als 17 D bezeichneten Stamm eine Abnahme der Virulenz beobachtet. Die Feststellung, daß die immunisierenden Eigenschaften dabei erhalten blieben, ergab die Möglichkeit, diesen offenbar durch eine Mutation veränderten Stamm für Immunisierungszwecke zu verwenden. Sulfapyridin und Sulfathiazol beeinflussen das Wachstum des 17 D-Stammes in Kulturen nicht.

Ebenso wie andere Virusarten läßt sich das Gelbfiebervirus auch im *befruchteten Hühnerei* züchten (ELMENDORF und SMITH 1937, JADIN 1937). SMITH und THEILER (1937) berichteten über positive Übertragungsversuche auf Mäuseembryonen in utero. FINDLAY und MCCALLUM (1937) konnten nachweisen, daß das Gelbfiebervirus sich in *Mäusecarcinomen* zu entwickeln vermag. Das Virus ließ sich, ohne an Pathogenität einzubüßen, im Tumorgewebe in Passagen fortführen und scheint eine besondere Affinität gegenüber den Geschwulstzellen zu besitzen, da es sich auch nach subcutaner und intraperitonealer Injektion im Tumorgewebe ansiedelt.

Pathogenität für Versuchstiere. Außer dem zuerst von STOKES, BAUER und HUDSON verwendeten *Macacus rhesus* sind auch andere aus Indien stammende Affen für Gelbfieber empfänglich (*M. sinicus, M. cynomolgus, M. nemestrinus*) und erliegen einer Gelbfieberinfektion. Afrikanische Affen schienen dagegen zunächst resistent zu sein, und man neigte zu der Ansicht, daß sie eine natürliche Immunität besäßen. Erst durch weitere Untersuchungen konnte nachgewiesen werden, daß dies bei vielen afrikanischen Species nicht der Fall ist, sondern daß sie die Immunität unter natürlichen Bedingungen im Urwald erwerben (FINDLAY, STEPHANOPOULO, DAVEY, MAHAFFY 1936). Allerdings ist die Empfänglichkeit der einzelnen untersuchten Arten recht verschieden. So konnten bei *Cercopithecus*-Affen nur inapparente Infektionen erzeugt und das Vorhandensein von Virus nur durch Übertragung auf Mücken und empfängliche Affen erwiesen werden.

Bei den besonders empfänglichen *Rhesus*-Affen gelingt eine Infektion mit kleinsten Virusmengen. Es entwickelt sich eine fieberhafte Erkrankung, die in wenigen Tagen tödlich endet. Die auftretenden Organveränderungen (Leber, Niere) entsprechen denen des menschlichen Gelbfiebers.

THEILER stellte bei Untersuchungen an Affen über Ausbreitungsweg und Vermehrungsart des Gelbfiebervirus fest, daß es nach intradermaler Injektion sogleich nach den regionalen Lymphknoten abwandert. Hier kommt es zu einer Vermehrung des Virus und nach einigen Tagen zu einem Übergang in den Blutstrom mit nachfolgender Infektion von Leber, Milz, Niere, Knochenmark und Lymphknoten. Bei überlebenden Affen ließ sich Virus in Lymphknoten, Milz und Knochenmark nachweisen, während es aus dem Blut verschwunden war. Aber auch in den Organen ist der Virusgehalt sehr verschieden. Bei hochvirulenten Stämmen (Asibi) findet sich der höchste Titer in der Leber, der apathogene 17 D-Stamm scheint sich hauptsächlich in Milz, Lymphknoten und Knochenmark zu vermehren.

Für *Mäuse* ist das Gelbfieber nur pathogen, wenn es intracerebral eingespritzt wird. Durch fortgesetzte Hirnpassagen erwirbt es „neurotrope" Eigenschaften, die es von dem ursprünglichen „viscerotropen" oder „pantropen" Virus unterscheidet. Die im Zentralnervensystem auftretenden degenerativen und entzündlichen Veränderungen sind von FINDLAY und STERN (1935), MATHIS (1936) u. a. eingehend untersucht.

Während erwachsene Mäuse nur durch intracerebrale Injektion infiziert werden und bei intraperitonealer Einführung refraktär bleiben, sind junge Mäuse auch gegenüber parenteral verabfolgtem Virus empfindlich. Erst mit zunehmendem Alter steigt die Resistenz gegen das peripher eingespritzte Virus an (BUGHER 1941). Die Empfänglichkeit junger Mäuse ist unter anderem für den Nachweis von Virus in Stechmücken benutzt worden. Sowohl bei erwachsenen als bei jungen Mäusen ist das Virus nach tödlicher Infektion nur im Nervengewebe und in den Nebennieren nachweisbar.

FINDLAY und MAHAFFY versuchten den Ausbreitungsweg des Virus im Zentralnervensystem zu verfolgen und gelangten zu dem Schluß, daß intraperitoneal verabfolgtes Virus nicht auf zentripetalem Wege über die spinalen Ganglien in das Nervensystem gelangt, sondern daß es durch die periphere Zirkulation und über die nasale Schleimhaut und die Nervi olfactorii das Gehirn erreicht. Bei jungen Mäusen konnte die Ausbreitung des Virus im Zentralnervensystem nach intraperitonealer Injektion durch intranasale Instillation von Pikrinsäure verhindert werden. Auch durch Einbringung von neurotropem Gelbfiebervirus in den Conjunctivalsack können Mäuse infiziert werden (FINDLAY und CLARKE 1935).

Meerschweinchen erwiesen sich gegenüber der Infektion mit Affenvirus als refraktär. THEILER (1933) gelang es aber, neurotropes Mäusevirus auch auf Meerschweinchengehirn weiterzuführen, wobei die Pathogenität für die Maus nach fortgesetzten Passagen abnahm.

Viscerotropes Virus konnte durch FINDLAY, HEWER und CLARKE (1935) erfolgreich auf *Igel* übertragen werden, zunächst auf die im Sudan vorkommende Art *Atelorix albiventris*, später auch auf den europäischen Igel. Nach subcutaner, intraperitonealer oder intracerebraler Inoculation endet die Infektion bei diesen Tieren meist am 5.—8. Tag tödlich. Mikroskopisch finden sich typische Veränderungen in der Leber (SMITH 1936).

Experimentelle Infektionen bei einer ganzen Reihe anderer Versuchstiere, die im Hinblick auf mögliche Virusreservoire bei freilebenden Tieren von besonderem epidemiologischem Interesse sind, wurden im Laufe der Jahre in größerem Maßstabe durchgeführt. RODHAIN (1936) infizierte Fledermäuse *(Epomophorus wahlbergi haldemani)*. Verschiedene südamerikanische Opossumarten haben sich als empfänglich erwiesen (LAEMMERT 1946). Eichhörnchen *(Sciurus vulgaris)* und Wühlmäuse *(Microtus agrestis)* konnten mit neurotropem Virus intracerebral infiziert werden. STEPHANOPOULO, MOLLARET und DEMOS (1934) konnten nachweisen, daß auch das Schwein intracerebral mit Gelbfieber infiziert werden kann und eine Encephalomyelitis entwickelt. Von Interesse ist auch die Feststellung, daß Kücken mit dem in Hühnerembryonalgewebe gezüchteten Asibi-Stamm zu infizieren waren, und daß das Virus trotz des Fehlens einer Encephalitis in direkten Hirnpassagen weitergeführt werden konnte (LAEMMERT und MOUSSATCHÉ 1943). Erwachsene Hühner, Kanarienvögel, Tauben und andere Vogelarten sind dagegen unempfänglich. Ebensowenig hat sich Gelbfiebervirus bei zahlreichen, in Brasilien untersuchten Vögeln in der Natur nachweisen lassen (LAEMMERT, DE CASTRO-FERREIRA und TAYLOR 1946). Katzen, Kaninchen, Ratten, Frettchen, Goldhamster, Spitzmäuse konnten nicht infiziert werden. Pferde sind zwar unempfänglich, entwickeln aber nach wiederholten Injektionen von Gelbfiebervirus neutralisierende Antikörper. Auch Versuche, Gelbfiebervirus auf Kaltblüter zu übertragen, verliefen negativ.

Übertragung. Das Gelbfieber wird, wie schon von FINLAY erkannt und durch die amerikanische Kommission REED bestätigt wurde, durch *Aëdes aegypti* L. übertragen. Durch experimentelle Untersuchungen ist in der Folgezeit nachgewiesen worden, daß das Virus unter Laboratoriumsbedingungen außer durch *Aëdes aegypti* durch eine große Zahl verschiedener Stechmücken übertragen werden kann. Von besonderer epidemiologischer Bedeutung ist die Tatsache, daß — wie von SOPER (1936) nachgewiesen worden ist — Gelbfiebervirus in Südamerika durch *Haemagogus*-Arten von Affe zu Affe übertragen wird und diese und andere Stechmücken, ebenso wie in Afrika verschiedene Wald-*Aëdes*-Arten, für die Verbreitung des Gelbfiebers (Buschgelbfieber) in unbewohnten Urwaldgebieten unter wildlebenden Affen verantwortlich sind (vgl. S. 608).

Aëdes aegypti ist überall in den Tropen verbreitet, vor allem in Küstengebieten, und hält sich besonders gern in ländlichen Behausungen auf, kommt aber in großer Zahl selbst in den Großstädten vor. Die zu den Culicinen gehörende Mücke ist relativ klein, dunkel-graubraun und durch ihre kontrastreiche Schwarz-Weiß-Fleckung und die lyraförmige Zeichnung auf dem Thorax kenntlich. Die erwachsenen Mücken sind typische Hausmücken, die in nächster Nähe des Menschen leben. Nur die Weibchen saugen Blut und können, wenn sie hungrig sind, zu jeder Tageszeit stechen. In ihrer Nahrung sind sie nicht wählerisch, sie saugen außer am Menschen an verschiedenen kleinen und großen Tieren, auch an Kaltblütern. Die Eier werden meist über dem Wasserspiegel abgelegt. Sie bleiben in trockenem Zustand längere Zeit entwicklungsfähig. Die ausschlüpfenden Larven sind in kleinsten Wasseransammlungen und besonders in nächster Nähe der Häuser und in den Räumen selbst anzutreffen, in Wasserbehältern, Tonnen, Zisternen, Dachrinnen, Blumenvasen, Konservendosen usw., also vorwiegend in künstlichen kleinen Wasseransammlungen ohne Vegetation. Die Mücke gedeiht am besten bei einer Temperatur von 27—30° und hoher Luftfeuchtigkeit, also in tropischem oder subtropischem Klima. Bei dieser Temperatur dauert die Entwicklung vom Ei bis zur Mücke etwa 10 Tage. Besonders wichtig für die Ausbreitung des Gelbfiebers ist die Fähigkeit der Mücke, wiederholt Eier abzulegen. Vor jeder Eiablage muß sie Blut saugen und hat dadurch um so eher Gelegenheit, die Krankheit zu übertragen.

Das Virus macht in den übertragenden Insekten weder eine besondere Entwicklungsphase durch, noch scheint es im Insektenkörper regelmäßig zu einer starken Vermehrung zu kommen. Nach der Aufnahme des Virus ist die Mücke zunächst noch nicht ansteckungsfähig, sie wird es erst bei einer Durchschnittstemperatur von 24° nach einem Zeitraum von 12—14 Tagen, den man als „äußere Inkubation" bezeichnet. Während von DAVIS, FROBISHER und LLOYD (1933) angenommen wurde, daß das Virus sich nicht vermehrt, sondern innerhalb dieser Zeit in die Speicheldrüsen einwandert, ist SELLARDS (1935) der Ansicht, daß zunächst der größte Teil des Virus im Gewebe des Mückenkörpers zerstört wird und es erst am Ende der Inkubationsperiode zu einer Zunahme des überlebenden Virus kommt. Nach WITHMAN (1937) findet eine Virusvermehrung statt. Die in den einzelnen infizierten Mücken enthaltenen Virusmengen scheinen aber großen Schwankungen zu unterliegen (WITHMAN und ANTUNES 1938). Vielleicht verhalten sich auch die einzelnen Gelbfieberstämme in ihrer Infektiosität für Mücken unterschiedlich. Es ist anzunehmen, daß unter natürlichen Bedingungen nur ein geringer Prozentsatz der Mücken infiziert wird. In der Mücke findet sich das Virus nicht nur in den Speicheldrüsen, sondern in allen Geweben und auch in den Dejekten. WADELL (1947) fand das Virus in mit Äther abgetöteten *Haemagogus*-Mücken noch 24—27 Std nach dem Tode. Die Mücken scheinen nach Aufnahme des Virus dauernd infektiös zu bleiben, aber durch die Infektion nicht geschädigt zu werden. Es sind keine Anhaltspunkte dafür zu finden, daß das Virus unter natürlichen Bedingungen von infizierten auf gesunde Mücken übertragen wird. Ebensowenig hat sich die gelegentlich unter Laboratoriumsverhältnissen beobachtete Übertragung des Virus durch Eier oder Larven auf die nächste Mückengeneration bestätigen lassen.

Von großer Bedeutung für die Erhaltung oder Vermehrung des Virus in der Mücke ist jedenfalls die Außentemperatur, die die Dauer der äußeren Inkubation deutlich beeinflußt. Während die Inkubation bei 37° C nur 4 Tage beträgt, wird sie bei etwa 20° auf 2—3 Wochen verlängert. Infizierte Mücken, die 30 Tage lang bei 8° C gehalten wurden, waren nicht infektiös, wurden es aber nachträglich, wenn sie mehrere Tage in wärmere Temperatur kamen. Die für *Aëdes*-Mücken geltenden Verhältnisse ließen sich in neueren Untersuchungen auch für die Infektion von *Haemagogus* nachweisen (BATES und ROCA-GARCIA 1946).

Unter Laboratoriumsbedingungen läßt sich Gelbfiebervirus durch eine große Zahl verschiedener Stechmücken übertragen. Praktisch kommen nur Stechmücken als Überträger des Gelbfiebers in Betracht. Übertragungsversuche wurden aber auch mit den verschiedensten anderen Arthropoden ausgeführt, darunter mit Bettwanzen, Raubwanzen, Zecken, Läusen, Fliegen. ARAGÃO (1933) konnte Virus in den Eiern der Zecke *Amblyomma cayennense* nachweisen. Diese wurden von einem Weibchen 11 Tage nach Fütterung an einem infizierten Affen abgelegt. Auch Hundeflöhe *(Ctenocephalides canis)* und Stechfliegen *(Stomoxys calcitrans)* können für kurze Zeit das Virus beherbergen, kommen aber unter natürlichen Bedingungen als Überträger nicht in Frage. Unter den *afrikanischen* Stechmücken haben außer *Aëdes aegypti* die folgenden Arten Gelbfiebervirus durch den Stechakt experimentell übertragen: *Aëdes luteocephalus, A. albopictus, A. stokesi, A. vittatus, A. taeniorhynchus, A. africanus, A. simpsoni, A. taylori, A. metallicus, Eretmapodites chrysogaster, Mansonia africana, Culex thalassicus.* Unter den in Südamerika vertretenen Stechmücken sind folgende Arten als experimentelle Überträger bekannt: *Aëdes scapularis, A. fluviatilis, A. leucocelaenus* und verschiedene *Hämagogus*-Arten, darunter *H. spegazzinii* (syn. mit *capricornii*), *H. equinus* und *H. splendens.* Die epidemiologische Bedeutung dieser Mücken als tatsächliche Überträger des Gelbfiebers unter natürlichen Bedingungen ist nur für wenige Arten geklärt. In Südamerika konnte Gelbfieber verschiedentlich in wildgefangenen *Haemagogus spegazzinii* und in *Aëdes leucocelaenus* nachgewiesen werden, in Afrika fand sich eine natürliche Infektion nur bei *A. simpsoni* und *A. africanus.* Diese mit den Menschen praktisch überhaupt nicht oder nur ganz gelegentlich in Berührung kommenden Waldmücken übertragen das Gelbfieber unter Wildtieren, das sog. Busch- oder Dschungelgelbfieber (vgl. S. 608).

Eine direkte Übertragung des Gelbfiebers von Mensch zu Mensch kommt nicht vor, wenn auch bei Laboratoriumsuntersuchungen und bei Sektionen infizierter Tiere Virus durch die Haut eindringen und eine Infektion veranlassen kann. Die an freiwilligen Versuchspersonen ausgeführten Experimente der amerikanischen Kommission in Havanna hatten in eindrucksvoller Weise gezeigt, daß eine Übertragung durch verunreinigte Kleider, Bettzeug oder Gebrauchsgegenstände des Kranken nicht stattfindet.

Klinischer Verlauf und Krankheitserscheinungen. Verlauf und Krankheitserscheinungen sind sowohl bei dem klassischen epidemischen Gelbfieber als bei der im Inneren Südamerikas und Afrikas beobachteten Form des „Dschungelgelbfiebers" außerordentlich wechselnd. Die Krankheit kann abortiv verlaufen, so daß die subklinische Infektion nur durch das Auftreten spezifischer Antikörper im Serum nachweisbar wird, oder es kommt zu einer grippeähnlichen fieberhaften Infektion von 2—3tägiger Dauer. Bei schwererem Verlauf beginnt die Krankheit plötzlich mit Fieber, Kopf- und Gliederschmerzen, während die typischen Symptome der Gelbsucht ausbleiben können. Das klassische Gelbfieber ist durch bedrohliche Vergiftungserscheinungen, blutiges Erbrechen, schwere Schädigung von Leber und Niere mit ausgesprochener Gelbsucht und Störung der Nierenfunktion gekennzeichnet und führt häufig zum Tode.

Die Krankheit beginnt nach kurzer Inkubation von 3—6 Tagen und kann in 3 Perioden eingeteilt werden:

1. Das initiale Fieber oder die Infektionsperiode;
2. ein kurzes, nicht immer vorhandenes Stadium der Remission;
3. Periode der Reaktion und der Organschädigungen.

Das plötzlich und meist ohne Vorboten unter Frostgefühl auftretende *Fieber* hält sich in den ersten Tagen auf der gleichen Höhe von 39—40° C (vgl. Abb. 3). Außer den allgemeinen Begleiterscheinungen des Fiebers (Mattigkeit, Kopf- und

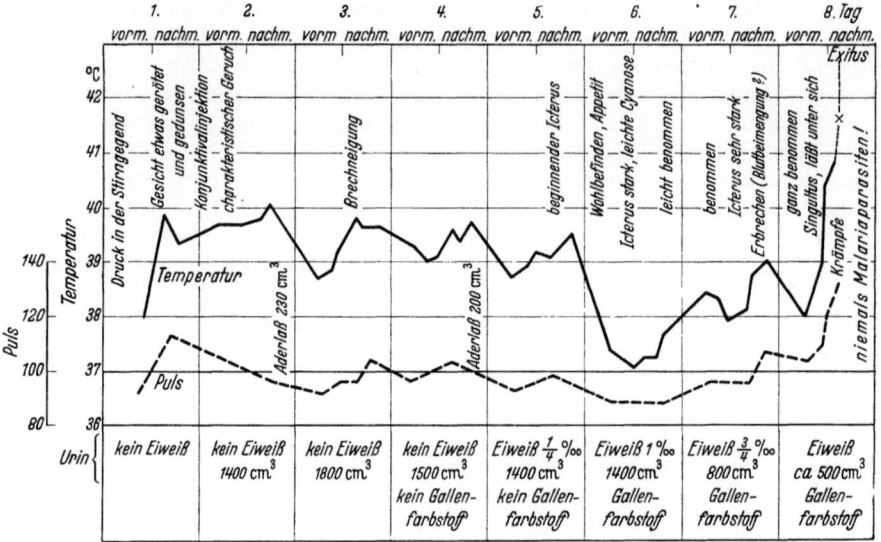

Abb. 3. Gelbfieber, Fieberkurve, tödlicher Verlauf. (Aus MIGUEL CONTO und H. DA ROCHA-LIMA: Gelbfieber, in MENSES Handbuch der Tropenkrankheiten, Bd. 5, 1. 1929.)

Gliederschmerzen, Appetitlosigkeit, Hitzegefühl, Trockenheit und Rötung der Haut, Conjunctivitis, Lichtscheu) fehlt in den ersten Tagen ein auffälliger Befund. Die besonders in der Stirn lokalisierten Kopfschmerzen und die Empfindlichkeit der Augen können recht erheblich sein. Rücken- und Kreuzschmerzen treten mit gleicher Heftigkeit auf wie im Beginn der Pocken, ebenso nach den Beinen ausstrahlende ziehende Schmerzen. Auffällig ist zuweilen ein epigastrischer Druckschmerz. Es besteht ein schweres Krankheitsgefühl, zuweilen auch starke Unruhe.

Der *Puls* ist zunächst beschleunigt, 100—120, kräftig gefüllt, erst mit dem weiteren Fortschreiten der Erkrankung wird er weicher und langsamer. Die relative Verlangsamung des Pulses bei ansteigender oder hochbleibender Temperatur ist diagnostisch verwertbar (FAGETsches Zeichen). Die zunehmende toxische Schädigung des *Herzens* ist im weiteren Verlauf auch elektrokardiographisch nachweisbar.

Die *Zunge* ist anfangs unverändert oder etwas gerötet, erst später wird sie trocken, belegt, klein und spitz, im Gegensatz zu der geschwollenen weichen Zunge bei Malaria (MANSON-BAHR). Das Durstgefühl ist quälend. Gaumen und Zahnfleisch sind gerötet und geschwollen und neigen zu Blutungen. Die Rötung des Gesichtes läßt nach, es bekommt eine cyanotische Färbung, die Züge verfallen, die Augen sinken ein. Meist bleibt die Haut heiß und trocken, doch kommt es gelegentlich — zumal bei drohendem Kollaps — zu Schweißausbrüchen.

Nach der ersten, etwa 3 Tage dauernden Fieberperiode sinkt die Temperatur ab (vgl. Abb. 3), das subjektive Befinden bessert sich und in manchen Fällen kann die Krankheit damit überstanden sein. Oder das Fieber steigt nach kurzer *Remission* wieder an, es tritt eine deutliche Verschlechterung des Allgemeinzustands ein, und nun entwickelt sich das schwere, für Gelbfieber charakteristische Krankheitsbild. Das Fieber erreicht in der jetzt folgenden Periode nicht immer die gleiche Höhe wie in den ersten Tagen, es treten aber jetzt die Anzeichen schwerer Organschädigungen auf, die vor allem *Leber, Niere* und *Kreislauf* betreffen. Skleren und Haut nehmen eine gelbliche Färbung an, die sich zu einem intensiven *Ikterus* steigert, wenn auch die Gelbsucht nicht so stark ist wie nach Verschluß der Gallenwege und einen hellgelben oder schmutzig-gelben Farbton aufweist. Die Intensität der Gelbsucht ist recht verschieden, in manchen Fällen nur schwach angedeutet, bei schwerem tödlichem Verlauf fehlt sie nie. Die Haut strömt einen besonderen Geruch nach fauligem Fleisch oder ,,schlecht gelüftetem Fleischerladen" aus. Eine charakteristische Hauteruption fehlt, doch können gelegentlich erythematöse oder petechiale Veränderungen beobachtet werden.

Gleichzeitig mit der Gelbsucht entwickelt sich eine schwere toxische Schädigung der Nieren. Ein diagnostisch wie prognostisch wichtiges Zeichen ist Auftreten und Menge der Eiweißausscheidung. Zunächst wird noch reichlich Urin entleert, doch nimmt die Harnsekretion sehr bald ab, und es kommt in schweren Fällen zu einer ausgesprochenen Oligurie oder zu einer kompletten Anurie. Die Eiweißmenge nimmt rapide zu und steigert sich von $0,5^0/_{00}$ bis zu 2—12%, es treten Cylinder und Epithelien auf, die Chloride nehmen ab, die Reaktion ist sauer, der Harnstoffgehalt erhöht, Diazoreaktion negativ. Zuweilen ist spektrographisch Hämoglobin nachzuweisen. Während Urobilin frühzeitig vorhanden ist, tritt Bilirubin erst verhältnismäßig spät auf. Der Stuhl ist nur leicht entfärbt. Das Verhalten des Urins ist für die Prognose besonders wichtig. Schnelle Abnahme der Urinmenge bei hohem Eiweißgehalt ist ein bedrohliches Zeichen. Rückgang der Eiweißmenge, Auftreten von Gallenpigment und größere Mengen von Gallenfarbstoff sind dagegen günstig.

Ein charakteristisches und stets ernst zu nehmendes Symptom ist das sog. ,,*schwarze Erbrechen*" (Vomito negro), das Erbrechen von schwärzlichen ,,kaffeesatzartigen" Massen infolge von Blutaustritt in den Magen. Außer Magen- und Darmblutungen mit Entleerung schwarzer diarrhoischer Stühle können als Zeichen einer toxischen *Gefäßwandschädigung* oder *hämorrhagischen Diathese* auch an anderen Körperstellen Blutungen auftreten (Epistaxis, Zahnfleischblutungen, Petechien, Schleimhautblutungen in Blase, Uterus usw.).

Wesentlich sind auch Veränderungen des *Blutes*. Es ist eingedickt und zeigt hohe Hämoglobinwerte und Vermehrung der roten Blutkörper. Die Gerinnungszeit ist verlangsamt, das Komplement verringert. Es wird eine starke Bilirubinämie beobachtet bei normalem p_H, starker Abnahme von Calcium und Zunahme von Kalium. FINDLAY und HINDLE (1930) fanden bei Affen eine auffällige Zunahme des Blutguanidins. Meist kommt es zu einer deutlichen Veränderung des weißen Blutbildes, die auf eine Schädigung der Granulopoese hinweist. Gewöhnlich besteht eine Leukopenie bei relativer Monocytose, die am 5. bis 6. Tage ihr Maximum erreicht, und eine Lymphopenie. Als Zeichen der Besserung nimmt die Leukocytenzahl wieder zu.

Erscheinungen von seiten des *Nervensystems* stehen nicht im Vordergrunde. Das Bewußtsein ist meist erhalten, zuweilen treten Erregungszustände, Angstanfälle (epigastrisches Angstgefühl), Krämpfe auf, oder es kommt zu der Entwicklung eines komatösen Zustandes. Der Liquor ist vermehrt, zuweilen hämorrhagisch, und steht unter erhöhtem Druck. Der Eiweißgehalt im Liquor ist bei normalem Zellgehalt erhöht, die NONNE-APELTsche Reaktion ist positiv.

Der Tod tritt unter zunehmender Verschlechterung des Zustandes, unter den Erscheinungen der schweren Vergiftung, Versagen der Leber- und Nierenfunktion, Herzschwäche und Koma, meist zwischen dem 6. und 10. Krankheitstag ein. Bei den nicht tödlich verlaufenden Fällen tritt dagegen sehr bald ein Wechsel ein: Erbrechen und Blutungen hören auf, Eiweiß und Cylinder verschwinden aus dem Urin, die Gelbsucht läßt nach und es folgt selbst bei schweren Fällen eine auffallend rasche und vollständige Genesung. Nach Überstehen der Krankheit bleibt eine dauernde Immunität zurück. Rückfälle sind unbekannt, bleibende Schäden, insbesondere chronische Veränderungen der Leber, oder Nachkrankheiten treten in der Regel nicht auf.

Die durchschnittliche Letalität ist bei Gelbfieber schwer zu bestimmen, weil der Verlauf sehr stark wechselt und auf jeden diagnostizierten Fall sicherlich zahlreiche leicht verlaufende oder unerkannte Infektionen kommen. Bei typischem Verlauf mit Gelbsucht und schwarzem Erbrechen ist die Sterblichkeit hoch und erreicht 60 oder 70%. Im Gesamtdurchschnitt und unter Einbeziehung der nicht erfaßten Fälle würde sie kaum mehr als 5% betragen.

Es ist vielfach die Ansicht geäußert worden, daß das Gelbfieber bei Negern milder verläuft als bei den Angehörigen anderer Rassen. Neuere Erfahrungen haben aber erwiesen, daß auch unter der Negerbevölkerung schwere Epidemien mit zahlreichen Todesfällen auftreten können, wie die im Jahre 1941 im Sudan (Nuba Mountains) ausgebrochene Epidemie gezeigt hat. Auch die Ansichten über den Gelbfieberverlauf bei Kindern sind nicht einheitlich. Während früher angenommen wurde, daß Kinder nur in abortiver Form erkranken, weiß man jetzt, daß auch diese in schwerster Form erkranken können.

Diagnose und Differentialdiagnose. Der wechselnde Verlauf und die zuweilen wenig ausgesprochenen Krankheitserscheinungen erschweren, besonders im Beginn von Epidemien, die Diagnose. Gerade die leichteren Fälle werden häufig mit anderen fieberhaften Erkrankungen wie Grippe oder Denguefieber verwechselt. Im ikterischen Stadium ist eine in früheren Zeiten sicher nicht selten gewesene Verwechslung mit WEILscher Krankheit möglich, ebenso mit epidemischer Hepatitis oder akuter gelber Leberatrophie. Gegenüber Vergiftungen (Phosphor, Arsen, Tetrachlorkohlenstoff) entscheidet Vorgeschichte und Verlauf. Auch schwere Tropica und Schwarzwasserfieber müssen differentialdiagnostisch in Betracht gezogen werden, ebenso mit Ikterus einhergehende Recurrensinfektion.

Die Klärung der Diagnose durch Laboratoriumsuntersuchungen beruht auf:
1. Isolierung von Gelbfiebervirus,
2. Nachweis von spezifischen Antikörpern,
3. histopathologischen Untersuchungen bei tödlich verlaufenen Fällen.

Tierversuch. Die Isolierung von Virus aus dem Blut oder Serum des Patienten hat nur in den ersten Krankheitstagen Aussicht auf Erfolg. Nach dem 3. bis spätestens 5. Tage ist es nicht mehr nachweisbar. Man kann dazu nicht nur Affen benutzen, sondern auch Mäuse, denen vom Kranken gewonnenes Serum intracerebral eingespritzt wird. Nach einer je nach der Konzentration des Virus wechselnden Inkubation entwickeln sich bei den Mäusen Anzeichen einer Encephalitis, deren Spezifität im Neutralisationsversuch mit einem Gelbfieber-Immunserum geprüft werden muß. Durch serienweise Verdünnung des gewonnenen Virus, das mit gleichen Teilen des spezifischen Immunserums versetzt und nach Erwärmung auf 37°C (1 Std) wieder auf Mäusegehirn gebracht wird, läßt sich das Virus mit Sicherheit identifizieren. Auch bei einer Übertragung des Virus auf empfängliche Affen kommt es nicht nur auf typischen Verlauf und Sektionsbefund an, sondern auf eine Identifizierung des Virus mit Hilfe spezifischer Antikörper.

Nachweis spezifischer Antikörper (Mäuseschutzversuch). Das Auftreten spezifischer Antikörper nach Überstehen einer Gelbfieberinfektion läßt sich mit Hilfe des Schutzversuches an der Maus („protection test") nachweisen. Dabei wird Mäusen eine Mischung von neurotropem Virus und dem zu untersuchenden Serum eingespritzt. Bei Vorhandensein von Immunstoffen im Serum bleibt eine Infektion aus, fehlen diese, so kommt es zum Haften des Virus im Zentralnervensystem und zu tödlicher Infektion.

Das Auftreten von Immunkörpern und die neutralisierende Wirkung von Immunserum auf das Gelbfiebervirus waren schon seit den ersten Versuchen an Affen bekannt. Erst durch THEILER (1930) und durch SAWYER und LLOYD (1931) wurde der Schutzversuch an der Maus systematisch ausgebaut und in die Laboratoriumstechnik eingeführt. Der Wert des Schutzversuches für die Diagnostik und für epidemiologische Reihenuntersuchungen, seine Spezifität und Zuverlässigkeit ist allgemein anerkannt und durch umfangreiche Untersuchungen in der ganzen Welt bestätigt (SAWYER und WITHMAN 1936, SAWYER, BAUER und WITHMAN 1937, SOPER 1937, MAHAFFY, SMITHBURN und HUGHES 1946 u. a.).

Die Methodik des Schutzversuches hat im Laufe der Jahre gewisse Abwandlungen erfahren. Die direkte *intracerebrale* Einspritzung der Virus-Serummischung erwies sich als nicht empfindlich genug, da die Mäuse unregelmäßig und nach verschieden langer Zeit starben. Eine Verbesserung wurde durch SAWYER und LLOYD (1931) erreicht, indem die Mischung nicht intracerebral, sondern *intraperitoneal* eingespritzt wurde. Gleichzeitig oder kurz vorher erhielten die Tiere eine Stärkelösung intracerebral injiziert. Durch das Trauma und die Aufhebung der Blut-Hirnschranke kann das Virus aus der Zirkulation in das Hirngewebe eindringen. Ein Vorteil besteht darin, daß die Mäuse nicht so frühzeitig sterben und die etwa vorhandenen Immunkörper Gelegenheit haben, auf das Virus einzuwirken, bevor es im Nervengewebe haftet. Enthält das Serum keine neutralisierenden Antikörper, so tritt der Tod der Mäuse am 7. bis 11. Tage ein. (Experimentelle Untersuchungen haben ergeben, daß das Virus sich im Blut und Gehirn nach intraperitonealer Injektion wesentlich besser ausbreitet als nach subcutaner Injektion.) Eine weitere Modifikation der intraperitoneal angewendeten Schutzprobe wurde von WITHMAN (1943) eingeführt. Er verwendete junge Mäuse von 21 Tagen, die wesentlich empfindlicher sind und bei denen auf die intracerebrale Stärkeinjektion verzichtet werden kann. Diese Probe hat den Vorteil, daß auch geringe Mengen von Immunkörpern im Serum nachzuweisen sind, z. B. nach Schutzimpfungen oder bei wenig empfänglichen Tieren. Die hohe Spezifität des Schutzversuches wird nur dadurch eingeschränkt, daß man neuerdings bei manchen Tieren (Kühe, Schafe, Ziegen, Hunde) gelegentlich unspezifische Antikörper festgestellt hat, die offenbar mit Gelbfieber nichts zu tun haben (KOPROWSKI 1946). Die Diagnostik menschlicher Seren wird durch diese Feststellung nicht berührt. Sie besitzt aber eine gewisse Bedeutung für epidemiologische Untersuchungen zum Nachweis tierischer Virusreservoire.

Technik des *intraperitonealen Schutzversuches* nach SAWYER und LLOYD an erwachsenen Mäusen:

Intracerebrale Injektion von 0,03 cm^3 einer 2%igen Stärkelösung in 0,1% NaCl. Gleichzeitig intraperitoneale Injektion von 0,2 cm^3 einer 20%igen Virusaufschwemmung aus Mäusegehirn in physiologischer Kochsalzlösung gemischt mit 0,4 cm^3 des zu prüfenden Serums. Verwendet werden in jeder Serie 6 Mäuse, die bis 14 Tage beobachtet werden. Als Kontrolle dient je ein positives Immunserum und ein negatives Normalserum. Bleiben alle Mäuse am Leben, hat das Serum Schutzwirkung; sterben sie, so ist das Serum negativ. Je nach Zahl der überlebenden oder tödlich infizierten Mäuse ist das Ergebnis auch quantitativ auszuwerten oder als fraglich zu bezeichnen.

Für die Diagnose eines Gelbfiebers empfiehlt es sich, ebenso wie bei der serologischen Influenzadiagnostik, 2 Serumproben zu prüfen: eine unmittelbar nach Beginn der Erkrankung, eine weitere in der Rekonvaleszenz. Enthält die 2. Probe Immunkörper, während die erste negativ ausfiel, so ist die Diagnose Gelbfieber gesichert. Antikörper treten im Verlauf der Gelbfieberinfektion so schnell auf, daß unter Umständen beide Proben Schutzwirkung zeigen. In diesem Fall ist es notwendig, die neutralisierende Wirkung durch Titration zu bestimmen. Ein Anstieg des Titers spricht für Gelbfieber. Bleibt der Titer auf gleicher Höhe, so handelt es sich wahrscheinlich nicht um Gelbfieber, sondern das Vorhandensein der Immunkörper beruht auf einer früher überstandenen Gelbfieberinfektion. Der Nachweis spezifischer Antikörper gelingt nach überstandener Infektion noch nach Jahrzehnten.

Komplementbindung und Präcipitinreaktion. Es hat nicht an Versuchen gefehlt, einfachere diagnostische Laboratoriumsmethoden zu entwickeln, die den komplizierten Tierversuch ersetzen. DAVIS (1931), FROBISHER (1931, 1933), LENETTE und PERLOWAGORA (1943) berichteten über Antigengewinnung aus Plasma, Blut und Lebergewebe von infizierten Affen oder aus Mäusegehirn und über eingehende Untersuchungen mit der Komplementbindungsreaktion. Die komplementbindenden Antikörper sind nicht mit den neutralisierenden Antikörpern identisch und traten nicht so frühzeitig auf. (Nach SOPER und ANDRADE wurde die höchste Zahl positiver Seren 6—10 Wochen nach der Gelbfieberattacke erreicht.) Außerdem sind sie nach leichter Infektion und nach Impfung mit dem 17 D-Impfstoff nur selten nachzuweisen und verschwinden relativ schnell. Bei Reihenuntersuchungen in endemischen Gebieten werden deshalb mit Hilfe der Komplementbindung nur schwere und kürzlich überstandene Gelbfieberinfektionen erfaßt. Dagegen bleiben die neutralisierenden Antikörper sehr lange, wenn nicht lebenslänglich bestehen und ihr Nachweis gibt bei epidemiologischen Reihenuntersuchungen ein genaues Bild der gesamten Gelbfiebermorbidität einer Bevölkerungsgruppe.

Ein weiteres Antigen, das mit einer Albuminfraktion des Serumproteins übereinstimmt, wurde von HUGHES (1933) durch eine *Präcipitinreaktion* gefunden. Wahrscheinlich ist es mit dem komplementbindenden Antigen identisch. Diese Antigene entsprechen nicht etwa dem Virus selbst, sondern sie werden vermutlich durch Einwirkung des Virus auf das Gewebe gebildet.

Die Komplementbindung und die Präcipitinreaktion haben bisher keine wesentliche praktische Bedeutung gewonnen. Vielleicht erweisen sie sich aber bei weiteren Untersuchungen doch von einem gewissen Wert für die Diagnose des Gelbfiebers.

Pathologie. Für die Diagnose tödlich verlaufender Gelbfieberfälle ist die Kenntnis der pathologisch-anatomischen Organveränderungen, insbesondere die Histopathologie der Leber, von großer praktischer Bedeutung. Die histologischen Untersuchungen in Speziallaboratorien spielen in den endemischen Gebieten eine beträchtliche Rolle. In einzelnen Ländern, z. B. in Brasilien, wo Gelbfieber über große Gebiete weit verbreitet ist, wird die systematische Untersuchung der Leber bei allen Personen, die an einer akuten Krankheit von weniger als 10tägiger Dauer gestorben sind, gesetzlich vorgeschrieben und gehört zu den wesentlichsten Aufgaben des Yellow Fever Service (RICKARD 1937). Man bedient sich dabei eines einfachen Instrumentes, des *Viscerotoms*, mit dem kleine Leberstücke aus der Leiche entnommen werden. Die Entnahme kann durch Gesundheitsinspektoren, also Laien, und unter Verzicht auf eine Sektion erfolgen. Das Material wird in Formalin fixiert und an ein Laboratorium gesandt, in dem nach Einbettung in Paraffin die Diagnose in Hämatoxylin-Eosinschnitten gestellt wird.

Die exakte Diagnose erfordert Erfahrung, liefert aber den sicheren Beweis für das Vorhandensein des Gelbfiebers. Nach SOPER wurden bis 1936 über 65000 Viscerotomien in 1500 verschiedenen Orten in Brasilien, Bolivien, Paraguay, Ecuador, Columbien ausgeführt. Dabei gelang die Entdeckung von Gelbfieberfällen auch in Gebieten, wo es nicht vermutet wurde. Auch wiederholte negative

Ergebnisse haben einen gewissen Wert für die Beurteilung der Gelbfieberlage, zumal im Zusammenhang mit serologischen Reihenuntersuchungen mit Hilfe des Schutzversuches.

Meist findet sich an der Leiche eine ausgesprochene allgemeine *Gelbsucht*. An Magen- und Darmschleimhaut, den serösen Häuten und den verschiedensten Organen sind *Blutungen* vorhanden. Magen und Darm enthalten mehr oder weniger stark veränderte Blutreste. Das Blut in den Gefäßen ist unvollständig geronnen, es bleibt nach dem Tode noch längere Zeit flüssig und sammelt sich

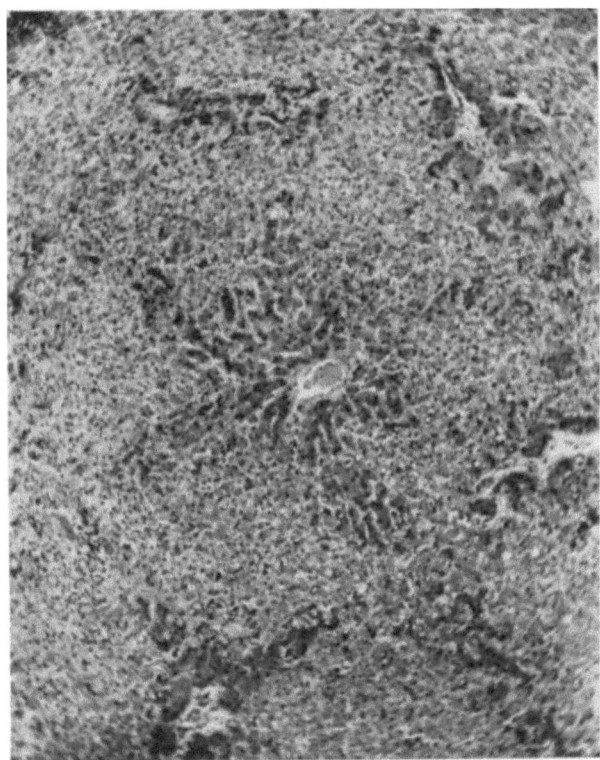

Abb. 4. Gelbfieberleber. Ausgedehnte „versprengte" Nekrosen und Verfettung. In der Umgebung der Zentralvene und an der Peripherie des Läppchens relativ gut erhaltene Leberzellen. (Sammlung Tropeninstitut Hamburg.)

in den abhängigen Teilen. Die Haut kann neben der Gelbfärbung infolge der venösen Stauung eine livide Tönung haben. Die Totenstarre ist kräftig ausgebildet. Neben den Blutungen ist eine abnorme Ablagerung von Fett in verschiedenen Organen auffällig, die als Folge einer schweren Störung des gesamten Stoffwechsels zu deuten ist. Fettige Degeneration und regressive Veränderungen betreffen vor allem Leber, Niere und Herzmuskel, sind aber auch an den Gefäßwandzellen nachweisbar.

Die wichtigsten Veränderungen finden sich in der *Leber*. Sie ist nicht verkleinert und schlaff wie bei akuter gelber Leberatrophie. Ihre Größe ist normal, oder sie ist etwas vergrößert, von weicher Konsistenz. Die Oberfläche ist glatt, die Farbe wechselt je nach Blut- und Fettgehalt und Grad der ikterischen Verfärbung zwischen gelb und braungelb. Die *mikroskopische* Untersuchung (Abb. 4) ergibt hochgradige *Verfettung* und *Nekrose* der Leberzellen. Im Gegensatz zu anderen nekrotisierenden Prozessen der Leber bestehen keine zusammenhängenden

Nekroseherde, sondern nekrotische Inseln liegen überall zwischen mehr oder weniger gut erhaltenen Zellen („versprengte" Nekrosen). An den Kernen erkennt man pyknotische Veränderung, oder es kommt zu Kernschwund. Das Protoplasma bekommt ein hyalines Aussehen und färbt sich mit Eosin intensiv rot (COUNCILMAN-Körper). Die KUPFFERschen Sternzellen sind vergrößert, manchmal enthalten sie granuläre Bestandteile. Die Capillaren sind erweitert, stark mit Blut gefüllt, doch treten keine größeren Hämorrhagien auf. Gefäßsystem, Gallengänge und Stroma sind nicht betroffen. Die Zahl der nekrotischen Leber-

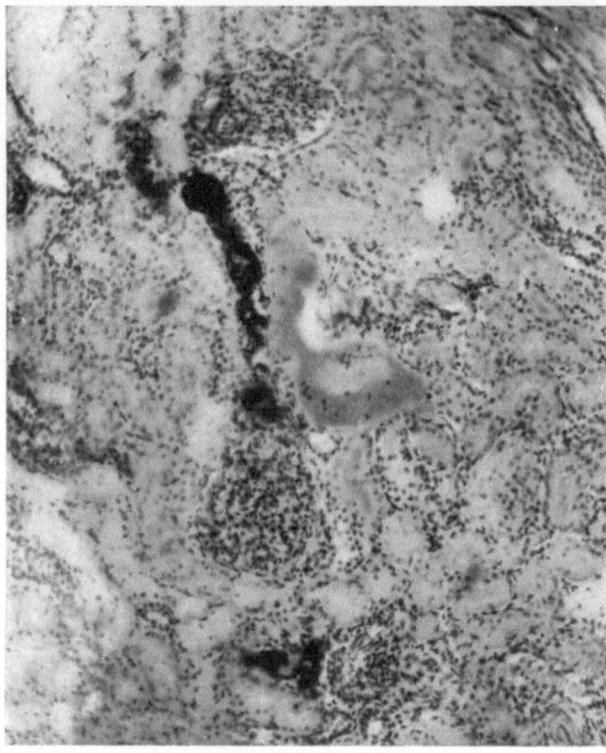

Abb. 5. Gelbfieberniere. Kalkcylinder. Degeneration der Epithelien der gewundenen Harnkanälchen. (Sammlung Tropeninstitut Hamburg.)

zellen erfährt in der intermediären Zone eine Zunahme, während an der Peripherie der Läppchen und in der Umgebung der Zentralvene unveränderte Leberzellen erhalten bleiben. Gerade das Nebeneinander von normalen, verfetteten und nekrotischen Zellen gibt dem histologischen Bau das charakteristische Gepräge, wobei die Gesamtarchitektur der Leber wenig gestört erscheint.

Die zuerst von DA ROCHA-LIMA (1912) beschriebenen und in ihrer Bedeutung erkannten Veränderungen der Leber sind von zahlreichen Autoren bestätigt worden und können wegen ihrer Eigenart als Beweis für Gelbfieber dienen (HOFFMANN 1928, 1937; HUDSON 1928; KLOTZ und BELT 1930; BABLET 1930, 1937 u. a.).

Von TORRES wurden 1928 zuerst bei experimentell infizierten Affen *acidophile Einschlüsse* in den Kernen der Leberzellen gefunden. Diese intranucleären Einschlüsse, die auch bei anderen Viruskrankheiten, z. B. Rift Valley Fever, gefunden wurden, sind körnig, unregelmäßig begrenzt und veränderlich in der Größe, meist um den Nucleolus gelagert und von einem ungefärbten Hof umgeben. Sie wurden gelegentlich auch in der menschlichen Leber festgestellt (COWDRY und KITCHEN 1930) und finden sich nach intracerebraler Infektion auch bei Mäusen in Nerven- und Gliazellen. Es handelt sich wohl nicht um eine Anhäufung von Viruselementen, sondern um eine Reaktion des Kernes auf das Eindringen des Virus (NICOLAU, KOPCIOWSKA und MATHIS 1934).

Außer der Schädigung der Leber finden sich schwere *Nierenveränderungen*, die häufig als unmittelbare Todesursache anzusprechen sind. Makroskopisch sind die Nieren geschwollen, blutreich. Die Rinde erscheint verbreitert und trübe. Es finden sich Blutungen im Gewebe und im Nierenbecken. Das histologische Bild (Abb. 5) entspricht dem einer schweren Nephrose. An den Harnkanälchen, insbesondere an den Tubuli contorti, erkennt man fettige Entartung, Nekrose, Zerfall und Abstoßung der Epithelien, während die Glomeruli kaum verändert sind und entzündliche Erscheinungen im Interstitium fehlen. Ein auffälliger Befund sind Kalkcylinder, die mit einer gewissen Häufigkeit zusammen mit der Bildung von granulierten und hyalinen Cylindern und der Anhäufung scholliger albuminöser Massen gefunden werden.

Die *Milz* ist blutreich, weich, nicht wesentlich vergrößert. Nach KLOTZ und BELT (1930) findet sich mikroskopisch ein deutlicher Gewebsumbau: Veränderungen an den MALPIGHIschen Körperchen, Auftreten undifferenzierter mononucleärer Zellen aus dem Reticulum bei Abnahme der Lymphocyten, degenerative Veränderungen an Cytoplasma und Zellkernen, Hyperplasie und wachsartige Degeneration des Bindegewebes in den Follikeln.

Am *Herzen* ist eine diffuse oder fleckförmige Trübung und Verfettung der Muskulatur zu erkennen, die sich auch mikroskopisch bestätigt (CANNEL 1928) (Anhäufung von Fetttropfen in der Nähe der Kerne, Dissoziation der Fasern, keine primären entzündlichen Veränderungen).

Untersuchungen an *Gehirn und Rückenmark* ergaben keine spezifischen Veränderungen (NICOLAU, MATHIS und BAFFET 1937). Die Meningen sind normal, es finden sich geringgradige mononucleäre Zellauslagerungen in der Umgebung der Capillaren und kleinen Gefäße, Proliferation der Gliazellen, degenerative Veränderungen und Fettablagerungen in Ganglien- bzw. Gliazellen. Zuweilen sieht man ebenso wie bei experimenteller Infektion von Affen, Mäusen und Meerschweinchen intranucleäre Einschlüsse sowohl in Nerven- als in Gliazellen.

Fettige Entartungen und Hämorrhagien sind zuweilen in *Nebennieren, Pankreas* und *Hoden* vorhanden.

Auffallend ist, wie auch von THEILER (1948) betont wurde, daß keine eingehenderen Untersuchungen über Veränderungen des *Knochenmarkes* bei Mensch oder Versuchstieren vorliegen, zumal der Blutbefund für eine schwere Schädigung der Myelogenese spricht. Es ist nach THEILER sogar als wahrscheinlich anzunehmen, daß sich das Virus zunächst im lymphatischen und hämatopoetischen System ausbreitet, während der Befall der inneren Organe später folgt. Der tödliche Ausgang wird von der Schwere des Leber- und Nierenschadens bestimmt, selbst nach Überwindung der Infektion durch die Abwehrmaßnahmen des Organismus. Von Interesse ist, daß das Virus aus menschlichen Leichen — im Gegensatz zu Tierexperimenten — nur ausnahmsweise isoliert werden kann.

Nach Überstehen der Infektion scheint sich das Gewebe zumal in Leber und Niere in sehr vollständiger Weise zu restituieren. Allerdings ist — ebenso wie bei der Hepatitis epidemica — meist nicht zu entscheiden, ob auf der Höhe der Erkrankung tatsächlich ausgedehntere Veränderungen des Leberparenchyms bestanden hatten, wenn nicht wiederholte bioptische Untersuchungen vorgenommen werden.

Epidemiologie. Im Gegensatz zu früheren Anschauungen weiß man heute, daß das Gelbfieber nicht nur durch die „Gelbfiebermücke" *Aëdes aegypti* und nicht nur von Mensch zu Mensch übertragen wird. Sowohl in Südamerika wie in Afrika ist es primär eine unter Tieren, insbesondere Affen, verbreitete Infektion, die durch Waldmücken von Tier zu Tier übertragen werden kann. Gelegentlich findet auch eine Übertragung durch diese Mückenarten auf den Menschen statt, oder aber infizierte Affen, die sich den menschlichen Behausungen nähern, werden zur Infektionsquelle für *Aëdes aegypti*. Auf diesem Wege kann es dann wieder zu typischen, durch *Aëdes aegypti* übertragenen Gelbfieberausbrüchen kommen, wenn nicht ein großer Teil der Bevölkerung durch vorausgegangene, vielleicht sogar unerkannt gebliebene Infektionen gelbfieberimmun ist.

So lassen sich 2 epidemiologisch verschiedene Formen des Gelbfiebers unterscheiden: das klassische, durch *Aëdes aegypti* übertragene *städtische Gelbfieber* und das im wesentlichen bei Tieren vorkommende und sekundär auf den Menschen übertragene *Dschungel- oder Buschgelbfieber*. Für das Auftreten größerer Epidemien bilden die städtischen Verhältnisse mit ihrem hohen Mückenindex, der großen Zahl und dem ständigen Zustrom empfänglicher Personen eine wesentliche Voraussetzung. Durch Bekämpfung der Mücken und zahlenmäßige Abnahme empfänglicher Individuen infolge zunehmender Durchseuchung wurde das Gelbfieber wesentlich eingeschränkt, zugleich aber kam es im Inneren zu einer Ausbreitung, wo es sich als *ländliches*, durch *Aëdes aegypti* übertragenes Gelbfieber halten konnte. Erst durch weitere Untersuchungen gelang die Feststellung, daß es auch in Gegenden vorkam, die frei von *Aëdes aegypti* waren, so z. B. in Columbien im Gebiet von Muzo (KERR und PATIÑO CAMARGO 1933) oder im Chanaan Tal in Brasilien im Staate Espiritu Santo (SOPER, PENNA CARDERO, SERAFIM, FROBISHER und PINHEIRO 1933) und daß die Ausbreitung auch ohne Vorkommen von *Aëdes aegypti* weite Gebiete umfaßt.

Das *südamerikanische Dschungelfieber*, das besonders von SOPER (1938), TAYLOR und DA CUNHA (1946), TAYLOR u. a. (1946) studiert worden ist, tritt sowohl *epidemisch* als *endemisch* auf. Es erkranken fast ausschließlich Männer, die in Waldgebieten arbeiten, während Frauen und Kinder (infolge Abwesenheit der Hausmücke *Aëdes aegypti*) verschont bleiben. Unter den Waldmücken sind es offenbar besonders *Haemagogus*-Arten, die als Überträger dienen (vgl. S. 599). Wiederholt konnte in diesen in Waldgebieten gefangenen Mücken *(Haemagogus spegazzinii)* Gelbfiebervirus nachgewiesen werden. Außer verschiedenen Affenspecies kommen nach neueren Untersuchungen von BUGHER u. a. (1944) auch Opossumarten *(Didelphis marsupialis)* als Virusreservoir in Frage. Über epidemische Ausbrüche des Dschungelfiebers, deren Zusammenhänge noch nicht genügend geklärt sind und die sich auf verschiedene Jahre ausdehnten, berichtete SOPER (1938). Sie nahmen offenbar im Amazonasbecken ihren Ausgang und breiteten sich in wiederholten Wellen quer durch Brasilien bis zur atlantischen Küste und dem Gebiet von Rio de Janeiro aus.

Die Verhältnisse in *Afrika* stimmen in vieler Hinsicht mit denen in Südamerika überein. Allerdings ist *Aëdes aegypti* in Afrika wesentlich weiter verbreitet und eine so scharfe Trennung zwischen den beiden epidemiologisch verschiedenen Gelbfieberformen daher nicht möglich. Auch die Rolle der Affen als Virusreservoir der Urwaldgebiete ist geklärt, wobei hier *Aëdes africanus* die wesentlichste Rolle als Überträger zu spielen scheint. Dagegen ist es unwahrscheinlich, daß *Aëdes africanus* die Infektion in den Waldgebieten auf den Menschen überträgt. Es ist vielmehr anzunehmen, daß bestimmte Affenarten *(Cercopithecus nicticans mpangae)*, die die Gewohnheit haben, Plantagen zu plündern und auf diese Weise in die Nähe menschlicher Behausungen gelangen, als Infektionsquelle für die in den Randgebieten des Urwaldes heimische Art *Aëdes simpsoni* werden. Durch diese wird die Infektion dann auf den Menschen übertragen. Sowohl *A. africanus* als *A. simpsoni* sind experimentell zu infizieren, und in beiden wurde das Virus auch unter natürlichen Bedingungen festgestellt (SMITHBURN und HADDOW 1946). Mit diesen Beobachtungen, die im Bwambagebiet in Uganda gemacht wurden, stimmt überein, daß die Immunitätsproben in der Nähe der Waldgebiete in weit höherem Prozentsatz positiv ausfielen als im Grasland. Auch *Aëdes aegypti* wird gelegentlich im Dschungel gefunden, doch in so geringen Mengen, daß sie als Überträger keine Rolle spielen dürfte.

Das klassische städtische, durch *Aëdes aegypti* übertragene Gelbfieber ist aber in Afrika relativ häufig und tritt vor allem in Westafrika auf. Ausgebreitete Epidemien können auch in ländlichen Distrikten vorkommen und werden hier offenbar nicht nur durch *Aëdes aegypti* verbreitet. Die schwerste Epidemie, die in den letzten Jahren bekannt geworden ist, brach 1940 in den Nuba Mountains (KIRK 1941) aus. Die Zahl der Erkrankungsfälle betrug über 15000, bei 1500 Todesfällen. Immunitätsproben, die nach der Epidemie angestellt wurden, ergaben, daß wohl über 40000 Fälle aufgetreten sein müssen. Nicht *Aëdes aegypti* war dabei der Hauptüberträger, sondern wahrscheinlich *A. vittatus*, *A. taylori* oder *A. metallicus*, die sämtlich auf experimentellem Wege infiziert werden können.

Trotz gewisser epidemiologischer Unterschiede und Variationen einzelner Stämme läßt sich sagen, daß die afrikanischen und amerikanischen Gelbfieberformen identisch sind. Sie unterscheiden sich weder durch antigene Eigenschaften des Virus und Immunitätsreaktionen, noch durch pathologische Veränderungen, die völlig miteinander übereinstimmen.

Behandlung. Ein ursächlich wirkendes Heilmittel ist nicht bekannt. Auch die Anwendung von spezifischem *Immunserum* scheint nach Ausbruch der Krankheit wertlos zu sein. Eine Neutralisierung des Virus durch Antikörper setzt bereits in der Infektionsperiode ein, so daß das Virus schon nach 3, spätestens nach 5 Tagen aus der Zirkulation verschwindet. Nur bei Anwendung von Immunserum in der Inkubationsperiode wäre eine vorbeugende oder mildernde Wirkung zu erwarten. Gegen die destruktiven Organveränderungen in Leber, Niere, Herz während der Reaktionsperiode lassen sich nur *symptomatische* Mittel anwenden.

Zu den wichtigsten Grundsätzen der Gelbfieberbehandlung gehören auch bei leichten Erkrankungen absolute Bettruhe und sorgfältige Pflege. Nur zu Beginn ist ein Abführmittel — Ricinus, Kalomel, salinische Abführmittel — zweckmäßig. Bei hohem Fieber können kalte oder lauwarme Abwaschungen oder Antipyretica versucht werden, bei sehr heftigen Kopf- und Gliederschmerzen ein Analgeticum (Codein), bei starker Unruhe Luminal. Wichtig ist die Ernährung mit leichter oder flüssiger Kost und reichlicher Zufuhr von Flüssigkeit (Fruchtsäfte, alkalisches Wasser oder Mineralwasser). Bei Erbrechen macht man Gebrauch von Einläufen oder Infusionen. Neben Kochsalzinfusionen sind wegen der eintretenden Zuckerverarmung Traubenzuckereinläufe oder -infusionen (5%ig) mit kleinen Insulingaben zu empfehlen. Die Brechneigung wird mit Eispillen oder kleinen Dosen Cocain bzw. Codein bekämpft. Zur Aufrechterhaltung der Nierentätigkeit bei trockener Haut und spärlichem Urin kann außer Flüssigkeitszufuhr Pilocarpin in kleinen Mengen gegeben werden. Bei schwarzem Erbrechen und erhöhter Blutungsneigung wird man von blutstillenden Mitteln — Adrenalin, Ergotin, Bleiacetat — Gebrauch machen. Wesentlichen Vorteil soll nach neueren Erfahrungen die Anwendung von Calciumlactat in wiederholten und hohen Dosen bringen, wobei eine Wirkung gegen die Guanidinvermehrung im Blut angenommen wird. Besonderer Beachtung bedürfen während des ganzen Verlaufes Herz und Kreislauf. Auch in der Rekonvaleszenz ist auf die Funktion von Herz, Leber und Niere zu achten und allmählich zunehmende leichte Kost zu verordnen.

Gelbfieberschutzimpfung. Als wirksamste Vorbeugungsmaßnahme kann heute die Gelbfieberschutzimpfung gelten. Ihre Wirksamkeit bezieht sich nicht nur auf einen Schutz gefährdeter Einzelpersonen, sondern sie ist auch als *Massenimpfung* in Gelbfiebergebieten mit Erfolg angewendet worden. Gerade in Afrika, wo die *Aëdes*-Bekämpfung besonders schwierig ist, ist die Massenimpfung die einzig wirksame Methode einer Gelbfiebervorbeugung und -bekämpfung. Während des Krieges blieben die alliierten Truppen von Gelbfieber verschont, obwohl Tausende von Soldaten aus Europa und Nordamerika in Freetown gelandet und von 1940 an in Gelbfiebergebieten stationiert waren. Zur Sicherung des Luftverkehrs und der Nachschubwege und für die Ausbildung afrikanischer Verbände waren etwa 50000 Briten, Franzosen und Amerikaner in gelbfieberbedrohten Gebieten eingesetzt. Unter diesen gegen Gelbfieber geimpften Truppen traten nur 3 oder 4 Erkrankungen auf (ELLIOT 1944).

Auch aus Südamerika liegen entsprechende Beobachtungen vor. Unter 600000 in Columbien geimpften Personen trat nur 1 Fall auf, während in der gleichen Zeit 345 erwiesene und 254 Verdachtsfälle bei Nichtgeimpften gemeldet wurden (BUGHER und GART-GALVIS 1944). Als Beweis für den Wert des Impfschutzes kann angeführt werden, daß seit der Einführung der Impfung keine Laboratoriumsinfektionen mehr beobachtet werden, während sich in früheren Jahren eine ganze Reihe von zum Teil tödlich verlaufenen Infektionen in den Gelbfieberlaboratorien ereigneten (unter den Opfern befanden sich Wissenschaftler von hohem Rang wie NOGUCHI, ADRIAN STOKES, WILLIAM YOUNG, P. A. LEWIS u. a.).

Die zuerst durch HINDLE (1928) aufgenommenen Versuche einer Gelbfieberprophylaxe mit Impfstoffen aus Leber und Milz von infizierten Affen führten zu dem Ergebnis, daß abgetötetes Virus für Immunisierungszwecke unbrauchbar ist. Eine ausreichende Schutzwirkung ist nur durch aktives Virus und durch das Überstehen einer subklinischen Infektionsphase zu erzielen. Deshalb wurde zunächst ein für Affen apathogen gewordenes oder abgeschwächtes Virus aus Mäusegehirn angewandt. Die Befürchtung, das neurotrope Virus könnte zu virulent sein oder sich in ein viscerotropes Virus zurückverwandeln, veranlaßte die Entwicklung einer Simultanimpfung von Virus + Immunserum, also einer Kombination von aktiver und passiver Schutzimpfung (SAWYER, KITCHEN und LLOYD 1932, FINDLAY 1934, LAIGRET u. a. 1937, SELLARDS 1937). Die Methode führte wohl zu positiven Ergebnissen, hat sich aber auch nach Ersatz des menschlichen Rekonvaleszentenserums durch von Tieren, insbesondere von Affen gewonnenes Hyperimmunserum praktisch nicht bewährt.

Heute werden für Impfzwecke 2 verschiedene Gelbfieberstämme verwendet, die in ihren pathogenen Eigenschaften weitgehend abgeändert oder abgeschwächt sind: ein *französischer neurotroper Stamm* und der *17 D-Stamm*.

Der *französische Stamm* wurde 1929 in Dakar isoliert und auf Mäusen intracerebral gehalten. Im Verlauf der Passagen erhöhte sich die Pathogenität für die Maus, während die viscerotropen Eigenschaften im Affenversuch zurückgingen. Dieses mausadaptierte Virus ist in großem Umfange in französisch West- und Zentralafrika für Impfzwecke verwendet worden. Der Impfstoff besteht aus getrocknetem Mäusegehirn in Gummi arabicum und wird percutan auf die scarifizierte Haut geimpft. Zum Teil wurde eine Mischung mit Vaccinevirus verwendet und gleichzeitig gegen Gelbfieber und Pocken geimpft. Über die Impferfolge mit dem Dakar-Stamm ist von französischen Autoren wiederholt zusammenfassend berichtet worden (SELLARDS und LAIGRET 1936, STEFANOPOULO 1937, MATHIS 1938). Gegen diese Methode sind allerdings auch Einwände gemacht worden, da man bei Verwendung von aktivem neurotropem Virus Nebenerscheinungen befürchtete, insbesondere Komplikationen von seiten des Zentralnervensystems. Tatsächlich sind Reaktionen häufiger als nach Impfungen mit dem 17 D-Stamm, doch scheinen ernstliche Komplikationen selten zu sein. Zu berücksichtigen ist dabei, daß es sich bei den Impflingen fast ausschließlich um Neger der französischen Kolonien handelte und daß bei diesen offenbar eine geringere Reaktionsbereitschaft vorliegt. Die Zahl der heftigen Reaktionen ist jedenfalls nicht so groß wie man auf Grund von Affenversuchen hätte annehmen können. Die Bildung spezifischer Antikörper ist, wie bei vergleichenden Untersuchungen bei Anwendung verschiedener Impfmethoden (Mäusevirus, Mäusevirus + Vaccine, 17 D) beobachtet werden konnte, sehr kräftig (PAULA SOUZA 1946).

Bei dem *17 D-Stamm* handelt es sich um ein im Verlauf von Züchtungsversuchen in Gewebekulturen gewonnenes Virus, das sich bei Erhaltung immunisatorischer Eigenschaften als so abgeschwächt erwies, daß seine Verwendung zu Impfzwecken ohne gleichzeitige Gaben von Immunserum möglich war (THEILER und SMITH 1937). Die Eigenschaften dieses Stammes und sein Verhalten in Gewebekulturen und bei Beimpfung von befruchteten Hühnereiern sind in langjährigen Untersuchungen eingehend studiert worden (FOX 1947). Als besonders wichtige Tatsache ist hervorzuheben, daß das 17 D-Virus nicht durch *Aëdes aegypti* übertragen wird und eine Gefahr der Rückverwandlung in virulente Form und Ausbreitung durch Mücken offenbar nicht besteht.

Die Methoden der *Impfstoffbereitung* sind in verschiedenen Instituten weiterentwickelt worden, insbesondere in New York — Laboratory of the International Health Division, Rockefeller Foundation; London — Wellcome Research Institute; Paris — Institut Pasteur; Rio de Janeiro, Bogotá — Yellow Fever Laboratory, National Yellow Fever Service (SMITH, PENNA und PAOLIELLO 1938, BUGHER und SMITH 1944, FOX u. a. 1943, PAULA SOUZA 1945). Man ist dabei zu standardisierten Methoden gelangt, die eine Gewinnung von großen Mengen eines zuverlässig wirkenden Impfstoffes gestatten.

Der aus Hühnerembryonalgewebe gewonnene 17 D-Impfstoff wird in Ampullen getrocknet und eingefroren. Auch die Aufbewahrung und der Transport muß bei Tiefkühlung (—5 bis —10° C) oder in geeisten Thermosgefäßen erfolgen. Die für eine Portion erforderliche Menge wird vor Gebrauch in 0,5 cm^3 gekühltem destilliertem Wasser aufgelöst und sofort subcutan injiziert (nach Auflösung darf die Suspension nicht länger als 1 Std aufbewahrt werden). Eine einzige Impfung genügt, um die Bildung ausreichender Mengen von Immunkörpern anzuregen. Die Reaktionen sind äußerst mild, nur bei etwa 5% der Impflinge tritt am 7. Tag ein leichter Kopfschmerz und geringe Temperatursteigerung ein, die kaum belästigen und nach einem Tag verschwinden. Der Impfschutz wird nach 10 Tagen wirksam, im Serum lassen sich bereits nach 7—9 Tagen spezifische Immunkörper nachweisen. Die Dauer des Impfschutzes erstreckt sich — ebenfalls auf Grund der Schutzprobe — auf mindestens 4—6 Jahre (FOX und CABRAL 1943).

Trotz der geringen Reaktionen nach der Impfung mit dem 17 D-Virus stellten sich wiederholt unangenehme *Nebenwirkungen* ein, die durch Verbesserung oder Abänderung der Herstellungstechnik beseitigt werden konnten. Als ernsteste Komplikation kam es, wie zuerst von FINDLAY und McCALLUM (1937) berichtet wurde, zu einer Häufung von Gelbsuchtsfällen im Anschluß an die Impfung. Zweifellos hat es sich bei diesen 2—7 Monate nach der Impfung aufgetretenen Fällen von Gelbsucht nicht um eine Leberschädigung durch das Gelbfiebervirus, sondern um die gleichzeitige Verimpfung eines Hepatitisvirus gehandelt. Für die Bereitung des Impfstoffes wurde menschliches Serum verwendet, das Virus der menschlichen Serumhepatitis enthielt. Eingehende Schilderungen über das Auftreten dieser Serumhepatitis nach Gelbfieberimpfungen, die in zahlreichen Fällen tödlichen Ausgang hatte (etwa 3 auf 1000), finden sich in der amerikanischen Literatur (SAWYER u. a. 1944). Nach Fortlassen des menschlichen Serums bei der Impfstoffherstellung sind keine Zwischenfälle mehr beobachtet worden (FOX u. a. 1942).

In einer Serie traten ebenso wie bei Verwendung von neurotropem Virus Fälle von Encephalitis auf, für deren Entstehung eine Erklärung fehlt (FOX u. a. 1942). Auch diese Komplikationen lassen sich wahrscheinlich durch genaue Standardisierung und Überwachung der Impfstoffherstellung vermeiden. Nach neueren

Vorschriften soll zur Vermeidung etwaiger postvaccinaler Encephalitiden nicht gleichzeitig gegen Pocken und Gelbfieber geimpft werden, sondern es sollte zunächst die Gelbfieberimpfung und erst nach einem Zeitraum von 15 Tagen die Pockenimpfung vorgenommen werden. Muß aus unvermeidlichen Gründen zuerst gegen Pocken geimpft werden, so läßt man bis zur Vornahme der Gelbfieberimpfung 21 Tage verstreichen.

Zu denken ist schließlich an das Auftreten von *Überempfindlichkeitserscheinungen* bei Vorliegen einer Allergie gegen das im Impfstoff enthaltene Hühnereiweiß (SPARGUE und BARNARD 1945).

Bekämpfung und Prophylaxe. Vor Einführung der aktiven Schutzimpfung beschränkte sich die Abwehr auf frühzeitige Erkennung und mückensichere Isolierung von Gelbfieberfällen und auf allgemeine Quarantänemaßnahmen. Zugleich richtete sich die Bekämpfung gegen die übertragenden Mücken und ihre Brut. Durch Mückenschutz und Mückenvertilgung, deren Wirksamkeit sich erwiesen hat, gelang es, das Gelbfieber in vielen schwer verseuchten Plätzen, wie z. B. Havanna, New Orleans, Rio de Janeiro, Panama innerhalb kurzer Zeit vollständig zum Erlöschen zu bringen. Von ausschlaggebender Bedeutung war dabei die Verminderung der Mückendichte. Es hat sich gezeigt, daß durch *Aëdes aegypti* verbreitete Epidemien nur dann zum Ausbruch kommen, wenn der Mückenindex genügend hoch ist, während sie durch Herabsetzung der Überträgerzahl beherrscht werden können. Der kritische Hausindex ist erreicht, wenn bei sorgfältiger Durchsuchung der Häuser nur 5% der Gehöfte Larven enthalten. Erfahrungsgemäß besteht dann keine Gefährdung mehr.

Bei der in Mittel- und Südamerika in den Hauptzentren der Gelbfieberverbreitung systematisch aufgenommenen Bekämpfung wurde das Augenmerk vor allem auf die *Mückenbrut* gelenkt. Die Nachbarschaft eines jeden Hauses wurde durch geschulte Gesundheitsaufseher wöchentlich inspiziert und die bei den Kontrollen festgestellten Brutplätze beseitigt oder durch Versprühen von Öl oder Petroleum unschädlich gemacht. Mit Hilfe einer weitverzweigten Organisation, wie sie z. B. in Brasilien geschaffen wurde, und durch speziell ausgebildetes Personal läßt sich auf diese Weise die Verbreitung von *Aëdes aegypti* wesentlich einschränken, wenn es auch nicht gelingt, die Mücke ganz auszutilgen und versteckte Brutgelegenheiten immer wieder einer noch so sorgfältigen Kontrolle entgehen. Von allergrößter Bedeutung ist auch für die Bekämpfung von *Aëdes aegypti* die Einführung der neuen Insecticide auf der Basis von DDT oder Hexachlorcyclohexan geworden. Die Besprayung der Wände z. B. mit DDT ist gegenüber diesen Hausmücken ganz besonders wirksam, wenn sie in regelmäßigen Abständen wiederholt wird, und eine Maßnahme, die unter einem verhältnismäßig geringen Kostenaufwand durchführbar ist.

Besonders wichtig ist, wie bereits frühzeitig erkannt wurde, die *Vernichtung der Mücken* in Gelbfieberhäusern und in der Umgebung von Gelbfieberkranken. Eine Abnahme der erwachsenen Mücken tritt bei Anwendung von Insecticiden sofort ein, während die Larvenbekämpfung erfahrungsgemäß erst nach einigen Wochen wirksam wird. Auch aus diesem Grunde ist die Vertilgung der erwachsenen Mücken bei ausbrechenden Epidemien vorzuziehen oder mit der Bekämpfung der Brutplätze zu kombinieren. Unter afrikanischen Verhältnissen ist die Durchführung einer wirksamen Mückenbekämpfung schwieriger, weil *Aëdes aegypti* auch in ländlichen Distrikten und in den kleineren dörflichen Siedlungen der Eingeborenen weit verbreitet und nicht so stark an die menschlichen Behausungen gebunden ist. Bei den als Überträger in Frage kommenden Waldmücken sind die Bekämpfungsmaßnahmen natürlich nicht anwendbar.

Das Fortschreiten der modernen Verkehrstechnik und die Entwicklung des *Flugverkehrs* lassen beim Gelbfieber besondere Gefahrenmomente erkennen, auf die wiederholt aufmerksam gemacht worden ist. Von FINDLAY (1946) wurde auch in neuerer Zeit wieder auf die trotz aller Vorbeugungsmaßnahmen bestehenden Möglichkeiten einer Verschleppung des Gelbfiebervirus hingewiesen. Besondere Besorgnis wurde immer wieder bezüglich einer Übertragung des Gelbfiebers aus Afrika nach Indien geäußert, wo alle Voraussetzungen für eine weitere epidemische Ausbreitung gegeben wären (ubiquitäres Vorkommen der übertragenden Stechmücken, hohe Außentemperatur, empfängliche Bevölkerung).

Den verschiedenen Möglichkeiten einer Gelbfieberverschleppung mit Flugzeugen ist durch *internationale Sanitätsabkommen* (International Sanitary Convention for Aerial Navigation 1933 and 1944) Rechnung getragen. Diese Abkommen enthalten Vorschriften über zwischenstaatliche Bekanntgabe der endemisch verseuchten Gebiete; Maßnahmen zur Beseitigung von Brutstätten, Vernichtung von Mücken und Mückenschutz auf Flugplätzen gelbfiebergefährdeter Gebiete; Mückenvertilgung in Flugzeugen, Quarantänevorschriften, Bestimmungen über Vornahme von Impfungen und Ausstellung von Impfbescheinigungen.

Die Möglichkeit eines Transportes von Mücken in *Flugzeugen* ist sowohl im Experiment als in der Praxis erwiesen. Ebenso besteht die Gefahr der Beförderung infizierter Personen im Inkubationsstadium. Die Flugzeuge werden ständig auf etwa vorhandene Mücken kontrolliert und das Mitführen von Stechmücken durch Anwendung insecticider Mittel (DDT oder Pyrethrum als Aerosol oder Spray) verhindert (MADDEN, LINDQUIST und KNIPLING 1946). Neben sorgfältig durchgeführtem Mückenschutz, Überwachung und Sanierung der Flugplätze, genauen Erhebungen über das Auftreten von Gelbfieber, wird das Hauptgewicht auf eine genaue Befolgung der Impfvorschriften gelegt.

Die *Impfbescheinigung* wird erst 10 Tage nach Vornahme der Impfung, also nach eingetretenem Impfschutz, gültig. Ihre Gültigkeitsdauer beträgt 4 Jahre. Die Impfung darf nur mit geprüften und von einer internationalen Kommission zugelassenen Impfstoffen vorgenommen werden. Über die von der Welt-Gesundheits-Organisation mit den Impfungen betrauten und für die Ausstellung von Impfattesten zuständigen Stellen werden Listen geführt und bekannt gegeben. Die Eintragung der Impfung muß in international vorgeschriebenen Impfheften erfolgen. Einem Impfzwang unterliegen alle Personen, die nach endemischen Zonen einreisen oder diese auf der Durchreise berühren.

Personen, die eine Gelbfieberinfektion durchgemacht haben, unterliegen keinem Impfzwang, es muß aber das Ergebnis der Schutzprobe zum Nachweis von Immunkörpern im Serum in das Impfheft eingetragen werden.

Während nach früheren Bestimmungen bei Gelbfieberverdacht eine Quarantäne von 6 Tagen vom letzten Tage der Ansteckungsmöglichkeit verhängt wurde, brauchen die Quarantänevorschriften bei geimpften Personen nicht angewendet zu werden. Auch darin drückt sich das große Vertrauen aus, das in die Schutzimpfung gegen Gelbfieber gesetzt wird. Wenn auch die Gefahr nicht gebannt ist und Nachlässigkeit in der Handhabung der Impftechnik oder Umgehung der Vorschriften zu Versagern führen kann, bleibt die bemerkenswerte Tatsache bestehen, daß es trotz des ungeheuer vermehrten und beschleunigten Flugverkehrs in keinem einzigen Fall zu einer nachweislichen Verschleppung von Gelbfieber auf dem Luftwege gekommen ist. Die Wahrscheinlichkeit, daß es wie in früherer Zeit zu einer Verschleppung von Gelbfieber auf dem Seewege kommen könnte, ist auf modernen Schiffen und bei dem gegenwärtigen Stand der Schiffs- und Hafenhygiene außerordentlich gering. Die internationalen Abkommen sehen aber auch für den Schiffsverkehr Bestimmungen vor, die das Gelbfieber betreffen (International Convention 1926 and 1944).

Denguefieber.

Mit 1 Abbildung.

Definition. Das Denguefieber (break-bone fever, dandy fever, denguero, Knöchel-, Fünf- oder Siebentagefieber) ist eine kurzfristige, durch Stechmücken (*Aëdes*) übertragene, gutartig verlaufende Viruskrankheit mit Fieber, Schmerzen, Exanthem und Leukopenie, die in den Tropen und Subtropen meist in epidemischer Form auftritt.

Geschichte und Verbreitung. Die ersten Beschreibungen stammen aus dem 18. Jahrhundert. So wurde z. B. von DAVID BYLON aus dem Jahre 1779 von einer in Batavia und auf Java beobachteten „joint fever"-Epidemie berichtet (PEPPER 1941), die mit Dengue identisch sein dürfte. Auch bei den Beschreibungen von GALBERTI aus Ägypten 1779 und von RUSH aus Philadelphia 1780 scheint es sich nach HIRSCH um Dengue gehandelt zu haben. Aus dem 19. und 20. Jahrhundert stammen zahlreiche Berichte über das Auftreten von Epidemien in tropischen und subtropischen Gebieten. Die Krankheit gewann damit ihre Anerkennung als klinische Einheit und die Bezeichnung Dengue wurde 1869 im Royal College of Physicians akzeptiert. Auch in neuerer Zeit sind immer wieder ausgedehnte Epidemien aufgetreten. 1912 erkrankten in Galveston 30000 Menschen, die Zahl der Erkrankungsfälle in Texas betrug 1922 500000, während im Süden der USA. 1—2 Mill. Menschen erkrankt gewesen sein sollen.

Von großen Epidemien wurde mehrfach Australien heimgesucht, eine 1925 bis 1926 in Queensland-New South Wales ausgebrochene Epidemie ergriff 560000 Menschen, eine weitere Epidemie trat 1942 auf (LUMLEY und TAYLOR 1943). Eine besonders schwere Epidemie erlebte Griechenland im Jahre 1928. Es erkrankten dabei innerhalb kurzer Zeit etwa 80% der Bevölkerung von Athen und Piräus, die Gesamtzahl der Erkrankungen bei dieser griechischen Epidemie betrug sicherlich über 1000000. — In Kairo wurde 1937 eine Epidemie mit 2594 Fällen beobachtet, von denen 50 infolge Herz- oder Lungenkomplikationen tödlich verliefen (WAKIL und HILMY 1938). — In den Hafenplätzen Japans traten 1942—1945 große, jedes Jahr wiederkehrende Epidemien auf mit 1—2 Mill. Erkrankungen. In Osaka war $1/2$—$1/3$ der Bevölkerung erkrankt (SABIN 1946). Auch im Pazifik hat das Denguefieber während des zweiten Weltkrieges eine recht erhebliche Rolle gespielt (CARANAGH 1943, HYMAN 1943, CARSON 1944, KISNER und LISANSKY 1944, STEWART 1944, JOHNSON, MARTIN und BRESLOW 1946, zitiert nach VAN ROOYEN und RHODES 1948). Während des Krieges wurden in der US.-Armee 84090 Denguefälle gemeldet. Die tatsächliche Erkrankungsziffer liegt wahrscheinlich wesentlich höher.

Dengue-ähnliche Erkrankungen wurden auch in neuerer Zeit aus Indien, Amerika und Afrika beschrieben und zum Teil mit besonderen örtlichen Namen bezeichnet (PURCELL 1937, CHANDHURY und GHOSH 1942, FINDLAY und BROOKFIELD 1943, FAIRCHILD 1945, PAUL, ANTES und SAHS 1945). Zu dieser Gruppe der kurzfristigen dengue- oder pappataci-ähnlichen Fieber gehört vielleicht auch das während des Krieges beschriebene russische Kopfschmerzfieber (GOLDECK und WALTHER 1944) und das Bessarabienfieber (BOENHARDT 1945). Vielfach waren Dengue-Epidemien nicht mit Sicherheit von Pappatacifieber (vgl. S. 621) zu unterscheiden. Vielleicht sind auch das aus Texas beschriebene *Bullis Fever*, das wahrscheinlich durch Zecken übertragen wird, und das sog. *Colorado tick fever* (LIVESAY u. a. 1946, FLORIO u. a. 1946, POLLARD u. a. 1946) nicht — wie ursprünglich angenommen — Rickettsiosen, sondern sie gehören gleichfalls zu der Denguegruppe. In den letzten Jahren ist die Kenntnis des Denguefiebers durch tierexperimentelle Untersuchungen, insbesondere durch die Adaptation von Denguevirus-Stämmen an die Maus wesentlich gefördert und die Möglichkeit einer spezifischen Diagnose geschaffen worden (SABIN 1944). Damit läßt es sich heute mit größerer Sicherheit von ähnlichen Krankheitsbildern abgrenzen.

Ätiologie. Die *Virusätiologie* des Denguefiebers wurde bereits 1907 durch ASHBURN und CRAIG auf den Philippinen erkannt, nachdem verschiedene Bakterien und Spirochäten fälschlich für den Erreger gehalten worden waren. Es gelang, durch Patientenblut, das sich mikroskopisch und kulturell als steril erwiesen hatte, die Infektion auf freiwillige Versuchspersonen zu übertragen. In späteren Untersuchungen (KOIZUMI u. a. 1917, BLANC und CAMINOPETROS 1927, MANONSSAKIS 1928, KLIGLER und ASHER, SIMMONS u. a. 1931; zitiert nach VAN ROOYEN und RHODES 1948) wurde bestätigt, daß es sich um Virus handelte, das bakteriendichte Filter passiert und auch im Serum enthalten ist.

Die Größe der Virusteilchen ist mit Hilfe der Filtration durch Gradokollmembranen auf etwa 20 mμ geschätzt (SABIN 1944). Das sehr kleine, mikroskopisch unsichtbare Virus entspricht also in seiner Größe dem Gelbfiebervirus. Wiederholt beschriebene rickettsienartige Organismen in den Überträgern (SELLARDS und SILER 1928) und Granula (*„Maculae dengui"*) in Blutelementen (COLES 1937) haben mit Virus offenbar nichts zu tun.

Das Virus läßt sich aus menschlichem Serum in der Ultrazentrifuge bei 24000 Umdrehungen je Minute in 90 min ausschleudern. Unter dem Elektronenmikroskop fanden SABIN, SCHLESINGER und STANLEY (1945) in hochinfektiösem Serum nach fraktionierter Zentrifugierung fragliche Strukturen, die aber nicht mit Sicherheit als Virus identifiziert wurden.

Im Blut bleibt das Virus im Eisschrank bei einer Temperatur von 0° C mehrere Wochen (bis zu 2 Monaten) erhalten. Auch in getrocknetem und gefrorenem Zustand (bei —70° C) kann es lange konserviert werden. Durch Hitze (50° C $^1/_2$ Std), Ultraviolett und Chemikalien wird es im Serum oder in Suspensionen aus Mücken inaktiviert und verliert dann seine immunisierenden Eigenschaften.

Die von SHORTT u. a. 1936 aus Indien mitgeteilte erfolgreiche *Züchtung* des Denguevirus auf der Chorio-Allantois-Membran befruchteter Hühnereier ist nach SABIN (1948) zweifelhaft, weil der sichere Nachweis durch Rückübertragung auf den Menschen fehlt. Die von SABIN und SCHLESINGER (1944,1945) unternommenen Züchtungsversuche auf befruchteten Hühnereiern und in Gewebekulturen verliefen mit unmodifiziertem Virus negativ. Dagegen gelang es, das Virus im Hühnerei (5tägige Embryonen) 8—10 Tage bei 35° C zu halten, wenn es vorher durch Hirnpassagen an die Maus adaptiert wurde.

Experimentelle Infektion. Die intracutane Injektion von 0,1—0,2 cm³ menschlichen Serums, das 10 oder mehr Minimal-Infektions-Dosen für den Menschen (M.I.D.) enthält, führt nach 3—5 Tagen zu einer lokalen Reaktion, die als örtliche Virusvermehrung aufgefaßt wird (SABIN 1944). 24 Std nach Beginn des Fiebers enthält das Serum experimentell infizierter Personen 1 Mill. M.I.D. je Kubikzentimeter. 10 M.I.D. können eine ebenso schwere Infektion verursachen wie 1 Mill. M.I.D. und selbst durch 1 M.I.D. kann ein typischer Denguefieberanfall ausgelöst werden. Bei der experimentellen Übertragung von 100000 oder 1 Mill. M.I.D. auf die Nasenschleimhaut wurde nur milder Fieberverlauf erzeugt, dagegen bei 10000 M.I.D. weder eine Erkrankung noch eine nachfolgende Immunität (Bindehaut 200000 M.I.D. — typische Erkrankung; 10000 M.I.D. — keine Erkrankung oder Immunität).

Tierpathogenität. Es bestehen keine Anzeichen dafür, daß Haustiere oder wild lebende Tiere mit Denguefieber infiziert werden können oder Virusreservoire sind. Das Virus läßt sich auch experimentell auf die Mehrzahl der im Laboratorium verwendeten Tiere nicht übertragen. Nach Übertragung von virushaltigem Menschenblut ließen sich bei Hunden, Kaninchen, Kücken, Meerschweinchen weder Krankheitszeichen noch das Vorhandensein „inapparenter" Infektionen feststellen (SILER u. a. 1926, BLANC und CAMINOPETROS 1930, SIMMONS u. a. 1931, SABIN 1944). Nur bei Meerschweinchen konnten gelegentlich inapparente, durch Rückimpfung auf den Menschen nachgewiesene Infektionen festgestellt werden. Die gleiche Beobachtung wurde von verschiedenen Untersuchern bei Affen gemacht: *Cynomolgus fascicularis, Cercopithecus callitrichus* (BLANC 1929), *Macacus furcatus* und *M. philippensis* (SIMMONS u. a. 1931), *M. rhesus* (FINDLAY 1932, SABIN und THEILER 1944). Die Tatsache, daß Affen Denguefieber beherbergen können, führte zu der Vermutung, daß diese auch unter natürlichen Bedingungen als Virusreservoir dienen könnten. Die Weiterführung von Denguevirus auf Affen in direkten Passagen scheint nicht zu gelingen.

Von besonderer Bedeutung ist die Feststellung von SABIN und SCHLESINGER (1945), daß Denguevirus auf Mäuse übertragen werden kann, wenn man es, ebenso wie Gelbfiebervirus, intracerebral injiziert und in Hirnpassagen weiterführt. Die Anpassung gelingt besser bei Verwendung junger Mäuse und besonders geeigneter Mäusestämme, in späteren Passagen sind auch ältere Mäuse zu verwenden. Im Laufe der Passagen nehmen die klinischen Zeichen einer Erkrankung (motorische Schwäche, schlaffe Lähmungen, Encephalitis) an Häufigkeit und Stärke zu. Der Infektionstiter von 10^{-1} bis 10^{-2} erreicht nach 5—10 Passagen 10^{-4} bis 10^{-5}. Auch histologisch läßt sich die Infektion nachweisen. Im Gegensatz zum Gelbfieber gelingt es auch nach zahlreichen Passagen nicht, 14 Tage alte Mäuse *intraperitoneal* zu infizieren.

Eine Übertragung des modifizierten Stammes auf andere Tiere ist nicht möglich, außer bei intracerebraler Infektion von Rhesusaffen, die fieberhaft erkranken und bei denen spezifische Immunkörper auftreten. Zugleich mit der zunehmenden Anpassung an die Maus tritt —auch dies in Übereinstimmung mit Gelbfieber — eine Änderung der pathogenen Eigenschaften auf. Schon nach 7 Passagen kommt es nach Rückimpfung auf den Menschen zu keiner typischen Dengue-Erkrankung mehr, dagegen entwickelt sich eine kräftige Immunität. *Aëdes*-Mücken lassen sich zunächst noch durch das modifizierte Virus infizieren und können es übertragen. Nach weiteren Passagen hört auch die Übertragbarkeit auf.

Die Anpassung von Denguevirus an das Mäusegehirn ermöglicht sowohl eine spezifische Laboratoriumsdiagnose menschlicher Denguefieberfälle, als auch eine genauere Bestimmung der antigenen Struktur der einzelnen isolierten Stämme. Durch Kreuzimmunitäts- und Neutralisationsproben im Mäuseschutzversuch oder im Hauttest bei Freiwilligen (Virus + menschliches Immunserum) läßt sich die Existenz immunologisch verschiedener Typen nachweisen. Untersuchungen an 10 Stämmen aus verschiedenen Gegenden (Hawai, Neu-Guinea, Indien, Japan) zeigten immunologische Unterschiede, besaßen aber ein gemeinsames Antigen, das wahrscheinlich für die nachweisbare partielle Immunität bei Reinfektion mit heterologen Stämmen verantwortlich ist (Dauer der Immunität gegenüber dem gleichen Typ etwa 2 Jahre). Eine Kreuzimmunität gegenüber Gelbfieber, Rift Valley Fever, Pappatacifieber konnte mit Hilfe des Mäuseversuches mit Sicherheit ausgeschlossen werden. Dagegen kommt es zwischen Dengue- und Gelbfieber bei Mensch, Affe und bis zu gewissem Grade in Mücken zu dem Phänomen der Interferenz (SABIN und THEILER 1944).

Übertragung und Epidemiologie. Als Überträger des Denguefiebers dient vor allem *Aëdes aegypti* (vgl. S. 598 und 608). Die Überträgerrolle wurde zuerst von BANCROFT (1906) behauptet und ist wiederholt durch andere Untersucher im Menschenversuch bestätigt worden (CLELAND u. a. 1916, SIMMONS u. a. 1931). Die Infektion wird durch Blutaufnahme 6—18 Std vor und mindestens 2—3 Tage nach Fieberbeginn erworben (SILER u. a. 1926). Die Mücke wird in Abhängigkeit von der Temperatur nach einer „äußeren" Inkubation von 2—8 Tagen infektiös und bleibt es bei genügend hoher Temperatur für den Rest ihres Lebens (1 bis 3 Monate). BLANC und CAMINOPETROS (1930) wiesen die Infektiosität noch nach 174 Tagen nach. Experimentell gelingt die Übertragung selbst nach dem Stich von 1 oder 2 Mücken. Eine Übertragung auf die nachfolgende Generation über die abgelegten Eier findet nicht statt. Auch gelang es SABIN (1944) nicht, Larven zu infizieren, die einige Zeit in hochinfektiösem menschlichen Blutserum gehalten wurden.

Außer *Aëdes aegypti* können auch *A. albopictus* und *A. scutellaris* Denguefieber nachweislich übertragen. Bei einer ganzen Reihe anderer *Aëdes*-Arten (*A. vexans, A. solicitans, A. taeniorrhynchus, A. cantatus*), ebenso bei Anophelinen (*A. pseudopunctipennis, A. quadrimaculatus*) und anderen Culicinen (*C. fatigans, C. pipiens*) gelang die experimentelle Übertragung nicht. Nach Untersuchungen von SNIJDERS, DINGER und SCHÜFFNER (1930) ist der Überträger von Dengue auf Sumatra *A. albopictus*. Infizierte Mücken, die nach Amsterdam transportiert wurden, konnten hier die Infektion auf Freiwillige übertragen. Auf Formosa wurde *Armigeres obturbans*, eine andere Culicine, verdächtigt. In Neu-Guinea und auf den neuen Hebriden gilt die in Waldgebieten heimische *A. scutellaris* als wichtigster Überträger. Exemplare dieser Art infizierten Versuchspersonen in Sydney (MACKERRAS 1946).

Es spricht manches dafür, daß das eigentliche *Reservoir* des Denguefiebers sich in äquatornahen Gegenden befindet, in denen sich die Infektion unter günstigsten Bedingungen das ganze Jahr über hält. Der Cyclus Mensch-Mücke-Mensch wird dabei vor allem bei Neugeborenen und Kleinkindern unterhalten. Neben der Hausmücke *Aëdes aegypti* beteiligen sich aber auch Freiland- und Waldmücken wie *A. albopictus* und *scutellaris* an der Verbreitung, und es erscheint nicht ausgeschlossen, daß es auch ein „Dschungel-Denguefieber" gibt, das in ähnlicher Weise wie das Gelbfieber im Cyclus Affe-Mücke-Mensch übertragen werden kann. — Über die Lebensweise von *A. aegypti* siehe S. 598.

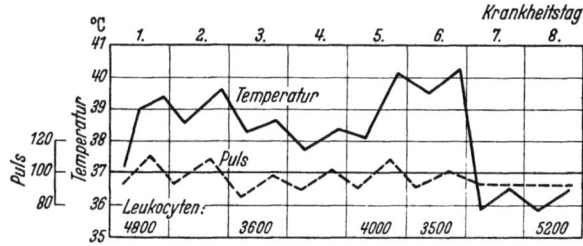

Abb. 1. Dengue, Fieberkurve. Mittelschwerer Fall. (Nach HEGLER.)

Bei den großen Epidemien, die überwiegend in subtropischen Gebieten auftreten und sich rapide ausbreiten, spielt sicherlich die *Mückendichte* und die *Empfänglichkeit* der Bevölkerung eine ausschlaggebende Rolle. Die Epidemien treten nur in den heißen Sommermonaten auf, also bei günstigsten Voraussetzungen für die Entwicklung der Überträger und des Virus. Es scheint aber, daß für die Unterhaltung einer Dengue-Epidemie keineswegs so zahlreiche Stechmücken erforderlich sind wie für Gelbfieber (HANSON 1936). Die Wiederholung größerer Epidemien in den gleichen Gebieten steht in engem Zusammenhang mit den Immunitätsverhältnissen, da der Schutz nach Überstehen einer Infektion sich — anders als bei Gelbfieber — auf einen kürzeren Zeitraum erstreckt.

Krankheitsbild. Die *Inkubation* schwankt nach klinischen Beobachtungen und Infektionsversuchen in Abhängigkeit von der Virusmenge und beträgt im Durchschnitt 5—8 Tage (maximal 2,5—15).

Während der Inkubation bestehen keine Krankheitserscheinungen; zuweilen treten vor dem Temperaturanstieg Kopfschmerzen, Appetitlosigkeit, Frösteln, Unbehagen auf. Auch ein flüchtiges Exanthem kann 6—12 Std vor dem Fieberbeginn beobachtet werden.

Bei aller Mannigfaltigkeit des Verlaufes überwiegt bei größeren Epidemien die Zahl der typischen Fälle. Unter Kopf-, Muskel- und Knochenschmerzen, vor allem rheumaähnlichen Schmerzen in den Gelenken, steigt die *Temperatur* meist plötzlich (vgl. Abb. 1). Sie erreicht zuweilen mit Schüttelfrost 39—40° C und bleibt 2—3 Tage auf dieser Höhe. Danach fällt das Fieber für 2—2$^1/_2$ Tage ab, jedoch nicht bis zur Norm; am 5. Tage erfolgt ein neuer Anstieg, meist bis 40° C, und am 6. bis 7. Tage kommt es zu kritischer Entfieberung (diphasischer Verlauf mit „Sattelkurve"). Durch Salicylpräparate kann die Fieberkurve stark beeinflußt und verändert werden.

An *allgemeinen Symptomen* stehen die Kopf- und Gliederschmerzen, Steifheit in den Gelenken und im Kreuz stark im Vordergrund. Trotz der heftigen, sich bei Bewegung steigernden Schmerzen ist ein objektiver Befund an den Gelenken nicht zu erheben. Es bestehen Augenschmerzen und Lichtscheu. Das Gesicht ist gerötet, die Haut trocken. Die Zunge ist weich, breit, stark „filzig" belegt. Epigastrische Schmerzen und Koliken, Übelkeit, Erbrechen, Verstopfung treten auf, Schwäche und Schwindelgefühl beim Verlassen des Bettes. Zuweilen wird über Husten, Halsschmerzen, Hyperästhesie der Haut, Dysurie geklagt oder über Schmerzen in Leiste und Hoden. Manchmal kommt es zu stärkerem Nasenbluten, gelegentlich zu profusen Schweißausbrüchen.

Der *Puls* ist anfangs der Temperatur entsprechend beschleunigt; nach 1 bis 2 Tagen stellt sich eine Pulsverlangsamung ein, die als absolute Bradykardie auch bis in die Rekonvaleszenz hinein bestehen bleibt. Der Blutdruck ist stets herabgesetzt.

Auffällig scheint bei manchen Epidemien eine Häufung von *Lymphknotenschwellungen*, die aber nicht immer zum Bild des Denguefiebers gehören (FINDLAY und BROOKFIELD 1943 in Nigeria). Die Milz ist nicht geschwollen.

Im *Blut* kommt es schon in den ersten 24 Std zu einer Leukopenie, insbesondere zu einer Abnahme der Lymphocyten bei gleichzeitiger Zunahme der Jugendlichen in den Neutrophilen. Auch diese erfahren eine Verminderung, so daß die Leukocytenwerte 1500 und weniger erreichen. Zugleich mit der Abnahme der Neutrophilen kommt es zu einem zunehmenden Anstieg der Lymphocyten, die noch in der Rekonvaleszenz bestehenbleibt. Innerhalb 1—2 Wochen kehrt das Blutbild zur Norm zurück.

Das für Dengue charakteristische maculopapulöse *Exanthem* erscheint am 3. bis 5. Tag, ist flüchtig und hält selten länger als 2—3 Tage an. Meist tritt es zuerst an Brust, Rumpf, Abdomen, Extremitäten auf mit Juckreiz an Händen und Fußsohlen. Das Aussehen wird als „*masern- oder scharlachähnlich*" beschrieben, Ausdehnung und Stärke variiert erheblich, manchmal ist es urticariell. Das Gesicht ist nicht immer beteiligt. Eine kleieförmige Schuppung ist nicht immer vorhanden. Im allgemeinen besteht keine Blutungsneigung. Bei manchen Stämmen scheint es aber häufig erst am letzten Fiebertag zu kleinen Petechien an Fuß- und Handrücken, Achseln, Mundschleimhaut und anderen Körperstellen zu kommen (Hawai-Stamm, SABIN 1944; Südpazifik, STEWART 1944). Auch in Beirut wurde während einer 1945 aufgetretenen Epidemie erhöhte Blutungsneigung beobachtet (HITTI und KHAIRALLAH 1946). WEYRAUCH und GASS (1946) sahen bei Komplikationen von seiten des urogenitalen Apparates in 5 Fällen Orchitis. Nach LAIGRET u. a. (1945; zitiert nach DINGER 1949) trat in Tunis unter mehreren hundert Denguefällen 8mal eine Hämatemesis auf.

Der *Urin* ist in vielen Fällen normal oder es tritt in den letzten Tagen eine Albuminurie auf, meist nicht über 1‰. Im Sediment finden sich Cylinder, selten kommt es zu Hämaturie, noch seltener zu Glomerulonephritis.

In manchen Fällen bestehen neben Kopfschmerzen stärkere Erscheinungen von seiten des Nervensystems: Angstgefühl, Erregung oder Somnolenz. Der Liquor ist im allgemeinen normal, gelegentlich kommt es zu Druckerhöhungen, Vermehrung von Eiweiß und Zucker bei normalem Zellgehalt. Über neurologische Komplikationen nach Dengue bei amerikanischen Soldaten wurde von KAPLAN und LINDGREN (1945) aus dem Südpazifik berichtet. Unter 1488 Fällen trat in der Rekonvaleszenz 13mal eine Neuritis auf.

Die *Rekonvaleszenz* nimmt nach schwererem Fieberverlauf meist recht lange Zeit in Anspruch und kann sich über einige Wochen hinziehen. Es besteht eine erhebliche Asthenie, depressive Stimmung, Anorexie, Schlafstörung, zuweilen treten Sehstörungen und Akkomodationsschwäche auf. Auch rheumatoide Schmerzen können noch längere Zeit anhalten oder lichenoide und urticarielle Schübe folgen.

Der Verlauf unterliegt erheblichen Schwankungen sowohl bei einzelnen Individuen als im gesamten *Epidemiecharakter*. Häufig kommt es nur zu einem 1—3tägigen Fieber ohne Exanthem. Bei experimentellen Infektionen an Versuchspersonen zeigte es sich, daß die Reinfektion mit einem anderen Virustyp 2—3 Monate nach Überstehen der Erstinfektion nur zu einer leichten Fieberattacke führte, bei der die Patienten aber Mücken infizierten. Das Auftreten dieser leichten atypischen Formen, deren Zugehörigkeit zum Denguefieber nur durch Virusnachweis zu klären ist, beruht offenbar auf einer partiellen oder Gruppenimmunität und der Reinfektion mit heterologen Virustypen im Verlauf einer Epidemie (SABIN 1944).

Der komplikationslose Verlauf führt nur in den seltensten Fällen zu tödlichem Ausgang (in Australien und Griechenland schätzungsweise 3 auf 10000). Es können aber auch schwerere *Komplikationen* auftreten und den Verlauf wesentlich beeinflussen: Magen-Darmblutungen, septische Infektionen, Meningitis und submeningeale Blutungen, Pneumonie, Thrombophlebitis, Herzinsuffizienz, Polyneuritiden, Parotitis, Orchitis.

Diagnose und Differentialdiagnose. Bei sporadischen, atypischen Fällen und in Zeiten, wo keine Epidemie herrscht, kann die Diagnose außerordentlich schwierig sein. Bei typischem Verlauf und in Epidemiezeiten ist die Krankheit leicht zu erkennen oder auch in weniger charakteristischen Fällen zu vermuten.

Einfache diagnostische Laboratoriumsmethoden stehen nicht zur Verfügung. Die *Isolierung* eines Stammes aus Blut oder Serum durch Adaptation an die Maus ist keineswegs leicht und erfordert Zeit. Ebenso schwierig ist die *Identifizierung* eines auf Mäuse gebrachten Stammes als Denguevirus, die nur mit Hilfe von Tierversuchen, Kreuzimmunität und Neutralisationsprobe mit spezifischen Antikörpern und schließlich durch Übertragungsversuche am Menschen einwandfrei gesichert werden kann. Auch der *serologische* Nachweis von spezifischen Immunkörpern im Patientenblut bzw. ihr Fehlen im Beginn der Erkrankung und ihre Zunahme im weiteren Verlauf oder in der Rekonvaleszenz wird bei Vorhandensein von in ihren antigenen Eigenschaften verschiedenen Stämmen recht kompliziert sein. Außer der *Neutralisationsprobe* im Mäuseschutzversuch wird neuerdings auch der Versuch gemacht, mit Hilfe von Antigenen aus infiziertem Mäusegehirn *Komplementbindungsreaktionen* auszuführen (SABIN 1948).

Die *klinische* Differentialdiagnose hat zumal im Beginn *Grippe, Pappatacifieber, Malaria,* eventuell *Fleckfieber* zu berücksichtigen. Ist das Exanthem stark ausgesprochen, so läßt es an Masern, Röteln, eventuell auch Scharlach denken. Auch gegenüber *Gelbfieber* kann im Beginn eine Unterscheidung in Betracht kommen, ebenso gegenüber *Typhus, Paratyphus, Maltafieber*. Die heftigen Muskel- und Gelenkschmerzen können an *Gelenkrheumatismus* erinnern, doch fehlen bei Dengue Anzeichen einer entzündlichen Schwellung und die Schmerzen werden hauptsächlich in Muskeln bzw. Sehnenansätzen sowie in den Knochen lokalisiert. Im allgemeinen werden die typischen Merkmale — Fieberkurve und Art des Verlaufs, Hauteruption und Gelenkschmerz ebenso wie die Neigung zu gehäuftem Auftreten und epidemischer Ausbreitung — die Diagnose erleichtern.

Pathologie. Die Gelegenheit, anatomische Befunde zu erheben, ist bei dem meist gutartigen Verlauf der Erkrankung sehr selten. Bei unkompliziertem Dengue werden hauptsächlich regressive Veränderungen an *Nieren, Leber* und *Herz* gefunden, ferner im Zusammenhang mit degenerativen Schäden des *Capillar-*

endothels hämorrhagische Diathese und mehr oder weniger ausgedehnte Blutungen im Endokard, Perikard, Pleura, Peritoneum, an den Schleimhäuten des Magen-Darmkanals, in Muskeln, Haut und Zentralnervensystem (PHOTAKIS 1929, CATSARAS 1931, MELISSINOS 1937).

Histologische Veränderungen der *Haut* nach intracutaner Injektion von Denguevirus und beim Auftreten des Exanthems oder von petechialen Blutungen wurden von SABIN (1945) studiert. Dabei fanden sich weder Epithelveränderungen noch Einschlußkörper in den Epithelzellen. Dagegen bestand eine deutliche Gefäßreaktion mit Endothelschwellung, perivasculärem Ödem und Infiltration mit mononucleären Zellen. In der Umgebung der Petechien fanden sich keine wesentlichen entzündlichen Erscheinungen.

Behandlung. Ein *spezifisches* Mittel gegen Dengue gibt es nicht. Auch bei leichtem Verlauf kommt es auf *Bettruhe* und *Pflege* an. Wegen der Neigung zu pyogenen Infektionen ist sorgfältige Haut- und Mundpflege zu beachten. Die Diät soll überwiegend flüssig und kochsalzarm sein und aus Fruchtsäften, Schleimsuppen, Tee bestehen. Zu Beginn sind bei Verstopfung leichte *Abführmittel,* z. B. Karlsbader Salz, zu empfehlen oder reinigende Klistiere. Bei starken Glieder- und Muskelschmerzen oder Blutungsneigung sind sie besser zu vermeiden. Zur Erleichterung während des Fiebers und zur Linderung der Schmerzen Phenacetin, Pyramidon, Antipyrin oder stärker wirkende schmerzstillende Mittel. Bei unruhigen Kranken wirken Packungen oder lauwarme Vollbäder günstig. Schlaflosigkeit oder Brechneigung werden in üblicher Weise bekämpft. Bei Auftreten von Kreislaufschwäche wird Ephetonin, Sympatol oder Hexeton gegeben. Während der Rekonvaleszenz allmählich zunehmende Kost, bei Appetitlosigkeit eventuell Stomachica, roborierende Behandlung.

Bekämpfung und Prophylaxe. Die gegen die übertragenden Mücken und die Mückenbrut gerichteten Maßnahmen (vgl. S. 512, Bekämpfung von Gelbfieber) sind dort schwierig anzuwenden, wo sich die Überträger außerhalb der Städte ungehemmt vermehren können. *Aëdes aegypti* ist jedoch eine typische „Hausmücke". In Epidemiezeiten kann man von DDT-Spritzungen in den Häusern, unter Umständen auch von Flugzeugbestäubungen Gebrauch machen. Die gegen die Überträger gerichteten Maßnahmen sind auch auf Schiffen und in Flugzeugen zu beachten zum Schutz von Passagieren und Besatzung und zur Vermeidung einer Verschleppung der Krankheit.

Versuche einer *passiven* Immunisierung mit menschlichem Rekonvaleszentenserum oder mit dem Serum dengue-immuner Tiere hatten negativen Erfolg. Ebensowenig gelang es, aus Leber oder Milz infizierter Affen einen brauchbaren Impfstoff zu gewinnen. Der von SABIN und SCHLESINGER (1947) verwendete *Impfstoff aus mäuseadaptierten Stämmen* hat sich dagegen nach den bisherigen Versuchen als wirksam, ungefährlich und haltbar erwiesen und könnte in Epidemiezeiten bei Reisenden oder Einwanderern aus nicht verseuchten Gebieten und bei Truppen von Nutzen sein.

Pappatacifieber.

Mit 1 Abbildung.

Pappatacifieber (Phlebotomus-Fieber, Sandfly Fever, 3-Tage-Fieber, Hundskrankheit, Sommerfieber) ist eine durch *Phlebotomus papatasii* übertragene Viruskrankheit von mehrtägiger Dauer mit Fieber, Kopfschmerz, Augendruck, Conjunctivitis und starker Störung des Allgemeinbefindens. Es verläuft stets gutartig und ist zuweilen von einer langdauernden Rekonvaleszenz begleitet.

Geschichtliches. Die in Italien und auf dem Balkan gebräuchliche, von DOERR, FRANZ und TAUSSIG (1909) eingeführte Bezeichnung „Pappatacifieber" ist nicht überall üblich. In der neueren anglo-amerikanischen Literatur scheint sich — neben „Sandfly Fever" — der 1911 von NEWSTEAD empfohlene Name „Phlebotomus-Fieber" einzubürgern. Die erste Beschreibung der „Hundskrankheit" stammt von PICK (1886). Erwähnt werden Berichte von Sir WILLIAM BURNETT über „Mittelmeerfieber" während des Napoleonischen Feldzuges 1799, eine Beschreibung von PYM eines 1864 in Gibraltar aufgetretenen Fiebers sowie Berichte anderer britischer Militärärzte einer „Sommer-Febricula" auf Malta (zit. nach SABIN 1949). Erst die klinischen Studien von TAUSSIG (1905) und die klassischen Versuche von ihm mit DOERR und FRANZ (1908) ergaben ein scharf umschriebenes, ätiologisch einheitliches Krankheitsbild mit klargestellter Epidemiologie. Die von dieser österreichischen Militärkommission vor allem in Dalmatien und in der Herzegowina durchgeführten Untersuchungen erwiesen die Virusätiologie und die Übertragungsweise durch *Phl. papatasii*, die bald darauf von BIRT (1910) und von anderen Autoren bestätigt wurden. WHITTINGHAM (1922, 1924) und COURY (1922) glaubten, Leptospiren gefunden zu haben. Untersuchungen von KLIGLER und ASHNER (1928) und von POOLE und SACHS (1934) haben aber einwandfrei ergeben, daß weder im Patientenblut noch in infizierten Überträgern Leptospiren nachweisbar waren, und daß es sich bei diesem Befund vermutlich um Erreger der WEILschen Krankheit gehandelt hat. Die von verschiedenen britischen Militärärzten unternommenen Studien (WHITTINGHAM und ROOK 1923; YOUNG, RICHMOND und BRENDISH 1926; SHORTT, POOLE und STEPHENS 1935) und die im 1. Weltkrieg an verschiedenen Fronten gesammelten Erfahrungen haben sich im 2. Weltkrieg ergänzen und erweitern lassen (HALLMANN 1941; VOIT 1943; SABIN 1943—1945; SABIN, PHILIP und PAUL 1944; HÜHNE 1944; HERTIG und FISHER 1945; MEYTHALER und SCHMID 1950).

Geographische Verbreitung. Die Ausbreitung des Pappatacifiebers beschränkt sich nur auf Gegenden, in denen *Phl. papatasii* zu Hause ist, insbesondere auf Gebiete zwischen 20—45° nördlicher Breite in Europa, Asien und Afrika. Bevorzugt sind *trockene und warme Gegenden mit günstigen Brutbedingungen*: die adriatische Küste von Jugoslawien, Griechenland, Kreta, Cypern, Malta, Italien von der Po-Ebene bis Sizilien, Korsika, Nordafrika, Südfrankreich, Palästina, Syrien, Ägypten, Iran, Irak, die Küste der Schwarzen Meeres und die Krim, Zentral-Asien, Nordwest- und Zentral-Indien. Dagegen fehlt das Pappatacifieber trotz Vorhandenseins verschiedener Phlebotomus-Arten auf dem amerikanischen Kontinent. In Afrika wurde es in Kenya und in Dar-es-Salam beobachtet, im Fernen Osten in Peking, Tientsin, Hongkong.

Krankheitsbild. Nach einer Inkubation von 3—6 Tagen setzt, meist ohne besondere Prodromalerscheinungen, unter leichtem Frösteln, seltener mit ausgeprägtem Schüttelfrost, ein plötzlicher Temperaturanstieg auf 39—40° C ein. (Nach intravenöser Infektion von freiwilligen Versuchspersonen betrug die Inkubation 42—44 Std.) Die Symptome des vollen Krankheitsbildes entwickeln sich meist innerhalb weniger Stunden. Es tritt ein ausgesprochenes Krankheitsgefühl mit starken subjektiven Störungen des Allgemeinbefindens auf: Stirnkopfschmerzen, Brennen und Druckschmerz in den Augen, Lichtscheu und Augenhöhlendruck, Steifheit in Nacken und Rücken, dumpfe oder ziehende Schmerzen in den Extremitäten. Objektiv findet sich ein stark gerötetes Gesicht, starke Injektion der Conjunctiva, zuweilen in Streifenform im Bereich der Lidspalte, typische Druckempfindlichkeit der Bulbi. Neben Frostgefühl, Schwindel, Appetitlosigkeit, Verstopfung und Übelkeit bestehen zuweilen — als Ausdruck einer Kongestion der Schleimhäute — Halsschmerzen mit starker Rötung des Rachens, Durchfall, auch mit Beimengung von Blut und Schleim, Nasenbluten oder Erscheinungen einer hämorrhagischen Diathese (Uterus, Niere, Neuroretinitis, Papillenödem).

Der *Fieberverlauf* (vgl. Abb. 1) ist wechselnd. Die plötzlich ansteigende Temperatur geht am 2. und 3. Tage etwas zurück, und meist kommt es bereits am 4. Tage zu einer Entfieberung. Das remittierende Absinken kann sich zuweilen etwas verzögern oder „Sattelungen" zeigen. Manchmal kommt es innerhalb der ersten 2 Wochen zu leichteren und kürzeren Fieberrückfällen. Der *Puls* ist charakteristischerweise verlangsamt und geht besonders am 2. und 3. Tage trotz des noch bestehenden Fiebers auf 50 und 40 Schläge in der Minute zurück, oder die Bradykardie tritt erst nach der Entfieberung und in der Rekonvaleszenz in Erscheinung. Die *Haut* ist trocken, heiß und zeigt neben fieberhafter Rötung oft die leicht gereizten Stichstellen der Phlebotomen. Erytheme und roseola-ähnliche Exantheme kommen nur ausnahmsweise vor, ebenso Urticaria, Petechien und Erythema multiforme. Niemals tritt ein so typisches Exanthem auf wie bei Denguefieber. Eine Milzschwellung fehlt, und die Prüfung der Leberfunktion ergibt normale Verhältnisse. Ebensowenig ergeben sich pathologische Befunde bei der Urinuntersuchung.

In Übereinstimmung mit Dengue, Hepatitis epidemica und anderen Virusinfektionen tritt eine ausgesprochene *Leukopenie* von 3500 und weniger auf. Am ersten Tage ist die Gesamtzahl der Leukocyten — bei relativer und absoluter Lymphocytose — normal. Es folgt eine relative und zuweilen absolute Zunahme der Neutrophilen mit Linksverschiebung und einer weiter zunehmenden Lymphocytose, die 40—45% erreicht, während die Neutrophilen besonders am Ende der Fieberperiode zu-

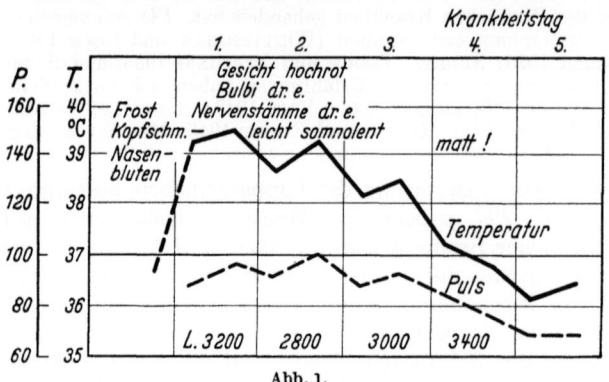

Abb. 1.

rückgehen (SABIN 1949). Die Eosinophilen sind während des Fiebers vermindert oder sie fehlen. Die degenerative Linksverschiebung und die Monocytose sind diagnostisch unter Umständen wesentlicher als die absolute Leukocytenmenge. In manchen Fällen treten nervöse Symptome in den Vordergrund und können eine lymphocytäre Meningitis vortäuschen (PEARSON 1941; FLEMING, BIGNAL und BLADES 1947). Auch die für die Erkrankung typische Pulsverlangsamung wurde als Folge eines erhöhten Hirndruckes aufgefaßt (LE GAC 1937) und die Schmerzen als Einwirkung des Virus auf die Hinterstränge des Rückenmarkes gedeutet (TRABAUD 1930, 1931). LE GAC und ALBRAND (1937) untersuchten Liquor in 14 Fällen und fanden eine Erhöhung von Zell- und Eiweißgehalt (10—20 Zellen je Kubikzentimeter), während Farbe und Zuckergehalt normal und keine Bakterien nachzuweisen waren. Nach SABIN ist es fraglich, ob die auch von FLEMING (1947) gefundene Pleocytose durch das Virus des Pappatacifiebers verursacht wird. Dagegen vermutet GONTAEVA (1943) das Vorhandensein einer erhöhten Blut-Gewebspermeabilität, die sich besonders im Zentralnervensystem auswirkt.

Die *Rekonvaleszenz* ist von sehr verschiedener Dauer. Sie verläuft schnell und glatt oder die Kranken fühlen sich noch lange „hundeelend" und brauchen Tage oder Wochen bis zur völligen Wiederherstellung. Neben allgemeiner Schwäche, Müdigkeit, Schlafsucht kann es zu ausgesprochenen depressiven Phasen kommen. Schwere der Krankheit und Dauer der Rekonvaleszenz pflegen nicht nur nach Konstitution und Alter, sondern auch je nach Charakter der Epidemie zu wechseln. Epidemien von besonders mildem Verlauf scheinen in Nordwest-Indien aufzutreten (ANDERSON 1941).

Die **Prognose** der Erkrankung ist durchweg günstig und die Letalität praktisch gleich Null. Da bei unkompliziertem Verlauf keine Todesfälle auftreten, sind pathologisch-anatomische Veränderungen unbekannt.

Differentialdiagnostisch kommt vor allem das Denguefieber in Betracht. Bei diesem ist die Bradykardie nicht so ausgesprochen wie beim Pappatacifieber. Der Fieberverlauf ist länger und das Exanthem charakteristisch. Auch tritt Dengue meist später in der Jahreszeit auf.

Bei Grippe überwiegen katarrhalische Infektionen der oberen Luftwege. Malaria, an die stets zu denken ist, ebenso Rückfallfieber, läßt sich durch Blutuntersuchung und Parasitennachweis unterscheiden. Auch Fleckfieber oder andere Rickettsiosen und das präikterische Stadium einer Hepatitis infectiosa können im Beginn ähnliche Erscheinungen machen.

Wenn das Überstehen der Infektion auch zu Immunitätserscheinungen und zu dem Auftreten neutralisierender Antikörper führt, so gibt es doch keine spezifischen *diagnostischen Reaktionen*, die praktisch zu verwerten sind. Wahrscheinlich ist die Antikörpermenge gering und ein positiver Ausschlag nur bei Verwendung größerer Serum- und kleiner Virusquantitäten zu erwarten. Versuche einer Komplementbindungsreaktion mit Antigenen aus Serum (24 Std nach Fieberbeginn), Extrakt von infizierten Phlebotomen, Allantoisflüssigkeit oder Dottersackmembran nach Einbringen von Virus verliefen negativ. Ebensowenig waren Hautteste mit frischem oder inaktiviertem Serum zu verwenden. Hämagglutination mit Hühner-, Schaf- und menschlichen O-Erythrocyten ergab negatives Resultat.

Ätiologie. DOERR und seine Mitarbeiter konnten bereits nachweisen, daß das Blut von Pappatacifieberkranken im Frühstadium infektiös ist und ein filtrierbares Virus enthält. SABIN, PHILIP und PAUL (1949) stellten fest, daß das Virus je 24 Std vor und nach dem Fieberbeginn vorhanden dagegen nach 40 Std nicht mehr nachzuweisen ist. Nach SHORTT soll es sich wesentlich länger halten und bis zu 7, sogar bis zu 40 Tagen persistieren. Die von DOERR (1908) erwiesene und von anderen Autoren (BIRT 1910; TEDESCHI und NAPOLITANI 1911; GRAHAM 1915; KLIGLER und ASHNER 1928) bestätigte Filtrabilität ist auch mit Hilfe von Gradokollmembranen untersucht worden. Dabei ergab sich nach Untersuchungen von SABIN, PHILIP und PAUL (1944), daß die Virusteilchen nicht größer als 40—60 mμ sind, also dem Gelbfiebervirus in der Größenordnung nahestehen. Die von SHORTT, PANDIT und RAO (1938) bei einem auf der Chorio-Allantois gezüchteten Virus ermittelte Größe von 160 mμ entspricht nach SABIN nicht den Tatsachen und beruht auf einem Irrtum.

Das Virus ist gegenüber Hitzeeinwirkung wenig *resistent* und wird bei 55° C in 10 min abgetötet. Dagegen läßt es sich in 2%igem Natrium citricum und in 50%igem Glycerin bei niedriger Temperatur kurze Zeit konservieren (SHORTT u. a. 1936) und hält sich lange Zeit in getrocknetem und gefrorenem Zustand (DEMINA 1941, SABIN u. a. 1944). Auf Kohlensäureschnee blieb menschliches Serum bis zu 4 Jahren infektiös. Die Inaktivierung in ultraviolettem Licht hält SABIN für fraglich.

Die Frage der *Kultur* des Pappatacifiebervirus scheint noch nicht geklärt zu sein. SHORTT, RAO und SWAMINATH (1936) berichten über die Erzeugung von Läsionen auf der Chorio-Allantois infizierter, 14—15 Tage alter Hühnerembryonen. In den „positiven" Kulturen fanden sich Verdickungen der Membran mit opakem Zentrum und histologischen Veränderungen (DEMINA und LEVITANSKAYA 1940). Eine Züchtung gelang auch in Gewebekulturen (Hühnerembryonalgewebe + Tyrode + menschliches Serum). Diese Ergebnisse sind wegen der negativen Rückübertragung bzw. Menschenpassagen und dem Fehlen eines

Nachweises von spezifischen Immunitätsreaktionen angezweifelt worden. SABIN und Mitarbeiter (1944) halten die beschriebenen Veränderungen auf der Chorio-Allantois für unspezifisch und fanden bei ihren Untersuchungen, daß ein Virus von bekannter Stärke in Ei- und Mäusepassagen verlorengeht und weder Erkrankung noch Immunität erzeugt.

Eine *experimentelle Übertragung* des Virus auf Menschen gelingt mit Blut, Serum und infizierten Phlebotomen, selbst mit sehr geringen Mengen (0,1 cm^3 Filtrat von Menschenblut). Nach neueren Versuchen an Freiwilligen (ANDERSON 1941; GONTAEVA 1943; SABIN u. a. 1944; FLEMING u. a. 1947) und bei künstlichen Infektionen zur Behandlung der Schizophrenie (LIVSCHITZ 1937; KHODUKIN u. a. 1943) läßt sich das Virus am besten intracutan oder intravenös, weniger sicher intramuskulär verimpfen und in Passagen fortführen. Im Gegensatz zu Dengue bleibt die Injektionsstelle reaktionslos. Die Virusmenge im Blut ist zeitlichen und individuellen Schwankungen unterworfen und erreicht ein Maximum von 1000 Infektionsdosen je Kubikzentimeter. Es ergab sich, daß etwa 5% der Erwachsenen in epidemiefreien Gebieten refraktär sind oder inapparent infiziert werden. Die Experimente an Freiwilligen zeigten, daß nach Überstehen einer einmaligen Attacke eine kräftige Immunität gegenüber dem gleichen Stamm zurückbleibt und noch nach 2 Jahren nachzuweisen ist (SABIN 1945). 1943/44 wurden bei den im Mittelmeer eingesetzten amerikanischen Truppen 3 verschiedene Stämme isoliert. Von diesen erwiesen sich 1 Stamm aus dem Orient und 1 Stamm von Sizilien bei Kreuz-Immunitätsversuchen nach 1 Monat, 4 Monaten, 2 Jahren nach der Ersterkrankung als identisch. Ein 3. Stamm aus Neapel besaß alle charakteristischen Eigenschaften des Pappatacifiebervirus, war aber immunologisch ganz verschieden. Freiwillige, die gegen den Neapel-Stamm immun waren, erkrankten typisch mit Sizilien-Virus und umgekehrt (SABIN 1945). Während die Beobachtung wiederholter Attacken während einer oder in aufeinanderfolgenden Epidemien zu der Annahme geführt hatte, daß das Pappatacifieber nur eine relativ schwache Immunität zurückläßt, scheinen diese Beobachtungen dafür zu sprechen, daß Zweitinfektionen mit anderen Virusstämmen möglich sind.

Der Mensch scheint nach den bisherigen Kenntnissen der einzige Wirt des Pappatacifiebervirus zu sein. Sämtliche Übertragungsversuche auf Affen und Mäuse, auch junge Tiere, ebenso auf andere Laboratoriumstiere, darunter Kaninchen, Meerschweinchen, Hamster, Baumwollratten, Feldmäuse usw., verliefen bei Anwendung der verschiedensten Infektionswege negativ. Während ältere Versuche zu der Annahme führten, daß Affen in geringem Maße empfänglich seien und mit flüchtigen Fieberreaktionen reagierten, ergaben spätere Untersuchungen an verschiedenen Affenarten, insbesondere auch bei Rhesusaffen, negative Resultate. Russische Autoren glauben Kaninchen durch suboccipitale Injektion von Virus infiziert zu haben (KHODUKIN und STERNGOLD 1943).

Übertragung. Als wichtigster Überträger dient unter natürlichen Verhältnissen *Phlebotomus papatasii*. Obwohl in den Hauptverbreitungsgebieten des Pappatacifiebers auch andere Phlebotomus-Arten gefunden werden (z. B. *Ph. perniciosus, sergenti* oder *caucasicus*), ist bisher kein experimenteller Beweis für ihre Überträgerrolle erbracht. Ebensowenig kommt eine Übertragung durch andere blutsaugende Insekten — Stechmücken, Fliegen, Flöhe — in Frage. Da die Krankheit jedoch auch in Gebieten auftritt, wo *Ph. papatasii* fehlt (China, Südafrika), ist damit zu rechnen, daß auch andere Arten das Virus übertragen können. Näheres hierüber ist noch nicht bekannt. Im Verbreitungsgebiet von *Ph. papatasii* handelt es sich offenbar lediglich um Infektionsketten von Mensch-*Ph. papatasii*-Mensch.

Ph. papatasii Scopoli ist eine etwa 2—2,5 mm lange Mücke von gelblich-grauer Farbe. Die Phlebotomen bilden systematisch eine Unterfamilie der *Psychodidae* (Schmetterlingsmücken) und sind unter anderem durch die starke Behaarung des ganzen Körpers einschließlich der Flügel und den Besitz eines kurzen Stechrüssels gegenüber anderen Mücken von ähnlichem Aussehen charakterisiert. Die Flügel sind an der Basis winklig abgeknickt und werden nicht dachförmig übereinandergelegt, sondern leicht erhoben getragen („Engelflügel"). Die Erkennung der lebenden Phlebotomen wird dadurch erleichtert, daß die an der Wand oder Decke sitzenden Tiere bei Beunruhigung kurze sprungartige Flüge in seitlicher Richtung ausführen. Infolge ihrer geringen Größe können zum mindesten nüchterne Tiere die Maschen der gewöhnlichen Moskitonetze ohne weiteres passieren. Die genaue Artdiagnose kann nur nach Untersuchung der Tiere im mikroskopischen Präparat gestellt werden.

Nur die Weibchen saugen Blut, vorwiegend nachts und besonders gern in geschlossenen Räumen, selten im Freien. *Ph. papatasii* ist ein ausgesprochener Hausbewohner. Als Blutspender können außer dem Menschen verschiedene Haus- und Wildtiere dienen. Doch ist für *Ph. papatasii* der Mensch ein bevorzugter Wirt. Tagsüber sitzen die Pappatacimücken ruhig in ähnlichen Verstecken wie die Stechmücken, in Höhlen, Spalten, Stallwinkeln, dunklen Zimmerecken, in Ritzen an der Wand und im Boden, wo sie vor Licht und Zug geschützt sind. Die Entwicklung ist indirekt und führt über 4 Larvenstadien und 1 Puppenstadium. Die Larven sehen wie kleine Raupen aus, haben jedoch keine Beine. Ausgewachsen messen sie etwa 5 mm. Die Puppe wird mit der letzten Larvenhaut auf einer Unterlage befestigt

Die Brutplätze liegen nicht im Wasser wie bei den Stechmücken, sondern in feuchtem Boden, Schutt, Mauerspalten, Fußbodenritzen, Abfallhaufen, Tierdung usw. Dunkelheit, Feuchtigkeit und zerfallende organische Substanz pflanzlicher Herkunft schaffen besonders günstige Brutbedingungen. Die Entwicklungsdauer schwankt je nach der Temperatur. Sie beträgt bei 23—25° rund 55 Tage, wovon 12—15 Tage auf das Ei-, 30—35 Tage auf das Larven- und 13—15 Tage auf das Puppenstadium entfallen. Bei Temperaturen unter 20° stockt gewöhnlich die Entwicklung. Gegen Trockenheit sind Larven und Puppen sehr empfindlich. Die aus den Puppen schlüpfenden Weibchen leben ungefähr 2—3 Wochen. Sie saugen in dieser Zeit wiederholt Blut und können auch mehrfach ablegen. Im Mittelmeerraum kann man mit 2 Mückengenerationen im Jahr rechnen. Die beiden Häufigkeitsgipfel liegen im Juni und Ende August. Die Überwinterung erfolgt im 4. Larvenstadium. Die Larven verpuppen sich erst im folgenden Frühjahr. Der Flugradius der Mücken ist gering. Gewöhnlich entfernen sie sich nicht weiter als 50 m von den Brutplätzen oder Verstecken. Die Häufigkeit der Mücken in den Häusern richtet sich daher in erster Linie nach der Nähe der Brutplätze.

Manche Personen reagieren auf den Phlebotomenstich mit starkem Jucken, Quaddeln und Infiltraten. Diese heftigen Erscheinungen — in Palästina unter dem Namen „Harara" bekannt — beruhen auf einer Sensibilisierung der Haut, die 2—3 Wochen nach den ersten Stichen auftritt.

Die *äußere Inkubation*, d. h. die Zeit, die vom Saugakt der Mücke am Kranken bis zur Ausbildung der Infektiosität vergeht, ist nicht genügend untersucht, beträgt aber schätzungsweise 7—10 Tage. Nicht geklärt ist die Frage der Erhaltung des Virus in epidemiefreien Zeiten und des Virusreservoirs im Spätherbst und Winter, wenn keine Phlebotomen vorhanden sind. Bei empfänglichen Personen verschwindet das Virus nach Überstehen der Infektion sehr schnell aus dem Blut. Für das Vorhandensein tierischer Reservoire sind keine Anhaltspunkte vorhanden. Deshalb hielten bereits DOERR und RUSS (1909) eine Übertragung von Virus von einer Phlebotomengeneration auf die andere für möglich. Von WHITTINGHAM (1929) wurde angenommen, daß Larven Virus mit Dejekten oder aus toten infizierten Phlebotomen durch Fressen aufnehmen. YOUNG u. a. (1926) hielten Milben für verantwortlich, die sich in Brutplätzen finden und mit denen die Phlebotomen behaftet sind. In umfangreichen und gut kontrollierten Versuchsreihen glaubten MOSHKOVSKY u. a. (1937), die Übertragung des Virus auf die nächste Generation bewiesen zu haben. Amerikanischen Untersuchern (SABIN u. a. 1944) ist es dagegen nicht gelungen, diese Beobachtungen zu bestätigen und sich von der Übertragung der Infektion auf die Nachkommenschaft infizierter Phlebotomen zu überzeugen. Auch Larven, die mit infektiösem Material (Patientenserum) gefüttert wurden, blieben negativ.

Behandlung. Die Therapie ist rein symptomatisch geblieben (Aspirin, Pyramidon). Die oft langsame Rekonvaleszenz erfordert Kräftigungsmittel.

Prophylaxe. Die Bekämpfung des Pappatacifiebers ist ausschließlich gegen den Überträger gerichtet und durch die Einführung DDT-haltiger Mittel wesentlich erfolgreicher geworden (HERTIG und FISHER 1945). Besonders wirksam ist die Besprayung von Wänden und Decken und die Kombination von DDT mit anderen Insecticiden. Empfohlen wird auch die Imprägnierung von Moskitonetzen und die Verwendung von Repellants (z. B. Dimethylphthalat). Es ist dafür Sorge zu tragen, daß in einem Umkreis von 100—200 m um die Häuser oder Siedlungen keine Brutplätze durch Tierdung, Komposthaufen oder andere Abfälle entstehen. Bei Anlegen von Lagern oder Wohnhäusern ist es zweckmäßig, die Lage hoch, offen, trocken und entfernt von Tierställen zu wählen.

Rifttalfieber.

Mit 4 Abbildungen.

Unter dem Namen „Rift Valley fever" wurde 1931 von DAUBNEY, HUDSON und GARNHAM eine bei Schafen auftretende *enzootische Hepatitis* beschrieben, die durch ein filtrierbares, zu der Gelbfieber-Dengue-Gruppe gehörendes Virus verursacht wird.

Schon in früheren Jahren wurde unter den Schafherden in Kenya das Vorkommen einer mit sehr hoher Sterblichkeit einhergehenden Epizootie beobachtet (MONTGOMERY 1913). Durch experimentelle Übertragung auf eine freiwillige Versuchsperson (GARNHAM 1931) und durch das Auftreten von Laboratoriumsinfektionen konnte festgestellt werden, daß das Virus auch menschenpathogen ist und gelegentlich im Verlauf von Epizootien auch beim Menschen unter natürlichen Bedingungen auftritt (FINDLAY 1932, SCHWENTKER und RIVERS 1934, KITCHEN 1934, FRANCIS und MAGILL 1935, SABIN und BLUMBERG 1947, SMITHBURN u. a. 1949).

Bei *Schafen*, insbesondere bei den in schwerster Form erkrankenden Lämmern und Jungtieren kommt es zu einer sehr akut verlaufenden Erkrankung, die mit verminderter Freßlust, Erbrechen, blutigem Durchfall und schleimigeitrigem Nasensekret einhergeht und manchmal schon nach 48 Std zum Tode führt. Bei der Sektion finden sich charakteristische Herdnekrosen in der Leber, die mit den für Gelbfieber beim Menschen typischen Leberveränderungen große Ähnlichkeit besitzen. Es finden sich außerdem eine hämorrhagische Enteritis, hämorrhagische Nekrosen in der Milz und Blutungsherde in der Niere. Beim *Menschen* verläuft die Infektion dagegen nach Art eines Denguefiebers mit kurzer Fieberperiode und Allgemeinerscheinungen, aber ohne ernste Organschäden, insbesondere ohne die für den Verlauf bei Tieren charakteristischen Veränderungen in der Leber.

Geographisch scheint die Krankheit nur auf bestimmte Gebiete in *Afrika* beschränkt zu sein, wo sie außer bei Schafen und Ziegen auch bei Rindern vorkommt und sich auch bei empfänglichen wildlebenden Nagern ausbreitet. Diese stellen nach DAUBNEY und HUDSON (1932) wahrscheinlich das eigentliche Virusreservoir dar. Außer in Kenya hat man auch in Uganda, im anglo-ägyptischen und im französischen Sudan positive Immunitätsreaktionen beim Menschen (Mäuseschutzversuch) festgestellt, die darauf hinweisen, daß die Verbreitung in Zentralafrika größer ist, als bisher bekannt war und daß manche kurzfristigen Fieber, die wie auch das Gelbfieber eigentlich tierischen Ursprungs sind, vielleicht zum Rifttalfieber gehören.

Ätiologie. Das Virus stimmt in vieler Hinsicht in seinen Eigenschaften mit dem Gelbfiebervirus überein, ist aber, wie umfangreiche tierexperimentelle Untersuchungen und Beobachtungen beim Menschen ergeben haben, weder mit dem Gelbfiebervirus noch mit dem Denguevirus identisch.

Es besteht weder in vitro noch im Tierversuch eine *Kreuzimmunität*. Affen sind nach Überstehen von Infektionen mit Rifttalvirus für Gelbfieber empfänglich und umgekehrt. Im gleichen Sinne sprechen Beobachtungen von Laboratoriumsinfektionen mit Rifttalfieber nach vorausgegangenem Gelbfieber. Ebenso wie das Gelbfieber zeichnet sich das *R*ifttalfieber durch eine langdauernde Immunität aus, die am Auftreten spezifischer *Antikörper* erkennbar ist. FINDLAY und MACCALLUM (1937) vermuten, daß beide Arten von einer gemeinsamen Virusform abstammen trotz ihrer geographisch verschiedenen Verbreitung. Die gleichen Autoren beschrieben eine als „Interferenzphänomen" gedeutete antagonistische Wirkung von Rifttalfieber und Gelbfieber. Bei Übertragung einer Mischung beider Virusarten erwiesen sich 7 von 10 Tieren als geschützt. Die Schutzwirkung blieb dagegen aus, wenn das Rifttalvirus 24 Std vor dem Gelbfiebervirus eingespritzt wurde.

Das Virus erscheint während der Infektionsperiode im Blut, sowohl im Plasma als besonders auch an die Blutzellen gebunden. Es ist auch in Leber, Milz und in den inneren Organen nachzuweisen und kann durch placentare Übertragung auf den Fetus übergehen,

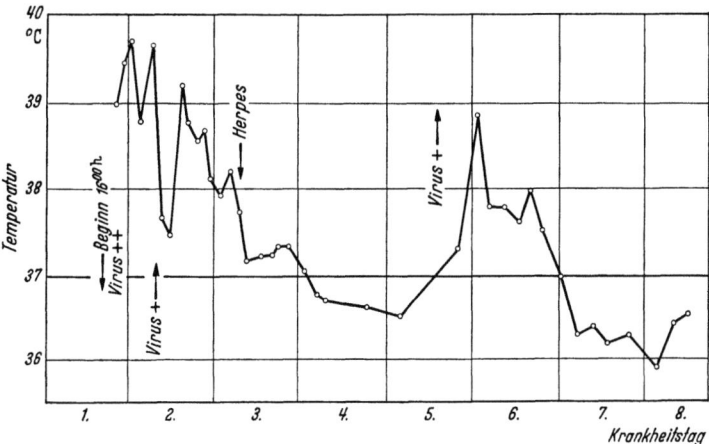

Abb. 1. Fieberverlauf bei Rifttalfieber mit zweigipfeliger Fieberkurve (Sattelkurve) bei Laboratoriumsinfektion. (Nach SMITHBURN u. Mitarb. 1949.)

erscheint aber nicht im Urin. Beim Menschen ist das Virus bis zu 6 Tagen nach Fieberbeginn im Blut vorhanden. Es verschwindet zu diesem Zeitpunkt, ebenso wie bei Gelbfieber, durch Neutralisation nach Auftreten spezifischer Immunkörper. Komplementbindende und neutralisierende Antikörper treten schon in der ersten Krankheitswoche auf und nehmen in der 2. Woche deutlich zu (BROOM und FINDLAY 1932, FINDLAY 1936, SCHWENTKER und RIVERS 1943). Neutralisierende Antikörper wurden noch 12 Jahre nach einer Laboratoriumsinfektion nachgewiesen (SABIN und BLUMBERG 1947).

Die Größe der Viruspartikel beträgt beim Rifttalvirus nach BROOM und FINDLAY (1932) 23—35 mμ. Dies entspricht in der Größenordnung etwa dem Gelbfiebervirus, dessen Größe mit 18—27 mμ angegeben wird (Filtration durch Gradokollmembranen). In Plasma oder physiologischer Kochsalzlösung (p$_H$ 7,2) passiert es ohne Virulenzverlust durch bakteriendichte Filter. Im Eisschrank kann man es unter Zusatz von Oxalat-Carbol-Glycerin oder in getrocknetem Zustand monatelang konservieren, während es gegen Hitze, Desinfizientien, Änderung der Ionenkonzentration empfindlich ist. (Bei 56° wird es in 40 min zerstört.) Die Züchtung gelingt in der Gewebekultur (Hühnerembryonalgewebe, Tyrodelösung) oder auf der Chorio-Allantois-Membran befruchteter Hühnereier, ohne daß Verlust oder Veränderung des Grundcharakters eintritt (MACKENZIE 1933, FINDLAY 1936).

Eine Übertragung auf empfängliche Versuchstiere gelingt auf subcutanem, intraperitonealem, intratestalem oder intracerebralem Wege, durch die Mucosa der Nase und der Conjunctiva und durch Scarification der Haut. Außer *Schafen, Ziegen* und *Rindern*, die unter natürlichen Bedingungen erkranken und auf die das Virus auch experimentell leicht zu übertragen ist, sind *Affen* und zahlreiche *Nager* (Maus, Hamster, Ratte) empfänglich, insbesondere verläuft die Infektion bei *Mäusen* in akutester Form in nahezu 100% tödlich, während Meerschweinchen und Kaninchen resistent sind. Während indische und südamerikanische Affen (Macacus, Cebus) relativ empfänglich sind, zeigen afrikanische Affen (Cercopithecus, Cercocebus) keine Fieberreaktionen trotz Vorhandensein von Virus im Blut. Frettchen lassen sich intrapulmonal infizieren. Vögel erwiesen sich als unempfindlich.

MACKENZIE und FINDLAY (1936) gelang nach 30 Hirnpassagen (bei gleichzeitiger intraperitonealer Injektion von Immunserum) eine Adaptation des Virus an das Nervengewebe. Die Infektion mit dem *neurotropen Virus* verursacht eine Encephalomyelitis, während Leberveränderungen ausbleiben. Auch bei Affen und Lämmern gelang die Erzeugung einer Encephalomyelitis nach intracerebraler Infektion.

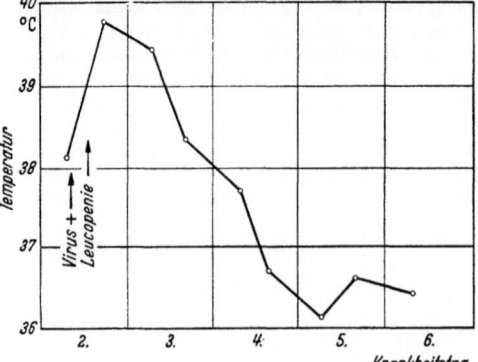

Abb. 2. Kurzfristiges Fieber und Leukopenie bei Rifttalfieber-Laboratoriumsinfektion. (Nach SMITHBURN u. Mitarb. 1949.)

Die *Übertragung* kommt, wie die Laboratoriumsinfektionen erwiesen haben, durch Kontakt mit kranken Tieren von der Haut oder der Schleimhaut zustande. Außerdem scheint eine Übertragung durch *Mücken* möglich zu sein, wobei vermutlich *Mansonia*-Arten, vielleicht auch andere blutsaugende Mücken *(Aëdes, Eretmapodides)* und Zecken eine Rolle spielen. In einem Fall blieb das Virus 7 Tage lang in Nymphen von *Rhipicephalus appendiculatus* erhalten. SMITHBURN und Mitarbeiter (1948) ist der Nachweis gelungen, daß Mücken, die in unbewohnten Gegenden im Freien gefangen wurden (Mongiro, Bwamba-Distrikt, West-Uganda) das Virus des Rifttalfiebers beherbergen. Untersuchungen an 72 Affen aus der gleichen Gegend (9 verschiedene Species) verliefen negativ.

Klinische Erscheinungen beim Menschen. Krankheitserscheinungen beim Menschen treten meist plötzlich nach einer Inkubation von 5—6 Tagen auf. Die Symptome sind wechselnd und uncharakteristisch, Unbehagen, Kopfschmerz, Frösteln, Muskel- oder Gelenkschmerzen, Schmerzen im Rücken und in der Schultergegend, Druckgefühl im Abdomen oder in der Lebergegend, Schlaf- und Appetitlosigkeit. Es bestehen Lichtscheu und Druck in den Augäpfeln, dagegen keine conjunctivale Rötung. Häufig kommt es schon nach 2—3 Tagen zur Entfieberung unter Schweißausbruch, oder es tritt ein erneuter Temperaturanstieg auf (Sattelkurve), dem meist ein schneller und endgültiger Fieberabfall folgt. In seltenen Fällen kann es zu einem Rückfall kommen. Der *Puls* ist dem Fieber entsprechend beschleunigt. Organschäden sind nicht nachweisbar. Ein Exanthem fehlt. Der *Urin* ist dunkel, aber frei von Eiweiß. Charakteristisch ist das Auftreten einer *Leukopenie*, insbesondere eine Verminderung der polymorphkernigen Leukocyten, in denen vacuolige Kerndegenerationen zu finden sind. Leukopenie und relative Monocytose bleiben auch in der Rekonvaleszenz bestehen.

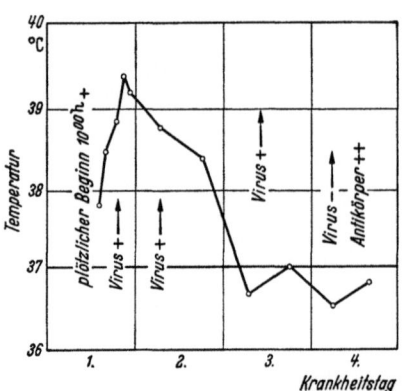

Abb. 3. Kurzfristiges Fieber, Virusnachweis und Auftreten von spezifischen Antikörpern bei Rifttalfieber-Laboratoriumsinfektion. (Nach SMITHBURN u. Mitarb. 1949.)

Diese ist meist relativ kurz, oder sie zieht sich wie bei Dengue- und Pappatacifieber über längere Zeit hin, zuweilen mit anhaltenden Glieder- und Gelenkschmerzen.

Die **Prognose** ist ausgesprochen günstig. Bei einem von SCHWENTKER und RIVERS (1934) beschriebenen Fall führte eine Laboratoriumsinfektion am 44. Krankheitstage zum Tode an einer komplizierenden Thrombophlebitis und Lungenembolie.

Über **pathologisch-anatomische Veränderungen** ist nichts bekannt, weil außer in dem erwähnten Fall ein tödlicher Ausgang der Krankheit im akuten Stadium bisher nicht beobachtet worden ist.

In dem erwähnten Sektionsfall beim Menschen fanden sich Gerinnsel in der Vena cava inferior, saphena und femoralis, Lungeninfarkt und Embolie in beiden Lungen, chronische Pleuritis. Die Leber ließ dagegen keinerlei Veränderungen erkennen. Ebensowenig konnte Virus im Gewebe nachgewiesen werden, da das akute Stadium längere Zeit vor dem Tode zurücklag.

Bei Schafen und empfänglichen Versuchstieren (Maus) sind die histologischen Veränderungen eingehend studiert worden. Diese betreffen in der Leber sowohl das Cytoplasma als auch den Zellkern der Leberzellen. Die initiale Läsion bevorzugt die zentralen Partien der Leberläppchen, breitet sich aber dann unregelmäßig aus, um schließlich das ganze Lebergewebe zu durchsetzen. Auffällig ist die hyaline Umwandlung der Leberzellen mit Bildung der auch beim Gelbfieber auftretenden acidophilen Körper (Councilman) sowie eine ausgesprochene fettige Degeneration. In den Zellkernen finden sich oxyphile Kerneinschlüsse,

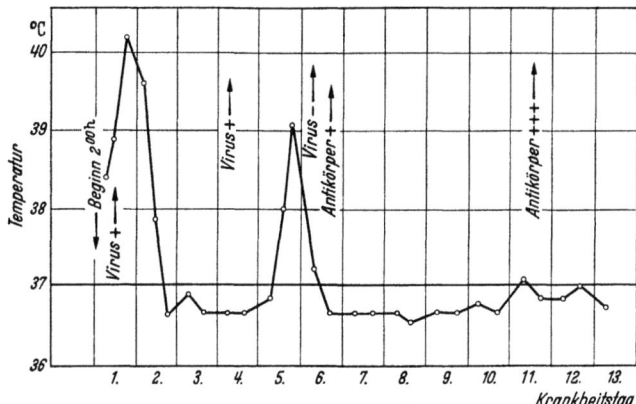

Abb. 4. Rifttalfieber mit Rückfall, Virus- und Antikörpernachweis bei Laboratoriumsinfektion. (Nach SMITHBURN u. Mitarb. 1949.)

die gleichfalls den bei Gelbfieber beschriebenen Veränderungen entsprechen, und alle möglichen Stadien eines Kernzerfalles. Durch Zusammenfließen können auch große diffuse Nekrosen ohne deutliche Demarkation des umgebenden Lebergewebes entstehen. Die Leber ist dabei im ganzen nicht vergrößert, meist sehr stark mit Blut gefüllt oder von hämorrhagischen Herden durchsetzt.

Diagnose. Die Vermutungsdiagnose Rifttalfieber wird gestellt, wenn Personen, die mit natürlich infizierten Tieren oder bei Laboratoriumsarbeiten mit infektiösem Material in Berührung kommen, an dengueartigem Fieber erkranken. Gesichert ist die Diagnose, wenn es gelingt, Virus im Blut durch Übertragung auf die Maus nachzuweisen. Identifiziert wird das übertragene Virus auf Grund typischer Leberveränderungen bei den infizierten Mäusen und im Neutralisationsversuch mit spezifischem Immunserum. Im Stadium der Rekonvaleszenz kommt es darauf an, die auftretenden spezifischen Antikörper im Mäuseschutzversuch nachzuweisen. Das Patientenserum wird zu gleichen Teilen mit einer tödlichen Menge einer Virussuspension gemischt und 0,2 cm^3 der Mischung in die Bauchhöhle von Mäusen eingespritzt, während gleichzeitig Virus- und Serenkontrollen angesetzt werden. Das Überleben der Versuchstiere zeigt das Vorhandensein spezifischer Immunkörper im Serum an, wenn die mit Virus infizierten Kontrollen in 2—3 Tagen sterben.

Behandlung und Prophylaxe. Eine spezifische Therapie gibt es beim Rifttalfieber ebensowenig wie bei den anderen Infektionen der Gelbfieber-Dengue-Gruppe. Von FINDLAY wurden Behandlungsversuche mit Immunserum unternommen, ohne überzeugende Wirkung zu zeigen. Sulfonamide erwiesen sich im Tierversuch als unwirksam. Wegen möglicher toxischer Schädigungen der Leber wurde die Anwendung von Traubenzucker per os empfohlen.

Die *Prophylaxe* besteht in persönlichem Schutz gefährdeter Personen beim Arbeiten mit infektiösem Material und bei Auftreten von Epizootien in endemischen Gebieten. Das neurotrope Virus, dessen subcutane Einspritzung keine Reaktionen macht, könnte vielleicht von Wert für eine Schutzimpfung von Schafherden in verseuchten Gebieten sein.

Literatur.
Gelbfieber.

Aragão, Henrique de Beaurepaire: Emploi de virus vivant dans la vaccination contre la fièvre jaune. C. r. Soc. Biol. Paris 112, 1471 (1933).
Bablet, J.: Deuxième note sur le diagnostic histologique de la fièvre jaune (examen des coupes de foie). Bull. Office int. Hyg. publ. 28, 1267 (1936). — Sur le diagnostic différentiel entre la spirochétose ictéro-hémorragique et la fièvre jaune par l'examen histologique du foie. Bull. Office int. Hyg. publ. 28, 2329 (1936). — La prémunition de la fièvre jaune: réalisations et promesses ? Rev. Hyg. et Méd. prévent. 59, 321 (1937). — Bates, M., and M. Roca-Garcia: The development of the virus of yellow fever in Haemagogus mosquitoes. Amer. J. trop. Med. 26, 5, 585 (1946). — Bauer, J. H., and Th. P. Hughes: Ultrafiltration studies with yellow fever virus. Amer. J. Hyg. 21, 101 (1935). — Bugher, J. C.: The use of baby mice in yellow fever studies. Amer. J. trop. Med. 21, 299 (1941). — Bugher, J. C. J., J. Boshell-Manrique, M. Roca-Garcia and E. Osormo-Mesa: Epidemiology of jungle yellow fever in Eastern Columbia. Amer. J. Hyg. 39, 16 (1944).
Cannell, D. E.: Myocardial degeneration in yellow fever. Amer. J. Path. 4, 431 (1928).
Carter, H.: The early history of yellow fever. Baltimore: S. Williams & Wilkins 1931. —
Cowdry, E. V., and S. F. Kitchen: Intranuclear inclusions in yellow fever. Amer. J. Hyg. 11, 227 (1930).
Davis, G. E.: Complement fixation in yellow fever in monkey and man. Amer. J. Hyg. 13, 79 (1931). — Davis, N. C., W. D. M. Lloyd and M. Frobisher: The transmission of neurotropic yellow fever virus by Stegomyia mosquitoes. J. of exper. Med. 56, 853 (1932). —
Dominguez, F.: Trois points importants dans l'histoire de la découverte de la transmission de la fièvre jaune par le moustique. Bull. Acad. Méd. Paris 120, 303 (1938).
Elmendorf jr., J. E., and H. H. Smith: Multiplication of yellow fever virus in the developing chick embryo. Proc. Soc. exper. Biol. a. Med. 36, 171 (1937).
Findlay, G. M.: Immunisation against yellow fever with attenuated neurotropic virus. Lancet 1934 I, 983. — The spread of yellow fever. East afr. med. J. 18, 2 (1941). — The internal combustion engine and the spread of disease. Brit. med. J. 1946, 979. — Findlay, G. M., and L. P. Clarke: Reconversion of the neurotropic into the viscerotropic strain of yellow fever virus in Rhesus monkeys. Trans. roy. Soc. trop. Med. Lond. 28, 579 (1935). — Infection with neurotropic yellow fever virus following instillation into the nares and conjunctival sac. J. of Path. 40, 55 (1935). — Findlay, G. M., T. F. Hewer and L. P. Clarke: The susceptibility of Sudanese hedgehogs in yellow fever. Trans. roy. Soc. trop. Med. Lond. 28, 413 (1935). — Findlay, G. M., and F. O. MacCallum: Attenuation of the yellow fever virus by growth in tumors in vivo. Trans roy. Soc. trop. Med. 30, 507 (1937). — Yellow fever immune bodies in the blood of african primates. Trans. roy. Soc. trop. Med. Lond. 31, 103 (1937). — Findlay, G. M., G. J. Stefanopoulo, T. H. Davey and A. F. Mahaffy: Yellow fever immune bodies in the blood of African animals. — Preliminary observations. Trans. roy. Soc. trop. Med. Lond. 29, 419 (1936). — Findlay, G. M., and R. O. Stern: The essential neurotropism of the yellow fever virus. J. of Path. 41, 431 (1935). — Findlay, G. M., and R. O. Stern: Encephalomyelitis produced by neurotropic yellow fever virus. J. of Path. 40, 311 (1945). — Fox, J. P.: The cultivation of yellow fever virus. I. Factors influencing the multiplication of 17 D virus in tissue culture. Amer. J. Hyg. 46, 1062 (1947). — Fox, J. P., and A. S. Cabral: The duration of immunity following vaccination with the 17 D strain of yellow fever virus. Amer. J. Hyg. 37, 93 (1943). — Fox, J. P., E. H. Lennette, C. Manso and J. R. Souza Aguiar: Encephalitis in man following vaccination with 17 D yellow fever virus. Amer. J. Hyg. 36, 117 (1942). — Frobisher jr., M.: Antigens and methods for performing the complement fixation test for yellow fever. Amer. J. Hyg. 13, 585 (1931). — Complement fixation tests with yellow fever antigens. J. prevent. Med. 5, 65 (1931). — Further observations on the filtrability of yellow fever virus. Amer. J. trop. Med. 11, 127 (1931). — A comparison of certain properties of the neurotropic virus of yellow fever with those of the corresponding viscerotropic virus. Amer. J. Hyg. 18, 354 (1933).
Haagen, E., u. M. Theiler: Untersuchungen über das Verhalten des Gelbfiebervirus in der Gewebekultur. Zbl. Bakter. I Orig. 125, 145 (1932). — Hindle, E.: A yellow fever

vaccine. Brit. med. J. **1928**, 976. — HINDLE, E., and G. M. FINDLAY: The electrical charge of yellow fever virus. Brit. J. exper. Path. **11**, 134 (1930). — HOFFMANN, W. H.: The anatomical diagnosis of yellow fever. J. trop. Med. **31**, 1 (1928). — The diagnosis of endemic yellow fever. Amer. J. trop. Med. **8**, 563 (1928). — Die Bedeutung der anatomischen Gelbfieberdiagnose. Arch. Schiffs- u. Tropenhyg. **41**, 195 (1937). — HUDSON, N. P.: The pathology of experimental yellow fever in the Macacus rhesus. I. Gross pathology. II. Microscopic pathology. III. Comparison with the pathology of yellow fever in man. Amer. J. Path. **5**, 395, 407, 419 (1928). — HUGHES, T. P.: A precipitin reaction in yellow fever. J. Immun. **25**, 275 (1933).

JADIN, J.: Culture du virus de la fièvre jaune sur la membrane chorio-allantoidienne de l'embryon de poulet. Ann. Soc. belge Méd. trop. **17**, 27 (1937).

KERR, J. A., y L. PATIÑO CAMARGO: Investigaciones sobre fiebre amarella en Muzo y en la „region de Santander". Rev. Hig. y Tbc. **2**, 32 (1933). — KIRK, R.: An epidemic of yellow fever in the Nuba Mountains, Anglo-Egyptian Sudan. Amer. J. trop. Med. a. Parasit. **35**, 67 (1941). — KLOTZ, O., and T. H. BELT: The pathology of the liver in yellow fever. Amer. J. Path. **6**, 663 (1930). — Regeneration of liver and kidney following yellow fever. Amer. J. Path. **6**, 689 (1930). — KOPROWSKI, H.: Occurrence of nonspecific virus neutralizing properties in sera of some neotropic mammals. J. Immun. **1946**, H. 4, 387. — KOTTER, G. F., et L. VAN DEN BERGHE: Filtratieproeven van neurotroop gele koorts virus door Seitzfilters. Ann. Soc. belge Méd. trop. **15**, 213 (1935).

LAEMMERT jr., H. W.: Studies on susceptibility of Marsupialia to different strains of yellow fever virus. Amer. J. trop. Med. **26**, 33 (1946). — LAEMMERT jr., H. W., and H. MOUSSATCFÉ: Adaptation of yellow fever virus to young chickens by serial brain to brain passages. J. inf. Dis. **72**, 228 (1943). — LAIGRET, J., G. SALEUN et J. CECCALDI: Enquête sérologique sur dixneuf sujets immunisés contre la fièvre jaune, les uns à l'aide de la vaccination, les autres à l'aide de la séro-vaccination. Bull. Soc. Path. exot. Paris **30**, 8 (1937). — LENNETTE, E. H., and A. PERLOWAGORA: The complement fixation test in the diagnosis of yellow fever. Use of infectious mouse brain as antigen. Amer. J. trop. Med. **23**, 481 (1943). — LLOYD, W., M. THEILER and N. L. RICCI: Modification of the virulence of yellow fever virus by cultivation in tissues in vitro. Trans roy. Soc. trop. Med. Lond. **29**, 481 (1936).

MADDEN, A. H., A. W. LINDQUIST and KNIPLING: DDT treatment of airplanes to prevent introduction of noxious insects. J. econ. Entomol. **38**, 252 (1945). — MAHAFFY, A. F., K. C. SMITHBURN and T. P. HUGHES: The distribution of immunity to yellow fever in Central and East Africa. Trans. roy. Soc. trop. Med. Lond. **40**, 57 (1946). — MATHIS, M.: Diagnostic de la fièvre jaune par inoculation intracérébrale du sang de malade à la souris blanche. C. r. Acad. Sci. Paris **203**, 547 (1936).

NICOLAU, S., L. KOPCIOWSKA et M. MATHIS: Etudes sur les inclusions de la fièvre jaune. Ann. Inst. Pasteur **53**, 455 (1934). — NICOLAU, S., M. MATHIS et O. BAFFET: Altérations histologiques et présence d'inclusions amariles dans l'encéphale de l'homme mort de fièvre jaune. Bull. Soc. Path. exot. Paris **30**, 615 (1937).

DE PAULA SOUZA, G. H.: Yellow fever areas. Epidem Inform. Bull. (UNRRA Health Div. Wash.) **1**, 693 (1946). Fourth report of the expert commission on quarantine. Epidem. Inform. Bull. (UNRRA Health Div. Wash.) **2**, 380 (1946).

RICKARD, E. R.: The organization of the viscerotome service of the Brazilian cooperative yellow fever service. Amer. J. trop. Med. **1**, 163 (1937). — DA ROCHA-LIMA, H.: Zur pathologischen Anatomie des Gelbfiebers. Verh. dtsch. path. Ges. **15**, 163 (1912).

SAWYER, W. A., H. BAUER and L. WHITMAN: The distribution of yellow fever immunity in North America, Central America, the West Indies, Europe, Asia, and Australia, with special reference to the specificity of the protection test. Amer. J. trop. Med. **17**, 137 (1937). — SAWYER, W. A., S. F. KITCHEN and W. LLOYD: Vaccination of humans against yellow fever with immune serum and virus fixed for mice. Proc. Soc. exper. Biol. a. Med. **29**, 62 (1931). — SAWYER, W. A., and W. LLOYD: The use of mice in tests of immunity against yellow fever. J. of exper. Med. **54**, 533 (1931). — SAWYER, W. A., K. F. MEYER, M. D. EATON, J. H. BAUER, P. PUTNAM and F. F. SCHWENKER: Jaundice in army personnel in the Western region of the United States and its relation to vaccination against yellow fever. Parts I, II, III a. IV. Amer. J. Hyg. **39**, 337 (1944). — SAWYER, W. A., and L. WHITMAN: The yellow fever immunity survey of North, East and South Africa. Trans. roy. Soc. trop. Med. Lond. **29**, 397 (1936). — SELLARDS, A. W.: The interpretation of the incubation period of the virus of yellow fever in the mosquito (Aedes aegypti). Ann. trop. Med. **29**, 49 (1935). — SELLARDS, A. W., u. B. L. BENNET: Vaccination in yellow fever with non-infective virus. Ann. trop. Med. **31**, 373 (1937). — SELLARDS, A. W., et J. LAIGRET: Nouvelle démonstration de l'efficacité de la vaccination against yellow fever. C. r. Acad. Sci. Paris **202**, 1467 (1936). — SMITH, E. C.: Nigerian insectivora (hedgehogs and shrews) — their reaction to neurotropic yellow fever virus. Trans. roy. Soc. trop. Med. Lond. **29**, 413 (1936). — SMITH, H. H., H. A. PENNA and A. PAOLIELLO: Yellow fever vaccination with cultured virus (17 D) without immune serum. Amer. J. trop. Med. **18,** 437 (1938). — SMITH, H. H., and M. THEILER: The adaptation of unmodified strains of yellow fever virus to cultivation in vitro. J. of exper. Med. **65,** 801 (1937). — SMITHBURN, K. C., and A. J. HADDOW: Isolation of yellow fever virus from African mosquitoes. Amer. J. trop. Med. **26,** 261 (1946). — SOPER, F. L.: Jungle yellow fever. A new epidemiological entity in South America. Rev. Hyg. e Saude Publ. **10,** 107 (1936). — The geographical distribution of immunity to yellow fever in man in South America. Amer. J. trop. Med. **17,** 457 (1937). — Situation de la fièvre jaune au Brasil. Bull. Off. internat. Hyg. publ. **30,** 1205 (1938). — Yellow fever, the present situation (October 1938) with special reference to South America. Trans. roy. Soc. trop. Med. Lond. **32,** 297 (1938). — SOPER, F. L., H. PENNA, E. CARDONO, J. SERAFIM jr., M. FROBISHER jr. and J. PINHEIRO: Yellow fever without Aedes aegypti. Study of a rural epidemic in the Valle de Chanaan, Espirito Santo, Brasil. Amer. J. Hyg. **18,** 555 (1933). — SPRAGUE, H. B., and J. H. BARNARD: Egg allergy: Significance in typhus and yellow fever immunisation. U.S. nav. med. Bull. **45,** 71 (1945). — STEFANOPOULO, G. J.: Résultats fournis par l'application du test de séroprotection contre la fièvre jaune, sur les indigènes de l'afrique équatoriale française. Ann. Méd. et Pharm. colon. **1937,** H. 1, 74. — STEFANOPOULO, G., P. MOLLARET et E. DESNOS: Inoculation du virus de la fievre jaune au porc. Bull. Soc. Path. exot. Paris **27,** 816 (1934). — STOKES, A., J. H. BAUER and N. P. HUDSON: The transmission of yellow fever to Macacus rhesus- Preliminary note. J. Amer. med. Assoc. **90,** 253 (1928).

TAYLOR, R. M., J. F. DA CUNHA, H. W. LAEMMERT and L. C. DE FERREIRA: An epidemiological study of jungle yellow fever in an endemic aera in Brazil. Part. I. Epidemiology of human infections (TAYLOR and da CUNHA). Part II. Investigations of vertebrate hosts and arthropod vectors (LAEMMERT, FERREIRA and TAYLOR). Suppl. to Amer. J. trop. Med. **26,** 69 (1946). — THEILER, M.: Studies on the action of yellow fever virus in mice. Amer. J. trop. Med. a. Parasit. **24,** 249 (1930). — A yellow fever protection test in mice by intracerebral injection. Ann. trop. Med. **27,** 57 (1933). — THEILER, M., et H. H. SMITH: L'emploi du sérum hyperimmun de singe dans la vaccination humaine contre la fièvre jaune. Bull. Off. internat. Hyg. publ. **28,** 2354 (1936). — The effect of prolonged cultivation in vitro upon pathogenicity of yellow fever virus. J. of exper. Med. **65,** 767 (1937).

WADDELL, M. B., and R. M. TAYLOR: Studies on cyclic passage of yellow fever virus in South American mammals (Callitrix penicillata and Leontocebus chrysomelas) in combination with Aedes aegypti. Amer. J. trop. Med. **1946,** H. 4, 455. — WHITMAN, L.: The multiplication of the virus of yellow fever in Aedes aegypti. J. of exper. Med. **66,** 133 (1937). — A modified intraperitoneal protection test for yellow fever based on the greater susceptibility of immature white mice to the extraneural injection of yellow fever virus. Amer. J. trop. Med. **23,** 17 (1943). WHITMAN, L., and P. C. A. ANTUNES: Studies on Aedes aegypti infected in the larval stage with the virus of yellow fever. Proc. Soc. exper. Biol. a. Med. **37,** 664 (1938).

Denguefieber.

BOCK, E.: Die Bedeutung von Dengueepidemien in der Schiffshygiene. Festschrift Bernhard Nocht. Hamburg 1937, S. 43, 45. — BOCTOR, K.: A Clinical Study of the Present Dengue Epidemic. J. egypt. publ. Health Assoc. **13,** 2 (1938). — BOEHNHARDT, H.: Ist das Bessarabienfieber eine neue Krankheit? Med. Z. **1,** 126 (1945).

CARSON, D. A.: Observations on Dengue. U.S. nav. med. Bull. **42,** 1081 (1944). — CHAUDHURY, L. M., and S. M. GHOSH: A Fever of Seven Day's Duration at Patna. J. Indiana State med. Assoc. **11,** 269 (1942). — COHEN, N. A.: Pretibial Fever. J. Amer. med. Assoc. **123,** 927 (1943). — COLES, A.: A microscopical inquiry into the aetiology of dengue, sandfly, and yellow fever. J. trop. Med. **40,** 209 (1937). — COLES, A. C.: An Inquiry into the Aetiology of Dengue Fever. J. trop. Med. **40,** 53 (1937).

DANIELS, W. B., and H. A. GRENNAN: Pretibial Fever. An Obscure Disease. J. Amer. med. Assoc. **122,** 361 (1943). — DIAZ-RIVERA, R. S.: A Bizarre Type of Seven Day's Fever Clinically Indistinguishable from Dengue. Bol. Assoc. Med. Puerto Rico **38,** 75 (1946). — DINGER, J. E.: Studies in Dengue Fever. 4. Internat. Congr. Trop. Med. and Mal. Washington 1948, S. 526.

FAIRCHILD, L. M.: Dengue-like Fever on the Isthmus of Panama. Amer. J. trop. Med. **25,** 397 (1945). — FINDLAY, G. M., and R. W. BROCKFIELD: A Fever of the Dengue Group occurring in West Africa. Trans. roy. Soc. trop. Med. Lond. **37,** 95 (1943). — FLEMING, R.F., and J. M. FRENCH: Dengue in Iraq. Trans. roy. Soc. trop. Med. Lond. **40,** 851 (1947). — FLORIO, L., W. MCD. HAMMON, ANGELA LAURENT and MABEL C. STEWART: Colorado Tick Fever and Dengue. An Experimental Immunological and Clinical Comparison. J. of exper. Med. **83,** 295 (1946).

LE GAC, P.: La ponction lombaire: thérapeutique de blocage de la dengue. Bull. Soc. Path. exot. Paris **40,** 336 (1947). — LE GAC, P., et J. SERVANT: Contribution à l'étude de la ponction lombaire et des modifications du liquide céphalo-rachidien au cours de la dengue. Bull. Soc. Path. exot. Paris **32**, 888 (1939). — GERGAWY, I. F.: The Epidemics of Dengue Fever in Egypt in 1927—1928 and 1937. J. egypt. med. Assoc. **21**, 796 (1938). — GILBERTSON, W. E.: Sanitary Aspects of the Control of the 1943-1944 Epidemic of Dengue Fever in Honolulu. Amer. J. publ. Health **35**, 261 (1945). — GOLDECK, H., u. R. WALTHER: Zur Frage des russischen Kopfschmerzfiebers. Klin. Wschr. **1944**, Nr 5/8, 59. — GRIFFITS, T. H. D., and H. HANSON: Significance of an Epidemic of Dengue. J. Amer. med. Assoc. **107**, 1107 (1936). — GRIZAUD, H.: Au sujet de quelques cas de ,,Fièvre rouge" à la Guadeloupe. Bull. Soc. Path. exot. Paris **27**, 475 (1934). — DI GUISEPPE, F.: Considerazioni su alcuni casi di febbre dengue. Policlinico sez. Prat. **44**, 610 (1937).

HANSON, H.: Some Observations on Dengue. Amer. J. trop. Med. **16**, 371 (1936). — HITTI, J. K., and A. A. KHAIRALLAH: A Report on the Recent Epidemic of Dengue in Beirut, Lebanon, and some of its Complications. J. Palestine Arab. med. Assoc. **1**, 150 (1946). — HOFFMAN, J. M., W. K. MERTENS and E. P. SNIJDERS: The Transport of the Javanese ,,Endemic Dengue" to Amsterdam. Proc. Acad. Sci. Amst. **35**, 909 (1932). — HUGHES, A. C. C.: The Leucocyte Count in Dengue. J. nav. med. Serv. **32**, 194 (1946).

Internationales Abkommen vom 25. Juli 1934 über den gegenseitigen Schutz gegen das Dengue-Fieber. Auszug aus Reichsgesdh.bl. **1936**, H. 37, 703. — *An International Convention* for Mutual Protection against Dengue Fever, signed at Athens on the 25th July, 1934; Ratification of Germany. Ratification of the U.S.S.R. Bull. Hyg. **10**, 287 (1935); **11**, 509, 801 (1936); **12**, 248, 399, 469 (1937). — *Internationales Gesundheitsamt.* Bericht über die Maitagung 1938. Denguefieber. Arch. Schiffs- u. Tropenhyg. **43**, 84 (1939).

JACK, W. A.: Sellar Fever. Trans. roy. Soc. trop. Med. Lond. **31**, 281 (1937). — JESIORAN. R.: La dengue dans le bassin méditerranéen. Thesis: Univeristy of Algiers. S. 116. 1933. — JOHNSON jr., J. A., W. B. MARTIN and L. BRESLOW: Dengue-like Fever on Okinawa. Bull. U.S. Army Med. Dept. **5**, 306 (1946).

KAPLAN, A., and A. LINDGREN: Neurologic Complications following Dengue. U.S. nav. med. Bull. **45**, 506 (1945). — KARAMCHANDANI, P. V.: Study of 110 Cases of Dengue Fever in the Madras Penitentiary. Indian med. Gaz. **72**, 532 (1937). — KISNER, P., and E. T. LISANSKY: Analysis of an Epidemic of Dengue Fever. Ann. int. Med. **20**, 41 (1944). — KNOWLES, R., u. B. C. BASU: Mosquito Prevalence and Mosquito-borne Diseases in Calcutta City. Rec. Malaria Surv. India **4**, 291 (1934).

LÉPINE, P.: Fièvre de trois jours, Dengue et Harara. Bull. Soc. Path. exot. Paris **34**. 198 (1941). — LIVESAY, H. R., D. J. WILSON, M. POLLARD and J. C. WOODLAND: Experimental Studies of Bullis Fever and Dengue Fever. Amer. J. trop. Med. **26**, 397 (1946). — LORANDO, N.: L'épidemie de Drapetsona et de Kokinia est une fièvre dengue. Rev. Med. trop. **28**, 265 (1936). — LUMLEY, G. F., and F. H. TAYLOR: Dengue. Service Publ. No 3, School of publ. Health a. Trop. Med. (Univ. of Sydney) 1943, S. 17.

MACKERRAS, I. M.: Transmission of Dengue Fever by Aedes (Stegomyia) scutellaris Walk, in New Guinea. Trans. roy. Soc. trop. Med. Lond. **40**, 295 (1946). — MADRAS: Report of the King Institute, Guindy, for the Year Ending 30. Sept. 1938, S. 38—39. VI. The Filterable Viruses Enquiry (C. G. PANDIT, a. H. E. SHORTT). — MAGLIANO, A., e E. AZZI: Epidemia de dengue sulle coste della Migiurtinia durante le operazioni per la conquista dell'Impero. Ann. Med. nav. e colon. **44**, 337 (1938). — MANSON-BAHR, PH. H.: Dengue. In MANSON's Tropical Diseases, 12. Aufl. London: Cassell & Co. 1948. — MARTINI, E.: Die leichten Sommerfieber der warmen Länder. Tropenhyg. Schriftenreihe H. 4, S. 5, 1942. — MASSA, F., e A. VIVO: Episodio epidemico di dengue a Bender Cassim, nel golfo di Aden. Giorn. ital. Clin. Trop. **1**, 78 (1937). — McCARTHY, D. D., and R. H. BRENT: An Account of an Outbraek of Dengue Fever in Dzaoudzi, Comero Islands, January 1943. East afr. med. J. **20**, 293 (1943). — McCARTHY, D. D., and D. BAGSTER WILSON: Dengue in the East African Command. Incidence in Relation to Aedes Prevalence and some Clinical Features. Trans. roy. Soc. trop. Med. Lond. **42**, 83 (1948). — MELISSINOS, JOHANN: Pathologisch-anatomische Untersuchungen bei Denguefieber. Arch. Schiffs- u. Tropenhyg. **41**, 321 (1937). — MORRISON, R. J. G.: Some Cases of Relapsing Fever in Palestine. J. Army med. Corps **68**, 86 (1937).

O'MEARA, F. J.: Sellar Fever. Trans. roy. Soc. trop. Med. Lond. **31**, 571 (1938).

PAUL, W. D., E. H. ANTES and A. L. SAHS: A Dengue-like Fever occuring in Iowa during the Poliomyelitis Epidemic of 1943. Ann. int. Med. **75**, 184 (1945). — PELTIER, M.: Les fièvres de nature indéterminée dans les colonies françaises. Ann. Méd. et Pharm. colon. **34**, 215 (1936). — PEPPER, O. H. P.: A Note on David Bylon and Dengue. Ann. med. History **3**, 363 (1941). — PERRY, W. J.: The Dengue Vector on New Caledonia, the New Hebrides, and the Salomon Islands. Amer. J. trop. Med. **28**, 253 (1948). — PHILIP, C. B.: Infectivity of Dengue Serums transported in Ordinary Ice by Air. Bull. U.S. Army Med. Dept. **5**, 226 (1946). — PITTALUGA, G.: Sobre un brote de ,,Dengue" en la Habana. Rev. Med. trop. **11**. 1 (1945). — POLLARD, M., H. W. LIVESAY, D. J. WILSON and J. C. WOODLAND: Immunological Studies of Dengue Fever and Colorado Tick Fever. Proc. Soc. exper. Biol. a. Med. **61**.

396 (1946). — PURCELL, F. M.: A Dengue-like Fever in the Gold Coast. Trans. roy. Soc. trop. Med. Lond. **30**, 541 (1937).
ROOYEN, C. E. VAN, and A. J. RHODES: Dengue. In Virus Diseases of Man, 2. Aufl. New York: Thomas Nelson & Sons 1948. — ROSS, S. G.: Dengue Fever at Fanning Island (Central Pacific). — Med. J. Australia 1948, **1**, 3, 63. — LE ROY, G. V., and H. A. LINDBERG: The Diagnosis of Dengue. Bull. U.S. Army Med. Dept. **1944**, No 79, 92.
SABIN, A. B.: Recent Advances in Phlebotome and Dengue Fevers. 4. Internat. Congr. Trop. Med. and Mal. Washington 1948, S. 520. — Dengue. Viral and Rickettsial Infection of Man. Philadelphia-London-Montreal: J. B. Lippincott Comp. 1948. — SABIN, A. B., and R. W. SCHLESINGER: Production of Immunity to Dengue with Virus modified by Propagation in Mice. Science (Lancaster) **1945**, 640. — SABIN, A. B., and J. YOUNG: A Complement Fixation Test for Dengue. Proc. Soc. exper. Biol. a. Med. **69**, 478 (1948). — SHORTT, H. E., R. SANJIVA RAO and C. S. SWAMINATH: Cultivation of the Viruses of Sandfly Fever and Dengue Fever on the Chorio-Allantoic Membrane of the Chick-Embryo. Indian. J. med. Res. **23**, 865 (1936). — SNIJDERS, E. P., S. POSTMUS and W. SCHÜFFNER: On the protective power of Yellow Fever and Dengue Sera against Yellow Fever Virus. Amer. J. trop. Med. **14**, 519 (1934). — SOUBIGOU, X.: Une épidémie de dengue à la Martinique. Bull. Soc. Path. exot. Paris **39**, 270 (1946). — SPADARO, O.: Osservazioni sulla dengue. Boll. Soc. ital. Med. e Igiene Trop. **1**, 65 (1942). — STEWART, F. H.: Dengue. Analysis of the Clinical Syndrome at a South Pacific Advance Base. U.S. nav. med. Bull. **42**, 1233 (1944). — STEWART, M. A.: Dengue Fever. Proc. a. Papers 13. Ann. Conference California Mosquito Control Assoc. 1944, Feb. 28/29, Berkeley, Ca. 5—6. — STRONG, R. P.: Dengue and Dengue-like Fevers. In STITT's Diagnosis, Prevention and Treatment of Tropical Diseases, 7. Aufl. London: H. K. Lewis & Co. 1945.
USINGER, R. L.: Entomological Phases of the Recent Dengue Epidemic in Honolulu. Publ. Health Rep. **59**, 423 (1944).

Pappatacifieber.

ALIVISATOS, G. P.: Sur l'épidémie de fièvre de trois jours de 1935 à Athènes et ses environs. Bull. Off. internat. Hyg. publ. **28**, 11 2146 (1936). — ANDERSON, W. M. E.: Observations on P. papatasii in the Peshawar District. I. Indian J. med. Res. **27**, 537 (1939). — Sandfly Fever (Correspondence). Lancet **1947**, 613. — ANDERSON, W. M. E., C. G. PANDIT, R. SANJIVA RAO and H. E. SHORTT: Guindy Report of the King Institute for Year Ending 30. Sept. 1939, S. 34—37. — Sandfly Fever Enquiry under the Director, King Institute, Guindy. — ANDREEV, L. A.: Contribution to the Question of Sandflies and Sandfly Fever in the Province of Alma-Ata. Izv. kazakh. Fil. Akad. Nauk. Alma-Ata, Ser. zool. **2**, 30 (1943). Summary in English taken from Rev. appl. Entomol., Ser. B **35**, No 7, 111.
BIRT, C.: Phlebotomus Fever and Dengue. Trans. roy. Soc. trop. Med. Lond. **6**, 243 (1913). — Phlebotomus Fever (Sandfly Fever). Brit. med. J. **1915**, 168.
CASTELLANI, A.: Some little known clinical signs useful in the diagnosis of certain tropica diseases. J. trop. Med. **42**, 261 (1939). — Pappatacifieber (klinische Diagnose). Archl Schiffs- u. Tropenhyg. **46**, 163 (1942). — COTTRELL, J. D., R. D. STRONACH and J. J. G. PEDDIE: A Syndrome of Generalized Lymphadenitis with Neutrophil Leucopenia. J. Army med. Corps **83**, 12 (1944). — CULLINAN, E. R.: Immunity to Sandfly Fever (Memoranda). Brit. med. J. **5**, 12 (1946). — CULLINAN, E. R., and S. R. F. WHITTAKER: Outbreak of Sandfly Fever in Two General Hospitals in the Middle East. Brit. med. J. **30**, 543 (1943).
DEMINA, N.: Studies on pappataci fever XI. Further investigations on the pappataci virus in culture (russisch). Med. Parasit. a. Parasitic. Dis. **10**, 271 (1941). — DEMINA, N. A., and P. B. LEVITANSKAJA: Studies on pappataci fever X. Attempts to cultivate the virus on the chorio-allantoic membrane of the chick embryo (russisch). Med. Parasit. a. Parasitic. Dis. **9**, 172 (1940). — DOERR, R., K. FRANZ u. S. TAUSSIG: Das Pappatacifieber. Leipzig u. Wien: Franz Deuticke 1909. — DOERR, R., u. V. K. RUSS: Weitere Untersuchungen über das Pappatacifieber. Arch. Schiffs- u. Tropenhyg. **13**, 693 (1909). — DUBARRY, J., et ESCHER: Dermatose par hypersensibilité aux piquûres réitérées des phlébotomes. Ann. de Dermat. **10**, 1041 (1940). — DUBARRY, J., et GIRAUD-COSTA: Sandfly Fever and Harara, an Eruption due to Repeated Bites of Phlebotomus. Bull. Soc. Path. exot. Paris **34**, 142 (1941). — DUPORT, MARIA and ANA-MARIA TEODORESCU: Contributiuni la studiul phlebotomilorin România. Rev. Ştiinţ. Med. (rum.) **35**, 46 (1946).
FERGUSON, R. L.: Sandfly Fever and the Rheumatic Series. Brit. med. J. **30**, 545 (1943). FLEMING, J., J. R. BIGNALL and A. N. BLADES: Sand-Fly Fever. Review of 664 Cases. Lancet **1947 I**, 443. — FRANCISCO, R.: Is there Phlebotomus Fever in Puerto Rico? Bol. Asoc. Med. Puerto Rico **36**, 506 (1944).
LE GAC, P.: Etude de la bradycardie au cours de la fièvre à pappataci. Bull. Soc. Path. exot. Paris **30**, 536 (1937). — LE GAC, P., et L. ALBRAND: Note sur les modifications du

liquide céphalorachidien au cours de la fièvre à pappataci. Bull. Soc. Path. exot. Paris **30**, 354 (1937). — LE GAC, P., M. SAMARA et J. SERVANT: Nouvelle contribution à l'étude des modifications du liquide céphalo-rachidien au cours de la fièvre à pappataci. Hypertension méningée. Réaction de Guillain. Bull. Soc. Path. exot. Paris **32**, 473 (1939). — GONTAEVA, A. A.: Sand-Fly Fever and the Permeability Problem. Med. Parasit. a. Parasitic. Dis. **12**, 64 (1943).

HALLMANN: Beitrag zum Pappatacifieber 1941 auf der Balkanhalbinsel. Dtsch. Trop. Z. **47**, 64 (1943). — HERTIG, M., and R. A. FISHER: Control of Sandflies with DDT. Bull. U.S. Army Med. Dept. **88**, 97 (1945). — HÜHNE, W.: Phlebotomen und Pappatacifieber in Nordkaukasien. (Referat über Arbeiten russischer Autoren und eigene epidemiologische Beobachtungen.) Dtsch. Trop. Z. **48**, 182 (1944).

JACUSIEL, F.: Sandfly Control with DDT Residual Spray. Field Experiments in Palestine. Bull. entomol. Res. **38**, 479 (1947). — JUKOVA, N. N.: Employment of „K"-preparation for Sandfly Control. Med. Parasit. a. Parasitic. Dis. **13**, 93 (1944).

KHODUKIN, N. I., and E. J. STERNGOLD: Further Study of Experimental Sandfly Fever in Animals. Z. Mikrobiol. epidem. Immunibiol. (russ.) **1943**, Nr 10/11, 60. — KHODUKIN, N. I., M. N. SOSHNIKOVA i V. I. KEVORKOVA: On the Cultivation of the Virus of Sandfly Fever. Z. Mikrobiol. epidem. i Immunbiol. (russ.) **1943**, Nr 10/11, 54.

LATYSHEV, N. I.: Instructions for testing of Sandfly Repellents. Med. Parasit. a. Parasitic. Dis. **14**, 82 (1945).

MARCHIONINI, A.: Zur Klimatophysiologie und -pathologie der Haut. III. Mitteilung. Die Phlebotomenepizoonose (sog. Harara) in Anatolien. Arch. f. Dermat. **182**, 127 (1941). — Zur Klimatophysiologie und -pathologie der Haut. IV. Mitteilung. Haut- und Schleimhauterscheinungen beim Pappatacifieber in Anatolien. Arch. f. Dermat. **182**, 613 (1942). — MARIOTTI, M.: Febbre da pappataci e febbre delle macerie con eritema persistente facciale quale utile segno di diagnosi postuma. Acta med. Ital. **3**, 26 (1948). — MENK, W.: Bekämpfung, Vorbeugung, Diagnose und Behandlung des Pappatacifiebers. Med. Welt **1942** 1935. MEYTHALER, F., u. K. E. SCHMID: Das Pappatacifieber. Z. Tropen. Paras. **1950**. — MOSHKOVSKY, S. D.: Studies on Pappataci-Fever. I. Five Years Work of the Tropical Institute on the Study of Pappataci-Fever. Med. Parasit. a. Parasitic. Dis. **5**, 823 (1936). — Sur un symptôme retrospectif de la fièvre de trois jours (fièvre pappataci). Med. Parasit. a. Parasitic. Dis. **6**, 104 (1937). — MOSHKOVSKY, S. D., N. A. DEMINA, V. D. NOSSINA, E. F. EPSTEIN, M. L. MELIKHAN-SPENINA, B. S. BASINA, E. A. PAVLOVA and M. A. WUNDER: Studies on Pappataci-Fever. IV. The properties of Pappatacis-Virus. Med. Parasit. a. Parasitic. Dis. **5**, 838 (1936). — MOSHKOVSKY, S. D., N. A. DEMINA, V. D. NOSSINA, E. A. PAVLOVA, I. M. LIVSCHITZ and M. A. WUNDER: Studies on Pappataci-Fever. V. On the Immunology of Pappataci Fever and Attempts to produce Artificial Immunization. Med. Parasit. a. Parasitic. Dis. **5**, 844 (1936). — MOSHKOVSKY, S. D., N. A. DEMINA and E. A. PAVLOVA: Studies on Pappataci-Fever. II. On the Epidemiology of Pappataci-Fever. Med. Parasit. a. Parasitic. Dis. **5**, 827 (1936). — MOSHKOVSKY, S. D., N. A. DEMINA, B. J. MALAKHOV, E. A. PAVLOVA and J. M. LIVSCHITZ: Recherches sur la fièvre pappataci. Mémoire VII. Expérience del immunisation préventive contre la fièvre pappataci. Med. Parasit. a. Parasitic. Dis. **6**, 921 (1937). — MOSHKOVSKY, S. D., N. A. DEMINA, V. D. NOSSINA, E. A. PAVLOVA, J. M. LIVSCHITZ, H. J. PELZ and V. P. ROUBTZOVA: Researches on Sandfly Fever. Part. VIII. Transmission of Sandfly Fever Virus by Sandflies hatched from Eggs laid by Infected Females. Med. Parasit. a. Parasitic. Dis. **6**, 922 (1937). — MOSHKOVSKY, S. D., V. D. NOSSINA and N. J. LATISHEV: Studies on Pappataci-Fever. VI. Data on Phlebotomus pappatasii. Med. Parasit. a. Parasitic. Dis. **5**, 850 (1936). — MOSHKOVSKY, S. D., E. B. RUSSINKOVSKAYA, N. A. DEMINA, E. A. PAVLOVA: Studies on Pappataci-Fever. III. The Blood Changes in Pappataci-Fever. Med. Parasit. a. Parasitic. Dis. **5**, 832 (1936).

NAJERA ANGULO, L.: La fiebre de pappataci en España. Sem. Med. Española **9**, 87, 359 (1946). — NEWSTEAD, R.: The pappataciflies (Phlebotomus) of the Maltese Islands. Arch. trop. Med. Parasit. **5**, 139 (1911).

PAPANDONAKIS, E., et D. AVRILIONIS: Remarques sur une épidémie de fièvre de trois jours. Arch. Hyg. Athens. **2**, 163 (1938). — PAVLOVSKY, E. N.: Pappataci Fever and its Vector. State Med. Publ. **1947**, 90. — PEARSON, A. S.: Sand-Fly Fever and Benign Lymphocytic Meningitis. Brit. med. J. **1941**, 303. — PHILIP, C. B., J. R. PAUL u. A. B. SABIN: Dimethylphtalate in control of phlebotomus (pappataci or sandfly) fever. War Med. **6**, 27 (1944). — PICK, A.: Zur Pathologie und Therapie einer eigentümlichen Krankheitsform. Wien. med. Wschr. **1886**, 1141. — PIRUMOV, KH., N., and S. A. ANANJAN: Results of an Attempt of Immunization from Sand-Fly Fever. Med. Parasit. a. Parasitic. Dis. **8**, 242 (1939). POOLE, L. T., and A. SACHS: Preliminary Results of an Investigation into the Aetiology of Sandfly Fever. J. Army med. Corps **63**, 73 (1934).

ROOYEN, C. E. VAN, and A. J. RHODES: Virus Diseases of Man. New York: Thomas Nelson & Sons 1948.

Sabin, A. B.: Phlebotomus Fever. Viral and Rickettsial Infections of Man. Philadelphia-London-Montreal: Th. M. Rivers, J. B. Lippincott Comp. 1948. — Sabin, A. B., C. B. Philip and J. R. Paul: Phlebotomus (Pappataci or Sandfly) Fever: A Disease of Military Importance. Summary of existing Knowledge and Preliminary Report of Original Investigations. J. Amer. Med. Assoc. **125**, 603, 693 (1944). — Sandler, A.: The Clinical Picture of Pappataci Fever, esp. in Palestine. Med. J. Austr. **1**, 23, 789 (1946). — Sanner et Destribats: Contribution à l'étude de la fiévre à phlebotomes et des pseudo-dengues („Dengue Like Fevers" des auteurs anglais), observées à Diégo-Suarez. Ann. Méd. et Pharm. Colon. **36**, 609 (1938). — Schulten, H., u. Broglie: Über das russische Kopfschmerzfieber. (Eine neuartige Infektionskrankheit mit meningealen Reizerscheinungen.) Münch. med. Wschr. **1943**, 24/25, 369. — Semple, A. B.: The Control of Phlebotomus Fever. Med. Officer **79**, 35 (1948). — Shortt, H., C. G. Pandit and R. S. Rao: The Virus of Sandfly Fever in Culture and Certain of its Properties. Indian J. med. Res. **26**, 229 (1938). — Shortt, H., L. T. Poole and E. D. Stephens: Sandfly fever on the Indian frontier. Indian J. med. Res. **21**, 775 (1934). — Note on some experiments with sandfly fever blood and serum. J. Army med. Corps **67**, 246 (1936). — Smith, R. O. A., K. V. Krishnan and S. Mukerji: Identification of Larvae of the Genus Phlebotomus. Indian J. med. Res. **21**, 661 (1934). — Sylla, A.: Über eine eigentümliche, mit zentralnervösen Störungen einhergehende Infektionskrankheit. Dtsch. med. Wschr. **1943**, Nr 27/28, 503.

Taussig, S.: Die Hundskrankheit, endemischer Magenkatarrh in der Herzegowina. Wien. klin. Wschr. **1905**, 129, 163. — Theodor, O.: On the Relation of Phlebotomus papatasii to the Temperature and Humidity of the Environment. Bull. entomol. Res. **27**, 653, (1936). — Observations on the Hibernation of Phlebotomus papatasii (Dipt.). Bull. entomol. Res. **25**, 459 (1934). — Torres Cañamares, F.: Nuevas localidades de „Phlebotomus" en España y algunas observaciones sobre los mismo. Rev. San. e Hig. publ. **18**, 38 (1944).

Voit, K.: Das Pappatacifieber. Klin. Wschr. **1943**, 182.

Walker, A. S., and L. Dods: Clinical Impression of an Epidemic of Sandfly Fever in Palestine during 1940. Med. J. Austral. **1**, 345 (1941). — Weyer, F.: Medizinisch wichtige Insekten. Merkblatt 5. Merkblätter des Instituts für Schiffs- und Tropenkrankheiten, Hamburg. Arch. Schiffs- u. Tropenhyg. **44**, 335 (1940). — Wittingham, H. E.: The etiology of phlebotomus fever. J. State Med. **32**, 461 (1924). — Whittingham, H. E., and A. F. Rook: The prevention of phlebotomus fever. Trans. roy. Soc. Trop. Med. Lond. **17**, 290 (1923). — Observations on the life History and bionomics of Phl. papatasii. Brit. med. J. **1923**, 1144.

Yang, Foo-Hai: Species of Phlebotomus in China; their Prevalence and Part played in the Aetiology of Sand-fly Fever. Trans. far east. Assoc. trop. Med. **1**, 495 (1934). — Yao, Y. T., and C. C. Wu: Notes on a species of phlebotomus newly found in Tsingkiangpu, North Kiangsu, China. China med. J. Suppl. **2**, 527 (1938). — Young, T. C. Mel, A. E. Richmond and G. R. Brendish: Sandflies and sandfly fever in the Peshawar district. Indian J. med. Res. **13**, 961 (1926).

Rifttalfieber.

Beller, K.: Afrikanische Viruskrankheiten. In Handbuch der Viruskrankheiten von Gildemeister-Haagen-Waldmann, S. 538. Jena: Gustav Fischer 1939. — Broom, J. C., and G. M. Findlay: The filtration of Rift Valley fever virus through graded Collodion membrans. Brit. J. exper. Path. **14**, 179 (1933). — Broquet, C.: La fièvre de la Vallée du Rift. Presse méd. **40**, 260 (1932).

Curasson, G.: La „fièvre de la Vallée du Rift" existe-t-elle au Soudan français? Bull. Soc. Path. exot. Paris **27**, 599 (1934).

Daubney, R., and J. R. Hudson: Enzootic Hepatitis or Rift Valley Fever. An undescribed Virus Disease of Sheep, Cattle and Man from East Africa. J. of Path. **34**, 545 (1931). — Rift Valley Fever. Lancet **1932** I, 611. — Rift Valley Fever. East afr. med. J. **10**, 2 (1933).

Findlay, G. M.: Rift Valley fever or enzootic hepatitis. Trans. roy. Soc. trop. Med. Lond. **25**, 229 (1932). — The Relation between Dengue and Rift Valley Fever. Trans. roy. Soc. trop. Med. Lond. **26**, 157 (1932). — Cytological changes in the liver in Rift Valley fever. Brit. J. exper. Path. **14**, 207 (1933). — The mechanism of immunity in Rift Valley fever. Brit. J. exper. Path. **17**, 89 (1936). — Findlay, G. M., and R. Daubney: The virus of Rift Valley fever or enzootic hepatitis. Lancet **1931**, 1350. — Findlay, G. M., and F. O. MacCallum: An interference phaenomenon in relation to yellow fever and other viruses. J. of Path. **44**, 405 (1937). — Findlay, G. M., and R. D. Mackenzie: Studies on neurotropic Rift Valley fever virus. Brit. J. exper. Path. **17**, 441 (1936). — Findlay, G. M., G. M. Stefanopoulo et F. O. MacCallum: La fièvre de la Vallée du Rift. Bull. Soc. Path. exot. Paris **29**, 986 (1936). — Findlay, G. M., and R. O. Stern: Studies on neurotropic Rift Valley fever virus. Brit. J. exper. Path. **17**, 431 (1936). — Francis, T., and T. P. Magill: Rift

Valley fever; report of three cases of laboratory infection and experimental transmission of the disease to ferrets. J. of exper. Med. **62**, 433 (1935).

KITCHEN, S. F.: Laboratory infections with the virus of Rift Valley fever. Amer. J. trop. Med. **14**, 547 (1934).

MACKENZIE, R. D.: The cultivation of the virus of Rift Valley fever. J. of Path. **37**, 75 (1933). — Immunisation of mice against Rift Valley fever virus. Brit. J. exper. Path. **17** 352 (1936). — MACKENZIE R. D., G. M. FINDLAY and R. O. STERN: Studies on neurotropic Rift Valley fever virus. Brit. J. exper. Path. **17**, 352 (1936).

ROOYEN, C. E. VAN, and A. J. RHODES: Virus diseases in man. New York: Th. Nelson & Sons 1948.

SABIN, A. B., and R. W. BLUMBERG: Human infection with Rift Valley fever virus and immunity 12 years after single attack. Proc. Soc. exper. Biol. a. Med. **64**, 385 (1947).— SADDINGTON, R. S.: In vitro and in vivo cultivation of the virus of Rift Valley fever. Proc. Soc. exper. Biol. a. Med. **31**, 693 (1934). — SCHWENTKER, F. F., and T. M. RIVERS: Rift Valley fever in man; report of fatal laboratory infection complicated by thrombophlebitis. J. of exper. Med. **59**, 305 (1934). — SMITHBURN, K. C., A. J. HADDOW and J. D. GILLETT: Rift Valley fever. Isolation of the virus from wild mosquitos. Brit. J. exper. Path. **29**, 107 (1948). — SMITHBURN, K. C., A. F. MAHAFFY, A. J. HADDOW, S. F. KITCHEN and J. F. SMITH: Rift Valley fever; accidental infections among laboratory workers. J. of Immun. **62**, 213 (1949).

THEILER, M.: Rift Valley fever. In TH. M. RIVERS, Viral and Rickettsial Infections of Man. Philadelphia: J. B. Lippincott 1948.

Rickettsiosen.

Von

R. Aschenbrenner und H. Eyer.

Allgemeines über Rickettsiosen.

Von

H. Eyer.

Mit 3 Abbildungen.

1. Allgemeines, Vorkommen und Verbreitung. ROCHA LIMA hat 1916 für den wichtigsten Vertreter einer in Kleiderläusen beobachteten Mikroorganismengruppe die Bezeichnung *Rickettsia prowazeki* vorgeschlagen,

„zu Ehren zweier hervorragender Forscher, HOWARD TAYLOR RICKETTS (1871—1910) und STANISLAUS VON PROWAZEK (1875—1915), die bei ihren denkwürdigen Untersuchungen über Fleckfieber der Krankheit zum Opfer fielen".

Von dieser *Rickettsia prowazeki* leitet sich die Bezeichnung der ganzen Erregergruppe ab, deren Stellung im bakteriologischen System noch nicht völlig geklärt ist.

GIESZCZYKIEWICZ reiht sie als VII. Ordnung der Schizomyceten ein, weil sie trotz ihres an die Virusarten erinnernden Verhaltens aus morphologischen Gründen den Bakterien nahestehen. Sie sind dem Leben im Organismus blutsaugender Arthropoden angepaßt und lassen sich auf den gebräuchlichen Bakteriennährböden mit wenigen Ausnahmen nicht züchten. Viele von ihnen sind befähigt, sich in zahlreichen, den Arthropoden als Blutspender dienenden, wildlebenden Nagerarten, gelegentlich aber auch in anderen Säugetieren, sowie unter bestimmten Voraussetzungen auch im menschlichen Organismus zu vermehren. Vor allem die Nager bilden das eigentliche Reservoir, aus dem die wirtangepaßten Gliederfüßer — Flöhe, Zecken und Milben — den Erreger aufnehmen und damit die epizootische Weiterverbreitung einleiten. Die auf diese Weise entstehenden Rickettsieninfektionen sind zunächst reine Tierseuchen, aus denen sich die endemischen oder sporadischen Rickettsiosen des Menschen erst dann entwickeln, wenn die tierspezifischen Arthropoden ihren eigentlichen Wirt aus irgendwelchen Gründen verlassen und vorübergehend auf den Menschen überwechseln.

Im Gegensatz zu den primär epizootischen fehlt bei den epidemischen Rickettsiosen ein zwischen Mensch und Insekt gestellter Säugetierwirt; die Erregerübertragung von Mensch zu Mensch geschieht ausschließlich durch die menschenspezifische Kleiderlaus.

Die meisten rickettsienbedingten Infektionskrankheiten sind neben einem charakteristischen Fieber durch eine mehr oder minder ausgeprägte Fleckenbildung in der Haut ausgezeichnet, die vielen in diese Gruppe gehörenden Erkrankungen den Namen *Fleckfieber* gegeben hat, eine Bezeichnung, der man in fast allen Sprachen begegnet. Das am längsten unter ihnen bekannte ist das *klassische Fleckfieber*, das durch Läuse übertragen wird, und bis in die neueste Zeit als einziger Vertreter der Gruppe angesehen wurde.

Die Forschung der letzten 30 Jahre hat aber eine ganze Reihe anderer Infektionskrankheiten als ebenfalls rickettsienbedingt aufgedeckt; sie können sich zwar klinisch recht ähnlich sein, unterscheiden sich aber epidemiologisch in wesentlichen Punkten vom klassischen Fleckfieber. Es sind die schon genannten Zoonosen, die durch Flöhe, Zecken und Milben übertragen werden und als menschliche Erkrankung eine lange Liste der mit den verschiedensten Bezeichnungen belegten sog. *endemischen Fleckfieber* ausfüllen. Hierher gehört auch das erst seit kurzem in seiner Epidemiologie aufgeklärte *Q-Fieber*, während das ebenfalls rickettsienbedingte *Wolhynische* oder *Fünftage Fieber* trotz größter klinischer Unterschiede epidemiologisch dem klassischen Fleckfieber am nächsten steht.

In sorgfältigen Untersuchungen (MOOSER C.S.) ist die Frage, ob die verschiedenen Rickettsiosen nur durch einen einzigen blutsaugenden Wirt übertragen werden können, zugunsten einer experimentell bewiesenen, zum Teil aber auch epidemiologisch sichergestellten Wirtspluralität entschieden worden. Dennoch empfiehlt sich zur Einteilung der Rickettsien noch immer das alte, seit fast 25 Jahren gebräuchliche System, wonach grundsätzlich die *epidemischen* von den *endemischen Rickettsiosen* zu unterscheiden sind. Diese Einteilung ist vor allem für den Kliniker bedeutsam, dem es, wie MEGAW mit Recht betont, in erster Linie darauf ankommt zu entscheiden, ob eine durch Läuse übertragene, also epidemische Form einer Rickettsienerkrankung vorliegt oder aber eine endemische, bei der eine Mensch-zu-Mensch-Übertragung nicht vorkommt. Das ist wesentlich, weil eine exakte Differenzierung zwischen endemischen und epidemischen Fleckfieberarten nur in sehr erfahrener Bakteriologenhand einigermaßen gewährleistet ist.

In der nachfolgenden tabellarischen Übersicht, die aus verschiedenen ähnlichen Darstellungen anderer Autoren zusammengestellt ist, sind die wesentlichen Unterschiede der einzelnen Rickettsieninfektionen zusammengefaßt. Eine beigegebene Karte (Abb. 1), die sich an die Feststellungen der Hygiene-Kommission des Völkerbundes aus dem Jahre 1936 anschließt, in einzelnen Punkten aber bis in die letzten Jahre ergänzt ist, zeigt das geographische Vorkommen der hier interessierenden Rickettsienerkrankungen.

2. Geschichtliche Entwicklung der Rickettsienforschung. Die ätiologische Rickettsienforschung beginnt Anfang dieses Jahrhunderts, als sich die Vermutungen verdichteten, daß die heute unter dem Begriff der Rickettsiosen zusammengefaßten Krankheiten an das Vorkommen bestimmter Tiere bzw. an die auf diesen parasitierenden Insektenarten geknüpft sind.

1903 hat CORTEZO in Madrid die Menschenlaus als den wahrscheinlichen Vektor des klassischen Fleckfiebers angesprochen. und 1904 haben WILSON und COWNING die Überträgerrolle von Zecken, die auf wilden Nagern gefunden wurden, für ein im Bitter-Root-Tal schon seit 1873 beobachtetes, sehr gefährliches Fleckfieber, das sog. Felsengebirgsfieber, nachgewiesen. 1909 hat RICKETTS die nach ihm benannten Erreger sowohl in diesen Zecken (*Dermacentor andersoni* und *variabilis*) als auch im Blut von Menschen und Laboratoriumstieren entdeckt. Es ist die heute unter der Bezeichnung *Rickettsia rickettsi* (BRUMPT 1927) geführte Erregerart. Ein Jahr später — 1910— haben RICKETTS und WILDER, wie auch ST. V. PROWAZEK ähnliche Organismen in der Laus beschrieben, aber erst ROCHA LIMA (1915/16) verdankt man exakte Untersuchungen über die *Rickettsia prowazeki*, den Erreger des klassischen Läusefleckfiebers der alten Welt. 1910 wird von CONOR und BRUGH als Krankheit besonderer Art das *fièvre boutonneuse de Tunisie* beschrieben. *Marseiller Fleckfieber, Mittelmeerfieber,*

Tabelle 1. *Die epidemischen Rickettsiosen.*

Bezeichnung	Klassisches Fleckfieber [1]	Wolhynienfieber
Synonyma	Fleck-, Kriegs-, Hunger-, Lagertyphus u. a. engl.: typhus frz.: typhus (exanthématique)	Fünftage-, Quintana-, Schützengrabenfieber. engl.: trench fever
Überträger	Kleiderlaus (Pediculus vestimenti)	Kleiderlaus
Natürlicher Wirt	Mensch	Mensch
Epidemiologie	Mensch-Laus-Mensch-Übertragung, durch Unhygiene begünstigt, bevorzugt kühle Klimate	Mensch-Laus-Mensch-Übertragung. Durch Verlausung begünstigt. Nur in kühlen Klimaten
Klassische Versuchstiere	Meerschweinchen (Maus, Kaninchen, Hühnerembryo)	Fehlt! Kaninchen?
Klinische Besonderheiten	Allgemein schwerer Verlauf	Leichter Verlauf, Neigung zur chronischen Manifestation; Rezidive!
Tierpathologische Besonderheiten	Scrotalschwellung beim Meerschweinchen selten, aber bei verschiedenen Rickettsienstämmen wechselnd. Dürftige Ricketsienbefunde im Gewebe, aber regelmäßig im Gehirn	Entwicklung im Kaninchenhoden?
Übergreifende Immunität	Alle Flohfleckfieber und südafrikanisches Zeckenfieber	Keinerlei Kreuzimmunität, kaum eigene Immunität
Serologische Reaktionen	Weil-Felix (OX_{19}) ab 1:200 beweisend; Rick. Aggl. frühzeitig; Kompl. Bdg. möglich; Haut- u. Neutr. Test spezifisch	Keinerlei beweisende Reaktionen
Erreger	Rickettsia prowazeki	Rickettsia wolhynica

marokkanisches Sommerfieber, Carduccifieber sind Synonyma derselben, in zahlreichen warmen Ländern beobachteten Krankheit, bei der als Überträger die Hundezecke *Rhipicephalus sanguineus* erkannt wurde. Den Erreger nannte BRUMPT 1932 *Rickettsia conori.* 1917 hat MEGAW in Waldgebieten am Fuße des Himalaya Erkrankungen gesehen, die auf Zeckenbisse zurückzuführen waren und dem Felsengebirgsfieber des amerikanischen Kontinents ähnelten. Dieses indische Zeckenfleckfieber wird ebenfalls durch *Rhipicephalus,* vielleicht auch durch *Hyalomma aegyptium* übertragen. Die zugehörige Rickettsie ist eine Varietät der *Rickettsia conori.* 1918 wurde von den japanischen Forschern KITASHIMA und HYIAJIMA eine rote Milbe, die *Trombicula akamushi,* als Überträgerin der *Tsutsugamushikrankheit* gefunden (*Japanisches Flußfieber, Überschwemmungsfieber, Kedanifieber* u. a. sind Synonyma). Das *Milbenfieber von Sumatra,* der *Pseudotyphus* VON SCHÜFFNER (1909) — im englischen Sprachgebrauch das „pseudo-typhoid fever" —, das *Buschfleckfieber* in Hinterindien *(scrub-*

---

[1] BRILLS *Disease* wird neuerdings als eine sporadische Form des klassischen Fleckfiebers aufgefaßt, durch leichten, im übrigen fleckfieberähnlichen Verlauf ausgezeichnet; ein Überträgertier ist unbekannt. Übertragung durch Effekten aus verseuchten Fleckfiebergebieten wurde erörtert. Die ältere Auffassung, daß es sich um murines Fleckfieber bei Menschen mit lange zurückliegender Infektion mit klassischem Fleckfieber handelt, wurde durch serologische Untersuchungen von PLOTZ widerlegt.

Tabelle 2. *Die primär epizootischen, sekundär endemischen Rickettsiosen.*

Bezeichnung	Floh-Fleckfieber	Zeckenfieber	Milbenfieber	Q-Fieber
Synonyma	Murines Fleckfieber, Tabardillo, shoptyphus, mandschurisches Fleckfieber, marokkanisches Fleckfieber u. v. a.	RMSF, (östl. u. westl. Typ), brasilianisches São Paulo-Fieber, fièvre bouton., südafrikanisches Zeckenfieber, ind. Zeckenfieber u. a.	Tsutsugamushi Kedani, Pseudotyphus, Scrubtyphus u. a.	Balkangrippe
Überträger	Meist Rattenfloh, aber auch andere Floharten	Dermacentor andersoni, — variabilis, Amblyomma arten, Rhipicephalus u. a.	Trombicula akamushi, delhiense, Hyalomma aegypt. u. a.	Verschiedene Zecken u. Milben. Haemaphys. humerosa, Trombicula hirsti u. a. ?
Natürlicher Wirt	Ratten, Mäuse, andere Nager	Viele Nagerarten; Hunde; Schafe ?	Feldmäuse	Bandicoot rat und andere Tiere ?
Epidemiologie	In allen Klimaten vorkommend, durch örtliche Verhältnisse begünstigt. Erreger auch durch Läuse übertragbar, dann Epidemiegefahr	In allen Klimaten vorkommend, durch örtliche Verhältnisse begünstigt	Auf fernöstliche Gebiete beschränkt u. durch örtliche Verhältnisse begünstigt	Übertragung auf verschiedene Weise möglich, auch durch Blut. Wahrscheinlich sehr verbreitet
Klassische Versuchstiere; empfängliche Tiere	Ratten u. Mäuse (experimentell auf allen zur Rick.-Züchtung geeigneten Tieren)	Meerschweinchen	Verschiedene Affenarten (experimentell auf typischen Rick.-Zücht.-Medien, Meerschweinchen)	Zahlreiche Tiere
Klinische Besonderheiten	meist leichter Verlauf	sehr schwer bis leicht	meist schwer	selten tödlich
Tierpathogene Besonderheiten	Typischer Befund in der Tunica vaginal. Scrot. schwellg. reichl. Rick. befd. im Gewebe	Scrotalschwellung! Zeckenbißstelle! Schwellung reg. Lymphdrüsen, Endothelzellen im Peritonealausstrich mit Rick. beladen.	Peritonealausstrich enthält Rickettsien	
Übergreifende Immunität	Läusefleckfieber und südafrikanisches Zeckenfieber ?	RMSF u. fièvre bout., wenigstens zum Teil	Nur innerhalb der Milbenfieber; mit Ausnahmen	Nur innerhalb der Gr.
Serologische Reaktionen	Weil-Felix(OX$_{19}$) u. Rick. Agglut. Kompl. Bdg. u. Haut- bzw. Neutr. Test	Weil-Felix (OX$_{19}$, OX$_2$) Rick. Aggl., Kompl. Bdg.	Weil-Felix (OXK)	Rick. Aggl. Kompl. Bdg.
Erreger	R. mooseri s. murina	R. rickettsi u. var. brasil., R. conori u. Var.	R. tsutsugamushi s. orientalis	R. burneti

typhus), das *indische XK-Fieber* und das *australische* MOSSMANN-*Fieber* sind mildverlaufende Abarten. Überträger sind ebenfalls Trombiculamilben, *Trombicula delhiensis* u. a. dort häufig vorkommende Parasiten von Ratten und anderen

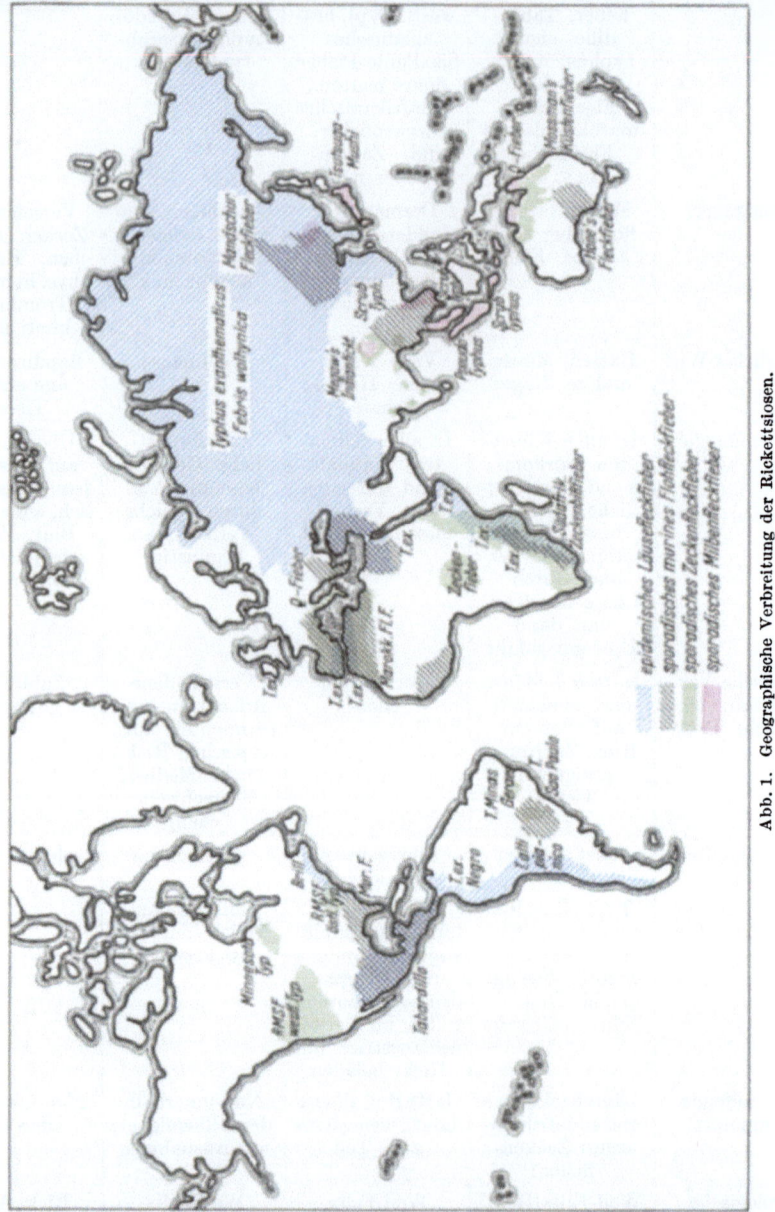

Abb. 1. Geographische Verbreitung der Rickettsiosen.

Nagern. Die das Milbenfieber erzeugende Rickettsie ist die 1912 von NAGAYO bzw. HAYASHI beschriebene *Rickettsia tsutsugamushi*, im Schrifttum auch als *Rickettsia orientalis* bzw. *Rickettsia akamushi* bezeichnet. 1926 beginnt die fast dramatisch anmutende Entdeckungsgeschichte der *Rickettsia mooseri s. murinamonteiro*, des Erregers des sog. *murinen Fleckfiebers*. NEILL, MAXCY, MOOSER,

CASTAÑEDA, ZINSSER, DYER, NICOLLE u. a. sind hauptsächlich an diesen Forschungen beteiligt. Die hier interessierenden Ergebnisse sind kurz zusammengefaßt folgende:

Das murine Fleckfieber kommt häufig neben dem klassischen Fleckfieber vor. Es kann sowohl durch Flöhe als auch durch Läuse übertragen werden und daher auch epidemischen Charakter annehmen. Entscheidend dafür, ob ein murines Fleckfieber epidemisch oder endemisch auftritt, ist die Art der am jeweiligen Ort allein oder zumindest überwiegend vorkommenden Überträger. So bedingen die Läuse in Mexiko seinen epidemischen, die reichlichen Nagerflöhe im Südosten der USA. (z. B. in Wilmington) seinen endemischen Charakter.

Murines und klassisches Fleckfieber sind klinisch und serologisch eng verwandt; zwischen beiden besteht eine gekreuzte Immunität. Durch den kombinierten Meerschweinchen-Rattenversuch scheinen beide Arten pathologisch-anatomisch voneinander abgrenzbar zu sein, während die klinische Unterscheidung auf Schwierigkeiten stößt. Auf Grund experimenteller Ergebnisse sind alle bekannteren Floharten zur Übertragung des murinen Fleckfiebers geeignet; im Gegensatz zu Läusen erkranken Flöhe durch die Rickettsieninfektionen jedoch nicht; ein nicht unwichtiger Befund.

Der mexikanische Tabardillo ist nach MOOSER identisch mit dem murinen Fleckfieber; vielleicht ist es richtiger, in dieser Bezeichnung einen Sammelbegriff für klinisch schwer verlaufende Fleckfiebererkrankungen in Mexiko zu erblicken. Das klinische Bild des Tabardillo ist von der Art des Überträgers abhängig; nur das flohbedingte verläuft gelegentlich auch leicht. Die Gefährlichkeit des durch Läuse übertragenen Tabardillo steht dem klassischen Läusefleckfieber kaum nach. Die wahllose Gleichsetzung des „endemischen Fleckfiebers" mit dem „murinen" ist irreführend; die mexikanische Krankheitsbezeichnung „Tabardillo" hat nur noch historische Bedeutung.

Die murinen Fleckfieber sind fast über die ganze Welt verbreitet und charakterisieren nach MOOSER wahrscheinlich die eigentliche Urform des Fleckfiebers, von dem das für die Laus pathogene historische Fleckfieber der alten Welt nur eine durch besondere Umstände entstandene gefährliche Abart ist. *Toulonfieber, Schiffsfleckfieber, städtisches Tropenfieber, Ladenfleckfieber (shop-typhus)* und andere Bezeichnungen sind Synonyma für das klinisch relativ gutartige *murine Fleckfieber*.

Das von KODAMA beschriebene *mandschurische Fleckfieber* mit seinem eigentümlichen Frühjahr-Sommer-Gipfel verläuft im allgemeinen schwer. Es gleicht in vielen Punkten dem alten Tabardillo und scheint, wie dieser, durch Rattenflöhe *und* Kleiderläuse übertragen zu werden.

Ganz allgemein dürften die durch Läuse übertragenen murinen Fleckfieber klinisch schwerer verlaufen; die Läusepassage steigert die Menschenpathogenität.

1937 wurde als Erreger des von DERRICK in Brisbane (Australien) erstmalig beschriebenen Q-Fiebers[1] die *Rickettsia burneti* isoliert. Überträger ist wohl eine Trombiculaart *(Trombicula hirsti)* wie auch eine an Beuteldachsen (bandicoot-rat) gefundene Zecke *(Hämaphysalis humerosa)*. Seit der Entdeckung der *Rickettsia burneti* sind mehrere Stämme bekannt geworden, die untereinander nicht ganz gleich zu sein scheinen. Die *Rickettsia burneti* ist identisch mit dem Erreger der in Athen während des zweiten Weltkrieges beobachteten *Balkangrippe*. Sie ist außerordentlich verbreitet und wird in letzter Zeit gehäuft als Ursache pneumonischer Infekte gefunden. Die Übertragung auf Nager gelingt leicht, auch zahlreiche Zeckenarten lassen sich experimentell infizieren. Viele

---

[1] Q = query = „Fragezeichen", nicht „Queensland"!

Großtiere sind empfänglich und bilden vielleicht eine Hauptinfektionsquelle in Europa.

In allerjüngster Zeit ist eine als „*rickettsialpox*" bezeichnete Krankheit entdeckt worden, die sich als identisch mit dem „*Kew Gardens spotted fever*" in New York herausgestellt hat. Die Überträgerin ist eine Mäusemilbe, *Allodermanyssus sanguineus*, die sich bei Hausmäusen findet. In diesen entwickelt sich die *Rickettsia akari*, deren ursächliche Bedeutung durch Laboratoriumsinfektionen und Rückübertragungen gesichert scheint. Verwandtschaftliche Beziehungen werden zum Felsengebirgsfieber angenommen; ob auch solche zum Mittelmeerfieber bestehen, ist unbekannt.

Das *Wolhynische Fieber* (*Fünftagefieber, Quintana, Schützengrabenfieber, trench fever* u. a. sind Synonyma) dürfte so alt sein wie das durch Läuse übertragene epidemische Fleckfieber der alten Welt. 1915 sind deutsche Truppen im Osten, sowie alliierte Truppen im Westen ausgiebig damit in Berührung gekommen. In Deutschland haben HIS und WERNER die Krankheit eingehend erforscht. TÖPFER hat 1916 die *Rickettsia wolhynica* entdeckt, ihre Übertragbarkeit auf gesunde Läuse festgestellt und die Diagnosestellung durch den Läusefütterungsversuch angeregt. In der Folgezeit haben sich WEIGL, HERZIG und MOSING mit dieser Rickettsie befaßt und 1939 den Übergang der harmlosen *Rickettsia pediculi* in die *Rickettsia wolhynica* erwogen.

Seit 1927 ist diese Rickettsie auch in Japan bekannt, wo ihre Züchtung im Kaninchenhoden gelungen sein soll. Auch in Abessinien scheint sie vorzukommen, wo WEIGL und MARIANI mit ihr in Berührung kamen. 1939/1945 haben EYER und MÜCKTER mit der Rickettsia wolhynica gearbeitet und sind auf Grund vielfältiger Untersuchungen von engen verwandtschaftlichen Beziehungen zwischen *Rickettsia pediculi* und *Rickettsia quintana* überzeugt; ähnliche, zum Teil noch weiter gehende Konsequenzen hat WEYER gezogen.

Eine ausschließlich läusepathogene Rickettsie hat ROCHA LIMA 1916 entdeckt; ihr histopathologisches Verhalten in der Laus — intra- und extracelluläres Wachstum —, erinnert einerseits an *Rickettsia pediculi*, andererseits an *Rickettsia prowazeki*. WEIGL hat sie später sowohl in seinem Institut in Lemberg wie auch bei MARIANI in Addis Abeba gesehen, sie von 1939 ab jedoch nicht mehr beobachtet. Auch EYER und Mitarbeiter sind ihr während 5jähriger Beschäftigung mit vielen Millionen Läusen nicht ein einziges Mal begegnet.

Nichtpathogene Rickettsien werden häufig im Darm von Gliederfüßern gefunden. Beispiele sind die *Rickettsia pediculi*, die bei der Kleiderlaus aus nicht erkennbarer Ursache auftritt und sehr infektiös für Läuse ist, ohne diese zu schädigen, ferner die *Rickettsia melophagi* im Darm der Schlaflaus, Melophagus ovinus; ein beliebtes Rickettsiendemonstrationsobjekt.

Die Erreger der zahlreichen rickettsienbedingten Endothel- und Monocyteninfektionen bei Tieren verschiedenster Art sind hier nicht abzuhandeln. Ebenso nicht die früher den Rickettsiosen zugerechneten Infektionen wie Psittakose, Trachom, Lymphogranuloma inguinale u. a.

3. Ätiologie, Morphologie und Darstellung. Die Anerkennung von Arthropodenparasiten als Erreger der verschiedenen exanthematischen Fieber ist nur langsam erfolgt. Für das klassische Fleckfieber wurden zahlreiche Bakterien als Erreger beschrieben, dann wieder abgelehnt und wieder andere fälschlicherweise als Rickettsien bezeichnet. Auch ein filtrierbares Virus wurde vorsichtshalber erörtert, obwohl lange bekannt war, daß bei Filtration von infektiösem Fleckfiebermaterial der Erreger das Filter nicht passiert. Die erste exakte Sichtung ist durch die klassischen Untersuchungen von ROCHA LIMA im ersten Weltkrieg erfolgt. Die von ihm gegebene Beschreibung mehrerer Rickettsienarten hat die Basis für alle späteren Forschungen geliefert; keiner seiner Befunde hat sich als irrig erwiesen. Die morphologische Ähnlichkeit der Rickettsien mit Bakterien, sowie ihre Nichtzüchtbarkeit

Ätiologie, Morphologie und Darstellung.

auf gewöhnlichen Nährböden haben die Zweifel an der Erregerrolle der Rickettsien lange nicht zur Ruhe kommen lassen. Eine eigentümliche Pleomorphie, die sich in den letzten Jahren noch als viel umfänglicher erwiesen hat als ursprünglich angenommen, belastet auch heute noch manchen Befund mit besonderer Unsicherheit[1].

Erfahrene Kenner des Rickettsienproblems stimmen heute darin überein, daß die eigentliche Ausgangsform dieser Erregerklasse durch relative Kleinheit und einen rundlichen bis elliptischen Umriß gekennzeichnet ist. Pathologisch nicht veränderte Formen, wie sie aus den natürlichen Wirten isoliert werden können, zeigen im gefärbten Ausstrich 200—300 mμ in der Breite und 400—600 mμ in der Länge als häufigste Größenmaße. Jüngere Formen sind mehr kokkoid, ältere mehr länglich; häufig findet man je zwei Organismen zu Diploformen, teils zu hantelförmigen Gebilden, teils zu pneumokokkenartigen Doppellanzetten

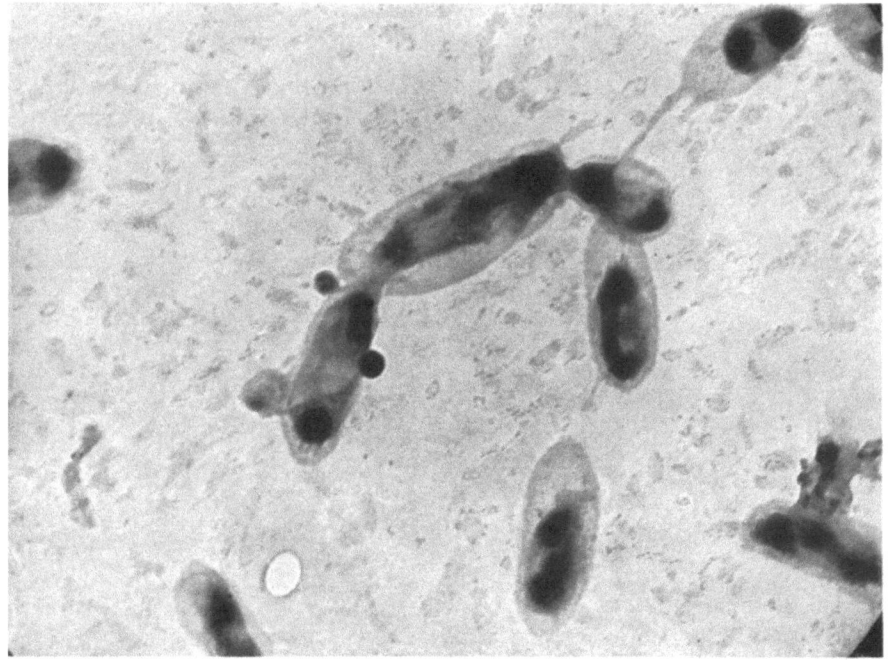

Abb. 2. Rickettsia prowazeki. (Präparat aus dem Läusedarm, elektronenmikroskopisch aufgenommen.)

vereinigt. Die stäbchenförmigen Gebilde können in gleicher Weise wie die kokkoiden zu Fäden oder Ketten aneinandergereiht sein, deren Einzelglieder oft nur bei sorgfältigem Mikroskopieren sichtbar werden. Die gegenseitige Lagerung der Rickettsien im gefärbten Ausstrich ähnelt am meisten derjenigen sehr kleiner Xerosebakterien.

Zu morphologischen Studien eignet sich die Negativuntersuchung in Cyanochin- oder Wasserblaupräparaten besonders gut. Hier stellen sich die Rickettsien nur schwach tingiert oder gänzlich ungefärbt auf violettem bis blauem Untergrund dar. Das Verfahren ermöglicht die Sichtbarmachung der Rickettsien unter Wahrung ihrer natürlichen Form und Größe. Die mehr stäbchenförmigen Elemente messen 600—2000 mμ in der Länge, die jugendlichen Kokkoide 200—500 mμ im Durchmesser. Das Bild erinnert an sehr kleine Bakterien aus der Pasteurellagruppe mit deutlich stärker lichtbrechenden Polkappen, ein Bild, das den Diploformen im gefärbten Positivpräparat entspricht.

Besonders eindrucksvoll sind elektronenoptische Abbildungen, die BARBUDIERI, sowie EYER und RUSKA angefertigt haben. Sie zeigen in einem von einer Membran umschlossenen Plasmaleib von rundlicher bis schlank elliptischer Form einen ebenso geformten, aber kleineren und dichteren Innenkörper, dessen Polenden besonders stark ausgeprägte rundliche Substanzverdichtungen aufweisen, die nach Gestalt und relativer Größe an kernähnliche Zellbestandteile erinnern. Die Innenkörper stellen sich bei vorsichtiger Färbung als die

---

[1] Näheres hierüber siehe Handbuch der pathogenen Mikroorganismen, Bd. VIII, 2, sowie Handbuch der Viruskrankheiten, Bd. II.

bekannten hantelförmigen Gebilde dar, während bei gewöhnlicher Giemsafärbung nur die kugeligen Polenden in Form kleiner Körnchen ohne deutliche Verbindungsbrücke herauskommen, so daß der Eindruck sehr kleiner Diplokokken entsteht. Demnach ist auch die in solchen Präparaten bestimmte Erregergröße nur $1/2$—$2/3$ der tatsächlichen.

Der normale Teilungsmechanismus der Rickettsien unterscheidet sich nicht von den bei Bakterien gewohnten Vorgängen. Primäre und sekundäre Zellformen, wie sie von PIEKARSKI bei Bakterien beschrieben wurden, beobachtet man auch hier. Ein Entwicklungscyclus, wie er aus der Entwicklungsgeschichte der Protozoen geläufig ist, wurde auch bei den Rickettsien vermutet. In sorgfältigen Untersuchungen hat sich jedoch kein Anhaltspunkt dafür finden lassen. Wenn daran gedacht wurde, so deshalb, weil unter bestimmten Milieuverhältnissen die ohnehin sehr zur Pleomorphie neigenden Rickettsien oft abenteuerliche Formen annehmen, die kaum mehr an den ursprünglichen Erreger erinnern. Solche

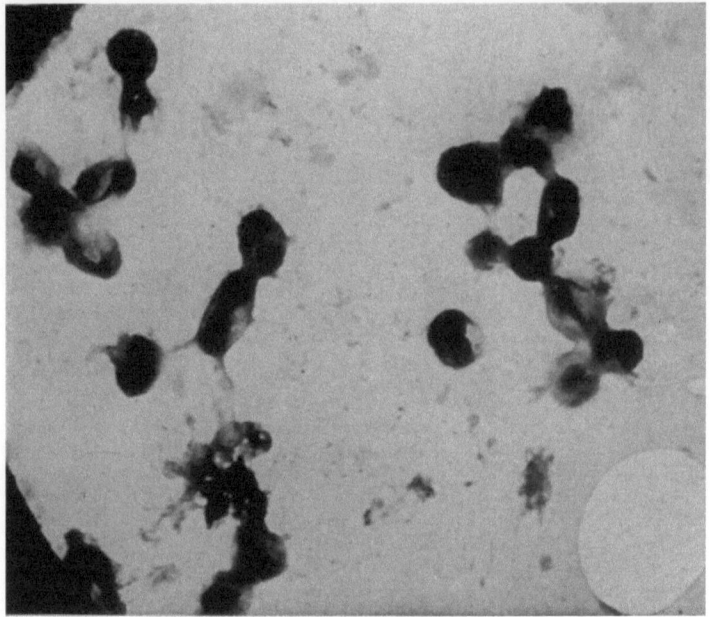

Abb. 3. Rickettsia wolhynica (Präparat aus dem Läusedarm, elektronenmikroskopisch aufgenommen).

abweichenden Wuchsformen sind bei künstlicher Züchtung auf Dottersackgewebe verhältnismäßig leicht zu gewinnen und manchmal passagenweise weiterzuführen. Hierbei auftretende fädige Gebilde, die das ganze Gesichtsfeld durchziehen können, ist man geneigt als Verunreinigung zu deuten. Bei Rückführung auf die Laus als dem am meisten adäquaten Wirtstier gelingt es aber häufig, zu den klassischen Formen zurückzugelangen, sofern nicht durch zu lange Fremdpassage diese Rückentwicklung unmöglich geworden ist. Auf dieses eigenartige Verhalten muß mit Nachdruck hingewiesen werden, da die ungenügende Beachtung der morphologischen Kriterien oft genug Ursache von Fehlspekulationen geworden ist.

Die hier für die *Rickettsia prowazeki* beschriebenen morphologischen Merkmale gelten prinzipiell für alle Rickettsien; die lanzettförmige bis kugelige Zelle mit polarem bzw. zentralem Verdichtungszentrum repräsentiert die klassische Rickettsienform. Es ist daher nur in seltenen Fällen möglich, auf Grund der morphologischen Struktur im Ausstrich die verschiedenen Rickettsienarten mit Sicherheit auseinanderzuhalten. (Hier hilft manchmal das histologische Bild des rickettsieninfizierten Läusedarms.)

Rickettsien, die von zelligen Bestandteilen des Wirtsgewebes weitgehend gereinigt sind, lassen sich mit allen in der Bakteriologie üblichen Farbstoffen und Färbungsmethoden darstellen. Nur nehmen sie die üblichen Anilinfarbstoffe in geringerer Dichte auf als Bakterien, sind gramnegativ und nicht säurefest. Für morphologische Studien eignet sich — wie bereits erwähnt — die Negativdarstellung mit Cyanochin bzw. Wasserblau besonders gut.

Für Rickettsienfärbungen im Gewebe ist das Giemsaprinzip noch immer unübertroffen; für manche Zwecke, z. B. Schmierpräparate aus Dottersack- oder Mäuselungenkulturen, hat sich die Färbung nach CASTAÑEDA gut bewährt. Andere Färbungen haben MACHIAVELLO, GRACIAN, DARZINS u. a. angegeben.

Der färberische Nachweis der Rickettsien im strömenden Blut ist oft versucht worden; RICKETTS scheint er als erstem gelungen zu sein. Dennoch muß auf Grund eingehender Untersuchungen der letzten Jahre der unmittelbare Nachweis als sehr unsicher gelten, wenn auch kein Zweifel daran besteht, daß sich Rickettsien im Blut fiebernder Menschen bzw. Tiere aufhalten. In keinem Falle erreicht die Rickettsienkonzentration im Blute diejenige von Protozoen, so daß auch in Anreicherungen (Leukocytenschicht des Blutsedimentes) und „Dicken-Tropfen-Präparaten" nur sehr ausnahmsweise überzeugende Bilder erhalten werden. Wie bei bakteriellen Blutinfektionen ist auch bei Rickettsienerkrankungen die kulturelle Anreicherung ergiebig. Da alle pathogenen und die meisten apathogenen Rickettsien auf Nährböden ohne Zusatz lebenden Gewebes nicht gedeihen, führt nur die Züchtung in geeignetem Wirtsgewebe zum Ziel. In eindrucksvoller Weise kann auch das Säugetierexperiment herangezogen werden, das bei Infektionen mit *Rickettsia mooseri*, *Rickettsia rickettsi* und einigen anderen Rickettsienarten besonders überzeugend ist und bei Meerschweinchen, Ratten und Mäusen neben einem sehr typischen pathologisch-anatomischen Befund auch den direkten Erregernachweis gestattet. (Näheres bei H. MOOSER.)

Versuche eines färberischen Rickettsiennachweises in menschlichen Organen haben im allgemeinen zu keinem eindeutigen Ergebnis geführt. In histologischen Schnitten der petechial veränderten Haut können gelegentlich agglomerierte Häufchen gefunden werden, deren Natur aber zweifelhaft ist.

4. Züchtung und biologisches Verhalten. Die Züchtung der hier interessierenden Rickettsien ist auch auf hochwertigsten Bakteriennährböden aussichtslos; es gelingt weder sie zu erhalten, noch sie zu vermehren. Nachdem durch die Untersuchungen von RICKETTS und v. PROWAZEK die im Darm von Fleckfieberläusen gefundenen Mikroorganismen als die wahrscheinlichen Fleckfiebererreger gelten durften, hat ROCHA LIMA das Verhalten der Rickettsien in der Laus eingehend untersucht und dabei eigenartige Beobachtungen hinsichtlich ihrer Vermehrung gemacht. SIKORA und vor allem WEIGL haben bald darauf ein neuartiges Züchtungsverfahren auf diesen Erkenntnissen aufgebaut.

ROCHA LIMA fand, daß im Darm gesunder Läuse, die an Fleckfieberkranken Blut gesogen hatten, sich sehr kleine Organismen ansiedeln. Im Gegensatz zu morphologisch völlig gleichartigen Keimen, die ebenfalls im Lausdarm vorkommen können, dem Magen-Darmepithel aber nur oberflächlich aufsitzen, dringen die Fleckfieberrickettsien aktiv in diese Zellen ein, um sich dort, und nur dort, stark zu vermehren. Dem extracellulären Wachstum der nur schmarotzenden *Rickettsia pediculi* steht das intracelluläre der pathogenen *Rickettsia prowazeki* gegenüber. Die *Rickettsia prowazeki* ist aber nicht nur der für das klassische Fleckfieber des Menschen typische Erreger, sondern auch wegen ihres destruierenden Wachstums im Läusedarmepithel der Erreger einer für die Laus tödlichen Darminfektion; keiner Allgemeininfektion der Laus, was zu betonen ist!

Das Magen-Darmepithel der Laus ist offenbar ein hervorragender Nährboden für die Rickettsien. Unter Beiseiteschieben des Zellkerns vermehren sie sich in abundanter Weise im Protoplasma dieser Epithelzellen, die schließlich platzen und enorme Rickettsienmengen in das Darmlumen entleeren. Die auf diese Weise freigewordenen Rickettsien befallen weitere Zellen, bis ein mehr oder minder großer Teil des gesamten Magen-Darmepithelbelags zerstört ist. Die Geschwindigkeit, mit der dieser fast stets tödlich endende Prozeß abläuft, ist in hohem Maße von der Massivität der Infektion, aber auch von den Eigentümlichkeiten des jeweiligen Rickettsienstammes abhängig. Diese dysenterieartige Infektion des Läusedarms wird wegen ihrer Bedeutung für die Epidemiologie des Fleckfiebers noch gesondert zu besprechen sein. Das Verfahren der Anzüchtung und Vermehrung der Fleckfieberrickettsien im Darmepithel der Laus ist mit einer Gewebekultur zu vergleichen; die Vermehrung erfolgt unschwer, sofern den Rickettsien der Weg in den Darm der Laus geöffnet wird. Die hierzu erforderliche künstliche Infektion hat SIKORA auf intracölomalem Wege mit Erfolg durchgeführt, während WEIGL den genialen Weg des peranalen Klistiers beschritten und damit erstmalig die Gewinnung großer Rickettsienernten ermöglicht hat. Das Verfahren setzt jedoch manuelles Geschick und das Vorhandensein sorgfältig gepflegter Läusezuchten voraus.

In neuerer Zeit hat man die bei der Viruszüchtung bewährten Verfahren auch für die Rickettsienzüchtung herangezogen und gute Erfolge gehabt. Von mehr theoretischem Interesse ist die Tatsache, daß die Rickettsienzüchtung auch auf überlebendem Insektengewebe möglich ist, wie NAUCK und WEYER gezeigt haben. Unter den praktisch geübten Züchtungsmethoden steht die Züchtung in bebrüteten Hühnerembryonen bzw. im Dottersackgewebe im Vordergrund. COX hat diese Methode erstmalig angewandt, OTTO und WOHLRAB haben sie für die Züchtung der *Rickettsia prowazeki* und *mooseri* weiter ausgebaut. Sie hat sich im übrigen für die Züchtung der meisten Rickettsienarten als geeignet erwiesen und imponiert durch ihre Einfachheit. Darüber hinaus gewährleistet sie die Reinhaltung der erzielten Ernten, d. h. die Abwesenheit fremder und unerwünschter Keime. Bei der Rickettsienanzüchtung auf Dottersackgewebe (z. B. bei der R. prowazeki) benützt man als Infektionsmaterial mit Vorteil Gehirnemulsionen von Fleckfiebermeerschweinchenversuchen. Wie bei der Viruszüchtung ist auch hier eine Gewöhnung des Erregers an das neue Milieu erforderlich. Das zu erreichen ist nicht ganz einfach. Erschwerend kommt hinzu, daß viele Rickettsienstämme die Neigung haben, speziell auf Dottersackgewebe mehr oder minder schnell zu degenerieren, so daß z.B. der Schutzwert von Vaccinen, die aus solchen Kulturen bereitet sind, sehr schwanken kann. Es hat sich aber gezeigt, daß diesem Übelstand durch häufigen Wirtswechsel zu begegnen ist.

Eine weitere bewährte Züchtungsmethode gründet sich auf Versuche von CASTAÑEDA, SPARROW und DURAND. Sie beruht auf der leichten Haftfähigkeit von Rickettsien im Lungengewebe von Mäusen; zum gleichen Zweck haben GIROUD Kaninchen, COMBIESCU Ziesel und Hunde, andere auch Ratten verwendet. Die genannten Tiere werden in oberflächlicher Äthernarkose zur Aspiration einer Rickettsiensuspension durch Nase bzw. Trachea gezwungen. Die Narkose verhindert den Hustenreflex, so daß die Erreger in die tieferen Lungenschichten gelangen, wo sie eine spezifische Pneumonie auslösen mit enormer Erregervermehrung im Lungengewebe. Die Neigung der Rickettsien, auf der Mäuselunge zu degenerieren, ist wesentlich geringer als auf dem Dottersackgewebe des Hühnchens. Das mag damit zusammenhängen, daß Nagetierorganismus und Rickettsien, den natürlichen epidemiologischen Verhältnissen entsprechend, auch bei der künstlich herbeigeführten Begegnung besser aufeinander abgestimmt sind.

Die Züchtung von Rickettsien gelingt auch auf dem Peritoneum röntgengeschädigter Ratten. Das Verfahren eignet sich besonders gut für die Züchtung der *Rickettsia mooseri*. Züchtungen auf gewebehaltigem Agar haben nur noch theoretisches Interesse.

Von den bisher bekannten und hier interessierenden Rickettsienarten können außerhalb des natürlichen Wirtes noch nicht gezüchtet werden: *Rickettsia pediculi, Rickettsia wolhynica* und *Rickettsia rochalimae*. Sie sind sämtlich dem Organismus der Kleiderlaus angepaßt und können sich nur in deren Darmkanal vermehren.

Rickettsia pediculi ist ein häufiger Bewohner des Läusedarms, jedoch ohne Bedeutung für das Leben der Laus. Bei genügender Achtsamkeit kann man kleine Läusezuchten lange frei von dieser Rickettsie halten. Sie ist für Läuse hochinfektiös und, einmal eingeschleppt, kaum wieder zu beseitigen; Läuse, die an verlausten Menschen gesammelt werden, enthalten sie in hohem Prozentsatz. Wo sie herkommt, insbesondere, ob sie ein im Läusedarm umgewandeltes Bacterium darstellt, ist gänzlich unbekannt. Es wurde schon erwähnt, daß sie ausschließlich *auf*, nie *in* den Magen-Darmzellen der Läuse vegetiert. Sie ist für kein einziges Versuchstier pathogen. — Ihr nahe verwandt ist die *Rickettsia wolhynica*, die sich in ihrem morphologischen und biologischen Verhalten auf der Laus von der *Rickettsia pediculi* nicht unterscheidet; sie schädigt das Wirtsinsekt nicht und löst im Versuchstier keine Krankheit aus. Ihre Züchtung soll neuerdings auf dem Kaninchenhoden gelungen sein. Eine Bestätigung dieser von japanischen Autoren stammenden Mitteilung war bisher nicht zu erhalten. Die *Rickettsia wolhynica* ist menschenpathogen und vermag sich sehr lange nach erfolgter Infektion im menschlichen Organismus zu halten. Läßt man gesunde, mit Sicherheit rickettsienfreie Läuse an Wolhynicakranken Blut saugen, dann ist der Rickettsiennachweis schon sehr bald in Läusedarmschnitten, aber auch im Läusekot zu führen. Sie scheint die einzige Rickettsie zu sein, die beim Menschen chronische, zeitweise aber auch klinisch latent und symptomlos verlaufende Infektionen zu setzen vermag.

Eine dritte recht seltene Art ist die *Rickettsia rochalimae*. Sie vermehrt sich im Magen-Darmkanal der Laus sowohl *extra-* wie *intracellulär* und wurde bisher weder auf Versuchstiere noch auf den Menschen erfolgreich übertragen. Für Kleiderläuse ist sie außerordentlich infektiös und von mörderischer Pathogenität. Infolge der intracellulären Vermehrung ähnelt ihr pathologisch-anatomisches Verhalten im Darm der Kleiderlaus weitgehend dem der *Rickettsia prowazeki*. Sie unterscheidet sich insofern, als sie sich wegen ihres kombiniert intra- und extracellulären Wachstums im Schnittpräparat auch *auf* die Zelle als samtartiger Belag findet.

Über die durch Rickettsien hervorgerufenen pathologisch-anatomischen Veränderungen im Tierorganismus liegt aus jüngerer Zeit eine ausgezeichnete Darstellung von MOOSER und DUMMER vor. Diesen Untersuchungen verdankt man insbesondere einen Einblick in die Entwicklung der von FRÄNKEL und CEELEN beschriebenen Fleckfieberknötchen im Bereich der Gefäße. Für derartige Experimente eignet sich am besten die intraperitoneale Infektion des Meerschweinchens, des südafrikanischen Gerbils oder röntgengeschädigter Nager. Fast gleich gute Ergebnisse erhält man im Lungengewebe von Mäusen nach intranasaler Rickettsienapplikation. Mit einer dieser Methoden gelingt es sicher, alle Rickettsien zur Vermehrung zu bringen, die irgend eine der verschiedenen Fleckfieberarten erzeugen.

Beim Meerschweinchen können murine Rickettsien nach intraperitonealer Infektion mit absoluter Regelmäßigkeit in den Endothelzellen der Tunica vaginalis nachgewiesen werden. Diese Endothelzellen verhalten sich in allen Punkten völlig gleich wie die Magen- und Darmzellen der Laus. Auch sie füllen sich mit den stetig sich vermehrenden Rickettsien bis zum Platzen und infizieren nach völliger Auflösung der Zellen die Nachbarschaft. Auf diese Weise gelangen Rickettsien in die Blutbahn, wo sie von Endothelzellen abgefangen werden und in diesen das gleiche Spiel beginnen. Kurze Zeit vor der zu erwartenden Auflösung der rickettsiengefüllten Endothelzelle beginnen sich in ihrer Umgebung Leukocyten anzusammeln, die den Austritt der ersten Rickettsien erwarten und diese phagocytieren, sobald sie ihrer habhaft werden können. Dabei gehen viele Leukocyten zugrunde. In ihrem Wirkungsbereich haben sich inzwischen zahlreiche Makrophagen eingefunden, die ihrerseits die Leukocytenleichen einschließlich noch vorhandener Rickettsienreste aufnehmen. Dieser von allen Seiten zentripetal auf die zerstörten Endothelzellen gerichtete Prozeß liefert im Endstadium das Fleckfieberknötchen, nur aus Makrophagen und sehr wenigen Lymphocyten bestehend.

Mit zunehmender Infektionsdauer laufen die geschilderten Prozesse mehr und mehr beschleunigt ab, wobei der von Leukocyten geleistete Anteil zusehends in den Hintergrund tritt und schließlich ganz verschwindet. Dann sind es nur noch die Makrophagen, die an der Knötchenbildung beteiligt sind. Zu diesem Zeitpunkt lassen sich niemals Rickettsien histologisch nachweisen, gleichgültig ob der Nachweis in den Zellen des Processus vaginalis oder im Gehirn versucht wird. Nur in den allerfrühesten Stadien kann der Rickettsiennachweis auch im Gewebe geführt werden; im Peritoneal- oder Lungenausstrich der oben genannten Tiere ist er spielend zu erbringen. Man darf annehmen, daß das Verhalten der Rickettsien im menschlichen Organismus prinzipiell dasselbe ist. Damit wäre auch erklärt, warum Rickettsien im strömenden Blut sich nicht anreichern.

Die Widerstandsfähigkeit der Rickettsien ist außerordentlich gering, sofern sie sich im flüssigen Medium befinden. Temperaturen über $+45^0$ C töten sie in kurzer Zeit ab. In verdünntem Serum ist die Beständigkeit nur unwesentlich erhöht. Viel größer ist die Resistenz angetrockneter Rickettsien, vor allem in Anwesenheit von Blut oder im Insektenkot. Darin eingehüllt überdauern sie unter Umständen monatelang, wenn nur der Feuchtigkeitsgrad der Umgebung nicht in breiteren Grenzen schwankt; Temperaturen bis zu 20^0 C werden dann anstandslos ertragen. Die Beständigkeit der verschiedenen Rickettsienarten scheint unter den zuletzt genannten Bedingungen im übrigen verschieden zu sein. Wie zu erwarten, sind extracellulär wachsende Rickettsien erheblich resistenter als intracellulär wachsende, unter denen die *Rickettsia prowazeki* wieder besonders empfindlich ist. Die extracellulär wachsende *Rickettsia wolhynica* kann jahrelang infektiös bleiben, wo sie sich im angetrockneten Läusekot befindet und keinen größeren Feuchtigkeitsschwankungen ausgesetzt wird. In ihrem Verhalten gegenüber Kälte unterscheiden sich Rickettsien, Virusarten und Bakterien praktisch nicht von einander. Die Abtötung von angetrockneten Rickettsien erfordert ganz allgemein höhere Temperaturen. 65^0 töten in $1/2$ Std mit Sicherheit. Die Empfindlichkeit der Rickettsien gegenüber Desinfektionsmitteln unterscheidet sich in keiner Weise von derjenigen gramnegativer Bakterien. Konzentrationsverhältnisse und Abtötungszeiten können eher geringer bzw. kürzer gewählt werden.

Für die praktische Seuchenbekämpfung, bei der es sich stets um die gleichzeitige Vernichtung von Vektoren *und* Erregern handelt, sind die thermischen Verfahren besonders geeignet, wofern Temperaturen von mindestens 80^0 C angewandt werden. Die meisten chemischen Läusebekämpfungsmittel — z. B. auch Blausäure — erfüllen diese doppelte Bedingung nicht. Über die rickettsicide Wirkung der neueren Mittel vom Typ des DDT, des Neocids u. ä. liegen sichere Erfahrungen, vor allem aus der Praxis, noch nicht vor.

5. Serologische Diagnostik. a) *Proteus-Agglutination* OX_{19}, OX_2, *OXK usw.* Zur gleichen Zeit, als ROCHA LIMA seine ersten Untersuchungen über Läuserickettsien durchführte, haben WEIL und FELIX im östlichen Galizien bei Fleckfieberkranken Proteuskeime isoliert, die später als sog. *X-Stämme*, insbesondere X_2 und X_{19}, in die Literatur eingegangen sind. Diese Proteusstämme, die auf den üblichen Kulturplatten zunächst in bekannter Weise in Hauchform wuchsen, bildeten bei späteren Abimpfungen auch eine nichtschwärmende sog. O-Form. Dieser schwach oder überhaupt nicht begeißelte X-Stamm zeichnete sich durch die besondere Eigentümlichkeit aus, daß die daraus hergestellten Aufschwemmungen noch durch stärkste Verdünnungen von Fleckfieberkrankenserum feinkörnig agglutiniert wurden. Die Spezifität dieser Reaktion erwies sich als so hochgradig, daß damit eine bis heute kaum übertroffene Möglichkeit der Fleckfieberdiagnostik aus dem Serum gegeben war.

Es erhoben sich jedoch zwei Fragen grundsätzlicher Art:

1. Ist der Proteus OX_{19} der Fleckfiebererreger selbst, oder wenn nicht, in welchem Verhältnis steht er zu diesem?

2. Wie ist das Phänomen der OX_{19}-Agglutination zu erklären, wenn der Proteus OX_{19} nicht der Erreger des Fleckfiebers ist?

Gegen die Annahme, daß der Proteus OX_{19} mit dem Fleckfiebererreger identisch ist, sprechen gewichtige Gründe: Weder Tiere noch Menschen erkranken nach OX_{19}-Infektionen an Fleckfieber. In Läusen, die mit OX_{19}-Keimen infiziert werden, entstehen keine Rickettsien.

Weder Tiere noch Menschen, die mit Proteus OX_{19} infiziert werden, erwerben eine Fleckfieberimmunität.

Die Fleckfieberrickettsien sind also nicht identisch mit dem Proteus OX_{19}. Da aber X-Stämme nur bei Fleckfieberkranken gefunden werden, ist die Annahme naheliegend, daß das Antigengefüge der im menschlichen Darm vorkommenden gewöhnlichen Vulgariskeime unter dem Einfluß des Fleckfieberkontaktes Eigenschaften annimmt, die in Beziehung zu Teilbestandteilen des Rickettsienantigens stehen. Die Bakteriologie kennt Analogiebeispiele zu diesem Verhalten. Daher hat Otto die Weil-Felix-Reaktion als Folge einer sog. *Paragglutination* gedeutet, eine Erklärung, die auch heute noch befriedigt.

Interessanterweise bildet das so rickettsienempfindliche Meerschweinchen keine X-Agglutinine. Dem entspricht, daß Vulgariskeime in der normalen Darmflora dieses Tieres nur selten gefunden werden.

Seit der Entdeckung der Weil-Felix-Reaktion ist eine umfängliche Literatur über dieses eigenartige Phänomen entstanden. An seiner großen diagnostischen Bedeutung hat dies nichts geändert. Auch die von Otto und Dietrich schon 1917 versuchte *Rickettsienagglutination*, die später von Weigl zu einem minutiösen Verfahren ausgebaut wurde, hat ihr keinen Abbruch getan; sie hat jedoch einen gewissen Einblick in das gegenseitige Antigenverhältnis der beiden Keimarten vermittelt, das vom immunbiologischen Gesichtspunkt aus höchst bemerkenswert ist. Es konnte nämlich gezeigt werden, daß aus Fleckfieberseren die darin enthaltenen Agglutinine mit Hilfe von OX_{19}-Suspensionen auch nach erschöpfender Behandlung nur zum Teil entfernt werden können, und daß das Serum nach der OX_{19}-Absättigung Rickettsien noch in voller Stärke ausflockt. Wird dasselbe Serum zuerst mit Rickettsienaufschwemmungen erschöpfend absorbiert, dann enthält der Serumabguß keine OX_{19}-Agglutinine mehr. Das Rickettsienantigen enthält also mindestens zwei Anteile, von denen der auch in den X-Keimen vorkommende immunbiologisch als unspezifisch zu werten ist, serodiagnostisch dagegen eine beachtenswerte spezifische Bedeutung hat. Neuere ähnliche Untersuchungen machen es wahrscheinlich, daß der beiden Teilen gemeinsame Anteil nicht von vornherein den Rickettsien eigentümlich ist, sondern in diesen durch nicht näher bekannte denaturierende Einflüsse erst entsteht und daher keinerlei Bedeutung für die klinische Immunität besitzt.

Bei der Behandlung von Proteus OX_{19}-Keimen mit Trichloressigsäure oder bei der Verdauung mit krystallisiertem Trypsin werden zwei Faktoren erhalten, von denen der in der Ultrazentrifuge zuerst sedimentierende schwerere Anteil fleckfieber- und proteusspezifisch, der leichtere jedoch nur proteusspezifisch ist. Der fleckfieberspezifische Anteil ist ähnlich wie der gesamte O-Antikörper nicht sehr hitzebeständig und wird unwirksam, sobald die Lipoide daraus entfernt werden. Außer Lipoiden enthält der Komplex eine Protein- und eine Polysaccharidfraktion.

Methodik und Beurteilung der WEIL-FELIX-Reaktion haben sich seit dem ersten Weltkrieg kaum geändert. Insbesondere haben die reichlichen Erfahrungen in den zurückliegenden Kriegsjahren nichts grundsätzlich Neues gebracht. Dagegen ist auch heute die Frage noch ungeklärt, ob die in osteuropäischen Ländern bei gesunden Einheimischen oft beobachteten WEIL-FELIX-Titer, trotz fehlender Anhaltspunkte für eine mögliche R. prowazeki-Infektion nur als Folge einer irgendwann stattgehabten, klinisch aber latent gebliebenen Fleckfiebererkrankung zu deuten sind. KUDICKE und STEUER haben sich *für* eine solche Annahme ausgesprochen, EYER ist zurückhaltender und hält auf Grund seiner Erfahrungen Titerwerte unter 1:200 in fleckfiebergefährdeter Gegend für diagnostisch wertlos, zumal sich ganz allgemein gezeigt hat, daß zur Diagnose in Endemiegebieten, sowohl bei Einheimischen als auch bei kürzlich zugereisten Ortsfremden, höhere Titer zu fordern waren als im ersten Weltkrieg. Unberührt von dieser Feststellung bleiben die seit langem fleckfieberfreien Länder des mehr westlichen Europa, in denen Titerwerte über 1:100 bereits beweisend sein können. Der diagnostische Wert des Agglutinintiters gegen Proteus OX_{19} liegt weniger in seiner absoluten Höhe, als in seinem Verhalten bei mehrfacher Testung; am beweiskräftigsten ist der Anstieg. Die Titerhöhe steht im übrigen in keinem Zusammenhang mit der klinischen Immunität; eine Prognose kann weder aus der absoluten Titerhöhe, noch aus dem Verhalten während der Erkrankung hergeleitet werden.

Tabelle 3.

	OX_{19}	OX_2	OXK
Lausfleckfieber	+++	+	—
BRILLsche Krankheit .	+++	+	—
Murines Fleckfieber .	+++	+	—
Fieber vom RMSF-Typ	+	+	+
Andere Zeckenfieber .	(+)	(+)	(+)
Milbenfieber	—	—	+++
Wolhynisches Fieber .	±	—	—
Q-Fieber	—	—	—

Seit der Entdeckung der X-Stämme durch WEIL und FELIX sind des öfteren ähnliche Keime aus den Ausscheidungen von Fleckfieberkranken gezüchtet worden. Sie stehen in ihrem serologischen Verhalten meist zwischen den alten X_2- und X_{19}-Stämmen.

Die Agglutinabilität der X-Stämme, auch der alten aus der Zeit des ersten Weltkrieges, hat sich bei richtiger Pflege stets konstant erhalten.

Aus einem Proteusstamm des Lister-Instituts in London leitet sich eine Variante — OXK-Stamm Kingsbury — ab, die kein Indol bildet und ausschließlich bei den Milbenfleckfiebern anspricht.

Wolhynisches- und Q-Fieber geben keine oder nur unsicher verwertbare X-Stamm-Agglutinationen.

Tabelle 3 zeigt das durchschnittliche Verhalten der 3 X-Stämme bei den verschiedenen Fleckfieberarten.

Die während der Kriegsjahre geforderte schnelle und sichere Fleckfieberdiagnostik hat auf dem Gebiet der serologischen OX_{19}-Analyse einige Verbesserungen gebracht. Sie betreffen zunächst die Zuverlässigkeit der OX_{19}-Suspensionen, deren Standardisierung erst vor kurzem wieder von MEGAW als vordringlich gefordert wurde. EYER und ROHRMANN haben schon 1939 diesem Übelstand durch die Schaffung eines Trockendiagnosticums abgeholfen, das sich in der Folgezeit gut bewährt hat und die bis dahin üblichen flüssigen Konservierungen an Güte und Konstanz übertrifft.

Eine der CHEDIAK-Reaktion nachgebildete Trockenblutprobe haben KUDICKE und STEUER beschrieben. EYER und BRIX haben einen Folientest entwickelt, der ohne zusätzliche Laboratoriumsmittel unmittelbar am Krankenbett durchgeführt werden kann. Beide Methoden haben sich bewährt.

b) Rickettsienagglutination. Eine weitere Verbesserung der serologischen Fleckfieberdiagnostik hat die allgemeiner gewordene Anwendung der streng spezifischen Rickettsienagglutination mit sich gebracht, erstmalig von OTTO und DIETRICH angewandt, dann aber von WEIGL zu einer eleganten Methodik entwickelt. Sie war ursprünglich auf Läuserickettsien beschränkt, wird aber seit einigen Jahren mit den nach dem Verfahren von CRAIGIE, FULTON u. a. darstellbaren Suspensionen aus Dottersack- und Mäuselungen-Rickettsien mit großem Erfolg routinemäßig durchgeführt. Bei sorgfältiger Stammauswahl erlaubt die hohe Spezifität dieser Reaktion in geschulter Hand sogar eine Unterscheidung von murinem und klassischem Fleckfieber. WEIGL, EYER u. a. haben mit Hilfe der spezifischen Rickettsienagglutination die im Läuseversuch wiederholt festgestellten feineren Unterschiede im Verhalten verschiedener Prowazekistämme auch serologisch differenzieren können. KLIGLER hat neuerdings ähnliche Unterschiede bei Dottersackrickettsien auf gleiche Weise bestätigt.

Fleckfieberseren, bei denen eine X-Stamm-Agglutination positiv ausfällt, sprechen gegen Rickettsien mindestens in gleichen, meist aber höheren Serumverdünnungen deutlich an. Gegenüber den OX_{19}-Agglutinationen hat die Rickettsienagglutination neben dem Vorzug der höheren Spezifität den des früheren Eintritts. Unter geeigneten Bedingungen kann der Zeitgewinn mehrere Tage betragen. Näheres hierüber bei CASTAÑEDA, EYER u. a. Bei der Diagnostik des Q-Fiebers hat sich die Rickettsienagglutination ebenfalls gut bewährt und die Aufdeckung verschiedener Rickettsienstämme ermöglicht.

c) Komplementbindungsreaktion. Neben der klassischen Agglutininbestimmung ist bei fast allen Rickettsienerkrankungen auch die Komplementbindungsreaktion üblich geworden. Die in den letzten Jahren entwickelten, ertragreichen Rickettsienzüchtungsmethoden haben gute Grundlagen zur Antigengewinnung geschaffen. Aber nicht alle Züchtungsmethoden gewährleisten die Erhaltung des antigenen Feingefüges in gleicher Weise. So hat z. B. das Dottersackverfahren des öfteren enttäuscht. BENGTSON und Mitarbeiter haben 1941 mit solchen Dottersackrickettsien erste Versuche einer Komplementbindungsreaktion bei klassischem Fleckfieber angestellt, die nicht sehr befriedigt haben. Das bald darauf von FULTON aus Ratten- und Mäuselungen hergestellte Rickettsienantigen hat sich gut bewährt.

Bei Q-Fieberinfektionen ist die Komplementbindungsreaktion zusammen mit der Agglutininauswertung bereits zum diagnostischen Routineverfahren geworden. Von den verschiedenen, an weit voneinander entfernt liegenden Plätzen isolierten Burneti-Rickettsien haben sich der italienische Stamm „*Henzerling*", ferner ein Stamm von *Balkangrippe* sowie ein *australischer Stamm* als Antigen besonders bewährt; amerikanische Stämme schienen bisher weniger geeignet.

Die technische Durchführung der Komplementbindungsreaktion bei Rickettsiosen erfolgt in üblicher Weise. Wichtig ist lediglich, daß bei aus Lungen gewonnenen Antigenen eventuell vorhandene spezifische Hammelbluthämolysine entfernt sind.

d) Hauttest. Auch durch einen Hauttest ist versucht worden, die Diagnostik der Rickettsieninfektionen sowie die Wertbestimmung von Fleckfieberseren und Fleckfieberimpfstoffen zu verbessern bzw. zu ermöglichen.

Der von GIROUD und Mitarbeitern ausgearbeitete Test beruht darauf, daß bei Verimpfung einer Aufschwemmung von lebenden Rickettsien in die Kaninchenhaut im Laufe von 2—3 Tagen deutliche lokale Reaktionen als Folgen einer

Hautinfektion entstehen. Werden fallende Immunserumverdünnungen von Menschen oder Tieren mit Aufschwemmungen zugehöriger Rickettsien versetzt, dann kommt es zu einer mehr oder minder vollständigen Neutralisation, so daß bei Verimpfung dieser Serum-Rickettsien-Gemische in die Kaninchenhaut in ihrer Intensität abgestufte Rötungen bzw. Läsionen entstehen, aus deren Umfang ein Rückschluß auf den Serumantikörpergehalt gezogen werden kann. Zum gleichen Zweck haben englische Autoren die Lungen von Mäusen als Indicator herangezogen, auf deren Oberfläche die Infektionsherde ausgezählt werden, die sich nach intranasaler Applikation der beschriebenen Rickettsiengemische dort bilden. Beide Methoden sind von Interesse, weil sie die bisher einzigen sind, die eine wertmäßige Schätzung der Immunitätslage ermöglichen. Denn aus der Höhe des Agglutininspiegels kann diese nach heute ziemlich allgemein geltender Auffassung nicht abgelesen werden. BIELING und OELRICHS, ferner WEYER haben den Hauttest ebenfalls angewandt und im wesentlichen ähnliche und brauchbare Resultate erhalten.

e) Toxin-Neutralisationstest. Bei der Züchtung muriner wie klassischer Rickettsien auf Dottersäcken haben GILDEMEISTER und HAAGEN ein eigenartiges „Toxin" festgestellt, dessen Existenz durch die Untersuchungen von OTTO und BICKHARDT, HENDERSON, BENGTSON, SIEGERT u. a. eindeutig bestätigt wurde.

Bei der Rickettsienzüchtung auf Mäuselungen scheint diese Toxinbildung nicht so regelmäßig zu sein wie auf Dottersäcken, zumal nicht bei Verwendung der *Rickettsia prowazeki*. MOSING, sowie EYER und BRIX haben solche Versuche mit R. prowazeki-Suspensionen aus Läusedärmen gemacht und nur geringe toxische Effekte gesehen, deren Ausmaß sie nicht veranlaßt hat, von einem besonderen „Rickettsientoxin" zu sprechen. Man kann sich daher fragen, ob das Auftreten dieses Toxins, das sich bevorzugt in Dottersäcken zu bilden scheint, nicht lediglich als besondere Folge des Züchtungsmilieus anzusehen ist. Die vermuteten ursächlichen Beziehungen dieses „gezüchteten" Toxins zu den toxischen Symptomen im klinischen Ablauf zahlreicher menschlicher Fleckfieberinfektionen scheinen durch die bisherigen Versuche noch nicht völlig geklärt. Zugunsten der geäußerten Zweifel spricht die auffällige und prompte neutralisierende Wirkung, die das Homoseran, ein aus Retroplacentarblut gewonnenes Serum, auf dieses „Toxin" ausübt, während die Homoserananwendung bei Fleckfieberkranken ohne jede Wirkung ist.

Das beschriebene „Toxin" ist wenig beständig, bei intraperitonealer, noch mehr intravenöser Applikation höchst toxisch, aber sowohl durch Fleckfieberrekonvaleszentenserum wie auch durch das genannte Homoseran zu neutralisieren. GILDEMEISTER, SIEGERT, FULTON und vor allem HENDERSON sowie andere haben daher dieses „Toxin" zur Wertbestimmung von Vaccinen herangezogen. FULTON hält diesen Test für die Methode der Wahl, und auch COX benützt ihn zur Wirksamkeitsprüfung der nach seinem Verfahren hergestellten Dottersack-Vaccine.

Der *diagnostische Toxin-Neutralisationstest* beruht darauf, daß eine bestimmte Toxinmenge mit fallenden Verdünnungen von z. B. Seren Schutzgeimpfter vermengt, in mehr oder minder vollständiger Weise neutralisiert wird. Das Maß der Entgiftung wird an der weißen Maus geprüft, die bei fehlender Antikörperbildung die intravenöse Einverleibung des Gemisches nur wenige Stunden überlebt, während sie bei ausreichendem Antikörpergehalt in dem zu testenden Serum ohne Schaden bleibt.

6. Immunitätsfragen. Die Immunitätsverhältnisse bei Rickettsieninfektionen sind unterschiedlich. Fast alle Fleckfieberarten hinterlassen recht dauerhafte

Immunitäten gegen die homologen, die näher miteinander verwandten Arten sogar gegen die heterologen Erreger. Kreuzimmunitäten gelten als erwiesen zwischen den verschiedenen Floh- und Läusefleckfiebern; ferner für manche Zeckenfleckfieber untereinander, nicht aber zwischen diesen und den Floh- und Läusefiebern.

Die Milbenfieber bilden eine Klasse für sich, in der nur untereinander, aber nicht regelmäßig, Kreuzimmunitäten vorkommen. Das Q-Fieber unterscheidet sich in mehrfacher Hinsicht von den verschiedenen Fleckfiebern. Über Dauer und Umfang der nach Überstehen der Infektion eintretenden Immunität ist nur wenig Sicheres bekannt. Kreuzimmunität zwischen irgendeinem Fleckfieber und dem Q-Fieber scheint nicht vorzukommen. Bei den einzelnen Q-Fieber-Stämmen dürften die Verhältnisse ähnlich liegen wie etwa zwischen R. prowazeki und R. mooseri.

Beim Wolhynischen Fieber lassen sich bei dem eigenartigen Verhalten des Erregers echte Rezidive nie ausschließen; man darf annehmen, daß die Wolhynicaimmunität nur von kurzer Dauer und geringer Stärke ist. Wolhynicagenesene sind ebenso wie die latent Infizierten mit Sicherheit voll empfänglich für das klassische Fleckfieber, wahrscheinlich für alle übrigen Rickettsiosen.

Zweitinfektionen sind beim klassischen Fleckfieber mit Sicherheit vorgekommen, im allgemeinen aber nur unter besonderen Bedingungen. WEIGL hat Jahre nach seinem ersten schweren Fleckfieber als Folge einer massiven Infektion durch Stich mit einer rickettsiengefüllten Capillare in die Hand eine zweite, ebenfalls nicht leichte Erkrankung durchgemacht. Das ist immunbiologisch verständlich, da jede Immunität durch überschwellige Infektionsdosen gebrochen werden kann. Ähnliche Überlegungen gelten für Menschen, die fortgesetzt übermäßig große Mengen hochinfektiöser Fleckfieberläuse füttern.

EYER und Mitarbeiter haben aber bei vielen Hunderten ihrer sorgfältig beobachteten Blutspender im Laufe mehrerer Jahre nicht einen einzigen derartigen Fall erlebt. Dennoch können Menschen, die durch Hunger und Not in ihrer allgemeinen Widerstandskraft schwer geschädigt sind, ein zweites Mal an Fleckfieber erkranken und daran sterben. Auch dies steht mit immunbiologischen Vorstellungen nicht in Widerspruch. Es ist nicht ausgeschlossen, daß die von russischen Autoren angenommene, auffallend hohe Rate von 5% Zweiterkrankungen sich in erster Linie auf solche Fälle bezieht. Die Annahme einer unterschiedlichen Antigenbeschaffenheit der die Erst- und Zweitinfektion auslösenden Rickettsienstämme als Begründung für Zweitinfektionen hat wenig Wahrscheinlichkeit für sich, nachdem das recht vielseitige Antigengefüge der *Rickettsia prowazeki* sogar zu einer heterologen Immunität gegenüber murinen Rickettsien führt.

Die Empfänglichkeit des ungeschützten Menschen für Rickettsieninfektionen ist hochgradig; eine natürliche Resistenz scheint selten zu sein. Wo man zu ihrer Annahme neigt, können Grundimmunitäten fast nie ausgeschlossen werden. Klinisch unauffällige, vielleicht sogar stumme Infektionen kommen in endemisch verseuchten Gebieten bestimmt vor. Bei mehrfach und mit guten Vaccinen Schutzgeimpften, die häufiger Infektion mit Sicherheit ausgesetzt sind, sind sie gar nicht so selten. EYER und Mitarbeiter haben in ihren eigenen Reihen mehrere Fälle gesehen, die nie erkrankt waren, obwohl sie fortlaufend große Mengen hochinfektiöser Läuse fütterten; sie waren lediglich mehrfach schutzgeimpft. Es ist bemerkenswert, daß sich im Serum solcher Menschen immer nur niedrige, zu einer Diagnosestellung meist nicht ausreichende Agglutinintiter sowohl gegen die homologen Rickettsienarten wie auch gegen den Proteus OX_{19} finden. Der Schutzwert des Serums solcher Blutspender ist meist nur angedeutet. Die

Immunität ist in diesen Fällen eine ausgesprochen celluläre und kann nur auf der Basis der latenten Infektion entstanden sein, wobei die Latenz durch die Schutzimpfung bedingt ist.

7. Allgemeine und spezifische Prophylaxe (Schutzimpfung). Die Bekämpfung von Rickettsieninfektionen richtet sich in erster Linie gegen die Träger (höhere Tiere oder Menschen), einschließlich der auf diesen parasitierenden Insekten, in zweiter Linie erst gegen die Erreger selbst. Von vornherein schwierig und kaum von dauerndem Erfolg wird die Bekämpfung der primären Epizootie bleiben, wenn das eigentliche Rickettsienreservoir von wildlebenden Tierarten gebildet wird. Wesentlich günstiger liegen die Voraussetzungen, wenn die Übertragung von Mensch zu Mensch geschieht, wie bei den Läuserickettsiosen. Hier bildet der rickettsieninfizierte Mensch das Erregerreservoir, so daß schon allgemein-hygienische Maßnahmen erfolgreich sind, wenn sie mit Konsequenz und Strenge durchgeführt werden. Dann gilt: wo keine Läuse, dort auch kein Fleckfieber.

Die alten, schon im ersten Weltkrieg angewandten Methoden der Dampf-, Heißluft-, SO_2- und Blausäureentlausungen sind bekannt, ebenso ihre Vor- und Nachteile. Neuartig, und auch zur Bekämpfung mancher epizootischer Rickettsiosen zu erwägen, sind die erst seit wenigen Jahren in ihrer außerordentlichen Wirkung erkannten Insecticida vom Typ des DDT und seine zahlreichen, zum Teil noch viel wirksameren Nachfolger. Diese für Warmblüter fast unschädlichen Stoffe sind ein unerhört wirksames Berührungsgift für alle Gliederfüßer und übertreffen in ihrer seuchenhygienischen Auswirkung alle bisher bekannten Mittel. Durch Bepudern, Bestäuben und Imprägnieren von Gegenständen, Kleidungsstücken und der Körperoberfläche selbst werden die angriffslustigen Blutsauger ferngehalten und die Infektketten an ihrer gefährlichsten Stelle durchbrochen. Die Läusebekämpfung, schon immer eine Frage der Organisation und der Disziplin, vermag mit den neuen Mitteln in einer aufgeschlossenen Bevölkerung das Problem des Läusefleckfiebers in durchaus übersehbarer Zeitspanne zu lösen. Wo die Mittel in ausreichender Menge vorhanden sind, kann die Fleckfiebergefahr als beseitigt gelten. Anders liegen die Verhältnisse, wenn die Erregerreservoire — räumlich zu weit zerstreut — einem umfassenden Zugriff ausweichen können. Dann steht die Erregerbekämpfung im Vordergrund, wie sie in der aktiven Schutzimpfung gegeben ist. Sie wird aber auch für die Bekämpfung der epidemischen Rickettsiosen noch immer ein wertvolles Hilfsmittel sein, weil im Blut des wirksam Vaccinierten die Rickettsienkonzentration so weit herabgedrückt ist, daß die Infektiosität für das übertragende Insekt nicht mehr ausreicht. Die Unterbrechung der Infektkette wird hier also in den Menschen selbst hinein verlegt.

Die Wirksamkeit eines Impfstoffes setzt voraus, daß die Infektion, deren Entstehung er vermeiden oder deren Erscheinungen er mildern soll, bei natürlichem Überstehen eine gute Immunität hinterläßt. Diese Bedingung ist bei den meisten Rickettsienerkrankungen erfüllt. Gelingt darüber hinaus die Züchtung und Präparation des Erregers in einer ausreichend konzentrierten, für den Menschen unschädlichen, hinsichtlich der antigenen Beschaffenheit aber vollbefriedigenden Form, dann ist auch dieses Problem gelöst. Die schwierige Züchtbarkeit der Rickettsien war lange ein böses Hindernis; im großen und ganzen kann es heute als überwunden gelten. Dennoch sind wichtige Teilprobleme noch nicht gelöst. Aus Erfahrungen bei der Viruszüchtung, die in vielem der modernen Rickettsienzüchtung Pate gestanden hat, weiß man, daß der lebende Impfstoff das Vaccin der Wahl ist. Seine Anwendbarkeit setzt aber völlige Apathogenität und eine maximale Erhaltung der entscheidenden Antigenteile voraus. Die Erreichung dieses Zieles ist bei manchen Virusarten befriedigend geglückt, bei den Rickettsien steht aber die Lösung noch aus. Alle bis heute existierenden und zum Teil auch schon erprobten lebenden Fleckfieberimpfstoffe sind gefährliche Mittel geblieben. Das gilt für die französischen, aus Flohkot oder Mäusegehirn hergestellten Fleckfieberimpfstoffe von BLANC in gleicher Weise wie für die durch Trocknung abgeschwächten Dottersackimpfstoffe von HAAGEN. Ob ein in Spanien gezüchteter, fast apathogener R. prowazeki-Stamm bessere Aussichten eröffnet, steht dahin. So bleibt als gangbarer Weg zunächst nur die Anwendung vorsichtig abgetöteter Rickettsien. Dieser Weg ist alt und stammt aus der Zeit der Rickettsienentdeckung. Er ist über 20 Jahre nur von dem Lemberger Biologen WEIGL beschritten worden, hat aber zu einem im Effekt bis heute nicht zu übertreffenden Impfstoff geführt. Außer WEIGL haben TSCHANG, MARIANI und zuletzt mit WEIGL zusammen EYER und seine Mitarbeiter in großem Maßstab R. prowazeki-Impfstoffe unmittelbar aus dem natürlichen Trägerinsekt, der Laus, hergestellt.

Die Methoden des Läuseklistiers und der Läusedarmpräparation sind nicht einfach; sie gestatten aber bei richtiger Organisation in durchaus wirtschaftlicher Weise die Gewinnung eines höchstwertigen, gleichmäßigen und multivalenten Vaccins, das wie kein anderes seine Bewährung in großem Umfang hinter sich hat. In den Jahren 1940—1944 sind auf diese Weise mehrere Millionen Einheiten dieses Impfstoffes hergestellt worden, von denen der größte Teil verimpft wurde und Tausenden das Leben gerettet hat. Für eine komplette Erstimpfung waren 30—50 hochrickettsienhaltige Läusedärme erforderlich; für die nach 6—9 Monaten erfolgende Zweitimpfung 25—40, für alle späteren Impfungen 15—25 Läusedärme.

Die Impfungen mit Läusevaccine haben eine Erkrankung — im Gegensatz zu der ursprünglichen Behauptung WEIGLS — häufig nicht verhüten können, einen leichten und ungefährlichen klinischen Verlauf aber ganz überwiegend erreichen lassen. Todesfälle trotz Impfungen waren selten; Abweichungen vom ursprünglich erwarteten Effekt konnten in vielen Fällen einer nicht sachgemäßen Behandlung (Gefrieren der Vaccinen in den kalten Wintern der Jahre 1940ff.) zur Last gelegt werden; denn unter vielen Fleckfieberfällen der Läuselaboratorien hat nicht ein einziger auch nur eine Stunde zu Besorgnis Anlaß gegeben.

Die *Rickettsienzüchtung auf dem Dottersack* bebrüteter Hühnerembryonen ist jetzt 10 Jahre alt. Bei der Züchtung der Virusarten hervorragend bewährt, hat die Methode auch für die Rickettsienzüchtung Entscheidendes geleistet.

R. prowazeki-Vaccinen aus Dottersäcken allein haben sich aber auf Grund deutscher Erfahrungen nicht ganz so wirksam erwiesen, als zunächst erwartet wurde. Deshalb hat WOHLRAB, einer der besten deutschen Kenner der R. prowazeki-Züchtung auf Dottersackgewebe, im Interesse hoher Wirksamkeit der von ihm hergestellten Impfstoffe seine Dottersackvaccinen häufig mit Läusevaccinen gemischt.

Eine äußerlich unschöne Begleiterscheinung der Dottersackvaccinen war ihr Gehalt an Eiweißstoffen und Eigelb sowie sonstiger Gewebeteile. CRAIGIE hat durch sein Ätherverfahren, FULTON durch eine Kieselgur-Absorption eine außerordentliche Reinigung erzielen können. Das Aussehen der nach diesen Methoden gereinigten Rickettsienaufschwemmungen unterscheidet sich nicht von dem einer sehr verdünnten Bakteriensuspension. Die weitgehende Beseitigung von Fremdeiweiß hat im übrigen auch zur Beseitigung von Impfreaktionen beigetragen.

Ein anderes, sehr erfolgreiches Rickettsiengewinnungsverfahren haben CASTAÑEDA, SPARROW und DURAND entwickelt. Es dürfte wegen der ihm eigentümlichen guten Konservierung von Antigeneigenschaften in Zukunft die Methode der Wahl werden. Die nach intranasaler Infektion in den Lungen von

Mäusen sich entwickelnden Rickettsien werden dabei so weit angereichert, daß aus *einer* Mäuselunge die für *einen* Menschen ausreichende Impfstoffmenge — wenigstens im Falle der *Rickettsia prowazeki* — gewonnen werden kann, eine Ausbeute, die etwa derjenigen bei Hühnerembryonen gleichkommt.

Diese Zahlen entsprechen der praktischen Durchschnittserfahrung und berücksichtigen den gesamten Tiereinsatz bei Großversuchen (EYER und Mitarbeiter). Im Einzelfall ist es sehr wohl möglich, daß sowohl aus einem Dottersack wie aus einer Mäuselunge ein Vielfaches von Rickettsien gewonnen werden kann.

Die von GIROUD bzw. COMBIESCU aus Lungen von Kaninchen bzw. jungen Hunden hergestellten Vaccinen haben nicht recht befriedigt.

Die nach dem einen oder anderen Verfahren gewonnenen Rickettsien müssen vorsichtig abgetötet werden, wenn sie für Impfstoffe geeignet sein sollen. Jegliche Hitzeinaktivierung ist ungeeignet, dagegen haben sich 0,5%iges Phenol, auch 0,1—0,2%iges Formalin gut bewährt. Phenol dürfte, wie auch sonst bei Impfstoffen, vorzuziehen sein. Je schonender die Abtötung erfolgt, mit um so größerer Sicherheit bleibt das zur Immunisierung erforderliche Antigen wirksam.

Nach ihrer Herstellung sind die Impfstoffe bei kühler Aufbewahrung 1 bis 2 Jahre brauchbar. Danach sinkt die Wirksamkeit langsam ab.

Als Impfmodus hat sich die dreizeitige Impfung, die CASTAÑEDA neuerdings zu einer fünfzeitigen zu erweitern vorschlägt, bewährt. Das Intervall von Impfung zu Impfung wird durch die Dauer der Impfreaktion bestimmt. Die zweite und nächste Impfung soll im allgemeinen nicht erfolgen, bevor die Reaktion der vorhergehenden abgelaufen ist und nicht vor Ablauf von jeweils einer Woche. Die Erfahrung hat gezeigt, daß häufige Impfungen mit kleinen Antigenmengen erheblich wirkungsvoller sind als solche mit konzentriertem Antigen (EYER u. a.). Es steht außer jedem Zweifel, daß der sachgemäß Vaccinierte, der nicht zu früh einer Infektionsmöglichkeit ausgesetzt wird, im ungünstigsten Fall ein leichtes Fleckfieber durchmacht, insbesondere aber frei bleibt von allen cerebralen Erscheinungen und bei guter Allgemeinkonstitution ein fatales Ende nicht zu befürchten hat. Dieser Effekt wird von einem modernen Fleckfieberimpfstoff mit Recht verlangt. Eine weitere Wirkungsteigerung ist bei einem toten Impfstoff nicht zu erwarten.

Mit Hilfe der Züchtung auf dem Dottersack oder in der Mäuselunge konnten gegen alle wichtigeren Rickettsienerkrankungen brauchbare Impfstoffe hergestellt werden, ausgenommen das Wolhynische Fieber mit seinen fragwürdigen Immunitiätsverhältnissen. Versuche von EYER und MÜCKTER mit Wolhynica-Impfstoffen waren nicht überzeugend.

Über Beobachtungen bei Fleckfieberschutzimpfungen in der Inkubationszeit haben EYER und Mitarbeiter berichtet. Sie fanden, daß Impfungen, die vor Ablauf der 1. Woche nach erfolgter Infektion appliziert werden, eine günstige Wirkung haben. Spätere Impfungen sind ohne Nutzen, vielleicht sogar schädlich.

Über den Wert der *passiven Immunisierung mit Rekonvaleszentenseren* bzw. Tierseren gehen die Meinungen auseinander Es haben sich vor allem noch keine einheitlichen Gesichtspunkte ergeben, unter denen Gewinnung und Anwendung solcher Seren erfolgen soll. Der Gehalt des Rekonvaleszentenserums an entgiftenden Stoffen scheint von Fall zu Fall sehr verschieden zu sein.

Die Herstellung hochwertiger Tierseren ist schwierig. Schafe scheinen sich für diesen Zweck immerhin zu eignen.

Sichere und überzeugende Methoden zur *Wirksamkeitsbestimmung von Fleckfieberimpfstoffen* existieren noch nicht, trotz zahlreicher Versuche auf diesem Gebiet. Es ist möglich, daß durch die beschriebenen Toxin-Neutralisationsteste ein Urteil über die Brauchbarkeit aktiver und passiver Immunisierungsmittel gewonnen werden kann. VAN DEN ENDE, FULTON u. a. haben dieses Problem in England, OTTO und Mitarbeiter in Deutschland methodisch zu erfassen versucht.

Es ist ein großer Vorteil der Rickettsienimpfstoffe aus Läusedärmen, daß bei der außerordentlichen Regelmäßigkeit, mit der Rickettsieninfektionen im Läusedarm erfolgen, unter gewissen Voraussetzungen die Anzahl der Läuse einen ausgezeichneten Maßstab des Rickettsiengehaltes der Vaccine abgibt. Bei Mäuselungen ist ein solcher Maßstab schwieriger zu erhalten, bei Rickettsienkulturen aus dem Dottersack mit ihrem schwankenden Antigengehalt ist die Beurteilung nach der Rickettsiendichte fast wertlos.

Über die praktische Bewährung der bisher verwendeten Rickettsienimpfstoffe ist ein Urteil nicht ganz leicht zu fällen, zumal nicht sicher ist, ob die in verschiedenen Teilen der Welt gemachten Erfahrungen untereinander vergleichbar sind. Die Ergebnisse von zum Teil groß angelegten Tierversuchen befriedigen nur bedingt; ihre Übertragung auf die Verhältnisse beim Menschen erscheint fragwürdig. Aber auch die Höhe des Risikos der Erkrankung unter natürlichen Bedingungen ist bei Schutzgeimpften nur schwer zu schätzen. Laboratoriumserkrankungen haben demgegenüber den Vorteil, daß die Infektionswahrscheinlichkeiten des Personals einigermaßen überschaut werden können. Danach besteht nach ausgiebigen Erfahrungen von EYER und Mitarbeitern für Läusedarmimpfstoffe kein Zweifel, daß die naheliegende Vorstellung, eine Züchtung hochwirksamer Rickettsien werde sich am besten im natürlichen Wirt vollziehen, zu Recht besteht. Die viel kritisierte Läusedarmvaccine von RUDOLF WEIGL dürfte unter den R. prowazeki-Impfstoffen deshalb die Spitze halten. Der Mäuselungenimpfstoff, hergestellt im alternierenden Wirtswechsel Maus-Laus, kommt ihm am nächsten.

8. Epidemiologie und Wirtsverhältnisse. Alle für den Menschen infektiösen Rickettsien werden von blutsaugenden Gliederfüßern übertragen. Die meisten menschenpathogenen Rickettsien verursachen bei kleineren Säugetieren sog. Epizootien. Die Übertragung von Tier zu Tier geschieht durch tierspezifische Flöhe, Milben und Zecken. Diese spielen bei den Tieren die gleiche Rolle wie bei den Menschen die Läuse, unterhalten also die seuchenhafte Verbreitung innerhalb der Species. Der nur gelegentliche Übergang der tierspezifischen Ektoparasiten auf den Menschen oder fremde Tierarten löst die sog. sporadischen Fälle aus.

Bei den Flöhen übertragen alle Entwicklungsstadien des Insekts den Erreger auf Mensch und Tier. Bei den Zecken unterhalten nur die Larven die Epizootie, während die erwachsenen Tiere die sporadischen Fälle beim Menschen verursachen.

Bei den Milben ist es umgekehrt. Hier unterhalten die erwachsenen Individuen die Epizootie, während die Larven die Infektion auf den Menschen übertragen.

Beim klassischen Fleckfieber ist die Kleiderlaus das einzige übertragende Insekt; sie unterhält den Erregerkreislauf in der Kette Mensch-Laus-Mensch und verursacht dadurch je nach sonstigen Umständen größere oder kleinere Epidemien. Kopfläuse scheinen als Rickettsienüberträger nur von untergeordneter Bedeutung zu sein, obwohl ihr Leben an dauernden Kontakt mit dem blutliefernden Menschen geknüpft ist. Menschenflöhe und Bettwanzen sind zwar befähigt, Fleckfieberrickettsien längere Zeit zu beherbergen, vielleicht auch eine geringgradige Vermehrung zuzulassen, als Fleckfieberverbreiter spielen sie jedoch, zumindest was die *Rickettsia prowazeki* betrifft, eine nur untergeordnete, wahrscheinlich sogar überhaupt keine Rolle.

Wo epizootische Rickettsienarten gleichzeitig neben der Menschenlaus vorkommen, können auch epizootische Infektionen epidemisch werden. Das murine

Fleckfieber in Mexiko und Nordafrika ist ein Beispiel dafür. Soweit bekannt, scheinen sich die Speicheldrüsen der verschiedenen rickettsienübertragenden Gliederfüßer während der Aufnahme infektiösen Blutes und auch später nicht zu infizieren. Dagegen gelangen die Rickettsien nicht selten aus der Darm- auch in die Cölomhöhle und können von dort aus die verschiedenen Organe befallen, unter anderem z. B. die Eierstöcke, so daß bei Zecken und Milben die Infektion von den erwachsenen Tieren auch auf die Brut übergeht. Bei den Zecken sind es ferner die Coxaldrüsen, die bei infizierten Tieren Rickettsien ausscheiden. Ganz allgemein scheint aber der Zellbesatz des Magendarmkanals der bevorzugte Ort der Rickettsienvermehrung zu sein, so daß dem Kot der verschiedenen Gliederfüßer eine besondere Bedeutung für die Infektion zukommt, die noch unterstrichen wird durch die hohe Beständigkeit der Rickettsien in eingetrocknetem frischem oder verdautem Blut. Eine Rickettsienaufnahme durch die intakte äußere Haut des Menschen ist möglich; beim Felsengebirgsfieber gilt sie für erwiesen. Die Infektion auf dem Wege über die Schleimhaut gelingt dagegen leicht; vor allem die Bindehäute des Auges sind häufige Eintrittspforten. Im allgemeinen dürfte die Infektion jedoch so erfolgen, daß durch den Stich des Stiletts eine Wunde gesetzt wird, in die juckreizerzeugender Speichel des Insekts gelangt, der gleichzeitig ein Verkleben der Wundränder für einige Zeit verhindert. Da blutsaugende Insekten während ihrer Mahlzeiten häufig Kot abzusetzen pflegen, werden durch Jucken an der Stichstelle die im Bereich des Stichkanals abgesetzten infektiösen Produkte wie Kot oder Drüsensekret in den Stichkanal oder andere äußere kleinste Hautverletzungen eingerieben, womit der Übergang der Rickettsien in das Capillargewebe zwanglos verständlich wird.

Ein besonderes Zweiwirteverhältnis wird bei dem *fièvre boutonneuse* sowie dem Q-Fieber beobachtet. Die in kleineren Nagetieren epizootisch vorkommenden Rickettsien werden durch die Ektoparasiten von Nagern zunächst auf andere Tiere übertragen, im Falle des *fièvre boutonneuse* bevorzugt auf Hunde, im Falle des *Q-Fiebers* z. B. auf Rinder. Die auf den Hunden parasitierenden Zecken schließen die Kette zwischen Hund und Mensch. Verbreitet sich die Infektion unter den Hunden, so kann durch ihr enges Zusammenleben mit den Menschen auch eine Epidemie entstehen.

Beim Q-Fieber kommt außer der Übertragung durch Ektoparasiten der Rinder offenbar auch eine Infektion durch Blut beim Schlachten und Präparieren der Tiere oder durch Milch und Milchprodukte in Frage.

Die saisonbedingte, aber auch durch bestimmte Örtlichkeiten begünstigte Ausbreitung von Rickettsienerkrankungen steht in strenger Parallele zu den Eigentümlichkeiten der Vektoren. So erklären sich bei den durch Läuse übertragbaren Rickettsienerkrankungen Vorkommen und Häufung aus der jahreszeitlich und örtlich stark schwankenden Verlausung. Da diese in der kühleren Jahreszeit durch dichtere Bekleidung und engeres Zusammenleben sich zu verstärken pflegt, nehmen in Seuchengebieten auch die Fleckfiebererkrankungen zu. Die Bekämpfung des klassischen Fleckfiebers steht und fällt daher mit der Beseitigung der Laus.

Beim *murinen* Fleckfieber ist das Maß der Verrattung ausschlaggebend, aber in gleicher Weise der Grad ihrer Verseuchung, so daß hier ähnliche Verhältnisse vorliegen wie bei der asiatischen Pest. Die epidemiologische Bekämpfung wird außergewöhnlich erschwert überall dort, wo die Bestände der wilden, nicht an menschliche Siedlungen geknüpften Nager verseucht sind, wie etwa beim Felsengebirgsfieber und dem Japanischen Flußfieber.

Für die Entstehung von Fleckfieber *ohne* direkte Vermittlung von Arthropoden gibt es mehrere Beispiele. Bei der BRILLschen Krankheit, die wegen fehlender Verlausung nur sporadisch verläuft, wird die Möglichkeit der Rezidivbildung erwogen, zumal die Betroffenen fast stets aus Gegenden stammen, in denen das klassische Fleckfieber verbreitet ist, so daß die Möglichkeit einer irgendwann aquirierten Infektion nicht von der Hand gewiesen werden kann. Eine andere Annahme geht dahin, daß die Erkrankten durch postalischen Kontakt mit ihrer osteuropäischen Heimat oder auch durch mitgebrachte Gepäckstücke Kotstaubinfektionen erlitten haben. Schließlich könnte es sich um Fälle von murinem Fleckfieber bei vorhandenen alten Grundimmunitäten gegen klassisches Fleckfieber handeln. Der vergangene Krieg hat gezeigt, daß Kotstaubinfektionen tatsächlich vorkommen, die bei der hohen Beständigkeit der in angetrocknetem Läusekot eingehüllten Rickettsien unschwer verständlich sind. Eine besondere epidemiologische Bedeutung hat diese Art der Übertragung im allgemeinen zwar nicht, sie könnte aber erklären, auf welche Weise sich die Rickettsien in epidemiefreien Zeiten am Leben halten.

In abgelegenen Gebieten der Hochkarpathen, in denen das *klassische Fleckfieber* immer wieder aufflackert, haben WEIGL und seine Schüler durch serologischen Test festgestellt, daß die dort gehaltenen Schafe mit der *Rickettsia prowazeki* in Berührung gekommen sein müssen. Bei dem engen Zusammenleben der Bergbauern mit ihren Schafherden ist eine Rickettsienkonservierung auf diesem Weg nicht ausgeschlossen.

Ohne rechte Erklärung ist die Tatsache, daß trotz der nahen Verwandtschaft des *klassischen* mit dem *murinen Fleckfieber* das letztere in typischen Fleckfiebergegenden Osteuropas nur ausnahmsweise vorkommt, obwohl es hier nicht an Ratten fehlt und die Übertragung des klassischen Läusefleckfiebers auf Rattenflöhe ja experimentell gesichert ist. Man könnte annehmen, daß die *Rickettsia prowazeki* bei der natürlichen Infektion osteuropäischer Rattenflöhe schwieriger zum Haften kommt, wobei die andersgearteten klimatischen Bedingungen Osteuropas, verglichen mit afrikanischen und mexikanischen Verhältnissen, eine nicht unwesentliche Rolle spielen mögen.

Für die Übertragbarkeit der Fleckfieberrickettsien von Menschen auf die Laus ist eine bestimmte, nicht zu niedrige Rickettsienkonzentration im Blut des erkrankten Menschen eine notwendige Voraussetzung. An Menschen, die das Fleckfieber überstanden haben, infiziert sich keine Laus; Rickettsienausscheider gibt es nicht. An Menschen, die nur leicht an Fleckfieber erkrankt sind, aber auch an solchen, die eine wirksame Schutzimpfung hinter sich haben, infizieren sich Läuse ebenfalls nicht. Die Schutzimpfung ist also auch epidemiologisch eine außerordentliche Hilfe. Immune Menschen können aber zu gefährlichen Fleckfieberüberträgern werden, weil sie ohne eigene Gefährdung und somit unerkannt irgendwo aufgelesene Fleckfieberläuse weiterverbreiten können. Es gibt mehrere Beispiele derartiger Ketteninfektionen, deren Anstifter seit Jahren gesund waren.

Chronische Fleckfieberinfektionen wurden nie beobachtet, chronische Wolhynicainfektionen dagegen häufig. Wer ein Fleckfieber zum zweitenmal bekommt, infiziert auch wieder Läuse, wofern die zweite Infektion schwer genug verläuft; das ist zwar nur sehr ausnahmsweise der Fall, kommt aber vor, wenn der Betreffende durch Hunger und Entbehrungen in seiner allgemeinen Widerstandsfähigkeit schwer geschädigt ist.

In jungen Jahren erworbene Fleckfieberinfektionen pflegen leicht zu verlaufen. Jenseits des 50. Lebensjahres sind Fleckfieberinfektionen fast stets tödlich. Die Letalität bei Rickettsieninfektionen schwankt in weiten Grenzen und ist auch bei der gleichen Art jahreszeitlich und örtlich, aber auch aus anderen meist unbekannten Gründen sehr wechselnd.

Tödlich verlaufende *Wolhynicafälle* sind nie beobachtet worden.

Burneti-Infektionen können klinisch recht schwer sein, Todesfälle sind aber, soweit bisher bekannt, sehr selten.

Beim *klassischen Fleckfieber* schwankt die Todesrate zwischen 5 und 50%, im Durchschnitt dürften es 10—15% sein.

Bei den *flohbedingten Fleckfiebern* erreicht die Letalität im allgemeinen nicht mehr als 5%, wofern die Übertragung tatsächlich durch Flöhe erfolgt ist. Sobald Läuse bei der Übertragung muriner Rickettsien mitwirken, scheinen die Letalitätsziffern rapide anzusteigen und erreichen dann, wie z. B. in Mexiko, ebenfalls bis 40%.

Von den zahlreichen *Zeckenfiebern* sind die nordamerikanischen Felsengebirgsfieber sowie das brasilianische Zeckenfieber zweifellos am gefährlichsten. Zwar schwanken die Letalitätsziffern von Ort zu Ort und auch von Jahr zu Jahr in hohem Maße, doch sind Todesraten bis zu 70% erreicht worden. Viel leichter verläuft das verwandte Mittelmeerfieber mit nur selten tödlichem Ausgang.

Unter den *Milbenfleckfiebern* zeichnet sich das japanische Kedani-Fieber mit 20—60% Letalität besonders aus. Nur wenig steht der SCHÜFFNERsche *Pseudotyphus* nach mit 40% Letalität unter der weißen Bevölkerung, während die Eingeborenen infolge ihrer guten Grundimmunität nur $1/10$ davon erreichen. Alle übrigen Milbenfleckfieber zeigen Letalitätszahlen, die zwischen dem Durchschnitt des klassischen und des murinen Fleckfiebers liegen.

Literatur.

I. Allgemein-zusammenfassendes Schrifttum.

KOLLE-KRAUS-UHLENHUTH: Handbuch der pathogenen Mikroorganismen, Bd. VIII/2, S. 1107. R. OTTO u. H. MUNTER. 1930.

GILDEMEISTER-HAAGEN-WALDMANN: Handbuch der Viruskrankheiten, Bd. II, S. 528. R. OTTO u. R. WOHLRAB. 1939.

MOOSER, HERMANN: Die Beziehungen des murinen Fleckfiebers zum klassischen Fleckfieber. Acta tropica Suppl. 4 (1945). — Virus and rickettsial diseases. Havard University Press 1948. — MOULTON, F. R.: Rickettsial diseases of man. American Association for the Advancement of Science. 1948.

HORSFALL, F. L.: Diagnosis of viral and rickettsial infections. New York: Columbia University Press 1949.

II. Spezielles Schrifttum.

Die Literaturnachweise erfolgen getrennt für folgende Rickettsiosen:
A. Läuse- und Flohfleckfieber.
B. Zeckenfleckfieber (RMSF und sonstige Zeckenfleckfieber).
C. Milbenfleckfieber.
D. Q-Fieber.
E. Wolhynienfieber.
F. Rickettsialpox.

Innerhalb der Gruppen A—F entspricht die Unterteilung der Disposition im Text Ziffer 1—8.

A. Läuse- und Flohfleckfieber.

1.

AMBERSON, J. M.: Typhus in Egypt during World War II. U. S. nav. med. Bull. **1946**, Nr 9, 1482. — ANDERSON, J. F., and J. GOLDBERGER: Collected studies on typhus. Hygienic Lab. Bull. **1912**, 86. — ANIGSTEIN, L.: Problems of nomenclature of certain pathogenic rickettsiae and rickettsial diseases. Texas Rep. on Biol. a. Med. **1946**, Nr 2, 111.

BARLOVATZ, A.: Typhus exanthématique de forêt au Congo. Ann. Soc. belge Méd. trop. **20**, 23 (1940). — BAYNE-JONES, S.: Epidemic typhus in North Africa, Italy and Jugoslavia. Symposium on Rickettsial Diseases, Dec. 1946, Boston, American Association for the Advancement of Science. 1948. — BELLER, K., u. K. BAUER: Vorkommen und Bedeutung von Rickettsien auf den Lidbindehäuten von Tieren. Zbl. Bakter. I Orig. **153**, 174 (1949). —

BIELING, R., and H. HEINLEIN: Fleckfieber. Fiat Reviews of Gen. Sci. **65**, 87 (1947). — BIRAUD, Y.: The present menace of typhus fever in Europe and the means of combating it. Bull. Health Organisat. League Nat. **10**, 1 (1943). — BIRAUD, Y., and S. DEUTSCHMAN: Typhus and typhus-like rickettsia infections. Geneva, Epidemiological Reports, League of Nations, S. 181, 183. 1936. — BRILL, N. E.: An acute infectious disease of unknown origin. A clinical study based on 221 cases. Amer. J. med. Sci. **139**, 484 (1910). — BUSTAMANTE, M. E.: Quelques cas atypiques de fièvre exanthématique à Istanbul. Bull. Soc. Path. exot. Paris **33**, 362 (1940). — BUSTAMANTE, M. E., ó G. Varela: Distribución de las Rickettsiasis en Mexico. (Tifo murino, tifo clásico y fiebre manchada.) Rev. Inst. Salubridad y Enfermedades Trop. Mexico **1947**, Nr 1, 3.

CELIK, Ö. S.: Quelques cas atypiques de fièvre exanthématique à Istanbul. Bull. Soc. Path. exot. Paris **33**, 260 (1940). — CHALKE, H. D.: Typhus: Experiences in the Central Mediterranean Force. Brit. med. J. **1946**, 977. — COLOMEY DE LA VILLA, S.: Brote epidémico de tifus exantématico en la primavera y verano de 1942 en Segovia. Rev. San. e Hig. publ. **17**, 160 (1943).

DELBOVE, P.: Les fièvres typho-exanthématiques en Indochina méridionale. Bull. Off. internat. Hyg. publ., Par. **31**, 1220 (1939). — DIAS, A. C.: Typhus fever in Portugal during the War Years. Bull. Off. internat. Hyg. publ., Par. **1946**, Nr 10—12, 878. — DRAGOTTI, G.: Il tifo esantematico. Policlinico, sez. prat. **49**, 998 (1942). — DYER, R. E.: Les maladies à Rickettsia aux Etats-Unis. Bull. Off. internat. Hyg. publ., Par. **30**, 2772 (1938).

FELIX, A.: Note on a case of BRILL's Disease in London. Lancet **1950**, 99. — FERRO-LUZZI, G.: Studio sulle malatti del gruppo del dermotifo in Eritrea. Boll. Soc. Ital. Med. e Igiene Trop. **1948**, Nr 3/4, 110. — FINDLAY, G. M., and B. G. T. ELMES: Typhus in Northern Nigeria. II. Laboratory Investigations. Trans. Roy. Soc. Trop. Med. Lond. **1947**, Nr 3, 339.

HAGEN, W.: Erfahrungen mit Fleckfieber. Med. Klin. **1946**, 228. — HAWKSLEY, J. C., and E. JOAN STOKES: A case of BRILL's Disease in London. Lancet **1950**, 97. — HETSCH, H.: Flecktyphus in Deutschland im 18. Jahrhundert. Z. Hyg. **124**, 241 (1942). — HONE, F. S.: A series of cases closely resembling typhus fever. Med. J. Austral. **1**, 1 (1922).

D'IGNAZIO, C.: Il problema del dermotifo e della lotta contro il dermotifo in Etiopia (1936—1946). Boll. Soc. Ital. Med. e Igiene Trop. **1947**, Nr 5/6, 423. — D'IGNAZIO, C., e E. CODELEONCINI: L'opera dei Medici Italiani nella lotta contro il dermotifo in Etiopia (1937—1947). Acta med. italica **1948**, Nr 11, 295. — LEE, R. I.: Typhus fever (BRILL's Disease) at the Massachusetts General Hospital in ten years (Oct. 1, 1902, to Oct. 1, 1912). Boston med. J. **168**, 122 (1913).

MACKENZIE, M.: Typhus fever in England. Bull. Off. internat. Hyg. publ. **1946**, Nr 10 bis 12, 873. — MAXCY, K. F.: Typhus fever in the United States. Publ. Health. Rep. **44**, 1735 (1929). — MENDOZA, M. LAZARO: Typhus exanthematicus in El Salvador. Arch. Hosp. Rosales, Suppl., **1938**, Nr 5. — MEUNIER, R.: Quelques données numériques concernant le typhus exanthématique en Afrique du Nord et particulièrement en Algérie. Bull. Off. internat. Hyg. publ., Par. **30**, 2767 (1938). — MOOSER, H.: Le typhus exanthématique. Cours de méd. et chir. de guerre. Genève, sept., Q. G. du 1er corps d'armée. 1942. — Twenty years of research in typhus fever. Schweiz. med. Wschr. **1946**, Nr 37/38, 877. — MOOSER, H., u. W. LÖFFLER: Ein Fall sog. BRILLscher Krankheit in Zürich. Ein Beitrag zur Hypothese der späten Rückfälle beim klassischen Fleckfieber. Schweiz. med. Wschr. **1946**, Nr 8, 150. — MORGAN, H. R., F. A. NEVA, R. J. FAHEY and M. FINLAND: BRILL's Disease. Report of two serologically proved Cases of Typhus fever in Irish-Born Residents of Boston. New England J. Med. **1948**, No 25, 871. — MOSING, H.: Le typhus exanthématique en Pologne. Off. internat. Hyg. publ., Par. **30**, 1715 (1938).

OLITSKY, P. K.: HANS ZINSSER and his studies on typhus fever. J. Amer. med. Assoc. **116**, 907 (1941).

PETZETAKIS, M.: Le typhus endémique bénin d'origine murine en Grèce. Bull. Soc. Path. exot. Paris **31**, 848 (1938). — PIJPER, A., and G. C. CROCKER: Rickettsioses of South Africa. S. afric. med. J. **1938**. — PIJPER, A., u. H. DAU: Die fleckfieberartigen Krankheiten des südlichen Afrika. Z. Bakter. I Orig. **133**, 7 (1934/35).

DE LA QUINTANA, P.: Das Fleckfieber in Spanien. Z. Hyg. **123**, 649 (1942). — Das Fleckfieber in Spanien. Z. Hyg. **123**, 665 (1942).

RAYNAL, I. H., J. FOURNIER and E. VELLIOT: Research on typhus in Shanghai. China med. J. **56**, 11 (1939). — RAYNAL, J.: Le typhus murin à Chang-hai. Bull. Soc. Path. exot. Paris **33**, 168 (1940). — RAYNAL, J., et J. FOURNIER: Le typhus exanthématique de Changhai. Bull. Soc. Path. exot. Paris **32**, 636 (1939). — REITHMANN, E.: Endemisches Fleckfieber im Mittelmeerraum. Beitr. Hyg. u. Epidemiol. **1944**, H. 2, 58. — REITLER, R., SIMON BTESH and K. MARBERG: Endemic typhus in Palestine. Trans. Roy. Soc. Trop. Med. Lond. **33**, 197 (1939). RIOU, M.: Etat actuel des typhus dans les colonies francaises. Presse méd.

1939, 551. — ROBERTS, J. J.: Notes on typhus fevers in Kenya. J. of Hyg. **39**, 345 (1939). — DA ROCHA-LIMA, H.: Rickettsien. In KOLLE, KRAUS und UHLENHUTH, Handbuch der pathogenen Mikroorganismen, Bd. 8/3, S. 1347. Jena: Gustav Fischer 1930. — ROY, B. C.: Typhus fever: with special reference to its incidence in India. J. Indiana State med. Assoc. **1946**, Nr 5, 135. — VAN ROOYEN, C. E., J. H. BOWIE and K. S. KRIKORIAN: Typhus research in Egypt, Palestine, Iraq and Iran. Trans. Roy. Soc. Trop. Med. Lond. **38**, 133 (1944).
THOMPSON, L. R.: Typhus exanthématique aux Etats-Unis. Bull. Off. internat. Hyg. publ., Par. **30**, 1780 (1938).
URRA, A.: Fleckfieber in Spanien. Dtsch. med. Wschr. **1944**, 60.
ZINSSER, H.: The rickettsia diseases. Varieties, epidemiology and geographical distribution. Amer. J. Hyg. **25**, 430 (1937).

2.

GIESZCZYKIEWICZ, M.: Bakter. Acad. Pol. **33**, 9 (1939).
MACCHIAVELLO, A.: Systematik der Gruppe der Rickettsien. Rev. chil. Hig. y Med. prev. **1938**, 297. — MOOSER, H.: Essai sur l'histoire naturelle du typhus exanthématique. Arch. Inst. Pasteur Tunis **21**, 1 (1932). — Die Beziehungen des murinen Fleckfiebers zum klassischen Fleckfieber. Acta tropica Suppl. **4** (1945). — Twenty years of research in typhus fever. Schweiz. med. Wschr. **1946**, 877.
PINKERTON, H.: Criteria for the accurate classification of the rickettsial diseases (rickettsioses) and of their etiological agents. Parasitology **28**, 172 (1936). — The pathogenic rickettsiae with particular reference to their nature, biologic properties and classification. Bacter. Rev. **6**, 37 (1942). — PINKERTON, F., H. FRIEDRICH-FRESKA u. G. BERGHOLD: Die Beziehungen der Rickettsien zu Bakterien und Viren. Naturwiss. **1944**, 361.

3.

BARTH, CONSTANTIN: Beitrag zur Frage des Bac. Proteus X_{19} beim experimentellen Fleckfieber. I. Mitt. Z. Immun.forschg **101**, 397 (1942). — Weiterer Beitrag zur Frage des Bac. proteus X_{19} bei experimentellem Fleckfieber. Z. Immun.forschg **104**, 227 (1943). — BREINL, F., u. E. CHOBROK: Die Erreger des Fleckfiebers und des Felsengebirgsfiebers. Z. Bakter. I Orig. **138**, 129 (1937).
CASTAÑEDA, M. RUIZ and ROBERT SILVA: Varieties of Mexican typhus strains. Publ. Health Rep. **1939**, 1337.
DARZINGS, E.: Rickettsienstudien. Zbl. Bakter. I Orig. **151**, 18 (1944).
EYER, H., u. H. RUSKA: Über den Feinbau der Fleckfieber-Rickettsie. Z. Hyg. **125**, 483 (1944).
FINDLAY, G. M.: Relationship of exanthematic and endemic typhus. Lancet **1941**, 659.
GINTSCHEFF, P. Z.: Farbige Agglutination zur Schnelldiagnose des Fleckfiebers. Zbl. Bakter. I Orig. **151**, 261 (1944). — GIROUD, P.: Démonstration faite au sujet des corps homogènes, inclusions du typhus exanthématique. Bull. Soc. Path. exot. Paris **1946**, Nr 3/4, 83. — GÖNNERT, R.: Zur Morphologie der Fleckfieberrickettsie in der Laus. Z. Bakter. I Orig. **152**, 203 (1947). — GRACIAN, M.: Ein einfaches Verfahren zur Färbung der Rickettsien. Z. Hyg. **124**, 81 (1942).
HEIDE, E. A.: Der mikroskopische Nachweis der Rickettsia prowazeki im Blutausstrich von Fleckfieberkranken. Zbl. Bakter. I Orig. **151**, 289 (1944). — HERZIG, ANNA: Eine neue Rickettsia-Spezies der Laus, der Erreger einer spontan aufgetretenen epidemischen Erkrankung des Menschen. Zbl. Bakter. I Orig. **143**, 299 (1939).
LEVADITI, J. C., et R. Panthier: La microscopie en fluorescence de Rickettsia prowazeki. C. r. Soc. Biol. Paris **1945**, Nr 19/20, 890. — LIU, W. T., H. L. CHUNG and S. H. ZIA: Experimental studies on typhus virus in Peiping with particular reference to an non-orchitic murine strain isolated from a patient. China med. J. Suppl. **3**, 588 (1940). — LIU, W. T., and S. H. ZIA: Typhus Rickettsia isolated from mice and mouse-fleas during an epidemic in Peiping. Proc. Soc. exper. Biol. a. Med. **45**, 823 (1940).
MACCHIAVELLO, A.: Studien über die Bakteriologie und Immunologie des Fleckfiebers. Soc. Imp. y Lito. Universo, Ahumado, Santiago **1938**, 32. — MARIANI, G.: Rickettsie, corpi iniziali ed elementari. Riv. Parasitol. **7**, 21 (1943). — MOOSER, H.: Experiments relating to the pathology and the etiology of Mexican typhus (tabardillo). J. inf. Dis. **43**, 241 (1928). — MOOSER, H., and C. DUMMER: J. of exper. Med. **46**, 170; **51**, 189 (1930).
NEUJEAN, G.: Etudes sur les rickettsioses. III. Coloration et culture des rickettsias. Rec. Trav. Sci. Méd. Congo Belge **1946**, H. 5, 142.
PLOTZ, H., J. E. SMADEL, T. F. ANDERSON and L. A. CHAMBERS: Morphological structure of rickettsiae. J. of exper. Med. **1943**, 77, 355.
RAYNAL, J., et J. FOURNIER: Sur les virus de typhus exanthématique isolés à Changhai en 1938. Bull. Soc. Path. exot. Paris **32**, 525 (1939). — Relationship of epidemic and endemic

typhus. Lancet **1941**, 289. — The Rickettsiasis. Lancet **1941**, 433. — Ris, H., and J. P. Fox: The cytology of rickettsiae. J. of exper. Med. 89, 681 (1949). — DA ROCHA-LIMA, H.: Zur Ätiologie des Fleckfiebers. Kriegspath. Tagg 26. April 1916, S. 45—50. Beih. zu Bd. 27, Zbl. Path. — ROGERS and MEYER: Tropical Medicine, Febrile diseases caused by Rickettsia bodies, S. 176. London: J. and A. Churchill 1942. — ROOYEN, C. E. VAN, and G. D. SCOTT: Electron microscopy of typhus rickettsiae. Canadian J. Res. Sect. E. Med. Sci. 27, 250 (1949).
SIKORA, H.: Zur Morphologie der Rickettsien. Z. Hyg. **124**, 250 (1942).
WEISS, L. J.: Electronmicrographs of rickettsiae of typhus fever. J. of Immun. 47, 353 (1943). — WEYER, F.: Vergleichende Untersuchungen an Rickettsien. Z. Naturforschg 2b, 349 (1947). — Laboratoriumsinfektionen in Beziehung zu ätiologischen und epidemiologischen Fragen beim Fleckfieber und Wolhynischen Fieber. Z. Tropenmed. u. Parasitol. 1, 2 (1949).
ZIRONI, AMILCARE: Über die Bedeutung der Proteus-X-Infektionen bei Rickettsiosen Z. Immun.forschg **104**, 107 (1943).

4.

BIELING, R., u. L. OELRICHS: Untersuchungen über die Fleckfieberinfektion beim Kaninchen. Z. Hyg. **127**, 13 (1947). — Toxoidartige Antigene der R. prowazeki. Z. Hyg. **128**, 250 (1948). — BLANC, G., et M. BALTAZARD: Longévitédu virus de typhus murin dans les déjections de puces infectées. Bull. Soc. Path. exot. Paris **33**, 25 (1940). — BLANC, G., et M. NOURY: Étude sur l'immunité cutanée du lapin vis-à-vis des virus de typhus murin et de fièvre boutonneuse. C. r. Soc. Biol. Paris **130**, 234 (1939). — BRIGHAM, GEORGE D.: Endemic typhus virus in mice. Publ. Health Rep. **1938**, 1251.
CASTAÑEDA, M. R.: Experimental pneumonia produced by typhus rickettsiae. Amer. J. Path. **15**, 467 (1939). — CLAVERO, G., and F. PEREZ GALLARDO: Técnicas de laboratorio en el tifus exantemático. Madrid: Prensa española 1943. — COHEN, S. S., and E. CHARGAFF: Studies on the composition of Rickettsia prowazeki. J. of biol. Chem. **154**, 691 (1944).
DIMITRIJEVIĆ-SPETH, V.: Die Abschwächung des Flecktyphusvirus durch Gallebehandlung und Immunisierungsversuche mit gallegeschwächtem Hirnvirus. Z. Bakter. I Orig. **134**, 67 (1935). — DURAND, P., et H. SPARROW: Innocuité pour l'homme des Rickettsias du type R. rochalimae. Arch. Inst. Pasteur Tunis **28**, 74 (1939). — Innocuité pour l'homme des Rickettsias du type R. rochalimae. Bull. Soc. Path. exot. Paris **32**, 258 (1939).
FITZPATRICK, FLORENCE K.: Studies on Cultivation of Rickettsia in Eggs. J. Labor. a. clin. Med. **1946**, H. 1, 45. — Fox, J. P.: The relative infectibility of laboratory animals and chick embryos with rickettsiae of murine or of epidemic typhus. Amer. J. Hyg. **49**, 313 (1949). — FULLER, H. S., E. S. MURRAY and J. C. SNYDER: Studies of human body lice, Pediculus humanus corporis. I. A method for feeding lice through a membrane and experimental infection with Rickettsia prowazeki, R. mooseri and Borrelia novyi. Publ. Health Rep. **64**, 1287 (1949). — FULTON, F., and A. M. BEGG: Chemotherapeutic and other studies of typhus. V. The antigenic structure of typhus rickettsiae. Medical Research Council, Special Report Ser. Nr 255, S. 163—191. London: His Majesty's Stationery Office 1946.
GALLARDO F. P., and J. P. Fox: Infection of Guinea Pigs with Massive Doses of Rickettsiae of Epidemic and Murine Typhus. J. of Immun. **1948**, Nr 4, 455. — GILDEMEISTER, E., u. E. HAAGEN: Fleckfieberstudien. I. Mitteilung: Nachweis eines Toxins in Rickettsien-Eikulturen. (Rickettsia mooseri.) Dtsch. med. Wschr. **1940**, 878. — Fleckfieberstudien. II. Mitteilung: Über die Züchtung der Rickettsia mooseri und der Rickettsia prowazeki im Dottersack des Hühnereies und über die Herstellung von Kulturimpfstoffen. Zbl. Bakter. I Orig. **148**, 257 (1942). — GILDEMEISTER, E., u. H. PETER: Fleckfieberstudien. III. Mitteilung: Über das Vorkommen und den Nachweis der Rickettsia prowazeki in bebrüteten und infizierten Hühnerei. Zbl. Bakter. I Orig. **149**, 425 (1943). — GIROUD, P.: Essais de conservation des rickettsies des typhus historique et murin à l'état sec. C. r. Soc. Biol. Paris **135**, 174 (1941). — GIROUD, P., et A. JEZIERSKI: Pouvoir toxique des rickettsies du typhus épidémique ou murin provenant de passages pulmonaires. Différenciation des souches. Bull. Soc. Path. exot. Paris **1948**, Nr 5/6, 336. — GIROUD, P., et R. PANTHIER: La gravité des infections exanthématiques varie expérimentalement suivant les modes des passages (passages continus ou discontinus au dépens d'organes conservés à très basse température). C. r. Soc. Biol. Paris **135**, 228 (1941). — L'évolution des rickettsies des fièvres exanthématiques est fonction de leur végétabilité dans les tissus qu'elles parasitent. Bull. Soc. Path. exot Paris **35**, 6 (1942). — Adaption au poumon de lapin des rickettsies du typhus historique. Ann. Inst. Pasteur **68**, 381 (1942). — Comportement du cobaye à l'inoculation de doses massives de rickettsies du typhus historique issues de poumon de sourris ou de lapin. Ann. Inst. Pasteur **68**, 95 (1942). — Adaption directe au poumon de souris d'une souche de typhus historique isolée et conservée sur cobaye comportement des rickettsies au cours de cette expérimentation. Ann. Inst. Pasteur **68**, 137 (1942). — GIROUD, P., et R. VARGUES: Diminution du nombre de Rickettsie. virulentes par dessiccation. C. r. Soc. Biol. Paris **1948**, Nr 7/8, 438. — GROENENDIJK, H. J.:

Die Rickettsia prowazeki im bebrüteten Hühnerei. Z. Hyg. **126**, 170 (1944). — GROUPÉ, V., and R. DONOVICK: Studies on toxicity complement-fixing and immunogenic activity of typhus-infected yolk-sacs. Proc. Soc. exper. Biol. a. Med. **1945**, Nr 3, 349.

HABIBI, M.: Étude des lésions anatomo-pathologiques du typhus exanthématique au cours de l'épidémie de 1942—43 en Iran. Arch. Inst. d'hessarek. Teheran **1946**, Nr 4, 63. — HAMILTON, H. L.: Specificity of the toxic factors associated with the epidemic and the murine strains of typhus rickettsiae. Amer. J. trop. Med. **25**, 391 (1945).

IONESCO-MIHAIESTI, C., et M. CIUCA: Contribution à l'étude histopathologique de la pneumonie expérimentale chez la souris par instillation nasale de Rickettsia prowazeki. Reprinted from Arch. roum. Path. expér. **1943**, Nr 1/2, 1. — ITOH, H., T. KUMANO, S. MASU and Y. SHIMADA: On the preservation of typhus infected yolk sacs and an attempt to cultivate typhus rickettsiae in dead chick embryos. Kitasato Arch. of exper. Med. **22**, 125 (1949).

KASAHARA, S. YOSHIDA u. Y. OKAMOTO: Nachweis der Rickettsien in verschiedenen Organen der mit mandschurischem und japanischem endemischem Fleckfieber infizierten Mäuse. Zbl. Bakter. I Orig. **133**, 406 (1934/35). — KRYŃSKI, S.: Forms of rickettsia prowazeki infection in lice, artificially infected by WEIGL's method. Bull. Inst. Marine a. Trop. Med., Med. Acad., Gdańsk, Poland **2**, 231 (1949). — KRYŃSKI, S. and S. CZUCZWAR: Badania nad działaniem fenolu na Rickettsje prowazeka. (Action of phenol solution on Rickettsia prowazeki.) Przegl. Epidem. (poln.) **2**, 86 (1948). — KUBICZ, J.: Techniques for Rickettsial and Virus Cultivation. Proc. Soc. exper. Biol. a. Med. **1947**, Nr 1, 186.

LOOS, W.: Die Kältekonservierung des Fleckfiebervirus. Dtsch. tropenmed. Z. **46**, 564 (1942).

MACCHIAVELLO, A.: Sobrevida y virulencia de los virus de los tifos mejicano y europeo congelados y desecados. Rev. chil. Hig. y Med. prev. **1**, 63 (1937). — MAJEVSKIJ, M. M.: Über das Toxin der Rickettsien. Z. Mikrobiol. **5**, 69 (1946). — MOOSER, H., M. R. CASTAÑEDA and H. ZINSSER: The transmission of Mexican typhus from rat to rat by Polyplax spinulosus. J. of exper. Med. **54**, 567 (1931b).

NAUCK, E. G., u. F. WEYER: Erfahrungen bei der Zucht von Kleiderläusen und der künstlichen Infektion von Läusen mit Fleckfieber. Zbl. Bakter. I Orig. **147**, 353 (1941). — Versuche zur Züchtung von Rickettsien in explantiertem Läusegewebe. Zbl. Bakter. I Orig. **147**, 365 (1941). — NAUCK, E. G., u. F. ZUMPT: Versuche zur Übertragung des murinen Fleckfiebers durch die Bettwanze. Zbl. Bakter. I Orig. **146**, 97 (1940). — Versuche zur Übertragung des epidemischen Fleckfiebers durch die Wanzen Cimex lectularius L. und Triatoma rubrofasciata de Geer. Zbl. Bakter. I Orig. **147**, 376, (1941). — NEILL, M. H.: Experimental typhus fever in guinea pigs. A description of a scrotal lesion in guinea pigs infected with Mexican typhus. Publ. Health Rep. **32**, 1105 (1917). — NICOLLE, C.: Reproduction expérimentale du typhus exanthématique chez le singe. C. r. Acad. Sci. Paris **149**, 157 (1909). — NYKA, W.: A histological study of the lungs of mice infected with typhus rickettsiae. J. of Path. **1945**, H. 3, 317. — Development of inflammatory lesions and of rickettsiae of murine typhus in the lungs of rats. Amer. J. Path. **1947**, Nr 5, 843. — NYKA, W.: Rickettsiae in the blood of mice and rats infected experimentally with typhus. J. inf. Dis. **86**, 81 (1950).

OTTO, R., u. R. BICKHARDT: Über das Gift der Fleckfieberrickettsien. Z. Hyg. **123**, 447 (1942).

PANG, K. H.: Distribution of murine typhus rickettsiae in developing chick embryo. Proc. Soc. exper. Biol. a. Med. **41**, 148 (1939).

RABINOWITZ, ESTHER, M. ASCHNER and N. GROSSOWICZ: Cultivation of Rickettsia prowazeki in dead chick embryos. Proc. Soc. exper. Biol. a. Med. **1948**, Nr 4, 469. — ROBBINS, M. L., A. R. BOURKE and P. K. SMITH: The effect of certain chemicals on Rickettsia typhi infections in chick embryos. J. of Immun. **64**, 431 (1950).

SANDOR, G., P. GIROUD et C. SKROBISZ: Études des anticorps antirickettsiae du sérum de lapin. Ann. Inst. Pasteur **1948**, Nr 6, 518. — SCHLOTE, A.: Abtötung von Fleckfieberrickettsien durch einige Wasch- und Desinfektionsmittel. Zbl. Bakter. I Orig. **152**, 414 (1948). SCHULER, E.: Direkte Anzüchtung der Rickettsia prowazeki auf Kaninchenlungen mit Meerschweinchenhirnsuspensionen. Z. Immun.forschg **105**, 460 (1945). — SHEPARD, C. C., and R. W. G. WYCKHOFF: The nature of the soluble antigen from typhus Rickettsiae. Publ. Health Rep. **1946**, H. 22, 761. — SIEGERT, R.: Das Rickettsientoxin als Ursache histopathologischer Organveränderungen. Z. Hyg. **128**, 477 (1948). — Gleichgerichtete Hemmwirkung von Sulfonamiden und p-Aminobenzoesäure auf das Toxin der R. prowazeki in vitro. Z. Hyg. **128**, 551 (1948). — Biologische Eigenschaften des Rickettsiengiftes. Zbl. Bakter. I Orig. **154**, 172 (1949). — SNYDER, J. C., E. S. MURRAY, A. YEOMANS, C. J. D. ZARAFONETIS and C. M. WHEELER: The effect of typhus vaccine on the numbers of rickettsiae in body lice of typhus patients. Amer. J. Hyg. **49**, 340 (1949). — SNYDER, J. C., and C. M. WHEELER: The experimental infection of the human body louse, Pediculus humanus corporis, with murine and epidemic louseborne typhus strains. J. of exper. Med. **82**, 1 (1945). — SPARROW, H.: Infection spontanée des poux d'élévage par une Rickettsia du type Rocha-Lima. Bull. Soc. Path. exot. Paris **32**, 310 (1939). — STARZYK, J.: Vitalité, toxicité, pouvoir d'immunisation de rickettsia prowazeki conservées hors de l'organisme du pou, en milieu liquide et en milieu sec. C. r. Soc. biol. Paris 123, 1221 (1936). — Vitalité, virulence et pouvoir immunisant de rickettsia prowazeki, conservée en dehors de l'organisme du pou. Arch. Inst. Pasteur Tunis 27, 263 (1938). — O przetrwaniu zarazka duru wysypkowego w terenach endemicznych. (On endurance properties of Rickettsia prowazeki in endemic foci.) Przegl. Epidem. (poln.) 2, 257 (1948). (English summary.)

TOWARNITZKI, W. J., M. K. KRONTOWSKAJA u. TSCHEBURKINA: Über die chemische Zusammensetzung der Rickettsien (russisch). J. Mikrobiol. 1946, H. 8/9, 35.

WENCKEBACH, G. K.: Die Züchtung der R. mooseri in dem Chorio-Allantoisgewebe von lebenden Hühnerembryonen. Z. Hyg. 117, 358 (1937). — WEYER, F.: Die künstliche Infektion von Zecken mit Rickettsien und anderen Krankheitserregern. Zbl. Bakter. I Orig. 152, 449 (1948). — Versuche zur Übertragung von Rickettsien auf Mäuseflöhe. Zbl. Bakter. I Orig. 153, 116 (1949). — Über die Wirkung von „Tego 103" auf Rickettsien. (Zugleich ein Beitrag zur Frage der Empfindlichkeit von Rickettsien.) Z. Tropenmed. u. Parasitol. 1, 586 (1950). — WOHLRAB, R.: Die experimentelle Infektion weißer Mäuse mit murinem Fleckfiebervirus. Zbl. Bakter. I Orig. 140, 193 (1937). — WOLBACH, S. B.: The pathology of typhus fever. Symposium on Rickettsial diseases, Dec. 1946, Boston, American Association for the Advancement of Science. 1948. — WOOLF, C. R.: Murine typhus: Its pathology. South. afr. med. J. 24, 481 (1950).

ZINSSER, H., H. WEI and F. FITZ PATRICK: Further studies of agar-slant tissue cultures of typhus rickettsiae. Proc. Soc. exper. Biol. a. Med. 38, 285 (1938).

5a.

AHRENS, W.: Verwendung von Trockenantigen bei der serologischen Schnellmethode zum Fleckfiebernachweis. Arch. f. Hyg. 128, 281 (1942). — Über serologische Umgebungsuntersuchungen bei epidemischem und endemischem Fleckfiebervorkommen. Z. Immun.-forschg 101, 101 (1942).

BABUDIERI, B.: Frequenza della reazione di WEIL-FELIX nei cani in alcune località italiane. Ist. Sanità publ. Rendiconti 3, 653 (1940). — La reazione di WEIL-FELIX nei cani di alcune città italiane. Giorn. Batter. 24, 677 (1940). — BARDHAN, N. PRAHATHA, NITYANAND TYAGI and KAMEL BOUTROS: Dry blood test for typhus fever. Preliminary report. Brit. med. J. 1, 253. — BARNES, A. C.: Proteus OX_{19} agglutination in Pregnancy. Amer. J. clin. Path. 1948, Nr 8, 635. — BENDICH, A., and E. CHARGAFF: The isolation and characterization of two antigenic fractions of proteus OX_{19}. J. of biol. Chem. 1946, Nr 1, 283. — BIELING, R., u. L. OELRICHS: Untersuchungen über die Antigenbeziehungen zwischen Proteus X_{19} und Ricksettsia prowazeki. Z. Hyg. 128, 586 (1948). — BORMANN, V., u. PREUSS: Zur Schnelldiagnose des Fleckfiebers aus dem Blutstropfen. Z. Immun.forschg 105, 313 (1945). — BRUMPT, L.: L'hémoagglutination rapide appliquée au dépistage du typhus exanthématique. Bull. Soc. path. exot. Paris 36, 175 (1943). — BUCHWALD, H.: Untersuchungen über Normalagglutinine gegen Proteus-X-Stämme. Z. Immun.forschg 99, 409 (1941).

CARLINFANTI, E.: Un diagnostico somatico per la reazione di WEIL-FELIX. Boll. Soc. ital. Microbiol. 14, 27 (1942). — CASTAÑEDA, M. R.: The antigenic relationship between proteus X_{19} and typhus rickettsia. II. A study of the common antigenic factor. J. of exper. Med. 60, 119 (1934). — CHANG, N. C.: Slide agglutination test for rapid diagnosis of typhus and typhoid fevers. Chin. med. J. 66, 612 (1948). — CODELEONCINI, E.: Le reazioni di WIDAL e WEIL-FELIX nella practica sull' altopiano Etiopico. Boll. Soc. ital. Med. e Igiene Trop. 1945, Nr 5/6, 71.

DICK, J. C.: Notes on the WEIL-FELIX-Reaction in Typhus fever and other diseases. J. of Path. 1946, Nr 1, 21. — DING, E.: Zur serologischen und mikrobiologischen Diagnostik des Fleckfiebers. Z. Hyg. 124, 546 (1942).

ECKE, W.: Proteus-OX_{19}-Agglutination und Rickettsien-Agglutination bei Fleckfieberschutzgeimpften. Dtsch. Mil.arzt 1944, 188. — EYER, H., u. W. BRIX: Die orientierende Probeagglutination als diagnostischer Schnelltest. Die serologische Fleckfieberdiagnose unter Feldverhältnissen. Dtsch. Mil.arzt 1943, 193. — EYER, H., u. H. DILLENBERG: Die Serodiagnostik des Fleckfiebers. Eine vergleichende Untersuchung. Z. Hyg. 125/126, 308 (1944). — EYER, H., u. L. GRÜTZNER: Die Agglutininanalyse nach WEIL und FELIX im Massenversuch. Z. Hyg. 122, 589 (1940). — EYER, H., u. A. ROHRMANN: Zur Frage der Kälte-Hochvakuumtrocknung empfindlicher biologischer Substrate. Z. Hyg. 122, 584 (1940).

FELIX, A.: WEIL-FELIX reactions. Lancet 1942, 335. — Technique and interpretation of the WEIL-FELIX test in typhus fever. Trans. Roy. Soc. Trop. Med. 37, 321 (1944). — FRANK, A.: Die WEIL-FELIXsche Reaktion nach Fleckfieberschutzimpfung. Klin. Wschr. 1947, 746.

GAASE, A.: Über Ursachen der Titerschwankungen der WEIL-FELIX-Reaktion beim Fleckfieber. Dtsch. med. Wschr. 1948, 575. — Die Thermostabilität der Agglutinine in der Differentialdiagnose von Fleckfieber und Proteusinfektion. Z. Hyg. 127, 730 (1948). —

Gintscheff, P.: Farbige Agglutination zur Schnelldiagnose des Fleckfiebers. Zbl. Bakter. I Orig. **151**, 261 (1944). — Goeters, W.: Serologische und tierexperimentelle Beobachtungen bei Fleckfieber. Z. Immun.forschg **102**, 299 (1943). — Hammarström, E., H. Hellstein u. J. Fahraeus: Serologiska och kliniska iakttagelser vid fall av epidemisk fläcktyfus i Sverige 1945. Nord. med. **1947**, H. 11, 700. — Hirvonen, M.: Clinical and serological observations during a typhus fever epidemic. Ann. Med. internat. Fenniae **1948**, Nr 1, 51, 60. — Hompesch, H.: Die Spezifität der Weil-Felix-Reaktion für die Diagnose des Fleckfiebers. Jkurse ärztl. Fortbildg **1943**, H. 9/10, 31. — Untersuchungen zur Weil-Felix-Reaktion. Dtsch. med. Wschr. **1948**, 233. — Kalra, S. L., and C. G. J. Speechly: Weil-Felix and complement-fixation test after typhus vaccine. Indian J. med. Res. **38**, 1 (1950). — Kudicke, R., u. W. Steuer: Die Verwendung getrockneter Blutstropfen für Zwecke der klinischen Probeagglutination. Arb. Inst. exper. Ther. Frankf. **1940**, H. 40, 38. — Kunert, H., u. E. Buch: Erfahrungen mit der Weil-Felix-Reaktion. Z. Immun.forschg **102**, 133 (1942). — Liu, Wei-T'ung: Weil-Felix reaction in typhus and non-typhus fevers. Chin. med. J. **1948**, Nr 6, 291. — Liu, P. Y., and S. H. Zia: Weil-Felix reaction following typhus vaccination. Chin. med. J. Suppl. **3**, 487 (1940). — Lodenkämper, H.: Beitrag zu Erfahrungen mit der Weil-Felix-Reaktion. Z. Immun.forschg **104**, 1 (1943). — Lorentz, F. H.: Der Trockenfolientest zur raschen Erkennung des Fleckfiebers. Med. Z. **1945**, H. 4, 128. — Mariani, G.: Presenza di agglutinine per i Proteus X_2, X_{19}, Kingsbury nel sangue dei cani randagi in Addis Abeba. Ann. Igiene **1939**, 68. — Über einige serologische Fragen beim Fleckfieber. Z. Hyg. **125/126**, 100 (1944). — Meyer, R.: Über das Verhalten von Citochol- und Meinicke-Klärungsreaktion beim Fleckfieber. Z. Immun.forschg **102**, 459 (1943). — Die OX_{19}-Agglutination bei Fleckfieberschutzgeimpften und ihre Bedeutung für die Fleckfieberdiagnostik. Z. Immun.forschg **103**, 165 (1943). — Gibt es eine für die Fleckfieberdiagnose bedeutungsvolle Reifung der agglutinatorischen Kraft im Sinne Schroers. Zbl. Bakter. I Orig. **151**, 302 (1944). — Zur Fehlergröße des serologischen Fleckfiebernachweisverfahrens. I und II. Z. Immun.forschg **106**, 89, 212 (1949). — Über die Titerschwankungen bei fortlaufender Proteus X_{19} und OX_{19} Agglutination mittels menschlicher Fleckfieberseren. Z. Immun.forschg **106**, 298 (1949). — Murray, E. S., G. Baehr, G. Shwartzman, R. A. Mandelbaum, N. Rosenthal, J. C. Doane, L. B. Weiss, S. Cohen and J. C. Snyder: Brill's Disease. I. Clinical and laboratory diagnosis. J. Amer. med. Assoc. **142**, 1059 (1950). — Plotz, H., B. L. Bennett, K. Wertman, M. J. Snyder and R. L. Gauld: The serological pattern in Typhus fever. I. Epidemic. Amer. J. Hyg. **1948**, Nr 2, 150. — Raettig, H., u. S. Ortel: Serologische Erfahrungen während der Fleckfieberepidemie 1945/46. Dtsch. Gesdh.wes. **1946**. H. 24, 755. — Santo: Eine quantitative Schnellreaktionsmethode bei Fleckfieber. Z. Immun.forschg **103**, 494 (1943). — Schröer, W.: Über die Reifung der agglutinatorischen Kraft des Blutserums in vitro als diagnostisches Kriterium bei Fleckfieber. Zbl. Bakter. I Orig. **150**, 236 (1943). — Schütz, F., u. Th. Messerschmidt: Eintritt und Verlauf der Weil-Felix-Reaktion während der ersten 10 Krankheitswochen beim Fleckfieber. Klin. Wschr. **1942**, 772. — Seaton, D. R., and M. G. P. Stoker: A serological analysis of typhus cases in India by Weil-Felix, Rickettsial agglutination and complement-fixation tests. Ann. trop. Med. **1946**, Nr 3/4, 347. — Sforza, M.: Sul contenuto in agglutinine normali antiproteus OX_{19} e OX_2 in individui residenti in Eritrea. Boll. Soc. ital. Med. e Igiene Trop. **1947**, Nr 5/6, 464. — Sforza, M., e N. Solinas: La reazione di Weil-Felix sul siero di sangue dei cani di Asmara. Boll. Soc. ital. Med. e Igiene Trop. **1947**, Nr 5/6 475. — Sievers, O.: The Weil-Felix-Reaction in Typhus fever. Acta path. scand. (Københ.) **1945**, H. 3, 238. — Sonnenschein, C.: Pseudo-Weil-Felix-Reaktion bei Proteusinfektionen. Dtsch. med. Wschr. **1943**, 11. — Süpfle, K., u. H. Fischer: Erfahrungen über die Weil-Felix-Reaktion. Arch. f. Hyg. **129**, 158 (1949). — Steuer, W.: Über die Trockenblut-Probeagglutination bei Infektionskrankheiten und ihre Anwendung bei der Bekämpfung des epidemischen und endemischen Fleckfiebervorkommens. Münch. med. Wschr. **1942**, 33. — Über serologische Umgebungsuntersuchungen bei epidemischem und endemischem Fleckfiebervorkommen. Z. Immun.forschg **101**, 102 (1942). — Über die serologische Diagnose und Schnelldiagnose bei Infektionskrankheiten. Z. Immun.forschg **103**, 137 (1943). — Tamiya, T., H. Hazato, T. Yamamoto, T. Iida, H. Shimojo, K. Nishioka, A. Kawamura, K. Suzuki, M. Arai, R. Tsukamoto and Y. Schoble: Studies on the so-called X-factor common to proteus OX 19, Rickettsia prowazeki and Rickettsia mooseri, especially on the relation of the factor to blood group B specific substance. Jap. J. of exper. Med. **20**, 1 (1949). — Tamiya, T., H. Hazato, T. Yamamoto, H. Shimojo and K. Nishioka: Studies on the antigenic substance common to proteus OX 19, Rickettsia prowazeki and Rickettsia mooseri (second report). Jap. J. of exper. Med. **20**, 135 (1949). — Wertman, K.: The Weil-Felix reaction. Symposium on Rickettsial diseases. Dec. 1946, Boston, American Association for the Advancement of Science. 1948. — Winkle, S.:

Untersuchungen zur WEIL-FELIX-Reaktion. II. Mitteilung. Zbl. Bakter. I Orig. **151**, 11 (1943). — Zur Typendifferenzierung in der Gattung Proteus Hauser. Zbl. Bakter. I Orig. **151**, 494 (1943). — Über die Isolierung von zwei Stämmen Proteus X_{19}. Zbl. Bakter. I Orig. **151**, 501 (1943). — Untersuchungen zur WEIL-FELIX-Reaktion. I. Mitteilung. Zbl. Bakter. I Orig. **151**, 3 (1943).
ZARAFONETIS, C. J. D.: Serologic studies in typhus-vaccinated individuals. I. The effect of a stimulating dose of typhus vaccine on the WEIL-FELIX and complement-fixing antibodies. J. of Immun. **1945**, Nr 5, 365. — Serologic studies in typhus-vaccinated individuals. II. The effect of non-typhus fevers on the WEIL-FELIX and complement-fixing antibodies. J. of Immun. **1945**, Nr 6, 375. — ZARAFONETIS, C. D. J., R. S. ECKE, A. YEOMANS, E. S. MURRAY and J. C. SNYDER: Serologic studies in typhus-vaccinated individuals. III. WEIL-FELIX and complement-fixation findings in epidemic typhus fever occuring in the vaccinated. J. of Immun. **53**, 15 (1946). — ZARAFONETIS, C. J. D., H. S. INGRAHAM and J. F. BERRY: WEIL-FELIX and typhus complement-fixation tests in relapsing fever, with special reference to B. proteus OX—K agglutination. J. of Immun. **52**, 189 (1946).

5b.

CASTAÑEDA, M. RUIZ: Differentiation of typhus strains by slide-agglutinative tests. J. of Immun. **1945**, Nr 3, 179.
FITZPATRICK, FLORENCE K.: Studies on Rickettsial agglutination in typhus. J. Labor. a. clin. Med. **1945**, Nr 7, 577.
GIROUD, P., et G. CIACCIO: Valeur de divers extraits pulmonaires de lapin infecté de Rickettsia prowazeki, jugée par l'agglutination des rickettsies. Bull. Soc. Path. exot. Paris **1948**, Nr 3/4, 117. — GIROUD, P., et M. L. GIROUD: Agglutination des rickettsies, test de séroprotection et réaction d'hypersensibilité cutanée. Bull. Soc. Path. exot. Paris **1944**, Nr 3/4, 84. — GIROUD, P., et J. JADIN: Diagnostic différentiel des typhus par l'agglutination des rickettsies. Bull. Soc. Path. exot. Paris **1948**, Nr 1/2, 20. — GIROUD, P., et A. JUDE: Conservation du pouvoir agglutinant vis-à-vis des rickettsies des sérums typhiques saturés par le Proteus OX_{19}. C. r. Soc. Biol. Paris **1947**, Nr 13/14, 721. — GIROUD, P., et R. VARGUES: Valeur et limites de la réaction d'agglutination des rickettsies. Bull. Soc. Path. exot. Paris **43**, 19 (1950).
HUDSON, N. P.: A microscopic agglutination test with typhus rickettsiae prepared from infected rodent lungs. J. inf. Dis. **67**, 227 (1940).
D'IGNAZIO, C., e E. CODELEONCINI: La reazione di WEIGL nel tifo esantematico. Boll. Soc. ital. Med. e Igiene Trop. **1945**, Nr 5/6, 199. — La reazione di WEIGL nella diagnosi precoce e precocissima del tifo esantematico. Acta med. Italica **1948**, Nr 8, 208.
PACKALÉN, T.: Rickettsial agglutination and complement fixation studies in epidemic typhus fever. Acta path. scand. (Stockh.) **1945**, H. 6, 573.
STUART-HARRIS, C. H., G. K. C. RETTIE and J. O. OLIVER: Rickettsial agglutination studies in typhus fever. Lancet **1943**, 537.
ZINSSER, H., and M. R. CASTAÑEDA: Studies on typhus fever. IX. On the serum reactions of Mexican and European typhus rickettsia. J. of exper. Med. **56**, 455 (1932b).

5c.

BADENSKI, G., et E. DROUHET: La réaction de fixation du complément dans 84 cas de typhus exanthématique épidémique, utilisant les rickettsies comme antigène. Bull. Soc. Path. exot. Paris **1947**, Nr 11/12, 417. — BENGTSON, IDA A.: Applications of the complement-fixation test in the study of Rickettsial diseases. Amer. J. publ. Health **1945**, Nr 7, 701. — Serological relationships in the epidemic-endemic typhus group as determined by complement fixation. Publ. Health Rep. **1946**, Nr 38, 1379. — BRISOU, J., et R. AUTHEMAN: Diagnostic du typhus par réaction de fixation du complément. Etude des divers antigènes. Bull. Soc. Path. exot. Paris **1948**, Nr 3/4, 112.
CASTAÑEDA, M. R.: Studies on the mechanism of immunity in typhus-fever. Complement-fixation in typhus-fever. J. of Immun. **31**, 285. — CRAIGIE, J., D. W. WATSON, EINA M. CLARK and M. ELIZABETH MALCOMSON: The serological relationships of the Rickettsiae of epidemic and murine typhus. Canad. J. Res. med. Sci. **1946**, Nr 2, 84.
DAMON, S. R., and MARY B. JOHNSON: The serological diagnosis of endemic typhus. I. The use of specially prepared Rickettsial suspensions and commercial typhus vaccines as antigens in the complement fixation test. J. Labor. a. clin. Med. **1945**, Nr 3, 233. — The serologic diagnosis of endemic typhus. II. A comparison of water-bath and icebox fixation in the complement fixation test. J. Labor. a. clin. Med. **1945**, Nr 5, 415. — DREGUSS, M., u. E. FARKAS: Complement-fixation test for serological studies in typhus fever. Arch. Virusforschg **1948**, H. 1, 47.
VAN DEN ENDE, ELFORD and MILLS: A quantitative test of neutralizing antibodies against typhus rickettsiae. Med. research council spec. Report series Nr 255, S. 130. London 1946.

FREEMAN, G., G. VARELA, H. PLOTZ and C. ORTIZ MARIOTTE: Typhus fever in Mexico: a study of epidemiology by means of complement-fixation. Amer. J. trop. Med. 1949, Nr 1, 63.
GIROUD, P., et A. JUDE: Au sujet de la réaction de fixation du complément. Pouvoir antigène des constituants d'un vaccin antityphique. Résultats chez des vaccinés et des convalescents. Bull. Soc. Path. exot. Paris 1947, Nr 5/6, 142. — GROUPÉ, V., and R. DONOVICK: On the specifity of epidemic and murine typhus. Science (Lancaster, Pa.) 1946, 330.
LEÓN, A. P.: Fijación del complemento por el suero de enfermos de tifo exantemático al Proteus OX_{19}. Rev. Inst. Salubridad y Enfermedades Trop. Mexico 1945, Nr 1, 15 (Engl. Zusammenfassung).
MALCOMSON, M. ELIZABETH, and F. O. WISHART: Studies of the serology of typhus fever. Canad. J. publ. Health 1946, Nr 10, 411. — Studies of the serology of typhus fever. Canad. J. publ. Health 1946, Nr 11, 461.
PLOTZ, H.: Complement fixation in rickettsial diseases. Science (Lancaster, Pa.) 97, 20 (1943). — PLOTZ, H., and K. WERTMAN: Modification of serological response to infection with murine typhus by previous immunization with epidemic typhus vaccine. Proc. Soc. exper. Biol. a. Med. 59, 248 (1945). — PLOTZ, H., K. WERTMAN and B. L. BENNETT: The serological pattern in epidemic typhus fever. I. The development of complement-fixing antibodies. Report to the Director, U. S. A. Typhus Commission, Washington 25, D. C.. to be published. 1943. — Identification of Rickettsial agents isolated in Guinea Pigs by means of specific complement fixation. Proc. Soc. exper. Biol. a. Med. 1946, Nr 1, 76. — POLLARD, M., D. E. DAVIS and T. A. OLSON: The serological detection of murine typhus in Flea Feces. Amer. J. Hyg. 1946, Nr 2, 244.
VAN DER SCHEER, J., E. BOHNEL and H. R. COX: Diagnostic antigens for epidemic typhus, murine typhus and Rocky Mountain spotted fever. J. of Immun. 56, 365 (1947). — SCOVILLE, A. B. jr., B. L. BENNETT, K. WERTMAN and R. L. GAULD: The serological pattern in Typhus fever. II. Murine. Amer. J. Hyg. 1948, Nr 2, 166. — SMADEL, J. E.: The complement-fixation and agglutination reaction in rickettsial diseases. Symposium on rickettsial diseases. Dec. 1946, Boston, American Association for the Advancement of Science 1948.
VARLEY, FLORENCE M., and F. R. WEEDEN: Application of a quantitative complement-fixation test to the serum diagnosis of Typhus fever. J. of Immun. 1945, Nr 3, 139. — Further study to the quantitative complement-fixation test as applied to the serum diagnosis of Typhus fever. J. of Immun. 1947, Nr 2, 189.
ZIA, S. H., and N. C. CHANG: Studies of typhus fever in Peiping by the complement fixation test. Proc. Soc. exper. Biol. a. Med. 1948, Nr 1, 22.

5d.

BISCHOFF, G.: Über Ergebnisse mit einer Hautprobe bei Fleckfieber. Klin. Wschr. 1943, 227.
GIROUD, P.: Essai de mise en évidence des anticorps du typhus exanthématique par un test cutané. C. r. Soc. Biol. Paris 127, 397 (1938). — Réactions cutanées du lapin inoculé par voie dermique avec le virus de la fièvre pourprée. C. r. Soc. Biol. Paris 133, 346 (1940).— Pouvoir neutralisant de la streptomycine sur les Rickettsies du typhus épidémique mis en évidence dans la peau. C. r. Soc. Biol. Paris 1947, Nr 21/22, 1117.
STEINER, F.: Hautproben mit Fleckfieberimpfstoffen. Klin. Wschr. 1944, Nr 27/30, 277.

6.

BIELING, R.: Untersuchungen über die Wirkungsweise von Fleckfieber-Antikörpern. Z. Hyg. 130, 106 (1949). — BIELING, R., u. LILLY OELRICHS: Untersuchungen über aktive und passive Fleckfieberimmunität bei Kaninchen. Z. Hyg. 127, 29 (1947). — Untersuchungen über die antiinfektiöse Wirkung von Fleckfieber-Rekonvaleszentenserum am Kaninchen. Z. Hyg. 128, 624 (1948). — Untersuchungen über immunisatorische Beziehungen verschiedener Rickettsienstämme beim Kaninchen. Z. Hyg. 128, 649 (1948). — BLANC, G., et M. BALTAZARD: Recherches sur l'immunité dans les maladies exanthématiques humaines. I. Immunité conférée par l'infection apparente. Arch. Inst. Pasteur Maroc. 1944, Nr 4, 611. II. Immunité conférée par l'infection „inapparente" ou l'infection „atténuée". Arch. Inst. Pasteur Maroc. 1944, Nr 4, 625. III. Qualité de l'immunité. „Réinfection inapparente". Arch. Inst. Pasteur Maroc. 1944, Nr 4, 633. IV. Immunité générale et immunité locale. Arch. Inst. Pasteur Maroc. 1944, Nr 4, 651. — BORMANN, F. v.: Hinterläßt das Fleckfieber eine lebenslängliche Immunität? Dtsch. med. Wschr. 75, 826 (1950).
FOX, J. P., E. R. RICKARD, J. VAN DER SCHEER and H. R. COX: Antibody response to vaccination against murine typhus. Amer. J. Hyg. 49, 321 (1949).
HAMPTON, S. F.: Anaphylactic shock in egg-sensitive individuals following vaccination with typhus vaccine. A study of the antigenic relationship of egg and chicken meat antigens and typhus vaccine. J. Labor. a. clin. Med. 1947, Nr 2, 109.

OLITZKI, L., J. W. CZACZKES and A. KUZENOK: Endotoxic factors of Rickettsia prowazeki and their immunological relationship to the endotoxins of other gram negative microorganisms. J. of Immun. 1946, Nr 4, 365.
PARROT, L., et G. PARROT: Sur la prémunition dans les rickettsioses. Arch. Inst. Pasteur Algérie 27, 257 (1949).
STURM: Immunität nach Fleckfieber. Dtsch. med. Wschr. 1943, 341.
WALKER, R. H.: Fatal anaphylaxis following typhus vaccine injection. U. S. nav. med. Bull. 1948, No 2, 303. — WESTPHAL, O., D. v. GONTARD, F. BRIESTER u. A. WINKLER: Die immunisatorischen Beziehungen von Bact. proteus X_{19} zu dem Erreger des Fleckfiebers. Z. Naturforschg 2 b, 25 (1947).

7.

BERKE, Z.: Inoculation experiments against Typhus in Afghanistan. Brit. med. J. 1946, 944. — BERKOWITZ, A. P.: A method for increasing the infectivity of yolk sac cultures of the Rickettsiae of Epidemic and Murine typhus, and South African Tick-Bite fever. S. afric. J. med. Sci. 1946, Nr 2/3, 69. — BLANC, G., et M. BALTAZARD: Vaccination contre le typhus exanthématique par virus sec de typhus murin provenant de puces infectées. C. r. Acad. Sci. Paris 207, 547 (1938). — Vaccination contre le typhus exanthématique par virus vivant de typhus murin. Arch. Inst. Pasteur Maroc. 2, 445 (1941). — BURNET, E.: Les vaccinations contre le typhus exanthématique. Presse méd. 1939, 1026.
CLAVERO DEL CAMPO, G., y F. PEREZ GALLARDO: Immunización contra el tifus exantematico con vacuna viva, cepa E. (Immunization against exanthematic typhus by a living vaccine [Strain E].) Madrid: Escuela Nacional de Sanidad 1949. — CODELEONCINI, E.: Sulla vaccinazione con escrementi di pidocchio infetto di tifo epidemico. Boll. Soc. ital. Med. e Igiene Trop. 1945, Nr 5/6, 221. — COMBIESCO, D., N. DUMITRESCO, NINA STURDZA et Mme. V. BOTEZ, avec collaboration de C. POPESCO, G. PANAITESCO et C. ZILISTEANO: Recherches sur le typhus exanthématique. Étude sur l'immunité acquise. Efficacité comparative de trois vaccins tués. Propriétés sérologiques des sujets vaccinés. Arch. roum. Path. expér. 15, 68 (1948). — COMBIESCU, D., G. ZOTTA, E. MANCIULESCU, A. POP u. J. TASCAU: Die Schutzimpfung des Meerschweinchens gegen den klassischen Flecktyphus mit Hilfe formolgetöteter Rickettsien aus Mäuse- und Hundelunge. Z. Hyg. 123, 612 (1942). — COX, H. R.: Method for the preparation and standardization of rickettsial vaccines. Symposium on Rickettsial diseases, Dec. 1946, Boston, American Association for the Advancement of Science 1948. — CRAIGIE, J.: Application and control of ethylether-water interface effects to the separation of rickettsiae from yolk sac suspensions. Canad. J. Res. E 23, 104 (1945).
DENT, J. E., H. B. MORLAN and E. L. HILL: Effects of DDT dusting on domestic rats under colony and field conditions. Publ. Health Rep. 64, 666 (1949). — DING, E.: Über die die Schutzwirkung verschiedener Fleckfieberimpfstoffe beim Menschen und den Fleckfieberverlauf nach Schutzimpfung. Z. Hyg. 124, 670 (1943). — DONOVICK, R., and R. W. G. WYCKOFF: Tests of epidemic Typhus vaccines. Publ. Health Rep. 1945, Nr 20, 560. — The comparative potencies of several Typhus vaccines. Publ. Health Rep. 1945, Nr 22, 605. — DREGUSS, M., and E. FARKAS: Estimation of the antigenic value of Typhus vaccines by complement-fixation tests. Arch. Virusforschg 1948, Nr 1, 55. — DURAND, P., et P. GIROUD: Le lapin inoculé par voie respiratoire avec des rickettsies du typhus historique. Pouvoir antigène des suspensions. Ann. Inst. Pasteur 66, 425 (1941). — Essais de vaccination contre le typhus historique au moyen de rickettsias tuées par le formol (souches pulmonaires). C. r. Acad. sci. Paris 210, 493 (1940).
ECKE, R. S., A. G. GILLIAM, J. C. SNYDER, A. YEOMANS, C. J. ZARAFONETIS and E. S. MURRAY: The effect of Cox-type vaccine on louse-born typhus fever. An account of 61 cases of naturally occuring typhus fever in patients who had previously received one or more injections of Cox-type vaccine. Amer. J. trop. Med. 1945, Nr 6, 447. — VAN DEN ENDE, M., C. H. STUART-HARRIS, F. FULTON, J. F. S. NIVEN, C. H. ANDREWES, A. M. BEGG, W. J. ELFORD, M. H. G. WHITE, W. L. HAWLAY, K. C. MILLS, F. HAMILTON and C. C. THOMAS: Chemotherapeutic and other studies of typhus. Series Medical Research Council Special Report, No 255. London: His Majesty's Stationery Office. 1946. — EYER, H.: Die durch Läuse übertragbaren Infektionskrankheiten und ihre Bekämpfung. Med. Welt 1940, 261. — Die Fleckfieberprophylaxe beim deutschen Heer. Dtsch. Ärztebl. 1941, 61. — Das Problem der Fleckfieberschutzimpfung und ihre Bedeutung für die Praxis. Öff. Gesdh.dienst 7 B, 97 (1941).
FAJERSTEIN, S. G., et K. V. BESDENJESZNICH: The efficacy of vaccination and revaccination against typhus. Hygiène et Service Sanitaire Moscow 1946, Nr 6, 43 (Russisch). — FITZPATRICK, K. FLORENCE: Vaccination of mice against typhus. Proc. Soc. exper. Biol. a. Med. 1945, Nr 3, 188. — FULTON, VAN DEN ENDE, ELFORD and MILLS: Comparison of typhus vaccines in the laboratory. Med. research council spec. Report series Nr 255, 1946, London. S. 146.

GILLIAM, A. G.: Efficacy of Cox-type vaccine in the prevention of naturally acquired louse-borne typhus fever. Amer. J. Hyg. **44**, 401 (1946). — GIMENO DE SANDE, A.: Campaña profiláctica contra el tifus exantemático en Motril durante el año 1947. Rev. San. e Hig. públ. **22**, 342 (1948). — Campaña profiláctica contra el tifus exantématico en Motril, Salobrena y Almuñécar durante el año 1948. Rev. San. e Hig. públ. **23**, 443 (1949). — GIROUD, P., G. CIACCIO et R. VARGUES: Valeur antigène et pathogène du précipitat desséché obtenu par l'alcool méthylique à basse température et provenant du poumon de lapin infecté par des rickettsies. C. r. Soc. Biol. Paris **142**, 1476 (1948). — GROUPÉ, V., CLARA NIGG and J. O. MACFARLANE: On increasing the yield and potency of typhus vaccine prepared from infected yolk sacs. J. of Immun. **1946**, Nr 4, 303.

HAAGEN, E., u. B. CRODEL: Versuche mit einem neuen getrockneten Fleckfieberimpfstoff. Zbl. Bakter. I Orig. **151**, 307 (1944). — HERZIG, A.: La prophylaxie contre le typhus exanthématique par la vaccination, d'après la méthode du R. WEIGL. Presse méd. **1939**, 571. — HETSCH, H.: Die Schutzimpfung gegen Flecktyphus und die zu ihr verwendeten Impfstoffe. Med. Klin. **1942**, 341.

D'IGNAZIO, C., e E. CODELEONCINI: Le vaccinazioni contro il tifo esantematico in Etiopia con il vaccino di WEIGL dal 1938—1945. Boll. Soc. ital. Med. e Igiene Trop. **1945**, Nr 5/6, 51.

KLIEWE, H., u. SCHEUERMANN: Kritische Betrachtungen über die im Kriege gebräuchlichen Entlausungsverfahren. Der prakt. Desinfektor **1941**, H. 2. — KLIGLER, I. J., and M. ASCHNER: Immunization of animals with formolized tissue cultures of rickettsia from European and Mediterranean typhus. Brit. J. exper. Path. **15**, 337 (1934).

LAIGRET, J., and R. DURAND: La vaccination contre le typhus exanthématique. Nouvelle technique de préparation du Vaccin: emploi des cerveaux de souris. Bull. Acad. méd. **122**, 84 (1939). — LAIGRET, J. et R. DURAND: La vaccination contre le typhus exanthématique en Tunisie. Modifications apportées à la technique de préparation et d'inoculation du vaccin. Bull. Soc. Path. exot. Paris **32**, 735 (1939). — Précisions techniques sur le vaccin vivant et enrobé contre le typhus exanthématique. Bull. Soc. Path. exot. Paris **34**, 193 (1941). — LAIGRET, J., R. DURAND, I. BELFORT, I. LEFANCHEUR, M. DIGNAT et R. PIETRINI: La vaccination contre le typhus en Tunisie au moyen du vaccin vivant de NICOLLE-LAIGRET modifié par LAIGRET et ROGER DURAND. Brit. Off. internat. Hyg. publ., Par. **33**, 183 (1941). — LAUER, F. J.: Fleckfieberimpfstoff. Z. Naturforschg **3b**, 171 (1948).

MARIANI, G.: Vaccinazioni contro il tifo esantematico eseguite nel 1938 sull' altipiano etiopico con il vaccino WEIGL. Ann. Igiene **1939**, 316. — MOOSER, H., u. A. LEEMANN: Versuche über Immunisierung gegen klassisches und murines Fleckfieber mit toten Impfstoffen. Schweiz. Z. Path. usw. **4**, 411 (1941). — MOSING, G. S.: Methoden zur Bestimmung der Antigeneigenschaften der Fleckfiebervaccine. Z. Mikrobiol. **5**, 64 (1946). — MOSING, H.: Methods of evaluation of typhus vaccine potency. Texas Rep. Biol. a. Med. **1947**, Nr 2, 173. — MURGATROID, F.: A review of immunisation against human rickettsial diseases. Trans. roy. Soc. trop. Med. **34**, 1 (1940).

OTTO u. BICKHARDT: Weitere experimentelle Untersuchungen über Schutzimpfstoffe gegen Flecktyphus. Impfstoffe aus rickettsienhaltigen Mäuselungen. Z. Hyg. **123**, 717 (1940/42). OTTO, R.: Weitere Beiträge zur Frage der Wertbestimmung der Fleckfieberimpfstoffe. (Feststellung des Agglut.-Titers gegen Rickettsien und Proteusbacillen.) Arch. Inst. exper. Ther. Frankf. **1947**, H. 45. — OTTO, R., u. K. H. MAY: Zur Frage der experimentellen Wertbestimmung von Fleckfieberimpfstoffen. Z. Hyg. **125/126**, 299 (1944). — OTTO, R., u. R. WOHLRAB: Über die Auswertung von R. mooseri-Impfstoffen im Mäuseversuch. (Vergleichende Untersuchungen mit Ri-Impfstoffen verschiedener Herstellungsart.) Z. Hyg. **122**, 220 (1940).

PSHENICHNOW, A. V., and B. I. RAIKHER: New type of vaccine from typhus lice. Amer. Rev. Soviet Med. **1947**, Nr 3, 231.

RAVIKOVICH, E. M., A. G. STAROVIEROVA, A. S. NEUMAN, M. M. MAIEVSKY et S. M. RATNER: A clinical study of the effects of antityphus vaccination. Zhur. Mikrobiol., Epidemiol. i Immunobiol. **1944**, Nr 7/8, 54 (Russisch). — DA ROCHA-LIMA, H.: Schutzimpfungsversuche gegen Fleckfieber. Münch. med. Wschr. **1918**, 1454. — RUIZ CASTAÑEDA, M.: Preparation and properties of purified rickettsial suspensions. J. of Immun. **1948**, Nr 3, 283. — ROTH, V. E.: Reactions to typhus vaccine. Bull. U. S. Army Med. Dept. **1945**, Nr 88, 111.

SADUSK, J. F. jr.: Typhus fever in the Unites States Army following immunization. Incidence, severity of the disease, modification of the clinical course and serologic d agnosis. J. Amer. med. Assoc. **133**, 1192 (1947). — The immunization of troops with typhus vaccine and the characteristics of typhus in immunized individuals. Yale J. Biol. a. Med. **21**, 211 (1949). — SADUSK, J. F. jr., and H. KUHLENBECK: Dangers associated with the use of living "attenuated" typhus vaccine. Amer. J. publ. Health **36**, 1027 (1946). — SERGENT, ED., M. BÉGUET, L. PARROT et R. HORRENBERGER: La prophylaxie du typhus exanthématique en temps d'épidémie et dans les périodes interépidémiques en Algérie. Arch. Inst. Pasteur Algérie **27**, 1 (1949). — SHEPARD, C. C., and N. H. TOPPING: Preparation of suspensions of rickettsiae from infected yolk sacs without the use of ether. J. of Immun. **1947**, Nr 1, 97. —

Siegert, R.: Fleckfieberimmunität und Schutzimpfung. Z. Hyg. **127**, 512 (1948). — Soper, F. L., W. A. Davis, F. S. Markham, L. A. Riehl and P. Buck: Louse powder studies in North Africa (1943). Arch. Inst. Pasteur Algérie **23**, 183 (1945).

Tomaszewski, L.: Ogólne odczny poszczepienne przy uodparnianiu szczepionka według Weigla w zakładzie produkcji Szczepionki przeciw durowi plamistemu im R. Weigla w Lublinie. (General reactions after Weigl's typhus-Vaccination.) Przegl. Epidem. (poln.) **2**, 98 (1948). — Topping, N. H., and C. C. Shepard: The preparation of antigens from yolk sacs infected with rickettsiae. Publ. Health Rep. **1946**, Nr 20, 701. — Topping, N. H., J. A. Bengtson, R. G. Henderson, C. C. Shepard, M. J. Shear: Studies of typhus fever. Nat. Inst. of Health Bull. **1945**, Nr 183. — Tschang, J., and G. B. Mathews: Anti-typhus vaccine prepared from Rickettsia prowazeki cultivated in the yolk sac of the developing chick embryo. China med. J. **58**, 440 (1940).

Veintemillas, F.: Vaccination against typhus fever with the Zinsser-Castañeda vaccine. J. of Immun. **36**, 339 (1939).

Weigl, R.: Immunization against typhus fever in Poland during World War II. Texas Rep. Biol. a. Med. **1947**, Nr 2, 177. — Wohlrab, R.: Immunisierungen gegen Flecktyphus. Med. Klin. **1941**, 532. — Flecktyphusbekämpfung im Generalgouvernement. Münch. med. Wschr. **1942**, 483. — Immunität und Schutzimpfungsverfahren bei den Erkrankungen der Fleckfiebergruppe. Schriftenreihe für Seuchenbekämpfung, Nr 1, S. 22. 1944. — Prüfung von Fleckfieberimpfstoffen durch Feststellung des Agg.-Titers. Schriftenreihe für Seuchenbekämpfung, Nr 1, S. 42. 1944.

8.

Bieling, R., u. Lilly Oelrichs: Untersuchungen über die Fleckfieberinfektion beim Kaninchen. Z. Hyg. **127**, 13 (1947). — Blanc, G., L. A. Martin et M. Baltazard: Étude du comportement des virus exanthématiques chez divers ectoparasites. I. Comportement du virus du typhus murin chez le pou de l'âne, Haematopinus asini (Blanc, Martin et Baltazard). Arch. Inst. Pasteur Maroc. **1944**, Nr 4, 578. II. Comportement du virus du typhus épidémique chez les puces, Xenopsylla cheopis et Pulex irritans (Blanc et Baltazard). Arch. Inst. Pasteur Maroc. **1944**, Nr 4, 586. III. Comportement des virus de la fièvre boutonneuse et de la fièvre pourprée chez les puces, Xenopsylla cheopis et Ctenocephalus canis (Blanc et Baltazard). Arch. Inst. Pasteur Maroc. **1944**, Nr 4, 602 (Bibliography). — Blanc, G. E., et M. Baltazard: Recherches sur le mode de transmission du typhus. I. Non-transmission du typhus exanthématique par piqûres de poux infectés. Arch. Inst. Pasteur Maroc. **1944**, Nr 4, 656. — Recherches sur le mode de transmission du typhus. II. Le réservoir de virus naturel des typhus dans les déjections d'ectoparasites infectés. Arch. Inst. Pasteur Maroc. **1944**, Nr 4, 658. — Transmission et conservation naturelles des typhus. Immunité, Epidémiologie, Prophylaxie. Arch. Inst. Pasteur Maroc. **1944**, Nr 4, 674. — Bovarnick, Marianna R., and J. C. Snyder: Respiration of typhus rickettsiae. J. of exper. Med. **89**, 561 (1949). — Boyer, J.: Epidemiological study of cases of Typhus fever found in the Paris area on the return of prisoners and deportees. Bull. Off. internat. Hyg. publ., Paris **1946**, Nr. 10, 11, 12, 865. — Bustamante, M. E., y G. Varela: IV. Estudios de fiebre manchada en Mexico. Papel del Rhipicephalus sanguineus en la transmisión de la fiebre manchada en la República Mexicana. Rev. Inst. Salubridad y Enfermedades Trop. Mexico **1947**, Nr 2, 139.

Combiesco, D., G. Zotta, E. Manciulesco et J. Tascau: Maladie expérimentale provoqué chez le cobaye par l'application de virus de typhus exanthématique épidémique sur la peau normale. Bull. Acad. Méd. roum. **11**, 16 (1941).

Davis, W.. A (U. S. A. Typhus-Commission): Typhus at Belsen. Field Headquarters APO 887, U. S. Army 1945. — Ding, E.: Beitrag zur Frage der Tröpfcheninfektion bei Fleckfieber. Z. Hyg. **125**, 431 (1944). — Dormanns, E., u. E. Emminger: Fleckfieberübertragung von Mensch zu Mensch. (Durch Bluttransfusion im Inkubationsstadium). Münch. med. Wschr. **1942**, 559. — Dresel, E. G.: Epidemiologie des Fleckfiebers. Med. Welt **1942**, 331.

Eyer, H.: Zur Epidemiologie des Fleckfiebers. Dtsch. Mil.arzt **1942**, 33.

Giroud, P.: La conservation des virus typhiques exanthématiques: les maladies inapparentes, les maladies latentes. Bull. Soc. Path. exot. Paris **1946**, Nr 11/12, 407.

Herzberg, K., u. S. Ortel: Seuchenhygienische Erfahrungen bei der Fleckfieberbekämpfung in Vorpommern 1945/46. Dtsch. Gesdh.wes. **3**, 40 (1946). — Hirszfeld, L.: Notes on new methods in the investigation of typhus fever. Texas Rep. Biol. a. Med. **1948**, Nr 1, 21. — Hormann, Hartwig: Beitrag zur Fleckfieberübertragung. Ärztl. Wschr. **1947**, Nr 27/28, 441.

Kemp, H. A.: Endemic typhus fever in Texas. An epidemiological and clinical comparison with forms of typhus seen elsewhere. Amer. J. trop. Med. **19**, 109 (1939). — Klose, H.: Zur Epidemiologie des Fleckfiebers. Klin. Wschr. **1942**, 498. — Kritschweski, I. L., u. N. N. Solowiow: Das Fleckfieber bei den wilden Ratten in Moskau. II. Mitteilung: Die

Weil-Felix-Reaktion als Methode zur Feststellung des Flecktyphus bei Ratten. Zbl. Bakter. I Orig. **131**, 232 (1934). — Krontowskaja, M. K., F. G. Krotkow, T. W. Botscharowa u. A. P. Gindin: Die oberen Atmungswege als Eingangspforte der Laboratoriumsinfektion mit Fleckfieber (russisch). Z. Mikrobiol. 8/9, 38 (1946). — Kudicke, R.: Die Bedeutung von Empfänglichkeit, natürlicher Resistenz und erworbener Immunität in der Epidemiologie des Fleckfiebers. Z. Immun.forschg **104**, 283 (1943). — Ausbreitung und Bekämpfung des Fleckfiebers. Schriftenreihe für Seuchenbekämpfung, Nr 1, S. 5. 1944.
Löffler, W., u. H. Mooser: Zum Übertragungsmodus des Fleckfiebers. Schweiz. med. Wschr. **1942**, 755.
Mariani, G.: Particularités épidémiologiques du typhus exanthématique sur le Haut Plateau Ethiopien. Bull. Off. internat. Hyg. publ. **31**, 1225 (1939). — Mariani, G., e E. Borra: Particolarità epidemiologiche del tifo esantematico sull' altipiano etiopico. Ann. Igiene **1939**, 239. — McConn, C. F.: Observations on a typhus epidemic. Lancet **1943**, 535. — Meunier, R.: L'évolution épidémiologique du typhus exanthématique observée au cours de l'année 1937. Bull. Off. internat. Hyg. publ., Par. **30**, 2759 (1938). — Miller, E. S., and P. B. Beeson: Murine Typhus fever. Medicine 1946, Nr 1, 1. — Mooser, H.: Experimente zur Frage der epidemiologischen Bedeutung inapparenter Infektionen beim Fleckfieber. Schweiz. Z. Path. usw. **4**, 1 (1941). — Mooser, H., M. R. Castañeda and H. Zinsser: Rats as carriers of Mexican typhus fever. J. amer. med. Assoc. **97**, 231 (1931a).
Nauck, E. G., u. F. Zumpt: Versuche zur Übertragung des murinen Fleckfiebers durch die Bettwanze. Zbl. Bakter. I Orig. **146**, 97 (1940).
Philip, C. B.: The reservoirs of infection in rickettsial diseases. Symposium on rickettsial diseases, Dec. 1946, Boston, American Association for the Advancement of Science. 1948. — Pollard, M., D. J. Wilson, H. R. Livesay and J. C. Woodland: The oral transmission of murine typhus in humans. Texas Rep. Biol. a. Med. 1946, Nr 4, 446. — Pollard, M., and G. F. Augustson: Serological and entomological survey of murine typhus. Amer. J. trop. Med. 1945, Nr 1, 31. — Prazmowski, W.: Warunki meteorologiczne, towarzyszące nasilaniu się duru plamistego. (Meteorologic conditions in relation to typhus fever.) Przegl. Epidem. (poln.) **2**, 241 (1948). — Prica, Milan: Die Ratten als Träger des Fleckfiebervirus in Zagreb (Jugoslawien). Zbl. Bakter. I Orig. **134**, 63 (1935).
Ravikovich, E. M., A. G. Starovierova, A. S. Neuman and M. M. Maievsky: Epidemiological studies on the effects of anti-typhus vaccination. Zhur. Mikrobiol. Epidemiol. i Immunobiol. **1944**, Nr 7/8, 50 (Russisch). — Raynal, M. J. H.: Les rats et les puces du rat dans leurs rapports avec la pathologie humaine à Chang-hai. Bull. Soc. Path. exot. Paris 1947, Nr 5/6, 212. — Rose: Fleckfieberfragen bei der Umsiedlung der Volksdeutschen aus dem Ostraum 1939—1940. Dtsch. med. Wschr. **1941**, 1262.
Seiffert, G.: Ein Index für Fleckfieberverseuchung. Münch. med. Wschr. **1942**, 304. — Sforza, M.: Dermotifo in Eritrea. (Identificazione dei virus storico, murino e da zeche.) Boll. Soc. ital. Med. e Igiene Trop. 1947, Nr 5/6, 430. — Snyder, J. C., and C. M. Wheeler: The experimental infection of the human body louse, Pediculus humanus corporis, with murine and epidemic louse-borne typhus strains. J. of exper. med. **1945**, Nr 1, 1. — Stuart-Harris, C. H. u. Mitarb.: Report of the Naples Typhus epidemic. Med. research council spec. Report series Nr 255, S. 12. London 1946. — Suzuki, K.: Untersuchung über Rickettsia-Infektion (sog. Rattenfleckfiebervirus) und Weil-Felix-Reaktion bei Ratten in Hamburg. Zbl. Bakter. I Orig. **131**, 236 (1934).
Topping, N. H., I. A. Bengtson, Henderson R. G., C. C. Shepard and M. J. Shear: Studies of typhus fever. National Institute of Health Bull. No 183, U. S. Govt. Printing Office, Washington, D. C. 1945.
Weyer, F.: Versuch zur Übertragung von Rickettsien auf Mäuseflöhe. Zbl. Bakter. Orig. **153**, 116 (1949). — Laboratoriumsinfektionen in Beziehung zu ätiologischen und epidemiologischen Fragen beim Fleckfieber und Wolhynischen Fieber. Z. Tropenmed. u. Parasitol. **1**, 2 (1949). — Wohlrab, R. u. G. Patzer: Die Infektiosität geimpfter und ungeimpfter Flecktyphuskranker. Münch. med. Wschr. **1944**, 57.
Zimmermann, E.: Zur Epidemiologie des Fleckfiebers im Generalgouvernement. Z. Hyg. **123**, 552 (1942). — Zinsser, H.: Varieties of typhus virus and the epidemiology of the American form of European typhus fever (Brills disease). Amer. J. Hyg. **20**, 513 (1934).

B. Zeckenfleckfieber (Rocky Mountain spotted fever).

1.

Dias, E., and A. V. Martins: Spotted fever in Brazil. Amer. J. trop. Med. **19**, 103 (1939).
Hutton, J. G.: Rocky Mountain spotted fever. J. Amer. med. Assoc. **117**, 413 (1941).
Jellison, W. L.: The geographical distribution of Rocky Mountain spotted fever and Nuttals cottontail in the western Unit. States. Publ. Health Rep. **60**, 958 (1945).

Mason, J. H., and R. A. Aexander: Studies of the rickettsiae of the typhus-Rocky-Mountain-spotted-fever group in South Africa. IV. Discussion and classification. Onderstepoort J. Vet. Sci. Animal. Ind. **13**, 67 (1939). — Mazza, Salvador y Miguel E. Jörg: Estudio anatomo-pathológico e histopathológico del miembro inferior izquierdo amputado por gangrena, en un caso de tifus exantemático de Tinogasta (1933). Novena reunión Soc. arg. Pat reg., Buenos Aires **1939**, 1734. — Mazza, Salvador y Alb. P. Ruchelli: El tifus exantemático en Tinogasta. Novena reunión Pat. reg., Buenos Aires **1939**, 1713.

Valero, A.: Rocky mountain spotted fever in Palestine. Harefuah, Jerusalem **36** 99 (1949). (Hebräisch. Englische Zusammenfassung 101.)

Welch, N., and P. J. Jakmauh: Rocky Mountain spotted fever. New England J. Med. **221**, 937 (1939).

2.

Bengtson, Ida A.: Classification of the Rickettsia of Rocky Mountain spotted fever and of endemic (murine) Typhus. J. Bacter. **1947**, Nr 3, 325.

3.

Alexander, R. A., and J. H. Mason: Studies of the rickettsias of the typhus-Rocky-Mountain-spotted-fever group in South Africa. II. Morphology and cultivation. Onderstepoort J. Vet. Sci. Animal Ind. **13**, 25 (1939).

Pinkerton, H., and G. M. Hass: Spotted fever. I. Intranuclear rickettsiae in spotted fever studied in tissue culture. J. of exper. Med. **56**, 151 (1932).

4.

Brumpt, E., et C. Desportes: Grand longévité du virus de la fièvre pourprée des montagnes rocheuses et de celui du typhus de São-Paulo. Ann. de Parasitol. **18**, 145 (1941).

Cox, H. R.: Use of yolk sac of developing chick embryo as medium for growing rickettsiae of Rocky Mountain spotted fever and typhus groups. Publ. Health Rep. **53**, 2241 (1938). — Cultivation of rickettsiae of the Rocky Mountain spotted fever, typhus and Q fever groups in the embryonic tissues of developing chicks. Science (Lancaster, Pa.) **94**, 399 (1941).

Davis, G. E., and R. R. Parker: Comparative experiments on spotted fever and boutonneuse fever (I). Publ. Health Rep. **49**, 423 (1934).

King, W. V.: Experimental transmission of the Rocky Mountain spotted fever by means of the tick. Preliminary report. Publ. Health Rep. **21**, 863 (1906).

Parker, R. R., G. M. Kohls and E. A. Steinhaus: Rocky Mountain spotted fever: spontaneous infection in the tick Amblyomma americanum. Publ. Health Rep. **58**, 721 (1943).

5.

Plotz, H.: The interpretation of the Weil-Felix agglutination test in Rocky Mountain spotted fever. J. Labor. a. clin. Med. **1946**, Nr 9, 982. — Plotz, H., R. L. Reagan and K. Wertman: Differentiation between fièvre boutonneuse and Rocky Mountain spotted fever by means of complement fixation. Proc. Soc. exper. Biol. a. Med. **55**, 173 (1944).

Shepard, C. C., and N. H. Topping: Rocky Mountain spotted fever. A study of complement fixation in the serum of certain Dogs. J. inf. Dis. **1946**, Nr 1, 63.

7.

Cox, Herald R.: Rocky Mountain spotted fever. Protective value for guinea pigs of vaccine prepared from Rickettsiae cultivated in embryonic chick tissues. Publ. Health Rep. **1939**, 1070.

Fitzpatrick, Fl. K.: Vaccination against spotted fever with agar tissue cultures. Proc. Soc. exper. Biol. a. Med. **42**, 219 (1939).

8.

Philip, C. B.: Rocky Mountain spotted fever: known and potential tick vectors in the United States. Proc. 6th Pacific Sci., Congr. **5**, 581 (1939).

Spencer, R. R., and R. R. Parker: Studies on Rocky Mountain spotted fever. Infection by other means than tick bite. Hyg. Lab. Bull. **154**, 60 (1930).

Topping, N. H.: Rocky Mountain spotted fever. A note on some aspects of its epidemiology. Publ. Health Rep. **56**, 1699 (1941).

Sonstige Zeckenfleckfieber.

1.

ANDREW, R., J. M. BONNIN and S. WILLIAMS: Tick typhus in North-Queensland. Med. J. Austral. **2**, 253 (1946).

CAMPAN, L.: Le fièvre boutonneuse à Toulouse. Sa répartition géographique en France. Du rôle de la tique Rhipicephalus sanguineus. Thèse de Toulouse. Ref. Presse méd. **1939**, 1212. — CHARTERS, A. D.: Tick-Typhus in Abyssinia. Trans. roy. Soc. trop. Med. Lond. **1946**, Nr 4, 335.

FUNDER, J. F., and A. V. JACKSON: North Queensland tick typhus: A comparative study of the rickettsia with that of murine typhus. Med. J. Austral. **2**, 258 (1946).

GAUD, M.: The rickettsioses in Equatorial Africa. „Congolese red fever." Bull. World Health Organization Geneva **2**, 257 (1949). — GEAR, J. H. S.: South African typhus. South African J. Med. Sci. **3**, 134 (1938).

MEGAW, J. W. D.: A typhus-like fever in India, possibly transmitted by ticks. Indian. med. Gaz. **56**, 361 (1921).

PARTELIDES, G.: A case of fièvre boutonneuse in Cyprus. Trans. roy. Soc. trop. Med. **1947**, Nr 3, 363. — PELLISSIER, A., et E. TRINQUIER: Études sur les rickettsioses humaines et animales en Afrique Équatoriale Française. I. La fièvre rouge congolaise, fièvre exanthématique africaine. Bull. Soc. Path. exot. Paris **42**, 565 (1949). — PELLISSIER, A., P. TROQUEREAU et E. TRINQUIER: Études sur les rickettsioses humaines et animales en Afrique Équatoriale Française. II. Une rickettsiose du chien, fièvre exanthématique animale. Bull. Soc. Path. exot. Paris **43**, 65 (1950). — PIJPER, A., and C. G. CROCKER: Rickettsioses of South Africa. S. afr. med. J. **12**, 613 (1938).

3.

PLOTZ, H., J. E. SMADEL, B. L. BENNETT, R. L. REAGAN and M. J. SNYDER: North Queensland tick typhus: Studies of the aetiological agent and its relations to other rickettsial diseases. Med. J. Austral. **2**, 263 (1946).

5.

DURAND, P.: La réaction de WEIL-FELIX dans la fièvre boutonneuse. Arch. Inst. Pasteur Tunis **20**, 395 (1932).

GIROUD, P., et P. LE GAC: Parenté sérologique de la fièvre boutonneuse et du typhus épidémique. C. r. Soc. Biol. Paris **1948**, Nr 7/8, 436.

LACKMAN, D., and R. R. PARKER: The serological characterization of North Queensland Tick Typhus. Publ. Health Rep. **1948**, Nr 50, 1624.

7.

ORTIZ MARIOTTE, C., y G. VARELA: Cultivo del Rhipicephalus sanguineus en el laboratorio y vacuna hecha con esta garrapata. (The preparation of a vaccine against tick typhus from Rhipicephalus sanguineus bred in the laboratory.) Medicina (Mex.) **29**, 323 (1949). (Englische Zusammenfassung.)

8.

BOCHAROWA, T. V.: On the epidemiology of tick spotted typhus. Zhur. Mikrobiol., Epidemiol. i Immunol. **1943**, Nr 1/2, 68 (in Russian).

CROCKER, T. T., B. L. BENNETT, E. B. JACKSON, M. J. SNYDER, J. E. SMADEL, R. L. GAULD and M. K. GORDON: Siberian tick typhus. Relation of the russian strains to Rickettsia prowazeki. Publ. Health Rep. **65**, 383 (1950).

FENNER, F.: The epidemiology of North Queensland Tick Typhus: Natural Mammalian Hosts. Med. J. Austral. **1946**, Nr 19, 666.

GEAR, J. H. S., and M. DOUTHWAITE: The dog tick Haemaphysalis leachi as a vector of tick typhus. S. afr. med. J. **12**, 53 (1938).

HASS, G. M., and H. PINKERTON: Spotted fever. II. Experimental study of fièvre boutonneuse. J. of exper. Med. **64**, 601 (1936).

KRONTOVSKAYA. M. K., and M. D. SHMATIKOW: On the epidemiology of the tick spotted typhus of central Siberia. Zhur. Mikrobiol., Epidemiol. i. Immunol. **1943**, Nr 1/2, 65 (Russisch).

WALSCH, N.: An Epidemic of Tick Typhus in East Africa. East afr. med. J. **1945**, Nr 1, 11.

C. Milbenfleckfieber.

1.

AHLM, C. E., and J. LIPSHUTZ: Tsutsugamushi fever in the Southwest Pacific Theater. J. amer. med. Assoc. **124**, 1095 (1944). — AUDY, J. R.: A summary topographical account of scrub typhus 1908—1946. Studies in the distribution and topography of scrub typhus. Bull. Inst. Med. Res. Federation of Malaya **1949**, Nr 1, 84.

Bruneau, J., et Nguyen-Dinh-Diep: Une épidémie de „Scrub Typhus" à Sonla. Reprinted from Rev. Méd. franç. Extrème Orient 1942, Nr 3, 293.

Davis, G. E., R. C. Austrian and E. J. Bell: Observations on Tsutsugamushi disease (Scrub typhus) in Assam and Burma. The recovery of strains of Rickettsia orientalis. Amer. J. Hyg. 1947, Nr 2, 268.

Kawamura, R., and Ch. Yamamiya: On the Tsutsugamushi disease in the Pescadores. Kitasato Arch. of exper. Med. 16, 79 (1939). — Kouwenaar, W., u. J. W. Wolff: Sumatranisches Milbenfieber: Eine Krankheit der Fleckfiebergruppe. Zbl. Bakter. I Orig. 135, 427 (19 5/:.6).

Mackie, Thomas, T.: Observations on Tsutsugamushi disease (scrub typhus) in Assam and Burma. Trans. roy. Soc. trop. Med. Lond. 40, 15 (1946). — Mackie, T. T., G. E. Davis, H. S. Fuller, J. A. Knapp, M. L. Steinacker, K. E. Stager, R. Traub, W. L. Jellison, D. D. Millspaugh, R. C. Austrian, E. J. Bell, G. M. Kohls, H. Wei and J. A. V. Girsham: Observations on Tsutsugamushi disease (scrub typhus) in Assam and Burma. Preliminary report. Amer. J. Hyg. 43, 195 (1946). — Megaw, J. W. D.: Scrub typhus as a war disease. Brit. med. J. 1945, 109.

Plooij, M.: Scrubtyphus. Nederl. Tijdschr. Geneesk. 94, 1490 (1950).

Reddy, D. J.: Scrub typhus in North Burma. Indian Med. Gaz. 1947, Nr 6, 330.

Walker, W. T.: Scrub typhus vaccine. Brit. med. J. 1947, 484. — Willcox, P. H. A.: Mite typhus fever in Assam and Burma. 1944—46. Trans. roy. Soc. trop. Med. Lond. 1948, Nr 2, 171.

3.

Clancy, C. F., and D. M. Wolfe: A rapid staining method for Rickettsia orientalis. Science (Lancaster, Pa.) 1945, 483.

Diercks, F. H., and R. O. Tibbs: A rapid method for the staining of Rickettsia orientalis. J. Bacter. 1947, Nr 4, 479.

Fletcher, W., J. E. Lesslar and R. Lewthwaite: The etiology of the Tsutsugamushi disease and tropical typhus in the Federated Malay States. Part II. Trans. roy. Soc. trop. Med. Lond. 23, 57 (1929).

Syverton, J. T., and L. Thomas: A method for staining Rickettsia orientalis in yolk sac and other smear preparations. Proc. Soc. exper. Biol. a. Med. 1945, Nr 1, 87.

4.

Allen, A. C., and Sophie Spitz: A comparative study of the pathology of Scrub typhus (Tsutsugamushi disease) and other rickettsial diseases. Amer. J. Path. 1945, Nr 4, 603.

Derrick, E. H., and H. E. Brown: Isolation of the Karp strain of Rickettsia tsutsugamushi. Lancet 1949, 150.

Fox, J. P.: The long persistence of Rickettsia orientalis in the blood and tissues of infected animals. J. of Immun. 1948, Nr 2, 109. — Fulton, F., and L. Joyner: Cultivation of Rickettsia tsutsugamushi in lungs of rodents. Preparation of a Scrub typhus vaccine. Lancet 1945, 729.

Hamilton, H. L.: Growth of the Rickettsiae of Tsutsugamushi fever on the chorioallantoic membrane of the developing chick embryo. Amer. J. Path. 1946, Nr 1, 89.

Lalouel, J.: Premier essai de culture sur oeufs des rickettsies du scrub typhus du Sud-Annam. Méd. Trop. Marseilles 9, 979 (1949).

Rights, F. L., J. E. Smadel and E. B. Jackson: Differences in strains of Rickettsia orientalis as demonstrated by cross-vaccination studies (abstract). J. Bacter. 54, 92 (1947).

Smadel, J. E., E. B. Jackson, B. L. Bennett and F. L. Rights: A toxic substance associated with the Gilliam strain of R. orientalis. Proc. Soc. exper. Biol. a. Med. 62, 138 (1946).

Weil, A., and W. Haymaker: The distribution of the pathologic lesions of the central nervous system in Scrub typhus (Tsutsugamushi disease). J. Neuropath. 1946, 271.

5.

Bell, E. J., B. L. Bennett and L. Whitman: Antigenic differences between strains of scrub typhus as demonstrated by cross-neutralization tests. Proc. Soc. exper. Biol. a. Med. 62, 134 (1946). — Bengtson, Ida A.: Separation of the complement-fixing agent from suspensions of yolk sac of chick embryo infected with the Karp strain of Tsutsugamushi disease (Scrub typhus). Publ. Health Rep. 1946, Nr 39, 1403. — Complement fixation in Tsutsugamushi disease (Scrub typhus). Publ. Health Rep. 1946, Nr 24, 895. — Apparent serological heterogeneity among strains of Tsutsugamushi disease (Scrub typhus). Publ. Health Rep. 1945, Nr 50, 1483. — A Serological study of 37 cases of Tsutsugamushi disease (Scrub typhus) occuring in Burma and the Philippine Islands. Publ. Health Rep. 1946, Nr 24, 887. —

Bennett, B. L., J. E. Smadel and R. L. Gauld: Differences in strains of Rickettsia orientalis as demonstrated by cross-neutralization tests (abstract). J. Bacter. 54, 93 (1947).
Bennett, B. L., J. E. Smadel and R. L. Gauld: Studies on scrub typhus (Tsutsugamushi disease). IV. Heterogeneity of strains of R. tsutsugamushi as demonstrated by cross-neutralization tests. J. of Immun. 62, 453 (1949).
Fox, J. P.: The neutralization technique in Tsutsugamushi disease (scrub typhus) and the antigenic differentiation of rickettsial strains. J. of Immun. 62, 341 (1949).
Khan, N.: Early diagnosis of Tsutsugamushi. Indian med. Gaz. 1947, Nr 7, 381.
Lackman, D. B., R. R. Parker and R. K. Gerloff: Serological characteristics of a pathogenic rickettsia occuring in Amblyomma maculatum. Publ. Health Rep. 64, 1342 (1949).
O'Connor, J. L., and J. M. McDonald: Excretion of specific antigen in the urine in Tsutsugamushi disease (scrub typhus). Brit. J. exper. Path. 31, 51 (1950).
Rights, F. L., and J. E. Smadel, assisted by Elizabeth B. Jackson: Studies on Scrub typhus (Tsutsugamushi disease). III. Heterogeneity of strains of R. tsutsugamushi as demonstrated by cross-vaccination studies. J. of exper. med. 1948, Nr 4, 339.
Wolfe, D. M., J. van der Scheer, C. F. Clancy and H. R. Cox: A method for the preparation of complement-fixing antigens in a study of experimental Tsutsugamushi disease (scrub typhus). J. Bacter. 51, 247 (1946).

7.

Balley, C. A., F. H. Diercks and J. E. Proffitt: Preparation of a serological antigen and a vaccine for experimental Tsutsugamushi disease (Scrub typhus). J. of Immun. 1948, Nr 3, 431. — Browning, H. C., and S. L. Kalra: Srub typhus subsequent to Fulton-vaccine and investigation of the infected mite. Indian J. med. Res. 36, 279 (1948). — Buckland, F. E., A. Dudgeon, D. G. Edward, A. Henderson-Begg, F. O. MacCallum, J. S. F. Niven, I. W. Rowlands and M. van den Ende with H. E. Bargmann, E. E. Curtis and C. C. Shepard: Scrub typhus vaccine: Large scale production. Lancet 1945, 734.
Card, W. I., and J. M. Walker: Scrub typhus vaccine: field trial in South-east Asia. Lancet 1948, 481.
Henderson-Begg, A., and F. Fulton: The standardization of a Scrub typhus vaccine. J. of Path. 1946, Nr 3, 381.
Lewithwaite, R., J. L. O'Connor and S. E. Williams: The Tsutsugamushi disease: Attempted preparation of a prophylactic vaccine from fertile hens' eggs experimentally infected with the virus. Med. J. Austral. 1946, Nr 2, 37.
Plotz, H., B. L. Bennett and R. L. Reagan: Preparation of an inactivated tissue culture scrub typhus vaccine. Proc. Soc. exper. Biol. a. Med. 61, 313 (1946).
Smadel, J. E., F. L. Rights and E. B. Jackson: Studies on scrub typhus. I. Soluble antigen in tissues and body fluids of infected mice and rats. J. of exper. Med. 83, 133 (1946a). Studies on scrub typhus. II. Preparation of formalinized vaccines from tissues of infected mice and rats. Proc. Soc. exper. Biol. a. Med. 1946, Nr 3, 308. — Smadel, J. E., E. B. Jackson, B. L. Bennett and F. L. Rights: A toxic substance associated with the Gilliam strain of R. orientalis. Proc. Soc. exper. Biol. a. Med. 1946, Nr 2, 138.
Topping, N. H., and C. C. Shepard: A method for the preparation of Tsutsugamushi (scrub typhus) antigen from infected yolk sacs. Publ. Health Rep. 1946, Nr 22, 778.

8.

Audy, J. R.: Practical notes on scrub typhus in the field. J. Army med. Corps 93, 273 (1949).
Blake, F. G., K. F. Maxcy, J. F. Sadusk jr., G. M. Kohls and E. J. Bell: Studies on Tsutsugamushi disease (scrub typhus, mite-borne typhus) in New Guinea and adjacent islands: Epidemiology, clinical observations, and etiology in the Dobadura area. Amer. J. Hyg. 41, 243 (1945). — Browning, J. S., M. Raphael, E. F. Klein and A. Coblenz: Scrub typhus. Amer. J. trop. Med. 1945, Nr 6, 481.
van den Ende, M., S. Locket, W. H. Hargreaves, J. Niven and L. Lennhoff: Accidental laboratory infection with Tsutsugamushi rickettsia. Lancet 1946, 4.
Gispen, R.: The rôle of rats and mites in the transmission of epidemic scrub typhus in Batavia. Doc. neerl. indones. morb. trop. 2, 23 (1950). — Het aandeel van ratten en mijten in de overbrenging van epidemische scrubtyphus in Batavia. Med. Maandblad, Djakarta 3, 45 (1950). (Engl. Zusammenfassung.)
Heaslip, W. G.: Observations on the epidemiology of Tsutsugamushi disease in North Queensland. Med. J. Austral. 1947, Nr 18, 558.
Johnson, D. H., and G. W. Wharton: Tsutsugamushi disease: Epidemiology and methods of survey and control. U. S. nav. med. Bull. 1946, Nr 3, 459.

KLEIN, H. S.: An epidemic of scrub typhus. J. Army med. Corps **1945**, Nr 4, 187. —
KOHLS, G. M., C. A. ARMBRUST, E. N. IRONS and C. B. PHILIP: Studies on Tsutsugamushi
disease (scrub typhus, mite-borne typhus) in New Guinea and adjacent Islands: Further
observations on epidemiology and etiology. Amer. J. Hyg. **1945**, Nr 3, 374.
MOREHEAD, J. F.: Scrub typhus from an epidemiological viewpoint. Bull. U. S. Army
Med. Dept. **1945**, Nr 88, 95.
NOURY, M., Sensibilité du mérion (meriones shawi lataste) au virus du typhus tropical.
Bull. Soc. Path. exot. Paris **1948**, Nr 3/4, 115.
PHILIP, C. B.: Observations on Tsutsugamushi disease (mite-borne or scrub typhus)
in Northwest Honshu Island, Japan, in the Fall of 1945. I. Epidemiological and ecological
data. Amer. J. Hyg. **1947**, Nr 1, 45. — Tsutsugamushi disease (scrub typhus) in World
War II. J. of Parasitol. **1948**, Nr 3, 169. — PHILIP, C. B., and G. M. KOHLS: Studies on Tsutsugamushi disease (scrub typhus, mite-borne typhus) in New Guinea and adjacent Islands.
Tsutsugamushi disease with high endemicity on a small south sea Island. Amer. J. Hyg. **1945**,
Nr 2, 195. — PHILIP, C. B., and T. E. WOODWARD: Tsutsugamushi disease (scrub or miteborne typhus) in the Philippine Islands during American Reoccupation in 1944—45. II. Observations on Trombiculid Mites. J. of Parasitol. **1946**, Nr 5, 502.
SOUTHCOTT, R. V.: Observations on the epidemiology of Tsutsugamushi disease in North
Queensland. Med. J. Austral. **1947**, Nr 15, 441.
War Office: Scrub typhus investigations in South East Asia. A report on investigations by
G. H. Q. (India). Field typhus research team and the medical research council field typhus
team, based on the scrub typhus research laboratory South East Asia Command, Imphal. Part.
I. General Account. Part. II. Illustrations. Part III. Appendices. London: War Office,
AMD 7. 1947. — WHARTON, G. W.: The vectors of Tsutsugamushi disease. Proc. Entom.
Soc. Wash. 48, 171 (1946).

D. Q-Fieber.

1.

ALONZO, P.: La febbre "Q". Arch. ital. Sci. med. colon. **23**, 162 (1942). — Amer. J. Hyg.
1946, Nr. 1, 1. Q-fever: A Foreword. Introduction to a series of papers dealing with Q-fever.
BLANC, G., J. BRUNEAU, R. POITROT et B. DELAGE: Quelques donées sur la Q-fever
(maladie de DERRICK-BURNET) expérimentale. Bull. Acad. nat. Méd. **1948**, Nr 13/14, 243. —
BROWN, D. C., L. A. KNIGHT and W. L. JELLISON: A fatal case of Q-fever in Southern California. Reprinted from California Med. **1948**, Nr 3, 3. — BRUMPT, E.: Une importante endémie
récemment découverte dans le bassin méditerranéen, la Q-fever. I. Teil. Presse méd. **1947**,
81. — Une importante endémie récemment découverte dans le bassin méditerranéen, la
Q-fever. II. Teil. Presse méd. **1947**, 112.
CAUGHEY, J. E.: A preliminary report of a search for Q fever in New Zealand. New
Zeald med. J. **48**, 174 (1949). — COMBIESCO, D., CORNELIA COMBIESCO, N. DUMITRESCO,
C. POPESCO et G. ZARNEA: Diagnostic rétrospectif par la réaction de fixation du complément
d'un nouveau foyer de la maladie provoquée par la nouvelle rickettsiose identifiée en Roumanie. Arch. roum. Path. expér. **15**, 264 (1948). — COMBIESCO, D., et N. DUMITRESCO:
Survivance „in vitro" des rickettsias isolées chez les malades de la nouvelle rickettsiose
identifiée chez l'homme en Roumanie. Arch. roum. Path. expér. **15**, 261 (1948). — COMBIESCO, D., V. VASILIU et N. DUMITRESCO: Identification d'une nouvelle rickettsiose chez
l'homme en Roumanie. Arch. roum. Path. expér. **15**, 230 (1948).
EKLUND, C. M., R. R. PARKER and D. B. LACKMAN: A case of Q-fever probably contracted
by exposure to ticks in nature. Publ. Health Rep. **1947**, Nr 39, 1413.
GSELL, O.: Q-Fever (Queenslandfieber) in der Schweiz (endemische Pneumonien durch
Rickettsia burneti). Schweiz. med. Wschr. **1948**, Nr 1, 1. — GUTSCHER, V., u. K. NUFER:
Über eine Queenslandfieber-Endemie in Bremgarten (Kt. Aargau). Schweiz. med. Wschr.
1948. Nr 43, 1064.
HARMAN, J. B.: Fever in Great Britain. Clinical account of eight cases. Lancet **1949**,
1028. — HENI, E., u. W. D. GERMER: Queenslandfieber in Deutschland. Dtsch. med. Wschr.
1948, Nr 39/40, 472. — HUEBNER, R. J., W. L. JELLISON, M. D. BECK, R. R. PARKER and
C. C. SHEPARD: Q-fever studies in Southern California. I. Recovery of Rickettsia burneti
from Raw Milk. Publ. Health Rep. **1948**, Nr 7, 214.
MÄKINEN-FOREL, M.: A propos d'une épidémie de fièvre „Q". Schweiz. med. Wschr.
1950, 569. — MAYER, H.: Beobachtungen zu einer Q-Fieber-Schlachthausepidemie in
Württemberg. Dtsch. med. Wschr. **1949**, 1476.
NAUCK, E., u. F. WEYER: Laboratoriumsinfektionen bei Q-Fieber. Dtsch. med. Wschr.
1949, 198.
PEREZ GALLARDO, F., G. CLAVERO y S. HERNÁNDEZ FERNÁNDEZ: Hallazgo en España
de la „Rickettsia burneti" agente etiólogico de la fiebre ,,Q". Rev. San. e Hig. publ. **23**,
489 (1949).

SHEPARD, C. C.: An outbreak of Q-fever in a Chicago Packing House. Amer. J. Hyg. 1947, Nr 2, 185.
WEGMANN, T.: Über eine Q-Fieber-(Queenslandfieber-)Epidemie in Graubünden. Schweiz. med. Wschr. 1948, Nr 22, 529.

2.

DYER, R. E.: Q fever. History and present status. Amer. J. publ. Health 39, 471 (1949).
FONSECA, F., M. R. PINTO, J. F. DE AZEVEDO e M. T. LACERDA: Febre Q em Portugal. História: Observações clinicas: Diagnóstico. Clin. Contemporanea 3, Nr 21, 22, 23, 1159, 1218, 1257 (1949).

3.

Amer. J. Hyg. 1946, Nr 1, 103: Epidemics of Q-fever among troops returning from Italy in the spring of 1945. III. Etiological studies. By the commission on acute respiratory diseases (DINGLE, J. H., Director). — Amer. J. Hyg. 1946, Nr 1, 110: Identification and characteristics of the Balkan Grippe strain of Rickettsia burneti. By the commission on acute respiratory diseases (DINGLE, J. H., Director).
DERRICK, E. H.: Rickettsia burneti: The cause of "Q"-fever. Med. J. Austral. 1, 14 (1939). — DYER, R. E.: Similarity of Australian Q-fever and a disease caused by an infectious agent isolated from ticks in Montana. Publ. Health Rep. 1939, 1229. — DYER, R. E., N. H. TOPPING and I. A. BENGTSON: An institutional outbreak of pneumonitis. II. Isolation and identification of causative agent. Publ. Health Rep. 55, 1945 (1940).
JELLISON, W. L., R. J. HUEBNER, M. D. BECK, R. R. PARKER and E. J. BELL: Q-fever studies in Southern California. VIII. Recovery of Coxiella burneti from butter made from naturally infected and unpasteurized milk. Publ. Health Rep. 1948, Nr 53, 1712.
LIEBERMEISTER, K., u. E. ZEHENDER: Zur Morphologie und systematischen Stellung des Q-Fieber-Erregers. Klin. Wschr. 1950, 276.
MACCALLUM, F. O., B. P. MARMION and M. G. P. STOKER: Q fever in Great Britain. Isolation of Rickettsia burneti from an indigenous case. Lancet 1949, 1026.
NAUCK u. WEYER: Der Erreger der „epidemischen Bronchopneumonie des Menschen" (HERZBERG) und seine Beziehung zur Rickettsia burneti (Q-fever). Z. Hyg. 128, 529 (1948).
PERRIN, T. L.: Histopathologic observations in a fatal case of Q fever. Arch. of Path. 47, 361 (1949).
ROBBINS, F. C., R. RUSTIGIAN, M. J. SNYDER and J. E. SMADEL: Q-fever in the mediterranean area: report of its occurence in Allied troops. III. The etiological agent. Amer. J. Hyg. 44, 51 (1946).
STRAUSS, E., and S. E. SULKIN: Q fever. A note clarifying the identity of american strains of Coxiella burnetii. Amer. J. publ. Health 39, 1041 (1949).
WHITTICK, J. W.: Necropsy findings in a case of Q fever in Britain. Brit. med. J. 1950, 979.

4.

BURNET, F. M.: Tissue culture of the rickettsia of Q-fever. Austr. J. of exper. Biol. 16, 219 (1938). — BURNET, F. M., and M. FREEMAN: Experimental studies on the virus of "Q"-fever. Med. J. Austral. 2, 299 (1937). — The rickettsia of "Q"-fever: further experimental studies. Med. J. Austral. 1, 296 (1938).
COMBIESCO, D., N. DUMITRESCO, Mme. V. BOTEZ, NINA STURDZA et G. ZARNEA: Infections de laboratoire avec la nouvelle rickettsiose isolée en Roumanie. Arch. roum. Path. expér. 15, 244 (1948). — COMBIESCO, D., N. DUMITRESCO, NINA STURDZA, Mme. V. BOTEZ, V. CIUREA et G. ZARNEA: Recherches expérimentales sur la nouvelle rickettsiose isolée en Roumanie. Arch. roum. Path. expér. 15, 242 (1948). — COX, H. R., and E. J. BELL: The cultivation of Rickettsia diaporica in tissue culture and in the tissues of developing chick embryos. Publ. Health Rep. 54, 2171 (1939).
FINDLAY, G. M.: Pneumonitis in mice infected intranasally with Q-fever. Trans. roy. Soc. trop. Med. Lond. 35, 213 (1941/42). — FONSECA, F. M., M. A. NUNES, M. R. PINTO e M. T. LACERDA: Febre Q em Portugal. Infecção experimental do macaco. Clin. Contemporanea 3, Nr 29, 1640. — FONSECA, F. M., M. R. PINTO, G. GANDER, J. F. DE AZEVEDO e M. T. LACERDA: Febre Q em Portugal. Doença experimental em alguns dos animais de laboratório. Clin. Contemporanea 3, Nr 27, 1511. — FONSECA, F. M., M. R. PINTO, J. OLIVEIRA, M. M. DA GAMA e M. T. LACERDA: Febre Q em Portugal. A doença experimental no homem. Clin. Contemporanea 3, Nr 28, 1567.
HUEBNER, R. J., W. L. JELLISON, M. D. BECK and F. P. WILCOX: Q fever studies in Southern California. III. Effects of pasteurization on survival of C. burneti in naturally infected milk. Publ. Health Rep. 64, 499 (1949).
LUOTO, L., and R. J. HUEBNER: Q fever studies in Southern California. IX. Isolation of Q fever organisms from parturient placentas of naturally infected dairy cows. Publ. Health Rep. 65, 541 (1950).

Philip, C. B.: Observations on experimental Q-fever. J. of Parasitology 1948, Nr 6, 457.
De Rodaniche, Enid C.: Experimental transmission of Q fever by Amblyomma cajennense. Amer. J. trop. Med. 29, 711 (1949).

5.

Bengtson, I. A.: Complement fixation in "Q-"-fever. Proc. Soc. exper. Biol. a. Med. 46, 665 (1941b). — Burnet, F. M., and M. Freeman: A comparative study of rickettsial strains from an infection of ticks in Montana (United States of America) and from "Q"-fever. Med. J. Austral. 2, 887 (1939).
Caughey, J. E., and J. A. Dudgeon: Q-fever. A serological investigation of a group of cases previously reported as primary atypical pneumonia. Brit. med. J. 1947, 684. — The Commission on Acute Respiratory Diseases: Identification and characteristics of the Balkan grippe strain of Rickettsia burneti. Amer. J. Hyg. 44, 110 (1946c) — Combiesco, D., Cornelia Combiesco, N. Dumitresco, C. Popesco et G. Zarnea: Diagnostic rétrospectif par la réaction de fixation du complément d'un foyer roumain de fièvre Q. Ann. Inst. Pasteur 76, 81 (1949).
Derrick, E. H.: "Q"-fever, a new fever entity: clinical features, diagnosis and laboratory investigation. Med. J. Austral. 2, 281 (1937).
Fonseca, F. M., M. R. Pinto, J. F. de Azevedo, F. C. Amaro e M. T. Lacerda: Febre Q em Portugal. Diagnóstico diferencial. Clin. Contemporanea 3, No 24, 1315.
Gear, J. H. S., B. Wolstenholme and A. Cort: Q fever. Serological evidence of the occurrence of a case in South Africa. South afr. med. J. 24, 409 (1950). — Germer, W. D., u. F. Heni: Die Komplementbindungsreaktion bei Q(ueensland)-Fieber. Z. Hyg. 130, 166 (1949).
Stoker, M. G. P.: Serological evidence of Q-fever in Great Britain. Lancet 1949, 178. — Strauss, E., and S. E. Sulkin: Studies on Q-fever: Complement-fixing antibodies in meat packers at Forth Worth, Texas. Proc. Soc. exper. Biol. a. Med. 1948, Nr 2, 139. — Sulkin, S. E., and E. Strauss: Studies on Q-fever: Persistence of complement-fixing antibodies after naturally acquired infection. Proc. Soc. exper. Biol. a. Med. 1948, Nr 2, 142.
Wolfe, D. M., and Lottie Kornfeld: The application of a quantitative complement-fixation method to a study of Q fever strain differentiation. J. of Immun. 61, 297 (1949).

6.

Bengtson, I. A.: Immunological relationships between the rickettsiae of Australia and American "Q"-fever. Publ. Health Rep. 56, 272 (1941a). — Studies on active and passive immunity in "Q"-fever infected and immunized guinea pigs. Publ. Health Rep. 56, 327 (1941b).
Topping, N. H., C. C. Shepard and R. J. Huebner: Q-fever: an immunological comparison of strains. Amer. J. Hyg. 44, 173 (1946).

7.

Smadel, J. E., M. J. Snyder and F. C. Robbins: Vaccination against Q-fever. Amer. J. Hyg. 47, 71 (1948).

8.

Amer. J. Hyg. 1946, Nr 1, 88: Epidemics of Q-fever among troops returning from Italy in the spring of 1945, II. Epidemiological studies. By the commission on acute respiratory diseases (Dingle, J. H., Director). — Amer. J. Hyg. 1946, Nr 1, 123: A laboratory outbreak of Q-fever caused by the Balkan Grippe strain of R. burneti. By the commission on acute respiratory diseases (Dingle, J. H., Director).
Beck, M. D., J. A. Bell, E. W. Shaw and R. J. Huebner: Q-fever studies in Southern California. II. An epidemiological study of 300 cases. Publ. Health Rep. 1949, Nr 2, 41. — Beeman, E. A.: Q fever. An epidemiological note. Publ. Health Rep. 65, 88 (1950). — Bell, J. A., M. D. Beck and R. J. Huebner: Epidemiologic studies of Q fever in Southern California. J. Amer. med. Assoc. 142, 868 (1950). — Blanc, G., et J. Bruneau: Un réservoir de virus de la Q fever en Algérie, la tique bovine „Hyalomma mauritanicum". Bull. Acad. nat. Méd. 133, 115 (1949).
Caminopetros, J.: La broncho-pneumonia épidémique hiverno-printanière, humaine et animale (chèvre, mouton), fièvre Q ou grippe des Balkans, à Rickettsia burneti var. caprina, les caractères particuliers de l'infection animale. Ann. Inst. Pasteur 77, 750 (1949).
Derrick, E. H.: The epidemiology of Q-fever. J. of Hyg. 43, 357 (1944). — Derrick, E. H., W. D. Johnson, D. J. W. Smith and H. E. Brown: The suspectibility of the dog to Q-fever. Austral. J. exper. Path. 16, 245 (1938). — Deutsch, D. L., and E. T. Peterson:

Q fever: Transmission from one human being to others. Report of three cases. J. Amer. med. Assoc. **143**, 348 (1950).

FREYGANG, F.: Klinische, epidemiologische und serologische Beobachtungen bei Q-Fieber 1948/49 in Nord Württemberg. Dtsch. med. Wschr. **1949**, 1457.

HUEBNER, R. J.: Report of an outbreak of Q-fever at the National Institute of Health. II. Epidemiological Features. Amer. J. publ. Health **1947**, Nr 4, 431.

JELLISON, W. L., R. ORMSBEE, M. D. BECK, R. J. HUEBNER, R. R. PARKER and E. J. BELL: Q-fever studies in Southern California. V. Natural infection in a dairy cow. Publ. Health Rep. **50**, 1611 (1948).

KIKUTH, W., u. MARIANNE BOCK: 23 Fälle von Laborinfektionen mit Q-Fieber. Med. Klin. **1949**, 1056.

NAUCK, E. G., u. F. WEYER: Laboratoriumsinfektionen bei Q-Fieber. Dtsch. med. Wschr. **1949**, 198.

OLIPHANT, J. W., and R. R. PARKER: Q-fever: Three cases of laboratory infection. Publ. Health Rep. **1948**, Nr 42, 1364.

PARKER, R. R., E. J. BELL and D. B. LACKMAN: Experimental studies of Q-fever in cattle. I. Observations on four heifers and two milk cows. Amer. J. Hyg. **1948**, Nr 2, 191. — PARKER, R. R., and G. M. KOHLS: American Q-fever: the occurence of Rickettsia diaporica in Amblyomma americanum in eastern Texas. Publ. Health Rep. **58**, 1510 (1943).

ROBBINS, F. C., and R. RUSTIGIAN: Q-fever in the mediterranean area: Report of its occurence in Allied troops. IV. A laboratory outbreak. Amer. J. Hyg. **44**, 64 (1946). — ROBBINS, F. C., R. L. GAULD and F. B. WARNER: Q-fever in the mediterranean area: report of its occurence in Allied troops. II. Epidemiology. Amer. J. Hyg. **44**, 23 (1946).

SHEPARD, C. C., and R. J. HUEBNER: Q-fever in Los Angeles County. Description of some of its epidemiological features. Amer. J. publ. Health **1948**, Nr 6, 781.

TOPPING, N. H., C. C. SHEPARD and J. V. IRONS: Q-fever in the United States. I. Epidemiologic studies of an outbreak among stock handlers and slaughterhouse workers. J. Amer. med. Assoc. **133**, 813 (1947).

WEYER, F.: Zur Übertragung des Q-Fiebers. Zbl. Bakter. I Orig. **154**, 165 (1949).

E. Wolhynienfieber.

1.

ASCHENBRENNER, R.: Pathogenetische und therapeutische Probleme beim Wolhynischen Fieber. Klin. Wschr. **1947**, Nr 31/32, 481.

BORMANN, F. v.: Febris neuralgica periodica (Wolhynisches Fieber, Fünftagefieber). Dtsch. med. Wschr. **1943**, 356.

CODELEONCINI, E.: Sulla presenza in Etiopia della "Rickettsia Weigli" considerazioni sul rapporto fra la Rickettsia Weigli, l'agente etiologico della „Febbre delle Trincee" e la Rickettsia pediculi. Bol. Soc. ital. Med. e Igiene Trop. **1946**, Nr 1/2, 129.

DRAGOTTI, G.: La febbre dei cinque giorni, febbre volinica o febbre delle trincee. Policlinico, sez. prat. **49**, 1131 (1942).

MOOSER, H., H. R. MARTI u. A. LEEMANN: Beobachtungen an Fünftagefieber. (2. Mitteilung.) Hautläsionen nach kutaner und intrakutaner Inokulation mit Rickettsia quintana. Schweiz. Z. Path. u. Bakter. **12**, 476 (1949).

SCHULTEN, H.: Über das Fünftage- oder Wolhynische Fieber. Med. Welt **1942**, 1107.

5.

WERNER, H.: Die Diagnose des Fünftagefiebers. Dtsch. med. Wschr. **1942**, 934. — WEYER, F.: Über Rickettsia wolhynica und die Diagnose des Wolhynischen Fiebers durch den Läuseversuch. Zbl. Bakter. I Orig. **152**, 403 (1948).

8.

BIELING, R.: Fünftagefieber, Läusefieber, kurz dauerndes Fieber. Dtsch. med. Wschr. **1947**, 479. — BIELING, R., u. L. OELRICHS: Beobachtungen über die Dauer der Infektion mit Rickettsia quintana (pediculi). Z. Hyg. **127**, 49 (1947). — Experimentelle Untersuchungen über die Infektion mit Rickettsia quintana (pediculi). Z. Hyg. **127**, 41 (1947).

HERZIG, ANNA: Untersuchungen über Rickettsia pediculi. Zbl. Bakter. I Orig **143**, 303 (1939).

KOSTRZEWSKI, J.: The epidemiology of trench fever. Bull. internat. Acad. pol. Sci., Cracovie, Cl. Méd. **1949**, Nr 7—10, 233.

F. Rickettsialpox.

1.

GREENBERG, M., and PELLITTERI O.: Rickettsialpox. Bull. N. Y. Acad. Med. **1947**, Nr 6, 338.
ROSE, H. M.: Rickettsialpox. N. Y. State Med. 48, 2266 (1948).
SUSSMAN, L. N.: Kew Garden's spotted fever. N. Y. Med. 2, Nr 15, 27.

3.

BARKER, L. P.: Rickettsialpox: Clinical and laboratory study of twelve hospitalized cases. J. Amer. med. Assoc. 141, 1119 (1949).
HUEBNER, R. J., W. L. JELLISON and CH. ARMSTRONG: Rickettsialpox a newly recognised rickettsial disease. V. Recovery of Rickettsia akari from a house mouse (Mus musculus). Publ. Health Rep. 62, 777 (1947). — HUEBNER, R. J., W. L. JELLISON and C. POMERANTZ: Rickettsialpox a newly recognized rickettsial disease. IV. Isolation of a rickettsia apparently identical with the causative agent of rickettsialpox from Allodermanyssus sanguineus, a rodent mite. Publ. Health Rep. **1946**, Nr 47, 16, 77. — HUEBNER, R. J., P. STAMPS and C. ARMSTRONG: Rickettsialpox a newly recognized rickettsial disease. I. Isolation of the etiological agent. Publ. Health Rep. 61, 1605 (1946).
ROSE, H. M.: The clinical manifestations and laboratory diagnosis of rickettsialpox. Ann. int. Med. 31, 871 (1949).

4.

DOLGOPOL, VERA B.: Histologic changes in Rickettsialpox. Amer. J. Path. **1948**, Nr 1, 119.

8.

GREENBERG, M., O. J. PELLITTERI and W. L. JELLISON: Rickettsialpox a newly recognized rickettsial disease. III. Epidemiology. Amer. J. publ. Health **1947**, Nr. 7, 860.
PHILIP, C. B., and L. E. HUGHES: The tropical rat mite, Liponyssus bacoti, as an experimental vector of rickettsialpox. Amer. J. trop. Med. **1948**, Nr 5, 697.

Klinik der Rickettsiosen.

Von

R. Aschenbrenner.

A. Krankheiten der Fleckfiebergruppe.

Mit 12 Abbildungen.

I. Das epidemische Fleckfieber (Läusefleckfieber).

1. Definition. Das epidemische Fleckfieber ist eine durch die Rickettsia prowazeki (ROCHA-LIMA 1916) verursachte akute, cyclische *Allgemeininfektion* mit weitgehend *normierter Fieberdauer* von etwa 14 Tagen, die bei günstigem Ausgang eine zuverlässige, langanhaltende Immunität hinterläßt. Das Krankheitsbild erhält durch das typische *Exanthem*, den *Fieberverlauf* (Kontinua) und besonders durch das *Hervortreten encephalitischer Erscheinungen* sein charakteristisches Gepräge. Die Übertragung erfolgt durch die Kleiderlaus von Mensch zu Mensch.

2. Historisches. Krankheitsbeschreibungen bei Thukydides, Hippokrates, Galen und in der Bibel lassen es als möglich erscheinen, daß das epidemische Fleckfieber, das klassische Fleckfieber der alten Welt, schon im *Altertum* vorgekommen ist; doch hat man es — wie später im Mittelalter — wohl häufig mit der Pest und anderen schweren Seuchenzügen verwechselt (ALBALADEJO, v. HILDENBRAND, MURCHISON, OZANAN, ZINSSER). Zuverlässige Angaben über sein Auftreten finden sich erst in den Schilderungen italienischer und spanischer Autoren, als das Fleckfieber zu *Beginn des 16. Jahrhunderts* von Kleinasien nach *Südeuropa* eingeschleppt worden war (FRACASTORO 1546, CORELLA 1574, CARMONA 1582 u. a.). Im 2. Buche seines

Werkes „De contagionibus et contagiosis morbis et eorum curatione libri tres" beschreibt der Veroneser Arzt und Humanist GIROLAMO FRACASTORO (1478—1553) das Fleckfieber sehr genau als eine kontagiöse Erkrankung mit Unruhe, Mattigkeit, Somnolenz und einem Exanthem, welches sich zwischen dem 4. und 7. Krankheitstage in Form von „lenticulae vel puncticulae aut peticulae" ausbilde. MERCADO bezeichnet es 1574 als „febris maligna, in qua maculae rubentes similes morsibus pulicum erumpunt per cutem".

In *Spanien*, wo sich das Fleckfieber schon seit 1490 nach der Belagerung von Granada im Kriege gegen die Mauren ausgebreitet hatte (VILLALBA), bürgerte sich bald die Vulgärbezeichnung „tabardillo" (nach MARISCAL von tabes ardens hergeleitet) ein. Eine der schwersten Epidemien ereignete sich dort im Jahre 1606, so daß man es „año de los tarbadillos" nannte (ALBALADEJO). Auch *Frankreich* und *Ungarn* wurden im 16. Jahrhundert mehrfach von Fleckfieberepidemien heimgesucht. In den Türkenkriegen 1566—68 sprach man vom Fleckfieber als dem „ungarischen Hauptweh" (wegen der starken Kopfschmerzen!), auch Morbus hungaricus oder Lues pannonica genannt (GYÖRY, FISCHER). Nach 1570 und besonders durch den 30jährigen Krieg war die *Ausdehnung* des Fleckfiebers *in Europa ganz allgemein* (PAGEL), so daß MURCHISON 1858 mit Recht schreiben konnte: „eine Geschichte des Fleckfiebers würde eine Geschichte Europas in den letzten 3—4 Jahrhunderten sein".

In *England* wurde das Fleckfieber im 16. Jahrhundert durch Gefängnisepidemien bekannt (HOLMES, RIES, ZINSSER) und im 17. Jahrhundert durch den Arzt THOMAS WILLIS in Oxford zum erstenmal beschrieben. Dort und besonders in Irland hat das Fleckfieber aber vor allem im 18. und 19. Jahrhundert zeitweise in verheerendem Umfange gewütet. Noch bei der großen Epidemie von 1846—48 sind in Irland über eine Million, in England über 300000 Krankheitsfälle vorgekommen (MURCHISON).

Die gefährlichsten endemischen Fleckfieberherde waren aber seit langen Zeiten *Rußland*, *Polen* und die *Balkanländer* mit ihren auf engem Raum lebenden Menschenmassen und der großen Winterkälte. Von dort aus entwickelten sich bei Hungersnöten und Mißernten, in Kriegs- und Revolutionszeiten mit ihrer großen Menschenfluktuation immer wieder schwere Seuchenzüge bis weit nach Mitteleuropa hinein. Das zeigte sich mit unheimlicher Deutlichkeit z. B. in den *napoleonischen Feldzügen*. Nach ROBERT KOCH hatte Napoleon 1812, als er nach Rußland zog, mehr als eine halbe Million Soldaten. Diese Armee war bei seinem Vorstoß nach Moskau auf etwa $1/5$ ihres Bestandes zusammengeschmolzen, und zwar fast ausschließlich infolge des Fleckfiebers. Die zurückflutende geschlagene Armee schleppte dann das Fleckfieber *nach Deutschland ein*, wo es nach PRINZING binnen Jahresfrist zu 200000 Todesfällen gekommen sein soll. In Danzig erlagen von 40000 Mann der Besatzung 13000 der Seuche, in Wilna war im Winter 1812/13 das Spital so vollgepfropft, daß die Kranken — ohne Heizung und ohne Nahrung — und die Toten durcheinander auf faulem Stroh lagen. Im Verlauf von 2 Monaten waren von 25000 Spitalinsassen nur noch 2500 am Leben (NIEDNER). Später breitete sich die Epidemie über Sachsen und Schlesien auch auf West- und Süddeutschland, sowie auf die Schweiz und auf Österreich und Frankreich aus.

Auch im Krimkrieg (1854/56) hat das Fleckfieber viele Opfer gefordert, besonders beim französischen Belagerungsheer (KISSKALT). Im russisch-türkischen Krieg 1877/78 starben in der russischen Donauarmee von 32451 Fleckfieberkranken über 10000 (NIEDNER), bei den erkrankten Ärzten soll die Letalität 60% betragen haben (CURSCHMANN). Die große *russische Fleckfieberpandemie* der Revolutionsjahre 1918—1921 nahm im Dezember 1917 von Petersburg ihren Ausgang. Nach einer Schätzung von TARASSEWITSCH muß angenommen werden, daß damals etwa 20—30 Millionen Menschen am Fleckfieber erkrankten, von welchen rund 10% verstorben sein dürften. Noch 1922 erkrankten nach amtlichen sowjetischen Berichten in Rußland 1467955 Menschen am Fleckfieber, 1923 242890, 1925 70415 (RIES).

In *Deutschland* ist das Fleckfieber — mit Ausnahme der beiden Weltkriege — in den letzten 100 Jahren nur noch in kleineren Einzelepidemien (Oberschlesien, Ostpreußen, Berlin, Breslau) sporadisch vorgekommen. Im deutsch-französischen Krieg 1870/71 soll bereits kein einziger Fleckfieberfall mehr beobachtet worden sein. Auch im 1. Weltkrieg 1914/18 wurden nach den Sanitätsberichten in allen 4 Kriegsjahren insgesamt nur 5982 Fleckfieberkranke in Lazaretten behandelt.

Dieser auffallende *Rückgang* des epidemischen Fleckfiebers *in Mitteleuropa* ist nicht nur der allgemeinen Verbesserung der hygienischen Verhältnisse um die Jahrhundertwende zu verdanken, sondern vor allem auch der Tatsache, daß man nun von den neuen Erkenntnissen über die *Fleckfieberätiologie* und die *Übertragerrolle der Kleiderlaus* praktischen Gebrauch machen konnte.

NICOLLE und seine Mitarbeiter in Tunis hatten 1909 die *Übertragbarkeit* des Fleckfiebererregers *auf Versuchstiere* entdeckt. Die schon 1903 von CORTEZO vermutete Bedeutung der Kleiderlaus als *Virusüberträger* wurde 1909/10 von NICOLLE und Mitarbeitern, sowie von RICKETTS und WILDER in Mexiko nachgewiesen. 1913 ging ST. V. PROWAZEK (seit 1907 Leiter des Protozoen-Laboratoriums am Hamburger Tropeninstitut) zusammen mit HEGLER zu Fleckfieberstudien nach Serbien und 1914 mit DA ROCHA-LIMA in die Türkei. Ende 1914 wurden v. PROWAZEK und DA ROCHA-LIMA von Hamburg nach *Cottbus* entsandt, wo in einem Kriegsgefangenenlager Fleckfieber eingeschleppt worden war. Tragischerweise erkrankte v. PROWAZEK dort selbst an einem schweren Fleckfieber und *verstarb* im Februar 1915. DA ROCHA-LIMA, der ebenfalls erkrankt war, konnte erst 1916 in Warschau die unterbrochenen Fleckfieberuntersuchungen fortsetzen. Er hatte inzwischen festgestellt, daß die schon von dem 1910 in *Mexiko* an Fleckfieber verstorbenen *amerikanischen Pathologen* H. T. RICKETTS und von v. PROWAZEK beobachteten Gebilde in Serienschnitten von Fleckfieberläusen in ungeheurer Menge zu finden sind und sich im Verdauungstrakt der Laus stark vermehren. Da er aber damals noch nicht sicher wußte, ob diese Mikroorganismen der wirkliche *Fleckfiebererreger* seien, gab er ihnen die nichts vorwegnehmende *Bezeichnung „Rickettsia prowazeki"* — zu Ehren der beiden als Opfer ihrer Forschungen verstorbenen Gelehrten.

Seither sind durch die rastlose Arbeit der modernen experimentellen Medizin in vielen Ländern der Welt „*Rickettsien*" als Erreger verschiedener Erkrankungen (vor allem der sog. Fleckfiebergruppe) sichergestellt, in ihrem serologischen Verhalten studiert und nach ihrem Übertragungsmodus klassifiziert worden (s. Allg. Abschnitt). Die Abgrenzung des *murinen* Fleckfiebers durch MOOSER, CASTAÑEDA und ZINSSER (1931), die Entwicklung wirksamer *Impfstoffe* seit 1919 durch WEIGL, BLANC, COX, CASTAÑEDA, NICOLLE, ZINSSER u. a., die Lösung des Problems der *Massenentlausung* mit Hilfe des hochwirksamen Insektenmittels D. D. T. durch den Schweizer Chemiker P. MÜLLER (1942) und die in letzter Zeit geglückte Herstellung rickettsienwirksamer *Antibiotica* in Amerika sind Marksteine in der immer noch nicht abgeschlossenen Entwicklung der praktischen Fleckfieberbekämpfung.

Noch hat das epidemische Fleckfieber seine *unheimliche Bedeutung* auch für *Mitteleuropa* nicht ganz verloren. Allein im deutschen Heer wurden im 2. Weltkrieg von 1939—1943 über 76000 Fleckfieberkranke in Lazaretten behandelt, von welchen 8274 starben (MIKAT). In vielen Gefangenen- und Konzentrationslagern hat das Fleckfieber, auch noch nach Kriegsende, eine unheilvolle Rolle gespielt (DAVIS). Für *Nordafrika* werden die Gesamterkrankungszahlen während des 2. Weltkrieges mit über 300000 angegeben (JAME und JUDE). *Madrid* wurde 1941 von einer Fleckfieberepidemie mit 1775 Erkrankungsfällen heimgesucht (RUGE), in *Rumänien* sind die Erkrankungszahlen von 4835 (1942) auf 79137 (1945) angestiegen. In *Japan* und *Korea* breitete sich kurz nach Kriegsende eine Fleckfieberepidemie mit etwa 26000 Krankheitsfällen aus (SNYDER). Nur die *wirksam organisierte Massenentlausung* kann uns in Zukunft auch in Zeiten der Unruhe der Völker trotz Menschenansammlung und Menschenfluktuation *vor größeren Epidemien* in fleckfiebergefährdeten Gebieten *bewahren*.

3. Synonyma. Die von Hippokrates stammende Bezeichnung „Typhus" wurde noch im 18. Jahrhundert für die verschiedensten Fieberzustände *mit Beteiligung des Zentralnervensystems* verwandt. Rein klinisch erkannten schon HUFELAND (1807) und v. HILDENBRAND (1810), daß der in den damaligen Kriegswirren herrschende „ansteckende Typhus" (Typhus ex calamitate) etwas *besonderes* und von den gewöhnlichen „Nervenfiebern" der Friedenszeiten zu unterscheiden sei. Bald darauf wurden in Frankreich die Darmprozesse beim „Typhoidfieber" bekannt (BRETONNEAU). Obwohl SCHÖNLEIN bereits 1839 zwischen dem *„Abdominal-* oder Ganglientyphus" und dem *„Cerebral-* oder Petechialtyphus" unterschieden hatte, brach sich die These von der *„Nichtidentität von Flecktyphus und Ileotyphus"* erst ganz allmählich durch die Arbeiten von WILLIAM JENNER, MURCHISON, GRIESINGER, LEBERT, LIEBERMEISTER u. a. Bahn. CURSCHMANN hat — um Verwechslungen zu vermeiden — die Bezeichnung „F eck*fieber*" (statt Fleck*typhus*) wieder eingeführt; dagegen nennt man im *Englischen* auch heute noch das Fleckfieber „typhus", während man den Bauchtyphus dort als „typhoid fever" bezeichnet. In der *französischen Literatur* hat sich die Benennung „typhus exanthématique historique" (SAUVAGES) für das klassische Fleckfieber eingebürgert.

Die lange Geschichte des Typhus exanthematicus spiegelt sich in der *Unzahl von Namen* wider, die man ihm *im Laufe der Jahrhunderte* beigelegt hat (z. B. Typhus bellicus, febris maligna, typhus comatosus, febris ataxica, typhus carcerum, pestis bellica, Hospitaltyphus, Hungertyphus, Petechialfieber, Faulfieber usw.).

4. Pathogenese, Immunitätsverhältnisse. Das Fleckfieber zeigt eine sehr charakteristische *Rhythmik* im Ablauf des Krankheitsgeschehens („typhus de quinze jours" — DANIELOPOLU). Schon HUFELAND hatte beobachtet, daß es „einen von der Natur des Ansteckungsstoffes vorgeschriebenen regelmäßigen Verlauf nimmt". Nach der pathogenetischen Einteilung der Infektionskrankheiten von F. O. HÖRING gehört das Fleckfieber zu den *akuten cyclischen Infektionskrankheiten* mit vorwiegendem *Generalisationsstadium*, bei welchem also der Infektionsstoff bis zum Ende des Fiebers im Blute kreist. Anscheinend führt die Invasion mit der Rickettsia Prowazeki beim Menschen zu einem — vom Zwischenhirn her gesteuerten — sehr *intensiven Abwehrkampf*, bei welchem sich der *ganze*

Wirtsorganismus mit den körperfremden Mikroorganismen in einer verhältnismäßig kurzen Kampfphase auseinandersetzen muß. Neben der Fieberdauer ist auch die *Inkubationszeit* auffallend gut normiert (am häufigsten 11—12, sehr viel seltener bis 18 und 20 Tage). Die Kombination von Dermato-, Neuro- und Pneumotropie deutet auf gewisse Beziehungen der Rickettsiosen zu den Viruskrankheiten hin (HÖRING).

Ähnlich wie die echten Virusarten sind die Rickettsien typische *Zellschmarotzer*. Was nach ihrem Eindringen in den menschlichen Organismus zunächst geschieht, ist so gut wie unbekannt. Tierversuchen nach muß angenommen werden, daß es zuerst zu einer Vermehrung der Rickettsien in den *Endothelien* kommt. Doch spielen sich zweifellos während der symptomlosen Ausbrütungszeit auch im ganzen Wirtsorganismus eingreifende Wandlungen ab. Erst am Ende der Inkubationszeit kommt es zu einer massiven *Einschwemmung* der Erreger in die Blutbahn (BIELING und HEINLEIN). DORMANNS und EMMINGER haben anläßlich einer Bluttransfusion die Beobachtung gemacht, daß auch 2 Tage *vor* Beendigung der Inkubationszeit das Blut beim Menschen bereits infektionstüchtig sein kann. Aus Tierexperimenten mit Läusen und Meerschweinchen ist bekannt (WEIGL, DA ROCHA-LIMA), daß bei schweren Fleckfieberfällen das menschliche Blut auch noch einige Tage *nach* der Entfieberung Rickettsien enthalten kann. Ähnliche Beobachtungen wurden bei Rekonvaleszentenblutübertragungen gemacht, wenn das Blut zu früh, d. h. in den ersten 4 Tagen nach der Entfieberung entnommen worden war.

Sowohl das Exanthem als auch die Encephalitis, die Myokarditis, die Nephritis usw. fallen *zeitlich* beim Fleckfieber *in das Generalisationsstadium*. Echte tertiäre Organmanifestationen (wie beim Abdominaltyphus) fehlen. Daß es sich bei den nicht seltenen Pneumonien zu Beginn der 2. Krankheitswoche („Pneumonie als Frühkomplikation") zum Teil um spezifische *Rickettsienpneumonien* handelt, ist nach tierexperimentellen Erfahrungen sehr wahrscheinlich. Bei den *Spätkomplikationen* der Entfieberungsperiode (Pneumonie, Pleuritis, Empyem, Otitis, Parotitis, Angina usw.) werden *Eitererreger* als Mischinfektion *in die Pathogenese* eingeschaltet.

Klinisch lassen sich die influenzaartige *Initialphase* (BRAUER), die meist den weiteren Verlauf bestimmende *encephalitische Phase* (nach Ausbruch des Exanthems), die *Entfieberungsphase* mit der Gefahr der Sekundärkomplikationen und die *Phase der Rekonvaleszenz* mit ihrer auffälligen vegetativen Labilität meist gut unterscheiden. Immunitätsschwankungen in der Frührekonvaleszenz können gelegentlich am Ende der 1. Woche nach der Entfieberung zum Auftreten eines sog. „Nachfiebers" (ASCHENBRENNER und MARX, SCHITTENHELM) führen.

Im allgemeinen hinterläßt das *Überstehen* eines Fleckfiebers eine zuverlässige *Immunität*, die gleich im 1. Anlauf erworben wird und zu einer raschen *Autosterilisation* des Organismus bereits kurz nach Fieberabfall führt. Diese Immunität hängt aber nicht nur mit der Anwesenheit mikrobizider oder antiendotoxischer *Antikörper* im *Blute* zusammen (diese nehmen nämlich schon nach 8 Wochen allmählich wieder ab und verschwinden nach 8—12 Monaten ganz (WEIL und BREINL), sondern vielmehr mit einer geänderten Reaktivität bestimmter Körpergewebe. Die Hauptbedingungen der klinischen Immunität sind potentiell in der gesteigerten Reaktionsbereitschaft der *Gewebe* gegeben, im Sinne einer *histogenen Umstimmung* (DOERR, OTTO, EYER und DILLENBERG, SIEGERT). Im Gegensatz zum Abdominaltyphus wird beim Fleckfieber offensichtlich schon *im ersten Anlauf* ein so hoher Immunitätsgrad erreicht, daß das Auftreten von endogenen *Rezidiven* (d. h. neuen Generalisationsstadien) so gut wie immer *verhindert* wird (HÖRING). Wir selbst haben nur einen einzigen Fall beobachtet, der sich vielleicht als rudimentäres Rezidiv von 4tägiger Dauer in der Frührekonvaleszenz deuten läßt (ASCHENBRENNER und v. BAEYER); ähnliche Beobachtungen wurden von DING und von RAETTIG mitgeteilt und diskutiert.

Angebliche endogene *Rezidive* in der *Spätrekonvaleszenz* wurden von LUZ, HEIMBERGER u. a. erwogen, konnten aber serologisch und klinisch nicht einwandfrei bewiesen werden. In einem von uns beobachteten Falle lag eine Kombination mit einem echten Typhus abdominalis vor (ASCHENBRENNER und v. BAEYER), auch Doppelinfektionen mit Wolhynischem Fieber oder Rückfallfieber sind möglich und können Fleckfieberrezidive vortäuschen (ASCHENBRENNER und MARX, BOGENDÖRFER).

Exogene Neuerkrankungen an Fleckfieber sind in den nächsten Jahren nach der Ersterkrankung *ausgesprochen selten* (MURCHISON, JENNER, SCHITTENHELM, PLETNEW, OTTO und MUNTER, OTTO und WOHLRAB). MURCHISON erwähnt, daß unter 5000 Fleckfieberfällen, die in London im Fever-Hospital innerhalb von 14 Jahren behandelt wurden, *nur einmal* ein richtiges Rezidiv beobachtet worden sei. Nach OTTO und WOHLRAB kamen unter 600 in Rußland von MOROSKIN beobachteten Fällen im Verlaufe von 7—12 Jahren nach der Ersterkrankung nur 12 Reinfekte vor. Auch PLETNEW hat in seinem großen Moskauer Material 1917 bis 1920 nur 8 Zweiterkrankungen nach einem Intervall von 6—25 Jahren gesehen. Da das Fleckfieber zwar eine *gute*, aber doch nur eine *relative Immunität* hinterläßt, nimmt die Möglichkeit von Zweiterkrankungen mit der Länge des Intervalls zwischen Ersterkrankung und Neuerkrankung zu, vor allem wenn es sich bei letzterer um eine sehr massive Infektion handelt. Immerhin sind nach WOHLRAB selbst in *Fleckfieberlaboratorien* mit Gelegenheit zu massiven Infektionen sichere Zweiterkrankungen ein äußerst seltenes Ereignis; so hat WEIGL über einen Fall mit 2 Erkrankungen innerhalb von 3 Jahren berichtet. Im allgemeinen dürfte das Überstehen einer Fleckfiebererkrankung *einen sicheren Schutz für 1—2 Jahrzehnte* verleihen. In ausgesprochenen Fleckfiebergegenden sind viele Personen still gefeit, weil das Fleckfieber dort eine Kinderkrankheit ist. Nach EYER tritt die Hälfte aller Fleckfiebererkrankungen dort vor dem 14. Lebensjahre auf. Daß die nach einem längeren Intervall eventuell auftretenden Zweiterkrankungen infolge der vorhandenen *Grundimmunität* meist ausgesprochen *leicht* und oft *abgekürzt* verlaufen, ist uns seit den Erfahrungen mit den Fleckfiebererkrankungen *nach Schutzimpfung* besonders gut verständlich. Bei solchen abgeschwächten Fleckfiebererkrankungen sind cerebrale Beteiligung und Exanthementwicklung im allgemeinen besonders gering (v. BORMANN).

Als noch sehr *umstritten* muß die Frage bezeichnet werden, ob es ausnahmsweise auch beim klassischen Fleckfieber wirklich *ausgesprochene (endogene) Spätrezidive*, wie sie von WEYER auf Grund seiner interessanten Beobachtungen bei Laboratoriumsrickettsiosen und von ZINSSER und MOOSER bei der sog. BRILLschen Krankheit (s. dort) vermutet werden, gibt. Man müßte dann auch für das epidemische Fleckfieber die *Möglichkeit* einer unter Umständen langjährigen *Erregerpersistenz* im menschlichen Organismus annehmen (MOOSER und LÖFFLER, WEYER). Nach allem, was man bisher klinisch über die Immunitätsverhältnisse bei den Rickettsiosen weiß, ist zwar beim Wolhynischen Fieber eine lang dauernde *Symbiose* bzw. ein *Commensalismus* zwischen Rickettsien und Wirtsorganismus zweifellos möglich (ASCHENBRENNER, BIELING und OELRICHS, WEYER); dagegen scheint es bei dem viel *akuter* und stürmischer verlaufenden klassischen Fleckfieber so gut wie *immer* zu einer *raschen Autosterilisation* des Wirtsorganismus zu kommen. Solange für die Hypothese der Erregerpersistenz beim epidemischen Fleckfieber keine einwandfreien Beweise vorliegen, wird man von seiten der *Klinik* dem Problem der endogenen Spätrezidive gegenüber skeptisch eingestellt bleiben müssen.

5. Pathologische Anatomie. Schon aus der älteren Fleckfieberliteratur ist bekannt, daß der Sektionsbefund *makroskopisch* wenig Charakteristisches bietet. DORMANNS weist besonders auf die recht regelmäßige *Milzvergrößerung* hin (Durchschnittsgewicht 317 g), die sich vor allem in der 1. Krankheitswoche als Zeichen der Abwehrreaktion findet. Bei einem *milzlosen* Patienten verlief die Fleckfiebererkrankung besonders akut und stürmisch innerhalb von 18 Std tödlich (LÜBKE).

Die *Histopathologie* des Fleckfiebers ist seit den grundlegenden Untersuchungen EUGEN FRÄNKELS über die Fleckfieberroseola vielfach eingehend bearbeitet worden (FRÄNKEL 1913—14, KYRLE und MORAWETZ 1915, CEELEN, GG. B. GRUBER, BENDA u. a. 1916, WOLBACH, TODD und PALFREY 1922, DAWYDOWSKIE 1923, RANDERATH 1941, ROTH 1944, ESSBACH 1946, HEINLEIN 1947). Das histologische Substrat des Fleckfiebers besteht in einer *spezifischen, gefäßgebundenen, knötchenförmigen Entzündung*, die über den gesamten Organismus, besonders aber in *Haut* und *Gehirn* ausgebreitet ist (ROTH).

Bei den sog. *Fleckfieberknötchen* handelt es sich nach GRUBER um mehr oder minder geschlossene, im wesentlichen entzündlich-produktive, herdförmige Zellansammlungen, die an feine und feinste *Gefäße* angeschlossen sind. Diese *diskontinuierlichen Zellherde*, die aber nicht stets als Knötchen auffallen, sondern auch nach Art von Rohrmuffen flach ausgestreckt auftreten können, pflegen veränderte Endothelstellen, thrombosierten Gefäßinhalt, vermehrte peritheliale Zellelemente und infiltrierende Wanderzellen zu umschließen. Befunde, welche dem histologischen Bild bei der Periarteriitis nodosa entsprechen, scheinen beim Fleckfieber sehr viel seltener zu sein, als früher angenommen wurde. HUECK, ROTH, CHIARI, HEINLEIN u. a. machen besonders darauf aufmerksam, daß von der *klassischen* FRÄNKEL*schen Trias:* Nekrose, Thrombose, Knötchenbildung, gerade die nekrotische Vasculitis nur ausgesprochen *selten* gefunden werde, während rein adventitielle Zellwucherungen sehr viel häufiger zu beobachten seien.

Besonders in der *Haut* erweisen sich die *Wandnekrose* und die *Gefäßthrombose* als sehr inkonstante Komponenten im spezifischen histologischen Bild des Fleckfiebers, während die *Knötchenbildung* mit charakteristischer Zellzusammensetzung meist in *typischer Ausprägung* vorhanden ist. Außerdem finden sich aber auch noch lockere lymphocytoide Infiltrate an präcapillären und capillären Stellen des subpapillären Gefäßnetzes (GRUBER, KAHLAU, ROTH). Deshalb stößt die histologische Fleckfieberdiagnose *an vitalexcidierten Hautstückchen*, wie sie von FRÄNKEL und von DIETRICH empfohlen wurde, in der Praxis oft auf Schwierigkeiten (RÖSSLE, SIEGMUND, KOCH, GRUBER). Die *Aussaat* der Zellherdchen ist durchaus *keine gleichmäßige* und universelle, sondern sie kann an den einzelnen Gefäßabschnitten und in den einzelnen Organen sehr verschieden ausgeprägt und ganz regellos verteilt sein. Diese Besonderheit des Gewebsprozesses ist mit die Hauptursache für die erstaunliche *Vielfalt* der *klinischen Erscheinungen*. So kommen am Gefäßapparat des *Herzens* zwar — meist recht lockere — Knötchen vor, häufiger wird dort aber eine herdförmige oder mehr diffuse interstitielle Myokarditis gefunden. Schwere Schädigungen der Muskelfasern selbst scheinen dabei nur ausnahmsweise vorzukommen (GRUBER, CHIARI, SCHOPPER, HEINLEIN).

In den *Nieren* sind Fleckfieberknötchen ein sehr regelmäßiger Befund (CEELEN, DAWYDOWSKIE, ROTH). Vielfach sieht man im Bereich dieser Zellherdchen *Blutungen* in das Zwischengewebe, nicht selten mit Einbruch in die Kanälchen. Eigenartige Gebilde an den Nierenvenen hat GÜNTHER beschrieben. Sind die Zellknötchen am Gefäßstiel der Nierenkörperchen lokalisiert, so kommt es zum Bilde einer hämorrhagischen *Herdnephritis* (ROTH). Oft findet sich eine *interstitielle Nephritis*. Das Vorkommen akuter diffuser *Glomerulonephritiden* und *seröser Nephritiden* wird von DAWYDOWSKIE, E. HERZOG, RANDERATH, BÖHNE, SPONHOLZ, SCHOPPER, SCHULTZ, BÖHMIG, GÜNTHER, MUNK, HEINLEIN u. a. betont. Über die relative Häufigkeit dieser Nierenentzündungen gehen die Angaben allerdings auseinander. E. HERZOG sowie ALLEN und SPITZ sahen sie in etwa 70%, RANDERATH und BÖHNE in 25%, andere noch seltener.

Auch im *Hoden* können besonders häufig intensive spezifische Herdbildungen gefunden werden, gelegentlich sogar deutlicher als in der Haut und im Zentralnervensystem (CEELEN, DAWYDOWSKIE, DORMANNS, ROTH). Dabei ist auffallend, daß gerade im Hoden die Veränderungen nicht selten das vollausgeprägte Bild der FRÄNKELschen Trias bieten. Daneben wird oft eine interstitielle Orchitis, sowohl fleckiger als auch diffuser Natur, beobachtet (ROTH).

An den *innersekretorischen Organen* scheinen für gewöhnlich keine stärkeren morphologischen Veränderungen vorzukommen. Nicht ganz selten finden sich typische Fleckfieberknötchen in der Neurohypophyse; in den Nebennieren können gelegentlich fleckige und streifige Infiltrate, teils im Mark, teils in der Rinde, auftreten (GG. HERZOG, ROTH). Schwerere destruktive Prozesse in der Nebennierenrinde sind beim Fleckfieber nicht bekannt. Im Zusammenhang mit dem oft hochgradig reduzierten Ernährungszustand der Fleckfieberkranken fällt oft ein weitgehender Lipoidschwund der Rinde auf (SCHOPPER).

Erhebliche Veränderungen am *Leberparenchym* gehören nicht zum typischen Bild. CEELEN fand neben interstitiellen Infiltraten auch ausgesprochene Knötchen und weist, ebenso wie ASCHOFF, auf die besondere Neigung der KUPFFERschen Sternzellen zu Erythrophagocytose hin. ROTH fand unter 29 Fällen 9mal miliare Gewebsnekrosen in den Leberläppchen. Fälle mit Ikterus haben nach W. SCHMIDT meist eine schlechte Prognose.

Die Phagocytose von roten Blutkörperchen ist manchmal auch in der *Milz* sehr ausgeprägt (Pulpahämosiderose). Eine Milzvergrößerung auf das Doppelte der Norm wird meist nur in der 1. Krankheitswoche gefunden, sie bildet sich in der 2. Krankheitswoche wieder zurück, wenn nicht septische Prozesse eine länger dauernde Milzschwellung hervorrufen (ASCHOFF, DAWYDOWSKIE). Im Gegensatz zur Typhusmilz ist die gewöhnliche Fleckfiebermilz meist von festerer Konsistenz. Typische Fleckfieberknötchen kommen in der Milz, ebenso wie im Darm und in den Lungen, nur sehr selten vor. Die *Skeletmuskulatur* kann, ähnlich wie beim Abdominaltyphus, eine wachsartige oder hyaline Degeneration aufweisen.

Den Unterschied zwischen der *knötchenbildenden* und der *diffusen* interstitiellen Entzündungsform sucht KALBFLEISCH vom Standpunkt der *Relationspathologie* aus zu erklären. Nach seiner Ansicht entstehen die Knötchen auf Grund einer *örtlichen* nervalen Kreislaufstörung; dabei wird die Lokalisation der Knötchen entweder zentral bestimmt oder durch die Rickettsienbesiedlung des Endothels bestimmter Arterienstrecken bedingt. Besonders auffallend ist das Gebundensein der Lokalisation an ein bestimmtes *Arterienkaliber*. Die diffusen interstitiellen Veränderungen werden von KALBFLEISCH dagegen auf eine peristatische Kreislaufstörung in der *terminalen Strombahn* zurückgeführt. ESSBACH stellt die Bedeutung der *Infektionsdosis* für die verschiedenartige Ausprägung der Herdprozesse beim Fleckfieber ganz in den Vordergrund. Fraktionierte *Superinfektion* durch *mehrfache* Läusebisse soll zu einer rasch einsetzenden *Sensibilisierung* des gesamten Gefäßapparates führen, welche das Herdbild und die Schwere der Gewebsveränderung maßgeblich bestimmt. Aus Tierversuchen von HEINLEIN ergaben sich keine wesentlichen Stützen für diese Ansicht.

Von ganz besonderer Bedeutung für den klinischen Krankheitsablauf sind die *Gewebsveränderungen im Gehirn*, wie sie zuerst von CEELEN (1916) ausführlich studiert und beschrieben wurden. In tödlich verlaufenen Fällen kann das ganze Gehirn mit Fleckfieberknötchen förmlich übersät sein, ihr *Lieblingssitz* ist die *Medulla oblongata*. Es ist das besondere Verdienst von CEELEN, daß er in Gemeinschaft mit MUNK die *Bedeutung der Encephalitis* für die *Klinik des Fleckfiebers* frühzeitig erkannt und betont hat. Diese Betrachtungsweise wurde seither für das tiefere Verständnis der Fleckfiebererkrankung von prinzipieller Bedeutung.

Knötchenförmige Zellansammlungen im *Gehirn* wurden beim Fleckfieber schon 1875 von POPOFF entdeckt, in ihrem histologischen Aufbau allerdings noch nicht ganz richtig erkannt. Die *Gehirnknötchen* unterscheiden sich nach CEELEN im Bau entsprechend den Gewebsverhältnissen von denen der Haut und der inneren Organe. An die Capillaren und Präcapillaren angelagert, bestehen sie aus einer rundlichen oder ovalen Anhäufung von Gliazellen, einzelnen Plasmazellen, Lymphocyten und Erythrocyten. Manchmal weisen sie auch zahlreiche Leukocyten auf. Nekrotische Gefäßveränderungen im Bereiche der Knötchen sind manchmal, aber durchaus nicht regelmäßig, nachweisbar. *Ganglienzellen*, die im Bereiche der Herde liegen, bleiben für gewöhnlich *intakt*. Die Knötchen kommen im *Rückenmark* ebenso regelmäßig vor wie im Gehirn. Dort bevorzugen sie ganz ausgesprochen die graue Substanz, während sie im Rückenmark in der grauen und weißen Substanz gleich zahlreich sind. In besonders großer Zahl treten sie im *verlängerten Mark*, und zwar im Boden des 4. Ventrikels und in der Olivengegend auf. Hinsichtlich der Häufigkeit folgen dann die *Hirnrinde*, die *Stammganglien*, das *Höhlengrau*, das *Kleinhirn* (Abb. 1). Man findet sie ferner aber auch im Plexus chorioideus, im Nervus opticus und acusticus, in den peripheren Nerven und vor allem auch im *Sympathicus* und seinen Ganglien (DAWYDOWSKIE). Die *Entwicklung* des Knötchenprozesses im Gehirn nimmt nach den Untersuchungen von DAWYDOWSKIE *folgenden Verlauf*: Beginn in der 1. Krankheitswoche, Höhepunkt vom 16.—18. Tage, Abnahme in der 4. Woche. Der Prozeß dauert bis zur 5. und 6. Woche, manchmal auch noch länger, so daß die *morphologische Rekonvaleszenz* der klinischen wesentlich *nachhinkt*. In den meisten Fällen scheinen die Gliaherde spurlos zu verschwinden, ohne gliöse oder mesenchymale Wucherungen zu hinterlassen, auch ohne wesentliche Ausfälle an Zellen und Fasern.

Auch gewisse *diffuse* Veränderungen spielen im histologischen Bild der Fleckfieberencephalitis gelegentlich eine Rolle. HALLERVORDEN erwähnt vereinzelte schwere Erkrankungen der Ganglienzellen, sekundäre Nekrosen bei erheblicher Gefäßschädigung, reaktive Anomalien der Glia (SPIELMEYER). Jedoch treten solche diffusen Prozesse gegenüber den herdförmigen ganz in den Hintergrund. Ihre Kenntnis ist aber insofern von Wichtigkeit, als sie bei schwerer Ausprägung gelegentlich einmal das anatomische Substrat *bleibender zentralnervöser Ausfälle* abgeben können (v. BAEYER). In dieser Hinsicht scheint auch die nicht seltene *Erweiterung der Hirnkammern* eine Rolle zu spielen (v. BAEYER, SCHMIEDER, LEMKE, MERTENS).

Während früher die Gliaknötchen als streng *spezifische*, nur dem Fleckfieber eigentümliche Bildungen galten, hat die moderne Gehirnhistologie gezeigt, daß sie auch bei *anderen* entzündlichen und gefäßbedingten Störungen vorkommen können; so bei der Encephalitis japonica, der St. Louis-Encephalitis, ferner bei einer einheimischen, von PETTE und DÖRING beschriebenen Encephalitis und anderen Encephalitisformen, die PETTE alle unter dem Begriff der *Panencephalitis* zusammengefaßt hat. Daher betont HALLERVORDEN, daß die

Diagnose ,,Fleckfieber" allein aus dem histologischen Präparat nicht mit absoluter Sicherheit zu stellen ist, sondern nur unter gleichzeitiger Berücksichtigung der Vorgeschichte und des klinischen Verlaufs.

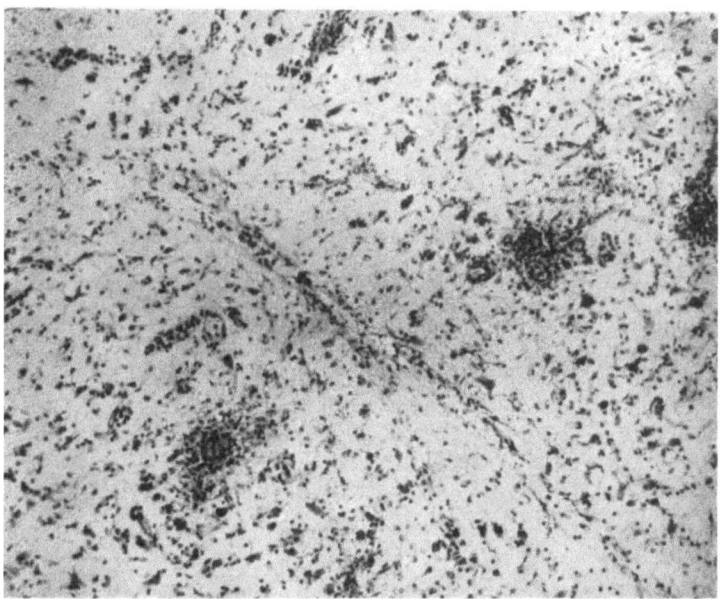

Abb. 1a. Knötchenbildende Encephalitis im Stammgangliengebiet bei epidemischem Fleckfieber. Nißl-Färbung (Präparat Prof. DÖRING, Neurologische Universitätsklinik Hamburg-Eppendorf.)

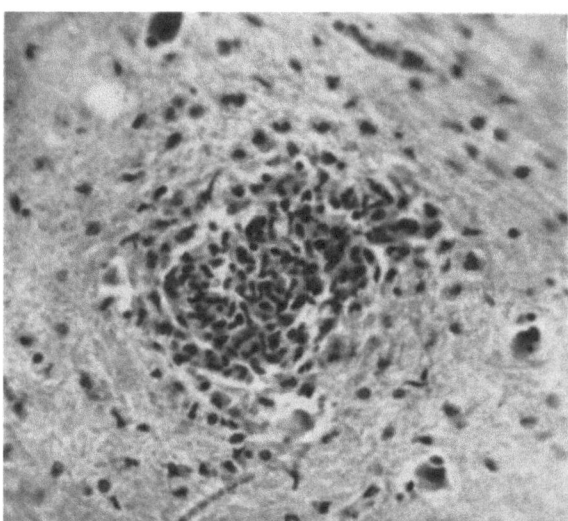

Abb. 1b. Voll ausgebildetes Fleckfieberknötchen im Gehirn bei stärkerer Vergrößerung. (Präparat Prof. CEELEN, Pathologisches Universitäts-Institut Bonn.)

Die *Anwesenheit* von *Rickettsien innerhalb von Gliaknötchen* ist mehrfach behauptet worden, kann allerdings bei der Schwierigkeit der morphologischen Differenzierung nicht als sicher bewiesen gelten (WOLBACH, TODD und PALFREY). Die Annahme, daß die an die Hirncapillaren angelagerten Herdchen etwas mit den im Blutkreislauf befindlichen Rickettsien zu tun haben und vielleicht *bei deren Verdrängung aus der Blutbahn* als reaktive Bildungen entstehen, entbehrt aber doch nicht einer gewissen Wahrscheinlichkeit. Eine *lokale* ,,toxische" Wirkung auf bestimmte Hirngebiete gerade in der *Umgebung besonders zahlreicher Herdchen* wäre dann nichts Überraschendes (ASCHENBRENNER und v. BAEYER, HEINLEIN).

Für eine solche *zeitweise,* d. h. an die Anwesenheit oder den Zerfall von Rickettsien gebundene *Toxizität* der Knötchen und gegen deren ausschließlich anatomische Bedeutung sprechen auch Tatsachen, die sich aus dem *Vergleich des klinischen und anatomischen Krankheitsverlaufes* ergeben. Die vegetativen, neurologischen und psychischen Symptome verschwinden nämlich in der Regel rasch nach der Entfieberung; die Rückbildung der *Gliaknötchen* dauert jedoch, wie bereits erwähnt, *sehr viel länger* und ist für gewöhnlich erst nach 5—6 Wochen beendet. Ein — allerdings recht labiles — Rickettsien-Endotoxin wurde kürzlich von GILDEMEISTER und HAAGEN, OTTO und BICKHARDT, MOOSER und LEEMANN, BENGTSON, TOPPING und HENDERSON in Dottersack- und Lungenkulturen nachgewiesen und besonders von SIEGERT in pathogenetischer Hinsicht diskutiert.

So haben uns vor allem die Erkenntnisse der Hirnpathologie die spezifische *Eigenart* der Fleckfiebererkrankung verstehen gelehrt. Die merkwürdige *Verknüpfung* von *allgemein-infektiösen Vorgängen* mit einer *charakteristischen*

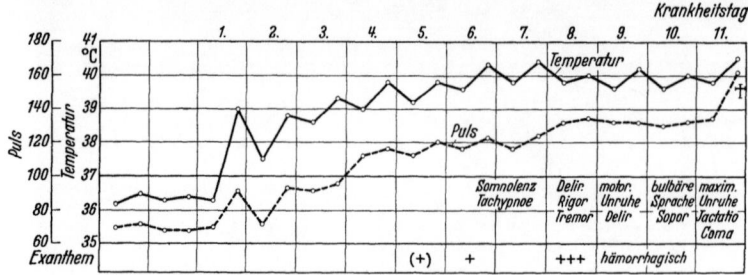

Abb. 2. Fleckfieber mit schwerem cerebralem Krankheitsbild bei einem 38jährigen Mann. Aufnahme während der Inkubationszeit wegen Gastritis.

Entzündung des Nervensystems — einer nichteitrigen Meningoencephalitis, wie HALLERVORDEN sich ausdrückt — verleiht dem Krankheitsbild seine besondere Prägung.

6. Der Krankheitsablauf. Die ersten Krankheitszeichen sind für gewöhnlich *Fiebergefühl* mit Frösteln, allgemeines *Unbehagen,* zunehmende *Kopfschmerzen,* Mattigkeit und Schwere der Glieder. Auch die Muskulatur kann manchmal schon frühzeitig ausgesprochen schmerzhaft sein (SCHITTENHELM, ROSENOW). Brüsker Beginn mit Schüttelfrost, Schwindelgefühl und Brechreiz kommt vor; im allgemeinen entwickelt sich aber das ausgesprochen schwere Krankheitsgefühl *erst innerhalb von 2—3 Tagen zur vollen Höhe.* Nicht selten gehen leichte Prodromalerscheinungen, vor allem Kopfschmerzen, bereits dem Fieberbeginn voraus.

Charakteristisch ist das *rasche Ansteigen des Fiebers zur Kontinua* (Abb. 2). Der Puls ist anfangs meist relativ bradykard, seine Qualität ist wenig verändert, nur selten beobachtet man Dikrotie. Auffallend sind etwa vom 3. Krankheitstage an die starken quälenden Kopfschmerzen, eine gewisse Benommenheit der Kranken, sowie oft recht typische *Veränderungen des Gesichts:* Gesicht und Hals sind hochrot, mit leicht cyanotischem Einschlag, häufig etwas gedunsen, die Augenbindehäute mehr oder minder gerötet (Kaninchenaugen). Nicht selten hört man auch Klagen über Lichtscheu oder über Schmerzhaftigkeit der Bulbi bei Augenbewegungen.

Die *Milz* ist in vielen Fällen schon am 3. und 4. Krankheitstag als vergrößert nachweisbar, zumal wenn man von sorgfältiger Perkussion Gebrauch macht (LYDTIN). Über den *Lungen* findet sich in etwa der Hälfte der Fälle ein deutlicher bronchitischer Befund. Die *Zunge* ist verschieden stark weiß oder grau belegt, häufig bleiben die Ränder frei und erscheinen später lackrot und glatt. Oft wird die Zunge rissig und trocken, der *Belag* in der Mitte bräunlich und klebrig. Die zähen Beläge an Zunge und Zahnfleisch und die starke Trockenheit im Munde (Versiegen der Speichelsekretion) werden oft sehr lästig empfunden. Ein sicheres *Enanthem* scheint nach den Angaben der meisten Autoren recht *selten* zu sein (SCHITTENHELM, REDER, BRAUER, BRINKMANN, GUBERGRITZ). Nur JACOBI und DÖRSCHEL geben an, daß sie in 70% ihrer Fälle eine diffuse Rötung des ganzen Rachens im Sinne eines „Gripperachens" beobachtet haben.

Die wirklich typischen Züge des Krankheitsbildes pflegen sich erst vom 5.—7. Krankheitstage an einzustellen. Jetzt beherrschen die „Flecken" und das hohe „Fieber" die Situation, auch zentralnervöse Erscheinungen beginnen sich nun allmählich abzuzeichnen.

Das *Exanthem* kann zwar schon am 3. Krankheitstage vorhanden sein, für gewöhnlich tritt es jedoch erst am 4.—7. Tage deutlich in Erscheinung. Die

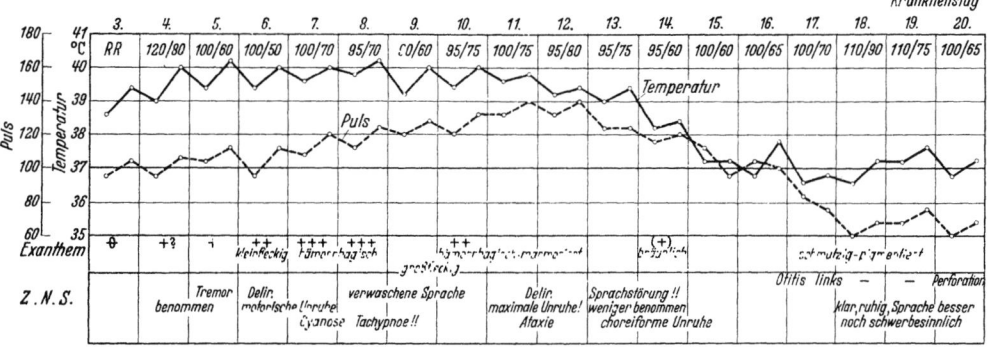

Abb. 3. Schweres Fleckfieber mit stark ausgeprägten cerebralen Erscheinungen und dichtem hämorrhagischem Exanthem. Erhebliche Tachykardie im Verlaufe der 2. Krankheitswoche. Nach der Entfieberung Otitis media. 22jähriger Mann.

ersten Efflorescenzen finden sich fast immer an den *seitlichen Partien des Thorax*. Anfangs lassen sich die blaß- oder hochroten, meist im Hautniveau gelegenen Fleckchen durch Spannen der Haut zwischen 2 Fingern zum Verschwinden bringen. Das Aufschießen der einzelnen *Roseolen* geschieht so gut wie nie explosionsartig, wohl aber *kontinuierlich*, „in einem Zuge", wie CURSCHMANN und BRAUER sich ausdrückten. Das Tempo der Exanthementwicklung kann allerdings ein sehr verschiedenes sein, auch Größe und Dichte der Roseolen wechseln von Fall zu Fall stark. Die *hämorrhagische Umwandlung* einzelner oder aller Fleckchen ist bei *schweren* Erkrankungen im allgemeinen häufiger. Die Fieberkurve zeigt beim voll ausgebildeten Fleckfieber vom 4.—5. Tage ab die charakteristische „*Continua continens*" mit ihren meist auffallend kleinen Tagesschwankungen (Abb. 3).

Für die Gestaltung des Krankheitsbildes zu Beginn der 2. Krankheitswoche ist das *Ausmaß der cerebralen Beteiligung* von entscheidender Bedeutung (MUNK). Meist beginnen die zentralnervösen Störungen ungefähr gleichzeitig mit der Entwicklung des Exanthems. Die *Benommenheit* nimmt zu, die Kranken finden trotz deutlich vorhandener *Somnolenz* und *Apathie* nachts keinen ruhigen und gleichmäßigen Schlaf. Eine gewisse innere Unruhe leitet zu *deliranten Zuständen* über, in den Abendstunden beginnen die Kranken zu phantasieren. Sie fühlen sich in eine andere Umgebung versetzt und stehen unter dem Einfluß traumhafter *Halluzinationen* und unlustvoller Erlebnisse. Viele Kranke murmeln stunden- und tageweise dauernd vor sich hin oder „nuscheln" kaum Verständliches, wenn die *Sprachstörung* stärker wird. Manche liegen dabei ruhig im Bett, andere decken sich ständig ab, sind heftig erregt oder irren im Krankensaal und auf den Gängen umher, wenn keine genügende Aufsicht vorhanden ist.

Schon frühzeitig fallen *Zittererscheinungen* an den Gliedmaßen sowie an der Mund- und Zungenmuskulatur auf (Tremor). Bei Bewegungsversuchen kann sich eine ausgesprochene *ataktische Unsicherheit* bemerkbar machen. Die Sprache ist verwaschen, die Zunge wird nur mit Mühe herausgestreckt und erreicht oft nur den Zahnrand oder die Lippen. Das Kauen und Schlingen ist erschwert und verlangsamt, ein quälender *Singultus* kann unter Umständen tagelang andauern.

Bei manchen Kranken überwiegt das Bild einer hochgradigen allgemeinen *Bewegungsarmut* mit maskenhaftem Gesichtsausdruck und Muskelstarre (Rigor). Der passiv erhobene Arm behält unter Umständen die ihm gegebene Stellung minutenlang bei, um dann langsam herabzusinken (Katalepsie). Solche Patienten sind meist auch sprechunfähig, aber weniger im Sinne einer Aphasie als vielmehr eines *Mutismus* (MUNK). Sie sehen den Untersucher an und folgen ihm mit dem Blick, besitzen aber nicht den Impuls, sich näher mit ihrer Umgebung in Kontakt zu bringen. Offensichtlich handelt es sich um eine schwere *Störung der allgemeinen Antriebsfunktionen* (v. BAEYER).

Eine sehr häufige Erscheinung ist die *Schwerhörigkeit* der Fleckfieberkranken, die auf Acusticusschädigungen oder entzündlichen Veränderungen im Mittelohr beruhen kann (MITTERMAIER). Die Otitis ist meist eine Komplikation der Entfieberungszeit (s. Abb. 3), während die zentrale Schwerhörigkeit schon am Ende der 1. Krankheitswoche auftreten kann. Leichte Nackensteifigkeit, allgemeine Hyperästhesie deuten auf einen *meningealen Reizzustand*, Schmerzen und Parästhesien, gelegentlich auch schlaffe Lähmungen, auf eine Mitbeteiligung des *peripheren Nervensystems* hin. Alle diese Erscheinungen von seiten des gesamten zentralen und peripheren Nervensystems können sich beim einzelnen Kranken in sehr *verschiedener Ausprägung* und Kombination bemerkbar machen. In seltenen Fällen können sie auch fast ganz fehlen oder nur so geringfügig angedeutet sein, daß das Krankheitsbild dann nur als ein leichtes „typhöses" Syndrom imponiert.

Klinisch besonders wichtig sind auch die *zentral ausgelösten Regulationsstörungen*, die sich ebenfalls meist gegen Ende der 1. Krankheitswoche ausbilden. Unter ihnen kommt den Störungen des Blutkreislaufes für das weitere Schicksal der Kranken die größte Bedeutung zu. Sehr charakteristisch ist die *Steigerung der Herzfrequenz*, die in der 2. Krankheitswoche oft zu einer ausgesprochenen *Dauertachykardie* von 120—140 Schlägen je Minute führt. Sie wird dem Herzen sozusagen von seinen gestörten zentralen Regulationsstätten her aufgezwungen. Auch die zentrale *Regulation des Blutdrucks* wird in den meisten Fällen mehr oder minder stark beeinträchtigt, so daß es bei Schwerkranken zu einer gefährlichen *Kollapsneigung* mit plötzlichen finalen Blutdruckstürzen kommen kann (MUNK, KROLL, ASCHENBRENNER, STURM). Diese schwere Schädigung des peripheren Blutumlaufes zeigt sich aber nicht nur in der mehr oder minder starken Hypotonie, sondern auch in der oft auffallenden Cyanose, in Blutverteilungsstörungen, überhaupt in einer geringen Vitalität des Gefäßsystems. So ist der *zentral* vom Rautenhirn aus bedingte *Zusammenbruch der Kreislauffunktionen* bei weitem die häufigste *Todesursache*. Die typische Tachypnoe der Fleckfieberkranken ist ebenfalls nicht nur durch das Fieber, sondern vor allem durch die Encephalitis selbst ausgelöst („cerebrale Respiration" MURCHISONs). Auch ohne das Hinzutreten einer Pneumonie sind Atemfrequenzen von 40—50, ja sogar über 60 durchaus keine Seltenheit (DANIELOPOLU).

Hat der Kranke das Stadium der mehr oder minder schweren Kreislaufbedrohung glücklich überwunden, so tritt er um den 10.—13. Tag herum in die

Entfieberungsperiode ein. Mit der meist lytischen Entfieberung sinkt dann auch die Pulszahl auf normale oder häufig sogar besonders niedrige Werte ab (Rekonvaleszentenbradykardie). Meist sind die Kranken in den ersten Tagen nach der Entfieberung sehr *matt* und *hinfällig, antriebslos,* nicht selten auch ausgesprochen depressiv. Andere wieder erholen sich auffallend rasch, werden zusehends frischer und lebhafter, verlangen nach Lektüre und zeigen einen erstaunlichen Appetit.

In manchen Fällen kann es während oder nach der Entfieberung auch noch zu einer Zunahme der cerebralen Erscheinungen, zu einem sog. *„encephalitischen Nachschub"* kommen. Die Kranken bleiben dann trotz normaler Temperatur benommen und verwirrt oder zeigen jetzt erst neurologische Ausfallserscheinungen. Dabei sind sie häufig sehr affektlabil, manchmal auch ausgesprochen verlangsamt und antriebsschwach. Extreme Auszehrung, Polyurie, Polydipsie usw. deuten gelegentlich auf vom *Zwischenhirn* ausgelöste *Stoffwechselstörungen* hin. Zuweilen verharren solche Kranke in einem eigenartigen stuporösen, starren Zustand und „verlöschen" allmählich unter den Zeichen eines reinen „Hirntodes" in einem *cerebralen Koma.*

Im allgemeinen kehren jedoch Lebensfreude, Wohlbefinden und Appetit auch bei schweren Fleckfieberfällen nach der Entfieberung sehr rasch wieder zurück. Die Kranken bedürfen allerdings noch langer *Schonung,* die geistige und körperliche *Ermüdbarkeit* ist anfangs noch eine sehr große. Die oft geradezu groteske *Abmagerung* macht sich besonders an den Beinen bemerkbar. Der Kranke ist wirklich nur mehr „Haut und Knochen", die eigentümlich spröde und schilfernde Haut schlottert und läßt sich infolge des Gewebeschwundes in Falten abheben.

Sehr auffällig und eindrucksvoll ist auch die enorme *vegetative Labilität* der *Fleckfieberrekonvaleszenten.* Vasomotorische Störungen verschiedenster Art, starke Pulsbeschleunigung beim Aufsitzen und Stehen, Neigung zu Schweißausbrüchen, trophische Störungen an Haaren und Nägeln (BOTKIN, PLETNEW, ALWENS) können noch lange Zeit bestehen bleiben. Gegenüber Infektionen mit banalen Eitererregern sind die eben Genesenen sehr empfindlich.

Dieses ohnehin schon sehr bunte Bild der Fleckfiebererkrankung kann vor allem in der 2. und 3. Krankheitswoche durch das *Hinzutreten von Komplikationen* noch weiter variiert werden. Die schwerstwiegende Komplikation ist wohl die *Pneumonie;* sie ist besonders gefürchtet, wenn sie von Pleuritis und Empyem gefolgt ist. Auch die zum Glück seltenen *arteriellen Thrombosen* mit nachfolgender Extremitätengangrän bedeuten eine ernste Gefahr. Recht häufig sind die *Nieren* vom Krankheitsgeschehen mitbetroffen, nephritische Syndrome können zu urämischen Zustandsbildern führen. In der Entfieberungszeit und Frührekonvaleszenz spielen *sekundäre Mischinfekte* (Otitis, Parotitis, Anginen, Abscesse usw.) eine nicht unbedeutende Rolle, verlaufen aber meist gutartig. Im ganzen kann man sagen, daß die Komplikationen beim Fleckfieber sowohl hinsichtlich ihrer Häufigkeit als auch ihrer klinischen Bedeutung hinter der fast obligaten Encephalitis und der Kreislaufgefährdung zweifellos *zurückstehen,* wenn nicht Unhygiene und Unterernährung den Genesungsprozeß stark beeinträchtigen.

7. Spezielle Symptomatologie. *a) Das Exanthem.* Die Ausprägung der Hauterscheinungen ist ebenso wie die des encephalitischen Syndroms großen quantitativen und qualitativen Schwankungen unterworfen. Meist erinnern die *ersten,* etwa stecknadelkopfgroßen *Efflorescenzen* zunächst an das Aussehen typischer *Typhusroseolen.* Im weiteren Verlauf unterscheiden sie sich aber von jenen dadurch, daß sie *nicht erhaben* sind, daß ihre Anzahl viel rascher zunimmt und daß sie die Neigung zeigen, nicht nur isoliert, sondern *in Gruppen beieinander* *zu liegen.* Als besonders typisch fällt beim vollentwickelten Fleckfieberexanthem seine ausgesprochene *Polymorphie* auf.

Sehr bald sind die einzelnen Fleckchen nicht mehr rundlich und scharf begrenzt, sondern von ganz unregelmäßiger Gestalt, einzelne bleiben klein, andere werden größer und gezackt und zeigen *Neigung zum Konfluieren.* Im Beginn der Eruption lassen sich die blaß- oder hochroten Fleckchen durch *Druck* oder durch Auseinanderziehen der Haut zwischen 2 Fingern noch zum *Verschwinden bringen.* Später blassen sie durch diese Maßnahme nur ab. Die Ausbreitung des Exanthems erfolgt — langsamer oder schneller — fast immer „in einem Zuge", zuerst an den seitlichen Thoraxpartien und in den Flanken, dann auf Bauch (Leistenbeugen), Brust, Schultern und Rücken, sowie an den Gliedmaßen. *Gesicht* und *Hals* bleiben so gut wie immer *frei.* Daß das Exanthem gelegentlich auch auf den Fußsohlen und Handflächen vorkommt, wird von manchen Autoren als differentialdiagnostisch wichtig betont. Ausgesprochen papulöse Exantheme sind beim epidemischen Fleckfieber sehr selten.

Die Ungleichmäßigkeit des Fleckfieberexanthems wird weiterhin noch dadurch verstärkt, daß sich auf dem Höhepunkt der Eruption in vielen Fällen einzelne, mehrere oder alle Fleckchen nicht nur in ihrer Gestalt, sondern auch *in ihrer Farbe umzuwandeln beginnen.* Die Fleckchen bekommen dann ein dunkleres, zunächst livides, später düsterrotes, purpurnes Aussehen (Abb. 4). Diese Farbveränderung ist nicht nur auf Hyperämie und Stase zurückzuführen, sondern die einzelnen Exanthemelemente sind beim Fleckfieber besonders zu Hämorrhagien prädisponiert (DAWYDOWSKIE, BRAUER). Man spricht dann von einer petechialen oder richtiger *„hämorrhagischen Umwandlung" des Exanthems.* Außer den oberflächlich gelegenen Efflorescenzen gibt es auch noch *tiefer gelegene,* subcuticuläre, welche der Haut ein eigentümlich *marmoriertes Aussehen* verleihen, zumal wenn sie sich hämorrhagisch umzuwandeln beginnen (MURCHISONsche Flecke).

Im weiteren Verlauf der Krankheit bilden sich die bordeauxroten hämorrhagisch umgewandelten Fleckchen langsamer zurück als die gewöhnlichen Roseolen. Sie bekommen allmählich ein schmutzig braunrotes Kolorit und hinterlassen vielfach noch für längere Dauer eine zart bräunliche *Pigmentierung.* Das gewöhnliche Fleckfieberexanthem blaßt dagegen sehr schnell wieder ab und ist bei der Entfieberung meist schon völlig verschwunden. Fast immer folgt dem Verschwinden des Exanthems eine feine, kleieförmige *Abschuppung* der oberen Epidermisschichten, die besonders in der Rekonvaleszenz sehr ausgesprochen sein kann. Nach BRAUER kann man die Haut schon einige Tage vor der spontanen Abschilferung zum Schuppen bringen, wenn man sie mit mäßiger Intensität *mit der Fingerkuppe reibt* (Radiergummiphänomen).

In klinischer Hinsicht ist ein gewisser *Parallelismus* zwischen dem Grad der Exanthembildung und der *Schwere des Krankheitsbildes* unverkennbar, wenn auch nicht streng obligat. Jedenfalls zeigen die ausgesprochen schwer verlaufenden Fälle eine größere Neigung zu hämorrhagischer Umwandlung des Exanthems. Im ganzen kann man nach den Angaben der Literatur sagen, daß etwa bei *20—30% der Fälle eine hämorrhagische Umwandlung* erfolgt (SYLLA). Verschiedene Methoden, sie künstlich hervorzurufen oder zu beschleunigen (Stauung wie beim RUMPEL-LEEDEschen Versuch = DIETSCHsches Phänomen, Quetschen von Hautfalten zwischen 2 Fingern, Scarifikation der Haut nach LIPSCHÜTZ usw.), haben sich als differentialdiagnostisch nicht verläßlich erwiesen. Ob es auch sichere *Fälle ohne Exanthementwicklung* gibt, ist lange Zeit, besonders vor der Kenntnis der WEIL-FELIX-Reaktion, eine Streitfrage gewesen. Man darf mit dieser Behauptung jedenfalls nicht zu freigebig sein. Gelegentlich ist das Exanthem sehr spärlich und *flüchtig,* oft nur für einige Stunden oder einen halben Tag zu sehen. Weiterhin kann die Erkennung schwach ausgeprägter oder flüchtiger Exantheme auch dann besondere Schwierigkeiten machen, wenn die Haut verschmutzt, zerkratzt oder durch Ekzeme, Pyodermien usw. verändert ist. Ebenso scheint bei Angehörigen *dunkelhäutiger Rassen* die Wahrnehmbarkeit des Exanthems sehr vermindert zu sein (MONTGOMERY und BUDDEN, MEGAW, DANIELOPOLU).

Anscheinend kommt bei *Kindern* häufiger ein exanthemloser Verlauf des Fleckfiebers vor, nicht nur in endemischen Gebieten (SCHITTENHELM, OCKLITZ). In Endemiegebieten muß man sich daran erinnern, daß leichter Verlauf bei guter *Grundimmunität* — wie jetzt auch durch die Beobachtungen von Fleckfiebererkrankungen bei Schutzgeimpften bekannt ist — offenbar relativ häufig zu fehlender oder geringer Exanthementwicklung führt. Für die russische Epidemie 1919/20 wird der Prozentsatz der exanthemlosen Fälle bei Erwachsenen mit 3,3% (DAWYDOWSKIE), bei Kindern mit 1,6% (KOLTYPIN) angegeben.

Ein Exanthem kann auch dann leicht übersehen werden, wenn es unerwartet *spät* auftritt. Das Häufigkeitsmaximum für den Exanthembeginn dürfte am 5. und 6. Krankheitstage liegen. Doch ist in seltenen Fällen auch ein verspäteter Ausbruch am 10. und sogar am 12. Krankheitstage beobachtet worden (ASCHENBRENNER und v. BAEYER, MRUGOWSKY).

b) *Fieberverlauf.* Im allgemeinen ist die *Fieberkurve* beim Fleckfieber so *charakteristisch,* daß man schon aus ihr allein mit großer Wahrscheinlichkeit

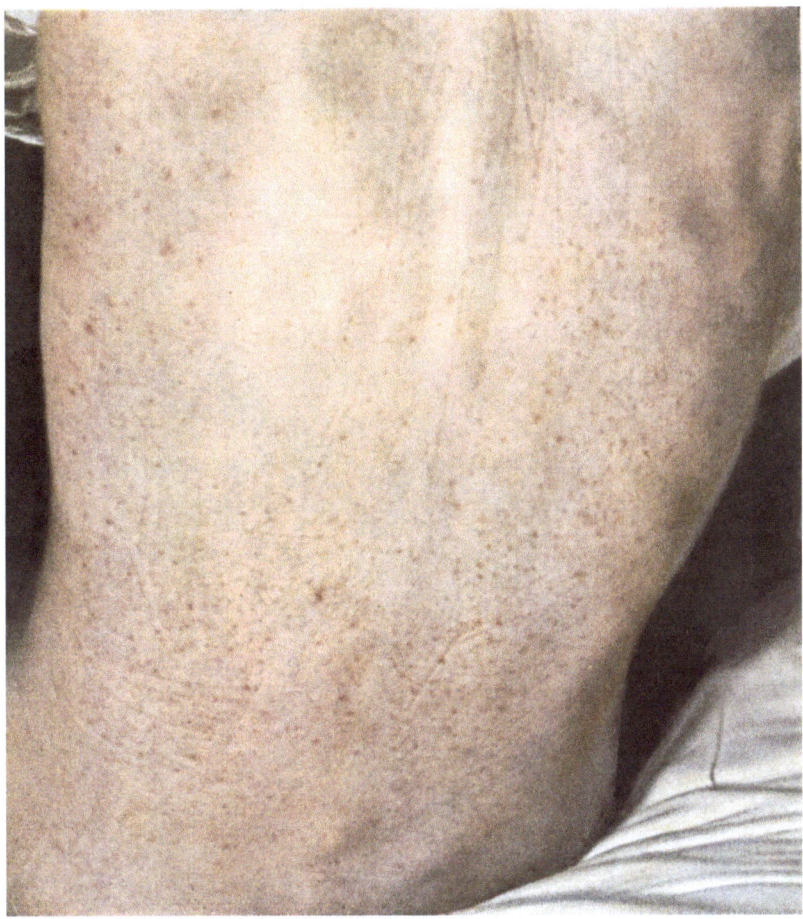

Abb. 4. Charakteristisches Fleckfieberexanthem bei einem Schwerkranken im Beginn der 2. Krankheitswoche. Die hämorrhagische Umwandlung ist besonders deutlich an den runden, roseolaartigen Efflorescenzen der unteren Rückenpartien zu erkennen. Die linke Thoraxseite zeigt auch hellere, blasse Fleckchen, die nicht hämorrhagisch umgewandelt sind, und größere, ganz unscharf begrenzte, sog. MURCHISONsche Flecke.

die retrospektive Diagnose stellen kann. Sie zeigt ein kurzes Stadium incrementi dann eine *ausgesprochene, etwa 10tägige Kontinua* und eine kürzere oder längere lytische Entfieberungsperiode (Abb. 2 und 3). Eine kritische Entfieberung ist sehr selten. Manchmal kommt es in den ersten Tagen der Rekonvaleszenz zu Untertemperaturen.

Der rasche Fieberanstieg wird häufig am 2. oder 3. Krankheitstage zunächst noch durch eine tiefe Intermission unterbrochen, nach GUBERGRITZ in 69% der Fälle („crochet", s. Abb. 2). Die Entfieberung pflegt mit recht großer Regelmäßigkeit zwischen dem 13. und 17. Krankheitstage beendet zu sein, längere Fieberdauer spricht für die Einschaltung von Komplikationen. Besonders die Pneumonien können die Fieberdauer oft ganz erheblich in die Länge ziehen und die Entfieberung verschleiern (Abb. 5), während die eitrigen Sekundärinfekte zumeist *nach* der Entfieberung in der Frührekonvaleszenz auftreten und dann auch in der Fieberkurve mehr oder minder deutlich in Erscheinung treten (Abb. 3). In Abb. 5 und 6 macht eine deutliche Incisur die Abtrennung des „Generalisationsfiebers" von dem „Fieber aus lokaler Ursache" (HÖRING) ohne weiteres möglich.

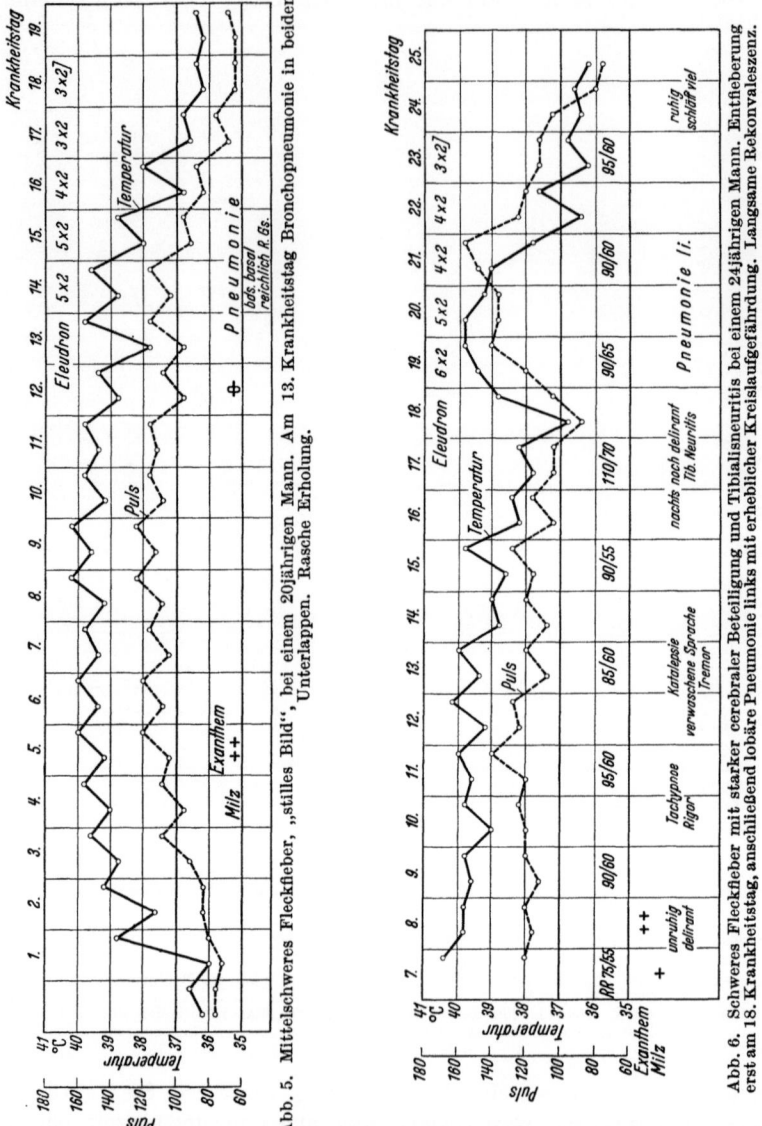

Abb. 5. Mittelschweres Fleckfieber, „stilles Bild", bei einem 20jährigen Mann. Am 13. Krankheitstag Bronchopneumonie in beiden Unterlappen. Rasche Erholung.

Abb. 6. Schweres Fleckfieber mit starker cerebraler Beteiligung und Tibialisneuritis bei einem 24jährigen Mann. Entfieberung erst am 18. Krankheitstag, anschließend lobäre Pneumonie links mit erheblicher Kreislaufgefährdung. Langsame Rekonvaleszenz.

Freilich ist die gleichmäßige, flache Kontinua im Fieberverlauf nicht immer so klassisch ausgeprägt wie in den Kurven der Abb. 2, 3 und 5. Abb. 6 und 7 zeigen, daß auch stärkere Remissionen bzw. Intermissionen möglich sind. Die Fieberdauer hält sich aber auch hier an die übliche Grenze. Die Fleckfieberencephalitis als solche nimmt nur dann Einfluß auf den Fieberverlauf, wenn es bei besonders foudroyanten Fällen zu einer direkten Schädigung der Wärmeregulationszentren kommt. Dann sieht man gelegentlich auf der Höhe des Krankheitsgeschehens unter schwersten encephalitischen Erscheinungen (z. B. im Status epilepticus) die Temperatur vorzeitig abfallen, was meist als prognostisch sehr ernstes Zeichen zu werten ist.

Seit der Mitte des vorigen Jahrhunderts wurde immer wieder heftig darüber diskutiert, ob es auch *abgekürzte, atypische Fleckfieberkurven* bzw. abortive Krankheitsverläufe gebe oder nicht.

Auf Grund sorgfältiger Beobachtungen vertrat JÜRGENS 1916 sehr energisch den Standpunkt, daß es sich beim Fleckfieber um eine streng *einheitliche* Krankheitsform handle. Die Möglichkeit rudimentärer Infektionen wurde von ihm strikte abgelehnt. BRAUER u. a. machten dagegen darauf aufmerksam, daß sie bei der Zivilbevölkerung *endemisch verseuchter Gebiete* doch auch sehr *leichte* und atypische Krankheitsfälle gesehen hätten, die sie mit Sicherheit als Fleckfieber hätten ansprechen müssen.

Man weiß heute auf Grund exakter serologischer Untersuchungen, daß beide Parteien bis zu einem gewissen Grade im Recht waren. Mit JÜRGENS muß daran festgehalten werden, daß das Fleckfieber bei *Erwachsenen*, die *vorher nie* mit ihm *in Berührung gekommen waren*, tatsächlich zu einer zeitlich sehr scharf begrenzten Erkrankung führt, die auch bei leichtem Verlauf *mindestens 10—13 Tage* dauert. Widersprechende Angaben in der Literatur beruhen vielfach darauf, daß der Termin des wirklichen Krankheitsbeginns nicht richtig festgestellt werden konnte, oder daß Verwechslungen mit Wolhynischem Fieber u. dgl. unterlaufen sind.

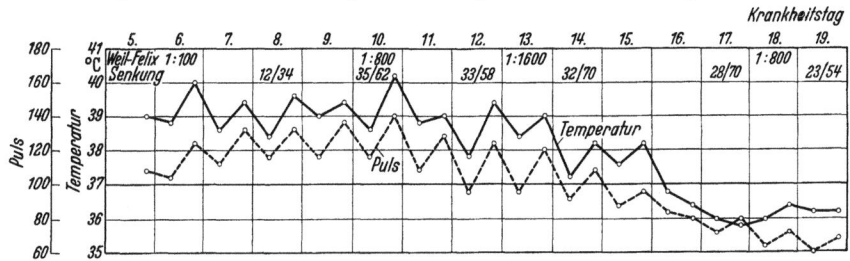

Abb. 7. Mittelschweres Fleckfieber mit auffallend unruhiger Fieberkurve bei einem 28jährigen Mann. Etwas verspätete Entfieberung am 16. Krankheitstag, starke Tracheobronchitis, keine sichere Pneumonie.

Ausgesprochen *leichte* Fleckfiebererkrankungen, die klinisch nur das Bild eines angedeuteten *Status typhosus* ohne gröbere Hirn- und Kreislaufstörungen zeigen, kommen zweifellos vor, besonders beim Abflauen von Epidemien. Sie lassen sich oft nur durch die *serologische Untersuchung* (ansteigender WEIL-FELIX-Titer) differentialdiagnostisch einwandfrei *sichern*. Dagegen haben wir so abgeschwächte und abgekürzte Erkrankungsformen, daß man klinisch von einer „*inapparenten Infektion*" (NICOLL, MOOSER, DANIELOPOLU, DORMANNS) sprechen könnte, bei mit epidemischem Fleckfieber *Erstinfizierten nie gesehen*. Auch die serologischen Untersuchungen von EYER und DILLENBERG bei gleichzeitiger Kontrolle der Proteus-OX-19 und der direkten Rickettsienagglutination haben keinen Anhalt dafür ergeben, daß man mit stummen bzw. subklinischen Fleckfieberinfektionen bei erstinfizierten Erwachsenen praktisch zu rechnen hätte.

Zeigt also die Fieberdauer bei neuerkrankten Erwachsenen — ziemlich unabhängig von der Schwere des Krankheitsbildes — eine bemerkenswerte Konstanz, so gibt es aber unter gewissen Umständen doch auch abgekürzte Fleckfiebererkrankungen. Solche *abgekürzten Verläufe* finden sich z. B. manchmal bei *Kindern*, die das Fleckfieber gelegentlich ziemlich leicht, „wie Masern" überstehen. Die Letalität soll bei ihnen nur 0,1—1% betragen (KOLTYPIN), obwohl auch ausgesprochen cerebrale Krankheitsfälle vorkommen (OCKLITZ). Nach den von KOLTYPIN auf Grund von genauen Erhebungen in Moskau angegebenen Zahlen hält sich die Fieberdauer allerdings auch bei Kindern in der überwiegenden Mehrzahl der Fälle zwischen 8 und 16 Tagen (87,5%). MUNK und OCKLITZ geben als Durchschnittsdauer 10—13 Tage an. Erkranken aber solche in der *Kinderzeit* Infizierte *später*, nach 15—20 Jahren, von neuem an Fleckfieber, so *verläuft die 2. Erkrankung* nicht nur *leicht*, sondern auch in deutlich *abgekürzter Form*. Seit es eine wirksame aktive Schutzimpfung gegen das Fleckfieber gibt, sind diese Zusammenhänge viel genauer bekannt geworden. Auch das Fleckfieber der *Schutzgeimpften* verläuft dank der vorhandenen *Grundimmunität* meist in dieser leichten, abgekürzten Form (s. S. 715).

Gelegentlich finden sich am Ende der 1. Woche *nach der Entfieberung* noch gröbere oder geringere *Temperaturschwankungen*, die teils auf einer Labilität der Wärmeregulation, teils auf Immunitätsschwankungen bei der endgültigen Rickettsienvernichtung beruhen können (ASCHENBRENNER und MARX). WALTHER denkt bei diesen Zuständen außerdem noch an allergische Mechanismen. Bei jedem solchen „Nachfieber" sollte man es aber nie unterlassen, auch sorgfältig nach *larvierten Komplikationen* durch eitrige Mischinfekte zu fahnden.

c) Neurologische Erscheinungen. Extrapyramidale Störungen sind bei Fleckfieberkranken häufig. Sie wurden z. B. von v. BAEYER bei 51% der von ihm zwischen dem 3. und 30. Krankheitstag untersuchten Fleckfieberkranken gefunden (1942). Unter ihnen fällt relativ *frühzeitig*, schon vom Ende der 1. Krankheitswoche an der *Tremor* auf, der vor allem an Händen und Fingern, nicht selten auch an Füßen und Zehen ausgeprägt ist. Er ist meistens fein- bis mittelschlägig, doch kommt auch ein grobes Wackeln oder Schütteln der ganzen Extremität vor. Nicht selten wird der Tremor durch intendierte Bewegungen *verstärkt*, er ist manchmal auch an Kopf, Unterkiefer, Zunge und Gesichtsmuskulatur wahrzunehmen. In einzelnen Fällen wird die ganze willkürliche Muskulatur von einer choreiformen Unruhe beherrscht (HIRSCHBERG, SMIRNOW); auch *Tics* und *Myoklonien* kommen vor. Neben *athetotischen Bewegungen* werden bei Schwerkranken auch Strampeln mit den Beinen, Hochwerfen des Beckens, Jactatio capitis beobachtet. SCHELLER beschreibt Zwangsgreifen und eine Art Umklammerungsreflex. Lang anhaltender *Singultus* ist bei Schwerkranken nichts Ungewöhnliches und weist oft auf eine *ernste Prognose* hin.

Neben den *hyperkinetischen* Erscheinungen sind *akinetische* recht typisch. Die meisten Kranken sind ausgesprochen *amimisch* und *antriebsschwach*. Ein mehr oder minder starker *Muskelrigor* gehört zum durchschnittlichen Krankheitsbild, oft liegen die Kranken in besonderen Haltungen im Bett und zeigen eine *kataleptische Beharrungstendenz* (MUNK, KOLLERT, FINGER, HIRSCHBERG). BETZENDAHL macht auf gewisse seltene Abbauformen der Gesamtmotorik aufmerksam, denen wahrscheinlich Störungen im Gebiet der Stammganglien zugrunde liegen. Neben den viel auffälligeren extrapyramidalen Erscheinungen kommen auch *vereinzelt Pyramidensymptome* vor. v. BAEYER fand bei seinen Untersuchungen in 36% der Fälle Reflexsteigerungen, Fehlen der Bauchdeckenreflexe usw. Tonische Zusammenziehungen der Gliedmaßenmuskulatur, die an Tetanie oder Tetanus erinnern, wurden von BETZENDAHL berichtet.

Bulbäre und pseudobulbäre Erscheinungen begleiten häufig die schwereren encephalitischen Verläufe, nach v. BAEYER in 45%. Die *Zunge* kann oft nur *mühsam*, zitternd und ruckweise vorgestreckt werden („signe de la langue". — GODELIER 1851). Das *Kauen* ist erschwert, der Masseterreflex gesteigert (SCHELLER). Der eigentliche Schluckakt ist aber nur selten beeinträchtigt. Zuweilen löst Berühren der Lippen automatische Kau- und Schmatzbewegungen aus, auch Facialisspasmen sind beschrieben. Die häufige *Sprachstörung* wurde schon von GRIESINGER 1857 erwähnt. Nach v. BAEYER handelt es sich um eine *Dysarthrie*, bei welcher die Mischung bulbärer und pseudobulbärer Komponenten mit extrapyramidalen und cerebellären unverkennbar ist; die Kranken sprechen verwaschen, undeutlich, guttural, häufig fällt auch ein ausgesprochenes Silbenstolpern auf. Die *Aphonie* kann durch entzündliche Erscheinungen am Kehlkopf oder peripherneuritisch bedingt sein; durch gefäßbedingte Großhirnveränderungen können echte Aphasien hervorgerufen werden. Augenmuskellähmungen sind ausgesprochen selten (SCHELLER, FELDMANN), über Konvergenzstörungen wurde von FANTA berichtet. Pupillenstörungen sind nach v. BAEYER ebenfalls sehr selten, er konnte selbst nie eine Pupillenstarre bei Fleckfieberkranken beobachten.

Schädigungen der *Seh- und Hörnerven* gehören zum Durchschnittsbild. Bei den Veränderungen an den Sehnervenpapillen handelt es sich wahrscheinlich seltener um eine echte

Neuritis optica, sondern vor allem um leichte *Stauungszustände*. Sie werden in 20—50% der Fälle gefunden (ARNOLD, MÜLLER, FANTA, MANUSLESKU, OCKLITZ). Die Prognose der Opticusveränderungen ist fast immer günstig. Ausgang in *Opticusatrophie* mit Erblindung scheint ausgesprochen selten zu sein (GOWERS, ARNOLD, HIRSCHBERG, SAUTTER, SCHULTE). Von nicht neurologischen Augenveränderungen wurden Conjunctivitis, leichte Glaskörpertrübungen, Netzhautinfiltrate, Netzhautblutungen, Hochdrucksymptome an den Netzhautarterien usw. festgestellt (FANTA, SAUTTER, FREUSBERG, MÜLLER, FANTA und SIEDEK). Die kleinen knötchenförmigen *Infiltrate der Netzhaut* und der Aderhaut, die MÜLLER bei 28% seiner Fälle fand, werden als für das Fleckfieber spezifische Fundusveränderungen angesehen. Die manchmal sehr hochgradige *Schwerhörigkeit* der Fleckfieberkranken hat nicht nur eine nervöse Ursache (v. BAEYER, MITTERMAIER), auch *Mittelohrentzündungen* und Tubenkatarrhe sind nichts Ungewöhnliches. Ihre Häufigkeit schwankt zwischen 17—80% (MITTERMAIER). Bei der *Innenohrschwerhörigkeit* ist der Nervus octavus, der neuritische Veränderungen erleidet, häufig der Sitz der Erkrankung. Die Gehörschädigungen haben im allgemeinen eine gute Prognose, sind aber therapeutisch schwer zu beeinflussen. Ein Nystagmus tritt gelegentlich, aber nicht allzu häufig auf.

Ataxie von cerebellarem Charakter ist ein häufig beschriebenes Symptom (SCHITTENHELM, SCHAMBUROW, MARGULIS, v. BAEYER). Die ataktischen Erscheinungen, vor allem die *Gangunsicherheit*, können die Entfieberung längere Zeit überdauern. Typische Herdsymptome von seiten des *Großhirns* sind ziemlich selten und wohl meist durch grobe Kreislaufstörungen bedingt. Hemiplegien, Aphasien, Hemianopsien, rindenepileptische Krämpfe wurden von HAMPEL, REDER, SMIRNOW, FELDMANN, HIRSCHBERG, v. BAEYER, MUNK u. a. in Einzelfällen beschrieben.

Bei den *peripheren Nervenstörungen* handelt es sich vielfach nur um Reizerscheinungen wie Schmerzen und Parästhesien, aber auch motorische und sensible Ausfallserscheinungen sind (sowohl an einzelnen Nerven wie in den verschiedensten Kombinationen) nicht ganz selten. SCHELLER sah *Ulnarisneuritiden* in 4—5%, *Peroneuslähmungen* in etwa 2—3%. Der Ausgang ist meist günstig, die Rückbildung allerdings langwierig. Ausgesprochene Rückenmarkserscheinungen sind beim Fleckfieber etwas Seltenes (HIRSCHBERG, SCHELLER, v. BAEYER). Ob die *Blasenstörungen* beim Fleckfieber — soweit sie bei klarem Bewußtsein auftreten — spinaler Herkunft sind oder mit einer Affektion der subthalamischen bzw. corticalen Zentren zusammenhängen, ist fraglich (v. BAEYER).

Nach HALLERVORDEN sind die *weichen Hirnhäute* beim Fleckfieber sehr regelmäßig von Entzündungsprozessen mitbefallen. Klinisch findet man daher die Erscheinungen einer meningitischen Reizung und entsprechende Veränderungen des *Liquors* (MUNK, HEGLER, SMIRNOW, HIRSCHBERG, SCHELLER, v. BAEYER, WAJNAPEL, OCKLITZ). Fast immer ist der Liquor klar, nur bei höherer Zellzahl besteht eine leichte Trübung, niemals ist er eitrig; der *Druck* ist häufig schon in den 1. Krankheitstagen *erhöht*, *Xanthochromie* kommt gelegentlich vor, nach WAJNAPEL sogar in 30%. Die *Zellzahl* ist oft *erhöht*, am meisten zwischen dem 8.—13. Krankheitstag (OCKLITZ). SCHELLER fand Werte etwa um 100/3 Zellen, v. BAEYER etwas höhere zwischen 100/3 und 200/3, einmal sogar 1150/3. Die Zellvermehrung scheint meistens durch lymphocytäre Elemente bedingt zu sein (DANIELOPOLU), jedoch sind auch Leukocyten und Makrophagen nachgewiesen. OCKLITZ betont das ständige Vorhandensein von kleinen Erythrocytenmengen. Auch untergehende Ependymzellen wurden beobachtet (SCHELLER, HEILIG, SLATINEANO und GALESESCO). Die *Eiweißwerte* sind häufig etwas *erhöht*, am meisten zur Zeit der Entfieberung (OCKLITZ). Über das Verhalten der *Kolloidkurven* im Fleckfieberliquor hat SCHELLER berichtet. Er fand mehr oder weniger ausgesprochene Ausflockungen, schon bei geringen Verdünnungsgraden. Die WEIL-FELIX-*Reaktion im Liquor* wird um den 8.—10. Tag herum positiv (OCKLITZ), und zwar in etwa 30% der Fälle (ROEMER, H. R. FRANK). DOERR nimmt an, daß neben der hämatogenen Entstehung eine lokale oder endogene Bildung von

Antikörpern innerhalb der Blutliquorschranke in Frage kommt. Nach seinen Untersuchungen wurde eine positive WEIL-FELIX-Reaktion im Liquor nur dann gefunden, wenn der Serumtiter 1:800 überschritt. Im allgemeinen sprechen die klinischen Erscheinungen beim Fleckfieber für das Vorhandensein einer *serösen Meningitis*, stärkere Pleocytose und Eiweißvermehrung wurde nur in Einzelfällen beobachtet (v. BAEYER). Ausnahmsweise wurde auch das Vorhandensein einer *Subarachnoidalblutung* festgestellt (HIRSCHBERG, SCHELLER, MERTENS).

d) *Psychische Erscheinungen.* Die psychopathologischen Symptome beim Fleckfieber können nach v. BAEYER auf *zweierlei Weise* entstehen: aus dem *allgemeinen*, infektiös-toxischen Geschehen und aus den *herdförmigen* Veränderungen des Gehirns. Es ist im allgemeinen schwer oder kaum möglich, innerhalb des psychischen Bildes diese beiden pathogenetischen Mechanismen auseinanderzuhalten. In einzelnen Fällen ragen jedoch Erscheinungen in das psychisch-cerebrale Bild hinein, die ihrer Herkunft nach eine herdförmige, encephalitische Grundlage sehr wahrscheinlich machen, nämlich vor allem gewisse stuporös-akinetische und bradyphene Zeichen, die bei klarem oder wenig getrübtem Bewußtsein hervortreten und mit sicheren neurologischen Herderscheinungen verknüpft sind (v. BAEYER). Man kann wohl mit gewissen Einschränkungen sagen, daß eine *psychische Störung* beim Fleckfieber *obligatorisch* ist. Ausnahmen bilden die an sich leichteren, „stillen" Verläufe bei Schutzgeimpften, bei Kindern und bei Zweiterkrankten. Die *Regelmäßigkeit* des Auftretens psychischer Störungen hängt zweifellos mit dem *encephalitischen Anteil* der Erkrankung zusammen.

Eine *sensorische Überempfindlichkeit* gegen Licht, Geräusche und Gerüche ist oft im Beginn der Erkrankung, zugleich mit Kopfschmerzen und allgemeiner Abgeschlagenheit, vorhanden (SCHELLER). Die *Bewußtseinstrübung* tritt bald danach, etwa in der Mitte der 1. Krankheitswoche, auf. Die Kranken werden zunehmend matt und dösig, langsam, sie haben Mühe, Fragen zu erfassen und sinngemäß zu beantworten, gleiten leicht ab, kümmern sich wenig um die Vorgänge in ihrer Umgebung. Die *Stimmungslage* ist in der Mehrzahl der Fälle ziemlich neutral, manchmal auch ausgesprochen ängstlich oder mißtrauisch. Gelegentlich treten in der akuten Phase *euphorische Zustände* mit Neigung zum Witzeln oder zu obszönen Reden auf. Ärzte und Pflegepersonal dürfen nie vergessen, daß die Stimmung der Fleckfieberkranken aber auch *rasch und sprunghaft wechseln kann*, sogar Selbstmorde und Selbstmordversuche kommen vor, sind aber allerdings selten (v. BAEYER).

Dagegen sind *delirante Erscheinungen* sehr häufig (HIRSCHBERG, FRANK, SCHELLER, V. STOCKERT). Sie bevorzugen die Abend- und *Nachtstunden* und zeigen eine gewisse Induzierbarkeit durch laute Delirien anderer Kranker, wodurch die Pflege von Fleckfieberkranken in großen Sälen oft erschwert wird. Was bei diesen Delirien erlebt wird, ist vielfach nicht genau zu ermitteln, zumal die deliranten Zustände nachträglich ganz der *Amnesie verfallen*. Sind die Kranken ansprechbar, so zeigt sich, daß sie ihre wirkliche *Umgebung verkennen*, den Krankensaal für eine Stube zu Hause, einen Unterhaltungsraum, ein Arrestlokal usw. halten. Neben indifferenten oder angenehmen Inhalten stehen aber auch sehr quälende.

Die *Halluzinationen* sind meist *optischer Natur*. Ein Kranker sieht die Pferde die er in gesunden Tagen gepflegt hat, draußen vor dem Fenster vorüberziehen (v. BAEYER). Auch akustische Sinnestäuschungen kommen vor, sind aber seltener. Haptische Trugwahrnehmungen hat v. STOCKERT beschrieben. Auch *Störungen des Körperschemas* kommen vor. Den Kranken erscheinen dann die Glieder vom Rumpf getrennt, verdoppelt, vergrößert, ein zweiter Körper liegt neben den Kranken, der Kranke setzt sich selbst seinen neben ihm liegenden Kopf auf (GILJAROWSKY, V. BAEYER). *Veränderungen des Ich-Erlebens* wurden schon in den früheren russischen Epidemien beobachtet (HIRSCHBERG, SCHELLER). Ein Kranker v. BAEYERs bezeichnete sich in der akuten Erkrankungsphase als einen anderen Soldaten, seinen Freund, und nahm dieses Bewußtsein wahnhaft in die

Rekonvaleszenz hinüber, bis er nach einigen Tagen vor dem Rasierspiegel plötzlich wieder zu der Erkenntnis seiner wirklichen Persönlichkeit kam.

Amentielle Zustände sind beim Fleckfieber öfters mit motorischen und sprachlichen Entäußerungen verbunden, die als *kataton* bezeichnet werden. Die Kranken, die kaum ansprechbar sind oder überhaupt nicht mehr sprechen (Mutismus), lassen die passiv erhobenen Gliedmaßen minutenlang in unbequemer Stellung stehen, bis diese wackelnd und zitternd allmählich herabsinken. *Dämmerzustände* von kurzer, stunden- bis tagelanger Dauer, kommen ebenfalls vor. Es handelt sich um stark *affektgeladene Erregungen* mit plötzlichem Beginn und Abschluß, in welchen die Kranken bei nicht allzu tief getrübtem Bewußtsein wahnhafte Inhalte äußern, sich in phantastische Situationen versetzt glauben, laut reden oder schreien, unruhig und gewalttätig sind. Nachträglich besteht oft Amnesie (HIRSCHBERG, SCHELLER, V. BAEYER).

Während die bisher beschriebenen Störungen in allen Erkrankungsphasen und auch im Rekonvaleszenzstadium auftreten, sind folgende Erscheinungsbilder der *Rekonvaleszenz* fast spezifisch eigen: manchmal sehr langwierige *hyperästhetisch-emotionelle Schwächezustände, Residualwahn und Konfabulose* (v. BAEYER). Was die erstgenannten betrifft, so sind die Kranken manchmal noch wochen- und monatelang recht unfrisch und erschöpfbar, leistungsunfähig, nervös, reizbar, unkonzentriert. Andere Kranke kommen nach wiederhergestellter Bewußtseinsklarheit tage- oder wochenlang nicht von den abnormen Inhalten der akuten Phase los, halten wahnhaft an ihnen fest oder verarbeiten sie weiter: Residualwahn. Bei der 3. Gruppe handelt es sich um *Wahngebilde*, die in der *Rekonvaleszenz neu auftreten* und fast immer einen expansiven Charakter besitzen. Diese Kranken fangen bei klarem Bewußtsein und kaum gestörten intellektuellen Funktionen plötzlich an, von eingebildeten Heldentaten, Beförderungen, Auszeichnungen usw. zu berichten, die sie weiter ausschmücken und ausspinnen. Dabei scheint es sich gewöhnlich um *freie Phantasieeinfälle* zu handeln, die den Einfällen in Wachträumereien vergleichbar sind. Äußerlich sind die Kranken geordnet und ruhig, sie bemühen sich selten darum, durch ihre angeblichen Titel Vorteile oder eine bessere Behandlung zu erlangen. v. BAEYER hat diese Zustände eingehend beschrieben und sie den *Konfabulosen* zugerechnet, da das produktive Phantasiemoment, der phantastische Einfall bei ihrer Entstehung die Hauptrolle spielt. Diese Konfabulosen pflegen innerhalb weniger Wochen *abgebaut zu werden* und in *Genesung* überzugehen.

Psychische *Restzustände* schwerer Fleckfiebererkrankungen (postinfektiöse Reizbarkeit, Alkoholintoleranz, Wesensveränderungen) können gelegentlich von forensischer Bedeutung werden (V. BAEYER, V. STOCKERT, BETZENDAHL). Auf die Frage eventueller *Dauerschäden* wird im Abschnitt „Rekonvaleszenz" noch eingegangen werden.

e) Kreislauf. Schon aus den klinischen Erfahrungen des ersten Weltkrieges wurde bekannt, daß beim Fleckfieber ganz besonders häufig und ausgiebig *periphere Kreislaufstörungen* in Erscheinung treten. Diese periphere Gefäßschwäche ist aber nicht nur eine primäre, infektbedingte, sondern sie wird vor allem durch die *spezifische Miterkrankung des Gehirns erst ausgelöst*. MUNK und CEELEN haben das Verdienst, 1915/16 als erste durch vergleichende klinische und pathologisch-anatomische Studien eine weitgehende Parallelität zwischen den charakteristischen Fleckfieberveränderungen des Gehirns und den Störungen des Blutumlaufes aufgezeigt zu haben.

Bei der Fleckfieberencephalitis sind die *lebenswichtigen Zentren* im basalen Teil *des 4. Ventrikels* (Rautenhirn) ganz besonders bedroht. Wie aus Tabelle 1 hervorgeht, ist der *zentral bedingte Zusammenbruch der Kreislaufsteuerung* bei weitem die häufigste *Todesursache*. 93,4% der von ASCHENBRENNER unter

Frontverhältnissen beobachteten tödlichen Krankheitsfälle starben unter einem schweren encephalitischen Bild, bei 70,8% war das zentral bedingte Kreislaufversagen die hauptsächliche Todesursache. Die größere oder geringere Beteiligung des Zentralnervensystems am Krankheitsprozeß entscheidet also schicksalhaft fast immer über Leben oder Tod des Kranken.

Unter den Schädigungen der verschiedenen lebenswichtigen Hirnzentren sind diejenigen, welche die Regulationsstätten für Herz, Gefäße und Atmung in der Medulla oblongata betreffen, bei der Fleckfieberencephalitis sowohl die häufigsten als auch die klinisch bedeutungsvollsten. Schon CEELEN hat betont, daß der *Boden des 4. Ventrikels* geradezu ein *Lieblingssitz der Fleckfieberknötchen* im Gehirn sei. In schweren Fällen findet man dort nicht nur auffallend große Knötchen, sondern sie können auch so dicht liegen, daß *mehrere Tausend auf 1 cm^3 Hirnsubstanz treffen* (DAWYDOWSKIE). Unter Berücksichtigung der Topographie ist es also bei den engen räumlichen Verhältnissen im Medulla oblongata-Gebiet nicht verwunderlich, daß außer den Kerngebieten der unteren 6 Hirnnervenpaare gerade die autonomen Zentren für die Herz- und Kreislaufregulation besonders häufig direkt oder indirekt betroffen werden.

Tabelle 1. *Todesursachen beim Fleckfieber.*
(Deutsches Fleckfieberlazarett, Winter 1941/42).

Todesursache	Anzahl	%
Schweres cerebrales Krankheitsbild (zentral bedingter Kreislauftod)	75	70,8
Desgleichen mit Pneumonie	21	22,6
Desgleichen mit Myokarditis	3	
Myokarditis	1	
Arterielle Thrombose (zweimal mit Gangrän)	3	6,6
Empyem	2	
Phlegmonöse Entzündungen der Pharynxwand mit Glottisödem	1	
Gesamt-Todesfälle	106	100,0

Im klinischen Bild der zentral ausgelösten Kreislaufschwäche beim Fleckfieber finden wir als typisches und regelmäßiges Symptom eine auffallende *Tachykardie*. Der Beginn der Pulsfrequenzsteigerung fällt nicht etwa mit dem Fieberanstieg zusammen, es findet sich sogar im Gegenteil in den ersten Krankheitstagen meist eine relative Bradykardie (ARNETH, BRINKMANN, DENNIG, GUBERGRITZ, LAMPERT, SCHITTENHELM). Erst im späteren Verlauf der 1. Krankheitswoche steigt *gleichzeitig mit der Ausbildung der cerebralen Symptome* die Pulsfrequenz allmählich an und erreicht bei den schweren Fällen oft sehr hohe Werte von 120—140—160 Schlägen in der Minute. Diese *Dauertachykardie* kommt auch ohne entzündliche Myokardschädigung vor und wird dem Herzen wohl meistens von seinen geschädigten zentralen Regulationsstätten her sozusagen aufgezwungen. Sie stellt eine wesentliche, unökonomische Belastung für die Herzarbeit dar und kann besonders *bei zusätzlichen Schädigungen*, z. B. Pneumonien, verhängnisvoll werden.

Nicht minder wichtig ist die schon von MUNK besonders hervorgehobene *Hypotonie* (SCHITTENHELM, DANIELOPOLU, LAURENTIUS, LÜHR, STURM, WAJNAPEL). In der 1. Krankheitswoche findet man zwar im allgemeinen Blutdruckwerte, die noch im Bereich der Norm liegen oder nur leicht erniedrigt sind. Auch später, wenn die cerebralen Symptome und die Tachykardie zunehmen, betragen die Blutdruckwerte in den meisten Fällen etwa zwischen 100/70 und 80/60, so daß immerhin noch eine ausreichende Blutzirkulation ermöglicht wird. Bedrohlich werden die Kreislaufverhältnisse aber dann, wenn es auf dem Höhepunkt schwerer cerebraler Krankheitsbilder plötzlich zu einer *massiven Schädigung* der Zentren im Rautenhirn kommt. Dann sinkt im zentral ausgelösten finalen Kollaps infolge der *Lähmung des Vasomotorenzentrums* der Blutdruck jäh auf oft kaum meßbare Werte ab. Neben diesen *akuten Kollapszuständen* gibt es aber auch ein mehr allmähliches „*Versiegen*" der Kreislauftätigkeit, bei welchem nach zeitgerechter Entfieberung die Tachykardie, die Hypotonie und die Störungen der Blutverteilung bestehen bleiben, der Organismus seine

Reserven völlig erschöpft hat und schließlich in einer Art „cerebraler Kachexie" langsam verlöscht. Hier handelt es sich offensichtlich um eine *Schädigung der großen vegetativen Zentren im Hypothalamusgebiet* (W. R. HESS, VAN BOGAERT, ASCHENBRENNER und v. BAEYER, STURM, VELASCO ALONSO).

Die ganze nervöse Kreislaufregulation kann also beim Fleckfieber in sehr mannigfaltiger Weise gestört werden. Die Blutdrucksenkung ist nur ein Teilsymptom, das sogar in schweren Fällen fehlen kann (WOLBACH, TODD und PALFREY); Gegenregulationen verschiedenster Art sind oft lange Zeit noch möglich. Versagt aber die Anpassungsfähigkeit des Gefäßsystems, bleibt die so wichtige Engerstellung funktionell nicht beanspruchter Gefäßgebiete aus, so entwickeln sich schwere Störungen der Blutverteilung. Allmählich kommt es zu einem Versacken des Blutes in die Kreislaufperipherie und zu einem Leerlauf des Herzens. Bei längerem Sauerstoffmangel werden dann auch noch die Capillaren durchlässig, zum „hämodynamischen" Kollaps gesellt sich der „protoplasmatische", Blutverteilungsstörungen und Plasmaaustritt vermindern die zirkulierende Blutmenge (EPPINGER, SCHWIEGK, DIECKHOFF).

Ein weiteres klinisch einprägsames Symptom ist die oft auffallende *Cyanose*. Das typische rote „Fleckfiebergesicht" zeigt in vielen Fällen sehr bald schon einen cyanotischen Einschlag, später kann es bei schweren Fällen mit hämorrhagischem Exanthem zu einer allgemeinen Blausucht kommen. Ganz extreme Grade von Cyanose sieht man gelegentlich bei Komplikation durch ausgedehnte Pneumonien oder schwere Myokarditis, vor allem wenn sich dann auch noch ein Lungenödem einstellt. Die Acren können bei solchen Krankheitsfällen geradezu einen schwärzlichen Farbton annehmen.

Gangrän und *Hautnekrosen* wurden bei den Fleckfieberkranken des 2. Weltkrieges wesentlich *seltener* gesehen als bei früheren Epidemien (ASCHENBRENNER, DORMANNS, HORTOPANU, STARLINGER, SYLLA). Sicher ist nicht nur die Häufung von schweren cerebralen Fällen, sondern auch das Auftreten von Komplikationen beim Fleckfieber weitgehend von dem jeweiligen „*Genius epidemicus*" abhängig. So wies z. B. schon DAWYDOWSKIE darauf hin, daß die russischen Ärzte in der Epidemie 1915/16 an der russischen Westfront nur vereinzelte Gangränfälle beobachtet haben, während diese bei der Pandemie 1918/20 sehr gehäuft aufgetreten seien. DANIELOPOLU hat bei der Epidemie von Jassy 1917/18 bei 608 Fleckfieberkranken nicht eine einzige Extremitätengangrän gesehen. Allerdings dürften beim Zustandekommen aller Sekundärkomplikationen auch die jeweiligen sozialen, klimatischen und hygienischen Verhältnisse und die Ernährungsbedingungen eine wesentliche Rolle spielen.

Die gangränösen Erkrankungen waren in früheren Jahrhunderten eine sehr gefürchtete Komplikation und haben dem Fleckfieber den Beinamen „*Faulfieber*" eingetragen. Schon JÜRGENS machte darauf aufmerksam, daß diese Komplikation offensichtlich nicht nur auf der Blutdrucksenkung und deshalb mangelhaften Durchblutung des Körpers (MUNK) beruhe, sondern vor allem auf *Kälteeinwirkung* und *Unterernährung* (Hungertyphus). Bei den von SCHOPPER und SYLLA beobachteten Gangränfällen scheint längere Kälteeinwirkung ätiologisch ganz im Vordergrund gestanden zu haben. Das gleiche geht aus älteren Beobachtungen von HESSE, WIETING, DREYER, MEYER und KOHLSCHÜTTER, WELCKER u. a. hervor („gefäßparalytische Kältegangrän").

Übereinstimmend wird in den neueren Beobachtungen hervorgehoben, daß die im ganzen recht seltene *Extremitätengangrän* meist als sekundäre Folgeerscheinung *arterieller Thrombosen* auftritt (HORTOPANU, ASCHENBRENNER und v. BAEYER, SCHOPPER, BIELING und HEINLEIN, GESENIUS). ROTH betont, daß der Thrombenbildung in den großen Gefäßen vielfach eine *spezifische Wandveränderung* zugrunde liegen dürfte. Neben den anatomischen und funktionellen Schädigungen des Gefäßrohres spielen bei der Thromboseentstehung während des Fleckfiebers aber auch die erhöhte Gerinnungsbereitschaft des Blutes und die schlechten peripheren Zirkulationsverhältnisse zweifellos eine Rolle (ASCHENBRENNER und MARX, SYLLA). Gelegentlich wurden multiple Thrombenbildungen in der Aorta und verschiedenen Becken- und Beinarterien festgestellt

(ASCHENBRENNER und v. BAEYER), wobei sich auch ein gestielt aufsitzender Thrombus im linken Herzmuskel fand. Bei solchen Situationen sind also auch arterielle Embolien möglich. In nicht allzu komplizierten Fällen können die Kranken durch rechtzeitige *Amputation* gerettet werden; auch Spontanheilung mit Defekt und allerdings meist unzureichender Kollateralenbildung kommt vor (GESENIUS).

Nicht wesentlich häufiger sind die oberflächlichen *Hautnekrosen* („Fledermaushaut" nach MUNK), schwarz verfärbte, lederartige Hautpartien mit hellroter, leicht eiternder Demarkationszone, die durch eine Kombination von lokalen Wandschädigungen kleinerer Arterien, Druckwirkung und peripheren Zirkulationsstörungen entstehen. Sie heilen meist unter konservativer Behandlung nach Abstoßung der mumifizierten Hautstellen ab. *Venenthrombosen* treten meist später, in der Frührekonvaleszenz, auf und können ausnahmsweise beim Hinzutreten von Mischinfektionen zu einer thrombophlebitischen Sepsis führen.

Bezüglich der klinischen Bedeutung der *Fleckfiebermyokarditis* sind die Ansichten in der Literatur geteilt. GARRETON SILVA, HERVÉ und DEL SOLAR, DENNIG, GG. B. GRUBER, E. HERZOG, GG. HERZOG, HUECK, JOYEUX und SICÉ, LIEBAU, RANDERATH, WALTER, BOHN, CHIARI, BIELING und HEINLEIN halten sie für eine oft doch recht ernste Komplikation, während SCHITTENHELM, MUNK, OTTO und MUNTER, CEELEN, DAWYDOWSKIE, LUTZ, SCHOPPER, ROTH, KRAUSE, NORVIIT u. a. den Standpunkt vertreten, daß die Fleckfiebermyokarditis in der überwiegenden Mehrzahl der Fälle *leicht verläuft* und die Herztätigkeit nur wenig beeinflußt. Die Ansicht BRAUERs, daß der Fleckfieberkranke häufiger an einem primären Versagen der Triebkraft des Herzmuskels als an einer primären Vasomotorenlähmung stürbe, wird heute jedenfalls von den meisten Autoren abgelehnt. Von pathologisch-anatomischer Seite wird darauf hingewiesen, daß die Beteiligung des Myokards sehr *unterschiedlich* und vielfach nur *recht geringfügig* sei (GG. HERZOG, GRUBER, SCHULTZ, SCHOPPER, ROTH) und daß bei der interstitiellen Fleckfiebermyokarditis eine *Schädigung des Muskelparenchyms selbst* (wie z. B. bei der Diphtherie) so gut wie *nie* in nennenswertem Ausmaße nachzuweisen sei.

Auch nach unseren eigenen klinischen und elektrokardiographischen Erfahrungen halten wir die Fleckfiebermyokarditis — von einzelnen ausgesprochen schweren Fällen abgesehen — für eine *meist verhältnismäßig harmlose* und *prognostisch gutartige* Komplikation, welche die contractilen Elemente des Herzmuskels weitgehend unversehrt läßt. Die besonders bei schweren Fleckfieberfällen häufig festzustellenden *EKG-Veränderungen* am Zwischenstück und an der Nachschwankung (GARRETON SILVA, HERVÉ und DEL SOLAR, KRAUSE, NORVIIT, BOHN, ASCHENBRENNER, LAURENTIUS) sind ja keineswegs immer Folge einer Myokarditis, sondern werden viel öfter durch Durchblutungsstörungen des Herzens (Dauertachykardie, Hypotonie, Überbelastung des rechten Herzens bei Pneumonie usw.) hervorgerufen. Auch bei den Rhythmusstörungen des Fleckfieberherzens spielen entzündliche Myokardveränderungen wohl eine geringere Rolle als die Durchblutungsstörungen und die rein zentralnervöse Auslösung (ASCHENBRENNER, LÜHR, NORVIIT, LAURENTIUS). Im allgemeinen bilden sich die *EKG-Veränderungen* in der Rekonvaleszenz *rasch wieder zurück*, während die *Regulationsstörungen* des peripheren Kreislaufes noch wochen- und monatelang *anhalten* können (ROBBERS). Die starke vegetative Labilität des Herznervenapparates kommt in der Fleckfieberrekonvaleszenz besonders deutlich zum Ausdruck (SIEDECK, KASPECZYK und FANTA, LEMKE).

f) Stoffwechsel. Störungen des Intermediärstoffwechsels können beim Fleckfieber — wie bei anderen schweren Infektionskrankheiten — durch die intensive und stürmische *Allgemeininfektion* als solche hervorgerufen werden, darüber hinaus aber auch noch durch *encephalitisch* bedingte zentrale Dysregulationen. Doch dürften die letzteren beim Stoffwechsel eine geringere Rolle spielen als z. B. bei den Kreislauffunktionen, da die großen vegetativen Zentren des Zwischenhirns zahlenmäßig weit *seltener* vom Fleckfieberprozeß befallen werden als die der Medullä oblongata. So erscheint es uns etwas einseitig gesehen, wenn STURM die „hypothalamische Planung" der Fleckfieberpathologie ganz in den Vordergrund rückt.

Unter den Veränderungen des *Mineralstoffwechsels* beim Fleckfieber ist die *Hypochlorurie* am längsten bekannt (MURCHISON 1858). Sie findet sich ebenso wie bei Pneumonien, Scharlach, WEILscher Krankheit, Rückfallfieber usw. nur während des akuten Fieberstadiums (s. Abb. 8), da zu dieser Zeit eine erhöhte Gewebsaffinität für Kochsalz besteht (GLATZEL, JULLIARD und HÉNAFF, DANIELOPOLU, ASCHENBRENNER, SCHÄFER, WAJNAPEL). Bei diesen *intermediären Kochsalzverschiebungen* spielen vermutlich Störungen der „gerichteten Permeabilität der Capillarwände" eine maßgebliche Rolle (EPPINGER, GLATZEL, SCHÄFER, DIECKHOFF), wohingegen Kochsalzverluste *nach außen* (lang anhaltendes Erbrechen, profuse Durchfälle) beim Fleckfieber kaum vorkommen. Mit wirklichen *Salzmangelzuständen* hat man daher beim Fleckfieber im allgemeinen *nicht* zu rechnen, die *Hypochlorämie* hält sich in sehr mäßigen Grenzen. ASCHENBRENNER fand bei fortlaufenden Bestimmungen die tiefsten Senkungen des Kochsalzspiegels im Blute etwa zwischen dem 10. und 14. Krankheitstag (Werte zwischen 510 und 550 mg-% NaCl), nach der Entfieberung kam es *auch ohne Kochsalzzufuhr von außen* zu rascher und manchmal überschießender *Normalisierung*. Ähnliche Befunde wurden von SCHÄFER, RIGLER, BOHN, W. SCHMIDT, WAJNAPEL u. a. mitgeteilt. Sichere Beziehungen zwischen dem Ausmaß der Hypochlorämie und der Schwere des cerebralen Krankheitsbildes konnten nicht gefunden werden.

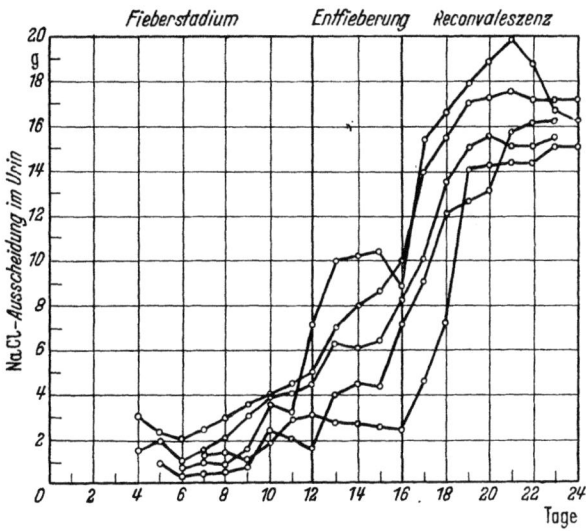

Abb. 8. Typische Hypochlorurie beim Fleckfieber. (Aus SCHÄFER, Dtsch. med. Wschr. 1944, 417.)

Besonderes Interesse fanden in der modernen Fleckfieberliteratur die gar nicht so seltenen *Azotämien* und ihre pathogenetische Deutung (WETZEL 1940, STURM 1942, ASCHENBRENNER 1943, K. H. SCHÄFER, WOLFG. SCHMIDT 1944, YEOMANS und Mitarbeiter 1945, WAJNAPEL 1947). Da die Hypochlorämien an und für sich meist recht *geringfügig* sind und keinen zuverlässig definierten Zusammenhang mit den erhöhten Rest-N-Werten erkennen lassen, dürfte es sich im Gegensatz zu der Ansicht von STURM *kaum um hypochlorämische Urämien handeln* (ASCHENBRENNER, SCHÄFER, DIECKHOFF). Ebenso muß das regelmäßige Vorkommen einer Nebennierenrindeninsuffizienz als Urämieursache beim Fleckfieber bezweifelt werden (Literatur bei ASCHENBRENNER und v. BAEYER, STURM, WAJNAPEL, DIECKHOFF, SCHÄFER). Aus den exakten Untersuchungen von YEOMANS und Mitarbeitern geht hervor, daß die Höhe der beobachteten Rest-N-Werte unter anderem abhängig ist von der Schwere des klinischen Krankheitsbildes, vom Grad der Oligurie, vom Eiweiß- und Sedimentbefund des Harns; bei 15 *tödlichen* Fällen erreichte der *Rest-N* einen Durchschnittswert von 120 (75—200 mg-%). Doch zeigt Abb. 9 aus unserem Beobachtungsgut, daß es auch bei verhältnismäßig leichten, stillen Fleckfieberverläufen ausnahmsweise zu erheblichen Urämien kommen kann, die ohne blutchemische Untersuchungen gar nicht diagnostiziert werden könnten. Auch Störungen der Blasenentleerung bei encephalitischen Kranken können gelegentlich durch Überdehnung und Rückstauung vorübergehend einen erheblichen Rest-N-Anstieg verursachen (ASCHENBRENNER).

Angesichts der Häufigkeit nephritischer Harnbefunde (SYLLA 10,8%, WAJNAPEL 45%) und pathologisch-anatomischer Nierenbefunde (s. S. 687) beim Fleckfieber muß daher für die *Genese der urämischen Zustandsbilder* angenommen werden, daß sie durch eine Kombination eines *vermehrten Angebotes an Eiweißschlacken* (Infektwirkung) mit einer *verminderten Ausscheidungsfähigkeit* der entzündlich oder funktionell geschädigten Niere zustande kommen. Diese *Nierenschädigung* kann durch eine Glomerulonephritis oder durch eine seröse Nephritis, ferner vor allem aber auch durch *Durchblutungsstörungen* der Nieren beim protrahierten Kollaps (DIECKHOFF, MULRHEAD und FROMM) hervorgerufen werden.

Eine rein cerebrale Genese der Urämien dürfte nur in Ausnahmefällen in Frage kommen (REINWEIN). Wie oft das sog. ,,hepato-renale Syndrom" (NONNENBRUCH) bei nicht durch Ikterus komplizierten Fleckfieberfällen eine Rolle spielt, ist noch nicht zu übersehen (KORANY

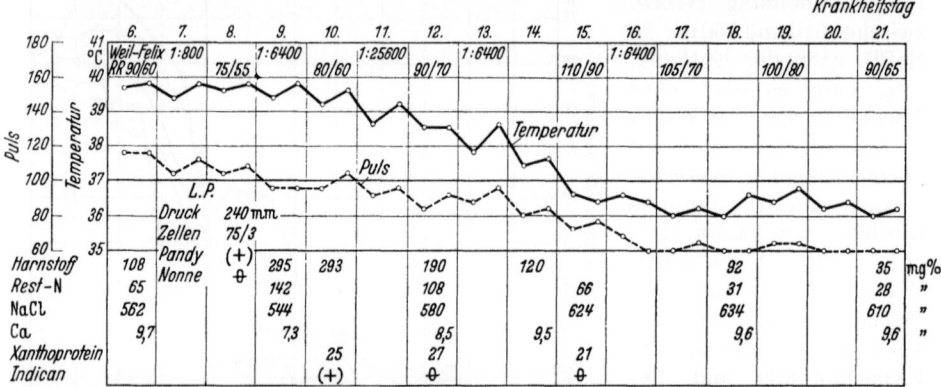

Abb. 9. Mittelschweres Fleckfieber mit geringen cerebralen Erscheinungen und guten Kreislaufverhältnissen bei einem 22jährigen Mann. Erhebliche, verhältnismäßig rasch abklingende Urämie ohne Blutdrucksteigerung und ohne Ödem. Keine wesentliche Hypochlorämie, normaler Residual-N. Im Urinsediment reichlich Erythrocyten, später auch granulierte Zylinder. Auffallend rasche Erholung nach der Entfieberung.

und VARGA). YEOMANS und Mitarbeiter fanden zwar bei ihren Fällen meist ein niedriges spezifisches Gewicht des Harns, jedoch scheint der Residual-N bei der Fleckfieberurämie nicht erhöht zu sein (ASCHENBRENNER). Auch die nicht selten positiven Takata-Ara-Reaktionen fallen zeitlich parallel mit dem steilsten Anstieg der Blutsenkungsgeschwindigkeit in die Entfieberungsperiode, während die Rest-N-Erhöhungen wesentlich früher aufzutreten pflegen (Tabelle 2).

Für die Ursache der beim Fleckfieber recht regelmäßig auftretenden *Hypocalcämien* (VAN MEERENDONK, VEIL und STURM) kann eine sichere Erklärung noch nicht gegeben werden. Die Calciumwerte sinken im allgemeinen erst am Ende der 1. Krankheitswoche stärker ab,

Tabelle 2. *Schweres cerebrales Krankheitsbild mit meningealen Erscheinungen und starker motorischer Unruhe, Intentionstremor, Ataxie bei einem 23jährigen Kranken. Großfleckiges, zum Teil hämorrhagisch umgewandeltes Exanthem. Entfieberung am 17. Krankheitstag. Verhältnismäßig rasche Erholung.*

Krankheitstag	8.	10.	11.	12.	15.	18.	20.	22.
Harnstoff . . .	—	52	—	55	51	47	40	—
Rest-N	—	48	—	38	33	28	28	—
NaCl	—	516	—	522	540	594	602	—
W. F.	1:200	—	1:25600	—	1:25600	—	1:25600	1:12800
Takata-Ara . .	+	—	∅	+++	—	+++	+++	+++
Lumbalpunktion .	—	—	Druck 250 mm	normal	—	—	—	
	—	—	Zellen 183/3	172/3	—	—	—	--
	—	—	Pandy (+)	++	—	—	—	--
				Xanthochromie				

erreichen im Anfang der 2. Krankheitswoche ihren niedrigsten Punkt, um dann während oder nach der Entfieberung rasch wieder zur Norm zurückzukehren (s. Abb. 9). Es kann sich dabei sowohl um eine zentrale Regulationsstörung (HOFF, STURM, HESS, BERG und SHERMANN), als auch um eine Beteiligung der Nebenschilddrüsen am Fieberstoffwechsel handeln (SANFILIPPO, SANFILIPPO und RICCO). Vielleicht wandert das Calcium auch *im Rahmen der Transmineralisationsvorgänge* ebenso wie das Kochsalz vorübergehend *ins Gewebe ab* (SCHÄFER). Zu dieser Vorstellung würde passen, daß das Serumkalium meist vermehrt ist (SCHÄFER, VELASCO ALONSO), der Kalium-Calcium-Quotient steigt nicht selten auf das Doppelte des normalen Wertes an. Auffallend ist, daß die QT-Dauer im EKG bei der Fleckfieberhypocalcämie im allgemeinen *nicht* verlängert ist (ASCHENBRENNER) und daß die Prüfung der elektrischen Erregbarkeit keine latente Tetaniebereitschaft aufzeigt (v. BAEYER, SCHÄFER). Ebenso wie die Hypochlorämie bildet sich die Hypocalcämie nach der Entfieberung auch ohne besondere therapeutische Eingriffe *von selbst* sehr rasch wieder zurück.

Bezüglich des *Wasserhaushalts* ist darauf hinzuweisen, daß Polyurien, besonders in der Entfieberungsperiode, häufig beschrieben wurden (HUFELAND, MUNK, SCHITTENHELM, STURM, SCHELLER, LÜHR, SYLLA). Sie sind gelegentlich mit einer ausgesprochenen Polydipsie verknüpft, was auf Störungen im Hypophysenzwischenhirnsystem hinweist. STURM hat ein *Diabetesinsipidus*-artiges Syndrom bei einem schwer Fleckfieberkranken mitgeteilt, der 5 bis 7 Liter Tee je Tag trank. Später kam es noch für längere Zeit zu einer überschießenden Urinausscheidung bei niedrigem spezifischem Gewicht, schließlich sogar zur Entwicklung einer Hyperthyreose und einer Hypertonie. Über Störungen des *Kohlenhydratstoffwechsels*, vor allem im Sinne von Hyperglykämien, wurde von RÖMHELD, LÜHR, SCHMIDT, WAJNAPEL u. a. berichtet. KATSCH hat 2 Fälle von echtem *Diabetes mellitus* nach Fleckfieber gesehen. Das Serumeiweiß ist nach SCHÄFER nur leicht erniedrigt.

Eine ausgesprochene *Exsiccose* haben wir ebenso wie SCHÄFER *nie beobachtet* (sie scheint aber in heißen Klimaten vorzukommen). Die eigentümlich welke und spröde Haut der Fleckfieberkranken täuscht allerdings oft eine „Austrocknung" vor. Es handelt sich dabei aber nicht nur um einen Turgorverlust, sondern um einen Schwund des subcutanen Fettgewebes und der Muskulatur. Die stürmische und oft geradezu groteske *Abmagerung* der Fleckfieberkranken war schon den alten Klinikern bekannt, sie kann sich bei schweren encephalitischen Fällen geradezu zu einer „cerebralen Kachexie" steigern. Aber auch bei den unkomplizierten schweren Fällen geht der *Gewichtsverlust* „so rasch und intensiv vor sich, wie man es fast bei keiner anderen Krankheit zu sehen bekommt" (SCHITTENHELM).

g) *Blut.* Das Blutbild der Fleckfieberkranken kann nicht als besonders typisch bezeichnet werden (SYLLA, LAMPERT, BRIEGER und OCKLITZ). Die Anzahl der *Leukocyten* ist in der 1. Krankheitswoche nur sehr selten auffallend erhöht, meist schwankt sie in ziemlich engen Grenzen *um den Normalwert*, gelegentlich kommen auch ausgesprochene Leukopenien vor (SCHILLING, SCHITTENHELM, HEGLER). Später kann die Leukocytenzahl nicht nur beim Hinzutreten von Sekundärinfektionen, sondern auch ohne diese bei schweren cerebralen Fällen auf hohe Werte ansteigen. DANIELOPOLU hält eine Vermehrung der Leukocytenzahl auf Werte über 20000 während oder nach der Entfieberung für prognostisch besonders ungünstig. Eine vermutlich zentralnervös ausgelöste Agranulocytose wurde von HOFF einmal bei einer 16jährigen Patientin beobachtet. Die Zahl der roten Blutkörperchen nimmt bei schweren Erkrankungen in der Entfieberungszeit oft etwas ab, LIEBAU hat sogar bei der Mehrzahl seiner Fälle eine deutliche *Infektanämie* gesehen.

Das *Differentialblutbild* beim Fleckfieber ist seit den Untersuchungen SCHILLINGS als „buntes Blutbild" bekannt. Es zeichnet sich durch das Vorkommen von jugendlichen Neutrophilen, Plasmazellen und Reizformen, sowie von Lympho- und Monocyten von oft etwas abnormem Aussehen aus, ist aber nur im Zusammenhang mit dem ganzen klinischen Bild für die Diagnose verwertbar. Ähnliche Blutbilder können auch bei septischen Zuständen und schweren Pneumonien vorkommen. Die *Linksverschiebung* ist beim schweren Fleckfieber meist sehr deutlich ausgesprochen (LAMPERT, LÜHR, HOFF), die *Eosinophilen* fehlen während der Hauptfieberperiode in der Regel ganz.

Sehr deutlich ist bei schweren Krankheitsfällen oft die sog. *toxische Granulation* der Leukocyten (NAEGELI, GLOOR, STODTMEISTER). Über die Bedeutung der DÖHLEschen *Leukocyteneinschlüsse* für die Fleckfieberdiagnose sind die Ansichten in der Literatur geteilt. REHDER sieht in ihnen ein brauchbares Merkmal für die Frühdiagnose von Fleckfieber und Scharlach. DÖHLE hatte diese Gebilde zuerst 1912 bei 30 Scharlachfällen beschrieben und sie später für Scharlacherreger gehalten. Nachuntersucher fanden ähnliche Gebilde bei der Pneumonie, beim Typhus abdominalis, bei Masern, Sepsis, Tuberkulose usw. und lehnten eine Spezifität dieser Befunde ab (ROTHE). HEILMEYER beschreibt die Döhlekörperchen bei Pappenheimfärbung als „blaue, scharf umgrenzte Flecken innerhalb des rotvioletten Plasmas", und sieht in ihnen, ebenso wie SCHULTEN und STODTMEISTER, *Reste der Basophilie des unreifen Promyelocytenplasmas*. Die Beurteilung der Döhlekörperchen wird durch ihre ausgesprochene Polymorphie erschwert, so daß die Angaben über ihre Menge und die Regelmäßigkeit ihres Vorkommens recht widerspruchsvoll sind (MÜCKTER, ASCHENBRENNER und v. BAEYER). Da ähnlich aussehende und ähnlich zahlreiche Gebilde bei vielen schweren Infektionskrankheiten, vor allem im Jugendalter vorkommen können, hat der Nachweis der DÖHLESCHEN Körperchen für die Fleckfieberdiagnose nur einen *sehr begrenzten Wert*.

Die Untersuchung des Knochenmarks mit Hilfe der *Sternalpunktion* scheint beim Fleckfieber in differentialdiagnostischer und prognostischer Hinsicht wenig ergiebig zu sein (REVOL, COUDERT und MOREL). DE ROSNAY fand im Myelogramm ein deutliches Hervortreten reticuloendothelialer Elemente, in welchem bei Spezialfärbung mit heißer Giemsalösung oder nach GIROUD Zelleinschlüsse wahrnehmbar sind. Sie scheinen für Fleckfieber mehr oder weniger spezifisch zu sein.

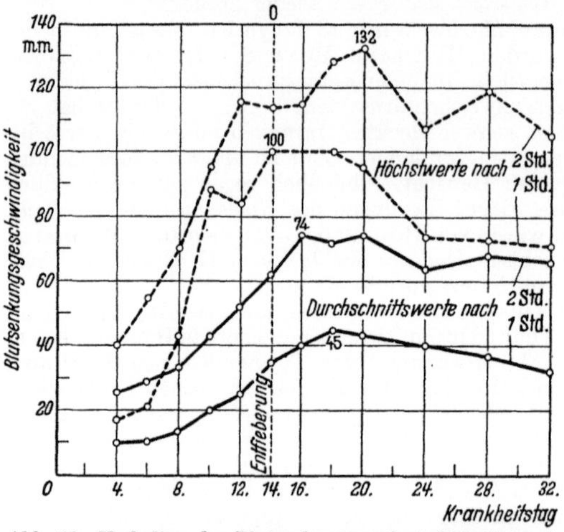

Der Verlauf der *Blutsenkungsgeschwindigkeit* ist von ENTRINGER und von GOYTIA studiert worden. Die Blutsenkungsgeschwindigkeit ist in der 1. Krankheitswoche im allgemeinen *niedrig* und steigt nur langsam am Ende derselben an (Abb. 10). In der 2. Woche und vor allem *nach der Entfieberung* kann sie rasch *mittelhohe*, oft auch *sehr hohe Werte* erreichen und in der Rekonvaleszenz noch lange hoch bleiben, selbst wenn keine Komplikationen vorliegen. Daneben gibt es meist leichtere (z. B. nach Schutzimpfung), aber auch schwerste Krankheitsverläufe mit niedrig bleibenden Senkungswerten. Differentialdiagnostisch kann die Blutsenkungsgeschwindigkeit in der 1. Krankheitswoche gelegentlich für die *Abgrenzung gegenüber der Lobärpneumonie* von Wert sein, da sie bei dieser meist sehr schnell anzusteigen pflegt.

Abb. 10. Verhalten der Blutsenkungsgeschwindigkeit (nach WESTERGREEN) im Verlauf des Fleckfiebers. Durchschnittswerte und Höchstwerte nach 1 und 2 Std. Die unteren Kurven zeigen Durchschnittswerte von 75 Fällen; die oberen, gestrichelten Kurven zeigen die an den einzelnen Krankheitstagen gefundenen Höchstwerte (nach ENTRINGER).

h) Komplikationen. Durch nasale Infektion gelingt es im Tierversuch, *Rickettsienpneumonien* zu erzeugen, bei denen massenhaft Rickettsien aus den erkrankten Lungen gewonnen werden können. Ob es auch beim Menschen während der Generalisation durch hämatogene Verbreitung zu einer ausgedehnten Rickettsienbesiedelung der Lungen kommen kann, ist noch nicht einwandfrei geklärt. Doch hat schon DAWYDOSWKIE den Verdacht ausgesprochen, daß die so häufigen katarrhalischen und zum Teil ausgesprochen hämorrhagischen Bronchial- und Lungenprozesse möglicherweise durch den Fleckfieberreger selbst hervorgerufen werden. Nach dem klinischen Eindruck ist es durchaus wahrscheinlich, daß die *Frühpneumonien* am Ende der 1. Krankheitswoche zum Teil *auf spezifischer Basis* entstehen. Später, in der *Deferveszenzperiode*, kommt es dann zu einer gewissen Wehrlosigkeit des Organismus, welche der Ansiedlung von Bakterien nicht nur in den Lungen, sondern auch in anderen Organen Vorschub leistet. In dieser Krankheitsphase sind schwere *Pneumonien durch sekundäre Mischinfektion* eine recht häufige Komplikation (12%, s. Tabelle 3).

WOLBACH, TODD und PALFREY geben eine Häufigkeit von 10% an. Bei den tödlich verlaufenden Fällen ist der Prozentsatz wesentlich höher, etwa zwischen 30 und 50%. BÖHNE fand unter 51 Sektionsfällen 11mal eine lobäre Pneumonie und 13mal eine bronchogene Herdpneumonie. Ähnliche Zahlen werden von CURSCHMANN und von SCHOPPER genannt.

Nicht ganz selten kommt es im Anschluß an solche Pneumonien zu *Pleuritiden* und *Empyemen*, wobei meist Pneumokokken im Punktat nachzuweisen sind.

Tabelle 3. *Komplikationen bei 691 Fleckfieberfällen (einschließlich 106 Verstorbenen).
Beobachtungen aus einem deutschen Fleckfieberlazarett, Winter 1941/42.*

Bronchitis	348	„Nachfieber"	46
Pneumonie	83	Typhus abdominalis	1
Pleuritis exsudativa	5	Lungentuberkulose (offen)	1
Empyem	9	Wolhynisches Fieber	8
Angina	34	Thrombophlebtische Sepsis	1
Parotitis	6	Arterielle Thrombose	4
Erysipel	3	Venenthrombose	6
Otitis media	34	Hautnekrosen	4
Nebenhöhlenentzündung	3	Urticaria	3
Furunkel	21	Herpes labialis	2
Spritzenabsceß	10	Gelenkbeschwerden (davon 1mal	
Ikterus	10	typische Polyarthritis rheumatica)	4
Durchfälle	35		

Während die Pleuritiden im allgemeinen durch konservative Therapie rasch zur Ausheilung kommen, bedürfen die Empyeme chirurgischer Intervention (KILLIAN und OBERTREIS) bzw. lokaler und parenteraler Sulfonamid- oder Penicillintherapie (TIERNEY, KLEIN, RAVENEL).

Nach den Sektionserfahrungen sind kleinere eitrige *Geschwüre* im Bereich der *oberen Luftwege* recht häufig vorhanden. Ulceröse, nekrotisierende und phlegmonöse Prozesse im Hypopharynx, an der Epiglottis, an den Kehlkopfknorpeln und in der Trachea sind seltener, gehören aber zu den gefährlichsten Komplikationen, weil sie *Glottisödem* herbeiführen können (CEELEN, DAWYDOWSKIE, KILLIAN und OBERTREIS).

Das zum Teil zentralnervös bedingte Versiegen der Speichelsekretion ist sicher auch eine wesentliche Vorbedingung für die Entstehung der *Parotitiden* (STARLINGER, KILLIAN und OBERTREIS). Sie heilen vielfach unter konservativer Behandlung ab, doch muß bei eitriger Einschmelzung öfters operiert werden. Gelegentlich führt die Erkrankung der Drüse zu peripherer Facialislähmung (HESSE, v. BAEYER). Auch andere *eitrige Mischinfektionen* können den in seiner Abwehrkraft geschädigten Organismus in der Entfieberungszeit bis weit hinein in die Rekonvaleszenz befallen. Hämatogene Keimverschleppung kommt gelegentlich vor, doch dürften die *Furunkulosen, Karbunkel, Spritzenabscesse, Phlegmonen, Anginen, Erysipele* usw. häufiger durch das Eindringen der Erreger durch die Haut und die Schleimhäute verursacht werden. *Mechanische Schädigungen* durch Kratzen, Selbstverletzungen in der deliranten Unruhe, verschmutzte und unzweckmäßige Krankenlager, die fehlende Selbstreinigung der ausgetrockneten Mundhöhle bei benommenen Patienten und dergleichem mehr sind dabei unterstützende Momente.

Die eitrige *Otitis media* (s. Tabelle 3) führt zwar häufig zur Perforation, ist aber im allgemeinen gutartig und nicht durch Mastoiditis kompliziert. Die Fleckfieberschwerhörigkeit wird allerdings noch häufiger durch eine zentrale Schädigung des Nervus acusticus bzw. der Hörbahnen und -zentren hervorgerufen (MITTERMAIER). *Kombinationen mit anderen Infektionskrankheiten* sind nicht ganz selten (s. Tabelle 3), vor allem mit Wolhynischem Fieber. In früheren Jahrhunderten hat die Verquickung von Fleckfieber und Rückfallfieber eine große Rolle gespielt. Das Hinzutreten einer Diphtherie kann selbst bei einer leichten Fleckfieberepidemie die Letalität ganz wesentlich erhöhen.

Manchmal kommen bei schweren cerebralen Fleckfieberfällen offenbar zentral bedingte *Störungen der Darmmotilität* vor, die ileusartige Bilder verursachen und zu *unnötigen Operationen* führen können (v. BAEYER, KILLIAN und OBERTREIS, STARLINGER). Fälle von Darmgangrän nach Thrombose der Mesenterialarterien werden von HESSE erwähnt. Sowohl für die Obstipation als auch für die Durchfallsbereitschaft der Fleckfieberkranken wurden abdominelle Innervationsstörungen als Ursache angeschuldigt; STURM hält sie für centrogener Natur. Nach den Erfahrungen von ASCHENBRENNER sind *Durchfälle* aber keineswegs sehr häufig, meist handelt es sich um ein Aufflackern unspezifischer, postdysenterischer

Enterocolitiden. Ein besonderer „intestinaler Typ" des Fleckfiebers, wie ihn LAMPERT beschrieb, wird auch von DORMANNS abgelehnt.

Das Vorkommen von *Ikterus* bei Fleckfieberkranken wird schon in der alten Fleckfieberliteratur erwähnt (GRIESINGER, CURSCHMANN). Möglicherweise handelt es sich manchmal um Kombinationen mit *Hepatitis epidemica* (GUTZEIT). Doch kommen auch spezifische Leberveränderungen vor (DAWYDOWSKIE, SCHOPPER, ROTH), die als Ursache für einen Parenchymikterus in Betracht zu ziehen sind. BÖHNE hat berichtet, daß er in 22 von 47 Sektionsfällen Zeichen eines *hämolytischen Ikterus* nachweisen konnte. Systematische klinische Untersuchungen darüber stehen jedoch noch aus. Ebenso ist vorläufig noch unklar, ob das im Abschnitt f) erwähnte Ansteigen der *Takata-Ara-Reaktion* in der Entfieberungszeit tatsächlich auf einer Leberparenchymschädigung beruht (KORANY und VARGA) oder auf anderweitig verursachte Änderungen des Bluteiweißspektrums zurückzuführen ist.

i) Rekonvaleszenz, Dauerschäden. Die auffallende *vegetative Labilität*, die rasche *Ermüdbarkeit*, die Neigung zu *trophischen Störungen*, die enorme *Abmagerung*, die Anfälligkeit gegen *Sekundärinfektionen* sind charakteristische Zeichen der Fleckfieberrekonvaleszenz. Die Mehrzahl der Kranken erholt sich zwar auffallend rasch und gründlich, doch vergehen bis zur völligen *Wiederherstellung* der alten Leistungsfähigkeit selbst bei den leichteren Fällen fast immer *mehrere Wochen bis Monate*. Im allgemeinen empfinden die Genesenden dankbar und oft geradezu euphorisch das Wiedererstarken der Lebenskräfte.

Nur bei einem Teil der Schwerkranken geht die *Rückbildung* der neurologischen und psychischen Krankheitserscheinungen allerdings *nicht mit der allgemeinen körperlichen Erholung parallel*. Eine Reihe von Erscheinungen können die *Fieberperiode*, in welcher sie sich entwickelt haben, *überdauern*, um schließlich nach mehr oder minder langer Zeit zu verschwinden: das extrapyramidal bedingte Zittern, Amimie und Rigor, die ataktische Unsicherheit, Hirnnervenstörungen, polyneuritische Erscheinungen (v. BAEYER, LEMKE, SCHULTE). *Kopfschmerzen, Schwindel und Schlaflosigkeit*, sowie Neigung zu starkem *Schwitzen* halten manchmal *längere Zeit noch an*. Schon den älteren Klinikern war bekannt, daß zuweilen Bilder auftreten und die Fieberperiode überdauern, die an BASEDOW erinnern: Exophthalmus, Struma, Tachykardie, vermehrtes Schwitzen, Zittern. HOFF und STURM haben je einen derartigen Fall beschrieben und ihn als stammhirnbedingte Regulationsstörung gedeutet. Andere Kranke sind in der Rekonvaleszenz *antriebsarm, entschlußlos und matt*, dabei kann eine starke Verlangsamung aller seelischen Reaktionen mit einsilbigem, kaum zugängigem Verhalten zustande kommen. Zuweilen sind die Genesenden auch noch recht *reizbar*, empfindsam und weinerlich, hochgradig *erschöpfbar, zerstreut*. „Die Fliege an der Wand" ärgert sie, zänkische und querulatorische Neigungen können hervortreten (v. BAEYER, BRINKMANN, SCHULTE).

Die *Verzögerung der Rekonvaleszenz* durch psychische und nervöse Störungen ist aber keineswegs die Regel. Vielfach verlieren sich die Erscheinungen ebenso wie die übrigen Krankheitssymptome überraschend schnell, wenn der Gesamtzustand eine günstige Wendung genommen hat. Die pathologisch-anatomischen Voraussetzungen für *Dauerschäden* sind aber doch *ab und zu gegeben*: schwere Gefäßschädigungen und Kreislaufstörungen im Gehirn können *nekrotische Prozesse in der grauen Substanz* mit Zellausfällen verursachen (HALLERVORDEN). In einzelnen Fällen beobachtete man: dauernde Gehörschädigung bis zur Taubheit (STERN, HIRSCHBERG), Opticusatrophie mit Erblindung (BRAUNSTEIN, SCHULTE), dysarthrische Sprachstörungen, Muskelatrophie, jahrelang anhaltende Parästhesien (HIRSCHBERG), langdauernde zentral bedingte Ataxie (MARGULIS). Ferner sind hemiplegische und aphasische Defektzustände nach groben Hirnschädigungen infolge cerebraler Thrombosen, Embolien und Blutungen zu erwähnen (FELDMANN).

SCHMIEDER fand bei *Nachuntersuchungen* an 44 Männern, die 1—3 Jahre vorher ein Fleckfieber durchgemacht hatten, nur 15mal ein normales *Encephalogramm*. Bei der Hälfte der pathologischen Fälle zeigte besonders der *3. Ventrikel bemerkenswerte Vergrößerungen und Verformungen*. Da in seiner Nähe die Kerngebiete der vegetativen Zentren liegen, ergeben diese Befunde eine wichtige Erklärung für die oft beobachteten *vegetativen Dysregulationszustände*. Ähnliches wurde von SCHULTE beobachtet. LEMKE berichtet von seinen Nachuntersuchungen (4—12 Monate nach der Fleckfiebererkrankung), daß 50% der *Liquores* noch *pathologisch* gewesen seien (häufiger Eiweiß-, seltener Zellvermehrung). In einem von ESSBACH mitgeteilten Fall deckte die histologische Untersuchung eine latente, *chronische*, vermutlich *parallergische Encephalitis* und ein Hauptzellenadenom der Hypophyse auf. Bei diesem Kranken hatte sich in der Fleckfieberrekonvaleszenz zugleich mit psychischen Veränderungen eine schwere Fettsucht entwickelt und er verstarb nach dem Aufflackern seines alten Lungenprozesses an einer Darmtuberkulose. Die Entwicklung einer symptomatischen *Epilepsie* vom JACKSON-Typ 3 Jahre nach einer Fleckfiebererkrankung hat v. BAEYER beschrieben, die einer *Narkolepsie* v. STOCKERT. Das ungewöhnliche Bild einer in einen schweren *pseudoparalytischen Defektzustand* übergehenden Fleckfieberpsychose mit manisch-depressiv gefärbten Phasen hat H. G. MERTENS beobachtet. Bei einem 24jährigen Patienten war es noch 4 Jahre nach der Fleckfiebererkrankung auf dem Höhepunkt einer manischen Erregung zu einer bedrohlichen *Subarachnoidalblutung* gekommen. Nach einer später vorgenommenen Encephalographie trat eine auffällige Beruhigung seiner motorischen Antriebe ein.

Auf *psychischem Gebiete* sind wirkliche, schwere Dauerschäden offenbar etwas Selteneres, doch sieht man gelegentlich gewisse neurasthenisch-reizbare Zustände 1 Jahr und länger persistieren (SKLIAR). v. BAEYER hat ausführlich über einen Fall berichtet, bei welchem subthalamisch bedingte *vegetative Regulationsstörungen* mit einer *auffälligen organischen Wesensveränderung* verknüpft waren. Über die Prognose solcher seltenen, langanhaltenden psychisch-vegetativen Folgezustände nach Fleckfieber ist noch nichts Sicheres bekannt. Eine Rückbildung erscheint aber bei einem noch verhältnismäßig jugendlichen Gehirn durchaus möglich.

Wichtig ist in diesem Zusammenhang eine Einzelbeobachtung von KATSCH (1942): Nach einem recht schweren Fleckfieber trat bei einem Kranken ein *Diabetes* mit allen klinischen Zeichen auf, der eine längere Diätbehandlung, aber keine Insulinzufuhr notwendig machte. Sechs Monate nach der Entlassung berichtete der Kranke, daß sich die *Zuckerausscheidung*, die hier ja ganz offensichtlich als cerebrale Regulationsstörung aufgefaßt werden muß, inzwischen wieder *ganz verloren* hätte. Was im späteren Verlauf aus den Fällen von *zentrogenem Hochdruck* nach Fleckfieber wird, müssen erst weitere Nachuntersuchungen lehren. STURM hat 1, ROBBERS 7 diesbezügliche Beobachtungen mitgeteilt. Der Hochdruck hat sich in diesen Fällen 4—7 Wochen nach Krankheitsbeginn entwickelt und bestand bei 1 der Kranken bereits $1^1/_2$ Jahre seit der Fleckfiebererkrankung.

Nach Beobachtungen von DANIELOPOLU hat das Fleckfieber im ganzen gesehen eine sehr *geringe Tendenz*, Dauerschäden am Kreislaufapparat zu hinterlassen. DANIELOPOLU hatte mehrfach Gelegenheit, ehemalige Fleckfieberkranke, die ihm aus ihrer Krankheitszeit her bekannt waren, nach 20 Jahren nachzuuntersuchen und er hat dabei völlig *normale Verhältnisse an Herz und Kreislauf* gefunden.

Mit welcher *Dauer der Rekonvaleszentenperiode* man bei den einzelnen Kranken zu rechnen hat, unterliegt natürlich starken individuellen Schwankungen. Im allgemeinen kann man wohl sagen, daß bei leichteren Fällen mindestens 3—4, bei *schwereren* Fällen *mindestens 6 Monate vergehen*, bis der Genesende seine frühere Leistungsfähigkeit wieder zurückgewonnen hat.

8. Differentialdiagnose, Serodiagnostik. Ebenso wie bei manchen anderen akuten Infektionskrankheiten muß man sich auch beim Fleckfieber in den allerersten Krankheitstagen zunächst mit einer *Verdachtsdiagnose* begnügen. Neben den epidemiologischen Gegebenheiten sind der rasche *Anstieg des Fiebers* zur Kontinua, die starken *Kopfschmerzen*, das ausgesprochene *Krankheitsgefühl*, ferner das typische *Fleckfiebergesicht* und eine gewisse *Apathie* und Somnolenz wichtige Hinweise. Später, zwischen dem 5. und 7. Krankheitstage, wird der

Verdacht durch die charakteristische Beschaffenheit der Zunge, die *Conjunctivitis* und Lichtscheu, die Milzschwellung sowie durch Unruhe und beginnenden *Tremor* noch weiter verstärkt. In dieser Zeit pflegt dann auch das *Exanthem* aufzutreten, so daß *am Ende der 1. Krankheitswoche* eine einigermaßen deutlich ausgeprägte Fleckfiebererkrankung mit ihrem *charakteristischen zentralnervösen Erscheinungsbild* schon auf den ersten Blick kaum mehr zu verkennen ist.

Die differentialdiagnostischen Schwierigkeiten betreffen also in erster Linie den *wenig typischen Krankheitsbeginn* in den ersten 4 Tagen. Verwechslungen sind in dieser Zeit vor allem mit folgenden Krankheiten möglich: Lobärpneumonie, Wolhynisches Fieber, Tularämie, Virusgrippe und Abdominaltyphus. Auch schwere Fälle von Q-Fieber können gelegentlich ein fleckfieberähnliches Anfangsbild machen.

Eine beginnende *croupöse Pneumonie*, die noch keine physikalisch nachweisbaren Lokalerscheinungen macht, ist gelegentlich schwer „auf Anhieb" von einem beginnenden Fleckfieber zu unterscheiden. Bei letzterem können das hohe Fieber, das gerötete, leicht cyanotische Gesicht, die Bronchitis, die Benommenheit und Tachypnoe, eventuell auch ein Meningismus, zunächst täuschend an den klinischen Aspekt eines Pneumonikers erinnern. Ausgesprochene Leukocytose und hohe Blutsenkungsgeschwindigkeit bereits im Frühstadium, starker initialer Schüttelfrost, Herpes labialis sprechen für die Diagnose Pneumonie, die sich meist bald durch den physikalischen Lungenbefund oder röntgenologisch sichern läßt.

Zahlenmäßig am häufigsten dürften im Krankheitsbeginn *Verwechslungen mit Wolhynischem Fieber* sein, da ja epidemiologisch und jahreszeitlich sehr weitgehende Parallelen zwischen diesen beiden Rickettsiosen bestehen. Beim paroxysmalen oder undulierenden Typ des Wolhynischen Fiebers klärt sich der Sachverhalt in wenigen Tagen durch den Fieberabfall und das viel geringere Krankheitsgefühl, sowie durch das charakteristische rheumatischneuralgische Syndrom. Schwieriger liegen die Dinge bei dem sog. „*typhösen Typ*" des Wolhynischen Fiebers, der eine 4—6—8tägige *Kontinua* mit quälenden Kopfschmerzen, ausnahmsweise auch mit Exanthem aufweisen kann und häufig *erst im späteren Verlauf* die typischen *Fieberzacken* und die *Schienbeinschmerzen* hervortreten läßt. Nicht selten zeigen diese Kranken eine sehr ausgesprochene Linksverschiebung im Blutbild bei normalen Leukocytenwerten, doch sind Eosinophile so gut wie immer vorhanden, oft sogar etwas vermehrt. Differentialdiagnostisch ist wichtig, daß das Allgemeinbefinden — abgesehen von den manchmal sehr quälenden Kopfschmerzen — beim Wolhynischen Fieber nur wenig beeinträchtigt ist, daß das Fieber kürzer, niedriger und später meist unregelmäßig verläuft und daß schwere cerebrale Symptome fehlen. In Zweifelsfällen führt die *wiederholte* Anstellung der WEIL-FELIX-Reaktion, die beim Wolhynischen Fieber negativ ist, schließlich zur sicheren Entscheidung. Bei eingehendem Studium dieser Fälle in verlausten Gegenden gewinnt man aber die Überzeugung, daß gerade solche Krankheitsbilder früher häufig unter der falschen Flagge eines atypischen oder abgeschwächten Fleckfiebers gesegelt sind.

Bei der durch Nagetiere verbreiteten *Tularämie* ist es vor allem die sog. typhoide oder „innere Form" ohne Haut- und Schleimhautbeteiligung, die zu Verwechslungen mit Fleckfieber Anlaß geben kann (SCHULTEN, BOGENDÖRFER, GUTZEIT, SYLLA). Der Nachweis spezifischer Agglutinine sichert von der 2. Woche ab die Diagnose. Auch die echte *Virusgrippe* macht gelegentlich ein Anfangsbild, welches dem des Fleckfiebers sehr ähnlich sein kann. Für die Unterscheidung ist wesentlich, daß bei der Grippe die katarrhalischen Symptome meist stärker ausgeprägt sind, daß ein Milztumor selten und ein Herpes häufig ist und daß im Beginn oft eine sehr ausgesprochene Leukopenie besteht.

Im Gegensatz zu den bisher besprochenen Krankheiten macht die *Unterscheidung von Fleckfieber und Abdominaltyphus* — besonders ohne bakteriologische und serologische Hilfen — gelegentlich auch im späteren Krankheitsverlauf noch erhebliche *Schwierigkeiten*. Bei schwacher oder fehlender Entwicklung des Exanthems und der cerebralen Erscheinungen kann eine Fleckfiebererkrankung noch in der 2. Woche nur als ein leichter Status typhosus imponieren, während umgekehrt auch schwere Bauchtyphen vorkommen, welche die typischen Symptome des lehrbuchmäßigen Verlaufes zum Teil weitgehend vermissen lassen (DRIGALSKI und MARTIN). Nur etwa 70% der Bauchtyphen weisen eine wirklich deutliche Leukopenie auf, andererseits sind niedrige Leukocytenwerte auch beim Fleckfieber durchaus keine Seltenheit. Bradykardie, Milzschwellung und Roseolen können beim Bauchtyphus fehlen, selbst der als sehr zuverlässig angesehene Nachweis der Typhusbacillen im Blute versagte in der Beobachtungsreihe von DRIGALSKI in 47%. In uncharakteristischen, leichten Krankheitsfällen ohne sicheren epidemiologischen Zusammenhang kann daher die klinische Differentialdiagnose zwischen Fleck- und Bauchtyphus tatsächlich manchmal unmöglich sein. Gerade in diesen Fällen feiert dann die *Serodiagnostik* des Fleckfiebers wohlberechtigte Triumphe.

Bei allen rein klinisch nicht sicher abgrenzbaren Krankheitsbildern bietet uns die Fähigkeit des Krankenserums, den *Keim Proteus OX* 19 noch in hohen Verdünnungen zu *agglutinieren*, den besten Anhalt zur Sicherung der Fleckfieberdiagnose (s. Abschnitt A). Allerdings ist diese von WEIL und FELIX 1915/16 zufällig entdeckte Reaktion *nicht zur Frühdiagnose*, sondern erst vom 6. bis 10. Krankheitstage ab praktisch verwertbar. Nach neueren Untersuchungen von EYER, ENTRINGER, KUHNERT und BUCH, GOETERS, LYDTIN, LIEBAU, DENNIG, R. MEYER, SCHÜTZ und MESSERSCHMIDT, STEUER, DICK u. a. kann man als ziemlich sicher beweisenden *Grenzwert* den *Titer von* 1:400 festsetzen. Ein Titer von 1:200 ist bei einmaliger Bestimmung lediglich als verdächtig anzusprechen. Werte von 1:100 und 1:200 sind nicht so selten noch unspezifisch (z. B. in der Schwangerschaft — GIROUD, WHITE). Titer von 1:400 bis 1:800 werden dagegen nur ganz vereinzelt und meist nur vorübergehend auch bei anderen Krankheiten beobachtet, so z. B. bei der Hepatitis epidemica, wesentlich seltener beim Wolhynischen Fieber, Morbus Bang, Paratyphus usw. In Zweifelsfällen bringt mehrfache Wiederholung der Reaktion in mehrtägigen Abständen eine klare Entscheidung, da beim echten Fleckfieber fast immer *ansteigende* oder gleichbleibende *Titerwerte* gefunden werden. Bei genesenen Fleckfieberkranken kann die WEIL-FELIX-Reaktion noch monatelang positiv bleiben, meist mit niedrigem Titer (ENTRINGER, SEIFFERT, KUHNERT und BUCH). Nur bei 1% aller klinisch sicheren Fleckfieberfälle versagt sie (EYER).

Über das Verhalten der *Titerwerte* im *Verlauf der Fleckfiebererkrankung* hat ENTRINGER systematische Beobachtungen gesammelt. Bei der Mehrzahl der Kranken wurde die WEIL-FELIX-Reaktion am 6.—9. Krankheitstag mit einem Titer von 1:200 und darüber positiv. Unter 20 in der 1. Krankheitswoche fortlaufend untersuchten Fällen war die Agglutination am 6. Tage noch in 8, am 7. Tage in 7, am 8. und 9. Tage je in 2 Fällen negativ bzw. unspezifisch. Zur *einmaligen* Sicherung der bereits klinisch gestellten Fleckfieberdiagnose sollte daher das Krankenblut *nicht vor dem 10. Krankheitstage* abgenommen werden. Vereinzelt kommen natürlich auch schon vor dem 6. Krankheitstage eindeutig positive Reaktionen vor. Ein ausgesprochenes „Nachhinken" der WEIL-FELIX-Reaktion wird besonders bei *Schutzgeimpften*, die an und für sich *meist niedrige Titerwerte* haben, beobachtet (ASCHENBRENNER, BESTELMEYER, ZARAFONETIS). Bemerkenswert ist, daß klinisch ganz ähnliche Krankheitsbilder mit den verschiedensten Titerhöhen verlaufen können. Prognostische Schlüsse lassen sich daher aus dem Verhalten der WEIL-FELIX-Reaktion *nicht* ziehen, da Zusammenhänge zwischen der Titerhöhe und der allgemeinen Immunitätslage des Organismus mit Sicherheit nicht bestehen (EYER, ENTRINGER, SIEGERT).

Nähere Angaben über die zum Teil klinisch sehr brauchbaren *Schnellreaktionen* (z. B. Fleckfieberfolientest nach EYER und BRIX), sowie über die direkte Rickettsienagglutination und die modernen *Komplementbindungsmethoden* (SMADEL) finden sich im Abschnitt A. Die GRUBER-WIDALsche Reaktion auf Typhus und Paratyphus kann bei Fleckfieberkranken in den ersten Krankheitstagen positiv sein. Das gleiche gilt für die Luesreaktionen (GUTZEIT, SONNENSCHEIN, LANDSTEINER, ALWENS, H. R. FRANK, R. MEYER). Über „anamnestische Reaktionen" bei Schutzgeimpften siehe Abschnitt A. Die sicherste Abgrenzung der „Impftiter" wird durch die Rickettsienkomplementbindung ermöglicht. Sie spricht nur beim echten Fleckfieber an und kann noch viele Jahre nach der Erkrankung positiv bleiben (SADUSK, SMADEL).

Neben den serologischen Methoden treten die klinischen Hilfsverfahren in der Differentialdiagnostik des Fleckfiebers weit zurück. SYLLA und PANKOW, sowie EGGERT haben darauf aufmerksam gemacht, daß die Latenzzeit bei der Auslösung des *Dermographismus* an Fleckfieberkranken schon sehr frühzeitig deutlich verlängert ist (von 10 auf 30 sec). Nur als diagnostisches Verdachtsmoment verwertbar ist die diffuse *Gelbfärbung der Handflächen und Fußsohlen*, die von DENECKE mit der nach Prontosilgebrauch vorkommenden Hautverfärbung verglichen wird (HAUSMANN, RANDERATH, BRINKMANN, V. MEERENDONK).

TRAUTMANN hat 1942 angegeben, daß man mit Hilfe der WELTMANNschen Serumkoagulation (Modifikation von TEUFL) schwere Fleckfieberfälle schon vom 3. Krankheitstage ab erkennen und prognostisch beurteilen könne, was aber von ASCHENBRENNER nicht bestätigt werden konnte. Die Diazoreaktion im Harn wird bei den schweren Fällen meist schon zwischen dem 3. und 5. Tage positiv, erlaubt aber keine Abgrenzung gegen Abdominaltyphus, schwere Pneumonie, Masern usw. Auch die von WIENER 1917 angegebene und von R. MEYER 1943 als „Urochromogennachweis" modifizierte *Grünreaktion im Harn* hat sich wegen ihrer nicht genügenden Spezifität klinisch nicht durchsetzen können.

9. Prognose. Erkrankung der Schutzgeimpften. Das *Schicksal* der Fleckfieberkranken hängt sehr wesentlich von dem Ausmaß und der *Schwere der cerebralen Erscheinungen* ab, weit mehr jedenfalls als von der recht fraglichen allgemeinen Toxinwirkung. Die beste Prognose bieten die sog. *„stillen"* Krankheitsbilder bei denen die Kranken ruhig vor sich hindösen, keine stärkere motorische oder psychische Erregung zeigen oder ihr Fleckfieber sozusagen „verschlafen". Von Anfang an foudroyant verlaufende, ausgesprochen *hyperkinetische* Krankheitsbilder mit stark hämorrhagischem Exanthem und früh einsetzender Kreislaufschwäche sind stets als besonders *ernst* zu bewerten. Von den *Komplikationen* beeinträchtigen vor allem die relativ häufigen Pneumonien, die entzündlichen Nierenschädigungen und die allerdings seltenen arteriellen Gefäßverschlüsse die Heilungsaussichten. Die eitrigen Mischinfekte der Entfieberungszeit sind bei guter Pflege, Ernährung und Allgemeinverfassung nur selten lebensbedrohend. Bei ausgehungerten, frostgeschädigten, seelisch und körperlich heruntergekommenen Menschen spielen dagegen auch sie eine höchst verderbliche Rolle und können die Letalität bis auf 50 und 60% steigern (HORTOPANU). Von großer praktischer Bedeutung ist ferner das *Problem der Transportschäden*. Verspäteter und strapaziöser Abtransport der Kranken zum Krankenhaus oder Lazarett verschlechtert die Prognose bei schweren Fällen ganz eindeutig, so daß Verlegungen von Fleckfieberkranken nach dem 5. Krankheitstag (und vor der 3. Woche der Rekonvaleszenz) tunlichst vermieden werden sollten (HARTMANN, RENNER, DESHMUK, TATTERSALL).

Tabelle 4. *Letalität und Lebensalter bei 691 Fleckfieberfällen.*

Altersklasse	Anzahl	Verstorben	%
1. bis 29 Jahre	404	51	12,6
2. 30—39 Jahre	257	45	17,5
3. 40—50 Jahre	30	10	33,3
Insgesamt . .	691	106	15,3

Daß die Prognose des Fleckfiebers mit steigendem *Lebensalter* deutlich schlechter wird, ist seit langem bekannt. Tabelle 4 zeigt die diesbezüglichen Zahlen unserer Beobachtungsreihe aus einem deutschen Fleckfieberlazarett 1941/42. Im allgemeinen wird in der Literatur angenommen, daß die geringere Anpassungsfähigkeit des *Gefäßsystems* im höheren Lebensalter der Grund für die Zunahme der Letalität sei. „Die Prognose des Fleckfiebers ist auf die Arterien der Patienten eingraviert" (HORTOPANU). Kinder überstehen das Fleckfieber auffallend leicht. Nach KOLTYPIN beträgt bei ihnen die Letalität unter 1%, LEBERT gibt für die Altersklasse von 0—15 Jahren eine Letalität von 2,7% an (1868/69). MURCHISON hat aus seinem großen Fleckfiebermaterial berechnet, daß die 2753 Genesenen ein Durchschnittsalter von 26,2, die 705 Verstorbenen dagegen ein solches von 41,8 Jahren hatten.

Die Prognose des Fleckfiebers hängt aber nicht nur vom Alter und der allgemeinen Widerstandsfähigkeit der Kranken, von der Schwere der cerebralen Beteiligung, von der Güte der ärztlichen und pflegerischen Betreuung, von der Schädigung durch anstrengende Transporte usw. ab, sondern auch in sehr auffälliger Weise von *Virulenzschwankungen der Rickettsienstämme* bei den verschiedenen Epidemien. Spontane Letalitätsunterschiede zwischen den verschiedenen, und *auch im Verlauf einzelner Epidemien* sind daher schon seit langer Zeit aufgefallen. Hat man bei schweren, kriegsbedingten Epidemien in verseuchten Gebieten mit starker Menschenfluktuation auch heute noch mit einer

Letalität von 15—25% zu rechnen, so kann die Sterblichkeit unter ruhigeren und stabileren Verhältnissen in günstigen Fleckfieberjahren *auf 5—12% zurückgehen.*
Während LEBERT z. B. für die Walliser Epidemie 1839 eine Letalität von 6—7% berechnet hat, fand er in Breslau 1868/69 eine solche von 15,9%. CURSCHMANN gibt für seine Moabiter Fälle 1876/79 eine Letalität von 23,4% an, MURCHISON für 4787 Fälle der Jahre 1848—1862 in London 20,9%. Nach HORTOPANU ist die Fleckfieberletalität in Rumänien

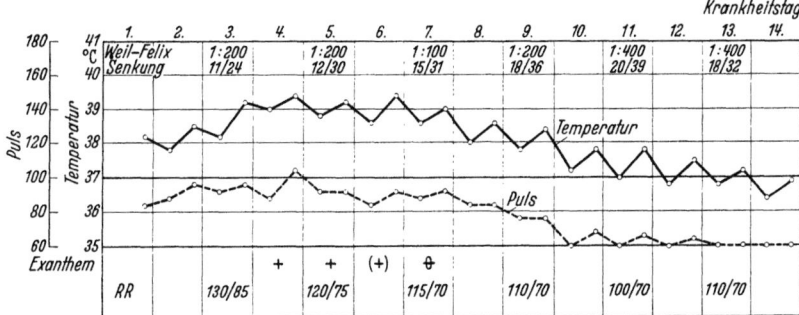

Abb. 11. Fleckfiebererkrankung bei einem schutzgeimpften 30jährigen Arzt. Impfschutz seit einigen Monaten, 1 Impfserie (WEIGL-Impfstoff).

von früher 20—50% auf 10% (1946) gefallen. Im *deutschen Heer* betrug die Durchschnittsletalität *im 1. Weltkrieg* 22,5%, *im 2. Weltkrieg* für die Jahre 1939—1943 12,3% (MIKAT), bei allerdings recht erheblichen lokalen Streuungen nach unten und oben. Gegen Ende des 2. Weltkrieges hatte die Letalität in fast allen Fleckfiebergebieten deutlich abgenommen.

Kleinere Epidemien in endemisch verseuchten *Städten* haben oft nur eine sehr geringe Sterblichkeit, weil es sich bei einem großen Teil der Erkrankten um relativ harmlose *Zweiterkrankungen* handelt (SCHITTENHELM, LIPSCHÜTZ). Über starke Letalitätsschwankungen,

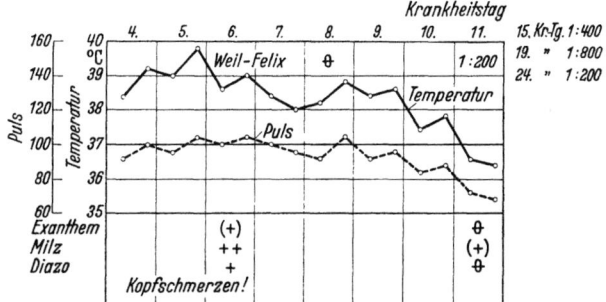

Abb. 12. Stark abgeschwächtes und abgekürztes Fleckfieber bei einem 28jährigen Arzt. 1 Impfserie (WEIGL-Impfstoff). Deutliches Nachhinken der WEIL-FELIX-Reaktion mit stärkstem Titeranstieg am 19. Kankheitstag.

welche im gleichen Epidemieraum *innerhalb kurzer Zeit* aufgetreten sind, liegen zahlreiche Beobachtungen vor [WILBRAND 1813/14, MURCHISON 1856 (9—24%), REDER 1915/16 (12—21%), SCHULZE 1941/42 (7—27%), RENNER 1943/44 (6—16%)]. Oft spielt dabei eine Virulenzabnahme der Erreger bei abklingenden Epidemien eine Rolle. Diese auffälligen *Letalitätsunterschiede* im Verlauf einer einzigen Epidemie sind von *großer praktischer Bedeutung,* da sie leicht zu *Trugschlüssen* bei der Bewertung *therapeutischer Maßnahmen* führen können.

Von unverkennbar günstigem Einfluß auf die Prognose ist die aktive *Schutzimpfung* mit den verschiedenen im Abschnitt A erwähnten Impfstoffen (EYER, SCHULTEN, ASCHENBRENNER, BESTELMEYER, JAME und JUDE, SADUSK, SIEGERT, BODART). Die Schutzimpfung vermag zwar bei später Infizierten den Krankheitsausbruch *nicht* ganz zu *verhindern,* die Erkrankung wird aber *deutlich abgebremst* (niedrigeres Fieber, geringe Senkungsbeschleunigung, schwache WEIL-FELIX-Titer) und in ihrer Dauer *verkürzt* (s. Abb. 11 und 12). Exanthem, encephalitische Erscheinungen und Sekundärkomplikationen sind nur angedeutet vorhanden oder fehlen ganz. Mit einem optimalen Impfschutz kann man ungefähr 4 Wochen nach der letzten (3.) Impfung der vorgeschriebenen Impfserie rechnen. Bei Wiederholung der Impfserie in den folgenden Jahren nimmt der Impfschutz weiterhin an Güte zu. So betrug z. B. die Fieberdauer bei einem 43jährigen Arzt, der *mit 2 Serien* nach WEIGL *geimpft worden war* und sich bei der Untersuchung noch verlauster Zugänge in einer Krankensammelstelle infizierte, *nur 7 Tage*. Ein Exanthem war nur für 10 Std am 5. Krankheitstage vorhanden, encephalitische Erscheinungen fehlten, der WEIL-FELIX-Titer war am 6. Tage 1:200 und am 9. Tage 1:1600. *Vorsicht ist allerdings mit der Impfung in die (späte) Inkubationszeit hinein geboten.* Nach Einzelbeobachtungen von ASCHENBRENNER, HAAGEN, DORMANNS, MRUGOWSKY, WILKENS und ECKE scheint ein- oder mehrfache Impfung kurz vor Krankheitsausbruch zu einem *besonders stürmischen*, schweren und meist tödlichen *Krankheitsablauf* zu führen. Impfungen innerhalb der *ersten Phase* der Inkubationszeit werden von WETZEL für unschädlich gehalten.

Zahlenmäßig kann die *Verringerung der Letalität* bei rechtzeitig Schutzgeimpften als *gesichert* gelten. SCHULZE fand beim Vergleich von Nichtgeimpften (1250) und Geimpften (250) Letalitätszahlen von 19,2 bzw. 1,6%, SCHULTEN solche von 7 bzw. 2%, BESTELMEYER 13,2 bzw. 2,4%. Epidemiologisch ergibt sich als weiterer Vorteil der Impfung, daß die erkrankten Schutzgeimpften für Läuse selbst auf der Höhe des Krankheitsbildes *nicht infektiös* sind (WOHLRAB und PATZER, MOOSER), da ihr Rickettsienspiegel im Blute zu gering ist (NAUCK und WEYER).

Vom klinischen Standpunkt aus sei noch besonders darauf hingewiesen, daß die rudimentären und zum Teil *atypischen Krankheitsverläufe bei Schutzgeimpften* unter Umständen erhebliche *diagnostische Schwierigkeiten* bereiten können und wohl nicht selten verkannt werden. Manchmal kommen erst bei mehrfacher Anstellung der WEIL-FELIX-Reaktion 8—14 Tage nach der Entfieberung verwertbare positive Ausfälle zum Vorschein, die dann wenigstens eine retrospektive Diagnose ermöglichen. In Zweifelsfällen sollte die direkte Rickettsienagglutination oder die Komplementbindung zur Sicherung der Diagnose herangezogen werden.

10. Therapie. Bei einem so vielgestaltigen und wechselvollen Krankheitsbild wie dem Fleckfieber sieht sich der Arzt hinsichtlich der *Erfolgsbeurteilung* vor ungewöhnlich große Schwierigkeiten gestellt. Die lange Liste von empfohlenen und dann bald wieder in Vergessenheit geratenen Heilmitteln zeigt deutlich, wie sehr eine strenge Kritik vonnöten ist. Selbst auffallende Letalitätsunterschiede können, wie im vorangehenden Kapitel gezeigt, ebenso wie rein klinische „Eindrücke" trügerisch sein. Nur die gleichzeitige Beobachtung eines genügend großen und homogenen Krankengutes im Sinne der „vergleichenden Therapie" läßt wirklich brauchbare und statistisch echte Aussagen zu.

a) Spezifische Therapie. Wie bei allen Infektionskrankheiten mit bekanntem Erreger, so hat auch beim Fleckfieber der Wunsch nach einer Therapia magna sterilisans frühzeitig die *Chemotherapie* auf den Plan gerufen. Bereits im 1. Weltkrieg wurden zahlreiche Behandlungsversuche mit Salvarsan, Chinin, Trypaflavin, Nucleohexyl, Emetin, Jod-, Antimon- und Quecksilberpräparaten usw. durchgeführt, doch hat sich eine direkte Bekämpfung der Rickettsien mit diesen Mitteln als nicht möglich erwiesen. Das Gleiche ergab sich zu Beginn des 2. Weltkrieges, wo weder mit der von VAN MEERENDONK empfohlenen Atebrin-Plasmochinbehandlung, noch mit der Sulfonamidtherapie stichhaltige Erfolge erzielt werden konnten (WOHLRAB, BURY, MENK, RUGE, BRINKMANN, ALWENS, SCHULTZE, LIEBAU, LYDTIN, ASCHENBRENNER, FINDLAY). Die experimentelle Chemotherapie hat sich trotzdem unverdrossen in verschiedenen Ländern mit dem Fleckfieberproblem weiterbeschäftigt.

Allein in England wurden 238 verschiedene Präparate an Mäusen geprüft, von welchen 2 zwar im Tierversuch hochwirksam waren, aber bei der Anwendung am kranken Menschen versagten (V. D. ENDE). Ähnlich verhielt es sich mit den deutschen Präparaten *Nitroacridin*

3582 und *Rutenol* (BIELING und HEINLEIN, SMADEL, SNYDER, JACKSON, FOX und HAMILTON, FINDLAY), die sich ebenso wie *Toluidin- und Methylenblau* bei der Anwendung am Menschen als *zu toxisch* erwiesen (PETERSON und FOX, KIKUTH und SCHILLING, ANDREWES, KING und WALKER).

Ein neuer Weg wurde in Amerika beschritten, unter dessen Truppen zwar im 2. Weltkriege nur 64 Fälle von epidemischem Fleckfieber, dagegen 603 von murinem und 6685 von Buschfleckfieber vorgekommen sind (SADUSK). Da Sulfonamide die Vermehrung von Rickettsien im Tierversuch stimulieren können, erprobten SNYDER, MAYER und ANDERSON 1941 als Antagonisten die *Paraaminobenzoesäure* (PABS) und fanden dabei tatsächlich eine *Vermehrungshemmung der Rickettsien* bei infizierten Mäusen. Auch in Dottersackkulturen verhindert die PABS nach FINDLAY die Vermehrung von Rickettsia mooseri (GREIFF 1944, HAMILTON 1945), ebenso von Rickettsia prowazeki, orientalis und rickettsi (HAMILTON 1945, SNYDER 1947). Im Meerschweinchenversuch fanden ANIGSTEIN und BADER eine günstige Wirkung gegen Felsengebirgsfleckfieber (1945/46), die BOCK und KIKUTH bei murinem Fleckfieber an Mäusen allerdings nicht reproduzieren konnten. Eine Hemmwirkung der PABS auf Rickettsientoxine wurde von SIEGERT (1948) nachgewiesen.

Von klinischer Seite wurde über *günstige Wirkungen der Paraaminobenzoesäuretherapie* ausführlich zunächst beim Felsengebirgsfleckfieber (ROSE, DUANE, FISCHEL 1945: 1 Fall, FLINN 1946: 10 Fälle, RAVENEL 1947: 5 Fälle, TICHENOR und Mitarbeiter 1947: 8 Fälle) berichtet, ferner bei murinem Fleckfieber (SMITH 1946: 29 Fälle, DIAZ-RIVERA und Mitarbeiter 1946: 3 Fälle, 1949: 33 Fälle) und beim Buschfleckfieber (TIERNEY 1946: 18 Fälle). Übereinstimmend wird hervorgehoben, daß im Vergleich zu den Kontrollfällen bei den Behandelten die *Fieberdauer verkürzt*, die *Letalität gesenkt* und die Häufigkeit der Komplikationen vermindert wird, die Kopfschmerzen verschwinden und das Allgemeinbefinden hebt sich auffallend rasch. Für das epidemische Fleckfieber liegen bisher anscheinend nur Untersuchungen aus Ägypten (1944), Mexiko und Dachau (1945: 60 Fälle) vor, die einen ähnlich günstigen Eindruck ergaben, vor allem bei *möglichst frühzeitigem Behandlungsbeginn* innerhalb der ersten 7 Krankheitstage (YEOMANS und Mitarbeiter, FINDLAY, SNYDER). Nach den Erfahrungen von DIAZ-RIVERA, GUZMAN, ACOSTA, COLLAZO und LEBRON beim murinen Fleckfieber (1949) muß angenommen werden, daß die PABS die bereits in Gang gesetzten pathologischen Prozesse (z. B. das Exanthem) nicht mehr abzuändern vermag, sondern daß sie nur das Rickettsienwachstum beeinträchtigt und vielleicht auch toxische Erscheinungen hemmt.

Da die PABS schnell im Urin ausgeschieden wird, muß sie *per os* häufig mit kurzen Intervallen *tags und nachts* gegeben werden. Die Anfangsdosis beträgt bei Erwachsenen etwa 8 g, dann werden *alle 2 Std etwa 1—3 g weitergegeben* (SNYDER, FINDLAY). Die PABS soll chemisch rein, geruch- und farblos sein. Es wird empfohlen, für jedes Gramm 12,5 cm^3 einer 5%igen Natriumbicarbonatlösung mit einnehmen zu lassen, außerdem sollte der Patient jeweils 100 cm^3 Wasser dazu trinken. Die *Blutkonzentration* muß häufig festgestellt werden, vor allem bei urämischen Patienten. Sie soll am besten zwischen 30 und 60 mg-% betragen (FLINN) und kann leicht durch eine der für Sulfonamide gebräuchlichen Diazotierungsmethoden bestimmt werden[1]. Intramuskuläre Zufuhr hat sich nicht bewährt, intravenöse Tropfinfusion ist manchmal zweckmäßig, wobei 25—30 g in 24 Std zur Anwendung kommen. Die Behandlung muß bis 48 Std nach der Entfieberung fortgesetzt werden, *als Gesamtdosis werden 50—500 g genannt*. Gelegentlich kommt es zu einem Ausfall von PABS-Krystallen im Urin, dann soll das Mittel sofort abgesetzt werden, ebenso bei Abfall der Leukocyten unter 3000. Übelkeit und Erbrechen, sowie urämische Syndrome allein sind keine Gegenindikation. Doch ist bei benommenen Patienten Vorsicht geboten, da Aspiration des Mittels zu heftigen Tracheobronchitiden führt. Praktisch wichtig ist, daß zur *Bekämpfung von Sekundärinfektionen nie Sulfonamide* (Antagonismus!) verwandt werden dürfen, sondern nur Penicillin (FINDLAY, RAVENEL, TIERNEY).

Bei der Prüfung der modernen *Antibiotica* hat sich zunächst ergeben, daß *Penicillin und Streptomycin* bei der Behandlung menschlicher Rickettsiosen *keine* spezifische Wirkung zeigen (SAXEN, POND, FORRESTER und WOOD, KLEIN, YEOMANS,

---

[1] Zum Beispiel KREBS u. FRANKE: Klin. Wschr. **1939**, 1248 oder KIMMIG: Dtsch. med. Wschr. **1943**, 531.

FINDLAY, MORGAN, STEVENS und SNYDER), doch hat letzteres einen deutlich wachstumshemmenden Effekt im Tierversuch und auf Dottersackkulturen, der durch Zugabe von PABS noch verstärkt werden kann (SMADEL und Mitarbeiter, HUEBNER und Mitarbeiter, GIROUD).

Ein wirklich *einschneidender Fortschritt* in der praktischen Fleckfieberbehandlung wurde aber erst 1947/48 durch die *Einführung der neuen, oral wirksamen Antibiotica Chloromycetin und Aureomycin* auf Grund der Arbeiten amerikanischer Forschergruppen erreicht.

Chloramphenicol (Chloromycetin ist jetzt der Handelsname) hat eine relativ einfache Struktur und konnte daher bereits in größerem Maßstab *synthetisch* hergestellt werden. Ursprünglich wurde es auf fermentativem Wege aus dem von BURKHOLDER bei Caracas gefundenen *Streptomyces venezuelae* gewonnen (EHRLICH und Mitarbeiter 1947). Seine ausgezeichnete chemotherapeutische Wirksamkeit bei *experimentellen Rickettsieninfektionen* wurde bald darauf von SMADEL und JACKSON nachgewiesen. Nach orientierenden Vorversuchen an Fleckfieberkranken in Mexiko und Bolivien (PAYNE, KNAUDT und PALACIOS 1948, 21 Fälle) studierten SMADEL, WOODWARD, LEY, PHILIP, TRAUB, LEWTHWAITE und SAVOOR seine Wirksamkeit bei 30 Kranken mit *Buschfleckfieber in Malaya* (1948) und fanden Entfieberung nach durchschnittlich 31,8 Std und rasche Genesung auch Schwerkranker. Diese Beobachtungen konnten bald bei weiteren 70 Patienten bestätigt werden, ohne daß in beiden Gruppen auch nur ein einziger Todesfall aufgetreten wäre (SMADEL). Ähnlich eindeutige Erfolge wurden 1948 von PINCOFFS und Mitarbeitern beim *Felsengebirgsfleckfieber* (15 Fälle) beobachtet, ebenso von PARKER, BAUER, LISTER, WOODWARD und HALL (16 Fälle, 1950). LEY, WOODWARD und SMADEL berichteten 1950 über günstige Ergebnisse beim *murinen Fleckfieber*.

Da Chloramphenicol sehr bitter schmeckt, wird es in kleinen *Gelatinekapseln* zu 250 mg in den Handel gebracht. Das Präparat wird im Magen-Darmkanal *rasch resorbiert* und *gut vertragen*, nur hohe Dosen machen gelegentlich etwas Übelkeit und Erbrechen. Nach den ersten Erfahrungen SMADELS beim Buschfleckfieber schien es zweckmäßig zu sein, die Behandlung mit einer *massiven Initialdosis* von 3—4 g (für Erwachsene) einzuleiten und dann 0,25 g alle 2—3 Std bis zur Entfieberung weiterzugeben. Schonender und ebenso wirksam dürfte es jedoch sein, *von Anfang an* gleichmäßig nur *mittlere Tagesdosen* von 2—3,5 g (40—50 mg je Kilogramm Körpergewicht) zu verwenden und diese Dosierung 3—6 Tage lang nach der Entfieberung fortzusetzen, damit *Relapse* mit Sicherheit vermieden werden können. Das Antibioticum wirkt ja nur *keimhemmend* und es ist daher für die völlige Genesung von Wichtigkeit, daß dem *Wirtsorganismus Zeit für seine völlige Durchimmunisierung gelassen wird* (SMADEL, HÖRING). Die Tagesdosen werden zweckmäßigerweise in je 4—6 Einzelgaben regelmäßig über Tag und Nacht aufgeteilt verabfolgt.

Auch das von DUGGAR aus dem Kulturfiltrat des Pilzes *Streptomyces aureofaciens* isolierte Antibioticum **Aureomycin** hat sich bei menschlichen Rickettsiosen als hervorragend wirksam erwiesen. Es wird ebenfalls in Kapseln zu 250 mg *oral* gegeben, kann aber auch — was bei Schwerstkranken von Wichtigkeit sein kann — *intravenös* angewandt werden (Ampullen zu 100 mg). Neben verschiedenen sehr günstigen Einzelerfahrungen (COOKE 1948, KNIGHT, RUIZ-SANCHEZ, RUIZ-SANCHEZ und MCDERMOTT 1949, LONG, CHANDLER, BLISS, BRYER und SCHOENBACH 1949, FINLAND, COLLINS, GOCKE und WELLS 1949) liegen vergleichende Untersuchungen von F. RUIZ-SANCHEZ aus Mexiko vor (1950), der *80 Fälle von murinem und epidemischem Fleckfieber* genau studiert und 24 mit PABS, 42 mit Aureomycin und 14 mit Chloromycetin behandelt hat. Die *zuverlässigsten* und eindrucksvollsten *Erfolge* wurden von ihm in der *Aureomycingruppe* gesehen (50—75 mg je Kilogramm Körpergewicht täglich für wenige Tage), während es in der (kleineren) Chloromycetingruppe bei gleicher Dosierung in 6 Fällen (= 42,8%) zu Relapsen kam. Doch hält auch RUIZ-SANCHEZ die

Frage der optimalen und sicher ausreichenden *Dosierung* noch nicht für endgültig geklärt.

Die *Rekonvaleszentenserumtherapie* des Fleckfiebers scheint durch die eben geschilderten Fortschritte der chemischen und antibiotischen Behandlungsverfahren, darüber hinaus aber auch durch die meist negativen praktischen Erfahrungen des 2. Weltkrieges immer mehr *in den Hintergrund* gedrängt.

Die umfangreiche Literatur über dieses therapeutische Problem ist bei ASCHENBRENNER und v. BAEYER (1944) und in einer sehr gründlichen Studie von H. R. FRANK (1948) zusammengestellt. Schon im 1. Weltkrieg und in der großen russischen Fleckfieberpandemie 1917—1920 wurden die Erfolgsaussichten der Rekonvaleszentenserumbehandlung (RSB) sehr *skeptisch beurteilt*, ebenso von WEIL und BREINL 1923 auf Grund ihrer eingehenden tierexperimentellen Untersuchungen. Nach FRANK und MAY sind spezifische Schutzstoffe nur unmittelbar nach der Entfieberung der Kranken im Serum vorhanden, doch kann der Schutzstofftiter (der keinerlei gesetzmäßige Beziehungen zum WEIL-FELIX-Titer zeigt) zwischen dem 7. und 33. Tag nach der Entfieberung sehr erhebliche Schwankungen aufweisen. Eine brauchbare *Wertbestimmung* ist *nur durch den Tierversuch* möglich. Menschliches Rekonvaleszentenserum ist dem Serum schutzgeimpfter Tiere und hyperimmuner Menschen überlegen, nach neusten Berichten jedoch nicht dem Immunserum entsprechend vorbehandelter Großtiere (H. R. FRANK). Ein meßbarer Einfluß der spezifischen Serumtherapie scheint nur dann möglich, wenn das Serum (am besten als Mischserum verschiedener Rekonvaleszenten) in sehr hohen, möglichst wiederholten Dosen *unmittelbar nach Fieberausbruch* gegeben wird. FRANK hält allerdings auch bei späterer Anwendung noch „gewisse Erfolge für möglich". Immunserum von Pferden und Kaninchen ist sehr teuer und schwer zu beschaffen (SNYDER).

Aus deutschen Fleckfieberlazaretten wurden hin und wieder in den Jahren 1941/43 mehr oder minder beweiskräftige „Erfolge" mit der RSB mitgeteilt (RAETTIG täglich 20—40 cm³ intravenös 10 Tage lang, ALWENS und FRANK, HOFER, v. LOBENSTEIN, BÜHLER, WETZEL), doch *überwiegen die ablehnenden Stimmen bei weitem* (v. FALKENHAUSEN, BRINKMANN, VOIT, BOGENDÖRFER, ASCHENBRENNER, DENNECKE, SCHULZE, RENNER, VALLEJO SIMON, beim Buschfieber SAXEN und Mitarbeiter). Am stichhaltigsten sind zweifellos die sorgfältigen vergleichenden Untersuchungen von LYDTIN und R. MEYER (1942), sowie von KUHLMANN und Mitarbeitern (1943), die trotz rationeller Organisation der Serumgewinnung und exakter statistischer Bearbeitung *keinen praktischen Erfolg* erkennen ließen, auch nicht bei relativer Frühbehandlung. Ähnliches gilt von der Übertragung von Rekonvaleszentenvollblut, die zwar unter Umständen kollapsbekämpfend und roborierend günstig wirkt, nicht aber in spezifischer Hinsicht (WIRZ, RENNER). Sehr zu Ungunsten der RSB spricht ferner noch die Tatsache, daß ihrer *Durchführung* unter Feld- und *Epidemieverhältnissen* große praktische *Schwierigkeiten* im Wege stehen (empfindlicher Blutverlust bei den stark geschwächten Rekonvaleszenten, Serumgewinnung und -konservierung, Wertbestimmung, rasche Verteilung zur Frühbehandlung usw.). Zu fast den gleichen Schlußfolgerungen kamen YEOMANS, SNYDER und GILLIAM, die bei ihren therapeutischen Untersuchungen an Fleckfieberkranken in Ägypten 1943 von der Anwendung konzentrierten, hyperimmunen Kaninchenserums *nach* dem 3. Krankheitstag keinen sicheren Nutzen sahen.

b) Symptomatische Therapie. Im Mittelpunkt der Hilfstherapie muß eine *zielbewußte Behandlung von Herz und Kreislauf* stehen. Vor allem die zentral, vom geschädigten Rauten- und Zwischenhirn her ausgelöste *periphere Kreislaufschwäche* ist für den Ausgang der Krankheit von großer Bedeutung. Dabei hat sich allerdings gezeigt, daß *unablässige* Gaben von *zentral* angreifenden *Analeptica* in hohen Dosen, wie sie z. B. STURM empfohlen hat, gerade bei encephalitischen Kranken *unzweckmäßig* und gefährlich sind (ASCHENBRENNER, LYDTIN, GUTZEIT, v. FALKENHAUSEN). RENNER hält sie sogar für einen Kunstfehler, weil sie „wie die Peitsche auf ein galoppierendes Pferd, welches noch sehr weit vom Ziel entfernt ist" wirken. Mehr zu empfehlen sind die *peripher* an der Gefäßwand angreifenden Adrenalinabkömmlinge (z. B. Sympatol) *in vorsichtiger Dosierung* und nur während der kritischen Zeit der stärksten Blutdrucksenkung und bei Kollapsgefahr. Zu gewaltsame Kreislaufankurbelungen, die außerdem die Herzfrequenz unnötig steigern, sollten unbedingt vermieden werden. Von einer sicheren Kreislaufwirkung der Nebennierenrindenpräparate haben wir uns, ebenso wie Liebau, nicht überzeugen können.

Zur Stützung der bedrohten *Herzkraft* (lang anhaltende Tachykardie, Myokarditis, vor allem Mehrbelastung des Herzens durch Pneumonien usw.) ist die intravenöse *Strophanthintherapie* beim Fleckfieber die Methode der Wahl und der oralen Digitalisierung weit überlegen (Aschenbrenner, Bodart, Renner). Da im Fieber ein vermehrter Glykosidaufbrauch erfolgt, sollten die Dosen auf der Höhe der Krankheit *nicht zu klein* gewählt werden (0,3—0,5 mg, eventuell 2mal täglich). Bei den akuten, präfinalen Kollapszuständen durch Ausschaltung der medulären Kreislaufzentren sind allen therapeutischen Bemühungen leider enge Grenzen gesetzt. Dagegen ist beim *protrahierten Kollaps* eine intensive periphere Kreislaufbehandlung zusammen mit Auffüllung der Gefäßbahn tunlichst durch *kolloidosmotisch wirksame Infusionsflüssigkeiten* (Blut, Plasma, Serum, Periston) sehr am Platze; reine Salzlösungen wandern dagegen zu rasch wieder aus der Blutbahn ab (Ravenel, Duesberg). Mehrmalige Infusionen kleinerer Mengen bzw. wiederholte *Bluttransfusionen* von 100—200 cm³ sind wegen der notwendigen Schonung der Herzarbeit zweifellos zweckdienlicher als zu heroische Dosen. Solche wiederholten Bluttransfusionen führen nicht nur zu einer dauerhaften *Auffüllung* des Gefäßsystems, sondern sie stellen auch eine sehr wirksame parenterale *Eiweißsubstitution* für die hochfieberhaften Kranken dar.

Die *Kochsalzbehandlung* des Fleckfiebers war in England schon in der ersten Hälfte des vorigen Jahrhunderts sehr in Mode gekommen (Murchison), sie wird auch von französischen und arabischen Ärzten empfohlen (Chalke). Wie im Stoffwechselkapitel bereits auseinandergesetzt, ist die Hypochlorämie der Fleckfieberkranken allerdings im allgemeinen nur sehr gering und sie beruht auch nur auf einer regulatorischen Salzverschiebung in die Gewebe und nicht auf Salzverlusten nach außen. Mit einer ausgesprochenen chloropriven Situation wird man daher nur selten zu rechnen haben. Immerhin werden intravenöse Kochsalzinfusionen von Renner, Alwens, Vallejo Simon, Ravenel u. a. befürwortet. Die von Danielopolu vorgeschlagene intravenöse Chlorwasserbehandlung hat sich nur wenig Freunde erworben, vor allem weil ihre theoretischen Grundlagen (sterilisierende Wirkung? Antitoxische Wirkung? Salzmangelbekämpfung?) ganz ungeklärt blieben.

Daß eine *Calciumzufuhr* wegen der beim Fleckfieber vorkommenden Hypocalcämie direkt notwendig ist, kann man wohl nicht annehmen. Doch hat sich nach Höring das Calcium als unspezifisches Dämpfungsmittel mit teils zentralen, teils peripheren Angriffspunkten und durch seine entzündungshemmende Wirkung in der Therapie vieler Infektionskrankheiten gut bewährt. Michl u. a. haben eine Kombination von Calcium und *Pyramidon* empfohlen, auch die chronische Verabreichung von Pyramidon allein in kleinen oder mittleren Dosen wurde befürwortet (Holler, Renner). Da alle typischen Antipyretica Substanzen von narkotischem Charakter sind, dürfte die günstige Wirkung weniger auf die Fiebersenkung als auf die zentrale Dämpfung zurückzuführen sein. Eine *brüske Entfieberungstherapie* mit wiederholten hohen Dosen, wie sie von Lindemann (Novalgin) und Ferro-Luzzi (Aspirin, 4—8 g täglich) vorgeschlagen wurde, wird aber wegen der unter Umständen sehr gefährlichen Kreislaufbeeinträchtigung von Nachprüfern wie Renner, Schulze, Lydtin u. a. für absolut *kontraindiziert* gehalten.

Zustände von tagelanger motorischer Unruhe, starke psychische Erregung, Delir, Schlaflosigkeit, Tobsuchtsanfälle usw. sind verständlicherweise für Kreislauf und Stoffwechsel ausgesprochen schädlich. In solchen Fällen soll man von einer ausgiebigen *Sedativbehandlung*, die schon Hausmann als „wahre Schonungstherapie" vorgeschlagen hat, Gebrauch machen. Neben Brom oder Paraldehyd sind vor allem das Luminal und seine Verwandten gut geeignet (Luminaletten oder, bei ausgesprochener motorischer Unruhe, Luminaldosen von 0,05—0,1 g

4—5mal täglich). Bei stärker erregten Schwerkranken muß man neben Luminalinjektionen nicht selten auch noch kleine abendliche Opiatdosen einschalten. Doch ist eine schematische Anwendung der Sedativtherapie bei an und für sich schon ruhigen Fleckfieberkranken selbstverständlich zu vermeiden. *Lumbalpunktionen* wirken bei Kopfschmerzen und meningealen Erscheinungen oft günstig, wenn sie auch keineswegs immer schwere encephalitische Zustände zu bessern vermögen. Bei den *eitrigen Mischinfekten*, vor allem auch bei den sekundären Pneumonien, sind *Sulfonamide* und ganz besonders *Penicillin* von unzweifelhaftem Nutzen (FINDLAY).

Im großen und ganzen gesehen hängt das *Schicksal* der Fleckfieberkranken sehr *weitgehend von günstigen Pflegeverhältnissen ab*. Die größtmögliche *Schonung* der Patienten muß oberster Grundsatz sein. Es ist daher besonders wichtig, daß für Fleckfieberstationen erfahrenes, geschicktes und zuverlässiges *Pflegepersonal* für den Tag- und Nachtdienst ausgesucht wird, daß helle, luftige Krankenräume mit entsprechenden Heizmöglichkeiten zur Verfügung stehen und daß für eine abwechslungsreiche, eiweiß- und vitaminreiche *Krankenkost* gesorgt wird. Lange Antransporte sollten tunlichst vermieden werden. In pflegerischer Hinsicht muß ganz besonders auf gewissenhafte *Mund- und Hautpflege* (Sekundärinfekte), ausreichende Zuführung von Speisen und *vor allem von Getränken*, tadellose Lagerung und Säuberung der Schwerkranken, Schutz vor Auskühlung und Verletzung bei *Deliranten und Unruhigen* geachtet werden. Eine Hauptsorge muß auch sein, daß eine drohende Kreislauf- oder Herzschwäche rechtzeitig abgefangen wird, deshalb ist ständige *Überwachung von Puls und Atmung* und sofortige Verständigung des Arztes bei allen Zwischenfällen oder plötzlichen Verschlechterungen unbedingt vonnöten. Bei schweren cerebralen Krankheitsbildern ist neben der *Sedativbehandlung* die Anwendung von *physikalischen Heilmaßnahmen* häufig von gutem Einfluß. Die rechtzeitige Anwendung der modernen Antibiotica Chloramphenicol und Aureomycin (und neuerdings auch Terramycin) wird aber in Zukunft das gewohnte Bild des schwierigen Pflegebetriebes auf Fleckfieberstationen stark verändern und verspricht eine einschneidende Verbesserung und Vereinfachung unserer ganzen Fleckfiebertherapie.

II. Das endemische (murine) Fleckfieber (Flohfleckfieber).

Im Gegensatz zum klassischen (epidemischen) Fleckfieber ist das endemische Fleckfieber vor allem *in warmen Klimaten heimisch* und tritt beim *Menschen nur sporadisch* auf. Erreger ist die Rickettsia mooseri (MONTEIRO 1931) bzw. Rickettsia prowazeki var. mooseri (PINKERTON 1936), die für gewöhnlich durch Rattenflöhe und Rattenläuse von Ratte zu Ratte übertragen wird. Von infizierten Ratten kommen gelegentlich durch Rattenflöhe Übertragungen auf den Menschen vor; in verlaustem Milieu kann die Infektion unter Umständen auch durch Kleiderläuse von Mensch zu Mensch weitergegeben werden. Das Krankheitsbild ähnelt dem des epidemischen Fleckfiebers weitgehend, doch ist der Fieber- und Krankheitsverlauf *milder*, die cerebrale Beteiligung weit *schwächer*, die Letalität *geringer*.

Beim mexikanischen Fleckfieber, dem Tabardillo, ist zuerst aufgefallen, daß Läuse nicht die einzigen Übertrager sein können und daß ein anderes tierisches Virusreservoir vorhanden sein müsse. Die experimentelle Abgrenzung des murinen Fleckfiebers in Mexiko und im Südosten der Vereinigten Staaten geht auf die Arbeiten von MAXCY (1926), MOOSER (1928), DYER und Mitarbeiter (1931), MOOSER, CASTANEDA und ZINSER (1931) und MOOSER (1932) zurück. In den Vereinigten Staaten findet sich das murine Fleckfieber vor allem in der Umgebung des Golfes von Mexiko (Texas, Georgia, Alabama), aber auch in nördlicheren Städten (WILEY). Während es früher überhaupt in den Städten (z. B. auch in Ostasien —

„shoptyphus") häufiger war, befällt es jetzt auch die ländlichen Gebiete, weil die *Lagerhäuser* dort die *Ratten anlocken* (ANIGSTEIN).

Das murine Fleckfieber ist vor allem eine Krankheit junger Männer, da diese beim Arbeiten in Lagerhäusern usw. der Infektion am meisten ausgesetzt sind. Die größte *jahreszeitliche* Erkrankungshäufung findet sich in den Monaten Juli bis September, in welchen die *Rattenpopulationen* und ihre Verseuchung mit *Flöhen am stärksten sind* (ANIGSTEIN). Jährliche Meldungen in den USA.: 1930: 510, 1933: 2069, 1942: 3725, 1944: 5337, doch wird der wahre Krankheitsbefall etwa 5mal höher geschätzt (WILEY, HILL, ANIGSTEIN). Außer in Nordamerika und Mexiko kommt das murine Fleckfieber auch in Südamerika, Palästina, Afrika, Griechenland, in verschiedenen Mittelmeerhäfen auch bei uns und in Ostasien (mandschurisches Fleckfieber, Stadtform des tropischen Fleckfiebers usw.) vor. Ein Fall von Flohfleckfieber in London, vermutlich mit dem Verpackungsmaterial einer Eierkiste aus Polen importiert, wurde kürzlich von DUNN beschrieben.

Auch beim murinen Fleckfieber beträgt die *Fieberdauer* für gewöhnlich etwa 14 Tage (in 86% — MAXCY). Genau wie bei der Erregerfrage (MOOSER, WEYER, VALLEJO DE SIMON) sind die *Unterschiede* zum epidemischen Fleckfieber auch bei der klinischen Symptomatologie *mehr quantitativer als qualitativer Natur*. Das Exanthem erscheint etwa am 5. Krankheitstag, wird aber nie hämorrhagisch (STRONG). Efflorescenzen an Handflächen und Fußsohlen kommen — wie beim epidemischen Fleckfieber — zwar ausnahmsweise vor, sind aber im Gegensatz zu der Ansicht NICOLLES keineswegs spezifisch (MOOSER). Stärkere *encephalitische* Erscheinungen *fehlen*, der Kreislauf ist meist wenig beeinträchtigt. Die Infektion verläuft im ganzen milder (BINFORD und ECKER).

Dementsprechend pflegt auch die *Letalität gering zu sein* (DEYER 1%, ANIGSTEIN 3—5%, SAVOOR, VAHIA und SOMANN 2,8%), wenn nicht Zwischenwirtwechsel (Laus), schlechte soziale Verhältnisse oder hohes Lebensalter besondere Bedingungen schaffen (STRONG). Unter der Armenbevölkerung Mexikos sterben auch heute noch viele Kranke am „Tabardillofieber" (SCHWEICKHARDT, ALBALADEJO); doch kommt in Mexiko das klassische und das murine Fleckfieber nebeneinander vor (FREEMAN, VARELA, PLOTZ, ORTIZ, MARIOTTE (1949). Seit etwa 10 Jahren scheint das epidemische Fleckfieber dort sogar zu überwiegen (CASTANEDA 1948).

Rein klinisch läßt sich ein murines Fleckfieber von einem leichten epidemischen Fleckfieber nicht sicher unterscheiden (MAXCY, MOOSER). *Proteus OX 19* wird bei beiden Krankheiten agglutiniert, dagegen scheint eine serologische *Differenzierung* durch die Rickettsienagglutination und besonders durch die *Komplementbindungsreaktion* „bis zu einem gewissen Grade möglich" (SADUSK, PLOTZ, MEGAW, ANIGSTEIN, SNYDER). Bei der Komplementbindungsreaktion können positive Titer noch viele Jahre nach der Erkrankung gefunden werden, doch pflegen die Titerwerte in dem Zeitraum von 1—3 Jahren nach Erkrankungsbeginn selten höher als 1:10 oder 1:20 zu sein. Ein sicherer Titeranstieg beginnt sich meist erst im Verlaufe der 2. Krankheitswoche abzuzeichnen (FREEMANN, SOLOGUREN und ESPINOSA). Soweit außer entsprechender Pflege besondere *Behandlung* nötig, gilt das im vorangehenden Kapitel über die modernen Antibiotica Gesagte.

Anhang. Die sog. Brillsche Krankheit. Die BRILLsche Krankheit ist mehr ein historischer Begriff als eine gesicherte Krankheitseinheit. Der New Yorker Kliniker NATHAN E. BRILL beschrieb 1898 bzw. 1910/11 sporadische *Fleckfieberfälle in angeblich läusefreiem Milieu*, die sich durch *milden Verlauf* und geringe Letalität auszeichneten. Später lag es natürlich nahe, diese Erkrankungen mit dem inzwischen von MAXCY im Südosten der Vereinigten Staaten festgestellten endemischen Fleckfieber zu identifizieren. Jedoch sprachen tierexperimentelle (ANDERSON, ZINSSER) und serologische (PLOTZ) Erfahrungen in Boston und New York dafür, daß die BRILLsche Krankheit auch eine *milde Abart des epidemischen Fleckfiebers* sein könnte. ZINSSER wies auf Grund der alten Krankengeschichten nach, daß 94,8% der Patienten im Ausland geboren waren, meist handelte es sich um *aus Rußland eingewanderte Juden*. Er stellte daher die Hypothese auf, daß die BRILLsche Krankheit nichts anderes als ein *endogenes Spätrezidiv* eines früher durchgemachten epidemischen Fleckfiebers wäre. MOOSER und LÖFFLER vertreten auf Grund eines einzigen 1945 in Zürich beobachteten Falles einen ähnlichen Standpunkt. BLANC und BALTAZARD denken mehr an eine exogene Zweiterkrankung, etwa durch importierte und mit Läusekot verunreinigte Kleidungsstücke, was von MOOSER abgelehnt wird.

Zweifellos muß man damit rechnen, daß ein Teil der eingewanderten jüdischen Patienten bereits über eine gewisse, wenn auch im Abklingen begriffene *Fleckfiebergrundimmunität* verfügte. Um so weniger läßt sich aus alten Krankengeschichtsangaben sagen, ob es sich bei der Neuerkrankung in Amerika um ein abgeschwächtes *epidemisches* oder *murines* Fleckfieber gehandelt hat. Murines Fleckfieber konnte auch in New York und Boston bei *Ratten* nachgewiesen werden (MOOSER); auch die *jahreszeitliche Häufigkeitskurve* der BRILLschen Krankheit entspricht, wie ZINSSER selbst zugibt, der des *murinen* und nicht der des epidemischen Fleckfiebers. Endogene Spätrezidive bei Erregerpersistenz sind nicht nur nach allen klinischen

Fleckfiebererfahrungen sehr unwahrscheinlich (Mosing), sondern auch bei Osteinwanderern in anderen Ländern nie gesehen worden (Mooser, Dunn). So spricht doch vieles dafür, daß die Brillsche Krankheit als ausgesprochene Stadtkrankheit — vielleicht von wenigen Ausnahmen abgesehen — *dem Formenkreis des murinen Fleckfiebers zugerechnet werden sollte.* Ob positive Komplementbindungsreaktionen mit Rickettsia prowazeki-Antigen eventuell auch als anamnestische Reaktion vorkommen können, bedarf noch der Klärung (s. bei Snyder). Im übrigen haben die Fälle von Brillscher Krankheit in Nordamerika in den letzten Jahrzehnten beträchtlich abgenommen[1]. Bei dem Züricher Fall von Mooser und Löffler im Juni 1945 (also kurz nach Kriegsende!) wird man eine *exogene Neuinfektion* (27 Jahre nach der Erstinfektion) mit Rickettsia prowazeki wohl nicht sicher ausschließen können, zumal es sich um ein ausgesprochen schweres Krankheitsbild gehandelt hatte. Ein klinisch ganz uncharakteristischer, aber serologisch bestätigter Fall von Brillscher Krankheit wurde kürzlich aus London mitgeteilt[2].

III. Die Zeckenfleckfieber (Felsengebirgsfleckfieber, Mittelmeerfleckfieber, Bullisfieber).

Das *Felsengebirgsfleckfieber* (spotted fever of the Rocky Mountains) ist eine seit etwa 1890 genauer bekannte schwere fieberhafte Erkrankung der westlichen Gebirgsgegenden von *Nordamerika* (Montana, Idaho), hat sich aber seit 1930 auch auf die zentralen und westlichen Gebiete der USA. ausgebreitet. Auch im Innern Columbiens wurden Krankheitsherde festgestellt (Patiño-Camargo 1941), ebenso in Brasilien, Mexiko, Canada. In den Vereinigten Staaten wurden in den letzten 10 Jahren etwa 400—560 Fälle je Jahr gemeldet (Ravenel, Anigstein).

Der *Erreger* — Dermacentroxenus rickettsi (Wolbach 1919) bzw. Rickettsia rickettsi (Brumpt 1927) — wurde bereits 1907 *von Ricketts in infizierten Zecken* gesehen und wird durch Dermacentor andersoni sowie verschiedene andre Zeckenarten (D. variabilis, Amblyomma americanum, Rhipicephalus sanguineus usw.) durch Biß auf den Menschen übertragen (Strong, Holmes, Cox, Parker). Als natürliches Virusreservoir kommen im Westen verschiedene Haustiere und wilde Nager (Kaninchen, Eichhörnchen), im Osten, z. B. Texas, vor allem Hunde in Frage. Die Krankheit tritt meist nur *sporadisch in der Zeckensaison* auf und bevorzugt ländliche Gebiete. Die Inkubationszeit beträgt 3—7 Tage.

Das *Krankheitsbild* des Felsengebirgsfleckfiebers ist dem eines *schweren* epidemischen *Fleckfiebers* weitgehend *ähnlich*. Der kontinuierliche oder remittierende Fieberverlauf, oft durch Schüttelfröste eingeleitet, pflegt 14—20 Tage zu dauern, die Pulsfrequenz steigt allmählich auf Werte von 110—140 an, auch Tachypnoe wird häufig beobachtet (Strong, Parker, Kelsey und Harell). Besonders charakteristisch ist das *großfleckige*, oft konfluierende *Exanthem*, das zwischen 4. und 7. Krankheitstag zuerst *an den Hand- und Fußgelenken* erscheint und sich rasch auf Stamm, Rücken und Gesicht, oft auch auf Handflächen und Fußsohlen ausbreitet. Es zeigt eine *ausgesprochene Neigung zu hämorrhagischer Umwandlung* („black measles"), an Druckstellen kommt es nicht selten auch zu diffusen *Hautblutungen* und Nekrosen. Leichter Ikterus, Myokarditis und Nephritis sind verhältnismäßig häufig (Reading und Klint, Allen und Spitz), pneumonische Komplikationen und peripherer Kreislaufkollaps verschlechtern die Prognose (Kelsey und Harrell). Die Milz ist meist

---

[1] Auf die Gefahr einer neuerlichen Zunahme nach dem 2. Weltkrieg wurde vor kurzem von Murray, Baehr, Shwartzman, Mandelbaum, Rosenthal, Doane, Weiss, Cohen und Snyder [J. Amer. med. Assoc. 142, 1059 (1950)] hingewiesen. Bei 7 der von ihnen beobachteten 14 Fälle von Brillscher Krankheit konnten Rickettsienstämme des klassischen epidemischen Typs gewonnen werden, die Komplementbindungsreaktion ergab bei allen 14 Patienten höhere Titer gegen epidemisches als gegen murines Antigen. Es muß zugegeben werden, daß diese interessanten Befunde durchaus für die Zinssersche Hypothese sprechen können. Kaum verständlich bleibt allerdings — falls eine Neuinfektion tatsächlich nicht in Frage kommen sollte —, wie und wo die Rickettsien das zum Teil sehr lange Zeitintervall zwischen Erst- und Zweiterkrankung (30—45 Jahre und länger!) bei ihren menschlichen Wirten überlebt haben [s. a. Murray u. Snyder: Amer. J. Hyg. 53, 22 (1951)].

[2] Hawksley and Stokes: Lancet 1950 II, 97.

deutlich vergrößert, Lymphknotenschwellungen kommen vor; die *Stelle des Zeckenbisses* wird jedoch meist nur von etwa 50% der Erkrankten bemerkt. Das Blutbild entspricht dem des epidemischen Fleckfiebers, Kopf-, Muskel- und Gelenkschmerzen können sehr heftig sein, schwere Fälle zeigen durchweg eine ausgesprochene *cerebrale Beteiligung* (PARKER). Die *Letalität* ist verhältnismäßig *hoch*, im Durchschnitt etwa 12—25% (KELSEY und HARRELL, STRONG, ANIGSTEIN); früher betrug sie stellenweise sogar 60—70% (z. B. bei den bösartigeren Verlaufsformen in Montana und beim São Paulo-Fieber in Brasilien).

Die WEIL-FELIX-*Reaktion* kann etwa vom 6. Krankheitstage ab positiv werden, gibt im ganzen aber unregelmäßigere Resultate als beim epidemischen Fleckfieber: meist sind die OX 19-Titer höher als die OX 2-Titer, doch kommt auch das umgekehrte Verhalten vor oder beide Titer sind niedrig oder negativ. Die OX K-Agglutination ist dagegen stets negativ (PLOTZ, TICHENOR). Die *Komplementbindungsreaktion* scheint wesentlich *zuverlässiger* zu sein, aber gelegentlich verspätet aufzutreten. Die Therapie des Felsengebirgsfleckfiebers ist bereits beim epidemischen Fleckfieber mitbesprochen und konnte durch die Anwendung der modernen Antibiotica Chloramphenicol und Aureomycin so verbessert werden, daß eine unterstützende Kreislaufbehandlung (Plasmainfusionen, Kochsalz- und Traubenzuckerzufuhr) nur mehr in schwersten Fällen notwendig sein dürfte (PARKER und Mitarbeiter 1950). Die Schutzimpfung mit Zeckenimpfstoff nach R. R. PARKER scheint, wenn jährlich wiederholt, von guter Wirkung (HOLMES, COX).

Das *Mittelmeerfleckfieber* (fièvre boutonneuse, Marseillefieber) wurde zuerst von CONOR und BRUCH 1910 in Tunis beschrieben. Der Erreger wird daher als Rickettsia conori (BRUMPT 1932) bezeichnet, Virusreservoir ist der *Hund* (DURAND), Überträger die *Hundezecke* Rhipicephalus sanguineus (DURAND, CONSEILLE und BRUMPT 1930). Die Rickettsia conori hält sich lange in den Zecken und wird sowohl auf die Eier als auf die ausschlüpfenden Larven übertragen (NAUCK). Die Krankheit kommt im Mittelmeerbecken, Südfrankreich, Italien, Spanien, Portugal, Griechenland, auf Cypern, auf der Krim, in Rumänien, Palästina und Afrika vor. BENARD und KERBRAT haben 1947 von 4 eingeschleppten Krankheitsfällen in *Paris* berichtet.

Zwei besondere Kennzeichen erleichtern die klinische Diagnose: An der *Stelle des Zeckenbisses* entsteht bei etwa 30—40% der Fälle eine stecknadelkopf- bis erbsengroße, *erhabene*, später mit einem Schorf bedeckte *Primärläsion* („Knopffleckfieber"), die schließlich ulceriert und zu regionärer Lymphadenitis führt; das *Exanthem* ist *vielfach deutlich erhaben*, papulo-nodulös und erstreckt sich auch auf *Gesicht*, Handflächen und Fußsohlen (BETTINARDI, PARTELIDES, HOLMES).

Die Erkrankung beginnt plötzlich mit hohem Fieber, das durchschnittlich 12—16 Tage dauert, Kopf-, Muskel- und Gliederschmerzen, Brechreiz. Auffallend ist die langsame Zurückbildung des erhabenen Exanthems, das zwischen dem 3. und 5. Krankheitstage in Erscheinung tritt. Typhöse Benommenheit und Delirien kommen vor, doch ist eine stärkere cerebrale Beteiligung selten. Die Prognose ist fast durchweg gut. Differentialdiagnostisch ist die WEIL-FELIX-Reaktion mit Proteus OX 19 wenig zuverlässig, da sie häufig (verspätet) niedrige oder auch negative Titer ergibt. Nach PLOTZ ist die Komplementbindungsreaktion mit gereinigten Antigenen am besten brauchbar (STRONG, COX).

In *Camp Bullis*, einem Truppenlager in Texas, wurden in den Sommermonaten 1942/43 etwa 1000 Fälle einer akuten fieberhaften Erkrankung beobachtet, die bei einer Fieberdauer von 4—14 Tagen meist gutartig verlief (WOODLAND, MCDOWELL und RICHARDS 1943, ANIGSTEIN und BADER 1943/44, LIVESAY und POLLARD 1943). Mehrfache *Zeckenbisse* durch *Amblyomma americanum* waren bei allen Erkrankten in der Vorgeschichte nachzuweisen. Dieses sog. *Bullisfieber* beginnt mit plötzlichem Fieberanstieg und Kopfschmerzen, zeigt frühzeitig *Leukopenie* und allgemeine *Lymphdrüsenschwellung* und bei den schweren Fällen ein maculo-papulöses *Exanthem*, das aber nur für etwa 48 Std. und zwar meist am Stamm auftritt.

Nach den experimentellen Untersuchungen von LIVESAY und POLLARD, ANIGSTEIN und BADER, BLARE und BADER (1945) u. a. ist anzunehmen, daß die aus dem Krankenblut und aus der Zecke Amblyomma americanum gezüchteten *Rickettsien* die Krankheitserreger sind. Übertragungsversuche auf menschliche Freiwillige führten allerdings nur zu sehr leichten Erkrankungen. Immunologische Beziehungen zum Q-Fieber scheinen zu bestehen (PARKER und STEINHAUS 1944), die WEIL-FELIX-Reaktion wurde stets negativ befunden.

Erkrankungen an Zeckenbißfieber wurden außerdem in Australien (Nord-Queensland) beobachtet (ANDREW, BONNIN und WILLIAMS 1946); sie zeigten einen milden Verlauf bei einer Fieberdauer von 2—12 Tagen, ein polymorphes Exanthem und positive WEIL-FELIX-Reaktion mit OX 19 und OX 2, nicht mit OX K. Weiterhin in Indien (MEGAW), Sibirien, Südafrika (KOHLS, COX), Ostafrika (DICK und LEWIS), Westafrika (FINDLAY und ARCHER), Südamerika (STRONG). Dagegen scheint das Colorado-Zeckenfieber nicht eine Rickettsiose, sondern eine Viruskrankheit zu sein (DE BOER, KUNZ, KOPROWSKI und COX 1947).

IV. Die Milbenfleckfieber (Tsutsugamushifieber, Buschfleckfieber, Rickettsienpocken).

Das *Tsutsugamushifieber*, eine in den Flußgebieten *Nordjapans* seit langem bekannte akute fieberhafte Krankheit, wurde bereits von KITASATO (1893) auf den *Biß kleiner roter Milben* (tsutsuga = Krankheit, Sorge; mushi = Wurm) zurückgeführt. Die Trombiculamilben (T. akamushi, T. deliensis usw.) kommen aber nicht nur in Japan, sondern auch in den Malaiischen Staaten, Burma, Indien, Korea, Formosa, Neuguinea, Sumatra, Borneo und auf den Philippinen usw. vor (PHILIP). Sie saugen nur einmal in ihrem Leben — als Leptuslarve — Säugetier- bzw. Menschenblut und leben sonst auf Pflanzen bzw. in *Gras- und Buschvegetation* und in der Erde, aus der sie besonders nach Regengüssen hervorkommen (BUXTEN, SAVOOR, DAS MENON und MERCHANT).

Der *Erreger* des japanischen Flußfiebers ist die *Rickettsia tsutsugamushi* (HAYASHI 1920 bzw. OGATA 1931), die auch als *Rickettsia orientalis* (NAGAYO 1930) bezeichnet wird. Die Milbenlarven infizieren sich mit ihr an verschiedenen wild lebenden Nagern (z. B. Microtus montebelloi in Japan, Rattus rattus in Sumatra und Malaya) und *vererben* die Infektion auf die nächste Generation weiter (SAVOOR, DAS MENON und MERCHANT). Mit dem *Tsutsugamushifieber identisch* ist das sog. *Buschfleckfieber* („scrub typhus" — FLETCHER und LESSLAR 1925), das in vielen Gegenden und Inseln des Fernen Ostens, vor allem auf Zucker-, Kokos- und Ölpalmenplantagen, im offenen Dschungelgrasgelände, auf Biwakplätzen usw., beobachtet wird (LEWTHWAITE und SAVOOR 1936 und 1940). Es hat besonders *im 2. Weltkrieg* sowohl bei den britischen und amerikanischen (etwa 25000 Krankenhausfälle(!), als auch bei den japanischen Truppen eine *gefürchtete Rolle* gespielt und z. B. bei *Dschungelmärschen* zu sehr großen Ausfällen geführt (PHILIP). Nur unter besonderen Umständen kommen infizierte Trombiculamilben auch einmal in Stadtrandgebieten (z. B. in Bombay) vor und können dann zu vereinzelten Erkrankungen führen (SOMAN und DAS MENON 1948).

Der *Milbenbiß* wird meist nicht bemerkt, erst nach Fieberbeginn wird die Stelle gelegentlich schmerzhaft, die *regionären Lymphdrüsen* schwellen an. Verschieden häufig (TATTERSALL 11%, SAXEN und Mitarbeiter 60%, REDDIG 40%) ist eine typische *ulcerierende Primärläsion* festzustellen, die zunächst mit einer *Kruste* bedeckt ist und erst in der 2. Krankheitswoche abzuheilen beginnt. Sie ist am häufigsten in der Axillar- oder Genitalregion zu finden. Auch eine *allgemeine Lymphdrüsenschwellung* kommt vor. Die Inkubationszeit beträgt im Durchschnitt etwa 8—9 Tage.

Das Tsutsugamushifieber beginnt meist ziemlich *plötzlich* mit Kopf- und Gliederschmerzen und rasch ansteigenden Temperaturen bis 40°. Die *Fieberkurve* verläuft in Form einer etwas unregelmäßigen Kontinua mit gelegentlichen Remissionen, die *Fieberdauer* ist nicht so streng normiert wie beim Läusefleckfieber und beträgt *etwa 18—25 Tage*. Ausgesprochene Tachykardie, Tachypnoe und Cyanose findet sich nur bei schweren Fällen (SAXEN und Mitarbeiter). Das Blutbild ist meist uncharakteristisch, in etwa 30% besteht eine deutliche *Leukopenie* (REDDY), in 50% ist die Milz palpabel (TATTERSALL). Das *maculo-papulöse Exanthem* entwickelt sich am Ende der 1. Krankheitswoche bei etwa 60—70% der Fälle am Stamm, auf der Innenseite der Extremitäten, gelegentlich auch im Gesicht und an der Mundschleimhaut, nie an Handflächen oder Fußsohlen. Es kann manchmal an Masern erinnern und ist bei Dunkelhäutigen schlecht zu erkennen. *Hämorrhagische Umwandlung* kommt vor, auch sonstige hämorrhagische Reaktionen werden beschrieben (SAXEN und Mitarbeiter).

Die bei *schweren Fällen regelmäßig* in Erscheinung tretende *cerebrale Beteiligung* äußert sich in meningealen Zeichen, Verworrenheit, Delirien, Schwerhörigkeit, motorischer Unruhe, Krämpfen, Singultus, Inkontinenz, Koma (RIPLEY, SAXEN und Mitarbeiter, TATTERSALL). Auch die pathologisch-anatomischen *Hirnbefunde* haben große *Ähnlichkeit* mit denen beim *epidemischen Fleckfieber*, wenn sie auch quantitativ meist etwas geringer ausgeprägt sind (ALLEN und SPITZ, LEWINE, RIPLEY). Nierenbeteiligung, Bronchopneumonie, Parotitiden, meist gutartige Myokarditiden, vegetative Kreislaufstörungen werden ebenso wie beim epidemischen Fleckfieber beobachtet; Dauerschäden scheinen sehr selten zu sein. Das Überstehen der Krankheit hinterläßt eine *Immunität*, die jedoch *nicht sehr zuverlässig* und langdauernd zu sein scheint, so daß exogene Zweiterkrankungen nichts ganz Ungewöhnliches sind (KAWAMURA). Die *Letalität* schwankt innerhalb weiter Grenzen: beim japanischen Tsutsugamushifieber 30—40%, in Indien und Sumatra 4—5%, auf Formosa 10%, bei amerikanischen Truppen 7—8% und 27—35% (KAWAMURA, KARLA, REDDY, TATTERSALL, RIPLEY, SAXEN, PHILIP).

Differentialdiagnostisch ist die WEIL-FELIX-*Reaktion* mit *Proteus OX K* von großem Nutzen; Titer von 1:100 (SAXEN) bzw. 1:320 (REDDY) werden für beweisend gehalten, vielfach allerdings erst Ende der 2. Krankheitswoche erreicht. Von SADUSK wird besonders die Rickettsien-*Komplementbindungsreaktion* empfohlen. Ein sicheres Urteil über den klinischen Wert der *Schutzimpfung* gegen das Buschfleckfieber scheint noch nicht möglich (CARD und WALKER, SMADEL). *Therapeutisch* hat sich Rekonvaleszentenserum nicht, Penicillin nur gegen eitrige Sekundärkomplikationen bewährt (TATTERSALL). Die Grundlagen der moderneren Behandlungsverfahren mit Paraaminobenzoesäure, Chloromycetin, Aureomycin usw. sind bereits beim epidemischen Fleckfieber dargelegt. Nach neueren Untersuchungen in Kuala Lumpur scheint sich vor allem das *Chloromycetin* praktisch sehr gut bewährt zu haben (SMADEL 1948/50).

Eine *neue*, durch *Milben* übertragene *Rickettsienerkrankung* wurde 1946 *in New York entdeckt*. Sie war zunächst von SUSSMANN als „Kew-Gardens spotted fever" beschrieben worden, doch konnten HUEBNER, STAMPS, PEGGY und ARMSTRONG bald aus dem *Blute* eines frisch Erkrankten durch Verimpfung auf die Maus eine bisher unbekannte Rickettsie züchten, die sie *Rickettsia akari* nannten. Die Krankheit selbst erhielt den Namen *Rickettsienpocken* und ist dadurch charakterisiert, daß zuerst an der Stelle des Insektenbisses eine *primäre Hautläsion* entsteht. Etwa 1 Woche später tritt Fieber mit Frösteln, Kopfschmerzen und Unbehagen auf und schließlich *ein generalisiertes Hautexanthem*, das *dem der Windpocken ähnelt*. Die Erkrankung ist gutartig, Todesfälle wurden bisher nicht beobachtet. Seit Frühjahr 1946 wurden in den verschiedensten Teilen New Yorks insgesamt etwa 350 Fälle zur Meldung gebracht, doch sind außerdem sicher auch leichte oder atypische Erkrankungen verkannt worden (ROSE).

Die *Fieberdauer* beträgt im allgemeinen nur 2—10 Tage (GREENBERG, PELLITERI, KLEIN und HUEBNER). Die Initialläsion erinnert manchmal an die bei Tsutsugamushi-Fieber und ist nie schmerzhaft. Das *Exanthem* verschwindet meist innerhalb von 6 Tagen, in seltenen Fällen kann es dem Fleckfieberexanthem ähnlich sein. Meist zeigt es jedoch eine *deutliche Bläschenbildung*, Vereiterung wurde nicht beobachtet. Die meisten Patienten zeigten eine mäßige *Leukopenie* mit Werten von 2500—4500 Leukocyten. Weil-Felix-Reaktion stets negativ, die *Komplementbindungsreaktion* wird meist erst in der 3.—4. Krankheitswoche positiv (ROSE). Durch weitere Untersuchungen konnte geklärt werden, daß die Krankheit durch eine *Nagermilbe* — Allodermanyssus sanguineus — übertragen wird; diese wurde in verschiedenen Räumen der befallenen Vorstadt-Etagenhäuser und auf dort gefangenen *Hausmäusen* (mus musculus) gefunden (GREENBERG, PELLITERI und JELLISON). Ob und wo die Rickettsia akari außerhalb New Yorks noch vorkommt, ist noch nicht bekannt. Therapeutisch soll sich Aureomycin bei frühzeitiger Anwendung sehr gut bewährt haben (ROSE, KNEELAND und GIBSON 1950).

B. Das Wolhynische Fieber.
Mit 9 Abbildungen.

1. Definition. Das Wolhynische Fieber ist eine mit steilen oder flachen *Fieberschüben* mehr oder minder deutlicher *Periodizität* verlaufende und verschieden rasch abklingende *Allgemeininfektion*, welche durch die Rickettsia wolhynica (TÖPFER 1916, JUNGMANN und KUCZYNSKI 1916/17) verursacht und durch die *Kleiderlaus* von Mensch zu Mensch übertragen wird. Klinisch ist die Erkrankung neben dem meist rhythmisch auftretenden Fieber vor allem durch *neuralgisch-rheumatische Schmerzzustände* verschiedener Ausprägung und Lokalisation charakterisiert. Das Wolhynische Fieber tritt in stark verlaustem Milieu hauptsächlich zu Kriegszeiten bei lebhafter Menschenfluktuation epidemisch auf; infolge *träger Immunisierung* sind protrahierte Verlaufsformen mit längerer Erregerpersistenz nicht ganz selten. Im Gegensatz zum Läusefleckfieber ist Exanthembildung ausgesprochen selten und die Prognose stets günstig.

2. Historisches. Genauere Kenntnisse über diese „neue Infektionskrankheit" wurden erst im 1. Weltkrieg 1914/18 in größerem Umfange gesammelt: WERNER beschrieb sie als „*Fünftagefieber*" (1916), HIS als „*Wolhynisches Fieber*" (1916), HUNT und RANKIN (1915) und MCNEE, RENSHAW und BRUNT (1916) als „*trench fever*". Merkwürdigerweise hat sich nie genau feststellen lassen, ob die Erkrankung damals im *Osten* oder im *Westen* zuerst aufgetreten ist. HIS hatte bereits im April 1915 Erkrankungen in Ostpreußen, später vor allem in Wolhynien, Weißrußland und Galizien gesehen, SCHITTENHELM im Dezember 1915 bei Baranowitschi, englische Ärzte seit Mai 1915 in Flandern (HERRINGHAM), GRAFE im Frühjahr 1915 in der Maasgegend.

Untersuchungen zur Ätiologie wurden vom Winter 1915/16 an sowohl auf deutscher als auch auf englischer Seite eifrig betrieben. Bald wurden *Übertragungsversuche* sowohl von MCNEE, RENSHAW und BRUNT mit Vollblut, als auch von WERNER und BENZLER, JUNGMANN und KUCZYNSKI u. a. durch Ansetzen von an Kranken infizierten Läusen durchgeführt. Der *zunächst umstrittene Erreger* — die Rickettsia wolhynica (JUNGMANN) bzw. quintana (SCHMINCKE) — wurde zuerst von TÖPFER in Wolhynien-Fieberläusen gefunden (1916) und wird mit dem Läusekot auf den Menschen übertragen. Er vermehrt sich nach DA ROCHA-LIMA im Läusedarm nicht wie die Rickettsia prowazeki intracellulär, sondern *extracellulär* mit charakteristischer Saumbildung auf den Magenepithelzellen (s. Abschnitt A). Nach neueren Untersuchungen von R. WEIGL, HERZIG, WEYER u. a. gehört die Rickettsia wolhynica zu der Gruppe der *Rickettsia pediculi* (DA ROCHA-LIMA), welche im allgemeinen sowohl für die Laus als auch für den Menschen apathogen ist. Doch scheinen in stark verlausten, eng beieinander lebenden Menschengemeinschaften diese normalerweise apathogenen Formen der Rickettsia pediculi bei Störungen des Gleichgewichts zwischen Wirt und Keim pathogene Eigenschaften erwerben zu können, so daß es dann durch Vermittlung der Laus in der Passage Laus-Mensch-Laus zu schnell sich verbreitenden Epidemien kommt (HERZIG, SCHULZE, WEYER).

Wichtige Aufschlüsse hinsichtlich des Übertragungsmodus, der Klinik und der protrahierten Verlaufsformen wurden weiterhin durch die amerikanische und englische Trench fever-Kommission erbracht. Beide arbeiteten mit Freiwilligen, die erstere unter STRONG in Flandern (1918), die letztere unter BRUCE in England (1918—1921). Der englischen Kommission gelang es schon damals, noch 443 Tage nach Krankheitsbeginn von einem alten, chronischen Wolhynienfieberfall durch den *Läusefütterungsversuch* und durch Einreiben des Läusekots in scarifizierte Hautstellen die Krankheit auf Gesunde zu übertragen und damit die Möglichkeit längerer *Erregerpersistenz* beim Menschen wahrscheinlich zu machen. Auf alliierter Seite wurden die Gesamterkrankungszahlen an Wolhynienfieber (Wof) während des 1. Weltkrieges auf 200000 (HERRINGHAM), ja sogar auf 800000 (BYAM) geschätzt.

Nach dem 1. Weltkrieg ist das Wof *schnell wieder aus Europa verschwunden*, Einzelfälle wurden später noch aus Hamburg, Berlin, Lemberg, ferner aus Kiew, Tiflis, Spanien, Japan und Abessinien berichtet (Literatur bei HIRTE). v. BORMANN meint, daß das Wof in Rußland — jedenfalls bei der ländlichen Bevölkerung — endemisch sei, aber von den russischen Ärzten meist als „Malaria" diagnostiziert würde. Auch vor dem 1. Weltkrieg ist das Wof vermutlich meist unter der Flagge „Malaria", „Grippe", „Rheuma" usw. gesegelt; doch finden sich in der alten Literatur vereinzelt Hinweise, daß neben Tertian- und Quartan-Wechselfiebern auch ein *Quintanfieber* bekannt war (WERNER, ZEISS, HIRTE). Nach FLEISCHMANN hat es sich bei dem 1878 von DEHIO in Bulgarien beobachteten „Moldauisch-Walazischen oder Dazischen Fieber" zweifellos um das Wof gehandelt. *Im 2. Weltkrieg* begann das Wof im *Spätwinter* 1941/42 rasch um sich zu greifen, als bei der Winteroffensive im *Osten* die Verlausung der deutschen Truppen immer mehr zunahm. Es hat dann bis Kriegsende in Rußland und auf dem Balkan zahlenmäßig eine sehr große Rolle gespielt, während die Truppen im *Westen* diesmal praktisch läusefrei und daher auch vom Wof verschont blieben. Nach den statistischen Angaben des zentralen Krankengeschichten-Archivs wurden vom September 1939 bis September 1943 allein *in den deutschen Heereslazaretten* 79635 Wolhynienfieberkranke behandelt (MIKAT). Die Gesamterkrankungszahl dürfte jedoch annähernd das 3—4fache betragen haben. Erkrankungen an Wof in Algier wurden 1945 von PARROT beschrieben („Rückfallfieber ohne Spirochäten").

3. Synonyma. Die Kenntnis von der *Mannigfaltigkeit der möglichen Fieberverläufe* hat im deutschen Sprachgebiet dazu geführt, daß der Ausdruck „Fünftagefieber" fast allgemein durch die „historische" Bezeichnung „*Wolhynisches Fieber*" ersetzt wurde. Das Wesen der Krankheit treffen am besten die Bezeichnungen „Febris neuralgica paroxysmalis s. undulans" (SCHITTENHELM und SCHLECHT 1918) bzw. „Febris neuralgica periodica" (v. BORMANN 1943), die aber den Nachteil der Länge haben und die typhösen Verlaufsformen nicht mit einschließen. Sowohl im 1. als im 2. Weltkrieg sind eine Reihe von *Lokalbezeichnungen* aufgetaucht (Ikwafieber, Influenza polonica, russisches Wechselfieber, Maasfieber, Bessarabienfieber, Polafieber, Okafieber, ukrainisches Fieber usw.), die sowohl für sichere Fälle von Wof als gelegentlich auch für andere nicht genau diagnostizierte Infektionskrankheiten gebraucht wurden (s. unter „russisches Kopfschmerzfieber"). In der englischen und französischen Literatur hat sich der Name „Schützengrabenfieber" (trench fever, fièvre des tranchées) erhalten. — MOOSER, LEEMANN, CHAO und GUBLER vertraten kürzlich die Ansicht, daß für die Kennzeichnung des *Erregers* der Benennung „Rickettsia quintana (SCHMINCKE 1917)" die Priorität gebühre, obwohl SCHMINCKE an der ätiologischen Klärung gar nicht beteiligt gewesen war und nur über die Hautveränderungen beim Wof berichtet hatte. JUNGMANN und KUCZYNSKI haben sich dagegen seit der Entdeckung des Wof sehr um die Aufklärung seiner Ätiologie verdient gemacht und für den Erreger bereits in einer im Mai 1917 abgeschlossenen Veröffentlichung den Namen „*Rickettsia wolhynica*" vorgeschlagen[1]. Diese letztere Bezeichnung erscheint uns daher als die am besten geeignete; sie wird auch von DA ROCHA-LIMA (1920) und in der neueren amerikanischen Literatur gebraucht.

4. Klinik. Die Inkubationszeit beträgt bei natürlicher Infektion durch Läusebiß bzw. Läusekot etwa 12—30, am häufigsten 16—22 Tage (JUNGMANN, STRONG, WERNER und BENZLER, MCNEE, RENSHAW und BRUNT, SCHITTENHELM, ASCHENBRENNER), — bei massiver künstlicher Infektion durch Einreiben infizierten Läusekots in scarifizierte Hautstellen wird sie auf etwa 7—9 Tage verkürzt (BYAM, DA ROCHA-LIMA).

Deutliche *Prodromalerscheinungen* fehlen meist (BYAM und Mitarbeiter, SCHITTENHELM). Der *Krankheitsbeginn* ist bei typischen Fällen fast immer ein plötzlicher, ja stürmischer: Aus voller Gesundheit steigt die Temperatur auf 39—40° an; Frösteln oder Schüttelfrost, Abgeschlagenheit, Schwindel, Kopfschmerzen, Augendruck, neuralgisch-myalgische Erscheinungen, Schienbeinschmerzen, Magenbeschwerden, Inappetenz usw. verursachen *zunächst ein schweres Krankheitsgefühl* (JUNGMANN, SCHITTENHELM, v. BORMANN). Das Aussehen der Kranken kann manchmal etwas an das typische Fleckfiebergesicht erinnern (gerötete, etwas gedunsene Gesichtshaut, Conjunctivitis). Katarrhalische Erscheinungen sind selten, der Kreislauf ist wenig in Mitleidenschaft gezogen, eine Milzschwellung findet sich meist erst nach mehreren Fieberschüben und auch da nicht regelmäßig (SCHITTENHELM und SCHLECHT 30%, RICHTER 16%, v. BORMANN 30%, SCHULTEN 50%, REUTER 50%, KERGER 50%); doch ist die Leber- und Milzgegend manchmal ausgesprochen druckschmerzhaft.

Die ausgesprochene *Mannigfaltigkeit* der möglichen *Fieberverläufe* ist vor allem von JUNGMANN schon frühzeitig betont worden. Am meisten fallen zunächst natürlich die deutlich *periodisch* verlaufenden (paroxysmalen oder undulierenden) Fieberschübe auf, die sich aber keineswegs nur alle 5 Tage, sondern fast ebenso häufig alle 4, 6, 7 oder mehr Tage wiederholen. Die Intervalle können auch bei ein und demselben Kranken im Verlaufe des Wof sehr variabel sein. Die WERNERsche Bezeichnung „*febris quintana*" lehnt sich zu stark an den (pathogenetisch nicht zutreffenden) Vergleich mit der Malaria an und ist daher *zu eng gefaßt* (SCHITTENHELM). Die Fieberanfälle haben beim Wof nichts mit einem „Entwicklungscyclus" des Erregers zu tun, wie WERNER ursprünglich meinte (s. später

---
[1] JUNGMANN u. KUCZYNSKI: Z. klin. Med. **85**, 261 (1918).

unter 6). Außerdem kann der Fieberablauf aber auch — wenigstens zeitweise — mit so geringer oder so undeutlicher Periodizität erfolgen, daß es bei diesen Fällen überhaupt sinnlos ist, von einem „Fünftagefieber" zu sprechen. Es läßt sich darüber streiten, ob es gerechtfertigt ist, hier von atypischen Fällen zu sprechen. KERGER, BERNSDORF, SCHULTEN, REUTER, SCHULZE u. a. wiesen mit Recht darauf hin, daß dann die „atypischen" Fälle jedenfalls die häufigeren sind. Diese Erkenntnis hatte sich schon am Ende des 1. Weltkrieges schließlich allgemein durchgesetzt, als HIS und vor allem sein Schüler

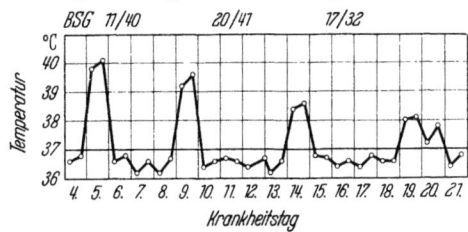

Abb. 1. Wolhynisches Fieber vom Typ der rhythmischen „Anfallskrankheit". Eingipflige Paroxysmen vom 5- bzw. 6-Tage-Rhythmus. Typische Schienbeinschmerzen.

JUNGMANN auf Grund eingehender klinischer Beobachtungen festgestellt hatten, daß beim Wof *auch mehr kontinuierliche*, typhus- und sepsisartige, sowie uncharakteristische *rudimentäre* Fieberbewegungen vorkommen.

Klinisch lassen sich die *Fiebertypen* der Wolhynischen Krankheit in Anlehnung an JUNGMANN (1917) am übersichtlichsten *in folgende Gruppen zusammenfassen*:

a) *Periodisches Fieber* von paroxysmalem oder undulierendem Verlauf mit mehr oder minder deutlichen Intervallen zwischen den einzelnen Fieberschüben.

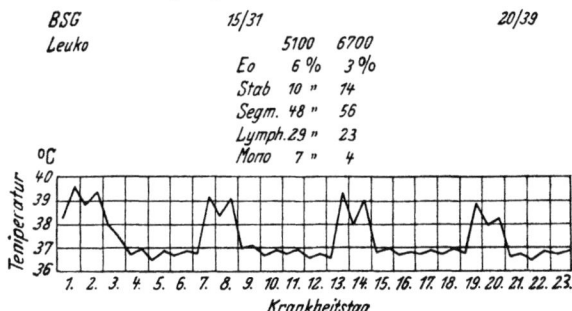

Abb. 2. Wolhynisches Fieber vom Typ der rhythmischen „Anfallskrankheit". Streng regelmäßige Doppelgipfel vom 7-Tage-Rhythmus. Eosinophile und Linksverschiebung im Blutbild.

Die einzelnen „Anfälle" können entweder *jäh* (paroxysmal) mit hohem Fieber beginnen und 24—48 Std anhalten (Abb. 1), oder *gedämpft* in Form von 2—4tägigen flacheren Fieberwellen (undulierend) verlaufen (Abb. 3). In den verschieden langen fieberfreien Intervallen pflegen das allgemeine Krankheitsgefühl und die neuralgisch-rheumatischen Symptome für gewöhnlich weitgehend zurückzugehen; manchmal verschwinden sie ganz, manchmal bleiben sie auch recht hartnäckig weiter bestehen. Bei der paroxysmalen Form gibt es eingipflige und zweigipflige Anfälle (Abb. 1 und 2) in regelmäßiger und unregelmäßiger Folge, die Entfieberung ist nicht selten von Schweißausbrüchen begleitet. Die Anzahl der Fieberschübe ist bei den einzelnen Kranken

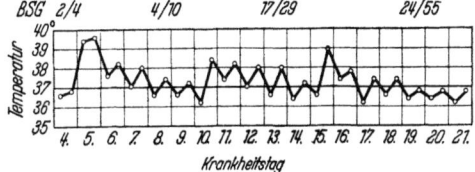

Abb. 3. Undulierende Form des Wolhynischen Fiebers mit noch deutlicher Periodizität (6-Tage-Rhythmus).

recht verschieden, v. BORMANN hat selten mehr als 5 Relapse beobachtet, es kommen aber auch 6—12, ja sogar 21 vor (SCHITTENHELM und SCHLECHT). Fieberhöhe und Heftigkeit der Allgemeinerscheinungen nehmen meist mit zunehmender Zahl der Relapse allmählich ab. Gelegentlich treten später nur mehr rhythmische „Äquivalente" (z. B. Schienbeinschmerzen ohne Fieber) auf oder die Erkrankung klingt in rudimentären, subfebrilen Temperaturbewegungen aus. Die „klassische" Form des ausgesprochen periodischen Fieberverlaufs fand SCHULTEN in etwa 25%, v. BORMANN in 31,5%, ROBERT in 45%, JUNGMANN und KUCZYNSKI in 47%, REIMER in 55%.

b) *Typhoides Fieber* von mehr kontinuierlichem Verlauf, gelegentlich auch von sepsisartigen Fieberbewegungen mit stärkeren morgendlichen Remissionen unterbrochen.

Eine mehrtägige Febris continua leitet gelegentlich als „typhoides Initialfieber" die Wolhynische Krankheit ein (JUNGMANN und KUCZYNSKI, HIS, v. BORMANN, KERGER, ASCHENBRENNER), um später dem periodischen Typ Platz zu machen; sie kann aber auch als selbständige Erscheinung vorkommen.

So beschreibt JUNGMANN in seiner Monographie (1919) die experimentelle Infektion von Dr. KUCZYNSKI durch Läusebiß, die nach einer Inkubationszeit von 27 Tagen zu einem 6tägigen unregelmäßigen Fieber zwischen 38 und 40° ohne Fiebernachschwankung geführt hatte (Abb. 4). Krankheitsbeginn mit Schüttelfrost, Gliederschmerzen, Kopfschmerzen,

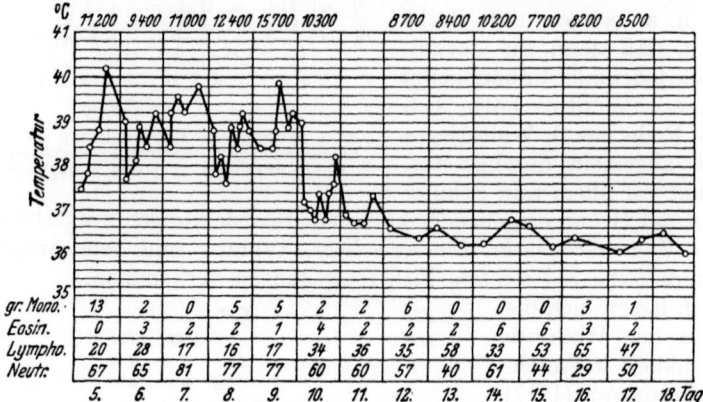

Abb. 4. Typhoides Initialfieber nach experimenteller Infektion durch Läusebiß (Dr. KUCZYNSKI). Typ der cyclischen Allgemeininfektion. [Aus JUNGMANN und KUCZYNSKI: Z. klin. Med. 85, 251 (1918).]

Druckempfindlichkeit von Leber und Milz, erst später auch Schienbeinschmerzen. 8 Tage nach der Entfieberung „Äquivalent" mit großer Mattigkeit, Milz- und Schienbeinschmerzen, aber ohne Fieber. Die übertragende Laus war seziert worden und hatte massenhaft Rickettsien enthalten.

Abb. 5 zeigt aus unserem Beobachtungsgut ein *typhoides Initialfieber*, welches in ein undulierendes Fieber von unregelmäßiger Periodizität auslief. Kopf- und Schienbeinschmerzen

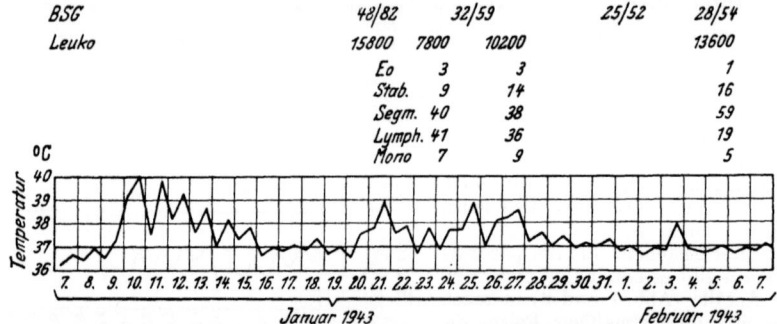

Abb. 5. Typhoides Initialfieber, in undulierendes Fieber von unregelmäßiger Periodizität auslaufend.

waren zunächst gering, um während des undulierenden Fiebers verstärkt wieder aufzutreten. Nach klinischen und experimentellen Erfahrungen ist anzunehmen, daß bei diesen typhoiden Verlaufsformen unter anderem auch die Massivität des Infekts bzw. der Superinfektion eine Rolle spielt (BRUCE, ASCHENBRENNER, s. auch später unter 6). JUNGMANN sah diesen Fiebertyp in 20% der Fälle, BYAM in 28%, JACOBI nur in 5,6%.

c) Rudimentäre Formen von uncharakteristischem, zum Teil subfebrilem Verlauf, manchmal abgekürzt, manchmal auch ausgesprochen protrahiert auftretend.

Zu den rudimentären Formen zählen wir sowohl die sog. „Abortivfälle" nach ARNETH und v. BORMANN, bei denen sich die Krankheit in einem einzigen Fieberanfall erschöpft, als auch die „steckengebliebenen" subfebrilen Infekte, die gelegentlich ausgesprochen protrahiert verlaufen, aber keine deutliche Periodizität erkennen lassen. Die Abortivfälle entgehen verständlicherweise meist der Lazarettbeobachtung und werden nur vom Truppenarzt im epidemiologischen Zusammenhang richtig erkannt; v. BORMANN studierte sie direkt unter Frontverhältnissen und fand sie in 39,8% seiner Fälle. Die übrigen rudimentären Fälle betrugen bei ihm nur 10%, treten dafür aber im Lazarettmaterial mit seiner Häufung von langwierigen und schwereren Erkrankungsformen wesentlich öfter in Erscheinung (JUNGMANN 33%, BYAM 35%, LINDEMANN 60%). Ganz flüchtige Temperaturerhöhungen bleiben nicht selten unbemerkt, wenn nicht von regelmäßiger (3stündlicher) Fiebermessung Gebrauch gemacht wird (BOGENDÖRFER).

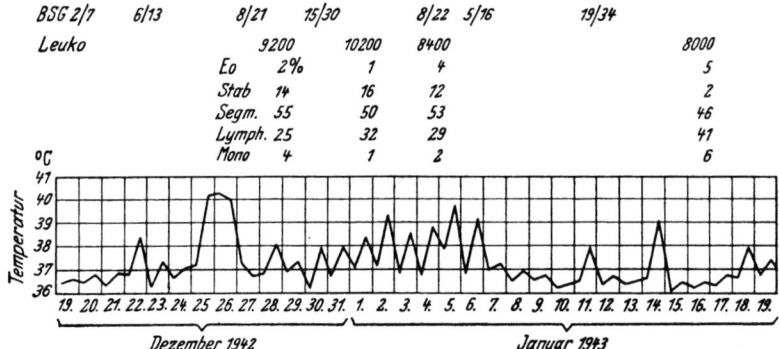

Abb. 6. Gemischter Fiebertyp mit eingestreutem „Sägefieber". Anfallfieber zu Beginn und am Ende der Krankheit bei wechselnden Intervallen (4—5 Tage).

d) *Mischformen*, bei welchen sich die Typen a) bis c) in wechselnder Kombination ablösen.

Auch bei dieser Gruppe handelt es sich meist um mehr oder minder *protrahiert verlaufende* und oft recht hartnäckige Erkrankungen, die gelegentlich besonders stark ausgeprägte Erscheinungen von seiten des Nervensystems in ihrem späteren Verlauf aufweisen. Wegen ihrer meist langen Krankheitsdauer werden sie nur dann richtig erkannt und bewertet, wenn

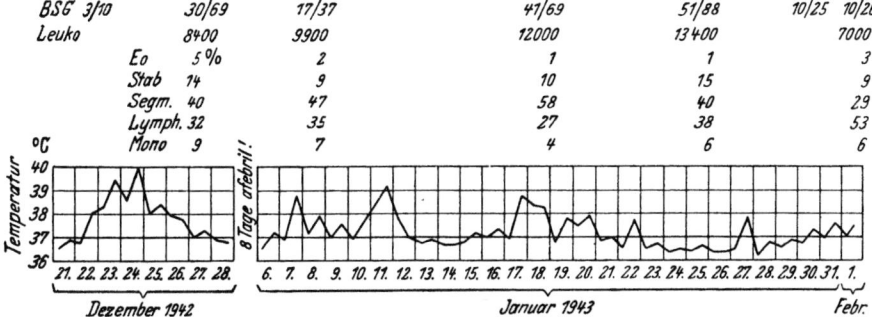

Abb. 7. Protrahiert verlaufendes Wolhynisches Fieber. Kombination von „typhoidem Initialfieber" mit paroxysmalem und undulierendem Typ. Deutliche cerebrale Symptome beim 3. Fieberschub.

alle Krankheitsphasen von einem Beobachter überblickt werden können, bzw. wenn von Anfang an genaue Temperaturmessungen vorliegen. BYAM und Mitarbeiter schätzen, daß diese mehr chronisch verlaufenden Fälle etwa 10% der Gesamterkrankungen ausmachen. Sie zeigen am deutlichsten, daß die verschiedenen Fiebertypen beim Wof tatsächlich *pathogenetisch zusammengehören* (JUNGMANN): Beim gleichen Kranken können die verschiedenen Verlaufsformen ineinander übergehen, aus zunächst typisch paroxysmalen können mehr undulierende oder rudimentäre Formen werden, — Fälle mit typhoidem Anfangsfieber können in ausgesprochene Paroxysmen auslaufen. Fieberverläufe vom septischen Typ („Sägefieber") finden sich gelegentlich sowohl zu Beginn der Krankheit als auch zwischen Perioden von paroxysmalem und undulierendem Charakter eingestreut (Abb. 6 und 7).

Neben den eigentümlichen Fieberverläufen spielen in der Klinik der Wolhynischen Krankheit *charakteristische Schmerzzustände* (neuralgisch-rheumatisches

Syndrom nach SCHITTENHELM und SCHLECHT) und *andere Krankheitserscheinungen von seiten des peripheren und zentralen Nervensystems* eine wichtige Rolle.

Für besonders typisch wurden zunächst die *Schienbeinschmerzen* gehalten, die als reißend, pochend, bohrend oder ziehend beschrieben werden. Sie treten häufig erst beim 2. oder 3. Fieberanfall oder noch später auf und pflegen *nachts* und *im Liegen* am heftigsten zu sein (SCHULTEN, REUTER, KÜMMERLING). Ursprünglich glaubte man vielfach, daß sie durch periostitische Veränderungen ausgelöst würden (Literatur bei HIRTE); doch setzte sich bald die Erkenntnis durch, daß sie *nicht lokal* bedingt sind, sondern *neurogen entstehen*. Während SCHITTENHELM, KERGER, REUTER u. a. vor allem an eine neuritisch-neuralgische Genese denken, wurde von JUNGMANN, RICHTER, MOSLER, GOLDSCHEIDER auf den *segmentären* bzw. *radikulären Typ* der Schienbeinschmerzen hingewiesen. Diese segmentären Störungen sind außerdem nach ERNST und PORTIUS, sowie v. BAEYER und BAUMER zweifellos auch noch mit Schmerzsensationen von seiten des *vegetativen Systems* (ähnlich wie bei der Kausalgie) kombiniert. Die Schienbeinschmerzen sind zwar ein charakteristisches, aber kein obligates Symptom des Wof. JUNGMANN fand sie in 80% seiner Fälle, SCHITTENHELM und SCHLECHT sowie JACOBI in 60—70%, v. BORMANN nur in 47%. MELLINGHOFF ist aufgefallen, daß sich gleichzeitig mit den Schienbeinschmerzen gelegentlich auch eine erhebliche Empfindlichkeit alter Narben einstellt. Sehr oft beschränken sich die Schmerzen nicht auf die Tibia, sondern werden auch in der Tiefe der Oberschenkel, in den Gelenkgegenden und in der Muskulatur empfunden.

Unter den sonstigen Schmerzsensationen stehen die sehr regelmäßig auftretenden und heftigen *Stirnkopfschmerzen* an erster Stelle; doch können auch andere Partien des Kopfes — Ober- und Unterkiefer, Zähne, Augenhöhlen usw. — hochgradig empfindlich sein. Vielfach wird ferner über *Schmerzen im Kreuz*, zwischen den Schulterblättern, im Nacken, im Bauch (Appendixgegend!), in der Blasengegend, an den Rippenbögen usw. geklagt; sie werden meist doppelseitig und symmetrisch angegeben (v. BAEYER und BAUMER). Daneben bestehen häufig quälende *Parästhesien*, sowie eigenartige Gefühle der Schlaffheit, Schwere und Kraftlosigkeit. Alle diese Beschwerden können sich im Fieberanfall ausgesprochen verstärken, sie können umgekehrt aber gerade dann auch abnehmen, um in den fieberfreien Zeiten besonders quälend hervorzutreten. Auffallend ist bei vielen Kranken eine deutliche *Druckempfindlichkeit der Nervenstämme* (SCHITTENHELM und SCHLECHT, SCHULTEN, KERGER), vor allem am Tibialis, Ischiadicus, Trigeminus.

Eine genaue neurologische Untersuchung der Wof-Kranken deckt verhältnismäßig oft recht charakteristische *Sensibilitätsstörungen* auf (MOSLER 1917, RICHTER 1917, STRONG 1918, JUNGMANN 1919, ERNST und PORTIUS 1943, ECKHARDT 1944, v. BAEYER und BAUMER 1944).

Im Anfang überwiegen lokalisierte Hyperästhesien (ECKARDT), während später die Ausfälle, die sich weder dem peripheren noch dem segmentären Verteilungstyp ganz einfügen, stärker hervortreten. Meist handelt es sich um eine *Abschwächung der Oberflächenqualitäten* mit dissoziierten Schmerz- und Temperaturstörungen (v. BAEYER und BAUMER), die Tiefensensibilität ist nur ganz selten betroffen. Die sensiblen *Ausfälle* pflegen vorwiegend *doppelseitig* und fast genau *symmetrisch* zu sein und bevorzugen den distalen Teil der Gliedmaßen, vor allem die Unterschenkel. Eigenartige, schild- oder fleckförmige Sensibilitätsdefekte sind öfters auch am Rumpf festzustellen (v. BAEYER und BAUMER). Die *Abgrenzung* der gestörten Zonen ist häufig *unscharf* und wechselnd. Ausnahmsweise wurden auch querschnittartige Bilder von einwandfrei segmentalem Charakter beobachtet. Auf *vegetative Störungen* (lokalisierte Hautrötung oder Hyperhydrosis, besonders lebhafter Dermographismus, Störungen der Pupilleninnervation, vermehrter Speichelfluß, Blasensymptome usw.) wurde von MUNK, BYAM, ERNST und PORTIUS, REUTER, v. BAEYER und BAUMER, BEIGLBÖCK u. a. hingewiesen.

Es kann keinem Zweifel unterliegen, daß beim Wof *vereinzelt* auch *encephalomyelitische Syndrome* vorkommen, und zwar vor allem bei späteren Schüben ausgesprochen protrahiert verlaufender Erkrankungsformen (JUNGMANN, REUTER, ERNST und PORTIUS, ASCHENBRENNER, V. BAEYER und BAUMER, KUGELMEIER).

Fälle mit cerebellarer Ataxie, Intentionstremor, articulatorischer Sprachstörung, Nystagmus, Hirnnervenstörungen, zentralen Sehstörungen, nicht selten kombiniert mit Pyramidenzeichen leichter bis mittelschwerer Art, sind beschrieben worden (v. BAEYER und BAUMER). Auch extrapyramidale Syndrome und thalamische Störungen kommen vor (ERNST und PORTIUS), sind aber anscheinend sehr selten. Vom Vorhandensein psychischer Störungen, die für das Wof charakteristisch sein sollen, konnten sich v. BAEYER und BAUMER im Gegensatz zu ERNST und PORTIUS nicht überzeugen; die gewisse Wehleidigkeit und Klagsamkeit mancher Wof-Kranker scheint, wie bei anderen langwierigen und schmerzhaften Erkrankungen, nur reaktiv bedingt zu sein. Die Meningen sind häufig, wenn auch meist nur geringfügig beteiligt. ECKARDT fand bei der Lumbalpunktion „nur magere Befunde", REUTER nur 3mal eine Pleocytose von 27/3—67/3. v. BAEYER und BAUMER untersuchten den Liquor bei 26 Wolhynikern und stellten bei 11 Fällen Zellvermehrungen von 11/3—52/3 fest. Die Eiweißreaktionen nach PANDY und NONNE waren 16mal positiv, auch geringfügige Veränderungen der Mastixkurven kamen vor.

Nach den sehr subtilen Vergleichsuntersuchungen von v. BAEYER und BAUMER muß angenommen werden, daß *etwa $^2/_3$ der Wof-Kranken neurologische Störungen zeigen und daß daher eine entzündliche Affektion des Nervensystems mit zum Wesen dieser Krankheit gehört.* Da sowohl neuritische, als auch radikulomyelitische, meningitische und encephalitische Syndrome in verschiedenartiger Kombination vorkommen, scheint nicht selten *das ganze Nervensystem mehr oder minder in Mitleidenschaft gezogen zu sein* (s. auch später unter 6). Im Gegensatz zum Läusefleckfieber sind jedoch *schwere*, massive neurologische Krankheitsbilder ausgesprochen selten; meist handelt es sich *nur um leichte und mehr oder minder flüchtige Abweichungen.*

Auch eine *Exanthembildung* gehört beim Wof zu den *Ausnahmen* (JUNGMANN 2%, WERNER 5%). v. BORMANN hat, ebenso wie SCHULTEN, nie ein roseoläres Exanthem, sondern nur 3mal ein urticarielles, gesehen. REIMER beschreibt roseola-ähnliche Hauterscheinungen bei 17% seiner Kranken, JACOBI bei 6 von 71 Fällen. SCHITTENHELM hat 2mal spärliche Exantheme beobachtet, wir selbst an einem großen Beobachtungsgut mit vielen frischen Fällen nur 1mal; merkwürdigerweise bekam gerade dieser Patient 10 Tage später ein typisches Fleckfieber mit einem ausgedehnten hämorrhagischen Exanthem. SCHMINCKE hat 3 Roseolen von Wof-Kranken histologisch untersucht und fand keine Gefäßwandnekrosen oder Thrombenbildungen wie beim Fleckfieber, sondern vorwiegend entzündliche exsudative Veränderungen.

Kreislaufstörungen spielen im akuten Bild des Wof keine hervorstechende Rolle. Die Blutdruckverhältnisse sind nicht beeinträchtigt, die Pulsqualitäten zunächst kaum verändert. Erst im weiteren Verlauf der Krankheit und ganz besonders in der Rekonvaleszenz machen sich nicht selten lästige Tachykardien und andere vegetative Regulationsstörungen bemerkbar, die unter Umständen sehr hartnäckig sein können. Manchmal sind sie auch mit Herzklopfen und leichtem Oppressionsgefühl verbunden, auch Extrasystolien und tachykardische Anfälle von paroxysmellem Charakter kommen ab und zu vor (JUNGMANN, SCHITTENHELM, SCHULTEN). Die meisten Autoren sind sich darüber einig, daß diese Herzstörungen ausgesprochen gutartig sind, deutliche EKG-Veränderungen fehlen praktisch immer (ROBERT, ASCHENBRENNER). Nur RHEINDORF, FASSHAUER und WIDEMANN berichten von häufigen Myokardschädigungen. BYAM fand vegetative Kreislaufstörungen in 20%, ROBERT in 9%. Von DAVIDS wurde eine Netzhautblutung bei einem Wof-Kranken, bei dem allerdings eine erhebliche Belastung für Gefäßleiden vorlag, beschrieben.

Das *Blutbild* zeigt beim Wof einige charakteristische Züge. Die Leukocytenwerte sind im Anfang normal oder leicht erhöht, an den Fiebertagen und auch noch ziemlich lange im späteren Krankheitsverlauf finden sich Leukocytosen von 12000—15000 (JUNGMANN, SCHITTENHELM, BIELER). Auffallend ist dabei eine oft recht ausgeprägte Linksverschiebung (KERGER, ROBERT). Die oft, besonders bei jüngeren Kranken festzustellende Lymphocytose ist nach SCHULTEN nicht für das Wof typisch. Dagegen finden sich stets *Eosinophile* (SCHULTEN, JACOBI), besonders bei länger sich hinziehenden Fieberschüben ist ihre Zahl nicht selten vermehrt (JUNGMANN, ASCHENBRENNER).

Die *Blutsenkungsgeschwindigkeit* hat insofern differentialdiagnostischen Wert, als exzessive Senkungsbeschleunigungen wie bei der Malaria oder beim Gelenkrheumatismus (um oder über 100 in der 1. Std) beim Wof nicht vorkommen. Die Senkungswerte bewegen sich meist etwa zwischen 10/30 und 50/90, doch kann im späteren Krankheitsverlauf die Blutsenkungsgeschwindigkeit auch normal werden, obwohl noch subjektive Beschwerden bestehen oder weiterhin Erreger im Krankenorganismus persistieren (SCHULTEN, REUTER). Man kann daher auch *bei bereits normaler Blutsenkungsgeschwindigkeit* nie mit Sicherheit *ausschließen*, daß nicht doch noch neue *Relapse* bzw. Spätrezidive auftreten (ASCHENBRENNER, ROBERT, s. auch Abb. 8).

Bei den mehrfach in der Literatur erwähnten *Diarrhoen* und *Miktionsbeschwerden* ist schwer zu entscheiden, ob sie im Sinne vegetativer Innervationsstörungen ursächlich mit dem Wof zusammenhängen, oder ob zufällige und jahreszeitlich bedingte Kombinationen (sog. Kälteblase, postdysenterische Durchfallsbereitschaft) vorliegen. Besonderes Interesse hat im letzten Kriege die Frage der *Nierenstörungen* beim Wof gewonnen. Leichte Albuminurien und Herdnephritiden waren seit langer Zeit bekannt (SCHITTENHELM, ASSMANN, KERGER, SCHULTEN), ebenso gelegentliche Kombinationen von Glomerulonephritis (Feldnephritis) mit Wof (JUNGMANN, STÜHMER). REUTER und SCHÄFER haben im 2. Weltkrieg besonders häufig differentialdiagnostisch schwer zu entwirrende Mischformen von olygo-symptomatischer *Feldnephritis* (Ödemtyp) mit rudimentären oder protrahierten Wof-Erkrankungen gesehen und die Frage zur Diskussion gestellt, ob nicht *vielleicht die Rickettsia wolhynica auch der Erreger der Feldnephritis sei*. Wenn auch zuzugeben ist, daß hinsichtlich des jahreszeitlichen Verteilungstyps eine auffällige Parallele zwischen dem Wof und der Feldnephritis besteht, so haben sich doch für eine direkte Übertragung der Feldnephritis durch Läuse (im Sinne einer spezifischen Rickettsieninfektion) bisher weder klinisch noch experimentell sichere Anhaltspunkte gewinnen lassen. Eine ätiologische Zusammengehörigkeit von Wof und Feldnephritis wird daher von den meisten Autoren *abgelehnt*. Das in der Tat nicht seltene *Zusammentreffen* dieser beiden Krankheiten dürfte vielmehr *milieubedingt* sein, da Kälte, Unhygiene und starke Verlausung sowohl der Verbreitung von *Rickettsieninfektionen*, als auch dem Umsichgreifen von *eitrigen Hautinfekten* (und damit einer bakteriellen Sensibilisierung im Sinne der allergischen Nephritisgenese) Vorschub leisten (ASCHENBRENNER).

Als besondere Eigenart des Wof sei schließlich noch die Tatsache hervorgehoben, daß die *Krankheitsdauer* innerhalb *sehr weiter Grenzen schwanken kann*. Von einer so genauen *Normierung* des Krankheitsablaufes wie beim Läusefleckfieber kann trotz der identischen Übertragungsweise beim Wof *nicht die Rede sein*. Anscheinend ist die Rickettsia wolhynica für den Menschen ein sehr viel schwächeres Antigen bzw. Allergen (HÖRING); eine Autosterilisation des menschlichen Organismus wird oft erst *nach mehreren oder sogar vielen Anläufen* erreicht, eine Symbiose bzw. ein Commensalismus von Keim und Wirt ist unter Umständen für längere Zeit möglich (ASCHENBRENNER, WEYER, BIELING). Bei guter Abwehrlage des Erkrankten kann bereits in 1—2 Wochen klinische Heilung erreicht sein (v. BORMANN, SCHULTEN). Bei trägerer Immunisierung werden 6—8 Wochen benötigt (WEBER, HERRINGHAM, REUTER). ROBERT fand, daß 61% seiner Fälle nach 6—10 Wochen genesen waren, 27% benötigten noch längere Zeit, 7% sogar über $1/4$ Jahr. Die durchschnittliche Lazarettbehandlungsdauer betrug auf alliierter Seite im 1. Weltkrieg 6—7 Wochen (HERRINGHAM), auf deutscher Seite im 2. Weltkrieg 47,5 Tage (MIKAT), also fast genau das gleiche. BYAM schätzt die ausgesprochen hartnäckigen Fälle mit *chronischem Verlauf* auf etwa 10%; in Einzelfällen wurde eine Krankheitsdauer von 9—15 Monaten beobachtet (STRONG, WEBER). Doch bestehen während solch langer Verlaufszeiten nicht immer klinische Krankheitserscheinungen. Durch Läusefütterungsversuche ist bekannt geworden, daß auch bei klinisch mehr oder minder Erscheinungsfreien noch monatelang, ja vielleicht bis zu 3 Jahren, Wolhynicarickettsien zeitweise im Blute kreisen können (BYAM, STRONG, WEYER, BIELING, MOHR, MOOSER und Mitarbeiter). Allerdings wird von WEYER mit Recht darauf hingewiesen, daß Fälle mit so *langer Erregerpersistenz* im großen und ganzen gesehen doch zu den *Ausnahmen* gehören, was sich auch mit den klinischen Erfahrungen deckt. Deswegen darf die Frage der (endogenen) *Rezidive* in der Praxis auch nicht überschätzt werden. Das Wof ist lange nicht so rezidivfreudig wie z. B. die Malaria. Frührezidive nach 2—3wöchiger Fieberfreiheit kommen zweifellos vor (s. Abb. 8), Spätrezidive sind sehr viel seltener, BYAM fand insgesamt nur 8% Rezidive. Im *läusefreien Milieu* wird der Organismus über kurz oder lang stets mit den eingedrungenen Erregern fertig; bei anhaltender Verlausung sind allerdings immer wieder exogene Superinfektionen möglich (SCHULZE, ASCHENBRENNER). Aus klinischen Beobachtungen unter Sonderbedingungen, wie sie BIELING an Läusefütterern bei Laboratoriumsverhältnissen angestellt hat, dürfen daher für die Praxis keine zu weitgehenden Schlüsse gezogen werden.

Auch die Dauer der *Rekonvaleszenz* kann bei den einzelnen Kranken sehr verschieden sein. Im allgemeinen werden die „klassischen" paroxysmalen Verlaufsformen meist schneller beschwerdefrei als die rudimentären, subfebrilen, bei welchen nach ECKARDT der *Allgemeinzustand* oft besonders stark *beeinträchtigt* ist. Diese letzteren Formen können sich auch nach endgültiger Entfieberung noch lange Zeit matt, elend und besonders leicht ermüdbar fühlen, *postinfektiöse*

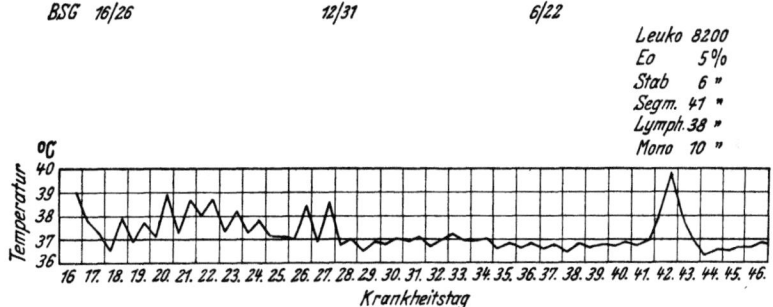

Abb. 8. Undulierende Form mit schwacher Periodizität. Frührezidiv (Relaps) nach 15 Tagen.

Tachykardie und *vegetative Regulationsstörungen* verschwinden bei ihnen gelegentlich nur sehr langsam. Nicht ganz selten bieten gerade diese Kranken als Reaktion auf ihre ausgesprochen langwierige Rekonvaleszenz „neurasthenische" Züge (STRONG, BYAM, WINDORFER) mit Schlaflosigkeit, Inappetenz und starken Nachtschweißen. Auch Schmerzzustände können sich in Form von fieberfreien „Äquivalenten" manchmal noch längere Zeit wiederholen. Auf die Gesamterkrankungen bezogen sind diese *verzögert abklingenden Formen* aber doch stark in der *Minderzahl*.

5. Pathogenese. Pathologische Anatomie. Vergleicht man das *Wof* pathogenetisch mit dem *Läusefleckfieber*, so fällt vor allem auf, daß erhebliche *Unterschiede in immunbiologischer Hinsicht* bestehen müssen. Während die Auseinandersetzung mit der Rickettsia prowazeki stets in einem cyclisch verlaufenden, stürmischen Abwehrkampf von etwa 14 Tagen abläuft, der bei günstigem Ausgang zu einer zuverlässigen und langanhaltenden Krankheitsimmunität führt, schlägt der menschliche Organismus bei der wolhynischen Krankheit offenbar recht verschiedene Wege ein, um mit der Rickettsia wolhynica fertig zu werden.

Bei hoher Empfindlichkeit und guter Abwehr entwickelt sich unter dem Bild der „Anfallskrankheit" (HÖRING) der klassische paroxysmale Typ. Jede der in Abständen von etwa 5—8 Tagen auftretenden Fieberbewegungen stellt ein echtes *Generalisationsstadium* dar, in dem sich reichlich Rickettsien im Blute finden. Die Wiederholung der Anfälle beruht nach HÖRING wahrscheinlich auf einem rhythmischen Nachlassen der sehr *unstabilen Immunität*, die erst nach mehreren Anläufen — gleichsam als ob besondere Schwierigkeiten zu überwinden wären — erlangt werden kann. Ist der Kranke nach einer kürzeren oder längeren Reihe von Anfällen afebril und beschwerdefrei geworden, so können die Erreger entweder ganz vernichtet sein oder sich soweit an den menschlichen Organismus angepaßt haben, daß sie saprophytisch in ihm weiterleben. Ob auch eine Abdrängung der Rickettsien in bestimmte Gewebsverstecke vorkommt, läßt sich angesichts des Fehlens von pathologisch-anatomischen Befunden nicht erweisen. Jedenfalls kann es bei Störungen des neuen Gleichgewichtszustandes zwischen Wirt und Keim (z. B. bei interkurrenten Infekten oder dgl.) wieder zu

Relapsen bzw. endogenen *Rezidiven* mit neuen Generalisationen in der Blutbahn kommen, so lange nicht eine völlige Rickettsienfreiheit des Organismus erreicht ist.

Bei den *undulierenden* Formen sind die Verhältnisse ganz ähnlich, nur verlaufen hier die Immunitätsschwankungen offenbar träger. Wird die Rhythmik der Abwehrreaktionen noch weiter *gedämpft*, so entstehen niedrige Fieberbewegungen von deutlicher oder auch undeutlicher Periodizität, die schließlich in uncharakteristische Subfebrilitäten auslaufen können. Gelingt es dem Organismus nicht, einen *stabilen Gleichgewichtszustand* herzustellen, so entstehen protrahierte oder chronische Krankheitsformen, die gleichsam ein Mittelding zwischen Erkrankung und harmonischer Symbiose (Commensalismus nach WEYER) darstellen. Die endgültige *Rickettsienfreiheit* scheint bei diesen Fällen besonders langsam erreicht zu werden. Ob und wie lange noch eine „*Erregerpersistenz*" besteht, läßt sich nur durch den Läusefütterungsversuch ermitteln (MOHR, MOOSER und Mitarbeiter).

Den mehr kontinuierlichen, *typhoiden Verlaufsformen* des Wof liegt offenbar der Versuch des Organismus zugrunde, im Sinne einer klassischen cyclischen Allgemeininfektion (HÖRING) *rasch und in einem Zuge* den Übergang von *Empfänglichkeit zur Immunität* herzustellen. Allerdings mißlingt dieser Versuch des Makroorganismus sehr häufig, so daß es dann doch noch zu Relapsen kommt, die nun wieder mit mehreren „Anläufen" den paroxysmalen oder undulierenden Typ nachahmen. Für die auffallende Vielgestaltigkeit des Fieber- und Krankheitsablaufes sind also bei der wolhynischen Erkrankung weit mehr *Reaktionsschwankungen* und -unterschiede des *menschlichen Organismus* als wechselnde Eigenschaften des Erregers anzuschuldigen. So war z. B. schon aus den Übertragungsversuchen des 1. Weltkrieges bekannt, daß der künstlich erzeugte Fiebertyp beim Infizierten nicht immer derselbe ist wie bei der ersterkrankten, übertragenden Person. „Derselbe Stamm des Parasiten kann in dem einen Organismus eine schwere, in dem anderen eine leichte Infektion hervorrufen, und es kann ganz wahllos *aus einer bestimmten Verlaufsart* bei der Übertragung *jede andere* entstehen" (JUNGMANN).

Warum gröbere *zentralnervöse Erscheinungen* beim Wof — im Gegensatz zu ihrem fast obligaten Vorkommen beim Fleckfieber — relativ so selten sind, und warum die Schmerzzustände (abgesehen von den Kopfschmerzen) meist die Lumbal- und Sacralsegmente bevorzugen, ist noch ungeklärt. Hier müssen noch viele pathogenetische Fragen offenbleiben, bis Näheres über das Verhalten der Rickettsia wolhynica in den Körpergeweben bekannt ist. Klinisch ist jedenfalls auffällig, daß ausgeprägte encephalo-myelitische Erscheinungen fast immer erst im *späteren* Krankheitsverlauf auftreten und daß überhaupt bei den mehr protrahiert verlaufenden Fällen zentrale neurologische Störungen häufiger sind als bei den akuten, paroxysmalen. Da allergische bzw. hyperergische Reaktionen nach H. SCHMIDT besonders immer da auftreten, wo ein infektiöser Prozeß öfters rezidiviert oder chronisch verläuft, scheint es durchaus erwägenswert ob nicht neuro-allergisch bedingte parainfektiöse Encephalomyelitiden im Sinne von PETTE den schwereren zentralnervösen Störungen beim Wof zugrunde liegen. Danach wäre das Wof zwar keine allergische, aber eine gelegentlich *allergisierende Erkrankung*. Auch das Vorhandensein von normalen oder später sogar vielfach *erhöhten Eosinophilenwerten* im Blutbild — im Gegensatz zur Aneosinophilie des Fleckfiebers — könnte in diesem Sinne sprechen.

Leider gibt es beim Wof keine zuverlässigen experimentellen Methoden, um den momentanen *Immunitätsgrad* der Erkrankten bzw. der Rekonvaleszenten festzustellen. Auch der Kaninchenhauttest nach BIELING und OELRICHS hat sich nach WEYER anscheinend praktisch nicht bewährt. Da das Wof als solches nie zum tödlichen Ausgang führt, liegen auch kaum pathogenetisch aufschlußreiche *pathologisch-anatomische Befunde* vor. Die so wichtige Frage der entzündlichen Veränderungen im peripheren und zentralen *Nervensystem* ist morphologisch noch ganz ungeklärt. REUTER hat einen plötzlichen Todesfall nach intramuskulärer Prontosilinjektion bei einem Wof-Kranken mitgeteilt, wo bei der Sektion kleine und zahlreiche Zellinfiltrate in den Meningen, im Myokard, Endokard, in der Leber und in den Nieren, sowie im quergestreiften Muskel histologisch festgestellt wurden. Als Todesursache wurde die „spezifische" Myokarditis aufgefaßt, eine Vermutung, deren Richtigkeit allerdings von DOERR bestritten wird. Wir selbst haben 1942 bei einem 28jährigen Wof-Rekonvaleszenten (50 Tage nach Erkrankungsbeginn und 7 Tage nach der letzten Fieberzacke) *im Anschluß an eine Pyriferinjektion* einen plötzlichen *Exitus letalis* erlebt, der anscheinend im anaphylaktischen Schock erfolgt ist.

Die von Prof. A. Schultz durchgeführte *Sektion* ergab histologisch keinerlei entzündliche Veränderungen an Gehirn, Herzmuskel, Niere, Lunge, Muskulatur, Kniegelenken; dagegen fanden sich in der *Leber* (die allerdings nach H. Schmidt beim Zustandekommen des anaphylaktischen Schocks eine besondere Rolle spielt) deutliche Veränderungen. Der Aufbau der Leberläppchen war nicht gestört. Nur stellenweise enthielt ein Teil der Leberzellen, besonders in den zentralen Läppchenabschnitten, größere und kleinere Fett-Tropfen. Auffallend war eine Auseinanderdrängung der Leberzellbalken. Die Capillaren waren weit und stark mit Blut gefüllt, nicht selten begegnete man innerhalb der Capillaren eosinophilen Leukocyten. Zwischen den auseinandergedrängten Leberzellbalken fanden sich an mehreren Stellen *entzündliche Infiltrate*, vorwiegend aus Lymphocyten bestehend, jedoch zeigten sie gelegentlich auch Neutrophile und *reichlich Eosinophile*. In den größeren entzündlichen Herden war auch Atrophie und Untergang von Leberzellen zu beobachten, die Kupfferschen Sternzellen waren nicht geschwollen. In der *Milz* fanden sich zwischen den Pulpazellen reichlich Leukocyten, insbesondere Eosinophile. Auch innerhalb der Sinus war ein *auffälliger Reichtum an Eosinophilen* festzustellen.

Die interessanteste und zugleich problematischste Beobachtung wurde von Doerr 1944 publiziert. Ein 23jähriger Soldat erkrankte im Mai 1942 an einem serologisch gesicherten *Fleckfieber*, kehrte 6 Monate später zu seinem alten Truppenteil zurück, wurde im Januar 1943 *wegen eines Wof im Lazarett behandelt*, Ende Februar 1943 dort wieder entlassen und beging am 6. 3. 43 beim Postenstehen *Selbstmord* durch Gewehrschuß (Herzschuß). Die mikroskopische Untersuchung der inneren Organe zeigte eine knötchenförmige akute *Encephalitis* und *Myokarditis* sowie diffuse zellige Infiltrate in Leber und Nieren. Die vergrößerte Milz wog 200 g. Die histologischen Veränderungen im Gehirn waren so, daß sie nach Form und Lagerung durchaus einem Fleckfieber entsprechen konnten. Die von Doerr eingehend diskutierte Frage, ob diese morphologischen Veränderungen auf ein (auffallend frühes) Fleckfieberrezidiv oder auf das (anscheinend klinisch eben abgeklungene) Wof zu beziehen seien, konnte leider nicht eindeutig geklärt werden.

6. Differentialdiagnose. Bei den ausgesprochen periodisch verlaufenden Wof-Fällen mit ausgeprägtem neuralgisch-rheumatischem Syndrom bereitet die Diagnose kaum Schwierigkeiten, zumal wenn sich der ganze Krankheitsverlauf übersehen läßt und entsprechende epidemiologische Verhältnisse gegeben sind. Handelt es sich um die typische paroxysmale Form, so muß im Anfang auch an *Malaria* und *Recurrens* gedacht werden. Bei den mehr undulierenden und protrahierten Verlaufsarten hat man sich davor zu hüten, daß nicht gelegentlich Verwechslungen mit Morbus Bang, Endocarditis lenta, Tuberkulose, Lymphogranulomatose usw. unterlaufen (Jacobi, Schulten) oder bei Verwundeten chronisch-eitrige Prozesse übersehen werden. Die *größten Abgrenzungsschwierigkeiten* tauchen bei den mehr *kontinuierlichen* Fiebertypen auf, besonders beim sog. typhoiden Initialfieber. Hier läßt sich im Krankheitsbeginn ein Fleckfieber, ein Typhus oder Paratyphus, das sog. russische Kopfschmerzfieber, eine echte Virusgrippe oder ein Q-Fieber nicht immer sicher ausschließen; unter Umständen kann auch einmal eine Meningitis epidemica, eine Trichinose, Tularämie oder Polyarthritis rheumatica acuta differentialdiagnostisch in Frage kommen. Meist klärt hier der weitere Krankheits- und Fieberverlauf die Sachlage, da beim Wof die Kontinua nicht lange anzuhalten pflegt und sich schließlich meist doch noch in periodische Fieberbewegungen auflöst.

Die *abortiven* Formen v. Bormanns und die ganz uncharakteristischen, subfebrilen Fälle des *rudimentären Typs* können allerdings nur *per exclusionem* auf Grund epidemiologischer Zusammenhänge erschlossen werden. Hier vermißt der Arzt am Krankenbett besonders schmerzlich die Hilfe zuverlässiger serologischer Methoden, die beim Wof leider nicht zur Verfügung stehen. Die Weil-Felix-Reaktion ist beim Wof so gut wie nie in beweisenden Titerhöhen positiv; bei den seltenen Ausnahmefällen bleiben weitere Titeranstiege aus. Auch die direkte Rickettsienagglutination nach WEIGL und der Kaninchenhauttest nach BIELING und OELRICHS haben sich praktisch-klinisch nicht bewährt (EYER, WEYER, HIRTE). Das gleiche gilt für alle — sowohl im 1. wie im 2. Weltkrieg vergeblich angestellten — Versuche, die Rickettsia wolhynica mikroskopisch direkt im Krankenblut nachzuweisen (WEYER). Nur die *Xenodiagnose* durch Füttern gesunder Kleiderläuse an Krankheitsverdächtigen kann *bei positivem Ausfall* als beweisend angesehen werden (WERNER, SCHULZE, WEYER, BIELING, MOHR, MOOSER und Mitarbeiter). Mit ihrer Hilfe gelingt es gelegentlich auch, klinisch völlig inapparente Wolhynicainfektionen aufzudecken. Doch ist sie an besondere Laboratorien mit einwandfreien Läusezuchten gebunden und daher praktisch nur in sehr beschränktem Umfange anwendbar.

Im ganzen haben die Erfahrungen der beiden Weltkriege gezeigt, daß die Diagnose „Wolhynisches Fieber" im Anfang meist zu selten gestellt wurde, weil die Vielfalt der möglichen Fieberverläufe zunächst zu wenig bekannt war. Später trat dann eher das Gegenteil ein und es wurde wohl manchmal allzu viel in den „bequemen Sammeltopf" des Wof geworfen. Nur eine sorgfältige klinische Beobachtung kann vor beiden Extremen bewahren.

7. Therapie. Ähnlich wie beim epidemischen Fleckfieber hat sich während des 2. Weltkrieges auch beim Wof die Hoffnung nicht erfüllt, daß man durch ein geeignetes *Chemotherapeuticum* die Rickettsien im Körper des Kranken direkt beeinflussen oder gar völlig vernichten könnte.

Von den vielen alten und neuen Stoffen, die versucht wurden, haben sich weder die Sulfonamide (MAGGERL), noch die Antimonpräparate (PEÑA-YAÑEZ, EBERLIN), das Atebrin und Plasmochin (VAN MEERENDONK), das Aurodetoxin (HAUER) oder das Nitroacridin (BIELING, HOLLER) klinisch zuverlässig bewährt. Bei der für das Wof typischen schlechten Durchimmunisierung der Erkrankten scheidet auch die Rekonvaleszentenserumbehandlung (KERGER) von vornherein aus dem therapeutischen Programm aus, zumal da unter Umständen sogar die Gefahr der Rickettsienübertragung bei latenter Erregerpersistenz besteht. Über die *Wirksamkeit der neuen Rickettsienmittel* Paraaminobenzoesäure, Chloromycetin und Aureomycin (s. Abschnitt B I 10 a) liegen beim Wof noch keine klinischen Erfahrungen vor. Wenn es mit ihrer Hilfe gelingen sollte, die Rickettsia wolhynica nicht nur im strömenden Blut, sondern auch in ihren Gewebsverstecken zu treffen, so würde endlich auch die Sanierung des „Trägerzustandes" bei den hartnäckigen protrahierten Fällen mit langer Erregerpersistenz möglich sein.

Bisher war man darauf angewiesen, den Kranken durch Schmerzlinderung, Hebung des Allgemeinzustandes und Anregung der Infektabwehr zu helfen. Zur *symptomatischen Behandlung* des Wof ist eine Unzahl von Mitteln angegeben worden. Strengste *Kritik* ist aber gerade bei dieser Krankheit dringend von Nöten, da sich bei der Vielfalt von Verlaufsmöglichkeiten und der von Fall zu Fall sehr verschiedenen Krankheitsdauer nie mit Sicherheit voraussagen läßt, wann die Erkrankung *spontan* zum Stillstand bzw. zur Ausheilung kommt, und ob andererseits bei genügend langer Beobachtungszeit nicht doch wieder Relapse auftreten.

Zur Linderung der neuralgisch-rheumatischen Symptome kann man mit den üblichen *Antineuralgica* in wechselnden Zuführungsarten so gut wie immer auskommen, ohne von Opiaten Gebrauch machen zu müssen. Neben dem Pyramidon (eventuell in Kombination mit kleinen Coffein- und Luminaldosen) wurde vor allem das Novalgin, auch intramuskulär oder intravenös empfohlen (SCHULTEN, POPPEK, KERGER, HOLLER). Stehen starke Schienbeinschmerzen im Vordergrund der Beschwerden, so werden von den Kranken oft kühle Wadenwickel angenehm empfunden. Manchmal werden die Schienbeinschmerzen leichter ertragen, wenn die Kranken die Beine aus dem Bett hängen lassen oder im Zimmer umhergehen.

Schwierige therapeutische Probleme ergeben sich bei einer im großen und ganzen doch harmlosen Erkrankung wie dem Wof eigentlich nur dann, wenn die *Infektabwehr nicht recht in Gang kommen will*. Bei diesen, oft mit längeren Intervallen subfebrilen oder undulierenden Fällen muß alles getan werden, um den manchmal recht stark beeinträchtigten Allgemeinzustand der Kranken zu heben und die unzureichenden Abwehrmaßnahmen des Organismus anzufachen und zu stützen.

WINDORFER hat zu diesem Zweck das *Omnadin* versucht, 10 Injektionen als Kur, und glaubt damit auch die Schmerzzustände günstig beeinflußt zu haben. Auch von verschiedenen *physikalischen Maßnahmen*, Saunabädern, Massage usw., ferner von Eigenblutinjektionen und wiederholten kleinen Bluttransfusionen wurde Günstiges berichtet (HOLLER, ASCHENBRENNER, SCHULTEN). HESSE und KREMSER empfahlen bei chronischen Verlaufsformen die Durchführung einer Röntgentiefenbestrahlung (5—8 Bestrahlungen auf Lenden- und Brustwirbelsäule, Schienbeine, Kopf, Milz innerhalb von 4—6 Wochen), von welcher K. SCHULZE bei seiner Nachprüfung allerdings keine eindeutigen Erfolge gesehen hat.

Sehr naheliegend war es schließlich, bei den steckengebliebenen protrahierten Wof-Infekten von einer *Pyriferbehandlung* im Sinne einer stimulierenden *Fiebertherapie* Gebrauch zu machen (ASCHENBRENNER, LANDMANN, RAETTIG). BEIGLBÖCK und LÖSCHER verwandten Pyriferstöße im Intervall zwischen 2 Fieberschüben, RHEINDORF, FASSHAUER und WIDEMANN zogen die Injektion im Temperaturanstieg eines Anfalls vor. Eine sichere Erfolgsbeurteilung ist aber bei den akuten periodischen Formen sehr schwierig, da ja die unbeeinflußte spontane Krankheitsdauer des jeweiligen Einzelfalles im voraus nicht bekannt ist. Nach Schätzung von RAETTIG werden *nur etwa ein Drittel* der mit Pyrifer behandelten Fälle

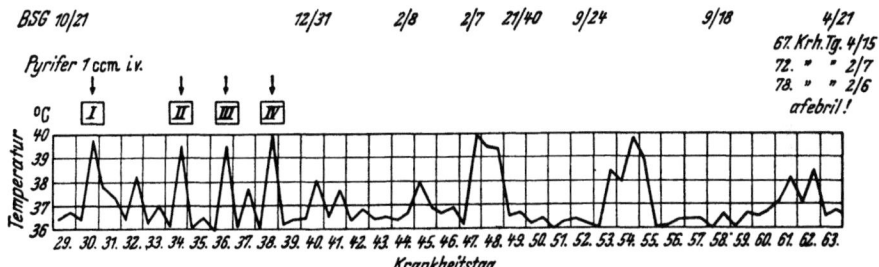

Abb. 9. Mißerfolg bei der Pyriferbehandlung eines protrahiert verlaufenden Wolhynischen Fiebers. Spontaner Relaps 9, 16 und 24 Tage nach der 4. Pyriferinjektion, trotz vorheriger Normalisierung der Blutsenkung.

wirklich günstig beeinflußt. Dazu kommt, daß gerade bei den chronischen rudimentären Verlaufsformen auch nach mehreren Pyriferstößen trotz Normalisierung der Blutsenkung wieder endogene Relapse auftreten können (ASCHENBRENNER), wie Abb. 9 zeigt. Vor allem darf aber nicht vergessen werden, daß nach H. SCHMIDT bei ausgesprochen chronisch-schubweise verlaufenden Infekten immer mit unspezifischen hyperergischen Reaktionen nach Einbringung einer neuen Keimart gerechnet werden muß. Der tragische *Todesfall* im anaphylaktischen Schock, den wir selbst 1942 bei einem kräftigen jungen Wof-Rekonvaleszenten 7 Std nach der ersten Pyriferinjektion (1 cm³ Stärke I) auf der Fieberhöhe erlebt haben (s. S. 736), bedeutet eine ernste *Warnung, das Risiko dieser Behandlungsmethode nicht zu gering einzuschätzen.* Man wird daher beim Wof besser nur von milderen Maßnahmen Gebrauch machen. Auch ECKARDT hat aus pathogenetischen Erwägungen heraus vor jeder brüsken Reiztherapie beim Wof gewarnt.

In der gelegentlich recht langwierigen *Rekonvaleszenz* sind mit Ausnahme von Roborantien Medikamente meist entbehrlich; nur die lästige postinfektiöse *Kreislauflabilität* macht manchmal eine Sedativbehandlung notwendig (z.B. Bellergal, Luminaletten). Nur ein kleinerer Teil der Kranken bedarf einer verhältnismäßig langen Schonung, sollte dabei aber durch eine systematische Ablenkungs- und Beschäftigungstherapie vor hypochondrischen Reaktionen geschützt werden. Durch sinnvolle körperliche Betätigung, langsam gesteigertes Training und physikalische Heilmethoden wird der Gesundungsprozeß zweifellos rascher gefördert als durch allzu lange Bettruhe.

Anhang: Das sog. Russische Kopfschmerzfieber. Für eine im Spätsommer und Herbst der Jahre 1942/44 vor allem im südlichen und mittleren Rußland beobachtete kurzdauernde fieberhafte Erkrankung mit *meningealen Reizerscheinungen* wurde von SCHULTEN und BROGLIE 1943 der Name „Russisches Kopfschmerzfieber" vorgeschlagen. Vermutlich handelte es sich um die gleiche Krankheit, die von SCHITTENHELM und SCHLECHT im 1. Weltkrieg als „Pseudogrippe" bezeichnet worden war. Charakteristisch waren ein meist *plötzlicher Beginn* mit Frösteln oder leichtem Schüttelfrost, eine *mittelhohe Fieberkurve* von 5—7tägiger Dauer mit gelegentlicher Sattelbildung und sehr heftige *Kopfschmerzen* mit *Schwindelgefühl*. Druckentlastende Lumbalpunktionen wurden von den meisten Patienten als deutlich erleichternd empfunden; der *Liquor* zeigte neben erhöhtem Druck vermehrte *Zellzahlen* (etwa 10/3—100/3 bei den leichten, 150/3—1000/3 bei den schweren Fällen, vorwiegend Lymphocyten) und erhöhte Eiweißwerte (LANDSIEDL, GOLDECK und WALTHER). Außer mehr oder minder ausgeprägten meningealen Reizsymptomen fand sich kein auffälliger neurologischer Befund. Milzschwellung und Exanthem wurden nicht beobachtet, die Blutsenkungsgeschwindigkeit war nur mäßig erhöht, der Puls meist bradykard, das Blutbild zeigte normale oder etwas niedrige Leukocytenzahlen mit leichter Linksverschiebung und meist normalen Eosinophilenwerten. Von GOLDECK wurde auf das häufige Vorkommen eines erdbraunen Zungenbelages und einer leichten Bronchitis aufmerksam gemacht. Die Prognose war stets günstig.

Differentialdiagnostisch machte die Abgrenzung gegen die innere Form der Tularämie (SCHULTEN) und ganz besonders gegen die typhoide Form des wolhynischen Fiebers an einzelnen Frontabschnitten die meisten Schwierigkeiten. Eine sehr große Ähnlichkeit zeigte das von WESTPHAL 1943 beschriebene „Ukrainische Fieber", doch sollen bei diesem in etwa 70% der Fälle ein flüchtiges Exanthem und in etwa 80% eine deutliche Milzvergrößerung bestanden haben. Typhus, Paratyphus, Fleckfieber, Pappataci, Dengue, Poliomyelitis usw. konnten ausgeschlossen werden. Daß es sich um atypische Fälle von Q-Fieber gehandelt hat, erscheint nach den negativen Lungenröntgenbefunden von GOLDECK und WALTHER und den negativen Tierversuchen von BIELING ganz unwahrscheinlich. Die *Erregerfrage* ist demnach noch ganz *ungeklärt*; wie bei anderen Formen der lymphocytären „Meningitis serosa benigna" wird man wohl in erster Linie an eine *Leptospire* oder an ein *Virus* denken müssen (HERTEL). Nach den Erfahrungen vieler im Osten tätig gewesener Ärzte hat aber ein Teil der als „russisches Kopfschmerzfieber" diagnostizierten Fälle offensichtlich zum Formenkreis des Wolhynischen Fiebers gehört.

C. Das Q-Fieber.
Mit 5 Abbildungen.

1. Definition. Das Q-Fieber ist eine unter dem Bild der cyclischen Allgemeininfektion verlaufende, vorwiegend *pneumotrope Rickettsiose*, die zunächst in Australien (1935), später auch in Nordamerika, Panama, auf dem Balkan, in verschiedenen Mittelmeerländern, auf der Krim, in der Schweiz und in Süddeutschland als besondere Krankheitseinheit erkannt wurde. Ihr Erreger, die *Rickettsia burneti* (DERRICK 1939), wird unter Epidemieverhältnissen offenbar meist auf dem *Inhalationsweg* auf den Menschen übertragen; jedoch ist der Infektionsmodus, bei welchem neben Zecken (und vielleicht Milben) auch wilde Nager und vor allem Großtiere (Milchvieh) eine wichtige Rolle spielen, noch nicht in allen Einzelheiten geklärt. Klinisch imponiert die Erkrankung als ein *typhöses oder grippeähnliches Syndrom* mit kontinuierlichem bzw. remittierendem Fieber von etwa 4—12tägiger Dauer. Als besonderes Charakteristikum finden sich bei den meisten Kranken *Rickettsienpneumonien* in Form von umschriebenen bronchopneumonischen Lungenherden, die oft *nur röntgenologisch* nachgewiesen werden können. Exanthem und serologische Beziehungen zur Proteus-X-Gruppe sind nicht vorhanden, die Prognose ist fast immer günstig.

2. Historisches, Synonyma. Die ersten Krankheitsfälle wurden in *Australien* (in Brisbane, der Hauptstadt von Queensland) bei Arbeitern im Schlachthaus und in Fleischfabriken beobachtet. Die zunächst von DERRICK gewählte (und provisorisch gedachte) Bezeichnung „Q"-Fieber bezog sich aber nicht auf „Queensland" sondern auf „query" (= Fragezeichen) wegen der damals noch ungeklärten Ätiologie. BURNET und FREEMAN konnten 1937 bei Übertragungsversuchen auf Meerschweinchen und Mäuse die *Rickettsienätiologie* dieser neuen Krankheit nachweisen. 1938 fanden DAVIS und COX im Westen *Nordamerikas* (Montana) eine ähnliche Rickettsie in der amerikanischen Holzzecke, Dermacentor andersoni, die sich anläßlich einer Laboratoriumsinfektion ebenfalls als menschenpathogen erwies (DYER 1938). Wegen seiner *Filtrierbarkeit* durch Berkefeld-N-Filter wurde der Erreger des amerikanischen Q-Fiebers zunächst von COX „Rickettsia diaporica" genannt; doch wurde 1939 von BURNET wie auch von DYER die Identität des australischen und amerikanischen Q-Fiebers festgestellt. Die 1948 von PHILIP vorgeschlagene Bezeichnung des Erregers als „Coxiella burneti" dürfte sich in der Rickettsiensystematik kaum durchsetzen (MEGAW, NAUCK und WEYER, HERZBERG).

Während klinische Studien über die Symptomatologie des Q-Fiebers in Amerika zunächst nur bei Laboratoriumsinfektionen möglich waren („Pneumonitis"-Epidemie im Nationalen

Gesundheitsamt in Washington 1940 — HORNIBROOK und NELSON), traten merkwürdigerweise plötzlich in Europa (während des 2. Weltkrieges) natürliche Infektionen des Menschen in großer Zahl auf.

Vom Frühjahr 1941 ab wurden bei den *deutschen Truppen* in Serbien, Bulgarien und Rumänien, später vor allem in Griechenland und Italien kleinere und größere, meist *ortsgebundene Epidemien* einer eigenartigen *bronchopneumonischen Erkrankung* beobachtet (HIRT und BAUER 1941, WEILER 1941, DENNIG 1942, IMHÄUSER 1943, GUTZEIT 1944, HORSTER 1945, — zur gleichen Zeit auch Berichte von BECKMANN, BRÖSAMLEN, MEYTHALER, LUEG, VEIEL u. a.). Da damals unter den gegebenen Verhältnissen eine ätiologische Klärung zunächst nicht möglich war, wurden für die bald als neue Krankheitseinheit erkannten Fälle Namen wie *Balkangrippe*, Südostpneumonie, Olympkrankheit, Kretapneumonie, Euböafieber usw. gebraucht, bei deutschen Kriegsgefangenen in Ägypten wurden sie 1943 als Siebentagefieber oder Wüstenfieber bezeichnet (MARET). Dem klinischen Bild nach dachte man am meisten an eine *Viruspneumonie*; die australischen und amerikanischen Arbeiten über das Q.-Fieber waren damals den deutschen Ärzten noch ganz unbekannt.

Anläßlich einer neuen, größeren Epidemie im März 1944 wurden von IMHÄUSER und CAMINOPETROS im Hellenischen Institut Pasteur in *Athen* systematische *Tierversuche* zur Aufklärung der Erregerfrage eingeleitet. Dabei gelang es CAMINOPETROS, mit Hilfe intrapulmonaler Übertragung (durch die Brustwand) von Blut fiebernder Kranker auf *Meerschweinchen*, bei diesen eine Fieberreaktion mit zum Teil biphasischem Verlauf zu erzeugen. Das angenommene infektiöse Agens ließ sich *in Passagen aus Blut und Organen fortführen*, erwies sich als filtrabel und im Kühlschrank konservierbar, während die Kulturen auf bakterielle Erreger steril blieben. Die Pneumotropie des Erregers kam auch im Tierversuch zum Ausdruck. Die Infektion hinterließ beim Tier eine Immunität wie auch die Erkrankung beim Menschen.

HERZBERG, der von IMHÄUSER nach *Greifswald* übersandte infizierte Meerschweinchen der 6. und 10. Passage weiter untersuchte, gelang 1944 die Übertragung des Erregers auf das *Brutei* und auf die *Maus*. Er fand in *Lungentupfpräparaten* infizierter Mäuse *mikroskopisch* bei Viktoriablau- und Giemsafärbung *den Erreger* —„kleine Elementarkörperchenformen wie auch gestreckte Kokkoide, Doppelkokkoide bis zu Kurzstäbchenformen" — und reihte ihn als *zwischen den Virusarten und den Rickettsien stehend* ein. Die HERZBERGschen Befunde wurden später von NAUCK und WEYER am Hamburger Tropeninstitut bestätigt und erweitert. Auch aus einer mit Hilfe einer Fluoridvenüle durch HORSTER übersandten Patientenblutprobe aus einem Feldlazarett in Norditalien konnte HERZBERG im Februar 1945 den gleichen Erreger isolieren und damit die *Identität des Griechenland- und des Italienstammes* nachweisen.

In den Monaten Februar bis April 1945 machten nun auch *englische und amerikanische Truppen* in Italien, Griechenland, Korsika und auf Rücktransporten von dort Bekanntschaft mit der neuen epidemischen Erkrankung, die zunächst ebenfalls für eine Viruspneumonie (atypische genuine Pneumonie, Pneumonitis) gehalten wurde (ADAMS und Mitarbeiter in Neapel, ROBBINS und RAGAN in Florenz, Rom und Athen, FEINSTEIN und Mitarbeiter bei einem Truppentransport von Neapel nach Virginia, ebenso DINGLE und Mitarbeiter u. a.). Im ganzen wurden *über 1000 Fälle beobachtet* (SMADEL). Die experimentelle Bearbeitung der Erregerfrage wurde den amerikanischen Forschern durch eine Mitteilung von CAMINOPETROS an Zarafonetis (USA. Typhus Commission) im Februar 1945 erleichtert; ROBBINS, RUSTIGIAN, SNYDER und SMADEL gelang es sodann, aus Krankenblut über Meerschweinchenpassagen den *Erreger* zu isolieren und ihn *mit Hilfe serologischer Methoden* (Komplementbindungsreaktion, Rickettsienagglutination) als *Rickettsia burneti* zu *identifizieren*. Im Respiratory Diseases Laboratory in den USA. konnte später auch aus einer Blutprobe von einem Meerschweinchen der früheren Versuchsreihe von CAMINOPETROS die Rickettsia burneti gewonnen werden.

Auf Grund dieser Ergebnisse kann es heute als gesichert gelten, daß die 1941/45 in epidemischer Häufung beobachteten „*Viruspneumonien*" Südosteuropas *identisch* mit dem *Q-Fieber* sind, wenn sich auch in serologischer und vielleicht auch in klinischer Hinsicht einige kleinere Unterschiede zwischen den verschiedenen *Erregerstämmen* ergeben haben. Während die Stämme „HENZERLING" (Italien) und „HERZBERG" (Griechenland, Italien) serologisch gut übereinstimmen (LIPPELT und CASELITZ), ebenso wie der Stamm „HENZERLING" und ein australischer Stamm, gibt der amerikanische „NINE-MILE"-Stamm manchmal abweichende Resultate (ROBBINS und Mitarbeiter). Man muß daher bei diagnostischen Untersuchungen mit der Komplementbindungsreaktion damit rechnen, daß *Unterschiede* und Schwankungen in der Empfindlichkeit der verschiedenen *Antigene* vorkommen können (TOPPING, SHEPARD und HUEBNER).

In jüngster Zeit ist bekannt geworden, daß das Q-Fieber auch noch in *anderen Ländern* zur Beobachtung kommt: in *Panama* (CHENEY und GEIB 1946), in der *Türkei*, in *Spanien* (DE PRADA, GAY und LLORENTE 1950) und in *England* (STOKER 1949) wurden sporadische Fälle entdeckt; in *Texas* trat 1946 eine kleine Epidemie unter Viehhändlern und Schlachthofarbeitern auf (TOPPING und Mitarbeiter); in der *Schweiz* hat GSELL 1947/48 mehrere

Gruppenerkrankungen, sowie sporadische Fälle mit insgesamt 283 Q-Fiebererkrankungen ausführlich beschrieben. Über Q-Fieberepidemien in *Südwestdeutschland*, die allerdings wahrscheinlich mit Virusgrippe B vermengt abgelaufen sind, wurde von HENI und GERMER 1948 (aus der Umgebung von Tübingen) und IMHÄUSER 1949 (aus Hessen) berichtet, sowie aus Württemberg von FREYGANG und H. MAYER (1948/49). Gehäuftes Auftreten von Q-Fieber in einer Rekrutenschule des Tessins hat kürzlich W. A. VISCHER mitgeteilt, eine kleine Epidemie in einer Genfer Psychiatrischen Klinik (1947) beschrieb MÄKINEN-FOREL. Zahlreiche in den Jahren 1948/50 in Zürich und Genf zunächst als „atypische Pneumonien" angesehene Erkrankungsfälle haben sich später bei serologischer Nachkontrolle als Q-Fieber-fälle entpuppt (RILLIET, MOESCHLIN und KOSZEWSKI). Bei Einzelerkrankungen in einer Hamburger Wollkämmerei wurde Neuseeländische Wolle als Infektionsquelle angeschuldigt (ASCHENBRENNER, MOHR).

3. Übertragung und Verbreitung der Krankheit. In Australien und den USA traten die Erkrankungen in strenger *Bindung an bestimmte Berufsgruppen* (Schlachthaus- und Fleischfabrikarbeiter, Laboratoriumspersonal) auf. Nach DERRICK ist das Q-Fieber in Australien eine natürliche Infektion verschiedener wilder Tiere, vor allem der Beuteldachse (bandicoots), auf die sie durch *bestimmte Zeckenarten* übertragen wird. Diese Zecken infizieren gelegentlich auch *Großvieh*, an dem sich dann weiterhin wieder dessen Zeckenpopulationen anstecken können. Die Rickettsia burneti ist ziemlich *resistent gegen Austrocknung* und wird in großen Mengen im *Zeckenkot* gefunden, der noch nach 586 Tagen infektiös sein kann (PHILIP). Eine künstliche Infektion gelingt auch bei Hausfliegen (PHILIP), Kleiderläusen, Mäuseflöhen und Mehlkäferlarven (NAUCK und WEYER). Die wichtigste Infektionsquelle dürfte in Australien der *staubförmige rickettsienbeladene Zeckenkot* an den *Tierhäuten* gewesen sein; andererseits wird in Amerika auch eine Infektion durch direkten Kontakt mit rickettsien-haltigem Fleisch und Blut erwogen (SMADEL).

Die wichtige, aber noch nicht in allen Einzelheiten geklärte Rolle des *Milchviehs* im *Infektionscyclus* des Q-Fiebers wurde vor allem in Kalifornien studiert. JELLISON, ORMBSBEE, BECK, HUEBNER, PARKER und BELL (1948) fanden, daß die Rickettsia burneti reichlich in der *rohen Milch* von vier weit auseinanderliegenden Molkereien in der Gegend von Los Angeles vorhanden war. Wurde solche Milch ohne Pasteurisierung zu *Butter* verarbeitet, so erwies auch diese sich im Tierversuch als infektiös (sogar noch nach 41 Tagen im Kühlschrank). Die Autopsie einer *Kuh*, in deren Milch Rickettsien gefunden worden waren, ergab keine spezifischen pathologischen Gewebsveränderungen; Rickettsien konnten außer in der Milch nur im *Eutergewebe* und in den supramammären Lymphknoten nachgewiesen werden. PARKER, BELL und LACKMANN konnten Kälber nicht experimentell infizieren, wohl aber 2 Kühe vom Euter bzw. von den Milchgängen aus. Sie halten es nicht für ausgeschlossen, daß auch bei der natürlichen Infektion der Kühe neben Zeckenbissen eine *Kontaktinfektion des Euters* (Verunreinigung beim Liegen der Tiere, entweder durch Zeckenkot oder durch andere rickettsienbeladene Tierexkremente) in Frage kommt.

Beim Q-Fieber der *Mittelmeerländer* fand CAMINOPETROS 1947 *Ziegen und Schafe* als hauptsächliches Virusreservoir; die Erkrankung soll sich bei ihnen im Respirationstrakt manifestieren, in ihrer Milch können lange Zeit Rickettsien gefunden werden. Ähnliches berichtete BLANC 1947 aus Marokko. Doch ist die Frage der Übertragung auf den Menschen noch nicht endgültig gelöst. Menschliche Infektionen durch *Milchgenuß* hält HUEBNER für *unwahrscheinlich*. Allerdings konnten BELL, BECK und HUEBNER kürzlich (1950) in einer sehr umfangreichen epidemiologischen Studie für Südkalifornien nachweisen, daß dort regelmäßige Rohmilchverbraucher in einem sehr viel höheren Prozentsatz positive Komplementbindungsreaktionen für Q-Fieber aufwiesen als die Durchschnittsbevölkerung. Nach ihren Untersuchungen sind die wichtigsten Infektionsquellen für menschliche Erkrankungen die örtlichen Bestände an Milchkühen und Jungkälbern, sowie die von ihnen gewonnenen Rohprodukte, besonders Rohmilch und Tierhäute.

Bei den explosiv aufgetretenen Epidemien in Griechenland und Italien scheint der *Inhalationsweg (Heu- und Strohstaub)* die größte Rolle gespielt zu haben (ROBBINS, GAULD und WARNER 1946). Ob Heu und Stroh durch Milben, Zeckenkot oder durch andere Tierexkremente (Tauben, Ratten, Mäuse usw.) oder durch Milch oder durch das Bronchialsekret der Milchtiere mit der Rickettsia burneti verseucht werden, bedarf noch weiterer Klärung. Im Kot und Urin infizierter Kühe konnten bisher keine Rickettsien nachgewiesen werden (HUEBNER und Mitarbeiter)[1]. Sichere Zecken- oder Milbenbisse wurden bei den in Griechenland und Italien an Q-Fieber Erkrankten nicht gefunden, wohl aber 1mal in Amerika bei einem in einer ausgesprochenen Zeckengegend der Rocky Mountains infizierten Landschaftsphotographen (EKLUND, PARKER und LACKMANN). Bei einer von WEGMANN beschriebenen Epidemie in *Graubünden* (1948) ist die Infektion der mit dem *Auspacken*

---

[1] Nach GSELL [Helvet. med. Acta Ser. A. **17**, 279 (1950)] gelang inzwischen der Nachweis im Urin.

einer aus Amerika stammenden Preßmaschine beschäftigten Arbeiter offenbar auch durch den *Staub* von Stroh- oder Holzwolle (Verpackungsmaterial) zustande gekommen.

Kontaktinfektionen *von Mensch zu Mensch* sind sowohl auf deutscher als auch auf alliierter Seite im 2. Weltkrieg praktisch *nie* vorgekommen (IMHÄUSER, HORSTER, DINGLE, SMADEL, GSELL). Auch die zahlreichen *Laboratoriumsinfektionen* (DYER 1938, HORNIBROOK und NELSON 1940, DINGLE 1946, ROBBINS und RUSTIGIAN 1946, HUEBNER 1947, NAUCK und WEYER 1949, KIKUTH und BOCK) dürften durchweg *aerogen* durch Rickettsienstaub entstanden sein, wobei nicht selten ein besonders schwerer Krankheitsverlauf (Virulenzsteigerung durch mehrfache Tierpassagen?) aufgefallen ist.

Über die Ansteckung von *Wäschereiarbeitern* durch verschmutzte Laboratoriumswäsche wurde von OLIPHANT, GORDON, MEIS und PARKER (1949) berichtet. Bei der einzigen bisher beschriebenen *Krankenhausepidemie*, die von einem Laboranten eines Forschungslaboratoriums (mit *chronischer* Q-Fieberpneumonie) in Frankfurt a. M. ausging und bei der 55% des Stationspersonals erkrankten, scheint (ausnahmsweise?) eine Tröpfchen- bzw. Schmierinfektion vorgelegen zu haben (STRÖDER, SIEGERT und SIMROCK). Bei der Ausgangsperson wurden Rickettsien im Sputum noch vom 81.—151. Krankheitstag nachgewiesen (Dauerausscheider!), während sonst der Rickettsiennachweis im Blut, Urin, Sputum und Gurgelwasser nur während des fieberhaften Stadiums gelang. Ebenso wurde in England 1 Fall von Übertragung im Krankenhaus (auf 1 Schwester, 2 Pathologen und 1 Sektionsraumwärter), vermutlich von einem 78jährigen und 11 Tage nach Krankheitsbeginn verstorbenen Q-Fieberpatienten ausgehend, beobachtet (MACCALLUM, MARMION und STOKER 1949, HARMAN 1949). Auch neuere amerikanische Berichte deuten auf die Möglichkeit hin, daß gelegentlich direkte Übertragungen von Mensch zu Mensch beim Pflegepersonal vorkommen können (DEUTSCH und PETERSON 1950).

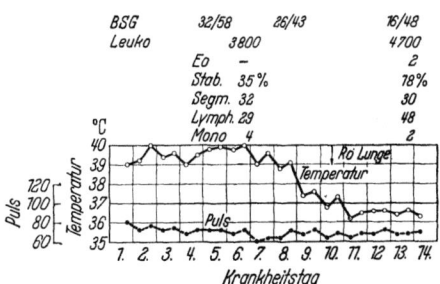

Abb. 1. Mittelschweres Q-Fieber („Viruspneumonie") auf dem Balkan, Mai 1941. 28jähriger Patient aus einem Feldlazarett. Bei Röntgendurchleuchtung am 10. Krankheitstag ergab sich ein umschriebenes, dichtes, hilusnahes Infiltrat im linken Mittelfeld, welches am 19. Krankheitstag nur geringfügig verkleinert und bei Nachkontrolle am 30. Krankheitstag völlig verschwunden war.

Nach serologischen Untersuchungen bei Erwachsenen der Zivilbevölkerung von *Italien* (in den nördlichen Apenninen) ist anzunehmen, daß das Q-Fieber dort schon längere Zeit als sporadische und wohl bisher nicht richtig erkannte Krankheit vorkommt (ROBBINS, GAULD und WARNER). Ähnliches gilt für Südkalifornien, wo nach den Untersuchungen von BELL und Mitarbeitern in den letzten Jahren etwa 50000 Personen eine Q-Fieberinfektion durchgemacht haben dürften.

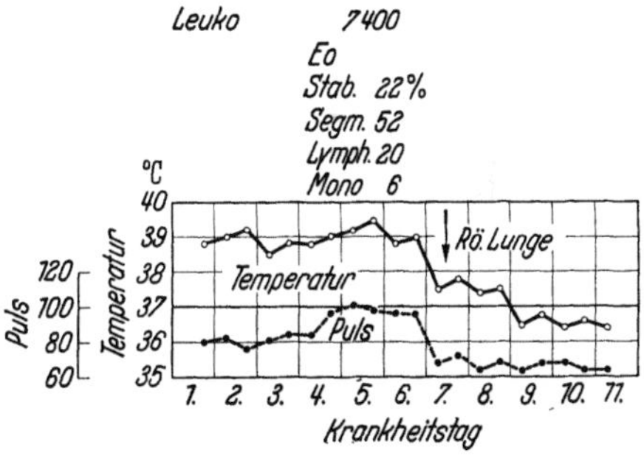

4. Klinik. Ein ausgesprochenes *Prodromalstadium* mit leichtem Fieber und Gliederschmerzen ist selten (HORSTER, VEIEL). Meist *beginnt* die Erkrankung nach einer Inkubationszeit von 10—11 (IMHÄUSER) bzw. 14—26 Tagen (SMADEL) plötzlich mit unangenehmen, heftigen Kopfschmerzen, ausgeprägtem Krankheitsgefühl, Frösteln oder Schüttelfrost, Rücken- und Gliederschmerzen.

Abb. 2. Leichtes Q-Fieber („Viruspneumonie") auf dem Balkan, Mai 1941. 27jähriger Patient aus einem Feldlazarett. Durch die Röntgendurchleuchtung am 7. Krankheitstag wurde ein walnußgroßes Infiltrat im rechten Unterlappen aufgedeckt. Physikalisch normaler Lungenbefund. Sehr rasche Erholung.

Das *Fieber* steigt für gewöhnlich innerhalb von 2 Tagen auf 39—40° an, bleibt etwa 4—7 Tage auf dieser Höhe, um dann in wenigen Tagen lytisch abzusinken. Die Fieberkurve kann eine strenge *Kontinua* zeigen, sie kann aber auch mit stärkeren *Remissionen* oder mit einer gewissen Sattelbildung zwischen dem 4. und 6. Krankheitstag verlaufen (Abb. 1—3). Bei leichteren Fällen bewegt sich die Kontinua nur zwischen 38 und 39° (BOHLECKE). Die *Gesamtfieberdauer* beträgt im allgemeinen etwa 7—12 Tage (HORSTER), doch kommen auch abgekürzte Verläufe von nur 3—6tägiger Dauer nicht selten vor (FEINSTEIN und Mitarbeiter, SMADEL, KOLLMEIER, MARET). Der *Puls* zeigt eine deutliche relative Bradykardie, der *Blutdruck* ist normal oder nur leicht erniedrigt.

Im *Aussehen* der Kranken fällt oft eine geringe Lippencyanose und eine gewisse Gedunsenheit und *Rötung des Gesichts* mit konjunktivaler Reizung (ähnlich wie beim Fleckfieber) auf (VEIEL, HORSTER, KOLLMEIER, MARET, HENI und GERMER). Der Appetit liegt darnieder, die Kranken klagen häufig über *Schlaflosigkeit* und lästige *Schweißausbrüche*, auch Nasenbluten, Erbrechen und Durchfälle werden manchmal beobachtet. Bei *schweren* Krankheitsfällen kann tageweise ein ausgesprochener *status typhosus* mit Stupor und Delir, gelegentlich auch ein ausgeprägtes *cerebrales Bild* mit heftiger motorischer Unruhe, Verwirrtheit, Schwerbesinnlichkeit und Schwerhörigkeit, Halluzinationen usw. bestehen (GSELL, RUPP, HENI und GERMER, STRÖDER, SIEGERT und SIMROCK).

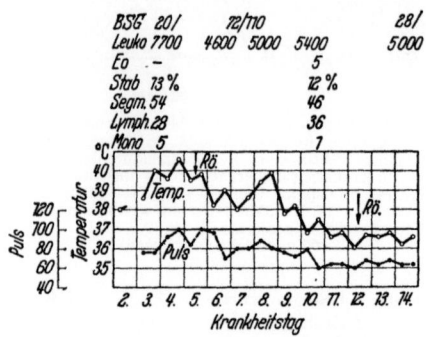

Abb. 3. Q-Fieber, Laboratoriumsinfektion, Februar 1948 (Dr. H. J., 38 Jahre alt, Bernhard-Nocht-Institut für Schiffs- und Tropenkrankheiten, Hamburg). Ziemlich schweres Krankheitsbild mit cerebralen Erscheinungen, Temperaturkurve vom remittierenden Typ. Röntgenbefunde der Lungen s. Abb. 4 a—c.

Ein *Exanthem* wird beim Q-Fieber *nie* beobachtet. Herpes labialis kommt nur sehr selten vor. Die *Milz* kann bei einem Teil der Kranken palpabel sein, doch schwanken die positiven Befunde bei verschiedenen Epidemien und Untersuchern (IMHÄUSER 10—20%, DENNIG 30%, KOLLMEIER 4%, HORSTER 10%, MARET 30%, RUPP 15%, VEIEL 0%, HENI und GERMER: „selten"). Dabei muß auch an eine latente Malariainfektion als Fehlermöglichkeit gedacht werden. Im *Blutbild* finden sich trotz des hohen Fiebers normale oder häufig auch *erniedrigte Leukocytenwerte* von 4000—7000 mit einer ausgesprochenen *Linksverschiebung* von 15—25—40% Stabkernigen auf der Höhe der Krankheit. Die Eosinophilen sind in der 1. Krankheitswoche spärlich oder fehlen. In der Rekonvaleszenz kommt es nicht selten zu einer erheblichen *postinfektiösen Lymphocytose* (50—80%) mit teilweise atypischen Zellformen, die als Ausdruck einer unspezifischen Reizung des lymphocytärreticulären Gewebes aufzufassen ist (GSELL, HORSTER).

Katarrhalische Erscheinungen von seiten der *Atemwege* sind im Krankheitsbeginn spärlich. Erst um den 4. Krankheitstag herum entwickelt sich vielfach ein trockener Reizhusten. Manche Kranke klagen über stechende *Schmerzen* hinter dem Brustbein und produzieren einen glasig-schleimigen, gelegentlich blutig tingierten *Auswurf*, der aber nie typisch rostbraun ist. Trotzdem ist der *physikalische Befund* über den Lungen häufig *normal* oder zeigt nur geringfügige Abweichungen: leichte Schallabschwächung mit etwas verschärftem Exspirium, feines Knisterrasseln, eben wahrnehmbares pleuritisches Reiben (HORSTER, SMADEL).

Diesem dürftigen *klinischen* Lungenbefund stehen meist, selbst bei den leichten Fällen, sehr *charakteristische und deutliche röntgenologische Veränderungen* gegenüber, die vom 3.—4. Krankheitstag ab nachweisbar sind (Abb. 4 a—c und 5 a und b). Es finden sich dann einzelne oder mehrere (bis zu 7!), markstück- bis faustgroße, nicht sehr dichte, ziemlich homogene, unscharf begrenzte *Verschattungen* von *runder oder ovaler Form*, die regellos in allen Lungenfeldern verstreut sein können (VEIEL). Auch mehr *keil-* oder *fächerförmige Herde* und unregelmäßig begrenzte Trübungen ganzer Lungenlappen kommen gelegentlich vor (HORSTER, SMADEL).

FEINSTEIN und Mitarbeiter haben auf die geringe Massivität der Verschattungen, die besonders bei der Durchleuchtung als „mattglasartig" imponieren, hingewiesen. *Interlobäre Prozesse* sind verhältnismäßig häufig (SCHUBERT). Die Zeitdauer bis zum Verschwinden der röntgenologischen Veränderungen hängt

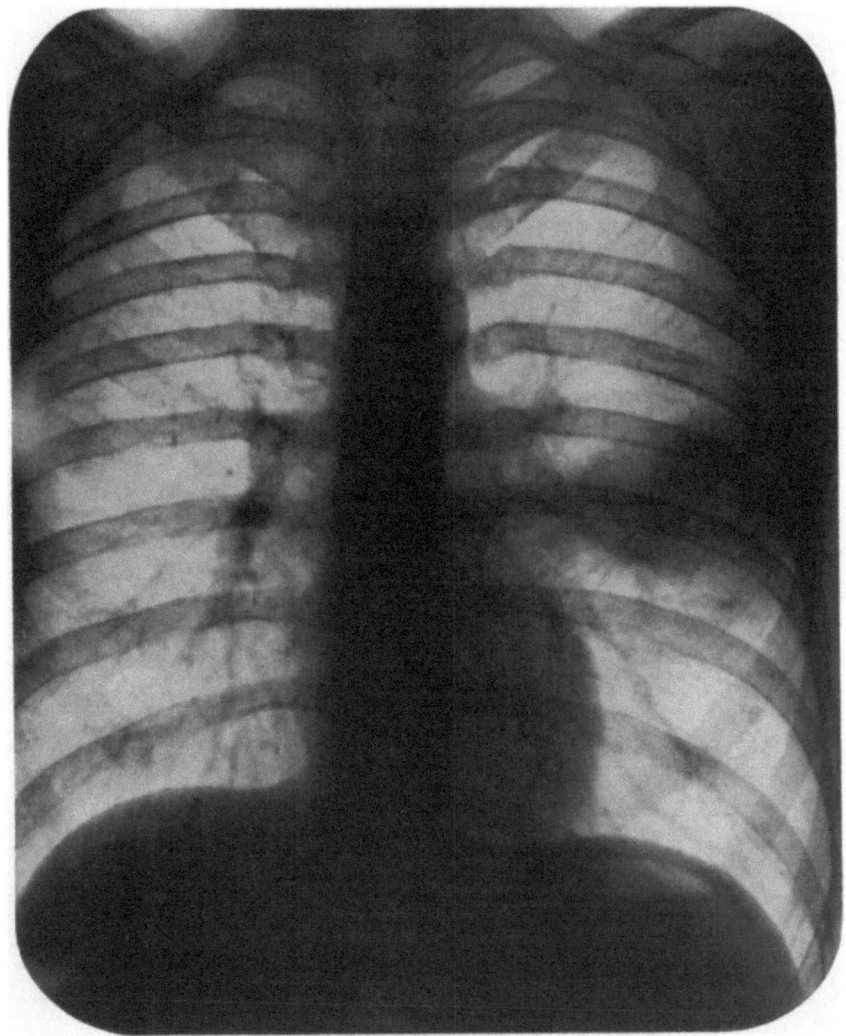

Abb. 4a.

von der Größe der Infiltrate ab und schwankt für gewöhnlich zwischen 2 und 4 Wochen, kann aber auch bis zu 8 Wochen betragen (VEIEL, SCHUBERT).

Das Vorkommen dieser *Rickettsienpneumonien* scheint beim Q-Fieber ein recht *häufiges Ereignis* zu sein, doch können flüchtige Lungenveränderungen wohl nur bei *fortlaufender*, sorgfältiger Röntgenkontrolle ganz zuverlässig aufgedeckt werden. Die unter Feldverhältnissen gewonnenen Zahlen (z. B. HIRT und BAUER 20—25%, HORSTER 50%, KOLLMEIER 67%) dürften daher eher zu niedrig liegen. FEINSTEIN, YESNER und MARKS fanden im Frühjahr 1945 bei aus Italien nach Amerika zurückgekehrten Truppen *bei 90% der Q-Fieberkranken* röntgenologisch Lungenveränderungen, und außerdem noch 31 positive Röntgenbefunde bei anscheinend sonst symptomlos Erkrankten. Dabei waren 56% der 143 fieberhaften Erkrankungsfälle ausgesprochen leicht verlaufen.

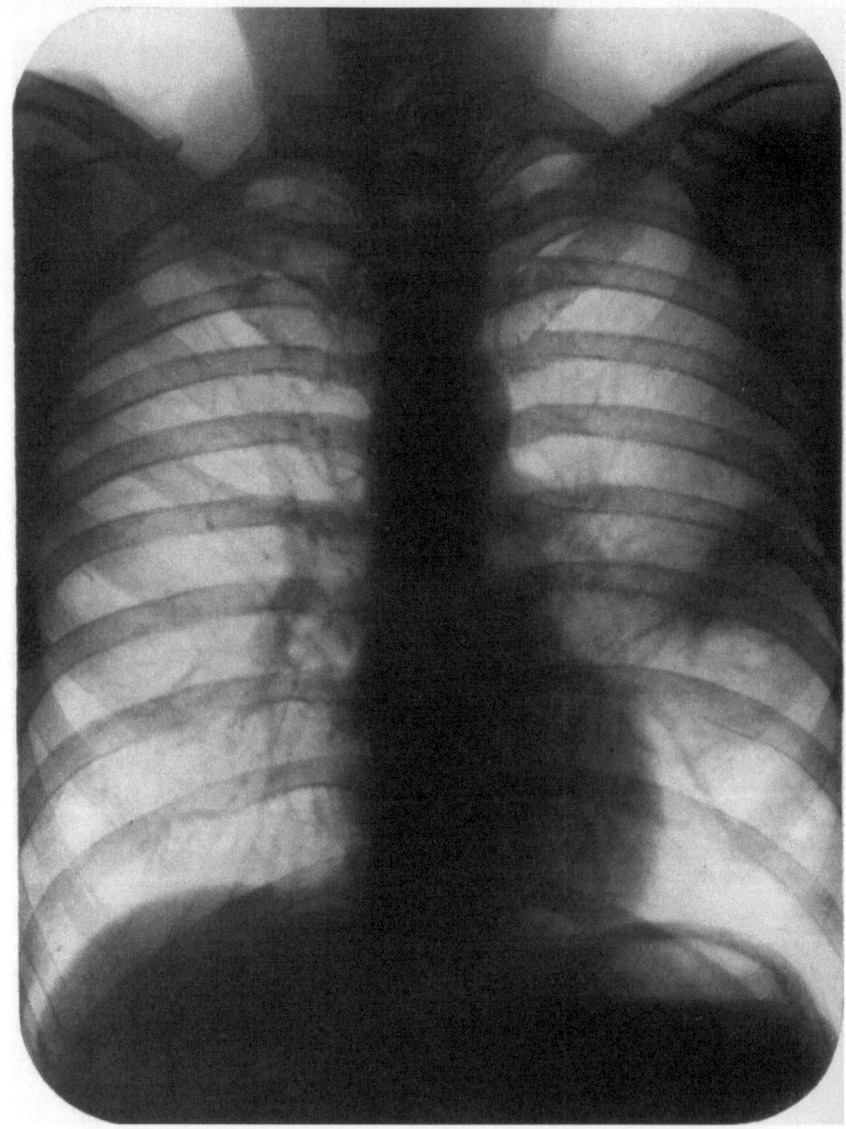

Abb. 4b.

Die *Blutsenkungsgeschwindigkeit* ist anfangs nur mäßig beschleunigt, pflegt im Laufe der 1. Krankheitswoche auf Werte von etwa 20/45 bis 40/80 anzusteigen, um dann mit dem Rückgang der pneumonischen Prozesse allmählich wieder abzusinken (HORSTER, VEIEL, BOHLECKE). Eine länger bestehende, erhebliche Senkungsbeschleunigung spricht im allgemeinen für eine (oft interlobäre) *Pleurabeteiligung* mit protrahierter Resorption (SCHUBERT). Eine entzündliche Beteiligung des *Herzmuskels* gehört zu den Ausnahmen. Die Untersuchung des

Harns ergibt für gewöhnlich eine leichte febrile Albuminurie, einige Erythrocyten und Cylinder können gelegentlich im Sediment vorhanden sein. Die Diazoreaktion ist nur ausnahmsweise und vorübergehend positiv. Bei einzelnen

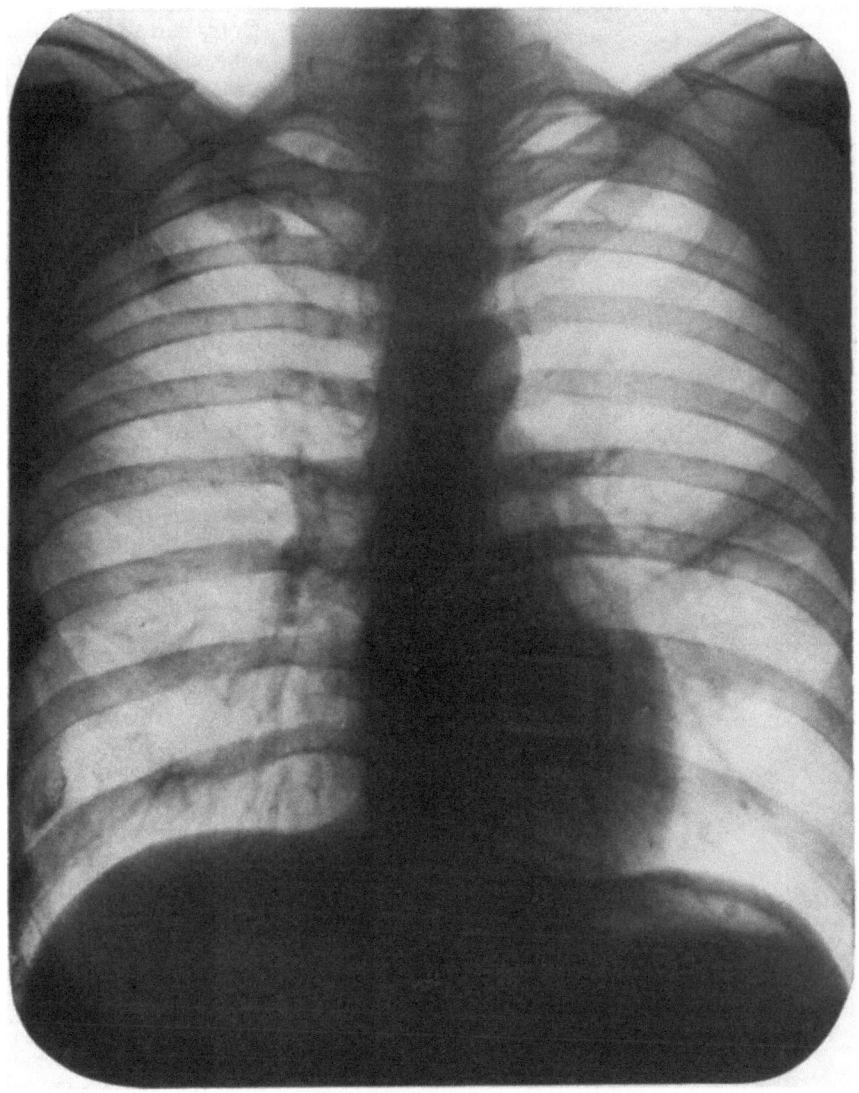

Abb. 4c.

Abb. 4a—c. Q-Fieber, Laboratoriumsinfektion. (Aus dem Bernhard-Nocht-Institut für Schiffs- und Tropenkrankheiten, Hamburg, Direktor Prof. Dr. E. G. NAUCK.) Temperaturkurve s. Abb. 3. Röntgenbefunde vom 5. (a), 12. (b) und 24. (c) Krankheitstag zeigen eine etwa apfelgroße, inhomogene Verschattung an der Basis des linken Oberlappens in langsamer Auflockerung und Rückbildung.

Lumbalpunktionen wurden außer mäßiger Druckerhöhung keine gröberen pathologischen Liquorbefunde erhoben (GSELL, HORSTER).

In der *Rekonvaleszenz*, die meist rasch und ungestört verläuft, macht sich manchmal eine gewisse Labilität des *peripheren Kreislaufs* bemerkbar. Von amerikanischen Autoren wird besonders auf den nicht seltenen erheblichen

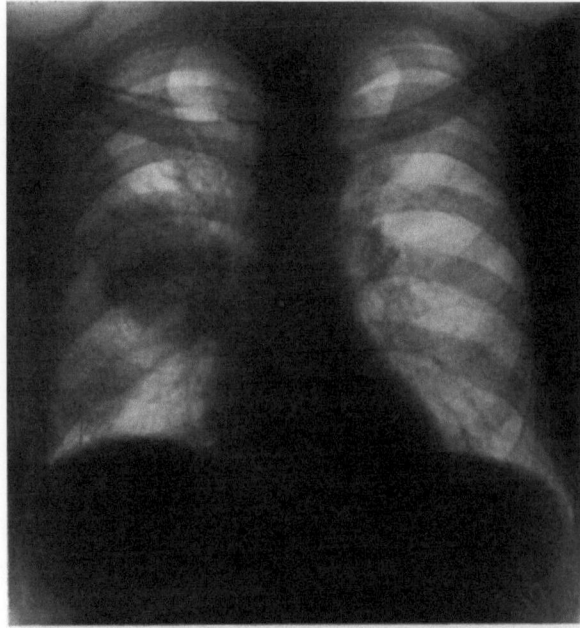

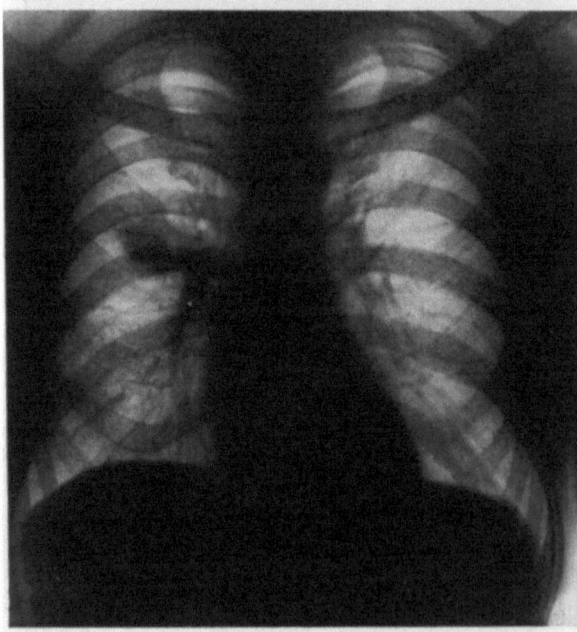

Abb. 5 a u. b. Q-Fieber („Viruspneumonie") bei einem 39jährigen Patienten aus einem Lazarett bei Belgrad, April 1944. (Röntgenbilder aus der Arbeit von KONRAD VEIEL: Beitrag zur Klinik und Röntgendiagnose der Viruspneumonie, Klin. Wschr. 1949, 188.) Am 5. Krankheitstag (a) großer, inhomogener Rundherd im rechten Mittelfeld, kleinerer Rundherd im rechten Unterfeld, mehr lateral. Am 17. Krankheitstag (b) weitgehende Rückbildung beider Infiltrate, rechts neben dem Hilus kleiner abgekapselter Interlobärerguß, besonders deutlich bei Durchleuchtung in Kreuzhohlstellung.

Gewichtsverlust (5—10 kg) hingewiesen; er wird im allgemeinen schnell wieder aufgeholt (SMADEL). Unter den an und für sich sehr seltenen *Komplikationen* steht die exsudative Pleuritis an erster Stelle; in Einzelfällen wurde außerdem das Vorkommen einer Orchitis, Epididymitis, Parotitis, Pankreatitis, Thrombophlebitis, Lungenembolie und Extremitätengangrän beobachtet (IRONS und HOOPER, HENI und GERNER, GSELL, VEIEL). MOESCHLIN und KOSZEWSKI machen darauf aufmerksam, daß sich gerade die seltenen extrapulmonalen Organkomplikationen meist erst in der Spätrekonvaleszenz entwickeln und warnen vor zu frühzeitiger Entlassung bei schweren Fällen. Sie haben einmal sogar trotz Aureomycin - Behandlung das spätere Auftreten einer Phlebitis mit Lungeninfarkt und dann noch eine Epididymitis (am 43. Krankheitstag!) beobachtet.

5. Differentialdiagnose. Solange pulmonale Veränderungen *fehlen* oder klinisch weitgehend *stumm bleiben*, läßt sich ein Q-Fieber im *Krankheitsanfang* kaum mit Sicherheit von einem „grippalen Infekt", einem beginnenden Typhus oder Paratyphus, einem leichten Fleckfieber, einem Wolhynischen Fieber vom typhoiden Typ, einer Leptospirose oder dergleichen unterscheiden. Auch an eine Meningitis, Sinusitis, Malaria, Tularämie, an Pappataci- oder Dengue muß in den allerersten Krankheitstagen gedacht werden, wenn nicht schon geographische oder epidemiologische Gegebenheiten von vornherein den richtigen Weg weisen. Durch die Trias Fieberkontinua-Bradykardie-Leukopenie wird der klinische Verdacht zunächst oft auf die *echte Grippe* oder auf die *typhösen Erkrankungen* hingelenkt. Doch fehlen die für die Virusgrippe so charakteristischen katarrhalischen Erscheinungen an den oberen Luftwegen und die schwere Kreislaufbeteiligung beim Q-Fieber völlig. Gegen Typhus und Fleckfieber sprechen der kurze, gutartige Krankheitsverlauf, das Fehlen eines Exanthems und schließlich die serologischen Reaktionen. Immerhin hat gerade bei den ersten Epidemien auf dem Balkan die Abgrenzung des Q-Fiebers gegen leichte Fälle von *Paratyphus* und *Fleckfieber* unter primitiven äußeren Verhältnissen manche Schwierigkeiten gemacht.

Gelingt klinisch und vor allem *röntgenologisch* rasch eine Aufdeckung der typischen *Lungenbefunde*, so stehen nur mehr die *verschiedenen Formen* der *atypischen Pneumonien* zur Diskussion (FÄHNDRICH, ASCHENBRENNER). Atypisch verlaufende Kokkenpneumonien (z. B. steckengebliebene zentrale Lappenpneumonien) werden nur ausnahmsweise einmal in differentialdiagnostische Konkurrenz treten. Dagegen muß bei unklaren epidemiologischen Verhältnissen und bei sporadischen Erkrankungsfällen *die ganze Skala* der verschiedenen (sulfonamidresistenten) *Viruspneumonien* in Erwägung gezogen werden. Sie spielen seit 1930 vor allem im anglo-amerikanischen, aber auch im schweizer und deutschen Schrifttum der letzten Jahre eine beträchtliche Rolle und zeigen in ihrem Erscheinungsbild eine große Ähnlichkeit mit der *Rickettsienpneumonie* des Q-Fiebers (ARRASMITH 1930, BOWEN 1935, ALLEN 1936/37, REIMANN 1938, SMILEY 1939, WEIR und HORSFALL 1940, HEGGLIN 1940, DINGLE und FINLAND 1942, GSELL und ENGEL 1942, HAEMIG und HEYDEN 1942, EATON und Mitarbeiter 1942, OWENS 1944, SCHMITZ 1945, LÖFFLER 1946, HERZBERG 1946, IMHÄUSER 1948/49, HENI und GERMER 1948, HORSFALL 1948). Allerdings ist die *ätiologische Diagnose* dieser *Viruspneumonien* für den Kliniker im Einzelfall immer noch mit recht großen Schwierigkeiten verbunden. Neben solchen mit *bekannter Ätiologie* (Psittakose, Ornithose, Virusgrippe, Pneumonitis) gibt es auch noch eine Gruppe mit bisher *unbekannter* oder *zweifelhafter Ätiologie* (Viruspneumonie der Neugeborenen, pseudoluische, WaR-positive Bronchopneumonie nach HEGGLIN, sog. primär atypische Pneumonie); trotz ausgedehnter experimenteller Untersuchungen bestehen bei verschiedenen Unterformen in der Erregerfrage noch weitgehende Unklarheiten (Literatur bei HORSFALL, REIMANN, IMHÄUSER, HEGGLIN, GSELL, HERZBERG u. a.). Bei dem in Amerika meist als akute (interstitielle) *Pneumonitis* oder als *primäre atypische Pneumonie* bezeichneten *Syndrom* wird im Krankenserum etwa bei 55% der Fälle (bis 90% bei den Schwerkranken!) eine positive *Kälteagglutinationsreaktion* gefunden (HORSFALL). Beim Q-Fieber ist diese Reaktion dagegen stets negativ. Eine sichere Differenzierung nach dem Röntgenbefund allein wird von den meisten Autoren für *nicht* möglich gehalten.

Neben den epidemiologischen Verdachtsmomenten und der klinischen Symptomatologie wird sich die einwandfreie Diagnose eines Q-Fiebers daher immer auch auf den *Tierversuch* bzw. Erregernachweis oder auf *serologische Hilfsmethoden* stützen müssen.

Der *Erregernachweis* kann während der fieberhaften Krankheitsperiode durch Verimpfung von Blut, Sputum, Liquor oder Urin von Patienten auf Meerschweinchen und entsprechende Weiterverarbeitung geführt werden (HERZBERG, NAUCK und WEYER, BIELING, SMADEL, SIEGERT), wobei allerdings — schon wegen der großen Infektionsgefahr — entsprechende Laboratoriumsverhältnisse Voraussetzung sind.

Im allgemeinen genügen zur Sicherung der klinischen Diagnose die sehr zuverlässigen *serologischen Methoden*. Während die WEIL-FELIX-Reaktion und die Kälteagglutination bei Q-Fieberkranken *stets negativ* bleiben, treten im Krankenserum zwischen dem 7. und 13. Krankheitstag mit großer Regelmäßigkeit *komplementbindende Antikörper* auf. Ein Titer von 1:20 gilt bereits als mehr oder minder beweisend, doch sollte stets durch eine spätere 2. Blutentnahme der (um den 21. Krankheitstag herum maximale) *Titeranstieg* kontrolliert werden. Die *Komplementbindungsreaktion* bleibt im allgemeinen für mehrere Monate mit hohen Titerwerten (etwa 1:160—1:320) positiv, niedrigere Titer können noch nach Jahren nachweisbar sein (SMADEL, HUEBNER). Antigene vom HERZBERG- oder HENZERLING-Stamm scheinen sich für die klinische Diagnostik (vor allem in Europa) am besten zu eignen (TOPPING, SHEPARD und HUEBNER, STOKER). Auch die direkte *Rickettsienagglutination* kann zur Diagnostik herangezogen werden. Die Agglutinine erscheinen jedoch erst später im Krankenserum (nur bei etwa 25% zwischen dem 9. und 14. Krankheitstag), am Ende der 4. Woche findet sich bei etwa 90% der Erkrankten eine positive Reaktion (Commission on acute Respiratory Diseases).

6. Prognose, Therapie. Die *Letalität* des unkomplizierten Q-Fiebers ist bei natürlicher Infektion meist sehr *gering*. Weder auf deutscher noch auf alliierter Seite wurden im 2. Weltkrieg bei den Truppen in Griechenland und Italien Todesfälle beobachtet. Ein tödlicher Fall in Australien war durch *Tuberkulose* kompliziert, ein 43jähriger Q-Fieberkranker in Californien kam an einer *Lungenembolie* ad exitum (BROWN, KNIGHT und JELLISON 1948). Bei der Schlachthausepidemie in Amarillo (Texas) 1946 starben von 55 Erkrankten 2, die ein ungewöhnlich schweres Krankheitsbild mit hohem Fieber und Tachykardie geboten hatten (IRONS und HOOPER). GSELL verlor im Dezember 1947 in Wil eine 41jährige Patientin am 10. Krankheitstag, die an einem fast fleckfieberähnlichen *schwersten Q-Fieber* mit *cerebralen Erscheinungen* erkrankt gewesen war. Bei der *Sektion* fand sich eine atypische pseudolobäre Pneumonie im rechten Mittellappen im Stadium der grau-roten Hepatisation mit Lungenödem, Hypostase und Emphysem; *histologisch* fiel die vorwiegend *monocytäre Infiltration* und eine Verbreiterung des Interstitiums ohne Gefäßläsion auf. Im *Gehirn* zeigten sich ein deutliches *perivasculäres Ödem*, besonders in der Olive, viele nicht abwischbare Blutpunkte, jedoch *keine Gliagranulome*, keine Infiltrate. Außer einer entzündlichen Milzschwellung und einer Erweiterung des rechten Herzens ergaben sich an den übrigen Organen keine Besonderheiten. HENI und GERMER geben für die 1947 von ihnen in der Umgebung von Tübingen beobachtete Q-Fieberepidemie (die allerdings wahrscheinlich mit Virusgrippe vermengt war) eine Letalität von 1,2% an; *2 Todesfälle* waren auch in ihrem Beobachtungsgut auf *Lungenembolien* zurückzuführen.

Auf den häufig recht *schweren* Verlauf von *Laboratoriumsinfektionen* wurde bereits hingewiesen. 1 Todesfall wurde schon 1941 von LILLIE, PERRIN und ARMSTRONG mitgeteilt. Auch hier war bei der histologischen Untersuchung der erkrankten Lungenpartien ein Reichtum an Lymphocyten, Plasmazellen und großen mononucleären Zellen aufgefallen. Über das Auftreten einer ausgesprochen *chronischen Q-Fieberpneumonie* bei einem Laboratoriumsangestellten, der dann *monatelang* Rickettsien im Sputum ausschied, haben STRÖDER, SIEGERT und SIMROCK 1949 berichtet.

Von solchen Ausnahmen abgesehen ist jedoch daran festzuhalten, daß die *Prognose* des Q-Fiebers im *allgemeinen sehr günstig* ist und daß mindestens die Hälfte der Erkrankungen unter Epidemieverhältnissen ausgesprochen leicht verläuft. Nach den Röntgen-Reihenuntersuchungen von FEINSTEIN, YESNER und MARKS, sowie von HENI und GERMER ist sogar anzunehmen, daß bei stärkeren Krankheitswellen auch klinisch ganz *inapparente* Rickettsienpneumonien vorkommen. Wie beim Meerschweinchen, hinterläßt das Q-Fieber auch beim Menschen eine *Immunität* (KOLLMEIER 1946), über deren Dauer und Stärke allerdings noch nichts Sicheres bekannt ist. Vereinzelt sollen Relapse, nie aber sichere Zweiterkrankungen vorgekommen sein (HUEBNER). Nach den erfolgreichen Tierversuchen von HERZBERG ist anzunehmen, daß *Schutzimpfungen* mit einem Rickettsien-Adsorbatimpfstoff sich in der Prophylaxe des Q-Fiebers (z. B. bei Laboratoriumspersonal) bewähren werden (BRUMPT).

In der *Therapie* menschlicher Q-Fiebererkrankungen haben *Sulfonamide* und *Penicillin* völlig *versagt*, über die Wirksamkeit der Paraaminobenzoesäure liegen noch keine ausgedehnteren Erfahrungen vor. Streptomycin hat offenbar nur im Tierversuch eine gewisse rickettsiostatische Wirkung. Die weitaus besten Erfolge scheinen nach vorläufigen Mitteilungen die neuen Antibiotica *Chloromycetin, Aureomycin* und *Terramycin* zu versprechen, die überdies den Vorteil der oralen Anwendbarkeit haben. Einzelheiten der Behandlung und Dosierung sind bereits im Kapitel Fleckfiebertherapie besprochen. Besonders das Aureomycin hat sich sowohl im Tierexperiment (WONG und COX) als auch beim Menschen (LENETTE, MEIKLEJOHN und THELEN 1948, HAUSS und SIMROCK 1949, MOHR 1950) als meist prompt wirksam erwiesen. ZARAFONETIS und BATES (1950) verwandten in 1 Fall Chloromycetin mit gutem Erfolg und empfahlen eine nicht zu niedrige Dosierung (3 g täglich für 8—10 Tage). Zweifellos stellen die neuen Antibiotica gerade für schwere Q-Fiebererkrankungen (z. B. Laboratoriumsinfektionen) einen wertvollen therapeutischen Fortschritt dar. Doch wird man bei dem größten Teil der Durchschnittserkrankungen wohl auch ohne eine spezifische medikamentöse Therapie auskommen können.

Literatur.

A. Krankheiten der Fleckfiebergruppe.

1. Zusammenfassende Arbeiten.

ALBALADEJO: Tifus exantematico y otras rickettsiosis exantematicas. Madrid: Morata 1941. — ASCHENBRENNER u. v. BAEYER: Epidemisches Fleckfieber. Stuttgart: Ferdinand Enke 1944.

BIELING u. HEINLEIN: Viruskrankheiten des Menschen. In Naturforschung und Medizin in Deutschland 1939—1946. Wiesbaden: Dieterich 1947.

CURSCHMANN: Handbuch der speziellen Pathologie und Therapie. Bd. 3. Wien: Alfred Hölder 1900.

DANIELOPOLU: Le typhus exanthématique ou historique et autres fièvres exanthématiques, 2. Aufl. Paris: Masson & Co. 1941. — DAWYDOWSKIE, J. W.: Ergebnisse der allgemeinen Pathologie 1923. 20 II. 1.

FRACASTORO, H.: 3 Bücher von den Contagien, den contagiösen Krankheiten und deren Behandlung. 1546. Klassiker der Medizin, Bd. 5. Leipzig: Johann Ambrosius Barth 1910.

GRIESINGER: Handbuch der speziellen Pathologie und Therapie, Bd. 2. Erlangen: Ferdinand Enke 1857.

HILDENBRAND, v.: Über den ansteckenden Typhus. Wien 1810. — HIRSCHBERG, N.: Fleckfieber und Nervensystem. Abhandlung aus der Neurologie, Psychiatrie, Psychologie und Grenzgebiete. Berlin: S. Karger 1932. — HOLMES, L. H.: Bacillary and Rickettsial infections. New York: Macmillan 1944.

LEBERT: Handbuch der speziellen Pathologie und Therapie, Bd. 2. Akute Infektionskrankheiten. Leipzig 1874. — LÜHR: Klinik des Fleckfiebers. Halle a. d. S.: Carl Marhold 1951.

MANSON-BAHR: Tropical diseases. London: Cassel & Co. 1948. — MURCHISON: Die typhoiden Krankheiten. Dtsch. Übersetzung v. ZUELZER. Braunschweig: Vieweg & Sohn 1867.

OTTO u. WOHLRAB: Fleckfiebergruppe. Im Handbuch der Viruskrankheiten von GILDEMEISTER, HAAGEN u. WALDMANN, Bd. 2, 1939.

RIVERS, TH.: Viral and Rickettsial infections of man. Philadelphia: Lippincott 1948. Beiträge von SMADEL (Serologie), SNYDER (Läuse- u. Flohfleckfieber), COX (Zeckenfieber), SMADEL (Buschfleckfieber).

STRONG: STITTS Diagnosis, prevention and treatment of tropical diseases, Bd. II. Philadelphia: Blakiston Co. 1945. — Symposium der menschlichen Rickettsienerkrankungen. Amer. Association for the Advancement of Science. Washington 1948. (Beiträge von PARKER, KOHLS, PHILIP.)

WAJNAPEL: Zur Pathologie des Fleckfiebers. Stuttgart: Wissenschaftliche Verlagsgesellschaft 1947.

ZINSSER, H.: Rats, lice and history. Boston: Little Brown & Co. 1947.

2. Einzelarbeiten.

ADAMSON and BEAMISH: Med. Assoc. J. **56**, 361 (1947). — AHLBORN: Z. klin. Med. **143**, 182 (1943). — ALBRECHT, H.: Österr. San.wes. **27**, 1194 (1915). — ALLEN and SPITZ: Vergleichende Studien der pathologischen Veränderungen beim Buschtyphus und anderen

Rickettsienerkrankungen. Amer. J. Path. **21**, 603 (1945). — ALWENS: Klin. Wschr. **1942**, 1135. — ALWENS u. FRANK: Klin. Wschr. **1943**, 639. — ANDERSON: J. med. Res. **25**, 467 (1914). — ANDERSON and GOLDBERGER: On the relations of rocky mountains spotted fever to the typhus fever of Mexico. Publ. Health. Rep. 24, 1861 (1909). — J. Amer. med. Assoc. **1910**, 514. — ANDREW, BONNIN and WILLIAMS: Tick Typhus in North Queensland. Med. J. Austral. **2**, 253 (1946). — ANDREWES, KING, v. d. ENDE and WALKER: Substances chemotherapeutically active against typhus rickettsia. Lancet **1944 I**, 777. — ANDREWES, KING and WALKER: Chemotherapeutische Wirkung von Farbstoffen beim experimentellen Flecktyphus der Maus. Brit. J. Pharmacol. a. Chemother. **1**, 15 (1946). — ANIGSTEIN: Übersicht über die übertragbaren Erkrankungen (durch Arthropoden) in Texas. Texas Rep. Biol. a. Med. **2**, 267 (1944). — Probleme der Nomenklatur. Texas Rep. Biol. a. Med. **4**, 111 (1946). — ANIGSTEIN u. BADER: Untersuchungen über Rickettsienerkrankungen in Texas. 1.—4. Mitt. Texas Rep. Biol. a. Med. **1**, 105, 117, 389 (1943). — Vorläufiger Bericht von Untersuchungen über das Bullisfieber. Texas Rep. Biol. a. Med. **1**, 298 (1943). — Die Spezifität der Rickettsien des Bullisfiebers. Texas Rep. Biol. a. Med. **2**, 405 (1944). — Versuche an Meerschweinchen, die mit Felsengebirgsfleckfieber infiziert wurden (PABS). Texas Rep. Biol. a. Med. **3**, 256 (1945). — Die Wirkung der PABS gegen Rickettsien. Texas Rep. Biol. a. Med. **4**, 260 (1946). — ANIGSTEIN and WHITNEY: Bewertung und Bedeutung des Blutspiegels bei mit PABS behandelten Meerschweinchen. Texas Rep. Biol. a. Med. **4**, 338 (1946). — ARJEFF: Z. klin. Med. **112**, 641 (1930); **122**, 349 (1932). — ARNETH:Berl. klin. Wschr. **1916**, 1187. — ARNOLD: Wien. klin. Wschr. **1911**; **1919**. — ARZT: Neue Deutsche Klinik, Erg.-Bd. VII, 1941. — ASCHENBRENNER: Q-T-Dauer. Z. klin. Med. **132**, 537 (1937). Herz- und Kreislaufstörungen beim Fleckfieber. Klin. Wschr. **1943**, 1. — Urämische Zustände beim Fleckfieber. Klin. Wschr. **1944**, 8. — Wolhynisches Fieber. Klin. Wschr. **1947**, 481. — Feldnephritis. Klin. Wschr. **1948**, 161. — ASCHENBRENNER u. BODECHTEL: Klin. Wschr. **1938**, 298. — ASCHENBRENNER u. MARX: Klin. Wschr. **1943**, 159.

BAEYER, v.: Z. Neur. **175**, 225 (1942). — In ASCHENBRENNER u. v. BAEYER, Epidemisches Fleckfieber. Stuttgart: Ferdinand Enke 1944. — BARYKIN: Kongreßzbl. g. inn. Med. **75**, 384 (1934). — BÉNARD et KERBRAT: Ein Fall von Mittelmeerfleckfieber (CONORsche Erkrankung). Bull. Soc. méd. Hôp. Paris **63**, 29 (1947). — BENDA: Kriegspath. Tagg Berlin 1916. — BENEDICT: Kongreßzbl. inn. Med. **27**, 375 (1923). — BENGTSON: Nomenklatur. J. Pract. **53**, 325 (1947). — BERG, HESS and SHERMANN: J. of exper. Med. **47**, 105 (1928). — BESTELMEYER: Med. Mschr. **1**, 293 (1947). — BETTINARDI: La febbre esantematica mediterranea. Pediatria **50**, 343 (1942). — BETZENDAHL: Arch. f. Psychiatr. **1943**, 116. — Allg. Z. Psychiatr. **124**, 130 (1949). — BINFORD and ECKER: Endemic (murine) Typhus. Report of anytopsy findings in three cases. Amer. J. clin. Path. **17**, 797 (1947). — BISCHOFF: Klin. Wschr. **1943**, 227. — BLAER and BADER: Beobachtungen über experimentelles Bullisfieber beim Menschen. Texas Rep. Biol. a. Med. **3**, 105 (1945). — BLOHMKE: Handbuch der Hals-, Nasen-, Ohrenheilkunde von DENKER und KAHLER, Bd. VII, Berlin 1926. — BOCK u. KIKUTH: Klin. Wschr. **1948**, 691. — BODART: Klin. Med. **1947**, 16. — DE BOER, KUNZ, KOPROWSKI and COX: Spezielle komplementbindende Antigene für die Diagnose des Colorado-Zeckenfiebers. Proc. Soc. exper. Biol. a. Med. **64**, 202 (1947). — BOGENDÖRFER: Mil.arzt **1942**, 455. Ber. über die 1. Arb.tagg Ost der berat. Fachärzte, Mai 1942. Mil.ärztl. Akad. Berlin. — BOHN: Zbl. inn. Med. **1942**, 849. — BORMANN, v.: Z. klin. Med. **101**, 475 (1925). Ber. über die 2. Arb.-tagg Ost der berat. Fachärzte, Dez. 1942. Mil.ärztl. Akad. Berlin. — Dtsch. med. Wschr. **1950**, 826. — BOTKIN u. SIMNITZKI: Z. klin. Med. **72**, 271 (1911). — BRANDENBURGER: Dtsch. med. Wschr. **1944**, 329. — BRAUER: Verh. dtsch. Kongr. inn. Med. in Warschau. Wiesbaden: J. F. Bergmann 1916. — BRAUER, L.: Münch. med. Wschr. **1914**, 1695. — BRIEGER u. OCKLITZ: Z. Kinderheilk. **1947**, 216. — BRINKMANN: Klinik des Fleckfiebers. Med. Welt **1942**, 971. — Rekonvaleszenz bei Fleckfieber. Med. Welt **1943**, 371. — BRUETSCH: Rheumatic brain disease. J. Amer. med. Assoc. **134**, 450 (1947). — BÜHLER: Münch. med. Wschr. **1944**, 5. — BURY: Klin. Wschr. **1942**, 709. — BUXTON: Natural history of scrub typhus. Nature (Lond.) **155**, 643 (1945).

CARD and WALKER: Impfung gegen Buschtyphus. Lancet **1947 I**, 481. — CARMONA: Zit. nach ALBALADEJO. — CASTANADA: On the mechanism of immunity in typhus fever. Amer. J. Path. **15**, 467 (1939). — J. of exper. Med. **64**, 689 (1936). — CEELEN: Erg. Path. **19**, 307 (1919). — Z. klin. Med. **82**, 505 (1916). — CHALKE: Fleckfieber: Erfahrungen bei der zentralen Mittelmeerstreitkraft. Brit. med. J. **1946**, No 4460, 877. — CHIARI: Wien. klin. Wschr. **1942**, 946. — CORELLA: Zit. nach ALBALADEJO. — MC CULLOCH: Studien über die Bekämpfung von Buschtyphus-Epidemie. Med. J. Austral. **1**, 717 (1946). — CURPHY: Fatal allergic reaction due to influenza vaccine. J. Amer. med. Assoc. **133**, 1062 (1947).

DANIELOPOLU, LUPU, CRACIUM et PETRESCO: Bull. Acad. Méd. Paris **123**, 56 (1940). Bull. Acad. Méd. Roum. **1**, 404 (1936). — DAVIS, D. E.: The use of DDT to control murine typhus fever in San Antonio, Texas. Publ. Health Rep. **63**, 449 (1947). — DAVIS, W. A.: Typhus at Belsen. Amer. J. Hyg. **46**, 66 (1947). — DENECKE: Ber. über die 2. Arb.tagg

Ost der berat. Fachärzte, Dez. 1942. Mil. ärztl. Akad. Berlin. — DENNIG: Z. ärztl. Fortbildg. **39**, 193 (1942). — DESHMUCKH: Buschtyphus. East afr. med. J. **22**, 360 (1945). — DETRE: Wien. klin. Wschr. **1915**, 1049. — DETLEFSEN: Dtsch. Gesdh.wes. **1946**, 111. — DEUSSING: Dtsch. Arch. klin. Med. **122**, 453 (1917). — DIAZ, SANTOS et PEREZ-SANTIAGO: Treatment of murine typhus with PABS. Bol. Assoc. med. Puerto Rico **38**, 189 (1946). — DIAZ, GUZMANN ACOSTA, COLLAZO and LEBRON: Wirksamkeit der PABS beim murinen Fleckfieber. Amer. J. med. Sci. **217**, 13 (1949). — DICK and LEWIS: A Rickettsial disease in East Africa transmitted by ticks. Trans. roy. Soc. trop. Med. Lond. **41**, 295 (1947). — DIECKHOFF: Stoffwechseluntersuchungen bei Diphtherie. Z. exper. Med. **105**, 607 (1939). — I. Natrium- u. Chlorstoffwechsel. Z. exper. Med. **105**, 622 (1939). — II. Eiweißstoffwechseluntersuchungen. Mschr. Kinderheilk. **90**, 193 (1942). — DIMITRIEWA: Flecktyphuskongreß in Petrograd 1920. Zit. nach HIRSCHBERG. — DIMITRIEWA u. TUSCHINSKY: Flecktyphuskongreß in Petrograd 1920. Zit. nach HIRSCHBERG. — DOERR u. PICK: Wien. klin. Wschr. **1918**, 829. — DOERR: Lehrbuch der inneren Medizin. Berlin: Springer 1942. — DOLGOPOL: Histologische Veränderungen bei Rickettsienpocken. Amer. J. Path. **1948**, 119. — DORMANNS u. EMMINGER: Münch. med. Wschr. **1942**, 559. — DREYER: Zbl. Chir. **40**, 1628 (1913). — DRY, BUTT and SCHEIFLEY: The effect of oral administration of PABS on the concentration of salicylates in the Blood. Proc. Staff Meet. Mayo Clin. **21**, 497 (1946). — DUDGEON u. Mitarb.: Influenza B in 1945/46. Lancet **1946 II**, 627. — DUMANIS: A Fatal case of scrub typhus introduced into the United States. Ann. int. Med. **27**, 137 (1947). — DUNN: Ein Fall von murinem Fleckfieber in London. Brit. med. J. **1948**, 979. — DURAND et GIROUD: Le latin inoculé par voie respiratoire avec les rickettsies du typhus historique. Ann. Inst. Pasteur **66**, 225 (1941). — DURAND et SPARROW: Arch. Inst. Pasteur Tunis **29**, 1 (1940). — DUMESNIL: Histoire illust. Méd. Paris: Plon 1935. — DYCKERHOFF u. MARX: Z. exper. Med. **110**, 390 (1941).

EGGERT, W.: Ärztl. Wschr. **1946**, 73. — EHRLICH, BARTZ, SMITH, JOSLYN and BURKHOLDER: Chloromycetin, ein neues Antibioticum aus einem Boden-Actinomycetin. Science (Lancaster, Pa.) **106**, 417 (1947). — ENDE, V. D.: Laboratoriumsaspekte einiger neuer Fortschritte in der Medizin. S. afr. med. J. **21**, 225 (1947). — ENTRINGER: Med. Welt **1943**, 663. — EPPINGER, KAUNITZ u. POPPER: Die seröse Entzündung. Wien: Springer 1935. — ESCLUSE: Presse méd. **1915**, 55. — ESSBACH: Unterschiedliches Verhalten der histologischen Fleckfieberveränderungen zu verschiedenen Epidemiezeiten und Ursachen. Dtsch. Gesdh.wes. **1**, 173 (1946). — Untersuchungen über die Wirkungskomponente des Fleckfieberprozesses. Z. inn. Med. **1948**, 514; **1947**, 1. — EYER: Med. Welt **1940**, 261. — Öff. Gesdh.dienst **7**, 97 (1941). — Prakt. Desinfektor **1941**, H. 5. — Dtsch. Ärztebl. **1941**, 61. — Hippokrates **13**, 859 (1942). — Mil.-arzt **7**, 333 (1942). — Ber. über die 3. Arb.tagg Ost der ber. Fachärzte, Juli 1943, Mil.ärztl. Akad. — EYER u. BRIX: Mil.arzt **8**, 193 (1943). — EYER, PRZYBYLKIEWICZ u. DILLENBERG: Z. Hyg. **122**, 702 (1940).

FAHR: Dtsch. med. Wschr. **1936**, 1581; **1945**. — FALKENHAUSEN, V.: Ber. über die 2. Arb.-tagg Ost der berat. Fachärzte, Dez. 1942, Mil.ärztl. Akad. Berlin. — FANTA: Dtsch. Mil.-arzt **8**, 20 (1943). — FANTA u. SIEDECK: Klin. Wschr. **1942**, Nr 40. — FELDMANN: Arch. f. Psychiatr. **1926**, 77. — FERRO-LUZZI, G., e S. FERRO-LUZZI: Bol. Soc. ital. Med. e Igiene Trop. **7**, 5 (1947). — FINDLAY: Chemotherapie der Rickettsiosen. Trop. Dis. Bull. **45**, 553 (1948). — FLINN, HOWARD, TODD and SCOTT: PABS treatment of rocky mountain spotted fever. J. Amer. med. Assoc. **132**, 911 (1946). — FREEMAN, SOLOGUREN and ESPINOSA: Epidemiologische Studie mit Hilfe der Komplementbindungsreaktion. Amer. J. trop. Med. **29**, 71 (1949). — FREEMAN, VARELA, PLOTZ and ORTIZ MARIOTTE: Fleckfieber in Mexico: Epidemiologische Studie mit Hilfe der Komplementbindungsreaktion. Amer. J. trop. Med. **29**, 63 (1949). — FREUSBERG: Klin. Mbl. Augenheilk. **108**, 621 (1942). — FRÖLICH: Mil. Med. Braunschweig 1887. — FROMME u. GAASE: Münch. med. Wschr. **1943**, 415.

GANTER: Münch. med. Wschr. **1919**, 25. — GARRETON SILVA, HERVÉ et DEL SOLAR: Arch. Mal. Coeur **28**, 265 (1935). — GAVINO y GIRARD: Univ. nat. Mexico 1911. — GERMER: Dtsch. med. Wschr. **1950**, 1132. — GESENIUS: Z. inn. Med. **1**, 16 (1946). — GILDEMEISTER u. HAAGEN: Dtsch. med. Wschr. **1940**, 878. — Zbl. Bakter. **148**, 257 (1942). — GILJAROWSKY: Bakt. u. Epidem.-Kongr., Moskau 1921. Zit. nach HIRSCHBERG. — GIROUD: Pouvoir neutralisant de la streptomycine sur les Rickettsies du typhus épidémique mis en évidence dans la peau. C. r. Soc. Biol. Paris **141**, 1117 (1946). — Bull. Soc. Path. exot. Paris **39**, 407 (1946). — GLATZEL: Klin. Wschr. **1938**, 793. — Erg. inn Med. **53**, 1 (1937). — GOEDEN, H. A.: J. prakt. Arzneykde **38**, IV/9 (1814). — Geschichte des ansteckenden Typhus. Breslau 1816. — GOETERS: Z. Immun.forschg. **102**, 299 (1943). — GOHR u. POTTHOFF: Z. inn. Med. **2**, 306 (1947). — GOTSCHLICH: Med. Klin. **1915**, Nr 13. — GOYTIA: Contribution al estudio de la sedimentacion globular en enfermos de tifo exantematica. Rev. Inst. Sal. y Enferm. Trop. Mexico **8**, 97 (1947). — GREENBERG and PELLITTERI: Rickettsialpox. Bull. N. Y. Acad. Med. **23**, 338 (1947). — GREENBERG, PELLITTERI and JELLISON: Rickettsialpox, a new recognized disease. Amer. J. publ. Health **37**, 860 (1947). — GREENBERG, PELLITTERI, KLEIN and HUEBNER: Rickettsienpocken.

J. Amer. med. Assoc. 133, 901 (1947). — GREIFF and PINKERTON: Proc. Soc. exper. Biol. a. Med. 55, 116 (1944). — GRIFFITHS: Tsutsugamushifieber in Sansapor, holländisch Neu Guinea. J. of Parasitol. 33, 367 (1947). — GRUBER: Z. Kreislaufforschg. 34, 433 (1942). — Ber. über die 1. Arb.tagg Ost. der berat. Fachärzte, Mai 1942, Mil. ärztl. Akad. — GUBERGRITZ: Wien. Arch. inn. Med. 11, 159 (1925). — GÜNTHER: Z. klin. Med. 135, 247 (1938). — Frankf. Z. Path. 54, 550 (1940). — Virchows Arch. 314, 184 (1947). — GUTZEIT: Taschenbuch der ansteckenden Krankheiten des Menschen. Berlin u. Wien: Urban & Schwarzenberg 1943. — GYÖRY, F.: Morbus hungaricus, eine medico-historische Quellenstudie. Jena 1901.

HAAGEN: Viruskrankheiten des Menschen. Dresden: Theodor Steinkopff 1941. — HAAGEN, E.: Wien. med. Wschr. 1947, 329. — HAGEN, W.: Med. Klin. 1946, 228. — HALLERVORDEN: Mil. arzt 8, 26 (1943). —, HAMDI: Z. Hyg. 82, 235 (1916). — HAMILTON: Proc. Soc. exper. Biol. a. Med. 59, 220 (1945). — HAMPELN: Dtsch. Arch. klin. Med. 26 (1880). — HAMPTON: Anaphylaktischer Schock bei Ei-überempfindlichen Personen nach Impfung mit Fleckfieberimpfstoff. J. Labor. a. clin. Med. 32, 109 (1947). — HARELL, VENNING and WOLFF: Behandlung des Rocky-Mountain-Fleckfiebers. J. Amer. med. Assoc. 126, 929 (1944). — HARMSEN u. SIEGLER: Dtsch. med. Wschr. 1944, 27. — HARRIS u. Mitarb.: Streptomycin treatment of Urinary tract infections, with special reference to the use of Alkali. Amer. J. Med. 2, 229 (1947). — HASE: Verh. dtsch. Kongr. inn. Med. in Warschau. Wiesbaden: J. F. Bergmann 1916. — HAUSMANN, TH.: Münch. med. Wschr. 1921, 1615. — HEGLER u. v. PROWAZEK: Berl. klin. Wschr. 1913, 2035. — HEILIG: Münch. med. Wschr. 1918, 51. — HEIMBERGER: Dtsch. med. Wschr. 1943, 775. — HELMKE: Virchows Arch. 302, 323 (1938). — HERZOG, E.: Zbl. Path. 68, 15 (1937). — HESS: Das Zwischenhirn und die Regulation von Kreislauf und Atmung. Leipzig: Georg Thieme 1938. — HILDEBRANDT: Arch. Kreislaufforschg. 8, 137 (1941). — HILL, INGRAHAN II: A study of murine typhus fever in Coffee-County Alabama. Publ. Health Rep. 1947, 875. — HIRST, VILCHES, ROGERS and ROBBINS: The effect of vaccination on the incidence of influenza B. Amer. J. Hyg. 45, 96 (1947). — HÖRING: Klinische Infektionslehre. Berlin: Springer 1938. — Klin. Wschr. 1940, 361; 1951, 49. — Arch. Schiffs- u. Tropenhyg. 44, 421 (1940). — Mil.arzt 1942, 275. — HOFER V. LOBENSTEIN: Münch. med. Wschr. 1943, 119. — HOFF, J.: Wien. klin. Wschr. 1943, 709. — HOLLER: Med. Klin. 1941, 459; 1944, 247. — Dtsch. med. Wschr. 1942, 697. — HOLTZ: Dtsch. med. Wschr. 1939, 750. — Med. Welt 1943, 82. — HORMANN: Ärztl. Wschr. 1947, 441. — HORTOPANU: The forms of gangrene exanthematic typhus. Rev. Stiintelor Med. Bucharest 1947. Zit. nach Trop. Dis. Bull. 45, 166 (1948). — Prognose des Fleckfiebers. Trop. Dis. Bull. 45, 698 (1948). — HUANG and CHU: Treatment of bubonic plague with sulfadiacine. Amer. J. trop. Med. 26, 831 (1946). — HUEBNER: Ber. über einen Q.-Fieber-Ausbruch im Nation. Gesundheitsinstitut. Amer. J. publ. Health 37, 431 (1947). — HUEBNER, JELLISON and ARMSTRONG: Rickettsialpox, a newly recognized Rickettsial disease. Recovery of Rickettsia akari from a house mouse (mus musculus). Publ. Health Rep. 62, 777 (1947). — HUEBNER, JELLISON and POMERANTZ: Rickettsialpox, a newly recognized Rickettsia disease. Isolation of a Rickettsia apparently identical with the causative agent of Rickettsialpox from Allodermanyssus sanguineus, a Rodent Mite. Publ. Health Rep. 61, 1677 (1946). — HUEBNER, STAMPS, PEGGY and ARMSTRONG: Rickettsialpox, a newly recognized Rickettsial disease. Isolation of the Etiological Agent. Publ. Health Rep. 61, 1605 (1946). — HUFELAND, CHR. W.: Selbstbiographie. Berlin: Gg. Reimer 1863. — J. prakt. Arzneykde 27, IV/172 (1808); 38, V/1, VI/1 (1814). — Bemerkungen über die Nervenfieber, die im Winter 1806/07 in Preußen herrschten. Berlin: L. W. Wittich 1807.

D'IGNATIO e CODELEONCINI: Die WEIGL-Reaktion beim Fleckfieber. Bol. Soc. ital. Med. e Igiene Trop. 5, 199 (1945).

JACKSON and GAULD: J. of Immun. 57, 273 (1947). — JACOBI u. DÖRSCHEL: Münch. med. Wschr. 1942, 507. JACOBSGAARD: Med. Klin. 1944, 557. — JAME u. JUDE: La vaccination contre le typhus exanthématique au cours de l'épidémie d'Algérie de 1941/43. Schweiz. med. Wschr. 1947, 589. — JARISCH: Dtsch. Arch. klin. Med. 126, 270 (1918). — JELIM u. FRÄNKMANN: Arch. Schiffs- u. Tropenhyg. 37, 528 (1933). — JOYEUX et SICÉ: Précis d. Méd. Coloniale. Paris: Masson & Co. 1937. — JÜRGENS: Verh. dtsch. Kongr. inn. Med. Warschau. Wiesbaden: I. F. Bergmann 1916. — Neue Deutsche Klinik, Bd. 3, S. 373. 1929. — JULLIARD et HÉNAFF: Revue Serv. Santé Mil. 110, 197 (1939).

KABELIK: Wien. klin. Wschr. 1918, 47. — KAEWEL: Z. klin. Med. 100, 1 (1924). — KAHLAU: Klin. Wschr. 1942, 1135. — KALBFLEISCH: Dtsch. Gesdh.wes. 1, 134 (1946). — KALWEIT: Z. inn. Med. 1, 154 (1946). — KARLA: Scrub typhus: variations in clinical symptoms and strains. Indian med. Gaz. 82, 516 (1947). — KELSEY and HARRELL: Behandlung des Zecken-Fleckfiebers (Felsengebirgs-Fleckfieber) im Kindesalter. J. Amer. med. Assoc. 1948, 1356. — KIKUTH u. SCHILLING: Zbl. Bakter. I Orig. 151, 293 (1944). — KILLIAN u. OBERTREIS: Dtsch. Z. Chir. 1943. — KISSKALT: Dtsch. med. Wschr. 1915, 579. — KLEIN: Eine Buschfieber-Epidemie. J. Army med. Corps 85, 187 (1945). — KLODNITZKY: Zbl. Bakter. 67, 338 (1912). — KLOSE: Klin. Wschr. 1942, 498. — KOCH, ROBERT: Die

Bekämpfung der Infektionskrankheiten, insbesondere der Kriegsseuchen. Berlin: Otto Lange 1888. — KOLLERT u. FINGER: Wien. klin. Wschr. **1916**, Nr 23. — KOLTYPIN: Jb. Kinderheilk. **123**, 27 (1929). — KORANYI u. VARGA: Münch. med. Wschr. **1943**, 582. — KOSCHEWNIKOW: Z. Neur. **1925**, 99. — KRAMER: Med. Welt **1942**, 1196. — KRAUSE: Arch. Kreislaufforschg. **11**, 165 (1942). — KRITSCHEWSKY u. ANTONOMOW: Z. Neur. **1923**, 85. — KROLL: Handbuch der Neurologie, Bd. XII. Berlin: Springer 1935. — KUDICKE: Schriftenreihe für Seuchenbekämpfung. Stuttgart: Hippokrates-Verlag 1943. — KUDICKE u. STEUER: Arb. Staatsinst. exper. Ther. Frankf. **1940**, H. 40. — KUHLMANN: Neue Deutsche Klinik 1944. — KUNERT u. BUCH: Z. Immun.forschg. **102**, 133 (1943). — KUTEISCHIKOW, DOSSER u. BERNHOFF: Zbl. Bakter. **129**, 262 (1933). — KYRLE u. MORAWETZ: Wien. klin. Wschr. **1915**, 1286.
LAMPERT: Dtsch. med. Wschr. **1942**, 521; **1943**, 12, 33. — Münch. med. Wschr. **1944**, 223. — LANDSTEINER: Wien. klin. Wschr. **1915**, 603. — LANDSTEINER u. HAUSMANN: Med. Klin. **1918**, 515. — LAUER, F. J.: Z. Naturforschg. **3** b, 171 (1948). — LAURENTIUS: Dtsch. med. Wschr. **1942**, 49, 1187. — LEGRAIN: Gaz. Hôp. **68**, 766 (1895). — LEIGH: Infections of the nervous system occuring during an epidemic of influenza B. Lancet **1946 II**, 936. — LEITINGER: Klin. Wschr. **1943**, 356. — LEMKE: Med. Klin. **1944**, 469. — LENHARTZ: Dtsch. Arch. klin. Med. **64**, 189 (1899). — LEPESCHKIN: Das EKG. Dresden: Theodor Steinkopff 1942. — LEVINE: Pathologic study of thirty-one cases of scrub typhus fever with especial reference to the cardiovascular system. Amer. Hearth J. **31**, 314 (1946). — LEY, WOODWARD and SMADEL: J. Amer. med. Assoc. **143**, 217 (1950). — LINDEMANN: Ärztl. Wschr. **1946**, 76. — LÖFFLER: Schweiz. med. Wschr. **1942**, 28. — LÖFFLER u. MOOSER: Murines Fleckfieber, übertragen durch Tröpfcheninfektion. Schweiz. med. Wschr. **1942**, 755. — LÜBKE: Med. Klin. **1947**, 459. — LÜHR: Dtsch. Gesdh.wes. **1946**, 225. — LUMMERZHEIM: Z. Immun.forschg **103**, 397 (1943). — LUZ: Münch. med. Wschr. **1942**, 207. — LYDTIN: Münch. med. Wschr. **1943**, 1.
MACCO: Biochimica e Ter. sper. **23**, 133 (1936). — MARGULIS: Z. Neur. **1924**, 90. — MARISCAL: Zit. nach ALBALADEJO. — MARTINI: Wege der Seuchen. Stuttgart: Ferdinand Enke 1943. — Lehrbuch der Medizinischen Entomologie. Jena: Gustav Fischer 1941. — MATTHES: Verh. dtsch. Kongr. inn. Med. in Warschau. Wiesbaden: J. F. Bergmann 1916. — McLIMANS and GRANT: Therapy of experimental tsutsugamushi disease (scrub typhus). Science (Lancaster, Pa.) **105**, 181 (1947). — VAN MEERENDONCK: Mil.arzt **1942**, 283, 541. — MEESEN: Beitr. path. Anat. **102**, 191 (1939). — MEGAW: Trop. Dis. Bull. **43**, 897 (1946). — MENK: Klin. Wschr. **1942**, 185. — MERCADO: Zit. nach ALBALADEJO. — MERKLEN et ADNOT: Bull. Soc. méd. Hôp. Paris **48**, 246 (1932). — MERTENS, H. G.: Nervenarzt **1948**, 464. — MEYER, R.: Dtsch. med. Wschr. **1943**, 477. — Z. Immun.forschg. **103**, 161 (1943). — Z. exper. Med. **113**, 203 (1943). — MEYER and EDDIE: The knowledge of human virus infections of animal origin. J. Amer. med. Assoc. **133**, 822 (1947). — MEYER u. KOHLSCHÜTTER: Dtsch. Z. Chir. **127**, 518 (1914). — MITTERMAIER: Dtsch. med. Wschr. **1948**, 109. — MONAKOW, v.: Dtsch. Arch. klin. Med. **122**, 241 (1917). — MONTGOMERY and BUDDEN: Typhus in Northern Nigeria. Trans. roy. Soc. trop. Med. Lond. **41**, 353 (1947). — MOOSER: Schweiz. Z. Path. **3**, 318 (1941); **4**, 1 (1941). — Beziehungen des murinen zum klassischen Fleckfieber. Acta Trop. Suppl. 4 (1945). — Nomenklatur. Amer. J. trop. Med. **28**, 841 (1948). — MOOSER u. LEEMANN: Schweiz. Z. Path. usw. **4**, 411 (1941). — MOOSER u. LÖFFLER: Ein Fall sog. BRILLscher Krankheit in Zürich. Schweiz. med. Wschr. **1946**, 150. — MORGAN, STEVENS and SNYDER: Wirkung von Streptomycin auf das Wachstum in Eiern. Proc. Soc. exper. Biol. a. Med. **64**, 342 (1947). — MORGENSTERN: Münch. med. Wschr. **1921**, Nr 46. — MOROZKIN: Kongreßzbl. inn. Med. **110**, 636 (1942). — MRUGOWSKY: Dtsch. med. Wschr. **1943**, 447; Med. Klin. **1942**, 193; **1943**, 353. — MÜCKTER: Münch. med. Wschr. **1943**, 11. — MÜHLENS: Dtsch. med. Wschr. **1943**, 832. — MÜLLER, v.: Dtsch. Mil.arzt **1943**, 3. — MÜLLER, H. K.: Dtsch. Mil.arzt 8, 179 (1943). — MUNK: Z. klin. Med. **82**, 415 (1916). — Dtsch. med. Wschr. **1941**, 1256. — Med. Klin. **1940**, 452. — Verh. dtsch. Kongr. inn. Med. in Warschau. Wiesbaden: J. F. Bergmann 1916.
NAUCK: Aus RUGE, MÜHLENS, ZUR VERTH, Krankheiten und Hygiene der warmen Länder, 5. Aufl. Leipzig: Georg Thieme 1942. — NAUCK u. WEYER: Zbl. Bakter. **147**, 353 (1941). — NELKEN u. STEINITZ: Z. klin. Med. **103**, 317 (1926). — NEUKIRCH: Münch. med. Wschr. **1918**, 595. — NEUKIRCH u. ZLOCISTI: Med. Klin. **1916**, 256. — NICOLLE: Recherches expér. sur le typhus exanthém., entrepris à l'Inst. pasteur de tunis pendant l'année 1909. C. r. Acad. Sci. Paris **149**, 157 (1909). — Ann. Inst. Pasteur **24**, 243 (1910). — NICOLLE et CONSEIL: C. r. Soc. Biol. Paris **83**, 991 (1920). — NICOLLE, COMPTE et CONSEIL: C. r. Acad. Sci. **149**, 149 (1909). — NICOLLE, CONOR et CONSEIL: Ann. Inst. Pasteur **26**, 250 (1912). — NIEDNER: Die Kriegsepidemien des 19. Jahrhunderts. Berlin: August Hirschwald 1903. — NONNENBRUCH: Med. Welt **1934**, 1535. — Med. Klin. **1935**, 101. — Dtsch. med. Wschr. **1937**, 7. — NORVIIT: Z. Kreislaufforschg. **35**, 609 (1943). — NOTHMANN: Handbuch der Neurologie, Bd. XV. Berlin: Springer 1937.

Ocklitz: Z. Kinderheilk. **65**, 18 (1947). — Otto: Dtsch. med. Wschr. **1915**, 46. — Otto u. Bickhardt: Z. Hyg. **123**, 44, 717 (1941/42). — Otto u. Dietrich: Zbl. Bakter. **84**, 12 (1920). — Otto u. Munter: Handbuch der pathologischen Mikroorganismen, Bd. VIII/2. Jena: Gustav Fischer; Wien u. Berlin: Urban & Schwarzenberg 1930. — Otto, R.: Klin. Wschr. **1942**, 1135. — Über Immunität. Vorträge auf der Behring-Erinnerungsfeier der Universität Marburg 1940. — Forsch. u. Fortschr. **17**, 197 (1941).
Parker, Bauer, Lister, Woodward and Hall: Amer. J. Med. **9**, 308 (1950). — Partelides: Ein Fall von Knopf-Fleckfieber (Mittelmeerfleckfieber) in Cypern. Trans. roy. Soc. trop. Med. **41**, 363 (1947). — Payne, Knaudt and Palicios: J. trop. Med. **51**, 68 (1948). — Petruschky: Verh. dtsch. Kongr. inn. Med. in Warschau. Wiesbaden: J. F. Bergmann 1916. — Pette: Münch. med. Wschr. **1938**, Nr 30. — Die akut entzündlichen Erkrankungen des Nervensystems. Leipzig 1942. — Pfeffer u. Gauwerky: Klin. Wschr. **1943**, 481. — Philip: Observations on tsutsugamushi disease (mite-borne or scrub typhus) in Northwest Honshu Island, Japan, in the fall of 1945. Amer. J. Hyg. **46**, 45 (1947). — Tsutsugamushifieber (Scrub-Typhus) im 2. Weltkrieg. J. of Parasitol. **34**, 169 (1948). — Pickhan: Dtsch. med. Wschr. **1943**, 158. — Pincoffs u. Mitarb.: Ann. int. Med. **29**, 656 (1948). — Pletnew: Z. klin. Med. **93**, 285 (1922). — Plotz: The interpretation of the Weil-Felix agglutination test in rocky mountain spotted fever. J. Labor. a. clin. Med. **31**, 982 (1946). Plotz and Smadel: Proc. Soc. exper. Biol. a. Med. **58**, 225 (1945). — Plotz, Smadel, Bennett, Reagan and Snyder: North Queensland tick typhus: studies of the aetiological agent and its relations to other Rickettsial diseases. Med. J. Austral. **2**, 263 (1946). — Popoff: Zbl. med. Wissensch. **1875**, 13. — Prowazek, v.: Beitr. Klin. Inf.krkh. **4**, 16 (1915).
Rabinowitsch: Z. Neur. **115**, 34 (1928). — Raettig: Klin. Wschr. **1943**, 560. — Dtsch. med. Wschr. **1944**, 274. — Med. Z. **1944**, 59. — Raettig u. Ortel: Dtsch. Gesdh.wes. **1946**, 755. — Randerath: Med. Klin. **1941**, 435. — Ber. über die 1. Arb.tagg Ost der berat. Fachärzte, Mai 1942, Mil.ärztl. Akad. Berlin. — Mil.arzt **8**, 376 (1943). — Ratner and Untracht: Allergy to virus and Rickettsia vaccines. J. Amer. med. Assoc. **132**, 899 (1946). — Ravenel: The treatment of rocky mountain spotted fever with PABS. South. med. J. **40**, 801 (1947). — Reading and Klint: Klinische Beobachtungen über Fleckfieber in der Gegend der Golfküste in Texas. Texas Rep. Biol. a. Med. **1943**, 97. — Reddy: Scrub typhus in North Burma. Indian med. Gaz. **82**, 330 (1947). — Rehder: Dtsch. Arch. klin. Med. **117**, 37 (1914); **124**, 240 (1917). — Münch. med. Wschr. **1942**, 495. — Reimann: Viral infections of the respiratory tract: their treatment and prevention. J. Amer. med. Assoc. **132**, 487 (1946). — Viral pneumonias and pneumonias of probable viral origin. Medicine **26**, 167 (1947). — Reimann u. Mitarb.: Asiatic Cholera: clin. study and experimental therapy with streptomycin. Amer. J. trop. Med. **26**, 631 (1946). — Reinwein: Med. Klin. **1939**, 1368. — Renner: Klin. Wschr. **1947**, 848. — Reuter: Z. Hyg. **82**, 463 (1916). — Revol, Coudert et Morel: Étude de la moelle osseuse par ponction sternale de neuf cas de typhus exanthématique. Bull. Soc. Path. exot. Paris **40**, 479 (1947). — Richter, G. A.: Beschreibung der Epidemie in Torgau 1813/14. Berlin 1814. — Ricketts and Wilder: J. Amer. med. Assoc. **1910**, 54, 55. — Rigler: Dtsch. Mil.arzt **9**, 377 (1944). — Ripley: Neuropsychiatric observations on tsutsugamushi fever (scrub typhus). Arch. of Neur. **56**, 42 (1946). — Robbers: Klin. Wschr. **1943**, 116, 254. — Da Rocha-Lima: Erg. Path. **19**, 159 (1919). — Handbuch der pathogenen Mikroorganismen, Bd. VIII/2. Jena: Gustav Fischer; Wien u. Berlin: Urban & Schwarzenberg 1930. — Berl. Klin. **1919**, 1. — Verh. dtsch. Kongr. inn. Med. in Warschau. Wiesbaden: I. F. Bergmann 1916. — Roemer: Ärztl. Wschr. **1947**, 1034. — Rominger: Med. Welt **1943**, 49. — Rose, H. M.: Rickettsienpocken. N. Y. State J. Med. **48**, 2266 (1948). — Rose, Duane and Fischel: Behandlung von Fleckfieber mit PABS. J. Amer. med. Assoc. **129**, 1160 (1945). Rose, Kneeland and Gibson: Amer. J. Med. **9**, 300 (1950). — Rosenow: Z. inn. Med. **1948**, 310. — de Rosnay: Étude de la moelle osseuse dans le typhus exanthématique. J. Méd. Bordeaux **124**, 480 (1947). — Ross u. Mitarb.: J. amer. med. Assoc. **138**, 1213 (1948). Rotenburg: Prolonged attacks of fever of obscure origin. Med. Parasit. a. Parasitic. Dis. Moscow **15**, 37 (1946). — Roth, F.: Veröff. Konstit. u. Wehrpath. **1943**. — Rothe: Diss. Rostock 1942. — Rothacker: Münch. med. Wschr. **1917**, 1607; **1919**, 142. — Ruge: Med. Klin. **1942**, 714. — Dtsch. med. Wschr. **1943**, 797. — Ruiz-Sanchez, F.: Medicina (Mex.) **30**, 165 (1950).
Sachnow: Med. Welt **1943**, 73. — Saduskk: Typhus fever in the United States, Army Following Immunization. J. Amer. med. Assoc. **133**, 1192 (1947). — Säker: Klin. Wschr. **1942**, 145. — Sanfilippo: Rass. Ter. e Pat. clin. **7**, 465 (1935). — Sanfilippo e Ricca: Biochimica e Ter. sper. **22**, 411 (1935). — Sautter, Hans: Klin. Mbl. Augenheilk. **109**, 24 (1943). — Savoor, Das Menon and Merchant: Buschfleckfieber (Tsutsugamushi-Krankheit) in Bombay. Indian med. Gaz. **82**, 752 (1947). — Savoor, Vahia and Soman: Fleckfieber in Bombay. Indian med. Gaz. **83**, 24 (1948). — Sayen, Pond, Forrester and Wood: Scrub typhus in Assam and Burma. A clinical study of 616 Cases. Medicine **25**, 155 (1946). — Schäfer: Dtsch. med. Wschr. **1943**, 63; **1944**, 417. — Schamburow: Z. Neur. **1927**, 109. — v. d. Scheer, Bohnel and Cox: Diagnostic antigens for epidemic typhus,

murine typhus and rocky mountain spotted fever. J. of Immun. **56**, 365 (1947). — SCHELLER: Klin. Wschr. **1943**, 289. — SCHELLER, E.: Münch. med. Wschr. **1942**, 847. — SCHILLING, V.: Münch. med. Wschr. **1919**, 486. — SCHITTENHELM: Handbuch der inneren Medizin, Bd. I. Berlin: Springer 1934. — SCHMIDT, H.: Frankf. Z. Path. **56**, 311 (1942). — SCHMIDT, W.: Virchows Arch. **311**, 63, 173 (1944). — SCHMIEDER: Klin. Wschr. **1948**, 14. — SCHÜTZ u. MESSERSCHMIDT: Klin. Wschr. **1942**, 772. — SCHULTE: Ärztl. Wschr. **1947**, 550. — SCHULTEN: Klin. Wschr. **1944**, 12. — SCHULTEN u. SCHEPPACH: Münch. med. Wschr. **1943**, 464. — SCHULZE: Ber. über die 1. Arb.tagg Ost der berat. Fachärzte, Mai 1942, Mil.ärztl. Akad. Berlin. — SCHUSTER, J.: Studien zur Geschichte des Militär-Sanitätswesen. München: Lindauer 1908. — SCHWEICKHARDT: Arch. Schiffs- u. Tropenhyg. **42**, 350 (1938). — SCHWENKENBECHER: Z. klin. Med. **1943**, 679. — SCHWENKENBECHER u. SPITTA: Arch. exper. Path. u. Pharmakol. **1907**, 56. — SCHWIEGK: Klin. Wschr. **1942**, 741. — SEIFERTH: Dtsch. med. Wschr. **1944**, 23. — SEIFERT, G.: Münch. med. Wschr. **1941**, 513; **1942**, 209, 629. — SIEDEK, KASPECZYK u. FANTA: Klin. Wschr. **1943**, 179. — SIEGERT: Z. Hyg. **127**, 512 (1948). — Paraaminobenzoesäure. Ärztl. Forschg **2**, 356 (1948). — Z. Hyg. **1948**, 477, 551. — SIEGMUND: Ber. über die 1. Arb.tagg Ost der berat. Fachärzte, Mai 1942, Mil.ärztl. Akad. Berlin. — SIKORA: Z. Hyg. **124**, 250 (1942). — SKLIAR: Mschr. Psychiatr. **1922**, 52. — SLATINEANO u. GALESESCO: Jber. Neur. **1906**. — SMADEL: Amer. J. Med. **7**, 671 (1949). — J. Amer. med. Assoc. **142**, 315 (1950). — SMADEL and JACKSON: Chloromycetin, ein Antibioticum mit chemotherapeutischer Wirksamkeit bei experimenteller Rickettsien- und Virusinfektion. Science (Lancaster, Pa.) **106**, 418 (1947). — SMADEL, JACKSON and GAULD: Factors Influencing the growth of Rickettsiae. Rickettsiostatic effect of streptomycin in Exper. Infections. J. Immun.forschg. **57**, 273 (1947). — SMADEL, SNYDER, JACKSON, FOX and HAMILTON: Chemotherapeutic effect of acridine compounds in experimental Rickettsial infections in Embryonated Eggs. J. Immun.forschg. **57**, 155 (1947). — SMADEL u. Mitarb.: Science (Lancaster, Pa.) **108**, 160 (1948). — SMIRNOW: Zit. nach HIRSCHBERG. — SMITH, P. K.: PABS beim endemischen Fleckfieber. J. Amer. med. Assoc. **131**, 1114 (1946). — SNYDER, MAIER and ANDERSON: Rep. to the Div. Med. Sciences Nat. Research Council 1942. — SNYDER u. Mitarb.: Further observations on the treatment of typhus fever with PABS Ann. int. Med. **27**, 1 (1947). — SOKOLOW and GARLAND: Kreislaufveränderungen bei Buschtyphus. U. S. nav. med. Bull. **45**, 1054 (1945). — SOKOLOW and SNELL: Atypical features of rheumatic fever in Young Adults. J. Amer. med. Assoc. **133**, 981 (1947). — SOMAN and DAS MENON: Buschfleckfieber (Milbenfleckfieber) in Bombay, mit einem Bericht über die Isolierung der die Krankheit verursachenden Rickettsien. Indian med. Gaz. **83**, 17 (1948). — SONNENSCHEIN: Das Fleckfieber in Gundel. Dtsch. med. Wschr. **1943**, 12. — Die ansteckenden Krankheiten. Leipzig: Georg Thieme 1942. — SOPER, DAVIS, MARKHAN and RIEHL: Typhus fever in Italy. Amer. J. Hyg. **45**, 305 (1947). — SPARROW, H.: Arch. Inst. Pasteur, Tunis **25**, 284 (1936); **26**, 21 (1937). — SPIELMEYER: Z. Neur. **47**, 1 (1919). — STANLEY: Bacillus pyocyaneus infections: A review, report of cases and discussion of new therapy including streptomycin. Amer. J. Med. **2**, 253, 347 (1947). — STARKENSTEIN: Med. Klin. **1917**, 779. — STARLINGER: Zbl. Chir. **1943**, 6, 208. — STERN, W.: Neurologische Begutachtung. Berlin 1933. — STEUER: Münch. med. Wschr. **1942**, 33. — STOCKERT, v.: Dtsch. med. Wschr. **1943**, 27. — STODTMEISTER: Fol. haemat. (Lpz.) **61**, 155 (1938). — STRAUB, H., u. BECKMANN: Wasser- und Salzstoffwechsel. In Lehrbuch innere Medizin, 5. Aufl., Berlin: Springer 1942. — STRÄUSSLER: Wien. Wschr. **1931**, 1003. — STURM: Klin. Wschr. **1942**, 899; **1943**, 406. — Münch. med. Wschr. **1942**, 733. — SYLLA: Dtsch. med. Wschr. **1942**, 1185. — Mil.arzt **1944**, 263. — SYLLA u. PANKOW: Klin. Wschr. **1943**, 57.

TARASSEVITCH: League of Nation. Genf 1922. (Health Section.) — TATTERSALL: Tsutsugamushi-Fieber an der indo-burmesischen Grenze. Lancet **1945 II**, 392. — TAUSSIG: Prag. med. Wschr. **1900**, Nr 24. — THADDEA, S.: Die therapeutische Verwendung des Nebennierenrindenhormons. Stuttgart: Ferdinand Enke 1941. — Die Nebennierenrinde. Leipzig: Georg Thieme 1936. — THEMANN: Dtsch. med. Wschr. **1947**, 168. — TICHENOR, Ross and MCLENDON: Rocky mountain spotted fever. A preliminary report on the use of PABS. J. Pediatr. **31**, 1 (1947). — TIERNEY: PABS bei Tsutsugamushi-Fieber. J. Amer. med. Assoc. **131**, 280 (1946). — TOEPFER: Verh. dtsch. Kongr. inn. Med. in Warschau. Wiesbaden: J. F. Bergmann 1916. — Dtsch. med. Wschr. **1916**. — TRAUTMANN: Dtsch. med. Wschr. **1942**, 1053. — TUTEUR: Z. Biol. **53**, 374 (1910).

URRA, ANDREU: Dtsch. med. Wschr. **1943**.

VALLEJO DE SIMON: Die Therapie des Fleckfiebers. Medicina **11**, (1943); **12** (1944). VARLEY and WEEDON: Further study of the quantitive complement-fixation test as applied to the serum diagnosis of typhus fever. J. of Immun. **1947**, 65. — VEIL u. STURM: Pathologie des Stammhirns. Jena: Gustav Fischer 1942. — VELASCO u. Mitarb.: Blutdruck, Kalium-Calcium-Quotient und Blutbild bei Fleckfieber. Rev. clin. españ. **11**, 107 (1943). — VIRCHOW: Virchows Arch. **2**, 143 (1849); **3**, 154 (1851). — VOIT: Ber. über die 1. Arb.tagg Ost der berat. Fachärzte, Mai 1942, Mil.ärztl. Akad. Berlin.

WAGNER: Wien. Arch. inn. Med. 1, 575 (1920). — WAJNAPEL: Beih. z. Med. Mschr. 1947, H. 2. — WALTHER: Klin. Wschr. 1942, 988. — Münch. med. Wschr. 1942, 299, 1053. — WALTHER u. GÜNTHER: Klin. Wschr. 1942, 726. — WEIGL, R.: Beitr. Klin. Inf.krkh. 8, 353 (1920). — WEIL: J. of Immun. 55, 363 (1947). — WEIL u. BREINL: Untersuchungen über die experimentelle Fleckfieberinfektion u. Immunität. Jena: Gustav Fischer 1923. — WEIL u. FELIX: Wien. klin. Wschr. 1916. — WEIL, E., u. A. SONCEK: Dtsch. med. Wschr. 1917, Nr 30. — WELCKER: Zbl. Chir. 40, 1625 (1913). — WELT, LOUIS, G.: The use of DDT to control murine typhus fever in San Antonio, Texas. Amer. J. trop. Med. 27, 221 (1947). — WENSCH: Dtsch. med. Wschr. 1942, 984. — WERNER: Handbuch der pathogenen Mikroorganismen, Bd. VIII. Jena: Gustav Fischer; Wien u. Berlin: Urban & Schwarzenberg 1930. — Dtsch. med. Wschr. 1942, 934. — WETZEL: Med. Klin. 1940, 1312. — Z. klin. Med. 1944, 646. — Schutzimpfung. Dtsch. Arch. klin. Med. 194, 33 (1949). — WEYER: Z. Naturforschg. 1947, 349. — Z. trop. Med. u. Parasitol. 1949, 1. — WHEELER: Fleckfieberbekämpfung in Italien 1943—1944 mit DDT. Amer. J. publ. Health 36, 119 (1946). — WHITE and MUDD: J. clin. Invest. 7, 387 (1929). — WIENER: Wien. klin. Wschr. 1915, 407. — Münch. med. Wschr. 1917, 696. — WIETING: Zbl. Chir. 40, 593 (1913). — WILBRAND: Kriegstyphus zu Frankfurt a. M. Frankfurt 1884. — WILCKENS: Med. Klin. 1943, 671. — WILEY: Recent developments in murine typhus fever control. Amer. J. publ. Health 36, 974 (1946). — WILLFÜHR: Veröff. Med.verw. 1921. — WIRZ: Zbl. inn. Med. 25, 473 (1942). — WÖHLISCH: Klin. Wschr. 1942, 208. — WOHLBACH, TODD and PALFREY: Etiology and Pathology of typhus, league of red cross societies. Cambridge Mass. 1922. — WOHLRAB, R.: Med. Klin. 1941, 21. — Klin. Wschr. 1942, 455. — Münch. med. Wschr. 1942, 483, 705. — Schriftenreihe für Seuchenbekämpfung. Stuttgart: Hippokrates-Verlag 1943. — Münch. med. Wschr. 1944, 264, 292. — WOHLRAB u. PATZER: Münch. med. Wschr. 1943; 1944, 57. — WOLFF: Beitr. Klin. Inf.krkh. 1916. — WOLTER, F.: Über das Fleckfieber als Kriegsseuche. Mit besonderer Berücksichtigung der Prophylaxe. Berlin: Karl F. Haug 1943. — WUNDERLICH: Geschichte der Medizin. Stuttgart 1859.

YEOMANS, CLEMENT, MURRAY, ZARAFONETIS and TIERNEY: Ann. int. Med. 27, 1 (1947). — YEOMANS, SNYDER and GILLIAM: J. Amer. med. Assoc. 129, 19 (1945). — YEOMANS, SNYDER, MURRAY and ZARAFONETIS: Azotemia in typhus fever. Ann. int. Med. 23, 711 (1945). — YEOMANS, SNYDER, MURRAY, ZARAFONETIS and ECKE: J. Amer. med. Assoc. 126, 249 (1944).

ZEISS u. RODENWALDT: Einführung in die Hygiene und Seuchenlehre. Stuttgart: Ferdinand Enke 1942. — ZERBE: Dtsch. Gesdh.wes. 1946, 331. — ZIMMERMANN: Z. Hyg. 123, 552 (1942). — ZINSSER: Verschiedenheiten des Fleckfiebervirus und über die Epidemiologie der amerikanischen Form des europäischen Fleckfiebers (BRILLsche Krankheit). Amer. J. Hyg. 20, 513 (1934). — ZINSSER and CASTANEDA: J. of exper. Med. 59, 471 (1934); 1931, 493; 1933, 381.

B. Das Wolhynische Fieber.

Zusammenfassende Arbeiten.

BIELING u. HEINLEIN: Viruskrankheiten des Menschen (Fiat-Bericht). Wiesbaden: Dieterich 1947. — BRUCE: Trench fever. J. of Hyg. 20, 258 (1921).

HIRTE, W.: Das Wolhynische Fieber. Ergebnisse der inneren Medizin und Kinderheilkunde, N. F., Bd. 4. 1951.

JUNGMANN: Das Wolhynische Fieber. Berlin: Springer 1919.

NAUCK: In RUGE, MÜHLENS, ZUR VERTH, Krankheiten und Hygiene der warmen Länder, 5. Aufl. Leipzig: Georg Thieme 1942.

DA ROCHA-LIMA: Wolhynisches Fieber. In Handbuch der pathogenen Protozoen, Bd. 2. Leipzig: Johann Ambrosius Barth 1920. — Handbuch der pathogenen Mikroorganismen, Bd. VIII, S. 1347, 1930.

SCHITTENHELM: Handbuch der inneren Medizin. Berlin: Springer 1934. — SCHITTENHELM u. SCHLECHT: Erg. inn. Med. 16, 484 (1919). — STRONG: STITTS Diagnosis, prevention and treatment of tropical diseases, Bd. II. Philadelphia: The Blakiston C. 1945.

WERNER: Handbuch der pathogenen Mikroorganismen, Bd. VIII, S. 2. 1930.

Einzelarbeiten.

ASCHENBRENNER: Pathogenetische und therapeutische Probleme beim Wolhynischen Fieber. Klin. Wschr. 1947, 481. — Pathogenetischer Rückblick auf das Thema Feldnephritis. Klin. Wschr. 1948, 161. — ASSMANN: Verh. dtsch. Ges. inn. Med. 1943.

BAEYER, v., u. BAUMER: Z. Neur. 178 (1944). — BEIGLBÖCK u. LÖSCHER: Med. Klin. 1944, 503. — BERNSDORF: Dtsch. Mil.arzt 1943, 254. — BIELER: Münch. med. Wschr. 1943, 416. — BIELING: Dtsch. med. Wschr. 1947, 479. — BOGENDÖRFER: 1. Arb.tagg. Ost berat. Fachärzte, Berlin 1942. — BORMANN, v.: Mil.arzt 8, 457 (1943). — BYAM, CARROL, CHURCHILL, DIAMOND, LLOYD, SORAPUCE and WILSON: J. amer. med. Assoc. 71, 21 (1918).

DAVIDS: Dtsch. med. Wschr. **1944**, 451. — DOERR: Münch. med. Wschr. **1944**, 456.
EBERLIN: Dtsch. med. Wschr. **1944**, 306. — ECKARDT, P.: Dtsch. Arch. klin. Med. **192**, 54 (1944). — ERNST u. PORTIUS: Klin. Wschr. **1943**, 692.
FLEISCHMANN: Berl. klin. Wschr. **1917**, 148.
GOLDECK u. WALTHER: Klin. Wschr. **1944**, 59. — GOLDSCHEIDER: Berl. klin. Wschr. **1917**, 147, 789. — GRAFE: Berl. klin. Wschr. **1917**, 931.
HERRINGHAM: Presse méd. **1922**, 589. — HERTEL: Dtsch. med. Wschr. **1944**, 390. — HERZIG: Zbl. Bakter. **143**, 299, 303 (1938). — HESSE u. KREMSER: Dtsch. med. Wschr. **1944**, 96. — HIS: Berl. klin. Wschr. **1916**, 738; **1917 I**, 147. — HÖRING: Klin. Infektionslehre. Berlin: Springer 1938. — HOLLER: Med. Klin. **1944**, 374. — HUNT and RANKIN: Lancet **1915 II**, 1133.
JACOBI: Münch. med. Wschr. **1942**, 615. — JUNGMANN u. KUCZYNSKI: Z. klin. Med. **85**, 251 (1918).
KERGER: Dtsch. med. Wschr. **1942**, 814. — KÜMMERLING: Med. Klin. **1943**, 451. — KUGELMEIER: Med. Klin. **1944**, 372.
LANDMANN: Dtsch. med. Wschr. **1944**, 392. — LANDSIEDEL: Dtsch. Mil.arzt **1943**, 176. — LINDEMANN: Verh. dtsch. Ges. inn. Med. **1943**.
MAGGERL: Klin. Wschr. **1941**, 711. — McNEE, RENSHAW and BRUNT: J. Army Med. Corps **26**, 490 (1916). — VAN MEERENDONK: Mil.arzt **1942**, 283, 541. — Klin. Wschr. **1943**, 38. — MELLINGHOFF: Dtsch. med. Wschr. **1944**, 475. — MIKAT: Persönliche Mitteilung. — MOHR: Verh. dtsch. Ges. inn. Med. **1948**. — MOOSER, LEEMANN, CHAO u. GUBLER: Schweiz. Z. Path. usw. **11**, 513 (1948). — MOOSER, MARTI u. LEEMANN: Schweiz. Z. Path. usw. **12**, 476 (1949). — MOSLER: Berl. klin. Wschr. **1917**, 1008. — MUNK: Spezielle Pathologie und Therapie von KRAUS-BRUGSCH. Berlin 1923. — MUNK u. DA ROCHA-LIMA: Münch. med. Wschr. **1917**, 1357.
PARROT: Arch. Inst. Pasteur Algérie **23**, 180 (1945). — PEÑA-YAÑEZ: Dtsch. med. Wschr. **1941**, 1267. — POPPEK: Ther. Gegenw. **1943**, H. 5.
RAETTIG: Med. Z. **1944**, 101. — REIMER: Münch. med. Wschr. **1943**, 645. — REUTER: Med. Klin. **1943**, 192. — REUTER u. SCHÄFER: Münch. med. Wschr. **1943**, 437. — RHEINDORF, FASSHAUER u. WIDENMANN: Med. Welt **1944**, 14. — RICHTER: Berl. klin. Wschr. **1917**, 526. — ROBERT, F.: Med. Klin. **1944**, 200.
SCHMIDT, H.: Die experimentellen Grundlagen der Allergie. In BERGER-HANSEN. Leipzig: Georg Thieme 1940. — SCHMINCKE: Münch. med. Wschr. **1917**, 961. — SCHULTEN: Wolhynisches Fieber. Med. Welt **1942**, 1107. — SCHULTEN u. BROGLIE: Russisches Kopfschmerzfieber. Münch. med. Wschr. **1943**, 369. — SCHULZE, K.: 3. Arb.tagg Ost berat. Fachärzte, Berlin 1943, S. 148 u. persönliche Mitteilung. — STÜHMER: Münch. med. Wschr. **1916**, 1172; **1917**, 368.
TÖPFER: Münch. med. Wschr. **1916**, 1495.
WEBER: Med. Klin. **1944**, 219. — WEIGL: Zbl. Bakter. **143**, 291 (1938). — WERNER: Münch. med. Wschr. **1916**, 411; **1917**, 133. — Dtsch. med. Wschr. **1942**, 935. — WERNER u. BENZLER: Münch. med. Wschr. **1917**, 695. — WESTPHAL: Dtsch. med. Wschr. **1943**, 97. — WEYER: Z. Tropenmed. u. Parasitol. **1**, 1 (1949). — Zbl. Bakter. I Orig. **152**, 403 (1948). — WINDORFER: Dtsch. med. Wschr. **1943**, 805.

C. Das Q-Fieber.

ADAMS, STAVELLEY, ROLLESTON, HENLEY and COUGHEY: Brit. med. J. **1946**, Nr 4441, 227. — ALLEN: Ann. int. Méd. **10**, 441 (1936). — ARRASMITH: U. S. nav. med. Bull. **28**, 769 (1930). — ASCHENBRENNER: Zur differentiellen Therapie der sogenannten atypischen Pneumonien. Ther. Gegenw. **1951**.
BECKMANN: Ber. der berat. Fachärzte, Berlin 1941. — BELL, BECK and HUEBNER: J. Amer. med. Assoc. **142**, 868 (1950). — BIELING: Verh. dtsch. Ges. inn. Med. **54**, 309 (1949). — BIELING u. HEINLEIN: Viruskrankheiten des Menschen. Fiat-Bericht. Aus Naturforschung und Medizin in Deutschland 1939—1946. Wiesbaden: Dieterich. — BLANC, MARTIN and MAURICE: C. r. Acad. Sci. Paris **224**, 1673 (1947). — BOHLECKE, H.: Diss. Hamburg 1947. — BOWEN: Amer. J. Roentgenol. **34**, 168 (1935). — BRÖSAMLEN: Ber. der berat. Fachärzte, Berlin 1941.— BROWN, KNIGHT and JELLISON: California Med. **69**, No 3 (1948).— BRUMPT, E.: Presse méd. **1947**, 112. — BURNET and FREEMANN: Experimental studies on the virus of „Q"-fever. Med. J. Austral. **2**, 299 (1937). — The rickettsia of „Q"-fever: further experimental studies. Med. J. Austral. **1**, 296 (1938).
CAMINOPETROS: Serological evidence of Q fever. Lancet **1949 I**, 887. — Q-Fieber-Studien. 4. internat. Kongr. für Tropenmed., Wash. 1948. — CAUGHEY and DUDGEON: Brit. med.

J. 1947, 684. — Cheney and Geib: Amer. J. Hyg. 44, 158 (1946). — Crysler: Amer. J. Roentgenol. 56, 324 (1946).

Davis and Cox: Publ. Health Rep. 53, 2259 (1938). — Dennig: Q-Fieber. (Balkangrippe). Dtsch. med. Wschr. 1947, 369. — Über eine eigenartige Grippe-Epidemie auf dem Balkan. Wien. med. Wschr. 1942, 335. — Derrick: Rickettsia burneti: the cause of „Q" fever. A new fever entity: clinical features, diagnosis and laboratory investigation. Med. J. Austral. 2, 281 (1937). The epidemiology of „Q" fever. J. Hyg. 43, 357 (1944). — Med. J. Austral. 1, 14 (1939). — Deutsch and Peterson: J. Amer. med. Assoc. 143, 348 (1950). — Dingle: Epidemies of Q fever among troops returning from Italy in the spring of 1945. Amer. J. Hyg. 44, 88 (1946). — A laboratory outbreak of Q fever, caused by the Balkan Grippe strain of Rickettsia burneti. Amer. J. Hyg. 44, 123 (1946). — Dingle and Finland: New England J. Med. 227, 378 (1942). — Dyer: Publ. Health Rep. 54, 1229 (1939).

Eaton, van Herick: J. inf. Dis. 81, 116 (1947). — Eaton, Meiklejohn and van Herick: J. of exper. Med. 79, 649 (1944). — Eaton, Meiklejohn, van Herick and Talbot: Science (Lancaster, Pa.) 96, 518 (1942). — Eklund, Parker and Lackmann: Publ. Health Rep. 1947, 1413.

Fähndrich: Dtsch. med. Wschr. 1946, 169. — Feinstein, Yesner and Marks: Amer. J. Hyg. 44, 72 (1946). — Freygang: Dtsch. med. Wschr. 1949, 1457.

Gsell: Q-Fieber (Queensland-Fieber) in der Schweiz. Schweiz. med. Wschr. 1948, 1. — Helvet. med. Acta 15, 372 (1948). — Gsell u. Engel: Schweiz. med. Wschr. 1942, 35. — Gutzeit: Ber. der berat. Fachärzte, Berlin 1944.

Haemig u. Heyden: Schweiz. med. Wschr. 1942, Nr 41. — Harman: Lancet 1949 I, 1928. — Hauss u. Somrock: Klin. Wschr. 1949, 766. — Hegglin: Helvet. med. Acta 7, 497 (1940). — Liquorveränderungen bei der pseudoluischen, Wa.R. pos. Bronchopneumonie. Schweiz. med. Wschr. 1947, 588. — Heni u. Germer: Dtsch. med. Wschr. 1948, 472. — Heilmeyer u. Schubothe: Med. Klin. 1947, 577. — Herzberg: Virusgrippe — Adsorbatimpfstoff. Dtsch. Gesdh.wes. 1946, 697. — Isolierung und Identifizierung eines 2. Stammes von epidemischer Bronchopneumonie („Viruspneumonie") des Menschen. Dtsch. Gesdh.wes. 1946, 137. — Kritik des Experiments bei Viruskrankheiten. Z. inn. Med. 1947, 129. — Neuere epidemiologische Ergebnisse aus dem Virusgebiet. Z. inn. Med. 1948, 257. — Neuere Ergebnisse und Auffassungen aus dem Virusgebiet. Verh. dtsch. Ges. inn. Med. 1949, 200. — Hirt u. Bauer: Dtsch. Mil.arzt 6, 628 (1941). — Hornibrook and Nelson: Publ. Health Rep. 55, 1936 (1940). — Horsfall: In Rivers Viral and Rickettsial infections of man. Philadelphia: Lippincott 1948. (Primary atypical pneumonia.) — Horster: 5. ärztl. Feldpostbrief Juni 1945. — Med. Z. 1945, 164. — Huebner: Amer. J. publ. Health 37, 431 (1947). — Huebner, Jellison and Beck: Ann. int. Med. 30, 495 (1949). — Huebner, Jellison, Beck, Parker and Shepard: Publ. Health Rep. 63, 214 (1948).

Imhäuser: Über das Auftreten von Bronchopneumonien im Südostraum. Z. klin. Med. 142, 486 (1943). — Untersuchungen über den Erreger der Viruspneumonie. Klin. Wschr. 1948, 337. — Viruspneumonien: Q-Fieber und Virusgrippe. Klin. Wschr. 1949, 353. — Irons and Hooper: J. Amer. med. Assoc. 133, 815 (1947). — Irons, Murphy and Wolfe: J. amer. med. Assoc. 133, 819 (1947).

Jellison, Huebner, Beck, Parker and Bell: Q-Fieberstudien in Süd-Californien. Publ. Health Rep. 63, 1611, 1712 (1948).

Kikuth u. Bock: Med. Klin. 1949, 1056. — Knight, Ruiz-Sanchez, F., A. Ruiz-Sanchez, and McDermott: Amer. J. Med. 6, 407 (1949). — Kollmeier: Ärztl. Wschr. 1946, 334.

Lenette, Meiklejohn and Thelen: Ann. N Y. Acad. Sci. 51, 331, (1948). — Lillie, Perrin and Armstrong: Publ. Health Rep. 56, 149 (1941). — Lippelt u. Carelitz: Dtsch. med. Wschr. 1949. — Löffler: Rec. Med. Suisse rom. 1946, Nr 7. — Löffler u. Moeschlin: Schweiz. med. Wschr. 1946, 815. — Lueg: Ber. der berat. Fachärzte, Berlin 1944.

MacCallum, Marmion and Stoker: Lancet 1949 II, 1026. — Moeschlin, Sven: Schweiz. med. Wschr. 1943, H. 52. — Mäkinen u. Forel: Schweiz. med. Wschr. 1950, 569. — Maret: Ärztl. Wschr. 1947, 777. — Mayer: Dtsch. med. Wschr. 1949, 1476. — Megaw: Trop. Dis. Bull. 45, 420 (1948). — Meythaler u. Schmid: Verh. dtsch. Ges. inn. Med. 1949. — Moeschlin u. Koszewski: Schweiz. med. Wschr. 1950, 929. — Mohr: Neue med. Welt 1951. — Erg. inn. Med. 1951.

Nauck u. Weyer: Der Erreger der „epidemischen Bronchopneumonie des Menschen" (Herzberg) und seine Beziehung zur Rickettsia burneti (Q-Fieber). Z. Hyg. 128, 529 (1948). — Laboratoriumsinfektion bei Q-Fieber. Dtsch. med. Wschr. 1949, 198.

Oliphant, Gordon, Meis and Parker: Amer. J. Hyg. 49, 76 (1949). — Owen: Arch. int. Med. 73, 217 (1944).

Payne and Knaudt: 4. internat. Kongr. Trop. Med., Wash. 1948. — Parker, R. F.: Ohio med. J. 41, 1097 (1945). — Parker, Bell and Lackmann: Amer. J. Hyg. 48, 191

(1948). — PHILIP: Observations on exp. Q.-fever. J. of Parasitol. **34**, 457 (1948). — Comments on the name of the Q-fever organism. Publ. Health Rep. **63**, 58 (1948). — DE PRADA, GAY y LLORENTE: Med. Colonial **15**, 131 (1950).

REIMANN, H.: J. Amer. med. Assoc. 111, 2377 (1938). — Medicine **26**, 167 (1947). — RILLIET: Praxis **1949**, 1065. — ROBBINS and RAGAN: Amer. J. Hyg. **44**, 6 (1946). — ROBBINS and RUSTIGIAN: Amer. J. Hyg. **44**, 64 (1946). — ROBBINS, GAULD and WARNER: Amer. J. Hyg. **44**, 23 (1946). — ROBBINS, RUSTIGIAN, SNYDER and SMADEL: Amer. J. Hyg. **44**, 55 (1946). — RUPP: Med. Klin. **1947**, Nr 4, 144.

SCHMTIZ: Arch. int. Med. **75**, 222 (1945). — SCHUBERT, RENÉ: Med. Klin. **1947**, 12. — SHEPARD: Amer. J. Hyg. **46**, 185 (1947). — SMADEL: Q-fever in rivers viral and Rickettsial infections of man. Philadelphia: Lippincott 1948. — SMADEL, SNYDER and ROBBINS: Amer. J. Hyg. **47**, 71 (1948). — SMADEL, WOODWARD, LEY, PHILIP and TRAUB: 4. internat. Kongr. Tropenmed., Wash. 1948. — SMILEY: J. Amer. med. Assoc. **112**, 1901 (1939). — STOKER, M. G. P.: Lancet **1949 I**, 178. — STRÖDER, SIEGERT u. SIMROCK: Verh. dtsch. Ges. inn. Med. **1949**.

TOPPING, SHEPARD and HUEBNER: Amer. J. Hyg. **44**, 173 (1946). — TOPPING, SHEPARD, IRONS, HOOPER, MURPHY, WOLFE, COX and TESAR: J. Amer. med. Assoc. **133**, 813 (1947).

VEIEL, K.: Klin. Wschr. **1949**, 188. — VISCHER: Schweiz. med. Wschr. **1949**, 137.

WEGMANN: Schweiz. med. Wschr. **1948**, 529. — WEILER: Dtsch. Mil.arzt **6**, 631 (1941). — WEIR and HORSFALL: J. of exper. Med. **72**, 595 (1940). — WILLIAMS: Lancet **1947 I**, 865. — WONG and COX: Ann. N. Y. Acad. Sci. **51**, 290 (1948). — WORMS: Bull. Soc. méd. Hôp. Paris **1950**, 1, 54.

ZARAFONETIS and BATES: Ann. int. Med. **32**, 982 (1950).

MIX
Papier aus verantwortungsvollen Quellen
Paper from responsible sources
FSC® C105338

If you have any concerns about our products,
you can contact us on
ProductSafety@springernature.com

In case Publisher is established outside the EU,
the EU authorized representative is:
Springer Nature Customer Service Center GmbH
Europaplatz 3, 69115 Heidelberg, Germany

Printed by Libri Plureos GmbH
in Hamburg, Germany

HANDBUCH DER INNEREN MEDIZIN

BEGRÜNDET VON
L. MOHR UND R. STAEHELIN

VIERTE AUFLAGE

HERAUSGEGEBEN VON

G. v. BERGMANN
MÜNCHEN

W. FREY
BERN

H. SCHWIEGK
MARBURG/LAHN

ERSTER BAND / ERSTER TEIL

INFEKTIONSKRANKHEITEN

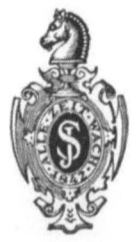

SPRINGER-VERLAG BERLIN HEIDELBERG GMBH
1952

INFEKTIONSKRANKHEITEN

ERSTER TEIL

BEARBEITET VON

R. ASCHENBRENNER · H. BAUR · K. BINGOLD · H. EYER · G. FANCONI
E. GLANZMANN · O. GSELL · F. O. HÖRING · A. HOTTINGER · H. KLEINSCHMIDT
W. LÖFFLER · F. LÜTHY · R. MASSINI · W. MOHR
E. G. NAUCK · H. SCHLOSSBERGER

MIT 417 ZUM TEIL FARBIGEN ABBILDUNGEN

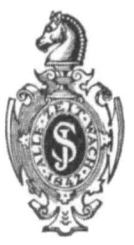

SPRINGER-VERLAG BERLIN HEIDELBERG GMBH
1952

ALLE RECHTE,
INSBESONDERE DAS DER ÜBERSETZUNG IN FREMDE SPRACHEN, VORBEHALTEN

COPYRIGHT 1934 AND 1952 BY SPRINGER-VERLAG BERLIN HEIDELBERG
URSPRÜNGLICH ERSCHIENEN BEI SPRINGER-VERLAG OHG. IN BERLIN, GÖTTINGEN AND HEIDELBERG 1952
SOFTCOVER REPRINT OF THE HARDCOVER 4TH EDITION 1987

ISBN 978-3-642-49651-6   ISBN 978-3-642-49945-6 (eBook)
DOI 10.1007/978-3-642-49945-6

Inhaltsverzeichnis.

Seite

Einleitung: Allgemeine Epidemiologie. Von Professor Dr. HANS SCHLOSSBERGER-Frankfurt a. M. und Dr. I. ECKART-Frankfurt a. M. Mit 14 Abbildungen 1
    Wesen der seuchenhaften Erkrankungen und ihre Einteilung vom epidemiologischen Standpunkt aus 3
    Infektketten 10
    Kontagionsindex, Disposition 15
    Epidemiologische Bedeutung der Keimträger 22
    Epidemiologische Bedeutung der Pathomorphosen und der Typenunterschiede bei Krankheitserregern 28
    Epidemiologische Bedeutung der Virulenz der Krankheitserreger 44
    Epidemie und Endemie 48
    Seuchenstatistik 70
    Allgemeines über Seuchenbekämpfung 77
    Seuchengesetzgebung, internationale Abmachungen 84
Literatur 89

Masern (Morbilli). Von Professor Dr. EDUARD GLANZMANN-Bern. Mit 22 Abbildungen 100
    Definition S. 100. — Historisches S. 100. — Ätiologie S. 100. — Übertragungsversuche auf Tiere S. 101. — Kongenitale Masern S. 102. — Kongenitale Immunität der ersten Lebensmonate S. 103. — Empfänglichkeit jenseits der ersten Lebenszeit S. 104. — Kontagiosität S. 105. — Immunbiologie S. 107. — Die Masernanergie S. 108. — Relapse, Rezidive S. 109. — Epidemiologie S. 110. — Krankheitsbild S. 111. — Inkubationszeit S. 111. — Initialstadium, Prodrome S. 112. — Exanthemstadium S. 115. — Rekonvaleszenz S. 119. — Toxische Masern S. 121. — Komplikationen S. 123. — Komplikationen mit anderen Krankheiten S. 133. — Diagnose S. 137. — Prognose S. 140. — Prophylaxe S. 141. — Therapie S. 146.
Literatur 149

Scharlach (Scarlatina). Von Professor Dr. EDUARD GLANZMANN-Bern Mit 39 Abbildungen 152
    Definition S. 152. — Historisches S. 152. — Geographische Verbreitung S. 152. — Disposition S. 152. — Ernährungszustand S. 155. — Kontagiosität und Übertragung S. 159. — Epidemiologie S. 161. — Der Streptococcus scarlatinae S. 162. — Streptokokkenträger S. 165. — Experimenteller Scharlach S. 165. — Das Scharlachtoxin S. 166. — Dicktest S. 167. — Das Auslöschphänomen S. 170. DICKsche Scharlachlehre S. 171. — Die Anaphylaxielehre S. 172. — Scharlachvirus S. 174.
Klinisches Krankheitsbild 176
1. Vorwiegend toxische Scharlachformen 177
    a) Klinik des ersten Krankseins. Initiale Scharlachtoxikose 177
        Die Scarlatina fulminans oder der blaue Scharlach S. 177. — Der mittelschwere Scharlach S. 178. — Früh-Rheumatoide S. 186. — Leichter Scharlach S. 187.
    b) Freies Intervall, Stadium der Desquamation. Blutveränderungen 188
    c) Die Klinik des zweiten Krankseins 195
        Lymphadenitis S. 196. — Angina S. 197. — Interstitielle Scharlachnephritis und hämorrhagische Glomerulonephritis S. 198. — Chlorurämie S. 201. — Anaphylaktoide Purpura, Purpura fulminans S. 204. — Spät-Rheumatoide S. 206. — Scharlachherz S. 206. — Plötzliche Todesfälle S. 208. — Immunität S. 208.
2. Vorwiegend komplizierte und septische Scharlachformen. Die Streptokokkeninvasion 209
    Komplikationen mit anderen spezifischen Infektionskrankheiten S. 219.
Diagnose und Differentialdiagnose 222
Prognose 226

	Seite
Therapie	226
Prophylaxe	237
Literatur	238

Röteln (Rubeolen). Von Professor Dr. EDUARD GLANZMANN-Bern. Mit 5 Abbildungen 241
   Definition S. 241. — Historisches S. 241. — Ätiologie und Epidemiologie S. 241. — Disposition S. 242. — Kontagiosität S. 242. — Inkubation S. 242. — Klinisches Bild S. 242. — Komplikationen S. 246. — Die Rubeolenembryopathie S. 247. — Diagnose S. 248. — Prophylaxe und Therapie S. 248.
 Literatur 249

Vierte Krankheit. Von Professor Dr. EDUARD GLANZMANN-Bern 250

Erythema infectiosum. Von Professor Dr. EDUARD GLANZMANN-Bern. Mit 2 Abbildungen 252
   Definition S. 252. — Historisches S. 252. — Ätiologie S. 252. — Kontagiosität S. 253. — Disposition S. 253. — Epidemiologie S. 253. — Krankheitsbild S. 253. — Prognose S. 258. — Diagnose S. 258. — Differentialdiagnose S. 258. — Behandlung S. 259.
 Literatur 259

Das kritische Dreitagefieberexanthem der kleinen Kinder. Exanthema subitum. Von Professor Dr. EDUARD GLANZMANN, Bern. Mit 5 Abbildungen 260
   Definition S. 260. — Historisches S. 260. — Disposition S. 261. — Symptomatologie S. 262. — Ätiologie S. 265. — Diagnose und Differentialdiagnose S. 266. — Behandlung S. 268.
 Literatur 268

Windpocken (Spitze Blattern, Varicellen). Von Professor Dr. EDUARD GLANZMANN-Bern. Mit 8 Abbildungen 269
   Definition S. 269. — Historisches S. 269. — Ätiologie S. 269. — Kontagiosität S. 270. — Disposition S. 271. — Epidemiologie S. 271. — Krankheitsbild S. 271. Nervöse Komplikationen S. 278. — Varicellen und Herpes zoster S. 279. — Vom Schleimhautenanthem ausgehende Komplikationen S. 280. — Komplikationen mit anderen Krankheiten S. 281. — Diagnose und Differentialdiagnose S. 282. Prognose S. 283. — Prophylaxe S. 283. — Therapie S. 284.
 Literatur 285

Der Schweißfriesel (Febris miliaris). Von Professor Dr. EDUARD GLANZMANN-Bern. Mit 1 Abbildung 287
   Definition S. 287. — Historisches S. 287. — Epidemiologie S. 287. — Ätiologie S. 288. — Krankheitsbild S. 288. — Komplikationen S. 290. — Diagnose und Differentialdiagnose S. 290. — Prognose S. 291. — Pathologische Anatomie S. 291. Therapie S. 292.
 Literatur 292

Pocken (Blattern, Variola). Von Professor Dr. F. O. HÖRING-Worms. Mit 11 Abbildungen 293
   Geschichtliches S. 293. — Epidemiologie und Hygienisches S. 294. — Variola- und Vaccinevirus S. 295. — Disposition des Menschen S. 300. — Pathogenese S. 302. — Krankheitsbild S. 304. — Komplikationen S. 309. — Pathologische Anatomie S. 310.
 Alastrim 310
 Variolois 311
 Melkerknoten (Cow-pox) 312
   Diagnose S. 312. — Differentialdiagnose S. 312. — Prognose S. 313. — Therapie S. 314.
 Vaccination und Impfschäden 315
 Literatur 324

Parotitis epidemica (Mumps). Von Professor Dr. HANS KLEINSCHMIDT-Göttingen . . 330
   Geschichtliches S. 330. — Ätiologie S. 330. — Pathologische Anatomie S. 331. Epidemiologie S. 331. — Krankheitsbild S. 332. — Differentialdiagnose S. 337. Prognose S. 339. — Prophylaxe S. 339. — Therapie S. 340.
 Literatur 340

Inhaltsverzeichnis. VII

Seite

Grippe (Influenza). Von Professor Dr. RUDOLF MASSINI-Basel und Dr. HERMANN BAUR-Basel. Mit 19 Abbildungen 343
   I. Begriff, Definition 343
  II. Epidemiologie 343
       1. Epidemieverlauf bis 1918/19 S. 343. — 2. Pandemische Influenza S. 344. 3. Entstehung der Pandemie S. 346. — 4. Die Epidemien seit 1920. Epidemiecyclus S. 349. — 5. Ursachen der Epidemieentstehung und des Epidemiecyclus S. 352.
 III. Übertragungsmodus und Lebensfähigkeit des Virus in der Umwelt 354
 IV. Das Influenzavirus 355
       1. Geschichte der Entdeckung des Influenzavirus und erste Resultate der Experimente mit demselben S. 355. — 2. Isolierung des Influenzavirus S. 357. 3. Eigenschaften des Virus S. 358. — 4. Aufbewahrung und Reaktionen des Virus S. 360. — 5. Toxinbildung S. 361. — 6. Tropismus S. 362. — 7. Typen, Stämme, Varianten, Variation, Dissoziation S. 364. — 8. Laboratoriumsinfektionen und experimentelle Infektion des Menschen S. 366. — 9. Immunität S. 366. — 10. Interferenzphänomen, Konkurrenzphänomen S. 368. — 11. HIRST-Test S. 370. — 12. Infektion der Wirtszelle S. 372.
  V. Bakterielle Sekundärinfektion. Synergismus-Virus-Bakterien 374
       1. Haemophilus influenza S. 375. — 2. Andere Bakterien S. 376. — 3. Synergismus-Virus-Bakterien im Tierversuch S. 378.
 VI. Pathologische Anatomie 379
       1. Unkomplizierte Influenza S. 379. — 2. Bakterielle Komplikationen S. 380.
 VII. Pathogenese. Pathologische Physiologie 381
VIII. Die einfache Grippe. Das Grippefieber 383
       1. Symptomatologie S. 383. — 2. Stoffwechselstörungen S. 388. — 3. Verlauf S. 390. — 4. Besondere Formen S. 390. — 5. Pandemische und epidemische Influenza S. 391. — 6. A- und B-Influenza S. 391. — 7. Prognose S. 392. — 8. Diagnose S. 392. — 9. Therapie der unkomplizierten Influenza S. 396. — 10. Allgemeine Grippeprophylaxe S. 397. — 11. Vaccinierung S. 399.
  IX. Grippeviruspneumonie 406
   X. Komplikationen 408
       1. Bronchitis, Bronchiolitis S. 409. — 2. Bakterielle Pneumonie bei Grippe S. 409. — 3. Grippeempyem S. 415. — 4. Chronische Lungenveränderungen nach komplizierter Grippe S. 415. — 5. Erkrankungen des Kreislaufsystems S. 416. — 6. Otorhinolaryngologische Komplikationen S. 416. — 7. Augenerkrankungen S. 417. — 8. Erkrankungen des Darmtractus, der Leber und des Peritoneum S. 417. — 9. Urogenitalsystem S. 417. — 10. Nervensystem S. 418. — 11. Muskeln, Knochen, Gelenke usw. S. 419. — 12. Haut S. 419. — 13. Grippe und Tuberkulose S. 419. — 14. Andere Krankheiten S. 420.
  XI. Erkrankungen durch Haemophilus influenzae 420
    Literatur 421

Schnupfen. Von Dr. HERMANN BAUR-Basel 441
      Ätiologie S. 441. — Epidemiologie und konditionelle Faktoren S. 442. — Symptomatologie S. 444. — Differentialdiagnose S. 444. — Pathologische Anatomie S. 444. — Prophylaxe S. 445. — Therapie S. 446.
    Literatur 447

Herpes simplex (Febris herpetica). Von Dr. HERMANN BAUR-Basel und Professor Dr. RUDOLF MASSINI-Basel 450
      Definition S. 450. — Ätiologie und experimentelle Grundlagen S. 450. — Varianten, Variation, Dissoziation S. 453. — Immunität S. 454. — Symptomatologie S. 457. Pathologische Anatomie S. 458. — Fieber und andere auslösende Faktoren. Übertragung S. 458. — Besondere Formen und Lokalisationen S. 459. — Prognose S. 463. — Diagnose S. 463. — Pathogenese S. 464. — Therapie und Prophylaxe S. 466.
    Literatur 468

Encephalitis (Selbständige Formen). Von Professor Dr. WILHELM LÖFFLER-Zürich und Professor Dr. FRITZ LÜTHY-Zürich 474
Encephalitis lethargica (v. ECONOMO) 474
      Geschichtliches S. 474. — Ätiologie S. 476. — Pathologische Anatomie S. 481. Pathologische Physiologie S. 482. — Symptomatologie S. 483. — A. Symptome des akuten Stadiums S. 484. — B. Verlauf und Ausgang des akuten Stadiums S. 488. — C. Symptome des Spätstadiums S. 491. — D. Verlauf und Prognose des chronischen Stadiums S. 494. — Komplikationen S. 495. — Diagnose S. 495. Differentialdiagnose S. 496. — Therapie S. 497.

Inhaltsverzeichnis.

Seite

Anhang: Der Singultus epidemicus 498
    Symptomatologie S. 498. — Pathologische Anatomie S. 499. — Ätiologie und Pathogenese S. 499. — Prognose S. 500. — Diagnose S. 500. — Therapie S. 500.
Andere selbständige Encephalitiden 500
Die Japanische und die St. Louis-Encephalitis 502
    Pathologische Anatomie S. 503. — Klinik S. 504.
Die Pferde-Encephalitis 504
Anhang: Die russische Frühlings-Sommer-Encephalitis 505
Die Herpes simplex-Encephalitis 505
Europäische Encephalitisformen 506
    1. Die schwedische Westküstenencephalitis S. 506. — 2. Die Panencephalitis von PETTE S. 506. — 3. Die Leukencephalitiden S. 507. — a) Die akute hämorrhagische Leukencephalitis S. 507. — b) Die subakute sklerosierende Leukencephalitis S. 507. — Therapie und Prophylaxe der Virusencephalitiden S. 508.
Literatur 510

Poliomyelitis und verwandte neurotrope Viruskrankheiten. Von Professor Dr. G. FANCONI-Zürich 514
  Poliomyelitis. Mit 13 Abbildungen 515
    I. Geschichte 515
   II. Die Erreger der Poliomyelitis 516
      Der Virusnachweis außerhalb des Menschen und der Säugetiere S. 517. Die Eintrittspforte des Poliomyelitisvirus und seine Ausbreitung im Organismus S. 518.
  III. Epidemiologie der Poliomyelitis 519
  IV. Die pathologische Anatomie der Poliomyelitis 526
   V. Symptomatologie 527
      1. Die Inkubationszeit S. 528. — 2. Das Initialstadium S. 528. — 3. Die Latenzperiode S. 529. — 4. Das präparalytische Stadium S. 529. — a) Meningitische Phase S. 529. — b) Das adynamische oder präparalytische Stadium im engeren Sinne des Wortes S. 532. — 5. Das Paralysierungsstadium S. 533. — 6. Die Rekonvaleszenz S. 533.
      Spinale Form der Poliomyelitis S. 534. — Die bulbopontine Form der Poliomyelitis S. 534. — Die encephalitische Form der Poliomyelitis (Polioencephalitis) S. 536. — Die sog. neuritische und polyneuritische Form der Poliomyelitis S. 537. — Die vegetativ-nervösen Störungen der Poliomyelitis S. 537.
  VI. Komplikationen der Poliomyelitis 538
 VII. Die Diagnose der Poliomyelitis 538
 VIII. Prognose der Poliomyelitis 539
  IX. Differentialdiagnose 540
    Differentialdiagnose des präparalytischen Stadiums 540
      Tuberkulöse Meningitis S. 540. — Bakterienarme Meningitiden S. 541. Meningitiden bei Leptospirosen S. 541. — Meningitis concomittans S. 541. Toxische und allergische Meningitiden S. 543. — Physikalisch bedingte Meningitiden S. 543. — Virusmeningitiden S. 544.
    Differentialdiagnose des paralytischen Stadiums der Poliomyelitis 546
      1. Schlaffe Lähmungen der Neugeborenenperiode und des frühen Säuglingsalters S. 546. — 2. Schlaffe Lähmungen im Verlauf von Meningitiden nicht-poliomyelitischer Natur S. 547. — 3. Polyradikulitische Lähmungen S. 547. — 4. Polyneuritische Lähmungen S. 549. — 5. Isolierte neuritische Lähmungen S. 549. — 6. Schlaffe Lähmungen bei spezifischen Infektionskrankheiten S. 549. — 7. Schlaffe Lähmungen bei Rückenmarkstraumata S. 550. — 8. Pseudolähmungen S. 550. — 9. Hysterische Lähmungen S. 550.
   X. Therapie der Poliomyelitis 550
      Therapie des Frühstadiums S. 550. — Behandlung der Atemmuskellähmung und der bulbären Formen S. 552. — Therapie der poliomyelitischen Lähmungen S. 555.
    Soziale Aspekte der Poliomyelitis 557
  XI. Die Prophylaxe der Poliomyelitis 557
  Literatur 558
  Myalgia epidemica (Pleurodynia, Bornholmsche Krankheit) 561
    Geschichte S. 561. — Der Erreger S. 561. — Epidemiologie S. 562. — Die pathologische Anatomie S. 562. — Symptomatologie S. 562. — Diagnose S. 563. Differentialdiagnose S. 564. — Prognose S. 564. — Therapie S. 564.
  Literatur 564

Seite

Die Springseuche (Louping-ill) 565
    Geschichte S. 565. — Der Erreger S. 565. — Symptomatologie der menschlichen Springseuche S. 566. — Prognose S. 566. — Therapie S. 566.

Literatur 566

Tollwut (Lyssa oder Rabies). Von Professor Dr. W. Mohr-Hamburg. Veterinärmedizinischer Teil von Professor Dr. K. Enigk-Hamburg. Mit 5 Abbildungen 567
    Geschichtliches S. 567. — Ätiologie S. 567. — Tollwut bei Tieren S. 568. — Verbreitung S. 570. — Pathologische Anatomie S. 571. — Menschliche Erkrankung. Klinik und Verlauf S. 572. — Diagnose S. 577. — Prognose S. 578. — Therapie S. 578. — Schutzimpfung S. 580. — Prophylaxe S. 586.

Literatur 588

Die Aujeszkysche Krankheit. Von Professor Dr. W. Mohr-Hamburg. Veterinärmedizinischer Teil von Professor Dr. K. Enigk-Hamburg 591
    Geschichtliches S. 591. — Ätiologie S. 591. — Veterinärmedizinisches S. 591. Pathologische Anatomie S. 591. — Verbreitung S. 592. — Menschliche Erkrankung S. 592. — Klinik und Verlauf S. 592. — Diagnose S. 592. — Prognose S. 592. — Therapie S. 592. — Prophylaxe S. 592.

Literatur 592

Tropische Viruskrankheiten. Von Professor Dr. E. G. Nauck-Hamburg 593

Gelbfieber. Mit 5 Abbildungen 593
    Definition S. 593. — Geschichte S. 593. — Verbreitung S. 593. — Ätiologie S. 595. — Übertragung S. 598. — Klinischer Verlauf und Krankheitserscheinungen S. 599. — Diagnose und Differentialdiagnose S. 602. — Pathologie S. 604. Epidemiologie S. 607. — Behandlung S. 609. — Schutzimpfung S. 609. — Bekämpfung und Prophylaxe S. 612.

Denguefieber. Mit 1 Abbildung 614
    Definition S. 614. — Geschichte und Verbreitung S. 614. — Ätiologie S. 615. Übertragung und Epidemiologie S. 616. — Krankheitsbild S. 617. — Diagnose und Differentialdiagnose S. 619. — Pathologie S. 619. — Behandlung S. 620. Bekämpfung und Prophylaxe S. 620.

Pappatacifieber. Mit 1 Abbildung 620
    Geschichtliches S. 621. — Geographische Verbreitung S. 621. — Krankheitsbild S. 621. — Prognose S. 623. — Differentialdiagnose S. 623. — Ätiologie S. 623. Übertragung S. 624. — Behandlung S. 626. — Prophylaxe S. 626.

Rifttalfieber. Mit 4 Abbildungen 626
    Geographisches S. 626. — Ätiologie S. 626. — Klinische Erscheinungen beim Menschen S. 628. — Prognose S. 628. — Pathologisch-anatomische Veränderungen S. 628. — Diagnose S. 629. — Behandlung und Prophylaxe S. 629.

Literatur 630

Rickettsiosen. Von Professor Dr. R. Aschenbrenner-Hamburg und Professor Dr. H. Eyer-Bonn 638

Allgemeines über Rickettsiosen. Von H. Eyer. Mit 3 Abbildungen 638
    1. Allgemeines, Vorkommen und Verbreitung S. 638. — 2. Geschichtliche Entwicklung der Rickettsienforschung S. 639. — 3. Ätiologie, Morphologie und Darstellung S. 644. — 4. Züchtung und biologisches Verhalten S. 647. — 5. Serologische Diagnostik S. 649. — 6. Immunitätsfragen S. 653. — 7. Allgemeine und spezifische Prophylaxe (Schutzimpfung) S. 655. — 8. Epidemiologie und Wirtsverhältnisse S. 658.

Literatur 661

Klinik der Rickettsiosen. Von R. Aschenbrenner 682
    A. Krankheiten der Fleckfiebergruppe. Mit 12 Abbildungen 682
        I. Das epidemische Fleckfieber (Läusefleckfieber) 682
            1. Definition S. 682. — 2. Historisches S. 682. — 3. Synonyma S. 684. 4. Pathogenese, Immunitätsverhältnisse S. 684. — 5. Pathologische Anatomie S. 686. — 7. Speziele Symptomatologie S. 693. — 8. Differentialdiagnose, Serodiagnostik S. 711. — 9. Prognose. Erkrankung der Schutzgeimpften S. 714. — 10. Therapie S. 716.

	Seite
II. Das endemische (murine) Fleckfieber (Flohfleckfieber)	721
Anhang. Die sog. Brillsche Krankheit	722
III. Die Zeckenfleckfieber (Felsengebirgsfleckfieber, Mittelmeerfleckfieber, Bullisfieber)	723
IV. Die Milbenfleckfieber (Tsutsugamushifieber, Buschfleckfieber, Rickettsienpocken)	725
B. Das Wolhynische Fieber. Mit 9 Abbildungen	727

1. Definition S. 727. — 2. Historisches S. 727. — 3. Synonyma S. 728. — 4. Klinik S. 728. — 5. Pathogenese. Pathologische Anatomie S. 735. — 6. Differentialdiagnose S. 737. — 7. Therapie S. 738. — Anhang: Das sog. Russische Kopfschmerzfieber S. 739.

C. Das Q-Fieber. Mit 5 Abbildungen 740

1. Definition S. 740. — 2. Historisches, Synonyma S. 740. — 3. Übertragung und Verbreitung S. 742. — 4. Klinik S. 743. — 5. Differentialdiagnose S. 748. — 6. Prognose, Therapie S. 750.

Literatur 751

Seltene Infektionskrankheiten, vorwiegend Zoonosen. Von Professor Dr. W. Mohr-Hamburg. Veterinärmedizinischer Teil von Professor Dr. K. Enigk-Hamburg ... 762

Rotlauf. Mit 1 Abbildung 762
Geschichte S. 762. — Ätiologie S. 762. — Rotlauferkrankung der Tiere S. 762. Verbreitung S. 763. — Infektionsquelle der menschlichen Erkrankung S. 763. — Klinik und Verlauf S. 764. — Diagnose S. 766. — Prognose S. 766. — Immunität S. 766. — Therapie S. 766. — Prophylaxe S. 768.

Rotz, Malleus. Mit 1 Abbildung 769
Ätiologie S. 769. — Die Malleusinfektion bei Tieren S. 769. — Verbreitung S. 770. — Infektionsweg beim Menschen S. 770. — Pathologische Anatomie S. 770. Klinik und Verlauf S. 771. — Diagnose S. 772. — Prognose S. 774. — Immunität S. 774. — Therapie S. 774. — Prophylaxe S. 775.

Melioidosis. Mit 2 Abbildungen 775
Geschichte S. 775. — Ätiologie S. 776. — Vorkommen bei Tieren S. 776. — Verbreitung S. 777. — Die Übertragung der Krankheit vom Nagetier auf den Menschen S. 777. — Pathologisch-anatomisches Bild S. 777. — Die menschliche Infektion S. 777. — Diagnose S. 779. — Prognose S. 780. — Therapie S. 780. Prophylaxe S. 781.

Maul- und Klauenseuche. Mit 2 Abbildungen 781
Ätiologie S. 781. — Übertragung S. 782. — Maul- und Klauenseuche bei Tieren S. 783. — Vorkommen S. 783. — Übertragung auf den Menschen S. 783. Pathologische Anatomie S. 784. — Klinik der menschlichen Maul- und Klauenseuche S. 784. — Diagnose S. 786. — Prognose S. 787. — Therapie S. 787. — Prophylaxe 787.

Psittacosis. Mit 6 Abbildungen 788
Geschichtliches S. 788. — Ätiologie S. 791. — Übertragung S. 792. — Epidemiologie S. 793. — Psittakose bei Tieren S. 794. — Menschliche Erkrankung S. 794. — Klinik und Verlauf S. 795. — Diagnose S. 798. — Prognose S. 799. — Pathologische Anatomie S. 799. — Therapie S. 800. — Prophylaxe S. 802.

Milzbrand. Mit 8 Abbildungen 803
Geschichtliches S. 803. — Ätiologie S. 803. — Übertragung S. 804. — Vorkommen S. 804. — Milzbrand bei Tieren S. 805. — Die menschliche Milzbranderkrankung S. 805. — Pathologische Anatomie S. 807. — Klinik und Verlauf: 1. Hautmilzbrand S. 808; 2. Das Milzbrandödem S. 810; 3. Der Lungenmilzbrand S. 810; 4. Die Milzbranderkrankung des Magen-Darmkanals S. 811. — Diagnose S. 811. — Prognose S. 812. — Therapie S. 812. — Prophylaxe S. 818.

Pseudomilzbrand 819

Literatur 820

Die Mykosen. Von Professor Dr. W. Mohr-Hamburg. Mit 12 Abbildungen 827
Nachweis S. 827. — Morphologie der Pilze S. 827. — Vermehrungsart S. 828.

Mucormykosen 831
a) Rhizomucormykose der Lunge und der inneren Organe 831
Ätiologie S. 831. — Klinik und Verlauf S. 831. — Diagnose S. 831. — Behandlung S. 831.

b) Lichtheimia corymbifera-Mykosen 831
    Ätiologie S. 831.
c) Mucormykosen des Gehörganges 832

Coccidioidomykose 832
    Geschichte S. 832. — Ätiologie S. 832. — Tierpathogenität S. 833. — Geographische Verbreitung S. 833. — Pathologische Anatomie S. 834. — Übertragung S. 835. — Klinik und Verlauf S. 836. — Komplikationen S. 843. — Diagnose S. 844. Prognose S. 847. — Therapie S. 847. — Prophylaxe S. 849.

Rhinosporidiose 849
    Geschichte S. 849. — Ätiologie S. 849. — Verbreitung S. 849. — Übertragung S. 850. — Pathologisch-anatomisches Bild S. 850. — Klinik und Verlauf S. 850. Diagnose S. 850. — Behandlung S. 850.

Blastomykosen 850
  1. Nordamerikanische Blastomykose 851
    Geschichte S. 851. — Ätiologie S. 851. — Verbreitung S. 852. — Pathologische Anatomie S. 852. — Übertragung S. 852. — Klinik und Verlauf S. 852. Diagnose S. 854. — Prognose S. 855. — Therapie S. 855.
  2. Südamerikanische Blastomykose 856
    Geschichte S. 856. — Ätiologie S. 856. — Verbreitung S. 856. — Pathologische Anatomie S. 856. — Übertragung S. 857. — Klinik und Verlauf S. 857. Diagnose S. 861. — Prognose S. 862. — Therapie S. 862. — Prophylaxe S. 863.
  3. Torulopsis neoformans-Infektion 864
    Geschichtliches S. 864. — Ätiologie S. 864. — Verbreitung S. 865. — Übertragung S. 865. — Pathologische Anatomie S. 865. — Klinik und Verlauf S. 866. — Diagnose S. 870. — Prognose S. 871. — Therapie S. 871.

Aspergillose 873
    Geschichte S. 873. — Ätiologie S. 873. — Klinik und Verlauf: 1. Lungenaspergillose S. 873; 2. Otomykose S. 876; 3. Lokalisation des Aspergillus fumigatus in den Nasennebenhöhlen S. 876; 4. Aspergillus-Endokarditis S. 876.

Toxomykose der Lunge 877
    Pathologische Anatomie S. 877. — Klinik und Verlauf S. 877. — Diagnose S. 878. — Prognose S. 878. — Therapie S. 878. — Prophylaxe S. 878.

Sporotrichose 878
    Geschichtliches S. 878. — Ätiologie S. 878. — Verbreitung S. 879. — Pathologische Anatomie S. 879. — Übertragung S. 879. — Klinik und Verlauf S. 880. — Diagnose S. 882. — Prognose S. 883. — Therapie S. 883.

Moniliasis 884
    Geschichtliches S. 884. — Ätiologie S. 884. — Verbreitung S. 884. — Übertragung S. 884. — Pathologische Anatomie S. 885. — Klinik und Verlauf S. 885.
  Soor 886
    Diagnose S. 886. — Prognose S. 886. — Therapie S. 887.
  Generalisierte Infektionen der inneren Organe 887
    Diagnose S. 888. — Prognose S. 889. — Therapie S. 889.

Histoplasmose 889
    Geschichtliches S. 890. — Ätiologie S. 890. — Verbreitung S. 890. — Pathologische Anatomie S. 891. — Übertragung S. 891. — Klinik und Verlauf S. 893. — Diagnose S. 897. — Prognose S. 900. — Therapie S. 900.

Geotrichose 901
    Pathologische Anatomie S. 901. — Klinik und Verlauf S. 901. — Diagnose S. 902. — Prognose S. 902. — Therapie S. 903. — Geotrichum asteroides S. 903. Geotrichum Issavi S. 903. — Geotrichum louisianioideum S. 903. — Geotrichum rabesalama S. 903.

Die Aktinomykose und verwandte Fadenpilzerkrankungen 903
    Geschichte S. 903. — Ätiologie S. 904. — Aktinomykose beim Tier S. 906. Pathologische Anatomie S. 906. — Verbreitung und Übertragung S. 909. —

Klinik und Verlauf S. 910. — Die cervico-faciale Form S. 911. — Die Lungenaktinomykose S. 913. — Abdominalaktinomykose S. 916. — Hautaktinomykose S. 918. — Die cerebrale Form S. 918. — Komplikationen S. 918. — Diagnose S. 919. — Differentialdiagnostische Abgrenzung S. 920. — Technik S. 921. Prognose S. 921. — Therapie S. 922. — Prophylaxe S. 927.
Aktinobacillose 927
Leptotrichose 928
    Ätiologie S. 928. — Klinik und Verlauf S. 928. — Diagnose S. 929. — Therapie S. 929.

Nocardiose 929
    Geschichte S. 929. — Ätiologie S. 929. — Verbreitung S. 930. — Übertragung S. 930. — Pathologische Anatomie S. 930. — Klinik und Verlauf S. 930. — Diagnose S. 930. — Prognose S. 931. — Therapie S. 931.
Literatur 931

Die septischen Erkrankungen. Von Prof. Dr. K. BINGOLD-München. Mit 54 Abbildungen   943

Einleitung 943
Allgemeiner Teil:
  Begriffsbestimmung 945
  Kritik an früheren Definitionen 947
  Die Fokalinfektion im Zusammenhang mit septischen Erkrankungen . . . 955
  Klinisch-bakteriologische Kulturmethoden 960
  Züchtungsmethoden 962
    Isolierung und Weiterzüchtung der gefundenen Keime S. 963. — Die pathogenen Streptokokken in ihrer Bedeutung als Sepsiserreger S. 966. — Zur Frage der vergrünenden Streptokokken, speziell des Streptococcus viridans S. 967. — Meningokokken S. 969. — Bact. coli und coli haemolyticum S. 969. — Der PFEIFFERsche Influenzabacillus S. 969. — Bac. pyocyaneus S. 970. — Der FRAENKEL-WEICHSELBAUMsche Pneumococcus S. 970. — Staphylokokken S. 970. — Die anaeroben Sepsiserreger S. 970. — Anaerobe Streptokokken S. 971. — Gruppe der Gasödembacillen S. 971. — Das Eindringen der Keime in die Blutbahn und ihre Folgeerscheinungen S. 973. — Schicksal der in das Blut eingedrungenen Bakterien S. 975. — Zustandekommen der Metastasen S. 978.
Pathologisch-anatomische Grundlagen 979
  Allgemeine pathologisch-histologische Vorbemerkungen 979
  Pathologische Anatomie des Sepsisherdes 981
    I. Der Sepsisherd, ausgehend von Hohlorganen oder vorgebildeten Kanälen unter Abflußbehinderung (ohne gleichzeitige Gefäßinfektion) 982
      Ausgangsstelle S. 982. — Vereiternde Gelenkhöhlen als Sepsisherde S. 993. — Zähne in ihrer Bedeutung als Sepsisherd S. 993.
    II. Der Sepsisherd in den Venen 995
      Ausgangsstelle der thrombophlebitischen Sepsis S. 995. — 1. Thrombophlebitis im uterinen Gebiet S. 999. — 2. Thrombophlebitische Form der postanginösen Sepsis S. -999. — 3. Thrombophlebitis im Gebiet der Pfortader (pylephlebitische Sepsis) und der Vena hepatica S. 1002. — 4. Otogene thrombophlebitische Sepsis S. 1004. — 5. Thrombophlebitis bei Furunkeln, insbesondere bei Gesichtsfurunkeln S. 1005. — 6. Sepsis der Neugeborenen, die von einer Nabelinfektion ausgeht S. 1005.
    III. Lymphangitische Sepsis 1006
    IV. Endokard, Myokard und arterielles System als Siedlungsstätte für Bakterien 1010
      Endokarditis septica S. 1010.
  Pathologisch-anatomischer Befund an den Organen 1010
    Haut S. 1010. — Bewegungsorgane S. 1017. — Knochengewebe S. 1021. — Gelenke S. 1022. — Sinnesorgane S. 1023. — Innere Organe S. 1025. — Kreislauforgane S. 1027. — „Die septische Milz" S. 1033. — Lungen und Pleura S. 1034. — Nieren und Nierenwege S. 1036. — Leber und Gallenwege S. 1037.
  Pathologische Physiologie 1038
    Reaktionen des Kreislaufes S. 1045.
  Das Blut und die blutbildenden Organe bei den septischen Erkrankungen 1048

Inhaltsverzeichnis.

Seite

Diagnostik und Symptomatologie 1054
    Nervensystem S. 1057. — Verdauungsapparat S. 1060. — Lungen
    S. 1062. — Nieren S. 1066.
Differentialdiagnose 1068
Spezieller Teil:
    Die septische Wundinfektion (der Sepsisherd in der Haut, im Unterhaut-
    zellgewebe, in der Muskulatur) 1079
        1. Infektionen durch aerobe Keime S. 1079. — 2. Infektionen durch
        Anaerobier (Mischinfektionen) S. 1079.
    Die postanginöse Sepsis 1083
    Die otogene Sepsis 1088
    Septische Erkrankungen der Gallenwege 1090
        1. Die septische Cholecystitis S. 1090. — 2. Die Cholangitis septica
        acuta S. 1090. — 3. Die chronische rezidivierende Cholangitis septica
        S. 1092. — 4. Die Cholangitis lenta S. 1093. — 5. Cholangitis chronica
        mit Ausgang in Lebercirrhose, Ascites-Anasarka S. 1096.
    Die septische Pfortaderentzündung 1096
    Die puerperale Sepsis 1105
        1. Die auf die Uterushöhle beschränkte Sepsisform S. 1108. —
        2. Infektion der Lymphbahnen des Parametriums S. 1110. — 3. Die Aus-
        breitung der puerperalen Infektion auf dem Venenwege S. 1113.
    Endocarditis septica 1117
        1. Diagnose und klinisches Bild der septischen akuten Endocarditis
        maligna ulcerosa S. 1119. — 2. Endocarditis lenta S. 1124.
    Sepsis und Unfallbegutachtung 1128
Prognose 1131
Therapie 1136
    Antibakterielle Chemotherapie 1140
    Die Reizkörpertherapie 1141
    Spezifische Serumtherapie 1141
    Sulfonamidtherapie 1143
    Die Therapie der Sepsis mit antibiotischen Mitteln 1148
    Penicillintherapie 1149
    Streptomycintherapie 1152
    Andere Antibiotica 1153
    Beurteilung der bakteriostatischen und antibiotischen Therapieerfolge . . 1153
        Die thrombophlebitische Sepsis S. 1154. — Sepsisherde in vorge-
        bildeten Kanälen oder Höhlen S. 1154.
    Wie weit läßt sich eine chirurgische Therapie bei septischen Erkrankungen
    durchführen ? 1158
    Allgemeine und symptomatische Therapie 1162
Literatur 1164

Erysipel. Von Professor Dr. K. Bingold-München. Mit 10 Abbildungen 1172
    Geschichte 1174
    Bakterielle Genese des Erysipels 1174
    Pathogenese 1178
    Die verschiedenen Formen des Erysipels:
        1. Das Gesichtserysipel 1181
        2. Schleimhauterysipele 1183
            a) Erysipel der Zunge, des Pharynx einschließlich der Tonsillen S. 1183.
            b) Larynxerysipel S. 1184. — c) Erysipel des Respirationssystems S. 1184.
            d) Erysipel der Stirnhöhle S. 1184. — e) Erysipel des Gehörgangs S. 1184.
        3. Erysipel der Extremitäten 1185
        4. Erysipel des Genitaltraktes 1185
            a) Geburtstraumen und artifizielle Eingriffe S. 1185. — b) Erysipelas
            gangraenosum S. 1187.
        5. Erysipel der Verdauungswege 1187
        6. Die Bedeutung des Lebensalters für den Verlauf des Erysipels 1187
            a) Das Erysipel der Neugeborenen und Säuglinge S. 1187. — b) Das
            Erysipel beim älteren Kind S. 1188. — c) Das Erysipel im Greisenalter
            S. 1188.
        7. Rezidive und Rückfälle 1188
        8. Metastasen 1189
        9. Komplikationen 1191

Inhaltsverzeichnis.

Seite

Differentialdiagnose 1193
  Gesichtserysipel S. 1193. — Erysipel an den Extremitäten S. 1193.
  Schleimhauterysipele S. 1194.
Prognose 1194
Prophylaxe 1195
Therapie 1196
  Symptomatische Therapie S. 1199.
Literatur 1200

Die Anginen. Von Professor Dr. A. HOTTINGER-Basel. Mit 21 Abbildungen 1202
  Definition S. 1202. — Disposition S. 1202. — Anatomie, Physiologie und Biochemie der Tonsillen S. 1202. — Pathophysiologie, Bakteriologie, Fokalinfekte der Tonsillen S. 1204. — Häufigkeit der Anginen S. 1206.
  I. Tonsillitis acuta 1207
    1. Angina catarrhalis 1207
       Ätiologie S. 1207. — Krankheitsbild S. 1207. — Differentialdiagnose S. 1209. — Komplikationen S. 1209. — Prognose S. 1209. — Therapie S. 1209.
    2. Angina punctata, lacunaris et pultacea 1209
       Allgemeinerscheinungen S. 1209. — Differentialdiagnose S. 1211. Prognose S. 1211. — Therapie S. 1211.
    3. Tonsillär-, Peritonsillär- und Retropharyngealabsceß 1212
       Krankheitsbild S. 1214. — Behandlung S. 1214.
    4. Scharlachangina, Diphtherie und Angina herpetica 1214
    5. Angina necroticans, pseudodiphtherische Rachennekrose 1215
    6. Angina retronasalis (Adenoiditis) und Pharyngitis granulosa 1215
    7. Angina PLAUT-VINCENT 1217
       a) Diphtheroide Form S. 1217. — b) Ulcero-membranöse Form S. 1217. — Ätiologie S. 1218. — Prognose S. 1218. — Differentialdiagnose S. 1218. — Behandlung S. 1218.
    8. Angina Ludovici 1218
    9. Lymphoidzellige Angina 1219
       Krankheitsbild S. 1219. — Prognose S. 1221. — Differentialdiagnose S. 1221. — Therapie S. 1221.
   10. Agranulocytose, Leukämie und malignes Lymphogranulom (HODGKIN) 1221
  II. Tonsillitis chronica 1223
    1. Einfache Tonsillitis chronica mit und ohne Hypertrophie, Bacillenträger, Fokalinfektion 1223
    2. Primäre und sekundäre Tonsillentuberkulose, Lues und Aktinomykose 1226
    3. Schädigungen durch die Tonsillo- und Tonsillektomie 1228
  III. Tumoren 1228
  IV. Diagnostik 1229
    1. Status postoperativus 1229
    2. Hyperkeratose (Mycosis leptothrica) 1229
    3. Tonsillarpfröpfe und lacunäre Pilzdrusen 1229
    4. Bursitis pharyngealis (TORNWALDT) 1230
Literatur 1230

Infektiöse Mononucleose (Morbus PFEIFFER). Von Professor Dr. E. GLANZMANN-Bern. Mit 3 Abbildungen 1233
  Historisches S. 1233. — Epidemiologie S. 1234. — Klinik S. 1234. — Angina S. 1236. — Meningitis serosa und Polyradikulitis (GUILLAIN-BARRÉsches Syndrom) S. 1237. — Ätiologie S. 1240. — Pathologie S. 1240. — Pathogenese S. 1240. — Therapie S. 1240. — Prognose S. 1241.
Literatur 1241

Die Diphtherie. Von Professor Dr. A. HOTTINGER-Basel. Mit 79 Abbildungen 1243
  Definition 1243
  Historisches 1243
  Erreger und experimentelle Grundlagen 1246
    Die Diphtheriebacillen S. 1246. — Wachstum S. 1246. — Vorkommen S. 1246. — Eigenschaften S. 1247. — Die Toxinbildung S. 1249. — Varianten und Typen der Diphtheriebacillen S. 1251. — Tierversuche S. 1254. —

Inhaltsverzeichnis. XV

Seite

Das Antitoxin S. 1255. — Infektionsversuche an 8 Freiwilligen S. 1256.
Die Vaccinen S. 1256. — Maßeinheiten S. 1256. — Virulenztest S. 1257.
Pseudodiphtheriebacillen S. 1257.

Epidemiologie 1258
Epidemiologische Zahlen und Statistiken der World Health Organization
(W.H.O.) 1262
Verlauf der Diphtherieepidemie 1940—1948 in einigen Ländern
Europas S. 1263. — Holland S. 1263. — Frankreich S. 1265. — England
S. 1265. — Deutschland S. 1267. — Schweiz S. 1272. — Ergänzungen
S. 1275.

Pathogenese 1276
Schicktest und Empfänglichkeit für Diphtherie S. 2177. — Antitoxingehalt des Blutes S. 1284. — Freies Toxin im Blut und Liquor S. 1286. —
Spreadingfaktoren, pro- und antibiotische Substanzen und lokale Abwehrmechanismen S. 1287. — Bacillämie S. 1288. — Stoffwechselveränderungen beim diphtheriekranken Menschen S. 1289.

Klinik 1293
Die Übertragung S. 1293. — Inkubationszeit S. 1293. — Implantation
S. 1293.

Die klinischen Erscheinungsformen der Diphtherie 1294
1. Die lokalisierte Diphtherie S. 1294. — 2. Die progrediente Diphtherie
S. 1295. — 3. Die toxische oder maligne Diphtherie S. 1295.

1. Lokalisierte Diphtherie 1296
Verlauf ohne Heilserum S. 1297. — Verlauf mit Heilserum S. 1297. —
Lokalisierte Diphtherie an anderen Körperteilen S. 1297. — Die Kehlkopfdiphtherie S. 1298. — Seltenere Lokalisation auf anderen Schleimhäuten S. 1302. — Hautdiphtherie S. 1302.

2. Progrediente Diphtherie 1304
3. Primär toxische Diphtherie 1306
Diagnose S. 1310. — Verlauf S. 1311. — Lokale Krankheitserscheinungen und Komplikationen S. 1312. — Nierenschädigung S. 1312. — Kreislauf- und Herzmuskelschädigung S. 1313. — Myokarditis S. 1314. —
Komplikationen von seiten des Nervensystems S. 1318. — Die diphtherische Nierenerkrankung S. 1321. — Die Diphtherie des Säuglings S. 1322.

Diagnose und Differentialdiagnose 1323
1. Monocytenangina S. 1323. — 2. PLAUT-VINCENTsche Angina S. 1323.
3. Streptokokkenangina S. 1324. — 4. Agranulocytose, Leukämie, Lues,
Verätzungen S. 1324. — 5. Tonsillotomie und Tonsillektomie S. 1324. —
6. Tonsilläre Abscesse S. 1324. — 7. Retropharyngealabsceß S. 1324. —
Die Diagnose der Nasendiphtherie S. 1324.

Therapie 1326
Praktische Vorschriften für die Serumtherapie S. 1330. — Überempfindlichkeit gegen Pferdeserum S. 1331. — Vorgehen bei Serumüberempfindlichkeit S. 1331. — Unspezifische Allgemeintherapie S. 1331.
Behandlung der Herz- und Kreislaufschwäche S. 1332. — Die Behandlung
der Lähmungen S. 1333. — Behandlung der Kehlkopfdiphtherie S. 1334.
Die Intubation S. 1335. — Die Tracheotomie S. 1338. — Antibiotica
und Diphtherie S. 1338. — Behandlung der Bacillenträger S. 1339.

Prophylaxe 1341
Passive Immunisierung S. 1341. — Aktive Schutzimpfung S. 1342. —
Impfstoffe S. 1342. — Kombinierte Impfstoffe S. 1343. — Kontraindikationen S. 1344. — Optimales Alter S. 1344. — Impfstelle S. 1344. —
Dauer des Schutzes S. 1345. — Negative Phase S. 1346. — Standardisierung der Impfstoffe S. 1346. — Impfresultate und Folgen der Schutzimpfung S. 1346. — Die Ergebnisse der Schutzimpfung S. 1348.

Literatur 1356

Meningokokkeninfektionen. Meningitis epidemica (übertragbare Genickstarre). Meningokokkensepsis. Meningokokkenpharyngitis. Von Dr.
O. GSELL-St. Gallen. Mit 13 Abbildungen 1369
Geschichtliches 1369
Ätiologie und Epidemiologie 1369
Der Erreger S. 1369. — Vorkommen der Meningokokken S. 1371. —
Disposition S. 1372. — Epidemiologie S. 1373.

Inhaltsverzeichnis.

Seite

Das Krankheitsbild 1373
   1. Meningokokkenmeningitis, epidemische Genickstarre 1374
      Inkubationszeit S. 1374. — Hauptsymptome S. 1374. — Krankheitsverlauf S. 1379. — a) Abortive Meningitisformen = Meningitis levissima S. 1379. — b) Perakute Meningitis oder Meningitis siderans S. 1380. — c) Protrahierte Meningokokkenmeningitis S. 1380. — d) Die Säuglingsmeningitis S. 1381. — Differentialdiagnose S. 1381. — Prognose und Nachkrankheiten S. 1381. — Spätfolgen der Meningitis S. 1382. — Mischinfektionen S. 1382. — Pathologische Anatomie S. 1382.
   2. Meningokokkensepsis 1383
      a) Die akute Meningokokkensepsis S. 1383. — b) Die subakut bis chronische Meningokokkensepsis S. 1388.
   3. „Meningokokkenkatarrh, Meningokokkenpharyngitis" 1389
   Therapie 1390
   Prophylaxe 1395
Literatur 1396

Typhus abdominalis und Paratyphus. Von Professor Dr. K. BINGOLD-München. Mit 21 Abbildungen 1399
   Typhus abdominalis 1399
      Einleitung 1399
      Geschichte 1400
      Bakteriologie 1404
        Blutkultur S. 1405. — Stuhl- u. Urinuntersuchung S. 1406. — Weitere Eigenschaften der Typhusbacillen S. 1409. — Agglutination S. 1409.
      Epidemiologie 1412
      Disposition 1418
      Pathologie 1420
      Pathogenese 1427
      Krankheitsbild 1436
        Abweichungen vom typischen Krankheitsbild S. 1440. — Rezidive S. 1443. — Das Fieber S. 1444. — Die Milz S. 1446. — Verdauungsorgane S. 1447. — Leber und Gallenwege S. 1451. — Harnorgane S. 1453. — Respirationsorgane S. 1455. — Das Kreislaufsystem S. 1456. — Nervensystem S. 1459. — Blut S. 1462. — Bewegungsorgane S. 1466.
      Prophylaxe 1467
        Schutzimpfung S. 1473.
      Differentialdiagnose 1477
      Prognose, Morbidität und Mortalität 1480
      Therapie 1482
        Allgemeinbehandlung S. 1487. — Die chirurgische Behandlung S. 1490.
   Paratyphus 1492
      Begriffsbestimmung S. 1493. — Bakteriologie S. 1496. — Epidemiologie S. 1504. — Prophylaxe und Bekämpfung S. 1506.
   Der Paratyphus A und B 1509
      Krankheitsbild S. 1510.
   Die akute Gastroenteritis paratyphosa 1513
   Lokale Organerkrankungen durch Paratyphusbacillen 1516
      Prognose S. 1517. — Immunitätsverhältnise S. 1517. — Differentialdiagnose S. 1517. — Therapie S. 1519.
   Die eigentliche Fleischvergiftung 1519
   Botulismus 1520
      Geschichtliches S. 1520. — Bakteriologie S. 1521. — Inkubation S. 1524. — Krankheitsbild S. 1524. — Pathologische Anatomie S. 1529. — Differentialdiagnose S. 1529. — Prophylaxe S. 1531. — Therapie S. 1531.
   Literatur 1532

Inhalt des zweiten Teiles.

	Seite
Bacillenruhr. Von Dr. Georg Walther-Westerstede. Mit 19 Abbildungen	1
Cholera asiatica. Von Professor Dr. Ernst Georg Nauck-Hamburg. Mit 6 Abbildungen	61
Die Brucellose. Von Professor Dr. Wilhelm Löffler-Zürich und Dr. D. L. Moroni-Zürich. Mit 54 Abbildungen	100
Pest. Von Dr. Hartwig Hormann †. Mit 5 Abbildungen	203
Tularämie. Von Professor Dr. Hans Schulten-Köln-Merheim. Mit 13 Abbildungen	224
Der Tetanus. Von Professor Dr. Fritz Linder-Berlin. Mit 9 Abbildungen	243
Keuchhusten. Von Professor Dr. Eduard Glanzmann-Bern	275
Lepra. Von Professor Dr. W. Mohr-Hamburg. Mit 11 Abbildungen.	306
Leptospirosen. Morbus Weil, Schlamm- und Feldfieber, Schweinehütererkrankung, Reisfeldfieber, Canicolafieber usw. Von Dr. Otto Gsell-St. Gallen. Mit 7 Abbildungen	364
Das Rückfallfieber. Von Professor Dr. Heinrich Lippelt-Hamburg. Mit 5 Abbildungen	402
Die Rattenbißkrankheit (Sodoku). Von Professor Dr. Heinrich Lippelt-Hamburg. Mit 3 Abbildungen	413
Protozoenkrankheiten. Von Professor Dr. Ludolph Fischer-Tübingen, z. Z. Kabul (Afghanistan) und Professor Dr. Eduard Reichenow-Hamburg. Mit 103 Abbildungen	421
Bartonellosis (Carriónsche Krankheit). Von Professor Dr. E. G. Nauck-Hamburg. Mit 2 Abbildungen	720
Toxoplasmose. Von Professor Dr. W. Mohr-Hamburg. Mit 16 Abbildungen	730
Arthropoden als Krankheitserreger und -überträger. Von Professor Dr. Fritz Weyer-Hamburg	771
Wurmkrankheiten. Von Professor Dr. H. Vogel-Hamburg und Dr. W. Minning-Hamburg. Mit 40 Abbildungen	784
Namenverzeichnis für Teil 1 und 2	1009
Sachverzeichnis für Teil 1 und 2	1180

Seltene Infektionskrankheiten, vorwiegend Zoonosen.

Von

W. Mohr.

Veterinärmedizinischer Teil von K. Enigk.

Rotlauf.

(Schweinerotlauf, Erysipeloid, Erysipeloid Rosenbachi, Red Fever.)

Mit 1 Abbildung.

Der Rotlauf ist eine meist akut verlaufende, durch ein Exanthem charakterisierte Infektionskrankheit der Schweine. Beim Menschen führt sie meist nur zu lokalisierten Hauterkrankungen (Erysipeloid).

Geschichte. Die erste genauere Schilderung des Krankheitsbildes beim Menschen stammt von Tilbury Fox und Morrant Baker aus dem Jahre 1873. Sie bezeichneten das Krankheitsbild als Erythema serpens und fanden es vor allem bei Schlachtern. 1884 wurde es dann von Rosenbach genauer beschrieben und Erysipeloid benannt. 1882 hatten Pasteur und Thuillier im Verlauf einer Epizootie bei Schweinen einen Bacillus entdeckt, der mit dem später von Löffler gefundenen Erreger identisch war. Die Folgezeit brachte eine Fülle von Mitteilungen aus den europäischen und außereuropäischen Ländern.

Ätiologie. Der Erreger des Schweinerotlaufs ist der von Löffler 1885 entdeckte Bac. erysipelatis suis oder Bacterium rhusiopathiae suis. Er ist ein sehr dünnes, $1-1^{1}/_{2}\,\mu$ langes, $0,2-0,4\,\mu$ dickes, unbewegliches, grampositives Stäbchen. Seine Züchtung gelingt auf allen Nährböden, allerdings entwickelt er sich nur langsam. In Gelatinestichkulturen wächst er typisch mit seitlichen Ausläufern (Gläserbürstenform). Bei chronischem Verlauf bildet er auch im Tierkörper, nicht nur in den Kulturen, lange Fäden. Die vergleichenden Untersuchungen haben ergeben, daß das Bact. rhusiopathiae, das Bact. murisepticum Koch und der von Rosenbach noch als besondere Art aufgefaßte Erreger des menschlichen Erysipeloids identisch sind. Gegenüber schädigenden Einflüssen ist das Rotlaufbacterium relativ widerstandsfähig. In faulem Fleisch leben die Erreger noch nach 4 Monaten. Salzen und Pökeln des Fleisches vermag sie nicht abzutöten. Auch im Erdboden kann sich das Rotlaufbacterium viele Monate lebend erhalten. Dagegen wird es von den gebräuchlichen Desinfektionsmitteln verhältnismäßig rasch vernichtet. Die Pathogenität dieses Bacteriums für verschiedene Tierarten ist sehr unterschiedlich, so gehen Mäuse und Tauben an einer schweren Septicämie zugrunde, Kaninchen bekommen ausgedehnte Hauterkrankungen, während Meerschweinchen, Hunde, Katzen und größere Tiere weniger empfänglich sind.

Rotlauferkrankung der Tiere. Am häufigsten erkranken Schweine an Rotlauf, und zwar meist im Alter von 3 Monaten bis zu einem Jahr. Die Infektion verläuft großenteils septicämisch und führt dann in 50—85% der Fälle zum Tode. Häufig geht die anfängliche Septicämie in eine lokale Erkrankung der Haut über, wobei erhabene, dunkelrote Stellen sich auf der Haut bilden. Diese als Backsteinblattern bekannte Form verläuft regelmäßig gutartig. Schließlich kann der Rotlauf im Anschluß an eine dieser beiden Formen einen chronischen Verlauf nehmen. Hierbei entwickeln sich eine verruköse Endokarditis und gelegentlich auch Gelenkentzündungen. Die Rotlaufendokarditis verläuft immer tödlich.

Selten treten Rotlaufinfektionen beim Rind, Schaf, Pferd und Hund auf. Auch hier verläuft die Infektion entweder als Septicämie unter harmlosem Hautausschlag mit einer Endokarditis oder Gelenkentzündungen. Nicht so selten wird Rotlauf bei Hühnervögeln, Enten, Tauben und anderen Vögeln festgestellt.

Verbreitung. Der Rotlauf der Schweine ist sehr verbreitet. Nicht nur in Europa, sondern in fast allen Ländern der Erde kommt er vor. Als sog. ,,Bodenseuche" ist er in gewissen Gegenden unter bestimmten geologischen (Niederungsgebiet, feuchte Lehmböden) und klimatischen (hohe Außentemperaturen) Bedingungen endemisch und kann dort plötzlich auch epidemieartig auftreten.

Es hat Jahre mit außerordentlich hohen Erkrankungszahlen in den Viehbeständen gegeben, wie z. B. 1924. Nicht in jedem Falle aber haben sich diese auf die menschlichen Erkrankungsziffern merklich ausgewirkt. Eine *Meldepflicht* für die *menschliche* Rotlauferkrankung besteht in Deutschland nicht, wohl aber für den Schweinerotlauf.

Infektionsquelle der menschlichen Erkrankung. Die Übertragung auf den Menschen erfolgt nur in einem Teil der Fälle durch rotlaufkranke Schweine. Ein nicht geringer Prozentsatz der menschlichen Infektionen wird durch die im Freien auf faulenden Substanzen lebenden Rotlaufbakterien hervorgerufen. Als Infektionsquelle kommen Wild, Geflügel, Fische, Krebse und selbst Gemüse in Frage. Eine besondere Rolle spielen die Fische. Nach MONCORPS (1948) sind es nicht bestimmte Fischsorten, die in erhöhtem Maße Erysipeloid hervorrufen, sondern die Infektion hängt mit der Verletzungsmöglichkeit der menschlichen Haut beim Hantieren mit den Fischen zusammen. So werden Fische mit scharfen Kiemendeckeln, spitzen Stacheln, harten Schuppen und Rückenflossen häufiger zu Infektionen führen als solche mit stumpfen Hautbildungen. Auf lebenden Süßwasserfischen werden gelegentlich Rotlaufbakterien in der den Schuppen aufliegenden Schleimschicht gefunden (KLONDER, SCHOOP und WELLMANN 1950). Nach HETTCHE stammen diese Rotlaufbakterien aus den Abwässern. Er glaubt die Häufung der Erkrankung unter den Fischfrauen in Königsberg mit der starken Infektion der Abwässer von Königsberg erklären zu müssen. Die gehandelten Fische stammten aus dem Frischen Haff, in das die Abwässer geleitet wurden. Für die Rotlaufinfektion des Menschen spielen aber Meeresfische eine weit größere Rolle als Süßwasserfische. Auf lebenden Meeresfischen sind Rotlaufbakterien zwar nicht vorhanden. Auf toten Meeresfischen kommt es aber während des mehrtägigen Transportes von der Fangstelle zum Heimathafen zu einer Vermehrung von Rotlaufbakterien, die sich in den Fischbehältern des Fischdampfers befinden (WELLMANN 1950). LUNDBERG beobachtete in einem fischverarbeitenden Betrieb in Schweden innerhalb von 3 Jahren 174 Erkrankungen mit einem Gipfel im Januar. Bei den auf dem Fischmarkt tätigen Männern fand er einen Höhepunkt im Juni bis August zur Zeit der Thunfischfänge. Auch KING und GOODWIN betonten die überragende Bedeutung des Hantierens mit Fischen bei der Entstehung der Infektion. Auf einen Unterschied im Verlauf der Erkrankung bei Fischern und Fischhändlern, besonders wenn letztere nur mit gereinigten und in Eis verpackten Fischen zu tun haben, wies TEUFL hin und erwägt die Möglichkeit einer Virulenzherabsetzung der Bakterien infolge dieser Maßnahmen.

Aber auch Wild ist als Infektionsquelle zu erwähnen. So sah BUSH bei einem Tierarzt nach der Sektion von Truthühnern und JENNINGS bei einer Person nach der Sektion einer Ente ein Erysipeloid auftreten. Auch bei der Zurichtung von Schweineborsten kommt es zu Infektionen, wenn diese von erkrankten Tieren stammen und vorher nicht einer ausreichenden Desinfektion unterzogen worden sind. Meist handelt es sich bei den menschlichen Rotlauferkrankungen um

Einzelfälle, doch werden auch kleinere Gruppenerkrankungen, selbst kleine Epidemien, beobachtet.

So wurde 1920 aus Odessa der Ausbruch einer kleinen Epidemie mit über 200 Erkrankungen berichtet, die bei Reinigungsarbeiten an Süßwasserfischen durch Hautverletzungen entstanden waren. Auch aus den USA. sind solche Masseninfektionen durch Krabben, Krebse und Schalentiere, unter anderem von GILCHRIST, der 323 Fälle sah, beschrieben worden. Es scheint hier besonders die Fischfang und Fischhandel sowie Fischverarbeitung betreibende Bevölkerungsgruppe der Atlantikküste, insbesondere der Küstenstreifen von New Jersey, zu sein, die solchen größeren oder kleineren Gruppenerkrankungen ausgesetzt ist.

Auch nach dem Genuß von Fleisch an Rotlauf verendeter Tiere sind gelegentlich Erkrankungen generalisierter Art aufgetreten, doch ist der Weg über die Darminfektion sehr selten. HABERSANG hat letzthin den Fall eines Schlachters beschrieben, der nach Genuß von Fleisch eines notgeschlachteten Schweines an einem generalisierten Erysipeloid erkrankte.

Nach dem Fleischbeschaugesetz ist das Fleisch von Schweinen beim Vorliegen einer Rotlaufinfektion untauglich zum menschlichen Genuß, wenn erhebliche sinnfällige Veränderungen bestehen. In allen anderen Fällen ist bei der septicämischen Form das Fleisch bedingt tauglich, d. h. es darf nur in gekochtem Zustande durch die Freibank in den Verkehr gebracht werden. Bei lokalem Rotlauf (Backsteinblattern) sind nur die veränderten Teile untauglich.

Das *Eindringen der Rotlauferreger* ist wohl immer an das Vorhandensein kleiner Hautverletzungen gebunden. Durch die unverletzte Haut scheinen die Erreger nicht eindringen zu können. Aus dem vorhergehenden geht klar hervor, daß bestimmte Berufsgruppen für diese Erkrankung prädisponiert sind, so insbesondere Landwirte, Schlachter und Tierärzte, die mit erkrankten Schweinen zu tun haben oder Rotlaufimpfungen durchführen müssen, sodann Personen aus dem Fischereigewerbe und der fischverarbeitenden Industrie („Fischrose"), die sich an den Gräten, Schalen, Schuppen usw. Risse und Hautschrunden zuziehen können. Schnittverletzungen mit Messern spielen wohl die kleinere Rolle. Ferner kommen Infektionen unter den Arbeitern der borstenverarbeitenden Industrie vor, aber auch Jäger und Hausfrauen können gefährdet sein (SCHELLNER).

MONCORPS bezeichnete deshalb auch durchaus zu Recht das *Erysipeloid als gewerbliche Dermatose.*

Eine Übertragung von Mensch zu Mensch wurde bisher niemals beobachtet.

Klinik und Verlauf. *Inkubationszeit:* Von einigen Autoren wird sie mit 18—48 Std angegeben, im Durchschnitt 1—2, seltener 3—5 Tage.

Klinik. Nach französischen Autoren werden 4 verschiedene Verlaufsformen der menschlichen Infektion unterschieden: 1. Eine Hautform mit 3 verschiedenen Phasen, 2. eine Gelenkform, 3. eine septicämische Form, 4. seltene Verlaufsformen. Die häufigste ist die cutane Form. Als erstes Symptom treten in der Umgebung der Infektionsstelle Juckreiz und brennender, stechender Schmerz auf. Meist handelt es sich um die Finger, und zwar vorwiegend Daumen und Zeigefinger, Hände, vorwiegend Handrücken und Vorderarme. Die weinroten Quaddeln (Backsteinblattern) sind in der Mitte oft bläulich verfärbt. Von der infizierten Stelle ziehen lymphangitische Streifen zum Stamm hin. Sonstige Allgemeinerscheinungen fehlen meist. Die Quaddeln gehen im weiteren Verlauf ineinander über, ihre Grenzen verschwinden, seltener kommt es zu Blasenbildung. Der Prozeß schreitet nur langsam fort, meist bleibt er lokalisiert und heilt nach 2—3 Wochen unter Schuppung von selbst ab. KING berechnet die durchschnittliche Dauer der Erkrankung mit 17,4 Tagen. Gelegentlich verlängern Rückfälle die Erkrankungsdauer.

Sehr selten ist beim Menschen die *enterale Form des Rotlaufs*, obwohl man bei dem an sich nicht seltenen Genuß von Fleisch kranker Tiere annehmen müßte, daß häufig lebende Erreger in den Darm gelangen. Erbrechen, Durchfälle, Fieber treten bei dieser Verlaufsform auf, doch klingen diese Erscheinungen meistens innerhalb weniger Tage wieder ab. In letzter Zeit beobachtete HABERSANG nach dem Genuß von rohem Fleisch eines notgeschlachteten erysipeloid-kranken Tieres eine sehr schwere generalisierte Erkrankung, die wohl auf dem intestinalen Infektionsweg zustande gekommen war.

Die *arthritische Form* geht einher mit Schwellungen und Schmerzhaftigkeit der Gelenke, die bei chronischem Bestehen auch deformiert werden können.

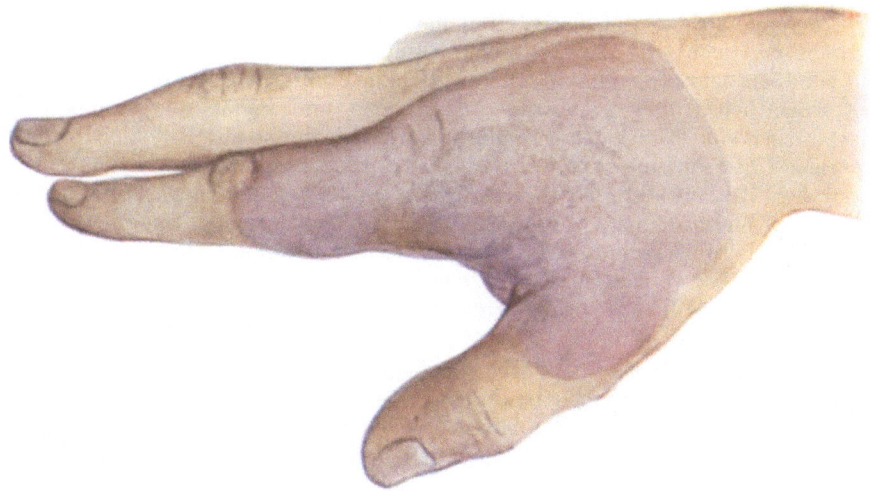

Abb. 1. Rotlaufinfektion am Zeigefinger, übergreifend auf den Daumen und den Handrücken. (Nach HEGLER.)

Allgemeininfektionen kommen ausnahmsweise vor. Im Anschluß an den Lokalherd treten nach 2 oder 3 Tagen, selten später, Schüttelfrost, Fieber, Gelenkschwellungen und ein scharlachartiger Ausschlag auf, der den ganzen Körper bedecken kann. Er zeigt Neigung zu Petechien. Dies Stadium ist durch eine ausgesprochene Monocytose charakterisiert. Im weiteren Verlauf entwickelt sich so eine Endokarditis, und unter zunehmender Benommenheit kann der Tod eintreten. Bei den Prozessen am Herzen handelt es sich dann — ähnlich wie im Geschehen beim Tier — um verrukös-ulceröse, endokarditische Prozesse, wie sie unter anderem GÜNTHER beobachtete. Es kann in solchen Fällen zu einer Septicämie kommen, und die Rotlaufbakterien lassen sich dann aus dem Blut kultivieren. Auch RUSSEL und LAMB (1940) und früher FIESSINGER (1934) beschrieben solche tödlich verlaufenden septicämischen Formen mit polyarthritischen Beschwerden und Endokarditis. THJÖTTA berichtet auch über eine seltene Lokalisation eines Erysipeloids, bei dem es zu einem Hirnhautabsceß gekommen war, in dem sich die Erreger nachweisen ließen. Auch diffuse Meningitis und Opticusneuritis sind beschrieben (BOCK). Selten sind Lokalisationen des Prozesses in der *Lunge*. Immerhin berichteten LAWSON und STEWARD (1935) über 3 Fälle im Verlauf einer Epidemie. Vereinzelt werden auch conjunctivale Veränderungen von gutartigem Charakter beobachtet.

Äußerst selten ist beim Menschen das *chronische Erysipeloid*. Es geht fast stets mit Gelenkschwellungen und einer chronischen Endokarditis einher.

Einen schweren, oft atypischen Verlauf pflegen Infektionen von Tierärzten zu nehmen, die sich bei Herstellung oder Einspritzung von Rotlaufimpfstoff infizierten. Gelenkerscheinungen, Lymphadenitiden und lange dauerndes, hohes Fieber begleiten hier das Krankheitsgeschehen.

Die Diagnose. Die Diagnose bereitet kaum Schwierigkeiten. Der Nachweis der Tätigkeit sowie das Auftreten im Anschluß an eine leichte Verletzung, das Fehlen des Fiebers bzw. die sehr niedrigen Temperaturen sind schon wichtige Hinweise, ebenso wie die Lokalisation an Fingern und Händen. Gegenüber dem echten Erysipel ist die Farbe des weinroten bis bläulichen Infiltrats, das langsame Weiterschleichen, die Schmerzhaftigkeit der nahe gelegenen Gelenke hervorzuheben. Die Abgrenzung gegen ein Erythema exsudativum multiforme kann besonders dann Schwierigkeiten machen, wenn es zur Blasenbildung gekommen ist, doch tritt das Erythema exsudativum multiforme meist multipel und vor allem sehr oft symmetrisch auf. Bei einer einfachen Lymphangitis stellen sich wesentlich früher Allgemeinerscheinungen und regionäre Lymphknotenschwellungen ein. Eine sichere Diagnose kann jedoch nur mit Hilfe der bakteriologischen Untersuchung gestellt werden. In der Umgebung von Primärherden lassen sich Rotlaufbakterien in excidierten Hautstückchen nach Anreicherung in Bouillon unschwer nachweisen (85% positiv nach POPPE). Diesem bakteriologischen Nachweis kommt zwar zur praktischen Diagnosestellung weniger Bedeutung zu, aber versicherungsrechtlich ist seine Durchführung sowohl in der Humanmedizin als auch in der Veterinärmedizin für Renten- und Entschädigungsansprüche von Bedeutung.

Die *serologische Diagnostik* durch die Agglutination gibt unsichere Resultate. Auch mittels der Komplementbindungsreaktion und der Präcipitationsreaktion lassen sich keine eindeutigen Ergebnisse erzielen, so daß diese Methoden zur Sicherung der Diagnose nicht mit herangezogen werden können.

Schließlich sei aber noch der *Intradermaltest* erwähnt, auf den SAURAT hinweist. Zu seiner Durchführung wird nach dem Vorschlag von BALBI eine Suspension von abgetöteten Bakterien intradermal injiziert, 24 Std später entwickelt sich im positiven Falle eine Papel, die etwa 48 Std bestehenbleibt. Doch wird man auf dieses Hilfsmittel wohl auch nur in seltenen Fällen zurückgreifen müssen.

Prognose. Im allgemeinen günstig. Schwere Erkrankungen sind relativ sehr selten, wenn sie auch gelegentlich vorkommen. Die Krankheit führt dann meist unter dem Bild einer akuten oder chronischen Sepsis mit Endokardbeteiligung zum Tode.

Immunität. Das Überstehen der Erkrankung hinterläßt eine gewiße Immunität. Diese scheint, wenn sie überhaupt existiert, woran verschiedene Untersucher zweifeln, aber nur von einer relativ kurzen Dauer zu sein.

Therapie. Die Serumtherapie des Erysipeloids, die in der Veterinärmedizin in den letzten Jahren gute Erfolge gezeigt hatte, hat sich auch in der Behandlung der menschlichen Erkrankungen in vielen Fällen bewährt. Bei akuten Bildern ist sie meist wirksamer als bei chronischen Krankheitszuständen, aber auch hier vermag sie den Verlauf wesentlich abzukürzen. Besonders günstig beeinflußt sie die sog. Rotlaufarthritis der Fingergelenke. Schmerzen und Bewegungsbehinderung gehen innerhalb kurzer Zeit zurück. BIERBAUM und GOTTRON empfehlen deshalb die Serumbehandlung nur für Kranke mit sehr hartnäckigen Gelenkerscheinungen. Leider vermag die Serumbehandlung Rezidive nicht zu verhindern, auch kann sie bei schwerer Allgemeininfektion versagen.

Die Dosierung beträgt 1—2 cm³ je 10 kg Körpergewicht, also im Mittel etwa 10—20 cm³, die Injektionen werden subcutan oder intramuskulär gegeben. Diese Dosis reicht meist zur Heilung innerhalb 1—2 Tagen aus. Es empfiehlt sich, zur Impfung möglichst abgelagertes Rotlaufserum ad usum humanum von doppelter Wertigkeit (200 IE) ohne Konservierungszusatz zu nehmen. So können Impfreaktionen weitgehend vermieden werden, wenn auch anaphylaktische Erscheinungen nicht ganz ausgeschlossen sind. Sie lassen sich oft vermeiden dadurch, daß man eine Vorprobe mit 0,5 cm³ macht und etwa 20 min später die Hauptmenge gibt, alles aber nur subcutan. Als Folge der Serumtherapie stellt sich gelegentlich auch die Serumkrankheit ein. Zu ihrer Vermeidung ist bei vorausgegangener Anwendung von Pferdeserum dann besser Schaf- oder Rinderserum zu nehmen.

Chemotherapeutische Versuche mit Neosalvarsan und anderen Arsenobenzolpräparaten zeigten zwar im Mäuseversuch eine gewisse Wirkung und vernichteten die Rotlaufbakterien, bewährten sich aber nicht beim Menschen. Besseres wird von den Arsenobenzol-Hexamino-Verbindungen berichtet, jedoch auch hier sind die Erfolge nicht sehr erheblich, zumal dann nicht, wenn der Erreger schon im Blut kreist (KOLLE, LEUPOLD, SCHLOSSBERGER und HUNDSHAGEN).

PEYER empfiehlt 2—3 Tage lang 4—5 Tabletten Cibazol täglich, da er eine günstige Wirkung von dieser Medikation sah.

Tierexperimentelle Untersuchungen von HEILMANN und HERELL weisen aber eindeutig darauf hin, daß die Antibiotica, vornehmlich Penicillin, *die* Behandlungsmittel gegen Erysipeloid sind. Sie infizierten 80 Mäuse mit dem Bacillus murisepticus sive Erysipelothrix rhusiopathiae und behandelten anschließend 40 Mäuse mit Penicillin. Von dieser Gruppe starben nur 2, während von der unbehandelten Gruppe alle zugrunde gingen. Auch GREY konnte diese Resultate bestätigen, selbst wenn er 16 Std nach der Infektion erstmalig Penicillin gab und diese Gabe dann (7000 iE) 24stündlich 7 Tage lang fortsetzte. Bei in vitro-Versuchen war die Beeinflußbarkeit wechselnd.

Von den Antibiotica wurde bisher vor allem Penicillin bei der Behandlung des menschlichen Erysipeloids angewendet. Schon 1945 führte es HODGSON ein, es folgten positive Berichte von BARBER, NELLEN und ZOOB. BUSH sah nach einer 2tägigen Gabe von 2mal 100000 iE täglich eine prompte Besserung. Jedoch kam es zu einem Rezidiv, das aber wieder auf neuerliche Penicillingabe gut ansprach und nach einer Behandlung mit 2mal 250000 iE über 4 Tage endgültig verschwand. LUNDBERG gibt über mehrere Tage täglich 100000 iE. JENNINGS konnte einen sehr prompten Heilerfolg mit einer Kombination von Penicillin (alle 3 Std, insgesamt 200000 iE) mit 4 g Sulphamerazine erzielen. Im gleichen Jahr 1946 berichtet KING über eine nur geringe Penicillinwirkung bei seinen Fällen. Demgegenüber steht ein jüngerer Bericht von ZINGLI über einen sehr guten Penicillineffekt bei der sehr schweren, von der linken Hand ausgehenden Allgemeininfektion eines Metzgers, der ein septisches Bild mit Herz- und Kreislaufschädigung bot, das unter einer 10tägigen Penicillinkur ausheilte. Auch MISGELD beschreibt einen Fall mit schweren Allgemeinerscheinungen und Herz-Kreislaufstörungen, der bei Gabe von 40000 iE 3stündlich und insgesamt 1820000 iE nach 24 Std bereits subfebril war und rasch in Heilung überging.

An Einzelbeobachtungen ist vielleicht noch der Therapieerfolg von STILES bei einem 9 Jahre lang bestehenden, serologisch und bakteriologisch gesicherten Erysipeloid mit nur 600000 iE zu erwähnen. Auch REQUE, SVATA, EHRLICH, FERGUSON, HAND und STRAUCH sowie DESAI berichten über günstige Penicillinergebnisse in Einzelfällen. SZODORAY und BOROTA fanden bei Vergleichsbehandlungen mit Eigenblut, Sulfonamiden und lokal Antiseptica, ferner lokal Antiserum und Sulfonamiden mit Bestrahlungen und schließlich Penicillin, daß bei der letzteren Therapie die Behandlungszeiten am kürzesten waren.

Von der Serumtherapie des Rotlaufs ist VAN DOORMAAL ganz zugunsten der Penicillinbehandlung abgekommen. Er gibt insgesamt 500000 iE, und zwar 3stündlich je 25000. Eine Gesamtdosis von 800000 iE empfehlen COSTELLO und NICHOLAS. Letztere sahen schon 6 Std nach Behandlungsbeginn ein Abklingen der subjektiven Beschwerden. Mit einer sehr niedrigen Dosis kam CANIZARES aus, er gab in 4 Tagen nur 100000 iE, während MACAULAY bis zu 1080000 iE dosierte, von Sulfonamiden aber keinerlei Wirkung sah.

Die Untersucher in jüngster Zeit wie GOODWIN, sowie LOWDEN und ERSKINE arbeiten mit Depotpenicillin. GOODWIN gab bei seinen 8 Fällen mindestens 5 Tage hindurch täglich 300000 iE Procain-Penicillin, in einem Fall allerdings mußte er die Kur über 12 Tage mit der gleichen Dosierung fortführen, da bei zu kurzer Kurdauer Rezidivmöglichkeiten bestehen.

Es dürfte heute wohl für alle schweren Fälle Penicillin in Verbindung mit Serum oder einem Sulfonamid zu empfehlen sein. Neben dieser Allgemeinbehandlung darf aber auch die symptomatische Therapie nicht ganz außer acht gelassen werden. Nach wie vor ist die Ruhigstellung des erkrankten Gliedes unbedingt zu fordern. Feuchte Verbände (unter Umständen mit Alkohol), Ichthyolsalbenverband, Pinselung mit Jodtinktur oder Trypaflavinlösung wirken unterstützend. Auch Umschläge mit Rotlaufserum oder mit Reinbenzin oder längeres Einreiben der erkrankten Hautstelle mit Benzin werden empfohlen (LOHEL, SAXER, MENSE). GOBBO gibt diesem von ihm bei 7 Kranken erprobten Verfahren den Vorzug und will die Penicillinbehandlung nur den schweren Erkrankungen vorbehalten wissen. Günstige Beeinflussung des Krankheitsprozesses sah man auch von BIERS.her Stauung, Bestrahlung mit Höhensonne, Solluxlampe und Röntgenstrahlen. SIMONS empfiehlt Eigenblutinjektionen.

Prophylaxe. Drei Gesichtspunkte sind hier zu beachten: *1. Verhütungsmaßnahmen, 2. Maßnahmen zur Bekämpfung des Schweinerotlaufs, 3. Schutzimpfung.* Alle Personen, die mit rotlaufverdächtigen Tieren zu tun haben, müssen sich besonders vorsehen. In der fischverarbeitenden Industrie soll nur mit einem entsprechenden Handschutz gearbeitet werden. Die Bekämpfung des Rotlaufs beim Schwein wird dadurch erschwert, daß die Rotlaufbakterien in der Außenwelt monatelang lebensfähig bleiben und gesunde Schweine gelegentlich Bakterienausscheider sind. Zur Verhinderung der Verschleppung virulent gewordener Rotlaufbakterien wird über Schweinebestände, in denen der Rotlauf auftritt, eine Sperre verhängt. Um der Verbreitung von Rotlaufbakterien bei der Schlachtung rotlaufkranker Schweine vorzubeugen, bestimmt das Reichsfleischbeschaugesetz, daß bei septicämischer Erkrankung die Tierkörper ganz oder teilweise als untauglich oder als bedingt tauglich zu begutachten sind. Zum Schutze der Schweinebestände gegen Rotlauf wird die von LORENZ 1896 ausgearbeitete Simultanimpfung durchgeführt. Sie hat den großen Nachteil, daß lebende Rotlaufbakterien durch die Impfung verbreitet werden. Neuerdings werden Adsorbatvaccinen verwendet. In diesen sind schonend abgetötete Rotlaufbakterien vorhanden, bei denen die Antigenstruktur erhalten geblieben ist. Allerdings produzieren nur wenige Rotlaufbakterienstämme im abgetöteten Zustande genügend Antikörper. Die lösliche immunisierende Substanz wird an ein Adsorbens gebunden. Durch die Adsorbatvaccine entsteht jedoch nur langsam ein Impfschutz. Deshalb wird auch heute noch in rotlaufgefährdeten Beständen die Simultanimpfung durchgeführt. Der Impfschutz hält 6 Monate an.

Rotz (Malleus).
(Engl.: Glanders.)

Mit 1 Abbildung.

Der Rotz ist eine Infektionskrankheit der Einhufer, die auf den Menschen übertragen werden kann. Außerdem erkranken unter natürlichen Verhältnissen katzenartige Raubtiere und der Hund. Die Erkrankung verläuft unter Bildung von Knötchen und Geschwüren in der Haut, in den Schleimhäuten und den inneren Organen.

Ätiologie. Der ansteckende Charakter der Rotzerkrankung war schon im Altertum bekannt. SCHÜTZ und LÖFFLER fanden im Jahre 1882 den Erreger. Das Bacterium mallei (Malleomyces oder Pfeifferella mallei) ist ein kleines, 2—5 μ langes und 0,5—0,8 μ breites, gramnegatives, an den Enden abgerundetes Stäbchen und gehört zu den Leptothrixarten. Es besteht eine starke Variabilität der Form. Bei Färbung mit alkalischer Methylenblaulösung oder bei Doppelfärbung mit Fuchsin und Patentblau nach FROSCH findet man häufig Körnchenstruktur oder Polfärbung. Die Züchtung aus dem Tierkörper auf künstlichen Nährböden gelingt nicht leicht, da die Rotzbakterien sich nur langsam an die Nährmedien anpassen (Genaueres über die Kulturverfahren bei LÜHRS). Über die Innenstruktur der Bakterien brachten neuere elektronenoptische Untersuchungen von MILLER und Mitarbeitern wichtige Aufklärungen.

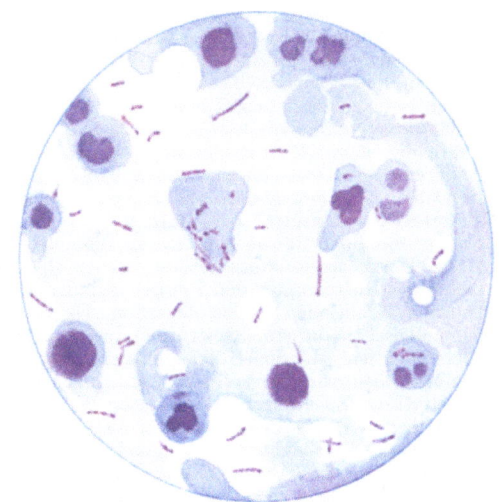

Abb. 1. Rotzbakterien im Eiter in Doppelfärbung nach FROSCH. (Nach HEGLER.)

Von seinem Arbeitskreis wurden auch verschiedene Kulturverfahren in ihrer Wirksamkeit geprüft und Studien über die wechselnde Virulenz des Malleomyces mallei und des Malleomyces pseudomallei bei den verschiedenen Laboratoriumstieren vorgenommen. Am empfänglichsten für beide Keime war der Hamster. Gegen Austrocknung, Sonnenlicht und Fäulnis ist der Erreger sehr empfindlich, ebenso wird er von allen Desinfektionsmitteln vernichtet. Die künstliche Infektion gelingt bei Einhufern, Katzen, Hunden und Feldmäusen. Zur diagnostischen Übertragung ist das Meerschweinchen am geeignetsten. Bei Verimpfung virulenter Bakterien in die Bauchhöhle eines männlichen Meerschweinchens entwickelt sich eine Erkrankung der Hoden und Nebenhoden mit erheblicher Schwellung (STRAUSSsche Reaktion). Die Virulenz spielt hierbei eine sehr wesentliche Rolle, so führen Bakterien aus älteren Rotzknoten des Pferdes nicht mehr zu Erkrankungen.

Die Malleusinfektion bei Tieren. Bei Einhufern wie bei Fleischfressern geht die Infektion entweder durch Kontakt, in der Regel aber durch Aufnahme von Futter und Trinkwasser vor sich, das mit Nasensekret oder Speichel rotzkranker Tiere oder Eiter von Rotzgeschwüren verunreinigt ist. Die Infektion breitet sich deshalb hauptsächlich durch Benutzung gemeinsamer Tränken und Krippen aus. Der Rotz der Einhufer ist somit nicht unwesentlichen eine Stallseuche. Die Eintrittspforte des Erregers ist in der Regel die Pharynxschleimhaut. Die Ansteckung kommt auch von der unverletzten Schleimhaut aus zustande. Die Infektion von der Haut aus ist seltener und nur an verletzten Hautbezirken möglich. In der Regel geht sie an Geschirrdruckstellen vor sich. Bei Esel, Maultier und den Carnivoren verläuft die Infektion meist *akut*. Sie führt bei diesen Tieren nach 3—4wöchiger Krankheitsdauer stets zum Tode. Beim Pferd kommt es überwiegend zu einem *chronischen Krankheitsverlauf*. In einem Teil der Fälle heilt die Infektion sogar aus.

Die Eintrittspforte der Rotzbakterien ist in vielen Fällen der Darmkanal. Von dem primären Rotzherd in den Gekröselymphknoten aus erfolgt dann eine Generalisation, bei der es regelmäßig zu einer Erkrankung der Lunge kommt. Die Rotzbakterien können aber auch von lymphatischen Nasen-Rachenring aus in den Körper eindringen und gelangen dann auf dem Lymphwege zur Lunge. Ein aerogen entstandener primärer Lungenrotz ist ein seltenes Ereignis. Während die an den Eintrittsstellen entstehenden Veränderungen abheilen, kommt es in der Lunge durch Ausbreitung auf dem Lymph- und Bronchialwege zur Entstehung zahlreicher Rotzherde. Die Erkrankung kann auf die Lunge begrenzt bleiben. Der *Lungenrotz des Pferdes ist besonders gefährlich*, da er lange *symptomlos* verlaufen kann und *häufig nicht erkannt wird*. Solche Tiere bilden eine *gefährliche Ansteckungsquelle*. In einem Teil der Fälle kommt es aber zu einer Generalisation. Auf diese Weise entstehen die Malleusherde in der Nasenschleimhaut und der äußeren Haut.

Verbreitung. Nord-, Mittel- und Westeuropa sind zur Zeit frei von Rotz. Ost- und besonders Südosteuropa sind ständig verseucht. Hauptherde aber sind Nordafrika, Nord- und Ostasien, hier besonders Japan, die Philippinen und die Sundainseln.

In Deutschland ist die Zahl der Rotzfälle beim Menschen relativ sehr klein. Von 1876 bis 1886 waren es 20, von 1886—1897 23 nach der Statistik des Reichsgesundheitsamtes. Die Jahre des ersten Weltkrieges brachten dann einen erheblichen Anstieg der tierischen Erkrankungen in Deutschland, mehr noch allerdings unter den Pferden der deutschen Truppen im Osten. 1914 betrug die Zahl der erkrankten Pferde nur 256, sie stieg dann 1915 auf 2487. Während der Kriegsjahre 1914/18 wurden im Heimatheer nach Angaben der zuständigen Stellen fast 6000 Pferde befallen, im Befehlsbereich Ost mußten in der gleichen Zeit über 20000 Pferde wegen Rotz getötet werden (Lührs). Im Gegensatz zu dem gehäuften Auftreten des Rotzes unter den Pferdebeständen kam es auch während des Krieges nur zu vereinzelten Infektionen bei den Menschen. Die amtlichen Unterlagen berichten nur über 18 Fälle beim Menschen, die gemeldet wurden, insgesamt schätzt man, daß es zu etwa 50 Erkrankungen gekommen ist. Mit dem Rückgang der Pferdeverseuchung ging auch die Verbreitung unter den Menschen rasch zurück, so 1928:2, 1929:0, 1930:2, 1931:0, 1932:0, 1933:3 und 1934 bis 1937:0 (Poppe). Während des zweiten Weltkrieges traten in Deutschland durch Einschleppung abermals, wie in den Jahren 1914—1918, gehäufte Rotzinfektionen bei Pferden auf. Diese beiden Beobachtungen zeigen, daß der *Rotz* für Deutschland und das übrige Mitteleuropa *eine typische Kriegstierseuche ist*.

Infektionsweg beim Menschen. Die Empfänglichkeit des Menschen ist nicht groß. Die meisten Infektionen erfolgen durch direkten Kontakt mit den erkrankten Pferden, Maultieren oder Eseln. So sind auch Berufskreise, die mit Pferden zu tun haben, in der Hauptsache unter den Erkrankten vertreten, denn das rotzkranke Pferd stellt in erster Linie die Infektionsquelle dar. Nach v. Brunn, der bis 1914 aus dem Schrifttum 403 Fälle von menschlichem Rotz zusammenstellte, erfolgte bei 180 von 242 beschriebenen Einzelbeobachtungen die Übertragung vom Pferd und nur 62mal durch Infektion von Mensch zu Mensch oder im Laboratorium. Die Erreger dringen meist durch kleine Hautwunden, Schürfstellen und Rhagaden der äußeren Haut, aber auch der Nasen- und Mundschleimhaut in den Organismus ein. Ob auch eine Infektion durch die unverletzte Haut möglich ist, konnte noch nicht endgültig geklärt werden; nach Tierversuchen von Lührs scheint diese Möglichkeit auch zu bestehen. Eine Infektion über den Darm ist beim Menschen zweifelhaft.

Pathologische Anatomie. Das Eindringen der Rotzbakterien führt im Gewebe zur Bildung eines Knötchens aus Epitheloidzellen, um die sich zahlreiche Leukocyten anlagern. Im Zentrum des Knötchens lassen sich die Bakterien am besten nachweisen. Bei zunehmender leukocytärer Infiltration in der Peripherie kommt es unter dem Einfluß der Bakterien zum Zerfall der zentralen Teile des Knötchens. Bei der Einschmelzung bleiben Kernreste erhalten (Karyorrhexis). In tieferen Gewebsschichten entsteht so ein Absceß, bei oberflächlicher Lage ein Geschwür. *Beim Menschen* finden sich beim generalisierten Rotz diese Herde vorwiegend in der Körpermuskulatur, aber auch in Leber, Milz und Nieren. Die Veränderungen beim Hautrotz sitzen vor allem in der Cutis. Die kleinen Pusteln zu Anfang entwickeln sich rasch zu größeren Eiterblasen und Geschwüren mit unregelmäßigen Rändern und reichlich zähem, übelriechenden Eiter. Von dieser Lokalisation kann die Infektion auf das subcutane Bindegewebe übergreifen, Phlegmonen hervorrufen und Venenthrombosen nach sich ziehen. Die letzteren können eitrig zerfallen, aber auch l icht metastatische Muskelherde setzen. Beim Sitz der Veränderungen in der Nasenschleimhaut kann der Krankheitsprozeß auch die Nasenknochen und -knorpel angreifen und zerstören; so werden Geschwüre am Gaumen beobachtet und damit ein Übergehen des Prozesses in die Mundhöhle. Bei Befall der Kehlkopf- und Trachealschleimhaut kann es zu Zerstörungen der Stimmbänder, Kehlkopf- und Trachealknorpel kommen. In der Lunge finden sich einmal miliare Rotzknötchen, daneben aber auch Prozesse in Form lobulärer Pneumonien. Bei Lokalisation der Knötchen in anderen Organen kann es auch hier zu Abszeßbildungen unter gleichzeitiger Vergrößerung der Organe, so z. B. Milz und Leber, kommen. Auch in den Gelenken sind metastatische Prozesse beobachtet worden, die meist als seröse oder eitrige Ergüsse ablaufen.

Klinik und Verlauf. *Inkubationszeit.* 3—5 Tage, selten eine Woche oder länger.

Prodromalsymptome. Unbehagen, Kopfschmerzen, Fieber. Am Infektionsherd bildet sich eine *Primärpustel* in Form eines graugelblichen, etwa linsengroßen Knötchens, das innerhalb einiger Tage zu einem größeren Rotzgeschwür zerfällt. Die Erreger wandern auf dem Lymphwege weiter. Es bilden sich Lymphangitis und Lymphadenitis. Schon nach wenigen Tagen kommt es zur Generalisation.

Akute Verlaufsform. 3—7 Tage nach dem Auftreten des Lokalherdes zeigen sich Zeichen der Allgemeininfektion, wie hohes Fieber bis 40°, schweres Krankheitsgefühl, Gelenk- und Muskelschmerzen. Wenn auch die Erkrankung eine gewisse dermatotrope Neigung aufweist, so kommt es doch an verschiedenen, auch entfernten Körperstellen zur Entstehung ausgedehnter Metastasen in Form von indolenten teigigen, nach 1—2 Tagen eitrig werdenden Anschwellungen im Bereich der Subcutis und Muskulatur, teils zu schmerzhaften Beulen mit blutigem Inhalt, die schnell zu großen kraterförmigen Geschwüren zerfallen und den Ausgangspunkt ausgedehnter gangränöser Gewebszerstörungen bilden können. Gleichzeitig bestehen unregelmäßige Temperaturen.

Zwischen dem 6. und 12. Krankheitstag entwickelt sich dann meist ein ziemlich charakteristischer Hautausschlag, dessen Erscheinen von einem stärkeren Fieberanstieg begleitet ist. Es kommt zum Auftreten teils verstreuter, teils dichter stehender mattroter Flecken, die sich bald leicht erhaben zeigen und in Eiterpusteln umwandeln. Diese Pusteln können dann konfluieren. Das Bild hat manchmal Ähnlichkeit mit Variola, doch pflegen die Pusteln *nicht* eingedellt zu sein. Im weiteren Verlauf platzt die Hülle der Pusteln, und es kommt zu einem größeren geschwürigen Defekt. Gleichzeitig bilden sich Abscesse in den Muskeln, aber auch in den inneren Organen. Die schon frühzeitig sich einstellende Lymphangitis und Lymphadenitis nehmen an Ausdehnung und Intensität zu. In diesem Stadium können auch Erscheinungen des akuten Nasenrotzes auftreten. Unter Schweißen, starken toxischen Durchfällen erfolgt ein allgemeiner Kräfteverfall; Kreislaufschwäche und Atemstörungen führen dann rasch zum Tode. Bei Lokalisation der Hautaffektion im Gesicht kann das Krankheitsbild zunächst auch erysipelähnlich verlaufen.

Neben dieser akuten Form des Hautrotzes tritt beim Menschen auch der *primäre akute Nasenrotz* auf. Als erstes Symptom ist hier eine gewisse Behinderung der Nasenatmung durch Schleimhautschwellung und ein anfangs zähes, dann aber reichlicheres und dünnflüssigeres, schließlich rein eitrig-blutiges Sekret zu nennen. Die Haut der Nasenflügel schwillt erysipelähnlich an, und diese entzündliche Rötung kann sich über das ganze Gesicht ausbreiten. Oft treten Blasen- und Pustelbildung, sogar gangräneszierende Prozesse dazu. Von den Schleimhäuten der Nase, die speckig belegte Erosionen aufweisen, geht der Prozeß in die Tiefe. Knorpel und Knochen können zerstört werden, Perforationen des Septums und Gaumens sich einstellen. Auch eine descendierende Ausbreitung auf Mund, Rachen, Kehlkopf und Luftröhre kann eintreten. Sie führt zu Schlingstörungen, Heiserkeit, Atemnot und einem übel stinkenden Atem. Bei Befall der Mundhöhle sitzen die Prozesse an der Wange, auf den Tonsillen oder auch am Zungengrund. Auch das Zahnfleisch kann befallen sein. Bei Übergreifen auf die tieferen Luftwege kommt es zu schwerer Bronchitis mit eitrig-schleimigem, oft hämorrhagischem oder auch jauchigem Auswurf. Zu diesen Lokalerscheinungen stellen sich dann die vorher beschriebenen Symptome der allgemeinen Infektion ein. Unter Bewußtseinstrübung, Durchfällen und Herzkreislaufschwäche kommt es im Laufe von 2—3 Wochen zum Tode.

Die *foudroyanteste Verlaufsform* beobachtet man dann, wenn sich aus einem chronischen Rotz ein akuter entwickelt. In solchen Fällen kommt es innerhalb von 2—3 Tagen zum Exitus. Ganz vereinzelt sind allerdings auch Fälle von geheiltem Rotz mitgeteilt worden.

Chronischer Rotz entwickelt sich ohne stürmische Erscheinungen langsam und schleichend. Ein Primärherd läßt sich häufig nicht nachweisen. In den ersten Wochen nach der Infektion wird über Glieder- und Gelenkschmerzen geklagt. Es können beschwerdefreie Pausen folgen und nun erst in der Haut oder Muskulatur und im Unterhautgewebe Knoten entstehen, die sich in Abscesse umwandeln. Auffallend oft sitzen diese Eiterungen im periartikulären Gewebe und führen dann zu Ergüssen in die Gelenke, die meist spurlos zurückgehen. Die Abszeßhöhlen können wieder vernarben. Nach monatelanger Pause stellen sich oft neue Krankheitserscheinungen und neue Abszeßbildungen wieder ein. Bei *dieser Verlaufsform fehlt die typische Hauteruption.* Auch sind die Lymphdrüsen und Lymphbahnen meist *nicht* beteiligt. Der chronische Rotz erstreckt sich über 2—3 oder auch mehr Jahre. Mischinfektionen mit Eitererregern und dadurch bedingtes septisches Bild oder Hinzutreten einer Lungentuberkulose führen schließlich zum Tode. Aber es kann auch aus dem latenten chronischen Rotz ein akuter Rotz, wie oben erwähnt, entstehen, und dieser verläuft dann meist in wenigen Tagen tödlich.

In manchen Fällen von chronischem Rotz stehen Symptome von seiten der Nase und des Respirationstraktes im Vordergrund, wie trockener Schnupfen, Brennen im Rachen, später Absonderung spärlichen, schleimig-blutigen Nasensekrets; auch finden sich Ulcerationen in der Schleimhaut der Nase und des Mundes. Es können sich alle Erscheinungen des akuten Nasenrotzes in protrahierter Form hier anschließen, auch eine eitrige Dakryocystitis. Gelegentlich wird der chronisch verlaufende Rotz auch ein typhus- oder pyämie-ähnliches Bild hervorrufen.

Ähnlich wie die chronische Infektion verhält sich auch die sog. latente Infektion des Menschen, die, wie beim Pferd, ohne offensichtliche Symptome verläuft und meist zur Heilung kommt. Sie ist während ihres Bestehens dann nur serologisch zu diagnostizieren.

Diagnose. Der akute Rotz kann differentialdiagnostisch mit Sepsis, Erysipel, Typhus (HOKE, Bericht über eine Laborinfektion, die mit typhusähnlichem Bild verlief), Polyarthritis (v. KORANYI beschreibt einen solchen Fall) verwechselt werden, vor allem dann, wenn Lokalerscheinungen an der Eintrittspforte fehlen und auch kein Fall von Rotz in der Umgebung des Erkrankten bekannt geworden ist. Erschwert kann die Diagnose auch sein, wenn Lymphangitis und Lymphadenitis beim Hantieren mit Tierkadavern erworben wurden. Für die Diagnose besonders wichtig sind die beschriebenen Hauterscheinungen. Bei Lokalisation der Primärpustel im Gesicht kann die Abgrenzung gegenüber Erysipel im Anfangsstadium Schwierigkeiten machen. Auch können die zerfallenen Geschwüre Ähnlichkeit mit syphilitischen Gummen haben. Doch wird hier die serologische Untersuchung Klarheit bringen. Zwar ist auch das Auftreten von Abscessen im Zusammenhang mit den anderen Erscheinungen durchaus charakteristisch für das Bild des Rotzes, aber bei schwacher Ausprägung der anderen Symptome kann hier die Frage eines tuberkulösen Geschehens mit hineinspielen und zu Verwechslungen Anlaß geben. Nur die *bakteriologische und serologische Untersuchung* bringt sichere Klärung. Der Nachweis des Erregers im offenen Geschwür ist allerdings infolge der Mischinfektion häufig unsicher. Es empfiehlt sich deshalb, den *uneröffneten Absceß zur bakteriologischen Diagnostik durch Punktion heranzuziehen* und das Material *nicht nur kulturell, sondern auch im Tierversuch am Meerschweinchen* zu verarbeiten.

Beim *Tierversuch* wird ein männliches Meerschweinchen intraperitoneal mit dem zu prüfenden Material (Punktionsflüssigkeit, Rotzsekret) geimpft. Es kommt nach 2 Tagen zur Schwellung der Hoden durch Entzündung der Tunica vaginalis, zu Orchitis und Epididymitis (STRAUSSscher Reaktion). Doch sind diese Zeichen nicht absolut beweisend.

Weil die Züchtung aus dem Tierkörper nicht leicht gelingt und der Tierversuch häufig nicht zu einem sicheren Ergebnis führt, *reicht die bakteriologische Untersuchung zur Feststellung des Rotzes* nicht aus. Dagegen kommt den *serodiagnostischen Methoden* die größte Bedeutung zu (BIERBAUM und GOTTRON, GILDEMEISTER und JAHN, MEYN).

Beim Menschen sind beim akuten Verlauf vom 17.—20. Krankheitstage ab *komplementbindende Antikörper* im Blutserum vorhanden, *Agglutinine* erst nach 24 Tagen. Ein Agglutinationstiter von 1:400 ist als verdächtig, von 1:800 als positiv zu werten. Die positive Komplementbindung sichert die Diagnose absolut, da spezifische Hemmungen bei menschlichen Seren nicht auftreten. Man hat auch mit einer abgeänderten Komplementbindungsmethode und der Konglutination zur Feststellung des menschlichen Rotzes gute Erfahrungen gemacht. Bei der chronischen Rotzerkrankung bleiben zwar die serologisch zu erfassenden Antikörper lange Zeit erhalten, zeigen aber gewisse Schwankungen. Es empfiehlt sich deshalb, mehrere Reaktionen anzuwenden und die Blutuntersuchung nach einiger Zeit zu wiederholen. In solchen chronischen Krankheitsfällen ist die *Malleinprobe* ein weiteres wichtiges Hilfsmittel, das allerdings beim Menschen seltener Anwendung gefunden hat. Das Mallein ist ein dem Tuberkulin entsprechendes aus Rotzbakterien hergestelltes Präparat. Besonders geeignet sind die *Conjunctival-* und die *Intracutanprobe*. O. FISCHER beobachtete nach Hautproben Temperatursteigerungen, örtliche und allgemeine Reaktionen. Daneben stellte er einen positiven Ausfall der conjunctivalen Augenprobe fest in Fällen, bei denen er zu therapeutischen Zwecken abgetötete Rotzbakterien injiziert hatte.

In der *Veterinärmedizin* haben sich die serodiagnostischen und allergischen Methoden ausgezeichnet bewährt. Durch sie ist in wesentlich kürzerer Zeit eine sichere Diagnose möglich als durch die histologische und bakteriologische Untersuchung sowie den Tierversuch. Nach ihrer Einführung in die Rotzdiagnostik nahm das Auftreten des Rotzes in West- und Mitteleuropa schnell ab und führte mehrere Jahre vor dem zweiten Weltkriege zur Tilgung des Malleus. Zur Feststellung der Rotzinfektion werden die Agglutination und Komplementbindung gleichzeitig ausgeführt. Agglutinine sind mit Sicherheit vom 7. Tage ab nach der Infektion im Blutserum in einer Verdünnung 1:2000 nachweisbar. Sie sind 4 Wochen lang in gleicher Menge vorhanden, sinken dann aber allmählich ab. Komplementbindende Amboceptoren treten erst von der 3. Woche nach der Infektion in solcher Menge auf, daß die Komplementbindungsreaktion positiv verläuft. Bei Eseln und Maultieren wird die Konglutinationsprobe oder die Komplementbindungs-Hämagglutinationsprobe durchgeführt, da die antikomplementäre Wirkung der Seren durch halbstündiges Erhitzen auf 60° C nicht beseitigt werden kann. Die Komplementbindung liefert bei der chronischen Infektion des Pferdes zwar die sichersten Ergebnisse, bei frischen Infektionen ist aber die Agglutination geeigneter. Bei Ausführung nur einer dieser serologischen Methoden kann gelegentlich eine unspezifische Reaktion zu falschen Ergebnissen führen. Von den allergischen Methoden erwies sich die Malleinaugenprobe (Conjunctivalprobe) als die geeignetste für Massenuntersuchungen. Sie wurde während der beiden Weltkriege in großem Umfange stets neben den serologischen Untersuchungen durchgeführt.

Prognose. Sie ist beim akuten Rotz fast immer schlecht. Viele Autoren geben eine Letalität von 100% an. Bessere Aussichten bestehen bei der chronischen Form. Doch ist auch hier der Ausgang dubiös, wenn sich die Lokalisation in der Nase findet. Der chronische Hautrotz geht aber auch gar nicht selten in Heilung über. BOLLINGER nennt Zahlen von 50% Heilungen. Selbst der Lungenrotz kann nach Angaben mancher Autoren gelegentlich abheilen.

Immunität. Das Überstehen der Krankheit hinterläßt keine sichere Immunität, denn im Serum der gesundeten Tiere finden sich keine spezifischen Schutzstoffe mehr. Ganz geklärt sind die Immunitätsverhältnisse nicht, möglicherweise liegen sie ähnlich wie bei der Tuberkulose. Denn man hat feststellen können, daß sowohl Pferde wie Meerschweinchen nach Überstehen der Infektion gegen eine Neuinfektion *nicht* geschützt waren (LÜHRS).

Therapie. Versuche, eine spezifische Behandlung mit Malleinimpfung durchzuführen, waren bisher nicht so sehr erfolgreich. Trotzdem sollte sie versucht werden, da nach Mitteilungen von GAIGER und ZIELER Fälle mit dieser Therapie zur Heilung kamen.

Lebende Rotzbakterien kann man allerdings nicht verwenden, sondern man muß mit einem nicht vermehrungsfähigen Antigen arbeiten. Eine wirkliche Immunität gegen lebende Rotzbakterien ist allerdings mit keiner Methode bisher erzielt worden. Lediglich das Verfahren, das mit durch Glycerin-, Zucker- und Harnstoffeinwirkung abgeschwächten Rotzbakterien arbeitet, hat eine gewisse Bedeutung erlangt. Nach Behandlung mit dieser Vaccine, Farase genannt, sah man bei geimpften Pferden einen gewissen Schutz, wenn sie später einer natürlichen Infektion ausgesetzt wurden.

So gelang es MARXER auch, Pferde durch kombinierte subcutane und intravenöse Injektion von abgeschwächten Rotzkulturen für 15 Monate zu immunisieren.

Mit einer nach dem Prinzip der Farase bereiteten Vaccine (durch Glycerineinwirkung hergestellte Autovaccine) erzielte O. FISCHER bei 12maliger Injektion, die von Fieber sowie örtlichen und allgemeinen Reaktionen begleitet waren, Heilung und ein Negativwerden der Augenprobe nach Beendigung der Kur.

WATSON behandelte 3 rotzkranke Menschen erfolgreich mit Serum von einem Pferd, das mit abgetöteten, dann mit abgeschwächten Rotzbakterien vorbehandelt worden war. Doch ist die Beurteilung dieser Fälle erschwert dadurch, daß bei einem ein Rezidiv auftrat und ein zweiter diagnostisch nicht absolut gesichert war; denn Selbstheilungen liegen bei chronischen Rotzfällen durchaus im Bereich der Möglichkeit.

In neuerer Zeit sind von MUNTIE Erfolge mit *Eleudron* bei experimenteller Meerschweincheninfektion gesehen worden. Er konnte in 60% der Fälle durch Gabe von Eleudron die Tiere vor dem Tod schützen. Auch als Präventivgabe bei einer vermutlich akzidentellen Rotzinfektion des Menschen zeigte es sich wirksam. WOMACK und WELLS beschreiben einen Fall von chronischem Rotz vergesellschaftet mit Knochentuberkulose, dessen Hauterscheinungen durch *Penicillin* und *Streptomycin* in Kombination sehr günstig beeinflußt wurden. Nach 6 Behandlungstagen fanden sich keine Rotzbakterien mehr. Es kam aber noch zu einem Rezidiv, das ebenfalls gut auf *Streptomycin* ansprach. Als Dosierung werden angegeben 5mal 0,2 g täglich, insgesamt 13 g.

Die frühere Therapie sah nach Möglichkeit eine Eröffnung der Rotzabscesse, die Auskratzung mit dem scharfen Löffel, sodann die Tamponade mit Sublimat oder Carbolgaze vor. Heute wäre letztere wohl besser durch Penicillin- oder Sulfonamidanwendung zu ersetzen. Die Excision von Rotzknoten und die Elektrokauterisierung der Hautgeschwüre wurden in der früheren Therapie ebenfalls empfohlen. Lokalbehandlung der Nasengeschwüre mit Chlorzink, antiseptischen Nasenspülungen (übermangansaures Kali, Chlorwasser) bringen in manchen Fällen Besserung. Die phlegmonösen und erysipelartigen Hauterscheinungen können mit antiseptischen Umschlägen und Eiskompressen behandelt werden. Die früher angegebene Quecksilberschmierkur, die gelegentlich günstig wirken sollte (GOLD), könnte evtl. auch noch zur Anwendung kommen, doch dürften heute die Sulfonamide und die Behandlung mit den Antibioticis an erster Stelle stehen, zumal fast alle früheren Behandlungen (Neosalvarsan, Bayer 205, Collargol, Trypaflavin, Quecksilber u. a.) keinen Erfolg hatten (BIERBAUM).

Prophylaxe. Wegen der Gefährlichkeit der Rotzinfektion für den Menschen sind für die Tilgung des Rotzes unter den Tieren und für die Verhütung der Einschleppung rotzkranker Tiere in den meisten Ländern besonders scharfe gesetzliche Bestimmungen herausgebracht worden. *Auf Grund des in Deutschland erlassenen Reichsviehseuchengesetzes besteht bei Rotzverdacht Anzeigepflicht. Rotzkranke Tiere sind unverzüglich zu töten. Die unschädliche Beseitigung der Kadaver hat unter verschärften Vorsichtsmaßnahmen zu geschehen.* Unter bestimmten Bedingungen werden auch die der Seuche verdächtigen Tiere auf Grund dieses Gesetzes getötet. Die der *Ansteckung verdächtigen Pferde* werden *mindestens 6 Monate lang abgesondert* und alle 2 Wochen amtstierärztlich untersucht. Diese Frist kann abgekürzt werden, wenn die wiederholte Agglutination und Komplementbindungsreaktion sowie die Malleinaugenprobe negativ verlaufen. Vor Aufhebung der Schutzmaßnahmen ist eine gründliche Stalldesinfektion erforderlich.

Menschen, die mit kranken Tieren zu tun haben, sind gefährdet und müssen die große Ansteckungsfähigkeit der Krankheit stets berücksichtigen, vor allem, wenn Hautwunden und -risse vorhanden sind. Diese müssen durch Deckverbände geschützt und im Falle einer Verunreinigung gründlich gereinigt und kauterisiert werden. Erkrankte Menschen sind streng zu isolieren. Sämtliche Ausscheidungen, die Wäsche und Gebrauchsgegenstände des Kranken sind laufend zu desinfizieren. Auch der Raum, in dem der Kranke lag, muß einer gründlichen Schlußdesinfektion unterzogen werden. Das Pflegepersonal muß größte Vorsicht walten lassen und sich genau an die Vorschriften zur Bekämpfung des Rotzes beim Menschen halten. Besondere Schutzmaßnahmen sind beim Umgang mit der Leiche der an Rotz Verstorbenen und bei der Sektion erforderlich.

Melioidosis.
Mit 2 Abbildungen.

Die Melioidosis ist eine in der Regel septicämisch verlaufende Infektionskrankheit, die mit rotzähnlichen Veränderungen, besonders Abscessen in der Haut, Lunge, Leber und im Darm, sowie Milz- und Lymphknotenschwellungen einhergeht. Sie ist gewöhnlich eine Erkrankung der Ratten, wird aber auch bei anderen Tieren und beim Menschen beobachtet. Die Übertragung erfolgt bei Ratten und Menschen allem Anschein nach durch die Nahrung.

Geschichte. Den vom Rotzbacterium differenten Erreger beschrieb erstmalig WHITMORE 1911 in Rangun, wo er Infektionen mit diesem Bacterium bei Autopsien fand. Den gleichen Erreger entdeckten STANTON und FLETCHER 1913 bei einer Meerschweinchenseuche in Kuala-Lumpur, später bei Kaninchen, Ratten, Katzen und Hunden. 1917 sah dann STANTON den ersten Fall einer menschlichen Erkrankung, bei der er den Erreger isolieren und auf Tiere durch Fütterungsversuch und durch Injektion übertragen konnte.

Ätiologie. Der Erreger, Malleomyces pseudomallei (Bacillus pseudomallei sive Whitmori, Pfeifferella Whitmori oder Actinobacillus pseudomallei), ist dem Rotzbacterium sehr ähnlich, jedoch beweglich. Er ist gramnegativ und nicht säurefest, wächst üppig und rasch auf den üblichen Nährböden, sowohl aerob wie anaerob, besser allerdings aerob. Mit Giemsafärbung lassen sich Polkörnchen erkennen. Gelatine und Dickmilch werden rasch verflüssigt. Es scheint zwei Stämme zu geben, die sich auf Glycerinagar verschieden verhalten: der eine zeigt ein schleimiges Wachstum und gleicht auf der Kartoffelkultur dem Rotzbacterium, der andere bietet das Bild eines runzeligen Wachstums schon innerhalb von 2 Tagen und gleicht nach einer Woche einer alten Tuberkelbakterienkultur. Ein besonderes Differenzierungsverfahren durch eine Peptonlösung mit Zusatz von 1% rauchender Salpetersäure glauben BROWEN, DUNCAN und HENRY gefunden zu haben, um die beiden Formen voneinander unterscheiden zu können. Auf differenten Nährböden zeigen beide Polymorphismus und Involutionsformen.

STANTON verglich den Bac. pseudomallei mit mehreren Rotzstämmen verschiedener Herkunft, dabei fand er zwar immunologisch gewisse Übereinstimmungen, aber keine Agglutinations- oder Komplementbindungsreaktionen. Auf Grund ihrer Untersuchungen gaben STANTON und FLETCHER eine sehr genaue Abgrenzung der Malleomyces mallei und des Bac. pseudomallei.

Malleomyces pseudomallei ist leicht auf die verschiedenen Laboratoriumstiere zu übertragen, am besten auf Meerschweinchen, aber auch auf Kaninchen, Ratten und Affen. Sowohl Fütterungsversuche wie Hautscarifikationsinfektionen, subcutane Impfungen wie Inhalationsinfektionen durch Spray gehen an. Für Meerschweinchen ist Malleomyces pseudomallei pathogener als Malleomyces mallei. Aber auch für Mäuse ist ersterer hochvirulent.

Die STRAUSSsche Reaktion (Hervorrufen einer Orchitis beim Meerschweinchen bei intraperitonealer Impfung) ist ähnlich wie bei Rotz auch bei der Melioidosis positiv, vorausgesetzt, daß die Stämme nicht so virulent sind, daß sie das Tier innerhalb 24 Std töten.

Bei Infektionen durch Fütterungsversuche oder über die Nasenschleimhaut (Spray) bleiben die Meerschweinchen über 2 Wochen am Leben. Es entwickeln sich ulcerative Veränderungen in der Nase, Verkäsungsherde in der Lunge und vergrößerte Trachealdrüsen. Bei parenteraler Methode tritt innerhalb von 24 Std eine Septicämie auf, die zum Tode des Tieres führt. Die infizierten Laboratoriumstiere scheiden die Bakterien mit Urin und Stuhl aus.

Neuere Studien von ALAIN, M. SAINT-ETIENNE und REYNES befassen sich kritisch mit den Ratten als Infektionsquelle und übermitteln das Untersuchungsergebnis bei vielen Tausenden von Ratten, unter denen nur einmal ein Stamm von Malleomyces pseudomallei isoliert werden konnte. Es wird auf die Möglichkeit hingewiesen, daß es sich bei Malleomyces pseudomallei um eine virulente Variante des Bac. pyocyaneus handeln könnte, oder daß ein bis dahin saprophytisch lebender Keim bei einem geschwächten Menschen (um solche handelte es sich bei den Fällen ALAINs meist) plötzlich virulent werden könne. Gerade diese Untersuchungen weisen auf verschiedene noch offene Probleme in der Ätiologie und auch in der Klinik dieses Krankheitsbildes hin, die nur durch sorgfältige weitere Beobachtungen und Untersuchungen jedes einzelnen Falles geklärt werden können.

Vorkommen bei Tieren. Spontaninfektionen wurden erstmalig von WHITMORE und KRISHNASWANI bei Nagetieren, insbesondere bei Ratten gesehen. Diese scheinen auch das Reservoir für die Erreger zu sein. Eigentümlicherweise aber hat man bisher bei den vielen Rattenuntersuchungen auf Pest keinen Bericht über Melioidosisfälle bei Ratten erhalten. Mit Erkrankungen der Pferde hängt dies Krankheitsbild durchweg nicht zusammen. Den ersten Fall beim Pferd schilderten STANTON, FLETCHER, PONS 1927 in Malaya. Es handelte sich dabei um ein von Australien importiertes Pferd, bei dem der Bacillus aus dem Naseneiter isoliert werden konnte. Auch Rinder (NICHOLS), Schweine, Hunde und Katzen (FLETCHER) können in Einzelfällen befallen sein. Die Infektion verläuft bei den Tieren akut, subakut oder chronisch und endet in der Regel tödlich.

Verbreitung. Die ersten Erkrankungen wurden aus Burma, den malayischen Staaten, Indien, Ceylon und Cochinchina beschrieben. Seither liegen aber auch Berichte von Fällen aus Siam vor. GIRARD isolierte einen Stamm bei einem erkrankten Schwein in Madagaskar. Ein Bericht von GRANT und BRAMWELL über einen Fall aus England und von McDOWELL und VARNEY über einen solchen aus den USA. zeigen, daß die Erkrankung nicht auf Ostasien beschränkt ist. Aus Deutschland wurde bisher noch kein Fall mitgeteilt, wohl aber aus den Niederlanden (Infektionsort Indonesien?). Ähnlich der Pest soll der menschlichen Erkrankung oft ein Nagetiersterben vorausgehen.

Die Übertragung der Krankheit vom Nagetier auf den Menschen erfolgt nach der Ansicht verschiedener Autoren durch mit Rattenurin und -sputum infizierte menschliche Nahrungsmittel. Andere wie McDOWELL und VARNEY schuldigen Rattenflöhe und Aedesmücken als Infektionsüberträger an. Auch Kontaktinfektionen bei Hautverletzungen sollen möglich sein. In dem Schrifttum wird auch über die Infektion eines Europäers berichtet, dessen Haus mit Ratten verseucht war. Aus dem Darminhalt einer dieser Ratten ließ sich auch der Erreger züchten.

Da sich unter den Erkrankten gar nicht selten Morphinisten fanden, wurde von STANTON auch an die Möglichkeit gedacht, daß die Infektion durch das Hantieren mit unsterilen Kanülen subcutan inoculiert werde, nach einem ähnlichen Infektionsmodus also, wie er bei subcutaner Impfung von Laboratoriumstieren vorliegt.

Eine Übertragung von Mensch zu Mensch ist bisher nicht beobachtet worden. Eine strenge Isolierung der Kranken erscheint deshalb nicht notwendig.

Eine geschlechtsgebundene Häufung der Erkrankung ließ sich nicht finden.

Während frühere Autoren wie STANTON und FLETCHER unter 83 Infektionen beim Menschen nur 6 bei Europäern erlebten, sahen ALAIN und Mitarbeiter die Erkrankung unter 28 Fällen 15mal bei Europäern in Indochina auftreten, 2mal bei Negern und 1mal bei einem Hindu — die letzteren 3 lebten nach europäischen Gewohnheiten — und nur 9mal bei Annamiten und einem Chinesen.

Eine bestimmte rassische Gebundenheit der Erkrankung scheint nicht zu bestehen, doch spielt wohl der Allgemeinzustand zur Zeit der Begegnung mit der Infektion eine sehr erhebliche Rolle, und Personen, die durch irgendeinen Umstand eine Minderung ihrer Resistenz erfahren haben, sind, worauf auch ALAIN hinweist, in erhöhtem Maße anfällig.

Pathologisch-anatomisches Bild. Die Absceßknoten werden durch Eiterzellen und eine Zone reaktiver Entzündung gebildet. Bei längerem Bestehen kann es auch im Absceß zur Bildung käsiger Massen kommen. So finden sich in den Lungen Herde, ähnlich denen bei Miliartuberkulose, nur nicht ganz so zahlreich und zerstreuter. Außer in den Lungen sind die Abscesse am häufigsten in der Milz, der Leber, aber auch in jedem anderen Organ außer dem Gehirn zu finden.

Hautbläschen und Pusteln, aber auch Abscesse zeigen nichts besonderes. Sie werden bei Morphinisten gefunden und ähneln in ihrem Aufbau den Rotzeffloreszenzen.

Bei natürlich infizierten Ratten sah man ebenfalls Verkäsung der Lungen, daneben aber auch, ähnlich wie bei Pest, subcutane Infiltrate und Hämorrhagien der Nacken- und Achseldrüsen; doch sind die Lungenveränderungen bei Pest ganz anderer Art.

Die menschliche Infektion. Klinik und Verlauf. *Inkubationszeit:* steht noch nicht sicher fest.

Von einigen Autoren werden 2 Verlaufsarten, von ALAIN und Mitarbeitern 3 unterschieden. Die erste Einteilung unterscheidet einen akuten Verlauf mit

Lungenprozessen und septicämischen Erscheinungen und einen chronischen. ALAIN nimmt noch eine subakut verlaufende Form an.

1. *Akute Verlaufsform.* Sie ist die häufigste, so sah ALAIN unter 28 Fällen allein 16 dieser Art.

In den schwersten Fällen setzt das Geschehen mit Erbrechen, choleraartigen Durchfällen und Kollaps ein. Oft entwickeln diese Fälle gar keine Temperaturen mehr. Wenn sie fiebern, dann zeigt das Fieber septischen Charakter.

Der initiale Kollaps fehlt bei den weniger schweren Fällen. Die Temperatur steigt hier hoch an und bleibt hoch, das Bild ähnelt dann mehr einem Typhus abdominalis. Gastroenteritische Erscheinungen können dabei fehlen, sie sind bei den kindlichen Erkrankungen häufiger (ALAIN: 2 von 3 Kindern wiesen sie auf!). Auch das Bild einer akuten Peritonitis kann imitiert sein.

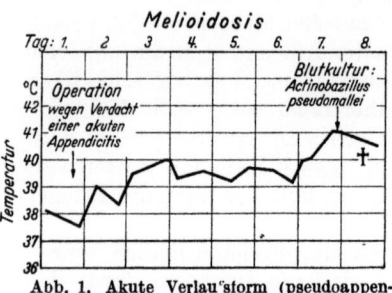

Abb. 1. Akute Verlaufsform (pseudoappendicitische bei Melioidosis). (Nach ALAIN.)

ALAIN beobachtete auch häufig ein pleuropulmonales Syndrom, das nach anderen Autoren in 90% der Fälle bestehen kann, so daß häufig fälschlicherweise eine lobäre Pneumonie diagnostiziert wird. LIEUT und Mitarbeiter fanden in ihrem Fall am 5. Tag eine basal sitzende Pneumonie, die penicillinresistent war. Aber auch Herde in der Leber oder Niere können das Bild richtunggebend bestimmen, so daß ein Amöbenleberabsceß vorgetäuscht wird oder eine Pyelonephritis aus anderer Ursache.

Verwirrtheitszustände und Meningismus finden sich gar nicht selten. Doch ist der Liquor fast immer frei und eine Beteiligung des Zentralnervensystems ist bisher in keinem Fall sicher beschrieben. Terminal kommt es allerdings zu Prostration, Unruhe und Delirium.

Erleben die Kranken die 2. Krankheitswoche, so treten pustulöse Hauterscheinungen auf oder tiefsitzende subcutane Abscesse, selbst Knochenabscesse.

Nach einem akuten Beginn mit exsudativer Pleuritis und Durchfällen sahen PATON, PECK und VAN DE SCHAAF eine Perikarditis, petechiale Blutungen, septische Arthritis und embolische Herdnephritis auftreten. Das Auftreten der Abscesse im Verlauf der Erkrankung ist als Charakteristikum zu bezeichnen. Diese können in der Lunge oder Leber, aber auch an anderen Stellen lokalisiert sein. So wiesen alle 5 von HARRIES, LEWIS, WARING und DOWLING beschriebenen Fälle Abscesse in diesen Organen auf. Und auch GRANT und BARWELL berichten von Abscessen, die nach anfänglichen bronchopneumonischen und arthritischen Erscheinungen sich im Bereich des Kopfes und des Dammes entwickelten.

Das *Röntgenbild* solcher Krankheitsfälle mit bronchopneumonischen Befunden kann dann unregelmäßige, kleine knotige Infiltrate beiderseits in den Lungenfeldern zeigen. Ein Konfluieren der Herde tritt selten ein, auch kommt es meist nicht zu einer Pleurareaktion. MIRICK, ZIMMERMANN, MANNER und HUMPHREY fanden besonders die unteren Lungenfelder verändert.

In allen diesen verschiedenen Lokalisationsformen spielt sich das Krankheitsgeschehen in 24 Std bis 5 Tagen ab, selten länger. Sehr oft bringt erst die Sektion die diagnostische Klärung.

2. *Die subakute Form,* von manchen Autoren auch als septische bezeichnet, verläuft meist nicht so stürmisch, aber unter dem Bild sehr schwerer Allgemeinerscheinungen. Allenthalben im Organismus kommt es zur Entwicklung von Eiterungen und kleineren und größeren Abscessen, so in der Leber,

der Prostata, den serösen Höhlen der Pleura und des Peritoneums, den Nieren und den abführenden Harnwegen, dem subcutanen Gewebe, den Knochen, gelegentlich auch den Muskeln und Sehnenscheiden. Die Vielzahl der Lokalisationen führt naturgemäß auch zu einem sehr bunten klinischen Bild Von manchen Autoren wird der rasche Wechsel klinischer Erscheinungen sehr herausgestellt, doch findet sich dieser nicht immer bestätigt. Diagnostische Irrtümer sind auch bei diesem, meist über 3—4 Wochen verlaufenden Bild sehr leicht möglich, wenn nicht frühzeitig schon die Blutkultur eingeschaltet werden kann. Diese Form kann in eine chronische übergehen. SOUCHARD und RAGIOT (1933) berichten über 2 sehr lange Verläufe von einmal $2^{1}/_{2}$ und einmal 6 Monaten. Es sind auch unter dieser Gruppe zwei Heilungen beschrieben (ALAIN).

Das *Blutbild* zeigte in den akuten Fällen stets eine Leukocytose (McDOWELL und VARNEY, MIRICK und Mitarbeiter, ALAIN u. a.), in den subacuten meistens.

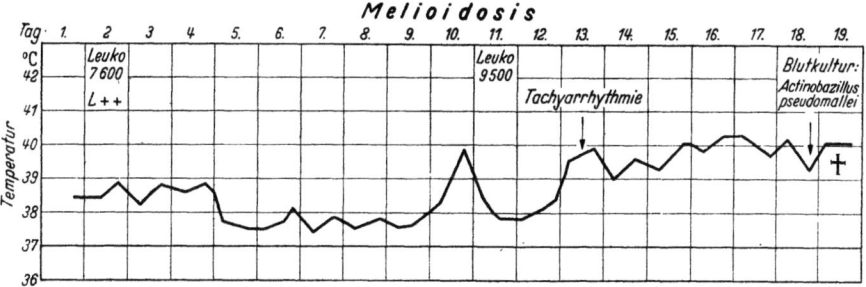

Abb. 2. Protrahierte Verlaufsform mit uncharakteristischen Allgemeinerscheinungen im Beginn und später ausgesprochen kardialen Symptomen bei Melioidosis. (Nach ALAIN.)

In den Angaben über das Differentialblutbild differieren aber die Autoren erheblich, so fanden die einen eine Lymphocytose (McDOWELL und VARNEY), die anderen ein Überwiegen der Segmentkernigen (MIRICK und Mitarbeiter).

3. Die chronischen Formen sind nach ALAIN meist nicht als prolongierte subakute aufzufassen. Sie entwickeln sich mit Remissionen. Zum Teil verlaufen sie auch afebril. Ihr Hauptmerkmal sind Eiterungen verschiedenster Lokalisation (PECK und ZWANENBURG, HASLE und MGUYEN-DUC-KHOI sowie SUDIBYO). Diese Abscesse können im Nacken sitzen (PECK und Mitarbeiter), oder in den Halslymphdrüsen (GREEN und MAKIKAR) oder am Oberschenkel, Gesäß, gelegentlich unter Miteinbeziehung der anliegenden Knochen (McDOWELL und VARNEY). Auch sahen DE MOOR, SOEKAMEN und VAN DER WALLE 1932 fieberfrei verlaufende Fälle mit chronischen Hautveränderungen, aus deren Eiter Malleomyces pseudomallei gezüchtet werden konnte. Manchmal werden solche afebrilen Perioden mit leidlichem Allgemeinbefinden von heftigen Fieberschüben unterbrochen. Diese Verläufe können sich über Jahre hinziehen (bis zu 8 Jahren). Neben den Gefahren, die solche prolongierten Eiterprozesse in sich bergen, besteht aber auch hier immer die Möglichkeit eines akuten Schubes, der dann sehr schnell zum Tode führen kann. ALAIN beschreibt 2 solcher Fälle. Oft wird aber gerade bei diesen „Formes frustes" die Diagnose mehr zufällig gestellt, sei es bei der Untersuchung des Eiters einer der Hautpusteln oder eines Abscesses, der incidiert wurde.

Der *Bluteiweißspiegel* war in einigen Fällen erniedrigt.

Diagnose. Die Diagnose ist nicht einfach zu stellen, da das Bild so sehr bunt sein kann. Bei den foudroyant verlaufenden Formen muß Cholera oder Pest ausgeschlossen werden. Auf die Möglichkeit der Verwechslung mit Typhus bei den die 2. Woche erlebenden Kranken wurde schon hingewiesen. Schwer kann auch die Unterscheidung gegenüber Miliartuberkulose sein. Auf die differentialdiagnostischen Überlegungen bei Lokalisation der Abscesse in Leber, Niere oder Lunge wurde schon hingewiesen. In letzterem Falle ist die Diagnose aus dem Sputumpräparat oder der Sputumkultur zu stellen. Bei den pustulösen Erscheinungen ist an Rotz oder tertiäre Lues zu denken. Doch wird in diesen Fällen auch die Untersuchung des Pustelinhaltes durch bakteriologische Kultur das Bild klären.

Die *bakteriologische Diagnose* ist bei diesem Krankheitsbild die einzig sichere Methode. Die Keime lassen sich aus dem Blut, dem Urin, dem Pusteleiter, dem Absceßeiter, dem Sputum oder Nasenschleim züchten.

Schließlich ist zu erwähnen, daß es im Organismus zur Bildung von *Antikörpern* kommt, wenn die Patienten die 2. oder 3. Woche noch erleben. Bei den akut verlaufenden Fällen kommt es allerdings nicht mehr dazu. Dieser Anstieg des *Serumtiters* ist von Tag zu Tag zu beobachten. STANTON und FLETCHER fanden z. B., daß ein Patientenserum Erregerkulturen noch in einer Verdünnung von 1:2400 und 1:3000 *agglutinierte*.

Ähnlich der Malleinprobe, die gar nicht selten bei der Melioidosis positiv ausfallen kann, gibt es eine *Melioidinprobe*, die stets positiv ist.

Prognose. Nach GREEN und MAKIKAR enden 95% aller Infektionsn mit Malleomyces pseudomallei tödlich. STANTON und FLETCHER berichten 1932 über 83 Fälle menschlicher Melioidosis, von denen nur 2 geheilt werden konnten. Der eine bot einen typhusartigen Verlauf, der andere hatte bronchopneumonische Prozesse. Sie schätzten damals die Erkrankungszahl für Malaya auf über 200. MANSON-BAHR weist darauf hin, daß die meisten Patienten innerhalb der ersten 10 Tage sterben. ALAIN verlor 19 von 28 Fällen, darunter alle der 1. Verlaufsform. Die Prognose der subakuten Form ist schon etwas besser, wenn auch hier meist ein ungünstiger Verlauf das Leiden abschließt. Nur die chronischen Formen, die fieberfrei bleiben, sind naturgemäß günstiger zu beurteilen, obwohl auch hier ALAIN plötzliches Umschlagen in akute Schübe und tödlichen Ausgang sah.

Therapie. Noch 1943 wurde jede Therapie als nutzlos angesehen und nur ein rein symptomatisches Behandlungsvorgehen empfohlen. Auch die ersten Therapieversuche im Labor von PECK und ZWANENBURG ließen den Erreger penicillinresistent erscheinen. Auch zeigten weitere Versuche von MILLER und Mitarbeitern, daß eine mit 1000 iE Penicillin zu erzielende Konzentration beim in vitro-Versuch nicht ausreicht, um das Wachstum von Malleomyces pseudomallei zu verhindern. Dem gegenüber stehen die Ergebnisse von GREEN und MAKIKAR, die festgestellt haben, daß Penicillin in einer Konzentration von 650 iE je cm^3 hemmend wirkte. Gegen Streptomycin sind die Erreger unempfindlich.

Einen sehr guten Hemmungseffekt zeigte Chloromycetin bei Konzentrationen, wie sie in vivo zu erhalten sind (GREEN und MAKIKAR). Bei den in vitro-Versuchen ließ sich auch eine Hemmung durch Sulfonamide erzielen, am stärksten durch Sulfadiazin und Sulfathiazol.

Zwar liegt ein günstiger Bericht über Vaccinetherapie von PECK und ZWANENBURG vor, aber die Sulfonamide und Antibiotica stehen doch auch hier an erster Stelle.

McDOWELL und VARNEY sahen allerdings von Sulfonamiden sowie Penicillin und Streptomycin keinen Erfolg und erzielten Besserung nur durch chirurgisches Vorgehen, aber GRANT, BARWELL, MAYER und FINLAYSON berichten über Günstiges von der *Sulfadiazin-* und *Sulfathiazolgabe*, zum Teil in Verbindung mit *Penicillin* oder *Chloromycetin*. Die Behandlung muß aber intensiv und lange genug durchgeführt werden, da sonst Rückfälle auftreten können. LIEUT und Mitarbeiter sahen in ihrem sehr schweren Fall von 4stündlichen Gaben von 40000 iE keine Wirkung. Die Dosierung wird von HARRIES, LEWIS, WARRING und DWOLLING bei Sulfamecathin (6-[Sulfanilamido]-2.4-dimethyl-pyrimidin) mit 2 g alle 4 Std während 10 Tagen angegeben. Bei niedrigerer Dosierung kam es trotz Sulfonamidtherapie zu Todesfällen. Daneben wird eine örtliche Behandlung der Abscesse mit Drainage, Penicillinspülungen, Penicillinpuder oder -salben empfohlen. Nur bei fehlendem Titeranstieg im Blut raten HARRIES und Mitarbeiter noch die Vaccinebehandlung an. Als Gesamtdosis wurden Mengen von 435 g Sulfathiazol und Sulfamecathin gegeben, sowie gleichzeitig 30 mega Penicillin in 4 Std-Dosen von 250000 iE. Behandlung der Lungenabscesse mit lokaler Penicillindosis (300000 iE in 6 cm^3) hatte in einem Falle besonders günstige Wirkung. Kleine Penicillindosen sind nach den Versuchen von MILLER und Mitarbeitern unwirksam.

Prophylaxe. Dem *Krankheitsausbruch beim Menschen geht in der Regel ein Nagetiersterben voraus.* Da die *Ratte die Hauptrolle* als *Virusreservoir* zu spielen scheint, ist eine planmäßige Rattenbekämpfung durchzuführen. Die menschlichen Nahrungsmittel sind so aufzubewahren, daß sie von Ratten nicht verunreinigt werden können. Durch Anwendung von Kontaktinsecticiden in den menschlichen Wohnungen kann die Übertragung durch Flöhe und Mücken weitgehend eingeschränkt werden. Infizierte Haustiere sind streng zu isolieren, soweit es nicht vorgezogen wird, die Tiere zu töten.

Maul- und Klauenseuche.
(Stomatitis epidemica, Aphthenseuche, engl.: Foot and Mouth Disease.)

Mit 2 Abbildungen.

Die Maul- und Klauenseuche (MKS) ist eine Tierseuche, die vorwiegend bei Wiederkäuern und Schweinen auftritt und mit einem akuten Blasenexanthem einhergeht. Sie kann gelegentlich auf den Menschen übertragen werden.

Ätiologie. Der Erreger der Maul- und Klauenseuche ist ein Virus, das von LÖFFLER und FROSCH 1897 ermittelt wurde, wobei sie zum ersten Male die Filtrierbarkeit der Virusarten nachwiesen. Das Virus ist 10—20 $\mu\mu$ groß und damit eines der kleinsten Viren überhaupt. Zur Darstellung des Virus ist die Färbemethode mit Eosin-Methylenblau besonders geeignet; auch im Fluorescenzmikroskop erhält man gute Bilder, wenn man nach der Methode von HAGEMANN und HAITINGER vorgeht. Das Virus ist keineswegs einheitlich in seiner Form und Größe. Es kann sich freiliegend finden oder auch parasitierend in Zellen. Die Gestalt kann kugelig, aber auch birnenförmig oder keulenförmig sein. Bei dieser Vielgestalt ist es wichtig, mit möglichst verschiedenen Verfahren die Morphologie des Virus zu studieren. Teilweise findet man es auch in Ketten- und Ringformen gelagert. In Blasenlymphe und Milch geht das Virus rasch zugrunde, in Epithelfetzen hingegen ist es äußerst widerstandsfähig, insbesondere Austrocknung und Fäulnis gegenüber. Starker Ammoniakgehalt der Stalljauche schädigt jedoch das Virus. In der bei 18° C langsam getrockneten Blasenflüssigkeit ist bei Aufbewahrung bei der gleichen Temperatur noch nach 2 Jahren ansteckungsfähiges Virus nachweisbar.

Außer im Speichel, der ja stets mit Bläscheninhalt vermischt ist, findet sich das Virus auch in der Milch, im Harn (BRANDT, WALDMANN) und im Kot. Durch die angeordneten Milcherhitzungsverfahren (Hocherhitzung auf 85⁰ C, Kurzzeiterhitzung auf 71—74⁰ C, Dauererhitzung für $^1/_2$ Std auf 63—65⁰ C) werden die Erreger vernichtet. Dagegen wirken Temperaturen unter 10⁰ C konservierend. Bei der Säuerung der Milch wird das Virus nur sehr langsam abgetötet und hält sich bei Zimmertemperatur bis zu 25 Std und bei $+$ 5⁰ C bis zu 12 Tagen. In gekühlter, ungesalzener Süßrahmbutter hält sich das Virus 25 Tage, in gesalzener 45 Tage.

Man unterscheidet verschiedene Virusstämme, A, B und C genannt, sowie verschiedene Varianten, die eine stammgebundene Immunität hervorrufen. Ihre Differenzierung geschieht durch die Komplementbindung. Eine Züchtung des Virus außerhalb des Tierkörpers ist auf dem Allantochorion von Hühnerembryonen möglich. Die ersten Züchtungsversuche gelangen 1930/32 HECKE auf embryonaler Meerschweinchenhaut, die in Tropfenkulturen in Meerschweinchenplasma mit embryonalem Extrakt gehalten wurde. Über 22 Passagen züchtete er das Virus weiter. Gleichzeitig gelang die Züchtung auch MAITLAND. STRIEGLER setzte die Versuche fort und kam zu dem Ergebnis, daß sich die Kulturen beliebig lange fortführen lassen und es zu einer Virusvermehrung von $10^{13.3}$ bei 62 Passagen in 366 Tagen kommt. TRAUTWEIN stellte eine Infektiosität noch bei einer Verdünnung von 1:10000000 fest. Durch intracerebrale Infektion von Mäusen gelang es, nach 973 Passagen den Erreger in ein neurotropes Virus umzuwandeln, das seine pathogene, aber nicht seine immunisierende Eigenschaft verloren hatte. Entgegen dem Verhalten des Gelbfieber- und Pferdesterbevirus wird mit dem so veränderten MKS-Virus ein sicherer Impfschutz *nicht* erzielt. Bei Bestrahlung mit ultraviolettem Licht läßt sich das Virus in eine nicht virulente Form (Anavirus) überführen, die aber deutliche immunisierende Eigenschaften besitzt (S. SCHMIDT, A. HANSEN und P. HOLM).

NAGEL und HOFMANN führten mit Typ B Passagen bei Mäusen durch und erzielten Bilder, die klinisch und histologisch der Poliomyelitis anterior acuta ähnelten. Am besten läßt sich das Virus aus frisch entnommenen Aphthendecken gewinnen.

Übertragung. Bereits vor dem Auftreten der Blasen ist das Virus im Blute und in allen Sekreten und Exkreten bei Wiederkäuern und Schweinen vorhanden. Bei Erstinfektionen kann es deshalb bereits zur Weiterverbreitung der Seuche kommen, bevor sie erkannt worden ist. Nach spätestens 5—11 Krankheitstagen enthält das Blut kein Virus mehr. Kurz darauf ist es auch in der Regel in den Ausscheidungen nicht mehr nachweisbar. Doch können vereinzelt Rinder den Erreger bis zu 264 Tagen nach dem Überstehen der Krankheit im Harn ausscheiden (BRANDT, WALDMANN). Die Übertragung kommt entweder durch direkten Kontakt oder durch belebte und unbelebte Zwischenträger zustande. Die Zwischenträger spielen im gemäßigten Klima eine besonders große Rolle wie sonst bei keiner anderen Seuche, denn das MKS-Virus ist auf diese Weise besonders leicht übertragbar. In den warmen Ländern geht die Ausbreitung der Seuche viel langsamer vor sich, da hier infolge der Sonnenwirkung auf das Virus Zwischenträgern eine weit geringere Bedeutung zukommt. Die Verbreitung der Seuche erfolgt am häufigsten durch den Viehverkehr, Viehhändler, Fleischer, Kastrierer, insbesondere auch im Anschluß an Viehmärkte und -ausstellungen. Auch die Milch stellt einen nicht zu unterschätzenden Vermittler dar, ferner Futter, Streu, Haut, Wolle. Nicht selten sind latente Virusausscheider die Ansteckungsquelle. Hierbei kann auch das Hochwild eine Rolle spielen. Die Annahme von STOCKMANN, daß Vögel für diese Tierseuche als Überträger von größerer Bedeutung sind, ist durch die Untersuchungen von WALDMANN, WAGENER und HIRSCHFELDER sehr eingeschränkt, wenn nicht weitgehend in Frage gestellt worden.

Maul- und Klauenseuche bei Tieren. Die Krankheit befällt vor allem Rinder und Schweine, aber auch Ziegen, Schafe, Hirsche, Rehe und andere Wiederkäuer wie das Rentier, Kamel, Büffel, außerdem Wildschweine. Ausnahmsweise erkranken Hunde und Katzen. Einhufer sind nicht empfänglich. Die Inkubationszeit beträgt 2—3 Tage. Das Virus dringt nach der Aufnahme mit dem Futter und dem Trinkwasser an irgendeiner Stelle des Vorderdarmes in die Epithelschicht ein. Es vermehrt sich zunächst an der Eintrittspforte und verursacht das Entstehen einer primären Blase. — Von dieser primären Blase aus gelangt das Virus in das Blut. Nunmehr kommt es zur Entwicklung der Sekundärblasen. Diese entstehen nach 1—2tägigem hohen Fieber. Bevorzugte Stellen für sie sind der zahnlose Rand des Oberkiefers, die Innenfläche der Lippen und Zunge. Doch können sie auch an anderen Schleimhäuten auftreten. Ferner entstehen Aphthen an der Haut der Klauenkrone, des Ballens und des Klauenspaltes sowie am Euter. Die Blasen platzen und können bakteriell infiziert werden. Auf diese Weise entwickeln sich oft Komplikationen im Krankheitsverlauf, so eitrige Geschwürsbildung, Phlegmone, selbst eine bakterielle Septicämie. Hierdurch wird die gewöhnlich nur eine Woche betragende Krankheitsdauer erheblich verlängert. Die Mortalität beträgt unter günstigen hygienischen Bedingungen nur 0,2—0,5%. Durch das Virus kann aber auch eine akute Herzmuskeldegeneration hervorgerufen werden. Insbesondere erst wenige Wochen alte Tiere können hieran zugrunde gehen. In manchen Seuchenzügen tritt diese bösartige Form der MKS auch bei erwachsenen Tieren gehäuft auf und führt in 50—70% der Fälle zum Tode.

Vorkommen. Die MKS ist kosmopolitisch. In Ländern mit extensiver Tierzucht herrscht sie vielfach enzootisch. Häufig wurde die MKS aus solchen Gebieten in Länder mit intensiver Tierzucht eingeschleppt. In diesen pflegte sie früher in rasch vorwärtsschreitenden Seuchenzügen große Gebiete zu ergreifen. Die veterinärpolizeilichen Maßnahmen führten erst seit der Einführung der aktiven Immunisierung mit Adsorbatimpfstoffen zu einem vollen Erfolg. Der letzte große Seuchenzug der MKS in Westeuropa nahm seinen Ausgang von den französischen Häfen Bordeaux und Marseille, wohin die Seuche durch Tiertransporte aus Marokko und Algerien verschleppt worden war. In diesem Seuchengang 1937/39 waren in Deutschland 784000 Gehöfte verseucht, das sind 20% aller Bestände. Die Sterblichkeitsziffer war zwar gering, immerhin zeigte sie in einzelnen Gegenden einen erheblichen Anstieg. Der Gesamtschaden, den diese Seuche für die Tierhalter und damit für das deutsche Volk brachte, betrug über 1 Milliarde Mark durch Milchverlust, Fleischverlust sowie durch Todesfälle, ferner durch die Nachkrankheiten. Dieser Seuchenzug war einer der größten, die in Europa beobachtet wurden. In der Regel geht der Seuchenweg von Osten nach Westen. Strenge Grenzsperrmaßnahmen können die Seuche aufhalten, wie sich an der Westgrenze damals zeigte. Doch schleppten Seegrashändler im August 1937 aus dem Elsaß die Seuche in Baden ein. Von den deutschen Gebieten weisen besonders Niedersachsen und Schleswig-Holstein in den letzten 25 Jahren eine hohe Durchschnittsverseuchung auf (GEIGER).

Übertragung auf den Menschen geschieht durch Kontakt, wahrscheinlich aber auch durch infizierte Gegenstände und infizierte Milch. Berichte über menschliche Erkrankungen liegen vor von: BELIN, DELECOUNT, DUPONT, FAHR, GLANN, KRÖNCKE, MOLLOW, ROCH, SCHLING, SPÄTE, STEIN, URLA und VEIL. In jüngster Zeit haben MAGNUSSON, FLAUM und STENSTRÖM über 11 gesicherte Fälle aus Schweden berichtet (1939). Auch PAVLITZEK beobachtete 2 Erkrankungen. Bei der Epizootie 1951 gelangten einige allerdings nicht ganz gesicherte (es fehlte der Tierversuch und der serologische Nachweis), klinisch aber typische Fälle zu unserer Kenntnis (verschiedene Landkreise Schleswig-Holsteins). Doch muß bei der Häufigkeit und Ausdehnung der Seuchenzüge die Empfänglichkeit des Menschen für diese Virusinfektion als gering bezeichnet werden, denn die menschlichen Krankheitsfälle sind vereinzelt geblieben, auch bei sehr schweren Epidemien unter den Haustieren. Sogar sorgfältig ausgeführte Selbstinfektionen haben nach dem Bericht von PAPE mit einer Ausnahme keinen Erfolg gehabt. Auch Versuche einer Übertragung von Mensch zu Mensch, die MAGNUSSON durchführte mittels Scarifikation, fielen negativ aus. Neben der Exposition spielt auch hier sicher eine gewisse Disposition eine Rolle. Wenn das Virus beim Menschen vorkommt, hat sich gezeigt, daß seine Virulenz für Schweine und Meerschweinchen sehr groß ist (MAGNUSSON und Mitarbeiter).

Dem Genuß roher, von erkrankten Tieren stammender Milch kommt wahrscheinlich keine oder nur sehr unwesentliche Bedeutung zu, obwohl auch an diesen Infektionsweg gedacht werden muß.

Pathologische Anatomie. Die histopathologische Untersuchung bei künstlich gesetzten Herden zeigt Hyperkeratose, Schwellung und Hyperplasie der MALPIGHIschen Schicht, die sich dann zu umschriebenen Blasen verwandelt. Die Zellen nahe dieser Blase haben Kerneinschlußkörperchen. Außerdem besteht ein Infiltrat des umgebenden Gewebes mit polynucleären Leukocyten (RIVERS). Da die Todesfälle sehr selten sind, liegen auch nur zwei eingehendere pathologisch-anatomische Untersuchungen vor, einmal von MOLLOW und einmal von FAHR. Während MOLLOW eine schwere ulceröse Dickdarmschleimhautentzündung beschrieb, die bis auf die Muscularius durchgebrochen war, und eine starke Hyperämie der restlichen Dickdarmschleimhaut, sofern sie nicht von Geschwüren durchsetzt war, feststellen mußte, wies der Fall von FAHR keine Veränderungen im Magen-Darmtrakt auf. Histologisch zeigten die Geschwüre, die in dem MOLLOW-Fall im Transversum und Descendens, aber auch im Coecum und Ascendens saßen, Exsudat mit Rundzellen auch in der Submucosa. Die Geschwüre traten unter Bildung von die Schleimhaut unterminierenden Gängen und Kanälen auf. Bei dem von FAHR beschriebenen Zustandsbild war die Ablösung der Epidermis ein sehr hervorstechendes Merkmal, daneben bestand am Herzen ein Ödem. An Lunge und Leber, Niere und Nebenniere fanden sich sonst keine gröberen Veränderungen.

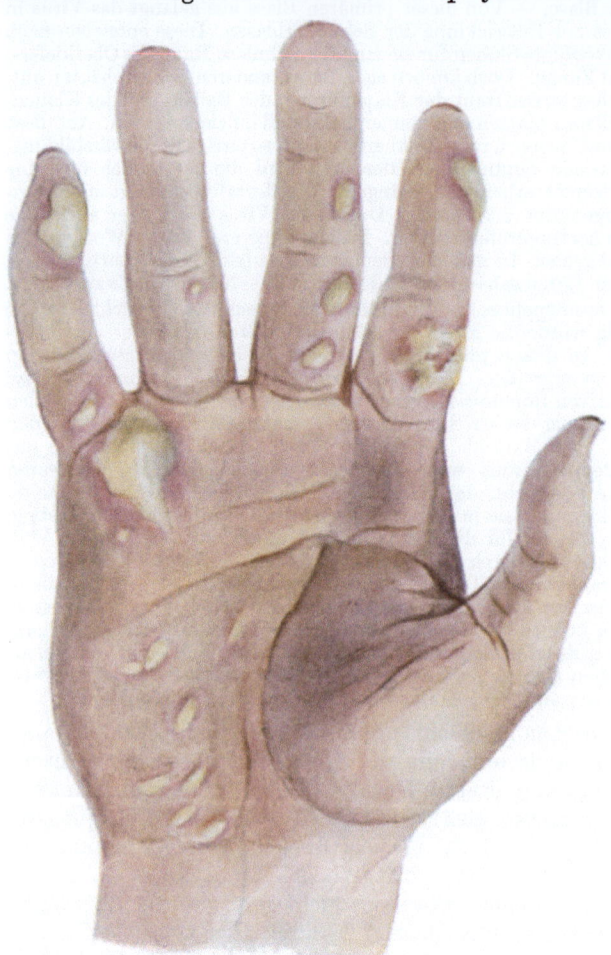

Abb. 1. Kleinere und größere, teils konfluierende Blasen an der Hand bei menschlicher Maul- und Klauenseuche. (Nach WAGENER, Tierärztliche Hochschule Hannover.)

Klinik der menschlichen Maul- und Klauenseuche. *Inkubationszeit* meist 3—8 Tage, von manchen Autoren werden 2—18 Tage angegeben.

Nach dieser Zeit treten *Prodromalerscheinungen* wie Fieber, Kopf- und Kreuzschmerzen sowie starke Mattigkeit auf. Schon frühzeitig wird ein Wärmegefühl, Trockenheit und schließlich Brennen im Mund angegeben, verbunden mit entzündlicher Röte der gesamten Schleimhaut. Unbestimmte Halsschmerzen gaben mehrere der Patienten von MAGNUSSON an, die dem Auftreten der eigentlichen Krankheitserscheinungen zum Teil um 2 oder 3 Tage vorausgingen.

Verlauf. Einzelne Autoren weisen auf 2 Phasen des Krankheitsablaufes hin, die aber lange nicht in allen Fällen sicher zu erkennen sind:
1. Phase führt zur lokalen Primärblase,
2. Phase bringt die Generalisation der Infektion mit Fieber.

Die Primärblase sitzt an dem Eintrittsort der Infektion, z. B. Melkhand. Ihr folgt meist nach 1—2 Tagen das Fieber und der Sekundärausschlag. Es schießen auf Lippen, Wangen, Zunge und Rachen hanfkorngroße Bläschen auf. Sie sind meist größer als Herpesblasen und enthalten klares, später etwas milchig getrübtes Sekret. Charakteristisch ist die starke Schmerzhaftigkeit. Die Geschwüre können sich auch auf die äußeren Lippenränder und die Nasenöffnungen erstrecken. Fast regelmäßig besteht starker Speichelfluß. Selten sind beim Menschen Blasen an den Zehen, an den weiblichen Brüsten und gelegentlich an den Fingern, besonders bei Melkern. MAGNUSSON, unter dessen Kranken 4 Melker und 3 Viehwärter waren, beobachtete Primärherde oft an der Melkhand und sah auch im weiteren Verlauf bei dieser Gruppe sehr häufig zahlreiche Herde an den Händen mit 10—15 Blasen, meist an der Handinnenfläche oder zwischen den Fingern sitzend. Einzelne Personen klagten über sehr große Schmerzhaftigkeit der erkrankten Stellen, so daß dadurch sogar der Schlaf der Kranken gestört wurde. Auch die Genitalschleimhaut kann einmal von Bläschenausschlag betroffen werden. In manchen Fällen treten an der Augenbindehaut solche Blasen auf. Auch Entzündungen des Nagelbettes sind beschrieben sowie ödematöse Schwellung und Entzündung der Zunge. Gerade die letztere Erscheinung birgt die Erstickungsgefahr in sich. Nach Abheilen zieht sie oft eine Schrumpfung des betroffenen Gewebes nach sich.

Ausführliche Schilderungen von schwer verlaufenden Fällen geben MOLLOW und FAHR. MOLLOW berichtet über einen Todesfall bei einem 19jährigen jungen Mann. FAHR beschreibt einen Todesfall bei einem 8jährigen Kind. In beiden Fällen standen zu Beginn Schüttelfrost, Mattigkeit, Stomatitis, Conjunctivitis zunächst im Vordergrund. Bei dem Patienten von MOLLOW traten dann Ulcerationen an den Lippen und auf beiden Handrücken auf sowie schleimig-blutige Durchfälle. Am 14. Krankheitstage kam es zur Krankenhauseinweisung. Zu diesem Zeitpunkt fanden sich starke Unterkieferdrüsenschwellungen, die Lippen waren weißlich-schorfig belegt, die Zunge gerötet und trocken, am Handrücken beider Hände und zwischen den Fingern fanden sich ulcerierte eitrige Stellen. Die Handinnenflächen waren normal. Es bestanden *keine* Leukocytose, *keine* besonderen Blutbildveränderungen. Am 4. Krankenhausbehandlungstag, also am 18. Krankheitstag, verstarb der Patient. Der zweite von MOLLOW beschriebene Fall zeigte zu Anfang ein ähnliches Krankheitsbild, bei dem eine Milzschwellung zu beobachten war, aber auch keine Leukocytose. Auch hier bestanden blutige Borken an den Lippen, Zahnfleischschwellungen, Aphthen an der Zunge und am harten Gaumen sowie auf den Tonsillen.

Das von FAHR beschriebene Kind wies außerdem noch eine Ablösung der Nägel auf, die sonst nicht beschrieben wird. Auch bei diesem Kind lag eine akute, schwere Gastroenteritis vor.

Überhaupt scheint bei Kindern die Stomatitis häufig von Verdauungsbeschwerden, Appetitlosigkeit, Brechreiz und Durchfall begleitet zu sein. Gelegentlich wurde über Harnblutungen berichtet, aber auch über Nasen-, Nieren- und Darmblutungen sowie bei Männern und Knaben über das Auftreten von Orchitiden.

Die Temperaturen klingen, wenn die Bläschen ihre größte Ausdehnung erreicht haben, nach 2—3 Tagen ab. Die Schleimhautläsionen im Mund überhäuten sich meist innerhalb der folgenden 14 Tage.

Laborinfektionen gaben die Möglichkeit, den Ablauf der Erkrankung genau zu studieren. PAPE sah eine solche mit kurzer Inkubationszeit, Fieber im Beginn, Exanthem an Händen und Füßen mit rascher Heilung. TRAUTWEIN beobachtete nach 2 Tagen schon eine Primärblase und nach 4 Tagen viele linsen- bis zehnpfennigstückgroße Blasen mit rotem Hof an Händen und Füßen, ohne Fieber und ohne Mundschleimhautbeteiligung. Verimpfung des Blaseninhaltes sicherte in beiden Fällen die Diagnose.

Als Komplikationen werden beschrieben Nephritis, ferner Blutdruckerniedrigung und Pulsverlangsamung. Gelegentlich finden sich schwache, flüchtige, masernähnliche Ausschläge an Unterarmen, Unterschenkeln, seltener an Rumpf und Schultern. Milzschwellungen sind selten. Leberschwellungen werden nicht beschrieben. Häufig allerdings sind Lymphdrüsenschwellungen am Hals und Nacken, also im regionalen Gebiet. BIRKMAYER berichtet von einer doppelseitigen Facialisparese bei einem Mädchen, das mit größter Wahrscheinlichkeit an MKS erkrankt war. BIRKMAYER nimmt an, daß es sich bei dieser Lähmung entweder um eine toxische Nachwirkung der Viruserkrankung gehandelt hat oder aber um ein Weiterwandern des Virus auf dem Nervenweg und die Entstehung einer umschriebenen Encephalitis. Er begründet die letztere Annahme damit, daß manche Epidemien beim Übergreifen auf den Menschen zu Kopfschmerzen, allgemeiner Abgeschlagenheit und Schlafsucht führen. Diese Symptome glaubt er auf eine Encephalitis beziehen zu müssen. Von der Stomatitis kommt es zur Weiterleitung des Virus auf der Nervenschiene und damit zur Entstehung des umschriebenen encephalitischen Bildes, wie es in dem von ihm beobachteten Fall festzustellen war. Er lehnt sich mit dieser Auffassung an die von DOERR und PÖTZL und HOFF gegebenen Vorstellungen weitgehend an.

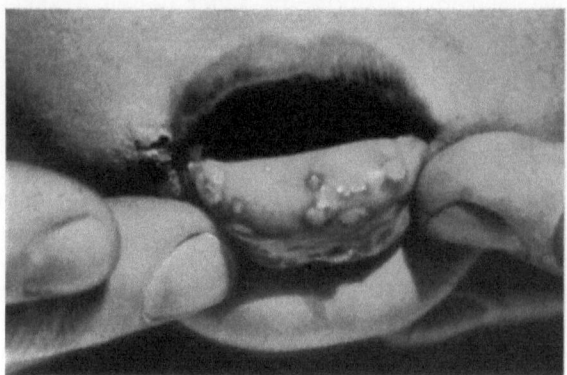

Abb. 2. Bläschenförmige Eruptionen an der Zungenspitze und im rechten Mundwinkel bei Maul- und Klauenseuche. (Nach WAGENER, Tierärztliche Hochschule Hannover.)

Besondere Beachtung in epidemiologischer Hinsicht verdient auch noch eine Beobachtung von KLING, HUSS und OLIN, die unter 64 Leuten eines verseuchten Hofes einen 79jährigen Mann feststellen konnten, der, ohne selber erkrankt zu sein, im Stuhl Virus ausschied.

Diagnose. Die Erkennung der Krankheit ist nicht immer leicht. Beim Auftreten einer Tierepidemie unter Umständen in Verbindung mit dem Genuß roher Milch ist die Diagnose einfacher. Sicher sind viele Krankheitsfälle als MKS bezeichnet worden, die *nicht* hierher gehören. Besonderes Augenmerk ist auf den Bläschenausschlag an der Haut und die Störungen von seiten des Magen-Darmtrakts zu richten. Bei der Stomatitis aphthosa aus anderer Ursache fehlen sie. Charakteristisch sind die Blasen im Mund, die erst nach Platzen des Häutchens sich geschwürig verändern.

Zur Sicherung der Diagnose ist die Durchführung des *Tierversuchs* zu fordern. Hierbei wird der Inhalt der verdächtigen Blase auf die scarifizierte Planta des Meerschweinchens eingerieben. Nach 4—5 Tagen kommt es zur Bläschenbildung.

Diese Versuche gehen auf WALDMANN und PAPE zurück; früher galt das Meerschweinchen als unempfänglich, da es spontan nicht erkrankt. Ferner ist der Nachweis der Antikörper im Blut des Erkrankten durch die Komplementbindung zu erbringen.

Von den 11 in den Jahren 1938/39 durch MAGNUSSON beschriebenen Fällen konnte bei 3 Kranken das Virus durch Überimpfung von Blaseninhalt auf Meerschweinchen nachgewiesen werden, bei einem vierten durch Überimpfung auf Schweine. Zwei weitere hatten einen hohen serologischen Titer. Bei 4 Personen bestanden typische klinische Symptome und zeigte sich Antikörperbildung, d. h. 2 cm^3 Patientenserum zum richtigen Zeitpunkt entnommen reichten aus, um beim Meerschweinchen eine Generalisation einer gesetzten Infektion zu verhindern (Serumschutzversuch). Nur ein letzter, klinisch zwar ganz typischer Fall war serologisch *und* im Tierversuch negativ. MAGNUSSON empfiehlt die Blasendecke möglichst am 2. Eruptionstag zu entnehmen.

Die *serologischen Reaktionen* werden erst 10—20 Tage nach Ausbruch der Erkrankung positiv. Der Titer kann auch beim Menschen sehr hoch ansteigen.

Prognose meist günstig. Tödlich verlaufende Fälle sind nur von Säuglingen und kleinen Kindern beschrieben, außerordentlich vereinzelt von Erwachsenen (FAHR, MOLLOW). Der Tod tritt meist durch die stark behinderte Nahrungsaufnahme mit Durchfällen unter septischen Allgemeinerscheinungen ein.

Therapie. Die Behandlung beim Menschen mit spezifischem Serum ist bisher noch *nicht* erprobt. KOPF und KRÖNCKE sahen günstige Wirkung von Salvarsan und Silbersalvarsan. JEBENS wandte intravenös Kollargollösung an. Eine Reihe von Desinfektionsmitteln sind zur Behandlung der Schleimhautulcerationen empfohlen, 10%ige Boraxlösung, 0,5—2%ige Argentum nitricum-Lösung, 3%ige Calcium chloricum-Lösung, 1%ige Kaliumpermanganatlösung. Der Mund muß häufig, möglichst halbstündlich mit 2%iger Wasserstoffsuperoxydlösung gespült werden in Verbindung mit 1%iger essigsaurer Tonerde oder 3% Kalium chloricum. Auch Versprayen von Wasserstoffsuperoxydlösung auf die Mundschleimhaut des Kranken wird als angenehm empfunden. Die Ernährung ist flüssig und nur mit gekühlter Nahrung durchzuführen. Bei gleichzeitig bestehender Gastroenteritis ist eine entsprechende Behandlung notwendig. Hepatitiden, wie sie bei Tieren beobachtet wurden (W. HOFMANN), sind beim Menschen bisher nicht beschrieben.

Die Erscheinungen an den Händen und den übrigen Stellen der Körperoberfläche sind wie ein akutes Ekzem zu behandeln, bei eng begrenzter Lokalisation mit einem Schutzverband gegen Verschmutzung und Sekundärinfektion zu schützen.

Bei bestehenden Magen-Darmerscheinungen empfiehlt sich zu Beginn ein mildes Abführmittel (niemals Kalomel). In solchen Fällen ist eine sorgfältige Diät evtl. unter Anwendung von Opium und Tanninpräparaten sowie Wismut, Sulfaguanidin (Resulfon), Formocibazol oder Taleudron anzuraten. Allerdings liegen bisher über die Anwendung der letzteren noch keine Erfahrungen vor. Doch sah bei der tierischen Erkrankung SCHOLL-LATUR unter Gabe von Marfanil-Prontalbin-Eleudron-Puder eine außerordentlich günstige Wirkung und schlagartige Heilung. Die Dosierung betrug 3 Tage lang bei Kühen 20 g, bei Schafen 5 g, 2mal täglich in warmem Wasser. WOLL behandelte eine menschliche schwere Stomatitis, die er für eine wahrscheinliche MKS hielt, erfolgreich mit Penicillin. Bei dem Viruscharakter der Erkrankung wäre sicher auch vom Aureomycin eine günstige Beeinflussung zu erwarten. Versuche in dieser Richtung liegen bisher noch nicht vor.

Prophylaxe. Bei den Haustieren wird die MKS wegen ihrer wirtschaftlichen Bedeutung gesetzlich bekämpft. *Die MKS ist anzeigepflichtig.* Mit Rücksicht auf die äußerst leichte Übertragbarkeit des Virus bestehen *strenge Absonderungsmaßnahmen.* Bei Erstausbrüchen kann die Tötung des infizierten Tierbestandes angeordnet werden. Bei bereits erfolgter Ausbreitung wird eine *Sperre* über das Gehöft, einen Ortsteil oder eine ganze Ortschaft verhängt. Innerhalb des Sperrgebietes sind sämtliche Hunde festzulegen. Schlächtern, Händlern u. a. ist das Betreten des Gehöftes verboten. Der gemeinschaftliche Weidegang wie das gemeinsame Tränken sind untersagt. Tiermärkte und Tierschauen dürfen nicht stattfinden, evtl. auch solche, auf denen kein Klauenvieh aufgetrieben wird, ebenso keine Jahr- und Wochenmärkte sowie Körungen. Milch darf aus verseuchten Beständen nur in gekochtem oder pasteurisiertem Zustande in den Verkehr gebracht werden. Die Aufhebung der Sperrmaßnahmen erfolgt frühestens 2 Wochen nach der Heilung sämtlicher kranker Tiere. Zur Abkürzung des Seuchenverlaufes werden in verseuchten Beständen die noch nicht infizierten Tiere einer *Simultanimpfung* unterworfen, die eine gutartige Erkrankung hervorruft. Zur Vermeidung der Ausbreitung wird um die verseuchten Gehöfte und Dörfer eine *Ringimpfung* durchgeführt. Am geeignetsten ist hierzu der *Adsorbatimpfstoff* von WALDMANN und KÖBE. Dieser enthält Virus aus Aphthen, das an Aluminiumhydroxyd adsorbiert und durch Zusatz von Glykokollpuffer und Formol sowie 48stündiges Bebrüten bei 25⁰ C abgeschwächt ist, ohne daß die antigenen Eigenschaften des Virus zerstört werden. Durch die Adsorbatvaccine wird eine mindestens 6—8 Monate andauernde aktive Immunität geschafft, die allerdings erst 14 Tage nach der Impfung voll ausgebildet ist.

Personen, die infizierte Haustiere betreuen, müssen vorhandene Hautwunden vor einer Infektion schützen. Am besten werden auch kleine Hautläsionen unter Verband gehalten.

Psittacosis.
(Ornithosis, Papageienkrankheit, Faröerkrankheit.)

Mit 6 Abbildungen.

Die *Psittakose* ist eine unter Papageien auftretende ansteckende Krankheit, die durch direkte Berührung oder aerogen auf den Menschen übertragen wird. Auch Sittiche können an ihr erkranken. Bei Tauben, Hühnern, Sturmvögeln und anderen Vögeln tritt die Infektion meist in chronischer oder latenter Form auf. Die Psittakose kann daher nicht mehr als exotische Zoonose bezeichnet werden, sondern stellt, worauf MICHAND und GAQUIER hinwiesen, heute eine *einheimische* Seuche dar. Für die Erkrankungen der anderen Vögel hat man die Bezeichnung *Ornithosis* gewählt. Nach manchen Beobachtungen hat es den Anschein, daß die Ornithose für die genannten Vögel und auch für den Menschen weniger ansteckend ist als die Psittakose.

Geschichtliches. Die erste Mitteilung über eine von „exotischen Vögeln ausgehende typhöse Pneumonie" stammt von RITTER aus Uster im Kanton Schwyz aus dem Jahre 1879. In den folgenden Jahren beobachteten WAGNER, WINKLER u. a. kleinere Gruppenerkrankungen, bis bei der Epidemie 1892 in Paris die Beziehung zu kranken Papageien deutlich wurde. Von 49 Erkrankten starben damals 16. NOCARD glaubte schon in einem Paratyphusbacterium den Erreger gefunden zu haben. Bei diesem Bacterium handelte es sich sehr wahrscheinlich um Salmonella typhi murium, das häufig als Begleitinfektion vorkommt. Der primäre Erreger kann es nicht sein, da es bei den menschlichen Psittakosefällen *nicht* regelmäßig gefunden wird. 1909 wurde eine Epidemie in Zülpich sehr eingehend von BACHEM, SELTER und FINCKLER beschrieben. Die Jahre 1914, 1917, 1924, 1926 und 1928 brachten einzelne Gruppenerkrankungen in England. 1929 berichtet BARROS aus Argentinien über eine Epidemie sehr bösartiger

Pneumonien, die mit aus Brasilien stammenden Papageien in Zusammenhang stehen sollte. Im gleichen Jahre stellte HEGLER in Hamburg eine Gruppenerkrankung bei 3 Personen fest. Es handelte sich um eine Tierhändlerfamilie. 10 Tage vor der Erkrankung der Menschen waren 3 kurz vorher aus Südamerika eingetroffene Papageien erkrankt und 2 gestorben. Zwei der erkrankten Familienmitglieder starben ebenfalls. Im November 1929 begann dann eine zweite kleine Epidemie in Hamburg von 6 Fällen mit 3 tödlichen Ausgängen. Hier kam es auch zur *Ansteckung des Pflegepersonals*, von welchem 2 Personen starben. Ende des Jahres 1929 bis Anfang 1930 trat dann eine größere Anzahl von Psittakosefällen in Deutschland, Österreich, England, den Vereinigten Staaten, Frankreich und Italien auf. Allein in Hamburg wurden damals 50 Fälle gemeldet, in Gesamtdeutschland waren es 215, wobei diese Zahlen sicher nur Mindestzahlen sind. Diese Pandemie, die wahrscheinlich ihren Ausgang von Argentinien nahm, führte nach den vorliegenden Berichten in diesen Jahren zu schätzungsweise 800 Erkrankungen auf der ganzen Welt. In der Folgezeit ging die Erkrankungszahl wieder zurück, da mehrere Staaten behördliche Maßnahmen zur Vermeidung des Auftretens der Psittakose ergriffen. So wurde in Deutschland das Gesetz zur Bekämpfung der Psittakose vom 3. 7. 1934 erlassen, das den Vogelhandel unter eine gewisse Kontrolle stellte.

Immerhin ist auch in den folgenden Jahren noch eine größere Anzahl von Erkrankungen aufgetreten. Eine Übersicht in groben Zügen gibt die umstehende Tabelle 1. Aus ihr geht klar die kosmopolitische Bedeutung der Erkrankung hervor. So entschloß sich auch England zu einer Vorbeugungsmaßnahme, nachdem es unter dem Personal des Londoner Zoologischen Gartens 1939 nach Eintreffen einer neuen Sendung südamerikanischer und westindischer Papageien zu 5 Erkrankungsfällen mit 1 Todesfall gekommen war. Diese neue Verfügung schreibt vor, daß alle Papageien, die nach England eingeführt werden, ehe sie zum Handel oder für zoologische Gärten zugelassen werden, eine 3monatige Quarantäne durchmachen müssen.

Infolge der Nachkriegswirren gerieten dann die Bestimmungen des Gesetzes vom 3. 7. 1934 in Deutschland in Vergessenheit und wurden nicht mehr beachtet. So kam es von Dezember 1949 bis Februar/März 1950 im Lande Nordrhein-Westfalen wieder zu einer größeren Gruppenerkrankung, der ersten in Deutschland seit 1930. Sie umfaßt 18 gesicherte Fälle (TRÜB, JÜNEMANN, HAMKE und RISSE), darunter 2 Todesfälle und 7 Verdachtsfälle mit 2 Todesfällen. Für die in Dortmund und Westfalen aufgetretenen Erkrankungen konnten als wahrscheinlicher Ausgangsort 3 Vogelhandlungen in Dortmund festgestellt werden, und für die Fälle im rheinischen Landesteil eine Vogelimport- und -exporthandlung in Bremen.

Die Zusammenhänge waren hier in einzelnen Fällen sehr typisch: Erkrankung der Vögel an Enteritis und Tod, innerhalb der Inkubationszeit Erkrankung der Menschen. Auch unter dem Pflegepersonal, das nicht mit den Vögeln in Berührung gekommen war, kam es zu einer Erkrankung etwa 10 Tage nach Übernahme der Pflege im Haus eines Erkrankten. In einer Reihe von Fällen konnte der Virusnachweis durch den Tierversuch auf der Spezialabteilung des Tropeninstituts in Hamburg (Prof. WEYER) erbracht werden.

Hier sei darauf hingewiesen, daß Untersuchungsmaterial, wie Auswurf, Blut usw. von Kranken oder Krankheitsverdächtigen in den ersten 2 Wochen nach Ausbruch der Psittakosepneumonie möglichst 2- oder 3mal in 2tägigen Abständen an das Bernhard-Nocht-Institut für Schiffs- und Tropenkrankheiten in Hamburg in sauberen Glasröhrchen oder Versandgefäßen stets auf dem schnellsten Wege einzusenden ist (bei verzögerter Absendung Aufbewahrung im Eisschrank!).

Tabelle 1. *Epidemiologie der Psittakose seit 1934.*

Jahr	Land	Berichterstatter	Zahl der Fälle	Davon Todesfälle	Sonstiges
Nov. 1929 bis Mai 1935	USA.	Meyer	191	40%	
März 1934 bis März 1935	Deutschland		106	20%	62 Familienfälle.
1935	Frankreich (Limoges)		4	3	
1935/36	Deutschland	Hagen und Krickeberg	45	12	Sittiche als Infektionsquelle.
Jan. 1935 bis April 1936	Österreich (Wien)	Gerlach	18	1	
1935	Frankreich (Paris)	Aujaleu	3	1	Sittiche als Infektionsquelle.
1937	USA. (New York)	Olsen	3	—	
1937/38	Deutschland	Hagen und Mauer	25 25	9	In Hamburg allein 16 Fälle mit 4 Todesfällen.
1937	Schweiz (Lausanne)	Michand und Jaquier	3	—	
1938/39	England (London)	Bedson	5	1	
1933—1938	Deutschland und Österreich	Reiter	478	80 = 20,7%	
1939	Australien	Dachson und Walker	2		Geringere Menschenpathogenität des australischen Virus.
1939	Argentinien (Buenos Aires)	Sardelli und Savind	?	?	
1940	Deutschland (Wiesbaden)	Koch	3	—	
1941	Deutschland	J. Müller	3	—	
1942—1949	Deutschland		*keine Berichte!*		
1943/44	USA. (Philadelphia)	Levinson und Gibson	6	—	4 durch Tauben übertragen; 4 Fälle im Winter aufgetreten.
1943	USA.	Favour	3	—	1mal Tauben, 1mal Kanarienvogel, 1mal unklar.
1943	USA.	Smadel	10		Davon 6 Taubeninfektionen. Die 10 Fälle wurden unter 45 atypischen Pneumonien herausgefunden.
1944	Argentinien	Rugiere und Mitarbeiter	—		Vogelepidemie.
1946	Argentinien (Buenos Aires)	Aravach	8	—	
1947	USA. (Ohio)	Toomey	5	—	
1949	USA.	Tasker	1	—	
1949	Paraguay	Böttner	15	—	
1949/50	Deutschland	Türk	25	4	Einbezogen wurden hier auch Verdachtsfälle.
			469		

Die Übersicht erhebt keinen Anspruch auf Vollständigkeit, sie soll nur einen ungefähren Eindruck vermitteln von der Verbreitung und Häufigkeit der Erkrankung.

Ätiologie. Bei den gehäuften Erkrankungen der Jahre 1929/30 wurde 1930 unabhängig voneinander fast gleichzeitig der Erreger, Miygawanella psittacii, von LEWINTHAL in Deutschland, LILLIE in USA und COLES in England entdeckt. Durch die Untersuchungen von BEDSON und BLAND (1932) und BLAND und CANTI (1935) wurde dann die ätiologische Beziehung zwischen den Elementarkörperchen und der Infektion endgültig geklärt. Mit einer Größe von etwa 0,2—0,35 μ gehört der Erreger mit zu den größten Virusarten und wurde deshalb von LILLIE und anderen Autoren den Rickettsien zugeordnet. Die Behauptung von CAUTI und BLAND, die einen 5-phasigen Entwicklungscyclus des Erregers gefunden zu haben glaubten, hat sich bei späteren Nachprüfungen *nicht* bestätigen lassen. Nach LEWINTHAL ist der Pleomorphismus in der Gestalt der Erreger vorwiegend durch exogene Faktoren bedingt. Das Virus ist durch Chamberland L3-, Berkefeld- und Seitz-Filter filtrierbar. MEYER und EDDIE bezeichneten es als Mikrobacterium multiforme. Es ist am besten durch die Castañeda- und Giemsafärbung nachweisbar, und zwar besonders gut in den Exsudatzellen der serösen

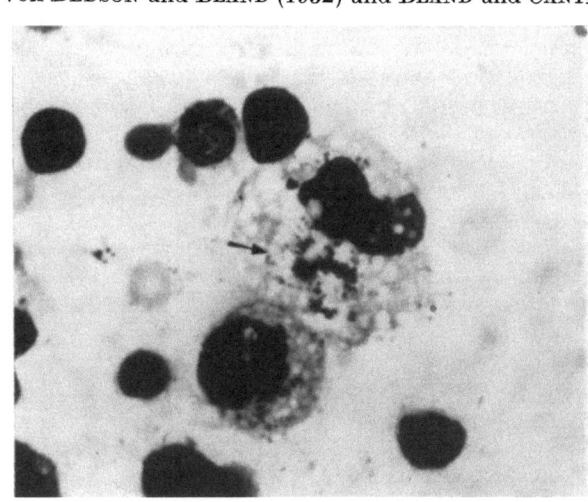

Abb. 1. Intracellulär gelagertes Psittakosevirus (durch Pfeil markiert).

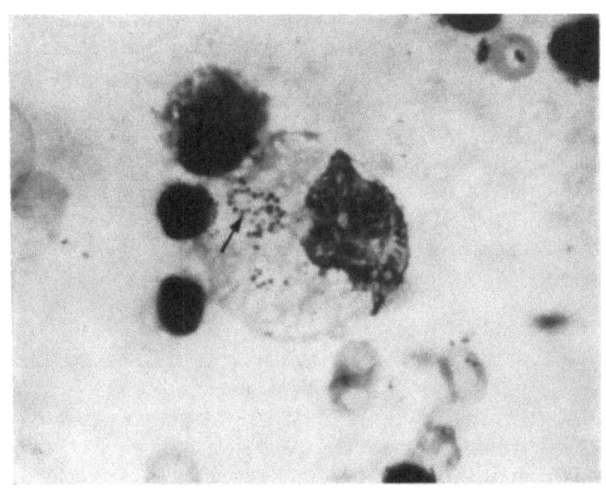

Abb. 2. Psittakosevirus in einem Monocyten (durch Pfeil markiert).

Höhlen, in der Leber, Milz und in den Nieren als Einschlußkörperchen. Diese werden nach ihren Entdeckern LEWINTHAL-LILLIE-COLESsche Körperchen genannt.

Seine Lebens- und Entwicklungsbedingungen findet das Virus nur in den lebenden Zellen. Es wird als obligater Zellschmarotzer bezeichnet. Eine Kultur auf totem Substrat ist deshalb auch nicht möglich.

Der Erreger läßt sich auf der Chorion-Allantois des bebrüteten Hühnereies züchten. In 50%igem Glycerin bleibt das Virus bei Eisschrankaufenthalt 40 Tage virulent. Bei Zimmertemperatur und Tageslicht stirbt es innerhalb von 6 Tagen ab. Im eingetrockneten Zustand ist es bei niederen Temperaturen lange Zeit haltbar.

Mit besonderer Methode konnten dann 1935 RIVERS und BERRY aus dem Sputum durch Mäuseversuch den Erregernachweis erbringen, während eine Übertragung der Infektion mit Blut nur auf Papageien gelingt. Bei dieser intraperitonealen Überimpfung auf Mäuse findet sich nach 24 Std eine Milz- und Leberschwellung sowie eine Blähung des Dünndarms. Bei der Sektion sind alle Bauchorgane mit grau-weißen, fibrösen Belägen überzogen.

Das Virus hat eine *enge Verwandtschaft mit dem Lymphogranuloma inguinale-Virus*, so daß MEYER und RIVERS bei diesen Vira von *Psittakose-Lymphogranuloma-Gruppe* sprechen. Elektronenoptische Untersuchungen der Erreger dieser Gruppe zeigten, daß das morphologische Bild auffallend übereinstimmt. Sie haben Kugelgestalt, eine schmale Außenzone mit geringer Elektronenadsorption und zentral eine opake dichte Masse.

Das Virus der Psittakose enthält wie alle Vertreter der Psittakose-Lymphogranuloma-Gruppe ein hochwirksames Toxin, ähnlich den bakteriologischen Endotoxinen. Dieses verursacht wohl auch die toxischen Begleitsymptome der Krankheit.

Übertragung. Nach der Entdeckung des Erregers beim Papagei wurde in den Jahren nach 1930 dasselbe Virus auch bei anderen, nicht zu den Papageien gehörenden Vögeln gefunden. Diese Beobachtung hat auch für die Beurteilung der Ansteckungsquelle eine erhebliche Bedeutung. Man begann von diesem Zeitpunkt an von Ornithosis zu sprechen, und neue epidemiologische Gesichtspunkte kamen damit in den Kreis der Betrachtungen. Als *die* Ansteckungsquelle für den Menschen sind kranke, wie latent infizierte, anscheinend gesunde Vögel zu betrachten. Diese Tiere scheiden das Virus mit Sekreten und Exkreten aus. Dieses Sekret kann aber auch am Gefieder antrocknen. Gerade in diesem getrockneten Zustand als Staub ist es im Gefieder der Vögel am gefährlichsten. Die Übertragung des Virus erfolgt aerogen durch virushaltige Tröpfchen oder Staub. Sehr leicht kommt es auch bei Laboratoriumsarbeiten zu Infektionen durch Inhalation infektiösen Materials. Oft genügt der kurze Aufenthalt eines Besuchers in einem Raum, in dem sich erkrankte Vögel befanden, um eine Infektion herbeizuführen (HAGEN und KRÜCKEBERG, WOENCKHAUS). Auch durch direkte Berührung des Menschen mit den Vögeln kann die Übertragung geschehen, so vor allem durch die Unsitte, zahme Vögel mit dem Munde zu füttern. Auch unter den Vögeln spielt die Tröpfchen- und Staubinfektion die größte Rolle. Die Übertragung bei den Vögeln geht wahrscheinlich direkt vor sich. Als Quelle kommen latent infizierte Altvögel wohl in erster Linie in Betracht. Möglicherweise spielen schlechte Ernährung, ungünstige Temperaturverhältnisse und andere Umweltfaktoren für das Auftreten von Epidemien in Vogelzüchtereien eine Rolle. Andererseits ist der häufig sehr intensive Viruskontakt in der Jugend bei manchen Vogelarten für die Entwicklung einer gewissen Resistenz sehr wichtig. Auch Übertragung durch infiziertes Futter ist nach MEYER, EDDIE und COLES möglich. Schließlich hat auch MEYER experimentell feststellen können, daß eine kongenitale Infektion durch die Mutter aufs Ei sich ereignen kann. Von besonderer Bedeutung war die Feststellung GERLACHs 1936 über sog. „stumme Infektionen" besonders unter Vogelhändlern. So stellen Vogelhandlungen und Taubenzüchtereien immer wieder die Herde für Familienepidemien oder kleine Gruppenerkrankungen dar.

Epidemiologie. Papageien, Wellensittiche und andere Sitticharten sind die empfänglichsten unter den Vögeln. Sie erkranken in der Regel akut. Die Mortalität ist bei ihnen sehr hoch. Papageien sind im akuten Krankheitsstadium, aber auch im chronischen Krankheitsverlauf wichtige Ansteckungsquellen für Mensch und Tier. Heute allerdings muß der Sittich als Hauptinfektionsquelle bezeichnet werden und nicht mehr so sehr der Papagei. Praktisch kann jeder Sittich und Papagei, auch ohne ernstlich krank gewesen zu sein, Virusträger werden. Es konnte nachgewiesen werden, daß die Sittiche im Kot und Nasensekret Virus ausscheiden. FORTNER bezeichnet Sittichbißverletzungen als besonders gefährlich. Nach MEYER und EDDIE sind 10—90% der Vögel infiziert. Auch BURNET stellte unter den wildlebenden papageienartigen Vögeln Australiens einen sehr großen Prozentsatz latenter Infektionen fest.

Eine geringere Empfänglichkeit besitzen Sperlingsvögel, Kanarienvögel, Reisvögel und der Zeisig, ferner auch Finken, Hänflinge und Drosseln. In den letzten Jahren sind auch Infektionen bei Tauben, Haushühnern, Sturmvögeln, Amseln, Stieglitz, Gimpel und Kreuzschnabel bekannt geworden. Die bei den Sturmvögeln von RASMUSSEN beschriebene Infektion wurde anfangs für eine selbständige Krankheit („Faröerkrankheit") gehalten. Spätere Untersuchungen aber von HAGEN und MAURER erwiesen, daß das bei diesen Tieren isolierte Virus mit dem Psittacosisvirus identisch ist. Auch das Bild der menschlichen Erkrankung ist bei der „Faröerkrankheit" völlig mit dem der Psittakose übereinstimmend.

Sehr wahrscheinlich ist mit den oben aufgeführten Vogelarten die Zahl der für das Virus empfänglichen Vögel noch nicht abgeschlossen. 1941 konnte MEYER aus der Lunge eines an Pneumonie verstorbenen Taubenzüchters das Psittakosevirus isolieren. Im Jahre zuvor hatten PINKERTON und SRANK das Virus erstmalig bei den Tauben gefunden. Bis dahin galten die Tauben als unempfindlich für die Infektion, da frühere Übertragungsversuche von BEDSON und WESTERN nicht gelungen waren. Das Krankheitsbild bei Tauben geht mit einer fibrinösen Perikarditis und Peritonitis einher, führt zu Milzschwellung und Milzkapselblutungen, vor allem aber auch zu Lungenherden. Die Ausscheidung des Virus geht auch bei den Tauben meist über Urin und Kot. Im allgemeinen erkranken die Tauben nur im jugendlichen Alter, bleiben aber lange Zeit Träger und Ausscheider des Virus (HUGHES 1947).

Reihenuntersuchungen in den USA. (MEYER) ergaben, daß die Taubenbestände zum Teil bis zu 40—50% (in England nur bis zu 10%) im serologischen Test positiv waren. Dabei war das Virus in einem Teil der Fälle durch den Tierversuch nicht mehr nachweisbar, in anderen erst nach mehrmaliger Mäusepassage. Auch Tauben, die niemals Krankheitserscheinungen gezeigt haben, können eine positive Komplementbindung aufweisen, andererseits wird aber auch das Virus bei Tauben gefunden, bei denen die Komplementbindung negativ ausfällt.

Als Ansteckungsquelle für den Menschen spielen die Tauben eine wesentlich geringere Rolle als Papageien und Sittiche, doch sind gerade in letzter Zeit verschiedentlich von Taubenbeständen ausgehende Infektionen beschrieben worden (HUGHES, DAVIS und EWING, LIPPELT und WEYER). Bei der Untersuchung von 25 Taubenzüchtern in Hamburg mit der Komplementbindungsreaktion zeigten 7 einen als sicher positiv zu wertenden Titer. Zwei von diesen hatten Pneumonien durchgemacht, der eine vor 1 Jahr (auch als Psittakose erkannt), der andere vor 4 Jahren. Auch dieser zeigte noch einen Titer von $1:16++$ (MOHR, LIPPELT und MAY). Ob noch andere Momente bei dem Zustandekommen der Infektion eine Rolle spielen, wäre in manchen Fällen sehr zu bedenken, denn es ist bekannt, daß der Besitzer eines infizierten Taubenbestandes lange Zeit seinen Stand betreuen kann, ohne zu erkranken.

Die erste Infektion mit Psittakosevirus bei Hühnern wurde von MEYER 1940 in San Francisco bei 3 jungen Tieren festgestellt. Bei der Durchuntersuchung der Hühner auf Virusträgerschaft und überstandene Infektionen mittels Komplementbindungsreaktion ergab sich, daß die Hühner ein den Tauben sehr ähnliches

Verhalten zeigen. Ihre Empfänglichkeit für das Virus scheint im ganzen gering zu sein. Die Infektion verläuft bei ihnen meist latent, wie bei den Tauben, sie kommt wahrscheinlich sehr viel häufiger vor, als bisher vermutet. Es scheint aber auch so zu sein, daß die Hühnerinfektion für den Menschen als Ansteckungsquelle eine ebenso nebensächliche Rolle spielt wie die Taubeninfektion. Bei von Hühnern und Tauben ausgehenden Infektionen handelte es sich bisher fast stets um Einzelerkrankungen.

Amsel, Stieglitz, Gimpel und Kreuzschnabel, mit denen der Mensch seltener in Berührung kommt, spielen dementsprechend auch als Infektionsquelle eine geringe Rolle. Auch die Bedeutung der Sturmvögel als Infektionsherd war an besondere Umstände gebunden, nämlich den Fang und das Rupfen junger Sturmvögel. Nur die damit beschäftigten Personen erkrankten. Hier sei auf die nicht unwesentliche Beobachtung von MEYER hingewiesen, der auf Grund von 22000 Vogelsektionen zu dem wichtigen Schluß kommt, daß akute und tödlich endende Viruserkrankungen fast ausschließlich junge Vögel treffen.

Wegen des unterschiedlichen Verhaltens des Virus bei Taube, Huhn, Sturmvogel und anderen Vögeln gegenüber dem Verhalten bei Papageien und der damit verbundenen anderen Epidemiologie wurde die Erkrankung bei den zuerst erwähnten Tieren, auch aus sprachlichen Gründen, *Ornithosis* genannt. Das Virus der Ornithosis ist aber mit dem der Psittacosis völlig identisch.

Psittakose bei Tieren. Die Inkubationszeit schwankt bei den Tieren zwischen 7 und 14 Tagen. Der Krankheitsbeginn ist meist akut. Bei den Vögeln ist ein Zittern zu bemerken und ein erst serös-schleimiger, später eitriger Nasenausfluß. Dann stellen sich Augenliderschwellungen und -entzündungen und Ausfluß ein. Im weiteren Verlauf kommt es zu Schlafsucht, verminderter Freßlust, Durchfall, Abmagerung, Atemnot, schließlich Lähmung und Krämpfen. Diese akute Krankheitsform endet in 8—9 Tagen tödlich. Bei der subakuten Form stehen Nasenausfluß und Bindehautkatarrh im Vordergrund. Die Infektion kann aber auch chronisch verlaufen. In diesen Fällen kommt es recht häufig sekundär zu einer Infektion mit Salmonella typhi murium, die dann die unmittelbare Todesursache bildet. Durch diese Salmonella-Infektion wird die primäre Infektion, die Ornithosis, oft übersehen. Mit größter Wahrscheinlichkeit handelte es sich bei dem von NOCARD 1893 gefundenen Bacterium um diesen Paratyphuskeim. Recht häufig sind *latente oder stumme Infektionen* mit Ornithosis. Nach Überstehen der Infektion bleiben die Tiere vielfach monatelang *Virusausscheider*. Sie sind besonders gefährliche Ansteckungsquellen. Bei der Zerlegung infizierter Tiere werden in der Leber und Milz kleine nekrotische Herde und in manchen Fällen eine serofibrinöse Perikarditis und eine Pneumonie nachgewiesen. Der Virusnachweis gelingt am leichtesten aus Leber und Milz.

Bei intranasaler oder intratrachealer Infektion können auch Affen angesteckt werden, bei denen sich ein der menschlichen Psittakose sehr ähnliches Krankheitsbild entwickelt. Bei fortgesetzter Affenpassage verliert das Virus an Virulenz. Diese Virulenzabnahme wird auch bei Ansteckungen von Mensch zu Mensch beobachtet.

Ferner lassen sich experimentell Mäuse infizieren. Sie werden zur Diagnosestellung benutzt.

Menschliche Erkrankung. Die Hauptzeiten der menschlichen Erkrankung an Psittakose sind die Wintermonate, ähnlich den anderen infektiösen Erkrankungen der Luftwege. Eine Geschlechtsgebundenheit der Infektion besteht nicht. Daß mehr Frauen als Männer erkranken — K. F. MEYER gibt einen Prozentsatz von 2:1, GERLACH einen solchen von 13:6 an — hängt wohl mit einer erhöhten

Expositionsgefahr, nicht aber mit einer besonderen Disposition zusammen. Wohl aber sind jugendliche Personen und Kinder weniger anfällig als Erwachsene.

Am meisten gefährdet sind solche Menschen, die mit der Pflege, Züchtung, dem Transport oder Verkauf von Papageien und anderen empfänglichen Tieren zu tun haben, und beim Auftreten atypischer Pneumonien in diesem Personenkreis sollte man stets an die Möglichkeit des Vorliegens einer Ornithose denken. Auch Kontaktinfektionen von Mensch zu Mensch können gelegentlich vorkommen (HEGLER u. a., in jüngster Zeit TRÜB und HAMKE). Doch reißt die Infektionskette beim Menschen, wohl auf Grund des raschen Virulenzverlustes, meist bald ab. Eine dritte Menschenpassage wurde bisher, soweit uns das Schrifttum zugänglich war, nicht beschrieben. Die Krankheit läuft beim Menschen im allgemeinen stark pneumotrop ab, im Gegensatz zur tierischen Infektion, doch können auch viscero- und neurotrope Züge gelegentlich in Erscheinung treten.

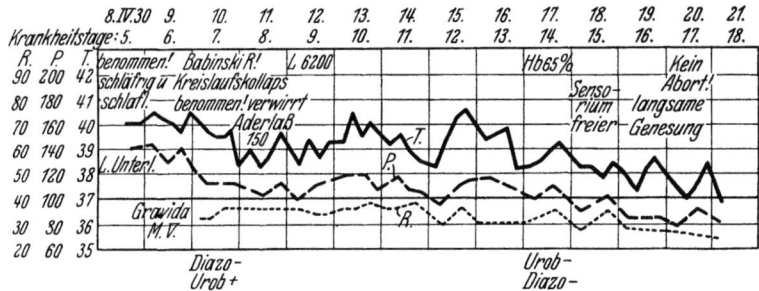

Abb. 3. Fieberkurve einer Psittakoseerkrankung. (Nach HEGLER.)

Klinik und Verlauf. *Inkubationszeit.* Die Inkubationszeit liegt zwischen 7 und 14 Tagen. Sie hängt wahrscheinlich von der Art und der Schwere der Infektion in den einzelnen Fällen ab. Selten beträgt sie 3—4 Wochen.

Prodromalerscheinungen. Die Temperatur steigt langsam an, ähnlich der Temperatursteigerung beim Typhus. Kopfschmerz, Kreuz- und Gliederschmerzen, Appetitlosigkeit, Brechreiz, allgemeines Unwohlsein, öfter initiale Durchfälle, auch ausgesprochen psychische Störungen können auftreten. Besonders quälend wird häufig der Stirnkopfschmerz angegeben, wobei die Kopfhaut sehr überempfindlich ist (ADAMI). Bei vielen Fällen tritt im Beginn ein starkes Durstgefühl auf mit trockener Zunge und Pharyngitis, auch zur Heiserkeit kann es kommen. Öfter werden Nasenbluten und Angina berichtet. Ein Herpes labialis wird in 5% der Fälle beobachtet.

Fieber. Nach allmählichem Anstieg während einiger Tage kommt es zu einer Kontinua, die etwa 2 Wochen dauert (Abb. 3). Die Entfieberung erfolgt meist lytisch. Mit Einsetzen der Kontinua wird das Krankheitsbild sehr schwer. Es kommt zu Benommenheit und Delirien von oft sehr heftigem Ausmaß und großer Schwäche. Diese Delirien zusammen mit der großen Schwäche können auch noch die Fieberperiode überdauern. In der ersten Woche kann außer dem Fieber ein objektiver Befund fehlen oder nur geringfügig sein.

Lungen. Erst Ende der 1. Woche treten die ersten Lungenerscheinungen auf; sie bestehen zunächst in Husten, beschleunigter Atmung, doch läßt sich bei der Perkussion und Auskultation zunächst noch kein sicherer Befund erheben, wohl aber zeigt schon das Röntgenbild eine keilförmige Infiltration (ADAMI, HEGLER) (Abb. 4). Anfang der 2. Woche breitet sich die Pneumonie über weitere Teile aus und befällt oft auch die andere Seite. Charakteristisch ist der meist geringfügige physikalische Befund im Gegensatz zu den röntgenologisch faßbaren

Veränderungen (Ähnliches ist auch beim Q-Fieber festzustellen [MOHR]). Auch später ergibt die Perkussion meist keine absolut massive Dämpfung, manchmal nur einen tympanitisch gedämpften Schall. Neben bronchialem kann man verschärftes und verlängertes Atemgeräusch hören mit klein- bis mittelblasigen. klingenden Rasselgeräuschen. Der Auswurf ist meist spärlich, schleimig-eitrig. häufiger glasig-bräunlich, selten rostbraun oder blutig. Der Rückgang der röntgenologischen und physikalischen Erscheinungen geht langsam vor sich,

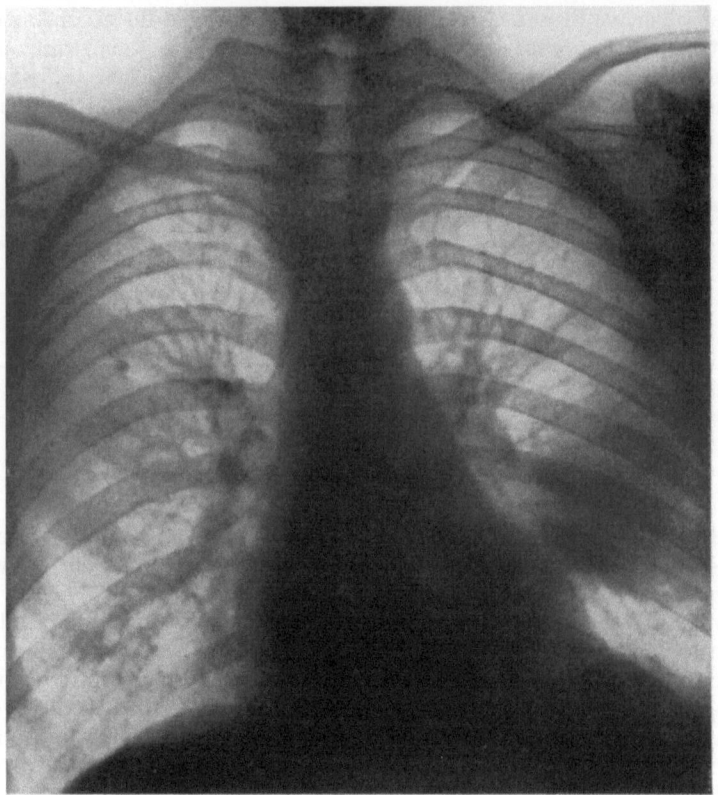

Abb. 4. Röntgenbild eines Lungeninfiltrates in typischer Form bei Psittakose im linken Unterfeld. (Nach HEGLER.)

meist erst 1 Woche nach Fieberabfall. Selten ist Bluthusten. Eine gewisse Vermehrung des Auswurfs tritt zur Zeit der Lösung des Infiltrats ein. Pleuramitbeteiligung ist selten. Eine stärkere subjektive Dyspnoe liegt meist nicht vor, ebenso keine Cyanose (Gegensatz zur Grippebronchopneumonie).

Herz und Kreislauf. Fast immer kommt es zu einer toxischen Schädigung des Herzmuskels, als deren Ausdruck schon in der ersten Woche eine Beschleunigung der Herzaktion aufzufassen ist. Der Blutdruck sinkt frühzeitig schon ab. Gleichzeitig wird der Puls weich und dikrot. Zwischen dem 10. und 14. Tag liegt die gefürchtete Kreislaufkrise, die mit plötzlichem Temperaturabfall und jäher Steigerung der Pulsfrequenz zur Cyanose führen kann und schließlich zum Tod unter Lungenödem (Abb. 5). Zu diesem Zeitpunkt können systolische Geräusche über dem Herzen zu hören sein. Bei Überstehen der Erkrankung zeigen sich noch lange in der Rekonvaleszenz Pulsunregelmäßigkeiten, Neigung zu Ohnmachten und leichte Kurzluftigkeit.

Nervensystem. Oft besteht schon im Beginn eine völlige Verwirrung mit nachfolgender totaler Amnesie für die ganzen ersten Wochen der Erkrankung. HEGLER berichtet von einem Fall, der 72 Std völlig benommen im Bett lag, ohne zu essen, und nur aufstand, um Wasser aus der Wasserleitung zu trinken. Die starke seelische Depression bei subjektiv schwerem Krankheitsgefühl im Wechsel mit heftigen Erregungszuständen erinnern in mancher Weise an das Bild des Fleckfiebers. Delirien und schwere cerebrale Bilder können auftreten mit Störungen, die differentialdiagnostisch an eine progressive Paralyse denken lassen können. Gelegentlich werden auch Pupillenstörungen (HEGLER) und kurz vor dem Tod Facialislähmungen (HEGLER) mitgeteilt. Nicht selten wird über Sehstörungen und Schwerhörigkeit geklagt. Die Sehnenreflexe sind manchmal gesteigert, auf dem Höhepunkt der Krankheit aber deutlich herabgesetzt. HEGLER und ADAMI beschreiben Pyramidenzeichen, positiven Babinski oder Oppenheim. Ein Tremor der Lippen und Zunge ist häufig. Diese Erscheinungen deuten alle auf encephalitische Prozesse hin. Subjektiv klagt der Kranke über Schlaflosigkeit, Muskelschwäche und Schwerbesinnlichkeit. Das Empfinden einer sehr starken allgemeinen Erschöpfung dauert auch in der Rekonvaleszenz noch an.

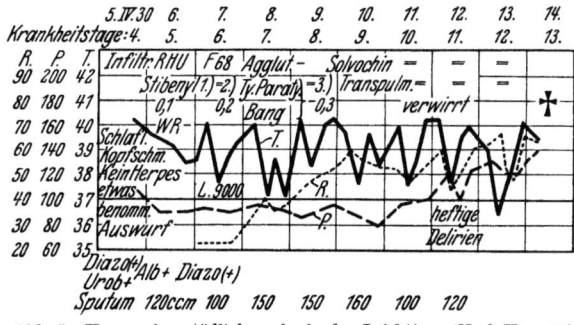

Abb. 5. Kurve einer tödlich verlaufenden Infektion. (Nach HEGLER).

Bei der *Lumbalpunktion* ist ein leicht erhöhter Druck festzustellen. Die Zellzahl ist nur gering vermehrt.

Verdauungsapparat. Gegen Ende der ersten Krankheitswoche ist die Zunge weißlich belegt, an den Rändern rot, im ganzen aber trocken und rissig. Brechreiz, Erbrechen und Obstipation können während der ganzen Erkrankung anhalten. Ein gewisser Meteorismus ist häufig (HEGLER). Andere Beobachter sahen starke Durchfälle, Erbssuppenstühle (typhusähnlich), teilweise auch mit blutigem Schleim (Lady SIMPSON 12% der Fälle). Die Leber kann vergrößert sein, ist aber nicht druckempfindlich. Ikterus wurde von HEGLER u. a. hin und wieder beobachtet. Die Milz ist im allgemeinen nicht vergrößert. Gegen Mitte oder Ende der 2. Krankheitswoche allerdings ist sie kurzdauernd tastbar, also geschwollen.

Urin. Fieberalbuminurie besteht in der Mehrzahl der Fälle, auch ist die Urobilinogenprobe positiv. Das Verhalten der Diazoreaktion ist unsicher, so daß sie weder diagnostisch noch prognostisch zu verwerten ist.

Haut. In einzelnen Fällen wurde ein variables Hautexanthem beobachtet, das zum Teil an Typhusroseolen erinnerte, zum Teil mehr flächig auftrat. Es verschwand meist unter leichter, kleienförmiger, manchmal auch groß-lamellöser Schuppung. Diese tritt gewöhnlich in der 3. oder 4. Krankheitswoche auf (HEGLER). Gelegentlich stellen sich petechiale Hautblutungen als Zeichen einer hämorrhagischen Diathese ein. Das RUMPEL-LEEDEsche Phänomen fand ADAMI stets positiv.

Blut. Die Senkungsgeschwindigkeit ist im allgemeinen nicht übermäßig erhöht. Gegen Ende der Krankheit allerdings kann sie auf 85/100 mm ansteigen. Sie bleibt auch noch längere Zeit hoch. Zu Beginn finden wir die *Leukocyten* meist *vermindert* und im Differentialblutbild eine stärkere *Linksverschiebung* bei

Fehlen der Eosinophilen. Auffallend ist der *Sturz der Lymphocyten* am Ende der 2. Woche. Erst in der Rekonvaleszenz kommt es dann wieder zu einem Anstieg. Beim Einsetzen stärkerer Lungenerscheinungen steigen die Gesamtleukocytenzahlen oft wieder an. In dieser Phase können dann auch Plasmazellen und Myelocyten im peripheren Blut erscheinen, bei desolaten Fällen sah ADAMI ein Schwinden der Granulocyten und das Auftreten zahlreicher vakuolisierter Endothelien. Die Blutkultur ist stets steril. Das Blutserum zeigt keinerlei Agglutination mit der Typhusgruppe oder mit Proteus X 19.

Die durchschnittliche Dauer beträgt 3—4 Wochen, bei schweren Fällen zieht sich die Krankheit über 12 Wochen hin. Gar nicht selten treten Rezidive auf, nachdem der Kranke schon 8 oder 14 Tage fieberfrei war. Als Komplikation beobachtete HEGLER mehrmals Thrombose sowie Lungenembolie mit Infarktbildung, selten sind Pleuraexsudate und Empyeme. Auch HAGEN und KRICKEBERG verloren durch Thrombose einen Kranken. Eitrige Parotitis, Otitis media sowie hämorrhagische Nephritis kommen vor. ADAMI beschreibt postinfektiöse Myokarditiden.

Diagnose. Eine genaue Vorgeschichte und das Vorhandensein von Wellensittichen oder Papageien in der Umgebung des Erkrankten können schon auf die Erkrankung hinweisen. Gegen Typhus abdominalis das Krankheitsbild abzugrenzen, kann in der 1. Woche sehr schwer sein, doch ergibt die Blutkultur hier den wichtigsten differentialdiagnostischen Hinweis. Manche Erscheinungen erinnern sehr an das Fleckfieber, doch fehlt bei Psittakosis das Hautexanthem, auch spricht die gelegentliche Bradykardie und die anfängliche Leukopenie dagegen. Gegenüber der croupösen Pneumonie unterscheidet sich die Psittakose durch das Fehlen des Hustens, des Auswurfs und den geringen physikalischen Befund. Von der Grippepneumonie grenzt sie sich durch die geringe Entwicklung katarrhalischer Symptome in Larynx und Trachea ab. Außerordentlich schwierig und wahrscheinlich nur serologisch oder durch den Tierversuch ist die Trennung vom Q-Fieber möglich. An Psittakose sollte man also immer denken, wenn ungewöhnlich schwere mit starken psychischen Störungen auftretende atypische Pneumonien vorliegen und sich Beziehungen zu erkrankten oder verendeten Vögeln, insbesondere Papageien oder Wellensittichen, in der Umgebung nachweisen lassen. Die wichtigsten Punkte für die Diagnosestellung sind:

1. Der Tierversuch. Hierzu wird Sputum, Nasen-Rachenspülwasser oder Blut des Erkrankten Mäusen intraperitoneal injiziert. Diese erkranken nach einer Woche und sterben 1—2 Tage später an einer Septicämie. In den Exsudatzellen der Bauchhöhle sind die Einschlußkörperchen mit der Giemsa- oder Castañedafärbung festzustellen. Der Nachweis aus dem Blut gelingt gelegentlich durch Verimpfung desselben auf Papageien. Diese Methode hat aber den Nachteil, daß das Arbeiten mit infizierten Papageien gefährlich ist und zu Laboratoriumsinfektionen führen kann. Für den Tierversuch braucht man also im Durchschnitt etwa 14 Tage.

2. Die Komplementbindungsreaktion. Leider wird sie aber erst 12 Tage nach Ausbruch der Erkrankung positiv, bleibt es dann allerdings über eine lange Zeit auch *nach* Abklingen der Krankheit.

3. Die pathologisch-anatomische und tierexperimentelle Untersuchung der erkrankten oder gestorbenen Vögel in der Umgebung des Patienten.

Die Komplementbindungsreaktion, mit der wir zwar die Möglichkeit einer serologischen Diagnose haben, ist aber nicht streng spezifisch. Es handelt sich dabei um eine Gruppenreaktion, in der alle Erreger der Psittakose-Lymphogranuloma-inguinale-Gruppe miterfaßt werden. Sie ist also nur jeweils im

Zusammenhang mit dem klinischen Bild zu werten. Eine Titerhöhe von 1:20 ist schon sehr verdächtig, wichtiger aber noch ist die Beobachtung der Titerbewegung im Krankheitsverlauf. Ein Ansteigen ist als beweisend anzusehen. Die Methode konnte in den letzten Jahren gerade mehrmals helfen, kleinere Epidemien aufzudecken, wie z. B. jene in Amsterdam, über die RUYS, NÖRDAM und LE VERVOORT berichten oder die von RUBENSTEIN, DREW und LOW 1947 in Massachusetts beschriebene. Gerade in dieser Mitteilung ist der Hinweis darauf von großer Bedeutung, daß bei 4 Kontaktpersonen dieses Kreises *ohne* klinische Erscheinungen ein positiver Titer auftrat. Die Komplementbindungsreaktion hat also für Klärung der Frage ,,akute oder latente Infektion" keine Bedeutung, da sie auch bei überstandener Psittakose noch lange positiv bleiben kann und auch die Titerhöhe keinen sicheren Anhalt für das Alter der Infektion gibt. Diese Beobachtung weist eindeutig auf die Möglichkeit der stummen Infektion auch beim Menschen hin (,,stumme Feiung"). Auch in 4 Fällen der westdeutschen Epidemie 1950 konnte die Diagnose durch die positive Komplementbindung erhärtet werden (HAMKE, JÜNEMANN). Zwei Fälle wiesen dabei einen sehr hohen Titer auf, einmal 1:256 (HAMKE) und 1:512 (JÜNEMANN). Über Titerbewegungen wird leider in diesem Zusammenhang nichts berichtet.

Das Antigen zur Komplementbindung wird in letzter Zeit aus Mäusemilzen hergestellt. Durch Beschallung von 20 min Dauer gelang LIPPELT eine wesentlich bessere Ausnutzung dieses Antigens.

Prognose. Die Prognose ist mit Vorsicht zu stellen. Kinder und Jugendliche scheinen weitgehend immun zu sein und erkranken, wenn sie von der Krankheit befallen werden, nur leicht. Virulenzschwankungen des Virus spielen für die Schwankungen der Mortalität eine gewisse Rolle. HEGLER gibt einen Durchschnitt zwischen 20 und 40% an, während PFAFFENBERG und FORTNER 20% nennen, ebenso HAGEN bei Gruppenerkrankung 1935/36. MEYER und EDDIE fanden 40% und HAGEN 1936/37 bei einer Gruppenerkrankung 50%. Wieweit die Aureomycintherapie in der Lage sein wird, diese Sterblichkeit herunterzudrücken, bleibt noch abzuwarten.

Immunität. Die Krankheit hinterläßt eine wahrscheinlich lebenslängliche *Immunität*. In Fällen stummer Infektion beim Menschen kann es auch bei diesem zur Ausbildung eines Virusträgers kommen. Abgesehen davon kann auch jeder Genesende für lange Zeit zum Virusträger werden. So konnten MEYER und EDDIE bei einem von Psittakose Genesenen das Virus im Sputum noch 8 Jahre lang nachweisen. Auch eine Penicillinbehandlung änderte daran nichts. Diese Beobachtung stimmt überein mit den Berichten von HURST, PETERS und MELWIN, sowie QUAN, MEYER und EDDIE, die auch bei Tieren, die nach einer Infektion zu Virusträgern geworden waren, durch die Behandlung mit Antibioticis keine Virusfreiheit erzielen konnten.

Pathologische Anatomie. Charakteristische Gewebsveränderungen finden sich bei den Psittakosetodesfällen nicht. An den Lungen wurde von SIEGMUND und OBERNDORFER das Bild einer lobulären desquamativen Pneumonie gesehen. Die Entzündungsherde sind scharf vom normalen Lungengewebe abgesetzt. Sie sind grau, graurot oder auch pflaumenbrühfarben. Die Tracheal- und Bronchialschleimhaut ist meist nicht geschwollen. Die Schleimhautschwellung ist, wenn sie auftritt, ein Zeichen einer bakteriellen Sekundärinfektion. Die Alveolarräume im befallenen Bezirk enthalten Fibrin, reichlich Lymphocyten, Makrophagen und desquamierte Alveolarepithelien. Die Infiltrate sind auffallend zellarm, stärkere primär-entzündliche Zeichen fehlen meist wie bei allen Viruskrankheiten. Diese

Veränderungen sind zweifellos nicht absolut spezifisch, und doch ist das Fehlen von polymorphkernigen Leukocyten im Exsudat, die geringe Veränderung in den Bronchiolen und Bronchien insoweit charakteristisch, daß BINFORD und HAUSER (1944) sich wirklich in der Lage sahen, zwischen mikroskopischen Lungenläsionen bei Psittakose und Q-Fieber zu unterscheiden.

Am Gehirn zeigen sich nicht besonders charakteristische Veränderungen. HEGLER und WOHLWILL sahen in einem Fall Erweichungsherde, besonders im Claustrum. Hier fand sich histologisch eine starke Neurocytophagie und Gliarosetten in den verschiedenen Abschnitten des Groß- und Kleinhirns. Von anderer Seite wurden ödematöse Durchtränkungen des Gehirns und seiner weichen Häute sowie Blutungen beschrieben. Die Milz wird von LEWIE und SIMPSON als groß und weich bezeichnet und zeigt mikroskopisch einen sog. Sinuskatarrh. Makroskopisch ist die Leber nicht verändert; histologisch aber lassen sich Wucherungen und Ablösungen der reticuloendothelialen Zellen, oft mit Quellung und Vacuolisierung feststellen, die zur Verstopfung der Lebercapillaren führen können. Die Musculi recti abdominis können Blutungen und wachsartige Degenerationen zeigen. In einem Fall berichten POLAYES und LEDERER über Veränderungen im Rückenmark, wie Chromatolyse der Vorderhornzellen, Zunahme der Gliazellen und Veränderungen der Ganglienzellen, vermischt mit perivasculärem Rundzellenfiltrat.

Therapie. HEGLER gab noch Transpulmin und Solvochin mit der resignierenden Bemerkung, ,,ohne daß man hoffen könnte, damit das Entstehen der Pneumonie zu verhüten". Die Behandlung früher war im ganzen rein symptomatisch.

Den ersten Ansatz zu einer spezifischen Therapie stellte die Anwendung von Psittakose-Rekonvaleszentenserum dar. Sie wurde unter anderem von HEGLER, ADAMI und v. TEUBERN noch als das wirksamste aller Behandlungsverfahren sehr gelobt. Es wurde dabei die intragluteale Gabe von 50—100 cm³ baldmöglichst gewählt. Besonders die schweren cerebralen Symptome in der 1. und 2. Woche konnten dadurch sehr günstig beeinflußt werden. Neuere Untersuchungen (K. F. MEYER) haben allerdings ergeben, daß dieses Serum bei experimentell infizierten Tieren *keine* sichere therapeutische Wirkung haben soll. Hier aber sind sicher noch verschiedene Probleme ungelöst. Von manchen Autoren wurden Bluttransfusionen, Gabe von Pneumokokkenserum oder anderen Seren angeraten, doch ist der Nutzen aller dieser Maßnahmen, worauf HEGLER schon hinweist, gering oder überhaupt nicht vorhanden.

Auch die *Sulfonamide* brachten hier eine gewisse Änderung, wenn sie auch nur eine geringe Wirkung auf die Erreger hatten. So sahen MEIKLEJOHN und Mitarbeiter 1946 und im gleichen Jahr auch WISEMAN und Mitarbeiter vom Sulfadiazin eine deutliche Wirkung bei 2 klassischen Psittakosestämmen. TOOMEY und LOHREY erprobten die Sulfapyridin- und Sulfathiazoltherapie bei 5 Fällen mit negativem oder ganz geringem Resultat. Sie erzielten nur leichte Temperaturrückgänge bei 3 Patienten. Auch ein Versuch mit Prontosil wurde gemacht, dem eine, wenn auch geringe, Wirkung zuerkannt wurde. Andere Autoren sahen keinen rechten Erfolg von der Sulfonamidtherapie.

KOCH konnte 1940 7 Kranke, die er mit intravenösen Injektionen von 2%iger Trypaflavinlösung behandelte, heilen, während 4 Patienten, die er mit Transpulmin und Solvochin therapierte, starben. Auch MAUER rettete 7 seiner Patienten durch eine derartige Behandlung.

1944 unternahmen dann HEILMAN und HERELL die ersten Behandlungsversuche mit *Penicillin*. Das erfolgreiche Ergebnis dieser Therapieversuche bei experimenteller Psittakose konnten BEDSON und MAY 1945 bestätigen. PARKER und TASKER haben dann die Penicillinbehandlung auch bei der menschlichen Infektion eingeführt. Aber schon 1944 hatte TURGASEN vom 5. Krankheitstag ab einen Fall 7 Tage lang mit täglicher Gabe von 100000 iE Penicillin mit guter Wirkung behandelt. Fast gleichzeitig haben PARKER und TASKER weitere Penicillinbehandlungsversuche bei menschlichen Infektionen durchgeführt. Letzterer wählte für seine Therapie sehr hohe Dosen (1,2—2 Mill. iE pro die). GOGGIO konnte einen Frühfall durch sofortige Gabe von 300000 iE alle 3 Std sehr rasch heilen. ROSEBURI, ELLINGSON und MEIKELJOHN wandten die Kombination Penicillin und Sulfadiazin in einem Fall mit günstiger Wirkung an. Auch MEYER und EDDIE (1947) und JÜNEMANN (1950) bestätigten diese günstige Wirkung der Penicillintherapie, allerdings scheint im ganzen eine relativ hohe Dosis notwendig, um eine Heilung zu erreichen; so erzielte JÜNEMANN seinen Erfolg nach einer 8tägigen wirkungslosen Sulfonamidtherapie mit 5000000 iE Depotpenicillin. Im Hinblick auf die notwendige hohe Dosierung und die Forderung nach der möglichst frühzeitigen Gabe erscheint die Penicillintherapie aber noch nicht das optimale Heilverfahren. Ob hier die Tatsache von Bedeutung ist, daß Penicillin nur auf die extrazellulären Viren wirkt, während die intrazellulär sich vermehrenden seinem Zugriff weitgehend entzogen sind, steht zur Erwägung.

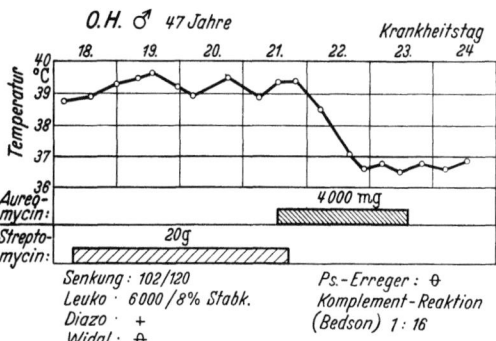

Abb. 6. Erfolg der Aureomycinbehandlung bei einer Psittakoseerkrankung. (Nach HAMKE und RISSE.)

Von den in der Folgezeit entdeckten Antibioticis zeigte sich Streptomycin praktisch wirkungslos. Doch machten WONG und KOX dann bei tierexperimentellen Studien die Beobachtung, daß *Aureomycin* eine außerordentlich intensive Wirkung gegen Miygawanella psittacii entfaltet.

Die erste Behandlung einer menschlichen Erkrankung führten dann HENDERSON und FULLER sowie FINLAND, COLLINS und PAINE (2—4 g täglich) durch. Innerhalb 24 Std erreichten sie einen Temperaturabfall. Den gleichen positiven Erfolg konnte auch BAINARD in 2 mit Aureomycin behandelten Fällen erzielen.

Bei der letzten Epidemie in Dortmund im Frühjahr 1950 konnte auch in Deutschland dieses Resultat bestätigt werden. HAMKE sowie HAMKE und RISSE behandelten insgesamt 3 Fälle mit Aureomycin und bewirkten mit Dosen von 500 mg alle 4 Std per os eine Entfieberung nach 24 Std und einen Übergang in Heilung (Abb. 6). Sie fanden, daß die Wirkung des Aureomycins von dem Zeitpunkt des Behandlungseinsatzes unabhängig sei. Bei 5 weiteren Fällen bzw. auch bei den mit Aureomycin behandelten war Chinincalcium, Eleudron, Supronal, Penicillin (400000 iE täglich) und Streptomycin (2 g täglich) *ohne* jeden Erfolg vorher angewendet worden.

Um so prompter trat demgegenüber die Wirkung des Aureomycins in Erscheinung. Die Behandlung begann einmal am 5., am 11. und 21. Tag. Trotz des sehr schlechten Zustandes der Patienten kam es zu einer schlagartigen Besserung des Befindens, Aufhellung des Bewußtseins und Normalisierung der Kreislaufverhältnisse. Nur der Lungenröntgenbefund, ähnlich wie beim Q-Fieber (MOHR), besserte sich nur langsam. Nebenerscheinungen wie Übelkeit und

Erbrechen nach der Aureomycingabe wurden beobachtet. Vergleichende Untersuchungen von WESTON HURST, PETERS und MELVIN über die Wirksamkeit von Penicillin, Chloramphenicol (Chloromycetin), Aureomycin und Terramycin auf die experimentelle Psittakose und das Lymphogranuloma inguinale zeigten, daß Aureomycin bei jedem nur möglichen Infektionsweg wirksam zu werden vermag, während Procainpenicillin, auch sehr wirksam, die besten Behandlungsresultate dann ergibt, wenn die Infektion intraperitoneal erfolgt war. Trotz Erholung und klinischer Heilung wurden die Tiere in verschiedenem Maße zu Trägern des aktiven Virus in der Milz, am wenigsten bei Procainpenicillin, mehr schon bei Aureomycin, noch stärker bei Terramycin und Chloramphenicol. Diese Beobachtung bestätigen auch QUAN, MEYER und EDDIE, die auch durch Aureomycin oder Penicillin die Quote der Träger von Psittakosevirus unter den Papageien nicht wesentlich herabzudrücken vermochten.

Das beste Therapeuticum ist zur Zeit bei Psittakose sicher Aureomycin. Ob die von HAMKE vorgeschlagene und erprobte Dosierung von 4 g insgesamt, d. h. also nur 2 Tagesdosen von je 2 g, auch in sehr schweren Fällen ausreichen wird, steht noch offen. Auch Penicillin ist von günstiger Wirkung, doch muß die Dosis dabei sehr hoch gewählt werden.

Wesentlich ist aber auch bei der so wirksamen antibiotischen Behandlung die sorgsame *Überwachung des Kreislaufs* und die Gabe von Kreislaufmitteln wie Strophanthin, Sympatol, Cardiazol usw. und unter Umständen auch Nebennierenrindenpräparaten wie Percorten u. ä. Besonders zwischen dem 10. und 14. Tag sind die Kranken in erhöhtem Maße kreislaufgefährdet. Bei den gelegentlich auftretenden schweren *Leberschädigungen* ist natürlich die Anwendung von Traubenzucker oder Lävulose in Verbindung mit Cholin oder auch Methionin angebracht.

Ganz allgemein aber erfordert der Psittakosekranke eine sehr sorgfältige und umsichtige Pflege. Bei Somnolenz ist eine künstliche Ernährung oder Fütterung erforderlich, sei es auf dem Wege über ein Nährklysma oder durch intravenöse Tropfinfusionen.

Da, wie die Erfahrung gelehrt hat, die Psittakose auch von Mensch zu Mensch ansteckend ist, und gerade auch unter dem Pflegepersonal wiederholt Erkrankungen aufgetreten sind, so ist Schutzkleidung für Ärzte und Pflegepersonal am Krankenbett und im Laboratorium dringend zu empfehlen, auch Schutzmasken für Mund und Nase werden angeraten.

Prophylaxe. Eine aktive Immunisierung gegenüber der Psittakose gibt es nicht. Die Vorbeuge beruht allein auf der Bekämpfung der Psittakose bei Tieren. Diese erfolgt in Deutschland auf Grund des Gesetzes zur Bekämpfung der Psittakose vom 3. 7. 1934. Der Handel mit Papageien und Sittichen ist hiernach genehmigungspflichtig. Durch das Führen von Kontrollbüchern und das Beringen auch der nicht gewerblich gehaltenen Sittiche ist eine genaue Überwachung möglich. Treten in einem Bestand Erkrankungen oder Todesfälle auf, so ist Anzeige zu erstatten. Sobald die Diagnose oder der Verdacht feststeht, darf kein Tier mehr abgegeben werden. Bei festgestellter Psittakose kann die Vernichtung aller ansteckungsverdächtigen Tiere angeordnet werden, d. h. es wird der ganze Bestand getötet. Um Infektionsquellen sofort beseitigen zu können, sind auch *menschliche Erkrankungen an Psittakose anzeigepflichtig*. Nach Inkrafttreten dieses Gesetzes sind in Deutschland nur noch vereinzelte Psittakosefälle bekannt geworden, die im wesentlichen auf latente Infektionen in Wellensittichzuchten zurückzuführen sind. Die nicht ordnungsmäßig erfolgte Einfuhr von Papageien und Wellensittichen in den letzten Jahren hatte sofort das Auftreten einer Reihe von Psittakosefällen zur Folge.

Milzbrand.
(Anthrax, Charbon bactéridien, Splenic-Fever.)

Mit 8 Abbildungen.

Der Milzbrand ist eine meist septicämisch verlaufende Infektionskrankheit. Er tritt hauptsächlich bei pflanzenfressenden Säugetieren und bei Schweinen auf. Beim Menschen kommen in der Regel durch Kontakt mit kranken Tieren oder tierischen Produkten Infektionen zustande.

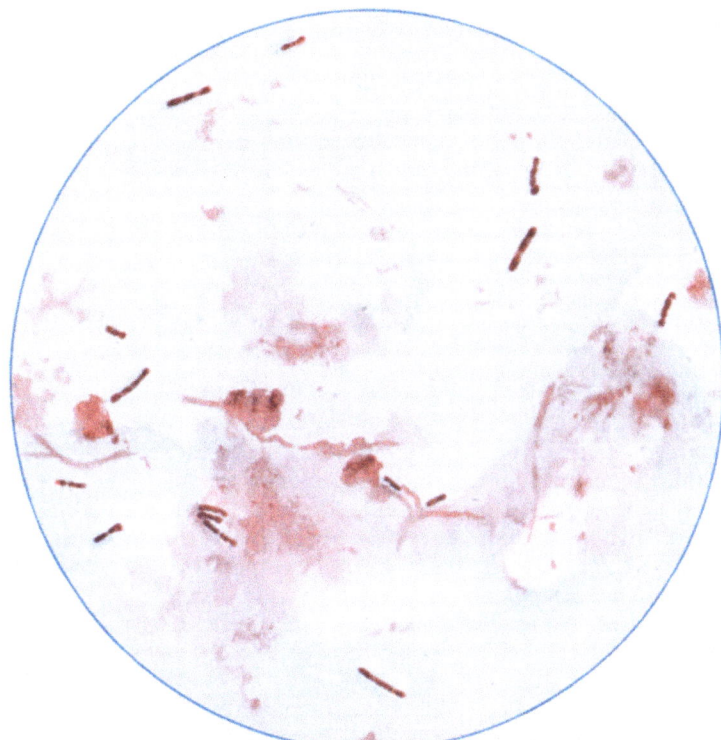

Abb. 1. Milzbrandbacillen im Wundabstrich.

Geschichtliches. Der Milzbrand war schon im Altertum als eine zeitweilig verheerend auftretende und auf den Menschen übertragbare Tierseuche bekannt. Der Milzbrandbacillus wurde zum ersten Male von POLLENDER 1849 im Blute milzbrandkranker Tiere gesehen und von ROBERT KOCH 1876 künstlich gezüchtet. Letzterer hat auch zum ersten Male die Sporenbildung beobachtet und die durch die hohe Resistenz der Sporen bedingte Epidemiologie des Milzbrandes geklärt.

Ätiologie. Der Milzbrandbacillus (Bac. anthracis) ist ein unbewegliches, 4—10 μ großes grampositives Stäbchen mit scharf abgeschnittenen Enden. Im Tierkörper findet sich der Milzbrandbacillus als Einzelstäbchen und ist von einer Gallerthülle, der Kapsel, umgeben. Die Frage der Toxinbildung durch den Milzbrandbacillus als Ursache für viele Krankheitserscheinungen ist noch nicht geklärt. Der Lehre von der Toxinbildung steht die Ansicht gegenüber, daß Capillarembolien durch die sich massenhaft vermehrenden Milzbrandbacillen die Todesursache seien. Im Innern von uneröffneten Kadavern gehen die Milzbrandbacillen bei anaerober

Fäulnis innerhalb von 2—4 Tagen zugrunde. Außerhalb des Tierkörpers versport der Milzbrandbacillus bei Sauerstoffgegenwart. Die Milzbrandsporen sind äußerst resistent. Mit Salzsäure sind sie allerdings abzutöten, und zwar 9—10mal schneller als mit Schwefelsäure. Im eingetrockneten Zustande bleiben sie 30 bis 40 Jahre infektionsfähig. Der Bacillus wächst auf den gebräuchlichen Nährböden mit Fadenbildung. Auch im Freien kommt es bei Gegenwart genügender Nährstoffe und Feuchtigkeit zur Vermehrung, so insbesondere bei den mit dem Kot ausgeschiedenen Milzbrandkeimen.

Übertragung. Beim Menschen ist die Ansteckung von der äußeren Haut aus die Regel. Darmmilzbrand wird nur selten, und zwar in unkultivierten Ländern beobachtet nach Aufnahme von sporenhaltigem Fleisch oder Milch, die von milzbrandkranken Tieren stammen. Primärer Lungenmilzbrand kommt bei Lumpensortierern (Hadernkrankheit) und bei Steppenvölkern vor. In Steppen wird in Ermangelung anderen Brennmaterials getrockneter Rinderkot als Heizmaterial benutzt. Beim Anblasen des Feuers werden die im Kot enthaltenen Milzbrandsporen eingeatmet. Lungenmilzbrand findet sich deshalb hier vornehmlich bei Frauen.

Bei Säugetieren und Vögeln ist die perorale Infektion die Regel, die jedoch nur durch Milzbrandsporen zustande kommt. Da in Milzbrandkadavern sich keine Sporen bilden, infizieren sich Carnivoren beim Verzehren solcher Kadaver nur, wenn diese erst 1—2 Tage alt sind und die das Fleisch verzehrenden Tiere Wunden in der Mundhöhle, Pharynx oder Ösophagus haben. Milzbrandsporen werden aber von Pflanzenfressern auf der Weide mit dem Futter aufgenommen. Deshalb kommen Milzbrandinfektionen im wesentlichen bei Pflanzenfressern vor. Am häufigsten werden sie beim Rind und Schaf festgestellt. Bei den Pflanzenfressern ist der Milzbrand also keine Kontakt-, sondern eine Bodeninfektion. Gelegentlich können auch blutsaugende Insekten zur Ausbreitung des Milzbrandes beitragen.

Vorkommen. Der Milzbrand ist über die ganze Erde verbreitet. In Europa, mit Ausnahme von Ost- und Südosteuropa, tritt er auf Grund der gesetzlich geregelten Bekämpfung weit seltener auf. Die hohe Resistenz und lange Lebensfähigkeit der Milzbrandsporen erschwert aber auch in Europa eine Tilgung des Milzbrandes. Ferner werden durch tierische Produkte, die aus Ländern mit starkem Milzbrandvorkommen eingeführt werden, immer wieder Milzbrandinfektionen bedingt. So erwiesen sich nach einer Zusammenstellung von MÜSSEMEIER bei der Prüfung der Trockenhäute nach der Methode von ASCOLI in den Jahren bis 1929 unter 1952 Häuten aus China 79 (4%) als positiv, aus Indien unter 12533 Häuten 59 (0,47%), aus Argentinien unter 18705 Häuten 231 (1,2%), aus Uruguay unter 5900 Häuten 126 (2,1%), aus dem Senegal unter 300 Häuten 6 (2%), aus Mombassa unter 5152 Häuten 69 (1,3%) und von 4100 Häuten aus Abessinien 55 (1,3%) als positiv, um nur die wichtigsten Einfuhrländer herauszunehmen. Welche Rolle der Milzbrand in manchen Ländern spielt, geht auch aus der Mitteilung von DELPY und KAWEH hervor, die berichten, daß im Iran in den Jahren 1944/45 über 1 Mill. Schafe an Milzbrand zugrunde gingen. In Deutschland führte die Unterbindung der Einfuhr aus dem Auslande während des ersten Weltkrieges zu einem erheblichen Rückgang der Milzbrandfälle. Von 1918 bis 1930 kam es wieder zu einem Anstieg, besonders in Schleswig-Holstein, das an erster Stelle im Milzbrandvorkommen in ganz Deutschland steht. Bedingt ist dies durch die hier vorhandenen großen Gerbereien, die ausländische Häute verarbeiten. Seit 1932 sank die Zahl der Milzbrandinfektionen in den Viehbeständen wieder und war während des letzten Weltkrieges bis auf 0 heruntergegangen, um 1949 erneut auf 10 anzusteigen. Diese Zahl ist aber immer noch klein gegenüber 1914 mit 408 Erkrankungen bei Rindern und 1014 bei Schweinen. Die Stör, an der Neumünster, der Hauptlederort Norddeutschlands, liegt, nahm bis 1930 die Gerbereiabwässer ungeklärt auf. Erst seit der Einrichtung einer umfangreichen

Kläranlage für die Gerbereiabwässer 1930 sank die Zahl der Tierverluste ganz erheblich.

Im ganzen gesehen sind die Bedingungen für das Haften einer Verseuchung an Wiesen und Weiden im Klima Deutschlands nicht günstig, doch kann der Milzbrand immerhin auch hier auf einem feuchten Gelände endemisch werden, da die Sporen sich am längsten auf feuchtem oder zeitweise Überschwemmungen ausgesetztem Grund halten.

Meist aber handelt es sich beim Milzbrand um eine eingeschleppte Infektion und die Infektkette wird nach folgendem Schema ablaufen.

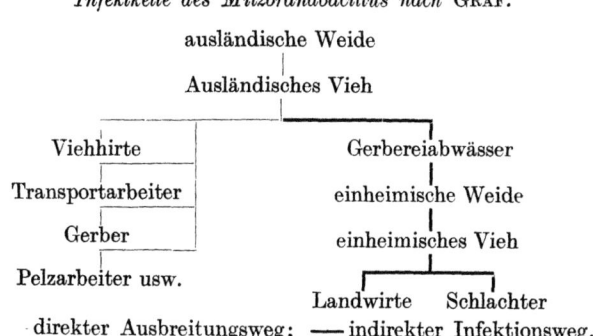

Infektkette des Milzbrandbacillus nach GRAF.

direkter Ausbreitungsweg; —— indirekter Infektionsweg.

Milzbrand bei Tieren. Bei Wiederkäuern und Pferden tritt der Milzbrand in der Regel septicämisch auf. Die Infektion verläuft manchmal perakut, meist aber akut oder subakut. Unter hohem Fieber stellt sich zunächst hochgradige Erregung ein. Die Futteraufnahme sistiert. Blutungen aus Darm, Nase und Mund sowie blutiger Harn werden oft beobachtet. Die Krankheitsdauer beträgt durchschnittlich 1—3 Tage. Chronischer Verlauf führt nach 2—3 Monaten unter hochgradiger Abmagerung zum Tode. Bei der abortiven Form kommt es häufig zur Genesung. Die auffallendsten anatomischen Veränderungen sind bei akutem Verlauf unvollkommene Totenstarre, seröse Ergüsse und Blutungen in allen Organen. Die Lymphknoten und insbesondere die Milz sind stark geschwollen. Die Milzpulpa ist dunkelrot und von breiiger Konsistenz. Leber, Nieren und Herzmuskel sind degeneriert.

Beim Schwein kommt es in der Regel zu einer lokalen Infektion des Pharynx und der zugehörigen Lymphknoten (Milzbrandbräune), die gutartig verläuft. Sie wird vielfach auf Schlachthöfen bei scheinbar gesunden Schweinen festgestellt.

Die menschliche Milzbranderkrankung. Befallen werden von dieser Krankheit in Deutschland ganz bestimmte Berufsgruppen, und zwar nach einer Aufstellung von GRAF in folgender Reihenfolge in absteigender Häufigkeit:

1. Hafentransportarbeiter,
2. Gerber,
3. Männer und Frauen in der Pelz, Haar und Wolle verarbeitenden Industrie wie Pinselfabriken, Bürstenfabriken, Roßhaar- und Garnspinnereien, Wollkämmereien sowie auch Betriebe, die Lumpen und Hadern verarbeiten.

Infektionen durch Fertigprodukte tierischer Herkunft wie Rasierpinsel, Bürsten, Wollsachen sind selten.

4. Tierhalter,
5. Schlachter.
6. Tierärzte.

So betrug auch die Letalität bei der 1. Gruppe in den Jahren 1910—1923 bei 150 Erkrankungen 38,7% gegenüber den Gerbern mit einer Letalität von 13,4% bei 476 Erkrankungen. Bei Gruppe 1—3 liegen fast immer *Sporen*infektionen vor, während es sich bei Gruppe 4—6 meist um *Bacillen*infektionen handelt.

So wies auch Hamburg mit einem Durchschnitt von 6,5 Krankheitsfällen auf 1 Mill. Einwohner, nächst dem Bezirk Lüneburg mit 5,8 und Schleswig mit 4,8 die höchsten Werte auf gegenüber einem Durchschnitt sonst von 1,6 im übrigen Deutschland. Sehr deutlich wird die Situation auch aus der von Graf mitgeteilten Statistik der Lederindustrie-Berufsgenossenschaft von 1910—1925. Danach entstanden menschliche Milzbrandfälle durch

Handel und Transport	147mal mit	57 Toten = 39%
Gerbereien	550mal mit	73 Toten = 13%
Verkehr mit Haaren und deren Verarbeitung	350mal mit	103 Toten = 29%
Landwirtschaft und Schlachterei	1060mal mit	106 Toten = 10%
Im Durchschnitt	2107mal mit	339 Toten = 16%

Während des Krieges 1940—1945 näherte sich der Verkehrs- und Gerberei-Milzbrand dem Nullpunkt (Graf). Von 1943—1947 gab es keine Erkrankungen, erst 1948 wurden wieder zwei gemeldet.

Tabelle 1.

Die Erkrankung ist aufgetreten infolge Beschäftigung	Zahl der Erkrankungen an Milzbrand in den Jahren				
	1910—1929		1930—1937		1938
	im ganzen	je Jahr	im ganzen	je Jahr	je Jahr
mit lebenden Tieren	31	2	13	2	9
bei Notschlachtungen	1120	56	363	45	39
an gefallenen Tieren	262	13	55	7	2
mit tierischen Haaren oder Borsten	214	11	67	8	7
mit Häuten oder Fellen	896	45	141	18	24
sonst körperlicher Art	51	3	32	4	3
nicht beruflicher Art oder ohne Angabe von Gründen.	286	14	53	7	4
Zusammen	2860	144	724	91	88

Diesen Zusammenhang mit bestimmten Beschäftigungen gibt auch sehr anschaulich die vorstehende Tabelle 1 des Reichsgesundheitsamtes über die Jahre 1910—1938 wieder.

Sehr aufschlußreich ist auch eine Erhebung über den Infektionsort bei 946 Infektionen in den Jahren 1906—1948. Es entfielen auf die Beschäftigung im Lager von Gerbereien 159 Fälle mit 24 tödlichen Ausgängen, auf die Tätigkeit in der Wasserwerkstatt 312 mit 27 Todesfällen und auf die Kalkwerkstatt 218 mit 26 Todesfällen.

Bei allen diesen handelt es sich überwiegend um Hautmilzbranderkrankungen. Die infizierenden Sporen gelangen dabei durch die meist verletzte Haut in den Organismus.

Infolge dieser Berufsgebundenheit der Infektion findet sie sich in über 90% bei Männern. So betraf der Milzbrand unter den 11 in den Jahren 1931—1939 im Tropenkrankenhaus beobachteten Fällen (Hautmilzbrand) nur eine Frau. Unter diesen 10 Männern waren 8 im Hafen als Transport- oder Lagerarbeiter beschäftigt. Die am Hamburger Tropeninstitut seit 1949 beobachteten Milzbranderkrankungen betrafen Schauerleute (3 Fälle), die Felle aus Ostasien und der Türkei auszuladen hatten und fast ebenso häufig Arbeiter (4 Fälle) und Arbeiterinnen (6 Fälle) einer Wollkämmerei, die Wollmaterial, vorwiegend Ziegenhaar, meist aus Australien und Südafrika zu verarbeiten hatten.

Pathologische Anatomie. An der Eintrittsstelle der Milzbrandbacillen in die Haut oder Schleimhaut entwickelt sich der *Karbunkel*. Dieser zeigt einen zentralnekrotischen Schorf mit einer umgebenden derben Gewebsinfiltration. Reichlich Zellen, häufig auch Blutextravasate und Fibrinablagerungen durchsetzen das Bindegewebe in diesem Gebiet. Der Schorf besteht aus nekrotischem Cutisgewebe und untergegangenen Epithelzellen. Milzbrandbacillen sind in ihm meist schon abgestorben oder nur noch in geringer Zahl nachweisbar, wohl aber finden sich reichlich pyogene Bakterien, vorzugsweise Streptokokken. Lebensfähige Bakterien finden sich vor allem in der ödematös durchtränkten Umgebung des Karbunkels.

Auch das *Milzbrandödem* entwickelt sich in dem Bezirk, in dem die Bacillen in die Haut eingedrungen sind. Es kommt hierbei zu einer zellig-serösen Durchtränkung der Haut und des Unterhautbindegewebes. In manchen Fällen können diese Infiltrate auch blutig werden, und an umschriebenen Stellen kann sich eine Gangrän entwickeln.

Beim *Lungenmilzbrand*, dessen pathologisch-anatomische Veränderungen von EPPINGER genau studiert wurden, finden sich häufig schon in der Schleimhaut der Nase hämorrhagische Infiltrate und Pusteln. Auch die im ganzen diffus gerötete Kehlkopfschleimhaut zeigt derartige Veränderungen. Die Lungen sind stark hyperämisch. Die anfangs lobulären pneumonischen Infiltrate zeigen eine Tendenz, zu konfluieren und lobäre Infiltrate zu bilden. Daneben aber gibt es auch blutige Infarkte und zuweilen ausgesprochen gangränöse Herde. Sehr oft ist die Lungenerkrankung von einer exsudativen Pleuritis begleitet. In den Stammbronchien kommt es gelegentlich zur Entwickelung von milzbrandhaltigen fibrinösen Pseudomembranen (E. FRAENKEL und REYE). Die Bronchialdrüsen sind stets stark angeschwollen, hyperämisch und von Hämorrhagien durchsetzt. Infolgedessen können sie manches Mal tief dunkelrot, ja fast schwarz aussehen.

Die Milz ist weich, sehr blutreich und meist vergrößert. Hier besteht ein gewisser Gegensatz zu den Befunden beim Tier, bei dem das Organ auch vergrößert, aber sehr brüchig ist und schwarz-rot aussieht (daher der Name Milzbrand).

Die Nieren sind blutreich und zeigen teilweise Epitheldegenerationen. Wichtig scheint die Beobachtung, daß die Gefäße der Glomeruli sehr häufig mit Bacillen vollgestopft sind.

Das Gehirn und die Hirnhäute sind ödematös und hyperämisch. Gar nicht selten findet man Blutungen von verschiedener Größe. Diese können sich in Erweichungsherde umwandeln.

Fast alle Fälle von innerem Milzbrand und Milzbrandsepsis zeigen solche Veränderungen. Gelegentlich kann eine solche Blutung wie eine Kappe dem Gehirn aufsitzen.

Gleich den Veränderungen auf der Haut finden sich beim *Darmmilzbrand* selten im Magen, aber schon häufiger im Duodenum, am meisten im Dünndarm und Dickdarm, selten im Mastdarm (im Gegensatz zur Amöbenruhr) circumscripte, karbunkelartige Infiltrationen oder beetartige Erhebungen. Diese bestehen aus einer serös-eitrigen Infiltration in der Submucosa. Die Schleimhaut über solchen Infiltraten spannt sich zusehends und ulceriert schließlich. Die Umgebung dieser Geschwüre ist sulzig. Die Zahl der Herde in der Darmschleimhaut kann sehr groß sein, 40 und mehr. Die Schleimhaut zwischen diesen Stellen ist meist lebhaft gerötet und leicht sulzig. Im weiteren Verlauf treten auch stärkere Hämorrhagien auf. Fast immer kommt es zu einem Weiterwandern der Infektion bis in die mesenterialen, oft auch in die retroperitonealen Lymphdrüsen, die dann ebenfalls anschwellen, starke Zellinfiltrationen zeigen und oft auch infolge von Hämorrhagien dunkelrot erscheinen.

Klinik und Verlauf. Man unterscheidet beim Menschen 4 Formen:
1. den Hautmilzbrand, 95% der Fälle,
2. das Milzbrandödem, das sich meist an den Hautmilzbrand anschließt,
3. den Lungenmilzbrand (Hadernkrankheit),
4. den Milzbrand des Magen-Darm-Trakts.

Die untenstehende Tabelle 2 nach GRAF gibt einen Überblick über die Verteilung der einzelnen Krankheitsformen bei 682 Erkrankungen der Jahre 1931 bis 1938 in Deutschland.

1. Hautmilzbrand. *Inkubationszeit.* Etwa 2—3 Tage nach der Infektion, sehr selten schon nach wenigen Stunden, erscheint eine meist etwa pfennigstückgroße gerötete Stelle, in deren Zentrum sich ein leicht erhabener, flohstichartiger Fleck findet. Dieser wandelt sich dann zu einer kleinen Papel um und läßt sehr bald schon ein blauschwärzliches, hartes Zentrum erkennen. Nur in seltenen Fällen gelangen die allerersten Anfänge der Infektion in ärztliche Beobachtung, meist erst nach Ausbildung des Karbunkels.

Tabelle 2.

Sitz der Erkrankung	Im ganzen	Sterbefälle	Letalität %
Innerer Milzbrand . . .	17	17	100
Äußerer Milzbrand			
Kopf	124	13	10,5
Hals und Nacken . .	98	26	26,5
Arm	419	22	5,3
Sonst am Körper . .	24	3	12,5
Zusammen	682	81	11,9

Der Primärherd findet sich vorwiegend an leicht zugänglichen ungeschützten Hautstellen wie Händen, Armen, Gesicht. Meist ist er nur in der Einzahl vorhanden, doch können auch mehrere auftreten. Es handelt sich dann allerdings immer um Selbstinfektionen. Nach 12 bis 15 Std bildet sich um die Papeln eine stärkere Rötung und Schwellung. Die Papel verwandelt sich in ein Bläschen mit gelblichem oder blutig gefärbtem eitrigem Inhalt. Das Eintrocknen des Bläschens oder das Aufkratzen durch den Kranken führt dann zur Bildung eines dunkelblauroten oder schwärzlichen Schorfes, der sich in die Tiefe und Breite ausdehnt. Zusammen mit der prallinfiltrierten Umgebung bildet er einen derben Knoten, den Karbunkel. Am Rande des Schorfes können dann von neuem Bläschen

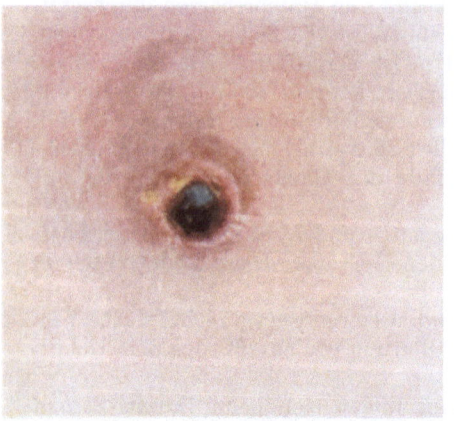

Abb. 2. Milzbrandkarbunkel an der Wange mit zentralem Warzenschorf und umgebender Rötung.

aufschießen. Rasch wird der Schorf ganz schwarz, trocken und sehr derb („hart wie Sohlenleder"), er dehnt sich immer weiter aus sowohl in die Tiefe als auch in die Breite, und es kann dann in der Umgebung zu einem ausgedehnten Ödem kommen, das den befallenen Körperteil entstellt. Von dem Karbunkel gehen schon frühzeitig entzündliche Veränderungen entlang den Lymphgefäßen zu den regionären Lymphknoten. Diese können im Gegensatz zu dem Karbunkel, der meist schmerzlos und unempfindlich ist, sehr schmerzhaft sein. JOURDAN wies in einem Bericht über 10 Fälle aus der Gegend von Arles (Südfrankreich) 1947 darauf hin, daß nur zwei von diesen eine typische

Pustula maligna zeigten, während bei 8 Personen hämorrhagische Bläschen auftraten, die sich nach einigen Tagen mit einem Schorf bedeckten. Es schloß sich dann im allgemeinen die Bildung weiterer Bläschen an, fast immer mit einer sehr ausgeprägten Lymphangitis. In einem seiner Fälle sah er eine Mischinfektion mit Tetanusbacillen, bei der die Milzbranderkrankung zwar unter Serumgabe abheilte, der Tetanus aber unbeeinflußbar zum Tode führte.

Am Ende der ersten oder im Laufe der zweiten Krankheitswoche kommt es dann um das nekrotische Gewebe herum zu einer demarkierenden Eiterung. Gleichzeitig geht das Ödem zurück, der Schorf erweicht und lockert sich, die Entzündung

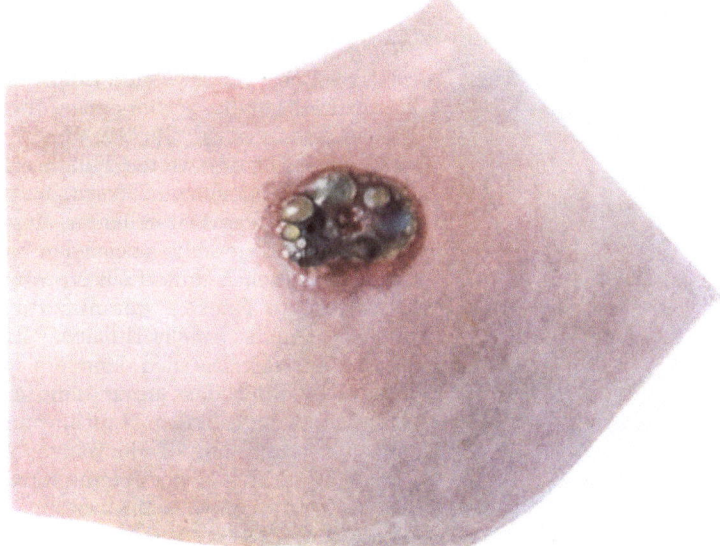

Abb. 3. Milzbrandkarbunkel am Ellenbogen mit zentralem Schorf von schwärzlich-dunkler Verfärbung sowie Bläschenbildung in den Randzonen.

der Lymphwege klingt ab. Es bleibt dann eine granulierende, später vernarbende Fläche.

Dieser ganze Prozeß wird schon frühzeitig von Allgemeinerscheinungen begleitet, wie Fieber, Mattigkeit, Appetitlosigkeit. Bei schweren Fällen kann es schon in den ersten Tagen zu einer Steigerung der Erscheinungen kommen mit Glieder- und Kopfschmerzen, septischen Temperaturen und Kreislaufschwäche. Auch blutiges Erbrechen und blutige Durchfälle, profuse Schweiße, Cyanose, Kollapstemperatur und Versiegen der Darmsekretion können das Bild erschweren (ähnlich der asphyktischen Cholera). Der Tod tritt am häufigsten Ende der ersten oder Anfang der zweiten Woche ein.

Selbstverständlich ist, wie aus dem Vorhergesagten hervorgeht, der Sitz der Pustula maligna für den Gesamtablauf des Geschehens von großer Bedeutung. GRAF fand unter 30 Kranken mit Pusteln am Rumpf und an den Gliedern keinen Todesfall. Von 20 Erkrankungen mit Sitz der Karbunkel an Stirn, Nacken und Augen endete 1 tödlich, und von 55 seiner Patienten mit Sitz der Läsionen im Gesicht oder am rasierten Hals starben 15. Die Entfernung der unter natürlichen Umständen die Haut schützenden Fettschicht durch das Rasieren und das häufige Entstehen kleiner Hautdefekte durch diese Maßnahme spielen sicher für das Angehen der Infektion eine große Rolle. So fand GRAF gerade in der letztgenannten Gruppe 29 Kranke mit Pusteln am Hals, von denen 12 starben.

2. **Das Milzbrandödem** sitzt vorwiegend im Gesicht und an den Schleimhäuten. Es kommt dabei zu einer teigig-weichen durchscheinenden Schwellung, die hell bis dunkelrot, aber auch anämisch aussehen kann. Auf der teilweise glatten, teilweise gefeldert aussehenden Haut bilden sich oft Blasen, die platzen und zu Borken eintrocknen können. Ein Unterschied gegenüber dem Karbunkel besteht dann nicht mehr. Eine strenge Scheidung dieser beiden ersten Formen ist in sehr vielen Fällen nicht möglich. Nach Ansicht älterer Autoren verläuft das Ödem meist schwerer und prognostisch ungünstiger. Besonders gefährlich ist der Sitz im Mund oder im Bereich der oberen Luftwege, weil hier die Gefahr der Atem- und Schlingstörung und des Aszendierens der Infektion besteht.

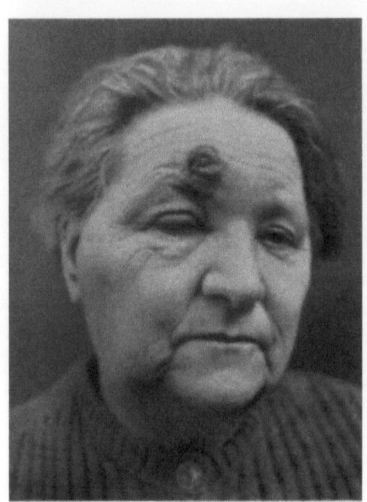

Abb. 4. Milzbrandkarbunkel an der Stirn mit begleitendem Ödem des Oberlids.

Gelegentlich werden auch *meningitische Bilder* beobachtet. Doch sind diese Fälle relativ selten; bis 1947 waren 10 in der Weltliteratur mitgeteilt, seither haben CLAISSE und PESTEL, SHANAHAN, GRIFFIN und v. AUERSPERG sowie ECK drei weitere Fälle beschrieben. Der Fall von CLAISSE und PESTEL betraf einen 45jährigen Hafenarbeiter, der aus Jugoslawien stammende Ziegenfelle ausgeladen hatte und kurze Zeit danach mit einem furunkelartigen Geschwür im Nacken erkrankt war, das er zunächst nicht beachtet hatte. Innerhalb 28 Std entwickelte sich hier ein schweres komatöses Bild, das unter dem Auftreten zahlreicher petechialer Hautblutungen am ganzen Rumpf zum Tode führte. In dem Liquorpräparat und der Kultur waren reichlich Milzbrandkeime nachzuweisen.

SHANAHAN, GRIFFIN und v. AUERSPERG beobachteten bei einem 57jährigen Wollpflücker einen Bläschenausschlag an der Oberlippe. Die Kultur des Bläscheninhaltes ergab Milzbrandbacillen. Schon am 2. Krankheitstage kam es hier zur Entwicklung eines meningitischen Bildes. Auch in der Liquorkultur ließen sich Milzbrandkeime nachweisen. Doch gelang es durch die im Verlauf des 2. Krankheitstages einsetzende Behandlung mit hohen Penicillindosen (am 2. Tag noch 110000 und am 3. Tag 4400000 zum Teil intrathekal) sowie Milzbrandserum und Sulfadiazin, den Patienten zu retten.

Der letzte, 1949 von ECK beschriebene Fall betraf ein 1jähriges Mädchen, das aus voller Gesundheit heraus plötzlich unter einem klinisch ungeklärten Bild erkrankte. Erst die Sektion deckte hier eine durch Milzbrandbacillen verursachte hämorrhagische Leptomeningitis auf. Die Milzbrandbacillen stammten aus der Füllmasse eines Stoffhundes, mit dem das Kind gespielt hatte. Eine Hautpustel hatte in diesem Fall nachweisbar nicht bestanden.

3. **Der Lungenmilzbrand** (Hadernkrankheit) beginnt meist schlagartig mit Schüttelfrost und Fieber. Die oben genannten Allgemeinerscheinungen treten hier frühzeitig auf und werden durch Symptome von seiten der Atemwege wie Dyspnoe, Rötung und Schwellung der Nasen-, Rachen- und Kehlkopfschleimhaut begleitet. Diese Krankheitsform entsteht fast immer durch Aspiration sporenhaltigen Staubes, wie er beim Sortieren von Abfällen und Lumpen oder auch in Wollkämmereien (jüngst wurde in Hamburg wieder ein solcher Fall beobachtet) auftritt. Aus einer anfänglichen Bronchitis entwickelt sich unter zunehmender Atemnot ein pneumonisches Infiltrat mit schaumig-blutigem Auswurf. Oft kann

auch ein pleuritisches Exsudat hinzutreten. Im Auswurf lassen sich die Bacillen nachweisen. Der Tod tritt schon am 2. oder 3. Krankheitstag ein, Spontanheilungen wurden nur ganz selten beobachtet. Nach einer Übersicht von LOMMEL starben von 113 Lungen- und Darmmilzbrandfällen 108.

4. Die Milzbranderkrankung des Magen-Darmkanals zeigt neben den oben erwähnten früh einsetzenden Allgemeinerscheinungen heftiges Erbrechen, oft mit blutigen Beimengungen, Durchfälle mit rein wäßrig-serösen, gelegentlich auch blutigen Entleerungen. Zu dieser Infektion kommt es durch Genuß von infiziertem Fleisch oder Milch. Während die Bacillen im sauren Magensaft zugrunde gehen, bleiben die Sporen am Leben und keimen im Dünndarm aus. Sie führen dann zu multiplen Schleimhautkarbunkeln und einer septischen Milz. Schon frühzeitig ist der Leib sehr druckempfindlich und meteoristisch aufgetrieben. Unter dem Bild der Peritonitis oder des toxischen Kollapses tritt nach stürmischem Verlauf meist am 2. oder 3. Tag der Tod ein. Leichter verlaufende Fälle werden auch da beobachtet, wo ein größerer Personenkreis milzbrandhaltige Nahrungsmittel aufnimmt. Im allgemeinen ist die Prognose des Darmmilzbrandes kaum ungünstiger als die des Hautkarbunkels.

Nicht immer sind die einzelnen Bilder nach der primären Lokalisation so klar auseinanderzuhalten. Der primäre Milzbrand der inneren Organe kann auch Hautmetastasen machen. Der Lungenmilzbrand kann zu Darmerscheinungen führen. Auch können sich durch Verschleppung von Bacillen von einem Karbunkel aus sekundäre Darminfektionen entwickeln. Gemeinsam sind den verschiedenen Lokalisationen die Allgemeinerscheinungen der starken Infektion, der Milzbrandsepsis. Ganz selten sind diese septischen Erscheinungen ohne deutliche primäre Lokalisation zu beobachten. Wahrscheinlich handelt es sich dann um Aufnahme des Erregers durch die Lungen oder die oberen Luftwege.

Diagnose. Die Diagnose des Hautmilzbrandes ist meist sehr leicht zu stellen. Gegenüber dem einfachen Karbunkel, der sehr schmerzhaft ist und sich langsamer entwickelt, und bei dem sich später aus mehreren Hautöffnungen reichlich Eiter entleert, läßt er sich gut abgrenzen. Rotzknoten können durch die meist sehr zahlreichen Hautknötchen und -geschwüre von Milzbrand unterschieden werden. Gegenüber dem Erysipel zeigt das Milzbrandödem keine so scharfe Abgrenzung gegen die gesunde Haut. Die Verwechslung mit Erysipel ist besonders im Bereich der Augenlider leicht einmal gegeben, zumal beim Milzbrandödem. Bei jedem Milzbrandfall ist die bakteriologische Untersuchung als unentbehrliches Hilfsmittel zur Sicherung heranzuziehen. Vielfach genügt schon die Untersuchung des aus dem Krankheitsherd gewonnenen Sekrets im mikroskopischen Präparat, oft aber sind die Milzbrandbacillen nur sehr spärlich oder gar vermischt mit anderen Bakterien, so daß man den Tierversuch oder die Kultur ausführen muß. Verimpft man das verdächtige Material subcutan auf Mäuse oder Meerschweinchen, so vermehren sich die Milzbrandbacillen unter Entwicklung einer tödlichen Sepsis außerordentlich stark. Sie können dann im Blut leicht nachgewiesen werden. Zum kulturellen Nachweis benutzt man Agaroberflächenkulturen (medusenhauptähnliche Kolonien) und Gelatineplatten.

Schwieriger ist die Erkennung des *Milzbrandes des Magen-Darmkanals*. Hier kann die Anamnese wichtige Anhaltspunkte geben, wenn nämlich der Genuß von Fleisch milzbrandkranker Tiere angegeben wird.

Der *Lungenmilzbrand* kann mit einer croupösen Pneumonie im Beginn verwechselt werden. In solchen Fällen bringt die Untersuchung des Sputums, vor allem aber der Blutkultur, wichtige Aufschlüsse. Zur Blutkultur bedient man sich am besten der Traubenzuckerbouillon oder des Traubenzuckeragars. Bei starker Überschwemmung des Blutes mit Bacillen, wie es in den letzten Stadien der

Krankheit der Fall ist, kann man die Erreger schon im Blutausstrich sehen. STÄUBLI konnte an Tieren eine direkte Nachweismethode erproben, indem er einen frischen Blutstropfen aus einer Stichstelle mit der 10—15fachen Menge 3%iger Essigsäure aufsaugt und verdünnt, dann zentrifugiert und das aus Leukocytenkernen und Erregern bestehende Sediment nach MAY-GRÜNWALD färbt. Auch im Liquor können Milzbrandbacillen in großer Menge vorkommen. Ferner ist der Nachweis der Milzbrandbacillen aus dem Knochenmark möglich.

In der Veterinärmedizin findet neben der bakterioskopischen und kulturellen Untersuchung sowie dem Tierversuch die Thermopräcipitation nach ASCOLI Anwendung. Dabei wird das milzbrandverdächtige Material (Blut oder Milzsaft) mit physiologischer Kochsalzlösung verdünnt. Die Mischung wird dann einige Minuten gekocht und filtriert. Zum erkalteten klaren Filtrat wird das handelsübliche spezifische Milzbrandserum zugesetzt.

Prognose. Prognostisch am günstigsten ist der Hautmilzbrand. 90% der Fälle gelangen zur Heilung, gelegentlich auch ohne jede Behandlung. Ein frühzeitig erkannter und behandelter äußerer Milzbrand ist so gut wie immer heilbar. Bei Hinzutreten stärkerer Allgemeininfektionszeichen trübt sich die Prognose. Das Milzbrandödem gilt im allgemeinen als prognostisch ungünstiger als der Karbunkel. Auch beim Darmmilzbrand kommen Heilungen vor, doch ist die Gefahr der Allgemeininfektion hier wieder größer. Am schlechtesten ist die Prognose beim Lungenmilzbrand. Die Quote der tödlichen Ausgänge liegt für ihn zwischen 50 und 87%, nach einzelnen Autoren sogar bei 100%. Bei der Beurteilung der Prognose dieser beiden letzten Formen ist die Blutkultur wichtig: Finden sich in ihr zahlreiche Kolonien, so ist die Prognose sehr zweifelhaft, sind es nur wenige, so kann man noch einen günstigen Ausgang erhoffen. Meist kommt es nach dem Überstehen der Krankheit zu einer längere Zeit dauernden *Immunität*.

Therapie. Von der chirurgischen Behandlung der Milzbrandpusteln ist man im allgemeinen abgekommen; sie muß heute fast als Kunstfehler bezeichnet werden bei Berücksichtigung der Erfahrungen der letzten Jahre. Im Vordergrund steht die *konservative Therapie* des Milzbrandkarbunkels, die von dem Gedanken ausgeht, daß die Bildung des Karbunkels gleichzeitig eine Abwehrmaßnahme des Organismus darstellt, die nur bei resistenteren Individuen auftritt und deshalb eine günstigere Prognose erlaubt, als dies bei einem diffus beginnenden Krankheitsbild der Fall ist. SCHOLL, der einen Vergleich zwischen chirurgischer und konservativer Behandlung durchführte, sah bei der ersteren 44% und bei der letzteren 7% Todesfälle. Man wird sich also darauf beschränken, die Umgebung der Pusteln zu reinigen, bei Sitz der Pusteln an einem Arm oder Bein das kranke Glied ruhigzustellen und hochzulagern, sowie die Pusteln durch einen Salbenverband, etwa mit Penicillin- oder Sulfonamidsalbe, zu schützen.

Von mancher Seite werden lokale Wärmeanwendungen empfohlen, wie Kurzwellen, Bestrahlungen mit wärmespendenden Lampen, warme Kataplasmen. Von einer solchen Hyperämisierung erwartet man eine günstige Einwirkung auf die Abheilung des Prozesses. GRUBER und FUTTAKI beobachteten bei dem Kaninchen in der Stauungslymphe milzbrandfeindliche Stoffe. Dies ließe daran denken, ob man beim Menschen gelegentlich die BIERsche Stauung in geeignet gelagerten Fällen vornehmen soll. Die Methode der Stauung wurde schon von ZÜLZER empfohlen, vielleicht wird durch sie auch die Verbreitung der Bacillen über die Lymphbahnen erschwert.

Bei allen Behandlungsmethoden des Hautmilzbrandes aber ist zu bedenken, daß es eine *große Zahl von Spontanheilungen* gibt, so daß der therapeutische Wert dieser Verfahren nicht überschätzt werden darf.

Die verschiedensten Mittel haben Anwendung bei der Behandlung des Milzbrandes gefunden, so empfahl BECKER die einmalige Gabe von 0,6 Neosalvarsan. Auch GILBERT (Nordrhodesien) behandelte 9 Kranke mit Neosalvarsan, von denen sich 7 schon nach einer Injektion sehr gut besserten, 2 benötigten allerdings höhere Dosen. SCOLARI fand diesen Erfolg bei 5 Fällen bestätigt. Bei Erkrankungen eines Personenkreises nach dem Genuß von Fleisch eines milzbrandkranken Tieres wandte SPENCER mit gutem Erfolg Arsenpräparate an. Während GRAF auf Grund seiner größeren Erfahrung eine Behandlung mit Silber- (BAUMANN empfahl Argochrom) und Arsenpräparaten als wirkungslos ablehnt.

Einen sehr erheblichen therapeutischen Fortschritt bedeutete die Einführung der Serumtherapie, die in der Humanmedizin allein in der Form der passiven Immunisierung durchgeführt wurde nach der Methode von SCALVO, der 1903 über die ersten erfolgreich mit Serum behandelten 164 Fälle berichten konnte. Durch die Einführung dieser Methode ließ sich die Mortalität doch merklich drücken, und zwar von 24% auf insgesamt 6%. Nach einem Bericht aus England über 800 Fälle sank die Mortalität von 48,3% auf 4%. PENNA sah in Argentinien mit Serumtherapie eine Sterblichkeit von 10%, ANDREW in Bulgarien eine solche von 4,2% gegenüber einer Mortalität vor der Serumtherapie von 25%.

Ein möglichst frühzeitiges Einsetzen der Behandlung ist zu fordern. Dabei ist ratsam, hohe Anfangsdosen von 50—500 cm^3 zu geben. Die Applikation kann im allgemeinen intramuskulär erfolgen. In schweren Fällen, in denen eine möglichst rasche Wirkung erzielt werden soll, kann es auch intravenös angewendet werden (CZICKELI u. a.).

Das Serum wird von Pferden, Rindern, Schafen, Eseln und Maultieren gewonnen. Das Rinderserum bietet den Vorteil, daß hiernach weniger häufig eine Serumkrankheit auftritt als nach dem Pferdeserum. Die Serumherstellung erfolgt nach verschiedenen Verfahren, doch scheint kein wesentlicher Unterschied in der Wirksamkeit der einzelnen Methoden zu bestehen. In Deutschland wird das nach den Angaben von SOBERNHEIM bei Merck und Höchster Farbwerke hergestellte Serum im allgemeinen verwendet. Die Wirkungsweise des Serums ist noch nicht geklärt. Zwar sind verschiedene Antikörper in den hochwertigen Seren nachweisbar, aber nach Ansicht verschiedener Autoren dürfte ihnen für die Wirkungsweise des Serums kaum eine entscheidende Bedeutung zukommen. Meist wird es den antiinfektiösen Seren zugerechnet. Es hat aber keine bactericiden oder phagocytosefördernden Stoffe. PETTERSON nimmt an, daß bei der Infektion negativ chemotaktisch wirkende Substanzen gebildet werden, deren hemmende Wirkung die im Immunserum enthaltenden Antikörper aufheben und so der Phagocytose den Weg bereiten.

Auch Kombinationsbehandlungen wurden versucht. HODGSON wendete Serum zusammen mit einem Neosalvarsanpräparat an und BIERBAUM hat früher Salvarsan der Serumtherapie zugefügt. Von einer derartigen Mischbehandlung glaubten die Untersucher bei frühzeitigem Einsetzen sehr günstige Erfolge gesehen zu haben.

Allerdings hat es auch nicht an ablehnender Haltung gegenüber der Serumtherapie gefehlt. So glaubt ROGGERI auf Grund seiner Erfahrung bei 362 Milzbrandfällen nicht, daß sie den Ablauf entscheidend beeinflußt habe. In diese Richtung scheinen auch die Ergebnisse der tierexperimentellen Arbeit von McCULLOUGH und v. AUERSPERG aus dem Jahre 1947 zu weisen. Die Autoren infizierten Mäuse, Meerschweinchen und Kaninchen mit einer Milzbrandbouillonkultur und behandelten dann mit Penicillin und Milzbrandserum. Während Penicillin die Tiere zu schützen vermochte, war das Antiserum ohne sichtbaren Nutzen und zeigte sich schon im Leerversuch als für die Tiere toxisch. Auch

Schmidt (Marburg) lehnt die Serumtherapie ab, da seiner Auffassung nach die proteinhaltige Kapsel, die der Erreger im menschlichen Organismus bildet, einverleibte Antikörper nicht zur Wirkung kommen läßt.

Auch eine Behandlung mit Eigenblutinjektionen wird als erfolgreich beschrieben. Erb führte die Blutabriegelung nach Läwen mit Umspritzung des Karbunkels durch.

Auch die Sulfonamide wurden bei Milzbranderkrankungen angewendet und erwiesen sich als nicht unwirksam. J. Dörffel zog als erster die Sulfonamide in Form des Prontosil rubrum zur Behandlung des Milzbrandes mit Erfolg heran. Ihm folgte Bergmann 1941 mit einem Bericht über 2 Fälle. Ausführlich schildert Ferenci aus Ungarn erfolgreich durchgeführte Behandlungen mit Para-amidobenzolsulfamid (Deseptyl). Die Anwendung des Präparates erfolgte per os und als Injektion. v. Brede und Nagy erreichten in 11 Fällen von Hautmilzbrand mit 2-p-Aminobenzolsulfamido-4-methylthiazol einen guten Erfolg. Unter ihren Kranken waren 4, die vorher erfolglos mit Serum therapiert worden waren und in sehr bedenklichem Zustand zur Behandlung kamen. Schönfeld und Kimmig warnen allerdings vor zu hoher Dosierung dieses Präparates wegen der Gefahr der Nierenschädigung (Auskrystallisation in den Nierenkanälchen) und der Neuritiden. In letzter Zeit hat sich das Sulfadiazin (Pyrimal und Debenal der deutschen Nomenklatur) vor allem in Amerika in die Therapie des Milzbrandes gut eingeführt. So lauten auch die Berichte von Lebrun, Shanahan, Griffin und v. Auersperg sowie Reilly und Beeson über Kombinationsbehandlungen mit Sulfonamiden und anderen Maßnahmen, in neuerer Zeit vorwiegend Penicillin, sehr günstig.

Ein Vorläufer der heutigen Antibioticatherapie war die Behandlung mit Pyocyanase, die auf Untersuchungen von Freudenreich, Emmerich und Loew, Gundel u. a. basierte. Favreuil und Fortiau konnten in 68 von 69 Milzbrandfällen eine Heilung erzielen.

Schon ein Jahr nach der Entdeckung des Penicillins gelang es Fleming, eine Wirkung des Heilmittels auf Milzbranderreger festzustellen. Spätere Untersuchungen von Abraham, Chain und Mitarbeitern bestätigten diese Beobachtungen und stellten darüber hinaus fest, daß es außerordentlich penicillinempfindliche Milzbrandstämme gibt. 1944 berichteten dann als erste Murphy, La Bocetta und Lockwood über günstige Behandlungsresultate beim Menschen. Es folgten dann die Mitteilungen von Ellingson, Bookwalter und Howe, die bei 25 Kranken mit 1—400000 iE Heilungen erzielten, aber schon sie konnten auf eine Beobachtung hinweisen, die sich später anderen Untersuchern, so auch uns, immer wieder bestätigte, daß sich die *Karbunkel noch einige Zeit weiter entwickeln* trotz der Vernichtung der Erreger. Griffin und Mitarbeiter kombinierten bei 10 Kranken noch mit Sulfonamiden und gaben sehr hohe Dosen (3stündlich 100000—300000 iE bis zu einer Gesamtdosis von durchschnittlich 13000000 iE) in 17 späteren Fällen behandelten sie allein mit dem Antibioticum. Sie empfehlen die hohen Dosen, da sie fanden, daß einzelne Milzbrandstämme relativ unempfindlich für Penicillin sind.

Das therapeutische Vorgehen bei der Penicillinbehandlung ist verschieden. Einige Autoren, so Stott (1 Fall), La Bocetta (36 Fälle), Weinstein und Oliver (3 Fälle) geben das Penicillin nur intramuskulär. Abraham injizierte in den Milzbrandherd insgesamt 600000 iE. Videla und Scodeller gaben 40000 iE um die Pustel herum und 60000 iE unter die Pustel. Auch Weinstein zusammen mit Barria empfahl noch 1945 die Infiltrationstherapie allein. Weitere günstige Resultate mit der intramuskulären, zum Teil auch mit einer kombinierten Behandlung liegen von Brunner, Mitchell-Heggs, Reque,

Noguer-Moré vor. Grüninger wendet Lokalkompressen mit Penicillin an und gibt gleichzeitig eine intravenöse Tropfbehandlung mit Tagesdosen von 100000—200000 iE, insgesamt für eine Kur 500000—800000 iE. Kolmer, der alle 3 Std 20000—40000 iE gibt, empfiehlt in jedem schweren Fall eine Blutkultur anzulegen und bei deren positivem Ausfall sowie bei allen Fällen von Lungen- und Darmmilzbrand die Dosierung in Höhe von 200000—300000 iE bis zum Negativwerden der Blutkulturen fortzusetzen.

Reilly und Beeson führten in 4 Fällen eine Kombinationskur mit täglich 300000 iE und 6 g Sulfadiazin 5 Tage lang durch. Einen Kranken behandelten sie erfolgreich mit täglich 2 g Streptomycin. Lebrun gelang es auch mit einer Verbindung von Penicillin und Sulfonamid einen Fall zu retten, bei dem es von der Pustula maligna an der Oberlippe zu einer Thrombophlebitis gekommen war. Auf den Erfolg der Kombinationsbehandlung von Shanahan bei Anthraxmeningitis wurde schon hingewiesen.

Bei aller positiven Beurteilung der Penicillintherapie müssen aber verschiedene Punkte doch klar herausgestellt werden: 1. die Entwicklung des Pustelstadiums, worauf schon oben hingewiesen wurde, wird *nicht verändert*, eine Ausbreitung allerdings verhindert (Ellingson und Mitarbeiter, Gold, Mohr u. a.). 2. Der positive Bacillennachweis kann den Beginn der klinischen Heilung in einzelnen Fällen überdauern (Gold). Mohr konnte das besonders bei solchen Milzbrandstämmen feststellen, die auf der Blutagarplatte mit einem *starken hämolytischen Hof* wuchsen. Mann weist darauf hin, daß eine laufende bakteriologische Kontrolle deshalb auch notwendig ist, weil Milzbrandbacillen in einzelnen Fällen auch Penicillinase bilden können, wodurch das Heilergebnis natürlich in Frage gestellt wird. Im allgemeinen allerdings sind die Bacillen, wie Ellingson und Mitarbeiter bei seinen 25 Fällen feststellen konnten, innerhalb 24 Std kulturell nicht mehr nachweisbar (sie gaben 1—4 Mill. iE meist intramuskulär, aber auch lokal).

Eine gewisse Ablehnung erfährt die Penicillintherapie durch Robert, der ihr nur sekundäre Bedeutung beimißt und biologische Behandlungsmethoden in den Vordergrund stellt.

Auf Grund unserer eigenen Erfahrungen bei insgesamt 13 Fällen sind wir, ähnlich wie Marchionini, zu einer kombinierten Behandlungsmethode gekommen. Wir umspritzen und unterspritzen den Herd am 1. Behandlungstag mit 200000 iE, bei maligne aussehenden Herden wird dies am 2., unter Umständen auch am 3. Tag wiederholt. Daneben geben wir 300000—400000 iE Depotpenicillin intramuskulär über 6 bis höchstens 7 Tage. Bei diesem Vorgehen ist meist nach 2 Behandlungstagen der Erreger im Wundsekret nicht mehr nachweisbar. Ausnahmen sahen wir zweimal bei hämolysierenden Stämmen, die noch am 3. bzw. 4. Behandlungstag kulturell, nicht allerdings im Nativpräparat, nachweisbar waren. Wir haben dabei in allen Fällen auf Serumgaben verzichtet, bis auf einen besonders schwer gelagerten Fall.

Als Beispiel für die Wirkung der Penicillintherapie bei solch einem schweren Verlauf sei hier die folgende Krankengeschichte im Auszug wiedergegeben.

A. Z., 53jähriger Mann in gutem Allgemeinzustand. Als Schauermann im Hafen tätig, mit dem Ausladen von Fellen vor Tagen beschäftigt. Bemerkte seit 2—3 Tagen eine kleine Stelle am linken Oberarm. Es trat dann eine Pustel auf, die durch eine Borke abgelöst wurde. Am Tag der Krankenhausaufnahme war an anderer Stelle zum Zweck der Gewinnung von Sekret zur Untersuchung etwas gewaltsam an der Pustel gedrückt und der Schorf abgehoben worden. Bei der Aufnahme zeigte sich das in Abb. 3 wiedergegebene Bild. Die Behandlung wurde sofort eingeleitet durch Unterspritzung mit 200000 iE und Gabe

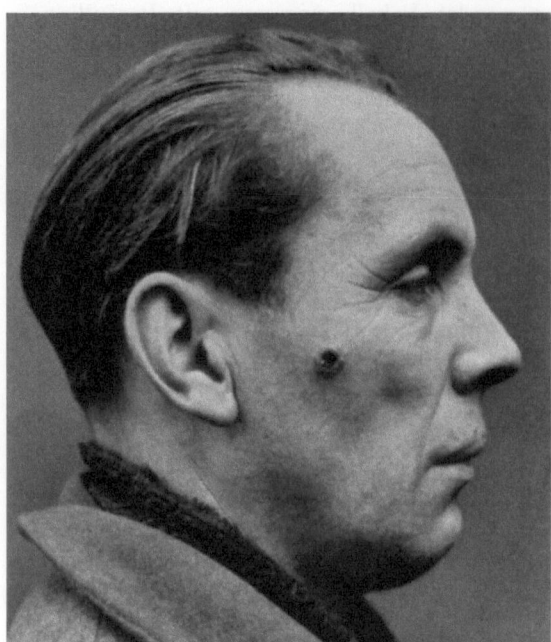

Abb. 5. Milzbrandkarbunkel an der Wange, 3. Krankheitstag vor Beginn der Penicillintherapie.

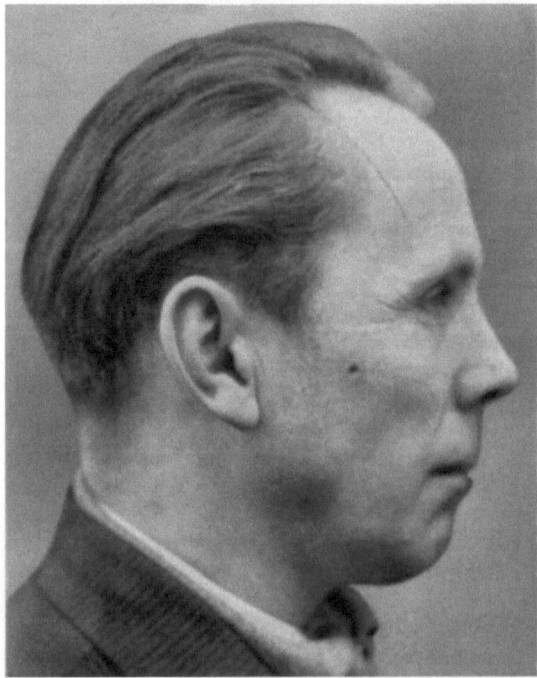

Abb. 6. Der gleiche Karbunkel nach Penicillinbehandlung 6 Tage später.

von 300000 iE Depotpenicillin. Aber noch am Abend kam es zu einem Schüttelfrost, in der Nacht nahm die Schwellung des Armes zu, die Temperatur stieg und das Bild zeigte einen schwer septischen Charakter.

Unter diesen Umständen wurde sofort zu einer Erhöhung der Penicillindosen übergegangen und das Penicillin 2stündlich 50000 iE gespritzt. Außerdem erhielt der Kranke auch noch 20 cm³ Serum. Unter 2—3stündlichen Penicillingaben, Tagesdosen von 600000 bis 800000 iE, besserte sich der Zustand sehr rasch, wenn auch der Lokalbefund sich in der schon beschriebenen Weise verhielt und nur langsam zur Zurückbildung kam.

Der Stamm zeigte ausgesprochene Hämolysebildung und war trotz der sehr intensiven Behandlung bis zum 3. Krankheitstag in der Kultur nachweisbar.

Bei kritischer Würdigung gerade dieses Falles muß darauf hingewiesen werden, daß es trotz der Penicillinanwendung lokal und intramuskulär zu einer weiteren Temperatursteigerung und einer Zunahme des schweren Krankheitsbildes kam. Dies veranlaßt doch einerseits, trotz der negativen Resultate der Tierversuche von McCullough und v. Auersperg, die Serumtherapie nicht ganz zu verlassen und für schwere Bilder sie nach wie vor mit heranzuziehen. In solchen Fällen kann man unbedenklich 2 oder 3 Tage hindurch 40 und 50 cm³ Serum geben. Dabei empfiehlt es sich, einen Teil des Serums intravenös zu verabfolgen, etwa am 1. Tag 20 cm³ intravenös und 30 cm³ intramuskulär, am 2. Tag die gleiche Dosis oder eine absteigende, etwa 10 cm³ intravenös und 20 cm³ intramuskulär, je nach Lage wäre der 3. Tag in gleicher oder weiter fallender Dosierung zu gestalten. Auf einen zweiten Punkt sei auch an dieser Stelle noch hingewiesen: Von verschiedenen Seiten sind gegen die Lokalanwendung des Penicillins in Form der Infiltration Bedenken geltend gemacht worden. Gerade der oben geschilderte Fall war uns auch Veranlassung, unsere Ansicht der Um- und Unterspritzungsbehandlung nochmals einer gewissen Revision zu unterziehen, so daß wir heute bei einer Lokalisation des Prozesses im Gesicht, insbesondere Augenlider, Wange, Kinn zurückhaltender vorgehen, während wir bei allen

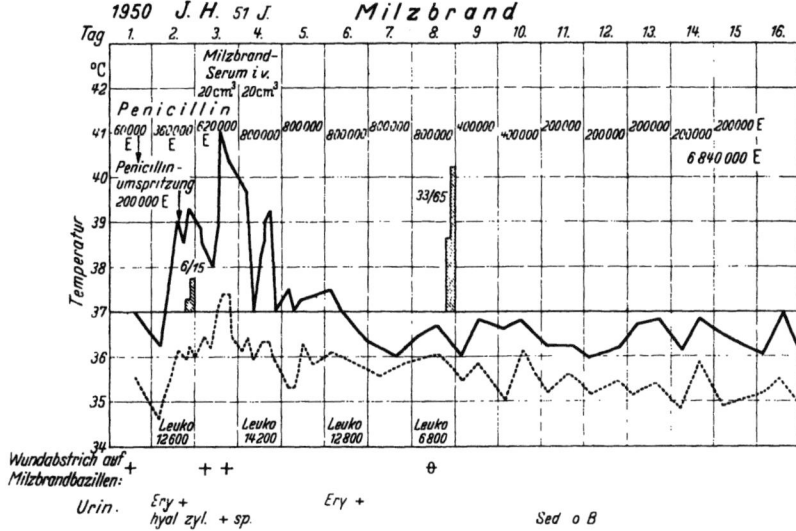

Abb. 7. Milzbrandkarbunkel am Ellenbogen, s. Abb. 3, mit septischer Streuung und guter Rückbildung unter intensiver Penicillinbehandlung.

anderen Lokalisationen doch an der Lokalapplikationsmethode festhalten Es sollte allerdings vermieden werden, durch zu starke Flüssigkeitsinfiltration die Durchblutungsbedingungen der erkrankten Partien allzusehr zu verändern, da sonst das zusätzlich intramuskulär gegebene Penicillin, das auf dem Blutwege herangebracht wird, nicht zur Wirkung kommen kann.

Die neuesten von amerikanischer Seite herausgegebenen Behandlungsrichtlinien bei Milzbrand verzichten ganz auf die Serumgabe und bedienen sich ausschließlich des Penicillins (KEEFER). Als ausreichende Dosis sehen sie 100000—200000 iE intramuskulär täglich, gegeben je nach Reaktion des Kranken für 3—7 Tage, an.

Bei dieser Art der Therapie erübrigen sich umfangreichere Lokalbehandlungsmaßnahmen. Ein Schutzverband mit Penicillinsalbe oder besser noch eine mit Penicillinlösung getränkte Kompresse zusammen mit einer weitgehenden Ruhigstellung des betroffenen Gliedes reichen völlig aus. Daß der Milzbrandkranke in den ersten Tagen strenge Bettruhe einhalten muß, ist selbstverständlich.

Bei Lungenmilzbrand und Darmmilzbrand, ebenso wie bei Milzbrandsepsis wird man selbstverständlich Penicillin und Serum und gegebenenfalls noch Sulfonamide in Kombination anwenden, um das sonst sicher desolate Geschehen zu verhindern.

Prophylaxe. Die menschlichen Infektionen gehen regelmäßig auf infizierte tierische Produkte zurück. Die Vorbeuge für den Menschen besteht deshalb im wesentlichen in der Bekämpfung des Milzbrandes der Tiere. Diese wird in allen zivilisierten Ländern auf gesetzlicher Grundlage durchgeführt. Milzbranderkrankungen sind *meldepflichtig*. Die Hauptaufgabe besteht darin, alle an Milzbrand erkrankten und gestorbenen Tiere zu erfassen und sie samt ihren Exkreten unschädlich zu beseitigen. Aus diesem Grunde entschädigt der Staat die an Milzbrand gestorbenen Tiere, und zwar auch die, bei denen die Anzeige nicht rechtzeitig erstattet wurde. In den perakut verlaufenden Fällen hat der Besitzer gar nicht die Möglichkeit, die Milzbrandinfektion rechtzeitig anzuzeigen. Heilversuche dürfen an milzbrandkranken Tieren nur von Tierärzten ausgeführt werden. Die Standplätze der kranken und befallenen Tiere sind sofort abzusperren und verschärft zu desinfizieren. Kadaver sind auf dicht schließenden Transportwagen zu den Tierkörperverwertungsanstalten zu transportieren. Ein Zerlegen und Abhäuten außerhalb der Abdeckereien ist verboten. Die Kadaver sind zu beseitigen durch Verbrennen oder durch technische Verarbeitung. Letzteres geschieht durch Kochen bis zum Zerfall der Weichteile oder durch trockene Destillation. In Deutschland ist ein Verscharren von Milzbrandkadavern verboten. Da eine restlose unschädliche Beseitigung der Milzbrandkadaver in unkultivierten Ländern und insbesondere in Steppen schwer durchführbar ist, erklärt sich die starke Verbreitung des Milzbrandes in solchen Ländern. Zur Vermeidung von Tierverlusten wird hier die Impfung mit abgeschwächten Milzbrandbacillen oder Milzbrandsporen durchgeführt, die einen sicheren Schutz für die Dauer von einem Jahr gewährt. In vielen Gegenden Südamerikas, Afrikas und Asiens ist wegen des starken Auftretens des Milzbrandes eine gewinnbringende Tierhaltung ohne die jährliche Milzbrandimpfung gar nicht möglich.

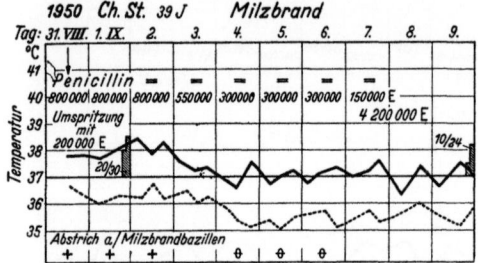

Abb. 8. Milzbrandkarbunkel am Hals, gute Rückbildung unter Penicillinbehandlung. Auffallend langes Persistieren der Milzbrandbacillen, die in der Kultur mit hämolytischem Hof wuchsen, sonst aber alle Zeichen des typischen Milzbrandbacillus aufwiesen (LIPPELT).

Zur Vermeidung der Einschleppung von Milzbrandbacillen durch tierische Produkte aus dem Auslande ist eine Anzahl von Bestimmungen erlassen worden. Fleisch und Knochenmehl muß vor der Einfuhr einer Sterilisation unterlegen haben. Eingeführte Tierhaare und Tierborsten sind durch Wasserdampf unter Zusatz von 10% Formaldehyd zu desinfizieren, Wolle durch Waschen in 39—43° C warmem Seifenwasser und anschließend Einlegen in 2%iges Formaldehyd oder durch strömenden Dampf bei 0,15 Atm. Druck. Eine Sterilisation der Tierhäute ist schwierig, da nicht die Gerbfähigkeit leiden darf. Man ist deshalb bestrebt, die infizierten Häute bereits vor dem Gerben zu erfassen. Dies geschieht, indem von ausgestanzten Hautproben ein Kaltauszug hergestellt wird, mit dem die Präcipitation durchgeführt wird. Die Unschädlichmachung der Abwässer aus Gerbereien ist sehr schwierig, da eine chemische Desinfektion der Abwässer nicht durchführbar ist. Nur bei den festen Abgängen der Gerbereien ist eine Abtötung der Milzbrandkeime gewährleistet durch 3monatige Kompostierung unter Zusatz von Ätzkalk. In Gewerben, in denen milzbrandhaltiges Material zur Verarbeitung gelangen kann, so in der Leder- und Pinselindustrie, sind Unfallverhütungsvorschriften erlassen worden. Hafentransportarbeiter sind während des Transportierens von Häuten mit einem Kopf- und Nackenschutz zu versehen.

Von einer vorbeugenden *Schutzimpfung* beim Menschen, die große Gefahren in sich birgt, ist dringend abzuraten.

Nach den Erfahrungen in Hamburger Betrieben führt eine entsprechende Aufklärung dazu, daß die Milzcranderkrankten sehr frühzeitig zur Behandlung kommen. Die Prognose wird hierdurch wesentlich günstiger gestaltet und vor allem auch der Krankheitsverlauf abgekürzt. Nach wie vor ist aber die Forderung zu stellen, daß jeder menschliche Milzbrandfall gemeldet und isoliert wird, denn ihn, auch bei der heute verbesserten Behandlungsmethode, in häuslichem Milieu zu belassen, ist nicht ratsam. Verbandstoffe von Hautmilzbrandkranken, Auswurf von Lungenmilzbrandkranken sowie Stuhl und Urin, besonders auch von Darmmilzbrandfällen, sind zu desinfizieren.

Pseudomilzbrand.

Bei diesem Krankheitsbild bestehen verschiedene Unklarheiten. Ob es den Zoonosen zuzuordnen ist und ob das klinische Verhalten des Pseudomilzbrandes zum Milzbrand etwa dem des Paratyphus zum Typhus entspricht, bleibt noch, wie WILAMOWSKI und POPPE betonen, der Klärung durch weitere sorgfältige Untersuchungen vorbehalten.

Schon 1883 wurde im Institut Pasteur das Variabilitätsvermögen des Bac. anthracis beobachtet. Neben kleineren Abweichungen vom klassischen Typ sind aber verschiedene Pseudostämme gezüchtet worden, die sich in grundlegenderem Maße vom Bac. anthracis unterscheiden. Diese sind beweglich, haben starkes hämopeptisches Vermögen schon in jungen Kulturen, wachsen in der Bouillon unter anfänglicher Trübung bei späterer Aufklärung mit Bodensatz und Häutchenbildung. Teilweise werden diese Stämme als apathogen beschrieben (POPPE, WAGNER). KÖHLER glaubte den Mäuseversuch zur Differenzierung heranziehen zu können (Pseudostämme seien nur für Mäuse pathogen, nicht aber für größere Tiere oder den Menschen). Demgegenüber steht ein Bericht von SCHÜRMANN über einen Todesfall beim Menschen infolge einer Pseudomilzbranderkrankung.

Verschiedene Autoren glauben, daß die deutliche Hämolyse in jungen, 16 Std alten Kulturen auf Blutagar eines der wesentlichsten Kriterien der Pseudostämme sei. LIPPELT konnte demgegenüber gerade in zwei klinisch besonders schweren Fällen von Milzbrand Hämolysebildung feststellen bei dem Vorhandensein aller sonstigen Merkmale von Bac. anthracis.

Auch die Thermopräcipitation nach ASCOLI läßt sich nicht als sicheres differentialdiagnostisches Mittel heranziehen, da Pasteurvaccine und Pseudostämme oft einen stärkeren Ausfall geben können als Bac. anthracis.

Die Thermoresistenz ist bei Pseudomilzbrandbacillen meist höher als beim echten Milzbranderreger.

Die Differenzierung in Bac. anthracis oder pseudoanthracis bedarf einer sorgfältigen Prüfung der Keime nach verschiedenen Methoden auf ihre unterschiedlichen Eigenschaften (GILLISSEN und LUST).

Das klinische Bild der Pseudomilzbrandinfektion scheint im wesentlichen ähnlich dem einer Milzbrandsepsis zu sein (POPPE) mit heftigen Allgemeinerscheinungen, stärkerem lokalen Ödem, Durchfällen, Leber- und Milzschwellungen. Die Diagnose wurde in den meisten Fällen erst nach dem Tode gesichert. Bei der Obduktion fanden sich Lungenödem, hämorrhagische Pleuritis, Milztumor, Leberschwellung und Meningitis.

Dieses klinische Erscheinungsbild entspricht in etwa dem einer schweren Milzbrandsepsis.

Über die Wirkung von Milzbrandserum bei Pseudomilzbranderkrankungen und über die Penicillinbehandlung solcher Infektionen ist in dem bisherigen Schrifttum nichts bekannt.

Literatur.
Rotlauf.
1. Zusammenfassende Arbeiten.

CALLOMON, FRITZ: Pseudoerysipel, Erysipeloid. In Handbuch der Haut- und Geschlechtskrankheiten, Bd. 9/1, S. 93—124. Berlin: Springer 1929.
HEGLER, C.: Schweinerotlauf beim Menschen. In Handbuch der inneren Medizin, Bd. 1, S. 213—215. Berlin: Springer 1934.
POPPE, KURT: Der Schweinerotlauf. In M. GUNDEL, Die ansteckenden Krankheiten, 4. Aufl. Stuttgart: Georg Thieme 1950.

2. Veterinärmedizinisches Schrifttum.
Einzelarbeiten.

BONTSCHEFF, N.: Arch. Tierheilk. **78**, 369 (1943). — BOURGEOIS, E.: Schweiz. Arch. Tierheilk. **86**, 32 (1944). — BOUVIER, G.: Schweiz. Arch. Tierheilk. **86**, 22. — BRIND, A. I., A. S. MOTRICH u. A. J. KOVALEVA: Vrachdelo **21**, 159 (1939).
DINTER, Z., u. K. BACKOS: Dtsch. tierärztl. Wschr. **1948**, 257. — DRAKE, H. CHARL. and E. R. HALL: Amer. J. publ. Health **37**, 8;9 (1948).
FORTNER, J.: Berl. u. Münch. tierärztl. Wschr. **1947**, 61; **1949**, 37.
GREY, C. G.: Vet. Med. **42**, 177 (1947).
HAUSMANN: Dtsch. tierärztl. Wschr. **1949**, 260.
KUBIN, GEORG: Wien. tierärztl. Mschr. **8**, 434 (1949).
MAAS: Berl. u. Münch. tierärztl. Wschr. **1929**, 65. — Mh. Vet.med. **1948**, 61.
ROEMMELE: Z. Inf.krkh. Haustiere **60**, 357 (1944). — RÖSLER, M.: Dtsch. tierärztl. Wschr. u. tierärztl. Rdsch. **1943**, 169.
SAXER, E.: Schweiz. Arch. Tierheilk. **89**, H. 1, 13. — Schweiz. Z. Path. u. Bakter. **10**, 209 (1947). — SANDSTEDT, H., u. O. SWAHN: Scand. vet. Tidskr. **37**, 85 (1947). — SCHÖNING, H. W.: Ref. Zbl. Bakter. **1946**, 57. — SCHRÖTER, A.: Diss. Leipzig 1947. Ref. Zbl. Bakter. **147**, 8 (1950).
TRAUB, E.: Mh. Vet.med. **1947**, 165.
WELLMANN, G.: Berl. u. Münch. tierärztl. Wschr. **1949**, 39. — Abh. Fischerei u. Hilfswissensch. **1950**, 489. — WOODBINE, M.: Vet. J. **102**, 89 (1946); **103**, 149 (1947).

3. Humanmedizinisches Schrifttum.
Einzelarbeiten.

BARBER, M., M. NELLEN and M. ZOOB: Lancet **1946 I**, 125. — BIERBAUM, K., u. M. GOTTRON: Z. Dermat. **43**, 52 (1925); **57**, 5 (1929). — BRUNNER: Schweiz. med. Wschr. **1947**, 491. — BUSH, R. A.: Brit. med. J. **1949**, 964.
CANIZARES: Arch. of Dermat. **54**, 19 (1946). — COSTELLO: Arch. of Dermat. **52**, 400 (1945).
DEGOS, R., et A. FRESNEL: Bull. Soc. franç. Dermat. **45**, 1820 (1938). — DESAI: Indian J. med. Sci. **2**, 182 (1948). — DOORMAAL, VAN: Nederl. Tijdschr. Genesk. **92**, 165 (1948).
EHRLICH: Arch. int. Med. **78**, 565 (1946). — ERSKINE, J. F.: Brit. med. J. **1949 II**, 1297.
FERGUSON, HAND and STRAUCH: U. S. nav. med. Bull. **47**, 150 (1947).
GILCHRIST, T. C.: J. cutan etc. Dis. **22**, 507 (1914). — GOBBO, A.: Minerva Medica, Torino **1950**, Nr 19. — GOODWIN, MARTIN, H.: Brit. med. J. **1950**, 765. — GREY: Vet. Med. **42**, 74 (1947). — GÜNTHER: Berl. tierärztl. Wschr. **1912**, 561. — GUT: Schweiz. med. Wschr. **1945**, 476.
HEILMANN and HERELL: Proc. Staff Meet. Mayo Clin. **19**, 340 (1944). — HETTCHE: Arch. f. Hyg. **119**, 178 (1937). — HETTCHE u. DANNEEL: Z. Hyg. **116**, 41 (1935). — HODGSON, G. A.: Brit. med. J. **1945 I**, 483.
JENNINGS, A. R.: Vet. Rec. **1946**, 598.
KING, PETER F.: Lancet **1946 II**, 196. — KOLLE, W., u. H. SCHLOSSBERGER: Münch. med. Wschr. **1921**, 1439. — KOLLE, W., F. LEUPOLD, H. SCHLOSSBERGER u. K. HUNDESHAGEN: Arb. Staatsinst. exper. Ther. usw. **14**, 43 (1921).
LOHEL: Dtsch. Gesdh.wes. **1949**, 124. — LOWDEN, T. G.: Brit. med. J. **1949**, 1297. — LUNDBERG, S.: Nord. med. Ark. **40**, 1924 (1948).

MACAULAY: Med. World **65**, 169 (1947). — MARCHIONINI, A., u. HANS GÖTZ: Penicillinbehandlung der Hautkrankheiten. Berlin: Springer 1950. — MISGELD: Z. Hautkrkh. usw. **5**, 99 (1948). — MONCORPS, C.: Med. Klin. **1948**, 270, 471.
NICHOLAS: Arch. of Dermat. **54**, 57 (1946).
REQUE: J. med. Assoc. Alabama **17**, 268 (1948).
SAURAT, P.: Concours Médical **72**, 3907 (1950). — SCHELLNER, H.: Tierärztl. Umsch. **1948**, 16. — SCHOOP: Dtsch. tierärztl. Wschr. **1936**, 371. — SIMONS, R. D. G. P.: Genesk. Tijdschr. Nederl.-Indië **79**, 436 (1939). — SONNENSCHEIN, CURT: Neue Deutsche Klinik, Bd. 11, S. 527. 1933. — STILES: J. amer. med. Assoc. **134**, 953 (1947). — SVATA: Arch. of Dermat. **52**, 22 (1946). Ref. Excerpta med. **13**, 2501 (1947). — SZODORAY u. BOROTA: Ref. Excerpta med. **13**, 471 (1948).
TEUFL, HANS: Med. Klin. **1949**, 255. — THJÖTTA, TH.: Acta path. scand. (Stockh.) **20**, 597 (1943).
ZINSLI, PH.: Schweiz. med. Wschr. **1947**, 1201.

Rotz (Malleus).
Zusammenfassende Arbeiten.

HEGLER, C.: Lehrbuch der Infektionskrankheiten, 2. Aufl. Berlin: Springer 1924.
LOMMEL: Rotz. In Handbuch der inneren Medizin, Bd. 1: Infektionskrankheiten. Berlin: Springer 1934.
POPPE, K.: Rotz. In MAX GUNDEL, Die ansteckenden Krankheiten, 4. Aufl., Leipzig: Georg Thieme 1950.

Einzelarbeiten.

BLANC, G. et BALTAZARD: Ann. Inst. Pasteur **68**, 281 (1942). — BLANC, G., et M. BALTAZARD: C. r. Acad. Sci. Paris **213**, 541, 670 (1941). — BLANC, DELAGE et MARTIN: Ann. Inst. Pasteur **69**, 65 (1943). — BIERBAUM, K., u. H. GOTTRON: In JADASSOHNS Handbuch der Haut- und Geschlechtskrankheiten, Bd. 9, Teil 1. S. 355. 1929. — BRUNN, W. V.: Vjschr. gerichtl. Med. **58**, 134 (1919).
COX, C. D., and J. L. ARBOGAST: Amer. J. clin. Path. **15**, 567 (1945).
DESCAZEAUX, J., G. GUILLOT et R. COURTADE: C. r. Soc. Biol. Paris **130**, 24 (1939).
FISCHER, O.: Dtsch. med. Wschr. **1920**, 73. — FINLAYSON: S. afric. med. J. **18**, 113 (1944).
GAIGER: J. comp. Path. a. Ther. **26**, 223 (1913). — GIESE: Arb. Reichsgesdh.amt **52**, 468 (1920). — GILDEMEISTER, E., u. JAHN: Berl. klin. Wschr. **1915**, 627.
HEANLEY: Lancet **1904** I, 364. — HEROLD, A. A., and C. G. ERICKSON: South. med. J. **31**, 1022 (1938). — HETSCH: Neue Deutsche Klinik, S. 424. 1932. — HOKE: Prag. med. Wschr. **1907**, 351. — HOWE, C., and W. R. MILLER: Ann. int. Med. **26**, 93 (1947).
LEMOINE, CF., HASLÉ et NGUYEN-DUC-KHOI: Bull. Soc. méd.-chir. Indochine **15**, 662 (1937). — LÜHRS: Handbuch der pathogenen Mikroorganismen, Bd. 6, S. 1. 1927.
McDOWELL, F., and P. L. VARNEY: J. Amer. med. Assoc. **134**, 361 (1947). — McGILVRAY, C. D.: J. Amer. vet. med. Assoc. **1944**, 104. — Merkblatt über den Rotz beim Menschen. 1940. — MEYN, A.: Tierärztl. Umsch. **2**, 253. — Z. Vet.kde **1914**, 54. — MILLER, W. R., L. PANNELL, L. CRAVITZ, W. A. TANNER and M. S. INGALLS: J. Bacter. **55**, 115 (1948a). — MILLER, W. R., L. PANNELL, L. CRAVITZ, W. A. TANNER and T. ROSEBURY: J. Bacter. **55**, 115, 127 (1948). — MIRICK, G. S., H. M. ZIMMERMANN, G. D. MANER and A. A. HUMPHREY: J. Amer. med. Assoc. **130**, 1063 (1946). — MUNTIU, N.: Tierärztl. Rdsch. **1943**, 361.
NEUMANN-KLEINPAUL, K., u. JO. HAERTWIG: Mh. Vet.med. **1**, 46 (1946). — NOTTBOHM, H.: Dtsch. tierärztl. Wschr. **1947**, 173.
OSTERTAG, R. V.: Virchows Arch. **275**, 595 (1930).
POPPE, K.: Berl. tierärztl. Wschr. **1919**, 173. — Merkblatt Reichsgesundheitsamt Nr 20. 1940.
REINHARDT, R.: Berl. tierärztl. Wschr. **1919**, 453.
SAXER, E.: Schweiz. Arch. Tierheilk. **88**, 345 (1946). — SCHÜTZ-SCHUBERT: Arch. Tierheilk. **35** (1909). — SUDIBYO: Geneesk Tijdschr. Nederl.-Indië **78**, 1424 (1938).
TOULLEC, F., and P. HUARD: Bull. Soc. méd.-chir. de l'Indochine **15**, 667 (1937).
WOMACK, C. RAY and E. BUIST WELLS: Amer. J. Med. **6**, 267 (1949).
ZIELER: Dtsch. med. Wschr. **1920**, 209.

Melioidosis.
Zusammenfassende Arbeiten.

ALAIN, M., J. SAINT-ETIENNE et V. REYNES: Méd. Trop. **2**, 191 (1949).
HUTYRA-MAREK-MANNINGER: Spezielle Pathologie und Therapie der Haustiere, 8. Aufl., Bd. 1: Infektionskrankheiten, S. 622. Jena: Gustav Fischer 1941.

Poppe, K.: Melioidosis. In Gundel, Die ansteckenden Krankheiten, 4. Aufl. Stuttgart: Georg Thieme 1950.
Stitt: Melioidosis. In: Diagnosis, Prevention and Treatment of tropical Diseases, 6. Aufl. 1943.

Einzelarbeiten.

Alain, M., et P. Delbove: Bull. Soc. Path. exot. Paris **32**, 20 (1939). — Alcock: Zit. nach Alain.
Bezemer: Geneesk. Tijdschr. Nederl. Indië **75**, 1577 (1935). — Bigot et Bruneau: Rev. méd. franc. d'E. O. **1939**, 52. — Blanc et Baltazard: C. r. Acad. Sci. Paris **213**, 670 (1941). — Ann. Inst. Pasteur **68**, 281 (1942). — Blanc, Delage et Martin: Ann. Inst. Pasteur **1943**, 65. — Bonne, C., J. P. Henneman u. W. Schijveschuurder: Geneesk. Tijdschr. Nederl. Indië **79**, 877 (1939). — Bozzelli, R.: Nuava Vet., Nov. **1930**. — Broquet et Pons: Bull. Soc. Path. exot. Paris **1937**, 14. — Brown, Duncan and Henry: J. of Hyg. **23**, 1 (1924).
Capponi et Cros: Méd. Trop. **5**, 738 (1948). — Castellani and Chalmers: Manual trop. Med. **1919**, 1466. — Cox and Arbogast: Amer. J. clin. Path. **15**, 567 (1945). — Couture, E.: Rev. Hyg. et Méd. prévent. **57**, 190 (1935). — Cruickshank, J. C.: Brit. med. J. **1949 II**, 410.
Delbove, P., et V. Reynes: Editions Portail, Saigon, S. 92—102. 1942. — Denny and Nicholls: Ceylon J. Soc. **2**, 37 (1927). — Despujols, B., Bergeret, Calmet et Rouvier: Méd. Trop. **2**, 689 (1942).
Eliche et Delbove: In: Thèse Nguyen.
Finlayson: S. afr. med. J. **18**, 113 (1944). — Fletcher, W.: Inst. Med. Res., Fed. Malay States **1919**. — Bull. roy. Arm. med. Corps **85** (1920).
Gambier, A.: Bull. Soc. Path. exot. Paris **1930**, 436. — Gilmour, C. C. B.: Malayan med. J. **1931**, 12. — Girard, G.: Bull. Soc. Path. exot. Paris **1936**, 712. — Grant, A., and Cl. Barwell: Lancet **1943 I**, 199. — Green, R., u. D. S. Mankikar: Dtsch. med. Wschr. **1949**, 781. — Brit. med. J. **1949**, No 4598, 308. — Gutner, L. B., and M. W. Fisher: Ann. int. Med. **28**, 1157 (1948).
Harries, E. J., J. W. Warning, A. G. Lewis and E. J. Dowling: Lancet, **1948 I**, 363. — Huard, P., u. M. Long: Rev. de Chir. **57**, 773. — Hulshoff: Nederl. Tijdschr. Geneesk. **77**, 5638 (1933). — Houssiau: Melioidose et tularémie. Brux. méd. **12**, 205 (1931).
Knapp, H. H.: Ind. med. Gaz. **50**, 287 (1915). — Krishnaswamy, C. S.: Ind. med. Gaz. **52** (1917).
Laquintinie: La mélioidose, étude clin., bact. et expérim. Paris **1934**. — Legroux, R.: Presse méd. **1933**, 118. — Legroux et Blanc: Ann. Inst. Pasteur **69**, 49 (1943). — Legroux et Genevray: Ann. Inst. Pasteur **51**, 249 (1933). — Lemoine, Haslé et Nguyen Duc-Hoi: Bull. Soc. méd.-chir. Indochine **1937**, 662. — Letonturier, Martin et Souchard: Bull. Soc. Path. exot. Paris **23**, 273 (1930). — Lieut, Charles, D. Cox and J. L. Arbogast: Amer. J. clin. Path. **15**, 576 (1945). — Long, M.: Bull. Soc. méd.-chir. Indochine **1937**, 656.
Marque et Raynal: Bull. Soc. méd.-chir. Indochine **1935**, 1259. — Massias: Gaz. Hôp. **107**, 1449 (1934). — Bull. Soc. Path. exot. Paris **1934**, 473. — Mayer: J. Bone Surg. **1945**, 479. — Mayer and Finlayson: S. afr. med. J. **18**, 109 (1944). — McDowell, F., and P. L. Varney: J. Amer. med. Assoc. **134**, 361 (1947). — Mense: Handbuch der Tropenkrankheiten, S. 822. 1929. — Mesnard, J., Joyeux et Gaulene: Bull. Soc. méd.-chir. Indochine **7**, 32 (1929). — Miller, W. R., L. Pannell, L. Cravitz, W. Tanner and M. S. Ingalls: J. Bacter. **55**, 115 (1948). — Miller, W. R., L. Pannell, L. Cravitz, W. A. Tanner and Th. Rosebury: J. Bacter. **55**, 127 (1948). — Minett: Proc. roy. Soc. Med. **1929**, 990. — Mirick, Zimmermann, Maner and Humphrey: J. Amer. med. Assoc. **1946**, 1063. — de Moor, Sockarnen u. N. V. D. Walle: Meded. Dienst Volksgezdh. Nederl. Indië **1932**, 206.
Nguyen Xuan Nguyen: Thèse de Hanoi **1935**. — Nicholls, L.: Brit. J. exper. Path. **11**, 393 (1930).
Pairemaure: Th. de doctorat vétérinaire. 1929. — Paton, Peck and van de Schaaf: Brit. med. J. **1947 I**, 336. — Peck, C. R., and T. Zwanenburg: Brit. med. J. **1947**, No 4497, 337. — Pons, R.: Ann. Inst. Pasteur **41**, 1338 (1927). — Bull. Soc. Path. exot. Paris **23**, 210 (1930). — Mélioidose. In Encyclopédie médico-chirurgicole. 1936. — Pons, R., et M. Advier: Ann. Inst. Pasteur **40**, 152 (1926).
Riou u. Bigot: Bull. Soc. méd.-chir. Indochine **14**, 1269 (1936). — Rivoalen, A., Do-Vong et Mai-Si-Doan: Rev. méd. franc. d'E. O. **1944**, 725. — Roques et Dauphin: Rev. méd. franc. d'E. O. **1943**, 267. — Roton: Bull. Soc. méd.-chir. Indochine **11**, 7 (1933).
Sen, S.: Indian. med. Gaz. **83**, 186 (1948). — Sollier et Boutareau: Bull. Soc. méd.-chir. Indochine **15**, 8 (1937). — Souchard: Arch. Inst. Pasteur Indochine **16** 193 (1923). — Souchard et Lalicetti: In: Thèse Ngyen. — Souchard et Ragiot: Bull. Soc. Path. exot. Paris, **26**, 567 (1933). — Stanton: Annual Rep. Inst. med. Res. **1925**. — Stanton and Fletcher: Fourth Congress of Trop. Med., Batavia 1921. — Bull. Inst. Med. Res. Fed.

Malay States **5** (1924). — Studies from the Inst. Med. Res., Fed. Malay States **21** (1932). — STANTON, FLETCHER and KANAGARAYER: J. of Hyg. **23**, 268 (1924). — STANTON, FLETCHER and SYMONDS: J. of Hyg. **26**, 33 (1927). — STANTON, A. T.: Annual Rep. Inst. med. Res. **1918**. — SUDIBYO, R. M. S.: Geneesk. Tijdschr. Nederl. Indië **78**, 1424 (1938).
TOULLEC et HUARD: Presse méd. **1934**, 1369. — Bull. Soc. méd.-chir. de l'Indochine **1937**, 667. — TOULLEC et RIOU: Bull. Soc. méd.-chir. Indochine **1936**, 340.
VAUCEL, M.: Bull. Soc. Path. exot. Paris **30**, 10 (1937). — VAUCEL et HASLÉ: Bull. Soc. méd.-chir. Indochine **1935**, 1256. — VERGE, J., et PAIREMAURE: C. r. Soc. Biol. Paris **99**, 182 (1928). — Rev. gén. Méd. vét. **39**, 17 (1930). — VIELLE, MORIN et MASSIAS: C. r. Soc. Biol. Paris **1926**, 459. — VIELLE, PONS et ADVIER: Bull. Soc. méd.-chir. Indochine **1926**, 262.
WHITMORE, A.: Brit. med. J. **1912** II, 1306. — WHITMORE, A., and C. S. KRISHNASWAMI: Ind. med. Gaz. **47**, 262 (1912). — J. of Hyg. **13**, 1 (1913).

Maul- und Klauenseuche.

1. Veterinärmedizinische und experimentelle Arbeiten.

BELIN: Bull. Acad. Méd. Paris **120**, 404, 406 (1938). — BUSKOFF: Berl. u. Münch. tierärztl. Wschr. **1940**, 88.
CORDIER, G.: C. r. Acad. Sci. Paris **208**, 1364 (1939).
FLÜCKIGER, G.: Acta Tropica **2**, 22 (1945). — Schweiz. Arch. Tierheilk. **88**, 12, 621 (1946). Mh. vet. med. **1948**, 161. — FRESDORF, E.: Berl. u. Münch. tierärztl. Wschr. **1949**, 29.
GEIGER, W.: Dtsch. tierärztl. Wschr. **1949**, 74.
HECKE, F.: Zbl. Bacter. I Orig. **119**, 385, 397 (1931). — HOBOHM, K. O.: Z. Immun.forschg **103**, 261 (1943). — HOFMANN, W.: Z. Inf.krkh. Haustiere **60**, 277 (1944). — Zbl. Bacter. I. Orig. **151**, 161 (1944). — HOLZ: Virchows Arch. **185** (1942).
JANSSEN, L. W.: Arch. Virusforschg **3**, 85 (1947).
KOCK, G. DE: J. S. A. vet. med. Assoc. **20**, 1 (1949).
LEVADITI, C., R. PÉRAULT et C. SERGENT: C. r. Soc. Biol. Paris **138**, 139 (1944).
McLAUCHLAN, J. D., and W. M. HENDERSON: J. of Hyg. **1947**, 474.— MÖHLMANN, H.: Arch. Tierheilk. **78**, 523 (1944). — Z. Inf.krkh. Haustiere **60**, 324 (1944). — MÖHLMANN, H., u. P. STÖHR: Arch. Tierheilk. **78**, 352 (1943). — MOOSBRUGGER: Tierärztl. Umsch. **1948**, 127. — Schweiz. Arch. Tierheilk. **1948**, 176.
PYL, G., u. K. O. HOBOHM: Zbl. Bacter. I Orig. **151**, 373 (1944). — PYL, G., u. F. KESTING: Zbl. Bacter. I Orig. **152**, 378 (1947).
RAMON, G., E. LEMÉTAYER, E. LASFARGUES et B. VIRAT: C. r. Soc. Biol. Paris **138**, 190 (1944). — RAMON, G., E. LEMÉTAYER, P. MINGUET et F. YEU: C. r. Soc. Biol. Paris **138**, 134 (1944). — RAMON, G., E. LEMÉTAYER, L. NICOL et B. VIRAT: C. r. Soc. Biol. Paris **138**, 208 (1944). — RICHTER, H. A.: Zbl. Bacter. I Orig. **143**, 273 (1939). — RÖHRER, H.: Z. Inf.krkh. Haustiere **60**, 338 (1944). — *Runderlaß* Reichsgesundheitsblatt, S. 43—44. 1944.
SCHÄFER, W.: Mh. vet. med. **1**, 6 (1946). — SCHMIDT, S., P. HOLM u. E. STEENBERG: Dansk. Maanedsskr. Dyrlaeger **61**, 45 (1949). — SCHOLL-LATOUR, O.: Dtsch. tierärztl. Wschr. **1946**, 89. — SHAHAN, M. S.: Amer. J. vet. Res. **7**, 27 (1946).
TRAUB, E., u. H. MÖHLMANN: Berl. u. Münch. tierärztl. Wschr. **1946**, 1. — TRAUB, E., u. G. PYL: Z. Immun.forschg **104**, 158 (1943). — TRAUB, E., u. F. M. RODRIGUEZ: Zbl. Bacter. I Orig. **151**, 380 (1944). — TRAUB, E., u. B. SCHNEIDER: Dtsch. tierärztl. Wschr. **1948**, 274. — Z. Naturforschg **3**b, 178 (1948).
VERGE, J.: Rev. Path. comp. et Hyg. gén. **38**, 1354 (1938).
WALDMANN-KÖBE: Berl. u. Münch. tierärztl. Wschr. **1938**, 317.
ZINK, A.: Schweiz. Z. Path. u. Bakter. **10**, 168 (1947).

2. Menschliche Erkrankungsfälle.

BELIN, M.: Rev. Path. comp. et Hyg. gén. **39**, 578 (1939). — BIRKMAYER: Wien. klin. Wschr. **1940**, 233.
DELCOURT: Écho méd. **9**, 560 (1939). — DUPONT, J.: Bull. méd. **52**, 846 (1938).
FAHR: Dermat. Wschr. **1923**, 34. — FINZI, G.: Profilassi **11**, 213 (1938).
GERLACH, F.: Wien. tierärztl. Mschr. **1924**, 11, 97. — Z. Inf.krkh. Haustiere **54**, 8 (1939). — GLANN, A.: Acta path. scand. (Københ.) **161**, 97 (1939).
HEGLER, C.: Lehrbuch der Infektionskrankheiten. Berlin: Springer 1924.
KLING, C., R. HUSS et G. OLIN: C. r. Soc. Biol. Paris **131**, 478 (1939). — KRÖNCKE, G.: Münch. med. Wschr. **1920**, 870.
LOMMEL: In Handbuch der inneren Medizin, Bd. 1: Infektionskrankheiten. Berlin: Springer 1934.
MAGNUSSON: Skand. Vet. Tidskr. **1939**, 29, 152. — MAGNUSSON, H.: Berl. u. Münch. tierärztl. Wschr. **1939**, 421, 437. — MOLLOW, W., u. A. PENTSCHEW: Arch. Schiffs- u. Tropenhyg. **1930**, 243.

Panisset, L., et L. Dauvois: C. r. Soc. Biol. Paris **131**, 565 (1939). — Pavlftzek, R.: Münch. med. Wschr. **1951**, 1269.
Richter: Arch. f. Dermat. **176**, 575 (1938). — Rivers, Th. M.: In Viral and Rickettsial Infections of Man. Philadelphia: J. B. Lippincott Co 1948. — Roch, M.: Rev. méd. Suisse rom. **59**, 401 (1939).
Schmidt, S., A. Hansen u. P. Holm: Acta path. scand. (København.) **26 I**, 354 (1949). — Schönfeld: Dermat. Z. **1929**, 248. — Sée: Rev. Méd. Paris **51**, 146 (1934). — Späte, S.: Ther. Gegenw. **65**, 57 (1924). — Standfuss, R.: In Gundel, Ansteckende Krankheiten. Stuttgart: Georg Thieme 1950.
Trautwein: Dermat. Z. **57**, 241 (1929).
Veiel, E.: Münch. med. Wschr. **1920**, 869. — Vrla, J.: Bratislav. lék. Listy **19**, 231 (1939). Waldmann: IX. Congr. internat. Dermatol. Budapest, S. 439 (1935). — Wagener: Klin. Wschr. **1929**, 1032. — Woll, J.: Ärztl. Wschr. **1946**, 571.

Psittacosis.

Zusammenfassende Arbeiten.

Elkeles u. Barros: Erg. Hyg. **12**, 529 (1931).
Hegler, C.: Handbuch der inneren Medizin. 1934.
Kikuth, W.: Die Psittacosis. In Gundel, Die ansteckenden Krankheiten. Stuttgart: Georg Thieme 1950.
Meyer, K. F.: Psittacosis-Lymphogranuloma-Group. In Thomas M. Rivers, Viral and Rickettsial Infections of man. Philadelphia 1948.

Einzelarbeiten.

Andrewes, C. H., and K. C. Mills: Lancet **1943 I**, 292. — Aujaleu, E., et A. Jude: Presse méd. **44**, 1094 (1936). — Averbach, A., et J. Ink: Semana méd. **54**, 915 (1947).
Beyreis, O.: Münch. med. Wschr. **1936**, 1082. — Binford, C. H., and G. H. Hauser: Publ. Health Rep. **59**, 1363 (1944). — Bland, I. O., and R. G. Canti: J. of Path. **40**, 231 (1935). — Boettner, C. M.: J. Amer. med. Assoc. **1949**, 877. — Bruni, A.: Giorn. Batter. **22**, 832 (1939). — Burnet, F. M.: J. of Hyg. **35**, 412 (1935). — M. S. Austral. **1**, 545 (1939).
Coles, J. D. W. A.: Onderstepoort J. Vet. Sci. **15**, 141 (1940).
Davis, D. J., and C. L. Ewing: Publ. Health Rep. **62**, 1484 (1948).
Favour: Amer. J. med. Sci. **205**, 162 (1943). — Finland, Collins and Paine: J. Amer. med. Assoc. **13**, 946 (1948). — Flippin, H. F., M. J. Gaydosh and W. V. Fittipoldi: J. Amer. med. Assoc. **128**, 280 (1945). — Fortner, J., u. R. Pfaffenberg: Z. Hyg. **116**, 397 (1935). — Frisk, R. E.: Nord. med. Hyg. **2**, 1196 (1939).
Gerfeldt, E.: Med. Welt **13**, 629 (1939). — Gerlach, F.: Z. Hyg. **118**, 574 (1936). — Güthert, H.: Virchows Arch. **302**, 707 (1938).
Haagen, E., u. B. Krückeberg: Veröff. Volksgesdh.dienst **48**, H. 4, (1937). — Haagen, E., u. G. Mauer: Zbl. Bakter. I Orig. **143**, 81 (1938/39). — Dtsch. med. Wschr. **1939**, 808. — Hamke, H.: Dtsch. med. Wschr. **1951**, 246. — Hamke, H., u. Chr. Risse: Klin. Wschr. **1950**, 422. — Hornus, G.: C. r. Acad. Sci. Paris **208**, 675 (1939). — Hughes, D. L.: J. comp. Path. a. Ther. **57**, 67 (1947).
Jünemann, P.: Med. Klin. **1950**, 1054.
Koch, D.: Dtsch. med. Wschr. **1940**, 877. — Kurotchkin, T. J., R. L. Libby, E. Gagnon and H. R. Cose: J. of Immun. **55**, 283 (1947).
Lazarus, A. S., and K. F. Meyer: J. Bacter. **38**, 121, 153, 171 (1939). — *Lederle-Werke:* „Aureomycin". — Levinson, D. C., J. Gibbs and J. T. Bearwood: J. Amer. med. Assoc. **124** (1944).
Meyer, K. F.: Schweiz. med. Wschr. **1937**, 1225. — Meyer, K. F., and B. Eddie: Proc. Soc. exper. Biol. a. Med. **49**, 522 (1942). — Meyer, K. F., B. Eddie and H. Y. Yanamura: Proc. Soc. exper. Biol. a. Med. **41**, 173 (1939); **49**, 609 (1942). — Michaud, L., u. E. Jequier: Schweiz. med. Wschr. **1938**, 228. — Minkenhof, J. E., A. C. Ruys u. H. Vervoort: Nederl. Tijdschr. Geneesk. **82**, 5555 (1938).
Olsen: B. S.: Bull. Off. internat. Hyg. publ. **31**, 485 (1939).
Parker, R. F.: Ohio med. J. **41**, 1097 (1945). — Pfaffenberg, R.: Erg. Hyg. **18**, 251 (1936). — Publ. Health Rep. **53**, 2204 (1939).
Rasmussen-Ejde, R. K.: Zbl. Bakter. I Orig. **143**, 89 (1938). — Reiter: Bull. Off. internat. Hyg. publ. **30**, 1248 (1938). — Rivers, T. M., and F. F. Schwentker: J. of exper. Med. **55**, 911 (1932). — Rubenstein, A. D., D. W. Drew and A. G. Law: Amer. J. med. Sci. **214**, 389 (1947). — Rugiero, Humberts R., S. Averbach, M. Carlone y J. Landaburu: Prensa méd. argent. **37**, 2593, 2642 (1950). — Ruys, A. C., A. L. Nördam u. H. Vervoort: Nederl. Tijdschr. Geneesk. **83**, 3776 (1939).

SORDELLI, A., and E. SAVINO: Rev. Inst. bacter. Dep. nac. Hig. **9**, 448 (1940). — STEHR, L.: Münch. med. Wschr. **1938**, 708. — SWAN, W. G. A., and E. F. DAVSON-WALKER: Lancet **1939 II**, 1315.

TASKER, J. R.: Brit. med. J. **1949 II**, No 4623, 362. — TOOMEY, J. A., and R. C. LOHREY: Amer. J. med. Sci. **211** (1946). — TORNACK, J. H.: (1) Zbl. Bakter. I Orig. **146**, 313 (1940). — (2) Dtsch. med. Wschr. **1941**, 34. — TROUP, A. G., R. ADAM and S. P. BEDSON: Brit. med. J. **1939 I**, 51. — TRÜB, C. L. P.: Münch. med. Wschr. **1950**, Nr 17/18, 701.

VALLE, L. A. R. DO: 5. Internat. Kongr. für Mikrobiol., Rio, Aug. 1950, S. 104.

WENCKEBACH, G. K.: Med. Klin. **1936**, 1594. — WESTON HURST, E., J. M. PETERS and P. MELVIN: Brit. J. Pharm. a. Chemother. **5**, 4, 611 (1950). — WOENCKHAUS, E.: Med. Klin. **1938**, 1032.

YANAMURA, H. Y., and K. F. MEYER: J. inf. Dis. **68**, 1 (1941).

Milzbrand.

Zusammenfassende Arbeiten.

GRAF, PAUL: Der Milzbrand vom Standpunkt des Arztes aus betrachtet. In Merkbuch der Lederindustrie. Berufsgenossenschaft über Maßnahmen zur Verhütung und Bekämpfung von Milzbrand, 1950.

HEGLER, C.: Die Infektionskrankheiten. Berlin: Springer 1924.

LOMMEL: Milzbrand. In Handbuch der inneren Medizin. Berlin: Springer 1934.

POPPE: Milzbrand. In M. GUNDEL, Die ansteckenden Krankheiten. Stuttgart: Georg Thieme 1950.

Einzelarbeiten.

ABRAHAM, A. M.: Brit. med. J. **1**, 771 (1945). — Lancet **1941 II**, 177. — ABRAHAM, E. P., and E. CHAIN: Nature (Lond.) **146**, 837 (1940). — AJA, DE: Med. Madrid **13**, 345 (1945). — Ref. J. Amer. med. Assoc. **130**, 978.

BARTELS-SCHULZE-GAHMEN: Aus M. GUNDEL, Ansteckende Krankheiten. 1944. — BERDE, K. v., u. I. NAGY: Dermat. Wschr. **114**, 272 (1942). — BERGEMANN: Inaug.-Diss. Halle 1941. — BESREDKA: Aus GUNDEL, Ansteckende Krankheiten. 1944. — BIERBAUM: Aus GUNDEL, Ansteckende Krankheiten. 1944. — BOGUET, A., et N. STAMATIN: Ann. Inst. Pasteur **63**, 9 (1939). — BRUNNER: Schweiz. med. Wschr. **1947**, 491.

CHAIN, E., H. W. FLOREY, A. D. GARDNER, N. G. HEATLEY, M. A. JENNINGS, J. ORR-EWING and A. G. SANDERS: Lancet **1940 II**, 226. — CLAISSE, R., et M. PESTEL: Bull. Soc. méd. Hôp. Paris **63**, 313 (1947). — CZICKELI, H.: Münch. med. Wschr. **1942**, 602.

ELLINGSON, KADULL, BOOKWALTER and HOWE: J. Amer. med. Assoc. **131**, 1105 (1946). — Mil. Surgeon **95**, H. 4.

FERENCZI: Dtsch. med. Wschr. **1940**, 435. — FLIGHT, C. H.: S. afric. J. vet. med. Assoc. **20**, 42 (1949).

GLADSTONE, G. P.: J. exper. Path. **20**, 189 (1939); **27**, 394. Ref. Vet. Bull. **18**, 359 (1948). — GODARD: Acad. Chir. Ref. Presse méd. **1941**, 32. — GOLD: Arch. int. Med. **70**, 785 (1942). — Amer. J. Med. **8**, 31 (1950). — GREENE, A. C.: Guy's Hosp. Gaz. **52**, 491 (1938). — GRIFFIN: J. Amer. med. Assoc. **138**, 1280 (1948). — GRIFFIN, J. R., R. H. SHANAHAN and D. E. DE ANGELIS: N. Y. State J. Med. **48**, 1718 (1948). — GROSS u. PLATE: Klin. Wschr. **1940**, 1036. — GRÜNINGER: Monographie. Bern: H. Huber 1945.

HAILER, E., u. U. v. BOCKELBERG-BURCKHARDT: Arch. f. Hyg. **122**, 20 (1939). — HAILER u. HEICKEN: Zbl. Hyg. **123**, 177 (1941). — Z. Hyg. **128**, 1 (1948). — HECKLY, R. J., E. GOLDWASSER and D. KEFAUVER: J. inf. Dis. **84**, 92 (1949). Ref. Kongr.-Bd. 123, H. 1/2, S. 31. 1949. HEILMAN and HERRELL: Proc. Staff Meet. Mayo Clin. **19**, 492 (1944). — HERRELL, W. E., Monography. Philadelphia u. London: W. B. Saunders Company 1945. — HERRELL, W. E: D. R. NICHOLS and D. H. HEILMAN: J. Amer. med. Assoc. **125**, 1003 (1944). — HODGSON: Lancet **1941 I**, 811; **1941 II**, 205 — HOLGATE and HOLMAN: Brit. med. J. **1949 II**, No 4626. — HOLGATE, J. A., and R. A. HOLMAN: Brit. med. J. **1949 I**, 575. Ref. Kongr.zbl. inn. Med. **125**, 21 (1950). — HOUSEWRIGHT, R. D., S. BERKMAN and R. J. HENRY: Relative Effectivness of Pure Penicillins Against Bacillus Anthracis in Vitro and in Vivo. J. of Immun. **57**, 343 (1947).

IVANOVISC, G.: Bull. Health Organisat. League Nat., **7**, 836 (1938). — IVANOVISC, G. u. G. BRUCKNER: Magy. orv. Arch. **39**, 469 (1938).

JENSEN, J.: Klin. Wschr. **1949**, Nr 43/44, 743. — JOURDAN, P.: Méd. Acad. Chir. **73**, 305 (1949).

KEEFER, CH., S.: Univ. of Kansas Press 1949. — KILLIAN, H.: Die Penicilline. In Arzneimittelforschungen, Bd. 4. Aulendorf (Wttbg.) 1948. — KOLMER: Monography. Appelton Co. 1945. — KRAUS, BELTRAMI, PENNA u. CUENZA: Aus GUNDEL, Ansteckende Krankheiten. 1944.

La Bocetta, A. C.: Amer. J. med. Sci. **216**, 407 (1948). — Läwen: Aus Gundel, Ansteckende Krankheiten. 1944. — Lebrun, Bonhomme et Eschbach: Bull. Soc. méd. Hôp. Paris, **63**, 390 (1949). Ref. Kongr.zbl. inn. Med. **119**, 194 (1949). — Lommel: Med. Welt **1939**, 1596. — Lucchesi and Gildersleeve: J. Amer. med. Assoc. **116**, 1506 (1941).
Maly: Bratislav. lék. Listy **27**, Nr 10. — Mann, G. N.: J. Army med. Corps **89**, 79 (1947). Marchionini, A., u. H. Götz: Penicillinbehandlung der Hautkrankheiten. Berlin: Springer 1950. — Marginesu, P.: Giorn. Clin. med. **19**, 1195 (1938). — *Maßnahmen* zur Verhütung und Bekämpfung von Milzbrand: Lederindustrie-Berufsgenossenschaft, Mainz 1950. — McCullough, K., and A. P. v. Auersperg: Amer. J. clin. Path. **17**, 151 (1947). Ref. Kongr.zbl. inn. Med. **118**, 401 (1948). — Meads, Flipse and Finland: J. Amer. med. Assoc. **129**, 785 (1946). — Mitchell-Heggs, G. B.: Minerva med. **1949**, 847. Ref. Excerpta med. **13**, 2936 (1950). — Munk: Ther. Gegenw. **7**, 121 (1946/47). — Murphy, F. D., A. C. La Bocetta and J. S. Lockwood: J. Amer. med. Assoc. **126**, 948 (1944).
Nedelkoff, S. I.: Paris méd. **1**, 141 (1939). — Noguer-Moré, S.: Med. Clin. Barcelona **1946**, 263.
Petterson: Aus Gundel, Ansteckende Krankheiten. 1944. — Peyron, A., A. Staub u. G. Poumeau-Delille: C. r. Acad. Sci. Paris **208**, 1762 (1939). — Pinkerton, H.: J. Amer. med. Assoc. **112**, 1148 (1939).
Reichsgesundheitsblatt Nr 12. 1940. — Reilley, W. A., and C. R. Beeson: Arch. int. Med. **82**, 529 (1948). — Reque, P. G.: J. med. Assoc. State Alabama **17**, 268 (1948). — Riebeling: Ref. J. Amer. med. Assoc. **139**, 336 (1948). — Riggs, C., and A. C. Tew: J. Amer. vet. med. Assoc. **1947**, 844. — Robert, P.: Die klinische Anwendung der Chemotherapeutica und Antibiotica in der Behandlung der Hautkrankheiten. Sitzgsber. 2. Dtsch. Dermat.-Kongr., Heidelberg 1949. Arch. f. Dermat. **191**, 245 (1950).
Saunders, J. E.: Vet. Rec. **51**, 1489 (1939). — Schönfels u. Kimmig: Sulfonamide und Penicilline. Stuttgart: Ferdinand Enke 1948. — Schrader u. Rösgen: Dtsch. med. Wschr. **1939**, 920. — Shanahan: J.: Amer. med. Assoc. **139**, 336 (1948). — Shanahan, R. H., J. R. Griffin and A. P. v. Auersperg: Amer. J. clin. Path. **17**, 719 (1947). Ref. Kongr.zbl. inn. Med. **119**, 193 (1949). — Soltys: Arch. of Path. **45**, No 6 (1948). — Stein and Rogers: Vet. med. **40**, 406. Ref. Vet. Bull. **17**, 257 (1947). — Stott: Brit. med. J. **1945**, No 4412, 120.
Vaccarezza, R. F., et D. Vivoli: Semana méd. **1**, 509 (1939). — Vaccarezza, R. F., et D. Peroncini: Semana méd. **2**, 1173 (1938). — Videla, C. A., u. J. A. Scodeller: Rev. Assoc. méd. argent. **61**, 209 (1947). Ref. Excerpta med. **13**, 2581 (1948).
Warringholz: Münch. med. Wschr. **1932**, 1523. — Weinstein, L.: Yale J. Biol. a. Med. **11**, 369 (1939). — Weinstein, M., u. C. Barria: Rev. méd. Chile **73**, 435 (1945). — Weinstein and Oliver: J. Amer. med. Assoc. **138**, 235 (1948).

Pseudomilzbrand.

Gillissen, G., u. D. Lust: Zbl. Bakter. I Orig. **156**, 99 (1950). — Gundel, M., u. H. Kliewe: Zbl. Bakter. I Orig. **124**, 519 (1932).
Köhler: Dtsch. tierärztl. Wschr. **1921**, 25.
Lippelt, H.: Mündl. Mitteilung 1951.
Poppe, A.: Erg. Hyg. **5**, 597 (1922). — Milzbrand. In Gundel, Die ansteckenden Krankheiten. Stuttgart: Georg Thieme 1950.
Schürmann: Z. Med.beamte **1916**, 385.
Wagner, G.: Zbl. Bakter. I Orig. **90**, 433 (1923). — Wilamowski, B. I.: Zbl. Bakter. I Orig. **66**, 39 (1912).

Die Mykosen.

Von

W. Mohr.

Mit 12 Abbildungen.

Die Pilze, die die Mykosen hervorrufen, sind niedere Pflanzen, denen das Chlorophyll fehlt. Sie wachsen auf verwesendem organischen Substrat, seltener auf lebendem Gewebe. Da sie kein Chlorophyll haben, benötigen sie zum Wachstum auch kein Licht und können sich somit auch inmitten pflanzlichen oder tierischen Gewebes entwickeln.

Der Nachweis der Pilze kann entweder durch Anlegen von Kulturen oder im Gewebe durchgeführt werden. Bei der *direkten Untersuchung auf Pilzelemente* in den *Hautschuppen, Haaren* oder *im Gewebsschnitt* wird man meist das Präparat mit 30—40%iger Kalilauge aufhellen (kalte Kalilauge muß mehrere Stunden einwirken, erwärmte nur einige Sekunden). Unter dem Einfluß der Kalilauge quellen die Epithelzellen, und die Pilze kommen besser zur Darstellung. Bei Anwendung von Färbemethoden empfiehlt es sich, das zu untersuchende Präparat erst mit CARNOYscher Flüssigkeit (Eisessig 10, Chloroform 30, Alkohol absolut 60) vorzubereiten. Nach 5—10 min dauernder Einwirkung wird das zu untersuchende Material verrieben, ausgestrichen und vor der Färbung über der Flamme kurz fixiert. Man kann das Untersuchungsobjekt auch ohne vorherige Behandlung in Chlorallactophenol einbetten, dabei quellen die Pilzfäden auf, färben sich und sind leichter zu erkennen. Zur *Färbung* sind verschiedene Methoden empfohlen worden, hier seien nur die Methylen-Azurfärbung von KRAUS und die Methode nach HAMMERSCHMIDT erwähnt (im übrigen wird auf Spezialwerke verwiesen!).

Für Schnittfärbungen haben WAELSCH und UNNA bestimmte Verfahren angegeben.

Befinden sich die Pilze in einer eitrigen Flüssigkeit, so kann man Ausstriche anfertigen und diese nach GRAM oder ZIEHL-NEELSEN färben.

Die Morphologie der Pilze ist relativ einfach. Der Thallus wird aus dünnen fadenförmigen Mycelfäden oder Hyphen gebildet. Diese bestehen aus einer ein- oder vielkernigen Protoplasmamasse, die von einer widerstandsfähigen Membran umschlossen wird. Die Protoplasmamasse kann ungeteilt oder aber auch durch Querwände gekammert sein. Das Wachstum der Mycelfäden findet entweder an der Spitze statt oder durch Bildung seitlicher Verzweigungen. Kommt es zu einer Verbindung mehrerer Fäden und einem gemeinsamen Wachstum eines solchen strangförmigen Gebildes, so spricht man von *Coremien*. Sind diese zu einer festeren Masse zusammengefügt, heißen sie *Sklerotien*. Die Außenwand dieser letzteren weist meist derbwandige Zellen auf, während das Innere aus einem Pseudoparenchym besteht. Das Mycelium kann mit wurzelähnlichen, als *Rhizoiden* bezeichneten Teilen oder auch mit Saugfortsätzen *(Haustorien)* versehen sein. Im ganzen sind die Pilze außerordentlich anpassungsfähig und können dementsprechend sehr verschiedene Formen annehmen (BRUMPT und NEVEU-LEMAIRE, ERHARDT).

Biologisch gehören die Pilze zum größten Teil zu den saprophytischen Pflanzen. Sie gehen aber gelegentlich zur parasitären Lebensweise über und sind dann zu den *fakultativen Parasiten* zu rechnen.

Nach ihrer **Vermehrungsart** kann man 2 Hauptgruppen unterscheiden:

1. Die Hauptfruchtformen. Diese lassen sich wieder gliedern in a) Eizellen oder Oosporen; b) Ascien und c) Basidien. Die *Oosporen* bilden sich durch Vereinigung eines weiblichen (Oogonium) und eines männlichen (Antheridium) Schlauches. Beide Zellen verschmelzen miteinander. So entsteht die reife Oospore, die sich mit einer verhältnismäßig dicken Wand umgibt. Der Vorgang wird als Anisogamie bezeichnet. Es besteht aber auch die Möglichkeit, daß morphologisch-gleiche Zellen miteinander verschmelzen (Isogamie) und eine sog. Zygospore bilden. Die *Ascie* ist ein keulenförmiger Sporenschlauch, in dem sich meist 4, aber auch mehr Ascosporen durch freie Zellbildung entwickeln. Die *Basidie* besteht aus einer Anschwellung der Mycelfäden, sie weist meist 4 Basidiosporen an 4 dünnen Stielchen auf. Die Basidien sind für die Parasitologie ohne Bedeutung.

2. Die Nebenfruchtformen. Sie werden bei Pilzen beobachtet, die keine der 3 Hauptfruchtformen aufweisen. Nebenfruchtformen findet man allerdings gelegentlich auch bei Pilzen, deren Vermehrung durch Eizellen, Ascien oder Basidien vor sich geht. Bei den in dieser Gruppe zu besprechenden Pilzen kennt man aber von ihrer Vermehrung *nur* Nebenfruchtformen und bezeichnet deshalb die hierher gehörenden oft auch als unvollkommene Pilze *(Fungi imperfecti)*. Von den in dieser Gruppe vorkommenden Vermehrungsmöglichkeiten seien hier nur die Formen erwähnt, die bei den zu besprechenden *pathogenen Pilzen* auftreten:

a) Endosporen oder *Sporangiensporen.* Sie entstehen in einem als Sporangium bezeichneten Behälter. Das Sporangium findet sich rund um eine angeschwollene Partie des Pilzfadens, die sog. Columella. Die Endosporen treten vor allem bei den Schimmelpilzen auf.

b) Exosporen oder *Conidien.* Hier kommt es durch Sprossung und Abschnürung zur Sporenbildung. Die Conidien können endständig entstehen wie bei Aspergillus oder in Reihen als kleine flaschenförmige Gebilde (Phialiden oder Pykniden). Seitenständige oder laterale Conidien finden sich vor allem bei der Gattung Sporotrichum.

c) Aleurien. Sie sind unlösbar mit den Mycelfäden verbunden und können nur durch Zerstörung der Mycelfäden von diesen gelöst werden.

d) Chlamydosporen oder *Gemmen.* Diese Sporen mit einer dicken Membran entstehen auf Kosten des Thallus, sie sind sehr widerstandsfähig. Neben den eingeschalteten oder interkalaren Gemmen gibt es auch endständige. Ferner kommen besonders bei den Hautpilzen septierte Spindelsporen vor.

e) Thallosporen. Sie sind anfangs ein Teil des Thallus. Man unterscheidet dabei Knospensporen oder Blastosporen und Oidien oder Arthrosporen. Die Knospensporen entstehen durch Aufteilung des Thallus in runde Körperchen. Bei den Oidien entwickeln sich bei der Segmentierung des Thallus zunächst viereckige Gebilde.

Die für den Menschen parasitär werdenden Pilze gehören alle zu den folgenden 3 Ordnungen:

1. Algenpilze (Phykomycetes),
2. Schlauchpilze (Ascomycetes),
3. Fadenpilze (Hyphomycetes oder Fungi imperfecti).

Die Tabelle 1 gibt einen Überblick über die für die menschliche Nosologie bedeutungsvollen Pilze.

Die dort gegebene Einteilung nach botanischen Gesichtspunkten und nach botanischer Nomenklatur ist für die Klinik nicht besonders brauchbar, da Pilze

Tabelle. *Systematische Übersicht über die wichtigsten Pilze, die als Parasiten des Menschen in Frage kommen.*
(In Anlehnung an BRUMPT-NEVEU-LEMAIRE-ERHARDT.)

						Bezeichnung der durch die Pilze hervorgerufenen Krankheiten
Thallus anfänglich ohne Scheidewand. Vermehrung durch *Gameten und Sporangien*	Algenpilze (*Phycomycetes*)	Zygosporen aus zwei gleichwertigen Zellen bestehend. Jochpilze (Zygomycetes)			Schimmelpilze (Mucorinees)	Mucor, Lichtheimia, Rhizomucor → Mucormykosen (Lungenmykosen, Otomykosen)
		Oosporen aus zwei ungleichwertigen Zellen gebildet *Eipilze* (Oomycetes)			Ohnfadenpilze (Chydridines)	Coccidioides, Paracoccidioides, Sphaerita, Rhinosporidium → Coccidioidomykose, Südamerikanische Blastomykose, Rhinosporidiose
Thallus mit Scheidewand. Vermehrung durch *Ascien* und verschiedene Sporen	Schlauchpilze (*Ascomycetes*)	Nackte Ascien; kein Perithecium			Hefepilze (Saccharomycetes)	Saccharomyces, Endomyces
		Perithecium mit einer Hülle aus locker verwickelten Mycelfäden.			Nacktpilze (Gymnoascees)	Trichophyton, Ctenomyces, Microsporum, Achorion, Epidermophyton → Trichophytie, Mikrosporie, Ringwurm, Favus und Epidermophytie
		Geschlossenes Perithecium; dicke Membran			Schimmelpilze (Perisporiacees)	Aspergillus, Sterigmatocystis, Penicillium → Lungenaspergillose
Thallus mit oder ohne Scheidewand. Vermehrung nur durch Nebenfruchtformen	Fadenpilze[1] (*Hyphomycetes* oder *Fungi imperfecti*)	dicker Thallus	Conidien (Conidiosporees)	Endständige Conidien	Phialideen (Phialidees)	Phialophora verrucosa → Chromoblastomykose
				Seitenständige Conidien	Aleuriosporen	Blastomyces dermatitidis, Histoplasma capsulatum → Nordamerikanische Blastomykose, Histoplasmose
					Sporotricheen (Sporotrichees)	Sporotrichum, Rhinocladium → Sporotrichose
					Hyphomyceten	. . . . . . Pityriasis versicolor
			Thallosporeen (Thallosporees)	Blastosporen	Blastosporeen (Blastosporees)	Candida, Blastocystis → Soorerkrankung, Moniliasis
					Torulopsidoiden	Torulopsis neoformans
				Arthrosporen	Arthrosporeen (Arthrosporees)	Geotrichum, Trichosporum → Geotrichose
		dünner Thallus	Mikrosiphoneen (Mikrosiphnoees)			Actinomyces, Cohnistreptothrix → Maduromykosen, Aktinomykosen, Nocardiose

[1] Zu den Fadenpilzen gehörende Gattungen, deren nähere systematische Stellung noch nicht feststeht: Malassezia, Madurella, Indiella.

aus ganz verschiedenen Gattungen *in der menschlichen Klinik das gleiche* oder doch ein *sehr ähnliches Bild hervorrufen*. Für die Betrachtungen der Pilzerkrankungen beim Menschen wäre eine Einteilung nach histologischen Gesichtspunkten (DA ROCHA-LIMA, E. G. NAUCK u. a.) in vieler Hinsicht sinnvoller. Vielleicht aber müßte auch diese noch durch eine klinische Betrachtungsweise ergänzt werden. Wenn man den klinischen Gesichtspunkt bei den Pilzerkrankungen in den Vordergrund rücken würde, so könnte man unterscheiden:

I. lokalisierte Mykosen;

II. generalisierte Mykosen.

Bei den lokalisierten müßte wieder eine Unterteilung erfolgen in

1. reine Hautmykosen (Dermatomykosen),

2. Mykosen, die auch auf Unterhautbindegewebe, Muskulatur und Knochen und innere Organe übergreifen können,

3. Mykosen der inneren Organe:

a) der Lunge,

b) des Darmes,

c) des Gehirns,

d) anderer Organe.

Aus den isolierten Haut- und Organmykosen kann es dann zur Entwicklung der generalisierten Mykosen kommen. Eine solche Einteilung würde dem klinischen Geschehen in vieler Hinsicht vielleicht gerechter werden.

Schließlich könnte man, wie es HOFFMEISTER auch vorschlägt und LENTZE bei der Aktinomykose schon durchgeführt hat, die Einteilung der Pilzinfektionen auch von ihrem Infektionsmechanismus her vornehmen, also von *endogenen* und *exogenen Mykosen* sprechen. Unter *endogenen* hätte man solche zu verstehen, bei denen Pilze, die unter normalen Verhältnissen ubiquitär als Saprophyten auf der Haut oder den Schleimhäuten vorkommen, durch irgendeinen Umstand plötzlich pathogen werden, z. B. Candida albicans-Infektionen, Torulopsis neoformans-Erkrankungen, Geotrichose und Infektionen mit Actinomyces Wolff-Isreal. Dieser Übergang kann bedingt werden durch eine Änderung des p_H-Wertes der menschlichen Gewebe, d. h. ein Absinken vom normalen p_H von 7,4, wie es im menschlichen Gewebe und Blut sich findet. Solche Änderungen treten beim Diabetiker ein, bei Urämien, Patienten mit malignen Erkrankungen, wie Carcinomen, Leukosen und Lymphogranulomatose, aber auch bei allergischen Entzündungen. Schließlich liegen solche veränderten Verhältnisse auch beim acidotischen Säugling vor (HOFFMEISTER). Diesen endogenen stehen die *exogenen* Mykosen gegenüber, wie Sporotrichose, Histoplasmose, Coccidioidomykose, Nord- und Südamerikanische Blastomykose und die durch Nocardia asteroides hervorgerufene Form der Aktinomykose. Schließlich wären hier auch Aspergillose und Penicillinose einzuordnen.

Alle diese verschiedenen Formen der Gliederung bergen Schwierigkeiten in sich, haben Vorteile und Mängel. Da aber noch manches auf diesem Gebiet im Fluß ist und nur durch die Zusammenarbeit von Botanikern und Medizinern zu klären sein wird, sei im folgenden noch an der von BRUMPT-NEVEU-LEMAIRE und ERHARDT gegebenen Einteilung nach botanischen Gesichtspunkten festgehalten. Dabei werden im Rahmen dieser Ausführungen die reinen Hautpilzerkrankungen, wie 1. Epidermophytie, 2. Favus, 3. Maduramykosen, 4. Mikrosporie, 5. Pityriasis, 6. Ringwurm und 7. Trichophytie nicht näher besprochen und für sie auf das Handbuch der Hautkrankheiten verwiesen. Auch bei den anderen hier abgehandelten Mykosen sind die ins Gebiet der Dermatologie fallenden Erscheinungen nur insoweit behandelt, als es zum Verständnis des Gesamtkrankheitsbildes notwendig erschien.

Mucormykosen.

a) Rhizomucormykose der Lunge und der inneren Organe.

Ein durch *Rhizomucor parasiticus* hervorgerufenes Krankheitsbild wurde erstmals durch LUZET, CONSTANTIN und LAMBRIE beschrieben.

Ätiologie. Der Erreger *Rhizomucor parasiticus* kann eine Länge von 300 μ erreichen, er wächst verzweigt, bildet Sporangien von 35—80 μ Durchmesser, die von einer Membran umschlossen sind. Der Pilz gedeiht auf allen Nährböden, besonders bei Glycerin- und Traubenzuckerzusatz. Sein Temperaturoptimum liegt bei 38—40°. Er ist pathogen für Kaninchen, Meerschweinchen und Hühner. Bei intravenöser oder intraperitonealer Impfung gehen die Tiere in 3—7 Tagen ein. Bei subcutaner Applikation geht die Infektion nicht an.

Klinik und Verlauf. Die von LUZET, CONSTANTIN und LAMBRIE beschriebene Form begann mit Appetitlosigkeit, belegter Zunge, Übelkeit, trockenem Husten und Auswurf. Der Auswurf war geballt und enthielt grau-bläuliche Flocken. Beim Atmen traten Beschwerden unter dem Schlüsselbein und Stiche in den oberen Lungenpartien beiderseits auf. Der Auskultationsbefund war gering. Eine Dämpfung bestand nicht.

Die **Diagnose** wurde aus der Sputumuntersuchung durch mikroskopischen Nachweis und Tierversuch gestellt. Die gefundenen Pilze erwiesen sich als pathogen für Meerschweinchen und Kaninchen. Einen weiteren Fall, der unter dem Bild einer carnifizierenden Pneumonie mit Hepatisation der Lunge und Kavernenbildung verlief, beobachtete SARRAILHÉ. Auch hier ließ sich die Diagnose durch die Sputumuntersuchung stellen.

Die **Behandlung** dieser Erkrankungen wurde von LAMBRIE mit Jod und Arsenpräparaten durchgeführt (FOWLERsche Lösung, phosphorsaures Arsen). Er konnte damit einen günstigen Heileffekt erzielen. In anderen Fällen scheint der Therapieerfolg fraglich. Das Krankheitsbild ist bisher im ganzen sehr selten beobachtet worden. Tödlichen Ausgang sahen LLOYD und Mitarbeiter bei Lungenbefall.

b) Lichtheimia corymbifera-Mykosen.

Ätiologie. Der Erreger *Lichtheimia corymbifera* (Mucor corymbifer) wächst mit langen verzweigten Hyphen und bildet birnförmige Sporangien von einem Durchmesser bis zu 70 μ. Das obere Ende des Fruchtträgers ragt mit einer charakteristischen Vorwölbung (Columella) in das Sporangium hinein. Durch Platzen der Umhüllung werden die Sporen frei. Der Pilz wächst am besten auf SABOURAUDschem Nährboden. Besonders für Kaninchen ist der Pilz hochpathogen. Bei intravenöser Injektion führt er sehr rasch, bei intraperitonealer langsamer zum Tode.

Beim *Menschen* wird Lichtheimia corymbifera als Erreger verschiedener Krankheitszustände gefunden. Den ersten Fall einer *generalisierten Mykose* dieser Art beschrieb PALTAUF. Es handelte sich um einen Kranken, der seit Jahren an uncharakteristischen Magenbeschwerden litt. Das akute Krankheitsbild zeigte katarrhalische Erscheinungen über den Lungen, Herzgeräusche, Oberbauchschmerzen, Temperatur um 37°. In den folgenden Tagen kam es zu Temperatursteigerung auf 38,5°, Ikterus, diffusem Druckschmerz im Abdomen sowie vermehrten Lungenerscheinungen. Am 9. Tag der Krankenhausbehandlung verstarb der Patient. Die Sektion zeigte Herde, die Pilze in übergroßer Zahl im Gehirn, den Lungen, der Leber und dem Eingeweidetrakt enthielten.

Eine ausgesprochen *pulmonale* Verlaufsform schilderte PODACK (1889). 1943 beschrieben GREGORY, GOLDEN und HAMAKER aus den USA. 3 Fälle von *Meningoencephalitis*, die durch diesen Erreger hervorgerufen worden waren.

Über ein Krankheitsbild mit *tumorartigen Erscheinungen* berichten SCHMIDT und STAMPFL. Der von ihnen beschriebene Fall zeigte nie Temperaturen über 38°. Die Blutsenkung war erhöht. Es bestand eine Anämie sowie eine Lymphopenie und starke Eosinophilie. An den verschiedensten Stellen hatten sich stark fibrös indurierte Tumoren entwickelt. Der Erregernachweis konnte intra vitam nicht mit Sicherheit geführt werden. Der zunächst als Torulopsis neoformans angesprochene Erreger wurde nachher als ein Pilz der Mucorgruppe identifiziert, wahrscheinlich Mucor corymbifer. Eine solche Verlaufsform einer Mucormykose wurde bisher nicht beschrieben, meist kommt es zur Entwicklung von Herden in den Lungen und anderen inneren Organen mit Absceßbildung und praktisch kaum zu tumorartigem Wachstum (LANG und PALTAUF).

c) Mucormykosen des Gehörganges.

Auch als Erkrankung des äußeren Gehörganges spielt sowohl die *Rhizomucor parasiticus*-Infektion, nach SIEBENMANN in 4% der Fälle, als auch die *Lichtheimia corymbifera*-Infektion eine gewisse Rolle. Die meisten Otomykosen werden allerdings durch *Aspergillus fumigatus* hervorgerufen. Die Diagnose durch den Pilznachweis im Gehörgang bereitet keine Schwierigkeiten. Die Therapie besteht in Entfernung der Pilzmassen aus dem Gehörgang und Nachbehandlung mit antiseptischen Lösungen.

Coccidioidomykose.

Synonyma. Talfieber, Wüstenfieber, Wüstenrheumatismus, San-Joaquin-Fieber.

Die Coccidioidomykose ist eine durch den Pilz Coccidioides immitis hervorgerufene Erkrankung des Menschen. Bei der Bevölkerung endemischer Gebiete wird diese Erkrankung als verhältnismäßig harmlose Kinderkrankheit durchgemacht und verläuft in der Mehrzahl der Fälle ohne stürmischere Erscheinungen. Es gibt jedoch auch schwerere Krankheitsbilder mit progressiven, granulomatösen Veränderungen, die zu tödlichem Ausgang führen.

Geschichte. WERNICKE und POSADAS berichteten 1892 erstmalig aus Argentinien über eine Pilzerkrankung, die in Form eines chronischen, oft tödlich verlaufenden Granuloms auftrat. 1896 fanden dann RIXFORD und GILCHRIST 2 weitere Fälle, bei denen sie einen Erreger nachweisen konnten, der eine gewisse Ähnlichkeit mit den Coccidien dem Aussehen nach zu haben schien, so daß sie ihn deshalb Coccidioides immitis nannten.

1900 konnten dann OPHÜLS und MOFFIT die Zugehörigkeit des Erregers zu den Pilzen klären.

Auf Grund seiner Untersuchungen schlug dann OPHÜLS 1905 für die Erkrankung die Bezeichnung *coccidioidales Granulom* vor, die sich aber nicht durchsetzte und 1937 durch den von DICKSON eingeführten Namen *Coccidioidomykose* ersetzt wurde. Dieser schien umfassender, da er auch die schweren disseminierten Formen mit einbegriff. Als im vergangenen Krieg die US-Army einen Teil ihrer Ausbildungslager in Gebiete legte, in denen diese Krankheit endemisch war, kam es zu zahlreichen Erkrankungen, die die Kenntnisse über dieses Krankheitsbild wesentlich erweiterten (LEE, MCLANGHLIN und WILLETT).

Ätiologie. Der Erreger der Erkrankung ist der Pilz Coccidioides immitis. *Synonyma:* Coccidioides pyogenes (RIXFORD und GILCHRIST), Oidium coccidioides (OPHÜLS), Oidium protozoides, Posadasia esferiforme, Oidium immitis. Oidium pyogenes, Mycoderma immite, Blastosporidium shoi, Zymonema histosporocellularis und Pseudococcidioides mazzai (O. DA FONSECA). Der Pilz kommt in 2 verschiedenen Formen oder Zyklen vor:

1. In der parasitierenden, wie er sich im infizierten Gewebe findet;
2. in der vegetativen, wie er sich in der Kultur, aber auch in der Natur findet.

Als parasitierender Pilz hat er Cystenform (Spherula) mit einem Durchmesser von im Mittel etwa 20 μ, nach BRUMPT 3—80 μ. Die Dicke der Hülle beträgt etwa 2 mμ. In dieser Cyste bilden sich etwa 50—100 Endosporen (NABARRO). CECIL gibt sogar eine Zahl von 200 Endosporen an. Eine Sprossung nach außen wurde niemals beobachtet. Nach Ruptur der Cyste entwickeln sich die entlassenen Endosporen abermals zu jungen Spherulae. Der Pilz ist nicht anspruchsvoll, er wächst schnell auf allen Nährböden bei Zimmertemperatur, aber auch bei großer Hitze. Gegen p_H-Unterschiede ist er relativ unempfindlich. Der optimale Nährboden ist der SABOURAUDsche bei Zimmertemperatur. Vergleichende Untersuchungen dreier Stämme aus Bolivien, USA. und Paris und verwandter Arten von Coccidioides immitis führte ARTAGAVEYTIA-ALLENDE durch.

Bringt man die Spherulae auf SABOURAUDschen Nährböden, so entstehen unter Septierung massenhaft Chlamydosporen (TOP). Bei Weiterverimpfung entwickeln sich diese in der Kultur zu Mycelformen, im tierischen Gewebe wieder zu Spherulae (MCMASTER, CECIL).

Auf Gelatinedextrosenährböden wachsen sie mit einem verzweigten Mycel und zahlreichen Lufthyphen. Die Kulturen sind zuerst rund, grau und durchsichtig, heben sich anfangs nur wenig vom Nährboden ab, wachsen jedoch stark in die Tiefe. In älteren Kulturen kann man manchmal Cystenhüllen beobachten, sie zeigen auch an der Oberfläche zahlreiche weißliche Chlamydosporen.

Bei Übertragen der Chlamydosporen auf koaguliertes Hühnereiweiß (A. R. LACK) kommt es nicht zur Bildung eines verzweigten Mycels, sondern es entwickeln sich cystenartige Gebilde, die Endosporen enthalten. Auf bebrüteter Chorionallantois des Huhns findet ein Wachstum mit Cystenhüllen und Endosporenbildung wie im menschlichen Organismus statt (MORRE). Auch bei anaeroben Kulturen in Ascitesflüssigkeit kommt es zu einem Wachstum gleich dem im Organismus (MCNEAL und TAYLOR).

Im Gewebe bildet sich meist kein Mycel. Allerdings berichten NABARRO und BARNES von je einem Fall, bei dem sich in einer durch Lobektomie entfernten Kaverne ein Mycel und Chlamydosporen fanden.

Die Bildung eines Sporangiums in vitro führte zu der Annahme (TOP), daß die im Gewebe zu findende Spherula mit ihrer stark lichtbrechenden charakteristischen Hülle, bei der nie eine Sprossung beobachtet wird, ebenfalls ein Sporangium sei. Die Sporen sind außerordentlich lange lebensfähig und ertragen Trockenheit gut. EMMONS konnte das Vorkommen von Coccidioides immitis im Boden nachweisen. Er nimmt an, daß der Pilz mit bestimmten Wüstenpflanzen vergesellschaftet sein könnte, da er in seiner Verbreitung eine verhältnismäßig scharfe geographische Begrenzung aufweist.

Tierpathogenität. Bei seinen epidemiologischen Untersuchungen konnte EMMONS den Pilz auch bei Nagetieren, wie der Taschenmaus (Perognatus) und der Känguruhratte (Lipodomys) nachweisen. Bei weiteren Studien mit ASHBURN zusammen stellte er unter 303 untersuchten Tieren bei 42% Mykoseinfektionen fest. Unter diesen fand sich 25mal ein Befall mit Coccidioides immitis. Auch Kaninchen, Meerschweinchen und Hamster sind für die Infektion empfänglich. REKTOR stellte in den Speicheldrüsen des Townsendmaulwurfs und beim Bodeneichhörnchen (Citellus Beechivi) den Pilz fest. Die beiden Nagetiere schienen ihm auch alle Erfordernisse eines tierischen Wirts als Quelle der Infektion zu erfüllen. Allerdings stimmt ihr Ausbreitungsgebiet nicht ganz mit den für Coccidioides immitis bekannten endemischen Herden überein.

Besonders empfänglich für experimentelle Infektionen ist nach EMMONS die Weißfußmaus (Peromyscus). Auch bei Meerschweinchen geht die Infektion gut an, und sie sind deshalb für den Tierversuch geeignet. So stellten ROSENTHAL und ELMORE fest, daß bei einem 46 bis 175 Tage dauernden Kontakt mit kranken Tieren von 13 Meerschweinchen 3 an Lungenerscheinungen erkrankten. Die Nagetiere scheinen den Pilz zum Teil auf dem Wege über Stuhl und Urin auszuscheiden. Bei anderen Tierarten wie Hunden haben FARNESS und PLIMMER 2 tödlich verlaufende Infektionen feststellen können. Sie glauben auf Grund ihrer Beobachtungen bei den Tieren 2 Verlaufsformen der Infektion annehmen zu müssen, eine maligne und eine benigne. Auch Ziegen und Rinder können erkranken, doch konnte bisher von veterinärmedizinischer Seite über den Infektionsweg beim Rind keine völlige Klarheit geschaffen werden. Man nimmt aber an, daß die Infektion auch hier über den Luftweg vor sich geht. Ob der Erreger im weiteren Verlauf der Erkrankung dauernd in der Lunge bleibt, erscheint fraglich. Wahrscheinlich wandert er in die Lymphdrüsen, wo er bessere Wachstumsbedingungen findet. In welcher Form und ob überhaupt das Rind, das ebenso wie die anderen Wiederkäuer nicht schwer erkrankt, die Infektion weitergibt, ist ungeklärt; möglicherweise ist es ebensowenig wie der Mensch in der Lage, selbst direkte Infektionsquelle zu sein.

Geographische Verbreitung. Nach den bisher im Schrifttum mitgeteilten Beobachtungen beschränkt sich das Hauptverbreitungsgebiet dieser Pilzerkrankung auf die trockenen Südwestgebiete der USA., den Norden von Mexiko und das Chacogebiet in Argentinien. Im Gegensatz zu Argentinien scheint Paraguay frei von Erkrankungen dieser Art. 1949 berichteten Campins, Schary und Gluck über einen Fall in Venezuela, der durch histologisches Präparat, Kultur, Tierversuch, Hauttest und Komplementbindungsreaktion gesichert werden konnte. 1951 fanden sie zusammen mit Cortes einen zweiten. In den USA. sind es vor allem das westliche und südliche Texas, der Süden Neu-Mexikos, Zentral- und Süd-Arizona, der Südwesten von Utah, Süd-Kalifornien, hier besonders das südliche Zweidrittel des San-Joaquin-Tales sowie das Gebiet jenseits der Coast Range Mountains von Kalifornien (Emmons, Top, Willet), in denen die Krankheit vorkommt. Mackie berichtet über einige auf den Hawaiischen Inseln beobachtete Infektionen, und Montessorri beschreibt 4 Fälle in Europa. Auch W. Fischer und E. Haupt beobachteten eine Erkrankung bei einem aus der Gefangenschaft in den Süd-USA. zurückgekehrten deutschen Soldaten. Über Heimkehrerfälle berichten auch Kurz und Loud aus Neu-England. Sporadische Fälle werden auch aus anderen Teilen der USA. beschrieben, und in letzter Zeit hat Goldstein ein neues endemisches Gebiet in Kalifornien nahe der Grenze nach Arizona feststellen können. Der dort gefundene Stamm soll insofern eine Besonderheit zeigen, als er eine geringere Pathogenität aufweist.

Negroni, Daglio und Briz de Negroni in Argentinien versuchten sich durch serologische Untersuchungen über die Durchseuchung der Bevölkerung in bestimmten Gegenden ein Bild zu machen. Es wurden im Rahmen dieser Untersuchungen 2065 Schulkinder im Alter von 6—15 Jahren dem Intradermaltest mit Coccidioidin unterzogen. Positive Resultate fanden sich in 1—10,26% und zweifelhafte in 1,66—5,63% der Fälle. Die höchste Prozentzahl an positiven Reaktionen wurde im Gebiet des Rio Colorado gefunden, und zwar unter den Kindern im Alter von 10—11 Jahren in gleicher Weise sowohl bei Jungen wie Mädchen. Mackinnon, Artagareytia-Allende, Vinelli, Nino, Ferrada-Urzua, Alonso und Donoso führten in Uruguay bei 977 Personen den Test durch, er war bei 9 = 0,9% positiv. Er dürfte aber in diesen Fällen nicht spezifisch gewesen sein, da die gleichen Personen auch auf Histoplasmin sehr stark reagierten. In Argentinien untersuchten dieselben Autoren 833 Personen. Für die hier gefundenen 6 positiven Reaktionen gilt das gleiche wie für die Befunde aus Uruguay, sie sind unspezifisch. Ähnliche Paralleluntersuchungen mit Coccidioidin und Histoplasmin führten Villegas und Reyes in Kalifornien an der mexikanischen Grenze durch.

Neben geographischen Einflüssen zeigt die Erkrankung ausgesprochen *scharfe jahreszeitliche Gipfel*. In der Regenperiode kommt sie praktisch kaum vor. Ihr *Maximum* liegt in der *heißen Jahreszeit*, in der es wahrscheinlich zum Aufwirbeln der Sporen mit dem Staub kommt. So beobachtete Smith 1938 in der ersten Hälfte des Jahres nur 73, in der zweiten 271 Fälle.

Pathologische Anatomie. Eine der ersten ausführlichen Berichte über die pathologische Anatomie der Coccidioidomykose stammt von Forbus. Er unterscheidet bei der primären Lungenerkrankung 4 Formen:

1. Eine lappenbegrenzte, die weitgehend dem Bild einer gewöhnlichen bakteriellen Pneumonie gleicht.
2. Eine ausgedehnte gelatinöse, bei der es zu herdförmigen Infiltraten kommt, die gelegentlich auch konfluieren können. Auch diese bleiben auf einen Lappen begrenzt.
3. Nekrotisierende, ulcerierende Bronchitis und Bronchiolitis, bei der es zur Bildung von Bronchiektasen und bronchiektatischen Kavernen kommt.
4. Fokal-lobuläre oder massiv-lobuläre indurierende, graue, feuchte, granulomatöse Hepatisation.

Bei den leichten Formen der Erkrankung kommt es meist zur Lösung der primären Infiltrate, ohne daß dauernde Schäden im Lungengewebe zurückbleiben. Granulomatöse nekrotisierende Herde heilen jedoch nur unter Bildung von Narbengewebe aus. Eine Verkalkung dieser Herde tritt nach Forbus relativ selten ein, seltener als man anfangs annahm. Die Reste dieser oben beschriebenen Herde gleichen sehr oft denen von tuberkulösen

Prozessen, mit dem Unterschied allerdings, daß kein Mycobacterium tuberculosis, sondern Spherulae nachgewiesen werden. Neben diesen letzteren finden sich Epitheloid- und Riesenzellen, die, wie FOLEY und Mitarbeiter, TOP und W. FISCHER beschreiben, Coccidioides immitis einschließen können.

Bei der disseminierten Form kommt es zu einer stark leukocytären Reaktion mit massenhaft eosinophilen Zellen. Ganz geringe Verkäsungen werden gelegentlich, wie TOP annimmt, bei erhöhter Resistenz des Wirtes beobachtet.

Das ganze Geschehen zeigt außerordentlich große Ähnlichkeit mit den bei Tuberkulose und Blastomykose zu erhebenden Befunden, so daß die Differentialdiagnose, worauf FARNESS und W. FISCHER hinweisen, sehr oft auch im Histologischen Schwierigkeiten bereiten kann, wenn es nicht gelingt, sie durch das Auffinden der charakteristischen Spherulae im Gewebe zu sichern. So wird es manches Mal dringend erforderlich sein, auch das Kulturverfahren einzuschalten. Da die Kultur über die Pathogenität nichts aussagt, so muß oft auch noch der Meerschweinchenversuch mit herangezogen werden. Oft wird es nur unter Anwendung beider Methoden möglich sein, verkalkte oder verkäste Herde, die von einer scharf begrenzten, dichten hyalinen Bindegewebskapsel umschlossen sind, zu identifizieren.

Bei der *disseminierten Form* finden sich neben den Knötchen in der Lunge auch Herde in der Leber, Milz Niere, Nebenniere, in den Muskeln und der Haut. Auch in diesen anderen Organen gleichen sie makroskopisch und mikroskopisch weitgehend den Tuberkuloseknötchen.

In der Haut kommt es zur Bildung verrucöser oder ulceröser Läsionen. Gelegentlich können sie auch papillomatös sein.

Auch im Gehirn ruft die Coccidioidose bei Dissemination Veränderungen hervor — hierauf weist W.

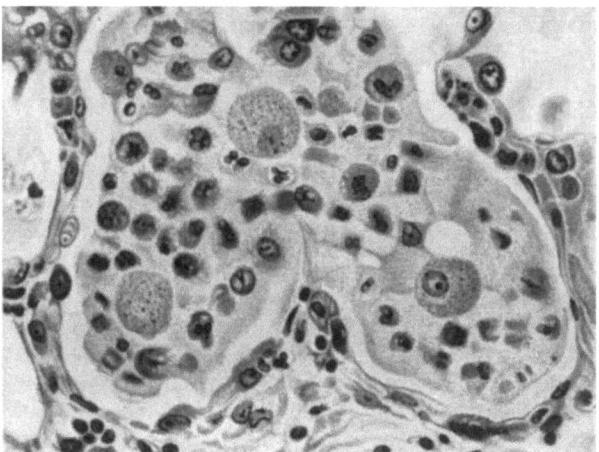

Abb. 1. Schnitt durch einen coccidioidomykotischen Herd in der Lunge. Spherulae und Zellinfiltrate bei starker Vergrößerung.

FISCHER hin —, die einem Epitheloidzellentuberkel sehr ähnlich sehen. Die Epitheloidzellen sind recht häufig auch von Lymphocyten und Plasmazellen umgeben. Von amerikanischer Seite wird darauf aufmerksam gemacht, daß es bei der Coccidioidomykose der Lungen häufiger zu Abszeßbildung komme als bei der Tuberkulose.

Übertragung. Da die Erkrankung hauptsächlich bei Menschen und Tieren in wüstenartigen, trockenen Landstrichen auftritt, wurde der *Inhalationsinfektion* schon frühzeitig die Hauptbedeutung beigemessen. Laboratoriumsinfektionen konnten das bestätigen. Deshalb treten auch meist als erstes pulmonale Symptome auf. Daß die Chlamydosporen hochinfektiös sind, geht schon daraus hervor, daß Infektionen auf einer Reise, wenn also das endemische Gebiet mit Auto oder Zug nur durchfahren wird, möglich sind. Daß staubige Ware, Material oder selbst Kleider zu Infektionen führen können, wies EMMONS nach. Auch der Wind kann die Sporen über weite Strecken verwehen. Fast in jedem Laboratorium, in welchem mit Coccidioides gearbeitet wird, treten Laboratoriumsinfektionen auf (SMITH, TOP u. a.), denn die Arthrosporen der kulturellen Form des Coccidioides immitis sind außerordentlich infektiös. Die Infektionsgefahr kann vermindert werden, wenn die Kulturen in Testgläsern und nicht in Petrischalen gehalten werden und wenn darauf geachtet wird, daß die Feuchtigkeit der Kulturen erhalten bleibt, damit die Hyphen nicht staubartig werden. Die beobachteten Laboratoriumsinfektionen verliefen meist subakut, aber auch einen tödlich endenden Fall beschreiben SMITH und HARELL. Einen Fall primärer

Lungenaffektion beschreibt auch NABARRO als Folge einer Laboratoriumsinfektion, einen weiteren LOONEY und STEIN (den 36. bis zu diesem Zeitpunkt, 1949). Nach Ansicht von TOP werden in endemischen Gebieten jedes Jahr etwa 15—20% des empfänglichen Bevölkerungsteiles infiziert.

Als nächsthäufige *Übertragungsart* wird eine solche durch *kleine Hautwunden* angenommen. JAKOBSON glaubt, daß die Erkrankung auch *durch Insektenbiß übertragen* werden könne. Jedoch sind die Angaben darüber in der Literatur sehr spärlich. Schließlich hält MUSSER auch eine *intestinale Übertragungsart* für möglich, obgleich die Mehrzahl der Autoren diesen Weg ablehnt.

Die im Gewebe gefundenen Spherulaformen scheinen zunächst nicht infektiös. Führt man allerdings, wie es ROSENTHAL machte, Spherulae in die Bronchien von Meerschweinchen ein, so erkranken diese isoliert an Lungencoccidioidomykose ohne jede weitere Ausbreitung. Dieser Versuch muß doch als Beweis dafür angesehen werden, daß eine Infektion von Mensch zu Mensch bzw. von Tier auf Mensch theoretisch möglich ist. Eine *direkte* Ansteckung ist bisher trotzdem noch *nicht* festgestellt worden, obwohl Auswurf und Eiter parasitenhaltig sein können.

Auch die Untersuchung von Kontaktpersonen, die BASS, SCHOMER und BERKE 1949 durchführten, ergab bei $1/2$—5jährigem intimen Kontakt (Ehefrauen, Söhne, Töchter, Brüder usw.) keine Ansteckung, obgleich 6 Erkrankte Kavernenträger waren und ein 7. eine disseminierte Lungen- und Hautcoccidioidomykose aufwies. Diese Beobachtungen stehen im Gegensatz zu der älteren Auffassung von ROSENTHAL und ROUTIEN, die an eine direkte Übertragung von Mensch zu Mensch auf Grund ihrer Beobachtungen in Arizona und Neu-Mexiko glaubten. Auch MOORE, MURPHY und WARD lehnen eine direkte Übertragung ab, da das Sputum nur dickwandige Spherulae mit Endosporen enthält.

Ein Anhaltspunkt dafür, daß besondere *Ernährungseinflüsse* für die Übertragung oder das Angehen einer Infektion eine größere Rolle spielen könnten, ist bisher nicht gegeben. Auch über eine besondere Altersdisposition wird nichts berichtet. Die einheimische Bevölkerung in den befallenen Gebieten macht die Erkrankung meist als Kinderkrankheit durch. Allerdings glauben BELL, SMITH und TOP, daß die Altersgruppen zwischen 20 und 45 besonders empfänglich für die Infektion seien. TOP kommt auf Grund seiner Beobachtungen zu dem Schluß, daß beim männlichen Geschlecht eine gewisse Neigung zum Auftreten der disseminierten Form vorhanden sei, da er diese hier 4—7mal häufiger sah als beim weiblichen. Letzteres bietet dafür mehr Erythema nodosum-ähnliche Bilder.

Soziologische Verhältnisse und die *Eigenart irgendeines Berufes* sind nach allen Beobachtungen nicht prädisponierend.

Doch scheinen in der Anfälligkeit gewisse *rassenbedingte Unterschiede* zu bestehen. Amerikanische Forscher beobachteten, daß die Neger, überhaupt dunkelhäutige Rassen, hundertmal empfindlicher für die schweren Formen der Erkrankung an Coccidioidomykose seien und unter diesen sicher die Männer in stärkerem Maße als die Frauen (B. u. L. HYDE). SMITH fand, daß Mexikaner $3^{1}/_{2}$mal, Neger 14mal und Philippinos 180mal anfälliger für diese Keime sind als die reinrassigen Europäer.

Klinik und Verlauf. *Inkubationszeit.* An Laboratoriumsinfektionen und an den Erkrankungen der neu in die endemischen Gegenden gekommenen Personen konnte diese sehr gut festgestellt werden. Sie schwankt zwischen 1—3 Wochen (SMITH, TOP). Nur ein Drittel, höchstens die Hälfte der Fälle ist von klinisch faßbaren Erscheinungen begleitet. CHESTER glaubt, daß $3/_5$ aller Infektionen asymptomatisch verlaufen.

Drei klinische Typen unterscheidet R. V. LEE:

1. Eine unbemerkt ablaufende Erkrankung, die nur das Bild eines harmlosen *Schnupfens*, einer *leichten Grippe* mit *wechselnd starken rheumatischen Beschwerden* bietet. Sie ist *nur*

durch den *Coccidioidintest* nachweisbar. Auch MOORE, MURPHY und WARD weisen darauf hin, daß dies erste Stadium meist asymptomatisch verläuft und daher nicht erkannt wird.

2. Ein klinisches Bild, das durch *akute pulmonale Entzündungserscheinungen* charakterisiert ist, das aber bei subakutem oder chronischem Verlauf sehr einer Tuberkulose ähneln kann, zumal auch hier Kavernen entstehen können, die auch röntgenologisch feststellbar sind, doch schließen sich diese Kavernen meist spontan.

3. Eine *generalisierte, granulomatöse Form*, die vorwiegend beim Neger auftritt. Spontanheilungen sind hier außerordentlich selten, meist kommt es zum tödlichen Ausgang. Diese Form war bis 1936/37 die einzig bekannte.

Die Form 1 nach LEE führt sicher auch zu kleinsten parenchymatösen Herden in der Lunge, doch werden diese so minimal sein, daß ihre physikalische und röntgenologische Erfassung praktisch nicht möglich ist. Da es bei dieser Verlaufsform meist zu keinerlei stürmischen Erscheinungen kommt, wird im Durchschnitt auch keine Röntgenuntersuchung durchgeführt, so daß auch hierin einer der Gründe zu suchen ist, warum solche Frühformen oder unvollständige Formen (forme fruste) keine röntgenologisch registrierten Befunde aufweisen.

Nach der Einteilung von DICKSON werden nur 2 Formen angenommen, nämlich die unter 2 und 3 geführten.

Ein hervorstechendes *Frühsymptom* ist der starke Brustschmerz, der unter Umständen eine Coronarthrombose, Rippenfraktur oder auch Appendicitis vortäuschen kann. Der Schmerz sitzt meist substernal (KRITZER), gelegentlich hat er mehr pleuritischen Charakter oder ist auch generalisiert. Fieber ist nach WILLETT in 80% der Fälle zu beobachten. Durchschnittlich liegt es bei 38°, als höchstes sah TOP 40,5°. In 64% der Fälle tritt ein meist trockener Reizhusten auf, der aber nur selten von Auswurf begleitet ist. Nur 3% der Kranken haben ein durchscheinendes, manchmal ein wenig blutig gestreiftes Sputum.

In der *Prodromalzeit* bestehen Abgeschlagenheit (43%), Appetitlosigkeit (30%), Kopfschmerzen (27%). Schüttelfrost trat nur in 12% auf. Gewichtsverluste und Nachtschweiße tragen dazu bei, daß das Anfangsbild dem der Tuberkulose noch mehr ähnelt.

Nach den ersten 2—3 Tagen tritt bei einigen Patienten ein *generalisierter, kleinfleckiger Ausschlag* auf, masern- oder oft auch scharlachähnlich. Auffallend ist auch, daß bei 3—5% der Männer und bei 10—20% der Frauen der weißen Rasse ein *Erythema nodosum*, gelegentlich auch ein *Erythema exsudativum multiforme* auftreten kann. DICKSON beobachtete dies meist zwischen dem 8. und 15. Tag nach dem Erscheinen der ersten Symptome. SMITH gibt als Zeitspanne hierfür den 2.—18. Tag an. Das Erythema nodosum sitzt meist an der Vorderfläche der Unterschenkel, kann aber auch an Hüften, Gesäß, oberen Gliedmaßen und Kopfhaut sich finden. Das Erythema multiforme ist seltener, seine Erscheinungen treten an den Rändern der Handflächen, Außenflächen der Gliedmaßen, als Kragen im Bereich des Halses, selten in anderer Lokalisation auf. Das Erythem blaßt meist nach 48—72 Std ab (DICKSON). Oft ist es das Symptom, das den Kranken erstmalig zum Arzt führt (SMITH). Unter Hinterlassung einer geringen Pigmentation klingt es nach 1—3 Wochen gänzlich ab, manchmal können schwere *Gelenkschmerzen* und eine *Synovitis* an Hand- und Fußgelenken das Geschehen begleiten. Auch eine *Conjunctivitis* wird gelegentlich beobachtet. In den leicht verlaufenden Fällen kommt es nach 3—10 Tagen zum Temperaturabfall und subjektiven Besserungsgefühl.

Das *Röntgenbild der Coccidioidmykose* bei dieser zweiten Krankheitsform nach LEE ist durchaus nicht eindeutig und einheitlich. Nach manchen Autoren können sogar röntgenologisch sicher faßbare Veränderungen auch bei der 2. Phase in den Anfangsstadien fehlen. Manifest werden die Röntgenbefunde im Durchschnitt erst einige Zeit nach dem Auftreten der klinischen Erscheinungen. Die auftretenden Veränderungen können Ähnlichkeit haben mit den Bildern bei atypischer Pneumonie, teilweise auch mit tuberkulösen Herden oder Metastasen bösartiger Tumoren. Bei Lokalisation im Bereich der Hilusdrüsen, die auch bei der Coccidioidomykose vorkommt, kann das Bild für eine Lymphogranulomatose HODGKIN gehalten werden (DICKSON).

Eine sehr genaue röntgenologische Erfassung und Schilderung der Befunde geben PETTERSON und RASKOWSKI. Sie fanden einzelne oder multiple knötchenförmige Herde ein- oder beidseitig, oft sogar über die ganze Lunge verteilt, ein Bild also, das an gewisse tuberkulöse Formen erinnert. PETTERSON weist besonders darauf hin, daß doppelseitige Oberlappenprozesse auftreten können. Auch peribronchiale Infiltrationen mit knötchenförmigen Herden wurden gefunden. Diese Fälle gehen eigentlich immer mit Vergrößerung der Hilusknoten (nach RASKOWSKI 22,5% der Fälle) einher. Daneben gibt es aber auch kleinere, konfluierende Herde, so daß es, wie schon im pathologisch-anatomischen Befund ausgeführt, von einer lobulären zu einer lobären Infiltration kommen kann (20%). Die nur auf den Hilus beschränkten Veränderungen sind seltener. Die Rückbildung der röntgenologischen Infiltrate geht nur langsam vor sich, sie bestehen oft noch lange Zeit fort.

Eine ernst zu nehmende Komplikation dieser 2. Krankheitsform ist das Auftreten von Kavernen. Schon 10 Tage nach Beginn der Erkrankung kann es zur Einschmelzung der Lungenherde kommen, aber auch zu einem späteren Zeitpunkt ist die Umwandlung der Entzündungsherde in meist dünnwandige Kavernen noch möglich. SMITH und Mitarbeiter sahen in 2—8%, RASKOWSKI in 5% der Fälle die Entstehung solcher Kavernen, die in 90% als Einzelkavernen auftraten. Sie entwickeln sich in allen Teilen der Lunge, doch scheinen die beiden Unterfelder bevorzugter Sitz zu sein, während Mittel- und vor allem Oberfelder weniger häufig betroffen werden. Eine eindeutige Abgrenzung dieser Ringschatten gegenüber tuberkulösen ist schwierig, wenn auch von einzelnen Untersuchern (PETTERSON u. a.) die schmälere Randzone bei Coccidioidomykose als wichtigster Unterschied gegenüber dem tuberkulösen Ringschatten betont wird.

Die Ätiologie der Kavernen erbrachten SMITH und Mitarbeiter in 40% der Fälle durch den Pilznachweis im Sputum, in 49% durch die serologischen Reaktionen und in 11% durch eine positive Coccidioidin-Hautprobe bei negativer Tuberkulinprobe.

Subjektiv machen die Kavernen meist sehr wenig Erscheinungen, gelegentlich werden allerdings von den Patienten Schmerzen im Bereich dieser Einschmelzungsherde angegeben, die sich dann auf die Brustwand projizieren.

Die weitere Entwicklung dieser sehr häufig symptomlosen Herde (FARNESS bezeichnet die Symptomlosigkeit als Charakteristikum, und SMITH fand sie in 50% der Fälle) kann verschieden sein. Im allgemeinen neigen sie dazu, sich spontan zu schließen. Sie sind also keineswegs als ungünstige Zeichen zu werten und stehen nie am Beginn einer Dissemination (TOP), sondern stellen mehr eine mechanische Komplikation der primär-pulmonalen Erkrankungsform dar. SMITH und Mitarbeiter werten sie sogar als Zeichen einer gewissen Immunität, da sie niemals bei Kavernenträgern Disseminationen gesehen haben.

Die Kavernen können lange Zeit bestehen. MOORE, MURPHY und WARD beobachteten einen Kranken, der 1 Jahr lang eine dünnwandige Kaverne ohne Umgebungsinfiltration im Unterlappen hatte. Diese war durch Phrenicusquetschung nicht zu beeinflussen, so daß, da der Auswurf Coccidioides immitis enthielt und keine sonstige Therapie zum Ziel führte, eine Lobektomie vorgenommen werden mußte.

Völlig harmlos sind allerdings diese Kavernen auch nicht. Blutungen können hier auftreten und eine Phrenicusquetschung oder andere chirurgische Maßnahmen notwendig machen.

Über einen Fall, der dauernd zu Hämoptoen führte, berichtete GRAPIN. Erst eine Lobektomie brachte hier Besserung, aber auch nur für eine kurze Zeit, dann hatten sich neue Kavernen entwickelt. Auch MOORE, MURPHY und WARD beobachteten einen ähnlich gelagerten Fall, bei dem zur Kollapstherapie gegriffen werden mußte.

Die Dauer der Spontanrückbildung der Kavernen beträgt unter Umständen viele Monate, kann sich auch über Jahre hinziehen.

Für die Beurteilung des Ablaufs vieler Lungeninfektionen mit Coccidioides immitis sind die Beobachtungen von BASS, SCHOMER und BERKE in New York anläßlich der Nachuntersuchung von 20 Patienten mit ausgedehnteren Lungenherden, die während des Krieges erworben wurden, sehr wesentlich. Es fanden sich Kalkschatten, Fibrose, verschwommene Infiltrationen, knotige Verdichtungen, Kavernen und Pleuraergüsse. Die Ähnlichkeit aller dieser Veränderungen mit tuberkulösen Prozessen war sehr groß, doch zeigten die Herde innerhalb von 2—3 Jahren keinerlei Veränderungen, und bei den Kavernen kam es zu keiner bronchogenen Aussaat. Von den 13 genauer und länger kontrollierten zeigten nur 3 bedrohliche Symptome, wie Hämoptoe und progressive Dissemination.

In Parallele zum tuberkulösen Geschehen kommt es gelegentlich auch hier zu Verkalkungen, im ganzen sind diese aber seltener, als man eine Zeitlang annahm. Von tuberkulösen Verkalkungen sind sie im Röntgenbild praktisch *nicht* zu unterscheiden. Bei Überimpfung und Züchtungsversuchen mit solchen verkalkten Herden fanden BUTT, ARONSON und CHRISTIE, daß diese bakteriologisch und mykologisch steril waren.

Verhältnismäßig häufig werden *Pleuraergüsse* beobachtet (MCLANGHLIN und WILETT). RASKOWSKI stellte sie bei 5% fest. Sie können ganz gering sein und nur zur Verklebung des Sinus führen, in anderen Fällen aber kann sich ein ausgedehntes Exsudat bilden und schwere Atembehinderung machen. Auffallend ist, daß auch große Exsudate meist innerhalb von 2—3 Wochen glatt resorbiert werden.

Bei einer kleineren Gruppe von 43 Fällen (39 Männern und 4 Frauen) geben TAYLOR und BRINEY in 90% der Fälle Brustschmerzen an, sternumnahe sitzend, die aber meist nach 2 Tagen schon verschwanden, in 44% Husten, meist *ohne* Auswurf, sehr selten mit etwas Blutbeimengung, in 32% Übelkeit, in 30% nur Fieber und Frösteln, in 28% generalisierte Kopfschmerzen, in 25% Appetitlosigkeit, in 2 Fällen traten Leibschmerzen auf, 4mal ein Erythema nodosum und 2mal ein Erythema multiforme. Röntgenologisch wiesen 83% pneumonieartige Infiltrate auf, mehr peripher sitzend, meist gut umschrieben und homogen. Zweimal fanden sich Kavernen, von denen die eine schon 11 Tage nach Krankheitsbeginn auftrat, die andere erst im 8. Krankheitsmonat. Pleuraergüsse wurden 3mal festgestellt.

Die Mortalität in diesem Stadium der Coccidioidomykose wird von CLENDENING mit 1:350 angegeben.

Haben die Primärerscheinungen ihre *Lokalisation in der Haut*, so treten hier Papeln, Knötchen und Pusteln auf. Es kann aber auch zu papillomartig wachsenden oder warzenartigen Veränderungen kommen. Die Knötchen sitzen zunächst subcutan und wachsen sich langsam zu kleinen Tumoren aus, die dann meist abscedieren und sich in Ulcerationen verwandeln.

Ob es häufiger zu Hautinfektionen durch Schnittwunden kommt, wie GOREM in einem Falle schildert, muß offenbleiben. In diesem Fall kroch die Infektion bis zum Knochen weiter. Sulfonamidbehandlung war erfolglos, und erst die Amputation erbrachte schließlich die richtige Diagnose und den Ausschluß der Tuberkulose. Auch BURKS schildert einen Krankheitsfall, bei dem sich 4 Wochen nach einer Schnittläsion mit primärem Herd eigenartige Efflorescenzen von 1—2 cm Durchmesser an Lippe, Nase, Rücken und Hüften fanden. Die Kultur des Inhalts dieser Hautstellen ergab Coccidioides immitis. Der Hauttest mit

Coccidioidin war negativ. Dieses Resultat spricht nach BURKs Ansicht für die Schwere der Infektion bzw. das Darniederliegen aller Abwehrkräfte. Die von BELL beobachteten Hautherde lagen hauptsächlich an exponierten Hautstellen.

Fast stets kommt es zu Ulcerationen nach mehr oder minder langer Zeit. Dabei greifen dann die Veränderungen tief in das subcutane Bindegewebe über. Der Eiter, der sich aus den ulcerös zerfallenen Knoten entleert, hat ein schleimig-graugelbes Aussehen. Auffallenderweise sind häufig die regionalen Lymphdrüsen nicht mitbeteiligt. Auf die Ähnlichkeit der Prozesse mit der Tuberculosis cutis colliquativa weist BECKER hin. Auch gummaähnlich können die Herde aussehen.

Der *Übergang in die schwere granulomatöse Phase* der Erkrankung wird meist erst dann möglich, wenn die Abwehrkraft des Organismus erlahmt ist und einer Dissemination über den Blutweg keinerlei Abwehrkräfte mehr entgegengesetzt werden können (THORNER). Der *Zeitpunkt der Dissemination* liegt nicht genau fest. SMITH sah sie in 12 Fällen schon innerhalb der ersten $3^1/_2$ Monate, darunter 6mal sogar schon innerhalb der ersten 3 Wochen auftreten. Er glaubte daraus schließen zu können — doch dürfte die Zahl dieser Beobachtungen etwas zu gering sein —, daß eine Disseminierung nach Jahren als ungewöhnlich anzusehen ist. Im ganzen scheint die Annahme gerechtfertigt, daß der Übergang in diese schwerste Verlaufsform *meist ohne Latenz zu Beginn der Erkrankung* stattfindet. Doch weist FORBUS andererseits darauf hin, daß unter den von ihm zusammengestellten 95 Fällen mit solcher disseminierter Coccidioidomykose sich nicht nur „Früh"-Disseminationen finden, sondern auch Fälle, bei denen dieses Ereignis erst nach 10 Jahren auftrat. YEGIAN beobachtete eine solche bei einer Frau 6 Jahre nach der Erstinfektion. Ähnlich liegt die Situation bei dem von E. HAUPT und W. FISCHER beschriebenen Krankheitsfall eines aus Kriegsgefangenschaft in den USA. heimgekehrten Kranken.

Der Übergang von der Lokalinfektion zur Generalisation, ja auch von der fast symptomlosen Infektion zur Generalisation kann sehr plötzlich erfolgen. Die klinischen Zeichen der Generalisation sind von ihrer Lokalisation abhängig. Dabei sind fast stets die Lungen bei der disseminierten Form befallen. Das Bild einer solchen *Mykoseaussaat* ähnelt in verblüffender Weise dem einer aktiven Tuberkulose (FARNESS, FOLEY, ARNOLD u. a.). FORBUS faßt diese Lungenaussaaten als endogene Reinfektionen auf, die möglicherweise durch das Einbrechen ulceröser Lymphknoten in die Bronchien und nachfolgende Aspiration als bronchogene Streuung zu deuten wären.

Auch Bilder, die eine Carcinomaussaat vortäuschen können, wurden beobachtet. RASKOWSKI konnte besonders bei Negern eine bilaterale, *noduläre Disseminierung*, die prognostisch besonders ungünstig zu sein scheint, wiederholt feststellen.

Diese Formen jedoch treten gegenüber den tuberkuloseähnlichen Bildern, worauf von allen Untersuchern immer wieder hingewiesen wird, zurück. Auch in der histologischen Struktur dieser Lungenherde finden sich, wie BELL zeigen konnte, zahlreiche Parallelen zur Tuberkulose. Die Herde setzen sich aus Epitheloid- und Riesenzellen zusammen, haben häufig zentrale Erweichungen und sind umgeben von einer Anhäufung von Plasmazellen. Auch in dieser Generalisationsphase der Erkrankung kann es zur Bildung von Kavernen, dann allerdings meist multipel, kommen.

Meningen. WHIMS kommt auf Grund seiner Untersuchungen zu der Auffassung, daß in etwa 25% der disseminierten Coccidioidomykose die Meningen beteiligt sind. Auch die 2 tödlich endenden Fälle unter 9 Erkrankungen, die NORMANN und LAWLER sahen, wiesen meningeale Herde auf. ABBOT nimmt 3 Typen der meningealen Erscheinungsform dieses Krankheitsbildes an:

Die erste, die praktisch der tuberkulösen Meningitis gleicht;

die zweite, bei der es zu größeren granulomatösen Herden kommt. SNYDER und ROGERS beschreiben Granulomherde bei einem Fall mit Dissemination in die Haut und fast alle inneren Organe, auffallenderweise ohne Befall der Leber (!);

die dritte, bei der sich eine Ansammlung von plastischem Exsudat an verschiedenen Stellen findet.

Diese letzteren Herde sind zwar meist nicht groß, aber an der Basis lokalisiert, so daß durch sie der Liquorabfluß behindert wird und die Patienten unter dem Bild eines starken sekundären Hydrocephalus ad exitum kommen.

WHIMS schildert einen Fall, bei dem es neben der Blockade in Höhe des 5. Halswirbels durch Adhäsion der 3 Häute zu einer Aussaat perlfarbiger Knötchen über die Oberfläche der Dura kam. Dieser Fall zeigte im Liquor vermehrten Eiweißgehalt, erhöhten Druck, erniedrigten Zuckerspiegel sowie eine Erhöhung der Zellzahl, unter diesen zahlreiche Eosinophile. Die Goldsolkurve zeigt eine stark paretischen Verlauf (TOP). WHIMS beobachtete das Auftreten von spherula-ähnlichen Körpern, die aber nicht züchtbar waren und sich nicht ganz eindeutig identifizieren ließen.

STURZ und DUCKETT beobachteten beim 4- bzw. 5jährigen Kind Gehirncysten, die durch tuberkelähnliche Knoten, vollgestopft mit Coccidioides immitis, verursacht waren. Auch der Liquorbefund dieser Fälle zeigt starke Parallelen zur tuberkulösen Meningitis.

Die Dauer der coccidioidalen Meningitiden ist teilweise recht verschieden. Es gibt kurze Verläufe mit rasch eintretendem Tod, daneben aber finden sich auch schubweise auftretende Formen, wie in dem Fall von ROSEN und BELBER, der sich über 4 Jahre und 8 Monate hinzog, allerdings mit diesem protrahierten Verlauf der längste bisher beobachtete Fall sein dürfte. Die Diagnose wurde aber auch in diesem Fall trotz seines langsamen Verlaufes erst in dem 5. Krankheitsjahr gestellt.

Von einer coccidioidalen *Peritonitis* gibt erstmalig ein Bericht von RUDOCK Kenntnis, der wohl auch zum erstenmal am Lebenden durch Laparoskopie eine solche Bauchfellaffektion erkennen konnte. Das ganze Bauchfell war mit miliaren Knötchen übersät, die im histologischen Bild typische Veränderungen für eine Coccidioidomykose und in der Aussaat Reinkulturen von Coccidioides immitis ergaben. Der Patient kam später ad exitum und zeigte eine generalisierte Lymphadenitis, Peritonitis, Pleuritis, Infektion der Milz, Leber und einer Niere. Auch HARVEY fand eine Peritonitis auf dieser Basis, wahrscheinlich verursacht durch Perforation von Herden an der Leber- und Milzoberfläche. Ob diese Infektionen auf dem intestinalen Weg entstanden waren, ließ sich natürlich retrograd nicht mehr klären. MUSSER vertritt die Ansicht, daß solche gastrointestinalen Infektionsmöglichkeiten bestünden.

Das *Myokard* ist bei der disseminierten Form der Coccidioidomykose gar nicht selten mitbeteiligt. REINHOLD fand bei seinen Untersuchungen Granulome im Myokard, die aus einer Ansammlung von Monocyten, Lymphocyten, Polynucleären und gelegentlich Riesenzellen bestehen. Erreger werden nur gelegentlich gefunden. Von 4 genau überprüften Fällen zeigte nur einer makroskopische Veränderungen mit kleinsten Tuberkeln im ventrikulären Myokard. Dieser bot auch peri- und endokarditische Veränderungen. Im histologischen Bild waren durch die granulomatösen Herde die Muskelbündel auseinandergedrängt, zeigten gedunsene Fibrillen mit verwaschener Querstreifung und pyknotische Kerne. Ähnliche Bilder zeigten auch die 3 anderen Fälle, nur waren hier die Herde lediglich mikroskopisch nachweisbar.

Auch die *Nieren* können gelegentlich befallen sein, ebenso wie die *Prostata*.

Der *Knochen* ist gar nicht selten der Sitz coccidioidaler Veränderungen. Die Infektion der Knochen erfolgt hämatogen (MILLER und BIRSNER), und nicht, wie andere Autoren meinen, durch Übergreifen von Hautgeschwüren auf das Knochengewebe. Die Hauptlokalisation dieser durch Coccidioides immitis hervorgerufenen Osteomyelitis ist meist im spongiösen Teil zu finden, und zwar entweder im subperiostalen oder auch im zentralen Bereich der Spongiosa (McMaster). Im akuten Stadium sind die Knochenherde meist destruktiv und zeigen auch keine periostitische Reaktion. Bei den chronischen Verlaufsformen finden sich sehr oft Periostitis und osteoplastische Veränderungen. Daneben können aber auch scharf begrenzte cystische Höhlen sich im Knochen bilden und Trabekel entstehen. Im spongiösen Knochen schreitet der Prozeß kontinuierlich fort und führt zu Erosion oder Destruktion der darüberliegenden Cortex. In letzterer ist eine Ausbreitung selten. Den epiphysären Knorpel durchbricht der Prozeß meist. Eine Ausbreitung in das Knorpelmark oder den Knorpelschaft ist selten. Unter einem größeren Beobachtungsgut konnte McMaster auch die Ausheilung coccidioidischer Knochenherde verfolgen, die schließlich knöchern sklerosierten. Diese Knochenherde können einzeln oder auch multipel auftreten. Bei Sitz der Veränderungen an den kurzen Knochen handelt es sich wohl um primäre Schaftherde. Sternum und Scapula können auch Zerstörungsherde aufweisen, meist mit leichter Schwellung des benachbarten Gewebes. Auch in der Dia- und Epiphyse finden sich Primärherde. Sehr häufig sind die Wirbelkörper befallen, gelegentlich, aber seltener, die corticalen Anteile der Querfortsätze, nach Miller und Birsner am häufigsten die Lendenwirbel, meist in Form osteolytischer, aber auch sklerosierender Prozesse. Im Gegensatz zur Tuberkulose ist allerdings hier festzustellen, daß der Intervertebralknorpel nicht so früh zerstört wird. Die Wirbelherde neigen dazu, länger lokalisiert zu bleiben oder aber die Cortex zu durchbrechen und paravertebrale Abscesse zu bilden. Erst in späteren Stadien wird der Intervertebralknorpel zerstört, so daß es zur knöchernen Ankylose kommt. Am nächst häufigsten treten Veränderungen an der Tibia, dem Sternum, den Fußknochen, dem Humerus, der Fibula und dem Radius auf. Knochen- und Lungenaffektionen können parallel gehen.

Charter glaubt, daß die Krankheit eine gewisse Prädilektion für knöcherne Vorsprünge habe, wie das Tuberculum tibiae, die Malleolen, die Condylen des Humerus, das Olecranon, die Processus styloidei des Radius und der Ulna. Herde dieser Lokalisation im Röntgenbild sind seiner Ansicht nach auf Coccidioidomykose sehr verdächtig. Auch an den Schädelknochen beschrieb er kleine ausgestanzte Destruktionsherde. Hier kann sowohl die Tabula externa wie interna befallen sein. Völlig isolierte Knochenprozesse sind seltener. Lamphier beobachtete allerdings einen von einer lokalen Coccidioides immitis-Infektion ausgehenden umschriebenen Knochenprozeß, der zur Amputation führte.

McMaster berichtet über 24 Kranke mit Knochen- und Gelenkerkrankungen. 13 davon kamen ad exitum, 10 dieser tödlich endenden Fälle hatten multiple Herde. Die 11 überlebenden wurden bis zu 7 Jahren nach erfolgter Therapie nachbeobachtet. Auch von ihnen hatten 5 multiple Herde an Knochen und Gelenken, während 6 nur einen Herd aufwiesen.

An der Synovialmembran zeigten von diesen 24 Kranken 4 eine deutliche Lokalisation, während alle anderen Prozesse vom Knochen selber ausgingen. Einige von diesen griffen auch später auf die Gelenke über. Das Hüftgelenk wurde relativ selten befallen. Bei einem Kranken kam es zu einer Spontanluxation. Unter diesem Beobachtungsgut befanden sich 4 Kinder mit noch offenen Epiphysenlinien, aber nur in einem dieser Fälle war primär die Diaphyse des Radius, im anderen die Epiphyse beteiligt.

Die *Gelenkprozesse* manifestieren sich im Röntgenbild zunächst nur in einer Kapselverdickung, später ähneln die Veränderungen sehr denen bei Tuberkulose. Im weiteren Verlauf verengert sich der Gelenkspalt, und es bildet sich eine knöcherne Ankylose. Diese Neigung zu ossifizierender Periostitis über dem Knochenherd ist differentialdiagnostisch gegenüber der Tuberkulose von Wichtigkeit. Eine Abgrenzung der coccidioidalen Herde gegenüber anderen eitrigen Osteomyelitiden ist bis zu einem gewissen Grad dadurch möglich, daß bei den letzteren periostale Ossifikation meist in Verbindung mit stärkerer Sklerose von Corticalis und Spongiosa vorkommt, während derartiges bei der Coccidioidose sehr selten ist.

Das *Blutbild* bietet keine für die Coccidioidose besonders typischen Veränderungen (DENNENHOLZ). Die Leukocytenzahl ist meist auf Werte zwischen 10000 und 12000 (JAMISON und CARTER) erhöht, allerdings nicht in allen Fällen (McLANGHLIN). Oft findet sich eine gewisse Linksverschiebung und eine Eosinophilie. FARNESS beobachtete sogar Eosinophilenwerte bis zu 27%. Unter 7 Erkrankungen sahen KRITZER, BIDDLE und KESSEL 5mal eine Eosinophilie, allerdings nicht über 11%. Sie weisen auch auf das Auftreten von atypischen Lymphocyten, dem sog. „Downy Type I" gleichend, hin.

Die *Blutsenkung* ist in ihrem Verhalten für die Beurteilung des gesamten Ablaufs des Krankheitsprozesses besonders wichtig (DENNENHOLZ, TOP, McLANGHLIN). Während der aktiven Phase des Krankheitsgeschehens steigt die Senkung an, um dann mit zunehmender Ausheilung auf normale Werte zurückzugehen. Auch KRITZER und Mitarbeiter beobachteten bei 4 von 7 Kranken eine beschleunigte Senkung, fanden jedoch gerade bei einem tödlich endenden Fall nie Werte über 7,5 mm je Stunde.

Unter der *Schwangerschaft* scheint die Coccidioidomykose einen sehr ungünstigen Verlauf zu nehmen. Einen Überblick über 5 Fälle, bei denen in der Schwangerschaft eine Coccidioidomykose auftrat, geben SMALE und BIRSNER (1949). In 2 Fällen wurde ein gesundes Kind geboren, während es in den anderen einmal zur Totgeburt, einmal zu einer nicht lebensfähigen Frühgeburt und in einem Fall überhaupt nicht mehr zum Partus kam. Vier Mütter starben vor, unter oder kurz nach der Geburt, eine wurde mit dem Bild einer chronischen Meningitis aus der Beobachtung entlassen. Auffallend war, daß weder Placenta noch Endometrium Spuren der Parasiten zeigten, obwohl sonst fast alle Organsysteme von der disseminierten Coccidioidomykose befallen waren. SMALE und BIRSNER glauben daraus den Schluß ziehen zu können, daß es *kongenitale Infektionen bei der Coccidioidomykose nicht gibt*. Auch CONAN (1950) berichtet von der Geburt eines gesunden Kindes *trotz* des Bestehens einer durch Coccidioides immitis bedingten granulomatösen *Endometritis*. (Die Patientin erlag später einer generalisierten Coccidioidomykose.) Während noch KIRSCHBAUM bei 52 tödlich endenden Fällen von disseminierter Coccidioidomykose in *keinem* Fall über Infektionen des Uterus oder der Placenta berichtet, sah CHESTER (1951) erstmals einen Fall von Erkrankung der Mutter *mit* Infektion der Placenta. Noch bedeutungsvoller für die Frage der kongenitalen Infektion aber sind die Untersuchungen von COHEN bei 2 farbigen, an der disseminierten Form verstorbenen Frauen. Bei beiden war es zur Ausstoßung der Frucht, einmal vorzeitige Geburt, einmal spontaner Abort, gekommen. COHEN fand *ebenfalls die Placenta in beiden Fällen infiziert*. Die nekrotischen Herde in Decidua und den Chorionzotten waren teils verkäst, teils eitrig mit zahlreichen Spherulae von Coccidioides immitis. Das Wichtigste dieser Beobachtung war aber, daß die *beiden untersuchten Feten keinerlei Anhalt für die Infektion* boten. Dieser Befund bestätigt die Ansicht von SMALE und BIRSNER, daß es *keine diaplacentare Übertragung der Infektion von der Mutter auf den Feten gibt*.

Komplikationen. Mischinfektionen mit Tuberkulose werden gelegentlich beschrieben (KAHN, STUDY und MORGENSTERN). In solchen Fällen ist vor allem bei pulmonalen Erkrankungsformen die Differenzierung der einzelnen Prozesse voneinander außerordentlich schwierig. Nur der Erregernachweis führt hier zum Ziel. Denn klinisch ist das Bild sehr ähnlich, worauf auch COHEN und BURNIP an Hand der Erkrankung eines Negerkindes hinweisen, das zu Beginn Symptome einer POTTschen Erkrankung mit einer miliaren Lungenstreuung zeigte. Durch

Punktion der Lumbalgegend wurde aber Material gewonnen, aus dem eine Reinkultur von Coccidioides immitis zu züchten war. Bei einer kombinierten Erkrankung an Tuberkulose und Coccidioidomykose fanden FIRESTONE und BENSON keine Tuberkelbakterien in den coccidioidalen Läsionen und nur ganz vereinzelt Coccidioides in den Tuberkeln.

Das Auftreten einer Coccidioidomykose bei Ankylostomiasis wurde von AUSTONI und BOVO beobachtet. Ob die letztgenannte Infektion das Angehen der ersteren begünstigte, bleibt offen.

Die *Erscheinungen bei Kindern* sind von denen bei der Erwachseneninfektion nicht wesentlich verschieden, hier sind in erster Linie *Husten, Temperatur, allgemeines Unwohlsein* und *Nachtschweiß* zu nennen. Bis zum 13. Lebensjahr sind auch als pleuritische Schmerzen zu deutende Erscheinungen oft zu registrieren. Die Anamnese ergibt sehr häufig, daß die Kinder etwa 10—18 Tage vorher durch Feldarbeit oder Aufenthalt in sehr verstaubter Luft einer Coccidioides-Infektion ausgesetzt waren. Der Hauttest ist in den endemischen Gebieten nur dann in diagnostischer Hinsicht zu verwerten, wenn er von negativ in positiv umschlägt.

Denn bei Kinderreihenuntersuchungen in Kalifornien konnten CHESTER und Mitarbeiter in über der Hälfte von 2718 untersuchten Kindern einen positiven Dermaltest ermitteln. Der Prozentsatz bei positiven Kindern, die noch nicht 1 Jahr in der Provinz gelebt hatten, betrug nur 17% im Gegensatz zu denen, die schon mehrere Jahre dort wohnten, mit 70%.

In Zweifelsfällen ist auf die Präcipitationsreaktion (bei Erstinfektionen in 50% innerhalb der 1. Woche positiv, in 90% im Laufe der 2. Woche) zurückzugreifen. Die Komplementbindung ist nur in 8% in der ersten Woche schon positiv, nach 3—4 Monaten ist sie das einzige Mittel, die Diagnose noch nachträglich zu sichern, da die Präzipitationsreaktion dann schon wieder negativ geworden zu sein pflegt. Disseminationen sind bei Kindern selten. CHESTER mißt dem Hauttest bei kindlichen disseminierten Infektionen eine große Bedeutung bei, da nach seinen Erfahrungen $^3/_4$ der Kinder mit positiv bleibendem Test die Erkrankung überstehen, während diejenigen, bei denen der Test negativ wird oder negativ bleibt, nur zu $^1/_6$ durchkommen.

Diagnose. Sie ist, wenn an die Möglichkeit des Krankheitsbildes gedacht wird, nicht sonderlich schwer zu stellen, allerdings muß man eine Tuberkulose mit einiger Sicherheit ausschließen können. Eine Differenzierung ist aber auf Grund des Erregernachweises verhältnismäßig leicht möglich. Dieser ist wichtiger, soweit sich das heute übersehen läßt, als der Hauttest oder sonstige Maßnahmen, die nur zu einer indirekten Diagnose führen.

Der *Hauttest* oder *Coccidioidintest* in der heute üblichen Form wurde von SMITH und Mitarbeitern ausgearbeitet.

Technik. Ausgesuchte Stämme von Coccidioides immitis erfahren 2 Monate lang eine Züchtung bei 22°, und zwar auf einem flüssigen Asparagin-Nährboden, wie er für die Herstellung von Tuberkulin verwandt wird. Die Kulturflüssigkeit wird dann durch ein Seitzfilter filtriert und das sterile Filtrat in 1:1000 Merthiolat konserviert. Diese Lösung stellt die Stammlösung dar. Der genaue Aufbau der aktiven Körper des Coccidioidins ist nicht bekannt, wahrscheinlich besteht es ganz oder doch hauptsächlich aus Polysacchariden, die außerordentlich stabil und temperaturbeständig sind, selbst 120° und 1 Std strömenden Dampf überstehen. Die Haltbarkeit des Coccidioidins ist praktisch unbegrenzt, wenn es steril, unverdünnt und kühl aufbewahrt wird. Eine Probe, die bei Zimmertemperatur in warmem Klima 9 Jahre gestanden hatte, erwies sich noch als voll wirksam, doch führen bakterielle Verunreinigungen dazu, das Coccidioidin unwirksam zu machen, so daß dann nur noch eine minimal positive Reaktion bei seiner Anwendung auftritt.

Bei der allgemein üblichen Testdosis spritzt man 0,1 cm³ einer 1:1000-Lösung oder bei Patienten, bei denen eine hohe Sensibilität zu erwarten ist, 0,1 cm³ einer Lösung von 1:10000 streng intracutan. Bei negativem Ausfall in hoher Verdünnung sollte bei Verdacht der Test stets noch einmal mit stärkeren Konzentrationen versucht werden (MELNICK).

Das Verhalten des Organismus dieser Probe gegenüber ist abhängig von seiner Sensibilitätslage. Bei disseminierten Fällen (insgesamt etwa 10%) kann eine Verdünnung von 1:10 notwendig werden, da hier die Abwehrkräfte sehr darniederliegen (anergische Phase). Es gibt aber auch einige Fälle, die trotz vorliegender Infektion noch bei 1:10 negativ reagieren.

Für die Reihenuntersuchungen hat sich eine Lösung von 1:100 sehr bewährt. Die Reaktion im ganzen entwickelt sich nach 24 Std und erreicht ihren Höhepunkt nach etwa 36, um dann langsam wieder abzuziehen. Gelegentlich gibt es eine gewisse Verschiebung dieser Reaktionszeiten. DENNENHOLZ gibt das Coccidioidin intracutan in 2 Konzentrationen von 1:100 und 1:1000 und liest nach 48 Std ab. Als positiv bezeichnet er die Reaktion, wenn der indurierte und gerötete Herd einen Durchmesser von 0,5 cm erreicht oder überschreitet. Eine Reaktion mit einem Durchmesser von 0,5—1,0 cm wird als 1+ bezeichnet, 1,0—2,0 cm als 2+, mehr als 2 cm als 3+, ausgedehnte Verhärtung mit Bläschenbildung oder gar Nekrose mit 4+. Die Lokalreaktionen bei dem Test verschwinden nach einigen Tagen und hinterlassen eine geringe Pigmentation (NABARRO).

Die Spezifität des Testes wird von einigen Untersuchern (DENNENHOLZ, SMITH und Mitarbeiter) sehr intensiv herausgestellt, während CHERRY davor warnt, ihn als einzige diagnostische Grundlage zu benutzen. KESSEL hält ihn für ein wichtiges diagnostisches Hilfsmittel, glaubt ihn aber nicht dem Tuberkulintest gleichsetzen zu können, und SMITH und Mitarbeiter berichten von Kreuzreaktionen. Bei Histoplasmose und Haplosporangium parvum-Infektion sahen sie ebenfalls positive Resultate. Die Erprobung der Hautteste bei 3376 gesunden Personen durch SMITH, SAITO, BEARD, ROSENBERGER und WHITING ergab, daß der Coccidioidintest meist negativ, in einzelnen Fällen fraglich ausfiel, während der Histoplasmintest in 26% einen Ausschlag ergab. In dieser Gruppe der im Histoplasmintest positiven Personen fanden sich auch die im Coccidioidintest fraglichen. Diese Befunde sprechen für eine Kreuzreaktion. Auch in diesem Sinne wurden die positiven Coccidioidinteste in Lateinamerika von MACKINNON und Mitarbeitern sowie von LOOSLI, BEADENKOPF, RICE und SAVAGE bei ihren Untersuchungen an nordamerikanischen Studenten, die niemals in den verseuchten Gegenden gewesen waren, gedeutet. Diese Auffassung gewinnt noch mehr an Bedeutung, wenn man berücksichtigt, daß alle coccidioidinpositiven Personen dieser Untersuchungsreihen auch histoplasminpositiv waren.

In diesem Zusammenhang sind auch die Mitteilungen von ELO und PÄTIÄLÄ von Bedeutung, die feststellen konnten, daß *nach der Behandlung mit Antibioticis* eine *Sensibilisierung gegen Histoplasmin* und *Coccidioidin* stattfinden kann, so daß es zu *positiven* Ausfällen der Hautteste kommt.

Der Test wird zu einem relativ frühen Zeitpunkt der Erkrankung positiv, nach EMMONS schon zwischen dem 2. und 21. Tage nach Auftreten der ersten Symptome, nach McLANGHLIN um den 5. Tag. Andere Autoren geben 10 Tage bis 6 Wochen nach Manifestwerden der Infektion an. NABARRO sah bei seinen Fällen 10—45 Tage nach Auftreten der ersten Symptome ein Positivwerden des Tests, der schon nach 15 min zu einem flüchtigen lokalen Erythem führte.

Besondere Beachtung verdient der Hinweis von BURCKS, BUTT, DICKSON, TOP und WHIMS, daß bei den schweren disseminierten Formen der Hauttest fast immer *negativ* ausfällt. Auch hier bestehen gewisse Parallelen zum Verhalten des Tuberkulintests bei Tuberkulose und des Lepromintests bei Lepra. So werden ganz frische Fälle und generalisierte schwere Fälle im anergischen Stadium keine klaren Ergebnisse mit diesem Test zeigen. Andererseits fanden KESSEL und SMITH noch 9 Jahre nach der klinischen Heilung positive Hautreaktionen. Im Laufe der Zeit allerdings scheint die Empfindlichkeit für den Coccidioidin-Hauttest abzunehmen (BASS, SCHOMER und BERKE). MILLER und BIRSNER fanden bei Knochencoccidioidomykose den Hauttest von geringerem Wert, jedoch erhielten sie mit den serologischen Reaktionen in 11 von 14 Fällen eindeutige Resultate.

Eine Aktivierung eines Prozesses durch diese Hautreaktionen braucht man nach TOP nicht zu befürchten, da es zwar unangenehme Reaktionen geben kann, aber nie gefährliche Aktivierungen. Es ist nach allen Mitteilungen in der Literatur aber nicht ratsam, den Hauttest allein zur Diagnosestellung heranzuziehen. Auch die Ergänzung durch die Röntgenuntersuchung, die GINÉS, GOULD und MELGAREJO DE TALAVERA empfehlen, dürfte bei der Ähnlichkeit mancher Bilder mit der Tuberkulose noch nicht ausreichen.

Serologische Möglichkeiten des Nachweises der Erkrankung wurden von verschiedenen Autoren ausgearbeitet, einmal als *Präcipitation*, zum andern als *Komplementbindungsreaktion*. Als Antigen wird für beide Verfahren das Autolysat einer Pilzkultur verwendet. Die Herstellung muß unter besonderen Vorsichtsmaßregeln erfolgen. Leider wurde bisher noch kein Weg gefunden, um das Antigen einwandfrei zu konzentrieren, ohne daß gleichzeitig die antikomplementären Faktoren zugenommen hätten. Steril und bei bestimmter Temperatur oder Kälte läßt es sich über Jahre aufbewahren, ohne seine Wirkung zu verlieren. Durch hohe Temperaturen wird es rasch zerstört.

Die *Präcipitinreaktion* (GOLDSTEIN, TOP und WILLETT) beruht darauf, daß sich — im allgemeinen einige Tage später als die Hautsensibilität auf Coccidioidin — Präcipitine im Serum entwickeln. Sie halten allerdings nicht lange und verschwinden meist nach 1—2 Monaten, allerspätestens 6 Monate nach Überstehen der Infektion.

Technik. Der Test wird mit einer konstanten Serumdosis und steigenden Antigenverdünnungen angesetzt. Die Präcipitation zeigt sich in Form einer Flockung am Grund des Reagensglases. Fünf Tage Beobachtung bei Verbleiben im Brutschrank bei 37° ist erforderlich. Um das Wachstum von Begleitbakterien zu verhindern, wird Merthiolat 1:10000 zugesetzt. Durch Kontrollen bei über 31 000 Personen wurde die Spezifität der Reaktion in den Jahren 1940—1950 von SMITH und Mitarbeitern erprobt.

Im Gegensatz dazu finden sich bei der *Komplementbindung* noch nach Monaten, sogar Jahren (CHENNEY) komplementbindende Antikörper. DENNENHOLZ glaubt aus Verschiebungen in der Präcipitationsreaktion und der Komplementbindungsreaktion Schlüsse auf den Ablauf der Erkrankung ziehen zu können. Er vermutet, daß eine schwächer werdende Präcipitinreaktion bei steigendem Titer der Komplementbindungsreaktion ein ungünstiges Zeichen (CHESTER) sei und eine Disseminierung ankündige, während ein fallender Titer oder ein Stationärbleiben auf eine herdförmige Begrenzung der Erkrankung hinweise. MCLANGHLIN behauptet auf Grund seiner Erfahrungen, daß die beiden serologischen Reaktionen oft sehr lange bis zum Positivwerden benötigen.

Technik. Es werden zusammengebracht: 0,25 ml inaktiviertes Menschenserum und 0,25 Antigenlösung sowie 0,5 Komplement. Die Röhrchen werden 2 Std lang im Wasserbad bei 37° gehalten. Danach wird das hämolytische System zugefügt und die Röhrchen nochmals für 4 Std bei 37° in den Brutschrank gebracht. Die Ablesung erfolgt erst am nächsten Morgen, nachdem die Reihe über Nacht kaltgestellt wurde. Als höchster Titer wird das völlige Fehlen der Hämolyse bewertet. Spezifische Antikörper wurden im Pleuraexsudat, Ascites, Liquor und 4mal auch im Blute von Neugeborenen nachgewiesen.

Für die *Diagnosestellung ist doch der Erregernachweis von der größten Bedeutung* und nach MCLANGHLIN *die beste* und *sicherste diagnostische Methode überhaupt*. Bei frischen pulmonalen Fällen wird man zunächst versuchen, den *mikroskopischen Nachweis* im Sputum zu führen. Allerdings sind die Spherulae nicht leicht zu finden. Günstigere Resultate liefert schon das *Kulturverfahren*, da der Pilz meist ein sehr gutes Wachstum zeigt.

Man kann unter Umständen durch ein Verfahren, wie es WILHELM angibt, beigemischte andere Pilze und Bakterien in ihrem Wachstum unterdrücken. Einmal handelt es sich um einen Bakto-Tryptose-Agar mit einem p_H-Wert von 3,5, zum andern um den gleichen Nährboden mit einem Zusatz von Methylenblau und einem neutralen Acriflavin in einer Konzentration von 1:32000. Auf diesen Nährböden werden Bakterien am Wachstum gehindert, Coccidioides immitis entwickelt sich aber innerhalb weniger Tage. Auch der SABOURAUDsche Nährboden wird zur Kultur vielfach verwendet (CECIL, BURKS, FARNESS). Wird nur ungenügend Sputum ausgehustet, so kann man, ähnlich wie bei der Tuberkulose, auch den Magensaft zum kulturellen Erregernachweis heranziehen.

Für den *Tierversuch* eignet sich am besten das Meerschweinchen (FARNESS, WADSWORTH). Die im Eiter zu findenden Erreger zeigen meist eine sehr viel höhere Virulenz und Pathogenität als die Kulturstämme.

Aus den *Pleuraergüssen*, die ja häufiger auftreten, läßt sich der Erreger nur sehr selten durch Kultur oder Tierversuch nachweisen. Antikörper ließen sich aber auch im Pleuraexsudat einwandfrei finden (TOP).

Auch im *Liquor* ist der Nachweis des Erregers durch Kultur oder Tierversuch nur sehr schwer zu führen.

Die *röntgenologische Abgrenzung* gegenüber tuberkulösen Infiltraten ist nicht ganz einfach.

Differentialdiagnostische Schwierigkeiten bei den primär pulmonalen Formen entstehen besonders bei der Abgrenzung gegenüber der Tuberkulose, auch eine Lungencarcinose, ein Hodgkin, ein Lungensarkom müssen durch die einzelnen Maßnahmen diagnostisch ausgeschlossen werden. Schließlich ist auch die Torulopsis neoformans-Infektion noch in den Kreis der differentialdiagnostischen Betrachtungen mit einzubeziehen. Bei Hautformen ist die Abgrenzung gegen die Paracoccidioidose besonders in Südamerika wichtig.

Prognose. Die Prognose der primären Coccidioidomykose ist als gut zu bezeichnen (DICKSON, TOP, WIENER). In den endemischen Gebieten macht ein gewisser Prozentsatz der Bevölkerung die Infektion als verhältnismäßig harmlose Kinderkrankheit durch (EMMONS). 80—90% der Erkrankungen heilen in 2 bis 6 Wochen ab (JAMISON und CARTER). Doch können sich auch chronische Formen entwickeln, die sich über Monate und Jahre hinziehen, wie auch der Meningitisfall von ROSEN und BELBER zeigt.

Im Falle der Dissemination allerdings wird die Prognose sehr ernst, und die Mortalität steigt auf 50% an (TOP und DICKSON). Doch tritt dieses Geschehen nur in 0,2% aller Coccidioides-Infektionen auf (SNYDER und ROGERS). Die Rassenzugehörigkeit spielt bei der Prognose der disseminierten Form eine nicht unwesentliche Rolle. So gibt TOP in einer Statistik an, daß auf 400 Erkrankungen bei Angehörigen der weißen Rasse 1 Dissemination komme, während bei den Negern schon auf 40 Erkrankungen 1 Dissemination falle.

Immunität. Mit der Erstinfektion, besonders wenn diese mit einem Erythema nodosum einhergeht, kommt es zur Entwicklung einer sicheren Immunität. Auch die Erfahrungen mit dem Hauttest deuten in diese Richtung.

Therapie. Bei den primären Infektionen steht die symptomatische Therapie im Vordergrund (FARNESS, NABARRO). Es gilt vor allem, durch entsprechende vorbeugende Maßnahmen eine Dissemination zu vermeiden. Deshalb wird es von allen Autoren für zweckmäßig gehalten, den Patienten Bettruhe zu verordnen, bis die Blutsenkung zu normalen Werten zurückgekehrt ist.

Die verschiedensten Medikamente wurden bisher eingesetzt. So schlägt ABBOTT die Gabe von 5 cm³ kolloidalem Kupfer jeden 4.—7. Tag intragluteal vor. MONTESSORI glaubte, Erfolge mit Jodpräparaten gesehen zu haben, die nach MUSSER dagegen unwirksam waren. Letzterer hält die Gabe einer 33%igen Thymollösung in Olivenöl lokal oder peroral für wirkungsvoll. TOMLINSON wandte, angeblich mit gutem Erfolg, Antimon und Natriumtartrat an. Auch Vitamin D_2 (FIRESTONE und BENSON) wurde in die Behandlung erfolgreich eingesetzt, ebenso Kaliumjodid. Auch Gaben von Gentianaviolett, Jod in verschiedener Form und Calcium sind versucht worden, ohne daß es zu überzeugenden Resultaten kam.

TOP hat auch noch disseminierte Hautherde excidiert oder röntgenbestrahlt. Diese Excisionstherapie scheint aber STORZ im Hinblick auf die Gefahr der

Dissemination zu gewagt, während MELICK (1949) lokale Excision, ja Resektion kleinerer Lungenabschnitte für einen sehr nützlichen Eingriff bei Coccidioidomykose hält. Auch KRAPIN und LOVELOCK entschlossen sich bei einer blutenden Coccidioidomykosenkaverne zu einer Lobektomie, allerdings trat hier nach einem Jahr auch in der anderen Lunge eine coccidioidale Kaverne auf. Das Für und Wider der chirurgischen Therapie (Phrenicusexhairese, Lobektomie und Thorakoplastik) wird auch von MOORE, MURPHY und WARD an Hand zweier Fälle diskutiert. Sie geben der Lobektomie von allen Maßnahmen den Vorrang.

Auch die Behandlung mit *Sulfonamiden, Sulfonen, Penicillin, Streptomycin* und *Aureomycin* (ARNOLD, DENNENHOLZ, GOREN, McLANGHLIN, FIRESTONE und RÖSSLER, LOONEY und STEIN) zeigte keine Erfolge. RÖSSLER konnte sogar feststellen, daß Streptomycin auf Coccidioides immitis-Kulturen in vitro *stimulierend* wirkt (!).

JONEZ stellte eine hohe Histaminempfindlichkeit bei Coccidioidomykose fest. Diese Beobachtung veranlaßte ihn, einen Behandlungsversuch mit intravenöser und intracutaner Histamininjektion zu machen, um dadurch die Histamintoleranz zu steigern. In einem Fall erzielte er mit dieser „Desensibilisierungstherapie" einen raschen Rückgang der klinischen Symptome und eine einwandfreie Heilung.

Die Ansichten über die *Vaccinetherapie* sind nicht einheitlich. TOP und MUSSER lehnen sie ab. JACOBSON gibt eine sehr positive Beurteilung und auch DENNENHOLZ glaubt, daß die bisherigen Erfolge mit dieser Behandlung ihren weiteren Einsatz rechtfertigten. JACOBSON bereitet die Vaccine nach Möglichkeit aus dem autogenen Coccidioides immitis-Stamm oder aus einer Vielzahl von Stämmen. Von 26 behandelten Fällen starben ihm 2, einer bereits in der 2. Woche. Bei den übrigen Kranken, meist subakuten Fällen, kam es unter häufigem Wechsel des Befindens zur langsamen Heilung. Alle diese Fälle zeigten außer den Lungenprozessen häufig auch eine Beteiligung der Haut und des Unterhautgewebes, teils in Form von Knötchen, Ulcerationen, Granulomen oder tiefsitzenden Abscessen. 30% hatten sogar eine Knochenbeteiligung. Meist reichte allerdings eine Kur nicht aus, sondern es waren zwei und mehr Kuren notwendig. Bei jeder Kur wurden 12—15 Vaccineinjektionen in Abständen von 8—14 Tagen gegeben. Zwischen 2 Kuren schaltete JACOBSON eine Ruhepause von 6—8 Wochen ein. Die intravenöse Injektion der Vaccine zog er der subcutanen Anwendung vor. Er begann stets mit kleinen Anfangsdosen, die er allmählich steigerte, da es nach jeder Injektion zu Allgemein- und Herderscheinungen kam.

Bei Eintritt einer Dissemination steht zur Zeit keine andere Therapiemöglichkeit zur Verfügung als die einer entsprechenden Pflege und Diät, verbunden mit strenger Bettruhe.

McMASTER stellte die akuten *Knochenprozesse* bei schweren generalisierten Infektionen durch *Gipsverbände* ruhig. Für chronische Infektionen mit Knochenabscessen empfiehlt er *Drainage* oder auch *Wegnahme des infizierten Knochens*. Für die Gelenkprozesse rät er zu einem ähnlichen Vorgehen wie bei der Tuberkulose, d. h. er empfiehlt eine *Ruhigstellung bis zum Eintritt der Ankylose* sowohl für die Wirbelsäule wie für die peripheren Gelenke.

Die Mortalität bei Knochenprozessen ist allerdings nach seinen Angaben relativ hoch, und mit weiteren Aussaaten muß stets gerechnet werden. Deshalb ist eine frühe Amputation zu erwägen. Auch glaubt er, durch die Beseitigung größerer peripherer Infektionsherde, ausgenommen ganz floride Fälle, werde dem Kranken das Überwinden einer gleichzeitig bestehenden Lungenaffektion erleichtert, da vermehrte toxische Einflüsse durch die Amputation ausgeschaltet werden könnten. Allerdings scheint es doch ratsam, sehr sorgfältig von Fall zu Fall das Vorgehen zu prüfen und nicht allzu operationsfreudig bei gleichzeitiger Lungenbeteiligung vorzugehen.

Von der *Röntgentherapie* bei Knochenprozessen glauben LOONEY und STEIN in einem Fall Günstiges gesehen zu haben. Auch NINO, RISOLIA und FERRADA URZUA wandten sie an.

Allgemein unterstützende Maßnahmen, calorien- und vitaminreiche Kost, Behebung der Appetitlosigkeit, in der ersten Zeit strenge Bettruhe sind selbstverständlich durchzuführen. Auf eine sorgfältige Desinfektion von Sputum, Exkrementen und Verbänden ist zu achten. Sonst aber stellt die Pflege keine besonderen Probleme, zumal die Erkrankung von Mensch zu Mensch nicht ansteckend zu sein scheint.

Prophylaxe. Da jeder Bewohner des endemischen Gebietes sowie jeder Durchreisende durch solches Gebiet oder auch Personen, die mit staubigem Material aus dieser Gegend in Berührung kommen, der Infektionsmöglichkeit ausgesetzt sind, gestaltet sich die Prophylaxe nicht ganz einfach. Nachdem die US-Army beim Anlegen von Flugplätzen und Sportanlagen in endemischen Gebieten sehr hohe Infektionszahlen erlebte, wurden ausführliche Versuche zur Verhütung der Infektionen durchgeführt. Eine beträchtliche Verminderung trat ein, wenn der kahle Boden in Grasland verwandelt wurde. Auch das Besprayen von Sport- und Spielplätzen mit Öl, besser raffiniertem Öl als dickem Rohöl (SMITH), bewährte sich. Auch Einflüsse der Witterung auf den Ablauf der Infektionsmöglichkeiten glaubt SMITH festgestellt zu haben. Anhaltender Regen im Winter scheint das Wachstum von Coccidioides immitis zu begünstigen. Bei einem darauffolgenden trockenen Sommer muß dann mit einer besonders hohen Infektionsrate gerechnet werden.

Da Laboratoriumsinfektionen sehr häufig auftreten, schlägt WADSWORTH das Tragen von Gasmasken beim Arbeiten mit Coccidioides immitis vor. KENNEY hat einen Schutzraum für die Arbeit mit Coccidioides immitis entwickelt. Auch das Hantieren mit SABOURAUDschen Nährböden hält GOLDSTEIN für zu gefährlich und lehnt sie als Kulturmedium ab. So sah DICKSON eine Laboratoriumsinfektion dadurch entstehen, daß der Deckel einer Petrischale, die eine alte Kultur enthielt, abgehoben wurde und Sporen aufstäubten.

NABARRO sah bei 21 Personen seines Laboratoriums, in dem mit Coccidioides immitis und anderen Pilzen gearbeitet wurde, einen positiven Hauttest, obwohl keiner in einem endemischen Gebiet gelebt hatte. Auch WILLEY konnte bei einem seiner Laboranten einen positiven Hauttest feststellen, allerdings ohne ernstlichere klinische Erscheinungen. LOONEY und STEIN sahen in solchen Fällen Lungen- und Knochenerscheinungen. Einen positiven Hauttest fanden sie erst 4 Wochen nach Krankheitsbeginn. Die Gefahr der Laboratoriumsinfektion wird allgemein betont, und hier sind sicher auch strenge Vorsichtsmaßnahmen durchaus am Platze.

Da die Rolle der Tiere, wie weiter oben ausgeführt wurde, für diese Infektion von geringer Bedeutung zu sein scheint, erübrigt es sich, in dieser Richtung irgendwelche Maßnahmen durchzuführen.

Rhinosporidiose.

Das Krankheitsbild ist charakterisiert durch polypenartige Tumoren in der Nase, außerdem können aber noch im Bereich der Schleimhäute des Auges, des Pharynx, der Ohren, des Rectums, der Vagina, des Penis, sehr selten der äußeren Haut die durch den Pilz hervorgerufenen polypenartigen Bildungen auftreten.

Geschichte. Erstmalig beobachtete MALBRAN 1892 in einen Nasenpolypen eingekapselte Parasiten, die er noch für Protozoen hielt. 1900 fand SEEBER in 2 Fällen die gleichen Erreger, aber erst 1923 stellte ASHWORTH die Hefenatur der 1905 Rhinosporidium seeberi genannten Erreger fest.

Ätiologie. Bei dem Erreger Rhinosporidium seeberi sind Sporangium und Sporen deutlich zu unterscheiden. Das erstere hat Cystenform und enthält Tausende von Sporen, die einen Durchmesser von 5—9 μ haben. Das Sporangium mißt 300 μ im Durchmesser.

Verbreitung. Die ersten Berichte über diese Krankheit stammen aus Indien und Ceylon. In der letzten Zeit aber sind auch Erkrankungen in Argentinien, Columbien, Brasilien, England, Italien, den malaiischen Staaten, Persien, den Philippinen, Uganda und den USA. beobachtet worden.

Übertragung. Die Erkrankung wird besonders häufig bei Personen, die im Wasser arbeiten oder schwimmen, gefunden. Bei Männern wurde sie bisher häufiger festgestellt als bei Frauen. Möglicherweise handelt es sich bei dem Pilz um einen Parasiten, der sonst nur bei Fischen Infektionen hervorruft.

Pathologisch-anatomisches Bild. Der Polyp besteht aus Bindegewebswucherungen mit chronischen Entzündungsprozessen, bei denen sich eine Anhäufung von Plasmazellen, Epitheloidzellen, Lymphocyten sowie Fremdkörperriesenzellen findet. In diesem so veränderten Gewebe liegen die Sporangien in verschiedenen Entwicklungsstadien. Platzen sie, so bildet sich eine Nekrosezone mit stark entzündlicher Reaktion.

Klinik und Verlauf. Am häufigsten treten die Veränderungen an der *Nasenschleimhaut*, besonders am Septum und dem Übergang zwischen knorpeligem und knöchernem Nasenteil auf. CALWELL und ROBERTS sahen die rechte Seite häufiger befallen als die linke. Juckreiz und Absonderung von Schleim, oft auch Blut und Eiter, begleiten den Prozeß. Manchmal entwickeln sich gestielte Polypen, die den ganzen Nasenhöhlenraum einnehmen oder auch aus der Nase heraushängen oder in den *Pharynx* hinein sich verlagern können, so daß es zu Atem- und Schluckstörungen kommen kann. Der Polyp ist immer von einer reichlichen Schleimschicht bedeckt.

In etwa 14% der Fälle sitzt die Infektion an der palpebralen oder bulbären *Conjunctiva des Auges*. Sie verursacht zunächst Fremdkörpergefühl, Tränen, Lichtscheu und Rötung der *Conjunctiven* und bildet kleine flache, rosarote, später sich dunkel färbende Papeln. Bei Mitbefall des Tränensackes kommt es leicht zu Verstopfung und starkem Tränenfluß.

Am *Rectum* können die Veränderungen im Bereich des Sphincter in Art venerischer Kondylome oder auch in den unteren Darmschleimhautpartien als Rectumpolypen auftreten. Die differentialdiagnostische Abgrenzung gegenüber den letzteren kann gelegentlich erhebliche Schwierigkeiten machen.

Diagnose. Sie ist durch die mikroskopische Untersuchung des Schleims oder durch histologische Schnittuntersuchung des abgetragenen Polypen zu stellen. Um Schleim zur Untersuchung zu gewinnen, muß man den Polypen mit einer Pinzette quetschen und das so herausgedrückte Sekret dann verarbeiten.

Behandlung. Am besten ist die Totalexstirpation des Polypen mit anschließender Kauterisierung der Basis, um Rückfälle zu vermeiden. Ähnliches Vorgehen empfiehlt sich auch für den Dickdarm. Bei den Augenprozessen hat sich Antimon, z. B. als Neostibosan, bewährt (tägliche Dosis 0,30 g intravenös bis zu einer Gesamtmenge von 2—4 g).

Blastomykosen.

Unter diesem Sammelbegriff wurden früher verschiedene Pilzerkrankungen zusammengefaßt, deren genaue Trennung erst im Laufe der letzten Jahre mit der Ausarbeitung der mykologischen Technik und der mykologischen Differenzierungsmethoden möglich wurde.

Im deutschen Schrifttum wird bis in die letzte Zeit bei Pilzerkrankungen, die auf die inneren Organe übergegriffen haben, noch immer der Ausdruck Blastomykose generell verwendet. Es wird sich für die Zukunft aber empfehlen, nachdem uns Differenzierungsmöglichkeiten zur Verfügung stehen, die wirklich hinreichend exakt arbeiten, an der Einteilung, wie sie aus der Übersichtstabelle hervorgeht und wie sie auch von BRUMPT und amerikanischen Autoren gewählt wurde, festzuhalten. Mag diese Klassifizierung nach rein botanischen Gesichtspunkten den Kliniker auch nicht ganz befriedigen, so scheint sie mir doch sinnvoller als eine Einteilung, die die Pilzerkrankungen der inneren Organe, gleichgültig von welchem Pilz sie im einzelnen hervorgerufen worden sind, mit demselben Namen bezeichnet.

Auf Grund unserer heutigen mykologischen Kenntnisse können wir hier drei Krankheitsbilder unterscheiden:

1. Die Nordamerikanische Blastomykose (Erreger: Blastomyces dermatitidis),
2. die Südamerikanische Blastomykose, auch als Paracoccidioidomykose bezeichnet (Erreger: Paracoccidioides brasiliensis),
3. die Torulopsis neoformans-Infektion, auch als Torulainfektion oder früher vielfach als Europäische Blastomykose bezeichnet. Da sie aber auf der ganzen Welt vorkommt (Europa, Afrika, Amerika), ist diese letztere Bezeichnung irreführend und wird besser vermieden (Erreger: Torulopsis neoformans).

In diesem Zusammenhang sei hier noch ein Krankheitsbild erwähnt, das auch als Blastomykose bezeichnet wird, die *Chromoblastomykose*. Mit Recht hat E. G. NAUCK vorgeschlagen, sie *Chromomykose* zu nennen, da sonst infolge der Namensähnlichkeit sehr leicht auch begriffliche Verwechslungen mit den Blastomykosen möglich seien. Dieses Krankheitsbild, dessen Erreger Phialophora verrucosa in Nordamerika sowie Hormodendrum pedrosoi und Hormodendrum compactum in Brasilien sind, ist eine chronische *Hautaffektion*, die zu Veränderungen von verschiedenartigem Aussehen, häufig warzenartig und meist an den unteren Gliedmaßen lokalisiert, führt. Zu Erkrankungen der inneren Organe kommt es in den allerseltensten Fällen. Fascien, Muskeln oder Knochen, die bei den Blastomykosen häufiger angegriffen werden, bleiben bei der Chromomykose (Chromoblastomykose) immer frei.

Im Gegensatz zu den eigentlichen Blastomykosen tritt bei der Chromomykose praktisch *nie* eine Generalisation ein. Die pathologisch-histologischen Befunde bei dieser Erkrankung zeigen, daß sich die pathologischen Vorgänge fast ausschließlich in der Epidermis abspielen, schon eine Beteiligung der regionären Lymphdrüsen ist außerordentlich selten. Eine weitere Differenzierungsmöglichkeit hat man mit dem Intradermaltest (BALINA) und der Komplementbindungsreaktion (CONANT und MARTIN).

Die Chromomykose (Chromoblastomykose) ist also sehr gut klinisch und mykologisch, aber auch serologisch von den Blastomykosen abzugrenzen.

1. Nordamerikanische Blastomykose.

Die Erkrankung wird hervorgerufen durch Blastomyces dermatitidis und ist charakterisiert durch granulomatöse Hautgeschwüre, Veränderungen am Skelet und Zentralnervensystem sowie durch das Auftreten von Lungen- und Eingeweideherden, ähnlich denen der Tuberkulose.

Das Krankheitsbild läßt sich gegen die südamerikanische Form (LUTZ) deutlich abgrenzen, wie die vergleichenden Studien von GOLDMAN und O'HARA anschaulich darlegten. (Bericht über 16 in den Jahren 1937—1947 in Cincinnati [Ohio] beobachtete Fälle.)

Geschichte. Den ersten Fall beschrieben 1896 GILCHRIST und RIXFORD, die aber damals noch glaubten, daß sie eine Protozoeninfektion vor sich hätten.

In der Folgezeit wurden dann vorwiegend aus Nordamerika eingehende Schilderungen über dieses Krankheitsbild mitgeteilt. Die Bezeichnung Blastomyces dermatitidis für den Erreger wurde 1898 von GILCHRIST und STOKES gewählt.

Ätiologie. Der Erreger Blastomyces dermatitidis — Synonyma: Cryptococcus Gilchristi (VUILLEMIN 1901), Mycoderma Gilchristi (JANNIN 1913), Oidium dermatitidis (HENRICI 1930) — wird als Saprophyt in der Natur, insbesondere auf Mistgruben gefunden. Im Gewebe und im Eiter ist er als einzelne, runde oder ovale, hefeartige Zelle von 8—15 μ im Durchmesser nachzuweisen. Ein Mycel fehlt ihm, er ist aber umgeben von einer dichten, doppeltlichtbrechenden Membran. Nach einzelnen Autoren lassen sich 3 Typen des Erregers unterscheiden. So fand MANWARING in einem Fall einer menschlichen Blastomykose ungewöhnlich kleine Formen, die fast mit Histoplasma capsulatum hätten verwechselt werden können. Auf SABOURAUDschem Nährboden wächst er bei 37° und bei Zimmertemperatur, bei letzterer unter Bildung einer unregelmäßigen Oberfläche und eines Luftmycels. Dieses wird aber erst innerhalb von 14 Tagen entwickelt. Die Zellen sind im ganzen erheblich größer als bei vielen anderen Pilzarten.

PECK, MARTIN und HAUSER konnten 2 gut differenzierte Polysaccharide aus Blastomyces dermatitidis isolieren.

Die Ergebnisse mit der *Überimpfung des Erregers auf Tiere* sind nicht ganz einheitlich. SPRING (1929) hält die Maus für das empfindlichste Tier, Kaninchen und Meerschweinchen scheinen völlig unempfindlich zu sein. Bei Überimpfungen kommt es zu Abscessen mit Riesenzellen. Sowohl Mycel wie Hefeformen sind für Mäuse pathogen (BAKER). Er fand auch, daß wiederholte Mäusepassagen die Virulenz der Erreger nicht erhöhten. Bei Zwischenschaltung einer Blutplattenkultur trat keine Minderung der Pathogenität für die Maus ein. Leicht lassen sich auch Küken infizieren. Sie entwickeln Veränderungen, die noch am ehesten mit denen beim Menschen zu vergleichen sind (MOORE 1941).

Verbreitung. Die Erkrankung findet sich hauptsächlich in den USA., in den letzten Jahren sind aber auch vereinzelt Fälle aus anderen Ländern geschildert worden, so aus Madagaskar (GUILLIER 2 Fälle), Nordafrika (FRANCHI und PERUCCIO) und dem Chacogebiet in Argentinien (MAZZA und REGGIARDO).

Pathologische Anatomie. Die erste Hautveränderung findet sich meistens an besonders exponierten Hautstellen. Hier entwickelt sich ein verrucöser Prozeß, der nach außen wächst und in der Mitte ein kraterartiges Geschwür mit unregelmäßigen, unterminierten Rändern und Granulationsgewebe am Grunde bildet. Im histologischen Bild erkennt man eine scharf gegen das Corium abgeschlossene Epithelhyperplasie, kleinste interepitheliale Abscesse mit Plasmazellhaufen, gefäßreichen, kaum verkäsenden tuberkuliden Knötchen, in denen sich Riesenzellen und Hefezellen finden. Letztere liegen hauptsächlich in den Absceßräumen. Nicht selten findet sich im Bereich der Veränderungen eine Hyperkeratose und Acanthose. Die Hefezellen liegen häufig in den Lymphspalten des Gewebes, oft finden sie sich auch in Makrophagen.

Bei dem visceralen Typ läßt sich in den befallenen Organen eine Vielzahl kleiner Abscesse mit polymorphkernigen Leukocyteninfiltraten finden. Vereinzelt treten in diesen Bezirken Riesenzellen auf. Das Bild hat gewisse Ähnlichkeit mit der Tuberkulose. JONCHERE und MARTIN fanden im Leberparenchym feine Granulationen, die histologisch Makrophagen und Riesenzellen enthielten, letztere angefüllt mit ovalen, dickwandigen 8—12 μ großen Pilzzellen.

Übertragung. Der Übertragungsweg dieser Erkrankung ist nicht ganz gesichert, wahrscheinlich haften die Erreger an irgendwelchen verunreinigten Nahrungsmitteln, Pflanzenbestandteilen oder ähnlichem und gelangen mit diesen in die Mundhöhle, an Hautwunden usw. Die Erkrankung kommt weit mehr bei Männern vor als bei Frauen. Ein eindeutiger Grund ist bisher hierfür noch nicht zu geben.

Klinik und Verlauf. Es lassen sich 2 Formen unterscheiden, die aber häufig ineinander übergehen können.

1. die Blastomykose, die nur Veränderungen an der Haut setzt,
2. die generalisierte Form, bei der es zur Erkrankung der inneren Organe kommt.

Inkubationszeit. Über die Inkubationszeit liegen bisher keine genauen Angaben vor. Es scheint möglich, daß sie Wochen, eventuell auch Monate beträgt. Die Frage des Primäraffektes konnte bisher auch noch nicht ganz eindeutig gelöst werden. Er scheint einmal an der äußeren Haut sitzen zu können, zum anderen aber auch an der Schleimhaut des Mundes, an den Tonsillen, dem Zahnfleisch, insbesondere den Zahnfleischtaschen (Weisheitszahn) oder auch im Bereich cariöser Zähne. Schließlich wird auch ein Primäraffekt am Darmausgang in 2 Fällen Nordamerikanischer Blastomykose mitgeteilt.

Die *Hautveränderungen* beginnen sehr häufig im Gesicht, dem Nacken oder an den Händen. Doch auch an den Handgelenken, Armen, Füßen und Beinen können sich die ersten Erscheinungen entwickeln. Sie bestehen in kleinen Knötchen von mittelroter oder bräunlicher Färbung, ohne stärkere Schmerzen. Die anfangs kleinen Herde bilden sich langsam zu großen, warzigen Papeln um, manchmal bis zu Hühnereigröße. Die Papeln zerfallen allmählich unter Entleerung eines reichlichen, schleimig-eitrigen Inhalts. So entwickelt sich eine

Pustel mit feuchtroter Granulationsfläche am Grund, die lange Zeit in dieser Form bestehenbleiben kann. Die umgebende Gewebsreaktion ist gering. Die abführenden Lymphgefäße sind nicht immer, aber doch sehr häufig mitbefallen, ebenso die zugehörigen Lymphdrüsen. Es kommt aber nicht zu einer entzündlichen Rötung wie bei einer regulären Lymphangitis, sondern zu einer derben Infiltration mit Bildung kleiner, harter Knötchen. Dieser Zustand kann eine ganze Weile bestehenbleiben und ist unter der Therapie durchaus rückbildungsfähig. Auch die Schmerzhaftigkeit ist in den späteren Stadien genau so gering wie zu Anfang.

In anderen Fällen entstehen unregelmäßige, lochartige Geschwüre mit leicht erhabenen Rändern und eiterbelegtem Grund. Diese breiten sich langsam aus, entwickeln Fistelgänge und setzen tiefe, bis in das Unterhautzellgewebe gehende Zerstörungen. Diese Form fand KARTULIS besonders in der Gesäßgegend. Die Hautherde können aber auch an Brust, Schulter, Nacken oder Rücken sitzen und nach Aufbrechen und geschwüriger Phase sich mit einer grau-braunen Kruste überdecken. Schließlich heilen sie sogar unter Hinterlassung atrophischer oder fibrös verdickter Narben ab. In einzelnen Fällen kann sich die Erkrankung auch auf eine Intertrigo in der Genitocruralfalte oder auch auf ein Eczema mammae aufpropfen. Schwitzen, Reibung und Feuchtigkeit begünstigen dann sicher den Fortgang des Krankheitsprozesses. Gelegentlich wird auch über neoplasmaartiges Wachstum bei Blastomykose berichtet (GAMBINI).

Von den *Schleimhäuten* wird besonders die Mund- und Zungenschleimhaut befallen (CASTELLANI, PEREIRO, FILHO). Es kommt zu Schwellungen und Ulcerationen. Die Zunge sieht höckerig aus und läßt von tiefen Rissen durchzogene Wucherungen erkennen. Laryngeale Lokalisation des Primärherdes wird vereinzelt beschrieben (RANIER).

Bei der *zweiten Form, der Generalisierung*, bei der die inneren Organe ergriffen werden, finden sich die meisten Veränderungen in der *Lunge*. Hier kommt es zu einem Bild, das in seinem klinischen und röntgenologischen Aussehen viel Ähnlichkeit mit den Bildern bei Tuberkulose hat. Unregelmäßige Temperaturen, Hustenreiz mit wechselnd starkem Auswurf, Schweißausbrüche und langsamer Kräfteverfall charakterisieren den Verlauf, bei dem man nicht primär an die Blastomykose denken würde, wenn nicht die Hauterscheinungen häufig der Diagnose den Weg wiesen. Selbst das Bild einer Miliartuberkulose kann im Röntgenbild vorgetäuscht werden mit blutig tingiertem Auswurf (LITTMANN, WICKER und WARREN). Erst wenn diese Herde dann zur Einschmelzung kommen und keine Tuberkelbakterien, sondern nur Hefen im Auswurf zu finden sind, ist durch den Erregernachweis die Diagnose zu stellen.

Unter 23 an einer Blastomykose erkrankten Soldaten in Okinawa fand BONOFF (1950) 6 mit einer primären pulmonalen Form. Von diesen letzteren endeten 2 tödlich. Bei der Autopsie fand man im einen Fall die Erreger in Lunge, Leber, Milz und Gehirn, nachdem vorher die Pilze schon in Sputum, Urin und Faeces nachgewiesen worden waren. Im 2. Fall ließen sie sich nur in den Lungen und im Pleuraexsudat nachweisen. Auch bei den übrigen 17 Erkrankten war zwar der Pilz in Sputum, Urin oder Stuhl nachweisbar, jedoch zeigten sich keine röntgenologisch faßbaren Lungenbefunde. Auch bei den 6 pulmonalen Formen waren die röntgenologischen Veränderungen sehr unterschiedlich.

Neben diesen Herden in der Lunge können sich aber auch solche im *Herzmuskel* entwickeln, die dann das Bild einer Myokarditis hervorrufen können. Am Herzmuskel finden sich die Erreger in den Lymphspalten zwischen den Muskelfasern, sie führen dort zu Durchblutungsstörungen und damit zu verschlechterten Ernährungsbedingungen und schließlich zu Gewebsausfällen.

Die *Leber* und die *Milz* sind bei der generalisierten Form eigentlich stets befallen. In diesen beiden Organen entwickeln sich multiple kleine Knötchen, die sich nachher in Eiter- und Nekroseherde umwandeln. Bei der histologischen Untersuchung finden sich eindeutig Sproßpilze im Bereich dieser Prozesse.

In den *Nieren* lassen sich gelegentlich Herde nachweisen, im Urin finden sich dann Eiweiß und ein nephritischer Sedimentbefund.

Meningitische Prozesse und *Hirnmetastasen* sind im ganzen gesehen auch bei der Generalisation kein häufiges Ereignis. In einer Zusammenstellung bis 1939 geben MARTIN und SMITH nur 16 gesicherte Fälle mit zentralnervösen Störungen an. Ausgesprochen meningeale Reizerscheinungen wurden nach der Übersicht von FRIEDMAN und SIGNORELLI (1945) nur 10mal beobachtet. Seither kamen außer dem von WHITAKER beobachteten Krankheitsfall noch 4 andere hinzu. Aus allen Berichten geht übereinstimmend hervor, daß diese meningitischen und encephalitischen Komplikationen nur bei außerordentlich hinfälligen und oft schon durch andere Krankheiten geschwächten Personen auftreten. Der Liquor zeigt meningitische Veränderungen. In der Lumbalpunktionsflüssigkeit ist in diesen Fällen der Erreger mikroskopisch und kulturell nachzuweisen.

Bei einem Fall von LITTMANN, WICKER und WARREN traten *psychische Veränderungen* auf, die an eine tuberkulöse Meningitis denken ließen. Bei der Sektion fand sich dann ein granulomatöser Herd in der Region des Sinus sagittalis superior, polymorphkernige Plasmazellen, Makrophagen und Spherulae des Pilzes, die Cortex zeigte Nekrosen bis zu einer Tiefe von mehreren Millimetern. Die Leptomeningen der Basis, des Cerebellum, der Pons und der Medulla oblongata waren von einer dicken, grünlich-gelben Exsudatschicht überzogen.

Im ganzen zeigt das Stadium der Generalisation viel Ähnlichkeit mit dem Bild einer septischen Streuung. In diesem Stadium sind die Pilze gelegentlich durch Kultur auch im Blut nachzuweisen. Das *Blutbild* spricht auch dafür, daß bei der Generalisation septische Vorgänge eine Rolle spielen, denn es kommt zu einer Leukocytose und einer Linksverschiebung. In späteren Stadien ist manchmal auch eine *Eosinophilie* zu beobachten.

Diagnose. Aus der Form der Veränderungen allein ist die Diagnose nicht zu stellen. Die charakteristischen Erreger sind aber bei *Probeexcisionen* in den Riesenzellen des Granulationsgewebes meist zu finden, auch lassen sie sich im nekrotischen Material der Geschwüre nachweisen. Die *kulturelle Untersuchung* des Materials bereitet bei entsprechendem Vorgehen auch keine wesentlichen Schwierigkeiten.

Bei den generalisierten Fällen kann der Erreger auch durch Blut- oder Liquorkultur nachgewiesen werden.

Bei einem Lungenbefall lassen sich die Pilze im Sputum, besser im abgesaugten Bronchialsekret mikroskopisch oder kulturell finden.

Neben diesen Möglichkeiten gibt es noch einen *Intracutantest*, der allerdings in seiner Zuverlässigkeit mit Zurückhaltung zu bewerten ist, da er auch positiv ausfallen kann, wenn der Untersuchte die Erreger als apathogene Saprophyten im Mund oder Darm beherbergt. Auf der anderen Seite gibt es auch schwere Fälle, die sich in einem anergischen Stadium befinden und trotz vorliegender Erkrankung mit einem negativen Hauttest antworten.

Die *Komplementbindungsreaktion*, die D. T. SMITH ausgearbeitet hat, scheint erstens spezifischer zu sein und zweitens auch gewisse prognostische Rückschlüsse zu erlauben. SMITH kombinierte sie bei 40 untersuchten Fällen mit dem Hauttest; hierdurch glaubt er gute prognostische Schlüsse ziehen zu können. Es ergab sich aus seinen Untersuchungen folgendes:

1. Bei positivem Hauttest und negativer Komplementbindungsreaktion ist die Prognose für die Wiederherstellung als gut zu bezeichnen (90% Heilungen),

2. bei positivem Ausfall beider Proben ist die Prognose weniger gut (etwa 70% Heilungen),

3. bei negativem Hauttest und positiver Komplementbindungsreaktion ist die Prognose meist schlecht,

4. negativer Ausfall beider Proben kann verschiedene Bedeutung haben, einmal findet man ihn bei Personen, die noch keine Antigene entwickelt haben oder bei solchen, die infolge ihrer Hinfälligkeit keine mehr entwickeln können.

Auch NEUBER beschäftigte sich mit der Ausarbeitung einer Komplementbindungsreaktion und eines Intracutantestes.

Prognose. Die Prognose der Erkrankung ist abhängig von der Lokalisation, ihrer Tendenz zur Generalisation und von der Resistenz des Organismus.

Die Hautformen sind quoad vitam nicht ungünstig, während die generalisierten Formen fast stets ernste, lebensbedrohende Erkrankungen darstellen, deren Mortalität relativ hoch ist.

Therapie. Für eine erfolgreiche Therapie ist die Frühdiagnose sehr wichtig (SOLWAY).

Von einzelnen Untersuchern wurde die Excision der Hautveränderungen empfohlen, doch muß von diesem Vorgehen abgeraten werden, da einem solchen Eingriff bei sensibilisierten Personen leicht eine hämatogene Streuung folgen kann.

Auch die Anwendung der Röntgentherapie und die Gabe von Jod ist nicht ungefährlich und führt unter Umständen zu sehr jähen und schweren Schockbildern, besonders wenn diese Therapie bei Personen in einem anergischen Stadium oder auch bei sensibilisierten Personen durchgeführt wird.

Recht befriedigende Behandlungserfolge, wenn auch keine völlige Heilung, erzielten COLBERT, STRAUSS und GREEN mit Propamidin, allerdings handelte es sich ausschließlich um cutane Formen.

Am meisten hat sich bisher nach den verschiedensten Mitteilungen in der Literatur die *Vaccinetherapie* bewährt, doch muß ihr eine vorherige Intracutantestung zur Prüfung der Empfindlichkeitslage vorausgehen. Allerdings ist bei Fällen mit negativem Hauttest eine Vaccinetherapie auch nur mit Vorsicht anzuwenden. In solchen Fällen wird von manchen Autoren von dieser Behandlung abgeraten.

Vaccinetherapie in Verbindung mit hohen Joddosen und lokaler antimykotischer Behandlung empfiehlt DOSA im Falle einer Unterarmhautblastomykose.

Mit einer kombinierten Vaccine- und Goldtherapie erzielte NEUBER in einem schon über 10 Jahre bestehenden Fall von Blastomykose der Gesäßhaut eine völlige Heilung.

Die Hautblastomykosen sprechen meist gut auf eine vorsichtige *Kaliumjodidtherapie*, oft in Kombination mit Röntgen, an. So berichten z. B. FRANCHI und PERUCCIO über einen Fall aus Nordafrika, der von ihnen durch tägliche Gabe von Jodkali (6 g, insgesamt 328 g) geheilt wurde.

LEWIS empfiehlt zur Allgemeinbehandlung Sulfapyridin, Jod und Thymol, zur lokalen Therapie Gentianaviolettlösung.

BUSCH gab in einem Fall hohe Joddosen per os und später intravenös unter gleichzeitiger Röntgenbestrahlung.

Injektionen von Methylenblau oder Kupferlösung wurden auch, aber ohne sicheren Erfolg, verwandt, während Gold in Form von Dolgand (MAZZA und REGGIARDO) wirksam sein soll.

In der letzten Zeit sind von verschiedenen Amerikanern, unter anderen WHITAKER, Behandlungsversuche mit einer Kombination von Streptomycin und Promin durchgeführt worden. Penicillin, Sulfadiazin und Sulfameracin erwiesen sich als wirkungslos.

Aber nicht alle Stämme scheinen auf Streptomycin anzusprechen, denn bei in vitro-Prüfungen zweier Stämme durch LITTMANN, WICKER und WARREN erwiesen sich diese gegen Streptomycin und Penicillin als resistent.

2. Südamerikanische Blastomykose.

Die Südamerikanische Blastomykose (Paracoccidioidose) oder Brasilianische Blastomykose ist eine chronische Pilzerkrankung, die sich vorwiegend im Munde, in der Nase und den dazugehörigen Lymphdrüsen festsetzt, aber auch auf andere Lymphdrüsen übergreifen kann. In selteneren Fällen befällt sie auch die inneren Organe.

Geschichte. Schon 1909 gab LUTZ aus Brasilien eine Beschreibung des Krankheitsbildes, doch stammt die erste genaue Schilderung des Erregers erst von SPLENDORE (1912), der diesen als Zymonema brasiliense bezeichnete. Vorübergehend glaubte man, daß der Parasit mit dem Erreger der Coccidioidomykose identisch sei. Untersuchungen von DE ALMEIDA ergaben aber, daß zwischen dem Erreger der Südamerikanischen Blastomykose und dem Coccidioides immitis gewisse deutliche Unterschiede festzustellen sind. Daneben besteht allerdings eine Anzahl von Parallelen. So wurde 1930 für den Erreger dieser Mykose der Name Paracoccidioides brasiliensis gewählt und seither beibehalten.

Ätiologie. Der Erreger *Paracoccidioides brasiliensis* — Synonyma: Zymonema brasiliensis, Zymonema histosporocellularis (HABERFELDT 1919), Mycoderma brasiliense (BRUMPT 1927), Blastomyces brasiliensis (CONANT und HOWELL 1941) — lebt meist als Saprophyt auf Pflanzen, vornehmlich auf Gemüsen. Aus dem Boden oder von Tieren konnte er bisher nicht isoliert werden. Es scheint sich hier um einen Pilz zu handeln, der nur beim Menschen als Parasit gefunden wird. Der Erreger ist etwa 10—40 μ groß, nach BÜNGELER 5—20 μ. Sicher ist, daß er außerordentlich verschiedene Größen aufweisen kann. Die Erreger haben eine dicke, doppeltlichtbrechende Membran. Manchmal liegen sie in Haufen zusammen, die größeren meist in der Mitte, umgeben von kleineren ovalen oder birnenförmigen Pilzen. Auf Nährböden, insbesondere dem SABOURAUDschen Nährboden, wächst er ungewöhnlich langsam und wird meist erst nach 20 oder mehr Tagen sichtbar, im Gegensatz zum wesentlich rascher wachsenden Coccidioides immitis. Seine Kulturen auf den Nährböden zeigen an der Oberfläche ein gehirnartiges Aussehen und haben eine grau-gelbe Farbe mit reichlich darüber befindlichem Luftmycel. DE ALMEIDA und FERNANDEZ vermochten das Wachstum des Pilzes durch Anwendung besonderer Nährböden (Schokolade-Agar) so zu beschleunigen, daß sich schon am 5. Tag sichtbare Kolonien bildeten. Sie wählten dafür Brutschranktemperaturen von 37°. Auch auf diesen Nährböden zeigen die Kolonien ein Wachstum, das an die Gehirnoberfläche erinnert. Die Sprossung in der Kultur ist besonders intensiv, findet sich aber auch schon im befsllenen Gewebe.

Der Erreger ist im allgemeinen nicht tierpathogen. JORDAN und WEIDMAN konnten bei Ratten nur örtlich streng begrenzte Entzündungen setzen. DE ALMEIDA gelang es, Meerschweinchen intratestikulär zu infizieren. PALMEIRO stellte bei Meerschweinchen, Schweinen und Hunden Infektionen mit Saccharomycesarten fest, die mit den Blastomykosen manche Ähnlichkeit aufweisen.

Verbreitung. Die ersten Fälle dieser Mykose stellte LUTZ in São Paulo (Brasilien) fest. In der Folgezeit kamen die meisten Mitteilungen über dieses Krankheitsbild auch aus Brasilien. Bis März 1947 waren dort insgesamt etwa 875 Fälle beobachtet worden. Daneben sind aber im Laufe der Zeit auch Beobachtungen aus Argentinien, Uruguay, Paraguay, Peru, Venezuela und Columbien bekannt geworden. Aus diesem Grunde ist die Bezeichnung „Südamerikanische Blastomykose" heute angebrachter und auch im anglo-amerikanischen Schrifttum allgemeiner verwendet als die frühere „Brasilianische Blastomykose".

Pathologische Anatomie. Die Veränderungen sind von granulomartigem Typ und weisen stets Riesenzellen mit phagocytierten Parasiten auf. Die Lymphdrüsen können bis zu Hühnereigröße schwellen. Im Bauchraum sind sogar bis mannskopfgroße Drüsen beobachtet worden. CUNHA MOTTA beschreibt 3 verschiedene Formen der Lymphdrüsenveränderungen: 1. eine knotenförmige, 2. eine diffuse, 3. eine gummaartige. Die Verschiedenartigkeit dieser Veränderung in den Lymphdrüsen hängt wohl weitgehend von dem Alter des Prozesses ab.

Die primären Schleimhautveränderungen bestehen aus unregelmäßig begrenzten Geschwüren mit hartinfiltriertem Grund und leicht blutenden Ulcerationen. In späteren Stadien finden sich mehr produktive Gewebsreaktionen als Ausdruck einer sich langsam entwickelnden spezifischen Allergie (BÜNGELER). In der Haut allerdings überwiegen die exsudativ-eitrigen Prozesse.

Beim Befall der inneren Organe sind besonders Milz und Leber von pathologischen Veränderungen betroffen. Hier finden sich massenhaft kleinste Eiterherde, die einschmelzen können oder zu Nekrosen führen. Auch im Dickdarm kommt es zur Geschwürsbildung. Daneben können sich aber auch fibröse Knötchen entwickeln.

Histologisch bieten die Veränderungen besonders in den Lymphknoten, der Leber sowie der Milz mit dem plasma- und riesenzellenreichen Gewebe, der Gefäßarmut und der Neigung zur Verkäsung viele Ähnlichkeiten mit der Tuberkulose, doch vermag hier der stets reichliche Parasitenbefall (DA ROCHA-LIMA) die Differentialdiagnose zu klären.

Übertragung. Wahrscheinlich wird die Erkrankung durch das In-den-Mund-Nehmen von Gräsern, Ähren u. ä., an denen Pilze oder Pilzsporen haften, übertragen. Aus den statistischen Erhebungen in Brasilien geht hervor, daß von 875 Erkrankten rund 600 Farmer und Feldarbeiter waren. Auch konnte festgestellt werden, daß unter den Erkrankten die Männer mit 762 gegenüber 73 Frauen außerordentlich stark überwogen. Eine gewisse Häufung in den Lebensaltern zwischen 20 und 50 Jahren war aus dieser Zusammenstellung ebenfalls zu entnehmen, doch konnte ein besonderes Prädilektionsalter nicht festgestellt werden.

Gewisse landschaftliche Gebundenheiten scheinen für den Pilz auch zu bestehen, denn die Hauptzahl der Kranken stammt aus dem Staat São Paulo. Hinter den von dort mitgeteilten Zahlen treten die Beobachtungen aus Rio de Janeiro, Mina Geraes und Rio Grande do Sul sowie den übrigen südamerikanischen Staaten erheblich zurück.

Klinik und Verlauf. *Inkubationszeit.* Die Inkubationszeit liegt nicht sicher fest. Ob sie manchmal wie QUIROGA, NEGRONI und CONDERO in 2 Fällen beobachtet zu haben glauben, 22—26 Jahre betragen kann, erscheint fraglich und bedarf der weiteren Prüfung.

Im Gegensatz zur Nordamerikanischen Blastomykose sitzt der Primäraffekt sehr häufig in der Mund- oder Rachenschleimhaut, selten findet sich ein Herd an der äußeren Haut oder ein isolierter Befall der Schleimhaut des tieferen Verdauungskanals.

MOTTA ist der Ansicht, daß die Primärherde bei der Südamerikanischen Blastomykose in der buccopharyngealen Mucosa in Form von granulomatösen Ulcerationen zu suchen seien. Von hier aus greift die Infektion auf die cervicalen und axillaren Lymphknoten über. Kaum merklich vollzieht sich so die Umwandlung in die 2. Form.

Der Primäraffekt ist meist ein wenig über das Schleimhaut- oder Hautniveau erhabenes Geschwür mit scharfem Rand und etwas gelbrotem, körnigen Grund. DE ALMEIDA hat auf Grund der Symptome und des allgemeinen Verlaufs das Krankheitsbild in 4 Formen eingeteilt: *1. Äußere Form.* Bei dieser Form ist Haut oder Schleimhaut befallen, sie ist die häufigste Form und findet sich besonders im Mund. *2. Lymphatische Form.* Ihr Hauptcharakteristikum ist die Lymphdrüsenschwellung, die meist im Nacken beginnt und auf die benachbarten Lymphdrüsen übergreift. *3. Die viscerale oder innere Form.* Bei dieser sitzen die ersten Veränderungen im Bereich der Milz, der Leber, des Darmes oder der Lunge. Die Lokalisation in der Lunge konnte gerade in letzter Zeit besonders häufig beobachtet werden. Sie wird von DE ALMEIDA bei dieser Form als konstantes Symptom aufgefaßt. *4. Die Mischform.* Sie entwickelt sich aus einer der vorgenannten.

1. Die äußere Form. Meist sitzen die Primärläsionen in der Mund- oder Rachenschleimhaut. Von diesen Herden ausgehend entwickelt sich der Prozeß durch Übergreifen auf die umliegenden Schleimhautpartien, unter Umständen auch auf die äußere Haut. Die Geschwüre breiten sich nur langsam aus. Nach und nach aber erfassen sie den Gaumen, die Lippen, die Zunge und den Rachen. Diese Veränderungen in der Mundhöhle, die Ulcerationen, Blutungen, Begleitödeme, schließlich der Zahnverlust durch die entzündlichen Vorgänge bringen oft erhebliche Ernährungsschwierigkeiten mit sich (MAZZA).

Auch auf das Kinn, die Nase, die Wangen kann der Prozeß übergreifen und hier ebenfalls ulceröse oder papulo-pustulöse Veränderungen setzen. Diese verschiedenen Möglichkeiten der Ausbreitung erfaßt DE ALMEIDA, wenn er vom klinisch-anatomischen Standpunkt aus 9 verschiedene Typen der Hautveränderungen bei dieser Form unterscheidet.

Als Primärherd und Eintrittspforte der Infektion überhaupt spielen Zahnfleischläsionen, periodontiale Herde und cariöse Zähne eine nicht unbedeutende Rolle. BOGLIOLO konnte 2 Fälle mit kleinen mykotischen Granulomen am Zahnhals bzw. an der Zahnwurzel feststellen, die in diesen Herden Paracoccidioides brasiliensis enthielten. Nach Ansicht von BOGLIOLO handelt es sich bei diesen Herden um die Primärherde, von denen aus die in dem einen Fall recht schweren Veränderungen an Wange, Lippe und submaxillaren Lymphdrüsen sowie die miliaren Lungenherde entstanden waren. Beim anderen Fall bestanden schon Drüsenschwellungen und -veränderungen in den Cervical- und Inguinaldrüsen, in beiden Fällen also schon ein Übergang zur zweiten Form, besser gesagt eine Mischform. Überhaupt lassen sich diese einzelnen Formen zwar theoretisch gut abgrenzen, doch wird es in der Praxis meist sehr schwierig sein.

Neben dem oralen Primärherd beobachteten LA CAZ und OLIVEIRA bei insgesamt 4 Fällen *ano-rectale Infektionen.* Sie nehmen an, daß die Benutzung von Blättern oder anderen Pflanzenbestandteilen als Toilettepapier bei diesen Infektionsstellen von Bedeutung sein könnte. Das Kulturverfahren konnte hier eindeutig die Ätiologie klären. Die Herde wurden durch kombinierte Vaccine- und Sulfadiazintherapie beseitigt.

2. Die lymphatische Form. Die Übergänge von der ersten zu dieser sind durchaus fließend. Meist erkranken die Lymphdrüsen, die regional dem Sitz des Primärherdes entsprechen, zuerst. Ist es schon zum Befall einer Drüse gekommen, dann läßt die generalisierte Drüsenschwellung meist nicht lange auf sich warten. Von dieser ersten Drüse kommt es auf dem Lymphweg zur Verschleppung der Erreger und zur Schwellung auch entfernter liegender Lymphdrüsen. Selbstverständlich können auch die Lymphfollikel der Schleimhäute des Verdauungs- und Respirationstractus mitbefallen sein (BÜNGELER). Da der Primärherd meist im Rachen oder der Mundhöhle sitzt, so findet sich auch die erste Drüsenschwellung vorwiegend am Hals oder Nacken. Ein isoliertes Auftreten von Drüsenschwellungen mit Begleitödem des umgebenden Gewebes, Entwicklung von Einschmelzungsherden und Fistelgängen ohne sicher nachweisbaren Primärherd gibt es praktisch kaum. Allerdings wurde in einzelnen Fällen ein isoliertes Befallensein der mediastinalen oder intra-abdominellen Drüsen beobachtet. Ein solches Vorkommnis ist aber im ganzen gesehen sehr selten und kaum intra vitam zu diagnostizieren, es sei denn mit Hilfe der Laparoskopie, besser noch der Probelaparotomie und einer dabei durchgeführten Drüsenexstirpation. Die Diagnose in solchen Fällen nur mit Hilfe des Hauttestes und der serologischen Proben zu stellen, erscheint gewagt. Denn diese Bilder sind ohne histologische Untersuchung kaum von der

Lymphogranulomatose Hodgkin abzugrenzen. Für diese Verlaufsformen muß der Primärherd wohl im Darm bzw. in den Bronchien gesucht werden.

3. *Viscerale Form.* Eine primär viscerale Form ist sehr selten. Man kann eigentlich nur von einer Form sprechen, bei der die Veränderungen an den inneren Organen im Vordergrund stehen, denn bei dieser Form sind fast stets auch die Lymphdrüsen der verschiedensten Körperregionen in irgendeiner Art mitbefallen. Sehr eindeutig ist dies Bild bei der von DIAS DA SILVA und SOUZA CAMPOS beschriebenen *hepatosplenoglandulären* Form, bei der die Milz- und Lebervergrößerung stets von Lymphdrüsenschwellungen begleitet ist.

Von den inneren Organen wird am häufigsten die *Lunge* ergriffen. FIALHO glaubt sogar, daß Paracoccidioides brasiliensis bei 84% der Erkrankten Lungenherde hervorruft. Auch DE ALMEIDA stimmt mit dieser Ansicht überein. Die Entstehung dieser Lungenherde ist noch nicht eindeutig geklärt. Sie können einmal auf dem Blut- oder Lymphwege entstehen, zum anderen sich aus einer intracaniculären Streuung bei einem in der Trachea sitzenden Herd entwickeln. Beide Wege sind durchaus möglich. Der Prozeß beginnt meist mit einem gewissen Reizhusten, Stichen beim Atmen und erst mäßigem, später reichlicherem Auswurf.

Das *Röntgenbild der Lunge* zu Beginn und auch im weiteren Verlauf ist wenig charakteristisch und kann leicht mit denen bei tuberkulösen Veränderungen verwechselt werden. Selbst Einschmelzungsherde werden gelegentlich beobachtet.

Auch das *Herz* kann bei der visceralen Form der Erkrankung Herde aufweisen. Sie finden sich in Form kleinster Pilznester in der Herzmuskulatur, zeigen ein destruktives Wachstum und führen dadurch zu Gewebsschäden ernstlicher Art (MOTTA). Ob diese schon intra vitam mittels elektrokardiographischer Untersuchungen zu erfassen sind, ist bisher noch nicht berichtet worden, erscheint aber durchaus möglich.

*Nieren*veränderungen finden sich verschiedentlich terminal. Bei einem generalisierten Fall konnte MAZZA auch an den *Genitalorganen* die Erreger nachweisen.

Auch bei der Südamerikanischen Blastomykose werden *intrakranielle* und *cerebrale Prozesse* beobachtet. DE AZEVEDO berechnet den Anteil dieser Fälle an den tödlich endenden mit etwa 30%. Seine eigenen Beobachtungen umfassen 11 Sektionen bei generalisierter Blastomykose in den Jahren 1928—1931, von denen 2 intracerebrale und 1 intrakranielle Veränderungen zeigten. Die in den beiden erstgenannten Fällen beobachteten Herde saßen im Bereich des Cerebellum, am Occipitallappen bzw. am linken Temporosphenoidallappen. Im histologischen Bild fanden sich Knötchen von granulomatösem Gewebe mit Histiocyten, Riesenzellen, Plasmazellen, Lymphocyten und vielen Polymorphkernigen. Im Zentrum saß ein nekrotischer Herd. In diesem und in den Riesenzellen ließ sich Paracoccidioides brasiliensis nachweisen. Das umgebende Gewebe war hyperämisch und ödematös durchtränkt. Eine gewisse Gliareaktion war festzustellen. Auch RITTER (1948) beschreibt 2 ähnliche Fälle. Der Prozeß war hier als Hirntumor, Gliom, gedeutet worden. Die Lokalisation war auch einmal das Cerebellum, im anderen Fall die eine Hemisphäre. Bei der Untersuchung der Tumoren fand sich beide Male Paracoccidioides brasiliensis. RITTER weist darauf hin, daß Prozesse mit dieser Lokalisation und einer solch strengen Abkapselung wahrscheinlich auch durch Hauttest und serologische Proben schwer oder gar nicht zu erfassen sein dürften. In dem 3. Fall von DE AZEVEDO war es von einem Herd im Schädelknochen zur Perforation und Entwicklung eines subduralen Abscesses gekommen.

Die *Knochenmitbeteiligung* ist bei der Südamerikanischen Blastomykose im ganzen nicht sehr häufig. Außer dem eben erwähnten Fall von DE AZEVEDO hat BARROS eine Beobachtung mitgeteilt. Auch hier waren Herde im Schädelknochen, ferner den Schlüsselbeinen, einigen Rippen, den beiden Tibiae, dem rechten Humerus und beiden Oberschenkelknochen festzustellen. Im Röntgenbild boten diese Stellen zum Teil cystische Bilder, zum Teil zeigten sie ein mehr osteomyelitisches oder osteoplastisches Aussehen.

BÜNGELER konnte bei seinen systematischen Untersuchungen auch im *Knochenmark* häufiger Herde finden. Auf Grund dieser Befunde könnte man also auch bei der lymphatischen und generalisierten Form die Sternalpunktion unter Umständen zum Erregernachweis mit heranziehen.

Das *Blutbild* weist häufig eine Leukocytose auf, teilweise sicher infolge der Sekundärinfektion, besonders bei ausgedehnten ulcerösen Haut- und Drüsenprozessen. Vielfach ist auch eine Lymphopenie und eine Eosinophilie zu beobachten (BÜNGELER). Bei etwas längerem Bestehen des Krankheitsbildes tritt fast stets eine Anämie auf, die sich mehr oder minder rasch steigert.

4. *Die Mischform.* Diese Form findet man am häufigsten. Manche der bereits vorher geschilderten Erscheinungen gehören zum Teil schon, strenggenommen, in diese Gruppe. Denn wenn es von dem Primärherd aus bei Nachlassen der Abwehrkräfte des Organismus zur Ausbreitung auf die Lymphdrüsen und weiter auf die inneren Organe kommt, so haben wir schon ein Mischbild vor uns, das beinahe sepsisartigen Charakter aufweist. So konnte denn auch in einigen Fällen bei dieser Form der Erreger aus dem Blut isoliert werden. Diese Beobachtung beweist den Vorgang der hämatogenen Streuung. Nach Ansicht MOTTAs kommt es meist erst in der Zeit zwischen dem 3. und 18. Monat nach der Infektion zur allgemeinen Aussaat auf dem Blutwege. Es werden dann praktisch alle Körpergewebe befallen. In den meist erst terminal auftretenden, ganz massiven Pilzsepsisfällen werden die Erreger in alle Organe verschleppt, ohne daß sich dann noch irgendwelche Granulationen oder andere Gewebsreaktionen entwickeln.

Eine besondere Form der Südamerikanischen Blastomykose beschrieb 1931 LOBO. Auch DE ALMEIDA und LA CAZ sprechen von gewissen Unterschieden im klinischen Geschehen und im histologischen Bild („tipi gorge lobo"). Die LOBOsche Krankheit, auch Keloidblastomykose genannt, scheint hautpsächlich im Amazonasgebiet vorzukommen. Einige Untersucher trennen den Erreger, Glenosporella loboi, von dem Paracoccidioides brasiliensis ab. In dem sich in der Haut oder im Unterhautbindegewebe bildenden Granulom finden sich reichlich Plasmazellen, Histiocyten und multinucleäre Riesenzellen, in diesen liegt der Fungus in Uhrglasform. GUIMARAES und MACEDO fanden den Erreger rund bis oval, von einer dicken Membran umgeben. Nach ihrer Beschreibung scheint er sich durch einfache Sprossung zu vermehren, manchmal stellten sie auch 2 Sprossen fest. Aus dieser Beobachtung glaubten sie einen Unterschied gegenüber P. brasiliensis herleiten zu können, der multiple Sprossung zeigt. Kulturveruche des Erregers glückten den beiden Autoren nicht. In jüngster Zeit weisen allerdings ARTAGAVEYTIA-ALLENDE und MONTEMAYOR darauf hin, daß es sich bei der LOBOschen Krankheit *nur um eine Abart* der Südamerikanischen Blastomykose handele und *nicht* um eine durch einen anderen Erreger hervorgerufene Erkrankung.

Als *Komplikation* wird gelegentlich auch bei dieser Pilzerkrankung das Auftreten einer Lymphogranulomatose Hodgkin erwähnt (LA CAZ, DE FARIA und MOURA). Es erhebt sich dabei die Frage, ob diese Krankheit für die Pilzinfektion Wegbereiterin ist oder umgekehrt. Ersteres erscheint nach allem wahrscheinlicher.

Bei der inneren Form der Infektion mit Paracoccidioides brasiliensis wird gelegentlich auch eine Komplikation durch Lungentuberkulose gefunden. Das Röntgenbild beider Prozesse ist schwer voneinander zu differenzieren. Auch hier ist die Tuberkulose möglicherweise Wegbereiterin für die Pilzinfektion, aber auch das Umgekehrte ist denkbar.

Diagnose. Bei der äußeren Form können differentialdiagnostisch die Lues, besonders tertiäre Hauterscheinungsformen, Hauttuberkulose, brasilianische Haut- und Schleimhaut-Leishmaniose oder auch ein Hautneoplasma in Betracht kommen. MENDEZ-LEMAITRE teilen mit, daß von 8 Fällen nur einer sofort richtig diagnostiziert wurde, 4 waren erst als Carcinom oder Epitheliom aufgefaßt worden. Nur der Pilznachweis vermag hier die Klärung zu bringen. Die lymphatische Form der Südamerikanischen Blastomykose bietet in ihrer Abgrenzung gegenüber Lymphdrüsentuberkulose und HODGKINscher Krankheit oder auch Lymphosarkom gewisse Schwierigkeiten.

Zur Sicherung der Diagnose ist neben dem klinischen Bild heranzuziehen: 1. Der direkte Pilznachweis, 2. die bioptisch-mikroskopische Untersuchung, 3. die Kultur, 4. der Hauttest, 5. die Komplementbindungsreaktion, und 6. der Tierversuch.

1. Die direkte Untersuchung auf Pilze im Wundabstrich und Wundsekret ist in üblicher Weise wie bei jeder anderen Pilzuntersuchung durchzuführen. Hier stehen verschiedene Färbemethoden zur Verfügung. Zur Unterscheidung des Paracoccidioides brasiliensis von Blastomyces dermatitidis empfehlen MACKINNON und VINELLI die BESTsche Carminfärbung. CONAND und HOWELL jr. stellten ausgedehnte Vergleichsuntersuchungen mit 7 Stämmen, die aus Nordamerikanischer Blastomykose isoliert wurden, und 6 Stämmen, die aus Südamerikanischen Blastomykoseerkrankungen stammten, an. Die aus den 7 nordamerikanischen Fällen isolierten Erreger — Blastomyces dermatitidis — zeigten keinerlei Unterschiede. Bei den südamerikanischen Paracoccidioides brasiliensis-Stämmen waren gewisse, aber nur unwesentliche Unterschiede untereinander festzustellen. Diese Unterschiede scheinen den beiden Autoren aber so gering, daß man für die klinische Betrachtungsweise hier praktisch nur von der Paracoccidioides brasiliensis-Gruppe allenfalls sprechen, aber keine ins einzelne gehende Differenzierung zwischen einzelnen Stämmen vornehmen sollte. Oft sind aber die Pilze in den oberflächlichen Schichten nicht mehr nachweisbar, und deshalb hat

2. die bioptisch-mikroskopische Untersuchung in zunehmendem Maße an Bedeutung gewonnen. Aus dem veränderten Gewebe wird eine Probeexcision gemacht. Das histologische Bild, das sich bei dieser Untersuchung bietet, ist recht typisch. Um eine große Zelle findet sich meist eine Reihe kleinerer gelagert. Oft liegen in den Zellen phagocytierte Parasiten in großer Zahl, doch können auch freiliegende Parasiten gefunden werden. BÜNGELER empfiehlt für den Nachweis der Erreger in den Gewebsschnitten die einfache Hämatoxylin-Eosinfärbung. Zur Darstellung frei im Gewebe liegender oder in den Gewebsspalten sich findender Elemente ist aber die Silbermethode von BIELSCHOWSKY-MARESCH wesentlich besser.

3. Auf die Kulturmöglichkeiten wurde bei der Besprechung der Ätiologie eingegangen. Hier sei auf den SABOURAUDschen Nährboden als eines der wichtigsten Nährmedien verwiesen. Zur kulturellen Untersuchung kann herangezogen werden 1. das durch Wundabstrich gewonnene Material, 2. Material der Probeexcision, 3. Auswurf, besonders bei Verdacht auf pulmonale Formen, 4. Stuhl, 5. Blut und 6. Liquor. Aus allen diesen Untersuchungsmaterialien ist bei vorliegender Infektion eine positive Kultur unter entsprechenden Bedingungen zu erhalten.

4. Der *Haut-* oder *Intradermaltest*. Er wurde von DE ALMEIDA und Mitarbeitern herausgebracht und läßt sich sowohl zur diagnostischen sowie zur prognostischen Beurteilung der Krankheitsfälle heranziehen. Wie bei anderen

Allergietesten finden wir auch hier ganz ähnlich gelagerte Verhältnisse. So ist der Test in einer sehr großen Zahl von leichten Fällen positiv, aber auch bei völlig gesunden Personen ohne irgendein nennenswertes Krankheitssymptom. In schweren Fällen, besonders in den schwersten, kann er aber negativ ausfallen. Dieses Resultat der Intracutanprobe spricht für einen anergischen Zustand, der prognostisch sehr ungünstig ist.

Technik. Aus einer 3 Monate alten Kultur in flüssigem SABOURAUDschem Nährboden wird das Antigen hergestellt. Eine gewisse Anzahl von Stämmen wird zweckmäßigerweise zu dem Antigen verarbeitet. Das so gewonnene Antigen wird intracutan in einer Menge von 0,1 cm^3 injiziert. Das Ergebnis ist nach 24 Std abzulesen. Bei positivem Ausfall der Probe findet sich dann eine Rötungszone, manchmal mit einem maculo-papulösen Zentralbezirk. Das reagierende Feld ist sehr gut abgesetzt, juckt leicht und kann gelegentlich auch etwas schmerzen. Zu einer stärkeren Nekrose kommt es sehr selten.

5. *Die Komplementbindungsreaktion.* Sie kann ebenfalls einen gewissen Anhalt für das Vorliegen der Erkrankung bieten, doch muß berücksichtigt werden, daß sie auch bei anderen Pilzerkrankungen positiv ausfallen kann. In gewissen anergischen Stadien werden sich auch im Serum keine Antikörper finden, so daß diese Probe dann auch im Stich lassen kann, obwohl eine Erkrankung an Blastomykose vorliegt. Aber auch umgekehrt kann es zu einem positiven Ausfall der Komplementbindung ebenso wie des Hauttestes kommen, wenn die untersuchte Person den Erreger im Mund oder im Darm beherbergt, *ohne* krank zu sein.

6. Der Tierversuch kann auch mit herangezogen werden, allerdings muß darauf hingewiesen werden, daß die Übertragungsversuche auf Tiere zum Teil unsichere Resultate ergeben haben. Das Meerschweinchen ist im ganzen zwar für die Infektion empfänglich, doch sind gelegentlich gerade beim Tierversuch ausgesprochene Versager beobachtet worden.

Prognose. Die Prognose der Krankheit ist, solange diese auf einzelne Hautherde beschränkt bleibt, nicht ungünstig. Aber schon bei ausgedehnteren Hautveränderungen gestaltet sie sich zweifelhaft, wenngleich auch dann noch keine absolute Neigung zur akuten Verschlimmerung aufzutreten braucht. Immerhin aber ist ein Umsichgreifen des Prozesses stets sehr verdächtig auf einen bösartigen Verlauf bzw. eine Generalisation, und im Augenblick einer solchen ist die Prognose des Gesamtablaufs außerordentlich zweifelhaft. Bei stärkerem Befall der inneren Organe kommt es fast stets zum tödlichen Ausgang.

Therapie. Bis vor einigen Jahren stand man der Erkrankung ziemlich machtlos gegenüber. Seit der Einführung der Sulfonamide sind aber einige ermutigende Behandlungserfolge erzielt worden. Mit diesen Medikamenten scheint es möglich zu sein, das Wachstum der Pilze zu hemmen. Wenn gleichzeitig eine die Abwehrkraft des Organismus stärkende Therapie betrieben wird, kann dieser in die Lage versetzt werden, mit den Parasiten fertig zu werden.

Schon mit *Prontosil* konnte SCHRÖDER 1940 in einem Fall mit ausgedehnter Blastomykose des Rachens, der Tonsillen, Stimmbänder und Epiglottis innerhalb verhältnismäßig kurzer Zeit eine völlige Vernarbung aller geschwürigen Veränderungen erzielen. SYLVA erreichte ebenfalls mit Sulfonamiden eine günstige Wirkung bei 2 pulmonalen Verlaufsformen. Sulfadiazin wandte BARROS in 4 Fällen, darunter 2 pulmonalen Prozessen und einem mit ausgedehnten Knochenherden, mit Erfolg an. Er gab 3—6 g täglich, setzte die Behandlung über längere Zeit fort und machte auch nach einer Pause eine zweite Kur. DE ALMEIDA und Mitarbeiter haben vor allem mit Sulfadiazin, Sulfamerazin und Sulfaglycin bei in vitro-Versuchen eine sehr deutliche Wirkung auf die Pilze feststellen können.

Tierexperimentelle Studien von BOSA bestätigten die günstige Wirkung der Sulfonamide auch auf die experimentell erzeugte Blastomykose der Ratte.

Mit *Sulfathiazol und Vaccine* in Kombination hatten QUIROGA, NEGRONI und CORDERO bei 3 Männern mittleren Alters sehr gute Erfolge. Die Lungenbeteiligung heilte in dem einen Fall in 3 Monaten völlig ab (71 intravenöse Injektionen des Sulfonamidpräparates und 231 g per os sowie 20 Injektionen von Paracoccidioidesvaccine).

In der letzten Zeit hat dann DE ALMEIDA ein Behandlungsschema ausgearbeitet, das als erste therapeutische Maßnahme die Gabe eines der drei genannten *Sulfonamidpräparate in einer Dosierung von täglich 3—4 g* für die Dauer von einigen Monaten vorsieht. *Er kombiniert die Behandlung aber mit einer polyvalenten antiblastomykotischen Vaccine.* Von dieser gibt er jeden 4. Tag 1 cm³, bei einer Kur von insgesamt 10 Injektionen. Nach einem kurzen Behandlungsintervall wird die Vaccinereihe nochmals wiederholt, unter Umständen auch für 1 oder 2 Monate Dauer die Sulfonamidmedikation.

Versuche, mit *Penicillin* das Krankheitsbild zu beeinflussen, führten zu keinem Erfolg. Auch eine Erhöhung der Penicillindosis brachte nach DE ALMEIDA keine besseren Resultate. Lediglich auf gewisse Sekundärinfektionen vermag das Penicillin günstig zu wirken, nicht aber auf die eigentlichen Krankheitserreger. Im Gegenteil schien es so, als wirke Penicillin im einen oder anderen Fall ausgesprochen ungünstig und ziehe Exacerbationen nach sich.

Therapieversuche mit *Streptomycin* von LA CAZ, ASCHAR, COSTA und VIOTTI erbrachten in einem Fall ein Stationärbleiben der Prozesse, aber keinen Rückgang. Nach wie vor geben diese Autoren den Sulfonamiden als der besten therapeutischen Maßnahme den Vorzug. In vitro-Versuche von FURTADO und PELEGRINO zeigten, daß das Streptomycin nur eine gewisse mykostatische, aber keine mykocide Wirkung hat. Im ganzen sind die Versuche mit Streptomycin als unbefriedigend und unwirksam zu bezeichnen.

Ein Bericht von LA CAZ und CURRY, zitiert nach FURTADO und PELLEGRINO, spricht von einer günstigen Wirkung des *Tyrothricins*, allerdings nur in lokaler Anwendung, da es bei innerlicher Gabe toxisch und hämolytisch wirkt.

Wieweit die anderen neueren Antibiotica von Erfolg sind, ist noch unbekannt, da über Behandlungsversuche bisher keine umfangreicheren Berichte vorliegen.

Neben diesen auf das Ätiologische ausgerichteten Behandlungsmaßnahmen ist es selbstverständlich notwendig, durch gute Ernährung, Ausschaltung von Begleiterkrankungen und Vitaminmangelzuständen die Widerstandskraft des Organismus zu steigern und pflegerisch günstige Bedingungen zu schaffen.

Von den älteren Maßnahmen sei hier noch erwähnt die Kaliumjodidbehandlung, die in einzelnen Fällen gelegentlich etwas zu leisten vermochte. Bei örtlich begrenzten Prozessen kann eine frühzeitige Entfernung bis weit ins gesunde Gewebe hinein oder eine elektrische Verkochung, eine Verätzung oder Vereisung von Erfolg sein. Auch Röntgen- und Radiumbestrahlungen werden von einigen Autoren herangezogen.

Quecksilber, Salvarsan, Trypaflavin oder andere Arsen- und Antimonverbindungen noch beim heutigen Stand der Therapie einzuschalten, erübrigt sich, da man von dieser Medikation nichts zu erwarten hat.

Prophylaxe. Eine spezielle Vorbeugung gegen diese Erkrankung gibt es nicht. Die rechtzeitige Beseitigung cariöser Zahnherde sowie die sorgfältige Gebißpflege scheint aber doch bedeutungsvoll. Selbstverständlich sind auch allgemeinhygienische Maßnahmen von Wichtigkeit. Der niedrige Lebensstandard der Bevölkerung in den hauptsächlich befallenen Gebieten, ihre Gleichgültigkeit und Unwissenheit leisten der Infektion weitgehend Vorschub. Hier gilt es, die Bewohner dieser Gegenden aufzuklären, sie auf die Gefährlichkeit des Kauens auf Blättern und Holz hinzuweisen und ihnen nahezulegen, beim Auftreten der ersten verdächtigen Veränderungen sich sofort in ärztliche Behandlung zu begeben.

3. Torulopsis neoformans-Infektion.

Synonyma. Torulainfektion, Torulopsis, Cryptococcosis, Europäische Blastomykose.

Der Pilz Torulopsis neoformans, der kosmopolitisch vorkommt, führt zu schweren Veränderungen an der Lunge und am Zentralnervensystem. Die durch ihn hervorgerufenen Krankheitsbilder enden meist tödlich.

Geschichtliches. Der Erreger wurde erstmalig 1894 in Deutschland durch Busse und Buschke eingehend mit seinen kulturellen und pathogenen Eigenschaften beschrieben. Busse überimpfte Eiter eines Kranken unter das Periost der Tibia eines Hundes und konnte dann aus diesem den Erreger züchten. 1895 beschrieb San Felice Hefen, die er aus Fruchtsäften isolieren konnte und die ihm mit dem von Busse beschriebenen Erreger verwandt schienen. Er nannte sie Saccharomyces neoformans. Im gleichen Jahr konnte Curtis den Erreger bei einem Kranken mit verschiedenen pseudomycematösen Tumoren der Haut beobachten. Vuillemin benannte 1901 den Erreger Cryptococcus hominis und Weiss 1902 Torula neoformans. Stoddard und Cutler, die 1916 erstmalig über sporadische Fälle in den USA. berichteten, wählten die später weit verbreitete Bezeichnung Torula histolytica. In der Folgezeit tauchten noch verschiedene andere Namen auf wie Torula (Hansen), Cryptococcus histolyticus (Castellani), Cryptococcus meningitidis (Dodge), Debaryomyces hominis (Tod und Herrmann), doch hat sich in den letzten Jahren, nachdem das Zentralbüro für Schimmelkulturen in Delft sich auch dafür entschieden hat, der Name *Torulopsis neoformans* weitgehend durchgesetzt. So ist dem Vorschlag von Hoffmeister nur beizupflichten, für den deutschen Sprachbereich von Torulopsis neoformans-Infektion für dieses Krankheitsbild zu sprechen. Den Begriff „Europäische Blastomykose" sollte man als unrichtig und irreführend heute ganz aufgeben, da das Krankheitsbild überall auf der Welt vorkommt.

Ätiologie. *Torulopsis neoformans* kommt ubiquitär vor, so wird er in Insektenleibern, der Behaarung der Bienenbeine, in Bienen- und Wespennestern, auf Gräsern, in Bier- und Weinkellereien, aber auch in Nahrungsmitteln sowie Fruchtsäften gefunden. Normalerweise *lebt dieser Pilz als harmloser Saprophyt* (Henrici) sowohl auf der menschlichen Haut, als auch im Nasenschleim und Darmtrakt. Die Pathogenität des saprophytisch lebenden Keimes wird von einzelnen Autoren bestritten (Fischer und Arnold). Andererseits aber konnte San Felice bei seinen aus Fruchtsäften kultivierten Stämmen die Pathogenität nachweisen. Jedenfalls ist eine gewisse Schwankung der Pathogenität festzustellen. Wahrscheinlich ist es auch hier wie mit anderen Parasitenstämmen, daß sie an Virulenz verlieren, wenn sie lange auf künstlichen Nährböden gehalten werden, ihre Pathogenität aber durch Tierpassagen wieder verstärkt werden kann. Der Pilz läßt sich im ganzen leicht auf den verschiedensten Nährböden züchten. Er wächst in der Kultur ähnlich wie im Gewebe, doch bildet er dann keine Membran, auch entwickelt er kein Mycel und keine Acrosporen. Das Wachstum geht außerordentlich langsam vor sich, besonders günstiger Nährboden sind die Kartoffel und Glykosegelatine. Auf den Kulturen wächst er auffallend schleimig. Eine Identifikation des Pilzes ist durch verschiedenes Verhalten den einzelnen Zuckern gegenüber nicht möglich. Die Hefen sind sphärische, kleine, runde oder leicht ovale Elemente mit einer mehr oder weniger dickwandigen, oft doppeltlichtbrechenden Zellwand, die das Protoplasma umschließt. Das Protoplasma kann eine oder mehrere Vacuolen und Granula enthalten. Durch Abschnürung von eiförmigen Tochterzellen entstehen kronenförmige Sproßverbände. Die einzelne Zelle ist 3—10 μ groß, in alten Kulturen gelegentlich sogar noch größer. Die Differentialdiagnose gegenüber anderen Hefen, insbesondere der Candida-Albicansgruppe, ist oft schwierig, mit dem Tuschepräparat aber relativ einfach durchzuführen. Der deutliche Schleimhof der Torulopsis neoformans findet sich bei anderen Hefen nicht. Dieser Schleim färbt sich nicht. Er stellt wohl ein Stoffwechselprodukt des Pilzes dar, das bei Jodzusatz bläulich erscheint. Aschner, Mager und Leibowicz fanden, daß wenigstens 2 Polysaccharide in der Kapsel vorhanden sind, die dieser ihre besondere Resistenz verleihen. Hoffmeister hat allerdings die Blaufärbung nicht bestätigt gefunden. Er empfiehlt die Mallory-Färbung als besonders brauchbar, bei der sich der Schleim nach Fixation des Gewebes im Sublimat leuchtend blau darstellt. Die Zellen selbst, besonders die Zellmembranen, färben sich gut mit Hämatoxylin-Eosin oder auch essigsaurem Wasserblau. Andere Färbe- und Darstellungsverfahren wurden von Drouhet, Segretain und Aubert sowie Fisher beschrieben.

Im Gewebe scheint eine Färbung mit Sudan III günstige Resultate zu ergeben.

Die erste *tierexperimentelle Untersuchung* stellte BUSSE an, als er mit Eiter eines Kranken einen Hund subperiostal infizierte. Die histologische Untersuchung der Tibialäsionen zeigte zahlreiche Riesenzellen. Die entstandene Eiterung heilte in 3 Monaten. Subcutane Einimpfungen bei demselben Tier riefen Schwellungen hervor, die langsam resorbiert wurden. Bei intravenöser Injektion wurden Hase und Hund nicht infiziert. Die weiße Maus erlag der intraperitonealen Infektion innerhalb weniger Tage. Der von CURTIS untersuchte Stamm war für Ratte, Maus, Meerschweinchen, Hase und Hund pathogen. Im tierischen Körper entstehen vielfach an der Stelle der Einimpfung lokale Tumoren, die ohne Reaktion des Gewebes einzig durch die Vermehrung des Parasiten gebildet werden.

Verbreitung. Die meisten Fälle von Torulopsis neoformans-Infektion sind aus Amerika, Australien und Südafrika beschrieben. Aus Frankreich liegen bisher nur 2, aus England auch nur vereinzelte Berichte vor. In Deutschland wurden bisher 13 gesicherte Fälle beobachtet, die allerdings zum Teil unter dem Namen Blastomykose liefen, bei denen es sich aber doch wohl — darin stimmen wir mit HOFFMEISTER überein — zum überwiegenden Teil um *wirkliche Torulopsis neoformans-Infektionen* handelte. Zwei dieser Fälle waren mit HODGKINscher Krankheit kombiniert, 4 mit einer Lungentuberkulose. Die Häufigkeit der Infektion in Deutschland dürfte nicht so groß sein wie in Amerika, doch liegt die Wahrscheinlichkeit nahe, daß, da sich nur einzelne Arbeitskreise an der Suche nach diesen Infektionen beteiligt haben, im ganzen der Krankheitsbefall doch häufiger ist, als es die Veröffentlichungen anzeigen. Die Zusammenstellung aus der Weltliteratur von MOOSBERG und ARNOLD 1950 berichtet bereits über 172 Fälle, davon bis 1949 aus England 6, aus Australien bis 1946 13 Fälle. Beachtenswert bei der Mitteilung von GENDEL, ENDE und NORMANN über 165 Erkrankungen ist der Hinweis, daß bei 8,5% gleichzeitig eine Lymphogranulomatose Hodgkin bestand.

Übertragung. Soweit aus den bisher vorliegenden Berichten zu ersehen ist, konnte der Übertragungsweg noch nicht gesichert werden. Die Eintrittspforten der Torulopsis neoformans sind nicht bekannt. Eine Übertragung von Mensch zu Mensch oder vom Tier auf den Menschen konnte bisher niemals sicher nachgewiesen werden. Auch Nahrungsmittel als Infektionsquelle sind mit Sicherheit bisher nicht festgestellt worden. Hinweise auf geographische oder klimatische, die Krankheit begünstigende Momente sind gering. Es scheint allerdings, als ob eine gewisse Häufung der Erkrankung in warmen Ländern zu verzeichnen wäre. Ob eine Inhalationsinfektion, wie bei anderen Mykosen, eine Rolle spielt, erscheint bei dieser Pilzart weniger wahrscheinlich. Ob das Kauen von pilztragenden Gräsern und Pflanzenstielen und damit der Weg über die Mundhöhle, die Rachenschleimhaut (TÜRK) oder das Zahnfleisch (URBACH und ZACK) zur Infektion führt, ist auch nicht bewiesen. Ein Unterschied im Befall der städtischen oder der ländlichen Bevölkerung konnte bisher nicht beobachtet werden.

Pathologische Anatomie. Bei der intraperitonealen Infektion der Mäuse, die als die geeignetsten Versuchstiere zu bezeichnen sind, kommt es zur Auflagerung gelatinöser Massen auf das Peritoneum und die Bauchorgane. Aus diesen ist die kulturelle Wiedergewinnung der Erreger meist gut möglich. Auch die Lungen, die Leber, die Milz, die Nieren und das Gehirn werden bei der intraperitonealen Infektion befallen. Die Veränderungen sind charakterisiert durch eine enorme Vermehrung einer gelatineartigen Substanz, ohne daß es zu einer entzündlichen Reaktion kommt. Außerdem aber entwickeln sich einige Riesenzellen und Epitheloidzellen, die den Herden Ähnlichkeit mit denen bei Miliartuberkulose geben.

Nicht viel anders sind die Bilder in der menschlichen Pathologie dieser Erkrankung. Hefetumoren und schleimgefüllte Cysten, die 1905 erstmalig von HANSEMANN beschrieben wurden, lassen sich bei den befallenen Personen nachweisen. Diese Veränderungen wurden irrtümlich als histolytische Vorgänge gedeutet und der Erreger deshalb als Torula histolytica bezeichnet. Bei Sitz der Veränderungen in den Meningen finden sich die Zeichen einer echten Meningitis mit und ohne Granulome. Riesenzellen und Epitheloidzellen sind auch hier oft zahlreich vorhanden.

Die Erreger lassen sich aber nicht nur im Liquor oder Exsudat, sondern auch im Gehirn, in der grauen Substanz und den Basalganglien finden. SMITH und Mitarbeiter beschrieben auch einen Hefetumor des Rückenmarks. Von fast allen Untersuchern wird die Einlagerung gelatinöser Massen immer wieder betont. DEMME und MUMME weisen darauf hin, daß *diese Erkrankung des Zentralnervensystems wohl die einzige sei, bei der es fast zu keiner Reaktion des nervösen Gewebes auf eingedrungene Erreger* komme. Auch in der *Lunge* finden sich, ähnlich wie im Gehirn, Herde mit *wenig Zellreaktion in der Umgebung*, meist aber doch mit einer gewissen Anreicherung von Epitheloid- und Riesenzellen. Die Lungentumoren sind bisweilen glatt begrenzt und kindskopfgroß. Die Herde in den meist wesentlich seltener betroffenen anderen Organen, wie Haut, Unterhautgewebe, Pankreas und Nieren, weisen keine stärkere Umgebungsreaktion auf (HOFFMEISTER). Am Knochen allerdings kommt es gar nicht so selten zu periostalen Reaktionen, gelegentlich auch zu cystischen Veränderungen.

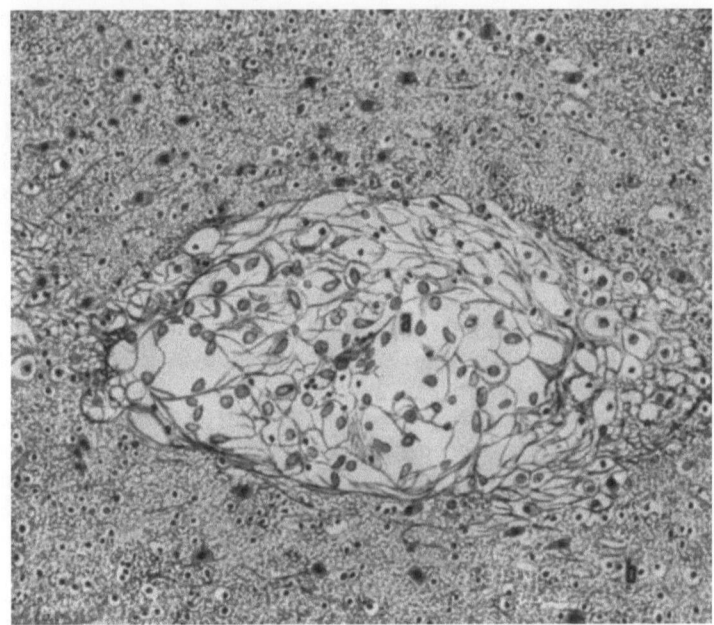

Abb. 2. Intracerebraler Herd *(a)* mit Torulopsis neoformans, umgeben von reaktiv kaum verändertem normalen Hirngewebe *(b)* bei einer experimentellen Infektion nach DEBRÉ.

Klinik und Verlauf. Am häufigsten tritt die Krankheit in der Form der *Meningitis* auf, nach GORDON in über 50% der Fälle.

Inkubationszeit. Über die Inkubationszeit ist nichts Sicheres bekannt.

Prodromalsymptome. Der Kopfschmerz ist das erste Symptom, das allen anderen Erscheinungen lange Zeit vorausgehen kann. Erst allmählich entwickeln sich dann Nackensteifigkeit, positiver Kernig, Erbrechen, Schlafsucht, Abnahme des Interesses und schließlich Bewußtlosigkeit, die längere Zeit anhalten kann.

Eine Herdlokalisation ist meist nicht möglich. Augensymptome wie Nystagmus, Neuroretinitis, Abducensparese, ja völlige Erblindung werden beobachtet, teils als Folge zentralsitzender Veränderungen, teils durch direkten metastatischen Befall. Psychische Veränderungen wie Depression, Apathie, hartnäckige Schlafstörung und Erregungszustände kennzeichnen den weiteren Verlauf. Schließlich kommt es zu Krämpfen, Lähmungen und Koma, das mit dem Tod endet. Im Verlauf der meningitischen Form ist gelegentlich einmal auffallend, daß die Beschwerden in Perioden auftreten, zwischen denen Phasen völliger Symptomfreiheit vorhanden sein können. Manche Kranke bleiben auch lange Zeit fieberfrei (MAGAREY und DENTON).

Eine als chronisch rezidivierende, diffuse Meningoencephalitis verlaufende Torulopsis neoformans-Infektion beschreiben DANIEL, SCHILLER und VOLLUM. Hier wurden auch die Siebbeinzellen als stark infiziert festgestellt (Eintrittspforte ?). Seltener ist das Auftreten des Prozesses als abgekapseltes *Meningeom*, wie es KRAMER, SMALL, HEWLITT und DENESS bei einem Fall beschreiben. Der Tumor saß im Stirnhirn und hatte die Größe eines Tennisballs, verursachte Benommenheit, Halbseitenlähmung und Krampfanfälle; Orbitaldach, Stirnhöhle und Siebbein waren von dem Tumor arrodiert. Gleichzeitig bestand eine abgekapselte Geschwulst am Oberschenkel, aus der ebenfalls Erreger nachgewiesen werden konnten. Das Gewebe des radikal operativ entfernten Tumors zeigte große Massen von Pilzzellen, die von wenigen Bändern eines sehr derben Bindegewebes durchzogen waren. Außerdem fanden sich Granulationsgewebe und einige Cysten mit Riesenzellen. Durch Operation konnte der Patient zunächst von seinen Beschwerden befreit werden. Über den weiteren Verlauf ist nichts bekannt.

Einen zweiten ähnlich gelagerten Fall schildern DANIEL, SCHILLER und VOLLUM. Das Granulom saß im linken Kleinhirnlappen. Auch hier wurde operativ zunächst eine Besserung nach Entfernung des Tumors geschaffen. Es kam aber nach einigen Monaten schon zum Rückfall und tödlichen Verlauf.

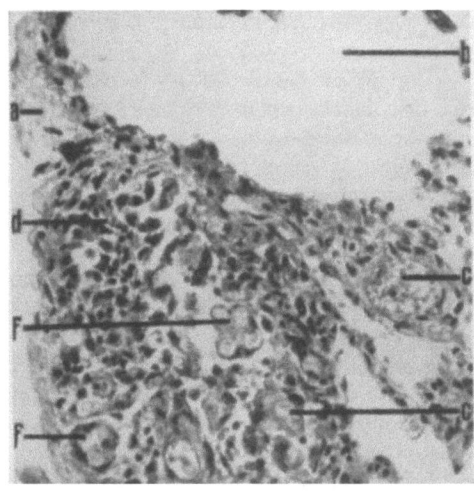

Abb. 3. Subpleuraler Entzündungsherd in der Lunge bei einer Torulopsis neoformans-Infektion nach DEBRÉ. Bei *a* Pleura visceralis; *b* Kavernenraum; *c* oben Gefäß quer getroffen; *c* unten Pilzzelle von einem Makrophagen phagocytiert; *d* Leukocyteninfiltrat; f Gruppen von Pilzelementen.

Ein in periodischen Schüben verlaufendes Krankheitsbild bei einem 60 Jahre alten Mann beobachteten MAGAREY und DENTON (1948). Die Erkrankung begann im Juli 1947 mit Kopfweh, Mattigkeit, Appetitlosigkeit, Ohrensausen und später Erbrechen. Die Zellzahl im Liquor war auf 66 erhöht, die sonstigen Liquoruntersuchungen ergaben nichts Wesentliches. Zwei Monate später neuerlicher Schub, jetzt mit ausgesprochen meningitischen Zeichen, auch mit erhöhtem Liquordruck, Verwirrungszuständen, Lähmungen und Papillenödem. Wieder gewisse Besserung, dann plötzlich linksseitige Hemiparese und Koma. Die Sektion ergab Granulome rings um die großen Blutgefäße, besonders auch im Bereich der Pons.

Der *Liquor* zeigt fast immer einen erhöhten Druck, ist aber klar, opalescierend, manchmal etwas gelblich. Die Globuline und Albumine sind erhöht. Die Goldsolkurve ist verändert und dem Meningitistyp oft ähnlich. Die Zellzahl ist erhöht,

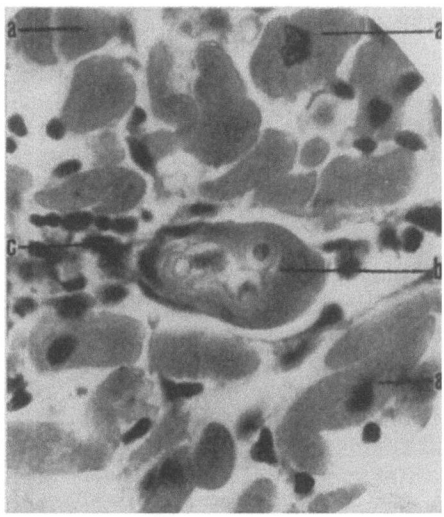

Abb. 4. Schnitt durch den Herzmuskel bei einer Torulopsis neoformans-Infektion nach DEBRÉ. *a* normale Muskelfibrille; *b* Muskelfibrille mit 3 Pilzzellen; *c* entzündliche Reaktion im interfibrillären Bindegewebe.

wobei allerdings zu berücksichtigen ist, daß eine ausgesprochen lymphocytäre oder neutrophile Reaktion nicht zu beobachten ist. Chloride und Liquorzucker sind vermindert. Die Beobachtung der erhöhten Zellzahl und des verminderten Liquorzuckers sollte immer an die Möglichkeit einer Torulopsis neoformans-Infektion denken lassen. Eine einmalig negative Liquorkultur spricht auch noch nicht gegen eine derartige Infektion, sondern nur fortlaufende Untersuchungen, da der Nachweis der Organismen, worauf WARWI und RAWSON hinweisen, bei länger bestehender Erkrankung in zunehmendem Maße schwieriger wird. Auch ist eine Fehldeutung eines positiven Kulturbefundes als Verunreinigung möglich oder eine Verwechslung der Hefezellen in der Zählkammer mit Lymphocyten, zumal wenn keine knospenden Formen zu erkennen sind.

Der *Befall der Lunge* ist bei dieser Mykose zwar nicht ganz so häufig wie der des Zentralnervensystems, immerhin aber beobachtete CHIARI, daß $^3/_4$ aller Krankheitsfälle Lungenbeteiligung aufwiesen. Im Gegensatz dazu steht allerdings eine statistische Übersicht von LEWIN, der bei 60 Erkrankungen des Zentralnervensystems nur 9 Lungenbeteiligungen und 8 anderweitige metastatische Prozesse fand. Auch SCHOENMACKERS sah bei Generalisation miliare Lungenherde.

Die Symptome bei der Lungenaffektion sind im Anfang unspezifisch und gering. Ein über Monate sich hinziehender Katarrh mit leichtem Reizhusten und nur geringen Temperatursteigerungen kann der Ausdruck dieser ersten Lungenlokalisation sein. Auswurf kann fehlen. Subjektiv sind die Beschwerden auch verhältnismäßig minimal, geringe kurzdauernde Schmerzen auf der Seite des Infiltrats, gelegentlich Abgeschlagenheit, aber verhältnismäßig geringes allgemeines Krankheitsgefühl kennzeichnen diese erste Phase. Der physikalische Befund ist gering.

Im weiteren Verlauf kann der Auswurf sich etwas vermehren und plötzlich blutig tingiert sein, wenn es zur Entwicklung bronchopneumonischer Infiltrate gekommen ist. Diese gehen meist mit einem heftigen diffusen Brustschmerz, einem Behindertsein der Durchatmung und Temperatursteigerungen einher.

Auch das *Röntgenbild* ist in den Frühfällen, worauf RATCLIFFE hinwies, verhältnismäßig uncharakteristisch. Im späteren Stadium finden sich ziemlich homogene, dichte, rundliche, scharf begrenzte Herdschatten. Diese Infiltrate wachsen langsam und zeigen keine besondere Lokalisation in bestimmten Lungenlappen, doch scheinen Mittel- und Unterfeld häufiger in Mitleidenschaft gezogen als die Spitzen. GREENING und MENVILLE fanden vorwiegend die Unterlappen befallen und beobachteten, daß die Ausheilung unter Zurücklassen fibröser Veränderungen gelegentlich erfolgen kann. Unter ihren Fällen (insgesamt vier) fand sich einer, der nur Lungenveränderungen aufwies.

Einschmelzungsherde können in späteren Stadien auftreten.

Schon verhältnismäßig früh finden sich die Erreger im Sputum und lassen sich mikroskopisch oder kulturell nachweisen. Eine seltenere Form stellt der Befall der *Hilusdrüsen* dar, wobei dann differentialdiagnostisch die Abgrenzung gegenüber Lymphogranulomatose und BOECKschem Sarkoid schwer sein kann. Die Bilder machen überhaupt häufig Schwierigkeiten in ihrer röntgenologischen Abgrenzung gegenüber der Tuberkulose. Hier kann aber die histologische und mikroskopische Untersuchung sowie die Kultur Klarheit schaffen. Besonders wichtig ist das natürlich bei isolierten Lungenfällen, wie sie gelegentlich auch bei Menschen von SHEPPE, HARDAWAY und RATCLIFFE berichtet wurden. Es empfiehlt sich, bei atypischen, ätiologisch ungeklärten Lungenerkrankungen immer auch an diese Möglichkeit zu denken, zumal unter Umständen die Frühdiagnose und eine auf Grund dieser durchgeführte Lobektomie eine Generalisierung verhindern und damit lebensrettend sein kann.

Andere Organe sind isoliert sehr selten betroffen. Bei der Generalisierung finden sich natürlich auch dort Herde und je nach Lokalisation verschiedene Erscheinungsbilder.

Unter den seltener befallenen Organen ist zunächst die *Haut* zu erwähnen. Von isolierter und hier lokalisierter Erkrankung berichten CAWLEY, GERKIN und Curtis, Gandy sowie Kressmann. Brumpt weist allerdings darauf hin, daß diese Pilzerkrankung nur selten Hauterscheinungen hervorruft. Wenn es einmal dazu kommt, dann meist nur in Form von Abscessen. Auch bei diesen ist die entzündliche Reaktion durchweg gering, ein gewisses Charakteristikum für die Krankheit. Sehr selten gibt es Metastasen dieser Hautform.

Daß natürlich bei dem schweren Bild gelegentlich die *Nieren* mitbeteiligt sind, ist selbstverständlich, aber auch ein isolierter Nierenbefall ist möglich (Chiari).

Verhältnismäßig sehr selten wurden Herde im *Pankreas* beobachtet (Stoddard und Cutler).

Eine *Nebenniereninsuffizienz* infolge von Herden in diesen Organen führte in einem Fall, den Rawson, Collins und Grand beschrieben haben, zu dem Bild der Addisonschen Krankheit. Die Erkrankung betraf eine ältere Frau, bei der die ätiologische Diagnose aber erst post mortem gestellt wurde.

Häufiger sind *Knochenerkrankungen* zu beobachten (Busse, Heine, Lauer und Mumme, Beitzke, Cabbot, Jesse und Fisher). Subjektiv machen diese Knochenherde unbestimmte Beschwerden, Schmerzen, die als myalgisch oder rheumatisch gedeutet werden. Im Röntgenbild erscheinen die Prozesse als cystische Aufhellungen oder Periostveränderungen. Sie sind also durchaus nicht scharf charakterisiert und von Veränderungen anderer Genese auf Grund des Röntgenbildes allein nicht abzugrenzen. Der Prozentsatz der Knochenveränderungen wird von Collins auf Grund seines Studiums der Weltliteratur (etwa 200 Fälle) mit 10% angegeben. Die Herde können Bohnen- bis Walnußgröße haben, anfänglich mit scharfem Rand, der sich später bei weiterem Wachstum verwischt. Sitzen die Herde periostnahe, so tritt eine periostale Reaktion auf. Im histologischen Bild können diese Veränderungen mit sarkomatösen oder lymphogranulomatösen verwechselt werden. Auch ist histologisch kein Unterschied zwischen den Knochenherden bei Blastomyces dermatitidis-Infektion, Coccidioidomykose und Torulopsis neoformans-Infektion festzustellen. Es scheint eine gewisse Bevorzugung prominenter Knochenteile bei der Torulopsis-Infektion feststellbar zu sein.

Die *Gelenke* werden relativ selten befallen, doch kommt es, worauf Gordon hinweist, auch zu Herden in der *Muskulatur*, besonders in den Bein- und Rückenmuskeln, daneben aber auch in der Schultermuskulatur. In einigen Fällen war auch die Zungenmuskulatur befallen.

Die *Lymphdrüsen* sind bei der Infektion sehr häufig mitbeteiligt. Vornehmlich im Bereich des Halses und Nackens werden geschwollene und sehr druckschmerzhafte Drüsen gefunden, während Inguinal- und Axillardrüsen meist frei bleiben.

Das *Blutbild* zeigt im späteren Verlauf der Krankheit fast stets eine Anämie. Die Zahl der Leukocyten ist meist erhöht, häufig aber auch auf unternormale Werte reduziert. Es besteht vor allem bei den desolaten Fällen ein Überwiegen der Segmentkernigen bis zu 80% (Debray, Lamy, Leblois, Nick, Grumbach und Normand).

Die *Blutsenkung* zeigt kein einheitliches Bild.

Augenveränderungen wurden von Heinsius, Laas und Geiger bei ihrem Fall beobachtet. Neben Glaskörpertrübungen auf der einen fand sich eine Ablatio retinae und ein beginnendes Papillenödem auf der anderen Seite. Bei der späteren Sektion zeigten sich die beiden Sehnervenscheiden mit Hefemassen angefüllt, rechts auf der Seite der Ablatio retinae bestand vor der Papille eine tumorartige Ansammlung von Hefezellen mit lymphocytärer Infiltration. Weitere Hefekolonien fanden sich zwischen dem Pigmentepithel der Retina und der Aderhaut. Nach der Art der Befunde mußte man eine hämatogene Streuung unbedingt annehmen.

Daß die Torulopsis neoformans-Infektion sich gelegentlich auf einen schon vorher erkrankten Organismus aufpfropft, wurde schon erwähnt. Zuletzt berichteten MATRASS und TAPPEINER über den Fall einer 37jährigen nierenkranken Frau, bei der es zu einer solchen generalisierten Mykose der Haut und der inneren Organe kam.

Gar nicht so selten ist die Torulopsis neoformans-Infektion mit einer Lymphogranulomatose Hodgkin vergesellschaftet. In der Literatur sind mehrere derartige Fälle beschrieben. GORDON gibt die Zahl von 20 Fällen unter den von ihm erfaßten 100 an.

Bei dem Fall von LAAS und GEIGER war eine über 10 Jahre gehende Hauterkrankung vorausgegangen, ehe es unter gleichzeitigem Auftreten einer Lymphogranulomatose zum tödlichen Verlauf und zum generalisierten Befall kam. Ob diese Vorkrankheit wegbereitend war, ist natürlich nicht sicher zu entscheiden. Über eine Mischinfektion von Torulopsis neoformans und Histoplasma capsulatum berichten MIDER, SMITH und BRAY.

Über den *Verlauf der Torulopsis neoformans-Infektion beim Kind* ist bisher sehr wenig bekannt. NEUHAUSER und TUCKER berichten über 3 Fälle mit generalisierter Infektion. Hier war es zu punktförmigen, teils konfluierenden Verkalkungsherden, die diffus über das degenerativ schwer veränderte Gehirn verstreut waren, gekommen, außerdem hatte sich ein Hydrocephalus entwickelt. Die Ventrikel waren ebenfalls erweitert. Der Zustand glich den Bildern, wie man sie gelegentlich nach einer toxischen Encephalitis mit Verkalkungen sieht. Die Knochenstruktur des Schädeldaches hatte auffallenderweise nicht gelitten.

An den langen Röhrenknochen allerdings fanden sich unspezifische Verdünnungen der Diaphysengegend. Alle 3 Kinder, bei denen die Infektion sichergestellt werden konnte, kamen zum Exitus. Verfasser nehmen an, daß die Infektion unter Umständen schon *intrauterin, während der Geburt oder in der frühen Neugeborenenperiode erfolgt sein müßte*.

Den Fall der Infektion eines 12jährigen beschreiben DEBRAY, LAMI, DELBOIS, NICK, GRUMBACH und NORMAND. Der Prozeß ging mit heftigsten anfallsweisen Kopfschmerzen einher, während welcher der Patient in Jagdhundstellung im Bett lag, später stellten sich Blaseninkontinenz, tonische Krämpfe, Opisthotonus ohne Bewußtlosigkeit und leichtes Papillenödem ein. Bei der Sektion dieses Kindes fanden sich die Erreger vornehmlich im Gehirn, dem Herzmuskel und der Lunge.

Diagnose. Die Diagnose der Erkrankung ist aus dem Liquor mikroskopisch und kulturell oder auch aus dem Sputum, schließlich auch noch aus der Blutkultur zu stellen, nur ist es wesentlich, jeweils an dieses Krankheitsbild zu denken und die Untersuchungen auch in dieser Richtung durchzuführen. Die Suche nach den Pilzen im Liquor kann erleichtert werden durch Zugabe eines Tropfens Tusche zu dem zu zentrifugierenden Liquor. In dem nach dem Zentrifugieren anzufertigenden Ausstrichpräparat erscheinen die Erreger dann mit einem schmalen Rand.

Die serologischen Untersuchungen hatten zunächst nicht weitergeführt, da es nicht zu einer rechten Antikörperbildung zu kommen schien, oder wenn, dann nur in einem ganz geringen Maße mit einem sehr niedrigen, kaum verwertbaren Titer (SHEPPE, BENHAM, HEINE, LAUER und MUMME, KLIGMAN u. a.). Unter diesen Umständen ist es auch erklärlich, daß in den Anfangsstadien eine Allgemeinreaktion nur sehr geringgradig ist oder überhaupt fehlt und daß man auch im Gewebe nur geringe Veränderungen in den Frühstadien trifft und es nie zu einer allergischen Reaktionslage im Sinne RÖSSLEs kommt. KLIGMAN untersuchte zwei vom Menschen isolierte Stämme, die mäusepathogen waren, auf ihre antigenbildenden Eigenschaften, einmal als Gesamtzelle, sodann als isolierte Kapselsubstanz. Bei letzterer scheint es sich um ein Polysaccharid zu handeln. Er konnte in beiden Fällen keine antikörpererzeugende Wirkung in seinen Versuchsreihen feststellen. Eine Bluteosinophilie als Ausdruck allergischer Vorgänge wird ebenfalls nirgends beschrieben.

In letzter Zeit hat dann KAUFMANN eine *Präcipitations-* und eine *Agglutinationsmethode* ausgearbeitet, die klare und verwertbare Ergebnisse zeigt. Die Agglutinationsprobe ist von diesen beiden die verwertvollere, da sie einfacher, schneller und empfindlicher arbeitet.

Der *Tierversuch* ist dringend als diagnostisches Hilfsmittel zu empfehlen, um die gefundenen Hefen gegenüber morphologisch ähnlichen, apathogenen Keimen abzugrenzen. Es empfiehlt sich dabei entweder die intraperitoneale Impfung oder die intravenöse Injektion in die Schwanzvene der weißen Maus. Die Mäuse sind die geeignetsten Versuchstiere. Sie sterben nach intraperitonealer Impfung meist nach 3 Wochen. Torulopsis neoformans ist für Hasen und Meerschweinchen schon weniger pathogen, Hunde und Katzen scheinen weitgehend resistent zu sein.

Differentialdiagnostisch sind Histoplasmose und Torulopsis neoformans-Infektion oft nur schwer voneinander zu unterscheiden. Tierversuch und Kultur müssen hier zusammen mit den serologischen Testen und den Hauttesten die Klärung bringen.

Prognose. FREEMAN spricht von einer 100%igen Mortalität. Auf Grund der gesamten Literaturberichte ist auch diese infauste Prognosestellung bei allen beschriebenen schweren Fällen nur zu bestätigen. Die Krankheitsdauer schwankt zwischen einigen Monaten und einigen Jahren. MUMME sah einen Kranken bereits 11 Wochen nach Beginn der ersten Beschwerden sterben. Berichte über 7- und 9jährige Krankheitsdauer gehören aber ausgesprochen zu den Ausnahmen. Ob es leichter verlaufende oder gar latente Fälle gibt, ist noch nicht geklärt, die Möglichkeit ist im Hinblick auf die anderen Pilzerkrankungen nicht zu verneinen.

Therapie. Ein sicher wirkendes, spezifisches Heilmittel ist nicht bekannt. Eine sehr kritische Beurteilung aller Therapieerfolge ist am Platze, da spontane vorübergehende Besserungen möglich sind. Bei gesicherten und umschriebenen Erkrankungen der Lunge und der Knochen und noch nicht erfolgter Generalisation kann die chirurgische Entfernung des Herdes, wie verschiedene Autoren (FISHER, MCGHEE und MICHELSON, BURGER und MORTEN) berichten, die Erkrankung heilen. Es kommen in solchen Fällen weitgehende Resektionen, Curettage eines Wirbelabscesses, Mastoidektomie oder Lobektomie mit Lungendrainage in Frage.

Die umfangreichen experimentellen Untersuchungen von FISHER, COX und TOLHURST haben bei in vitro-Versuchen und nach Prüfungen im Tierexperiment weder für Penicillin noch Aureomycin, Sulfadiazin, Hexamethylen, Natriumthiosulfat oder kolloidales Kupfer eine Wirkung ergeben. KRAMER, SMALL, HEWLITT und DENESS prüften die von ihnen isolierten Erreger auf Penicillinresistenz und fanden, daß sie nicht penicillinempfindlich waren. Auch Therapieversuche mit Penicillin, Streptomycin und Sulfonamiden von DANIEL, SCHILLER und VOLLUM schlugen fehl. Hier scheint ein Hinweis auf eine Beobachtung von LEHMANN (mündliche Mitteilung) angebracht, der beobachtete, daß es bei einer zunächst als ausgedehnte Hautform erscheinenden Erkrankung nach Abklingen der Hauterscheinungen zum Auftreten eines als Bronchopneumonie gedeuteten Lungenprozesses kam. Aus dieser Diagnose heraus wurde Penicillin gegeben. Unter dieser Behandlung kam es nicht nur zu einer weiteren Verschlechterung des pulmonalen Befundes, sondern auch zu einem Aufflammen der schon abgeklungenen Hauterscheinungen. Eine gewisse Hemmwirkung beim in vitro-Versuch zeigte Gentianaviolett. Auffallend war die Beobachtung, daß *Torulopsis neoformans im Körper dickere Schleimkapseln produziert als in der Kultur.* Damit erklärt sich auch die Wirkung mancher Medikamente in der Kultur, die nachher im Tierversuch nicht von Erfolg waren.

Streptomycin wurde von BECK und MUNTZ für wirkungsvoll befunden, doch muß, da Torulopsis neoformans ein Säurebildner ist, die angewendete Konzentration der Streptomycinbase sehr hoch sein und wird deshalb auf die Dauer zu toxischen Erscheinungen führen.

Im Tierversuch konnten SEGRÉTAIN und DROUHET keine hemmende Wirkung des Penicillins oder Streptomycins auf Torulopsis neoformans feststellen.

Die Tatsache der Säurebildung durch den Erreger führte dazu, eine starke Alkalisierung des Wirtsorganismus als Therapie zu versuchen. Solche Behandlungsversuche wurden mit hohen Dosen von Natriumbicarbonat oral und intravenös und Citrocarbonat gemacht (MOOSBERGER und ARNOLD).

BROCKMAN glaubte eine Wirkung des Atebrins auf die menschliche Erkrankung gesehen zu haben, doch spielte in das von ihm beschriebene Krankheitsbild auch noch eine Malaria mit hinein, so daß die Diagnose nicht ganz eindeutig zu sein schien. Bei einem in vitro-Versuch erwies sich Atebrin erst bei Anwendung toxischer Dosen als wirksam, so daß es wohl für die Therapie der menschlichen Erkrankung nicht in Betracht kommt.

Das in letzter Zeit neu in die Behandlung der Mykosen eingeführte *2,2'-Dioxy-5,5'-dichloridphenylsulfid (NOVEX)* scheint bei äußerlicher Anwendung als 5%ige Lösung und in Salbenform für die Hautprozesse von günstiger Wirkung zu sein, doch muß gleichzeitig damit die innerliche Verabreichung des Medikaments in Tablettenform einhergehen. Bei einem solchen Vorgehen scheint eine Beeinflussung der Torulopsis neoformans-Infektion, vielleicht auch der anderen Blastomykosen mit diesem Medikament in günstigem Sinne möglich.

MEZEY und FOWLER gelang es, durch fortlaufende Gabe von 5%igem Alkohol intravenös, Kaliumjodid, Mapharsen, Methylenblau und Antimon einen Kranken 4 Jahre am Leben zu erhalten. Welcher der Substanzen die Hauptbedeutung zukommt, erscheint nicht ganz gesichert. Nach experimentellen Versuchen glauben die Untersucher dem Mapharsen die wesentlichste Bedeutung in der günstigen Beeinflussung des Krankheitsbildes zuschreiben zu müssen.

GREENING und MENVILLE behandelten eine gesicherte Lungenerkrankung mit Einschmelzungsherden mit Penicillin, Sulfadiazin, Jodkali, Gentianaviolett und Röntgenbestrahlung. Nach 16 Monaten war der Prozeß zur Ruhe gekommen. Es fand sich röntgenologisch eine Fibrose. Einen anderen Kranken mit generalisierter Infektion konnte man durch Tyrothricin und Penicillin intralumbal und intramuskulär sowie Sulfonamid oral 3 Jahre lang am Leben zu erhalten. Zwei Kranke starben aber trotz aller Therapie. Auch MOOSBERG und ARNOLD berichten von günstiger Wirkung des Penicillins auf einen Meningitisfall bei intralumbaler Gabe, der über $^1/_4$ Jahr symptomfrei wurde, dann aber plötzlich unter dem Bilde eines Rückfalls starb.

Da Torulopsis neoformans in vitro sehr empfindlich gegen höhere Temperaturen ist und nach KUHNS Auffassung die höhere Körpertemperatur der Hasen Grund für ihre geringere Empfänglichkeit sein könnte, wurden auch Versuche mit Fiebertherapie (Typhusvaccine) gemacht, allerdings ohne Erfolg. *Vaccinebehandlungen* haben keinerlei Erfolge gezeigt im Gegensatz zu anderen Pilzerkrankungen wie Candida albicans, die durch eine Vaccination relativ gut zu beeinflussen sind.

Auf einen Bericht BINFORDs sei auch noch hingewiesen, der seinen Patienten mit einer Torulopsis neoformans-Meningitis nur mit Lumbalpunktionen und Aspirin behandelte und nach 23 Monaten arbeitsfähig entlassen konnte.

Aspergillose.

Als Erkrankung bei Tieren, insbesondere Vögeln, ist die Infektion mit Aspergillus fumigatus schon lange bekannt. Sie führt zu verschiedenen Erkrankungsarten, insbesondere zu pneumonischen Bildern.

Geschichte. Hatte BENNET 1840 als erster eine Pilzerkrankung der Lungen beschrieben, so ist es doch das Verdienst VIRCHOWS (1855), in 3 Fällen von chronischer Lungenerkrankung allerdings erst post mortem Aspergillus fumigatus als Erreger der Veränderungen nachgewiesen und den Namen *Pneumo-Mykosen* für diese Erkrankungsfälle geprägt zu haben. Die Berichte in den folgenden Jahrzehnten sind nicht sehr zahlreich. Erst LAPHAM (1926) beschrieb dann wieder eine Gruppenerkrankung von 10 Fällen in einem Dorf in USA. und wies darauf hin, daß die *primäre* Lungenaspergillose nur unter bestimmten geographischen und sonstigen Bedingungen auftritt, während die *sekundäre* bei tuberkulösen Prozessen eine Rolle spielt. 1936 konnte dann WAHL unter 6 Fällen von Lungenmykosen 4mal Aspergillus fumigatus aus den Kulturen isolieren. In den letzten 10 Jahren häufen sich nun, besonders aus den USA., die Mitteilungen über Lungenmykosen der verschiedensten Art, darunter auch häufiger Aspergillosen. So erwähnt REEVES in seinem Bericht über 79 Bronchomykosen unter anderem auch 5 Aspergillosen.

Ätiologie. Der Erreger ist meist *Aspergillus fumigatus*. In seltenen Fällen kann auch einmal *Aspergillus niger* als Erreger eine Rolle spielen (HAMIL 1950). Ob auch noch andere Pilze dieser Art für das Zustandekommen der Infektion von Bedeutung sind, muß offenbleiben. Aspergillus fumigatus kommt in der Natur als Saprophyt vor. Die Pilzfäden sind 2—3 μ im Durchmesser groß, die Conidiophoren sind relativ kurz und laufen in ein etwas verbreitertes Ende aus. Die Länge schwankt zwischen 6 und 12 μ. Der Pilz läßt sich in Kulturen gut züchten, bedarf aber einer gewissen konstanten Temperatur. Sein Optimum liegt bei 37°. Er wächst auf den verschiedensten Nährböden. Von ihm werden die gegen grampositive Bakterien sehr wirksamen, aber auch hochtoxischen Antibiotica „Fumigatin" und „Fumigacin" gebildet.

Das empfindlichste Laboratoriumstier ist die Taube. Ebenfalls geeignet sind Ratte und Meerschweinchen. Hunde und Katzen sind resistent.

Die intravenöse Überimpfung ist zwar der sicherste Weg, der in 2—7 Tagen zum Tode des Tieres führt, doch gehen bei Tauben auch intratracheale und intraperitoneale Infektionen an und enden nach 10—20 Tagen tödlich. Bei den Tauben finden sich vor allem Pilze in der Leber, bei Ratten und Meerschweinchen vorwiegend in den Nieren. Es handelt sich um tuberkelartige Herde, die mikroskopisch aus Granulationsgewebe und Mycel bestehen. Sie werden auch in Lunge, Milz, Muskulatur, Darm und Knochenmark gefunden.

Klinik und Verlauf. Beim Menschen kann Aspergillus fumigatus verschiedene Affektionen hervorrufen: 1. Lungenaspergillose. 2. Otomykosen. Hier wird Aspergillus fumigatus häufiger gefunden als die Pilze der Mucorgruppe (SIEBENMANN). 3. Mykotische Prozesse in den Nasennebenhöhlen und auf der Cornea sowie in verschiedenen anderen, selteneren Lokalisationen. 4. Aspergillus-Endokarditis.

1. Lungenaspergillose. Ob diese Pilzerkrankung den *exogenen* oder *endogenen* Mykosen (HOFFMEISTER) zuzuordnen ist, ließ sich noch nicht eindeutig klären, da sich der Pilz gelegentlich auch auf der Nasen- und Rachenschleimhaut von Normalen findet. Gewisse Momente allerdings lassen es wahrscheinlicher erscheinen, daß hier eine *exogene Mykose* vorliegt, denn bei bestimmten Berufen, die mit pilzhaltigem Staub zu tun haben, wird unter bestimmten geographischen

Bedingungen eine Häufung der Erkrankung gefunden (ROSS). Auch bei Vogelzüchtern, die ihre Tiere mit verunreinigtem Korn füttern (RÉNON), wurden solche Infektionen beobachtet. Doch kann die *Inhalation von sporenhaltigem Material allein nicht* die Ursache sein, denn sonst müßte die Erkrankung sehr viel häufiger auftreten.

Die pulmonale Aspergillose kann 1. als *primäre Erkrankung* auftreten und 2. als *sekundäre* bei schon bestehenden pulmonalen Prozessen, wie chronischer Bronchitis, Bronchiektasen, Pneumokoniosen, tuberkulösen Kavernen, Lungeninfarkten, Bronchopneumonien und Lungencarcinomen. Die seinerzeit von VIRCHOW beschriebenen ersten Fälle gehörten zu dieser 2. Gruppe der sekundären Aspergillosen. Wegbereitende Faktoren müssen aber auch bei der primären Aspergillose eine Rolle spielen. Ob es sich dabei um eine allgemeine Resistenzminderung des Organismus handelt, wie etwa in dem Fall des Magencarcinomkranken von ROSS, der *ohne* das Bestehen von Lungenmetastasen sich eine Lungenaspergillose zuzog, oder ob auch rein mechanische Reize von Bedeutung sein können, steht noch offen. Bei Landarbeitern wäre daran zu denken, daß entweder der Staub einen Reiz auf die Schleimhäute ausübt, so daß sie infolgedessen in erhöhtem Maße für die Pilzinfektion empfänglich sind oder daß sich Sensibilisierungsvorgänge abspielen, die zu Wegbereitern der Infektion werden.

Pathologisch-anatomisches Bild. Der Infektionsweg geht vom Bronchus über den Bronchiolus zur Alveole. Da der Pilz in seinem Wachstum ein sauerstoffhaltiges Milieu braucht, sind die Bronchialhohlräume besonders günstiger Nährboden für das Netzwerk des Mycels. Besonders in den Alveolen, aber auch in den Bronchiolen und in den Kavernen sind sehr ausgeprägte Aspergillusbefunde zu erheben (MACAIGNE und NICAUD nach BRUMPT). Die Pilze durchsetzen das Gewebe; so kommt es zur Entstehung von Nekroseherden, die sich zu Abscessen und Kavernen entwickeln können oder auch zur Ausheilung führen. Oft ist der Prozeß auf den einen oder anderen Lungenlappen, häufig Oberlappen beschränkt. Bei längerem Bestehen beherrschen fortschreitende Fibrose bzw. Sklerose das Bild. Bei sehr ausgesprochener Fibrose kann sich ein *Cor pulmonale* entwickeln, das zu tödlichem Kreislaufversagen führt. Sehr häufig kommt es zu einem Einbruch des Prozesses in die Blutgefäßwände. Es entstehen dann Thromben, die Mycelgeflecht enthalten und thrombosierende Arteriitiden und Phlebitiden im Bereich der Lunge auftreten lassen. Auch zu einer Atheromatose der Pulmonalarterien kann es bei jungen Patienten schon durch diese Erkrankung kommen (CAWLEY 1947). Mikroskopisch finden sich eitrige Pneumonien mit Nekroseherden, Pilzkolonien in den zerstörten Alveolarräumen, meist in Form eines Mycels; sog. Fruchtköpfe und Sporenbildung sind selten.

Genaue Angaben über die *Inkubationszeit* liegen im Schrifttum nicht vor. In einzelnen Fällen kommt es zu einem *akuten Krankheitsbeginn*, meist in Form einer Pneumonie (DELIKAT 1945, GAJARDO 1948, HONORATO 1948 und NORDÉN 1948). Häufiger allerdings ist der chronische Verlauf. Vereinzelt wurde sogar ein solcher über 50 Jahre beschrieben. Das Krankheitsbild wird häufig erst erkannt, wenn es schon weit fortgeschritten ist. Ausgesprochen charakteristische Symptome für diese Erkrankung gibt es nicht. Die Kranken bieten häufig ein der Lungentuberkulose sehr ähnelndes Bild. Auf Grund des Auskultations- und Perkussionsbefundes ist eine Differenzierung kaum möglich. Gar nicht selten bieten diese Kranken das Symptom der Lungenblutungen, die mit langen freien Interfallen auftreten (DANIELSON 1933). Auf die Möglichkeit der Fehldiagnose in solchen Fällen und der Verwechslung mit Tuberkulose wiesen BERGMANN und HENSCHEN 1930, HOBBY 1949 und CHORTIS 1949 hin.

Auch das *Röntgenbild* ist von dem der Tuberkulose kaum zu unterscheiden. Selbst ein Bild, das der Miliartuberkulose gleicht, kann bei der Röntgenuntersuchung beobachtet werden, wie HERTZOG es 1949 beschrieb. Erst die Sektion erbrachte die Diagnose der Aspergillose. Gegenüber der Tuberkulose ist allerdings anzuführen, daß von allen Untersuchern bei gleichem Röntgenbefund der Lunge der sehr viel bessere Gesamtzustand und die geringere Hinfälligkeit der Aspergillosepatienten erwähnt wird. Der Gewichtsverlust ist zunächst nicht so groß. Die Sputummenge ist zwar auch sehr reichlich, enthält aber *nie* Tuberkelbacillen. Nur bei der sekundären Form kann es zu einem Zusammentreffen mit Tuberkulose kommen, die Prognose solcher Fälle ist natürlich schlecht.

Der Gesamtkrankheitsverlauf kann sich lange hinziehen. Vielfach weist er Remissionen und neuerliche Verschlechterung auf. Hustenreiz und Hämoptoen können mit Fieber am Beginn solcher Verschlechterungsperioden stehen. Gelegentlich kann die Erkrankung auch unter dem Bild einer membranösen Bronchitis verlaufen (RENAUN und DEVILLERS).

Das *Blutbild* weist keine Besonderheiten auf, ausgesprochene Leukocytosen findet man selten, gelegentlich sind die Leukocyten etwas erhöht, doch können auch leukopenische Werte beobachtet werden. Das Differentialblutbild bietet nichts Charakteristisches, soweit bisher zu übersehen ist.

Auch das Verhalten der *Blutsenkung* ist nicht einheitlich. Hier spielen sicher die Begleitinfektionen und vor allem bei der sekundären Aspergillose die Grundkrankheiten eine ausschlaggebende Rolle.

Diagnose. Wie schon erwähnt, ist die Diagnose mit den klinischen Hilfsmitteln allein sehr schwierig, sie ist leicht bei der Untersuchung des frisch ausgehusteten Sputums. In den grauen oder geblichen Flocken des Auswurfes läßt sich der Pilz mikroskopisch nachweisen. Auch kann man besser noch das Sputum kulturell verarbeiten. Dies letztere Verfahren ist noch sicherer, da bei chronischer Aspergillose sich einzelne Mycelfragmente auch nach ZIEHL-NEELSEN färben können und dadurch zu Irrtümern führen (WAHL und Mitarbeiter 1928). Bei Verbringen des Sputums in RAULINsche Flüssigkeit ist es auch möglich, Reinkulturen zu erhalten.

Die serologischen Reaktionen sind nur eine schwache Hilfe. NICAUD versuchte, mit einer Präcipitationsmethode und einer Komplementbindungsreaktion bessere Resultate zu erzielen. Außerdem wurde noch eine Intradermalreaktion ausgearbeitet, der Ross eine gewisse differentialdiagnostische Bedeutung beimißt. Auffallend war, daß bei einer Mischinfektion mit Tuberkulose die Hautreaktion negativ ausfiel. Auch bei reiner Tuberkulose war diese Hautreaktion negativ. LAPHAM beobachtete in diesem Zusammenhang positive Tuberkulinreaktionen bei primären Lungenaspergillosen.

Prognose. Die chronische Lungenaspergillose zeigt einen gutartigen, langsamen Verlauf und scheint in einigen Fällen spontan innerhalb einiger Jahre ausheilen zu können. Akute Fälle werden oft nicht oder zu spät erkannt und enden meist tödlich. Auch wenn es zu einer Komplikation mit der Tuberkulose kommt, sind die Heilungsaussichten relativ ungünstig. Es kommt meist zu einem raschen und stets tödlichen Verlauf der Erkrankung. Von den verantwortlichen Stellen der USA. wurde die Lungenaspergillose zur Berufskrankheit im Staate Illinois erklärt. Sie wird dort nämlich unter den landwirtschaftlichen Arbeitern, den Pelzreinigern und Haarkämmern, die Roggenmehl zum Entfetten der Haare gebrauchen, häufiger beobachtet (Ross).

Therapie. Bei der Behandlung der Lungenaspergillose steht nach wie vor noch die Medikation von *Jodkali* an erster Stelle. Allerdings behauptet van Brée, daß bei Aspergillose die Wirkung der Jodpräparate nicht so prompt sei und hier mehr Sulfonamide, ferner Penicillin und Streptomycin zu empfehlen wären. Von anderen Autoren wird aber Penicillin und den anderen Antibioticis jede Wirkung abgesprochen. Von den Sulfonamiden glaubt Schneider, daß sie auch keinen wirklichen Erfolg auf die Pilzinfektion, sondern lediglich auf die Begleitflora hätten, die durch sie zurückgedrängt würde. Neben Jodkali raten Rénon und Brumpt noch zu arsenhaltigen Medikamenten. Die Jodtherapie läßt sich nur vertreten, wenn keine gleichzeitige tuberkulöse Erkrankung vorliegt. In solchem Falle ist sie kontraindiziert. Darauf weist auch Ross nachhaltig hin, der sie sonst als *die* Therapie der Wahl bezeichnet.

2. Die **Otomykose,** sei hier nur kurz erwähnt, sie gehört in das otologische Fachgebiet.

3. Auch die **Lokalisation des Aspergillus fumigatus in den Nasennebenhöhlen** ist ein Krankheitsbild, das nur sehr selten in Erscheinung tritt.

Über Aspergillose der Orbita und des Gehirns, bzw. der Meningen hat Monastyrskaja (1950) berichtet. Doch dürften solche Befunde außerordentlich selten sein.

4. **Aspergillus-Endokarditis.** Die 3 bisher in der Literatur beschriebenen Fälle wurden alle erst post mortem diagnostiziert. Es erscheint aber bei den in diesen Fällen vorliegenden Zusammenhängen wesentlich, ganz kurz auf die mitgeteilten Beobachtungen einzugehen.

Der erste von Zimmermann berichtete Fall betraf einen Patienten, der wegen einer Beinamputation sehr intensiv mit Penicillin behandelt worden war. Im Verlauf der Behandlung traten verschiedene Embolien auf, 14 Tage vor dem Tod wurde erstmalig ein sehr ausgeprägtes Herzgeräusch festgestellt.

Bei der *Sektion* dieses Falles fand sich eine ausgedehnte kugelförmige Pilzwucherung auf dem Endokard. Der Durchmesser dieser Wucherung betrug 0,5 cm und hatte vor allem den rechten Teil der Aortenklappe verändert. Sie griff aber auch auf das interventrikuläre Septum über und hatte hier unter stärkeren Entzündungserscheinungen zur Ulceration des Septums geführt. Auch an den Tricuspidalklappen fanden sich Pilzwucherungen. Im Myokard zeigten sich interstitielle myokarditische Herde mit Pilzmycel. Embolien waren in den Nieren sowie verschiedenen kleinen Arterien festzustellen. Ein frischer hämorrhagischer Infarkt bestand in der rechten Niere.

Der zweite von Zimmermann beschriebene Fall betraf eine 32jährige Frau, die mit einem linksseitigen Oberbauchschmerz und Fieber erkrankt war. Alle durchgeführten Untersuchungsmaßnahmen hatten das Bild nicht zu klären vermocht, die Blutkulturen waren steril gewesen. Trotzdem wurde Sulfadiazin und Penicillin gegeben. Doch war weder mit dem ersteren, noch mit 84 Mill. iE Penicillin, noch mit Streptomycin eine Besserung des Krankheitsbildes zu erzielen. Unter zunehmender Verschlechterung stellte sich ein Aortengeräusch ein, schließlich kam es zu verschiedenen Embolien und unter Dyspnoe und starkem Hustenreiz zum plötzlichen Tod. Die Sektion erbrachte eine *Perforation der Aortenklappe*, auf der sich grau-weißliche Beläge fanden. Thromben wurden in der Aorta und in beiden Arteriae iliacae gefunden. In der rechten Niere, der Milz und beiden Nebennieren bestanden ausgedehnte Infarkte. Im histologischen Schnitt schien es sich bei den Belägen zunächst um Histoplasma capsulatum zu handeln. Erst mit der Spezialfärbung nach Bauer zeigte sich, daß die Sporen größer waren und daß sich außerdem Hyphen fanden, die eindeutig für eine Aspergillusinfektion sprachen.

Einen 3. Fall schildern Grekin, Cawley und Zheutin. Ein 22jähriger Patient erkrankte unter grippeähnlichen Erscheinungen und erhielt deshalb hohe

Dosen Penicillin. Trotz dieser Therapie verschlechterte sich der Zustand, und es wurde ein zäh-eitriges Sputum expektoriert. Im weiteren Verlauf kam es zu einer starken Entzündung der Munschleimhaut, die diffus gerötet war und viele Geschwüre aufwies. Die Veränderungen hatten eine gewisse Ähnlichkeit mit Veränderungen, wie man sie bei Erythema multiforme findet. Weder die Behandlung mit Sulfadiazin noch mit Aureomycin und Streptomycin vermochten die Verschlechterung des Zustandes aufzuhalten.

Bei der Sektion wurden in den verschiedensten Geweben Sporen und Hyphen von Aspergillus fumigatus gefunden, so besonders in Gehirn, Herz, Lunge, Schilddrüse, Niere und Darm. Aus der Lunge ließ sich der Pilz am besten in Reinkultur herauszüchten.

Das Gemeinsame dieser 3 Fälle ist, daß sie alle über längere Zeit einer Behandlung mit antibiotischen Mitteln unterzogen wurden. Da aber aus experimentellen Versuchen bekannt ist, daß z. B. Streptomycingabe das Wachstum von Coccidioides immitis im infizierten Tier begünstigt, so erhebt sich die Frage, wie weit die Behandlung mit Antibioticis die Entwicklung der Pilzinfektionen in diesen Fällen begünstigt oder überhaupt erst ermöglicht hat. Es muß also an die Möglichkeit gedacht werden, daß unter den heutigen therapeutischen Bedingungen Keime, die bisher als Verunreinigung angesehen wurden, pathogene Bedeutung bekommen können und in den Stand gesetzt werden, schwere Gewebsveränderungen hervorzurufen. Diese Beobachtungen mahnen dazu, die *Indikation zur Behandlung mit antibiotischen Mitteln stets sorgfältig zu prüfen und so streng wie möglich zu stellen.*

Auch andere Pilze wie Candida albicans (Moniliasis) und Rizomucor können ähnliche Bilder wie Aspergillus hervorrufen. Die Differentialdiagnose ist dabei nicht immer ganz einfach und praktisch nur durch Kulturverfahren zu stellen.

Toxomykose der Lunge.

Schon 1938 hatte KOVATS eine durch Pilze bedingte Lungenerkrankung unter den Paprikaspaltern in Ungarn beschrieben. Das Jahr 1947 brachte dann Beobachtungen über ein ähnliches Krankheitsbild, das 1949 von KÖZEPEZY beschrieben wurde und das er kurz als *Toxomykose der Lunge* bezeichnete.

Infolge der großen Trockenheit und der schlechten Bodendüngung im Jahre 1947 war es in Ungarn zu einem besonders starken Befall des Getreides, vornehmlich der Hirse, mit *Sphaceloteca sorghi-Line-Clinton* gekommen. Bisher galt allerdings dieser Pilz als nicht tier- oder menschenpathogen. Fütterungsversuche an Tieren, denen man befallenes Getreide vorwarf, zeigten keine Schädigungen. Die Krankheit wurde bei den Landarbeitern und Tagelöhnern, die besonders starker Staubeinwirkung als Maschinisten oder Aufschütter an der Dreschmaschine ausgesetzt waren, im Bereich zweier Gemeinden beobachtet. Nach etwa 3—4wöchiger Arbeit an den Geräten kam die Erkrankung bei 49 Personen zum Ausbruch. 30 Hirsearbeiter hatten sie lediglich in leichter Form und benötigten keine ärztliche Hilfe.

Pathologische Anatomie. In den Lungen finden sich kleine Infarktbildungen, Schleimhautschwellungen, Hypersekretion, toxische Schleimhautreizungen und ein Eindringen der Pilzmycelien bis in die Bronchiolen.

Klinik und Verlauf. Unter zunehmender Müdigkeit und Appetitlosigkeit setzt meist plötzlich ein mehr oder minder hohes Fieber ein. Auffallend ist im weiteren Verlauf die starke Atemnot, der sehr heftige Hustenreiz mit reichlicher Expektoration, der ziemlich lange anhält. Auch nach Abklingen der akuten Krankheitserscheinungen blieb bei manchen eine Bereitschaft zu Erkältungen bestehen, die dann jedesmal mit auffallend starkem Hustenreiz, reichlicher Expektoration und gewisser Atemnot einhergingen (KÖZEPEZY).

Die Sputumuntersuchung auf Tuberkelbakterien ist immer negativ. Es lassen sich aber verschiedene Pilzformen eindeutig im Sputum als makroskopisch unkenntliche, gelbliche Körperchen nachweisen.

Lungen. Der Auskultations- und Perkussionsbefund bieten nichts besonders Charakteristisches. Das Röntgenbild zeigt Verschattungen, teils in Form konfluierender kleiner Herde, teils bronchopneumonischen Infiltraten ähnlich. Der Prozeß ist meist doppelseitig, scheint aber eine besondere Vorliebe für den rechten Oberlappen zu haben. Die Spitzenpartien sind fast immer frei, im Gegensatz zu den Befunden bei den Paprikaspaltern. In vielen Fällen kommt es nur zu einer sehr allmählichen Rückbildung. Hier besteht dann die Gefahr der Sklerosierung des Lungengewebes und der Entwicklung von Bronchiektasen.

Die *Blutsenkung* ist bei allen schwereren Krankheitsfällen sehr stark erhöht. Werte von 75/100 und 114/120 werden beschrieben.

Das *Blutbild* zeigt eine sehr starke Mononucleose und Linksverschiebung. Die Leukocyten sind erhöht, teilweise sogar sehr stark. In einigen Fällen kommt es zur Entwicklung einer Anämie.

Diagnose. Sie ist auf Grund der Beschäftigungsart, aus dem Sputumbefund, insbesondere dem Pilznachweis zu stellen. Das Lungenbild ist relativ uncharakteristisch und vieldeutig. Auch der Auskultationsbefund gibt keinen klaren und eindeutigen Hinweis.

Zur Klärung der ätiologischen Bedeutung der Pilze kann auch ein entsprechender *Hauttest* herangezogen werden, von dem auch Közepezy Gebrauch machte. Allerdings kann es oft schwierig sein, den Erreger ganz eindeutig zu identifizieren, da sicher Antigenüberschneidungen vorkommen. So konnte Közepezy den Erreger auf diesem Wege auch nicht klar von Aspergillus und Mycotoruloides trennen.

Prognose. Die Prognose ist im ganzen günstig, die meisten Erkrankungen heilen ab ohne intensive therapeutische Maßnahmen. Individuelle Disposition scheint aber doch bei dem verschiedenartigen Verlauf, den die Erkrankung bei Personen mit gleicher Exposition nimmt, eine wichtige Rolle zu spielen.

Die Erkrankungsdauer schwankt in leichten und mittelschweren Fällen zwischen 10 und 15 Tagen, kann sich aber bei schweren über 6—9 Wochen hinziehen und dann zu Bronchiektasen führen mit entsprechender Neigung zu Rezidiven.

Therapie. Közepezy sah günstige Wirkung von Penicillin und Sulfonamiden. Bei einigen chronischen Fällen mit schweren Bronchiektasen und Neigung zu Hämoptoe kommt aber als letzte therapeutische Maßnahme nur die Lobektomie oder Pneumektomie in Frage.

Prophylaxe. Bekämpfung des Getreidebrandes durch bessere Düngung und Auslesung des Samens sowie vor allem bessere Dreschmaschinen mit Absaugvorrichtungen zur Vermeidung des starken Staubens sind zu empfehlen. Periodische Untersuchungen der Arbeiter werden ebenfalls einen überraschenden Ausbruch einer Gruppenerkrankung, wie sie Közepezy beobachtete, verhüten. Die Erkrankung ist als typische Berufskrankheit bei Landarbeitern anzusprechen.

Sporotrichose.

Die Sporotrichose ist eine subakut oder chronisch verlaufende Pilzerkrankung, charakterisiert durch gummaähnliche subcutane, langsam und fast schmerzlos sich bildende Knoten, die aber auch auf die Oberfläche der Haut, ferner die Gelenke und Knochen, seltener die inneren Organe übergreift.

Geschichtliches. Als eigenes Krankheitsbild wurde die Sporotrichose 1898 von Schenk in den USA. erstmalig beschrieben. 1900 berichteten dann Hektoen und Perkins über 2 Fälle von „gummöser Lymphangitis" des Armes. Die Folgezeit brachte dann sehr eingehende Studien über dieses Krankheitsbild von de Beurmann und Ramond, Gougerot, Dor, Monier-Vinard u. a. Schon 1909 war die Zahl der genau beschriebenen Fälle in Frankreich auf 102 angestiegen. Seither sind in größerer Zahl Berichte über dieses Krankheitsbild aus den verschiedensten Gegenden der Erde, sowohl aus den Tropen, als auch aus gemäßigten Zonen mitgeteilt worden.

Ätiologie. Als Haupterreger ist *Sporotrichon de Beurmanni* oder *Rhinocladium Schenki* (dieser Name scheint sich in neuerer Zeit mehr durchzusetzen) zu nennen, weitere 11 verschiedene Erreger sind ebenfalls als Krankheitsursache angeschuldigt, sie gehören aber alle zu der Unterabteilung der Mucidineen. Sporotrichonde Beurmanni findet sich im Gewebe als ovales Gebilde von 2—6 μ Länge und 1—3 μ Dicke.

Der Nachweis aus den Veränderungen selber, in denen der Erreger nur sehr spärlich zu finden ist, gelingt vielfach nicht unmittelbar, sondern erst über den Tierversuch oder die Kultur. Der Pilz wächst leicht unter den üblichen Bedingungen aerob. Er bildet zunächst kleine, weißliche Flecken, die mit einem dünnen Flaum bedeckt sind. Später dehnen die Kolonien sich rasch aus, ihre Farbe wird erst gelblich-bräunlich, dann schwärzlich. Die Kulturen bestehen aus feinen Mycelfäden, an denen sich reichlich rundliche bis ovale Sporen, traubenartig angeordnet, nachweisen lassen.

Bei Mäuseinfektionen konnte Baker feststellen, daß bei intraperitonealer Impfung der Tod der Tiere entweder innerhalb von 3 Wochen unter peritonealen und hepatitischen Erscheinungen erfolgte oder nach 12 Wochen unter generalisierten Veränderungen an allen

Organen. Bei sofortiger Untersuchung enthielt das frische Organmaterial zahlreiche Parasiten (Vorbehandlung mit 10%iger NaOH, dann Färbung mit Lactophenolblau oder nach Gram). Bei Injektion in den Hinterlauf kam es zur Bildung eines lokalen Abscesses mit Vereiterung der zugehörigen Lymphknoten und Osteomyelitis. In dem Eiter ließen sich mikroskopisch und kulturell die Erreger nachweisen. Bei den so gesetzten Infektionen ist eine Heilung möglich, aber auch eine hämatogene Streuung mit tödlichem Ausgang nach 2—3 Wochen. BAKER führte diese Untersuchungen mit Kulturstämmen und mit Sporotrichonstämmen, die aus menschlichem Eiter stammten, durch. Mäuse und Ratten sind besser reagierende Versuchstiere als Kaninchen und Meerschweinchen.

Verbreitung. Es handelt sich um eine weitgehend kosmopolitische Erkrankung. Aus Deutschland wurden bisher mehr als 10 Fälle von gesicherter Sporotrichose mitgeteilt. Frankreich weist von den europäischen Ländern die größte Zahl von exakt beschriebenen Fällen auf. Die meisten Erkrankungen überhaupt sind wohl in Nordamerika beobachtet worden. Hier scheint besonders die Gegend des Mississippi- und Missouritales günstige Infektionsbedingungen zu bieten. Des weiteren sind aus Südamerika eine Reihe von Fällen berichtet (CAMPAS und ALMEIDA). Auch in Java und Südafrika (DANGERFIELD und GEAR) sowie anderen tropischen Gebieten wurde diese Erkrankung in den letzten Jahren häufiger beschrieben. Es scheint, daß die tropischen Gebiete in mancher Hinsicht sehr günstige Bedingungen für diese Infektion bieten.

MACKINNON glaubt auf Grund von sehr umfangreichen Untersuchungen (über 2400 Sporotrichosefälle), daß Temperatur- und Feuchtigkeitsverhältnisse für diese Infektionen von großer Bedeutung seien. Bei einer Epidemie in den Whitwatersrand-Minen (Südafrika) machte er die Beobachtung, daß hohe atmosphärische Feuchtigkeitsgrade die Infektion zu begünstigen scheinen. Auch aus Uruguay ließen sich Bestätigungen hierfür insofern finden, als dort in den Monaten April—Juli, den Monaten der höchsten atmosphärischen Feuchtigkeit, die meisten Sporotrichosefälle zu registrieren waren, während in den trockeneren Monaten wesentlich weniger Fälle beobachtet wurden.

Pathologische Anatomie. Die Veränderungen finden sich vor allem in der Haut und in dem Unterhautgewebe. Makroskopisch erinnern die Knoten in Cutis und Subcutis an Gummen. Das mikroskopische Bild der Fisteln und Geschwüre mit unterminierten Rändern zeigt gewisse Parallelen zu tuberkulösen Bildern. Aus Fibroblasten, Plasmazellen, polymorphkernigen Leukocyten und Rundzellen entwickeln sich Granulationsgeschwülste, deren Hauptcharakteristikum aber Epitheloidzellen und Riesenzellen vom LANGHANSschen Typ sind. In den Riesenzellen können sich auch gelegentlich Pilzelemente finden.

Die Knochenerkrankung kann vom Periost oder der Markhöhle ausgehen. Durch unspezifisches Granulationsgewebe wird der Knochen dabei zerstört. Sequesterbildung ist selten, Knochenneubildung kommt vor. Die Granulation verfällt meist der Nekrose und eitrigen Einschmelzung. Es kann aber auch zur Vernarbung kommen.

Übertragung Die Sporotrichose kommt bei Tieren, insbesondere Pferden, Mauleseln, Hunden, Eichhörnchen, Affen, Ratten, Mäusen und Meerschweinchen vor. Von diesen — nach Ansicht verschiedener Autoren besonders von den Ratten — kann sie auf den Menschen übergehen. Die Infektion erfolgt wahrscheinlich durch die verletzte Haut oder Schleimhaut. Verschiedene Autoren erwägen, ob der mit der Nahrung aufgenommene Erreger auch pathogen werden und nach Durchwanderung der Magenschleimhaut zu einer Infektion des ganzen Organismus führen könne.

Saprophytisch finden sich die Erreger aber auch auf Pflanzen, Gräsern, somit auch auf dem Heu, Salaten und Berberitzen. Auch an Fliegen hat man sie feststellen können.

Eine besondere Exposition besteht für Land- und Forstarbeiter, Farmer und Tierpfleger. Diese Bevölkerungsgruppe kommt mit den an Gras, Blumen, Gemüsen, Stroh, Heu und Viehfutter lebenden Erregern viel häufiger in Berührung als irgendeine andere Berufsgruppe. FÖRSTER bezeichnet deshalb diese

Erkrankung für gewisse Gegenden der USA. als „Gewerbekrankheit der Land- und Forstarbeiter".

Die *Haupteintrittspforten der Infektion* beim Menschen sind nach der übereinstimmenden Ansicht der Autoren Hautschrunden oder kleine Verletzungen, wie man sie an Händen und Fingern, oft verursacht durch Berberitzendornen, Phönixpalmen u. ä., findet.

Klinik und Verlauf. Die Inkubationszeit schwankt zwischen Tagen und Monaten. Ganz exakte Daten sind kaum zu bekommen.

Man kann 3 Verlaufsarten der menschlichen Erkrankung unterscheiden: 1. Lokalisierte Sporotrichose der Haut, 2. subcutane, disseminierte Sporotrichose, 3. extracutane Sporotrichose der Muskeln, Gelenke, Knochen und inneren Organe.

Zwischen diesen einzelnen Formen gibt es selbstverständlich fließende Übergänge. Für die erste nimmt man eine Verbreitung auf dem Lymphweg an, für die zweite und dritte eine wahrscheinlich vorwiegend auf hämatogenen Bahnen.

Das Krankheitsbild ist im ganzen sehr vielgestaltig und weist in seinem Pleomorphismus manche Ähnlichkeit mit der Tuberkulose oder Lues auf.

1. Lokalisierte Sporotrichose der Haut. Bei dieser Form bilden sich zunächst kleine, langsam wachsende Knötchen in der Tiefe der Haut, die erst im Verlauf von einigen Wochen die Oberhaut flach vorbuckeln. Der leicht bläulich-rötliche Buckel erweicht nach einiger Zeit auf seinem höchsten Punkt. Ist es zu dieser Erweichung gekommen, so erfolgt oft exzentrisch der Durchbruch nach außen. Es entleert sich eine trübe, eiterähnliche Flüssigkeit. Die Größe der Herde schwankt zwischen Erbsen- und Apfelgröße.

Die Herde können als warzenähnliche Veränderungen, wie Russo und Gomes beschreiben, an den Fingern sitzen oder auch an der Wange. Sehr häufig finden sie sich auch am Bein, um sich dann allerdings bei nicht einsetzender Behandlung über den ganzen Körper auszubreiten. Die Aussaat bei dieser ersten Verlaufsform findet wohl meist lymphogen statt. Neben abheilenden Prozessen an einer Stelle treten an anderen neue Entzündungsherde auf. Bei der Abheilung kann sich aber auch sehr oft eine Fistel mitten in einem derben Narbengewebe entwickeln.

Bei dieser Art von Herden spricht man von Sporotrichomen. Einzelne dieser Sporotrichome können sich zu einem *großen Mykom* vereinen. Nach dem Zerfall eines solchen Mykoms bilden sich oft tiefe Fistelgänge, die unter reizlos fahl aussehenden Hautpartien durchführen. Aus diesen Fistelgängen kann sich noch lange Zeit ein dünnflüssiger, wenig riechender Eiter oder eine trübseröse Flüssigkeit entleeren.

Die Sporotrichome sind meist wenig schmerzhaft. Sie persistieren sehr oft über eine lange Zeit als unregelmäßige, flächige Geschwüre mit wallartigen Rändern und einem granulierenden Grund.

Die regionären Lymphdrüsen sind, wenn es zur Sporotrichombildung gekommen ist, meist in Mitleidenschaft gezogen. Von den entzündlichen Hautherden zu den Lymphdrüsen hin finden sich strangförmige Infiltrate, den entzündeten Lymphgängen entsprechend.

Der Allgemeinzustand bei dieser ersten Form ist meist wenig beeinflußt. Fieber gehört *nicht* eigentlich zum Bild der unkomplizierten Sporotrichose, sondern weist meist auf Sekundärinfektionen hin.

2. Subcutane disseminierte Sporotrichose. Auch diese beginnt meist mit einer isolierten erythematösen Papel oder einem Einzelherd, der erweicht und häufig rasch ulceriert. Diesem Herd folgen mehr oder minder schnell Papeln am ganzen Körper einschließlich des Gesichts. Die Läsionen sind meist indolent und sehr vielgestaltig. Ihr Umfang variiert zwischen Streichholzkopf- und Kirschengröße.

Im weiteren Verlauf kommt es zu einer zentralen Erweichung und Entleerung eines eitrigen Inhalts. Es bleiben dann Ulcerationen mit einem zentralen Krater und hartem Randwall zurück. Die Veränderungen haben in manchem gewisse Ähnlichkeit mit gummösen Prozessen. Subjektiv machen diese Ulcerationen oft außer einem gewissen Pruritus auffallend wenig Beschwerden.

CAWLEY sah im Verlauf einer subcutanen disseminierten Form Schwellungen der proximalen Phalanx des rechten Großzehs und des linken Mittelfingers sowie der mittleren Phalanx des 4. rechten Fingers auftreten, die sich röntgenologisch als osteomyelitische Herde identifizieren ließen.

Diese Beobachtung leitet schon zu der letzten Form der Sporotrichose über:

3. *Extracutane Sporotrichose der Muskeln, Gelenke, Knochen und inneren Organe.* Diese Form entwickelt sich meist aus der ersten oder zweiten. Einmal kann es, wie im Falle von CAWLEY, zu einem Übergreifen von tiefen Hautherden auf Knochen oder Gelenke kommen, zum anderen aber kann von der Haut des Gesichts ein Übergreifen des Prozesses auf die Schleimhäute der Mundhöhle und des Rachens vor sich gehen. Von hier aus ist dann einmal eine hämatogene, zum anderen aber auch eine intracanaliculäre Streuung in die Lunge hinein möglich. Auch die Möglichkeit zum Einbruch eines Prozesses ins Mediastinum ist bei Lokalisation von Sporotrichomen im Rachen gegeben. Es entwickelt sich dann ein Krankheitsbild von akut bedrohlichem Charakter.

Die *Lungensporotrichose* ist eine seltene Erkrankung. Unter 79 Bronchial-Mykosen fand REEVES sie nur 3mal. Als ihr Erreger kommt nach NICAUD nur Sporotrichon Beurmanni in Betracht. Die Diagnose dieser Erkrankung ist nur durch den Erregernachweis aus dem Sputum zu stellen. Hierbei ist aber eine gewisse Vorsicht in der Beurteilung angebracht, da der Pilz auch als Schleimhautparasit der Mundhöhle vorkommt.

Bei tierexperimentellen Sporotrichosen sind Lungenveränderungen häufig. Sie finden sich als tuberkelartige Knötchen über die ganze Lunge verteilt mit Infiltraten polynucleärer Zellen und Riesenzellen sowie Epitheloidzellen in der Peripherie der Herde.

Das klinische Bild ist uncharakteristisch: Husten, oft auch nur leichter Hustenreiz (Voss), über den Lungen auskultatorisch bronchitische Geräusche, rauhes Atemgeräusch, unter Umständen trockene Rasselgeräusche sowie Auswurf von oft üblem Geruch mit harten weißen Klümpchen. Diese Symptome finden sich auch bei tuberkulösen Prozessen, und ebenso ähnelt auch das Röntgenbild einem tuberkulösen Prozeß. Nur der Nachweis der Mycelfäden, die oft schleifenförmig angeordnet sind, teilweise verzweigt im Sputum, in Verbindung mit der Kultur vermag die Diagnose zu klären. Mischinfektionen der meist sekundär entstehenden Lungensporotrichose mit Tuberkulose kommen gelegentlich vor (BONNER).

Über isolierten Befall des Magen-Darmtraktes, der Leber, Milz oder Niere ist nichts bekannt. Bei generalisierten Prozessen sind allerdings gelegentlich auch in diesen Organen Pilzbefunde zu erheben. Im allgemeinen aber sind hier Veränderungen sehr selten.

Die *Knochensporotrichose* sowie der Befall der Muskeln und Gelenke kommt im ganzen aber häufiger vor (RUSSO und GOMES, BÜRGEL und MEESSEN, SANCHEZ MARROQUIN und DE LOS ANGELES GONZALES). Verschiedentlich wird darauf hingewiesen, daß Knochen- und Gelenkerkrankungen in manchen Fällen die ersten und einzigen Manifestationen der Sporotrichose sein können. Nach verschiedenen Autoren ist das Skeletsystem in etwa 10% aller Sporotrichoseerkrankungen befallen. Die Erscheinungsformen bei der Knochenaffektion sind zunächst uncharakteristisch und vielgestaltig. Auch die Röntgenaufnahme bietet kein eindeutiges Bild. Die Veränderungen haben Ähnlichkeit mit Knochentuberkulose oder chronischer Osteomyelitis.

Bürgel und Meessen schildern einen Fall, bei dem sich der Prozeß am Humeruskopf entwickelte. Im Anschluß an ein Trauma stellte sich hier akut mit anfangs sehr hohen Temperaturen eine Schwellung der Schulterweichteile ein. Ein am Humeruskopf im Röntgenbild sichtbarer Knochenherd wurde zunächst für tuberkulös gehalten. Die Blutsenkung war stark beschleunigt. Ein sich entwickelnder fluktuierender Weichteilerguß am Oberarm wurde punktiert und aus der trüb-serösen Flüssigkeit, die dabei aspiriert werden konnte, ließ sich eine Reinkultur von Sporotrichon Beurmanni züchten. In diesem Fall muß eine hämatogene Streuung und Ansiedlung des Keimes an einem locus minoris resistentiae angenommen werden. In anderen Fällen hat man es mit übergreifenden Infektionen von Hautherden zu tun.

Wiederholt konnte ein Zusammenhang zwischen vorausgegangenen Traumen und später erfolgter Ansiedlung einer Pilzinfektion an der vom Trauma getroffenen Stelle beobachtet werden. In allen diesen Fällen ist wohl eine hämatogene Entstehung der Knochenherde anzunehmen.

Die *Gelenksporotrichose* imponiert klinisch als Hydrops des Gelenks oder sog. Tumor albus. Die Weichteile der Gelenkumgebung sind geschwollen, fast stets ohne Veränderungen der darüberliegenden Haut. Bei Punktion dieses Hydrops gewinnt man fadenziehenden Eiter, in dem der Pilz kulturell nachzuweisen ist.

Das *Blutbild* weist keine charakteristischen Veränderungen auf. Bei ausgedehnteren Prozessen finden wir eine Leukocytose.

Die *Blutsenkung* ist bei den Sporotrichoseerkrankungen der inneren Organe stets sehr stark beschleunigt, während sie bei den Hautveränderungen je nach Ausdehnung des Prozesses nur geringe oder bei ausgebreiteteren Prozessen stärkere Erhöhung aufweist.

Die Sporotrichose der Haut und auch die 2. Form verlaufen meist ohne Fieber. Bei der 3. Form treten aber fast stets Temperaturen auf, doch steigen diese nur in der Zeit des mehr oder minder akuten Beginns über 39°, sonst liegen sie meist um 38°.

Diagnose. Beim Auftreten eines Einzelknotens kann die Diagnose erhebliche Schwierigkeiten machen. Bei Vorhandensein einer Vielzahl unter Umständen schon erweichter Knoten mit Fistel- und Gangbildung ist der Verdacht sehr naheliegend. In diesem Stadium kann durch *mikroskopischen* oder *kulturellen Pilznachweis* und durch *Probeexcision* die Abgrenzung gegenüber Tuberkulose, Lues, Leishmaniose oder Blastomykose relativ leicht geführt werden, die in Frühstadien sicher manchmal Schwierigkeiten bereiten kann.

Zur Sicherung der Diagnose ist also in jedem Fall der *Pilznachweis* zu fordern. Da die mikroskopische Untersuchung häufig auf Schwierigkeiten stößt und der Pilz im *Frischpräparat* spärlich vorhanden sein kann, wird sich das Anlegen einer *Kultur* empfehlen. Hier ist der Sabouraudsche Dextrosenährboden zu verwenden. Auf ihm wachsen die Kulturen von Sp. Schenki unter Bildung eines schwärzlichen Pigments, bei Übertragung auf gewöhnlichen Agar mit einem p_H von 6,6 kommt es nicht zur Pigmentbildung, die Kulturen bleiben weiß (Russo und Gomes).

Der Pilz hat die Eigenart, die trockene Wand des Reagenzglases zu bewachsen. Dies Wachstum zusammen mit der nach 2—3 Tagen auftretenden charakteristischen Sporulation vermag sichere Anhaltspunkte zu geben. Die optimalen Züchtungstemperaturen liegen zwischen 27 und 30°. Der zu untersuchende Eiter soll nach Möglichkeit aus einem geschlossenen Herd unter sterilen Bedingungen entnommen werden, um Verunreinigungen auszuschalten.

Auch ein *Tierversuch* ist möglich und in manchen Fällen zur Prüfung der Pathogenität eines Stammes erwünscht. Hier sind vor allem männliche Ratten geeignet, die subcutan, intraperitoneal oder intravenös geimpft werden. Bei diesen infizierten Tieren treten schon nach 5—10 Tagen makroskopisch sichtbare, typische Hoden- und Nebenhodenschwellungen auf. In den folgenden Tagen gehen die Tiere mehr oder minder rasch an der Generalisierung des Krankheitsprozesses zugrunde. Die Pilze sind beim erkrankten Tier im gefärbten Gewebspräparat deutlich zu erkennen.

Eine *Intracutanprobe* mit „Sporotrichin", die von einzelnen Autoren (BRUNO BLOCH, GOUGEROT) versucht wurde, hat sich wegen der großen Unspezifität wenig bewährt.

Wichtiger zur differentialdiagnostischen Klärung sind die *Sporoagglutination* und die *Komplementbindungsreaktion*. Von den beiden ist die Agglutinationsprobe nach WIDAL und ABRAMI die zuverlässigere. Sie arbeitet mit einer Sporenaufschwemmung. Das Serum des gesunden Menschen agglutiniert diese Aufschwemmung nicht. Mit den Seren von Sporotrichosekranken kommt es aber schon bei 1:200 und 1:500 zur Agglutination. Die Reaktion ist nicht ganz spezifisch, denn bei Aktinomykose und Soor treten auch Agglutinationstiter auf, doch liegen diese wesentlich niedriger, meist nur bis 1:150 als Höchstwert.

In letzter Zeit haben allerdings GONZALEZ OCHOA und SOTO FIGUEIROA durch Aufarbeitung der Kulturen von Sporotrichon Schenki polysaccharidartige Substanzen gewonnen, die Präcipitationsreaktionen mit dem Serum menschlicher Sporotrichosefälle ergaben. Sie erwiesen sich als nicht toxisch und scheinen für den Hauttest auf Sporotrichose besonders geeignet. Weitere Erfahrungen darüber müssen aber noch gesammelt werden.

Es empfiehlt sich also, bei Verdachtsfällen neben der Untersuchung von Eiter und Gewebsexcisionen auch serologische Kontrolluntersuchungen durchzuführen.

Daß die Röntgenuntersuchung bei Knochensporotrichose allein kein klares Bild vermittelt, wurde schon betont. Auch hier sind die Hautveränderungen zu untersuchen oder ist bei Fehlen von eindeutigen Hautläsionen eine Punktion der Weichteilschwellungen, die meist die Knochenprozesse begleiten, vorzunehmen, und das Punktat dann entsprechend zu untersuchen.

Prognose. Der Verlauf ist außerordentlich chronisch, quoad vitam ist die Prognose meist nicht ernst, quoad sanationem allerdings sehr mit Vorsicht zu stellen. Selbstheilungen sogar nach jahrzehntelangem Bestehen der Prozesse wurden beobachtet. Kommt es zu einer Allgemeininfektion, was seltener der Fall ist, und werden in stärkerem Maße Muskulatur, Knochen, Gelenke oder gar Lungen und Mediastinum infiziert, dann kann die Erkrankung unter Umständen verhältnismäßig schnell zum Tode führen.

Therapie. Nach übereinstimmenden Angaben der meisten Untersucher haben *Kaliumjodid* und *Natriumjodid* eine fast spezifische Wirkung. Bei dieser Therapie ist allerdings notwendig, das Medikament täglich in großen Dosen und über eine längere Zeit zu verabfolgen. So wird als Behandlungsschema empfohlen, in den ersten Tagen 2—4 g, später sogar 6—8 g täglich zu geben. Kommt es zu Unverträglichkeitserscheinungen bei oraler Anwendung, kann auch eine rectale Applikation oder sogar eine intravenöse mit LUGOLscher Lösung versucht werden (Jod 1,0, Kaliumjodid 2,0, Aqua dest. 300,0 alle 4—5 Tage eine Injektion, beginnend mit 0,5 cm^3 und steigernd bis auf 5 cm^3 dieser Lösung). Auch nach Abheilen der Herde ist es aber notwendig, die Behandlung noch mindestens 1 Monat lang fortzuführen, da sonst bei zu frühzeitigem Abbruch Rezidive sich einstellen können (NICAUD, VOSS u. a.).

Als *örtliche Behandlung* der Geschwüre werden Pinselungen mit Jodtinktur an erster Stelle empfohlen, vereinzelt hat man auch Sublimatbäder mit Erfolg angewendet, doch wird sich bei Vorhandensein vieler ulcerierter Stellen gerade bei der Anwendung dieser Maßnahme größte Vorsicht empfehlen.

Bei Knochen- und Gelenksporotrichose kommen neben ruhigstellenden Maßnahmen für das erkrankte Glied durch fixierende Verbände Röntgentiefenbestrahlungen mit kleinen Dosen (Entzündungsbestrahlung) in Frage. BÜRGEL und MEESSEN sahen hiervon recht Günstiges, ihnen schien sogar die Jodmedikation bei Anwendung dieser Therapie entbehrlich.

Moniliasis.

Unter dem Begriff der Moniliasis werden Infektionen der Haut, Schleimhaut und auch der inneren Organe mit dem Pilz Candida albicans verstanden, der ubiquitär auf der Haut vorkommt, gelegentlich aber unter bestimmten Bedingungen pathogen werden kann. Diese Erkrankung ist also den *endogenen* Mykosen zuzurechnen.

Geschichtliches. Der Pilz wurde unter dem Namen Oidium albicans erstmalig 1853 von ROBIN beschrieben. Infektionen wurden schon kurze Zeit nach der Entdeckung mitgeteilt und um die Jahrhundertwende besonders viel diskutiert. Die erste Bronchial-Moniliasis beschrieb CASTELLANI 1905 bei Teeprüfern auf Ceylon. 1918 gab FISCHL eine zusammenfassende Darstellung über das Candida albicans-Problem. In den folgenden Jahren waren die Mitteilungen spärlicher. Erst KEIPER lenkte durch seine Arbeit wieder die Aufmerksamkeit auf diesen Erreger (1938), denn er fand bei 178 Lungenerkrankungen eine Monilieninfektion in 2,93%. In einer anderen amerikanischen Arbeit von D. T. SMITH wird darauf hingewiesen, daß unter 207 Lungenmykosen 42 durch Monilien verursacht waren. Überhaupt scheint die Zahl der in den USA. beobachteten Lungenmykosen wesentlich höher zu liegen als in Europa, insbesondere in Deutschland, denn die Zahl der im deutschen Schrifttum mitgeteilten Fälle ist verhältnismäßig gering. Einen guten Überblick über den Stand der Kenntnisse der Candida-Infektionen gab 1951 HOFFMEISTER anläßlich eines von ihm beobachteten Falles von Lungengangrän.

Ätiologie. Der Pilz Candida albicans — Synonyma: Oidium albicans, Syringospora robini, Saccharomyces albicans, Monilia albicans, Endomyces albicans, Parasaccharomyces arteri, Mycotorula albicans, um nur die bekanntesten von den 172 Bezeichnungen für diesen Pilz zu erwähnen — kommt allenthalben in der Natur vor. Er gehört zur Gruppe der Monilien. Seine Fasern zeigen zylindrische Form, sind teils verzweigt, teils unverzweigt. Seine Länge beträgt 50—600 μ, seine Breite 3—5 μ. Im Mycelium finden sich eiartige, stark lichtbrechende Zellen von 5—7 μ Durchmesser, die Chlamydosporen. Der Pilz bildet auch Endosporen. Die Kultur bietet keine Schwierigkeiten, er wächst auf Glycerin- und Maltoseagar, aber auch sehr gut auf Kartoffeln. Die Kulturen entwickeln sich innerhalb von 2 Tagen bei Zimmertemperatur aerob. Auf dem SABOURAUDschen Nährboden entstehen weiße, hefeartige Kolonien. Die Kulturen haben einen starken Hefegeruch. Im flüssigen Substrat setzen sich die Pilzzellen am Boden ab, sind 3—7 μ groß, rundlich, doppelt konturiert und dünnwandig. Nur auf festen Nährboden kommt es zur Knospung. Eine Schnellkulturmethode wurde von KURUNG mit seiner Objektträgerkultur ausgearbeitet.

Die Tierpathogenität der Candida albicans ist nicht sehr groß, besonders empfindlich sind Kaninchen. Bei ihnen kann man mit intravenöser Injektion einer Keimaufschwemmung eine generalisierte Mykose hervorrufen, die innerhalb von 4—5 Tagen zum Tode führt. Die subcutane Applikationsart ruft nur Abscesse hervor, aber keine Generalisation. Meerschweinchen und Ratten erweisen sich gegenüber intraperitonealer Keimeinsaat widerstandsfähig, dagegen kommt es bei Mäusen zu multiplen Abscessen in fast allen Organen, auch in der Lunge. Sie gehen meist in 3 Wochen ein, bei intracerebraler Impfung schon in wenigen Tagen. Die Virulenz der Kulturen ist aber auch sehr verschieden, ältere sind meist weniger pathogen.

Verbreitung. Die Moniliasis kommt in allen Teilen der Erde vor. Doch scheinen manche Klimata die Infektion zu begünstigen (gewisse Gegenden der USA., auch manche Tropengebiete).

Übertragung. Der Erreger ist in der Natur so außerordentlich verbreitet, daß man von einer Übertragung im eigentlichen Sinne kaum sprechen kann. Schon unter völlig natürlichen Verhältnissen findet er sich in der Mundflora, im Rachen, im Magendarmtrakt und in der Vagina. So untersuchten BROMBERG und Mitarbeiter 533 Frauen und fanden, daß bei 9,1% sich Candida albicans im weiblichen Genitaltrakt feststellen ließ, sowohl bei völlig gesunden Frauen als auch bei solchen mit einer Vulvovaginitis. Sichere Zusammenhänge zwischen Pilzbefall und entzündlichen Prozessen ergaben sich nicht. Ähnliche Feststellungen hatten 1934 schon NEGRONI u. a. treffen können, die in 31% die Vagina der Schwangeren mit Candida albicans infiziert fanden. Relativ häufig ist der Pilz im Sputum von Lungentuberkulosekranken und von Kranken mit Lungenkrebs nachzuweisen. Auch ließ er sich aus dem Stuhl bei perniziöser Anämie, Sprue und anderen gastrointestinalen Störungen züchten.

Bei einer so weiten Verbreitung dieses Pilzes ist es schwierig, seine ätiologische Bedeutung für verschiedene Krankheitsbilder abzugrenzen. Doch muß auf Grund der im Schrifttum mitgeteilten, zum Teil sehr sorgfältig beobachteten Fälle angenommen werden, daß dieser Pilz unter besonderen Umständen, wie sie etwa bei einem geschwächten Organismus vorliegen, pathogen werden kann und leichtere oder schwerere Krankheitsbilder hervorzurufen in der Lage ist. Zur Deutung dieser Zusammenhänge kann vielleicht die Beobachtung von RICHTER herangezogen werden, der bei hungerkranken Erwachsenen eine besondere Anfälligkeit für Hautpilzerkrankungen des behaarten Kopfes beobachtete. Diese Anfälligkeit glaubt er damit erklären zu können, daß es unter dem Mangel an Sexualhormonen zu einer ungenügenden Bildung freier gesättigter aliphatischer Fettsäuren im Haarbalg kommt, die unter normalen Verhältnissen schon in niedrigster Konzentration ein Pilzwachstum hemmen. Ähnliches kann sich auch im Gesamtorganismus abspielen und das Angehen einer generalisierten Pilzinfektion begünstigen.

Pathologische Anatomie. Erste eingehende Untersuchungen, allerdings zunächst nur über die Hautinfektionen, wurden von GIBERSTEIN durchgeführt. Er fand im Erosionsbezirk Ödem und Acanthose, teils einen allmählichen, teils einen sehr plötzlichen Übergang von gesunden zu kranken Partien. Die lang ausgezogenen Papillen sind oft nur von wenigen Epithelschichten überdeckt, Neben mehr lymphocytären treten auch plasmacelluläre Infiltrate auf. Die Pilze liegen nur in den histologisch veränderten Bezirken, besonders reichlich in den Randzonen. Sproßformen können als unregelmäßig septierende Fäden senkrecht zur Richtung der Hornschicht diese durchziehen. Später hat man an Hand der verschiedenen künstlich gesetzten Infektionen die Histologie der Veränderungen sehr eingehend studiert. Neben der oben erwähnten teils lymphocytären, teils plasmacellulären Reaktion fand man Anhäufungen von Riesenzellen, Epitheloidzellen und neutrophilen Polymorphkernigen. Die Eosinophilen fehlten meist. Der Nachweis des Pilzes im histologischen Schnitt kann oft Schwierigkeiten bereiten. Er findet sich häufig in knospenden Formen, vereinzelt auch als Pseudohyphenbildung. In manchen Fällen vermag eine Behandlung des Schnittes mit NaOH (BUSSE) eine bessere Übersicht zu geben.

Die an den Schleimhäuten der Mundhöhle, der Speiseröhre und des Verdauungstraktes hervorgerufenen Veränderungen gleichen den an der Haut beschriebenen Befunden weitgehend. Ob der Erreger die Wand der tuberkulösen Kaverne, in der man ihn findet, verändert, ob ihm im Eiter bei Parotitis, Brustabscessen oder anderen subcutanen Abscessen eine ätiologische oder nur saprophytische Bedeutung zukommt, ist vielfach gar nicht sicher zu entscheiden. Die pulmonale Moniliasis zeigt im Beginn pseudotuberkelartige Herde mit zentraler Anhäufung von Leukocyten, mononucleären Fibroblasten, Epitheloidzellen und Plasmazellen. Zerstreut zwischen diesen liegen Monilien und einzelne wenige, meist atypische Riesenzellen. Im weiteren Verlauf kommt es dann zu Fibrose, Bildung von Granulationsgewebe und chronisch-entzündlichen Veränderungen in der Umgebung der Bronchiolen.

Klinik und Verlauf. Von einer Inkubationszeit kann man bei dieser Pilzerkrankung nicht sprechen, da die endogene Infektion bei Candida albicans die Regel sein dürfte (HOFFMEISTER).

Es lassen sich aber verschiedene Verlaufsformen der Infektion sehr deutlich unterscheiden:

1. Infektionen der äußeren Haut, die sich als Nagelbettentzündung, Dermatitiden in leicht schwitzenden, feuchten Hautbezirken, wie Hautfalten, Leistenbeuge, Glutäalbezirk, Mammafalten, gelegentlich auch in den Achseln abspielen. (Sie sollen in diesem Zusammenhang nur erwähnt werden.)

2. Infektionen der Schleimhaut, insbesondere der Mundhöhle, ein Krankheitsbild, das als Soor bezeichnet wird.

3. Generalisierte Infektionen der inneren Organe, wie der Lungen, gelegentlich des Endokards und der Meningen.

Soor.

Das Krankheitsbild wird in der Mehrzahl der Fälle durch Candida albicans hervorgerufen. Die Übertragung des Pilzes, die aber nicht gleichbedeutend mit einer Erkrankung ist, kann durch die Atemluft, durch Gebrauchsgegenstände oder auch direkten Kontakt erfolgen. Für die Infektion des Neugeborenen spielt die Brust der Mutter, der infizierte Sauger, aber auch die Möglichkeit einer Infektion intra partum bei infizierter mütterlicher Vagina eine Rolle. Daß die Pilzinfektion hier besonders gut angeht und zur Pilzerkrankung führt, liegt sicher auch daran, daß die Speicheldrüsen noch nicht arbeiten. Eine saure Reaktion des Milieus muß vorhanden sein, um ein entsprechendes Pilzwachstum zu erzielen und eine mehr oder minder starke Schwächung der Abwehrkräfte des Organismus, wie sie bei schwächlichen und ernährungsgestörten Kindern, Diabetikern, kachektischen Tuberkulösen und Krebskranken, aber auch bei anderen schweren Erkrankungen eintritt. In solchen Fällen ist die Pilzerkrankung dann meist Zeichen einer ungünstigen Entwicklung des Krankheitsbildes. In letzter Zeit wird abgesehen davon auch bei nicht bedrohlicher Entwicklung des Krankheitsverlaufes über eine Zunahme und besondere Hartnäckigkeit von Soorinfektionen nach vorausgegangener, sehr intensiver Penicillinbehandlung berichtet (LEZIUS u. a.).

Das Krankheitsbild beginnt mit einzelnen stecknadelkopfgroßen, körnchenartigen Herden, die sich in der Mundschleimhaut als Auflagerung finden. Im ganzen ist die Schleimhaut gerötet und entzündet. Oft tritt eine fast ins Violette gehende Färbung auf. An der Zunge können besonders die Papillen befallen werden, sie erhält dann ein sehr charakteristisches Aussehen. Nach 2—3 Tagen beobachtet man eine flächenhafte oder streifige, weiße, samtartig glänzende Schicht, die auf der Unterlage ziemlich fest haftet und sich nicht abstreifen läßt oder doch nur teilweise durch scharfes Abkratzen zu entfernen ist. Sie kann auch auf dem Zahnfleisch, der Lippenschleimhaut, der Innenfläche der Wange und an den Zungenrändern sitzen und eine Stärke von 1—2 mm haben. Beim Abheben der Beläge kommt eine stark gerötete, von Epithel entblößte Schleimhaut zutage. Auch der harte Gaumen, die Tonsillen und der gesamte weiche Gaumen können befallen sein. Infolge der stärkeren Ausdehnung des Soor stellt sich eine Behinderung der Saug-, Kau- und Schluckbewegungen ein. Bei Soorbefall des Ösophagus kann sogar die Nahrungsaufnahme, selbst der Genuß von Milch mechanisch behindert werden.

Die Infektion kann manchmal einen sehr chronischen Verlauf mit Rückfällen nehmen, ja sich auch auf verschiedene andere Schleimhäute, ebenso wie auf die Haut ausdehnen. Die Prozesse auf der Haut nehmen dann oft ekzematösen Charakter an, führen zu Verlust der Haare, kurzum gleichen gewissen Formen der Trichophytie.

Diagnose. Die Diagnose des Soor bietet keinerlei Schwierigkeiten: der samtartige Glanz der weißen Beläge, das feste Haften an der Unterlage, das ihn von ähnlichen Auflagerungen unterscheidet, die größere Dicke der Beläge, die meist massiver als diphtherische Membranen sind, und schließlich der im mikroskopischen Bild leicht zu erbringende Nachweis des Erregers gewährleisten eine rasche Erkennung.

Prognose. Die Prognose der Mundhöhlenaffektion ist an sich nicht ungünstig. Da aber das Krankheitsbild meist nur als Begleitinfektion bei schweren sonstigen Erkrankungen auftritt, muß es häufig doch als ein signum mali ominis bezeichnet werden.

Therapie. Die Therapie besteht in Spülung der Mundhöhle mit abgekochtem Wasser und Pinselung mit 25%iger Boraxlösung. Auch Pinselung mit Kaliumpermanganat wird empfohlen.

Von Therapieversuchen mit irgendwelchen Antibiotica muß auf Grund des Vorhergesagten abgeraten werden.

Generalisierte Infektionen der inneren Organe.

Den *pulmonalen Infektionen* geht meist ein wegbereitender Krankheitsprozeß voraus. Chronische Bronchitiden, Lungentuberkulose, Bronchiektasen und auch Lungenneoplasmen sind der Boden, auf dem sich die Moniliasis entwickeln kann. An diese möglichen Zusammenhänge muß also bei chronischen Erkrankungen der Atemwege auch in unseren Breiten durchaus gedacht werden, wie der von HOFFMEISTER mitgeteilte Fall einer Lungengangrän beweist. Niedrige Leukocytenzahlen bei einem ausgedehnteren Lungenprozeß und der Befund der Pilze im Sputum sind Hinweise auf das Krankheitsbild einer Lungenmoniliasis. Allerdings läßt das einfache Sputumpräparat in manchen Fällen nur spärlich Erreger erkennen, und erst eine sorgfältige kulturelle Verarbeitung bringt die weitere diagnostische Klärung.

Bei Weiterentwicklung kann sich das Bild einer mykotischen Phthise einstellen (ARTAULT). Auch Restzustände nach solchen Erkrankungen an Lungenmoniliasis sind in Form ausgedehnter Bronchiektasen im amerikanischen Schrifttum erwähnt. Diese Veränderungen sind natürlich irreparabel. Nach REEVES gehört die Moniliasis zu den verbreitetsten Bronchial- bzw. Lungenmykosen, denn er fand sie unter den von ihm zusammengestellten Fällen 40mal (1941). Im gleichen Jahr gibt DIAZ RIVERA eine Analyse von 23 in der Literatur mitgeteilten Fällen von Bronchialmoniliasis und kommt zu dem Schluß, daß diese Erkrankung nur bei Erwachsenen auftrete. Diese Feststellung steht aber im Widerspruch zu den Ausführungen von REEVES, der die Erkrankung bei Personen vom 4. Lebensmonat bis zum 65. Lebensjahr beobachtete.

Über bronchopulmonale Mykosen durch *Monilia pinoyi* berichtet HAMIL (1950) in 4 Fällen.

Das Krankheitsbild begann grippeartig mit Frösteln, Fieber über 39°, Abgeschlagenheit, Gliederschmerzen, unbestimmtem Schmerz in der Brust und trachealem Husten. Nach 1—2 Wochen klang das Fieber ab, der haferschleimartige, süßlich nach Hefe riechende Auswurf, gelegentlich mit feinen Blutstreifen, verschwand. Es blieben aber noch Pulsbeschleunigung, Schwäche, Schweißausbrüche, Husten und allgemeines Mißbefinden für etwa 3 bis 4 Wochen. Das Röntgenbild zeigte manche Ähnlichkeit mit Bildern, wie man sie bei tuberkulösen Prozessen sieht. HAMIL konnte seine Fälle über 10 Jahre beobachten und stellte fest, daß die Lungenherde langsam fibrös ausheilten zu völlig homogen-dichten, miliaren Kalkschatten. Die ersten Verkalkungen traten schon nach 3 Jahren auf. Auch den Hilus fand er verdichtet und gelegentlich die interlobäre Pleura verdickt.

Seltener, wenn auch nicht ganz ungewöhnlich, ist das Auftreten einer *Candida albicans-Endokarditis*, wie es ZIMMERMANN bei einer 38jährigen Frau beschrieben hat. Allerdings war auch hier die Vorbedingung, daß der Gesamtorganismus durch andere Noxen geschädigt wurde (Heroinsucht), gegeben. Endokardbeteiligung bei tödlich endenden generalisierten Erkrankungen sahen CALLIZE und MAKINNON, sowie PATIALA. Auch JOACHIM und POLAYIS beobachteten bei einer tödlich ausgehenden Candida albicans-Infektion ausgedehntere endokarditische Prozesse.

Auch *Meningitisfälle* durch Candida albicans sind von L. W. SMITH und SANO, MIALE, MORRIS, KALZ und LOTSPEICH, sowie ZIMMERMANN, FRUTCHEY und GIBBES beschrieben worden. Insgesamt liegen bisher Berichte über 4 Fälle vor, von denen 3 tödlich endeten. Die Symptome dieses Krankheitsbildes sind im Beginn geringer Kopfschmerz, der sich langsam steigert. Es entwickelt sich Nackensteifigkeit, dann tritt Erbrechen auf. Die Temperatur liegt um 39°. Der Liquordruck ist anfangs nur mäßig erhöht, Zuckerspiegel im Liquor und Kochsalzgehalt sind normal, der Liquoreiweißgehalt zunächst nur geringgradig vermehrt, ebenso die Zellzahl. Bei der mikroskopischen Untersuchung des Liquors finden sich aber, besonders deutlich im Methylenblaupräparat, große ovale Pilzzellen. Im weiteren Verlauf der Erkrankung erhöht sich der Liquordruck und die Zellzahl, die Eiweißproben werden positiv, Sehstörungen und Papillenödem können hinzutreten, und unter schweren meningitischen Allgemeinerscheinungen verläuft das Krankheitsbild tödlich. HALPERTS und WILKINS beobachteten auch einen Fall, bei dem sich die Erreger ausschließlich im Nervensystem fanden und sonst keinerlei andere Lokalisation bestand. Vereinzelt wurden auch Hirnabscesse und Abscesse im Spinalmark beschrieben.

Ob es auch zu *Knochenherden* bei dieser Pilzerkrankung kommen kann, ist noch ungewiß. RICHTER beschrieb einen Fall mit multiplen Knochenherden, aus denen sich Pilze isolieren ließen. Doch konnte deren Stammeszugehörigkeit noch nicht eindeutig geklärt werden. Der Fall ließ sich durch „Novex" (D 25) sehr gut beeinflussen.

Bei einer Candida-*Septicämie* wiesen WESSLER und BROWNE die Erreger im Bronchialsekret, Urin und Stuhl nach. Wahrscheinlich war der Ausgangsherd in diesem Fall eine schwere Bronchitis.

Diagnose. Die Diagnose der Moniliasis ist nicht immer leicht zu stellen, da bei der weiten Verbreitung des Pilzes zunächst auch an ein ubiquitäres Vorkommen des Erregers bei vielen Krankheiten gedacht werden muß, ohne daß ihm ätiologische Bedeutung zuzukommen braucht.

Zur Bestätigung, daß wirklich eine Moniliasis, also eine durch Monilien hervorgerufene Krankheit vorliegt, ist folgendes zu fordern:

1. Erregernachweis aus dem Sputum, sowohl mikroskopisch wie kulturell.
2. Einschaltung serologischer Untersuchungsmethoden, unter Umständen auch des Hauttestes.
3. Einsatz des Tierversuches, der allerdings auch nicht immer erfolgversprechend ist. Immerhin aber ist die Pathogenitätsprüfung am Kaninchen, da sie zu charakteristischen Veränderungen führt, recht wichtig.

Bei der mikroskopischen Frischuntersuchung des Sputums, besser noch des mit Metraskatheder abgesaugten Bronchialsekrets, wird in üblicher Weise vorgegangen und das Material mit 10%iger Kalilauge verarbeitet. Es lassen sich dann runde Einzelformen oder hefeartige Knospungsformen, gelegentlich auch ein Mycel nachweisen.

Die bei manchen anderen Pilzerkrankungen wichtigen *serologischen* und *intracutanen Testmethoden* geben bei Candida albicans-Erkrankungen keine sicher verwertbaren Befunde. Die Prüfung der Seren Kranker auf Agglutininbildung und in der Komplementbindungsreaktion zeigen nur ganz niedrige Ausschläge, so daß NORRIS, RAWSON und HOFFMEISTER zu der Auffassung kommen, daß ein großer Teil der Menschen im Hauttest und in der Serumprobe zwar einen geringen Ausschlag zeigen, im ganzen aber zu keiner stärkeren Reaktion fähig sind. Dies dürfte wohl durch den häufigen Kontakt mit Candida albicans bedingt sein. Bei jüngeren Menschen, die noch nicht so lange exponiert waren, ist allerdings der Hauttest meist völlig negativ, während Altersgruppen jenseits des 50. Lebensjahres fast stets eine wenn auch nicht starke, so doch deutlich positive Reaktion zeigen, also Antikörper gebildet haben. Hier liegt vielleicht auch ein Grund für den häufigeren Befall der Kinder mit Soor und dem relativ seltenen bei Erwachsenen.

Eine nennenswerte Antikörperbildung tritt also nicht ein, auch eine echte Immunität liegt wohl nicht vor. In diesem Sinne könnte auch die erhöhte Anfälligkeit für Candida albicans-Infektionen bei schweren Stoffwechselstörungen oder auszehrenden Krankheiten gedeutet werden.

Prognose. Die Prognose des generalisierten Befalls der inneren Organe ist recht dubiös, meist sogar als infaust zu bezeichnen, scheint allerdings in einzelnen Fällen nicht ganz so ungünstig, wie generalisierte Pilzaffektionen es sonst sein können. REEVES gibt an, daß 24 der von ihm erfaßten 40 Fälle von Bronchial-Moniliasis schwere Parenchymveränderungen hatten und starben, daß aber immerhin 16 am Leben blieben.

Therapie. Zur Therapie der Lungenerkrankung wurde die Gabe von *Jodpräparaten* bisher am meisten empfohlen. Nach HOFFMEISTER hat sich folgende Dosierung besonders bewährt: 5 Tropfen einer gesättigten Lösung Jodkali in 30 cm^3 Wasser 3mal täglich nach dem Essen. Diese Dosis wird täglich um einen Tropfen gesteigert, bis eine Höchstdosierung von 3mal 20 Tropfen erreicht ist. Von dieser Maximaldosis wird dann langsam wieder zurückgegangen. Bei peroraler Unverträglichkeit von Jod kann ein Versuch mit intravenöser Applikation gemacht werden, sowie bei Lungenprozessen ein Versuch mit Inhalation von Äthyljodid (HOFFMEISTER). Auch MENDELSON, SCHWARZ (zitiert nach HAMIL) und HAMIL geben der Jodtherapie den Vorzug.

Mit *Sulfadiazin* hatten WESSLER und BROWNE bei einer Candidasepsis guten Erfolg. HOFFMEISTER erzielte mit hohen Supronaldosen und einer anschließenden Jodkalikur einen Heilerfolg. Es scheint aber wichtig, die Sulfonamiddosis hoch zu wählen und auch lange genug zu geben.

Von einer Penicillinbehandlung ist im ganzen wohl abzuraten. Von den anderen Antibioticis empfehlen ZIMMERMANN, FURCHEY und GIBBES *Streptomycin*. Sie konnten damit einen 28jährigen Patienten retten, dessen Behandlung sie am 6. Krankheitstag aufnahmen und über 7 Tage fortführten. Die Besserung trat allerdings sehr langsam ein. Erst am 12. Tag nach Behandlungsende war der Liquor in seinem Eiweißgehalt annähernd normal. Es hatte sich um einen Fall von Meningitis ohne Hauterscheinungen und ohne Infektion der Atemwege gehandelt.

Von anderen Behandlungsversuchen ist noch die Gabe von Gentianaviolett (RILEY) in der Dosierung von 5 mg je Kilogramm Körpergewicht täglich oder jeden 2. Tag zu erwähnen.

Ein Behandlungsversuch mit einer autogenen Vaccine scheint nach einzelnen Literaturangaben auch nicht ohne Wirkung, es handelt sich dabei bisher allerdings nur um Tierversuche.

Bei jeder Therapie einer Candida albicans-Infektion, deren Erreger, wie Untersuchungen ergaben, keine Toxinbildner sind, wird es auch Ziel sein müssen, andere Noxen auszuschalten, die einen Krankheitsprozeß unterhalten können oder den Gesamtorganismus zu schwächen in der Lage sind.

Ob auch hier Behandlungserfolge von 2,2'-Dioxy-5,5'-dichloridphenylsulfid (NOVEX) in lokaler oder parenteraler Anwendungsweise zu erwarten sind, bedarf noch der Prüfung.

Histoplasmose.

Die Histoplasmose ist eine durch Histoplasma capsulatum, einem Pilz aus der Reihe der Fungi imperfecti, hervorgerufene, schleichend beginnende Allgemeininfektion, die mit Erscheinungen an Lunge, Milz und Leber einhergeht und zum Tode führen kann.

Geschichtliches. In den Jahren 1906—1909 veröffentlichte DARLING in Panama Beobachtungen bei 3 Sektionen, die Kala-Azar-ähnliche Bilder zeigten. Die Erkrankungen verliefen mit unregelmäßigem Fieber, Milzvergrößerung und Leberschwellung. Bei der Sektion fanden sich in Ausstrichen Mikroorganismen, ähnlich der Leishmania donovani. 1912 stellte DA ROCHA-LIMA fest, daß der Erreger zu den Pilzen gehöre. Die nächsten Fälle wurden 1926 von RILEY und WADSON in Minnesota sowie von CRUMRINNE und KESSEL 1931 in Kalifornien gefunden. 1934 war es DODD und TOMPKINS erstmalig möglich, schon während des Lebens die Diagnose zu stellen und den hefeartigen Parasiten bei mononucleären Zellen in Blutausstrichen zu finden. DE MONBREUN (1934) studierte die kulturellen Eigenschaften des aus der Milz isolierten Erregers. Er konnte auch 1939 berichten, daß der Parasit beim Hunde vorkommt.

Ätiologie. 1. Der Erreger *Histoplasma capsulatum* — Synonyma: Cryptococcus capsulatus (NEVEU-LEMAIRE), Sepedonium sp. (HANSMANN und SCHENKEN), Posadasia piriformis und Posadasia capsulata (MOORE) — gehört in die Familie der *Histoplasmaceae*, die wieder in der größeren Gruppe der *Adelosaccharomycetaceae* zugeordnet werden. In diese Gruppe reihen sich noch ein: 2. *Histoplasma farcinimosum* (der Erreger der Lymphangitis epizootica), 3. *Histoplasma muris* (der von SHORTT gefundene Erreger einer Rattenkrankheit) und 4. *Histoplasma pyriforme* (MOORE).

Die Größe des Erregers beträgt etwa 10—15 μ. Auf Agar wächst er bei 30—34° in Hefeform, auf SABOURAUDschem Nährboden bei Zimmertemperatur dagegen in Mycelienform. Den Einfluß der p_H-Werte auf das Kulturwachstum studierte CROSS.

Nach den ersten Untersuchungen wurde der Mensch für das Haupterregerreservoir bei dieser Erkrankung gehalten. Dann aber zeigten die Tierstudien von MELENEY 1940, daß der Erreger auch bei Hunden, Ratten und weißen Mäusen vorkommen kann. Die sehr umfangreichen Untersuchungen von EMMONS sowie seinen Mitarbeitern (BELL, OLSON, MORLAN und HILL) ergaben dann weiterhin, daß verschiedene Mäusearten Infektionsträger sein können, daß der Erreger sich auch bei Skunks, Opossum und anderen kleinen Nagern finden läßt. Welche Beziehung zwischen diesen Tierinfektionen und den menschlichen Erkrankungen besteht, ist noch nicht klar, denn aus Georgia (USA), wo EMMONS seine Befunde an Nagern erhob, gibt es bisher keinen Bericht über eine menschliche Erkrankung. Auffallend bei den Tierbefunden war, daß diese keinerlei sichere Krankheitszeichen boten. Der Erreger wurde hauptsächlich aus Leber und Milz gewonnen (EMMONS, BELL und OLSON). Sehr empfänglich und für Tierversuche geeignet erwiesen sich auch Meerschweinchen und Kaninchen. Sie gehen meist an der Infektion zugrunde.

Außer in tierischen Organismen konnte EMMONS durch systematische Untersuchungen im Gebiet einer Farm, in deren Bereich man mit Histoplasma capsulatum infizierte Mäuse gefangen hatte, auch in einigen *Erdproben* — er hat 387 untersucht — den Erreger nachweisen. Diese Beobachtung ist sehr wichtig, da sie zeigt, daß der Erreger saprophytisch im Erdboden vegetiert und durch irgendwelche besonderen Umstände zum fakultativen Parasiten werden kann.

Verbreitung. Aus den verschiedensten Ländern wurden im Laufe der letzten Jahre Fälle mitgeteilt. Eine Übersicht über die uns bisher bekannten und zugänglichen Literaturmitteilungen gibt die nebenstehende Aufstellung.

USA	34 Fälle
Brasilien	6 Fälle
Panama	3 Fälle
Argentinien	4 Fälle
Columbien	1 Fall
Mexico	1 Fall
Uruguay	1 Fall
Honduras	2 Fälle
Hawai	1 Fall
Philippinen	3 Fälle
Java	3 Fälle
Südafrika	1 Fall
Nord-Sudan	1 Fall
französischer Sudan	3 Fälle
Türkei	1 Fall
England	1 Fall
Deutschland	2 Fälle
Australien	1 Fall
Insgesamt	69 Fälle

In dieser Übersicht sind leider nicht alle bisher veröffentlichten Fälle erfaßt, sie soll nur einen Eindruck von der Verbreitung der Erkrankung geben. Die Zahl der bisher mitgeteilten Fälle wird heute schon 100 erreicht oder überschritten haben, und die Summe der bisher vorgekommenen Erkrankungen wird noch um ein vielfaches höher liegen, da unseren diagnostischen Bestrebungen bisher nur die ganz schweren Fälle zugänglich waren und alle leichten nicht diagnostiziert wurden.

In einer Zusammenstellung der amerikanischen Fälle weist GRADWOHL darauf hin, daß die meisten in Tennessee und Michigan beobachtet wurden, jeweils zwei in Kalifornien, Missouri, Virginia, Ohio, Indiana, Maryland und Alabama. Die restlichen verteilen sich als Einzelfälle auf die verschiedensten Staaten der USA.

Die erste Mitteilung über einen Fall in Deutschland stammte von SCHULTZ, ein zweiter wurde in jüngster Zeit von KIRSCH beobachtet (s. Abb. 5—9). Auch dieser Kranke hatte, wie der Patient von SCHULTZ in Ostindien, lange im Ausland (Insulinde) gelebt. Möglicherweise hat er die Infektion von dort mitgebracht, und nur der erste schwere Ausbruch erfolgte hier in Deutschland und führte zum tödlichen Ende.

Pathologische Anatomie. Die Histoplasmose stellt im ganzen in ihrer generalisierten Form eine Systemerkrankung mit besonderer Beteiligung des reticuloendothelialen Systems dar. Der Parasit ist praktisch in allen Organen in den Histiocyten nachweisbar (WATSON). Besondere Veränderungen ruft er aber in der Haut hervor, hier entwickeln sich zunächst Herde im Corium und führen zur Bildung einer sekundären Papel, die später ulceriert. In der Nasen- und Mundschleimhaut kommt es zu einzelnen oder multiplen granulomartigen Läsionen der Mucosa, oft auch der Submucosa, mit Bildung von Flecken und Geschwüren. In den Lymphknoten ähneln die Veränderungen denen der Tuberkulose. In der Lunge entstehen knotenförmige Infiltrate mit nekrotischen Herden, die schließlich zu Abscoßhöhlen führen können. Am Darm kommt es ebenfalls zur Bildung von Knoten und Geschwüren. Besonders intensiv sind die Veränderungen an Leber und Milz. Hier bilden sich miliare Knoten mit und ohne Verkäsung. In fortgeschrittenen Fällen kann es zu ausgedehnten Nekroseherden im Parenchym kommen. Die meist zu findende Splenomegalie und Leberschwellung

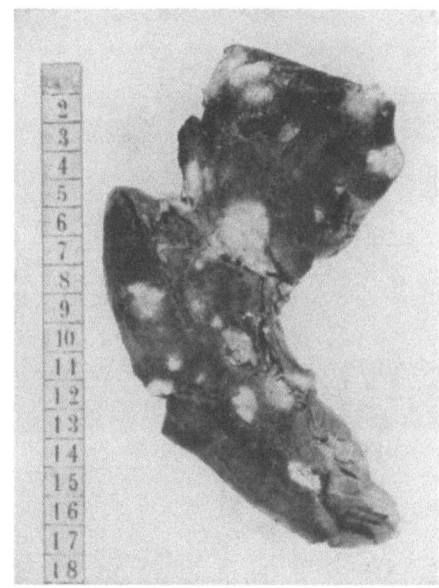

Abb. 5. Makroskopisches Bild der Milz bei Histoplasmose. Die weißen Flecke sind ausgedehnte Nekroseherde. (Nach KIRSCH.)

werden hervorgerufen durch eine reaktive Bindegewebswucherung und eine Wucherung des reticuloendothelialen Gewebes. Infolge der ersteren kann es dann zu einer Cirrhose der Leber kommen. Auch in der Nebenniere finden sich Herde sowohl im Mark wie in der Rinde, die unter Umständen zur Verkäsung führen und die Ursache der Adynamie und Addisonartiger Symptome sein können.

Übertragung. Die Übertragungsart ist unbekannt. Ob Zwischenwirte eine Rolle spielen oder ob die Erreger vom Tier direkt auf den Menschen übergehen können, und unter welchen Bedingungen dieser Wirtswechsel geschieht, konnte bisher nicht geklärt werden. Der in der Natur gefundene Parasitismus des Erregers bei Hunden und Nagern (EMMONS, BELL und OLSEN) vermochte hier auch noch keine Klarheit zu bringen.

Bei Infektionsversuchen gelang es ALLEN (1948) durch Gabe von Wasser, das mit Histoplasma capsulatum infiziert war, bei Mäusen und Meerschweinchen Infektionen zu setzen. Ein Teil der Tiere starb daran, die übrigen wurden getötet. Makroskopische Herde waren bei den Mäusen nicht zu finden, wohl aber ließ sich in 70% der Fälle aus den Organkulturen der Erreger züchten. Bei den Meerschweinchen war das sogar in 75% der Fälle möglich. Auch bei nasaler Infektion von Meerschweinchen, an der sie allerdings nicht eingingen, fanden sich nach 2 Wochen und später die Organkulturen in 75% der Fälle positiv. Diese Versuche zeigen, daß eine Infektion über den Nasen-Rachenraum oder per os möglich ist.

Nach Ansicht von KURTIS und GREKIN kommen 3 Infektionswege für die Histoplasmose in Frage: 1. durch die Haut (wohl nicht durch die unverletzte), 2. über die Atemwege und 3. auf gastrointestinalem Weg.

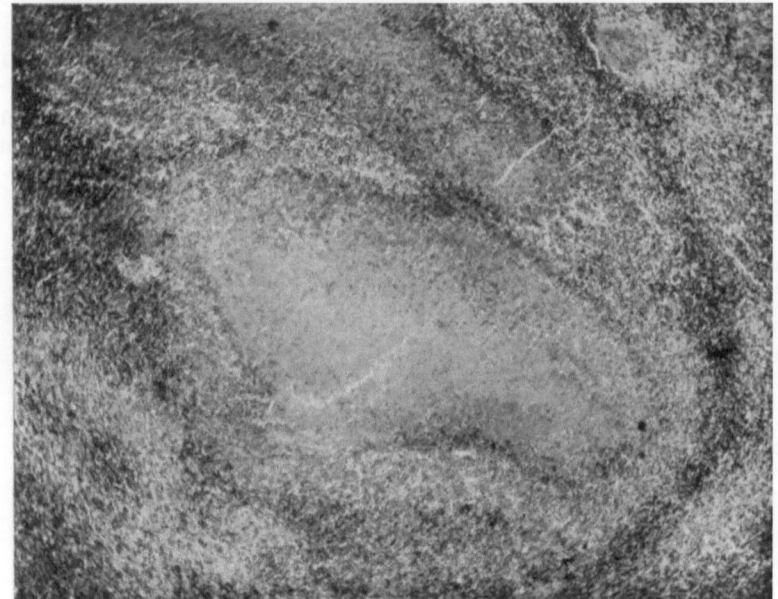

Abb. 6. Mikroskopischer Schnitt durch einen Nekroseherd der Milz bei Histoplasmose. (Nach KIRSCH.)

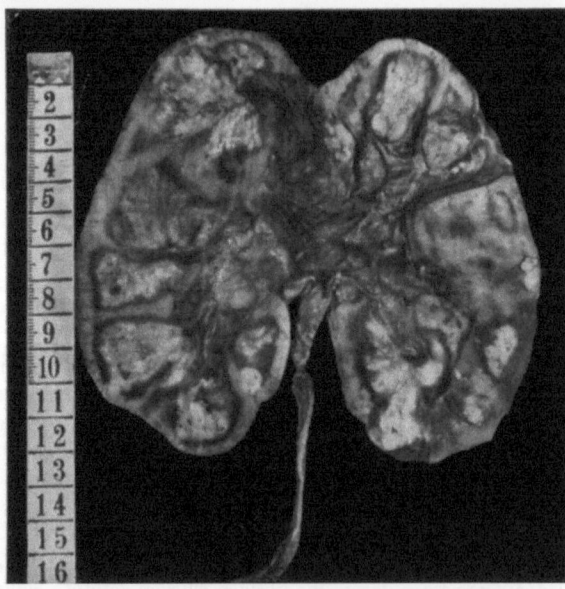

Abb 7. Makroskopisches Bild der durch die Histoplasmose stark zerstörten und cystisch veränderten Niere. (Nach KIRSCH.)

Das Krankheitsbild tritt in jedem Lebensalter auf. Eine sichere Geschlechtsgebundenheit der Histoplasmose war bisher nicht festzustellen. Ebenso scheint es keine besondere berufliche Prädisposition für diese Erkrankung zu geben.

Klinik und Verlauf. *Inkubation.* Gelegentlich kann die Inkubation, wie ein Fall von SCHLUMBERGER beweist, nur wenige Wochen betragen, in anderen

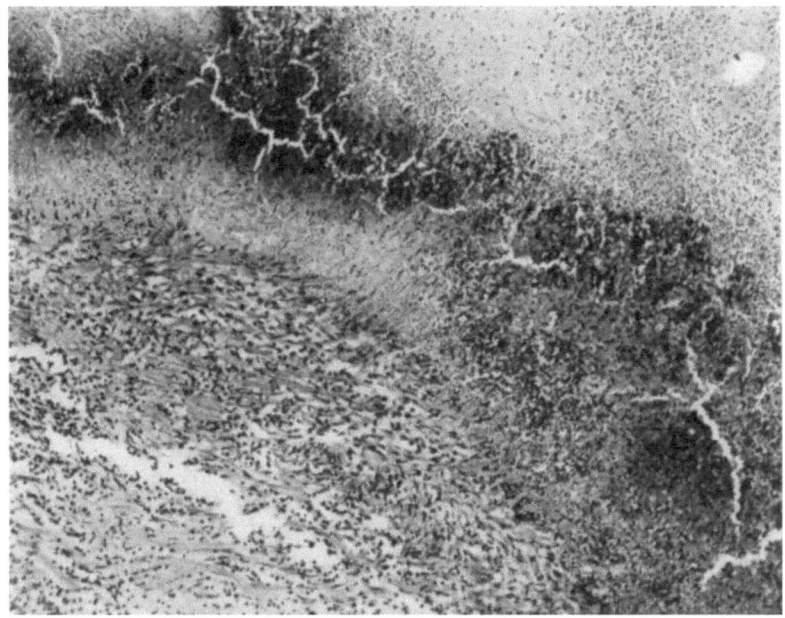

Abb. 8. Schnitt durch die stark veränderte Nebenniere. (Nach KIRSCH.)

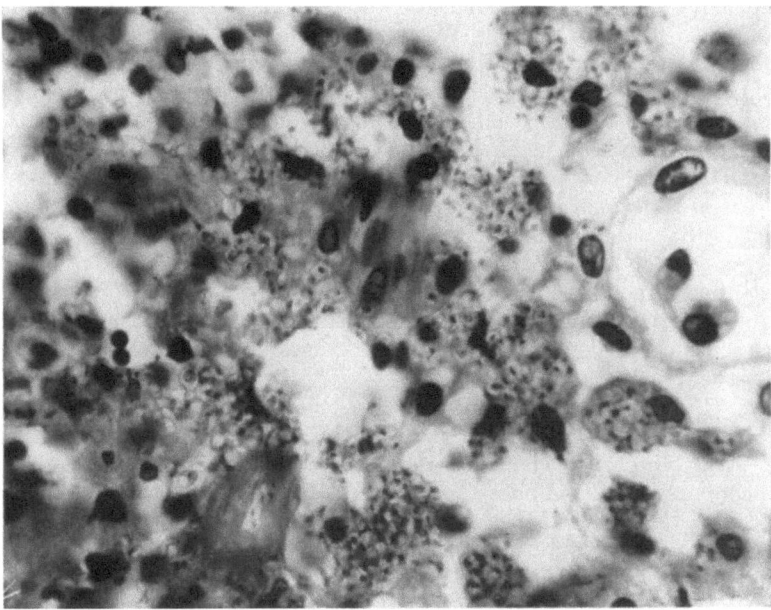

Abb. 9. Nebennierenschnitt bei starker Vergrößerung mit zahlreichen Histoplasmen. (Nach KIRSCH.)

Fällen aber auch einige Monate. Ob sie auch Jahre dauern kann, erscheint nach KIRSCH sehr fraglich. Wenn man eine solch lange Dauer der Inkubation ablehnt, so wäre damit bewiesen (Fall von Schultz), daß die Histoplasmose auch in Europa vorkommen kann. Genauere Daten über die Inkubationszeit sind aber nicht bekannt. Die Krankheit beginnt schleichend mit langsam sich steigernden, unregelmäßigen Fiebern.

Unter den *Prodromalerscheinungen* der ersten Zeit sind Leibschmerzen, Erbrechen, Auftreten von vergrößerten Drüsenpaketen in Leisten, Achseln und Nacken, aber auch im Leib zu erwähnen. Diese Drüsenpakete können als harte Tumoren gelegentlich zu tasten sein. Bei einem Sitz dieser Veränderungen im Leib können sie dort auch heftige Schmerzen, unter Umständen kolikartig, Übelkeit und Erbrechen verursachen.

Haut. In einzelnen Fällen können die Hautläsionen zunächst das Krankheitsbild durchaus beherrschen. Die Efflorescenzen sind papelartig, von 0,1 bis 0,5 cm Durchmesser, finden sich hauptsächlich am Bauch und im Bereich der Adductoren, breiten sich aber später über den ganzen Körper aus. Im weiteren Verlauf entwickeln sich an den Papeln Nekrosen und Ulcerationen. Über eine isolierte Hautläsion berichten Johnson und Derrick. Es handelte sich um eine 2 mm hohe Papel am Kinn, einem Basaliom sehr ähnlich. Sie wurde excidiert und der Patient 4 Jahre nachbeobachtet, ohne daß ein Rezidiv auftrat.

Eine solche auf die Haut beschränkte Infektion wird allerdings nur gelegentlich beobachtet, diese Fälle sind meist gutartig. In der Mehrzahl der bisher aber in der Literatur berichteten Krankheitsbilder kommt es zu generalisierten Prozessen, und die Hautaffektion stellt entweder nur ein Anfangsstadium dar oder sie ist Ausdruck der generalisierten Streuung.

Schleimhaut. Den Hauterscheinungen können Schleimhauteruptionen vorausgehen oder sie begleiten, wie Bras und Mitarbeiter in einem Fall feststellten. Die Herdchen sitzen in Form kleinster Ulcera von 1 cm Durchmesser an der Epiglottis, dem Rachenring, der Wangenschleimhaut. Auch an der Zungenspitze oder auf dem Zungenrücken können sich kleinste ausgestanzte Ulcerationen entwickeln, die sehr schmerzhaft sind. Daneben finden sich auch kleine epitheliomartige, rote Knötchen, mit einer Schleimmembran bedeckt. Ein Konfluieren der Herde ist möglich, und es kann zur Entwicklung eines großen, den ganzen Mundboden bedeckenden Ulcus kommen (Weed und Parkhill).

Der *Nasenrachenraum* ist bei Histoplasmose gar nicht so selten Sitz der Veränderungen. So beschrieben Pernis, Benson und Holinger das Auftreten einer polypenartigen Neubildung am Kehlkopf. Bei dieser ließ sich durch Biopsie klären, daß hier eine Histoplasmose vorlag. Über einen weiteren Fall berichten Perin und Martinez aus Mexico, bei dem lediglich der linke Nasenflügel und das Nasenseptum befallen waren. Auch hier konnte durch Biopsie die Diagnose geklärt werden.

Lungen. Die Lungeninfiltrationen spielen bei der Krankheit eine sehr große Rolle. Die Anfangsstadien werden meist nicht beobachtet. Wenn der Prozeß bemerkt wird, besteht er vielfach schon eine längere Zeit. Er bietet das Bild von bronchopneumonischen oder auch tuberkelähnlichen hyalinen, festen Herden von 2—6 mm Größe. Daneben kann es aber auch Lungengranulome geben, die aus einem Knäuel und Strängen lockeren Bindegewebes bestehen und parasitenbeladene Zellen enthalten. Die Alveolen in diesem Bezirk weisen oft sehr große, 1—2-kernige Zellen auf, in denen sich 200—300 Parasiten finden können. Auch liegen meist noch Erythrocyten und desquamierte Epithelien, die Histoplasmen enthalten, im Lumen.

In manchen Fällen kann die Histoplasmose auch im Röntgenbild eine Miliartuberkulose imitieren und viele kleinste Herdchen aufweisen (Daelen).

Die Symptomatologie der Lungenerkrankungen ist sehr uncharakteristisch. Mehr oder minder starker Hustenreiz begleitet die Affektion eigentlich stets. Anfangs ist die Auswurfmenge gering, nimmt aber später zu. *Im Auswurf lassen sich bei sorgfältiger Untersuchung oft schon mikroskopisch, fast stets aber kulturell die Erreger nachweisen.* Die Lungenaffektion wird meist von unregelmäßigen, remittierenden Temperaturen begleitet. Da es auch zu Abmagerung und Nachtschweißen kommt, sind die Parallelen zur Tuberkulose in diesen Fällen sehr groß. Auch im Röntgenbild ist ein sicherer Unterschied gegenüber der Tuberkulose kaum zu machen. Hier müssen vor allem Komplementbindung, Kultur und Hauttest weiterhelfen.

Prozentuale Angaben über die Häufigkeit des Lungenbefalls bei Histoplasmose liegen bisher noch nicht eindeutig vor. Aus der Zusammenstellung von KIRSCH ist zu entnehmen, daß von 57 Fällen 36 eine generalisierte Form der Erkrankung zeigten, bei denen die Lunge natürlich mitbefallen war, und 7 eine isoliert mit Parasiten befallene Lunge aufzuweisen hatten.

Dafür, daß es aber *nicht nur tödlich endende Lungenerkrankungen bei Histoplasmose* geben kann, sprechen die Untersuchungen, die von amerikanischen Autoren mit dem Histoplasmintest an einer größeren Personenzahl durchgeführt wurden, die Kalkherde in der Lunge aufwiesen. Auf Grund dieser Beobachtungen erscheint die Annahme gerechtfertigt, daß es *neben der schweren, tödlich verlaufenden Lungenaffektion* auch die *leichtere Form gibt, die schließlich unter Bindegewebsbildung und Verkalkung abheilt* (LOOSLI, BEADENKOPF, RICE und SAVAGE, BAMATTER und BABAIANTZ u. a.).

Leber. Die Leber ist fast immer vergrößert und zeigt mehr oder minder ausgedehnte Veränderungen. DARLING fand in den ersten 3 Fällen, die von ihm beobachtet wurden, gerade im Ausstrich aus der Leber, ferner aus Milz, Knochenmark und Lunge die meist intracellulär in großer Menge liegenden Parasiten. In einem seiner Fälle beobachtete er im Leberschnitt Einlagerungen von graugelbem Gewebe mit einer baumartig verzweigten Zeichnung. Mikroskopisch handelte es sich um Nekroseherde mit Neubildung eines zahlreiche Parasiten — zum Teil freiliegend, zum Teil intracellulär — enthaltenden Bindegewebes. Im Endstadium kommt es zu ausgedehnterer Verfettung und cirrhotischen Veränderungen.

Milz. Die Milz ist fast stets vergrößert, derb und deutlich tastbar. Auch DARLING fand sie, als eines der charakteristischen Merkmale seiner 3 ersten Fälle, auf das 3—5 fache vergrößert. Besonders die reticuloendothelialen Zellen der Milz waren von den Parasiten befallen.

Die *Lymphdrüsen* sind sehr häufig in Mitleidenschaft gezogen, nicht nur die der befallenen Hautpartien, sondern auch, wie schon erwähnt, die des Bauchraumes, der Hilusgegend, der Leisten, der Achseln und des Nackens. Es können hierdurch oft Bilder sich entwickeln, die an eine Lymphogranulomatose Hodgkin erinnern. Im histologischen Bild können diese Veränderungen durchaus noch als Hodgkin angesehen werden, da sich unter Umständen die Parasiten schlecht oder ungenügend färben und dadurch übersehen werden können. Auf diese Tatsachen wiesen unter anderem MILLER, KEDDIE, FRANZES, JONSTONE und BOSTIK hin. Allerdings darf nicht außer acht gelassen werden, daß, wie in einem von den oben genannten Autoren beschriebenen Fall, beide Erkrankungen gemeinsam vorkommen können. Es wird in vielen Fällen schwierig sein, endgültig zu entscheiden, ob eine auf einen Hodgkin aufgepfropfte Histoplasmose vorliegt oder ob die Histoplasmose ein hodgkinähnliches Bild hervorgerufen hat.

Das *Knochenmark* weist meist Veränderungen auf und ist auch besonders geeignet zum Nachweis des Erregers. Hier ist er häufig schon längere Zeit, bevor er im peripheren Blut auftritt, zu finden.

Das *Blutbild* weist deutliche Veränderungen im Sinne einer Anämie auf, die Erythrocytenwerte sind vermindert. Es besteht eine Leukopenie mit einer relativen Lymphocytose.

Die Werte der *Blutsenkung* sind meist erhöht. Das Verhalten der Senkung unter dem Ablauf der Erkrankung vermag gewisse prognostische Hinweise zu geben, da ein Anstieg immer eine Exacerbation ankündigt, während ein Rückgang der Senkung ein günstiges Zeichen zu sein pflegt.

Gar nicht selten sind die *Nebennieren* befallen. In der Zusammenstellung von KIRSCH fanden sich 5 Fälle mit ausgesprochenen Veränderungen im Bereich des Nebennierenmarks oder der Nebennierenrinde. SCHULTZ (1937) hatte auch in seinem Fall Nebennierenveränderungen feststellen können. Die Organe waren von zerfallenden großen Geschwüren durchsetzt. Diese enthielten im mikroskopischen Bild große, mit Erregern vollgestopfte Histiocyten. Nicht immer machen allerdings diese Nebennierenveränderungen auch gleichzeitig schwere klinische Erscheinungen. Neben einem Hinweis auf 11 solcher Fälle machen RAWSON, COLLINS und GRANT auf 8 weitere Kranke mit eindeutigen Zeichen einer Nebenniereninsuffizienz aufmerksam und fügen den Bericht über einen 9. Fall bei. In diesem war es, wie die Sektion ergab, zu einer sehr ausgedehnten Nekrose der Organe gekommen. Klinischer Ausdruck dieses Geschehens war eine zunehmende sehr große Schwäche, Hypotonie und Adynamie der befallenen Person. Auf Grund ihrer Beobachtungen glauben RAWSON, COLLINS und GRANT, daß das Alter für Nebennierenerkrankungen bei Histoplasmose zwischen 39 und 63 liege und daß Frauen doppelt so häufig zu dieser Komplikation zu neigen scheinen als Männer.

Der *Verdauungstrakt* ist verhältnismäßig wenig in Mitleidenschaft gezogen, außer der Mundhöhle, deren Schleimhaut, wie schon oben geschildert, sehr ausgesprochen von der Krankheit betroffen sein kann.

Unter den klinischen Erscheinungen von seiten des Darmes werden Erbrechen, Durchfälle und Stuhlunregelmäßigkeiten beschrieben, auch fand DARLING in einem seiner Fälle im unteren Jejunum, Ileum und Colon zahlreiche teils hyperplastische, teils infiltrierte, teils aber auch nekrotisch ulcerierte hämorrhagische Herde. Im Abstrich von solchen Darmgeschwüren konnte er Histoplasma capsulatum nachweisen. Von späteren Berichterstattern wurden wiederholt ebenfalls Darmgeschwüre bei generalisierten Krankheitsformen beschrieben.

Über isolierten *Knochenbefall* bei Histoplasmose ist bisher wenig bekannt geworden. F. RIESS und DELVOYE beobachteten eine tödlich endende Erkrankung bei einem Senegalesen, bei dem die obere Halswirbelsäule weitgehend befallen war. Außerdem fanden sich gummöse Herde im Os frontale, in der Maxilla, im Femur, der Tibia sowie den Knochen des Vorderarmes. Außer diesen Knochenherden zeigte der Fall auch eine Verdickung der Haut im ganzen, die trocken und mit kleinsten Ulcerationen übersät war. Es bestand eine Hyperacanthosis im histologischen Bild mit Riesenzellgranulomen in der Cutis, die sehr reichlich Histoplasmen enthielten. Auffallend war in diesem Fall auch, daß Lymphwege und Lymphknoten gar nicht befallen schienen und auch die Leber und Milz nur wenig Veränderungen aufwiesen. In den Knochenherden konnte vor und nach dem Tod mikroskopisch und kulturell Histoplasma nachgewiesen werden.

Von den selteneren Lokalisationen ist noch eine chronisch-eitrige Entzündung des *Kniegelenks* durch Histoplasma capsulatum (KEY und LARGE) zu erwähnen.

MELENEY berichtet über zwei allerdings nicht von ihm selber beobachtete Fälle, bei denen die *Prostata* infiziert war und die nach Prostatektomie starben. Auch BLANCH und MOORE fanden den Erreger in der Prostata.

Die *Nieren* sind in selteneren Fällen Sitz ausgedehnter Veränderungen. Doch findet sich in den späteren Stadien der Erkrankung meist eine positive Eiweißprobe im Harn, sowie auch ein Sedimentbefund, der auf eine gewisse Schädigung der Nieren mehr im Sinne einer Nephrose als einer Herdnephritis hinweist.

Die *Histoplasmose im Kindesalter* geht mit Husten, Fieber, Drüsenschwellungen und Gewichtsverlust einher. PRYOR berichtet über 5 Fälle kindlicher Infektionen in Kalifornien im Alter zwischen $5^1/_2$ und 11 Jahren. Die Diagnose wurde erst nach Ablauf des Krankheitsprozesses gestellt, als es verhältnismäßig rasch zu multiplen, verkalkten Lungenherden gekommen war. Der Tuberkulin- und Coccidioidintest waren bei diesen Kindern negativ, der Histoplasminhauttest aber stark positiv. Auf Grund dieser Beobachtung wäre zu überlegen, ob die Histoplasmose in manchen Gegenden als Kinderkrankheit überstanden wird. DAVIES und NEW weisen darauf hin, daß 25% der Histoplasmoseerkrankungen Kinder unter 6 Monaten betreffen sollen. WHEELER, FRIEDMANN und SASLAW, die 1950 über 2 kindliche Erkrankungen ($5^1/_2$ und 8 Jahre) berichten, die mit Fieber, Lymphknotenschwellung, Milz- und Lebervergrößerung und massiven Lungeninfiltraten einhergingen, fanden, daß in bestimmten Gegenden des Staates Ohio (USA.) bei einer Durchtestung 62% der Jugendlichen einen positiven Histoplasminhauttest aufwiesen. Beim Kind verläuft die Erkrankung kurzdauernder und oft heftiger. Doch konnten KUNSTADTER, WHITCOMB und MILZER bei einem 12jährigen Jungen auch einen etwas protrahierteren Verlauf feststellen.

Der Junge wurde wegen Husten und Fieber zum Arzt gebracht, zeigte einen positiven Tuberkulin- und Histoplasmintest, aber noch keinen Lungenbefund. Erst nach 2 Monaten ließen sich ausgedehnte Infiltrate in der linken Lunge nachweisen und der Pilz aus der Blutkultur züchten. Auch aus dem Rachenabstrich ließ sich im Mäuseversuch der Pilz nachweisen. Die Komplementbindung war positiv. Tuberkelbakterien wurden niemals gefunden.

Nach Ansicht von DAVIES und NEW hat die Erkrankung seit 1936 an Häufigkeit zugenommen.

Als *Komplikation* kann, wie bei vielen anderen Erkrankungen, auch eine Tuberkulose zur Histoplasmose hinzutreten und naturgemäß den Ablauf des an sich schon schweren Krankheitsgeschehens sehr ungünstig beeinflussen und beschleunigen (HAUSMAN und HIEMSTRA).

Diagnose. Symptome, die auf eine Histoplasmose hinweisen können, sind *Ulcerationen der Haut, Nasen- und Mundschleimhaut, vergrößerte Lymphknoten, unklare Lungenaffektion, Darmgeschwüre, Vergrößerung von Milz* oder *Leber* oder auch von beiden, *unregelmäßiges Fieber, Anämie* und *Leukopenie*. Alle diese Symptome sind aber vieldeutig, und zur Erhärtung der Diagnose ist der *Nachweis des Erregers* aus dem Blut, dem Knochenmark oder dem Sputum zu fordern. Auch Rachenabstrich und Magenspülflüssigkeit können zum Erregernachweis mikroskopisch oder kulturell herangezogen werden.

Differentialdiagnostisch muß die Histoplasmose in ihrer Hautform gegenüber dem Lupus, der Sporotrichose, der Coccidioidomykose abgegrenzt werden. Bei den Schleimhautformen sind Moniliasis und Rhinosporidiosis in Betracht zu ziehen, bei der generalisierten Form die Tuberkulose, Lues und Leishmaniose.

Bei lokalisierter Infektion kann man einen Geschwürsabstrich oder eine Biopsie machen oder Untersuchungsmaterial durch Aspiration gewinnen und dann verarbeiten. Bei generalisierten Erkrankungen kommt neben der Sternalpunktion auch die Milzpunktion in Frage. Erst in späteren Stadien ist der Erreger im peripheren Blut nachweisbar.

Das durch Abstrich, Sternal- oder Milzpunktion gewonnene Material wird am besten nach GIEMSA gefärbt und dann auf die Anwesenheit von eingekapselten, hefeartigen Organismen in den reticuloendothelialen Zellen untersucht. Mit dieser Färbemethode erhält man die besten Resultate. Außer dem direkten

Nachweis im mikroskopischen Präparat kommt die Kultur in Frage. Hier hat sich der SABOURAUDsche Nährboden am besten bewährt, aber auch Bouillon und Blutagar bei 22 und 37° eignen sich für das Kulturverfahren. Es ist aber zu bedenken, daß diese Pilze außerordentlich langsam wachsen und oft die Kulturen 2—3 Wochen unter Beobachtung gehalten werden müssen.

Zu *Tierversuchen* eignen sich am besten Mäuse oder Meerschweinchen, die, wie schon vorher erwähnt, für die Infektion relativ empfänglich sind und meist an ihr eingehen.

Zur Klärung der Diagnose wurde in den letzten Jahren neben dem direkten Erregernachweis in zunehmendem Maße der *Histoplasminhauttest* herangezogen. Dem Test liegt ein ähnliches Prinzip zugrunde wie dem Coccidioidin- oder dem Tuberkulintest.

Technik. Zur Herstellung der Testlösung wird ein Kulturfiltrat von Histoplasma capsulatum in verschieden intensiver Verdünnung verwendet, meist in einer Lösung von 1:1000. Von diesem Filtrat werden 0,1 cm³ als Intracutanquaddel gespritzt. Im Falle einer positiven Reaktion kommt es zur Rötung, Quaddelbildung und Schwellung im Bereich der Intracutanquaddel, unter Umständen zu einem kleinen, derben Infiltrat mit zentraler Einschmelzung (FEREBEE und FURCOLOW). Bei näherer Untersuchung der Pilzantigene konnten CROSS und HOWELL feststellen, daß neben Proteinen vor allem Polysaccharide für die positiven Histoplasminreaktionen verantwortlich zu machen sind, daß also an sie die spezifische Histoplasminwirkung gekoppelt zu sein scheint.

Nach Ausarbeitung des Histoplasmintests wurden in großem Umfang von amerikanischen Autoren kleinere und größere Bevölkerungsgruppen durchgetestet (FEREBEE und FURCOLOW, GUY, PANISETT und FRAPPIER, STEWART, PRIOR, COLE und TORBERT, LURIE, KELLY, RUBY und WOODRUFF sowie MARSIAJ, GUIMARAES, CUNHA und LIMA). Auch die Histoplasminsensibilität der Tiere, insbesondere des Rindviehs wurde von FURCOLOW und RUBY untersucht. Sie konnten dabei feststellen, daß in bestimmten Bezirken von Kansas im gleichen Umfange, wie menschliche positive Histoplasminreaktionen zu erhalten waren, auch bei dem durchgetesteten Rindvieh der geographisch gleichen Gegend in 1,5—4,2% positive Reaktionen zu erhalten waren. Sie kamen auf Grund dieser Untersuchungen zu der Ansicht, daß für menschliche und tierische Infektionen die gleichen Quellen anzunehmen sein müßten, und daß man das Rindvieh nicht als Infektionsreservoir für die menschliche Erkrankung ansehen könne.

PRIOR, COLE und TORBERT führten den Test bei 837 Hunden aus, von denen 5 positiv reagierten. Beachtenswert ist dabei die Beobachtung, daß ein an Histoplasmose erkrankter Hund nicht reagierte. Die Diagnose der Histoplasmose war in diesem Fall durch Kultur intra vitam und bei der Sektion sichergestellt worden.

Nachdem CHRISTIE, PETERSON und PALMER in bestimmten Gegenden der USA. bei allen Personen mit Kalkeinlagerungen in den Lungen *ohne* positive Tuberkulinreaktionen stets eine positive Histoplasminreaktion gefunden hatten, stellten auch FEREBEE und FURCOLOW ausgedehnte Gruppenuntersuchungen an. Bei 1744 Kindern, die mit Histoplasmin durchgetestet wurden, fanden sie, daß in gewissen Familien unter Blutsverwandten eine prozentual höher positive Histoplasminreaktion auftrat. In einer anderen Untersuchung hatten FURCOLOW, MANTZ und LEWIES 1600 Schulkinder mit Histoplasmin- und Tuberkulintest sowie röntgenologisch untersucht und gefunden, daß 72 histoplasminpositive Kinder, die tuberkulin-negativ waren, Röntgenveränderungen aufwiesen, teils knötchenförmige, teils diffus-flächige Infiltrate. Die Kinder wurden über 2 Jahre kontrolliert. Dabei wurde festgestellt, daß alle Veränderungen langsam verkalkten.

Bei Durchtestungen im Gebiet der Rocky Mountains fanden ABSHER und CLINE unter 1000 Personen 404 tuberkulinpositive, 73 histoplasminpositive. Von den letzteren zeigten nur 8 gegenüber 14 unter den tuberkulinpositiven multiple Verkalkungsherde in den Lungen. An einer großen Untersuchungsreihe von 13127 Studenten fanden LOOLSI, BEADENKOPF, RICE und SAVAGE 1. die

Tatsache der Kreuzsensibilität Histoplasmin-Coccidioidin bestätigt, 2. fanden sie die Histoplasminsensibilität nur in ganz bestimmten Gegenden (unteres Mississippital, einzelne Gegenden Latein-Amerikas), 3. fanden sie bei Personen aus Europa den Histoplasmin-Test nur in 5,4% positiv.

HOEKENGA und TUCKER untersuchten die Histoplasmin- und Coccidioidinempfindlichkeit in Honduras: unter 300 Eingeborenen reagierten 125 auf Histoplasmin positiv, 14 auch auf Coccidioidin, aber nur einer von diesen alleine auf den letztgenannten Impfstoff. Diese Untersuchung bestätigt, die schon auf S. 845 betonte Kreuzsensibilität zwischen Histoplasmin und Coccidioidin.

Durchtestungen von 495 Personen im Alter von 2—80 Jahren in Brasilien ergaben in einem Bezirk 12,5% positive Resultate, allerdings wurde eine Verdünnung von 1:100 verwandt, die unter Umständen auch bei Blastomykose (Paracoccidioidomykose) einen positiven Ausschlag gibt. KELLY, RUBY und WOODRUFF testeten in einem Krankenhaus in Michigan 471 Personen mit der Lösung 1:1000. 54 Patienten reagierten positiv.

STEWART führte den Test bei 310 Studenten an einer kanadischen Universität durch und fand 4 positive Reaktionen bei Männern, die nur zeitweilig in den Küstenprovinzen und Neufundland gelebt hatten. 157 Personen, die ihr ganzes Leben in diesen Gebieten verbracht hatten, zeigten keine positive Reaktion.

Paralleluntersuchungen in Süd- und Nord-Quebec führten GUY, PANISETT und FRAPPIER durch und beobachteten, daß im Norden des Landes häufiger positive Tuberkulinproben zu finden waren, während im Süden ein höherer Prozentsatz an histoplasmin-positiven gefunden wurde. In einem Fall waren sogar von 75 Schulkindern in der Nähe von Montreal 20 histoplasmin-positiv.

Von SEXTON, EWAN und PAYNE auf den Aleuten durchgeführte Untersuchungen ergaben einzelne positive Hautteste, für die die Verfasser aber keine Erklärung zu geben vermögen, da bisher in diesem Gebiet keinerlei Erkrankungen an Histoplasmose beobachtet wurden.

Auch aus Südafrika liegen von LURIE Reihenuntersuchungen vor, bei denen sich 12—17% positive oder fragliche Reaktionen feststellen ließen.

Systematische Untersuchungen in Europa führten KOLLER und KUHN durch, die unter 180 Patienten in der Schweiz nur 2 positive fanden, die beide lange im Ausland (USA. und Java) gelebt hatten. Einer war tuberkulin-negativ, der andere positiv. Letzterer hatte auch noch Kalkschatten in der Lebergegend. Weitere Histoplasmintestungen bei 550 Rekruten in der Schweiz ergaben nur negative Resultate, während 50,3% tuberkulin-positiv waren und 5% im Röntgenbild Hilus- und Lungenkalkherde aufwiesen. Bei Vergleichsuntersuchungen mit Tuberkulin und Histoplasmin in einem Schweizer Waisenhaus beobachtete BIRKHÄUSER keinen einzigen positiven Histoplasmintest.

Hier sei auch noch auf die Beobachtung von ELO und PÄTIÄLÄ hingewiesen, die nach intensiver Behandlung mit Antibioticis eine Sensibilisierung gegen Histoplasmin und Coccidioidin bis zu einem positiven Hauttest feststellen konnten. Auch in Norwegen wurden von LINDÉN und TREIT Untersuchungen über die Histoplasmin- und Coccidioidinsensibilität durchgeführt.

Wieweit der Histoplasmintest eine überstandene oder bestehende Histoplasmose eindeutig anzuzeigen vermag, ist noch nicht ganz sicher zu sagen, wenn auch die Schweizer Untersuchungen und die an großen Reihen in Amerika durchgeführten Hautproben zu beweisen scheinen, daß dieser Test weitgehend spezifisch ist und wirklich nur bei vorliegender oder überstandener Infektion eine Reaktion zeigt. Für sicherer als den Hauttest halten SALVIN und HOTTLE die serologische Reaktion.

Eine *Komplementbindungsreaktion* arbeiteten TENNENBERG und KOWELL aus. Sie fanden bei experimentell infizierten Meerschweinchen Antikörper, die bei gesunden Tieren nicht nachweisbar waren. FURCULOW, BUNNELL und TENNENBERG prüften an 300 menschlichen Seren diese Komplementbindungsreaktion.

Sie war in 9 Fällen von sicherer Histoplasmose 8mal positiv, 1mal negativ. Bei 13 Fällen mit einer kürzlich erworbenen Histoplasminempfindlichkeit fiel sie 3mal positiv und 10mal negativ aus. Bei 36 Fällen, die histoplasmin-positiv waren und tuberkulin-negativ sowie röntgenologisch keinerlei Lungenveränderungen zeigten, war sie ebenfalls 10mal positiv und 26mal negativ. 242 Kontrollfälle waren bis auf 13 zweifelhafte alle eindeutig negativ.

Mit der Serologie der Histoplasmose beschäftigten sich auch SASSLAW und CAMPBELL sowie SALVIN und HOTTLE. In eingehenden Studien konnte festgestellt werden, daß die Spezifität des von den verschiedenen Untersuchern, besonders von SALVIN benutzten Antigens recht ausgesprochen war. Das Antigen gab keine Reaktion mit Seren von Coccidioidomykosekranken, auch nicht mit Seren von Kaninchen, die mit Coccidioides immitis oder Blastomyces dermatitidis vorbehandelt worden waren. Die Verfasser kommen zu dem Schluß, daß die Komplementbindungsreaktion eine sehr wertvolle Ergänzung im diagnostischen Verfahren bedeute.

Prognose. Nachdem früher angenommen worden war, daß es nur eine maligne verlaufende Krankheitsform gäbe, konnten die ausgedehnten Reihenuntersuchungen mit dem Histoplasmintest, die die amerikanischen Untersucher durchgeführt haben, zeigen, daß auch benigne Formen auftreten, die ohne oder mit nur geringen klinischen Erscheinungen ablaufen, aber trotzdem zu einer gewissen Antikörperbildung führen. Als Hauptkriterien dieser benignen Verlaufsform stellt ZAHN folgende Punkte heraus: 1. Histoplasminüberempfindlichkeit, 2. eine wenigstens 2 Monate dauernde Lungenverschattung, 3. negativer Ausfall sämtlicher Laboratoriums- und klinischen Untersuchungen auf Tuberkulose, Hodgkin, Sarkom und andere Krankheiten, sowie negativer Tuberkulinhauttest.

Die Prognose der ausgeprägten Fälle ist nicht günstig. Von den 57 in der Zusammenstellung von KIRSCH erwähnten Fällen der Weltliteratur endeten 48 letal, bei 3 war der Ausgang ebenfalls fraglich, wahrscheinlich auch letal, nur 5 wurden geheilt und 1 als fraglich geheilt bezeichnet. Die geheilten Fälle sind fast nur solche mit ausschließlichem Hautbefall oder Affektionen der Mundhöhle. Nur 1 Kranker mit einer Lymphknotenerkrankung wurde geheilt.

Therapie. Es sind zahlreiche Tierversuche gemacht worden, um therapeutisch wirksame Mittel zu erproben. Zur Prüfung kamen die verschiedensten Medikamente. Im allgemeinen aber kann man sagen, daß weder Neoarsphenamin noch Wismut, Emetin, Sulfonamide, Chinin, Atebrin oder Pentanucleotid die rechte Heilwirkung auszuüben vermochten.

Auch die Tierversuche von LEVY 1945 mit Natriumjodid, Neostam, Fuadin, Sulfanilamid, Proflavin, Thymol und Natriumpropionat an 145 Mäusen zeigten keinerlei Wirkung dieser Medikamente auf den Krankheitsablauf bei den Tieren.

CATANEY und KERWAN konnten mit oraler Jodbehandlung und lokaler Anwendung von Lipojodol einen Histoplasmoseabsceß ausheilen.

In einzelnen Fällen kommen chirurgischer Eingriff und Excision bei Einzelherden in Frage (JOHNSON und DEWICH). Bei Hautfällen kann eine lokal-antiseptische Behandlung vorübergehend von Nutzen sein, ist aber hinfällig, sobald die Krankheit generalisiert wird.

Die günstigsten Ergebnisse werden von der Behandlung mit Antimonpräparaten mitgeteilt. Es sind Fuadin, Brechweinsteinlösung, Stilbamidin und das Antimonpräparat Neostam, die ausgesprochen günstige Resultate bei der sonst wenig erfreulichen Behandlung der schweren Fälle zu ergeben scheinen.

Die Sulfonamide und das Penicillin werden von einzelnen Autoren als völlig wirkungslos geschildert, CURTIS und GREKIN allerdings sahen vom Sulfadiazin bei zwei im ganzen allerdings gutartig verlaufenden Fällen eine günstige Wirkung.

Geotrichose.

Unter dieser Bezeichnung werden einige Mykosen zusammengefaßt, die durch Pilze der Art *Geotrichum* — Synonyma: Oidium, Mycoderma, Oospora Auct. — hervorgerufen werden. BRUMPT unterscheidet 19 verschiedene Geotrichumpilze. Die Differenzierung dieser einzelnen untereinander bereitet in einigen Fällen Schwierigkeiten. Selbst gegenüber anderen Pilzarten ist die Abgrenzung nicht immer ganz einfach.

Die Pilze dieser Art verursachen meist Hauterkrankungen, deren nähere Schilderung sich in diesem Zusammenhang erübrigt. Doch sind im Laufe der letzten Jahrzehnte auch innere Erkrankungen beschrieben worden, für deren Entstehung man diese Pilze verantwortlich gemacht oder doch zum mindesten sie als die Krankheit unterstützendes Moment aufgefaßt hat.

Die Erreger der Geotrichumgruppe sind an sich banale Saprophyten, die sich in der Luft finden, selten im tierischen Organismus, dort aber am ersten im Respirationstrakt. Sie können gelegentlich zu Parasiten werden. Die Pilze lassen sich auf SABOURAUDschen Nährboden kultivieren. Die Stämme der Geotrichumart scheinen vielfach keine Tierpathogenität zu besitzen, auch die von THJÖTTA und URDAL isolierten waren nicht tierpathogen.

In den USA., in denen auf Pilzerkrankungen mehr geachtet wird, kamen im Lauf der letzten 10 Jahre verschiedentlich *Geotrichosen der Lungen* zur Beobachtung. Schon 1935 berichtet DODGE über 12 Geotrichose-Infektionen, von denen 8 einen Befall der Atemwege aufwiesen. 1940 isolierten DE ALMEIDA und DA SILVA 4 Stämme von Geotrichum aus dem Sputum von Kranken mit verschiedenen Lungenerscheinungen. In seiner Übersicht 1941 erwähnt REEVES unter 79 Fällen von bronchopulmonalen Mykosen auch eine Geotrichose. SMITH, der 1934 schon über 5 nicht tödlich endende Geotrichum-Infektionen berichtet hatte, fand unter 207 Lungenpilzerkrankungen 4mal Geotrichosen. Anläßlich dieser Übersicht wies er darauf hin, daß die Diagnose vielfach nicht gestellt würde, da bei chronischer Bronchitis oder atypischer Pneumonie keine Sputumkultur auf Pilze angelegt würde.

Pathologisch-anatomisch finden sich neben der Bronchitis und Peribronchitis des Frühstadiums später bei den schweren Verlaufsformen Nekrosen, Abscesse und meist sehr dünnwandige Kavernen.

Im ganzen ist das Bild auch dieser Lungenmykose einer Tuberkulose sehr ähnlich, so daß sie sicher gar nicht selten verkannt und für eine Tuberkulose gehalten wird.

Klinik und Verlauf. Die Erkrankung ist als exogene Mykose aufzufassen, die an gewisse äußere Bedingungen gebunden zu sein scheint. Wahrscheinlich spielt Inhalation sporenhaltigen Staubes eine Rolle, darauf wiesen besonders TH. THJÖTTA und URDAL (Oslo) hin, die als erste mit SUNDGAARD zusammen in Europa eine kleine Gruppenerkrankung in Norwegen feststellen konnten. Alle 11 erkrankten Personen dieser Gruppe waren Mitglieder einer auf einem Bauernhof lebenden Familie. Aber nur 3 zeigten klinisch und röntgenologisch krankhafte Veränderungen. Nach dieser ersten Beobachtung konnten die Verfasser in der Folgezeit 4 weitere Stämme von Geotrichum aus dem Sputum von Kranken mit nichttuberkulösen Lungenaffektionen isolieren.

Das Krankheitsbild beginnt nach einem *uncharakteristischen Vorstadium* mit rauher Kehle, Rhinitis, Pharyngitis und Fieber. Die akuten Krankheitserscheinungen klingen meist schon am 2. oder 3. Tag ab. Bestehen bleiben aber längere Zeit subfebrile Temperaturen, die Hilusverdichtung und ein Reizhusten mit schleimig-weißlichem Auswurf, fast stets ohne Blut. Der Kranke zeigt noch lange eine Ermüdbarkeit und hat intermittierende Beinschmerzen. Auch der Röntgenbefund mit mittelweichen Fleckschatten im Hilusgebiet oder Mittelfeld kann noch längere Zeit persistieren.

Der auskultatorische Lungenbefund kann, wie in dem einen Fall von KUNSTADTER und Mitarbeitern, außerordentlich gering sein, zeigt aber in anderen Fällen auch wieder einen massiveren Befund, der in seiner Form nicht von den bei tuberkulösen Prozessen zu unterscheiden ist.

Nicht alle Fälle weisen ausgesprochene Lungenherde auf, in einigen finden sich nur chronische Bronchitiden mit peribronchitischen Verdichtungen ohne deutliche Parenchyminfiltrate. Doch auch bei diesen sind die Hilusdrüsen vergrößert und bleiben es noch über einen längeren Zeitraum (KUNSTADTER, MILZER und WHITCOMB). Auch THJÖTTA und Mitarbeiter beobachteten bei 8 der 11 Erkrankungen keine stärkeren klinischen Erscheinungen, wohl aber konnten sie im Sputum den Pilz nachweisen. Auch die leichteren Formen zeigen fast stets Auswurf (KUNSTADTER und Mitarbeiter, SMITH u. a.). Dieser meist weißlichschleimige Auswurf enthält bei Geotrichose-Infektionen häufig eigenartig graue Flocken, die für diese Erkrankung bezeichnend sind.

Der Verlauf der Erkrankung ist oft sehr langwierig, wenngleich das akute Stadium, wie schon erwähnt, rasch abklingen kann. Vereinzelt sind sogar Verlaufszeiten von 5 Jahren beschrieben worden. KUNSTADTER, MILZER und WHITCOMB weisen darauf hin, daß häufig ein gewisses Mißverhältnis bestehe zwischen der Ausdehnung der Lungenbefunde und den relativ leichten klinischen Erscheinungen wie Husten, niedriges Fieber und Appetitlosigkeit.

Die *Leukocyten* sind meist nicht wesentlich erhöht, das Blutbild zeigt im ganzen keine besonders charakteristischen Verschiebungen.

Die *Blutsenkung* ist eigentlich stets beschleunigt. An den anderen *inneren Organen* bestehen bei dieser Infektion meist *keine* krankhaften Veränderungen, es sei denn, daß es zu schweren Allgemeinerscheinungen und dem Bild einer Pilzsepsis gekommen ist. In solchen Fällen finden sich neben peritonealen Granulationen auch Veränderungen in Milz und Leber.

Diagnose. Die Sicherung der Diagnose bei dieser Erkrankung ist nur auf Grund 1. der Sputumuntersuchung mit mikroskopischem und kulturellem Pilznachweis möglich, 2. durch den Hauttest mit Geotrichon, 3. durch serologische Untersuchung mit Komplementbindungsreaktion und Präcipitationstest.

Das *Röntgenbild* vermag nur bedingt differentialdiagnostisch weiter zu helfen, wenn auch KUNSTADTER und Mitarbeiter darauf hinweisen, daß ein langes Persistieren von Röntgenbefunden mit eigenartig geflecktem Aussehen der Infiltrate in beiden Lungenfeldern, begleitet von Hilusdrüsenschwellung, charakteristisch für Geotrichose sei. Gegenüber der Tuberkulose ist die Abgrenzung durch den negativen Tuberkulinhauttest, den fehlenden Tuberkelbakteriennachweis und das andere Aussehen des Sputums zu erbringen (s. oben). Auch die Coccidioidomykose kann differentialdiagnostische Schwierigkeiten machen, wenn auch der Hauttest hier weitgehend klärend helfen kann.

Der Hauttest mit Geotrichon wird in einer Verdünnung von 1:10 und 1:100 durchgeführt (0,1 intracutan) und scheint relativ spezifisch zu sein (KUNSTADTER).

Prognose. Die Erkrankung scheint im ganzen günstiger zu verlaufen als viele andere Lungenmykosen. Wie besonders die Untersuchungen von SUNDGAARD, THJÖTTA und URDAL gezeigt haben, können die Infektionen erscheinungsarm auftreten und nach einiger Zeit völlig abklingen. KUNSTADTER ist der Ansicht, daß es auch zu Verkalkungsherden in den Lungen kommen kann. Doch auch tödlich endende Fälle wurden beschrieben.

Therapie. Über eine systematische Therapie ist bisher noch wenig bekannt. Neben früheren Versuchen mit Jodkali berichtet KUNSTADTER über eine kombinierte Behandlung mit Jod und Röntgenbestrahlung. Doch glaubt er der Jodkaligabe die größere Wirksamkeit zuordnen zu müssen.

Die Identifikation der einzelnen Stämme macht bei Geotrichum noch Schwierigkeiten und von manchen der im vorhergehenden beschriebenen Krankheitsbilder ist zunächst nur zu sagen, daß sie durch einen Pilz der Art Geotrichum hervorgerufen wurden. Von einigen Stämmen ist aber bekannt, daß sie bei ganz bestimmten Bildern sich nachweisen ließen. Auf diese sei im Folgenden noch in aller Kürze eingegangen.

Geotrichum asteroides. Diesen Pilz konnte CASTELLANI 1914 als Erreger von *Durchfallerkrankungen* in warmen Ländern feststellen. Auch bei *Sprue*kranken ließ er sich isolieren. Doch kommt ihm hier wohl auch nur sekundäre Bedeutung im Sinne einer Mitbegünstigung des Prozesses zu. Schließlich hat man ihn auch im Auswurf von Kranken mit *chronischer Bronchitis* gefunden. Wie weit bei diesem letzteren Krankheitsbild ihm eine ätiologische Wirkung zuzugestehen ist, muß noch offenbleiben, da hierfür gewichtiges Beweismaterial noch fehlt.

Geotrichum Issavi. Dieser Erreger wurde bei einigen *Dysenterie*-Gruppenerkrankungen in Belgisch-Kongo gefunden und für das ätiologische Moment bei diesen Krankheitserscheinungen gehalten.

Geotrichum louisianioideum. In 3 Fällen von *Lungen*pilzerkrankung in Louisiana und Italien konnte CASTELLANI 1931 diesen Pilz züchten. Auf Grund seiner eingehenden Untersuchungen über Wachstum und Pathogenität sowie der Beobachtung des Ablaufs der Erkrankung als Lungenmykose kam er zu der Überzeugung, daß der kultivierte Pilz hier von ätiologischer Bedeutung war.

Geotrichum rabesalama. Auf Madagaskar beobachteten FONTOYNONT und BUSCHEE eine mit Lungenbluten einhergehende *Lungenerkrankung*, bei der sie aus dem Auswurf Geotrichum rabesalama isolieren konnten. Die Prüfung dieses Pilzstammes im Tierversuch ergab, daß der Keim für Kaninchen, Ratten und Tauben außerordentlich pathogen war. Weitere Fälle dieser Lungenaffektion wurden bisher nicht beschrieben.

Von den übrigen 15 Geotrichumpilzen hat bisher keiner bei der Entstehung innerer Erkrankungen eine Rolle gespielt. Einzelne dieser Gruppe sind noch als Erreger von Hautveränderungen und subcutanen Abscessen gefunden worden.

Die Aktinomykose und verwandte Fadenpilzerkrankungen.

Die Aktinomykose ist eine relativ seltene, praktisch nicht ansteckende entzündliche Erkrankung, die durch eine sehr starke Bindegewebsreaktion und durch einen chronischen Verlauf gekennzeichnet ist. Ihre Erreger stehen botanisch zwischen Pilzen und Bakterien.

Geschichte. BERNHARD VON LANGENBECK gab 1845 die erste Schilderung der Erkrankung beim Menschen, der 1848 eine weitere von LEBERT folgte. Der Tierpathologe BOLLINGER beschrieb dann 1876 eine Tiererkrankung, die er als Aktinomykose bezeichnete. Erst 1878 teilte ISRAEL weitere Beobachtungen beim Menschen mit. Der Erreger der tierischen Erkrankung wurde von HARZ 1879 als Actinomyces bovis bezeichnet und seine Pilznatur durch seine und BOLLINGERS Untersuchungen wahrscheinlich gemacht.

PONFICK, ISRAEL und WEIGERT glaubten dann auf Grund ihrer Befunde (1879) die Identität der Erkrankung bei Mensch und Tier klargestellt zu haben und übernahmen auch für die menschliche Erkrankung den Namen Aktinomykose.

Durch die Forschung der letzten Jahre, insbesondere die Arbeiten von LENTZE und amerikanischen Forschern wie WAKSMAN, HENRICI u. a. hat sich ergeben, daß die beim Menschen und den Haustieren vorkommenden Actinomycespilze als verschiedene Arten angesehen werden müssen. Durch die Einbeziehung der *Leptotrichose* und, seit PETRUSCHKY, die Hereinnahme des Begriffes *Streptotrichose* in diesen ganzen Fragenkomplex war es zu sehr viel Unklarheiten gekommen, die sich unter den systematischen Untersuchungen der letzten Jahre erst langsam zu klären beginnen.

Den Begriff der *Streptotrichose* hatte PETRUSCHKY 1913 eingeführt. Dieser Begriff war zunächst als Arbeitshypothese gedacht zur Bezeichnung der aktinomykoseartigen Bilder, bei denen sich *keine* Drusen nachweisen ließen. Durch die Untersuchungen von NAESLUND sowie vorher schon von LIESKE, später von LENTZE, konnte aber nachgewiesen werden, daß eine Trennung zwischen drusenbildenden und nichtdrusenbildenden Actinomycesarten nicht durchführbar ist. Damit war diese Arbeitshypothese widerlegt und der Begriff Streptotrichose hätte aus dem Schrifttum verschwinden können. Leider hat es sich aber im klinischen Schrifttum vielfach eingebürgert, bei Lungenaffektionen durch Actinomyces oftmals von Streptotrichose zu sprechen. Bei den so bezeichneten Fällen handelt es sich weitgehend — hier möchte ich mich den Ausführungen LENTZES anschließen — um Mischinfektion mit anaeroben Bakterien. Im Interesse einer klaren Begriffsbestimmung, auch auf dem Gebiet der Fadenpilzinfektionen, erscheint es wünschenswert, den *Begriff der Streptotrichose überhaupt fallen zu lassen*.

Ätiologie. Lange Zeit bestanden über die Erreger große Unklarheiten, denn es wurden bei pathologisch-anatomisch gleichartigen Entzündungsprozessen von den verschiedensten Untersuchern Erreger so völlig differenter Natur isoliert, daß man keine einheitliche Linie in die Ätiologie dieses Krankheitsgeschehens bringen zu können glaubte.

Hinzu kam, daß die Zahl der Actinomycesstämme sehr groß ist. Schon 1921 beschrieb LIESKE 76 und etwas später STAEHELIN über 150. Außerdem bereitete die Einordnung der Actinomyceten in das botanische System große Schwierigkeiten, da sie einige Eigenschaften der Pilze, aber auch solche der Bakterien haben. So gestaltete sich die Klärung vieler Fragen sehr schwierig, zumal Botaniker und Mediziner eine geraume Zeit hindurch bedauerlicherweise ganz getrennte Wege in diesem Problem gingen (LIESKE).

Amerikanische Autoren wie WAKSMAN, HENRICI, LAMB, LAIN und JONES unterscheiden heute 4 Hauptarten der die Actinomykose hervorrufenden Keime: Actinomyces bovis, Nocardia asteroides, Streptomyces, Mikromonospora. Nach Auffassung von LENTZE kommen im engeren Sinne als Erreger des heute unter dem Namen Aktinomykose bekannten Krankheitsbildes aber nur 2 Strahlenpilze in Frage, die in ihren Eigenschaften und in ihrer Lebensweise sehr voneinander verschieden sind:

1. *Actinomyces Wolff-Israel.* Synonyma: Streptothrix Israeli, Streptothrix Spitzi, Discomyces bovis, Cohnistreptothrix Israeli, Actinomyces bovis Auct., Actinobacterium Israeli, Brevistreptothrix Israeli, Actinomyces discofoliatus. Für das durch ihn hervorgerufene Krankheitsbild möchte LENTZE den Namen *Aktinomykose* vorbehalten wissen.

2. *Nocardia asteroides.* Das durch diesen Strahlenpilz verursachte Krankheitsgeschehen soll als *Nocardiosis* oder *Nocardiose* bezeichnet werden.

Der *Actinomyces Wolff-Israel* gehört zu den höheren Schimmelpilzen und bildet wie diese Verzweigungen und ein sporentragendes Mycel. Er ist Anaerobier. Eine Säurefestigkeit besteht bei ihm nicht (v. ARNIM). Bei der überwiegenden Mehrzahl aller menschlichen Aktinomykoseerkrankungen wird er als Erreger gefunden. Er ist ein mehr oder minder häufiger Bewohner der Mundhöhle, der nur fakultativ pathogene Eigenschaften zeigt, wenn er unter anaeroben Bedingungen ins Unterhautzellgewebe kommt. Seine Differenzierung bereitet deshalb erhebliche Schwierigkeiten, weil in der Natur Actinomycesarten, wie schon oben erwähnt, sehr verbreitet sind und häufig bei der Beimpfung von Nährböden als Luftkeime in Kulturen gelangen können (LENTZE). Dieses Vorkommnis hat ältere Untersucher irregeführt, und sie haben solche Keime als Erreger angesehen, die nur die Bedeutung von Zufallsbefunden hatten. Da auch an Gräsern und Getreidegrannen Actinomyceten gefunden wurden, glaubte man längere Zeit, daß nur die Verletzungen durch diese die aktinomykotische

Infektion verursachen könnten. Von dieser Auffassung ist man auf Grund der Untersuchungen der letzten Zeit aber weitgehend abgerückt.

Es handelt sich bei dem Actinomyces Wolff-Israel nicht um einen Mikroorganismus mit pleomorphen Eigenschaften, wie noch LIESKE, GINS und PAASCH glaubten, sondern um einen klar abzugrenzenden Keim mit markanten kulturellen und biochemischen Eigenschaften (LENTZE).

Er bildet über 50 μ lange Fäden. Ein Wickelwachstum zeigt er in der Kultur erst nach 4—7tägiger Bebrütung. Seine besondere Eigenheit ist ein hohes Temperaturbedürfnis, das die Möglichkeit einer Vermehrung in der freien Natur hemmt, worauf NAESLUND schon hinwies. In der Mundhöhle findet er aber alle zur Vermehrung notwendigen Voraussetzungen. Als besonders günstigen Spezialnährboden empfehlen SCHAIN, STEFANO und KAZLOWSKY eine Thioglucolatbouillon bei 37° unter CO_2-Atmosphäre.

Die Übereinstimmung der aus der Mundhöhle gesunder Personen gezüchteten Stämme von Actinomyces Wolff-Israel mit den aus menschlicher Aktinomykose kultivierten konnte zunächst durch NAESLUND nicht restlos bewiesen werden. Sie erfuhr aber durch die serologischen Untersuchungen von LENTZE eine Klärung, der eine Übereinstimmung des Antigenaufbaues dieser Keime mit dem von bei manifester Aktinomykose gefundenen Stämmen feststellte.

In letzter Zeit gelang es dann SLACK, ROSEBURRY und Mitarbeitern, auch im Tierversuch progrediente, tödliche Aktinomykosen durch Überimpfung des Actinomyces Wolff-Israel zu erzeugen. Es ist also möglich, mit den subtilen modernen bakteriologischen Methoden den Erreger von anderen anaeroben oder mikroaerophilen Organismen, wie den Corynebakterien, eindeutig abzugrenzen. Sie sind allerdings vielfach als wahrscheinlich bedeutungslose Mitinfektion bei den verschiedensten Entzündungsprozessen und so auch bei der Aktinomykose neben dem Actinomyces Wolff-Israel nachweisbar (LENTZE). Diese Mikroorganismen mit fraglicher pathogener Eigenschaft wurden auch als Actinomyceten bezeichnet, so daß eine Zeitlang der Befund von Actinomyces Wolff-Israel als dem wirklich die Erkrankung auslösenden Agens angezweifelt wurde, doch dürften hier wohl die Ergebnisse der Intracutanreaktion neben anderen Untersuchungen klärend gewesen sein.

Die zweite aerobe Strahlenpilzart, *Nocardia asteroides*, lebt als Saprophyt in der freien Natur, entwickelt sich auf den meisten Nährböden unter Bildung charakteristischer Kolonien, bildet Luftsporen, wächst in älteren Kulturen gelblich, verflüssigt Gelatine, koaguliert peptonisierte Milch und ist säurefest. Er zeigt keine so ausgeprägte Temperaturabhängigkeit wie der Actinomyces Wolff-Israel und wächst schon bei Zimmertemperatur. In den menschlichen Organismus dringt er nur von außen ein. Nach LENTZE gehört dieser Infektionsweg bei der Aktinomykose zu den Seltenheiten.

Gegenüber Versuchstieren zeigt dieser Keim eine hohe Pathogenität. Bei intravenöser Injektion kommt es im Gegensatz zu Actinomyces Wolff-Israel zu generalisierter Erkrankung mit tödlichem Ende. Dieser Strahlenpilz findet sich, auch im Gegensatz zu Actinomyces Wolff-Israel, in den von ihm verursachten Prozessen in Reinkultur. Drusenbildung ist selten. Gegen Penicillin ist er resistent, wohl aber sulfonamidempfindlich. Er kann auch mit Actinomyces Wolff-Israel als Mischinfektion vorkommen (LENTZE, DRESEL).

Die *Tierversuche* sind bei Actinomyceteninfektionen nicht immer erfolgreich. HABIBI, der 9 Actinomycesstämme (davon 3 vom Menschen, 4 vom Rind, 2 vom Erdboden) isolierte und auf ihre Pathogenität bei Mäusen, Meerschweinchen und Kaninchen prüfte, fand, daß bei subcutaner Injektion die weiße Maus am empfindlichsten ist. Er stellte fest, daß dann auch die saprophytischen Stämme pathogen werden konnten. Gelegentlich wurde beobachtet, daß die Actinomyceten bei Maus und Meerschweinchen in der Milz 8—10 Wochen persistieren können. Um die tierexperimentelle Untersuchung verschiedener aus menschlichen Krankheitsfällen gewonnener Actinomycesstämme bemühten sich auch KESSLE und GOLDEN.

Aktinomykose beim Tier. Der bei den Haustieren vorkommende Actinomyces ist nach den heutigen kulturellen und serologischen Untersuchungen klar von dem Erreger beim Menschen zu unterscheiden. Nur dieser beim Tier zu beobachtende Actinomyces bildet die im mikroskopischen Bild zu findende strahlenförmige Lagerung der Drusen, die zu der Namensgebung Strahlenpilz durch HARZ geführt hat.

Die aus der Kieferaktinomykose des Rindes isolierten Actinomyceten wachsen langfädig und verhalten sich kulturell und serologisch anders als der Actinomyces Wolff-Israel (LENTZE, amerikanische Untersucher). Etwas im Widerspruch dazu stehen Untersuchungen von KÄMPE, der bei 15 Fällen von Rinderaktinomykose 6mal Actinomyces Wolff-Israel (die Prozesse waren in Kiefer und Lunge lokalisiert), 4mal Actinobacillus Liegnieresi (die Herde saßen am Pharynx und der Lunge) und in 4 Fällen von Euteraktinomykose nur Staphylokokken isolieren konnte.

Auch das pathologisch-anatomische Bild der Aktinomykose des Rindes sieht etwas anders aus als beim Menschen. Der Prozeß ist vornehmlich am Kiefer mit tumorartigen Gewebsveränderungen lokalisiert. Dabei wird der Knochen im gewissen Gegensatz zu der Aktinomykose des Menschen immer, fast könnte man ausschließlich sagen, befallen.

Die Erkrankung findet sich bei Rindern und Schweinen häufiger, seltener bei Pferden, Schafen, Ziegen und Hunden. Der Prozeß führt zu einer ossifizierenden Periostitis mit Knochenauftreibung, unter Umständen auch zu osteomyelitischen Herden. Die inneren Organe erkranken im allgemeinen selten. Allerdings konnten auch bei Hund und Katze neben Aktinomykomen der Mundhöhle solche der Lungen beobachtet werden. Bei Pferden tritt gelegentlich im Anschluß an die Kastration eine Infektion des Samenstranges auf. Bei Schweinen kommt es leicht zu Krankheitsprozessen am Euter. Diese sind scharf umschrieben, derb, etwa haselnußgroß. Auch bei den Tieren verläuft die Aktinomykose stets als chronischer, sich über Monate und Jahre hinziehender Krankheitsprozeß. Neben den Haustieren kann auch das freilebende Wild erkranken. So beschreibt BURKI eine Unterkieferaktinomykose beim Rehwild.

Pathologische Anatomie. Als Reaktion auf die eingedrungenen Pilze kommt es zu Gewebsveränderungen ohne spezifische Merkmale vom Charakter chronischer Granulationsherde. Neben Leukocytenanhäufungen finden sich Bindegewebszellvermehrungen mit Riesenzelleneinlagerungen, vor allem im peripheren Teil der Veränderung. Im weiteren Verlauf schmilzt der zentrale, kleinzellig infiltrierte Teil des Herdes eitrig ein oder verfällt einer fettigen Degeneration. So kann es zu einer Absceßhöhle mit mehr oder minder flüssigem Detritus kommen. Mehrere solcher kleiner Absceßhöhlen können konfluieren. In den befallenen Bezirken ist der Actinomyces in Form isolierter Fäden oder Fragmente, aber auch in charakteristischen Konglomeraten, den Drusen, zu finden. Diese zeigen beim Menschen im Gegensatz zur Rinderaktinomykose, wo wir einen strahligen Aufbau finden, ein verschlungenes Fadengeflecht, zwischen dem sich regelmäßig reichliche Mengen von Keimen der Begleitflora in Symbiose mit dem Fadenpilz finden. Manchmal lassen sich im Kern solcher aktinomykotischer Geschwüre Fremdkörper, nicht nur Gerstengrannen oder andere Getreidespelzen, sondern auch Knochen- und Holzsplitter, Borsten der Zahnbürste oder ähnliches nachweisen.

Die sich bildenden Knoten werden *Aktinomykome* genannt. Im Bereich der Wand der Aktinomykome oder aktinomykotischen Abscesse beginnt schon sehr bald in zunehmendem Maße eine bindegewebige Proliferation. Manchmal heilen die Herde durch diese vermehrte Bindegewebsbildung oft unter gleichzeitiger Kalkeinlagerung ab. Für die Entwicklung in der einen oder anderen Richtung ist neben der Schwere der Infektion sicher auch die individuelle Widerstandsfähigkeit ausschlaggebend. Die Herde können erstens nach außen durchbrechen und dabei Fisteln bilden. Die Fistelgänge sind mit zundrigem, fettig-degeneriertem Granulationsgewebe angefüllt. Der sich aus den Fisteln entleerende Eiter ist meist dünnflüssig, von fadem oder üblem Geruch, enthält neben Leukocyten Pilzdrusen, aber auch oft eine sehr bunte Bakterienmischflora. Zweitens kann es zum Fortkriechen des Prozesses im Binde-

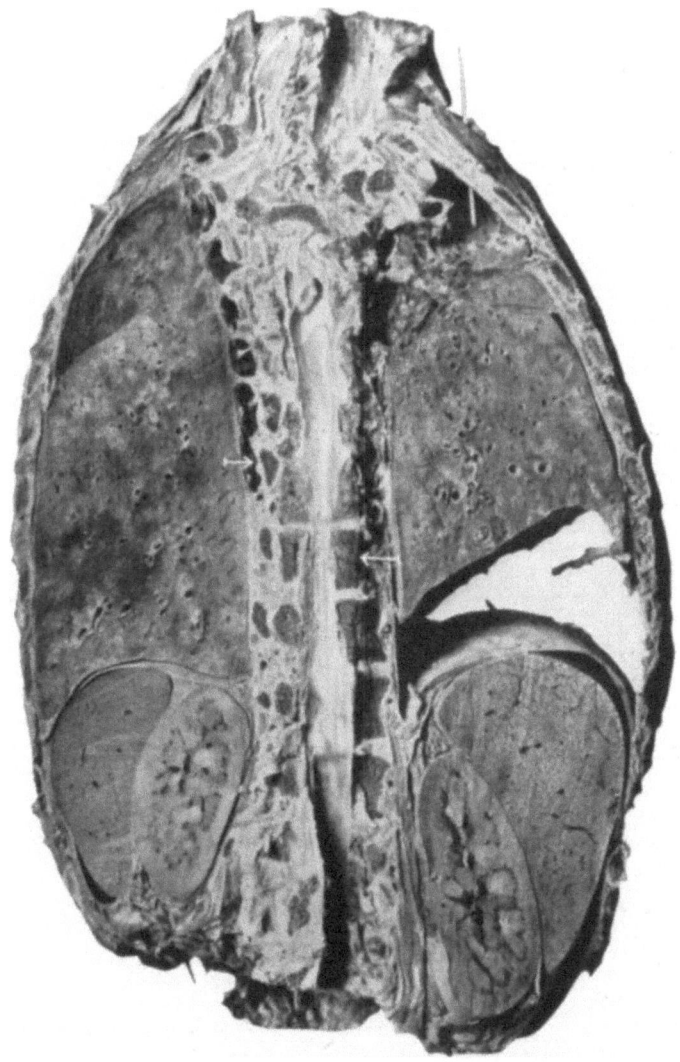

Abb. 10. Schnitt durch den Thorax. Bei der Sonde aktinomykotische Zerstörung des rechten Oberlappens. Die Sonde entspricht einer Halssenkungsfistel. Beiderseits paravertebrale Senkungsabscesse, deren tiefst gelegene durch Pfeile bezeichnet sind. (Nach W. KOCH.)

gewebe kommen. Hier entwickelt sich die Aktinomykose schneller als in parenchymatösen Organen (GYR). Selbstverständlich kann sie auch per continuitatem parenchymatöse Organe wie Lungen, Herz und Leber befallen. Drittens kann ein Einbruch in die Blutwege erfolgen und damit eine hämatogene Aussaat. Auf diesem Wege kommt es natürlich auch zur Metastasenbildung in entfernteren Organen. Die Lymphbahnen werden im Gegensatz zur Tuberkulose meist nicht befallen.

Die verschiedenen Körpergewebe verhalten sich dem aktinomykotischen Prozeß gegenüber recht verschieden. Wie das Bindegewebe, so stellt auch das lockere subpleurale, prävertebrale und retroperitoneale Gewebe für das Weiterkriechen der Infektion einen günstigen Boden dar. Hier kommt es rasch zu nekrotischer Einschmelzung und kleineren oder größeren Abscessen von teilweise flächenhafter Ausbreitung. Wenn sich die Zerstörungen über größere Bezirke erstrecken, erfassen sie auch den Muskel- und Bandapparat, brechen in Hohlorgane ein und können Knochen zur Nekrose bringen. Im ganzen aber ist das Knochengewebe seltener befallen und wenn, dann vornehmlich das Periost, das aber neben Zunge und Lungengewebe die stärkste Neigung zu bindegewebiger Abkapselung und Ausheilung der Aktinomykose zeigt.

Im *pathologisch-anatomischen Bild der Lungenaktinomykose* können wir drei Formen unterscheiden. W. KOCH hat diese (1928) sehr gut gegeneinander abgegrenzt. Der Prozeß kann einmal als primäre Lungenaktinomykose beginnen, hervorgerufen durch Einatmen actinomyceshaltigen Staubes, oder auch durch Aspiration von Fremdkörpern, an denen Actinomycespilze haften (Stücke cariöser Zähne, ISRAEL). Die Erkrankung fängt in solchen Fällen meist als Bronchitis an mit katarrhalischer Schleimhautschwellung und peribronchitischen Herden, die als graue Knötchen auftreten und zentral erweichen. Im weiteren Verlauf können solche Herde zu größeren Zerfallshöhlen zusammenfließen. Sehr oft aber kommt es auch zu starker bindegewebiger Abkapselung. Gerade dieser letztere Vorgang unterscheidet die Aktinomykose der Lunge von der Tuberkulose, bei der die Bindegewebsneubildung nicht so stark ist. Infolge der letzteren kann es bei der Aktinomykose sogar zu einer gewissen *Induration der Lunge* kommen. Zum anderen kann sich die Lungenaktinomykose in Form eines pneumonischen Geschehens abspielen (TURNER, OLDENBURG, PLIENINGER). Dabei wird häufig eine Lokalisation im linken Unterlappen (FRÄNKEL, RÖPKE) gefunden. Im ganzen aber sind die Parallelen zum tuberkulösen Geschehen, worauf WERTHEMANN sehr nachdrücklich hinwies, außerordentlich groß, und die Differenzierung von Herden kann selbst im pathologisch-histologischen Bild noch große Schwierigkeiten machen.

Die *zweite Möglichkeit der Entstehung* ist in einem Fortkriechen des Prozesses von der Nachbarschaft her gegeben. Hier sind es besonders, worauf W. KOCH hinwies, vom Ösophagus ausgehende Infektionen. Meist ist es der Bereich der natürlichen Engen in Höhe des Kehlkopfes, der Bifurkation und oberhalb der Kardia, wo es zum Eindringen von Fremdkörpern und mit ihnen des Pilzes kommt. Es entwickeln sich dann Prozesse im oberen Mediastinum, auch im Perikard, der Pleura und dem epiphrenischen Bezirk, die auf die Lunge, oft dann gerade auf die Lungenspitzen, übergreifen. Solch einen Fall hat erstmalig LINDT 1889 sehr eindrucksvoll beschrieben.

Der *dritte Infektionsmodus* für die Aktinomykose der Lungen ist die hämatogene Streuung bei einer Generalisation. Sie bietet pathologisch-anatomisch ein der miliaren Tuberkulose außerordentlich ähnliches Bild.

Das *pathologisch-anatomische Bild der abdominalen Aktinomykose* zeigt mehr oder minder ausgedehnte Knötchenbildungen im submukösen Gewebe der Darmschleimhaut, die nach mehr oder minder langer Zeit erweichen und sich in Geschwüre mit unterminierten Rändern von beachtlicher Ausdehnung verwandeln können. Eine Heilung solcher Geschwüre ist sicher möglich, häufig aber greifen sie weiter um sich, ziehen die Muscularis mucosae und schließlich auch das Peritoneum in Mitleidenschaft. Es kommt dann zu Verklebungen, wenn sich nicht eine akute Peritonitis entwickelt, und zur Bildung großer Konglomerattumoren mit verschiedenen kleineren oder größeren eingestreuten Abscessen.

Verbreitung und Übertragung. Die Aktinomykose ist eine kosmopolitische Erkrankung, die in allen Ländern und in allen Erdteilen vorkommt. Von einer besonderen Häufung in den tropischen Regionen kann man nicht sprechen. In vielen Ländern stellt sie eine häufige Form der Mykosen, abgesehen von den reinen Dermatomykosen, dar. So berichtet SIGALOS, daß sie die häufigste Mykose in Griechenland sei.

Über die Verbreitung der Aktinomykose in Deutschland gibt es zur Zeit keine genauen statistischen Unterlagen.

Auf Grund der neueren Forschung (LENTZE, WAKSMAN u. a.) erscheint es richtig, eine Trennung zwischen *endogener* und *exogener* Aktinomykoseinfektion durchzuführen. In der Mehrzahl der Fälle handelt es sich bei der Aktinomykose wohl um eine *endogene Infektion*. Diese Ansicht LENTZEs, die auch unserer Auffassung am meisten entspricht, ist allerdings nicht ohne Widerspruch geblieben (BÖTTNER und DIDION u. a.). Nach der Auffassung von der endogenen Infektion wird der Actinomyces, der die Krankheit verursacht, nicht von außen in den menschlichen Organismus hineingetragen, sondern durch besondere Umstände kommt es zur Einschleppung des auch unter normalen Bedingungen in der Mundhöhle zu findenden Erregers in die Tiefe der Gewebe. Diese Einschleppung kann durch eindringende Fremdkörper wie Getreidegrannen, Knochen- oder Holzsplitter, Borsten der Zahnbürste u. ä. geschehen, aber auch Verletzungen, Quetschungen oder Zertrümmerungen des Gewebes, wie sie sich bei Kieferbruch, Durchbruch des Weisheitszahnes (MALEVIC), Prozesse an cariösen Zähnen (COPE und ZACHARY) ereignen, können den Actinomyceten den Weg öffnen. Schließlich spielen auch unter Luftabschluß verlaufende chronische Entzündungen der Zahnwurzelspitze an pulpentoten Zähnen als Eintrittspforte eine Rolle.

Für die endogene Infektion von der Mundhöhle aus spricht auch nach der Ansicht von LENTZE die Lokalisation der Entzündung in der überwiegenden Mehrzahl der Fälle im cervico-facialen Gebiet. Auch die Darminfektion kann durch Verschlucken erregerhaltigen Speichels sowie Hinzukommen einer sekundären Noxe erklärt werden. Daß die primäre Hautaktinomykose zu den großen Seltenheiten gehört, spricht nach LENTZE auch für seine Auffassung. Die Hautaktinomykose kommt lediglich durch Verunreinigung einer Hautwunde mit Speichel, wie auch COPE, PELZ und WILLIAMS annehmen, zustande.

Die anaerobe Eigenschaft des Actinomyces Wolff-Israel bedingt, daß für seine Vermehrung im Zwischengewebe nur dann eine Möglichkeit gegeben ist, wenn am Ort der Ansiedlung entsprechende Verhältnisse herrschen. Er unterliegt damit also denselben Voraussetzungen, die beim Angehen aller Infektionen mit Anaerobiern erfüllt sein müssen. Im Gegensatz zu den klassischen Anaerobiern benötigt er aber zum Zustandekommen einer Infektion die Mitarbeit anderer meist aerober Mikroorganismen, sei es zur Überwindung der aktiven Gegenwirkungen des Körpers oder zur Hilfe bei der Verschiebung des „Reduktionspotentials" des Gewebes (LENTZE). Derartige Zusammenhänge wurden schon lange vermutet (NAESLUND u. a.), aber erst LENTZE konnte bei 243 von 245 Fällen eindeutig den Nachweis des Erregers erbringen. Bei den Begleitkeimen handelt es sich teilweise um aerobe Eitererreger wie Staphylokokken und Streptokokken, die bei längerer Dauer der Aktinomykose erfahrungsgemäß verschwinden (AXHAUSEN), sowie um anaerob lebende Keime wie das Bacterium comitans Actinomycosis (KLINGER) u. a. Den sicheren Beweis für die ursächliche Wirkung des Actinomyces Wolff-Israel glaubt LENTZE mit der spezifischen Wirkung der Vaccine aus Reinkulturen von Actinomyces Wolff-Israel erbracht und damit die Ansicht von GINS und PAASCH entkräftet zu haben. Ob die Begleitbakterien, wie JORDAN und vor ihm LIESKE schon angenommen haben, möglicherweise den Actinomyces aktivieren oder ob es, wie JONG JAC und ZELDENDURST in Erwägung ziehen, zu einer Virulenzsteigerung des Actinomyces durch Pneumokokken oder gar, was BÖTTNER und DIDION zur Diskussion stellen, durch das Mycobacterium tuberculosis kommt, liegt zwar nicht ganz außerhalb des Bereiches der Möglichkeit, ist aber, solange kein sicherer Beweis erbracht wird, nur eine Hypothese.

Neben diesem endogenen Infektionsweg spielt der *exogene* nach LENTZE eine völlig untergeordnete Rolle. Die Inhalation pilzhaltigen Staubes oder anderer als Vehikel für Pilze dienender Fremdkörper ist hier wohl die Ursache der Infektion. Eine Reihe von Beobachtungen, so ein von MOOSBRUGGER beobachteter Müller, der pilzhaltigen Mehlstaub einatmete und erkrankte, oder der von ODDERMANN beobachtete Personenkreis, der sich durch Schlafen auf Stroh eine Aktinomykose zuzog, können in dieser Richtung gedeutet werden. Sicher ist auch, daß eine gewisse Häufung der Erkrankung bei der Landbevölkerung festzustellen ist. Früher führte man diese auf das Kauen von Getreidegrannen und Gräsern zurück, was aber heute von LENTZE, LAMB und Mitarbeitern entschieden abgelehnt wird. LENTZE ist der Ansicht, daß dieses gehäufte Vorkommen bei der ländlichen Bevölkerung auf die „bekannten Mängel der Zahnpflege" in diesen Bevölkerungskreisen zurückzuführen sei.

Ein gewisses Überwiegen der Bevölkerung aus ländlichen Kreisen bzw. bäuerlichen Berufen ist aus den Übersichten vieler Länder festzustellen (VAN DER HOEDEN, Holland; VAN SANFORD und MAGATH, Nordamerika; BERNER, Schweiz u. a.).

Unter 34 untersuchten Strahlenpilzerkrankungen der Lunge konnte LENTZE nur einmal einen typischen exogenen Erreger (Nocardia asteroides) nachweisen. Der Krankheitsablauf bei der exogenen Form scheint im ganzen, da sie vorwiegend als Lungenprozeß verläuft und hohe Neigung zu Metastisierung zeigt, sehr viel schwerer.

Auch LYLE WEED und BAGGENSTOSS trennen streng zwischen aeroben Actinomycespilzen, die zur Nocardiose führen, und anaeroben, die praktisch kaum ausgedehnte hämatogene Metastasen machen, aber stets starke Neigung zur Fibrose zeigen. Die letzteren sind gegen Penicillin besonders empfindlich, die Nocardiosis gegen Sulfonamide. Auch SHAPMAN, BINDFORD und LANE fanden die von LYLE WEED und BAGGENSTOSS gemachte Feststellung bestätigt, daß Nocardia asteroides penicillinunempfindlich ist.

Eine eigentliche Epidemie bei Aktinomykose gibt es nicht.

Auf Grund der obigen Ausführungen ist es klar, daß eine Übertragung von Mensch zu Mensch, die gelegentlich einmal angenommen wurde (COPE und ZACHARY), im allgemeinen abzulehnen ist.

Klinik und Verlauf. Die Inkubationszeit kann Wochen dauern, wahrscheinlich liegt sie etwa um 4 Wochen. Der Prozeß beginnt schleichend als kleines Infiltrat. Gelegentlich aber kann es auch binnen weniger Tage zum Bild eines akuten Abscesses kommen.

Ein Teil gerade dieser so akut beginnenden Fälle heilt nach einfacher Spaltung des Prozesses ohne Therapie ab. WASSMUND glaubt, daß hier Actinomycesstämme mit unzureichender, geringer Virulenz vorliegen, während LENTZE mehr der Ansicht zuneigt, daß es sich in diesen Fällen um abortive Aktinomykosen handele, ein Krankheitsverlauf, wie er auch bei anderen Infektionskrankheiten bekannt ist.

Für die Besprechung der Klinik ist wichtig, der Übersichtlichkeit halber nach verschiedenen Verlaufsformen zu unterscheiden:

1. Die cervico-faciale Form. Sie umfaßt nach BRUMPT, SIGALLOS u. a. 60—70% aller Erkrankungen an Aktinomykose.
2. Die pleuro-pulmonale Form, auch Lungenaktinomykose oder thorakale Aktinomykose genannt. Sie umfaßt etwa 13% aller Fälle nach BRUMPT, 10—15% nach FRÄNKEL, 14—16% nach anderen Autoren (u. a. NÖSSKE) bzw. $^1/_5$ aller Aktinomykoseerkrankungen nach ARNDT.
3. Die Aktinomykose der Bauchorgane oder tiefe abdominale Aktinomykose. Ihre Häufigkeit schwankt. BRUMPT spricht von 15,7%, HEGLER, BURROWS, JORDAN u. a. nennen Zahlen von 8—18%.
4. Parietale Aktinomykose, ein Begriff, den man nur bei BRUMPT findet. Er gibt 4,5% an.
5. Aktinomykose der Haut und der Extremitäten (in Europa verhältnismäßig selten, etwa 2,2%). Sie tritt besonders bei barfußgehenden Personen auf (hier bestehen nahe Beziehungen zur *Maduramykose*).
6. Cerebrale Aktinomykose. Ihr Prozentsatz wird mit 3,9 von BRUMPT angegeben. Meist stellt sie das Endstadium der generalisierten Aktinomykose dar.

Die cervico-faciale Form. Ihre Hauptlokalisation sind die Weichteile des *Unterkiefers*, seltener des *Oberkiefers*. Oft geht der Prozeß von der submaxillaren oder sublingualen Speicheldrüse aus. In manchen Fällen beginnt die entzündliche Schwellung auch am Alveolarrand des Zahnfleisches. Um die primäre Infektionsstelle bildet sich allmählich eine derbe, ausgedehnte Geschwulst, die sich fest an die Außen- oder Innenseite des Unterkiefers anlehnt. Die darüberliegende Haut ist zunächst leicht gerötet, später mehr bläulich-rot verfärbt. Sie wird in die brettharte Infiltration mehr oder minder stark mit einbezogen. Die cervico-faciale Form kann akut oder chronisch verlaufen, manchmal auch ohne besonders typische Zeichen. In solchen Fällen ist die Diagnose schwierig, und hier muß zu der von LENTZE und NEUBER empfohlenen Provokationsmethode durch Intracutantest gegriffen werden (LORENZ).

Als Eintrittspforte der Infektion kommt, das ist die Ansicht vieler Autoren, den *Zähnen* eine große Rolle zu. Während einige Untersucher annehmen, daß nur cariöse Zähne als Herde in Frage kommen, sind andere der Auffassung, daß sich auch bei gesunden Zähnen eine Aktinomykose entwickeln kann. So konnte JÄHN im Pulpakanal Drusen feststellen, ohne daß stärkere Zahndefekte sich nachweisen ließen.

Diese Beobachtung stützt die alte Ansicht von ISRAEL, PONFICK und PARTSCH, die nicht nur den cariösen Zähnen, sondern auch den durch die Zähne bedingten Schädigungen der Mundschleimhaut eine große Bedeutung für das Angehen der Infektion beimessen. Schleimhauttaschen, Schleimhautschädigungen im Bereich von noch nicht durchgebrochenen Weisheitszähnen, Zahnfleischtaschen an cariösen Zähnen, chronische, lange bestehende Zahnwurzeleiterungen und Paradentosen können der Infektion sicher in erheblichem Maße den Weg bereiten und zur Eintrittsstelle einer aktinomykotischen Infektion werden (SIELAFF, LENTZE, MALEVIC u. a.). Allerdings ist auffallend, daß selbst beim Eindringen des Erregers durch den Pulpakanal in die Tiefe sich kaum jemals eine zentrale Knochenaktinomykose entwickelt, sondern fast stets nur eine Periodontitis.

Selten sitzt der Primärherd an der *Zunge*, deren glatte Oberfläche für das Eindringen des Erregers keine günstigen Voraussetzungen bietet. Immerhin sind aber Fälle einer primären Erkrankung dieses Organs beschrieben (SZENDI, ZINNER). Der Herd, meist in Haselnuß- bis Taubeneigröße, sitzt als derber, scharf abgesetzter Knoten vorwiegend an der Zungenspitze. Er kann von einer ausgeprägten Infiltrationszone umgeben sein. Die Progredienz dieses Prozesses ist gering, ebenso die Neigung zur Fistelbildung. Differentialdiagnostisch kann die Abgrenzung gegen ein Neoplasma der Zunge Schwierigkeiten bereiten.

Die *Tonsillen* sind verhältnismäßig häufig der Sitz von Fremdkörpern, die mit Actinomycespilzen behaftet sind. So werden sie auch gelegentlich zum Sitz des Primärherdes der Erkrankung. Allerdings muß darauf hingewiesen werden, daß sich bei der systematischen Untersuchung herausgenommener Tonsillen in den Krypten gelegentlich Actinomycesdrusen finden lassen, ohne daß diese Organe die für Aktinomykose typischen Entzündungserscheinungen aufweisen. Bei Lokalisation des Prozesses in den Tonsillen ist die Möglichkeit des Descendierens der Erkrankung in das Mediastinum, die Pleurahöhle oder die Lunge besonders gegeben. In solchen Fällen kann auch einmal der *Schildknorpel* (DELARUE und HOUDARD) mitergriffen werden. Besonders groß ist diese Gefahr bei dem gelegentlich beobachteten Auftreten einer akuten *Mundbodenphlegmone*. Dieses Ereignis, das, wenn auch selten, bei der cervico-facialen Form vorkommt, kann zur Kieferklemme, ernstlichen Schluck- und Atemstörungen führen.

Eine ausgesprochene *Augenbeteiligung* ist selten, gelegentlich allerdings greift der Prozeß von der Wange her auf die Unterlider über und zieht dann auch die Augenbindehaut in Mitleidenschaft. Eine Conjunctivitis wird lediglich von KIRKPATRICK bei einer Infektion durch den Actinobacillus beschrieben.

Eine Lokalisation am *Ohr* wurde von RISCH und NOWACK beobachtet. Der Prozeß kann von dort aber weitergreifen, das Mastoid erfassen und eine *Mastoiditis* verursachen (HAYMANN und ADELMANN).

Nase und *Larynx* werden nur in seltenen Fällen mit einbezogen (NOWACK).

Bei längerem Bestehen breitet sich der Prozeß vom Kiefer unter Umständen über den *Hals* bis zur Clavicula herunter aus und verursacht in seinem Bereich eine brettharte Infiltration mit Fisteln und Ulcerationen. Ist es einmal zu einer solchen Senkung des Prozesses gekommen (VOSS, LORENZ u. a.), dann tritt eine Spontanheilung nur noch selten ein. Die Senkung des aktinomykotischen Prozesses erfolgt meistens entlang den Gefäßscheiden oder Muskelinterstitien, besonders bei Lokalisation am Unterkiefer, weniger bei den am Oberkiefer sitzenden Prozessen. Hier droht mehr eine Einbeziehung der Wange, Oberlippe und ein Übergreifen auf die *Fossa infratemporalis*, von der es dann leicht zum Fortkriechen der Infektion und Mitbeteiligung des *Gehirns* kommen kann (MALEVIC). Auch die *Orbita* im ganzen kann durch die Erkrankung sehr gefährdet werden (KALT, WANTERS und DELCOURT). Bei Übergang des Prozesses in die Orbita und von dort möglicherweise zur Schädelbasis droht die Gefahr einer eitrigen, umschriebenen oder diffusen Meningitis, doch ist letztere im ganzen selten.

Etwas häufiger kommt es zum *Übergreifen auf das prävertebrale Bindegewebe* und einem langsamen Heruntersteigen des Prozesses ins Mediastinum. Bei dieser Entwicklung können die Fistelgänge zur Haut ausbleiben und der ganze Prozeß sich in die Tiefe zum Mediastinum oder der Pleurahöhle hin entwickeln.

Die *Speiseröhre* selbst wird nur selten befallen, trotzdem aber kann sie, worauf W. KOCH u. a. hinweisen, Eintrittspforte für die Erkrankung gerade in den Fällen sein, bei denen mediastinitische Prozesse sich entwickeln. So weist KOCH und vor ihm LINDT darauf hin, daß es bei ihren Patienten zu Schluckbeschwerden kam und die Kranken das Gefühl hatten, als ob etwas im Halse stecke. Erst sehr viel später traten in diesen Fällen die greifbaren Symptome und schwerwiegenden Veränderungen der Aktinomykose im Röntgenbild in Erscheinung. KOCH glaubt, das Zustandekommen dieser Infektionen so deuten zu müssen, daß wahrscheinlich Fremdkörper sich in die Wand des Ösophagus einbohren und anaerobe Actinomyceskeime zusammen mit aeroben Begleitbakterien in die Tiefe verschleppen und so die Voraussetzung für das Angehen einer Infektion schaffen. Von diesen Herden im Mediastinum bzw. prävertebral kann es dann zum Übergreifen auf das Bindegewebe der Wirbelsäule, die Querfortsätze und Wirbelkörper, die Nackenmuskulatur und schließlich die Muskulatur des Schultergürtels kommen.

Wenn auch nicht in allen Fällen von cervico-facialer Form der ganz exakte Nachweis der stomagenen Infektion, wie bei den von LORENZ beobachteten 22, zu erbringen ist, so besteht doch auf Grund des bisher Mitgeteilten an diesem Infektionswege kein Zweifel.

Die Lungenaktinomykose. Vorwiegend nur für diese Form läßt LENTZE den exogenen Weg gelten, wenngleich er bei seinen systematischen Untersuchungen der Lungenaktinomykose nur einmal Nocardia asteroides, sonst immer nur Actinomyces Wolff-Israel hat nachweisen können. BÖTTNER und DIDION lehnen jedoch die Auffassung von LENTZE als für die Klinik nicht ganz befriedigend ab. Sie empfehlen aus klinischen Gesichtspunkten heraus noch an der alten Einteilung in primäre und sekundäre Lungenaktinomykose festzuhalten. Unter *primärer Lungenaktinomykose* sind die Fälle zu verstehen, bei denen durch Aspiration pilzhaltigen Materials ohne Primärherde in der Mundhöhle eine Infektion zustande gekommen ist, wie bei jenem ersten Kranken von ISRAEL.

Unter *sekundärer Lungenaktinomykose* sind alle diejenigen Fälle einzuordnen, bei denen im Mund, im Nasen-Rachenraum oder am Hals sich der Erreger schon angesiedelt hatte und von dort aus entweder per continuitatem, ferner hämatogen oder bronchogen zu einem Lungenprozeß geführt hat (JONG JAC und ZELDENDURST, SCHINZ-BLANGEY, NATHAN und NIEBERLE).

ÜHLINGER gibt eine etwas ausführlichere Einteilung und unterscheidet 4 Hauptgruppen, von denen er die erste wieder in 3 Unterabteilungen, nämlich *bronchogene, hämatogen-miliare* und *broncho-pneumonische* Form gliedert. In der zweiten Hauptgruppe faßt er die *pleuro-pulmonalen* Verläufe zusammen, in der dritten die vorwiegend *pleuralen* und mit der vierten bezeichnet er die Formen, bei der *Lunge und Thoraxwand* in größerem Umfange beteiligt sind.

Für die Klinik ist die alte Einteilung von ISRAEL in die 3 Verlaufsformen der Lungenaktinomykose die brauchbarste: 1. *broncho-pulmonales Stadium*, 2. *pleuro-thorakales Stadium*, 3. *fistuläres Stadium*.

Selbstverständlich sind die Übergänge der einzelnen Stadien ineinander fließend, und eine scharfe Abgrenzung ist kaum möglich. Im ersten, *broncho-pulmonalen Stadium* sind die subjektiven Beschwerden zu Beginn gering. Ein leichter, manchmal aber nur langsam sich steigernder Reizhusten, Mattigkeit, Schwäche, etwas schleimig-eitriger, fade riechender Auswurf, der nur selten leicht blutig tingiert ist, sowie ein fauliger Geschmack im Mund sind charakteristische Frühzeichen. Objektiv lassen sich zu diesem Zeitpunkt nur die Symptome einer Bronchitis, die sehr hartnäckig ist, feststellen, eine wechselnde Sputummenge und ein Gewichtsverlust. Temperatur kann noch völlig fehlen oder nur geringgradig vorhanden sein.

Der Prozeß kann sich in 2 Formen entwickeln, einer vorwiegend bronchitischen und einer mehr pneumonischen (TURNER). Der bronchitischen Form liegen pathologisch-anatomisch bronchitische, bronchiolitische oder peribronchitische Prozesse zum Teil mit Neigung zu Nekrosebildung und Ausgang in Bronchiektasen zugrunde. Die rein „oberflächliche Lungenaktinomykose" ist selten, meist geht diese Form später in die tiefergehende, nicht mehr nur rein bronchitische, über (SKWORZOFF und HUSIK). *Auskultatorisch* findet sich bei dieser bronchitischen Form besonders über den Unterfeldern ein ausgedehnter bronchitischer Befund. Das *Röntgenbild* ist in solchen Fällen zunächst noch völlig negativ. Manchmal kann der Prozeß im Hilusbereich beginnen (HECKER) und von dort aus langsam weiter in die Peripherie kriechen (TURNER). Das Röntgenbild weist dann nur die Hilusverbreiterung auf, die den Verdacht zunächst auf eine Tuberkulose lenkt. Erst die weitere diagnostische Überprüfung und Beobachtung wird die Klärung bringen können. Eine chronische Bronchitis von einer superfiziellen Aktinomykose zu unterscheiden, ist praktisch nur auf Grund des Sputumbefundes möglich.

Diese bronchitischen Erscheinungen mit mäßigen Fieberbewegungen, Kurzluftigkeit, Beklemmung und geringem Auswurf können sich über längere Zeit hinziehen. Regelrechtes Lungenbluten ist in dieser Phase, wie auch überhaupt im ganzen Verlauf selten. Gelegentlich finden sich im Auswurf fibrinöse Bronchialausgüsse.

Bei den pneumonieartigen Bildern (TURNER), wie sie auch von LINDEMANN beschrieben wurden, läßt das Röntgenbild schon eher Veränderungen in Form mehr oder weniger deutlicher Verschattungen erkennen. Auch klinisch ist dann meist eine Dämpfung oder Veränderung des Atemgeräusches über dem betreffenden Bezirk festzustellen. PLIENINGER weist darauf hin, daß er gleich HAMMAN in 2 Fällen von Lungenaktinomykose auffallend scharf abgegrenzte intensive Schattenherde im Röntgenbild sah. Auf Grund dieser Beobachtung glaubt er, daß bei Vorliegen solcher Herde an Aktinomykose gedacht werden müsse und Sputum-Nativpräparate auf Drusen zu untersuchen seien. DELARUE und HOUDARD betonen allerdings auf Grund ihrer Untersuchungen, daß das *Röntgenbild völlig uncharakteristisch* sei. Sie stimmen darin wohl mit der Mehrzahl der Untersucher überein. Auch BÖTTNER und DIDION sprechen vom Fehlen spezifischer Röntgenmerkmale.

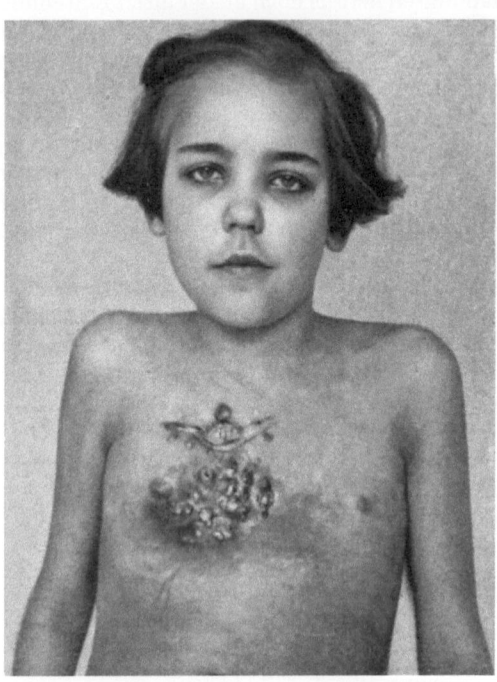

Abb. 11. Durch die Brustwand nach außen durchgebrochener aktinomykotischer Prozeß mit Fisteleiterung und Granulationsgewebe. (Nach PLIENINGER.)

Bei den pneumonischen Herden sind die Erscheinungen meist etwas stürmischer, können aber auch da in diesem ersten Stadium auffallend blande sein. Amerikanische Autoren haben für dieses erste Stadium den Begriff *Pneumonitis actinomycotica* vorgeschlagen.

Im zweiten, *thorakalen Stadium* greift der Prozeß auf das Rippenfell über. Erst jetzt stellen sich stärkere subjektive Beschwerden wie heftige einseitige Bruststiche und Schmerzen ein. Der Hustenreiz nimmt zu, auch die Auswurfmenge kann sich steigern. Häufig entwickelt sich ein stärkeres Exsudat. Dieses ist serös, manchmal blutig, selten eitrig, mit positivem Rivalta, relativ hohem spezifischen Gewicht und einem Sediment mit zahlreichen Fettkörnchen und Degenerationsformen der Leukocyten. Es kann aber auch zur Entwicklung eines Empyems mit fötidem Auswurf, das häufig linksseitig sitzt (MERCKLE), kommen. Bei Resorption des Ergusses bilden sich Verwachsungen und Schwarten, die zu Einziehungen und Schrumpfungen der Brustwand führen können. Auch in dieser Krankheitsphase fehlen oft noch höhere Temperaturen. Die Mehrzahl der Fälle allerdings weist hohes Fieber, gelegentlich auch Schüttelfröste auf.

Im Anschluß an diese Prozesse in der Pleura können sich im subpleuralen Gewebe sulzige Granulationen entwickeln, die zu Abscessen einschmelzen, gelegentlich sich auch in tiefere Gewebspartien senken können. Oft sind mehrere solcher subpleuraler Absceßhöhlen vorhanden. Diese stehen dann mit dem Lungenherd oder auch untereinander durch ein Labyrinth von Fistelgängen in Verbindung. Zunderartige Granulationen, teils verfettet, kleiden die Fistelgänge aus.

Diese Veränderungen führen dann schon zum dritten, *fistulösen Stadium* über, bei dem es zum Durchbruch der subcutanen Herde nach außen und zur Bildung von charakteristischen Fisteln kommt. Aus diesen Fisteln entleert sich ein Eiter mit eigenartig fadem Geruch, in dem sich Drusen nachweisen lassen. Die Kranken verfallen in diesem Stadium sehr rasch, die Abwehrkräfte liegen darnieder. Es kann zu einer ausgedehnten Metastasenbildung in den verschiedensten Organen, zur Generalisierung also und damit zum tödlichen Ausgang kommen. Solche Abläufe der Lungenaktinomykose mit anschließender Pyämie sind unter anderen von MORELLI und MACKINNON beschrieben worden. Aber nicht nur zum Durchbruch durch die äußere Brustwand kann es kommen, sondern Übergriffe auf das Perikard, ja selbst in das Herzinnere sind möglich.

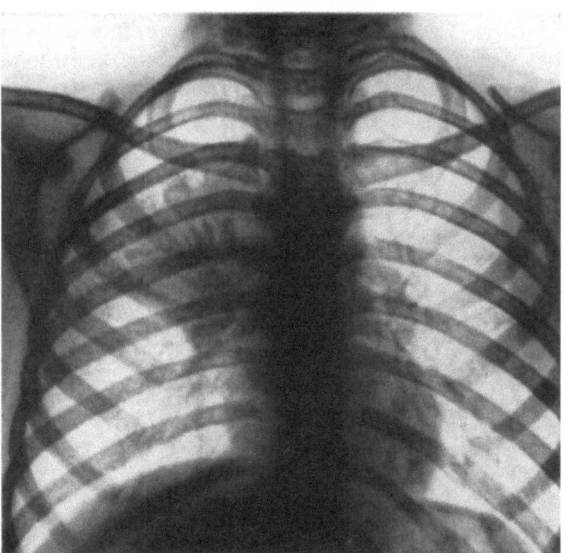

Abb. 12. Lungenbild des Kindes von Abb. 11 mit starker hilusnaher Infiltration im rechten Mittel- und Oberfeld. (Nach PLIENINGER.)

Über einen Fall von Aktinomykose des linken Lungenoberlappens, der unter Bildung eines Pleuraempyems auf das Perikard übergriff und zu einer jeder Behandlung trotzenden Peri- und Myokarditis führte, berichten LYNCH und HOLT (1949).

Daß das Mediastinum von der Pleura her infiziert werden kann, ist selbstverständlich. In dem lockeren Bindegewebe dort kommt es dann zur Entwicklung aktinomykotischer Eiterungen, die die Aorta und Vena cava umhüllen können und sich später bei bindegewebiger Vernarbung zu stenosierenden Schwarten entwickeln. Doch sind auch Einbrüche in die Vena cava möglich, worauf FISCHER schon 1904 hinwies, der solche Cavathrombosen durch Aktinomykose in etwa 0,5% der Cavathrombosen überhaupt annimmt. MOUNSEY hat in letzter Zeit wieder über solch einen Fall einer Mediastinitis bei generalisierter Aktinomykose berichtet, die zur Verlegung der oberen Hohlvene geführt hatte.

Auch entlang der Rippen kann der aktinomykotische Prozeß weiterkriechen, ebenso wie er sich von einem Lungen- oder Pleuraherd an der Wirbelsäule entlang nach abwärts schieben und dem Psoas als Senkungsabsceß zum Oberschenkel hin folgen kann. Bei diesen Prozessen werden Wirbel- und Rippenknochen sehr häufig arrodiert und teilweise zerstört. W. KOCH weist auf 2 derartige Fälle hin, die er pathologisch-anatomisch genau untersuchen konnte. Auch COPE und ZACHARY sahen solche Veränderungen an Wirbelkörpern und

Querfortsätzen. Der Ablauf all dieser Veränderungen ist meist ein sehr langsamer, zum Teil unter geringen Schmerzen und mäßigen Temperaturen. Die Symptomenarmut der Prozesse ist ein besonders schwerwiegendes Moment, da hierdurch die wichtige Frühdiagnose verhindert wird.

Die Lungenaktinomykose ist zwar eine seltenere Erkrankung, immerhin tritt sie doch häufiger auf, als oft vermutet wird. So weist SIGALLOS darauf hin, daß man in Griechenland gelegentlich diese Komplikation findet und fordert die Röntgenuntersuchung der Lunge bei jeder Aktinomykose. Das Schrifttum der letzten beiden Jahrzehnte (BISGARD, BÖTTNER und DIDION, COPE und ZACHARY, DELARUE und HOUDARD, ETTEO und SCHUMACHER, GERMANOVSKY und LIBERMANN, HECKER, VAN JOOST, W. KOCH, LINDEMANN, LINDT, MERCKLE, MOHR, MORELLI und MACKINNONG, MÜLLER, PLIENINGER, RAVELLI, SIELAFF, SIGALOS, VERAN und DELANNEY u. a. m.) weist immerhin eine größere Anzahl von Lungenaktinomykosefällen auf, die allerdings zum Teil erst auf dem Sektionstisch geklärt werden konnten (RAVELLI).

Ein besonderes *Blutbild* ist der Lungenaktinomykose nicht zuzuordnen, meist besteht eine Leukocytose mit starker Linksverschiebung, oft auch mit ständig hoher Lymphocytose. Im späteren Stadium der Erkrankung findet sich stets eine *Anämie*, oft recht hochgradig.

Die *Blutsenkung* ist, wie bei allen Formen der Aktinomykose, sehr stark erhöht. Über das Verhalten der Serumlabilitätsproben liegen bisher keine systematischen Untersuchungen vor, doch ist anzunehmen, daß sich auch hier gewisse Veränderungen, wie etwa stark positiver Ausfall des Cadmiumsulfatattestes, finden werden.

Zur *hämatogenen Metastasierung der Lungenaktinomykose* kann es gelegentlich einmal kommen. So sind Leber- und Nierenmetastasen, einmal auch eine basale Meningitis beschrieben worden. Ausheilungen der Lungenaktinomykose ohne Therapie gibt es nicht.

Die *miliare Form* der Lungenaktinomykose tritt nur bei hämatogener Streuung auf, ist also eine Erscheinung, die erst im letzten Stadium der Erkrankung zu beobachten ist.

Isolierte Veränderungen am Herzen sind kaum beobachtet worden, lediglich UHR hat eine *Endokarditis* beschrieben, bei der er Actinomyces bovis als Erreger isolieren konnte.

Abdominalaktinomykose. Das Bild der *abdominalen Aktinomykose* ist schon lange bekannt. Auch aus der letzten Zeit liegt eine ganze Anzahl Berichte vor (STRADE, FARRIS und RUSSEL). Wie bei der Lungenaktinomykose können wir auch hier eine *primäre* und eine *sekundäre* metastatische Form unterscheiden.

Die Ursachen, die für die primäre Form als Wegbereiter eine Rolle spielen, sind im einzelnen noch nicht restlos geklärt. Einige Autoren halten eine Infektion durch infizierte Milch von an Euteraktinomykose erkrankten Kühen für möglich, doch scheint bei dem heutigen Stand des Wissens die Auffassung von LENTZE mehr Wahrscheinlichkeit für sich zu haben, daß auch hier eine *endogene* Infektion über Schleimhautläsionen zustande kommt, zumal der Prozeß sich meist an den Stellen lokalisiert, an denen der Darminhalt am längsten verweilt, wie Coecum mit Wurmfortsatz, dem Coecum benachbarte Dünn- und Dickdarmteile, die Flexura sigmoidea und das Rectum, und die somit einer erhöhten mechanischen Inanspruchnahme ausgesetzt sind.

Die *sekundäre Abdominalaktinomykose* entsteht durch Weiterkriechen des Prozesses entlang der Rippen im prävertebralen Bindegewebe, also meist von dem Brustkorb oder einem aktinomykotischen Prozeß im Mediastinum her.

Das Bild der *abdominalen Aktinomykose* beginnt klinisch meist sehr uncharakteristisch. Durchfälle, Schmerzen im rechten Unterbauch, leichte Temperaturen, Erbrechen, geringe peritonitische Reizerscheinungen sind die Frühsymptome. Die sich zu dieser Zeit in der Darmwand bildenden Knötchen können sich dann in Geschwüre verwandeln. Diese heilen aus unter Bildung strikturierender Narben oder greifen weiter um sich, führen zu entzündlichen Verklebungen der Därme untereinander und mit der Bauchwand. Bei Übergang des Prozesses auf das Peritoneum können sich multiple abgekapselte Abscesse entwickeln, und es kann durch Verwachsungen zu einer festen Vermauerung von Darm und Beckenorganen kommen. Die Abscesse durchbrechen zum Teil die Bauchhaut nach außen oder senken sich unter dem Leistenband zur Vorderseite des Oberschenkels. Die austretenden Eitermassen haben fäkulenten Charakter und weisen neben den Actinomycesdrusen reichlich Darmbakterien auf. Auch als subphrenischer oder perityphlitischer Abszeß kann die Abdominalaktinomykose verlaufen. Die übrigen Bauchorgane sind relativ selten befallen.

Eine primäre *Magenaktinomykose* beschreibt COGNIAUX.

Eine *Gallenblasenaktinomykose* wurde von SULLIVAN u. Mitarb. geschildert.

Sehr selten sind *Testes* (HEPBURN) und *Blase* (PESQUEIRA und Mitarbeiter) befallen.

Die *Leber* ist häufiger mitbeteiligt, meist handelt es sich aber nicht um primäre Leberaktinomykose, sondern um Lebermetastasen, sei es bei Bauchaktinomykose oder bei Lungenaktinomykose (TOBIAS und Mitarbeiter, PARENI, CAMPBELL und BRADFORD, COPE und ZACHARY). Solche Lebermetastasen können natürlich auch Zwerchfellreize ausüben, Singultus auslösen sowie Atem- und Schluckstörungen.

Aktinomykotische Veränderungen des *Mastdarms* führen zu Tenesmen und blutig-schleimigen Stühlen. Es kann zu einer Proktitis und Periproktitis kommen mit unter Umständen stark eitriger Absonderung.

Der Beginn der Darmaktinomykose ist schleichend, längere Zeit kann der Prozeß schon bestehen, ehe sich die ersten Erscheinungen bemerkbar machen. Es können sich dann schon schwerwiegende Veränderungen entwickelt haben. Vielfach geht der Verlauf über Monate und Jahre. Eine kurze Krankheitsdauer ist nur dort zu finden, wo eine frühzeitige *Perforation* zu einer diffusen Peritonitis geführt hat. Die Prognose der Abdominalaktinomykose ist dadurch, daß das *Bacterium coli* ein *häufiger Begleitkeim* ist, außerordentlich *ungünstig*. WANGENSTEEN sah von 5 Abdominalaktinomykosen 4 tödlich enden, und nur einer wurde gebessert. GOOD gibt einen Überblick über 62 Fälle (1931) von abdominaler Aktinomykose, unter denen 50 über längere Zeit beobachtet werden konnten. Von diesen starben 29 in dieser Beobachtungszeit, 6 besserten sich, 8 blieben stationär und der Rest verschlechterte sich. Wie bei der Lungenaktinomykose die Abgrenzung gegen die Tuberkulose differentialdiagnostisch Schwierigkeiten bereitet, so sind es hier die Peritonealtuberkulose und daneben die Appendicitis, der retroperitoneale Abszeß anderer Genese oder auch ein Bauchtumor (CAMPBELL und BRADFORD).

Die *Aktinomykose der weiblichen Genitalorgane* (CORDUA, VONESSEN, TIETZE, HASELHORST, BARTH, KOHLER, ROSIVAL u. a.) kommt nicht sehr häufig vor, insgesamt bis 1951 etwa 110 Fälle (STANGE). Die Infektion kommt nach Ansicht von LENTZE meist von außen per vias naturales zustande. So fand LEWINSKA einen aktinomykotischen Prozeß an den großen Labien, CAMPBELL und GEARES beobachteten eine Aktinomykose der Cervix uteri und PAALMAN und Mitarbeiter beschreiben 8 Fälle von aktinomykotischen Prozessen an Ovar und Tuben. Ob für die Lokalisation an Ovar und Tuben eine Fortleitung aus der Nachbarschaft, etwa vom Rectum her, eine Rolle spielt, muß auch in Erwägung gezogen werden. Nach Ansicht von STANGE u. a. ist für 10% der Aktinomykoseerkrankungen des weiblichen Genitale mit einer *exogenen* Infektion zu rechnen. In den übrigen Fällen handelt es sich um endogene Infektionen im Sinne von LENTZE und WASSMUND. Der Verlauf ist meist sehr schwer und die Prognose ernst.

Knochenveränderungen isolierter Art kommen bei der Aktinomykose praktisch nicht vor. Auch sonst ist der Knochenprozeß bei der menschlichen Aktinomykose ein relativ seltenes Ereignis, wenn auch gelegentlich, worauf schon hingewiesen wurde, ein Übergreifen vom Nachbargewebe her stattfindet. Andererseits wirkt sich der gelegentlich zu beobachtende Befall der Querfortsätze der Wirbel, Nacken- oder Rückenmuskulatur so aus, daß eine brettharte Infiltration sowie eine Unfähigkeit, die Wirbelsäule zu bewegen, eintritt.

Hautaktinomykose. Die reine Hautaktinomykose (Dermaktinomykose) ist sehr selten. Sie kommt nach LENTZE überhaupt nur zustande, wenn eine Hautwunde mit Speichel sekundär in Berührung kommt und dadurch infiziert wird.

In der Haut entstehen zuerst erbsengroße Knötchen, die sich sehr langsam im Verlaufe von Wochen verändern, an Ausdehnung zunehmen, aufbrechen und zu Geschwüren mit höckrigem Grund werden. Die Umgebung dieser Geschwürchen ist meist leicht infiltriert, auch zeigt die Haut eine leichte Verfärbung. Kleine Fistelgänge können sich entwickeln. Drusen sind nicht in allen Fällen zu finden (LAMB, LAIN und JONES). Die Hautaktinomykose stellt eine der günstigsten Verlaufsformen dar.

Die cerebrale Form der Aktinomykose findet sich eigentlich primär kaum, meist handelt es sich um ein sekundäres Geschehen bei metastasierender generalisierter Form der Erkrankung. Eine solche tritt dann besonders leicht auf, wenn es zum Einbruch in die Vena cava gekommen ist oder auch in den Vorhof und nun infektiöses Material in Schüben, die sich auch klinisch mit Schüttelfrost, hohen Temperaturen, Leukocytose und schwerem Krankheitsgefühl abzeichnen, in alle Teile des Körpers verschleppt wird. In solchen Fällen treten dann auch sekundär multiple metastatische Hautknötchen auf, aus denen sich drusenhaltiger Eiter entleert.

Solche aktinomykotischen Prozesse der Meningen sind selten. Klinisch ähnelt das Bil dem der tuberkulösen Meningitis, wenn auch der Verlauf im ganzen chronischer zu sein scheint. Der Liquor zeigt vermehrten Eiweißgehalt, ist trübe, bildet Spinnwebgerinnsel, die Zellzahl ist beträchtlich erhöht. Starker Kopfschmerz findet sich immer, auch Hirnnervenerscheinungen und Rückenschmerzen können auftreten. ELSÄSSER (1950) berichtet über einen aktinomykotischen Hirnabsceß und eine spinale Meningitis bei cervico-facialer Aktinomykose. Isolierte cerebrale Aktinomykome gehören zu den größten Seltenheiten (bisher 8 Fälle), sie waren stets im Lumen des 3. Ventrikels lokalisiert. Diese Aktinomykome haben in ihrer Form Ähnlichkeit mit Solitärtuberkeln.

Komplikationen. Fast stets handelt es sich bei den aktinomykotischen Prozessen um mischinfizierte Herde. Besondere Erwähnung verdient aber die von verschiedenen Autoren, zuletzt von H. v. ARNIM, BÖTTNER und DIDION sowie RAVELLI beschriebene und auch früher schon von W. KOCH pathologisch-anatomisch studierte Komplikation der Aktinomykose durch eine Lungentuberkulose. Im Schrifttum sind bisher mehr als 20 derartige Fälle mitgeteilt worden. Daß der Infektionsweg in diesen Fällen nicht einheitlich ist, geht aus den einzelnen Beobachtungen klar hervor. Manchmal wird es sich auch um ein rein zufälliges Zusammentreffen handeln (OLDENBURG). Bei manchen Erkrankungen wird die Auffassung von BÖTTNER und DIDION zu Recht bestehen, die der Tuberkulose in gewisser Weise eine wegbereitende Bedeutung für die Aktinomykose zuschreiben. Eine direkte gegenseitige Beeinflussung im fördernden oder hemmenden Sinne besteht wohl nicht, doch schafft sicher, darin ist ARNDT recht zu geben, das Mycobacterium tuberculosis mit seinen örtlichen Gewebsveränderungen eine günstige Möglichkeit zum Haften des Strahlenpilzes.

Hier scheinen es besonders die durch die tuberkulösen Pleuraschwarten und sonstigen Verwachsungen sich entwickelnden Bronchiektasen zu sein (SCHRÖDER, HOFFMANN), die günstige Voraussetzungen liefern. Diese cirrhotischen oder Schwartenektasien bieten ein ideales Ansiedlungsfeld für den Actinomyces. Andererseits ist aber auch der Annahme v. ARNIMS zuzustimmen, der bei seinem Fall glaubt, daß eine „ungewöhnliche Pneumonie" zur Abscedierung kam. Auf dem Boden dieses Abscesses siedelte sich die Aktinomykose an. Durch diesen Prozeß kam es zur Aktivierung eines ruhenden, vernarbten tuberkulösen Herdes.

Als weitere Komplikation vor allem bei langem Bestehen der Erkrankung ist die Entwicklung der *Amyloidose* zu nennen. Sie stellt ein Geschehen dar, das das Krankheitsbild absolut ungünstig und prognostisch infaust beeinflußt.

Diagnose. Die Erkennung der Aktinomykose in ihrer cervico-facialen Form bereitet im allgemeinen keine besonderen Schwierigkeiten: Die Lokalisation, die Verfärbung und derbe Infiltration der Haut von „brettharter" Konsistenz, die Fistelbildungen und schließlich der Nachweis von Drusen im Eiter sind eindeutige Zeichen. Allerdings empfiehlt es sich, den Nachweis des Erregers möglichst durch Kultur noch sicherzustellen. Für die heute technisch sehr vollendete mikrobiologische Diagnostik aus Eiter und Granulationsgewebe ist eine Spezialisierung des Untersuchers wichtige Voraussetzung (LENTZE). Der Nachweis des Actinomyces aus dem strömenden Blut ist außerordentlich selten möglich (SCHAIN, STEFANO und KAZLOWSKI).

Schwieriger ist schon die Erkennung der Zungenaktinomykose und ihre Abgrenzung gegenüber einem Neoplasma oder auch einem luischen Primäraffekt, doch vermögen Probeexcisionen und Serologie hier meist das Bild rasch zu klären.

Wesentlich komplizierter liegen die Verhältnisse bei der Differentialdiagnose der oft so symptomarm beginnenden Lungenaktinomykose und der Aktinomykose der Bauchorgane. An Hand der einzelnen Verlaufsformen wurde schon auf diese Schwierigkeiten hingewiesen. Die Lungenaktinomykose ist in vielen Fällen gar nicht, weder im klinischen noch im Röntgenbild, von der Tuberkulose zu trennen. Allerdings sind auch hier einige Symptome zu erwähnen, die auf das Vorliegen einer Aktinomykose hinweisen können, wenn sie natürlich auch nicht nur bei diesem Krankheitsbild vorkommen. Von diesen Erscheinungen ist der Sitz der röntgenologisch-klinisch zu fassenden Veränderungen im Unterlappen, besonders im linken, die Schrumpfung der Thoraxwand ohne schwerere Pleuritis, ein fötide riechender Auswurf, die Fistelbildung und der Nachweis von Drusen im Sputum oder im Fisteleiter zu erwähnen. Allerdings lassen sich die Drusen auch bei einwandfreier Lungenaktinomykose nicht in allen Fällen durch die Sputumuntersuchung nachweisen. LOMMEL gibt den Prozentsatz der nicht durch Drusennachweis zu klärenden Fälle mit einem Viertel, HEGLER noch etwas höher an.

Hier muß auch auf die Mitteilung von LENTZE hingewiesen werden, der unter 180 manifesten Aktinomykosen nur in 63% Drusen nachweisen konnte. Er gibt auch an, daß der Drusennachweis im Sputum manchmal erhebliche Schwierigkeiten machen kann. Auch im Granulationsgewebe sind sie besser im unfixierten Präparat bei Zerteilung und Untersuchung mit der Lupe zu finden als im fixierten und gefärbten Material. In letzterem lassen sie sich meist nur an Hand von Serienschnitten nachweisen. Auch können gerade in den Schnittpräparaten Leptotricheen, die ebenfalls gelegentlich drusenähnliche Lagerung einnehmen, schwer gegenüber Actinomycesdrusen abgrenzbar sein.

Bei der Untersuchung des aktinomykotischen Eiters und Auswurfs treten auch färberisch gewisse Schwierigkeiten auf durch das scheinbar amphotere

Verhalten der Pilzfäden bei Gramfärbung. Die Zentralfasern können sich nämlich grampositiv, die keulenartigen Enden gramnegativ färben (v. ARNIM).

Ein *wichtiges Unterscheidungsmoment bei der Sputumuntersuchung* ist auch noch das *Fehlen elastischer Fasern* im Auswurf des Aktinomykosekranken, die bei Tuberkulose eigentlich stets gefunden werden, wenn es zu ausgedehnteren Einschmelzungen gekommen ist.

Bei der Darmaktinomykose kann man mit dem Nachweis der Drusen im Stuhl eine Verdachtsdiagnose unter Umständen erhärten, allerdings darf nicht vergessen werden, daß der Erreger Actinomyces Wolff-Israel bei seinem ubiquitären Vorkommen in der Mundhöhle fast regelmäßig auch in den Darm gelangen kann und auch gelangen wird. Das Übergreifen des Prozesses auf die Bauchdecken und das Auftreten von Fisteln sollte immer den Verdacht auf eine Aktinomykose lenken. Ebenso muß bei dem Auftreten periproktitischer Abscesse an die Möglichkeit dieser Infektion gedacht werden und eine entsprechende Untersuchung stattfinden. Wie weit es von Wichtigkeit wäre, bei jeder schwereren Appendicitis auch nach Aktinomykose zu fahnden, muß offenbleiben. Bei appendicitischen Prozessen aber, die zu starken Verklebungen und erheblicher bindegewebiger Proliferation in der Umgebung geführt haben, müßte auf jeden Fall an das Vorliegen auch einer Aktinomykose gedacht und darauf untersucht werden.

Zur **differentialdiagnostischen Abgrenzung** steht uns also in erster Linie der *mikroskopische Nachweis* des Erregers in Form der Drusen zur Verfügung. Daneben haben wir die Möglichkeit, auch das *Kulturverfahren*, wie es heute von LENTZE u. a. sehr sorgfältig ausgebaut wurde, in verstärktem Maße bei Verdachtsfällen einzusetzen, allerdings muß bei der Heranziehung dieser Methode berücksichtigt werden, daß der anaerobe Actinomyces Wolff-Israel nach Reihenuntersuchungen von LENTZE und HEINRICH bei chronischen Bronchitiden und Bronchiektasen als apathogener Begleitkeim vorkommen und sogar Fadenknäule entwickeln kann. Unter 414 Sputumuntersuchungen bei Nicht-Aktinomykosekranken konnte LOPEZ 2mal Actinomyces bovis nachweisen. SCHAIN, STEFANO und KASLOWSKI züchteten Actinomyces bovis aus dem Knochenmark von 7 Nicht-Aktinomykosekranken, von denen 2 an Hodgkin, 2 an Brucellosen sowie Xanthoma tuberculosum und 1 an einem abdominellen Granulom litten. Den Pilzbefunden kommt hier auch nur sekundäre Bedeutung zu; denn gerade die HODGKINSche Erkrankung bietet ja auch für andere Pilzinfektionen einen sehr günstigen Boden. Typische Drusen finden sich im Sputum oder Pleurapunktat allerdings *nur* bei Vorliegen größerer Einschmelzungsherde. Der kulturelle Nachweis von Actinomyces im Pleuraeiter ist als unbedingt beweisend für das Vorliegen einer Aktinomykose anzusehen.

Die *serologische Diagnostik* der Aktinomykose geht auf erste Versuche von WALKER mit einer *Komplementbindungsreaktion* zurück, die er mit Extrakten von Actinomycesstämmen anstellte und bei der er in 90—95% positive Resultate erhielt. Auch WIDAL und Mitarbeiter bemühten sich um eine Komplementbindungsreaktion, doch stellten NAESLUND und spätere Nachuntersucher fest — hier sind vor allem die Beobachtungen von LENTZE zu erwähnen —, daß auch bei gesunden Personen positive Ergebnisse gefunden werden, und zwar in einem nicht geringen Prozentsatz. LENTZE glaubt, diese so deuten zu müssen, daß es infolge eines unbemerkten Infekts, möglicherweise von einem Zahngranulom ausgehend, zu einer Antikörperbildung gekommen ist, die den positiven Ausfall der Komplementbindungsreaktion bedingt. Auf der anderen Seite ist aber auch zu erwähnen, daß gerade in den schwersten Fällen, wahrscheinlich infolge des anergischen Stadiums, in dem sich der Organismus befindet, die serologischen Reaktionen im Stich lassen.

Auch ein *Agglutinationsverfahren* wurde von WIDAL und ABRAMI ausgearbeitet, doch scheint es nicht so spezifisch zu sein wie die Komplementbindungsreaktion. Zwar haben DELARUE und HOUDARD gefunden, daß sich diese Koagglutination mit einer Aufschwemmung des Sporotrichon de Beuermanni, die von dem Serum Actinomykosekranker agglutiniert wird, bewährt hat, andererseits kommt es aber auch zu einem positiven Ausfall der Reaktion bei Soorkranken. Diese Beobachtungen machen die serologischen Reaktionen als Stütze der Diagnose unsicher.

Von besonderer Bedeutung scheint der *Intracutantest*. Auch diesen hat WALKER erstmalig erprobt. Nach ihm hat AREA LEAO mit dieser Methode gearbeitet, die dann besonders eingehend von NEUBER studiert und in ihrer heutigen Form entwickelt wurde. Die umfassenden Untersuchungen von LENTZE haben dann gerade in letzter Zeit diese Probe in ihrer Bedeutung bestätigt. Er empfiehlt sogar ihre Anwendung als Provokationsmethode besonders bei cervicofacialer Form. Hier tritt dann neben der Lokalreaktion auch eine Reaktion am Aktinomykoseherd von mehr oder minder starkem Ausmaß auf, die von der Dosierung der Vaccine abhängig ist.

Technik. Mit einem Extrakt aus verschiedenen anaeroben Actinomycesstämmen wird subcutan, besser intracutan, eine Quaddel von 0,1—0,2 cm³ gesetzt. Diese löst bei Vorliegen einer Aktinomykose nach 1—2 Tagen am Ort der Injektion eine akut entzündliche Schwellung und Rötung von etwa Markstückgröße mit zentralem hanfkorn- bis linsengroßen Infiltrat aus. Letzteres kommt meist zur Einschmelzung. Aus dem Eiter dieser Einschmelzung läßt sich der Actinomyces züchten (LENTZE). Die Hautreaktion kann allerdings auch bei scheinbar gesunden Personen positiv sein. Hierfür ist Ähnliches anzunehmen, wie es LENTZE für die positiven Komplementbindungsreaktionen tut, daß nämlich unerkannte unterschwellige Infekte überstanden wurden, die zur Ausbildung einer allergischen Reaktionslage führten.

Dies ist um so wahrscheinlicher, als die Untersuchungen von LENTZE und HEINRICH gezeigt haben, daß bei Kranken mit chronischer Bronchitis und Bronchiektasen Actinomyces Wolff-Israel als Saprophyt vorkommen kann. So ist wohl auch der positive Ausfall der Intracutanprobe bei Tuberkulosekranken zu deuten, den NEUBER und MOHR feststellen konnten, ebenso wie der von letzterem bei einigen Kranken mit Asthma bronchiale und Lungencarcinom gefundene positive Ausfall der Hautreaktion. Für die Auffassung von LENTZE spricht auch die Beobachtung von MOHR, der bei einem Patienten, der sich wegen einer chronischen Tonsillitis einer Tonsillektomie unterzog, in den Tonsillen Actinomycesdrusen nachweisen konnte und gleichzeitig bei diesem Kranken auch einen positiven Hauttest fand, ohne daß die Tonsillen Zeichen einer aktinomykotischen Entzündung aufweisen.

Auch EMMONS fand in 74 Fällen von 200 operativ entfernten Tonsillen bei sicher nicht an Aktinomykose leidenden Personen Aktinomyces, ohne daß die Tonsillen spezifische Prozesse aufweisen. So zeigt sich, daß der Intracutantest allein in diagnostischer Hinsicht nur einen Hinweis zu geben vermag. Er sollte in Verdachtsfällen aber auf jeden Fall angewendet werden, um im Zusammenhang mit den übrigen Untersuchungsbefunden zu einer Frühdiagnose beizutragen (SIELAFF und HEINRICH).

Der Intracutantest ist allerdings, worauf NEUBER und LENTZE auch hinwiesen, bei schwersten Fällen, im Stadium der *Anergie* also, *negativ*. Für die von NEUBER ausgearbeitete und von LENTZE auch befürwortete Vaccinetherapie ist der Ausfall dieser Intracutanprobe außerordentlich wichtig, denn abhängig von dem Resultat wird die Dosis, mit der die Vaccinetherapie zu beginnen ist, auszuwählen sein.

Prognose. Im ganzen gesehen ist die Strahlenpilzerkrankung für den Menschen vorwiegend eine chronische Erkrankung, und für einen Teil der Fälle besteht eine gewisse Neigung zur Spontanheilung vor allem bei cervico-facialer Form. Allerdings sind auch hier gerade Rückfälle häufig. PONCET und THÉVENOT rechnen auf 16 Krankheitsfälle der cervico-facialen Form 1 Todesfall.

Bei der Lungenaktinomykose fanden sie 1 Todesfall auf 4 Heilungen. Andere Berichterstatter schildern die Prognose der Lungenaktinomykose noch ungünstiger und sprechen von 70—80% Mortalität, SIGALOS sogar von fast stets tödlichem Verlauf.

Ebenso ungünstig, wenn nicht noch schlechter, scheint die Prognose bei der Bauchaktinomykose und der Aktinomykose der Beckenorgane. Hier sind Spontanheilungen außerordentlich selten, vorübergehende Besserungen werden zwar beobachtet, fast immer aber treten Rezidive auf, und im allgemeinen ist der Ausgang der unbehandelten Bauchaktinomykose tödlich. Aber auch bei den behandelten Fällen ist die Frühdiagnose außerordentlich wichtig, um frühzeitig mit der Behandlung einsetzen und jede therapeutische Möglichkeit ausnutzen zu können.

Therapie. In der *Veterinärmedizin* wird auch heute noch aus vorwiegend wirtschaftlichen Gründen die Aktinomykose meist chirurgisch behandelt, wenn auf diese Weise ein Erfolg erwartet werden kann. Daneben hat allerdings GUILHORN bei Rinderaktinomykose recht erfolgversprechende Versuche mit subcutanen Injektionen von Quecksilberchlorid (0,01 g je Injektion 3 Tage nacheinander, dann jeden 5.—6. Tag bis zu einer Gesamtmenge von 0,08—0,09 g) durchgeführt.

Von den sonstigen Behandlungsmaßnahmen ist noch mit an erster Stelle die Jodtherapie zu erwähnen, die heute allmählich mehr und mehr durch die Gabe von Sulfonamiden, besonders Supronal, aber auch Penicillin und Streptomycin verdrängt wird.

In der *Humanmedizin* war man bereits frühzeitig auf die Anwendung von *Jodpräparaten* gekommen, die sich auch ganz gut bewährt hatten. Man gab täglich 2—6 g Jodkalium über mehrere Wochen, oder auch Injektionen von Endojodin (KNABE) sowie anderen kolloidalen Jodpräparaten. Auch mit der modernen *Jodiontophoresetherapie* (WASSMUND 1935) konnten bei oberflächlicher cervico-facialer Form ausgezeichnete Erfolge erzielt werden.

Neben dieser internistischen Therapie stand in früherer Zeit als Hauptmaßnahme der *chirurgische Eingriff*. Seit Ende der 20er Jahre ist dann in zunehmendem Maße auch die *Röntgen-* und *Radiumtherapie* der Aktinomykose hinzugekommen. Sie spielt bis heute noch eine nicht unwesentliche Rolle (JÜNGLING, SIGALOS). So konnte LÜDIN (1931) nicht nur bei der cervico-facialen Form günstige Resultate erzielen, sondern auch — nach 2 Mißerfolgen bei zu weit fortgeschrittener Lungenaktinomykose, bei denen es zu rascher Verschlimmerung gekommen war — in einem Fall einen raschen Fistelschluß und gute Erholung erzielen. Er verabfolgte kleine Dosen von 4 Feldern zu 10:10 cm, jeweils 200 r mit einer Focusdistanz von 25 cm, Filter 8 mm Al, mit 160 kV, 0,55 mm CuHWS. Auch PLIENINGER vermochte durch frühzeitige, allerdings intensive Röntgenbestrahlung einen Fall von Lungenaktinomykose mit Blutung zu heilen. Eine größere Anzahl von röntgenologisch behandelten Fällen übersieht RENANDER (1937). 31 der 52 Kranken gehörten der cervico-facialen Form an, von ihnen konnten 26 geheilt werden, 5 verstarben (2mal durch Übergreifen des Prozesses auf die Hirnbasis, einmal durch Einbruch der Eiterung in das Mediastinum und die Lunge, einmal durch Auftreten einer Pyämie und einmal durch eine abundante Blutung aus einem Infiltrationsherd im Munde, die nicht zu beherrschen war). Die anderen 21 Fälle verteilten sich auf 13 Abdominalaktinomykosen, von denen 5 geheilt wurden, 3 Lungenaktinomykosen, von denen 1 tödlich endete, 2 Hautaktinomykosen, die geheilt werden konnten, 1 Fall von Aktinomykose des inneren weiblichen Genitale, der tödlich endete, und 2 Fälle von ausgedehnten Veränderungen, die ebenfalls einer Strahlentherapie nicht zugänglich waren.

Mit *Radiumtherapie* erreichte MEYERDAHL bei Lokalisation im Gesicht sichere Heilung.

Diese Übersicht zeigt, daß mit diesen therapeutischen Maßnahmen Positives zu erreichen war. So ist auch die Röntgenbehandlung heute noch ein wichtiges Hilfsmittel (LAMB, LAIN und JONES, LUCAS, ARNOTT und RITCHIE, SHORVONX, GOTTLIEB u. a.). Allerdings wird die Röntgentherapie jetzt meist mit Penicillin, Sulfadiazin (LAMB, LAIN und JONES) oder anderen Sulfonamiden kombiniert.

Eine *Thymoltherapie* empfiehlt FANG, auch ETTEO und SCHUMACHER konnten mit dieser Art der Behandlung einen Fall von Lungenaktinomykose heilen. Die von MALEVIC angegebene *Methylenblautherapie* per os oder jeden 2.—3. Tag 1 cm^3 der 1%igen Lösung hat wohl nicht mehr die Bedeutung, da andere, wirksamere Heilverfahren zur Verfügung stehen. Von der Behandlung mit *Tuberkulin*, die BILLROTH, KAHLER und SOCIN sowie später v. EISELSBERG angaben, ist man heute praktisch abgekommen.

1929 begann dann E. NEUBER Versuche mit einer kombinierten *Gold- und Vaccinetherapie*. Im Laufe der folgenden Jahre konnte er mit dieser Behandlungsform große Erfahrungen sammeln und in vielen Fällen ausgezeichnete Resultate erzielen. Allerdings war es notwendig, daß er die Intracutanreaktion mit einem entsprechenden Antigen ausarbeitete; denn nur bei Kranken, die eine positive Intracutanreaktion geben, also sich in einer allergischen Reaktionslage gegenüber der Infektion befinden, hat die Vaccinetherapie Aussicht auf Erfolg. Um diese Reaktionslage zu erreichen und die Kranken aus der anergischen Phase herauszubringen, führt NEUBER die Goldbehandlung (Solganal) vor der Vaccinetherapie durch. Von einer Autovaccine ist nach seiner und der Ansicht von WRIGHT der größte Erfolg zu erwarten. Da aber die Züchtung erstens lange dauert (4—6 Wochen) und oft auf Schwierigkeiten stoßen kann, da es nicht einfach ist, aus der Primärkultur eine Reinkultur zu isolieren und Eiter aus einem geschlossenen Absceß sehr oft nicht zur Verfügung steht, sondern nur aus mischinfizierten Fisteln, so verwendet er meist eine polyvalente Vaccine aus mehreren Stämmen von Actinomyces Wolff-Israel. Es ist natürlich Voraussetzung für eine Wirkung dieser Heterovaccine, daß die auf die Injektion hin gebildeten Antikörper auch den Eigenstamm des Kranken erfassen. Der Stamm, der zur Vaccineherstellung Verwendung fand, muß also mit dem Patientenstamm serologisch identisch sein. Eine derartige serologische Prüfung ist möglich. Für die Dosierung der Vaccinetherapie spielt das Ergebnis der Intracutanreaktion eine große Rolle. Als Anfangsdosis der Vaccinetherapie ist die Menge zu wählen, die eine positive Hautreaktion ergab. Im Gegenteil zu anderen Vaccinebehandlungen ist bei dieser Form die Lokalreaktion und die Reaktion am Krankheitsherd sowie die Allgemeinreaktion erwünscht und sogar notwendig. Die Vaccineinjektionen werden in 5—7tägigen Intervallen in steigenden Dosen, insgesamt 10—15 Injektionen, verabfolgt. Wenn die erste Kur zu keinem rechten Erfolg führt, empfiehlt NEUBER eine zweite nach 8—10wöchiger Pause.

Die von MOHR (1935/36) in 3 Fällen (1 Lungenaktinomykose, 1 fortgeschrittene Bauchaktinomykose und 1 cervico-faciale) mit der kombinierten Solganal- und Vaccinebehandlung gemachten Erfahrungen brachten zwar bei der cervicofacialen Form ein gutes Resultat, konnte aber bei den anderen beiden Formen den desolaten Verlauf nicht aufhalten. Für diese beiden Fälle wäre allerdings einzuwenden, daß die Behandlung erst in einem relativ fortgeschrittenen Stadium aufgenommen werden konnte, so daß nicht die von NEUBER geforderten Voraussetzungen bzw. Reaktionslage des Organismus für einen Erfolg gegeben waren.

Die in neuerer Zeit von LENTZE und LORENZ gewonnenen Erfahrungen zeigen allerdings doch, daß bei *frühzeitigem* Einsatz der Vaccinetherapie diese Gutes zu leisten vermag und auch die Gefahr des Rezidivierens herabmindern, wenn nicht sogar ausschalten kann.

Gute Resultate hat NEUBER auch (1938) mit *Rekonvaleszentenserum* in 6 Fällen erreichen können. Es handelte sich bei dieser Gruppe vorwiegend um cervicofaciale Fälle. Allerdings ist eine derartige Therapie in vielen Fällen schon deshalb nicht durchzuführen, weil es an den notwendigen Spendern für Rekonvaleszentenserum fehlt. Ob ein weiterer Ausbau dieser Therapieform etwa durch Herstellung spezifischer Immunseren, wie es LENTZE vorschlägt, unter den heute gegebenen Umständen noch notwendig ist, erscheint fraglich.

Eine entscheidende Wendung trat auch in der Behandlung mit der Einführung der *Sulfonamide* und der *Antibiotica* ein. Schon mit *Prontosil* konnten JORGE, BROWNE und MEALLA die cervico-faciale Form sehr günstig beeinflussen. 1943 berichtete FANCONI dann über die Heilung einer schwer fistelnden Lungenaktinomykose nach Gabe von 183 g *Cibazol* und 125 g Sulfanilamid. Auf Grund dieses ersten Erfolges und weiterer Heilungen vertrat er noch 1945 die Ansicht, daß eine monatelange Sulfanilamidkur auch bei Gefahr der Schädigung der Nieren in jedem Fall von Aktinomykose die Therapie der Wahl sei. Weitere positive Mitteilungen über erfolgreiche Sulfonamidtherapie liegen von OACK, LEIXNER und DRAGSTEDT, MILLER und FELL, SNELLER und JOHNSON, DELARUE und HOUDARD — letztere empfehlen eine Kombination mit Penicillin und Jod — vor. Eine aktinomykotische Pneumonie konnte LINDEMANN mit sehr hohen Sulfonamiddosen gut beeinflussen.

In letzter Zeit haben CAMPBELL und BRADFORD einen Fall von abdominaler Aktinomykose bei Mitbeteiligung der Wirbelsäule und eine Thoraxaktinomykose mit Sulfadiazin und Penicillin heilen können. TELLO gab in einem Krankheitsfall in Anlehnung an die Lepratherapie 44 g *Sulfadiazon* und sah danach eine klinische und subjektive Besserung. Nach 96 g war der Kranke geheilt. Nachkontrolle nach 3 Monaten zeigte keinerlei Beschwerden. Auch ARNOLD und AUSTIN kommen zu einer positiven Beurteilung der Diazontherapie, die innerhalb 4 Wochen zur Heilung führte, warnen allerdings vor dem Erythrocytensturz.

Über das Ergebnis der Röntgen- und Sulfadiazintherapie bei 16 Fällen berichten LAMB, LAIN und JONES. Von der Penicillingabe sind diese Autoren abgegangen, da sie nicht in jedem Fall Wirksames zu leisten vermochte.

Mit *Irgamid* konnte MERCKLE in 17 Wochen eine Lungenaktinomykose heilen. Er gab täglich 6 g, insgesamt 568 g, ohne irgendwelche Schäden zu sehen. Es handelte sich bei der Lungenaktinomykose um eine mischinfizierte Form.

Zwei schon mit Röntgen vorbehandelte Fälle besserten sich unter einer Kombinationskur mit *Pyrimal* und *Tibatin*, allerdings weist STOEBER darauf hin, daß langdauernde Kuren notwendig sind, um bei den langsam wachsenden Keimen ausreichende bakteriostatische bzw. bactericide Erfolge zu erzielen.

1948 berichteten dann LINKE und MECHELKE erstmalig über Erfolge mit *Supronal*. Ihren ersten 3 erfolgreichen Behandlungen konnten sie im folgenden Jahr weitere hinzufügen, so daß sie auf Grund einer 2jährigen Nachbeobachtung von wirklicher Heilung sprechen können. Die Dosierung betrug 10 g täglich, die Gesamtdosis schwankt zwischen 150 im Minimum bis 776 g Supronal. Das Medikament wurde meist per os in 4stündlichen Abständen Tag und Nacht gegeben, häufig zur besseren Verträglichkeit zusammen mit 5—10 g Natriumbicarbonat. Nur in einem Fall mußte die Therapie wegen Überempfindlichkeitserscheinungen abgebrochen werden.

Eine generalisierte Lungenaktinomykose konnte HEINRICH durch kombinierte Behandlung mit 9 g Supronal täglich (insgesamt 325 g) und 400000 iE Penicillin, insgesamt 6 Mill. in $2^1/_2$ Monaten, völlig ausheilen.

Wohl als einer der ersten hat GRÜNINGER *Penicillin* bei Aktinomykose gegeben. Er führte fraktionierte Kuren durch und gab 10—14 Tage lang 3stündlich 15000—25000 iE intramuskulär (Tagesdosis also 100—200 iE) oder auch als intravenösen Tropfeinlauf. Diese Kuren wiederholte er bei schweren Fällen in 3 bis 4wöchigem Abstand 3—4mal. Auch RYBAKOV konnte 5 Fälle von cervicofacialer Form mit einer über 28 Tage sich erstreckenden Penicillinbehandlung (Gesamtdosis 1,5—5 Mill. iE) heilen. Massive Dosierung bewährte sich ihm am besten. Auch MONCORPS empfiehlt mit HERELL bei schweren und alten Fällen die Penicillinkur unter Umständen mehrmals in 2—4wöchigen Abständen. Als Dosierung wählt er den intravenösen Dauertropf mit täglich 100000 iE, insgesamt 1—1,5 Mill. iE je Kur. Auch W. E. SCHMIDT vermochte durch kombinierte, lange Zeit durchgeführte Penicillintherapie 2 Fälle von Lungenaktinomykose und 1 Fall von Bauchaktinomykose günstig zu beeinflussen. Einen Fall von Lymphdrüsenaktinomykose behandelten HAMILTON und KIRKPATRICK mit insgesamt 5 Mill. iE Penicillin. GOTTLIEB kombiniert seine Penicillingabe stets bei der cervico-facialen Form mit Röntgenbestrahlungen oder chirurgischen Maßnahmen. Auch MURIC sah unter Penicillin eine pleuro-pulmonale Form ausheilen.

Neben der alleinigen Penicillintherapie, die nicht in allen Fällen wirksam zu sein scheint, da, wie HOLM nachwies, die Penicillinempfindlichkeit der Aktinomyceten, worauf auch LENTZE aufmerksam macht, verschieden ist, sind viele Autoren zur *kombinierten Behandlung* übergegangen. Dadurch wird eine durch die Penicillinasebildung der Begleitbakterien mögliche Ausschaltung der Penicillinwirkung überbrückt. So behandelte LINCK eine Lungenaktinomykose mit 250 g Elkosin und 1,425 Mill. iE Penicillin und erzielte dadurch Heilung. Auch DELARUE und HOUDARD, PAALMAN und Mitarbeiter u. a. empfehlen eine Kombinationsbehandlung. FARRIS und RUSSEL heilten 5 Fälle mit 4—6 g Sulfonamid täglich sowie 10000—50000 iE Penicillin alle 3 Std. Sie halten die Sulfonamide für wirksamer als das Penicillin. Eine Lungenaktinomykose sahen ADAMSON und HAGERMANN unter Gabe von 8—10 g Sulfathiazol und 250000 E Penicillin, täglich über 4 Monate lang gegeben, heilen. Einen Fall von Leberaktinomykose konnten CAMPBELL und BRADFORD durch die Kombination von Sulfonamid und Penicillin der Heilung zuführen, ebenso wie SHORVONX, dessen durch Sulfathiazol und Penicillin geheilter Fall von Leberaktinomykose mit Bauchwandabsceß histologisch durch Laparoskopie gesichert wurde. Bei der Aktinomykose der weiblichen Genitalien (Ovarien und Tuben) konnten PAALMAN und Mitarbeiter durch kombinierte Stöße von Sulfonamid mit Penicillin 2mal Heilungen und 2mal Besserungen erzielen. Eine Patientin starb an Glomerulonephritis (Sulfonamidschädigung?). Drei Fälle von Lungenaktinomykose bei Männern und 4 bei Frauen vermochte POPPE durch kombinierte Behandlung mit Penicillin, Sulfonamiden, chirurgischen Maßnahmen und Röntgenbestrahlungen zu retten. Auch bei der cervico-facialen Form empfehlen ARNOTT und RITCHIE hohe Sulfonamiddosen in Kombination mit Penicillin, Röntgenbestrahlungen und chirurgischen Maßnahmen.

Auch SCHEFFLER konnte eine Lungenaktinomykose, die auf vorausgegangene Röntgen- und Jodtherapie sich nicht gebessert hatte, durch Penicillin günstig beeinflussen. Er instillierte das Penicillin mit dem Bronchoskop und umspritzte die Fisteln. Doch vermochte er einen aktinomykotischen Prozeß in der Rückenmuskulatur nicht zu beeinflussen. Wahrscheinlich war die von ihm angewandte Penicillindosis noch nicht hoch genug, denn daß sehr große und massive Dosen auch über lange Zeit notwendig sein können und dann schließlich zum Erfolg führen, zeigen die Behandlungserfolge von SANFOREL und BARNES bei 2 Fällen von abdominaler Aktinomykose und SHORVON bei einer Leberaktinomykose. Die ersteren beiden kombinierten ihre Therapie noch mit Sulfadiazin (974 g und im einen Fall 128 Mill. iE, im anderen 644 Mill. iE Penicillin). FÖLDVARI konnte von 15 mit Penicillin behandelten Fällen 10 heilen und 5 bessern.

Allerdings gibt es auch bei dieser Art Therapie Versager, worauf LYNCH und HOLT hinwiesen. So konnte KÖHLER einen sulfonamidresistenten Fall nicht retten, einen anderen nur durch kombinierte Penicillin-Sulfonamidbehandlung in hohen Dosen heilen. PAVLOVA beobachtete in einem Fall eine Besserung durch kombinierte Behandlung, sah aber nach 8 Monaten ein Rezidiv auftreten. Auch einen 2. Fall konnte er nur bessern (zu niedrige Dosen? zu kurze Kurzeiten?).

Gerade auf Grund der letzten mitgeteilten, negativen Therapieerfolge mit Penicillin ist die von LENTZE erhobene Forderung einer wirklich sorgfältigen und erschöpfenden bakteriologischen Bearbeitung eines jeden Falles nur zu unterstreichen. Denn aus den experimentellen Untersuchungen ist bekannt, daß der Actinomyces Wolff-Israel auf Penicillin gut anspricht, Nocardia asteroides aber auf Sulfonamide. Bei frühzeitiger, exakter bakteriologischer Diagnose wäre somit auch für die Therapie sehr viel gewonnen.

Mit *Streptomycin*, das beim In-vitro-Versuch eine gute Hemmwirkung auf Actinomyces zeigt, konnten PEMPERTON und HUNTER, TORRENS und WOOD sowie COPE und ZACHARY günstige Behandlungsresultate erzielen. Eine operativ behandelte, aber nicht zur Ausheilung kommende Ileocöcalaktinomykose besserte sich sehr rsach auf orale Streptomycingabe, 2mal täglich 0,5 g (Gesamtdosis 30 g). Die orale Dosis wurde mit einer parenteralen Gabe teilweise kombiniert. Die 3 von TORRENS und WOOD beobachteten Fälle erhielten 4 Wochen lang 2 g täglich in 4 Injektionen, dann 1 g täglich in 4 Injektionen 8 Wochen lang. Der Erfolg bei den sehr schweren aktinomykotischen Prozessen, die schon vorher mit Sulfonamiden, Jod und Penicillin behandelt worden waren, war eine völlige Ausheilung. Besonders eindrucksvoll ist der Behandlungserfolg von JACOBSON und CLOWARD, die eine Aktinomykose des Zentralnervensystems, ein bisher immer tödliches Leiden, mit ausgedehnter Meningitis durch eine Kombination von Penicillin, Streptomycin intramuskulär, intravenös und intralumbal sowie Sulfadiazin per os heilen konnten.

Das Antibioticum *Bacitracin*, 6stündlich 20000—22000 iE, vermochte bei einer Aktinomykose mit Knochenbeteiligung gute Wirkung zu erzielen (MELENEY, LONGACRE, ALTEMEIER). Auch COPE und ZACHARY halten dies Präparat neben Penicillin für sehr wirksam. Sie lehnen chirurgisches Vorgehen ab. Neben Bacitracin empfiehlt LUCAS Thyrotricin.

Aureomycin wurde ebenfalls in mehreren Fällen, einmal auch bei einer durch Aktinomykose hervorgerufenen Osteomyelitis mit Erfolg angewandt. Einen bis dahin therapieresistenten Fall konnten McVAY, DUNAVANT, GUTHRIE und SPRUNT mit 4stündlicher Gabe von 750 mg Aureomycin, lokaler Anwendung einer Aureomycinpaste schon nach 48 Std wesentlich bessern und bei Fortführung der Therapie über 10 Tage und Herabminderung dann auf 4stündlich 500 mg für weitere 18 Tage einer Heilung zuführen.

Vergleichsuntersuchungen über die Wirkung der *Vaccinebehandlung* und der *Penicillintherapie* stellte JENTSCH an. Die 11 von ihm behandelten Kranken hatten alle eine cervico-faciale Form der Erkrankung. Er wählte als Penicillindosis 100000—200000 iE täglich, insgesamt 2—5 Mill. Bei der Vaccine benötigte er 2—3 Ösen Kulturmaterial, aufgeschwemmt in 50 cm³ physiologischer Kochsalzlösung mit 0,5% Phenolzusatz. Diese Lösung wurde $^1/_2$ Std bei 56⁰ erhitzt. Die

Vaccinetherapie begann mit 0,1 cm³ intracutan, wurde bei der nächsten Injektion auf 0,2 cm³ gesteigert und bei allen folgenden 15—20 Injektionen jeweils um 0,2. Von 1,0—1,6 cm³ an wurden die Injektionen subcutan, von 2,0 cm³ intramuskulär gegeben. Auch LORENTZ hatte mit Heterovaccine, kombiniert mit Penicillin, chirurgischen Maßnahmen und Röntgenbestrahlung sowie Jodkali gute Erfolge. Nach diesen wenigen Versuchen scheint eine *Kombination* von *Vaccine* und *Penicillin* sehr günstig zu sein, doch bleiben auch hier noch weitere Behandlungsergebnisse abzuwarten.

Auf Grund der verschiedenen im Schrifttum gemachten Mitteilungen kann man noch kein einheitliches Behandlungsschema angeben, doch ist zu empfehlen, daß man schon mit Rücksicht auf die sehr häufige Mischinfektion Kombinationsbehandlungen mit Sulfonamid, Penicillin, Streptomycin oder einem anderen Antibioticum durchführt.

Selbstverständlich schalten diese neuen therapeutischen Maßnahmen nicht alle früher bei der Aktinomykose geübten Behandlungsverfahren aus. In manchen Fällen wird man ohne chirurgische Maßnahmen nicht auskommen. Fistelgänge in schlecht durchblutetem Gewebe müssen gespalten werden. Granulationen sind mit dem scharfen Löffel zu entfernen und Wundflächen auch lokal mit Penicillin- oder Sulfonamidpulver zu behandeln. Daß eine Mundpflege selbstverständlich sorgfältig durchgeführt werden muß, cariöse Zähne zu entfernen sind und chronische Zahnwurzeleiterungen beseitigt werden müssen, sei nochmals erwähnt.

Auf die Bedeutung der allgemeinen Roborierung wurde schon bei Besprechung der Vaccinetherapie hingewiesen.

Prophylaxe. Eine Prophylaxe im eigentlichen Sinne gibt es bei dieser Erkrankung nicht, da es sich ja um eine endogene Infektion handelt. Sehr wesentlich ist eine sorgfältige Mundpflege, Beseitigung cariöser Stellen an den Zähnen, Entfernung von Wurzelgranulomen, genaue Kontrolle jedes noch nicht völlig durchgebrochenen Weisheitszahnes sowie die Beobachtung von Schleimhautverletzungen im Bereich des Kiefers und der Mundhöhle, bei denen Fremdkörper in die Tiefe der Schleimhaut gelangt sind. Daß die allermeisten Infektionen besonders bei der cervico-facialen Form der Aktinomykose *stomatogen* zustande kommen, haben in letzter Zeit erst wieder sehr anschaulich die Untersuchungen von O. LORENZ (1950) bei 22 Fällen gezeigt. LENTZE empfiehlt daher für die Praxis, auch des Zahnarztes, bei allen „fötid" — riechenden Prozessen der Mundhöhle an eine Aktinomykose zu denken und durch den „frühzeitigen Einsatz spezieller bakteriologischer Untersuchungsmethoden" dieses Krankheitsbild zu erfassen oder auszuschließen.

Auch der Genuß von Milch, die aus aktinomykoseinfizierten Tierbeständen stammt, ist in ungekochtem Zustande selbstverständlich zu unterlassen.

Aktinobacillose.

Im klinischen Aspekt der echten tierischen Aktinomykose ähnlich ist die Aktinobacillose, hervorgerufen durch den *Actinobacillus Lignieresi*, einen der *Coligruppe nahestehenden Bacillus*. Es handelt sich hierbei also *nicht* um eine Fadenpilzerkrankung, da das Bild aber häufig zu Verwechslungen Anlaß gibt und von älteren Autoren noch zur Aktinomykose gerechnet wird, sei es kurz abgehandelt.

Auch hier finden sich entzündliche Granulationen am Kiefer, aber mehr in den Weichteilen. Besonders die Zunge kann beim Rind in starkem Maße in Mitleidenschaft gezogen sein, unförmig anschwellen und unbeweglich werden (Holzzunge). Auch die übrigen Weichteile des Schlundes können befallen sein. In den entzündlichen Herden sind oft auch Gebilde zu finden, die äußerlich an Actinomycesdrusen erinnern.

Nach Feststellungen von Hülphers in Stockholm sind 53% der als Aktinomykose erscheinenden Erkrankungen des Schlachtviehes durch Aktinobacillus Lignieresi bedingt. Magnusson fand in Malmö bei 48% und Gunst in Amsterdam bei 66% der Fälle den Actinobacillus als Erreger der Krankheit. Van der Hoeden weist darauf hin, daß im Gegensatz zur Aktinomykose die Actinobacillose besonders die Lymphbahnen befalle und in diesen weiterschreite.

Beim Menschen wurde der Actinobacillus bisher in vereinzelten Fällen gefunden. Mit der Möglichkeit einer Übertragung dieser Krankheit vom Tier auf den Menschen muß grundsätzlich gerechnet werden (Ravaut und Piony sowie Beaver und Thompson). Diese Erkrankung scheint im Gegensatz zur Aktinomykose kontagiös zu sein. Bei den in der älteren Literatur beschriebenen Aktinomykoseseuchen unter dem Vieh ist nach dem heutigen Stand der Wissenschaft anzunehmen, daß solche Aktinobacillosen vorgelegen haben.

Leptotrichose.

Unter der Bezeichnung *Leptotrichose* werden chronische entzündliche Prozesse beim Menschen verstanden, bei denen anaerobe Vertreter der Familie der Leptotricheen sich nachweisen lassen.

Ätiologie. Die Mikroorganismen sind zwischen die Bakterien und Pilze einzuordnen und unterscheiden sich von den Actinomyceten dadurch, daß sie *keine* Verzweigungen, sondern *nur* Fäden bilden. Es scheint so, daß für die schweren Krankheitsfälle (Lungen- und Pleuraprozesse) vorwiegend bestimmte Arten von Bedeutung sind, doch sind die Untersuchungen hier durchaus noch nicht abgeschlossen, scheinen aber dafür zu sprechen, daß in vielem der Aktinomykose analoge Verhältnisse vorliegen.

Um die Differenzierung dieser Leptotricheen hat sich Gins besondere Verdienste erworben, allerdings ist noch nicht geklärt, ob die Mehrzahl oder nur einzelne regelmäßig in der Mundhöhle anzutreffen sind und ähnlich dem Actinomyces Wolff-Israel „*fakultativ*" *pathogene* Eigenschaften entfalten können.

Klinik und Verlauf. Die *Leptotrichose* kann unter verschiedenen Bildern verlaufen. Der Prozeß kann sich als *Angina* lokalisieren, ähnlich einer Angina Plaut-Vincenti.

Auch als *Entzündungsprozeß der Kiefergegend* tritt er auf, klinisch sehr ähnlich der Aktinomykose. Allerdings erscheint hier eine gewisse Zurückhaltung am Platze, da sehr häufig Leptotricheen als Begleitkeime des Actinomyces Wolff-Israel auftreten. So konnte Lentze allein in 97 Fällen bei manifester Aktinomykose Leptotricheen nachweisen. Es liegt bei dieser Situation der Verdacht nahe, daß möglicherweise ein gleichzeitig anwesender Actinomyces Wolff-Israel bei bakterieller Untersuchung *nicht* erfaßt wurde. Auf der anderen Seite erhebt sich die Frage, ob nicht Leptothrix der *eigentliche Erreger des Krankheitsbildes* der Aktinomykose ist. Hier glaubt Lentze, in den Therapieerfolgen mit Actinomycesvaccine einen zwingenden Gegenbeweis sehen zu müssen.

Bei der Entstehung der *Zahncaries* und der *Alveolarpyorrhoe* spielen Angehörige der Familie der Leptotricheen ätiologisch sicher eine sehr wesentliche Rolle. Die von Gins durchgeführten Untersuchungen haben in dieser Richtung recht beweisendes Material erbracht.

Auch bei *chronischen Lungenprozessen* wurden vereinzelt Leptotricheen als Erreger beschrieben. Wieweit ihnen in diesen Fällen wirklich pathogene Bedeutung zukommt, ist bei den sehr spärlichen Mitteilungen nur schwer zu entscheiden. In letzter Zeit hat allerdings LENTZE (persönliche Mitteilung) eine Lungenaffektion mit ausgedehnten Infiltraten untersucht, bei der im Empyemeiter und bei der Sektion im Lungengewebe selbst eine bestimmte langfädige Leptothrixart als Erreger zu finden war, aber keine Infektion mit Actinomyces Wolff-Israel. Auf Grund dieser Beobachtung glaubt LENTZE doch, daß auch für diesen Pilz die Möglichkeit, selbständig Krankheitsprozesse zu erzeugen, unter bestimmten Voraussetzungen gegeben sei.

Die **Diagnose** der Leptothrixinfektion kann insofern Schwierigkeiten bereiten und zu Verwechslungen führen, als auch diese Mikroorganismen gelegentlich Geflechte bilden, die mit Drusen verwechselt werden können.

Therapie. Eine spezifische Therapie ist bisher noch nicht mitgeteilt. Es scheint aber doch erfolgversprechend, die bei der Aktinomykose bewährte Kombinationsbehandlung von Penicillin und Sulfonamiden auch bei schwereren Krankheitsbildern durch Leptothrixarten anzuwenden.

Nocardiose.

Unter dem Begriff Nocardiose werden Erkrankungen verstanden, die durch Pilze der Art Nocardia hervorgerufen werden. Sie können zu einem der Aktinomykose ähnlichen Bild führen, neigen aber häufiger als diese zur Generalisation und schwerem, oft tödlichen Krankheitsverlauf.

Von den hierhergehörigen Pilzen ist *Nocardia asteroides* schon bei der Aktinomykose erwähnt worden. Nocardia asteroides ist wohl der wichtigste Pilz in dieser Gruppe. Allerdings kommt er auch, wie LENTZE wenigstens für Deutschland nachgewiesen hat, außerordentlich selten als Krankheitserreger vor und spielt damit auch für das Bild der Aktinomykose nicht die Rolle, wie man früher angenommen hatte. Eine klinische Unterscheidung der von diesem Pilz hervorgerufenen Bilder der cervico-facialen, pulmonalen, oder abdominalen Krankheitsformen war bisher praktisch von denen durch Actinomyces Wolff-Israel hervorgerufenen Krankheitszuständen nicht möglich. Allerdings hat es den Anschein, als sei der Verlauf bei Nocardia asteroides-Infektionen schwerer und die Beeinflussung durch Penicillin *nicht*, durch Sulfonamide aber besonders gut möglich. Hierin wurde auch schon eine Differenzierungsmöglichkeit zwischen Actinomyces Wolff-Israel und Nocardia asteroides gesehen.

Von den anderen hierhergehörenden Pilzen ist vor allem *Nocardia intracellularis* zu erwähnen, der zu schwerer generalisierter, tödlicher Infektion führen kann.

Geschichte. Ein erster sehr ausführlicher Bericht über dieses Krankheitsbild, das durch Nocardia intracellularis hervorgerufen wird, liegt von CUTTINO und McCABE (1949) vor. Frühere Berichte sind im Schrifttum, soweit es zu übersehen war, nicht zu finden, doch besteht die Möglichkeit, daß unter dem Bild einer atypisch verlaufenden Aktinomykose vereinzelt solche Fälle schon beschrieben wurden.

Ätiologie. Der Erreger ist der aerobe, säurefeste, unbewegliche, nicht Sporen bildende Pilz *Nocardia intracellularis* aus der Gattung Nocardia und der Familie der Actinomyceaceae. Er ist etwa $0,2-0,45\,\mu$ lang, wächst in flüssigen Medien mit verzweigten Kolonien, verflüssigt Gelatine nicht, bildet auf Agar nach 3—6 Tagen leicht erhabene, schleimige Kolonien, auf SABOURAUDschem Nährboden zeigen sich Kolonien nach 3—7 Tagen. Die optimale Wachstumstemperatur liegt bei $37°$, es kann auch schon bei Zimmertemperatur gedeihen, nie aber unter anaeroben Bedingungen.

Im Tierkörper kommt er im Gegensatz zur Aktinomykose stets in Reinkultur vor, Drusen finden sich nur ausnahmsweise. Für Meerschweinchen, Ratten und Mäuse ist er sehr, für Hühner, Kaninchen und Frösche nicht pathogen. Doch ruft er auch bei den erstgenannten Tieren meist keine tödlichen Verläufe hervor. Nach intravenöser Infektion kommt es allerdings zu generalisierten Erkrankungen.

Verbreitung. Der Pilz lebt als Saprophyt in der freien Natur und scheint nicht auf bestimmte Gegenden beschränkt. Er wurde bisher in USA. und Deutschland gefunden.

Übertragung. Wahrscheinlich gelangt der Erreger durch Inhalation in den Körper. Ob andere Wege möglich sind, ist nicht bekannt, ob nicht auch Zwischenwirte eine Rolle spielen, erscheint sehr fraglich.

Pathologische Anatomie. Der zur Sektion gekommene Fall von CUTTINO und MCCABE wies als imponierendsten Befund riesige Lymphknotenschwellungen im Abdomen auf, durch die die anderen Bauchorgane verlagert waren. In diese Massen waren unregelmäßig einige Nekroseherde eingestreut. Pankreas, Nieren und Nebennieren waren zwar von den Massen umgeben, aber selbst nicht makroskopisch infiltriert oder verändert. Die Milz war leicht vergrößert und zeigte gelbliche Herde. Magen und Dünndarm waren frei. Im Dickdarm bestanden in ganzer Länge Geschwüre mit überhängenden Rändern und einem blutig-grünlichen, mit nekrotischen Massen bedeckten Grund. Auch die Mediastinaldrüsen erschienen vergrößert.

Im histologischen Bild der Milz fiel besonders das reichliche Vorkommen von schaumartigen Makrophagen auf. Die Malpighischen Körper waren durch Epitheloidzellen ersetzt, die konzentrisch um die Zentralarterien angeordnet waren. In diesen Epitheloidzellen fanden sich intracelluläre säurefeste Organismen, vereinzelt lagen sie auch im Interstitium. Auch in Riesenzellen lagerten diese Organismen. Die Struktur der Lymphdrüsen war ebenso zerstört wie die der Milz, wie dort waren auch hier Epitheloidzellen und Riesenzellen zu finden. Nekroseherde wurden nur vereinzelt beobachtet. Die Darmgeschwüre zeichneten sich dadurch aus, daß im Gegensatz zu anderen Ulcerationen sich auffallend wenig Leukocyten und Plasmazellen fanden, aber auch hier Makrophagen mit phagocytierten Organismen. In der Leber wurde auch eine Reihe Herde gesehen. Lunge und Myokard waren frei. Auch die Nieren, Nebennieren und das Pankreas enthielten Epitheloidzellennester mit intracellulären säurefesten Organismen. Im anatomischen Bild handelte es sich also um eine eigenartige Granulomform, bei der es zu einer Stimulierung der Aktivität der Makrophagen des reticuloendothelialen Systems gekommen war. Dementsprechend waren die Schäden auch vornehmlich auf Milz, Lymphdrüsen und Knochenmark lokalisiert.

Klinik und Verlauf. *Inkubationszeit* ist nicht bekannt. Zu Beginn der Erkrankung steht eine starke Appetitlosigkeit im Vordergrund, sehr bald kommen Erbrechen und fortschreitender Kräfteverfall hinzu. Die Temperaturerhöhungen sind gering. Auch der weitere Verlauf bleibt meist afebril.

Die *Lungen* können frei sein und bis zum Schluß bleiben, in anderen Fällen treten Erscheinungen von seiten der Atmungsorgane mehr hervor.

Das *Herz* wird meist nicht direkt in Mitleidenschaft gezogen.

Von seiten des *Verdauungstraktes* sind blutig-schleimige Durchfälle zu erwähnen, die von Koliken und Tenesmen begleitet sein können.

Die *Milz* ist meist vergrößert, aber nicht schmerzhaft. Die *Leber* kann vergrößert sein.

Die *Lymphdrüsen* des Bauchraumes, des Mediastinums, der Achsel- und Leistengegend sind alle oder zum Teil verändert und geschwollen.

Die *Haut* ist blaß und trocken, weist aber kein Exanthem auf. Der Muskeltonus ist herabgesetzt. Das *Blutbild* zeigt zunächst eine Leukocytose, die im weiteren Verlauf langsam zurückgehen kann bei anfänglicher Lymphocytose. Stets stellt sich eine *Anämie* ein. Das *Serum-Gesamteiweiß* in dem Fall von CUTTINO und MCCABE war auf 3,6 g-% reduziert (Albumin 1,3%, Globuline 2,3%).

Gegen Ende des Krankheitsverlaufes sahen CUTTINO und MCCABE vermehrte Fettausscheidung auftreten und wiesen säurefeste Organismen im Stuhl nach. Alle Untersuchungen auf Tuberkulose waren negativ.

Diagnose. Sie ist sehr schwer zu stellen. Der Nachweis der veränderten Lymphknoten und der säurefesten Organismen im Stuhl vermag einen Hinweis zu geben, doch wird am besten wohl eine geschwollene Drüse probeexcidiert und histologisch untersucht. Die Abgrenzung des Prozesses gegenüber der Tuberkulose ist wichtig. Auch der Tierversuch kann hier mit herangezogen werden. Cutantest und serologische Proben gibt es bisher nicht.

Prognose. Auf Grund der bisher vorliegenden vereinzelten Berichte ist sie sehr dubiös, wenn nicht infaust.

Therapie. CUTTINO und MCCABE versuchten mit Penicillin, Sulfonamiden und Röntgenbestrahlungen die Progredienz des Krankheitsgeschehens aufzuhalten. Sie konnten aber die Zunahme der Drüsenschwellung nicht verhindern, auch die Darmgeschwüre blieben völlig unbeeinflußt. Eine neuere Mitteilung von JENTZE (1950) kommt zu der Feststellung, daß der Erreger sulfonamidempfindlich, aber penicillinresistent sei und rät zu einer intensiven Sulfonamidtherapie bei menschlichen Erkrankungen.

Abschließend zu dem Kapitel der Mykosen sei noch erwähnt, daß es eine ganze Anzahl von Pilzen gibt, die in vereinzelten Fällen bei pulmonalen, intestinalen oder sonstigen Krankheitsprozessen gefunden worden sind. Sie hier alle einzeln zu erwähnen, würde den Rahmen dieser Arbeit überschreiten. Vielfach handelt es sich sicher dabei um ein zufälliges Zusammentreffen mit anderen Erkrankungen, deren Verlauf aber durch die Pilzbesiedlung unter Umständen ungünstiger gestaltet wird. So können verschiedene, sonst völlig harmlose saprophytische Pilze, auch Bier- und Weinhefen (HOFFMEISTER) unter besonderen Umweltbedingungen pathogen werden und Krankheitsprozesse verursachen.

Hier sei nur nochmals wie schon wiederholt in diesem Abschnitt darauf hingewiesen, daß *manche ätiologisch nicht geklärten Lungenaffektionen durch Pilze bedingt sein können.* Vielleicht kommen in den USA. wirklich mehr Pilzkrankheiten vor, es wäre aber auch daran zu denken, daß die Mykosen dort auf Grund der besseren und weiter ausgebauten Untersuchungsmöglichkeiten in diesem Spezialgebiet auch leichter erkannt werden (SMITH, THJÖTTA, HOFFMEISTER u. a.). So ist die Forderung zu erheben, daß die speziellen, mykologischen Untersuchungsmethoden, sei es kultureller Art, sei es in Form des Intracutantestes oder der Komplementbindungsreaktion, mehr als bisher in Deutschland eingesetzt werden, um hier eine heute noch bestehende Lücke zu schließen.

Literatur.

Mykosen.
Zusammenfassende Darstellungen.

BRUHNS, C., u. A. ALEXANDER: Grundriß der mykologischen Diagnostik. Berlin: Springer 1932. — BRUMPT, E.: Précis de Parasitologie. Paris: Masson & Co. 1949. — BRUMPT, E., u. M. NEVEU-LEMAIRE: Praktischer Leitfaden der Parasitologie des Menschen. 1951.
GRADWOHL, R. B. H., LUIS BENITEZ SOTO and OSCAR FELSENFELD: Clinical Tropical Medicine. St. Louis: C. V. Mosby Company 1951.

Mucormykosen.

BARTHELAT: Thèse de Paris. 1903. — BRUMPT, E.: Precis de Parasitologie. Paris: Masson & Co. 1949.
FÜRBRINGER: Virchows Arch. **66** (1876).
LLOYD, J. B., L. I. SEXTON and A. T. HERTIG: Amer. J. Obstetr. **58**, 548 (1949). — LUZET et COSTANTIN: Contribution à l'étude des mucorinées pathogènes. Arch. de Parasitol. **40**, 362 (1901).
PALTAUF: Virchows Arch. 1885. — PODACK: Dtsch. Arch. klin. Med. **63**, H. 1 (1899).
SCHMIDT, SIEGFRIED u. BENNO STAMPFL: Dtsch. med. Wschr. 1950, Nr 43, 1433.

Coccidioidomykose.

ABBOTT, K. H., and O. I. CUTLER: Arch. of Path. **21**, 320 (1936). — AHLFELDT, F. E.: Arch. Path. a. Labor. Med. **2**, 206 (1926). — J. inf. Dis. **44**, 277 (1929). — ARNOLD, W. T., and M. D. Levy: South. med. J. **39**, 609 (1946). — Aronson, J. D., R. M. Saylor and E. T. Marr: Arch. of Path. **34**, 31 (1942). — Artagaveytia-Allende, R. C.: Mycopathologia **4**, 375 (1949). — Artagaveytia-Allende, R. C., u. L. Montemayor: Mycopathologia **4**, 356 (1949). — Ashburn, L. L., and C. W. Emmons: Arch. of Path. **39**, 3 (1945). — Austoni, M., u. G. Bovo: Riv. Parassitol. **10**, 143 (1949).

Baker, E., E. M. Mrak and C. E. Smith: Fowlowia **1**, 199 (1942). — Baker, R. D.: South. med. J. **38**, 272 (1945). — Arch. of Path. **44**, 459 (1947). — Barnes, H. R.: Dis. Chest **12**, 383 (1946). — Bass, H. F., A. Schomer and R. Berke: Arch. int. Med. **82**, 519 (1948). — Amer. Rev. Tbc. **59**, 632 (1949). — Beck, M. D.: J. Amer. vet. med. Assoc. **78**, 490 (1931). — Becker, W. S., and M. E. Obermayer: Coccidioidomycosis in modern dermatology and syphilogy, S. 526. Philadelphia: J. B. Lippincott Company 1947. — Bell, E. T., and J. S. McCartney: Text book of pathology: The mycosis or fungus diseases, S. 234. Philadelphia: Lea a. Febiger 1948. — Benham, R. W.: Arch. of Dermat. **30**, 385 (1934). — Blanco, M. C.: Bol. Inst. Clín. quir. Univ. Buenos Aires **16**, 787 (1940). — Boyd, W.: Coccidial osteomyelitis in surgical pathology, S. 680. Philadelphia u. London: W. B. Saunders Company 1947. — Coccidioidomycosis in: Text-book of pathology, S. 187. Philadelphia: Lea a. Febiger 1947. — Bruhns, C., u. A. Alexander: Grundriß der mykologischen Diagnostik, S. 9, 161, 170. 1932. — Burke, R. C.: Proc. Soc. exper. Biol. a. Med. **76**, 332 (1951). — Burks jr., Z. W., and P. E. Thompson: South. med. J. **39**, 613 (1946). — Buschke, A., u. A. Joseph: Handbuch der pathogenetischen Mikroorganismen, Bd. 5, S. 321. 1928. — Bush, J. D.: J. med. Assoc. Alabama **13**, 159 (1943). — Butt, E. M., and A. M. Hoffmann: Amer. J. Path. **26**, 485 (1945).

Calif. Dept. of Public Health: Special Bull. 57, Calif. Dept. of Publ. Health 1931. — California Med. **46**, 282 (1937). — Campins, H., M. Scharyj y R. J. Cortés: Coccidioidomicosis en Venezuela. Sesiones dermatólogicas en Homenaje al Profesor Luis E. Pierini. Buenos Aires, 11 al 13 de Noviembre de 1949. Buenos Aires: Lopez y Etchegoyen S.R.L. 1950. — Campins, H., M. Scharyj e V. Gluck: Arch. venezol. Pat. trop. parasit. Méd. **1**, 215 (1949). — Carter, R. A.: Amer. J. Roentgenol. **25**, 715 (1931). — Caldwell, G. T.: Texas J. Med. **38**, 376 (1942). — Cecil, R. L.: Coccidioidomycosis in: Text-book of medicine, S. 348. Philadelphia u. London: W. B. Saunders Company 1947. — Chandler, A. C.: Osaka, Japan **2**, 343 (1939). — Charter, R. A.: Radiology **23**, 1 (1934). — Cheney, G., u. E. J. Dennenholz: Mil. Surgeon **16**, 148 (1945). — Cherry, C. B., and A. G. Bartlett: Bull. U.S. Army Med. Dept. **5**, 190 (1946). — Christie, A., and J. C. Peterson: Amer. J. publ. Health **35**, 1131 (1945). — Christopher, F.: Coccidioidal granuloma in: Text-book of surgery, S. 7173. Philadelphia u. London: W. B. Saunders Company 1947. — Clendening and Hashinger: Coccidioidomycosis in methods of diagnosis, S. 429. St. Louis: C. V. Mosby Comp. 1947. — Cohen, R.: Arch. of Pediatr. **68**, 59 (1951). — Cohen, R., u. R. Burnip: Ann. West. Med. a. Surg. **3**, 413 (1949). — Cohn, E.: Hyg. Rdsch. **1904**, Nr 2. — Collburn, J. R.: Amer. J. Roentgenol. **51**, 1 (1944). — Conan jr., N. J., and G. A. Hyman: Amer. J. Med. **9**, 408 (1950). — Conant, N. F.: Manual of clinical mycology, S. 348. Philadelphia u. London: W. B. Saunders Company 1946. — Conant, N. F., and A. Howell: Proc. Soc. exper. Biol. a. Med. **46**, 426 (1941). — Conzalez, O. A., E. Esquivel Medina y M. Ceres: Rev. Inst. Salub. y Enf. Trop. **9**, 55 (1948). — Cox, A. J., R. T. Smith and C. E. Smith: Arch. of Path. **27**, 717 (1939). — Cronkite, A. E., and A. R. Lack: J. exper. Med. **72**. 167 (1940). — Cummins, W. T., J. K. Smith and C. H. Halliday: J. Amer. med. Assoc. **93**, 1046 (1929).

Davis, B. L.: J. Amer. med. Assoc. **118**, 1182 (1942). — Davis, D. J.: Arch. of Dermat. **9**, 577 (1924). — Davison, W. C.: Durham N. C., University Press 1946, S. 63. — Dennenholz, E. J., and G. Cheney: Arch. int. Med. **74**, 311 (1944). — Dickson, E. C.: J. Amer. med. Assoc. **111**, 1362 (1938). — Arch. int. Med. **59**, 1029 (1937); **62**, 853 (1938). — Dickson, E. C.: California Med. **47**, 151 (1937). — Dickson, E. C.: Amer. Rev. Tbc. **38**, 722 (1938). — Dickson, E. G., and M. A. Gifford: Arch. int. Med. **62**, 853 (1938). — Donaldson, J. K.: Fungus infection of the lung in surgical disorders of the chest, S. 152. Philadelphia: Lea a. Febiger 1947. — Dorner, B. A., and J. Friedländer: Brit. J. Tbc. **35**, 114 (1941). — Dowding, E.: J. Canc. Res. **25**, 195 (1947). — Ducket, Th. G., and R. C. Fredeen: J. Kansas med. Soc. **38**, 111 (1936).

Emmons, C. W.: Publ. Health Rep. **57**, 109 (1942). — Mycologia (N. Y.) **34**, 452 (1942). — 4. Internat. Congr. Tropenm. a. Mal., Wash. **2**, 1278 (1948). — Emmons, C. W., and L. L. Ashburn: Publ. Health Rep. **57**, 1715 (1942). — Emmons, C. W., J. A. Bell and B. J. Olson: Publ. Health Rep. **62**, 1642 (1947). — Emmons, C. W., B. J. Olson and W. W. Eldridge: Publ. Health Rep. **60**, 1383 (1945). — Epstein, E.: Arch. of Dermat. **38**, 752 (1938).

Farness, O. J.: J. Amer. med. Assoc. **116**, 1749 (1941). — Farness, O. J., and Ch. W. Mills: Amer. Rev. Tbc. **1939**, 266. — Fireston, G. M., and E. S. Benson: Amer. Rev. Tbc. **59**, 415 (1949). — Foley, M. P., J. G. Love, A. G. Broders and F. R. Heilmann: West. J. Surg. **48**, 738 (1940). — Forbus, W. D., and A. M. Besterbreutje: Mil. Surgeon **99**, 653 (1946).

GIFFORD, M. A.: Annual Rep., Kern County Health Dept. **1936**, 22; **1937**, 39. — Calif. Proc. Sixth Pacific Sci. Congr. **5**, 791 (1942). — GINÉS, A. R., E. GOULD y S. MELGAREJO DE TALAVERA: Joja Tisiologica Montevideo **9**, 255 (1949). — GOLDSTEIN, D. M., and LOU: War Med. **4**, 299 (1943). — GOLDSTEIN, D. M., and J. B. MCDONALD: Amer. J. med. Assoc. **124**, 556 (1944). — GOODMAN, M. A., and A. GILMAN: The pharmacologic basis of therapeutics, S. 833. New York: Macmillan & Co. 1946. — GOVEN, M. L.: J. Bone Surg. **28**, 167 (1946).

HARTMANN, M.: Handbuch der pathogenen Protozoen, Bd. 3, S. 1381. 1931. — HARVEY, N. A.: Ann. int. Med. **28**, 651 (1948). — HAUPT, E.: Klin. Wschr. **1949**, 570. — HAYNES, D., and W. I. HESS: J. Labor. a. clin. Med. **31**, 1317 (1946). — HEMPHILL, J. E., and R. O. NOOJIN: Amer. J. Roentgenol. **48**, 643 (1942). — HENTEL, W., J. K. NEWTON and R. K. HORSMAN: Amer. Rev. Tbc. **63**, 476 (1951). — HEYNES, K. E.: Nw. Med. **38**, 19 (1939). — HIRSCH, E:. J. inf. Dis. **40**, 629 (1927). — HOLMES, G. W., and L. L. ROBBINS: Roentgen interpretation, S. 75. Philadelphia: Lea a. Febiger 1947. — HULL, T. G.: Diseases transmitted from animals to man, S. 317. Springfield, Ill.: Ch. C. Thomas 1947. — HURWITZ, S.: California Med. **48**, 87 (1938). — HYDE, B., and L. HYDE: Arch. int. Med. **83**, 505 (1949).

JACOBSON, H. P.: Arch. of Dermat. **21**, 790 (1930); **40**, 521 (1939). — Fungus diseases. Springfield, Ill.: Ch. C. Thomas 1932. — JAMISON, H. W., and R. A. CARTER: Radiology **48**, 323 (1947). — JONEZ, H. D.: Ann. Allergy **7**, 395 (1949). — JORDON, J. W., and F. D. WEIDMANN: Arch. of Dermat. **33**, 31 (1936).

KAHN, M.: Amer. Rev. Tbc. **61**, 887 (1950). — KEENEY, E. F.: Bull. Hopkins Hosp. **78**, 113 (1946). — KESSEL, J. F.: Amer. trop. Med. **19**, 199 (1939); **21**, 447 (1941). — KOLLE-KRAUS-UHLENHUTH: Handbuch der pathogenen Mikroorganismen, Bd. 5, S. 357 u. 371. Jena: Gustav Fischer 1928. — KRAPIN, D., and J. LOVELOCK: Amer. Rev. Tbc. **58**, 282 (1948). — KRITZER, M. D., M. BIDDLE and J. F. KESSEL: Ann. int. Med. **33**, 960 (1950). — KURUNG, J. M.: Amer. Rev. Tbc. **55**, 385 (1947). — KURZ, E. R. H., and N. W. LOUD: New England J. Med. **237**, 610 (1947).

LAMPHIER, T. A.: New England J. Med. **238**, 150 (1948). — LANGERON, M.: Précis de Mycologie; Mycologie general — Mycologie médicale, S. 674. Paris: Masson & Co. 1945. — LEE, R. V.: California Med. **61**, 133 (1944). — LOONEY, J. M., and T. STEIN: New England J. Med. **242**, 77 (1950). — LOOSLI, C. G., W. G. BEADENKOPF, F. A. RICE and L. J. SAVAGE: Amer. J. Hyg. **53**, 33 (1951).

MACKINNON, J. E., R. C. ARTAGAVEYTIA-ALLENDE, H. VINELLI, F. L. NIÑO, L. V. FERRADA-URZÚA, G. ALONSO y R. DONOSO: An. Fac. Med. Montevideo **35**, 1117 (1950). — MAEKIE, M. T., and G. W. HUNTER: Manual of tropical medicine, S. 175. Philadelphia u. London: W. B. Saunders Company 1946. — MARPLE, C. D.: Ann. int. Med. **23**, 240 (1945). — McDOUGALL, T. G., and A. H. KLEIMAN: J. Urol. **49**, 472 (1943). — McLAUGHLIN, F. W.: Bull. U.S. Army Med. Dept. **8**, 124 (1948). — McMASTER, P. E., and C. GILFILAN: J. Amer. med. Assoc. **112**, 1233 (1939). — MELICK, E. W.: Ariz. Med. **6**, 24 (1949). — MILLER, D., and J. W. BIRSNER: Amer. J. Roentgenol. **62**, 229 (1949). — MONTESSORI, P. P.: Mycopathologia **10**, 131 (1941). — MOORE, J. A., J. D. MURPHY and D. E. WARD: J. thorac. Surg. **18**, 484 (1949). — MOORE, R. B.: Text-book of pathology, S. 528. Philadelphia u. London: W. B. Saunders Company 1947. — MUSSER, J. H.: Coccidioidomycosis in intern. Medicine, S. 437. Philadelphia: Lea a. Febiger 1945.

NABARRO, J. D. N.: Lancet **1948 I**, 982. — NEGRONI, P.: Rev. argent. Dermat. sifilol. **32**, 50 (1948). — NEGRONI, P., C. A. N. DAGLIO y C. BRIZ DE NEGRONI: Prensa méd. argent. **35**, 1652 (1948). — NEGRONI, P., y Z. G. RADICE: Rev. argent. Dermat. sifilol. **31**, 573 (1947). NICKERSON, W. J.: Biology of pathogenic fungi. London: Wm. Dawson & Sons 1947. — NIÑO, F. L.: Bol. Inst. Clin. quir. Univ. Buenos Aires **26**, 3 (1950). — NORMANN, I. L., and A. L. LAWLER: U.S. nav. med. Bull. **49**, 1005 (1949).

OPHÜLS, W.: J. of exper. Med. **6**, 443 (1905). — J. Amer. med. Assoc. **45**, 1291 (1905). — OPHÜLS, W., and A. C. MOFFIT: Philadelphia med. J. **5**, 1471 (1900). — PEERS, R. A., E. F. HOLMAN and C. E. SMITH: Amer. Rev. Tbc. **45**, 723 (1942). — PETERSON, V. L.: Radiology **43**, 14 (1944). — PFANNER, E. F.: U.S. nav. med. Bull. **46**, 229 (1936). — PHILLIPS, E. W.: Southwestern Med. **23**, 48 (1939). — POSADAS, A.: Ann. Circ. med. argent. **15**, 585 (1892). — *Publ. Health Reports* **52**, 334 (1937).

RADICE, C. J., y P. NEGRONI: Rev. Assoc. méd. argent. **62**, 643, 731 (1948). — RAKOFSKY, M., and T. W. KNICKERBOCKER: Amer. J. Roentgenol. **56**, 141 (1946). — RAND, C. W.: Arch. of Neur. **23**, 502 (1930). — RECTOR, E. L., and E. J. RECTOR: Amer. J. trop. Med. **28**, 707 (1948). — REINGOLD, J. M.: Amer. J. clin. Path. **20**, 1044 (1950). — RITA, G., u. B. LEVI DELLA VIDA: Riv. Parassitol. **10**, 117 (1949). — RIXFORD, E.: Occid. Med. Times **8**, 704 (1894). — RIXFORD, E., and T. C. GILCHRIST: Bull. Hopkins Hosp. **1**, 209 (1896). — ROESSLER, W. G., E. J. HERBST, W. MCGULLOCH, R. C. MILLS and C. R. BREWER: J. inf. Dis. **79**, 12 (1946). — ROSEN, E., and J. P. BELBER: Ann. int. Med. **34**, 796 (1951). — ROSENTHAL, S. R., and F. H. ELMORE: Amer. Rev. Tbc. **61**, 106 (1950). — ROSENTHAL, S. R., and J. B. ROUTIEN: Science (Lancaster, Pa.) **104**, 479 (1946). — Arch. int. Med. **80**, 343 (1947). —

Ruddock, J. C., and R. B. Hope: J. Amer. med. Assoc. 113, 2054 (1939). — Ruge, R., P. Mühlens u. M. zur Verth: Krankheiten und Hygiene der warmen Länder, S.451. Stuttgart: Georg Thieme 1942.

Sashin, D., G. W. Brown, N. C. Laffer and H. G. Dowell: Amer. J. med. Sci. 212, 565 (1946). — Schlumberger, M. G.: Amer. J. med. Sci. 209, 483 (1945). — Schwarz, J., and J. Muth: Amer. J. med. Sci. 221, 89 (1951). — Slim Villegas, V. J., y B. Aranda Reyes: Bol. Ofic. Sanit. Panamericana 30, 18 (1951). — Smale, L. E., and J. W. Birsner: J. Amer. med. Assoc. 140, 1152 (1949). — Smith, C. E.: Amer. J. publ. Health 30, 600 (1940). — Med. Clin. N. Amer. 27, 790 (1943). — Surgery 19, 873 (1946). — Smith, C. E., R. R. Beard, H. G. Rosenberger and E. G. Whiting: J. Amer. med. Assoc. 132, 838 (1946). — Smith, C. E., R. R. Beard and M. T. Saito: Ann. int. Med. 29, 623 (1948). — Smith, C. E., R. R. Beard, E. G. Whiting and H. G. Rosenberger: Amer. J. publ. Health 36, 1394 (1946). — Smith, C. E., H. G. Rosenberger and E. G. Whiting: Amer. J. publ. Health 39, 722 (1949). — Smith, C. E., R. J. Wheatlake, N. Chern, A. R. Lack and E. E. Baker: Arch. int. Med. 68, 1179 (1941). — Smith, C. E., E. G. Whiting, E. E. Baker, H. G. Rosenberger, R. R. Beard and M. T. Saito: Amer. Rev. Tbc. 87, 330 (1948). — Smith, D. T., and E. R. Harrel jr.: Amer. Rev. Tbc. 57, 368 (1948). — Smith, L. M.: J. Amer. med. Assoc. 116, 200 (1941). — Snyder, B. L., and G. K. Rogers: Ariz. Med. 5, 33 (1948). — Stewart, R. A., and F. Kimura: J. inf. Dis. 66, 212 (1940). — Stewart, R. A., and K. F. Meyer: Proc. Soc. exper. Biol. a. Med. 29, 937 (1932). — J. inf. Dis. 63, 196 (1938). — Stiles, G. W., and C. L. Davis: J. Amer. med. Assoc. 119, 765 (1942). — Storts, B. P.: Amer. J. med. Assoc. 112, 1334 (1939). — Study, R. S., and P. Morgenstern: New England J. Med. 238, 837 (1948). — Sulzberger, M. B., and R. L. Baer: Yb. publ. Inc. Chicago 4, 274 (1947). — Sweigert, C. E., J. W. Turner and J. B. Gillespie: Amer. J. med. Sci. 212, 652 (1946).

Taylor, A. B., and A. K. Briney: Ann. int. Med. 30, 1124 (1949). — Thorner, J. E.: California Med. 54, 12 (1941). — Thorner, J. E.: Arch. int. Med. 60, 1102 (1942). — Tomlinson, C. C., and P. Bancroft: Amer. J. med. Assoc. 102, 36 (1934). — Top, F., and C. E. Smith: Communicable diseases: Coccidioidomycosis, S. 168. St. Louis: C. V. Mosby Comp. 1947.

Unnstadter, R. H., and H. Preudergrass: Amer. J. med. Assoc. 127, 624 (1945). —

Versiani, O., and L. Bogliolo: 4. Intern. Congr. Tropenmed. a. Mal., Wash. 2, 1287 (1948).

Wadsworth, A. B.: Standardmethods of the division of laboratories and research of the New-York State Dept. of health: Incidents of mycotic disease, S. 466. Baltimore: Williams & Wilkins Comp. 1947. — Walsh, F. B.: Clinical Neuro-Ophthalmology: Coccidioides and Oidiomycetes, S. 614. Baltimore: Williams & Wilkins Comp. 1947. — Walle, N. van der: Nederl. Tijdschr. Geneesk. 83, 5548 (1939). — Weidmann, F. D., and L. H. Rosenthal: Arch. of Dermat. 43, 62 (1945). — Wernicke, R.: Zbl. Bakter. 12, 859 (1892). — Whims, C. B.: Bull. U.S. Army Med. Dept. 7, 466 (1947). — Wiener, K.: Skin manifestations of internal disorders: Mycoses-Coccidioidomycosis, S.155. St. Louis: C. V. Mosby Comp. 1947. — Wilhelm, S.: Bull. of Hyg. 21, 468 (1946). — Willett, F. M., and E. Oppenheim: Amer. J. med. Sci. 212, 608 (1946). — Willett, F. M., and A. Weiss: Ann. int. Med. 23, 349 (1945). — Winn, W. A.: Arch. int. Med. 68, 1179 (1941). — California Med. 57, 45 (1942). — Winn, W. A., and G. H. Johnson: Ann. int. Med. 17, 407 (1942).

Yanamura, T.: Dermat.-urol. Klin. Med. Fak. Kumamoto 7, 112 (1939). — Yegian, D., and R. Kegel: Amer. Rev. Tbc. 41, 393 (1940).

Rhinosporidiose.

Brumpt, E.: Précis de Parasitologie. Paris: Masson & Co. 1949.

Gradwohl, R. B. H., Luis Benitez Soto and Oscar Felsenfeld: Clinical tropical Medicine. St. Louis: C. V. Mosby Comp. 1951.

Mendez-Lemaitre, A.: Rev. Hosp. de „la Samaritana", Bogotá 1, 3 (1950).

Blastomykosen.

1. Nordamerikanische Blastomykose.

Almeida, F. de: In R. B. H. Gradwohl, Clinical tropical Medicine. St. Louis: C. V. Mosby Comp. 1951.

Baker, R. D.: Amer. J. trop. Med. 19, 547 (1939). — Baker, R. D., and N. G. Durham: J. inf. Dis. 63, 324 (1938). — Bonoff, Ch. P.: Radiology 54, 157 (1950). — Bush, J. O.: Arch. of Dermat. 43, 485 (1941).

Colbert, J. W., M. J. Strauss and R. H. Green: J. invest. Dermat. **14**, 71 (1950). — Conant, N. F., and A. Howell jr.: Proc. Soc. exper. Biol. a. Med. **46**, 426 (1941).
Dosa, A.: Acta dermato-vener. (Stockh.) **22**, 315 (1941). — Dermat. Wschr. **1**, 127 (1941).
Franchi, F., e L. Peruccio: Atti Soc. ital. Dermat. **4**, 309 (1941).
Gambini, G.: Arch. ital. Sci. méd. colon. e Parasitol. **29**, 41 (1948). — Goldman, L., y H. O'Hara: Rev. argent. Dermat.sifilol. **34**, 131 (1950). — Guillier, G., et P. Radaody-Ralarosy: Bull. Soc. Path. exot. Paris **33**, 33 (1940).
Jonchère, H., et M. Martin: Bull. Méd. de l'Afrique Occid. Franc. **6**, 103 (1949).
Kelley, W. H.: J. inf. Dis. **64**, 293 (1939). — Kressmann, M.: Arch. f. Dermat. **188**, 550 (1949).
Lewis, G. M.: Arch. of Dermat. **42**, 702 (1940). — Littmann, M. L., E. H. Wicker and A. S. Warren: Amer. J. Path. **24**, 339 (1948).
Manwaring, J. H.: Arch. Path. **5**, 421 (1949). — Martin, D. S., and D. T. Smith: Amer. Rev. Tbc. **39**, 275, 488 (1939). — Mazza, S., y A. Reggiardo: Novena Reunion Soc. Arg. Pat. Reg. **9**, Teil III, 1982 (1939).
Neuber, E.: Taggsber. der Ungar. Dermat. Ges. von 5. Okt. 1940. Ref. Zbl. Hautkrkh. **66**, 146 (1941).
Okuno, Y.: Hifu-to-Hitsunyo **9**, 78 (1941).
Peck, R. L., S. M. Donald and C. R. Hauser: J. of Immun. **38**, 449 (1940).
Radaody-Ralarosy, P.: Bull. Soc. Path. exot. Paris **33**, 139 (1940). — Ranier, A.: Amer. J. clin. Path. **21**, 444 (1951).
Smith, D. T.: Ann. int. Med. **31**, 463 (1949). — Smith, L. M.: J. Amer. med. Assoc. **116**, 200 (1941). — Solway, L. J., M. Kohan and H. G. Pritzke: Canad. med. Assoc. J. **41**, 331 (1939).
Vaccari, E., E. Baldocci and R. Ciffervi: Mycopathologia **2**, 43 (1939).
Whitaker, H. W. jr.: Arch. of Path. **48**, 212 (1949).
Yanamura, T.: Hifu-to-Hitsunyo **7**, 112 (1939).

2. Südamerikanische Blastomykose.

Almeida, F. de: In R. B. H. Gradwohl, Clinical tropical Medicine. St. Louis: C. V. Mosby Comp. 1951. — Almeida, F. de, e C. da S. Lacaz: Folha Méd. **31**, 36 (1950). — Almeida, F. de, D. O. Ribeiro, H. Ashoar, C. da S. Lacaz e S. de A. P. Sampaio: Hosp. Rio de Janeiro **29**, 181 (1946). — Azevedo, A. P. de: Hosp. Rio de Janeiro **36**, 465 (1949).
Barros, O. M. de: Bull. Soc. Path. exot. Paris **43**, 114 (1950). — Bogliolo, L.: Arch. of Dermat. **61**, 470 (1950). — Büngeler, W.: Virchows Arch. **309**, 76 (1942).
Conant, N. F., and A. Howell jr.: Proc. Soc. exper. Biol. a. Med. **46**, 426 (1941). —
Fonseca, da O.: Presse méd. **48**, 133 (1940). — Furtado, T. A., e J. Pellegrino: Brasil-Med. **52**, 54 (1948).
Guimaraes, F. N., e D. G. Macedo: Hosp. Rio de Janeiro **38**, 223 (1950). — Gunche, F. F., J. C. Radice et L. S. J. Feoli: Semana Méd. **55**, 866 (1948).
Jonchère, H., et M. Martin: Bull Méd. de l'Afrique Occid. Franc. **6**, 103 (1949).
Lacaz, C. da S., H. Ashoar, O. Costa e M. R. Viotti: Hosp. Rio de Janeiro **33**, 193 (1948). — Lacaz, C. da S., J. L. de Faria e R. A. de A. Moura: Hosp. Rio de Janeiro **34**, 313 (1948). — Lacaz, C. da S., S. T. Iaria, M. Ferreira, A. A. Matins e V. S. Vega: Hosp. Rio de Janeiro **36**, 541 (1949). — Lacaz, C. da S., e E. Oliveira: Hosp. Rio de Janeiro **33**, 845 (1948).
Mackinnon, J. E., y J. Gurri: An. Fac. Med. Montevideo **35**, 1033 (1950). — Mackinnon, J. E., Montemayor y H. Vinelli: An. Fac. Med. Montevideo **34**, 453 (1949). — Mackinnon, J. E., y H. Vinelli: An. Fac. Med. Montevideo **34**, 461 (1949); **35**, 299 (1950). — Mazza, S., G. Basso y J. Cutropia: Novena Reunion Soc. Arg. Pat. Reg. **9**, Teil III, 1946 (1939). — Mendez-Lemaitre, A.: Rev. Hosp. de „la Samaritana" Bogotá **1**, 3 (1950). — Motta, L. da C.: Amer. J. Path. **24**, 232 (1948).
Palmeiro, J. M.: Arb. Zentralbl. Vet.-Path. **3**, 259 (1938).
Ritter, F. H.: Arqu. Neuro-Psiquiatria **6**, 352 (1938).
Schröder, C. B.: Arch. Schiffs- u. Tropenhyg. **44**, 477 (1940). — Silva, F.: Arqu. Univ. Bahia Facul. Méd. **1**, 321 (1940).
Vaccari, E., E. Baldocci and R. Ciffervi: Mycopathologia **2**, 43 (1939).
Yanamura, T.: Hifu-to-Hitsunyo **7**, 112 (1939).

3. Torulopsis neoformans-Infektion.

Gesamtdarstellung.

Aus Brumpt, E.: Précis de Parasitologie: Torulopsis neoformans (San Felice 1894). Paris: Masson & Co. 1949.

Einzeldarstellungen.

ASCHNER, M., J. MAGER and J. LEIBOWITZ: Nature (Lond.) **156**, 295 (1945).
BECK, E. M., and H. H. MUNTZ: J. Labor a. clin. Med. **33**, 1159 (1948). — BEITZKE, H.: HENKE-LUBARSCH' Handbuch, Bd. IX, Teil 2, S. 633. — BENDA, C.: Dtsch. med. Wschr. **1907**, 945. — BENHAM, R. W.: J. inf. Dis. **57**, 255 (1935). — BERNSTEIN: Z. klin. Med. **49**, 456 (1903). — BINFORD, C. H.: Amer. J. clin. Path. **11**, 242 (1941). — BINGOLD, K.: Münch. med. Wschr. **1930**, 1995. — BREWER, G. E., and F. C. WOOD: Ann. Surg. **48**, 889 (1908). — BROCKMANN, D. D.: Amer. J. trop. Med. **28**, 295 (1948). — BRUCKNER, V., u. G. IVANOVICS: Z. physiol. Chem. **247**, 281 (1937). — Naturwiss. **25**, 250 (1937). — Z. Immun.forschg **90**, 304; **91**, 175 (1937). — BURGER, R. E., and C. B. MORTON: Surgery **15**, 312 (1944). — BURTON, R. M.: W. Virgin. med. J. **37**, 212 (1941). — BUSCHKE, A., u. JOSEPH: Handbuch der pathogenen Mikroorganismen, Bd. V/1, S. 321. 1928. — BUSSE, O.: Zbl. Bakter. **16**, 175, 1894. — Virchows Arch. **140**, 23 (1895).
CABOT, C.: New England J. Med. **210**, 1291 (1934). — CARTER, H. S., and J. L. YOUNG: J. of Path. **62**, 2271 (1950). — CAVALLERO, C.: Mycopathologia **3**, 1 (1941). — CAWLEY, E. P., R. H. GREKIN and A. C. CURTIS: J. invest. Dermat. **14**, 327 (1950). — CHIARI, H.: Arch. f. Dermat. **162**, 435 (1930). — COLLIN, V. P.: Amer. J. Roentgenol. **63**, 102 (1950). — CONANT, N. F.: Amer. Rev. Tbc. **61**, 690 (1950). — CONANT, N. F., D. ST. MARTIN, D. T. SMITH, R. D. BAKER and J. L. CALLAWAY: Manual of Clinical Mycology. Philadelphia u. London: W. B. Saunders Company 1947. — CONWAY, E. J., and T. BRADY: Nature (Lond.) **159**, 137 (1947). — COX, L. B., and J. C. TOLHURST: Human Torulosis. Monogr. Melbourne Univ. Press 1946.
DANIEL, P. M., F. SCHILLER and R. L. VOLLUM: Lancet **1949 I**, 53. — D'ANNOY, R., and C. R. LAFERTY: Amer. J. clin. Path. **9**, 236 (1939). — DEBRÉ, R., M. LAMY, CH. LEBLOIS, J. NICK, GRUMBACH u. E. NORMAND: Ann. Paediatr. **168**, 1 (1947). — DEMME, H., u. C. MUMME: Z. Nervenheilk. **127**, 1 (1932). — DORMER, B. A., J. FRIEDLÄNDER, F. J. WILES and F. W. SIMSON: J. thorac. Surg. **14**, 322 (1945). — DROUHET, E., G. SEGRETAIN et J. P. AUBERT: Ann. Inst. Pasteur **79**, 891 (1950).
EVANS, E.: J. of Immun. **64**, 423 (1950).
FISHER, C. V., and L. ARNOLD: Univ. Illinois Bull. **33**, 111 (1936). — FISHER, C. V., and A. MURRAY: Bull. Hopkins Hosp. **86**, 383 (1950). — FITCHETT, M. S., and F. D. WEIDMAN: Arch. of Path. **18**, 225 (1934). — FREEMAN, W.: J. Psychol. u. Neur. **43**, 236 (1931). — FREEMAN, W., and F. D. WEIDMAN: Arch. of Neur. **9**, 589 (1923). — FROIO, G. F., and C. P. BAILEY: Dis. Chest **16**, 354 (1949). — FROTHINGHAM, L.: J. med. Res. **9**, 31 (1902).
GANDY, W. M.: Arch. of Dermat. **62**, 17 (1950). — GEEVERS, E. F., H. R. CARTER, D. T. NEUBERGER and E. A. SCHMIDT: Radiology **44**, 319 (1945). — GENDEL, B. R., M. ENDE and ST. L. NORMAN: Amer. J. Med. **9**, 347 (1950). — GIORDANO, A.: Mycopathologia **1**, 274 (1938). — GORDON, J. J.: Klin. Med. (Wien) **26**, 74 (1948). — GREENING, R. R., and L. J. MENVILLE: Radiology **48**, 381 (1947).
HANSEMANN, V.: Zbl. Path. **16**, 802 (1905). — HARDAWAY, R. M., and P. M. CRAWFORD: Ann. int. Med. **9**, 334 (1935). — HEINE, I., A. LAUER u. C. MUMME: Beitr. path. Anat. **104**, 57 (1940). — HEINRICHS, H.: Zbl. Path. **53**, 422 (1931/32). — HEINSIUS, E.: Ber. dtsch. ophthalm. Ges. (55. Tagg) **1949**, 338. — HENRICI, A. T.: J. Bacter. **39**, 113 (1940). — *Histoplasmosis und Torulosis.* Leitartikel. Lancet **1949 I**, 67. — HOFFMEISTER, W.: Z. klin. Med. **147**, 493 (1950). — Klin. Wschr. **1951**, 301. — HOFFMEISTER, W., F. DICKGIESSER u. H. GÖTTING: Dtsch. Arch. klin. Med. **198**, 499 (1951).
JACOBSEN, H. P., SCHAMBERG and H. MORROW: Fungous Diseases. Springfield: Charles T. Thomas 1932. — JESSE, C. H.: J. Bone Surg. **29**, 810 (1947).
KANÓCZ, DÉNES u. J. KUSCHARIK: Wien. Arch. inn. Med. **37**, 287 (1943). — KAUFMANN, W.: Zbl. Bakter. II **106**, 434 (1944). — KLARFELD, B.: Zbl. Path. **32**, 73 (1920). — KLEIN, E.: Hyg. **1**, 78 (1901). — KLIGMAN, A. M.: J. Immun. **57**, 395 (1947). — KLOSE, A. A., and H. L. FEVOLD: Arch. of Biochem. **13**, 349 (1947). — KÖHLMEIER, W., u. K. NIEL: Wien. klin. Wschr. **1950**, 97. — KRAMER, I., J. M. SMALL, A. B. HEWLITT and T. DENESS: J. Neur. Neuro-Surg. etc. **9**, 158 (1946). — KREIBIG, W.: Klin. Mbl. Augenheilk. **104**, 64 (1940). — KUHN, L. R.: Proc. Soc. exper. Biol. a. Med. **41**, 573 (1939); **71**, 341 (1949). — KURUNG, M. J.: Amer. Rev. Tbc. **55**, 385 (1947).
LAAS, E., u. W. GEIGER: Dtsch. Zbl. Nervenheilk. **159**, 314 (1948). — LEVIN, E. A.: Arch. int. Med. **59**, 667 (1937). — LIPPELT, H.: Zbl. Bakter. I Orig. **140**, 116 (1937). — LODDER, J.: Mycopathologia **1**, 62 (1937). — LODDER, J., and A. DE MINJER: Ann. Cryptogam. a. Phytopath. **6**, 7 (1947). — LONGMIRE, W. P., and GOODWIN, T. C.: Bull. Hopkins Hosp. **64**, 22 (1939).
MAGAREY, F. R., and P. H. DENTON: Brit. med. J. **1948**, 28. — MAGRUDER, R. G.: J. Labor. a. clin. Med. **24**, 495 (1939). — MARSHALL, M., and R. W. TEED: J. Amer. med.

Assoc. **120**, 527 (1942). — MATRAS, A., u. S. TAPPEINER: Arch. f. Dermat. **181**, 444 (1940). — MCGEHEE, J. L., and I. D. MICHELSON: Surg. etc. **42**, 803 (1926). — MEZEY, C. M., and R. FOWLER: J. Amer. med. Assoc. **132**, 632 (1946). — MIDER, G. B., F. D. SMITH and W. E. BRAY: Arch. of Path. **43**, 102 (1947). — MINJER, A. DE: Onderzoenkingen over Torulosis en over de pathogeniteit van gist. Diss. Utrecht 1941. — MOLITOR, H.: Ann. N. Y. Acad. Sci. **48**, 101 (1946). — MOSBERG, H. W., and J. G. ARNOLD: Ann. int. Med. **32**, 1153 (1950). — MUMME, C.: Zbl. inn. Med. **60**, 362 (1939). — MUMME, C., u. H. LIPPELT: Zbl. klin. Med. **135**, 187 (1938). — MURRAY, R., and M. FINLAND: Amer. J. clin. Path. **18**, 247 (1948).

NEUBER, E.: Dtsch. med. Wschr. **67**, 873 (1941). — NEUHAUSER, E. B. T., and A. TUCKER: Amer. J. Rcentgenol. **59**, 805 (1948).

OWEN, M.: Texas J. Med. **35**, 767 (1940).

PAPPAPORT, Z., and B. KAPLAN: Arch. Path. a. Labor. Med. **1**, 720 (1903).

QUODBACH, K.: Zbl. Path. **69**, 227 (1938).

RAMEL, E.: Arch. f. Dermat. **148**, 218 (1925). — RATCLIFFE, H. E., and W. R. COOK: USA. Arm. Forces Med. J. **1**, 957 (1950). — RAWSON, A. J., L. H. COLLINS and J. L. GRANT: Amer. J. med. Sci. **215**, 363 (1948). — REDAELLI, P.: Riv. Biol. **13**, 3 (1931). — REEVES, D. L., E. M. BUTT and R. W. HAMMACK: Arch. int. Med. **68**, 57 (1941). — REICHEL, W. S.: Klin. Wschr. **1939**, 1468. — REILLY, E. B., and E. L. ARTMAN: Arch. int. Med. **81**, 1 (1948). — RIEBELING: Allg. Z. Psychiatr. **102**, 163 (1934). — ROBERTSON, W. E., H. G. ROBERTSON, H. RIGGS and L. SCHWARTZ: J. Amer. med. Assoc. **113**, 482 (1939). — ROCHA-LIMA, H. DA: Zit. nach H. BEITZKE. — ROGERS, L. A.: Science (Lancaster, Pa.) **17**, 370 (1903).

SANFELICE, F.: Zbl. Bakter. **17**, 113; **18**, 521 (1895). — SCHMIDT, S., u. B. STAMPL: Dtsch. med. Wschr. **1950**, 1433. — SCHOENMAKERS, J.: Klin. Wschr. **1951**, 794. — SEGRÉTAIN, G., et E. DROUHET: C. r. Soc. Biol. Paris **142**, 319 (1948). — Ann. Inst. Pasteur **73**, 1161 (1947). — SEILER, S.: Zbl. Bakter. Orig. **126**, 404 (1933). — SHAPIRO, L. L., and J. B. NEAL: Arch. of Neur. **13**, 174 (1925). — SHEPPE, W. M.: Amer. J. med. Sci. **167**, 91 (1924). — SMITH, D. T.: J. Amer. med. Assoc. **141**, 1223 (1949). — SMITH, F. B., and J. S. CRAWFORD: J. of Path. **33**, 291 (1930). — SPRENG, A.: Schweiz. med. Wschr. **1934**, 879. — STAMPL, B.: Verh. dtsch. path. Ges. **1949**. — STENVERSON, L. D., F. ST. VOGEL and V. WILLIAMS: Arch. of Path. **49**, 32 (1950). — STOCHDORPH, O.: Z. klin. Med. **136**, 577 (1939). — STODDARD, I. L., and E. C. CUTLER: Stud. Rockefeller Inst. Med. Res. **25**, 1 (1916).

TIMMERMANN, H. J.: Amer. J. Obstetr. **31**, 686 (1936). — TÜRK, W.: Dtsch. Arch. klin. Med. **90**, 335 (1907).

URBACH, E., u. F. ZACK: Arch. f. Dermat. **162**, 401 (1930).

VERSÉ, M.: Verh. dtsch. path. Ges. **17**, 275 (1914). — VOYLES, G. Q., and E. M. BECK: Arch. int. Med. **77**, 504 (1946). — VUILLEMIN, P.: Rev. gén. Sci. **12**, 732 (1901).

WARWI, W. M., and R. W. RAWSON: Arch. int. Med. **69**, 90 (1942). — WATTS, J. W.: Amer. J. Path. **8**, 2 (1932). — WEBER: Zbl. inn. Med. **24**, 96 (1903). — WEIDMAN, F. D., and W. FREEMAN: J. Amer. med. Assoc. **84**, 1163 (1924). — WEIDMAN, F. D., and H. E. RATCLIFFE: Arch. of Path. **18**, 362 (1934).

ZENKER: Jber. Ges. Natur- u. Heilk. Dresden **62**, 51 (1861).

Aspergillose.

BRUMPT, E.: Précis Parasitologie, Bd. II. Paris: Masson & Co. 1949.

CAWLEY, E. P.: Arch. int. Med. **80**, 423 (1947).

GREKIN, R. H., E. P. CAWLEY and B. THEUTIN: Arch. of Path. **49**, 387 (1950).

HAMIL, B.: Amer. J. Dis. Childr. **79**, 233 (1950). — HOFFMEISTER, W.: Im Druck.

MONASTYRSKAJA, B. J.: Arch. Pat. (russ.) **12**, 55 (1950).

NICAUD, P.: Presse méd. **34**, 1521 (1926).

Ross, C. F.: J. of Path. **63**, 409 (1951).

ZIMMERMANN, LORENZ, E.: Medical Corps, United States Army. Arch. of Path. **50**, 591 (1950).

Toxomykose der Lunge.

KÖZEPEZY, L.: Arch. Mal. prof. méd. Travail **10**, 130 (1949). — KOVATS, F. DE: VII. Congr. internat. des accidents et des maladies du travail 1936, S. 396.

NICAUD, P.: Presse méd. **34**, 1521 (1926).

Sporotrichose.

BAKER, R. D.: Amer. J. trop. Med. **27**, 749 (1947). — BEURMANN, DE, et GOUGEROT: Ann. Dermat. **7**, 837 (1906). — BEURMANN, DE, et RAMOND: Ann. Dermat. **1903**. — BONNER, G.: Zbl. Hautkrkh. **3**, 64 (1947). — BÜRGEL, E., u. H. MEESSEN: Röntgenprax. **71**, 832 (1949).

Cawley, E. P.: Ann. int. Med. 30, 1287 (1949).
Dangerfield, L. F., and James Gear: S. afr. med. J. 15, 128 (1941).
González Ochoa, A., y E. Soto Figueiroa: Rev. Inst. Salub. y Enf. Trop. 8, 143 (1947).
Mackinnon, J. F.: Mycopathologia 4, 367 (1949).
Nicaud, P.: Presse méd. 34, 1521 (1926).
Ruge, Mühlens u. zur Verth: Krankheiten und Hygiene der warmen Länder. Stuttgart: Georg Thieme 1943. — Russo, E., e R. P. Gomes: Hosp. Rio de Janeiro 33, 215 (1948).
Sanchez Marroquin, A., y M. de los Angeles Gonzalez: An. Esc. Nac. Ciencias Biol. 4, 19 (1945). — Sprecher, M. H., and J. R. Copeland: J. Amer. med. Assoc. 134, 1014 (1947). — Stitt-Strong: Diagnosis, Prevention and Treatment of Tropical Diseases. 6. Aufl. Philadelphia: Blakiston Company 1934.
Voss, J. A.: Norsk Mag. Laegevidensk. 96, 14 (1935).

Moniliasis.

Brumpt, E.: Précis de Parasitologie. Paris: Masson & Co. 1949.
Fischl, R.: Erg. inn. Med. 16, 107 (1918).
Hamil, B.: Amer. J. Dis. Childr. 79, 233 (1950). — Hegler, C.: Soor. In Infektionskrankheiten. Berlin: Springer 1924. — Hoffmeister, W.: Z. klin. Med. 147, 493 (1951).
Keiper, F. W.: J. Labor. a. clin. Med. 23, 343 (1938). — Kessel, J. F., A. Yeaman and F. Holtzwart: N. Zeald med. J. 48, 346 (1949).
Miale, J. B.: Arch. of Path. 35, 427 (1943). — Morris, A. A., G. G. Kalz and E. S. Lotspeich: Arch. of Neur. 54, 361 (1945).
Richter, R.: Persönliche Mitteilung. — Ärztl. Forschg 3, 557 (1949). — Riley, K.: Arch. of Dermat. 59, 589 (1949).
Smith, L. W., and M. E. Sano: J. inf. Dis. 53, 427 (1943).
Thjötta, Th., and R. Amlie: Acta path. scand. (Københ.) 24, 161 (1947).
Zimmermann, S. L., L. Frutchey and J. H. Gibbes: J. Amer. med. Assoc. 135, 145 (1947).

Histoplasmose.

Absher, W. K., and F. Cline: Amer. Rev. Tbc. 59, 643 (1949). — Agress, H., and S. H. Gray: Amer. J. Dis. Childr. 57, 573 (1939). — Allen, R. M.: Amer. J. trop. Med. 28, 857 (1948). — Amolsch, A. L., and J. H. Wax: Amer. J. Path. 15, 477 (1939).
Balina, P. L., J. A. Herrera, P. Bosquo y P. Negroni: Rev. argent. Dermat.sifilol. 27, 453 (1943). — Bamatter, F., u. L. Babaiantz: Radiol. clin. 18, 273 (1949). — Birkhäuser, H.: Schweiz. Z. Tbk. 7, 313 (1950). — Böe, J., V. Lindén u. J. Treit: Acta med. scand. (Stockh.) 139, 196 (1951). — Bras, G., L. Rijkebüsch, G. F. Lotter et D. L. Ham: Doc. neerl. et indones. morb. trop. 1, 151 (1949). — Med. Maandblad (Batavia) 2, 146 (1949). — Broders, A. C., G. R. Dochat, W. E. Herrell and L. D. Vaughn: J. Amer. med. Assoc. 122, 489 (1943). — Buonocore, P.: Pediatria 58, 1 (1950).
Cacela Freijo, J.: Hoja Tisiológica 7, 207 (1947). — Campbell, C. C., and S. Saslaw: J. Labor. a. clin. Med. 33, 1207 (1948). — Publ. Health Rep. 64, 551 (1949). — Catanei, A., et P. Kervran: Arch. Inst. Pasteur Algérie 23, 169 (1945). — Ciferri, R., and P. Redaelli: J. trop. Med. 37, 278 (1934). — Clemens, H. H., and M. L. Barnes: South. med. J. 33, 11 (1940). — Conant, N. F.: J. Bacter. 41, 563 (1941). — Cross, F. W.: Publ. Health Rep. 63, 739 (1948). — Cross, F. W., and A. Howell: Publ. Health Rep. 63, 179 (1948). — Crumrine, R. M., and J. F. Kessel: Amer. J. trop. Med. 11, 435 (1931). — Curtis, A. C., and J. N. Grekin: Amer. J. med. Assoc. 134, 1217 (1947).
Daelen, M.: Tbk.arzt 3, 521 (1949). — Med. Welt 20, 51 (1951). — Darling, S. T.: J. Amer. med. Assoc. 46, 1283 (1906). — Maryland med. J. 1, 125 (1907). — Arch. int. Med. 2, 107 (1908). — J. of exper. Med. 11, 515 (1909). — Davis, H. V., and F. C. Neff: Amer. J. Dis. Childr. 71, 171 (1946). — Derry, D. C. L., W. Card and R. Wilson: Lancet 1942 I, 224. — Dodd, K., and E. H. Tompkins: Amer. J. trop. Med. 14, 127 (1934). — Dowding, E. S.: Canad. J. Res., Sect. E. Med. Sci. 26, 265 (1948). — Dublin, W. B., C. G. Culbertson and H. P. Friedman: Amer. Rev. Tbc. 58, 562 (1948).
Emmons, C. W.: Publ. Health Rep. 64, 892 (1949). — Amer. J. publ. Health 40, 436 (1950). — Emmons, C. W., J. A. Bell and B. J. Olson: Publ. Health Rep. 62, 1642 (1947). — Emmons, C. W., H. B. Morlan and E. L. Hill: Publ. Health Rep. 64, 1423 (1949).
Ferebee, S. H., and M. L. Furcolow: Publ. Health Rep. 62, 834 (1947). — Forry, F., C. H. Culbertson, W. P. Martin, B. Silber u. Currie: Zit. nach Meleney. — Friess et Delvoye: Cahiers Méd. Union franç. 2, 419 (1947). — Furcolow, M. L., J. L. Bunell and D. J. Tennenberg: Publ. Health Rep. 63, 169 (1948). — Furcolow, M. L., H. L.

Mantz and J. Lewis: Publ. Health Rep. **62**, 1711 (1947). — Furcolow, M. L., and J. S. Ruhe: Amer. J. publ. Health **39**, 719 (1949).
Gast Galvis, A.: An. Soc. Biol. Bogotá **2**, 203 (1947). — Gunter, W. A., and C. Lafferty: J. med. Assoc. Ala. **9**, 337 (1940). — Guy, R., M. Panisset and A. Frappier: Canad. publ. Health J. **40**, 306 (1949).
Hansmann, G. H., and J. R. Schenken: Amer. J. Path. **9**, 925 (1933). — Hausman, R., u. Hiemstra: Med. Maandblad (Batavia) **2**, 369 (1949). — Henderson, R. G., H. Pinkerton and L. T. Moore: Amer. J. med. Assoc. **118**, 885 (1942). — Hoekenga, M. T., and H. A. Tucker: Bol. Ofic. Sanit. Panamericana **29**, 1135 (1950). — Hoffmeister, W.: Persönliche Mitteilung. — Howell, A.: Publ. Health Rep. **63**, 173, 595, 602 (1948). — Howell, A., G. F. Kipkie and N. C. Durham: J. Labor. clin. Med. **36**, 547 (1950). — Humphrey, A. A.: Arch. int. Med. **65**, 902 (1940).
Jellife, D. B.: J. trop. Med. **52**, 177 (1949). — Johnson, D. W., and E. H. Derrick: Med. J. Austral. **2**, 518 (1948).
Kelly, R. G., and C. E. Woodruff: Amer. Rev. Tbc. **61**, 269 (1950). — Kervran, P., et R. Aretas: Bull. Méd. de l'Afrique Occid. Franc. **3**, 127 (1946). — Bull. Soc. Path. exot. Paris **40**, 270 (1947). — Key, J. A., and A. M. Large: J. Bone Surg. **24**, 281 (1942). — Kirsch, E.: Z. Tropenmed. u. Parasitol. **1**, 287 (1949). — Kunstadter, R. H., F. C Whitcomb and A. Milzer: J. Labor. clin. Med. **34**, 1290 (1949). — Kuzma, J. F.: Dis. Chest **13**, 338 (1947).
Lane, F. K., and S. Price: Hawaii med. J. **6**, 313 (1947). — Levy, B. M.: Amer. J. trop. Med. **25**, 241 (1945). — Lima, A. O., e N. Guimaraes: Hosp. Rio de Janeiro **36**, 939 (1949). — Lurie, H. I.: South afric. med. J. **23**, 180 (1949).
Marsiaj, N., N. Guimaraes, J. P. Cunha e A. O. Lima: Hosp. Rio de Janeiro **36**, 273 (1949). — Meleney, H. E.: Amer. J. trop. Med. **20**, 603 (1940). — Mendoza, J. T.: Monthly Büll. Bur. Health **23**, 22 (1947). — Mider, G. B., G. D. Smith and W. E. Bray: Arch. of Path. **43**, 102 (1947). — Miller, H. E., F. M. Keddie, H. G. Johnstone and W. L. Bostik: Arch. of Dermat. **56**, 715 (1947). Monbreun, W. A. de: Amer. J. trop. Med. **14**, 93 (1934); **19**, 565 (1939). — Moore, M.: Ann. Missouri Bot. Gard. **21**, 347 (1934). — Müller, H.: Geneesk. Tijdschr. Nederl.-Indië **72**, 889 (1932).
Negroni, P.: Rev. Inst. bacter. B. Air. **9**, 232 (1940). — Norden, A.: Proc. Soc. exper. Biol. a. Med. **70**, 218 (1949).
Olson, B. J., J. A. Bell and C. W. Emmons: Amer. J. publ. Health **37**, 441 (1947).
Pará, M.: Amer. J. trop. Med. **75**, 1 (1945). — Parsons, R. S., and C. S. D. Zarafonetis: Arch. int. Med. **75**, 1 (1945). — Pernis, P. A. v., M. E. Benson and P. H. Holinger: J. Amer. med. Assoc. **117**, 436 (1941). — Perrín, T. G., y M. M. Báez: Rev. Inst. Salub. y Enf. Trop. **4**, 79 (1943). — Phelps, B. M., and F. B. Mallory: Annual Rep. Med. Dept. Unit. Fruit Comp. **15**, 115 (1926). — Pietro, A. di, F. L. Niño y L. P. Costa: Rev. Assoc. méd. argent. **63**, 229 (1949). — Prior, J. A., C. R. Cole and V. Torbert: Publ. Health Rep. **64**, 1562 (1949). — Pryor, H. B.: J. Paediatr. **34**, 12 (1949).
Rawson, A. J., L. H. Collins jr. and J. L. Grant: Amer. J. med. Sci. **215**, 363 (1948). Redaelli, P.: Boll. Sez. ital. Soc. internaz. Microbiol. **7**, 312 (1935). — Redaelli, P., e R. Ciferri: Boll. Sez. ital. Soc. internaz. Microbiol. **6**, 193, 376 (1934); **7**, 245 (1935). — Riley, W. A., and C. J. Watson: Amer. J. trop. Med. **6**, 271 (1926). — Rocha-Lima, H.: Beih. Arch. Schiffs- u. Tropenhyg. **16**, 79 (1912). — Zbl. Bakter. I Orig. **67**, 233 (1913). — Handbuch der Haut- und Geschlechtskrankheiten, Bd. 12, Teil 1. Berlin: Springer 1932.
Saglan, T.: Schweiz. med. Wschr. **1946**, 1153. — Salvin, S. B.: Proc. Soc. exper. Biol. a. Med. **66**, 342 (1947). — Salvin, S. B., and G. A. Hottle: J. of Immun. **60**, 57 (1948). — J. Bacter. **56**, 541 (1948). — Saslaw, S., and C. C. Campbell: J. Labor. a. clin. Med. **33**, 811 (1948). — Publ. Health Rep. **64**, 290, 424 (1949). — Schlumberger, H. G., and A. C. Service: Amer. J. med. Sci. **207**, 230 (1944). — Schultz, A.: Verh. dtsch. path. Ges. (30. Tagg) **1937**. — Seabury, J. H.: Ann. int. Med. **31**, 520 (1949). — Sexton, R. L., J. R. Ewan and R. C. Payne: J. Allergy **20**, 133 (1949). — Shaffer, F. J., J. F. Shaul and R. H. Mitchell: J. Amer. med. Assoc. **113**, 484 (1939). — Simson, F. W., and J. Barnetson: J. of Path. **54**, 299 (1942). — Steward, C. B.: Canad. publ. Health J. **40**, 178 (1949). — Strong, R. P.: Philippine J. Sci. **1**, 91 (1906).
Tennenberg, D. J., and A. Howell: Publ. Health Rep. **63**, 163 (1948).
Villela, E., e Pará, M.: Rev. brasil. Biol. **1**, 449 (1941).
Wade, H. W.: Rep. Culion Med. Soc. **1926**. Zit. nach Meleney. — Watson, C. J.: Fol. haemat. (Lpz.) **37**, 70 (1928). — Weed, L. A., and E. M. Parkhill: Amer. J. clin. Path. **18**,

130 (1948). — WHEELER, W. E., V. FRIEDMANN and S. SASLAW: Amer. J. Dis. Childr. **79**, 806 (1950). — WILLIAMS, R. H., and W. J. CROMARTIE: Ann. int. Med. **13**, 2166 (1940).
ZAHN, D. W.: Amer. Rev. Tbc. **59**, 636 (1949).

Geotrichose.

BRUMPT, E.: Précis de Parasitologie. Paris: Masson & Co. 1949.
CASTELLANI, A.: Zit. nach BRUMPT.
FONTOYNONT u. BUSCHEE: Zit. nach BRUMPT.
KUNSTADTER, R. H., A. MILZER and F. WHITCOMB: Amer. J. Dis. Childr. **79**, 82 (1950). — KUNSTADTER, R. H., R. C. PENDERGRASS and J. H. SCHUBERT: Amer. J. med. Sci. **211**, 583 (1946).
SMITH, D.: J. thorac. Surg. **3**, 241 (1934). — SMITH, D. T.: Fungus diseases of the lungs. American lectures in chest diseases LIII. Charl. C. Thomas Publisher 1947. — SUNDGAARD, A. G., TH. THJÖTTA u. K. URDAL: Nord. med. **43**, 434 (1950).
THJÖTTA, TH., u. K. URDAL: Acta path. scand. (Københ.) **26**, 673 (1949).

Aktinomykose.

Zusammenfassende Darstellungen.

BRUHNS, C., u. A. ALEXANDER: Grundriß der mykologischen Diagnostik. Berlin: Springer 1932. — BRUMPT, E.: Précis de Parasitologie. Paris: Masson & Co. 1949.
HEGLER, C.: Lehrbuch der Infektionskrankheiten. Berlin: Springer 1924.
LENTZE, F. A.: Die Aktinomykose und die Fadenpilzinfektionen. In GUNDEL, Die Infektionskrankheiten. Stuttgart: Georg Thieme 1950. — LOMMEL, F.: Die Aktinomykose. In Handbuch der inneren Medizin von MOHR-STAEHELIN. Berlin: Springer 1934.

Einzeldarstellungen.

ADAMSON, C. A., u. G. HAGERMAN: Acta med. scand. (Stockh.) **131**, 23 (1948). — ARNDT, H. J.: Klin. Wschr. **1931 II**, 2111. — ARNIM, H. H. v.: Beitr. Klin. Tbk. **101**, 595 (1949). — ARNOLD, H., and E. AUSTIN: J. Amer. med. Assoc. **138**, 955 (1948). — ARNOTT, A. J., and C. H. RITCHIE: Oral Surg. med. Path. **2**, 252 (1949). — AXHAUSEN: Arch. klin. Chir. **183**, 21 (1935).
BALDACCI, E., and V. MANCA PASTORINO: Mycopathologia **1**, 271 (1939). — BAUMGARTNER, W.: Dtsch. med. Wschr. **1938**, 1840. — BINFORD, C. H., and J. D. LANE: Amer. J. clin. Path. **15**, 17 (1945). — BISGARD, J. D.: J. thorac. Surg. **8**, 570 (1939). — BLÜMEL: Fol. therapeut. **1944**, 128. — BÖTTNER, H., u. H. DIDION: Mischinfektion der Lunge mit Tuberkulose und Aktinomykose. Monographien der „Medizinischen Klinik", H. 2, 1948. — BORGEN, L. O., u. V. GAUSTAD: Acta med. scand. (Stockh.) **1948**, 189. — BREU, W., u. H. SEYFRIED: Wien. klin. Wschr. **1939**, 142. — BURKI, J.: Schweiz. Arch. Tierheilk. **85**, 307 (1943). — BUSO CASSASGIULLO, R.: Bol. Asoc. méd. Puerto Rico **30**, 452 (1938).
CAMPBELL, D. A., and B. BRADFORD jr.: Arch. Surg. **57**, 202 (1948). — CAMPBELL, H. E., and A. V. GREARES: China med. J. **55**, 180 (1939). — CHINN, B. D.: Food Res. **4**, 239 (1939). — CLAIRMONT: Wien. klin. Wschr. **1937**, 822. — COGNIAUX, P.: J. Chir. et Ann. Soc. belge Chir. **36/38**, 146 (1939). — COLLIN, V. P.: Amer. J. Roentgenol. **63**, 102 (1950). — COPE, V. Z.: Practitioner **142**, 319 (1939). — Brit. med. J. **1949 II**, 1311. — CORDUA, R.: Zbl. Gynäk. **62**, 2530 (1938).
DACK, G. M., J. B. SCIRSNER, L. R. DRAGSTEDT and R. JOHNSON: Amer. J. digest. Dis. a. Nutrit. **6**, 305 (1939). — DELARUE, J., et P. HOUDARD: J. franç. Méd. et Chir. thorac. **3**, 211 (1949). — DERRA, E.: Chirurg **10**, 798 (1938).
ELSAESSER, K. H.: Dtsch. Z. Nervenheilk. **164**, 123 (1950). — ENSING, H.: Nederl. Tijdschr. Geneeskd. **82**, 5381 (1938). — ERIKSON, D.: Annual Rev. Microbiol. **3**, 23 (1949). — ETTER, L. E., and F. L. SCHUMACHER: J. Amer. med. Assoc. **113**, 1023 (1939).
FANG, H. C.: China med. J. **54**, 448 (1938). — FARRIS, E. M., and R. V. DOUGLAS: Arch. Surg. **54**, 434 (1947). — FLOYD, T. M., and G. M. DACK: J. inf. Dis. **64**, 269 (1939). — FÖLDVARI, F.: Orv. Hetil (ung.) **91**, 929 (1950). Ref. Kongreßzbl. inn. Med. **130**, 312 (1951).
GAILLARD, R., et FOURRAT-BESSON: Lyon méd. **162**, 666 (1938). — GARSON, R.: Hosp. Rio de Janeiro **15**, 1071 (1939). — GERMANOVSKIY, J. J., u. S. J. LIBERMANN: Probl. Tbk. **1938**, Nr 2, 106. — GINS: Zbl. Bakter. I Orig. **132**, 129 (1934). — GINS u. PAASCH: Zbl. Bakter. I Orig. **145**, 402 (1940). — GÖTZE, R.: Dtsch. tierärztl. Wschr. u. Tierärztl. Rdsch. **49/51**, 340 (1943). — GOTTLIEB, O.: Nord. med. **42**, 1807 (1949). — GUILHORN, J.: Rec. Méd. vét. **122**, 529 (1947).
HABIBI, A.: Arch. Inst. Pasteur Algérie **25**, 17 (1947). — HAIMANN, J. A., and H. M. ADELMANN: Ann. of Otol. **48**, 195 (1939). — HAMILTON, A. J. C., and H. J. R. KIRKPATRICK:

Brit. med. J. **1945**, 728. — HANNS, A., et P. OUDET: Strasbourg méd. **99**, 107 (1938). — HASSEGAWA, S., and M. KOCHI: Jap. J. of exper. Med. **17**, 185, 197 (1939). — HASSEGAWA, S. u. Mitarb.: Jap. J. med. Sci., Trans. Path. **3**, 27 (1938). — HAUSMAN, R.: Geneesk. Tijdschr. Nederl.-Indië **82**, 307 (1942). — HECKER, A.: Tuberkulose **1935**, Nr 1. — HEINRICH, K.: Dtsch. med. Wschr. **1950**, Nr 23, 813. — HEPBURN, R. H.: J. of Urol. **63**, 183 (1950). — HOEDEN, VAN DER: De Zoönosen. Leiden: Stenfert Kroese 1946. — HOFFMANN-AXTHELM, W.: Z. ärztl. Fortbildg **114**, 307 (1950). — HOLM, P.: Acta path. scand. (København.) **25**, 376 (1948). — JACOBSOHN, F.: Proc. roy. Soc. Med. **32**, 727 (1939). — JACOBSON, J. R., and R. CLOWARD: J. Amer. med. Assoc. **137**, 769 (1948). — JANNARONE, G.: Giorn. ital. Dermat. **80**, 535 (1939). — JENTSCH, M.: Berl. Ther. Gegenw. **4**, 114 (1949). — JONG JAC u. ZELDENDURST: Nederl. Tijdschr. Geneesk. **1941**, 4461. — JOOST, C. R. N. F. VAN: Geneesk. Tijdschr. Nederl.-Indië **79**, 1123 (1939). — JORGE, J. M., A. M. BROWNE y E. MEALLA: Bol. Soc. Cir. B. Air. **22**, 1002 (1938).

KÄMPE, A.: Skand. vet. Tidskr. **34**, 65 (1944). — KALT, E.: Bull. Soc. Ophthalm. Paris **51**, 167 (1939). — KESSEL, J. F., and E. B. GOOLDEN: Amer. J. trop. Med. **18**, 689 (1938). — KIRKPATRICK, H. L.: J. Kansas med. Soc. **40**, 23 (1939). — KOCH, W.: Z. exper. Med. **61**, 335 (1928). — KÖHLER, B.: Nord. med. **42**, 1603 (1949).

LAMB, J. H., E. S. LAIN and P. E. JONES: J. Amer. med. Assoc. **135**, 351 (1947). — LENTZE, F.: Dtsch. zahnärztl. Z. **22**, 913 (1948). — LENTZE, F. A.: Münch. med. Wschr. **1938**, 1826. — Zbl. Bakter. I Orig. **141**, 21 (1938). — Arch. klin. Chir. **196**, 663 (1939). — Dtsch. med. Wschr. **1950**, 992. — Med. Klin. **1950**, 992. — LEWINSKA, H.: Bull. Soc. franç. Dermat. **46**, 519 (1939). — LIESKE: Morphologie und Biologie der Strahlenpilze. Leipzig: Gebrüder Borntränger 1921. — LIESKE, R.: Handbuch der Pflanzenanatomie, II. Abt. 1. Teil: Thallophyten. Bd. VI: Bakterien und Strahlenpilze. Berlin: Gebrüder Borntränger 1922. — Handbuch der pathogenen Mikroorganismen von KOLLE-KRAUS-UHLENHUTH, 3. Aufl., Bd. 5. Jena: Gustav Fischer 1928. — Dtsch. med. Wschr. **1949**, Nr 18, 585. — LINDEMANN, B.: Fortschr. Röntgenstr. **71**, 727 (1949). — LINKE, A. u. K. MECHELKE: Ärztl. Wschr. **1948**, 299. — LINKE, A., u. K. MECHELKE: Dtsch. med. Wschr. **1949**, 312. — LOPEZ, A. A.: Occupat. Med. **4**, 98 (1947). — LORENZ, O.: Med. Klin. **1950**, 996. — Zahnärztl. Welt **4**, 179 (1949). — LUCAS, A. F., and N. Y. HORNELL: J. Amer. med. Assoc. **135**, 1041 (1947). — LÜDIN, M.: Strahlenther. **42**, 466 (1931). — LÜDIN, M., u. A. WERTHEMANN: Strahlenther. **38**, 684 (1930). — LYNCH, J. P., and R. A. HOLT: Ann. int. Med. **23**, 1 (1945).

McVAY, L. V., D. DUNAVANT, FR. GUTHRIE and D. H. SPRUNT: J. Amer. med. Assoc. **143**, 1067 (1950). — MALEVIC, E. S.: Stomatologie **1948**, H. 2, 36. — MANCA PASTORINO, V.: Giorn. ital. Dermat. **79**, 967 (1938). — MÁTYÁS, M.: Arch. klin. Chir. **195**, 687 (1939). — MERCKLE, CH.: Schweiz. med. Wschr. **1943**, 1230. — MILLER, E. M., and E. H. FELL: J. Amer. med. Assoc. **112**, 731 (1939). — MOHR, W.: Kongr.ber. der 21. Tagg Nordwestdtsch. Ges. für inn. Med., Zbl. inn. Med. **1935**, Nr 36, 45. — MONCORPS, C.: Med. Klin. **1948**, Nr 4, 130. — MORELLI, J. B., et J. E. MACKINNON: Arch. méd.-chir. Appar. respirat. **13**, 249 (1938). — MOULONGUET, P.: Mém. Acad. Chir. **64**, 1136 (1938). — MOUNSEY, J. P. D.: Thorax (Lond.) **2**, 203 (1947). — MÜLLER, G.: Med. Klin. **1939**, 426. — MURIC, MILOVS: Srpski Arh. Lekarst. **48**, 339 (1950).

NAESLUND: Acta path. scand. (København.) Suppl. **6** (1931). — NATHAN: Klin. Wschr. **1930 II**, 1543. — NEUBER, E.: Dtsch. Z. Chir. **244**, 122 (1935). — Wien. klin. Wschr. **1938**, 12. — NOWACK, A.: Z. Hals- Nasen- u. Ohrenheilk. **43**, 416 (1938). — NUÑEZ, R. A.: Medicina (Mex.) **19**, 253 (1939).

PAALMAN, J., M. B. DOCKERTY and R. D. MUSSEY: Amer. J. Obstetr. **58**, 419 (1949). — PARINI, A.: Arch. ital. Chir. **49**, 277 (1938). — PAVLOVA, B. I.: Venerol. u. Dermat. **1948**, H. 6, 52. — PAYR: Münch. med. Wschr. **1933**, 1601. — PEMBERTON, H. S., and W. R. HUNTER: Lancet **1949 I**, No 6565, 1094. — PESQUEIRA, M., and R. L. ENGELKING: J. of Urol. **69**, 163 (1949). — PLIENINGER, TH.: Z. Tbk. **59**, 152 (1930). — POPPE, J. K.: J. thorac. Surg. **1**, 118 (1946). — PORTA, G.: Ateneo parm. **10**, 427 (1938). — POSA, A.: Dermatologica **79**, 281 (1939). — PRÉVOT, A. R., et R. KIRCHHEIMER: C. r. Acad. Sci. Paris **209**, 182 (1939). — PUJADAZ DIAZ, M.: Bol. Asoc. méd. Puerto Rico **31**, 199 (1939)

RANDALL, O. S.: Lancet **1939 I**, 64. — RAVELLI, A.: Z. Tbk. **92**, 174 (1949). — RENANDER, A.: Acta radiol. Suppl. **35** (1937). — RISCH, O. C.: Arch. of Otolaryng. **29**, 235 (1939). — ROSIVAL, S.: Wien. klin. Wschr. **1950**, 699. — ROSSOW, G.: Zbl. Gynäk. **63**, 757 (1939). — RYBAKOV, A. I.: Chirurg **11**, 44 (1948).

Sammelreferat: Neue med. Welt **1950**, Nr 9, 329. — SANFORD, G. E., and R. O. BARNES: Surgery **25**, 711 (1949). — SARTORY, A., J. BAREIS et T. MEYER: Bull. Acad. Méd. Paris **120**, 765 (1938). — SATTLER: Wien. med. Wschr. **1935**, 1310, 1359. — SCHAIN, PH., A. STEFANO and J. P. KAZLOWSKI: J. Labor. a. clin. Med. **34**, 677 (1949). — SCHALTENBRAND, G.: Die Nervenkrankheiten. Stuttgart: Georg Thieme 1951. — SCHEFFLER, K.: Arch. Ohr- usw. Heilk. u. Z. Hals- usw. Heilk. **155**, 639 (1949). — SCHINZ u. BLANGEY: Röntgenprax. **1934**, 169. — SCHLAGENHAUFER: Virchows Arch. **184**, 491 (1906). — SCHMIDT, W. E.: Ther. Gegenw.

1949, 41. — SCHUCHARDT: Arch. klin. Chir. **196**, 656 (1939). — SCHÜRMANN: Dtsch. med. Wschr. **1938**, 1477. — SCHUERMANN, H.: Arch. f. Dermat. **178**, 757 (1939). — SCHUMANN, H. D.: Chirurg **21**, 50 (1950). — SELMAN, A., et WAKSMAN: Ann. Cryptogamici et Phytopath. **9**, 230 (1950). Ref. Kongreßzbl. inn. Med. **127**, 300 (1951). — SHORVON, L. M.: Lancet **1948 I**, No 6499, 439. — SIELAFF, H. J.: Ärztl. Wschr. **1948**, 339. — SIELAFF, H., u. S. HEINRICH: Dtsch. med. Wschr. **31**, 977 (1951). — SIGALOS, P.: Dtsch. Z. Chir. **257**, 303 (1943). — SKWORZOFF, M. A.: Virchows Arch. **261**, 503 (1926). — STANGE, H.-H.: Zbl. Gynäk. **73**, 1689 (1951). — STÖGER, H.: Wien. klin. Wschr. **1946**, 36, 573, 610. — STRADE, R.: Minerva med. **1950**, Nr 12, 103. — SUAREZ, A. M.: Med. Bull. Veterans' Admin. **15**, 302 (1939). — SUDLER, M. T., and C. B. JOHNSON: J. Kansas med. Soc. **40**, 330 (1939). — SULLIVAN, R. C., N. T. FRANCONE and A. B. RAGINS: J. Amer. med. Assoc. **113**, 408 (1939). — SZENDE, B.: Mschr. Ohrenheilk. **72**, 1084 (1938).

TELLO, E. E., and C. CANCIO: Prensa méd. argent. **37**, 821 (1950). — THÉVENOT: Arch. gén. Méd. **1903**. — TOBIAS, J. W., R. J. LATIENDA y N. C. JEANMAIRE: Rev. Med. Cien. afines **1**, 32 (1939). — TORRENS, J. A., and M. W. W. WOOD: Lancet **1949 I**, No 6565, 1091.

UHR, N.: Arch. int. Med. **64**, 84 (1939). — UMBREIT, W. W.: J. Bacter. **38**, 73 (1939).

VÉRAN, P., et A. DELANNEY: Gaz. Hôp. 111, 1449 (1938). — VONESSEN, A.: Zbl. Gynäk. **63**, 754 (1939). — Voss, H. G. W.: J. Amer. dent. Assoc. **26**, 260 (1939).

WANTERS, M., et R. DELCOURT: Bull. Soc. belge Ophthalm. **1938**, Nr 77, 165. — WASSMUND: Zbl. Chir. **62**, 2719 (1935). — Dtsch. med. Wschr. **1938**, 1316. — Z. ärztl. Fortbildg **1942**, 197. — WEED, L. A., and A. H. BAGGENSTOSS: Amer. J. clin. Path. **19**, 201 (1949). — WIEDERKEHR, W.: Schweiz. Z. Path. u. Bakter. **2**, 145 (1939). — WOYERS, H.: Arch. Kinderheilk. **139**, 161 (1950).

ZINNER, H.: Österr. Z. Stomat. **47**, 241 (1950). — ZSAJNA, M.: Polska Gaz. lek. **17**, 984 (1938).

Leptotrichose.

GINS: Bakteriologie für Zahnärzte. München 1933. — Zbl. Bakt. I Orig. **141**, 21 (1938).

LENTZE, F. A.: Leptotrichose in GUNDEL, Die ansteckenden Krankheiten. Stuttgart: Georg Thieme 1950.

Nocardiose.

CUTTINO, JOHN T., and ANNE M. MCCABE: Amer. J. Path. **25**, 1 (1949).

Die septischen Erkrankungen.

Von

K. Bingold.

Mit 54 Abbildungen.

Einleitung. Die innere Medizin hat zum Problem der Sepsis erst verhältnismäßig spät Stellung genommen. Daß vor dem Internisten der Chirurg und der Geburtshelfer das Interesse an gewissen Krankheitserscheinungen haben mußte, bei denen die Eintrittspforte einer Infektion unverkennbar war, ist erklärlich.

Nun sollte man denken, daß eine Zusammenarbeit der verschiedenen Disziplinen der Medizin einen einheitlichen Standpunkt bei der „Sepsis" schon längst erbracht haben müßte; aber selbst der Fortschritt in der Bakteriologie konnte manche ungesicherte, ungenügende, einseitige, oft geradezu unbegreifliche Begriffsbestimmung der „Sepsis" nicht ausschalten. Unsere Therapie wurde dadurch sicherlich bis vor kurzem mehr gehemmt als gefördert. Es wird daher unsere Aufgabe sein, uns sachlich zuerst eingehender mit der Begriffsbestimmung der Sepsis auseinanderzusetzen.

Dies würde sich erübrigen, wenn wir Sepsis gleich Allgemeininfektion setzen könnten, in dem Sinne, daß eine irgendwo sich befindliche Infektion eben sich über den ganzen Körper ausbreite. In der Tat sehen wir etwas Ähnliches bei einer septischen Endokarditis mit Staphylokokken oder Streptokokken. Solche Krankheitserscheinungen, bei denen alle Organe beteiligt scheinen, mögen wohl mit ihrer besonders ernsten, meist sogar letalen Prognose, mit ihrem auffälligen, oft von Schüttelfrösten begleiteten Fieberbild, schon frühzeitig bekannt gewesen sein.

Beschreibungen konnte man bereits bei HIPPOKRATES, CELSUS, AVICENNA u. a. finden. Über AMBROISE PARÉ, BORCHART, HALLER, GASPARD, MAGENDIE, CUVELLIER, COHNHEIM, v. ROKITANSKI, um nur einige Namen zu nennen, führt der Forschungsweg zu SEMMELWEIS und schließlich — noch in der vorbakteriologischen Zeit — zu GUSSENBAUER, E. v. BERGMANN, SCHMIEDEBERG u. a.

BILLROTH und WEBER traten wohl zuerst für eine einheitliche Auffassung der „septischen Wundkrankheiten" ein. 1857 sind von WUNDERLICH Fälle beobachtet worden, bei denen es ohne ausreichenden äußeren Anlaß, also spontan, zu ganz ähnlichen Symptomen gekommen war, wie sie bei puerperalen oder Wundfiebern schon bekannt waren. Solche Beobachtungen waren auch wohl die Ursache, daß nun auch das Interesse der Internisten einsetzte. In den 80er Jahren sprach man damals schon mehr „schlechthin von septischen Erkrankungen" als von „Sepsis". 1881 trat LITTEN in der Zeitschrift für klinische Medizin, Bd. 2 mit einer großen Abhandlung über 35 septische Krankheitsbilder hervor und im gleichen Jahr WAGNER mit 19 Fällen, nachdem LEUBE 3 Jahre vorher seine Arbeit „Zur Diagnose der spontanen Septicopyämie" veröffentlicht hatte.

Gerade die LITTENschen Fälle zeugen nach ihrer Schilderung von einer erstaunlichen Kenntnis der klinischen Symptome und der anatomischen Veränderungen. Unbekannt war lediglich die Ätiologie, die seinerzeit noch mit für heutige Begriffe untragbaren Hypothesen belastet war. Es wird zwar schon von Bakterienembolien und bakteriitischen Einlagerungen gesprochen, von dem „Hinzukommen eines äußeren Faktors einer septischen Infektion", und mit

ORTH zusammen fand LITTEN schon im Zentrum mancher Hautmetastasen „mikroskopisch mit Mikrokokken gefüllte Gefäße". Züchtungsversuche wurden damals aber noch nicht vorgenommen.

Kurz darauf (1885) konnte v. LEYDEN aus einem Kniegelenkabsceß nach Pneumonie mikroskopisch und kulturell den Pneumococcus lanceolatus nachweisen. Seitdem häuften sich die Veröffentlichungen von bakteriologischen Befunden bei Fällen, die mit Eiterungen oder fieberhaften Zuständen in Verbindung gebracht werden mußten.

Als LENHARTZ dann gegen Ende des 19. Jahrhunderts seine große Monographie über die septischen Erkrankungen vorbereitete, war er bereits in der glücklichen Lage, sich die Ergebnisse der jungen bakteriologischen Wissenschaft in ausreichendem Maße zunutze machen zu können. Die Infektionskrankheiten wurden nunmehr von einem neuen Standpunkt aus bearbeitet; war es doch gerade das Ende des 19. Jahrhunderts, das immer wieder neue Erkenntnisse auf dem Gebiete der Bakteriologie brachte. Bakterien konnten jetzt leicht aus den Ausscheidungen der Patienten bzw. aus den Infektionsherden nachgewiesen werden; man hatte gelernt, Keime aus dem Blut zu züchten (SITTMANN) und indem man den Wegen nachging, die die Erreger nahmen, bekam man einen neuen Einblick in die Pathogenese.

Jetzt ließ sich die Übereinstimmung Sepsis = Allgemeininfektion nur mehr bedingt aufrecht halten. Die Möglichkeit einer allgemeinen Ausbreitung der Infektion war zwar gegeben durch den Transport von Keimen auf der Blutbahn, durch die Streuung kam es aber trotzdem nicht immer zur allgemeinen Infektionsausbreitung, meist waren es nur bestimmte Organe, in denen bevorzugt die Bakterien weiterkeimten. Es entwickelten sich somit oft solitäre Herde oder die abgelagerten Keime gingen überhaupt nicht an. Bald erkannte man, daß die Ausbreitung von Infektionen abhängig von bestimmten Bahnen war, auf denen die Bakterien abgeschwemmt wurden, aber auch von der Art der Bakterien, ihren Toxinen, ihrer Virulenz, ihrer Haftfähigkeit, ihren elektiven Eigenschaften usw.

Nach all dem konnte man den Begriff Sepsis, der ebenfalls, wie wir noch zu erörtern haben werden, schon lange nicht mehr stimmte, nicht mehr auf eine Allgemeininfektion beschränken, sondern mußte ihn erweitern.

Einen Umschwung bedeutete es in der Sepsisforschung vor allem, als SCHOTTMÜLLER 1895 mit Hilfe der von ihm eingeführten Blutagarplatten bestimmte Bakterienarten voneinander trennen konnte. Differenzierende Nährböden erlaubten später auch die Entwicklung der Anaerobierzüchtung auf eine höhere Stufe. Nun fand man, daß bei bestimmten Infektionen Bakterien im Blute viel häufiger kreisen, als man früher annehmen konnte. Diese mußten wohl Folge von streuenden Herden sein. Von einer bestimmten Stätte her mußten die Keime den Weg zum Blut gefunden haben. Im Gegensatz zu gewöhnlichen lokalen Infektionsherden, die ihre Bakterien sicher festhielten, vielleicht nur ihre Toxine abgaben, bei denen es also nicht zu nachweisbaren Bakteriämien kommt, mußten bei diesen Erkrankungen beträchtlichere Zuflußmöglichkeiten zum Blut bestehen.

Bakteriämien sind ebensowenig mit Allgemeininfektionen zu identifizieren wie mit septischen Infektionen an sich; aber eines ist sicher: daß die Bakterien innigst mit den Geweben in Berührung kommen, von Zellen erfaßt, von ihnen zum Untergang vorbereitet werden müssen. Eine Zeitlang kann sich ein solcher Kampf abspielen, anfangs zumeist sogar ohne merkbare Symptome für Patient und Untersucher. Lebend freilich werden nach Bakteriämien die Keime nicht gesetzmäßig ausgeschieden.

Den besten Einblick in die moderne Entwicklung der Sepsisforschung gewährt gerade die Monographie von LENHARTZ mit ihren ausgezeichneten, nach klinischen, bakteriologischen und seinerzeit schon hämatologischen Gesichtspunkten dargestellten Krankengeschichten. Das Studium dieser Fälle kann gar nicht genug empfohlen werden.

LENHARTZ' Interesse für die septischen Erkrankungen wurde zweifellos durch frühzeitige Anregungen seines Lehrers WAGNER geweckt, er ist dieser Vorliebe zeit seines Lebens treu geblieben und hat sie seinerzeit wiederum seinem bakteriologisch in außergewöhnlicher Weise durch LÖFFLER vorgebildeten Assistenten und späteren Nachfolger SCHOTTMÜLLER weitervererbt. Beide hatten in dem Pathologen EUGEN FRAENKEL, dem Schüler ROBERT KOCHS, einen getreuen Förderer ihrer Forschungsmethoden. E. FRAENKELS und LENHARTZ' Einfluß zeigte sich auch in der Monographie von JOCHMANN in der 1. Auflage dieses Handbuches und der von LESCHKE in der Speziellen Pathologie und Therapie innerer Erkrankungen (Urban & Schwarzenberg, 1919.)

Allgemeiner Teil.

Begriffsbestimmung.

Schon WAGNER postulierte 1884 bei unklaren Sepsisfällen die Suche nach dem „Primärherd". Diese Forderung nach einem Sepsisherd erhob noch nachdrücklicher SCHOTTMÜLLER. Er schuf damit eine Zielrichtung für seine Forschung, vor allem in klinischer und bakteriologischer Hinsicht.

Als SCHOTTMÜLLER 1914 zu einem Referat in Wiesbaden über die septischen Erkrankungen aufgefordert wurde, konnte er bereits auf eine Erfahrung von 20 Jahren zurückblicken. Als Material dienten ihm (von 1895 ab) nicht nur die Studien an den vielen Sepsisfällen, die er an der LENHARTZSCHEN und später seiner eigenen Eppendorfer Klinik zu Gesicht bekam, sondern vor allem an rund 15000 Fällen von sog. septischem Abort, einer Erkrankung, bei der Entstehung, bakterielle Ätiologie, Zeitpunkt der Bakteriämie sowie deren Symptome und Reaktionen sich ausdrucksvoller abhoben als bei anderen septischen Erkrankungen. SCHOTTMÜLLER hatte diese auf einer eigenen dafür eingerichteten Abteilung — an der von 1914 ab auch der Verfasser seine Studien machen konnte — neben vielen hundert Sepsisfällen anderer Genese im Laufe eines Vierteljahrhunderts gesammelt. Sie vor allem machten die Aufstellung seiner Sepsisdefinition möglich.

Eine verständnisvolle, dauernde Zusammenarbeit mit den beiden großen chirurgischen Kliniken, der Frauenklinik, der Ohrenklinik und dem Pathologischen Institut in Eppendorf schützte, — was andernorts kaum je erreicht werden konnte — vor einem einseitigen Standpunkt und ließ ihn das Sepsisproblem in seiner Totalität erfassen. Ein großer Teil der Resultate dieser Studien wurde bereits in dem Kapitel „Septische Erkrankungen" in der 2. Auflage dieses Handbuches (SCHOTTMÜLLER-BINGOLD) veröffentlicht.

Seit 1914 hat sich die sog. „SCHOTTMÜLLERsche Sepsisdefinition" ebenso in pathologisch-anatomischer wie vor allem in praktischer Hinsicht als unwiderlegbar erwiesen. Sie heißt im Wortlaut:

„*Eine Sepsis liegt dann vor, wenn sich innerhalb des Körpers ein Herd gebildet hat, von dem aus konstant oder periodisch pathogene Bakterien in den Blutkreislauf gelangen, und zwar derart, daß durch diese Invasion subjektive und objektive Krankheitserscheinungen ausgelöst werden.*"

Zu ihrer Erweiterung muß hinzugesetzt werden: Eine Bakterienvermehrung im strömenden Blute gibt es nicht. Der Sepsisherd ist relativ selten identisch mit der Eintrittspforte der Bakterien in den Körper, er ist häufig sogar nur als eine Metastase infolge einer Bakteriämie von einer infizierten Stelle der Haut, der Schleimhäute oder eines anderen Gewebes anzusehen.

Dieser Definition haben sich die meisten in- und ausländischen Kliniker angeschlossen.

Dazu ist folgendes zu sagen: In der französischen medizinischen Terminologie, wie auch in der französischen Sprache überhaupt, ist das Wort „Sepsis" fast nicht vorhanden. Auch das Adjektiv „septique" wird relativ selten gebraucht. Freilich findet man es häufiger in feststehenden Wortkombinationen, z. B. „fosse septique=Sickergrube für Abwässer", „vibrion septique = Erreger des malignen Ödems" usw. Das sprachliche Äquivalent für unseren Begriff „Sepsis" ist im Französischen das Wort „septicémie". Seit Prägung dieses Wortes durch PIORRY (1847), der damit eine Veränderung der Blutzusammensetzung durch putride Stoffe bezeichnen wollte, wurde ebenso wie in Deutschland, auch in Frankreich lange keine definitorische Einigung über die genaue Bedeutung dieses Ausdrucks „septicémie" erzielt.

Erst 1927 befaßte sich der „XIXe Congrès Français de Médecine" in Paris damit, eine allgemein anerkannte Formulierung des Sepsisbegriffes zu finden. Auf diesem Kongreß wurden von GASTINEL und REILLY folgende vier Bedingungen für die Diagnose seiner Sepsis aufgestellt:

a) Vorhandensein eines septischen Herdes, der in Verbindung mit Blut- oder Lymphbahnen steht,

b) Nachweis lebender Bakterien im Blute, dauernd oder schubweise, wobei deren Menge variabel sein kann,

c) Eintreten allgemeiner schwerer Erscheinungen, die eine infektiöse Aussaat oder die Bildung metastatischer Läsionen erkennen lassen,

d) Auftreten von Intoxikationserscheinungen.

Gemäß diesen Kriterien schlugen die beiden Autoren dem Kongreß die folgende endgültige Definition zur Annahme vor: „Sepsis nennt man jene Allgemeininfektion, die hervorgerufen ist durch wiederholte Ausschüttungen von pathogenen Keimen und ihrer Gifte ins Blut. Ausgehend von einem nachweisbaren oder latenten septischen Herd, verursacht diese mehr oder weniger kontinuierliche Keimwanderung schwere Allgemeinsymptome mit Tendenz zu multiplen bakteriellen Embolien, zur Einwirkung bakterieller Toxine, schließlich zu schädlicher Wirkung von Zerfallsprodukten, wobei alle diese Symptome den Initialherd an zweite Stelle treten lassen."

Im allgemeinen konnte man sich nur über eine Abgrenzung des Begriffes der „septicémie" zur „bactériémie" (die von einzelnen französischen Autoren auch „microbémie" genannt wird) nicht einigen, aber die mir zugänglichen führenden Lehrbuchautoren der inneren Medizin (SAVY, F. BEZANÇON, DE LAVERGNE) schließen sich doch im Prinzip der Definition von 1927 an, insbesondere in der Frage der Abgrenzung zwischen „septicémie" und der bloßen „bactériémie de passage" (bzw. „b. éphémère").

Die beiden letztgenannten Autoren weisen besonders darauf hin, daß für die Diagnose einer Sepsis das klinische Gesamtbild ausschlaggebend sein müsse und nicht allein der Befund des Bakteriologen. BEZANÇON und GASTINEL fordern, wie das SCHOTTMÜLLER von 1910 ab stets tat, die gleichzeitige Anlage von aeroben und anaeroben Blutkulturen in jedem Falle von unklarem Fieber mit Sepsisverdacht.

Andere Autoren wollen von „microbémie" gesprochen wissen, wenn die Zahl der Keime im Blut beträchtlich ist. DE LAVERGNE weist jedoch in diesem Zusammenhang darauf hin, daß ein derartiges Phänomen beim Menschen — von Malaria und Trypanosomenerkrankungen abgesehen — nur in äußerst seltenen, agonischen Fällen zu beobachten sei. Bei der Sepsis sei vielmehr die Keimzahl im Blut sehr niedrig und der Keimnachweis sei im allgemeinen nur im Kulturverfahren zu erbringen.

Das „Dictionnaire des Termes Techniques de Médecine" (1941) von GARNIER und DELAMARE, das übrigens für „septicémie" eine „alte", sehr wenig präzise Definition gibt, führt unter „bactériémie" die Formulierung von KOCHER und TAVEL auf: „Krankhafter Prozeß, bedingt durch Invasion des Organismus mit einem Infektionskeim, der keine lokale Reaktion hervorruft (= septicémie) oder Streuungsreaktionen verursacht (= pyohémie)."

SAVY verzichtet in seiner Sepsisdarstellung auf den Ausdruck „pyohémie" (anderswo auch als: „pyémie" oder „septico-pyhémie" bezeichnet). Für DE LAVERGNE und BEZANÇON ist „pyohémie" lediglich eine Besonderheit der Sepsis, wobei pyogene Keime die Hauptrolle spielen und Abscesse in den verschiedenen Körpergegenden hervorrufen können.

Der Begriff „toxinhémie" oder „toxémie" wird im Französischen im gleichen Sinne wie bei uns gebraucht (Tetanus, Diphtherie).

Das Wort „saprémie" findet sich weder in den mir zugänglichen französischen Lehrbüchern, noch bei GARNIER-DELAMARE.

Die Betrachtung der septischen Erkrankungen in den einzelnen Lehrbüchern, wie auch in praxi, vollzieht sich bei den Franzosen je nachdem, entweder mehr nach klinischen Gesichtspunkten (Einteilung in medizinische, chirurgische und puerperale Sepsis) oder mehr nach rein bakteriologischen Gesichtspunkten, kaum jedoch von einen einheitlichen Auffassung aus. So beschrieben LEMIERRE und LIÈVRE: Die Streptokokkämie, LEMIERRE und WORMS: Die Staphylokokkämie, Pneumokokkämie, Meningokokkämie, Gonokokkämie, Enterokokkämie, die Bakteriämien durch Influenzabacillus, Proteus vulgaris, Gasbacillen, anaerobe Streptokokken, Pneumobacillus Friedländer, Colibacillen, Typhusbacillen usw.

Der neunbändige „Précis de Pathologie Medicale" (1947) ein, von 16 Autoren besorgtes Handbuch der inneren Medizin, enthält 20 Seiten über allgemeine theoretische Sepsisfragen; die spezielle Besprechung der einzelnen Sepsisformen ist bakteriologisch gegliedert und hat den Nachteil, daß sie dementsprechend verstreut ist.

Noch größeren Raum nimmt die Darstellung der Sepsis in dem 17bändigen und von namhaften Wissenschaftlern bearbeiteten Handbuch „Traité de Médecine" (1948/49) ein, die Einteilung der septischen Erkrankungen erfolgte nach bakteriologischen Gesichtspunkten. In den beiden Werken ist die Besprechung der Sepsis an den Beginn des 1. Bandes gestellt.

Nicht die gleiche Hervorhebung findet die Sepsis in der *angloamerikanischen* Literatur. Hier vermißt man größere Abhandlungen über die septischen Erkrankungen, auch in den ausführlichen Lehrbüchern der inneren Medizin und Pathologie. Die Gliederung erfolgt rein bakteriologisch. „Septicemia" ist z. B. für ROBERT A. MOORE die „Anwesenheit vieler Bakterien und ihrer Toxine im Blut" — im Gegensatz zu „Bacteriemia = wenig Bakterien im Blut"; für WM. BOYD ist das Kriterium, daß eine „Septicemia" besteht, die positive Blutkultur; — „Bakteriemia" dagegen bedeutet negative Blutkultur. Dabei kann das klinische Bild sich gleichen oder wenig verschieden sein. Sapraemia ist für BOYD z. B. die putride Endometritis. Der Begriff Pyaemia wird allgemein für absceßbildende Metastasierung gebraucht.

Die gegebenen Definitionen sind nicht mit der SCHOTTMÜLLERS oder GASTINEL-REILLYS zu vergleichen, insbesondere was die „subjektiven und objektiven" klinischen Erscheinungen anbelangt. Lediglich EHRICH entspricht in seinen allgemeinen Ausführungen über den Sepsisbegriff den SCHOTTMÜLLERschen Definitionen, die er im Wortlaut ausführt. Auf die Begriffe „Pyaemia" und „kryptogenetische Sepsis" wird aber nicht verzichtet.

Aus den differenten Anschauungen der französischen, wie auch der angloamerikanischen Autoren erkennen wir, daß das Verlangen nach einer einheitlichen Formulierung im Ausland ebenso dringend erscheint wie bei uns. Der Versuch hierzu wurde bei uns in größerem Maße eigentlich nur in Referaten auf den *Wiesbadener Kongressen 1914* und *1925*, in *Königsberg 1926*, dem Chirurgenkongreß *1921* und in Frankreich 1927 auf dem *XIX. Kongreß in Paris* unternommen. Hat sich auch seitdem die SCHOTTMÜLLERsche Definition allgemeine Anerkennung verschafft, so wird eine logisch begründete „Sepsistherapie" leider immer noch nicht nach ihren Gesichtspunkten durchgeführt. Mit Recht klagt SCHULTEN noch 1940: „Wenn man die großen Unterschiede in den Letalitätszahlen einzelner Untersucher beachtet, so muß man feststellen, daß diese weitgehend von den Begriffsbestimmungen abhängen, die der betreffende Berichterstatter seinen Fällen zugrunde legt." Es ist in dieser Beziehung leider auch bis jetzt nicht besser geworden (S. 1136).

Kritik an früheren Definitionen.

Jede septische Erkrankung ist eine Infektionskrankheit. Vor jeder einzuleitenden Therapie steht zuerst die strikte und selbstverständliche Forderung, einmal den oder die Erreger festzustellen, weiterhin an die eigentliche Infektionsstätte oder besser gesagt, an das Quellgebiet heranzutreten.

Man sollte denken, daß diese Selbstverständlichkeit nicht besonders erwähnt zu werden brauchte; leider wird der Begriff „Sepsis" einmal viel zu eng auf Sepsisfälle (sog. Sepsis sui generis mit angeblicher Keimvermehrung im Blut) ein anderes Mal auf Zustände anscheinend vollkommen darniederliegender Abwehrkraft eingeengt, oder schließlich sogar zu weit auf diagnostisch schwer erklärbare fieberhafte Erkrankungen (Hodgkin, Agranulocytose, akute Leukämie usw.) ausgedehnt.

Gibt es eine vordringlichere Aufgabe, als bei jedem unklaren Fieberbild den Herd aufzudecken und auf *dieses* Ziel zu schießen? Es hieße nichts anderes, als blindlings auf ein Jagdglück vertrauen, wenn man, wie das leider noch zu oft geschieht, ein gerade angepriesenes modernes „Sepsismittel" anwendet, ohne sich darüber orientiert zu haben, was für ein Sepsisherd vorliegt. Mag ein solches auch im Experiment wirksam einen Keim abtöten, solange aber dieser nicht in seiner Brutstätte aufgestöbert und ausgerottet werden kann, muß sich eine Therapie als ziellos und vielleicht unwirksam erweisen.

Die von verschiedenen Autoren aufgestellten Sepsisdefinitionen werden dieser Forderung leider nur selten gerecht.

In der Erkenntnis, daß *Einzelbetrachtungen* nur vom Standpunkt der Chirurgie, Gynäkologie, Otologie, Urologie usw. eher zu einem Fortgleiten von einem einheitlichen Standpunkt als zu einer Annäherung führen, unternahm es die Königsberger Fakultät 1926 in großem Ausmaße, gemeinsame Verhandlungen und Diskussionen über das Wesen der Sepsis zu führen. Es ist dies glaube ich, in ähnlicher Form und im selben Ausmaß weder früher noch später der Fall gewesen, denn die großen Kongresse beschränkten sich doch fast ganz auf ihr spezielles Fach. Der Leiter dieses speziellen Sepsiskongresses, der Pathologe Kayserling, hat damals in einleitenden Worten auf den Zweck der Diskussion hingewiesen: „Erst wenn Klinik, Anatomie und Versuch zusammenstimmen, ist unserem Bedürfnis nach Erkenntnis Genüge getan und alles auf einen gemeinsamen Nenner gebracht. Wenn jedermann sich selber eine Definition zurechtmacht, dann ist keine Allgemeinunterhaltung möglich und im lebhaften Aneinandervorbeireden entsteht die unwissenschaftliche Diskussion ins Uferlose. Wissenschaftliche Unterredung ist nur auf Grund einer bestimmten Definition möglich."

Kaum je wurde eine Diskussion von den einzelnen Fachvertretern eifriger und überzeugter unter Anführung eigener Erfahrungen geführt, aber auch auf diesem Sepsiskongreß im Jahre 1926 zeigte es sich leider zu deutlich, wie wenig man sich auf eine bestimmte Sepsisdefinition einigen konnte. Auch das Vorbeireden trat noch mehr als sonst bei gemeinsamen Aussprachen über bestimmte medizinische Themata hervor.

Das Wort „Sepsis" blieb, wie es schon Lexer beklagte, im medizinischen Sprachgebrauch auch weiterhin eine ungeschützte Bezeichnung und das Beiwort „septisch" wird bewußt, aus Verlegenheit oder Bequemlichkeit, dann angewendet, wenn eine fieberhafte Erkrankung sich der Diagnose entzieht oder einen abnormen Verlauf nimmt. Wie nötig aber ist es, daß man sich nicht nur mit einer Aufzählung von Krankheitsbildern begnügt, sondern selbst ein Bekenntnis darüber ablegt, was man unter „Sepsis" verstanden wissen will.

Die Bezeichnung *Pyämie*, 1845 von Virchow geprägt und für Zustände eingesetzt, die mit einer ungeheuren Leukocytenvermehrung im Blute (später von ihm Leukämie genannt) einhergingen, ist mißverständlich auf Krankheiten übertragen worden, bei denen angeblich das Blut unter gewissen Infektionen vereiterte. Jedermann weiß, daß es ein eitriges oder vereitertes Blut gar nicht gibt. Trotzdem hat man seither die „Pyämie" — an Stelle von Leukämie — unangefochten hingenommen. Gerade aber in den Fällen puerperaler Gasbacillensepsis, bei der wir manchmal eine Leukocytose von 60—80000 Leukocyten gezählt haben, besteht gar kein Zufluß aus Eiterherden, denn die Gasödembacillen machen überhaupt keine irgendwie in Betracht kommende Eiterung. Die Sepsisfälle aber, bei denen es zu multiplen Eiterherden kommt (wie sie charakteristisch bei der Endocarditis septica durch Staphylokokken oder Streptokokken sind) und wo sich tatsächlich in fast allen Organen metastatische Eiterherde vorfinden können, sind oft gar nicht mit erheblicher Leukocytose verbunden. Die Ursache für die unangebrachte Bezeichnung „Pyämie" mag vor

Kritik an früheren Definitionen.

allem darin gelegen haben, daß die Eitererreger in ihrer Fähigkeit Abscesse zu bilden, im Gegensatz zu anderen Infektionen stehen, wie z. B. zum Typhus oder zum Streptococcus viridans, der vorwiegend blande Infarkte bildet, dessen Infektionsmodus aber gar nicht prinzipiell von dem anderer Eitererreger verschieden ist. Man sieht eben: bei der septischen Erkrankung diktiert die Lokalisation und die Eigenart des Erregers die jeweiligen Krankheitsformen. Der Pyämie fehlt ebenso wie dem Wort „Septicämie" die Berechtigung, die sie aus dem allgemeinen Rahmen der septischen Erkrankungen herausheben ließe.

Die noch früher gewählte unglückliche Bezeichnung „Sepsis" *in der Auffassung von einem „Fäulnischarakter* der Sepsis" dürfte allgemein aufgegeben sein. Sie stünde ja in Widerspruch zu der Tatsache, daß eben die septischen Erkrankungen doch unverkennbar an einen Lebensprozeß gebunden sind.

GUSSENBAUERS 1882 getroffene Unterscheidung einer *Septicämie* und *Pyämie* wäre höchstens gerechtfertigt, wenn man darunter nicht zwei pathogenetisch verschiedene Krankheitsbilder verstehen will, sondern zwei Verlaufsformen ein und derselben Krankheit, die sich aber durch die fehlende oder vorhandene Metastasenbildung auszeichnen.

Die Bezeichnung Septicämie, Pyämie, Septikopyämie (Sepsis mit Metastasen, Verschleppungsbakteriämie), pyogene und putride septische Allgemeininfektion, Blutinfektion, echte oder genuine Sepsis bzw. Sepsis sui generis und neuerdings präseptische und septoide Zustände, chronische Sepsis, Chronio-septicaemie zeigen die ganze Uneinigkeit und Unsicherheit, die sich bei der Betrachtung von fieberhaften schweren, nicht *spezifischen* Infektionen zugehörigen Krankheitsbildern eingeschlichen hat, und die nicht einmal in den Zeiten fortschrittlicher Therapie zu beheben ist. Kaum aber trägt es zur Aufklärung bei, wenn LIEBERMEISTER folgende Unterscheidung zwischen Pyämie und Septicämie trifft:

Wenn eine „regionäre" Phlebitis der Hauptsepsisherd ist, so kann davon direkt eine Septicämie ausgehen. Eine Pyämie kann sich daraus mit oder ohne Vermittlung durch einen Sepsisherd 2. Ordnung entwickeln. Findet man bei der Autopsie keine Sepsisherde 3. Ordnung, so spricht man von einer Septicämie.

Der Nachweis von Reizherdchen — worunter LIEBERMEISTER „Sepsisbausteine" versteht, ähnlich den ASCHOFFschen Knötchen (= „Grenzherdchen ohne Nekrose und Eiterung, neben Organabscessen") wäre als Septikopyämie aufzufassen. Fehlen diese, dann könne von „anergisch-dysergischer Pyämie" gesprochen werden. Wir können hieraus nur ersehen, wie eine solche Verstrickung nur immer wieder sich mit neuen verknüpft.

Wenn MARTIUS noch eine Allgemeininfektion mit Metastasenbildung (von Thrombophlebitis aus) abgrenzt — die man eben Pyämie nenne — von einer Form, bei der im Gegensatz dazu — weil immer nur Bakterientoxine in den Kreislauf gelangten — keine Metastasen entstünden, so schränkt er doch diesen Gegensatz mit der Bemerkung insofern ein, daß eine Unterscheidung kaum möglich sei. Er zieht daher die alteingebürgerte Bezeichnung Puerperalsepsis vor. Immerhin schließt sich MARTIUS der Auffassung von LEXER an, nach der „*Sepsis eine eitrige Allgemeininfektion mit oder ohne Metastasen*" sei.

Die weitere Abgrenzung einer *Intoxikation* ist sicher berechtigt, ein Vergiftungszustand hat aber a priori mit einer Allgemeininfektion nichts zu tun. Es handelt sich im ersten Falle um einen Infektionsherd, welcher durchaus rein lokal bleibt, zum mindesten bleiben kann. Ein Beispiel geben uns am besten die Diphtherie und die Peritonitis diffusa, bei denen tatsächlich fast nur Toxine in den Blutkreislauf übertreten, die damit jedoch eines der schwersten Krankheitsbilder überhaupt abgeben können. Andererseits kann aber fast jede Infektion mit einer Intoxikation einhergehen. Am ausdrucksvollsten sehen wir dies in dem Moment, wo die Keime bei einer Bakteriämie bakteriolysiert werden.

In Form von Schüttelfrost, Fieber und anderen Giftwirkungen allgemeiner Art geben sich diese Erscheinungen graduell verschieden kund. Damit ist relativ selten gleichzeitig eine Keimhaftung und Auskeimung verbunden, wie wir beweisen werden.

Das Schicksal, ob eine Sepsis zu Metastasen führt oder nicht, hängt eben zum großen Teil von dem Ort der septischen Infektion und der wiederholten Keimausschwemmung ins Blut ab. Ist der Herd in die Blutbahn selbst eingelagert (Thrombo- und Endophlebitis, Endokarditis), so wird es häufiger zu verschleppten Infektionsherden kommen können. Die Infektionserreger, die dafür angeschuldigt werden, neigen an und für sich leichter zur Metastasierung, wie z. B. die schwer haftenden Colibacillen. Im Gegensatz dazu gibt die Lymphangitis viel weniger zur Metastasierung Anlaß, denn bestimmend ist — wenn wir vom hämolytischen Streptococcus absehen — auch hier vornehmlich die Art des Krankheitserregers: Gasbacillen können sich in Massen in den Lymphgebieten, den Gefäßen und Lymphbahnen einnisten und trotzdem finden sich verhältnismäßig selten Gasbrandmetastasen an anderen Körperteilen. Anaerobe Streptokokken führen, wie wir sehen werden, mit Vorliebe zu Veneninfektionen, und zwar sowohl zu Eiterung wie zu putrifizierenden Prozessen, und doch kommt es trotz zahlreicher Bakteriämien in den meisten Fällen nur zu metastatischen infektiösen Herden in der Lunge.

Dieser Umstand war es wohl, daß man zu einer Zeit, als man um die Bedeutung dieser Anaerobier noch wenig wußte, auch eine *„putride septische Allgemeininfektion"* als Sonderform aufgestellt hat. Diese Krankheitszustände, die man im Puerperium auftreten sah, die durch Fieber, Schüttelfröste, fötiden Ausfluß gekennzeichnet sind und bei denen die gangräneszierenden Herde schon eine Beziehung zu Fäulniskeimen vermuten ließen, wollte man lange Zeit — obwohl sie nur zu oft tödlich endigten — nicht mit einer eigentlichen „Sepsis" identifizieren. Die Ursache der Krankheitserscheinungen sollte allein in einer Abwanderung putrider toxischer Stoffe ins Blut bestehen. An dieser als „Saprämie" bezeichneten Erkrankung halten verschiedene Autoren, vor allem Gynäkologen, noch fest. Die Otologen haben sich bei der Thrombophlebitis post anginam dagegen schon längst davon überzeugen müssen, wie oft Anaerobier diese überaus schwere Sepsis verursachen.

Wo aber wäre auch hier die die Grenze zu ziehen zwischen putrider Intoxikation und echter Infektion? Zwar bilden manche von solchen echten anaeroben Keimen übelriechende N-haltige Toxine. Von den sog. Eitererregern unterscheiden sie sich ferner höchstens dadurch, daß sie zugegebenermaßen außer in der Lunge selten Metastasen verursachen. Ein prinzipieller Unterschied besteht aber nicht. Prognostisch entscheidet eben sowohl bei Aerobiern wie bei Anaerobiern die Lokalisation. Eine z. B. auf das Endometrium beschränkte Aerobierinfektion kann selbst mit hämolytischen Streptokokken, ebenso wie mit Anaerobiern ausheilen. Voraussetzung ist natürlich, daß der Uterus seinen infizierten Inhalt ausstoßen, oder daß er künstlich entleert werden kann. Ein schlagender Beweis für die Bedeutung von Art und Lage des „Sepsisherdes"!

Bei besonders foudroyant verlaufenden Sepsisfällen hat man den Ausdruck „*echte Sepsis*", „*Sepsis sui generis*", „*septische Blutinfektion*" gewählt. Sie hätte eine Berechtigung, wenn es dabei wirklich zu einer Vermehrung von Keimen in der Blutbahn kommen würde, der Krankheitsherd also ins Blut selbst verlegt worden wäre. Um dies zu beweisen, müßte man in verschiedenen, stundenweise angelegten Blutkulturen eine in Progressionen zunehmende Zahl von Keimen feststellen. In Schüben mag es manchmal vorkommen, daß scheinbar eine Aussaat erfolgt; in Wirklichkeit konnten wir bei solchen Versuchen meist eher Abnahmen der Keimzahl feststellen.

Unsere Ablehnung einer solchen sog. „Sepsis sui generis" stützt sich auf die klinische Beobachtung an Hunderten von Sepsisfällen (besonders an der SCHOTTMÜLLERschen Abteilung und den Kliniken des Verfassers). Eine Keimvermehrung im Blute gibt es auch nicht, wenn die virulentesten Krankheitskeime in den Blutstrom gelangen. Daran ändert nichts die Feststellung, daß das extravasale, defibrinierte Blut ein vorzüglicher Nährboden für Bakterien im allgemeinen ist. Wir arbeiten ja, um gutes Kulturwachstum zu erzielen, mit Blutagarplatten. Es darf nicht in Abrede gestellt werden, daß es bestimmte Sepsisfälle gibt, bei denen die Keimzahl besonders groß ist. Das dient, wie wir später sehen werden, sogar zu differentialdiagnostischen Erwägungen. Aber selbst wenn man in 1 cm^3 Blut etwa 1000 und noch mehr Bakterien auskeimen sieht, so steht das noch nicht im Verhältnis zu der Keimzahl, wie man sie im Blutausstrichpräparat einiger tropischer Infektionen findet, bei denen der Erreger tatsächlich im Blute seine Keimstätte hat. Ich denke hier an Malaria, bei der man zuweilen in einem Tropfen Blut schon eine kaum zählbare Menge Protozoen auffindet. Bei unseren gewöhnlichen bakteriellen septischen Infektionen gelang es kaum je, im Blutausstrich- oder im Dicken-Tropfenpräparat, — dem also jedesmal mindestens ein Blutstropfen zugrunde liegt — die Keime bereits färberisch nachzuweisen. Zwei solcher Fälle mit 1 oder 2 gefärbten Keimen im Ausstrich starben aber nicht an ihrer Sepsis; bei einem Fall von Gasbacillensepsis brachte die Kürettage die Heilung und bei einem weiteren Falle zeigten sich anderen Tages keine Keime mehr, obwohl die enorm hohe Keimzahl in 0,5 cm^3 Blut hier für jeden Anhänger der „Vermehrungstheorie" einen glatten Beweis bedeutet hätte. Die Theorie von der Möglichkeit der Keimvermehrung im strömenden Blut wird fast überall abgelehnt, vielleicht von einzelnen agonalen Fällen abgesehen. Französischerseits wird ausdrücklich anerkannt, daß SCHOTTMÜLLER als erster dieser Hypothese entgegentrat (F. BEZANÇON, GASTINEL).

Bei fast allen echten, insbesondere tropischen Blutinfektionen gelingt bekanntlich eine chemotherapeutische Sterilisation. Wir kennen auch viele wirksame Mittel, die im Reagensglas eine unverhältnismäßig große Zahl von Staphylokokken, Streptokokken, Pneumokokken, Cholerabacillen schon in niedriger Konzentration abtöten. Würden wir damit eine Heilung der Sepsis erzielen, wenn wir durch Einverleibung entsprechender Mittel in die Blutbahn die dort anwesenden Keime abtöten könnten? In Analogie zu den Reagensglasversuchen müßte dies möglich sein, wenn die Keime wirklich im Blute zur Vermehrung kommen würden.

Wie oft wurde leider von einer erfolgreich durchgeführten Desinfektion des Blutes gesprochen und dabei ein besonderes Werturteil über das Sepsismittel gefällt. Hier muß vor allem auch an die seinerzeit an der SCHOTTMÜLLERschen Abteilung von uns durchgeführten Versuche erinnert werden. Es wurden hier im Laufe der Jahre viele Tausende von Blutkulturen, bei allen möglichen, bei septischen Erkrankungen vermuteten oder erfolgten Bakteriämien durchgeführt. In keinem Falle konnte ein fortgesetztes, ungehemmtes Wachstum der Bakterien zu Lebzeiten unter Beweis gestellt werden. Dabei gibt es Keime (hämolytische Streptokokken, Pneumokokken), die im defibrinierten Blut sich ungehemmt vermehren, intravasal dagegen finden sie im Blut nie eine Keimstätte.

Die Begriffsbestimmung mit der Annahme einer Keimvermehrung im Blute könnte sich vermutungsweise auf ein klinisch zum Ausdruck kommendes *Darniederliegen der Abwehrkräfte* im Blute und in den Geweben beziehen. Auch bei einer auffallenden Änderung der Immunitätslage, d. h. bei schwersten Sepsisfällen konnten wir kurz vor dem Ableben eine Zunahme der Keimzahl nicht gesetzmäßig feststellen. Nach unserer Erfahrung entscheidet letzten Endes auch hier nicht eine sich verschlechternde Immunität über die Zahl der im Blut kreisenden Keime, sondern — das Fortbestehen oder die mögliche Ausschaltung eines Sepsisherdes (Nieren, Uterus). Ist letzteres der Fall, dann kommt es nicht mehr zu einer Bakteriämie.

In Verkennung dieser Tatsache schränkte die Definition von LINCK den Begriff „Sepsis" aufs äußerste ein. Nach ihm ist *Sepsis der „Ausdruck eines vollkommenen Versagens oder Zusammenbrechens der Abwehrkräfte gegenüber der Invasion und der Verbreitung pathogener Keime und ihrer Stoffwechselprodukte im Säftekreislauf des Organismus".* Diejenigen Zustände, die vor diesem terminalen Stadium — der letzten Etappe auf dem Wege des Infektionsfortschrittes bis zur eigentlichen sekundären oder „Erschöpfungssepsis" — lauern, nennt er „präseptische".

Schließlich wäre dann sinngemäß die Diagnose einer Sepsis also erst *nach* dem Ausgang der Erkrankung zu stellen. Auf Grund einer „logischen Schlußfolgerung" nimmt er eine intravasale Vermehrung von Bakterien an, die er aber erfahrungsgemäß nicht unter Beweis stellen kann.

Leider reserviert auch GRUMBACH „Sepsis" für akuteste, mit Bakteriämie einhergehende Prozesse, in deren Ablauf es höchstens noch zu degenerativen, keinesfalls aber reaktiven Prozessen mehr im Sinne von Metastasen kommt. Er sagt weiter: „Therapeutisch stellt die Sepsis einen Sonderfall dar, charakterisiert durch das Darniederliegen oder den Zusammenbruch der Abwehrkräfte, was schließlich auch im Versagen der Sulfonamidtherapie zum Ausdruck kommt".

Dieser Behauptung fehlt die Beweiskraft; man kann aus solchen Fällen vollkommenen Versagens nur entnehmen, daß die Zeit zur Metastasenausbildung zu kurz war.

Ganz unverständlich erscheint es, wenn SCHOLTEN-Düsseldorf 1949 behauptet: „im allgemeinen hat auch heute noch die Regel Gültigkeit, daß *eine geheilte Sepsis keine wirkliche Sepsis war*; Einzelfälle von Heilung unter besonders günstigen Verhältnissen sind als Ausnahme zu werten." Ein Satz, der nicht nur jedem Kliniker unverständlich sein muß!

Im LINCK'schen Sinne hält auch BUZELLO die eigentliche Sepsis für den *Endzustand* einer infektiösen Erkrankung,

Er erläutert den Sepsisbegriff ebenfalls als eine zunehmende Verschlechterung der Immunitätslage gegenüber den eitrigen Infektionen, Bakteriämie und Pyämie seien Vorstufen. Bei ihnen sei das RES wohl schon geschädigt, aber nicht gelähmt.

Nach solchen Auffassungen würde die Sepsis höchstens für eine kleine Gruppe von ganz schwer verlaufenden Fällen, bei der therapeutische Möglichkeiten nicht mehr vorhanden sind, reserviert.

WOHLWILL wendet sich dagegen mit dem Bemerken, daß ein solches Auseinanderreißen zeitlich auf einanderfolgender und nosologisch zusammengehöriger Stadien ein und desselben Krankheitsvorganges kaum die Zustimmung des behandelnden Arztes finden könne. Man fragt sich, wie es zu einer solchen Einseitigkeit der Einstellung kommt. Hier macht sich eben immer wieder bemerkbar, daß diese Autoren lediglich Sepsisfälle beobachteten, die nur im Bereich ihrer speziellen Disziplinen liegen.

Wir erwähnten bereits, daß es bei den französischen Autoren hauptsächlich um die Streitfrage ging, ob man die „septicémie" und die „bactériémie de passage" scharf trennen solle. In diesem Sinne wollte SCHULTEN die *Lokalinfektion mit gelegentlichen Bakteriämien* von der eigentlichen Sepsis abgetrennt haben. Wer aber, dem ein Fall von „fieberhaftem inkomplettem Abortus" zur Behandlung kommt, kann nach dem Krankheitsbild von vornherein erkennen, ob nicht eben doch bereits ein Sepsisherd im Venengebiet im Gange ist? Auch hier würde man erst bei dem Ausgang der Erkrankung, d. h. bei der schnellen Heilung, die Diagnose dahin revidieren können, daß man es „nur mit Bakteriämien" und nicht mit einer septischen Erkrankung zu tun hatte. Die Abtrennung einer Lokalinfektion mit gelegentlichen Bakteriämien vom Begriff der Sepsis ist daher meines Erachtens weder aus theoretischen noch aus praktischen Erwägungen wichtig oder empfehlenswert. Dazu kommt, daß auch bei einer einmaligen Bakteriämie doch auch einmal eine massive Aussaat von sofortigen oder späteren „postbakteriämischen" Metastasen möglich ist, die sich sogar jahrelang später noch auswirken können.

Bevor wir zu einer weiteren Entdifferenzierung der Allgemeinbezeichnung „Sepsis" schreiten, müssen wir eindringlicher von vornherein vor einer *Verflachung des Sepsisbegriffes* warnen.

Diese Gefahr besteht dann, wenn man das Wort „Sepsis" überall dort anwendet, wo eine rein lokale Infektion irgendwelcher Art einen besonders bösartigen oder auch nur außergewöhnlichen Verlauf nimmt. Es wird so häufig von einer „septischen Blinddarmentzündung", von einer „septischen Pneumonie" oder von einer „septischen Angina", ja sogar von einem septischen Typhus usw. gesprochen, womit man schließlich — gleichsam als Entschuldigung — zum Ausdruck bringen will, daß man über die Krankheit keine therapeutische Macht mehr besitzt. Hier herrscht eben oft allein die Toxinämie vor. Der Prozeß kann dabei völlig lokal bleiben. Die Möglichkeit ihn als solchen zu beeinflussen mag gegeben sein oder nicht. Das ist nicht das Entscheidende. Nie darf man sich mit dem Gedanken einer erfolglosen Abwehr begnügen. Wir beobachteten eine außerordentlich schwere pylephlebitische Sepsis, die klinisch den Eindruck des Darniederliegens jeglicher Abwehrkräfte machen mußte. Nach Unterbindung des erkrankten Teiles der Pfortader (also nach Ausschaltung des Sepsisherdes) änderte sich das Befinden schlagartig. Hätte man hier eine Allgemeininfektion (im Sinne der Keimvermehrung infolge „Versagens der immunisatorischen Kräfte") oder eine Allgemeinintoxikation angenommen, so hätte es durch die Unterbindung kein Aufhören des Krankheitszustandes geben dürfen. Andererseits hätte selbstverständlich der Organismus am Schluß erlahmen müssen, wenn wir aus ihm den Infektionsherd therapeutisch nicht entfernt hätten.

Die in vielen unserer Fälle erfolgreiche chirurgische Therapie ließ uns erkennen, daß der geschwächteste Organismus sich erholen kann, selbst dann, wenn wir das Empfinden haben mußten, daß alle immunisatorischen Kräfte ausgeschaltet waren.

Im Gegensatz zu den Bestrebungen, den Sepsisbegriff möglichst einzuengen, teilt LIEBERMEISTER die Sepsis in *pathogenetische Entwicklungsstadien* ein.

Der Sepsis an der Eintrittspforte folge eine regionäre präseptische Phlebitis als *Vorstadium* der Sepsis. Aus ihr entwickle sich — wenn wir LIEBERMEISTERS Gedankengängen folgen — unter Überspringen anderer thrombophlebitischer Herde, entfernt von der ersten Infektion, auch eventuell eine Endokarditis als *zweites* Stadium der Sepsis.

Pyämische Metastasen (als Sepsisherde dritter Ordnung gekennzeichnet) würden das *dritte* Stadium einleiten. Diese Stadien könnten neben- und nacheinander verlaufen, je nachdem sich die Sepsis mehr oder weniger akut entwickelt. Die Sepsisherde verschiedener Ordnung könnten bei langsamerem Verlauf auch nacheinander die Führung im Krankheitsbild übernehmen.

Das dritte Stadium sei durch eine funktionelle Erschöpfung des Abwehrmechanismus erklärt, d. h. durch Verschiedenheit im immunbiologischen Vorgang begründet.

Hier taucht also im Hintergrund die LINCKsche Auffassung auf.

Wie verhält es sich aber mit der Sepsis tatsächlich?

Die klinische Erfahrung läßt erkennen, daß sich eine solche verallgemeinernde Einteilung in Stadien mit ganz geringen Ausnahmen (vielleicht bei der Endocarditis lenta) gar nicht durchführen läßt. Weder die Sepsis chronica, noch die Sepsis acutissima läßt sich in ein solches Schema einfügen. Freilich gibt es regionäre septische Erkrankungen — aber nicht im LIEBERMEISTERschen Sinne, daß sie sich aus dem Rahmen der Sepsis im allgemeinen herausheben würden — denn schließlich entsteht ja eine Veneninfektion zumeist aus einer benachbarten lokalen Infektion.

Es gibt aber auch keinen Sepsistypus, bei dem „*Sepsisherde* verschiedener Ordnung *nacheinander* die Führung im Krankheitsbild" übernehmen müßten. Für dieses Bunte im Krankheitsbild und -verlauf ist einzig und allein — wie uns eine Vielzahl von Obduktionen bei Sepsisfällen belehrte — maßgebend, ob ein Infektionsherd so gestaltet ist, daß er einen Zufluß von Bakterien in den Säftekreislauf, vor allem in die Blutbahn, ermöglichen kann. An eine Reihenfolge im Ablauf ist die Sepsis nicht gebunden, sie kann aber wohl typisiert durch die Lage des Sepsisherdes und seines jeweiligen Erregers, nicht aber durch einen gesetzmäßigen Ablauf der Abwehrvorgänge sein. Immunitätsverhältnisse und -veränderungen mögen sicherlich mitspielen, sie sind aber dabei nicht das

Entscheidende und wir bezweifeln, daß das Wesen der Sepsis im Zusammenhang mit ihnen allein begründet werden könnte. Hier handelt es sich um theoretische Erwägungen und nicht um klinische Erfahrungen, die geeignet wären, die Therapie der Sepsis zielbewußt in die Wege zu leiten.

Die LIEBERMEISTERsche Definition, wonach „Infektionen, die zur Sepsis führen können (aber nicht müssen)", als „septische Erkrankungen" zu bezeichnen wären, gibt noch mehr die Unsicherheit einer solchen Betrachtungsweise kund.

Auch weitere Begründungsversuche, wonach es bei der „Sepsis" neben oder „nach septischen Herden" auch (wirkliche) „Sepsisherde" gäbe, die sich durch engere Beziehungen zum Gefäßsystem von jenen unterscheiden, dienen mehr zur Verwirrung als zur Aufklärung. Diese Vorstellungen sind nicht einmal theoretisch, noch weniger von praktischen Gesichtspunkten her begründet.

Das Schwierige und bis jetzt nicht Beweisbare besteht eben für uns auch jetzt noch darin, daß wir nicht die letzten Zusammenhänge kennen, d. h. daß wir noch nicht wissen, welche lokale Faktoren einem Übergreifen der Infektion auf die Gefäße eine Wehr entgegensetzen. Denn die Frage lautet viel weniger: warum beteiligen sich die Gefäße an der Infektion? als vielmehr: warum beteiligen sie sich nicht? Es liegt eigentlich noch näher, daß sie in Infektionen mit eingeschlossen werden.

Die verschiedenen Versuche LIEBERMEISTERs, zu einer zusammenfassenden Begriffsbildung zu gelangen, führen nicht zu einigenden, eher dagegen zu erneuten divergierenden Erklärungen und Umschreibungen:

„Septische Erkrankungen sind durch verschiedenartige Bakterien verursachte, verschieden verlaufende Infektionen, bei denen ein oder mehrere infizierte Nekroseherde, „septische Herde", im Körper vorhanden sind. Diese führen zu Sepsis, wenn Sensibilisierung des Organismus vorhanden ist und Nekroseherde im Zirkulationsapparat („Sepsisherde") zur Entwicklung kommen. Bei den septischen Erkrankungen, die nicht zur Sepsis führen, kommen auch Bakterienausstreuungen in die Blutbahn zustande. Wenn aber diese Ausstreuungen gering und feinkörnig sind und andere Vorbedingungen fehlen, kommen sie nicht zur Haftung entfernt von der Eintrittspforte, so daß man als Allgemeinwirkung in der Hauptsache nur eine „Giftwirkung" beobachtet."

LIEBERMEISTERs Definition muß sich schließlich — teilweise sich widersprechend — den Anschauungen SCHOTTMÜLLERs doch mehr und mehr nähern; seine Kommentare dazu führen aber zu bedenklichen apodiktischen Behauptungen, die nicht unwidersprochen bleiben können.

So spricht er theoretisierend von „Bausteinen" septischer Krankheiten, die in Form von charakteristischen Herden, und zwar von reinen Nekroseübergängen über ASCHOFFsche Knötchen zu Exsudation und Eiterungen führten.

Seine Auffassung, daß solche Bausteine gewissermaßen durch spezifische Reaktionen ausgezeichnet seien, daß in solchen Nekroseherden das Bakterienwachstum zu intrafollikulären Metastasen, zu lymph-hämatogenen Streuungen, und unter Umständen zu fortschreitender Infektion in den Lymphscheiden der Blutgefäße führen, sind keinesfalls durch bakteriologisch-anatomische Ergebnisse begründet. Hier werden Tatsachen hingenommen, die mehr auf theoretischen als auf sachlich fundierten Vorstellungen beruhen, nur bei seltenen Formen septischer Erkrankung in Erscheinung treten und keinesfalls in ein Schema gezwängt werden können.

Diese Auffassung LIEBERMEISTERs von spezifischen Reaktionen steht übrigens im Gegensatz auch zu der von LESCHKE, der den Unterschied zwischen Sepsis und anderen Allgemeinerkrankungen gerade darin sieht, daß eben die Sepsis „eine Infektion *ohne* spezifische Organveränderungen" darstellt.

Auch eine solche Definition kann natürlich keine allgemeine Geltung haben, denn aus dem Krankheitsbild der verschiedenen Sepsisformen sind zweifellos Symptome und Organveränderungen heraus zu erkennen, für die man spezifisch den oder jenen Sepsiserreger verantwortlich machen muß. Der Streptococcus viridans z. B. ruft nur blande Infarkte hervor. Der Streptococcus putrificus dagegen hat die ausgesprochene Neigung, fötide Prozesse zu erzeugen. Der Gasbacillus kann im Puerperium zu schweren hämolytischen Erscheinungen führen. Der Staphylococcus führt zu Vereiterungen und der Meningococcus ruft ein fleckfieberartiges Exanthem hervor, usw.

Die neueste Definition von FELLINGER (1951): Handelt es sich um Eiterkokken (Staphylo-, Streptokokken), so spricht man von „unspezifisch" — andernfalls von „spezifisch" (wenn Gonokokken, Meningokokken, Pneumokokken usw. die Erreger sind); diese Definition zeichnet sich lediglich durch ihre Kürze aus, ist aber sonst indiskutabel.

Der Beginn einer septischen Erkrankung fällt jedenfalls schon in die Zeit, in der sich ein gefäßgebundener Herd bildet. Von da ab verläuft der Prozeß nach gewissen Ablauf*möglichkeiten*, aber keinesfalls nach Entwicklungs*stadien*. Bestimmend ist die Erregerart, ebenso selbstverständlich natürlich die Abwehr und auch die Einbruchsbahnen, durch die Streuungen möglich sind.

Die Fokalinfektion im Zusammenhang mit septischen Erkrankungen.

An dieser Stelle scheint es uns erforderlich auf die Fokalinfektion im Zusammenhang mit septischen Erkrankungen kurz einzugehen. In der Nomenklatur ist seit dem Referat von PÄSSLER 1909 am Wiesbadener Kongreß „Klinische Grundlagen und Probleme der Herdinfektion" über die Fokalinfektion bekanntlich auch die Bezeichnung „Oralsepsis" aufgetaucht.

Seitdem ist immer die Meinung verbreitet worden, daß es sich bei der Herdinfektion um einen chronischen Infektionsherd handle, der zwar abgegrenzt sei, daß aber von diesem Herd aus durch Keimverschleppung Metastasen gebildet würden. Ganz besonders verlangte KISSLING auf dem Kongreß der Inneren Medizin 1939 in seinem Referat aufs entschiedenste eine klare Trennung zwischen dem Begriff „Herdinfektion" mit seinen Fernwirkungen — mögen sie toxischer oder allergischer Genese sein — und den echten, von Gewebsbezirken der Mundhöhle ausgehenden Sepsisfällen, bei denen der Sepsisherd tatsächlich zu Bakteriämien führt. Wir haben, wie es SCHOTTMÜLLER selbst, und wie es LEHMANN in seiner ausführlichen Arbeit über die Streptokokkenerkrankungen getan hat, unsere Stellungnahme zur Oralsepsis in unseren früheren Abhandlungen über die septischen Erkrankungen dargelegt. Wir haben darin zum Ausdruck gebracht, daß ein Unterschied zwischen Herdinfektion und „oraler Sepsis, ausgehend von Zahn-, Mandel-, Stirnhöhleninfektionen" zu machen sei. Damit wird der Standpunkt, daß es eine Fokalinfektion gibt, nicht etwa herabgesetzt, sondern eher gehoben, im Gegensatz zum Standpunkt anderer Autoren, dem in vieler Beziehung rein Hypothetisches anhängt.

RÖSSLE betrachtet die Fokalinfektion als eine „forme fruste", d. h. „eine abgeschwächte Form der Sepsis, einer Sepsis, der die Kardinalsymptome des Fiebers und der Bakteriämie meist fehlen". Er betrachtet den Unterschied zwischen Sepsis und Fokalinfektion als einen quantitativen, abhängig von den drei Faktoren: Lokalisation, Virulenz und Reaktionslage.

RÖSSLE hat sich schließlich dahin ausgesprochen, daß der entscheidende Befund, die infektiöse Beschaffenheit eines Focus und seine (ex juvantibus) nachweisbare zeitweise Verbindung mit offenem Gewebe und mit Blut- und Lymphbahn dem SCHOTTMÜLLERschen Begriff des Sepsisherdes entspräche.

Vielleicht kann dieses Problem von pathologisch-anatomischer Seite her nur schwer gelöst werden. RÖSSLE sagt selbst in Bezug auf Entstehung und zweite Krankheit:

„Für uns Pathologen sind beide Anteile der Gesamtkrankheit stumm. Dann ist natürlich auch jede anatomische Statistik wertlos, denn die Zahl der möglichen Foci wie die Zahl der möglichen Zweitherde und Drittherde ist Legion; bei welchen Erwachsenen könnten wir anatomisch keine Veränderungen finden, die möglicherweise die Rolle des Erst- oder Zweitherdes gespielt haben." Auf der anderen Seite gibt es Fokalinfektionen, die klinisch stumm sind und die bei der Obduktion gefunden werden.

Wenn wir schon einmal mit dem Vorwurf belastet wurden, daß wir mit der Definition der Sepsis zu weit gehen, weil wir auch die Fälle von septischem Abort mit vereinzelten Bakteriämien in die Gruppe unserer septischen Erkrankungen aufgenommen haben, so möchten wir uns doch immer wieder dagegen sträuben, in der Fokalinfektion bereits eine „Sepsis" zu sehen. Ob es nämlich überhaupt zu einem Einbruch von Bakterien selbst in die Blutbahn kommt und dadurch zu einer Fernschädigung, ist im Grunde unbeweisbar. Nach GRUMBACH sind die in Frage kommenden Herde (Tonsillen usw.) meist polymorph besiedelt; die hämatogene Streuung ist (sofern überhaupt Bakterien gestreut werden) zu transitorisch, als daß man damit rechnen könnte, sie zu erfassen. — „Uns ist dies trotz vielen Hunderten von Blutkulturen, die unter diesem speziellen Gesichtspunkt angelegt und dutzende Male während Räumungen und Tonsillektomien ausgeführt wurden, im Gegensatz zu OKELL u. a. nur ein einziges Mal gelungen. Wir verweisen deshalb auch Befunde, wie sie VEIL aus der Jenaschen Klinik mitgeteilt hat, ohne zu zögern ins Reich der Phantasie".

Der Erregernachweis gelang uns aber auch nie in den Metastasen, in denen Bakterien mit einigem Recht vermutet werden könnten (resezierte Gefäßabschnitte bei frischen, mit Exsudat einhergehenden Polyarthritiden) trotz zahlreicher Versuche mit optimaler Technik" (GRUMBACH). Übergangsformen mag es geben. Liegen wirklich Metastasen vor, in denen sich Bakterien befinden, so kann man solche Fälle ruhig als septische Erkrankung ansehen. Aber dafür ist histologisch kaum je ein Befund erhoben worden.

Wie ungeklärt trotz allem die Verhältnisse noch sind und wie sehr sie auf theoretischen Vorstellungen beruhen, und wie es auch heute noch keinen bakteriologischen und experimentellen vollen Beweis für jene wohl nur empirisch-therapeutisch erfaßten Zusammenhänge gibt, erkennen wir — wenn wir dem ausgezeichneten klinischen Referat von KISSLING folgen — aus den erheblichen Widersprüchen der Autoren.

Auf der einen Seite wird von einem toten abgeschlossenen Raum gesprochen.

GINS betont die Zurückhaltung lokal vorhandener Bakterien im lebenden Gewebe durch dünne membranöse Häute (Pleura, Peritoneum) im Tierversuch.

Auf der anderen Seite wird behauptet, daß angeblich stets virulente Bakterien sich im Kern entwickeln können, wiederum, daß die Keime doch nicht virulent sind, bzw. „virulent gedrosselt" sind, daß sie auf einmal wieder virulent werden können und, falls der Herd aufflammt, dann eben doch in Blut- und Lymphbahn eindringen könnten.

ASCOLI glaubt, daß es zu einer Aktivierung ruhender Keime beim Ausbleiben der Keimvernichtung kommen kann, zu einer „Anakorese". Solche Herde sollen im Blut kreisende Bakterien anziehen und festhalten.

PÄSSLER bezeichnet den Focus als toten Raum, der von keinem Sekret, von keinem Blut und Lymphstrom getroffen ist.

Nach PAUMGARTEN sind die Herde bindegewebig abgekapselt, bestehen aus Granulationsgewebe mit Makrophagen, Plasmazellen, Schaumzellen, Endothelien und Fibroblasten.

RYGGE ist dagegen der Ansicht, daß nicht so sehr die äußeren Wände des Granuloms einen Schutzwall gegenüber dem tieferliegenden Gewebe bilden, sondern daß die Antikörper, die von den dem Infektionsherd benachbarten Bindegewebs- und Blutzellen abgesondert werden, die Schranke darstellen.

Weiter wird davon gesprochen, daß sich in der bindegewebigen Kapsel Lücken bilden, aus denen Keimausschwemmungen oder Toxinämien zustande kommen können, daß das umgebende Gewebe erst aufgelockert, entzündlich verändert, vascularisiert werden müsse, um keimdurchlässig zu werden; daß es eben das Wechselspiel zwischen Erreger und Organismus, der Kampf, der sich im Focus, im Blut und RES abspiele, sei, der die chronische Infektion erzeuge.

Man hört sogar von bakterienfreien (!) Bakterienmetastasen, die nichts Ungewöhnliches seien. Etwas vorsichtig spricht man auch statt von Bakteriämie nur von einer bakteriellen Streuung. Wer kann diese beweisen?

KISSLING sagt mit Recht, wenn schon eine massige Bakteriämie, die so gut wie immer zu einer nachweislichen Keimablagerung im Wirbelmark oder in anderen Organen führt (aber nur in extrem seltenen Fällen eine Metastasenausbildung nach sich zieht!), so ist es unverständlich, daß geringste *nicht nachweisbare*, vom Fokalherd ausgehende Bakteriämien zu solchen Fernwirkungen führen sollten. Die klinische Erfahrung lehrt, daß es sich um etwas anderes handelt. Gerade bei den aus anderen Gründen auffallenden Obduktionen sog. „septischer Rheumatoide", der „fokalen Infektionen", der als „chronische Sepsis" angesprochenen Fälle haben wir eben niemals in der Humanmedizin Keime im Knochenmark oder in den anderen Organen, auch nicht durch Kultur im Leichenblut angetroffen, während man andererseits bei solchen Fällen, bei denen man in Analogie zu den FRAENKELschen Befunden Keimablagerung im Knochenmark zur Zeit einer akuten Infektion als gegeben halten mußte, weder in der Rekonvaleszenz noch in späteren Monaten Zeichen fand, die man klinisch als „fokale Infektion" hätte auffassen können.

Gelegentlich haben wir nach Streptokokkeninfektionen (insbesondere nach Anginen) Spätvereiterungen von Gelenken gesehen, ähnlich wie es nach Typhus zur sog. QUINCKEschen Spondylitis kommen kann. Hier handelt es sich aber um echte metastatische Keimablagerungen, während man, wie gesagt, bei den Krankheitszuständen, die unter der Diagnose „orale Sepsis" gingen, in den Organen, die als metastatisch erkrankt angenommen waren, kulturell Keime nicht vorfand.

Tierversuche kann man nur schwer beweiskräftig heranziehen. v. ALBERTINI und GRUMBACH und ihre Mitarbeiter haben, nach unserer Auffassung, zu ihrer intravenösen Injektion beim Kaninchen eine viel zu große Menge pathogener Streptokokken verwendet. Daß sich dadurch Organentzündungen entwickelt haben — die aber nicht auf allergischer Basis zu beruhen brauchen —, ist wohl erklärlich. RÖSSLE sagt: „Vom anatomischen Standpunkt aus ist kein Beweis für die allergische Natur der Entzündung, weder am Focus noch in seiner Umgebung, noch in den fernerkrankten Organen zu erbringen. Die allergischen Entzündungsformen haben um so weniger Charakteristisches, je chronischer sie verlaufen."

Die Untersuchungsbefunde von GRUMBACH zeigten vorwiegend histiocytäre Reaktionen in einzelnen Organen, aber auch in ganzen Körpersystemen (quergestreifte Muskulatur, Gelenke, Herz und Blutgefäßen, Magen-Darmtrakt und Haut). Solche Herde können nicht als anatomisches Substrat von Metastasen anerkannt werden.

Der Beweis, daß ein Focus tatsächlich Ursache für ein mehr oder weniger bestimmtes Krankheitsgeschehen ist, kann auch jetzt weder bakteriologisch noch experimentell erbracht werden. Schließlich läßt es sich immer nur im Einzelfall dadurch beweisen, daß eben die Krankheitserscheinungen prompt zu Ende sind nach der Ausschaltung der Fokalinfektion. Das gelingt aber auch nur in einem verhältnismäßig nicht zu hohen Prozentsatz. MORAWITZ und SCHÖN sahen bei 50% nach Tonsillektomie die Nierenentzündung, in 33% die rheumatischen Entzündungen ihren Fortgang nehmen. Manche Autoren sprechen nur von 10—20% Erfolgen.

Die fokale Infektion taucht im Schrifttum auch unter anderen Nomenklaturen auf, z.B. als Mikrohémia, als „Lenta-Sepsis" oder gar „Sepsis lentissima".

LOEWENHARDT hat die Bezeichnung „Chronicosepticämie" geprägt. Es wird auch von mitigierter abgeschwächter Sepsis gesprochen, von virulenzgedrosselten Keimen usw. Das wichtigste sei hier der chronische Verlauf bei akutem Beginn. *Wenn wir wissen, daß der Sepsisherd tatsächlich in einer Endokarditis oder in einer Cholecystitis oder in einer Pyelitis gelegen ist, dann benötigen wir eine solche allgemeine Bezeichnung nicht.* Entsprechend dem Standpunkt, den wir in unseren bisherigen Ausführungen vertreten haben, müssen wir es als unzweckmäßig ansehen, eine Diagnose derart allgemein zu halten. *Wir sollten uns vielmehr daran gewöhnen, von einer septischen Thrombophlebitis im Uterusgebiet, von einer Staphylokokkenendokarditis, von einer parametralen Lymphangitis, von einer Pylephlebitis usw. zu sprechen.*

Für die *Therapie* ist es gewiß viel förderlicher, bei chronisch infektiösen Prozessen von einer chronisch septischen Cholangitis oder von einer chronischen Endokarditis u. dgl. zu reden.

Hinter der Oralsepsis, der fokalen Infektion, der Sepsis lenta und Sepsis lentissima verbergen sich nur zu häufig Fehldiagnosen, wie Genitalaffektionen, chronische Appendicitis, Tuberkulose usw. Es ist nicht ratsam, solchen Verlegenheitsdiagnosen noch durch eine bequeme Allgemeinbezeichnung Vorschub zu leisten.

Wenn man z. B. tatsächlich eine orale Sepsis anerkennen will, so nur dann, wenn auf einen fokalen (z. B. dentalen, geschlossenen) Eiterherd sich ein Druck auswirkt. Ein solcher Krankheitsvorgang gehört, wie der inkomplette Abort, in die Gruppe der septischen Erkrankungen, ausgehend von Hohlorganen.

Bei der fokalen Infektion sehen wir im Sinne der GRÄFFschen Umstimmungsreaktion, „nebenher laufende Reaktionsformen des Organismus hämatologisch-humoraler, physiologisch-chemischer oder sonstiger Art", eben der Allomorphose.

Man wandte sich von der wenig beweisfähigen und noch weniger befriedigenden Vorstellung einer fokalseptischen Erkrankung ab und schaltete zum Verständnis des Krankheitsgeschehens bei der Fokalinfektion die Hypothese einer *Antigen-Antikörperreaktion* ein. Man kam also zur Anschauung, „die ursächliche Auslösung einer Fokalerkrankung bilden zweifellos die Bakterien und ihre Toxine in den Herden, die krankmachenden fernwirkenden Stoffe sind sie aber nur zum Teil" (BOMBKE), durch umstimmende, körpereigene, allergisierende Herdgewebszerfallprodukte würden über eine seröse Entzündung, fibrinoide Verschmelzungen, eosinophile Zellinfiltrationen, granulomatöse Bindungen, also Entzündungserscheinungen „ohne Bakterien" hervorgebracht (TERBRÜGGE). Diese Theorie hat leider wiederum eine andere Theorie zur Voraussetzung, nämlich die einer nicht beweisbaren Virulenzverminderung „abgeschwächter Herdkeime". GRÄFF warnt davor, die Abwandlung der morphologischen Reaktion (im Verlauf wohl jeder Infektionskrankheit) einfach mit dem Begriff einer veränderten Reaktion schlechthin in Verbindung zu bringen.

Es gab eine Zeit, in der die bakteriologische Betrachtungsweise zu einseitig im Vordergrund stand; die Reaktion, die auf diese Ära folgte, stellte dann wiederum zu einseitig die kausal-konditionelle, pathologisch-physiologische Bewertung gegenüber. Als Objekt solcher Untersuchungen diente vielfach die Endocarditis septica. Heutzutage kehren wir im Grunde genommen mit diesen Ansichten zu Hypothesen zurück, die schon vor nahezu 70 Jahren am Beginn bakteriologischer Forschungszeit erhoben wurden.

LITTEN schrieb 1881: „Man hat in solchen Fällen (von Sepsis) bekanntlich die individuelle Disposition zur Erklärung herangezogen, ein Begriff, welcher die fraglichen Verhältnisse nur umschreibt, ohne sie zu erklären. Auch die „verminderte Resistenz" des Körpers gegen Schädlichkeiten (durch vorangegangene Krankheit, schlechte Ernährung und schwere Arbeit usw.) erklärt keineswegs die Immunität vieler Individuen gegen die Infektion, namentlich in Fällen, wo viele Puerperae beim Herrschen septischer Puerperalerkrankungen dicht beieinander liegen. Auch die Tierexperimente sind nicht geeignet, hier größere Klarheit zu verschaffen."

Sind wir seitdem auf Grund unzähliger Experimente wesentlich über die Begriffe „Virulenzverhältnis, Angriff, Abwehr, Immunitätsverhältnisse, Resistenz, Reaktionsfähigkeit" hinausgekommen? Hat sich dadurch etwas Wesentliches für die Therapie der septischen Erkrankungen ergeben? Die Frage beantwortet KISSLING in seinem Referat auf dem Kongreß für Innere Medizin 1939:

„Wenn ich heute kurz die Frage streifen darf, warum es nach erfolgter Infektion meist zu einem abgegrenzten Herd und nur äußerst selten zu einer fortschreitenden eitrigen Infektion kommt, so wissen Sie, daß dies durchwegs mit der Reaktionslage des Organismus erklärt wird. Ein Schlagwort, das wie die meisten Schlagwörter klarer Begriffe ermangelt. Wir denken dabei an individuelle, konstitutionelle Disposition, an die Bereitschaft der Abwehrkräfte des Körpers, schwanken zwischen völliger Immunität bis zu völliger Schutzlosigkeit und haben ferner die Art, Menge und Virulenz der Keime, den Infektionsweg nebst den anatomischen Verhältnissen im Auge."

Hinsichtlich der Immunitätsverhältnisse, der Abwehrerscheinungen des Organismus, der allgemeinen Reaktionen, der Sensibilisierung können die septischen Infektionen denselben Gesetzen folgen wie jede andere Infektion, wenn eben nicht wieder durch Keimeinbrüche in die Blutbahn der Ablauf der Körperreaktion gestört und unterbrochen würde. Sobald der Sepsisherd erlischt, stellt sich der Organismus auf lokalisierte Reaktionen ein. Es kann, wenn man die Vielzahl von möglichen Sepsisherden erwägt, gar keinen einheitlichen Ablauf von Abwehrerscheinungen bei septischen Erkrankungen geben.

Es wurde also schon frühzeitig und immer wieder ein neuer Fragenkomplex nach der Bedeutung der Reaktion des Wirtes gegenüber dem Erreger aufgestellt. Die Betonung des Virulenzverhältnisses ist Selbstverständlichkeit und Voraussetzung für jede Art von Infektion. Die fokale Infektion macht davon keine Ausnahme.

Wir halten diese Vorausbemerkungen für nötig, ehe wir zum speziellen Teil, zur Herausstellung bestimmter septischer Krankheitsformen übergehen.

Zum Schluß möchten wir 2 Definitionen der Fokalinfektion nebeneinanderstellen:

1. Die von M. WASSMUND. Sie sagt aus: „Die Lehre von der fokalen Infektion behauptet die Fernwirkung eines unwichtig erscheinenden lokalen Herdes auf ferngelegene Organe und Organsysteme. Es sollen von einem bakterienhaltigen Herd (Focus) an Zähnen, Tonsillen, Appendix, Tube, Prostata usw., welcher subjektiv empfundene Erscheinungen selbst in der Regel nicht hervorruft, Erkrankungen an ferngelegenen Organen entstehen und von ihnen unterhalten werden. Wichtig ist also, daß der örtliche Herd im Kieferknochen oder in den Tonsillen ein *eigenes schweres Krankheitsbild nicht darstellt*, sondern fast unbemerkt besteht oder überhaupt nicht empfunden wird."

2. Die von GRUMBACH: „In der überwiegenden Mehrzahl der Fälle wird es so sein, daß ein gegebenes Krankheitsbild wohl eine Herdinfektion sein kann, aber keineswegs sein muß. Daß es also im konkreten Falle der ganzen klinischen Erfahrung des behandelnden Arztes unter Zuzug des gesamten Rüstzeugs der modernen Medizin und ihrer Hilfsdisziplinen bedarf, um zunächst auch nur seine Zugehörigkeit zu diesem pathogenetischen Prinzip wahrscheinlich zu machen."

Wir sehen, wie wir das durch Ausführungen von GRUMBACH bestätigt finden, daß jede Definition der sog. „Fokalinfektion" *elastisch* ist und wahrscheinlich auch in der Zukunft gestaltet sein wird; sie wird immer Angriffspunkte behalten, mag sie mehr von bakteriologischen oder mehr von allergischen oder toxischen Betrachtungsweisen her aufgestellt sein. *Mit einer septischen Infektion hat sie nichts zu tun.*

Klinisch-bakteriologische Kulturmethoden.

Die ersten systematischen bakteriologischen Untersuchungen bei septischen Erkrankungen wurden vom Jahre 1890 ab zuerst an Leichen vorgenommen (CANON), vorher hielt man den Befund in Leichenteilen für problematisch (KOCH, ROSENBACH). Die Untersuchungen von WÜRTZ und HERRMANN (1891), CHARRAIN und VEILLON (1893), von MONOD und MACAIGNE (1894), von ACHARD und PHULPIUS (1894), von BÉCO (1895), von LÖW (1900) und von da ab von LENHARTZ, JEHLE, besonders aber von SIMONDS und E. FRAENKEL, von SCHOTTMÜLLER, von JOCHMANN und MAN, bestätigten die Verwertbarkeit *postmortaler* bakteriologischer Blutbefunde.

Die Anwendung bakteriologischer Blutuntersuchung am *Lebenden* dürfte wohl zuerst von ROSENBACH (1884) und ein Jahr später von GARRÉ (bei einer Osteomyelitis), dann von CANON (1893), von SÄNGER und in methodischer, systematischer Weise (1894) von SITTMANN angewandt worden sein. Nachdem man vorher vornehmlich flüssige Nährböden benützte, ging man später zu den mehr und mehr gebräuchlichen Blutkulturen über, die wohl zuerst von BUSCHKE (1894), von LEXER (1895) und im gleichen Jahr von KOCHER und TAVEL angelegt wurden, vor allem seitdem SCHOTTMÜLLER auf den schon makroskopisch guten differentialdiagnostischen Wert der Blutagarplatte (1902) hingewiesen hatte.

In dem letzten Jahrzehnt des 19. und im ersten des 20. Jahrhunderts häuften sich dann die kasuistischen Mitteilungen über positive Blutkulturen beim Lebenden immer mehr. Heutzutage ist die Blutkultur aus der Diagnostik fieberhafter Erkrankungen nicht mehr fortzudenken.

Sinkt allerdings die Menge der in der Blutbahn verteilten Keime auf 100000 und darunter herab, so ist nach SCHOTTMÜLLER mit dem gebräuchlichen Blutquantum der kulturelle Nachweis in Frage gestellt bzw. dem Zufall unterworfen. Keinesfalls bedeutet aber eine einmalige Bakteriämie schon eine Sepsis, mag sie auch immer den Wert eines Alarmsymptoms haben.

Hier muß folgende Zwischenbemerkung gemacht werden: Wir sind uns klar, daß ein Unterschied besteht zwischen indirekt und direkt nachweisbarer Bakteriämie. Letztere ergibt die Blutkultur, die insofern nur bedingten Wert hat, als eine Anzahl von Keimen, bevor sie sich dem veränderten Milieu angepaßt haben, zugrunde gehen. Wieder andere Keime sind zu anspruchsvoll, sie können auf den uns bis jetzt zur Verfügung stehenden Nährböden nur schlecht gedeihen (Gonokokken, Tuberkelbacillen, Mikrococcus Bang, Spirochätenarten usw.). Trotz alledem lehrt die Erfahrung, daß wir mit Hilfe unserer Blutkulturverfahren genügend in der Lage sind, die gewöhnlichen Sepsiserreger, wie aerobe Strepto- und Staphylokokken, vor allem aber die anaeroben Streptokokken, Gasödembacillen usw. nachzuweisen und daraus wichtige Schlüsse zu ziehen. Wenn die Bewertung auch immer nur eine relative sein kann, so reicht sie doch praktisch aus. Wir können eben nur aus der Empirie Nutzanwendung ziehen, denn theoretisch müßten wir annehmen, daß die Bakterien, die um ein Vielfaches kleiner sind als die roten Blutkörperchen und die oft sogar mit Bewegungsorganen ausgestattet sind, genau so leicht durch die feinsten Blutcapillaren hindurch wandern könnten, wie die Blutplättchen. Die wirklichen Verhältnisse zeigen weniger die Tierversuche, als die klinische Erfahrung und diese besagt, daß beim lokalen Infektionsherd ein vorgebildetes oder ein erst entstehendes Filter eingeschaltet sein muß, welches das Eindringen der Bakterien in den Säftestrom verhindert. Welcher Art dieser Abwehrvorgang ist, wissen wir vorläufig nicht. Daß er sich zunächst erst bilden muß, und dann aber mit Sicherheit so leistungsfähig wird, schließen wir daraus, daß es uns eben nicht gelingt, mit unseren bis jetzt gebräuchlichen Kulturmethoden die Keime in der Blutbahn nachzuweisen. Wir müssen also zugeben, daß unsere Untersuchungsmethoden, so sehr sie zumeist dem praktischen Bedürfnis genügen mögen, auch jetzt noch nicht so zuverlässig sind, daß sie jede Bakteriämie erfassen könnten und so bleibt in manchen Fällen *allein* der *indirekte* Nachweis, daß zu irgendeiner Zeit Bakterien auch bei den scheinbar lokalen Infektionen im Blute gekreist haben müssen. (Metastasenbildung, allgemeine Reaktionen, Schüttelfröste u. a.)

Es kann an dieser Stelle unter besonderem Hinweis auf die Bearbeitung von SCHOTTMÜLLER selbst und von LEHMANN nur eine kurze Übersicht gegeben werden über die Methodik, die sich in vielen Jahrzehnten immer wieder bewährt hat und die sich uns beim Studium septischer Erkrankungen seit 4 Jahrzehnten nützlich erwies.

Die klinische Bakteriologie unterscheidet sich nicht unwesentlich von der fachwissenschaftlichen Bakteriologie. Das gilt vor allem hinsichtlich der Bewertung der Befunde.

Wenn GRUMBACH sagt: „Die Mikrobiologie hat zweifellos große Fortschritte zu verzeichnen; ihren eigenen Interessen folgend ist sie heute mehr denn je in der Lage, klinische Gedankengänge zu fordern und Wegweiser zu sein für die zweckmäßigste Behandlung der heute verfügbaren therapeutischen Mittel. An der Klinik ist es, sich in diese Gedankengänge zu vertiefen und die ihr gebotenen Möglichkeiten zu nützen", so müssen wir leider sagen, daß sich die, heutzutage nur zu strenge Abtrennung der bakteriologischen Untersuchungsanstalt von der Klinik nicht zum Vorteil der Diagnose und Therapie ausgewirkt hat.

„Die Laboratorien stellen keine Krankheitsdiagnose, sie teilen bloß mit, welche Ergebnisse sie in positiver oder negativer Hinsicht bei der Untersuchung der Proben erzielt haben und die Verwertung der Mitteilungen zu endgültigem Urteil über die Natur des vorliegenden Krankheitsfalles ist die Sache des behandelnden Arztes" (DÖRR).

Der in Bakteriologie geschulte Kliniker hat vor allem voraus, daß er sich bestimmte Verhältnisse im Laufe der Infektion zunutze machen kann, indem er zeitlich und räumlich bestimmten Krankheitsäußerungen nähersteht und diesen Vorteil für Entnahme infektiösen Materials vom Kranken ausnützen kann. Solche optimale und zeitliche Voraussetzungen spielen manchmal für die Diagnosestellung eine entscheidende Rolle. Die Arbeiten aus den verschiedenen gynäkologischen Kliniken, vor allem aus der SCHOTTMÜLLERschen Sepsisabteilung (RÖMER, WEIS, LEBLANC, THEODOR, BINGOLD, LEHMANN, SCHULTEN, SCHULZ u. a.) zeigen an, daß man zu einem positiven Resultat nur gelangt, wenn man die Bedingungen genau beachtet, unter denen überhaupt Keime im Blut kulturell erfaßbar werden. Manche negativen Blutresultate beruhen lediglich darauf, daß die Menge des Blutes, das zur Untersuchung verwendet wird, viel zu gering ist; dies ist besonders dann der Fall, wenn nach der Art des Sepsisherdes an und für sich nur wenig Keime in das Blut übertreten.

SCHOTTMÜLLER hat von vornherein darauf hingewiesen, daß im allgemeinen 20—30 ccm Blut erforderlich scheinen und daß man sich niemals mit der einfachen Form der Gewinnung: Einstich in die Fingerbeere oder in das Ohrläppchen begnügen darf. Selbst in Fällen von Streptokokken- und Staphylokokkenendokarditis mit ihrer meist sehr großen Keimzahl im Blut wird es kaum je gelingen, die Erreger im einfachen Objektträgerblutausstrich aufzufinden.

Die Technik der Blutentnahme aus der gestauten Armvene braucht nicht mehr beschrieben zu werden. Bei Kindern ist es leichter, das Blut aus der V. jugularis zu entnehmen. Selbstverständlich müssen Nadel und Spritze einwandfrei sterilisiert sein. *Das Trockenhitzeverfahren gewährt allein diese Voraussetzung.* Nur zu häufig wird von einer positiven Staphylokokkenkultur gesprochen oder vom Nachweis vergrünender Streptokokken, die sich bei nicht sorgfältiger Desinfektion oder Arbeit eingeschlichen haben.

SCHOTTMÜLLER hat in Zusammenarbeit mit EUGEN FRAENKEL immer wieder festgestellt, daß das *Herzblut* von *Leichen*, im gekühlten Raum aufbewahrt, vor Ablauf von 12 Std post mortem nur die in Frage kommenden Krankheitskeime aufweist.

Züchtungsmethoden.

Es gibt Bakterien, die schon im *Blutkuchen* eine Anreicherung erfahren. Zu ihnen gehören z. B. die Gasödembacillen, die Pneumokokken, die hämolytischen Streptokokken (Scharlach-, Erysipelstreptokokken u. a.). Es ist also vorteilhaft, einen Teil des Blutes nach Entnahme im sterilen Röhrchen mitzubebrüten. Unter Umständen möge auch das Blut vorher durch Schütteln in einem sterilen Gefäß mit Glasperlen defibrinieren. Das *Vermischen mit Natriumcitrat*, Hirudin oder anderen gerinnungshindernden Mitteln hat uns keine besonderen Vorteile gezeigt. Dagegen konnten wir im defibrinierten, bei 37° 3 Tage lang bebrütetem Blut, noch hämolytische Streptokokken und Pneumokokken finden, die bei sofortiger Aussaat in Platten nicht angegangen waren. Das gilt nicht für den Streptococcus viridans.

1. Um die Abtötung spärlich wachsender oder der Bactericidie ausgesetzter Keime zu verhindern, verdünnt man das Blut mit steriler Flüssigkeit oder geeigneten flüssigen Nährmedien, z. B. mit *Nährbouillon*. Es findet dann leichter eine Anreicherung statt, aber das Verdünnungsverfahren hat auch den Nachteil, daß sich verunreinigende Keime uneingeschränkt vermehren. Muß man das Blut verschicken, so empfiehlt es sich, es mit Liquoid zu mischen, das in versandfähigen Venülen zu beziehen ist (Liquoid „Roche" = Polyanetholsulfosaures Natrium).

Zur *Färbung der Kolonien* bringt man die Gallerte durch Zusatz schwacher Essigsäure zur Auflösung. Selbstverständlich ist auch das Erythrocytensediment auf Bakterien färberisch zu untersuchen. Es ist erstaunlich, wie lange sich gerade Anaerobier in diesem Sediment aufhalten und sich sogar nach Monaten noch weiterzüchten lassen. Man hat den Eindruck, daß die Gallerte viel weniger wachstumshemmende und -verzögernde Einflüsse hat. Dies ist ein Vorteil gegenüber der bactericiden Wirkung, die sonst dem Vollblut zukommt. Dies ist auch der Fall beim Streptococcus viridans, der ja besonders im Anfang oft schwer sichtbar wächst. So zwangen aufgegangene Kolonien in der Peptonbouillon zu wiederholter genauester, auch mikroskopischer Durchsicht der Platten, die vorher für steril erachtet worden waren (SCHOTTMÜLLER).

Unter den *halbflüssigen Nährböden* hat sich als brauchbar die Blutbebrütung in *Nährgelatine* erwiesen. Es fiel uns beim Zusatz von 10% Gelatine und bald von 10% Peptonbouillon auf (BINGOLD, LEBLANC), daß dadurch die nachteilige Wirkung der Blutgerinnung verzögert werden kann. Maßgebend hierfür ist freilich der Grad der Blutsenkungsgeschwindigkeit, die ja bei hochfieberhaften infektiösen Erkrankungen mehr oder weniger stark beschleunigt ist. SCHULTEN, dessen Veröffentlichung uns im nachfolgenden zugrunde liegt, hat das Verfahren weiter ausgebaut und eine regelmäßige Erstarrung durch Calciumchlorid und Gummi arabicum erzielt. Das Plasma gerinnt in Form eines Zapfens, in diesem gedeihen sichtbar die aeroben und anaeroben Bakterien, zum Teil unter Darbietung typischer Merkmale (Gasbildung, Hämolyse).

Die Verarbeitung des Blutzapfens über dem Erythrocytensediment gestaltet sich leider nicht immer einfach, weil die Gallertbildung den Zugriff zu den einzelnen Kolonien etwas erschwert. Besonders für die obligat anaeroben Keime hat sich aber diese gallertartige Kultur als recht vorteilhaft erwiesen, denn wie oben betont, bilden die Erythrocyten einen guten Nährboden auch dann, wenn Gewebsstückchen (Leber, Milz) nicht zugesetzt waren. Bei spärlicher Ansetzung können manche Kolonien besonders von Staphylokokken auffallend groß, grau und ausgefranst aussehen. Bact. coli ist rund und tropfenförmig, klein, weißgrau, zieht sich schnell nach unten aus. Typhuskolonien sind rundlich, unregelmäßig begrenzt, grauschwärzlich. Streptococcus putrificus ist grau, kugelrund mit glatter Oberfläche, durchsetzt die Gallerte nicht, bildet aber Gas und Gestank. Der FRAENKELsche Gasbacillus zeigt Glockenform. Besonders kleine weißliche Kolonien mit Gasbildung zeigt der Bac. symbiophiles (wohl identisch mit Bac. Buday, bzw. funduliformis).

2. *Plattenverfahren.* Dieses am häufigsten angewandte Kulturverfahren ist vor allem für aerobe Keime verwendbar. Es hat den Vorteil, daß man zugleich die Eigenschaften der Bakterien erkennen kann. Es ist schon darauf hingewiesen, daß man unbedingt eine größere Anzahl von Platten bereithalten muß. Der Nährboden muß auch nach seiner durch Kochen bewerkstelligten Verflüssigung tatsächlich auf 45° abgekühlt werden. Bei höherem

Temperaturgrad können manche Bakterien abgetötet werden. Die Blutagarmischung muß unter Vermeidung von Schaum und Bläschenbildung vorsichtig ausgegossen werden. Das hinzugefügte Blut bietet den Bakterien hinreichend Nährstoff zum Wachstum. Eine innige Vermischung von Blut und Agar wird erleichtert, wenn man vorher je 2—3 cm³ Blut unter absolut steriler Kautel auf den Boden der Petrischale bringt und nach kurzem Erhitzen der Öffnung des Agarröhrchens den flüssigen Agar zugibt. Die geschlossene Petrischale wird dann mehrmals leicht hin- und herbewegt, so daß eine homogene Blutagarschicht entsteht. Bebrütet man diese Platten, die man nutzbringend luftdicht mit Leukoplast abschließt, um eine Austrocknung zu verhindern, so sieht man nach mehreren Tagen nicht selten doch noch Verunreinigungen; meist handelt es sich um Staphylokokken, so daß in der Bewertung einzelner solcher Kolonien größte Vorsicht geboten ist. Auch dem Diplococcus crassus mit seiner grüngrauen Färbung begegnet man oft in der unteren, der Glasfläche anliegenden Agarschicht. Er wird oft mit Pneumococcus oder Streptococcus viridans verwechselt. Auch Rostsplitter erscheinen oft als kleine grünwachsende Kolonien, manchmal täuschen sie sogar Hämolyse vor. Es kann da nicht oft genug empfohlen werden, die Keime auch bei schwächster Vergrößerung im Mikroskop zu betrachten.

Züchtungsmethoden unter anaeroben Verhältnissen. Schon lange vor dem ersten Weltkrieg konnte in der SCHOTTMÜLLERschen Klinik beobachtet werden, daß gewisse Anaerobier eine große pathogene Bedeutung bei puerperaler Sepsis, eitriger Adnexerkrankung, Pylephlebitis, Thrombophlebitis nach Otitis media, post anginam und Lungengangrän haben mußten.

SCHOTTMÜLLER hat deswegen die *Züchtung in hoher Schicht* in Zuckeragarröhrchen angegeben. Um an die Kolonien besser herangehen zu können, wie das in engen Kulturröhrchen erschwert ist, verwandte er Glasröhrchen von 30 cm Länge und 5 cm Durchmesser, die mit 75—100 cm³ Zuckeragar versetzt wurden. Dazu wurde Blut bis zu 20 cm³ nach der Verflüssigung des Agar und Abkühlung auf 45⁰ gegeben. Nach mehrtägiger Bebrütung wurde die Kultur dann aufgeschlossen, indem ein etwa bleistiftdicker, durch Hitze sterilisierter Metallstab zwischen Glaswand und Agarsäule bis zum Boden des Glaszylinders vorsichtig durchgestoßen und rings um die Glaswand herumgeführt wurde. Die Agarsäule gleitet dann leicht aus der Glasröhre heraus und kann auf einer sterilen großen Schale wie eine Wurst mit dem ausgeglühten Messer in dünne Scheiben zerlegt werden. Man hat also geradezu eine Vielzahl von Agarplatten zur Verfügung und kann ebenso Tiefen- wie Oberflächenwachstum sehr gut erkennen. Die isolierten Kolonien können leicht identifiziert und — auf andere Nährböden überimpft — zur Anreicherung gebracht werden.

Ein weiterer Vorzug ist, daß von den aeroben Keimen auch die fakultativ anaeroben Streptokokken, Staphylokokken, Typhus- und Colibacillen in der anaeroben Zone Kolonien bilden.

Neben dieser Zylinderagarkultur und der hochprozentigen Peptonbouillon bzw. der Gelatinekultur erzielt man ein Oberflächenwachstum der Anaerobier am besten auf sog. *Anaerobierplatten*, wie sie von BUCHNER, KÜSTER, SCHOTTMÜLLER usw. angegeben worden sind:

Im Prinzip handelt es sich um den Sauerstoffentzug mittels 4 g Ac. pyrogallicum, das mit Aqua dest. vermischt ist und in eine Hohlrinne gebracht wird. Anschließend fügt man 50%ige Kalilauge hinzu. Der Sauerstoff wird dadurch absorbiert. In den letzten Jahren haben wir mit großem Nutzen das von FORTNER angegebene Verfahren angewendet: „Der Blutagarnährboden einer gewöhnlichen Petrischale, zweckmäßigerweise einer möglichst flachen, wird durch Ausschneiden eines Agarstreifens in zwei Hälften geteilt; die eine Hälfte wird mit einem fakultativen Anaerobier, z. B. dem Bact. coli oder Bac.prodigiosus, beimpft, wobei zur Erzielung eines zusammenhängenden Rasens dicht ausgespatelt wird, die andere Hälfte gleichzeitig mit dem zu züchtenden strengen Anaerobier. Darauf wird die Petrischale mit einem Plastilinring luftdicht verschlossen. Die schnell wachsenden fakultativen Anaerobier nehmen den Sauerstoff des kleinen Luftraumes über dem Nährboden schnell und weitgehend weg und ermöglichen dadurch den strengen Anaerobiern das Wachstum. Man kann auch zwei nährbodentragende, gleichgroße Schalen, von denen die eine mit dem Sauerstoffzehrer, die andere mit dem zu züchtenden strengen Anaerobier beimpft ist, die Nährschichten aneinander zugewendet, mit Plastilin verschließen."

Der Erfahrene wird sich immer noch die eine oder andere Methode modifizieren. Die Bebrütung im MAASSENschen Apparat nach der ZEISSLERschen Methodik hat ja gerade einen außergewöhnlichen Fortschritt in der Identifizierung und Systematik der Gasödembacillen gebracht, die wir ZEISSLER besonders verdanken.

Isolierung und Weiterzüchtung der gefundenen Keime. Da die gewöhnlichen Agarkulturen im allgemeinen keine sichere Identifizierung (besonders der Streptokokkenarten) gewähren, hat SCHOTTMÜLLER den Blutagar eingeführt. Schon 1903 hat er auf die Bedeutung der Hämolysinbildung und der Trennungsmöglichkeit bestimmter Keime hingewiesen. Diese Blutplatten sind in günstigster Weise für die Fortzüchtung der verschiedensten aeroben Keime geeignet.

STERNBERG hat 1899 zum 1. Male beobachtet, daß eine völlige Entfärbung des Blutnährbodens eintreten kann, wenn man das Blut vorher kocht. Modifikationen eines solchen stark erhitzten Blutagars wurden später von VOGES, LEVINTHAL, BIELING u. a. vorgenommen. Die Herstellung läßt sich vereinfachen, wenn man drei Teile einer $1^0/_{00}$ Na-Silicatlösung aufkocht und ein Teil Blut in diese heiße Lösung im Reagensglas vorsichtig einfließen läßt. Man bekommt dann eine sterile, vollkommen homogene Hämatinblutlösung, die zu Agar zugesetzt, ein vorzügliches Nährmedium darstellt (BINGOLD). Eine grobe Koagulation, die sonst beim Erhitzen des Blutes unvermeidlich ist, findet sich hier ausgeschaltet. Der Farbenumschlag unter der Einwirkung von Pneumokokken-Streptokokken-viridans beruht auf der Ausschaltung des Apofermentes der Katalase durch das Erhitzen. Die lebenden Bakterienzellen entfärben unter Wasserstoffsuperoxydbildung, weil dem Blut die Katalase als Abwehr nicht mehr zur Verfügung steht. Es entsteht unter diesem biologischen Vorgang ein Blutfarbstoffabkömmling, der auf Grund seines Farbspektrums bei 525 mμ ,,Pentdyopent" benannt wurde (BINGOLD). Diese Eigenschaft kommt, wie erwähnt, nur ganz bestimmten wenigen Bakterien zu.

Eine weitere Differenzierung der Keime kann in *Nährbouillon*, in *Ascitesbouillon*, in *Milch* (eventuell unter Zusatz von Lackmuslösung zur Prüfung von Reduktionsvorgängen), in Nährlösungen unter *Kohlehydratzusatz* zum Nachweis von Spaltungssäure, Gasbildungsvorgängen, vorgenommen werden. Gerade die Vergärung von Mannit und Raffinose, von *Lactose, Saccharose, Aesculin, Glycerin, Inulin* usw. ermöglicht manchmal eine Gruppeneinteilung (über diese Spezialnährböden ist in den großen Handbüchern nachzulesen!). Es liegen ungeheuer viel Literaturangaben vor, die sich mit der *Trennung der verschiedenen Bakterienstämme* befassen (s. auch das Kapitel ,,Typhus").

Auch hinsichtlich der *serologischen* Merkmale, der *Agglutinationsverfahren*, der *Komplementbindungsreaktion*, der *Opsoninreaktion*, der *Antigenanalysen*, der Bestimmung des jeweiligen Antigencharakters durch Schutzversuche kann im Rahmen dieser Bearbeitung nicht näher eingegangen werden (über diese Spezialnährböden ist in den großen Handbüchern nachzulesen!).

Ausführlicher muß dagegen auf *Resistenzprüfungen* vornehmlich in bezug auf die Streptokokkenfrage eingegangen werden. Es erscheint erklärlicherweise als erstrebenswertes Ziel mit Hilfe von Resistenz- bzw. Virulenzprüfungen der Erreger Hinweise auf den Infektionsablauf zu bekommen.

Unter den verschiedenen Faktoren, welche die Schwere einer Infektion bestimmen, sind es vor allem Widerstände, die ein erkranktes Organ oder der Gesamtorganismus selbst den eingedrungenen Keimen entgegensetzt. Maßgebend ist nicht zuletzt selbstverständlich die Virulenz des jeweiligen Erregers. Aus der Erkenntnis, daß das Blut selbst hochgradige Bactericidie besitzt, entstand der SCHOTTMÜLLERsche Virulenz- oder Bactericidieversuch zur Artunterscheidung von gewissen Streptokokken- und Pneumokokkenarten, freilich mit der Einschränkung, daß mit der Abgrenzung von Streptokokkenarten nicht ohne weiteres eine Prognosestellung verbunden sei. Auch hier ist in erster Linie der Sitz der Infektion maßgebend. Die Virulenzprüfung, wie wir sie an der SCHOTTMÜLLERschen Klinik ausführten, ist folgendermaßen:

Je 6 oder 10 cm³ defibrinierten frischen normalen Menschenblutes, d. h. Blut eines Gesunden, werden in ein steriles Reagensglas gegeben und mit einer Öse (0,05 cm³) einer Bouillonaufschwemmung der zu prüfenden Stämme geimpft, und zwar ist die Einsaat einer nicht zu großen Menge von Keimen, etwa 50—100, notwendig. Das kann nach einiger Übung erreicht werden. Um einen ungefähren Maßstab über die Zahl der Keime in der zu benutzenden Kokkenaufschwemmung zu erhalten, ist es zweckmäßig, eine Normalöse vor der Aussaat im gefärbten Ausstrichpräparat zu prüfen und darnach eventuell die Verdünnung zu regulieren. Zur Feststellung der Zahl der eingesäten Keime werden sogleich nach der Beimpfung 20 Tropfen der Kokkenblutmischung in ein Agarröhrchen gebracht und dieses sofort zur Platte ausgegossen. Das Originalröhrchen mit der Kokkenblutmischung wird sodann in den Brutschrank (37⁰) gestellt. Nach einem Aufenthalt von 4—8 Std im Brutschrank wird eine weitere Stichprobe (10 oder 20 Tropfen) entnommen und so fort nach je 6—8 Std in den nächsten 24—48 Std. Die Kokkenblutmischung muß häufiger durchgeschüttelt werden.

Ein Vergleich der in den verschiedenen Zeitintervallen angelegten Platten läßt dann eine Zunahme oder Abnahme der eingesäten Kokken erkennen. Die Zunahme führt unter Umständen zu einer Entwicklung bis ins Unendliche, die Abnahme bis zur Vernichtung. Streptococcus viridans und Streptococcus anhaemolyticus werden abgetötet, während Streptococcus pyogenes und ebenso der Streptococcus mucosus, der Streptococcus lacticus Kruse (Streptococcus acidi lactici), der Pneumococcus und der Streptococcus herbidus (SCHOTTMÜLLER) nicht zugrunde gehen, sondern sich unbeschränkt weiter vermehren.

Die *Ablesung* erfolgt also nach 24stündiger Bebrütung bei 37⁰. Viridansstreptokokken weisen, gegenüber anderen Streptokokken, in den Platten, die nach 1- bzw. 3stündiger Einwirkung des normalen Menschenblutes gegossen wurden, immer weniger Kolonien auf. Die nach 24 Std gegossene Platte ist bei Streptococcus viridans steril, bei hämolysierenden Streptokokken dagegen dicht bewachsen.

In dem Bestreben, Merkmale zu finden, die eine Differenzierung zwischen pathogenen und apathogenen Keimen gestatten, wurden später verschiedene andere Virulenzprüfungen angegeben.

1. Methode FROMME: Sie besteht darin, einmal die Streptokokken unter dem Einfluß einer Erythrocyten-Leukocyten-Kochsalzaufschwemmung zu prüfen, weiterhin Streptokokken in eine Bouillon mit einer 24%igen Lecithinemulsion in verschiedenen Quantitäten einzubringen. Pathogene Streptokokken sollen durch die Überimpfung in das ihnen weniger zuträgliche Nährsubstrat Wachstumsschädigungen ausgesetzt sein.

Nachprüfungen von BONDY, THALER, BÜRGERS, SIGWART, HAMM, SACHS, TRAUGOTT, REIBMAYR, zeigten keine Gesetzmäßigkeiten im Verhalten avirulenter und virulenter Streptokokken.

2. Methode SCHÄFER: Prüfung der bactericiden Wirkung des Vaginalsekretes auf die Virulenz bzw. Avirulenz.

3. Methode SIGWART: Es wurde eine virulente Streptokokkenbouillonkultur durch ein Berkefeldfilter filtriert und nach Keimfreiheit wiederum mit virulenten Stämmen beimpft. Avirulente sollen auf diesen „Erschöpfungsnährböden" wieder angehen, Virulente nicht.

4. Methode RUGE: a) Direkte mikroskopische Virulenzprobe (Beobachtung im Heizmikroskop. b) Vereinfachte mikroskopische Virulenzprobe: es wird von der Blutsekretmischung sofort und in Abständen von 1, 2, 3 und 4 Std je ein Abstrich — am besten auf demselben Objektträger — angefertigt; das Reagensglas kommt in der Zwischenzeit in den Brutschrank. Die Ausstriche werden auf ihren Keimgehalt miteinander verglichen. c) Sekretprobe in Form eines Plattenverfahrens (nach PHILIPP).

Die Keimzahl, die sich nach 1-, 2-, 3- und 4stündiger Verarbeitung bemerkbar macht, soll eine Beurteilung der Keimvirulenz gestatten. Die Beeinflussung der Wundkeime durch Eigenblut soll zur Beurteilung der Schwere und Prognose einer ausgebrochenen Infektion dienen. Die Methode wurde auch von PHILIPP zur Prüfung von im Blute strömenden Keimen als Virulenzprobe angewandt. Abnahme oder Zunahme der Kolonien in den ersten 3 Std soll prognostisch verwertbar sein. Nach LEHMANN, FRAMM, HANON, WIRTH, SIGWART, PRIBRAM und BASKE soll zwischen der Wirkung eigenen und fremden Blutes kein wesentlicher Unterschied sein.

Nach Anwendung der verschiedenen Resistenzprüfungsmethoden gegenüber der keimtötenden Kraft des Menschenblutes mußte man auf Grund von kritischer Nachprüfung durch LEHMANN-Hamburg und eigener Erfahrung zu dem Resultat gelangen, daß der SCHOTTMÜLLERsche Bactericidieversuch immer noch das sicherste Kriterium der Artunterscheidung verschiedener Streptokokkenarten darstellt.

Als Kulturmedium stellt die *Galle* eines der wichtigsten Differenzierungsmittel zwischen Streptokokken und Pneumokokken dar; freilich mit der Einschränkung, daß Pneumokokken sich nicht immer zuverlässig verhalten. Taurocholsaures Natrium löst ebenfalls Pneumokokken und Streptococcus mucosus auf, nicht dagegen Streptococcus haemolyticus und viridans. Auch Enterokokken sollen eine differentialdiagnostisch wichtige Galleresistenz darbieten, ebenso sollen sie thermoresistenter sein als Viridansstreptokokken, die schon bei einer viertelstündigen Erhitzung auf 60⁰ sich nicht mehr als weiterzüchtbar erweisen.

1922 schienen die Untersuchungen von SCHWEITZER, MORGENROTH und MUNTHER hinsichtlich der Pneumokokken erfolgreich zu sein. Es wurden die Reaktionen gegenüber Chinaalkaloiden (Optochin, Eucupin, Vucin und Rivanol) geprüft. Leider haben sich nach anfänglichen Resultaten, die zu großem Optimismus führten, keine Möglichkeiten einer differenten, *klinischen* Wertigkeit der einzelnen Pneumokokkentypen entsprechend ihrem Verhalten gegenüber diesen Chemotherapeuticis ergeben, mochte sich auch die Wirkung des Optochins gegenüber Pneumokokken als hochgradig bactericid im *Reagensglas* erweisen. Das gleiche war vom Eucupin, Vucin und Rivanol zu sagen. Der Streptococcus viridans wurde zwar durch Rivanol schon in einer Verdünnung von 1:1280000 gehemmt, leider konnten mit diesen Mitteln Endocarditis lenta-Fälle niemals geheilt werden.

Die Eigenschaft der *Toxinbildung* bestimmter Streptokokkenstämme wurde ebenfalls zu ihrer Diagnostik herangezogen.

Nach Ansicht des Ehepaars DICK ist die Feststellung der Toxinbildung und der Bindung dieses Toxins durch ein spezifisches Antitoxin die einzige Methode, im konkreten Falle hämolysierende Streptokokken als Scharlachstreptokokken zu diagnostizieren.

Der Wert der Identifizierung bestimmter hämolysierender Streptokokken je nach ihrer Toxinbildung ist bis jetzt noch in Frage gestellt. Der Nachweis der Toxinbildung erfordert:
1. die Wahl eines geeigneten Nährbodens,
2. die Herstellung keimfreier Toxine,
3. die Prüfung des Giftes sowie Auswertung der Toxinstärke.

Die Standardisierung der Toxine ist auf die menschliche Haut begrenzt. Durch vergleichsweise Untersuchung ist zu ersehen, ob das nach Filtration durch ein Berkefeldfilter gewonnene Toxin sich als schwächer oder stärker als das Standardtoxin erweist.

Der *Tierversuch* ist für die Differenzierung mancher Streptokokken und Pneumokokken unter bestimmten Voraussetzungen nur ein wichtiges Hilfsmittel. Im Tierversuch gewonnene Krankheitsbilder sind nicht ohne weiteres mit der menschlichen Pathologie in Einklang zu bringen, ebenso ist die Auswirkung der Keime je nach Wahl des Versuchstieres verschieden. Dies trifft vor allem für Gasödeminfektionen zu.

Die Theorie von der *elektiven Lokalisation* einer Infektion durch Keime, die sich in Wurzelgranulomen vorfanden, wurde von ROSENOW im Tierexperiment zu stützen versucht. Die Nachprüfung, ob eine Berechtigung vorliege, aus der experimentellen Erzeugung metastatischer Herde an korrespondierenden Organen im Tierversuch weitgehende Beziehungen zwischen der Zahninfektion eines Menschen und einer gleichzeitig bestehenden Organerkrankung abzuleiten, hat zu ernster Kritik herausgefordert.

Ätiologische oder therapeutische Schlüsse ließen sich aus diesen Nachuntersuchungen überhaupt nicht erbringen (LEHMANN).

Zwar kann man oft schon aus dem Krankheitsbild, aus der Art der Metastasen einen Hinweis haben, was für eine Erkrankung vorliegt, wie die Prognose zu stellen ist, wie demnach die Sepsistherapie einzuleiten ist, aber trotzdem ist der *Nachweis des Erregers*, vor allem *aus dem Blut* ebenso unerläßlich, wie die Untersuchung des Organbefundes im allgemeinen.

Erst um die Jahrhundertwende erkannte man immer mehr, daß nicht nur die banalen Eitererreger für septische Erkrankungen in Frage kommen. Heute können wir sagen: *Fast jeder pathogene Aerobier und Anaerobier kann sich seinen Infektionsherd so gestalten, daß er auf dem Blut- oder Lymphwege in andere Organe gelangen kann.*

Die pathogenen Streptokokken in ihrer Bedeutung als Sepsiserreger. Man hat früher die *hämolysierenden Streptokokken* als Arteinheit gegenüber den nicht hämolysierenden betrachtet. Inzwischen wissen wir, daß es auch hier verschiedene Arten gibt, die aber weder nach Form noch Größe der einzelnen Kokken, noch aus der Zahl der zu kurzen oder langen Ketten vereinigten Einzelglieder sicher getrennt werden können. Es ist aber schon jetzt zu sagen, daß die Bedeutung der Hämolyse für die Beurteilung der Streptokokken vielfach überschätzt wird, vielfach auch zu Mißverständnissen Anlaß gegeben hat.

1895 wurde von SCHOTTMÜLLER zum 1. Male auf einen hämolytischen Prozeß auf der Blutagarplatte durch Streptokokken hingewiesen. Es muß schon voraus betont werden, daß die hämolysierende Wirkung eines Keimes nicht von vornherein anzeigt, daß der Keim auch im strömenden Blut zu blutauflösenden Prozessen Anlaß gibt. Während der Gasbacillus bei der puerperalen Sepsis mit schwersten hämolytischen Vorgängen einhergeht, vermißt man das bei Sepsisfällen, die durch hämolytische Streptokokken, Staphylokokken oder Colibacillen hervorgerufen werden.

In klinischer Beziehung stand lange obenan der Streptococcus pyogenes haemolyticus, Streptococcus viridans, Streptococcus mucosus und Streptococcus putrificus, in zweiter Linie der Streptococcus anhaemolyticus, Enterococcus und Streptococcus lactis.

In den letzten Jahren wurden weitere Differenzierungen der Streptokokken vorgenommen ebenso nach gewissen Eigenschaften, den Kokkengliederungen, wie nach ihrem Standort. Für apathogen bzw. nur von geringem Wert für die Ätiologie von Infektionen hielt man den sog. Streptococcus haemolyticus „lentus . longissimus" conglomeratus, pleomorphus und polymorphus. GUNDEL hielt weiter die Mundstreptokokken für apathogen, LEHMANN wies aber darauf hin, daß diese Streptokokken bei der Entstehung von Infektionen des Zahnfleisches und der Zähne (auf Grund seiner Erfahrung in nahezu 300 Fällen) doch eine nicht unwichtige Rolle spielen. Schon dies zeigt, daß noch große Meinungsverschiedenheiten über die Bedeutung der verschiedenen Streptokokkenarten bestehen. Schon bald nach der Entdeckung des Streptococcus pyogenes ging man in mühevollen zeitraubenden Untersuchungen darauf aus, bekannte Streptokokkenarten mit verschiedenen Krankheitsbildern in Verbindung zu bringen.

Gundel stellte folgende Gruppen auf:
Hauptgruppe A: Stabile Stämme.
    I. Streptococcus pyogenes haemolyticus.
    II. Streptococcus viridans.
    III. Streptococcus lanceolatus (Pneumococcus).
    IV. Obligat anaerobe Streptokokken.
Hauptgruppe B: Labile Stämme.
    I. (V.) Gruppe der pleomorphen Streptokokken.
       1. Mundstreptokokken,
       2. Darmstreptokokken (Enterokokken),
       3. Milchstreptokokken.
    II. (VI.) Gruppe der übrigen anhämolytischen Streptokokken.

Durch die *Agglutinationsmethode* wurden von Griffith, Gundel und Wüstenberg unter den hämolysierenden Streptokokken verschiedene Typen festgestellt. Lancefield beschrieb 1933 eine *Präcipitationsreaktion*, welche gestattet hämolysierende Streptokokken in mehrere Gruppen aufzuteilen, die ihrerseits wieder einzelne Typen enthalten, während mit Hilfe der früher angewandten kulturellen und biochemischen Verfahren eine solche Einteilung vorher nicht möglich gewesen war. Die Präcipitationsmethode ist zwar kompliziert, jedoch der viel einfacher durchzuführenden Objektträgeragglutination, wie sie Griffith angibt, aus mehreren Gründen überlegen. Vor allem haftet ihr nicht der Nachteil der häufigen Spontanagglutination sowie der unspezifischen Kreuzagglutination an. In den hämolysierenden Streptokokken sind gruppen- und typenspezifische Substanzen enthalten, und zwar von Polysaccharid-, Nucleoproteid- bzw. Proteincharakter. Mit Hilfe dieser in den hämolysierenden Streptokokken vorkommenden Antigene bzw. Haptene ist es möglich, geeignete gruppen- und typenspezifische Tierseren herzustellen. Um Gruppen- oder Typenzugehörigkeit eines unbekannten Stammes zu ermitteln, ist es notwendig, Extrakte aus den Keimen zu bereiten, die, mit dem entsprechenden Immunserum versetzt, die spezifische Präcipitation ergeben.

Zur Vereinfachung der im ganzen ziemlich umständlichen Methode hat Lancefield eine *Mikropräcipitation* angegeben. In Deutschland weisen besonders Seelemann und Flint, weiterhin Nottebohm, Haas und Lodenkemper auf die Wichtigkeit der amerikanischen Arbeiten hin.

Es ist selbstverständlich außerordentlich wichtig, daß man Methoden hat, die eine Bestimmung der Empfindlichkeit der einzelnen Erregerstämme gegenüber unseren anderen bakteriostatischen Heilmitteln gewährleisten. Nach einer Veröffentlichung von Christie ist es für die therapeutische Beeinflußbarkeit wesentlich, daß man z. B. die Penicillinresistenz der betreffenden Erreger erkennt, damit man sie gegenüber dem festgestellten Test mit der entsprechenden Einheitsmenge übersteigern kann.

1. Durch serologische bzw. Präcipitationsmethoden (Lancefield, Hare, Evans, Seelemann, Nottebohm, Liebermeister jr. u. a.), die sich auf Streptokokken mit gruppenspezifischem Antigen stützten, gelangte man zu folgender Einteilung:

Zu einer Gruppe A gehören die meisten menschenpathogenen hämolytischen Streptokokken; B die bei Euterentzündungen der Milchkühe gefundenen; C nur tierpathogene Streptokokken; D Vertreter der Enterokokkengruppe. Daneben wurden noch 5 weitere Gruppen differenziert.

Sherman hat es unternommen, auf Grund der serologischen, kulturellen und biochemischen Differenzierungsmethoden eine weitere umfassende Einteilung der Streptokokken zu geben. In diesem Schema gehören zum Streptococcus pyogenes im weiteren Sinne diejenigen hämolysierenden Streptokokken, die durch Lancefield u. a. gemäß ihren serologischen Qualitäten in Gruppen eingeteilt sind. Ferner sieht die Einteilung vor: Streptococcus viridans mit verschiedenen Gruppen, dann Streptococcus lacticus und Enterococcus (ebenfalls mit weiteren Unterteilungen); zum Enterococcus gehört interessanterweise auch die Lancefield-Gruppe D. Bei diesen Streptokokken ist aber eine serologische Differenzierung noch nicht durchgeführt, so daß auch die den Kliniker so brennend interessierende Frage der Abgrenzung des Erregers der Endocarditis lenta noch nicht gelöst werden konnte.

Zur Frage der vergrünenden Streptokokken, speziell des Streptococcus viridans. Um den Streptococcus viridans hat sich seit seiner Entdeckung im Jahre 1895 durch Schottmüller eine leidenschaftliche Debatte eröffnet, die immer wieder aufflammt. Jeder, der sich neu mit der Endocarditis lenta und mit seinem Erreger beschäftigt, muß sich von neuem durch das Dickicht der Veröffentlichungen durchkämpfen. Aber man kann nicht sagen, daß man im Laufe der Jahre freiere Sicht bekommen hat. Eine Hypothese über den Erreger löst die andere ab und schließlich müssen doch die kritisch arbeitenden Bakteriologen erkennen, daß an den Haupteigenschaften des Streptococcus viridans nicht zu rütteln ist (mag man ihm eine andere Bezeichnung beilegen oder nicht) und daß er — was das Wichtigste ist — der Haupterreger der Endocarditis lenta geblieben ist.

Es läßt sich nicht umgehen kurz den Entwicklungsgang zu skizzieren, den seit der Entdeckung des Streptococcus viridans die Wissenschaft um diesen Keim genommen hat.

Es seien hier kurz die Eigenschaften geschildert, die SCHOTTMÜLLER bereits 1903 beschrieben hat.

Streptococcus mitior seu viridans bildet auf der Blutagarplatte nach 24stündigem Wachstum bei 37^0 sehr feine graue oder schwarzgrüne punktförmige Kolonien. Zuweilen wird erst nach 24 Std eine Entwicklung deutlich sichtbar. Am 2. Tage erreichen die Kolonien bis Kleinstecknadelkopfgröße. Im Innern des Agars entwickeln sie sich in der Regel erst nach 36—48 Std, öfters erst nach 3—4 Tagen; nicht selten sieht man sie dort, wo die Agarschicht dünner ist, deutlicher. Auf Bluttraubenzuckeragar ist die grüne Farbstoffbildung üppiger als auf gewöhnlichem Blutagar. Die Hämolyse des Streptococcus viridans ist so gering, daß eine makroskopisch sichtbare Resorption des Blutfarbstoffes bei Verwendung einer Blutagarmischung von 2:5 im allgemeinen nicht stattfindet. Bei längerer Bebrütung findet man gelegentlich einen kleinen Resorptionshof. Auf blutarmen Agarplatten zeigt die Mehrzahl der Stämme eine Hämolyse um die Kolonie herum in Form eines schmalen Saumes. Indessen haben wir in einzelnen Fällen von Endocarditis lenta im späteren Verlauf um die Kolonien schon nach 24stündiger Bebrütung einen deutlichen, wenn auch kleinen Resorptionshof gesehen (vgl. SCHOTTMÜLLER: Münch. med. Wschr. 1903), während die Kolonien in den Blutkulturen der ersten Monate das typische grüne Aussehen zeigten. Der Streptococcus viridans entbehrt also der Hämolyse nicht. Keinesfalls kann aber aus dieser Beobachtung geschlossen werden, daß etwa eine Umwandlung des Streptococcus viridans in den Streptococcus pyogenes vor sich gegangen wäre. Denn das übrige Verhalten des gezüchteten Streptococcus entsprach sowohl kulturell wie biologisch durchaus dem Typus des Streptococcus viridans. Blutbouillon wird durch den Streptococcus viridans diffus getrübt, das Hellrot macht einer braunen Färbung Platz. Der Keim ist auffallend wenig tiervirulent. In der Humanpathologie spielt er eine Rolle vor allem als Erreger der Endocarditis lenta, wie SCHOTTMÜLLER zuerst feststellte. Doch findet er sich auch als Erreger von Meningitis, Perikarditis, Pylephlebitis, Cholangitis chron. lenta, Peritonitis, Abortus febrilis usw.

Immer hat sich die alte Erfahrung bestätigt, daß die Infektion des Streptococcus viridans bei Menschen eine verhältnismäßig gutartige ist, vorausgesetzt, daß nicht das Endokard oder das Peritoneum Sitz des Infektes ist.

Inzwischen ist natürlich eine Hochflut von Veröffentlichungen über die Endocarditis lenta und über Erreger chronisch sich hinziehender Endokarditiden erschienen.

Die Begriffsbildung Endocarditis lenta und Streptococcus viridans hat man in Amerika dadurch vermieden, daß man von einer *subakuten bakteriellen Endokarditis* sprach und somit die Möglichkeit auch anderer Erreger offenließ.

Nach den amerikanischen experimentellen Untersuchungen gehören zur Viridansgruppe der Streptococcus *salivarius*, Streptococcus *bovis*, Streptococcus *equinus*, Streptococcus *thermophilus*. Der Streptococcus viridans entspreche am meisten dem Streptococcus salivarius.

Mögen auch die verschiedenen durch die biologischen serologischen und kulturellen Methoden herausgearbeiteten Gruppen, von denen nur an dieser Stelle die Gruppe D als Enterokokken, die Gruppe L als Milchsäurestreptokokken angeführt seien, sich vom Standpunkt des Fachbakteriologen aufrechterhalten lassen, so kann doch kein Zweifel sein, daß der Streptococcus viridans im Sinne SCHOTTMÜLLERs weitaus den häufigsten Erreger der Endocarditis lenta darstellt. Der apodiktischen Erklärung von KURT LIEBERMEISTER: „Einen spezifischen Erreger der Endocarditis lenta gibt es nicht!" fehlt die Berechtigung. Der Viridansstreptococcus war und ist eben immer noch zahlenmäßig weitaus der häufigste Erreger dieser in ganz bestimmten Stadien ablaufenden Krankheit.

Zur Frage der Hämolyse. Bei hämolytischen Streptokokken findet man im allgemeinen bei einer positiven Blutkultur auf den Blutagarplatten feinste, nicht farbstofferzeugende Kolonien von höchstens Stecknadelkopfgröße, die sehr schnell den Blutfarbstoff auflösen. Über die Art der Hämolyse ist eine große Literatur entstanden und man hat die verschiedensten Methoden angewandt, auch innerhalb der Gruppe der hämolysierenden Streptokokken verschiedene Typen abzugrenzen. Besondere Schwierigkeit machte es hier, den Viridansstreptococcus wegen seines bei Fortzüchtung auf Blutagar in Erscheinung tretenden Hämolysierungsvermögens in seiner Artspezifität nicht erschüttern zu lassen. Andererseits ließ sich experimentell ein Verlust der Hämolyse bei echten hämolysierenden Streptokokken durch Einfluß von Milch und durch Einwirkung des Tierkörpers gelegentlich nachweisen. Durch geeignete Umzüchtungsversuche kann man zweifellos nicht nur einen Hämolyseverlust, sondern auch Einbüßung der Virulenz hervorrufen. Ob ein solcher Vorgang auch innerhalb des menschlichen Organismus möglich ist, konnte bis jetzt nicht bewiesen werden.

Die Ansichten über das Wesen des Vorgangs der *Hämolyse* auf der Agarplatte gehen zum Teil weit auseinander. BERTHLEIN nahm 1914 folgende Einteilung vor, die bis jetzt kaum anfechtbar ist:

1. *Reine Hämolyse.* Austritt von Hämoglobin aus dem Blutkörperchen.
2. *Verdauung* des Blutfarbstoffes, ohne daß die Blutkörperchenstromata zugrunde gehen = Hämoglobinopepsie.
3. *Vollständiger Abbau* des ganzen Blutes. Hierbei sehen wir dann den durchsichtigen Hof rings um die Kolonien = Hämopepsie.

Nach KÄMMERER wird bei der sog. Hämolyse das Hämoglobin nur vom Erythrocyten hinweggeschoben.

Man hat immer wieder gerade wegen dieser Viridanshämolyse eine Artverschiedenheit haemolyticus-anhaemolyticus angenommen. Aber auch wenn sich scheinbar ein Viridans in einen Streptococcus haemolyticus umzüchten ließe, so wird er zu einem solchen Keim ebensowenig, wie eine Frau in Männerkleidern zum Mann wird.

Hier sei auf *eigene Versuche* hingewiesen, wonach ein Übergang des hämolysierenden Streptococcus in eine grünwachsende Form nicht zu bestreiten ist. Aber es muß festgehalten werden, daß für die Beurteilung eines Streptokokkenstammes und seines Verhaltens im menschlichen Körper die spezifische Krankheitsreaktion maßgebender ist, als seine kulturelle und tierpathogene Eigentümlichkeit. Unsere Versuche seien hier kurz skizziert:

Hämolysierende Streptokokken — auch solche, die einwandfrei „Scharlachtoxine" bildeten — konnten mit Hilfe der Züchtung auf dem von mir angegebenen Kochblutagar zu einem großen Prozentsatz zum Vergrünen (Hämolyse- und Virulenzverlust) gebracht werden. Nur wenige Stämme behielten ihre hämolysierenden Fähigkeiten und ihre Virulenz konstant bei. Hatten die Stämme ihre Hämolyse erst einmal verloren, so blieben sie konstant avirulent und zeigten auch auf dem gewöhnlichen Nährboden nicht mehr ihre Hämolyse und ihre Virulenz. Die Stämme gewannen zu gleicher Zeit die merkwürdige Eigenschaft, H_2O_2 zu bilden und konnten so oxydativ, d. h. hämoglobinentfärbend, aber nicht hämolysierend auf das Blut (dem man durch das Erhitzen die Katalase entzogen hatte) einwirken.

Auch durch Verimpfung in das *Peritoneum der Maus* in bestimmten Verdünnungen hat man früher einen Hämolyseverlust eines Teiles der aus dem Peritoneum wiedergewonnenen Kolonien hervorgerufen. Die anhämolytischen Kolonien zeigten ein grünes Aussehen (MORGENROTH).

Meningokokken. Der Meningococcus wurde 1887 von WEICHSELBAUM entdeckt. Seine Kultur gelingt am besten auf Traubenzuckerblutagar, den man durch Verschluß der Platten vor dem Verdunsten zu schützen versucht. Gegen Sonnenlicht, Austrocknung und niedrige Temperatur ist er sehr empfindlich. Die genaue Identifizierung erfolgt durch Prüfung des Kohlenhydratzersetzungsvermögens, vor allem aber mittels hochwertigem agglutinierendem Serum.

Auch bei den Meningokokken kann man eine bestimmte Typeneinteilung vornehmen. Die Häufigkeit der einzelnen Typen wechselt nach Zeit und Ort nicht unerheblich (GUNDEL). Das Vorhandensein von Endotoxinen führt zu relativ geringen, mit mäßigem Fieber einhergehenden Krankheitserscheinungen, wenn sich die Erkrankung nicht an den Meningen, sondern an anderen Geweben etabliert (Nebenhöhle). Es gibt aber auch Formen von Meningitis fulminans, mit einem mit hämorrhagischen Erscheinungen einhergehenden Symptomenkomplex. Der Meningococcus kann auch Erreger einer Sepsis (ohne und mit Meningitis) sein.

Hat man die Meningokokken, die auf dem Blutagar grauviolett tropfenförmig wachsen, erst einmal zur Züchtung gebracht, so wachsen sie in späteren Generationen sehr leicht weiter.

Bact. coli und coli haemolyticum. Das Bact. coli spielt bei solchen septischen Erkrankungen vorwiegend eine Rolle, die ihren Ausgang von den Harnwegen, vom Genitaltractus oder den Gallenwegen nehmen. Es beteiligt sich auch an pylephlebitischen Prozessen, wenn es auch erfahrungsgemäß von sich aus zu eitrigen Veneninfektionen nicht führt. Als Mischinfektionserreger ist es aber dabei häufig beteiligt. *So gut wie nie sieht man es als Erreger einer Endocarditis septica.* Ähnlich wie die Typhusbacillen bildet es auf der Blutagarplatte üppige graue, oberflächliche, in der Tiefe des Nährbodens grünschwache Kolonien. Sie sind aber größer als die der Typhusbacillen und etwas heller. (Weitere Eigenschaften s. Kapitel „Typhus").

Der PFEIFFERsche Influenzabacillus. Die Blutagarplatte hat sich uns seit langen Jahren vorzüglich zur Züchtung dieses Keimes bewährt.

Die Kolonien erreichen auf der Oberfläche der Blutkultur kaum die Größe von Streptokokkenkolonien, sie sind tautropfenähnlich und farblos. Sie entwickeln sich besonders üppig in der Nachbarschaft andersartiger Kolonien. Nach HAMMERSCHMIDT begünstigen Pneumokokken ihr Wachstum am meisten.

Auf Feuchtigkeit der Blutplatten ist besonderer Wert zu legen. Es empfiehlt sich daher die Züchtung in feuchter Kammer (Plastilinplatte usw.). Die Identifizierung des Pfeifferbacillus erfolgt unter anderem durch Übertragung auf gewöhnlichen Agar, auf dem die Fortzüchtung nicht gelingt.

In Blutbouillon entwickeln sich die Bacillen ebenfalls und bilden oft längere Fäden. Vor der Levinthalplatte hat die Blutplatte entschieden den Vorzug, daß eine Differenzierung der

Influenzabacillen von den Begleitkeimen (Streptokokken, Pneumokokken usw.) auf den ersten Blick möglich ist.

Den PFEIFFERschen Bacillus haben wir als Erreger von Meningitis und septischer Endokarditis in einzelnen Fällen festgestellt. Auch bei otogener Sepsis wurde er intravital von CLARKE aus dem Blute gezüchtet. Bei Grippe (1917/18) haben wir ihn fast in jedem schweren Fall aus den Nebenhöhlen gezüchtet (Symbiose mit Grippe).

Bac. pyocyaneus. Der Bac. pyocyaneus zeigt auch auf der Blutplatte den typischen Geruch und die bläuliche Färbung seiner Kolonien, die auf dem Ausstrich in Form eines Rasens aufgehen. Daß der Bacillus pyocyaneus auch als Sepsiserreger auftreten kann, ist schon des längeren bekannt (E. FRAENKEL, EHLERS, OETTINGER, NEUMANN usw.). Auch Fälle septischer Endokarditis (ROLLY, BLUM) und otogener Sepsis (LENHARTZ, SCHOTTMÜLLER, UFFENORDE u. a.) sind beobachtet worden.

Als hervorstechendes Symptom hat ein eigenartiges, pustulöses Exanthem zu gelten, das nach E. FRAENKEL durch bakterielle *Entzündung der Arterienwand* entsteht.

Der FRAENKEL-WEICHSELBAUMsche Pneumococcus bildet auf Blutagar einen intensiv dunkelgrünen Rasen. Die isolierten Kolonien sind wesentlich größer als die des Streptococcus viridans. Sie erreichen an der Oberfläche fast die Größe des Staphylococcus aureus. Kolonien im Innern des Blutagars werden schon innerhalb der ersten 24 Std als schwarzgrüne Punkte sichtbar, was bei dem Streptococcus viridans ausnahmsweise der Fall ist. Nach einigen Tagen erzeugt der Pneumococcus, besonders wenn er bei etwa 22^0 gezüchtet wird, Hämolyse.

Auf die Möglichkeit der Abgrenzung des Streptococcus viridans vom Pneumococcus und Streptococcus haemolyticus wurde bereits hingewiesen.

Die Pneumokokkensepsis kann von einer Pneumonie, Angina, Otitis media oder Cholecystitis usw. ihren Ausgang nehmen. Bei den Pneumonien ist die Pneumokokkenbakteriämie eine häufige Begleiterscheinung im Initialstadium. Ein eigenartiger Zusammenhang besteht zwischen Pneumonie, Meningitis und Endokarditis, worauf NEUWERCK schon aufmerksam gemacht hat.

NEUFELD und HÄNDEL und vor allem MAX GUNDEL verdanken wir die Erkenntnis, daß die serologische Typendifferenzierung des Pneumococcus gestattet, eine Reihe von durchaus stabilen Typen aufzuspalten. Typ I und II sind morphologisch und kulturell nicht voneinander zu unterscheiden. Der Typus III als Pneumococcus mucosus (SCHOTTMÜLLERscher Streptococcus mucosus) zeichnet sich durch üppige schleimige Kolonien aus. Eine Gruppe X umfaßt alle Stämme, die nicht durch eines der drei wichtigsten Immunsera I, II und III agglutiniert werden. Menschen in einer Gemeinschaft können durch einen bestimmten Typus erkranken und die Infektion mit demselben Typus weiter verbreiten (M. GUNDEL und Mitarbeiter). Diese Erkenntnisse sind sehr wichtig für Fragen der Epidemiologie und spezifischen Therapie geworden, weil man erkennen mußte, daß dem Zustandekommen dieser Krankheit eben verschiedene epidemiologische und pathogenetische Bedingungen zugrunde liegen. Auf der (kataleseinaktiven) Hämatinplatte entfärben alle 3 Typen unter H_2O_2-Bildung (BINGOLD).

Staphylokokken. Die Staphylokokken gehören mit zu den weitestverbreiteten Keimen, die auch häufig unsere Nährböden verunreinigen. Es erfordert daher eine außerordentliche Kritik von seiten des Bakteriologen und ärztlichen Beobachters festzustellen, ob diese Keime tatsächlich eine Beziehung zur vorliegenden Infektion haben. Bouillon trüben sie, häufig bildet sich ein dünnes Häutchen, das die ganze Oberfläche überzieht, Gelatine wird verflüssigt, aus Zucker wird Säure gebildet, sie verraten sich daher oft durch einen eigentümlichen säuerlichen Geruch.

Je nach Farbstoffbildung unterscheidet man Staphylococcus aureus, citreus und albus.

Bestimmte Keime haben einen deutlichen hämolytischen Resorptionshof, die tiefliegenden Kolonien sind grau und kleiner als die oberflächlichen Kolonien. Bei reichlichem Wachstum bekommt die Blutplatte ein lehmfarbenes Aussehen.

DARANYI hat drei Gruppen unterschieden, von denen eine mit einer starken Hämolyse ausgezeichnet, auf der Kaninchenhaut große Nekrosen hervorrufen soll und Kaninchenplasma koaguliert. Diese Gruppe soll in erster Linie menschenpathogene Eigenschaften haben. H. SCHMIDT wies ein Leukozidin, plasmakoagulierende und fibrinlösende Stoffe, eine Thrombokinase und einen Lokalfaktor nach, bestehend in Entzündungserscheinungen der Schleimhaut, Hämorrhagien und Nekrosen der Nierenrinde.

Das Staphylokokkentoxin ist als echtes Gefäß- und Zellgift anzusprechen. Man hat darüber in sehr zahlreichen Untersuchungen eine Klassifizierung der Staphylokokken vornehmen wollen. Eine Unterscheidung der Staphylokokken in pathogene und saprophytische Stämme ist aber auch jetzt noch nicht mit Sicherheit durchzuführen. Zweifellos können sowohl hämolysierende, wie nicht hämolysierende Stämme schwere septische Erkrankungen hervorrufen.

Die anaeroben Sepsiserreger. Nachdem in Frankreich schon vor mehreren Jahrzehnten von RIST, von HALLÉ, dann von MAUN AF HEURLIN in Helsingfors, später von WALTHARD eine Übersicht über die anaeroben Bakterien, welche putride Eiterung erzeugen, gegeben worden war, hat MASSINI eine Zusammenstellung über die bis 1913 beschriebenen anaeroben Bakterien, denen Menschen- oder Tierpathogenität zukommt, veröffentlicht. Nach ihm galten in der Rolle, die sie im pathologischen Prozeß spielen, als sicher pathogen nur der Bac. tetanus, der Bac. Botulinus, der Bacillus des malignen Ödems, der FRAENKELsche Gasbacillus und der Rauschbrandbacillus. Dagegen muß die Frage gegenüber der Ansicht, ob die Anaerobier allein in ein lebendes Gewebe nicht eindringen und dort Zersetzung verursachen könnten, noch als unentschieden angesehen werden.

SCHOTTMÜLLER hat zuerst feststellen können, daß verschiedene Anaerobier zu schwersten septischen Zuständen Veranlassung geben, daß sie genau wie andere aerobe Sepsiserreger in die Blutbahn eindringen und an anderen Orten metastatische Prozesse verursachen können. Der Nachweis der Keime im Blut gelang allerdings erst durch besondere, für die Anaerobier ausgebaute Untersuchungsmethoden, die die Wachstumseigentümlichkeiten dieser Keime im speziellen berücksichtigen. Die Anaerobier, die wir bei septischen Prozessen in der Eppendorfer Klinik gefunden haben, waren der Häufigkeit nach (BINGOLD):

1. der anaerobe Streptococcus putrificus,
2. der FRAENKELsche Gasbacillus,
3. der anaerobe Staphylococcus aerogenes.

In selteneren Fällen fand man auch noch andere Anaerobier als Sepsiserreger (Bac. necroseos, Bac. oedematis, Bac. Buday usw.).

Es ist nicht immer leicht, die aus dem Blut gezüchteten anaeroben Stäbchen zu klassifizieren und sie genau zu benennen. Es gehen deswegen vielfach die Bezeichnungen in den verschiedenen Ländern auseinander oder sie werden, je nach ihrem Fundort (ob beim Menschen oder Tier) immer von neuem mit anderen Namen belegt. Auch Tierversuche und biologische Methoden lassen solche seltener in Erscheinung tretende Anaerobier nicht immer genau identifizieren, oder sie mit früher schon entdeckten in Einklang bringen.

Anaerobe Streptokokken. Wenn auch sehr viele Streptokokkenarten sowohl aerobes wie anaerobes Wachstum zeigen, so gibt es doch einen Streptococcus, der sich vor allen andern durch streng anaerobes Wachstum und durch Bildung fötiden Geruchs auszeichnet. Wir haben diesen Keim, der von KRÖNIG zum ersten Male bei Puerperalkrankheit gezüchtet wurde und von SCHOTTMÜLLER 1896 näher beschrieben und Streptococcus putridus bzw. putrificus genannt wurde, in sehr zahlreichen Fällen von puerperaler thrombophlebitischer Sepsis aus dem Blute gezüchtet. Absolut zuverlässig ist die Zylinderagarkultur, auf Blutplatten wächst er nur, wenn er im Exsiccator, der mit Pyrogallollösung beschickt war, im MAASSENschen Apparat gehalten wird. Um die Gasbildung zu kennzeichnen, ist Zusatz von Eiweiß, am besten von Menschenblut, erforderlich. Es entwickeln sich dann porzellanweiße Kolonien von Stecknadelkopfgröße, ohne Hämolyse. Die Kulturen gehen sehr rasch zugrunde, aber sie verraten sich noch lange durch den Schwefelwasserstoffgeruch. Seine besondere Bedeutung hat dieser anaerobe Streptococcus vor allem durch seine Pathogenität, durch Erzeugung thrombophlebitischer Herde, die hauptsächlich in der Lunge zu embolisch-putriden Prozessen führen können. SCHOTTMÜLLER hat 1896 diesen Keim bei einer Sinusthrombose und Meningitis nach Otitis media aus der Lumbalflüssigkeit, aus Ohreiter und Meningealeiter gezüchtet, auch VEILLON, GILBERT, HALLÉ und JEANIN haben ihn ebenfalls bei putriden Infektionen beobachtet.

1915 berichtet SALUS eingehend über Eigenschaften und Vorkommen obligat anaerober Streptokokken und PRÉVOT teilt sie in zwei Untergruppen ein. Die eine enthält den festen Micrococcus foetidus (den Streptococcus anaerobus KRÖNIG, und Streptococcus putrificus SCHOTTMÜLLER). Die zweite Gruppe umfaßt eine anaerobe Streptokokkenart, die nicht gangränesierende, sondern nur pyogene Eigenschaft habe.

Gruppe der Gasödembacillen. Nach vielen Irrwegen ist die bakteriologische Ätiologie der Gasödeme des Menschen vor allem durch JOHANNES ZEISSLER geklärt worden. Es konnte festgestellt werden, daß die Mehrzahl der Gasödeme des Menschen komplizierte Mischinfektionen darstellen. Unter 180 gasödemverdächtigen Fällen vom Jahre 1939—1945 wurden in 18% einfache, in 82% Mischinfektionen festgestellt. Die ZEISSLER-RASSFELDsche Übersicht läßt am besten diese Verhältnisse erkennen (s. Tabelle S. 972).

Mit der Aufstellung der von uns im vorstehenden näher beschriebenen pathogenen Keime wollten wir selbstverständlich nicht sämtliche Erreger anführen, welche wir bei septischen Erkrankungen gefunden haben. Es handelt sich hier nur um die häufigsten Keime und es soll damit lediglich eine Anregung gegeben werden, wie man bei der Anlegung von Blutkulturen in der Klinik am besten zum Ziele kommt. Es ist aber immer wieder darauf hinzuweisen, daß man Aussichten auf Erfolg nur haben kann, wenn man eine genügende Menge Blut zur Verarbeitung bringt. Andererseits kann manchmal eine *einzelne* mit Sicherheit nachgewiesene Kolonie schlagartig ein Krankheitsbild aufklären und eine nutzbringende Therapie durchführen lassen.

Tabelle 1.

	Mono-infektion	Misch-infektion	Wund-schmutz	Zusammen
FRAENKELscher Gasbacillus (B. Welchii Typ A, B. perfringens)	11	84	17	112
Bac. septicus (vibrion septique, Pararauschbrandbacillus)	1	33	1	35
Novyscher Bacillus des malignen Ödems (B. oedematiens)	14	71	—	85
Bacillus gigas	—	7	—	7
Bacillus oedematis maligni grac.	1	27	—	28
Bacillus oedematis sporogenes Sordellii	1	31	2	34
Bacillus histolyticus	—	1	—	1
Bacillus sporogenes Metschnikoff 1908 (von WEINBERG schon als pathogen beschrieben)	1	2	—	2
Bacillus putrificus verrucosus (B. sporogenes A)	—	59	1	60
Bacillus putrificus tenuis (B. bifermentans)	—	16	1	17
Tetanusbacillus	—	14	—	14

Es besteht heutzutage keine Schwierigkeit, die verschiedenen Gasödem- und Rauschbrandbacillen voneinander zu trennen, wenn man sich genau an die Methodik von ZEISSLER hält. Sie soll in Kürze zusammengefaßt hier bei den wichtigsten Bakterien aus der Gasödemgruppe wiedergegeben werden:

Tabelle 2.

	Gram	Geißelbildung Beweglichkeit	Hirnbrei	Milch	Blutplatte	Hitzeresistenz der Sporen (nach ZEISSLER)
Bacillus phlegm. emph. (E. FRAENKEL)	+	0	schwärzt nicht	gerinnt	Kolonien von 1 mm Durchmesser (erdbeerfarben bis stumpfesGrün) undurchsichtiger breiter, dunkelbrauner Hof	stark schwankend zwischen 8 und 90 min (Prüfung muß in stark alkal. Hirnbrei vorgenommen werden)
Bacillus I des malignen Ödems	+ (bis gramlabil)	+	säuert	keine Gerinnung oder Verflüssigung	wie hämolytische Streptokokken	unter 20 min
Bacillus II des malignen Ödems	+ (bis gramlabil)	+	schwärzt knapp unter Oberfläche	keine Gerinnung, peptonisiert	wurzelförmige Kolonien ohne Hof	über 1 Std
Rauschbrandbacillus mit ihm wohl identisch	+	+	säuert	gerinnt ohne Verflüssigung	schleierartiger Hof, schlechtes Wachstum ohne farbigen Hof, letzterer nur auf trockener Platte	unter 20 min
Ghon-Sachs-Bacillus	+	+	säuert			

Wenn LESCHKE 1914 behaupten konnte, Erreger der Sepsis könnten alle pathologischen Mikroorganismen sein, so steht diese Auffassung im Gegensatz zu der von JÜRGEN, der 1888 nur die Eitererreger als Sepsiserreger anerkennen wollte.

Im Vordergrund stehen nach wie vor unter den Aerobiern die Strepto- und Staphylokokken. In absteigender Reihenfolge kommen Colibacillen und die Bacillen aus der Typhus-Paratyphusbacillenreihe, Pneumokokken, Gonokokken, Meningokokken, Bacillen aus der Hämophilusgruppe, Bacillus Friedländer, Pyocyaneus, Tetragenes, Proteus, selten Diphtheriebacillen, Milzbrand-

Pestbacillen. Dazu gesellen sich als Erreger von Allgemeininfektionen auch Pilzformen. Unter diesen führt PLAUT z. B. an: Schimmel-, Sproß- und Fadenpilze, Mukor- und Blastomykosenpilzarten, Soor, Trichomyceten-Streptotrichosen, Mykosen durch Sporotrichen und verwandte Varietäten. Selbstverständlich handelt es sich um seltene Vorkommnisse.

Das Eindringen der Keime in die Blutbahn und seine Folgeerscheinungen. Die gewöhnliche lokale Infektion mag wohl ebenfalls am Beginn noch einen Zutritt von einer geringen Zahl von Keimen ermöglichen und wir könnten an Hand histologischer Bilder unter Beweis stellen, daß wir häufiger in der Nähe von Eiterinfektionen phlebitische Prozesse in feinsten Venen beobachten konnten. Solche Venenherde müssen anfangs einer spontanen Heilung zugänglich sein, und es dürfte kein Zweifel bestehen, daß es zu einem schnellen Abschluß des Lokalherdes, d. h. damit zur Abriegelung der Infektion kommt. Diese nachträgliche Beschränkung auf den Herd — nach vorübergehender Zuflußmöglichkeit von Bakterien ins Blut, so auch auf dem Lymphwege — sehen wir bei manchen Infektionen initial gesetzmäßig auftreten, so z. B. bei der Pneumonie, wo im Anfangsstadium Keime in der Blutbahn kreisen, beim Typhus, wo die positive Blutkultur in den ersten Tagen die Diagnose sicherstellt, in ähnlicher Weise bei der BANG-Infektion, und schließlich zeigen auch die Leptospirosen (WEILsche Krankheit) beim Ablauf bestimmter Immunitätsreaktionen im günstigen Sinne einen ähnlichen Infektionsmodus. Wir sehen, daß später eine örtliche Toxinwirkung von einem solchen lokalisierten Herd aus Folgeerscheinungen wie Fieber, Unpäßlichkeit, Krankheitsgefühl auslöst, und daß dann auch mit den subtilsten Methoden Keime in der Blutbahn nicht nachweisbar sind. Von diesem Zeitpunkt ab ist eine Metastasierungsmöglichkeit nicht mehr gegeben. Daß aber eine initiale Bakteriämie möglich war, erkennen wir aus solitären Metastasen, manchmal auch aus erst nach längerer Zeit sich auswirkenden Spätmetastasen.

Eine gewöhnliche Streptokokkenangina kann so einmal zu einer Gelenkvereiterung sogar noch nach Wochen führen, ohne daß ein gefäßgebundener Herd von der Angina ausgegangen wäre. Nicht so ganz selten finden wir nach einer Pneumonie einmal einen Pneumokokken-, Hoden- oder Parotisabsceß, auch zu einer Zeit, wo die Pneumonie vollkommen zur Heilung gekommen ist. Wir sehen die Entwicklung eines paranephritischen Abscesses ausgehend vom Furunkel, ohne daß sich vorher ein septisches Krankheitsbild bemerkbar gemacht hätte. Es könnten noch mehr solche Beispiele angeführt werden.

Wenn eine bakterielle Infektion mit einem Schüttelfrost beginnt, müssen wir in erster Linie an eine Bakteriämie denken. Fast mit Sicherheit ist eine solche anzunehmen, wenn er im Verlaufe einer fieberhaften Erkrankung auftritt.

Wie könnte es zu einer Herdfixation kommen, wenn der Organismus nicht die Fähigkeit hätte, Stoffe zu entwickeln, die imstande sind, die Gefäße mit einem Schutz zu umgeben?

Man hat dem *Leukocytenwall* eine besondere Bedeutung zugewiesen. So einfach, glaube ich, liegen aber die Verhältnisse nicht. Es mögen mannigfache humorale oder gewebsphysiologische Verhältnisse für eine solche Schutzwirkung im Spiele sein. Den Capillaren, vor allem dem reticulo-endothelialen Gewebe muß dabei eine große Rolle zugemessen werden.

Maßgebend für den Übertritt der Keime in die Blutbahn dürfte auch die Art der Erreger sein, auch hinsichtlich der folgenden Auswirkungen:

Die Pneumokokkenbakteriämie am Anfang der Pneumonie setzt schlagartig ein, der initiale Schüttelfrost wiederholt sich aber nicht mehr. Ähnliches sehen wir beim Typhus: drückt man unter medikamentöser Beeinflussung (Pyramidon) die Temperatur, so erfolgt ein Temperatursturz, den bald danach ein Schüttelfrost ablöst, während sonst beim Typhus die Dauerbakteriämie eine Continua darbietet.

Brutale Folgezustände zeichnen sich ab bei *Colibakteriämie* und bei einmaligen Einbrüchen von hämolysierenden Streptokokken in die Blutbahn. Wieder andere Bakteriämien sind von weniger stürmischen Erscheinungen begleitet. *Meningokokkenbakteriämien* führen besonders bei der sich chronisch hinziehenden Meningokokkensepsis zu *milderen* Schüttelfrösten mit Temperaturen zwischen 38—39°, Viridansbakteriämien verlaufen schleichend. Es ist also weitgehend die Giftwirkung an den Erscheinungsformen schuld.

Aus dem Tierexperiment lassen sich wenig einwandfreie Schlüsse für den menschlichen Organismus ableiten.

Das Wesen einer Bakteriämie und ihre klinischen Erscheinungen werden uns am besten klar, wenn wir die Ergebnisse betrachten, die sich uns bei kulturellen Blutuntersuchungen im direkten Anschluß an die Entfernung infizierten Uterusinhaltes nach Aborten darbieten. Es zeigt sich, daß in mindestens 70% der Fälle während oder kurz nach Ausräumung Keime in die Blutbahn übertreten und in relativ großer Zahl durch die Blutkultur nachzuweisen sind. Nur bei einem Teil der Fälle folgt ein Schüttelfrost, bei einem anderen Teil stehen mehr Reaktionen von seiten des Kreislaufs im Vordergrund.

Theoretisch kann man sagen: Sobald aus den Bakterienzellen Gifte frei geworden sind, kommt es zum Schüttelfrost oder Fieber. Sobald aber die Bakteriengifte in ihrer Wirksamkeit erschöpft sind, ist auch diesen Erscheinungen schnell ein Ende gesetzt. Gar nicht selten geht aber das ganze Ereignis der Bakteriämie klinisch so gut wie *symptomlos* vorüber und nur eine oder mehrere Metastasen zeigen an, daß ein Kreisen von Keimen in der Blutbahn vorausgegangen sein mußte. Wir werden weiter sehen, daß die Untersuchung des Wirbelmarkes bzw. der positive Bakterienbefund hier Rückschlüsse auf eine Bakteriämie zuläßt.

Zeigt also ein Schüttelfrost bei einer bakteriellen Infektion so gut wie immer eine Bakteriämie an, so läßt sich nicht umgekehrt sagen, daß eine Bakteriämie stets einen Schüttelfrost hervorrufen muß. Es ist nicht nur die persönliche Resistenz, das Virulenzverhältnis zwischen Krankheitserreger und Organismus des Infizierten, die den Ablauf bestimmt, sondern auch die Art des Erregers. Aber auch hier mit mancher Einschränkung; denn gewisse fermentative Vorgänge, die wir im Reagensglasversuch feststellen, vermissen wir, solange das Blut in seiner Bahn strömt, so z. B. die *hämolysierende* Eigenschaft des Streptococcus, die *Gasbildung* des Bac. phlegmones emphysematosae, die *Eiterbildung* der Staphylokokken (eine Leukocytose spielt dabei gar keine Rolle!).

Wiederum sehen wir schwerwiegende Blutveränderungen, Hämoglobinämie, Hämatinämie, bei puerperaler Gasbacilleninfektion in einem Maße, wie sie im Reagensglasversuch nicht auftreten.

Nicht die Keime als solche sind es, die Fieber und Gefäßreaktionen hervorrufen, sondern vielmehr ihre Endotoxine (RÖMER, SCHOTTMÜLLER, THEODOR, BINGOLD u. a.). Aber die Zahl der Keime ist trotz alledem von schwerwiegender Bedeutung, nicht in dem Sinne, daß zur Metastasenbildung immer eine massive Bakteriämie gehöre, die Zahl der Keime läßt vielmehr weitgehende Schlüsse nach der diagnostischen Seite hin zu. Besonders groß ist die Bakterienmenge, wenn sich der Sepsisherd im Herzen selbst (Endokard. Myokard, Arterien) entwickelt hat. Weniger groß ist sie, wenn sich die Infektion in den Venen oder in den Lymphwegen (z. B. in den Parametrien) eingenistet hat.

Das interessante klinische Bild, das wir beim Schüttelfrost wahrnehmen, hat also zwar seine Aufklärung nach der symptomatischen Seite hin erfahren; jedoch die Kenntnisse, wo die Keime derart angreifen, daß es zur Auslösung dieser schweren Reaktionen kommt, sind uns noch nicht in allen Teilen vermittelt. Wir kennen nur Teilfaktoren. Am besten sind wir noch über die starken, akut einsetzenden Kollapszustände als Zeichen der Vasomotorenschwäche aufgeklärt. In den meisten Fällen erholen sich aber mit Hilfe unserer aufs Zentrum einwirkenden Mittel die Patienten von ihrer Capillarlähmung, die am Tierexperiment vor vielen Jahrzehnten durch ROMBERG, PAESSLER, BRUNS u. a. studiert worden ist.

Auch hier erfolgen die Reaktionen nicht im gleichen Moment der Keimeinschwemmung, sondern erst zu einem Zeitpunkt, wo schon die Keimmenge durch Bakteriolyse und Abschwemmung nach den Organen hin abgenommen hat, d. h. wo die Bakterien lebend in der Blutbahn oft gar nicht mehr auffindbar sind.

Schicksal der in das Blut eingedrungenen Bakterien. *1. Ausscheidungsvorgänge durch die Niere.* Die Ausscheidung von Keimen durch den *Harn* findet sich im allgemeinen nur bei Mitbeteiligung der Niere und der harnableitenden Wege am infektiösen Prozeß und kann nicht als physiologisch angesehen werden. Dies steht in einem gewissen Gegensatz zu den Resultaten, die das Tierexperiment zeigt, aber auch hier ist es fraglich, ob man es ohne weiteres auf die Menschenpathologie übertragen kann. E. F. MÜLLER hat in Eppendorf darüber Versuche ausgeführt und konnte zeigen, wie eigenartig die Niere auf in die Blutbahn injizierte Keime reagiert.

Die Nieren als extraabdominelle Organe werden vegetativ stets wie die Haut beeinflußt. Im Schüttelfrost sind demgemäß Haut- und Nierengefäße eng. Interessant ist, daß bei Durchschneidung der vegetativen Nerven einer Niere diese an den Reaktionen nicht mehr teilnimmt. Der Beweis dieser Vorgänge gelang auf experimentellem Wege (MÜLLER-RIEDER). Die bisher beim Schüttelfrost angenommene Adrenalinämie kann nicht als ätiologisches Moment für die Gefäßkontraktion der Haut angesehen werden, weil ja eine solche auch nach Durchschneidung der zu den Nieren ziehenden vegetativen Nerven wirksam bleiben müßte, was nachweislich nicht der Fall ist. Auf welchem Nervenweg die Nierengefäßkontraktion beim Schüttelfrost zustande kommt, ist noch ungeklärt. Dagegen kann man annehmen, daß verengerte Nierengefäße mit ihrer O_2-Armut durch kreisende Bakterien leichter geschädigt werden als bei normalen Strömungsverhältnissen, denn die *entnervte Niere, bei der vasokonstriktorische Einflüsse wegfallen, bleibt vor den Schäden bewahrt, die während der akuten Infektion an der normalen Niere beobachtet werden können.*

Versuche von MÜLLER und RIEDER haben weiterhin ergeben, daß 40—60 min nach intravenös einverleibter Bakterienemulsion die Keime zusammen mit Blut und Eiweiß im Harn erscheinen. Im Gegensatz dazu bleibt die entnervte Niere keim-, blut- und eiweißfrei, sie behält ihre volle Funktionsfähigkeit. Die im Fieber eintretende vorübergehende Vasokonstriktion bleibt ausgeschaltet, wodurch eine bessere Durchblutung herbeigeführt wird. Sogar 22 bei demselben Versuchstier innerhalb von 80 Tagen vorgenommene Bakterieninjektionen, mit denen Schüttelfrost erzeugt wurde, führten zu keiner Dysfunktion der *entnervten* Nieren!

Die Frage, ob bei *Bakteriämien* überhaupt die Keime eine Ausscheidung durch die Niere finden, wurde an einfachen Menschenexperimenten zu klären versucht. Gelegenheit dazu boten uns auch hier wieder die Bakteriämien, wie sie fast bei jedem fieberhaften Abort im Anschluß an die mechanische Einwirkung einer Ausräumung des Uterus erwartet wurde. Der Harn wurde *vor* der Ausräumung auf seine Sterilität geprüft und sofort *nach* der Ausräumung sowie weiterhin in $1/_2$stündigen Abständen bis zu 6 Std nach der Ausräumung bebrütet. Gleichzeitig wurde noch während der Ausräumung, also zur Zeit des Keimübertritts ins Blut, eine bakteriologische Untersuchung des Blutes eingeleitet. Von jeder Urinportion wurde eine Sedimentuntersuchung in morphologischer und bakteriologischer Beziehung vorgenommen. LE BLANC fand auch hier als Ergebnis, daß bei den einmaligen Bakteriämien nach Abortausräumungen ein Übertritt der aus dem Blut kultivierten Bakterien nur ganz selten stattfindet. Selbst Staphylokokkenbefunde waren nicht häufig, auch wenn die Keimzahl in 2 cm³ Blut oft eine sehr erhebliche war. Die Zahl der im Harn erscheinenden Bakterien war jeweilig gering und der Zeitpunkt ihres Erscheinens wechselnd. Die Sedimentuntersuchung einzelner Harnentnahmen ergab außer spärlichen Leukocyten und Erythrocyten, wie man sie bei den meisten abortierenden

Frauen finden kann, keine pathologischen Bestandteile. Nachweisbare Nierenschädigungen fehlten bei diesen *einmaligen* Bakteriämien stets.

Man darf daher wohl im Hinblick auf diese bei Menschen durchgeführten Untersuchungen den Schluß ziehen, daß eine physiologische Sekretion von Bakterien durch die Nieren nicht stattfindet.

Daß die Dinge bei *wiederholten oder dauernden Bakteriämien* anders liegen können, erhellt aus den Harnuntersuchungen schon beim Typhus oder bei der Staphylokokkenendokarditis. Allerdings treten selbst bei der dauernden Bakteriämie im Verlaufe des Typhus die Bakterien auch nur höchstens in 50% der Fälle in den Harn über. *Bei der akuten Staphylokokkenendokarditis ist der Staphylokokkenbefund im Urin dagegen regelmäßig.*

Überblicken wir unsere Erfahrungen, so können wir sagen: Es liegt zweifellos eine Nierenschädigung vor, wenn längere Zeit die Infektionserreger im Harn erscheinen. Das zeigt auch der quantitative Unterschied im Harnbefund der Staphylokokken- und hämolytischen Streptokokkensepsis. Entsprechend der regelmäßigen Bakteriurie bei der Staphylokokkensepsis werden Abscesse in den Nieren bei der Sektion fast nie vermißt. An und für sich weniger häufig sind dagegen diese Abscesse bei der Sepsis durch *hämolytische Streptokokken* und entsprechend noch geringer sind hier die Streptokokkenbefunde im Urin.

Bei der *thrombophlebitischen* Sepsis durch den Streptococcus putrificus werden die Nieren bei Sektionen so gut wie immer frei von Veränderungen gefunden. Dem entspricht das Ausbleiben von Streptococcus putrificus im Urin bei dieser Sepsisform.

Bei der Endocarditis lenta gelingt der Nachweis des *Streptococcus viridans* im Urin oft leichter als im Blut. Die Ursache hierfür liegt in der diese Krankheit fast regelmäßig begleitenden Herdnephritis oder Infarktbildung in der Niere.

Hervorgerhoben muß die diagnostische Bedeutung des Nachweises von *Pyocyaneus* im Urin werden, die nach Fraenkel eine hämatogen entstandene Pyocyaneusherderkrankung der Nieren als Grundlage hat. Ein Auffinden im Urin, namentlich bei Säuglingen, läßt den Schluß einer Pyocyaneusherderkrankung der Niere und damit eine absolut infauste Prognose zu.

Die Zahl der im Urin gefundenen Bakterien entspricht im allgemeinen der Schwere der Nierenveränderungen. Der kulturelle, selbst bakterioskopische Nachweis von Gonokokken im Urin fehlt bei fast allen publizierten Fällen von *Gonokokkensepsis*. Wo gleichzeitig eine Entzündung der Harnwege durch die Gonokokken vorlag, sind natürlich die Befunde nicht ohne weiteres verwertbar. Ebenso selten ist der Befund von *Cholerabacillen* im Urin, da auch bei dieser Erkrankung Bakteriämien nur in 5—6% der Fälle eintreten. Bei der *Pest* sind in 20—30% der Fälle Pestbacillen im Urin gefunden worden, dabei mißlang jedoch der Nachweis der Bacillen im Blute.

Mit einer gewissen Regelmäßigkeit wird der Fraenkelsche *Gasbacillus* bei schweren, durch ihn hervorgerufenen septischen Erkrankungen im Urin ausgeschieden. Wir werden noch auf diese schweren Veränderungen, die der Gasbacillus im Nierengewebe setzt, zurückzukommen haben.

Interessant ist, daß uns bei *Colibakteriämien* eigentlich kein Fall von hämatogener Infektion des Nierenbeckens in Erinnerung ist, entgegen der Meinung mancher Autoren, daß die hämatogene Entstehung der Coliinfektion aber nichts Außergewöhnliches sei.

Besondere diagnostische Bedeutung hat der Nachweis von *Streptococcus mucosus* erlangt. Seine Anwesenheit im Urin ist selten. Nur gelegentlich wird er nach otogenen Infektionen hämatogen der Niere zugeführt.

Selbstverständlich können die Keime bei mehrfachen Bakteriämien dann im Nierenparenchym entweder durch ihre entzündungserregende Wirkung oder aber durch toxische Schädigung zu pathologischen Prozessen Veranlassung geben. Wir werden im Kapitel Therapie noch des Näheren auseinandersetzen müssen, wie wichtig die Anlegung von Urinkulturen bei septischen Erkrankungen ist. Sie leistet nicht nur bei lokalisierten Infektionen, sondern auch bei Fällen septischer Erkrankungen diagnostisch große Dienste. Es ist nicht selten, daß man z. B. bei Endokarditiden schon im ungefärbten Präparat die Bakterien feststellen kann, besonders im zentrifugierten Sediment. Werden nur einzelne Keime ausgeschieden, so sind mindestens 1—2 cm^3 Harn zur Kultur zu benützen. Gelegentlich gelingt eine Anreicherung weniger Keime in einer größeren Menge Harns, der eine Zeitlang vor der Verimpfung in den Brutschrank gebracht wird. Wir haben so bei subtilstem sterilem Vorgehen gelegentlich die Diagnose auf Endocarditis lenta oder Typhus stellen können.

2. Andere Ausscheidungsorgane, z. B. Alveolen, Bronchien, Knäueldrüsen der Haut, Magen, Darm. Eine Aufklärung ist in diagnostischer Beziehung relativ selten zu erwarten. Unter Umständen kann es allerdings wertvoll sein, aufschießende entzündliche Herde in der Haut einer bakteriologischen Untersuchung zu unterziehen. So wie sich aus den Typhusroseolen Bacillen züchten ließen, so kann man auch bei der Sepsis durch Staphylokokken ohne weiteres die Keime feststellen, ebenso aber auch ist das der Fall, wenn es zu Metastasen durch Streptokokken, Gonokokken, Meningokokken usw. kommt. In charakteristischen Bläschen wurde von uns auch gelegentlich der Bac. pyocyaneus gefunden und dadurch die Diagnose auf Pyocyaneussepsis sichergestellt.

3. Keimablagerung in den Geweben. Es wurde schon darauf hingewiesen, daß immerhin eine große Anzahl von Keimen dazu gehört, damit es überhaupt zu einer Keimablagerung und Metastasenbildung kommt. Die meisten Keime finden ihr Ende durch Abtötung im Blute oder im reticuloendothelialen Gewebe. Diese Vernichtung der Keime muß im Gewebe recht reaktionslos erfolgen und klinisch selten zum Ausdruck kommen, wenn wir bedenken, daß nur in 2 von 1000 Fällen wahrnehmbare Metastasen beobachtet werden können. Unter mehr als 8000 septischen Aborten kam es in der SCHOTTMÜLLERschen Abteilung nur 50mal zu einer Endocarditis septica. „Dieses Verhältnis erfährt sogar noch eine erhebliche Verschiebung, wenn man bedenkt, daß nur ein kleiner Teil der Aborte, aber fast alle Fälle von Endocarditis septica post abortum in klinische Behandlung kommen" (SCHOTTMÜLLER).

Die Abtötung der Keime kündet sich sicherlich manchmal nur in einer allgemeinen Unpäßlichkeit an, oder in allgemeinen Erscheinungen, wie wir sie auch bei leichtesten Infektionen beobachten können. Selten kann man aus diesem Vorgang einen Hinweis auf die Lokalisation solcher kleiner Infektionsherde bekommen. Dies gilt vor allem für die Ablagerung von Keimen im Knochenmark, die verhältnismäßig häufig sein muß.

Schon 1903 hat EUGEN FRAENKEL nachgewiesen, daß das rote Knochenmark der Wirbel eine besondere Disposition für Bakterienansiedlung besitzt. Diese Untersuchungen hat vor allem HARTWIG in erweiterter Form aufgenommen. Weiterhin konnten Untersuchungen von FRAENKEL und E. F. MÜLLER zeigen, daß ein deutlicher Unterschied zwischen der Anlagerung von Keimen im Wirbelmark (90%) und Femurmark (34%) besteht.

Die Untersuchungen von HARTWIG beschränkten sich nicht nur auf das Knochenmark, sondern wurden auch auf das Hodengewebe ausgedehnt. Anschaulich zeigt eine Tabelle eine bevorzugte Miterkrankung dieses Organs bei Pneumokokkeninfektionen im Gegensatz zu der Erkrankung anderer Organe, z. B. der Milz, bei derselben Infektion.

Der Nachweis der Krankheitserreger gelingt im Hoden wohl nicht so häufig wie im Wirbelmark, aber ebenso wie in diesem Organ muß angenommen werden, daß es sich beim Eindringen der Krankheitserreger um einen vitalen Prozeß handelt, und nicht etwa um einen postmortalen. Es wird sogar angenommen, daß post exitum eine nennenswerte Vermehrung der Keime in diesem Organ nicht erfolgt.

Tabelle 3.

	Untersuchte Fälle		Steril	Keimhaltig
Befund bei ISRAEL	9	Milz	7	2
Befund bei FRAENKEL	18	Wirbelmark	4	14
Befund bei HARTWIG	12	Oberschenkelmark	5	7
Befund bei HARTWIG	41	Hoden	21	20

Es wurden die Krankheitskeime aus dem Hoden gezüchtet: bei 41 Pneumokokkeninfektionen 20mal, bei 8 Streptokokkeninfektionen 8mal, bei 2 Scharlachfällen 0mal, bei 6 Staphylokokkeninfektionen 6mal, bei 7 Fällen von Meningokokkenmeningitis 0mal, bei einem Fall von Darmmilzbrand 1mal, bei 2 Fällen von Abdominaltyphus 2mal.

Wenn wir diese Befunde überblicken, so müssen wir zwar feststellen, daß es nur selten zur Auskeimung und Ausbreitung dieser kleinen mikroembolischen Herde kommt, andererseits aber, daß solche Bakterien doch recht lange *lebensfähig* bleiben können. Wir haben ja schon im ersten Weltkrieg häufig kennengelernt, daß sogar nach vielen Monaten, ja nach Jahren gewisse Keime (Streptokokken, Staphylokokken, Gasbacillen, Tetanusbacillen) durch operativen Eingriff wieder aus ihrem latenten Dasein zu neuem Leben sich verhängnisvoll auswuchsen, obwohl vorher weder subjektiv noch objektiv Krankheitserscheinungen bemerkbar waren. Wir werden Spätmetastasen kennenlernen in Gestalt von Streptokokkenabscessen, die Wochen später in Gelenken auftreten, die im Zusammenhang mit einer initialen Bakteriämie z. B. nach Angina stehen, die längst aus dem Gedächtnis entschwunden ist, oder in Form von Staphylokokkeneiterungen im Knochenmark, im Gehirn, in den Weichteilen, bei denen die Streuung einmalig oder in wenigen Schüben von ihrem inzwischen längst verheilten primären Sepsisherd ihren Ausgang genommen haben (s. S. 1154).

Zustandekommen der Metastasen. Das Problem der Metastasenbildung hängt weitgehend mit dem Problem der Infektion überhaupt zusammen und es muß hier auf das spezielle Kapitel verwiesen werden.

DÖRR sagt: „Die Infektionskrankheit ist die Reaktion des Wirtsorganismus auf den Infektionsprozeß, sie ist das Leben des Wirts unter den durch den Infekt geänderten Bedingungen und muß daher notwendigerweise eine weit größere Variabilität zeigen als die Empfänglichkeit für die Infektion als solche."

Es ist erklärlich, daß ein Organismus, der durch eine bestehende Infektion schon in seiner Abwehr geschädigt ist, anders reagiert als ein gesunder Organismus. Aber Gesetzmäßigkeiten lassen sich nicht formulieren, wenn man von der Existenz bestimmter Organotropien der Erreger absieht. Aber außer diesen müssen noch andere Eigenschaften der Erreger mitwirken, für die man einstweilen „keine passende Bezeichnung und noch weniger ein mechanistisches Verständnis hat; um Infektiosität oder Virulenz kann es sich nicht handeln, denn soweit diese Wirkungsqualität meßbar ist, steht ihre Intensität nicht im Verhältnis zur Frequenz der Metastasen" (DÖRR).

Daß bestimmte Bakterien selektiv Sepsisherde erzeugen, mag wohl in besonderen Angriffsbahnen bestehen. Andere Bakterien bahnen sich den Weg zur Infektion durch gewisse Fermente (z. B. durch Koagulase).

Als Schrittmacher wird in letzter Zeit besonders der *Hyaluronidase* eine Bedeutung zugesprochen. Durch Zerstörung der im Bindegewebe auftretenden *Hyaluronsäure* soll sie Wegbereiter für diesen in geschädigten Geweben sich ausbildenden und fortschreitenden Infektionsprozeß sein. Diese fermentativen Vorgänge, mit denen sich die Infektionserreger vorwärtsarbeiten, sind noch in Dunkel gehüllt. Auch hier wird es sich wohl um Ferment*systeme* handeln.

Sobald sich eine Infektion in Gefäßsystemen oder Kanälen lokalisiert hat, verläuft sie in einer gewissen Abhängigkeit von der Art des Prozesses in den verschiedenen Kreislaufsystemen, mag es sich um den kleinen Kreislauf, den großen Kreislauf, den Leberkreislauf oder Lymphkreislauf handeln. Zahlenmäßig liegt meist jedoch eine Thrombophlebitis vor; für den großen Kreislauf kommt vor allem eine Endokarditis in Betracht, für den Lymphkreislauf eine lymphangitische Infektion. Die Metastasen gehen vom Wurzelgebiet aus.

Das Auffinden der Thrombophlebitiden in der *Lunge* verlangt ein sehr gründliches Untersuchen des Venenapparates, es gelingt aber dann in fast allen Fällen.

Eine gewisse Ausnahme besteht vielleicht für bestimmte Staphylokokkeninfektionen. Hierbei wird es sich unter Umständen um Abscesse in Organen handeln, die von langer Zeit vorher im Gewebe ruhenden Keimen ausgehen, und die, wie es von den Staphylokokken bekannt ist, ihre Keime leichter ins Blut eindringen lassen (WOHLWILL, NATHAN, HÜBSCHMANN, LEXER, SCHOTTMÜLLER, BINGOLD). Bei solchen, immerhin selteneren Staphylokokkeninfektionen (besonders bei jugendlichen Individuen) braucht eine Gefäßinfektion größeren Ausmaßes nicht so unbedingt wie bei anderen Infektionen Voraussetzung zu sein.

Pathologisch-anatomische Grundlagen.
Allgemeine pathologisch-histologische Vorbemerkungen.

Wenn wir uns überlegen, welche allgemeine „histologischen Kennzeichen die verschiedenen septischen Krankheitsprozesse" in ihren einzelnen Stadien und Verlaufsformen als morphologisches Substrat hinterlassen, so werden wir gerade bei den septischen Erkrankungen feststellen können, daß nicht selten eine auffällige *Diskrepanz zwischen morphologischem Substrat und klinischen Erscheinungen* besteht, die in der Unzulänglichkeit der postmortalen Morphologie überhaupt beruht, wenn sie Bindendes über eine lebende Funktion aussagen soll. Eine große Erfahrung und eine entsprechend kritische Einstellung zur Beurteilung morphologischer Befunde wird allerdings von einer Überbewertung der Morphologie und vor Täuschungen durch postmortale Veränderungen bewahren (RÖSSLE).

Da nach unserer Definition das Wesen einer septischen Erkrankung darin besteht, daß von einem Sepsisherd aus Erregereinbrüche in die Blutbahn unter entsprechenden klinischen Erscheinungen erfolgen, so werden wir uns zunächst fragen müssen, an welchen Teilen des Körpers wir bei diesem Vorgang eigentlich histologische Befunde zu erwarten haben. Das Krankheitsgeschehen besteht in diesem Fall in der Auseinandersetzung des Organismus mit den eingedrungenen Erregern und ihren Toxinen und kann, wenn überhaupt, lediglich an morphologischen Befunden an diesem Abwehrsystem postmortal sichtbar erfaßt werden, natürlich abgesehen von Krankheitserscheinungen, die in Begleitung oder als Folge der Grundkrankheit in Erscheinung treten.

Wir werden deshalb in erster Linie den *Abwehrapparat des Körpers* untersuchen müssen. Und da unserer histologischen Untersuchung nur der celluläre zugänglich ist, müssen wir den humoralen und leider auch den neuralen weitgehend vernachlässigen und können lediglich gewisse, noch dann ziemlich unsichere Schlüsse auf die beiden letzteren ziehen (RÖSSLE).

Die Tätigkeit des cellulären Abwehrsystems des Körpers besteht in erster Linie in der Aufnahme und Unschädlichmachung schädigender Noxen, in unserem Fall speziell in der Resorption von Bakterien, Bakteriengiften und Gewebszerfallsprodukten. Ein im ganzen Organismus verbreitetes, zentral und peripher gesteuertes und je nach Bedarf äußerst stark vermehrungs- und kompensationsfähiges System steht dazu zur Verfügung.

Seine *resorptive Tätigkeit* spielt sich in gewissen, allerdings ziemlich elastischen Grenzen zunächst *klinisch* noch völlig *latent* ab und nur eine Störung des Kampfgleichgewichtes zwischen Wirt und Erreger zugunsten des letzteren zwingt den Organismus dann örtlich oder allgemein zu schärferen Maßnahmen zu greifen, was bei den septischen Erkrankungen auf Grund ihres Wesens so gut wie immer der Fall ist. Diese Maßnahmen bestehen in den verschiedensten klinischen und pathologisch-anatomischen, lokalisierten oder allgemeinen Formen der Entzündung, wie sie auch histologisch zur Genüge allgemein bekannt sein dürften.

Wir wollen uns jetzt lediglich den mehr resorptiven, klinisch nicht so sehr eindrucksvollen cellulären, *morphologisch erfaßbaren Abwehrmechanismen* zuwenden.

Seit METSCHNIKOFF weiß man schon, daß ein wesentlicher Faktor für den Schutz des Organismus gegenüber Krankheitserregern in der Phagocytose, in der cellulären Aufnahme von Bakterien, Bakterientrümmern und Bakteriengiften besteht. Seit damals unterscheidet man zwischen Mikrophagen, den polymorphkernigen Leukocyten und Makrophagen, den großen einkernigen Zellen der Milz, der Lymphknoten und des Blutes. RIBBERT, ARNOLD und vor allem ASCHOFF ergänzten vorwiegend durch experimentelle Arbeiten diese Ansicht später in dem Sinne, daß sie die zur Phagocytose befähigten Zellen des Organismus zusammenfaßten zum sog. *reticuloendothelialen System* (RES), das seitdem ununterbrochen im Mittelpunkt der Forschung über die celluläre Abwehr des Organismus steht und dessen Beziehungen zum humoralen Abwehrmechanismus und zum vegetativen System in der Zwischenzeit bis zu einem erstaunlichen Grad aufgeklärt werden konnten. Diesem System gehören vor allem die Uferzellen der Strombahn bestimmter Organe an, insbesondere die KUPFFERschen Sternzellen der Lebercapillaren vorwiegend der Läppchenperipherie, dann die reticulären Zellen des roten Knochenmarks, der Lymphknoten, und der Milz und die Sinusendothlien der Milz und möglicherweise auch noch gewisse Zellelemente der Nebennierenrinde.

Im weiteren Sinne müssen wir dazu die kleinen, sternförmigen Zellen an der Außenwand der kleinen Blutgefäße rechnen, die sog. Pericyten oder Adventitialzellen, die sich ablösen und zu Wanderzellen werden können. Weiterhin gehören die polymorphkernigen Leukocyten als Mikrophagen, dann die Monocyten und vor allem die ubiquitären histiocytären Zellen des Bindegewebes als Makrophagen hinzu. Diese normalerweise ruhenden Bindegewebswanderzellen und die oben erwähnten Adventitialzellen sind wohl die häufigsten cellulären Elemente, denen wir überall im Körper bei resorptiven und entzündlichen Vorgängen als Histiocyten begegnen. Auch die kleinen und großen Lymphocyten mit ihrer Abart, den Plasmazellen werden meistens noch hinzugerechnet. Diese „aktiven Mesenchymzellen" (SIEGMUND) haben sich gewissermaßen eine phylogenetisch alte Eigenschaft, nämlich die der *parenteralen Verdauung* bewahrt und sind deshalb in der Lage Stoffwechselprodukte, Zerfallstoffe und Bakterien mitsamt ihren Toximen zu resorbieren, wobei diese ihre Tätigkeit teils von humoralen, teils von nervösen Faktoren gesteuert und insbesondere in ihrer Intensität bestimmt wird. Die Erscheinungen der Anaphylaxie und — allgemeiner ausgedrückt — der Allergie versucht man bekanntlich darauf zurückzuführen.

Die Resorptionsvorgänge spielen sich nach DIETRICH besonders gut morphologisch verfolgbar im *RES der Leber* ab, wo wir im Tierexperiment und bei den verschiedensten Infektionskrankheiten auch des Menschen in den abgelösten und aufgeblähten Sternzellen Resorptionsvacuolen nachweisen können, in denen unter Umständen sogar noch Bakterien zu erkennen sind. Bei einer weniger stürmischen Reaktionsbereitschaft des RES finden wir in der Leber leukocytäre Reaktionen bei akuten Sepsisformen, bei chronischem Verlauf Ansammlungen von Lymphocyten und Plasmazellen und histiocytäre Wucherungen, die ein besonders deutlicher Ausdruck für die Resorption und Verarbeitung von Bakterientoxinen und Gewebszerfallsprodukten sind.

In der *Milz* finden wir ebenfalls meist eine sehr ausgesprochene Beteiligung des RES, die in Fällen lebhafter Reaktionen in einer erheblichen Schwellung und Vergrößerung, teilweise auch Abschilferung der Sinusendothelien, dem sog. Sinuskatarrh besteht und in einer Vermehrung der Reticulumzellen, der sog. Pulpa der Milz, unter Umständen sogar mit Bildung von basophilen Elementen (DIETRICH). In den Anfangsstadien spielt sich dieser Prozeß vorwiegend in den Randsinus der Follikel ab, während bei chronischen hyperergischen Verlaufsformen die Lymphfollikel ganz zurücktreten, die Sinus klein werden und fast nur noch große aufgeblähte, manchmal strangförmig angeordnete, von der Pulpa abgeleitete

Zellen angetroffen werden. Auch reticuläre, den Knochenmarkszellen entsprechende Elemente mit myeloblastischer Tendenz können in chronischen Sepsisfällen in der Milz auftreten.

Im *Knochenmark* äußert sich bei den septischen Erkrankungen die Reaktion des Mesenchyms ebenfalls in Form einer Hyperplasie mit Vergrößerung und Schwellung der Reticulumzellen, Vermehrung der Myeloblasten oder in deletären Fällen in Zellzerfall, Phagocytose von Leukocyten durch Megakaryocyten.

Ob man die Vacuolenbildung und wabige Degeneration der Rindenzellen der Nebenniere bei Sepsisfällen auch als eine Reaktion des RES bezeichnen soll, ist noch nicht allgemein entschieden. Auch die *Adventitialzellen* der Capillaren der *Lunge*, des *Gehirns*, der *Haut* und sogar des *Glomerulusendothels* der Nieren beteiligen sich je nach der allgemeinen Reaktionslage des vegetativen Nervensystems in verschieden heftiger Weise an diesen resorptiven Vorgängen. Die Adventitialzellen können durch die Capillarwand hindurch Stoffe oder kleinste körperliche Elemente aus dem Blutstrom heraus resorbieren. Sie blähen sich dabei auf und zeigen teilweise auch größere oder kleinere Protoplasmafortsätze. Sie können sich aber auch von der Capillarwand ablösen und in amöboider Bewegungsform mit deutlichen Pseudopodien frei im Gewebe herumwandern. Das Schicksal dieser resorbierenden und phagocytierenden Zellen ist zum kleineren Teil die Fixation im Bindegewebe, zum größeren Teil gelangen sie auf dem Lymph- und Blutweg schließlich zu den Abfangstellen, wo sie endgültig der Zerstörung anheimfallen.

Wenn es das Krankheitsgeschehen erfordert und der Körper dazu in der Lage ist, werden auch noch größere Gefäßgebiete in den Bereich des reticuloendothelialen Abwehrmechanismus mit einbezogen, wobei sich manchmal auch noch die *Intima größerer Arterien und Venen* beteiligt, ja sogar das *Endokard*. Es treten dann in den Venen subintimale Abscheidungen geronnener Massen und histiocytäre Wucherungen auf, die sog. SIEGMUNDschen *Fibrinknötchen*.

Diese resorptiven Leistungen des RES können nun direkt eine Heilung ohne besonders erkennbare Krankheitsphasen bewirken, meist aber doch die Zeichen einer örtlichen oder einer Allgemeinerkrankung mit Entzündungserscheinungen verschiedenster Art und Intensität oder auch mit Nekrosen und Gewebszerfall verursachen. Auch hier zeigt sich die Abhängigkeit von einer gewissen Konstitution, d. h. einer besonderen augenblicklichen körperlichen und nervösen Allgemeindisposition, einer bestimmten Art, Virulenz und Massivität der Erreger, von bestimmten Lokalisationen und Organdispositionen. Oft ist allerdings der pathologisch-histologische Befund am RES erst *retrograd* aufschlußgebend in pathogenetischer Beziehung. Wenn wir es unternehmen histologische Vorausbemerkungen allgemeiner Art zu machen, so dürfen wir uns nicht den Tatsachen verschließen, daß es nicht eine „Sepsis", sondern eben „septische Erkrankungen" gibt mit ihren speziellen Eigenarten, mit ihren vielen Erregern, ihren verschiedenen Ausgangssepsisherden, nach ihrem Virulenzverhältnis zwischen Patient und Keim. Es bleibt also dem pathologischen Anatomen und Physiologen ein reiches Betätigungsfeld, die verschiedenen Reaktionsweisen vom Standpunkt der speziellen Erreger und Erregergruppen aus zu studieren; denn daß ein Staphylococcus zu anderen Reaktionen führen muß als ein anaerober Keim oder ein Pyocyaneus, ist verständlich.

Leider werden Tierexperimente nur zu oft unter zu einseitigen Voraussetzungen durchgeführt, so daß sie mit dem menschlichen Krankheitsbild Vergleiche immer nur bedingt zulassen.

Pathologische Anatomie des Sepsisherdes.

In den Abhandlungen der Fachpathologen finden sich die verschiedenen septischen Erkrankungen kaum je im Zusammenhang dargestellt, wenn man von den Arbeiten aus der Schule EUGEN FRAENKELs in Eppendorf absieht. Der Vorwurf des Pathologen WOHLWILL aus dem Jahre 1935, „die pathologische Anatomie ist am Ausbau der Lehre von der Sepsis verhältnismäßig wenig beteiligt gewesen", ist auch in der Zwischenzeit noch nicht wesentlich entkräftet worden. Der Pathologe hat, wie wir ja häufig feststellen müssen, es merkwürdigerweise vorgezogen, mehr pathologisch-physiologische bzw. biologische Studien zur Lösung des Sepsisproblems heranzuziehen. Die Verkennung der Bedeutung des Sepsisherdes hat sich bei manchem Patienten gerächt, denn die allgemeinen Krankheitserscheinungen (Metastasen) therapeutisch anzugehen oder gar eine Sterilisation des Blutes erwirken zu wollen, ohne den Sepsisherd auszuschalten, würde natürlich genau so nutzlos sein, als wollte man einzelne Wespen vernichten und das Wespennest unversehrt lassen.

In Konsequenz unserer Ausführungen haben wir hier den Sepsisherd als Mittelpunkt des Krankheitsgeschehens zu betrachten.

Der Ausdruck „kryptogenetische Septicämie" von LEUBE für septische Krankheitszustände ohne eruierbare Eintrittspforten geprägt, bedeutet immer eine Verlegenheitsdiagnose. Wir haben im Nachweis des Erregers, in der Eintrittspforte und im Blut, in der Anamnese, in den klinischen Erscheinungen — wie wir noch ausführen werden — genug Anhaltspunkte, den Sepsisherd schon klinisch aufzuspüren.

LENHARTZ hat die durch die Sepsis gesetzten Organveränderungen je nachdem, ob die Krankheit mehr unter dem Bild der Bakteriämie und Toxinämie oder der metastasierenden Sepsis abgelaufen ist, anatomisch dargestellt bzw. zu erklären versucht. Ebenso begnügte sich auch LESCHKE mehr mit einer allgemeinen Einordnung und Beschreibung der Veränderungen am Parenchym der inneren Organe unter Hinweis, daß der anatomische Befund bei der metastasierenden Sepsis weit charakteristischer sei als bei der nicht metastasierenden Sepsis. Wir glauben, daß eine Gruppierung der septischen Erkrankungen, wie wir sie auf Grund des Sepsisherdes in der 2. Auflage des Handbuches (SCHOTTMÜLLER-BINGOLD) und noch ausführlicher in der Monographie von BINGOLD: „Die septischen Erkrankungen" (Berlin: Urban & Schwarzenberg 1937) vorgenommen haben, schon aus didaktischen Gründen besser ist.

Unsere zahlreichen klinischen und pathologisch-anatomischen Beobachtungen ließen erkennen, daß mehrere oder gar zahllose Quellen für eine septische Infektion nicht das Gewöhnliche sind. Immerhin kann es zu einem zweiten, dritten oder vielleicht auch vierten Sepsisherd als Zwischenlandungsplatz kommen, der manchmal sogar größere Bedeutung hat als der Startplatz. Die Erfahrung lehrt, daß Infektionen zu gefäßgebundenen Herden sich nur in bestimmten Gegenden zeigen, die entsprechend ihrer Lage den Bakterien leichter Zutritt schaffen und somit besonderen Infektionsgefahren ausgesetzt sind. Mit dieser Aufzählung hauptsächlichster Herde wollen wir nicht sagen, daß das Problem gelöst sei, aber die Herausstellung entspricht zweifellos diagnostisch, prognostisch und therapeutisch am meisten praktischen Bedürfnissen. Ohne Kenntnis um diese Herde wäre eine zielgerichtete Therapie nicht möglich. Selbstverständlich sind die in unserem Schema aufgestellten Formen als *Idealtypen* aufzufassen.

I. Der Sepsisherd, ausgehend von Hohlorganen oder vorgebildeten Kanälen unter Abflußbehinderung (ohne gleichzeitige Gefäßinfektion).

Ausgangsstelle. *1. Uterushöhle*, infiziertes Endometrium und Eireste. Erreger: Staphylokokken, Streptokokken und Anaerobier (aber auch viele andere, zum Teil seltene Erreger).

2. Gallenwege. a) (incl. Gallenblase) Akute Cholangitis septica, Gallenblasenempyem. Erreger: Bacterium coli, Typhus- und Paratyphusbacillen, Pneumokokken; FRIEDLÄNDER-Bacillen, seltener andere Keime (z. B. Gasbacillen).

b) Chronisch rezidivierende Cholangitis septica. Erreger: Dieselben wie bei a). Seltener Strepto- und Staphylokokken, Enterokokken. Übergreifen auf Venen des Pfortadergebietes nicht ausgeschlossen.

c) *Chronische Cholangitis lenta* (SCHOTTMÜLLER-UMBERsche Sonderform mit schleichendem Beginn und Verlauf, später oft Ursache für die sog. cholangitische Lebercirrhose). Erreger: Streptococcus viridans, Enterokokken.

3. *Pyelonephritis septica, Pyonephrose.* Erreger: Aerobe Bakterien, vor allem Coli, Proteus.

4. *Osteomyelitis* (unter bestimmten Voraussetzungen). Erreger: Hauptsächlich Staphylokokken, seltener hämolytische Streptokokken, Pneumokokken.

5. *Gelenkhöhlen* (selten). Erreger: meist Aerobier.

6. *Nebenhöhlen* (Herde für die Meningokokkensepsis?).

Wenn wir mit diesen Sepsisformen beginnen, so müssen wir den Vorwurf in Kauf nehmen, daß wir uns mit unserer Auffassung vom gefäßgebundenen Sepsisherd mit uns selbst in Widerspruch befinden. Es handelt sich im Grunde genommen um *Höhlen-* bzw. *intracanaliculäre Infektionen*. Unter mechanischer Einwirkung, vor allem unter Abflußbehinderung bilden sich Krankheitserscheinungen aus, die vorwiegend auf Bakteriämien, keinesfalls aber allein auf reiner Toxinämie beruhen. Die positiven Blutkulturen bestätigen das.

Als Modell könnte hier in gewisser Beziehung auch jeder unter an- und abschwellendem Druck stehende Absceß auch kleinsten Ausmaßes dienen (S. 993 — Zahnextraktionen). Auch hier scheint die zeitweise, nicht ständige Einwirkung von Bedeutung zu sein.

Bei der Einführung von Instrumenten in die infizierte *Harnröhre* kann z. B. ein sog. „Katheterfieber" erzeugt werden. Daß es sich um Bakteriämien handelt, weist die Blutkultur nach. Freilich kommt man nicht selten zu spät mit der Blutentnahme.

Auch vom *Uterus*, der beim inkompletten Abort infizierte Massen eingeschlossen hält, können Bakteriämien (bei mechanischer Einwirkung, Wehen, manueller Ausräumung, Curettage) ausgelöst werden (s. S. 1105ff).

Die infizierte *Gallenblase* oder die Gallenwege, bei denen eine Abflußbehinderung (durch einen raumbeschränkenden Tumor, durch Steine, durch Kontraktionen oder Überdehnung) gegeben ist, läßt häufig in nur Abständen Bakterien ins Blut eindringen.

Im *Nierenbecken* oder in den ableitenden Harnwegen bedingen die Entzündungserscheinungen Bakteriämie, solange die infizierten Massen nicht zur Ausscheidung kommen können.

Schließlich müssen wir auch *Knochenmarksherde*, besonders die Staphylokokkenosteomyelitis der Jugendlichen, *Gelenkhöhlen*, ja sogar *Nebenhöhlen* (s. o.) in dieser Rubrik aufnehmen. Man könnte sich so auch die Meningokokkensepsis pathogenetisch erklären.

Auffallenderweise senden gerade die großen serösen Höhlen (Peritoneum und Pleura), auch bei Empyem oder eitriger Peritonitis nicht Keime ins Blut trotz ihrer ungeheuer großen infizierten Flächen und ihres außergewöhnlich ausgebreiteten Lymphgefäßreichtums.

In Hohlorganen führen zweifellos solche infektiösen Zustände, die im Grunde genommen einen lokalen Charakter tragen, nur unter *bestimmten* Voraussetzungen zu Bakteriämie. Es ist also durchaus nicht immer der Umfang der Infektion, der hierfür maßgebend ist. Die Gallenwege z. B. können bei Operationen, wie wir oft fanden, erweitert sein, können strotzend mit Galle und infizierten Massen erfüllt sein und trotzdem kann bekanntlich das Krankheitsbild klinisch so wenig ausgeprägt sein, daß differentialdiagnostisch lange Schwierigkeiten auftreten. Das trifft besonders bei der chronischen Cholangitis zu und noch mehr bei der schleichend verlaufenden Cholangitis lenta.

Andererseits kann beim infizierten Abort der Verlauf einige Tage ungemein schwer sein und mit täglichen Schüttelfrösten dem Bild den Charakter schwerster septischer Erkrankung verleihen. Stoßen sich aber nach einigen Tagen die infizierten Massen ab oder ein Ausräumung wird erfolgreich durchgeführt, so gehen die Patientinnen der Gesundung oft schlagartig entgegen. Solange die Bakteriämien vorhanden bzw. möglich sind, hat man das Recht alle diese Formen als septische Erkrankung anzusehen und die Überlegung anzustellen, wo und wie ist der Herd zu treffen.

Man hat in solchen Fällen freilich nur ungern von septischen Erkrankungen gesprochen, weil man sich mit Recht sagte, hier liegen nur Bakteriämien vor, die mechanisch bedingt sind, denen eben bei Zugrundelegung der SCHOTTMÜLLERschen Definition der Hauptfaktor, die Gefäßgebundenheit, fehlt. Selbst SCHULTEN, ein Schüler von SCHOTTMÜLLER, ist hier von der Definition seines Lehrers abgewichen und hat aus Gründen der therapeutischen Forschung es für zweckmäßig gehalten, diese Lokalinfektionen mit gelegentlichen Bakteriämien von den eigentlichen septischen Erkrankungen abzutrennen. Wir scheuten uns nicht (SCHOTTMÜLLER-BINGOLD) bewußt auch diese in unserer Gruppe aufgeführten Krankheitszustände in unserem Schema der septischen Infektionen beizubehalten. Wie schwer ist hier die Prognose zu stellen! Wissen wir anfangs, ob dem ersten Schüttelfrost nicht mehrere folgen? Schon der zweite Schüttelfrost bei einer Angina läßt fast sicher die Vermutung zu, daß die Infektion bereits im Venengebiet verankert ist und fordert zu chirurgischem Handeln auf.

Wir stehen nur zu oft — und besonders im Anfang — am Krankenbett solcher Fälle und müssen hier nach Art der Symptome — sowohl gefühlsmäßig, ebenso wie nach dem Ausfall der Blutkulturen — von einer septischen Krankheit sprechen und logischerweise auch nach dieser Richtung hin unsere Therapie einstellen. Wer kann bei einem solchen Zustandsbild, auch bei der puerperalen Infektion, mit Sicherheit sagen, ob die Infektion nicht eben doch auf Gefäßgebiete übergegriffen hat? Meist nur *hinterher*, wenn der Krankheitsprozeß einen günstigen Verlauf mit Spontanheilung genommen hat, ist man klüger und dürfte von einer „einfachen Bakteriämie" sprechen.

Gerade der septische Abort (Infektion innerhalb der Uterushöhle) mit seinen vielseitigen klinischen Erscheinungsformen war der SCHOTTMÜLLERschen Sepsisabteilung Ausgangspunkt bakteriologischer und klinischer Studien. Hier konnte man durch genaue, leicht zugängliche bakteriologische Untersuchungen Ätiologie, Zeitpunkt der Bakteriämie, ihre Symptome und Reaktionen genau studieren (s. S. 1105 ff).

Wenn man heutzutage in den Frauenkliniken und auch bei den praktizierenden Ärzten über Häufigkeit und Art puerperaler Sepsisfälle Rückfrage hält, so muß man mit Erstaunen Kenntnis nehmen von einem ganz wesentlichen Rückgang des Wochenbettfiebers. Ob es heute noch möglich wäre (wie dies z. B. früher in der Sepsis-Abteilung bei SCHOTTMÜLLER der Fall war), auf Grund eines nunmehr zahlenmäßig sehr gering gewordenen Materials Bakteriologie, Krankheitsbild, Klinik und Pathologie allein in eigenen Studien und Erfahrungen darzustellen, dürfte sehr fraglich sein.

Ein analoger Rückgang ist im übrigen ZEISSLER hinsichtlich des Vorkommens von anaeroben Streptokokken aufgefallen. Auch französische Autoren (z. B. J. REILLY, welcher mit LEMIERRE zusammen über Anaerobier-Sepsis, u. a. besonders über den Bacillus funduliormis gearbeitet hatte) teilten uns Ähnliches mit.

Bei dieser „*Sepsis ex utero*" sind die Umstände der Bakterienentwicklung deswegen so günstig, weil in den Eihautresten und im koagulierten Blut die Keime einen besonders guten Nährboden haben. Ihren Weg in die Blutbahn finden sie, weil die Venenlumina überall zum Teil sogar weit geöffnet hineinragen. Die Keime werden in sie durch den Druck der Wehen oder während der Ausräumung direkt einmassiert, zum Teil freilich auch spontan eingedrängt. Ob hier und da schon an verschiedenen klaffenden Venen phlebitische Prozesse stattfinden, ist schwer zu sagen, jedenfalls müßte hier zu Anfang des Puerperiums noch ein besonderer Schutz vorliegen, der solche Venenentzündung schon im Beginn wieder zur Ausheilung bringt. Ob zusammen mit den zersetzten Eihaut- und Placentaresten auch erweichte thrombotische Massen mit abgestoßen werden, wird sich schwer beweisen lassen. Grundsätzlich liegen die Verhältnisse besser als bei den Sepsisformen mit gefäßgebundenen Herden; denn gelingt es, therapeutisch einen Abfluß zu schaffen — das gilt für alle Formen unserer vorliegenden Sepsisgruppe — so kann eine Heilung erzielt werden.

Wenn man diese Infektionen als „Lokalinfektionen mit gelegentlicher Bakteriämie" abtrennen will, so würde — wie gesagt — eine solche Diagnose doch sehr häufig erst beim Eintritt der Heilung exakt zu stellen sein.

Wie wir aber gerade bei der Cholangitis septica noch zu erwähnen haben werden, kann selbstverständlich jederzeit die Infektion auch auf Venen oder Lymphgebiete übergreifen (s. S. 1090 u. ff.).

Richten wir unser Augenmerk auf die ascendierende *Cholecystitis und Cholangitis*, so zeigt sich freilich, daß die Colibacillen — als Haupterreger — wenn sie schon zu Infektionen des Gallengangsystems geführt haben, nicht auch auf das Lymphgefäß oder auf das Blutcapillarsystem (im Sinne einer Thrombophlebitis) übergreifen.

Das erscheint vielleicht im ersten Moment mit den Krankheitserscheinungen nicht in Einklang zu stehen, denn man wird sich dabei fragen müssen, warum es denn gerade bei der Coli-Cholangitis so häufig zu Schüttelfrösten und hohen Fieberzacken kommt, wenn die Gefäßbahnen selbst von der Infektion frei geblieben sind. Unsere Untersuchungen und Beobachtungen haben uns gelehrt, daß die Bakteriämie dabei auch hier mehr durch die Anstauung eitriger Massen in den Gallenwegen und durch eine Druckerhöhung zustande kommt. Die Reaktionen im Beginn einer reinen Cholecystitis treten besonders stürmisch hervor, weil die Colibacillen erfahrungsgemäß bakteriotoxisch besonders hohe Fieberzacken hervorrufen. Die Reaktionen klingen schnell wieder ab, weil bei der unkomplizierten Cholecystitis sich die Gallenblase in den nächsten Tagen von selbst entleert. Beim Empyem wirken sie weiter.

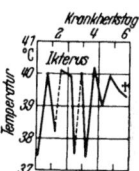

Abb. 1. Akutes Aufflackern einer Cholangitis septica chronica.

Es wird zweifellos bei Cholangitiden viel zu wenig auch auf anaerobe Keime gefahndet; und zwar selbst dann, wenn bei Sektionen der absolut jauchig-fötide Charakter eines Leberabscesses zutage tritt. Aber gerade diese Tatsache, daß auch *Anaerobier* im Spiele sein können, ist für die Klärung des Krankheitsbildes entscheidend. Ein Absceß, der von einer *Pylephlebitis* ausgeht, ist anders zu bewerten als ein Coliabsceß, der eben nur aus der Nachbarschaft eines infizierten Hepatons hervorgeht.

Zu den anaeroben Gallenweginfektionen, die nicht immer eine infauste Prognose bieten, gehören auch die durch *Gasbacillen* (s. S. 1090 ff.).

Bei der Beschreibung unserer Cholangitisfälle haben wir bisher fast immer einen Zusammenhang mit der Gallenblase beobachtet und damit einen weiteren Hinweis auf ihre meist ascendierende Genese. Die direkt auf dem Blutweg entstandenen sind selten, zum mindesten die durch Colibacillen; daß sie vorkommen, darüber kann kein Zweifel sein. Auch hier gibt es Keime, die bakteriämisch verschleppt im Leberparenchym einmal Fuß fassen können, weil sie eine besondere Affinität zum Gewebe haben. Den Beweis hierfür erbrachte E. FRAENKEL mit einem *Paratyphus-B-Stamm*, der auf Versuchstiere überimpft immer wieder zu Cholangitiden führte. Es gibt aber chronisch verlaufende Cholangitiden, bei denen eine Beteiligung der Gallenblase und der großen extrahepatischen Gallengänge vermißt wird, bzw. der Prozeß in diesen Gebieten völlig abgeklungen ist. So beobachteten wir kürzlich eine schwere rezidivierende septische Cholangitis, bei der schon 5 Jahre vorher die Gallenblase exstirpiert worden war, ohne daß in der Zwischenzeit Entzündungserscheinungen wieder aufgetreten waren.

SIGMUND hat 8 Fälle selbständiger extrahepatischer Cholangitis beschrieben, bei denen unterschiedliche Keime eine Infektion im Wurzelgebiet der Gallengänge entfacht hatten.

Nieren und Nierenwege. In die Rubrik der Eitersäcke unter Druck gehört vornehmlich auch die Infektion, die sich aufsteigend von Harnwegen und Blase, selten hämatogen im Nierenbecken entwickelt. Hinzu kommt das leichtere Eindringen der Infektion durch das Katheterisieren und Bougieren, wie das Cystoskopieren, das in solchen Fällen manchmal unvermeidlich ist.

Die Pathogenese ist verhältnismäßig klar, ebenso ist es verhältnismäßig leicht, die bakteriologische Ätiologie festzustellen. So gut wie immer erscheinen die Bakterien im Harn. Wir haben auf S. 976 auf den Ausscheidungsmodus der Bakterien durch Niere und Nierenwege hingewiesen.

Bei weiterem Ascendieren nach dem Nierenparenchym hin können dauernd oder schubweise Keime in die Blutbahn eindringen. Aber schon das gestaute Nierenbecken läßt leichter als andere infizierte Höhlen — es sei nur an die eitrige Pleuritis erinnert, bei der so selten eine Bakteriämie auftritt — Bakterien ins Blut übertreten, was bei den anatomischen Verhältnissen dieses Organs (nahe Beziehung der Gefäße zu den Tubuli und zum canaliculären System) im Gegensatz zur Pleura gut verständlich ist. Die Bakteriämie ist bei der typischen Colipyelitis im Anfang der Erkrankung fast ein regelmäßiges, aber meist nur einmaliges Symptom. Das Nierenbecken entleert sich und damit kommt es zur Druckentlastung, zu Fieberabfall und Herstellung normaler Verhältnisse. Freilich dauert die Bakteriurie oft länger an und ein Rezidiv mit denselben klinischen Erscheinungen kann einsetzen. Hier handelt es sich also um eine mehr oder weniger selbständige Nierenbeckenentzündung, um eine gewöhnliche Pyelitis. Anders, wenn die aufsteigende Niereninfektion vom Becken aus auch zu einer eitrigen Entzündung des Nierenparenchyms selbst führen kann mit interstitiellen. nephritischen Prozessen, Markkegelnekrosen und circumscripten oder multiplen, mehr oder weniger großangelegten Nierenabscessen, d. h. wenn die Pyelonephritis in ihrem Endzustand zu einer Pyonephrose oder sogar zur pyelonephritischen Schrumpfniere führt. Für die Colibacillen dürfte dieser ascendierende Infektionsweg der gewöhnliche sein. Infolge des schrägen Durchtritts des Ureters durch die Blasenwandung und der sphincterartigen Funktion der Muskulatur, ist die Voraussetzung für einen Rückstrom von Urin aus der Blase in den Harnleiter bzw. ins Nierenbecken nicht von so ausschlaggebender Bedeutung, wie man eigentlich meinen sollte. Vielleicht ist die ascendierende Infektion vornehmlich durch die Eigenbeweglichkeit der Colibacillen mit zu erklären, ebenso dürften auch Funktionsstörungen der Uretermuskulatur im Sinne von Atonien und Dystonien (besonders wie bei Graviditätspyelitis) eine gewisse Rolle spielen. Bei der Frau erleichtern eben die anatomischen Verhältnisse an und für sich (kurze Urethra, Deflorations- und Graviditätspyelitis) die exogene Infektion.

Bei 40 Fällen von Colibakteriämie, die wir an der SCHOTTMÜLLERschen Abteilung registriert haben, fand sich nicht in einem Falle eine hämatogene Pyelitis.

Die Harnstauung, infolge Prostatahypertrophie, neben verschließenden Tumoren, angeborenen Ureteren-, Gefäß- oder Nierenanomalien und bei Tabes ist beim Mann die häufigere Ursache der am Schluß mit urämischen Erscheinungen einhergehenden Pyelonephritis. Gerade hier sehen wir den chronisch verlaufenden Typ der Erkrankung.

Die Pyelonephritis bietet schon dadurch, daß sie zur völligen Niereninsuffizienz führen kann, eine sehr ernste Prognose. Die Tatsache aber, daß eine Nierenexstirpation schlagartig die Krankheitssymptome zu Ende bringen kann, unterstreicht nur um so mehr ihre Bedeutung als Sepsisherd.

Der Meningokokkensepsis muß an dieser Stelle ein gesonderter Platz eingeräumt werden. Der Meningococcus spielt nicht nur in der Genese der Cerebrospinalmeningitis, sondern auch als Erreger septischer, nicht mit meningealer Infektion einhergehender Erkrankungen eine nicht zu unterschätzende Rolle. Solche werden häufig nicht in ihrem Wesen erkannt, weil die Erreger aus dem Blute schwer züchtbar sind. Zweifellos sind sie aber häufiger, als sie diagnostiziert werden. Wir haben im Laufe der letzten 2 Jahrzehnte eine ganze Anzahl derartiger Fälle feststellen können, die uns als „kryptogenetische Sepsis" zugewiesen wurden.

Unsere Auffassung, daß diese Fälle nicht selten sind, geht aus einer Veröffentlichung von C. MASSIAS und TRAN VAN BANG hervor, wonach 30 Fälle von „Purpura fulminans" 1940 in Tonking gelegentlich einer Meningitisepidemie beobachtet worden sind. 28 Fälle hatten letalen Ausgang, 2 wurden durch höchste Eubasingaben (Solu-Dagénan) gerettet. Wenn auch nur 2 positive Blutkulturen feststellbar waren, so ist doch der indirekte Nachweis von Bakteriämie in 20 Fällen geglückt insofern, als die Meningokokken in anderen Organen züchtbar waren. Pathologisch-anatomisch fand sich außer generalisierter visceraler Hyperämie bei allen Fällen eine hämorrhagische Diathese und akute Nephritis, in 50% der Fälle eine akute Entzündung der Nebenniere (WATERHOUSE-FRIEDRICHSEN-Syndrom).

a) Man hat zwar in neuerer Zeit sogar angenommen, daß *jede Meningokokkenmeningitis eine „Allgemeinerkrankung"* darstelle, in deren klinischem Bilde die Meningitis eben als hervorstechendste Metastase hervorrage, doch erfordert diese Ansicht eine wesentliche Einschränkung. Wohl kann man die Auffassung teilen, daß die Meningitis häufig hämatogenen Ursprungs ist und daß die Keimverschleppung anläßlich einer — oft mit einem Schüttelfrost einsetzenden — Bakteriämie vor sich geht, die Meningitis bleibt dann aber doch im allgemeinen einzige Metastase, also lokale Infektion und führt, wie wir in zahlreichen negativen Blutkulturen und entsprechend der Abwesenheit von Metastasen in anderen Organen autoptisch bestätigt fanden, zu keinen weiteren Bakteriämien. Immerhin ist die Möglichkeit der Keimeinschwemmung ins Blut bei der Meningitis leichter gegeben als bei der Infektion anderer seröser Höhlen.

Denn wenn die auf ungewöhnlich großen Untersuchungsreihen basierenden Beobachtungen bei lokalen Pleuraempyemen oder eitrigen Peritonitiden lehren, daß kaum je von solchen Infektionsflächen aus Keime ins Blut eindringen, so sehen wir bei der Meningitis ja schon aus dem gelegentlich die Infektion begleitenden Exanthem, daß hier in Schüben eine Bakteriämie vorhanden gewesen sein muß. Sie scheint durch eine eigentümliche Verbundenheit der Hirnhäute mit den Sinus des Gehirns mit Hilfe von Arachnoidalzotten, den sog. PACHIONIschen Granulationen zustande zu kommen. Um so erklärlicher wird das bei starker Druckerhöhung. Es wäre also ein solcher Infektionsmodus, bei dem nicht die Meningitis als Teilerscheinung einer Sepsis in Frage kommt, den Sepsisformen zur Seite zu stellen, die wir als „Sepsis, ausgehend von Hohlorganen und Ausführungsgängen (Infektionen unter Druck oder Stauung)" in unsere Übersicht über die septischen Erkrankungen eingeordnet haben.

b) Im Rahmen dieser Abhandlung soll weniger auf diese Infektionsform eingegangen werden, als vielmehr auf die Meningokokkensepsis, bei welcher der *Sepsisherd an einer dem Gehirn entfernten Stelle* zu suchen ist.

Die beigegebenen Kurven werden zeigen, wie gerade das Krankheitsbild der Meningokokkensepsis klinisch sowohl wie — scheinbar wenigstens — pathologisch-anatomisch den Gedanken an eine sog. „kryptogenetische Sepsis" wachrufen könnte.

Bei der Meningokokkensepsis ist die Bakteriämie — abgesehen von der Meningokokkenendokarditis —, wie wir noch sehen werden, recht wenig ausgeprägt, gibt es doch sogar Fälle, bei denen man nur mit großer Mühe Meningokokken aus dem Blute züchten kann, während sich das klinische Bild einwandfrei als Sepsis darbietet.

Zum Teil ist hierbei die schwere Züchtbarkeit des Meningococcus schuld. Zweifellos ist aber auch die Menge der ins Blut eindringenden Keime im allgemeinen nicht sehr groß. Selten kann man den günstigen Moment für die Blutentnahme am Beginn des Fröstelns oder beim Fieberanstieg erwischen. Auf der Höhe des Fiebers oder am Ende des Schüttelfrostes sind die Bakterien schon zugrunde gegangen und nur ihre Toxine wirken sich noch aus.

Wir geben hier den Verlauf einer Meningokokkeninfektion wieder (Abb. 2):

Schon der erste Blick auf die Temperaturkurve läßt das Krankheitsbild nach Schüttelfrösten und unterbrochenem Fiebertyp als septisch ansprechen. Es fällt aber auf, daß sich das Fieber, trotz seiner tiefen Einschnitte, bei unserem Falle selten über 39,5° erhebt. Weiterhin muß betont werden, daß in den ersten Wochen das Allgemeinbefinden nur wenig getrübt war und keinerlei Symptome vorhanden waren, die ohne weiteres auf den Sepsisherd hingewiesen hätten. Die Patientin hatte eine erhebliche neuromuskuläre Schwäche, die Gelenke waren bei aktiven Bewegungen schmerzhaft, eigentliche Schwellungen waren vorhanden, aber nur sehr flüchtig.

Am 1. Krankheitstag trat ein ausgebreitetes flecktyphusartiges Exanthem auf, das Pigmentierungen noch 10 Tage lang deutlich hinterließ. Die an verschiedenen Tagen angelegten Blutkulturen waren negativ. Erst am 23. Krankheitstag erschienen vereinzelte Meningokokkenkolonien auf 2 Blutplatten, womit unsere Vermutungsdiagnose auf Meningokokkensepsis gesichert wurde.

Nachdem 4 Wochen lang weder Kopfschmerzen noch irgendwelche meningeale Reizerscheinungen vorhanden waren, stellten sich am 30. Krankheitstag starke Kopfschmerzen ein und das Krankheitsbild wurde ganz von einer Meningitis cerebrospinalis beherrscht. Es wurde nun fast täglich lumbalpunktiert und ein meningokokkenhaltiger eitriger Liquor

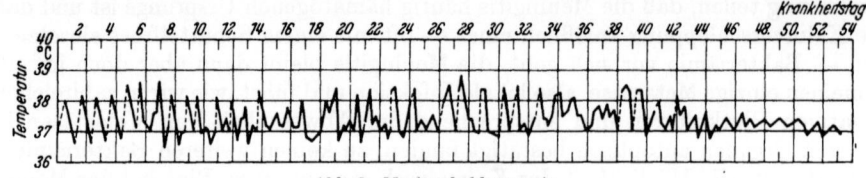

Abb. 2. Meningokokkensepsis.

unter Druck abgelassen. Vom 41. Krankheitstag an wurde der Liquor wieder klar und die Krankheitserscheinungen gingen zurück. Das Fieber fiel ganz ab und die Patientin konnte beschwerdefrei entlassen werden.

Fälle von Meningokokkensepsis, bei denen sich erst wochenlang nach Beginn der Erkrankung eine Meningitis metastatisch hinzugesellte, sind keineswegs selten.

GULLAND beobachtete z. B. noch nach 4 Monaten eine Meningitis. Es kommt aber auch vor, daß im ganzen klinischen Bilde niemals eine Meningitis auftritt. Nach WEINDEL verliefen bei 63 Fällen, die er aus der Weltliteratur zusammengestellt hat, 26 Fälle (41%) ohne und 37 Fälle (59%) mit Meningitis. Bei 8 Fällen kam es zu Endokarditis und bei 6 Fällen zu Nierenmetastasen.

Wir sehen also auch hier wieder die *Metastasenarmut* bei dieser Sepsisform bestätigt, wie dies neuerdings von STRAHL (bei HEGLER), FRIDEMANN und DEICHER 1926, aber schon früher auch aus den zahlreichen Veröffentlichungen, aus der Zeit des 1. Weltkrieges (BITTORF, GRUBER, PICK, SCHWENK, SCHLESINGER, UMBER, ZEISSLER und RIEDEL) und vorher von GWYN, RADMANN, ACHARD, GRENET, LENHARTZ, LIEBERMEISTER, SCHOTTMÜLLER, JOCHMANN u. a. hervorgeht. Dieser Umstand und der *schleichende*, trotz seines Fiebers relativ *milde*, farblose Verlauf der Erkrankung, die oft nach sehr langer Zeit doch noch in seltenen Fällen zur spontanen Ausheilung kommt, macht die Diagnose nicht leicht und gibt zu Verwechslungen Anlaß.

FRIEDEMANN und DEICHER haben von einem Lentatyp gesprochen, und in der Tat ähnelt das Bild anfangs dem anderer schleichend verlaufender Sepsisformen wie dem der Endocarditis lenta, der Cholangitis recidivans chronica u. a. Aber bei diesen Erkrankungen kommt es doch bald zu einem mehr oder weniger scharf umrissenen Symptomenkomplex, aus dem Embolien, ein Herzbefund, ein Ikterus usw. hervorragen, die die Diagnose klären. Um so mehr müssen wir versuchen, aus den Hauptsymptomen der Meningokokkensepsis Schlüsse zu ziehen (Abb. 2 und 3).

Die *Gelenkerscheinungen* sind hier — ähnlich wie bei der Sepsis durch hämolytische Streptokokken — meist flüchtig, jedoch werden auch Vereiterungen gelegentlich gesehen. CHIARI glaubte, daß, wie bei der Gonokokkensepsis, der monoartikuläre Charakter überwiege. Wir können uns dieser Ansicht nicht ganz anschließen. Bei unseren Fällen war doch der *polyartikuläre* Typ vorherrschend, wenn auch die Kniegelenke bevorzugt waren. Nach unseren Erfahrungen ist die Prognose der Wiederherstellung der befallenen Gelenke günstiger als bei der gonorrhoischen Arthritis.

Bei einer Patientin, bei der eine Gonorrhoe nicht in Frage kam, entwickelte sich unter Schüttelfrost das Krankheitsbild einer ausgesprochenen Polyarthritis. Starke Kreuzschmerzen und das völlige Versagen der Salicyltherapie, 3 weitere Schüttelfröste bei tiefen Temperatureinschnitten, ein flecktyphusartiges Exanthem und schließlich das Persistieren einer Kniegelenkentzündung, während die anderen Gelenkschmerzen zurückgingen, ließen an eine bakterielle Infektion denken. Die Kniegelenkpunktion ergab ein leukocytenreiches Exsudat mit sehr spärlichen, meist intracellulären gramnegativen Diplokokken. Bei Weiterzüchtung erwiesen sich diese als Meningokokken. Der Stamm wuchs schließlich in vielen Generationen mühelos auf Blutagarplatten. Die Erkrankung ging bei symptomatischer Therapie nach 3½wöchiger Dauer in völlige Heilung aus.

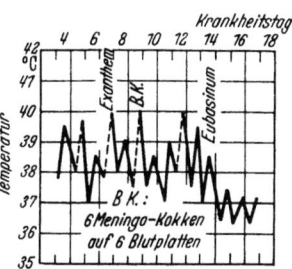

Abb. 3. Fall 4. 25jähriger Patient ohne Meningitis. Organbefund o. B. Allgemeinbefinden nur während den milden Schüttelfrösten getrubt. Kein Lokalbefund. Exanthem flecktyphusartig, auch an den Handflächen.

Wesentlich wichtiger, auch hinsichtlich der klärenden Diagnose, ist das *Exanthem* bei der Meningokokkensepsis. Fast übereinstimmend ist schon von den früheren Autoren, besonders von ZEISSLER-RIEDEL, die Ähnlichkeit mit dem *Flecktyphusexanthem* festgestellt worden. In der Tat dürfte es schwer fallen, zur Zeit von Flecktyphusepidemien eine Unterscheidung nach dem makroskopischen Bilde zu machen. Manchmal kann nur die histologische Untersuchung nähere Aufklärung bringen. Wenn zwar auch hier wie bei der Fleckfieberroseola Arterien bzw. Arteriolo betroffen sind, so ist im Gegensatz zu ihr — bei der es sich immerhin mehr um nekrotische, auf umschriebene Teile der Wandschicht und des Gefäßumfanges beschränkte Prozesse handelt — bei dem Meningokokkenexanthem der exsudative Charakter vorherrschend. Er äußert sich im leichteren Erythrocyten- und Leukocytenaustritt (PICK).

Im übrigen kann das Hautbild, vor allem bei den endokarditischen Formen, recht *bunt* sein. Auf S. 1010 ff wurde darauf hingewiesen.

Die relative Metastasenarmut bei der in Rede stehenden Sepsis erklärt sich

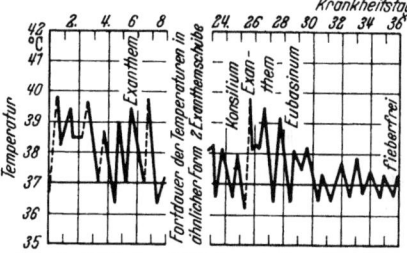

Abb. 4. 17jähriges Mädchen. Anfangsdiagnose: Verdacht auf Röteln. Pharyngitis. Koryza. Am 6. Krankheitstag sehr starke Kopfschmerzen, „scharlachartiges" Exanthem, das nach 2 Tagen angeblich wieder verschwand. In den nächsten Tagen, trotz hohen Fiebers, wieder gutes Allgemeinbefinden. Am 26. Krankheitstag (im Konsilium) flecktyphusartiges Exanthem. Blutkultur negativ. Auf Weil-Felix keine Agglutination. Ausschließungsdiagnose nach dem klinischen Verlauf entsprechend dem prompten Erfolg durch Eubasinum: Meningokokkensepsis.

daraus, daß die Ablagerung bzw. die Weiterkeimung der Meningokokken bei Bakteriämien nur auf bestimmt *bevorzugte* Organe beschränkt bleibt.

Während es z. B. bei akuten Allgemeininfektionen — auch nicht septischer Natur — gelingt, die das Grundleiden verursachenden Bakterien auch aus dem Hoden mittels Kultur zu gewinnen, vermißte HARTWIG bei 7 Fällen von Meningokokkenmeningitis die Keime in jedem Falle, während er sie bei 8 Infektionen durch Streptokokken 8mal, bei 6 durch Staphylokokken 6mal, bei 41 Pneumokokkeninfektionen 21mal nachweisen konnte.

Um so größer ist die Neigung des Meningococcus zur Lokalisation an Gehirnhäuten und am Rückenmark. Aber wie unsere Fälle lehren, braucht es sich nicht immer um ausgedehnte Prozesse zu handeln. Es können jedoch auch die cerebralen

Zeichen allgemeiner Natur, wie Kopfschmerzen, leichte Benommenheit oder Verwirrtheit, träger Ablauf der Geistesfunktionen, Unruhe, Hypersensibilität, schon Symptome einer Keimablagerung sein, auch wenn typischere Meningitiszeichen fehlen. Nur zu oft sind hierbei bereits bakterielle capilläre Embolien im Gehirn und seinen Häuten schuld. Solange die Keime in einzelnen Herden lokalisiert

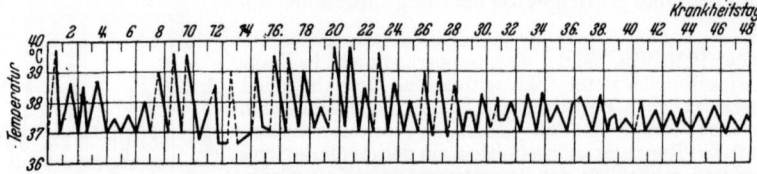

Abb. 5. Lentaform der Meningokokkensepsis (ohne Meningitis). Beginn mit Schüttelfrost. Dann allgemeines Krankheitsgefühl, das Aufsein nicht behindert. Zu Bett erst vom 8. Krankheitstag ab. Am 13. Krankheitstag masernähnliches Exanthem (nicht im Gesicht), Hautblutungen. Täglich milde Schüttelfröste. Keine Kopfschmerzen. Am 17. Krankheitstag Blutkultur negativ. 21. Krankheitstag im Rachenabstrich Meningokokken fast in Reinkultur. In der Umgebung des Patienten keine Meningitis. Außer mäßigen Kreuzschmerzen und leichteren polyartikulären Beschwerden kein verwertbarer Organbefund. Ab 23. Krankheitstag schleichender Verlauf, Ausheilung.

sind und nicht in den allgemeinen Saftstrom des Liquors übertreten, muß der Ausfall der bakteriologischen Untersuchung des Liquors negativ sein. Aus dieser zwar disseminierten, aber immerhin circumscripten Meningitis, bei denen nur mikroskopisch kleine Entzündungsherde vorhanden sind (s. bei Schottmüller-Bingold), kann sich gerade bei der Meningokokkeninfektion sehr rasch eine Meningitis diffusa entwickeln. Jedenfalls haben wir uns bei der Meningokokkensepsis viele sog. funktionelle und somatische Symptome von seiten des Nervensystems im klinischen Bilde durch Häufung der mikroskopisch kleinen Meningokokkenembolien zu erklären. Das gleiche ist bei den Sepsisfällen durch die anderen Eitererreger der Fall.

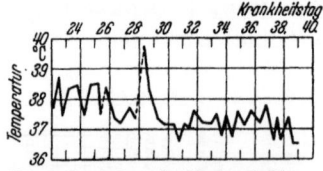

Abb. 6. Lentaform der Meningokokkensepsis (Kurvenausschnitt). Ausgang unbestimmt. Zähne? Allgemeines Krankheitsgefühl ohne Organbefund. Aus einer eiternden Zahnfistel im Ausstrich massenhaft gramnegative Kokken, die in der Kultur nicht wachsen. Einmalige Blutkultur ergibt Meningokokken. Der Verlauf war folgendermaßen: 3 Wochen vor Klinikaufnahme dauernd leichte Temperaturen um 38°. Morgens nur 37°. Temperaturanstieg fast täglich unter Frösteln. Appetit sehr schlecht. Gewichtsabnahme. Am 24. Krankheitstag Exanthem Hautblutungen. Zeitweise starke Schweißausbrüche. Keine Schmerzen. Einige Tage lang leichtes Nasenbluten. Dauerheilung.

Während hier also der Hinweis auf eine Infektion der Meningen schon durch Symptome nahegelegt wird, ist die Auffindung eines Infektionsherdes wesentlich schwerer, wenn die Keimablagerung im Knochenmark vor sich ging (S. 977).

Die Infektion im Knochenmark ist besonders dadurch als Sepsisherd stigmatisiert, weil der phlegmonöse Markabsceß sich ähnlich wie die tuberkulöse Lungenkaverne nicht zusammenziehen kann. Die Wand bleibt starr und wenn sie sich nicht in Form größerer Sequester abstößt, so wird die eitrige Entzündung lange unterhalten, weil eine Resorption kaum möglich ist. Eine besondere Eigentümlichkeit liegt bei der osteomyelitischen Sepsis noch insofern vor, als sie zwar vorübergehend für kürzere oder längere Zeit — sogar für Jahre — zur Ruhe kommen, aber auch nach scheinbarer Heilung wieder aufflackern kann. Zudem ist das sich bildende und die osteomyelitischen Höhlen auskleidende Granulationsgewebe sehr gefäßreich, so daß ein Einbruch der Keime in diese Gefäße leichter stattfindet und in akuten Schüben zu Bakteriämien und eitrigen Metastasen Veranlassung geben kann.

Der histologische Befund im Knochenmark bei der Obduktion zeigt bei Keimablagerung wohl die Anfangsbilder der Infektion, wie sie sich dann weiter entwickeln konnten, entzieht sich unserer Kenntnis und der Tierversuch gibt nur bedingt Aufschluß, da hier viel größere Bakterienmengen auf einmal injiziert werden müssen, um eine Infektion zur Auswirkung zu bringen. Zur Markinfektion kommt es besonders bei Kriegsverwundung.

Seit E. FRAENKEL 1894 auf die Anwesenheit von Typhusbacillen im Knochenmark (im Zusammenhang mit der QUINCKEschen Spondylitis typhosa) hingewiesen hat, ließen weitere bakteriologische Untersuchungen in seinem Institut erkennen, daß bei akuten Infektionskrankheiten das Knochenmark stets zu den Abfang- und Vermittlungsstätten der im Blut kreisenden Bakterien gehört.

HARTWIG hat als Schüler EUGEN FRAENKELs unter 43 Streptokokkensepsisfällen 39mal die Keime bei der Obduktion auch im Knochenmark des Oberschenkels nachweisen können.

Die histologischen Schnitte erwiesen nun, daß weitgehende Unterschiede in den Veränderungen bestehen, welche die verschiedenen Bakterienarten im Knochenmark auslösen. Unter dem Einfluß von Pneumokokken kommt es nur selten zu Blutextravasaten, während die hämolytischen Streptokokken zu Nekrosen und Blutungen Veranlassung geben. Interessant erscheint auch die Feststellung, daß die Gasbacillen ebenfalls unzweifelhaft intravitale Gewebsveränderungen verursachten, diese bestanden in 2 Fällen in blutig-seröser Exsudation.

Theoretisch müßte man demgegenüber die durch Eitererreger bedingte Osteomyelitis viel häufiger erwarten, als sie in Wirklichkeit vorkommt. Es müßten also wohl zu der bakteriellen Genese öfters noch weitere Ursachen hinzutreten, welche die Veranlassung zur Knochenvereiterung geben. Das nächstliegende, ein Trauma, wird beim Zustandekommen einer Osteomyelitis allerdings im allgemeinen überschätzt. 20 000 Verletzungen jugendlicher Menschen werden jährlich als Unfallfolgen angemeldet (HAEHNER) und doch finden sich unter diesen kaum 15—20 Osteomyelitisfälle!

Vielleicht hängt dies mit besonderen Abwehrkräften zusammen. BORDASCH zeigte in Tierversuchen, die er zur Klärung der Pathogenese der Osteomyelitis anstellte, daß ein stumpfes *Trauma* gegen den Schaft eines langen Röhrenknochens am Orte der Einwirkung eher eine erhebliche und lang andauernde Steigerung der Bactericidie des Knochenmarks bewirkt. Ein Markhämaton kommt bei leichten und mittelschweren Traumen nicht vor. Wo es auftritt, bleibt die Bactericidie des Knochenmarks unbeeinflußt. Nach starken Blutverlusten im sog. Wiederaufbaustadium entfaltet das Knochenmark eine außerordentlich starke bakterientötende Kraft, die bereits nach wenigen Stunden einsetzt und am 4. Tage maximal ist.

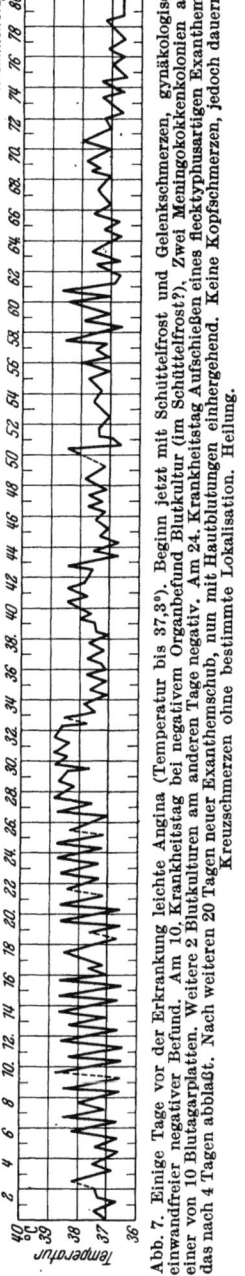

Abb. 7. Einige Tage vor der Erkrankung leichte Angina (Temperatur bis 37,3°). Beginn jetzt mit Schüttelfrost und Gelenkschmerzen, gynäkologisch einwandfreier negativer Befund. Am 10. Krankheitstag bei negativem Organbefund Blutkultur (im Schüttelfrost?). Zwei Meningokokkenkolonien auf einer von 10 Blutagarplatten. Weitere 2 Blutkulturen am anderen Tage negativ. Am 24. Krankheitstag Aufschießen eines flecktyphusartigen Exanthems, das nach 4 Tagen abblaßt. Nach weiteren 20 Tagen neuer Exanthemschub, nun mit Hautblutungen einhergehend. Keine Kopfschmerzen, jedoch dauernd Kreuzschmerzen ohne bestimmte Lokalisation. Heilung.

Sie ist wesentlich stärker als nach einem Trauma und zwanzigmal so stark wie die des normalen Marks. Bei hochgradiger Unterernährung und im Hunger tritt eine noch stärkere Steigerung der Knochenmarksbactericidie ein.

Wir haben auf S. 977 auf die Verhältnisse im Wirbelmark hingewiesen. Einige unserer Fälle ließen uns daran denken, daß der Ausbruch der Meningokokkensepsis ausschließlich auf einen osteomyelitischen Herd zurückzuführen war. Wir hegen sogar die Vermutung, daß von ihm aus häufiger eine sekundäre aufsteigende Cerebralspinalmeningitis zustande kommen kann.

Ein Patient hatte vor der Klinikbehandlung schon 3 Wochen lang eine mit 3 Schüttelfrösten und starken Fieberschwankungen einhergehende Erkrankung, die unter der Allgemeindiagnose Sepsis ging. Ein Ausgangsherd war zu Lebzeiten nicht festzustellen. Der Krankheitszustand war sehr schwer. Drei Tage nach der Überführung in die Klinik starb der Patient unter den Zeichen der Herzinsuffizienz. Eine Blutkultur war negativ. Die Obduktion ergab einen ungewöhnlich dürftigen Befund. Außer einer fortgeschrittenen, fettigen Degeneration des Myokards konnten weder ein Sepsisherd noch metastatische Herde festgestellt werden.

Herr Prosektor THOREL nahm auf meinen Wunsch eine Untersuchung des Markes von 2 Wirbelkörpern vor. Obwohl es zu Lebzeiten des Patienten zu keinerlei bemerkenswerteren Kreuzschmerzen gekommen war, fanden sich im Mark an zahlreichen Stellen Nekrosen, Hämorrhagien und größere und kleinere Leukocytenanhäufungen. Überraschenderweise war im Abstrich des Markes auf feuchten Traubenzucker-Menschenblut-Agarplatten eine ungeheure Menge Meningokokken gewachsen. Die Milz erwies sich als keimfrei. Nunmehr konnte die scheinbar „kryptogenetische Sepsis" ätiologisch und genetisch erklärt werden. Der Patient hatte in der Vorgeschichte nach einem Nasenkatarrh 3 Tage lang heftige Kopfschmerzen. Darnach war er 8 Tage vollkommen gesund, bis unter Schüttelfrost sich der septische Zustand entwickelte.

Eine Meningitis war nach dem Obduktionsbefund nicht mehr feststellbar. Die Möglichkeit, daß eine solche bestanden hat, ist nicht abzulehnen, doch ist der Sepsisherd meines Erachtens hier in einer *sekundären Keimablagerung und -entwicklung in den Wirbelkörpern* zu suchen.

Von hier aus war es zu Bakteriämien bzw. zu den gehäuften Schüttelfrösten gekommen.

Daß es von der Wirbelkörperinfektion her zu *Epiduralabscessen durch Meningokokken* kommen kann, zeigte folgender Fall.

Eine Bauersfrau bekam nach längerer Feldarbeit nachts starke Kreuzschmerzen und Fieber. Kopfschmerzen waren nicht vorhanden, obgleich in den nächsten Tagen die Temperatur unter Frösteln sich zwischen 37° und 40° erhob. Die genaue körperliche Untersuchung ließ jeglichen organischen krankhaften Befund vermissen. Die Blutkultur war einmal negativ, einmal fanden sich 3 Kolonien gramnegativer Kokken, die bei Weiterzüchtung nicht mehr wuchsen. Lumbalpunktion: negativer Befund nach jeder Richtung. Das Nervensystem erwies sich als völlig frei, Nackensteifigkeit und Kernig bestanden nicht. Am 14. Krankheitstag konnte zum ersten Male eine lokalisierte Druckempfindlichkeit in der Gegend des 3. Lendenwirbels festgestellt werden. Liquor bei der Punktion nicht zu bekommen, jedoch war die Nadel mit dickflüssigem Eiter verstopft. Der Kulturausstrich ergab Meningokokken. Bei der Occipitalpunktion bekam man klaren, sterilen Liquor. Es wurde daher von uns eine extradurale Eiterung angenommen. Die Patientin kam ad exitum, bevor ein operativer Eingriff unternommen werden konnte.

Auch hier deckte die Obduktion einen kleinen spondylitischen Meningokokkenabsceß auf, der die extradurale Eiterung verursachte. Ein Einbruch in die Meningen war nicht vorhanden, demgemäß weder eine spinale noch cerebrale Meningitis. Der Sepsisherd bestand in einer Meningokokkenosteomyelitis im Wirbelkörper, die zur Perimeningitis geführt und Bakteriämien unterhalten hat.

Überblicken wir zusammenfassend unsere Fälle, so ergibt sich folgendes: Eine *Diagnose auf Meningokokkensepsis* ist gesichert, wenn in der Blutkultur Meningokokken aufkeimen. Zu bedenken ist dabei jedoch, daß die Zahl der im Blute kreisenden Keime im allgemeinen geringer ist als bei anderen Sepsisfällen, und daß die Meningokokken leicht zugrunde gehen. Läßt also die Blutkultur im Stich, so läßt Anamnese und klinisches Syndrom doch meist die Sepsisfälle durch bekanntere Erreger unschwer von der Meningokokkensepsis abgrenzen, für deren Diagnose oft weniger ein positiver als ein negativer Befund entscheidend ist. Gerade die Metastasenarmut, das Fehlen einer bestimmteren Anamnese und zugleich einer sinnfälligen Eintritts- oder Entwicklungsstätte bei einer länger dauernden septischen Erkrankung, die in vielen Fällen trotz höherer Temperaturen den Patienten weniger in seinem Befinden beeinträchtigt als andere fieberhafte Erkrankungen, muß in uns den Gedanken an eine Meningokokkensepsis wachrufen. Erfolgt noch dazu ein flecktyphusartiges Exanthen, evtl. in Schüben, so müssen wir bestrebt sein, unter entsprechenden Vorsichtsmaßnahmen die Diagnose bakteriologisch zu erhärten. Andere Symptome (Milztumor, Blutbild) sind hier nicht mehr verwertbar als bei anderen septischen Erkrankungen.

Diese speziellere Diagnose ist wegen der einzuschlagenden Therapie außerordentlich wichtig; während auch eine mit Bakteriämie einhergehende Meningitis durch Lumbalpunktion zu beeinflussen ist, kann unter Umständen bei einem osteomyelitischen Herd ein chirurgischer Eingriff nötig werden. Dieser wäre bei dem von uns beschriebenen Fall von Pachymeningitis spinalis zu erörtern gewesen.

Vereiternde Gelenkhöhlen als Sepsisherde. Im ersten Weltkrieg konnten wir häufig in Feldlazaretten vereiternde Kniegelenke beobachten, bei denen bei Schüttelfrösten Staphylokokken und Pyocyaneusbacillen gezüchtet werden konnten. Im Frieden wird man seltener Gelegenheit haben, Arthritiden zu beobachten, bei denen Keime in die Blutbahn eindringen. Immerhin zeigt gerade der therapeutische Erfolg, den mitunter die chirurgische Eröffnung des Gelenkes bringt, daß auch hier die Bakteriämie nur so lange unterhalten wird, solange die infizierte Gelenkhöhle unter Druck stand. Gelegentlich wird die Arthritis, die Gelenkphlegmone zum sekundären Sepsisherd. Die auf dem Blutweg entstandene *Fernmetastase* entwickelt sich manchmal aus einer lokalisierten Streptokokkeninfektion. Eine einmalige, oft nur initiale Bakteriämie (aus einer Angina) läßt Keime im Gelenk haften. Im Anfang dürfte es sich vorwiegend um eine Toxinwirkung der im Gelenk befindlichen Mikroorganismen handeln. Wenn es zur „Zerfaserung kommt, dringen Eiterzellen von der Oberfläche her in den Knorpel ein" (ZIEGLER), wodurch es bald zu Nekrosen des Gelenkknorpels und damit zur Verschmälerung der Knorpelzone kommt. Aus dem Hydrops entwickelt sich dann eine serös-fibrinöse Entzündung, das Empyem, schließlich unter Umständen die phlegmonöse Arthritis.

Besonders bei der *lymphangitischen* Streptokokkensepsis finden sich die Gelenkmetastasen zu 30% (doppelt so häufig als bei den Staphylokokkenfällen!). Sie bevorzugen so gut wie immer die größeren Gelenke, während die kleinen — im Gegensatz zur rheumatischen Polyarthritis — verschont bleiben.

Die Bakterien haften zwar ursprünglich meist im Gefäß-Bindegewebsapparat des Gelenkes, also in Synovialmembran und Gelenkkapsel, doch braucht die Metastasierung nicht primär das Gelenk zu betreffen. Oft dringen die Bakterien von der Nachbarschaft aus in die Gelenkhöhle ein, z. B. von gelenknahe gelegenen osteomyelitischen Herden oder Muskelabscessen. Hier sind auch Eiterungen im Gebiete der Schleimbeutel und Sehnenscheiden, sowie Abscesse im paraartikulären Zellgewebe zu nennen.

Selten bleiben eben die entzündlichen Infiltrationen auf die Synovialis beschränkt, sondern greifen auf die Umgebung des Gelenkes über, bis es zur Totalvereiterung (Kapselphlegmone) kommt.

Zähne in ihrer Bedeutung als Sepsisherd. Daß Keime von Zahnextraktionen schwere Krankheitserscheinungen auslösen können, kann man ebenso beim Kind wie beim Erwachsenen beobachten. Die Bakterienmenge bei Keimverschleppungen ist im allgemeinen nur so spärlich, daß dieser Vorgang in der Regel ohne merkbare subjektive oder objektive Erscheinungen bleibt. Man wird die Zahninfektion keinesfalls immer als harmlos auffassen dürfen und wird zu ihrer Bekämpfung herausgefordert, wenn man auch bei Auftreten schwacher oder stärkerer Symptome noch nicht von einem septischen Zustand zu sprechen braucht. Gerade die Ansichten von der fokalen Infektion beweisen so recht, welche Verwirrung auf dem Gebiete der Sepsis herrscht. Die Autoren auf der einen Seite sprechen von septischer Infektion (Oralsepsis), wenn nur Störungen des Allgemeinbefindens durch einen kleinen Infektionsherd vorhanden sind, die anderen sprechen nur das terminale Stadium einer „septischen Erkrankung" als Sepsis an.

Glücklicherweise werden Blut und Gewebe so gut wie immer mit abgelagerten Keimen fertig. Aber wenn es das Schicksal will, kann es natürlich auch einmal zu einer Endocarditis septica kommen; über Fälle dieser Art haben wir in früheren Veröffentlichungen berichtet. Zu diesen Krankengeschichten könnten wir neue hinzufügen. Recht anschaulich zeigt folgende Beobachtung,

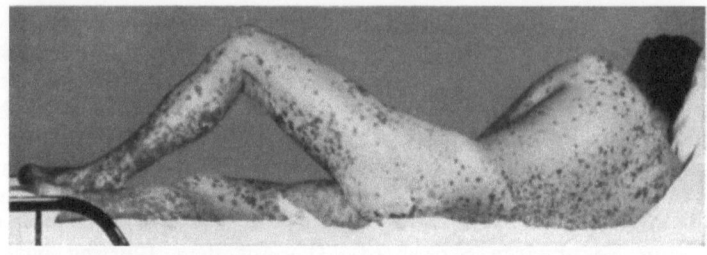

Abb. 8. Einmalige Staphylokokkenbakteriämie anläßlich einer vereiternden Zahnwurzelbehandlung. Körper übersät mit Staphylokokkenmetastasen, Hämorrhagien und Eiterpusteln. Tags darauf Fieberfreiheit, Wohlbefinden. Zahnextraktion, nach 14 Tagen wieder Schüttelfrost. Derselbe Bakterienschub, dieselben Hautmetastasen. Nach 2 Tagen rektionslose Heilung.

wie auch nach einer Zahnextraktion eine massive Keimausschwemmung ins Blut erfolgen kann.

Bei einem Patienten wird vom Dentisten eine Lokalanästhesie vorgenommen. Kurz nachher erkrankt der Patient an einem lang dauernden Schüttelfrost und nach wenigen Stunden schießen überall auf der Haut Staphylokokkenmetastasen auf, nach einigen Tagen sinkt die Temperatur langsam ab und die aknepustelartigen Metastasen auf der Haut gehen fast völlig zurück. Es wird erst 14 Tage später nach einem reaktionslosen Verlauf dann bei uns im Krankenhaus vom Zahnarzt wieder eine Extraktion vorgenommen und im Anschluß daran wiederholt sich dasselbe Spiel. Auch die zweite Aufnahme ergibt die ungeheure Ausstreuung von Keimen in die Haut wieder.

Diese von uns seit vielen Jahren gemachte Beobachtung der Möglichkeit einer Keimstreuung nach Zahnextraktion findet neuerdings ihre Bestätigung in einer Arbeit von Mc Entegart, M. G. und Porterfield.

Blutkulturen, die von 200 Kranken unmittelbar nach Zahnextraktionen in Allgemeinnarkose entnommen waren, zeigten, daß in 54% der Fälle eine Streptokokkenbakteriämie bestand. Das Auftreten der Bakteriämie hing nicht von dem Grad der Verkeimung des Mundes ab, sondern ausschließlich von der Größe des Eingriffs (Zahl der extrahierten Zähne und der Dauer der Operation). Außer Streptokokken konnten in einigen Fällen (6%) diphtheroide Keime und obligat anaerobe gramnegative Kokken (Veillonella aerogenes) gezüchtet werden. Quantitativ erwies sich die Bakteriämie in jedem Falle als gering. 29 Kranken wurde vor der Zahnextraktion eine Suspension eines nicht pathogenen Keimes (Chromobact. prodigiosum) auf die Mundschleimhaut aufgetragen. Auch hier konnten in 12 Fällen diese Keime nach der Extraktion wieder aus dem Blute gezüchtet werden. Diese Befunde könnten demnach im Einklang mit unseren Erfahrungen bei fieberhaften Aborten direkt nach Wehen bzw. nach aktiver oder passiver Entfernung infektiösen Uterusinhaltes stehen.

Bei einer anderen Patientin heilte der hochfieberhafte septische Zustand in dem Moment ab, als eine zu scharf angezogene Korrektionsspange nicht mehr einen Druck auf das mit hämolytischen Streptokokken besetzte ulcerierte Zahnfleisch ausübte.

Schließlich sei hier noch eine Meningokokkensepsis angefügt, bei der die Meningokokken lediglich in der Wundhöhle des Zahnes festzustellen waren, während Tonsillen und Nebenhöhlen Meningokokken nicht beherbergten. Hier mußte notgedrungen der Zahn als Eintrittsstelle und als auswirkender Herd für den septischen Zustand angeschuldigt werden. Bei einem anderen Fall scheint eine Anaerobier-Bakteriämie wiederholt von einer Zahncyste ausgegangen zu sein:

Die Patientin begann beim Kartoffellesen plötzlich zu frieren. Als nach 3 Tagen sie sich immer noch sehr müde, appetitlos und kraftlos fühlte, und ein Ausschlag mit großen roten Flecken über den ganzen Körper auftrat, ging sie zum Arzt, der sie, da hohes Fieber bestand, zu uns in die Klinik am 19. 10. 48 einwies.

Wie die Anamnese ergab, bestand bei der Patientin ein merkwürdiges Erythem am Stamm und an den Armen, das nach einigen Tagen wieder verschwand und dann am 16. 10. 48 generell (masernähnlich) wieder auftrat. Während der Zeit vom 6.—19. 10. 48 bestanden wohl septische Temperaturen mit Schüttelfrösten, deren Ursache zuerst nicht geklärt werden konnte. Trotz Gaben von Sulfonamiden und Penicillin (2 Mill. E) keine Besserung (Leukopenie von 3200). Agglutinationen nach verschiedener Richtung und serologische Reaktionen auf Lues waren negativ.

In den ersten 3 Tagen hatte die Patientin auch in der Klinik Fieber bis zu 40°. Gleich zu Anfang trat als Komplikation nach Schüttelfrost eine Harnverhaltung auf, die durch Katheterisierung und heiße Leibwickel wieder behoben werden konnte. Auf der Suche nach dem Ausgangsherd fand sich weder an den Nebenhöhlen, der Lunge, noch im Bereich des Genitale ein krankhafter Befund, wohl aber eine zunehmend große Cyste an der Wurzel des 2. rechten oberen Schneidezahnes. Der Zustand beruhigte sich spontan, die Patientin hatte nach 14 Tagen aber wieder eine Fieberzacke von 40°, die am nächsten Tag auf 38° und am übernächsten wieder auf 40° anstieg, um am 3. Tag zur Norm abzufallen. Eine Blutaussaat ergab keinen positiven pathologischen Befund. Leider wurde nicht unter Anaerobierverhältnissen gezüchtet. Die inzwischen eingetroffenen Agglutinationen auf Paratyphus und Bang waren negativ. Nach der Zahnextraktion fand sich in der Cyste massenhaft (lediglich Anaerobier enthaltender) stinkender Eiter. Seitdem kein Fieber mehr. Patientin wurde als geheilt entlassen.

WASSMUND glaubt, daß es gelegentlich auch von Pulpaeiterungen aus zu einer Thrombophlebitis der Pulpacapillaren kommen kann, die freilich kaum je weiterschreitet. Nicht ganz ausgeschlossen ist, daß auch von einer Zahninfektion eine metastatische Endocarditis septica hervorgerufen wird, die dann als eigentlicher Sepsisherd im Vordergrund zu stehen scheint.

II. Der Sepsisherd in den Venen.

Ausgangsstelle der thrombophlebitischen Sepsis: 1. Puerperaler *Uterus* mit seinem ausgedehnten Venengeflecht, Gebiet der Vena uterina, ovarica, hypogastrica usw.

2. *Angina*, Infektion der Halsvenen, von der Vena tonsillaris aus über Vena pharyngea ascendens zur Vena facialis und jugularis.

3. Infektion im Quellgebiet der *Pfortader* (Pylephlebitis) z. B. nach Appendicitis, Rectum- und Magencarcinom usw.).

4. *Otogene* Infektion (Sinusinfektion nach Otitis media).

5. *Furunkel* an Weichteilen, besonders im Gesicht. V. facialis und ihre Verzweigungen.

6. *Periphere Venenentzündungen* (Varixknoten, Ulcus cruris usw.). Erreger: bei 1=6: außer Staphylokokken und Streptokokken häufig auch Anaerobier. Bei 3. vor allem pathogene Darmbakterien. Bei 5. vorwiegend aerobe Staphylokokken und Streptokokken. Bei 4. nicht selten Streptococcus mucosus, pyocyaneus u. a.

7. Arbeiten (NATHAN) aus dem WOHLWILL'schen Institut haben überzeugend festgestellt, daß als sekundär thrombophlebitischer Herd auch eine *Phlebitis einer Lungenvene* (z. B. von einem Infarkt oder Absceß aus) auftreten kann, von der aus dann Keime in den großen Kreislauf ausgestreut werden können.

8. *Plexus prostaticus*, nach eitriger Prostatitis (Staphylokokken).

9. Sepsis von einer *Nabelvenenthrombophlebitis* bei Neugeborenen.

Man möchte meinen, daß die Wand von Blutgefäßen benachbarten Infektionen ein besseres Wehr entgegensetzt, als ein anderes Gewebe. Dies ist bei Arterien nun tatsächlich der Fall im Gegensatz zu den Venen, die durch ihre prinzipiell anders geartete Struktur und funktionelle Eigentümlichkeit in besonderem Maße zur Beteiligung an Infektionen disponiert sind. Die Bereitschaft zur Thrombophlebitis ist aber noch ebenso in ein gewisses Dunkel gehüllt, wie die Ätiologie einer *blanden* Thrombose.

Was deren Entstehung betrifft, so stoßen immer noch verschiedene Auffassungen aufeinander: Einmal der rein funktionelle und *physikalisch*-mechanische Erklärungsversuch (gestörte Strömungsverhältnisse, Gefäßwandschädigungen gröberer Art), andererseits eine mehr *chemisch* veränderte Zusammensetzung des Blutes (Absonderung gerinnungsfähiger Stoffe oder von Endothelien) und schließlich der einer *infektiösen indirekten* Einwirkung.

Da unsere bekannten Keime nicht — wie bei der septischen Thrombophlebitis — direkt die Venenwand durchbrechen, könnte man annehmen, daß es sich um

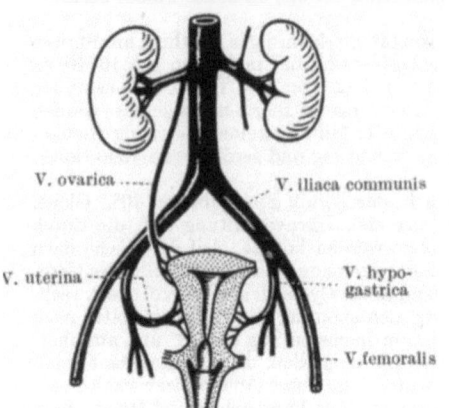

Abb. 9. Uterines Venengebiet.

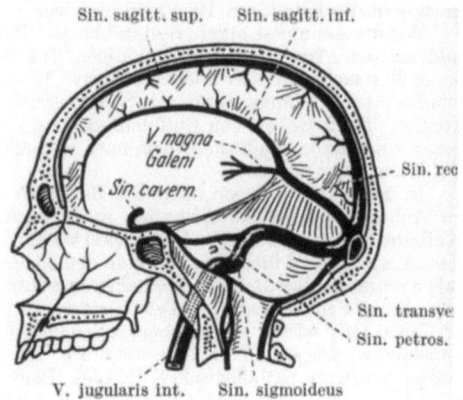

Abb. 10. Infektionsweg in den Venen nach Otitis.

eine reine Fremdkörperchenwirkung (Gerinnungsthromben) handelt, die ja tatsächlich auch durch andere corpusculäre Elemente erzielt wird.

Im allgemeinen gilt freilich auch hier, daß die experimentellen Versuche stets unter zu massiven Eingriffen durchgeführt werden mußten und daher auch nur bedingt vergleichbar mit dem biologischen Geschehen beim Menschen sind.

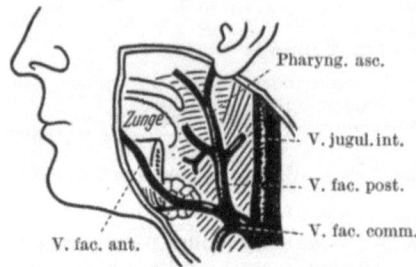

Abb. 11. Ausbreitungsgebiet in den Venen bei postanginöser Sepsis.

Wenn man aber am Krankenbett das Symptomenbild der sog. blanden (abakteriellen) Thrombosen betrachtet, so kann man sich nicht des Eindrucks erwehren, daß es sich doch auch hier um ein infektiöses Agens spezifischer Art handeln könnte. Man möchte an ein ubiquitäres Virus denken, das — ähnlich wie das Herpesvirus — auf einen kleinen Anstoß indifferenter Art hin eine Gefäßreaktion mit nachträglicher Thrombose verursacht.

Blande Thrombosen sehen wir bei Scharlach, Typhus, bei anderen Infektionen, nach operativen Eingriffen, nach Gravidität, fernab von den ursprünglichen Statten, meist ohne Zusammenhang mit der ursprünglichen Erkrankungsform auftreten. Es soll nicht abgestritten werden, daß eine bakterielle Infektion direkt auf die in der Nachbarschaft liegenden Venen übergreifen kann; wenn wir aber unsere histologischen Bilder betrachten, so erscheint uns doch auch der Gedanke nicht abwegig, daß die Erkrankung *vor* dem Einsetzen einer septischen, d. h. bakteriell bedingten Thrombophlebitis eine Vorgängerin in einer abakteriellen (Virus-?) Entzündung, eben in Gestalt einer blanden Thrombose haben kann, welcher Genese diese auch sein mag. Diese braucht vorerst nicht einmal direkt in der Nachbarschaft des eigentlichen bakteriellen Infektionsherdes einzusetzen. Auch nach einer Nierenoperation sehen wir ja gelegentlich fernab vom Operationsgebiet eine Beckenvenen- oder Femoralisthrombose auftreten.

Nicht jeder Keim kann das Venengebiet direkt infizieren. So spielt z. B. der Colibacillus eine recht geringe Rolle dabei. Er kann sich zwar an einer Venenentzündung beteiligen, aber es muß ihm ein Schrittmacher zuvor den

Weg bereitet haben. Es dürfte hier ebensosehr die Invasion wie die Haftfähigkeit des Erregers entscheidend sein, wie das Bestehen eines dem Erreger besonders zuträglichen Nährbodens.

Wir haben ein Beispiel in der selektiven lymphogenen Infektion durch den Typhusbacillus zur Seite zu stellen. Dem Colibacillus bleibt das lymphatische System so sehr

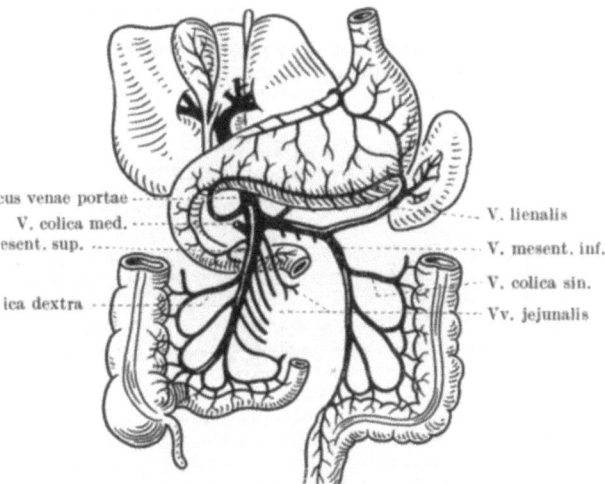

Abb. 12. Infektionsweg in den Verzweigungen der Pfortader.

verschlossen, daß er nicht einmal dem Typhusbacillus auf dem sich eröffnenden Lymphfluß zu den mesenterialen Lymphdrüsen hin folgen kann.

Die selektive Fähigkeit zu einer Veneninfektion besitzen in weit größerem Maße der Staphylococcus und Streptococcus haemolyticus, wesentlich weniger dagegen der Pneumococcus und, wenn überhaupt, der Streptococcus viridans.

Daß bestimmte Bakterien selektiv Sepsisherde erzeugen, mag wohl in besonderen Angriffsbahnen bestehen, die sie beschreiten können. Besonders deutlich zeigt sich dies zumeist bei der Ansiedlung der *Diphtheriebacillen* mit ihren spezifischen Exotoxinen, wenn wir auch wissen, daß es auch Diphtheriepneumonien gibt (KRAUSE). Andere Bakterien bahnen sich den Weg zur Infektion durch gewisse Fermente (Koagulase, Fibrinolyse). Als Schrittmacher wird in letzter Zeit besonders der Hyaluronidase eine Bedeutung zugesprochen. Durch Zerstörung der im Bindegewebe auftretenden Hyaluronsäure, aktiviert durch Hyaluronidase, soll sie Wegbereiter für diesen in geschädigten Geweben sich ausbildenden und fortschreitenden Infektionsprozeß sein. Die Erforschung dieser fermentativen Vorgänge, mit denen sich die Infektionserreger vorwärtsarbeiten, ist noch nicht abgeschlossen. Auch hier wird es sich wohl um ganze Fermentsysteme handeln.

Viel zu wenig bekannt ist, daß auch gewisse Anaerobier, speziell der anaerobe Streptococcus und sein häufiger Begleiter, der Bacillus symbiophiles, ebenso der Bacillus funduliformis (dagegen nicht die Gasödembacillen) eine Rolle bei der Infektion der Venen spielen.

Bei der Thrombophlebitis, hervorgerufen durch die Staphylokokken oder Streptokokken, macht sich eine bestimmte Reihenfolge im Ablauf der entzündlichen Erscheinungen bemerkbar. Entsprechend den histologischen Verhältnissen bietet den bakteriellen Eindringlingen die Venen-Muskelschicht mit ihrem relativ spärlichen Elasticageflecht keinen besonderen Halt. Daß dieses in der entzündlich einschmelzenden Venenwand immerhin erhalten bleibt, liegt daran, daß die elastischen Fasern erfahrungsgemäß bei auflösenden Prozessen am längsten den Abbaufermenten trotzen und deshalb auch nach längerer Zeit histologisch nachgewiesen werden können.

Die muskulären und Elastica-Schichten, die in der Arterienwand noch reichlicher vorhanden sind, erklären sinngemäß den noch größeren Schutz der Arterien, der ihnen gegenüber Infekten verliehen ist.

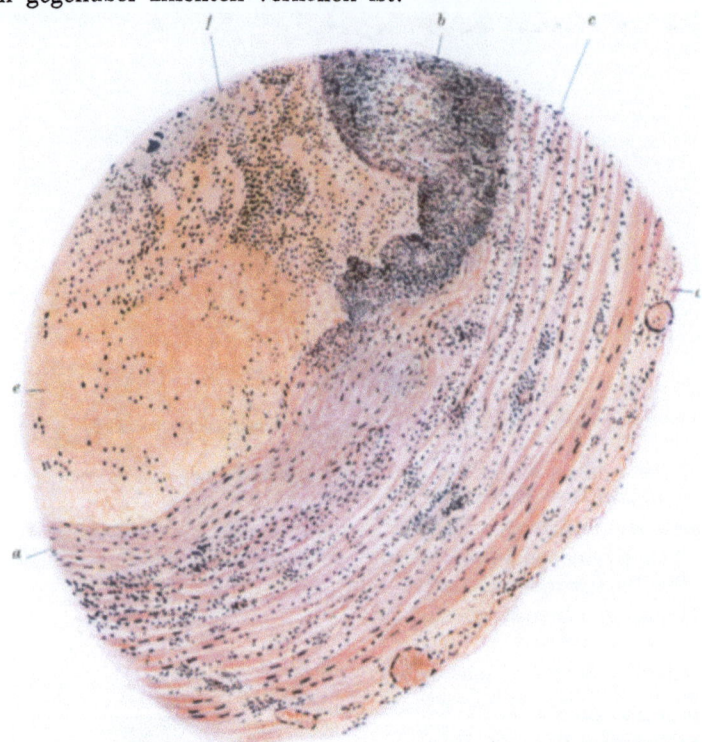

Abb. 14. Septische Periphlebitis der Vena saphena parva. *a* normale Intima; *b* leukocytär infiltrierte Intima; *c* Media mit entzundlichem Ödem; *d* Adventitia mit hyperämischen Gefäßen; *e* frischer Koagulationsthrombus; *f* septischer Thrombus mit Leukocyten- und Bakterienhaufen. (Aus: BENDA: Venen. In Handbuch der speziellen pathologischen Anatomie und Histologie von HENKE-LUBARSCH, Bd. II. Berlin: Springer 1924.)

Vielleicht spielt auch der lebhaftere und bessere Säfteaustausch in den stark pulsierenden und mit Vasa vasorum besser versorgten Arterien eine gewisse Rolle. Wenn wir auch die Bedeutung der Fernthrombosierung anerkennen, so dürfte es sich doch bei der septischen Venenentzündung hauptsächlich um Reize handeln, die von dem eigentlichen bakteriellen Infektionsherd ausgehen und zuerst zu einer serösen abakteriellen Durchtränkung des benachbarten Bindegewebes der Adventitia führen. Es ist möglich, daß sich hier der Reiz zuerst auf neurale, terminale Elemente auswirkt. In den größeren Venen sieht man die exsudativen Vorgänge zunächst besonders entlang den Bindegewebsscheiden der Vasa vasorum fortschreiten. Durch das Exsudat werden dann die Gewebsschichten auseinandergedrängt und so wird der Weg für das Eindringen von Bakterien und Leukocyten erleichtert. Eine Zeitlang mag der Kampf zwischen Granulocyten und Bakterien noch für erstere erfolgreich sein, dann aber gelangen die Bakterien doch auch an die Intima heran, sobald die letzte Barriere in

Gestalt der Elastica überwunden ist. Unter der Intima breitet sich jetzt die nekrotisierende Entzündung aus; Fibroangioblasten, histogene Wanderzellen dringen von der Adventitia aus ein, die Gewebslücken der Venenwand erweitern sich, durch die nun wiederum immer mehr Bakterien einwandern können.

Vielleicht erlangen die nun von außen wie vom strömenden Blut aus einsetzenden thrombotischen Ablagerungsvorgänge zuerst noch eine gewisse Bedeutung als „Schutzdecke". Aber gerade diese Decke erweist sich mehr und mehr als willkommener Nährboden für die Bakterien. Bemerkenswert ist, daß die Thrombose in der Vene schon einsetzt, längst bevor die Bakterien das Lumen erreicht haben, was nur durch die Wirkung infektiös toxischer Stoffe auf die Blutgerinnung erklärt sein dürfte.

Daß die Thrombose nicht immer einen unmittelbar bakteriellen Ursprung haben muß, zeigen, wie wir schon andeuteten, die Fernthrombosen, die unter Überspringen großer Strecken normaler Intima mehr oder weniger weit vom primären Entzündungsherd entfernt auftreten können. Setzen dann Bakteriämien ein, so kann gerade diese ehedem blande Thrombose wiederum als Haft- und Wucherungsfläche für die Keime dienen; je nach dem Erreger kommt es zu eitriger oder putrifizierender Einschmelzung. Embolien in ihren besonderen Abfangstätten weisen später auf die Eigenart des Keimes — ob Aerobier oder Anaerobier — hin.

1. Thrombophlebitis im uterinen Gebiet. Das besonders in der Gravidität so stark entwickelte parauterine Venengeflecht bietet dem Fortschreiten einer Infektion günstigen Boden. Nur zu oft werden gerade ins puerperale Gewebe bei Abtreibungsversuchen pathogene Keime eingeimpft.

Auf vorbereiteten Venenwegen kann sich dann der erstmalig entwickelte thrombophlebitische Herd aus dem Gebiet des Fundus uteri über den Plexus pampiniformis und die Vena ovarica rechts bis zur Vena cava caudalis, links zur Vena renalis fortsetzen. Der cervicale Uterusabschnitt und die Vagina bilden das Wurzelgebiet des Plexus uterovaginalis, der sich dann über die Vena uterina in die Vena iliaca interna bzw. hypogastria fortsetzt.

Wir werden auf diese puerperale Sepsisform auf S. 1105 ff. noch näher einzugehen haben.

2. Thrombophlebitische Form der postanginösen Sepsis. Nach dem ersten Weltkrieg tauchten zuerst aus dem Eppendorfer Pathologischen Institut und aus den Kliniken Berichte über das gehäufte Vorkommen der thrombophlebitischen Sepsis post anginam auf. LENHARTZ sen. hat solche pyämische Krankheitsbilder post anginam beschrieben, ohne auf den pathologisch-anatomischen Befund näher einzugehen. Immerhin ist es bemerkenswert, daß WALDAPFEL von 1905—1929 nur 43 phlegmonöse und thrombophlebitisch verlaufende Fälle post anginam aus der Literatur zusammenstellen konnte. Man kann sagen, daß von 1920 ab erst FRAENKEL und REYE, SCHOTTMÜLLER, LENHARTZ jr., BINGOLD und KISSLING die thrombophlebitische Sepsis post anginam als spezielleres Krankheitsbild schärfer herausstellten. Erst danach reihten sich viele Veröffentlichungen anderer Autoren, vor allem von Otologen und Chirurgen (UFFENORDE, CLAUS, ANDERS, RIEDER, JOLLES u. a.) an.

Der Weg, den die Infektion nimmt, ist zweifellos folgender: Schon im Ramus tonsillaris der Vena palatina können sich die Erreger ansiedeln, ein Weitergreifen über die Vena pharyngea, facialis ant. und communis zur Vena jugularis interna und eventuell von da in die Vena anonyma bis zur Vena cava kann die Folge sein. Beim Eindringen der Erreger ins Quellgebiet der Vena cava superior sind hauptsächlich Lungenmetastasen zu erwarten.

Es gehört eine besondere Hals-Eingeweide-Obduktionstechnik (nach FRAENKEL und nach GRAEFF) dazu, den Infektionsweg zu verfolgen und aufzuklären. Bei manchen Obduktionen sahen wir Nekrosen, in einzelnen Fällen sogar kleine Abscesse und Decubitalgeschwüre an den Kehlkopfknorpeln.

Bei sehr reduzierten Patienten im terminalen Stadium können sich die verschiedensten Keime, vor allem Soor, an der Rachenschleimhaut sekundär ansiedeln und so zu Phlebitis führen.

Der Befund an den Tonsillen braucht keinesfalls in auffälliger Weise hervorzutreten. Wenn sich die Erscheinungen der Thrombophlebitis in Form von

Schüttelfrösten bemerkbar machen, kann die eigentliche Angina bereits abgeheilt sein. Es brauchen also gar nicht peritonsilläre Abscesse vorhanden sein, wenn auch manchmal die Infektion der kleinen Venen sich auf dem Obduktionstisch bis in die Tonsillen verfolgen läßt. Das Spatium parapharyngeum wird gelegentlich als Durchtrittsgebiet beschritten. Sind hämolytische Streptokokken im Spiel, so kann unter Umständen vor der Veneninfektion das Lymphgefäßgebiet primär der nachfolgenden Veneninfektion zwischengeschaltet sein.

Anaerobe Bakterien greifen im allgemeinen sofort auf das Venengebiet über; aber bemerkenswert ist doch, daß auch hier manche Strecken in den den Tonsillen benachbarten Venen frei sein können und daß die Infektion diese überspringt.

DIETRICH hat die veranderte Reaktionslage hierfür verantwortlich machen wollen, es gäbe verschiedene Grade reaktionsbereiter Stellen, als solche seien z. B. die Venenklappen anzusehen, dadurch erkläre es sich, warum in manchen Venen stark entzündlich veränderte Gebiete mit freien Gefäßstrecken wechseln. CLAUS stellt eine andere Theorie auf und nimmt eine Vermittlung der Lymphbahnen zur Erkrankung der Gefäße an. Durch diese lymphogene Einschaltung komme es, daß einmal direkt hinter den Tonsillen, das andere Mal erst im Gebiet der Vena facialis posterior oder anterior communis oder gar erst der Vena jugularis die Gefäßwandinfektion auftrete. Nicht selten kommt es auch vor, daß ein vereiterter Halslymphknoten nach einer Angina in eine Vene einbricht und so zur Thrombophlebitis führt. Wir nehmen an, daß es nicht prinzipiell bedeutsam ist, ob nun eine Jugularisphlebitis durch primäre Venenentzündung oder erst sekundär durch Vermittlung vorheriger lymphangitischer Infektion zustande kommt. Bei Anaerobierinfektion, und diese spielt eine außerordentlich wichtige Rolle, ist ein lymphatisches Durchtrittsgebiet nicht erforderlich, die Erfahrung lehrt, wie gesagt, daß hier die Veneninfektion direkt einsetzen kann.

Die Bedeutung der Anaerobier bei der postanginösen Thrombophlebitis, die wir schon bei unseren ersten Fällen 1920 erkannt haben, geht wohl vor allem aus einer, auf sehr sorgfältigen eigenen bakteriologischen Untersuchungen beruhenden Statistik von KISSLING hervor, aus der wir entnehmen, daß *bei 32 Fällen 28mal Anaerobier als Erreger* gefunden werden. Ihnen standen nur 4 Fälle mit aeroben Keimen allein gegenüber.

Französische Autoren (TEISSIER, LEMIERRE, REILLY, LAPORTE, MOLLARET u. a.) unterstrichen die Wichtigkeit des Bacillus funduliformis bei postanginöser thrombophlebitischer Sepsis.

Solche Fälle beobachtete auch BECKMANN 1940 in Frankreich mit dem Bacillus funduliformis. Im Anschluß an zunächst harmlos aussehende Anginen entwickelte sich unter starkem Fieberanstieg mit Schüttelfrost eine foudroyant verlaufende Sepsis mit Klagen über Seitenstechen und rasch, oft multipel aufschießenden Lungenabscessen, gelegentlich mit Empyem, oft auch eitrigen Gelenkprozessen in Knie- und Fußgelenken, Ikterus und Leberabscessen. Septisches Blutbild mit Leukocytose und toxischer Granulierung. Prognose fast immer infaust. Der anaerobe Erreger ist im Tonsillen- und Eiterabstrich sowie in der Blutkultur nachweisbar.

Diese Bakterien sind auch unter verschiedenen anderen Namen in der Literatur beschrieben: Bac. pyogenes anaerobius Buday, Fusobacterium nucleatum, Bac. fragilis, oder in der Veterinärmedizin als Bac. necrophorus (FLÜGGE); höchstwahrscheinlich sind diese Keime identisch auch mit dem von uns als Bac. symbiophiles SCHOTTMÜLLER beschriebenen Erreger (LEMIERRE, GRUMBACH und REILLY, ZEISSLER, BIELING und OELLRICHS).

KISSLING hat bei 30 durchgeführten Operationen 19mal eine Thrombophlebitis sicher, bei 11 Fällen mit größter Wahrscheinlichkeit nachgewiesen.

Wir verdanken besonders WILHELM RIEDER experimentelle und klinische Studien über die postanginöse Sepsis vom Standpunkt des Chirurgen aus. Sie erscheinen uns wertvoll, weil der Autor das ganze Jugularisgebiet bis zu den Tonsillen aufwärts verfolgte und alle abgehenden Venenäste einschließlich der

Tonsillarvenen freilegte und exstirpierte. Auch RIEDER fand anaerobe Keime, hauptsächlich den Streptococcus putrificus.

RIEDER hat eine solche Übersicht über das gesamte Halsvenengebiet folgendermaßen gegeben: „Aus der Tonsille treten zahlreiche kleine Venenästchen hervor. Bei gut gelungener Gefäßinjektion an der frischen Leiche kann man auf der Oberfläche der Mandel gelegentlich bis zu einem halben Dutzend solcher feinsten Venchen oder mehr — in der Regel sind allerdings nur einzelne Ästchen sichtbar — zählen, die teils Endäste darstellen, teils durch winzige Anastomosen in Verbindung stehen. Sie dienen dem Abtransport des Blutes, das durch die Arteriae tonsillares, die entweder direkt aus der A. maxillaris externa oder aus der A. palatina ascendens entspringen, der Tonsille zufließt. Das aus den Tonsillarvenchen abfließende Blut sammelt sich in einer oder mehreren Sammelvenen. Ge-

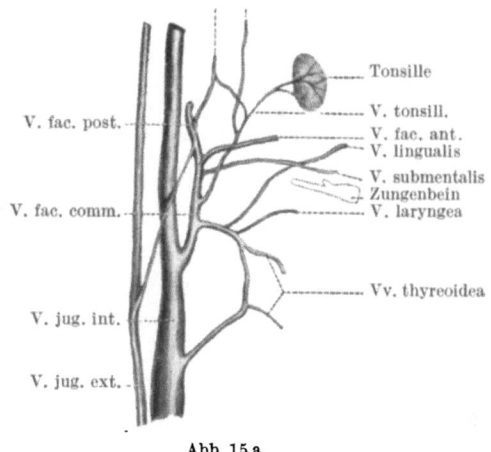

Abb. 15 a.

wöhnlich findet man zwei solcher Sammelvenen, eine obere und eine untere, die am vorderen oder auch am lateralen Rand des M. stylopharyngeus sich zu einem gemeinsamen Stamm vereinen. Dieser steht mit der Vena palatina

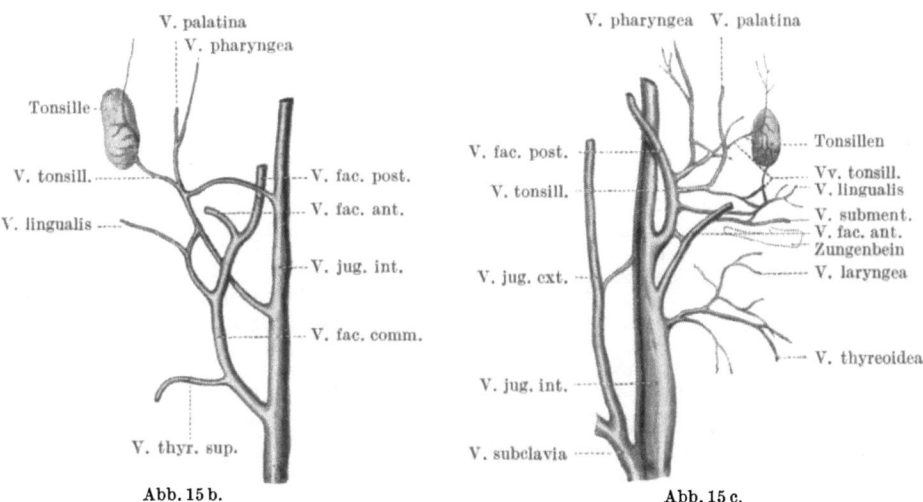

Abb. 15 a—c. Variationen des Verlaufs der Venen im Tonsillargebiet. (Nach RIEDER: Arch. f. Chir. 168.)

ascendens in Verbindung, die ihrerseits gewöhnlich in die Vena facialis post. einmündet. Gelegentlich aber kann der Sammelstamm der Tonsillarvenen sich, bevor er die Vena palatina trifft, schon mit einer aus dem Plexus pharyngeus herunterkommenden Vena pharyngea vereinigen und mit dieser zusammen in die Vena facialis posterior oder auch in die Jugularis interna einmünden, nachdem sie vorher noch die Vena palatina aufgenommen haben."

3. Thrombophlebitis im Gebiet der Pfortader (pylephlebitische Sepsis) und der Vena hepatica.
Der Zufluß von Bakterien zur Leber kann von verschiedenen Stellen aus erfolgen:

Um seine inner- und exkretorischen Aufgaben zu erfüllen, ist der Leberacinus — wie sich RÖSSLE ausdrückt — in ein „Wundernetz" von Gefäßen eingelagert; dem Zellfilter fließt ein besonderes venöses Blut aus Milz, Pankreas, Darm, Magen zu, das sich mit resorbierten niedermolekularen Nahrungsstoffen beladen hat. Wo immer also ein in das Pfortaderwurzelsystem einbezogenes Organ einer Infektion ausgesetzt ist, können die Keime in den Endästen der portalen Vene steckenbleiben. In Anbetracht der unendlich zahlreichen appendicitischen, hämorrhoidalen und sonstigen Infektionen im Darm-, Magen- und Milzbereich ist die Pylephlebitis ein Ereignis, das verhältnismäßig nicht sehr haufig ist.

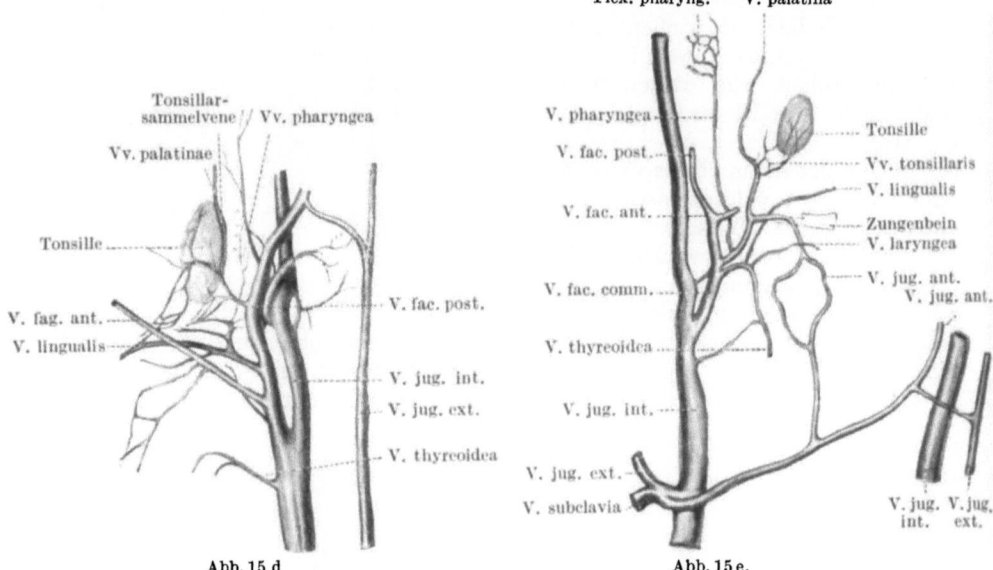

Abb. 15 d u. e. Variationen des Verlaufs der Venen im Tonsillargebiet. (Nach RIEDER: Arch. f. Chir. 168.)

Eine andere Zuleitung von Keimen folgt von den Arterien aus, den ernährenden Gefäßen der Leber. Wir haben das besonders dann zu erwarten, wenn z. B. bei der Endokarditis im linken Herzabschnitt oder aber von einer Lungenvenenphlebitis (nach Lungenabsceß oder septischem Infarkt), schließlich bei offenem Foramen ovale die Bakterien aus dem venösen Stromkreis mit dem arteriellen Blutstrom direkt weiterbefördert und den Lebercapillaren zugeleitet werden. Gerade hier sehen wir auch an der unterschiedlichen Keimzahl zwischen arteriellem und dem im Venengebiet der Vena cava kreisenden Blut die Abfangtätigkeit der Leber bewiesen. Diese Eigenschaft begegnet uns auch, wenn sich von der Pfortaderwurzel her eine Phlebitis ausgebildet hat.

Ausbreitung im Pfortadergebiet. Die Pathogenese der Pylephlebitis wird ohne weiteres klar, wenn man sich das Ausbreitungsgebiet der Pfortader vor Augen hält. Die Pfortader sammelt das Blut von der Kardia bis zum Musc. levator ani, sie nimmt also das Blut von der Vena gastroepiploica des Magens, aus der Vena lienalis und aus der Vena mesenteria inferior auf, welch letztere das Blut über die Colicavenen aus dem Dickdarm wegschafft.

a) Besonders gefährdet ist das Zuflußgebiet der *Vena ileocolica*. Das venöse Blut der Appendix wird in der Vena appendicularis gesammelt und fließt über die Vena ileocolica in die Pfortader. Nach Ansicht von SPRENGEL ist die Weiterverbreitung der Appendicitis auf dem Lymphwege auffallend selten, was sich auch im Fehlen einer Schwellung der regionären Lymphknoten erweist. Nach ihm erfolgt die Infektionsausbreitung in der Regel auf dem Venenwege. Auch

v. REDWITZ konnte an Hand von 132 Fällen alle Stadien von Venenwandveränderungen, insbesondere an den kleinen Venen der Serosa, Submucosa und des Mesenteriolums, nachweisen, nur in den seltensten Fällen an der Vena appendicularis. Er glaubt, daß die Gefäßveränderung auch zur Schmerzempfindung führen kann. ZABEL hat an 180 Fällen von eingesandten operierten Appendices Studien gemacht. Er kommt zu dem Schluß, daß bei jeder Appendicitis eine Mitbeteiligung des Mesenteriolums zu erwarten ist.

b) Pfortaderentzündungen entstehen ferner durch weiterschreitende Infektionen, ausgehend von Verletzungen im *Hämorrhoidalvenengebiet*.

c) Selbstverständlich kann jeder entzündliche, geschwürige Prozeß *von jedem Darmabschnitt aus*, wenn nur seine Vene mit dem Pfortadersystem in Verbindung steht, zu einer Pylephlebitis Anlaß geben. Man dachte auch an die Pylephlebitis, die nach Darmwandinfarzierung infolge inkarzerierender Hernien und ähnlichen Ernährungsstörungen der Darmwand auftreten. Hier verläuft die Krankheit meist zu schnell, als daß es zu einem klinisch-septischen Erscheinungsbild kommen könnte.

Ich habe bis jetzt nur wenige, aber einwandfreie Fälle von Pylephlebitis gesehen, die *nach Ulcus ventriculi* aufgetreten sind. Im allgemeinen ist ja wohl ein solcher Entstehungsmodus auch relativ selten, wenngleich ihn REICHE 3mal unter 12 Fällen anführt. Viel häufiger geben tiefulcerierende *Carcinome* die Ursachen für Pylephlebitis ab.

d) Auch bei septischen *Cholangitiden* ist ein Übergreifen des Prozesses auf die Pfortader wohl verständlich. Hierbei kommen folgende Infektionen direkt auf das Pfortadersystem in Betracht:

α) Cholangitis mit Ausdehnung der Infektion direkt *auf die Pfortaderäste*. Erreger, außer den banalen Eitererregern, vor allem Anaerobier (Streptococcus putrificus).

Das Krankheitsbild verläuft im allgemeinen wie bei anderen Pylephlebitiden (s. S. 1096ff). Zahlreiche Schüttelfröste, seltener aber Bakteriämien und daher auch geringere Metastasierungsmöglichkeit kennzeichnen diese Erkrankungsform vor anderen septischen Thrombophlebitisfällen.

β) *Cholangitis, kombiniert mit Phlebitis hepatica*. Erreger: Friedländer-Bacillen, Bacillus Buday, vermutlich auch hämolytische Streptokokken.

Wir sehen eine septische Fieberkurve, meist mit vielen Schüttelfrösten. Bakterien sind im Blut leichter nachweisbar wie bei der Pylephlebitis, auch die Metastasen sind zahlreicher.

e) REICHE hat auch Fälle von Pylephlebitis nach *Divertikulitis* beschrieben, ebenso FRANK BODMAN.

KRAMER und ROBINSON haben ferner einen Fall von Divertikulitis mit sekundärem Leber- und Hirnabsceß publiziert.

f) Eine nicht unwesentliche Quelle von Pylephlebitis stellen die *Carcinome des Rectums* dar.

Gelegentlich sahen wir hier den Krankheitsverlauf nur zeitweise von Schüttelfrösten unterbrochen, dann kommt es wieder zu wochenlang normalen Temperaturen. Hier hatte es den Anschein, als habe das Carcinom die infizierten Venen durchwuchert und abgeriegelt. Einer unserer zuletzt beobachteten Fälle hatte während eines Schüttelfrostes anaerobe Streptokokken und Gasbacillen im Blut. Nach einiger Zeit kam es zu einer ausgedehnten, fötiden, gashaltigen, Eiter enthaltenden Phlegmone in der Glutäalgegend. Bei der Obduktion zeigte sich eine Gasphlegmone in der Umgebung des carcinomatösen Gewebes, im oberen Teil des Rectums. Die Venen waren mit fötid-eitrigem Thrombenmaterial angefüllt.

g) Auch nach sekundären *Milzinfektionen* nach Durchbruch von Lungengangrän und Bronchiektasien können gelegentlich Pfortaderentzündungen auftreten. Schon LENHARTZ sen. hat einen derartigen Fall beschrieben. Analoge

Fälle haben wir (SCHOTTMÜLLER und BINGOLD) in Hamburg, Nürnberg und München beobachten können.

Auch *Fremdkörper* können Ursache für eine Pylephlebitis abgeben. REICHE sah bei der Sektion eine Getreidegranne, die sich in die Pfortader eingebohrt hatte. LAMBYON eine Fischgräte, v. JAN ein Stück Draht, STRÜMPEL eine Stecknadel, PEL ein Borstenhaar.

Ausbreitung in der Vena hepatica. Unter den Erregern, die die Neigung haben, das Gebiet der Vena hepatica zu infizieren, spielt der Bacillus Friedländer eine gewisse Rolle.

HEGLER und NATHAN machten in Deutschland auf Fälle von *Hepatophlebitis Buday* aufmerksam. Die Bacillen gelangen — wie die Fälle von BOGDAN und BUDAY zeigten — auf arteriellem Wege nach Knocheninfektionen in die arteriellen Hepaticacapillaren, die vollgestopft mit Bacillen erscheinen. Hier werden sie zurückgehalten und infizieren die Lebervenen.

In einzelnen Fällen kann die Infektion auch einmal von den Pfortaderästen durch die Capillaren hindurch oder sogar Strecken überspringend eine Thrombophlebitis der Vena hepatica hervorrufen. Dieser Infektionsmodus ist jedoch äußerst selten.

Selbstverständlich können auch Staphylokokken von einer Cholangitis aus eine Hepatophlebitis erzeugen, dann bildet sich erklärlicherweise das ganze Symptomenbild der Thrombophlebitis septica mit eitrigen Metastasen aus.

4. Otogene thrombophlebitische Sepsis. Bei Streptokokkeninfektionen des Mittelohrs findet man nicht ganz selten hohe Fieberzacken. Man ist dann vor die Frage gestellt, ob es sich bereits um einen septischen Zustand handelt, d. h. ob die Infektion bereits auf die benachbarten Venenstämme übergegriffen hat. Die Sinus sind hier besonders gefährdet, denn die Entzündung kann leicht von der Ohrschleimhaut durch die Knochenunterlage auf die Wandungen des Sinus übergreifen und hier eine infektiöse Thrombose hervorrufen. Es kann aber auch eine eitrige Entzündung zuerst zu einer abführenden Vene führen und der Sinus auf diesem Wege sekundär infiziert werden. Wir wissen, daß es dann auch in der Nachbarschaft zu fibröser Exsudation kommen kann, die zuerst vielleicht noch Verklebungen mit der Dura verursacht. Häufig aber wird dieser vorübergehende Schutz bald unterbrochen und es kommt zur Leptomeningitis oder auch zu einem Absceß. Die Fiebererscheinungen können also mannigfach sein.

Es mag vielleicht gerade diese Sinusphlebitis weniger von Metastasen gefolgt sein, als andere thrombophlebitische Erkrankungen. Auch hier findet man dann öfter Lungenherde als andere Metastasen. Die zerfallenden Thrombusteilchen werden eben meist schon in der Lunge abfiltriert und gelangen schwerer in das Capillarnetz. Selbstverständlich kann, den anatomischen Verhältnissen entsprechend, auch eine septische Jugularvenenthrombose auftreten. Wir fühlen dann häufig auch, ähnlich wie bei der postanginösen Jugularphlebitis, einen Strang seitlich am Hals, der zu Schluck- und Halsbeschwerden Veranlassung geben kann.

Während man früher die Phlebitis im Sinus transversus für die häufigste hielt, entwickelt sich nach MARX die Thrombophlebitis in der großen Mehrzahl der Fälle im Sinus sigmoideus.

Die Wege, die die Infektion in das Sinusgebiet beschreitet, sind folgende:

1. Relativ häufig findet nach einer Otitis eine Knocheneinschmelzung im Bereich der hinteren Schädelgrube statt, die (wie so häufig) zu einem Extraduralabsceß führt.
2. Die Fortsetzung geht auf dem Wege der feineren Gefäßkanäle vor sich, die von einer pneumatischen Zelle bis zum Sinus verlaufen.
3. Durch kleine Gefäßkanäle wandert die Infektion vom Paukenhöhlenboden aus weiter und führt zur Bulbusthrombose (Vena jugularis).

4. Von den kleinen Carotico tympanici-Kanälen wandert die Infektion an der Spitze der Pyramide zum Sinus cavernosus.

5. In seltenen Fällen kann auch eine Sinusthrombose von einer Labyrinthitis aus durch Vermittlung eines Sacculusempyems zustande kommen.

6. In seltenen Fällen kann sich nach seiner Freilegung der Sinus durch zu feste Tamponade sekundär infizieren.

7. Auch durch eine Verletzung des Sinus nach Trauma, besonders durch Knochensplitter, kann es nach HAYMANN zu entzündlichen Infiltraten mit Bakterienanhäufung innerhalb der Duralamellen kommen.

Im Gegensatz zur primären Thrombophlebitis im Sinus sigmoideus ist die primäre Phlebitis im Sinus cavernosus viel seltener und ganz selten ist nach MARX die im Sinus petrosus. Die Thrombose und Infektion kann auf erstaunlich weite Strecken fortkriechen und sich in dem weitverzweigten verbindungsreichen Venennetz nach verschiedenen Richtungen hin ausbreiten. Besonders ist dies bei chronischer Mittelohreiterung der Fall, während sich die Thrombose bei akuten Fällen mehr örtlich findet.

Mit dem Blutstrom setzt sich die Thrombose gelegentlich bis zur Vena jugularis fort; *entgegen* dem Blutstrom rückwärts über den „Confluens sinuum", eventuell bis zum Sinus transversus der anderen Äste hin.

Nach oben ergibt sich eine Verbindung mit dem Sinus longitudinalis, nach vorne in den Sinus rectus. Nach hinten hin steht vom Sinus transversus aus die Bahn durch das Emissarium occipitale nach der Vena occipitalis offen, nach abwärts ergießt sich das Blut in den Bulbus venae jugularis, so daß auch in deren weiteren Verzweigungen die Keime sich einnisten.

5. Thrombophlebitis bei Furunkeln, insbesondere bei Gesichtsfurunkeln. Zusammen mit dieser otogenen Form der thrombophlebitischen Sepsis ist auch noch kurz die Form zu erwähnen, die sich im Anschluß an Gesichtsfurunkel entwickelt. Wenn diese Furunkel im Augen-Nasenwinkel oder im Bereich von Nase, Ober- und Unterlippe ihren Sitz haben und etwas ausgedehnter und bösartig infiltriert erscheinen, so besteht immer die Gefahr einer Thrombophlebitis durch Übergreifen des bakteriell entzündlichen Prozesses auf die Gesichtsvenen. Nach v. OEYNHAUSEN brechen die Gesichtsfurunkel deshalb besonders gerne in die Blutbahn ein, da die Talgdrüsen des Gesichtes sehr tief liegen und die mimische Muskulatur bis in die Haut vordringt.

Es kommt entweder zur Thrombophlebitis der Gesichtsvenen oder mehr zu einer Periphlebitis durch Entzündung der die Venen begleitenden Lymphbahnen.

Der eine der beiden Hauptwege der fortschreitenden Venenentzündung ist der über die Vena angularis und Vena ophthalmica superior oder Vena facialis anterior und Vena ophthalmica inferior oder Vena facialis post. und Plexus pterygoideus zum Sinus cavernosus mit der sog. Cavernosus-Thrombose und der Gefahr der Orbitalphlegmone und der eitrigen Thrombophlebitis der Hirnblutleiter.

Der andere Weg geht entlang der Vena facialis über den Unterkieferrand hinweg, direkt zur Vena jugularis interna. Ein nach dem inneren Lidwinkel verlaufender bräunlich roter druckschmerzhafter Streifen verrät die eitrige Entzündung der Vena angularis, die außerdem noch von einer mehr oder weniger starken Ödembildung des inneren Lidwinkels und des Unterlides schon ziemlich früh begleitet ist.

Besondere Berücksichtigung erfordert schließlich noch die

6. Sepsis der Neugeborenen, die von einer Nabelinfektion ausgeht. Früher scheint es sich um ein häufigeres Krankheitsbild gehandelt zu haben, das man heutzutage nur noch selten sieht. Eine solche Nabelvenenthrombophlebitis sendet ihr Blut teils durch die Leber, teils direkt, ohne Unterbrechung, durch den Ductus venosus Arantii in die Vena cava inferior.

„Das aus den Hohlvenen in das rechte Herz eintretende Blut geht nur zum Teil vom rechten Vorhof in die rechte Kammer und von hier aus in die Lunge, der weitaus größere Teil wird einerseits durch das Foramen ovale, anderseits durch den Ductus botalli dem arteriellen Kreislauf zugeführt." (HELMUTH NATHAN.)

Es können also hier in der Leber Abscesse auftreten, ebenso aber auch in den Lungen, ohne daß eine Hepatophlebitis vorliegt.

III. Lymphangitische Sepsis.

Ausgangsstelle: 1. a) *Parametrale* Infektionen, eventuell mit Ausgang in Beckenbindegewebsphlegmone. *Erreger*: hämolytische Streptokokken, selten — aber schon beobachtet — auch durch Pneumokokken).

b) *„Gasbrand" des Uterus* zugleich mit Infektion der parametralen Lymphwege durch Gasbacillen (E. FRAENKEL).

2. *Angina* (z. B. nach Scharlach, eventuell mit Ausbreitung auf dem Lymphweg bis ins Mediastinum). *Erreger*: Streptokokken, seltener Pneumokokken, Pestbacillen.

3. *Weichteile.* a) Akute septische Sehnenscheiden- bzw. Bindegewebsphlegmone. *Erreger*: Hämolytische Streptokokken, Milzbrandbacillen u. a.

b) *Gasödem.* Einbruch der Keime ins Blut aus dem infizierten Muskelgewebe durch die Lymphspalten. *Erreger*: FRAENKELsche Gasbacillen, selten Pararauschbrandbacillen, NovYscher Bacillus, Bacillus histolyticus und haemolyticus (nach ZEISSLER).

4. *Lymphdrüsen des Mesenteriums* (hierher gehören die typhösen bzw. paratyphösen Erkrankungen; einmal wurde die gleiche Pathogenese von uns durch Tetragenuskokken beobachtet).

Daß der Typhus abdominalis zu den cyclischen Allgemeininfektionen gehört, ändert nichts an der Tatsache, daß er eine Infektionsstätte im lymphatischen Gebiete hat, und zwar so lange, bis die Immunitätsverhältnisse Herr über die Bacilleninfektion werden.

Die *Miliartuberkulose* ist oft Sonderform der lymphangitischen Sepsis, wahrscheinlich auch die Typhobacillose (LANDOUZY).

Bei der croupösen *Pneumonie* sind die Lymphdrüsen initialer Sepsisherd, sie vermitteln den Zustrom der Pneumokokken zum Blut.

Ähnlich wie es im Venensystem bevorzugt nur an bestimmten Stellen zu Infektionsherden kommt, sehen wir auch, daß nur *bestimmte* Lymphbahnen und lymphatische Elemente Ansiedlungsstätten für Keime werden.

Unter den *Erregern* der lymphangitischen Sepsis stehen die hämolytischen Streptokokken an erster Stelle und es ist bemerkenswert, daß die Verlaufsform hinsichtlich Temperatur und Dauer nicht selten der eines *Erysipels* ähnelt.

Wenn man bedenkt, wie die Lymphcapillaren in Form von Netzen ausgebreitet und untereinander verflochten sind, so erscheint es verwunderlich, daß die Infektion — um welchen Erreger es sich auch handeln mag — zumeist doch örtlich beschränkt bleibt. Im allgemeinen herrscht blutig-seröse Exsudation vor. Bei der Lymphangitis purulenta dagegen sind die erweiterten Gefäße mit trüber, weißlicher mehr oder weniger eitriger thrombotischer Flüssigkeit gefüllt. Von den Klappen ausgehend wird allmählich das ganze Gefäßlumen mit solch geronnenen Massen ausgefüllt. Solange die Klappen noch erhalten und schlußfähig sind, kann eine solche Thrombolymphangitis lokalisiert bleiben. Meist treten an der betroffenen Stelle zwischen 2 Klappen Auftreibungen hervor, die von tiefen Einschnürungen unterbrochen werden. Es entsteht so ein Bild, das an eine „Perlenschnur" erinnert (WINKLER).

Der Prozeß greift erst sekundär auf die Gefäßwand über, ohne daß die Intima in so auffälliger Weise wie die einer Phlebitis verändert wäre. Immerhin kann die Infektion unter Bildung einer exsudativen Entzündung auch bis zur Außenhülle vordringen.

Nach der Beschreibung von WINKLER liegen solche abscedierende Perilymphangitiden in Reihen zu mehreren im Verlaufe eines Lymphstammes angeordnet. Sie treten entweder gleichzeitig oder in längeren oder kürzeren Pausen nacheinander auf.

Entsprechend den roten Streifen an der Haut, die den Verlauf der entzündeten Lymphbahnen andeuten, entwickeln sich alsdann oft mehrfache in gleicher Linie aufeinanderfolgende Hautabscesse. Nach perilymphangitischen Abscessen kann auch eine Periarteriitis purulenta beobachtet werden.

ad 1. *Lymphbahnen, die besonders der Infektionsgefahr ausgesetzt sind, finden sich im weiblichen Genitalgebiet.*

Zum Gebiet der Cervix uteri gehören die Lgl. hypogastricae und die Lgl. sacralis lat. Zum Corpus uteri Lgl. hypogastricae, Lgl. lumbales, Lgl. inguinales superficiales.

Regionale Lymphdrüsen sind nach einer Übersicht von STÖCKEL in folgenden Genitalabschnitten eingelagert (siehe nebenstehende Tabelle).

Auf das Krankheitsbild der puerperalen lymphangitischen Sepsis wird an gesonderter Stelle (S. 1105) eingegangen werden. Die Entwicklung in den Lymphbahnen des Parametriums kann beiderseitig bis zur parametranen Phlegmone führen, die Überleitung zum Peritoneum stellt eine der ernstesten Erkrankungen dar.

Sowohl bei der puerperalen lymphangitischen Sepsis wie auch

Tabelle 4.

Ort der Infektion	Regionale Lymphdrüsen bis zur Cisterna chyli
Vulva, Damm, Klitoris, Urethra, unteres Scheidendrittel	Lgl. inguinales superficiales Lgl. iliacae ext. Lgl. iliacae comm. Lgl. lumb. inf.
Vordere und seitliche Abschnitte des mittleren und oberen Drittels der Scheide	Lgl. uterinae Lgl. hypogastricae Lgl. iliacae comm. Lgl. lumb. inf.
Hintere Abschnitte des mittleren und oberen Drittels der Scheide	Lgl. pararectales Lgl. sacrales later. Lgl. lumb. inf.
Collum uteri Isthmus uteri	Lgl. uterinae Lgl. hypogastricae Lgl. iliacae comm. Lgl. lumb. inf.
Fundus uteri	Lgl. ovaricae Lgl. lumb. sup. (Aortendrüsen)
Lgl. lumbales inf.	Lgl. lumb. sup.

bei der von den Weichteilen ausgehenden Sepsis kommt als Erreger auch der FRAENKELsche Gasbacillus, seltener wohl der Ödembacillus und Rauschbrandbacillus in Betracht. Auf die verschiedenen differentialdiagnostisch abzugrenzenden Erreger durch die ZEISSLERsche Methodik haben wir auf S. 972 hingewiesen.

2. *Lymphangitische Sepsis, ausgehend von Weichteilen (Bindegewebe und Sehnenscheide).*

a) *Gasödem.* Von einer lymphangitischen Sepsis ist hierbei deswegen zu sprechen, weil sowohl bei der puerperalen wie auch bei der Weichteilform eine mehr oder weniger starke Bakteriämie vorhanden ist.

Bei dem *Extremitätengasbrand (Gasödem, Gasgangrän)* sieht ASCHOFF den Beginn der Gasbacillenwirkung zunächst im lebenden Muskel, wo sie sich in den feinsten Septen zwischen den unveränderten Muskelfasern vermehren und in den Sarkolemmschlauch eindringen. Ihre weitere Ausbreitung findet sich gewöhnlich in den Interstitien und in fischzugähnlicher Anordnung entlang den Gefäß- und Nervenscheiden. Hier zeigt sich oft schon die Infektion, während die zugehörigen Weichteile noch unbeteiligt sind. Sehr bald kommt es zu einem mit Fibrinniederschlägen durchsetzten Ödem, das entweder geruchlos ist oder nach ranziger Butter riecht und von dem ASCHOFF annimmt, daß es das vorherrschende und primäre Symptom *vor* der Gasbildung sei. Leukocyten treten im allgemeinen nicht in einer solchen Stärke auf, daß man von einer Phlegmone reden könnte. Am reichlichsten finden sie sich in den tiefsten Schichten des Subcutis.

b) *Die septische Aerobier-Wundinfektion*, die eigentliche „Blutvergiftung" der Laien, macht sich zweifellos mehr in Form einer *allgemeinen Toxinämie* bemerkbar; eine Bakteriämie ist meist nur in mäßigem Grade vorhanden, doch gibt es gerade auch hier Formen, bei denen das Blut von Streptokokken überschwemmt erscheint. Hier vielleicht macht sich mehr denn bei anderen septischen Infektionen in anderen Körpergebieten die Widerstandslosigkeit des Wirtskörpers bemerkbar. Nicht immer ist es die Virulenz der betreffenden Streptokokkenart, vielmehr die geringe Abwehr, die dann in außerordentlich seltenen Fällen zu einer solch starken, fast ungehemmten Ausschwemmung im Blut führt. In nicht seltenen Fällen sehen wir auch als Komplikation und als sekundären — aber nicht weniger wichtigen Sepsisherd — auch eine *Endokarditis* durch Streptokokken, von der, wie wir schon des öfteren betont haben, dann besonders viele Keime in die Blutbahn abgegeben werden.

Auf das Krankheitsbild soll hier nicht näher eingegangen werden. Wir sehen es häufig auch bei relativ harmlosen Infektionen schon in Gestalt der Lymphangitis, des bläulichroten Stranges, der oft kurze Zeit nach der Infektion am Arm oder am Bein entlang zieht. Eigene Fälle haben uns öfters daran gemahnt, wie wichtig es ist, bei einem hohen Fieber das Drüsensystem, auch entfernt von der primären Infektionsstelle aus, genauer zu beobachten.

Wir könnten über mehrere Fälle berichten, bei denen eine Infektion an der Eintrittsstelle gar nicht mehr bestand und bei denen lediglich die dauernde Anwesenheit von hämolytischen Streptokokken im Blut bei hohem Fieber zur Diagnose „Allgemeininfektion" Veranlassung geben mußte.

In einem dieser Fälle gelang es noch, durch Ausräumung der Lymphdrüsen in der Achselhöhle, von denen nur *eine* in der Tiefe vereitert war, die Krankheit zu Ende zu bringen. In einem anderen Falle war erst bei der Obduktion eine, im Leben recht wenig schmerzhafte, vereiterte Drüse tief in der Achselhöhle als Sepsisherd zu erkennen.

Bei einem weiteren Falle war ein Teil der Achseldrüsen eingeschmolzen. An einer Stelle, wo es zur Ausbildung eines walnußgroßen Abscesses gekommen war, saß noch ein kirschkerngroßer Drüsensequester fest. Hier war ebenfalls die Lymphadenitis als einziger Sepsisherd anzusprechen.

3. *Die postanginöse lymphangitische Sepsis* spielt eine wichtige Rolle beim Scharlach. Früher schien sie häufiger zu sein, wie in den letzten Jahrzehnten, wo wir eher öfter die Thrombophlebitis septica post anginam beobachten.

Die phlegmonöse Lymphangitis und Lymphadenitis stellt die gefährliche Quelle für die septische Infektion dar, die sich mit hämolysierenden Streptokokken als Erregern im Gebiet der Lymphwege ausbreitet. Von besonderer Bedeutung ist, daß im Spatium parapharyngeum zahlreiche Lymphbahnen liegen, die von den Tonsillen zu den tiefen Halsdrüsen ziehen. Eiterungen können von hier aus auf das Mediastinum oder aufwärts nach dem Endocranium fortschreiten (HAYMANN).

Die Frage, ob es eine sog. hämatogene Form der tonsillogenen Sepsis mit unmittelbarer Einschwemmung der Erreger ins Blut (also mit den Mandeln als Sepsisherd) ohne Venen- und Lymphdrüseninfektion gibt, ist von den Laryngologen oft diskutiert worden. Wenn diese Form vorkommen sollte, dann ist sie sicher ungeheuer selten. Daß eine Bakteriämie zu Beginn der Angina oft auftritt, sehen wir an den oft zu beobachtenden initialen Schüttelfrösten. Es scheint aber, daß schon kurz nachher die Tonsilleninfektion keine oder nur eine unbedeutende Anzahl von Keimen ins Blut abgibt.

4. Wenn auch bei der *otogenen Sepsis* das Übergreifen auf die Venensinus viel häufiger ist, so kommt es doch auch hier gelegentlich zu einer rein lymphatischen Ausbreitung.

HAYMANN glaubt, daß eine Einwanderung von Keimen aus dem otitischen Herd einer Mittelohreiterung direkt durch eine entzündlich veränderte durchlässige Sinuswand möglich ist, wobei es aber nicht zu einer Sinusthrombose kommt. Diese Erkrankung soll Kinder häufiger befallen als Ältere und nur nach akuten Eiterungen auftreten. Daß es sich hier wirklich um Bakteriämien handelt, erklärt sich aus den Metastasen, die in solchen Fällen festgestellt werden. Allerdings sollen diese nie in der Lunge beobachtet worden sein. Nach MARX kann man aber hier ein besonderes Krankheitsbild „Sepsis ohne Sinusthrombose", das sich schärfer gegen das Bild der „Sepsis mit Sinusthrombose" abgrenzen würde, nicht aufstellen.

5. In gewisser Beziehung ist, wie oben schon erwähnt, der *Typhus abdominalis* nach der Ausbreitung der Bacillen in den Lymphdrüsen des Mesenteriums ebenfalls einer lymphangitischen Sepsis zuzurechnen (s. auch S. 1077).

Colibacillen, Staphylokokken und andere Anaerobier (mit Ausnahme der Gasödembacillen) greifen, wenn überhaupt, das Lymphgebiet kaum in ausgebreiterem Umfang an.

6. In einem Falle von Gallenblasen-Gallengangsentzündung wurden wir auf das Vorhandensein von *Gasbacillen* als Infektionserreger dadurch aufmerksam gemacht, daß sich in der Glutäalgegend ein Gasabsceß entwickelt hatte.

Der Patient kam nach wenigen Tagen ad exitum. Bei Eröffnung der stark aufgetriebenen Gallenblase entwich Gas. In den Gallenwegen machten sich Gasbläschen bemerkbar.

Die histologische Untersuchung zeigte rings um die auseinandergedrängten, vielfach nekrotischen Leberzellenbezirke Schwärme von Gasbacillen, die fischzugartig um die Zellen einzufließen schienen. Man hatte den Eindruck, daß mehr die Lymphbahnen vollgestopft seien. Merkwürdigerweise waren keine allgemeinen Schaumorgane vorhanden. Die Blutgefäße waren frei. Die Infektion schritt, ausgehend von der ursprünglich lokalen, unter Gasbildung zu Wandnekrose führenden Cholecystitis entlang, den Gallengängen bis ins Parenchym hinein fort. Sie nahm dann den Weg über die Lymphgefäße.

Die Pathogenese war ähnlich, wie wir sie bei den von uns beschriebenen Gasbacilleninfektionen des Uterus in den parametralen Lymphwegen fortschreiten sahen.

7. *Die Verhältnisse bei der croupösen Pneumonie*. Nach LAUCHE dringen *Pneumokokken peribronchial durch die Lymphbahnen in das Interstitium der Alveolarsepten ein*. Nach ihm ist eine Sensibilisierung des Organismus infolge vorhergehender Pneumokokkeninfektion für die Reininfektion Voraussetzung. Sie setzt im Hilus ein. Die Pneumokokken gelangen von der Bronchialschleimhaut auf dem Lymphweg in die Hilusdrüsen, wo sie sich vermehren. Die kokkenhaltige Flüssigkeit wird durch die Atembewegungen peripherwärts verschoben und infiziert rückläufig die Alveolen, wohin sie mit der Exsudation aus dem Interstitium gelangt.

Die Keimeinschwemmung bei der Pneumonie hat also in gewisser Beziehung einen ähnlichen Entstehungsmodus zur Voraussetzung wie beim Typhus abdominalis. Von den infizierten Hilusdrüsen gelangen dann die Keime auch auf dem Lymphweg in Blut.

Während aber beim Typhus durch die Weiterentwicklung in zahlreichen mesenterialen Lymphgebieten die Bakteriämie weiter anhält, flaut sie bei der Pneumonie — vielleicht im Moment der alveolären Exsudation — frühzeitig ab.

Bei anhaltenden Bakteriämien anläßlich einer Pneumonie — und das gilt nicht nur für Pneumokokken, sondern auch für Streptokokkeninfektionen — wäre also das Augenmerk darauf zu richten, ob die Streuungsquelle nicht im infizierten Hilusdrüsengebiet zu suchen wäre.

Veranlassung zu dieser Annahme geben uns zwei von uns beobachtete Fälle, die wir als echte „lymphangitische Lungensepsis" ansprechen mußten.

Als Erreger kamen hämolysierende Streptokokken im Anschluß an eine scheinbar harmlose Streptokokkenangina in Betracht. Nach subfebrilen Temperaturen entwickelte sich ein pneumonisches Krankheitsbild mit einer Continua von über 40°. Im Sputum waren sehr viele, in der Blutkultur spärliche hämolysierende Streptokokken.

Die Obduktion bei den zeitlich weit auseinanderliegenden Fällen (Prosektor Dr. THOREL) ließ neben einer lobären Pneumonie (Streptokokken im Abstrich) vereiterte Hilusdrüsen erkennen. Diese scheinen die Bakteriämie unterhalten zu haben.

Den Entwicklungsgang, den die Pneumonie nimmt, können wir uns auch für die *Milzbrand- und Pestpneumonie* vorstellen. Hier sowohl als auch beim Milzbrand sind zuerst die Hilusdrüsen stark geschwollen und hämorrhagisch-nekrotisierend entzündet. Die Bakteriämie erfolgt bei beiden von den infizierten Lymphdrüsen aus, die Lungeninfektion retrograd auf dem Lymphwege. Bei der Bubonenpest kann gleichwohl eine Pneumonie sekundär entstehen, vermutlich aber auf hämatogenem Wege.

IV. Endokard, Myokard und arterielles System als Siedlungsstätte für Bakterien.

Endocarditis septica. *1. Akute und subakute Formen.* Erreger: Hämolytische Streptokokken, Staphylokokken, Pneumokokken, Gonokokken, Meningokokken. Seltener andere Aerobier und Anaerobier (anaerobe Streptokokken).

2. Chronische Formen. a) Erreger: Staphylokokken, Mikrococcus catarrhalis, Influenzabacillus u. a.

b) *Endocarditis lenta.* Viridanstypen, Enterokokken, andere Erreger sehr selten.

Wir haben bereits an anderer Stelle das Verdienst von LITTEN gewürdigt, in einer großangelegten Abhandlung über septische Krankheitszustände auch Endokarditisfälle mit besonderem Verlauf aufgenommen zu haben. Aber erst LENHARTZ hob aus dem Rahmen septischer Erkrankungen Herzklappenentzündungen ausdrücklich heraus, bei denen auf Grund von exaktem Erregernachweis im Blut gerade die Infektion des Endokards in den Mittelpunkt des Krankheitsgeschehens gestellt werden mußte. SCHOTTMÜLLER sonderte aus dieser Gruppe bakterieller Endokarditis die Endocarditis lenta ab und schuf ein Krankheitsbild, das mit seiner bis vor kurzem noch infausten Prognose im Laufe der letzten 50 Jahre immer größere Bedeutung gewann.

Wenn sich eine bakteriell bedingte Endokarditis entwickelt hat, dann ist es auch unstatthaft, von einer „Sepsis mit Endokarditis" oder — statt von Endocarditis lenta — von einer „Chroniosepticaemie" oder „Sepsis lenta" zu sprechen. *Die Endocarditis septica, mag sie akut oder chronisch sein, rückt in furchtbarer Weise in den Mittelpunkt, auch wenn sie metastatisch entstanden ist. Als Sepsisherd ist sie auf jeden Fall aufzufassen.*

Über den pathologisch-anatomischen Befund der *Kreislauforgane* S. 1027ff. (Ausführlichere Darstellung der Endocarditis septica s. S. 1117ff.)

Pathologisch-anatomischer Befund an den Organen.

Haut. Die Haut bietet gerade bei septischen Erkrankungen für den Erfahrenen ein getreuliches Spiegelbild für Vorgänge, die sich im Innern abspielen. Sie kann in sichtbarer Form aufklären über die bakteriologische Ätiologie und über die vermutliche Verlaufsform, und kann Rückschlüsse gestatten auf den Sitz des Sepsisherdes und auf die Genese der Erkrankung überhaupt, selbst wenn die Anamnese keinen sicheren Aufschluß zu geben vermochte. Es sei nur hier erinnert an den ungewöhnlich ausgedehnten Herpes im Gefolge einer Coliinfektion, an flecktyphusähnliche Roseolen bei der Meningokokkensepsis u. a.

In Gestalt umschriebener, entzündlicher *ödematöser Schwellungen* verraten sich lokalisierte metastatische Gelenkprozesse bei lymphangitischer Phlegmone und thrombotischen Verschlüssen in Venen von Extremitäten. Metastatisch treten bei Schwerkranken solche an Phlegmone erinnernde Stellen vor allem dort auf, wo bestimmte Gewebsgebiete *besonderem Druck* ausgesetzt sind.

Dies ist der Fall an den Fersen, am äußeren Fußrand, der nach außen gedreht, fester an der Unterlage aufliegt, an den Waden, die an einer Stelle aneinandergepreßt sind, an der medialen Seite der Oberschenkel, etwa handbreit über dem Knie, wo leicht bei angezogenem Bein der Condylus femoralis dem anderen Oberschenkel drückend anliegt.

Wir haben kennengelernt, daß anaerobe Infektionserreger verhältnismäßig selten zu Metastasierungen und damit zu embolisch putriden Herden in der Lunge (z. B. durch anaerobe Streptokokken) führen, aber es ist doch nichts Außergewöhnliches, daß es in der *Gefäßmuskulatur* und an *Dekubitalstellen* zu putriden Infektionen kommt, oder daß sich, wie das bei puerperalen Gasbrandinfektionen von uns beobachtet worden ist, *Gasödeme* in der Gesäßgegend entwickelten. Selbstverständlich hat dieser Entstehungsmodus nur Geltung, wenn ein Gasbrand sich nicht an intramuskuläre Injektionen angeschlossen hat und die Bacillen mit der Spritze eingeimpft wurden.

Die pathologischen Prozesse, welche so häufig auf der Haut bei septischen Erkrankungen verstreut liegen, sind hinsichtlich ihrer Genese wie auch ihrer Erscheinungsformen verschieden. Wir verdanken eine besonders genaue Beschreibung und Deutung EUGEN FRAENKEL an Hand der vielen Sepsisfälle, die seinerzeit an der SCHOTTMÜLLERschen Klinik beobachtet wurden. Häufig standen diese aufkeimenden Hautprozesse einer kritischen Würdigung durch unseren beratenden Dermatologen UNNA gegenüber. Eingehende Beschreibungen finden sich vor allem auch bei GANS (Histologie der Hautkrankheiten, 1925).

Hier wäre an erster Stelle das *Erythema exsudativum multiforme* zu erwähnen, das in Form des Erythema annulare, gyratum, iris, papillosum, urticatum, vesiculosum, bullosum auftreten kann. Es ist nicht immer leicht, solche Erytheme septischer Genese von medikamentösen abzugrenzen; ebenso wie man *nodöse, beulenartige Knollen*, die metastatisch ebenfalls an Unterschenkeln sich entwickeln können, vom Erythema nodosum abzugrenzen hat.

Entwickeln sich größere Metastasen in den tieferen Partien der Haut und beteiligt sich die Oberfläche mit Rötungen, so erscheinen *erythema-nodosum-ähnliche* Gebilde. Nicht immer brauchen diese nachträglich zu vereitern, sie können auch spontan wieder zurückgehen. Es wäre aber verfehlt, solche flüchtigen Erytheme mit oder ohne Quaddelbildung als rein toxisch anzusehen und nicht mit hämatogen eingedrungenen Kokken in Verbindung zu bringen. FRAENKEL hat gerade bei unseren Fällen immer wieder darauf hingewiesen, daß die Staphylokokken in deletärer, untereinander aber durchaus abweichender Weise auf bestimmte Hautgefäße einwirken; in erster Linie auf die Arterien der Haut und Subcutis, aber auch auf ihre Vasa vasorum. Daß dann gewisse Fernwirkungen von dieser intravasculären oder besser intraarteriellen Ansiedlung der Erreger aus stattfinden, ist eben schon angedeutet worden. Die Folge zeigt sich in entzündlichen Prozessen, entsprechend der quantitativen Beschaffenheit dieser panarteriitischen Vorgänge.

Rein *toxische* Ausschlagsformen sind nicht immer von ähnlichen Herden zu unterscheiden, bei denen sich Bakterienablagerungen finden. Wir verzichten an dieser Stelle auf die Anführung einzelner Krankengeschichten, wie wir das in der 2. Auflage des Handbuches getan haben, möchten aber auf diese Beispiele, ebenso wie die von LENHARTZ in der Speziellen Pathologie und Therapie (NOTHNAGEL, S. 139ff.) verweisen.

Wegen der Seltenheit möchten wir aber an dieser Stelle doch eine Beobachtung über ein *ausgebreitetes exsudatives Erythem bei einer Endokarditis durch Gonokokken* voraussstellen.

Ein junger Kaufmann erkrankt an einer Gonorrhoe. Nach ungefähr 4 Wochen stellen sich Schmerzen in beiden Schultergelenken, im Handgelenk und in den beiden Fußgelenken ein. Zwei Tage konnte er noch mit ziemlichen Schmerzen herumgehen, dann wurde er bettlägerig; am anderen Tage gingen die polyarthritischen Beschwerden zurück, dagegen blieb eine sehr schmerzhafte Fußgelenkentzündung rechts bestehen. Salicyltherapie versagte vollkommen. Acht Tage später stellte sich ein leises systolisches Geräusch an der Mitralis ein, das im weiteren Verlauf an Intensität zunahm. Die Temperatur bewegte sich in tieferen Einschnitten um 39 und 40° herum. Eine Blutkultur ergab im Plasmagelatineröhrchen eine Reinkultur zahlreicher Gonokokken, in einer Schicht, 1 cm unter der Oberfläche.

Das Bemerkenswerte bei diesem Falle, der nach vielen Wochen in Heilung ausging, war das Aufschießen eines außerordentlich *polymorphen Exanthems*, das sich über die ganze Körperhaut erstreckte; es war von einem „typischen" Erythema exsudativum multiforme kaum zu unterscheiden.

Nach Buschke soll man den Gonococcus in solchen Hauteruptionen nicht nachweisen können. An der Schottmüllerschen Klinik konnten jedoch aus einer bei einer Patientin herausgeschnittenen Papel gramnegative Kokken festgestellt werden. Auch Paulsen will bei einem entsprechenden Fall Gonokokken angetroffen haben. Damit wäre die Entstehung solcher Exantheme ebenfalls durch Gonokokkenembolien erwiesen. Sicherlich aber gibt es bei der Gonokokkeninfektion des Endokards auch zahlreiche andere Erytheme und Exantheme rein *toxischen* Ursprungs. Auch Urticaria und Erythema nodosum werden ja, wie aus dem Schrifttum ersichtlich ist, häufig mit gonorrhoischen Infektionen in Beziehung gebracht.

Massini beschreibt einen Fall, bei dem eine Thrombophlebitis des Plexus prostaticus, der Vena hypogastrica und der Vena femoralis den Sepsisherd darstellte, als dessen Erreger Gonokokken einwandfrei in Frage kamen.

Auch hier war es dabei in Schüben zu einem über Gesicht, Rumpf und Gliedmaßen sich ausbreitenden erythematösen Ausschlag gekommen, in dem rundliche, oberflächliche Erosionen und Bläschen auftraten. Auch hier waren die Streckseiten der Extremitäten bevorzugt. Die Schleimhaut des Mundes wies ebenfalls papulöse und vesiculöse Efflorescenzen auf.

Bei einem Fall von chronisch sich hinziehender Gonokokkensepsis konnten wir die für Gonokokkeninfektionen als typisch geltenden *Hyperkeratosen* beobachten. Nach Zieler soll es sich in Wirklichkeit um ein *herdförmiges pustulöses Erythem* handeln, das später bröcklig eintrocknet und verkrustet. Nach Entfernung der Hautauflagerung zeigte sich auch in unserem Fall eine flache Erythemstelle.

Die erythematösen und exanthematischen Prozesse, die wir bei den durch die verschiedenen Erreger hervorgerufenen Sepsisfällen beobachten konnten, zeigten nach den Untersuchungen, welche E. Fraenkel an unseren Sepsisfällen der Schottmüllerschen Klinik durchführte, folgende Eigenschaften:

Beteiligung bei der Staphylokokkensepsis. Hier schießen die Eruptionen manchmal in überraschend kurzer Zeit am ganzen Körper auf. Besonders an den Extremitäten, häufig auch an den Finger- und Zehenspitzen, findet man infolge eitriger Einschmelzung der Haut eine Eiterblase oder eine mehr in die Tiefe gehende Entzündung. In letzterem Falle gleicht das Bild dem von Panaritien und Paronychien. Derartige Prozesse, denen nicht selten Blutungen unter den Nägeln vorausgehen, können mehrere Finger oder Zehen zugleich oder nacheinander befallen.

Hier wäre noch zu erwähnen, daß wir ausgedehnte Hautmetastasierungen nicht immer nur bei den schweren Sepsisformen gesehen haben. Eine einmalige Bakteriämie kann unzählige Keimablagerungen mit ihren Folgeerscheinungen auf der Haut verursachen und trotzdem in Heilung ausgehen.

Bei einem unserer Fälle waren die Keime durch den operativen Eingriff mechanisch aus einem wohl mit einem kleinen Gefäß in Verbindung stehenden Eiterherd in die Blutbahn eingepreßt worden. Es ist immer Vorsicht geboten, in infiziertes Gewebe zu injizieren. Aus diesem Grund vermeidet es der Chirurg nach Möglichkeit, Infiltrationsanästhesien in einem vereiterten Gewebe vorzunehmen.

In den frühesten Stadien von *Staphylokokkenerythema*, die GANS zur Untersuchung bekam, handelt es sich um Ödem des Papillarkörpers und der Cutis. An der Oberhaut werden die Veränderungen erst sichtbar, wenn die Arteriencapillaren embolisch durch Kokken verstopft sind. Das perivasculäre Exsudat wird dann hämorrhagisch. Es treten miliare Abscesse im Stratum reticulare auf, welche als Papeln erscheinen.

Je nach dem verschiedenen Ursprung ist das Bild, das die multiplen Hauterscheinungen bieten, außerordentlich bunt. Sie können *strophulus-, urticariaartiges, impetiginöses, bullöses, varicellenartiges, ja manchmal sogar pemphigusartiges Aussehen* haben. Auch *Epidermolysis* in größerem Umfange haben wir bei Staphylokokkensepsisfällen schon beobachtet. Die Blasen können einen so großen Umfang annehmen, daß sich die Haut gelegentlich in größeren Lamellen handschuhförmig von den Händen ablöst.

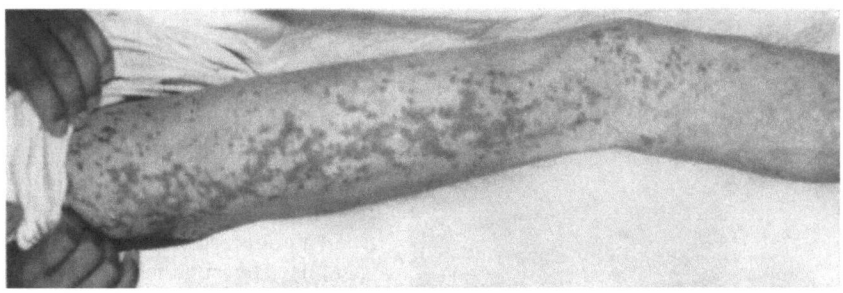

Abb. 16. Purpura rheumatica-ähnliches Exanthem bei Sepsis durch hämolytische Streptokokken.

Wir haben an anderer Stelle bereits einen solchen Fall beschrieben, bei dem sich die Haut jedesmal beim Darüberstreichen in großen Stücken abheben ließ. Das ganze Gesäß und große Teile des Rückens waren von der Epidermis bereits entblößt. Auch im Gesicht und an den unteren Extremitäten bildeten sich *pemphigusartige* Blasen.

Bei einer anderen Patientin erhob sich die Epidermis am Kreuzbein in Blasen mit leicht getrübtem Inhalt. Umgebung und Grund waren stark gerötet.

An diesem von der SCHOTTMÜLLERschen Klinik stammenden Fall hatte seinerzeit FRAENKEL eingehende Studien erhoben. Im Gefäßapparat der befallenen Haut konnte er keine Bakterien feststellen. Er nahm deswegen an, daß die Keime neben einer rein örtlichen Wirkung auch einen toxischen Effekt entfaltet haben, der sich in einer mehr diffus über große Strecken fortschreitender Schädigung geäußert und ein Krankheitsbild ausgelöst hat, das man eben als Epidermolyse bezeichnet.

Die Haut bei der Sepsis durch Streptococcus pyogenes haemolyticus. GANS weist darauf hin, daß die streptogenen Hautmetastasen gegenüber den durch Staphylokokken an Zahl zurücktreten Bis 1919 konnte er aus dem Schrifttum angeblich nur über 15 Fälle berichten. Wenn wir aber unser großes Material von Streptokokken-Endokarditisfällen überblicken, so müssen wir zwar zugeben, daß die Zahl der Hautmetastasen hinter der bei Staphylokokken sepsis zurückweicht, soweit es sich um einen rein eitrig-pustulösen Prozeß handelt; dagegen treten viel mehr Blutungen und Eryheme (vor allem aber die roseolenartigen Gebilde) in Erscheinung als bei der Staphylokokkensepsis. Die Haut findet sich manchmal geradezu übersät von diesen erythematischen Stellen, die bis Pfennigstückgröße und darüber erreichen, aber auch zu ganz großen Ausdehnungen konfluieren können. Seltener heben sich diese Gebilde in Blasen ab, aber man beobachtet doch auch bei ihnen eitrige Einschmelzung im Zentrum, so daß varicellenartige Bilder entstehen können. *Man findet also Hautblutungen, Roseolen, Eiterbläschen und ausgedehntere Erytheme nicht selten nebeneinander.* Auch dadurch kann natürlich der Verdacht auf ein Exanthem (Masern, Scharlach, Röteln oder Erythema infectiosum) erweckt werden. Soweit besteht also unzweifelhaft auch eine gewisse Ähnlichkeit mit den Hautefflorescenzen bei der Staphylokokkenendokarditis.

Der erythematöse, oft mit urticarieller Schwellung einhergehende Anfangsherd zeigt eine im ganzen zwar abgeflachte, im übrigen aber normale Epidermis (GANS). An den Enden der Capillaren finden sich ebenfalls kleinste Eiterherde. Darüber und im Papillarkörper besteht Ödem. In den erweiterten Arterien und in den Vasa vasorum finden sich Kokkenmassen.

GANS weist darauf hin, daß die Anfangsveränderungen beim Erythema exsudativum multiforme weitgehende Übereinstimmung mit der metastatisch durch Streptokokken erfolgten Gewebsschädigung haben, indem zu Beginn ebenfalls die cellulärentzündlichen Veränderungen hinter den rein exsudativ entzündlichen zurückweichen. Eine gewisse Disposition für die Metastasierung muß wohl vorliegen, da tatsächlich manche Fälle mit ausgedehnten Metastasen in anderen Organen eine Metastasenarmut in der Haut zeigen, während wiederum bei anderen Streptokokkenfällen gerade die Hautembolien das Krankheitsbild charakterisieren.

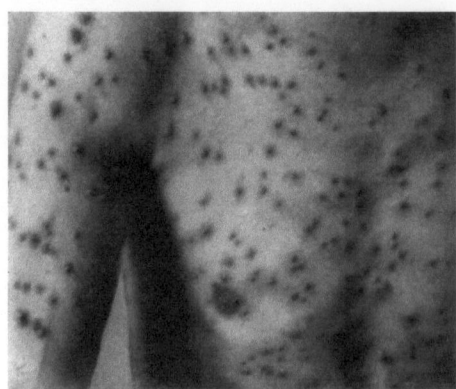

Abb. 17. Streptokokkensepsis nach Grippe. Variolaartige pustulöse Hautmetastasen, bakt.-hämolytische Streptokokken.

Hier soll ein besonders interessanter Streptokokkensepsisfall angeführt werden, der infolge seiner ausgebreiteten Hautmetastasen vom behandelnden Arzt wegen Verdachts auf Variola vera ins Krankenhaus eingewiesen wurde.

Der Patient machte einen außergewöhnlich schwerkranken Eindruck. Der Anblick des mit hämorrhagischen Pusteln übersäten Körpers machte die Diagnose wohl erklärlich. Etwa 14 Tage vorher bemerkte der Patient am Kopf streng einseitig lokalisierte Bläschen im Bereich der linken Kopfseite, die auf das Auge und die Wangengegend übergriffen. Sie sind später eingeschmolzen. Kurze Zeit darauf ist am Körper in mehreren Schüben ein Hautausschlag aufgetreten. Acht Tage lang soll auch starker Husten bestanden haben. Der Aufnahmebefund ergab bei dem 72jährigen Mann einen sehr dürftigen Allgemeinzustand. Temperatur 39°. Bronchopneumonien beiderseits. Die Bläschenreuptionen zeigten sich am ganzen Körper in ganz verschiedenen Stadien. Zum Teil waren es ganz frische Efflorescenzen, zum Teil kleinere, zum Teil größere Bläschenbildungen; zum Teil waren die Bläschen bereits eingeschmolzen und an ihre Stelle war ein schwärzlicher, nekrotischer Belag getreten. Eine Variola vera war daher bei näherer Betrachtung auszuschließen, denn unzweifelhaft fanden sich verschiedene Stadien nebeneinander vor. Zweifellos ähnelte aber das Bild, das wir hiermit näher schildern, sehr den echten Pocken (Abb. 17).

Von der rechten Schläfe zieht sich ein zusammengeflossener Herd bis herunter zum Jochbogen und über das Augenoberlid hinweg. Er ist von deutlich roter Farbe, ausgedehnt hämorrhagisch, nekrotisch, besonders an der rechten Scheitelseite in der Schläfenpartie sowie am Jochbogen und am Oberlid. Die Nekrosen, die zum Teil dunkelblaurot verfärbt sind, machen einen filzigen, borkigen Eindruck. Daneben findet sich ein ausgedehntes hämorrhagisches Exanthem fast am ganzen Körper, dessen einzelne Efflorescenzen zwischen Stecknadelkopf- über Erbsen- und Bohnengröße bis über 10-Pfennigstückgröße schwanken. An den größeren Herden, die teilweise zusammengeflossen sind, ist es zu einer blasigen Abhebung der Epidermis gekommen. Diese Blasen zeigen zum Teil serösen, zum Teil hämorrhagischen Inhalt. Nur an einzelnen Stellen, besonders im Gesicht, sind die Blasen im Zentrum eingesunken und zeigen ebenso wie der große, anscheinend primäre Herd Neigung zur Nekrosebildung. Dadurch entstehen die der Variola sehr ähnlichen Erscheinungen. Zwei Blutkulturen negativ.

In den folgenden Tagen hat sich der Allgemeinzustand schnell weiter verschlimmert. Sehr schwere striduröse Atmung. Diffuses Rasseln über beiden Lungen. Patient liegt benommen da und reagiert kaum auf Anruf. — Die nekrotischen Beläge an der rechten Kopfseite haben sich zum Teil abgestoßen. Die übrigen Hautveränderungen sind gleichgeblieben. In der Gegend der rechten Schulter und infraclaviculär rechts sind zahlreiche neue, etwa stecknadelkopfgroße Bläschen aufgeschossen. Der Exitus erfolgte unter den Erscheinungen einer zunehmenden Kreislaufinsuffizienz.

Klinische Diagnose: *Herpes zoster gangraenosus im Bereich* der rechten Kopfseite. — Hämorrhagisch-bullöses Exanthem am ganzen Körper (im Bläscheninhalt überall kulturell hämolysierende Streptokokken nachgewiesen). — Bronchitis, Tracheitis, Bronchopneumonie. Kreislaufinsuffizienz. Streptokokkensepsis.

Sektionsbefund. *Gangräneszierender Herpes zoster im Bereich des rechten Trigeminus. Sekundärinfektion des Herpes.* Pneumonie mit sehr zahlreichen, hämorrhagisch-eitrigen, septischen Hautmetastasen durch *Streptokokken.* Hochgradige pseudomembranöse, ulcerierende, hämorrhagische Entzündung der Trachea und der Bronchien. Beginnende abscedierende „grippeartige" Pneumonie, Lungenödem, Blutungen in der Pleura, in der Conjunctiva, in der Darmschleimhaut. Beginnende Nierenatrophie.

Aus dem Fall läßt sich folgendes rekonstruieren: 14 Tage vor dem Exitus hatte der Patient einen *Grippeanfall,* dabei trat ein starker Herpes an der rechten Schläfe auf. Danach erholte sich der Patient, aber schon einige Tage später bekam er einen Gripperückfall, der sofort mit starkem Husten infolge einer schweren Streptokokkentracheitis und Bronchopneumonie einsetzte. Es bestand damals hohes, intermittierendes Fieber. *Vermutlich kam es, wie wir das früher bei sehr schweren Grippepneumonien häufiger beobachten konnten, zu schubweise auftretenden Bakteriämien,* die jedesmal zu Hautmetastasen führten.

Dieser Fall weist hinsichtlich der Hautveränderungen manche Vergleichspunkte mit dem Patienten auf, bei dem die von einem Zahnabsceß ausgehenden Bakteriämien ebenfalls zu ungewöhnlich zahlreichen *Staphylokokkenmetastasen* in der Haut geführt hatten (S. 994).

Die beiden Fälle aber bestätigen unsere früheren Erfahrungen, daß auch sehr ausgedehnte Hautblutungen und Metastasen bei der Sepsis nicht *unbedingt mit einer Dauerbakteriämie verbunden* zu sein brauchen.

Die Haut bei der Endokarditis durch Pneumokokken. Hier sind Eiterprozesse recht selten auf der Haut wahrzunehmen. Nur in einem geringeren Prozentsatz treten zahlreiche *erythematöse Stellen oder gar kaum zählbare Roseolen* in Erscheinung. Ähnlich wie bei den Streptokokkenfällen kann sich das Zentrum stippchenförmig erhaben zeigen. FRAENKEL weist darauf hin, daß durch die Pneumokokken nur selten echte Hautmetastasen bedingt sind. Das Hautorgan soll für diesen Coccus keinen günstigen Boden darbieten.

Auch bei den *Meningokokkeninfektionen* der Haut sind nicht die Hautvenen, sondern vielmehr die *Arterien und Capillaren* betroffen, und auch hier erscheinen die Folgen nicht in leukocytären Infiltrationen, sondern mehr in Hämorrhagien. Roseolen, nekrotisierenden arteriellen Prozessen bzw. herdförmigen perivasculären Infiltrationen.

Auffallend ausgebreitete multiforme Hautmetastasen beobachteten wir bei folgendem Fall:

Nach einer Zahnextraktion kam es zu einer Meningokokkensepsis. Meningokokken waren hier merkwürdigerweise in Reinkultur in der Wundhöhle des Zahnes festzustellen, während Tonsillen und Nebenhöhlen Meningokokken nicht beherbergten. Hier war selbstverständlich der Zahn nur Eintrittsstelle für den septischen Zustand, die weitere Keimausbreitung erfolgte vermutlich auf dem Lymphwege (Abb. 18). (vgl. auch S. 995.)

Hierbei kam es zu einem *morbilliformen* Exanthem, das an den Streckseiten der Extremitäten knotige Verdickung aufwies. An anderen Stellen waren hellviolette Hautblutungen zu beobachten, die sich mit dem Glasspatel nicht wegdrücken ließen.

Bei den *Meningokokkeninfektionen* kann man demnach beobachten:
1. Örtlich umschriebene, unter dem Bilde des Erythema exsudativum und nodosum verlaufende Erscheinungen;
2. exanthematische, von roseola-, petechien-, flecktyphus- oder masernähnlichem Aussehen;
3. hämorrhagische Exantheme: flohstichgroße Blutungen bis handtellergroße Blutblasen

Nicht immer handelt es sich um Blutextravasate, häufig nur um *Stase*. Die Gefäßwandungen können durch Wandnekrosen schwer geschädigt sein; in ihnen sind Meningokokken oft nachzuweisen.

Bei der *Endocarditis lenta* zeigt sich die Eigenschaft des *Streptococcus viridans* mitunter auch dadurch, daß Bakterienembolien in den *Endarterien* der Haut die

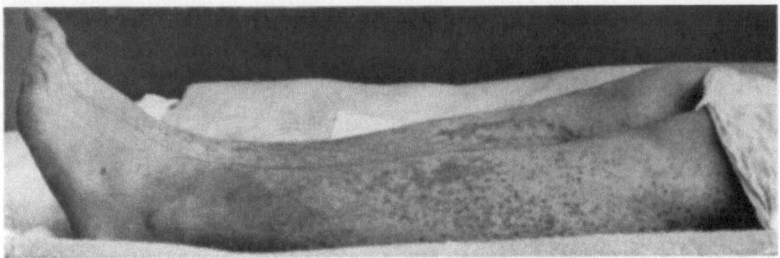

Abb. 18. Meningokokkensepsis nach Zahnextraktion.

recht schmerzhaften „blanden" sog. OSLERschen Fingerbeerenknötchen erzeugen, die aber oft schon nach einigen Tagen wieder zurückgehen.

Im Gegensatz dazu führen die Staphylokokken dort, wo sie in der Haut abgelagert werden, viel schneller zu Vereiterungen.

Neben frischen roten Flecken sieht man im weiteren Verlauf der Endocarditis lenta endlich auch abgeblaßte, blaubräunliche, pigmentierte Efflorescenzen, die den Eindruck von *tâches bleuâtres* erwecken können, ganz ähnliche Erscheinungen, wie man sie auch bei Gonokokkensepsis finden kann (Abb. 19).

Die Pyocyaneusbacillen hinwiederum erzeugen bei (meist marantischen) Jugendlichen eine *Arteriitis*, bei der vorwiegend die Gefäßwand betroffen ist, während das Lumen frei bleibt. So entsteht zuerst eine Rötung, dann eine Quaddel, die sich in blutgefüllte Blasen umbildet. Nach einiger Zeit zerfällt diese geschwürig und es bleibt ein kraterförmiges, blauschwarz-nekrotisches Ulcus zurück. Von diesem Erythema gangraenosum hat E. FRAENKEL ein anschauliches Bildermaterial veröffentlicht.

Überblicken wir unser großes Material von Sepsisfällen, die mit Hautmetastasen einhergingen, so können wir wohl behaupten, daß es genug Fälle gibt, bei denen hier und da die Hauterscheinungen auch vom Erfahrenen kaum von dem sog. typischen Erythema exsudativum multiforme oder nodosum zu unterscheiden sind.

Bei hochfieberhaften, mit Erythemen einhergehenden Fällen ist daher auf jeden Fall durch Blutkulturen festzustellen, ob nicht eine Sepsis vorliegt. Allerdings ist, wie unsere Fälle bewiesen, nicht immer eine Dauerbakteriämie vorhanden. Das schubweise Eindringen von Keimen in die Blutbahn, gelegentlich auch eine einmalige Bakteriämie, kann unter Umständen schon zu einer außergewöhnlich starken Keimablagerung in der Haut und hier zu multiformen Metastasen führen.

Außergewöhnlich häufige Herde in der Haut finden sich vor allem dann, wenn eine Staphylokokken- oder Streptokokkenendokarditis vorliegt, aber auch aus der Art der Hautefflorescenzen kann sich schon recht oft ein Hinweis auf den Erreger und auf den Sepsisherd ergeben.

Bewegungsorgane. *Muskulatur.* Phlegmonöse Prozesse in der Muskulatur spielen sich sowohl unter der Einwirkung der hämolytischen Streptokokken als auch unter der von Gasbacillen und Gasödembacillen ab. Der eigentliche Sepsisherd ist hier aber in den Lymphbahnen gelegen. Wir werden später sehen, daß auch bei der scheinbar lokalen Gasphlegmone Keime ins Blut übertreten können.

Metastasen in der Muskulatur und im Unterhautzellgewebe können bei allen Sepsisformen auftreten, am häufigsten bei der Staphylokokken- und Streptokokkensepsis. Wir müssen es uns zur Pflicht machen, jeder Druck- oder Schmerz-

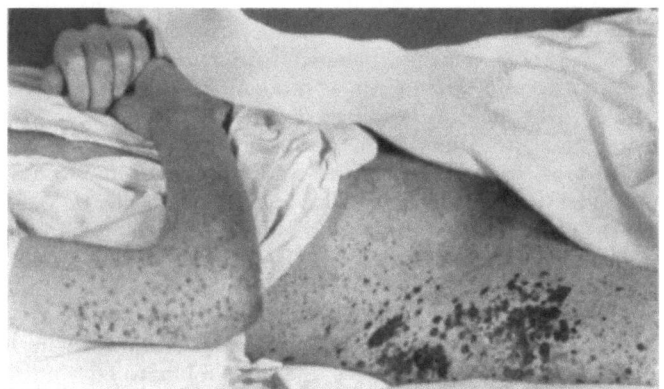

Abb. 19. Hämorrhagisches Exanthem bei Endocarditis lenta.

empfindlichkeit an irgendwelcher Stelle des Körpers auch immer nachzugehen. Solche Metastasen können wochen-, ja sogar *monate*lang Fieber machen, auch wenn der eigentliche Sepsisherd erloschen ist.

Hier sei nur eine unter mehreren Krankengeschichten kurz angeführt, die zeigen soll, wie vielfältig solche Weichteilmetastasen auftreten können, und weiterhin, wie Keimverschleppungen auch lange Zeit nach dem Ereignis einer Bakteriämie zu größeren Infektionen Anlaß geben können.

Eine Patientin hat nach einem Erysipel einige Schüttelfröste bekommen, als sich in der Kreuzbeingegend ein tiefer Decubitus entwickelt hatte. Wir möchten annehmen, daß es von dieser infizierten Nekrose aus zu Bakteriämien gekommen war. Schon kurze Zeit später konnten Keime im Blute nicht mehr nachgewiesen werden; die Sepsis selbst war also zum Stillstand gekommen.

In der Folgezeit entwickelten sich aber meist in Abständen von 3—8 Tagen im ganzen 28 Abscesse bzw. Phlegmonen. Die letzte Incision mußte nach vielen Monaten gemacht werden.

Solche Fälle hatte man nach dem früheren Sprachgebrauch als *Pyämie* bezeichnet. Aber auch hier wäre dieser Ausdruck falsch am Platze, denn *Bakterien waren schon wochenlang nicht mehr in der Blutbahn.* Die Ursache zu den Abscessen lag weit zurück und in einer Zeit, wo gar keine Sepsis mehr bestand, entwickelten sich erst die Eiterherde.

Ausnahmsweise können sich Keimablagerungen nach Staphylokokkenbakteriämien sogar über Jahre hinziehen. Eine Patientin hatte im Laufe von 12 Jahren eitrige, große Metastasen an den verschiedensten Organen. Wir nehmen an, daß sich latente Bakteriennester erst später zu floriden Metastasen entwickelt haben.

Vorsicht ist geboten bei Injektion reizender Medikamente. Größere Abscesse nach Coffein- und Campherinjektionen sind häufig dadurch entstanden, daß an den geschädigten Stellen im Blute kreisende Keime haften konnten.

Auch der *anaerobe Streptococcus*, der für gewöhnlich ja nicht zu allgemeiner Metastasierung neigt, kann besonders an Körperstellen, die einem gewissen Druck ausgesetzt sind (Dekubitalgefahr) haften bleiben und zu größeren putriden Abscessen führen.

Interessant war hier die Beobachtung bei einem Patienten, bei dem Schüttelfröste immer nach Stuhlgang aufgetreten waren. Es hatte sich nach einer Hämorrhoidaloperation eine Infektion in diesem Venengebiet entwickelt gehabt. Der Patient bekam eine jauchige Metastase am linken Gesäß, die eröffnet werden mußte.

Daß es auch Gasbrandmetastasen gibt an Stellen, bei denen die Körperbedeckung unverletzt war, wissen wir aus mannigfachen Beobachtungen bei Verwundeten.

Für die allgemeinen *neuro-muskulären Ermüdungszustände* und Schmerzen wird sich kaum eine pathologisch-anatomische Grundlage bei den Obduktionen mit Sicherheit ausfindig machen lassen. Wir müssen sie doch zumeist als *Toxinwirkungen* auffassen. Immerhin wäre auch daran zu denken, daß es hier ähnlich wie im Knochenmark häufiger zu Bakterienablagerungen kommen wird, die sich aber nicht weiter auswirken. Freilich könnten so auch einmal eitrige Herde die Folge sein, wie wir sie bei der Streptokokken- und Staphylokokkensepsis kennen, oder jauchige Herde, wie wir sie gelegentlich in Weichteilen, die länger unter Druck standen (Aufliegestellen z. B. in der Glutäalmuskulatur), sahen, oder schl'eßlich gangräneszierende Herde, wie sie — wenn auch nicht häufig — bei Gasbacilleninfektionen in Wunden an entfernter Stelle metastatisch zustande kommen.

Wir finden in der Muskulatur und im Unterhautzellgewebe im Allgemeinen viel häufiger metastatisch ausgebildete Staphylokokken- oder Streptokokkenoder Coliabscesse.

Der 1. und 2. Weltkrieg bot zum Studium der Weichteilinfektionen reichlich Gelegenheit.

Die Krankheitsbilder, die sich hier darboten, führten auch dem Internisten manche Symptome vor Augen, die früher ungeklärt waren, so vor allem hinsichtlich der Veränderungen, denen das Blut ausgesetzt war. Selten handelte es sich bei den Verwundungen jedoch um Monoinfektionen. Wenn auch der FRAENKELsche Gasbacillus, der zu den meist verbreiteten Bakterien in der Natur gehört und der sowohl in den Schichten des Erdbodens bis zu 100%ig wie auch fast regelmäßig im Darm von Menschen und Tieren (ZEISSLER und RASSFELD, KLEINSCHMIDT-LÖHR, BINGOLD u. a.) und in einem hohen Prozentsatz in der normalen Vagina vorkommen kann, als Erreger von Gasödeminfektionen weit überwiegt, so gelangen doch noch viele andere pathogene Anaerobier als Begleit-Anaerobier mit in die Wunden.

Nach ZEISSLER findet sich neben dem FRAENKELschen Gasbacillus der Novysche Bacillus zu 64%, Tetanusbacillus zu 27%, Pararausch-brand-bacillus zu 8%, Bac. Botulinus zu 6% und Bac. histolyticus zu 2% in Erdproben.

VEILLON gibt die folgende *Einteilung der „anaeroben Sepsis"*: 1. Tellurische Anaerobier (im wesentlichen die Erregergruppe des Gasbrandes), 2. *nicht-tellurische*: Bac. funduliformis, Bac. fragilis, Bac. ramosus, anaerobe Streptokokken (putridus, micrococcus foetidus), anaerobe Staphylokokken. (s. auch S. 1020).

Pathogenese der Gasödeminfektionen. Kein Wunder, daß der zu Boden fallende Verletzte oder der Verwundete, in dessen Wunde verschmutzte Kleidungsstücke mit dem Geschoß eingebracht werden, der Gefahr ausgesetzt ist, eine schwere Anaerobierinfektion zu bekommen. In den meisten Fällen geht diese aber glücklicherweise nicht an, wenn auch die Wundkanäle oder Wundhöhlen oberflächlich mit

Keimen besiedelt und sogar infiziert waren. In meiner früheren Sepsismonographie habe ich die Infektion der offenen Wundhöhle eingehender mit Beispielen belegt. Einem jeden, der in den Kriegs- oder Feldlazaretten mit der Wundversorgung zu tun und Gelegenheit zu bakteriologischen Untersuchungen hatte, traten solche Bilder entgegen.

Schon kurz nach Beginn des 1. Weltkrieges konnten wir feststellen, daß praktisch in jeder Wunde sich auch Anaerobier vorfinden. Nur in seltenen Fällen artete das Krankheitsbild in echten Gasbrand oder in Gasödem aus. Freilich fand ich auch schon damals, und das wurde später durch KLOSE und andere Autoren bestätigt, *häufig eine positive Blutkultur mit FRAENKELschen Gasbacillen.*

In den Fällen, wo sich äußere Zeichen einer Gasbacilleninfektion nicht vorfanden, mußte man annehmen, daß der Säftestrom von der mit infizierten Gewebsfetzen ausgefüllten Wundhöhle, die so gut wie immer unter Gewebsdruck stand, für die Gasbacillen eröffnet war. Es liegen also hier ganz ähnliche Verhältnisse vor, wie wir sie bei unserer Einteilung unter „*Sepsis, ausgehend von Hohlorganen*", beschrieben haben.

Im allgemeinen setzte bald nach der Infektion von Wunden eine reichliche Eiterung ein. Je weniger der Abfluß gestört war, um so schneller kam es zu einer Selbstreinigung der Wunde. Als aerobe Erreger kamen meistens Staphylokokken hinzu, obwohl meist auch viele andere Erreger, sogar Colibacillen, Streptokokken, an der Säuberung beteiligt sind. Schon frühzeitig beobachteten wir hierbei die *antibiotische* Wirkung gerade des *Pyocyaneusbacillus,* der uns ein Zurückweichen der anderen Erreger im günstigen Sinne zu bringen schien.

Auch das Gasödem ist als septische Erkrankung aufzufassen.

In Übereinstimmung mit EUGEN FRAENKEL, FRANZ, BIER, SELTER u. a. sehen wir den Beginn der Gasbacillenwirkung zunächst im lebenden Muskel, wo sich die Keime in den feinsten Septen zwischen den unveränderten Muskelfasern vermehren und in den Sarkolemmschlauch eindringen. Ihre weitere Ausbreitung findet sich gewöhnlich in den Interstitien und in fischzugähnlicher Anordnung entlang den Gefäß- und Nervenscheiden. Hier zeigt sich oft schon die Infektion, während die zugehörigen Weichteile noch unbeteiligt sind. Sehr bald kommt es zu einem mit Fibrinniederschlag durchsetzten Ödem, das entweder geruchlos ist oder nach ranziger Butter riecht und von dem ASCHOFF annimmt, daß es das vorherrschende und primäre Symptom *vor* der Gasbildung sei. Leukocyten treten im allgemeinen nicht in einer solchen Stärke auf, daß man von einer Phlegmone reden könnte. Am reichlichsten finden sie sich in den tiefsten Schichten der Subcutis.

Sehr rasch schließt sich dann — fast stets unter Gasbildung und unter Auftreibung des Muskels — der eigentliche Gasbrand an, wobei gelegentlich der Muskel ein fast an Verkohlung erinnerndes Aussehen zeigt, nicht selten sogar musartig zerfällt. In den meisten Fällen herrscht aber beim Menschen das Gasödem vor, das nicht durch einen spezifischen Erreger hervorgerufen wird, sondern, wie wir nach den Untersuchungen ZEISSLERs annehmen dürfen, je nach Häufigkeit 1. durch den FRAENKELschen Gasbacillus, 2. den NOVYschen (Bacillus oedematiens), 3. den Pararauschbrandbacillus (Vibrion septique), und an letzter Stelle durch 4. den Bacillus Gigas.

Der von WEINBERG und LÉGUIN 1916 entdeckte Bacillus *histolyticus* ist von diesen Forschern in Monoinfektion beim Menschen noch nicht beobachtet worden, doch gilt er nach ZEISSLER wegen seiner ungemein stark proteolytischen Eigenschaften als Wegbereiter bei der Infektion mit für den Menschen sicher pathogenen Gasödembacillen. Der Bacillus Gigas wurde nur in einigen Fällen von Gasödem erst von ZEISSLER gefunden. *Als häufigster Erreger dieser Erkrankung muß beim*

Menschen nach wie vor der FRAENKEL*sche Gasbacillus gelten.* Das stimmt auch mit den Untersuchungsbefunden französischer Autoren überein.

Beim Gasbrand fanden WEINBERG und SAQUEPÉE außer FRAENKEL-Bacillen noch Bac. oedematiens (30%), Vibrion septique (10%), Bac. histolyticus, Bac. sporogene, Bac. aerofoetidus, Bac. fallax, von denen jedoch die beiden Letzten nicht als zur Monoinfektion ausreichend angesehen werden.

Klinisch werden in der französischen Literatur *die 3 folgenden Gasbrandformen* unterschieden: a) *„plâques bronzées"*, ausgedehnte Gasinfiltration der Extremitäten; b) *„érysipèle blanc"*, besser *„gangrène blanchâtre"*, Ausbildung eines oft beträchtlichen Ödems neben der Gasinfiltration, in seltenen Fällen sogar Überwiegen des Ödems; c) *„phlégmon gangréneux"*, vorwiegend phlegmonöse Form.

Die Einteilung *gutartige* episfasciale und *bösartige* suprafasciale Form hat man nach dem pathologisch-anatomischen Befund ebenso fallen lassen müssen, wie die klinische Trennung in braune und blaue Formen. Mag man immer die Gasödembacilleninfektion der Extremitäten benennen wie man will, auch im 2. Weltkrieg hat sich die Bezeichnung Gasödem einwandfrei durchgesetzt.

Über die Toxinwirkung ist an anderer Stelle Näheres ausgeführt worden (s. S. 1048ff.).

Gasbildung und Ödem stehen in den reinen Fällen im Vordergrund. *Auf die Ausbreitung in den Lymphgängen* muß besonders hingewiesen werden. In vielen Fällen aber kommt es natürlich auch zu Eiterungen (zum *Gasabsceß*), aber die Gasödembacillen sind dafür nicht verantwortlich zu machen. Es handelt sich immer um eine Mitbeteiligung von Aerobiern, insbesondere von Staphylokokken.

Besonders betont muß werden, daß bei sorgfältig angelegter Blutkultur unter anaeroben Bedingungen so gut wie bei jedem ausgebildeten Gasödem die Erreger auch in die Blutbahn übertreten. Diese Bakteriämie wird vermittelt in erster Linie durch die Infektion der Lymphwege am Infektionsherd.

Im Frieden spielt natürlich eine viel größere Rolle *die Infektion an den Weichteilen durch Staphylokokken und Streptokokken.*

Die Staphylokokken führen mehr zu lokalisierten Erkrankungen, hier ist vor allem der Furunkel und der Karbunkel zu nennen. Daß es dabei zu vereinzelten Bakteriämien kommen kann, zeigen die Spuren, die sie hinterlassen, z. B. als paranephritischer Absceß, als Osteomyelitis, als Peripachymeningitis staphylococcica, gelegentlich auch als eine Endocarditis septica (s. S. 1017ff.).

Die Streptokokkeninfektionen sind insofern noch gefährlicher, als sie die *Haupterreger der Lymphwegsinfektionen* darstellen. Wenn auch diese Art der Infektion in erster Linie in den Bereich der Chirurgie fällt, so muß sie doch in Anbetracht der Zugehörigkeit zu den septischen Erkrankungn kurz skizziert werden:

Mit einem gewöhnlichen Panaritium oder einer leichten Wundeiterung kann die Infektion zu Ende kommen; aber die Neigung, besonders von Streptokokken, sich entlang von Bindegewebszügen weiter auszubreiten, kann sie schließlich auch zum bekannten, voll ausgeprägten Bild der Sehnenscheidenphlegmone entwickeln. Wir sehen dann, daß die Infektion an der immer glanzloser werdenden Sehne entlang kriecht; immer mehr tritt die entzündliche Schwellung in den Vordergrund, sich polsterartig auch auf Handrücken oder Handteller bemerkbar machend und nach der Tiefe hin fortschreitend. Schließlich werden auch Knochen und Gelenke in die Infektion mit einbezogen. Beim Einschnitt quillt, je nach dem Stadium, anfangs noch ein getrübtes, später gelbliches Exsudat heraus. Meist sind aber jetzt schon die Gefäße reichlich gefüllt und ihre Wände serös durchtränkt. Bald kommt es mehr und mehr zu Leukocytenanhäufung, zu Eiter- oder Fibrinflöckchenbeimengung des zunehmend trüber und eitriger werdenden Exsudats. Die Synovia bietet sich schließlich nur noch als eitrig durchsetzte

Membran dar, während die Sehne selbst zerfetzt oder aufgefasert vorgefunden wird. Im weiteren Umfange breitet sich die Infektion auf das benachbarte Gebiet aus.

Im Vordergrund des klinischen Bildes steht zumeist die *Vergiftungserscheinung* von immerhin noch lokal fixierten Infektionsherden aus, die aber schon kurz nach einer Amputation des befallenen Gliedes aufhören kann.

Nicht mit Unrecht spricht daher der Laie von einer „Blutvergiftung", der Arzt von einer Allgemeinerkrankung im Sinne einer *allgemeinen Toxinämie*. Eine Bakteriämie braucht tatsächlich auch bei den schweren Formen durchaus nicht nachweisbar vorhanden zu sein. Man wundert sich eher bei der massenhaften Durchsetzung des Gewebes mit Streptokokken, wie fest die Keime im lokalen, von Bakterien überwucherten Infektionsherd zurückgehalten werden.

Im Organismus enträtseln sich aber schließlich auch manch andere normalphysiologische und pathologische Geheimnisse noch nicht.

So müßte man theoretisch auch annehmen können, daß die unverletzte Darmschleimhaut, ebenso wie sie Farbkörnchen und Fettropfen weit über Bakteriengröße hinaus in ihre Lymphgefäße oder ins Pfortaderwurzelgebiet aufsaugen kann, auch Keime — und nicht nur apathogene, sondern die massenhaft im Darm anwesenden Gas- und Tetanusbacillen, Enterokokken usw. — in Lymph- und Blutkreislauf aufzunehmen vermöge. Welche segensreiche Abwehr das verhütet, wissen wir noch nicht, jedoch scheint sie elektiv zu wirken, denn Typhusbacillen zum Beispiel werden bekanntlich nicht zurückgehalten, sondern von den Lymphgefäßen aufgenommen und zu den mesenterialen Lymphdrüsen transportiert (s. S. 1077).

Treten also im allgemeinen von einer Sehnenscheidenphlemone, erfahrungsgemäß nicht sehr zahlreich Streptokokken ins Blut über, so mahnt eine plötzlich auftretende konstante Bakteriämie, an die Entwicklung eines zweiten (sekundären) Sepsisherdes am Endokard zu denken. Hier würde allein die Ausschaltung des ersten Sepsisherdes das Ende nicht mehr aufhalten können.

Wir sehen häufig auch bei relativ harmlosen Streptokokkeninfektionen schon in Gestalt des bläulichroten Stranges, der oft kurze Zeit nach der Infektion am Arm oder am Bein entlang zieht, die Lymphangitis. Eigene Fälle haben uns öfters daran gemahnt, wie wichtig es ist, bei einem hohen Fieber das Drüsensystem, auch entfernt von der primären Infektionsstelle aus, genauer zu beobachten.

Wir könnten über mehrere Fälle berichten, bei denen eine Infektion an der Eintrittsstelle gar nicht mehr bestand und bei denen lediglich die dauernde Anwesenheit von hämolytischen Streptokokken im Blut bei hohem Fieber zur Diagnose „Allgemeininfektion" Veranlassung geben mußte.

Knochengewebe. Wir haben auf S. 990—992 die Bedeutung der Knochenmarksinfektion als Sepsisherd gewürdigt und schon Wesentliches über das histologische Bild angeführt. Es wurde weiter betont, daß gerade das Knochenmark einen besonderen Infektionsschutz haben muß, der in der Lage ist, die Keime zu fixieren, sie bakteriostatisch festzuhalten. Würde das nicht der Fall sein, so würde die Osteomyelitis zu einer der häufigsten und prognostisch schwerwiegendsten septischen Erkrankungen zu rechnen sein. Aber das Leben der Bakterien braucht dabei nicht zu erlöschen. Wir sehen das in Spätinfektionen, in rezidivierenden Infektionen und chronischen Infektionen des Knochenmarks, wobei besonders die sehr stark wachsenden Knochen von der Osteomyelitis befallen werden. Daß die Metaphysen der langen Röhrenknochen eine Prädilektionsstelle für eitrige Affektionen darstellen, erklärt sich nach LEXER einmal aus dem größeren Gefäßreichtum, aus Strömungsbedingungen des Blutes an der Wachstumszone, andererseits aber auch hauptsächlich aus der besonderen Gefäßverteilung in der Knorpelfugengegend. So wird der Häufigkeit nach insbesondere die untere Metaphyse des Femur, die obere des Humerus, sowie die untere der Tibia befallen. Oft beteiligt sich an der Osteomyelitis auch das Periost, dann erscheint schon äußerlich die befallene Extremität ödematös gerötet, besonders prall und schmerzhaft. Pathogenetisch besteht ein Unterschied zwischen Osteomyelitis im engeren Sinne, Ostitis und Periostitis, wobei die subperiostale Absceßbildung wohl die häufigste ist. Die Vereiterung löst Knochenstücke los, diese können sich abstoßen oder von Eiter ringsum umgeben in der Knochenmarkshöhle als Sequester liegen bleiben. Fistelbildung und Sequester lassen den Prozeß nicht zur Heilung kommen, Bildung zahlreicher metastatischer Abscesse in den Organen, embolische eitrige Lungenherde, Pleuritiden, Empyeme, Perikarditiden und unter Umständen sekundäre septische Endokarditis können die Folge sein. In solchen Fällen macht natürlich die Diagnose kaum Schwierigkeiten. Nicht immer jedoch sind die Erscheinungen derart typisch und gar nicht selten bedarf es erst einer Ausschließungsdiagnose, um an einen Knochenmarksherd denken zu lassen. Je nach dem Fortschritt der Infektion, d. h. je nachdem, ob im Markinnern noch eine Hyperämie der Gefäße der HAVERSschen Kanäle vorherrscht, oder bereits kleine Eiterherde sich ausbilden oder es zu umschriebenen, oder konfluierenden, mehr phlegmonösen röhrenförmigen Abscessen kommt, sehen wir ein typhös-kontinuierliches oder intermittierendes Fieber. Solange der Herd umschlossen ist, treten auch Bakteriämien und demgemäß auch Schüttelfröste auf. Das die osteomyelitischen Höhlen auskleidende Granulationsgewebe ist sehr gefäßreich, sodaß ein Einbruch der Keime in die Gefäße stattfinden kann.

Auf die Begünstigung des Angehens der Infektion durch Traumen nach länger zurückliegender Infektion wurde schon hingewiesen (s. S. 977). Eine Entstehung auf dem Lymphwege oder durch Saftspalten, von entzündlichen Prozessen der Umgebung her ist ebenfalls möglich.

Gelenke. Die Einteilung nach der Beschaffenheit des Exsudates in seröse, serös-fibrinös-eitrige und jauchige Arthritis (bzw. eine Trennung in eitrige und nichteitrige Formen) ist zwar nach klinischem, nicht aber nach ätiologischem Standpunkt gerechtfertigt. Gerade die Arthritis durch hämolytische Streptokokken läßt Übergänge vom serösen Erguß, Empyem (Synovitis purulenta, Pyarthros, Blenorrhoe des Gelenkes usw.) zur Kapselphlegmone, schließlich bis zur Totalvereiterung des Gelenkes („Panarthritis") erkennen. Auf jeder Stufe kann die Erkrankung haltmachen, nie aber kommt es bei der Monoinfektion durch hämolytische Streptokokken zur Verjauchung. Das Interessante ist dabei, *daß in den hämatogen entstandenen Arthritiden das Exsudat rein serös sein* und bleiben kann, es also zu einer Vereiterung nicht kommt, obwohl kulturell im Gelenkinhalt Streptokokken feststellbar sind! Da noch dazu die Entzündungserscheinungen multipel und in Schüben auftreten können, hat man nicht selten das Bild einer scheinbar reinen Polyarthritis rheumatica vor sich. Ebenso wie hier können die Erscheinungen flüchtig sein und können sogar von selbst wieder zurückgehen. Oft handelt es sich nur um Ansiedlung der Keime im Kapselgewebe bzw. an den Sehnenansätzen.

Freilich kann ein flüchtiger Erguß immer schon der Vorläufer für eine Vereiterung sein. Mono- und polyartikulär sehen wir dann hämatogen entstehend die *Polyarthritis septica purulenta* auftreten.

Bei den verschiedenen Formen der *Staphylokokkensepsis* und hier besonders bei der Endocarditis septica stehen die eitrigen Gelenksprozesse mehr als bei anderen bakteriellen Erkrankungen im Vordergrund.

Nach CHIARI ist vor allem die Nachbarschaft der freien Schutzoberfläche intensiv zellig durchsetzt.

Während *Streptokokken* und *Staphylokokken* das Gewebe meist schrankenlos durchwuchern, breitet sich der *Gonococcus* meist auf dem Wege präformierter Spalten aus und es kommt dadurch viel häufiger zu peri- und juxtaartikulären

Abscessen. Die Knorpel- und Knochenzerstörungen finden sich bei den phlegmonösen Arthritisformen, bei denen nach KLOSE vor allem die Infektion auf das subsynoviale gefäßreiche Bindegewebe übergegriffen hat.

Nach KLOSE zeigt dabei das Gewebe eine eigentümlich gallert-sulzige Beschaffenheit und graue Farbe, während die Absceßbildung ganz wesentlich zurücktritt. Zur Ankylosierung braucht es aber solch schwerwiegende Veränderungen gar nicht. Sie kann auch durch fibrinöse Verklebungen zustande kommen.

Die durch *Meningokokken* verursachten — immerhin seltenen — Gelenkserkrankungen sind vorwiegend eitrig. Auch hier ist das Kniegelenk bevorzugt, wie überhaupt der monoartikuläre Charakter überwiegt und die polyartikuläre Form nicht so häufig vorkommt. Nach unseren Beobachtungen ist die Prognose der Wiederherstellung günstiger als bei der gonorrhoischen Arthritis.

Was die Häufigkeit anlangt, so sah LENHARTZ unter 45 Fällen von Meningitis 3mal eitrige Arthritiden; NETTER und DURAND nennen einen Hundertsatz von 5,5, LEVY einen solchen von 4,4 und SCHOTTMÜLLER vermerkt unter 49 Fällen von epidemischer Cerebrospinalmeningitis 5mal das Kniegelenk, 1mal das Hüftgelenk und 2mal das Handgelenk als ergriffen.

Histologisch finden sich die Zeichen einer eitrigen Synovitis, in den stark leukocytär infiltrierten inneren Schichten der Synovalis liegen meist zahlreiche Meningokokken, eingeschlossen in Leukocyten.

Zur Vereiterung von Gelenken kann es auch nach *Pneumonien* kommen, doch sind Metastasen nach Bakteriämien relativ selten.

VOGELIUS bezeichnet 6 Fälle unter 5188, ROLLY 36 unter 4477. Darunter waren 26 croupöse und 16 lobuläre Pneumonien (zit. nach CHIARI). Bei Kindern sind diese Pneumokokkenarthritiden häufiger als bei Erwachsenen.

Es wäre noch darauf hinzuweisen, daß, nicht ganz selten bei puerperaler Staphylokokkensepsis, auch die verschiedenen *kleineren Gelenke*, z. B. des Larynx, des Sternoclaviculargelenkes, das Kiefergelenk, aber auch die Synchrondrosen (Symphysis sacroiliaca, ossis pubis usw.) Sitz der Metastase werden können.

Die Mund-Rachenhöhle mit ihren Tonsillen ist häufiger Eintrittspforte für Erreger von Arthritiden.

Sinnesorgane. LENHARTZ schreibt in seinem „Krankheitsbild der septischen Erkrankungen": „Kaum ein Organ ist bei den septischen Prozessen schon klinisch gleich häufig in Mitleidenschaft gezogen wie das Auge." Er hat seinerzeit besonders den sog. ROTHschen Flecken, die LITTEN zuerst näher beschrieben und beobachtet hat, eine erhöhte Bedeutung zugemessen. Wir haben es nicht unterlassen, auch darauf in vielen Fällen zu untersuchen, haben uns aber nicht davon überzeugen können, daß — vielleicht mit Ausnahme bei der Endocarditis septica — die Befunde häufig verwertbar gewesen wären. WILBRAND beschrieb sie als kleine weißliche Herde, die Ähnlichkeit mit einem Chorioidaltuberkel haben. Sie sollen von der Größe der Papille sein — die übrigens selbst nicht beteiligt ist — und rasch entstehen. Man kann nicht sagen, daß solche Augensymptome bei allen Arten von septischen Erkrankungen auftreten.

Die Bilder sollen mit denen der Retinitis albuminurica Ähnlichkeit haben, sich aber von dieser dadurch unterscheiden, daß sie weitgehend rückbildungsfähig sind und keine Sehstörung zur Folge haben. Es muß auch hier natürlich die Frage aufgeworfen werden, ob die ROTHschen Flecke rein toxischen Einflüssen oder der Embolie von Bakterien selbst ihre Entstehung verdanken. Auch ein *embolischer Netzhautherd bei der Sepsis* besteht aus einer grauweißlichen zentralen hellen Stelle, also entsprechend einem Nekroseherd. In der Umgebung sind hier häufig Blutungen. Das vom Bakterienembolus verstopfte Gefäß ist meist noch sichtbar.

LEBER hält die letztgenannte Möglichkeit für die gegebene, wenngleich der Keimnachweis im histologischen Präparat nicht immer gelingt, und nimmt an, daß sie auf die unmittelbare Wirkung avirulent (?) gewordener, nicht mehr entwicklungsfähiger, verschleppter Keime zurückzuführen seien.

Diese Auffassung — abgesehen von der supponierten Avirulenz der Keime — ließe sich mit der von SCHOTTMÜLLER vertretenen Ansicht in Einklang bringen, daß die psychischen Störungen bei der Sepsis zum Teil durch mikroskopisch kleine metastatische Bakterienansiedlungen im Gehirn und seinen Häuten bedingt seien (Encephalitis, Meningitis circumscripta disseminata).

An der *Papille* können sich unabhängig von den oben genannten Veränderungen entzündliche Erscheinungen im Verlauf einer Sepsis ausbilden. So sahen wir in einigen Fällen von Staphylokokkenendokarditis eine Papillitis. Dabei erscheint die Papille hyperämisch verwaschen, unscharf begrenzt, die Gefäße sind verbreitert (venöse Stauung mit Ödem).

Die *Neuritis optica* konnten wir in einzelnen Beobachtungen auch isoliert, ohne gleichzeitige krankhafte Vorgänge am übrigen Auge, feststellen. Auch von JOCHMANN und LESCHKE sind solche Fälle beschrieben worden. MICHEL und AXENFELD wiesen sogar Abscesse im N. Opticus nach.

Verschiedentlich beobachteten wir als einzige Komplikation im Auge ein pustelartiges Eiterherdchen unter der Conjunctiva oder ein graues Knötchen am Rande der Cornea von frappanter Ähnlichkeit mit einer Phlyktäne.

Viel wichtiger sind die ebenfalls nicht sehr häufigen *Netzhautblutungen*, die ebenfalls schon von LITTEN in 28 von 35 Fällen gefunden wurden. Diese Blutungen gehen nicht parallel mit den Hautblutungen, treten aber fast immer in beiden Augen auf, zum Teil ebenfalls in Lagen bis zu 4 Papillen Durchmesser erreichend. Manchmal ist die Netzhaut wie mit Blut besprizt. Wir haben sie nur bei der septischen Endokarditis gesehen und in 2 Fällen entwickelte sich bald eine Panophthalmie.

LENHARTZ berichtet, daß *Panophthalmien* häufig mit einer *Iridochorioiditis* oder *Chorioiditis* ihren Anfang nahmen, ohne daß stärkere Schmerzen vorhanden waren. Die Entwicklung nahm manchmal nur Stunden in Anspruch.

Über *Iridochorioiditis* bei Sepsis berichten VALUDE, COLONEL und MÜLLER, über Hypopion, Keratitis und Chorioiditis purulenta HIRSCHBERG. Sehr häufig findet man auch varicöse *Entartungsherde der Nervenfasern* (die sog. ROTHsche Retinitis septica) besonders am hinteren Augenpol in der Retina. Sie verschwinden wieder, wenn eine Sepsis zur Ausheilung kommt. Hier handelt es sich der Hauptsache nach wohl um eine Aufquellung der Achsencylinder in den inneren Netzhautschichten, um eine „varicöse Hypertrophie der Nervenfasern", die mit eigentlichen Entzündungserscheinungen auf bakterieller Basis nichts zu tun hat. Sie können leicht übersehen werden, da sie im allgemeinen nicht störend empfunden werden. Die Pupille selbst bleibt unbeteiligt (KYRIELEIS). Von Entzündungsprozessen können somit der Nervus opticus, die Retina, die Chorioidea, der Glaskörper in Form von Trübung, die Vorderkammer, die Iris, die Cornea und die Conjunctiva betroffen sein.

Entzündlichen *Exophthalmus* bis zur Protrusio bulbi sehen wir vor allem dann, wenn die Venenstämme im Gesicht betroffen sind. Selbst die Augenlider können in Mitleidenschaft gezogen werden.

Nach BIRCH-HIRSCHFELD wird das Übergreifen septischer Prozesse, z. B. von Liderkrankungen auf die Orbita und auf die Gehirnsinus, dadurch erklärt, daß die Orbitalvenen keine Klappen haben. Sie entleeren ihr Blut je nach der Kopfhaltung entweder nach den Gesichtsvenen, den Ästen der Vena facialis oder nach dem Sinus cavernosus.

Die *Pathogenese* der metastatischen Augenprozesse ist leicht zu übersehen: Die von den anderen Herden her verschleppten Bakterien siedeln sich in den Aderhaut- oder Netzhautcapillaren, nicht in den größeren Gefäßen an und führen zur Leukocytenanhäufung um die Capillaren, die eben funktionelle Endarterien sind. Prozentual am häufigsten sehen wir sie bei der Endokarditis, und zwar, wie schon erwähnt, vor allem bei den durch Staphylokokken und hämolytische Streptokokken hervorgerufenen Sepsisfällen.

Nach LÖHLEIN sollen larvierter verlaufende Formen der Panophthalmie im Anschluß an Sepsis durch Pneumokokken, Meningokokken, Gonokokken, Influenzabacillen, Streptococcus viridans usw. zu beobachten sein, während die durch hämolytische Strepto- und Staphylokokken stürmischer verursachten verlaufen. Die Entzündungserscheinungen seien im ersten Falle beschränkter lokalisiert, und eine totale Vereiterung des Augapfels käme nicht zustande.

Chemosis, Eiterbildung, bisweilen Perforation folgen kurz hintereinander.

Die Panophthalmien traten häufiger bei thrombophlebitischen als bei anderen Sepsisfällen auf.

Die Zahlen von FROMME, wonach bei ulceröser Endokarditis in über 50% der Fälle doppelseitige und in 22% einseitige Panophthalmie bestünde, finden wir allerdings zu hoch. ZWEIFEL beobachtete bei 60 Fällen von puerperaler Sepsis 2mal, HALBAN und KÖHLER bei 163 Fällen nur 4mal Panophthalmie. Nach ACHSENFELD soll unter 121 Sepsisfällen 28mal das Auge als einzig nachweisbares, von Metastasen ergriffenes Organ festgestellt worden sein, und in 34,5% soll der Prozeß sogar doppelseitig gewesen sein. Siebenmal hat er unter 172 Fällen eine Ophthalmie beobachtet; LENHARTZ unter 200 Sepsisfällen 8mal.

Ohren. Otitis media, so oft Ausgangsinfektion für die Sepsis, dürfte nur selten metastatisch sich entwickeln. Dagegen haben wir 2mal eine Labyrinthitis mit ihren Folgeerscheinungen beobachtet. Als Ursache fand sich bei JOCHMANN für eine Taubheit eine Embolie der Arteria basilaris.

Innere Organe. *Gehirn und Nervensystem.* Es ist nicht immer leicht, die cerebralen Krankheitszeichen, die bei schweren septischen Zuständen auftreten, in ihrer Genese richtig zu deuten, d. h. sie von den Symptomen abzugrenzen, die auch bei hochfieberhaften lokalen Infektionen zu beobachten sind.

An dieser Stelle sollen nur die histologisch oder morphologisch erkennbaren Veränderungen Erwähnung finden. Hier sind vor allem die *flohstichartigen Blutungen* zu erwähnen, die man im Gefolge jeder septischen Erkrankung, vor allem aber bei der Streptokokken-Endokarditis finden kann. Sie sind nicht nur toxisch bedingt. E. FRAENKEL hat an unseren Fällen häufig feinste, nur mikroskopisch sichtbare Veränderungen, sei es in den Meningen, sei es im Gehirn selbst feststellen und in $^3/_4$ aller Fälle auch pathogene Mikroorganismen nachweisen können. Bakterien mögen es demnach sein, die in Form capillarer Embolien das Gehirn und seine Häute direkt reizen. SCHOTTMÜLLER hat sogar in den Fällen, wo makroskopisch höchstens eine Hyperämie erkennbar war, *disseminierte, mikroskopisch kleine Bakterienherde in den Meningen bei Sepsis* nachweisen können. Diese Keime finden allerdings nur in seltenen Fällen einen Zutritt zum Liquor, so daß man sie aus der Lumbalflüssigkeit nicht gesetzmäßig züchten kann. Sobald diese in circumscripten Mikroherden disseminierte Form (Meningitis disseminata circumscripta nach SCHOTTMÜLLER) zu einer diffusen Meningitis übergeht, findet man die Bakterien selbstverständlich auch im Liquor. Von der parainfektiösen Entmarkungsencephalitis (PETTE), die sich auch im Anschluß an septische Prozesse entwickeln kann, und von den postinfektiösen Polyneuritiden soll hier nicht die Rede sein. Schon in der vorbakteriologischen Zeit war bekannt, daß von Lungenherden, besonders von Bronchiektasen aus, es zu einer embolischen Verschleppung infektiösen Materials, zur Bildung von Meningitis bzw. zu Hirnabscessen kommen kann. Bekannt ist ja auch die Beziehung der Pneumonie zur Meningitis.

Auch Erkrankungen der Nebenhöhlen und der Nase können den Infektionsprozeß zu den Meningen fortleiten. Wir müssen zu einem großen Teil auch die „kryptogenetischen" Hirnabscesse als auf diese Art und Weise zustande gekommen annehmen. Immer ist ätiologisch an das Ohr oder an die Nase als Ausgangspunkt der Infektion zu denken.

Gerade GRAEFF tritt für eine solche rhinogene Entstehung ein.

Nach ihm kann die Infektion in der Schleimhaut der Nasenhöhle oder an irgendeiner ihrer Nebenhöhlen (Oberkiefer, Stirnhöhle, Keilbein, Siebbeinzellen) zu finden sein. Die Fortleitung von rhinogenen Infektionen soll sich über die Lymphscheide der Olfactoriusfasern auf die Meningen vollziehen. Aber gerade die akuten Infektionen der Nebenhöhlen und auch da finden wir uns in Übereinstimmung mit GRAEFF, lassen die klinischen Erscheinungen kaum sofort hervortreten.

Eine Encephalitis purulenta findet sich oft nach einer otogenen Infektion. Gewöhnlich liegt vorher eine eitrige Knochenerkrankung vor, z. B. eine Caries des Felsenbeins oder eine Eiterung des Warzenfortsatzes. Der Absceß liegt entweder der Otitis benachbart im Schläfenlappen oder, was nicht so häufig der Fall ist, im Kleinhirn. Die Abscesse können allerdings auch an entfernteren Stellen zur Entwicklung kommen, indem die Infektionserreger auf dem Wege der Lymphräume, der thrombosierten Venen oder vielleicht auch den Nervenbahnen entlang kriechen. So kann der Hirnabsceß in seltenen Fällen auch auf der der Ohrenerkrankung entgegengesetzten Seite sitzen (GOLDSTEIN).

Eine Meningitis kann auch durch den Durchbruch von Hirnabscessen, die vor der Bildung eines solitären Abscesses manchmal in kleinster Form embolisch aufgetreten waren, hervorgerufen werden.

Ein solcher Hirnabsceß kann sich einkapseln und, wie wir das bei 3 unserer Fälle gesehen haben, nach Abheilung des eigentlichen Sepsisherdes zu Spätreaktionen, eventuell zur Spätmeningitis Veranlassung geben. In einem Falle entwickelte sich ein solcher Spätabsceß im Stirnhirn und verursachte eine merkwürdige Abwandlung der Persönlichkeit, ohne daß sonst Symptome vorhanden gewesen wären.

Auf die immer noch umstrittene Pathogenese der eigentlichen *Meningokokkensepsis* mit und ohne Meningitis ist auf S. 986 ff. eingegangen worden. Meningokokken finden sich zweifellos viel häufiger, als man früher dachte, in den Nebenhöhlen. Ob eine derartige larvierte Infektion zur Erklärung dieser Sepsisformen reicht, ist noch fraglich. Meningokokken werden auch, wie dies besonders von HARTWIG festgestellt wurde, im Knochenmark abgelagert, sobald sie von anderen Stellen in die Blutbahn eingedrungen sind. Dabei spielt die Quantität keine ausschlaggebende Rolle, vielleicht sind es demnach eher feinste osteomyelitische Herde, die dann zu dem klinischen, häufig sehr larvierten Bild der Meningokokkensepsis Veranlassung geben.

Eine Blutung, ein *hämorrhagischer Liquor*, kann entweder auf einer Pachymeningitis beruhen, auf einer stärkeren Gehirnblutung oder auf entzündlichen Prozessen an den Gehirnarterien. Letzteres ist besonders bei der Streptococcus-viridans-Infektion der Fall. Bekanntlich führt die Endocarditis lenta zu Gehirnblutungen einesteils durch hämorrhagische, embolische Erweichungen, nicht selten auch durch bakteriell arteriitisch entstandene berstende Aneurysmen. Solche können sich, ähnlich wie diejenigen arteriosklerotischen oder luischen Ursprungs, auch an der Basis entwickeln. Wir müssen bedenken, daß die Arteria cerebri media ebenso wie die Arteria basilaris, die aus den durchschnittlich noch größeren Arteriae vertebrales kommen, an und für sich schon einen besonderen Druck aushalten müssen. Ihre Wandung ist zudem noch im allgemeinen dünner wie die anderer Gehirngefäße. Daß gerade bei der Endocarditis lenta arteriitische Erscheinungen nicht so ganz selten an Basilargefäßen angetroffen werden, erklärt sich vielleicht auch daraus, daß an den Basilargefäßen schon häufig angeboren in der Arterienwand kleine „Webfehler" vorhanden sind, an denen sich leichter panarteriitische Vorgänge abspielen. Unter diesen Umständen kann es auch hier leichter und häufiger sogar zu rezidivierenden Blutungen kommen.

Über eine besondere Form von *Peripachymeningitis staphylococcia spinalis*, d. h. Epiduralabscessen (MORAWITZ, SCHOTTMÜLLER, BINGOLD) wurde auf S. 992 berichtet.

In solchen Fällen zeigte die Obduktion Rippenabscesse dicht neben der Wirbelsäule. Die Staphylokokken dringen durch das Foramen intervertebrale in den Wirbelkanal ein und führen hier zu Verdrängungserscheinungen in Form einer extraduralen Eiteransammlung. Eintrittspforte für diese Art von Infektion kann eine unscheinbare Wunde sein.

Wenn wir es als Hypothese vorläufig noch auffassen müssen, daß manchmal Meningokokken — ähnlich wie die neurotropen Virusarten — den *Weg entlang von Nerven* wandern, so könnte man doch aus klinischen Beobachtungen entnehmen, daß auch Meningokokken die Nerven als „Leitungskanal" benützen könnten. Im Experiment kann der Vorgang von Infektionen durch andere Bakterien in den großen Nervenstämmen (Ischiadicus, Medianus) mit größter Regelmäßigkeit erzeugt werden.

Die Meningitis meningococcia muß auch einerseits von der Lehre von RICKER, andererseits von der SPERANSKYs aus betrachtet werden.

Die Zelle, ihr Inhalt, Protoplasma und Kern, stellt nicht mehr den Grund allein für die Lebenserscheinungen dar, sondern ist aus dem Verband mit dem Nervensystem und dem Gefäßapparat nicht mehr wegzudenken. Jeder zugeleitete oder in sich entstehende Reiz, ebenso seine Beantwortung, gehen über einen Nervenweg. Gerade das vegetative Nervensystem als zusammengeschlossenes Syncytium umspannt und durchdringt mit seinen feinsten neurofibrillären Auflösungen nach der Peripherie hin als terminales neuroretikuläres Wundernetz die letzten Zellen der Blutstrombahn. Nervenreizung, Strombahnänderung und protoplasmatische Gewebsveränderungen stehen in engsten gesetzmäßigen Verbindungen zueinander (STÖHR) zum vegetativen Zentralorgan des Gehirns; zu den Schaltstellen des Zwischenhirns werden Reize und Reaktionen zu- und abgeleitet, ausgelöst und in vielseitige Wechselbeziehung gebracht. Eine scharfe Trennung zwischen Bindegewebe und Nervensystem läßt sich nicht mehr erkennen. Hier fließen beide Gewebsarten in die Grundsubstanz des Bindegewebes ineinander über.

Das vegetative Nervensystem als große funktionelle Einheit kann an jeder Stelle Reaktionen sensorischer, neuromuskulärer, sekretorischer und trophischer Art auslösen.

Schließlich muß noch die eigentümliche *Verbundenheit der Hirnhäute mit den Sinus des Gehirns* (die durch die Arachnoidalzotten oder PACCHIONIschen Granulationen gegeben ist) für einen Übertritt von Meningokokken in den Blutstrom in Betracht gezogen werden, insofern die Arachnoidealzotten in die Lacunae laterales des Sinus sagittalis hinein ragen und, wie man annimmt, gewissermaßen einen Teil der Abflußwege des Liquors darstellen.

Kreislauforgane. *Endokard.* Wir möchten annehmen, daß der Beginn der Endocarditis verrucosa kaum anders sein dürfte, als bei der rheumatischen Verrucosaform. Das bedeutet aber nicht, daß wir der Auffassung zuneigen, die Endocarditis rheumatica sei ebenfalls bakterieller Genese. Die Resultate REYEs, der angab, mikroskopisch in den Auflagerungen der Klappen bei 23 obduzierten Fällen von Endocarditis rheumatica Viridanskokken (8mal sogar kulturell) gefunden zu haben, konnte man nicht bestätigen, sie stehen ja geradezu im Gegensatz zu den Theorien v. ALBERTINIs und GRUMBACHs, wonach zwar zu Beginn der Endokarditis ein Einfluß von Streptokokken stattfand, der bei zunehmender Resistenz der Patienten immer geringer werde!

Wir haben bei der septischen Endokarditis trotz des manchmal sehr schnellen Ablaufes des Geschehens zwei Abschnitte ihres Entstehungsmechanismus zu unterscheiden:

Der erste Teil ist wahrscheinlich für die rheumatische und die septische Endokarditis der gleiche. Es bestehen lediglich Unterschiede der Intensität: bei dem stürmischen Verlauf der septischen Endokarditis mit dem massiveren Blutbahn-Einbruch von Bakteriengiften und (im Gegensatz zum Rheumatismus) von Bakterien selbst ist die Intensität natürlich immer erheblich stärker.

Der zweite Teil des Entstehungsmodus besteht wohl in der bleibenden Ansiedlung der Erreger auf den Klappen selbst.

Mit dieser Betrachtungsweise könnte man zwanglos zwei sich Geltung verschaffende Ansichten vereinen, von denen die erste eine direkte Ansiedlung von Bakterien auf den irgendwie besonders dazu vorbereiteten Klappen annimmt, die zweite an eine embolische Verschleppung von Bakterien auf dem Wege der Klappengefäße glaubt.

KLINGE und seine Schule faßt die Endocarditis verrucosa als allergisch-hyperergische Reaktion des Mesenchyms, hier speziell des Endothels des Herzens auf wiederholte Impfungen des Organismus mit Bakterientoxinen, insbesondere Streptokokkentoxinen, auf.

Daß die Endokard-Endothelien besonders empfindlich sind und sich der infektiöse Prozeß so häufig gerade an den Herzklappen abspielt, läßt sich mit der einzigartigen mechanisch-funktionellen Beanspruchung dieser dünnen gefäßlosen Häutchen wohl erklären. Histologisch findet man zunächst eine Verquellung des Endothels, eine Verdickung und Zellvermehrung und schließlich eine oberflächliche Riffelbildung, die dann zur Ablagerung von Fibrin und feinsten Blutgerinnseln und damit zur Entstehung kleiner Wärzchen führt.

Wir haben auf S. 952 ff. zur Beziehung Sensibilität-Allergie bereits Stellung genommen. Die interessanten Untersuchungen DIETRICHs und SIEGMUNDs hatten ja schon lange vorher die Genese der Endokarditis auf dem Wege über eine Sensibilisierung zu ergründen versucht.

Die Verquellung und Verdickung des Endothels mit Ablagerung von Fibrin kommt, wie man annimmt, zustande durch Störungen des kolloid-osmotischen Gleichgewichts und des Säfteaustausches zwischen der Blutflüssigkeit und dem Endothel infolge der wiederholten Resorption von körperfremdem Eiweiß oder Bakterientoxinen, wie man im Tierversuch durch Vorbehandlung mit diesen Stoffen zeigen konnte. Diese Vorgänge an den Herzklappen, die man zu den resorptiven Leistungen des Endothels zu rechnen hat, sind in Parallele zu setzen zu den SIEGMUNDschen Fibrinknötchen, die bei chronischen septischen Prozessen in analoger Weise an den kleinen Venen verschiedener Organe auftreten können. An der Ansatzstelle der kleinen Wärzchen beginnt dann die Einwanderung histiocytärer Elemente, die allmählich zur Vernarbung führt. Zugleich bildet sich über den Wärzchen neues Endothel und es setzt langsam in der Klappe eine Bindegewebsvermehrung und ein Einsprossen von kleinen Gefäßen ein, die von der Klappenansatzstelle aus eindringen. Nunmehr können sich Bakterien auf in dieser Weise geschädigten Klappen direkt ansiedeln oder dorthin embolisch auf dem neugebildeten Gefäßweg verschleppt werden, was weiter unten noch näher ausgeführt ist.

Man fragt sich, wieso ein Organ, das wie kein anderes unausgesetzt das ganze Leben hindurch beansprucht ist wie der Klappenapparat, von der sonst so sinnreichen Natur so beschaffen sein soll, daß das alleinige Aneinanderprallen der Klappen schon zu einer Endothellockerung führen und so den Boden für eine Entzündung schaffen könne. *Müßte eine Endokarditis dann nicht noch häufiger sein?* Müßten dann toxische oder Ernährungseinflüsse für eine Ansiedlung von Bakterien nicht noch mehr von Bedeutung sein?

Zweifellos können auch Gifte, Traumen oder blande Fremdkörper eine Endocarditis zur Entstehung bringen. Eine solche Endocarditis simplex bei Rheuma, Scarlatina, im Puerperium, bei Kachektischen, Tuberkulösen erscheint uns, bis wir nicht einen anderen Beweis bringen können, abakteriell. Es ist so schwer, das initiale Stadium bei der menschlichen Endokarditis untersuchen zu können.

Nur in 2 Fällen von Thrombophlebitis septica puerperalis, bei denen eine massive Lungenembolie den Verlauf vorzeitig abkürzte, konnten wir eine Endokarditis eben zu Beginn näher studieren.

Es fanden sich grau-gelbliche Rauhigkeiten mit gekörnten rötlichen Wärzchen, die massenhaft Streptokokken und Erythrocyten enthielten. Man hätte diese Veränderungen leicht übersehen können, wenn nicht die Blutkultur am gleichen Tage eine hochgradige Bakteriämie mit hämolytischen Streptokokken ergeben hätte.

Der anatomische Befund allein ließ am Endokard keineswegs auf eine Bösartigkeit des Prozesses schließen oder einen Gegensatz zwischen einer Ulcerosaform und einer Endocarditis verrucosa annehmen.

Die Anfangserscheinungen dürften mit den Befunden im Tierexperiment im großen und ganzen übereinstimmen. Das Endokard verliert seinen Glanz, dann nimmt ein schmieriger Bakterienbelag zu und dieser zeigt die sich vorbereitende septische Endokarditis an, die sich dann später durch immer mehr zunehmende Thrombenbildung, durch Klappenzerstörung, Defekte und eventuell durch Perforation kennzeichnet.

Gerade unter der Thrombendecke dringen die Erreger immer weiter nekrotisierend in die Tiefe ein. Kommen sie wieder an die Oberfläche, dann verbreiten sie die Infektion mitunter durch Abklatschung während der Kontraktion auf die andere Seite.

Unter 158 Fällen, die REINHARDT zusammengestellt hat, war nur 15mal das rechte Herz allein befallen (9mal die Pulmonalis, 5mal die Tricuspidalis, 1mal beide zugleich), außerdem 12mal zugleich die linken Klappen. 50mal war die Aorta allein beteiligt, 42mal die Mitralis allein, 36mal beide zusammen (nach meinen statistisch nicht gesammelten Erfahrungen ist die Aorta relativ weit häufiger ergriffen).

Die zweite Theorie sagt (wie oben angeführt) aus, daß eine bakterielle Endokarditis embolisch zustande kommt. Voraussetzung ist hier, daß die Klappen *vascularisiert* sind. Unter normalen Verhältnissen ist dies bekanntlich nicht der Fall. Diese Vascularisationen müssen erst sekundär erfolgen und tatsächlich kommen sie zustande, sobald eine Endocarditis verrucosa vorangegangen ist. Dringen dann die Erreger in diese feinsten Klappengefäße ein, dann kommt es zur Exsudation und zur Nekrose, zur Leukocytenauswanderung aus den Klappengefäßen und zur Eiterung, manchmal zu einer Art diphtheroiden Entzündung. Unter Herabsetzung der Widerstandskraft gegenüber dem Blutdruck gibt die Wand nach, es kommt zur Taschenbildung, zu Rissen, zur Ablagerung von Gerinnseln und eventuell zur Perforation.

VON LANGER verdanken wir vor allem eine Beschreibung solcher Vorgänge. Kleine Gefäßstränge entwickeln sich aus der Klappenansatzstelle des Myokards heraus und treten in die Klappe über, sich unregelmäßig verteilend. Die Capillaren können auch die organisierten Thromben durchsetzen und über die subendothelialen und elastischen Schichten Äste bis zur Oberfläche abgeben. Die neugebildeten Gefäße, eingebettet in ein dichtes Bindegewebe, lassen eine Unterscheidung zwischen Venen und Arterien nicht sicher zu. Nach VON LANGER ist die Entwicklung von Gefäßen keineswegs von der Intensität der Klappenveränderung abhängig. Die Sprossung der Endothelzellen könnte durch denselben Reiz angeregt werden, der die abakterielle Endokarditis verursacht.

DIETRICH und SIEGMUND haben diese Endokarditis experimentell zu klären versucht. DIETRICH stellt die unter dem Einfluß von Bakterien und ihrer Toxine auftretenden Reaktionen am Klappenendothel, denen des reticulo-endothelialen Systems gleich. Voraussetzung allerdings seien Bakteriämien, also ein „septischer Zustand", der erst bei einer gewissen Immunitätslage das Haften der Keime am Klappenendothel hervorruft.

SIEGMUND beobachtete solche Endothelaufquellungen an den Gefäßen und an den Klappen auch schon nach Injektionen von Caseosan, und gleichartige knötchenförmige Endothelwucherungen nach intravenösen Keiminjektionen sowohl in größeren Lebervenen, wie auch in Lunge, Milz und anderen Gefäßgebieten.

Nach der Keimhaftung bedecken sich die geschädigten Endothelzellen mit einem Fibrinpfropf. Die Keime sind anfangs noch nachweisbar, später aber auf den Knötchen, die bei ihrer Rückbildung nur Intimaverdickungen zurücklassen, nicht mehr. Aus den abakteriell gewordenen, sich weiß darbietenden Fleckchen, besonders an der Mitralis, kommt es bei nachträglich *wiederholter* Staphylokokkeninfektion zu endokarditischer Auflagerung und das Endokard wird bei mangelhafter Resorptionsfähigkeit zum Siedlungsherd.

Die Versuche wurden erst mit abgetöteten, dann mit lebenden Staphylokokken durchgeführt. Es müßte also durch Salven von Staphylokokken das Gewebe aus dem Stadium natürlicher Widerstandsfähigkeit in eine empfindliche Reaktionslage gebracht werden. Das auffallend lockere Gefüge des subendothelialen Gewebes am Aortensegel erschien hierzu besonders prädestiniert.

Die „Resorptionsleistung" spielt für das Haften der Keime und für den zeitlichen Ablauf der Endokardreaktion bis zur Ausheilung mit Organisationsbildung einer Endocarditis verrucosa, andererseits bei örtlicher oder allgemeiner Resistenzverminderung für die Bildung einer Endocarditis ulcerosa et polyposa, d. h. für größere Zerstörungen und thrombotische Auflagerungen eine wesentliche Rolle.

Wie läßt sich dies auf die Humanpathologie übertragen?

Die Entwicklung einer septischen Endokarditis beim Menschen im Tierexperiment steht mit der Ansicht, daß ein „septischer Zustand" Voraussetzung sein müsse, *nicht im Einklang.* Gerade in der Klinik sieht man eben immer wieder die Fälle, bei denen eine unscheinbare Infektion, die manchmal sogar nur eine einmalige Bakteriämie zur Folge hatte, bereits sekundär eine foudroyante, septische Endokarditis verursachte.

Wir könnten mehrere beweiskräftige Beobachtungen anführen, die zeigen, daß die Krankheitsdauer vom Beginn der Infektion bis zum Auftreten endokarditischer Erscheinungen nur wenige Tage beanspruchte.

Die Zahl der Gesamtkrankheitstage schwankte bei den SCHOTTMÜLLERschen Krankheitsfällen zwischen 1—2—3 Wochen. In keinem seiner angeführten Fälle war eine fortgesetzte oder gar über lange Zeit ausgedehnte Infektion vorangegangen. 6 Todesfälle ereigneten sich sogar schon innerhalb der ersten 6 Krankheitstage. Eine ganz ähnliche Zahlenreihe weist eine Arbeit aus der KISSLINGschen Klinik auf. Der Durchschnitt der Krankheitsdauer betrug 16 Tage. Auch ein Überblick über die von LENHARTZ, JOCHMANN, HEGLER veröffentlichten Fälle läßt ähnliche Zahlen erkennen. *Andererseits müßte man ja dann gerade bei den chronisch verlaufenden Fällen von septischer puerperaler Thrombophlebitis, bei denen über Wochen hin Bakteriämien auftreten, mit einer gewissen Regelmäßigkeit auch eine Endokarditis erwarten, wenn eine vorhergehende Sensibilisierung der Endothelzellen von maßgebender Bedeutung wäre.* In Wirkichkeit gehört dies geradezu zu den Seltenheiten.

Wir waren bei der großen Anzahl von septischen Endokarditiden immer wieder darüber enttäuscht, daß die klinischen Beobachtungen nicht mit den anatomischen Veränderungen erwartungsgemäß übereinstimmten. War das nekrotische Geschwür flach, dann schien der Krankheitsverlauf besonders foudroyant und gerade dabei ließ sich so manchmal jedes Geräusch noch vermissen, obwohl jetzt schon das Blut von Keimen wie übersät schien. In einer Arbeit von SCHOTTMÜLLER wurde — bei zeitlich aufeinanderfolgenden Fällen — der anatomische Befund wiedergegeben, welcher sich bei septischen Endokarditiden darbot, deren Krankheitsbeginn genauer fixiert werden konnte, weil die Herbeiführung eines artifiziellen Abortes die Infektion einleitete:

Wir greifen hier aus den Krankengeschichten der SCHOTTMÜLLERschen Klinik folgende Befunde heraus (Tabelle auf Seite 1031).

Tabelle 5.

Nr.	Krankheitsdauer vom Beginn des Abortes bis zum Exitus Tage	Fieberdauer Tage	Bakteriologischer Befund im Blute intra vitam	Anatomischer Befund
1	16	16	hämolytische Streptokokken	ganz frische, abwischbare Fibrinauflagerungen auf der Mitralis.
2	17	15	hämolytische Streptokokken	polypöse Auflagerungen auf der Mitralis ohne Narben.
3	12	8	hämolytische Streptokokken	grauweiße Flecken, kleine Ulcerationen an der Tricuspidalis und Mitralis.
4	17	11	hämolytische Streptokokken	schmutzige Flecken an der Tricuspidalis und am Papillarmuskel (sept. Herde).
5	18	17	Staphylokokken	frische warzenförmige Auflagerungen auf der Tricuspidalis.
6	12	9	Staphylokokken	Sektion verweigert. Klinisch: Endocarditis mitralis.
7	4	4	hämolytische Staphylokokken	nekrotische Einlagerungen am Schließungsrand der Mitralis (Endocarditis septica).
8	4	4	hämolytische Staphylokokken	mißfarbene graue Einlagerungen auf der Mitralis (Endocarditis septica).
9	6	6	hämolytische Staphylokokken	nekrotische, schmutzige, bröcklige kleine Auflagerungen auf der Mitralis.
10	8	8	hämolytische Staphylokokken	gelbbraune, kleine bröcklige Auflagerungen auf der Tricuspidalis (Endocarditis septica).
11	15	12	hämolytische Streptokokken	kleine, trübe Auflagerungen auf der Tricuspidalis, stecknadelkopfgroße warzige auf der Mitralis.
12	6	4	hämolytische Staphylokokken	frische, schmutzigfarbene, kleine Einlagerungen im rechten parietalen Endokard.
13	9	9	hämolytische Staphylokokken	linsenförmige nekrotische Einlagerungen im medialen Segel der Tricuspidalis (Endocarditis septica).
14	14	14	hämolytische Staphylokokken	voluminöse hämorrhagische Auflagerungen am Schließungsrand der Mitralis.
15	6	6	hämolytische Staphylokokken	nekrotische, schmutzigfarbene Auflagerungen an der Aorten- und Mitralklappe (Endocarditis septica).

Diese Liste anatomischer Befunde könnte noch weiter verlängert werden.

Es soll nicht bestritten werden, daß die Zellreaktionen am Endokard (falls sie regelmäßig vorhanden sein sollten) wohl ein besonders prädisponierendes Moment für den Ausbruch einer Endokarditis abgeben *können*. Wie selten aber kommt es doch bei den ungeheuer zahlreichen Bakteriämien zu einer Anlagerung der Keime am Endokard! SCHOTTMÜLLER führt aus, daß *bei einer Zahl von mehr als 8000 septischen Aborten seiner Klinik* (bei denen in den meisten Fällen durch die Blutkultur eine Bakteriämie festgestellt wurde) *es nur bei 50 Kranken zu einer Endocarditis puerperalis gekommen ist.* „Dieses Verhältnis erfährt noch eine erhebliche Verschiebung, wenn man bedenkt, daß nur ein kleiner Teil der

Aborte, aber wohl fast alle Fälle von Endokarditis post abortum dem Krankenhaus zugeführt werden." Ganz besonders instruktiv in dieser Beziehung sind diejenigen Fälle, bei denen post partum oder post abortum eine thrombophlebitische Sepsis im Uterusvenengebiet stattfindet. Dieses Krankheitsbild kann monatelang täglich Schüttelfröste aufweisen. Es können also über lange Zeit hinweg Bakterien im Blute kreisen, es können auch dauernd Zersetzungsprodukte von den infektiösen Thrombenmassen aus direkt in die Blutbahn eindringen und doch kommt es auf Grund einer überzeugenden Statistik *in nicht mehr als 1% der Fälle zu einer Endokarditis.*

Myocard. ASCHOFF schreibt über die herdförmigen interstitiellen Entzündungs - herde im Myocard, welche bei Streptokokken-Sepsis auftreten, folgendes:

„Sie bestehen in einer primären Wucherung der fixen Bindegewebszellen und der adventitiellen Zellen, mit Anhäufung von lymphocytären Elementen großen und kleinen Kalibers, zahlreichen Plasmazellen, eosinophil-gekörnten Leukocyten". Diese Form der Myokarditis kann natürlich auch bei zahlreichen anderen Infektionen auftreten. Es wäre ja auch wirklich nicht einzusehen, wenn das Myokard nicht an den vielseitigen infektionsbedingten Störungen beteiligt wäre; immer und immer wieder müssen wir aber auf Grund unserer Erfahrungen betonen, daß sich bei den verschiedenen Formen der Sepsis ein besonderes Krankheitsbild der „septischen Myokarditis" *nicht* herausgeschält hat.

Dahingegen haben wir gerade bei den Endokarditisfällen manchmal Myokardabscesse beobachten müssen, welche durch Strepto- und Staphylokokken hervorgerufen waren.

Eine reine purulente Myokarditis sahen wir einmal nach einer schweren Pneumonie. Von derselben aus war eine langdauernde und sehr massive Pneumokokken-Bakteriämie ausgegangen (vgl. auch S. 1047).

Die durch die Anwesenheit von Rundzell-Infiltraten charakterisierte Myokarditis muß verhältnismäßig häufig sein. Prognostisch ist sie zweifellos günstiger zu betrachten als z. B. die postdiphtherische Myokarditis.

Arterien. Die Arterien können sich auch direkt am Infektionsprozeß beteiligen, doch scheint die Pathogenese im allgemeinen eine andere zu sein wie bei der Veneninfektion. Hier ist es vor allem — ähnlich wie bei der Endocarditis lenta — die Intima, die in Form einer Arteriitis befallen werden kann, also die Infektion von innen her. Als Folgeerscheinung kann *Aneurysmabildung* auftreten. Wesentliches wird hier noch im speziellen Teil darüber zu sagen sein. Diese Aneurysmen können an den verschiedensten Stellen auftreten. Wir haben sie mehrmals an den *Basilarisarterien* des Gehirns, *an Nieren- und Leberarterien* gesehen.

Im allgemeinen müßte man erwarten, daß von der Endocarditis valvularis aus (ähnlich wie bei den luischen Erkrankungen) viel häufiger eine *Aortitis septica* zustande käme. Dies ist aber relativ selten. Nur bei der Staphylokokken-Endokarditis haben wir sie gelegentlich im ausgedehnteren Maße beobachtet.

Nur selten kann auch einmal, ähnlich wie das bei den Veneninfektionen der Fall ist, ein Infektionsherd direkt auf Arterien übergreifen.

WOHLWILL sah eine Phlebitis des Sinus cavernosus sich auf die Wand der Caroti interna fortsetzen. Weiter berichtet er über einen interessanten Fall, bei dem eine Gangrän des Ösophagus zu einer eitrigen Mediastinitis geführt hatte. Die Eiterung hatte auf die Aortenwand übergegriffen und hier zu einer umschriebenen wandständigen Thromboarteriitis geführt, von der aus es zu Metastasen in Nieren, Leber und Darm gekommen war. Der Tod war schließlich durch eine Ruptur der infizierten Aortenwand und Verblutung erfolgt.

Die größere Widerstandsfähigkeit der Arterien gegenüber der Venenwand dürfte in der histologischen Beschaffenheit der Arterienwand gelegen sein, worauf wir schon hingewiesen haben.

„Die septische Milz." Wir stellen die *Milzschwellung* in den Vordergrund, weil sie — viel häufiger als sie es verdiente — vom Arzt als wichtiges diagnostisches Zeichen angesehen wird. Es ist aber gleich zu betonen, daß sie keinesfalls ein zuverlässiges Symptom darstellt. Wir haben gerade bei schweren *Gasbacillensepsis-Fällen keine große Milz* gefunden. Dagegen gehört eine Milzvergrößerung zu den klassischen Symptomen der *Endocarditis lenta*, während sie bei den Fällen von Endocarditis acutissima vermißt werden kann. Es sind mehr die subakuten und chronischen septischen Infektionen (so bei der puerperalen anaeroben Streptokokkenthrombophlebitis und vor allem auch bei der Pylephlebitis), bei denen sich die Milz fast durchwegs vergrößert.

Die Milz — als Blutfilter — ist ebenso wie die Leber und die Lymphknoten durch weite Capillaren mit geringer Strömungsgeschwindigkeit ausgezeichnet. Sie kann demgemäß schon anschwellen als Zeichen einer Reaktion, die vielleicht allein mit den Vorgängen der Sensibilisierung in Beziehung steht. Die Rolle, die sie allgemein bei den infektiösen Prozessen spielt, ist aber noch lange nicht geklärt. Meist stützt man sich auf das Tierexperiment und erkennt dort, daß die durch Gifte oder bakterielle Einflüsse geschädigten, d. h. zum Untergang vorbereiteten Erythrocyten in die Maschen der roten Milzpulpa abtransportiert und durch ein in der Milz frisch bereitetes Komplement aufgelöst werden (BIELING). Beim Menschen freilich kann die schützende Kraft der Milz nicht sehr ins Gewicht fallen. Wir sehen ja auch, daß bei *Milzexstirpierten* im allgemeinen die bakteriellen Infektionen keine Abweichung von der Norm erfahren, andererseits aber auch nicht etwa günstiger verlaufen. Nicht einmal der nachweisliche Blutzerfall in der Milz, wie wir ihn besonders beim hämolytischen Ikterus beobachten, kann von ausschlaggebender oder übergeordneter Bedeutung für den Verlauf von Infektionen sein. Über diese Verhältnisse läßt auch das Experiment keine völlige Klärung zu. BIELING glaubt, daß die Funktion der Milz eine rein fakultative sei. Diese könne, wie die Ergebnisse bei Splenektomie bzw. bei der Eisenblockade des reticulo-endothelialen Gewebes zeigten, eben auch von anderen Organen übernommen werden, falls natürlich nicht eine generalisierte Erkrankung sämtlicher lymphatischen Elemente auftritt. Vielleicht trifft dies zu bei den akuten Leukämien, wo wir häufig terminal sekundäre Streptokokkeninfektionen sehen. Wir haben bei den chronischen Leukämien nicht den absoluten Eindruck, als ob von vornherein die Infektionsabwehr außerordentlich stark oder regelmäßig herabgesetzt sei. Wenn sich später eine Streptokokkensepsis entwickelt, so ist mehr eine allgemeine Reduktion des Gesamtorganismus als die Milz allein verantwortlich zu machen.

Bei den Sepsisfällen durch Streptokokken oder Staphylokokken finden sich mikroskopisch gewöhnlich *Hyperämie, Hyperplasie* und *degenerative* Vorgänge in der Pulpa und den Lymphknötchen. Klinisch ist die Milz dabei verhältnismäßig hart und beim Betasten schmerzhaft, besonders wenn Entzündungen der Kapsel vorhanden sind, wie es meist im Gefolge von Infarkten der Fall ist.

Kurz zusammengefaßt muß man nach LUBARSCH folgende Arten von Veränderungen unterscheiden:
 1. die embolisch entstandenen und ihre Folgen,
 2. die sog. degenerativen Veränderungen, von denen der größte Teil nur in das Gebiet der Speicherungs- und Ablagerungsvorgänge gehört,
 3. Veränderungen, die bei akuten Nachschüben einem Teil der als akute septische Milzreaktion bezeichneten Befunde entsprechen.

Dennoch können weder diese Veränderungen noch kardiale Stauungserscheinungen, noch hämolytische Vorgänge ohne weiteres die oft so überaus starken Vergrößerungen der Milz erklären. Vor allem müßten wir doch gerade bei der Gasbacillensepsis mit ihren hochgradigen, blutzerstörenden Prozessen den größten Grad von Milzschwellung haben, was aber nicht der Fall ist.

Bei der Endocarditis lenta führt der *Milzinfarkt* zur Milzvergrößerung und zu Schmerzen, die manchmal auch ihre Ursache in einer *Perisplenitis* ohne Infarktbildung haben können. In frühen Stadien dieser Erkrankung findet sich nur ein Stauungsmilztumor und erst später tritt nach H. Fax eine bleibende Vergrößerung ein, wenn auch das lymphatische Element in der Milz dabei unbeteiligt bleibt; erst in späteren Entwicklungsstufen sind die Sinusendothelien hyperplastisch; beträchtliche Änderungen der Blutgefäßwandung kommen nicht in Frage. Plasmatocyten im Pulpabereich sind selten, polymorphkernige neutrophile Leukocyten jedoch recht häufig, ebenso die eosinophilen Elemente.

In vielen Fällen, aber keineswegs regelmäßig, sind auch die Erreger der Sepsis in der Milz bei der Obduktion nachzuweisen.

Eine eigenartige Vorstellung vom Wesen der Endocarditis lenta haben Fellinger und Weissel zur Diskussion gestellt. Sie messen der Milz die Rolle als Trägerin einer Herdinfektion zu, weil sie einmal durch Milzexstirpation eine $1/2$jährige Remission beobachteten. Sie glaubten, daß die antibiotische Therapie die im strömenden Blut kreisenden Keime mit Penicillin zwar unschädlich machen könnten, daß aber die Streptokokken in der Milz sich dem therapeutischen Angriff entziehen würden.

Genau so wenig wie man eine Malaria durch Milzexstirpation heilen kann, so wenig dürfte bei der Endocarditis lenta die Indikation zu einem so schweren Eingriff gegeben sein. Die Patienten gehen an ihrem infektiösen Herzleiden, das nicht dadurch geheilt werden kann, daß die Keime aus dem Blute verjagt werden, zugrunde. Sie gehen auch nicht an ihrer „Milzinfektion" zugrunde. Der Streptococcus viridans ist für andre Organe ein milder Keim!

Lungen und Pleura. Betrachten wir die Ausbreitungswege der septischen Erkrankungen, so wird es klar, warum bei der einen Sepsisform kaum Lungenherde auftreten, bei der anderen dagegen viele.

Die meisten embolisch bedingten Lungenherde sind bei der *thrombophlebitischen Sepsis* zu erwarten. Bei der *Pylephlebitis septica* bzw. den Infektionen des Quellgebietes der Vena portae zeigt sich ein filtrierendes Capillarnetz zwischen Pfortader und Vena hepatica vor den Embolien eingeschaltet. Wenn wir in einem solchen Falle Lungenherde — die erklärlicherweise hier selten sind — beobachten, so müssen wir an die Möglichkeit eines Übergreifens der Infektion auf Äste der Vena hepatica denken. Lungenembolien von einem solchen neuen Sepsisherd sind dann begreiflich.

An eine *Thrombophlebitis in Lungenvenen* ist also zu denken, wenn auch im großen Kreislauf größere Abscesse zu finden sind.

Eine Arbeit von Nathan aus dem Wohlwillschen Institut berichtet über 24 obduzierte Fälle mit Lungenabscessen, zugleich mit Metastasen im großen Kreislauf. In 21 Fällen konnten thrombophlebitisch veränderte Lungenvenen in der Nähe des Lungenabscesses aufgefunden werden, die zum Sepsisherd und demgemäß von hier aus zur Ursache der Metastasen in Organen des großen Kreislaufes wurden. Lungenembolien gewinnen demgemäß durch die Erzeugung eines sekundären neuen Sepsisherdes eine besondere Bedeutung. Nach unserer Ansicht sind Infektionen der Vena pulmonalis spontaner Ausheilung durch Einschmelzung trotzdem häufiger zugänglich als andere septische Thrombophlebitisfälle. Wir müßten sonst klinisch häufiger Folgeerscheinungen sehen!

Treten Keime in den Lungenkreislauf über, die nicht an größeren Embolien anhaften, so gibt es zwei Möglichkeiten: entweder sie werden bereits im Filter der Lungen abgetötet oder sie treten durch die allerfeinsten Gefäße in den großen Kreislauf über. Wir sehen dies in manchen lymphangitischen Sepsisfällen. Im

Grunde genommen handelt es sich um einen natürlichen Vorgang, denn die im Verhältnis zu den Erythrocyten wesentlich kleineren Mikrokokken müßten — sollte man annehmen — überall da noch durch Capillaren durchschlüpfen können, wo überhaupt eine Blutbewegung noch stattfindet. Wenn Mikroembolien in Spätfolgen sich doch nicht bemerkbar machen, dann muß eben auch dem Lungengewebe eine Bactericidie großen Ausmaßes zugesprochen werden. Im übrigen spielt Menge und Art der Keime für das Schicksal, dem die Lunge bei Bakteriämien ausgesetzt ist, eine maßgebliche Rolle.

Bei der *thrombophlebitischen Sepsis im Cavagebiet* sind es größere infizierte Thrombenteilchen, die ihren Weg in die Lunge finden. Entsprechend ihrer Größe können sie leichter in Endarterien der entsprechenden Lungenpartien stecken bleiben und dienen dann selbst zugleich als Nährböden für die Keime. Für manche, wie für die Streptokokken und Staphylokokken, ist die Ansiedlung im Lungengewebe an und für sich durch ihre bessere Haftfähigkeit erleichtert, auch wenn es sich lediglich um eine Mikroembolie handelt; für andere dagegen, z. B. für Meningokokken, Gonokokken, Colibacillen, Gasödembacillen, ist das Haften wesentlich erschwert. Dabei war für uns auffallend, daß auch Pneumokokken keineswegs eine besondere organotrope Neigung für das Lungengewebe zeigten, wenn der Sepsisherd, wie wir das in einzelnen Fällen beobachteten, in den Lymphbahnen des Parametriums (Sepsis puerperalis lymphatica pneumococcica) gelagert war. Hier trat bei der Keimverschleppung nicht etwa eine lobäre Pneumonie auf, sondern eine Lungenabscedierung.

Die verschiedenen Lungenkomplikationen bei der Sepsis sind demgemäß bereits bestimmt durch die Art der Erreger. Das tritt besonders deutlich hervor, wenn wir die zahlreich verstreuten embolischen Herde bei der *Endocarditis lenta* betrachten. Hier herrschen die *blanden* Infarkte vor. Wir haben solche Fälle sich über Monate hinziehen sehen, bei denen bei der Obduktion jede Eiterung im Lungengewebe vermißt wurde.

Am meisten führen noch die *hämolysierenden Streptokokken* und *Staphylokokken* zu kleinen und großen Lungenabscessen. Unter den anaeroben Keimen geben die *Gasödembacillen* zu typischen Lungenveränderungen keinen Anlaß. Daß die Anwesenheit von Gasbacillen im Lungengewebe bakteriologisch gelegentlich festgestellt werden kann, ist nichts Auffälliges. Nach Infektionen, die ihren Ausgang von der Mundhöhle oder vom Darm nehmen, können Gasödembacillen — allerdings fast ausschließlich mit anderen Keimen zusammen — in embolischen Herden in der Lunge nachgewiesen werden. Hie und da wurde auch von einem „malignen Ödem" bei der Lungeninfektion durch Gasbacillen berichtet. Einen durch Gasbacillen bedingten Lungengewebstod unter gleichzeitiger Gasproduktion — wie bei dem Muskelgasbrand — halten wir jedoch nicht für wahrscheinlich.

Als einer der Haupterreger embolischer Lungengangrän war früher der *Streptococcus putrificus* (SCHOTTMÜLLER) aufzufassen. Dieser Anaerobier spielte aber auch eine hervorragende Rolle bei der gewöhnlichen Lungengangrän, die also nicht nur eine Teilerscheinung einer Sepsis ist, sondern bei der Infektion der Lunge descendierend vor sich geht. — Nicht selten war er vom *Bacillus symbiophiles* begleitet. Unter ihrer beider Einwirkung bilden sich Stinkstoffe; Fibrin, elastische Fasern, sowie zellige Elemente werden aufgelöst.

Je nach dem Stadium sieht man dann, wie unsere zahlreichen Krankengeschichten ergaben, nebeneinander in einer Lunge mißfarbene nekrotische, noch trockene Herde, neben umschriebenen eitrigen, absceßähnlichen Erweichungen von Kirsch- bis Pflaumengröße. Oft findet sich eine breitere Demarkationslinie, die den Gangränherd vom pneumonisch infiltrierten Lungengewebe der Nachbarschaft trennt.

Mikroskopisch zeigt sich in ihm abgebautes Blut, Fettsäuren und eine Mischbakterienflora. Als embolisch dokumentiert er sich häufig dadurch, daß das Zentrum des meist dreieckigen Herdes oft noch den bakterienhaltigen Embolus beherbergt. Schließlich sehen wir das *vollausgeprägte Bild der Lungengangrän* mit ihren ausgesprochen verjauchten, erweichten, oft Teile matschiger, stinkender, abgestorbener Lungenpartien enthaltenden Höhlenbildungen. Die Pleura über den Herden ist dann graugrün bis dunkelgraubraun. Greift die Infektion auf sie über, so bildet sich ein *fötides Empyem*. Die Lagerung der Herde in den Unterlappen bzw. an den subpleuralen Partien erklärt sich nach TENDELOO durch die Strömungsverlangsamung an der Lungenoberfläche.

Putride Einschmelzungen können zusammenfließend ganze *Lappen* einnehmen, die Wandungen der Höhlen werden immer schlaffer und zerfetzter; in das Lumen, das mit jauchigen, dickflüssigen Massen angefüllt ist, ragen Gefäßstümpfe mit verdickten Wandungen und thrombotisch verlegtem Lumen.

Selbstverständlich können sich in solchen Höhlen auch andere Keime ansiedeln. Die Mischinfektion kommt oft von obenher zustande. Wie bei den solitären Gangränhöhlen fanden wir oft die Parasiten der Mund-Rachenhöhle.

Insbesondere den Bacillus symbiophiles, ein anaerobes, sehr kleines Stäbchen, von der Größe der Influenzabacillen, das äußerst selten eine Monoinfektion verursacht, um so häufiger aber, wie der Name sagt, in Symbiose mit dem Streptococcus putrificus (besonders bei Thrombophlebitis) in Erscheinung tritt. Neuerdings wird er mit dem Bac. funduliformis identifiziert (s. S. 1000).

Diese Befunde wichen hinsichtlich der Ausdehnung ganz wesentlich von den embolischen Herderkrankungen in der Lunge ab, bei denen *aerobe Sepsiserreger* die Infektion verursachen.

Es bestehen also zusammengefaßt im Anschluß an eine Bakteriämie in der Lunge folgende Möglichkeiten:

1. Die Bakterien werden durch Endothelien und Histiocyten vernichtet.
2. Es kommt zur reaktiven Entzündung, zur Metastasenbildung, die Keime gehen nicht in den großen Kreislauf über.
3. Die Absceßbildung greift auf eine Lungenvene über und die Keime werden auch in das arterielle Gebiet des großen Kreislaufs ausgestreut; Bakteriämien können so erneut gehäuft in Schüben erfolgen.

Einen etwas anderen Entstehungsmodus hat die Grippepneumonie, bei der das Virus von den oberen Luftwegen bis in die feinsten Bronchien hinabsteigt und der Mischinfektion mit anderen Erregern (Kokken und Influenzabacillen) gewissermaßen „die Tür aufmacht".

Bei gewissen Formen von Pneumonien, besonders in der *Grippezeit*, beobachten wir schwere, von vornherein septisch anmutende Zustände, bei denen, wenn auch meist in nicht zu großer Zahl, Keime im Blut nachzuweisen sind. Der *histologische* Befund läßt eine Unterscheidung gegenüber dem zu normalen Zeiten nicht zu. Nur Streptokokkenpneumonien zeigen manchmal ausgedehnte kleine Abscesse über allen Lungenteilen. Hier beobachteten wir *Dauerbakteriämien, die nicht auf einen anderen Sepsisherd zurückzuführen waren.* Auf das makroskopisch typische Aussehen des Lungengewebes bei den sog. Grippepneumonien sei hier nicht näher eingegangen.

Nieren und Nierenwege. Unter Hinweis auf die Gesamtdarstellung der *nephrogenen Sepsis* in pathologischer und pathogenetischer Beziehung muß nocheinmal zusammenfassend erwähnt werden, daß so gut wie alle Formen von Nephropathien als Begleiterscheinung septischer Erkrankungen auftreten können.

Die Streptokokkeninfektionen können zur *diffusen Glomerulonephritis* führen mit all ihren Symptomen, die sich aus der allgemeinen Gefäßkontraktion ableiten, mit Hypertonie, Ödembereitschaft, Krampfurämie usw. Häufig ist diese Sepsisform im allgemeinen nicht, sie kommt mehr bei den lymphangitischen Sepsisformen vor.

Die LÖHLEINsche *Herdnephritis* mit ihrer monosymptomatischen Hämaturie bei der *Endocarditis lenta* haben wir in Einzelfällen auch bei Sepsis durch hämolysierende Streptokokken (Thrombophlebitis im Sinusgebiet nach otogener Infektion) gesehen.

Schwere Hämaturien verdanken ihren Ursprung entweder endarteriitischen Prozessen *(Nierenaneurysmen)* unterschiedlichen Ausmaßes oder ausgedehnteren Infarzierungen bei der Endocarditis lenta. Daß es bei intravasaler Hämolyse zu Anurie und Urämie kommen kann, wird bereits ausführlicher auf S. 1048 ff. erwähnt. Es wäre aber wiederum zu betonen, daß in der Niere auch eine regelrechte Metastasierung durch Gasbacillen vorhanden sein kann.

Als Allgemeinerkrankung faßt VOLHARD auch die *interstitielle Herdnephritis* auf. Auch sie ist eine Teilerscheinung des Infektes mit seinen toxischen Schädigungen. Es kommt zu kleinzelligen Infiltrationen, zu seröser und zelliger Infiltration im intertubulären Bindegewebe. Diese akut interstitielle Herdnephritis tritt sehr wenig aus dem allgemeinen schweren Symptomenbild hervor. Oligurie, Rest-N-Erhöhung geben Aufschluß über diese besonders schwere Nierenerkrankung.

Bei der *chronischen Pyelitis* mit ihren immer wieder rezidivierenden Fieberattacken ist die Schleimhaut häufig schon verdickt, narbig und papillös verändert. Einsprengungen der Mucosa, Leukoplakien, werden dann beobachtet. Bis zur Muskelschicht ist die Wand mit Bakterien durchsetzt. Das Bild einer sept schen Erkrankung nimmt mehr oder weniger typische Prägung an. Bakteriämien sind vor allem bei *Pyonephrose mit Empyem des Nierenbeckens* je nach dem Grad der Abflußbehinderung Ursache von wiederkehrenden Schüttelfrösten und hohem Fieber.

Der *hämatogene* Infektionsweg wird vor allem bei Typhus, Paratyphus, Streptokokken und Staphylokokken beschrieben. Hier verläuft häufig der Prozeß an den Nieren unter dem Bilde der allgemeinen Infektion. Hauptsächlich bei der septischen Endokarditis sieht man Monoinfektionen auch bei lokalisierten Staphylokokkenerkrankungen. Ein Musterbeispiel ist der *paranephritische Absceß*, der je nach Größe und Sitz ebenfalls zu Bakteriämien Anlaß geben kann. Diese sind aber nicht so häufig, wie wenn sich die Infektion in Nierenbecken und Harnwegen abspielt. Die klinische Diagnose des Nierenabscesses ist nicht immer leicht, wenn er nicht in Verbindung mit einem größeren Nierenkanal steht oder perforiert. Bei entsprechender Größe kommt es zu benachbartem Ödem, das sich sogar bis zu den Weichteilen hin bemerkbar machen kann. Selten vermißt man im Urin die infizierenden Bakterien.

Wir haben schon an anderer Stelle darauf hingewiesen, daß die Colibacillen so gut wie nie zu lymphogenen Infektionen Veranlassung geben. Es ist insofern wichtig, weil man dem Lymphweg auch eine Bedeutung für die Genese Pyelitis zugewiesen hat. Wenn man auch Lymphgefäßverbindungen vom Colon ascendens, Coecum und von der Appendix zur rechten Niere hin nachgewiesen hat (FRANKE), so ist damit noch lange nicht gesagt, daß der Lymphweg (und das gilt auch für die Staphylokokken) von den Erregern bis zur Niere hin beschritten wird. Der *ascendierende* Weg bleibt nach wie vor der gegebene.

Leber und Gallenwege vgl. S. 1061.

Pathologische Physiologie.

1. Es lag nahe, die *Beziehung von Sensibilisierung und Allergie* zur Erklärung des Krankheitsgeschehens im Rahmen einer Infektion im allgemeinen, d. h. im Kampf zwischen Keim und Wirt heranzuziehen. Das pathologisch-physiologische Experiment bekommt von jetzt ab den Vorrang. Es wird dabei mehr den Reaktionen des Tierorganismus (auf dauernde oder wiederholte Einführung vorwiegend eitererregender Mikroorganismen in den Kreislauf) Beachtung geschenkt, oder aber der Aktivität von Zellkomplexen, Gefäßendothelien im RES zu. Aus den Reaktionen humoraler und zelliger Abwehrkräfte wird rückschauend das Bild zu klären versucht, das in seinem Gesamtzustand dann mosaikartig manchmal etwas zu gewaltsam zusammengesetzt vorliegt, ohne daß der eigentliche Kern, der Sepsisherd (als die Ausgangsstätte für Streuungen) aus dem Gesamtbild entsprechend seiner Bedeutung in besonderem Maße herausgelöst wird.

Nehmen wir als Beispiel die *Endokarditis* als leichtesten der Beobachtung zugänglichen Sepsisherd heraus.

DIETRICH und SIEGMUND erblicken in der Endocarditis lenta nicht eine spezifische Erkrankungsform, sondern eine „*Sepsis eines abgestimmten Organismus*". Auf die Einwirkung von Keimen (z. B. von Colibacillen) komme es zu einer allgemeinen Steigerung der Zelltätigkeit des RES. Auch am Endokard beobachtet man einen Zustand von Phagocytose, Wucherung, Zellen lösen sich aus dem Verband des Endothels los. Herdförmig häufen sich am wandständständigen Endocard sowie an den Klappen neugebildete Zellen an, an denen es auch zum Haften von Keimen kommen könne. Voraussetzung sei also zuerst eine besondere Reaktion des Endothels auf eine *vorher über längere Zeit bestehende Infektion im Organismus*. Für das weitere Schicksal sei nun die celluläre Abwehrkraft gegenüber den haftenden Keimen maßgebend. Bei verminderter Reaktionsleistung komme es zur einfachen verrucösen Endokarditis; versagt jedoch die Resorption der Keime, komme es zu einer Kraftentfaltung der Streptokokken und zur Auslösung einer starken Reaktion des Körpers mit thrombotischen Vorgängen. Es entstehe eine polypöse oder ulceröse Endokarditis bis zum reaktionslosen Gewebszerfall.

Die experimentellen Untersuchungen von SIEGMUND, auf die wir auf S. 1040ff. zurückkommen, können nicht angezweifelt werden, aber sie sind nicht mit den lebenden Infektionsvorgängen, die sich im menschlichen Organismus abspielen, direkt vergleichbar. Beobachten wir z. B. den Kampf zwischen Mensch und Streptococcus viridans:

Freilich muß es unter der ständigen zermürbenden Einwirkung z. B. der Viridansinfektion zu Emdothelreaktionen auch am Gefäßsystem anderer Organe, z. B. am Gehirn und an der Niere kommen. Aber diesen Reaktionen geht *die primäre Infektion vom Endocard* voraus. Diese muß zuerst Boden gefaßt haben und dann ist sie *Ursache* und nicht erst *Folge* von allgemeinen Gewebsvorgängen. *Die Endokarditis steht vom Zeitpunkt der Entstehung an im Mittelpunkt und bleibt es.*

Wie wenig eine vorherige Sensibilisierung durch Keime für eine Herzklappenentzündung erforderlich ist, sehen wir noch besser am Beispiel der Endokarditis durch hämolysierende Streptokokken. Von einer Stunde zur anderen kann sie sich ohne Vorboten entwickeln. Für die Viridans-Endokarditis wird das nicht anders sein. Hier läßt der schleichende Charakter nur den ersten Beginn im Krankheitsbild nicht so deutlich erkennen.

Wie selten kommt es übrigens zu einem Haften der Keime am Endokard: Bei einer vorher schon lange bestehenden septischen Thrombophlebitis z. B. in höchstens 1% (obwohl doch hier der Keimeinbruch ins Blut oft in Salven erfolgt). Hier wäre bei dem wochenlangen Verlauf für die Sensibilisierung des Endokards gewiß mehr Gelegenheit gegeben als bei einer dentalen Fokalinfektion.

Für uns Kliniker ist entscheidend das Bild, das uns tagtäglich der Krankheitszustand bietet. Mag immerhin die Immunitätslage die bedeutsamste Rolle spielen, a priori ist es doch die geringe Virulenz des Streptococcus viridans, seine sich nicht ändernde Unfähigkeit zur Vereiterung, die der Endocarditis lenta den Stempel aufdrückt. Es wäre doch zu widersinnig, wenn der Organismus einerseits eine solch diktatorische Fähigkeit haben sollte, Keime fast bis zur Avirulenz zu zwingen, wenn er dann am Ende im Kampf doch erliegen könnte; andererseits, daß die Keime am Schluß eine solch merkwürdige stigmatisierte Krankheit heraufzubeschwören vermöchten, wenn sie nicht eine spezifische Eigenschaft besäßen.

Eines der hauptsächlichsten Gegenargumente, die man gegen die DIETRICHschen Experimente anzuführen hätte, ist, daß sie gar nicht mit dem Streptococcus viridans durchgeführt wurden, sondern mit Colibacillen. Gerade diese führen so gut wie nie zu einer Endokarditis beim Menschen. Daß der Staphylococcus klinisch eine ganz andere Endocarditis septica verursacht wie die histologisch durch Colibacillen im Tierexperiment sich darbietende, unterliegt wohl keinem Zweifel, wenn man viele septische Endokarditisfälle in ihrem Ablauf beobachten konnte.

Von ALBERTINI hat diese Anschauungsweise von Sensibilisierung und Krankheitsgeschehen mit bestimmten *Reaktionslagen* verknüpft. Er spricht von bestimmten Reaktionstypen, bei denen die Reaktionsformen von den beiden sich entgegenwirkenden Faktoren Virulenz und Resistenz abhängig ist. Auch v. ALBERTINI legt seiner Betrachtungsweise besonders die Endokarditis zugrunde. Die rheumatische Endokarditis z. B. sei *„nur ein Glied in einer langen Kette von Möglichkeiten des Reaktionsablaufes im Infektionsgeschehen"*. Streptokokken sind beim Rheumatismus nicht zu finden, weil einer hohen Immunitätslage eine geringe Virulenz der Keime gegenübersteht.

a) Beim chronischen „Lentatyp" hält sich Virulenz und Resistenz das Gleichgewicht,
b) beim „Rheumatyp" kommt es rasch zur Sterilisierung, weil eine gute Resistenz und geringe Virulenz da ist,
c) beim Ulcerosatyp" kommt die Resistenz nicht gegen die Virulenz auf.

Vom *klinischen* Standpunkt aus — und dieser ist ja doch für den Menschen der wichtigste — wäre manches auszusetzen an den Ausführungen der Autoren, die sich einseitig mit hyperergischen Reaktionslagen, mit der Verschlechterung unserer Ernährungsverhältnisse und anderen eventuell durch den Krieg bedingten umwälzenden Einflüssen befassen und davon Zunahme und Verlauf abzuleiten versuchen. Vieles hält der Kritik nicht stand, anderes ist überbewertet.

Man kann auch durch *Tierversuche* das Krankheitsbild und den Verlauf der menschlichen bakteriell bedingten Endokarditis nicht klären. Eine jede septische Endokarditis z. B. ist durch ihren speziellen Erreger (mag es ein Streptococcus hämolyticus, ein Pneumococcus, Staphylococcus oder Meningococcus sein) klinisch in besonderer Form typisiert, auch nach Anzahl der Bakterien, die unterschiedlich vom Endokard aus oder von einer Thrombophlebitis aus ins Blut eingeschwemmt werden. Die exaktesten Tierexperimente berechtigen zu keiner kritiklose Übertragung auf die menschliche Pathologie. Das Kleintier reagiert schon insofern wesentlich anders als der Mensch, als es bei ihm im strömenden Blut auch zu einer Vermehrung der Streptokokken kommen kann, im menschlichen Blut so gut wie niemals. Es wären noch viele Beispiele für das Versagen des Tierexperiments anzuführen! SCHULTEN sagt nicht mit Unrecht: *wenn es doch endlich verboten würde, die Streptokokkenmäuseinfektion, die außer dem*

Erreger nichts mit menschlichen Verhältnissen gemein hat, als Testobjekt zur Erprobung septischer Heilmittel zu verwenden. Aber immer wieder taucht unter Umschreibung früherer Erklärungsformen die Theorie bestimmter Reaktionslagen des Organismus auf, die dem Tierversuch entnommen wird.

Wir haben schon zu LIEBERMEISTERs Definition Stellung genommen, wonach septische Erkrankungen zu Sepsis führten, wenn Sensibilisierung des Organismus eingetreten sei und Nekroseherde im Zirkulationsapparat (sog. septische Herde) zur Entwicklung kommen. Ebenso anfechtbar ist, wenn LIEBERMEISTER dazu noch folgendermaßen kommentiert:

„Durch unspezifische oder spezifische exogene Einwirkungen kann die Allergielage ungünstig beeinflußt werden, so daß aus einer örtlichen ‚septischen Erkrankung' durch Fortschreiten eine regionäre septische Erkrankung oder eine regionär bedingte Sepsis oder endlich eine allgemeine Sepsis wird", oder „daß die morphologischen Bausteine die Beziehungen zur Allergie zeigen, wonach die Reaktion der fixen Mesenchymzellen örtlich beschränkt bleibe, und wenn sie in ihrer ersten bakteriologischen Phase versage, daß dann phagocytäre Reaktion (Abwehr durch bewegliche Zellen, Makrophagen, Leukocyten) bis zu einem gewissen Grad aushelfen müsse."

Wir mußten die Ausführungen LIEBERMEISTERs wörtlich wiedergeben, um gegen die rein theoretischen, nicht auf klinischer Praxis sich gründenden Anschauungen Einspruch erheben zu können. LIEBERMEISTER argumentiert: „Sind beide Funktionen ungenügend, so kommt es zu den anergischen Formen der Sepsis. Versagt die zweite, antitoxische Phase der humoralen Bakteriologie, der Abbau der intermediären Giftstoffe zu ungiftigen Endprodukten, so entsteht das Bild der Vergiftung." — Weiterhin: „Da im Ablauf der Entgiftung bei der Septicämie auch die Zeit einen wichtigen Faktor darstellt, so kann nach einiger Zeit Erholung von der Vergiftung eintreten: Der Schüttelfrost mit Fieberanstieg und den Zeichen schwerer Vergiftung wird durch Fieberabfall und Wohlbefinden abgelöst. Auf die humerale Dysergie folgt Anergie. Daß keine Immunität eingetreten ist, erkennt man daran, daß die Anfälle sich wiederholen. Ist die 2. Phase der humoralen Abwehr ungenügend, so tritt die Giftwirkung in reiner Form auf bis zum schwersten Schock."

Daß dieser Anschauungsweise eine einheitliche Berechtigung versagt ist, geht ja schon daraus hervor, daß es *viele* verschiedene Sepsisarten (je nach dem Sepsisherd) gibt und daß es auch entgegen der LIEBERMEISTERschen Auffassung *keine Einheitlichkeit von Giften* bei verschiedenen Erregern gibt. Unbeweisbar bleibt auch, daß Nebenprodukte bei der Entgiftung des Bakterienleibes als sensibilisierende Gifte wirken und Reaktionen von Histamin und histaminähnlichen Substanzen des Organismus zur Auslösung bringen.

Die pathogenen Faktoren sind eben vielseitig. Man kann das Krankheitsgeschehen im infizierten Organismus nicht mit Hilfe eines Einheitsgiftes auf einen gemeinsamen Nenner bringen, ebensowenig kann man einer Erschöpfungshypothese (wonach dem Organismus durch die pathogenen Bakterien Stoffe entzogen würden) noch schließlich Reaktionsformen von Leistungsänderungen spezifisch sensibilisierter Gewebssysteme spezifische Bedeutung zusprechen (DÖRR).

Zur Klärung der *Pathogenese allergischer Reaktionen* sind verschiedene Theorien aufgestellt worden. Dabei ist der Spekulation leider zu weiter Spielraum gelassen. Einerseits wird ihr Zustandekommen durch das freiwerdende Histamin bei der Antigen-Antikörper-Reaktion erklärt, andererseits durch Störungen im Nervensystem, speziell in dessen vegetativem Anteil. Durch sie soll Art und Ort der Symptome erklärbar werden. Beide Auffassungen mögen ihre Gültigkeit haben, es sind aber nur zwei von den vielen noch unbekannten Faktoren, die in ihrem Zusammenwirken örtlich und zeitlich das Krankheitsgeschehen bedingen.

Die Allergie in den Vorstellungsbereich einer Infektion einzubeziehen, ist schon bei der Tuberkulose eine mißliche Sache. Vor allem wurde schon früher von SCHÜRMANN, STAEHELIN und vielen anderen namhaften Forschern vor der Hemmungslosigkeit gewarnt, mit der (gerade auch im neueren Tuberkuloseschrifttum) die Allergiebegriffe zur Klärung unklarer Vorgänge benutzt und in Sonderbegriffe aufgeteilt werden. Insbesondere hat DÖRR darauf hingewiesen, daß die theoretischen Grundlagen der Methodik, durch Desensibilisierung eine Allergie zu bekämpfen, höchst problematisch seien. Von MORO wurde weiterhin die Lehre von der allgemeinen Allergie geradezu mit dem Hinweis abgelehnt, daß es eine Allergie des Menschen gegenüber den banalen Eitererregern eigentlich nicht gebe.

Für die Sepsis reicht der Allergiebegriff allein ebensowenig aus wie für die Erklärung sog. generalisierter Vorgänge. Die Krankheitsgestaltung bei der „allgemeinen Infektion" ist dadurch erklärt, daß Gelegenheit zu den Infektionsvorgängen durch die örtlichen Verhältnisse der Infektionsquelle gegeben ist. Hier ist, abgesehen von dem Einfluß der Virulenz des Krankheitserregers der Weg frei für die Fernwirkung der Infektion auf den Gesamtorganismus.

Es ist ein besonderes Verdienst von A. DIETRICH, bei seinen Studien über die Reaktionslage für den Ablauf von Allgemeininfektionen sich dabei von allen Überspitzungen des Allergiebegriffes und insbesondere einer einseitigen Bewertung der Antigen-Antikörper-Reaktionen freigehalten zu haben. Es ist weiterhin GRAEFF recht zu geben, daß man bei einer weiteren Erforschung der Probleme, die in Begriffen wie Reaktionslage, Umstimmung oder Allergie gelegen sind, weit über die Frage von örtlichen und allgemeinen Antigen-Antikörper-Reaktionen hinausgehen muß, um den tatsächlichen Gegebenheiten gerecht zu werden.

Dabei darf natürlich das vegetative Nervensystem nicht aus der kausalen Geschehensfolge ausgeschaltet werden. Wenn wir auch vorläufig noch keine exakten Beweise haben, an welchen zentralen Schaltstellen und auf welche Weise bakterielle, toxische oder andere — zuerst einmal durch eine lokalisierte Infektion bedingte — Dauerreize von der Peripherie aus angreifen, ebenso wie umgekehrt Erregungseinflüsse vom Zentrum aus sich auf die Peripherie auswirken, so müssen wir uns doch vorstellen, daß auch ein Sepsisherd solchen Voraussetzungen unterliegen muß. Nur kommen hier neben diesen von SIEGMUND als „Dystonie" zu wertenden Störungen noch die Einflüsse von anderen Herden, Metastasen, Auswirkungen von den Keimen auf das Blut hinzu. Es tauchen hier immer wieder neue Probleme auf, so z. B. unter welchen Voraussetzungen der Durchtritt von Keimen durch die Capillarwände erfolgt, was für Durchblutungsstörungen, ob zentral oder örtlich-peripher bedingt, sich geltend machen.

Dies gilt auch für das Problem der *Metastasenbildung*. Es wird in allen Eigentümlichkeiten durch die Allergie ebensowenig völlig geklärt, wie ehedem für die Tuberkulose. Es könnte höchstens eine Allergie für die Prädilektionsorgane angenommen werden. Bei der septischen Thrombophlebitis und Lymphangitis hört Metastasierung und Metastasierungsmöglichkeit auf, wenn die Bakterienquelle entfernt oder blockiert ist. So könnte ein rein mechanisches Geschehen die Änderung eines Allergiezustandes vermuten lassen, während sie in Wirklichkeit nur vorgetäuscht ist. Die Organreaktion ist abhängig vom Organbau und vom Infektionsweg. Entscheidender werden immer die örtlichen Verhältnisse der Infektionsquelle sein. *Die Häufigkeit der Metastasen* ist in erster Linie abhängig von der Zahl, der Massigkeit der Bakteriämie, der Besonderheit des Keimes, dem Sitz und dem anatomischen Zustand des Sepsisherdes, der elektiven Haftfähigkeit bestimmter Keime.

Vielleicht gewinnen wir einst einen tieferen Einblick in den Ablauf einer Infektion durch das Studium, wie die Antibiotica die Bakterienzellen in ihren Lebensäußerungen beeinflussen.

Von DOLD wird eine solche *antibiotische Auseinandersetzung zwischen Zellen und Bakterien* — mag es sich nun um Infektion, Resistenz und Wiedergewinnung der Virulenz handeln —

im Sinne einer Keimvermehrungshemmung aufgefaßt, wenn man die Immunisierung als natürliche Fähigkeit einer solchen Hemmung des Wachstums bzw. der Vermehrungsfähigkeit ansieht. Die Zeit des Kampfes zwischen den Erregern und dem Organismus, bis dieser unter Einbuße seiner natürlichen Inhibitionskraft unterliegt und es dem Erreger gelingt, sich zu vermehren, bedeute die Inkubation. Die Überwindung der Vermehrungstendenz der Erreger durch den Organismus bedeute Überwindung der Infektion. Läßt die Inhibitionskraft des Organismus aber wieder nach, so entstehe ein Rezidiv; bleibe der Ausheilungsvorgang auf halbem Wege liegen und komme es nicht zur völligen Vernichtung, so resultiere das Bacillenträgertum.

Unter Zugrundelegung dieser Anschauungsweise könnten wir uns gut vorstellen, warum durch unsere bis jetzt zur Verfügung stehenden Antibiotica die gefäßgebundenen Sepsisherde doch im Grunde genommen wenig gut beeinflußbar sind. Diese dringen eben in die verborgen liegenden Infektionsherde, häufig umgeben von nekrotischen oder fibrinösen Massen, nicht genug bis zum Zentrum ein. Wir werden bei unserer kurzen Abhandlung über die Endocarditis lenta darauf noch einmal zurückkommen müssen.

Man hat verständlicherweise zur Erklärung morphologischen Geschehens der Infektionskrankheiten und seiner *Beziehung zur Sepsis* nach Gesichtspunkten gesucht, die der *Ablauf der Tuberkulose* darbietet. Besonders GRAEFF und vor ihm LE BLANC suchten nach solchen Vergleichen. Nach GRAEFF komme es vom „Primäreffekt" (aus der Invasionsstelle) lymphogen zu einer morphologisch-histologisch gleichgearteten Reaktion in den regionären Lymphknoten, zu einem „Primärkomplex", der zu kontinuierlicher bzw. intracaniculärer ebenso wie zu lymphogen-hämatogener bzw. hämatogener Ausbreitung führen könne.

In anderen Fällen, aber gleichartigen Infektionskrankheiten, stehe demgegenüber der Übertritt und die Ausbreitung der Keime bzw. ihrer Gifte ins Blut vom Primärkomplex aus im Vordergrund des Geschehens.

In Übertragung zu unseren Fällen mit Gefäßgebundenheit wäre Sepsis hier der klinische Ausdruck der Reaktion aller Teile des Organismus auf die kreisenden Erreger der Infektion, mit der in jedem Stadium einer bakteriellen Infektion gerechnet werden könnte. Daraus resultierten in ortsspezifischer Weise — gleichsam als Indicatoren zu verwerten — Veränderungen der Organe, entweder in ihrer Gesamtheit oder teilweise in ihren Geweben. Je ausschließlicher die Infektion den Weg der hämatogenen Ausbreitung beschreitet, desto mehr werden hierbei die örtlich bedingten funktionellen Störungen zurücktreten. Ein solcher „Organbefall" könne bei Heilung oder schnell eintretendem Exitus isoliert, d. h. stationär bleiben. Solche Einwirkungen (gleichzeitig oder hintereinander auftretende) auf ein oder mehrere Organe zeigen sich in gleichbleibenden morphologisch-histologischen Reaktionen, die in unmittelbarem Zusammenhang mit dem primären infektiösen Geschehen stehen.

Nach GRAEFF würden außerdem „postinfektiöse" Krankheiten auftreten, die in unbestimmter Reaktion der „Allomorphose" bestünden, die nach einer Infektionskrankheit mit zeitlichem Abstand folgen, ohne selbst noch eindeutige klinische Kennzeichen einer Infektionskrankheit aufzuweisen; also nicht im Sinne einer Metastase, die eine gleiche morphologische Reaktion zeigen, wie die Infektion an der Eintrittsstelle, sondern infolge einer umgestimmten abgewandelten Reaktion. Der Umbau des betreffenden Organs sei durch Umstimmung des Organs besonders geartet. Als Beispiele führt GRAEFF die postinfektiöse Tabes, die Glomerulonephritis, BECHTEREWsche Krankheit und manche Formen der Polyarthritis an.

Selbstverständlich kann eine solche Theorie höchstens für *Fokalinfektion* Geltung haben, nicht dagegen für septische Krankheiten, wie wir sie im Nachstehenden darzustellen versuchen.

Aus dem Rahmen der Hypothesen, die man sich vom Wesen der Immunitätsbzw. der Abwehrvorgänge gemacht hat, fällt gerade die Gruppe der septischen Erkrankungen heraus. Wir sehen hier die Antikörperbildung nur so weit, als sie auf Grund des Sepsisherdes möglich ist. Das gilt auch für ihren Einfluß auf die Immunisierungsvorgänge. Das Merkwürdige ist, daß wir bei einer Thrombophlebitis septica durch den hämolytischen Streptococcus keinesfalls ähnliche Immunitätsvorgänge sehen, wie bei dem Erysipel, das durch denselben Erreger hervorgerufen ist (der zum mindesten eine thrombophlebitische Sepsis verursachen kann!). Es wird also hier die Infektion nicht vom Zustand der Empfänglichkeit zu dem der Unempfänglichkeit überführt.

HÖRING sagt dazu: „Wir lernten aus der SCHOTTMÜLLERschen Sepsislehre, daß es Allgemeininfektionen gibt, deren Pathogenese mit irgendwelchen Immunitätsvorgängen nichts zu tun hat und die dann auch entstehen können, glücklicherweise aber nur als Ausnahmen, wenn der Mensch an sich für die Allgemeininfektion mit dem betreffenden Keim unempfindlich ist. Im Gegensatz zur septischen Erkrankung mit dem banalen Eitererreger immunisiert sich beim Typhus der Organismus mit Erfolg und hinterläßt eine gute Immunität."

HÖRING sagt zu dieser Frage weiter: „Zum lokalen Infektionsprozeß kann es nur kommen, wenn der betreffende Organismus bereits immun ist ..., also mit einer Lokalisation, einer Abdrängung des Erregers auf einen Herd reagiert, von dem aus nach grobmechanischen Prinzipien es zu einem Sepsisherd ausgehen mag."

2. Einwirkung der Keime auf die automatische Wärmeregulation. Ebenso wie so viele normalisierenden Regulationen (Blutzucker-, Calcium-, Bilirubinspiegel, Blutstatus u. a.), die sich durch eine bewunderungswürdige Konstanz auszeichnen, so erfährt auch die Wärmeregulation eine Einbuße ihrer Leistungsfähigkeit, sobald bestimmte Keime (mögen es Bakterien, Protozoen oder Virusarten sein) eine Infektion entfachen.

Es scheint, daß das sympathische und parasympathische System, vielleicht auch das hormonale System in eine Entgleisung gerät. Jedenfalls müssen die Anteile im Gehirn, die man als „Wärmzentrum" zusammenfaßt, beim infektiösen Fieber in besonderem Maße ansprechen, und zwar in bestimmter Reaktionsweise. Aber gerade die nach bestimmtem Typ ablaufenden Fieberwellen zeigen auch, daß die Wärmeregulierung zu ihrer Automatie zurückkehren kann, sobald die auf sie treffenden Reize zeitweilig wieder ausbleiben. Von einem Versagen der physikalischen Regulierung (der automatischen Entwärmung) kann nicht unbedingt die Rede sein.

„Der Fiebernde kann schwitzen trotz anhaltenden Fiebers, bei manchen Infektionen sogar sehr stark (Maltafieber, Polyarthritis") und „er kann frieren, ja er friert sogar leichter, d. h. bei höherer Umgebungstemperatur, als ein Gesunder; in gleichem Sinne spricht die schweißtreibende Wirkung der Nahrungsaufnahme und die Reaktion auf willkürliche Abkühlung. Desgleichen muß die chemische Wärmeregulation fortbestehen, sonst wäre es nicht möglich, daß die erhöhte Temperatur trotz gesteigerter Wärmeabgabe Tage und Wochen lang auf gleichem Niveau verharrt (Typhus, Fleckfieber)." (DÖRR.)

Warum es krisenartig bei den septischen Erkrankungen zu einer Rückkehr des Wärmehaushaltes zur Norm kommen kann, obwohl noch ausgedehnte Infektionsherde vorhanden sind, können wir uns nicht ganz erklären.

Man denke nur an die Krise z. B. bei der Pneumonie, wo genau dieselben Befunde (Dämpfung, Bronchialatmen) nicht nur denselben ausgedehnten Prozeß, sondern auch die bakteriologische Untersuchung dieselben virulenten Keime aufweiset und es doch zu einer bleibenden Entfieberung kommt.

Hier drängen sich uns verschiedene Fragen entgegen:

1. Sind es Fiebergifte in den Bakterien selbst oder nur bakteriolysierte Stoffe (nach Abtötung der Erreger), die das Fieber bilden?

2. Geben Toxine erst zu Körpergiften Veranlassung und lösen so durch Eiweißabbauprodukte erst pyrogene Wirkung aus?

Tatsache ist nach unseren Erfahrungen, daß Fiebererscheinungen nicht sofort nach Eintritt der Keime ins Blut auftreten. Erst nachher kommt es zu einer mit Energieumsatz einhergehenden Leistungssteigerung der Funktionen bestimmter Organe. Wir sehen dabei eine Erweiterung der Gefäße im Splanchnicusgebiet, während zugleich entgegengesetzt eine intensive Gefäßkontraktion in der Peripherie mit entsprechender Leistungseinschränkung der betreffenden Organe und Gewebe auftritt. Denn nach E. F. MÜLLER findet im zitternden Muskel keine Wärmebildung statt, um so stärker kommt es jedoch zur Wärmeproduktion im Splanchnicusgebiet, die allein für die enorme Temperatursteigerung verantwortlich ist.

Nach früheren Untersuchungen von E. F. MÜLLER besteht eine enge Koppelung zwischen dem Splanchnicus-Leber-Gebiet und dem peripheren Stromgebiet, zu dem nicht nur die Haut, sondern auch die extraperitonealen Organe gehören. Auf dieses sog. splanchnoperiphere Gleichgewicht wurde E. F. MÜLLER durch das Phänomen der Leukocytenverschiebung hingewiesen. Gleichlaufend mit einer Erweiterung der Gefäße in der Peripherie kommt es nämlich zu einer Erhöhung der Leukocytenzahl in diesem Stromgebiet, ohne daß die absolute Zahl etwa verändert wäre, während im Splanchnicus-Leber-Gebiet eine Verminderung der Leukocyten und entsprechende Gefäßverengerung eintritt. Umgekehrt gilt das gleiche. Hat man unter Bakterieneinwirkung eine Gefäßerweiterung im intraperitonalen Bezirk, so verengen sich die Hautgefäße. Der Kranke empfindet dies als Kälte, seine Haut ist blaß. Die Sekretion im extraperitonealen Gebiet ist eingeschränkt, was sich als Trockenheit im Munde geltend macht. Auch das feinschlägige, vom Willen nicht unterdrückbare Muskelzittern ist nach MÜLLER eine Reaktion im Sinne der Stoffwechselhemmung in der Muskulatur.

Die Erregerreize, die auf cerebrale Zentren einwirken, sind bei den septischen Erkrankungen besonders gewaltsam in Gestalt des *Schüttelfrostes*. Durch die plötzliche massive Bakteriolyse der im strömenden Blut in großer Zahl vorhandenen Erreger ausgelöst, ist der „Schüttelfrost ein Musterbeispiel eines Affektes, der von Stammhirnzentren ausgeht und sowohl von der Peripherie her körperlich, thermisch, als auch vom Blut her chemisch und von Oberzentren her psychisch in Gang gesetzt werden kann" (EBBECKE).

Nach CURSCHMANN sollen die Bakterientoxine direkt hämatogen das Wärmezentrum (im Tuber cinereum) reizen. Die Infektion mit Bakterien oder deren Giften soll nach Ausschaltung des Zwischenhirns oder nach Halsmarkdurchschneidung im Tierexperiment keine Temperaturerhöhung und auch keinen Frost mehr hervorrufen können.

Nach ABDERHALDEN deute das Auftreten von Zähneklappern, Frostschauer und grobem Schüttelfrost auf eine *Steigerung rhythmischer Eigenreflexe* hin. Es komme zu klonischen Muskelkontraktionen und jede von ihnen verursache wiederum neue Reflexvorgänge. Änderungen in der Tätigkeit von Sympathicus und Parasympathicus vermögen ja manche Tremorarten allein auszulösen.

Das reinste Beispiel für das Symptom des Tremors sei der Sympathicusreizzustand bei der BASEDOWschen Krankheit und der experimentelle Tremor nach Einwirkung von Adrenalin auf den Sympathicus. Daneben kämen auch Änderungen der vegetativ nervösen Regulation der quergestreiften Muskulatur in Betracht. „Dies ist beim Kältezittern um so plausibler, als gleichzeitig mit ihm ja stets andere reaktive Vorgänge auftreten, die sicher vegetativnervösen Ursprungs sind, wie z. B. die Vasoconstriction im Bereich der Haut und die Kältereaktion der glatten Musc. arrectores pilorum cutis."

Diese motorisch-vegetativen Erscheinungen führen, wenn wir dem Gedankengang von EBBECKE folgen, auf getrennt einsetzenden Impulsen zur Unterscheidung in eine peripher, eine subcortical und eine cortical bedingte Form.

„In allen Fällen geht die efferente Innervation von Stammhirnzentren aus, die eine koordinierte Zusammenfassung motorischer und vasomotorischer, sympathischer vegetativer und hormonaler Impulse besorgen und trotz ihrer auf verschiedene Abschnitte des Mittel- und Zwischenhirnes, den Höhlengraus und der Stammganglien verteilten Lokalisation wie ein einheitliches Wärmezentrum wirken. Ihre Tätigkeit wird in Gang gesetzt

    a) reflektorisch von den Thermoreceptoren der Haut, und
    b) durch direkte Reizung chemischer (bakterieller oder Eiweißfieber), mechanischer (Hirnstichhyperthermie) und thermischer Art (Bluttemperatur), oder schließlich
    c) von Oberzentren des Großhirns aus" (EBBECKE).

Auch die Antikörperbildung an sich wird bekanntlich mit der Nerventrophik in Zusammenhang gebracht. Hier können wir uns auf Studien von BOGENDÖRFER beziehen.

Er konnte feststellen, daß die Antikörperbildung ausblieb, wenn er vor der Antigeninjektion das Halsmark durchtrennt hatte. Die Antikörperbildung wurde aber nicht unterbunden, sondern verlief normal weiter, wenn die Antigeninjektion geraume Zeit später nach der Durchschneidung vorgenommen wurde. Es war dann eben der ganze Vorgang unabhängig autonom geworden.

Diese zentrale Bahnung läßt sich wohl auch daran erkennen, daß auf eine Infektion bzw. auf einen Infektionsgrad auch psychische Einflüsse Geltung haben. Prinzipiell kann jede Reaktion im vegetativen Nervensystem auch von der Psyche aus beeinflußt werden (NONNENBRUCH). Bei der Sensibilisierung spielt eine besondere Empfindlichkeit des vegetativen Nervensystems zweifellos eine Rolle. Das sehen wir auch bei der Einwirkung psychischer oder anderer unspezifischer Reize auf die Auswirkung der Reaktionen, mögen sie neuromuskulär, neurovasculär oder sekretorisch sein.

Zum Schluß muß die Tatsache, daß bei der *Pylephlebitis* besonders zahlreiche Schüttelfröste auftreten (obwohl verhältnismäßig wenige Bakterien das Venencapillarnetz durchbrechen, Bakterien demgemäß viel weniger leicht aus dem Stromgebiet der Vena cava zu züchten sind), daran denken lassen, daß das *Problem des Schüttelfrostes in ungewöhnlich aktiven Vorgängen der Abwehr gegenüber den in den Zelleibern der Bakterien präformierten Giften sich aus Stoffwechselvorgängen in der Leber* erklären lassen muß.

Die Störungen, die am vegetativen Nervensystem einsetzen und eine unnatürliche Veränderung des Stromvolumens in den verschiedenen Blutgefäßbezirken zur Folge haben, lassen die krankhafte *Reaktion der Vasomotoren* geradezu sichtbar erkennen (s. unten).

So wenig bedeutungsvoll der einmalige Einbruch von Keimen in den Blutstrom zu sein braucht, so erschöpft sich doch der Organismus, je länger eine Keimeinwanderung stattfindet. Das ist besonders bei den thrombophlebitischen Herden der Fall.

Natürlich kann auch ein lokaler Herd, der nur wenig Keime ins Blut sendet, z. B. die lymphangitische Sepsis, durch die Ausschwemmung allein seiner Toxine das Infektionsbild zu einem außerordentlich schweren gestalten. In extremem Maße ist dies ja auch vor allem bei der *Peritonitis streptococcia* der Fall. Beim *Erysipel* sind deswegen kaum Keime in der Blutbahn festzustellen, weil die Lymphdrüsen die Streptokokken abfangen, ehe sie durch den Ductus thoracicus in die Vena cava gelangen. Diese Sperre wird bekanntlich vorübergehend durchbrochen beim Typhus abdominalis. Manchmal verbergen sich die Keime unter einer Schutzdecke und gelangen nicht in der zu erwartenden Zahl in den Kreislauf (enorme Keimzahl bei der Endokarditis durch hämolysierende Streptokokken und Staphlokokken, geringe Keimzahl für gewöhnlich bei der Endocarditis lenta durch Viridans-Streptokokken) (s. auch S. 1024 ff.).

Reaktionen des Kreislaufes. Dieser ist unter den toxischen Erscheinungen außerordentlich gefährdet. Im Schüttelfrost herrscht noch dazu der Vasomotorenkollaps vor, es ist aber erstaunlich, wie schnell sich solche Patienten erholen können.

Diese *Vasomotorenschwäche* spiegelt sich schon bei oberflächlicher Betrachtung der Haut wider. Der Patient erscheint blaß, die Haut verliert ihren Turgor und liegt bei fester Unterlage gespannt an. Dadurch erscheint z. B. die Nase spitz; der Puls ist klein, fliegend, weich, man hat den Eindruck, als sei das Blut von der Peripherie zentripetalwärts entwichen. Der Tonus der Gefäße hat sich wahrnehmbar verändert, die Erregbarkeitsverhältnisse des Wärmezentrums haben sich verschoben, und zwar infolge der Einwirkung der aus den Bakterien in die Blutbahn beim Zugrundegehen freigewordenen Toxine. Sie konnten, wenn wir die auf Tierexperimenten begründeten Versuche von ROMBERG und seinen

Mitarbeitern zu Rate ziehen, die im Gehirn und Rückenmark liegenden Zentren für Wärme- und Gefäßtonusregulation in bestimmter Weise angreifen.

Außerdem haben wir aber natürlich zu berücksichtigen, daß sowohl bei der Sepsis wie bei anderen Infektionskrankheiten der Zirkulationsapparat nicht allein Bakterieneinflüssen schädigend ausgesetzt ist. Unterschätzen wir z. B. nicht bei thrombophlebitischer Sepsis die *Blutverteilung in bestimmten Körperpartien* infolge Blutstauung größerer Extremitätenbezirke, Abflußbehinderung aus dem Puerperalvenengebiet, nicht zu sprechen von der veränderten Blutzusammensetzung, Blutdissimilation bei der Gasbacillensepsis, schwere Anämie. Selbstverständlich gibt bis zu einem gewissen Grade die Blutdruckmessung Auskunft, nicht immer aber über den Grad der Herzschwäche. Die gleichzeitige Vasomotorenschwäche könnte sogar eine Zeitlang zur Kompensation auch eines geschädigten Herzens beitragen; die Blutmenge, die dem Herzen zufließt, ist eine relativ kleine, da sie größtenteils im gelähmten Splanchnicusgebiet liegen bleibt. Wenn auch die Arbeit, die das Herz zu leisten hat, dadurch eine vorübergehend geringere ist, so wird sich selbstverständlich die Zunahme der Herzinsuffizienz nicht aufhalten lassen. Dazu kommt, daß natürlich der Herzmuskel aufs schwerste durch die Bakterientoxine geschädigt ist.

Es ist übrigens erstaunlich, wie wenig selbst eine Infektion mit Myokardbeteiligung sich anfangs physikalisch oder in der Kreislauffunktion verrät. Gerade solche Herzen, die ihr Geschädigtsein lange verbergen, können ihren Träger plötzlich in große Lebensgefahr bringen. Oft kann nur schärfste klinische Beobachtung auf ein solch drohendes Ereignis hinweisen. Ein beschleunigter, kleiner werdender Puls, ein Leiserwerden des 1. Tones an der Spitze, eine Akzentuation der 2. Töne, eine direkte Irregularität, daneben auffallende Hautblässe ohne entsprechende Veränderung des Blutbildes, ohne Hinweis auf eine innere Blutung zeigen eine nahende Kreislaufschwäche an. Tatsache ist aber, daß auch langdauernde Infektionen verschiedener Art (Abscesse, Lungentuberkulose, Salpingitis) mit wochenlangem Fieber den Kreislauf nicht in entsprechender Weise zu beeinträchtigen brauchen, zum mindesten nicht so hochgradig, wie wir das bei der Streptokokkenperitonitis in solch foudroyanter Weise sehen.

Vielfach hängt die *Prognose* selbstverständlich allein vom Zirkulationsapparat ab. Schädigungen, die für ein gesundes Herz belanglos sind, können zu plötzlichem Herzstillstand oder schweren Kollapszuständen führen. Dabei decken sich die anatomischen Befunde keineswegs mit der Schwere der klinischen Erscheinungen. Herzen mit erheblicher fettiger Degeneration sehen wir so gut wie bei jeder chronisch verlaufenden Sepsis, ohne daß intravital Zirkulationsstörungen vorhanden zu sein brauchen. Und umgekehrt weist oft bei plötzlichem Herzversagen die Obduktion einen recht wenig befriedigenden Befund auf. Das gleiche gilt auch für die Fälle, wo Reizleitungsstörungen sich klinisch darboten.

Myokard. Der Herzmuskel ist ebenso wie bei lang sich hinziehenden infektiösen Prozessen allein schon durch die ungeheure Belastung, die der Schüttelfrost mit seinem fast immer begleitenden Vasomotorenkollaps verursacht, mannigfachen Schädigungen ausgesetzt. Man kann sich nur wundern, daß das Herz, wie z. B. bei *thrombophlebitischen Sepsisfällen* mit täglichen Schüttelfrösten oder wie bei der *Meningokokkensepsis* mit den langen, sich über Monate hinziehenden Fieberperioden leistungsfähig bleibt.

Bei der Autopsie freilich findet man nicht selten schwerste Grade von fettiger Degeneration und mitunter ein mit frischen oder älteren Narben durchsetztes Myokard.

Wir sehen hier natürlich das Endstadium, mußten uns aber gerade bei ausheilenden Sepsisfällen überzeugen, daß die degenerativen Erkrankungen des Myokards weitgehender Reparation zugänglich sind, auch wenn, wie das uns ein Fall bewies, der 2 Jahre nach seiner Sepsis durch einen Verkehrsunfall zugrunde ging, zahlreiche Residuen interstitieller Myokarditis vorhanden waren. Dabei hatte der Patient in der Zwischenzeit seinem schweren mit körperlicher Arbeit verbundenen Beruf ungehindert nachgehen können.

Aschoff beschreibt die interstitiellen bei Streptokokkensepsis-Fällen auftreten den Entzündungsherde folgendermaßen:

„Sie bestehen in einer primären Wucherung der fixen Bindegewebszellen und der adventitiellen Zellen mit Anhäufung von lymphocytären Elementen großen und kleinen Kalibers, zahlreichen Plasmazellen, eosinophil-gekörnten Leukocyten."

Von leichter bis schwerster abscedierender Myokarditis finden sich Übergänge bei der Meningitis cerebrospinalis.

Hier sieht man nach Westenhöfer inter- und intramuskuläre Leukocytenanhäufungen, teils circumscripter, teils mehr diffuser Anordnung. In anderen Fällen findet man nur eine Rundzellenanhäufung, ebenfalls entweder circumscript oder diffus. Diese scheinen bei den akut verlaufenden Formen vorzuherrschen. Die Eiterherdchen sind wohl durch mikroembolische Prozesse, die Lymphocytenanhäufungen mehr im toxischen Sinne zu erklären.

Noch mehr tritt der eitrige Charakter natürlich bei denjenigen Sepsisfällen in Erscheinung, bei denen *Staphylokokken* oder *Streptokokken* in Betracht kommen. Die Bakteriengifte erzeugen zuerst Nekrosen, die dann der Abscedierung anheimfallen. Auch hier ist die Entstehung zumeist embolisch erklärbar. Die proteolytischen Fermente führen die Einschmelzung in mehr oder weniger großem Umfange herbei. Manchmal findet eine Bakterien- und Leukocytenanhäufung nur im Bereich der zentralen Nekrose statt.

Köster fand in solchen nekrobiotischen Herden nicht selten einen gelben Punkt oder Streifen, der sich mikroskopisch als Kokkenembolie bewies. Im allgemeinen werden diese subepikardialen Lagen (namentlich die in der unteren Hälfte des linken Ventrikels) bevorzugt. Ein Übergreifen auf das Perikard kann dadurch zustande kommen.

Mönckeberg hat mehrfach als solitäre Erscheinung Herde zwischen Aorta und Pulmonalis gefunden, die bis an das Endokard unterhalb des Aortenostiums vorgedrungen waren.

Er glaubt, daß man im allgemeinen nicht auf größere Herde trifft, weil die Massenhaftigkeit vorher zu einem Erlahmen der Herztätigkeit führen muß. Bricht ein subendokardialer Herd in die Herzhöhle durch, so entsteht das akute Herzgeschwür: „Liegt ein größerer Herd intramural, so kann die Ruptur eines akut-ulcerösen Herzaneurysmas eventuell mit Perforation die Folge sein."

In 2 Fällen während der langen Jahre haben wir beobachtet, daß bei einer Endokarditis — einmal durch hämolysierende Streptokokken, das andere Mal durch Streptococcus viridans — *schwerste Reizleitungsstörungen* im Sinne Adams-Stokesscher Anfälle auftraten; besonders bei dem einen Patienten kam es zu kürzeren und längeren Kammerstillständen und zu bedrohlichen Gehirnerscheinungen mit Bewußtseinsverlust.

Wieder in einem anderen Falle erfolgte infolge eitriger Einschmelzung unterhalb eines Papillarmuskels plötzlicher Exitus und bei der Sektion konnte eine Art *Herzaneurysma* festgestellt werden, das zu einer Ruptur geführt hatte.

Solche Fälle sind aber doch recht selten und im späteren Verlauf sind es mehr die Zeichen der *Myodegeneration*, die das Feld beherrschen; aber dann ist das Krankheitsbild so wechselnd wie der anatomische Befund. Weder aus der regelmäßigen oder unregelmäßigen Herztätigkeit noch aus den subjektiven Beschwerden läßt sich ein einwandfreies Bild über den Ernst der Erkrankung gewinnen. Es liegen hier also ähnliche unberechenbare Verhältnisse vor wie bei der Myokarditis durch andere Infekte.

Selbstverständlich sehen wir als Zeichen der vielen Myokarditisstörungen die verschiedensten Veränderungen im *Elektrokardiogramm*. FELLINGER und WEISSE haben eine Durchsicht der Elektrokardiogramme von nahezu 70 Fällen von Endocarditis lenta unternommen. Sie weisen auf eine auffallende Geringfügigkeit der myokardialen Veränderungen im Anfangs- und Mittelstadium der Erkrankung hin und glauben, daß das EKG keinerlei wesentliche Bedeutung zur Frühdiagnose haben könne.

Pankarditiden unter Einbeziehung des Perikards können bei Staphylokokken-, Streptokokken- und Pneumokokkensepsis beobachtet werden. Isolierte metastatische Perikarditis ohne Endokarditis ist selten.

Das Blut und die blutbildenden Organe bei den septischen Erkrankungen.

Der *desinfizierenden* Wirkung des strömenden Blutes wurde schon Erwähnung getan. Im Blut spielen sowohl die Leukocyten wie die Erythrocyten ebenso wie die Endothelien, die das Gefäßinnere auskleiden, eine ihnen jeweils in spezifischer Form zukommende Rolle. Was die beweglichen Blutzellen und das Plasma nicht bereits von den Bakterien unschädlich machen, das wird von den Reticuloendothelien fixiert und nach bestimmten Richtungen umgeformt.

Wir haben also zuerst einmal die gewöhnliche *Phagocytose* in den weißen Blutkörperchen, dann die *Bakteriolyse*, die im Kampfe mit der Hämolyse steht, bei der aber das Blutkörperchen in den meisten Fällen den Kampf siegreich besteht, denn sonst müßten gerade die Keime, die auf der gewöhnlichen Blutagarplatte ihre Hämolysefähigkeit aufweisen, viel häufiger als das der Kliniker beobachtet, zu einer intravitalen Hämolyse Veranlassung gaben.

Solche Zustände beobachteten wir bei der Gasbacillensepsis. Das Gasbacillentoxin hat stark hämolysierende Fähigkeiten, die sich ebenfalls auf der Traubenzuckerblutagarplatte bemerkbar machen. Aber das 1. Stadium des Blutfarbstoffabbaus, die Hämolyse, findet auch nur unter bestimmten Voraussetzungen statt. Wir haben schon davon gesprochen, daß bei dem gewöhnlichen Muskelgasbrand eine ausgesprochene Blutzersetzung intravasal, wenn überhaupt, dann sehr selten zu beobachten ist. Wir sehen sie zwar in der Umgebung der Gasgangrän im Gewebe, aber nicht in Vorgängen am strömenden Blut.

Bei der *puerperalen Gasbacillensepsis* dagegen findet eine *intravitale* Hämolyse statt und zwar mit Umbau des Hämoglobins bis zur Loslösung des Globins vom Hämin und bis zu weiteren Umsetzungsprodukten, Bilirubin und wahrscheinlich polymerisiertem Propentdyopent (Bilileukan — Bilifuscin).

Warum gerade während der Gravidität oder im Puerperium die Gasbacillentoxine so hämolytisch wirken können, ist noch nicht geklärt. Der Gedanke, daß die Erythrocyten der Puerpera einer besonderen Sensibilisierung und Widerstandslosigkeit gegenüber dem Gasbacillus ausgesetzt sind, oder daß das Schwangerenserum die Gasbacillentoxinwirkung im besonderen Maße steigern könne, liegt zwar nahe, eigene darauf gerichtete Untersuchungen im Tierexperiment führten bis jetzt nicht zum Ziel.

Das Tierexperiment klärt auch nicht die Verhältnisse auf, unter welchen Voraussetzungen es bei solchen Fällen zur Hämatinämie oder vorher zur *Methämoglobinämie* bzw. zur *Verdohämoglobinämie* kommt.

Bei der Gasbacillensepsis, nicht bei den Streptokokkensepsisfällen, finden wir nämlich eine starke Umsetzung zu Methämoglobin und Hämatin. Die schweren Blutschädigungen, die *spektroskopisch* im Blutserum leicht nachzuweisen sind, können zu schweren Anämien Veranlassung geben und sogar aplastische Anämien, Aleucia haemorrhagica usw. vortäuschen.

In welchem Organ dieses besondere Gift gebildet wird, das neben dem einwandfreien hämolysierenden Toxin des Gasbacillus zur Abtrennung des Globins vom Hämin führt, ist noch unbekannt (Knochenmark, Milz, RES?). Es scheint erst durch Kontakt mit Organgewebe wirksam zu werden.

Wohl sind wir in der Lage, eine Gasbacilleninfektion auch beim Tier zu erzeugen. Aber gerade das Meerschweinchen — sonst das klassische Versuchstier für die Gasbacilleninfektion — bekommt zwar nach der Impfung alle Zeichen einer Gasgangrän, sein Blut wird aber durch die nachweislich in ihm kreisenden Gasbacillen nicht angegriffen. Auch beim Kaninchen sehen wir keine Blutzerstörung im Sinne der Hämatinämie; nur der Hund, der sonst größte Dosen von Gasbacillen verträgt, ohne daß es zum klinischen Bilde des Gasbrandes kommt, hat zwar Hämatin im Blutserum, aber die Verhältnisse liegen hier so unübersichtlich, daß sie, wie ich in früheren Arbeiten ausführte, ebenfalls keine Schlußfolgerungen zulassen.

Die Verhältnisse, wie sie bei der *puerperalen Gasbacillensepsis* hinsichtlich des Blut- und Harnbefundes vorliegen, wurden von uns ausführlich dargestellt. Sie sollen hier im Zusammenhang kurz wiedergegeben werden.

Es bestehen, besonders in den Fällen, bei denen der Gasbacillus in die Lymphgefäße des Parametriums eingedrungen ist, aber auch bei der Infektion der Eihöhle und ihres Inhalts, folgende Symptome:

Hämolyse, Ikterus (mit einem merkwürdig braunen, schmutzigen, schokoladeartigen Farbton) und *Blutfarbstoffausscheidung im Urin.*

Wir sehen demgemäß:

A. Im *Blutserum*: Gelösten Blutfarbstoff (Oxyhämoglobin), Bilirubin, Methämoglobin und Hämatin.

Schon darin unterscheidet sich die Gasbacillensepsis von anderen Formen von Hämolyse. Bei der paroxysmalen Hämoglobinurie und bei gewissen anderen hämolytischen Anämien finden wir einen Abbau über Hämoglobin hinaus für gewöhnlich nicht, wenigstens nicht in entfernt so hohem Maße. Eine Eisenabspaltung aus dem Hämoglobin im Sinne einer Porphyrinbildung findet nicht statt.

Als Folge der *Blutzerstörung* tritt auf:

a) Eine entsprechend starke *Anämie*. Es gehört nicht zu den Seltenheiten, daß der Hämoglobin- und Erythrocytengehalt bei schweren Fällen, in wenig Tagen, auf minimale Werte zurückgeht. Die Hämoglobinmessung stößt auf Schwierigkeiten, da ja der gelöste Farbstoff die Werte beeinflußt und einen erhöhten Färbeindex vortäuscht.

b) Eine hochgradige *Leukocytose* mit Myelocytose und Lymphopenie, die so stark sein kann, daß man an eine Leukämie denken könnte. Wir notierten bei manchen Fällen als Höchstzahlen: 37800—26000—55600 — 1mal sogar über 70000 Zellen. Vor einer Fehldiagnose schützt uns jedoch der gleichzeitige Ikterus und die Hämoglobinurie.

c) Eine schwere *Cyanose* und *Dyspnoe* als Zeichen von Sauerstoffmangel.

B. Im *Urin*, der schokoladebraun gefärbt ist: Oxyhämoglobin, Bilirubin, unter Umständen auch Methämoglobin und Hämatin.

Im Harn als Besonderheit: *Blut*, das (in den bisher untersuchten Fällen) keine Katalase mehr enthält (d. h. mit H_2O_2 entfärbbar wird!). Dieser Befund ist recht bemerkenswert. Während nämlich Urin — dem Blut aus dem Nierenbecken oder aus der Blase beigemischt ist — vollwertige Blutkatalse enthält und gegenüber H_2O_2 volle zersetzende Kraft hat, sehen wir, daß der hämoglobinurische Gasbacillenharn durch künstlich zugesetztes H_2O_2 entfärbt wird. Wir konnten feststellen, daß dieser „Katalaseschutz" erst auf dem Wege durch die Niere verlorengeht. Wir sehen Ähnliches auch bei der Hämoglobinurie aus anderen Ursachen. Bei dem Gasbacillenurin ist mir diese Beobachtung zuerst entgegengetreten.

Als weitere Folge der *Blutschädigung* und der *Bakteriämie*:

a) Toxische Nierenstörungen durch Gasbacillenwachstum im Nierenfilter.

b) Mechanische Abflußhinderung. Verstopfung des Nierenfilters durch die Blutschlacken. Aus a) und b) erklärt sich, wie wir noch festzustellen haben,

c) eine Anurie und hieraus

d) eine stille Urämie, die eventuell durch Herzschwäche und Vasomotorenlähmung beeinflußt sein kann.

Es wäre noch zu erwähnen, daß im Urin bei sämtlichen Ikterusformen auch *Pentdyopent* nachzuweisen ist.

Eigene Untersuchungen konnten feststellen, daß es sich hier um einen Farbstoff handelt, der sein Auftreten einer eigenartigen Mechanik des Blutfarbstoffwechsels verdankt. Es handelt sich um Spiel und Gegenspiel von Katalase und H_2O_2. Die Bedeutung der Blutkatalase

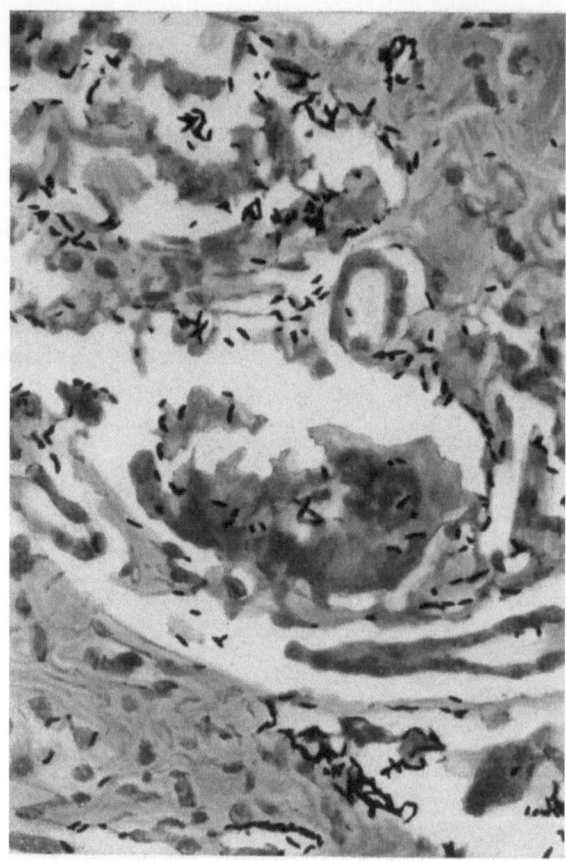

Abb. 20. Gasbacillen in Harnkanälchen bei puerperaler Gasbacilleninfektion. (Nach LEHMANN-EUGEN FRAENKEL-Eppendorf: Arch. Gynäk. 122.) An Weigertschnitten begegnet man aber durchaus nur herdweise großen Mengen von Gasbacillen, zum Teil umschlossen von zusammengesinterten Epithelmassen in gewundenen Harnkanälchen, andere mehr isoliert liegend, auch in Glomeruli und hier bald intracapillär, bald frei im Kapselraum, sehr reichlich auch in intertubulären Capillaren, in diesen, wo sie auf Längsschnitten getroffen sind, über größere Strecken zu verfolgen.

konnte hierbei aufgeklärt werden. Sie wirkt sich als bester Blutfarbstoffschutz aus, der vorhanden sein muß, damit der Blutfarbstoff nicht der oxydierenden Wirkung des bei der Zellatmung entstehenden H_2O_2 ausgesetzt ist.

Die Wirkung des Hydroperoxyds auf den von seinem Katalaseschutz entblößten Blutfarbstoff ist außergewöhnlich groß; er entfärbt sich, wird eisenfrei und es entsteht Pentdyopent, das im Spektrum eine Verschattung bei 525 mμ erscheinen läßt. Der Blutfarbstoff konnte direkt zu Pentdyopent abgebaut werden, aber wir haben feststellen können, daß Pentdyopent auch auf Umwegen erst aus Bilirubin gebildet werden kann, und zwar aus der Tatsache, daß im Blutserum keine entsprechenden Mengen von Pentdyopent neben dem Bilirubin vorhanden sind, sondern daß erst nach dem Durchtritt des Bilirubins durch die Niere große Mengen von Pentdyopent erscheinen; demnach ist die Niere in der Lage, das Bilirubin zu Pentdyopent zu oxydieren. Die Umsetzungsvorgänge schreiten aber noch über die Pentdyopentbildung hinaus; wir finden in solchen Urinen das Urochrom vermehrt und diese Urinfarbstoffe konnten von meinen Mitarbeitern SIEDEL, STICH und EISENREICH als polymerisierte Propentdyopente identifiziert werden.

Diese an den roten Blutzellen selbst einsetzenden Schädlichkeiten können bereits einen Hinweis auf die spezielle (=puerperale Gasbacillen-) Sepsisform geben.

Sonst lassen sich aus dem *Blutstatus* im allgemeinen viel weniger diagnostische und prognostische Erwägungen aufstellen, wie man früher angenommen hat. So muß man auch eine gewisse Zurückhaltung hinsichtlich der Aufstellung und Wertung eines *sog. septischen Blutbildes* wahren. Auch hier wieder muß man ja erwägen, daß sich das Krankheitsbild der Sepsis aus den verschiedensten Faktoren aufbaut und daß es vor allem keine einheitliche Sepsisform und dementsprechend auch kein einheitliches septisches Blutbild gibt.

Hier wirkt die *Art des Erregers*, dort der *Metastasenreichtum*, dort wirken gewisse schädigende *Einwirkungen auf die hämatopoetischen Organe selbst* in zu verschiedener Weise an der Beeinflussung des Blutbildes, als daß man einen einheitlichen Blutstatus erwarten könnte. Es ist also viel schwerer als bei anderen Infektionen, gewisse Phasen in der Blutkurve zu erfassen, wie sie für manche andere Infektionen wohl Gültigkeit haben. Auch bei eingehender Blutuntersuchung der verschiedensten Sepsisformen konnten wir die von SCHILLING aufgestellte neutrophile Kampfphase oder die monocytäre Abwehr- bzw. Überwindungsphase und lymphocytäre Heilphase, wie sie bei bestimmten Infektionen hervortreten, kaum je in irgendeiner schärferen Weise sich abheben sehen.

Freilich finden wir in den meisten Fällen regenerative Linksverschiebungen mit zahlreichen stabkernigen, neutrophilen Leukocyten, Jugendformen und sogar einige Myelocyten, des weiteren Degenerationserscheinungen, toxische Granulation, Kernpyknose als Ausdruck eben, ganz allgemein gesprochen, einer Infektion. Aber man kann nicht (wie das oft geschieht) ohne weiteres sagen, daß sich die Knochenmarksschädigung in einer *Leukopenie* ausdrücke.

Ähnlich verhält es sich mit den sog. toxischen Anämien.

Ausschwemmung von Erythroblasten und gelegentlich Anklänge an ein perniziös-anämisches Blutbild haben wir schon 1919 beschrieben. SCHULTEN betont aber, daß bisher nie ein sicheres Megaloblastenmark nachgewiesen wurde.

LENHARTZ jr. hat sich vor mehreren Jahren der Mühe unterzogen, an Hand der zahlreichen Sepsisfälle der SCHOTTMÜLLERschen Klinik eingehende hämatologische Studien zu machen. Auch die Nachprüfung an unseren vielen Sepsisfällen hat fast völlig übereinstimmend zu denselben Erkenntnissen geführt. Wir geben hier die Zusammenfassung der Resultate der LENHARTZschen Untersuchungen wieder:

„Viele septische Erkrankungen verlaufen dauernd ohne Leukocytose, andere bieten solche in ihrem Verlauf nur unter gewissen Umständen. Die Leukocytose ist also kein obligates Symptom der Sepsis. Falsch ist es, normale Leukocytenzahlen auch bei schweren septischen Erscheinungen im Sinne einer dubiösen oder sogar ganz ungünstigen Prognose zu verwerten."

Wir möchten nur mit Nachdruck betonen, daß wir bei septischen Endokarditiden nahezu regelmäßig *normale Leukocytenzahlen, eher sogar eine geringgradige Leukopenie mit Verschiebung nach links und intakter Funktion des lymphatischen Apparates gesehen haben*. Irrig wäre es aber, anzunehmen, daß hier schon eine ausgesprochene Knochenmarksinsuffizienz vorläge. Gerade hierbei haben wir in dem Augenblick, als größere eitrige Metastasen im Körper, z. B. in Gestalt einer Kniegelenk- oder Schultergelenkvereiterung, auftraten, ein Hinaufschnellen der Leukocytenzahlen beobachten können. In diesem Sinne war gerade bei thrombophlebitischen, ausgedehnten eitrigen oder sogar jauchigen Infektionen die Leukocytose auffallend gering zum Ausdruck gekommen, aber auch hier konnte gelegentlich durch therapeutische Injektionen, zum Beispiel von Terpentin oder sonstigen Leukocyten anlockenden Mitteln (künstliche Absceßbildung), eine Leukocytose weit über den Anfangswert hinaus erzeugt werden.

LENHARTZ jr., dessen Blutbildergebnisse sich auf 160 Fälle von Sepsis mit verschiedenen Sepsisherden stützen (Thrombophlebitis septica war vertreten mit 50 Fällen, die Lymphangitis mit 46 Fällen, der Rest erstreckte sich auf septische Endokarditisfälle und auf Mischformen), wies darauf hin, daß die *Eosinophilen*, die sonst in prognostischer Hinsicht günstiger zu bewerten sind, bei der Endocarditis septica, auch bei letal endenden Endokarditisfällen, nicht aus dem Blut verschwinden!

Mit Recht muß man natürlich verlangen, daß man nicht aus einmaligen Zählungen Schlußfolgerungen zieht. Interessant sind jedoch vor allem die Einwirkungen der Bakterientoxine im Stadium einer Bakteriämie.

Ist schon aus älteren Arbeiten, so von DENYS, HANKIN, KAIRIN, HAVET u. a., zu erkennen, daß nach Injektion von Bakterien oder Bakterientoxinen ins Blut eine merkwürdige Leukocytenkurve erzeugt wird, so hat sich ein solcher Leukocytensturz mit nachträglicher Leukocytose noch mehr durch die Studien von E. F. MÜLLER an der SCHOTTMÜLLERschen Klinik nachweisen lassen.

Als Resultat dieser Forschung ergab sich, daß unmittelbar *vor* dem Schüttelfrost eine Leukocytensenkung und erst mit oder *nach* Beginn manchmal sogar erst *am Ende* des Schüttelfrostes eine Leukocytose entsteht. Durch die Giftwirkung kommt es zu einer Erweiterung der im Splanchnicusgebiet liegenden Gefäße und hier reichern sich die voll ausgebildeten neutrophilen Leukocyten an, während die Lymphocyten und Eosinophilen und auch die Vorstufen der Leukocyten im peripheren Blut in unveränderter Weise nachweisbar bleiben. Es handelt sich also nicht um eine vorübergehende Abwanderung oder Zunahme der Leukocyten, sondern nur um eine vorübergehende Abwanderung in andere Gefäßgebiete (s. auch bei SCHOTTMÜLLER-BINGOLD).

Wenn wir also auch manchmal durch solche Zwischenfälle, wie sie die bakteriämischen Erscheinungen mit sich bringen, durch bakterielle Beeinflussung des Knochenmarks direkt oder indirekt durch Toxinwirkung eher eine Verwirrung des Blutbildes erwarten müßten, so ist dies nur in den seltensten Fällen festzustellen. Immerhin lassen sich im großen und ganzen folgende spezielle Reaktionsformen abgrenzen:

Die myeloische Reaktion. Wir treffen sie in erster Linie bei unseren *Gasbacillensepsisfällen* an. Bei diesen kann es zu einer solch intensiven Ausschwemmung von unreifen leukocytären Elementen kommen, daß man geneigt sein könnte, auch einmal eine leukämische Erkrankung anzunehmen. Zellzahlen bis 50000—60000 mit einer ungewöhnlichen Linksverschiebung finden sich nicht selten bei solchen Fällen. Die Einwirkung der Gasbacillen auf das myeloische System kann man aber auch bei Wundinfektionen, z. B. bei Kriegsverwundungen, sehen. Im Kriege konnte ich schon darauf hinweisen, daß hier *bei einer relativen Lymphopenie* eine außergewöhnliche *Myelocytenvermehrung* zu beobachten war.

Zellzahlen von über 50000 Leukocyten sind mir bei der *Pylephlebitis* und bei cholangitischer Sepsis dann begegnet, wenn ein größerer *Leberabsceß* vorlag.

So hochgradig die Blutzerstörung vereinzelt sein kann, insbesondere wenn es zu hämorrhagischer Diathese kommt, so unterscheidet sie sich doch ganz grundsätzlich von der *Panmyelophthise* oder der *Agranulocytose*, die wir im Gegensatz zu anderen Autoren in *keine engere Beziehung* zur *Sepsis* bringen wollen.

Bei der ungewöhnlich großen Anzahl von Sepsisfällen, die wir überblicken können, glauben wir berechtigt zu sein, die Ansicht, daß diese schwere Bluterkrankung mit einer septischen Erkrankung zu verquicken ist, ablehnen zu können. Nach unserer Meinung handelt es sich bei der Agranulocytose keinesfalls um eine der vielen Erscheinungsformen der schweren Sepsis, wie sie sich aus dem Verhältnis zwischen Infektion und Abwehr ergeben

(DONATH-SAXL), denn bei unseren Fällen von Agranulocytose vermißten wir sowohl im Endstadium wie auch bei der Leichenblutuntersuchung stets das Vorhandensein von bekannten Bakterien. Unserer Sepsisdefinition entsprechend gehört die Agranulocytose also nicht zu den septischen Erkrankungen. Sie tritt auch nicht nach unseren Erfahrungen etwa häufiger im Gefolge einer Sepsis auf.

Nur in 2 Fällen haben wir bei *vorher bereits vorhandener Sepsis* gegen Ende der Erkrankung eine Blutzerstörung vorgefunden, die man als Panmyelophthise hätte deuten können. In einem dieser Fälle handelte es sich um eine Endocarditis septica. Wir können also wohl annehmen, daß *eine der vielen Ursachen* des völligen Versagens der Knochenmarkstätigkeit, wenn auch selten, eine septische Erkrankung darstellen kann.

Die Blutsenkungsreaktion. Es ist wohl erklärlich, daß die Blutkörperchensenkungsgeschwindigkeit beschleunigt ist, solange Infektionsherde im Körper wirksam sind. So finden wir sie bei der Sepsis (in unterschiedlichem Maße) erhöht.

Auch das WELTMANNsche Koagulationsband und die anderen Serumlabilitätsteste (Takata-Ara, Thymol usw.) sehen wir verändert, entsprechend dem Grad und der Art der Organbeteiligung.

Spezifische Reizung des reticulo-endothelialen Systems. Hier handelt es sich um Zellen, die abnorm groß, rundlich oder langgestreckt sind, einen feinmaschigen Bau haben und sich schwach basisch färben. Im Protoplasma findet man häufig zahlreiche Einschlüsse. Wir haben solche Zellausschwemmungen, die in einem unserer Fälle zu einer Leukocytose von 86000 geführt haben und bei denen wir bis zu 26% Makrocyten vorfanden, bei einer chronisch verlaufenden Endokarditis gesehen. Diese Fälle mit solch hochgradigen Endotheliosen sind zweifellos nicht häufig, wenn auch vereinzelte solcher Makrophagen wohl hie und da bei der Endocarditis lenta anzutreffen sind. Man könnte hier — wie ich das früher schon zum Ausdruck gebracht habe — geneigt sein, bei gewissen chronischen Endocarditiden eine spezifische Beeinflussung des RES anznnehmen.

Der Ikterus bei Sepsis. Daß eine allgemeine Infektion freilich auch eine Einwirkung auf die vielseitigen Funktionen der Leber als aktivstes Organ im Stoffwechselgeschehen haben muß, ist erklärlich. Einzelne Erscheinungen treten aber doch im allgemeinen nicht hervor, am auffälligsten noch die Form eines sog. „*septischen Ikterus*". Aus den genetisch verschiedenen Arten des Ikterus lassen sich diagnostische Schlüsse ziehen. Seitdem wir in der Lage sind, auf einfache Weise den Bilirubingehalt des Blutes und daneben mit dem Spektroskop die verschiedenen Blutfarbstoffderivate in kurzer Zeit zu bestimmen, hat sich eine *Differenzierung* des sog. septischen Ikterus ermöglichen lassen.

In den meisten Fällen findet man Bilirubin, aber keineswegs immer mit Hilfe der indirekten Probe. Ebenso oft findet man Bilirubin, von dem die Trägersubstanz abgehängt ist. Dies weist schon darauf hin, daß es sich um Mischformen handelt, die einesteils als parenchymatöse Schädigung, andererseits auch mechanisch durch Verstopfung und Sprengung der Gallencapillaren zustande gekommen sein müssen. An Schnittpräparaten von Sepsisfällen konnte FRAENKEL einwandfrei Veränderungen im Sinne einer diffusen *Pericholangitis* beobachten. Wie weit der Ikterus bei Infektionskrankheiten im allgemeinen auf eine *Dyskinese* und auf eine parenchymatöse Hepatitis zurückzuführen ist, läßt sich schwer feststellen. Immerhin kann sich auch einmal das Bild der akuten gelben Leberatrophie entwickeln. Solche Fälle haben wir vereinzelt bei der Streptokokkensepsis gesehen.

Interessant erscheint es, daß wir bei einem Fall von Ikterus mit positiver direkter Bilirubinprobe die Reaktion im späteren Verlauf in eine indirekte *umschlagen* sahen. Wie wir wissen, sind solche Beobachtungen auch bei der Hepatitis epidemica gemacht worden. In den meisten Fällen ist der Ikterus abgeklungen, wenn der Sepsisherd erloschen war. Nur bei der *Cholangitis septica*, vor allem bei der schleichenden Form, kommt es im fortgeschrittenen Verlauf zu einer *Lebercirrhose*.

Wir haben schon erwähnt, daß die *hämolysierende* Eigenschaft der verschiedenen Keime im Reagensglas sich nur bei der puerperalen Gasbacillensepsis auch im strömenden Blut auswirkt. Man kann also von einem *hämolytischen Ikterus* unter Einwirkung von hämolytischen Streptokokken nicht sprechen, falls man nicht schon den erhöhten Bilirubinspiegel im Blut mit geringgradigen hämolytischen Vorgängen in Verbindung bringen will, was aber unwahrscheinlich ist. Einen wirklichen hämoglobinämischen Ikterus vermissen wir bis auf ganz seltene Fälle. Auch der Streptococcus putrificus, der in der Blutagarsäule durch seine Schwefelwasserstoffbildung den Blutfarbstoff zu Sulfhämoglobin *(Verdoglobin)* umsetzt, führt im allgemeinen nicht zur Sulfohämoglobinämie, wenn auch HIJMANS VAN DEN BERGH bei einigen Fällen diese Beobachtung gemacht hat.

Diagnostik und Symptomatologie.

Die septischen Krankheiten gehören zu den fieberhaften Erkrankungen, aber einen gesetzmäßigen Fieberablauf, wie wir ihn bei Morbus Weil, Bang, Recurrens, Typhus und anderen Infektionskrankheiten vorfinden, können wir bei der Sepsis nur insofern beobachten, als bestimmte Sepsisherde zu einem gewissen Fiebertyp Anlaß geben können. Es gibt aber auch dabei manchmal scheinbar regellos fieberlose Perioden und der Sepsisherd besteht trotzdem weiter! Die thrombophlebitische Sepsis z. B. sendet von ihrem infizierten Thrombenteil in mehr oder weniger großen Abständen Infektionsmaterial ins Blut. Dieses Ereignis ist jedesmal entweder durch einen Schüttelfrost oder durch eine hohe Fieberzacke gekennzeichnet. Zu einer Kontinua kommt es im allgemeinen nur, wenn eine Endophlebitis in größerer Ausdehnung auftritt. Dann strömen dem Blute ununterbrochen Keime von der infizierten Wand aus zu. Oft wieder sind es mehr die Metastasen, welche die Temperatur von sich aus bestimmen.

Der reine Intermittenstyp ist am ausgesprochensten bei der Pylephlebitis vorhanden, wo wir manchmal bis zu 3 Schüttelfröste am Tag, und zwar auf Wochen hindurch beobachten konnten (S. 1096ff).

Milde Schüttelfröste sehen wir oft nur durch Frösteln angedeutet. Intermittierende mäßige Fieberzacken, oft sogar auf *Monate* hin, sehen wir bei der Meningokokkensepsis (mit und ohne Meningitis) und bei der Endocarditis lenta. Ähnliches ist auch unter Umständen bei der Gonokokkensepsis zu beobachten und bei der Cholangitis septica chronica.

Bei den septischen Endokarditisformen durch Staphylokokken und Streptokokken, insbesondere bei den akut verlaufenden Formen, zieht sich die Fieberwelle fast immer kontinuierlich hin. Mit größeren Einschnitten verläuft dagegen die Pneumokokkenendocarditis; hier kann es auch zu Schüttelfrösten kommen.

Nur wenig gezackte Kurven mit hohen Temperaturen finden sich bei der lymphangitischen Sepsis. Die Infektion der Lymphwege im Parametrium verläuft gewöhnlich ungefähr wie eine Erysipel- oder Pneumoniekurve mittleren und schwereren Grades. Rezidive können, ähnlich wie mitunter bei der Pyelitis, einen Recurrenstyp andeuten. Nicht zu hoch verläuft auch die Kurve bei Gasbacillensepsis, mag es sich auch um schwerste Krankheitserscheinungen handeln.

Selbstverständlich spielen bei der Körpertemperatur Zahl und Ausmaß der Metastasen ebenso wie die schwankende Menge der in den Blutstrom gelangenden Keime sehr beträchtlich mit, so daß wir häufiger mit einem unregelmäßigen Fiebercharakter zu rechnen haben. Aber gerade intermittierende Schüttelfröste weisen doch zumeist auf Diagnose und Prognose hin.

Der Schüttelfrost ist im allgemeinen um so ausgeprägter, je rascher der Fieberanstieg erfolgt. Man kann die als Schüttelfrost sich markierenden Hauterscheinungen, das Muskelzittern, sicher aber auch bei nicht sehr hoch ansteigender Temperatur beobachten. Es kommt dabei nämlich auch auf die Art des Erregers an: Brutale Reaktionen bei Colibacillen- und Streptokokkenbakteriämien; bei Meningokokkensepsis dagegen gelinde Fröste (s. o.) bei weniger hohen Temperaturen.

Wenn wir auf der einen Seite ausdrücklich davor gewarnt haben, die Diagnose rein gefühlsmäßig zu stellen, so muß doch anerkannt werden, daß es häufig gelingt, allein aus dem schweren Allgemeineindruck den Verdacht auf eine septische Erkrankung auch dann zu erheben, wenn Schüttelfröste oder andere Symptome nicht schärfer hervortreten.

Unser Augenmerk müssen wir hier auf besondere Organe richten, in welchen vor allem Metastasen zu erwarten sind, und das sind vor allem Haut, Bewegungsorgane, Knochen, Gelenke, Lungen und Zentralnervensystem.

Einige Beispiele mögen dies kurz skizzieren:

Die *Staphylokokkensepsis* und auch hier wieder vor allem die Staphylokokken-Endokarditis läßt manchmal schon innerhalb weniger Stunden den ganzen Körper mit *Hautmetastasen* übersät erscheinen. Die Eruptionen schießen acneartig hervor. Ergibt dann — abgesehen von der Blutkultur — die Urinuntersuchung Staphylokokken, so ist in kürzester Zeit mit einem relativ geringen Untersuchungsaufwand die Diagnose zu stellen.

Bei der *Streptokokkensepsis* tritt sehr oft der *„septische Gelenkrheumatismus"* in Erscheinung. Die Glieder werden unter Schmerzäußerung bewegt. Es findet sich da und dort eine Gelenkschwellung, ein Erguß, der aber ebenso schnell wieder weichen kann wie bei einer echten Polyarthritis rheumatica. Auch hier können dann differentialdiagnostisch eventuell vorhandene Hautmetastasen oder Hautblutungen an bevorzugten Stellen das Krankheitsbild prognostisch und diagnostisch klären.

In einem anderen Falle mahnen *Fernsymptome* an die richtige Diagnose: Tritt z. B. nach einer Angina plötzlich blutiges Sputum auf, das sich nur durch einen lungenembolischen Herd erklären läßt, so werden wir schon dadurch versucht sein müssen, einen thrombophlebitischen Herd in der Umgebung der Tonsillen anzunehmen. Es ist aber noch viel zu wenig bekannt, daß die Symptomatologie des Lungeninfarktes sich nicht auf die Krankheitszeichen: Atemnot. Schmerzen, blutigen Auswurf beschränkt. Jedenfalls muß die Lunge bei einer Infektion, die einen „septischen Eindruck" macht, besonders sorgfältig auf embolische Herde hin untersucht werden.

Tritt im Puerperium unter hohem Fieber eine *Hämoglobinurie* auf, so müssen wir sofort den Urin auf Gasbacillen untersuchen, denn in erster Linie bei der Gasbacillensepsis post abortum ist eine solche auffällige Blutzerstörung zu erwarten.

Es ist also eine genaue Erkenntnis des Krankheitsbildes im allgemeinen unbedingt erforderlich. Man wird dann auch durch eine vernunftgemäße *Anamnese* zu einer richtigen Deutung des Krankheitsbildes kommen können.

Eintrittspforten sind bekanntlich nicht ohne weiteres mit dem Sepsisherd zu identifizieren, es braucht dies nicht mehr erörtert zu werden.

Die Ursprungsinfektion kann larviert gewesen sein, sie kann sogar aus der Erinnerung des Patienten verschwinden. Nicht selten sehen wir Fälle, wo sich eine Pylephlebitis nach ganz harmloser Appendicitis oder eine Phlebitis im Jugularisgebiet nach harmlos scheinender Angina entwickelt.

Die Anamnese kann aber manchmal absichtlich *irregeleitet* werden. Artifizielle Eingriffe, die zum Abort führen, werden in den meisten Fällen sogar dem Arzt verheimlicht.

Wir sehen daraus, daß die Anamnese allein nicht sicher ausreichend ist, daß dann eben umsomehr der bakterielle Befund an der Eintrittspforte und im Blut unbedingt erforderlich ist. Wie weit er für die Diagnose zu verwerten ist und überhaupt die Möglichkeit besteht, schon intravital die Lage des Sepsisherdes festzustellen, wurde bereits ausgeführt (s. auch S. 1068ff.).

Hier sei noch kurz darauf hingewiesen, daß im Gegensatz zu früheren Auffassungen auf Grund unserer Untersuchungen sicherlich der Einwirkung der auf embolischem Wege in den Organen längere Zeit abgelagerten *Bakterien* selbst eine weit größere Bedeutung für die Krankheitserscheinungen beizumessen ist als den lediglich im Blutstrom kreisenden *Toxinen*. Es sei erwähnt, daß nicht nur der klinischen Beobachtung solche Veränderungen entgehen können, sondern daß auch die Autopsie makroskopisch sichtbare pathologische Prozesse an den Organen nur zu häufig nicht erkennen läßt.

Als septisch kann — ungeachtet der quantitativen bzw. prognostischen Einschätzung — ein Krankheitsbild auf jeden Fall in objektiver Weise dann angesprochen werden, wenn eine Bakteriämie mehrmals nachweisbar geworden ist.

Wir haben schon erwähnt, daß ein Schüttelfrost das Kennzeichen einer Bakteriämie sein kann. Wo aber nur eine Kontinua oder ein höheres Fieber besteht, wie das bei den lymphangitischen Sepsisformen zumeist der Fall ist, da kann die Diagnose „septische Erkrankung" oft *nur* durch die Blutkultur gesichert werden. Die Symptome der „Allgemeinerkrankung" können manchmal sogar anschaulicher bei der Pneumonie, bei der Peritonitis usw. vorhanden sein, bei infektiösen Erkrankungen also, die man gewohnheitsmäßig nicht eigentlich zu den septischen rechnen darf, denn am „septischen Symptomenbild" fehlt hier vor allem eine wichtige Komponente: die Bakteriämie. Das aber ist ein grundsätzlicher Unterschied: nicht in prognostischer Beziehung, denn auch an diesen schweren rein toxischen Erkrankungen stirbt ja der Patient. Die Todesursache ist aber hier keine Sepsis, sondern eine besonders schwere Infektion, die den Organismus mit Toxinen, aber nicht mit lebenden Bakterien überschwemmt. Es besteht also hier kein Grund, von einer Sepsis zu sprechen.

Dabei ist, wie nicht nachdrücklich genug hervorgehoben werden kann, ein Wandel im Krankheitsablauf insofern *möglich*, als zu jeder Zeit, früher oder später, der Sepsisherd spontan erlöschen oder unter gewissen Umständen sich selbst entleeren oder operativ beseitigt werden kann. Damit klingen dann, und zwar im ersteren Fall meist allmählich, im letzteren schlagartig, die Zeichen der Allgemeininfektion ab, insbesondere die Zeichen der Bakteriämie.

Keineswegs aber befindet sich der Kranke damit schon immer in Rekonvaleszenz. Vielfach beherrschen dann noch die *Metastasen* als lokalisierte Infektionsprozesse die Szene — aber eben doch nur als solche — und können je nach Sitz und Ausdehnung noch für lange Zeit Fieber verursachen und an der Lebenskraft des Kranken zehren. Nicht selten flackern auch noch früher oder später latente Herde auf.

Die Allgemeinsymptome septischer Erkrankungen sind nicht wesentlich unterschieden von denen anderer Krankheiten, bei denen sich Infektionserscheinungen auswirken.

Unter den *Symptomen*, die auch sonst bei Infektionen auftreten können, findet sich, wenn wir noch einmal zusammenfassen, neben hohem Temperaturanstieg und einer ihm folgenden hohen Kontinua ein ungewöhnlich frequenter *Puls*, der noch immer am Krankenbette der maßgebendste Gradmesser für die Leistungsfähigkeit des Herzens und der Vasomotoren ist. Hohe Frequenz also und bedeutsame Veränderungen seiner Qualität, gerötete, oft cyanotische Gesichtsfarbe, Übelkeit, namentlich aber gewisse *cerebrale* Symptome, wie

Unruhe, Benommenheit, nächtliche Delirien, die später mitunter von Sopor oder Koma abgelöst werden können, weisen weniger auf das Bestehen einer Allgemeininfektion als auf die *Allgemeinintoxikation* hin.

Foudroyante Fälle von Sepsis, und hier vor allem die Endokarditis, bieten hinwiederum oft auch ohne cerebrale Stigmata das Bild schwerster Infektion die sich in einem plötzlichen Versagen der Herzkraft und in *Vasomotorenschwäche* ausprägt.

Der fliegende und fadenförmige, kaum zählbare Puls, dazu cyanotische Blässe, Kühle der Extremitäten und Schweißausbruch, kennzeichnen für den Arzt die unmittelbare Gefahr, während Dyspnoe und stridoröse Atmung infolge von Lungenödem das Krankheitsgefühl des Patienten bis zur Todesangst steigern, von der er erst in der Agonie bei mehr und mehr schwindendem Bewußtsein erlöst wird. Wir werden aber sehen, daß gerade die thrombophlebitischen Sepsisfälle nach jedem Schüttelfrost eine erstaunliche Euphorie aufweisen können.

Es soll im Rahmen dieser kleinen Übersicht auf das allgemeine Krankheitsbild, das wir an anderer Stelle (SCHOTTMÜLLER-BINGOLD) ausführlicher behandelt haben, nicht in Einzelheiten eingegangen werden. Das soll bei der Besprechung der speziellen Sepsistypen nachgeholt werden. Wir wollen im folgenden vielmehr den Ablauf der Krankheitserscheinungen an einzelnen Organen näher beleuchten, wobei es sich im Interesse zusammenfassender übersichtlicher Darstellung nicht immer vermeiden lassen wird, kurze Wiederholungen hier und da zu bringen.

Nervensystem. Zu den Erscheinungen, die bei der Sepsis häufiger im Vordergrund stehen, gehören gewisse *cerebrale Krankheitszeichen*. Sie sind wesentlich anders zu verwerten wie die deliranten Zustände, die wir bei hochfieberhaften lokalen Infektionen zu beobachten gewöhnt sind.

Die cerebralen Störungen können wie bei diesen auch bei der Sepsis funktionell sein, zumeist tragen sie aber deutlich somatischen Charakter (vgl. „Typhus").

Heftige *Kopfschmerzen* bestehen meist schon als Auftakt der septischen Erkrankungen. Sehr bald aber macht sich weiter eine leichte Benommenheit oder Trübung des Bewußtseins geltend. Diese Störungen können so gering sein, daß sie mehr der Umgebung als dem untersuchenden Arzt auffallen. Häufig sind es mehr gehemmte Geistesfunktionen, wie sie eigentlich dem typischen *Status typhosus* entsprechen. Apathie, Teilnahmslosigkeit an den Vorgängen in der Umgebung, ein Hindämmern zeigt die Einwirkung der Bakterien auf das Gehirn an, die aber, wie wir bereits beschrieben haben, sehr wohl schon auf einer *Keimablagerung in der Gehirnsubstanz* beruhen kann. Im weiteren Verlauf stellen sich dann Unruhe und stärkere Verwirrtheit ein, ein Zustand, der nachts meist Verschlimmerung erfährt, sich bis zum Delirium steigern und mit einem komatösen Zustand enden kann. *Euphorie* besteht so häufig, daß sie als ein auffälliges Zeichen angesehen werden darf. Alle diese Störungen im psychischen Verhalten können sehr schwankend sein, und Zustände starker Benommenheit können sich im Verlaufe weniger Stunden wieder völlig klären, trotzdem sich nach dem sonstigen Befinden die Prognose nicht zu bessern braucht.

Auch das *psychische Verhalten* der an *Gasbacillenallgemeininfektion* Erkrankten verdient hier besondere Berücksichtigung. Verfasser konnte im Felde häufig die Beobachtung machen, daß foudroyant verlaufende Fälle von Gasbrand, in deren Blut die Krankheitserreger nachgewiesen waren, bis kurz vor dem Exitus klares Bewußtsein behielten, und wir haben auch bei den sehr zahlreichen puerperalen Infektionen mit Gasbacillen trotz schwerster Blutdissolution, Cyanose und Atemnot immer wieder bemerken müssen, wie klar das Bewußtsein der Schwerkranken bis zum letzten Atemzug blieb, auch wenn wiederholt ein Übertritt der Keime in das Blut erwiesen war.

Starke Reaktionen von *Verwirrtheit* mit motorischer Unruhe, teilweise Formen von Tobsucht annehmend, sehen wir — wenn auch selten — im Anschluß an Schüttelfröste, auch wenn früher kein Alkoholabusus vorhanden war.

Während leichtere Reizerscheinungen seitens der Meningen gar nichts Seltenes sind, kann sich aus ihnen allmählich oder ganz plötzlich auch die schwerste Form einer *Meningitis* entwickeln mit mehr oder weniger bakterienreichem eitrigen Liquor. Aber auch eine Blutung an der Peripherie des Gehirns oder eine Pachymeningitis haemorrhagica kann dieselben Erscheinungen auslösen. Der Liquor ist in diesem Falle entweder stark blutig oder er ist gelblich (xanthochrom) und enthält nur Blutabbaustoffe (Hämatoidin, Bilirubin, Hämatin).

Bei der Endocarditis lenta können *Gehirnblutungen* durch Bersten von *Aneurysmen* oder noch häufiger embolische Erweichungen auftreten und dadurch Paresen flüchtigen oder ständigen Charakters bedingen.

Solche Aneurysmen, die sich ähnlich wie diejenigen arteriosklerotischen oder luischen Ursprungs auch an der Basis entwickeln können, führen, wenn sie bersten, durch ihre unmittelbare Nachbarschaft mit den Meningen leicht zu meningealen Reizzuständen. Besonders bei dem einsetzenden apoplektiformen Insult tritt dann eine mehr oder weniger deutliche Nackensteifigkeit hervor. Bei erhöhtem Druck platzt das geschädigte Gefäß, es kann zur Blutung kommen, die aber in manchen Fällen spontan wieder aufhört. Wir haben bereits darauf hingewiesen, daß die *Arteria cerebri media* ebenso wie die *Arteria basilaris* einem besonderen Druck ausgesetzt ist. Ihre dünne Wandung erklärt ihre Anfälligkeit für arteriitische Erscheinungen, denen besonders Basilargefäße ausgesetzt sind. Dieses Ereignis geht jedesmal mit *apoplektiformen Anfällen* einher. Danach entwickelt sich vorübergehend — meist ohne daß Zeichen ausgesprochener Herderkrankungen vorhanden sind — ein meningitisches Symptomenbild. Die Blutungen treten also mehr schubweise auf und jedesmal ist dabei Blut im Liquor festzustellen; vorübergehend kommt es dann zu einer Thrombose des aneurysmatischen Sackes und in der Zwischenzeit kann der Patient sogar vollkommen frei von cerebralen Erscheinungen sein.

Sitzen also solche *Aneurysmen in der Großhirnrinde*, so kann es zu bleibenden hemiplegischen Erscheinungen kommen, sitzen sie an der Basis, so wird gelegentlich das Bild einer Meningitis vorgetäuscht.

Wir haben bei einigen unserer Endokarditisfälle Aneurysmen der Arteria basilaris gesehen, bei welchen das klinische Bild dem der Kapselblutung auffallend ähnlich war.

Während der Defäkation kam es plötzlich zu einem apoplektischen Insult mit dem Anfall von motorischer Sprachlähmung und einer rechtsseitigen Hemiplegie, die schon nach 2 Tagen fast völlig wieder zurückging. Die Augenuntersuchung ließ Doppelsehen, vermutlich infolge von Drucksymptomen, nachweisen. Ein Patient kam erst während der *dritten* Blutung ad exitum.

Häufiger noch als arteriitische Prozesse finden wir bei septischen Endokarditiden *embolische Erweichungen* im Bereich des Gehirns. Es handelt sich dabei um Hirngefäßverschlüsse durch Verschleppung von Emboli aus dem Herzen, wodurch es zur Sperrungsanämie und damit zu anämischen Erweichungsherden kommt. Bei der Empfindlichkeit der Hirnsubstanz gegen Sperrung der Sauerstoffzufuhr haben diese Erweichungsherde meist eine verhältnismäßig große anatomische Ausdehnung und bewirken dadurch auch relativ schwere, klinisch erkennbare Ausfallserscheinungen. Bestand zudem noch vorher eine stärkere venöse Stauung, so führt die Embolie auch zu hämorrhagischen Erweichungen oder zu Mischformen. Klinisch entspricht dem ein cerebraler Insult, der alle Grade bis zu Formen massiver Apoplexien annehmen kann.

Oft handelt es sich aber auch um mehrere, bei der Staphylokokkensepsis manchmal sogar um sehr zahlreiche abscedierende Herde, so daß sich der cerebrale Symptomenkomplex sehr unübersichtlich gestalten kann.

Lähmungserscheinungen können auch durch *spinale Prozesse* hervorgerufen werden. Abgesehen von Markabscessen ist folgendes Krankheitsbild bemerkenswert, das einige Male von uns beobachtet wurde und an das man im gegebenen Falle denken muß.

Ein Patient kam mit hohem Fieber, Rachenrötung, Rückenschmerzen zur Aufnahme. Am anderen Tag stellte sich ein scharlachartiges Exanthem ein, weswegen er zur Infektionsabteilung verlegt werden mußte. Bald setzten fortschreitende Lähmungserscheinungen beider Beine ein, schließlich auch Blasenlähmung. Da inzwischen einige *Acnepusteln* aufgetreten waren, wurde eine Blutkultur angelegt, die reichlich Staphylokokken aufwies. Die Kontrolluntersuchungen ergaben den gleichen Befund.

Die *Lumbalpunktion* wies massenhaft Staphylokokken auf. Die *Occipitalpunktion* ergab aber nur spärlich Keime. Es wurde deswegen eine Querschnittsmyelitis angenommen. Als Sepsisherd kam für uns nur eine Osteomyelitis mit Metastasen im Lumbalmark in Betracht. Der *Obduktionsbefund* gab uns insofern recht, als es sich um einen *Rippenabsceß dicht neben der Wirbelsäule* handelte. Die Staphylokokken waren durch das Foramen intervertebrale in den Wirbelkanal eingedrungen und hatten hier Verdrängungserscheinungen in Form einer extraduralen Eiteransammlung hervorgerufen. Eintrittspforte der Infektion stellte wohl eine kleine Schienbeinwunde dar, die sich der Kranke beim Fußballspiel zugezogen hatte. Von hier aus mußte eine Keimstreuung erfolgt sein.

Es handelte sich hier also um eine *Peripachymeningitis staphylococcica*, wie sie MORAWITZ ebenfalls beschrieben hat und wie sie auch von uns bei seltenen Sepsisfällen beobachtet wurde (SCHOTTMÜLLER-BINGOLD).

Im klinischen Bild wirkt sich ein Epiduralabsceß, wenn er sich in den Wirbelkanal vorbuchtet, wie ein raumbeschränkender Prozeß anderer Ätiologie aus. Doch bestehen meist auch eine lokale Druckschmerzhaftigkeit oder Spontanschmerzen und eine Einschränkung der Beweglichkeit der Wirbelsäule. Je nach dem Sitz des Abscesses und der dadurch bedingten Schädigung der vorderen und hinteren Wurzeln kann es zu den verschiedensten Symptomen kommen, wie z. B. Brachialgien, Intercostalneuralgien, Ischiassymptomen, schlaffen Paresen, ja sogar zu Symptomen wie bei Querschnittslähmung, sobald das Rückenmark entsprechend stark komprimiert wird. Die neurologische Diagnostik vermag häufig den Sitz des Abscesses ziemlich genau anzugeben, insbesondere dann, wenn auch noch eine Irritation der Rami communicantes albi der vorderen oder auch der hinteren Wurzeln vorliegt, was dann an Ausfallserscheinungen an ganz bestimmten Teilen des vegetativen Nervensystems sichtbar wird.

So trat beispielsweise bei einem Falle ein paralytischer Ileus auf, der bis knapp zur Flexura coli sinistra reichte und damit seine segmentale Entstehung infolge Irritation des Nervus splanchnicus major bewies.

Wieweit der Augenbefund zur Diagnose herangezogen werden kann, wurde bereits erwähnt (S. 1023—1025.)

Die verschiedenen Arten der *Hautveränderungen* wurden im pathologisch-anatomischen Teil näher aufgeführt (S. 1010 ff.)

An den *Weichteilen* finden sich bei dieser Art von Sepsis verschiedene, manchmal von rheumatoiden Störungen kaum zu trennende Erscheinungen. In auffälliger Weise macht sich der sog. *septische Gelenkrheumatismus* bemerkbar. Mit der Polyarthritis rheumatica hat diese metastatische Arthritis manchmal die Flüchtigkeit gemeinsam, bis es zu einer Manifestation an einem bestimmten Gelenk kommt. Fast immer ist dann das befallene Gelenk besonders schmerzhaft und enthält entweder trübseröse hämorrhagische oder dickeitrige Flüssigkeit.

Es ist in jedem Fall erforderlich, alle Körpergegenden auf Druckschmerzhaftigkeit immer und immer wieder abzusuchen! Man wird dann auch manchmal eine septische Osteomyelitis in den Bereich diagnostischer Möglichkeit ziehen.

Verdauungsapparat. Bei länger dauernden Sepsisfällen, besonders bei kachektischen Patienten, tritt gelegentlich eine *Parotitis* auf, die durch Erreger, die sich in der Mundhöhle vorfinden, hervorgerufen wird. Bei starker Hinfälligkeit kann es zu sekundären Mischinfektionen der Mund- und Rachenhöhle kommen. *Soor* ist nicht selten. Die Zunge ist oft stark belegt. Wenn zugleich Herpesbläschen oder aphthöse Prozesse vorhanden sind, kann die Nahrungsaufnahme sehr erschwert werden. *Nasenbluten* findet sich gelegentlich als Teilerscheinung hämorrhagischer Diathese und kann beträchtliche Grade aufweisen, wie wir bei mehreren Fällen von Endokarditis beobachteten.

Wir haben schon auf ein viel zu wenig beachtetes Symptom hingewiesen, das auch bei nicht bakteriellen Embolien auftritt, auf eine manchmal wochenlang anhaltende *Appetitlosigkeit*. Sie ist teils durch die eigentliche septische Infektion bedingt, teils wird sie — z. B. durch die sich oft täglich wiederholenden embolischen Vorgänge bei der Thrombophlebitis — noch durch andere Faktoren verstärkt.

In Fällen von puerperaler Sepsis können die *peritonealen Reizerscheinungen* Vorboten oder schon Symptome einer Bauchfellentzündung sein. Diese kann entweder durch direkten Durchbruch oder auf lymphatischem Wege (z. B. bei der parametralen lymphatischen Streptokokkensepsis) entstehen. In selteneren Fällen ist es ein Milz-, Leber-, Gallenblasen- oder Darmabsceß, der metastatisch entstanden, zur Perforationsperitonitis führt, oder ein Darminfarkt von größerer oder kleinerer Ausdehnung.

Das *Exsudat* zeigt bei den einzelnen Erregern eine verschiedene Beschaffenheit. Reichlich Eiter produziert der Staphylococcus, während der Erysipelstreptococcus zunächst einen serösen, dann mehr oder weniger getrübten, der Gasbacillus dagegen rein blutigserösen Erguß verursacht. Als Erreger der jauchigen Peritonitis begegneten wir am häufigsten dem anaeroben Streptococcus putrificus oder dem B. funduliformis. Ähnlich wie das Bacterium coli bildet dieser Anaerobier in der Bauchhöhle stinkenden Eiter. Sonst weichen die Symptome der verschiedenen Formen der Peritonitis nicht wesentlich voneinander ab, sie sollen hier nicht näher beschrieben werden. Es sei hier nur erwähnt, daß die Krankheitszeichen, besonders wenn sich die peritoneale Infektion erst im späteren Verlauf der Sepsis einstellt, in dem Bilde der allgemeinen Sepsis oft kaum hervortreten (SCHOTTMÜLLER-BINGOLD).

Wir haben immer wieder den SCHOTTMÜLLERschen Standpunkt bestätigt gefunden, daß bei der primären Peritonitis ebenso wie bei der Pleuritis, die also nicht während einer Sepsis auftritt, eine Bakteriämie nicht nachweisbar ist, wenngleich dies selbstverständlich prognostisch bedeutungslos ist, denn auch die Peritonitis nach Ulcus duodeni, nach Salpingitis oder nach einem typhösen Geschwür ist ja in den meisten Fällen als hoffnungslos zu erachten. *Erstaunlich ist eben nur, daß trotz der ungeheuer großen Resorptionsfläche des entzündeten Peritoneums Keime von den lymphatischen Organen und Gefäßen nicht aufgesogen und der Blutbahn zugeführt werden.* Wir haben also die schweren, so ausdrucksvoll erscheinenden Vergiftungserscheinungen bei der Peritonitis tatsächlich einer reinen *Toxinämie* zuzuschreiben.

Im speziellen Teil werden wir Gelegenheit haben, über die Bauchorgane als Ausgang septischer Thrombophlebitis (Pylephlebitis) zu berichten. Daß von ihnen aus auch auf dem Lymphwege eine Sepsis zustande kommen kann, entnehmen wir der Pathogenese des *Typhus und Paratyphus abdominalis*. Hier dringen die in dem Darm aufgenommenen Keime auf dem Wege über die feinsten Lymphgefäße des Darmes in die mesenterialen Lymphknoten ein und vermehren sich hier. Einen ähnlichen Infektionsmodus sahen wir durch Tetragenuskokken bedingt.

In einem Falle, den wir als sehr selten bezeichenen müssen, war es nach einer Appendektomie zu einer kontinuierlichen Bakteriämie mit hämolytischen Streptokokken gekommen Wir nahmen schon intravital an, daß es sich hier um eine phlegmonöse, sich auf *lymphatische Ausbreitung* beschränkende Entzündung handle. Unsere Vermutung wurde durch die histologische Untersuchung einwandfrei bestätigt.

Sobald bei oder nach einer Appendicitis ein oder mehrere Schüttelfröste erfolgen, muß an ein Übergreifen der Infektion auf das Venengebiet gedacht werden.

Selbstverständlich können auch *infarzierende* Prozesse im Darmgebiet auftreten. Solche sahen wir bei Endokarditisfällen. An sie muß in erster Linie gedacht werden, wenn Darmblutungen auftreten; sonst sind, wenn wir unsere Erfahrungen heranziehen, *größere Darmblutungen* (infolge Hämorrhagien) seltener, als man im allgemeinen wohl bei der Häufigkeit von Haut- und Schleimhautblutungen annehmen sollte. Dies gilt auch für die „septischen *Durchfälle*", die gelegentlich einer Amyloidose zuzuschreiben sind.

Die *Leber* ist insbesondere bei der Staphylokokkensepsis Sitz meist kleiner Eiterherde. DIEULAFOY beschrieb Leberabscesse nach Appendicitis („foie appendiculaire"). Große *Abscesse* sahen wir im Gefolge einer *Pylephlebitis* oder Cholangitis, Stauungen bei der Herzinsuffizienz im dritten Stadium der Endocarditis lenta.

Amyloidosis kommt nur bei sich chronisch hinziehenden, mit großen Eiterherden einhergehenden thrombophlebitischen Sepsisformen vor. Sie ist verhältnismäßig selten. Vorwiegend beteiligt sich die *Leber* aber *bei intrahepatischen cholangitischen Prozessen*. Hierbei ist vor allem auf unsere Auffassung vom septischen Ikterus zu verweisen.

Wir haben bei der Beschreibung des pathologisch-anatomischen Bildes bereits auf die Möglichkeiten der Lebervenen- und Pfortaderinfektionen hingewiesen. Hinter der ascendierenden Form tritt die hämatogene in den Hintergrund, obwohl bei jeder Bakteriämie Keime auch der Leber zufließen. Man sollte nun denken, daß allein die Anwesenheit von hochvirulenten Bakterien im Netz der verschiedenen Capillarsysteme für das Leberparenchym eine erhöhte Gefahr bedeuten müsse. Die Beobachtung jedoch am Kranken, bei dem eine Keiminvasion ins Blut aus irgendwelchen Gründen stattfindet, lehrt uns, daß gerade die Leber des Menschen diesen Gefahren in bewunderungswürdiger Weise trotzt, wenigstens in dem Sinne, daß nur in den seltensten Fällen die biochemischen Leistungen der Leberzellen — mit ihren außerordentlich vielseitigen fermentativen Funktionen im Kohlenhydrat-, Fett-, Lipoid-, Eiweiß-, Nucleinsäurestoffwechsel und ihren sonstigen spezifischen und unspezifischen, oxydativen und reduktiven Reaktionen — so beeinflußt werden, daß sie mit unseren gewöhnlichen Methoden in irgendwie bemerkenswerter Weise nachgewiesen werden könnten. Man muß sich nur das „Hepaton" (RÖSSLE) in seinem Zusammenhang vorstellen, dieses Ineinandergreifen und diese Ineinanderschaltung der verschiedenen sekretorischen und exkretorischen Vorgänge mit ihren vielseitigen Teilfunktionen des Auf- und Abbaues, um sich überzeugen zu lassen, daß intakte Leberzellen, die Ausscheidungskanäle, ebenso wie die verschiedenartigen Blutcapillaren mit einem besonderen Schutz ausgestattet sein müssen. Dieser Schutz besteht in erster Linie in Form der phagocytierenden Zellen der Leber. Zwar stehen die Blutcapillaren durch die Leberzellreihen nicht unvermittelt mit den Gallenkanälchen in Kontakt, aber diese umfließen und durchfließen sogar vermutlich die Epithelzellen selbst, so daß man zum mindesten sich vorstellen kann, daß überall dort, wo durch Lücken Blutkörperchen sich durchwinden, auch Bakterien von Kokkengröße durchschlüpfen können! So einfach liegen aber die Verhältnisse nicht, denn es konnte festgestellt werden, daß selbst diejenigen Organe, deren Permeabilität für Flüssigkeit unter der Bakteriämie wesentlich gesteigert ist, nicht zugleich für Keime durchlässig zu werden brauchen.

Gerade das Leberparenchym wird im Gegensatz zum Icterus epidemicus, Morbus Weil oder zum Gelbfieber verhältnismäßig wenig durch unsere einheimischen Erreger geschädigt. Akute herdförmige Entzündungen der Leber durch Colibacillen, Streptokokken, Staphylokokken, Pneumokokken usw. sind relativ selten, obwohl nach RÖSSLE manche Cirrhosen auf diese Weise ihren Anfang nehmen dürften. Um so mehr bevorzugen solche Infektionen den canaliculären Ausbreitungsweg.

Besonders aber wäre zu betonen, daß wir ein vollkommenes Versagen der Leber im Sinne einer akuten gelben Leberatrophie kaum beobachten konnten Auch wenn die Leber von Abscessen durchsetzt ist, so gilt ähnlich wie bei der Beobachtung zahlreicher Leberkrebsmetastasen, daß die Funktion bis in das terminale Stadium hinein erhalten sein kann. Manchmal kann man das Vorhandensein eines größeren Leberabscesses aus einer besonders hohen Leukocytenzahl mit Linksverschiebung erkennen. Wir werden darauf noch zurückkommen. Über den *septischen Ikterus* s. S. 1053.

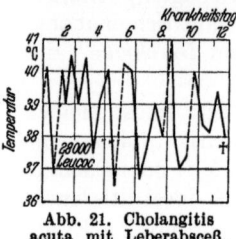

Abb. 21. Cholangitis acuta mit Leberabsceß.

Lungen. Die Lungen als Abfangorgane sind besonders embolischen Prozessen ausgesetzt. Ihr Symptomenbild müssen wir daher etwas eingehender gliedern. Es muß aber bei dieser Gelegenheit darauf hingewiesen werden, daß es sicherlich genug Fälle von scheinbar lokaler Lungengangrän gibt, für die in Wirklichkeit ein thrombophlebitischer Herd an anderer Stelle als Ausgangspunkt in Frage kam. Dieser Prozeß, hervorgerufen meist durch anaerobe Streptokokken oder durch den Bac. funduliformis, kann — wie das gar nicht so selten ist — nach kurzer Zeit wieder von selbst zur Ausheilung kommen. Die Vorgeschichte läßt dann gelegentlich mehrere Tage vorher einen Schüttelfrost aufdecken, den man z. B. auf eine kurzdauernde Angina zurückführen·mußte. In einem anderen Fall läßt ein fieberhafter Abort nach kürzerer oder längerer Zeit einen embolisch entstandenen Lungenherd zurück. Dieselbe Pathogenese sehen wir selbstverständlich auch unter hämolysierenden Streptokokken oder Staphylokokken, wenn hier auch die fötide Putrescenz den Herden fehlt.

Bei dem sich über Wochen hinziehenden Verlauf, den gerade die puerperale, thrombophlebitische Sepsis einschlägt, bietet sich für den Kliniker ein außerordentlich buntes Bild. In manchen Fällen kommt es gelegentlich täglich zu embolischen Lungenherden. In ihren Symptomen sind sie freilich oft weniger hervortretend, als man annehmen sollte.

Verhältnismäßig selten sehen wir das voll ausgebildete Syndrom der großen Embolie; wie auch bei der Sepsis nur selten die Patienten einer Lungenembolie an sich erliegen, wenn sich nicht allzu große Thromben aus den Infektionsherden ablösen. Immerhin sind die *Kollapserscheinungen*, die bei der thrombophlebitischen Sepsis mit fast täglichen Schüttelfrösten einhergehen, zum großen Teil auf die Insuffizienz des rechten Herzens zurückzuführen, die durch den embolischen Vorgang bedingt ist.

Es gibt Thrombophlebitisfälle durch Anaerobier, bei denen so gut wie jeder Schüttelfrost zugleich als Zeichen eines lungenembolischen Vorganges aufzufassen ist. Bei spontan ausheilenden Fällen, bei denen also der Sepsisherd allmählich erlischt oder so von der Blutbahn abgeriegelt wird, daß er als lokaler Herd aufgefaßt werden kann, hören langsam die Schüttelfröste ganz auf oder erfolgen in immer längeren Zeiträumen.

Differentialdiagnostisch und prognostisch ist bemerkenswert, *daß auch die nichtseptische Embolie infolge der sog. „blanden Thromben" mit Fieber einhergehen kann.*

Der klinische Beobachter wird auch bei derartigen nichtinfektiösen Thrombophlebitiden, also bei der gewöhnlichen Femoral- bzw. Beckenvenenthrombose, ein fast typisches Fieberbild erkennen. Es handelt sich hier um eine *Febris undulans*, die gelegentlich gegenüber BANGscher Krankheit oder Morbus Hodgkin differentialdiagnostisch Schwierigkeiten machen kann. Als Beispiel könnten wir viele Fälle anführen, folgender sei vorausgestellt:

Nach einer normalen Geburt trat am 4. Tag eine leichte Fieberwelle auf. Die Diagnose lautet auf leichtes Resorptionsfieber, auch eine leichte Bronchitis wird angenommen. Nach 3 Tagen Fieberfreiheit und Wohlbefinden steigt unter Schüttelfrost die Temperatur auf 39⁰ an und hält sich auf dieser Höhe 5 Tage, dann kommt es zur stufenweisen Entfieberung. Da im rechten Unterlappen eine handbreite Dämpfung und Bronchialatmen vorhanden ist, wird jetzt eine Pneumonie diagnostiziert. Es fehlt allerdings hier schon am 2. Fiebertag der toxische Eindruck und auch die Atmung ist lange nicht so stoßweise, sondern deutet eher auf eine Vorsicht bei den Atembewegungen hin, wie sie eine Pleuritis diaphragmatica bedingt. Während der ganzen Zeit wurde nicht einmal blutiges Sputum entleert. Nun folgen wiederum 5 fieberfreie Tage und relatives Wohlbefinden. Unter Fieberanstieg und quälenden Schulterschmerzen, die bis in die Kinngegend hinaufstrahlen, tritt nun eine 3. Fieberwelle über 5 Tage auf und nun wird auch Infarktsputum entleert.

Bei dem Fall, der in Heilung ausging, konnten noch 8 Wochen lang bei aufmerksamer Beobachtung und genauester Fiebermessung immer mehr sich abflachende Temperaturwellen bemerkt werden.

Wir haben in früheren Abhandlungen die einzelnen Symptome des lungenembolischen Vorganges zu analysieren versucht.

Neben dem voll ausgebildeten allbekannten Syndrom der großen Embolie und den Erscheinungen am Zirkulationsapparat glaubten wir gerade auf den undulierenden Fiebertyp bei der Beckenvenenthrombose hinweisen zu müssen. Er hat uns oft erst auf das Bestehen einer solchen Affektion aufmerksam gemacht.

Entsprechend dem häufigsten Sitz der Embolien im Unterlappen und in Zwerchfellnähe unterscheiden wir:

1. *Supradiaphragmale* Symptome (pleuritische Reizerscheinungen, Phrenicussymptome: Schulter-, Kreuz- und Halsschmerzen).

2. *Infradiaphragmale* Symptome, entsprechend den Verästelungen des Nervus phrenicus unter dem Diaphragma (peritoneale Reizerscheinungen, oft sich bis zu Pseudoileus steigernd, Erbrechen, Singultus, dyspeptische Beschwerden).

Daß hier differentialdiagnostische Schwierigkeiten möglich sind, liegt nahe.

Diese Symptome, die bei der aseptischen Thrombose aus dem Krankheitsbild mehr oder weniger deutlich erkennbar werden, sind bei den septischen Erkrankungen lange nicht so herausragend. Sie werden eben häufig durch andere Krankheitszeichen überdeckt. So kommt es, daß sich der septische Infarkt trotz seiner Größe manchmal auffallend wenig äußert.

Überblicken wir die verschiedenen Untergruppen der septischen Erkrankungen, so ergibt sich, daß die Ausbildung lungenembolischer Herde, abgesehen von der thrombophlebitischen Form, verhältnismäßig selten ist, am meisten ist sie noch bei der puerperalen Form aus der Gruppe *„Eiterhöhlen unter Druck"* zu erwarten. Die meist schwer veränderte Wand, von der die Placenta abgelöst ist, eröffnet hier doch öfters den Keimen den Zugang zum Gefäßsystem, aber nach Reinigung der Uterushöhle sind auch die nach ihr zu geöffneten und sicherlich auch oft infizierten Gefäße leichter einer Spontanheilung zugänglich, als wenn sie im Gewebe eingeschlossen liegen. Selbstverständlich können dennoch Lungenabscesse im Krankheitsbild fortdauern.

Findet sich als Ausgangsstelle eine *„lymphangitische Sepsis"*, so sind auch hier bei puerperalen Infektionen Metastasen in Lungen möglich, kommen jedoch nicht so häufig vor wie bei der thrombophlebitischen Sepsis.

Beim Gasbrand des Uterus ist die schwere Atemnot weniger durch Lungenkomplikationen, als durch den Bluttuntergang (O_2-Mangel) bedingt.

Die reine lymphangitische Sepsis *post anginam* ist gelegentlich mit *Abscessen in der Hilusgegend oder mit Mediastinitis* verbunden, aber schließlich können auch lymphatische Infektionen von *Weichteilen*, z. B. von einer akuten septischen Sehnenscheiden- bzw. Bindegewebsphlegmone aus, zu Lungenkomplikationen führen. Die Keime gelangen hierbei immerhin in die Blutbahn erst auf Umwegen. Die Metastasen bilden sich dann an den Haftstellen im allgemeinen langsamer aus. Es mag hier vor allem auch die geringere Zahl der Keime daran schuld sein. Oft kommt es zu *Spätmetastasen*, oft sind sie nur angedeutet und heilen — öfter als bei den Staphylokokkeninfektionen — spontan aus. Das ist sowohl bei den Lungenkomplikationen wie bei der metastatischen Streptokokkenpolyarthritis manchmal auffallend.

In gewisser Beziehung läßt sich diese Pathogenese, wie wir sie bei der lymphangitischen Sepsis und beim Typhus abdominalis kennenlernten, auch auf die bei der Pneumonie übertragen. Nach HÖRING handelt es sich bei ihr um eine solche cyclische Allgemeininfektion.

Bei der croupösen, lobären *Pneumonie* ist die Bakteriämie wie bei den anderen cyclischen Infektionskrankheiten nur ein Durchgangsstadium, das vom Zustand der Empfänglichkeit zur Unempfindlichkeit, also der Heilung, führen kann. Bei der *Pneumokokkensepsis* (z. B. Pneumococcus-Endokarditis) dagegen bleibt es beim Stadium der Allgemeininfektion, weil die Möglichkeit der Bakteriämie bestehen bleibt, die aus einem Infektions(Sepsis)herd unterhalten wird.

Diese Theorie im Sinne HÖRINGs läßt sich gut auch für die Pneumonie annehmen. Den Beginn leitet gewöhnlich ein Schüttelfrost ein. In den meisten Fällen, vielleicht sogar gesetzmäßig, besteht eine Bakteriämie. Das initiale Stadium mit seinem schweren Krankheitsgefühl bietet den Eindruck einer Allgemeininfektion. In der Tat kommt es hier zur Keimablagerung in den verschiedensten Organen. Nach den Untersuchungen von FRAENKEL, HARTWIG und E. F. MÜLLER finden sich in 90% aller, nach unkomplizierten Pneumonien vorgenommenen Obduktionen im Wirbelmark Pneumokokken. Spätmetastasen im Hoden, vor allem aber im Gehirn (Pneumokokkenmeningitis), an den Herzklappen (sekundäre metastatische septische Pneumokokken-Endokarditis) zeigen ja auch klinisch das Bestehen einer früheren Keimstreuung an.

Hierzu ist zu bemerken, daß diese septische Endokarditis im Moment ihrer Entwicklung als *Sepsisherd sui generis* aufzufassen ist, der mit der früheren Pneumonie, welche sich sogar im Abheilungsstadium befinden kann, nur hinsichtlich der Genese noch in einem Zusammenhang steht. Man sollte also hier nicht mehr von einer „septischen Pneumonie", sondern von einer *septischen* Endokarditis *infolge einer Pneumonie* sprechen. Es handelt sich hier um einen Unglücksfall, um ein schicksalsmäßiges Ereignis, das zwar nicht ganz selten ist, das aber neben der Pneumonie vor allem das Krankheitsbild bestimmt.

Die Pneumokokkeninfektion der Lunge nimmt bei der Pneumonie ohne Komplikation mit einer Endokarditis einen ganz anderen Verlauf.

Nach der initialen Bakteriämie werden die Keime bald aus dem Blut abgedrängt und *in der Lunge fixiert*. Die Abwehrkräfte reichen hier für die Heilung aus, über sie selbst wissen wir allerdings nicht sehr viel Positives. Sie scheinen nur dem Individuum eigen zu sein, das die Pneumonie durchgemacht hat, sind aber nur von geringem Wert für die Heilung eines anderen noch erkrankten Individuums. Voluminöse Blutübertragungen von Pneumonikern in der fieberfreien Rekonvaleszenz auf Pneumoniker im Fieberzustand, also eine Serumtherapie ohne Umwege über einen Tierkörper, hatten nach unseren Erfahrungen keinen überzeugenden Erfolg.

Wie man sich bei der Pneumonie die Bakteriämie erklärt, wurde auf S. 1009 erörtert.

Bei gewissen Formen von Pneumonien, besonders in der Grippezeit, beobachten wir schwere, von vornherein septisch anmutende Zustände, bei denen, wenn auch meist in wechselnder Zahl, Keime im Blute nachzuweisen waren.

Handelt es sich um *Streptokokkeninfektionen*, so könnte sehr wohl der lymphangitische Infektionsmodus in Frage kommen in Anbetracht der lymphogenen Infektionsneigung der hämolysierenden Streptokokken. Für die *Staphylokokkeninfektion* trifft dies nicht zu. Es ist vielleicht dadurch die merkwürdige Tatsache erklärt, daß man bei den Staphylokokken-Mischinfektionen im Verlauf der Tuberkulose der Lungen so ungewöhnlich selten Staphylokokkenbakteriämien beobachtet, auch wenn ausgedehnte Lungenvereiterungen vorhanden sind. Das zackige Fieber bei der Tuberkulose weist ja auch relativ selten Schüttelfröste auf, wenn man die Temperatur nicht durch Fiebermittel drückt.

Tuberkelbacillenbakteriämien bei Lungentuberkulose sind selten und wohl nur bei der Miliartuberkulose und der Typhobacillose (LANDOUZI) regelmäßig. Wir stehen hier im Gegensatz zu den Auffassungen LÖWENSTEINs. Unsere Ansicht gründet sich aber auf ausgedehnte Erfahrungen auf diesem Gebiet.

Bei den *Staphylokokkeninfektionen* der Lunge ist noch nicht geklärt, auf welche Weise es zu Bakteriämien kommt.

Einer unserer letzten Fälle bot das Bild der Staphylokokkensepsis mit zahlreichen acnepustelartigen Metastasen auf der Haut. Der Beginn der Erkrankung war der einer Pneumonie. Schon nach 2 Tagen fiel es auf, daß der Patient keine Blutbeimengung im Sputum, sondern einen rein eitrigen Auswurf hatte. Allmählich breitete sich das Infiltrat auf beide Unterlappen aus. In der Blutkultur waren mehrmals allein Staphylokokken festzustellen. Der Patient bekam dann auch Metastasen im Schulter-, Hüft- und Kniegelenk, die scheinbar nicht zur Vereiterung führten.

Bei der Obduktion zeigte sich eine abscedierende Pneumonie in beiden Unterlappen. In diesem Fall konnte auch die genaueste Besichtigung keine thrombophlebitischen Herde aufdecken. Auch ein ferner osteomyelitischer Herd kam hier nicht als Ausgangspunkt in Frage. Das Endokard erwies sich als frei. In der Tiefe des rechten Schultergelenkes fand sich ein größerer Eiterherd, der aber erst nach der Lungenentzündung aufgetreten war.

Es konnte also allein von der pneumonischen Infiltration aus eine Keimeinschwemmung erfolgen, d. h. es war die *Lungeninfektion an sich als Sepsisherd* anzusprechen. Bei Kindern scheint ein solcher Infektionsmodus häufiger zu sein.

Hierbei wäre nochmals zu betonen, daß ein Empyem keine Keime in den Kreislauf gelangen läßt.

Die größte Anzahl von Lungenherden bieten manche Fälle von *septischer Endokarditis*, und zwar sowohl bei den akuten wie subakuten Formen. An erster Stelle stehen die Staphylokokken und Streptokokken. Bei der Pneumokokken-Endokarditis ist meist noch die lobäre Pneumonie festzustellen, aber eine retrograde Streuung von Keimen zurück in die Lunge vom Endokard aus ist noch lange nicht so intensiv wie bei der Streptokokken-Endokarditis.

Sehr zahlreiche Herde — bei denen die Nekrose vorherrschte — sahen wir bei den seltenen Fällen von *Gonokokken-Endokarditis*, die sich *an der Pulmonalklappe* ausgebildet hatte. Auf das Vorkommen hämorrhagischer Infarkte hierbei wiesen bei ihren Veröffentlichungen bereits LENHARTZ hin, später SCHOTTMÜLLER-BINGOLD, ZIEGLER u. a.

Sind die Klappen der *Arteria pulmonalis* oder der *Valvula tricuspidalis* betroffen, so sind die Lungenherde besonders zahlreich. Oft bleiben sie klein, weil sie sich entsprechend dem stürmischen Verlauf zu größeren Abscessen gar nicht entwickeln konnten. Oft sieht man bis zu haselnuß- bis bohnengroße rundliche oder kegelförmige, vielfach tangential schon an die Oberfläche heranreichende Abscesse, in deren Umgebung dann das Gewebe mehr oder weniger bronchopneumonisch infiltriert ist. Die Art der Keime bestimmt auch hier die Art und Zahl der Lungenherde.

Bei der *Endocarditis lenta* kommt es im Stadium embolicum oft zu gehäuften blanden Lungeninfarkten, die dann das Bild mehr beherrschen als die Herzaffektion selbst. Durch die Begleitpleuritis können manchmal dadurch differentialdiagnostisch Schwierigkeiten entstehen.

Schließlich treten im Stadium der Herzinsuffizienz die für Zirkulationsstörungen und den Kräfteverfall mehr oder weniger charakteristischen Lungenkomplikationen auf.

Es muß zugegeben werden, daß die Entscheidung nicht immer leicht ist, ob es sich um eine direkte Einwirkung der Infektion handelt oder ob die Sepsis die Widerstandsfähigkeit des Lungengewebes so herabgedrückt hat, daß eine descendierende Infektion ermöglicht wurde, denn bei den Obduktionen septischer Krankheiten werden häufig auch nicht-metastatisch bedingte Komplikationen von seiten der Lungen gefunden.

Besonders wenn der Verlauf verzögert ist, sieht man neben den embolischen Herden oft *Bronchopneumonien*, die sich sowohl infolge der immer geringer werdenden Widerstandsfähigkeit, wie auch infolge immer mehr nachlassender Herzkraft einstellen. Die schlechten Zirkulationsverhältnisse bilden oft den Boden für hypostatische Pneumonien.

Demgegenüber werden nicht selten *bei den konfluierenden metastatischen Lungenherden* lobäre Pneumonien vorgetäuscht. Die Beschaffenheit des Sputums, der Nachweis derselben Erreger, die auch aus dem Blut gezüchtet werden, oder die im Primärherd (z. B. bei Otitis) vorhanden sind, läßt die Besonderheit der Lungenerkrankung erkennen.

Andererseits weist oft erst ein plötzlich auftretender Lungenherd darauf hin, daß eine scheinbar harmlose lokale infektiöse Erkrankung, z. B. eine Otitis, eine Angina, eine Blinddarmentzündung, Verbindung mit dem Gefäßsystem hat und demgemäß als Sepsisherd zu erachten ist.

Prognose und Diagnose leiten sich auf diese Weise nicht selten aus einer Lungenerkrankung erst ab, ebenso wie eine festgestellte Erregerart oder ein besonders gelagerter Sepsisherd bestimmte Lungenkomplikationen erwarten läßt.

Die Nieren beteiligen sich, wie wir schon näher ausgeführt haben, in verschiedener Weise an den allgemeinen Infektionserscheinungen.

1. In *Form der diffusen Glomerulonephritis:* Besonders unter der Einwirkung von hämolysierenden Streptokokken, auch bei der Endocarditis lenta, kann es zu den mannigfachen Symptomen der diffusen Nephritis kommen.

Die *interstitielle Herdnephritis* mit ihren kleinzelligen Infiltrationen geht symptomatisch nicht selten im allgemeinen Krankheitsbild unter, wie nachfolgende Krankengeschichte zeigt.

Hohes, kontinuierliches Fieber, im Blut je Kubikzentimeter 7 Streptokokkenkolonien. Schon 2 Tage nach der Erkrankung merkwürdig urinöser Geruch, völliger Appetitmangel, bei Nahrungszufuhr Erbrechen. In den nächsten Tagen lethargischer typhusähnlicher Zustand, der hie und da von blitzartigen Zuckungen in allen möglichen Muskelgruppen unterbrochen war. Eklamptische Zustände fehlten aber. Urinverhaltung vom 3. Tage der Erkrankung ab. Harn wurde nur mit dem Katheter entleert, und zwar je Tag je 75, 40, 75, 35, 20 cm^3. Am letzten Tag fand sich nur zellreiche gelbgraue Flüssigkeit von wenigen Kubikzentimetern in der Blase vor. Aus ihr konnten Streptokokken nicht gezüchtet werden. Der Blutdruck war die ganze Zeit über nicht erhöht, an den einzelnen Tagen betrug er 120, 105, 75, 85, 95, 75 mm Hg im Maximum.

Der Rest-N-Gehalt war gesteigert auf 185, 285, 390, 320, 296 mg-%. — Indican und Xanthoprotein waren stark positiv (Calcium wurde nicht untersucht). Das Sediment enthielt durchweg reichlich Leukocyten, spärliche Erythrocyten, fast keine Cylinder.

Die Obduktion bestätigte unseren Befund der puerperalen lymphangitischen Sepsis (ohne Metastasen) und stellte eine stark ödematös geschwollene Niere fest. Im Interstitium waren sehr dichte lymphocytäre Zellanhäufungen rings von hyperämischen Zonen umgeben.

In solchen Fällen müßte man, wenn dies nicht der schwere septische Zustand von vornherein ausschließt, eine Nierendekapsulation in Erwägung ziehen.

Jede *Blutbeimengung* im Urin muß zur Klärung des Prozesses führen. Bei Fehlen von Hypertonie und Ödem muß an eine LÖHLEINsche *Herdnephritis* gedacht werden.

Stärkere Blutung kommt bei ausgedehnter *Infarzierung* im Stadium embolicum der Endocarditis lenta vor.

Wir haben schon an anderer Stelle erwähnt, daß eine *regelrechte Metastasierung der Gasbacillen* in der Niere stattfinden kann. Zusammen mit der Ansiedlung von Blutfarbstoffschlacken kann es in solchen Fällen zur Anämie und Urämie kommen. Gasbacillen neben den oben geschilderten Blutfarbstoffderivaten finden sich dann im Urin vor. Erstaunlich ist dabei die Euphorie, die solche Patienten bis zum Ende kaum verläßt. Während die Harnflut immer mehr abnimmt, steigt die Kurve des Reststickstoffs zu immer höheren Werten an, und wir sehen, wie die Patienten im gleichen Maße immer mehr verfallen. Es tritt allmählich ein präkomatöser, mehr somnolenter Zustand ein, wobei die Patienten in einen Schlaf versinken, aus dem sie nur nach Aufrütteln zu erwecken sind, dann allerdings geben sie, ähnlich wie Typhuspatienten, meist vollkommen klare Antworten.

Auffällig war bei unseren Fällen, daß der Blutdruck mit dem Ansteigen der urämischen Erscheinungen nicht höher ging, sondern sogar abfiel. Wir möchten diese Eigentümlichkeit dadurch erklären, daß hier eben nicht nur eine rein mechanische, sondern auch eine schwere toxische Schädigung vorliegt, d. h. daß mehrere Faktoren hier zusammentreffen: Die durch d e Blutzerstörung bedingte Anämie und die daraus sich ableitende schlechte Sauerstoffversorgung des gesamten Organismus, die natürlich auch den Herzmuskel treffen muß, so daß Insuffizienzerscheinungen auftreten müssen; weiterhin die Toxine, die ein Versagen des gesamten vasomotorischen Systems und dadurch einen Kollaps des Gefäßsystems zur Folge haben. Erstaunlicherweise sahen wir eine solche hämatogene Nephritis in einzelnen Fällen der Ausheilung noch zugänglich, als die Zufuhr von Keimen zur Niere aufhörte.

Daß auch schon das einmalige Ereignis e'ner Bakterienembolie in der Niere (z. B. nach Furunkel) zur Ausbildung eines *paranephritischen Abscesses* führen kann, ist entsprechend zu würdigen.

Im Gefolge einer chronischen, mit zahlreichen Eitermetastasen verlaufenden Sepsis können *Nephrosen* (meist mit Amyloid) auftreten; auch Lipoidnephrosen kommen mitunter vor. Letztere sind insbesondere bei länger dauernden Pneumokokkeninfektionen beobachtet worden.

Wir sehen also, daß bei der Sepsis vom leichtesten Grad der Nierenstörungen (*febrile Albuminurie*) bis zur schwersten Niereninsuffizienz jede Möglichkeit besteht.

Während wir bei der thrombophlebitischen Sepsis durch den Streptococcus putrificus die Nieren bei der Sektion fast jedesmal frei von Veränderungen finden und wir den Erreger intravital aus dem Urin kaum züchten können, gelingt der Nachweis des Streptococcus viridans bei der Endocarditis lenta im Harn oft leichter als im Blut. Hervorgehoben muß auch die diagnostische Bedeutung des Nachweises von *Pyocyaneus* im Urin werden. E. FRAENKEL hat besonders betont, daß durch diesen Erreger gelegentlich eine hämatogen entstandene Pyocyaneus-Erkrankung der Niere erfogen kann. Sie gibt bei Säuglingen eine absolut infauste Prognose.

Differentialdiagnose.

In den Fällen, wo gehäufte Schüttelfröste auftreten, ist natürlich in erster Linie an Malaria zu denken und eine eingehende Untersuchung des Blutausstriches vorzunehmen

Daß es nicht unwichtig ist, dies in unseren malariafreien Gegenden zu betonen, bestätigen mir 2 Fälle, bei denen grundlos eine doppelseitige Jugularis-Venenunterbindung wegen vermeintlicher postanginöser Sepsis vorgenommen wurde. Eine Chininkur heilte die Fälle, als nach der Operation die Schüttelfröste weiter aufgetreten waren und nun nachträglich durch die Blutuntersuchung im Krankenhaus die Malaria festgestellt wurde.

Neben Typhus und Paratyphus abdominalis, grippösen Erkrankungen, Miliartuberkulose, Agranulocytose, akuter Leukämie, Panmyelophthise, Lymphogranulom und vielen anderen generalisierten lokalen Erkrankungen, neben Cholecystitis acuta, Cystopyelitis acuta u. a., müssen natürlich auch tropische Krankheiten differentiald agnostisch in Erwägung gezogen werden. Oft klären Hauterscheinungen und die von S. 1054 ab geschilderten Symptome die Art der Erkrankung. Die schnellste Klärung schafft natürlich eine positive Blutkultur. Man wird aus dem Blutbefund (s. S. 1048 ff.) auf eine gewisse Zielrichtung verwiesen und wird, vor allem nach Vervollständigung der Anamnese, oft schnell den Sitz des Sepsisherdes auffinden. Natürlich wird auch der Befund bestimmter Bakterien in den Ausscheidungen (Urin, Sputum, Stuhl) für die Differentialdiagnose verwertbar sein. Im Anfang septischer Erkrankungen ist dies besonders wichtig. Typhusbacillen im Blut oder Stuhl z. B. lassen die fieberhafte Erkrankung sofort im rechten Licht erscheinen.

Schwierigkeiten machen besonders gewisse Geschwulsterkrankungen, bei denen bakteriologische Untersuchungen im Stiche ließen. Man denkt hier z. B. an die rezidivierenden Fiebererhöhungen beim GRAWITZschen Tumor. Aber auch bei den blanden Beckenvenen- oder Femoralisthrombosen kommt es so gut wie bei jeder Lungenembolie, oft sogar unter dem Auftakt eines Schüttelfrostes, zu wellenförmigen Fieberbewegungen. Resorptionsvorgänge in der Lunge lösen vermutlich solche Temperatursteigerungen aus.

Es ist natürlich nicht immer der Gewebszerfall für die Ätiologie der Fieberbewegungen anzuschuldigen, wenngleich man eher erwarten sollte, daß durch die Einschwemmung von artfremden Gewebsteilen viel häufiger Reaktionen von seiten des Temperaturmechanismus sich zeigen würden. Findet sich ein sepsisartiger Zustand bei Carcinomen, so kann das seine Ursache haben in einem tatsächlichen, vom ulcerierenden Carcinom ausgehenden Infektionsherd, der ganz im Sinne eines Sepsisherdes auf das Gefäßsystem übergreift. Solche Fälle konnten beobachtet werden als Pylephlebitis septica mit anaeroben Keimen bei Neoplasmen im Rectum bzw. Sigmoidgebiet.

Ein eigenartiger Fieberzustand konnte von uns beobachtet werden bei einer Phlebitis carcinomatosa, und zwar einmal im Nieren-Venengebiet und das andere Mal im Gebiet der Magenvenen. Wegen des Fehlens von Keimen im Blut muß angenommen werden, daß hier die carcinomatösen Wucherungen an und für sich schon den Fieberzustand hervorgerufen haben. Auch nach dem pathologisch-anatomischen Befund scheint diese Vermutung richtig.

An der Hand einiger Fälle konnte auch bei *Pankreascarcinomen* ein Fieberzustand beschrieben werden, der sich aus multipler Thrombosierung in allen möglichen Gefäßgebieten erklären ließ. Wenngleich anzunehmen ist, daß bei Carcinomen im allgemeinen die Thrombosierungsmöglichkeit erleichtert wird, so

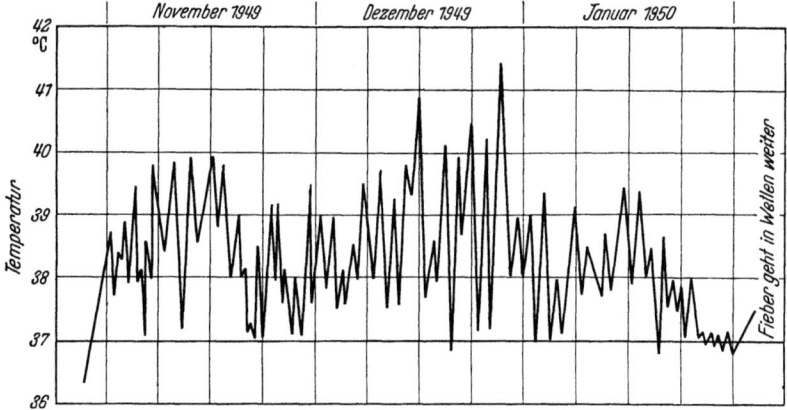

Abb. 22. Ausschnitt aus einer Fieberkurve von Lupus erythematodes, die sich nahezu 2 Jahre hinzog. (Kurve von F. VALENTIN-München zur Verfügung gestellt.)

ist doch bemerkenswert, daß gerade beim schleichend verlaufenden Pankreascarcinom in unseren Fällen mehrmals die multiple Thrombosierung mit Fiebererhebungen beobachtet wurde.

Differentialdiagnostische Schwierigkeiten gab uns ein Fall von *Lupus erythematodes*. Diese Erkrankung mit ihren schubweisen Remissionen und Kollapsen, remittierenden und septischen Temperaturen, Gelenkschmerzen und Beschwerden fast aller innerer Organe, den Entzündungserscheinungen an der Pleura, am Perikard und Peritoneum, der Leber- und Milzschwellung, den Augensymptomen, der Albuminurie und Mikrohämaturie und schließlich mit dem keineswegs immer typischen Exanthem könnte leicht auch an eine septische Erkrankung denken lassen.

Wir haben auf Grund des pathologisch-anatomischen wie auch des klinischen Bildes versucht,

1. den Sepsisherd in seinen verschiedenen Formen und Lagen darzustellen,
2. die pathologisch-anatomischen Auswirkungen an den verschiedenen Organen, wie sie sich teils unter mikroembolischer oder makroembolischer Einwirkung vollziehen, klarzulegen.

Qualität und Quantität der Prozesse geben ein verschiedenartiges, buntes Bild. Trotzdem läßt sich daraus vieles entwirren, so daß es wohl möglich ist, eine klare Übersicht zu bekommen, wenn man *die Pathogenese vom Sepsisherd aus* verfolgt. Eine solche Systematik der septischen Erkrankungen wird in den nachfolgenden Tabellen aufgestellt.

Differentialdiagnostische Übersicht über die hauptsächlichsten Sepsisformen.

I. Sepsisfälle, ausgehend von Hohlorganen („Eitersäcke"), die unter mechanischer (Druck-) Einwirkung stehen („intracanaliculäre Sepsisform", Schottmüller-Bingold).

Ausgangspunkt	Erreger	Verlauf und Dauer	Fieber, Bakteriämie	Metastasen	Komplikationen und Anmerkungen
1. Uterushöhle: Endometritum. In der Literatur finden sich diese Fälle oft unter dem Namen Saprämie, als feberhafter oder septischer inkompletter Abort	Im allgemeinen wie bei Thrombophlebitis puerperalis septica, also vor allem auch Anaerobier (Gasbacillen, anaerobe Streptokokken), neben den banalen Eitererregern	Meist nur einige Tage Dauer, d. h. solange der Uterushöhle noch unentleert und infiziert ist. Danach oft schlagartige Heilung, spontan oder nach Ausräumung	Fieber und Schüttelfröste unter Weheneinwirkung oder durch die Ausräumung (dabei dann Bakteriämie besonders leicht nachweisbar!)	Selten und vereinzelt	Milz meist vergrößert. Bei Gasbacilleninfektion gelegentlich schwere Blutzerstörung, die weicht, sobald der Uterus entleert ist; aber mitunter nach Aushelung noch Tod infolge sekundärer Versagens der Nieren. — Einfachste Sepsisform, die demonstrativ das „Symptombild der „Sepsis" darbietet
2. Gallenwege: A. Cholangitis septica acuta, mit und ohne Cholecystitis B. Cholangitis septica chronica	Bact. coli, Typhus, Paratyphus, Pneumokokken, seltener Anaerobier (Gasbacillen!)	Akut	Oft Schüttelfrost, Kontinua. Keime im Blut nur unter günstiger Voraussetzung nachweisbar	Relativ selten	Symptome der Leber und Gallenblase nicht immer ausgesprochen. Meist Leber- und Milzvergrößerung, Schmerzen und Ikterus. Auch der akute cholecystische Anfall geht initial mit Schüttelfrost und Bakteriämie einher!
a) rezidivierende Form	Bact. coli, selten Pneumokokken, Streptokokken oder Staphylokokken	Chronisch nicht selten mit mehrtägigen fieberfreien Intervallen	Remissionen mit subfebrilen und höheren Temperaturen, zuweilen Schüttelfröste. Im Blut Keime nur unter günstigen Umständen nachweisbar.	Relativ selten	Bac. coli wichtig für die Diagnose: manchmal ausgedehnter Gesichtsherpes!
b) Cholangitis lenta (Schottmüller). Sonderform der rezidiv. septischen Cholangitis	Streptococcus viridans Enterokokken	Schleichender Beginn und Verlauf	Wie bei a). Unter günstigen Umständen Keime im Blut nachweisbar	Relativ selten, aber mitunter Abszessmetastasen	Verlauf oft ohne sichere Zeichen der Gallenganginfektion. Ikterus wechselnd. Milz-Leberschwellung, Ascites. In einzelnen Fällen Aneurysma d. a. hepatica. Heilung der septischen Cholangitiden wohl nur durch Gallengangsdrainage. Lebercirrhose
3. Sepsis nephrogena (Pyonephrose)	Bacterium coli, Typhus, Paratyphus, Proteus, Streptokokken usw.	Akut und subchronisch	Schüttelfröste, intermittierendes Fieber	Nicht sehr häufig	Diagnose nach dem Urinbefund zu stellen! Auch eine Pyelitis geht mit initialem Schüttelfrost und meist nur einmaliger Bakteriämie einher
4. Osteomyelitis: Bevorzugter Ausgangspunkt: lange Röhrenknochen (Metaphys.)	Meist Staphylokokken, seltener Pneumokokken und Streptokokken, Anaerobier fast nie	a) Akut oder b) chronisch schleichend	a) intermittierendes Fieber, zu Beginn Schüttelfrost, b) uncharakteristisch	Metastasen durch Staphylokokken in den verschiedensten Organen	Weichteilschmerzen. Bei akuter Osteomyelitis oft Knochenschmerzen. Weichteildecken darüber oft mitbeteiligt. Bei der chronischen Form schleichendes, verwaschenes Krankheitsbild. Verwechselung mit malignen Tumoren möglich. Metastasen oft nach Monaten noch auftretend
5. Gelenkhöhlen unter Druck (selten)	Meist Aerobier	Meist chronisch	Wie bei 4.	Je nach der Natur des Erregers	Das Knochenmark ist stets Ablagerungsstätte bei Bakteriämien, trotzdem relativ selten Osteomyelitis! (s. Teil I)
6. Nebenhöhlen. „Meningokokkensepsis" nach Zahn- und Nebenhöhleninfektionen beobachtet Oberkiefer, Stirn-, Keilbeinhöhle, Siebbeinzellen)	Meningokokken, schwer fernab vom Krankenbett züchtbar, daher oft als „kryptogenetische" Sepsis gehend	Im chronischen, meist symptomarmen Krankheitsbild Kopfschmerzen und zeitweise aufschießendes Exanthem, Gelenkschmerzen	Monatelang nicht zu hohes Fieber mit oft täglichen millimedialen Frösten, bei merkwürdig wenig gestörtem Allgemeinbefinden	Roseolen bei Meningokokkensepsis von denen vom Flecktyphus oft kaum unterscheidbar; schubartig auftretend	Die Meningokokkensepsis braucht *nicht* mit Meningitis verlaufen, oft gesellt sie sich aber im Verlauf hinzu. Heilung spontan möglich. Mit Sulfonamiden meist prompte Wirkung. Ebenso mit Penicillin. Auch die epidemische, „lokalisierte" Meningitis kann mit (spärlicher) Bakteriämie anfangs einhergehen!

Ausgangspunkt	Erreger				Komplikationen und Besonderheiten
7. *Nasenhöhle.* Nasenseptum oder Muscheln	Staphylokokken, Meningokokken, Streptokokken	Ausbreitung intracanaliculär, lymphogen-hämatogen oder hämatogen (GRAEFF). Bedeutung der Fortleitung über die Lymphscheiden der Olfactoriumfasern auf die Meninx (JAKOBSGAARD)	Besonders bei Kindern mit und ohne Meningitis, manchmal nur mit mäßigem oder hohem intermittierendem Fieber verlaufend	Nicht sehr häufig	
8. *Otogen*	Staphylokokken, Streptokokken, Pyocyaneus, Meningokokken u. a.; Anaerobier	Anamnese oft nicht sicher verwertbar!	Intermittierendes Fieber, nur zuweilen Bakteriämie nachweisbar	Desgl.	Otitis bleibt selten lokalisiert, häufiger ist die Thrombophlebitis im Sinusgebiet
9. *Zähne* mit osteomyelitischen Knochenherden, hier handelt es sich um Biterretention. Nicht mit fokaler Infektion zu verwechseln, s. GRAEFF „Alomorphose" S. 958	Meist Staphylokokken, Streptokokken, seltener Meningokokken	Meist mit intermittierendem Fieber verlaufend. Bakteriämien wechselnd	Oft nur in einzelnen Schüben nach Eingriffen.	Bei Staphylokokken-Infektion oft zahlreiche Metastasen (Früh- und Spätmetastasen)	Blut *während* Zahnextraktionen entnommen läßt mitunter Bakteriämie (mit und ohne Fieber) erkennen

II. Thrombophlebitis septica.

Ausgangspunkt	Erreger	Dauer und Verlauf	Temperatur	Bakteriämie	Metastasen in					Komplikationen und Besonderheiten
					der Haut	den Gelenken und Weichteilen	der Lunge	der Niere	Gehirn und Hirnhäuten	
1. *Puerperaler Uterus.* Thrombophlebitis der Vena uterina, ovarica, hypogastrica, spermatica, sogar bis in die Vena cava inferior. Über die Vena iliaca communis; retrograd oft blande sekundäre Thrombosis der Vena femoralis	a) *Streptococcus pyogenes,* sive *erysipelatosus haemolyticus*	Akut, öfter subchronisch, seltener chronisch	Intermittierend, haufige Schuttelfröste, Kontinua bei Endophlebitis auf weitere Strecken	Zu Beginn der Schuttelfröste nachweisbar; bei Kontinua meist dauernde Bakteriämie mit wechselnder, meist nicht zu großer Anzahl von Keimen	Selten in so großer Menge wie bei Endocarditis septica. Sie treten aber wie bei dieser in mannigfaltigen Formen auf	Fluchtige, seröse Ergusse, Vereiterung nicht konstant. Abgelagert im Gewebe kommen Metastasen oft nach Wochen und Monaten noch zur Vereiterung	Zahlreiche Infarkte, manchmal Abscesse. Spontanruckbildung nicht ausgeschlossen	Embolisch abscedierende Herdnephritis; mitunter interstitielle Herdnephritis. Diffuse Glomerulonephritis ebenfalls zu beobachten	Psychische Störungen oft bei negativem bakteriologischem Liquorbefund. Mikroembolien in den Meningen wohl immer vorhanden, aber selten hervortretend	Blutungen der Haut, der Schleimhaut, der Augen (ROTHsche Flecken). — Oft *Bilirubin-Ikterus* (direkte Probe positiv). — Anämie je nach Krankheitsdauer und Blutverlusten. — Meist Leukocytose und Linksverschiebung. Milzschwellung nicht gesetzmäßig. — Trotz der hamolysierenden Eigenschaft der Streptokokken so gut wie nie intravasale Hämolyse. — Hamorrhagische Diathese selten. Dies gilt auch für die Streptokokken-Endokarditis und Lymphangitis!

II. Thrombophlebitis septica (Fortsetzung).

Ausgangspunkt	Erreger	Dauer und Verlauf	Temperatur	Bakteriämie	\\ Metastasen in der Haut	den Gelenken und Weichteilen	der Lunge	der Niere	Gehirn und Hirnhäuten	Komplikationen und Besonderheiten
Desgl.	b) Hämolytische und anhämolytische *Staphylokokken*	Akut, aber gelegentlich sich auch über Monate hinziehend	Wie bei a)	Wie bei a)	Metastasen im allgemeinen wie bei a), Größere Vereiterungsgefahr (oft noch nach Jahren!)			Staphylokokken im Urin! Diffuse Abscesse in der Niere; oft größere paranephritisch	Meningitis häufig relativ große Abscesse im Gehirn. Panophthalmie	Allgemein wie oben Ikterus selten. Wie bei a) Gefahr der sekundären Endocarditis septica in etwa 3—5%!
					Blutungen und Eiterherde in allen Größen	Überall wo Druckschmerz Verdacht auf Eiterherde! Spontane Rückbildungen selten. Chirurgischer Eingriff stets indiziert	Lungenabscesse jeglichen Umfanges			
Desgl.	c) Anaerobier, Streptococcus putrificus (Schottmüller). Gelegentlich mit Bacillus symbiophiles (kleines influenzaartiges anaerobes Stäbchen) vergesellschaftet. Typischer Erreger der Thrombophleb. septica	Fast immer chronisch, selten subchronisch	Die Schüttelfröste zeigen meist bakterielle Embolien an	Anaerobenkulturmethoden nötig zum Nachweis! Gasbildung und fauliger Geruch in der Kultur. Zuchtung leicht in hoher Traubenzucker-Agarschicht	Selten	Nur in durch Druck, langes Liegen dekubitalgeschädigten Stellen	Konstant nur in der Lunge, fuhren hier zu Absceß- und Gangränherden größeren und kleineren Umfanges	Keime treten fast nur einzeln in den Urin über	Oft erstaunliche Euphorie. Meningitis kommt fast nie bei puerperaler Sepsis vor, dagegen nach Otitis	Oft starker Ikterus. Blutungen in der Haut. Manchmal bedeutende Anämie (ohne Blutauflösung). Fötides Sputum läßt oft auf Thrombophlebitis durch anaerobe Streptokokken schließen. Früher wesentlich häufiger auftretend
Desgl.	d) Anaerober Staphylococcus (selten)	Desgl.	Desgl.	Desgl.	Ebenso wie bei c)		Aber in der Lunge trotzdem Emboliherde, Abscesse und Gangränherde seltener			
Desgl.	e) Bact. coli *sehr selten* als Erreger von Monoinfektionen. Meist bei gemischter Infektion beteiligt				Ausgedehnter Herpes oft Coliinfektion vermuten lassend!					
Desgl.	f) Andere aerobe und anaerobe Erreger in seltenen Ausnahmefällen									

Bei der puerperalen Sepsis treten erfahrungsgemäß nur die pathogenen Erreger in die Blutbahn über!
Die apathogenen Keime der infizierten Uterushöhle scheinen jenseits der Blutbarriere zu bleiben. Blutkultur daher um so wichtiger!

2. *Otogene Sepsis.* Sinusinfektion oft in weiterer Ausdehnung (meist nach Knocheneinschmelzung, besonders nach dem Sinus sigmoideus, abwärts nach Vena jugularis, aufwärts zum Sinus confluens usw.	Streptococcus pyogenes; Streptococcus mucos.; Staphylokokken Pneumobacillus (Friedländer); Bac. pyocyaneus; Anaerobier (meist anaerobe Streptokokken, Bac. funduliformis Gasödembacillen); Pilzarten beobachtet	Subchronisch, seltener ganz akut	Wie bei 1. häufige Schüttelfröste	Wie bei a *Anmerkung:* Auch eine gewöhnliche (nicht septische) Otitis media durch hämatogene Streptokokken kann hohes, zackiges Fieber ohne Bakteriämie aufweisen. Spontanheilung ohne Sinusunterbindung!	Metastasen gewöhnlich in kleinerer Zahl, je nach der Natur des Erregers wie bei puerperaler Sepsis. Hauptsächlich Lungenmetastasen	Meningitis infolge metastatischer oder perisinusitischer Prozesse, Hirnabscesse	Bulbusthrombose, Stauungspapille, Exophthalmus, Strabismus, Symptome in den Ohren nicht immer deutlich ausgeprägt. Öfter meningitische oder Lungensymptome im Vordergrund
3. *Thrombophlebitis* im Facialisgebiet, nach Gesichtsfurunkulose, nach Lippen- und Nackenfurunkeln (Sinus transversus)	Staphylokokken, Streptococcus haemolyticus, Pneumokokken (anaerobe Streptokokken seltener!)	Desgl.	Wie bei 1.	Wie bei 1c.			Retrobulbäre Abscesse
4. *Sepsis post anginam.* Tonsillitis. Von der Vena tonsillaris, pharyngea ascendens, Vena palatina zu den Jugularvenen übergreifend, manchmal Mischinfektion überspringend Venengebiete	Staphylokokken, Streptokokken, hauptsächlich auch anaerobe Streptokokken, Bacillus funduliformis	Desgl.	Desgl.		Im allgemeinen wie bei 2. Oft tritt längere Zeit nach Angina eine Gelenk- oder Weichteileiterung auf als Zeichen einer mit vereinzelten Bakteriämien vorausgegangenen Angina! (s. III. 2)		Thrombophlebitis post anginam viel häufiger als früher angenommen. Angina oft larviert. Cave Schüttelfröste nach Anginal Veneninfektion gelegentlich durch lymphogene Infektion vermittelt
5a. *Pylephlebitis* nach Appendicitis, Darminfektion (gelegentlich aus dem Hamorrhoidalgebiet), seltener nach Milzinfektion (= Infarkt), Ulcus ventriculi, Diverticulitis, Rectumcarcinom, Sigmoiditis, Cholangitis (also aus dem Venenabfluß der Vena portae)	Erreger der Grundkrankheit: pathogene Darmbakterien wie anaerobe Streptokokken, Bact. coli, Enterokokken, Gasödembacillen, Aktinomyces, Buday-Bacillen und andere. Fast immer Mischinfektionen	Auch über viele Wochen hinziehend	Besonders häufige Schüttelfröste	Übertritt der Keime gehemmt, in der Leber abfiltriert und abgetötet	Metastasen (vom Pfortadersystem aus, sonst seltener als bei anderen Phlebitiden). Wenn vorhanden, dann der Eigenart der Erreger entsprechend, manchmal putride Leberabscesse Übergreifen auf Vena hepatica möglich Bei Pylephlebitis wurde die größte Zahl von Schüttelfrösten beobachtet. — Anamnese gelegentlich verwirrend. Appendicitis vorher oft larviert verlaufend (zurückgeschlagene Appendix ohne peritoneale Reizsymptome).		Milztumor oft beträchtlich. Ascites selten und erst gegen Ende auftretend. Leberabscesse auch infolge Periphlebitis. Bilirubinikterus oft, aber nicht konstant. Anfangsinfektion nicht selten maskiert. Hohe *Leukocytose* bei Leberabsceß. Mitunter sekundäre Hepatophlebitis (als sekundärer Sepsisherd)
5b. *Phlebitis* der Vena hepatica	Bacillus Buday (funduliformis sive symbiophiles), Bac. Friedländer.	Desgl.	Desgl		Metastasen im Lungenkreislauf, gelegentlich sekundäre Lungenveneninfektion		

Handbuch der inneren Medizin, 4. Aufl., Bd. I/1.

II. Thrombophlebitis septica (Fortsetzung).

Ausgangspunkt	Erreger	Dauer und Verlauf	Temperatur	Bakteriämie	Metastasen in der Haut	den Gelenken und Weichteilen	der Lunge	der Niere	Gehirn und Hirnhäuten	Komplikationen und Besonderheiten
6. *Thrombophlebitis in einer Lungenvene.* Fast stets sekundäre Infektion nach Lungenabscessen, tuberkulösen Zerfallsherden, infizierten Infarkten. Primär nach Pneumonie wohl sehr selten	Erreger der Grundkrankheit; wie bei II, 1a	Wie bei 1	Wie bei 1	Wie bei 1		Zufluß zum großen Kreislauf				Symptome oft in der Grundkrankheit untergehend. Therapeutische Beeinflussung kaum möglich
7. *Nach Prostatainfektion.* Infektion des Plexus prostaticus auch nach Katheterisierung, Cystoskopieren usw.	Vorwiegend Staphylokokken	Wie oben	Schüttelfröste	Wie oben		Im kleinen Kreislauf				Das sog. Katheterfieber ist nicht ganz selten durch eine sekundäre Veneninfektion nach der unter Druck stehenden Urethritis hervorgerufen, wie Embolien in der Lunge zeigen können, meist aber als kanalikulärer Infekt aufzufassen.
8. *Periphere infizierte Venenentzündungen* in den Extremitäten (auch gelegentlich nach intravenösen Injektionen in der Vena cubitalis beobachtet!)	Staphylokokken, Streptokokken		Wie bei 7	Je nach Ausdehnung			Lungeninfarkte mit Vereiterungen			
9. *Nabelveneninfektion der Neugeborenen.*										
a) Zufluß zur Leber durch die Nabelvene	Staphylokokken, gelegentlich Mischinfektionen mit Pyocyaneus					Leberabscesse				
b) Zufluß durch den Ductus venosus Arantii in die Vena cava inferior, ins rechte Herz und zur rechten Kammer bzw. zur Lunge						Lungenabscesse Metastasen in großen Kreislauf				

Bei Pyocyaneus-Infektion gangraneszierende Metastasen in der Haut!

III. Lymphangitische Sepsis.

Ausgangspunkt	Erreger	Verlauf und Dauer	Temperatur	Bakteriämie	Metastasen in der Haut	Metastasen in den Gelenken	Metastasen in den Harnwegen	Komplikationen und Anmerkungen
c) Zufluß durch das Foramen ovale zum arteriellen Kreislauf d) Zufluß durch den Ductus Botalli zum arteriellen Kreislauf								
1. a) Parametrale Lymphganginfektion. „Erysipel des Parametriums". (Regionale Zugehörigkeit der uterinen Lymphgefäße: s. S. 1110)	a) Streptococcus pyogenes haemolyticus (fast ausschließlich), Pneumokokken beobachtet	8—10 Tage dauernd, zu Rezidiven neigend. Gelegentlich foudroyanter Verlauf. Über 50 % Spontanheilung	Der Erysipel- oder Pneumoniekurve ähnlich. Beginn häufig mit Schüttelfrost	Die Menge der Keime wechselt, aber es finden sich immer, zumindestens vereinzelt, Streptokokken im Blut	Manchmal Blutungen. Seltener Roseolen oder Pusteln	Flüchtige, polyartikuläre Schwellungen, mitunter zu Spätvereiterungen führend	Im Urin ist der Erreger selten nachweisbar	Übergänge vom einfachen parametralen Ödem bis zur Phlegmone. Rezidiv oft auf der anderen Seite; parametrale Abscesse! Diagnose auf Grund des Palpationsbefundes und des *Nachweises von Streptokokken im Cervicalsekret!* Milzschwellung; Gefahr der diffusen Peritonitis. Blutbild oft typisch
b) Puerperale Gasbacillensepsis	Gasbacillus (E. FRAENKEL)	Einige Tage (foudroyanter Verlauf). Prognose infaust	Kontinua gewöhnlich nicht hoch	Dauerbakteriämie, meist sehr leicht nachweisbar	Nicht häufig. In Ausnahmefällen Gasbrandmetastasen an geschädigten Körperstellen. Infektion oft in der Uterusmuskulatur Pyometra. „Uterusgasbrand"	Die Metastasen sind gewöhnlich nicht sehr zahlreich	Im Urin Gasbacillen immer nachweisbar. Hämaturie, Methämoglobinurie. Ablagerung der Gasbacillen in den Nierenkanälchen	Die Gasbacilleninfektion hat als hervorstechendes Symptom einen hämatogenen, *hämolytischen Ikterus* zur Folge: Serum enthält Hämatin, Methämoglobin und Bilirubin, neben gelöstem Hämoglobin Leukocytose-Anämie. Farbeindex erhöht. Milz selten vergrößert (vgl. II, 1). Tod oft durch Anurie, Urämie (Verstopfung der Harnkanälchen durch Bakterien und Blutschollen). Krankheitsbild oft verkannt Verwechslung mit Vergiftungen
2. Post anginam (z. B. post scarlatinam) oft zu Mundbodenphlegmone (Angina Ludowici) führend. Wege: Im Spatium pharyngeum zu tiefen Halsdrüsen; abwärts zum Mediastinum, aufwärts zum Endokranium	Hämolytische Streptokokken (seltener Pneumokokken)	Manchmal sehr kurze Zeit	Kontinua	Dauerbakteriämie mit nicht zu zahlreichen Keimen	Nicht sehr zahlreich (oft sekundär zu Endocarditis ulcerosa führend sekundärer Sepsisherd)		Streptokokken nicht immer im Urin nachweisbar	Ätiologie meist durch Anamnese feststellbar. Auch die gewöhnliche Angina führt selten zur Bakteriämie. Einzelne oder mehrere metastastische Späteiterherde (Gelenke!) nicht ungewöhnlich. Endocarditis septica das weitere Krankheitsbild bestimmend: Sekundärer Sepsisherd

III. Lymphangitische Sepsis (Fortsetzung).

Ausgangspunkt	Erreger	Verlauf und Dauer	Temperatur	Bakteriämie	Metastasen	Komplikationen und Anmerkungen
3. Von Weichteilen ausgehende Sepsis: a) akute septische Sehnenscheiden- bzw. Bindegewebsphlegmone	Hämolytische Streptokokken (seltener Pneumokokken, Milzbrand o. a.)	Meist foudroyant	Kontinua	Dauerbakteriämie	Metastasen in den allerverschiedensten Organen möglich	Von lokalen Prozessen hauptsächlich durch die Bakteriämie sich unterscheidend. Oft geht die Bakteriämie nur noch von vereiternden Achsellymphdrüsen aus. Selten stärkere Milzschwellung. Trotz Gasbacillenbakteriämie: hämolytische Prozesse, wie etwa bei puerperaler Infektion, wenn überhaupt vorkommend, dann *sehr selten* (im Gegensatz zu 1b)
b) Gasbrand der Muskulatur und der Lymphwege	Gasbacillen (E. FRAENKEL) (Bacillus phlegmonis emphysematosae), unbeweglich	Meist foudroyant	Nicht typisch	Gasbacillen meist nachweisbar	Nur an geschädigten Körperstellen, von inneren Organen: Lungengasbrand umstritten. Gallenblasengasbacilleninfektion anerkannt	Schwere hämolytische Vorgänge und Ikterus bisher nicht mit Bestimmtheit beobachtet
c) Malignes Ödem, b und c oft als „Gasödem" kombiniert	Ödem- und Rauschbrandbacillen, beweglich, begeißelt (s. Tabelle ZEISSLER)	Meist foudroyant	Nicht typisch	Erreger meist in der Kultur nachweisbar	Nur an geschädigten Körperstellen, wohl kaum an inneren Organen	Vereinzelte Fälle von Gasbacillensepsis mit massiger Bakteriämie ohne Gasödem beschrieben. Stets tödlicher Ausgang!

Auch die Miliartuberkulose ist eine Sonderform der lymphangitischen Sepsis (Einbruch in den Ductus thoracicus!), wahrscheinlich auch die Typhobacillose (LANDOUZY).

Anhang: Cyclische Infektionen mit Bakteriämie (nur im Empfängnisstadium) (HÖRING).

Zu ihnen gehörten in gewissem Sinne auch das Erysipel und die parametrale lymphogene Streptokokkensepsis (s. II, 1a)

| 4. Pneumonie. Eintritt: Bronchialschleimhaut; Hilusdrüsen (Sepsisherd, von hier aus Zustrom zum Blut, Streuung ins Lungengewebe). Infiltrative lobäre Infektion | Pneumokokken, Friedländer-Bacillus, hämolytische Streptokokken, Milzbrand-, Pestbacillus, Papageienkrankheitserreger? | Typisch bis zum Unempfänglichkeitsstadium. Dieses nicht selten unterbrochen (Rezidivgefahr) | Kontinua zeitlich begrenzt. Kritischer oder lytischer Abfall | Meist nur initial | In *Meningen* — Haut — Hoden — große Drüsen — Gelenke (Vereiterung nicht selten). Endokarditis „sekundärer bedeutungsvoller Sepsisherd" | Pneumokokkenmeningitis zum erstenmal durch Penicillin und Supronal in einzelnen Fällen beeinflußbar. Pneumokokkenendokarditis noch immer infaust. Prognose nicht unbedingt abhängig von Pneumokokkentypen. Transfusion von Blut von Pneumoniefrekonvaleszenten (im Unempfänglichkeitsstadium) ohne Einfluß auf Krankheitsverlauf und -dauer von Pneumonien. (Pneumokokkenmetastasen, z.B. durch Embolien, führen in der Lunge nicht zur „genuinen Pneumonie", sondern zu Pneumokokkenabscessen) |

Hier sei noch, als Prototyp einer lymphangitischen Sepsis, *die Pathogenese des Typhus bzw. Paratyphus abdominalis* angefügt, die über die Streuungs- und Ausbreitungsmöglichkeiten des Typhusbacillus Aufschluß gibt.

Typhus- und Paratyphus abdominalis s. auch „Typhus", S. 1435.

Typhusbacillen-Eintrittsstelle (oral)
↓
Aufnahme von der Darmwand ──→ Wanderung durch Lymphe zu den ──→ mesenterialen Lymphdrüsen
                                                                      hier Hauptentwicklungsstätte

Infektionsweg   retrograd
↓   ....
Hautlymphgefäße   und   Ductus thoracicus
(Roseolen)   von Blut hier
zurück ....   zum
zu den lymphatischen
Gebilden des Ileums   Gehirn   Niere   Knochenmark
und Coecums (Schwel- (typhöser Zustand) (Pyelitis)   (evtl. Spätspondylitis)
lung, Geschwüre)
                      Leber — Galle
                      (Cholangitis,
                      Cholecystitis)
                      Milz
                      (Schwellung)

Ausscheidung   Ausscheidung   Ausscheidung
durch den Stuhl   durch den Stuhl   durch den Harn

Verlauf entweder typisch oder mit Rezidiven oder mit Relaps. Metastasen mehr oder weniger im Vordergrund
Bei Paratyphus oft nur Infektionserscheinungen auf die Darmschleimhaut beschränkt, ohne Ausbildung eines Sepsisherdes in den abdominellen Lymphdrüsen

Neben diesen im Schema untergebrachten Typen septischer Erkrankungen haben wir in der Kriegschirurgie Fälle nach Verwundungen kennengelernt, die nicht ohne weiteres unterzubringen sind. Es sind das diejenigen Fälle, die vor allem LEXER als septische Allgemeinintoxikation formuliert haben will, im Gegensatz zur bakteriellen allgemeinen Infektion mit und ohne Metastasen. Es ist erklärlich, daß zerfetzte Wunden mit ihren eiterdurchsetzten Nischen ein sehr schweres Krankheitsbild darbieten können. Häufig führen solche Zustände unter zunehmendem Marasmus und unter einem völligen Versagen des Kreislaufs schleichend oder im Kollaps, manchmal nur bei ganz geringen Eingriffen oder kleinsten Blutungen ad exitum. Es muß zugegeben werden, daß solche Fälle sehr häufig ohne irgendwelche Metastasen an anderen Organen verlaufen können. Manchmal zeigen retrograd multiple Lungenherde oder ein einzelner vereiterter Infarkt an, daß von solchen Wunden aus Einbrüche in die Blutbahn vor sich gegangen sind.

IV. Endocarditis septica.

Ausgangspunkt	Dauer	Fieber	Bakteriämie	Metastasen			Komplikationen und Besonderheiten
				der Haut	der Gelenke, Extremitäten	Gehirn	
1. *Akute und subakute Form* Erreger: a) hämolytische Streptokokken	a) 2—14 Tage, selten länger	a) Zu Beginn 1 oder 2 Schüttelfröste, dann Kontinua	a) Kardinalsymptom: Dauerbakteriämie mit sehr zahlreichen Keimen	a) Zahlreiche Roseolen, Ausschlag, Impetiginöse Pusteln. Ausschlag und Schalungsprozesse. Zahlreiche kleinere und größere Blutungen. Ein oft außerordentlich buntes Bild	a) Flüchtige Ergüsse fast nur in den größeren Gelenken. Oft nachträglich Vereiterung. „Polyarthritis septica"	Meist als mikroembolische Meningitis disseminata circumscripta. — Weniger große Metastasen als bei b)	Metastasierung in allen Organen möglich. Meist Streptokokken im Harn wegen bestehender absc. Herdnephritis. Häufig Ikterus. Physikalischer Befund verhältnismäßig selten für Endokarditis verwertbar. Dekompensation sehr selten. Meist mäßige Leukopenie mit Linksverschiebung. Verwirrtheit, Somnolenz, symptomatische Psychosen

IV. Endocarditis septica (Fortsetzung).

Ausgangspunkt	Dauer	Fieber	Bakteriämie	Metastasen in der Haut	Metastasen in den Gelenk Extremitäten	Gehirn, Niere	Komplikationen und Besonderheiten
b) Staphylokokken (hämolytisch und anhämolytisch)	Wie bei 1	Wie bei 1	Kultur oft dicht besät, aber immer noch auszählbar	In allen Organen möglich. Roseolen, Pusteln, Varicellen, Acne neben größeren Eiterblasen. Ausgedehnte Hautblutungen. Abschälungen	Wegen des mehr akuten Verlaufes selten Vereiterungen der Gelenke	Meningen und cerebrale Metastasen oft im Vordergrund	Im allgemeinen wie bei a). Symptome: massenhaft Staphylokokken im Harn wegen der absc. Nephritis. Ikterus selten, trotz multipler Leberabscesse. Mäßige Leukopenie oder bei größeren Eiterherden Leukocytose
c) Pneumokokken (mit und ohne vorausgehender Pneumonie)	Akut	Intermittierend oder Kontinua	Leicht nachweisbar	Nicht so viel wie bei a) und b). — Häufig Roseolen vorherrschend	Häufiger monoarthritische Metastasen als multiple	Meningitis fehlt selten	Beziehungen zwischen Pneumonie, septischer ulceröser Endokarditis und Meningitis von Alters her bekannt. Herzgeräusche bei subchronischen Fällen ausgeprägter. Infauste Prognose
d) Gonokokken	Akuter und subchronischer Verlauf	Verschieden, meist Kontinua	Züchtung gelingt zuweilen schwer	Roseolen und Pusteln	Gelenkmetastasen der Endokarditis oft vorausgehend oder gleichzeitig. Im Erguß gelingt die Kultur leicht		Nicht selten Lokalisation an der Pulmonalklappe. Ausheilung in seltenen Fällen beobachtet
e) Seltene Erreger: Meningokokken, Typhus, Friedländer, B. diphth. Pyocyan. Sehr selten Anaerobier, anaerobe Streptokokken	Schleichend	Milde Schüttelfröste	Züchtung meist leicht	Flecktyphusartig		Mit und ohne Meningitis	Bei Meningokokken-Endokarditis Spontanheilung beobachtet
	uncharakteristisch	Desgl.	Desgl.		Seltener Embolien als bei anderen Endokarditiden		Anaerobe Streptokokkenendokarditis stets letal
2. *Chronische Form* (Endocarditis lenta) a) Streptococcus viridans b) Selten Enterococcus c) Bisher noch nicht kultivierbare Formen mit ähnlichem Verlauf wie bei a) und b).	Beginn und Verlauf schleichend Verlauf ähnlich	Subfebril, selten von Schüttelfrösten unterbrochen	Wenn therapeutisch noch nicht beeinflußt, fast immer nachweisbar. Günstigen Moment für Kultur abpassen!	Hautblutungen, Roseolen	Flüchtige, polyarthritische Erscheinungen oft vorhergehend. Empfindlichkeit und Verhärtungen der Muskeln, Embolien in den Fingerbeeren (OSLER)	Nierenembolien, Hämaturie aus geplatzten Aneurysmen oder infolge Infarkts. LÖHLEINsche mikroembolische, hämorrhagische Herdnephritis. Blande Niereninfarkte	Milztumor und -infarkt (Schmerzen!). Sekundäre Anämie oft beträchtlich. Pulmonal-Infarkte, die sehr selten vereitern. Herzfehler fast stets nachweisbar, meist vorher vorhanden gewesen. Dekompensation im späteren Stadium. Blutbild meist wie bei 1. Manchmal Ausschwemmung großer endothelialer Zellen (Retioendotheliose). 3 Stadien: I. Stadium ambulatorium. II. Stadium embolicum. III. Stadium der Herzinsuffizienz. Prognose bis vor Penicillintherapie infaust

Spezieller Teil.

Nach dem Versuch einer systematischen Einreihung der verschiedenen septischen Erkrankungen vom Standpunkt ihres Sepsisentwicklungsherdes aus würde es sich fast erübrigen, noch einmal eine Darstellung der Sepsis nach ihrer Entwicklung in bestimmten Organen zu geben. Es erscheint uns jedoch wichtig, diese früher fast ausschließlich gewählte Form noch einmal zu bringen, nicht etwa, weil es sich um wohl charakteristische Sonderformen handelt, sondern weil dadurch der Zusammenhang mit manchen anderen Erscheinungen und Tatsachen beleuchtet werden kann, was bei der getrennten Darstellung in einzelnen Kapiteln nicht möglich ist.

Die septische Wundinfektion.
(Der Sepsisherd in der Haut, im Unterhautzellgewebe, in der Muskulatur.)

1. Infektionen durch aerobe Keime. Wundinfektionen im Krieg und im Frieden unterscheiden sich sowohl hinsichtlich der Art der Gewebszerstörung, des Infektionsmodus, wie auch der Erreger. Nur bei den Verletzungen, die nicht infolge von Kampfhandlungen entstehen, sind — und hier auch selten — Monoinfektionen zu erwarten. Wir kennen die bekannten klinischen Erscheinungen, die sich nach scheinbar unbedeutenden Riß-, Stich- oder Bißverletzungen und unter der Einwirkung von *hämolysierenden Streptokokken* vollziehen.

Auf diese meist rein lymphatische Sepsisform sind wir auf S. 1008 näher eingegangen. Nicht selten gesellt sich eine Endocarditis septica hinzu, die dann leider oft zum unangreifbaren Sepsisherd wird.

Mit einem gewöhnlichen Panaritium oder einer leichten Wundeiterung kann die Infektion zu Ende kommen, aber die Neigung, besonders von Streptokokken, sich entlang von Bindegewebszügen weiter auszubreiten, kann schließlich auch zum bekannten voll ausgeprägten Bilde der *Sehnenscheidenphlegmone* Veranlassung geben.

Wir sehen das häufig auch bei relativ harmlosen Infektionen schon in Gestalt der Lymphangitis, des bläulichroten Stranges, der oft kurze Zeit nach der Infektion am Arm oder am Bein entlang zieht. Eigene Fälle haben uns öfters daran gemahnt, wie wichtig es ist, bei einem hohen Fieber das Drüsensystem, auch entfernt von der primären Infektionsquelle, genauer zu beobachten.

Wir könnten über mehrere Fälle berichten, bei denen eine Infektion an der Eintrittsstelle gar nicht mehr bestand und bei denen lediglich die *dauernde Anwesenheit von hämolytischen Streptokokken im Blut* bei hohem Fieber zur Diagnose „septische Infektion" Veranlassung geben mußte.

Die Erkenntnis, daß die Staphylokokkenabscesse (Furunkel, Karbunkel, Pyodermien) Bakteriämien und Metastasen an bevorzugter Stelle hervorrufen können (paranephritischer Abszeß, Gelenkvereiterung, Endokarditis), beruht auf vielfältiger Erfahrung.

Ein eigenartiges Bild entwickelt sich bei marantischen Säuglingen und Kleinstkindern unter Pyocyaneusinfektion. Auf dem Boden einer Arteriitis entwickeln sich nach E. FRAENKEL zahlreiche blutgefüllte Blasen, über denen sich die Haut abstößt. Die Fälle verlaufen sämtlich letal.

2. Infektionen durch Anaerobier (Mischinfektionen). Über die Pathogenese und über die Bakteriologie wurde ausführlich auf S. 191 ff. berichtet.

Wir haben schon im ersten Weltkrieg, auf Grund eigener ausgedehnter klinisch-bakteriologischer Untersuchungen folgende Einteilung vornehmen können:

a) *Infektion der „offenen" Wundhöhle.* Die ungeheure Bedeutung, die der Tatsache zukommt, daß pathogene Anaerobier so leicht zum Eindringen in Wunden von Erd- und Schmutzpartikelchen zur Verfügung stehen, wurde von uns selbst bereits 1915 bei ganz frischen Minen- und Granatverletzungen festgestellt, bei denen die *bakteriologischen Untersuchungen* am gleichen Tage — oft schon $^1/_2$ Std nach der Verwundung — vorgenommen werden konnten.

Es ist nicht immer möglich, einen klaren Einblick zu bekommen, *welche* Erreger bei der bakteriellen Verunreinigung verschmutzter Schußwunden zur gegebenen Zeit nun die größere Rolle spielen. Häufig entscheidet es sich erst im weiteren Verlauf, welche Erreger die anderen überwuchern und zur vorherrschenden Infektion führen.

Es gibt, wie wir wissen, *Fälle mit positiver Gasbacillenblutkultur, die in keiner Weise irgendwelche äußere Zeichen einer Gasbacilleninfektion darbieten.* Das mindert aber keinesfalls den Wert der Blutkultur. Sie sagt nur aus, daß der Säftestrom von der mit zerfetzten, infizierten Gewebsfetzen angefüllten Wundhöhle aus für die Gasbacillen eröffnet war. Sie sagt aber auch aus, daß auch hier die Bakteriologie ein wertvolles Hilfsmittel abgeben kann, daß sie aber nicht einseitig zur *therapeutischen* Indikationsstellung verwertbar ist.

Es kann gerade von uns trotz aller Würdigung der bakteriellen Diagnostik nicht genug davor gewarnt werden, allein schon auf Grund des Gasbacillennachweises die chirurgische Therapie (im Sinne einer Gliedabsetzung) einzuleiten. Entscheidend ist die genaueste Überwachung des weiteren Verlaufes.

Auch bei den durch Gasbacillen infizierten Wunden braucht der allgemeine Krankheitsverlauf keinesfalls unbedingt schwerere Zeichen erkennen zu lassen. Kommt die Wunde schnell zur Heilung, dann kann die Infektion spurlos vorübergehen. Dauert der Krankheitszustand länger an, dann müssen vor allem die so oft beschriebenen bestimmten Symptome gewürdigt werden, die Rückschlüsse auf eine vorhandene Gasbacilleninfektion erlauben.

Hier muß darauf hingewiesen werden, daß auch bei Anwesenheit reichlicher *Gasbacillen in der Wunde* keine wahrnehmbare Gasbildung vorhanden zu sein braucht, vielmehr sind es allgemeine Störungen, die oft mehr das Interesse des Internisten erwecken, als des Chirurgen (so besonders die *Anämie*), die manchmal schärfer hervortreten. Auch sonst können sich im Blutbild die Zeichen der Infektion in einer gewissen Blutschädigung ausdrücken.

Ich habe in merkwurdig vielen Fallen eine *Lymphopenie* hohen Grades feststellen können. Meist besteht auch eine Leukocytose mit einer beträchtlichen Linksverschiebung; selbst das Auftreten von Myelocyten ist nichts Außergewöhnliches. Besonders ausgesprochen sind natürlich solche Zeichen bei dem Gasbrand selbst. LEHNDORFF und STIEFLER habe genauere cytologische Blutuntersuchungen bei Gasbrand vorgenommen und stets eine höhergradige sekundäre Anàmie festgestellt. Konstant zeigte sich auch bei ihnen eine *Leukocytose.* Auch sie haben meinen Befund einer Lymphopenie bestätigen können.

Gelegentlich wird bei solchen Fällen ein *Ikterus* beobachtet. Soweit darauf untersucht werden konnte, handelt es sich um eine *Bilirubinämie.* Wir haben auf S. 1048 berichtet, daß dieser Befund sich wesentlich von dem bei puerperalen Gasbacilleninfektionen unterscheidet.

Man hat nicht nur durch Anaerobier, sondern vor allem die durch Eitererreger verursachten schweren Wundinfektionen nach dem Vorschlag von LEXER in *toxische* und *bakterielle Allgemeininfektionen* eingeteilt.

Daß eine Trennung in beide Gruppen ihre Berechtigung habe, sah LEXER darin, daß bei der bakteriellen Form die Bakterienaussaat im Vordergrunde stehe; „bei der toxischen Form fehlt sie, und zwar nicht nur bei Tetanus und Diphtherie, sondern auch bei manchen Allgemeinerkrankungen im Gefolge örtlicher pyogener Infektionen".

Wir haben in früheren Veröffentlichungen Stellung zu dieser Einteilung genommen.

Je mehr wir uns bemühten, uns von der LEXERschen Auffassung überzeugen zu lassen, desto mehr sprachen unsere eigenen Untersuchungen dagegen, eine solche *straffe* Einteilung in bakterielle und toxische Allgemeininfektion zu wählen. Auch wir sehen einmal die Toxinwirkung, das andere Mal die ausgesprochen septisch-bakteriämischen Erscheinungen im Vordergrund. Im ersteren Falle erscheint oft der Organismus mit hochdosierten Giften geradezu überschüttet und reaktionslos der Vernichtung preisgegeben zu sein.

Daß trotzdem hier nicht allein die Funktion des allgemeinen Zellabwehrsystems maßgebend sein kann, entnehmen wir den vielen Fällen, bei denen schon die Abtragung des infizierten Gliedes eine prompte Änderung des Allgemeinzustandes zu erbringen vermag.

Auch in solchen Fällen hat unsere Ansicht fast durchweg recht behalten, bei denen entscheidend der Sitz der Infektion, vor allem der Erreger, seine Invasionsfähigkeit in die Gefäße und auch das Virulenzverhältnis zwischen Erreger und Organismus in Frage kommt. Was hier letzten Endes vorherrschend ist (Allergie, Sensibilisierung des RES, konstitutionelle Faktoren), läßt sich leider nur selten abwägen. Die Erreger aber diktieren als Angreifer am wesentlichsten das Krankheitsbild. Die eiterbildenden Keime geben sich in serös bis eitrig entzündlicher Exsudation kund, nie bilden sie putrid-fötide Absonderung, wenn sie in Monoinfektion auftreten. Die anaeroben Keime, vor allem der Streptococcus putrificus und manche andere Gasbildner, verraten sich durch ihre eiweißzersetzenden, fötide Stoffe bildenden Eigenschaften.

FRANZ unterscheidet die Wundinfektion nach dem Charakter des entzündlichen Exsudates als dem augenfälligsten Symptom:

1. Die purulente oder eitrige Infektion.
2. Die putride jauchige oder fäulniserregende Infektion.
3. Die gas- und ödembildende Infektion.
4. Die exsudatlose Infektion mit Tetanuskeimen, die weder an der Wunde noch beim Fortschreiten in andere Gewebe sichtbare Erscheinungen macht.

Mit dieser Unterscheidung ist natürlich nicht gesagt, daß die verschiedenen Infektionen immer nur getrennt vorkommen würden.

Unabhängig von dieser Einteilung müssen wir aber doch versuchen, eine Gliederung der verschiedenen Infektionen je nach ihrer Ausbreitung in den Organen bzw. in ihren Gefäßgebieten vorzunehmen. Demgemäß erstreckte sich meine frühere Einteilung, die ich für die Gasödeminfektion zuerst 1916 wählte, auch auf die Fälle im Puerperium. Sie sei kurz aufgeführt, weil die puerperale Gasödeminfektion weitgehend Vergleichspunkte mit den Weichteilwandinfektionen aufweist.

1. Infektionen der *offenen Wundhöhle* durch Gasödemerreger (meist in Mischinfektion mit anderen aeroben und anaeroben Keimen). Übergänge zu Gasabsceß möglich. Nicht selten wird jede Gasbildung vermißt. Gasbacillenbakteriämie unter besonderen Voraussetzungen.

2. Infektion, beschränkt auf das Uterusinnere (vorübergehend geschlossene infizierte Wundhöhle), endometrale Gasbacilleninfektion. Bakteriämien in Schuben unter Wehen oder Gasdruck. Hämolytische Vorgänge. Häufig Spontanheilung nach Entleerung des Uterus Mitunter Anurie! Gasbrand, Gasödem, Gasgangrän der Extremitätenmuskulatur. Bakteriämie häufig, vermittelt durch die gleichzeitig infizierten Lymphwege. Leichte und schwere Formen. Entweder Gas oder Ödem vorherrschend.

3. Lymphangitische Form der Gasbacillensepsis im Puerperium (schwerste Blutzerstörung, Bluturin), Dauerbakteriämie. Unter Umständen blutig-seröse Peritonitis.

4. Uterusgasbrand. Meist in Form der Physometra, aber auch isolierend auftretend. Heilung höchstens durch Exstirpation (BRÜTT).

5. Thrombophlebitis durch Gasbacillen (selten).

Wenn es sich im allgemeinen bei den Thrombophlebitisfällen mehr um aerobe Erreger und um anaerobe Streptokokken handelt und die Gasödembacillen für gewöhnlich mehr die Lymphwege für ihre Weiterwanderung bevorzugen, so haben wir immerhin im Kriege auch Fälle von *Thrombophlebitis bei Gasgangrän* gesehen. Diese gingen sogar mit Schüttelfrösten einher und führten schubweise zur Bakteriämie. Die Venenentzündungen hatten sich nach Abklingen der Gasgangrän im noch infizierten Gefäßstumpf vorgefunden, ohne daß sie zu Gasbildungen in der Nachbarschaft geführt hatten.

Wir können also ähnlich wie bei der puerperalen Infektion eine solche Einteilung für die Weichteilinfektionen beibehalten.

Die größte Bedeutung als Sepsisherd gewinnt:

b) Der Extremitätengasbrand (Gasödem, Gasgangrän). Ganz allgemein hat man angenommen, daß der Tod ausschließlich durch eine Vergiftung beim Gasbrand zustande komme. Dieser Ansicht kann in dieser Form nicht beigepflichtet werden.

Ich möchte ihr die Tatsache entgegenhalten, daß gerade beim Gasbrand viel mehr als bei jeder anderen phlegmonösen Erkrankung ein Übertritt von Keimen in die Blutbahn stattfindet. Gewiß steht im Vordergrund die Vergiftungserscheinung vom infizierten, zundrig zerfallenen Gewebe aus, aber man darf die Bakteriämie doch keinesfalls in ihrer Wirkung unterschätzen.

Wir könnten also den *Gasbrand* ohne ernstere Bedenken wohl zur *lymphangitischen Sepsis* rechnen. Daß bei solchen Bakteriämien auch eine Metastasenmöglichkeit besteht, davon sprechen zahlreiche Fälle, die im Schrifttum beschrieben worden sind; vielleicht sind sie sogar noch häufiger, als sie erkannt werden.

Man darf nicht an der Tatsache vorübergehen, daß es auch nach unscheinbaren Verletzungen zum Ausbruch von Gasödem kommen kann.

Es besteht eine große Literatur darüber, daß im Anschluß an *medikamentöse Einspritzungen* Gasbrandfälle aufgetreten waren.

Von 60 Fällen kamen nur 4 zur Ausheilung. Meist wurden die Injektionen mit Coffein, Adrenalin, Kochsalz, Campher, Morphium oder im JUNGHANSschen Falle mit Digipurat bei hochfiebernden Patienten vorgenommen. SCHULTEN hat in einer besonderen Arbeit auf diese Verhältnisse hingewiesen.

Nicht immer aber ist meines Erachtens die Lösung oder die Injektionsspritze an der Infektion schuld; man könnte sich gut vorstellen, daß die Keime auch einmal von einer nicht genügend desinfizierten und eventuell durch gasbacillenhaltigen Kot noch beschmutzten Haut aus mit der Nadel ins Innere eingeimpft werden konnten. Gerade die Symptome, die wir an anderer Stelle bei der Gasbacillensepsis noch näher beschrieben haben, sind uns zum Ausgang unserer Studien über die Giftwirkung der Gasbacillen, die sich dem Kliniker darbieten, geworden.

Hier wäre vor allem auf die *anämisch-ikterische Farbe* hinzuweisen, dagegen haben wir bis auf einen Fall bei der Gasbacilleninfektion des Mannes *keine allgemeinen hämolytischen Erscheinungen* gesehen. Wo ein Ikterus bei einem Extremitätengasbrand vorhanden war, erwies sich dieser — soweit untersucht werden konnte — als Bilirubinikterus.

Es ist also auffallend festzustellen, daß die Gasbacillensepsis bei der Puerpera wesentlich anders verläuft als beim Mann.

Die schwere blutzersetzende Fähigkeit des Gasbacillus soll damit beim Gasbrand keinesfalls negiert werden, sie ist aber lokal beschränkt. Gerade das Ödem, das im Beginn auftritt, ist ja in den allermeisten Fällen stark hämorrhagisch, und auch die Verfärbung des Muskels zeigt ebenfalls ohne Zweifel eine blutzerstörende Wirkung des Gasbacillengiftes an; aber der grundsätzliche Unterschied besteht eben, wie schon öfters erwähnt, darin, daß es sich um rein *örtliche* Veränderungen handelt, während beim puerperalen Gasbrand die Zerstörungen das *gesamte* Blut betreffen, und zwar in einer Stärke, wie sie auch keinesfalls mit denen im Meerschweinchen- oder Kaninchenexperiment vergleichbar sind.

Als auffälligstes Symptom wurde allgemein die Gasbildung in der phlegmonösen Schwellung angenommen, und aus ihr wurde auf den Erreger geschlossen. Wir möchten hier nicht wieder in den Streit eingreifen, der darüber entstanden ist, wann man von einem malignen Ödem und wann von einem klassischen Gasbrand sprechen darf. Die von ASCHOFF vorgeschlagene Bezeichnung „Gasödem" trifft auch unseres Erachtens das Richtige.

Die falsche Vorstellung, daß eine Gasödemerregerwirkung in jedem Falle mit Gasbildung einhergehen muß, ist weit verbreitet. Deshalb herrschte bisher auch kein großes Bedürfnis, nachzuforschen, ob bei pathologisch-anatomischen, ohne Gasbildung einhergehenden Krankheitsprozessen überhaupt die Anaerobier eine Rolle spielen, z. B. durch ihre toxische Komponente. Dem ist aber gewiß so!

Auch wir sind dieser Auffassung. Sie drängte sich uns besonders bei folgender Gasbacilleninfektion entgegen. Diese war äußerlich so wenig zum Ausdruck gekommen, daß wir auf sie erst durch eine positive Blutkultur und durch klinische Zeichen an anderen Körperteilen aufmerksam gemacht worden sind.

Die Patientin hatte zweifellos an 2 verschiedenen Stellen Metastasen nach einem klinisch durch Hautemphysem gekennzeichneten Ulcus cruris, das mit Gasbacillen übersät war. Zwei Blutkulturen waren positiv.

Bei der Obduktion fand sich nirgends ein ausgesprochener Befund für eine Muskelgangrän. Nur das Unterhautzellgewebe war ödematös durchtränkt, aber auch diese Erscheinung hätte nicht an eine Gasbacilleninfektion denken lassen, obwohl die bakteriologische Untersuchung Gasbacillen in Reinkultur ergab.

Daß bei unserem Falle mit Sicherheit eine Gasbacilleninfektion vorgelegen hat, ergibt sich auch daraus, daß postmortal auch im Knochenmark des Röhrenknochens Gasbacillen neben Colibakterien und Proteus zu züchten waren. Es deckt sich dieser Befund mit unseren früheren Erfahrungen, daß bei Bakteriämien die Keime so gut wie regelmäßig im Knochenmark abgelagert werden, wobei es allerdings erstaunlich selten zu Infektionen kommt.

Unser Fall bringt einen neuen Beweis dafür, daß sich die Infektion mit dem FRAENKELschen Gasbacillus auch in einer rein *blutig-serösen Durchtränkung* darbieten kann.

Wenn wir also von Gasbacilleninfektionen sprechen können, die kaum unter merkbaren Symptomen zu verlaufen brauchen, so muß betont werden, daß es kaum eine Wundkrankheit gibt, welche sich wahrnehmbar so schnell ausbreiten kann. ,,Selbst die akuteste pyogene Allgemeininfektion steht dahinter zurück In der Mehrzahl der Fälle kann man den Fortschritt von Stunde zu Stunde beobachten" (FRANZ).

In anderen Fällen stehen mehr die Eitererreger in ihrer Krankheitsentfaltung im Vordergrund, und die Gasödemerreger verraten ihr Dasein *nur* in der Bildung von Gas. So ist entweder das Bild des Gasabscesses oder die eitrige Phlegmone mit Gas zu verstehen. Die Amerikaner trennen diese Formen scharf von der echten Gasgangrän ab. Praktisch wird sich dies kaum durchführen lassen.

Die postanginöse Sepsis.

1. Man sollte denken, daß die Tonsillen, die, mit ihrem buchtenreichen Bau, eine Art Bakterienfilter darstellen, in deren Follikel man so häufig eitrige Streptokokken erkennen kann, viel häufiger zu lymphangitischen Infektionen mit Einbruch in die Blutbahn führen sollten. In Wirklichkeit ist die Zahl der sich von einer Angina her entwickelnden lymphogenen Sepsisfälle verhältnismäßig gering, obwohl schon bei normalem Verlauf einer Scarlatina nicht nur die regionären Lymphdrüsen der Tonsillen, sondern auch die Drüsen anderer Körperregionen infiziert sind.

Man kann allerdings nicht einmal einer anscheinend leichten Angina zu Beginn ansehen, mit welchen Komplikationen sie belastet sein wird. Ein initialer Schüttelfrost mit Fieber leitet bekanntlich in vielen Fällen auch eine gewöhnliche Tonsillitis ein. Ohne schwerere Erscheinungen verläuft die Infektion in wenigen Tagen unter Abstieg der Fieberkurve wieder zur Norm ab.

Man muß annehmen, daß dieser Schüttelfrost zu Beginn auf einer Bakteriämie beruht und tatsächlich stellt man, wenn auch in seltenen Fällen, einmal eine Spätmetastase als Folge einer derartigen Bakterieneinschwemmung fest. Andererseits haben uns Untersuchungen, weder bei Scharlachanginen, noch bei gewöhnlichen Tonsilleninfektionen, vor allem aber auch nicht bei Krankheitsfällen, die unter der bequemen Diagnose ,,Fokal-(tonsilläre)Infektion gingen, überzeugen können, daß bei Mandelinfektionen mit fieberlosem oder subfebrilem

Verlauf Bakterien in der Blutbahn kreisten. Das gilt auch für Krankheiten, die als Sekundärinfektion der sog. oralen Sepsis aufgefaßt waren, wie chronische Nephritis, Muskelrheuma, Neuralgie, appendicitische Reizung, Colitis usw.

Wir wissen, daß wir hier in Widerspruch zu früheren Autoren stehen. Wir verweisen auf das S. 955ff. und S. 974 Gesagte!

FREUND z. B. sprach in einer Abhandlung über die „fluktuierende" Streptokokkeninfektion der *„chronisch fluktuierenden Streptokokkenmykose"* die Bedeutung einer *Volkspandämie* zu, die an volkshygienischer Bedeutung der Tuberkulose und der Syphilis kaum nachstehen soll.

Er geht wohl am weitesten mit der Annahme, daß gelegentlich auch bei klinisch Gesunden Diplostreptokokken in der Blutbahn nachgewiesen werden konnten. Derartige als Zufallsbefunde gezüchtete Keime seien ubiquitär, sie bewohnten als Schmarotzer stets die Schleimhäute, vor allem der Mund- und Nasenhöhle. Der Einbruch in die Blutbahn sei bei der Riesenoberfläche der Schleimhäute wohl erklärlich.

Unter fluktuierender Streptokokkenmykose verstand FREUND Fälle, die mit Angina oder mit akutem Gelenkrheumatismus beginnen, im Verlaufe von Dezennien mehr oder weniger häufig Rezidive, dann aber abwechselnd infektiös entzündliche oder infektiös toxische degenerative Affektionen der Gallenwege, der Appendix, des Pankreas, der Gelenke, der Nebenhöhlen, des Endokards, des hämatopoetischen Apparates, der Nieren, ja jedes möglichen Organs durchmachen. Mit nahezu 100%iger Sicherheit könne man bei solchen Patienten mit geeigneter Methodik zu irgendeiner Zeit die Erreger, die fast ausnahmslos der „Diplostreptokokkengruppe" angehören sollten, aus dem Blut züchten.

Welcher Art ist diese Methodik, die ein solch unerhörtes Resultat gewährt? Als klinischer Bakteriologe ist man recht überrascht, daß man mit einer derartigen Primitivität regelmäßig solche Befunde erheben könne.

FREUND und BERGER lassen das Blut gerinnen, saugen das Serum ab und bereiten mit dem Blutkuchen eine Vorkultur in Pferdeserumbouillon. Wir wollen nicht erörtern, wie die Resultate von FREUND und BERGER zustande gekommen sind, wir können nur versichern, daß unsere mit den subtilsten Methoden durchgeführten Blutkulturen völlig denen von FREUND widersprechen.

Unsere Ansicht wird auch nicht eingeschränkt durch eine Veröffentlichung von SURANYI und FORRO, die angeblich bei Polyarthritisfällen mit und ohne Fieber bis zu 90% anhämolytische Streptokokken gefunden haben.

Es konnten uns auch Nachprüfungen nicht von der Beweiskraft der Untersuchungen von SUNDERMANN an der VEILschen Klinik überzeugen, wonach der Nachweis von „Pleomorphus-Streptokokken" bei odontogenen Infektionen weitgehend Schlüsse hinsichtlich solch zahlreicher Krankheitsauswirkungen zulasse (s. die große Abhandlung VEILs über Rheumatismus und streptomykotische Symbiose, Stuttgart 1939 bei *Enke*).

Daß vergrünende Streptokokken so gut wie in jeder Mundhöhle vorhanden sein können, haben wir schon nach dem 1. Weltkrieg feststellen können. LEHMANN hat darüber ausführlich in den „Ergebnissen der Inneren Medizin und Kinderheilkunde" berichtet. Der labile Typ des sog. Streptococcus pleomorphus ist in botanischer Hinsicht so wenig charakterisiert, daß schon an der Identifizierung einer solchen Keimart als Sonderform bakteriologisch Anstoß zu nehmen ist. Mit Recht sagt BLOHMKE: „Tonsillogene Sepsis und tonsillogene Fokalinfektion haben trotz einer gewissen augenfälligen Ähnlichkeit eine grundsätzlich verschiedene Pathogenese und Klinik. Deshalb ist auch meines Erachtens die Bezeichnung Fokalsepsis begriffsverwirrend und nicht mehr am Platze."

2. Ein anderes Bild tut sich uns auf bei der Sepsis post anginam, durch *hämolysierende Streptokokken*, die sich auf dem Lymphwege ausbreitet. Die Lymphdrüsen dienen nicht mehr als Filter, die Infektion faßt in ihnen Fuß. Sie liegen selbst im Kampf gegen die Keime, die sie zur Vereiterung bringen. Wir wissen nur, daß die Malignität bestimmter Scharlachepidemien nicht allein von dem noch hypothetischen Scharlachvirus, sondern wohl in erster Linie von der örtlich und auch zu gewissen Zeiten zu beobachtenden gesteigerten Virulenz der Streptokokken abhängt.

Die auf den Lymphwegen sich von den Tonsillen ausbildende Sepsisform war schon frühzeitig in der Pathogenese der Scarlatina bekannt. Von der schweren, noch lokalisierten Angina unterscheidet sie sich grundsätzlich durch den Übertritt der Keime ins Blut. Sind die Blutplatten übersät mit Keimen, so liegt meist schon eine Endokarditis als metastatischer 2. Sepsisherd vor. Bei der Weiterentwicklung einer Sepsis lymphangitica kommt es nicht selten zum phlegmonösen Prozeß mit Vereiterungen in der Tiefe, die sich sogar bis ins Mediastinum oder aufwärts nach dem Endokranium hin fortsetzen können. In diesem Falle kommt es ähnlich wie bei der Diphtherie mitunter zum Infekt auch der Nasenhöhle, aus der dünnflüssig eitrig-blutiges Sekret entleert wird oder es breitet sich über die Tube die Entzündung zum Mittelohr hin weiter aus.

Es muß diese Form in früherer Zeit öfters vorgekommen sein. Aus der HEUBNERSCHEN Klinik wurden 57 Fälle veröffentlicht, die als maligne „pestartige Form" bezeichnet wurden. Die Kinder sind alle gestorben.

Es entwickelt sich ein eigenartiges Krankheitsbild, das unter hohem Fieber mit mehr oder weniger tiefen Einschnitten, seltener unterbrochen von Schüttelfrösten, eine immer mehr sich auswirkende Vergiftung bei verminderter Abwehr des Körpers erkennen läßt. Man hat früher in diesen Fällen auch von einer „Holzphlegmone" gesprochen, weil die Punktionsnadel auf bretthartem Widerstand stößt und nur blutigseröses, massenhaft mit Streptokokken, aber weniger mit Leukocyten durchsetztes Exsudat beob-

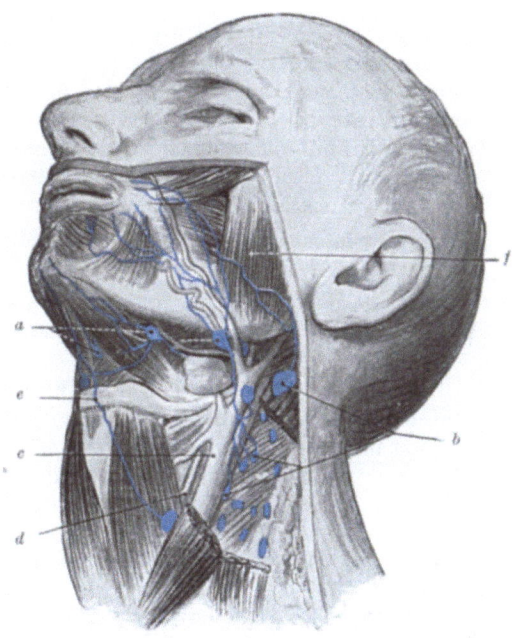

Abb. 23. Lymphdrusengeflecht am Hals (nach CORNING). *a* Lymphonodi submandibulares et submentales; *b* Lymphonodi cervicales profundi; *c* Vena jugul. int.; *d* A. carotis comm.; *e* Os hyoides; *f* M. Masseter.

achten läßt. Das ganze Gewebe, mitunter auch ein Teil der Wange, kann nach Art eines Noma gangräneszieren. Die Patienten liegen mit nach hinten gebogenem Kopf, ängstlich, stoßweise atmend, hochfiebernd mit fliegendem Puls im Bett.

3. *Beziehung der Tonsillen zur Entstehung einer Endokarditis.* Es ist wohl verständlich, daß durch Manipulationen an den Mandeln künstlich Bakteriämien erzeugt werden. Man hat den Eindruck, daß gerade die Anhänger der oralen Sepsis durch chronisch-aktive Behandlung der Tonsillen mehr Unheil anrichten als nützen, wenn es auch glücklicherweise nicht öfters zu einem solch tragischen Verlauf wie in folgendem Falle kommt:

Bei einer Patientin mit Hyperthyreose und herzneurotischen Erscheinungen wurden monatelang vom Otologen die Mandelpfröpfe ausgequetscht. Frühere Untersuchungen konnten am Herzen mit Sicherheit eine Endokarditis ausschließen. Eine solche trat unter Erscheinungen von Schüttelfrost nach einer besonders intensiven Tonsillenmassage auf und führte nunmehr vermutlich zur Entwicklung einer *Endocarditis septica*.

Das Prinzip, einen Infektionsherd (und sei er nur eine Acnepustel) möglichst schonend zu behandeln oder — wenn nötig — radikal anzugehen, wird leider bei Behandlung der fokalen Infektion zu häufig mißachtet.

Interessant ist in dieser Beziehung auch ein anderer Fall, der schon lange Zeit eine ausgesprochene, gut kompensierte Aorten- und Mitralinsuffizienz hatte. Wegen Mandelpfröpfen, die im übrigen keine Beschwerden gemacht hatten, wurde eine Ausquetschung der Tonsillen vorgenommen. Nach einigen Tagen stellte sich ein Schüttelfrost ein, der sich in den folgenden Tagen mehrmals wiederholte. Die Blutkultur ergab lediglich den Streptococcus *viridans* in großer Anzahl. Schon 10 Tage später verstarb der Patient an einer *akuten* Viridansendokarditis.

4. *Die thrombophlebitische Sepsis post anginam.* Die Verhältnisse, die vor dem 1. Weltkrieg hinsichtlich der postangiösen Sepsis vorlagen, scheinen sich nach 1918 wesentlich geändert zu haben. Das geht sowohl aus den Veröffentlichungen von LENHARTZ wie aus den Abhandlungen von JOCHMANN und später von LESCHKE hervor, in denen sich keine Hinweise auf die thrombophlebitische Sepsis post anginam als Sonderfall finden lassen. Hat auch WAGNER schon 1884 auf eine Angina maligna hingewiesen, so haben wir eine ausgesprochen postanginöse thrombophlebitische Sepsisform zum erstenmal selbst in ihrer Pathogenese und ihrem typischen Krankheitsbild 1921 beobachtet, als wir nach der Ursache eines gangräneszierenden Lungenabscesses fahndeten.

In der Blutkultur fanden sich anaerobe Streptokokken und ein gramnegatives anaerobes Stäbchen (das von SCHOTTMÜLLER später als Bac. symbiophiles bezeichnet wurde). Die Obduktion wurde von E. FRAENKEL vorgenommen und es wurde gebeten, besonders die Halsgefäße auf eine Phlebitis abzusuchen. Bei dieser Gelegenheit wurde auch eine Veneninfektion bis in die V. jugularis hinein festgestellt, die ihren Ausgang von einem retrotonsillären Absceß genommen hatte.

Danach konnte auch EDGAR REYE in Eppendorf ähnliche Fälle beobachten und die besondere Aufmerksamkeit auf dieses Leiden lenken. Unsere Fälle wurden mit in der Monographie der septischen Erkrankungen (SCHOTTMÜLEER-BINGOLD) aufgenommen. Insbesondere verdanken wir MARTENS, WEBER, ZANGE, UFFENORDE, LENHARTZ, KISSLING, RIEDER u. a. eine Beschreibung der tonsillogenen Phlebitis. *Vor allem war es aber E. FRAENKEL, der zuerst die pathologische Anatomie dieser Erkrankungsform an den Eppendorfer Fällen entwickelte.*

Nachträglich mußte freilich festgestellt werden, daß schon früher solche Fälle beobachtet wurden, wenn man sie auch nicht in ihren letzten Zusammenhängen erkannt hat.

So gibt WALDAPFEL eine Zusammenstellung von 43 mit phlegmonösen und thrombophlebitischen Prozessen verlaufenden Fallen post anginam aus der Zeit von 1905—1929. Immerhin wurde erst nach dem 1. Weltkrieg die Erkrankung immer mehr in ihrer Bedeutung erkannt. Dann aber erlangte sie besonderes Interesse und CLAUS konnte schon 1931 über 100 Falle von „Septikämie nach Angina" berichten, und das klinische Krankheitsbild ist von da ab in allen Einzelheiten geklärt worden.

Nach einer, häufiger nicht schwerer hervortretenden Angina treten nach vorübergehender Besserung, ja nach scheinbarer Heilung, Schüttelfröste in Erscheinung. Auch jetzt möchte man noch nicht ohne weiteres an eine lebensbedrohliche Erkrankung, wie sie eine Thrombophlebitis darstellt, denken, vor allem dann nicht, wenn das Fieber wieder abklingt und die Temperatur scheinbar zur Ruhe kommt. Aber schon am nächsten Tag oder nach einem zweiten, ja selbst auch nach einer 3tägigen Pause steigt die Temperatur wiederum mit einem Schüttelfrost an. Schon jetzt kann sich eine Lungenmetastase aus dem Krankheitsbild in auffälliger Weise abheben, besonders wenn sich eine pleuritische Reizung hinzugesellt hat. Unter dieser Einwirkung können die Schüttelfröste aus dem Fieberbild wieder zurücktreten, es kann sich mehr eine intermittierende Fieberkurve oder eine Kontinua entwickeln. In anderen Fällen allerdings kann auch täglich ein brutaler Schüttelfrost auftreten. Wird dann eine entsprechende Therapie nicht sofort eingeleitet, so zieht sich das schwere Krankheitsbild über kürzere oder längere Zeit hin, wenn nicht die Lungenembolien von den oft ausgebreiteten zum Teil verjauchten Jugularthrombophlebitiden den Patienten ad exitum bringen.

Die thrombophlebitische postanginöse Sepsis gehört somit zu einer der ernstesten Krankheitsformen, die nur selten spontan wieder zur Heilung kommt (s. auch S. 999 ff.). Es ist Erfordernis, bei jeder Angina, bei der sich nach dem initialen Schüttelfrost nach einigen Tagen ein zweiter hinzugesellt, sofort eine Blutkultur unter den bestmöglichen Verhältnissen durchzuführen. Ergibt die Blutkultur ein negatives Resultat, dann mahnt gelegentlich eine fühlbare, strangförmige Infiltration am Hals neben Drüsenschwellungen an eine Ausbreitung im Jugulargebiet.

Eine deutlich sicht- und fühlbare Infiltration hat allerdings CLAUS unter 64 Fällen nur 11mal festgestellt; in 26 Fällen nur Druckempfindlichkeit am Kieferwinkel. CHRISTELLER und ANDERS betonen sogar, daß viele Fälle nicht diagnostiziert werden können, wenn man sich bei der Diagnose zu sehr auf den Strang verläßt.

Als Erreger kommen neben den hämolysierenden Streptokokken und Staphylokokken vor allem *anaerobe* Keime in Betracht und diese sind es in erster Linie, die zu dieser thrombophlebitischen Sepsis führen.

Französischerseits wurde hierbei dem *Bac. funduliformis* (insbesondere von LEMIERRE und REILLY) ein spezielles Interesse zuteil; in letzter Zeit wurden allerdings kaum mehr postanginöse Sepsisfälle mit diesem Erreger in Frankreich beobachtet. — Auch bei uns wurde diesem Anaerobier neuerdings eine besondere Bedeutung zugesprochen (BLOHMKE), aber es geht entschieden zu weit, ihn als Erreger einer thrombophlebitischen akuten Sonderform herauszustellen und diese von einer langfristig sich entwickelnden „sog. Erschöpfungssepsis" post anginam zu unterscheiden.

Wir erwähnten bereits, daß KISSLING bei 32 Fällen 28mal Anaerobier gefunden hat, denen nur in 4 Fällen aerobe Keime als Monoinfektionserreger gegenüberstanden. Züchtet man anaerobe Keime aus dem Blut bei einer Erkrankung, bei der eine Eintrittspforte oder eine vorhergehende Infektion nicht deutlich hervorgetreten ist, so kommt eigentlich außer der postanginösen Infektion nur eine puerperale, otogene (post otitidem) oder enterogene (Pfortadergebiet) in Betracht.

Gar nicht genug betont kann werden, daß wir Fälle von tonsillogener Sepsis gesehen haben, bei denen die Patienten schon vergessen hatten, daß sie vor einigen Tagen Schluckbeschwerden hatten.

Es kann weiterhin nicht an der Tatsache gezweifelt werden, daß die Thrombophlebitis unbedingt dem Range nach abgegliedert werden muß von den anderen Krankheitserscheinungen, die sich im lymphatischen Gewebe, entweder in der Tonsille selbst oder in den Lymphdrüsen oder im Lymphgefäßgebiet entwickeln.

Ferner ist zu betonen, daß die anaeroben Keime nicht zu lymphogenen Infektionen a priori Veranlassung geben brauchen oder können. Ähnliches war von Staphylokokken zu sagen. Auch hier ist der Ausbreitungsweg nicht der lymphogene. Selbstverständlich können bei einer Streptokokken-*Lymphangitis* post anginam sekundär die Anaerobier und Staphylokokken als Infektionserreger auf dem durch Streptokokken schon geschädigten Gewebe Fuß fassen und ihre Eigenart in Form von purulenten oder putrifizierenden Prozessen erkennen lassen.

Nachdem das Krankheitsbild von der Eppendorfer Schule, SCHOTTMÜLLER, FRAENKEL, REYE klar umrissen war, hat man hinsichtlich der Pathogenese in vielen Arbeiten die Streitfrage aufgeworfen, ob dem lymphogenen Ausbreitungsweg die primäre Bedeutung und der Phlebitis sekundäre Bedeutung zugesprochen werden soll. FRAENKEL konnte fast in allen Fällen eine infektiöse Endophlebitis nachweisen und er hat auch den Beweis erbracht, daß es sich bei der postanginösen Thrombophlebitis fast ausschließlich um eine direkte Infektion der zum Quellgebiet der Tonsillen gehörigen kleinen Venen handelt. Demgegenüber vertritt UFFENORDE, wie wir das schon zum Ausdruck brachten, die Ansicht, daß die

Jugularisphlebitis auf lymphogenem Wege zustande kommt. Die erste Etappe führe auf dem Lymphweg zu den regionären Drüsen, die zweite auf dem Blutwege von den Venen der vereiterten Drüse in die V. jugularis interna. CLAUS, ANDERS, JOLLES u. a. haben sich der Ansicht UFFENORDES angeschlossen, ZANGE konnte ihr nicht beipflichten. BLOHMKE beschreibt folgenden pathologisch-anatomisch verfolgten Entwicklungsweg:

Es entsteht unter nekrotisierender Zerstörung des Kryptenepithels eine fortschreitende Infektion in Gestalt eitriger Durchsetzung und auch Einschmelzung des Parenchyms der Tonsille. Sie geht einher mit dem massenhaften Eindringen der Bakterienaerobier und anaerober putrider Streptokokken in seine Lymph- und Blutbahnen.

Insbesondere erstreckt sie sich auf die kleinsten Blutgefäße, die Venolen innerhalb der Tonsillen, wie auch auf die Venen außerhalb der Kapsel. Diese thrombosieren in kürzester Zeit und sind mit Bakterien durchsetzt. Daneben läuft meist eine einfache oder phlegmonöse Entzündung im paratonsillären Bindegewebs- und Muskelraum, sowie Drüsenentzündung oder Vereiterung in der Gefäßscheide.

Schließlich hat es mehr theoretisches Interesse, ob die Infektion direkt von den Venen der Tonsillen aus weiterschreitet oder ob die Infektion des Spatium parapharyngeum als „Durchtrittsgebiet" beschritten wird.

Nach WOHLWILL stellen diese beiden Mechanismen durchaus keine entgegengesetzten Möglichkeiten dar, sondern sie sind durch mannigfache Übergänge miteinander verbunden. Der pathologische Anatom bekomme öfter die von E. FRAENKEL beschriebene Infektion kleiner Venen zu sehen, die sich bis in die Tonsillen hinein verfolgen ließe. Innerhalb der Tonsillen selbst hat WOHLWILL allerdings fast nie infizierte Venen feststellen können. Nun ist zweifellos — das geht auch aus den KISSLINGschen Arbeiten hervor — nicht nur eine lokalisierte Tonsillitis bei der thrombophlebitischen Sepsis vorhanden, sondern man sieht sehr häufig in der Umgebung der Tonsillen ebenfalls Infektionsherde. KISSLING hat unter 32 Fällen 24mal retrotonsilläre Abscesse gefunden. Man muß sich eben darüber klar sein, daß in den Mandeln fast immer auch hämolysierende Streptokokken vorhanden sind. Es ist wohl verständlich, daß diese, bei ihrer ausgesprochenen Tendenz, sich im Lymphgewebe auszubreiten, als Schrittmacher für die thrombophlebitische Infektion dienen können. Es handelt sich ja nur sehr selten um eine Monoinfektion, und gerade unsere besonders sorgfältig angelegten Blutkulturen deckten fast stets mehrere Keime nebeneinander in der Blutbahn auf.

Bemerkenswert ist aber noch die Beobachtung, daß bei der Sepsis post anginam manche Strecken in den Venen frei sein können, d. h., daß die Infektion überspringt.

Hier liegen nun ausgezeichnete Untersuchungen von DIETRICH vor, die auch dieses Symptom wohl erklären können. Er betont, daß wohl an den Beschreibungen von UFFENORDE und ZANGE, nach denen ein Einbruch in das Venenzuflußgebiet der Jugularis sekundär von Lymphknotenabscessen vorkomme, nicht zu zweifeln sei, aber daß er vor einer Verallgemeinerung warnen müsse. Auch er habe dagegen Venenthrombosen von dem Mandelherd als Wurzelgebiet bis in die Vena jugularis verfolgen können. „Die veränderte Reaktionslage bestimmt weitgehend das Haften der Infektion, ihre Ausbreitung und ihren Verlauf, damit auch das Schicksal des Körpers." Nach DIETRICH gibt es in verschiedenem Grade reaktionsbereite Stellen, z. B. an den Venenklappen. Dadurch erkläre es sich, warum in manchen Venen stark entzündlich veränderte Gebiete mit freien Gefäßstrecken wechseln.

Eine andere Auffassung hat CLAUS: „Das rätselhafte Überspringen von Gefäßabschnitten soll sich dadurch erklären, daß es durch Vermittlung der Lymphbahnen zur Erkrankung der Gefäßwand, und zwar das eine Mal direkt hinter der Tonsille, das andere Mal erst im Gebiet der Facialis posterior oder anterior, communis oder gar erst der V. jugularis komme."

Die otogene Sepsis.

Bei Streptokokkeninfektionen des Mittelohrs findet man nicht ganz selten hohe Fieberzacken. Man ist dann vor die Frage gestellt, ob es sich bereits um einen septischen Zustand handelt, d. h. ob sich die Infektion bereits auf die benachbarten Venenräume ausgedehnt hat.

Die Sinus sind hier besonders gefährdet, denn die Entzündung kann leicht von der Ohrschleimhaut durch die Knochenunterlage auf die Wandungen des Sinus übergreifen und hier eine infektiöse Thrombose hervorrufen. Es kann aber auch eine eitrige Entzündung zuerst zu einer abführenden Vene führen und der Sinus auf diesem Wege sekundär infiziert werden. Wir wissen, daß es dann auch in der Nachbarschaft zu fibrinöser Exsudation kommen kann, die zuerst vielleicht noch Verklebungen mit der Dura verursacht. Häufig aber wird dieser vorübergehende Schutz bald unterbrochen und es kommt zur Leptomeningitis oder auch zu einem Absceß. Die Fiebererscheinungen können also mannigfach verursacht sein.

Im erstgenannten Fall finden wir bei der lokalen Mittelohrentzündung trotz intermittierendem Fieber nur selten die Streptokokken im Blut. Ein ungünstiges Zeichen wird es also immer sein, wenn Keime in die Blutbahn eindringen als Ausdruck dafür, daß bereits eine Kommunikation zwischen Infektionsherd und Sinus besteht.

Es mag vielleicht gerade diese Sinusphlebitis weniger von Metastasen gefolgt sein, als dies bei anderen thrombophlebitischen Erkrankungen der Fall ist. Meist finden sie sich nur in Form von Lungenherden. Die zerfallenden Thrombusteilchen werden schon in der Lunge abfiltriert und gelangen schwerer in das Capillarnetz anderer Organe. Selbstverständlich kann, den anatomischen Verhältnissen entsprechend, auch eine septische Jugularthrombose auftreten. Wir fühlen dann gelegentlich, ähnlich wie bei der postanginösen Jugularphlebitis, einen Strang seitlich am Hals, der zu Schluck- und Halsbeschwerden Veranlassung geben kann.

Nicht immer treten die Ohrenschmerzen so deutlich hervor — und das ist vor allem bei der chronischen Otitis der Fall —, daß der Zusammenhang zwischen den Schüttelfrösten und dem hohen Fieber ohne weiteres sich anamnestisch erklären ließe. In solchen Fällen ist man manchmal vorwiegend auf den bakteriologischen Befund angewiesen.

Bei der Otitis media chronica findet man häufiger als bei tonsillärer Infektion eine eigenartige Bakterienflora, so neben den hämolytischen und nichthämolytischen Streptokokkenarten und Staphylokokken, nicht selten auch den Streptococcus mucosus; daneben aber gelegentlich auch FRIEDLÄNDERsche Bacillen, PFEIFFERsche Influenzabacillen, Diphtherie- und Typhusbacillen, Meningokokken, Bac. pyocyaneus, proteus, den Colibacillus, Streptococcus viridans, kurz ein Sammelsurium von Bakterien und seltereren Pilzarten. Solche Bakterien können sich natürlich an einer Infektion des Sinus oder Jugularvenengebietes beteiligen und die positive Blutkultur erlaubt dann wichtige diagnostische Schlüsse.

Wie weit übrigens eine Einwanderung von Keimen aus dem otitischen Herd einer Mittelohreiterung direkt durch die noch nicht thrombophlebitische Sinuswand erfolgen kann, ist noch fraglich, HAYMANN glaubt, daß das besonders bei Kindern mit akuter Otitis der Fall sein könne und daß es so zu Bakteriämien und Metastasen, auch zu einer ,,Sepsis ohne Sinusthrombose" (MARX) kommen könne. Wahrend man früher als häufigste Phlebitis die im Sinus transversus angenommen hat, entwickelt sich nach MARX die Thrombophlebitis in der großen Mehrzahl der Fälle im Sinus sigmoideus (über den Ausbreitungsweg s. S. 1001).

Die Otologen, die ja vor allem das Krankheitsbild zu Gesicht bekommen, weisen darauf hin, daß die cerebralen Symptome, wenn nicht eine Meningitis folgt, bei einer Sinusthrombose verhältnismäßig selten seien. Der Blutablauf aus dem Gehirn muß sich wohl sehr rasch auf seine Kollaterale umstellen, weil sonst doch durch Verlegung des Sinus mehr Stauungserscheinungen vorhanden sein müßten. Man sieht und fühlt auch meist keine Überfüllung der oberflächlichen Venen und keine Schwellung, wenn man von dem Ödem des Warzenfortsatzes absieht. Auch der Kopfschmerz weist nicht immer auf eine intrakranielle Entzündung hin; er ist meist diffus und wird mehr nach einer Seite, nach der Stirn oder nach dem Hinterkopf hin geklagt.

Bei der Thrombose des Sinus transversus kann auch eine Stauungspapille, mitunter auch ein Exophthalmus oder eine Neuritis optica auftreten. Man findet dann gewöhnlich noch eine Pulsverlangsamung, Schwindel Übelkeit und

Erbrechen, Erscheinungen, die auch durch ein Labyrinthempyem hervorgerufen sein können.

Man ist manchmal genötigt, den Sinus freizulegen und eine Probepunktion vorzunehmen. Aber schon LENHARTZ führt an, daß auf sie kein unbedingter Verlaß sei und daß es besser sei, den Sinus in größerer Ausdehnung zu spalten, als bei negativen Punktionsbefunden sich zu abwartendem Verhalten zu entschließen. Zu bedenken ist aber, daß auch dann noch ein Weiterschreiten der Infektion auf das Jugularvenengebiet nicht zu verhindern ist.

Die Phlebitis im Sinusgebiet kann von typischen Symptomen einer Otitis media begleitet sein, aber es kann nicht oft genug darauf hingewiesen werden, daß diese doch manchmal recht verwaschen sind und daß mit Hilfe der bakteriologischen Untersuchung unbedingt die Diagnose geklärt werden muß, soll für den operativen Eingriff der günstige Zeitpunkt nicht versäumt werden.

Septische Erkrankungen der Gallenwege.

1. Die septische Cholecystitis (Empyem der Gallenblase). Die gewöhnliche Cholecystitis, meist hervorgerufen durch Colibacillen, kann von einer lokalen Erkrankung zu einem Krankheitsbild werden, das alle Voraussetzungen einer septischen Erkrankung erfüllt. Schon der Beginn kann mit einer Bakteriämie einhergehen. Meist erfolgt aber nur ein einmaliger initialer Schüttelfrost, dann kommt es in wenigen Tagen zum Abklingen der Erscheinungen, weil eben die vorübergehende Stauung auf natürliche Weise zu Ende kommt. Das Auftreten eines Empyems, entstehend aus einer mechanisch bedingten Abflußstauung kann zugleich mit der Schwellung zu stürmischen Erscheinungen mit gehäuften Schüttelfrösten Veranlassung geben. In solchen Fällen ist man zum chirurgischen Eingriff gezwungen. Manchmal löst sich aber auch hier das ganze Krankheitsbild schlagartig, wenn die eitrigen Massen nach dem Darm hin entleert werden können.

In einem Falle hörten Schüttelfrost und Fieber auf, als nach einem schockartigen Zustand mit stärksten Schmerzen die mit der Darmwand verklebte Gallenblase nach dem Duodenum hin perforierte.

2. Die Cholangitis septica acuta, prognostisch wesentlich ungünstiger, ist pathogenetisch der Gallenblaseninfektion selbst gleichartig. Die Infektion breitet sich in dem ganzen Gallengangssystem (mit oder ohne Einbeziehung der Gallenblase) bis in die feinsten intraacinösen Gallengängchen, ja bis zu den Gallencapillaren hin aus. Gewöhnlich bleibt die Stauung von Gallenbestandteilen, Gallengrieß, eitrigen Massen, abgestoßenen Zellelementen konstant bestehen und nur rechtzeitige Gallendrainage mag auch hier noch bessere Abflußbedingungen schaffen. Bestimmend ist natürlich, wie weit sich der infektiöse Prozeß zentralwärts entwickelt hat. Die Leber kann prall angeschoppt sein und macht gelegentlich dann den Eindruck einer Geschwulst. Als Erreger wirken hier oft Staphylokokken neben Colibacillen, aber auch Typhus- und Paratyphusbacillen spielen mitunter eine Rolle. Gerade die Colibakteriämien sind oft durch brutale Schüttelfröste ausgezeichnet und die Temperaturen können besonders hoch sein. Wir haben Fälle beobachtet, die kurz nach den ersten Schüttelfrösten schon im Coma hepaticum endeten, im allgemeinen ähnelt das Fieberbild mehr dem, wie wir es bei der thrombophlebitischen Sepsis kennen, aber die gewöhnliche Cholangitis septica gehört zu den *canaliculären* Sepsisfällen, das Gefäßsystem braucht nicht direkt eingeschaltet zu sein. Die Keime dringen durch die Saftlücken ins Blut vielleicht auf dem gleichen Weg wie die gallenfähigen Substanzen.

Folgende Krankengeschichte zeigt einen solchen Fall von akut verlaufender Cholangitis (nach Cholelithiasis) durch Colibazillen mit Ausgang in Leberkoma:

58 Jahre alte Patientin; schon 8 Tage vor Klinikaufnahme hohes Fieber und Schmerzen im rechten Oberbauch. Patientin wird mit starkem Ikterus der Klinik überwiesen.

Patientin ist verwirrt, zeigt auch Erregungszustände, so daß ein beginnendes Leberkoma angenommen werden muß. Am Tage nach der Aufnahme Schüttelfrost und Fieberanstieg bis 39°. In der Blutkultur reichlich Colibakterien. Im Blutbild 20 300 Leuko. Der ganze Oberbauch ist gespannt und druckschmerzhaft, ohne besondere Bevorzugung der Gallenblasengegend. Der Nachweis von Leucin und Tyrosin im Harn gelingt nicht. Behandlung mit Dextrose und Decholin intravenös zeigt keinen Erfolg. Terminal treten Darm- und Blasenblutungen auf. Exitus im tiefen Coma hepaticum.

Bei der Obduktion findet sich eine chronische Cholecystitis mit Steinen im Ductus choledochus. Cholangitis bis in die feinsten Verzweigungen. Metastatische, eitrige Ausscheidungsnephritis. Subpleurale, subepikardiale und Blasenschleimhautblutungen. Keine Thrombophlebitis.

Bei der Cholangitis septica kann der *Ikterus* (s. S. 1053) ein reiner Stauungsikterus, er kann aber auch durch eine Infektion selbst (als sog. „septischer Begleitikterus") bedingt sein. Seine *Genese* ist demnach verschieden:

Quellungsödem — Pericholangitis diffusa — Rundzelleninfiltrationen im GLISSONschen Gewebe — Gallencylinder — rückläufige Gallensekretion in den Leberläppchen — (parapedetischer Ikterus" ohne makroskopischen Befund) — Hepatose-Hepatitis durch emigrativ-proliferative Vorgänge in den terminalen Gallenkanälchen von den Präcapillaren aus, können, wie wir aus unseren zahlreichen Fällen in Hamburg, Nürnberg und München gesehen haben, Ursache einer Bilirubinämie sein.

Solche Zustände finden sich in stärkerem Grade vor allem beim Parenchymzerfall (der gelegentlich unvermittelt zur *akuten gelben* Atrophie überleiten kann), auch wenn die Erkrankung den Ausgang zur Lebercirrhose nimmt.

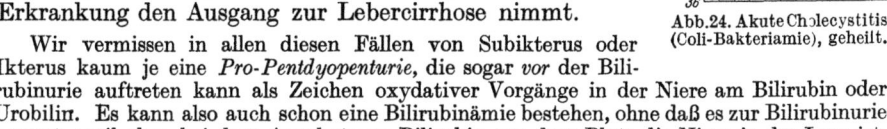

Abb. 24. Akute Cholecystitis (Coli-Bakteriämie), geheilt.

Wir vermissen in allen diesen Fällen von Subikterus oder Ikterus kaum je eine *Pro-Pentdyopenturie*, die sogar *vor* der Bilirubinurie auftreten kann als Zeichen oxydativer Vorgänge in der Niere am Bilirubin oder Urobilin. Es kann also auch schon eine Bilirubinämie bestehen, ohne daß es zur Bilirubinurie kommt, weil eben bei dem Angebot von Bilirubin aus dem Blute die Niere in der Lage ist, einen bestimmten Teil des aus dem Blut zuströmenden Bilirubins zu Pro-Pentdyopent abzubauen.

Die *hämatogene Infektion* der Gallengänge (inklusive der Gallenblase) haben wir nur außerordentlich selten beobachtet. In den allermeisten Fällen war die Infektion ascendierend. Anders ist dies bei der *Typhus- und Paratyphusbacilleninfektion*. Hier kann eine Keimablagerung durch eine Bakteriämie im Gallengangssystem Fuß fassen. Mitunter ist dies ja auch bei der *Pneumokokkeninfektion* der Fall, wenngleich bei der biliösen Pneumonie der Ikterus auch rein toxisch bedingt sein kann. Aber gerade die Bakteriocholie der Dauerausscheider nach Typhus zeigt doch auch wieder, wie relativ selten es selbst bei jahrelanger Anwesenheit der Bacillen in der Galle, die doch ein solch günstiges Kulturmedium darstellt, zur Cholangitis kommt.

Was die Coli-Cholangitis von den Gallengangsinfektionen durch andere Erreger *unterscheidet*, ist nach unserer Auffassung vor allem, daß eine Miteinbeziehung der Gefäße bzw. der Gefäßwand, demnach die Ausbildung einer Thrombophlebitis, wenn überhaupt, dann nur in den seltensten Fällen zustande kommt. Hat jedoch ein anderer Erreger die Gefäßwand durchbrochen und zu einer Thrombose geführt, so beurteilt sich das Krankheitsbild wesentlich anders, denn der Colibacillus kann sich dann an der Mischinfektion beteiligen. Insofern möchte man die reine Coli-Cholangitis prognostisch für besser halten als Staphylokokken-, Pneumokokken- oder Friedländer-Infektionen.

Wir haben schon bei der Besprechung der *Pathogenese* auf die 2 Venengebiete hingewiesen, die der Infektionsgefahr unterliegen, der *Vena hepatica* und der *Pfortader*. Es scheint, daß gerade die Cholangitiden, die durch den

FRIEDLÄNDERschen *Bacillus* hervorgerufen werden, auch in die Äste der Vena hepatica einbrechen können. In unserem Archiv haben wir 5 Fälle von Friedländer-Cholangitis, bei denen 3 ein *Übergreifen auf die Vena hepatica* zeigten.

Ein Patient starb unter den Zeichen des Coma hepaticum, nachdem vorher mehrere Schüttelfröste einhergegangen waren.

Die Krankheitsdauer war bei einem anderen Patienten ebenfalls nur auf etwa 3 Wochen beschränkt. Dieser Patient hatte plötzlich „nach dem Genuß von kaltem Bier" starke Leibschmerzen. Es traten Schüttelfröste auf und es wurde zuerst auf Malaria gefahndet, die der Patient früher durchgemacht hat, bis in der Blutkultur ebenfalls Friedländer-Bacillen gezüchtet wurden. Auch hier ließ eine stärkere Bauchdeckenspannung eine sichere Diagnose nicht zu. An einigen Tagen hatte der Patient sogar mehrere Schüttelfröste. Schließlich stand im Vordergrund eine scheinbare konfluierende Pneumonie und gegen Ende ein mäßiger Ikterus. Auch hier war bei der Obduktion eine ausgedehnte eitrige Cholangitis mit Infektion der Lebervene feststellbar. Metastatische Abscesse in Lunge, Milz, außerordentlich schnell einsetzende Kachexie, starke Anämie und starke hämorrhagische Urocystitis führten ad exitum.

HEGLER hatte schon einmal auf eine gewisse „Hepatophilie" des Bacillus *Friedländer* hingewiesen. Weiterhin wurde auch von HEGLER und NATHAN auf die „Hepatophlebitis *Buday*" aufmerksam gemacht. Die Bacillen gelangen auf arteriellem Wege nach Knochenmarksinfektionen in die arteriellen Hepaticacapillaren, die vollgestopft mit Bacillen erscheinen. Hier werden sie zurückgehalten und infizieren von hier aus die Lebervenen. (Über das Übergreifen der Gallengangsinfektion auf das Pfortadersystem haben wir auf S. 1099 zu berichten.)

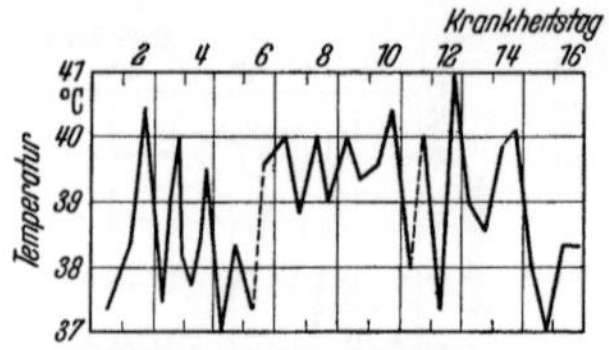

Abb. 25. Friedländer-Cholangitis, Phlebitis der Vena hepatica, Infarktpneumonie.

Es wäre an dieser Stelle noch zu betonen, daß auch *Gasbacillen*, allerdings mit anderen Keimen als Mischinfektionserreger, in die Gallenwege vom Darm aus gelangen können. Das Krankheitsbild selbst weist dann nicht eindeutig auf das Vorhandensein der Gasbacillen hin. Immerhin sind schon reine Formen beschrieben worden (BRÜTT, SCHOTTMÜLLER, WALBERG, SPITZNAGEL, MECHTER, KAUTSCHNER, HOFFMANN, BINGOLD u. a.).

In einem Falle von Gallenblasen-Gallengangsentzündung wurden wir auf das Vorhandensein von Gasbacillen als Infektionserreger dadurch aufmerksam gemacht, daß sich in der Glutäalgegend metastatisch ein Gasabsceß entwickelt hatte. Der Patient kam nach wenigen Tagen ad exitum.

Bei Eröffnung der stark aufgetriebenen Gallenblase entwich Gas. In den Gallenwegen machten sich Gasbläschen bemerkbar.

Die *histologische* Untersuchung zeigte rings um die auseinandergedrängten, vielfach nekrotischen Leberzellenbezirke Schwärme von Gasbacillen, die fischzugartig um die Zellen einzufließen schienen. Man hatte den Eindruck, daß mehr die *Lymphbahnen* vollgestopft seien. Merkwürdigerweise waren keine allgemeinen Schaumorgane vorhanden. Die Blutgefäße waren frei.

Die Infektion muß, ausgehend von der ursprünglich lokalen, unter Gasbildung zu Wandernekrose führenden Cholecystitis entlang den Gallengängen bis ins Parenchym hinein fortgeschritten sein. Sie nahm dann den Weg über die Lymphgefäße. Die Pathogenese war ähnlich, wie wir sie bei den von uns beschriebenen Gasbacilleninfektionen des Uterus in den parametralen Lymphwegen fortschreiten sahen.

3. Die chronische rezidivierende Cholangitis septica. Gerade diese Krankheitsform bietet hinsichtlich der Diagnose oft große Schwierigkeiten. NAUNYN hat sie sehr anschaulich beschrieben: Oft nach mehreren tage-, sogar wochenlangen fieberlosen Pausen kommt es dazwischen einmal zu einem Schüttelfrost mit hohem Fieber. Temperaturen gehen darauf auf 38° oder sogar 37,5° zurück. Jede Verdauungsstörung kann immer wieder einen Anfall auslösen. Die Milz kann geschwollen sein, die Leber kann, braucht aber nicht immer im Vordergrund der Erscheinungen selbst stehen, ebenso wie die Druckempfindlichkeit nicht unbedingt unter dem rechten Rippenbogen lokalisiert zu sein braucht, wenn es auch recht häufig zu Krankheitsbildern kommt, bei denen von vornherein ein Zweifel an einer Beteiligung der Leber nicht vorhanden ist. Die Patienten fühlen sich mehr durch allgemeine Mattigkeit, Appetitlosigkeit belästigt. Im Blutbild tritt eine beträchtliche Leukocytose nur hervor, wenn es zu Eiterungen im Lebergewebe kommt. Die Erreger sind meist die gleichen wie bei der akuten Form. Schließlich magern die Patienten ab, das Fieber bleibt auf einer gewissen Höhe bestehen, es kommt zu Intermissionen und nicht selten gehen die Patienten an einer Kachexie mit einem mehr oder weniger hochgradigen Ikterus zugrunde.

Unter den Erregern haben wir die verschiedensten Keime, neben Colibacillen, Staphylokokken, Streptokokken, seltener Anaerobier, fast immer eine Mischflora gefunden.

4. Die Cholangitis lenta. 1919 führte SCHOTTMÜLLER die Bezeichnung „Cholangitis lenta" ein für eine Erkrankung der Gallenwege, bei der wir in seiner Klinik den Streptococcus viridans als einzigen Erreger aus dem Blute gezüchtet hatten. Fast zu gleicher Zeit und unabhängig davon brachte UMBER eine Veröffentlichung über das gleiche Krankheitsbild.

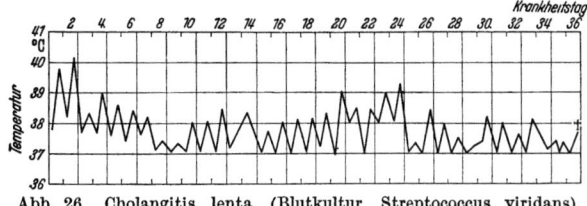

Abb. 26. Cholangitis lenta (Blutkultur Streptococcus viridans), Ausgang in Lebercirrhose. In den Gallenwegen nur Viridans.

Man könnte darüber diskutieren, ob man berechtigt sei, die Cholangitis lenta von der chronisch rezidivierenden Cholangitis abzuzweigen, ja hierbei von einer „septischen Cholangitis" zu sprechen. Wir wollen sie — allen Bedenken zum Trotz — ebenso wie die oben beschriebene Coli-Cholangitis unter der Rubrik „Sepsis, ausgehend von infizierten, am Abfluß behinderten Kanälen" einreihen.

Ähnlich wie bei dieser kommt es zweifellos auch zu Bakteriämien, wenn auch der Erreger dabei noch schwerer züchtbar ist. Die *Pathogenese*, ebenso wie die Verlaufsart, ist, durch die Eigenart des Streptococcus viridans bedingt, von anderen Cholangitiden verschieden.

So ist nicht nur der Beginn viel *verwaschener*, sondern es kann auch später das ganze Symptomenbild fehlen, das auf die Leber hinweist. Gelbliche Hautfarbe, Fröstelgefühl, subfebrile oder sogar febrile Temperaturen brauchen aber vorerst einmal nicht deutlicher hervortreten, erst allmählich weist die Temperaturkurve höhere Zacken auf, gelegentlich auch einige Schüttelfröste, um sogar wochenlang wieder zur Norm abzufallen. Ganz zur Ruhe kommen die Symptome eigentlich nie, wenn auch ein scheinbarer Therapieerfolg mitunter Heilung vortäuscht. *Keinesfalls braucht ein deutlicher Ikterus vorhanden* sein, weil es ja auch eine steinlose Cholangitis gibt und der Gallenfluß lange nicht wesentlich behindert zu sein braucht. Wir wollen nicht verschweigen, daß wir wochenlang die exakte Diagnose nicht auf Cholangitis stellen konnten, obwohl wir sie immer wieder erwogen hatten. So entwickelt sich allmählich ein Krankheitsbild, das auch einen *Milztumor*, einen *Ascites*, eine *Lebervergrößerung*, eine beträchtliche *Anämie* und schließlich einen *Ikterus* aufweist und damit einen Morbus Banti, eine Pfortader-Mesenterial- oder Milzvenenthrombose vortäuschen kann.

Bei einem Fall von UMBER wurde sogar eine Splenektomie vorgenommen. In einem Fall von BUCHALY war die Lebercirrhose vorherrschend.

Bei einer unserer Beobachtungen war das Leberparenchym in großer Ausdehnung von ganz kleinen zackigen Höhlen durchsetzt; aus den erweiterten Gallengängen ließ sich eitriggalliges Sekret ausdrücken. Der Prozeß bleibt also nicht immer auf die feinen und feinsten Gallenwege beschränkt.

Wir können selten aus den rein klinischen Symptomen erfassen, wann eine Cholangitis lenta tatsächlich *beginnt*. Im Anfang dürften die Symptome recht wenig verwertbar sein. Man denkt eher unwillkürlich an eine „Cholangie" im Sinne NAUNYNs, die von ihm als sog. *reine, keimfreie Cholangitis* bezeichnet wurde, deren Annahme nicht widerspruchslos hingenommen werden konnte.

Es erscheint uns wohl möglich, daß durch vorhergehende Fehlsteuerungen, Dyskinesien, vermindertes Austreibungsvermögen der Gallenwege, der Boden für die *Viridansinfektion* (wie allgemein auch für die anderen Erreger) geschaffen wird. Die Bezeichnung „Cholangie" ist eine rechte Verlegenheitsdiagnose, es ist nicht leicht sich darunter etwas Exaktes vorzustellen; denn entweder eine Entzündung ist Cholangitis, und dann muß auch etwas histologisch Erfaßbares vorhanden sein, oder es ist dies nicht der Fall, dann widerspricht eine solche Bezeichnung unserem exakten diagnostischen Empfinden. Nur zu oft verbirgt sich hinter der Cholangie doch eine bakterielle Entzündung, die zu einer Lebercirrhose hinleitet.

Dem Hinweis von SCHOTTMÜLLER folgten dann weitere Veröffentlichungen von EICKHOFF, UMBER, LÖWENHARDT, HEDLINGER und HARUSCH, BUCHALY u. a. Seitdem haben wir selbst mehrere solcher Fälle gesehen und auch beschrieben.

Damit soll nicht behauptet werden, daß eine Cholangitis, die sich über Wochen und Monate hinzieht, nur durch den Streptococcus viridans hervorgerufen wird. Auch *Enterokokken* und wohl auch *Colibacillen* können ja das Bild einer chronisch rezidivierenden Cholangitis ohne höhere Temperaturen und Schüttelfröste erzeugen. Das was aber die Cholangitis lenta doch in gewisser Beziehung aus dem Rahmen der anderen Cholangitisfälle heraushebt, ist der fast immer von vornherein *schleichende Beginn* mit wechselnden subfebrilen Temperaturen ohne deutlichen Hinweis auf Leber und Gallenblase. Meist wird auch hier zuerst die mehr oder weniger nichtssagende Diagnose „fokaler Infekt" oder gar „chronische Sepsis" ohne Beziehung zu den Gallenwegen gestellt, bis sich aus der anfänglich anscheinend „anatomisch unsichtbaren functio laesa" Übergänge von einer mehr oder weniger gestörten physiologischen Funktion zu schweren klinischen dem Auge sichtbaren und zugleich gröberen pathologisch anatomisch nachweisbaren Änderungen entwickeln. Aber auch dann ergeben sich bei Gelegenheit makroskopischer Besichtigung manchmal noch Schwierigkeiten der Beurteilung.

Es ist gewiß bemerkenswert, daß bei 3 unserer Fälle die Chirurgen bei der Probelaparatomie die schon vorher ernsthaft in Erwägung gestellte Diagnose Carcinom durch das Vorhandensein von kleinen Metastasen am unteren Leberrand bestätigen wollten. Erst unser Hinweis, daß wir mehrmals solche scheinbaren Metastasen als kleine Infiltrationen anderer Art und als Absceß identifizieren konnten, veranlaßten den Chirurgen — mit Erfolg, wie sich später erwies — eine Gallengangsdrainage durchzuführen.

Bei der Cholangitis lenta durch Streptococcus viridans tritt zwar der eitrige Charakter wesentlich weniger hervor wie bei anderen rezidivierenden chronischen Cholangitiden durch Staphylokokken, Enterokokken und Colibacillen, aber zweifellos kommt es gerade in der Leber unter der Viridansinfektion zu *kleinsten Abscessen* und es ist bemerkenswert, daß bei unseren Fällen diese hanfkerngroßen Eiterherdchen schon am unteren Leberrand bei der Operation sichtbar waren.

Immerhin sind die Bilder bei der *Obduktion* nicht so eindrucksvoll wie bei den durch andere Erreger hervorgerufenen, bei denen die Leber manchmal von Leberabscessen verschiedener Ausdehnung zerfetzt oder durchlöchert aussieht, oft auch von strahligen Narben der hypertrophischen Cirrhose durchzogen ist. Wir mußten uns oft wundern, daß das restierende Parenchym seinen Funktionen noch genügen konnte.

Es ist aber in 3 Fällen noch eine Eigenart uns entgegengetreten, die wir unter der Infektion des Streptococcus viridans auch bei der Endocarditis lenta beobachteten, nämlich die Neigung zu einer Endarteriitis mit sekundärer *Aneurysmabildung*:

Bei der Obduktion eines Falles ergab eine Teilsektion den Befund einer geschrumpften Gallenblase, am unteren Leberrand verstreute Knötchen und einige kirschkerngroße Erhabenheiten. Im Abstrich fanden sich Leukocyten mit vereinzelten Kettenkokken. Die Gallengänge waren bis in die feinsten Verzweigungen mit flüssigen, trüben Massen angefüllt. An einem Ast der Arteria hepatica bestand ein *Aneurysma*, das in einen größeren Gallengang perforierte und eine deutliche Einbruchsstelle noch aufwies. Auch aus den Gallengängen war Streptococcus *viridans* durch Kultur nachweisbar.

In einem weiteren Fall kam es durch Druck eines „tumorartigen Gebildes" auf einen größeren Gallengang zu einem Ikterus; entleerte sich das Blut nach Usurierung, so mußte die Stauung aufgehört haben, denn kurz nach der Blutung in den Darm verschwand der Ikterus. Spater füllte sich das Aneurysma wieder und der Ikterus trat wieder auf. Unser Patient ware zweifellos von seiner Cholangitis geheilt worden, hätte das Leberaneurysma nicht das Ende herbeigeführt.

Bei einem 4. Fall kam das Fieber nach einer Gallengangsdrainage zum Stillstand, als eine starke unstillbare Blutung aus dem Drain erfolgte, die den Exitus herbeifuhrte. Leider konnte dabei eine *Obduktion* nicht durchgeführt werden.

Ein eigenartiger Infektionsmodus fand sich bei einem anderen Fall von *Cholangitis lenta*:
Ein 35jähriger Mann erkrankte an einem *Paratyphus A*. Die Temperaturen hatten zuerst intermittierenden Charakter und wurden von einigen Schüttelfrösten unterbrochen, was uns bei einem gewöhnlichen Paratyphus auffällig schien.

Am 6. 4. 46 wird ein seröses Pleuraexsudat punktiert, in dem sich Paratyphusbacillen nachweisen ließen. Die Temperaturen bewegten sich dabei dauernd intermittiernd zwischen 37,5—39°, dann traten Schmerzen unter dem rechten Rippenbogen auf, die bis zur Schulter hin ausstrahlten. Eine chronische Cholecystitis wird angenommen, vor allem, da sich bei einer vorgenommenen Cholecystographie die Gallenblase nicht füllen ließ. Die Temperaturen flauten merklich ab und stiegen selten über 38,5°. Das zog sich bis August 1946 hin, als zu unserer Verwunderung zum erstenmal Streptococcus viridans im Blut nachgewiesen wurde.

Man entschloß sich nunmehr zu einer Operation, die sich nicht einfach gestaltete, weil starke Verwachsungen mit der Nachbarschaft erst gelöst werden mußten. Die Abtastung der Leberoberfläche ergab vor allem in der Tiefe kirschengroße, multiple Knötchen. Leider ist der sehr geschwächte Patient an einer unstillbaren Nachblutung gestorben.

Die *Obduktion* ergab über die ganze Schnittfläche der Leber verstreut kleine, verschieden große, blaß-gelbliche, unscharf begrenzte Herdchen. Nahe der Oberfläche, im Bereich des rechten Lappens, fand sich auch ein kastaniengroßer Bezirk, in dem das Gewebe teilweise eitrige Einschmelzung zeigte. Er setzte sich aus mehreren kleinen Herden zusammen.

Der Ductus choledochus war stark erweitert, seine Wand verdickt, rauh, unregelmäßig. höckerig und hatte eine schmutzig-graugrünliche Färbung. Paratyphusbacillen waren nicht nachweisbar, dagegen *vergrünende Streptokokken*. Histologisch zeigten sich in der Leber weit verstreut reichlich entzündliche Infiltrationen mit Lympho-Histiocyten. Einzelne Leberzellnester waren erhalten, zeigten aber eine reichliche, großtropfige Verfettung. An einigen Stellen war es auch zu einer eitrigen Einschmelzung gekommen, so daß man von multiplen kleinen Abszeßbildungen bei der chronisch rezidivierenden Cholangitis und Pericholangitis sprechen konnte.

Das Bemerkenswerte an diesem Fall ist die *Sekundärinfektion* der Gallenblase und der Gallengänge *mit vergrünenden Streptokokken im Anschluß an einen sicheren Paratyphus A*.

Dem Krankheitsbild nach, das sich nach dem akuten Stadium einstellte, hätte man auch hier an ein *Carcinom* denken müssen, denn die Knötchen in der Leber konnten nur durch histologische Untersuchung von Krebsmetastasen einwandfrei unterschieden werden.

Wir könnten noch über einige Beobachtungen bei Cholangitis lenta im einzelnen berichten. Es möge der Hinweis genügen, daß das *Krankheitsbild* bei diesen Fällen nach monatelangem, bei einigen unserer Fälle sogar *jahrelangem* Verlauf langsam in das Stadium einer *Lebercirrhose* einmündete. Es ist ja diese Möglichkeit auch bei anderen Cholangitisfällen gegeben, aber bei unseren Lentafällen kam die herdförmige Anordnung und die ungleiche Stärke der cirrhotischen Vorgänge doch vielleicht noch deutlicher zum Ausdruck, wie bei anderen rezidivierenden Formen, die zur sog. bilösen Cirrhose führen. Aber auch in einem relativ schon fortgeschrittenen Stadium kann es dabei noch zur Ausheilung kommen, wie zwei unserer Fälle bewiesen. Chirurgisch unbehandelte Fälle dagegen enden zumeist im Stadium der Lebercirrhose, wie histologische Bilder ebenso wie der klinische Verlauf zeigten und RÖSSLE spricht die Vermutung aus, *daß die meisten unter der Diagnose „biliöse Cirrhose" beschriebenen Fälle cholangitischen Ursprungs sind.* Klinische Beobachtungen bestätigen dies. Allerdings ist auch dann noch das Krankheitsbild oft mit differentialdiagnostischen Schwierigkeiten verbunden. Carcinomatose, Morbus Banti, verschiedene Anämieformen, Milzvenenthrombose, Mesenterialvenenthrombose können vorgetäuscht werden. Ikterus, Anämie, Leber- und Milzschwellung machen dies erklärlich. Ascites, Pfortaderstauung und daraus resultierende Magen- oder Ösophagusvaricenblutungen erschweren am Schluß die Diagnose noch mehr.

Die folgende Krankengeschichte gibt einen solchen Verlauf wieder:

5. Cholangitis chronica mit Ausgang in Lebercirrhose, Ascites-Anasarka. 25jährige, schlecht ernährte, ikterische Patientin mit Ödemen. Abdomen: aufgetrieben, starker Meteorismus, man hat den Eindruck, als ob auch geringer Ascites vorhanden wäre. Leber perkutorisch um 2 Querfinger vergrößert, eine Resistenz ist infolge des stark geblähten Leibes nicht fühlbar.

Vorgeschichte: Im April 1944 schwerer Darmkatarrh, 5 Monate Krankenhausbehandlung. Damaliges Gewicht: 38 kg. Danach langsame Besserung der Durchfälle durch Nikobion. Juni 1946 Gelbsucht, die langsam abklingt. Ende März 1947 wieder Gelbsucht, Ödem an den Füßen. Seit Mai nach großen Strapazen Atemnot, Rückenschmerzen, Durchfall und Fieber. Seit dieser Zeit ist die Patientin bettlägerig.

21. 6. 47. Beginn mit der De-Ma-Kur, 10 g täglich, 3 Tage lang. Die Temperaturen schwanken dauernd seit Wochen zwischen 37 und 38° und gehen selten unter Frösteln bis 39°.

3. 7. 47. Da die De-Ma-Kur keinen Erfolg zeigte, Verlegung ad chirurgum. Beim operativen Eingriff wurde eine schwere Lebercirrhose auf dem Boden einer Cholangitis chronica gefunden. Konkremente in der Gallenblase fanden sich nicht.

Die Patientin kommt bald nach der Operation infolge sehr starken Blutverlustes ad exitum. Abstrich aus den Gallengängen ergibt Reinkultur grün wachsender Streptokokken.

Die septische Pfortaderentzündung.

Das Krankheitsbild der Pylephlebitis septica ist schon in der 1. Auflage des ZIEMSSENschen Handbuches klinisch gut beschrieben, die Erfahrung lehrt aber, daß diese Erkrankung, die fast immer mit gehäuften Schüttelfrösten verläuft, in ihrem eigentlichen Wesen häufig noch verkannt wird. Selbst in der chirurgischen Literatur findet man sie nicht ausführlicher herausgestellt, obwohl die Fälle gerade den chirurgischen Abteilungen speziell zufließen sollten. Wir haben die Ausgangspunkte und die Wege, die die Infektion nimmt, auf S. 1002 näher gekennzeichnet. Die Diagnose ist deswegen nicht ganz leicht, weil jeder Magen-Darmabschnitt und jede Milzinfektion Anlaß zur Pylephlebitis geben kann.

Am häufigsten nimmt die Pylephlebitis septica ihren Ausgangspunkt von der Appendicitis. Auch hier spielen die Darmbakterien, also Anaerobier, eine ausschlaggebende Rolle und hier zeigt sich beweiskräftig die intensive Eigenschaft der anaeroben Streptokokken, indem sie nicht nur in vorgebildete Thromben bzw. nach Operationen von Darmerkrankungen eindringen und sich vermehren, sondern indem sie die Phlebitis auch auf weite Strecken des Pfortadergebietes zur Entstehung und Weiterleitung bringen können, sogar unter Überspringung mancher Strecken. Wir finden nur sehr selten eine Monoinfektion, meist nehmen am Infekt auch Gasödembacillen, Colibacillen, Aerobier teil. Hier herrscht das Bact. coli vor, doch werden auch milchsäurebildende Stäbchen, Heubacillen, Oidien, aus der Dickdarmflora stammend, auch Paracolibacillen, Proteus, Enterokokken und Mischflora angetroffen; der letztgenannte Keim ist wie der Colibacillus ein normaler Darmbewohner, der erst bei Darmerkrankungen seine pathogene Wirkung entfaltet.

In Arbeiten von BRUTT, SINAJEK, WEINBERG und seinen Mitarbeitern, LOHR und RASSFELD und unseren eigenen Untersuchungen, welche sich mit der Bakteriologie der Appendicitis und der appendiculären Peritonitis befaßten, wird besonders die Bedeutung der *Anaerobier* bei den jauchigen Prozessen des Wurmfortsatzes hervorgehoben. LÖHR und RASSFELD fanden in der kranken Appendix neben anderen Anaerobiern in 79% der Fälle FRAENKELsche *Gasbacillen*. Daneben wurden auch noch der anaerobe Streptococcus *putrificus* und die verschiedenartigsten Aerobier gefunden. Der putride Geruch entsteht sowohl durch die Tätigkeit des Bacillus putrificus tenuis (Bac. bifermentans), wie durch den Streptococcus putrificus und nicht zuletzt durch fusiforme Bakterien. Nach Befunden von LÖHR und RASSFELD handelt es sich bei der Appendicitis um eine endogene Infektion mit ortsansässiger Flora.

Der Bacillus putrificus *Bienstock* wird von PASSINI und KORENTSCHEWSKY u. a. als ein konstanter Bewohner des menschlichen Darmes bezeichnet. Er ist ein beweglicher Buttersäurebacillus, gilt als Erreger der Eiweißfäulnis und zählt zu den anaeroben Sporenbildnern, ebenso wie die gleichfalls im Darm nachzuweisenden unbeweglichen Buttersäurebacillen (SCHATTENFROH-GRASSBERGER) und der bewegliche Buttersäurebacillus (amylobakter, GRUBER).

Bei genauen Untersuchungen der Kulturen des Bacillus putrificus Bienstock durch KLEINSCHMIDT erwies sich dieser Erreger als eine Mischung aus dem Bacillus putrificus verrucosus und dem Bacillus amylobakter.

Die Frage seiner Pathogenität ist noch nicht restlos geklärt. BIENSTOCK, GRASSBERGER, SCHATTENFROH, OSSINI, TISSIER halten ihn für apathogen, doch KORENTSCHEWSKY, WEINBERG, RODELLA, v. HIBBER sprechen ihm eine zwar schwache, aber doch deutlich nachweisbare Pathogenität zu. Weitere Untersuchungen müssen Aufschluß geben, ob pathogene von apathogenen Stämmen scharf zu trennen bzw. ob letztere unter besonderen Umständen pathogen werden können.

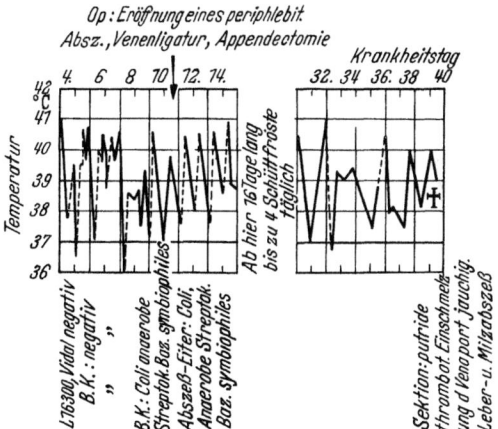

Abb. 27. Pylephlebitis nach Appendicitis.

Meist wird nur ein Teil dieser Keime im Eiter einer Appendicitis bzw. im thrombophlebitischen Herd gefunden; aber die gleichen Bakterien können dann bei Anwendung entsprechender Kulturmethodik *auch im Blut* angetroffen werden. Nur ist es selbstverständlich und zur Diagnosestellung unbedingt notwendig, daß man Blutkulturen stets unter anaeroben Verhältnissen anlegt. Am besten bewährt sich die Züchtung der Bakterien (Aerobier wie Anaerobier) in der 10%igen Peptonbouillon, ein außerordentlich einfaches Verfahren, das sich auch in der Praxis bewährt hat (s. S. 962).

1. Auf die Pathogenese der Pylephlebitis wurde auf S. 1002 ff. näher eingegangen. Besonders eindrucksvoll ist eine Statistik von BRÜTT an der Eppendorfer I. Chirurgischen Klinik, die unter 2500 Fällen akuter Appendicitis nur 15mal, d. h. in 0,6%, eine eitrige Pylephlebitis ergab. In all diesen Fällen handelte es sich um schwere gangränöse Wurmfortsatzeiterungen, meist mit Absceßbildung. Nach der Frühoperation innerhalb der ersten 24 Std wurde nie eine Pylephlebitis beobachtet, nur bei 9 von den 15 Fällen bestanden Schüttelfröste.

Eine große Statistik stammt auch aus dem Mt. Sinai-Hospital, New York. Von 1916—1925 waren unter den 2841 akuten Appendicitiden nur 9 Fälle von Pylephlebitis aufgetreten. Auch hier betont der Autor, daß die Pfortaderthrombose sich Tage oder Wochen später durch Fieber und Schüttelfröste bemerkbar machen kann, ohne daß peritoneale Erscheinungen vorhanden sind. Wenn die Pfortaderinfektion nach Appendicitis auch nicht gerade häufig ist, so gehört sie doch, einmal entstanden, zu einem der schwersten Sepsisfälle.

LANGDON BROWN hat 46 Fälle von Pylephlebitis aus dem Weltschrifttum zusammengestellt und gezeigt, daß in 42% eine Entzündung des Wurmfortsatzes die Ursache der Erkrankung war.

Wir zogen aus unseren eigenen Beobachtungen folgende Lehre: „*Treten nach einer Appendicitis, und zwar auch nach einer erfolgreich operierten, ein oder mehrere Schüttelfröste auf, so muß erfahrungsgemäß an eine Fortleitung der Infektion auf das Pfortadergebiet gedacht werden*" (SCHOTTMÜLLER).

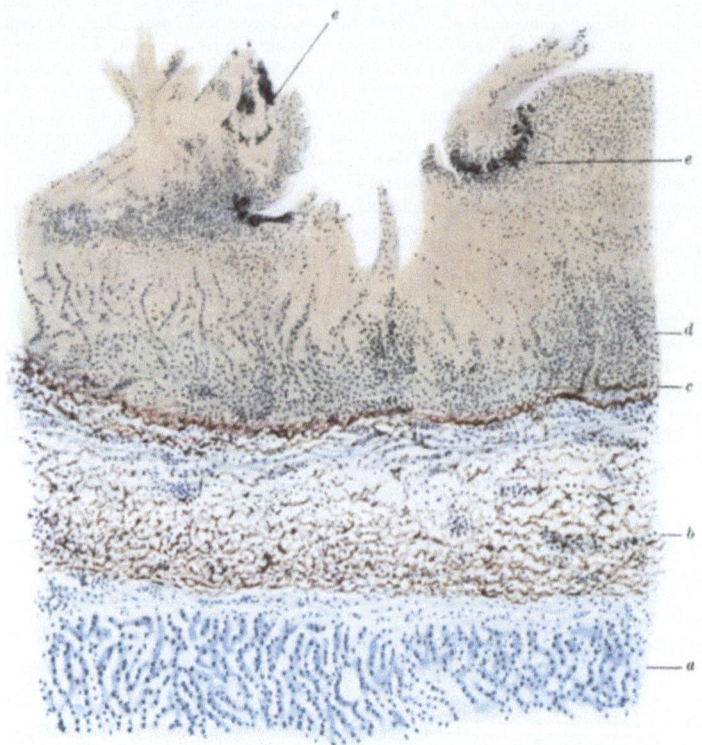

Abb. 28. Septische Thrombophlebitis eines Hauptastes der Vena portae. *a* Lebergewebe; *b* Media der Vene mit leukocytärer Infiltration der inneren Schichten; *c* innere elastische Grenzschicht; *d* Infiltrationen und endophlebitische Wucherungen; *e* thrombotische Auflagerungen mit reichlichen Streptokokkenhaufen. (Aus BENDA: Venen. Im Handbuch der speziellen pathologischen Anatomie und Histologie von HENKE-LUBARSCH, Bd. II. Berlin: Springer 1924.)

Wie wenig die Pylephlebitis übrigens allgemein bekannt ist, lehrt eine noch 1930 von einem französischen Autor veröffentlichte Arbeit, der mittels dreier Fälle von Appendicitis mit Schüttelfrösten ein neues Krankheitsbild aufzustellen glaubte.

Weiterhin geben unsere beobachteten Fälle aus anderen Gründen noch zu denken Anlaß. Die Erscheinungen der Appendicitis können nämlich, wie gerade unsere Patienten zeigten, gelegentlich recht flüchtig oder *larviert* sein. Warum in solchen Fällen der appendicitische Anfall unter so geringfügigen Erscheinungen verläuft, so daß er gelegentlich überhaupt nicht erkannt werden kann, erklärt sich vielleicht aus der dabei häufig beobachteten Verlagerung der Appendix. Entwickelt sich die Entzündung hinter dem Typhlon, so wird das Peritoneum wenig oder gar nicht in Mitleidenschaft gezogen. Die peritonitischen Reizerscheinungen sind aber immer dasjenige Moment, welches eine Appendicitis am meisten charakterisiert und am ehesten zu ihrer Erkennung führt (SCHOTTMÜLLER-BINGOLD).

2. Als Ursache der Pylephlebitis kommen weiterhin in Frage: weiterschreitende Infektionen, ausgehend von Verletzungen im Hämorrhoidalvenengebiet.

3. Selbstverständlich kann jeder entzündliche, geschwürige Prozeß von jedem Darmabschnitt aus, wenn nur seine Vene mit dem Pfortadersystem in Verbindung steht, zu einer Pylephlebitis Anlaß geben.

Ich habe bis jetzt nur wenig einwandfreie Fälle von Pylephlebitis gesehen, die nach *Ulcus ventriculi* aufgetreten sind. Im allgemeinen ist ja wohl ein solcher Entstehungsmodus relativ selten, in Anbetracht der meist vorhandenen Hyperacidität, wenngleich ihn REICHE 3mal unter 12 Fällen anführt. Dagegen scheinen Thrombophlebitiden, ausgehend von der Vena gastrica bei exulcerierenden *Carcinomen* häufiger zu sein. Daß auch bei septischen *Cholangitiden* ein Übergreifen des Prozesses auf die Pfortader zustande kommt, ist wohl verständlich (S. 1003).

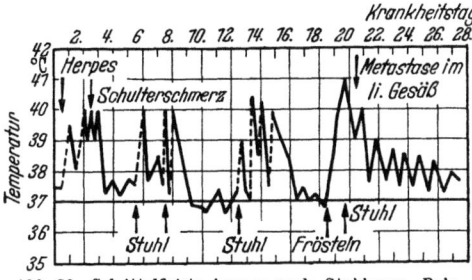

Abb. 29. Schüttelfröste immer nach Stuhlgang. Pylephlebitis nach Hämorrhoidenoperation. Leberabsceß? (Schulterschmerz!) Metastase im Gesäß. Ausgang spontan in Heilung.

LENHARTZ sen. hat schon 1903 mehrere solcher Fälle beschrieben. Darunter waren auch solche mit Pneumokokken als Erreger selbst; daß auch unter anaeroben Bedingungen gezüchtet wurde, ist nicht wahrscheinlich. Wir selbst haben erst kürzlich einen Fall beobachtet, bei dem neben Colibacillen auch intrahepatisch anaerobe Streptokokken aus den verschiedensten Abschnitten gezüchtet werden konnten. Diese Keime führten, von hier aus in den Kreislauf eingedrungen, zu einer sonst seltenen *Endocarditis septica* durch den Streptococcus putrificus, an der Patient ad exitum kam. Sonst sind die Anaerobierinfektionen des Endokards, wie wir erwähnt haben, selten.

Bei einem Kollegen, bei dem einige Zeit vorher eine Röntgenuntersuchung zahlreiche *Divertikel im Sigma* ergeben hatte, entwickelte sich ein Vierteljahr später eine Sepsis, in deren Verlauf ungewöhnlich zahlreiche Schüttelfröste aufgetreten waren. Da ein Sepsisherd nirgends festgestellt war, mußte per exclusionem angenommen werden, daß eine Divertikulitis zu einer Thrombophlebitis geführt hat, insbesondere, da häufig im Gefolge der Defäkation stürmische Schüttelfröste aufgetreten waren.

Merkwürdigerweise hörten die Schüttelfröste gerade dann auf, als man ernsthaft einen operativen Eingriff erwogen hatte und es erfolgte Spontanheilung.

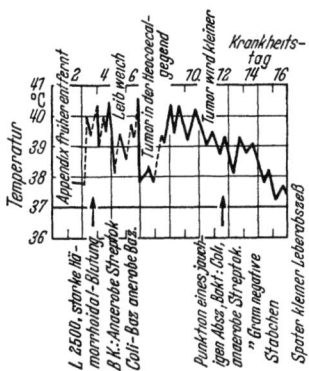

Abb. 30. Pylephlebitis nach Hämorrhoidalvenen-Infektion. Spontanheilung nach Bildung eines periphlebitischen jauchigen Abscesses.

Eine nicht unwesentliche Quelle von Pylephlebitis stellen die *Carcinome des Rectums* dar. Gelegentlich sehen wir den Krankheitsverlauf nur zeitweise von Schüttelfrösten unterbrochen, dann kann es wieder zu wochenlang normalen Temperaturen kommen. Hier hat es den Anschein, als würde das Carcinom die infizierten Venen durchwuchern und abriegeln.

Eine unserer letzten Beobachtungen hatte während eines Schüttelfrostes anaerobe Streptokokken und Gasbacillen im Blut. Nach einiger Zeit kam es zu einer ausgedehnten fötiden, gashaltigen Eiter enthaltenden Phlegmone in der Glutäalgegend. Bei der Obduktion zeigte sich eine Gasphlegmone in der Umgebung des carcinomatösen Gewebes im oberen Teil des Rectums. Die Venen waren von fötid-eitrigem Thrombenmaterial angefüllt.

Beobachtungen von Pylephlebitis nach *Milzinfektionen* wurden von LENHARTZ sen. mitgeteilt. Einen analogen Fall haben wir seinerzeit in Hamburg beschrieben (SCHOTTMÜLLER-BINGOLD).

Tabelle 6. *Übersicht über 24 Pylephlebitisfälle.*

Diagnose	Bakteriologischer Blutbefund	Ausgang	Bemerkungen	Sektionsbefund
1. Pylephlebitis nach Appendicitis.	Colibacillen. Enterokokken, anaerobe Streptokokken und Bac. symbiophiles. Im Schüttelfrost gezüchtet.	Exitus nach gehäuften Schüttelfrösten am 23. Krankheitstag. Einlieferung 3 Tage ante exitum.	Ausgang von Appendicitis; diese erst bei der Obduktion mit Sicherheit feststellbar. Klinisch Vermutungsdiagnose.	Nach Obduktionsbefund: chirurgischer Eingriff wegen des bei Einlieferung ins Krankenhaus bereits zu weit in die Pfortaderverzweigungen der Leber fortgeschrittenen Prozesses aussichtslos.
2. Desgl.	Anaerobe Streptokokken, Coli, Gasödembacillen im Blut 2mal nachgewiesen.	Exitus am 15. Krankheitstag, täglich mehrmals Schüttelfröste.	Am 12. Krankheitstag hohe Leukocytose, Leberabsceß. Operation wegen des zu elenden Zustandes nicht möglich.	Obduktion verweigert.
3. Pylephlebitis nach Sigmoiditis?	Bact. coli, anaerobe Streptokokken einmal im Blut nachgewiesen. Zwei weitere Blutkulturen steril.	Nach dem 29. Schüttelfrost, der besonders heftig war, fieberfrei geblieben.	Sigmoiditis röntgenologisch wahrscheinlich.	—
4. Nach Magencarcinom.	Anaerobe Streptokokken, aerobe Staphylokokken. In der 2. Blutkultur neben diesen Keimen grampositive Stäbchen?	Niedrige Temperaturen, unterbrochen von 4—5 Schüttelfrösten, Dauer 2 Monate. Diagnose anfangs unklar. Drei Tage nach Magenoperation Exitus.	Keine Lebercarcinommetastasen, aber verjauchter apfelgroßer Leberabsceß. Eitergang im Stuhl.	Totale Obduktion verweigert.
5. Pylephlebitis nach Lungenabsceß.	Im Blut Staphylokokken und fötide Gasbildung. Färberisch keine Mikroorganismen nachzuweisen. Die Staphylokokken wachsen aerob.	Exitus.	Am 17. Krankheitstag Beginn mit Schüttelfrösten, die sich alle 2—3 Tage wiederholen. Diagnose erst bei der Obduktion.	Durchbruch des Abscesses durch das linke Zwerchfell. Sekundärer Milzabsceß. Von hier aus Thrombophlebitis der Vena lienalis, fortgeleitet bis fast zum Pfortaderstamm.
6. Nach Appendicitis.	Anaerobe Streptokokken, FRAENKELsche Gasbacillen sind nur durch Verarbeitung des Blutkörperchensediments nach 4 Tagen festzustellen.	Stürmischer Verlauf. Exitus 6 Tage nach den ersten Krankheitszeichen.	Klinisch keine Zeichen für Appendicitis. Diagnose Pylephlebitis nur wegen des Anaerobierbefundes. 14 Jahre altes Kind.	Multiple Leberabscesse. Ausgedehnte eitrige Thromben im Pfortadergebiet. Nach Obduktionsbefund wäre chirurgischer Eingriff aussichtslos gewesen.

7. Appendicitis. Pylephlebitis.	Colibacillen, Enterokokken in der 2. Blutkultur, daneben auch grampositive anaerobe Stäbchen.	Operation: Unterbindung der Vena ileocolica. Schüttelfröste gehen weiter. Exitus am 32. Krankheitstag.		Leberabscesse. Endo- und periphlebitischer Absceß in der Gegend der Pfortadermündung.
8. Hämorrhoidalabsceß.	Anaerobe Streptokokken, Gasbacillen, erst nach 4 Tagen durch Verarbeitung des Blutkörperchensediments feststellbar.	Exitus nach 2tägiger Beobachtung.	Vorher uncharakteristische Erscheinungen, vermutlich 3 bis 4 Schüttelfroste im 14tägigen Verlauf.	Periproktitischer Gasabsceß. Obduktion: Veneninfektion nur in dichter Nachbarschaft des Gasabscesses.
9. Appendicitis.	Colibacillen, Enterokokken? Aerobe Streptokokken. Bac. symbiophiles. Drei Blutkulturen vorher negativ.	Nach scheinbar erfolgreicher Operation 10 Tage Fieberfreiheit, dann stürmischer Verlauf mit 35 Schüttelfrösten.	Vermutlich erst einige Tage nach der Operation Entwicklung von Leberabscessen.	Metastatisch multiple Leberabscesse. Pylephlebitis auch oberhalb der Unterbindung weitergewandert.
10. Appendicitis im Verlauf von Scharlach.	Hämolytische Streptokokken. Colibacillen.	14tägiges Krankheitsbild mit Schüttelfrösten. Exitus.	Wegen des Bestehens einer gleichzeitigen Angina Diagnose schwer zu stellen, nur vermutet wegen der Colibacillen.	Wenig ausgedehnte Thrombophlebitis im Bereich der Vena ileocolica. Operation hätte erfolgreich sein können.
11. Pylephlebitis nach Cholecystitis.	Colibacillen, anaerobe Streptokokken, grampositive Stäbchen (FRAENKEL-Typ). Drei Blutkulturen negativ!	Exitus am 28. Krankheitstag.	Vorher Koliken, die auf Cholecystitis hinwiesen. Wenig Ikterus. Klinisch für Pylephlebitis kaum verwertbare Beschwerden. Operation wurde erwogen, wäre aber aussichtslos gewesen.	Pylephlebitis bis zu den Pfortaderverzweigungen. Cholecystitis.
12. Carcinoma recti. Pylephlebitis.	Staphylokokken, anhämolytische Streptokokken, Enterokokken, Gasbacillen, anaerobe Keime nach 48 Std angegangen. Anaerobier erst nach Verarbeitung des Blutkörperchensediments nach 8 Tagen sicher identifizierbar.	Subfebrile Temperaturen. Vier Schüttelfröste in etwa 8tägigen Pausen. Carcinomsymptome kaum vorhanden. Keine Verdauungsbeschwerden. Krankheitsgefühl erst mit Einsetzen des Fiebers.	Hochsitzendes, tiefgreifendes Rectumcarcinom nicht mit Sicherheit diagnostizierbar. Angenommen war eine Sigmoiditis. Krankheitsbild uncharakteristisch. Einige Schüttelfröste geben zur Blutkultur Veranlassung.	Hochsitzendes, tiefgreifendes Rectumcarcinom. Venen in der Umgebung teils in das carcinomatöse Gewebe mit einbezogen, teils mit schmierig thrombotischen Massen angefüllt.
13. Pylephlebitis nach Appendicitis.	Unter anaeroben Bedingungen wuchsen anaerobe Streptokokken, Gasbacillen und Bac. symbiophiles. Zwei Blutkulturen vorher steril.	Am 17. Tage nach Krankheitsbeginn Eröffnung eines periphlebitischen Abscesses. Drainage. Venenunterbindung aus technischen Gründen unmöglich. Exitus am 47. Krankheitstag.	Über 50 Schüttelfröste! Klinisch keine Zeichen für Appendicitis. Diagnose wurde intravital per exclusionem auf Pylephlebitis gestellt wegen des Anaerobierbefundes.	Putride thrombophlebitische Einschmelzung großer Bezirke der Pfortaderäste. Jauchiger Leber- und Milzabsceß.

Diagnose	Bakteriologischer Blutbefund	Ausgang	Bemerkungen	Sektionsbefund
14. Pylephlebitis wahrscheinlich nach Appendicitis.	Enterokokken und Paracolibakterien.	*Heilung* nach Unterbindung der Vena colica dextra.	11 Tage lang Fieber, 2 Schüttelfröste, öfters Frostgefühl. Bei der Laparotomie zeigt sich im Douglas fibrinöses Exsudat und entzündliche Veränderung des perityphlitischen Gewebes.	—
15. Pylephlebitis nach Appendicitis.	Anaerobe Streptokokken. Bac. symbiophiles.	Exitus in der 5. Krankheitswoche.	Zahlreiche Schüttelfröste. Leukocytose, multiple Leberabscesse.	Perforierte Appendicitis mit umschriebenem Absceßbild. Thrombose der Pfortaderäste bis an den Leberhilus. Multiple Leberabscesse. Umschriebene Peritonitis Obduktion verweigert.
16. Pylephlebitis. ausgehend von der Appendicitis.	Anaerobe Streptokokken.	Am 23. Krankheitstag Laparotomie: Eröffnung einer faustgroßen Absceßhöhle an der rechten hinteren Bauchwand. Tamponade. Exitus 4 Tage post op.	Zeitweise täglich mehrfache Schüttelfröste. Leukocytose von 35000.	
17. Pylephlebitis nach Hämorrhoidalveneninfektion?	Bact. coli, anaerobe Streptokokken, anaerobe gramnegative Stäbchen.	*Spontanheilung* nach Bildung eines perityphlitischen jauchigen Abscesses und eines kleinen Leberabscesses.	Mehrere Schüttelfröste, zum Teil 2mal täglich. Im Punktat des perityphlitischen und des Leberabscesses der gleiche bakteriologische Befund wie in der Blutkultur. 25000 Leukocyten.	—
18. Periproktitisch. Absceß. Anaerobiersepsis.	Anaerobe Streptokokken. Eine 2. Blutkultur blieb steril. Gasbacillen wurden intravital nicht gezüchtet.	Incision eines periproktitischen Abscesses am 15. Krankheitstag, kurz darauf Exitus letalis.	Am 15. Krankheitstag nach zahlreichen Schüttelfrösten geringe Rötung und Infiltration in der Dammgegend. Leukocytose.	Incidierter periproktitischer Absceß in der Dammgegend. Gasphlegmone des rechten Oberschenkels, des Dammes der Gluteálmuskulatur. Gasbrand des Beckenbindegewebes und des retroperitonealen Gewebes. Infektiöse Milzschwellung. Fäulnisorgane, daher Veneninfektion nicht sicher nachweisbar.

19. Pylephlebitisverdacht. Ausgang in vivo unerkannt.	Anaerobe Streptokokken. Bact. coli.	Exitus.	Einige Tage vor Beginn der stürmischen Erscheinungen Angina. Trotzdem wurde wegen des Blutbefundes Verdacht auf Pylephlebitis ausgesprochen. Im Vordergrund der klinischen Erscheinungen stand ein embolisch entstandener Lungenherd.	Ulceröse handflächengroße Schleimhautaffekte etwa 1½ Handbreit über dem Sphincter ani. (In vivo nicht diagnostizierbar.) Ausgedehnte Pylephlebitis.
20. Carcinoma recti. Pylephlebitis.	Anaerobe Streptokokken. Gasbacillen.	Exitus.	Mehrere Schüttelfröste. Fötide gashaltige Phlegmone in der Glutäalgegend.	Gasphlegmone in der Umgebung des carcinomatösen Gewebes im oberen Teil des Rectums. Venen mit fötid eitrigem Thrombenmaterial angefüllt.
21. Lungenabsceß.	Aktinomykose.	Exitus, intermittierendes Fieber mit häufigen Schüttelfrösten.	Durchbruch durch das Zwerchfell in die Milz, Phlebitis der Vena lienalis.	Eiterherd weitverzweigt im Pfortadergebiet, putride Abscesse in der Leber.
22. Carcinomatös entartetes Ulcus in Pylorusnähe.	Staphylokokken und Coli.	Exitus.	Fieber uncharakteristisch durch wenig Schüttelfröste unterbrochen.	Fortgeleitete Pylephlebitis von der Vena gastrica aus, Lungenabscess im Beginn, Pathogenese in vivo nicht erkannt.
23. Ulcus ventriculi.	Im Blut hämolysierende Streptokokken.	Exitus.	Patient hat eine mehrwöchige Ulcus-Ruhekur ohne Komplikationen hinter sich, plötzlich scheinbar aus dem Gesunden heraus an 3 Tagen Schüttelfröste.	Ulceröse Phlebitis an der Einmündungsstelle der Vena gastrica zur Vena portae. Das Ulcus selbst bis auf Nadelkopfgröße vernarbt und unverdächtig.
24. Milzabsceß.	Aktinomykose.	Exitus.	Bronchiektasen im linken Unterlappen, jauchiger Einschmelzungsherd mit Durchbruch durch das Diaphragma auf der Milzoberfläche, hier beginnende Abscedierung.	Multiple Abscesse in der Leber, Ausstrich grampos. Kokken und Bacillen, Actinomycesdrüsen.

Es handelte sich um einen Milzinfarkt, der sich im Anschluß an eine Lungengangrän einstellte und auch verjauchte. Es kam in der Nachbarschaft zu einer gangräneszierenden putriden Thrombophlebitis der Milzvene und von hier aus zu einer Pylephlebitis.

Auffälligerweise spielt bei einer Pylephlebitis ausgehend von einer Milzveneninfektion als Erreger auch der *Aktinomycespilz* eine Rolle.

In einem von uns behandelten Fall kam es bei einem Handwerker im November 1945 akut zu zahlreichen Schüttelfrösten und nachfolgenden hohen Temperaturen. Der Patient konnte zuerst keine lokalisierten Beschwerden angeben, auch die Untersuchungen ließen

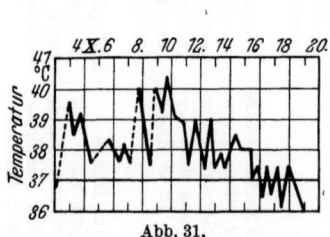 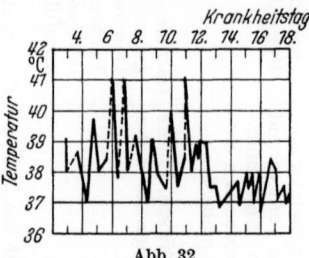

Abb. 31.   Abb. 32.

Abb. 31 u. 32. Heilung von 2 Pylephlebitisfällen durch Unterbindung der Vena colica sinistra. In den Blutkulturen Enterokokken und Paracolibacillen.

keinen organisch krankhaften Befund erheben. Der sich verschlechternde Allgemeinzustand, die Abmagerung, die Leukocytose, die erhöhte Senkung, Temperatur und Schüttelfröste ließen bereits den Verdacht auf eine vom Intestinum ausgehende Pfortaderentzündung aufkommen. Die wiederholten Blutkulturen blieben steril, so daß weder die Lokalisation des Sepsisherdes, noch der Erreger intra vitam bewiesen werden konnte. Eine vorübergehend durchgeführte Sulfonamidtherapie führte zu keinem endgültigen Erfolg. Im Januar 1946 kam es zur Ausbildung eines Ascites und endlich war auch eine Resistenz im rechten Oberbauch abzugrenzen. Der am 1. Februar 1946 vorgenommene chirurgische Eingriff zeigte die Inoperabilität des Falles. Der Patient starb 2 Tage danach an allgemeiner Herz- und Kreislaufschwäche. Der bei der Operation entnommene Absceßeiter zeigte mikroskopisch keine Bakterien und ließ kulturell alle Nährböden steril.

Erst die *Obduktion* im Nürnberger Krankenhaus (Prof. Rix) deckte ausgedehnte *aktinomykotische Eiterungen im Abdomen* auf. Größere Abscesse, die in vivo zuletzt als palpable Resistenz imponierten, saßen im peripankreatischen Gewebe und im Pankreas. *Der untere Milzpol war mit dem Pankreasschwanz fest verwachsen. Von hier aus hatte also eine kontinuierliche Ausbreitung der Erkrankung stattgefunden.* Es kam zur Infektion der Vena *lienalis*, deren Wand und Lumen in ihrem ganzen Verlauf befallen war. Dasselbe galt für das Pfortadergebiet, von dem aus die Schüttelfröste ausgingen. Leberabscesse waren die weitere Folge; die Lebergrenze wurde hier nicht überschritten.

Abb. 33. Trotz Unterbindung letaler Ausgang.

Auch NATHAN aus dem WOHLWILLschen Institut veröffentlichte 5 ähnliche Fälle, von denen 3 hier wiedergegeben seien.

Fall 1. Sektionsdiagnose: Ulcus callosum ventriculi mit durch die Leber, das Duodenum, das Pankreas gedeckter Perforation. Perihepatitis, Pylephlebitis (Sepsisherd für den Leberkreislauf). Leberabscesse. Thrombophlebitis der Vena hepatica (Sepsisherd für den kleinen Kreislauf). Infizierte Embolie in den Lungenarterien. Lungenabscesse im rechten Lungenunterlappen. Hochgradiger Verfall. Histologisch konnte am Grund des Magengeschwürs eine Infektion mit Aktinomyces festgestellt werden, eine aus diesem Bereich kommende Magenvene zeigte eine Thrombophlebitis actinomycotica, weiterhin kamen die Leberabscesse, die Venenentzündungen der Lebervenen und die infizierten Embolien mit den Abszeßbildungen in der Lunge zustande. Ein weiterer Einbruch über die Lungenvenen in den großen Kreislauf konnte in diesem Falle nicht nachgewiesen werden.

Fall 2. Dieser unterschied sich nicht wesentlich von dem eben genannten Fall, allerdings kam hier der Einbruch in den großen Kreislauf zustande. Der Ausgangspunkt der Infektion war der Wurmfortsatz.

Fall 3. Sektionsdiagnose: Zustand nach Anlage eines Billroth II wegen eines Ulcus am Übergang vom Pylorus zum Duodenum. Frische Fistel des Magens mit der anastomosierenden Jejunumschlinge in der Nähe der Anastomosestelle. Verwachsungen zwischen dem Magen, dem Colon transversum, der Gallenblase und dem periportalen Gewebe. Chronische und akute Peripylephlebitis, Thrombophlebitis (Sepsisherd für den Leberkreislauf). Mehrere peripylephlebitische Leberabscesse, besonders im linken Leberlappen. Durchbruch eines derselben in den subphrenischen Raum links. Subphrenischer Absceß links. Phlebitis und Thrombophlebitis der Wurzeln der Lebervene (Sepsisherd für den Lungenkreislauf). Lungenabscesse in beiden Unterlappen usw.

In allen 3 Fällen konnte die *Aktinomykose im Gewebsschnitt* und bakteriologisch sichergestellt werden.

In der Tabelle S. 1100—1103 wurde eine Übersicht darüber gegeben, welche Bakterien in den letzten Jahren als Erreger einer Pylephlebitis im Blute nachgewiesen werden konnten und von welchen Herden aus die Infektion ihren Ausgang nahm.

Die puerperale Sepsis.

Man könnte darüber streiten, ob es dem Internisten zusteht, das Kapitel Sepsis puerperalis ausführlicher zu beschreiben und ob dies nicht mehr dem Gynäkologen überlassen bleiben müßte. Es kann jedoch kein Zweifel sein, daß gerade verschiedene Formen der puerperalen Sepsis weiter in das Gebiet der inneren Medizin hineinragen als andere septische Infektionen, daß sie vor allem wegen ihrer Komplikationen in den verschiedensten inneren Organen, im Blut, im Stoffwechsel gerade dem speziellen Studium des Internisten zur Aufklärung des Krankheitsbildes dienen muß.

Die Bezeichnung „Kindbettfieber" ist im Grunde genommen ein sehr vager Begriff. Schließlich umfaßt sie sämtliche infektiöse Krankheitserscheinungen, die im Puerperium auftreten, in die unter anderem auch die septischen Erkrankungen eingeschlossen sind. Als man eine Differenzierung der septischen Krankheiten aus anderen Gebieten der Gesamtmedizin in zunehmendem Maße unternahm, wurde auch eine Gliederung der Sepsis puerperalis und ihre Abgrenzung von nicht septischen, wenn auch fieberhaften Zuständen im Puerperium durchgeführt.

Würde man eine Einsicht in Sektionsprotokolle der Zeit von SEMMELWEIS nehmen, so würde man nachträglich verschiedene Sepsisherde feststellen können. Man würde vor allem auf Anaerobierinfektionen, mit einem venösen (thrombophlebitischen) Ausbreitungsgebiet stoßen, denn nach den Berichten von SEMMELWEIS hatte häufig das Vaginalsekret der Wöchnerinnen einen höchst üblen Geruch. Man wird aber sicher nach Art der dargestellten Fälle neben anderen Mischinfektionen auch auf eine Infektion durch hämolytische Streptokokken *retrograd* schließen können.

Einige Jahrzehnte später sah man das Kindbettfieber ganz allgemein durch eine Streptokokkeninfektion bedingt an. Aus den mitgeteilten Beobachtungen, wonach manchmal die Haut mit Eiterpusteln übersät war, möchte man annehmen, daß Staphylokokken die gleiche ätiologische Rolle gespielt haben mußten wie in der Gegenwart. Das tritt besonders an Hand der Obduktionsprotokolle, die LITTEN in seiner Arbeit veröffentlicht hat, hervor. LENHARTZ konnte dann bereits anführen, daß entsprechend seinen bakteriologischen Befunden zwar in erster Linie die Streptokokken (nächst dem das Bact. coli, viel seltener Proteusarten und Staphylokokken), aber auch eine Reihe von anaeroben Bakterien als Erreger puerperaler Infektionen in Frage kämen. „Bei manchen Fällen mag auch der Gonococcus eine Rolle spielen, andererseits kann es aber keinem

Zweifel unterliegen, daß die bei weitem größte Zahl der Fälle lediglich auf eine Streptokokkeninfektion zurückzuführen ist."

Wenn man die Statistiken verfolgt, die von manchen Klinikern auf Grund ihrer bakteriologischen Untersuchungen veröffentlicht worden sind, dann wird man bemerken können, daß Angaben von Zahl und Art der gefundenen Erreger wesentlich auseinandergehen. Es beweist uns aber, daß die Statistik eben nicht von einem einheitlichen Standpunkt aus aufgestellt wurde. Würde man eine Aufzeichnung der Erregerarten bringen, *wie sie im strömenden Blut nachzuweisen waren*, so würde man zweifellos zu einem anderen Ergebnis kommen, wie wenn man die bakteriologische Untersuchung nur aus dem *Cervical* oder *Vaginalsekret* vorgenommen hätte. *Wir würden dann aber aus der Art der Erreger auch Rückschlüsse auf den Sepsisherd ziehen können.* Wenn also angegeben wird, daß bei einer puerperalen Sepsis der oder jener Erreger gefunden worden ist, so ist die Diagnose keinesfalls abgeschlossen. Wir haben an anderer Stelle (S. 997) darauf hingewiesen, daß auch die Bakterien eine elektive Fähigkeit für die Erzeugung bestimmter Sepsisherde haben.

Die *Zahl der Keimarten* (Streptokokken, Staphylokokken, Coli usw.) ist mit den banalen Eiterbildnern nicht erschöpft. Viele seltenere Erreger können noch in Monoinfektionen oder in Mischinfektionen auftreten.

Von ihnen seien hier noch genannt: Pneumokokken, Pneumobacillen (SCHOTTMÜLLER, BONDY, BURCKHARDT, HEYNEMANN, FROMME u. a.), Mikrococcus tetragenus (SCHOTTMÜLLER, BONDY, MELTZER) Gonococcus (FROMME), Proteus (LENHARTZ), Typhus (CHARLÉ, zit. nach LESCHKE), Paratyphus (SCHOTTMÜLLER), Influenza (LENHARTZ), Pseudodiphteriebacillen (JEANNIN, SCHOTTMÜLLER), Bacillus nebulosus und haemophilus (HAMM). Unter den Anaerobiern: E. F. Gasbacillen, Ödembacillen (PASTEUR, HAMM), Pseudotetanusbacillen (BURCKHARDT), anaerobe Staphylokokken (SCHOTTMÜLLER), fusiforme Bakterien (SCHMIDTLECHNER), Bac. funduliformis (GHON-SACHS, KISSLING, LEMIERRE, REILLY, LAPORTE u. a.) und Andere.

Besonders die französischen Autoren haben auf die Bedeutung der Anaerobier hingewiesen, auch hier liegt über die Möglichkeit der Infektion eine ungeheure Zahl von Veröffentlichungen vor, die mit den Beobachtungen in der SCHOTTMÜLLERschen Klinik ziemlich übereinstimmen. In diesem Sinne äußert sich auch R. WORMS (Paris) in einer neueren umfassenden Darstellung der uterinen Sepsis.

Seitdem SEMMELWEIS den Beweis erbracht hat, daß das „Kindbettfieber" durch Menschenhand übertragen werden kann und daß man die Zahl der Erkrankungen durch eine Desinfektion der Hände wesentlich herabmindern kann, hat die Frage der Übertragungsmöglichkeit, der Ansteckungsgefahr und des Ausgangspunktes der Infektion die Autoren immer und immer wieder aufs neue beschäftigt. Strengste Isolierung der Wöchnerinnen wurde bei Einsetzen eines Fiebers vorgenommen, Anzeigepflicht des Kindbettfiebers wurde gefordert. Das Beispiel des artifiziellen Aborts beweist natürlich aufs deutlichste die Gefährlichkeit einer Verletzung der Sexualorgane. Die Inoculierung mit eingeführten Keimen durch Instrumente zeigt geradezu wie ein Experiment die Folgeerscheinungen.

Es braucht an dieser Stelle nicht auf die verschiedenen Läsionen von Vulva, Vagina, Cervix, Uterus eingegangen zu werden; noch mehr muß auf die Frage der *Spontan-* oder *endogenen* Infektion während der Geburt oder während des Abortes Bezug genommen werden. Es kann keinem Zweifel unterliegen, daß selbst hochvirulente und hochpathogene Keime sich in einer beträchtlichen Zahl in der Vagina gesunder Frauen aufhalten. In der normalen Vagina befinden sich bis zu 50% das Bact. coli, weiterhin in 30—50% der FRAENKELsche Gasbacillus (eigene Untersuchungen), in der überwiegenden Mehrzall der Fälle auch anaerobe Streptokokken, Staphylokokken, dagegen relativ selten, nur in etwa 2%, der hämolysierende Streptococcus. Gelegenheit zu einer Spontaninfektion und je nach der Invasionskraft dieser gefährlichen Keime zu einer puerperalen Sepsis ist damit genug vorhanden. Es ist darüber eine Streitfrage entstanden, ob man nicht durch *Virulenzbestimmungen* reine Parasiten und echte virulente pathogene Stämme voneinander trennen könne, und zwar je nach ihrer Agglutinabilität, Virulenz, Toxizität usw. Wir haben auf S. 964 die verschiedenen Virulenzprüfungen einer Kritik unterzogen.

LEHMANN stellte dabei fest: Je exakter aber die Untersuchungsmethoden wurden und je größer die Fortschritte im einzelnen waren, um so mehr Fragestellungen tauchten auf und um so schwieriger war ihre Lösung. Es darf beim Überblick über die im Schrifttum niedergelegten Forschungsergebnisse wohl angenommen werden, daß der positive Ausfall von Virulenzversuchen bis jetzt *keine* maßgebenden Schlüsse auf den klinischen Verlauf zuläßt. Auf S. 960 ff. haben wir die Technik der bakteriologischen Untersuchung zur Feststellung der Erregerart der jeweiligen Sepsis durch kulturellen Nachweis aus Blut und Cervixsekret, so wie wir ihn durchgeführt haben, angegeben.

Man kann sagen: Bei der ständigen Anwesenheit pathogener Keime ist die Möglichkeit einer Spontan- oder endogenen Infektion oder des Aborts wohl gegeben, wenngleich dieser Infektionsmodus gegenüber der exogenen Infektion wenigstens beim partus maturus doch verhältnismäßig selten ist. Über die Kontagiosität des hämolytischen Streptococcus kann nur beim Erysipel kein Zweifel sein und Hygiene und Antisepsis sind weiterhin selbstverständliche Vorbedingungen zur Vermeidung einer Infektion. Durch diese Maßnahmen kann aber eine Übertragung so gut wie ganz ausgeschaltet werden.

Exakter kann man den Beweis hierfür wohl nicht erbringen, als dadurch, daß nicht ein einziges Mal innerhalb von 25 Jahren Frauen auf der SCHOTTMÜLLERschen Sepsisstation, bei denen als Infektionserreger der hämolysierende Streptococcus nachgewiesen wurde, obwohl sie bei den anderen Frauen im Saal geblieben sind — also nicht isoliert waren —, eine Übertragung der Streptokokkeninfektion auf daneben liegende Patientinnen verursacht haben. Selbstverständlich wurde die Gefährlichkeit und die Bedeutung der hämolysierenden Streptokokken auch von SCHOTTMÜLLER und seinen Mitarbeitern niemals unterschätzt.

Hier muß noch einmal unser Standpunkt präzisiert werden.

Die puerperale Sepsis schlechtweg ist unseres Erachtens nicht dadurch bedingt, daß Keime mit höchster Virulenz und Invasionskraft in die Blutbahn eindringen und sich hier etwa *vermehren* könnten, sondern dadurch, daß eben als Zwischenstation zum Blut ein Hauptsepsisherd in der Uterushöhle oder ihrer Umgebung oder auch entfernt davon am infizierten Endokard sich vorfindet. *Nach diesem Sepsisherd ist auch bei der puerperalen Infektion zu fahnden.*

Im Rahmen dieser Abhandlung soll, unter Hinweis auf die speziellen Lehrbücher der Gynäkologie, auf die pathologischen Prozesse an den weiblichen Geschlechtsorganen nicht näher eingegangen werden, doch wollen wir an der Einteilungsform von SIGWART aus dem Handbuch der Gynäkologie nicht vorübergehen. Sie stellt in den Vordergrund:

a) Die auf die Geburtswunden *beschränkte* Infektion: das septische Puerperalgeschwür an Vulva, Damm, Scheiden und Cervix, die septische Endometritis.

b) Die über die Geburtswunde *hinausgehende* Infektion: 1. Auf dem Wege der *Blutbahn*: die Thrombophlebitis, die Pyämie, die Septicämie. 2. Auf dem Wege der *Lymphbahnen*: Die Metritis dissecans, die puerperale Parametritis, die Peritonitis. 3. Auf dem Wege der *Schleimhaut*: Die Salpingitis, der Ovarialabsceß, der Douglasabsceß, die Peritonitis.

Wir wollen den Wert einer solchen Einteilung für Infektionsmöglichkeiten im Puerperium nicht abstreiten, freilich wurde dabei *keine Trennung von septischen und nichtseptischen Infektionen durchgeführt*. Die Einteilung in septische Thrombophlebitis, in purulente Thrombophlebitis und in puerperale Sepsis wollen wir jedoch ernstlich in Frage ziehen, unter Hinweis auf S. 945 ff.

Bei SIGWART ist für die septische Infektion noch ein Weg von der Schleimhaut aus beschreibbar: die Salpingitis, der Ovarial- und Douglasabsceß, die Peritonitis wird ebenfalls in den Rahmen der Sepsis aufgenommen. Es kann natürlich keinem Zweifel unterliegen, daß tödliche Infektionen auch auf diesem Wege vorkommen können. Da wir aber — entsprechend der von uns beibehaltenen Sepsisdefinition — als Hauptfaktor einer septischen Erkrankung das Auftreten, zum mindesten die *Möglichkeit einer Bakteriämie* fordern müssen, ziehen wir diese Form der Infektion nicht in den Bereich der septischen Erkrankungen.

Wir können nur immer auf Grund unserer eigenen Erfahrungen sagen: Auch die schwerste Peritonitis läßt, falls sie nicht Teilerscheinung einer lymphangitischen oder thrombophlebitischen Sepsis ist, keine Keime in die Blutbahn übertreten. Würden wir auch die nicht gefäßgebundenen Infektionen oder diejenigen, für die der allgemeine Säftestrom nicht offen steht, in die Rubrik septische Erkrankungen aufnehmen, so würden wir uns mit dem Vorwurf einer Verflachung des Sepsisbegriffes belasten. Irgendwo muß eben eine Grenze zwischen Infektion und Sepsis gezogen werden.

1. Die auf die Uterushöhle beschränkte Sepsisform. Unter den Möglichkeiten der Entstehung der puerperalen Infektion führt Martius auf:

1. Infektion mit Fremdkeimen,
2. Spontaninfektion mit Eigenkeimen der Frau,
3. Artifizielle Infektion mit Eigenkeimen der Frau,
4. Metastatische Infektion auf dem Blut- und Lymphweg.

Die dritte Infektionsmöglichkeit ist in der heutigen Zeit wohl die häufigste, wenn wir von den Entzündungen der *Damm- und Scheidenwundeninfektion* bei Geburten und von den *Tuben*- und *Ovarien*-Entzündungen absehen.

Die Uterusinfektion ist in sehr vielen Fällen zweifellos durch *artifizielle* Eingriffe hervorgerufen. Wir haben schon auf S. 983—984 unseren Standpunkt klargelegt, daß wir auch diese *rein auf den Uterus mit seinem Inhalt beschränkte Infektion* in die Gruppe der septischen Infektion einreihen.

Die Abtrennung von Lokalinfektion mit gelegentlicher Bakteriämie von „der eigentlichen Sepsis" halte ich — wie noch einmal wiederholt sei — nicht für zweckmäßig. Wenn eine oder mehr Bakteriämien erfolgen, kann man ja nie von vornherein wissen, ob nicht schon eine Infektion auch des Kreislaufsystems im Gange ist; man könnte also erst nach Ablauf der septischen Symptome sagen: Es lag doch keine Sepsis vor!

Schottmüller hat in solchen Fällen von einer *Sepsis ex utero* gesprochen, die gleichsam einem geschlossenen Absceß an die Seite zu stellen sei, der seine Fieberauswirkungen nur so lange aufrechterhalten kann, bis eben die Uterushöhle sich ihrer infektiösen Massen entledigt hat oder bis man die retinierten infizierten Ei- und Placentarreste entfernen konnte. Durch Druck der Wehen oder — bei der Ausräumung — durch Einmassieren der Keime in die klaffenden Venen kommt es zur Bakteriämie, was in fast 56%, bei der Curettage, in 80% bei der manuellen Ausräumung der Fall ist. Alle Arten von Keimen, die ihren Weg in den Uterus gefunden haben, vor allem auch Anaerobier, sind dann aus dem Blute zu züchten. Welche Art von therapeutischen Maßnahmen danach angebrachter ist, soll an Hand einer Veröffentlichung von Riffart aus der I. Münchner Frauenklinik im therapeutischen Teil (s. S. 1137) erörtert werden. Interessant ist aber, daß nur pathogene Keime nach unseren Erfahrungen in die Blutbahn übertreten.

Eine nicht geringe Rolle spielt neben dem anaeroben Streptococcus putrificus auch der Gasbacillus. Je nach dem Bakterieninhalt kommt es mehr oder weniger zu eitrigen oder putriden Prozessen.

Wenn auch gerade der anaerobe Streptococcus die Venenwände infizieren und zu Thrombophlebitis Anlaß geben kann, so ist eben doch bemerkenswert, daß die meisten Fälle in Heilung ausgehen und die Infektion auf die Uterushöhle beschränkt bleibt.

Nun gilt auch hier der Satz: Nicht jede Bakteriämie gibt sich äußerlich als Reaktion von seiten der Temperatur, des Vasomotorenzentrums oder einer bestimmten Störung der Blutzusammensetzung kund. Etwa $1/3$ aller Fälle zeigte bei uns damals gar keine Reaktion. Bei den anderen Fällen stellt sich ein mehr oder weniger derber Schüttelfrost mit all seinen Folgeerscheinungen von Vasomotorenkollaps, von Verwirrungszuständen, hohem Fieber und dergleichen ein.

Man hat in solchen Fällen häufig von „putrider Intoxikation von *Saprämie*, von *Eintagsfieber*" gesprochen und eine Zersetzung des toten Substrates in der Uterushöhle verantwortlich gemacht. Man hat immer wieder von Zeit zu Zeit der Genitalflora besondere Untersuchungen zugewendet und eine größere Reihe von obligat und fakultativ anaeroben Keimen gezuchtet. Solche „Saprophyten" mögen auf dem toten Gewebe sich einnisten und zum subjektiven Krankheitsgefühl beitragen. Es kann aber gar kein Zweifel sein, daß Stauungs- bzw. „Resorptionsfieber" immerhin bakteriellen Ursprungs sind. Eine scharfe Trennung von Infektion — sei es Putrescentia uteri oder nicht — oder putride Endometritis und puerperale Wundintoxikation ist eben nicht möglich.

Mögen auch solche Keime an der Grenze des lebenden Gewebes haltmachen, aber ebenso wie wir uns noch nicht erklären können, warum hochvirulente Bakterien bei Bacillenträgern nicht zu einer wahrnehmbaren Infektion führen, so wenig wissen wir etwas über die wirklichen Abwehrverhältnisse, die eine weitere Invasion zweifellos virulenter Keime ins Gewebe verhüten. Bis jetzt hat man wohl immer wieder Hypothesen aufgestellt, aber noch keine Klärung herbeigeführt. SIGWART ist ausführlich auf diese Frage im Handbuch der „Biologie und Pathologie des Weibes" eingegangen.

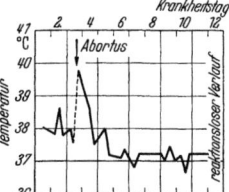

Abb. 34. Bakteriämie unter Wehen, spontaner Anfang. Im Blut Gasbacillen, in der Cervix Gasbacillen und Colibacillen.

Zum Studium der verschiedenen Auswirkungen von Infektion, Bakteriämie, Schüttelfrost, Blutstatus kann man diese Form des *fieberhaften Abortes* geradezu zur Grundlage nehmen:

Das *Krankheitsbild* gliedert sich in eine Infektion an der Eintrittsstelle, in ein Übergreifen der Infektion auf das Endometrium und eine Bakteriämie. Hierauf kommt es zum Abort von Fruchtteilen, zum Auftreten von Schüttelfrost. Kann dieser Sepsisherd (lediglich ex utero) z. B. durch Curettage ausgeschaltet werden, so reinigt sich das Endometrium, unter Wehen kommt es teils zu einem nochmaligen Übertritt der Keime ins Blut, teils zu einer weiteren Abstoßung der infizierten Massen und dann gelangt der ganze Krankheitsprozeß zur Ruhe. Das sind die am günstigsten verlaufenden Fälle; manchmal kann sich natürlich auch eine länger dauernde Endometritis anschließen oder es kann zu Komplikationen kommen, z. B. zu einer Salpingitis oder sogar zur Peritonitis.

Artifiziell kann natürlich auch die *Uterusmuskulatur* geschädigt werden. Verhängnisvoll ist es, wenn es bei dieser Gelegenheit zu einer Infektion durch *Gasbacillen* kommt. Die Symptome sind dann wesentlich alarmierender, aber auch sie können zurückgehen, wenn der Sepsisherd, hier allein die infizierte, unter Wehen und Gasdruck stehende Uterushöhle, ausgeschaltet werden kann. Wir haben schon 1914 von mehreren solchen Fällen berichten können, aber auch hier hängt der weitere Verlauf davon ab, daß keine Beteiligung der Lymphgefäße an der Infektion vorhanden ist. Ist dies nicht der Fall, so können sämtliche Krankheitserscheinungen, die, wie wir das anderenorts beschrieben haben (S. 1048ff.), in schwerster Blutfarbstoffzerstörung, Leukocytose, Hämaturie und Ausscheidung von Blutfarbstoffderivaten im Urin, Xanthochromie, urämischen Symptomen bestehen, zu Ende kommen. Selbst bei einem echten Uterusmuskulaturgasbrand konnte in einem unserer Fälle die Patientin durch Uterusexstirpation gerettet werden (BRÜTT-LEHMANN).

Unter solchen Voraussetzungen ist also auch hier die Prognose nicht ungünstig zu stellen.

Allerdings erfordert ein solcher verallgemeinerter Optimismus eine gewisse Einschränkung: Wir haben doch den einen oder anderen Fall gesehen, bei dem nach Abklingen sämtlicher klinischer Symptome am Schlusse die Blutfarbstoffschollen noch zu einer Verstopfung der Harnkanälchen geführt haben.

Wir entnehmen daraus, daß der Gasbacillus sowohl gelegentlich bei Bakteriämie, wie regelmäßig bei den schweren Sepsisfällen *im Urin* anzutreffen ist. Bemerkenswerterweise können sich diese Gasbacillen aber auch im Nierenfilter ansiedeln und sich vermehren, wie auf S. 1067 berichtet wurde.

2. Infektion der Lymphbahnen des Parametriums.

Besonders bei Verletzungen in der Cervicalgegend, wie das bei Abtreibungsversuchen nicht selten ist, werden hämolysierende *Streptokokken* in die Lymphwege des parametranen Bindegewebes eingeimpft.

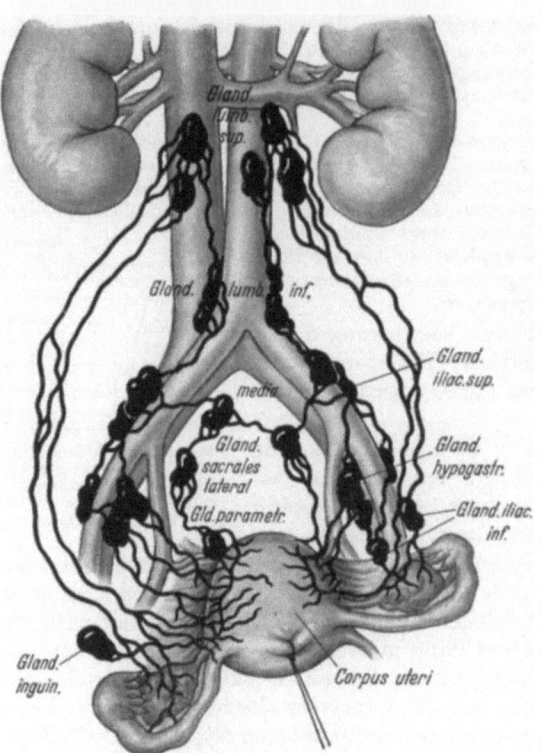

Abb. 35. Lymphgeflecht und Lymphwege des Uterus. (Nach DÖDERLEIN-KRONIG.)

Nach der Beschreibung von MARTIUS dient das parametrane Bindegewebe oder Retinaculum uteri der Befestigung des Uterus im Rahmen des knöchernen Beckens und der Verbindung des Gebärmutterhalses mit seinen Nachbarorganen. Es besteht aus strahlenförmig von der Cervix aus nach allen Seiten hinziehenden Bindegewebszügen, die überall mit glatten Muskelfasern durchsetzt sind, so daß der Uterus elastisch aufgehängt ist.

Die stärksten Züge des Retinaculum uteri verlaufen von der Seitenkante des Uterushalses nach der hinteren und seitlichen Beckenwand und gehen mit breiter Basis auf die Beckenwand über. Diese Pars media des Retinaculum uteri wird auch als Ligamentum cardinale bezeichnet. Nach der Kreuzbeinhöhle zu heben sich als Pars posterior des Retinaculum uteri zwei kantenartige Verstärkungen hervor, welche das Rectum umgreifen und die Bezeichnung Ligamenta sacrouterina tragen. Nach vorne zur Blase hin zieht die Pars anterior mit strahligen Bündeln und geht in das schalenartig angeordnete Hüllgewebe der Blase über. Von dieser perivesicularen Bindegewebshülle aus ziehen symphysenwärts einige Verstärkungszüge, die als Ligg. pubo-vesicalia bezeichnet werden.

Es sei an dieser Stelle auf die auf S. 1007 aufgezeichneten Ausbreitungsgebiete in dem Lymphgefäßsystemgebiet des Parametriums verwiesen.

Unter den Streptokokkeninfektionen kommt es zum parametranen Exsudat, das vor allem das seitliche Parametrium, das Bindegewebslager neben dem Collum uteri ergreift und dicht bis an die Beckenwand sich hinziehen kann.

Findet die Ausbreitung der Entzündung vor der Cervix statt, so entwickelt sich nach der Schilderung von BUCURA, die wir hier wiedergeben, das Exsudat zwischen Uterus und Blase, so daß die Blase nach vorne, der Uterus nach hinten gedrängt und zwischen Uterus und Blase eine quergestellte Resistenz getastet wird. Etabliert sich die Entzündung mehr hinter dem Collum, so zieht sich die Schwellung längs der Ligamenta sacrouterina hin und kann auf den Mastdarm drücken. Ein solcher Reizzustand auf das Rectum kann nicht selten zu Schleimabgängen im Stuhl führen. Direkt anliegend kann das Exsudat sich bis in die Blätter des Ligamentum latum intraligamentär ausbreiten. Hier hat die Entzündung das Bestreben, sich gegen die Darmbeinschaufeln hin zu entwickeln. Es besteht bei dieser Form ein direkter Zusammenhang mit dem Corpus uteri. Diese Form bildet nach oben eine runde, tumorartige Abgrenzung und kann leicht zu Verwechslungen mit anderen Tumorbildungen führen. Bildet sich das Exsudat im retrocervicalen Bindegewebe, so zeigt es das Bestreben, sich strangförmig auszubreiten, und zwar in die Ligamenta sacrouterina einerseits, andererseits nach abwärts in das Septum rectovaginale. Etabliert sich die Entzündung hauptsächlich vor der Cervix, so besteht ein Bestreben der Ausbreitung seitlich in die paravesicalen Bindegewebs.ager. Von hier aus, nach Eigreifen des Cavum praeperitoneale Retzii, kann die Entzündung subserös an der vorderen Bauchwand aufsteigen (Plastron abdominale) (BUCURA).

In erster Linie ergibt der Tastbefund eine meist deutliche Schwellung des betroffenen Parametriums: Beginnend am supravaginalen Teil der Portio, entwickelt sich in der Regel die Intumescenz in typischer Form. Sie strahlt mehr oder weniger breit, pyramiden- oder fächerförmig nach der seitlichen Beckenwand hin aus, erreicht diese schließlich und ist mit ihr fest verbunden. Druckempfindlichkeit ist vorhanden, wenn auch nicht sehr erheblich; jedenfalls pflegen Adnextumoren wesentlich empfindlicher zu sein. Sie lassen sich auch durch eine andere Lagerung gegenüber dem Uterus, d. h. mehr nach hinten zu, am DOUGLASschen Raum fühlbar, oder höher, im Niveau des oberen Uterusrandes oder auf der Beckenschaufel gelegen, differentialdiagnostisch unterscheiden. Der Tumor fühlt sich in der Regel ziemlich derb an. Fluktuation zeigt er nur sehr selten, und zwar dann, wenn die eitrige Exsudation in den Lymphwegen deren Wände durchbricht und einen parametralen Absceß verursacht. Man kann sagen: Wenn die Parametritis lymphatica nicht im Laufe von 1 oder 2 Wochen abklingt, ist mit einer eitrigen Einschmelzung im Beckenbindegewebe zu rechnen (SCHOTTMÜLLER-BINGOLD).

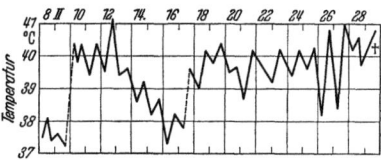

Abb. 36. Lymphangitische Sepsis im rechten Parametrium. Rezidiv im linken Parametrium ab 17. 2.

Als Sepsis ist diese Form der Infektion des Parametriums deswegen anzusprechen, weil die Streptokokken von den Lymphbahnen aus, in denen sie sich eingenistet haben, dauernd ins Blut gelangen können.

Die Zahl der Keime ist auch dann, wenn die Kranken einen schwer toxischen Eindruck machen, verhältnismäßig gering und die Prognose im allgemeinen nicht ungünstig. Etwa die Hälfte der Fälle geht in glatte Heilung über. Der Ausgang hängt natürlich auch von Metastasen ab, die aber verhältnismäßig selten sind und sich oft nur auf der Haut oder in Form flüchtiger periartikulärer Schwellungen in den Gelenken festsetzen, weiterhin aber auch von der Möglichkeit einer Peritonitis, die gar nicht so selten im Gefolge dieser septischen Infektion auftritt.

Diagnostisch dient in erster Linie der Nachweis von hämolysierenden Streptokokken im Cervixsekret. Ein Ausstrich auf der Blutplatte führt manchmal schon nach 12 Std zum Ziel. Wenn auch der initiale Schüttelfrost auf eine Bakteriämie hinweist, so sind die Streptokokken doch wesentlich schwerer aus dem Blute zu züchten als bei anderen Sepsisformen. Man kann sogar sagen, sind außerordentlich zahlreiche Streptokokken in der Blutkultur, so liegt der Verdacht nahe, daß eine Endokarditis eingesetzt hat, und umgekehrt, sind nur wenig Streptokokken im Blut, so weist dies vielmehr auf eine lymphangitische Parametritis hin, wenn auch das Krankheitsbild mit schwersten Erscheinungen einhergeht. Man möchte fast sagen, es ist der Krankheitsverlauf dem eines mittelschweren Erysipels an die Seite zu stellen. In der Tat kann es bei Abklingen der Fieberwelle auch bei der Parametritis zu einem Rezidiv kommen, manchmal auf der anderen Seite. Die größte Gefahr besteht bei dieser parametralen Infektion in der Propagation auf das Peritoneum, in der Auslösung einer foudroyanten *Streptokokkenperitonitis.*

Anderenorts ist von uns bereits auf Infektionen mit FRAENKELschen *Gasbacillen in den Lymphwegen* hingewiesen worden.

Diese lymphangitische puerperale Gasbacillensepsis gehört mit zu den schwersten septischen Krankheitsbildern überhaupt. Dabei finden sich als sehr wichtiges Symptom sehr zahlreiche Gasbacillen in der Blutbahn. Wir haben Fälle beobachtet, bei denen Blut in einem Reagensröhrchen zwecks nachträglicher Kultur versehentlich auf die Zentralheizung gestellt wurde. Ohne Zusatz von Agar ist es am anderen Tage bereits zur Gasbildung gekommen. Das Blut schien überschwemmt mit Gasbacillen. Gerade bei einem solchen Fall waren auch im gewöhnlichen Blutausstrich ganz vereinzelt grampositive Stäbchen färberisch darzustellen.

Das Aussehen solcher Patientinnen ist außerordentlich eindrucksvoll. Die schmutzig-braungelbe, mehr mattgetönte Farbe weist auf eine besondere Art von Ikterus hin, zu gleicher Zeit setzt die Hämoglobinämie ein. Es entwickelt sich rapid eine Anämie und eine starke Leukocytose. Eine Therapie kommt in solchen Fällen nicht mehr in Betracht. Die Lymphspalträume um die Muskulatur herum sind mit Gasbacillen vollgepfropft, während in der Wand von Blutgefäßen vereinzelt Gasbacillen zu sehen sind.

Die lymphatische Gasbacillensepsis kann ohne Beteiligung der Uterusmuskulatur ihren Ausgang von einer Endometritis nehmen. In vielen Fällen ist aber die Uterusmuskulatur selbst mitbeteiligt.

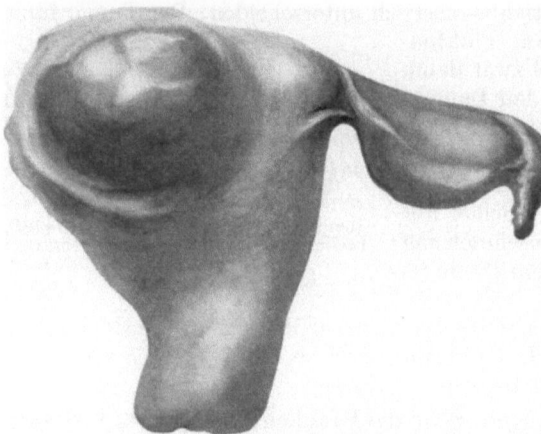

Abb. 37. Uterus enthält mehrere Säcke, die Gas enthalten.

Solche Fälle sind schon seit der Jahrhundertwende bekannt. Wir finden Veröffentlichungen von HALBAN, LENHARTZ, HEYNEMANN, HEGLER, FRAENKEL, SCHOTTMULLER, BINGOLD, NÜRNBERGER, SIGWART, BRUTT, LEHMANN, HEIM u. a.

Vom lokalen Uterusgasbrand bis zur brandigen Durchsetzung der ganzen Uterusmuskulatur gibt es die verschiedensten Übergänge.

Manchmal sieht man am herausgeschnittenen Uterus mißfarbene fluktuierende Säcke; die kernlosen Muskelbündel sind auseinandergedrängt. Die mikroskopische Untersuchung ergibt, entsprechend dem makroskopischen feinporigen Aussehen der Schnittfläche, die vollständig kernlosen Muskelbündel auseinandergedrängt durch ein System verschieden großer, durch schmalere und breitere Brücken voneinander getrennter Hohlräume, die teils kugelig, teils langgestreckt, auf dem Schnitt, noch deutlicher als an dem makroskopischen Präparat sichtbar, ein äußerst zierliches, fein siebartiges Aussehen verleihen. In einem nicht kleinen Teil dieser Hohlräume bilden grampositive Bacillen einen feinen Wandbelag, während andere mit kleinen Stäbchen vollgepfropft sind. Stellenweise liegen die Bacillen so dicht, daß die Gewebsstruktur vollständig verdeckt ist. Blutungen im Gewebe fehlen. An den im Schnitt getroffenen Gefäßen nichts Bemerkenswertes.

Sehr häufig gesellt sich zu diesen schwersten Infektionserscheinungen noch eine *Peritonitis* hinzu, die nach unseren Erfahrungen nur zu einem blutig-serösen Exsudat Veranlassung gibt, in welchem zahlreiche Gasbacillen schwimmen.

Der Arzt, der solche Krankheitszustände nicht kennt, kann leicht den Fehldiagnosen von Vergiftungen (Saponin, Amanita phalloides. Kalichloricum u. a.) unterliegen.

So wurde auf unserer medizinischen Klinik 1 Fall unter der Diagnose Pneumonie aufgenommen. Die starke Hämoglobinurie, ein ungewöhnlich starker Ikterus (Oxyhämoglobin,

Hämatin, Methämoglobin, Bilirubin im Serum) und eine Leukocytose (an einem Tage bis 60000), eine Anämie von 40% bei 1,9 Mill. Erythrocyten ließ den Verdacht auf einen Gasbacillensepsis aufkommen, der durch eine auffallend stark positive Blutkultur schon nach wenigen Stunden bestätigt wurde. Die weitere Untersuchung der schon bald darauf ad exitum kommenden Patientin ergab einen Status post abortum. Eine Therapie kam, abgesehen von einer Gasbacillenseruminjektion, nicht mehr in Frage.

An der Hand von Schnitten eigener Präparate konnten wir vor allem die Lymphspalträume um die Muskulatur vollgepfropft mit Gasbacillen finden, während in der Wand von Blutgefäßen höchstens vereinzelte Gasbacillen zu sehen waren. Auch daraus war die Vorliebe der Gasbacillen, sich in den Lymphräumen auszubreiten, zu ersehen.

3. Die Ausbreitung der puerperalen Infektion auf dem Venenwege.

Bei keiner mit Schüttelfrösten einhergehenden puerperalen Infektion kann man in den ersten Tagen mit Sicherheit feststellen, was für einen Ausgang das Krankheitsbild nimmt, ob es sich um die S. 983 ff. erwähnte Sepsis ex utero handelt oder bereits um eine septische Thrombophlebitis. SIGWART unterscheidet, wie schon auf S. 1107 bemerkt, auch hier 3 Krankheitsbilder:

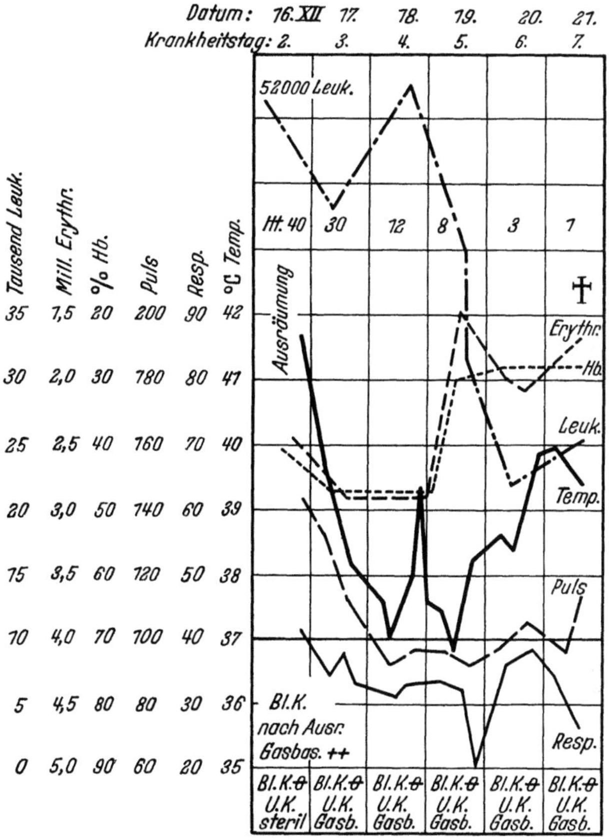

a) Die septische *Thrombophlebitis*,

b) die puerperale *Pyämie* oder purulente Thrombophlebitis, bei welcher nicht das Fortschreiten der Venenthrombose im Vordergrund steht, sondern die Erscheinung der eitrigen Einschmelzung und Verschleppung der Thromben mit einer periodisch wiederkehrenden Bakteriämie,

Abb. 38. Leukocyten- und Erythrocytenbewegung bei einer tödlich verlaufenden puerperalen Gasbacillensepsis. (Nach LEHMANN-FRAENKEL.)

c) die *puerperale Sepsis schlechtweg*, die Septicämie, welche durch die dauernde Keimüberschwemmung des Blutes charakterisiert sei.

Eine solche Einteilung ist nach unseren vielen Erfahrungen keinesfalls scharf durchzuführen. Selbstverständlich kann der für gewöhnlich mit Schüttelfrösten und intermittierendem Fieber einhergehende Krankheitsverlauf in eine Kontinua übergehen, wenn die Venenwand endophlebitisch auf große Entfernungen hin infiziert ist; dann lösen sich eben mehr Keime vom thrombophlebitischen Herd ab, wie bei anderen thrombophlebitischen Prozessen, bei denen der Abstrom der Keime im Blut mit kleinen losgelösten Thrombenteilchen vor sich geht. Wir haben auf S. 995 ff. auf die Pathogenese der Thrombophlebitis allgemein hingewiesen und ebenfalls darauf, daß sich unter Umständen auch die Venen gegen die Infektion in großem Maße abschließen können. Es kann wohl kein Zweifel bestehen, daß sich auch solche thrombophlebitische Herde einmal lediglich unter perivasculärer

Absceßbildung ganz zu einem lokalen Herd ohne weitere Beziehung zum Venenstrom abriegeln können. Meist ist es aber so, daß die Venenthromben sich weiter entwickeln und sich unter der Erregereinwirkung zersetzen und zerfallen.

Das Venennetz um den Uterus ist einem solchen Prozeß in besonderem Maße ausgesetzt, und wir sehen eine eitrige Propagation nicht ganz selten bis in die Vena cava hinein. Das war wohl hauptsächlich der Grund, weswegen man gerade

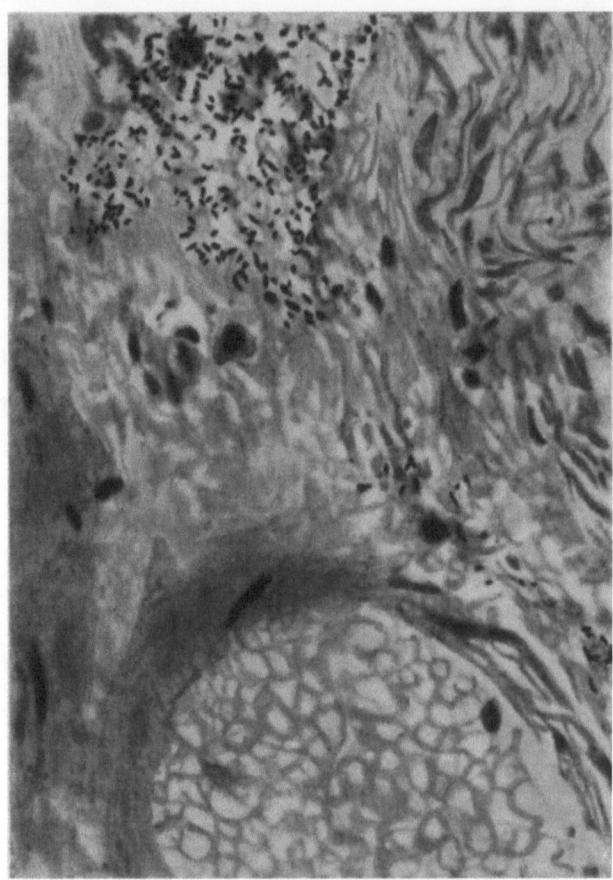

Abb. 39. Spalträume um die Muskulatur, vollgepfropft von Gasbacillen.

die puerperale Thrombophlebitis als „Pyämie" benannt hat. Die Berechtigung zu einer solchen Bezeichnung haben wir (S. 948) nicht anerkannt.

Die jedesmalige Ablösung von Thrombenteilchen führt zur Bakteriämie und dementsprechend zu mehr oder weniger brutalen Schüttelfrösten. Schon frühzeitig haben sich LENHARTZ sen., SCHOTTMÜLLER, FROMME, SIGWART u. v. a. mit der Bakteriologie dieser Krankheitsform beschäftigt.

Man hat (SCHOTTMÜLLER und BINGOLD) die thrombophlebitische Sepsis nach ihrer Verlaufsform, aber vor allem nach Art ihrer Erreger in eine *akute* und eine *chronische* eingeteilt (der SCHOTTMÜLLER die subakute beigesellt hat).

BUMM sprach von einer *akuten und chronischen Pyämie* in dem Sinne, daß bei der akuten Form entzündliche Auflagerungen an den Herzklappen selten fehlten. Wir haben des öfteren auseinandergesetzt, daß eine solche Endokarditis nicht zum Symptomenkomplex der Thrombophlebitis gehört, sondern daß diese Endokarditis ein weiterer, nunmehr unabhängig von der Thrombophlebitis bestehender Sepsisherd ist, der von da ab zu einer Dauerbakteriämie An aß geben kann.

a) Die *akute Thrombophlebitis* septica wird meist durch *Streptokokken* und *Staphylokokken* hervorgerufen. Die Embolien bleiben in bevorzugten Venengebieten stecken.

Handelt es sich um *Staphylokokken,* dann sehen wir die Metastasierung, ähnlich wie bei der Endocarditis septica auch in der Haut und den Gelenken, sowie in der Muskulatur, Gehirn, Niere und Leber. Es sind das die septischen Formen, die zur Aufstellung des Krankheitsbildes Pyämie geführt haben. Gegenüber den weniger ausdrucksvollen metastatischen Eiterherden handelt es sich nur um quantitative, nicht um qualitative Unterschiede hinsichtlich der Pathogenese.

Bei der *Streptokokkenthrombophlebitis* herrschen manchmal Gelenkmetastasen und Hautblutungen vor. Die Krankheitsdauer ist hier im allgemeinen auf 1—2 Wochen beschränkt, besonders in den Fällen, wo die Endophlebitis auf weite Abschnitte ohne Thrombose oder ohne festere Fügung des Thrombenmaterials vorhanden ist. Man findet dann auch relativ zahlreiche Keime im Blut. Von den mehr chronisch sich hinziehenden Thrombophlebitisfällen unterscheidet sie sich hinsichtlich der Pathogenese nicht.

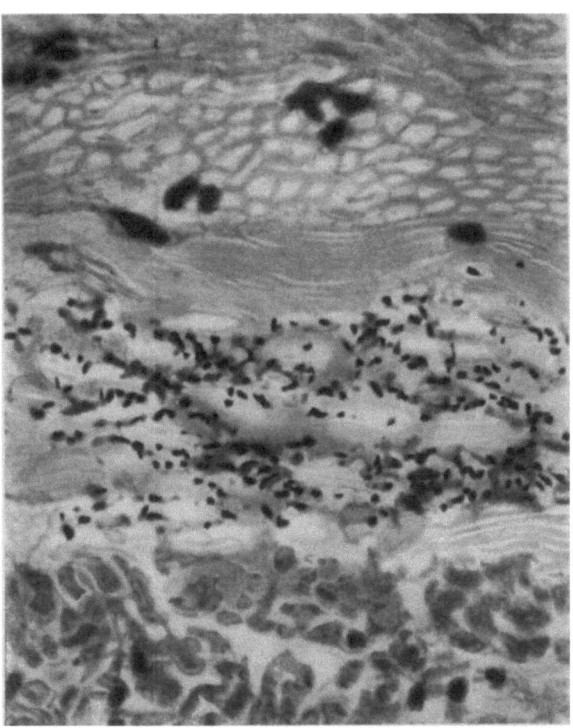

Abb. 40. Oben langsgetroffenes Gefäß. In der Wand einzelne Gasbacillenlumina frei. Nach unten hin Spaltraum aufs dichteste mit Bacillus phlegmones emphysematosae besetzt.

Es wäre nur zu bemerken, daß *Colibacillen* als Monoinfektionen so gut wie nie eine Thrombophlebitis hervorrufen.

b) Eine Sonderstellung nimmt zweifellos die *subakute Form durch den Streptococcus putrificus* ein. Diese Form puerperaler Sepsis wurde durch die Entdeckung des obligat anaeroben Streptococcus putrificus (SCHOTTMÜLLER) von den früheren Thrombophlebitisformen abgegrenzt.

Die subakute Form nimmt einen fast noch typischeren Verlauf, der sich über viel längere Zeit — manchmal sogar über 2—3 Monate — hinziehen kann. Zahlreiche Schüttelfröste (70—80) während der Verlaufsdauer sind nicht selten. Während dieser sind die anaeroben Keime aus dem Blute leicht zu züchten. In dem Blutagarnährboden verraten sie sich in höherer Schicht durch Bildung von Gas und fötidem Geruch. Metastasierung tritt in erster Linie in der Lunge auf. Das Krankheitsbild kann sogar im wesentlichen — mit Ausnahme von der immer mehr zunehmenden *Anämie,* dem Subikterus und dem *Kräfteverfall,* bedingt durch Fieber und Schüttelfröste — *besonders durch pulmonale Herde* ausgeprägt sein. Bei solchen sich mehr chronisch hinziehenden Thrombophlebitisfällen im Uterusgebiet kann entsprechend den anatomischen Verhältnissen, sowohl das Wurzelgebiet der Vena hypogastrica als auch der Vena ovarica (einseitig oder doppelseitig) von dem Prozeß auf weite Strecken befallen sein. Bis in die Vena cava hinein, unter Umständen retrograd bis zur Vena femoralis und weiter, sehen wir bei Obduktionen die Veneninfektion.

Bei einer relativ kleinen Zahl haben wir nach wochenlangem Verlauf ein *Erlöschen* der Thrombophlebitis beobachtet. Die Schüttelfröste werden seltener, wiederholen sich erst nach mehrtägigem Zwischenraum. Anämie, Ikterus und andere Symptome schwinden spontan. Hier heißt es dann besonderes Augenmerk auf die *Behandlung restierender Lungenherde* zu richten.

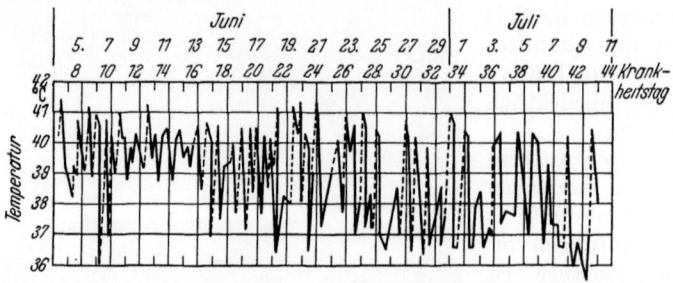

Abb. 41. Frau W., 27 Jahre. Tag der Aufnahme: 4. 6. Sepsis thrombophleb. subacuta putrida und der Vena hypogastrica dextra. Sieben Tage vor der Aufnahme nach spontaner Geburt manuelle Ausraumung der Placenta! Seit dem 3. Krankheitstag täglich Schüttelfröste. Im Blut wiederholt Streptococcus putriticus nachgewiesen. Exitus in der 7. Krankheitswoche.

Sinnfällig äußert sich die Ansiedlung der anaeroben Streptokokken in erster Linie durch die Putrescenz und dunkel mißfarbene Beschaffenheit des Uterussekretes. Mischinfektionen sind nicht selten.

Der *pathologisch-anatomische Befund* im Uterus ist auf S. 983 ff. schon beschrieben worden.

c) Ausnahmsweise kann auch die *Staphylokokkensepsis* einmal einen ausgesprochenen *chronischen, sich sogar über Jahre hinziehenden Verlauf* nehmen. Wir haben einen solchen Fall, bei dem noch 10 Jahre später Staphylokokkenmetastasen vereinzelt in Erscheinung traten, ausführlicher beschrieben (SCHOTTMÜLLER-BINGOLD). Im allgemeinen kann es sich aber bei solchen chronischen Fällen auch darum handeln, daß der eigentliche Sepsisherd schon erloschen ist, daß aber die Keimablagerungen noch nach Monaten zu ausgedehnten Eiterherden Veranlassung geben. Solche Fälle haben wir mehrmals beobachtet. Bei einem Fall, der sich über 8 Monate hinzog, konnten im Laufe der Zeit 28 verschiedene Eiterherde durch Incision eröffnet werden. Der Fall ging in Heilung aus.

Unsere Einteilung, die wir im Vorstehenden getroffen haben auf Grund des Studiums chemischer, biologischer und hämatologischer krankhafter Erscheinungen, wird uns besser zu einer erfolgreichen Therapie führen können.

Zum Schluß muß noch eine thrombophlebitische Sepsisform angegliedert werden, die sich von der Placenta aus entwickelt.

WOHLWILL und BOCK veröffentlichten mehrere Fälle *echter Placentitis*, d.h. Entzündungen von Amnion, Chorionplatte, Chorionzotten und Decidua bzw. Entzündungen des Placentagewebes. Es handelte sich um seltenere Placentaerkrankungen, die ihre Genese einem bisher unbekannten Infektionsmodus verdankten. Die sehr sorgfältig untersuchten histologischen Präparate ergaben übereinstimmend eine hochgradige Bakterienausstopfung zahlreicher fetaler Gefäße; eine lymphangitische Infektion des Uterus war nur in einem Fall festzustellen.

Als Erreger kamen Bact. coli, in einem Falle Streptokokken und in einem weiteren Fall anaerobe Stäbchen in Betracht. In den beiden Colifällen erkrankten auch die Mütter an einer Colisepsis. Die Entstehung erklärt WOHLWILL vom Blutweg der Feten aus; sie ist eine „Metastase der fetalen Sepsis". Die Folgen solcher fetalen Sepsis sind außer schwersten Schädigungen der Frucht septische Erkrankungen der Mutter, die durch direkten Übergang von Keimen aus den betreffenden Zotten in die intervillösen Räume unterhalten werden.

In einem Falle konnte nur die Totalexstirpation des Uterus eine Heilung bringen. In einem anderen Falle genügte die spontane Uterusentleerung. Eine artifizielle Entstehung war anzunehmen. Hier war also die Entzündung der Placenta Ursache einer mütterlichen Sepsis. WOHLWILL nimmt umgekehrt auch an, daß Infektionskrankheiten der Mutter, die mit einer Bakteriämie einhergehen, auch auf den im Uterus sich entwickelnden kindlichen Organismus übergehen könnten. Immerhin wäre dies der Ausnahmefall einer Coliphlebitis!

Endocarditis septica.

Allgemeine Vorbemerkung. Wenn wir auch die Bezeichnung „septische Allgemeininfektion" im Sinne früherer Autoren möglichst vermeiden, so müssen wir an dieser Stelle zugeben, daß keine Gruppe der septischen Erkrankungen die Bezeichnung Allgemeinerkrankung mehr verdienen würde, als die bakterielle Endokarditis. Gerade sie muß in besonderem Maße der Betrachtungsweise des Internisten unterliegen, denn kein Organ bleibt bei ihr von Streuherden verschont. Das Zentrum ist das mit Bakterien besiedelte Endokard, dessen Pathogenese wir auf S. 1027 ff. näher entwickelt haben.

Die Keime werden mit dem Blutstrom weggespült, sie gelangen, wenn sie nicht völlig unter der endokardialen Decke liegen, auf hämatogenem Wege in mehr oder weniger großer Zahl in die Gewebe und unter Kampf und Abwehr kommt es schließlich in kürzerer oder längerer Zeit in ihnen zu neuen Entwicklungsstätten der Infektion. Aber auch hier ist entscheidend die Art des Erregers und die Zahl der Keime, wie schnell und wie dick sich eine fibrinöse — unerwünschte — Schicht über die Bakterien ablagert und in welcher Ausdehnung sich kleinere und größere Thromben entwickeln.

Wir haben sehr selten auch gelegentlich Endokarditiden mit hämolysierenden Streptokokken symptomenarm gesehen, gewöhnlich aber gehen Streptokokken- und Staphylokokkeninfektionen in akuter Form oft sogar foudroyant als Endocarditis acutissima in wenigen Tagen zu Ende.

Bis vor kurzem mußte man resigniert feststellen, daß die Endokarditis einen nahezu völlig unangreifbaren Sepsisherd darstellt. Das war um so tragischer, als man ja gerade im strömenden Blut das beste antiinfektiöse Abwehrmittel zur Verfügung hatte, das dauernd die Bakterien umspült und zu anderen Vernichtungsstätten in den Geweben abtransportiert. Die Erfahrung lehrt das immer und immer wieder. Wie sollte denn sonst eine Bakteriolyse zustande kommen, wie sollten sonst Toxine aus den Bakterienleibern frei werden, wie sollte schließlich sonst ein hemmungsloses Wachstum der Bakterien auch im Blute selbst verhindert werden, wenn das Blut nicht ein ausgezeichnetes Desinfiziens wäre?

Die anatomischen Verhältnisse verhindern es leider auch jetzt noch, daß das Blut mit seinen natürlichen Abwehrkräften genügend unter die bedeckende Schicht der Keimsiedlung selbst herankommt. Zuerst allerdings brauchen diese Auflagerungen, diese Destruktionen nicht sehr intensiv zu sein. Wenn wir Überlegungen am Beispiel der Endocarditis lenta anstellen, so muß man sich immer wieder fragen, wieso es Fälle gibt, bei denen eine beträchtliche Bakteriämie vorhanden ist, die aber seit Einführung der Antibiotica auffallend gut der Therapie zugänglich sind, während gerade Fälle, bei denen der Nachweis der Bakteriämie nur in Form weniger Kolonien auf der Platte oder aber gar nicht mehr gelingt, für die Therapie viel ungünstiger zu liegen scheinen. Heute sehen wir schon etwas klarer. Im ersten Falle scheint uns eine reichliche Besiedlung der Klappen noch mehr an der Oberfläche mit Keimen vorhanden zu sein und die pathologischen Veränderungen sich noch nicht sehr weit in die Tiefe zu erstrecken. Die ständige Berieselung der oberflächlichen Schicht mit dem chemischen Therapeuticum kann hier noch zur Heilung für immer führen unter der Voraussetzung, daß eben nicht die Möglichkeit für ein Rezidiv gegeben ist, indem noch vorhandene Keime unter der Auflagerung und von unten her wieder nach oben durchwuchern können. Das sind die bösartigen Fälle, die auch unter Penicillin nicht zur Heilung kommen. Je mehr fibrinös-thrombotische Massen, um so gefährlicher die Schutzdecke für das Weiterkeimen der Streptokokken in der Tiefe. Die Keime an der Oberfläche werden bei unserem Beispiel zwar durch die Penicillintherapie verjagt, je nach der Erregerart und ihrer Virulenz nimmt der akute Verlauf seinen Fortgang, oder er nimmt unter Einwirkung des wenig virulenten Streptococcus viridans eine schleichende Form an mit subfebrilen Temperaturen und der bleibenden erhöhten Blutsenkung. Die Infektion kommt hier auch unter der Therapie nicht zur Ruhe, in Rezidiven flammt sie immer wieder auf. Unsere neuzeitliche Therapie hat die Erkrankung nicht in ihrem grundsätzlichen Wesen verändert, sondern hat sie vielmehr in ihrem *Verlauf* beeinflußt. Wir werden auf S. 1125 (Abb. 46) und S. 1155 noch darauf eingehen.

Wir haben schon nach dem 1. Weltkrieg eine ähnliche Beobachtung gemacht. Auch damals hat man vorübergehend mit großen Dosen von Chemotherapeutica das Blut überschwemmt (z. B. mit Vucin, Eucupin, manchmal bis zu schwersten Sehstörungen!) und hat dadurch manchmal das sog. ,,typische Verlaufsbild" beeinflußt. Aber die Krankheit ist erhalten geblieben. Nur in diesem Sinne wäre es vielleicht berechtigt, auch heutzutage wieder von einer sog. ,,Nachkriegs-Endokarditis" zu sprechen.

Wir haben ja auch mit hohen und höchsten Pyramidondosen monatelange Fieberfreiheit, aber nie eine definitive Heilung erzielen können.

Wir werden sehen, daß die von uns gewählte Stadieneinteilung in der 2. Auflage dieses Handbuches unverändert geblieben ist; verändert hat sich nur der Zeitablauf, nach dem das Stadium embolicum in das Stadium der Herzinsuffizienz übergleitet. Die Embolien — seien sie bakteriell oder schon abakteriell — können wir auch mit Penicillin nicht aufhalten. Thromben bilden sich sogar schneller aus. Wir haben bei anscheinend geheilten Fällen vielleicht häufiger noch Gehirnembolien wie früher gesehen. Wie oft kommt es noch nach Wochen zu schwerwiegenden embolischen Zwischenfällen, ohne gleichzeitige Bakteriämie! Die Embolien waren dann eben nicht mehr besiedelt, bakterielle Metastasen blieben aus, Infarkte entwickelten sich.

Noch schlimmer ist es mit der *Herzinsuffizienz*. Auch hier scheint sich das Bild verändert zu haben, aber nicht dadurch, daß a priori die Resistenz des Patienten mehr gelitten hat als früher, sondern weil wahrscheinlich die Heilungsvorgänge zum Teil überhastet vor sich gehen, die Narben sich zu rasch retrahieren und dann Klappenverhältnisse geschaffen werden, die der Hämodynamik nicht mehr gerecht werden. Von unseren geheilten Fällen ist ein großer Prozentsatz schnell der schwersten, kaum beeinflußbaren Herzinsuffizienz erlegen. Bezeichnend ist, daß man viel weniger häufig wie früher, wo dies so gut wie niemals gelang, bei der Obduktion Streptokokken von den Herzklappen oder aus dem Wirbelmark züchten konnte.

Wir haben die Endocarditis lenta hier kurz vorweggenommen. Es erscheint uns das nötig, weil die Pathogenese und die klinische Verlaufsform — bedingt durch die Eigenart ihres Erregers — sich wesentlich unterscheidet von der *akuten* Endokarditisform durch andere Erreger, deren Heilungsziffer bei den relativ wenigen Fällen, die wir in den letzten 5 Jahren beobachten konnten, nur wenig über der von früher liegt!

In der 2. Auflage dieses Handbuches haben wir folgende Einteilung aufgestellt:

1. *Die septischen Endokarditiden*: a) die akute Form, b) die chronische Form einschließlich der Endocarditis lenta.
2. *Die rheumatische Endokarditis*: a) die gewöhnliche Form, b) eine maligne Form.
3. *Die Endokarditis der Kachektischen*, die meist zufällig im Gefolge chronischer Krankheiten, z. B. von Tuberkulose, Nephritis, Carcinome usw. als Nebenbefund angetroffen wird.

Hier sieht man meist kleinste verrucöse Auflagerungen bei der Obduktion, bei Fällen, die, wie gesagt, unter Marasmus gestorben sind. Sooft wir in diesen Fällen Bakterien in Schnitten oder im Blut gesucht haben, zeigte sich ein negativer Befund. Der Beweis, daß in diesen Fällen nicht nur Toxinschädigungen, sondern ein lebendes Virus — ähnlich dem Herpesvirus — als Ursache angenommen werden muß, konnte freilich noch nicht erbracht werden.

Wir möchten aber bezweifeln, daß man aus den histologischen Bildern unbedingt entnehmen könnte, um was für eine Form es sich handelt. Anfechtbar ist zweifellos, daß die Reaktionslage sich auch aus den histologischen Bildern ablesen lasse.

Wenn LIBMAN von einer Endocarditis *polyposa mit Bakteriämie* — von abgelösten Klappenthromben her — und von einer Endocarditis *verrucosa atypica* mit einer Tendenz zu *flächenhafter Ausbreitung ohne Bakteriämie* spricht, so müssen wir sagen, daß natürlich auch wir ursprünglich eine Einteilung nach den pathologisch-anatomischen Veränderungen vorzunehmen versuchten, aber ganz abgesehen von der Unsicherheit der Befunde ist es intra vitam weder mit einiger Sicherheit aus den klinischen Symptomen, noch aus den bestehenden Verhältnissen möglich, bindende Schlüsse zu ziehen.

Auf Grund unserer Beobachtungen ließ sich schon 1922 eine Sonderung dei Fälle nach dem makroskopischen Befund an der Klappe als unzweckmäßg erweisen. Man könnte höchstens sagen: Die akuten und schweren in kurzer Zeit zum Tode führenden Formen der Endocarditis zeigen meist nur einen destruierenden geschwürigen Prozeß (ulcerosa, necroticans), während die subakut oder chronisch ablaufenden Fälle hyperplastische Wucherungen mit und ohne Schrumpfungen am Klappengewebe bei der Autopsie darbieten (productiva, verrucosa, fibrosa, retrahens, fibroplastica, polyposa).

Wir haben an anderer Stelle bereits unseren Zweifel ausgedrückt, ob es häufig zu einem Haften der Keime am Endokard komme. Bei der septischen Thrombophlebitis z. B. sehen wir sie in höchstens 1%, obwohl doch hier der Keimeinbruch ins Blut oft in Salven erfolgt und demgemäß bei einem solch chronischen Verlauf für die Sensibilisierung des Endokards gewiß mehr Gelegenheit gegeben ist, wie z. B. bei einer dentalen Fokalinfektion. In den meisten Fällen kommen wir eben vorläufig nicht um das Schicksalhafte herum, wenn wir uns überlegen, wie *selten* Bakteriämien auch größten Ausmaßes zur Endokarditis führen.

Viel einleuchtender erscheint für das Zustandekommen der Endocarditis lenta immer noch die rein mikroembolische Haftung in kleinsten Klappengefäßen bei der regulären Endokarditis (S. 1029). Sie würde auch den *schleichenden* Beginn, der sich mehr in der Tiefe abspielt, erklären.

1. Diagnose und klinisches Bild der septischen akuten Endocarditis maligna ulcerosa. Im Gegensatz zur bösartigen Form der Endocarditis rheumatica, wie wir sie gelegentlich bei der Polyarthritis sehen, muß als wichtigstes Symptom nach wie vor bei den durch Staphylokokken und hämolytische Streptokokken verursachten Fällen die hochgradige Bakteriämie angesehen werden. Es besteht hier tatsächlich manchmal der Eindruck, als ob das Blut selbst Keimstätte geworden sei. Man kann sicher umgekehrt sagen, fällt die Blutuntersuchung wiederholt negativ aus, so wird die Diagnose auf eine akute Staphylokokken- und Streptokokken-Endokarditis in Frage gestellt. Das gilt also für diese beiden Bakterien gemeinsam, aber dann trennen sich die klinischen Erscheinungen doch so sehr, daß man schon allein aus dem klinischen Bild erkennen kann, durch welchen Erreger die Erkrankung hervorgerufen wird.

Aus der Art der Geräusche kann man freilich eine Trennung beider Krankheitsformen nicht aufstellen. Meist werden die Töne zwar verwaschen, aber ohne daß es von vornherein zu wirklichen Geräuschen kommt. Es ist schwer zu schildern, wie man gefühlsmäßig zu einer berechtigten Vermutung darüber kommen kann, eine Keimmanifestation in den Klappen anzunehmen. Auch andere fieberhafte Erkrankungen können ja am Herzen akzidentelle Geräusche hervorrufen, ohne daß es sich um entzündliche Erscheinungen an den Klappen handelt. Verdächtigt ist das wogende Ineinander-Übergehen der Töne usw.

Diagnostisch viel ausdrucksvoller sind bereits im Initialstadium bei der Staphylokokken-, manchmal auch bei der Streptokokkensepsis die *Hautmetastasen* und die auftretenden Geräusche.

Im allgemeinen ist der weitere Verlauf kurz folgendermaßen: Mit dem Einsetzen des Fiebers, das bei der Staphylokokken- und Streptokokken-Endokarditis merkwürdig konstant auf der Höhe bleibt und wegen der bald sich hinzugesellenden cerebralen Störungen eher an Typhus erinnern könnte, kommt es von vornherein schon zu schwerem Krankheitsgefühl mit neuromuskulärer Schwäche. Auch solche Patienten müssen manchmal aus einem Hindämmern aufgeweckt werden. Beim Erheben der Anamnese beobachtet man auch bei vorher hypochondrischen oder nervösen Patienten eine Art Euphorie, ein eigenartiges „ängstliches" Lächeln (ähnlich dem bei der Diphtherie-Myokarditis), das auch bei den fulminant verlaufenden Fällen kaum fehlt. Die Atmung wird fliegend, statt lobärpneumonischer Erscheinungen läßt sich ein Befund erheben, der eher dem einer Miliartuberkulose entsprechen könnte. Wir haben schon angedeutet, daß man gelegentlich die *Lunge* von metastatischen Herden geradezu übersät finden kann, ohne daß sich dies in entsprechender Form im klinischen Bilde ausdrücken würde. Auch die *Leber*metastasen gehen im allgemeinen Krankheitsbilde meist verloren. Mehr im Vordergrund können dagegen die *cerebralen* Metastasen sein und hier kommen die verschiedenartigsten Verlaufsarten vor. Wir sahen auch große *Hirnabscesse* sich oft in kürzester Zeit schon entwickeln, wieder in anderen Fällen stellte die eitrige *Meningitis* den Auftakt zu der schweren Erkrankung dar. Gelegentlich beobachteten wir Atemstörungen, die auf Metastasen in der Gegend des Atemzentrums hinwiesen, und in einem Falle, der fast fieberlos verlief, fand sich eine Metastase in der Nähe des Zwischenhirns.

Dieser Fall könnte der Beobachtung von LESCHKE an die Seite gestellt werden, der bei einer mit nahezu normalen Temperaturen verlaufenden Pneumonie einen Rundzellenherd des Zwischenhirns autoptisch feststellte und die Temperaturanomalie mit Beeinflussung eines Wärmeregulationszentrums im Zwischenhirn in Verbindung brachte.

Bei einer unserer Patientinnen entwickelte sich im Puerperium eine schwere Atemlähmung. Die Herzschwäche war ziemlich gut durch Cardiaca zu beeinflussen. Da die Erkrankung unvermittelt mit der Atemnot einsetzte, war die Diagnose in diesem Falle außerordentlich schwer. Interessanterweise traten unter den Wiederbelebungsversuchen innerhalb weniger Stunden deutliche Hautmetastasen auf.

Zweifellos gibt es auch Staphylokokken-Endokarditisfälle, die sich über längere Zeit hinziehen. Besonders SCHULTEN verdanken wir eine eingehende Schilderung solcher Krankheitszustände.

Bei der *Streptokokken-Endokarditis* ist der eitrige Charakter der Metastasen zwar ebenfalls häufig vorhanden, es herrscht aber hier doch mehr die *serös-hämorrhagische Exsudation* vor.

Dies zeigt sich in erster Linie bei den *Gelenkmetastasen*. Die Gelenkschwellungen können — ähnlich wie bei Polyarthritis rheumatica — von wechselnder Dauer sein, und flüchtige Schwellungen springen von einem Gelenk zum anderen über. Die Hautmetastasen bieten sich als acneartige Efflorescenzen dar, viel häufiger aber treten Blutungen auf, häufiger sogar noch als bei der Staphylokokkensepsis.

Die *Pneumonokokken-Endokarditis* zeigt einen Fiebertyp, der tiefere Einschnitte, sogar auch Schüttelfröste aufweist. Am häufigsten schließt sie sich an eine Pneumonie an, aber auch eine Angina und eine Otitis media kann Ausgangspunkt der wohl in nahezu 100% tödlich verlaufenden Endokarditis sein. Wir haben Fälle gesehen, bei denen es erst 8 oder 14 Tage nach Ablauf der Pneumonie erneut zu Fieberanstieg kam und das Auftreten von Metastasen das Umschlagen der Pneumonie in eine Sepsis anzeigte. Die *Gelenkaffektionen* — meist monoartikulär — führen auch bei der Pneumokokken-Endokarditis häufiger zu serösen Ergüssen als zu Vereiterungen. Unter den Hautmetastasen überwiegen roseolaartige Efflorescenzen. Zur Endokarditis gesellt sich bekanntlich oft eine Meningitis. Der Zusammenhang zwischen Pneumonie, Endokarditis, Meningitis war ja bereits in der vorbakteriologischen Zeit wohlbekannt, aber erst NETTER und WEICHSELBAUM war es vorbehalten, den Nachweis zu führen, daß es sich um eine einheitliche bakteriologische Ätiologie bei solchen Fällen handelt.

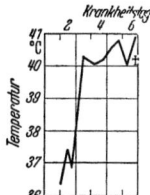

Abb. 42. Endocarditis septica acuta ulcerosa durch Staphylococcus haemolyticus.

Kurz zusammengefaßt kann man sagen: Zwischen den Endokarditisfällen, durch hämolytische Streptokokken, Staphylokokken, Pneumokokken, Streptococcus viridans und Meningokokken bestehen also im klinischen Bild in mancher Beziehung erkennbare Unterscheidungszeichen.

Bei einer *Staphylokokken-* oder *Streptokokken-Endokarditis* ist der Verlauf so gut wie immer akut, das Fieber kontinuierlich hoch. Die Hautmetastasen schießen überall

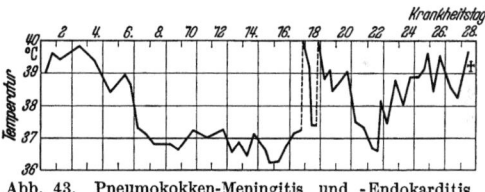

Abb. 43. Pneumokokken-Meningitis und -Endokarditis nach Pneunomie.

auf, die Bakterien sind in Massen zu jeder Zeit im Blut nachzuweisen. Schon dieser Umstand läßt meist auf die Endokardinfektion schließen, auch wenn ein Geräusch am Herzen nicht zu hören ist. Die Prognose so gut wie infaust.

Bei der *Pneumokokkeninfektion* der Klappen ist zwar auch konstant der Keimnachweis im Blute möglich, die Zahl der hier kreisenden Kokken und der Hautmetastasen ist jedoch zumeist lange nicht so hoch wie bei den erstgenannten Sepsisformen, wenn auch hier die Erkrankung fast 100%ig letal endet.

Gegenüber der *Endocarditis lenta* hat die *Meningokokken-Endokarditis* nicht die Embolieneigung, die im 2. Stadium der erstgenannten Erkrankung so ausgeprägt ist.

Man kann bei der Klappeninfektion durch Meningokokken eine *akute und* eine *chronische* Form unterscheiden. Wir selbst haben mehrere Fälle mit foudroyantem Verlauf beobachtet.

Ein junges Mädchen litt 3 Tage lang, ohne bei der Arbeit behindert zu sein, an Kopf- und Nackenschmerzen. Zwei Tage lang war sie dann wieder beschwerdefrei. Nach einer ungewöhnlich starken körperlichen Anstrengung — die Patientin hatte die ganze Nacht durchgetanzt und sich dann sehr abgekühlt — erkrankte sie erneut plötzlich an hohem Fieber. Es setzte Bewußtlosigkeit ein und der Körper war übersät mit großen und kleinen Blutungen. Das flecktyphusartige Exanthem, das nun auftrat, war besonders ausgebreitet. Der Exitus erfolgte schon 3 Tage nachher im tiefen Koma. Neben einer meningealen Infektion bestand eine frische nekrotisierende Endocarditis mitralis. Die Keimzahl im Blute war nicht sehr hochgradig.

Bei einem anderen Fall konnte die Diagnose nicht intravital gestellt werden. Trotz starker meningealer Reizerscheinungen war bei der Obduktion die Meningitis wenig ausgeprägt, dagegen fanden sich starke Klappenauflagerungen, ohne daß Geräusche hörbar waren. Im Blute fanden sich hier auffallend viel Keime, die zuerst für Gonokokken gehalten und erst bei Weiterzüchtung als Meningokokken identifiziert wurden. Im Liquor konnten sie ebenfalls nachgewiesen werden (Abb. 45).

Bei einem 3. Fall von Meningokokken-Endokarditis stand eine Nephritis haemorrhagica im Vordergrund. Die Endokarditis war erst bei der Autopsie nachweisbar. Im Wirbelmark fanden sich Meningokokken.

Die Fälle in der Literatur zeigen meist einen mehrwöchigen Verlauf. Interessant ist ein von ZEISSLER und RIEGEL beobachteter Fall, der unter Ausbildung einer Aorteninsuffizienz zur Ausheilung kam. ZEISSLER konnte dabei Meningokokken intravital aus dem Blute züchten. Eine Meningitis war in dem sich von Juli bis Mitte Oktober hinziehenden Fall nicht aufgetreten.

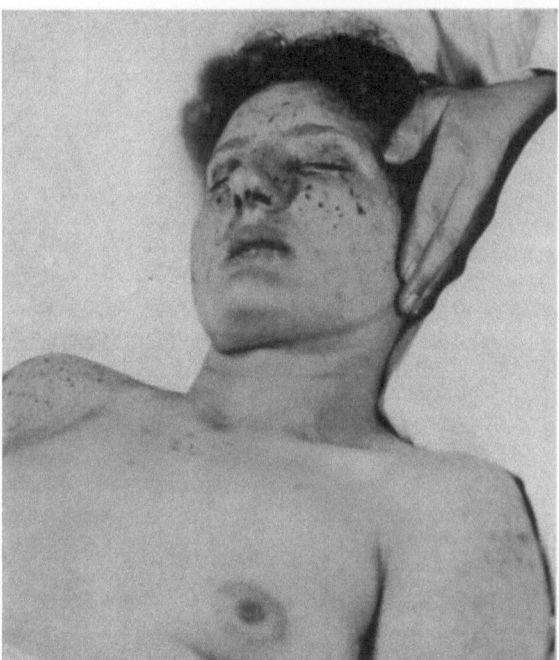

Abb. 44. Meningokokkensepsis bei Meningitis fulminans.

Ein von WEINDEL beschriebener Fall von Meningitis, schien vom 4. Krankheitstage an geheilt zu sein. Drei Wochen lang war die Patientin beschwerdefrei, dann erst stellte sich eine tödlich verlaufende Meningokokken-Endokarditis ein.

Die Gonokokken-Endokarditis kann im Anfang ebenfalls differentialdiagnostische Schwierigkeiten hervorrufen, weil es, wie wir wissen, auch hier zu polyartikulären Metastasen kommt. VON LEYDEN und später LENHARTZ haben den Zusammenhang von Gonokokken und Endokarditis beweisen können, inzwischen ist eine umfangreiche Literatur erschienen (MASSINI, SCHULTEN u. a.). Man darf wohl annehmen, daß die Gonokokken-Endokarditis prognostisch doch etwas günstiger verläuft als die Pneumokokken-Endokarditis. LENHARTZ, SCHOTTMÜLLER und JOCHMANN und wir haben solche Fälle ausheilen sehen. Wenn wir nach unseren Erfahrungen durch Medikamente oder durch Vaccinebehandlung die Fälle kaum überzeugend beeinflussen konnten, so ist die Prognose in letzter Zeit durch Supronal und Penicillin aussichtsvoller.

Merkwürdigerweise scheint der Gonococcus die Neigung zu haben, sich auch an der Pulmonalklappe anzusiedeln (Fälle von LENHARTZ, SCHOTTMÜLLER und eigene Beobachtung).

Während wir an anderer Stelle schon unseren Bedenken Ausdruck verliehen haben, daß manche Autoren den *Colibacillus* bei dem Versuch, eine Endokarditis zu erzeugen, verwandt haben und wir darauf hinwiesen, daß gerade der Colibacillus von uns niemals als Erreger einer Endokarditis beobachtet werden konnte, haben wir einige Endokarditisfälle beobachten und beschreiben können, die durch *anaerobe Streptokokken* hervorgerufen worden sind.

Merkwürdigerweise fehlte bei diesen Erkrankungsformen die Neigung zu putriden Prozessen, wie wir sie bei der Endocarditis septica sahen. Solche Fälle sind selten. Sie sind zuerst von SCHOTTMÜLLER und BINGOLD und später von LEHMANN beschrieben worden. Meist ist der Ausgangspunkt auch hier eine Thrombophlebitis septica, entweder im Uterusvenen- oder im Pfortadergebiet. Bezeichnend ist auch hier gewesen, daß der dauernde Nachweis der anaeroben

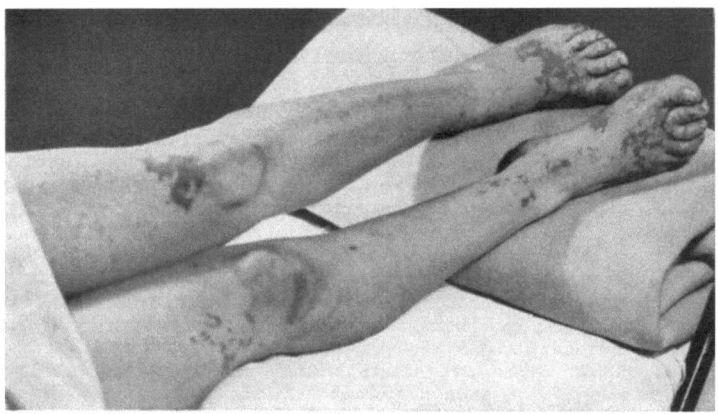

Abb. 45. Meningokokkensepsis bei Meningitis fulminans.

Streptokokken, auch in frostfreien Intervallen, mühelos gelang. Die Veränderungen an den Klappen brauchen gar nicht sehr groß zu sein.

In den Fällen LEHMANNS waren nekrotische Herde von nicht größerer Ausdehnung vorhanden, mehr in Form einer Endocarditis parietalis, in unseren eigenen waren am hinteren Segel des Mitralostiums nur feine glasige, graurötliche Wärzchen vorhanden, die es erklärlich machten, daß Geräusche sich nicht bemerkbar machten.

In einem anderen Falle fand sich ausgehend von einer Cholangitis septica ein Herd an der Pulmonalklappe. Der Keim konnte nur mit Hilfe einer 10%igen Peptonbouillon-Blutkultur gezüchtet werden.

Die Eigenart der von uns früher beschriebenen Endokarditis beruht auf folgenden Merkmalen:

1. Die Erkrankung verläuft wohl in allen Fällen tödlich.

2. Im Widerspruch zur infausten Prognose stehen die geringen pathologischen Veränderungen der Herzklappen bzw. der anderen Herzabschnitte. Es fehlt der eigentlich ulceröse Charakter.

3. Gegenüber der Endocarditis lenta ist der Verlauf mehr akut oder subakut.

4. Gegenüber der Endcarditis durch aerobe Keime (Staphylokokken, Streptokokken), bei denen wir vorwiegend kontinuierliches Fieber beobachteten, zeichnet sich die durch anaerobe Streptokokken hervorgerufene durch häufige Schüttelfröste aus.

5. Trotz häufig beobachteter Dauerbakteriämie besteht im Gegensatz zur septischen Endokarditis durch Streptokokken und Staphylokokken ausgesprochene Metastasenarmut. Embolien finden sich fast nur in der Lunge.

6. Eintrittspforten für die Erreger sind hauptsächlich das weibliche Genitale, die Tonsillen, das Mittelohr und der Intestinaltractus.

7. Das Vorkommen von zahlreichen anaeroben Streptokokken in der Blutkultur — unabhängig von Schüttelfrösten — gestattet meines Erachtens schon in vivo die Diagnose auf Anaerobier-Endokarditis zu stellen, auch wenn Geräusche am Herzen fehlen.

2. Endocarditis lenta. Wir müssen hier die Frage stellen, ob sich seit der ersten klinischen Darstellung und der Beschreibung ihres Erregers eine durchgreifende Wandlung ergeben hat. Wenn schon einmal, vor 25 Jahren, von STAHL in einem Referat (in den Ergebnissen der inneren Medizin) der Satz aufgestellt wurde: „Das Dogma der ätiologischen Einheitlichkeit der Endocarditis lenta ist nicht mehr von allgemeiner Gültigkeit und muß fallen gelassen werden", so kümmerte sich leider die Endocarditis lenta und ihr Erreger nicht um eine solche apodiktische Ablehnung. Ihre Sonderstellung — den früheren und nur zu häufig auch jetzt noch den therapeutischen Versuchen trotzend — hat die Krankheit und ihre Keime gerade in den letzten Jahrzehnten in furchtbarer Weise erwiesen.

Es wäre ja nicht das erste Mal, daß eine neu entdeckte Krankheit — oder vielmehr eine Erkrankungsform, die man aus dem Rahmen ähnlicher und verwandter Krankheitsbilder herausgehoben hat — angefochten und nach jeder Richtung hin zerpflückt worden wäre.

Bald nach SCHOTTMÜLLERS Entdeckung wurde zunächst die spezifische Ätiologie in Frage gestellt. Daß der Streptococccus viridans nicht der einzige Erreger einer chronisch verlaufenden Endokarditis sei, wußten wir an der SCHOTTMÜLLERschen Klinik auch. Wir kannten z. B. den Gonococcus und Menigococcus als Erreger septischer, lange sich hinziehender Endokarditisfälle, aber diese Fälle sind pathognomisch vom Lentatyp nach Verlauf und Art verschieden.

Es ist ferner von SCHOTTMÜLLER auch nicht behauptet worden, daß die Endocarditis lenta die *einzige*, chronisch verlaufende Herzklappenentzündung sei. SCHULTEN beschrieb chronische Endokarditiden durch Staphylokokken, andere Autoren durch Influenzabacillen, durch Pneumokokken, Meningokokken, Gonokokken. Warum sollten auch nicht einmal andere Erreger von ausgesprochener geringer Virulenz eine Endokarditis von langer Dauer hervorrufen? Nur müssen solche Erreger auch strengster Kritik der klinischen Bakteriologie standhalten. Unter Beweis aber kann gestellt werden, daß aus der Gruppe der chronischen Endokarditiden die Endocarditis lenta nach Art ihres Erregers, eben des Streptococcus viridans, und der Verlaufsform sich abtrennen ließ. Zweifellos ist doch für uns Kliniker entscheidend das Bild, das uns tagtäglich der Krankheitszustand bietet. Mag immerhin die Immunitätslage die bedeutsamste Rolle spielen, a priori ist es doch die geringe Virulenz des Streptococcus viridans, seine sich nicht ändernde Unfähigkeit zur Vereiterung, die der Endocarditis lenta den Stempel aufdrückt.

Es wäre doch ferner zu widersinnig, wenn der Organismus einerseits eine solch diktatorische Fähigkeit haben sollte, Keime fast bis zur Avirulenz zu zwingen, wenn er dann am Ende im Kampf doch erliegen sollte. Andererseits, daß die Keime am Schluß eine solch merkwürdig stigmatisierte Krankheit heraufzubeschwören vermöchten, wenn sie nicht eine spezifische Eigenschaft besäßen.

Wir haben im allgemeinen Teil manches auszusetzen gehabt an den Ausführungen der Autoren, die sich mit hyperergischen Reaktionslagen, mit der Verschlechterung unserer Ernährungsverhältnisse und anderen z.B. durch den Krieg bedingten umwälzenden Einflüssen befaßten und dadurch Zunahme der Erkrankungen und ihres Verlaufes zu beweisen versuchten. Vieles hält der Kritik nicht stand, anderes ist zu einseitig bewertet. Man kann auch durch Tierversuche das Krankheitsbild und den Verlauf der menschlichen Endokarditis nicht lösen.

Wir wollen ferner keineswegs die Bedeutung der mit viel Mühe und Zeit durchgeführten Differenzierungsversuche der verschiedenen anhämolytischen Streptokokkenarten nicht für unwichtig halten, vor allem weil ja auch unsere moderne Behandlung mit den Antibiotica auf die spezielle Empfindlichkeit der verschiedenen Streptokokkenarten eingestellt sein soll. Aber eine grundlegende Änderung in der Auffassung vom Wesen der Endocarditis lenta, von ihrem klinischen Verlauf, konnte auch dadurch nicht bewirkt werden, wenn man nicht davon absieht, daß gerade die schnell unter Penicillintherapie heilenden Fälle vielleicht sogar noch leichter zu Embolien neigen und ungeachtet des Fehlens von frischen Entzündungserscheinungen schnell in das Stadium der Herzinsuffizienz einmünden. Dazu mögen wohl die retrahierenden, überhastet sich bildenden Narben wesentlich beitragen.

Mag man von mitigierten, von hochvirulenten Formen, von Verlustmutation des Streptococcus haemolyticus sprechen, es kann kein Zweifel sein, daß eben in erster Linie ein bestimmter Keim ein solch merkwürdig einheitlich verlaufendes Krankheitsbild hervorruft wie die Endocarditis lenta.

Endocarditis lenta.

Bei der Bearbeitung der „septischen Erkrankungen", in der 2. Auflage dieses Handbuches haben wir auf Grund der zahlreichen, uns in der Hamburger Klinik zur Verfügung gestellten Endokarditisfälle das Krankheitsbild noch einmal schärfer präzisiert und die 3 Stadien während des lange sich hinziehenden Verlaufes besonders herausgestellt.

Aus dem Symptomenbild hebt sich ab:
1. das Stadium ambulans,
2. das gefährliche Stadium embolicum,
3. das Stadium der Herzinsuffizienz, in das die Erkrankung einmündet, wenn nicht vorher schon das 2. Stadium sie beendete.

Als Besonderheiten wurden Hautfarbe, Milztumor, die Neigung zu Gefäßverschlüssen, Aneurysmen auf endarteriitischer Basis, die sog. LÖHLEINsche Herdnephritis, eventuell eine diffuse Glomerulonephritis und schließlich eine oft hochgradige hypochrome Anämie herausgestellt.

Am Rande wäre es noch zu erwähnen, daß es nicht nötig ist, in der deutschen Literatur von einer subakuten bakteriellen Endokarditis zu sprechen. Die Priorität ist gerade von LIBMAN uneingeschränkt SCHOTTMÜLLER zugesprochen worden und die Bezeichnung Endocarditis lenta genügt für eine Umfassung des Krankheitsbildes. LIBMAN und ZELLER brachten ihre erste Veröffentlichung über die „Etiology of subacute infektious Endocarditis" 1910, ein halbes Jahr *nach* dem aufsehenerregenden Vortrag SCHOTTMÜLLERS im Biologischen Verein in Hamburg, also über 10 Jahre später als SCHOTTMÜLLERS Entdeckung des Streptococcus viridans und seiner Beziehung zur Endokarditis.

Schleichender Beginn, schleichender Verlauf führte SCHOTTMÜLLER zur Bezeichnung Endocarditis lenta.

Akuter Beginn und akuter Verlauf spricht aber nicht unbedingt gegen das Vorhandensein des Streptococcus viridans als Erreger. Daß es auch akut verlaufende Fälle gibt, hat schon bald nach der ersten Beschreibung SCHOTTMÜLLERS LOREY mitgeteilt. Auch aus unserer Klinik konnte schon früher über ähnliche Fälle berichtet werden. Der Patient überspringt dann nicht nur die 3 Stadien, sondern erliegt vor allem der Stärke der Infektion. Seine Widerstandsfähigkeit gegenüber dem sonst nur milde Infektionen auslösenden Erreger ist vielleicht konstitutionell herabgesetzt, oder aber aus unübersichtlichen Gründen erlangen Viridans-Streptokokken besonders große Virulenz. Wir konnten aber dabei feststellen, daß sie dadurch nicht zu Eitererregern wurden, oder daß sie im Reagensglas im defibrinierten Blut ähnlich wucherten wie hämolytische Streptokokken oder Pneumokokken.

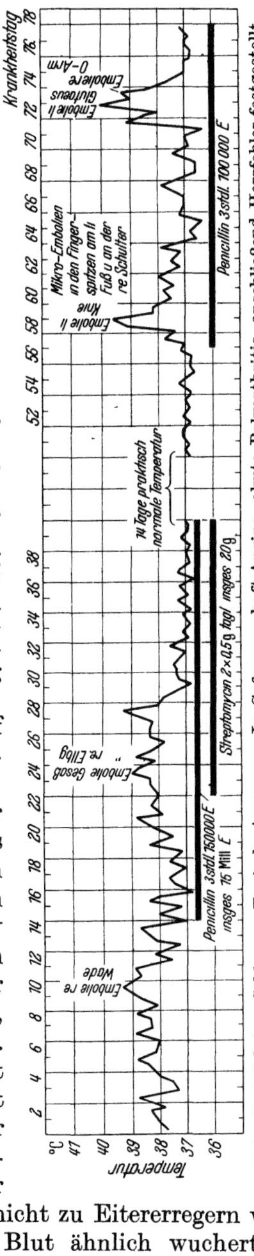

Abb. 46. 24jähriger Schlosser. Typische Anamnese: In Gefangenschaft Angina, akute Polyarthritis, anschließend Herzfehler festgestellt. Fast 3 Jahre später nach mehrwöchigen subfebrilen Temperaturen Klinikeinweisung; hier Endokarditis diagnostiziert. Blutkultur: Streptococcus viridans. Behandlung mit Penicillin zunächst ohne überzeugenden Effekt, Entfieberung erst nach kombinierter Behandlung mit Streptomycin. Nach weiteren 3 Wochen erneute Fieberanstiege und „Bombardement" embolischer Ereignisse. (Beispiel für die auch nach offenbarer Sterilisierung des endokardialen Prozesses weiterbestehende, bis jetzt noch nicht bekämpfbare Gefahr durch embolische Vorgänge.)

Das 1. Stadium könnte man auch das *Stadium der Fehldiagnosen* nennen: Dafür mögen als Beispiel die verschiedenen Diagnosen dienen, unter denen die Patienten auf unserer Klinik eingeliefert wurden. Sie lauteten: Gicht, Endometritis, Pes planus, Blutstockung, atypischer Typhus, Influenza, Malaria,

Morbus Addison, Meningitis, Tuberkulose, Gastritis, Ulcus ventriculi, spinale Kinderlähmung, BANTIsche Krankheit, Morbus Bang, Morbus Hodgkin usw.

In einer größeren Anzahl der Fälle wurde von anderen Autoren die Bezeichnung „Fokalinfektion" oder „Oralsepsis" gewählt. Die Patienten hatten dann schon eine intensive Tonsillar- oder Zahnbehandlung hinter sich. Insbesondere wurden die rheumatischen Beschwerden, die sekundäre Anämie, die schon frühzeitig auftretende Milzschwellung und auch das Herzgeräusch auf eine Herdinfektion bezogen. Es muß zugegeben werden, daß auch wir oft nur durch eine mehr zufällig angelegte Blutkultur die Diagnose klären konnten.

Im 2. Stadium kommt es dann zu den *embolischen Herden*. Auch hier werden manche Patienten noch unter der Diagnose Tuberkulose oder spezifische Pleuritis, Ulcus ventriculi, Verwachsungsbeschwerden, apoplektischer Insult (bei Jugendlichen ohne gleichzeitig verwertbaren Herzbefund) u. dgl. geführt. Insbesondere gibt der Milzinfarkt nicht selten für den, der in das Krankheitsbild nicht intensiver eingeweiht ist, zu Fehldiagnosen Anlaß. In den Nieren kommt es zur LÖHLEINschen Herdnephritis. Eine Blutbeimengung im Urin kann dadurch bedingt sein; als Ursache hierfür kann aber auch ein größerer Niereninfarkt oder ein Aneurysma in Betracht kommen.

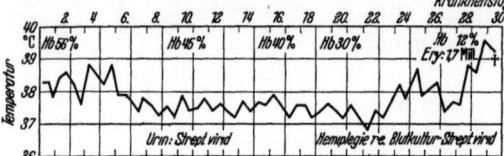

Abb. 47. Ausschnitt aus einer Endocarditis lenta-Kurve. Akuter Beginn. Akuter Verlauf. Hirnembolie. Rasch auftretende schwere hypochrome Anämie.

Ein recht bezeichnendes Symptom ist auch der embolische Vorgang in den Endgefäßen der Fingerspitzen. Solche Patienten werden schon durch die Schmerzhaftigkeit auf die sog. OSLERschen Knötchen aufmerksam gemacht. Nicht nur die Capillaren der Cutis, sondern auch größere Gefäße, tiefer im Gewebe, können sich verstopfen, so daß das Bild von Panaritien, Erysipel, Erythema nodosum u. a. entstehen kann.

Erst wenn die Endokarditis im Laufe von Monaten auf den Klappenapparat weiter destruierend gewirkt hat, wenn Stauungen in kleinen Kreislauf, in der Leber oder allgemeines Anasarka objektive Veränderungen hervorrufen, geht es meist mit den Patienten rapid abwärts und sie erliegen entweder der Herzinsuffizienz an sich oder den multiplen embolischen Vorgängen.

Ein führendes Symptom ist die Körpertemperatur. Nur selten wird sie längere Zeit ganz normal, obwohl wir auch dies bei einem Fall beobachtet haben, der unter Prontosil zwar fieberfrei geworden war, aber trotzdem weiterhin eine beträchtliche Bakteriämie aufwies, und der auch eine Embolie nach der anderen bekam. Einen ähnlichen Fall beschrieb WIELE. Sein Patient war trotz Bakteriämie sogar monatelang arbeitsfähig. Die Viridans-Infektion muß hier wohl merkwürdig oberflächlich auf dem Endokard gesessen haben.

Ein Symptom muß noch besonders gewürdigt werden, und das ist die Ausbildung von Aneurysmen in verschiedenen Gefäßgebieten. Eine schwere Blutung kann hier bedrohliche Erscheinungen hervorrufen. Meist ist die Gehirnsubstanz davon betroffen und es ist dann nicht so ohne weiteres zu entscheiden, ob eine Gehirnembolie oder eine Aneurysmablutung Lähmungserscheinungen hervorruft.

Einmal saß das Aneurysma bei einer Gallengangs-Viridans-Infektion an der Arteria hepatica (s. S. 1095). Interessanterweise kam es bei der schubweisen Blutung zu folgenden Krankheitserscheinungen:

Das kurz vor dem Bersten stehende aneurysmatische Gefäß hatte vorübergehend sogar den Gallengang abgedrückt gehabt und es kam zu einem starken Ikterus. Dann perforierte das Gefäß in die Gallengänge und eine starke Blutentleerung durch den Darm war die Folge. Als diese sistierte, weil das blutende Gefäß thrombosiert war, trat wieder Ikterus auf. Einer nochmaligen Blutung erlag dann der Patient.

Es ist manchmal unmöglich, den *Beginn* einer Endocarditis lenta zeitlich genau festzulegen. Nur in wenigen Fällen war es mit einer an Sicherheit grenzenden Wahrscheinlichkeit möglich.

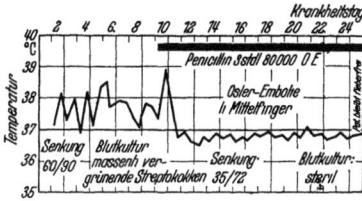

Abb. 48. 22jährige Studentin. Typische Anamnese: Als Kind Masern, Scharlach, Windpocken, häufig Anginen. Mit 10 Jahren Polyarthritis rheumatica, deswegen Tonsillektomie. Mit 19 Jahren erneut Polyarthritis rheumatica, dabei Myo- und Endokarditis. Nach Genesung fühlte sich Patientin wieder wohl und war beschwerdefrei. Seitdem Mitralvitium festgestellt. Sechs Wochen vor Klinikeinweisung erneute Erkrankung mit intermittierendem Fieber, Müdigkeit und Schwäche sowie Gewichtsabnahme. Deswegen Klinikeinweisung. Blutkultur ergibt massenhaft vergrünende Streptokokken. Heilung durch insgesamt 19 Mill. E Penicillin und 116 g Dema. Nachkur nach ½ Jahr mit 10 Mill. E Penicillin lediglich zur Sicherheit. Nachkontrollen nach 1 und 2 bzw. 2½ Jahren ergeben normale Befunde. Letzte Blutsenkung: 5/12.

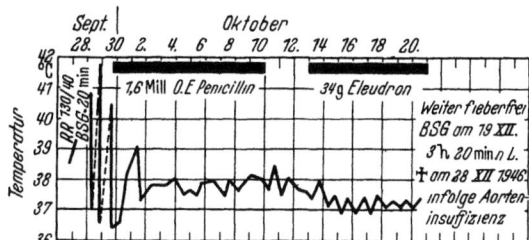

Abb. 49. Bei dem von uns beobachteten Fall kam es unter der Penicillinwirkung fast schlagartig zum Abklingen der schweren septischen Krankheitserscheinungen. Im weiteren Verlauf bleibt die Patientin immer fieberfrei Die Blutsenkungsreaktion erreicht normale Werte. Es treten jetzt aber die Zeichen der dekompensierten Aorteninsuffizienz immer stärker in Erscheinung. Anfallsweise sehr starke Atemnot, Herzdilatation, Leberstauung Stauungsgastritis. Trotz intensiver Kreislaufbehandlung kommt Patienten am 28. 12. 46 ad exitum. Die Autopsie (S.Nr. 1224, Obduzent Dr. HEINRICH) ergibt: In Vernarbung begriffene, ulceröse Endokarditis der Aortenklappe mit hochgradiger Zerstörung und Insuffizienz derselben. Hochgradige Dilatation und geringe Hypertrophie des linken Ventrikels, weniger des linken Vorhofes, ebenso des rechten Ventrikels und des rechten Vorhofes.

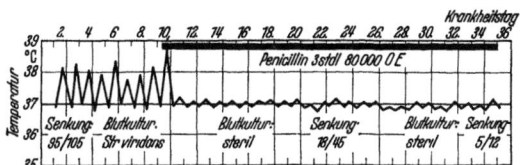

Abb. 50. Endocarditis lenta. Patient H. Josef, 59 Jahre. Kaufmann. Typische Anamnese: Als Kind häufig Anginen, mit 20 Jahren Herzfehler (Mitralvitium) festgestellt. Mit 58 Jahren plötzlich Hirnembolie, seitdem trotz Rückbildung der Lähmungserscheinungen stets subfebrile Temperaturen, Müdigkeit, beschleunigter Puls, einmal auch „atypische Lungenentzundung" (Infarkt?). Deshalb Klinikeinweisung. Blutkultur: Streptococcus viridans. Nach Behandlung mit insgesamt 12 640 000 OE Penicillin Heilung. Nachkontrollen nach ½ und 1 Jahr ergeben normale Befunde.

Einmal bei einem artifiziellen Abort, bei dem schon *während* der Currettage bei einem Schüttelfrost Viridans-Streptokokken in großer Menge nachweisbar waren. Nach einer 8tägigen Fieberfreiheit kam es wiederum zu einem Schüttelfrost mit einer positiven Viridansblutkultur und von da ab entwickelte sich eine Kontinua mit einer Dauerbakteriämie. Schon nach 4 Wochen war die Endokarditis in höchster Form ausgebildet. Exitus 6 Wochen nach Beginn.

Bei einem anderen Fall mußten die Keime ins Blut einmassiert worden sein, als ein Arzt bei einem Patienten, der schon eine Aorteninsuffizienz hatte, fortgesetzt Eiter aus den Tonsillenkrypten herausquetschte. Auch hier begann die Endokarditis mit einem Schüttelfrost, der eine Kontinua und eine Dauerbakteriämie einleitete (S. 1085—1086).

Wenn man eine genaue Anamnese erhebt, so kann man bei Patienten mit einer vollausgebildeten Endocarditis lenta doch manchmal feststellen, daß der Beginn weit zurückliegt. Wir haben Patienten beobachtet, bei denen sich über 2 Jahre schon vor den klinischen Erscheinungen bei den Patienten ein ausgesprochenes Krankheitsgefühl einstellte. Bei manchen mußte man retrograd sogar schon mehr oder weniger große Embolien annehmen. Solche Perioden wurden dann wieder von vollkommener Beschwerdefreiheit abgelöst. Es ist nicht unwahrscheinlich, daß in solchen Vorstadien auch noch Spontanheilungen vorkommen. Man wird in solchen Fällen schwer entscheiden können, ob es sich um eine a priori bakterienfreie Endocarditis rheumatica handelt, oder ob eine bakterienfrei gewordene Endocarditis vorliegt.

Von ALBERTINI und GRUMBACH unterscheiden einen Lentatyp von einer Endokarditisform bei der ehedem die Erreger zugrunde gehen, ,,je länger und je intensiver die Kräfte des Makroorganismus auf sie einwirken konnten". Bei dem Lentatyp komme es ,,auch nach längerer Zeit, bis zu 3 Wochen, nicht zu einer Sterilisation der Auflagerungen. Zwar hätten sich bei diesem Typus ebenfalls, zum Teil sogar sehr ausgedehnte Klappenthromben gebildet, aber es käme nicht zur Sterilisation und nicht zur Organisation dieser Thromben. Die Autoren verstehen darunter eine polypöse Endokarditis, welche wohl quantitativ eine starke, qualitativ aber eine weniger gute bis ungenügende Abwehr gegen den Infekt erkennen lasse. Sie geben zu, daß das, was sie im Experiment an einzelnen Läsionen mit Herd-Streptokokken erzeugt haben, noch nicht einer menschlichen Herdinfektion gleichzusetzen sei.

Wenn wir unsere sehr zahlreichen *klinischen* Beobachtungen zugrunde legen, so können wir auch jetzt noch nicht uns zu der Auffassung der Autoren bekennen, ,,daß der Rheumatismus nur ein Glied in einer langen Kette von Möglichkeiten des Reaktionsablaufes im Infektionsgeschehen darstelle, oder daß der negative Bakterienbefund beim Rheumatismus als Ausdruck einer hohen Immunitätslage und einer geringen Virulenz der Keime aufgefaßt werden müßte."

Sepsis und Unfallbegutachtung.

Gerade auf dem schwierigen Gebiet der ärztlichen Gutachtertätigkeit wirkt sich der Mißstand unzweckmäßiger und verwirrender Formulierung des Sepsisbegriffes verhängnisvoll aus.

Der Angelpunkt jeder ärztlichen Begutachtung ist die Frage des Kausalzusammenhangs zwischen der angeführten Ursache und dem geltend gemachten Körperschaden. Krankengeschichte, Laboratoriumsbefund und gegebenenfalls Sektionsprotokolle mögen wichtige Hilfsmittel sein. Zur Klärung der Zusammenhangsfrage zwischen Sepsis, Unfall und Unfallfolge ist aber unbedingt ein besonderes Verständnis für das Wesen septischer Erkrankungen nötig. Erforderlich ist eine klare bakteriologische Diagnose. Eine Endokarditis, bei der nach Angabe des Krankenblattes Colibacillen im Urin gezüchtet wurden, würde einen Kausalzusammenhang zwischen einem eventuellen Unfall kaum annehmen lassen, denn es ist Erfahrungstatsache, daß Colibacillen-Monoinfektionen so gut wie nie eine ulceröse Herzklappenentzündung hervorrufen. Ähnliches würde für eine Osteomyelitis zu gelten haben. In der einschlägigen Literatur für ärztliche Begutachtung ist häufig auf die Schwierigkeiten hingewiesen worden, für eine Osteomyelits- und analog hierzu auch für die osteomyelitische Sepsis ein Unfallereignis verantwortlich zu machen. So wird von HAEHNER und LINIGER (s. S. 991) angeführt, ,,daß ein Stoß, der im täglichen Leben den Körper häufig trifft, nicht geeignet ist, eine derartige Schädigung des Gewebes zu verursachen und damit den geeigneten Boden für die Ansiedlung der Infektionserreger zu schaffen". Wir glauben, daß die Quantität des Traumas nicht das Entscheidende ist. Wenn die Verhältnisse günstig für die Infektion liegen und wenn der Erreger eine besondere

Neigung hat, sich im Knochenmark anzusiedeln, so kann auch schon das geringste Trauma die Erreger zum Auskeimen bringen lassen. Wir verweisen auf die Fälle, die auf S. 992 beschrieben wurden.

Ein Arbeiter erleidet einen Unfall in Form einer Kontusion des Rückens. Wenige Tage später wird er hochfiebernd und delirierend in die Klinik eingeliefert. Es wird außer dem Symptomenkomplex der Allgemeininfektion eine Druckempfindlichkeit eines Brustwirbels festgestellt. Als in der sofort angelegten Blutkultur nach 24 Std zahlreiche Staphylokokkenkolonien aufgegangen waren, konnte an der Diagnose Sepsis infolge einer osteomyelitischen Spondylitis nicht mehr gezweifelt werden.

Wie wichtig bakteriologische Untersuchungen für die Beurteilung der Frage, ob ein septisches Krankheitsbild mit einem Unfall zusammenhängt, sind, mag folgender Fall eindrucksvoll zeigen:

Ein Patient erlitt bei einem Eisenbahnunfall starke Prellungen am rechten Arm und in der Brustgegend. Am rechten Arm trat eine vereiterte Wunde auf, in der sich in Reinkultur Staphylokokken nachweisen ließen. Die Wunde heilte schlecht, der Patient fühlte sich elend. Nach 4 Tagen trat ein Schüttelfrost auf, der Patient atmete kurz. Nach weiteren 3 Tagen war ein deutlicher pneumonischer Befund über dem rechten Unterlappen zu erheben. Patient wurde bewußtlos und kam nach weiteren 4 Tagen im Koma ad exitum. Diagnose des praktischen Arztes: Sepsis nach Trauma.

Zur Entscheidung der Rentenansprüche wurde eine Obduktion durchgeführt; die Untersuchung ergab Pneumonie im rechten Unterlappen, Endocarditis acuta in den Mitralsegeln.

Abstrich von den Mitralsegeln, von der Lunge und vom Wirbelmark: Reinkultur von Pneumokokken, Typ III.

Beurteilung: Die Pneumonie war in unserem Krankheitsbild gar nicht besonders hervorgetreten; Ursache der schweren zum Exitus führenden Erscheinungen war die Pneumokokken-Endokarditis. Eine Blutkultur in vivo hätte die Diagnose sofort ergeben, auch wenn ein endokardiales Geräusch nicht nachweibar gewesen wäre.

Bei der Obduktion fanden sich an der immer noch eiternden Armwunde lediglich Staphylokokken. Die Pneumonie war demnach eine interkurrente Erkrankung. Direkte Unfallfolge war lediglich die Armverletzung, an der der Patient jedoch nicht verstorben ist. *Todesursache war die Pneumonie* (mit metastatischer Pneumokokkenansiedlung am Endokard, wodurch infolge schwerster toxischer Erscheinungen die Prognose entscheidend verschlechtert worden war). Durch die Pneumokokken-Endokarditis strömten dauernd und in großer Menge Keime in die Blutbahn.

Dagegen würde man im folgenden Fall einen Kausalzusammenhang mit einem Unfall annehmen müssen:

Ein Pneumonierekonvaleszent erhielt einen Schneeball gegen Oberschenkel und Hoden geworfen. Zwei Tage danach Hodenschwellung, hohes Fieber und Vereiterung. Zuerst Verdacht einer gonorrhoischen Epididymitis. Am Ausstrich ließen sich jedoch Pneumokokken nachweisen. (Wie weit man eventuell eine Pneumonie mit dem Unfall als auslösende Wirkung einer vielleicht latent vorhandenen Pneumokokkeninfektion anerkennen sollte, steht hier nicht zur Diskussion!)

Schließlich sprechen die weiter angeführten Krankengeschichten dafür, was für Möglichkeiten und Schwierigkeiten bei der Klärung kausaler Zusammenhänge zwischen Unfällen und septischen Erkrankungen gegeben sein können:

Patient fiel bei Glatteis auf das Gesäß. Er hatte vorübergehend Steißbeinschmerzen, konnte aber gehen. Nach 3 Tagen kam es zu einem heftigen Schüttelfrost, ohne daß lokale Schmerzen vorhanden gewesen wären. Außer einem geringen Hämatom auf der rechten Gesäßseite zeigte sich nichts Besonderes. Der Patient litt zwar an Hämorrhoiden, aber gerade in dieser Zeit waren die Beschwerden nicht stärker als früher. In den nächsten 3 Wochen kam es fast täglich zu Schüttelfrösten. Eine Druckempfindlichkeit in der Lebergegend ließ einen Abszeß vermuten. Die Punktion brachte fötiden Eiter zutage, in dem Coli- und Gasbacillen nachgewiesen wurden. Da eine Leukocytose von 32000 vorhanden war, wurde laparotomiert und ein Abszeß entleert. Der Patient starb tags darauf. Bei der Operation konnte eine eitrige Entzündung einer Hämorrhoidalvene beobachtet werden. Von ihr aus kam es zu einer Veneninfektion bis zum Pfortaderstamm.

Beurteilung: Durch Sturz auf das Steißbein bei Glatteis kam es zu einer Hämorrhoidalvenenverletzung und Bakteriämie, welche eine Pylephlebitis zur Folge hatte.

Ein Maurer stürzte auf der Baustelle aus geringer Höhe von einer Leiter. Nachher verspürte er „Kreuzschmerzen", blieb auch einen Tag der Arbeit fern, um am nächsten Tag wieder weiterzuarbeiten. Er fühlte sich aber nicht recht wohl, hatte dabei Halsschmerzen und das Gefühl ,,wie bei einer Erkältung". Nach 4 Tagen Auftreten von Schüttelfrost, dabei heftige Schmerzen in der rechten Flanke. Unter den klinischen Zeichen einer Lungengangrän entwickelte sich in der Folgezeit ein langdauerndes Krankheitsbild. Der Patient kam ad exitum; das Gutachten von 2 Ärzten hatte vorher bereits den Versicherungsfall für Lungengangrän nach Unfall (bei dem äußere Verletzungen nicht erkennbar waren) anerkannt.

Beurteilung: Diese gutachtliche Auffassung war unzutreffend. Die anfänglich bestehenden Halserscheinungen waren in Anbetracht des dominierenden Lungenprozesses unterbewertet worden. Die Obduktion ergab eine Thrombophlebitis der Vena jugularis als Sepsisherd. Wenn auch die schweren Lungensymptome vorherrschend waren, so standen sie doch weder direkt noch indirekt mit dem Unfall in Verbindung. Sie waren eine metastatische Folge der thrombophlebitischen Sepsis post anginam.

Mein Mitarbeiter TRUMMERT ist an Hand von 12 ausgearbeiteten Sepsiskrankengeschichten näher auf die Frage Sepsis und Unfallbegutachtung eingegangen. Um Fehlurteile zu vermeiden, kann gar nicht genug angeraten werden, zu beurteilen, ob der nachgewiesene Erreger auf Grund seiner pathogenetischen Eigenschaften überhaupt in der Lage ist, den vorliegenden Sepsisherd zu verursachen.

Schwerwiegende Erwägungen waren es z. B. die den Zusammenhang zwischen septischer Endokarditis mit einem zweifellos konstruierten Unfallereignis ablehnen lassen mußten:

Der Arzt Dr. N. hatte beim Ausdrücken eines Atheroms bei einer Patientin bemerkt, daß ihm ein Teil des ,,eiterartigen" Inhaltes auf die Haut seiner Wange gespritzt war. Vier Tage später ,,fühlte er sich krank", tags darauf steigerte sich das Gefühl, so, daß er Bettruhe einnahm. Weitere 4 Tage später fand der zugezogene Kollege einen schwerkranken, fiebernden Patienten vor und veranlaßte Klinikaufnahme. Aufnahmebefund: starke Rötung der Rachenorgane, zerklüftete Tonsillen, Druckempfindlichkeit der beiderseits vergrößerten Submandibulardrüsen. Aber keine abscedierende Angina, kein peritonsilläres Ödem. Über der Pulmo rechtsseitige Dämpfung; bei Probepunktion fand sich eine blutig-seröse Flüssigkeit mit hämolysierenden gelben Staphylokokken.

Bei der Obduktion fanden sich einige Abscesse in der Lunge. Die Herzklappen waren zart, mit Ausnahme der Tricuspidalklappen. Diese zeigten an ihren freien Schließungsrändern knollige, warzenähnliche Erhebungen, die zum Teil die Größe eines Kirschkernes und darüber hatten. An dem Sektionsbefund interessierten noch besonders die Halsorgane. Hier enthielt die rechte Rachenmandel einige Eiterherde, die Oberfläche war stark zerklüftet; auch die linke Rachenmandel war zerklüftet, es entleerte sich auf Druck hier zäher, rahmiger Eiter. Auf dem Schnitt ist die Rachenmandel ebenfalls von eitrigen Herden durchsetzt. Auch in beiden Nieren fanden sich kleine Eiterherde. Das Protokoll schloß: ,,Herr Dr. N. ist an einer rechtsseitigen Lungenentzündung sowie einer ausgedehnten rechtsseitigen Rippenfellentzündung gestorben. Es fanden sich ferner Entzündungsprozesse in der linken Lunge und dem linken Brustfellraum. Ferner lag eine Entzündung der dreizipfeligen Klappe vor und entzündliche Veränderungen in beiden Rachenmandeln. Bakteriologisch wurden in allen Eiterherden und im Blut Staphylokokken festgestellt". Von den Vorgutachtern war auf Grund von Krankengeschichten und Obduktionsbefund eine Sepsis post anginam angenommen worden, wobei das infektiöse Agens von der o. a. Patientin (durch Überspritzen des ausgepreßten Atherominhalts) stammen sollte. Dementsprechend hatten die Gutachter die Zusammenhangsfrage (im Sinne der Infektionsklausel) bejaht.

Der Obergutachter schloß sich jedoch nicht dieser Annahme an. Seine entscheidenden Ausführungen zu der Frage des Kausalzusammenhanges seien hier wiedergegeben: ,,Dr. N. hat unzweifelhaft an einer Staphylokokkensepsis gelitten. Der Sepsisherd, von dem aus eine Keimstreuung erfolgte, ist die Endokarditis. Wie lange diese vor Ausbruch der als Metastase aufzufassenden schweren Lungenabscedierung bestanden hat, ist retrograd nicht mehr feststellbar. Es ist keinesfalls abzuleugnen, daß eine septische Endokarditis schon nach wenigen Tagen nach der eigentlichen Infektion zu einem schweren Krankheitsbilde führen kann. Ob die Tonsillitis, bei der die bakteriologische Untersuchung verschiedenartige Keime ergeben hat, als Anfangserkrankung oder Eintrittsstelle für den Sepsiserreger oder als metastatische Infektion aufzufassen ist, ist weder nach dem klinischen Verlauf, noch nach dem pathologisch-anatomischen Befund feststellbar. Durch keinerlei Untersuchung und durch keinerlei logische Schlußfolgerung ist bewiesen, daß der Erreger der septischen Endokarditis bei Dr. N. sich im Atherominhalt aufgehalten hat. Es ist noch nicht einmal erwiesen und nachträglich auch unbeweisbar, ob der Atherominhalt überhaupt Eiter aufgewiesen hat.

Nimmt man an, daß die Angina Eintrittspforte für den Erreger gewesen ist, so ist trotzdem nicht auszuschließen, daß die Tonsillitis schon längere Zeit vorher vorhanden war. Auch hier muß wieder auf unsere Beobachtungen, die im Handbuch der inneren Medizin (SCHOTTMÜLLER-BINGOLD) niedergelegt sind, verwiesen werden. Gerade die Fälle von septischer Angina, bei denen eine Infektion der Venen des Tonsillargebietes vorlag, zeichneten sich sehr häufig — worauf wir besonders hingewiesen hatten — dadurch aus, daß die eigentliche Angina laviert verlief, so daß die Patienten bei Ausbruch der eigentlichen septischen Erscheinungen gar keine Erinnerung an Halsschmerzen hatten. Im übrigen kann man von einer ‚septischen Angina' hier gar nicht sprechen. Die Angina stellte nicht den Sepsisherd dar, wie wir eben auseinandergesetzt haben. Wir fassen noch einmal zusammen: Auf Grund genauen Studiums des Aktenmaterials handelt es sich nach unserer Ansicht, die sich vor allem auf eigene klinische Erfahrung bei Sepsis stützt, bei Dr. N. um eine septische Endokarditis und ihre Folgen. Abgesehen davon, daß im vorliegenden Falle mit Sicherheit der Beweis, daß die Infektion bei der Behandlung der Patientin erfolgt ist, überhaupt nicht zu führen ist, kann auch bei kritischer Würdigung von Krankheitsbild, Verlauf und Obduktionsergebnis die Infektionsklausel nicht in den Bereich der Möglichkeit bezogen werden, keinesfalls mit einer an Sicherheit grenzenden Wahrscheinlichkeit in Betracht kommen."

Der Versicherungsfall war also gemäß Obergutachten nicht gegeben, zumal die als Zeugin vernommene Sprechstundenhilfe im Verhör zugeben mußte, daß der Atherominhalt gar nicht nachweisbar das Gesicht des Arztes getroffen habe.

Prognose.

Wir haben die Auswirkung der Bakteriämie gesehen, die akuten toxischen Erscheinungen bei der Bakteriolyse, den Vasomotorenkollaps, den Schüttelfrost, das Fieberbild. Man kann sich vorstellen, daß eine Dauerbakteriämie den Organismus schneller zum Erlahmen bringen muß, wie eine vorübergehend in längeren Zeiträumen sich wiederholende Keimeinschwemmung. Unser Blick wird erklärlicherweise zuerst auf dieses eindrucksvolle Syndrom gerichtet sein. Manchmal klärt es sich rasch und wie ein Strohfeuer glimmt es aus und wird nicht aufs Neue entfacht. Eine Colibakteriämie z. B. kann zu außerordentlich stürmischen Erscheinungen führen, die stundenweise zu größten Befürchtungen Anlaß geben kann. Die Streuung kann aber von einer lokalisierten Cholecystitis herstammen und mit dem einmaligen Ereignis zu Ende kommen.

Im Anfang ist es zumeist schwer, sich schon ein klareres Bild vom weiteren Ablauf zu machen. Oft kennt man ja gar nicht die Ausgangsstelle und selbst wenn man weiß, daß es sich um eine puerperale, otogene, tonsillogene Infektion handelt, so ist damit noch nicht zugleich das Ausmaß des weiteren Ausbreitungsweges nun vorgezeichnet.

Es ist natürlich leichter eine Prognose zu stellen, wenn man schon eine längere Fieberkurve vorliegen hat. Ganz im Anfang kann jede septische Erkrankung mit ziemlich gleichen Symptomen einhergehen. Liegt eine Angina vor oder eine Pyelitis, eine Cholecystitis oder eine Pneumonie, so muß es sich zeigen, ob dem ersten Schüttelfrost ein zweiter folgt. Tritt ein solcher in den nächsten Tagen wiederum auf, so ist das oft von ausschlaggebender Bedeutung.

Vier Faktoren sind es, die von vornherein besondere Beachtung finden müssen und nach denen Umschau gehalten werden muß:

1. Nach der Lage des Sepsisherdes,
2. nach Ausbreitungsfähigkeit und Ausdehnungsmöglichkeit in den Gefäßsystemen,
3. nach der Möglichkeit seiner qualitativen und quantitativen Metastasierung,
4. nach der Art der Erreger.

Wenn sich somit auch hier wieder die ausdrückliche Forderung nach klarer Diagnose des Sepsisherdes von selbst ergibt, so leiten sich daraus die weiteren Fragen ab: 1. Wie weit unsere chirurgische Therapie in der Lage ist, radikal den Krankheitsherd auszuschalten, 2. wie weit unsere in vitro wirksamen Chemotherapeutica an den Krankheitsherd herankommen können, 3. als eine weitere wichtige Frage tritt uns entgegen, wie wird nach ihrem Sitz die Zahl und der Umfang der Metastasen beeinflußt.

Eine Prognosestellung ist also ausschließlich möglich, wenn eine gesicherte Diagnose vorliegt.

Die Masse, die Giftigkeit der Keime, ihre besonderen Eigenschaften (Eiterbildner, Fäulniserreger, Gasbildner, Ödembildner usw.) geben oft einen wertvollen Hinweis, was für ein Ablauf der Erkrankung zu erwarten ist, was für Sepsisherde durch sie verursacht werden können, wo die Sepsisherde zu vermuten sind. Es muß also nach vielen Richtungen hin Ausschau gehalten werden, um prognostische Berechnungen anstellen zu können.

Hat man den Erreger aus dem Blut gezüchtet, so tritt sofort die neue Frage entgegen, ob sich der Krankheitserreger an einer lebenswichtigen Stelle angesiedelt hat.

Absolut schlecht ist die Prognose bei der *septischen Endocarditis acuta* durch Staphylokokken, Streptokokken und Pneumokokken. Auch mit der modernen Antibioticatherapie haben wir leider bis jetzt keine bessere Erfahrung gemacht. Wir selbst haben noch keine Heilung einer Pneumokokken-Endokarditis gesehen, dagegen eine wirksame Beeinflussung durch Supronal bei einer Gonokokken-Endokarditis. Meningokokken-Endokarditiden können auch spontan ausheilen. Um so mehr dürften sie der Therapie durch Sulfonamide zugänglich sein. In fast sämtlichen Abhandlungen, die die Therapie der Endocarditis lenta zum Thema hatten, fand man vor der Entdeckung des Dema und des Penicillins angegeben, daß sie in allen Fällen unheilbar sei. Die Prognose der Endocarditis lenta hat sich zweifellos wesentlich geändert, wenn man von der Tatsache ausgeht, daß tatsächlich die Herzklappe von ihren Erregern befreit wird. Leider ist die Prognose aber hierbei noch sehr getrübt, weil einmal von den Klappenvegetationen, auch wenn sie abakteriell geworden sind, trotzdem Emboli in das Blut abgehen und dadurch lebensbedrohliche Erscheinungen verursachen können, andererseits weil — und hier finden wir uns in Übereinstimmung mit anderen deutschen Autoren — das Stadium der totalen Herzinsuffizienz schneller näher rückt.

Auch FELLINGER und WEISSEL betonen, daß bislang keine Prophylaxe von embolischen Komplikationen zur Verfügung stehe und daß man gegenüber der durch die schwere Klappendestruktion hervorgerufenen Herzinsuffizienz machtlos sei.

Bei der *akuten Thrombophlebitis durch Staphylokokken und Streptokokken* als Haupterreger soll sich die Prognose ebenfalls günstiger gestaltet haben. Wir haben selbst nicht mehr die Erfahrung, die wir früher an der SCHOTTMÜLLERschen Klinik sammeln konnten, aber von gynäkologischer Seite her ist man in letzter Zeit doch wieder wesentlich skeptischer geworden.

Hinsichtlich der Heilungsaussichten bei der thrombophlebitischen puerperalen Sepsis mit Sulfonamiden beziehe ich mich vor allem auf das Urteil von HEYNEMANN, der in seinem Referat 1946 zur Ansicht kommt, „daß die Sulfonamide den erhofften ausschlaggebenden Fortschritt bei der Bekämpfung der puerperalen Infektion bisher nicht gebracht haben". „Nach wie vor sterben die Wöchnerinnen mit Endokarditis eben so gut wie alle mit allgemeiner Peritonitis und mit einem ausgedehnten Sepsisherd in den Beckenvenen in der Nähe der Vena cava oder iliaca." Zweifellos kann man in manchen Fällen Fieberfreiheit und eine wesentliche Besserung des Allgemeinbefindens durch das *Penicillin* oder *Streptomycin* erzielen. Man ist aber doch auch manchmal überrascht, daß manche Eiterherde doch noch fortbestehen, ja daß auch die Erreger bei Überimpfungs- und Virulenzversuchen ungeminderte Toxität besitzen.

Die Grenzen der antibiotischen Therapie bei thrombophlebitischer Sepsis post anginam werden besonders drastisch durch folgenden von uns (zusammen mit W. MICHELS) beobachteten Fall deutlich gemacht:

25. 2. 49: Angina, danach Schüttelfrost. 2. 3. 49: Blutiger Auswurf, Schmerzen beim Atmen, Zeichen einer postanginösen Sepsis. 6. 3. 49: Wieder Schüttelfrost. 8. 3. 49: Deutliche Besserung unter Penicillin. Temperaturen liegen bis 6. 4. 49 nicht über 38° und werden vom 25. 3. bis 4. 4. 49 ganz normal. Freilich bleibt die Blutsenkung noch hoch. 8. 4. 49: Temperatur 39,8°. 9. 4. 49: Schüttelfrost, wieder Penicillin und Tonsillektomie. 14. 4. 49: Temperatur sinkt ab und bleibt bis 21. 4. 49 normal. 23. 4. 49: Es scheint die rechte Gesichtshälfte

etwas geschwollen zu sein und da am 21.4.49 ein Temperaturanstieg auf 39,9° vorhanden war, wird wieder Penicillin gegeben, worauf die Temperatur bis 4.5.49 (also 10 Tage) völlig normal war. Nur die Blutsenkung betrug noch 85/114, sonst war der Patient im ganzen beschwerdefrei. Am 12.5.49 entschließt man sich doch zu einer Freilegung der Vena jugularis interna, weil eine Schwellung am Nacken nicht zurückgehen wollte.

Interessant war nun der Befund: Die Jugularis war in einer Ausdehnung von 10 cm vollkommen obturiert. Eine Thrombophlebitis reichte vom Bulbus jugularis bis in den Sinus transversus und darüber hinaus bis halbwegs zum Confluens sinuum.

Der Patient starb nach der Unterbindung 10 Tage später, ohne daß das Allgemeinbefinden sich auffallend verschlechtert hätte. Im Sinus transversus fand sich ein fortgeleiteter Abszeß, der bis zum Kleinhirn führte. In der Lunge war ein metastatischer Abszeß vorhanden.

Etwa 10—20% spontaner Heilung sind im Gegensatz zur akuten Thrombophlebitisform bei der *subakuten und chronischen* (z. B. durch *anaerobe* Streptokokken) zu erwarten. Einmal mag das darin bestehen, daß die Metastasen nicht so häufig wie bei der Staphylokokken- oder Streptokokkensepsis sind, und entsprechend ihrem Sitz meist nur in den Lungen, doch etwas mehr der chirurgischen Therapie zugänglich sind. Das gilt nach unseren Erfahrungen nicht für die *Pylephlebitis*, doch müßten hier noch mehr Fälle gesammelt werden, auf die sich unser Urteil hinsichtlich der Antibioticatherapie stützen könnte.

Bei der *lymphangitischen Sepsis* sollte man eigentlich die besten Heilungsaussichten erwarten; denn gerade die hämolytischen Streptokokken, die eine große Rolle bei der Infektion der Lymphwege spielen — sei es im parametralen Gebiet als „Erysipel oder Phlegmone des Parametriums", sei es post anginam im spatium pharyngeum oder sei es bei der akuten septischen Sehnenscheiden- bzw. Bindegewebsphlegmone — sind ja besonders penicillinempfindlich. Hier müssen natürlich vor allem die Erfahrungen der Chirurgen und Gynäkologen sprechen.

Besonders HEYNEMANN verdanken wir auch hierüber in seinem Referat den Hinweis, daß auch die Streptokokken-Parametritis nicht als Testobjekt für die therapeutische Wirksamkeit eines Mittels anerkannt werden darf. In einem nicht zu geringen Prozentsatz heilten solche Fälle auch ohne jede besondere Therapie allein bei Bettruhe und sachverständiger Pflege aus. „Sogar der prophylaktischen Wirksamkeit der Sulfonamide kommt noch keine absolute Beweiskraft zu."

Wesentlich besser also ist im allgemeinen die Prognose bei der parametranen lymphangitischen Sepsis und es steht wohl zu erwarten, daß die früher angenommene Mortalität von 50% unter der Penicillintherapie in Zukunft noch wesentlich vermindert wird.

Diese relativ günstige Prognose trifft aber bei der lymphangitischen Sepsis nur zu, wenn als Erreger der hämolysierende Streptococcus in Frage kommt. Hat sich jedoch der *Gasbacillus in den Lymphbahnen um den Uterus herum* eingenistet, so ist mit einer 100%igen Mortalität zu rechnen.

Auch bei den Gasbacilleninfektionen handelt es sich also darum, wo der Infektionsherd liegt. Wir haben schon darauf hingewiesen, daß bei der *Infektion, die sich auf die Uterushöhle beschränkt*, gleichfalls schwerste hämolytische Erscheinungen auftreten können, daß man trotzdem wegen des hämolytischen Ikterus allein noch nicht ohne weiteres die Prognose infaust stellen darf.

Besteht die Möglichkeit, daß die infektiösen Massen spontan oder durch einen gynäkologischen Eingriff entleert werden können, dann gehen auch hier die foudroyantesten, am Blute sich auswirkenden Erscheinungen wieder zurück.

Selbst beim *Uterusbrand* kann eine Exstirpation des Uterus, wie wir an den von BRÜTT und LEHMANN geschilderten Fällen gesehen haben, noch hie und da eine Heilung erzielen. Immerhin gehört diese Form puerperaler Infektion mit zu den schwersten und sie ist prognostisch noch wesentlich ungünstiger als der Extremitätengasbrand, denn zumeist besteht beim Uterusgasbrand bereits eine Kombination mit lymphangitischer Infektion.

Sehr schlecht ist die Prognose natürlich auch bei all den Fällen, wo sich zur septischen Infektion noch eine *Peritonitis* gesellt.

Zum Schluß muß noch einmal darauf hingewiesen werden: nirgends weichen die statistischen Zahlen bei Erkrankungen hinsichtlich der Mortalitätsziffer mehr auseinander als bei der „Sepsis". Es ist gar nicht anders möglich, hier eine Prognose zu stellen, als auf Grund einer genauen Benennung, was für ein Sepsisherd vorgelegen hat. Wenn man sämtliche septischen bzw. fieberhaften Aborte, oder all die Fälle, bei denen ein Infektionsherd nur deswegen fortwirken kann, weil die Abflußmöglichkeiten für die infektiösen Massen kürzere oder längere Zeit unterbunden waren, mit in eine Statistik aufnimmt, so wird man ganz andere prognostische Verhältnisse bekommen, als dann, wenn man solche Fälle außer Berechnung stellt (SCHULTEN, HEYNEMANN, SCHULZ u. a.).

Die Blutkultur — ob positiv oder negativ — gibt uns reichlich Handhaben, einen Fall prognostisch richtig zu beurteilen. Sie stellt auch die günstige Wandlung mitunter fest:

Wenn die Bakteriämie aufgehört hat zu bestehen, oder wenn sie seltener in Erscheinung tritt, ist darin ein Aufstieg zum Besseren zu erblicken, in dem Sinne, daß der Sepsisherd allmählich ausheilt. Wohl kann dieser Umschwung sich äußerlich schon durch Änderung des Befindens und in einer Besserung des Allgemeineindruckes kundgeben, häufig bestehen aber noch Metastasen fort und lassen das Krankheitsbild als fortgesetzt ernst erscheinen, auch noch zu einer Zeit, wo bereits ein Erlöschen oder eine Beseitigung des Sepsisherdes die Prognose grundsätzlich im günstigen Sinne beeinflußt. Werden nun noch die metastatischen Herde unschädlich gemacht — sofern sie therapeutisch beeinflußbar sind — so ist auch die von diesen drohende Gefahr überwunden.

Immerhin ist es erstaunlich, wie der Organismus mit lokalen metastatischen Herden fertig wird, *wenn der Sepsisherd erloschen ist.* Selbstverständlich wird man häufig geneigt sein, aktiv an eitrige Prozesse heranzugehen. Es kann nicht genug davor gewarnt werden, einen Sepsisherd, wenn immer es überhaupt möglich ist, deshalb nicht mehr chirurgisch behandeln zu wollen, weil — wie wir das von Carcinomen her gewöhnt sind — bereits Metastasen in anderen Organen vorhanden sind.

Das gilt für Lungenabscesse und ähnliches ist wohl auch von der Niere und von der Leber zu sagen, denn bei jeder länger dauernden Staphylokokkensepsis sind in diesen Organen, wie wir betont haben, Keimablagerungen zu erwarten. Dies zeigt sich ja meist auch in einer Ausscheidung von Leukocyten und entsprechenden Erregern im Urin oder in Symptomen, die auf einen größeren oder kleineren Leberabsceß hinweisen. Trotzdem haben wir Fälle gesehen, die sich sogar über Monate hingezogen haben und bei denen schließlich eine Nierenschädigung nicht mehr festzustellen war. Häufiger hatten wir früher Gelegenheit, Leberabscesse durch Punktion zu entleeren.

Auch Hautmetastasen klingen manchmal überraschend schnell wieder ab. Über die Gelenkmetastasen ist schon auf S. 1022 das Nötige gesagt worden. Im einzelnen gilt folgendes:

Nur der Arzt, der einen tieferen Einblick in das Wesen der Sepsis genommen hat und auch weiß, *wo Metastasen zu erwarten sind,* wird eine erfolgreiche Therapie bei der Sepsis treiben können.

An den Weichteilen gibt es besondere Stellen, an denen Keimablagerungen und -vermehrungen, also Herdbildungen zu erwarten sind. Das ist dort der Fall, wo die Körperbedeckungen, also z. B. Rücken-, Becken-, Gesäßgegend — oft auch die Innenseite der Knie — durch Druck besonderen Schädlichkeiten ausgesetzt sind. Alle diese Stellen müssen bei weiter bestehendem Fieber immer wieder abgetastet werden. Es ist auch zu berücksichtigen, daß Eiterherde sich nach völligem Sistieren der eigentlichen Sepsis monatelang später noch entwickeln können.

Schwellungen — hervorgerufen durch Thrombosen, z. B. der Vena femoralis — können leicht einen phlegmonösen metastatischen Prozeß an den Extremitäten übersehen lassen, oder es können Gelenkprozesse verdeckt werden. Wir müssen uns immer wieder daran erinnern, daß jedes Gelenk metastatisch erkranken kann. Die Schmerzhaftigkeit muß in solchen Fällen den Verdacht auf das Bestehen einer infektiösen Erkrankung wachrufen.

Das gleiche ist der Fall bei Herden im Knochenmark. Wenn auch im Augenhintergrund die ROTHschen Flecke keine trübe Prognose geben, so ist das um so mehr der Fall bei der metastatischen Neuritis bzw. bei der Panophthalmie.

Selbstverständlich bestimmen die *nichtembolischen* Begleitsymptome weitgehend die Prognose.

Wir haben schon darauf hingewiesen, daß jeder Schüttelfrost eine schwere Belastung des Vasomotorenzentrums und damit auch der Herzkraft bedeutet. Wir wissen aber, daß in den allermeisten Fällen die so stürmisch verlaufenden Kreislaufstörungen schon bald nach dem Schüttelfrost wieder weichen.

So ernst also die Prognose während der einer Bakteriämie folgenden Reaktion scheinbar ist, so lehrt doch die Beobachtung, daß wir diese Art von Herzschwäche mit unseren Herz- und Gefäßmitteln verhältnismäßig leicht beherrschen können.

Anders verhält es sich bei Fällen mit den Zeichen der *Herzinsuffizienz*, die sich bei längerer Dauer einer Sepsis einstellt. Immerhin ergibt die Erfahrung auch hier, daß die sicherlich vorhandene Myokardschädigung später sich verhältnismäßig häufig wieder ausgleicht. Wir waren selbst in der Lage, nach mehreren Jahren Patienten, die zweifellos schwere Herzschädigungen hatten und die monatelang einen septischen Zustand aufwiesen, nachzuuntersuchen, und es war manchmal erstaunlich, wie leistungsfähig solche Herzen wieder geworden sind.

Das gleiche gilt von der *Anämie*. Sie kann nur im Zusammenhang mit dem übrigen klinischen Bild prognostisch verwertet werden. Die Reduktion des Hämoglobins zeigt natürlich in erster Linie an, wie schwer die Toxine auf die blutbildenden Organe eingewirkt haben.

Ernst auf jeden Fall sind die Symptome einer hämorrhagischen Diathese einer *Hämolyse* bzw. einer Hämoglobinurie aufzufassen. Auf S. 1100 wurde bei der Gasbacillensepsis darauf verwiesen, daß sich hämolytische Vorgänge wohl wieder ausgleichen können, wenn der Infektion durch den chirurgischen Eingriff ein Ende gesetzt werden konnte. Aber es ist doch zu bedenken, daß es Fälle gibt, bei denen die Hämoglobinschollen auch nach mehreren Tagen noch eine Anurie und eine schwere Niereninsuffizienz, ähnlich wie beim Schwarzwasserfieber, hervorrufen.

Rückbildungsfähig ist auch in den Fällen, wo der Sepsisherd wirksam beeinflußt werden konnte oder selbst zum Stillstand kam, der *Ikterus*. Er weicht von selbst, wenn die Toxine nicht mehr auf den Organismus einwirken können.

Die Prognose der Sepsis ist also weniger aus der Zahl der metastatischen Herde oder der einzelnen Symptome, die im Verlaufe der Erkrankung auftreten, zu stellen, sondern sie ist vor allem aus der Tatsache zu entnehmen, ob eine Bakteriämie noch weiterhin bestehen kann oder ob die Bakterienquelle für das Blut verstopft worden ist. Ist es bei einem septischen Krankheitsbild erreicht worden, daß Keime nicht mehr ins Blut eindringen können, so gewinnt der Sepsisherd den Charakter einer lokalen Herdes. Um so mehr müssen wir dann darauf bedacht sein, den Organismus in seiner Abwehr gegenüber den metastatischen, noch verbliebenen Herden durch unsere symptomatische, aber zweckmäßige Therapie zu unterstützen und aufrechtzuerhalten.

Therapie.

In unserem Kapitel über die Therapie wird die Frage erhoben werden müssen, ob sich nach unseren letzten größeren Darstellungen der septischen Erkrankungen (1925, 1934, 1937) ein wesentlicher Fortschritt ergeben hat.

Wenn ein Autor von seiner erfolgreichen Behandlungsweise der „Sepsis" spricht, so darf er nicht über soundsoviel glücklich verlaufende Fälle mit einem therapeutischen Mittel berichten, sondern er muß, wie wir das eingangs forderten, den Standpunkt erörtern, den er gegenüber der Sepsis einnimmt. Er darf nicht mit einer solch allgemeinen Diagnose aufwarten, wie mit „septischer Blinddarmentzündung", „septischer Pneumonie", „puerperaler oder otogener Sepsis". Die Bezeichnung der Sepsisform muß sich demgemäß auf die bakteriologische Ätiologie *und* auf die Art des Sepsisherdes beziehen.

Er müßte sich unter Angabe einer ganz *präzisen* Diagnose darüber äußern, ob er mit seinem Therapeuticum z. B. „eine Thrombophlebitis im Gebiet der Vena cava inferior (hervorgerufen durch Staphylokokken, Streptokokken oder Anaerobier), post abortum behandelt oder gar geheilt hat", oder in einem anderen Falle eine „Sinusphlebitis (ausgehend von einer Otitis media oder von einem Gesichtsfurunkel), mit Angabe des entsprechenden Erregerbefundes (ob durch Staphylokokken, Streptokokken usw.).

Es ist uns der Vorwurf gemacht worden, daß unsere Forderung, ein Therapeuticum nur dann als wirklich erfolgreich anzuerkennen, wenn es bei einer Erkrankung verwandt würde, bei der ehedem mit einer Letalität von fast 100% zu rechnen war, viel zu hoch gespannt sei und daß die wissenschaftliche Forschung dadurch eher gehemmt als gefördert würde. Ich glaube aber, daß man hinsichtlich der Therapie mit seiner Forderung nicht weit genug gehen kann. Nichts ist für den Fortschritt der Medizin verhängnisvoller als therapeutische Scheuklappenpolitik zu betreiben.

Seit den letzten Darstellungen der septischen Erkrankungen ist nun auf dem Gebiet der Therapie eine grundlegende Wandlung eingetreten und während man sich früher, rückschauend, über die Chemotherapie verhältnismäßig kurz fassen konnte, steht man nun neuerdings vor der mühevollen Aufgabe, die moderne Medikamentation zu sichten und auf Grund eigener Erfahrung und der aus Literaturangaben zu beurteilen.

Seit der Entdeckung einer wirksamen Prophylaxe durch SEMMELWEIS ist die unheimliche Zahl septischer Erkrankungen im Puerperium und nach chirurgischen Eingriffen wesentlich vermindert worden. Manche Sepsisformen sind von da ab durch die zunehmende Vervollkommnung desinfizierender Maßnahmen im Frieden immer mehr zurückgegangen — man denke nur an den Hospitalbrand, an die Gasödemerkrankungen, an Milzbrand u. a. — Dagegen scheinen wieder andere Sepsisarten viel mehr als früher in den Vordergrund gerückt (z. B. Thrombophlebitis post anginam, Endocarditis lenta, Pylephlebitis u. a.).

Es ist dabei am Platz hier noch einmal zur Frage der *Verhütung* Stellung zu nehmen.

DOMAGK schreibt: „Wenn die Sterblichkeit am Kindbettfieber in Deutschland 1932 je 1 Million Schwangerschaften noch 1200 Todesfälle betrug, 1938 aber nur noch 400, also 800 Todesfälle weniger als im Jahre 1932 und anderen Jahren, in denen noch keine Sulfonamidbehandlung durchgeführt wurde, so können wir diese Tatsache nicht mit dem Hinweis übergehen, daß die Sepsis bei den einzelnen Menschen sehr verschiedenartig verlaufen kann". Daß hier die Sulfonamide bei vielen Patientinnen durch rechtzeitige Anwendung das Zustandekommen einer unheilbaren Sepsis überhaupt verhindert haben, möchten wir nicht bestreiten.

REICHERT kommt bei Bewertung aller Faktoren zu dem Schluß: „Der großartige Erfolg einer Verminderung der Aborttodesfälle um 1000, d. h. weit mehr als die Hälfte, wird insbesondere in den letzten Behandlungsjahren auf die Fortschritte auf dem Gebiet der modernen Chemotherapie zurückgeführt."

Wir möchten also den prophylaktischen Wert einer vernünftigen Sulfonamidtherapie keinesfalls anzweifeln. Bei der Bewertung dürfen wir aber nicht allein aus dem Rückgang von Erkrankungs- und Mortalitätsziffern Schlüsse ziehen.

Bei einer Umfrage über die Behandlungsmethoden der croupösen Pneumonie ist schon einmal angegeben worden, daß die Sterblichkeit von Pneumoniekranken (unter 50 Jahren) ohne Chinin 15,6 und mit Chinin nur 9,87% betrug. Aber trotzdem wurden später die Todesziffern von anderen Autoren wieder auf 29% angegeben. Auf Optochin hin glaubte man die Todesziffer von fast 30 auf 5,08% gemindert zu haben. Warum hat man ein solches Mittel nicht beibehalten, wenn es so erfolgreich war?

Ein anderer Autor warnte damals geradezu vor Anwendung des Optochins, bei Kindern z. B. habe es niemals etwas genützt, sondern immer nur geschadet.

Das Problem, wie man am sichersten prophylaktisch das Übergreifen von pathogenen Keimen, die in den mit der Außenwelt in Verbindung stehenden Körperöffnungen (Mund, Nase, Urethra, Mastdarm, Vagina) vorhanden sind, auf das Gewebe unterbinden kann, ist immer wieder von neuem zu lösen versucht worden.

Es sei hier aus einer Arbeit von BUMM aus dem Jahre 1921 über die Behandlung des Puerperalfiebers folgende Literaturstelle wiedergegeben:

„Um sich vor Illusionen und die Kranken vor nutzlosen Eingriffen zu bewahren, muß man sich bei der Behandlung des Puerperalfiebers der folgenden zwei Tatsachen bewußt bleiben: Erstens gibt es keine Möglichkeit, eine infizierte Wunde durch antiseptische Maßnahmen von den krankmachenden Keimen zu befreien. Ihre Ausstoßung und die Reinigung der infizierten und der Nekrose verfallenen Gewebsstelle kann nur durch die natürliche Reaktion des Organismus erfolgen.

Zweitens besitzen wir bis heute noch kein Arzneimittel, mit dem wir eine Infektion wirksam bekämpfen könnten, die aus einer örtlichen zu einer allgemeinen geworden ist.

Gegenüber den Bakterien der Wundinfektion ist die Sterilisatio magna frommer Wunsch geblieben. Wenn sich entfernt vom Orte der ersten Invasion septische Herde entwickelt haben, die das Blut mit Toxinen und Bakterien speisen, versagen alle Sera und sonstige Mittel, die man per os, subcutan oder intravenös anwenden kann."

Diese Worte deckten sich mit den Ausführungen SCHOTTMÜLLERs aus dem Jahre 1914. Man hat schon vor 30 Jahren über diese apodiktische Erklärung zweifelnd den Kopf geschüttelt und immer wieder ist diesem Pessimismus bei Entdeckung eines neuen Chemotherapeuticum ein größerer Optimismus gefolgt. Eine Keimvernichtung, allerdings beschränkt auf die Oberfläche der Schleimhaut, hat man vorübergehend durch Spülungen mit den verschiedensten Desinfizientien wohl schon immer erreicht, sobald aber die Keime im Gewebe Fuß gefaßt haben und die keimvernichtenden Mittel nicht oder nur ungenügend in die keimbesiedelten Nischen, Buchten, Wundnekrosen eindringen können, bleibt ihre Wirkung problematisch.

Dies leitet weiterhin über zu der therapeutischen Frage: *Wurde in der Abortbehandlung ein Fortschritt erzielt?* Sie wurde neuerdings von RIFFART 1950 aus der EYMERschen Klinik in München gestellt und beantwortet.

Es wurden an einem Gesamtmaterial von über 4000 Fällen die Zeitabschnitte von 1918 bis 1921 mit 2013 und 1945—1948 mit 2182 Fällen miteinander verglichen. Die Aufteilung des Krankengutes erfolgte zunächst in Fieberhafte und Nichtfieberhafte. Beide Gruppen wurden in Aborte und Partus immaturi unterteilt. „Es zeigte sich 1945—1948 eine Abnahme der fieberhaften Aborte um 20,31%, während die Partus immaturi der Nichtfiebernden im gleichen Zeitabschnitt um 36,92% zunahmen. Als wesentlich muß der Vergleich der Mortalität angesehen werden. Diese betrug 1918—1921 bei 2013 Patientinnen 3,20% (65 Todesfälle), während sie 1945—1948 bei 2182 Patientinnen 0,45% (10 Todesfälle) betrug. Besonders groß war der Unterschied bei den fieberhaften Gruppen: 1918—1921 8,59% (55 Todesfälle), 1945—1948 1,17% (6 Todesfälle). Die hauptsächlichste Todesursache ist in beiden Zeitabschnitten die Peritonitis.

Wie aus der Mortalität hervorgeht, haben sich die Verhältnisse wesentlich gebessert. Die Verbesserung wird auf die *exspektative* Therapie und auf eine *andere Art der Abtreibung*, die sich aus der Verschiebung des Krankengutes zugunsten der Partus immaturi ergibt, zurückgeführt.

Ohne natürlich der Sulfonamidprophylaxe den Wert abzusprechen oder gar die Sulfonamidtherapie als unnötig zu bezeichnen, scheint uns doch gerade die Frage der Prophylaxe eine kritische Einstellung zu verlangen. Wir stimmen mit RIFFART überein, wenn er sagt, sofern man diese wesentlich verminderte Erkrankungs- und

Todesziffer *allein* einer Schutzprophylaxe mit Sulfonamiden zuschreiben würde, ginge man dabei an manchen Tatsachen vorüber.

RIFFART zieht folgenden Schluß:
„Wir sind der Ansicht, daß die exspektativ-konservative Behandlung des fieberhaften Abortes noch immer zu Recht geübt wird. Die Ergebnisse mit 0,45% Mortalität 1945—1948 stehen mit an der Spitze, obwohl unsere Sulfonamidtherapie zurückhaltend war und von den neueren Chemotherapeutica kaum Gebrauch gemacht wurde."

Die instrumentelle Ausräumung ohne Dilatation stellt auch jetzt noch die günstigste operative Methode dar, wie schon von SCHOTTMÜLLER und HEYNEMANN früher betont wurde. Wir entnehmen dieser Statistik von RIFFART zugleich, wie vorsichtig man bei dieser Beurteilung von Heilziffern sein muß. Hätte man die Frage gestellt: „Wurde in der Abortbehandlung ein Fortschritt seit Einführung einer neuen Heilmethode erzielt", so würde man beim Vergleich der 2000 Fälle von 1918—1921 mit 2000 Fällen von 1945—1948 zu dem anfechtbaren Resultat gekommen sein, daß die besseren Erfolge der letzten Jahre — eine Ansicht, die verschiedene Autoren (BERNHART, PASCHE u. a.) im Gegensatz zu HEYNEMANN, SCHMIDT-ELMENDORFF, MARTIN aufrecht halten — *allein* den Chemotherapeuticis zuzuschreiben sei.

Eine große Rolle spielt weiterhin der Keimgehalt der Körperöffnungen. Grundsätzlich muß angenommen werden, daß *jede Wunde*, die nicht unter chirurgisch aseptischen Kautelen gesetzt ist, *als infiziert angesehen werden muß*. Dies gilt vor allem für die Unfallwunden und Kriegsverletzungen, die mit Schmutz, Staub, insbesondere aber für solche, die mit Erde in Berührung gekommen sind.

Im Kapitel „Infektion der offenen Wundhöhle" sind wir speziell auf diese Frage eingegangen und haben darauf hingewiesen, daß wir in *eigenen* klinisch-bakteriologischen Arbeiten schon 1916 aus jeder Schußwunde, in die Erdschmutz oder Tuchpartikel hineingekommen waren, gasödembildende Bakterien (außer pathogenen und apathogenen Aerobiern und Anaerobiern z. B. auch den FRAENKELschen Gasbacillus) züchten konnten.

Es sei weiterhin auf unsere Arbeiten von 1914 verwiesen, wonach Gasbacillen auch beim fieberhaften Abort unter bestimmten Voraussetzungen strömend im Blut angetroffen werden können. *Schon bis zu 30% finden sich Gasbacillen übrigens in der normalen Vagina.*

In den meisten Fällen werden diese gewiß nicht indifferenten Keime zusammen mit Wundsekreten aus Höhlen und Wunden herausgespült.

Würde sich so die Natur nicht helfen und würden diese Keime nicht nur in außergewöhnlichen Fällen weiter ins Gewebe eindringen, dann wären wohl Hekatomben von Verwundeten an ihrer Gasbacilleninfektion gestorben. Es wäre aber auch die Todesziffer bei inkompletten infizierten Aborten ins Unermeßliche gestiegen.

Danach wäre fast die Frage berechtigt: Ist es überhaupt nötig, Wunden — abgesehen durch eine reinigende, mehr kosmetischen Wert besitzende Spülung — noch weitgehender von Keimen zu befreien? Es würde ketzerisch erscheinen, diese Frage aufzuwerfen, wenn eben nicht die Natur in den meisten Fällen uns den Beweis selbst vor Augen führte, daß sie mit ihren eigenen Heilkräften in der Lage ist, sich der Keime zu erwehren. *Aber wir werden selbstverständlich nie darauf verzichten, für Wundspülungen Mittel anzuwenden, die nachweislich, wie das etwa mit Marfanil der Fall ist, Gasbacillen (um ein Beispiel anzuführen) zu vernichten vermögen.* Man wird aber allein dadurch, daß man eine desinfizierende Spülung einer Wunde, der Vagina, der Mundhöhle usw. durchführt, ein Weiterschreiten der Infektion kaum verhindern können. Mit anderen Worten: In Anbetracht der ständigen Anwesenheit solcher Keime in den oben erwähnten Brutstätten einerseits und der geringen Zahl sich ausbildender septischer Erkrankungen (vor allem von Gasödemen) andererseits wird man den sicheren prophylaktischen Wert zur Verhütung einer septischen Infektion, d. h. eines Streuherdes und seiner Auswirkungen, nicht beweisen können.

Nach diesen Vorbemerkungen, die sich ganz allgemein auf die Verhütung einer septischen Infektion beziehen, möchten wir auf einige Gesichtspunkte eingehen, die unser therapeutisches Vorgehen gegen septische Erkrankungen leiten müssen.

1. Wesentlich ist, daß wir versuchen, ganz elektiv auf die Erreger der jeweils vorliegenden Infektion einzuwirken. Wir werden dabei zu erörtern haben, was für einen Nutzen die früheren Medikamente erbracht haben und welche noch besseren Therapeutica uns zur Zeit zur Verfügung stehen.

Es dürfte nicht möglich sein, die Zahl von Medikamenten anzuführen, die sich als unbrauchbar erwiesen haben. Wichtiger erscheint die Frage, ob der vom Verfasser vor vielen Jahren geprägte Satz: ,,Hätte auch nur eines der vielen von den verschiedensten chemischen Fabriken als Heilmittel bei den septischen Erkrankungen angebotenen Präparate die Versprechungen erfüllt, die die Prospekte angekündigt haben, dann würden nicht immer wieder neue Sepsis-Medikamente auftauchen", seit Einführung der Sulfonamide, noch Geltung hat.

2. Auszuschalten ist auch eine Therapie, die nur auf Keime gerichtet ist, die im Blute kreisen. Die Abtötung der Keime, die sonst das Blut selbst bewerkstelligt, schien uns in den Fällen, wo ein solches Desinficiens die Keimvernichtung zu brüsk hervorruft, nicht einmal immer erwünscht. Ein weiteres Eindringen der Keime in die Blutbahn von einem noch vorhandenen Sepsisherd könnte dadurch nicht verhütet werden. *Eine Chemotherapie, die eine Sterilität des Blutes allein erwirken will, muß sich als nutzlos erweisen.*

3. Woraus erklärt sich, daß der eine Autor eine geradezu unwahrscheinlich hohe Heilungsziffer durch ein Medikament veröffentlichen kann, der andere dagegen nur von völligen Versagern spricht?

Unseres Erachtens kann das nur mit der Ungleichartigkeit des zur Beurteilung benützten Materials zusammenhängen, vermutlich insoferne, als der eine Autor das Mittel vorzugsweise beim septischen Abort anwendet — der an und für sich schon eine gute Prognose aufweist —, während der andere dieselben Sepsistherapeutica bei der septischen Endokarditis oder septischen Thrombophlebitis, im Uterus-, Pfortader- oder Jugularisgebiet völlig erfolglos versucht. Ein therapeutischer Erfolg kann nur einer Kritik standhalten, wenn das Mittel bei gleichartig gelagerten Fällen beim Menschen verwendet wird. Als Testobjekt kann nicht der Tierversuch gelten. Voraussetzung ist also, daß für die Beurteilung die Art der Erkrankung genau bekannt wird.

Der fieberhafte Abort mit seiner anerkannt hohen Spontanheilungsziffer hat auszuschalten, mögen aus seinem Krankheitsbild noch so viele Schüttelfröste drohend herausragen.

4. Wir bringen hier noch einmal den Satz von SCHULTEN: ,,Wenn es doch endlich verboten würde, die Streptokokkenmäuseinfektion, die außer dem Erreger nichts mit menschlichen Verhältnissen gemein hat, als Testobjekt zur Erprobung septischer Heilmittel zu verwenden."

Unsere Forderung, ein neues Mittel vor seiner Anwendung bei Sepsisfällen auf seine Wirksamkeit auf Streptokokken beim Erysipel, auf Colibacillen bei einer Pyelitis zu prüfen, findet ihre Begründung darin, daß wir bei diesen Krankheiten mit unseren Augen verfolgen können, wie die Beeinflussung des Infektionsprozesses vor sich geht.

Man muß sich auch darüber klar sein, daß bei beiden Erkrankungen spontan Heilungen vorkommen; auch hier lernen wir demgemäß noch mehr aus dem *negativen* Ergebnis. Wenn trotz eingespritzter hochdosierter Metallösungen, die im Reagensglasversuch ihre Wirksamkeit erweisen, die Bakteriurie in keiner Weise abnimmt, oder wenn das Erysipel unvermindert weiter wandert, dann dürfen wir kaum annehmen, daß das Mittel Infektionsherde angreifen könnte, die tief im Gewebe sitzen und häufig durch thrombosierte Massen vom Säftekreislauf abgeschlossen sind.

5. Bei konsequenter Beibehaltung unserer Auffassung von der Bedeutung des Sepsisherdes müssen wir immer wieder betonen: *Eine einheitliche Therapie der septischen Erkrankungen kann es gar nicht geben.* Es gibt eigentlich für jede der

in unserem Schema aufgeführten Sepsisform ganz individuelle Therapiearten, die sich aus verschiedenen Komponenten zusammensetzen:

1. aus der Keimvernichtung,
2. aus der Ausschaltung des Sepsisherdes,
3. aus der Behandlung der Metastasen,
4. aus der Behandlung der nicht direkt bakteriellen Nebenerscheinungen oder aber aus der allgemeinen Toxinwirkung,
5. aus der Verhütung des Kreislaufversagens,
6. aus einer Stärkung der Widerstandsfähigkeit,
7. aus der Erhaltung des Kräfte- und Ernährungszustandes.

Ältere antibakterielle Chemotherapie.

Man muß die Zeit erlebt haben, als es PAUL EHRLICH gelungen war, im Salvarsan einen chemischen Stoff zu entdecken, der imstande war, den Syphiliserreger zu vernichten, ohne zugleich die Funktionen des Keimträgerorganismus zu schädigen. Keimtötende Mittel gab es auch vorher in Massen; aber sie erwiesen ihre hohe desinfizierende Wirkung nur im Reagensglasversuch, therapeutisch angewandt versagten sie oder sie hatten beachtliche Nebenwirkungen.

In der 2. Auflage dieses Handbuches führten wir (SCHOTTMÜLLER-BINGOLD) unter den auf kausale Therapie ausgerichteten Mitteln noch die MORGENROTHschen (organischen) Chininpräparate auf, die wie das Vuzin noch in einer Verdünnung von 1:80000 im Reagensglas gegen Strepto- und Staphylokokken wirksam waren. Wir wandten seinerzeit neben diesen Mitteln noch das Hydrochinin, Optochin, das Eukupin und selbstverständlich auch häufig das Chinin selbst an.

Eine Zeitlang hat bei der Pneumoniebehandlung das Optochin eine große Rolle gespielt. Bei unseren damals häufiger beobachteten Pneumokokken-Endokarditis- und Meningitisfällen hat es vollkommen versagt.

Sehr lange haben sich die Silberpräparate gehalten, vor allem das schon seit 1895 von CREDÉ eingeführte Collargol. Es wurde später von Elektragol und dem Dispargen abgelöst, einem Silberpräparat mit einem besonders hohen Dispersionsgrad. Schließlich ging man zu anderen organischen Silberverbindungen über. Neben dem Argotoxyl führte man Metallpräparate ein, die an bakteriotrop wirkende Farbstoffe gekuppelt waren, wie z. B. das Methylenblausilber. Andere Farbstoffe stellten Acridinverbindungen dar, wie das Trypaflavin (Panflavin), das Argoflavin, das Rivanol (und schließlich auch das Atebrin). Von den Goldpräparaten seien das Solganal erwähnt, das aber wegen seiner toxischen Nebenwirkung (Exanthemen) nur mit Vorsicht anzuwenden war.

Alle diese Präparate reichten nicht aus. Man verließ bald das eine und wandte sich dem anderen zu, in der Hoffnung, daß das Bessere des Guten Feind sei.

Eine Zeitlang nahm man an, daß man eine *indirekte Einwirkung des Mittels auf den Erreger* erreichen könne, indem man den Organismus zu einer höheren Abwehrleistung anspornte (wie man das früher schon von Antimon annahm). Vielleicht lag auch der Wert der angeführten Chemotherapeutik hauptsächlich darin, daß die Speicherungsfähigkeit des RES stärker angeregt wurde. Wir waren immer der Annahme, daß diese Wirkung auch in das Gegenteil umschlagen könne, d. h., daß das RES mit dem Metall beladen und blockiert und so seine Abfangtätigkeit ganz ausgeschaltet werden könne.

Eine Zeitlang wagten wir mit dem Optochin Dosierungen, die an die Grenze des Toxischen hingingen, ohne daß wir einen Erfolg gesehen hätten. Es wäre dies deswegen zu erwähnen, weil manche Autoren beim Versagen der Antibiotica eine Kombinationstherapie mit alten Silber- oder Chininmedikamenten wieder versuchen.

Es steht also dahin, wieweit die früheren Chemotherapeutica günstigenfalls eine *unspezifische* Wirkung hatten.

Die Reizkörpertherapie

wurde routinemäßig schon bei geringsten Temperatursteigerungen angewandt, so daß sie demnach in die Prophylaxe hineinragt; sie spielte kurz nach dem ersten Weltkrieg eine sehr große Rolle. Injektionen mit Milch, Aolan, Abijon, Terpichin, Yatren, Novoprotin, Pyrifer, abszeßbildendem Terpentinöl, mit Omnadin, Eigenblut und anderen mehr oder weniger gewebsschädigenden Mitteln lösten einander ab.

Es bestand von vornherein ein Zweifel, auf welcher Grundlage eigentlich diese unspezifische Wirkung bestehen sollte. Ursprünglich glaubte man, daß die Zunahme der Leukocyten einen therapeutischen Wert (vermutlich durch Zuführung von Opsoninen) bedinge, oder daß eine Neubildung bzw. Mobilisierung von Schutzstoffen erfolge. Es gibt kaum eine Theorie, die nicht durch das Tierexperiment zu beweisen versucht wurde, es gibt aber auch keinen „anscheinenden" Erfolg, der bei menschlichen Infektionen durch die unspezifische Therapie nicht einer Kritik unterzogen werden könnte.

Nil nocere steht natürlich im Vordergrund jeder Aktion, die peroral, durch Injektion intra-, subcutan, intravenös oder sonstwie operativ, vorbeugend oder therapeutisch unternommen wird. Wie viele Bakterien werden wohl durch intravenöse Injektionen nicht sorgfältig gereinigter Spritzen schon ins Blut befördert worden sein? Hier zeigt sich am besten, wie gut Blut und Abfangstätten keimtötend mit den Bakterien fertig werden.

Wir haben nur einmal ein Gutachten darüber abzugeben brauchen, als ein Arzt durch eine intravenöse Injektion eine septische Thrombophlebitis mit *tödlichem* Ausgang heraufbeschworen hatte. An Injektionsstellen, z. B. intramuskulär, können sich allerdings metastatisch Keime ansiedeln und so zu Gasödem Veranlassung geben. Das gilt vor allem für Medikamente, die wie Coffein, Gelatine u. a. unter Umständen zu Gewebsschädigung führen. Derartige Fälle von Gasödembildung sind häufiger beschrieben.

Man spricht immer wieder von einer Unterstützung des Organismus zur besseren Ausbildung von Antikörpern, zur Hebung seiner Widerstandskraft. Wenn man die Polypragmasie betrachtet, die heutzutage mit den verschiedensten, keineswegs indifferenten Mitteln durchgeführt wird, so muß man sich nur zu oft wundern, wie widerstandsfähig sich die Natur des Menschen auch gegenüber Schädigungen verhält. Man möchte glauben, daß der Grundsatz des *Nil nocere* von den alten Ärzten besser eingehalten worden ist, als von den modernen, denen so häufig durch Schrift und Wort immer wieder neue, keineswegs indifferente Medikamente geradezu aufgenötigt werden!

Aufgegeben wurde auch die früher viel durchgeführte *Vaccinetherapie* sowohl mit eigenen Keimen wie mit fremden. Schließlich ist ja im Wesen der Sepsis schon eine Autoinocculation durch die Giftstoffe von selbst gegeben. Man könnte also genau so Argumente gegen diese Vaccinetherapie anführen. Das gilt ebenso für die Heterovaccine wie für die Autovaccination ebenso auch für die Antivirusbehandlung. Überholt ist auch durch unsere Sulfonamid- und Antibioticatherapie die früher so häufig angewandte

Spezifische Serumtherapie.

Am besten hat sie noch eine Wirkung bei *Pneumokokkeninfektionen* (mit Ausnahme der Pneumokokkenmeningitis und der Pneumokokken-Endokarditis) entfaltet. Zum ersten Male wurde sie in Deutschland von KLEMPERER inauguriert und von 1910 ab von NEUFELD und HÄNDEL und 1913 von COLE und DOCHEZ beim Menschen angewandt. Seitdem von GUNDEL die verschiedenen Pneumokokkentypen festgestellt werden konnten, wurde ein Mischserum der Typen I, II und III in hohen Dosen injiziert.

Die seit 1915 so erfolgreich durchgeführte Tetanusserumprophylaxe führte dazu, auch gegen Gasödem ein Serum herzustellen. Auch dieses konnte bei Berücksichtigung der Tatsache, daß zwar der FRAENKELsche Gasbacillus weitaus der häufigste Erreger des Gasödems ist, aber daneben auch der Pararauschbrandbacillus, der NOVYsche Ödembacillus und (wenn auch selten) der Bacillus histolyticus in Frage kommt, ebenfalls nur als *Mischserum* gegen diese Erreger eine Aussicht auf Erfolg haben. Von diesem Gesichtspunkt aus ist ein polyvalentes Gasödemserum von den *Behring*-Werken hergestellt worden. Es enthält: 20000 iE Anti-perfringens, 12000 iE Anti-vibrion-septique, 15000 iE Anti-oedematiens, 1000 iE Anti-histolyticus in 50 cm^3. Intravenös muß es unter entsprechenden Vorsichtsmaßnahmen (Narkose-Desensibilisierung, probatorischer Vorversuch, Verdünnung in 1 Liter physiologischer Kochsalzlösung) innerhalb $1^1/_2$ Std injiziert werden. Für eine Frühprophylaxe in den ersten 4 Std ist ein besonderes Serum hergestellt worden, das in 8 cm^3 ungefähr $^1/_6$ der internationalen AE enthält.

Die Herstellung von Sera gegen *Staphylokokkeninfektionen* ist zwar ebenfalls versucht worden, hat aber kaum je eine therapeutische Anwendung gefunden.

Das gleiche gilt für die *Streptokokkeninfektionen*. Auch hier hat man sich um die Herstellung von Sera zur *passiven* Immunisierung bemüht, nachdem eine *aktive* Immunisierung von vornherein aussichtslos erschien.

Eine besondere Bedeutung hat das Streptokokkenserum gegen *Scharlach* gefunden, bei dem der Vorzug darin besteht, daß hier wirklich bestimmte Streptokokkentoxine eine Rolle spielen. Ein solches antitoxisches Serum stammt vom Pferd und wird vor der eigentlichen intravenösen Injektion einige Stunden vorher durch eine probatorische intravenöse Vorinjektion mit kleinster Dosis zur Verhütung von Überempfindlichkeitserscheinungen gegenüber Pferdeserumeiweiß bzw. gegen die Gefahr eines tödlich wirkenden allergischen Schockes injiziert. Leider sind große Mengen (30—50 cm^3) beim Erwachsenen nötig.

Bei unseren Streptokokkensepsisfällen, vor allem bei der *Streptokokken-Endokarditis*, haben wir mit dem Streptokokkenserum nur Versager gesehen. Es hätte wohl bis zu einem gewissen Grade entgiftende Wirkung zeigen können, nie aber hatte es einen Einfluß auf das Streptokokkenwachstum. Während der Scharlachstreptococcus also immerhin noch ein spezifisches Toxin aufweist, hat man ein reines Toxin von den anderen Streptokokkenarten kaum gewinnen können.

Man hat versucht, *antitoxische und bactericide* Sera herzustellen. Ein Mischserum haben die Behring-Werke in Form des *Streptoserins* gewonnen. Für ein „Puerperal-Mischsepsis-Antitoxin"-Warnekros wurden ausschließlich Puerperalstreptokokken und Staphylokokken verwendet. Schließlich wurden auch von den Behring-Werken noch Immunisierungsversuche gegen *Streptococcus viridans* vorgenommen.

Heutzutage wird man auf eine solche Serumtherapie, die nicht einmal streng genug auf die verschiedenen Typenarten eingestellt sein kann, nur bei einem völligen Versagen *aller* anderen therapeutischen Maßnahmen zurückgreifen.

Zum Schluß soll nur noch das *Meningokokkenserum* Erwähnung finden, von dem man sich eine Zeitlang eine so große Wirkung versprochen hat, seitdem JOCHMANN die intralumbale Injektion mit einem antiinfektiösen, durch Immunisierung von Pferden mit Meningokokken gewonnenen Serum empfahl. Andere Sera zur Bekämpfung septisch infektiöser Prozesse haben nur noch eine historische Bedeutung.

Eine Chemotherapie, die nicht auf eine spezifische Desinfektion gerichtet ist, deren chemotherapeutische Wirkung vielmehr vom biologischen Gesichtspunkt her zu beantworten ist, trat seit 1932 auf in Gestalt der

Sulfonamidtherapie.

Seit der Entdeckung des Prontosils hat eine Entwicklung dieser auf bestimmte Wachstumsphasen und Stoffwechselvorgänge der Bakterienzellen, insbesondere Streptokokken, Pneumokokken, Meningo- und Gonokokken, gerichtete Therapeutica eingesetzt, wie sie kaum auf einem anderen Gebiet zu beobachten war. Da sich die Sulfonamidkörper mit den verschiedensten aliphatischen und cyclischen Resten verbinden lassen, wurden in kurzer Zeit Kombinationspräparate hergestellt.

Man war dabei bestrebt, toxische und allergische Nebenwirkungen immer mehr einzuschränken, die Agranulocytosegefahr zu verhindern, die Giftwirkung auf die Niere (im Sinne einer Sulfonamidnephrose oder einer serösen interstitiellen Nephritis) zu verhüten. Das Mittel sollte weiterhin eine besonders gute Löslichkeit und Resorbierbarkeit haben, es sollte nicht zu krystallinischen Ausfallungen in den harnableitenden Wegen führen können. Man hat zur Verhütung der *Auskrystallisation* in der Praxis reichlich Flüssigkeitszufuhr und Alkalisierung des Urins empfohlen, aber bei manchen Präparaten diese Komplikation nicht verhindern können, ebenso auch nicht das Auftreten der durch unphysiologische Oxydation des Hämoglobins (Met- und Verdohämoglobin-Bildung) hervorgerufenen *Sulfonamidcyanose*.

Wir geben hier eine Tabelle wieder aus der Arbeit von VIKTOR GRASER über die gebräuchlichsten Präparate.

Tabelle 7.

Albucid:	N-Acetylsulfanilamid	Schering
Badional:	Sulfathioharnstoff	Bayer
Euvernil:	Sulfaharnstoff	v. Heyden
Globucid:	Sulfaäthylbiodiazol	Schering
Irgafen:	Sulfadimethylbenzoylverbindung	Geigy
Irgamid:	Dimethylacrocylsulfanilamid	Geigy
Ladogal:	Paraaminobenzosulfonoxymethylamino N-d-Glykosidsulfonsaures Natron	Boehringer
Marfanil:	salzsaures Salz des 4-Aminomethylbenzolsulfonamid	Bayer
Marbadal-Marfanil + Badional:	als Salzverbindung (Teil des Supronals)	Bayer
Sulfaguanidin:	(Resulfon, Ruocid)	Nordmark, Homburg
Sulfathiazol:	(Cibazol, Eleudron)	Ciba, Bayer
Sulfapyrimidin:	Pyrimal, Debenal, Sulfadiazine	
Sulfamethylpyrimidin:	Methyldebenal, Methylpyrimal, Sulfamerazine	
Supronalum:	Methyldebenal + Marbadal	aa. Bayer
Protocid:	Globucid + Methylpyrimal	Schering
Elkosin:	Sulfa-2,4-dimethylpyrimidin	Ciba
Aristamid:	Sulfa-2,4-dimethylpyrimidin	Nordmark
Diazil:	Sulfa-4-6-Dimethylpyrimidin	Cilag

Damit ist natürlich die Grenze der hinsichtlich ihrer Wirksamkeit ebenbürtigen Präparate in keiner Weise erschöpfend aufgeführt.

Man kann überzeugt sein, daß sich schon nach Drucklegung unserer Abhandlung über die septischen Erkrankungen die Zahl weiterer Präparate wesentlich vermehrt haben wird. Es kann hier im einzelnen Dosierung und Anwendungsweise nicht angeführt werden. (Wir haben in den letzten 2 Jahren uns mehr und mehr auf ganz bestimmte Präparate beschränkt, vor allem auf das Supronalum bei der Endocarditis lenta und auf das Aristamid bei allen Sulfonamidindikationen, aber natürlich häufig genug auch andere Medikamente ausprobiert.)

Die Einführung der Sulfonamide in die Therapie bakterieller Infektionen durch G. DOMAGK, MIETSCH und KLARER, die auf Grund der 1932 entdeckten Beeinflussung der experimentellen Streptokokkeninfektionen bei Mäusen und Kaninchen durch sulfonamidhaltige Azoverbindungen erfolgte, erweckte auch bezüglich der Sepsistherapie neue Hoffnungen. Bei der Beurteilung der

Sulfonamidwirkung, die nicht mehr angezweifelt werden kann, ist es unsere Aufgabe, kurz die Entwicklung der Sulfonamidtherapie bei septischen Erkrankungen zu streifen. Die Sulfonamidwirkung ist bekanntlich keine bactericide im eigentlichen Sinne, sondern beruht auf einer Hemmungswirkung gegenüber den entsprechenden Bakterien. Der Angriffspunkt der Sulfonamide scheinen gewisse Bakterienfermente zu sein. Die Theorie der Verdrängung der für das Bakterienwachstum notwendigen p-Aminobenzoesäure durch die Sulfonamide ist bekannt, wenn sie auch sicher nicht allgemein gültig ist.

Manche sehen auch die Sulfonamidwirkung als Wirkung indifferenter Hemmungsstoffe an, ähnlich den Narkotica (SEVAG u. a. — zit. nach DOMAGK). So erklärt sich auch die Differenz zwischen der Wirksamkeit in vitro, wo die Bakterien ungeschützt der Einwirkung unterliegen können, und der in vivo, wo ja viel kompliziertere Bedingungen vorliegen. Da die Sulfonamide nur eine Hemmungswirkung entfalten, nicht direkt die Bakterien abtöten, muß gerade bei der Bekämpfung septischer Prozesse immer mit Rezidiven gerechnet werden, einmal weil die anatomischen Verhältnisse des Sepsisherdes eine genügend große Wirkung auf die Bakterien nicht ermöglichen, zum anderen, weil es mitunter nicht möglich ist, eine ausreichende Sulfonamidkonzentration überhaupt zu erzielen.

Trotz dieser Einschränkungen bedeutet die Sulfonamidtherapie der septischen Erkrankungen schon deshalb einen Fortschritt weil sie wegbereitend war und ist und wichtige Probleme aufgeworfen hat, die allerdings auch jetzt noch zum großen Teil ihrer Lösung harren.

Wir wollen hier einzelne besonders gebräuchliche Sulfonamide in Beziehung zu den septischen Erkrankungen unserer näheren Betrachtung unterziehen:

Das erste Sulfonamidpräparat, das uns seinerzeit zur klinischen Erprobung übergeben wurde, war das *Prontosil rubrum*, ein 4-Sulfonamid-2,4-diaminoazobenzol. Dieses Mittel zeigte in vitro und bei der experimentellen Tierinfektion eine beachtliche Wirkung gegenüber Streptokokken. Die klinischen Erfahrungen waren aber keine einheitlichen. Bezüglich seiner Wirkung bei septischen Prozessen, insbesondere auch bei der Endocarditis lenta, haben wir schon früher kritisch Stellung genommen. Heute wird das Prontosil nur mehr selten, eigentlich nur mehr beim Erysipel verabreicht, worüber an anderer Stelle berichtet wird (s. S. 1198). Es gab aber eine Zeit, in der „ein Arzt, der Prontosil bei Eitererregern nicht verabreichte, nahezu Gefahr lief (auch in Gerichtsprozessen) eines Kunstfehlers bezichtigt zu werden. Dieser Umstand veranlaßte viele Ärzte, Prontosil bei hochfieberhaften Genitalerkrankungen ausnahmslos zu verabreichen, um bei üblem Ausgang des Leidens dem späteren Vorwurf zu entgehen, über die moderne Therapie bakterieller Infektionen unorientiert zu sein oder sie aus Nachlässigkeit versäumt zu haben (KÄUFLER)."

Bei septischen Streptokokkeninfektionen erlangte das *Tibatin*, ein Galaktosid des 4,4-Diaminodiphenylsulfon, größere Bedeutung. Bei diesem Mittel stand eine sehr gute Wirkung bei der experimentellen Tierinfektion einer nur mäßigen Wirksamkeit im Plattenversuch gegenüber. Man dachte dabei an eine Umwandlung im Körper in eine besonders wirksame Komponente. Die Berichte über die Wirkung des Tibatins bei der Streptokokkensepsis, besonders auch bei der Endocarditis lenta, waren anfangs ermutigend. KAEMMERER hatte bei 3 Sepsisfällen, die aber mangels bakteriologischer Befunde nicht differenziert waren, beste Erfolge gesehen. Bei der Endocarditis lenta wurde Tibatin ebenfalls angewandt und besonders von KERSCHENSTEINER aus der Königsberger Klinik empfohlen. Das Präparat wurde einmal sogar als „Mittel der Wahl" bei Endocarditis lenta bezeichnet. Heute wird das Tibatin kaum mehr verwendet. Es mußte Präparaten Platz machen, von denen man sich eine bessere Wirkung versprach.

Das *Sulfathiazol (Eleudron, Cibazol)* ein 2-p-Aminobenzolsulfonamido-thiazol, erwies sich im Laboratorium als besonders wirksam gegenüber Staphylokokken und Pneumokokken, wie auch gegen Meningokokken. So wurde versucht, Fälle von Staphylokokkensepsis mit Sulfathiazol zu beeinflussen, und auch hier lauteten die ersten Berichte sehr günstig.

So berichten SPINK und HANSEN über 19 Fälle von Staphylokokkensepsis, von denen nur 2 starben. Auch HAMBURGER und RUEGSEGGER sahen bei 12 Fällen 8 Heilungen. RUMMELKAMP und KEEFER erzielten ebenfalls bei Blutkonzentrationen von 3—5 mg-% Sulfathiazol Erfolge bei Staphylokokkensepsis. EBERLEIN berichtet über Heilung einer Staphylokokkensepsis durch tägliche Gaben von nur 4 g Sulfathiazol.

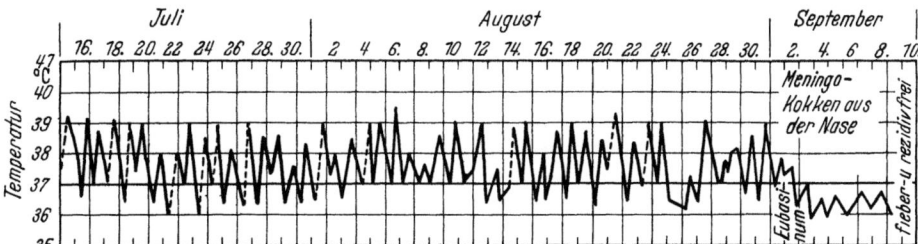

Abb. 51. Fall 1. Beginn aus dem Gesunden mit Schüttelfrost und Fieber. Kopfschmerzen. Allgemeine neuromuskulare Schmerzen ohne Gelenkerguß. Mindestens 9mal Auftreten eines Exanthems. Aus Nasenabstrich einmal bei einem Konsil spärliche Meningokokken. In der Umgebung keine Meningitis. Das allgemeine Befinden schon am Tage des Konsiliums Ende August merkwürdig wenig durch die lange Fieberzeit beeinflußt; ist doch zu bedenken, daß die Patientin mit dem Fieber Anfang August noch verreiste. Sie mußte sich allerdings nach einigen Tagen in ein Distriktskrankenhaus begeben, wo sie 11 Tage verweilte. Von dort reiste sie dann mit dem Zug wieder zurück und blieb in häuslicher Pflege. Neben vielen Salicylaten, Prontosil, Pyramidon bekam sie auch Tauroliniinjektionen, die aber ohne Einfluß waren. Am 2. September setzte die Eubasinumbehandlung ein, und von da ab kam es zu keinem Fieberanstieg und zu keinem Exanthem mehr. Gelenkschmerzen traten nicht mehr auf.

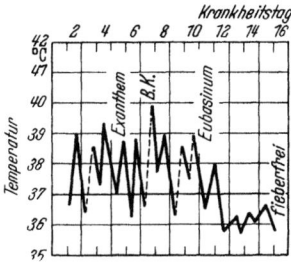

Abb. 52. Fall 2. 45jähriges Fräulein. Beginn mit Schüttelfrost, Gliederschmerzen. Anfangsdiagnose: Gelenkrheumatismus. Am 5. Tag zahlreiche Roseolen. Am 7. Tag Blutkultur im Schüttelfrost. Fünf gramnegative Kokkenkolonien aus 10 cm³ Blut. Ab 11. Tag durch Eubasinum Heilung.

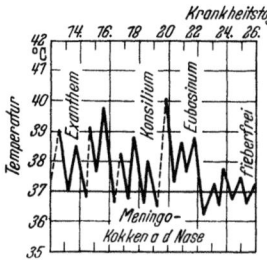

Abb. 53. Fall 3. 39jährige Frau. Die Temperaturen sollen etwa 14 Tage lang abends oft über 39° gewesen sein. Genaue Messung unmöglich. Beginn mit Erkaltung. Gliederschmerzen. Erst nach 8 Tagen bettlägerig. Am 14. Tag „masernähnliches" Exanthem. Am 20. Tag Nasensekret-Kultur: Meningokokken.

Ein weiteres Indikationsgebiet bildet die Meningokokkensepsis. Bei dieser Erkrankung hatte sich bereits das ältere *Sulfapyridin (Eubasinum)*, ein 2-p-Aminobenzolsulfonamidopyridin uns bewährt. STOTT und COPEMAN heilten 15 Fälle mit Sulfapyridin in kürzester Zeit. Wir konnten schon 1944 über mehrere geheilte Meningokokkensepsis-Fälle durch Eubasinum berichten. Der imponierende Erfolg dieser Chemotherapie veranlaßt uns, einige Kurven wiederzugeben (Abb. 51—53).

In letzter Zeit erregte eine neue Sulfonamidverbindung gerade bezüglich der Behandlung septischer Erkrankungen besonderes Interesse. Es handelt sich um das *Supronalum*, ein Präparat, das nach dem Sulfaadditionsprinzip aus Sulfamethylpyrimidin (Debenal M), einem 2-p-Aminobenzolsulfonamido-4-methylpyrimidin und Marbadal, einem Marfanilsalz des Badional (p-Aminobenzolsulfothioharnstoff) zusammengesetzt ist.

1947 berichtete DOMAGK erstmalig über dieses neue Sulfonamid besonders in bezug auf seine Wirkung bei puerperalen Infektionen und gleichzeitig empfahlen es HEILMEYER und KEIDERLING zur Behandlung der Endocarditis lenta. Eine bereits umfangreiche Literatur über diese neue Therapie läßt zur Zeit ein klares Bild noch nicht erkennen.

Wie bereits oben erwähnt, *hängt die Wirksamkeit eines Chemotherapeuticums nicht allein ab von der erreichbaren Blutkonzentration, sondern noch wesentlicher von seinem Eindringungsvermögen in das Gewebe, vor allem in Fibrinschichten, wie sie besonders bei den gefäßgebundenen Sepsisherden vorzuliegen pflegen.* Die thrombotischen Klappenauflagerungen bei der Endokarditis z. B. bilden oft eine unüberwindliche Barriere, so daß auch bei hoher Empfindlichkeit des vorliegenden Erregers ein wirkungsvoller Angriff auf diesen nicht möglich ist. Eine negativ gewordene Blutkultur und zur Norm zurückgekehrte Temperaturen täuschen eine Heilung vor, während in der Tiefe der Thromben die Infektion unbehindert weiterschwelt. Es ist deshalb gerade für die Sepsistherapie die Frage wichtig, inwieweit bestimmte Chemotherapeutica in verschiedene Gewebearten einzudringen vermögen. So ist bekannt, daß in bestimmten Organen, besonders Leber, Niere, Milz und Gehirn, eine beträchtliche Fixation der Sulfonamide erfolgen kann, die oft in enormem Mißverhältnis zu dem Sulfonamidspiegel der Körperflüssigkeiten steht (DOMAGK). Auf der anderen Seite ist der Sulfonamidgehalt in Muskeln, Fett- und Knorpelgewebe zum Teil äußerst gering. So betrug in einem Fall (nach DOMAGK-HEGLER) mit 8 g Sulfapyridin täglich (18 g im ganzen) bei einem 40jährigem Mann der Sulfonamidgehalt der Gewebe (an gebundenem Sulfonamid): Leber 75 mg-%, Milz 60 mg-%, Gehirn 58 mg-%, Nieren 50 mg-%, Herz 42 mg-%, Magenwand 12 mg-%, Fettgewebe 5 mg-%, Sterno-Costalgelenk 2 mg-%, Pectoralis-Muskel Spuren. Der Blutspiegel betrug bei diesem Fall 17 mg-% bzw. 5 mg-% freies Sulfonamid.

Diese bemerkenswerten Unterschiede des Sulfonamidgehaltes verschiedener Organe läßt erkennen, daß die Lage und besonders auch die Durchblutung eines Infektionsherdes entscheidend ist für den chemotherapeutischen Effekt. Nekrotisches Gewebe, dicke Fibrinschichten mit ihrem trägen Stoffwechsel werden nur in bescheidenem Maße eine Sulfonamidanreicherung erzielen lassen. Da diese wiederum abhängig ist von der (gleichbleibenden) Höhe des Blutspiegels, hat sich immer mehr die Forderung ergeben, solche Infektionsherde mit höchstmöglicher Dosierung anzugehen.

Die *Dosierungsfrage* der Sulfonamide ist deshalb zu einem wesentlichen Problem geworden. Obwohl die Toxicität dieser Mittel relativ gering ist, sind doch aus Gründen der allgemeinen Verträglichkeit Grenzen gesetzt. Perorale Dosen über 10—15 g pro die sind kaum einzuhalten, die intravenöse oder intramuskuläre Anwendung empfiehlt sich nur zur schnellen Erreichung eines genügend hohen Anfangsblutspiegels. Besonders bei der Sulfonamidtherapie der Endocarditis lenta (z. B. mit Supronalum), wo aus oben angeführten Gründen eine höchstmögliche Dosierung gefordert wird, ist mit Schwierigkeiten bezüglich der Verträglichkeit zu rechnen. Es hat sich gezeigt (BRAUN), daß bei peroraler Verabreichung der Sulfonamide die freie Salzsäure im Magen abnimmt. Patienten, die an und für sich schon über Magenbeschwerden klagen oder eine entsprechende Empfindlichkeit zeigen, sind nur schwer zur Einhaltung einer genügenden Dosis zu bringen. Zusätzliche Gaben von Natr. bicarb. vermögen eventuell die Verträglichkeit zu bessern. Die Anwendung als Klysma ist für die Dauer nur schwer durchzusetzen, außerdem sind gleichmäßige Resorptionsverhältnisse doch nicht in dem Maße gewährleistet wie bei der parenteralen Zuführung.

Bezüglich der Dosierung selbst sei auf den speziellen Teil verwiesen. Im allgemeinen beträgt die Anfangsdosis für Eubasinum, Cibazol bzw. Eleudron und

Badional 6—8—10 g pro die. Supronalum muß bei septischen Prozessen meist höher dosiert werden, und zwar in anfänglichen Dosen von 10—15 g, später von 5—8 g pro die.

Wie schon erwähnt, erweist es sich als nützlich, den gefundenen Erreger in vitro auf seine Empfindlichkeit gegenüber Sulfonamiden zu prüfen. Denn bei eventuell vorliegender Resistenz des Keimes wäre eine Sulfonamidtherapie ohne Erfolg und wertvolle Zeit geopfert. Die *Testung auf Sulfonamidempfindlichkeit* erfolgt für klinisch-bakteriologische Zwecke am besten mittels Verdünnungsreihen des entsprechenden Präparates in flüssigen oder festen Nährmedien, bei anspruchsvollen Keimen, wie z. B. Streptococcus viridans, eventuell auf Blutagar, dem bestimmte Mengen des Sulfonamids zugegeben wurden. Die Konzentrationen in den Nährmedien sollen etwa zwischen 1:100 und 1:100000 betragen. Eine Hemmung des gefundenen Keimes bei 1:10000 ist als untere Grenze anzusehen, die einen etwaigen Erfolg der Behandlung gerade bei septischen Erkrankungen erwarten lassen kann (s. DOMAGK-HEGLER u. a.).

Wir wissen, daß die meisten unserer Sulfonamide in ihrer bakteriostatischen Wirkung durch Paraaminobenzoesäure gestört werden. Das ist besonders dann der Fall, wenn größere Eiterherde vorhanden sind, deren Peptone eine Paraaminobenzoesäure-artige Wirkung entfalten.

Schon früher haben wir mitgeteilt, daß wir zum ersten Male überhaupt eine Pneumokokkensepsis mit Eubasin geheilt haben. Das gleiche beobachtete CABLE, APPELBAUM, NEAL, BARNETT, HODES, REID und DYHE, MARCOTT, DAWNAY u. a.

Über Erfolge bei Pneumokokken-Endokarditis kann ich aus eigener Erfahrung nicht berichten.

Für *Gonokokkensepsisfälle* wird man heutzutage sich mehr für eine Penicillintherapie entscheiden, wenngleich wir zweimal bei Gonokokkenendokarditis auch einen ausgezeichneten Heilwert durch Supronalum festgestellt haben.

Die Wirkung der Sulfonamide gegenüber *Staphylokokken* hatte von vornherein auch im Tierversuch geringere Resultate gezeigt als bei Streptokokkeninfektionen. Die Erfolge konnten tierexperimentell gesteigert werden durch Mischungen von Marfanil oder Marbadal mit Eleudron bzw. Debenal oder Methyldebenal (DOMAGK).

Über günstige Resultate berichtete MITCHELL bei Osteomyelitisfällen, ebenso GEHRT, KILLMER und NEHRKORN (nach DOMAGK). GEHRT betont Erfolge bei Staphylokokken-Meningitis. Heilung von Sepsis nach Ohren-Nasen-Furunkel ist nach DOMAGK und HEILMEYER auf die Wirkung von Supronalumstößen mit bis 37 g zurückgeführt.

Man wird sich zu einer solchen Therapie immer wieder bewogen fühlen, wenn andere Mittel sich nicht wirksam erwiesen. Unter Hinweis auf unsere Skepsis bei Anwendung von *Marfanil bei ausgebrochenen Gasödeminfektionen der Gewebe —* nicht allein der nach außen geöffneten Wundhöhle — möchten wir der chirurgischen Therapie gegenüber der Sulfonamid- oder Penicillintherapie immer noch den Vorzug geben. Bei den wirklichen Gasödem- und sonstigen Anaerobierinfektionen hat die Chemotherapie mit Sulfonamidpräparaten wenig Aussicht auf Erfolg (SCHOLTEN). KILLIAN weist mit Recht darauf hin, ,,daß das Marfanil ebenso wie das Penicillin in der Kriegschirurgie trotz Hoffnung erweckender Anfangserfolge endlich doch enttäuscht hat''. SCHOLTEN sagt weiter, ,,obwohl es sich bei den Sulfapyrimidinpräparaten um die bisher wirksamsten Sulfonamide handelt, dürfen ihnen außergewöhnliche Erfolge, welche über die Grenzen der Leistungsfähigkeit dieser Substanzen hinausgehen, besonders bei septischen Erkrankungen, Endocarditis lenta und ähnlichen Zuständen nicht zugeschrieben werden''. Wir möchten hinzufügen, die verhältnismäßig geringen Erfolge mit diesem Präparat verpflichten uns, bei der Endocarditis lenta in erster Linie das besser wirkende Penicillin zu verwenden.

Bei drei von uns mit Supronalum behandelten Fällen von *Endocarditis lenta* zeigten zwei der vorliegenden Viridansstämme in vitro einen erheblichen Unterschied bezüglich der Chemoresistenz. Der Fall mit dem in vitro gut beeinflußbaren Keim zeigte klinisch Fieberremission und vorübergehend negative Blutkulturen, während der andere mit dem chemoresistenten Keim völlig unbeeinflußt weiterlief. Eine länger dauernde Remission war in keinem Fall zu erreichen, wobei die anatomischen Klappenveränderungen der fortgeschrittenen Fälle die Unangreifbarkeit des Erregers bedingen dürften. Es sind im wesentlichen die anatomischen Verhältnisse des Sepsisherdes, weniger die Resistenz des Erregers, die den Erfolg der Chemotherapie vereiteln. Auf die Wichtigkeit der Erfassung der Endocarditis lenta im frühesten Stadium muß hier besonders hingewiesen werden. Nur so sind die mit Sulfonamiden geheilten vereinzelten Fälle aus der Literatur zu verstehen (HEILMEYER, CHRISTIE, LONG und BEISS, LOESCHKE, RISAK — bei DOMAGK). Solchen Erfolgen stehen zumeist nur Mißerfolge gegenüber.

Bei unseren Fällen von *Cholangitis lenta* hatten wir mit Sulfonamiden nur Versager.

Eine breite Anwendung der Sulfonamide hat seit 1932, wie oben erwähnt, die *Streptokokkeninfektion* erfahren. Aber gerade hier muß immer und immer wieder die Frage aufgeworfen werden: *Wo ist die Infektion gelagert?* Lokalisierte Streptokokkeninfektionen, an die durch den Blutstrom das Präparat direkt herangebracht werden kann, sind zweifellos durch die meisten Sulfonamidpräparate wirksam beeinflußbar. Anders ist dies, wenn der Infektionsherd durch Thrombosemassen abgeschlossen ist, wie bei der Thrombophlebitis oder Endokarditis, oder wenn es sich um eine Streptokokkenperitonitis handelt. Hier ist es nach unseren Erfahrungen auch nicht durch höchste Dosen von Sulfonamiden möglich, die Infektion zu unterbinden.

Bei der schweren, infolge aufsteigender Infektion der Harnwege oder hämatogen verursachten purulenten Nephritis konnten wir uns auf die medikamentöse Therapie nur selten beschränken. Hilft die Einführung der Ureteren-Katheter mit nachfolgender Spülung nicht, so müssen eben die Fälle dem chirurgisch handelnden Urologen überwiesen werden. Mit Albucid hatten wir noch die meisten Erfolge, vorausgesetzt, daß die Harnwege nicht blockiert waren. Die Pyelonephritis purulenta erschien uns kaum beeinflußbar. Unser besonderes Augenmerk galt von jeher seit der Einführung der modernen bakteriostatischen und antibiotischen Therapie der thrombophlebitischen Sepsis, vor allem deshalb, weil wir so viele Mißerfolge mit der früheren Therapie hatten.

Die Therapie der Sepsis mit antibiotischen Mitteln.

Unter dem Begriffe antibiotische Substanzen verstehen wir eine Stoffgruppe, die von lebenden Substanzen gebildet wird und auf Entwicklung und Wachstum ganz bestimmter bakterieller oder protozoischer Elemente hemmend oder sogar tötend einwirkt.

Die Beobachtung, daß gelegentlich zwei verschiedene Mikroorganismen sich gegenseitig in ihrer Entwicklung auf demselben Nährmedium beeinflussen können, indem eines durch das andere in seinem Wachstum gehemmt wird, geht schon auf PASTEUR zurück. VILLEMIN hat dieses Verhalten 1889 als *Antibiose* bezeichnet. Daß sich auf Grund dieses Phänomens therapeutische Möglichkeiten ergeben können, hatte schon PASTEUR angenommen. Man kannte auch früher schon als Antibioticum das aus Pyocyaneusbacillen gebildete Pyocyanin. Aber erst der neueren Zeit war es vorbehalten, antibiotische Stoffe zu finden, die für die Therapie bakterieller Infektionen ungeahnte Bedeutung erlangen sollten.

In der Zeitschrift „Pharmacie" (November 1947) führt v. WAGNER-JAUREGG bereits 34 wichtige Antibiotica aus Bakterien, Schimmelpilzen nach dem Jahre der Entdeckung an. Sie fanden aber nur zum geringen Teil klinische Anwendung.

Penicillintherapie.

Ebenso wie die Sulfonamide geben auch die Antibiotica die Möglichkeit, in die Wachstumsphase bestimmter Keime einzugreifen, wenn auch die Art ihres Einflusses auf die Bakterien (Katalysatorenwirkung?) nicht näher bekannt ist. Pathogene Erreger scheinen eine größere Empfindlichkeit zu haben als weniger virulente. Im Penicillin haben wir noch den Vorteil, daß es schon in minimalen Konzentrationen therapeutische Wirksamkeit besitzt und Überempfindlichkeitserscheinungen noch geringer als bei den Sulfonamiden sind. Eine Einschränkung der therapeutischen Wirkung erfährt es nur durch das Ferment *Penicillase*, das von bestimmten Bakterien, insbesonders z. B. durch Colibacillen erzeugt wird.

Man nimmt an, daß Penicillin gewisse Enzymsysteme im Stoffwechsel der Bakterien blockiert oder die Utilisation bestimmter, für das Wachstum und die Vermehrung der Bakterien wesentlicher Nährstoffe hemmt. Paraaminobenzoesäure hebt die Wirkung von Penicillin nicht wie bei den Sulfonamiden auf; nach neueren Untersuchungen sollen die Nucleinsäuren die bakteriostatische Wirkung von Penicillin ausschalten. Sie scheinen aber das Wachstum der Keime dabei nicht zu fördern, können aber die durch Penicillin bereits eingetretene Bakteriostase rückgängig machen. Ein Einfluß des Penicillins auf die verschiedenen von Bakterien abgesonderten Toxine ist nach den bisherigen Erfahrungen nicht anzunehmen. Nach den Höchst-Farbwerken ergibt sich auf Grund der Ergebnisse von in vitro-Untersuchungen eine Penicillinempfindlichkeit bei folgenden Erregern: Actinomyces-, Pneumococcus-, Gonococcus-, Staphylococcus- und Streptococcusarten. Das Problem der Penicillinresistenz konnte in vivo nur bei Staphylokokken beobachtet werden. Diese lassen eine Unterscheidung nach primärresistenten, Penicillase bildenden und Penicillin-empfindlichen Staphylokokken zu.

Die Entdeckung des Penicillins war bekanntlich der Tatsache zu verdanken, daß der englische Bakteriologe und Schüler Wrights, Alexander Fleming, 1929 beobachtete, wie Staphylokokken auf der Agarplatte durch die Anwesenheit eines Pilzes, Penicillium notatum Westling, in ihrer Entwicklung gehemmt wurden. Fleming nannte den antibiotischen Stoff, der vom Pilz ausgeschieden werden mußte, Penicillin. Nach verschiedenen Ansätzen, diese Beobachtung praktisch nutzbar zu machen, geriet sie fast in Vergessenheit, bis 1938 Florey, Abraham, Chain u. a. in Oxford das Problem erneut angriffen und 1940 die Reindarstellung des Penicillins gelang.

Die Bestimmung der Aktivität des neuen Antibioticums wurde durch die Einführung der Oxford-Einheit gelöst. Darunter wurde die Menge Penicillin verstanden, die imstande ist, einen bestimmten Teststamm von Staphylococcus in 50 cm^3 Bouillon in seinem Wachstum zu hemmen. Dieser Teststamm war demnach empfindlich gegenüber Penicillin bei einer Konzentration von 0,02 OE je Kubikzentimeter Nährlösung. Die neueingeführte *internationale Einheit*, die etwa der Oxford-Einheit gleichkommt, beruht auf der Wirkung von 0,6 γ des internationalen Standardpräparates, einem reinen krystallisierten Natriumsalz von Penicillin G.

Chemisch ist Penicillin eine organische monobasische Säure mit der empirischen Summenformel $C_9H_{11}O_4N_2R$ (wobei R bei Penicillin I, II, III verschieden ist).

Die gegenüber Penicillin vornehmlich empfindlichen Bakterien sind unter anderem vor allem die grampositiven Kokken: Staphylokokken, Streptokokken (hämolysierende und nichthämolysierende), Enterokokken, Pneumokokken, weiter die gramnegativen Kokken: Gonococcus und Meningococcus.

Die ersten klinischen Berichte erschienen 1941 von Abraham, Chain, Fletscher, Flory, Gardner, Heaty und Jennings, bereits über Fälle von Staphylokokken- und Streptokokkensepsis, die günstig angesprochen haben sollen. Ab 1944 wurde Penicillin in großem

Umfang produziert und die Literatur über diese neue Form der Therapie bakterieller Infektionen wuchs fast ins Unübersehbare.

Bei der Therapie septischer Erkrankungen haben sich die grundsätzlichen Probleme, wie wir sie oben angeführt haben, weiterhin als bestimmend erwiesen. Der therapeutische Erfolg ist allein abhängig von der Möglichkeit der Beseitigung des Sepsisherdes. Da Penicillin in wesentlich geringeren mengenmäßigen Konzentrationen wirksam ist, als das bei den Sulfonamiden der Fall ist, und auch eine praktisch unbedeutende Toxicität aufweist, zeigte sich bald bei verschiedenen septischen Erkrankungen eine deutliche Überlegenheit des Penicillins gegenüber den Sulfonamiden. Durch die Möglichkeit sehr hoher Dosierung war das Eindringen des Penicillins in die Infektionsherde besser gewährleistet. Daß aber auch hier Grenzen gesteckt sind, wurde bald offenbar. GERBER, SCHWARTZMAN und BAEHR untersuchten das Eindringungsvermögen von Penicillin in die Infektionsherde und empfahlen höchstmögliche Dosierung bis zu mehreren Millionen Einheiten täglich, da nur so die Durchdringung in primäre, für die Bakteriämie verantwortlichen Herde möglich sei.

Die Behandlung der thrombophlebitischen Sepsis hat zugleich die Therapie der Lungenmetastasen und der Empyeme mit einzuschließen. Hier erhofften wir uns besondere Erfolge.

Wir haben folgende Technik bevorzugt: Täglich wird das Exsudat abpunktiert und gleichzeitig durch die Punktionskanüle 4mal 50000 Einheiten krystallinisches Penicillin G (Göttingen, gelöst in 10 cm^3 Aqua bidest. steril.) bzw. 2mal 100000 Einheiten von Penicillin Höchst intrapleural instilliert.

Daneben wurde eine Inhalationskur mit einer Penicillinlösung bzw. mikrofeinem Penicillinstaub durchgeführt. Über Anwendungsweise und Auswahl der verschiedenen bis jetzt auch in den Deutschen Werken hergestellten Präparate geben die verschiedenen Prospekte der Fabriken Auskunft.

Als allgemeine Forderung ist natürlich zu erheben, nur solche Infektionen mit Penicillin zu behandeln, deren Erreger sich als Penicillin-empfindlich erwiesen haben. Das Beispiel der Sulfonamide hat gezeigt, daß kritiklose Anwendung die Gefahr des Ausbreitens resistenter Bakterienstämme heraufbeschwört.

Wenn Gewöhnung von Bakterien an die Sulfonamideinwirkung festgestellt ist und somit die Möglichkeit einer erworbenen Resistenz, so sind bezüglich des Penicillins die Verhältnisse vielleicht günstiger. Das Vorhandensein von penicillinresistenten Erregern auch bei Gruppen, die sich im allgemeinen durch hohe Penicillinempfindlichkeit auszeichnen, ist offenbar. Nach VOUREKA und HUGHES wird aber z. B. die Häufigkeit penicillinresistenter Staphylokokkenstämme überschätzt. Immerhin sprachen von 315 untersuchten Stämmen 24 (7,6%) nicht auf 1 E Penicillin je Kubikzentimeter an. Nachdem die Empfindlichkeit der Teststämme bei 0,02—0,06 E je Kubikzentimer liegt, ist diese Tatsache doch bemerkenswert. ROUNTREE und THOMSON haben die Häufigkeit von penicillin- und streptomycinresistenten Staphylokokken in einem Krankenhause geprüft und kamen zu erstaunlichen Ergebnissen. Von 228 Stämmen von Staph. pyogenes (von 196 Kranken) erwiesen sich 121 (53%) von 92 Kranken als penicillinresistent. Die Analyse dieser Fälle ergab, daß nur acht die Infektion mit resistenten Erregern außerhalb des Krankenhauses erworben haben. Die übrigen Fälle ließen eine Infektion innerhalb der (besonders chirurgischen) Abteilung oder eine Resistenzentwicklung der Keime während des Krankenhausaufenthaltes nachweisen.

Solche Berichte sind zwar bisher nur vereinzelt veröffentlicht, aber sie erscheinen nicht minder bedeutungsvoll. Da man also immer mit dem Vorliegen penicillinresistenter Stämme rechnen muß, ist vor Behandlungsbeginn eine *Testung auf Penicillinempfindlichkeit* unbedingt anzustreben. Das Prinzip der Methodik kann hier nur kurz angedeutet werden (s. HENNEBERG).

Bei der Testung soll tunlichst ein Teststamm, etwa der Staphylokokkenstamm S. G. 511, als Vergleich mitgetestet werden. Dieser Stamm hat eine ziemlich konstante Empfindlichkeit von 0,05—0,06 E/cm^3.

Einfach ist die Prüfung der Penicillinempfindlichkeit im *Lochtest*. In ein Agarloch oder in einen kleinen Zylinder, der in der Mitte der Agarplatte aufgesetzt wird, bringt man eine Penicillinlösung von etwa 2—5 E/cm^3. Der zu prüfende Bakterienstamm, wie der Teststamm werden strahlenförmig an dieses Loch bzw. Zylinder heran ausgeimpft. Die Zone des gehemmten Wachstums läßt dann erkennen, ob der untersuchte Keim im Vergleich zum Teststamm penicillinempfindlich ist oder nicht.

Genauer ist der *Plattentest*, bei dem verschiedene Agarplatten mit verschiedenem Penicillingehalt hergestellt und beimpft werden. Dabei genügt zur Orientierung ein Gehalt von 0,5; 0,125 und 0,06 E Penicillin/cm^3 Agar. Endlich ist die Prüfung möglich im *Röhrchentest*, wobei eine bekannte Menge Penicillin in fallenden Verdünnungen in die Röhrchenreihe gebracht wird. Als Kontrolle wird eine Vergleichsreihe mit dem Teststamm beimpft.

Es soll nochmals betont werden, daß vor einer Penicillinbehandlung der eventuell gefundene Erreger nach Möglichkeit zu testen ist, um eine entsprechende Dosierung durchführen zu können. Bei ungenügender Dosierung besteht immer die Gefahr, daß die Keime an Resistenz gewinnen, oder eine Auslese von weniger empfindlichen Keimen aus der Bakterienpopulation eintritt. Gelegentlich erscheint es deshalb wertvoll, während der Behandlung den erreichten Blutspiegel zu kontrollieren. Dies geschieht analog den vorher geschilderten Versuchen, indem mit dem Serum des betreffenden Patienten eine Verdünnungsreihe hergestellt wird, die mit einem bekannt empfindlichen Keim (z. B. S. G. 511) beimpft wird. Im ersten sterilen Röhrchen ist dann eine Konzentration von etwa 0,06 E/cm^3 Nährlösung anzunehmen. Die Penicillinmenge je Kubikzentimeter Serum ist daraus leicht zu berechnen.

Bekanntlich wird das reine krystallisierte Penicillin sehr rasch im *Urin* wieder ausgeschieden, so daß zur Erreichung eines gleichmäßig hohen Penicillinspiegels häufige Injektionen, meist alle 3 Std sich als notwendig erweisen, falls man nicht eines der Depotpenicilline anwendet, die infolge langsamer Resorption ein zeitliches Auseinanderziehen der einzelnen Applikationen ermöglichen. Es wurde nun beobachtet, daß Penicillin bei Niereninsuffizienzen in weit höherem Maße retiniert wird, als dies beim Gesunden der Fall ist. Diese Tatsache führte zu dem Gedanken, die Ausscheidung des Penicillins durch die Nieren künstlich zu hemmen. Durch Blockierung der Niere mittels verschiedener Substanzen, wobei Jodopyrin und Paraaminohippursäure angewendet wurden, erzielte zuerst K. H. BAYER günstige Erfolge (nach GERMER). In *Caronamid* (4-Carboxyphenylmethansulfoanilid) wurde ein wenig toxisches Präparat gefunden, das durch Nierenblockade die Penicillinausscheidung so verzögern kann, daß der Penicillinspiegel im Blut auf das 2—7fache gesteigert werden kann. Besonders zur Behandlung der Endocarditis lenta wurden zusätzlich Gaben von Caronamid empfohlen (BOGER, STUART-HARRIES u. a.). Es wurde darüber berichtet, daß mit dieser Methode auch bei peroraler Zuführung von Penicillin therapeutisch ausreichende Konzentrationen im Blut erreicht werden könnten (COLLINS, SEELER und FINLAND). Die übliche Dosierung von Caronamid bei Erwachsenen beträgt 2—4 g alle 4 Std.

Die Frage der Dosierung des Penicillins ist nach dem oben Gesagten allein abhängig von der speziellen Lagerung des Falles, von der Beschaffenheit und dem Ort des Infektionsherdes und von der Art und Empfindlichkeit des gefundenen Erregers.

Für die septischen Erkrankungen gilt allgemein, wie bereits anläßlich der Besprechung der Sulfonamide gesagt, daß meist nur hohe Dosen zum Erfolg führen können. Im speziellen Teil wird über Einzelheiten berichtet. Die Applikationsart des Penicillins ist heute fast allgemein die *intramuskuläre*. Anfänglich versuchte man das Mittel intravenös als Dauertropfinfusion zuzuführen, aber es stellte sich bald heraus, daß man von dieser Form der Anwendung keinen wesentlichen Vorteil erwarten konnte. Einmal besteht die Gefahr der Thrombenbildung am Ort der Einspritzung, zum andern ist eine mehrwöchige Zuführung auf diese Weise technisch kaum durchführbar. Die intramuskuläre Anwendung ist somit wohl zur Zeit die vorteilhafteste. Die Gewebsreizung durch Penicillin ist praktisch unbedeutend und die Resorption erfolgt gleichmäßig. Bei Anwendung von reinem krystallisierten Penicillin ist bereits nach 1 Std ein ausreichender Blutspiegel zu erzielen. Allerdings erweist es sich, wie schon gesagt, dabei als notwendig, wegen der raschen Ausscheidung des Mittels die Injektionen alle 3 Std zu wiederholen. Einen Fortschritt bedeutet in dieser Hinsicht die Einführung von *Depotpenicillinen*, deren Wirkungsweise darauf beruht, daß das Penicillin z. B. in Verbindung mit schwer löslichen Salzen (neuerdings z. B. als Chinin-Penicillin) gebracht wird, und so eine langsame Resorption möglich ist. Auf diese Weise lassen sich die Injektionen auf 2mal täglich, in leichteren Fällen sogar 1mal täglich reduzieren. Bezüglich der Behandlung septischer Erkrankungen scheinen sich Depotpenicilline ebenfalls zu bewähren. In den meisten Fällen wird aber eine Dosis von mindestens 800000 E je Tag nicht zu umgehen sein, die auf 2 Injektionen verteilt werden kann. Bei Endocarditis lenta haben wir selbst mit Depotpenicillin gute Erfahrungen gemacht. Günstig ist sicher, bei akuten Fällen zu beginnen mit 3stündlich wiederholten Injektionen von 100000—200000 E wasserlöslichem Penicillin, und nach einigen Tagen mit Depotpräparaten weiterzubehandeln.

Um Injektionen zu umgehen, hat man seit mehreren Jahren versucht, Penicillinpräparate zu schaffen, die bei peroraler Zuführung einen ausreichenden Blutspiegel erzielen lassen. Das gelang z. B. mit einem mit Calciumsalz gepuffertem Natriumsalz des Penicillins. Dabei muß aber die 5fache Menge der intramuskulären Dosis verabreicht werden. ROBINSON hat auf diese Weise Pneumonien mit angeblich gutem Erfolg behandelt. Er gibt aber zu, daß diese Form der Anwendung für eine *Endocarditis lenta nicht ausreicht*.

PFUETZE und NELSON berichteten schon 1946 über Erfolge bei 2 Fällen von Staphylokokkensepsis durch Gaben von Calcium-Penicillin-Tabletten. Sie gaben aber stündlich anfangs 10 Tabletten (200000 E), später etwas weniger. BÜRKE, ROSS u. a. berichteten über einen Fall von „subakuter bakterieller Endokarditis", bei dem ihnen mit 11,2 Mill. E oralem Penicillin in doppelten Gelatinekapseln die Heilung gelang. Immerhin sind das Einzelfälle, die noch dazu oft einer kritischen Beurteilung nicht standhalten können.

Zur Zeit gibt es jedenfalls *kein* perorales Penicillinpräparat, dessen Anwendung gerade bei septischen Erkrankungen gerechtfertigt wäre.

Abschließend sei noch erwähnt, daß in letzter Zeit häufiger die Anwendung des Penicillins in kleinen Dosen (etwa 1000—2000 E) *intracutan* empfohlen wird. Inwieweit diese Methode Vorteile bietet, läßt sich nicht übersehen. BOSSI und CARINI z. B. wollen durch häufige kleine Dosen gute Resultate in 9 „Sepsisfällen" erzielt haben.

Streptomycintherapie.

In dem Bestreben, durch Auffindung weiterer antibiotischer Stoffe der Therapie neue Möglichkeiten zu eröffnen, wurden zahlreiche Pilzarten untersucht und es gelang in der Folge tatsächlich, eine große Zahl von antibiotisch wirksamen Substanzen zu finden, von denen allerdings bisher nur einige wenige klinische Bedeutung gewonnen haben. So entdeckten WAKSMAN, SCHATZ und BUGIE 1944 die antibiotische Wirksamkeit von Kulturen des Streptomyces griseus und nannten den wirksamen Stoff Streptomycin. Er ist im Gegensatz zum Penicillin eine Base. Die Dosierung wird in Milligramm des reinen Streptomycins ausgedrückt (s. LOESCHKE).

Gegenüber dem Penicillin zeichnet sich das Streptomycin vor allem durch seine Wirksamkeit in vitro gegenüber Tuberkelbacillen aus. Aber auch Streptokokken und Staphylokokken sind streptomycinempfindlich, doch meist nicht in dem Maße wie gegenüber Penicillin.

Eine besondere Indikation stellen durch gramnegative Bakterien verursachte Infektionen dar, demgemäß auch Coli, Proteus, Friedländer, Bac. pyocyaneus, Paratyphus, sowie penicillinresistente Mikroorganismen an den Herzklappen. Die Wirkung bei Typhus ist aber als fraglich angegeben worden, die auf grampositive

Bakterien viel stärker als durch Penicillin, das für die Behandlung von Gonokokken- und Meningokokkeninfektionen immer noch als wirksamer vorzuziehen ist.

Sind Infektionen resistent gegen Penicillin und gleichzeitig sulfonamidrefraktär, so ist natürlich die Anwendung von Streptomycin besonders indiziert. Schon jetzt werden vielfach bei Endocarditis lenta abwechselnd Kuren mit Penicillin und Streptomycin durchgeführt (WOLLHEIM und KLEINFELDER).

Da das Streptomycin teilweise in die Galle ausgeschieden wird, erwartete man sich bei Leberabscessen und Cholangitis eine besondere Wirkung.

Streptomycin wird bei parenteraler Verabreichung leicht resorbiert und — langsamer wie das Penicillin — durch die Nieren ausgeschieden. Es diffundiert auch in den Liquor, Pleuraspalt und ins Cavum peritonei. Durch die Verdauungssäfte und durch die Darmflora wird es nicht zerstört. Zu beachten sind *Nebenwirkungen*: Fieber, Hautausschläge (Exfoliation), Einwirkungen auf den N. acusticus. Gleichgewichtsstörungen, Ohrensausen, Taubheit, Parästhesien, Nierenreizungen (Cylindrurie, Albuminurie) können eine Unterbrechung der Medikation erforderlich machen.

Andere Antibiotica.

Inzwischen hat man aus anderen Streptomycesarten hergestellt: Aus Streptomyces venezuelae das Chloramphenicol *(Chloromycetin)*; aus Streptomyces aureofaciens das *Aureomycin*; aus Streptomyces rhimosus das *Terramycin* (so genannt nach der zerspaltenen Oberfläche der Agarkulturen).

Das Terramycin hat wie das Chloromycetin und Aureomycin ein breites Verwendungsspektrum, das zahlreiche grampositive und gramnegative Bakterien, vor allem Erreger der Harnweginfektion mit Ausnahme von Proteus und Pyocyaneus (die auf Chloromycetin besser ansprechen) umfaßt.

Bemerkenswert ist der Erfolg von BLAKE u. a., die über Heilung eines Falles von Cholangitis lenta (durch Streptococcus viridans hervorgerufen) durch Terramycin berichten. Die Dosierungsangaben schwanken zwischen 1—6 g täglich, über mehrere Wochen. Auch H. FRANKE empfiehlt Terramycin bei der Cholangitis lenta, und zwar wegen seiner geringen Toxizität, seiner großen antibakteriellen Wirkungsbreite und seiner relativ hohen Leber-(bzw. Gallenwegs-)Ausscheidung.

Über *Neomycin* und *BA Citrocin*, sowie *Thyrotricin* sind noch zu wenig Erfahrungen vorhanden, als daß man bereits ein Urteil über ihre Tiefenwirkung bei septischen Erkrankungen abgeben könnte.

Von den aus Kulturen von Bodenpilzen usw. isolierten antibiotischen Stoffen hat nur eine relativ kleine Zahl bisher klinische Bedeutung gewonnen, viele scheiden wegen zu großer Toxicität oder allgemein schlechter Verträglichkeit aus. Bezüglich der Behandlung septischer Erkrankungen muß immer wieder auf die von uns vertretenen Grundsätze hingewiesen werden, auf die Stellung einer differenzierten Diagnose, auf die Bedeutung des Sepsisherdes als Mittelpunkt des Geschehens. Es war einmal möglich, daß es schon fast als Kunstfehler galt, wenn man bei septischen Erkrankungen nicht das *neueste* Chemotherapeuticum (z. B. aus der Reihe der Sulfonamide) anwendete. Bei einer solchen Betrachtungsweise sind Rückschläge nicht zu vermeiden und umfangreiche Statistiken haben gerade bezüglich der unkritischen Anwendung der Sulfonamide manche Enttäuschung gebracht!

Beurteilung der bakteriostatischen und antibiotischen Therapieerfolge.

Hier sind in erster Linie Fälle zu betrachten die früher unserer Therapie im allgemeinen zu trotzen schienen. Aus ihnen sollen wir entnehmen, was wir durch die moderne Therapie noch nicht erreicht haben *und was für die Zukunft zu erreichen ist* bzw. erreicht werden soll.

Die thrombophlebitische Sepsis. In der Literatur finden wir hierbei wenig präzise Angaben, besonders bezüglich der thrombophlebitischen Sepsis. HEYNEMANN verhielt sich hinsichtlich der Sulfonamidtherapie bei ausgedehnten thrombophlebitischen purulenten Herden und Puerperium sehr skeptisch. Ich glaube, daß die Erfahrungen auf diesem Gebiete noch viel zu gering sind, um optimistisch sein zu können. ,,Nach wie vor sterben alle Wöchnerinnen mit Endokarditis und so gut wie alle mit allgemeiner Peritonitis und mit einem ausgedehnten Sepsisherd in den Beckenvenen bis in die Nähe der Vena cava oder iliaca (im Original nicht gesperrt gedruckt). Die übrigen puerperalen Infektionen heilen auch ohne besondere medikamentöse Therapie."

Metastatische Pleuraempyeme scheinen SUFF und PENIZ zugänglicher zu sein.

Wir haben auch Patienten mit metastatischem Empyem mittels Penicillin und Streptomycin lange behandelt und erreichten auch hier zwar Fieberfreiheit und eine wesentliche Besserung des Allgemeinbefindens, aber keine völlige Heilung. — In einem Falle zeigte sich trotz 27 maligem Ablassen des Eiters und jedesmaliger Installation von Penicillin in die Pleurahöhle immer noch Eiter, in dem die vorher vorhandenen Staphylokokken zwar abgetötet, aber Anaerobier (und zwar anaerobe Streptokokken, FRAENKELsche Gasbacillen und gramnegative Stäbchen) unentwegt vorhanden waren.

Von einer Heilung kann also hier keine Rede sein, wenn auch das Allgemeinbefinden es nunmehr vielleicht eher erlaubt, einen chirurgischen Eingriff zu machen.

In anderen Fällen kam es bei scheinbarer Heilung zu Rezidiven noch nach längerer Zeit.

So hatten wir bei einem metastatischen Lungenabsceß (Staphylokokken) einen sehr guten Erfolg. Es war das Allgemeinbefinden unter der Penicillin-Supronaltherapie erstaunlich gut geworden und der Patient konnte entlassen werden. Nach 6 Wochen wurde er aber wieder aufgenommen und wiederum fand sich an derselben Stelle eine große Eiterhöhle. Aber nun war trotz relativen Wohlbefindens in der Zwischenzeit eine schwere Amyloidnephrose aufgetreten, der der Patient erlag.

Immerhin muß betont werden, daß wir mit Penicillinspülungen früher indizierte Operationen verhüten konnten. Das ist schon ein großer Erfolg bei Kreislaufgefährdeten. Allerdings mahnen auch jetzt noch die speziellen Erfahrungen von WACHSMUTH auf dem Gebiete der Osteomyelitis zu Eröffnung subperiostaler Abszeßhöhlen trotz gutem Ansprechen der Penicillintherapie.

,,Bei Penicillinempfindlichkeit der Erreger und bei rechtzeitiger Applikation verliert die akute hämatogene Osteomyelitis durch frühzeitige Penicillinbehandlung ihren akut lebensbedrohlichen Charakter."

Die alleinige Penicillinbehandlung führt zur Verschleierung des Krankheitsbildes und, selbst bei einer Sterilisierung des Eiters zu einer kalten Form der Osteomyelitis ohne klinische Erscheinungen, kann sich die Eiterung unbemerkt auf den ganzen Knochen ausdehnen.

Die akute hämatogene Osteomyelitis ist also keinesfalls zu einer Erkrankung geworden, die man etwa ambulant mit Penicillin behandeln kann, sondern sie bedarf in jedem Falle sofortiger operativer klinischer Behandlung durch einen Chirurgen und dessen fortlaufender Überwachung.

Wir können nur eindringlich davor warnen, daß uns die erreichte Fieberfreiheit nicht über die noch vorhandene Infektion hinwegtäuscht!

Sepsisherde in vorgebildeten Kanälen oder Höhlen (unter Abflußbehinderung). Hier trifft die eben ausgesprochene Warnung besonders zu. Ein Beispiel aus jüngster Zeit sei noch kurz angefügt:

Der Patient, ein 35jähriger Schriftsetzer, hatte 1941 eine Granatsplitterverwundung mit Verlust des rechten Auges und Stirnhirnverletzung rechts erlitten. Jahrelang war er später praktisch beschwerdefrei und übte seinen Beruf aus. Im Juni 1951 erkrankte er plötzlich fieberhaft und wurde 10 Tage später mit dem Symptombild einer Meningitis in unsere

Klinik eingeliefert. Unter Lumbalpunktionen, Sulfonamid- und Streptomycintherapie gingen die meningitischen Erscheinungen rasch zurück, insbesondere besserte sich der Liquorbefund beträchtlich. Blut- und Liquorkulturen steril.

Am 10. Klinikbehandlungstag Rezidiv, in den Tagen vorher auffallender Anstieg der Pulsfrequenz. Während auch zum zweiten Male die meningitischen Symptome zurückgedrängt werden konnten, fahndeten wir nach einem Infektionsherd im Bereich der alten Wunde. Otologisch sowohl wie röntgenologisch kein nachweisbarer intrakranieller Herd, jedoch im Arteriogramm der Carotis Zeichen für frontale Raumbeschränkung rechts. Wir entschlossen uns schließlich, die 1941 ausgeräumte rechte Stirnhöhle eröffnen zu lassen, wo ein Hirnprolaps mit etwa walnußgroßem Absceß gefunden wurde. Der Patient kam trotz zweimaliger Punktion des Abscesses 3 Tage später ad exitum. Die Sektion ergab eine chronische Ependymitis mit Stirnhirnabsceß.

Es war zwar durch die medikamentöse Behandlung gelungen, den septisch-metastatischen Prozeß der Meningen zu beherrschen; diese Therapie reichte aber — auch zusammen mit der operativen Freilegung — nicht aus, um den primären Infektionsherd auszuschalten.

Ähnliche Probleme bietet die *Endocarditis lenta*. Wie verheißungsvoll erschienen schon die ersten Mitteilungen, die uns im 2. Weltkrieg aus Amerika erreichten:

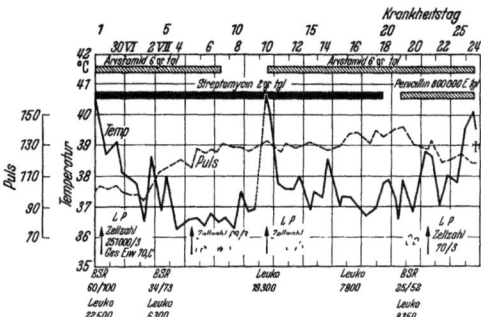

Abb. 54. Stirnhirnabsceß (Spätabsceß nach Granatsplitterverletzung vor 10 Jahren) mit purulenter Meningitis.

Der Referent eines Artikels im J. Amer. med. Assoc. schrieb 1944 über die *bacterial endocarditis*: ,,It has killed 97 out of every persons it attacked. It is estimated that endocarditis murders at least 10000 Americams annually. In the course of the year 1944 certain men of medicine at Brocklyn's Hospital have thrown this death march into reverse; they bring hope of recovery to 80 out of every 100 victims."

Die Zeit, seitdem wir die großen Mengen von Penicillin geben können, ist noch viel zu kurz, um sagen zu vermögen, es handelt sich um Dauerheilungen. Persönlich würde ich hierfür mindestens die Zeit von 3 Jahren fordern. Der Aussichtspunkt, von dem aus man das ganze Gebiet übersehen könnte, ist für manches noch nicht hoch genug. Wir haben die meisten abakteriell gewordenen, anscheinend von ihrer Viridansinfektion geheilten Fälle an ihrer Herzinsuffizienz verloren oder an ihrer sekundären Schrumpfniere. Das Resultat ist demnach auch unter der Penicillintherapie noch deprimierend genug.

In edler Konkurrenz haben sich sowohl die bakteriostatischen wie antibiotischen Mittel immer erfolgreicher hinaufentwickelt. Das Ziel optimaler Wertung ist noch nicht erreicht, aber die Wege sind durch die Auffindung antogonistischer Systeme, biologischer Vorgänge im cellulären Stoffwechsel vorgezeichnet. Weitere Aufklärungen sind freilich noch nötig.

HALHUBER gab 1950 einen Überblick über die bisherige Endocarditis lenta-Therapie. Aus ihm entnehmen wir, wie in kaum begreiflicher Weise die Heilungsziffern verschiedener Autoren auseinandergehen.

Das leitet nun über zur Frage: *Ist es möglich, das Weiterwachsen der septisch-thrombotischen Massen durch ein Antithromboticum zu verhüten* und durch Antikoagulantien fibrinolytische Vorgänge zu aktivieren und so die infektiösen Prozesse, sei es an den Venen, seien sie in Gestalt ulcerös-thrombotisch-fibrinöser Auflagerungen auf dem Endokard zu verhindern.

Unserer modernen antithrombotischen und Antikoagulationstherapie sind von vornherein gewisse Grenzen gesetzt bei gesteigerter Capillarfragilität, bei Blutungsgefahren, Hochdruck, in gewisser Beziehung auch bei der Endocarditis lenta und der Schwangerschaft, bei der die Gefahren die Vorteile übertreffen

Tabelle 8.

Endocarditis lenta:	Anzahl der beobachteten Fälle	Zahl der Heilungen	Prozent
Unspezifische Behandlung oder Spontanheilung	634		1
Chemotherapie allein bis 1942	198		6
Chemotherapie und Heparin intravenös	43		11,5
Chemotherapie und Diathermie (Fieber)	25		16
Chemotherapie und Ty.-Vaccine intravenös (nach der Weltliteratur 1942 von SMITH, SAULS und STONE zusammengestellt)	21		20
Supronal allein			
WALTER-REIMOLD-HEILMEYER (Freiburg 1947)	17	4	23,5
MATTHES-WOLF (Erlangen 1947)	14	0	0
Supronal und Penicillin			
WALTER-REIMOLD-HEILMEYER (Freiburg 1947)	50	10	20
ASSMANN-MOORMANN (Oldenburg 1948)	6	0	0
Penicillin allein			
W. BAUER, Harvard-Universität Boston (1945)	200		60
LEVY und KRILL (1946)	277	154	56
DONZELOT-KAUFMANN-ESCALLE (Paris 1947)	55	42	76
STAHL (Zürich 1947)	20	10	50
KOLMER (New York-London 1947)	428	269	68
CHRISTIE (London 1948)	269	175	65
ASSMANN-MOORMANN (Oldenburg 1948)	19	3	15,5
LAUTER-KANTHER (Berlin 1949)	15	2	13
SCHOEN-FRITZE (Göttingen 1949)	68	14	20
davon mit positiver Blutkultur	31	12	40
MATTHES-WOLF (Erlangen 1949)	13	9	69
DONZELOT-KAUFMANN-ESCALLE (Paris 1949)	200		
davon bei positiver Blutkultur			90
bei negativer Blutkultur			50

könnten. Wir haben uns bei unseren Versuchen in der Klinik im allgemeinen auf das von meinem Mitarbeiter MARX inaugurierte *Thrombocid* beschränkt und die anderen Heparinpräparate weniger zu unseren Studien herangezogen.

Das Thrombocid, ein Polysaccharidschwefelsäureester aus dem Laboratorium Dr. BENEND in München-Solln, erwies sich als gut gerinnungshemmend und wenig toxisch. Thrombocid vermag nach MARX und VATH in der Menge von rund 7 mg 100 cm³ Nativmenschenblut in vitro über 40 Std flüssig zu halten, liegt also in dieser Beziehung in der Größenordnung der Standardheparinpräparate nach JORPES. Je Milligramm Substanz hat Thrombocid etwa 35% der Aktivität des Schweizer Heparinpräparates Liquemin und lag in der Größenordnung des deutschen Heparinpräparates Thrombovetren.

Was sollte man nun von einem klinisch brauchbaren Antithromboticum erwarten?

1. Es müßte ohne schädigende Nebenwirkung sein,
2. von vorhersehbarer Wirkung auf die Blutfermente, besonders auf das Blutgerinnungssystem und die Fibrinolyse,
3. es sollte leicht meßbar sein,
4. bequem anwendbar und finanziell tragbar sein, und
5. sollte es sofort wieder ausschaltbar sein.

Der Sinn der unter Blutkontrolle weiterzuführenden Therapie ist: vor allem eine Embolie durch Zusatz von Thrombusmassen zu verhindern, die *Fibrinolyse* zu aktivieren, spastisch verengte Gefäße in der Gegend des Emboliegebietes zu erweitern und zu vermeiden, daß die durch längeren Spasmus bedingten Gefäßalterationen zu sekundären Thrombosen führen.

Wir haben dabei natürlich in Testverfahren die *Nativblut*- und *Plasmagerinnungszeit*, die *Prothrombin*- und *Antithrombinzeit* zu prüfen.

Wie steht es mit der fibrinolytischen bzw. thrombolytischen Wirksamkeit des Thrombocids?
Die gute Wirksamkeit des Heparins gegenüber den Cumarinderivaten wurde in fibrinolytischer Beziehung von RABINOWITSCH, PINES, JORPES und von HALSE nachgewiesen. Auch für die thrombolytische Fähigkeit des Heparins sprachen experimentelle und klinische Erfahrungen. Es konnte weiterhin die prinzipielle Möglichkeit der *Einschmelzung frischer lokaler Thromben* unter ausreichender Heparinisierung angenommen werden.

Es würde über den Rahmen unserer therapeutischen Vorschläge hinausgehen, die Kontroversen näher anzuführen, die von verschiedensten Autoren pro und contra angeführt wurden. Wir haben als derzeitige Hauptindikationen des heparinähnlichen Thrombocids weitgehende Übereinstimmungen mit denen des Heparins feststellen können, sie beschränken sich in erster Linie auf die Embolie, auf thrombotische Okklusionen der Arterien, auf beginnende Phlebothrombosen und Thrombophlebitiden, Erfrierungen und Operationen an Gefäßen.

Das nächstliegende Ziel war selbstverständlich auch bei uns, das Innere thrombotisch infizierter Massen der Wirksamkeit von Sulfonamidpräparaten zugängig zu machen. Die Heparintherapie, die früher schon bei der Endokarditis von amerikanischer Seite versucht worden ist, ist als wirkungslos aufgegeben worden. Wir dürfen uns durch dieses negative Resultat nicht entmutigen lassen. *Es wird weiterhin bei unseren therapeutischen Versuchen als erstrebenswertestes Ziel stehen, die thrombophlebitischen Einlagen zu erfassen.*

Zusammenfassend möchten wir vorläufig einmal feststellen, daß das Thrombocid, das Heparinoid der Münchener Fabrikation im Prinzip die Möglichkeit der intravasalen Thrombolyse besitzt. Die vorläufig gewonnenen Fortschritte auf dem Gebiet der fibrinolyseaktiven und antibiotischen Substanzen zusammen mit den Antikoagulantien könnten 3 Wege einer solchen Therapie eröffnen:

Einmal die intravasale Thrombolyse an sich. Die Studien auf diesem Gebiet werden von meinem Mitarbeiter R. MARX weitergeführt. *Sterile* Gefäßwandschädigungen (blander Art) können zweifellos beeinflußt werden, wenn durch gerinnungshemmende Inhibitoren die natürlich vorhandene Plasmaproteinase sich auswirken kann. Bei *bakteriellen* Thrombosen ist leider die Wirkung noch sehr in Frage gestellt. Wie weit Heparin in Verbindung mit Penicillin sich wirksamer gestaltet, ist vorläufig noch nicht zu beweisen.

Thrombocid allein ist jedenfalls nicht bactericid im Gegensatz zu Dicumarol, das (nach MARX) die Fibrinolyse aber nicht beeinflußt. Dicumarol führt bekanntlich zur Gerinnungshemmung. Den Heparinen kommt eine Thrombolyse zu, die aber sehr mild verläuft, meist erst im Verlauf von mehreren Tagen, selten vor 24 Std. Über die anderen Substanzen, über die Streptokinase und die Cytofibrinokinase, welche die normalerweise im Serum vorhandene Plasmaproteinase aktivieren, liegen noch viel zu wenig klinische Erfahrungen vor, als daß man sich schon ein Urteil bilden könnte.

Es erscheint mir aber nicht unmöglich, daß es noch gelingen wird, die intravitale, intravasale Fibrinolyse mit verträglichen Mitteln noch zu aktivieren und daß auch das Ziel einer Thrombolyse besonders im Zusammenhang mit der Sepsis näherrückt. Dafür sprechen vor allem 3 Beobachtungen:

Es wurde von MCFARLANE in England festgestellt, daß sich das geronnene Nativvenenblut mancher Patienten nach manchen Operationen bereits in 3 Std wieder völlig (bei 37° C) verflüssigen kann. Weiterhin wurde von russischen Autoren beobachtet, daß sich Leichenblut von gewaltsam zu Tode Gekommenen innerhalb 1 Std aus dem geronnenen Zustand wieder in den völlig flüssigen zurückverwandeln kann (durch Fibrinolyse). Ferner lassen sich aus manchen Stämmen hämolytischer Streptokokken Substanzen gereinigt herstellen (Streptokinasen), die durch Aktivierung des bluteigenen Fermentes „Fibrinolysin" innerhalb 1 Std ein Gerinnsel auflösen können (ohne selbst proteolytisch zu sein).

Diese Streptokinase wurde 1949 von CATHIE in England bei Meningitis-Tbc zusätzlich zu Streptomycin angewendet und durch eine bessere Angreifbarkeit der Tuberkelbacillen unter den Fibrinhäuten eine bessere Heilungsziffer erzielt.

Es geht aus diesen und anderen Untersuchungen hervor, daß unsere bisherigen Erfolge in der Steigerung der plasmatischen intravitalen Fibrinolyse mit Heparinen und Heparinoid nur erst einen Bruchteil der auf Grund solcher Beobachtungen prinzipiell möglichen darstellen. Wir wollen selbst besonders dieses Problem weiterstudieren.

Es läßt sich also wohl sagen, daß in den Antikoagulantien von Heparincharakter, zusammen mit ausreichend dosierten antibiotischen Stoffen eine nützliche Thrombostase auch bei septischen Thrombosen in der Zukunft erzielt werden dürfte, womit sich wohl auch die Gefahren der Embolie vermindern. Eine ausreichende Thrombolyse der septischen Thromben ist aber noch eine Aufgabe der weiteren Forschung. Entsprechende Dosierung bei sorgfältigster Überwachung und Beobachtung der Kontraindikation der einzelnen verwendeten Antikoagulantien ist selbstverständlich in diesem Zusammenhang besonders wichtig.

Wie weit läßt sich eine chirurgische Therapie bei septischen Erkrankungen durchführen?

Betrachten wir zuerst die theoretischen Möglichkeiten, die bei den verschiedenen Sepsisherden zum aktiven Vorgehen vorhanden sind. Hier steht als aussichtsreichstes Verfahren die *Schaffung eines Abflusses nach außen*. Dafür müssen natürlich die anatomischen Verhältnisse so gelagert sein, daß durch relativ geringe Eingriffe die Voraussetzungen hierfür gegeben sind.

Bei Wunden, insbesondere bei Kriegsverletzungen, Verkehrsunfällen u. a., ist seit dem 1. Weltkrieg der Grundsatz aufgestellt worden, daß eine weitgehendste Revision der mehr oder weniger zerfetzten Wunden, eine Erweiterung aller Buchten und Nischen, in denen sich Keime einnisten konnten, durchgeführt werden muß. Unter Umständen mußte natürlich auch zur Absetzung einer ganzen Extremität als ultimo ratio geschritten werden. Hier waren es vor allem ausgedehnte Streptokokken- oder Gasphlegmonen, die zu radikalen Maßnahmen drängten.

Auf die Behandlung *des septischen Aborts* sind wir an anderer Stelle eingegangen. Die Pathogenese macht es erklärlich, wieso es zu den klinisch stürmischen, mit Schüttelfrösten und hohem Fieber ausgezeichneten Krankheitsbildern kommt und wie die Ruhe wieder hergestellt werden kann, sobald sich die Uterushöhle ihres bakterienreichen, infektiösen Inhalts von Blut- und Schleimhautresten entweder spontan entledigt oder unter Nachhilfe mittels manueller oder instrumenteller Ausräumung. Man möchte glauben, daß die Statistik früherer Gynäkologen bei einer derartig durchgeführten Therapie sehr zufriedenstellend war und der Therapie mittels Sulfonamiden bei ausgebrochenen infektiösen Prozessen nicht nachstand.

Es bleiben für die Schaffung günstiger Abflußverhältnisse noch die Infektionen in den *Harnwegen*, insbesondere des *Nierenbeckens*, und diejenigen des *Gallengangssystems* übrig.

Wir haben auf S. 986 aufgezeichnet, welche Komplikationen von einer gewöhnlichen Colipyelitis aus auftreten können und haben weiterhin die verschiedenen Infektionen der Gallenwege beschrieben. Am günstigsten liegen die Verhältnisse bei Coliinfektionen, weil wir so gut wie nie ein Weiterschreiten der Colibacillen auf Venen- oder Lymphgefäße zu erwarten haben. Durch eine

Gallengangsdrainage nach Laparotomie hat man also prognostisch günstige Aussichten, eine Heilung zu erzielen. Sobald es zu einer Infektion der Pfortaderäste oder zu einer Thrombophlebitis der V. hepatica kommt, oder aber auch zu einer diffusen purulenten Hepatitis, ist auch eine Drainage nach außen nicht mehr aussichtsvoll.

Man wird auch bei einer *Meningitis* jetzt noch durch eine Lumbalpunktion den eitrigen Liquor abfließen lassen und sich nicht allein auf eine Sulfonamid- oder eine andere antibiotische Therapie verlassen.

Auf die Behandlung der *tonsillogenen Infektion* werden wir speziell einzugehen haben.

Bei der *Osteomyelitis* ist die chirurgische Therapie auch jetzt noch in vielen Fällen streng indiziert, wenngleich WACHSMUTH Fälle von Staphylokokkenosteomyelitis erfolgreich durch Penicillin behandelt hat.

Bei der *lymphangitischen Sepsis*, besonders im parametralen Gebiet, stellen sich komplizierende, nicht selten phlegmonöse Prozesse ein. Auch hier läßt es sich häufig nicht umgehen, dann durch Incisionen einzugreifen, wenn die phlegmonöse Einschmelzung retroperitoneal auf der Beckenschaufel oberhalb des POUPARTschen Bandes sich ausbreitet. Auch auf diese Weise kann manchmal der Infektionsherd abgeleitet werden. Daß eine Gasphlegmone oder eine Weichteilphlegmone durch hämolysierende Streptokokken in die Behandlung des Chirurgen gehört, braucht nicht erwähnt zu werden. Es muß aber noch einmal darauf hingewiesen werden, daß sich auch entfernt von einem phlegmonösen Herd in den Lymphdrüsen, besonders in der Achselhöhle, ein zweiter Herd bilden kann, von dem aus die Keimeinschwemmung erfolgt.

Nicht ganz so aussichtslos ist die Prognose bei dem *Uterusgasbrand* selbst. Hier sind vor allem die Erfahrungen maßgebend, die BRÜTT und LEHMANN an der Hand von Fällen von Uterusgasbrand sammeln konnten. BRÜTT hält die sofortige Exstirpation des Uterus für gegeben, wenn — auch bei fehlendem Gasknistern — der dringende Verdacht eines Uterusgasbrandes vorliegt. Auf diese Weise konnte er von 9 operierten Uterusgasbrandfällen 4 durch Exstirpation heilen, Fälle, die ohne operativen Eingriff sicher verloren gewesen wären.

Die chirurgische Therapie möchte theoretisch am nächstliegenden erscheinen, *wenn der Sepsisherd in den Venen gelagert ist*, und es drängt immer wieder dazu, solche Herde durch Unterbindung durch den Chirurgen angehen zu lassen.

Es können hier nur Richtlinien gegeben werden, wie sie nach modernen Grundsätzen von den Fachkollegen eingeschlagen werden und wie sie entsprechend unseren Erfahrungen von internistischer Seite aus Würdigung finden müssen.

a) Leider lehrt die Erfahrung, daß dem chirurgischen Eingreifen bei Auftreten thrombophlebitischer Herde im *Uterusgebiet* Grenzen gesetzt sind. Offenbar sind die Venenäste so verzweigt, daß die Unterbindung aller in Betracht kommenden Gefäße nur bei besonders glücklich gelagerten Fällen möglich und erfolgreich ist. Immer wieder wird der Gynäkologe versucht sein, durch Unterbindung der Venen weitab vom Infektionsherd einen weiteren Zufluß infektiöser Massen in die Blutbahn hinein auszuschalten. Wir haben unseren Pessimismus, den wir in früheren Jahren zum Ausdruck brachten, nicht aufgeben können. Auch hier muß wieder darauf hingewiesen werden, daß HALBAN-KÖHLER — Autoren, die auf diesem Gebiete die größten Erfahrungen gesammelt haben — an einem Material von 82 septischen Thrombophlebitisfällen nur ein einziges Mal zur Ansicht gekommen sind, daß die Unterbindung von Erfolg hätte gekrönt sein können.

Im übrigen ist der Eingriff an und für sich nicht unbedenklich und Aussicht auf Erfolg könnte von vornherein nur gegeben sein, wenn die Unterbindung an den Iliacalvenen, an den Venae ovaricae oder sogar an der Vena cava vorgenommen würde. Aber auch dadurch kann noch nicht verhindert werden, daß der Abstrom infizierter Massen nicht doch noch durch Seitenäste erfolgte. Man müßte also die Zirkulation eventuell auch noch durch Arterienunterbindung ausschalten und so ein bestimmtes Gebiet der Nekrose aussetzen, wofür die Indikation kaum je gegeben sein dürfte.

b) Günstiger sind die Aussichten bei der *postanginösen Sepsis*, der seit Aufstellung des Krankheitsbildes und seiner pathologischen Anatomie durch EUGEN FRÄNKEL, SCHOTTMÜLLER das besondere Interesse von Otologen und Internisten zugewandt wurde. Wir haben die Pathogenese auf S. 1083 ff. genauer entwickelt. Das Fortschreiten der Infektion geht nach Übergreifen der Infektionserreger auf die V. tonsillaris über die V. facialis ant., post. communis bis zur Jugularis int., Anonyma und schließlich bis zur V. cava. Entgegen dem Blutstrom kann auch eine Thrombosierung zum Sinus sigmoideus, transversus, zum Plexus pterygoideus, zum Sinus cavernosus und schließlich auch nach den Meningen hin erfolgen. Man muß sich diese Entwicklungsmöglichkeiten genau vorstellen, um zu wissen, daß man mit einer einseitigen Unterbindung einer Vene nicht immer auskommt.

BLOMKE hat in einer aufschlußreichen Arbeit die Operationsmethodik, wie sie gegenwärtig Zustimmung der Otologen finden dürfte, aufgezeichnet. Aus einem nicht rechtzeitig eröffneten Absceß, besonders am unteren Pol der Tonsillenrückfläche, entsteht unter Durchbrechung des M. constrictor pharyngis die progrediente paratonsilläre und parapharyngeale Phlegmone, die natürlich schon an und für sich eine schwere Infektion darstellt und den Organismus durch die Toxinämie zur Erschöpfung bringen kann. Die einfache Tonsillektomie führt hier kaum zum Ziel. BLOMKE fordert ausgiebige und breite Eröffnung der Gefäßscheide, Freilegung und Unterbindung der V. jugularis int. von der Schädelbasis bis zur Clavicula und anschließend daran die peinlich genaue Unterbindung des gesamten tonsillären Venenquellgebietes und seiner Verbindung mit der V. jugularis ext. und ant. Diese Mitausschaltung der beiden oberflächlichen Jugularvenen dürfte nie unterlassen werden, vor allem, wenn eine Seitenlokalisation nicht einwandfrei möglich war. In jedem Falle soll man also auch eine Absceßtonsillektomie vornehmen, vor der man früher etwas zurückhaltend war. Die kleinen Skizzen, die W. RIEDER von den Variationen des Verlaufs in den Veneneinmündungen (s. S. 1001—1002) gegeben hat, zeigen zugleich, daß ein gleichartiges typisches Operationsverfahren bei dem weitverzweigten Venennetz kaum aufgestellt werden kann und daß eben nur eine sehr sorgfältige Freilegung und Ausräumung der thrombosierten Venen bis ins Gesunde (nach vorheriger Ausschälung der Mandel) Voraussetzung für eine Abriegelung des septischen Infektionsprozesses darstellen kann.

c) Bei der *otogenen Sepsis* haben wir bereits auf die chirurgische Therapie kurz eingehen können. Auch hier müssen wir wieder den Patienten in die Hand des Spezialarztes geben. Je nach dem Operationsbefund kann man nach MARX 3 Gruppen aufstellen, die das weitere Vorgehen bestimmen:

„In einer 1. Gruppe finden wir nur eine mehr oder weniger starke Veränderung im Warzenfortsatz, ohne daß der Sinus frei liegt. In einer 2. Gruppe — und diese umfaßt die meisten Fälle — treffen wir auf einen perisinuösen Absceß.

Endlich gibt es noch eine 3. Gruppe, bei der der Befund am eindeutigsten ist. Das sind die Fälle, bei denen die Wand des freiliegenden Sinus fistulös durchbrochen ist.

Sind dagegen hohe septische Temperaturen vorhanden, so erscheint uns eine Freilegung des Sinus meist notwendig. Stets nehmen wir eine solche vor, wenn ein sicherer Schüttelfrost beobachtet worden, und erst recht auch, wenn eine Metastase nachweisbar ist.

Bei der 2. Gruppe, wenn also durch den Krankheitsprozeß die knöcherne Sinuswand mehr oder weniger weit zerstört ist, legen wir den Sinus zunächst weiter frei, wenn möglich, bis eine Wand gesund erscheint.

Ist dagegen der Allgemeinzustand hochgradig auf Sinusthrombose verdächtig, so gehen wir weiter vor und ebenso auch selbst bei verhältnismäßig gutartigem Allgemeinzustand, wenn der Befund am Sinus oder der Sinuswand in der oben geschilderten Weise für Thrombophlebitis spricht. Hier nehmen wir dann zunächst die Punktion des Sinus vor.

Über die Zweckmäßigkeit der Sinuspunktion waren früher die Ansichten der Autoren geteilt, und auch heute sind sie wohl noch nicht ganz einheitlich. Besonders LEUTERT hat sich gegen die Probepunktion gewandt und deshalb für alle Fälle die Probeincision vorgeschlagen. Wir machen, wie wohl jetzt die meisten Autoren, stets zunächst die Punktion und nur, wenn diese kein eindeutiges Resultat ergibt, die Incision.

Ist ein Thrombus vorhanden, so ist die weitere Aufgabe, diesen „Sepsisherd" unschädlich zu machen.

Ehe wir an den Thrombus selbst herangehen, müssen wir möglichst Klarheit über seine Ausdehnung bekommen. Wir schlitzen zu diesem Zwecke mit einem feinen geknöpften Messerchen die laterale Sinuswand nach oben und unten.

Ist die Thrombophlebitis auf eine umschriebene Partie des Sinus beschränkt und dringt beim Ausräumen des Thrombus oben und unten Blut hervor, so gelingt es, mit dem beschriebenen Vorgehen in der Regel den Sepsisherd vollkommen auszuschalten, und wir selbst können uns nicht veranlaßt sehen, in solchen Fällen noch weiteres zu tun."

Eine Unterbindung der V. jugularis wird nur unter strengster Indikationsstellung bei besonderen Fällen von MARX für angezeigt erachtet.

Der Standpunkt von MARX ist dabei im allgemeinen folgender:

Die Unterbindung soll grundsätzlich nie vor der Warzenfortsatzoperation vorgenommen werden und die Unterbindung der Sinusoperation sofort angeschlossen werden, „wenn ein ausgesprochen septischer Zustand, womöglich mit Schüttelfrost, vorhanden und das Ende des Thrombus bei der Sinusoperation nicht zu erreichen ist, vielmehr Eiter oder gar Jauche von unten hervordringt".

Die chirurgische Therapie hat gerade bei der otogenen Sepsis gute Erfolge. Übereinstimmend wird allerdings angegeben, daß die Prognose von Sinusthrombose bei akuten Mittelohreiterungen besser sei als bei chronischen. Bei ersteren soll nach HAYMANN sogar ein Heilungsprozentsatz von 83%, bei den chronischen von 61% zu verzeichnen sein. Nach MARX sollen durch die operative Behandlung der Sinusthrombose im allgemeinen $2/3$ der Fälle gerettet werden können.

d) Im Gegensatz dazu ist die Prognose bei der *Pylephlebitis* unter der operativen Therapie leider immer noch sehr getrübt. Es mag dies in erster Linie damit zusammenhängen, daß bei manchen Fällen die Diagnose nicht rasch genug gestellt werden kann und bis zum operativen Eingriff kostbare Zeit unnütz verstreicht. Hier muß auch betont werden, daß auch eine fachgemäß ausgeführte Ausschaltung des infizierten Pfortaderastes in vielen Fällen nicht die Entstehung eines Leberabscesses verhindern kann. Auch darauf muß besonders geachtet werden. BRÜTT hat 3mal unter seinen Fällen von Pylephlebitis nach Appendicitis eine Ligatur der V. ileocolica vorgenommen, davon wurde nur 1 Fall geheilt. Trotzdem empfiehlt auch er bei der nahezu stets letalen Prognose bei ausgeprägter Pylephlebitis nach Appendicitis für klinisch sichere Fälle die Ligatur der V. ileocolica bzw. mesenterica sup., und zwar soll mit dem Eingriff nicht zu lange gewartet werden.

Auch der Amerikaner RALPH COLP ist für eine Unterbindung und eine Excision der thrombophlebitischen Venen. Er hat sogar eine Unterbindung der Pfortader vorgenommen. Daß dieser Eingriff mit dem Leben verträglich ist, beweisen einzelne Schrifttumsangaben; es wird dies durch Kollateralbildung über die hepatopetalen Venen von PICK im Ligamentum hepatogastricum erklärlich. Diese müssen bei der Freilegung der Pfortader sorgfältig geschont werden. Die Bildung eines Kollateralkreislaufes nach Pfortaderunterbindung ist also anzunehmen. Bei den 4 Fällen, bei denen COLP die Pfortader unterbunden hat, erfolgte kein Ascites und keine Venenstauung in der Bauchhöhle. Allerdings sind auch diese Fälle ad exitum gekommen.

WILLIAM THALHIMER, der ebenfalls eine größere Arbeit über die Pfortaderentzündung in einer amerikanischen Zeitschrift gebracht hat, tritt dafür ein, daß der Schüttelfrost eine unbedingte Indikation zur Operation ist, auch wenn sie aus anderen Gründen nicht dringend erscheint. Bei 4 Fällen von akuter Appendicitis mit Schüttelfrösten zeigten sämtliche Venen im Mesenteriolum nachträglich bei mikroskopischer Untersuchung kokkenhaltige, zum Teil eitrige Thromben. Die V. ileocolica und die anderen Venen waren noch frei von Thrombosen. Drei Patienten wurden durch Frühoperationen geheilt. Der vierte, bei dem der gleiche histologische Befund erhoben wurde und bei dem man nachträglich noch eine Unterbindung vornehmen wollte, verweigerte die Operation und starb an fortschreitender Pylephlebitis.

Allgemeine und symptomatische Therapie.

Die allgemeine Therapie unterliegt denselben Grundsätzen, wie wir sie auch bei anderen sich in die Länge ziehenden Infektionskrankheiten anwenden. Eine besondere Beachtung verdienen natürlich die Schüttelfröste, die eine starke Belastung für den Kreislauf bedeuten. Wir haben an anderer Stelle schon darauf hingewiesen, wie lange das Heer der Patienten mit gehäuften Schüttelfrösten Widerstand leistet; bei thrombophlebitischen Sepsisfällen haben wir in einem Pylephlebitisfall über 100 beobachtet. Dadurch erfährt auch der Stoffwechsel im allgemeinen eine Steigerung.

In manchen Fällen wird man um kleine Dosen fiebersenkender Mittel, vor allem Pyramidon, nicht herumkommen, aber allzu drastische Fiebersenkungen möchten wir unbedingt vermieden wissen. Die folgenden Schweißausbrüche sind für den Patienten meist unangenehmer als milde Schüttelfröste. Selbstverständlich haben alle zentral wirkenden Fiebermittel nur eine Bedeutung zur Bekämpfung der Symptome. Weder Chinin noch Pyramidon u. dgl. haben eine Einwirkung auf die Bakterien und Infektionsherde selbst. Zu Beginn eines Schüttelfrostes haben wir unbedenklich auch Narkotica gegeben. Wir haben den Eindruck, daß man manchmal den Schüttelfrost zu Anfang noch koupieren konnte und daß die Bakteriämie symptomatisch nicht zur vollen Auswirkung kam.

Die Erscheinungen des *Vasomotorenkollapses* beim Schüttelfrost sind auf S. 1045 ff. skizziert worden. Es ist selbstverständlich, daß hier nicht erst überlegt werden darf, ob Herz- oder Gefäßschwäche vorliegt. Welche von beiden zum Kollaps führt, läßt sich im klinischen Bild fast nie mit Sicherheit unterscheiden. Blutdrucksenkung und Änderung der Pulsqualität kann auf beide Faktoren zurückzuführen sein. Es gilt hier schnell zu handeln! Wir haben uns früher nicht gescheut, eine intravenöse Injektion von Strophanthin (nie unter 0,5—0,75 mg) zu geben und sind auch jetzt noch der Ansicht, daß in gefahrvollen Momenten eine

Dosis von unter einem $^1/_2$ mg nicht angebracht ist. Mit Fug und Recht konnten wir auf Grund eigener Erfahrungen sagen: der Erfolg ist oft schon nach wenigen Minuten ein vollendeter. Der Blutdruck steigt wieder, die Amplitude vergrößert sich, das subjektive Befinden, das Ängstlichkeitsgefühl, die motorische Unruhe verschwindet und macht dann oft einem ruhigen Schlaf Platz. Wir wissen wohl, daß das Myokard der bakteriotoxischen Schädigung auch beim Schüttelfrost ausgesetzt ist, aber andererseits mußten wir auf S. 1032 betonen, daß solche Myokardinfektionen später wesentlich besser einer Heilung zugängig sind, wie die diphtherietoxischen Auswirkungen.

Den reinen Vasomotorenkollaps muß man natürlich nach wie vor durch zentral anregende Mittel: Adrenalin, Suprarenin, Sympatol, Coramin, Cormed, Cardiazol, Campher, Hexeton und nicht zuletzt Coffein bekämpfen. Der Nachteil dieser schnell wirkenden Mittel besteht darin, daß ihre Wirkung schnell abklingt, und daß man sie fortgesetzt in kurzen Zeiträumen über viele Stunden hinweg geben muß.

Den Übergang zwischen spezifischer und unspezifischer Therapie stellen die Bluttransfusionen dar. Sie sind bei entsprechender Vorsicht zur routinemäßigen Anwendung gekommen. Man soll aber nicht denken, daß man dadurch auch eine immunisierende Wirkung erzielen kann. Wir haben weder durch Scharlachrekonvaleszentenblut bei Streptokokkensepsisfällen noch durch Übertragung größerer Mengen Blutes von Pneumonierekonvaleszenten, die eben ihre Krise hinter sich hatten, auf frische Pneumonieerkrankten irgendeine überzeugende Beeinflussung des Krankheitsbildes gesehen. Über den Wert der Bluttransfusion zur Auffüllung des Blutkreislaufes, zum Ausgleich von Anämien braucht hier nicht diskutiert zu werden.

Auch hier muß besonders betont werden, daß die schädigende Einwirkung auf die blutbildenden Organe sehr verschieden nach Art der jeweils vorliegenden Sepsisform sich zeigt. Je länger sich eine septische Infektion hinzieht, und hier steht wiederum in Vordergrund die thrombophlebitische Sepsis, desto reduzierter finden wir Blutfarbstoff und Erythrocytenzahl. Ganz akute Anämien finden wir bei den schweren hämolytischen Prozessen bei der puerperalen Gasbacillensepsis. Manchmal erscheinen solche Patientinnen geradezu entblutet. Hier sind natürlich dann Bluttransfusionen in erster Linie am Platz. Wir dürfen aber nicht vergessen, daß Hämoglobinschollen auch nach mehreren Tagen noch eine Anurie und eine schwere Niereninsuffizienz, ähnlich wie beim Schwarzwasserfieber, hervorrufen können. Hier wäre nach unserer Erfahrung, falls ein Wasserstoß nicht zur Ausschwemmung führen konnte, eine Nierendekapsulation zu erwägen. Freilich haben wir auch hierbei nur in einem Fall einen eklatanten Erfolg gesehen.

Andere toxische Anämien haben wir schon vor mehreren Jahrzehnten erfolgreich durch hohe Eisengaben, wie sie schon LENHARTZ vorgeschlagen hat, bekämpfen sehen. Heutzutage stehen uns viele wirksame Eisenpräparate zur Verfügung. Wir brauchen sie nicht einzeln anzuführen.

Eine *Leberschädigung* wird bei vielen Sepsisformen schon durch einen Subikterus angezeigt. Hierbei kommt es darauf an, sich auf eine Leberschonkost einzustellen, nach denselben Prinzipien, wie wir sie auch bei anderen Hepatitiden durchführen.

Selbstverständlich muß auch den verschiedenen *Nierenschädigungen*, angefangen von der fibrilen Albuminurie bis zur akuten Glomerulonephritis, über die Herdnephritis, über Niereninfarkte und Abscesse, Beachtung geschenkt werden. Wir haben Fälle an einer Amyloidnephrose verloren, bei denen der Sepsisherd schon spontan erloschen war.

Die monatelang dauernde Infektion mit vielen metastatischen Eiterherden hatte sich schließlich in amyloide Degeneration ausgewirkt. Schon an dieser

Stelle muß darauf hingewiesen werden, wie wichtig es ist, Eiterherde so weit und so früh als möglich chirurgisch anzugehen. Das alles setzt eine außergewöhnlich gute Pflege und Überwachung voraus. Der Arzt kann gar nicht sorgfältig genug immer wieder alle Körpergegenden nach Druckstellen absuchen, die bei allen langen Krankenlagern erfahrungsgemäß an bestimmten Stellen — der horizontalen Lage des Patienten entsprechend — auftreten können.

Der *Appetitmangel* kann nur durch eine Auswahl besonderer Kost und einer zeitlich vernünftig gewählten Reihenfolge ausgeglichen werden. Wir haben gerade bei den subchronisch wochenlang sich mit Schüttelfrösten hinziehenden Thrombophlebitisfällen durch Anaerobier, Patienten bis zum Skelett abmagern sehen. War der Sepsisherd erloschen, so haben wir durch eine calorienreiche Kost, Verabreichung kleiner, ausgewählt schmackhafter häufigerer Mahlzeiten, durch Beilagen von Milchreis, Fruchtsäften, Tropfklistieren mit Traubenzuckerlösung doch noch erfolgreich den Kräfte- und Ernährungszustand aufrechterhalten können. — Selbstverständlich führen wir unseren Sepsiskranken auch *Vitamine* (besonders B-Komplex, C und K) zu; einen wirklich entscheidenden Einfluß auf den Krankheitsprozeß konnten wir jedoch davon nicht ableiten.

Es empfiehlt sich bei manchen an *Alkohol* gewöhnten Patienten Wein oder Kognak als Deckmittel für Eier und andere Nährmittel zu geben. Größere Flüssigkeitsmengen setzen natürlich ein völlig ungeschwächtes Herz voraus. Eine übermäßige Belastung des Kreislaufs wiederum könnte sehr nachteilig wirken.

Flüssigkeitsverarmung der Gewebe, Esiccatio durch Erbrechen oder durch gehäufte Durchfälle können nur durch intravenöse oder subcutane Kochsalzinfusionen ausgeglichen werden.

Alle somnolenten Patienten müssen gefüttert werden. Bei Benommenheit sind meist schon die Zentren für Kreislauf und Atmung in Mitleidenschaft gezogen.

Zum Schluß glauben wir, daß es nicht überflüssig ist, noch einmal darauf hinzuweisen, wie nötig es ist, auch in der Rekonvaleszenz immer und immer wieder die Patienten aufzufordern, die geringsten Schmerzen, die sich einstellen, anzugeben. Es ist dann unsere Pflicht nach aufkeimenden Infektionsherden zu suchen, bei denen die Keimablagerung womöglich lange Zeit vorher schon stattgefunden hat.

Ob wir einer septischen Erkrankung Herr werden, hängt oft davon ab, ob wir nicht zurückgebliebene Eiterherde übersehen. Bei einem erschöpften Organismus kommen sie nicht immer durch Temperatursteigerung oder durch eine Leukocytose zum Ausdruck.

Literatur.

ABRAHAM, CHAINE u. Mitarb.: Lancet **1941**. — ACHARD: Arch. de Med. experim., I. ser. 7 25 (1895). — ADLER, Über septischen Ikterus usw. Kongreßzbl. inn. Med. **1925**. — ADRIAN: Die Appendicitis als Folge einer Allgemeinerkrankung. Mitt. Grenzgeb. Med. u. Chir. 7 (1901). — AIGNER: Wien. med. Wschr. **1942**, 6. — ALBERTINI, v.: Schweiz. med. Wschr. **1947**, 670. — ALBERTINI, v., u. GRUMBACH: Erg. Path. **33**, 314 (1937). — ALSLEV: Über die Zunahme der subakuten bakteriologischen Endokarditis. Dtsch. med. Wschr. **1948**, Nr 17—20, 208. — ANDERS: Über die Pathogenese der postanginösen Sepsis. Z. Hals- usw. Heilk. **1929**, 408. — ANDREWS: Brit. med. J. **1940**, 5. — ANSELMINO: Dtsch. med. Wschr. **1947**, 63. — ASCHOFF: Handbuch der ärztlichen Erfahrungen im Weltkrieg 1919, Bd. 8. — Thrombose und Embolie. Naturforscherversammlung Karlsruhe 1911. — Kongreß Wiesbaden 1932 (Referat). — ASSMANN u. MOORMANN: Dtsch. med. Wschr. **1948**, 461. — AXENFELD: Über die eitrige metastatische Ophthalmie. Arch. Augenheilk. **40** IV (1894).

BAADER: Tödliche Gigasinfektion usw. LANGGER-Festschrift, S. 290. Zürich 1934. — BALDERMANN: Die subakute bakterielle Endokarditis. Ärztl. Wschr. **1950**, 48. — BANG: Ann. Méd. **49**, Nr 6 (1948). — BAUMGARTEN, v.: Die Allgemeininfektion bei chirurgischen Infektionskrankheiten. Dtsch. Z. Chir. **72** (1904). — BAUMGARTEN, v., u. MAU: Das Eindringen von Bakterien in die Blutbahn als eine Ursache des Urethralfiebers. Münch. med. Wschr. **1902**, Nr 13. — BECK: Ärztl. Wschr. **1948**, 695. — BECKER: Med. Klin. **1941**, 1282. —

BENTHIN: Ther. Gegenw. **1942**, 19. — BERGMANN: Das putride Gift und die putride Intoxikation. Dorpat 1868. — BERNHARD: Dtsch. med. Wschr. **1947**, 66. — BEZANÇON-GASTINEL: In Précis de Pathologie Méd., Bd. I. 1947. — BETTMANN: Ann. internat. Méd. physique et Physiobiol. **1944**, 21. — BICKEL: Schweiz. med. Wschr. **1943**, 580. — Praxis **1950**, 235. — BIELING: Die Bedeutung allergischer Vorgange für die Abwandlung des Verlaufs von Infektionskrankheiten und für die Entstehung chronischer Erkrankungen. Zbl. inn. Med. **1935**, Nr 22. — Herdinfektion und Immunitat. Verh. dtsch. Ges. inn. Med. **1938**, 438. — Die Bakteriologie und Serologie der Gasödemerkrankungen. Dtsch. Mil.arzt **1940**, 50. — BIELING u. OELLRICHS: Z. Hyg. **128**, Nr 1/2 (1948). — BIERMANN u. BAEHR: J. Amer. med. Assoc. **1941**, 292. — BIGGER: Brit. med. J. **1947**, 599. — BINGOLD: Die Bedeutung anaerober Bakterien als Infektionserreger septisch-interner Erkrankungen. Virchows Arch. **234**, (1921). — Das klinische Bild der Puerperalinfektion durch Bac. phlegm. emphysematosae. Beitr. Klin. Inf.krkh. **3**, H. 1/2 (1914). — Gasbacillensepsis. Dtsch. med. Wschr. **1915**, Nr 7. — Die verschiedenen Formen der Gasbacilleninfektionen. Beitr. Klin. Inf.-krkh. **4**, H. 4 (1916). — Kritisches über Gasbacilleninfektionen. Beitr. Klin. Inf.krkh. **6**, H. 3/4 (1917). — Putride embolische Lungeninfektionen. Virchows Arch. **232** (1920). — Über septischen Ikterus. Z. klin. Med. **92** (1920). — Der intravitale Nachweis von Krankheitserregern im Blut und seine Bedeutung für die klinische Medizin. Med. Klin. **1921**, Nr 28. — Die Kreislaufschwäche bei akuten Infektionskrankheiten und ihre Therapie. Ther. Mh. **1921**, H. 20. — Die Bedeutung anaerober Bakterien als Infektionserreger septischer interner Erkrankungen. Virchows Arch. **234** (1921). — Über Blutfarbstoffabbau und Ikterus sowie über die diagnostische Bedeutung des „Hamatins" im stromenden Blute. Kongr.ber. der Dtsch. Ges. fur inn. Med. 1922. — Z. klin. Med. **97** (1922). — Der Nachweis des Bac. phlegm. emphysem. (E. FRAENKEL) im strömenden Blute bei den verschiedenen Formen der Gasbacilleninfektionen. Virchows Arch. **246** (1923). — Oxydative Entfarbbarkeit des Hämoglobins nach bakterieller Zerstörung des Blutfarbstoffschutzkörpers. Klin. Wschr. **1928**. — Über oxydative Blutzerstörung und Blutfarbstoffschutz. Munch. med. Wschr. **1928**, Nr 32, 1373. — Über oxydierende Fahigkeiten lebender Bakterienzellen. Zbl. Bakter. **1928**. — Thrombophlebitis im Pfortadergebiet. Münch. med. Wschr. **1929**, Nr 50. — Zur Frage der Züchtung von Bakterien aus dem Blut. Zbl. Bakter. **1929**. — Blutfarbstoff vernichtende Bakterien. Zbl. Bakter. I Orig. **119** (1930). — Hamolyseverlust und Virulenzanderung hamolysierender Streptokokken durch Überimpfung auf Hamatinagar. Zbl. Bakter. I Orig. **119** (1930). — Die Klinik und Ätiologie der infektiosen Pfortadererkrankungen. Med. Welt **1931**, Nr 47/49. — Über eine Endokarditisform durch anaerobe Streptokokken. Dtsch. med. Wschr. **1932**, Nr 12. — Septische Erkrankungen. In Neue Deutsche Klinik, Bd. 9, S. 680. 1932. — Zur Frage der Viridansendokarditis. Münch. med. Wschr. **1932**, Nr 49. — Über chronische septische Infektionen. Münch. med. Wschr. **1932**, Nr 51. — Das klinische Bild von Lungenembolie und Infarkt. Münch. med. Wschr. **1933**, Nr 5. — Med. Welt **1933**. — Sepsis post anginam. Münch. med. Wschr. **1933**, Nr 16. — Besteht die Möglichkeit, schon intravital die Lage des Sepsisherdes festzustellen? Med. Klin. **1933**, Nr 16. — Die klinischen Formen der Gasbacilleninfektion. Dtsch. med. Wschr. **1935**, Nr 43, 44, 45 u. 47. — Das Wesen der Sepsis. In Theorie und Praxis. Hamburg 1936. — Septische Erkrankungen. Berlin-Wien 1937. — Voraussetzungen fur eine Therapie bei den septischen Erkrankungen. Med. Klin. **1941**, 785. — Über Krankheitszustande mit wellenformigem Fieber. Med. Klin. **1942**, Nr 25. — Über das Wesen der Sepsis und ihre Erscheinungsformen. Dtsch. med. Wschr. **1947**, 56. — Zur Differenzierung der septischen Gallengangsinfektionen. Dtsch. Arch. klin. Med. **194**, H. 1/3 (1948). — Kritisches zur Sepsistherapie. Dtsch. med. Wschr. **1949**, 1056. — Über die Pylephlebitis septica. Ärztl. Wschr. **1950**, 473. — Die Rolle der Lungen bei den septischen Erkrankungen. Dtsch. Arch. klin. Med. **188**, H. 4. — Aphorismen zur Endocarditis lenta. Münch. med. Wschr. **1950**, Nr 11/12, 13/14. — BITTORF: Dtsch. med. Wschr. **1926 I**, 33. — LE BLANC: Brauers Beitr. **70**, H. 3. — Die Verwendung 10%iger Peptonbouillon als Nährboden für aerobe und anaerobe Bakterien. Med. Klin. **1921**. — BLISS and CHANDLER: Aureomycin-Untersuchungen in vitro. Proc. Soc. exper. Biol. a. Med. **1948**, 467. — BLOHMKE: Tonsillogene Sepsis und Fokalinfektion. Ärztl. Wschr. **1950**, Nr 1/2. — BLOOMFIELD and HALPERN: Penicillin Treatment of Subacuta Bact. Endocarditis. J. Amer. med. Assoc. **1945**, 129, 1135. Ref. Ärztl. Wschr. **1946**, Nr 1/2, 37. — BLOOMFIELD, KIRBY and ARMSTRONG: Penicillinversager. Surg. etc. 80, Nr 3 (1944). — BODEN u. LOOGEN: Zur Therapie der Endocarditis lenta. Dtsch. med. Wschr. **1950**, 422. — BOGENDÖRFER: Über den Einfluß des Zentralnervensystems auf Immunitätsvorgänge. Arch. exper. Path. u. Pharmakol. **124** (1927). — BOGER, KAY, CISMAN, YEOMAN: Amer. J. med. Sci. **1947**, 493. Ref. Excerpta med., Sekt. 6 **1948**. — BONDY: Über saprisches und septisches Wochenbettfieber nebst kritischen Bemerkungen zu dem FROMMschen Verfahren zur Differenzierung der saprophytären und pathogenen Streptokokken. Zbl. Gynäk. **1911**, H. 8. — Über septische Allgemeininfektion und ihre Behandlung. Erg. Chir. **7** (1913). — BONHOEFFER: Die symptomatischen Psychosen im Gefolge akuter Infektionen. Leipzig 1910. — BORDMANN and TAYLER: Brist. med.-chir. J.

1929, 46. — Bossi u. Carini: Klinische Beobachtungen über Penicillin und Streptomycin in kleinen Dosen intrakutan bei septischen Prozessen und Lungentuberkulose. Athena **1950**, 93. — Boyd: Text-Book of Pathology. Philadelphia 1947. — Brainard and Lennette: Klinische Prüfung von Aureomycin. J. clin. Invest. **1949**, 922. — Bramwell: Subakute bakterielle Endokarditis. Lancet **1948**, 481. — Braun: Wirkung der Sulfonamide per os auf den Magen. Arch. f. Dermat. **1942**, 414. — Briskier: Endocartitis lenta Penicillinbehandlung. Presse méd. **1945**, 177, 560. — Briskier et de Gennes: Endocarditis lenta. Penicillindosierung. Presse méd. **1945**, 190. — Brütt: Arch. Gynäk. **1922**, 116. — Die Erkennung und Behandlung der verschiedenen Formen puerperaler Gasbacilleninfektionen. Klin. Wschr. **1927**, 1510. — Virchows Arch. **246**, 33. — Brugsch, Kanther u. Rössle: Endocarditis lenta. Penicillinbehandlung. Ges. für klin. Med., Berlin 1948. — Bucara: Infektion der Genitalorgane. In Handbuch der Gynäkologie, Bd. I, 1907; Bd. IV, 1910. — Buchaly: Cholangitis lenta. Vortrag in Erlangen. Ref. Münch. med. Wschr. **1933**. — Buckland: Penicillin. Dtsch. med. Wschr. **1946**, 121. — Buday: Endemisch auftretende Leberabszesse bei Verwundeten, verursacht durch einen anaeroben Bacillus. Zbl. Bakter. **77** (1916). — Bühler: Zur Penicillinbehandlung septischer Erkrankungen. Ärztl. Wschr. **1948**, 344. — Büscher: Osteomyelitis des Kindesalters und Penicillin. Med. Welt **1951**, Nr 4. — Bumm: Über puerperale Wundinfektion. Zbl. Bakter. **2**, 343 (1887). — Über die Aufgaben weiterer Forschungen auf dem Gebiete puerperaler Wundinfektion. Arch. Gynäk. **34**, 353 (1890). — Zur Kenntnis der Eintagsfieber. Zbl. Gynäk. **1897**, Nr 45. — Burckhardt: Die endogene Puerperalinfektion und Infektion mit Pneumokokken. Beitr. Geburtsh. **5** (1912). — Burke, Ross, Walsh, McLendon: Erfolgreiche Behandlung subakuter bakterieller Endocarditis mit oral verabfolgtem Penicillin. Med. Ann. Distr. Columbia **1946**, 22. — Buschke: Dtsch. Z. Chir. **38** (1894). — Buzello: Über die Erkennung und Behandlung der Sepsis. Dtsch. med. Wschr. **1932**, 933.

Canon: Die Bakteriologie des Blutes bei Infektionskrankheiten. Jena: Gustav Fischer 1905. (Literatur über Sepsisabhandlungen bis 1905.) — Cataldo: Bericht über einen geheilten Fall von akuter bakterieller Endocarditis. Ann. int. Med. **24**, 479 (1946). Ref. Klin. Wschr. **1947**, Nr 33/34, 539. — Chiari: Wien. klin. Wschr. **1948**, 569. — Christensen: Sulfonamide bei Streptokokkeninfektionen. Kongreßzbl. inn. Med. **1940**, 624. — Christie: Endocarditis lenta. Behandlung mit Sulfonamiden und Hyperthermie. J. Amer. med. Assoc. **1941**, 1357. — Penicillin bei subakuter bakterieller Endokarditis. Lancet **1946** I, No 6394, 369. Ref. Dtsch. med. Wschr. **1946**, Nr 13/14. — Brit. med. J. **1946**, 381. Ref. Klin. Wschr. **1947**, 539. — Brit. med. J. **1948**, No 4539. Ref. Dtsch. med. Wschr. **1948**, Nr 9—12. — Penicillinempfindlichkeit von Streptokokken. Med. J. Austral. **1946**, 1. — Penicillin bei Endocarditis lenta. Brit. med. J. **1948**, 1; **1949**, 950. — J. Amer. med. Assoc. **1948**, 910. — Cibelli, Miglionini, Gaggino e Canello: Fol cardiologica **1947**, H. 5/6. Ref. Excerpta med., Sekt. 6, 1948. — Clark, Bryner and Rautz: Subakute bakterielle Endckarditis mit penicillinresistenten nichthämolytischen Streptokokken. Amer. J. med. Sci. **1948**, 671. — Clarke: A case of general infection by the Influenca Bac. Lancet **1912**. — Claus: Zbl. Hals- usw. Heilk. **13**, 790 (1929). — Über 100 Fälle von Septikopyämie nach Angina. Med. Klin. **1931**, Nr 35. — Mschr. Ohrenheilk. **1930**, 64. — Indikation und Erfolge der Venenunterbindung bei Sepsis nach Angina. Ther. Gegenw. **1931**. — Sepsis nach Angina. Z. Laryng. usw. **23**, H. 1/2. — Colebrook and Hare: The Anaerobic Streptococci associated with Puerperal Fever. J. Obstetr. **40**, No 4. — Collins u. a.: Aureomycin. Ann. int. Med. **1948**, 1077. — Collins, Seeler and Finland: Plasmapenicillinspiegel nach oraler Penicillingabe mit und ohne orales Caronamid. Amer. J. med. Sci. **1948**, 248. — Colp: Zbl. ges. Chir. **1927**, 37. — Coste, Gaucher u. Goury-Laffort: Sulfonamide bei Staphylokokkensepsis. Zbl. Hautkrkh. **1943**, 443.

D'Abreu: Heilung einer Pylephlebitis. Proc. roy. Soc. Med. **34**, 309. — Davis and Herring: Report of 18 Consecutive cases of S. b. e. J. med. Assoc. **138**, 10 (1948). — Debré, Lamy, Bonnet u. Broca: La médullo-culture. Bull. Soc. méd. Hôp. Paris **13**, Nr 33, XII, 35. Deicher: Ätiologische Studien über den Scharlach. Jb. Kinderheilk. **112** (1926). — Dennig: Endocarditis lenta. Erfolge der Sulfonamide. Med. Welt **1942**, 1211. — Der heutige Stand der praktischen Sulfonamidanwendung. Dtsch. med. Wschr. **1948**, Nr 9—12, 131. — Dick: Résumé of the literature on scarlet fever. Amer. J. Dis. Childr. **28**, 484 (1924). — Dieckmann: Über einen Fall von Friedländersepsis mit septischen Metastasen und seine erfolgreiche Behandlung mit Streptomycin. Dtsch. med. Wschr. **1949**, 1024. — Dietrich: Die Reaktionsfähigkeit des Korpers bei septischen Erkrankungen usw. Kongreßzbl. inn. Med. **1925**. — Versuche über Herzklappenentzündung. Z. exper. Med. **1926**, 50. — Endokarditis und Allgemeininfektion. Münch. med. Wschr. **1928**, 1328. — Dieulafoy: Le foie appendiculaire. Abcès du foie consécutifs à l'appendicite. Clin. méd. l'Hôtel Dieu **1897**, 167. — Dold: Zbl. Bakter. I Orig. **127**, 374 (1933). — Domagk: Chemotherapie der Streptokokkeninfektionen. Klin. Wschr. **1936**; Nr 44. — Chemotherapie der puerperalen Infektion. Zbl. Chir. **1942**, 201. — Der derzeitige Stand der Chemotherapie bakterieller Infektionen mit den Sulfonamiden. Dtsch. med. Wschr. **1947**, 6. — Pathologische Anatomie und Chemotherapie der Infektionskrankheiten. Stuttgart: Georg Thieme 1947. — DOMAGK u. HEGLER: Chemotherapie bakterieller Infektionen. Leipzig: S. Hirzel 1944. — DONATH u. SACHSEL: Die septischen Erkrankungen in der Medizin. Wien 1929. — DONZELOT, DURUPT u. a.: Heilungen von Staphylokokkensepsis durch Penicillin. Presse méd. **1945**, 85. — DONZELOT, KAUFMANN u. ESCALLE: Die Behandlung der subakuten sekundären Endokarditis mit Penicillin. Arch. Mal. Coeur **1947**, 1, 40. — Penicillin bei Endocarditis lenta. Presse méd. **1948**, 307. — DORET et SAEGESSER: Rev. méd. suisse rom. **67**, 7 (1947). Ref. Excerpta med., Sekt. 6, **1948**. — DURAND et SÉDAILLAN: Sur la classification des streptocoques hémolytiques. C. r. Soc. Biol. Paris **92**, 157 (1925).

EBBECKE: Schüttelfrost in Kälte, Fieber und Affektionen. Klin. Wschr. **1948**, 609. — EHLERS: C. r. Soc. biol. Paris **1890**. — EHRICH: Pathology. Philadelphia 1947. — EICKHOFF: Mitt. Grenzgeb. Med. u. Chir. **35** (1950). — ENTEGARD u. PORTERFIELD: Bakteriämie im Anschluß an Zahnextraktion. Lancet **1949** II, No 6579. — EPPINGER: Ikterus. Erg. inn. Med. 1 (1908). — Die hepato-lienalen Erkrankungen. Berlin 1920. — EPPINGER, KUNZ u. POPPER: Klin. Wschr. **1934**. — ERBSLÖH u. GRUN: Galtstreptokokken der serologischen Gruppe B nach Lancefield als Erreger der Endocarditis lenta. Dtsch. med. Rdsch. **1949**, 506. — EVANS, FULLER u. WALKER: Neue wirksame Mittel in der Chemotherapie des experimentellen Gasbrandes. Chem. Zbl. **1945** I, 318.

FALTA: Sepsis bei okkulter Zahnwurzelhautentzündung. Wien. klin. Wschr. **1919**, Nr 6. — FELLINGER u. WEISSEL: Erfahrungen und Erwägungen zur Klinik und Therapie der subakuten bakteriellen Endokarditis. Wien. Z. inn. Med. **1950**, 161. — FELSENTHAL: Über Staphylokokkensepsis. Mitt. Grenzgeb. Med. u. Chir. **42** (1930). — FRAENKEL· Über Gasphlegmonen. Leipzig 1893. — Über Knochenmark und Infektionskrankheiten. Münch. med. Wschr. **1902**, Nr 14. — Über Erkrankungen des roten Knochenmarks, besonders der Wirbel bei Abdominaltyphus. Mitt. Grenzgeb. Med. u. Chir. **11** (1902). — Über Erkrankungen des roten Knochenmarks, besonders der Wirbel usw. Mitt. Grenzgeb. Med. u. Chir. **9**, H. 1 (1903). — Über Erkrankungen des roten Knochenmarks, besonders der Wirbel und Rippen bei akuten Infektionskrankheiten. Mitt. Grenzgeb. Med. u. Chir. **12** (1903). — Dtsch. med. Wschr. **1919**, Nr 19. — Über die Wirkung des sog. Gasbacillus auf den weiblichen Genitalapparat. Klin.-ther. Wschr. **1913**, Nr 16. — Über das Verhalten des Gehirns bei akuten Infektionskrankheiten. — Über metastatische Dermatosen bei akuten bakteriellen Allgemeinerkrankungen. Z. Hyg. **76** (1914). — Wundinfektionen durch pathogene Anaerobier. Jb. Hamburger Staatskrankenanst., Beih. 1918. — Die blutschädigende Wirkung des E.-F.-Gasbacillus. Mitt. Grenzgeb. Med. u. Chir. **1919**, Nr 12. — Über Allgemeininfektion durch Bac. pyocyaneus. Virchows Arch. **183** (1906). — FRAENKEL u. HARTWIG: Über das Verhalten der Hoden in bakterieller und histologischer Beziehung bei akuten Infektionskrankheiten. Virchows Arch. **242** (1923). — FRAENTZEL: Einige Bemerkungen über das Auftreten der Endokarditis. Dtsch. mil.-ärztl. Z. **1888**, Nr 7. — Vorlesungen über die Krankheiten des Herzens. Berlin 1891. — FRANK: Influenzabacillen-Endokarditis usw. Münch. med. Wschr. **1931**, Nr 36. — FRANKE: Verh. Ges. f. Inn. Med., 57. Kongr. Wiesbaden 1951. — FRANQUÉ: Bakteriologische Untersuchungen bei normalem und fieberhaftem Wochenbett. Z. Geburtsh. **25**, 277 (1893). — FRANZ: Lehrbuch der Kriegschirurgie. 1936. — FREUND u. BERGER: Über Befunde von Streptokokken im Blut. Dtsch. med. Wschr. **1924**, 625. — FRIEDEMANN u. DEICHER: Dtsch. med. Wschr. **1926**, Nr 18. — FROMME: Klinische und bakteriologische Studien zum Puerperalfieber. Arch. Gynäk. **1908**, 85.

GANS: Histologie der Hautkrankheiten. 1925. — GARNIER et DELAMARE: Dictionnaire des Termes Techniques de Médicine 1941. — GASTINEL et REILLY: Séméiologie générale de l'état septicémique. Rapport XIX. Congr. de Méd., Paris 1927. — Traité de Médicine, Bd. I. 1948. — GERMER: Endocarditis lenta. Pathogenese und Beziehung zwischen Verlaufsform, Erregerart und Ausheilungsmoglichkeit. Erg. inn. Med. **1951**. — GHON-SACHS: Beiträge zur Kenntnis der anaeroben Bakterien der Menschen. Zbl. Bakter. **38** (1905). — GINS: Fokale Infektion. Dtsch. med. Wschr. **1935**. — GRAEFF: Die Lehre der Herdinfektion vom Standpunkt des pathologischen Anatomen aus. Zahnärztl. Rdsch. **1930**. — Fokale Infektion. Wien. klin. Wschr. **1942**, 761. — GRIFFITH: Types of hemolytic streptococci in relation to scarlet fever. J. of Hyg. **25**, 385 (1926); **26**, 363 (1927); **34**, 542 (1935). — GROS, H.: Die Staphylokokkeninfektionen. In GUNDEL, Ansteckende Krankheiten. Leipzig: Georg Thieme 1950. — GRUMBACH: Zbl. Bakter. I Orig. **127**, 351 (1933); **135**, 246 (1935). — Erg. Hyg. 15, 442 (1934). — Herdinfektion. Klin. Wschr. **1933**, No 11, S. 410. Weitere Literatur s. dort. — Schweiz. med. Wschr. **1935**, 303; **1944**, 402; **1945**, 423. — GUNDEL: Zbl. Bakter. I Orig. **99**, 469 (1926); **109**, 384 (1928); **115**, 44 (1930). — Arch. klin. Med. **168**, 129 (1930). — Die ansteckenden Erkrankungen. Stuttgart 1950. — Die Typenlehre in der Mikrobiologie. 1934.

HABERLAND: Anaerobe Wundinfektionen. 1921. — HALLMANN: Bakteriologie und Serologie. Stuttgart 1950. — HAMM: Die puerperale Wundinfektion. Berlin 1912. — HARE: J. of Path. **41**, 499 (1935). — HARTWICH: Bakteriologische und histologische Untersuchungen am Fettmark der Röhrenknochen (Oberschenkel) bei einigen akuten Infektionskrankheiten. Virchows Arch. **233** (1921). — HAYMANN: Die Verwicklungen bei der akuten Tonsillitis.

Münch. med. Wschr. **1933**, 108. — HEILMEYER: Siehe WALTER, REIMOLD u. HEILMEYER, Dtsch. med. Wschr. **1942/43**. — HEINLEIN: Sepsis und Fokalinfektion. Ärztl. Wschr. **1946/47**, Nr 6, 801. — HEGLER: Meningokokkeninfektionen. In GUNDEL, Die ansteckenden Krankheiten. 1935. — HERFF, V.: Puerperalfieber. In WINKELS Handbuch der Geburtshilfe. 1903. — HERRLEIN: Diss. Erlangen 1933. — HEUBNER: Langdauernde Fieberzustände unklaren Ursprungs. Arch. klin. Med. **46** (1899). — HEYNEMANN: Hämolytische Streptokokken beim Puerperalfieber. Arch. Gynäk. **1909**, 8, 86. — Der E. Fraenkelsche Gasbacillus in seiner Bedeutung für die puerperale Infektion. Z. Geburtsh. **1911**, 68. — Zbl. Gynäk. **1947**, H. 12 a. HILGERMANN: Chemotherapie und Prophylaxe der Streptokokkeninfektion mittels gallensaurer Alkalien. Zbl. Gynak. **1936**, H. 39. — HÖRING: Klin. Wschr. **1932**, 793. — Z. klin. Med. **123**, 258 (1933). — Erg. inn. Med. **48**, 364 (1935). — Münch. med. Wschr. **1935**, 213. — Lokalinfektion und Sepsis. Klin. u. Prax. **1946**, 86. — Klinische Infektionslehre. Berlin 1948. — Die Grundlagen der Immunität in neuzeitlicher Betrachtung. Ärztl. Forschg **1948**, H. 1/2. — HOEVELMANN: Das Wochenbettfieber, die besondere Behandlung im akuten Stadium. Münch. med. Wschr. **1937**, Nr 3. — HOFF: Unspezifische Therapie. Berlin 1930. — JACOB: Über Allgemeininfektionen durch Bact. coli commune. Dtsch. Arch. klin. Med. **1909**, 97, 301. — JEANNIN: Etiologie et pathogénie des infections puerpérales putrides. Thèse de Paris 1902. — JOCHMANN-HEGLER: Lehrbuch der Infektionskrankheiten. 1924. — JEGOROW: Beitrag zur Theorie der Endokarditis. Z. klin. Med. **103** (1926). — ISRAEL: Über die diagnostische Bedeutung der bakteriologischen Knochenmarksuntersuchung der Leiche. Inaug.-Diss. Hamburg. — JÜRGENSEN, v.: Die Sepsis. In Neue Deutsche Klinik 1903. — JUNGHANNS: Dtsch. med. Wschr. **1933**, Nr 224.

KÄMMERER: Über schleichende und larvierte septische Infektionen. Münch. med. Wschr. **1929**, Nr 36, 1500. — KAISERLING: Verh. des Vereins für wissenschaftliche Heilkunde. Königsberg 1925. — KISSLING: Anaerobier als Erreger innerer Krankheiten. Z. ärztl. Fortbildg **1936**, H. 12. — Über postanginöse Sepsis. Münch. med. Wschr. **1929**, Nr 28. — Verh. Ges. für Innere Med., 41. Kongr. Wiesbaden 1929. — KLEINSCHMIDT: Studien über die Anaerobier des Säuglingsdarmes. Jb. Kinderheilk. **110** (1925). — KLOSE: Bakterielle und serologische Untersuchungen mit dem E.-F.-Bacillus. Z. Hyg. **82** (1916). — Münch. med. Wschr. **1917**, Nr 9. — KLINGE: Erg. allg. Path. **27** (1933). — KNORR: Ein Brutschrank für Anaerobier (Anaerostat). Zbl. Bakter. **117** (1930). — KOCH: Neuere Ergebnisse auf dem Gebiete der Streptokokken- und Staphylokokkenerkrankungen. In LUBARSCH-OSTERTAGS Ergebnissen. 1909. — KOCHER-TAVEL: Vorlesungen über chirurgische Infektionskrankheiten. Basel u. Leipzig 1895. — KÖSTER: Die embolische Endokarditis. Virchows Arch. **72** (1878). — KRAMER and ROBINSON: Surg. etc. **42** (1926). — KÜSTER: Normale Bakterienflora in Mund, Nasenhöhle und Vagina bei Mensch und Tier. In KOLLE-KRAUS-UHLENHUTHS Handbuch der pathogenen Mikroorganismen, Bd. 6/1. 1929.

LANCEFIELD: J. of exper. Med. **57**, 571 (1933). — LAPORTE et BROCARD: La réaction de floculation du sérum en présence d'un extrait alcoolique microbien dans les infections à B. funduliformis. C. r. Soc. Biol. Paris **121**, 4 (1939). — LAUCHE: Klin. Wschr. **1932**, 92. — LAUROS: Zur Behandlung der puerperalen Streptokokkeninfektion. Z. ärztl. Fortbildg **1927**, 20. — Die Bedeutung des RES für das Streptokokkensepsisproblem. Klin. Wschr. **1938**, Nr 21. — DE LAVERGNE: Encyclopédie méd. chir. **1939**. — LEBER: Die Krankheiten der Netzhaut. In GRAEFE-SAMISCH, Handbuch der gesamten Augenheilkunde 1910. — LEHMANN: Virchows Arch. **1923**, 246. — Klinische Erfahrungen bei puerperalen Gasbacilleninfektionen. Münch. med. Wschr. **1926**, 1606, 1659. — Klinische und bakteriologische Erfahrungen bei Endocarditis lenta. Klin. Wschr. **1926**, Nr 31. — Die Bedeutung anaerober Streptokokken für die Ätiologie der akuten septischen Endokarditis. Münch. med. Wschr. **1926**, 233. — Die Grenzen klinischer Auswertung von Virulenzprüfungen bei puerperalen Erkrankungen. Münch. med. Wschr. **1925**, 417. — Bakteriologie der Klinik der Streptokokkenerkrankungen. Erg. Hyg. **11** (1930). — Streptokokkenerkrankungen. Erg. Hyg. **1930**. — Erg. inn. Med. **40** (1931). — LEHMANN u. BRÜTT: Klin. Wschr. **1927**, Nr 32. — LEHMANN u. FRAENKEL: Weitere Erfahrungen bei der puerperalen Gasbacilleninfektion. Arch. Gynäk. **122**, 692. — LEMIERRE: Les septico-pyohémies à Bac. funduliformis-Acquisitions nouvelles. Ann. Méd. **48**, Nr 2 (1947). — In Traité de Médicine, Bd. I. 1948. — Sur un cas de septicémie à staphylocoques anaérobies. Bull. méd. **1948**, Nr 30, 441. — LEMIERRE, GRUMBACH et REILLY: Sur l'indentité du »Bac. funduliformis et du Fusobacterium nucleatum« agents de septicopyohémies postangineuses. Bull. Acad. Méd. Paris **115**, 945 (1936). — LEMIERRE et REILLY: Les Bactériémies à Bac. Ramosus. Presse méd. **1938**, Nr 21. — Rôle des microbes anaérobies dans l'étiologie des septico-pyohémies consécutives aux appendicites. Presse méd. **105**, Nr 9 (1945). — LEMIERRE, REILLY et DAUM: Septicémie à Bac. fragilis. Bull. Soc. méd. Hôp. Paris **1938**, Nr 10. — LEMIERRE, REILLY et LAPORTE: Les septico-pyohémies à Bac. funduliformis. Ann. Méd. **44**, Nr 3 (1938). — LEMIERRE, REILLY u. DE FONT REAUX: Zbl. Bakter. II Ref. **118**, 12 (1935). — LEMIERRE et TERNOIS: Septicémie à Bac. serpens. Bull. Acad. Méd. Paris **123**, 552 (1940). — LENHARTZ: Die septischen Erkrankungen. Nothnagels

Arch. Wien **1903**. — LENHARTZ jr.: Nieren und Allgemeininfektion (Sepsis) durch Bac. proteus. Virchows Arch. **1923**. — LESCHKE: Sepsis. In KRAUS-BRUGSCH, Spezielle Pathologie und Therapie, Bd. 2. — Endokarditis. In KRAUS-BRUGSCH. **1923**. — Pathologie und Therapie der Sepsis. Verh. des Vereins für wissenschaftliche Heilkunde, Königsberg 1. Febr. **1926**. KAISERLING, SELTER, KIRSCHNER, BIRCH-HIRSCHFELD, STENGER, COHN, SCHOLTZ, STOELTZNER. — LEUBE: Zur Diagnose der spontanen Septikopyämie. Dtsch. Arch. klin. Med. **1878**. — LEVY: Zbl. Bakter. I Orig. **135**, 391 (1935). — LEVADITI: Mode d'action des médicaments sulfurés dans les infections provoquées par le streptocoque, le pneumocoque, le méningocoque et le gonocoque. Paris méd. **1938**, 189. — LEXER: Die pyogene Allgemeininfektion und ihre Behandlung. **1935**. — Lehrbuch der allgemeinen Chirurgie. **1921**. — LEYDEN, v.: Über intermittierendes Fieber bei Endokarditis. Z. klin. Med. **4**, 321. — LIBMANN: A further Report on recovery and recurrence in subacute Bacterial Endocarditis. Trans. Assoc. Amer. Physicians **58**, 44 (1933). — LIEBERMEISTER: Sepsis. In Handbuch der inneren Medizin, 3. Aufl. **1934**. — Bakterielle Befunde bei der Endocarditis lenta. Med. Klin. **1949**, 135. — LINCK: Über Sepsis und Sepsisbegriff. Arch. Ohr- usw. Heilk. **126** (1930); **136**, 210 (1933). — LITTEN: Über septische Erkrankungen. Z. klin. Med. **1881**. — Über die maligne, nichtseptische Form der rheumatischen Endokarditis. Berl. klin. Wschr. **1899**, Nr 28/29. — LÖHLEIN: Über hämorrhagische Nierenaffektionen bei chronischer ulzeröser Endokarditis (embolische nichteitrige Herdnephritis). Med. Klin. **1910**, Nr 10. — Die Beziehungen der Augen zu den inneren Erkrankungen. In KRAUS-BRUGSCH, Bd. 9, Teil 1. — LÖHR: Die Gasödeminfektionen des Menschen. In Die ansteckenden Krankheiten von GUNDEL. **1950**. — Über die Bedeutung der anaeroben Bacillen als Infektionserreger in den Bauchorganen, insbesondere der Bauchhöhle beim erwachsenen Menschen. Erg. Hyg. **1929**, 488. — Bruns' Beitr. **1933**, 158. — LÖHR u. RASSFELD: Die Bakteriologie der Wurmfortsatzerkrankung usw. **1931**. — LÖWENHARDT: Die Chroniosepticämie. Z. klin. Med. **97** (1923). — Dtsch. med. Wschr. **1923**, Nr 14. — Klin. Wschr. **1923**, 192. — LOREY: Endocarditis lenta. Münch. med. Wschr. **1912**. — LUBARSCH: Handbuch der speziellen Pathologie, Bd. 1, Teil 2. **1927**.

MARTENS: Über Pyämie und Sepsis. Dtsch. med. Wschr. **1929**, Nr 44. — MARTIUS: Lehrbuch der Geburtshilfe. Leipzig: Georg Thieme 1948. — MARX: Die otogene Sepsis. Z. Hals- usw. Heilk. **1935**. — MARX, R.: Ref. am bayr. Chirurgenkongreß 1949. — MASSINI: Über Gonokokkensepsis, gonorrhoisches Exanthem, gonorrhoische Phlebitis. Z. klin. Med. **83**, H. 1/2 (1916). Über anaerobe Bakterien. Z. exper. Med. **2**, H. 2. — MCCALLUM: Text-Book of Pathology. Philadelphia u. London 1942. — MITTERMAIER: Über einige Probleme der Fokalinfektion. Med. Welt. **1951**, Nr 4. — MORAWITZ: Über akute eitrige Perimeningitis (Peripachymeningitis), ein charakteristisches Krankheitsbild bei Staphylokokkenerkrankungen. Dtsch. Arch. klin. Med. **1919**, H. 5/6. — MORGENROTH: Über Zustandsanderungen der Streptokokken im Tierkörper. Z. Hyg. **93** (1921). — MATTHES u. WOLF: Ergebnisse der Penicillinbehandlung innerer Erkrankungen, Endocarditis lenta. Med. Klin. **1949**, Nr 16/17. — MÜLLER u. PETERSEN: Über das Verhalten der Skelettmuskulatur im Schüttelfrost. Münch. med. Wschr. **1927**, Nr 29. — Über den Infektionsschutz des Lebergewebes bei experimenteller Sepsis. Z. exper. Med. **66**, H. 3/4. — MÜLLER, E. F.: Leukozytensturz infolge unspezifischer Intrakutanimpfung. (Weiterer Beitrag zum Thema: Die Haut als immunisierendes Organ). Münch. med. Wschr. **1922**, 1506. — Leukozytensturz nach unspezifischer Intrakutanimpfung. Beitrag zur biologischen Bedeutung der Haut. Z. exper. Med. **32**, H. 1/4. — Der Leukocytensturz nach Intrakutaninjektion und bei der WIDALschen Hamoklasenkrise, eine Reflexwirkung des autonomen Systems. Münch. med. Wschr. **1922**, 1753. — Die Bedeutung des autonomen Nervensystems für die Klinik der septischen Erkrankungen. Münch. med. Wschr. **1923**, 37. — Über eine gemeinsame vegetative Steuerung von Haut und Lebergebiet. Münch. med. Wschr. **1926**, Nr 1. — MÜLLER-RIEDER: Über die Einwirkung der Entnervung auf experimentelle Nierenschädigung. Arch. klin. Chir. **173** (Kongr.ber). — MULLER: Les résultats éloignés des traitements antibiotiques des endocardites infectieuses. La Loire méd. **1950**, 1.

NATHAN: Über die Ausbreitung septischer metastatischer Infektionen. Virchows Arch. **1931**, 281. — NAUNYN: Über Cholangitis. Dtsch. med. Wschr. **1911**. — Über Ikterus und seine Beziehungen zu der Cholangitis. Erkrankungen der Gallenwege. 1919. — Über reine Cholangitis. Mitt. Grenzgeb. Med. u. Chir. 1922. — NAUWERK: Gasbrand (malignes Ödem) nach subkutaner Injektion. Münch. med. Wschr. **1918**, Nr 34. — NEUFELD: Über die Veranderlichkeit der Krankheitserreger in ihrer Bedeutung für die Infektion und Immunität. Dtsch. med. Wschr. **1924**. — NISSLE: Die normalen Darmbakterien und ihre Bedeutung für den Organismus. In KOLLE-KRAUS-UHLENHUTHS Handbuch der pathogenen Mikroorganismen, Bd.6/1. 1929. — NONNENBRUCH u. SPITZ: Über einen Fall von postanginöser Sepsis. Zahnärztl. Rdsch. **1932**, Nr 47. — Neuralpathologie. Ärztl. Wschr. **1947**, Nr 37/38. — NÜRNBERGER: Die Diagnose und Therapie der puerperalen Infektion durch Gasbazillen. Münch. med. Wschr. **1925**, Nr 40.

OELLER: Über die nosologische Stellung der Krankheitsformen des Typhus im Rahmen der septischen Erkrankungen. Allergie und Entzündung. Ein Beitrag zur Pathogenese des

Typhus. Z. klin. Med. 1922. — ÖLLER: Über die Stellung der Sepsis zur Toxikämie. Klin. Wschr. 1925, 793. — ORTH: Über die Ätiologie der experimentellen mykotischen Endocarditis. Virchows Arch. 103 (1886).
PÄSSLER: Klinische Grundlagen und Probleme der Herdinfektion. Verh. Kongr. inn. Med. 1930. — PANKOW: Zbl. Gynäk. 1909, Nr 5. — PAPPENHEIMER: Cases illustrating the relation of suppurative phlebitis to septicemia. Proc. N.Y. path. Soc. 23, 98 (1923). — PASTEUR: Sur la fièvre puerpérale. Bull. Acad. Méd. Paris 1879, 260; 1880, 9, 435. — PHILIPP: Zur Virulenzfrage der Streptokokken. Klin. Wschr. 1923, 1925. — PICK: Über Viridansinfekt. Verh. dtsch. Ges. inn. Med. 1924, 142. — PRECHT: Mundhöhle und septische Erkrankung. Zahnärztl. Rdsch. 1928, Nr 21. — Fokale Infektion. In Handwörterbuch der gesamten Zahnheilkunde, Bd. 1. — PRÉVOT: Manuel de Classification et de Détermination des Bactères anaérobes. Monographie de l'Institut Pasteur. Paris 1940.
REICHE: Jahrbücher der Hamburger Krankenanstalten, Bd. 15. 1909. — REILLY: ,,Les septicémies anaérobies. In Traité de Médecine, Bd. I. Paris 1948. — In Acquisitions médicales récentes. 1950. — REILLY-GASTINEL: Traité de Médecine, Bd. I. 1948. — REIMANN: Infectious diseases. Amer. Med. Assoc. 1948, 468; 1950, 156. — REYE: Zur Ätiologie der Endocarditis verrucosa. Münch. med. Wschr. 1914, Nr 51. — Zur Frage der Endocarditis verrucosa. Münch. med. Wschr. 1923, Nr 14. — RIBBERT: Die Erkrankungen am Endokard. In Handbuch der pathologischen Anatomie, Bd. 2. 1924. — RIEDER: Postanginöse Sepsis usw. Arch. klin. Chir. 168 (1931). — RIFFART: Abortusbehandlung. Med. Klinik 1950, Nr 4. — RIST: Neue Methoden und neue Ergebnisse im Gebiete der bakteriologischen Untersuchung gangränöser und fötider Eiterungen. Zbl. Bakter. I Orig. 30 (1901). — RÖMER: Über Bakteriämie bei Aborten usw. Beitr. Klin. Inf.krkh. 1, H. 2. — ROLLY: Zbl. Bakter. I Orig. 61, 86 (1911). — Entzündung und Sepsis. Münch. med. Wschr. 1923, Nr 5. — ROMBERG, PÄSSLER, BRUHNS u. MÜLLER: Experimentelle Untersuchungen über Kreislaufstörungen bei akuten Infektionskrankheiten. Dtsch. Arch. klin. Med. 64 (1899). — ROSENBACH: Mikroorganismen der Wundinfektionen. 1884. — ROSENOW: Ausführliche Schrifttumsübersicht bei LEHMANN. Erg. inn. Med. 40, 626 (1931).
SACHS: Über Streptokokkenhämolyse. Z. Hyg. 63 (1909). — SAVY: Précis de practique médicale. 1936. — Traité de thérapeutique clinique, Bd. I—III. 1948. — SAXL: Sepsis chronica, lenta und lentissima. Wien. med. Wschr. 1928, 2, 1370. — SCHMIDT, H.: Die Grundlagen der spezifischen Serumtherapie. Dtsch. med. Wschr. 1937, 9. — Grundlagen spezifischer Therapie und Prophylaxe bakterieller Infektionskrankheiten. Berlin 1940. — SCHMIDT, H., u. W. LANG: Klinisch-bakteriologische Beobachtungen bei der DEMA-Therapie der Endocarditis lenta. Z. inn. Med. 1948, 139. — SCHMITZ: Beitrag zur Sepsisfrage. Dtsch. Z. Chir. 249, 493 (1933). — SCHÖN: Herdinfektion und Sepsis. Zbl. inn. Med. 1931, 1122. — SCHOEN u. FRITZE: Erfahrungen über die Endocarditis lenta und ihre Behandlung mit Penicillin. Dtsch. med. Wschr. 1949, 1060. — SCHÖNFELD: Die Entwicklung des Penicillins. Dtsch. med. Wschr. 1946, 283. — SCHOLTEN: Probleme und Ergebnisse der antibakteriellen Chemotherapie. Med. Klin. 1949, 1461, 1493. — SCHOTTMÜLLER: Über den differentialdiagnostischen Wert der Blutagarmischkultur. Demonstration im ärztl. Verein zu Hamburg am 8. April 1902. Ref. Münch. med. Wschr. 1902, Nr 25. — SCHOTTMÜLLER: Pachymeningitis interna infectiosa acuta und Meningismus (Meningitis disseminata acuta septica s. infectiosa). Münch. med. Wschr. 1910, Nr 38. — Zur Pathogenese des septischen Abortes. Münch. med. Wschr. 1910, Nr 35. — Endocarditis lenta. (Zugleich ein Beitrag zur Artunterscheidung der pathogenen Streptokokken.) Münch. med. Wschr. 1910, Nr 12/13. — Zur Bedeutung einiger Anaeroben in der Pathologie, insbesondere bei puerperalen Erkrankungen (Streptococcus putridus, Bac. emphysemat., Bac. tetani). Mitt. Grenzgeb. Med. u. Chir. 21, H. 3 (1910). — Zur Ätiologie des Febris puerperalis und Febris in puerperio (1. Mitt.). Münch. med. Wschr. 1911, Nr 14. — Das Problem der Sepsis. Festschrift, dem Eppendorfer Krankenhaus zur Feier seines 25jährigen Bestehens gewidmet. Leipzig u. Hamburg 1914. — Wesen und Behandlung der Sepsis. Verh. dtsch. Kongr. inn. Med. 1914. — Zur Bedeutung der bakteriologischen Blutuntersuchung bei otogener Sepsis. Beitr. Klin. Inf.krkh. 1914. — Infektion und Fäulnis. Zbl. Gynäk. 1914, 17. — Beitrag zur Pathologie und Diagnose der Pylephlebitis. Beitr. Klin. Inf.krkh. 1914. — Über den angeblichen Zusammenhang zwischen Infektion der Zähne und Allgemeinerkrankungen. Dtsch. med. Wschr. 1922, Nr 6. — Leitfaden für die klinisch-bakteriologischen Kulturmethoden. Berlin 1923. — Die septischen Erkrankungen (mit BINGOLD zusammen). In MOHR-STAEHELINS Handbuch der inneren Medizin, Bd. 1. 1925. Die Staphylokokken- und Streptokokkenerkrankungen in der inneren Medizin. Ref. auf dem Kongr. für inn. Med., Wiesbaden 1925. — Die puerperale Sepsis. Münch. med. Wschr. 1928, Nr 37/38. — Über das Wesen der Endokarditis. Med. Klin. 1928, Nr 37. — Die puerperale Sepsis und ihre Behandlung im Lichte der bakteriologischen Forschung. Klin. Wschr. 1930, Nr 12. — Über Sepsis, ihren bakteriologischen Nachweis und ihre Behandlungsprinzipien. Münch. med. Wschr. 1933, Nr 34. — SCHULTEN: Über verschiedene Formen der Allgemeininfektion mit Staphylokokken. Münch. med. Wschr. 1929, 1161. — Zur Prognosestellung bei der puerperalen Sepsis. Dtsch. med. Wschr. 1931, Nr 13. — Die diagnostische Bedeutung der Sternalpunktion. Leipzig 1937. — Zur Sepsisfrage. Med. Welt 1937, Nr 19. — Die Prognose

der Sepsis. Dtsch. med. Wschr. **1940**, 1399. — SCHULTZ: Puerperalscharlach. Geburtsh. u. Frauenheilk. **1949**, 251. — SCHUMM: Die spektrochemische Analyse natürlicher organischer Farbstoffe. Jena 1927. — SCHWARZ u. DIECKMANN: Puerperal Infection due to anaerobic Streptococci. Amer. J. Obstetr. **1927**, 13. — SCHWENGLER: Ein Beitrag zur Penicillinbehandlung bei Puerperalsepsis. Ärztl. Wschr. **1947**, 1113. — SEELEMANN: Zur Einteilung und Bedeutung der Beta-hämolytischen Streptokokken. Z. Hyg. **1947**, 365. — Erg. Hyg. **24**, 463 (1942). — SEELEMANN u. NOTTBOHM: Zbl. Bakter. I Orig. **146**, 142 (1941). — SEMMELWEISS: Die Ätiologie, der Begriff und die Prophylaxe des Kindbettfiebers. Pest 1864. — Wien. Z. **1847**. — SHERMAN: Bacter. Rev. **1**, 1 (1937). — J. Bacter. **1**, 3 (1937). — SIEGMUND: Zur Pathologie der chronischen Streptokokkensepsis. Münch. med. Wschr. **1925**, 693. — SIGWART: Die Pathologie des Wochenbettes. In HALBAN-SEITZ, Bd. 8, Teil 1. — SINGER u. ADLER: Über Endothelschädigungen bei septischen Erkrankungen. Med. Klin. **1928**, 63. — SITTMANN: Bakteriologische Untersuchungen nebst experimentellen Untersuchungen über die Ausscheidung der Staphylokokken durch die Niere. Dtsch. Arch. klin. Med. **53** (1894). — SLAUCK: Fokalinfektion. Dtsch. med. Rdsch. **1948**, 149. — SPANG u. GABELE: Die Nachkriegsendokarditis und ihre Begutachtung. Dtsch. med. Wschr. **1949**, 1453. — STAEHELIN: Die Allergie und ihre Beziehungen zur Tuberkulose. Helvet. med. Acta **1**, H. 5 (1935). — STÄHLER u. WINKLER: Untersuchungen über den Bakteriengehalt des puerperalen Uterus. Mschr. Geburtsh. **9**, 737 (1899); **11**, 1027 (1906). — STAHL: Über die schleichende Herzentzündung. Erg. inn. Med. **25**, 404 (1924). — STÖCKEL: Lehrbuch der Geburtshilfe. Jena: Gustav Fischer. STORTI et FILIPPI: Etude morphologique et bacteriologique de la moelle ossense dans la fièvre typhoide. Sang **11**, 440 (1937). — SURANYI u. FORRO: Streptokokken im Blut mit besonderer Berücksichtigung der rheumatischen Gelenkentzündungen. Klin. Wschr. **1928**. 453.

TANDLER: Handbuch der Gynäkologie. 1910. — TERBRÜGGE: Infektion und Sepsis. Med. Klin. **1947**, 221. — THALHIMER: Arch. Surg. **8**, No 2 (1924). — THEODOR: Bakteriologische Blutuntersuchungen bei Kürettagen. Beitr. Klin. Inf.krkh. **3**, H. 1/2 (1914). — THIES: Über 2 Hauptformen der Gasinfektion. Bruns' Beitr. **1918**, 109. — TISSIER: Ann. Inst. Pasteur **19**, 109 (1905). — TRAUGOTT: Über die Ätiologie und Prophylaxe der endogenen puerperalen Infektion. Zbl. Gynäk. **1913**, H. 52. — TRUMMERT: Sepsis und Unfallbegutachtung. Med. Mschr. **8**, 593 (1950).

UFFENORDE: Beitrag zur otogenen Allgemeininfektion. Z. Hals- usw. Heilk. **1910**. — Die Verwicklungen der akuten Halsentzündung usw. 1925. — Über postangiöse Pyämie. Dtsch. med. Wschr. **1926**, 1635. — UHLENHUTH: Bedeutung der Heil- und Schutzserumbehandlung für die Bekämpfung der Infektionskrankheiten. Med. Wschr. **1934**, 1681. — UMBER: Erkrankungen der Leber und Gallenwege. In MOHR-STAEHELIN. 1918.

VEIL: Der Rheumatismus und die streptomykotische Symbiose. Stuttgart 1936. — VEILLON: C. r. Soc. Biol. Paris **1893**. — VEIT: Der septische Abort und seine Behandlung. Prakt. Erg. Geburtsh. 1914. — VOLHARD: Nieren und ableitende Harnwege. In Handbuch der inneren Medizin, 2. Aufl. 1933. — VORWERK: Ergebnisse der Penicillin- und Supronalbehandlung bei der Sepsis puerperalis. Dtsch. med. Rdsch. **1950**, 238. — VOSS: Sepsis nach Angina. Berlin 1931. — Arch. Ohr- usw. Heilk. **130**, H. 2.

WACHSMUTH: Die Vermeidung von Mißerfolgen bei der Penicillinbehandlung der akuten hämotogenen Osteomyelitis. Ärztl. Wschr. **1949**, 232. — WAGNER, P.: Über Ätiologie und Symptomatologie der kryptogenetischen Sepsis. Dtsch. Arch. klin. Med. **28** (1881). — WAGNER, W. H.: Die serologische Differenzierung der Streptokokken und ihre Bedeutung für Epidemiologie, Diagnose und Therapie. Klin. u. Prax. **1946**, 198. — Zur Bekämpfung bakterieller Infektionen mit Streptomycin. Med. Klin. **1948**, 309. — WAGNER-JAUREGG, v.: Die Antibiotika außer Penicillin. In Die Pharmazie. 1947. — WAHLBERG: Münch. med. Wschr. **1927**, 2095. — WALDAPFEL: Z. Hals- usw. Heilk. **1929**. — WALTHARD: v. WINKELs Handbuch der Geburtshilfe, Bd. 3. 1907. — Bakteriologische Untersuchungen des weiblichen Genitalsekretes in graviditate und in puerperio. Arch. Gynäk. **38**, 201 (1895). — WARNEKROS, LAUROS u. BECKER: Über ein neues Serum zur Behandlung der puerperalen Sepsis. Münch. med. Wschr. **1926**. — WEBER: Dtsch. med. Wschr. **1926**. — WEINDEL: Klin. Wschr. **1934**, 338. — WEYRICH: Über septische Erkrankungen usw. Mitt. Grenzgeb. Med. u. Chir. **43** (1932). WIENS: Zur Kasuistik der Kolibakteriämie. Münch. med. Wschr. **1909**, 692. — WINTER: Die Mikroorganismen im Genitalkanal der gesunden Frau. Z. Geburtsh. **14** (1888). — WINTERNITZ: Die diagnostische und therapeutische Nutzanwendung der bakteriologischen Untersuchung der Uterushöhle bei Fieber im Wochenbett. Verh. dtsch. Ges. Gynäk. **9**, 591 (1901). WOHLWILL: Pathologisch-anatomische Beiträge zum Problem der Sepsis. Arqu. Pat. **2** (1935). — WORMS: Les septicémies d'origine utérine. Sem. des Hôp. Paris, **27**, 3040 (1951). — WORMS u. VERNANT: Bull. Soc. méd. Hôp. Paris 1948, 64. Ref. Excerpta med. Sekt. 6, **1948**.

ZANGE: Z. Hals- usw. Heilk. **1927**. — ZANGEMEISTER: Die Hämolyse der Streptokokken. Dtsch. med. Wschr. **1909**, 427. — ZEISSLER: Anaerobe Bacillen als Krankheitserreger bei Menschen und Tieren. Dtsch. tierärztl. Wschr. **1949**, Nr 13. — ZEISSLER u. RASSFELD: Die anaerobe Sporenflora der europäischen Kriegsschauplätze. 1917. — Veröffentlichung der Kriegs- und Konstitutionspathologie. 1928. — Der Bacillus Gigas. Arch. Tierheilk. **59** (1929).

Erysipel.

Von

K. Bingold.

Mit 10 Abbildungen.

Das Erysipel ist von altersher als eine übertragbare Krankheit aufgefaßt worden, die sichtbar und fühlbar diejenigen Bedingungen erfüllt, die man als Rubor, Dolor, Tumor, Calor schon in der Frühzeit der Medizin an einen Entzündungsvorgang stellte.

In pathogenetischer Beziehung wurden exakte wissenschaftliche Studien erst im 19. Jahrhundert aufgenommen. So finden wir in *histologischen* Untersuchungen bei VULPIAN, einem Vorläufer von UNNA, 1868 die Kongestion, die seröse Exsudation und die diffuse Infiltration der Haut (zum Teil mit leukocytären Elementen) aufgezeichnet. Kurze Zeit später finden wir von VOLKMANN und STEUDENER gleichartige Beobachtungen; weiter muß auf die etwas späteren Arbeiten von J. RENAUD (1874), von CORNIL und RANVIER (1876) hingewiesen werden.

Um die Jahrhundertwende hat LENHARTZ in seiner Monographie den Krankheitsbegriff des Erysipels in strafferer Form als einer akut einsetzenden Infektionskrankheit aufgestellt und, vor allem den Streptococcus in den Mittelpunkt des Geschehens rückend, den Satz geprägt: „Jedes echte Erysipel ist durch Aufnahme von Streptokokken hervorgerufen." Prägnanter noch erscheint jedoch der Hinweis, daß sich die Streptokokkeninfektion auf den Lymphweg der Haut beschränkt, nicht unbedingt zur Beteiligung der zugehörigen Lymphdrüsen führt und im allgemeinen nicht zu phlegmonösen Prozessen nach der Tiefe hin ausartet.

In Kürze ließe sich in Übereinstimmung mit LENHARTZ, JOCHMANN, STRASSER, HEGLER, LEHMANN und den französischen Autoren definieren:

Das Erysipel ist eine fieberhafte, auf dem Lymphwege wandernde, fast stets scharf umschriebene Entzündung, die sich vorwiegend auf der Haut, mitunter auch auf Körperöffnungen benachbarten Schleimhäuten abspielt.

Aus dieser Grundformel haben sich Untergruppierungen nach Art des Verlaufs, der Lebensalter und ihrer Prognose abgrenzen lassen.

So unterscheiden die französischen Handbuchautoren (LEMIERRE und LIÈVRE) das adynamische Erysipel der Greise, das oft in ein Koma übergeht, eine „forme bilieuse" bei Alkoholikern und Leberkranken, das Säuglingserysipel und das der Kleinkinder, oft mit Delirien und Krämpfen einhergehend.

Nach Art der Erscheinungsformen auf der Haut teilen LEMIERRE und LIÈVRE ein:

„érysipèle ambulant", ausgehend vom Gesicht, über Nacken, Thorax sich über den ganzen Körper verbreitend;

„érysipèle erratique", Plaques unregelmäßig und nicht zusammenhängend über weite Körperpartien verstreut;

„érysipèle serpigineux", gekennzeichnet durch Sekundärherde an den hochentzündlich veränderten Rändern;

„érysipèle blanc", ausnahmsweise beobachtet bei Kachektischen und auch bei Säuglingen (MILHIT und STÉVENIN); gekennzeichnet durch ein weißliches Hautödem, das sich schubweise ausdehnt und von den ursprünglichen Erkrankungsstellen wegwandert;

„érysipèle suppuré", vereitertes Erysipel: Im Gegensatz zu den Vereiterungen in der unmittelbaren Umgebung eines Erysipels besteht diese ziemlich seltene Sonderform in intracutanen Abscessen, welche beim Abklingen der Rötung zunächst in Form von harten Knoten auftreten, dann erst einschmelzend;

„érysipèle hémorragique": teils kleine lokale Ekchymosen ohne Belang, teils entferntliegende Blutungen oder Purpura als schwerwiegende Komplikationen;

„érysipèle gangréneux" (GOSSELIN), davon 2 Abarten.

a) Besonders auftretend an Körperstellen mit lockerer Hautbedeckung, z. B. Scrotum oder Augenlider;

b) Auftreten in Form eines trockenen schwärzlichen Decubitus als Läsion an Stellen mit Ischämie (z. B. durch Druck).

In den Beschreibungen der alten Autoren, die sich erklärlicherweise auf äußere Wahrnehmung beschränken mußten, finden sich die Bezeichnungen:

Erysipelas cutaneum, Oedema calidum, Erysipelas glabrum, verrucosum, miliare seu vesiculosum bullosum, pemphygoides, squamosum und crustosum, ambulans, fixum, marginatum, multiforme; phlegmonöse, gangräneszierende, pyämische, septische Form u. a.

Aber schon bei ZUELZER finden wir 1877 den Hinweis, daß die Lymphgefäße regelmäßig angeschwollen sind, deutlich sichtbare und fühlbare Stränge und Knoten bilden, „welche aber gleichzeitig mit Ablauf der Dermatitis rasch detumescieren", und daß einige deutsche Ärzte, namentlich auch der französische Autor LABBÉ, den ganzen Prozeß als *capilläre Lymphangitis* ansehen.

Auch beim Erysipel, ähnlich wie bei den septischen Erkrankungen, findet die Darstellung des Krankheitsbildes von verschiedenster Seite ihre Bearbeitung, da ja gerade das Erysipel als Infektion sowohl den Chirurgen, den Internisten, den Dermatologen, aber natürlich auch den Bakteriologen beschäftigen muß.

Wenn man die verschiedenen Beschreibungen des Erysipels seit 50 Jahren überblickt, angefangen von LENHARTZ über LEHMANN, JOCHMANN, HEGLER, DELBANCO und CALLOMON und schließlich unter Hinzuziehung der neueren amerikanischen Erysipelforschung, so taucht die *Frage* auf, *wie weit unsere Ansichten von den früheren abweichen.*

Die Antwort ist verhältnismäßig schnell zu geben:

1. In *epidemiologischer* Beziehung hat sich das Bild insofern geändert, als wir die großen Epidemien, die früher so oft erschreckende Ausbreitung fanden und die wir in den Beschreibungen der alten Lehrbücher, z. B. auch noch in ZIEMSSENs Handbuch vermittelt bekommen, kaum mehr vorfinden.

Es ist gewiß erfreulich, wenn man aus den Mitteilungen von KILLIAN über Wundinfektionen entnehmen kann, daß „das Erysipel im Kriege nicht diejenige Rolle gespielt hat, welche man nach Häufigkeit der mit Streptokokken infizierten Wunden hätte erwarten sollen."

2. In *bakteriologischer* Beziehung tritt ein gewisser Skeptizismus gegenüber der vormals ausschließlich angenommenen Bedeutung des FEHLEISENschen Streptococcus als Erreger des Erysipels ein.

Wie beim Scharlach müssen wir den Zusammenhang Streptococcus-Erysipel zweifellos anerkennen. Welche Umstände aber den Streptococcus gerade in den Lymphwegen der Haut haften lassen, zugleich aber ihm Halt gebieten, tiefer in das Gewebe eiterbildend einzudringen, welche Wegbereiter schließlich, humoraler oder neuraler Art, oder aber vielleicht in Form eines Virus, Art und Ablauf dieser eigenartigen Streptokokkeninfektion bestimmen, läßt sich auf Grund unserer Kenntnisse auf diesem Gebiet auch jetzt noch wenig klären.

3. In *histologischer* Beziehung. Wenn einst ein hervorragender Dermatologe (DELBANCO) vor nahezu 25 Jahren im Handbuch der Haut- und Geschlechtskrankheiten an den Anfang seiner Darstellung der pathologischen Anatomie und Histogenese des Erysipels die Bemerkung stellte, daß die Beschreibung UNNAs (die er im Ergänzungsband des Lehrbuchs der speziellen Anatomie gegeben hat), „auch heute noch nicht überholt ist, wie auch das jüngst erschienene Standardwerk der Histopathologie der Haut von OSKAR GANS, UNNAs erfolgreichem Schüler beweist", so ist dieser Satz auch heute noch nicht umzustoßen.

4. In *therapeutischer* Hinsicht: Die Kritik soll dem letzten Kapitel dieser Abhandlung vorbehalten sein.

Geschichte. Es wird behauptet, daß schon HIPPOKRATES der Erkrankung den Namen gegeben hat. Man unterscheidet dort bösartig verlaufende Fälle, man spricht bereits von lokaler Disposition, von einer konstitutionell bedingten Krankheit, von einer spezifischen Natur des Krankheitsbegriffes, von diphtherischen und traumatischen Erysipelen, aber immer wieder dringt schon in den alten Beschreibungen die Ansicht durch, daß die Krankheit ansteckend ist, vermutlich durch ein Kontagium erzeugt wird, das die Krankheit reproduzieren kann.

HENLE hat das Erysipel bereits mit niedrigsten pflanzlichen Organismen in Verbindung gebracht. Es war vielleicht in früherer Zeit bei epidemischer Ausbreitung noch leichter, Brücken von einer Erysipel-Neuerkrankung zu anderen früheren gleichartigen zu schlagen. Französische Autoren (VERNHER, VELPEAU und TROUSSEAU) haben schon damals äußere Verletzungen als Voraussetzung angesehen.

Schon am Übergang zum 19. Jahrhundert findet man die Ansichten alter Autoren bestätigt, daß auch über *Zusammenhänge zwischen einem Erysipel und anderen nicht als Erysipelatose auftretenden Infektionen*, vor allem Wochenbettfieber oder phlegmonösen Abscessen, nicht hinweggesehen werden könne. So beschreibt ZUELZER 1877 im einzelnen eine große Reihe von Krankheitsfällen, bei denen das Erysipel nicht von einem anderen Erysipel, sondern von einer eiternden Wunde oder von einem Puerperalfieber übertragbar war. Es konnte zugleich festgestellt werden, daß die Übertragung nicht auf sehr weite Entfernungen vor sich ging. Das galt vor allem bei den epidemisch auftretenden Erkrankungen. Immer aber wird darauf hingewiesen, daß bei dem Krankheitsbild wohl auch eine *spontane* Entstehung angenommen werden müsse.

Weitere geschichtliche Daten ergeben sich aus der Entwicklung, die Bakteriologie, Pathologie, Pathogenese und Therapie genommen haben. Ihre Darstellung folgt in den nächsten Kapiteln.

Bakterielle Genese des Erysipels.

Wenn also auch im großen und ganzen die Kenntnisse hinsichtlich der *klinischen* Erscheinungen und des *Ausgangs* der Infektion sich auf verhältnismäßig festen Grundlagen befanden, so fehlte doch noch der Erreger, obwohl *Keime* im Erysipel bereits 1868 von NEPVEU festgestellt worden waren und PITOY und BOUCHARD ebenfalls Diplokokken und Kettenformen beobachtet hatten. Auch von DOLÉRIS (einem PASTEUR-Schüler) werden solche beschrieben und im Jahre 1869 wird von HUETER in der Berliner klinischen Wochenschrift noch präziser ausgesprochen, daß der Stoff, der den Rotlauf hervorrufe, ein Kontagium animatum sei und daß es sich um eine Invasion von Spaltpilzen handle.

LUKOMSKY aus der v. RECKLINGHAUSENschen Klinik wollte eine Bakterienentwicklung in den Lymphgefäßen der Haut und des subcutanen Bindegewebes beobachtet haben (vermutlich hat er auch tatsächlich einen Streptococcus bereits unter den Augen gehabt, allerdings bei einer gleichzeitig vorhandenen septischen Endokarditis). Alles in allem hat man aber doch den Eindruck, daß es sich noch um das Herumraten um ein „vermutliches" Kontagium handelt. Der Beweis, daß das *Erysipel eine Streptokokkenerkrankung* sei, war FEHLEISEN vorbehalten.

Seine Untersuchungen waren von vornherein zielstrebig auf verschiedene Hautbezirke gerichtet und es gelang ihm, durch Färbungen mit Methylviolett an herausgeschnittenen Hautbezirken die Kokken in den Lymphgefäßen und perivasculären Räumen in Anhäufungen zu finden, bevorzugt aber in den Saftkanälen und Lymphspalten der Haut. Ausdrücklich wird in den ersten Veröffentlichungen erwähnt, daß niemals in den Blutcapillaren Kokken zu finden seien. Am Rande des Epithels, das gequollen erscheint, finden sich noch dichter mit Kokken gefüllte Lymphräume, in denen einzelne Zellen mit Kokken direkt vollgefüllt erscheinen. Die Entzündung wird hier dann mehr diffus und betrifft das ganze Gewebe der Cutis. Die peripherste Zone braucht makroskopisch noch keine Veränderung zu zeigen, obwohl hier auch schon die Lymphräume mit Mikrokokken angefüllt sein können. In der Zone, wo die Rötung beginnt, treten die Wanderzellen hervor und verdrängen die Kokken. In der dritten Zone findet man nur eine starke kleinzellige Infiltration mit höchster entzündlicher Reaktion, aber keine Kokken mehr. *Das Blut von Rotlaufkranken fand* FEHLEISEN *stets frei von Bakterien.*

Nun war es leicht, auch differentialdiagnostisch Krankheitsbilder vom Erysipel abzugliedern, so vor allem das Erysipeloid, gewisse Ekzeme, Erytheme, Exantheme, phlegmonöse Begleiterscheinungen von Osteomyelitis, Gelenksentzündungen, Lymphgangs- und Drüsenentzündungen, Venenentzündungen, Milzbrand, Rotz, Gasödem usw.

In seiner Monographie „Ätiologie des Erysipels" konnte FEHLEISEN 2 Jahre später darüber berichten, daß auch die *Züchtung* dieser Kettenkokken zum Ziele führte. In der Nährbouillon wuchsen sie in Gestalt eines grünflockigen, weißgelblichen Niederschlages. Auch die anderen Eigenschaften bestätigten, daß es sich um sog. Erysipelstreptokokken handle.

Als LENHARTZ seine große Monographie über das Erysipel in NOTHNAGELS Spezieller Pathologie und Therapie fertig hatte, waren die Züchtungsergebnisse auf dem Stand, wie er sich auf Grund der Methodik von ROBERT KOCH ergeben hatte, der kurze Zeit nach FEHLEISEN in den „Mitteilungen aus dem Kaiserlichen Gesundheitsamt" seine Ansicht kundgab, daß es sich beim Erysipel um Mikrokokken handle.

Eine zweite Epoche in der Erysipelstreptokokkenforschung und einen wesentlichen Fortschritt bedeutete es, als SCHOTTMÜLLER (seit 1897) gewisse Wachstumseigentümlichkeiten für eine Reihe von Bakterien, insbesondere von Streptokokken, auf den mit Blut vermischten Nährböden konstatieren konnte, und seitdem die Züchtung von Bakterien auf Blutagar zur routinemäßigen Methodik geworden ist.

Man hatte erklärlicherweise vorher erkannt, daß Streptokokken nicht nur beim Erysipel, sondern auch bei phlegmonösen Prozessen, bei Thrombophlebitis purulenta, bei Halsdrüsenentzündungen, Empyemen, im Gelenkeiter und nicht zuletzt bei Scharlach gefunden werden können. Die von MARMOREK behauptete Arteigenheit sämtlicher für den Menschen pathogenen Streptokokken ließ sich mittels Züchtung auf den Blutagarplatten nicht mehr aufrechterhalten, zumindest mußte man solche Streptokokken, welche mit einem *hämolytischen* Hof wuchsen, von nichthämolytischen — von denen SCHOTTMÜLLER schon den von ihm Streptococcus mitior seu viridans genannten abgliederte — als besondere Arten anerkennen.

Nun konnte man zwar sagen, daß der beim Erysipel gefundene Streptococcus der Hauptvertreter der hämolytischen Streptokokken sei; das Problem wurde dadurch aber eher noch komplizierter, weil ja die anderen Streptokokken nach Art ihrer Hämolyse und ihrer anderen Eigenschaften sich nicht von dem Streptococcus erysipelatos unterschieden. Man hatte also keine Möglichkeit, ihn von anderen Streptokokken abzutrennen.

Die Beobachtung, daß mit der gleichen Kulturmethodik eben der gleiche Streptococcus haemolyticus einmal eine septische oder phlegmonöse Erkrankung, das andere Mal ein ganz lokalisiertes Erysipel mit all seinen klinischen Eigentümlichkeiten hervorruft, ließ sich nicht erklären. Es traten also dieselben Schwierigkeiten auf, die sich uns hinsichtlich der Ausnahmestellung eines Scharlacherregers darbieten. In der Tat zeigen ja längst bekannte Beobachtungen, daß eine Infektion von einem puerperalen Prozeß bei anderen Patienten ein Erysipel veranlassen, wie umgekehrt die Übertragung von einem Erysipel auf eine Wöchnerin eine Puerperalsepsis auslösen kann.

Immer wieder aber versuchte man den Nachweis zu erbringen, daß es einen *spezifischen* Erysipelstreptococcus geben müsse.

Hier war es nun vor allem die Lehre des Ehepaars DICK von der Spezifität der Scharlachstreptokokken, die neue Anregung brachte und erneut auch das Interesse am Erysipelstreptococcus wachrief. Das Ehepaar DICK konnte zeigen, daß die Immunisation, welche durch das Scharlachtoxin erzielt werden kann, keinerlei Schutz gegen das Erysipeltoxin ergibt. Die Erysipelstreptokokken produzieren viel schwächere Toxine als die des Scharlachstreptococcus. Das Antitoxin des Erysipels (gewonnen durch Immunisierung eines Pferdes mit Hilfe von Erysipelstreptokokkentoxin) neutralisiert das homologe Toxin wie auch die Toxine anderer Streptokokken, aber nicht die Scharlachtoxine. Umgekehrt kann man mit einem Scharlachantitoxin zwar die Toxine anderer Streptokokken ebenfalls neutralisieren, nicht jedoch das Erysipeltoxin. Insofern besteht ein deutlicher Unterschied zwischen den Toxinen der hämolytischen Streptokokken bei Scharlach und denen beim Erysipel. Das deckt sich durchaus mit den Gedankengängen der Kliniker zur Unterscheidung von Erysipel und Scharlach: Das Erysipel ist im Verlauf von Scharlachfällen nicht häufiger als bei anderen Infektionen (trotzdem sich in den Tegumenten beim Scharlach ständig Streptokokken nachweisen ließen). Das Erysipel hinterläßt keinen Schutz gegen Rezidive (Toxin relativ zu schwach, um eine Immunität zu hinterlassen?), während überstandener Scharlach immun macht. Der Kontakt mit Erysipelkranken kann keinen Scharlach hervorrufen.

Allerdings konnten A. LEMIERRE und J. BERNARD in ihrer Studie über den puerperalen Scharlach von 2 Fällen — unter 21 Fällen — berichten, wo das Neugeborene sich ein Erysipel bei einer scharlachkranken Mutter zuzog.

FEHLEISEN hielt an der Spezifität des Streptococcus erysipelatos vor allem deswegen fest, weil es ihm gelungen war, mit ihm sowohl im Tierversuch als auch bei der Übertragung auf Lupus- und Carcinomkranke ein echtes Erysipel zu erzeugen.

Die Annahme einer einheitlichen Streptokokkenätiologie kommt jedoch auch deshalb ins Wanken, weil es eben nicht einen spezifischen Erysipelstreptococcus gibt, sondern auch andere, wenn auch seltenere Keime (Staphylokokken, angeblich auch Colibacillen) eine Wundrose erzeugen können.

Die Unitarier begnügten sich mit der Auffassung einer *verschiedenen Virulenz* eines an sich gleichartigen Erregers und begründeten dadurch das Angehen einmal eines Erysipels, das andere Mal einer phlegmonösen Erkrankung (die unter weiteren besonderen Umständen auch einen septischen Herd erzeugen könnte).

Die Spezifität des Erysipelstreptococcus wurde in erster Linie durch weitgesteckte Experimente von BIRKHAUG und anderen amerikanischen Autoren zu beweisen versucht.

Während früher die Einteilung der Streptokokken, insbesondere auf Grund bakteriologischer Eigenschaften, auch solchen morphologischer und biologischer Natur, noch keine völlig befriedigende Lösung gefunden hatte, wurden darauf hinzielende Studien von BIRKHAUG vom Bakteriologischen Institut der Universität Rochester erneut mit Hilfe von Agglutinationsversuchen und Immunseren aufgenommen und mit Erysipel-Streptokokkenstämmen, nach dem Verfahren von DOCHEZ, durchgeführt. Man fand, wie auch SINGER und KAPLAN an Hand von 34 Erysipelstreptokokken-Stämmen bestätigten, eine besondere serologische Gruppe, die sich von Scharlachstreptokokken abzugrenzen schien. Von anderen Autoren (gerade von DOCHEZ und STEVENS) wurden diese Befunde allerdings nicht bestätigt.

BIRKHAUG kam zu der Überzeugung, daß der Erysipelstreptococcus in Bouillon ein lösliches Toxin bilde, das nicht mit demjenigen, mit dem DOCHEZ das Anti-Scharlachstreptokokkenserum erzielte, identisch sei. Eine Injektion on 0,1 cm^3 eines Erysipeltoxinfiltrates schien eine dem Schick- und Dicktest ähnliche Reaktion bei Erysipelempfänglichen hervorzurufen. Dem Antitoxin wurde Heilwirkung zugesprochen. Es wurde in 60 Fällen von Erysipel zur Anwendung gebracht.

In seinen Tierversuchen fand BIRKHAUG 3 verschiedene Typen: Umschrieben erythematöse, diffus ausgebreitete und phlegmonöse Veränderungen.

Auch eine *aktive Immunität* wurde von ihm bei Patienten, welche häufig Erysipelrezidive durchgemacht hatten, erzielt. Erysipeltoxinvaccine führte zu allergischen Reaktionen, die sich im Aufflammen erysipelartiger Veränderungen an Stellen anzeigte, *die früher an Erysipel erkrankt waren*, also nicht etwa unter Beschränkung auf die Injektionsstelle.

Das SCHULTZ-CHARLTONsche Auslöschphänomen, das man analog der Scharlachreaktion mit Erysipelrekonvaleszentenserum auszulösen versuchte, gelang nach den Arbeiten von SINGER und KAPLAN nicht.

Gegenüber den großangelegten experimentellen Untersuchungen, mit denen BIRKHAUG den Beweis der Spezifität der Erysipelerreger erbringen wollte, machte sich von anderen Autoren, die Nachuntersuchungen anstellten, eine Zurückhaltung bemerkbar.

Es wäre natürlich sehr bedeutsam gewesen, hätte sich, ganz ähnlich wie mit Hilfe des Scharlachtoxins — an dessen echtem Toxincharakter nicht gezweifelt werden soll — mit Hilfe eines Erysipeltoxins ebenfalls ein Test zur Bestimmung erysipelempfindlicher Individuen ermöglichen lassen und wäre durch Herstellung eines Antitoxins eine Methode zur aktiven Immunisierung und schließlich eine genaue Erkennung von Erysipelstreptokokken zur Verfügung gestanden. Aber gerade die Kreuzneutralisierungsversuche an verschiedenen Kombinationen von Erysipelstreptokokken und Scharlachstreptokokkentoxin und -antitoxin ließen die Spezifität der Erysipelstreptokokken bezweifeln. Wir verweisen hier besonders auf die aufschlußreiche Monographie von LEHMANN.

Die Versuchsanordnung war folgende: Von 22 Patienten mit positiver Hautreaktion auf Erysipelstreptokokkentoxin in Verdünnung 1:10 reagierten 27,3% negativ, wenn gleiche Mengen unverdünnten Erysipelstreptokokkentoxins mit Scharlachstreptokokkenantitoxin intracutan injiziert wurden; es ließ sich also in einem Viertel der Fälle Neutralisierung durch ein heterologes Serum erreichen. Von 62 Patienten — mit positiver Hautreaktion auf Scharlachstreptokokkentoxin 1:10 — trat bei Injektionen von unverdünntem Scharlachtoxin in Kombination mit Erysipelantitoxin in 63% Neutralisation ein; auch hier wurde also das Toxin in mehr als der Hälfte der Fälle durch ein heterologes Serum gebunden. Von 21 scharlachgiftempfindlichen Individuen wurde bei 24,1% unverdünntes Scharlachtoxin durch Erysipelrekonvaleszentenserum paralysiert, d. h. auch heterologes Rekonvaleszentenserum besitzt die Fähigkeit, Scharlachstreptokokkentoxin zu neutralisieren, wenn auch nicht so ausgesprochen wie Immunserum.

DOCHEZ neigt beim Erysipel der Auffassung zu, daß es sich um eine Überempfindlichkeit der Haut, um allergische Momente handle. Nach seiner Ansicht und der von STEVENS wären in Analogie zu den Erfahrungen bei Pneumokokken zwei verschiedene Antigene spezifischer und unspezifischer Art in den Kulturfiltraten anzunehmen, die zu Hyperergie führen, die sich aber weder durch ein Immunserum aus Erysipel- noch aus Scharlachstreptokokken neutralisieren ließen. Es ist eben gerade beim Erysipel — wie auch LEHMANN besonders erwähnt — sehr schwer, den Erfolg einer Therapie, insbesondere hier auch der Serumbehandlung, zu beurteilen. Wie von altersher bekannt ist, erweist sich das Erysipel in seinem Ablauf als viel zu unberechenbar in plötzlichen Besserungen, spontanen Heilungen, kritischen Fieberabstürzen, auch ohne therapeutische Maßnahmen. Mehr noch als bei anderen Infektionen werden günstige, jedoch nicht völlig zweifelsfreie Wirkungen von Heilseren beobachtet.

GASTINEL und REILLY berichten, daß sie die Erysipelinfektion in typischer Weise reproduzieren konnten, nachdem Kaninchen vorher durch intravenöse Injektion abgetöteter Streptokokken vorbereitet worden waren. Auf subcutane Reininjektion virulenter Streptokokken trat ein extensives Erythem auf. Man könnte also annehmen, daß das Erysipel durch einen allergischen Zustand der Haut (hervorgerufen durch vorherige Sensibilisierung mit Streptokokken) prädisponiert sei.

Viele andere Autoren haben beim Erysipel nach einem solchen allergischen Zustand geforscht, und zwar mit Hilfe von Streptokokkenfiltraten oder Immunkörpern. Die Ergebnisse waren aber nicht ermutigend. Nur bei den Rezidivkranken fanden GASTINEL und REILLY eine wesentlich größere Sensibilität gegenüber Streptokokkenproteinen.

Hier ist noch weitere Forschung nötig, um den Beweis einer Typenspezifität der Erysipelstreptokokken mit noch besseren Methoden stützen zu können. Jedenfalls versagten sogar Versuche, Erysipel mittels Streptokokken aus den oberen Luftwegen durch Überimpfung auf Gesunde zu erzeugen. Höchstens entwickelte sich bei Versuchspersonen wieder Angina, aber nicht Erysipel.

In gewissen Zeitabständen wendet man immer wieder das Interesse der Streptokokkendifferenzierung zu. Einen neuen Auftrieb erfuhr die Streptokokkenforschung durch die grundlegenden serologischen Aufteilungsbestrebungen von LANCEFIELD, GRIFFITH u. a. in Gruppen und Typen, wobei aber bemerkt werden muß, daß auch dadurch eine grundsätzliche Unterscheidung zwischen Scharlach-Sepsis- und Erysipelstreptokokken mit entsprechend differenzierten Merkmalen nicht möglich geworden ist. Mit Hilfe einer typenspezifischen Substanz gelingt zwar eine typenspezifische Präcipitation, die für eine Gruppendiagnose ausreicht, derart, daß sich eine große Anzahl von pathogenen und nichtpathogenen, hämolysierenden und nichthämolysierenden Kokkenarten unterbringen läßt, aber auch die trotz gleicher Typenzugehörigkeit verschiedenen rauhen bzw. glatten Kolonieformen ergeben keinen verwertbaren Aufschluß in unserer Fragestellung. Die verschiedenen gruppenspezifischen Reaktionen, die auf Anwesenheit von Polysacchariden (Kohlenhydratfraktionen) beruhen und je nach serologischer Spezifität bzw. den jeweiligen Gruppenantigenen sich nach LANCEFIELD in Einzelgruppen (A, B, C, D, F, G) aufteilen lassen, umfassen in der Antigengruppe C die pyogenen Streptokokken gemeinsam mit dem Streptococcus mastitidis, equi, animalis c, humanus c, minutus und anderen Streptokokken, ohne einen besonderen Erysipelstreptococcus heraustreten zu lassen.

Nach SHERMAN haben diese Streptokokken (mit Ausnahme des Streptococcus mastitidis und der Gruppe H) gleichermaßen wie die beim Erysipel gefundenen Streptokokken die Fähigkeit, Hämolyse zu erzeugen und aus Peptonen NH_3 zu bilden.

Die Identifizierung eines spezifischen Streptococcus erysipelatos gelingt auch mit Hilfe dieser verschiedenen Typendifferenzierung mittels gruppen- und typenspezifischen präcipitierenden Sera genau so wenig, wie dies früher durch Prüfung auf verschiedene Tierpathogenität möglich war.

Pathogenese.

Schon in den ältesten Darstellungen wird die Abhängigkeit des Erysipels von einer *äußeren Verletzung* betont. Gegenüber dem *idiopathischen* Erysipel, das sich bereits in der Nomenklatur bei HIPPOKRATES und GALEN vorfindet, dominiert das traumatische Erysipel; auch die unscheinbarsten Verletzungen eröffnen dem Kontagium den Eintritt. Diese Beziehung zwischen Kontinuitätstrennung geringsten Grades mit dem Krankheitserreger kann von großer Wichtigkeit für die Anerkennung einer Unfallrente sein. Hier kommt die „Infektionsklausel" in Betracht, welche das im Gesundheitsdienst und in der Krankenpflege unmittelbar oder mittelbar tätige Personal im Infektionsfalle durch Anerkennung als Berufskrankheit sichert.

In die Versicherung sind einbezogen alle diejenigen Personen, welche auf Grund eines Arbeits- oder Lehrverhältnisses überwiegend pflegerische Arbeit leisten oder Arbeiten häuslicher und sonstiger Art verrichten, die unmittelbar der Versorgung der Kranken dienen; im wesentlichen also: Ärzte, Schwestern, technische Assistentinnen, Pfleger und Pflegerinnen, Fürsorgerinnen, Laboratoriumsangestellte, Personal der Sanitätskolonnen, Desinfektoren, sowie Hauspersonal der Krankenhäuser.

Einbegriffen sind nach Maßgabe weiterer landesgesetzlicher Bestimmungen auch die amtlichen Fleischbeschauer.

Es ist manchmal nicht leicht, minimale Verletzungen an den Eintrittsstellen für die Infektion nachträglich nachzuweisen. Besonders schwierig ist dies, wenn der Entzündungsherd sich bereits ausgedehnt hat. In solchen Fällen ist so gut wie immer die Streitfrage erst durch Gutachten und Gegengutachten zu klären.

Bei der *Ausbreitung der Infektion* machen sich gewisse Gesetzmäßigkeiten geltend:

1. Die bevorzugte *Lokalisation* im Gesicht und hier wiederum an natürlicherweise aufgelockertem Gewebe, so in der Umgebung der Augen, um die Nase, in der Nähe von Schleimhäuten.

2. Es gibt Fälle, wo die *Allgemeinerscheinungen*, oft sogar schwereren Grades, den lokalisierten Entzündungserscheinungen, die dem Erysipel das Gepräge verleihen, kurz vorangehen.

3. Bemerkenswert und nicht ganz erklärbar ist die *symmetrische* Ausdehnung des Erysipels, auch wenn die Ausgangsstelle deutlich auf einer Seite lokalisiert war, z. B. minimale Verletzungen am Übergang der Nasenschleimhaut zur Hautnachbarschaft. Wie weit hier neural topische Verhältnisse vorliegen, ist noch nicht geklärt.

4. Mehr als bei anderen Infektionen tritt der *cyclische Ablauf* vom Stadium der höchsten Empfindlichkeit zur Unempfindlichkeit hervor.

5. Auffallend ist, daß ein gewisser Personenkreis, wie es scheint, konstitutionell besonders *leicht zum Erysipel neigt*.

6. Das Erysipel kann manchmal gesunde Hautpartien überspringen und jenseits davon in Hochform wieder *weiterwandern*.

Es ist unverkennbar, daß gewisse Strukturverhältnisse der Haut das Fortschreiten wie auch die Ausbreitung verhindern können. Zum Beispiel setzen bestimmte Spannungsverhältnisse, festere Unterlagen der Haut, wie sie oben an der Haargrenze, am Kinn, am Nacken, in der Inguinalgegend usw., gegeben sind, der Ausdehnung Hemmungen entgegen. Sind solche Grenzstellen überwunden, so schießt gleichsam über einen Damm, der durchbrochen ist, das Erysipel manchmal in überflutender Weise vorwärts.

Je nach dem Ort der Ausbreitung ist immer wieder versucht worden, Einteilungen vorzunehmen in *Haut-* und *Schleimhauterysipel*. Es kann kein Zweifel sein, daß sich das eine aus dem anderen entwickeln kann. Aber es ist auch der Zweifel ausgesprochen worden, wieweit überhaupt bei den Erysipelen grundsätzlich — abgesehen von den artifiziellen Einimpfungen des Erregers in kleinste Hautverletzungen — das Erysipel Ausgang von einem Schleimhauterysipel nimmt, sei es von einer Angina oder einer Entzündung der Rachenschleimhaut, sei es von einem Nasenkatarrh, einer Entzündung des Tränennasenkanals, vom Ohr, vom Pharynx, Larynx oder schließlich vom weiblichen Genitaltractus aus.

Es wird sich manchmal nicht feststellen lassen, ob solche Entzündungen tatsächlich als Erysipel (sensu strictori) oder als gewöhnliche Streptokokkeninfektionen an der Schleimhaut zu kennzeichnen sind. Manchmal kann man nur aus den außergewöhnlich starken Allgemeinerscheinungen auf ein Erysipel der Schleimhaut schließen, und zwar dann, wenn ein Fortschreiten auf Hautbezirke gar nicht möglich ist, wie das beim Kehlkopferysipel der Fall ist.

Der Streptococcus haemolyticus, wenn man will der Erysipelstreptococcus, bevorzugt die Ausbreitung auf dem Lymphgefäßgebiet. Bei Verletzungen der Cervix, wie sie schon die Cervixfaßzange setzt, die angewendet werden muß, um z. B. die Portio für die Curettage zurechtzulegen, ist hier eine Eintrittsstelle für den Erreger geschaffen. Der Lymphgefäßreichtum, der in einer ungeheuren Zahl von Verzweigungen sich auf das Parametrium ausbreitet, führt hier zu einer Streptokokkenparametritis, die unkompliziert den gleichen Typ des Krankheitsablaufs darstellt, wie ein Gesichtserysipel. Nach dem Abklingen auf der einen Seite kann nach einer fieberfreien Periode der Krankheitsprozeß auf die andere Seite überspringen und dort das gleiche Krankheitsbild auslösen.

Warum es bei Erysipelen zu solchen vorgezeichneten Ausbreitungen kommt, warum derselbe Streptococcus, der hier an der Haut die einfache Entzündung in den Lymphgefäßen verursacht, in anderen Fällen aber auch schwerste phlegmonöse Eiterungen, ist noch nicht mit Sicherheit zu erklären. Mit der Annahme einer reinen Lokaldisposition allein kann man sich nicht gut abfinden. Tatsache ist allerdings, daß bei manchen Patienten immer an derselben Stelle das Erysipel auftritt. In mancher Beziehung klafft noch eine Lücke in unseren Erkenntnissen; ebenso läßt die Ansicht, daß eben das Gesicht viel häufiger kleinen Verletzungen ausgesetzt ist, erklärungsmäßig im letzten Grunde unbefriedigt.

So müssen wir uns den Ergebnissen zuwenden, die sich von den *histologischen* Untersuchungen ableiten. Hier war es besonders UNNA, der seine klassischen Untersuchungsbefunde im Lehrbuch der speziellen Pathologie und Anatomie wiedergegeben hat. Sie sind in neuester Zeit ergänzt worden durch die Dermatologen BRISSEAU, vor allem von GANS und von UNNA jr.

In früherer Zeit war das Interesse in erster Linie dem neu aufgefundenen Erreger zugewandt. Man glaubte, dessen Spuren folgen zu müssen und auf diese Weise eine Erklärung für das Wandern und die Ausbreitung des Krankheitsprozesses zu finden. Nun zeigte sich schon bei den Untersuchungen von FEHLEISEN, daß manchmal gewisse Hautbezirke frei von Bakterien gefunden werden. Es muß also doch mehr das Toxin sein, welches, das Gewebe infiltrierend, zu ödematösen Erweichungs- und Gerinnungsprozessen, zum Zerfall der Fibrillenbündel in einzelne Fasergruppen und vereinzelte fibrilläre Elemente führt. Dieses Auseinanderweichen der Fibrillen schafft auch eine siebartige Auseinanderdrängung der Lymphspalten. „Wo ursprünglich mehr dicke und homogene Kollagenbalken vorhanden waren, lösen sich mehr scheiben- oder kegelförmige Partien heraus, so daß sie bei guter Funktion ein löchernes, wurmzerfressenes Aussehen bekommen." Manchmal gehen diese Fibrillenaufsplitterungen in einen allgemeinen Erweichungszustand über, dem der Gerinnungsprozeß, einer Diphtheriemembran ähnlich werdend, folgt.

Neben diesen unter dem Entzündungsprozeß mit Kolliquationsprozessen einhergehenden Veränderungen kommt es, je nach dem Stadium mehr oder weniger hervortretend, zum Untergang der elastischen Substanz. Auch glatte und quergestreifte Muskelelemente werden in den Degenerationsprozeß einbezogen, wobei die Stellen, in denen keine Kokken mehr vorhanden sind, die Zerstörungen des Stützgewebes noch besser zeigen.

Gerade das Fehlen der Leukocyten, das beim Erysipel auffallender erscheint als bei anderen Streptokokkeninfektionen, zeigt, daß es sich nicht um eine leukocytäre Abwehr handelt. Die Eigenart einzelner Rückfälle und Rezidive drängt natürlich zu einem Vergleich mit hyperergischen Vorgängen bei Impfungen und bei anderen Infektionskrankheiten. Schon FEHLEISEN konnte feststellen, daß bei Überimpfung von Erysipelstreptokokken auf das Ohr von Kaninchen eine lymphangitische erysipelähnliche Infektion zustande kommt, welche durch nachträgliche Exstirpation des Ohres an der weiteren Ausbreitung abgedrosselt werden konnte. Zugleich gingen die allgemeinen Erscheinungen zurück.

Ob hier ähnliche biologische und chemische Gewebsverhältnisse vorliegen, die für gewöhnlich die Eiterkörperchen zurückdrängen, so zugleich verhütend, daß Streptokokken in die Blutgefäße eindringen, lassen die Untersuchungen nicht erkennen. Auch eine Phagocytose der Streptokokken in den Leukocyten ist nicht festzustellen. Um so deutlicher tritt andererseits die elektive Neigung der Streptokokken hervor, sich in den Lymphgefäßen aufzuhalten und anzusiedeln. UNNA sieht die Fibrinbildung als wesentlichen Ausdruck der toxischen Fernwirkung der Erysipelstreptokokken an. „Ihre chemotaktische Kraft führt den Lymphbahnen der Cutis das Blutplasma massenhaft zu. Hieraus resultiert die Stauung in den Venen (wiewohl diese absolut erweitert sind), hieraus auch das eiweißreiche, zur Gerinnung neigende Ödem, die gesamte Schwellung der Haut." Bemerkenswert ist nach UNNA, daß das Oberflächenepithel mehr leidet als das der tieferen Lagen, was auf die weitgehende Thrombosierung der oberflächlichen arteriellen Capillaren zurückgeführt wird.

Es kann auch zu Nekrosen des Deckepithels kommen, die darunterliegende Schicht füllt sich mit seröser Flüssigkeit an und *Blasenbildung* ist die Folge. Aber auch in dieser Flüssigkeit finden sich nicht die Streptokokken. „Die

Haupttheerstraße der Streptokokken im Hypoderm bildet die alle größeren Blutgefäße umgebende Scheide mit ihren großen Lymphgefäßen, ohne daß die Kokken in die Blutgefäße eindringen." Vorgänge, wie wir sie bei der septischen Thrombophlebitis beschrieben haben, sind gerade beim Erysipel nicht vorhanden. Das Vordringen längs der Vasa vasorum, das wir als erstes Stadium der bakteriellen Venenentzündung beobachten, steht im Gegensatz zur Pathogenese des Erysipels, das sich, wie bemerkt, entsprechend dem Verlauf des Lymphstroms ausbreitet.

Immer tritt der wichtige Unterschied in der Gewebseinwirkung hervor. Insofern kann man von einem spezifischen Erysipelstreptococcus sprechen, der sich nicht durch kulturelle und serologische Untersuchungsmethoden von den anderen hämolytischen Streptokokken abgrenzen läßt, aber eben sich durch Auslösung eines besonderen Krankheitsprozesses kennzeichnet. Diesen tatsächlich auf Untersuchungen von UNNA basierenden histologischen Veränderungen hat GANS ergänzende Befunde hinzugefügt. Im großen und ganzen erkennt GANS an, daß grundsätzliche Unterschiede gegenüber den UNNAschen Beobachtungen nicht bestehen.

Von GANS wird besonders darauf aufmerksam gemacht, daß viele Lymphgefäße mit einem durch Thromben noch verdickten Streptokokkenrasen durchsetzt und miteinander geradezu verwachsen sein können. In der Umgebung finden sich ausgedehnte Rundzellenanhäufungen, wodurch sich die Stauungsvorgänge erklären, die wiederum das gesamte Elastinnetz verdrängen. Das entzündlich veränderte Gewebe zeigt dann vor allem eine Art fibrinöse Netzbildung, die aufgelockert die Bindegewebsfasern umspinnen.

Schließlich kann das zugrundegehende Gewebe, falls nicht allein nekrotische Vorgänge vorherrschen, durch vermehrt in Erscheinung tretende polymorphkernige Leukocyten sogar einer Verflüssigung zu einem „formlosen Brei" anheimfallen. In solchen Fällen ist natürlich, wie das sonst beim Erysipel nur selten in Betracht kommt, mit einer *Narbenbildung* zu rechnen. Sie tritt immer dann in Erscheinung, wenn die serös-exsudative Entzündung einer phlegmonöseitrigen Platz macht.

Die verschiedenen Formen des Erysipels.

1. Das Gesichtserysipel.

Fortschritt und Rückgang des Erysipels kann man am besten feststellen, wenn man mit einem Farbstift die Grenzen umzieht. Um diese festzustellen, ist nötig, daß man mittels der mit einem Fingerling bewehrten Fingerspitze die erkrankten Hautpartien abtastet. Vom Patienten wird ziemlich zuverlässig angegeben, wie die Empfindlichkeit gegenüber dem Gesunden verändert ist. Diese zungenförmig ausstrahlenden erkrankten Partien lassen sich schon vom Patienten durch die Spannung erkennen. Distalwärts gegen die Ausgangsstelle zu ist der Schmerz nicht immer am stärksten. Man hat immer den Eindruck, als ob das Erysipel „weiterfließen" könne, sobald es das natürliche Gewebshindernis überflutet hat. Dabei spielen die verschiedenen Spannungsverhältnisse eine wesentliche Rolle. Aus ihnen erklären sich die Ausläufer, Vorschübe, Ausbreitungsausgleiche usw.

Bei zarter Betastung kann man auch die Durchtränkung der Haut in Form einer kleinen Erhabenheit feststellen. Das Aufsetzen einer Münze unter lindem Druck auf die Haut über längere Zeit, eventuell stundenlang, kann schon unter Umständen in einem solchen Bezirk eine Aussparung sichtbar machen.

Die flammende Röte zeigt nicht zu gleicher Zeit den Umfang der Erkrankung an. Oft läßt sich mit dem Gefühl mehr erkennen als mit dem Auge, wenn auch das umgekehrte manchmal der Fall sein kann. Dann zeigen einzelne rote Stellen und Streifen, nach außen leckende Zungen — mitunter ohne Brücken — das

Abb. 1. Undulierender Fiebertyp bei einem Wandererysipel. (Ähnliche Kurven bei Rezidiven an derselben Infektionsstelle.)

Wandern an, während nach dem Zentrum hin bereits eine Abblassung eintreten kann.

Wieder in anderen Fällen tritt die bullöse Form hervor; mitten in den wallartigen Erhabenheiten hebt sich die Haut ab und füllt sich mit seröser Flüssigkeit, aus der aber nicht immer Streptokokken herauszuzüchten sind. Solche abgehobenen Hautschichten nekrotisieren sehr häufig, sie falten sich nicht mehr zu regenerativen ausgleichenden

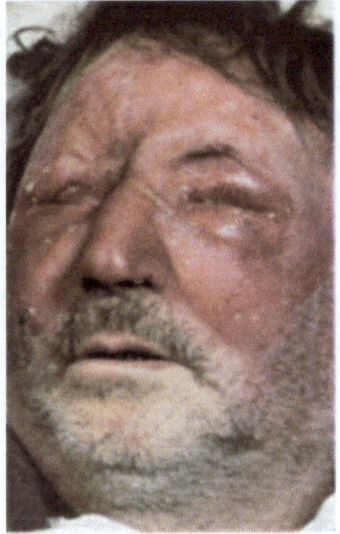

Abb. 2. Erysipel mit Lidödem.
(Sammlung W. Schönfeld.)

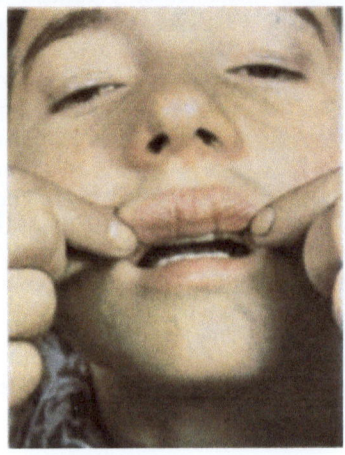

Abb. 3. Chronisches Erysipel und Makrocheilie nach chronischem rezidivierendem Erysipel.
(Sammlung W. Schönfeld.)

Hautdecken über der darunterliegenden Schicht zusammen und trotzdem kommt es nur selten zu entstellenden Narben.

So nimmt gleich einem Rinnsal, das über seine kleinen Ufer tritt, die Rötung ihren Weg — einmal da und einmal dort vordringend, je nachdem sie vorübergehend in ihrem Lauf ein kleineres oder größeres Hindernis findet — immer begleitet von mehr oder weniger hohem Fieber, bis sie irgendwo ihre Eindämmung erfährt.

Der Arzt findet den Patienten meist schon mit ausgesprochenen Krankheitszeichen vor und fast immer hat man zuerst den Eindruck von einem Schwerkranken.

Der Patient erzählt, er habe sich plötzlich sehr elend gefühlt. An einer kleinen Stelle habe sich zuerst eine Art Brennesselgefühl, dann ein Spannungsschmerz bemerkbar gemacht.

Durch die bereits ausgeprägte Rötung und Schwellung der Gesichtshaut, durch die verquollenen und verklebten Augen, das mit frischen Blasen und Krusten bedeckte Gesicht, die verschwollenen, oft abstehenden Ohren, den Geruch, der einem über Zähne und trockener Zunge hinwegziehenden Belag entströmt, ist der Patient kaum wiederzuerkennen; dazu kommt die oft recht veränderte Psyche, Abwehr, Ärger, Unzufriedenheit.

Das Aussehen beim Erysipel des Gesichts kann manchmal direkt grotesk sein, besonders wenn neben geplatzten größeren Blasen, Verkrustungen, zurückgehenden und fortschreitenden Prozessen das Erysipel schmetterlingsförmige Ausdehnung und Rückgänge zeigt. Hier bei dem klassischen Ödem, dem Rotlauf des Gesichts, kann man bis zu einem gewissen Grade *einen typischen Fieberablauf* anerkennen.

Aus dem Gesunden heraus steigt das Fieber in die Höhe. Versucht sich der Patient noch aufrechtzuerhalten, so belehrt ihn ein Schüttelfrost und das fast immer begleitende allgemeine Krankheitsgefühl über den Ernst der Erkrankung.

Es gibt Fälle, bei denen die Fieberkurve wie bei einer croupösen Pneumonie aussieht mit 6—7—8 Tage Fieber, dem dann kritischer Abfall folgt.

Wieder andere Fälle zeigen intermittierendes Fieber. Jedesmal, wenn wieder eine Zunge vorschießt, strebt

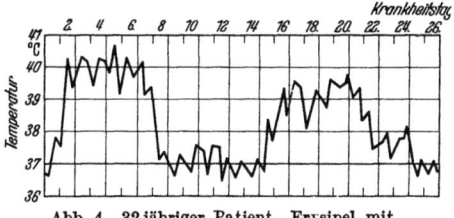

Abb. 4. 32jähriger Patient, Erysipel mit Wiederaufflammen (vgl. auch S. 1188—1189).

die Temperatur nach oben. Man möchte so bei jedem Fiebertyp Fortschreiten und Rückgang des Prozesses herauslesen.

Nach fieberfreier Zeit kann das Wiederhochgehen der Temperatur auf einen Nachschub hinweisen, der sich in Rötung oft erst nachträglich kundgibt.

LENHARTZ hat bei 140 Fällen regelmäßig Fiebererscheinungen festgestellt. Die Durchschnittsfieberdauer betrug:

Bei 96 Gesichtserysipelen . . . . 7,9 Tage
Bei 23 Gesichts- und Kopferysipelen . . . . 9,5 Tage
Bei 17 Wandererysipelen . . . . 18,8 Tage
Bei 4 Erysipelen an einer Extremität. . . . . 8,7 Tage

Andere Autoren beobachteten auch in einer größeren Anzahl von Erysipelen keine Temperaturerhöhung, es ist aber zu bemerken, daß gerade beim Erysipel das Fieber schnell in die Höhe gehen und auch schnell wieder abfallen kann. Das zeigt sich besonders bei *Rezidiven*, bei denen im allgemeinen die Fiebererhöhungen geringer sind. Wir haben die Vermutung ausgesprochen, daß manchmal das Fieber vorausgehen und wieder abklingen kann, bevor die Erysipelrötung sichtbar wird.

Tritt Fieber auf, so muß man auch besonders diejenigen Hautstellen betasten und besichtigen, die *vorher* schon erkrankt waren. Wir hatten bei einigen Fällen den Eindruck, daß sich die Rötung hier beim Rezidiv geringer zeigte, obwohl Schmerzhaftigkeit vorhanden war.

2. Schleimhauterysipele.

a) **Erysipel der Zunge, des Pharynx einschließlich der Tonsillen.** Diese Erysipelform kann ebenfalls primär auftreten und sekundär zu einer Ausbreitung oft vom Mundwinkel aus auf die Wangenschleimhaut Veranlassung geben, ebenso wie auch das Umgekehrte in der Reihenfolge des Prozesses möglich ist. Die

Schleimhaut sieht auffallend poliert oder rotlackiert aus. Hier ist oft die eigentliche ödematöse Schwellung nicht so hervortretend. Die flammende Röte, die die Schleimhaut überzieht, zusammen mit einer mehrere Tage anhaltenden hohen Temperatur und dem schweren Krankheitsgefühl, oft sogar mit Delirien einhergehend, kennzeichnet dieses isolierte Erysipel der Mundhöhlenschleimhaut. Auch hier kann man in vereinzelten Fällen die streifenförmige Ausbreitung auf der Schleimhaut beobachten. Selbstverständlich kann jeder hämolytische Streptococcus das gleiche Krankheitsbild auslösen, aber man hat doch den Eindruck, als ob es Sonderfälle solchermaßen lokalisierter Erysipelerkrankung gibt.

Sehr wichtig ist jedenfalls, die *Schleimhaut* (die beim Hauterysipel mitbefallen sein kann oder Ausgangsstelle war) stets zu inspizieren.

Wir hatten bei einem Patienten eine Woche nach vollkommenem Abklingen sämtlicher klinischer Erysipelerscheinungen am Gesicht wieder einen hohen Fieberanstieg. Der Patient war heiser und hatte Schmerzen wie bei einer Seitenstrangangina. Die Tonsillen selbst waren sehr wenig gerötet, dagegen ergab die fachärztliche laryngoskopische Untersuchung ödematös entzündliche Schwellung des Larynx. Das außergewöhnlich starke Krankheitsgefühl hielt 4 Tage an, Kehldeckel und aryepiglottische Falten waren in den Prozeß mit einbezogen. Der Patient bekam nach $1/2$ Jahr wiederum ein Gesichtserysipel, ohne Schleimhautbeteiligung. Dagegen waren jetzt die Submaxillardrüsen stark geschwollen.

Bei einem anderen Patienten setzte sich die *Infektion* im Tränennasenkanal fort, führte später zu einer Stenose und bei einem Rezidiv kam es zu einer schweren Streptokokken-*Conjunctivitis*, also zu einem Bindehauterysipel (Beobachtung bei Schottmüller).

b) Daß ein **Larynxerysipel**, das auch primär auftreten kann, zu Stenosen und lebensbedrohlichen Erscheinungen führen kann, ist erklärlich.

Es ist wohl nicht abwegig, manche Fälle zur *Grippezeit* geradezu als Erysipel des Larynx anzusprechen. Insbesondere bei den Fällen, bei denen man mühelos hämolytische Streptokokken herauszüchten kann, findet man die Schleimhaut zuerst samtartig geschwollen, durch Hyperämie oft bläulich gerötet, aufgelockert, stellenweise von pseudomembranösen, fibrinösen Auflagerungen bedeckt, anderwärts nekrotisch verschorft und trocken, ähnlich wie wir es auch bei Kampfgasvergiftungen auf der Höhe der Erkrankung gesehen haben, aber im allgemeinen doch wesentlich verschieden von der echten Diphtherie.

Hat das Erysipel von einem Hauterysipel übergegriffen, so wird an die Diagnose Larynxerysipel leichter zu denken sein, als wenn hohes Fieber, stridoröse Atmung, Dyspnoe, Orthopnoe als primäre Krankheitserscheinungen plötzlich hervortreten.

c) Das Übergreifen auf tiefere Stellen des **Respirationssystems,** sogar bis in die Alveolen hinein, wird wohl hauptsächlich in der grippefreien Zeit als selbständiges Krankheitsbild eines Erysipels der Bronchien und des Lungengewebes anerkannt werden müssen, bzw. dann, wenn die Beziehungen zu einem vorher bestehenden Hauterysipel unverkennbar waren.

In der Grippezeit finden wir ja die Streptokokken-Tracheobronchitiden und Pneumonien als schwerwiegende Komplikationen der Virusgrippe. Sie waren es, die so häufig in kurzer Zeit junge Menschen sterben ließen. Aber auch das lokalisierte „Grippeerysipel" des Larynx und der Trachea hatte eine hohe Letalitätsziffer.

d) Vom Gesichtserysipel aus kann es sekundär auch zu einem Weiterkriechen der Infektion nach der **Stirnhöhle** oder sogar über die Tuba Eustachii nach dem Innenohr hin kommen.

e) Viel häufiger aber sehen wir das Erysipel manchmal sich auf den **Gehörgang** fortsetzen. Von der Otitis media erysipelatosa aus kann ein Übergreifen auf die Meningen die Folge sein. Nicht ganz selten sehen wir bei Ekzemen in der Ohrgegend eine Ausbreitung von Erysipelen, die dann nach vorn oder nach

Erysipel der Extremitäten und des Genitaltraktes.

hinten die ganze Hinterkopfhaut einnehmen können. Immerhin ist im Gegensatz dazu auch zu bemerken, daß doch im Kleinkinderalter skrofulöse Geschwüre, nässende Ekzeme, Rhagadenbildung, Impetigo contagiosa und andere mit Wunden einhergehende Stellen verhältnismäßig wenig einer Ausbreitung von Streptokokken Vorschub leisten.

3. Erysipel der Extremitäten.

Nicht unbedingt bedenklich ist der Eindruck, wenn nicht das Gesicht, sondern die Haut *an den Extremitäten* sich erysipelatös entzündet.

Man kann manchmal bei schwer varicös veränderten Prozessen am Unterschenkel im Zweifel sein, ob es sich wirklich um einen Rotlauf handelt. Erst das Wandern, die streifen- und zungenförmige Ausbreitung, die Schmerzhaftigkeit des Gewebes, die bei einem Ulcus cruris vermehrt wird, und vor allem zumeist das Fieber sichert auch hier die Diagnose. Auch die toxischen Symptome treten beim gewöhnlichen Ulcus doch meist weniger hervor.

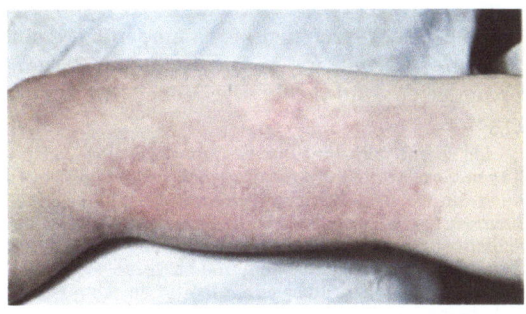

Abb. 5. Erysipel am Oberarm. (Sammlung W. SCHÖNFELD.)

Oft hat man den Eindruck, als handle es sich um verschiedene Erysipelformen je nach Art der Erreger. Man soll sich aber nicht mit der Diagnose „Erysipel" beruhigen, wenn die Rötung ein Erysipel vermuten läßt. Oft verbirgt sich unter der Rötung eben doch eine Infektion, die nach Art ihres phlegmonösen Charakters nichts mit dem eigentlichen Erysipel zu

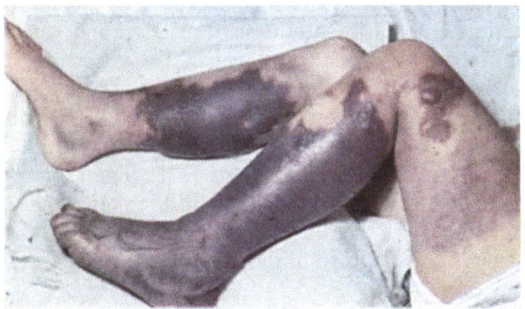

Abb. 6. Gangränöses Erysipel. (Sammlung W. SCHÖNFELD.)

tun hat. Auch ein *Gasödem* kann durch seine Färbung ein Erysipel so lange vortäuschen, bis der Gasgehalt des ödematösen Gewebes keinen Zweifel über die Art der Erkrankung mehr zuläßt.

Sehr gefährdet sind platzende nässende Hautstellen bei Herzinsuffizienzen mit prallen Ödemen an den unteren Extremitäten. Ein hinzukommendes Erysipel beendet oft schnell das qualvolle Dasein.

Bei einem unserer Patienten kam es unter einem Erysipel, das sich nach einer Ascitespunktion von der Einstichstelle ausbreitete, am 8. Tag, ohne erneuten Einstich, zu einer foudroyanten diffusen Streptokokkenperitonitis.

4. Das Erysipel des Genitaltraktes.

a) Geburtstraumen und artifizielle Eingriffe bieten Streptokokken die Möglichkeit zur Infektion der Schleimhaut des Genitale. Virulenz, Pathogenität und Spezifität hämolytischer Streptokokken spielen dabei eine vordringliche Rolle. Auch hier aber eröffnet sich die Frage, warum in dem einen Fall eine puerperale

Sepsis unter Bildung eines thrombophlebitischen Prozesses oder eine gewöhnliche Streptokokkeninfektion des Uterusinnern auftritt, das andere Mal eben ein Erysipelas puerperale lymphaticum. Manchmal kommt es zu Abort oder Frühgeburt, ohne daß sich unbedingt eine Sepsis anzuschließen braucht. Im Wochenbett ist das Vulvaerysipel prognostisch jedoch noch immer sehr ungünstig. Es macht jedoch kaum je eine Infektion der Muttermilch, so daß bei leichteren Formen die Frau eventuell unter strengen Vorsichtsmaßnahmen weiterstillen kann.

Bei der Frau kommt es manchmal zu Erysipelrezidiven bei jeder *Menses*. Zumeist handelt es sich um einen benignen Verlauf, der schubartig und kurz sein kann. Gerade hier kann es dann zu elephantiastischen Schwellungen kommen, hervorgerufen durch eine immer wieder auftretende Lymphstauung und Erweiterung der in diesen Gebieten vorhandenen Lymphbahnen und in der behinderten Blutabfuhr der Venen der Haut (*Elephantiasis nostras sive streptogenes* UNNA).

Je nach Vorherrschen des Bindegewebes oder des stabilen Ödems und nachfolgender Thrombosis spricht man von weicher oder harter Elephantiasis. Schließlich werden später auch die weichen Bezirke durch ein parallelfaseriges homogen-fibröses Gewebe ersetzt. Sie nehmen nach UNNA holzähnliche sklerodermatische Verhärtung an und führen zur Unverschieblichkeit, um alles andere Gewebe in Verdrängung und Erstarrung zu versetzen. Es kann zu einem stabilen Ödem und zu verunstaltenden bleibenden Schwellungen an den Augenlidern, Lippen, Ohrmuscheln, Genitalien, Unterschenkeln usw. kommen (Abbildungen finden sich besonders bei DELBANCO und CALLOMON).

Man kann also nur so viel sagen: Nur unter ganz bestimmten Voraussetzungen ist eine Wöchnerin der Gefahr des Genitalerysipels ausgesetzt. Dann allerdings kann die Wundrose einerseits übertragen werden durch Eingriffe von außen her, andererseits aber auch durch Selbstinfektion von Keimen her, die sich scheinbar saprophytisch in der Schleimhaut aufhalten. Die ersten sichtbaren Entzündungserscheinungen gehen dann von den Labien aus. Das lockere Gewebe ist besonders stark mit Ödemen durchsetzt und bringt die Haut unter Umständen zum Platzen, ohne daß es zu Eiterungen zu kommen braucht. Auch hier scheint örtliche Abwehr oder Empfindlichkeit für das Angehen der Infektion entscheidend zu sein. Es müßte doch wohl sonst bei Patientinnen mit einem Gesichtserysipel häufiger zu einer Übertragung der Infektion auf die Vulva kommen.

Wir haben an anderer Stelle bereits das Fortkriechen der Infektion in den Lymphgängen und -wegen des Parametriums *(lymphangitische Sepsis)* erörtert. Schon in alten Zeiten hat man eine phlegmonöse und diphtheritische nekrotische Form der Parametralinfektion beschrieben, auch das Fortschreiten auf das Peritoneum. Immer wieder hat man auch den Zusammenhang der cutanen Erysipele mit dem Puerperalfieber in den Kliniken, wo das Wochenbettfieber wütete, gesehen, ebenso wie man Formen beobachtete, die zuweilen isolierte Hauterysipele zeigten, ohne zur Infektion der Genitalschleimhaut zu führen. Wie furchtbar eine solche Erysipelepidemie geherrscht haben muß, entnehmen wir bei ZUELZER im Handbuch der akuten Infektionskrankheiten aus dem Jahre 1877:

CORSON berichtet in Transaction of the Pennsylvania State med. Soc. IV 1854: „In der furchtbaren Erysipelepidemie, welche im Herbst 1847 in der Nähe von Norristown (Pa.) herrschte, erkrankten Alte und Junge, Männer und Frauen gleichmäßig, vorzugsweise aber litt ein Teil der Bevölkerung, nämlich *die Wöchnerinnen, denen sich das tödliche Gift ungemein schnell mitteilte*, und die oft schon innerhalb weniger Stunden als Opfer der Krankheit fielen. Ich verlor zur Zeit dieser Epidemie mehr Wöchnerinnen als innerhalb voller 20 Jahre zuvor. Bei einzelnen gestaltete sich die Krankheit als ausgesprochenes Erysipel, bei anderen als (diphtherische) Entzündung der Schleimhaut, des Schlundes und der Nase, in anderen Fällen als Entzündung seröser Membranen; schließlich kamen aber auch Fälle vor, wo sich der Krankheitsprozeß in allen diesen Herden nacheinander oder gleichzeitig lokalisierte. Bei

Frauen waren gewöhnlich die serösen Häute ergriffen, während bei Männern die Krankheit am häufigsten auf den Schleimhäuten oder im Bindegewebe (in Form diffuser Phlegmone mit Ausgang in Verjauchung oder Gangrän) ihren Sitz aufschlug."

Wenn man systematische bakteriologische Untersuchungen aus dem Cervixkanal sowohl gesunder wie fieberhaft erkrankter Wöchnerinnen und Schwangeren anstellt, so trifft man in einem nicht zu geringen Prozentsatz auch auf hämolytische Streptokokken, nicht viel anders als man diese Keime auch ohne Krankheitserscheinungen einmal aus den Rachenorganen züchten kann. Der positive Befund mahnt den Gynäkologen, mit größter Vorsicht Eingriffe vorzunehmen, instrumentelle Ausräumungen des infizierten Uterusinhaltes nach Aborten zu unterlassen. So schonend für den Erfahrenen die Anwendung der Curette sich erweist, so kann doch kein Zweifel sein, daß bei Anwesenheit hämolytischer Streptokokken die rein konservative Behandlung selbst manueller Ausräumung vorzuziehen ist.

Auf die verschiedenen Virulenzprüfungen der Streptokokken ist im Kapitel „Septische Erkrankungen" näher eingegangen worden.

Genau wie beim Erysipel kann man keine Spezifität aus der Toxinbildung von Puerperalstreptokokken feststellen, mag man die Keime aus dem Uterusinhalt oder (was beweiskräftiger erscheint) aus dem Blute bei Frauen mit puerperaler Sepsis gezüchtet haben.

Interessant sind die Feststellungen von SCHOTTMÜLLER, daß ausgesprochene Erysipelstreptokokken mit an sich hoher Virulenz, an Seidenfäden in die Vagina gebracht, dort einen Virulenzverlust und eine Typenänderung im Sinne einer Anhämolyse durchmachen können. Man müßte hier daran denken, daß das Vaginalsekret einen umstimmenden Einfluß auf Virulenz und Pathogenität haben kann.

Die Toxinbildung, ebenso wie andere Stoffwechseleigenschaften und die Virulenz können auch bei Weiterzüchtung beim hämolytischen Streptococcus (mag es sich um Scharlach oder Erysipelstreptokokken handeln) sich als außerordentlich variabel zeigen.

Unsere eigenen Untersuchungen haben erkennen lassen, daß verschiedene Scharlach-, Erysipel- und Puerperalstreptokokkenstämme bei öfterer kreuzweiser Hin- und Herzüchtung auf gewöhnlichem Blutagar und Silicatkochblutagar ihre hämolysierende Eigenschaft langsam verlieren, auf der Silicatplatte dann H_2O_2 bildend Fähigkeiten gewinnen, mit der sie katalasefreien Blutagar prompt entfärben, was sie vorher nicht fertigbrachten, schließlich den Typ eines vergrünenden Streptococcus annahmen und in defibriniertem Blut sich nicht mehr, im Gegensatz zu den Ausgangsstämmen, schrankenlos vermehren konnten.

b) Das Erysipelas gangraenosum bevorzugt vor allem das *Scrotum*.

Wir sahen in einigen Fällen fast über die Hälfte des Gewebes absterben. Erstaunlich war aber bei allen Beobachtungen, wie gerade das Scrotum sich nach dem Abklingen der Entzündungserscheinungen schnell regeneriert. In keinem unserer Fälle haben wir Transplantationen vornehmen zu lassen brauchen. Die über dem gesunden Teil mit Verschlußnähten zusammengezogenen Teile zeigten nach größeren Defekten eine erstaunlich gute Heilungstendenz.

5. Erysipel der Verdauungswege.

Das Erysipel der Verdauungswege wird bislang angezweifelt.

Aus der Grippezeit 1918/19 sind mir noch Fälle in Erinnerung von Gastritiden phlegmonöser Art, wobei wir fast in Reinkultur hämolysierende Streptokokken züchten konnten. Es muß betont werden, daß hier der phlegmonöse Charakter ganz und gar im Vordergrund stand. Der Darmbrand, durch Anaerobier bedingt, steht hier nicht zur Diskussion.

6. Die Bedeutung des Lebensalters für den Verlauf des Erysipels.

a) Das Erysipel der Neugeborenen und Säuglinge. Mit dem Nachlassen des Puerperalfiebers ist auch das Erysipel von der Nabelwunde aus seltener geworden. In früherer Zeit hat es eine große Rolle gespielt und endete wohl fast in allen Fällen letal.

Die alten Autoren bezeichneten das in den ersten 10 Lebenstagen auftretende Erysipel direkt als Erysipelas puerperale. Die Überimpfbarkeit des Erysipels muß wohl am deutlichsten bemerkbar geworden sein von der Zeit ab, als man Vaccinationen vornahm. Nur wurde es nicht selten verwechselt mit Erythemen, die nach der Impfung oft in Handflächengröße und darüber sich ausbreiten, mit einer Streptokokkeninfektion aber nichts zu tun haben. Auch nach operativen Eingriffen, z. B. nach Beschneidungen kann erysipelatöse Ausbreitung stattfinden.

Mitunter kann Mutter und Kind zu gleicher Zeit an Erysipel erkranken. Das Neugeborenen-Nabelerysipel gehört zu den prognostisch ungünstigsten Krankheiten.

Das Erysipel der Säuglinge ist meist eine Nabelinfektion; auch hier ist die Prognose relativ ernst. CACHERA-MAGRAT berichteten über ein ausgedehntes kongenitales Erysipel beim Neugeborenen einer am Erysipel erkrankten Mutter.

b) Beim älteren Kind kann das Erysipel Krämpfe und Delirien hervorrufen. Die Prognose ist jedoch besser als beim Kleinstkind.

c) Im Greisenalter wird manchmal ein kaum fieberhaftes Erysipel beobachtet, welches jedoch den Allgemeinzustand schwer schädigt und nach Delirium und Koma zum Exitus führt. Jedoch auch prognostisch günstigere Formen, besonders bei dem meist dominierenden Gesichtserysipel, wurden beobachtete Man darf aber nicht vergessen, daß oft Greise mit einem fast fieberlosen Gesichtserysipel nicht selten an einer begleitenden schlaffen Pneumonie zugrunde gehen.

7. Rezidive und Rückfälle.

Das Rezidiv des Erysipels stößt unsere Anschauungen von gesetzmäßigen Immunitätsverhältnissen mehr als bei anderen Infektionskrankheiten um. Wir beobachteten Fälle, die nach einem kritischen Abfall uns das Bild der raschen Heilungstendenz vorführen; kaum hat man eine günstige Prognose gestellt, so flammt ganz plötzlich das Erysipel wieder auf. Diese Rückfälle nach raschem Abklingen können unter Umständen viel stürmischer sein als die Ersterkrankung. Man sieht immer wieder einmal, daß ein solches Rezidiv, das nach wenigen fieberfreien Tagen wieder auftritt, in der zweiten Fieberperiode ein fast photographisches Bild der Ersterkrankung darbietet. Mitunter zeigt sich aber auch in sichtbaren klinischen Erscheinungen, daß die vorher vom Erysipel betroffene Seite wieder aufflammt. Gar nicht selten aber kann auf einer Seite der Prozeß bereits zum Stillstand kommen, während auf der entgegengesetzten Seite nun das Erysipel seinen Beginn nimmt. Auch hierbei wird gelegentlich das Aufflammen von einem Schüttelfrost und von einer wesentlichen Wiederverschlechterung des Allgemeinbefindens eingeleitet.

LENHARTZ hat noch den *Rückfall* von dem Rezidiv abgetrennt. Unter ersterem wäre also mehr die *Neigung* mancher Patienten zu verstehen, bereits nach völliger Ausheilung wieder an neuen Erysipelen zu erkranken.

VON LEYDEN und RENVERS stellten bei 89 Patienten 5 Rückfälle und 19 Rezidive fest; FRICKHINGER sah bei 528 Fällen 208 Rezidive und von diesen 116 mit zweiter und 92 mit dritter und mehrmaliger Erkrankung.

Auch von den französischen Handbuchautoren werden „rechutes" und „récidives" unterschieden (LEMIERRE und LIÈVRE).

Man muß bei jedem Erysipelpatienten mit der Möglichkeit eines Rückfalls oder eines Rezidivs rechnen.

Ein Patient, der häufiger an seinen Rezidiven erkrankt war, gab uns an, „er brauche nur an einen Rotlauf zu denken oder es werde von einem solchen gesprochen, dann habe er schon das brennende Gefühl um die Nase herum". Tatsächlich trat dabei Fröstelgefühl und leichte Temperaturerhöhung auf. Wie empfindlich solche Patienten sein können und wie leicht ansprechbar ihr Gewebe ist, führte uns ein Patient vor, der auf Aspirin jedesmal allergische Erscheinungen bekam. Er ließ das Experimentum crucis an sich machen, indem er 0,5 g Ac. acetylosalicylicum zu sich nahm. Prompt traten erysipelartige Schwellung, Fieber und Schweißausbruch auf. Der Patient erzählte uns, daß er im Krieg gelegentlich mit diesem selbsterzeugten klinischen Bild sich von der Front freimachte, wenn ihm der Boden zu heiß wurde.

In dieses Gebiet der leichten Anfälligkeit klettert das Rankenwerk mystischer Vorstellungen vom Wesen des Rotlaufs empor und nur zu oft scheint der Glaube an ein „Versehen" mit „Besprechungsmöglichkeit", der in die Urzeit zurückreicht, Psychisches mit Organischem zu verknüpfen. Wir wollen uns aber hier nicht mit Erklärungsversuchen abgeben, sie würden sich genau so schwierig gestalten, wie wenn man sich die Frage vorlegt, welches die letzten Gründe sind, die dem Erysipel den cyclischen Charakter des Verlaufs verleihen. Hierbei möchten wir freilich ein gesichertes *Stadium der Generalisation* nicht anerkennen. Wir haben uns immer wieder in sehr zahlreichen Fällen bemüht, Erysipelstreptokokken aus dem Blut nachzuweisen. Es ist uns weder bei der Ersterkrankung, noch bei Rezidiven gelungen, zu irgendeiner Zeit Streptokokken aus dem Blut zu züchten. Die Blutkultur war auch nicht positiv, wenn wir zu Beginn des Schüttelfrostes Blut entnommen hatten. Es kann sich also nur um Zufallstreffer handeln. Eine positive Blutkultur dürfte nicht häufiger sein als bei einem Furunkel, und die Keimzahl dürfte nur sehr gering sein und deshalb nur in selteneren Fällen einmal eine Metastase hervorrufen (s. S. 1174).

8. Metastasen.

Das Erysipel ist also als lokalisierte Erkrankung des Lymphgefäßsystems der Haut zu werten. Es kann aber unter außergewöhnlichen Verhältnissen, durchaus nicht gesetzmäßig, einmal zu Metastasen an anderen Stellen kommen. Unter solchen besonders unglücklichen Umständen kann so einmal auch die Gelegenheit zu einer *Ansiedlung am Herzen* gegeben sein: Am Endokard hätte sich dann ein sekundärer, außerordentlich schwerwiegender Sepsisherd ausgebildet. Eine Endokarditis durch hämolysierende Streptokokken verläuft außerordentlich stürmisch. An allen möglichen Stellen kommt es zu Blutungen von flohstich- bis handflächengroßer Ausbreitung, zu Eiterungen, die weniger stark hervortreten als bei Staphylokokkeninfektionen; auch blutig-seröse Ergüsse in Pleura, Perikard werden durch Keimverschleppung erzeugt. Nicht selten endet die Erkrankung dann schon nach wenigen Tagen letal.

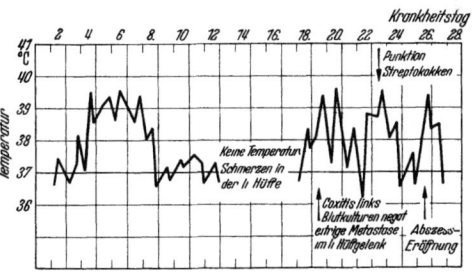

Abb. 7. Zunächst normal verlaufendes Erysipel des Gesichts, später eitrige Metastase im linken Hüftgelenk.

Spätmetastasen, ähnlich wie einmal nach einer Streptokokenangina, fanden wir in Gestalt einer akut auftretenden *Hüftgelenksentzündung*. Hier kam es zu einer Coxitis purulenta, der der Patient trotz mehrmaliger Operation erlag. Ein anderer Fall hatte eine *Kniegelenksentzündung* zur Folge, das Exsudat war trüb-serös und enthielt hämolytische Streptokokken. Es kam zur Spontanheilung.

Wie bei anderen bakteriellen Infektionen kommt es auch beim Erysipel zu einer Ablagerung der Keime im Knochenmark (besonders im Wirbelmark). Feinste kleine Nekrosen können die Folge sein, theoretisch wäre auch einmal eine *Spätspondylitis* möglich, doch haben wir nie eine solche beobachtet.

In einem Falle sahen wir bei einem harmlos imponierenden Erysipel innerhalb weniger Stunden die Temperatur auf 41,8° ansteigen, der Patient fing an zu delirieren; unter starker motorischer Unruhe kam er schon nach 48 Std ad exitum. Die Obduktion ließ das örtliche Erysipel nicht mehr erkennen, dagegen fand sich eine zarte Endokarditis an der Aortenklappe, Beginn einer hämorrhagischen Nephritis und eine diffuse Meningoencephalitis.

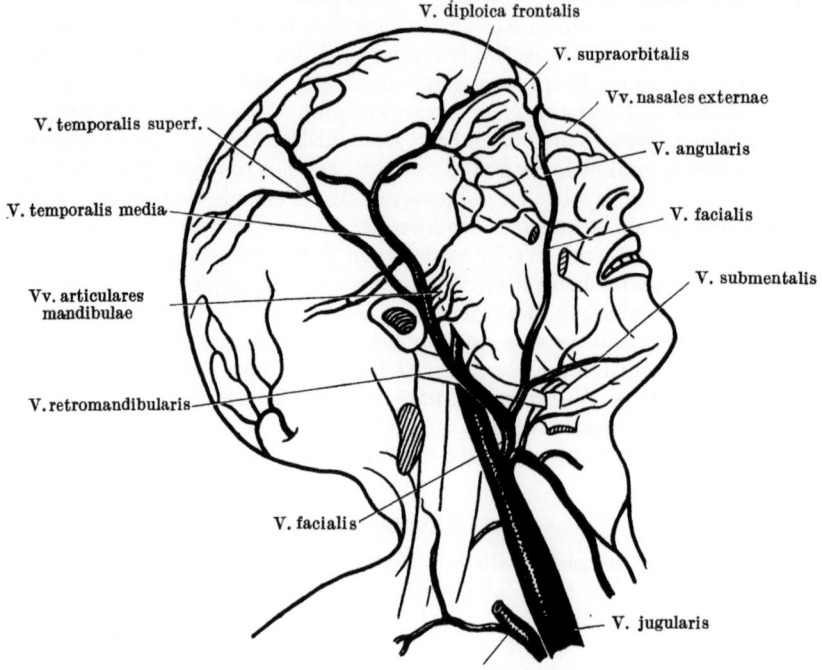

Abb. 8. Venen des Kopfes und Halses. (Nach TOLDT-HOCHSTETTER.)

In solchen Fällen von Endokarditis nach oder bei Erysipel kann man mühelos — ein Kardinalsymptom! — eine sehr große Zahl von hämolysierenden Streptokokken, und zwar konstant aus dem Blute züchten. Gerade die Dauerbakteriämie muß uns an eine Komplikation am Endokard oder auch Myokard denken lassen.

Die *Thrombophlebitis*, die sich nach einem Erysipel im Venengebiet des Gesichts ausbildet, ist an anderer Stelle besprochen worden. Hier wird die für gewöhnlich ohne Schüttelfrost sich darbietende Fieberkurve meist von intermittierendem Charakter sein. Positive Blutkulturen zeigen auch hier die Wendung des Verlaufs zum Bösartigen an. Die Fortsetzung des Prozesses von der V. facialis zu den Sinus und Verbindungen zur V. jugularis (s. auch Abb. 8) lassen die Prognose auch jetzt noch fast infaust erscheinen. Nach unseren Erfahrungen dürfte es selten gelingen, durch Unterbindung eines Venenstammes auch eine Abriegelung des Sepsisherdes durchzuführen.

Wenn auch Thrombosen nach Erysipel an den unteren Extremitäten vorkommen, so haben wir nach unseren eigenen Erinnerungen bis jetzt keine sekundäre Ansiedlung von Streptokokken in den thrombosierten Venen beobachtet.

Kam es von einer blanden Thrombose aus zu Lungeninfarkten, so waren auch keine Streptokokkenabscedierungen im Gefolge. Die Möglichkeit einer septischen Streptokokkenthrombophlebitis ist aber auch hier theoretisch vorhanden.

Stellung muß noch zum *Wandererysipel* genommen werden. Es gibt tatsächlich Fälle, die immer in Etappen, ausgehend von irgendeinem lokalisierten Erysipel, einen Körperteil nach dem anderen überfluten. Längst kann die Stelle des ersten Entzündungsprozesses völlig abgeblaßt sein, hier und da aber auch wieder aufflammen, während schon an einer entfernteren Stelle sich das Erysipel zeigt. Ist es an den Zehen zu Ende gekommen und ein Weiterwandern an dieser Stelle nicht mehr möglich, so bricht das Feuer wieder, vorher unter der Decke anscheinend weiterglimmend, von neuem aus. Ein geringer Anstoß, eine kleine Kratzwunde, die ein Wiederaufflammen bewirken kann, zeigt, wie die Alarmbereitschaft zu neuer Ausbreitung an den noch infizierten Lymphbahnen aufrechterhalten ist. Wenn man bedenkt, an welch ausgebreiteten Stellen die Toxinablagerung vorhanden sein wird, so erscheint es fast merkwürdig, daß der Organismus nicht schwerere Reaktionserscheinungen aufweist (sei es von seiten der Nieren, sei es von seiten des Herzens). Erklärlicherweise handelt es sich trotz allem um eine sehr schwere Erkrankung, die aber nicht prognostisch infaust zu sein braucht. Je nach dem Wandern, dem Vordringen und dem Abklingen sehen wir hier die Temperatur unregelmäßig mit tiefen Einbrüchen, öfterem Fröstelgefühl, mehr oder weniger milden Schüttelfrösten, mitunter aber auch wieder längere Zeit in Form von Kontinua. Meist aber zeigt jeder Fieberanstieg Wiederaufflackern oder Weiterschreiten an (s. Abb. 1).

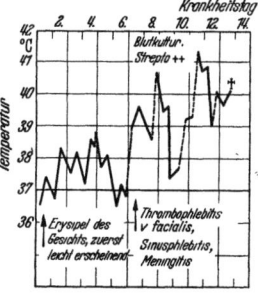

Abb. 9. Thrombophlebitische Sepsis nach Erysipel.

In einer geringen Anzahl von Fällen beobachteten wir nach Erysipel, und zwar hauptsächlich bei Kindern, ganz ähnlich wie nach Scharlachfällen noch nach längerer Zeit (in einem Falle nach 6 Wochen) plötzliche Fieberzacken aus dem Gesunden heraus, die nicht ohne weiteres erklärbar waren. Wir vermuteten, daß es sich hier doch um eine Lymphadenitis gehandelt hat. Tatsächlich fand man unauffällige Drüsenschwellungen am Hals und einmal eine solche hinter dem Ohr. Zu einer Vereiterung kam es nicht.

9. Komplikationen.

Das Erysipel ist ein Proteus unter den Infektionen, eine Sphinx, von der man a priori nicht weiß, nach welcher Richtung hin sie ausartet. Sie kann überraschend auch einmal einen anderen Krankheitsprozeß günstig beeinflussen.

Man hat sich von solchen vereinzelten Beobachtungen bei bösartigen Geschwülsten einmal sehr viel erwartet; die Versprechungen sind leider nicht erfüllt worden und künstliche Verimpfung von Erysipel sind doch viel zu gefährlich, als daß man sie in einer routinemäßigen Therapie verwenden könnte.

Abgesehen von den direkten Einwirkungen der Infektion auf die Haut, ihrem eventuellen Ausgang in phlegmonöse und gangräneszierende Prozesse, die besonders beim Larynxerysipel von verheerender Auswirkung sein können, sehen wir nicht selten in inneren Organen die Beteiligung am Infektionsgang. So sind vor allem Störungen des Bewußtseins, Somnolenz, Delirien, typhoide Zustände, auch ohne sehr hohes Fieber, gelegentlich zu beobachten. Zumindest werden die Patienten, auch beim Gesichtserysipel, durch *Kopfschmerzen* gequält.

Ein Übergreifen auf die *Meningen* kann vom Nasenschleimhauterysipel durch die Nebenhöhlen erfolgen, ebenso über den vorgezeichneten Weg von einem Ohrerysipel.

Die Rose als bahnbrechender Vorschaden, als auslösender Prozeß für eine Bulbärform der Poliomyelitis wurde von WIEDEMANN beschrieben.

Mehrmals beobachtete man auch doppelseitige Facialisparese, periphere Facialislähmung (STRASSER), partielle Peronaeusschädigungen (WINKLER), Neuritis des Acusticus (RUTTIN), Parese der oberen und unteren Extremitäten (BRIEGER), die Möglichkeit peripherer und zentraler Schädigung des Nervensystems (STRASSER). Eine Meningitis serosa kann sich unter Umständen auch nach Erysipel an den unteren Extremitäten entwickeln, Polyneuritisfälle sind beobachtet worden, vor allem aber Entzündungserscheinungen am N. opticus.

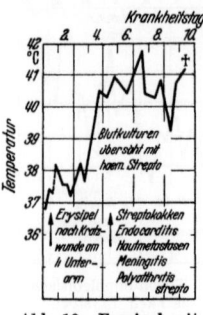

Abb. 10. Erysipel mit Keimansiedlung am Endokard.

Eine Ablagerung von Streptokokken in Form von Mikrobakterioembolien an den *Meningen* haben SCHOTTMÜLLER und FRAENKEL im Gefolge von Erysipelfällen, die schwer delirierten, gesehen. Es ist nicht ausgeschlossen, daß mancher delirante Zustand darauf zurückzuführen ist. Auch hier müssen wir eben an die Möglichkeit einer schubartig auftretenden, wenn auch noch so geringen Bakterieninvasion ins Blut denken. Es wird aber, wie gesagt, sehr selten und mehr durch Zufall möglich sein, diese Bakteriämie kulturell zu erfassen.

Eine Bakteriämie zeigt sich mehr indirekt, d. h. in ihren Folgeerscheinungen. Hier wäre vor allem auch an die Komplikationen von seiten der *Augen* zu denken. Ungeachtet dessen kann schon das Übergreifen auf die Conjunctiva, von der Nachbarschaft her, und von der Weiterleitung der Streptokokkeninfektion auf das retrobulbäre Gewebe Pathophthalmie, Sehnervenentzündung, Embolie der A. centralis retinae und schließlich die Panophthalmie mit ihren außerordentlich in Erscheinung tretenden Symptomen unter Umständen möglich machen. Meistens findet sich dann dabei noch das Gehirn maßgebend in Mitleidenschaft gezogen.

Am *Herzen* machen sich Komplikationen bemerkbar, wie sie auch bei anderen schweren Infektionen auftreten können. Ihre Bedeutung wird auf S. 1189 gewürdigt. Die metastatische Besiedlung des Endokards mit Streptokokken ist eines der gefürchtetsten Ereignisse.

Sehr wichtig erscheint, daß sich sekundär in Form von blanden wie septischen Phlebitiden auch die *Gefäße* beteiligen können. Fernab kann nach einem Gesichtserysipel sich eine Femoralisthrombose mit ihren Folgeerscheinungen bemerkbar machen. Eine plötzlich auftretende Lungenkomplikation muß zur Ausschau nach einem solchen thrombotischen Vorgang an einer Extremität veranlassen.

Ikterus ist vor allem von französischen Autoren als Sonderform eines „erysipèle bilieux" beobachtet. Die Leber als Entgiftungsorgan muß natürlich in besonderer Weise ihre Aktivität bekunden.

Das *Blut* zeigt im allgemeinen nichts besonders Auffälliges außer einer mäßigen Linksverschiebung; sobald eine stärkere Anlagerung von polymorphkernigen Leukocyten im Gewebe erfolgt, steigt auch die Leukocytenzahl entsprechend an. Hohe Leukocytenwerte finden wir bei ausgesprochen purulenten Prozessen.

Besonders gefürchtet ist die schlaffe *Lungenentzündung* bei den Erysipelen der Greise. Auf die Grippestreptokokkenpneumonie ist bereits hingewiesen worden. Immerhin ist das Erysipel der Hauptsache nach eine lokalisierte Streptokokkenmykose. Komplikationen können hinzutreten und die Prognose ganz wesentlich verschlechtern.

An weiteren Komplikationen finden wir auch eine *akute hämorrhagische Glomerulonephritis*. Der Hinweis von JOCHMANN, daß er sie unter 463 Fällen nur 8mal gesehen habe, zeugt von ihrer Seltenheit. Die febrile Albuminurie tritt vielleicht häufiger hervor als bei anderen Infektionen. LEHMANN hat sie in 32,5% beobachtet.

Ähnlich wie nach einer Streptokokkenangina kann auch einmal eine Ablagerung von Keimen an einem Gelenk stattfinden und wie die Abb. 7 zeigt, zu einer Vereiterung führen.

Differentialdiagnose.

Gesichtserysipel. Sobald zungenförmige Ausstrahlungen, symmetrische Ausbreitung, poliertes glanzartiges Aussehen, schärfere Absetzung des Prozesses gegenüber dem Gesunden sich darbieten, ist die Diagnose Erysipel nicht mit Schwierigkeiten verbunden. Anders ist es, wenn zu *Schürfwunden nach Verletzungen* (z. B. nach Hinfallen) eine Infektion mit Eitererregern sekundär hinzutritt. Wir wissen, wie leicht es in dem lockeren Gewebe der Wange und vor allem um die Augen herum manchmal zu unförmigen ödematösen Schwellungen kommen kann.

Das gleiche ist der Fall, wenn es durch eine *Parulis* im umgebenden Gewebe vom Oberkieferrand aus zu einer Verquellung der Wangenschleimhaut kommt. Auch hier ist ja bekanntlich das Augenlid oft so angeschwollen, daß man im ersten Moment eher an etwas anderes als an Zahngeschwür denkt.

Entzündungen der Parotis primärer Art, als *Mumps*, oder sekundärer Art, als Begleiterscheinung einer mit Marasmus einhergehender Infektion, können, wenn auch seltener, den Verdacht eines Erysipels erwecken.

An den Extremitäten sind es, wie oben schon erwähnt, *phlegmonöse Prozesse*, die eine Ähnlichkeit mit dem Erysipel darbieten können, besonders wenn die Infektion von einem bereits bestehenden Ulcus ausgeht. Vor allem aber muß auch an *thrombotische Vorgänge* gedacht werden, die sich zu einer Streptokokkeninfektion hinzugesellen. Noch gefährlicher erscheint es, wenn eine arterielle Embolie oder eine marantische Thrombose von Arterien durch blaurötliche Verfärbung des betreffenden Extremitätenabschnittes nicht von vornherein eine diagnostische Entscheidung bringt. Wir haben in einigen Fällen Schwierigkeiten bei Endocarditis lenta vor uns gehabt.

Bei der *Serumkrankheit* können die Quaddeln einen so großen Umfang mit abfallenden Rändern und unregelmäßiger Begrenzung zeigen, daß manchmal auch hier an ein Erysipel zu denken ist.

Noch mehr erinnert das sog. *Erysipeloid* an den echten Rotlauf. Aber einmal ist der Sitz doch auf eine bestimmte Stelle, hauptsächlich auf die oberen Extremitäten beschränkt und andererseits auch an bestimmte Berufe gebunden.

Viel härter als beim Erysipel ist das Gewebe beim *Milzbrand* infiltriert. Auch hier sind bestimmte Berufe bevorzugt. In den Fällen freilich, wo durch das Rasieren eine Milzbrandinfektion im Gesicht auftritt, am Hals oder am Nacken, kann man bei der heutigen Seltenheit der Milzbrandinfektion auch einmal nicht gleich an die Möglichkeit eines Milzbrandes erinnert werden, besonders wenn man die primäre Milzbrandpustel nicht mehr zu sehen bekommt oder der Schorf mehr den Eindruck eines abheilenden Furunkels erweckt. Zu bedenken ist, daß das Ödem nicht nur auf die Nachbarschaft beschränkt bleibt, sondern oft in die weitere Umgebung vordringt. Auffallend ist hier jedenfalls, daß immer eine beträchtliche Drüsenschwellung besteht. Später tritt oft ohne Eiterung eine tiefere Narbenbildung auf. Die Diagnose wird schnell gesichert durch den bakteriologischen Nachweis der Bacillen, die bekanntlich mit zu den leichtest züchtbaren Bakterien gehören. Man darf sich aber nicht allein auf das mikroskopische Präparat verlassen, sondern soll in allen Fällen Kulturverfahren und Tierexperiment anschließen.

Das *Erythema exsudativum multiforme* (Erythema infectiosum) kann nach unserer Erfahrung im Anfang recht bedenkliche Ähnlichkeit mit dem Erysipel darbieten.

Wir beobachteten ein Mädchen, das einen aphthenähnlichen, zum Teil konfluierenden Belag an der Wangenschleimhaut bis zum Mundwinkel heran zeigte. In wenigen Stunden breitete sich von hier aus zuerst über die Gesichtshaut ein leicht erhabenes Erythem aus und erst als dann besonders intensiv die Streckseiten der Unterschenkel und Unterarme befallen waren, konnte man dieses Erythem als ein Erythema exsudativum deuten.

Das *Erythema nodosum* dürfte entschieden weniger zu Verwechslungen mit dem Erysipel führen. Meist ist es doch auf bestimmte Stellen lokalisiert.

Im Kapitel *Septische Erkrankungen* bakteriellen Ursprungs haben wir auf die verschiedenen Möglichkeiten von Erythemen und Exanthemen hingewiesen. Wir haben an dieser Stelle auch das Bild eines Herpes gangraenosum durch Streptokokken gebracht.

Bei HEGLER findet sich differentialdiagnostisch auch das sog. *Küstenerysipel* von Guatemala aufgezeichnet, das von ROGNES und CALDERO als auf Toxin beruhend angesehen bzw. auf eine Lymphstase zurückgeführt wird.

Schwierigkeiten bieten im höheren Grade die **Schleimhauterysipele**. Das primäre Rachenerysipel kann manchmal kaum von einer gewöhnlichen *Angina* oder einer *Streptokokkenpharyngitis* unterschieden werden. Es kann aber auch verhältnismäßig leicht verlaufen und nur durch eine Rötung, die wie poliert erscheint, den Verdacht auf ein Rachenerysipel erwecken. Die Diagnose des primären Schleimhauterysipels ist daher schwer, mit Sicherheit nur dann zu stellen, wenn die Infektion Blasen bildet oder auf die Haut übergeht.

Differentialdiagnostisch kämen noch in Betracht: *Herpes zoster* im Gesicht, oder ein *akutes Ekzem, artifizielle Dermatitiden, Überempfindlichkeitsreaktion,* z. B. nach Haarfärben, *Läuseekzeme, Sonnenbrand,* QUINCKE*sches Ödem*; schließlich auch die *Pseudoerysipele bei Staphylokokkensepsis,* besonders von GIROIRE und GEORGES, von TROISIER, BARIÉTY und BROCARD beschrieben, vor allem auch das Erythem bei Vaccination, das sich über eine beträchtliche Strecke hinziehen kann.

Prognose.

Wenn wir im therapeutischen Kapitel darauf hinweisen werden, daß das unkomplizierte Erysipel keine besondere Therapie außer einer symptomatischen benötigt, so geht schon daraus die günstige Prognose, die der Krankheit im allgemeinen zukommt, hervor. Greise und Säuglinge sind wesentlich mehr gefährdet; in früherer Zeit wurde das Erysipel der Neugeborenen für 100% letal ausgehend angesehen.

Wir sehen aber gelegentlich auch beim Gesichtserysipel Fälle, die von vornherein, mit ihren schweren psychischen Alterationen im Vordergrund, einen typhösen Eindruck machen. Hier muß unbedingt darauf geachtet werden, ob nicht eine Streptokokkensepsis vorliegt. Vor allem muß dann an eine Endokarditis gedacht werden. Sie war in unseren Fällen jedesmal leicht nachzuweisen in

Gestalt einer massigen Bakteriämie (s. S. 1189). Läßt die Blutkultur sehr zahlreiche Streptokokken erkennen, so ist die Diagnose „sekundäre Streptokokkenendokarditis", ausgehend von einem Erysipel, so gut wie sicher anzunehmen, auch wenn ein Geräusch am Herzen, wie so oft, noch nicht vorhanden ist, kann man dann dabei nahezu 100%ig auch jetzt noch mit einem letalen Ausgang rechnen. Über die Möglichkeit einer sich von einem Erysipel aus entwickelnden Thrombophlebitis im Facialisgebiet wurde auf S. 1190 gesprochen. Auch bei einer solchen Komplikation ist der Prozentsatz der Mortalität ungeachtet dem Fortschreiten unserer antibiotischen Therapie noch sehr groß.

In hohem Grade hängt aber die Prognose von der *Beteiligung des Herzens* ab. Auf jeden Fall ist auch das Erysipelstreptokokkentoxin von schwerwiegender Bedeutung für das Myokard. Hier sind Greise und Säuglinge sowie Potatoren ebenfalls sehr gefährdet, auch wenn nicht direkt eine Ansiedlung der Keime in verschiedenen Bezirken des Herzens stattfindet. Es ist weniger das akute Versagen des Myokards wie bei der Diphtherie, wenn man auch hier und da eine akute Dilatation bei hochtoxischen Fällen beobachtet. Viel häufiger kommt es zu dem mit Zeichen allgemeiner Müdigkeit, Übelkeit, verzögerter Rekonvaleszenz, Tachykardie auftretenden und lang anhaltenden Bild der Myokardschwäche, auch Coronardurchblutungsstörungen können auf die Beteiligung toxisch bedingter Myokardschädigung hinweisen.

Die akute Glomerulonephritis haemorrhagica (seltener im Rezidiv als schon zu Beginn der Erkrankung auftretend) ist immer von ernster Bedeutung, gerade auch deswegen, weil Rückfälle und Rezidive nach dem Abheilungsstadium zu neuen Schüben führen können. Im allgemeinen ist die akute Nephritis, abgesehen von febriler Albuminurie, lange nicht so häufig wie beim Scharlach.

In einem Falle beobachteten wir die prognostisch infauste interstitielle Nephritis, die sich schleichend mit urämischen Erscheinungen entwickelt hatte.

Prophylaxe.

Als übertragbare Infektionskrankheit untersteht das Erysipel der Meldepflicht an die Gesundheitsämter. Die strenge Isolierung des Patienten wurde vielleicht früher intensiver durchgeführt als heute, wo wir die Ausbreitung von Epidemien kaum mehr sehen und sie auch verhindern können. Streng abzusondern sind selbstverständlich Erysipelkranke von Verwundeten, Verletzten, frisch Operierten, Wöchnerinnen usw. Hier ist vor allem das Pflegepersonal immer wieder zu unterrichten, wie sehr es selbst gefährdet ist, bzw. wie sehr es andere Patienten gefährden kann, wenn es nicht peinlichste Desinfektionsmaßnahmen durchführt. Für Patienten, die zu Erysipelrezidiven neigen, sind besondere Richtlinien zu geben, wie sie sich bei den geringsten Entzündungsvorgängen an den Schleimhäuten zu verhalten haben. Besondere Vorsicht ist bei der Behandlung von Beingeschwüren, nässenden Ekzemen, ödematösen Extremitäten usw. geboten. Man darf sich dabei nicht auf den Nachweis von Streptokokken allein verlassen. Er ist nicht immer in entzündlichen Rhagaden, die den Ausgangspunkt für Haut- und Schleimhauterysipel darstellen, zu führen. Insbesondere fehlt er nur zu oft in den erysipelatösen Hautblasen. Wie lange die Übertragbarkeit anhält, wissen wir schon deswegen nicht mit Sicherheit, weil ja eine Differenzierungsmöglichkeit zwischen sog. echten Erysipelstreptokokken und anderen Streptokokken noch nicht möglich ist. Diese Schwierigkeit macht sich auch bemerkbar bei der Beurteilung des sog. traumatischen Erysipels, bei dem die Eintrittsinfektion minimal sein kann. Auf die Bedeutung der Infektionsklausel haben wir an anderer Stelle (s. S. 1178) hingewiesen.

Therapie.

Bei den unkomplizierten Erysipelfällen herrscht therapeutisch das Alles-oder-Nichts-Gesetz.

Freilich werden es Patienten und Umgebung wenig verständlich finden, wenn man wegen der relativ günstigen Prognose des Rotlaufs die Hände in den Schoß legt und sich auf eine möglichst gelinde lokale Behandlung beschränkten.

Anders ist es, wenn das Erysipel mit ungünstigen konstitutionellen oder anatomischen Verhältnissen zusammentrifft oder wenn es kachektische, marantische, bereits lang bettlägerige Individuen befällt. Auf eine chirurgische Therapie läßt sich auch ungeachtet unserer modernen bakteriostatisch-antibiotischen Medikamente nicht verzichten, wenn andere Eitererreger sich ins Infektionsgebiet einschleichen, zur Vereiterung führen (Erysipelas phlegmonosum) oder wenn schließlich durch Unterbrechung der Blutzirkulation gangräneszierende Prozesse auftreten (Erysipelas gangraenosum).

Welche von den altersher gebräuchlichen Maßnahmen (Salben, Jod, Ichthyoltherapie usw.) man bevorzugen mag, muß in dem Bewußtsein geschehen, daß es kein Kunstfehler ist, wenn man auch auf jede lokale Therapie verzichtet und sich nur auf eine symptomatische einstellt.

Unter den Therapievorschlägen, die wir aus der Darstellung von ZUELZER aus dem Jahre 1877 kurz entnehmen, finden sich außer den topisch angewandten Mitteln, welche seinerzeit die größere Anerkennung gefunden haben, der Liquor ferr. sesquichlor. Das Mittel ist 1851 von Hamilton BELL in die Praxis eingeführt worden und hat damals den Ruf eines Spezificums erlangt. Die Krankheitsdauer sei von 8—10 Tagen auf 2—4 abgekürzt, die Schwere der Fälle gemildert worden, es sollte auch typhösen und pyämischen Erscheinungen vorbeugen. Wir werden sehen, daß sich der Optimismus immer wieder bei Prüfung eines neuen Mittels in der Literatur wiederholt.

Von BINZ wurde das Chinin in großen Dosen angepriesen, ebenso auch von LIEBERMEISTER (2stündlich 0,3 g).

Sehr häufig sind lokale Blutentziehungen aus der entzündeten Stelle durch zahlreiche kleine Einstiche, tiefe Incisionen, durch (20—50) Blutegel gemacht worden. Ferner sind kalte Umschläge mit Wasser oder Eis, warme Kataplasmen, Einreibungen mit Unguent. ciner., Waschungen oder Umschläge mit Sublimatlösung, Ferr. sulfur. in Lösung, Kalkwasser, mit Öl, Alaun, Tannin und (wie oben erwähnt) Tinct. ferri sesquichlor. usw. für die Therapie des Rotlaufs benutzt worden. Zur Ableitung des Erysipels verwandte man auch Blasenpflaster.

Oft empfohlen wird der Gebrauch des Höllensteins; die erkrankte Hautstelle und ein Streifen normaler Haut darüber hinaus wird, nachdem sie mit Kalilösung von Fett gereinigt ist, mit Argent. nitr. in Substanz oder konzentrierter Lösung intensiv geätzt. Man beobachtete danach oft ein mehrstündiges Herabgehen der Temperatur und zuweilen auch Stillstand des Rotlaufs. Ähnlich wirkt Jodtinktur allein oder mit gleichzeitig angewandten Morphiuminjektionen.

Um die Weiterwanderung des Erysipels zu verhindern, zog LARREY mit dem Cauterium actuale dicht an seiner Grenze einen tiefen Ätzstreifen. Es wurde ferner angeraten, die erkrankte Stelle mit Kollodium oder Wasserglas zu bepinseln; VELPEAU behandelt das Erysipel der Extremitäten mit komprimierenden Einwicklungen. Hohe Lagerung der erkrankten Extremitäten zeitigt wenig Erfolg.

Von spezifischen Mitteln, mit denen man den infizierenden Stoff in loco zu zerstören suchte, wurden benutzt: der Campher, spirituöse Einreibungen, Schwefelräucherungen, Chlorkalklösung, Ol. terebinth. und Ung. basil.

Die größte Anerkennung fand seinerzeit die 2%ige Carbolsäurelösung subcutan, 1—2 cm^3 injiziert in die erysipelatöse Hautpartie, ferner, nach englischem Vorbild, die Darreichung von Liqu. ferr. sesquichlor., 2—3stündlich, 10—15 gtt.

Man sieht, schon in der alten Zeit löste ein Mittel das andere ab; ein Zeichen dafür, daß man mit dem vorhergehenden nicht ganz zufrieden sein konnte! Von 1889 ab nahm die mechanische Stopbehandlung des Erysipels mit Heftpflasterstreifen zu, die man in einiger Entfernung von der Grenze des Erysipels ringförmig aufdrückte.

Schließlich tauchten die Anstreichmethoden mit Kollodium oder Ichthyolpinselungen auf. Stets versprach man sich von solchen Behandlungsmethoden mehr Erfolge als von einer früheren.

REYE hat mit 10%iger Jodtinktur in 10—12 Std Abstand immer wieder das Erysipel umrandet und tatsächlich in vielen Fällen einen Stillstand und zu gleicher Zeit einen Rückgang der Allgemeinerscheinungen gesehen.

Wir haben diese um die Mitte des vorigen Jahrhunderts gebräuchliche Therapie deswegen in Kürze angeführt, weil man auf manche Vorschläge immer wieder zurückkommt und weil man daraus ersieht, daß schon die Alten ihre Therapie nach ähnlichen Grundsätzen aufbauten, wie wir es heute tun.

Als weitere Behandlungsmethode hat man seit CHANTEMESSE und MARMOREK auch eine *Serumtherapie* in Form von Antistreptokokkenserum, neuerdings auch von Scharlachimmunserum angewandt. Schon CHANTEMESSE (zit. bei LENHARTZ), kam zu dem Schlusse, daß die Serumbehandlung günstigere Ziffern als jede andere Therapie erziele. Auch hier wurde bereits örtlich nach 24 Std, selten nach 2—3 Tagen, eine deutliche Abnahme der Entzündungserscheinungen gesehen, bei rascher Besserung des Allgemeinbefindens. Das Fieber soll selten über 2—3 Tage gedauert haben. Wir entnehmen der LENHARTZschen Abhandlung, daß CHANTEMESSE bei 501 Kranken die Mortalität auf 2,59% herabdrücken konnte. LENHARTZ hat trotzdem von Anwendung des Antistreptokokkenserums abgeraten. Eine bessere Wirkung erwartete man sich entsprechend den Versuchen, die BIRKHAUG nach vorausgehender passiver Immunisierung der Haut mit bekannten Streptokokkenantisera unternommen hatte. Die Ergebnisse wurden angezweifelt, weil eben Streptokokkenstämme, die Erysipel verursachen, typenmäßig auch bei Scharlach gefunden werden (H. SCHMIDT) und ein Unterschied zwischen Erysipelstreptokokken, wie wir oben schon erwähnt haben, und anderen hämolytischen Streptokokken noch nicht gefunden wurde. Man hat deswegen ein antitoxisches Scharlachserum auch beim Erysipel angewandt und, wie aus der Mayoklinik 1927 berichtet wurde, besonders bei Kleinstkindern die Zahl der Todesfälle von 13,5 auf 2,3% vermindern können. In schweren, mit Komplikationen einhergehenden Erysipelfällen wird man immer einmal zur Serumbehandlung zurückgreifen müssen, wenn eben die üblichen Behandlungsmethoden versagt hatten. Dies dürfte vor allem bei den Fällen, die den hochtoxischen Eindruck machen, in Frage kommen, mag man sich dann zu einem Antistreptokokkenserum, zum BEHRINGschen Scharlachimmunserum oder zum Mischserum, dem Streptoserin, entscheiden oder schließlich zu einem Rekonvaleszentenserum. Mit letzterem haben wir immer wieder einmal eine Behandlung versucht, aber eine überzeugende Beeinflussung nicht gesehen (mochte die Erkrankung des Spenders kurz vorher abgeklungen sein oder mochte das Blut nach längerer Zeit erst zur Verfügung gestellt werden oder gar von Gesunden gestammt haben, bei denen man eine natürliche Immunität voraussetzen mußte).

Auch durch Vaccinebehandlung mit verschiedensten Streptokokkenstämmen oder mit Streptokokken, die von Patienten stammten, hat man immer wieder versucht, eine Behandlung durchzuführen. Selbstverständlich konnten hier nur Fälle verwendet werden, bei denen es sich um chronisch rezidivierende Formen handelte.

Ein von uns hergestellter Impfstoff enthielt rund 100 Mill. Keime, die mehrmals einer Erhitzung von 56⁰ ausgesetzt waren. Nach vorsichtiger Scarifizierung der Haut wurden zuerst minimale Dosen angewandt, dann wurde mit langsam zunehmenden Dosen intracutan geimpft, schließlich sogar 0,1—0,5 cm³ intravenös bei genauester Beachtung etwaiger Reaktionen eingespritzt. Überzeugend waren die Erfolge genau so wenig wie bei anderen Autoren (BENSON). Von den im Handel befindlichen Mischvaccinen sahen wir noch geringere Erfolge. Wenig überzeugend ist auch die Therapie, die mit Antivirus durchgeführt wird.

Die Mittel, die mit unspezifischer Reizbehandlung versucht wurden, können im einzelnen nicht aufgezählt werden. In früherer Zeit bevorzugten wir z. B. Omnadin und Aolan.

Bei hochtoxischen Zuständen sind auch wir geneigt, auf die Serumtherapie zurückzugreifen, im Hinblick auf die günstige Wirkung der Scharlachserumtherapie, von der wir uns bei schwerem Scharlach überzeugen konnten. Je später allerdings das Serum injiziert wird, desto unsicherer ist seine Wirkung. Bei den einfachen Erysipelen ist keinesfalls eine strenge Indikation dazu geboten und man sollte sich eher einer *unspezifischen* Reizbehandlung zuwenden, wenn man sich schon angesichts einer drängenden Patientenumgebung zu einer Therapie verpflichten muß.

Nun könnte man sich über die Therapie beim Erysipel überhaupt kurz fassen, wenn seit der Entdeckung der Sulfonamide bzw. dem von ihr abgeleiteten Prontosil, ein, wie oft behauptet wurde, *spezifisches* Mittel gegen Erysipel gefunden worden wäre. Es gab tatsächlich Zeiten, wo man die Prontosiltherapie gleichwertig der Erfindung des Salvarsans an die Seite stellte! Die Zeit, in der man es noch wagte, dem Erysipel — entsprechend seiner guten Prognose — auch einmal freien Lauf zu lassen, in dem Gedanken, so noch am besten die natürliche Immunität zu fördern, war mit der Einführung des Prontosils vorüber. Es kann kein Zweifel sein, daß das Prontosil eine günstige Wirkung auf den Entzündungsprozeß und auch auf die Allgemeinerscheinungen hat. Ein spezifisches Heilmittel ist es aber nicht. Man kann eher sagen, daß wir in der glücklichen Lage sind, im Prontosil ein Mittel zu haben, das uns auf andere Chemotherapeutica verzichten läßt. Freilich gibt es eine Reihe von noch weniger toxischen Sulfonamidpräparaten; die Reaktionen bei dem alten Prontosil sind aber doch so gering, daß man nicht zugunsten anderer Präparate von ihm abzurücken braucht.

Wir haben regelmäßig Tag für Tag die Grenzen mit Hautstiften umrissen und so Rückgang und Fortschritt feststellen können. Nach der HEGLERschen Vorschrift gaben wir regelmäßig 3mal 0,5 g Prontosil täglich. Wenn man auch noch so skeptisch ist, so kann man sich doch der Beweiskraft größerer Statistiken nicht verschließen.

Aus der Reihe der Statistiken möchte ich hier eine Übersicht von HOFFHEINZ (1940) wiedergeben.

Tabelle.

	Zahl	Davon gestorben %	Entfieberung		Entlassung bzw. Heilung bis Ende der		Verschwinden der Rötung			Weiterschreiten %	Rückfälle %
			nach Tagen	nach 24 Std %	nach 48 Std %	1. Woche %	2. Woche %	nach Tagen	bis zum 4. Tag %	bis zum 7. Tag %		

Gesamterysipele

	Zahl	Davon gest. %	nach Tagen	24 Std %	48 Std %	1. W %	2. W %	nach Tagen	4. Tag %	7. Tag %	Weiter %	Rück %
Mit Prontosil	278	3,6	2	40	75	25	78	5,6	36	90	3	4
Ohne Prontosil	150	12	3	25	40	4	43	15	3	21	20	3

Gesichtserysipele

| Mit Prontosil | 126 | 1,6 | 1,9 | 47 | 80 | 20 | 90 | 6 | 33 | 85 | 0,9 | 5 |
| Ohne Prontosil | 76 | 14,5 | 3 | 25 | 40 | 3 | 40 | 16 | 4 | 20 | 20 | 7 |

Von 278 Prontosilbehandelten starben 3,6%, von 150 Nichtbehandelten aller Körperteile 12%. Bei den Gesichtserysipelen ohne Komplikation von 126 Prontosilbehandelten 1,6%, von 76 nicht mit Prontosil Behandelten 14,5%.

So hat VOLAVSEK bei 600 mit Prontosil behandelten Patienten eine Letalität von 2%, bei 600 ohne Prontosil Behandelten von 6,5%. Im positiven Sinne spricht sich auch RIEDER aus, der 170 Patienten auf seiner Chirurgischen Klinik mit Sulfonamid, 170 Fälle mit den üblichen früheren Behandlungsmethoden wie Salben, Höhensonne, Röntgenbestrahlung behandelte. Hier ist der Letalitätsunterschied von 8,7% gegenüber 6,5% Sulfonamidbehandelter zwar nicht so sehr groß, aber, was doch wesentlich eindeutiger noch für die Wirkung des Prontosils spricht, ist eben die Beobachtung, daß nach vorzeitigem Aussetzen der Prontosiltherapie auch ein Wiederauftreten des Fiebers sofort wieder eine erneute Prontosilverabreichung erforderte (TONNDORF, LÖHE, HEGLER).

Man darf nicht vergessen, daß man auch mit Antistreptokokkenserum früher einen auffälligen Rückgang der Mortalität beobachtet haben wollte.

Ob es ratsam erscheint, eine *Additionstherapie mit mehreren Sulfonamiden* durchzuführen, möchte uns fraglich erscheinen; wenn Prontosil keine Wirkung zeigte, haben wir mit dem Auswechseln eines anderen Sulfonamids auch keine bessere Wirkung beobachtet. In solchen Fällen ist es besser, sich zur *Penicillintherapie* zu entschließen. Es fehlen aber bei Drucklegung des Kapitels noch hinsichtlich des Erfolgs oder Mißerfolgs größere Versuchsreihen.

Überzeugten Anhängern stehen wie bei jeder neuen Therapie natürlich auch beim Erysipel immer wieder Zweifler und Kritiker gegenüber.

Wir wollen hier auch nicht an einer Arbeit von SCHAROWSKY über Prontosilbehandlung bei Erysipel aus dem Krankenhaus Berlin-Pankow vorübergehen, die über die Ergebnisse bei 50 vorher nicht behandelten Fällen von Erysipel berichtet. Der Autor kommt zur Ansicht, daß nur die sofort behandelten Fälle auf Prontosil günstig ansprechen. Der therapeutische Erfolg mindert sich bei einer Wartezeit von 3,2 Tagen; setzt die Prontosiltherapie erst nach etwa 4 Tagen ein, so sei sie als illusorisch zu bezeichnen.

Schäden der Prontosilbehandlung wie Schwindel, Übelkeit, Cyanose, Kollaps, Exantheme, Nieren- und Leberschädigungen, Diarrhoen, Neuritis, psychotische Zustände, Schädigung der Blutbildung und -zusammensetzung von leichtesten Anämien bis zur schwersten Agranulocytose haben wir, abgesehen von leichten Andeutungen, niemals beobachtet.

Im optimistischen Sinne spricht sich auch die französische Literatur aus. LEMIERRE und LIÈVRE sind der Ansicht, daß Prognose und Behandlung des Erysipels durch Einführung der Sulfonamide „revolutioniert" worden seien. Die beiden Autoren wollen Penicillin vor allem bei sulfonamidresistenten Formen verwendet wissen, z. B. im Falle von schweren Lungenkomplikationen, bei denen nach ihrer Ansicht Sulfonamide nicht ansprechen.

Abgesehen vom Penicillin liegen nur wenig therapeutische Erprobungen mit den anderen Antibioticis vor. Nur ganz allgemein wird auch der Wert des *Streptomycins* auf Streptokokken betont, wenn auch zugleich darauf hingewiesen wird, daß die meisten Stämme grampositiver Bakterien in viel stärkerem Maße auf Penicillin als auf Streptomycin ansprechen. Das gleiche ist der Fall mit der klinischen Anwendung des *Chloromycetins*. Hier wendet sich das Mittel mehr gegen Viruskrankheiten, Rickettsien, Brucellosen, Salmonellaarten.

Die *Bakteriophagentherapie* hat vor allem Anhänger bei amerikanischen und holländischen Autoren gefunden.

WALKER glaubte, daß man mittels eines Bakteriophagen sogar den Erysipelstreptococcus von anderen unterscheiden könne. Die R-(rough-)Formen seien unempfindlich gegen den Bakteriophagen, die S-(smooth-)Formen der bei Erysipel gezüchteten Stämme würden von Bakteriophagen aufgelöst. Zu diesen unempfindlichen Stämmen gehörten Scharlach- und Puerperalfieberstreptokokken. In Nachprüfungen ließ sich eine solche sichere Trennung nicht beweisen. Die Bakteriophagentherapie wurde bis jetzt routinemäßig nicht angewendet.

Symptomatische Therapie. Der Erysipelkranke benötigt wie jeder hochfieberhaft Erkrankte peinlichste Pflege und absolute Bettruhe nicht allein, um die Umgebung vor einer Ansteckung zu schützen, sondern auch wegen der Unberechenbarkeit des Krankheitsverlaufes, die unter Umständen Herz und Kreislauf vor unvorhergesehene Überraschungen stellen kann! Besonders gefährdet sind alle Patienten, die vorher schon an Herzstörungen oder Myokarderkrankungen, Kreislaufinsuffizienz gelitten haben. Vermehrt gefährdet sind weiterhin auch Greise, Alkoholiker, Leberkranke, Diabetiker usw.

Die Richtlinien, die wir allgemein in der Behandlung septischer Erkrankungen, des Typhus, Paratyphus gegeben haben, sind auch hier am Platze. Früher hat man große Flüssigkeitsmengen erlaubt mit Hinsicht auf eine mögliche Toxinausschwemmung. Unseres Erachtens sollte der Kreislauf mit zu großer Flüssigkeitszufuhr nicht belastet werden.

Diese Mahnung gilt auch hinsichtlich der Anwendung von Fiebermitteln, die uns in wenigen Fällen, wo wir sie durchgeführt haben, keinen Nutzen gebracht haben. Es ist meist besser, den natürlichen Ablauf unkomplizierter Erysipele frei vor sich gehen zu lassen und durch genaueste Überwachung dann einzuschreiten, wenn Nebenerscheinungen es erforderlich machen.

Die Behandlung von Lungenkomplikationen unterliegen denselben Grundsätzen wie bei croupösen oder Bronchopneumonien.

Bei phlegmonösen, nekrotischen Decubitalprozessen muß der Patient in die Hand des Chirurgen gegeben werden. Injektionen müssen unter ganz besonders sorgfältigen Desinfektionsmaßnahmen durchgeführt werden.

Die alte Medizin hat öfters Schröpfköpfe im Nacken oder hinter den Ohren angelegt, später Blutegel angesetzt. Man muß sich aber dabei immer bewußt sein, daß man hier neue Wunden verursacht. Es ist besser, alles zu verhüten, was Reizerscheinungen auslöst.

Bei starken Kopfschmerzen ist wohl auch manchmal eine Lumbalpunktion angebracht. Besonders die LENHARTZsche Schule hat sich zu dieser Therapie bekannt.

Appetitlose Patienten müssen gefüttert werden. Die Nahrung ist *vitaminreich* zu gestalten. Durst wird mit und ohne Fruchtsäfte durch gekühlte Getränke gelindert. Vitamine allein haben eine spezielle Heilkraft ebensowenig bewiesen wie bei septischen Erkrankungen.

Literatur.

BARIÉTY, TROISIER et BROCARD: Bull. Soc. méd. Hôp. Paris **1936**, 381. — BENSON: Lancet **1930 II**, 1286. — BIRKHAUG: Proc. Soc. exper. Biol. a. Med. **22**, 292 (1925). — Bull. Hopkins Hosp. **37**, 85, 307 (1925). — J. Amer. med. Assoc. **86**, 1311 (1926); **88**, 885 (1927); **90**, 1997 (1928). — J. inf. Dis. **42**, 35 (1928). — Arch. Path. a. Labor. Med. **6**, 441 (1928). — BOUCHARD: In ZIEMSSENS Handbuch der speziellen Pathologie und Therapie. 1874. — BRIEGER: Z. Kinderheilk. **64**, 135 (1943). — BROCARD et PHAM: C. r. Soc. Biol. Paris **117**, 997 (1934).

CALLOMON: Erysipel, Erysipeloid. In K. ALTMANNS Handbuch der Haut- und Geschlechtskrankheiten. Berlin 1929. — CHANTEMESSE: Münch. med. Wschr. **1896**, 2. — CORNIL: In ZIEMSSENS Handbuch der speziellen Pathologie und Therapie. 1874.

DELBANCO: Erysipel, Erysipeloid. In K. ALTMANNS Handbuch der Haut- und Geschlechtskrankheiten. Berlin 1929. — DOCHEZ and STEVENS: J. of exper. Med. **46**, 487 (1927). DOLERIS: In ZIEMSSENS Handbuch der speziellen Pathologie und Therapie. 1874. — DOMAGK: Pathologische Anatomie und Chemotherapie der Infektionskrankheiten. Stuttgart: Georg Thieme 1947.

FEHLEISEN: Ätiologie des Erysipels. 1883. — FRICKHINGER: Über Erysipel und Erysipelrezidive. Annalen der Städt. Krankenhäuser zu München 1894.

GANS: Histologie der Hautkrankheiten, Bd. I. Berlin 1925. — GASTINEL u. REILLY: Zit. in Traité de Méd., Bd. I. Paris 1948. — GIROIRE u. GEORGES: Zit. in Traité de Méd., Bd. I. Paris 1948. — GOSSELIN: In ZIEMSSENS Handbuch der speziellen Pathologie und Therapie. 1874. — GRIFFITH: In HEGLER, Praktikum der wichtigsten Infektionskrankheiten. Stuttgart 1940.

HAARDT: Über das Rachenerysipel. Wien. klin. Wschr. **1944**, 479. — HEGLER: Erysipel. In Handbuch der inneren Medizin und Infektionskrankheiten. Berlin 1934. — Umstimmung als Behandlungsmethode. Leipzig 1930. — HENLE: In ZIEMSSENS Handbuch der speziellen

Pathologie und Therapie. 1874. — Höring: Klinische Infektionslehre. Berlin 1948. — Hoffheinz: Prontosilbehandlung des Erysipels. Dtsch. med. Wschr. **1940**, 626. —Hueter: Berl. klin. Wschr. **1869**.
Jochmann u. Hegler: Lehrbuch der Infektionskrankheiten. Berlin: Springer 1924.
Kaplan: J. Amer. med. Assoc. **87**, 2141 (1926). — Killian: Innere Wehrmedizin von Handloser. 1944.
Labbé: In Ziemssens Handbuch der speziellen Pathologie und Therapie. 1874. — Larrey: In Zemssens Handbuch der speziellen Pathologie und Therapie. 1874. — Lehmann: Streptokokkenerkrankungen. Erg. inn. Med. **40**, 629 (1931). — Lemierre et Bernard: Zit. in Traité de Méd., Bd. I. Paris 1948. — Lemierre et Lièvre: Traité de Méd., Bd. I. Paris 1948. — Lenhartz: Erysipelas (Rose, Rotlauf) und Erysipeloid. In Spezielle Pathologie und Therapie, Bd. III, Teil 3. 1899. — Leyden, v.: Charité-Ann. **15** (1880). — Löhe: Med. Welt **1940**, 542. — Lukomsky: Virchows Arch. **60**.
Marmorek: Zit. bei Lenhartz. — Milhit et Stévenin: Presse méd. **1911**, 150. — Renvers: Charité-Ann. **15** (1880). — Reye: Berl. klin. Wschr. **1921**, Nr 41, 1220. — Ruttin: Z. Ohrenheik. **1912**, 35.
Scharkowsky: Med. Klin. **1941 I**, 483. — Schmidt, H.: Grundlagen der speziellen Therapie und Prophylaxe der Infektionskrankheiten. Berlin 1940. — Schottmüller u. Bingold: Die septischen Erkrankungen. In Mohr-Staehelins Handbuch der inneren Medizin, Bd. I. 1925. — Singer and Kaplan: J. Amer. med. Assoc. **87**, 2141 (1926). — Sonntag: Grundriß der gesamten Chirurgie. 1949. — Stevens and Dochez: J. of exper. Med. **46**, 487 (1927). — Strasser: Erysipel. In Spezielle Pathologie und Therapie innerer Krankheiten, Bd. II, Infektionskrankheiten, Teil 2. 1925.
Troisier: Traité de Méd., Bd. I. Paris 1948. — Trousseau: In Ziemssens Handbuch der speziellen Pathologie und Therapie. 1874.
Unna: Kriegsaphorismen eines Dermatologen. Berlin 1926.
Vedder: Nederl. Tijdschr. Hyg. **6**, 62 (1931). — Volavsek: Wien. klin. Wschr. **1940**. — Volkmann u. Steudener: Zbl. med. Wiss. **1866**, 36.
Walker: Nederl. Tijdschr. Hyg. **6**, 62 (1931). — Wiedemann: Hippokrates **1947**, 89.
Ziemssen: Handbuch der speziellen Pathologie und Therapie. 1874. — Zuelzer: Erysipelas. In Handbuch der akuten Infektionskrankheiten, 2. Aufl., 2. Hälfte, S. 666. 1877.

Die Anginen.

Von

A. Hottinger.

Mit 21 Abbildungen.

Definition. Unter *Angina* (von *angere* = würgen, verengen) versteht man die akute Entzündung des WALDEYERschen lymphatischen Schlundrings, wobei im klinischen Bilde meistens die Entzündung der Gaumenmandeln und ihrer unmittelbaren Umgebung im Vordergrund steht.

Keineswegs aber kann man dabei von einem ätiologisch einheitlichen Krankheitsbegriff reden. Ebensowenig einheitlich ist die Pathogenese. Der lymphatische Rachenring beteiligt sich an der Mehrzahl der Infektionskrankheiten, z. B. Masern, Röteln, Scharlach, Diphtherie, Typhus, Poliomyelitis, Vaccination, Lues, Tuberkulose usw., sowie an vielen Blutkrankheiten wie Leukämie, Agranulocytose usw. Er ist aber ebenso häufig der Sitz selbständiger Infektionen, welche eine Fülle verschiedenartiger Krankheitsbilder hervorrufen können.

Disposition. Die Neigung zur Erkrankung des Schlundringes ist besonders im Kindesalter ungeheuer verbreitet. Nur im ersten Säuglingsalter ist die Disposition relativ gering, sie steigt vom 4. Lebensmonat mehr und mehr an bis zur Pubertät und nimmt von da an langsam wieder ab, um beim Erwachsenen nach dem 35. Lebensjahre oft ganz zu verschwinden. Es liegt nahe, dieses Zu- und Abnehmen der Disposition in Beziehung zu bringen zum physiologischen Entwicklungs- und Rückbildungsprozeß des lymphatischen Systems einerseits, andererseits zur Ausbildung und Differenzierung des Immunitätsapparates.

Unter den anfälligen Personen sind es also namentlich die Kinder und Jugendlichen, bei denen ohne ersichtlichen Grund immer wieder neue Erkrankungen des Rachenraumes auftreten. Der Kliniker hat dabei den Eindruck einer chronisch rezidivierenden Affektion, denn Tonsillen und Rachenwand sind eigentlich dauernd mehr oder weniger gereizt. Langsam scheinen sich diese Kinder zu immunisieren. Anfänglich haben sie alle 8—14 Tage ihre Rezidive, später nur alle 4—6 Wochen und dann noch seltener. Der ganze Immunisierungsprozeß geht oft 1—2 Jahre oder noch länger und mündet schließlich in ein Stadium ein, das entweder über eine fast unmerkliche chronische Entzündung in Heilung übergeht oder schließlich doch eine Tonsillektomie erheischt.

Man hat versucht, solche Kinder und Jugendliche als abnorm veranlagt, lymphatisch pastös und exsudativ zu bezeichnen. Die Stigmata dieser sog. Diathesen sind aber nicht immer vorhanden. Eines ist sicher: große, hyperplastische Tonsillen an sich sind kein Zeichen erhöhter Anfälligkeit! Menschen mit sehr großen Mandeln können ganz frei von Anginen bleiben, während solche mit kleinen Tonsillen außerordentlich häufig erkranken können.

In der letzten Zeit hat man versucht, dieser Anfälligkeit auch eine gute Seite abzugewinnen. Man spricht von *„reizbarer Konstitution"* (KLARE, LÖFFLER). Darunter leidende Personen haben den Vorteil, daß der Schlundring durch seinen chronischen Entzündungsprozeß in einem immerwährenden Abwehrstadium begriffen, nicht nur gegen banale Infektionen, sondern namentlich auch gegen Tuberkulose eine gewisse überdurchschnittliche Widerstandskraft entwickelt.

Anatomie, Physiologie und Biochemie der Tonsillen. Alle Teile des lymphatischen Rachenringes bilden zusammen eine anatomische, histologische und physiologische Einheit. Es gehören dazu die Rachentonsille am Nasen-Rachendach, die beiden Gaumentonsillen zwischen vorderen und hinteren Gaumenbögen, die Zungentonsille am Zungengrund und die Tubentonsillen an der Mündung der EUSTACHIschen Trompete. Außerdem ist das in die Schleimhaut des ganzen Nasen-Rachenraumes eingelagerte lymphatische Gewebe, das sich an der hinteren Rachenwand als kleinste Knötchen (Granulae) und an den Seiten als Plicae salpingopharyngeae schon vom bloßen Auge erkennen läßt, dazu zu rechnen.

Die Tonsillen werden schon im *Fetalleben* angelegt. Das Mundepithel senkt sich ein und in die Tiefe der Einbuchtung lagern sich lymphoide Zellen ein. Die Ausbildung der etwa hirsekorngroßen Anhäufungen lymphoiden Gewebes, der sog. *Lymphfollikel*, sowie der Vertiefungen und Einsenkungen zu buchtigen Spalten, den sog. *Krypten* oder *Lacunen*, vollzieht sich aber erst im 1. und 2. Lebensjahr. Eine angeborene Hypertrophie der Tonsillen dürfte also zu den allergrößten Seltenheiten zählen. Eine angeborene familiäre Disposition zur Hypertrophie kommt indessen sicher nicht allzu selten vor.

In das lymphatisch-adenoide Gewebe eingebettet sind die sog. *Keimzentren*. Sie werden heute nicht mehr in erster Linie als Bildungsstätten von Lymphocyten, sondern als *Reaktionszentren* aufgefaßt, die zur Zerstörung von Bakterien, Toxinen oder von den nach Tonsilliten stark angereicherten Lymphocyten da sind.

In die Krypten der Gaumentonsillen münden, im Gegensatz zur Pharynx- und Zungentonsille, *keine Schleimdrüsen*. Vielleicht begünstigt dies die Bildung von Pfröpfen, denn das Wegspülen von Detritus könnte dadurch erschwert sein.

Seit den Untersuchungen STÖHRs wissen wir, *daß sich die Lymphocyten aus dem Tonsillengewebe nach deren Oberfläche hin bewegen*. Diese Bewegung scheint eine *aktive Durchwanderung* zu sein. Hiegegen ist die Bewegung der Lymphe ausschließlich zentripetal. Die Lymphbahnen beginnen, wie in Haut und Schleimhäuten überhaupt, blind, d. h. ohne Kommunikation mit dem Pharynxlumen. Die von den Gaumenmandeln abführenden Lymphwege gelangen zuerst zu den paratonsillären Drüsen der Regio retromandibularis, dann in die in der Gegend zwischen Zungenbein und Schilddrüse an der Einmündung der Vena facialis communis in die Vena jugularis interna gelegenen Lymphdrüsen und zuletzt in die tiefen, entlang der Vena jugularis interna gelegenen Glandulae cervicales mediales profundae.

Die Lymphgefäße der hinteren Rachenwand führen zunächst in die Glandulae pharyngeales und stehen dort in Verbindung mit den tiefen Nackendrüsen, den Glandulae cervicales laterales profundae.

Zu den Tonsillen *zuführende Lymphwege* aus der Nasen-Rachenschleimhaut bestehen nach Ansicht der Anatomen nicht (WOLF-HEIDEGGER, SCHAFFER, SCHLEMMER, WALDAPFEL, SACK, DE CARRARI). Dennoch sind die Verhältnisse des Lymphstromes noch nicht definitiv geklärt. SCHÖNEMANN und LÉNART glaubten Lymphverbindungen des Nasen-Rachenraumes zu den Tonsillen nachweisen zu können. Es ist möglich, daß der Lymphstrom unter physiologischen und pathologischen Bedingungen atypisch verläuft und mit SCHULTZ läßt sich vorstellen, daß der Schluckakt wie auch andere Momente ohne großen Umweg auf der Nasenmuscheloberfläche eingedrungene Bakterien durch eine solche atypische Lymphbewegung den Tonsillen zuführen kann. Ähnliche Ansichten vertritt TAILLENS, dem es gelang, nachzuweisen, daß Tuschepartikel von der Nasenschleimhaut des Menschen, wenn auch nur ausnahmsweise, in die Tonsillen gelangen können.

Die physiologische Bedeutung der Tonsillen ist bis heute noch sehr umstritten. Als *Blutbildungsstätte* spielen die Mandeln wohl sicher nur eine sehr untergeordnete Rolle. Ungeklärt ist die Frage einer *innersekretorischen Funktion*. Früher wurde ein solches Inkret bejaht, dann verneint und seit 1929, nach den Arbeiten von Voss, teilweise wieder aufs neue diskutiert. Im Tierversuch wurde durch das Verfüttern von Gaumentonsillensubstanz bei Kaulquappen Verzögerung der Metamorphose und bei Hähnchen eine Verlangsamung der Reife konstatiert. Bei Kindern nach Entfernung der Tonsillen beobachtet man oft ein rasches Aufblühen und ein beschleunigtes Längen- und Massenwachstum. Auch soll bei Kindern eine raschere Thoraxentfaltung, beschleunigte Entwicklung der Mammae, des Menstruationseintrittes usw. bei Ektomierten vorkommen.

Tierversuche und Beobachtungen am Menschen sollen beweisen, daß in den Mandeln ein *wachstumshemmendes Hormon* vorhanden sei. Die Einwände liegen auf der Hand. Die Entfernung von kranken Tonsillen bedeutet in keiner Weise das Ausschalten eines wachstumshemmenden Hormons, es können geradesogut Toxine oder ähnliche bakterielle Substanzen, welche die Entwicklung stören und hemmen und ihren ungünstigen Einfluß auf die Gesamtentwicklung, auf die Reife und andere Partiarfunktionen des Wachstumsprozesses bemerkbar machen, in Wegfall kommen. Eine Reihe von Untersuchungen namhafter Autoren spricht übrigens gar nicht für einen Einfluß der Tonsillektomie auf Wachstum und Entwicklung (PELLER, MACKE, HARDY, POHL).

Die Tierversuche von POHL, Fütterungsversuche an Axolotteln, sprechen im Gegenteil für eine *wachstumsfördernde Funktion*.

Interessant sind die Untersuchungen von V. SCHMIDT. 2 min dauernde digitale Tonsillenmassage löst schon nach 5 min eine Leukopenie der Peripherie mit relativer Lymphopenie aus. Nach 20 min ist das Maximum erreicht, nach $^1/_2$ Std verschwindet die Leukopenie wieder. Die Erklärung für dieses Phänomen ist nicht leicht. SCHMIDT selbst glaubt an ein *Inkret*, das durch die Massage vermehrt resorbiert wird. Andere Untersucher erklären jedoch die Leukopenie durch eine Sympathicuswirkung. Injektion von Mandelextrakten ergaben ebenfalls Leukopenie, während Extrakt entzündeter Mandeln Hyperleukocytose auslöst.

Die *Biochemie der Mandeln* ist namentlich von LÜSCHER untersucht worden. Nach diesem Autor gehören die Tonsillen zu den Organen mit besonders lebhaftem Stoffwechsel. Der Sauerstoffkonsum, gemessen nach WARBURG, ist erheblich erhöht. Den Mandeln kommt eine ausgesprochen glykolytische Funktion zu. VENTURA fand ein erhöhtes Sauerstoffbedürfnis der lymphadenoiden Gewebe, das allerdings bei stark individuellen Unterschieden mit zunehmendem Alter abnimmt. Bei chronischer Entzündung der Mandeln tritt Hypertrophie des Stromas auf und entsprechend verringerter Sauerstoffverbrauch.

In den Tonsillen finden sich *Lipasen*, ein *Labferment* und eine *Diastase* (EIGLER). Die Tonsillektomie bringt eine Verminderung der Speichel-Diastasewirkung hervor. Es wäre möglich, daß auch eine die Speicheldiastase aktivierende Substanz in den Tonsillen vorhanden ist. In den Mandeln wurden ferner gefunden *ein eiweißspaltendes Ferment*, eine *saure* und eine *alkalische Phosphatase* sowie eine *Arginase* (MARINELLI und PONTECORVO, MARINELLI und VESCIA, MICHEL). Der *Vitamin-C-Gehalt* der Tonsillen und des Blutes scheinen mit dem Vorkommen von Mandelstreptokokken zusammenzuhängen (KAISER und SLAVIN) Blut und Tonsillen-Vitamin-C-Gehalt stehen nicht in konstantem Verhältnis. Bei tiefem Blut-C-Gehalt sind Streptokokken 5mal häufiger nachzuweisen und 40% der gefundenen hämolysierenden Streptokokken sind virulent, bei hohem C-Gehalt im Blute nur 10%.

Alle diese gefundenen Daten geben uns noch *keinen Aufschluß über die Funktion* der Tonsillen. Ebenso unsicher sind wir heute noch in der *Beurteilung einer Schutzfunktion* der Tonsillen. Man weiß zwar, daß wahrscheinlich ein lokaler Schutzmechanismus gegenüber Infekten eine gewisse Rolle spielt, z. B. bei Diphtherie. Antikörper kommen im Tonsillengewebe vor, sie scheinen sogar angereichert zu sein. Wahrscheinlich spielen noch andere lokale Mechanismen mit, z. B. Phagocytose, Lysinbildung usw. Die sehr zahlreichen experimentellen Untersuchungen reden keine eindeutige Sprache. Immer wieder stoßen wir bei der Analyse der Literatur über die Mandelfunktion auf schroffe Gegensätze in den Auffassungen. Wie BAMATTER richtig bemerkt, ist das nur ein Beweis dafür, wie wenig wir über die Tätigkeit dieses Organs wissen.

Pathophysiologie, Bakteriologie, Fokalinfekte der Tonsillen. Die pathophysiologische Bedeutung der Tonsillen für das Zustandekommen der Infektionen ist gleichfalls noch gar nicht geklärt. Viele Autoren, namentlich die meisten Kliniker, sehen heute noch in den Tonsillen gleichzeitig die Eingangspforte der Infektion und den Krankheitssitz. Demgegenüber nimmt heute die Anschauung von FEIN, wonach die übertragbaren Tonsillitiden auf dem Blutwege entstehen, an Bedeutung zu. Es ist nicht einzusehen, warum gerade die Tonsillen als Eintrittspforte bevorzugt sein sollen, wo doch im ganzen Gebiet des Nasen-Rachenraums, einschließlich Augenbindehaut und Tränen-Nasenkanal, wie auch auf der Schleimhaut des Kehlkopfes etwa die gleiche Gelegenheit zur Aufnahme krankhafter Keime besteht. Vielleicht darf man annehmen, daß zwischen Tonsillen und gewissen Erregern eine *biologische Affinität* besteht, wie zwischen Typhusbacillen und PEYERschen Plaques. Man nimmt heute ja auch an, daß die Affektion der PEYERschen Platten durch die Typhusbacillen auf dem Blutwege vor sich geht. Dieselben Fragen der Pathogenese erheben sich auch bei der

Diskussion um die Ursache der Appendicitis. Appendicitis und Tonsillitis gehören, biologisch gesehen, zusammen und oft genug sind beide Affektionen vergesellschaftet. Als Beispiel für die hämatogene Tonsillitis seien genannt, die luische sekundäre Angina, die postprimäre Tonsillitis tuberculosa und die Angina nach Wundscharlach. Im Falle der Streptokokken bei Verbrennungen und Verwundungen beträgt die Inkubationszeit, nach SCHULTZ Präparationszeit zu nennen, 2—3 Tage. Bei der streuenden, postprimären Tuberkulose und bei der Lues II beträgt sie einige Wochen. Nach der Auffassung von SCHULTZ haben verschiedene Organsysteme eine verschiedene Präparationszeit. Nach Ablauf dieser Zeit sind in dem entsprechenden Organ genügend Receptoren vorhanden, um im Kontakt mit dem Erreger den Entzündungsvorgang auszulösen.

Die FEINsche Theorie über die Entstehung der Angina auf hämatogenem Weg faßt so als sog. *Anginosetherie* viele alte und neue Beobachtungen in ein einheitliches System zusammen.

Sind nun die *Anginen*, welche man *nach Operationen im Nasen-Rachenraum* auftreten sieht, lymphogen oder hämatogen? Zur Erklärung des lymphogenen Weges muß man schon die atypische Bewegung der Lymphe in ihren Gefäßen annehmen (s. oben). Trotzdem solche atypische Bewegungen beobachtet sind, neigt man heute zur Auffassung, daß auch die postoperativen Tonsillitiden hämatogen entstehen.

Die *Rolle der Erkältung* als Ursache oder Hilfsursache für das Auftreten einer Angina ist noch nicht restlos geklärt. Ebensowenig verstehen wir das Zustandekommen der vielen Racheninfekte bei Anwendung der *künstlichen Höhensonne* (Quarzlampe) bei empfindlichen Kindern, oder die Häufigkeit der Angina bei Personen, die sich vorübergehend an der *See* aufhalten oder aus dem Tiefland rasch ins *Hochgebirge* reisen (z. B. Engadinerangina).

Am leichtesten zu verstehen ist die *Wirkung der Quarzlampe*. Der Reiz der Bestrahlung löst zuerst eine Anämie der Haut- und der Schleimhäute von Nasen und Rachen aus, bevor die Hyperämie bzw. Capillarerweiterung auftritt. Es wäre denkbar, daß diese erste, anämische Phase der Strahlenwirkung und analog der Kälteeinflüsse, des Windes und anderer klimatischer Faktoren eine Veränderung in der Schleimhaut des Pharynx hervorrufen (Anämie), welche die Disposition so beeinflußt, daß auf oder in den Tonsillen zufällig anwesende Keime plötzlich durch das gestörte Gleichgewicht der lokalen oder allgemeinen Abwehr- und Anpassungsvorgänge Fuß fassen und eine Angina auslösen können. Man nennt dies den Vorgang der sog. *Selbstinfektion*.

Diese *Selbstinfektion* könnte auch eine Rolle spielen beim Zustandekommen der sog. *Begleitanginen* (KÖNIGSBERGER). Das Auftreten einer lacunären Angina als Begleiterscheinung einer *Serumkrankheit*, d. h. eines allergischen Prozesses, ist das einwandfreieste Beispiel für die Dispositionsänderung im Sinne der Parallergie durch die Einwirkung von körperfremden Eiweißstoffen. Auch die bei Diphtherieschutzimpfungen gelegentlich auftretenden Anginen werden so erklärt, gleichfalls die sog. *Impfangina bei Pockenschutzimpfungen*, die Tonsillitis beim Neugeborenen usw. Nach KÖNIGSBERGER muß der Begriff der Begleitangina sehr weit gefaßt werden, denn, wenn im Moment des Eintretens des allergischen Geschehens, d. h. der Krankheit, die parallergischen Symptome gleichzeitig aufflammen, so wirkt eine solche parallergische Angina wie ein Initialsymptom und vermittelt den klinischen Eindruck, die Tonsillen seien die Eintrittspforte.

So klug dies alles in eine Theorie gebracht ist, so unsicher fühlt man sich in dem Moment, in dem man erfährt, daß bei der Impfangina das Vaccinevirus in den Tonsillen nachgewiesen wurde (GINS, ECKSTEIN).

Wir wissen heute außerdem, daß *Maserntonsillitis* gleichzeitig mit der Masernappendicitis schon im Prodromalstadium ganz spezifische Veränderungen histologischer Art aufweist (typische Riesenzellen).

Aus all diesen Dingen kann man wiederum nur schließen, daß unser Wissen über das Wesen der Tonsillitis noch lange nicht groß genug ist.

Auf die *Bakteriologie* der Tonsillen soll hier nur kurz eingegangen werden. Die Flora der Tonsillen ist äußerst vielfältig. Am häufigsten finden sich Streptokokken, nach ihnen Pneumokokken und an 3. Stelle Staphylokokken. Aber auch eine ganze Reihe von anderen Erregern sind beschrieben worden: Entamoeba gingivalis, Trichomonas buccalis, Bacillus fundiliformis, Bacterium pyogenes, diphtheroide und echte Diphtheriestäbchen, Anaerobier verschiedenster Art. Es ist nicht der Ort, die rein bakteriologischen Fragen hier zu besprechen. Wir können z. B. pathogene und apathogene hämolysierende Streptokokken unterscheiden.

Wir kennen die verschiedene Pathogenität der Diphtheriebacillen. Selbstverständlich hängt das Entstehen einer Entzündung davon ab, daß Infektionsquantum und Virulenz der Bakterien, d. h. Zahl, Invasions- und Giftbildungsvermögen des Erregers eine Rolle spielt, andererseits ist für das Zustandekommen der Krankheit auch die Reaktion des Wirtsorganismus, bzw. dessen Disposition, Anpassungsvermögen, allgemeine und lokale Abwehrmechanismen, Allergie, Anergie usw. maßgebend. Außerordentlich wichtig sind die GRUMBACHschen Arbeiten, in denen nachgewiesen wurde, daß Organläsionen im Tierversuch bei $1/4$ aller Tiere nicht durch einen der injizierten Streptokokken, sondern durch einen oder mehrere, im Tier latent vorhandene, durch die allerdings sehr massive Injektion aktivierte Keime ausgelöst wurden. Beim Menschen sind analoge Beobachtungen (HOUDECEK) über eine Sepsisform durch Fundiliformis gemacht worden. Fundiliformis, Streptococcus und Staphylococcus nehmen gemeinsam teil an der Genese der Krankheit.

Untersuchungen aus der jüngsten Zeit über den *Inhalt der Tonsillenkrypten* (NICOD) lehren uns, daß verhältnismäßig häufig auch *Pilzdrusen*, z. B. *Actinomyces*, in den Pfröpfen und in den Krypten vorkommen. Auch hier erhebt sich die Frage, warum nur selten Aktinomykose der Tonsillen angetroffen wird. Diese Fragen gehören alle ins Gebiet der allgemeinen Infektionslehre.

Fragt man sich schon, warum bei der Häufigkeit pathogener Flora in Nase, Rachen und Tonsillen Krankheiten nicht häufiger entstehen, so wird dieselbe Frage noch einmal schärfer formuliert werden müssen bei der Diskussion über die *Tonsillenoperation*. Eine *tonsillogene Sepsis nach Tonsillektomie* ist auf jeden Fall sehr selten. Einzelne Autoren glauben zwar, daß schon 5 min nach dem Eingriff eine rasch vorübergehende Bakteriämie auftreten kann (MILLET und VAN EYCK). Diese Forscher fanden in 40% positive, postoperative Bakteriämien. GRUMBACH hat indessen diese Blutstreuung nicht bestätigt.

Natürlich bringt uns die Möglichkeit von *Blutstreuungen nach Eingriffen an den Tonsillen*, aber auch *Streuungen aus Mandeln mit chronischen Entzündungsherden*, das Zustandekommen von Metastasen dem Verständnis näher. Auffallend ist nur, daß mit Rücksicht auf die Häufigkeit der Tonsillenerkrankungen die *tonsillogene Sepsis so viel seltener ist als die otogene, oder die Sepsis aus anderen Ursachen, z. B. Phlebitis*. Es ist bekannt, daß Endokarditis und andere Herzaffektionen, Infektarthritis, Nephritis, Osteomyelitis usw. nach Angina auftreten können. Nur ist der Beweis für den ursächlichen Zusammenhang sozusagen nie direkt auf Grund bakteriologischer Untersuchungen zu führen, sondern meist nur auf klinischer Basis möglich. Die tonsillogene Sepsis kommt entweder auf lymphogenem Wege (seltener) oder auf hämatogenem Wege über die Vena jugularis zustande (s. Kapitel Sepsis, BINGOLD). Die tonsillogene Sepsis ist prinzipiell scharf abzutrennen von der Fokalinfektion.

Die *Lehre von der fokalen Infektion*, d. h. die Anschauung, daß gewisse chronisch kranke Tonsillen als Streuherde Krankheiten auslösen können, namentlich „Rheumatismen" und ihre Komplikationen, ist in Deutschland von PÄSSLER und in Amerika namentlich von ROSENOW ausgebaut worden. Sie gewinnt mit Recht an Bedeutung. Die Beobachtungen über den zeitlichen Zusammenhang einer Krankheit mit einer vorausgegangenen, oft nicht einmal erkannten Angina, namentlich aber auch die Erfolge der Tonsillektomie als Grundlage der Therapie der obengenannten Krankheiten sprechen in vielen Fällen sehr überzeugend für das Bestehen einer Fokalinfektion. In diesen Fällen kann nicht mehr von einer Schutzfunktion der Tonsillen gesprochen werden. Die Mandeln wurden, wie LUST sich ausdrückte, vom *Abwehrorgan zum Resorptionsorgan* für infektiöse Stoffe.

Die *Therapie*, deren Erfolge bei Angina früher zum Teil sehr zweifelhaft waren, hat seit Einführung der *Antibiotica* sehr große Fortschritte gemacht. Sie soll bei der Besprechung der einzelnen Krankheitsformen besonders berücksichtigt werden.

Häufigkeit der Anginen. Zahlenmäßiges Material über die Häufigkeit von Anginen innerhalb einer Bevölkerung kann aus den Statistiken der Krankenversicherungen gewonnen werden. Wenn auch die Zahlen mit großer Reserve aufgenommen werden müssen, da die Diagnose nicht einheitlich ist, da sich Anginen unter der Rubrik Grippe, kindliche Infektionskrankheiten, Otitis, rheumatische Infektionen usw. verbergen können, so orientiert doch die folgende Statistik aus dem Bericht der Öffentlichen Krankenkasse Basel mit 127339 Mitgliedern über die Größenordnung der Erkrankungsziffern an Angina.

Im Jahre 1950 erkrankten in Basel an *Angina* 6775 Personen (1064 davon mußten Spitalpflege in Anspruch nehmen), an *Grippe* 7507 Personen, an Rheuma 9283 Personen, an Ohrenkrankheiten 6218 Personen, an kindlichen Infektionskrankheiten 6269 Personen.

Unter 127339 Mitgliedern der Kasse waren 163778 Krankheitsfälle gemeldet. Man kann also schätzungsweise annehmen, daß *mindestens 15% aller gemeldeten Erkrankungen* mit Halsentzündungen einhergingen, wobei diese Schätzung *sicher viel zu tief liegt.*

I. Tonsillitis acuta.
1. Angina catarrhalis.

Akut einsetzendes Fieber bis zu 40° und mehr, Halsschmerzen, Schluckbeschwerden und leichter Hustenreiz sind die häufigsten klinischen Initialsymptome der katarrhalischen Angina. Die **Ätiologie** ist sehr verschieden. Leichte oder schwere Grippe, Masern und fast jede andere Infektionskrankheit kann als katarrhalische Angina beginnen. Namentlich im Kindesalter sind die katarrhalischen Anginen besonders häufig und gehören vom Säuglingsalter an bis zur Zeit der Pubertät zu den Alltäglichkeiten.

Krankheitsbild. Wichtig ist, daß bei Kindern die Lokalsymptome oft zurücktreten gegenüber heftigen Allgemeinsymptomen: beim Säugling Erbrechen, Krämpfe, Exsiccose, sekundäre Dyspepsie, bei Kleinkindern und Kindern des Schulalters Leibschmerzen, Erbrechen, Acetonämie. Häufig genug wird ein solches Krankheitsbild nicht als Angina gedeutet, sondern als akute Appendicitis aufgefaßt und operiert. Dabei findet sich in der Tat relativ häufig eine leichte Appendicitis catarrhalis.

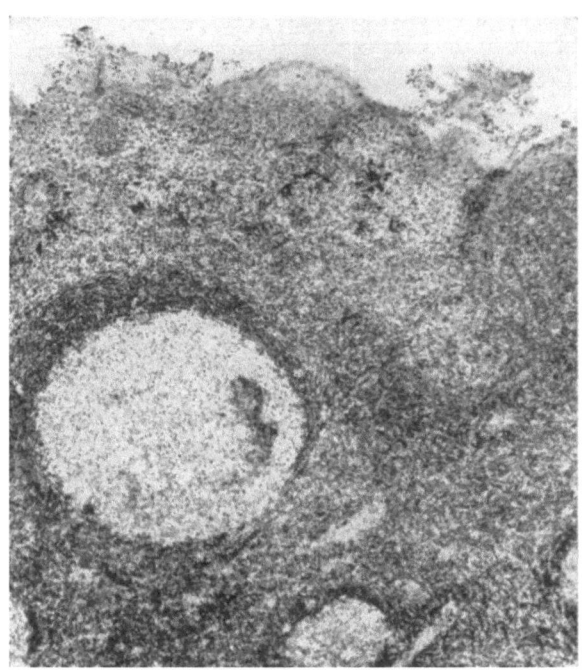

Abb. 1. Tonsillitis acuta. Leukocyteninfiltration rund um die Keimzentren, Zerstörung der Oberfläche. E. 70. 1943. Vergr. 75mal. (Pathologisch-Aanatomisches Institut Basel, Prof. WERTHEMANN.)

Die Untersuchung des Wurmfortsatzes ergibt histologisch mehr oder weniger leichte entzündliche Prozesse. Im Falle der *Masern* gelingt es, aus dem histologischen Schnitt die *Frühdiagnose der Masern im Prodromalstadium zu stellen.* Es finden sich im Wurmfortsatz typische Riesenzellen (s. Abb. 2 und 3). Diese Riesenzellen enthalten viele eng zusammenliegende, hyperchromatische Kerne. Auch Tonsillen, welche zufällig in der Prodromalzeit der Masern ektomiert wurden, zeigen dasselbe histologische Bild, das schon 1931 von WARTHIN beschrieben worden ist (ANDERSON). *Kopliks* können noch fehlen, so daß die klinische Untersuchung, wenn die Anamnese versagt hat, keine Anhaltspunkte für Masern erlaubt.

Bei katarrhalischer Angina ergibt die *Racheninspektion* folgendes Bild: der ganze Rachen ist gerötet. Die Tonsillen sind vergrößert, hochrot und saftreich.

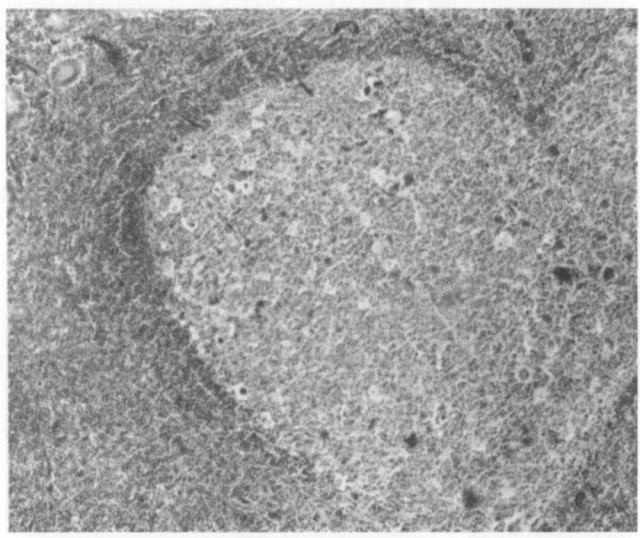

Abb. 2. Riesenzellen in der Appendix bei Maserninkubation. E. 823. 1951. Vergr. 70mal. (Pathologisch-Anatomisches Institut Basel, Prof. WERTHEMANN.)

Auf Druck entleert sich aus den Krypten etwas seröses oder trübes Sekret. Meistens ist auch die Pharynxtonsille an dem Prozeß mitbeteiligt (behinderte

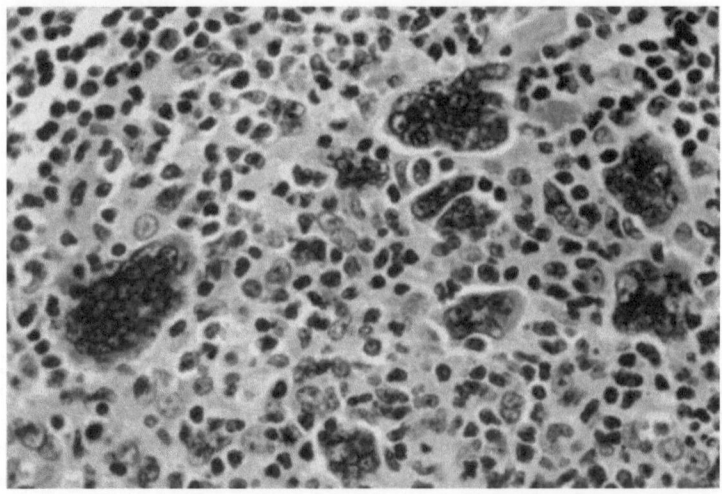

Abb. 3. Tonsille, Riesenzellen bei Maserninkubation. Angina catarrhalis. Es handelt sich um dieselben Riesenzellen wie in der Appendix. E. 6264. 1946. Vergr. 440mal. (Pathologisch-Anatomisches Institut Basel, Prof. WERTHEMANN.)

Nasenatmung, gaumige Sprache), namentlich im Kindesalter. Der Arzt stellt hier auch meist nicht die Diagnose Angina, sondern einfach „Grippehalsentzündung" oder „roter Rachen". Bei Erwachsenen ist die katarrhalische Angina als selbständige Krankheit selten. Man darf sie nur dann diagnostizieren, wenn man die totale Übersicht über die Tonsillen gewonnen hat. Hie und da finden sich doch noch Veränderungen an der Innen- oder Hinterseite der Mandeln oder an deren unterem Pol. Diese schließen dann eventuell die Diagnose des Katarrhs aus.

Die echte Grippe geht mit Leukopenie einher. Eitrige Tonsillitiden haben erhöhte Leukocytenzahlen und Verminderung der Eosinophilen, *katarrhalische Angina hat meistens ein Blutbild*, das zwischen den beiden angedeuteten Extremen schwankt.

Die *regionären Lymphdrüsen* sind mitbeteiligt. Bei Kleinkindern kommt es zur Vergrößerung und Entzündung der tiefen Nackendrüsen, *oft mit Nackensteifigkeit gepaart*, oder es treten Drüsenschwellungen am Kieferwinkel auf. Seltener sieht man eine Entzündung der lateralen Retropharyngealdrüsen. Diese schmelzen gerne ein und verursachen den retropharyngealen Absceß.

Eine leichte *Otitis media* oder *Myringitis* ist häufig anzutreffen. Sitzt auf dem Trommelfell eine hämorrhagische Blase, so spricht dieser Befund mit großer Sicherheit für echte Grippe (Influenza).

Bei *Erwachsenen* ist die katarrhalische Angina oft nur ein erstes Symptom einer sich noch entwickelnden Krankheit. Sie ist dann eine *Begleitangina*.

Differentialdiagnostische Erwägungen. *Grippe:* Leukopenie, Trachealschmerz und Prästernalschmerz. *Masern:* Leukopenie, Kopliks auf der Mundschleimhaut und auf der Caruncula lacrimalis.

Poliomyelitis. Spine signe, *Serumkrankheit*, lokale Drüsenschwellung in der Region, in welcher Serum injiziert wurde, Gelenkschmerzen, polymorphes Exanthem.

Komplikationen sind verhältnismäßig selten. *Otitis media* kommt hauptsächlich bei Kindern vor und führt selten zur Vereiterung. *Gastroenteritis* ist nicht allzu selten die Folgeerscheinung einer katarrhalischen Angina. Bei Mädchen beobachtet man hie und da *Pyelitis*, namentlich, wenn früher schon Nierenbeckenentzündungen aufgetreten sind, bei Säuglingen droht die *parenterale Dyspepsie* und die *Exsiccose*.

Die **Prognose** ist gut.

Die **Therapie** darf sich darauf beschränken, Bettruhe, gurgeln und eventuell PRIESSNITZsche Halswickel bei leichter Diät zu verschreiben. *Antibiotica* werden nicht besonders wirksam sein, weder die Sulfamidreihe, noch das Penicillin. *Wahrscheinlich wirkt das Terramycin am besten* — wenigstens nach meinen Erfahrungen. — Die Beobachtungsdauer über Terramycinbehandlung der Angina catarrhalis ist aber noch zu kurz, um ein definitives Urteil zu gestatten.

2. Angina punctata, lacunaris et pultacea.

Diese Formen der akuten Tonsillitis können wohl mit Recht zusammengefaßt werden, denn sie stellen nichts anderes dar als sich weiter entwickelnde, klinische Stadien einer eitrigen Entzündung der Mandeln.

Die **Allgemeinerscheinungen** sind dabei von Fall zu Fall außerordentlich verschieden. Oft findet man erhebliche Kopf-, Kreuz- und Rückenschmerzen; allgemeine Gliederschmerzen leiten das Krankheitsbild ein, ein bis mehrere Schüttelfröste und hohes Fieber treten auf; Appetit- und Schlaflosigkeit können den Zustand begleiten. Bei Kindern tritt häufig das gefürchtete Äquivalent des Schüttelfrosts, der *Fieberkrampf* ein oder noch vor Ansteigen der Temperatur ein sog. *Initialkrampf*, begleitet von Bewußtlosigkeit, Delirien und anderen cerebralen Symptomen.

Hals- und Schluckbeschwerden können sich vor oder nach diesem dramatischen Beginn einstellen.

Die *Inspektion des Rachens* ergibt je nach der Tendenz und dem Entwicklungszustand des Krankheitsprozesses neben einer mehr oder weniger starken allgemeinen Rötung des Rachens, der Gaumenfalten und der Uvula eine Schwellung der hochroten Tonsillen mit *Stippchen (Angina punctata)*, mit *Pfröpfen (Angina lacunaris)* oder *Flatschen (Angina pultacea)*. Altmodisch wird die Angina pultacea bezeichnet als „Pseudodiphtherie" oder „Kokkendiphtherie". Bei den Belägen handelt es sich um dicke Sekretmassen, die aus den Krypten herausragen und sich an der Oberfläche der Mandeln ausbreiten. Sie bestehen aus Fibrin, Zelldetritus, Leukocyten, Lymphocyten und Bakterien. Diese Beläge lassen sich relativ leicht abstreifen und unterscheiden sich so von den fester haftenden Diphtheriemembranen. Sicher ist dieses Unterscheidungsmerkmal nicht. Nur die bakteriologische Diagnose kann hier Gewißheit bringen. Besser ist es aber, nicht auf die Untersuchungsresultate des bakteriologischen Instituts zu warten, sondern sofort auf den Verdacht hin schon die Konsequenz zu ziehen und Diphtherieheilserum zu spritzen (s. halbschematische farbige Abb. 4—9).

Die *Lymphdrüsen* sind fast immer beteiligt, aber oft in sehr verschiedenem Grad. *Herpes facialis* begleitet die Angina nach SCHULTZ in 4% der Fälle, tastbare *Milzvergrößerung* in 3%. Sogar *Ikterus* als Zeichen einer ernsteren, toxischen Allgemeinschädigung kann gelegentlich auftreten.

Das *Blutbild* ist im Sinne der akuten polynucleären Leukocytose mit starker Linksverschiebung und Eosinopenie verändert. Absolute Leukocytenzahlen von 10000—25000 sind die Regel.

Die bakteriologische Untersuchung der Abstriche aus Nase und Rachen decken den Erreger der Tonsillitis auf. Fast immer handelt es sich um Streptokokken, sehr häufig um deren hämolysierende Spielart. Die Übergänge zur Scharlachangina sind fließend. Seltener findet man Pneumokokken, Viridans, Staphylokokken oder andere Bakterien.

Die Temperaturen und Allgemeinerscheinungen bilden sich bei leichten Fällen in wenigen Tagen zurück. In schweren Fällen kann die Erkrankung der Tonsillen 5—10 Tage dauern und die Temperatur bildet sich nur langsam und zögernd unter Remissionen zurück. In leichten und schweren Fällen besteht die Gefahr von Komplikationen und Nachkrankheiten.

Hier sind vor allem der Häufigkeit nach zu nennen: die Otitis media, die Infektarthritis, Nierenerkrankungen, Endo- und Myokarditis, Perikarditis, Pleuritis, Appendicitis, Osteomyelitis und thrombophlebitische Sepsis.

Die *Otitis media* tritt häufiger einseitig auf, wechselt aber manchmal die Seite; selten entsteht sie beiderseits gleichzeitig. Die *Gelenkaffektionen* entsprechen im allgemeinen dem Krankheitsbild der Infektarthritis und nicht dem Rheumatismus. Sie ziehen sich über Wochen und Monate hin. Seitens der *Nieren* beobachtet man nicht selten schon zu Beginn der Erkrankung febrile Albuminurie. Hie und da treten leichte oder ausnahmsweise auch schwere Nephritiden auf. Gelegentlich entwickelt sich auch eine Nephrose. Mit VOLHARD nimmt SCHULTZ zu Beginn im akuten Stadium der Angina, eine Herdnephritis an. Auch kleine Herdnephritiden bluten manchmal ganz besonders stark. Die diffuse Glomerulonephritis pflegt erst nach Ablauf der Angina aufzutreten. Die Nierenaffektionen bei Erwachsenen sind sehr viel unangenehmer als die entsprechenden Nierenkrankheiten im Kindesalter.

Endocarditis acuta gehört zu den Seltenheiten nach Angina. Man muß sich in solchen Fällen die Frage vorlegen (SCHULTZ, BINGOLD), ob nicht auch die Tonsillitis nur eine der Manifestationen einer schon länger bestehenden Sepsis darstellt. Die schlimmste Komplikation ist sicher die sog. *septische Angina*, d. h. *thrombophlebitische, postanginöse* oder *lymphogene Sepsis*. Ihre Zeichen sind ganz charakteristische Schüttelfröste, die sich wiederholen, Frösteln, Auftreten von Metastasen. Diese Komplikation beginnt entweder schon in den ersten Tagen der Krankheit oder aber sie erfolgt nach einem Intervall von 2—4 Wochen. Man darf dabei die initialen Schüttelfröste nicht mit den später einsetzenden, ominösen, die Sepsis anzeigenden Schüben verwechseln. Während der ersten 2 Tage können mehrere Schüttelfröste auftreten, die keinerlei unangenehme Bedeutung zu haben brauchen. Eine Sepsis kann sich allerdings auch *ohne* jeden Schüttelfrost einstellen und als einziges Zeichen mahnt die ansteigende Temperatur daran, daß sich irgendwo eine Metastase festgesetzt hat. Wichtig ist bei all diesen Fällen die genaueste, klinische Beobachtung. Temperatur und Puls steigen an. Das Aussehen der Patienten verändert sich, daß Allgemeinbefinden verfällt, hie und da tritt eine merkwürdige Euphorie auf. Lokal erscheint Ödem im peritonsillären Gewebe, die Halsdrüsen werden schmerzhaft und bei lymphogener oder hämatogener Sepsis tritt eine auffallend starke Empfindlichkeit in der Gegend des vorderen Randes des Sternocleidomastoideus auf. Schon leichteste, oberflächliche Berührung der Haut ist sehr schmerzhaft.

Die Komplikation der thrombophlebitischen, postanginösen Sepsis hat ihren Sitz in der Nähe der Tonsillen bzw. in den peritonsillären Venen. Typisch ist das „Springen" des thrombophlebitischen Prozesses unter Intaktlassen kleinerer oder größerer Venenstücke.

Der Zusammenhang zwischen *Angina und Appendicitis* wurde schon mehrfach erwähnt. Er gilt auch für *Masern*. Schultz hat ihn in einer eingehenden Studie analysiert. Wenn wir annehmen, daß die Angina auf dem Blutwege entsteht, und daß Erreger in den Organismus eingedrungen sind, die eine besondere Affinität zum lymphatischen System aufweisen, so ist es ohne weiteres verständlich, daß neben den Tonsillen der Processus vermiformis, ein Organ, das zum mindesten morphologisch mit den Tonsillen nahe verwandt ist, relativ häufig erkrankt. Diese von Schultz festgestellten und näher untersuchten Zusammenhänge sind von größter Wichtigkeit. Sie zeigen, daß die Halserscheinungen vor, während oder nach der Blinddarmentzündung auftreten können. Leichte, nach wenigen Stunden wieder abklingende akute Appendicitis und schwerste, phlegmonöse Entzündung des Wurmfortsatzes sind die beiden extremen Möglichkeiten, zwischen denen alle denkbaren Übergänge vorkommen. Die Schwere der Tonsillenaffektion steht zu dem Grade der Appendicitis in keinem direkten, proportionalen Verhältnis. Tonsillitis mit Bauchsymptomen bedeutet, daß der Chirurg das Wort hat, und seine Mitwirkung ist oft von größter Dringlichkeit.

Differentialdiagnose *der akuten, febrilen, eitrigen Anginen.*
Scharlach. Enanthem und Exanthem, Glossitis, ulceröse Tonsillitis mit schmierigen Belägen, gelblicher Unterton der Haut, Gefäßbrüchigkeit der Hautcapillaren (Kneifphänomen, Rumpel-Leede), Dermographismus albus, Leberschwellung, Albuminurie. Im Rachenabstrich hämolysierende, toxinbildende Streptokokken.
Diphtherie. Übergreifen der Beläge über die Tonsillengrenze hinaus. Begrenzungsröte. Beteiligung der Nase (blutiger Schnupfen), typischer Foetor, Nachweis der Diphtheriebacillen.
Lues II. Defektbildung an Tonsillen, Uvula und Gaumenbögen, ulceröser, die Organgrenzen überschreitender Prozeß mit deutlichen Substanzdefekten. Kupferige Farbe, Spirochätennachweis, Hauteruptionen, Anamnese, Wa.R.
Plaut-Vincent. Meist einseitig, ohne Allgemeinerscheinungen, ohne Beschwerden. Am oberen Tonsillenpol, mit größerem Substanzverlust, im Abstrich fusiforme Stäbchen und Spirillen.
Tonsillitis tuberculosa. Geringe Temperaturen, langsamer subakuter Verlauf mäßige Schwellung der nicht sehr intensiv geröteten Tonsillen, hie und da flache, fast unsichtbare Ulcerationen an der Mandeloberfläche. Lokale Drüsenschwellung unverhältnismäßig groß, indolent. Bei Kindern Tuberkulinreaktion positiv frühestens in der 5.—6. Krankheitswoche.

Prognose. Heute ist die Prognose als gut zu bezeichnen. Dank der Penicillinbehandlung gilt das auch für die Komplikationen, ja sogar für die postangiöse, thrombophlebitische Sepsis. Die Letalität der letzteren Komplikation betrug früher 50—60%.

Therapie. Das ganze komplizierte Rüstzeug der altmodischen Behandlung ist seit Einführung der Antibiotica hinfällig. Man kann bei leichteren Fällen mit *Sulfamiden* (Diacil, Elkosin, Gantrisin), bei schwereren Fällen mit *Penicillin* vorgehen oder man kann beide Methoden kombinieren.

Die *Sulfamide* eignen sich für leichte Fälle sehr gut, man wähle aber die Dosierung nicht zu tief. Die ersten Tage gebe man Erwachsenen täglich 10—12 g. Später, bis einige Tage nach Entfieberung 5—8 g täglich. Bei Kindern gibt man entsprechend dem Gewicht $^1/_2$—$^1/_3$ der Dosis.

Penicillin ist bei eitrigen Anginen wohl noch wirksamer als die Sulfonamidbehandlung. Bei Erwachsenen genügt in der Regel täglich eine Depotinjektion von 1—1$^1/_2$ Mill. E. während 5—8 Tagen. Bei Kindern gibt man täglich 300000 bis 500000 E intramuskulär als Depot 5—8 Tage. Die *lokale Anwendung von Penicillin* als Spray, als Lutschbonbons oder als Kaugummi *hat sich nicht bewährt*. Man hüte sich, zu geringe Mengen Antibiotica zu geben und sie nicht lange genug anzuwenden. Es treten Rezidive auf, die Erreger sind gegen die Antibiotica resistent geworden, das Krankheitsbild wird hinausgezögert und die Komplikationen stellen sich ein.

Angenehm empfunden werden *Hilfsmaßnahmen* wie Gurgeln ($^1/_2$stündlich bis 3stündlich) Halswickel oder Eisblase, schmerzlindernde Mittel wie Aspirin, Gelonida antineuralgica, TREUPELsche Tabletten oder Suppositorien, Cibalgin, Saridon oder ähnliches. Meistens kommt man ohne Morphin aus.

Die *Diät* soll flüssig, kalt oder warm gereicht werden. Obstsäfte mit eventuellem Zusatz von Ascorbinsäure, eventuell in Form von Speiseeis, können sehr lindernd wirken und stillen das oft starke Durstgefühl.

Bei *Appendicitis* ist neben Penicillin die Appendektomie angezeigt.

Bei *postanginöser thrombophlebitischer Sepsis* wird der Chirurg oder Otologe die Freilegung und Unterbindung der entsprechenden Halsvenen von der Jugularis ausgehend bis zur Schädelbasis und bis zum Mandelbett vornehmen müssen. Die Unterbindung der affizierten Venen wird über dem Schlüsselbein und an der Schädelbasis noch einmal durchgeführt. Diesem großen Eingriff, der von außen erfolgt, schließt sich die Tonsillektomie an, wobei nicht selten ein retrotonsillärer Absceß entdeckt wird. Das ganze Vorgehen wird heute nur noch unter Penicillinschutz unternommen.

Seit der Anwendung der Antibiotica bei eitrigen Mandelentzündungen sind deren Komplikationen selten geworden. Namentlich vermißt man die Otitis, die Nephritis und den Tonsillärabsceß bei systematischer Anwendung genügend großer Dosen von Penicillin.

3. Tonsillär-, Peritonsillär- und Retropharyngealabsceß.
(Tonsillitis und Peritonsillitis phlegmonosa.)

Das außerhalb der Mandelkapsel gelegene Bindegewebe, das hauptsächlich gegen den hinteren Gaumenbogen und die Fossa supratonsillaris angeordnet ist, kann nach SCHULTZ primär entzündlich erkranken und eitrig einschmelzen, wobei der Prozeß ein- oder doppelseitig auftreten mag. In anderen Fällen schließt sich die Peritonsillitis an eine vorangehende Tonsillitis an. Hier entwickelt sich der Absceß entweder aus der Tonsillitis heraus in fließendem Übergang mit zunehmenden Lokalbeschwerden und Temperaturanstieg, oder aber es tritt erst einige Tage nach Abklingen der initialen Angina unter erneutem Temperaturanstieg eine Peritonsillitis abscedens hinzu. In nur wenigen Fällen bleibt der entzündliche Prozeß auf die Mandeln beschränkt *(Angina parenchymatosa)*, dort schmilzt er evtl. sekundär ein *(Tonsillitis abscedens)*.

Die ein- oder doppelseitige Schwellung des peritonsillären Gewebes treibt die Mandeln der Mitte zu und häufig wird auf diese Weise der Schlund fast völlig obstruiert. Die ödematöse Uvula wird einseitig oder, bei doppelseitigem Prozeß, nach hinten abgedrängt. Die Tonsillen berühren sich. Hie und da treten auf den

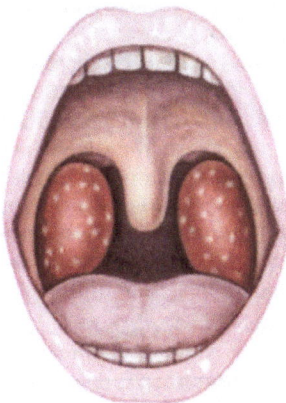

Abb. 4. Angina punctata.

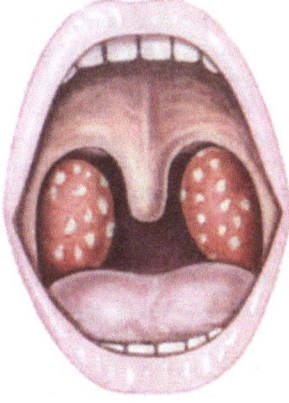

Abb. 5. Angina lacunaris.

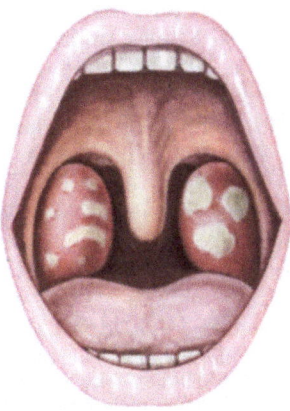

Abb. 6. Angina lacunaris et pultacea (links).

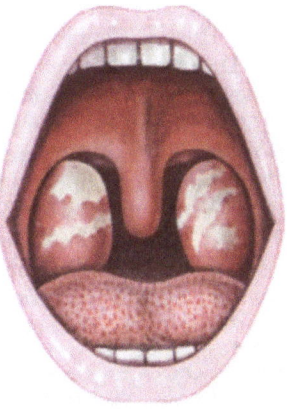

Abb. 7. Angina bei Scharlach. Pseudomembranen. Enanthem. Himbeerzunge.

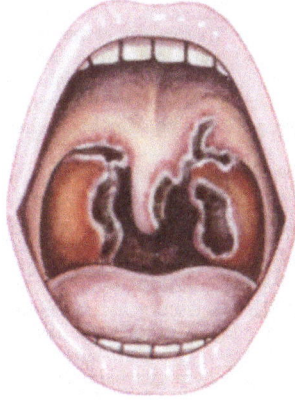

Abb. 8. Ulceröser, syphilitischer Prozeß beider Tonsillen, der Uvula und der Gaumenbögen (Lues II). Starker Substanzdefekt.

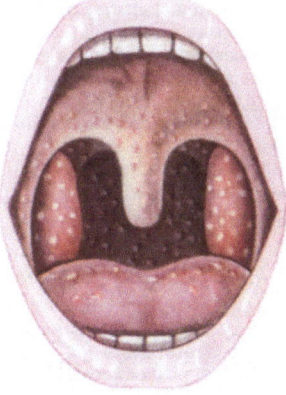

Abb. 9. Angina herpetica. Gaumen, Rachenwand, Tonsillen und Zunge übersät mit ulcerierten kleinen Bläschen.

angespannten Schleimhautpartien zusammenhängende *Pseudomembranen* auf, so daß das Bild der malignen Diphtherie imitiert wird.

Die *regionären Lymphdrüsen* sind geschwollen und schmerzhaft, der Zustand ist sehr quälend, es besteht starke Kieferklemme, das Sprechen ist erschwert, durch die Schluckbehinderung tritt Speichelfluß auf. Die Atmung ist oft stridorös, jedoch ist der durch akutes Glottisödem eintretende Exitus letalis sicher selten. Hie und da besteht *Herpes labialis*. *Milzschwellung* findet sich in einzelnen Fällen, das *Blutbild* ist, analog den eitrigen Anginen überhaupt, charakterisiert durch polynucleäre Hyperleukocytose mit Linksverschiebung, leichter Vermehrung der Monocyten und Eosinopenie. Die *Altersverteilung* zeigt ein *Prädilektionsalter im 3. Lebensdezennium* mit stufenweiser Abnahme nach oben und unten.

Die abscedierende Tonsillitis kommt auch im *Kindesalter* vor, selbst bei *Säuglingen* wurde sie schon beobachtet, indessen ist sie selten und speziell im 1. und 2. Lebensjahr tritt dafür der *Retropharyngealabsceß* auf, der später kaum mehr beobachtet wird.

Dieses Krankheitsbild wird leider häufig übersehen, obschon die Diagnose leicht zu stellen ist, wenn daran gedacht wird. Charakteristisch sind das erschwerte Schlucken, angestrengte Atmung mit inspiratorischem, pharyngealem Stridor, quälendem Husten, gaumiger Stimme, Fixation des Kopfes in halbgeneigter Stellung. Die Temperaturen sind von mittlerer Höhe. Hie und da kommt es zu Erstickungsanfällen, das Gesicht kann gedunsen sein.

Die Inspektion des Rachens ergibt den Verdacht, wenn der Absceß hoch sitzt. Sicherheit erlangt man nur durch die Palpation. Man fühlt eine teigige, kissenartige, bald mehr gespannte, bald elastische Vorwölbung in der Mitte, seitlich, hoch oder tief über der Wirbelsäule. Es gibt Fälle, bei denen sich die Vorwölbung zurückbildet. Die Gefahren bestehen im Senkungsprozeß ins Mediastinum, in der Perforation nach den seitlichen Halspartien, in der Pyämie und in der Aspiration bei Spontanperforation. Ausnahmsweise kommt es bei diesen Fällen schon durch die bloße Rachenuntersuchung zum akuten Herztod (GLANZMANN).

Die **Behandlung** besteht in der Eröffnung des Abscesses. Man soll nicht zu früh incidieren, da unter Umständen bei noch nicht reifem Absceß nur ein vorübergehendes Entspannungsgefühl und sonst kein Heilerfolg erzielt wird. Die Incision soll auch nicht zu spät erfolgen, damit nicht eine Sepsis oder eine unglücklich ausfallende Spontanperforation heraufbeschworen wird. Die Einschmelzung kann befördert werden durch warme Kamillenumschläge oder heiße Breie verschiedener Art. Die oben beschriebene *Penicillin*behandlung wird gleichzeitig durchgeführt und wenn der Absceß reif ist, wird man die Incision vornehmen. *Incisionsort:* Gegend der deutlichsten Fluktuation oder des stärksten Schmerzes. Das Skalpell wird bis nahe zur Spitze umwickelt; die Incision wird stumpf mit der Kornzange erweitert, bei der Eröffnung eines retropharyngealen Abscesses beim Kleinkind wird der Kopf sofort stark vornübergeneigt werden müssen, um die Gefahr der Aspiration zu vermeiden. Man vermeide den WHITHEADschen Mundöffner, da er schon mehrfach Glottiskrampf hervorgerufen hat.

Die Gefahr einer stärkeren Blutung ist, von seltenen Gefäßanomalien abgesehen, sehr gering. Die Nachfüllung mit Eiter durch oberflächliche Verklebung der Incisionswunde ist nicht immer zu vermeiden, so daß die Wunde hie und da mehrmals mit der Zange eröffnet werden muß. Die *Prognose* ist gut. Bei Erwachsenen kommt es indessen hie und da zu einer thrombophlebitischen Sepsis.

4. Scharlachangina, Diphtherie und Angina herpetica.

Scharlach. Die Ansicht der Amerikaner, wonach der Scharlach nur eine spezielle, dank dem Exanthem klinisch leicht zu erkennende Manifestation einer Untergruppe des *Streptokokkenfiebers* bedeute, halte ich persönlich für die einzig richtige. Etwa 50 hämolysierende, toxinbildende Streptokokkenstämme sind bis heute als Scharlacherreger bekannt. Nur ein Drittel der damit infizierten Menschen erkrankt an Scharlach. In Abhängigkeit vom Alter, Geschlecht, Saison, allgemeiner und spezieller Disposition, Infektionsquantum und -pforte erkrankt ein weiterer Teil an Angina, Pharyngitis, Streptokokken-Lungenentzündung oder Gastroenteritis usw. Die Krankheitsgruppe des Streptokokkenfiebers, wobei regelmäßig auch eine Tonsillitis gefunden wird, ist viel größer als die eigentliche Scharlachkrankheit. Denn hier spielen nicht nur die hämolysierenden Streptokokken eine ätiologische Rolle, sondern viele andere pathogene Stämme dieser riesig großen Bakterienfamilie. Die Amerikaner geben dem Streptokokkenfieber im allgemeinen die Bezeichnung „*Septic sore throat*" (siehe Kapitel Scharlach dieses Handbuches von GLANZMANN). Die Differentialdiagnose der Angina zum Scharlach wurde oben kurz skizziert. Die Therapie der Wahl ist das Penicillin (vgl. Commission on acute respiration diseases).

Diphtherie. Auch die Diphtherie ist eine Form der Angina. Sie wird hervorgerufen durch einen oder mehrere virulente Cornyebacillenstämme. Die Differentialdiagnose zur Angina wurde oben kurz skizziert. Sie ist klinisch auch für den Erfahrenen oft sehr schwierig oder gar unmöglich. Es soll daher auch hier betont werden, daß es als Kunstfehler zu gelten hat, wenn der Arzt nicht allein schon auf den Verdacht hin sofort Heilserum anwendet (siehe Kapitel Diphtherie dieses Handbuches von HOTTINGER).

Angina herpetica. Dieses nicht sehr häufige Leiden stellt eigentlich eine Herpeserkrankung der Mund- und Rachenschleimhaut dar, bei der auch die Tonsillen mitbeteiligt sind.

Unter mehr oder weniger starken Allgemeinsymptomen, namentlich aber unter starken Kau- und Schluckbeschwerden schießen auf der Schleimhaut des Mundes und des Rachens kleinste Bläschen auf, die sehr rasch ulcerieren. Der Verlauf führt in einigen Tagen spontan zur Heilung. Hie und da schubweises Auftreten. Eine *bleibende Immunität* soll durch das Überstehen erworben werden (LUST). Die *Inkubationszeit* soll 4—10 Tage betragen. Die *Ätiologie* soll ein Herpesvirus sein. Nach anderen soll es sich um einen Zoster handeln.

Differentialdiagnose. Aphthen lokalisieren sich bekanntlich nicht auf den Tonsillen. *Herpes labialis:* nur vereinzelte Bläschen auf der Mundschleimhaut. *Schleimhautvaricellen:* nie ohne Hauteruption.

Da die Angina herpetica häufig im Zusammenhang mit echtem Zoster, ferner mit Vorgängen im Genital- und Intestinaltractus und schließlich im Zusammenhang mit verschiedenen Infektionszuständen auftritt, handelt es sich dabei wahrscheinlich um trophoneurotische Störungen und dies hängt wahrscheinlicher mit dem Zostervirus und nicht mit dem Herpesvirus zusammen.

5. Angina necroticans, pseudodiphtherische Rachennekrose.

Akute nekrotische Anginen sind sicher nicht als nosologische Einheit aufzufassen, sondern nur als klinisches Symptom. Man sieht solche Nekrosen bei Erwachsenen und Kindern, bei schwerem Scharlach, bei Diphtherie, als Begleiterscheinung einer Leukämie usw. Meistens besteht gleichzeitig eine hämorrhagische Diathese. Die Beläge auf den nekrotischen Stellen erscheinen dann schwarz verfärbt. Häufig besteht starkes Ödem, namentlich bei maligner Diphtherie; die Allgemeinerscheinungen sind sehr schwer.

Nur die *bakteriologische Untersuchung* kann hier Aufklärung bringen, aber auch sie vermag nicht immer auszusagen, ob nicht gerade hier eine *schwere Doppelinfektion*, z. B. Diphtherie und Scharlach oder Plaut Vincent, Lues und Streptokokkensuperinfektion vorliegt, oder ob eine nekrotisierende Entzündung bei einer Blutkrankheit vorliegt.

Bei *schwächlichen Säuglingen der ersten Lebenswochen* kann es vorkommen, daß unter Einfluß eines Infektes der Mundhöhle (Mund auswischen verboten!) oder einer Sepsis sich schwere *pseudomembranöse Rachennekrosen* einstellen. Diese greifen auf Nase, Epiglottis, Kehlkopf und Speiseröhre über und nekrotisieren sogar die Knochen. Bis jetzt sind alle diese Fälle tödlich verlaufen (FINKELSTEIN-LUST). Man stellt sich das Zustandekommen solcher Rachennekrosen vor als Folge der Anergie dieser Kinder.

6. Angina retronasalis (Adenoiditis) und Pharyngitis granulosa.

In vielen Fällen, namentlich bei jüngeren Patienten, beteiligt sich bei der Tonsillitis auch das lymphatische Gewebe der hinteren Rachenwand und die Pharynxtonsille. Häufig steht sogar die Erkrankung dieser Teile *so stark im Vordergrund, daß sie das klinische Bild ganz beherrscht*. Die Schwere der Allgemeinerscheinungen und das namentlich bei Kleinkindern wochenlang dauernde Fieber läßt häufig an andere Ursachen denken. Es handelt sich dabei trotz der intermittierenden Fieberkurve wahrscheinlich um nichts anderes, als um eine relativ gutartige, grippeähnliche, vielleicht durch ein spezifisches Virus bedingte, im Grunde harmlose Krankheit.

Die *Inspektion* ergibt namentlich bei Auslösen eines Würgreizes das Vorhandensein eines dicken, schleimig-eitrigen Sekrets, das an der hinteren Rachenwand aus dem Nasenrachenraum herunterfließt. Gelingt die Rhinoscopia posterior, so lassen sich in solchen Fällen Schwellung, Rötung und lacunäre Beläge an der Rachenmandel nachweisen. Die Nasenatmung ist verlegt, die Stimme klingt verändert, die Cervicaldrüsen sind empfindlich. Kopf- und Nackenschmerzen, Stechen in den Ohren und verminderte Gehörfähigkeit gehören zu den obligaten

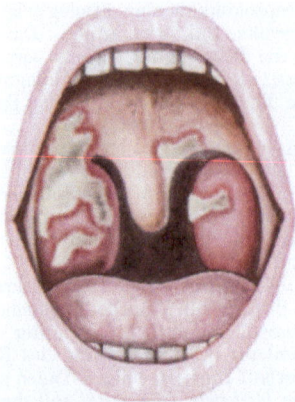
Abb. 10. Diphtherie. Begrenzungsröte um die weißlichen Auflagerungen. Übergreifen der Beläge über die Tonsillengrenze hinaus.

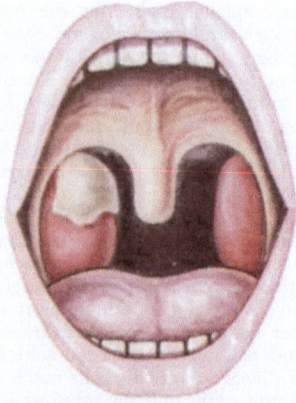
Abb. 11. Monocytenangina. Diphtherieähnlicher Belag, zusammenhängend, auf der rechten Tonsille.

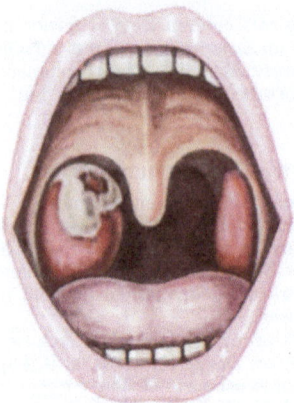
Abb. 12. Plaut-Vincent. Ulceröser, schmierig belegter Defekt am oberen Tonsillenpol rechts.

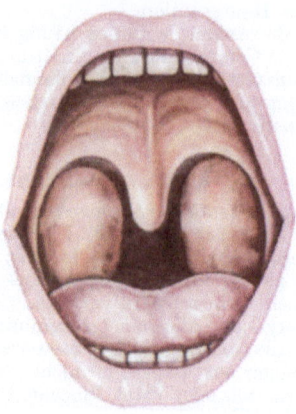
Abb. 13. Einfache Hyperplasie der Tonsillen.

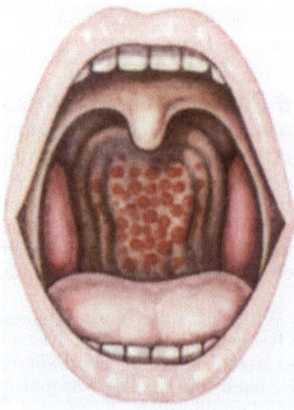
Abb. 14. Pharyngitis granulosa.

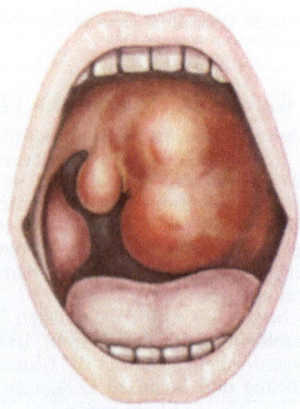
Abb. 15. Peritonsillärer Absceß links.

Erscheinungen. Hie und da besteht eine ausgesprochene Nackensteifigkeit, welche eine *Meningitis vortäuscht*. Die Behandlung besteht im Versuch durch Antibiotica (am besten *Terramycin* oder *Aureomycin*) ätiotrop vorzugehen. Daneben sorge man für lokale Desinfektion am besten durch Nasentropfen, z. B. Argyrophedrin oder ähnliches.

Nach wiederholten Entzündungsprozessen dieser Art sieht man, wie die in der hinteren Rachenwand eingelagerten lymphatischen Knötchen größer werden, stärker gerötet und gequollen erscheinen, sich vermehren und mit verdickten, geröteten Seitensträngen kombinieren *(Pharyngitis granulosa und adenoidalis)*.

Dieses Krankheitsbild, das meistens einen subakuten Verlauf nimmt, zeichnet sich besonders durch einen sehr intensiven Hustenreiz aus, der monatelang anhalten kann und besonders nachts den Schlaf stört. Dieser Zustand hat mit dem Drüsenfieber von PFEIFFER nichts zu tun. Das *Blutbild* zeigt in Regel eine *Leukopenie* mit starkem Überwiegen der Lymphocyten. Charakteristisch ist die intensive Färbbarkeit des Protoplasmas dieser Zellen. Die *Therapie* hat hier gute Erfolge zu verzeichnen, wenn der Rachen ausgepinselt wird (Jodglycerin 1- bis 2%ig, Chromsäure 2—4%ig, Wasserstoffsuperoxyd 2%ig, Silbernitrat $1/2^0/_{00}$ig, Argentum proteinicum oder nucleinicum usw.); daneben wird man Codein oder Dicodid, Acedicon oder ähnliche, starke, hustenreizstillende Mittel anwenden müssen.

7. Angina PLAUT-VINCENT.
(Tonsillitis ulcero-membranacea).

Die PLAUT-VINCENTsche Angina häuft sich zu gewissen Zeiten und in gewissen Gegenden. Neben dieser *geographischen* und *zeitlichen*, epidemiologischen Verschiedenheit zeigt sie auch eine ausgesprochene *Altersdisposition*. Die größte *Empfänglichkeit* liegt im 2.—3. Lebensjahrzehnt. Allerdings gibt es auch nicht allzu selten Kinder, ja sogar Säuglinge, welche an dieser Affektion erkranken können.

Charakteristisch ist zunächst einmal das Mißverhältnis zwischen Lokalsymptom und Allgemeinstörung. Trotz relativ starkem destruktivem Prozeß an den Tonsillen, der übrigens in den meisten Fällen nur einseitig ist, sind die Beschwerden relativ gering und das Krankheitsgefühl kann vollständig fehlen. Die Temperatur ist normal oder nur geringgradig erhöht. Ein sehr starker Foetor ist oft die Ursache, die den Patienten zum Arzt führt. Natürlich kommen auch schwerere Fälle mit starken Lokal- und Allgemeinerscheinungen vor.

Der Lokalbefund präsentiert sich in 2 Formen:

a) Diphtheroide Form. Die Tonsillenoberfläche ist hier mit einer grauweißen oder graugrünen Pseudomembran überdeckt, die nach ihrem Abstoßen einen oberflächlichen Substanzverlust hinterläßt. Das Ulcus sitzt am häufigsten im oberen Drittel der Mandeln und heilt relativ rasch. Häufig ist die Rachenschleimhaut hochrot und daneben bestehen kleinere Schleimhautblutungen. Selten sind auch mit Pseudomembranen bedeckte Ulcerationen am Gaumen oder am Zäpfchen zu erkennen. Die Ähnlichkeit mit Diphtherie ist außerordentlich.

b) Ulcero-membranöse Form. Hier kommt es zu einem größeren Substanzverlust, einem Defekt der Tonsillen, der schmierig belegt ist und scharfrandig begrenzt. Hie und da findet sich das Bild der *Angina necroticans*, seltener das der *Angina lacunaris*.

Häufig trifft man gleichzeitig auf eine *frische Gingivitis*. Die bakteriologische Untersuchung ergibt, besonders im Grunde des Geschwürs, die Anwesenheit von reichlich Spirillen und fusiformen Stäbchen (*Bacillus fusiformis* und *Spirochaeta denticola*) (vgl. Abb. 16). Die 10—12 μ langen, spindelförmigen Bacillen sind gramnegativ, während sich die Spirillen grampositiv färben. Der *Blutbefund* kann die *Diagnose* stützen: Die absoluten Zahlen der weißen Blutkörperchen sind nur mäßig erhöht, und es findet sich relative Vermehrung von Lympho- und Monocyten auf Kosten der neutrophilen Polynucleären.

Die **Ätiologie** wird bis heute noch sehr häufig auf die Symbiose der beiden genannten Mikroorganismen zurückgeführt, indessen herrschen berechtigte Zweifel an dieser Auffassung, weil es noch nie gelungen ist, mit den genannten Erregern die PLAUT-VINCENTsche Angina zu reproduzieren.

Die Untersuchungen von D. T. SMITH zeigten, daß die Verhältnisse viel komplizierter liegen. Ein *Quartett von Erregern* ist die Ursache der Krankheit, nämlich *Treponema microdentium, Vibrio viridans, ein kleiner, fusiformer Bacillus* und ein *hämolytischer Streptococcus*. Fehlt eines der Glieder dieser Kombination, so verhütet das das Zustandekommen der Affektion. Dies ist wichtig wegen der Therapie, weil die Spirochäten sich mit Arsen oder Penicillin ganz leicht eliminieren lassen. Die genannten Organismen finden sich bei allen Menschen an den Rändern des Zahnfleisches. Ungenügende Zahnpflege ist eine Hilfsursache, daher sieht man die Affektion auch häufiger bei der unbemittelten Bevölkerung. Ein lokales Trauma soll der Faktor sein, der das Eindringen der Keime in das Gewebe erleichtert.

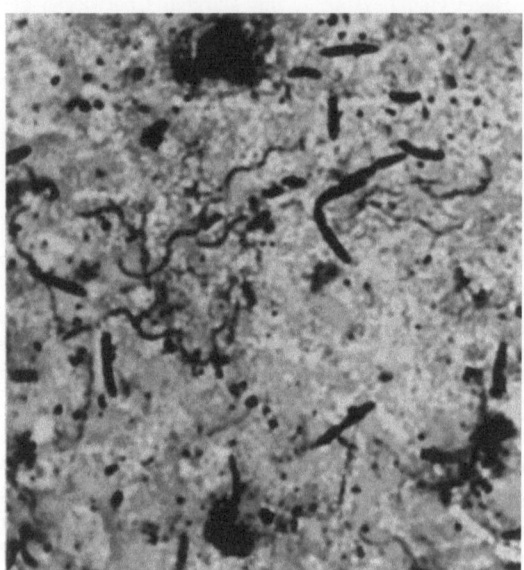

Abb. 16. Tonsillenabstrich bei Plaut-Vincent. Gramfärbung. Vergr. 1400mal. Fusiforme Stäbchen und Spirillen.

Die **Prognose** ist im allgemeinen gut, indessen können gelegentlich ernste und sogar tödliche Komplikationen auftreten. Bekannt ist die Ausdehnung des Prozesses auf die Lungen mit Lungenabsceß und Lungengangrän. Ferner sind beschrieben tiefliegende, cervicale Eiterungen und tödliche Blutungen (LIVINGSTON).

Differentialdiagnose. Die Diagnose bereitet im *Kindesalter* praktisch nur gegenüber der Diphtherie Schwierigkeiten. Die geringen Allgemeinsymptome, der Substanzverlust, der andersartige Foetor, eventuell auch die fehlende Reaktion auf Diphtherieheilserum bringen den Arzt auf die richtige Vermutung. Die Untersuchung des Abstrichs bringt dann Gewißheit. Beim *Erwachsenen* ist neben der *Diphtherie* auch der *luische Primäraffekt*, die *ulceröse Tonsillitis der Lues II*, das *Gumma* und eventuell ein *Neoplasma* differentialdiagnostisch zu erwägen. Beim Primäraffekt geht dem ulcerösen Stadium ein infiltratives voraus, das Geschwür verändert sich sehr langsam. Bei *Lues II* ist der Ausfall der serologischen Reaktionen heranzuziehen. Das *Gumma* ist vollständig schmerzlos, afebril und der Verlauf sehr langsam; auch hier muß die Wa.R. angestellt werden. Für *Neoplasmen* ist nur die histologische Untersuchung einer Probeexcision beweisend.

Behandlung. Da die Krankheit meistens spontan heilt, ist eine spezifische Behandlung nur in den Fällen anzuwenden, bei welchen eine gewisse Progredienz besteht. Leichte vitaminreiche Kost ist zweckmäßig. Lokalbehandlung mit Wasserstoffsuperoxyd genügt meistens, eventuell kann man das Ulcus mit Jodtinktur oder Silbernitrat betupfen. Ausgezeichnet wirkt auch Chromsäure 5—8%ig. Die spezifische Behandlung progredienter und schwerer, komplizierter Fälle verlangt die Anwendung von Arsen oder Penicillin. Entsprechend dem Alter wird *Stovarsol* peroral verwendet oder Salvarsan intravenös gespritzt. Meistens hat man den Erfolg schon nach wenigen Tagen. Heute hat das Penicillin alle anderen Methoden verdrängt.

8. Angina Ludovici.

Die *Angina Ludovici* entsteht durch eine Infektion im Zahnfleisch des Unterkiefers bei cariösen Zähnen, durch Verletzungen usw. Die *Ursache* ist fast immer ein hämolytischer Streptococcus. In einigen Fällen wurde aber auch der Staphylococcus aureus oder

Mischinfektion mit Staphylococcus aureus beschrieben. Von der primär infizierten Schleimhautstelle aus geht der Entzündungsprozeß zuerst einseitig auf den Mundboden über, breitet sich dort auf beide Seiten aus und macht eine harte Brettphlegmone. Vom Mundboden aus geht der Prozeß weiter bis zum Nacken und in den Pharynx. Hier entwickelt sich ein starkes Ödem, das auf den Kehlkopf übergehen kann. Wenn Eiterungen auftreten, so sind es immer nur kleine Abscesse, die tief sitzen.

Der *Beginn* ist meistens brutal mit hohen Temperaturen. Es bestehen starke Schmerzen im Mundboden. Die schmerzhafte Gegend ist geschwollen und gespannt, die Schleimhaut gerötet und saftreich. Die Zunge wird nach oben abgehoben. Es besteht Behinderung im Sprechen und Schlucken bei starkem Speichelfluß. Die weitere Entwicklung bringt schwere allgemeine Prostration. Die Schwellung geht von der Mundbodengegend rasch auf den ganzen Hals über und mauert das ganze Gewebe ein. Die Haut über dieser bretthartan Infiltration ist blaß. Larynxödem tritt häufig als Todesursache ein.

Etwa die Hälfte der Fälle von Angina Ludovici sind bis jetzt gestorben. Todesursachen sind Glottisödem, Lungen- und Herzkomplikationen, Sepsis.

Behandlung. Heute ist die Prognose dank intensiver Penicillinbehandlung relativ günstig. Kleine Abscesse können inzidiert werden. Bei Glottisödem muß tracheotomiert werden.

9. Lymphoidzellige Angina.

(Monocytenangina, infektiöse Mononucleose, lymphämoides Drüsenfieber, Lymphoidzellenangina.)

Die lymphoidzellige Angina ist vorzugsweise eine Erkrankung jüngerer Lebensalter. Das Hauptkontingent der Fälle liegt zwischen dem 15. und 25. Lebensjahr (HERBST). Das männliche Geschlecht ist etwas stärker beteiligt als das weibliche. Die jahreszeitliche Verteilung ist ziemlich gleichmäßig mit leichter Zunahme der Fälle jeweils im Frühjahr oder Herbst. Die allgemeine Häufigkeit wird nach SCHULTZ mit etwa 1,3% der zur Krankenhausbehandlung gelangenden Fälle von akuten Halsentzündungen angegeben.

Diese Tonsillitis ist die Manifestation einer eigenartigen, generalisierten Erkrankung der lymphatischen Organe, dem PFEIFFERschen *Drüsenfieber* oder *Mononucleosis infectiosa* (s. Kapitel über diese Krankheit von GLANZMANN in diesem Handbuch).

Krankheitsbild. Die *Inkubationszeit* beträgt 7—10 Tage (Minimum 4 Tage, Maximum 21 Tage), der Erreger ist ein Virus, das auf Affen und Kaninchen übertragen werden kann (BLAND). 1932 berichteten PAUL und BUNNEL über die nach ihnen genannte Antikörperreaktion, die im deutschen Sprachgebiet DEICHER-HANGANATZIUsche Reaktion bezeichnet wird und die von TOMSZIK 1949 verfeinert wurde.

Die Krankheit kann in allen möglichen Formen auftreten. Allen klinischen Erscheinungen gemeinsam ist die Erkrankung des lymphatischen Apparates mit den 3 Kardinalsymptomen: Milztumor, Lymphknotenvergrößerungen und typischem Blutbefund.

Die angiöse Form, die hier kurz geschildert werden soll, beginnt hie und da wie fast alle anderen akuten Anginen mit Fieber, Kopfweh, allgemeiner Abgeschlagenheit und Halsschmerzen. Gelegentlich tritt Erbrechen auf, hie und da Nackensteifigkeit. Häufig treten dann erst Rachenveränderungen ein, wenn schon einige Tage vorher Drüsenschwellungen am Hals und Nacken bestanden haben. Es gibt auch Fälle, bei denen die Angina erst nach längerer Zeit in Erscheinung tritt.

Die Inspektion des Rachens läßt auf den geröteten und geschwollenen Mandeln lacunäre oder pseudomembranöse Beläge erkennen. Nur sehr selten überschreiten diese den Tonsillenbezirk. Ebenso selten lokalisieren sich weitere Beläge oder Ulcera auch noch an den Gaumenbögen, der Uvula und der Rachenwand. Hie und da beteiligt sich die Zungentonsille an dem Krankheitsprozeß. Äußerst selten bilden sich Mandelabscesse.

Die bakteriologische Untersuchung des Tonsillenabstriches ergibt in den meisten Fällen nur eine normale Mundflora. Diphtheriebacillen fehlen. Hie und da finden sich fusiforme Bacillen und Spirillen wie bei *Plaut-Vincent*.

Zu den meistens nicht sehr geschwollenen Hals- und Nackendrüsen gesellt sich häufig eine Polymikroadenie. In 81% der Fälle ist die Milz tastbar und in 40% auch die Leber vergrößert (HERBST).

Das *Fieber* ist zu Beginn der Erkrankung meist mittelhoch bis sehr hoch und bleibt 5—14 Tage als Kontinua bestehen. Es fällt dann lytisch und remittierend ab und neigt zu Exacerbationen. *Das Blut* zeigt charakteristische Veränderungen.

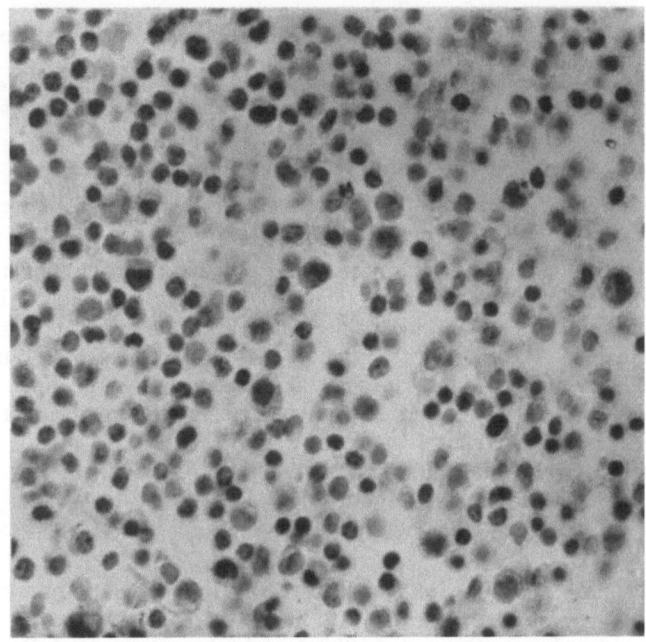

Abb. 17. Monocytenangina (PFEIFFERsches Drüsenfieber). Mandelschnitt. Monocytoide und lymphocytoide Zellen in großer Zahl. E. 6656. 1945. Vergr. 560mal. (Pathologisch-Anatomisches Institut Basel, Prof. WERTHEMANN.)

Die Gesamtleukocyten sind vermehrt bis 40000 und mehr. Es besteht eine absolute Mononucleose von 50—90%. Diese besteht aus Lymphocyten, Monocyten und den *für die Krankheit pathognomonischen monocytoiden Zellen*. Diese sind groß mit unregelmäßig rundem Kern und intensiv basophil gefärbtem Protoplasma. Die Veränderung des Blutbildes, die im speziellen im Kapitel von GLANZMANN nachzulesen ist, findet sich hauptsächlich zu Beginn der Krankheit. Das rote Blutbild ist nicht betroffen. Die Sternalpunktion beweist, daß das Knochenmark normal ist. In sehr vielen Fällen, vielleicht in allen, findet man im Liquor eine Pleocytose, auch wenn keine meningitischen Symptome vorliegen. Nicht selten treten *kleinfleckige Ausschläge* an Rumpf und Extremitäten auf. Selten sieht man Haut- und Schleimhautblutungen. Auch Ikterus ist beobachtet worden.

Der *Verlauf* bringt nur selten Komplikationen: *Meningitis serosa* und *Polyradikulitis* ebenso wie *Glomerulonephritis* und *Agranulocytose* gehören dazu. Alle 4 Komplikationen sind gutartig.

Dagegen sieht man häufig Patienten, die sich nur sehr langsam erholen. Milz und Drüsenschwellungen können wochen- und monatelang persistieren und die Rekonvaleszenten klagen während dieser ganzen Zeit oder noch länger über sehr starke Müdigkeit und Arbeitsunlust.

Todesfälle sind abgesehen von einem Fall mit Milzruptur (zit. nach SCHULTZ) nicht bekannt geworden.

Die genauere Analyse der wenigen, bisher in der Literatur mitgeteilten Todesfälle ergab nämlich, daß es sich nicht um echte Monocytenangina gehandelt hat, sondern um Diphtherie (KÖNIGSBERGER), lymphatische Leukämie oder Reticuloendotheliose. Die **Prognose** ist daher günstig.

Die **Differentialdiagnose** ist nicht immer leicht. In erster Linie ist die Abgrenzung gegen *Diphtherie* wichtig (Bakteriennachweis). Gegen *Scharlach* ist mit Rücksicht auf die Exantheme und Drüsenschwellungen ebenfalls die Unterscheidung nicht immer ganz leicht (Blutbild, Auslöschphänomen). Die *Lymphadenosen* und die *Lymphogranulomatose* können sich manchmal eine Zeitlang hinter diesem Krankheitsbild verbergen (Sternalpunktat, Biopsie einer Lymphdrüse). PLAUT-VINCENTsche Angina (Spirillen und fusiforme Stäbchen) und *Lues II* (Wa.R.) kommen in Frage. Neben der Differenzierung des Blutbildes wird die PAUL-BUNNELsche Reaktion (Agglutination gegen Hammelblutkörperchen beweisend bis Verdünnung 1/160) angewandt. Bei *Kindern* ist sie jedoch *nicht unbedingt zuverlässig*, da, je jünger das Kind, desto unreifer dessen spezifische und unspezifische serologische Differenzierung.

In jüngster Zeit wurde die *sog. akute infektiöse Lymphocytose* als selbständiges Krankheitsbild aufgestellt (SMITH, GSELL); das Blutbild ist sehr verschieden, es zeigt eine Vermehrung der weißen Blutkörperchen von 20000—120000 Zellen mit starker absoluter Vermehrung der kleinen Lymphocyten bis 97%.

Therapie. Bisher gab es keine spezifische Behandlung. *Chinin* und *Arsen* waren die Mittel, die schon in kleinen Dosen Erfolg versprachen. Indessen ist die Krankheit gutartig und „trotz" dieser Therapie heilte sie.

Heute wird man mit LEWIS *Chloramphenicol (Chloromycetin)* verordnen. Bei Kindern gebe man während 3 Tagen alle 6 Std 30 mg je Kilogramm, bei Erwachsenen gebe man 6stündlich 250—500 mg. Hilfsmaßnahmen: Antiphlogistin, Ichthyol, Halswickel, Gurgeln.

10. Agranulocytose, Leukämie und malignes Lymphogranulom (HODGKIN).

Die *Agranulocytose* geht besonders in ihrem akuten Stadium mit Tonsillenveränderungen einher. Diese sind als Teilerscheinungen der generalisierten Systemerkrankung aufzufassen und, wie man heute annimmt, vielleicht auch allergischer Natur.

Ulceronekrotische Entzündungen auf Mund- und Rachenschleimhaut, Tonsillitis necroticans, Herpes labialis oder nasalis kombinieren sich dabei mit Schleimhaut- und Hautblutungen, ja sogar mit Hautnekrosen.

Die Veränderungen in der Mundhöhle pflegen vom WALDEYERschen Schlundring auszugehen. Oft macht die *Zungentonsille* den Anfang. Die Gaumenmandeln erkranken lacunär, pseudomembranös oder gangränös. Hie und da sind anhaltende und schmerzhafte Entzündungen des Zahnfleisches die Prodromalerscheinungen. Daraus entwickeln sich entzündliche und nekrotische Schleimhautveränderungen der gesamten Mund- und Rachenschleimhäute.

Medikamente, Röntgenstrahlen, radioaktive Stoffe usw. können selektiv die Granulocytopoese schädigen. Am bekanntesten ist die Agranulocytose nach *Pyramidon* (Amidopyrin). Auch *Sulfonamide* können sich in dieser fatalen Weise auswirken. Die Krankheit kommt gleicherweise nach großen oder kleinen Dosen der chemischen Substanzen zustande. Besonders gerne entsteht sie bei intermittierender Zufuhr, gelegentlich mehrere Tage, nachdem das Mittel weggelassen wurde.

Die *Pathogenese* scheint auf einer allgemeinen Sensibilisierung zu beruhen. Dadurch wird die Reifung der Granulocyten im Knochenmark selektiv geschädigt.

Im *Myelogramm* finden sich viele Myelocyten und Myeloblasten, aber keine reifen Granulocyten. Der Granulocytopenie kann ein *Arzneiexanthem* vorangehen. Das Krankheitsbild kann mit *Fieber* einhergehen. Die *Agranulocyose* wird aber auch *häufig ganz zufällig entdeckt*, wenn aus irgendeinem Grunde ein Blutbild angefertigt wird. Die Zahlen der Leukocyten im peripheren Blut fallen unter 2000 und die Granulocyten können fast ganz oder ganz verschwinden.

Die nekrotischen Erscheinungen im Mund, auf den Schleimhäuten des Rachens und auf der Zunge sind begleitet von Fieber, Ikterus und allgemeinem Verfall. Unter einem sepsisähnlichen Krankheitsbild kann der *Tod* eintreten.

Nebenerscheinungen treten auch an anderen Organen ein. Verdächtig sind z. B. *Ösophagitis* der unteren $^2/_3$ der Speiseröhre. Diese Entzündung ist hie und da mit schwerem *Soor* kombiniert. *Gastritis* und *Duodenitis ulcerosa, Ileitis, Colitis, ulceröse Entzündungen des Rectums, Appendicitis* usw. gehören zu den Begleitsymptomen der Agranulocytose. *Geschwürige Prozesse am Anus* und an den *weiblichen Genitalien* erinnern an die durch Aminopterin gesetzten Ulcerationen (die natürlich auch durch eine analoge Allergie mit Schädigung des Knochenmarks zustande kommen). Im Respirationstrakt wurden schon mehrfach *hämorrhagische Pneumonien* mit Ausgang in *Lungengangrän* beobachtet.

Die leichten Formen heilen von selbst. Die schweren sind noch bis heute therapieresistent. Man versucht Bluttransfusionen um die Granulocytopoese wieder anzuregen. Mit *Penicillin* bekämpft man die Gefahr der sekundären Lungeninfektion und verhütet die septischen Komplikationen. *Vitamin C, Folsäure, und Vitamin B_{12}* werden angewandt. *Nucleinsäure* wird intramuskulär eingespritzt (täglich 2mal 10 cm³ Pentosennucleotid). Die Erfolge aller dieser Maßnahmen sind nicht mehr als ermutigend.

Röntgenreizbestrahlungen auf das Knochenmark wirken hie und da schlagartig. Auch andere „*Reizmittel*", wie *Omnadin, Caseosan* usw. werden empfohlen.

Die *Prognose* ist nicht absolut ungünstig. Heilungen treten ein. Rezidive sind aber auch noch nach längerer Zeit möglich (nach Jahren!).

Über die anatomische Pathologie, die Pathogenese und die nosologische Stellung der Agranulocytose siehe in den Kapiteln dieses Handbuches über *Blutkrankheiten* (HEILMEYER) und über *Allergie* (KÄMMERER).

Auch bei *akuten und chronischen Leukämien* treten anginöse, nekrotische Veränderungen auf. Sie sind ebenfalls ein wesentlicher Bestandteil der Symptomatologie. Teilweise hängen diese Veränderungen der Schleimhäute mit einer begleitenden hämorrhagischen Diathese zusammen, teilweise mit trophischen Störungen, teilweise mit Infektionen, die durch eine Dispositionsänderung des kranken Organismus ermöglicht wurden.

Es kommt bei diesen Systemerkrankungen zu ulceronektorischen Prozessen oder pseudomembranösen Auflagerungen an Gingiven, auf der Zunge, besonders an der Zungentonsille, zu Nekrosen des Rachens und der Gaumenmandeln, so daß die Diagnose manchmal gar nicht leicht fällt. Diese Schleimhautprozesse trotzen jeder Therapie und verschwinden relativ plötzlich, spontan, in Zeiten der Spontanremissionen.

Während der Aminopterinbehandlung kommt es nicht selten im Moment der stärksten Auswirkung dieses Antivitamins zu analogen klinischen Erscheinungen (ulceröse Prozesse im Mund und am After).

Über *Leukämie* siehe Kapitel über die *Leukosen* in Bd. II dieses Handbuches (von HEILMEYER).

Die HODGKIN*sche, maligne Lymphogranulomatose* verläuft ebenfalls häufig mit schweren, nekrotischen Zerstörungen der Rachenorgane. Die *Pathogenese* ist entweder so zu deuten wie bei der Agranulocytose, oder aber es handelt sich um schwere, spezifische, nekrotische Prozesse der Rachenorgane. Die Diagnose kann eigentlich nur durch die Biopsie gewonnen werden, es findet sich dann das bekannte Granulationsgewebe mit STERNBERGschen Riesenzellen.

Febris undulans und *intermittens*, das lange Zeit besteht und jeder Therapie trotzt, sollte daher, namentlich bei Schwellungen der Lymphdrüsen den Verdacht auf *Hodgkin* erwecken. Eine Probeexcision einer Drüse am Hals supraclaviculär, axillär oder inguinal ist leicht durchzuführen. Die Biopsie eines Stückchens Tonsille oder Rachengewebe überlasse man dem Spezialisten. Die Therapie der Wahl ist die lokale und allgemeine Bestrahlung mit Röntgenstrahlen und mit Cortison. Man kann dadurch jahrelang Remissionen und Scheinheilungen erzielen. Im übrigen siehe Kapitel über *Hodgkin* in Bd. II dieses Handbuches von HEILMEYER).

II. Tonsillitis chronica.

1. Einfache Tonsillitis chronica mit und ohne Hypertrophie, Bacillenträger, Fokalinfektion.

Äußerlich und dem Verlauf der einzelnen Attacken nach ist die chronische Angina bei Kindern und Erwachsenen nicht zu unterscheiden von der einfachen Angina lacunaris. Nur das Wiederauftreten nach kurzen fieberfreien Intervallen von oft kaum einer Woche ist auffällig. Lokal kommt der Entzündungsprozeß allerdings nie ganz zur Ruhe, wie man sich leicht durch die Racheninspektion überzeugen kann. Es besteht ein putrider Foetor ex ore, Rötung der Tonsillen, Pfropfbildung, kleine Drüsenschwellungen am Hals und ein Blutbild, das den chronischen Infekt anzeigt.

Dieser Zustand ist so charakteristisch, daß die Pädiater eine spezielle „*anginöse Disposition*" anzunehmen geneigt sind. Sie soll meist von der Mutterseite vererbt sein. Im allgemeinen soll sie nach der Pubertät langsam erlöschen.

Die chronische Angina ist nicht immer von Tonsillenhypertrophie gefolgt. Im Gegenteil, die Mandeln können sich in gesunden Zeiten in puncto Größe sehr weitgehend zurückbilden.

Die Komplikationen sind in erster Linie die vielen Otitiden des Kinderalters, etwas seltener Lymphadenitiden, tonsilläre Abscesse und Retropharyngealabsceß.

Bei *Erwachsenen* ist diese eigentliche, banale chronische Tonsillitis verhältnismäßig selten. Man kann eher von einer *Disposition zur Tonsillitis* sprechen, die gelegentlich zu mehrfachen, peritonsillären Abscessen führt.

Die Hyperplasie des lymphatischen Rachenringes, hervorragend namentlich durch die Hypertrophie der Rachen- und Gaumentonsillen, ist ebenfalls im wesentlichen ein Problem der Pädiatrie. Die Ursachen liegen zum größten Teil in der vererbten Konstitution der Kinder. Exogene Momente, wie gehäufte Infekte, können mitspielen. Die Ernährung, hauptsächlich überreicher Milchgenuß und zu große Mengen von tierischem Fett, spielt nach den heutigen Anschauungen nicht mehr die überragende ätiologische Rolle, die ihr seinerzeit zugemessen wurde.

Die Hypertrophie der Tonsillen ist sehr häufig. Man nimmt je nach Temperament und Gegend an, daß 15—50% aller Kinder eine Hyperplasie des Rachenringes aufweisen.

Atemschwierigkeiten, Schwerhörigkeit, Sprachanomalien, mangelhafte Entwicklung des Thorax, Pavor nocturnus, Zähneknirschen, übermäßiges Durstgefühl durch die Mundatmung, hoher, schmaler Gaumen mit Anomalien der Zahnstellung, allgemeines Zurückbleiben in der Entwicklung, Intelligenzdefekte, Enuresis usw. werden als Folgen der Hypertrophie des WALDEYERschen Schlundringes aufgezählt.

Natürlich ist das alles übertrieben. Noch nie wurde eine Enuresis durch eine Tonsillenhypertrophie bedingt! Die Spitzbogenform des Gaumens ist eine vererbte Körperform, die sich zwar mit Tonsillenhypertrophie kombinieren kann, aber nicht durch diese bedingt ist.

Der *merkwürdige Gesichtsausdruck „der Facies adenoidea"* bringt es mit sich, daß die Kinder als geistig unterentwickelt gelten. Dies stimmt nicht, bzw. nur so weit, als solche Kinder durch vielfaches Kranksein, schlechtes Gehör usw. in ihrer Entwicklung gehemmt sind.

In solchen Fällen ist die Tonsillo- oder Ektomie die Therapie der Wahl. Die Indikation zur Operation soll vorsichtig gestellt werden. Beim Kind wird heute die Technik nach SLUDER, oder die Ektomie nach NEGUS, beim Erwachsenen nur die Ektomie in Frage kommen.

Die Indikation zur Operation erfolgt auf Grund folgender 3 Überlegungen: *1. Anamnese.* Chronisch rezidivierende Tonsillitis. Peritonsilläre Abscesse. Lymphadenitis colli. Otitis media purulenta aut catarrhalis. *2. Untersuchung des Rachens.* Rötung der Tonsillen oder große saftreiche, oder weiche zerfließliche Mandeln bei denen die Möglichkeit besteht, durch Pressen eitriges Sekret oder Pfröpfe auszudrücken oder abzusaugen. Es gibt aber auch häufig kleine, an der Oberfläche vernarbte, unscheinbare, nur wenig gerötete, relativ harmlos aussehende Mandeln, die dennoch chronische entzündliche Prozesse, ja putride Eiterungen in der Tiefe aufweisen. Die Untersuchung der *Hals-Lymphdrüsen* ist sehr notwendig und gibt oft einen Hinweis. Das *Blutbild* muß angefertigt werden und der *Urin* untersucht sein. Trotz genauer klinischer Untersuchung ist es nicht immer leicht, ein objektives Urteil zu gewinnen. *3. Prophylaxe.* Otitis, Sinusitis, Nephritis und Pyelitis, nicht die Nephrose! Tonsillogene Sepsis.

Alle diese Überlegungen kombinieren sich für die Indikationsstellung. Man muß zugeben, daß es nicht leicht ist, allgemeine Regeln für die Tonsillektomie aufzustellen, und daß leider häufig gerade die klinische Untersuchung wenig aufschlußreich ist.

Die bakteriologische Untersuchung der Tonsillen erbringt nur in einem einzigen Fall eine gewisse Klärung, im Fall der *Diphtherie.* Alle anderen Befunde über Streptokokken, Pneumokokken usw. bedeuten nichts. Bei Bacillenträgern ist zuerst festzustellen, ob es sich um virulente Corynebacillen handelt. Man unterscheidet *Rekonvaleszenten* nach Diphtherie mit verlängerter Ausscheidung der Erreger, *Dauerausscheider nach Diphtherie* mit oder ohne manifeste Erkrankung und *vorübergehende Bacillenträger,* d. h. ein zufälliges Beherbergen von virulenten Diphtheriebacillen nach Kontakt mit Kranken oder mit Bacillenträgern.

Die *heutige Therapie* bei allen 3 Gruppen kann mit *großen Dosen Penicillin* in kurzer Zeit die große Mehrzahl der Träger und Dauerausscheider keimfrei machen. Ein kleiner Prozentsatz von Bacillenträgern bleibt indessen heute noch unbeeinflußbar. Bei diesen muß je nach der individuellen Eigenart ganz verschieden vorgegangen werden. Tonsillektomie, Adenotomie, Korrektur der Nasenhöhlen, der Conchien, des Septums, Kontrollen der Nebenhöhlen spielen hier eine große Rolle (siehe Kapitel über Diphtherie dieses Handbuches von HOTTINGER).

Am schwierigsten zu beurteilen ist die Fokalinfektion bzw. deren pathogenetische Rolle und deren Therapie. Wie BAMATTER berichtet, ist die Lehre der Herdinfektion bis ins 18. Jahrhundert zurückzuverfolgen. Anfang dieses Jahrhunderts wurde sie in Amerika und England systematisch ausgebaut und hat ihren Eingang, durch PÄSSLER 1909 vertreten, auch in Europa gefunden. Sie ist ungemein verbreitet und die Literatur darüber unübersichtlich geworden.

Der Bereich, in dem diese Forschungsrichtung sich namentlich ausdehnt, ist der *Rheumatismus,* die *Nephritis, Augenkrankheiten* usw.

Für manche Kliniker deckt sich der Begriff *rheumatisch und fokalbedingt.* In Deutschland vertraten VEIL und heute seine Schüler diese Auffassungen. Für VEIL ist der Rheumatismus die Auswirkung einer „streptomykotischen Symbiose". Indessen sind auch hier die Meinungen noch nicht definitiv festgelegt. Sicherlich spielt der Focus der Tonsillen, nach den fokalen Zahnveränderungen, eine gewisse Rolle. Jedoch stehen all den enthusiastischen Angaben über die günstige Wirkung der Tonsillenoperation bei Gelenkrheumatismus sehr ernüchternde Berichte entgegen.

CONTA 1930 verglich fokalsanierte (Tonsillen und Zähne) Gelenkrheumatiker mit nichtoperierten. Beobachtungszeit 5—18 Jahre. 27% Rezidive bei Operierten, 24% bei Nichtoperierten! Dieses mahnte zum Aufsehen. Nach RUEDI sind eben viele der mitgeteilten Erfolgsstatistiken ungenügend, weil sie kein adäquates Beobachtungsgut nichtoperierter Fälle berücksichtigen oder überhaupt keine Vergleichsmöglichkeit aufweisen. Die meisten tragen dem Faktor der Heilung ohne Operation einfach keine Rechnung.

Indessen haben nach MOSLER Tonsillektomierte 45% mehr Chancen, einem Gelenkrheumatismus zu entgehen als Nichtoperierte.

Am interessantesten sind die Publikationen von KAISER (Rochester). Beobachtung von 20000 Kindern mit prophylaktischer Tonsillektomie und Kontrollreihe von 28000 nichtoperierter Schulkinder. Beobachtungsdauer 5—7 Jahre.

Resultate: 1,8% rheumatische Erkrankungen bei Tonsillektomierten stehen 3% bei Nichtoperierten gegenüber. Als *Prophylaxe* bringt die Operation also $1/3$ mehr Chancen, nicht zu erkranken. Die *Sterblichkeit* an Rheumatismus beträgt bei Operierten 7% gegenüber 13% bei Nichtoperierten. Die Häufigkeit der *Herzkomplikationen* ist bei Operierten 1,1% gegenüber 1,3% bei Nichtoperierten. Die Häufigkeit der *Chorea* beträgt bei Operierten 1,1%

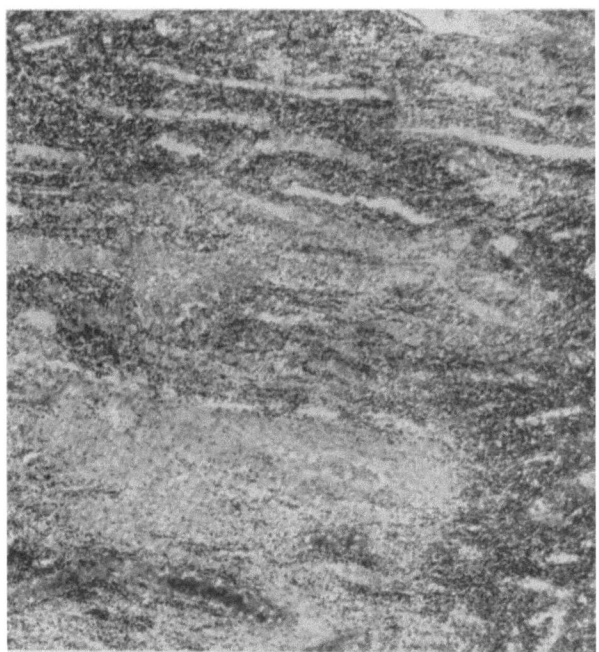

Abb. 18. Tonsillitis chronica. Keine Keimzentren zu erkennen, Rundzelleninfiltrationen und ausgedehnte Bindegewebswucherungen. Dazwischen kleinere Herde mit Leukocytenansammlungen. E. 3207. 1943. Vergr. 70mal.
(Pathologisch-Anatomisches Institut Basel, Prof. WERTHEMANN.)

gegenüber 0,6% bei Nichtoperierten. Unter der speziellen Berücksichtigung des *prophylaktischen Wertes der Tonsillektomie* publizierte 1940 derselbe Autor nochmals Kontrollreihen von je 2200 operierten und nichtoperierten Kindern. Beobachtungszeit 10—12 Jahre. Die Tonsillektomie wurde im 5.—7. Lebensjahr vorgenommen. *Resultate:* Die *Angina* und andere streptogene Racheninfekte (Sore throat) nahmen bei den Operierten nach 1—2 Jahren ganz deutlich ab. Auch die *banalen Erkältungen* wie der Schnupfen (common cold) gehen sofort stark zurück, ebenso wie die *Lymphadenitis colli*. Gegen jede Erwartung aber nimmt die *Otitis media purulenta* nicht deutlich ab, *Bronchitis* und *Bronchopneumonie* nehmen sogar stark zu. *Diphtherie, Scharlach* und *Masern* lassen sich nicht verhüten.

Die *Nephritis* ist das zweite Gebiet der Forschungsrichtung, welche sich mit der Fokalinfektion besonders abgibt. Im 1. Weltkrieg ist die Bedeutung der Angina als Ursache der Nephritis besonders hervorgehoben worden (Schützengrabennephritis). Bald auch kamen die ersten Mitteilungen über die Heilung der Nephritis durch Tonsillektomie. Nach VOLHARD ist die Angina eine sehr häufige Ursache der Nierenentzündung. KUHN (1944) errechnete bei diffuser Glomerulonephritis eine Letalität von 39% gegenüber 0% bei Herdnephritis. Dabei ist die Mandelentzündung in 72% bei der diffusen Nephritis, in 90% bei der Herdnephritis die Ursache.

Die Tonsillektomie, vorgenommen in den ersten 7—8 Wochen, verkürzt den Krankheitsverlauf stark, bringt günstigere Heilerfolge und verhütet Rezidive. Nicht verschweigen wollen wir allerdings auch die gegenteilige Ansicht, die von ILLINGWORTH vertreten wird. Nach ihm bringt die Tonsillektomie, allerdings für Kinder in England, geradezu eine vermehrte Disposition zur Nephritis.

Von allen anderen Rückwirkungen fokaler Tonsillitis auf *Lungen, Schilddrüsen, Knochen* und *Nervensystem, Herz* usw., wollen wir hier gar nicht sprechen, sondern nur noch die Auswirkungen auf das *Sehorgan* besonders hervorheben (ROSENOW). *Iridocyclitis, Choreoretinitis, retrobulbäre Neuritis* kommen vor als Folge von Tonsillitiden (vgl. BAMATTER).

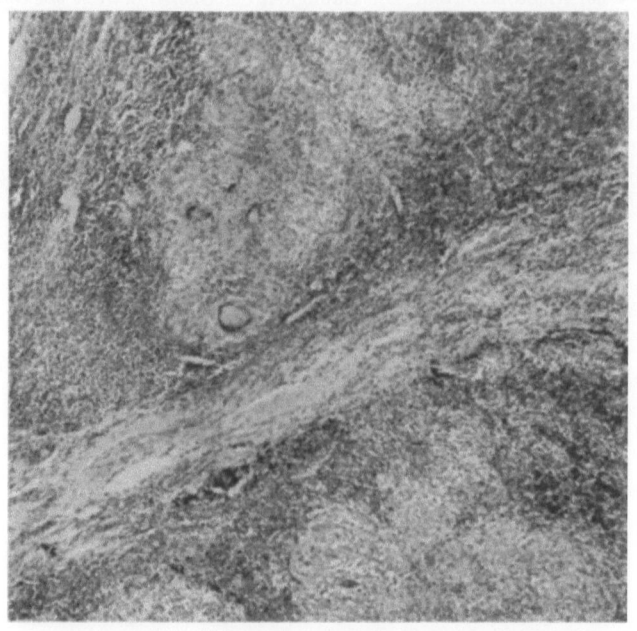

Abb. 19. Primäre Tonsillentuberkulose. Neben erhaltenen Keimzentren typische Tuberkel, Epitheloidzellen und charakteristische Riesenzellen. Beginnende Verkäsung. E. 5400. 1945. Vergr. 70mal.
(Pathologisch-Anatomisches Institut Basel, Prof. WERTHEMANN.)

2. Primäre und sekundäre Tonsillentuberkulose, Lues und Aktinomykose.

Seitdem in den letzten 20 Jahren die tuberkulöse Primoinfektion sich aus dem Kindesalter immer mehr in der Richtung des Erwachsenenalters verschiebt, hat die Frage nach der primären oder sekundären Tonsillentuberkulose an Aktualität stark gewonnen.

In der Schweiz hat besonders SCHLITTLER diesem Problem seine Aufmerksamkeit gewidmet. Er fand z. B. unter 41 Patienten mit suspekten Halslymphomen ausnahmslos tuberkulöse Tonsillenveränderungen. Bei Gelenk- und Knochentuberkulose besonders sollen die Tonsillen in mehr als $1/4$ der Fälle der primäre Sitz der Tuberkulose sein (ELLONEN).

Nachdem die klassische Primoinfektion in den Lungen, die im Kindesalter erfolgt und mit dem GHONschen Herd endet, zurückgegangen ist, sieht man häufiger *primäre Mund- und Tonsillentuberkulose.*

Schon die *Lübecker* Unglücksfälle haben uns über die Möglichkeit aufgeklärt, daß einfache oder multiple Primärinfekte im Bereich der Mundschleimhaut des Rachens und der Tonsillen stattfinden können. Heute sehen wir nicht allzu selten primäre Mundtuberkulose, und auffallend oft ist der auslösende Erreger ein *boviner Typ.* Das läßt an Milch-, Rahm- und Butterinfektionen denken.

Bei *ulcerösem Primärinfekt*, der unter der Form eines flachen, unscheinbaren, mit ganz geringer Granulation und relativ geringer Rötung einhergehenden Geschwürchens verlaufen kann, habe ich *noch nie sekundär eine Tonsillitis tuberculosa* entstehen sehen. Es muß also auch die Tonsillentuberkulose durch eine direkte Infektion der Tonsillenoberfläche zustande kommen.

Auch bei der *primären Tonsilleninfektion* sitzt auf, hinter oder unten an der Mandel eine ganz oberflächliche, *kaum bemerkbare Ulceration, der Primärinfekt*. Er heilt in 8—12 Wochen aus und ist dann nicht mehr zu sehen. Immer aber bestehen sehr bald, schon in der 2.—3. Woche post infectionem, große, verhältnismäßig indolente Drüsenschwellungen der regionären Lymphdrüsen.

Die *regionären Drüsen* sind je nach dem Sitz der Primoinfektion innerhalb der Mundhöhle verschieden lokalisiert: sie finden sich im Parotisgewebe (Pseudoparotitis), am Unterkieferast seitlich (Pseudoparulis), submental oder am vorderen Rand des Sternocleidomastoideus.

Diagnose der primären Tonsillentuberkulose darf man klinisch nur dann stellen, wenn kurz vorher die Tuberkulinreaktionen bis zur Verdünnung 1/100 intracutan negativ waren. In der 6. bis 12. Woche nach Erkrankung der Halslymphdrüsen wird dann die Tuberkulinreaktion positiv. Selbstverständliche Pflicht ist es, auch die Lungen und alle anderen Organe nach Möglichkeit zu prüfen, um einer Fehldiagnose zu entgehen.

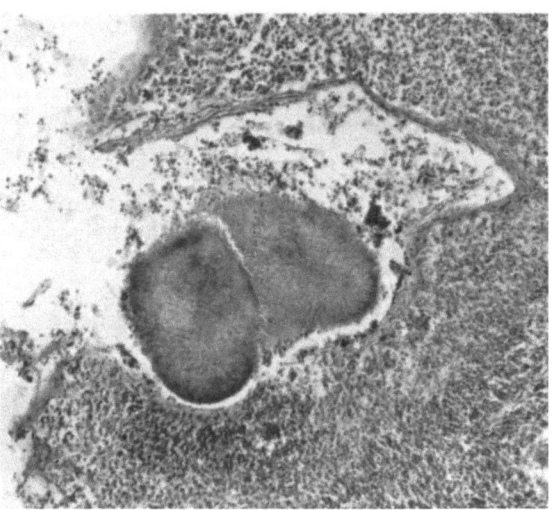

Abb. 20. Pilzdruse in Tonsillenlacune. Ziemlich heftige, entzündliche Reaktion auf der einen Seite der Krypte. Krypteninhalt neben der Druse eitrig. E. 828. 1924. Vergr. 90mal. (Pathologisch-Anatomisches Institut Basel, Prof. WERTHEMANN.)

Die sekundäre Tonsillentuberkulose ist ebenfalls ziemlich häufig. Man entdeckt sie oft zufällig bei der Untersuchung von ektomierten Tonsillen. Die Erkrankung macht also hie und da keine Symptome. In den anderen Fällen schließt sie sich an eine hämatogene Streuung eines postprimären oder späteren tuberkulösen Prozesses an, und tritt klinisch in Erscheinung durch eine lokale Cervicaldrüsenschwellung.

Die suspekten primären und sekundären, tuberkulösen Halslymphome haben nach allgemeiner Ansicht eine wesentlich *bessere Prognose*, wenn der *primäre Sitz in den Tonsillen durch die Ektomie* entfernt werden kann. Heute neigt man auch mehr zur chirurgischen Behandlung der Tonsillentuberkulose und zur operativ-präparativen Entfernung der Halslymphome, weil unter *Streptomycinschutz* viel geringere Komplikationsgefahren bestehen. (Über Tonsillen- und Cervicaldrüsentuberkulose siehe Kapitel Tuberkulose von LÖFFLER in diesem Handbuch.)

Auf die *primäre Lues der Tonsillen* und über sekundäre und tertiäre, gummöse Prozesse der Mandeln wurde schon S. 1218 kurz hingewiesen. Sie soll hier nur der Vollständigkeit halber erwähnt werden.

Auch die seltene *Aktinomykose* lokalisiert sich in den Tonsillen als primärer oder sekundärer infiltrativer Prozeß. Auch diese Möglichkeit soll hier nur erwähnt werden, im übrigen verweise ich auf das Kapitel *Aktinomykose* (MOHR) in diesem Handbuch. Siehe auch letzter Abschnitt über *Diagnose* (s. Abb. 20).

3. Schädigungen durch die Tonsillo- und Tonsillektomie.

Über den *Wert der Tonsillektomie* bei klarer Indikation liegt heute, nachdem schon über 2000 Jahre Mandeln geschnitten worden sind (BAMATTER), kein Zweifel mehr vor. Über die Technik der Operation läßt sich diskutieren. Während früher das *einfache Tonsillotomieren* bei Kindern und Jugendlichen häufig zu guten Resultaten geführt hat, ist heute die SLUDERsche Methode oder die *Tonsillektomie* das Verfahren der Wahl. Beim Erwachsenen kommt nur die *Ektomie* in Frage.

Wird die *Diagnose* und *Indikation zur Operation* genau gestellt, so spielen die Schädigungen eine nur geringe Rolle. Bei Kindern besteht einige Jahre eine vermehrte Neigung zu Bronchitis und Bronchopneumonie (KAISER). Sie dürfte heute in der Aera der Antibiotica kein sehr schweres Gefahrenmoment mehr bedeuten.

Die *chronische, tonsilloprive Pharyngitis* spielt bei Erwachsenen eine analoge Rolle. Die wichtigste Frage einer Schädigung entsteht im Zusammenhang mit der *Poliomyelitis*.

Aus *Amerika* wird berichtet, daß kürzere oder längere Zeit nach Tonsillektomie die *bulbäre Form von Poliomyelitis* besonders häufig auftrete (ABT 1934, BARNETT, KAISER). Während früher durchgemachte Mandeloperationen keinen Einfluß auf das Zustandekommen der Poliomyelitis oder deren spezifisch bulbär-pontinen Form erkennen lassen, so scheint statistisch doch ein *Zusammenhang mit kurz vor der Infektion durchgemachten Tonsillektomien* zu bestehen. Man soll daher in Zeiten der Kinderlähmung nicht tonsillektomieren! Obschon dieser Warnung auch andere Berichte entgegenstehen, die keinerlei Beeinflussung der Infektionshäufigkeit oder die Begünstigung des Auftretens spezieller Formen der Kinderlähmungen durch die Operation anerkennen (REMAGGI), so ist meines Erachtens doch eine große Vorsicht für die Indikationsstellung der Operation, auch während kleiner, epidemischer Häufungen im Sommer, am Platze.

Die *Indikationen zur Tonsillektomie* sind kurz zusammengefaßt folgende: *1. Chronisch rezidivierende Anginen* mit Komplikationen von seiten der Ohren, der Halsdrüsen oder tonsillären und peritonsillären Abscesse. *2. Hypertrophien*. Nur wenn Atmungs-, Schluck-, Sprach- und Gehörschwierigkeiten bestehen. *3. Diphtheriebacillenträger*. Nach Versagen der Penicillintherapie. *4. Primäre und sekundäre Tonsillentuberkulose*. Nur unter Streptomycinschutz. *5. Rheumatismus und seine Komplikationen*. Keine absolute, sondern nur bedingte Indikation. *6. Fokalinfektion*. Bei tonsillogener Sepsis, Nephritis, Pyelitis, Osteomyelitis, Periostitis, Thyreoiditis, Neuritis und Polyneuritis, Neuritis optica, Iridocyclitis, Myokarditis usw. Auch hier müssen die Indikationen besonders gewissenhaft gestellt werden. *7*. Bei Kindern ist die gleichzeitige Entfernung der Pharynxtonsille oft sehr wichtig und manchmal effektvoller als die Ektomie der Gaumentonsillen (vgl. S. 1224).

III. Tumoren.

Natürlich müssen wir auch die gutartigen und bösartigen Tumoren bei der Beurteilung einer Erkrankung der Rachenorgane immer wieder in unsere diagnostischen Überlegungen einbeziehen.

Es gibt gutartige *Fibrome, Lipome* und *Dermoide* in der Rachengegend. Am bekanntesten ist das harmlose *Papillom*.

Aber auch bösartige Geschwülste kommen vor. Schon im Kindesalter spielt das *Fibrosarkom* (der sog. Nasen-Rachenpolyp) eine Rolle. Auch das *Lymphosarkom der Gaumentonsillen*, das sich durch besonders rasches Wachstum auszeichnet, kommt in jedem Alter vor. Glücklicherweise sind diese Tumoren sehr selten. Ihre *Diagnose* läßt sich nur durch die *Biopsie* stellen, die Therapie lehnt sich an die modernen Methoden der Chirurgie an: Exstirpation, Strahlentherapie, Isotopenanwendung und Cortison.

IV. Diagnostik.

Für die Diagnose einer Angina und deren Ätiologie bedarf es nach den oben ausgeführten Erörterungen keiner neuen Hinweise mehr. Jedoch sollen hier noch kurz 4 Zustände krankhafter Natur gestreift werden, die nicht allzu selten in den Kreis der diagnostischen Überlegungen einbezogen werden müssen.

1. Status postoperativus.

Schon 6—12 Std nach der einfachen Tonsillotomie, nach dem Eingriff nach SLUDER oder nach der Ektomie bilden sich Wundbeläge in den Operationsnischen. Diese sind dann weißlich grau belegt. Ein oft foetider Mundgeruch paart sich mit diesem Anblick, so daß auf den ersten Blick der Rachen sich wie bei *Diphtherie* präsentiert. Hie und da werden bei den Operationen kleinere Verletzungen auch anderer Schleimhautpartien gesetzt, so daß man noch viel eher an Diphtherie denkt.

Häufig besteht etwas Kieferklemme, erhöhte Temperatur und hie und da Schwellung der Kieferwinkeldrüsen oder Ohrenschmerzen. Wenn, was namentlich bei Kindern passiert, der Arzt aus irgendeinem Grunde nicht in der Lage ist, eine Anamnese aufzunehmen, so ist die Verwechslung dieser operativen Pseudodiphtherie mit der echten Diphtheriekrankheit leicht verständlich.

Es gibt aber seltene Fälle, bei denen durch die Operation eine *echte Wunddiphtherie* ausgelöst wird. Dies kann in jedem Alter passieren.

Während ein *postoperativer Wundscharlach* dank seinem *Exanthem* leicht zu erkennen ist, so gilt dies für die Diphtherie nicht.

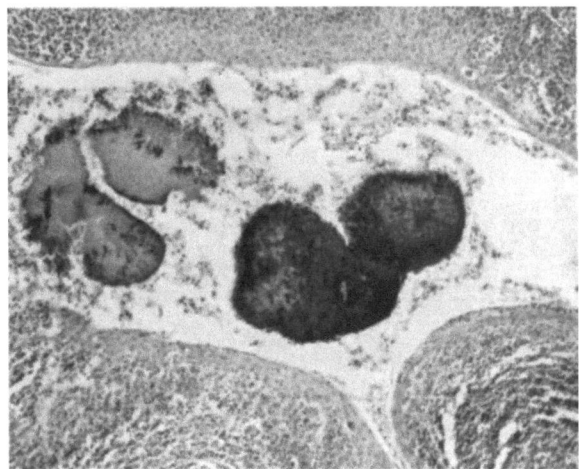

Abb. 21. Pilzdruse in einer Tonsillenlacune. Verhältnismäßig geringe Reaktion im Lacunenrand. Die Pilzdrusen sind von einem Leukocytensee umgeben. E. 828. 1924. Vergr. 90mal. (Pathologisch-Anatomisches Institut Basel, Prof. WERTHEMANN.)

Der erfahrene Arzt wird hier aus der verzögerten Heilung, dem Temperaturanstieg, dem Befund der Nasenhöhle (Septumbeläge) und aus der Zunahme des Prozesses den Verdacht schöpfen und eine bakteriologische Kontrolle anfertigen.

Solche Wunddiphtherien kommen vor bei *Bacillenträgern*, die operiert werden, selbst wenn ein hoher Blutantitoxinwert eine Immunität zu garantieren scheint. Der *Verdacht auf echte Diphtherie* führt sofort zur Anwendung des *Heilserums*.

Der Wundscharlach verlangt Penicillinbehandlung mit großen Dosen.

Die harmlosen, normalen, postoperativen Beläge lösen sich in etwa 8—10 Tagen völlig auf und in der Mehrzahl der Fälle haben sich in dieser Zeit die Wunden bereits völlig epithelisiert.

2. Hyperkeratose (Mycosis leptothrica).

Auf den meistens nur leicht vergrößerten Tonsillen bilden sich keratotische Verdickungen ohne entzündliche Erscheinungen. Man sieht weiße Stippchen oder Auflagerungen, Flecken und Streifen, die am ehesten mit der Angina lacunaris zu vergleichen sind. Sie lassen sich indessen ohne zu bluten ablösen. Hie und da kommt diese Verhornung auch an anderen Stellen des WALDEYERschen Schlundringes vor. Die Keratose findet sich bei Jugendlichen und bei älteren Kindern. Sie trotzt jeder Therapie. Sie dauert lange Monate bis Jahre und verschwindet schließlich von selbst. Leptothrix wird dabei immer gefunden. Im Abstrich läßt sich das Mycel nachweisen. Pilzkolonien findet man in den Krypten.

3. Tonsillarpfröpfe und lacunäre Pilzdrusen.

Während in der Mehrzahl der tonsillären Pfröpfe nur Detritus, Fibrin, weiße Blutkörperchen und Bakterien gefunden werden, entdeckt man nicht allzu selten Pilzdrusen im Pfropfinhalt bzw. in den Lacunen. Diese Drusen schwimmen hie und da im Eiter. Meistens handelt es sich um harmlose Schmarotzer wie im Falle der Keratosis, also rein saprophytäre Pilzmycelien. Gelegentlich aber kommt doch ein pathogener *Actinomyces* vor und ein solcher, namentlich der *anaerobe Actinomyces bovis* kann zum Ausgangspunkt einer Infektion werden (ANDERSON, NICOD) (s. Abb. 21).

4. Bursitis pharyngealis (TORNWALDT).

Das adenoide Gewebe im Rachenraum umfaßt als Wall eine tiefe Krypte, die *Bursa pharyngealis*. Wenn die Öffnung dieser Tasche durch die Hypertrophie des lymphatischen Gewebes verschlossen wird, so kann es zur Retention kommen. Es stauen sich Schleim, Detritus und namentlich auch *Cholesterin*. Die Bursa erweitert sich. Es kommt zu Entzündungen.

Diese Bursitis kommt nur bei Jugendlichen vor, denn die Tasche obliteriert regelmäßig nach der Pubertät (ANDERSON).

Literatur.
Übersichten und Zusammenfassungen.

ANDERSON, W. A. D.: Pathology. London: Henri Kimpton 1948.
BAMATTER, F.: Das Tonsillenproblem im Kindesalter. Basel: S. Karger 1945. — BLAND: Glandular fever in experimental investigation. Lancet **1930 II**, 52.
Commission on acute respiratory diseases. (1) Pharyngitis and tonsillitis. J. Amer. med. Assoc. **125**, 1163 (1944). — (2) Streptococci in respiratory diseases. Amer. J. publ. Health **35**, 675 (1945).
DEAN, L. W.: The nose, nasopharynx and paranasal sinuses. In BRENNEMANs Handbuch der Pädiatrie, Bd. II, Kap. 41. 1949.
FEIN: Die Anginose. Kritische Betrachtungen zur Lehre vom lymphatischen Rachenring. Wien u. Berlin: Urban & Schwarzenberg 1921.
GLANZMANN, E.: Das lymphhämoide Drüsenfieber. Berlin: S. Karger 1930.
KAISER, A. D.: The tonsil and adenoid problem. In BRENNEMANs Handbuch der Pädiatrie, Bd. II, Kap. 40. 1949. — KÖNIGSBERGER, E.: Angina und Anginose im Kindesalter. Erg. inn. Med. **35** (1929).
LIVINGSTON, G. S.: Diseases of the pharynx. In BRENNEMANs Handbuch der Pädiatrie, Bd. II, Kap. 42. 1949. — LUST, F.: Erkrankungen des Rachens und des Nasen-Rachenraums. In Handbuch der Kinderheilkunde von PFAUNDLER und SCHLOSSMANN, Bd. III, S. 52. 1931.
MITCHELL-NELSON: Textbook of Pediatrics, S. 913ff. Philadelphia u. London: W. B. Saunders Company 1950.
PÄSSLER: Klinische Grundlagen und Probleme der Herdinfektion. Wiesbad. Kongr. der inn. Med. 1909. — Über Herdinfektion. Verh. des 42. Kongr. der inn. Med. 1930, S. 381.
ROSENOW: Über Herdinfektion. Verh. dtsch. Ges. inn. Med. (42. Kongr.) **1930**, 408 (Literatur).
SACK: Zur Anatomie des Tonsillenproblems. Otolaryng. Kongr. Moskau 1927. — SCHMIDT: Zur Tonsillenfrage. Leipzig: Curt Kabitzsch 1925. — SCHULTZ, W.: (1) Die akuten Erkrankungen der Gaumenmandeln. Berlin: Springer 1925. — (2) Sonderformen von Anginen. Klinische Fortbildung. In Neue Deutsche Klinik, Erg.-Bd. I. 1933. — Die Anginen. In Handbuch der inneren Medizin von BERGMANN u. STAEHELIN, Bd. I, S. 131. Berlin: Springer 1934.
TAILLENS: Contribution à l'étude physiologique et pathologique de l'anneau lymphatique de Waldeyer. Acta oto-laryng. (Stockh.) Suppl. **56** (1942).
VEIL: (1) Der Rheumatismus und die streptomykotische Symbiose. Stuttgart: Ferdinand Enke 1935. — (2) Fokalinfektion und die Bedeutung des Herdinfektes für die menschliche Pathologie. Jena: Gustav Fischer 1942. — VOLHARD: Nierenkrankheiten. In Handbuch der inneren Medizin, 2. Aufl., Bd. VI. Berlin: Springer 1934.

Einzelarbeiten.

ABT: Round table discussion on the tonsil question. Amer. Acad. Pediatr. a. J. of Pediatr. **7**, 137 (1915). — AYCOCK, W. L.: Tonsillectomy and poliomyelitis, epidemiologic considerations. Medicine **21**, 65 (1942).
BARNETT: Round table discussion on the tonsil question. Amer. Acad. Pediatr. a. J. of Pediatr. **7**, 137 (1915).
DE CARRARI: Sulla colorazione vitale delle tonsille palatine. Ber. d. 24. Kongr. der Ital. Otolaryng. Ges. 1929. — CONTA: Untersuchungen über Polyarthritis rheumatica und Herdinfektion. Klin. Wschr. **1930 II**, 2140.

ECKSTEIN, A.: (1) Weitere Beobachtungen über Noma. Ann. Paediatr. **162**, 175 287 (1944). — (2) Probleme und Aufgaben der Kinderheilkunde in der Türkei. Ann. Paediatr. **155**, 113 (1940). — EIGLER, G.: Die Funktion der lymphatischen Rachendrüsen. Arch. Ohrusw. Heilk. **140**, 1 (1935). — ELLONEN: Untersuchungen über die Tonsillentuberkulose mit besonderer Berücksichtigung ihrer Beziehungen zu der Knochen- und Gelenktuberkulose der Kinder. Acta oto-laryng. (Stockh.) Suppl. **47** (1942).
FINKELSTEIN: Handbuch der Kinderheilkunde, Bd. III. Leipzig: F. C. W. VOGEL 1910. — Lehrbuch der Säuglingskrankheiten. 1924. — FRANCIS, KRILL and TOOMEY: Poliomyelitis following tonsillectomy in 5 members of a family. Epidemiologic study. J. Amer. med. Assoc. **119**, 1932 (1942).
GINS, HACKENTHAL u. KAMENTZEWA: Untersuchungen über die Generalisierung des Vaccinevirus. Z. Hyg. **110**, H. 3 (1929). — GLANZMANN, E.: (1) Lymphknoten im Kindesalter. Praxis **1944**, 110. — (2) Die Chemotherapie der eitrigen Meningitiden im Kindesalter, S. 587. 1943. — (3) Einführung in die Kinderheilkunde, Bd. II, S. 87. — GRUMBACH: Herdinfektion. Klin. Wschr. **1933**, 409. — Erg. Hyg. **15**, 442 (1934). — GSELL, O.: Lymphocytosis infectiosa acuta. Schweiz. med. Wschr. **1947**, 682; **1948**, 385.
HARDY, M. C.: General health at maturity of tonsillectomized and nontonsillectomized Children. J. of Pediatr. **12**, 463 (1938). — HERBST, A.: Klinische Beobachtungen über lymphoidzellige Angina. Inaug.-Diss. Berlin 1931. — HOUDECEK, E. E.: Sepsis nach Angina. Pract. otorhinolaryng. **1938 I**, 550.
ILLINGWORTH: Tonsillectomy and nephritis of childhood. Lancet **1939 II**, 1013.
KAISER: Round table discussion on the tonsil question. Amer. Acad. Pediatr. a. J. of Pediatr. **7**, 137 (1915). — KAISER, A. D.: (1) The relation of tonsils and adenoids to infections of children. Amer. J. Dis. Childr. **41**, 568 (1931). — (2) Significance of the tons ls in the development of the child. J. Amer. med. Assoc. **115**, 1151 (1940). — KAISER and SLAVIN: Incidence of hemolytic streptococci in tonsils of children as related to vitamin-C-content of tonsils and blood. J. of Pediatr. **13**, 322 (1938). — KLARE, K.: Konstitution und Tuberkulose im Kindesalter. Beitr. Klin. Tbk. **85**, 483 (1934). — Monographie über Konstitution und Tuberkulose im Kindesalter. Stuttgart: Georg Thieme 1935. — Reizbare Konstitution. Kinderärztl. Prax. **5**, 272 (1934). — KUHN: Inaug.-Diss. Zürich 1944. — Diffuse und Herdnephritis an der Med. Universitätsklinik Zürich von 1938—1942. — Verlauf und Prognose in Beziehung zur Herdinfektion. Inaug.-Diss. Zürich 1944.
LÉNART: Experimentelle Studie über die Zusammenfassung des Lymphgefäßsystems der Nasenhöhle und der Tonsillen. Arch. f. Laryng. **21**, H. 3 (1909). — LEWIS: Infectious Mononucleosis treated with Chloromycetin. J. of Pediatr. **35**, 630 (1949). — LÖFFLER, W.: Exogene und endogene Faktoren in der Genese der Tuberkulosekrankheit. Schweiz. med. Wschr. **1935**, 863. — LÜBECK: Die Säuglingstuberkulose in Lübeck. Berlin: S ringer 1 35. — LÜSCHER, E.: (1) Zur Biochemie der Tonsillen. Z. Hals- usw. Heilk. **17**, 60 (1926). — (2) Tonsillogene Allgemeinerkrankungen. Schweiz. med. Wschr. **1934**, 1001. — (3) Lymphatisches Gewebe in den Mandelnischen nach der Tonsillektomie und seine klinische Bedeutung. Pract. Otorhinolaryng. **5**, 276 (1943).
MACKE, E.: Werden durch Tonsillenhypertrophie Wachstum und Entwicklung behindert? Inaug.-Diss. Bonn 1938. — MARINELLI: Vitamina A nel tessuto tonsillare. Boll. Soc. ital. Biol. sper. **16**, 638 (1941). — MARINELLI e PONTECORVO: Attivita amylasica del tessuto tonsillare. Enzimi proteolitici nel tessuto tonsillare. Arginasi nel tessuto tonsillare. Boll. Soc. ital. Biol. sper. **16**, 636, 637, 640 (1941). — MARINELLI e VESCIA: Presenza di fosfatasi nelle tonsille. Boll. Soc. ital. Biol. sper. **16**, 451 (1941). — MICHEL, G.: Untersuchungen zur Frage der Beteiligung der Tonsillen an der Kohlenhydratverdauung in der Mundhöhle. Arch. Ohr usw. Heilk. **148**, 65 (1940). — MILLET et VAN EYCK: Etude sur les bactériémies après ablation des amygdales et des végétations adénoides. Ann. Inst. Pasteur **65**, 356 (1940). — MOSLER, H.: Über den Einfluß der Tonsillektomie bei erkrankten Mandeln auf spätere erstmalige Erkrankung an Gelenkrheumatismus. Inaug.-Diss. Freiburg i. Br. 1940.
NICOD, J. L.: Mycoses humaines. Bull. schweiz. Akad. med. Wiss. **3**, 196 (1947/48). — Les porteurs d'actinomyces. Rev. mens. Suisse d'Odontologic. **57**, Nr 7 (1947).
Öffentliche Krankenkasse Basel: Bericht und Rechnungen der öffentlichen Krankenkasse Basel-Stadt 1950.
PAUL, J. R., and W. W. BUNNEL: Presence of heterophile antibodies in infectious mononucleosis. Amer. med. Sci. **183** 90 (1932). — PELLER, S.: (1) Über die Funktion der Tonsillen. Z. Konstit.lehre **17**, 604 (1933). — (2) Zur Physiologie und Physiopathologie der Tonsillen. Wien. med. Wschr. **1935 I**, 182. — (3) Zum Problem der Tonsillen. Wschr. Ohrenheilk. **1934**, 417. — POHL: Tonsillen und Entwicklung. Z. exper. Med. **105**, 330 (1939).
REMAGGI, P. L.: Ricerche statistiche sui possibili rapporti fra tonsillectomia o adenoidectomia e morbidità per poliomyelite ant. ac. Pediatr. Riv. **48**, 184 (1940). — RUEDI, L.: (1) Bemerkungen zur Tonsillenoperation nach SLUDER. Schweiz. med. Wschr. **1934**, 320. — (2) Indikationen der Mandeloperationen. Schweiz. med. Wschr. **1937**, 893. — (3) Über seltene

Komplikationen bei Mandeloperationen. Schweiz. med. Wschr. **1939**, 595. — (4) Über Mandeloperationen am Kind. Schweiz. med. Wschr. **1942**, 220. — (5) Über die pathologische Bedeutung der Gaumentonsillen bei akuten rheumatischen Erkrankungen. Praxis **1943**, Nr 5, 88.
SCHLEMMER: (1) Anatomische, experimentelle und klinische Studien zum Tonsillarproblem. Mschr. Ohrenheilk. **55**, 1567 (1921). — (2) Die chronische Tonsillitis und ihre Behandlung. Z. Hals- usw. Heilk. **4**, 405 (1923). — SCHLITTLER: (1) Die subakute und chronische Lymphadenitis als Kennzeichen primärer Mandeltuberkulose. Z. Hals- usw. Heilk. **35**, 400 (1934). — (2) Zur Frage der ,,primären Mandeltuberkulose". Schweiz. med. Wschr. **1934**, 594. — (3) Über die Bedeutung der Tonsillen als Eintrittspforte der Tuberkulose. Schweiz. med. Wschr. **1938**, 42. — SCHMIDT, V.: (1) Zwei experimentelle Tonsillenreaktionen. Z. Laryng. usw. **14**, 145, 225 (1926). — (2) The function of the tonsils. Acta oto-laryng. **10** (1927). — (3) Experimentelle Untersuchungen über die Funktion der Mandeln. Acta otolaryng. (Stockh.) **12**, 291 (1928). — SCHÖNEMANN: Zur Physiologie und Pathologie der Tonsillen. Arch. f. Laryng. **22**, 251 (1909). — SCHULTZ u. BOVERI: Zur Frage der parallergischen Entstehung der Begleitangina bei Schutzpockenimpfung. Münch. med. Wschr. **1932**, 32. — SCHULTZ. W.: (1) Sind PFEIFFERsches Drüsenfieber und lymphoidzellige Anginen identische Krankheiten ? Klin. Wschr. **1930**, Nr 47. — (2) Akute Mandelerkrankungen in ihrer Beziehung zu Magen-Darmkrankheiten, insbesondere dem Proc. vermiformis. Zur ärztl. Fortbildg **1930**, 3. — SMITH, D. T.: Should fusospirochetal infections be treated with arsenicals ? Arch. of Otolaryng. 18, 760 (1933). — SMITH, K. H.: Infectious lymphocytosis. Amer. J. Dis. Childr. **62**, 231 (1941). — STÖHR: Über Mandeln und Balgdrüsen. Virchows Arch. **97**, 211 (1884). — Die Mandeln. Congr. des méd. suisses. 7 Juni 1890. Korresp.bl. Schweiz. Ärzte **20** (1890).
TOMSCIK, J. H.: Über den diagnostischen Wert der PAUL-BUNNELschen Reaktion bei lymphoidzelliger Angina. Z. Immun.forschg **103**, 421 (1943).
VENTURA-GREGORINI, F.: Sul potere ossidoriduttivo dei tessuti tonsillari. Arch.ital.Otol. **51**, 437 (1939). — VOSS: Zur Physiologie der Tonsillen. Klin. Wschr. **1929**, 1098. — Untersuchungen zur Physiologie der Tonsillen. Arch. Ohr- usw. Heilk. **121**, 1 (1929); **124**, 248 (1930). — Verh. dtsch. Ges. inn. Med. **1930**, 460.
WALDAPFEL: Zur Keimzentrenfrage. Wien. klin. Wschr. **1927**, 728. — Weitere Untersuchungen über Veränderungen in den Lymphfollikeln bei Angina lacunaris. Z. Hals- usw. Heilk. **17**, 217 (1927). — WARTHIN, A. S.: Occurence of numerous large giant cells in the tonsils and pharyngeal mucosa in the prodromal state of measles. Arch. of Path. **11**, 864 (1931). — WOLF-HEIDEGGER: Persönliche Mitteilung.

Infektiöse Mononucleose (Morbus Pfeiffer).

Von

E. Glanzmann.

Mit 3 Abbildungen.

Synonyma. Pfeiffersches Drüsenfieber; lymphämoides Drüsenfieber; (Glanzmann); Monocytenangina, Lymphoidzellenangina (W. Schultz).

Definition. Es handelt sich um eine akute Infektionskrankheit von unbekannter Ätiologie, welche Kinder und jugendliche Erwachsene befällt und charakterisiert ist durch Fieber, eine generalisierte Schwellung der Lymphdrüsen, oft verbunden mit Leber- und Milzschwellung, einer Rhinopharyngitis und Angina. Die Krankheit läßt sich charakterisieren durch ein eigenartiges Blutbild im Sinne einer meist absoluten Lymphocytose mit vielen pathologischen Lymphocyten, den sog. Drüsenfieberzellen. Die Prognose ist nahezu absolut günstig.

Historisches. Pfeiffer gebührt das Verdienst, im Jahre 1889 den oben definierten Symptomenkomplex als besondere Krankheit erkannt und ganz treffend als Drüsenfieber bezeichnet zu haben. Leider fehlte zur damaligen Zeit noch die Kenntnis des eigenartigen Blutbildes. So kam es, daß das Drüsenfieber namentlich in Deutschland in Mißkredit und wohl auch in Vergessenheit geriet.

1907 erhob der Wiener Hämatologe Türk zum erstenmal bei einer Angina bei einem 20jährigen Mann mit Lymphdrüsenschwellungen und Milztumor einen lymphämischen Blutbefund und stellte demgemäß eine fatale Prognose, die sich jedoch nicht bewahrheitete. Er sprach deshalb von einer sog. lymphatischen Reaktion bei einer Angina infolge einer konstitutionellen Schwäche des Granulocytensystems. 1918 fand Deussing bei einer Diphtherieepidemie mehrere Fälle mit Nackenschmerzen infolge Schwellung der Lymphdrüsen hinter dem Sternocleidomastoidmuskel, allgemeine Vergrößerung der Lymphknoten, Milz- und Leberschwellung, ein zartrotes Exanthem, einer Leukocytose im Blut mit einer ausgesprochenen Lymphocytose in Begleitung der schweren Angina. 1920 berichteten Sprunt und Evans über 6 Fälle bei jugendlichen Erwachsenen mit einem gleichen Krankheitsbild und entsprechenden Blutveränderungen. Sie waren der Auffassung, daß es sich um eine besondere Infektionskrankheit handle und sie gebrauchten zuerst den Namen *infektiöse Mononucleose.* 1921 beschrieben Tidy und Morley eine Epidemie von Drüsenfieber und fanden bei einem Fall mit dieser Diagnose eine Lymphocytose. Sie identifizierten ihre Epidemie mit dem Pfeifferschen Drüsenfieber.

Nachdem Schultz die Angina mit Agranulocytose beschrieben hatte und die Ärzte häufiger, namentlich bei schweren diphtherieähnlichen Anginen das Blut untersuchten, so entdeckten sie solche Anginen mit lymphatischer Reaktion (Deussing). Schultz und Baader sprachen auch von Monocytenanginen, später gaben sie nach vertiefter Erkenntnis diesen Namen auf und wählten nur noch die Bezeichnung lymphoidzellige Angina, da sie beobachtet haben, daß die monocytoiden Blutbilder in lymphoide und umgekehrt die lymphoiden in monocytoide übergehen können. Solche Fälle wurden meistens als Diphtherien in die Infektionsabteilungen eingeliefert und dort bei negativem Befund mit Diphtheriebacillen und an Hand des eigenartigen Blutbildes als lymphoidzellige Anginen erkannt.

1928—1930 beobachtete ich eine Epidemie von Drüsenfieber in Bern und konnte das typische Blutbild feststellen sowohl bei Kindern wie bei Erwachsenen, z. B. Kindermädchen, welche die Krankheit von den Kindern erhalten oder auf sie übertragen hatten. Wenig später wurden Epidemien von Nyfeldt in Kopenhagen und von Tidy u. a. in England beschrieben.

Auf Grund dieser neuen Erfahrungen traten P. Chevallier, Glanzmann, Lehndorff und Schwarz in Wien für die neue Lehre vom Drüsenfieber ein, welche besagte, daß das Drüsenfieber, die infektiöse Mononucleose, die Angina mit lymphatischer Reaktion zu ein und derselben klinischen Einheit gehören. Die Gründe für diese Auffassung waren die folgenden: 1. Die Ähnlichkeit der klinischen Tatsachen bei den verschiedenen Erscheinungsformen, 2. die identischen qualitativen Veränderungen des weißen Blutbildes, 3. epidemisches Auftreten mit Kontaktinfektionen von Erwachsenen auf Kinder und von Kindern auf Erwachsene mit identischen Blutbildern, die allerdings manchmal mehr monocytoider, manchmal mehr lymphoider Natur waren, 4. Variationen in den klinischen Bildern bei verschiedenen Fällen in derselben Epidemie in der gleichen Größenordnung wie die Krankheitsbilder unter verschiedenen Namen beschrieben worden waren.

Epidemiologie. Sporadische Fälle kommen als eine relativ seltene Infektionskrankheit vor. Die Erscheinungen können allerdings oft so milde sein, daß manche Fälle leicht übersehen oder anders gedeutet werden, besonders, wenn das Blut nicht untersucht wird. Die sporadischen Fälle betreffen meist ältere Kinder oder jugendliche Erwachsene. Bei Säuglingen in den ersten 6 Monaten ist die Krankheit sehr selten. Bei Gelegenheit von Epidemien werden hauptsächlich Kinder im Alter von 2—10 Jahren ergriffen.

Das epidemische Vorkommen verhält sich ähnlich wie bei den verwandten Röteln, bei denen Epidemien ungefähr alle 5—8—10 Jahre in größerem Maßstab auftreten. Es finden sich viele kleine verstreute Familien- und Hausepidemien, oder in Schulen oder Waisenhäusern usw. Die Kontagiosität ist offenbar nicht sehr groß und bedarf eines engeren Kontaktes. Die Übertragung erfolgt wahrscheinlich durch Tröpfcheninfektion. In den Berner Epidemien sah ich wiederholt, daß die Kinder die Krankheit auf das Kindermädchen übertrugen und umgekehrt.

Im Gegensatz zu der fast allgemeinen Empfänglichkeit zu Epidemiezeiten scheinen die sporadischen Fälle fast gar nicht kontagiös zu sein.

Klinik. *Die Inkubation* beträgt meist 7—8 Tage, nach Scheer bei jungen Kindern 4 Tage. Die meisten Beobachter geben nach Sprunt 5—10 Tage an.

Prodrome. Sie können nur ganz kurz sein, namentlich bei Kleinkindern: Müdigkeit, Reizbarkeit, Schlafsucht, gelegentlich habe ich auch ein längeres Prodromalstadium beobachtet mit Appetitlosigkeit, Verstopfung, leichten subfebrilen Temperaturen.

Das Fieber. Es treten mehr oder weniger hohes Fieber auf, oft leichte Schüttelfröste, Schweiße, gelegentlich Nasenbluten, Übelkeit und Erbrechen.

Drüsenschwellungen. Das führende Symptom sind die *generalisierten Drüsenschwellungen*. Man tastet besonders frühzeitig erbsengroße Occipital- und retroauriculäre Drüsen über den Warzenfortsätzen. Dann sehr charakteristisch eine ganze Perlenkette von erbsen- bis bohnengroßen hinteren Cervicaldrüsen, d. h. unter und hinter dem Kopfnicker bis in die Supraclaviculargruben hinab. Die oberen cervicalen Drüsen können Walnuß- bis Hühnereigröße erreichen. Die supraclavicularen Drüsen bilden meist nur kleinkörnige Gebilde. Besondere Größe (Walnuß bis Hühnerei) erreichen die Kieferwinkeldrüsen, bei denen man ab und zu eine ödematöse Periadenitis feststellen kann, ohne daß es jedoch jemals zu eitriger Einschmelzung kommt. Seltener befallen sind die Submentaldrüsen. Regelmäßig finden sich erbsen bis bohnen-, gelegentlich bis pflaumengroße Axillar- und Inguinaldrüsen. Aber auch die Drüsen im Sulcus bicipitalis und die Cubitaldrüsen können mitunter anschwellen.

Manchmal sind die Drüsenschwellungen, die mit Vorliebe auf der linken Halsseite beginnen so stark, daß sie die Konturen des schlanken kindlichen Halses verunstalten, häufig werden sie jedoch besonders bei den epidemischen Fällen erst bei sorgfältigem Abtasten erkannt. Lymphknoten am Hals sind wenigstens im Anfang etwas schmerzhaft, bedingen wohl auch gelegentlich eine leichte Torticollis. Die Konsistenz ist wechselnd, manchmal hart bei den kleinen Drüsen, weich und schwammig bei den größeren Lymphknoten.

Zuerst sind meist die Occipital- die Retroauriculär- und hinteren Cervicaldrüsen befallen. Ausnahmsweise können aber auch zuerst in der Leisten- oder Axillargegend große geschwollene Lymphknoten auftreten.

Am Hals kann das periadenitische Ödem auf die Wangen übergreifen und eine Parotitis vortäuschen. Es scheint aber auch, daß sich selten die Parotitis selber an der Drüsenschwellung mitbeteiligt, so daß eine Art MIKULCZsches *Syndrom*, ähnlich wie bei der Granulomatosis benigna (BOECK-SCHAUMANN) oder bei leukämischen Lymphadenosen zustande kommt.

Auch die *Bronchialdrüsen* können ab und zu befallen werden, wie man gelegentlich sogar im Röntgenbild nachweisen kann. Die Bronchialdrüsenschwellung löst nicht selten einen keuchhustenähnlichen Krampfhusten aus.

Es gibt ferner eine *abdominale Form* mit mächtiger Schwellung der mesenterialen Lymphknoten, welche Schmerzen in der Ileocöcalgegend, in der Nabelgegend oder zwischen Nabel und Symphyse auslösen können. Man muß sich vor der Verwechslung mit Appendicitis hüten. Das typische Blutbild, ein in den abdominalen Fällen besonders deutlicher Milztumor führen die Differentialdiagnose auf die richtige Fährte.

Die Drüsen an der *Leberpforte* können so anschwellen, daß sie zu Stauungsikterus und Gallenkoliken durch Kompression der Gallenwege Anlaß geben können.

PARKES WEBER hat auch auf Fälle von Drüsenfieber hingewiesen, bei denen Lymphknoten fehlen, oder so unscheinbar sind, daß sie übersehen werden können und nur das eigenartige Blutbild sichert die Diagnose.

Zu der generalisierten Erkrankung des lymphatischen Systems gehört ein Milztumor, der etwa in der Hälfte der Fälle deutlich zu tasten ist, bei den übrigen Fällen läßt sich wenigstens eine perkussorische Vergrößerung der Milz nachweisen. Splenomegalie ohne periphere Lymphknoten mit dem typischen Blutbefund als einzigem Symptom des Drüsenfiebers habe ich beobachten können.

Dauer des Fiebers und Entfieberung. Gelegentlich besteht nur ein Eintagsfieber bis 39—40⁰, manchmal dauert das Fieber ungefähr eine Woche, ausnahmsweise jedoch 2—3 Wochen, selten noch länger. Es zeigt dann meist einen deutlich remittierenden oder sogar intermittierenden Charakter. Schüttelfröste werden bei Kindern seltener beobachtet, als bei Erwachsenen, dafür häufiger Erbrechen. Die Entfieberung ist meist eine lytische. Charakteristisch sind Reprisen oder Relapse nach kürzeren oder längeren fieberfreien Intervallen; meist begleitet dann das Fieber ein Rezidiv einer Drüsenschwellung. Es gibt auch fast fieberlos verlaufende Fälle, die sich kaum krank fühlen und ein so banales Bild darbieten, daß die Krankheit leicht übersehen werden kann.

Leber. Auf eine Leberschädigung weist die Schwellung des Organes hin, ferner die häufige ganz deutliche Urobilinogenurie in der Kälte, die wochenlang andauern kann. Nicht nur durch Gallenstauung infolge Lymphdrüsenschwellung an der Porta hepatis kann Ikterus entstehen, sondern wohl auch durch eine akute Hepatitis, welche durch das Drüsenfiebervirus ausgelöst wird.

Nieren. Als Zeichen der Nierenschädigung findet man häufig Albuminurie. Eine hämorrhagische Nephritis kommt nach SPRUNT vielleicht in 6% der Fälle vor. Im Unterschied zum Scharlach tritt sie gewöhnlich frühzeitig auf, schon Ende der 1. oder in der 2. Woche. Es handelt sich mehr um eine Hämaturie als um eine eigentliche Nephritis. Die Prognose erscheint günstig. Bei kleinen Mädchen habe ich Fluor albus während einigen Wochen in der Rekonvaleszenz beobachtet.

Exantheme. Das Krankheitsbild des Drüsenfiebers erinnert mit seinen generalisierten Drüsenschwellungen und seinem plasmazelligen Blutbild viel an Rubeolen. Diese Ähnlichkeit wird noch mehr bestärkt durch das Auftreten von rubeolenähnlichen, gelegentlich auch morbilliformen Rashes, welche namentlich in neueren englischen Epidemien bis zu 70% der Fälle von TIDY u. a. gesehen wurden. In der Berner Epidemien habe ich zuerst auf solche rubeolenähnliche Exantheme aufmerksam gemacht. Gelegentlich kommen auch Roseolen vor, welche an solche bei Typhus erinnern. Seltener sind die scarlitiniformen Rashes.

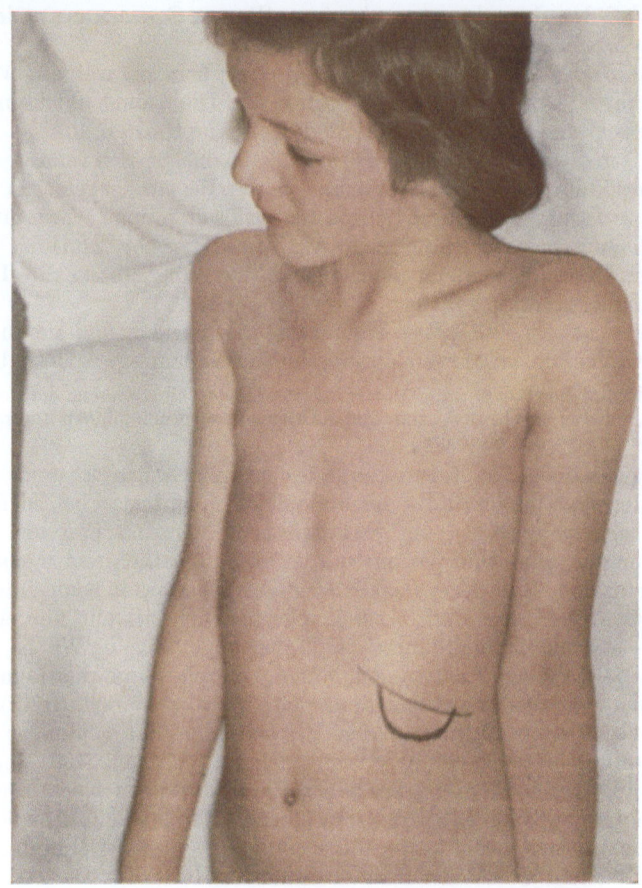

Abb. 1. Exanthem beim Drüsenfieber. Milztumor. (Aus Tabulae exanthematicae, F. HOFFMANN-LA ROCHE, Basel.)

Schleimhauterscheinungen. Zu erwähnen ist eine einseitige oder doppelseitige, leichte follikuläre Conjunctivitis. Es kommt ferner eine eigentümliche Stomatitis vor, welche klinisch oft nur schwer von einer gewöhnlichen Stomatitis aphthosa zu unterscheiden ist. Es können seichte, längliche, weißlich belegte Ulcera am vorderen Gaumensegel auftreten, manchmal nur einseitig, besonders links. Seichte Ulcerationen können auch auf den Tonsillen sichtbar werden.

Angina. In einer Reihe von Fällen tritt an irgendeiner Stelle des langwierigen Krankheitsverlaufes entweder ganz im Beginn oder nach kürzerer oder längerer Zeit bereits bestehender Drüsenschwellungen eine Rhinopharyngitis mit glasiger Schwellung der Rachenfollikel oder eine richtige lacunäre Angina auf. Gerade dieses Verhalten: das Auftreten der Angina erst nach den Drüsenschwellungen, ist für das Drüsenfieber besonders charakteristisch und spricht gegen eine banale Angina oder eine Diphtherie, bei denen die Lymphknoten nach der Angina abhängig vom Quellgebiet, sich zeigen. Dieser Nachweis von Anginen beim kindlichen Drüsenfieber war PFEIFFER noch nicht geglückt, wurde dann aber in der Folge von älteren Autoren erwähnt und ist heute durch zahlreiche Beobachtungen gesichert. Die Beläge auf den Tonsillen können in einzelnen Fällen durchaus an Diphtherie erinnern, so daß nach dem klinischen Eindruck vorsichtshalber Diphtherieserum gespritzt wird. Die Tonsillen können eine so starke Schwellung darbieten, daß die Beläge in der Mitte miteinander verschmelzen. Die Angina beim Drüsenfieber hat meist sekundären Charakter, d. h. infolge der Erkrankung der Tonsillen, welche in die Affektion des lymphatischen Systems miteinbezogen werden, werden sonst saprophytische Keime der Mundhöhle, wie z. B. Spirochäten und fusiforme Bacillen, diphtheroide Stäbchen virulent. Die Angina beim Drüsenfieber ist deshalb auch zu vergleichen mit den Tonsillitiden bei bösartigen Erkrankungen des lymphatischen Systems, z. B. der lymphatischen Leukämie. Auch KLEMOLA, welcher über ein Beobachtungsgut von 100 Fällen verfügt, sah in 70 Fällen eine pseudomembranöse oder ulceröse, oft diphtherieähnliche Angina mit peritonsillärem oder periglandulärem Ödem und Membranen außerhalb der Tonsillen.

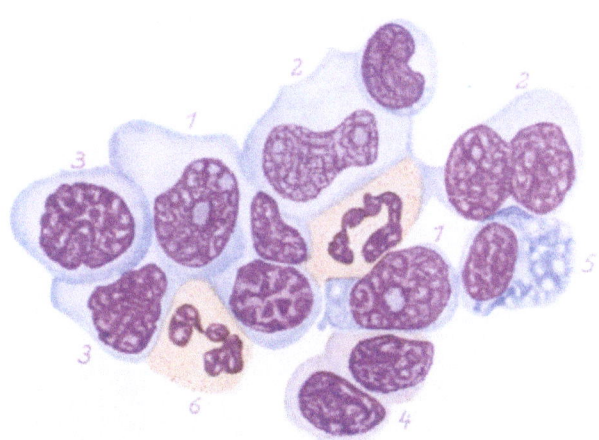

Abb. 2. Milzpunktat bei Mononucleosis infectiosa. (Nach MOESCHLIN.) 1 Lymphatische Monoblasten; 2 lymphatische Monocyten; 3 lymphatische Monocyten mit gefeldertem Chromatin, aber noch ohne Kernlappung; 4 desgleichen, aber mit ganz pachychromatischen alten Kernen; 5 plasmacelluläre Reticulumzelle; 6 segmentkernige Neutrophile. Vergr. 1:1000.

Meningitis serosa und Polyradikulitis (GUILLAIN-BARRÉsches Syndrom). Als einer der ersten hat GLANZMANN auf eine Mitbeteiligung des Nervensystems mit meningealen Reizerscheinungen, wie Nackenstarre, Kernig, heftigen Kopfschmerzen, Lichtscheu, Irrereden in der Nacht hingewiesen. Tagsüber besteht oft auffällige Schläfrigkeit. Es sind auch Fälle mit deutlichen Zeichen von Meningitis und Encephalitis mit einer Lymphocytose in der Cerbrospinalflüssigkeit und mit vollständiger Heilung beschrieben worden (EPSTEIN und DAMESHEK, JOHANSON, GSELL). ALDER hat vor kurzem bei einem 4 Monate alten Säugling PFEIFFERSCHES Drüsenfieber mit Meningitis serosa beschrieben. Im Lumbalpunktat 120/3 vorwiegend Lymphocyten und Plasmazellen. Die Meningitis heilte innerhalb 3 Wochen ab. ALDER hat auch PFEIFFERSCHES Drüsenfieber mit Meningitis und Pplyradikulitis, GUILLEIN-BARRÉsches Syndrom zum erstenmal beobachtet. Sehr merkwürdig ist eine Beobachtung ALDERS bei einem $2^{1}/_{2}$ Jahre alten Kind mit generalisierten Drüsenschwellungen und folgendem Blutbefund: 23 500 Leukocyten mit 12,5% Monocyten, 24,5% Lymphocyten und 22% Plasmazellen und Akrodynie in der Rekonvaleszenz.

Folgezustände. Es bestehen in der Regel keine gefährlichen Folgezustände. Immerhin sind schon, wenn auch selten, Agranulocytosen beobachtet worden. Die Drüsenschwellungen und der Milztumor können für Wochen und Monate persistieren, aber sie verschwinden mit wenigen Ausnahmen spontan. Nach längerem Verlauf können die Patienten sich noch über Müdigkeit beklagen und blaß aussehen.

Proteusnatur des Drüsenfiebers. Das Drüsenfieber hat eine wahre Proteusnatur, es kann eine tolle Maskerade aufführen und sich hinter den verschiedensten Masken verbergen. Das einigende Band, welches alle diese mannigfaltigen

Krankheitsbilder zusammenhält, ist die Erkrankung des lymphatischen Systems (Lymphknoten und Milztumor und der pathognomonische Blutbefund). In ihm spiegeln sich die durch die spezifische Infektion durch ein lymphotropes Virus ausgelösten abnormen Wucherungsvorgänge im lymphatischen System wider.

Blutbild. Es handelt sich um ein sehr charakteristisches sog. buntes Blutbild, mit einer überwiegenden Zahl lymphoider oder monocytoider, zum Teil plasmazelliger oder sonst pathologischer Elemente. Manchmal sieht man dieses Blutbild schon in den ersten Tagen mit

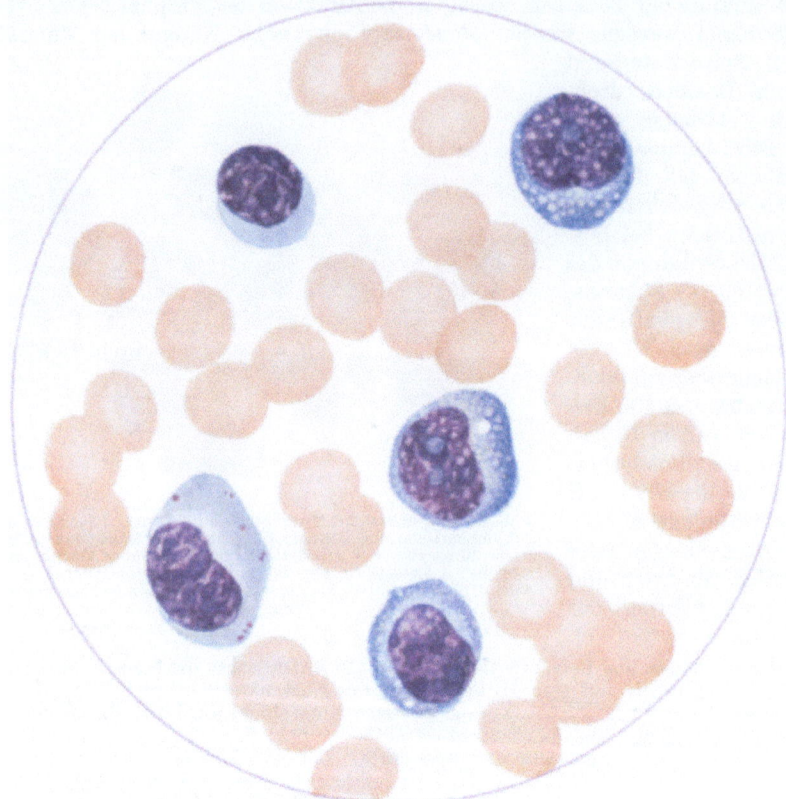

Abb. 3. Drüsenfieber (peripheres Blut). (Nach MOESCHLIN.)

80—90% lymphocytoiden oder monocytoiden Zellen. Gelegentlich ist der Befund zuerst uncharakteristisch, indem eine Leukopenie oder eine polynucleäre Leukocytose bis 20000 und darüber besteht, und die pathologische Mononucleose erreicht erst allmählich gegen Ende des fieberhaften Stadiums ihren Höhepunkt. LIMARZI, PAUL und PONCHER fanden bei der Differentialzählung eine große Zahl abnormer Lymphocyten von 37—82% mit einem Durchschnitt von 64%. TIDY gibt als Gesamtzahl gewöhnlich 10000—25000, bei jungen Kindern über 30000 an; bei Erwachsenen liegt die obere Grenze bei 40000, bei Kindern bei 50000. Bei schwerer Infektion läßt die Reaktion gewöhnlich auf sich warten. Die Mononucleose setzt sich charakteristischerweise aus Zellen verschiedener Typen zusammen. Selbst beim gleichen Patienten kann das Blutbild von vorwiegend monocytoidem Charakter in ein lymphocytoides übergehen und umgekehrt.

1. Lymphocytoide Zellen; sog. Drüsenfieberzellen sind lymphocytenähnliche Elemente, nur sind sie größer als die gewöhnlichen Lymphocyten. Sie besitzen einen chromatinreichen, dunklen, grobbalkigen Lymphocytenkern, der zu exzentrischer Lagerung und größerer Polymorphie neigt, insbesondere sich gerne einer Nierenform nähert. Das Plasma zeigt besonders an den Rändern, stellenweise nur an den Ecken oder nur auf einer Seite eine blaue Verfärbung, so daß diese Zellen Übergangsformen zu Plasmazellen darstellen. Eigentliche Plasmazellen kommen auch vor, sie sind aber in der Regel etwas weniger zahlreich als bei den Rubeolen (1—8%). Ihr Protoplasma ist in toto stark basophil blau gefärbt und der Kern nimmt mit seinem Chromatin gelegentlich auch Radspeichenform an. Das Protoplasma kann auch ganz blaß und hyalin sein, es enthält dann häufig Azurgranula und Vacuolen. Diese größeren lymphocytenähnlichen Zellen, Lymphoblasten mit allen Übergangsformen zu Plasmazellen beherrschen das Blutbild, während ihnen gegenüber die gewöhnlichen kleinen Lymphocyten zurücktreten.

2. Monocytoide Zellen. Es sind dies meist sehr große Zellen mit hellen, chromatinarmen Kernen, welche die Formen von großen Monocyten nachahmen, indem sie Hufeisenform annehmen, oder abnorme Lappenbildung zeigen. Die Kerne können helle Lücken im Chromatin haben. Das Protoplasma läßt die feine Azurkörnelung der großen Monocyten vermissen, es ist hell hyalin, jedoch ebenfalls auffallend basophil (Monoblasten). Zahlreich sind größere und kleinere Vacuolen. Vorübergehend können diese Monocytoiden vorherrschen, dann aber in ein lymphocytoides Blutbild übergehen. Ich sah in einem Fall ohne Angina 44% monocytoide Zellen.

Im Anfang der Ausbildung der Mononucleose, später seltener, findet man sehr jugendliche Elemente, Lymphoblasten mit hellen Kernen, einem sehr zarten Chromatingerüst, manchmal sichtbaren Nucleolen. Das Protoplasma ist öfters leicht, gelegentlich stark basophil, so daß sich auch hier Übergänge zu lymphoblastischen Plasmazellen finden.

Ganz vereinzelt kommen Myelocyten und Jugendformen vor. In einem Fall fand ich sogar Megakaryocyten im peripheren Blut. Trotz hohen Fiebers kann man Eosinophile sehen, gelegentlich sogar Eosinophilie. Letztere wird nicht selten auch in der Rekonvalescenz beobachtet. Die Blutveränderungen dauern wochen- und monatelang. Die Besserung zeigt sich darin, daß wieder reichlicher normale kleine Lymphocyten auftreten.

Differentialdiagnose des lymphämoiden Drüsenfiebers gegenüber einer akuten leukämischen Lymphadenose. Früher sind offenbar nicht selten Verwechslungen vorgekommen und sog. geheilte Leukämien oder Lymphogranulomatosen waren nichts anderes als lymphämoides Drüsenfieber. Gegen eine akute Leukämie spricht das gute Allgemeinbefinden, das Fehlen einer Anämie und Lymphopenie; hämorrhagische Diathese, welche bei der Leukämie sehr häufig ist, ist beim Drüsenfieber sehr selten und kann sich auf leichtes Nasenbluten und vereinzelte Petechien beschränken.

Differentialdiagnose gegenüber akuter infektiöser Lymphocytose (SMITH). Die Inkubationszeit mit 12—21 Tagen erscheint länger als beim Drüsenfieber. Im Gegensatz zum Drüsenfieber fehlen Drüsenschwellungen und Milztumor. Die Hyperleukocytose mit 40000 bis 50000, ja sogar bis über 100000 übertrifft diejenige des Drüsenfiebers. Das Blutbild mit 60—80%, selten über 90% Lymphocyten ist nicht bunt wie beim Drüsenfieber, indem die Lymphocyten kleine bis mittelgroße, normale Formen darstellen.

Milzpunktat. MÖSCHLIN hat große reticuloendotheliale Zellen mit Übergängen zu den im Blute vorkommenden Mononucleären gefunden.

Knochenmark. Im Gegensatz zur Leukämie zeigt nach MÖSCHLIN, ALDER u. a. das Knochenmark keine besonderen Veränderungen. Nach LIMARZI und Mitarbeitern ergaben Knochenmarksstudien eine leichte myeloide Hyperplasie und unreife, sowohl als auch toxische Veränderungen der granulopoetischen Elemente. Lymphocyten fehlten im Knochenmark. Trotz der großen Zahl atypischer Lymphocyten im peripheren Blut ist bei infektiöser Mononucleose das Knochenmark nicht beteiligt. Die Sternalpunktion ist eine diagnostische Hilfe bei der Unterscheidung benigner und maligner Typen der Lymphocytose.

Serologische Reaktionen nach PAUL *und* BUNNELL *oder* HANGANATZIU-DEICHER. Es handelt sich um den Nachweis von heterophilen Antikörpern im Blutserum von Drüsenfieberkranken Dieser Nachweis gilt heute als ein wichtiges diagnostisches Hilfsmittel. PAUL und BUNNELL HANGANATZIU-DEICHER fanden im Blutserum ihrer Fälle einen sehr hohen Titer von Agglutininen für rote Blutkörperchen des Schafes, einen viel höheren Titer als bei Patienten nach der Injektion von Pferdeserum nachgewiesen werden kann. Für die Durchführung des Testes sind verschiedene Verdünnungen des Patientenserums, eine Suspension von roten

Blutkörperchen des Schafes und physiologische Kochsalzlösung notwendig. Das Serum soll für 15 min bei 56⁰ C inaktiviert werden, hernach behält es sein Agglutinationsvermögen konstant über eine Periode von mehreren Monaten. Beginnend mit einer Serumverdünnung 1:4 werden weitere Verdünnungen ausgeführt. Die roten Blutkörperchen des Schafes, welche nicht älter als 1 Woche sein sollten, werden 3mal gewaschen und eine 0,6—0,7%ige Suspension der roten Blutkörperchen wird vorbereitet. In jede Tube, welche 0,5 cm³ Serumverdünnung enthält, wird 1,5 cm³ der Suspension der Schafblutkörperchen zugefügt. Die Versuchsröhrchen werden geschüttelt und kommen in ein Wasserbad von 37⁰ C für 1 Std. Sie werden dann über Nacht im Eisschrank gehalten. Am folgenden Morgen werden die Röhrchen 3mal sorgfältig umgekehrt. Jedes Versuchsröhrchen in welchem makroskopisch Agglutination von Schafszellen festgestellt werden kann, wird als positiv angesehen.

Normales Serum kann Agglutinine für Schafsblutkörperchen bis zu einem Titer von 1:80 haben. Beweisend für den Paul-Bunell-Test ist das Vorhandensein von Agglutininen bis zu einem Titer von 1:160 oder mehr (SPRUNT). Der Test wurde positiv gefunden, nicht nur in isolierten sporadischen Fällen, sondern auch in großen Drüßenfieberepidemien. Es gibt jedoch sichere Fälle von Drüsenfieber, namentlich bei jungen Kindern, wo die Reaktion negativ ausfällt. Eine solche negative Reaktion schließt jedoch die Diagnose einer infektiösen Mononucleose so wenig aus, als ein negativer Wassermann eine Syphilis. Die Vermehrung der Schafsblutagglutinine ist nicht ganz streng spezifisch; besonders Krankheitszustände wie Serumkrankheit, Arzneimittelexantheme, Gelenkrheumatismus, Mumps, Röteln können ähnliche Reaktionen geben. Die Heteroagglutination ermöglicht innerhalb der Drüsenfiebergruppe keinerlei Abgrenzung. Als nosologische Einteilungsprinzipien bleiben Klinik und Blutbild, da die Serumreaktion fehlen kann, an erster Stelle.

Einige Autoren haben auch eine vorübergehende unspezifische Wassermann- oder Meinicke-Reaktion beschrieben.

Ätiologie. Die Ätiologie ist noch unbekannt. Kulturen aus Blut und aus Lymphknoten sind gewöhnlich steril. Diphtherioide Bacillen und Kokken wurden gelegentlich in den Rachenabstrichen gefunden, ferner auch fusiforme Bacillen und Spirochäten. Selten hat man virulente Diphtheriebacillen als sekundäre Erreger entdeckt.

NYFELDT hat einen Bacillus monocytogenes hominis beschrieben, aber derselbe konnte nicht bestätigt werden.

BLAND beschreibt die Übertragung der infektiösen Mononucleose durch Blutinjektionen auf Kaninchen. Dieses Kaninchenblut ist für andere Kaninchen infektiös und bei Injektion auf Affen erzeugte es eine dem Drüsenfieber des Menschen sehr ähnliche Krankheit.

Pathologie. Da die Krankheit nicht zum Tode führt, so weiß man sehr wenig über pathologisch-anatomische Veränderungen. Biopsien an herausgeschnittenen Lymphknoten zeigen Beweise einer deutlichen Hyperplasie der lymphatischen Gewebe, verbunden mit einer Proliferation der reticuloendothelialen Zellen. Laparotomien wegen vermuteter Appendicitis während des Drüsenfiebers ließen eine mächtige Schwellung der mesenterialen Lymphknoten und Schnitte durch die Appendix eine lymphoide Hyperplasie erkennen.

Pathogenese. Es handelt sich nicht, wie man ursprünglich geglaubt hat, um eine lymphatische Reaktion bei einer sog. lymphatischen Konstitution. Das geht schon daraus hervor, daß die gleichen Individuen gelegentlich einer Eiterinfektion mit einer polynucleären Leukocytose reagieren. Selbst während des Verlaufes des Drüsenfiebers kann eine interkurrente Komplikation, z. B. eine Otitis media mit einer polynucleären Leukocytose beantwortet werden.

Am wahrscheinlichsten liegt eine Infektion mit einem besonderen lymphotropen Virus vor, ähnlich dem Rubeolenvirus.

Therapie. Therapeutisch hat sich uns am ehesten im Fieberstadium Chinin bewährt nach der Vorschrift von COMBY in Form von Suppositorien, in Kombination mit Pyramidon.

    Rp. Chinin hydrobromic. 0,1
      Pyramidon . . . . 0,02—0,05
      Butyr-Cacao 1,0

Nach neuesten Berichten soll die infektiöse Mononucleose als Viruskrankheit gut auf Chloromycetin ansprechen (LEWIS). (30 mg je Kilogramm Körpergewicht, verteilt auf 0,25 g, alle 6 Std während 3 Tagen [3 g]). Auch wir erlebten in neuester Zeit ähnliche, wenn auch nicht so rapide Erfolge.

Zur Reinigung des Nasenrachenraumes Instillationen mit 3%iger Collargollösung. Gurgeln 2mal täglich mit 3%iger Wasserstoffsuperoxydlösung ein Teelöffel auf ein Glas Wasser.

Herrscht eine fusospirilläre Infektion vor, so kann man Pinselungen mit Neosalvarsan-Glycerin vornehmen. Spülungen des Halses mit warmen reinigenden Lösungen von Borax können vorgenommen werden, oder auch nur mit Salbeitee.

Ergibt der Rachenabstrich die Gegenwart virulenter Diphtheriebacillen, so muß sofort Diphtherieserum gespritzt werden. Manchmal scheint die Diphtherieseruminjektion nützlich zu sein, auch wenn keine Diphtherie vorgelegen hat.

Von den Sulfonamiden sahen wir Rückgang der Drüsenschwellungen einzig nach Verabreichung von Prontosil rubrum, täglich 1 Tablette oder Injektion von $1/2$—1 Ampulle.

Im akuten Stadium behandeln wir die cervicalen Drüsenschwellungen, besonders, wenn sie schmerzhaft sind mit feucht-warmen Umschlägen, halb Wasser, halb Alkohol; während der Nacht mit Antiphlogistin für 12 Std. Auch Schmierseifeneinreibungen mit 5% Ichthyol bewähren sich lokal.

In der Rekonvaleszenz sind oft Quarzlampenbestrahlungen angezeigt. Bei hartnäckigen und rezidivierenden Formen wird Rekonvaleszentenblut oder Blut von einem gesunden Erwachsenen zur Transfusion empfohlen (SPRUNT).

Roborantia werden oft verschrieben, wie Lebertran, Malzextrakt, Eisen und besonders Arsen.

Bei abdominalen Koliken verordnet man Suppositorien mit Extractum Belladonnae zu 0,005.

Prognose. Die Prognose des lymphämoiden Drüsenfiebers ist im allgemeinen sehr gut. Immerhin mißt ALDER der Resistenzverminderung des Organismus und der durch Knochenmarkshemmung erzeugten Granulocytopenie die größte Bedeutung zu. Sie können die Entwicklung von Sekundärinfektionen, Pneumonien mit Empyem, Abscessen und septischen Prozessen begünstigen. Doch dürfte dies nach meinen Erfahrungen eine untergeordnete Rolle spielen.

Literatur.

ALDER, A.: Das PFEIFFERsche Drüsenfieber (Mononucleosis infectiosa) mit einigen seltenen Komplikationen. Wien. klin. Wschr. 1948, Nr 39.

BLAND: Glandular fever in experimental investigation. Lancet 1930 II, 521.

CHEVALLIER, P.: L'adénolymphoidite aigue bénigne etc. Rev. Path. comp. et Hyg. gén 1928.

DEUSSING: Über diphtherieähnliche Anginen mit lymphatischer Reaktion. Dtsch. med. Wschr. 1918, 513, 542.

GLANZMANN, E.: Das lymphämoide Drüsenfieber, S. 235. Berlin: S. Karger 1930. — GSELL: Meningitis serosa beim PFEIFFERschen Drüsenfieber. Dtsch. med. Wschr. 1937.

JOHANNSEN: Infectious Mononucleosis with meningeal symptom. Ugeskr. Laeg. (dän.) 93 (1931).

KLEMOLA, E.: Studies of infectious Mononucleosis. Acta med. scand. (Stockh.) 127, 149 (1947).

LEHNDORFF u. SCHWARZ: Das Drüsenfieber. Erg. inn. Med. **42**, 775 (1932). — LEWIS: J. of Pediatr. **35**, 630 (1949). — LIMARZI, L. R., J. T. PAUL and J. PONCHER: Blood and Bone Marrow in infectious Mononucleosis. J. Labor. a. clin. Med. **31**, 1079 (1946).

MOESCHLIN: Die Milzpunktion. Monographie. Basel: Benno Schwabe & Co. 1946.

NYFELD: Etiologie de la mononucleose infectieuse. C. r. Soc. Biol. Paris **101**, 590 (1929).

PAUL, J. R., and W. W. BUNNELL: Presence of heterophile antibodies in infectious mononucleosis. Amer. med. Sci. **183**, 90 (1932). — PFEIFFER, E.: Drüsenfieber. Jb. Kinderheilk. **29**, 257 (1889).

SCHEER, K.: Das Blutbild beim Drüsenfieber. Mschr. Kinderheilk. **52**, 392 (1932). — Eine Epidemie des PFEIFFERschen Drüsenfiebers. Mschr. Kinderheilk. **48**, 59 (1930). — SCHULTZ: Zur Frage der Anginen mit atypischem Verlauf. Dtsch. med. Wschr. **1927**, 1213. — Sind PFEIFFERsches Drüsenfieber und lymphoidzellige Angina identische Krankheiten? Klin. Wschr. 1930, Nr. 47. — SCHULTZ u. MIRISCH: Zur Frage der Anginen mit reaktiver Vermehrung lymphoider Zellen. Virchows Arch. **264**, 760 (1927). — SCHWARZ, EMIL: Das Drüsenfieber, Hämatologie des Drüsenfiebers. Erg. inn. Med. **43**, 1 (1932). — SPRUNT, TH. P.: Infectious mononucleosis. Glandular fever. Brennemans Practice of Pediatrics. Bd. 2, Kap. 8. — SPRUNT, T. P., and E. A. EVANS: Mononuclear leucocytosis in reaction to acute infection „infectious mononucleosis". Bull. Hopkins Hosp. **31**, 410 (1920).

TIDY and MORLEY: Glandular fever. Brit. med. J. **1921**, 452. — TIDY, H. L.: Glandular fever (Infectious Mononucleosis). Practitioner **155**, 361 (1945). — TÜRK: Vorlesungen über klinische Hämatologie. Wien 1904, 1912.

WEBER, PARKES: Glandular fever and the Wassermann Reaction. Brit. med. J. **1930**, 194.

Die Diphtherie.

Von

A. Hottinger.

Mit 79 Abbildungen.

Definition.

Als Diphtherie definieren wir heute eine Infektionskrankheit, die durch verschiedene Bakterienstämme der Gruppe des „Corynebacillus diphtheriae" ausgelöst wird.

Bei der enormen Verbreitung der Diphtheriebacillen als relativ harmlose Schmarotzer auf der Haut und auf gesunden und kranken Schleimhäuten des Menschen müssen bestimmte Bedingungen erfüllt sein, damit es einerseits zur Diphtheriekrankheit, andererseits zur Diphtherieepidemie kommt.

Die *Krankheitserscheinungen der Diphtherie* sind im wesentlichen charakterisiert durch:
1. Lokalsymptome auf Schleimhäuten oder Haut.
2. Vergiftungserscheinungen allgemeiner Natur, welche auf die Toxinproduktion der Diphtheriebacillen zurückzuführen sind (an Kreislauf, Herz, Leber, Nerven und Nierenmark).

Das Entstehen und Vergehen der *Diphtherieepidemien* ist noch recht undurchsichtig. Bei dem kleinen Kontagionsindex von 0,1 ist die Durchseuchungsgeschwindigkeit einer Bevölkerung relativ langsam. Konstitutionelle, vererbte Momente können sich bei der Immunisierung auswirken. Expositionelle Faktoren, z. B. die Gelegenheit zu stiller Feiung, spielen mit. Seit der allgemeinen Einführung der Schutzimpfung tritt ein künstlicher, vom Menschen gewollter Einfluß auf und verändert das Angebot an empfänglichen Individuen. Für das Zustandekommen und den Ablauf der Diphtherie als Epidemie sind aber auch bestimmte Bakterientypen, bzw. deren verschiedenes Toxinbildungsvermögen wichtig (Typus mitis, intermedius und gravis).

Neben den erwähnten pathogenetischen Momenten spielt die invasive Eigenschaft der Diphtheriebacillen eine nur bescheidene Rolle. Allgemeininfektion durch Diphtheriebacillen ist eine Seltenheit und kann hie und da bei der primär malignen Diphtherie beobachtet werden.

Schematisch können wir mit BESSAU wie folgt zusammenfassen: Der Saprophyt (Diphtheriebacillus) siedelt sich grundsätzlich auf geschädigtem Gewebe an, dort produziert er ein wenig Toxin, das nekrotisierend wirkt. Auf der Nekrose vermag sich der Bacillus weiter zu entwickeln, und so entsteht allmählich der diphtherische Prozeß. Die Heilung erfolgt unter Bildung von Antitoxin, wobei das Diphtherieantitoxin nicht nur die Allgemeinvergiftung verhütet, sondern auch den lokalen Krankheitsprozeß abstoppt und so die regressiven Vorgänge am lokalen Herd ermöglicht.

Historisches.

Die ersten Andeutungen über lebensbedrohende Affektionen der Tonsillen finden sich schon bei HIPPOKRATES. Er erwähnt kriechende Tonsillengeschwüre mit Fieber und Husten, die lebensbedrohend sind und mit Rückfällen einhergehen.

Auch ARETAEUS VON CAPPADOZIEN berichtet von einer in Ägypten und Syrien häufig vorkommenden Krankheit, den Tonsillengeschwüren, die entweder leicht, übelriechend oder nekrotisch seien, und wenn sie in die Brust eindringen, den Kranken am selben Tag noch ersticken (Ulcera syriaca des 1. Jh. n. Chr.).

Noch charakteristischer schildert AËTIUS VON AMIDAS im 6. Jahrhundert n. Chr. diese ganz besonders Kinder ergreifende Krankheit, die in Ägypten und Syrien aufgetreten ist. Er beschreibt: „Crustosa et pestilentia tonsillarum ulcera" und weist auf die nach Abheilung der Lokalerscheinungen häufig auftretende, späte Schlundlähmung hin.

Bei GALENUS CAELIUS AURELIANUS (5. Jh. n. Chr.), MACROBIUS, FORESTUS (1591), BARANIUS (Annales ecclesiastic. ad anni 856 und 1004), CEDRENUS (Paris 1647) finden wir mehr oder weniger präzise Angaben aus dem 5.—17. Jahrhundert. Es sei auch erwähnt, daß SHORT von einer Epidemie in England im Jahr 1389 spricht, die mit sehr hoher Kindersterblichkeit verlief. Im 15. und 16. Jahrhundert wird von verheerenden Epidemien am Rhein, in Holland und Niederdeutschland berichtet. 1517 schreibt SEBASTIAN FRANCK von Wörd am Rhein über die Seuche: ,,Daß den Leuten die Zunge und der Schlund gleich als mit Schimmel überzogen weiß wurden." In ähnlicher Weise lauten Chronikberichte aus den Schweizer Städten Basel und Zürich, auch aus Amsterdam nach den Aufzeichnungen des Arztes TYENGIUS (FORESTUS).

Immerhin sind diese Berichte nicht mit Sicherheit auszudeuten, und es sind daher wohl die spanischen Ärzte wie VARGAS mit Recht hervorhebt, welche mit der Schilderung der in Spanien als ,,Morbo sofocante" oder ,,Garrotillo" bezeichneten Krankheit, ein für unsere Begriffe wohl zu erfassendes Bild der Diphtherie übermittelt haben (VILLA REAL, FONTECHA, HERRERA u. v. a.). Auch italienische Ärzte schildern die Krankheit nach ihren Beobachtungen in den Epidemien, welche von 1610—1650 sich von Oberitalien bis nach Sizilien verbreiteten (ALAYMUS, CARNAVALE, NOLA, SEVERINUS u. v. a.) (s. BAGINSKY). Kontagiosität, Bevorzugung des Kindesalters und Differen.ialdiagnose zur gewöhnlichen Angina sind bereits allgemein bekannte Tatsachen. In dieser Zeit wurde schon hie und da bei Atemnot die Laryngo- und Tracheotomie empfohlen. Die Namen der berühmten Chirurgen DIONISIO VETO, ARCORA und ANTONIO DE VIANA werden genannt, da sie diese Operationen mehrfach mit glücklichem Ausgang ausgeführt haben.

Im 18. Jahrhundert tritt in Europa die Krankheit eher zurück, jedoch erscheint sie ganz plötzlich im Westen Nordamerikas (in *Kingston* 1735). Von dort verbreitet sie sich über *Boston* und *New York*, bricht nochmals 1752—1755 und ein letztes Mal 1770 epidemisch aus.

Die Krankheit wird geschildert als Tonsillitis mit grauen oder schwarzen Schorfen und gangränösem Zerfall der Mandeln. Sie ist ansteckend, befällt vorzugsweise Kinder und junge Leute. Diphtherie der Haut und der Geschlechtsorgane, Pseudomembranen der Trachea, die den Erstickungstod hervorrufen, werden häufig gesehen; auch Sektionsbefunde liegen vor. Die Literatur über diese Epidemien ist schon recht beträchtlich. Ich nenne nur DOUGLAS, MIDDLETON und SAMUEL BARD.

Maligne Angina trat Mitte des 18. Jahrhunderts in einzelnen Epidemien auch in England auf (STARR), jedoch ist nicht sicher, ob dabei nicht Scharlachmischinfektionen oder gar Scharlach selbst eine Rolle gespielt hat (FOTHERGILL, London 1748).

Die Krankheit zeigt sich in den nächsten Jahren auch in *Schweden* und in *Holland*.

Die erste Mitteilung in *Frankreich* erschien 1751 (MALOUIN, Paris 1751). Die Krankheit trat darauf in vereinzelten Fällen in ganz Frankreich an verschiedenen Orten auf, sie blieb vorerst lokal, bildete kleine Herde namentlich in Schulen und Pensionaten. Berichte liegen vor aus Paris, Montpellier, Versailles, Orléans, Aumale (CHOMEL, Paris 1749).

In *Italien* trat die Diphtherie wie in Frankreich in vielen kleinen, lokal begrenzten Herden auf (GHISI, Cremona 1749).

Ebenso in *Portugal*, in der *Schweiz* (LANGHANS) und in *Deutschland* (VAN BERGEN u. a.).

Zur selben Zeit erschien von HOME, einem schottischen Arzt, das Buch über den Croup. Das Wort Croup soll aus dem Schottischen stammen und schon von BLAIR 1713 erstmals gebraucht worden sein. HOME beschreibt an Hand von Sektionsbefunden die *Stenose*. Nach diesen Publikationen herrschte große Verwirrung, denn pseudomembranöse Affektionen, Larynxkrampf und alle anderen suffokatorischen Krankheiten wurden v n jetzt an als Croup bezeichnet. Einen neuen Impuls schien die Forschung erst zu erhalten durch das Preisausschreiben *Napoleons I.* im Jahre 1807. Für die Lösung der Frage über die Natur und die Behandlung des Croup hat *Napoleon* aus Anlaß des Todes seines Neffen, des Sohnes von Louis Napoleon, einen Preis von 12000 Fr. ausgesetzt. 83 Bewerber fanden sich. ALBERS und JURINE erhielten den Preis. JURINE (Genf) erkannte, daß Croup sehr oft die epidemische und kontagiöse Angina maligna der Kinder kompliziere. Er trennt aber noch die gangränöse Form der Angina vom Croup ab. Verhängnisvoll ist seine Ansicht, daß der Erstickungstod einem Larynxkrampf zuzuschreiben sei. Derselben Auffassung war auch ALBERS aus Bremen.

Erst im 19. Jahrhundert kommt durch das grundlegende Werk von BRETONNEAU 1821 und durch seine spätere Sammelpublikation 1826 Klarheit und Ordnung in das Problem. BRETONNEAU schafft den Begriff der Diphtheritis ($\delta\iota\varphi\vartheta\varepsilon\rho a$, Diphthera = Membran) und sammelte seine Beobachtungen, die er in *Tours* 1818—1820 machen konnte. Er ordnete sie an Hand von 150 Krankengeschichten mit 60 Sektionen und zeigte in ganz moderner Weise, worum es sich bei der Schleimhautdiphtherie des Rachens, des Kehlkopfes und der Trachea handle. Er erkennt den absteigenden Croup, unterscheidet die Diphtherie von der Scharlachangina, beschreibt die Nasendiphtherie, die Hautdiphtherie und in einem Fall die Diphtherie des äußeren Gehörgangs. Spätere Epidemien geben BRETONNEAU die Gelegenheit, seine gewonnenen Erkenntnisse zu vertiefen und Versuche zur Behandlung systematisch durchzuführen. Die Tracheotomie wird zu einer, im modernen Sinne, exakten Operation, deren Technik prinzipiell bis zum heutigen Tag noch Geltung hat.

Den grundlegenden Arbeiten BRETONNEAUs folgten bald diejenigen anderer französischer Autoren, welche durchwegs die Auffassung BRETONNEAUs bestätigten. Besonders hervorgehoben zu werden verdient die Abhandlung TROUSSEAUS. TROUSSEAU nennt die Krankheit Diphtherie, um damit festzulegen, daß sie eine spezifische Allgemeinerkrankung sei. Er beschreibt in seltener Vollkommenheit alle klinischen Symptome, die bis heute in der Pathologie der Diphtherie bekannt sind: Lokalerscheinungen der Haut und Schleimhäute, die Albuminurie und ihre Bedeutung, die Lähmungen und die Affektionen des Herzens.

Im 1. Handbuch der Kinderheilkunde von RILLIET und BARTHEZ sind die Konsequenzen schon gezogen, indem die Beschreibung der Diphtherie ganz auf der Auffassung von BRETONNEAU und TROUSSEAU fußt.

Mitte des 19. Jahrhunderts entwickelte sich die Diphtherie zur Pandemie. Vom Süden *(Avignon)* ausgehend befiel die Krankheit in den Jahren 1853—1857 ganz Frankreich. In derselben Zeit stiegen die Erkrankungsziffern in ganz Italien gewaltig an und damit auch die Letalität, die nach offiziellen Berichten vom Jahre 1868 56% betrug (SORMANI).

Gleichfalls wurden in *Portugal* und *Spanien*, im Norden die *Niederlande* und *England* sowie *Deutschland* heimgesucht. Mitte desselben Jahrhunderts liegen ebenfalls epidemiologische Berichte aus *Schweden* und *Norwegen* vor (JOHANNESSEN).

1858/59 wütete die Krankheit in *Rußland (*FILATOW*)*. Aus dem Süden und Südosten Europas, *Rumänien*, *Griechenland* und der *Türkei* sind viele Nachrichten vorhanden, daß die Seuche seit den 60er Jahren die Pandemie größte Opfer erheischt hat.

Auch in *China* und *Japan* scheinen verheerende Epidemien aufgetreten zu sein.

In Nordamerika sind zu Beginn des 19. Jahrhunderts einzelne kleinere Epidemien entstanden und in der Mitte des Jahrhunderts ist die Krankheit endemisch geworden und verlangt überall größte Opfer.

Nachdem zu Beginn des 19. Jahrhunderts BRETONNEAU nachdrücklich auf die Ansteckungsgefahr bei Diphtherie hingewiesen hatte, kam es unter dem Einfluß der Arbeiten PASTEURS selbstverständlich dazu, daß auch für diese Krankheit der Erreger gesucht wurde. Oidium albicans, Streptothrix buccalis und viele andere Parasiten wurden beschrieben, namentlich Pilze. Impf- und Übertragungsversuche auf Tiere und Menschen blieben aber ohne Erfolg.

Erst KLEBS konnte in den Membranen der Diphtheriekranken stäbchenförmige Mikroorganismen nachweisen (1880—1883). Kulturverfahren und Übertragungsversuche führten jedoch zu keinem Resultat (HEUBNER). 1884 beschrieb LÖFFLER mit aller Bestimmtheit den Stäbchenbacillus, der rein gezüchtet und mit großer Wahrscheinlichkeit, wenn auch nicht mit Bestimmtheit, als der Erreger der Diphtherie angesprochen werden konnte. Von da an erhielt die Forschung neuen Auftrieb. Die Diphtheriebacillen wurden in der Folge als KLEBS-LÖFFLER-*Bacillen* bei allen klinisch einwandfreien Fällen identifiziert, auch beim Croup (BAGINSKY, CONCETTI). Damit war auch die einheitliche Auffassung für Rachen- und Kehlkopfdiphtherie neu und undiskutierbar festgelegt. Außerdem erlaubte die bakteriologische Untersuchung die Differentialdiagnose zwischen Scharlach (Streptokokken- befunde) und Diphtherie (KLEBS-LÖFFLER-Bacillenbefunde) mit Sicherheit.

Für das Verständnis der Pathogenese der Diphtherie bedeutete die Entdeckung des *Diphtherietoxins* von ROUX und YERSIN (1885—1888) und von BRIEGER und FRÄNKEL einen ebenso wichtigen, grund egenden Fortschritt.

Das *Diphtherieantitoxin* wurde im Jahre 1894 von BEHRING im Serum entdeckt. BEHRING beschrieb in seiner ersten Mitteilung *die Wirkung des antitoxischen Serums als rein prophylaktisch*. Später wurde mit Recht dieses prophylaktische Serum zu Heilzwecken verwendet und nach ausgedehnter, k inischer Prüfung *Diphtherieheilserum* genannt.

1895 führte O DWYER die *Intubationsmethode* für die Stenosebehandlung ein und ersparte damit manchem Kind die Tracheotomie. Aus der Intubation entwickelte sich die moderne Methode des Absaugens der sich lösenden und verflüssigenden Membranen des Kehlkopfes und der Trachea mittels Trachea katheter.

Damit sind wir bei der modernen Geschichte der Diphtherie angelangt. Ätiologie, Pathogenese und spezifische Therapie waren in ihren Grundprinzipien erkannt und gestatten heute ein beinahe lückenloses, theoretisches Verständnis für das Wesen der Krankheit, eine Theorie, welche für die Praxis von eminentester Auswirkung ist. Schlag auf Schlag folgten weitere Entdeckungen. Der Zusammenhang der Immunität des Menschen und der Tiere mit dem Serumgehalt an Antitoxin wurde festgelegt. SCHICK entdeckte 1913 die Toxinhautreaktion *(Schicktest)*. Dadurch wird es mög ich, immune und empfindliche Menschen zu unterscheiden durch eine einfache, intradermale Reaktion.

Der letzte Fortschritt betrifft die *Prophylaxe*. Aktive Immunisierungsversuche durch Toxin-Antitoxingemische (THEOBALD SMITH 1907, BEHRING 1913, PARK 1915) wiesen den Weg und hatten bereits — neben Mißerfolgen und Rückschlägen — positive Ergebnisse.

1924 entdeckte RAMON das *Anatoxin* bzw. *Toxoid (Formoltoxin)* und die *Flockulation*. Die Behandlung des Toxins mit Formalin entgiftet das Diphtherietoxin, ohne ihm seine antigenen Eigenschaften zu nehmen. Die Flockulation zeigt uns im Reagensglas den Moment der Neutralisierung des Toxins durch das Antitoxin. Eine Steigerung der Wirksamkeit der zur aktiven Immunisierung verwendeten Impfstoffe ohne gleichzeitige Steigerung der Nebenwirkungen oder Gefahrenmomente wurde erreicht durch die *Ausfällung des Formoltoxoids* mit Kalialaun bzw. durch Adsorption an Aluminiumhydroxyd (HOLT 1950).

Heute wird wohl fast nur noch mit *adsorbiertem Formoltoxoid* geimpft und bei den in der ganzen Welt an vielen Millionen Individuen unternommenen Immunisierungen erhebt sich die Frage, ob wir *in unseren prophylaktischen Methoden den definitiven Weg erkennen dürfen, der uns das Ziel, die Ausmerzung der Diphtherie als Seuche und als Krankheit erreichen läßt.*

Erreger und experimentelle Grundlagen.

Die Diphtheriebacillen. Mit WILSON und MILES (1946) kann man die Gruppe der Corynebacillen folgendermaßen definieren: *Grampositive Bacillen von stäbchenartiger Gestalt, gewöhnlich in Palisadenform angeordnet, nicht säurefest. Oft mit keulenförmigen Anschwellungen an den Polen, meist mit unregelmäßigen, farbigen Segmenten oder Granula, unbeweglich, ohne Sporenbildung, ohne Kapsel.*

Wachstum. Aerob oder sauerstoffarm. Doch besteht öfter auch die Möglichkeit der anaeroben Kultur, nie gasbildend in Kohlenhydratmilieu, dabei fakultativ säurebildend. Ebenso fakultativ ist die Verflüssigung von Serum oder Gelatine. Gewisse Stämme produzieren ein starkes Toxin. Obschon die Vertreter dieser Species in der Natur weithin verbreitet sind, scheint die Mehrheit an Körperoberfläche und Gewebe von Mensch und Tier gebunden zu sein. Einige wenige spielen in der Veterinärmedizin eine Rolle, doch für die Gesundheit des Menschen gewinnt die Gruppe der sog. Diphtheriebacillen eine ganz besondere Bedeutung.

Vorkommen. Pathogene Diphtheriebacillen finden sich praktisch nur auf der Haut und den Schleimhäuten des Menschen (Rekonvaleszenten, Dauerausscheider und Bacillenträger) und an Gegenständen, die mit Menschen in engerem Kontakt stehen (Wäsche, Kleidern, Geschirr, Türpfosten, Klingeln, Geländern, Kultgegenständen, Spielsachen usw.). Selten findet man sie auch in der Milch (BENDIXEN 1933). Beim *Pferd* ist der Diphtheriebacillus in Drusen festgestellt worden, ebenso ausnahmsweise im Mittelohr gesunder weißer Ratten (RICHTERS und HELMREICH, WALDHECKER).

LÖFFLER beschreibt die Stäbchen als teils gerade, teils leicht gebogen, etwa so lang wie die Tuberkelbacillen, aber doppelt so dick. Sie färben sich mit alkalischem Methylenblau (s. Abb. 3). In den Kulturen zeigen die Bacillen häufig unregelmäßige Segmentierung und an den Enden dunklere Punkte, die durch eine besondere Färbung nach NEISSER gut darzustellen sind (Polkörperchen, BABES-ERNST 1889). Diese Polkörper sind keine Sporen. Sie bestehen aus Volutin (s. Abb. 1).

Unter *Volutin* versteht man kleine, rundliche, mit speziellen Färbemethoden darstellbare Körperchen, die bei vielen Bakterienarten auftreten können. MEYER (1912) fand diese Körnchen ganz besonders ausgeprägt bei Spirillum volutans, daher nannte er sie Volutinkörperchen. SCHUHMACHER (1922) konnte wahrscheinlich machen, daß es sich um Körnchen von Nucleinsäureverbindungen handelt, und LINDEGREN wies 1947 nach, daß sich in diesen Körnchen ein Metaphosphat befindet. Die Polkörperchen der Diphtheriebacillen verlieren ihre Färbbarkeit nach PETUELI und HOLASEK durch Umladen des Bakterienleibes, aber erst im extrem sauren Bereich von $p_H = 0,8$. Sie lassen sich nach WINKLER durch Behandlung mit 20% Salzsäure herauslösen.

Untersuchungen über die feinere Struktur der Diphtheriebacillen mit Hilfe von *Röntgenstrukturanalysen* von MORTON und ANDERSON (1941) und LEMBKE und LUCK (1950) beweisen, daß Diphtheriebacillen, die sich auf Tellurplatten zeigen, ein reines Tellurdiagramm aufweisen. Danach muß man annehmen, daß das Tellur in krystalliner Form in den Bakterienleibern eingelagert ist, und zwar bei jungen und alten Kulturen gleichartig. Untersuchungen mit dem Elektronenmikroskop von WINKLER und KÖNIG (1948/49) können diese oben angeführten Tatsachen im Übermikroskop von *Siemens* nach RUSKO und BORIES bei einer 7000-fachen Vergrößerung demonstrieren. Man sieht in den dargestellten Diphtheriebacillen einer 48stündigen CLAUBERG-Kultur Tellurkrystalle als feine Nadeln regellos innerhalb der Bakterien liegen. Es gelang, die runden Polkörperchen herauszulösen. In solchen Bakterien entsteht an Stelle der Polkörperchen ein Hohlraum. WINKLER folgert aus ihren Untersuchungen, daß es sich bei den Volutinkörperchen um eine Calciumverbindung einer Nucleinsäure handelt, sie kann mit KÖNIG nachweisen, daß in der Salzsäure, die zum Herauslösen der Polkörperchen verwendet wurde, größere Mengen von Calcium- und PO_4-Ionen gefunden werden, als in der Salzsäure mit welcher Kontrollbakterien ohne Polkörperchen behandelt wurden. Schließlich gelang es durch Anreichern der Nährböden an Calcium und PO_4 in Bakterienstämmen, die wenig Körnchen bildeten, eine Zunahme der Polkörperchen zu erzielen. LIEBERMEISTER berichtet 1949, daß Polkörperchen und Tellurkrystalle über das Niveau der ausgetrockneten Zellen herausragen.

Die Untersuchungen mit dem *Elektronenmikroskop* verändern, wenn die Vergrößerung nicht allzu hoch gewählt wird, die Form der Bakterien nicht. Auch das Hochvakuum hat keinen Einfluß auf die Bakterienform. Indessen werden beim Elektronenbeschuß oberflächenaktive Gruppen, an deren Anwesenheit die Permeabilität organischer Substanzen gebunden ist, durch die schnellen Elektronen aus dem Molekülverband herausgeschlagen. Es entstehen Temperaturen von 200—600°. Das Tellur wird herausgerissen. Schmelz- und Verdampfungsprozesse verflüchtigen die Volutinsubstanz, der Bakterienleib verkohlt, die Form jedoch bleibt erhalten.

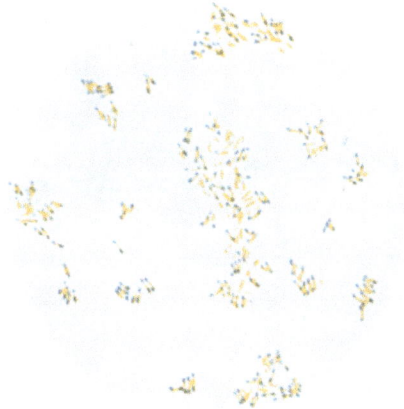

Abb. 1. Diphtheriebacillen. Neisserfärbung einer 24 Std alten Kultur auf LÖFFLER-Nährboden. Bei fast allen Bacillen färben sich die Polkörperchen. Vergr. 860fach.

Im Ausstrich liegen die Bacillen palisaden- oder V-förmig oder fingerartig gespreizt nebeneinander, so daß man den Eindruck gewinnt, daß sich die Bacillen durch Längsteilung vermehren. Indessen ist man heute der Auffassung, daß dies nicht der Fall ist, sondern glaubt, die Vermehrung erfolge durch Verzweigen oder durch glattes Abbrechen längerer oder kürzerer Segmente. Die Diphtheriebacillen sind daher besonders pleomorph, je nach Alter der Kultur der Art der Nährböden, abhängig vom p_H, vom Sauerstoffangebot usw. Besonders typisch sind die klassischen Erscheinungsformen auf LÖFFLER-Serumnährböden von 18—24 Std alten Kulturen. Je nach Stamm finden sich aber auch kürzere oder längere Stäbchen, kokkoide Formen, hie und da Ketten- und Fadenbildung.

Eigenschaften. Auf Blutagar wachsen die Diphtheriebacillen in 24—48 Std mit einer schmalen hämolytischen Zone. Hie und da bilden sie einen gelben Farbstoff (Flavin). Nitrate

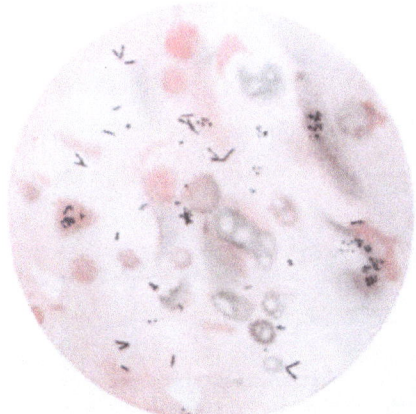

Abb. 2. Diphtheriebacillen im nativen Tonsillenabstrich. Gramfärbung. Mischflora. Grampositive typisch gelagerte Stäbchen von nicht ganz gleichmäßiger Gestalt. Vergr. 860fach.

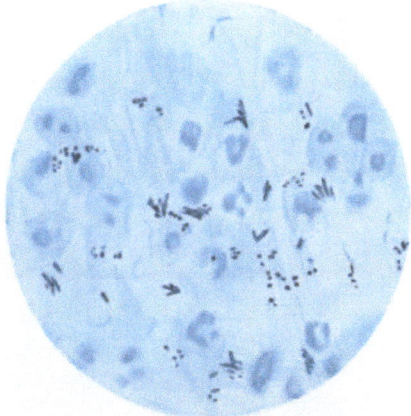

Abb. 3. Diphtheriebacillen im nativen Tonsillenabstrich. Färbung mit LÖFFLERS Methylenblau. Mischflora. Die Stäbchen sind etwas plumper, polymorph, aber typisch gelagert. Sie liegen in V- oder L-Form, palisadenartig oder ähnlich einer Palma manus zusammen. Vergr. 860fach.

reduzieren sie zu Nitriten ohne Indolbildung. Einzelne Stämme vermögen in flüssigen Nährböden *Porphyrin* zu bilden (GRAY und HOLT 1947). GROWE und WALKER gelang es durch Chromatographie die von Diphtheriebacillen synthetisierten Pigmente spektroskopisch zu untersuchen. Es zeigte sich eine große Ähnlichkeit der Pigmente mit den *Pterinen*, die aus Schmetterlingsflügeln und Insektentegumenten gewonnen werden können. DHÉRÉ und GOUREVITCH (1939) bestimmten Flavin in Nährböden in der Größenordnung von 1—3,4 γ als Produktion einer Einsaat. CROWE konnte nachweisen, daß das Flavin aus Toxinbouillon nicht identisch ist mit dem WARBURGschen gelben Atmungsferment (1939).

Die *Widerstandsfähigkeit der Diphtheriebacillen* gegen Austrocknung ist relativ groß, ebenso gegen Kälte und Licht. 14 Tage alte Membranen enthalten noch lebende Diphtheriebacillen. Unter Laboratoriumsbedingungen kann bei bestimmten Stämmen die Widerstandsfähigkeit gegen Austrocknung bei 37⁰ angezüchtet werden; Ross (1945) beobachtete eine Lebensdauer der Diphtheriebacillen bis zu 37 Tagen bei 37⁰. Bei Zimmertemperatur, vor Licht geschützt und eingetrocknet, hält sich der Keim viele Monate in den Membranen lebensfähig und virulent (ROUX und YERSIN).

Ultraschall wirkt nach HAUSSMAN und KOHLER 1950 auf die Diphtheriebacillen in statistischer Verteilung. Einzelne Bakterien weisen Plasmolyse und Plasmoptyse auf, gelegentlich unter Zerschlagung der Polkörperchen, einzelne zeigen Plasmaverdichtungen und -verklumpungen, gelegentlich werden die Polkörperchen zerschlagen. Andere Bakterien bleiben völlig unverändert und vermehrungsfähig.

Thermische Faktoren sind dabei von untergeordneter Bedeutung. Ultraschall wirkt mechanisch auf die Bakterien ein *(Kavitation)* (s. S. 1247).

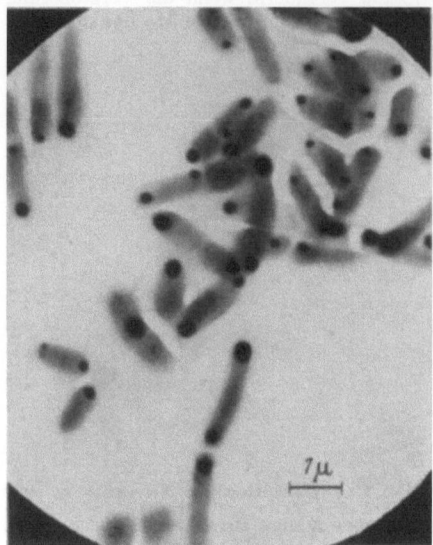

Abb. 4. Diphtheriebacillen von Serumnährboden. (Nach KÖNIG und WINKLER.)

Als Kulturnährboden ist bis vor etwa 15 Jahren überall die LÖFFLERsche Blutserumplatte verwendet worden. Einen allgemein anerkannten Fortschritt brachte die Einführung des Tellurs als Nährbodenzusatz (CONRADI und TROCH 1912). Tellur wird von den Diphtheriebacillen aufgenommen, und es resultieren charakteristische grauschwarze Kolonien.

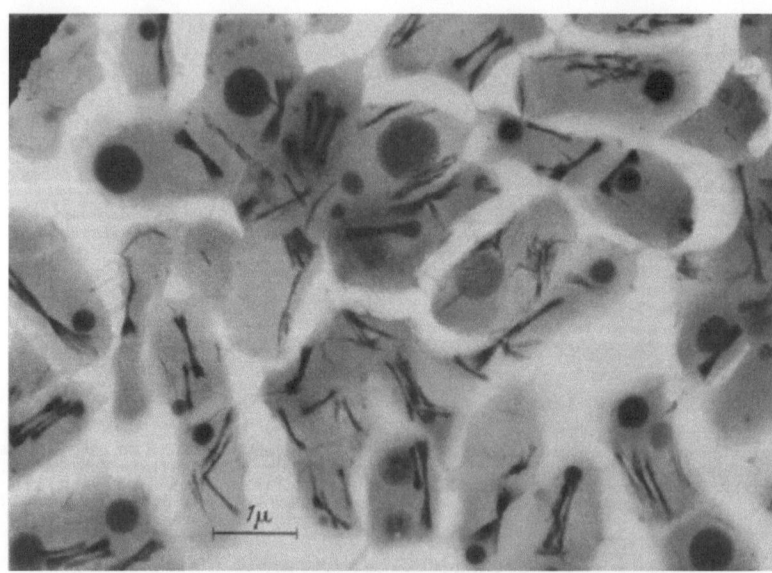

Abb. 5. Diphtheriebacillen von CLAUBERG-Nährboden mit Tellurkrystallen und Körnchen aus nucleinsaurem Calcium. (Nach KÖNIG und WINKLER.)

Die Begleitflora wird anscheinend durch Tellur noch mehr in ihrem Wachstum gehemmt, als durch den Serumzusatz der LÖFFLER-Platte. ANDERSON (1931) und seine Mitarbeiter verwendeten einen Schokoladetelluragar. CLAUBERG (1936) gibt drei Modifikationen einer Serumglycerintellurplatte an. MÜLLER und MILLER (1946), basierend auf den Untersuchungen des

Verwendungsstoffwechsels der Diphtheriebacillen von BRAUN (1931—1938) brauchen für ihre Untersuchungen ein Gemisch aus Agar, Casein, Aminosäuren, Mineralsalzen, Natriumtellurit, Serum, Natriumlactat, pantothensaurem Calcium, hydrolisiertem Casein und Äthylalkohol. Darauf wachsen die Diphtheriebacillen in grauen bis grauschwarzen, von bloßem Auge leicht zu erkennenden Kulturen.

Im Bouillon wächst der Diphtheriebacillus, bald diese diffus trübend, bald mit Häutchenbildung an der Oberfläche, bald in gröberen Klumpen, die die Tendenz haben, einen Bodensatz zu bilden. Über neue Nährböden siehe LENTZ 1950.

Die Toxinbildung. Der Diphtheriebacillus vermag in flüssigem Nährboden einen Giftstoff zu erzeugen, der zuerst von ROUX und YERSIN (1888) entdeckt, dann von FRÄNKEL und BRIEGER und von KOLISKO und PALTAUF untersucht wurde. Er kann nach BRIEGER und BOER aus einer Zinkdoppelverbindung ausgefällt werden.

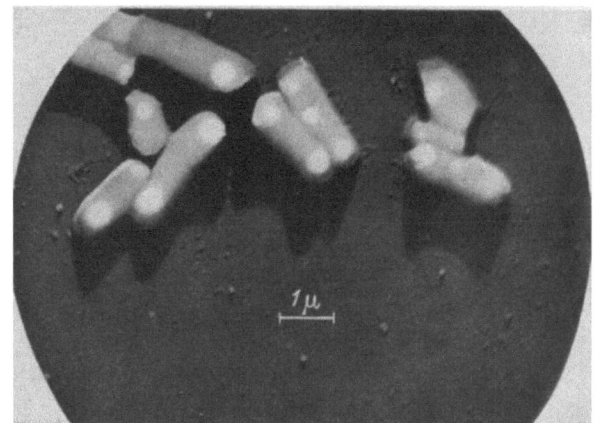

Abb. 6. Diphtheriebacillen schräg bedampft. (Photograph. Negativ.) (Nach KÖNIG und WINKLER.)

MÜLLER und Mitarbeiter haben 1940 das Toxin auf synthetischen Nährböden, die keine Substanzen enthielten, deren Molekulargewicht dasjenige von Aminosäuren überstieg, erzeugt. Dies ist wichtig für die Untersuchung des Toxins, welche von da an nur noch auf chemisch definierten Nährböden durchgeführt zu werden braucht.

Viele Arbeiten sind zur Untersuchung über die Reindarstellung des Toxins durchgeführt worden, ebenso wurde viel Fleiß und Arbeit aufgewandt, um die Bedingungen für die Toxinbildung zu erfassen, und um das Problem Giftsekretion oder Endotoxin zu klären.

ROUX und YERSIN beschreiben das Diphtherietoxin als Exotoxin. Fast alles, was wir darüber wissen' geht auf diese beiden Forscher und ihre Filtrationsmethode zurück. Vielleicht wird das Toxin frei durch Absterben und Auflösung der toten Diphtheriebacillen. Sicher ist, daß

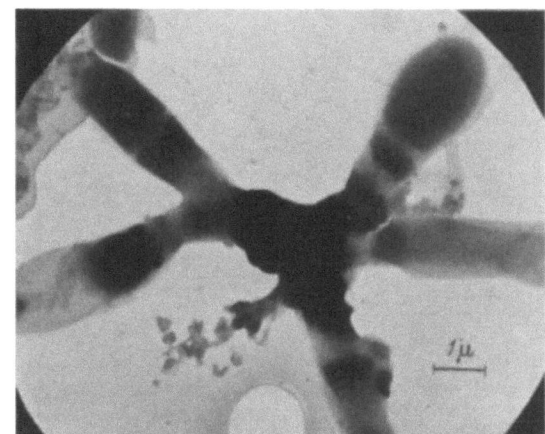

Abb. 7. Diphtheriebacillen von Serumnährböden nach Einwirkung von Penicillin. (Nach KÖNIG und WINKLER.)

eine wäßrige Extraktion der Kulturen genügt, um Toxin zu gewinnen. Toxische Substanzen bleiben in den Zellen zurück und können beim Absterben dieser Zellen wieder nachgewiesen werden (PRIGGE (1932). Sehr unwahrscheinlich ist die Annahme, daß die Autolyse der toten Diphtheriebacillen Enzyme freimacht, die aus Albumosen und Peptonen ein Toxin bilden. 1942 stellten MORTON und GONZALEZ das Toxin durch Auflösen der lebenden Bacillen in den Kulturen mit Hilfe vom Ultraschall dar. Nach FROBISHER und ANDERSON kommen bei gewissen Stämmen von Corynebacillen Endotoxine vor. Durch Immunisierungsversuche bei Kaninchen konnten diese Forscher zeigen, daß das Endotoxin nicht identisch ist mit dem Exotoxin. Die Tiere bleiben Schick-positiv und haben weder Agglutinin noch Antitoxin. Intracerebral infizierte Mäuse erleiden eine besondere Art von Paralyse und peripherer Neuritis.

O'MEARA (1940—1949) *glaubt, einen neuen toxischen Faktor entdeckt zu haben.* Dieser kann bei bestimmten Stämmen (gravis) durch Abwaschen der frischen 48-Stundenkulturen mit Salzlösung, durch Zentrifugieren und Filtration gewonnen werden, und wird von ihm

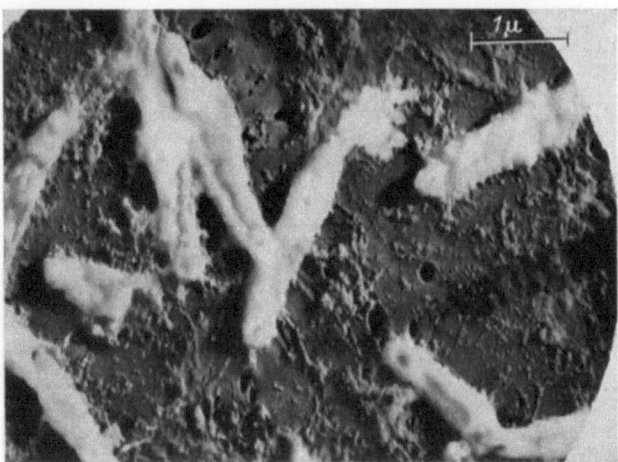

Abb. 8. Diphtheriebacillen, 24-Std Kultur. 12° Pt bedampft, 60 min mit Ultraschall behandelt.
(Nach HAUSSMANN und KEHLER.)

als „*Substanz B*" bezeichnet. Es handelt sich um ein Capillargift, welches die Wirkung des von ROUX und YERSIN dargestellten Diphtherietoxins verstärkt. Nach O MEARA können bestimmte Diphtheriebacillenstämme viel Substanz B und wenig klassisches Toxin, andere viel klassisches Toxin (Substanz A) und wenig Substanz B produzieren.

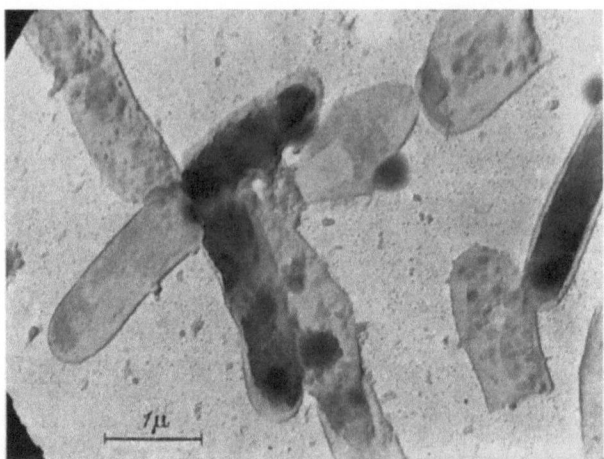

Abb. 9. Diphtheriebacillen, 24 Std-Kultur. Schwach bedampft, 27 min mit Ultraschall behandelt.
(Nach HAUSSMANN und KEHLER.)

Abb. 4—9. Abbildungen von Diphtheriebacillen im Ultramikroskop. Die Aufnahmen im Elektronenmikroskop geben eine 7000—13000fache Vergrößerung wieder.

Sollte sich diese Entdeckung bestätigen, so wäre für die Auffassung der Pathogenese der Diphtherie viel gewonnen.

Die Toxinproduktion der Bacillen ist aber nicht nur abhängig vom Stamm, sondern, wie PAPPENHEIMER und seine Mitarbeiter (1937) gezeigt haben, vom Nahrungsangebot, speziell vom Angebot an Eisen im Nährboden. Besteht ein Eisendefizit im Medium, so bildet sich Toxin.

Die Menge des notwendigen, anorganischen Eisengehalts beträgt 12 γ auf 100 cm^3 Nährflüssigkeit. Der doppelte Eisengehalt reduziert die Toxinausbeute bereits um $^1/_3$. Bei einem weiteren Überschuß an Eisen verschwindet die Toxinbildung. MÜLLER hat 1941 zeigen können, daß ein bestimmter Typ (gravis) der Diphtheriebacillen aus einer Epidemie in *Halifax* bei einem optimalen Eisengehalt der Nährflüssigkeit 10mal mehr Toxin synthetisierte als andere Stämme. Auch dies gibt uns einen wichtigen, neuen Anhaltspunkt für das Verständnis der Pathogenese der Diphtherie, vielleicht auch für das Entstehen einer Epidemie. MÜLLER (1941) vermutet, daß für den Diphtheriebacillenstoffwechsel ein eisenhaltiges Ferment obligat ist, bei Eisenmangel findet entweder eine Anhäufung von intermediären Stoffwechselprodukten (= Toxin) statt, oder es entsteht ein neues Stoffwechselprodukt eines anderen „Ersatz"-Enzymsystems.

Die Rolle des Eisens für den Stoffwechsel der Diphtheriebacillen wird von PAPPENHEIMER (1947) und PAPPENHEIMER und HENDEE (1947) folgendermaßen formuliert:
„Es hat allen Anschein, als ob die Diphtheriebacillen Eisen, das Toxinmolekül und Porphyrin zu einem Enzym vereinigen; wenn Eisen mangelt, erscheint Toxin und Porphyrin, das nicht verwendet wird, im Nährmilieu. Das hypothetische Enzym ist vielleicht eine Succinoxydase."

Im übrigen sind für das Wachstum der Diphtheriebacillen und deren Toxinbildung unbedingt erforderlich: mehrere Aminosäuren, Oleinsäure, Nicotinsäure, Pantothensäure und Pimelinsäure. Das beste Kohlenhydrat ist Maltose; Pepton und Proteosen sind vollständig überflüssig (PAPPENHEIMER, MÜLLER und COHEN 1937, MÜLLER 1939, MÜLLER und MILLER 1941, COHEN und MÜLLER 1940).

Versuche zur Isolierung des Toxins durch PAPPENHEIMER (1937), LUNDGREEN und PAPPENHEIMER (1939) haben folgende Daten gebracht. Das Toxin ist ein hitze-coagulierbares Protein. Es enthält 16% N, 9% Tyrosin, 1,4% Tryptophan, 0,75% S. Der isoelektrische Punkt = 4,1 (= ±0,1). Das Molekulargewicht beträgt etwa 72000. Ein Milligramm dieser Substanz entspricht 10000 D.L.M. Das Toxin ist leicht zerstörbar und unstabil. Erhitzen auf 60° modifiziert oder zerstört es, durch Licht bzw. Oxydation wird es ebenso leicht zerstört. Weitere Kenntnisse über das Toxin verdanken wir KASAHARA und TAGAKI (1937): Zerstörbarkeit des Toxins durch Ultraschall in 1—3 min, OLITSKY und seinen Mitarbeitern (1948): die *Affinität* zum *Herzmuskel* und die *neurotrope Aktivität* des Diphtherietoxins ist abhängig von der *alkalischen Reaktion*, deren Einfluß es während oder nach seiner Bildung ausgesetzt war (BRAUN und Mitarbeiter 1949). In den Kulturen gefundene *Polysaccharide* sind nach den interessanten Untersuchungen von WANG und TUNG (1938—1940) ohne Beziehung zur Virulenz der Diphtheriebacillen bzw. zum Toxinbildungsvermögen der Bacillen. Das reine Toxin zeigt im UV-Spektrum eine Absorptionsbande bei etwa $\lambda - 2740$ Å (WADSWORTH und CROWE 1943).

Das Toxin ist ein Gift, für welches Mensch, Pferd, Hund, Katze, Kaninchen und Meerschweinchen empfindlich sind. Ratte und Maus sind relativ unempfindlich. Orale Applikation des Toxins ist harmlos, parenterale Anwendung zeigt, daß es sich um ein allgemeines Protoplasmagift handelt mit einer besonderen Affinität zum Nervensystem (speziell Vagus, Phrenicus, kraniale und periphere Nerven), zum Herzmuskel bzw. Reizleitungssystem, zu den Nebennieren (in Rinde und Mark beim Meerschweinchen Blutungen hervorrufend) und zum Gehirn und Rückenmark des Menschen.

Pharmakologisch gesprochen könnte man die akute Diphtheriegiftwirkung definieren als *Lähmung des cholinergischen Systems* (STAUB).

Das Standardtoxin wird hergestellt von einem von PARK und WILLIAMS (1896) isolierten Diphtheriestamm, der relativ wenig virulent ist, aber gut Toxin bildet. Die Toxinproduktion ist abhängig vom p_H, hat sein Optimum zwischen $p_H = 7,5$—$8,2$. Oberhalb und unterhalb dieser p_H-Werte ist das Wachstum noch gut, jedoch leidet die Toxinbildung. Heute wird der Stamm hauptsächlich auf synthetischen Medien nach MÜLLER und MILLER gezüchtet, er produziert jedoch nur Toxin, wenn ein bestimmter, nur geringer Eisengehalt vorhanden ist (PAPPENHEIMER und JOHNSON).

Varianten und Typen der Diphtheriebacillen. Es bedeutete einen weiteren Fortschritt für das Verständnis des Diphtherieproblems, als ANDERSON, HAPPOLD, MACLEOD und THOMPSON (1931), COOPER (1936), MORTON (1940), MÜLLER und MILLER (1940), FROBISHER und Mitarbeiter (1945), CARTER (1946) u. a. nachweisen konnten, daß die Familie der Corynebacillen aus ganz verschiedenen Gruppen besteht, die sich morphologisch, kulturell, serologisch und auch epidemiologisch voneinander trennen lassen.

Varietäten innerhalb der Species Corynebacillen nach MORTON *1940*.
a) *Variable Kolonieformen auf festen Nährböden*. Wachstum: Mucoid (M) (schleimig), Smooth (S) = mitis (glatt), Intermediate (SR) = gravis und intermedius (Zwischenform), Rough (R) (rauh), Dwarf (D) (Zwergform), Gonidial (G) (Sporen).
b) *Wachstum in flüssigen Nährböden*. M und S = in gleichförmiger Trübung (uniform suspension), R = sich zusammenballend als Bodensatz, SR = zuerst allgemein trübend, dann

Pellicula auf der Oberfläche und gleichzeitig Bodensatz bildend, Brühe klar, D = leichte Trübung, geringes, feines Sediment, G = lange Zeit ohne Trübung, dann sehr feine Trübung mit viscösem Sediment, Wachstum aus filtrierbaren Elementen der Corynebacillen nach HAUDUROY.

Es zeigte sich aber bald, daß nur *3 Wachstumsformen* (mitis, gravis und intermedius) *für die Klinik und die Epidemiologie der Diphtherie* wichtig sind, und daß je nach Alter der Kultur, je nach Herkunft usw. die Wuchsformen S und SR ineinander übergehen können. Ein direkter Zusammenhang zwischen Wuchsform und Virulenz oder Toxinbildungsvermögen besteht auf jed. n Fall nicht. Ebensowenig korrespondieren die Wachstumsformen der Kolonien mit den serologischen Typen. Die Hämolyse ist deutlich bei der S-Form, weniger deutlich bei der R-Form und fehlt bei D. Die Vergärung von Kohlenhydraten, namentlich Stärke und Glykogen, ist nicht an die Kolonieform gebunden, zeigt aber quantitative Differenzen. Die Chromogenese bzw. Bildung von Porphyrin und Pigment kommt bei S- und R-Formen vor, kann aber auch fehlen. Die Reduktion des Calciumtellurits ist charakteristisch für S, SR und D (S = schwarze, glänzende Kolonien; SR = grau und trocken; D = schwach pigmentiert).

Mikroskopisch sehen die Bacillen folgendermaßen aus: M = länglich, stark granuliert; S = gleichförmige Stäbchenform; SR = weniger gleichförmige, bizarre, verbogene Form; R = lang und fadenförmig: D = kurz, dick, Tendenz zu Anschwellungen und ungleichmäßig mit Methylenblau sich färbend G = sehr kurz, sehr schlank, fast sphärisch, Gram ± unebenmäßig sich färbend mit Methylenblau.

Wichtig ist die Abhängigkeit vom *Alter* der Kulturen:
Junge Kulturen von *2—6 Std* zeigen gleichmäßige, solide, schmale und etwas granulierte Zellen. *Ältere Kulturen* von 24 Std zum 7. Tag zeigen verschiedene Formen, unregelmäßige Stäbchen, verkürzt, ohne Granulation. Die Granulierung nimmt nach 12—15 Std ab, 2 Tage alte Kolonien weisen gar keine granulierten Bacillen mehr auf. *Saures oder alkalisches* p_H verändert ebenfalls die Morphologie der Zellen, jedoch ist diese Frage noch nicht restlos geklärt. *Glucose im Nährboden* verursacht kokkoide Formen, *Abnahme der Sauerstoffspannung* führt zu dicken, plumpen Stäbchen, *Zusätze von Galle, Salzen, Calcium, Blut, Leberextrakt, Peritonealflüssigkeit* führen zu kokkoiden Formen. *Mischkulturen mit Staphylococcus aureus* rufen klumpige Fingerformen hervor. Schließlich ist auch die *Temperatur bei der Sterilisation des Nährbodens* wichtig. Übergänge von S zu SR und zu S zurück sind beobachtet worden. Alle Formen können gelegentlich in D übergehen.

Es scheint nach EWING (1933) und nach ROBINSON und PEENY (1936) verschiedene Antigenstrukturen zu geben. Auf jeden Fall gelang es bisher 40 Antigentypen der „mitis"-Gruppe zu finden, 4 Antigentypen des „intermedius" und 13 des „gravis" (HEWITT 1947).

Nach WONG und TUNG (1940) kann man 3 Fraktionen aus den Diphtheriebacillen gewinnen. Eine Fraktion der *Polysaccharide*, eine Fraktion der *Lipoide, die beide spezifisch für die Gruppe* der Corynebacillen, und eine alkalilösliche *Protein*-Fraktion, die *spezifisch für den Typus innerhalb der Gruppe* sein soll.

Man sieht aus dem Dargestellten, daß die Frage der Gruppe und der Typen weder morphologisch noch kulturell befriedigend geklärt ist. Viel komplizierter wird das Ganze durch den Umstand, daß nur geringe Unterschiede in der Virulenz der einzelnen Gruppen gefunden worden sind. Gruppe SR braucht vielleicht etwas weniger Keime, um im Tierversuch beim Meerschweinchen tödlich zu wirken, als der Bacillus der Gruppe S. SR hat eher penetrante, invasive Eigenschaften, verglichen mit S. Die Toxinbildung kann aber bei allen Formen vorhanden sein. Noch unübersichtlicher werden die Verhältnisse, wenn pathogenetische und epidemiologische Momente für die Charakterisierung der verschiedenen Bacillengruppen herangezogen werden.

FROBISHER (1946) beschrieb in *Baltimore* einen eigenen *Typus minimus* und verglich ihn mit dem *Intermediustyp* von MCLEOD. Es zeigte sich, daß minimus und intermedius nicht identisch sind.

Nach MCLEOD sind *mitis, gravis* und *intermedius* für die menschliche Pathogenese ganz besonders wichtig. Ihre Eigenschaften sind in der folgenden Tabelle zusammengestellt (Tabelle 1 nach ZINSSER 1948).

Der *Typus* „mitis" soll im wesentlichen relativ harmlose, lokalisierte, klinische Erscheinungsformen hervorrufen. Epidemien, die durch „mitis" verursacht sind, verlaufen relativ benigne, die meisten Bacillenträger sind mitisbacillenträger. Die *Gravisform* löst die schweren, klinischen Krankheitsbilder der progredienten und malignen Diphtherie aus. Sie verursacht Ödeme, Herzlähmungen und Polyneuritiden. Die Patienten verlieren, wenn sie der Krankheit nicht erliegen, ihre Bacillen recht schnell, so daß relativ wenig Bacillenträger oder Dauerausscheider entstehen. *Die Intermediusgruppe* steht zwischen Mitis- und Gravisform, die klinische Auswirkung ist aber häufiger ein schweres Krankheitsbild mit Neigung zu intrathorakaler Invasion (Stenose, Tracheobronchitis, Pneumonie). Bacillenträger sind relativ selten.

Tabelle 1. *Die drei Typen des Corynebacillus diphtheriae.* (Nach ZINSSER.)

	S Mitis	SR Gravis	SR Intermedius
Morphologie	Lange Formen mit metachromatischen Granula. 80% typisch	Kurz, gleichmäßig gefärbt. 50—60% typisch	Lang, stäbchenförmig, keulenförmige Enden. 80% typisch
Wachstumsformen auf erhitztem Blutagar	Mittelgroß, weich, schleimig-feucht, konvex, leuchtende Kolonien, semiopak	Breit, flach, trocken, matt. Opake Kolonien	Sehr klein, flach, dünn, trocken, opake Kolonien mit leicht grünlicher Zone
Auf Blut oder Serum Tellurit	Dasselbe wie oben, aber leuchtend schwarz	Dasselbe wie oben, aber grauschwarz, schwarz mit radiären Streifen	Dasselbe wie oben, aber grau mit dunklerem, erhöhtem Zentrum (Knoten)
Konsistenz der Kolonien	Weich, faltet sich über der Nadel	Brüchig	Zwischen Mitis und Gravis
Wachstum in Bouillon	Erst gleichmäßige Suspension, später weiches Häutchen	Häutchen schuppig oder granuliert mit Bodensatz	Feinste körnige Trübung als Bodensatz
Hämolyse auf Blutagar-Platten	Hämolytisch	Variabel	Nicht hämolytisch
Vergärung von Stärke und Glykogen	Negativ	Positiv	Negativ
Pathogenese für Meerschweinchen	10—20% nicht pathogen für Meerschweinchen, aber pathogen für Mäuse	Nicht-pathogene Stämme selten. Weniger pathogen für Mäuse	10% nicht pathogen für Meerschweinchen. Nur wenig pathogen für Mäuse
Antigene Eigenschaften oder Abweichungen	Mindestens 5 Typen zu unterscheiden	Wenigstens 5 Typen durch Agglutination unterscheidbar. Typ I und II haben Gänseblümchenkolonien	2 Typen mit spezifischem Antigen

Man hat beim Ausbruch verschiedener Diphtherieepidemien Zusammenhänge zwischen Charakter der Epidemie und Diphtheriebacillentypen gefunden. Jedoch ist wie wir im Kapitel „Epidemiologie" sehen werden, diese Frage noch nicht absolut sicher geklärt.

Eines ist bis heute sicher: *Alle Gruppen können Toxin bilden, Unterschiede in der Toxinbildung sind bisher nur quantitativ, aber noch nie qualitativ festgestellt worden. Das Toxin scheint also außerordentlich stabil zu sein, ebenso stabil scheinen sich die 3 Gruppen: mitis, gravis und intermedius zu verhalten.* Wenigstens konnte bei den vielen Untersuchungen über diese Fragen noch nie über Inkonstanz der Typen oder ihrer Toxine berichtet werden.

Einzig WILDFÜHR (1948) beschreibt in seinen neuesten Arbeiten einen Typenwechsel, in dem er Mitisbacillen bzw. ein Stückchen Diphtheriemembran einem weißen Kaninchen unter die Haut pflanzt und von dort Tierpassagen durchführt. Er beobachtet dabei, daß in 2 Versuchen Mitisbacillen ihre Wuchsformen ändern (in der 75.—90. Passage), nach 40—60 Tagen vollvirulent werden und eine intensivere Giftbildung aufweisen. So entstehen aus Mitisstämmen unter besonderen Bedingungen Gravisformen. Ebenso behandelte Gravisstämme verändern sich nicht nach der virulenten Seite, sondern werden höchstens schwächer. Das Toxin ist nach WILDFÜHR für Gravis- und Mitisstämme identisch, die Produktion ist nur quantitativ verschieden.

Studien über die Toxinbildung bei Mitis, Gravis und Intermedius unter verschiedenen kulturellen Bedingungen verdanken wir auch HAPPOLD (1940). Es wurden nur quantitative Unterschiede in der Toxinproduktion gefunden.

CLAUBERG, HELMREICH und VIERTHALER (1936). COOPER, HAPPOLD, MACLEOD und WOODCOCK (1936), GUNDEL (1936), UCHIKURA (1939/40), CLAUBERG (1939), NORLIN (1944), PARVIS (1946), ZIMMERMANN (1946), HEWITT (1946).

Ergänzungen. Im Filtrat von Diphtheriebouillonkulturen entsteht nach VACIRA (1943) ein Faktor (V) unter Formolwirkung, der hitzebeständig, aber bisher unbekannter Natur ist, und vorerst nur definiert werden kann durch die Tatsache, daß er die Uranvergiftung des Tieres verhütet. Ein Zusammenhang des Faktors V mit der Diphtheriepathogenese ist bisher nicht bewiesen.

Älteren Auffassungen der Art, daß der Speichel auf Diphtheriebacillen bactericid wirke und Verwandlungen der Arten hervorrufen könne, ist SCHÄFER (1935) entgegengetreten. Er konnte nachweisen, daß Speichelzusatz zum Nährboden weder bactericid wirkt, noch eine Umwandlung in Pseudodiphtheriebacillen hervorruft.

Versuche zur Entgiftung des Toxins durch Sterine und sterinhaltige Fettsubstanzen von EISLER und GOTTDENKER (1937) haben zwar in vitro Anhaltspunkte für eine Bindung des Toxins an Sterine gezeigt. Solche Mischungen sollen beim Meerschweinchen die Antitoxinbildung anregen, eine echte Verbindung scheint aber nicht vorzuliegen, denn sie wird durch Chloroform dissoziiert und auch der Kaninchenorganismus sprengt die Verbindung.

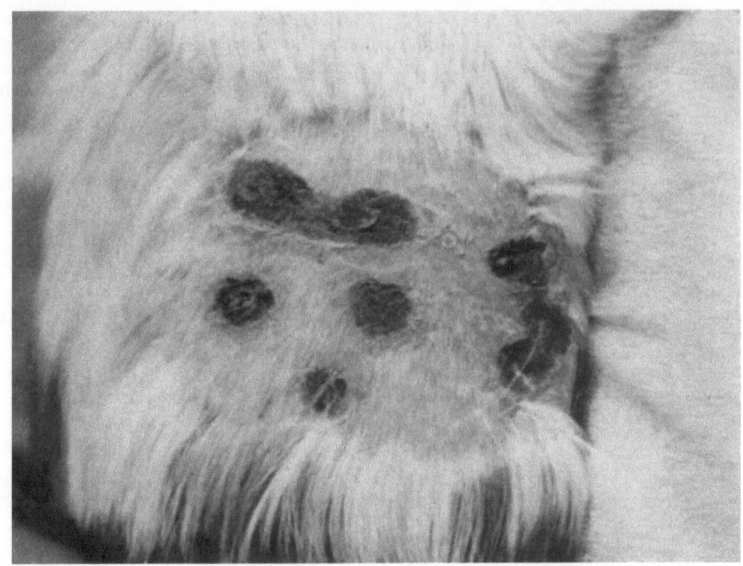

Abb. 10. Nekrosen bei intracutaner Injektion von Diphtherietoxin in die enthaarte Meerschweinchenhaut.

SNYDER und MÜLLER (1940) entdeckten im Blut gewisser Tiere einen Wachstumsfaktor für Diphtheriebacillen (aktive Substanz), der vorerst undefiniert bleiben muß.

Tierversuche. Das Diphtherietoxin ruft beim Meerschweinchen, als dem typischen Versuchstier, charakteristische Veränderungen hervor. Bei *intracutaner Injektion* bilden sich lokale Entzündungsherde in der Haut, die sich je nach Dosierung bis zur Nekrose entwickeln können. Auch beim *Menschen* läßt sich durch intracutane Injektion von kleinsten Toxindosen eine lokale Hautreaktion hervorrufen (*Schickreaktion 1913*).

Bei *subcutaner Injektion* entwickelt sich nach 24 Std an der Injektionsstelle ein deutliches Infiltrat, das je nach Dosierung in den nächsten Tagen zunimmt. Allgemeinsymptome treten herzu: gesträubtes Fell, Gewichtsabnahme, Freßunlust, Bewegungsarmut. Nach einigen Tagen tritt der Tod ein. Die *Obduktion* zeigt an der Injektionsstelle ein sulzighämorrhagisches Ödem als Zeichen einer schweren, serösen Entzündung, die sich bis zur Nekrose entwickeln kann. Seröse Ergüsse findet man in Pleura und Perikard. Die Nebennieren sind durch eine typische Blutung zerstört (*Toxinversuch*).

Genau dieselben Erscheinungen werden bei der Injektion lebender Bacillen beobachtet. Der Ausgang dieser experimentellen Infektionskrankheit ist abhängig vom Stamm, dessen Toxinbildungsvermögen, kurz von dessen *Virulenz*. Untertödliche Dosen bewirken nur an der Injektionsstelle Erscheinungen, die mit Haarausfall und Narbenbildung ausheilen. Trotzdem gehen häufig später die Tiere unter fortschreitender Abmagerung ein (*Spättod* nach KRAUS). Für die Beurteilung von Heilversuchen am Meerschweinchen ist die Kenntnis des Spättodes wichtig. Dasselbe Krankheitsbild kann auftreten bei wiederholten Injektionen kleiner Toxinmengen. Damit kann man auch unter Verwendung gewisser Bakterienstämme,

Lähmungssymptome zuerst lokal, dann allgemein, entsprechend der Polyneuritis postdiphtherica, erzeugen.

Bei untertödlichen Dosen werden ferner beim Meerschweinchen (ABRAMSON), wie auch bei der Diphtherieerkrankung des Menschen (CREUTZFELD und KOCH) Veränderungen an der Hypophyse gefunden. Sie treten indessen später als die Veränderungen in der Nebenniere des Meerschweinchens auf. Während die Nebennierenblutung des Meerschweinchens am 1.—2. Krankheitstag auftritt, finden sich Hypophysenveränderungen erst am 4. oder 5. Tag.

Infektion des *Mäusehirns* (FOBISHER und PARSONS 1940) zeigt, daß verschiedene toxinbildende und nicht toxinbildende Stämme der Art Corynebacillen, auch sog. Pseudodiphtheriebacillen für das Tier bei intracerebraler Infektion virulent sein können.

Das Antitoxin. Das Diphtherietoxin wirkt, seiner Proteinnatur entsprechend, als Antigen. Bei infizierten oder mit Toxin behandelten Tieren, die am Leben bleiben, findet sich im Serum ein spezifischer Antikörper. Die Entdeckung dieses *Antitoxin* genannten Bestandteils des Serums verdanken wir E. v. BEHRING (1890).

E. v. BEHRING konnte nachweisen, daß das Antitoxin Tiere vor Infektion und vor der Intoxikation zu schützen vermag. Er hat das Blutserum des Pferdes zu Immunisierungszwecken verwendet, nachdem er die Tiere zuerst gegen das Toxin, bzw. die Bacillen aktiv immunisiert hat. Eigentlich wurde das Immunserum von v. BEHRING als prophylaktisches Mittel in die Therapie eingeführt, in der klaren Erkenntnis, daß es nur ganz geringe rückwirkende Kraft entfalten kann. Das heißt, wenn bei einem experimentell infizierten oder vergifteten Versuchstier das antitoxinhaltige Serum mehr als 6 Std nach der Infektion oder Vergiftung verabreicht wird, so sind die Aussichten einer Neutralisierung der Gift- oder Infektionsschäden nur noch sehr gering. Gleichzeitig, oder noch besser vor der Infektion verabreichtes antitoxinhaltiges Serum aber vermag, wenn die Antitoxinmenge genügend groß ist, die Versuchstiere mit Sicherheit zu schützen. Es hängt dies mit der Fixationsgeschwindigkeit des Toxins in den Geweben zusammen. Man kann dies nun in der folgenden Art demonstrieren: Wenn einem Kaninchen die 10fache letale Dosis subcutan injiziert und nachher intravenös Antitoxin verabreicht wird, so muß mit zunehmendem Zeitintervall immer mehr Serum gegeben werden, um das Tier am Leben zu erhalten, wie folgende Tabelle zeigt (nach L. B. HOLT).

Nach 10 min = 5 E
,, 20 min = 200 E
,, 30 min = 2000 E
,, 60 min = 5000 E
,, 90 min = ohne Wirkung.

Als bester Antitoxinbildner hat sich das Pferd erwiesen, zumal es bei diesem großen Tier möglich ist, verhältnismäßig große Mengen Blutserum zu gewinnen. Auch das Rind läßt sich zu Immunisierungszwecken verwenden, jedoch gelingt es nicht, den Gehalt seines Blutes an Antikörpern über ein gewisses Maß zu steigern. Im Lauf der über 50 Jahre, die seit der Entdeckung von v. BEHRING verflossen sind, hat man gelernt, wie Pferde zu immunisieren sind, um einen ganz besonders hohen Titer an Antikörpern zu erzielen (Tapiocamethode usw.). Man hat ferner gelernt, das Serum zu konzentrieren durch Ausfällung eines Teils der überflüssigen Eiweißkörper (Albumine) durch Dialyse, Verdauung und Dialyse usw. (H. SCHMIDT).

Aus dem prophylaktischen Serum ist das sog. Diphtherieheilserum geworden, welches mit Recht und größtem Erfolg, seit 1894 für die Therapie der menschlichen Diphtherie verwendet wird.

Bis 1938 galt es als sicher, daß das Heilserum bzw. dessen Antitoxingehalt eine einheitliche Substanz sei. Das Problem der Toxin-Antitoxinneutralisation wurde ebenso wie das Problem Toxinbildung der Diphtheriebacillen nur von der *quantitativen Seite*, und nicht von der *qualitativen* beurteilt. Eine große Zahl von Arbeiten beschäftigte sich mit diesen Fragen. Immer wieder wurde festgestellt, daß die Toxinproduktion der verschiedenen Diphtheriestämme in ihrer Quantität und vielleicht auch in ihrer Produktionsgeschwindigkeit Unterschiede zeigt, nie aber konnten qualitative Differenzen der Giftstoffe festgestellt werden (SIEMENS 1930, CLAUBERG 1939, MORTON 1940, UCHIKURA 1939—1941, MACLEOD 1943, NORLIN 1944, ZIMMERMANN 1946). Entsprechend diesen Befunden, wurde festgestellt, daß das Antitoxin alle Toxine vollständig zu neutralisieren vermochte. Es gab somit auch bezüglich der Toxin-Antitoxinneutralisation keine Zweifel und keine Unterschiede in der Qualität, sondern *nur quantitative Fragen.*

In jüngster Zeit ist die Hypothese, daß 2 Bestandteile des Diphtherietoxins existieren, konsequent von O MEARA und seinen Mitarbeitern ausgebaut worden. Entsprechend den beiden zusammenwirkenden Bestandteilen des Diphtherietoxins kann man mit Recht zwei Antikörper im Diphtherieantitoxin erwarten, und zwar einen gegen das klassische Toxin (von

O'Meara *Substanz A* genannt), und einen gegen *Substanz B.* O'Meara glaubt sich berechtigt, anzunehmen, daß bei den im Handel befindlichen Heilseren, welche auf Grund von Immunisierung gegen die bekannten Standardtoxine des ebenso bekannten Standardbacillenstammes (Park-Williams Stamm Nr. 8) gebildet worden sind, nur *wenig Antikörper gegen die Substanz B* enthalten ist. Der Antikörper B steht nach O Meara in Beziehung zur *Avidität* des Antitoxins. Fehlt Antikörper B, oder ist zu wenig davon im Serum vorhanden, so hindert die nicht neutralisierte „Substanz B" auch die Vereinigung von Substanz A und Antikörper A. Die Beweise für diese Theorie sind bestechend und nicht nur fundiert durch experimentelle Grundlagen, sondern auch durch klinische Beobachtungen am Menschen. Die nächsten Jahre werden beweisen, ob weitere Fortschritte für die Entwicklung eines besseren Heilserums mit größerer Avidität auf dieser Basis möglich sind.

Infektionsversuche an 8 Freiwilligen (Guthrie, Marshall, Moss). Durch Einreiben von Diphtheriebacillen auf die Tonsillen kam es dazu, daß 4 der Versuchspersonen erkrankten; die 4 anderen, nicht Erkrankten, hatten vor der Infektion nachgewiesenermaßen Antitoxin im Blut.

Die Vaccinen. Es ist leicht verständlich, daß *nach dem gesetzmäßigen Verlauf der künstlichen Infektions- und Intoxikationsversuche beim Tier und dem Nachweis der Immunisierbarkeit vieler Säugetiere nach einem Impfstoff gesucht wurde, der beim Menschen anzuwenden wäre.*

Die *ersten positiven Untersuchungen* über Immunisierung beim Menschen verdanken wir zwei Italienern Bandi und Gagnoni (1905), die in *Siena* über die aktive menschliche Immunisierung berichtet haben (nach Joh. v. Bokay), und dem Amerikaner Theobald Smith (1907). Dieser impfte erfolgreich Meerschweinchen und später Kinder mit einem Gemisch aus Toxin und Antitoxin. Nachdem aber gelegentlich Unglücksfälle durch Dissoziation des Gemisches erfolgt sind (Impfkatastrophe von Baden bei Wien 1923), wurde die Methode des Toxin-Antitoxingemisches aufgegeben.

Ramon (1923) verdanken wir die Entdeckung, daß Toxin, mit Formaldehyd behandelt, seine Giftigkeit zwar verliert, jedoch nicht sein antigenes Vermögen. Ramon nannte dieses veränderte Toxin „*Anatoxin*". Im deutschen und angelsächsischen Sprachbereich wird es *Toxoid* genannt. Das Toxoid kann beim Tier ebenso wie das reine Toxin zu Immunisierungszwecken Verwendung finden und läßt sich, wie die letzten 2 Jahrzehnte gezeigt haben, auch beim Menschen mit großem Erfolg zu Massenimmunisierungen gebrauchen. Das Toxoid wurde als Impfstoff in verschiedenen Modifikationen angewandt: Als reines Toxoid, als durch Antitoxin ausgeflocktes Toxoid, als durch Alaun oder Aluminiumhydroxyd niedergeschlagenes Präcipitat, oder als Protamin-Alaun-Toxoid (Ross 1949). Es wird heute auch in Kombination mit anderen Impfstoffen in den Handel gebracht, z. B. mit Tetanus oder Keuchhusten oder mit beiden zusammen als Tripelvaccine.

Die Wissenschaft über die Impfstoffe hat sich zu einem großen Kapitel der Prophylaxe entwickelt. Reinigungsprozeduren durch Magnesiumhydroxyd (Holt 1950), Alkohol (Rüegsegger 1948), Präcipitation durch Cadmiumchlorid (Holt), Berücksichtigung des Mineralgehaltes an Aluminium, Phosphatsalzen, Chloriden usw. haben zu außerordentlichen Fortschritten geführt. Die Verbesserung der Impfstoffe berücksichtigt in erster Linie natürlich die Bedingungen der Toxinproduktion, sie basiert auf den Erkenntnissen des Verwendungsstoffwechsels der Bakterien. Die Kulturen werden in ganz oder halbsynthetischen Nährböden durchgeführt, die Reinigungsvorgänge außerordentlich sorgfältig ausgebaut, und die physiologische Aktivität und Auswirkung der Impfstoffe dauernd gesteigert (s. Holt).

Maßeinheiten. *1. Toxineinheit:* D.L.M. (Dosis letalis minima). Nach der Definition von Ehrlich ist dies die geringste Toxindosis, die ein 250 g schweres Meerschweinchen in 4 Tagen nach subcutaner Injektion tötet.

2. Antitoxineinheit. Nach Ehrlich neutralisiert die Antitoxineinheit 100mal eine D.L.M. Die verschiedenen Seruminstitute sind international auf diese Einheiten eingestellt. So gilt für USA. als die offizielle Standardeinheit des Antitoxins diejenige Menge Antitoxin, welche in $1/_{6000}$ g eines bestimmten, unkonzentrierten, getrockneten antitoxischen Pferdeserums enthalten ist, das seit 1905 im National Institute of Health in Bethesda (Maryland) aufbewahrt wird. Diese Menge ist identisch mit der internationalen Antitoxineinheit, bzw. identisch mit Ehrlichs Standardantitoxin, dessen Einheit = 100 D.L.M. neutralisiert.

Aus Gründen der Praxis wird an vielen Orten das Toxin mit Hilfe dieser Antitoxineinheiten standardisiert, denn Antitoxin läßt sich besser aufbewahren als Toxin.

3a. Einheit für Schicktest. 0,1 cm³ der zu injizierenden Lösung muß $1/_{50}$ D.L.M. enthalten.

3b. Einheit für Rehtest. In einem Tropfen Toxinlösung muß eine Menge Gift enthalten sein, die 30 IE neutralisiert (Cutireaktion von Reh durch Scarifikation mit Pirquet-Bohrer).

3c. Einheit für Percutireaktion von Renaux *und* Maryssael. Ein Tropfen Glycerintoxin enthält Gift entsprechend 18 IE (Hautreaktion durch Einreiben in entfettete Haut).

3d. Einheit für Moloneytest. 0,2 cm³ eines 1:200 verdünnten Toxoids, intradermal. (Zur Bestimmung individueller Überempfindlichkeit gegen Impfstoffe.) Ist identisch mit ZOELLER-test, wobei 10 L.f. verdünnt werden (20fach) und 0,1 intradermal injiziert wird.

4a. Einheit für Toxoidimpfstoffe. USA. Toxoid muß genügend antigenes Vermögen aufweisen, damit 80% von einmal immunisierten Meerschweinchen 10 Tage überleben, wenn die Tiere mit einer Dosis von 10 D.L.M. subcutan injiziert wurden.

4b. Flockulationswert (Standardisierung nach RAMON). RAMON beobachtet 1922, daß bei Vermischung von hochwertigem Diphtherietoxin und Antitoxin eine ausgesprochene Flockung entsteht, doch nur in einer gewissen Zone. Nach seiner Auffassung ist dieser Flockungsvorgang geeignet, um als Maß für die Immunisierungseigenschaften eines Impfstoffes verwendet zu werden. Das Optimum der Flockung entspricht der genauen Neutralisation des Toxins. Es kann bei diesem Verfahren nicht nur der Flockungswert (L.f.), sondern auch die Flockungszeit (K.f.) bestimmt werden. Beide Werte bestimmen nach RAMON „le pouvoir antigène intrinsèque" des Toxoids (L = limes).

Indessen gilt heute das Flockungsverfahren nur noch für Rohtoxoide, um Annäherungswerte zu bestimmen, und die meisten staatlichen Vorschriften standardisieren ihre Impfstoffe nach wesentlich komplizierteren Verfahren. Für *Deutschland* gilt die Wertbemessung von hochaktiven Impfstoffen nach der Methode von PRIGGE und H. SCHMIDT. In *England* wird neben einem Flockungswert von mindestens L.f. = 50 das Immunisierungsvermögen im Tierversuch derart bestimmt, daß bei 10 Meerschweinchen die Antitoxinproduktion im Blut als Reaktion auf einen Impfstoff nach einer bestimmten Zeit gemessen wird, und zwar als Hauttest nach einer injection de rappel.

An vielen Orten wird das Toxin nicht nach der ursprünglichen Methode von EHRLICH standardisiert, sondern die quantitative Bestimmung der Giftigkeit wird vorgenommen nach vorheriger oder bei gleichzeitiger Zufuhr von *einer Immunitätseinheit* Antitoxin. Es ist dann die Toxineinheit = derjenigen kleinsten Menge, die mit einer Immunitätseinheit vermischt und subcutan injiziert ein Meerschwein von 250 g in 4 Tagen tötet. Die Bezeichnung in der Literatur dieser Einheit ist L_+. Die größte Menge Toxin, welche mit einer Immunitätseinheit vermischt und subcutan injiziert *eben noch keine* toxischen Veränderungen macht bei einem 250 g schweren Meerschwein, wird mit L_0 bezeichnet. Dieses sind Meßmethoden, die nicht die eigentliche Toxizität, sondern das Bindungsvermögen mit Antitoxin messen wollen.

Folgende Tabelle 2 gibt eine Zusammenstellung über die verschiedenen in der Literatur verwendeten Maße (nach GLENNY 1925):

Tabelle 2.

Gemessene Eigenschaften:	Einheit oder Dosis		Auswirkung am Meerschweinchen von 250 gr nach subcutaner Injektion
	Toxin	Antitoxin	
Toxizität	D.L.M.	—	Tod am 4. Tag post injectionem.
,,	D.R.M.	—	Minimale Hautreaktion.
Bindungsvermögen	L_+	Dosis + 1 IE	Mischung tötet in 4 Tagen.
,,	L_0	Dosis + 1 IE	Mischung macht minimales Ödem
,,	L_r	Dosis + 1 IE	Mischung macht minimale Hautreaktion.
,,	L_f	Dosis + 1 IE	Mischung ist optimal proportioniert für Flockulation.

Literatur: GLENNY, A. T.: J. of Hyg. **24**, 301 (1925). — Brit. med. J. **11**, 244 (1930). — Siehe hierzu die ausgezeichnete Studie über Diphtherie-Impfstoffe von G. WEISFLOG: Bull. eidgn. Gesdh.amt **1951**, 47.

Virulenztest. 2 Meerschweinchen von 250 g werden verwendet. Ein Tier erhält eine Schutzdosis von 250 E Antitoxin. 12—24 Std später werden beide Tiere subcutan infiziert mit einer 48stündigen Kultur (flüssiger Ascitesnährboden). Analoge Methoden durch intracutane oder intraperitoneale Injektionen. Wenn der zu untersuchende Diphtheriebacillenstamm virulent ist, so geht das nicht geschützte Meerschweinchen in 3—6 Tagen ein.

Pseudodiphtheriebacillen. Der Ausdruck „Pseudodiphtheriebacillen" ist nicht genau, denn es handelt sich dabei wahrscheinlich um eine Gruppe von verschiedenen Corynebakterien *Hoffmanni*. Diese Familie ist denkbar anspruchslos bezüglich Nährboden, gleicht mikroskopisch in ihren Wachstumsformen dem sog. Mitisstamm und zerfällt wahrscheinlich in mehrere serologische Typen, vergärt keinen Zucker und bildet kein Toxin. Obschon eine ausgedehnte Literatur über die Varianten des Corynebacillus Hoffmanni besteht, und obschon die Möglichkeit des Übergangs in „echte", pathogene Arten diskutiert wurde, glaubt man heute nicht mehr an diese Möglichkeit des Übergangs (GINS 1928, HEWLETT 1930).

Auch die *Xerosebacillen* gehören zu den Pseudodiphtheriebacillen. Dieses Corynestäbchen wächst ähnlich wie die pathogenen Stämme, bildet aber kein Toxin.

Auf der Haut des Menschen, z. B. im Gehörgang, werden gelegentlich Corynebacillen gefunden, die zu dieser Gruppe gehören und schon von NICOLLE (1893), als „Bacterium cutis commune" beschrieben worden sind, oder Paradiphtheriebacillen genannt werden (LUBINSKY 1921, HETTCHE 1936, HÖLZEL und HAUPTMANN 1943).

Auch nicht Toxin bildende, aber Septicämie machende Corynebacillenstämme sind beschrieben worden. Sie können Endokarditis, Encephalitis, Meningitis und Pneumonie hervorrufen (Corynebacillus parvulus) (TESDAL 1934, SCHULTZ und Mitarbeiter 1934, SUTTERLAND und WILLIS 1936, TRAVERSO 1947, NÉLIS und Mitarbeiter 1948), Corynebacillus acnes (HOPPS 1948) und Corynebacillus citreus (SCHMAGER 1950).

Wenn bei solchen Pseudo- oder Paradiphtheriebacillen im Meerschweinchenversuch keine Virulenz nachzuweisen ist, so kommt doch einzelnen Individuen dieser Gruppe pathogenetische Bedeutung zu. Dies gilt unter Umständen auch für Corynebacillen, die in Hautwunden gefunden wurden. Der größere Prozentsatz von mit Corynebacillen infizierten Kriegsverletzungen geht auf solche Paradiphtheriebacillen oder „hyperacide Diphtheriebacillen" zurück (KALIES 1943). Die Corynebacillen „ulcerogenes", „pyogenes" und neuestens „haemolyticus" gehören zu dieser Gruppe (CLAPPER und CARLQUIST).

Epidemiologie.

Bei Infektionskrankheiten, die eine *allgemeine* Disposition der Bevölkerung aufweisen, ist der epidemiologische Verlauf von wenigen Faktoren abhängig: der Anwesenheit des Erregers und der Möglichkeit der Verbreitung des kontagiösen

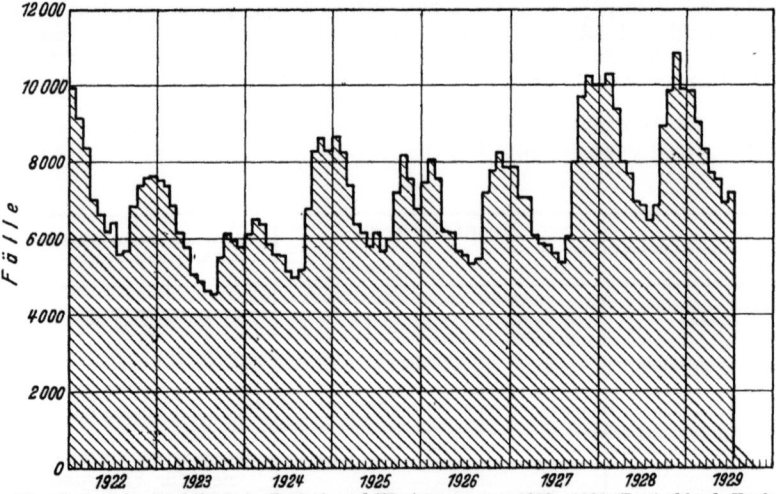

Abb. 11. Der Verlauf der Diphtherie in Zentral- und Westeuropa von 1922—1929 (Deutschland, England und Polen zusammengefaßt). Jeweils in den Wintermonaten sind endemische Häufungen der Krankheit zu beobachten. Die Entwicklung der Gesamtfälle nimmt von 1923—1929 langsam und kontinuierlich zu. (Meldungen an den Völkerbund in 4wöchigen Perioden.)

Stoffes einerseits, andererseits vom Angebot an empfänglichen Individuen. So ist der Verlauf und Rhythmus der Masernepidemien in Stadt und Land leicht zu verstehen. *Bei der Diphtherie ist aber die Empfänglichkeit des Menschen nicht allgemein.* GOTTSTEIN berechnete den Kontagionsindex bei dieser Krankheit auf 0,1—0,2, d. h. von 100 exponierten, gesunden Menschen erkranken höchstens 10—20. Dieser Umstand bedingt allein schon einen viel langsameren Verlauf einer Diphtherieepidemie.

Es treten aber noch andere Faktoren hinzu.

Jahreszeitliche Schwankung. Die Diphtherie ist eine Krankheit der kalten Monate, und so treten die ersten Fälle im Herbst jedes Jahres in Erscheinung, während in der Regel im

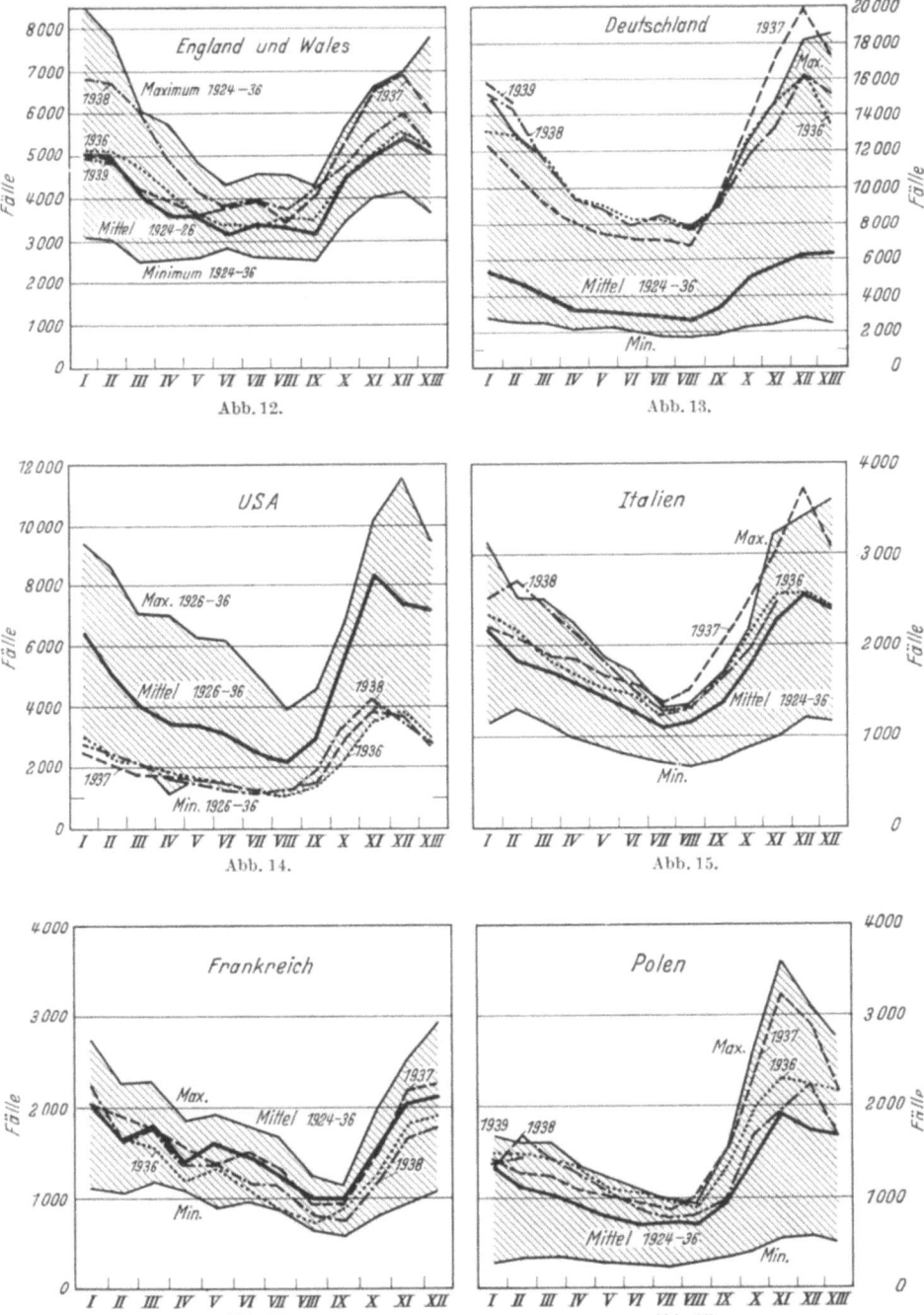

Abb. 12—17. Die Diphtherie in einigen Ländern Europas und in USA. (Meldungen an den Völkerbund in 4wöchigen Perioden) von 1936—1938. In allen Ländern bleibt die Saisonkurve bestehen. Während in USA. die Epidemie zurückgeht, bleibt in Frankreich sowie in England und Wales die Krankheitsziffer ungefähr dem Mittel der Jahre 1924—1936 entsprechend hoch, in Polen, Italien und am stärksten in Deutschland haben die Krankheitsfälle gegenüber dem Mittel von 1924—1936 stark zugenommen.

Frühjahr die Krankheit abnimmt. Dieses Verhalten ist bisher nicht geklärt worden. Die klimatischen Faktoren sind undurchsichtig, sie scheinen sich einerseits in der Biologie der Bakterien auszuwirken, andererseits aber auch die Disposition des Menschen ändern zu können. Vollvirulente Diphtheriebacillen, die aus Patientenabstrichen zur Zeit des Wintergipfels gezüchtet wurden, zeigten nach WILDFÜHR eine stärkere Intensität ihrer Vermehrung, eine raschere Toxinproduktion in vivo und eine wesentlich höhere Resistenz gegenüber Ultraviolett, Wärme und Phenol, als Sommer- und Frühjahrsstämme. Diese Befunde erklären natürlich das Wesen der Saisonschwankungen nicht, sondern sie bedeuten eher eine Illustration der Saisonfaktoren an Hand der Biologie der Bakterien.

Ein bioklimatischer Faktor, der sich beim Menschen bemerkbar macht, und der, zwar nicht definiert, jedoch als Tatsache überall Anerkennung gefunden hat, ist das Bestehen des sog. *Stenosewetters*. An bestimmten Tagen mit Nebel, mit Schwankungen der Luftelektrizität (DE RUDDER) häufen sich die Fälle von Croup. Die genaue Definition des metereologischen Milieus steht aber bis heute noch aus. Noch weniger wissen wir, warum an solchen Tagen eine Disposition des Menschen entsteht, welche das Zustandekommen zur Lokalisation der Krankheit im Larynx begünstigt (s. dazu den negativen Bericht von REIMOLD 1947 aus Freiburg i. Br.).

WILDFÜHR (1950) weist in seinen Studien über Alexine und Opsonine im Blut nach, daß ein Absinken dieser Stoffe jedesmal dann zu konstatieren ist, wenn Kaltfront- und

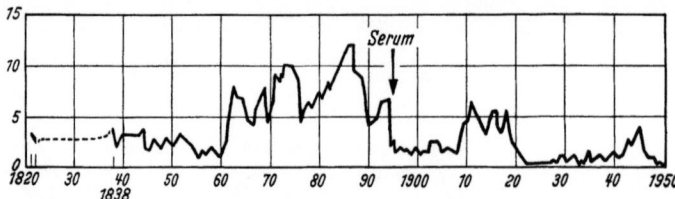

Abb. 18. Sterbefälle an Diphtherie in der Stadt Hamburg, berechnet auf je 10000 Einwohner. (Nach GOTTSTEIN, ergänzt durch die Angaben der Gesundheitsbehörde der Hansastadt 1950, P. SCHMIDT.)

Warmfronteinbrüche stattfinden. Im Speziellen findet er auch beim Menschen, daß Kaltfrontdurchzüge den Gehalt des Blutes an Diphtherieantitoxin durchschnittlich um 20—30% abfallen lassen. Dies ist bei Warmfrontwetterlage weniger der Fall.

WOLTER hat versucht, die Abhängigkeit des epidemischen Auftretens der Diphtherie vom Klima, vom Boden und insbesondere von den sog. BRÜCKNERSCHEN Klimaschwankungen nachzuweisen. Jedoch kann er, auf den PETTENKOFERSCHEN Theorien aufbauend, nur mit mehreren Hypothesen seine Auffassung stützen, wonach das „Miasma" in gasförmiger, wechselnder Konzentration aus einem „siechhaften" Boden aufsteigt und sich in Abhängigkeit von Temperatur und Luftdruck auf die Genese der Epidemien auswirkt.

Schon früher hatte LADE versucht, die Klimaperioden in Zusammenhang zu bringen mit der Wellenbewegung der Diphtherie. Auch DE RUDDER gibt zu, daß die Zeiten gehäufter Diphtherien in der zweiten Hälfte des letzten Jahrhunderts annähernd zusammenfallen mit Perioden eines Vorrückens der Gletscher und größerer Luftfeuchtigkeit. WOLTER folgert daraus, daß neben dem verunreinigten Boden auch noch ein gewisser Wasserreichtum der Erde eine Rolle spielt.

Wie sich alle diese klimatischen Faktoren auf den Menschen auswirken, wie sie im Laufe der Jahreszeiten und im Laufe der Jahrhunderte den Mechanismus der Seuchen auszulösen und abzustoppen imstande sind, geht aus allen diesen Untersuchungen nicht im geringsten hervor.

GOTTSTEIN (1903) *hat als einer der ersten versucht, die Periodizität der Diphtherie und ihre Ursachen auf rechnerischer Basis zu erklären. Er kommt dabei zu interessanten Feststellungen, namentlich an Hand der 100-Jahrkurve der Diphtherie in Hamburg. Zwei empirisch gefundene Tatsachen genügen ihm, um die Synthese einer ideellen Diphtheriekurve zu ermöglichen:*

„1. Die Diphtheriekurve kommt dadurch zustande, daß in allmählichem, treppenförmigen Ansteigen weniger empfängliche Lebensgenerationen von immer höher empfänglichen gefolgt werden. Das Auftreten derjenigen Generation, welche die größere Zahl empfänglicher Individuen enthält, bewirkt den Gipfelpunkt der Kurve. Ebenso allmählich folgen nun weniger empfängliche Generationen, deren Auftreten das Absinken der Kurve bewirkt."

„2. Der Spannungsraum zwischen dem Minimum an empfänglichen Varianten und dem Maximum bewegt sich in den einzelnen Generationen innerhalb weniger Prozente. Das Maximum dürfte mit 6—8% hinfälliger Individuen im allgemeinen erreicht sein. Ganz exakt zahlenmäßig läßt es sich nicht bestimmen, weil ein Teil der Diphtherietodesfälle nicht auf Rechnung angeborener Anlagen, sondern erworbener, sozialhygienisch ungünstiger Außenverhältnisse und anderer vorausgegangener Krankheiten kommt, weil andererseits durch besondere Zufälle ein geringer Bruchteil hochempfänglicher Individuen dem erforderlichen Kontakt mit der Seuche entrinnen mag."

Tabelle 3. *Meldungen der Todesfälle an Diphtherie in Afrika, Amerika, Asien, Europa und Ozeanien 1947/48.*
n = absolute Zahlen; t = je 100000 Einwohner (1947 und 1948).

Länder	1947 n	1947 t	1948 n	1948 t
Afrika				
Ägypten[1]	*587	8,7	*660	8,6
Maurizius-Inseln	7	1,6	29	6,6
Rhodesien[2]	1	1,1	1	1,0
Südafrikanische Union[2]	64	2,6	++	++
Amerika				
Alaska	1	++	1	++
Brasilien	87	4,4	99	4,9
Canada[3]	140	1,1	86	0,7
Chile	189	3,4	247	4,4
Costa Rica	46	5,8	39	4,8
USA	799	0,6	634	0,4
Jamaica[4]	7	0,5	7	0,5
Trinidad und Tobago	9	1,6	7	1,2
Uruguay	57	2,5	++	++
Asien				
Ceylon	114	1,7	144	2,0
Cypern	++	++	5	1,1
Japan[5]	3390	4,3	1903	2,4
Europa				
West-Deutschland	++	9,7	2192	4,7
Belgien	211	2,5	143	1,6
Dänemark	48	1,2	14	0,3
Spanien	533	1,9	460	1,7
Finnland	298	7,6	97	2,5
Frankreich	885	2,2	483	1,2
Irland	56	1,9	30	1,0
Italien	1708	3,8	1032	2,3
Malta[6]	37	12,3	12	3,9
Norwegen	80	2,5	38	1,2
Niederlande	612	6,4	238	2,4
Portugal	394	4,7	304	3,6
England und Wales[6]	242	0,6	155	0,4
Schottland	45	0,9	31	0,6
Nord-Irland[6]	14	1,0	7	0,5
Schweden	29	0,4	++	++
Schweiz	194	4,3	128	2,8
Österreich	683	9,9	425	6,1
Ozeanien				
Australien[7]	88	1,2	80	1,0
Hawai	— —	— —	— —	— —
Neuseeland[8]	20	1,2	3	0,2

* provisorische Zahlen; — — keine Todesfälle; ++ keine Daten erhältlich.

[1] Orte mit einem Gesundheitsamt; [2] europäische Bevölkerung; [3] Jukon und nordöstliche Länder ausgenommen; [4] nur ärztlich bescheinigte Todesfälle; [5] ohne Ryuku, Kurilen und Karafuto; [6] Zivilbevölkerung; [7] ohne Vollblut-Eingeborene; [8] ohne Maori.

Damit ist gesagt, daß die periodischen Schwankungen ihre wesentliche Ursache nicht in einem Wechsel der Stärke des äußeren Kontagiums, oder in einer Veränderung der die Ansteckung übermittelnden Faktoren haben, sondern ganz einfach im Entstehen einer Generation empfänglicher Individuen, welche im Lauf der Zeit durch die Krankheit wieder ausgemerzt werden. Die Empfänglichkeit ist eine vererbte Eigenschaft, und die Auffassung GOTTSTEINs bedeutet mit anderen Worten nichts anderes als das Verstehen der Epidemiologie als ein langsames, periodisches Ausmerzen der empfänglichen Individuen. Hierdurch kommt es im Lauf der Zeit zu einer Anpassung des Menschen an den Parasiten und so zu einem Ausgleich im Sinne einer Symbiose.

Die beiden hier dargestellten Auffassungen, einerseits *die vage „Miasmatheorie"*, andererseits *die Auslese und Anpassungstheorie von* GOTTSTEIN können wohl als diametrale Pole einander gegenübergestellt werden.

Die Epidemiologie beschäftigt sich nicht nur theoretisch, sondern auch praktisch und real mit Kommen und Gehen der Seuchen, wobei folgende Ziele hauptsächlich ins Auge gefaßt werden müssen: 1. Es soll festgestellt werden, wieviel Krankheitsfälle in den einzelnen Ländern und auf der ganzen Erde auftreten, damit seuchenpolizeiliche Schutzmaßnahmen getroffen werden können. 2. Es muß der Verlauf der Epidemien zeitlich, örtlich, der Übertragungsweg, die Verbreitung der Krankheit über die ganze Welt aus denselben Gründen beobachtet werden. 3. Es versucht die epidemiologische Forschung die Bedingungen für das Zustandekommen einzelner, kleinerer und größerer Seuchenzüge möglichst genau und detailliert zu erfassen, wobei heute die neuen Erkenntnisse über die Biologie und Varianten der Erreger aufs genaueste berücksichtigt werden müssen. 4. Es sucht die Epidemiologie durch prophylaktische Immunisierungen der Bevölkerung das Terrain für das Zustandekommen einer Epidemie zu ändern, und erforscht in diesem Zusammenhange die Möglichkeiten der Massenimmunisierung und deren Erfolge.

Tabelle 4. *Diphtherie-Erkrankungsfälle* [1] *(absolute Zahlen)*.

	1947	1948	1949		1947	1948	1949
Afrika				*Ozeanien*			
Algier	—	522	652	Australien	2151	1945	1558
Marokko	—	257	420	Neuseeland . . .	506	154	83
Ägypten	1821	1835	1681	*Europa*			
Südafrika	—	2975	3436	Deutschland . . .	91718	60018	47885
Amerika				Frankreich . . .	11911	7235	5237
USA.	12405	9610	8027	Spanien	4982	4201	4821
Canada	1558	903	779	Belgien	1805	1327	856
Brasilien (22 Städte)	—	2816	3205	Finnland	—	—	1210
Mexiko	—	—	1479	Ungarn	6257	4207	7070
Asien				Italien	16290	12034	12906
Indochina	—	128	112	Tschechoslowakei	—	9904	8561
Indonesien	—	274	197	Jugoslawien . . .	—	—	5176
Iran	—	—	1109	Polen	13813	14634	15376
Israel	—	—	1340	Schweden	357	206	65
Japan	28346	16198	14825	England	5615	3607	1897
Malaja	—	661	664	Schottland . . .	3922	1880	723
Türkei	—	—	953	Holland	10390	4313	3364
				Schweiz	4864	2455	1357
				Österreich . . .	—	—	10845

Epidemiologische Zahlen und Statistiken der World Health Organization (W.H.O).
Organisation mondiale de la Santé (O.M.S.).

Man sieht aus der Tabelle 3, S. 1261, daß die Todesfälle an Diphtherie in der ganzen Welt zurückgehen. Die am meisten befallenen Länder sind: *Japan, Westdeutschland, Italien* und *Österreich*. In den Meldungen von 1949 und 1950 sind die *Todesfälle* auch in diesen Ländern *seltener* geworden, so daß ganz allgemein von einem *Rückgang der Sterblichkeit* an Diphtherie gesprochen werden kann. Die Erkrankungsziffern sind aber teilweise noch sehr hoch.

Tabelle 4 gibt einen Auszug aus den Meldungen über die Erkrankungsziffern der W.H.O. für die Jahre 1948 und 1949 wieder.

---
[1] Meldungen an die O.M.S. (W.H.O.). Bull. vom September 1950. E.V.S. Nr. 40.

Aus dieser Tabelle geht hervor, daß noch immer in der ganzen Welt die Diphtherie als Krankheit zahlenmäßig eine praktisch sehr große Rolle spielt.

Tabelle 4 gibt Maximalerkrankungsziffern einiger Länder Europas nach der Diphtherieepidemie von 1940—1947 wieder.

Aus der Tabelle 3 ersichtlich sind die ungeheuren Erkrankungsziffern in Europa am Ende des zweiten Weltkrieges. Während in USA. und Canada die Erkrankungen sozusagen kontinuierlich bis 1949 zurückgegangen sind, ebenso in Australien und Neuseeland, kann man in Europa nicht von einem so gleichmäßigen Rückgang sprechen.

Ende des letzten Jahrhunderts herrschten in vielen Ländern Europas noch immer ziemlich ausgedehnte Endemien. Nach 1900 nahm die Diphtherie überall ab und stieg von 1914—1916 in Schweden, Deutschland und Rumänien wieder zu einer eigentlichen Epidemie an, die in den 20er Jahren sehr hohe Erkrankungsziffern erreichte. Dann fällt die Krankheit wieder ab, um von 1940—1946 in ganz Europa wieder gewaltig anzusteigen. Weniger deutlich ist das Verhalten für England und Schottland. Es scheint, daß dort der Verlauf der Diphtherie in einer mittelhohen Kurve, mit geringeren Schwankungen von 1920—1930 erfolgte, dann abfiel und einen neuen Höhepunkt 1940 und 1941 erreichte. 1949/50 ist in fast allen Ländern ein Tiefpunkt an Erkrankungszahlen eingetreten.

Zusammenfassend läßt sich aus dem bisher Gesagten folgendes mit Sicherheit formulieren:

Die Diphtherie, welche bis Mitte des letzten Jahrhunderts in ganz Europa ungeheure Opfer gefordert hat, wird vom Ende des 19. Jahrhunderts an benigner. Die Sterblichkeit geht im großen ganzen regelmäßig zurück, wogegen die Erkrankungsziffern in mehreren ausgedehnten Epidemien noch immer ganz beträchtlich sind.

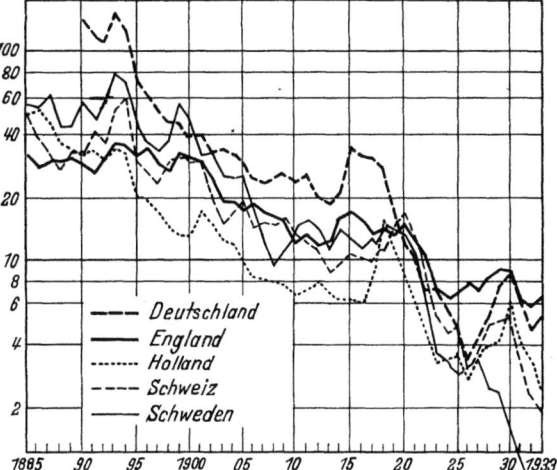

Abb. 19. Verlauf der Diphtheriemortalität in 5 Ländern Europas von 1886—1933 (logarithmische Darstellung). In allen Ländern sinkt die Mortalität deutlich ab, am intensivsten in Schweden. In Deutschland, Holland und in der Schweiz ist um die 30er Jahre eine leichte Zunahme der Mortalität zu konstatieren, die nachher wieder stark zurückgeht. Am wenigsten intensiv ist der Abfall der Mortalität in England. (Zahlen des Völkerbundes.)

Verlauf der Diphtherieepidemie 1940—1948 in einigen Ländern Europas. Es ist nicht möglich, ein vollständiges Bild sämtlicher epidemiologischer Ablaufformen der Diphtherie in Europa zu geben, aber es trifft sich gut, daß wir aus einigen Ländern genaue epidemiologische Studien aus den Jahren 1940—1948 besitzen, die sich gegenseitig ergänzen. So soll im folgenden die Bedeutung der einzelnen Faktoren der Epidemiologie an Hand von einigen Analysen besprochen werden, weil diese Epidemieberichte in mittleren oder kleineren Verhältnissen, an gut überblickbarem Material gewonnen, genauere Detailkenntnisse vermitteln können.

Holland (v. ZEBEN 1943, D. HOOGENDOORN 1948). Seitdem die Meldepflicht in Holland eingeführt wurde, sind im 20. Jahrhundert 3 Epidemiegipfel beobachtet worden, und zwar in den Jahren 1918, 1930 und 1944. Die letzte Epidemie war die umfangreichste und die gemeldeten Krankheitsfälle von 1940—1946 betrugen über 220000, die gemeldeten Sterbefälle ungefähr 13000. *Der Epidemie ging ein Zeitraum voran, in welchem die Diphtherie ein ungewöhnlich niedriges Niveau erreichte.*

Vom Süden des Landes aus schritt die Epidemie in etwa 3 Jahren nach Norden vor. Auffallend war nicht nur der hohe Prozentsatz der Krankheitsfälle an sich, sondern die relativ hohe Beteiligung der höheren Altersgruppen. Ihr entsprach eine relative Abnahme der Krankheit bei jungen Kindern, jedoch galt das nicht für Säuglinge.

Die *Letalität* der Diphtherie blieb von 1923—1943 unter den Säuglingen am höchsten. Nur Patienten von 50 und mehr Jahren hatten wieder eine etwas höhere Letalität. Rechnerisch kann HOOGENDOORN wahrscheinlich machen, daß die größte Zahl der Einwohner im Lauf einer geringen Zahl von Jahren mit dem Bacillus in Berührung kommt, und daß fast jeder Mensch im Lauf seines Lebens mehrmals infiziert wird.

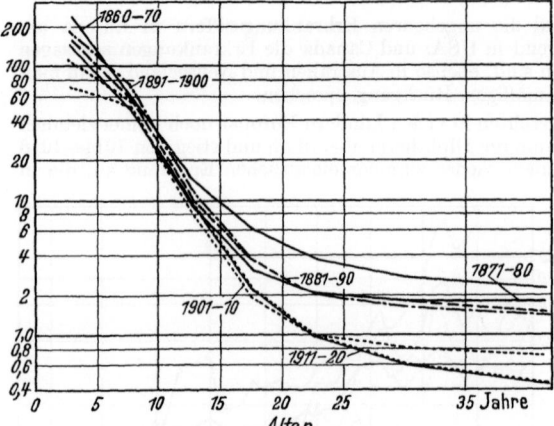

Abb. 20. Abnahme der Diphtherie- und Croupmortalität in England und Wales 1861—1920 (nach Altersgruppen geordnet). Die Mortalität zeigt seit der Jahrhundertwende ein Absinken, das in kleinerem Maße die erste Altersgruppe von 0—5 Jahren und in stärkerem Maße alle Altersgruppen über 15 Jahren betrifft. (Logarithmische Darstellungen; Zahlen des Völkerbundes.)

Zur Erreichung einer Immunität (gemessen am negativen *Schicktest*) ist wahrscheinlich mehr als ein einziger Kontakt mit virulenten Diphtheriebacillen erforderlich. Daher ist anzunehmen, daß eine latente Infektion gewöhnlich eine weniger starke antitoxische Immunität erzeugt als die Schutzimpfung.

Der Begriff des *Kontagionsindex* wechselt von 2—20%, je nach Epidemie oder Endemie. Unter Verwendung der Krankheitsziffern von *Amsterdam*, der Altersverteilung und des Bevölkerungsaufbaus, wurde für 1915—1944 ein Kontagionsindex von 10—12% ermittelt.

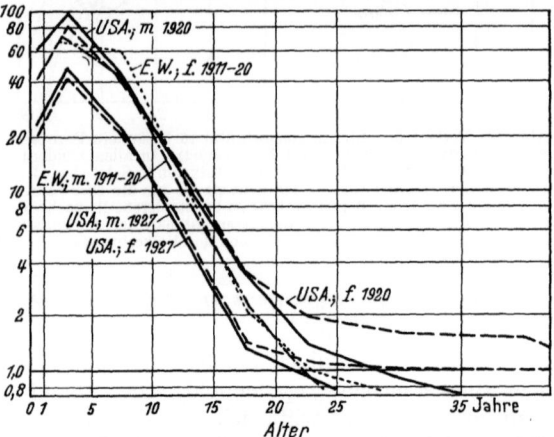

Abb. 21. Alters- und Geschlechtsverteilung der Diphtheriemortalität in England (1911—1920) und in den USA. (1920—1927). Das Maximum der Mortalitätskurve liegt immer in der Altersgruppe 1—5 Jahre. Ein Überwiegen des weiblichen Geschlechtes zeigt sich in England und Wales 1911—1920 in der Altersgruppe 5—10 Jahre und später ganz gering in den Altersgruppen 20 und 25 Jahre. In USA. überwiegen die weiblichen Todesfälle erst bei den Erwachsenen deutlich. Obschon die Mortalität von England und Wales 1911—1920 und USA. 1920 beinahe identisch verläuft, und obschon im Vergleich dazu die Kurve der USA. 1927 ganz bedeutend tiefer liegt, so ist doch die Altersverteilung ganz genau proportional geblieben. (Logarithmische Darstellung; Zahlen des Völkerbundes.)

In einzelnen Gebieten des Landes manifestiert sich die Diphtherie konstant unter den höheren Altersgruppen stärker als in anderen. Das Gesetz der *Präzession* (DE RUDDER) weist darauf hin, daß die Diphtherie in dicht bevölkerten Gebieten im allgemeinen eher die jüngeren Jahrgänge befällt als in dünn bevölkerten Landstrichen. Das statistische Ergebnis von HOOGENDOORN war hierfür suggestiv, jedoch nicht signifikant. Nach ihm sind die Unterschiede in der Altersverteilung nicht allein in der Dichte der Bevölkerung zu suchen, sondern sie beruhen viel mehr noch auf Unterschieden der *durchschnittlichen Familiengröße (Kinderzahl)*. Die Durchseuchung in ihrer latenten und klinischen Form geht in einer dünn bevölkerten, kinderarmen Provinz langsamer vor sich, als in dichtbevölkertem, kinderreichem Milieu.

Das Gesagte gilt auch für die Morbidität, und nicht nur für die Altersverteilung. Der *Schule* kommt ein nicht unerheblicher Einfluß auf die Verbreitung der Diphtherie zu. Der Diphtheriebacillus ist absolut *nicht ubiquitär*, sondern die *Quelle* der Übertragung ist der *Mensch*, wie sich in besonders dünn besiedelten, relativ kinderarmen Bezirken zeigt. In weitaus den meisten Fällen hinterläßt die Diphtherie eine Immunität, und für die Epidemiologie spielt die latent oder klinisch erworbene Immunität eine große Rolle, denn es zeigte sich, daß Gemeinden, welche während der Epidemie von *1930 auffallend hohe Diphtheriemorbidität* aufgewiesen hatten, in der Epidemie von *1944 eine relativ niedere* Morbidität hatten, obschon sie kinderreich und dicht bevölkert waren, und obschon der Impfzustand der

Bevölkerung schlecht war. Durch diese 10 Jahre früher erworbene Immunität erklärt sich auch die Altersverteilung. Als eigentliche Ursache für das Auftreten der Epidemie glaubt HOOGEDOORN jedoch in erster Linie *Veränderungen des Erregers* haftbar machen zu müssen. Wahrscheinlich ist der Rückstand der latenten Immunisierung *nicht die Ursache*, sondern höchstens *ein Faktor*, der Einfluß auf Umfang und Ausbreitung in den höheren Altersklassen begünstigt hat. Auch die *Kriegsverhältnisse* können *nicht als Ursache* gelten, sondern sie sind höchstens *ein weiterer Hilfsfaktor*. Daraus geht hervor, daß als epidemiologische Faktoren folgendes berücksichtigt werden muß:

1. Art und Virulenz des Erregers.
2. Geschwindigkeit der Ausbreitung des Erregers (Schulen, Kontakt mit Menschen usw.).
3. Bevölkerungsdichte.
4. Familiengröße (Kinderzahl).
5. Vorhergegangene latente oder klinische Durchseuchung, bzw. fehlende Gelegenheit zum Erwerben der Immunität.
6. Kontagionsindex 10—12%.
7. Die Präzession in dicht bevölkerten, kinderreichen Gegenden.
8. Kriegsverhältnisse (höchstens als ein Zusatzfaktor).

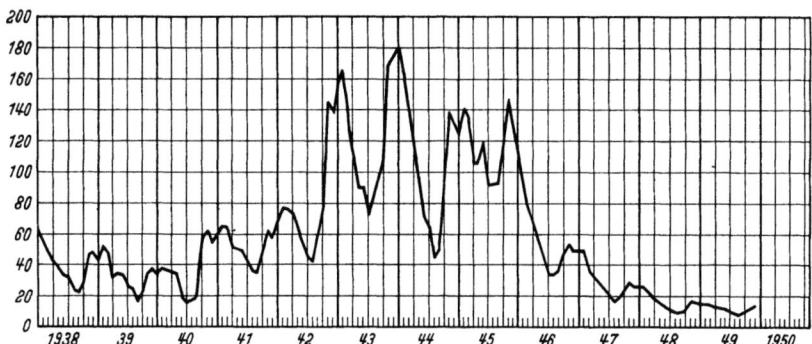

Abb. 22. Die Diphtherie in Frankreich von 1937—1949. Morbidität berechnet auf je 100000 Einwohner der einzelnen Jahre. Angaben des Staatlichen Hygiene-Institutes (Prof. CHASSAIGNE). Die typische Saisonverteilung macht sich während der ganzen Jahre bemerkbar. Im Gegensatz zu Paris, wo scheinbar in den Jahren 1939 bis 1941 ein Verschwinden der Krankheit, namentlich auch im Winter zu verzeichnen war, ist dies für ganz Frankreich nicht der Fall. Das Wiederansteigen der Krankheitsziffern von 1941 bis zum Maximum 1943/44 und der Wiederabfall bis zum Jahre 1949 entspricht genau dem Verlauf der Diphtherie in der Hauptstadt.

Frankreich. Auch *Frankreich* wurde in den Jahren 1940—1946 von einer ausgedehnten Diphtherieepidemie heimgesucht. Der Verlauf der Krankheit in ganz Frankreich ist in Abb. 22 dargestellt. Genauer noch als diese für das ganze Land geltenden Zahlen sind die Erkrankungsziffern für das Departement Seine (Paris). Hier zeigt sich in Abb. 23 und 24 das Verhalten der Diphtherie sehr deutlich, namentlich in der monatlichen Verteilungskurve der Krankheitsfälle.

Zuerst in den Jahren *1910—1930 ganz regelmäßige Wintergipfel einer milden Endemie*, dann *kurze Zeit Abfallen der Krankheit*, und nun steigert sich nach dem beinahe völligen Verschwinden der Diphtherie die Seuche zur *Epidemie*. Die Epidemiewelle wird von einem Wellental gefolgt, das im Jahr *1950 ein bisher nie gekanntes Minimum an Diphtheriefällen* erreicht. Aus den drei mitgeteilten Kurven ergibt sich deutlich, daß aus irgendeinem Grunde die Konstanz der Endemie längere Zeit unterbrochen wurde (Verschwinden der Erreger?). Nach dieser Latenzzeit erscheint die Krankheit wie eine Naturkatastrophe. Hierbei kann nicht von wesentlichen Veränderungen der Kontakthäufigkeit, der Bevölkerungsdichte, der Altersverteilung usw. gesprochen werden, denn in Paris, einer Großstadt von mehreren Millionen Einwohnern, haben sich die äußeren Faktoren sicher nicht derart verändert, daß sie für das Verschwinden und Wiederauftreten der Krankheit verantwortlich gemacht werden könnten (s. DEBRÉ 1944, ROHMER und UHL 1947, 1948 und RENDU 1946, BOYER 1951).

England. Verglichen mit ganz Europa ist das Zurückgehen der Diphtherie in England am wenigsten stark ausgeprägt, obschon auch hier der Rückgang, namentlich der Mortalität, ganz deutlich ist (s .Abb. 19 des Völkerbundes 1886—1933).

Analog den anderen europäischen Ländern blieb im Mittel der Jahre 1924—1936 die Diphtherie auch als Krankheit relativ niedrig, stieg dann aber jedes Jahr wieder an bis zum Maximum während des 2. Weltkrieges. Charakteristisch ist die Saisonverteilung in 2 Tafeln des Völkerbundes dargestellt (Abb. 11 und 12—17).

Die *Altersverteilung der Diphtheriemortalität* auf je 100000 Menschen nach den Geschlechtern geordnet, verglichen zwischen England und USA., ergibt die folgende Tafel: Ähnliche Kurven, maximale Altersbeteiligung von 0—5 Jahren, dann gleichmäßiges Abfallen bis zum differenzierteren Erwachsenenalter. Jahrgänge 1911—1920 *(England und Wales)* und 1920 bis 1927 *(USA.)* (Abb. 20).

Die Abnahme der *Mortalität an Diphtherie und Croup,* aufgeteilt nach Altersgruppen von 1861—1920 in *England,* zeigt wiederum die typische Altersverteilung, wonach der Croup hauptsächlich in den ersten 15 Lebensjahren bösartig verläuft. Im Lauf der 60 Jahre ist der Croup im Kindesalter nur wenig benigner geworden, während er bei Erwachsenen nach der Jahrhundertwende viel von seinem Schrecken verloren hat (Abb. 20 und 21).

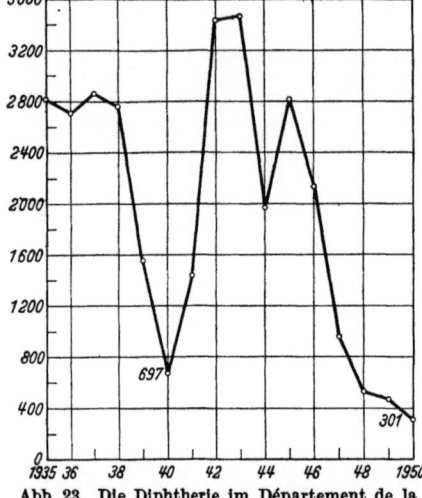

Abb. 23. Die Diphtherie im Département de la Seine (Paris) 1935—1950. Tiefpunkt der Endemie 1940, Höhepunkt 1942 und 1943. [Zahlen der „services techniques d'hygiène", Prof. Dr. J. BOYER, Paris (absolute Zahlen).]

Nach MACLEOD steht im Zentrum der epidemiologischen Fragen über den Krankheitsverlauf in Europa und Amerika während der letzten 2 Jahrzehnte die Erforschung der Diphtheriebacillen selbst. Er hat in England die drei weiter vorne beschriebenen Typen der Corynebacillen entdeckt. Nach seiner Ansicht scheint sich der *Gravistyp* über die ganze Welt ausbreiten zu wollen, und mit der Verbreitung dieses Typs treten neue epidemische Herde auf, die einen ganz besonders schweren Krankheitscharakter zeigen, nämlich den der sog. malignen oder toxischen Diphtherie.

MACLEOD beschreibt die epidemiologische Charakteristik der 3 Stämme kurz folgendermaßen:

1. *Mitis.* Relativ harmlos, zu lokalisierter Diphtherie neigend; wenn dabei Todesfälle auftreten, sind sie Stenosen oder einer komplizierenden Pneumonie zuzuschreiben.

2. *Gravis.* Sehr toxisch, neigt zur Invasion, macht Ödeme, schwere Herz- und Nervenveränderungen, hämorrhagische Diathese; er bedingt, daß auch rechtzeitige Heilserumanwendung in vielen Fällen versagt. Stenosen werden durch *Gravis* fast nie verursacht, er bevorzugt das Schulkindesalter (Altersverschiebung).

3. *Intermedius.* Im großen ganzen macht der *Intermedius* ähnliche schwere Krankheitsbilder wie der Gravistyp, erfordert aber nie so viele Todesfälle wie jener. Interessant ist, daß er bei Rekonvaleszenten rascher verschwindet und (infolgedessen ?) keine ausgesprochene Tendenz zur Epidemiebildung aufweist.

4. *Atypische Stämme.* Neben den drei wohl umschriebenen Typen gibt es einen geringen Prozentsatz von atypischen Stämmen. Die Proportion des Vorkommens dieser atypischen Corynebacillen variiert von Ort zu Ort, und ist dort am höchsten, wo milde oder mittelschwere Diphtherie auftritt. Sie werden am häufigsten bei Rekonvaleszenten oder Bacillenträgern festgestellt. Nur selten finden sie sich bei schweren Fällen oder bei fatalem Ausgang der Krankheit. Noch nie wurde beobachtet, daß sie zur epidemischen Häufung neigen.

Nach COOPER und Mitarbeitern, die 1936 in England und Deutschland 6000 Fälle zusammengestellt haben, findet sich bei *Gravisinfektionen* 13,3%, *Intermedius* 8,6%, *Mitis* 2,3% Letalität. Der Intermedius macht nach diesen Forschungen namentlich hämorrhagische Diathese, der Gravis hauptsächlich Lähmungen. Beim Mitis aber kommen 4mal mehr Stenosen vor, als bei den anderen Stämmen, Lähmungen sehr selten.

In einer weiteren Zusammenfassung über die epidemiologischen Erfahrungen mit den 3 Typen bei etwa 25000 Fällen von Diphtherie gibt MACLEOD an: 1. 11492 Gravis 8,1%, 2. 6858 Mitis 2,6%, 3. 6807 Intermedius 7,2% Letalität.

Sehr interessant sind die vergleichenden Studien aus *Leeds, Liverpool* und *Edinburgh* (nach MACLEOD).

In *Leeds* überwogen zuerst Gravisstämme. Es traten viele Krankheiten und viele Todesfälle auf. Im Lauf der Epidemie aber gingen die Gravisbefunde zurück und die Mitisflora in der Bevölkerung nahm zu und überwog schließlich. Während dieser Zeit traten bei Mitiskranken zwar mehr Todesfälle auf, als früher die Norm gewesen war, aber gleichzeitig klang die Diphtherieepidemie ab.

In *Liverpool* waren zu Beginn der Epidemie alle 3 Typen zu finden, *Mitis* überwog während 3 Jahren. Jetzt plötzlich traten *Gravis*stämme auf, die Todesziffern an Diphtherie stiegen um das Zweifache.

In *Edinburgh* herrschte einige Jahre der Intermedius neben relativ wenig Gravis, 1938 überwucherten die Gravisstämme. Damit verband sich ein Ansteigen der Todesfälle an Diphtherie, allerdings ohne daß die allgemeine Morbidität sich erhöhte.

Die epidemiologischen Untersuchungen aus *England* weisen darauf hin, daß im Gegensatz zu den verhältnismäßig einfachen, statistischen Betrachtungen der Epidemiologie, wie sie aus den mitgeteilten Kurven der ersten Dezennien dieses Jahrhunderts ersichtlich sind, heutzutage viel differenziertere Untersuchungen notwendig werden, um die ganze Bedeutung des Auf und Ab der Seuche zu erfassen. *Man wird den wirklichen Verhältnissen ohne Berücksichtigung der Typenlehre nicht mehr gerecht werden.* Wenn sich, namentlich von klinischer Seite, gegen die Auffassung einer bestimmten und spezifischen Pathogenität einzelner Stämme von Diphtheriebacillen Widerspruch erhebt, so bedeutet das noch nichts vom Standpunkt der Epidemiologie aus (s. CARTER 1944, *Glasgow*).

Das Verdienst MACLEODS beruht darauf, verschiedene pathogene Varianten der Diphtheriebacillen und deren Bedeutung als Erreger in den Vordergrund gestellt zu haben. Das ist besonders zu berücksichtigen für statistische Untersuchungen. Die Erforschung der Pathogenese wird uns zeigen, daß noch andere Faktoren, nämlich solche von seiten des Wirts, eine große Rolle spielen. Das Entstehen der Krankheit beruht auf einem Wechselspiel zwischen Erreger und Wirt, oder mit anderen Worten Virulenz und Immunität, Aggression und Abwehr, Krankheit oder Anpassung und ist deshalb viel undurchsichtiger als das relativ einfache Tierexperiment.

Viele Gründe sprechen dafür, daß die ausgeprägte Diphtherieepidemie in Zentraleuropa von 1927—1937 während des 2. Weltkrieges dem *Gravis* zuzuschreiben ist. Wenn in USA. nur an wenigen Stellen Gravistypen gefunden worden sind, so fragt man sich mit MACLEOD, ob die brillanten Resultate der Diphtherieschutzimpfung in Nordamerika der Abwesenheit der Gravistypen zuzuschreiben sind, oder ob sie nicht dem besseren Verständnis der Bevölkerung und der besseren und komplett durchgeführten Schutzimpfung zu verdanken sind. Die Frage wird heute noch diskutiert und harrt noch der Klärung.

Deutschland. Als 1927 DEICHER und AGULNIK in Berlin das Überhandnehmen maligner Fälle bei gleichzeitiger epidemiologischer Häufung der Diphtherie meldeten, kamen in den nächsten Jahren aus allen Teilen des deutschen Sprachgebietes und aus ganz Zentraleuropa Meldungen über ein ähnliches Verhalten der Krankheit:

FRIEDEMANN, Berlin 1928; HOTTINGER, Düsseldorf 1928; KÖNIGSBERGER, Berlin 1928; REICHE, Hamburg 1928; CHURA, Preßburg 1930; FRIEDBERGER, Berlin 1930; HUSLER, München 1931; KÖNIGSBERGER, Berlin 1931; LEREBOULLET und Mitarbeiter, Paris 1931; POCKELS, Frankfurt 1931; HERTEL, Düsseldorf 1933; STROE, Bukarest 1933; LORENZ, Graz 1934.

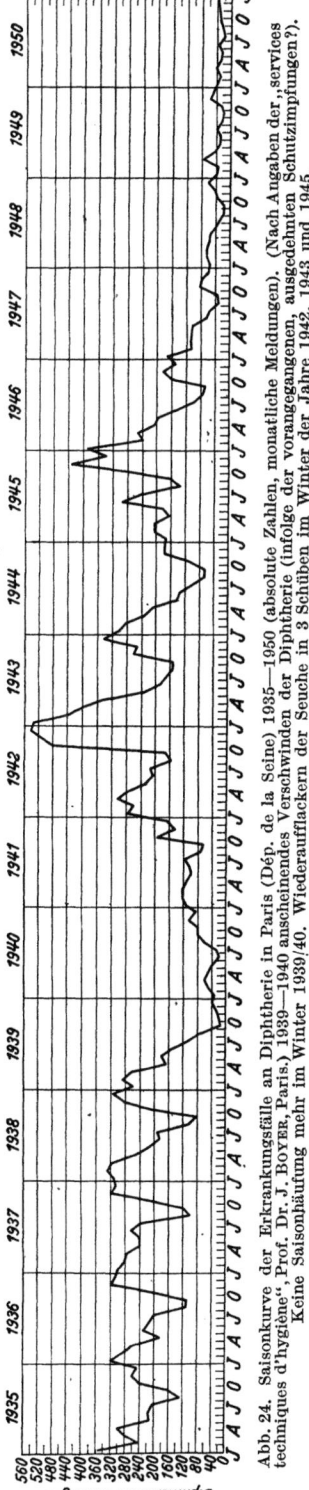

Abb. 24. Saisonkurve der Erkrankungsfälle an Diphtherie in Paris (Dép. de la Seine) 1935—1950 (absolute Zahlen, monatliche Meldungen). (Nach Angaben der „services techniques d'hygiène". Prof. Dr. J. BOYER, Paris.) 1939—1940 anscheinendes Verschwinden der Diphtherie (infolge der vorangegangenen, ausgedehnten Schutzimpfungen?). Keine Saisonhäufung mehr im Winter 1939/40. Wiederaufflackern der Seuche in 3 Schüben im Winter der Jahre 1942, 1943 und 1945.

Meistens gingen die Untersuchungen von der Klinik aus, weil die Sterblichkeit der malignen Fälle trotz rechtzeitiger Serumanwendung bis auf 50% und mehr anstieg. Die Analyse der klinischen und epidemischen Beobachtungen zeigte, daß Hand in Hand mit der Verschlimmerung des Krankheitsbildes eine Verschiebung des Prädilektionsalters aufgetreten war. Während früher das Kleinkindesalter und die Stenose als schweres Krankheitsbild mit fatalem Ausgang im Vordergrund gestanden hatte, trat die toxische Diphtherie im Schulalter auf. Interessanterweise wurde dies schon 1930 in einer Gegend, in der keine oder nur ganz geringe Teile der kindlichen Bevölkerung schutzgeimpft waren, festgestellt. Nicht nur die Altersverteilung der Krankheit, sondern auch die Altersverteilung der Empfänglichkeit (gemessen am Schicktest) hatte sich verändert. LORENZ und HOTTINGER konnten für Düsseldorf als erste auf diese Verhältnisse aufmerksam machen (Abb. 38 und 39) (s. hierzu die Arbeit von TESCHINSKY 1937 über die Zunahme der Diphtherie in Deutschland 1933—1937 und die Verschiebung ins Schulalter).

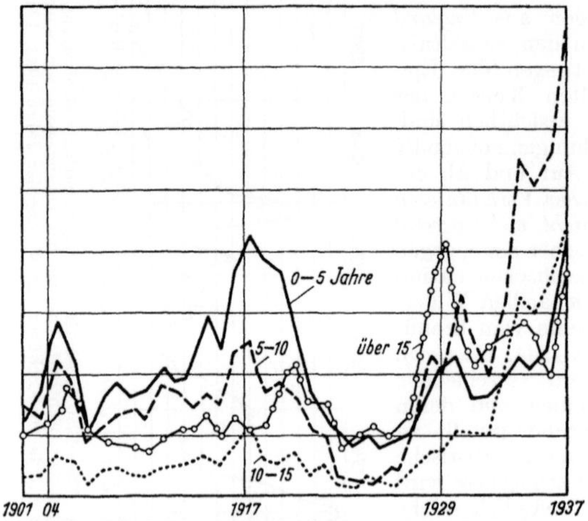

Diese epidemischen Tatsachen waren Objekt einer interessanten Studie von HERTEL, die später von FRERK ergänzt wurde. Die Durchseuchung einer mittleren Großstadt *(Düsseldorf)* wurde in 4 Epidemien verglichen. Nämlich diejenigen von 1901, 1924, 1926—1930 und 1931—1937. Es geht daraus hervor, daß in der ersten und zweiten Epidemie namentlich die ersten 5 Altersjahre betroffen worden sind, in der dritten ganz besonders die Altersgruppe von 5—10 Jahren, ebenso in der vierten Epidemie.

In den späteren Jahren nahm die Diphtherie immer weiter zu, jedoch schon 1936 stellte das Schulalter zwar noch die meisten Erkrankungsfälle, aber nicht mehr die meisten Sterbefälle.

Abb. 25. Altersbeteiligung bei Diphtherie in Düsseldorf 1901 bis 1937 (nach HERTEL und FRERKS) (absolute Zahlen). Die Veränderung im Genius epidemicus ist hier sehr deutlich zu erkennen. Zurückgehen der Erkrankungen der Altersklassen 0—5 Jahre, und ein starkes Überwiegen der Altersklassen 5—10 und 10—15 Jahre zeigen die Pathomorphose der Krankheit an, die 1928 begann. (Vgl. Altersverschiebung in der Disposition für Diphtherie einer ungeimpften Bevölkerung einer mittleren Großstadt.)

Auffallend blieb in den nächsten Jahren die große Zahl von Erwachsenen, welche an Diphtherie erkrankten. Mit dem Abschluß der Seuche im Jahre 1947 trat ein neues Phänomen auf, nämlich die Häufung von schweren, toxischen Säuglingsdiphtherien (HEINZMANN und GRÜN 1947, GÖBEL und STRÖDER 1948, HEINLEIN 1949, STRÖDER und NIGGEMEYER 1950).

Auch im außerdeutschen Europa hat die Säuglingsdiphtherie in den Jahren 1945—1947 an Häufigkeit zugenommen (in Italien CRISALLI, Tschechoslowakei PROCHAZKA, Finnland LIAKKA und Frankreich ROHMER, SACREZ, BEYER und UHL).

Da das Krankheitsbild, wie STRÖDER berichtet, nicht immer und nicht in allen Zügen mit der toxischen Diphtherie von älteren Kindern identisch ist, wird es besser *als diphtherische Intoxikation des Säuglings* bezeichnet. Mit dem Auftreten dieser letzten Metamorphose (oder Pathomorphose) hörte die Seuche praktisch auf. Die Erkrankungsziffern in Deutschland sind in der folgenden Tabelle 6 zusammengestellt. Die Angaben aus der Zeit des 2. Weltkrieges sind unsicher, für das Jahr 1945 bestehen überhaupt keine Angaben. Westdeutsche Erkrankungszahlen und Berlin werden in der W.H.O. getrennt registriert. Man sieht aber trotz lückenhafter Statistik die gewaltige Abnahme der Krankheit in Deutschland.

Auch in Deutschland schwankt der *Kontagionsindex* zwischen 6,4 und 10%. Er hat die hohen, von HOTTINGER beobachteten Werte von 20% nach 1933 nie mehr erreicht.

Viele Details über die Epidemiologie der Diphtherie in Deutschland sind in der ausgezeichneten Arbeit von NIGGEMEYER (1950) beschrieben: Die *Häufung der Familienerkrankung*, das *Verschwinden dieser Gruppenbildung*, Beobachtungen über den Nachweis einer *direkten Ansteckung*, die *Häufigkeit der Mehrfacherkrankung* an Diphtherie (2,5—10,4%), welche in einzelnen Diphtherieepidemien verschieden sind.

Von verschiedenen Seiten wird behauptet, daß bei der Diphtherieempfänglichkeit ein hereditärer Faktor mitspiele. Nach HIRSZFELD ist dieser Vererbungsfaktor an die Blutgruppe gebunden. DE RUDDER gewinnt auf statistischem Wege Anhaltspunkte für überwiegend gleichartige Verlaufsweise der Diphtherie bei Geschwistern. Von jeher fiel auf, daß sich namentlich schwere Erkrankungen an Diphtherie und Todesfälle in bestimmten Familien

Tabelle 5. *Diphtheriedurchseuchung der Bevölkerung einer mittleren Großstadt (Düsseldorf) 1901, 1914, 1926—1930 und 1931—1937.* (Nach HERTEL und FRERK.)
Statistischer Überblick über die Altersverteilung der Diphtherieerkrankungen in 4 Epidemien. Nur in der letzten Epidemiewelle von 1931—1937 erreicht eine Altersgruppe (die 5—10jährigen) eine dem Kontagionsindex entsprechende Höhe von 10%. Deutliche Verschiebung des Maximums der Erkrankungsziffern aus dem Vorschulalter (1901—1905 und 1914—1920) ins Schulalter (1926—1930 und 1931—1937).

	Altersgruppen (Jahre)				
	0—5	5—10	10—15	über 15	total
1. Einwohner (Mittel aus 1901—1905)	30436	24774	21343	161796	238249
Summe der Erkrankungen . . .	938	778	247	705	2668
Prozent der erkrankten Einwohner	*3,08*	*3,51*	*1,16*	*0,43*	*1,12*
2. Einwohner (Mittel aus 1914—1920)	38180	38515	38355	182015	397065
Summe der Erkrankungen . . .	2288	1355	498	1042	5163
Prozent der erkrankten Einwohner	*5,99*	*3,47*	*1,28*	*0,37*	*1,27*
3. Einwohner (Mittel aus 1926—1930)	38645	26069	39501	326985	431200
Summe der Erkrankungen . . .	805	1003	310	1365	3483
Prozent der erkrankten Einwohner	*2,09*	*3,84*	*0,99*	*0,42*	*0,80*
4. Einwohnerzahl 1933	28995	32593	34788	402224	498600
Summe der Erkrankungen . . .	1835	3204	1979	1876	8581
Prozent der erkrankten Einwohner	*6,33*	*9,83*	*5,69*	*0,47*	*1,72*

Tabelle 6. *Sterbefälle an Diphtherie nach Alter und Geschlecht im Deutschen Reich 1938 und in der Deutschen Bundesrepublik 1948 (Ergebnisse der Todesursachenstatistik).*

Im Alter von ... bis unter ... Jahren	Absolute Zahlen				Auf 10000 männliche bzw. weibliche Lebende[2] jeder Altersklasse			
	1938		1948		1938		1948	
	♂	♀	♂	♀	♂	♀	♂	♀
0—1	207	147	248	177	3,0	2,3	*6,2*	*4,8*
1—5	1231	1041	570	532	5,9	4,7	*4,3*	*4,3*
5—15	1739	1764	125	124	3,4	3,5	*0,30*	*0,31*
15—30	120	189	36	109	0,15	0,24	*0,078*	*0,19*
30—45	14	46	25	55	0,018	0,054	*0,057*	*0,096*
45—60	13	48	25	78	0,025	0,078	*0,063*	*0,16*
60—70	6	24	18	38	0,024	0,086	*0,10*	*0,18*
70 und mehr	3	5	17	15	0,022	0,030	*0,15*	*0,11*
Zusammen[1]	3334	3264	1064	1128	1,0	0,93	*0,49*	*0,45*

[1] Einschließlich der Fälle unbekannten Alters.
[2] Beim 1. Lebensjahr auf 10000 Lebendgeborene.

häufen, oder daß in gewissen Familien Mehrfacherkrankungen auftreten (CARRIÈRE). Erbgleiche Zwillinge erkranken 3mal so oft als erbungleiche (VERSCHUER). Ähnliche Beobachtungen wurden von HOLL, v. PFAUNDLER und ZÖLCH gemacht. HOTTINGER hat bei einer Epidemie familiäre Häufung in der Umgebung maligner Fälle beobachtet. Er glaubt aber weniger an hereditäre Einflüsse, als an Häufung durch vermehrte Exposition bei hoher Virulenz des Erregers.

Die Wahrscheinlichkeit der Erkrankungen für Menschen in der Umgebung von Diphtheriepatienten ist nach DOULL und Mitarbeitern 120mal so groß als für die Durchschnittsbevölkerung.

Untersuchungen über *Umwelteinflüsse* auf den Verlauf der Diphtherie zeigen auch in Deutschland, daß hier noch viele Fragen der Antwort harren. Es scheint, daß die Diphtherie zuerst in den ärmlichen, dichtbesiedelten Gebieten ihre Opfer fordert, sich dort außerordentlich rasch ausbreitet und wieder abklingt. Unterdessen sind die Keime in andere, weniger dicht besiedelte, sozial besser gestellte Gegenden verschleppt worden und fordern dort ihre Opfer. Schließlich verbreitet sich die Epidemie über die Stadt hinaus auf das ganze Land.

Tabelle 7. *Sanitätspolizeilich gemeldete Erkrankungen und Sterbefälle an Diphtherie in Deutschland in den Jahren 1936—1941 nach dem Alter.*

Im Alter von ... bis unter ... Jahren	Im Jahre						Im Jahre					
	1936	1937	1938	1939	1940	1941	1936	1937	1938	1939	1940	1941
	Erkrankungen an Diphtherie						Erkrankungen an Diphtherie auf 10000 (gleichaltrige) Einwohner					
0—1	2101	1802	1793	2227	2858	3227	27,4	14,9	14,4	17,1	21,9	24,7
1—6	35551	35307	38741	43727	46302	52962	72,3	68,9	72,1	77,3	82,1	93,9
6—15	80344	80926	78731	66700	62805	75861	81,9	84,8	84,4	72,4	68,2	82,4
15—20	12630	11153	14385	14592	15013	20889	28,0	22,1	26,0	24,1	24,8	34,6
20—40	12819	13163	14816	12284	12541	17925	3,3	3,4	3,8	5,5	5,6	8,1
40—60				2040	2116	2941				1,2	1,3	1,8
60 und mehr	175	176	210	182	282	273	0,22	0,22	0,25	0,21	0,33	0,32
Unbekannt	4659	4583	—	1576	1588	2232	.	.	.	.	.	.
Zusammen	148279	147110	148676	143228	143505	176310	22,0	21,7	21,8	20,6	19,6	24,1
	Sterbefälle an Diphtherie						Sterbefälle an Diphtherie auf 100 Diphtherieerkrankungen (beim gleichen Alter)					
0—1	217	170	173	227	325	369	10,3	9,4	9,6	10,2	11,4	11,4
1—6	2262	2062	2251	2888	3537	4116	6,4	5,8	5,8	6,6	7,6	7,8
6—15	3258	2857	2716	2750	2860	3261	4,1	3,5	3,4	4,1	4,6	4,3
15—20	179	216	221	269	298	419	1,4	1,9	1,5	1,8	2,0	2,0
20—40	174	178	167	100	167	221	1,4	1,4	1,1	0,81	1,3	1,2
40—60				63	96	114				3,1	4,5	3,9
60 und mehr	28	21	29	21	29	36	16,0	11,9	13,8	11,5	10,3	13,2
Unbekannt	166	161	—	37	32	34	.	.	.	.	.	.
Zusammen	6284	5665	5557	6355	7344	8570	4,2	3,9	3,7	4,4	5,1	4,9

Jede dieser örtlich und zeitlich verschiedenen Höhepunkte einer Epidemie bringt verschiedene Aspekte des epidemischen und klinischen Geschehens mit sich. Auf jeden Fall besteht auch in Deutschland *kein direkter, einfacher Einfluß* des sozialen Milieus auf die Krankheitsform. Offensichtlich ist die *toxische Diphtherie nicht die Folge einer allgemeinen Resistenzlosigkeit*. Der sog. „Fluchtschaden" hat keinen Einfluß auf Häufigkeit und Schwere der Krankheitstypen (ROGGE, *Lübeck* 1945).

Stenosen und Nasendiphtherien bevorzugen Knaben der ersten 4 Lebensjahre, daher ist die *Letalität der Knaben größer*. An Diphtherie aber *erkranken insgesamt mehr Mädchen* als Knaben, oder beide Geschlechter sind gleich stark befallen (SCHWARZ und FACCHINI).

Über das Geschlechtsverhältnis bei Diphtherie, namentlich bei toxischer Diphtherie, sind die Beobachtungen von Ort zu Ort etwas verschieden, und nur genauere Detailanalysen, im Sinne NIGGEMEYERS, können diese Verhältnisse weiter klären.

Tabelle 8. *Erkrankungen und Sterbefälle an Diphtherie in Deutschland seit dem Beginn der reichsstatistischen Nachweisungen.*

Jahr	Sanitätspolizeilich gemeldete Erkrankungen		Standesamtlich gemeldete Sterbefälle		Jahr	Sanitätspolizeilich gemeldete Erkrankungen		Standesamtlich gemeldete Sterbefälle	
	absolute Zahl	auf 10000 Einwohner	absolute Zahl	auf 10000 Einwohner		absolute Zahl	auf 10000 Einwohner	absolute Zahl	auf 10000 Einwohner
1892	.	.	55746	11,8	1927	33890	5,4	2612	0,41
1893	.	.	75322	15,8	1928	46905	7,4	3423	0,54
1894	.	.	63701	13,1	1929	50536	7,9	4557	0,71
1895	.	.	37927	7,7	1930	70552	11,0	5642	00,8
1896	.	.	32173	6,3	1931	57822	8,9	4126	0,648
1897	.	.	26380	5,1	1932	65414	10,1	3992	0,61
1898	.	.	24245	4,6	1933	77340	11,7	4837	0,74
1899	.	.	24416	4,6	1934	119103	17,9	6372	1,97
1900	.	.	20976	3,9	1935	133843	20,0	7613	1,1
1901	.	.	21741	3,9	1936	148279	22,0	7372	0,1
1902	.	.	17946	3,2	1937	147110	21,7	6523	0,96
1903	.	.	19315	3,3	1938	148676	21,8	6598	0,97
1904	.	.	18982	3,2	1939	143228	20,6	6335[1]	.
1905	.	.	16967	2,9	1940	143505	19,6	8500[1]	.
1906	.	.	14577	2,4	1941	176310	24,1	9607[1]	.
1907	.	.	14013	2,3	1942	244500	33,4	14764[1]	.
1908	.	.	14909	2,4	1943	245067	33,5	—	.
1909	.	.	15440	2,5	1944[1]	255878	33,6	—	.
1910	108640	20,6	14755	2,3	1945[2]	—		—	—
1911	134439	23,9	16192	2,5	1946[2]	142788		—	—
1912	120441	18,8	13423	2,1	1947[2]	91718		3308[1]	—
1913	117821	18,2	12129	1,8	1948[2]	60018		1647[1]	—
1914	126056	19,2	13848	2,1	1949[2]	47885		—	—
1915	171897	26,2	22544	3,5	1950[2]	29534		—	—
1916	197471	29,9	20695	3,2	(9 Mon.)				
1917	175417	26,7	19742	3,1					
1918	161466	24,8	17771	2,8	Berlin				
1919	114915	18,8	10702	1,7	1946[4]	10324	—	1212	8,3
1920	83377	13,9	7891	1,3	1946[3]	15748	—	913	2,9
1921	64021	10,4	5953	1,0	1947[4]	7871	—	320	1,0
1922	38545	6,2	4490	0,73	1948[4]	4115	—	101	0,3
1923	32509	5,2	4413	0,72	1949[4]	3352	—	63	0,2
1924	37804	6,0	3624	0,58	1950[4]	1422	—	12	—
1925	36769	5,9	2799	0,45	(8 Mon.)				
1926	30299	4,8	2189	0,35					

[1] Ziffern ergänzt durch die Meldungen der W.H.O.
[2] Ziffern ergänzt durch die Meldungen der W.H.O. unter Ausschluß von Berlin.
[3] Meldungen der W.H.O.
[4] Meldungen des Landesgesundheitsamtes (Berlin).
Die Angaben aus der Zeit des 2. Weltkrieges sind unsicher.

Während LORENZ in Graz ausgesprochene *Andropathie* der Diphtherie beobachtete, hören wir von MOGGI aus Italien, daß die *Morbidität beim weiblichen* Geschlecht, die *Letalität beim männlichen* Geschlecht höher war. Andere Beobachter vermissen Unterschiede. HOTTINGER sah in *Düsseldorf* wenig mehr Knaben erkranken als Mädchen, während die Letalität der Mädchen bei den schweren, toxischen Formen ganz deutlich überwog.

In den Jahren 1938—1948 sind in Deutschland, dem Alter und dem Geschlecht nach geordnet, in den ersten 5 Lebensjahren jeweils mehr Knaben als Mädchen gestorben. Ganz besonders deutlich wird der Unterschied im Jahr 1948, wo im Säuglingsalter 6,2% männliche Kinder und nur 4,8% weibliche auf 100000 Lebende jeder Altersklasse gestorben sind.

Auch aus *Deutschland* liegen bereits viele epidemiologische Studien, unter Berücksichtigung der Typenlehre vor (CLAUBERG, GUNDEL und LIEBETRUTH, CHRISTISON, SCHIFF, SCHLOSSBERGER, TIETZ, WEBER).

In *Danzig* fand WAGNER, daß der Mitis bei 11—12jährigen am häufigsten vorkommt. 1938—1939 nahm dort der *Mitis* von 12,4 auf 44,5% zu. Der *Intermedius* nahm von 35,9—10,7% ab. Der *Gravis* blieb mit 51,4—44,8% ungefähr gleich häufig. In der Armee fanden sich 22,6% Gravis-, 75% Mitis- und nur 2,4% Intermediusbefunde auf je 100 Krankheitsfälle. KEMKES (1937) macht besonders aufmerksam auf die Möglichkeit der Superinfektion innerhalb von Krankenanstalten.

Schweiz. Die Diphtherie hatte in der Schweiz 1940 ihren Tiefpunkt erreicht mit 663 Krankheits- und 41 Todesfällen. In den letzten 10 Jahren trat die Krankheit, wie in ganz Europa, noch einmal epidemisch auf mit einem Höhepunkt 1945/46 (s. Tabelle 9).

Tabelle 9. *Vergleich der Erkrankungsziffern an Diphtherie in Basel, Genf und St. Gallen (Kantone) mit denjenigen in der ganzen Schweiz 1928—1950.*

Jahrgang	Gesamte Schweiz	Gestorben	Basel	Genf	St. Gallen	Jahrgang	Gesamte Schweiz	Gestorben	Basel	Genf	St. Gallen
1928	3193	200	58	201	556	1940	663	41	3	20	41
1929	3723	208	111	289	625	1941	1115	59	7	7	186
1930	4545	224	162	132	637	1942	1800	97	15	12	245
1931	2641	127	126	141	473	1943	3655	152	16	21	518
1932	2265	92	104	137	405	1944	4211	162	111	47	331
1933	2272	130	70	70	297	1945	4981	212	61	148	466
1934	1775	93	106	77	199	1946	5302	189	112	95	775
1935	1825	94	97	78	129	1947	4864	194	92	70	914
1936	1099	45	48	49	68	1948	2455	128	132	39	511
1937	772	37	25	18	100	1949	1357	63	50	33	213
1938	716	50	12	7	148	1950	776	—	14	15	80
1939	751	33	19	8	183						

Aus dieser Tabelle ergibt sich, daß in *Basel* und *Genf* die Höhepunkte der Epidemie ebenfalls auf die Jahre 1945/46 fallen, während in *St. Gallen* die Zunahme sich schon 1942 bemerkbar macht, bis zum Höhepunkt 1947 weitergeht, um erst 1949 stark abzufallen. Interessant sind diese Verhältnisse darum, weil in den 3 Kantonen bei annähernd gleicher Bevölkerungszahl ganz verschiedene Impfverhältnisse geherrscht haben. In *Genf* ist die Schutzimpfung seit 1929 fakultativ und seit 1932 obligatorisch. In *Basel* wurde die Schutzimpfung erst 1942 fakultativ eingeführt und in *St. Gallen* wurde die Schutzimpfung erst 1943 in den Schulen vorgenommen. Das Immunitätsproblem ist also bei den 3 Städten ganz verschieden. In *Basel* praktisch keine Immunisierung durch Schutzimpfung, aber auch keine große Gelegenheit zur stillen Feiung, da im vorhergehenden Jahrzehnt nur wenig Diphtheriefälle aufgetreten waren. In *Genf* ist die kindliche Bevölkerung zu 95% durchimmunisiert. Gelegenheit zu Erregerkontakten bestand in vorhergehenden Jahrzehnten nur in geringem Umfang, etwa wie in *Basel*. In *St. Gallen* keine Schutzimpfung bei ziemlich großer Zahl von Diphtherieerkrankungen in den vorhergehenden Jahren als gute Gelegenheit durch mehrfachen Erregerkontakt sich durch stille Feiung zu immunisieren. Man ist versucht, daraus zu folgern, daß weder die stille Feiung, noch die aktive Immunisierung das Wiederauftreten gehäufter Diphtherieerkrankungen hat hindern können. Indessen soll hier vorwegnehmend gesagt werden, daß auch in der Schweiz im wesentlichen die Letalität bzw. Mortalität durch die Schutzimpfung verbessert wurde.

Die *Altersverteilung* der Diphtherie zeigen folgende Tabellen 10 und 11.

Tabelle 10. *Altersverteilung der Diphtheriemorbidität in der Schweiz.*

Altersklassen	1896—1898 %	1949 %	Altersklassen	1896—1898 %	1949 %
0	2,7	1,0	15—19	5,9	6,2
1	6,4	2,6	20—29	6,3	11,3
2	9,0	4,0	30—39		5,8
3	9,6 } 45,2	5,0 } 26,7	40—49	4,5	2,6
4	9,5	7,0	50 u. darüber	0,6	1,4
5	8,0	7,1			
6	6,8	7,8			
7	5,9	8,6			
8	5,4 } 37,3	7,2 } 45,3			
9	4,4	5,5			
10—14	14,8	16,2			

Gleichzeitige Überalterung der Bevölkerung:

Volkszählung 1900: Altersklassen 0—4 Jahre = 114 $^0/_{00}$
„ 1949: „ 0—4 Jahre = 90,9 $^0/_{00}$
„ 1900: „ 44—49 Jahre = 47 $^0/_{00}$
„ 1949: „ 45—49 Jahre = 70,9 $^0/_{00}$

Tabelle 11.

Altersklassen (nach erfüllten Jahren)	Angezeigte Diphtheriefälle			Verhältnis der Morbidität 1949 : 1896—1898 (1949 = 1)
	1949		1896—1898 auf 10000 Lebende der betreffenden Altersklasse	
	absolut	auf 10000 Lebende der betreffenden Altersklasse		
0	10	1,2	28	1 : 23,3
1	27	3,2	71	1 : 22,2
2	41	4,8	103	1 : 21,4
3	50	5,9	112	1 : 18,9
4	71	8,7	113	1 : 12,9
5	72	9,1	99	1 : 10,9
6	79	10,4	87	1 : 8,3
7	87	12,6	75	1 : 5,9
8	73	12,0	72	1 : 5,7
9	56	9,3	63	1 : 6,8
10—14	163	5,3	41	1 : 7,7
15—19	62	1,9	16	1 : 8,4
20—29	114	1,6	10	1 : 6,25
30—49	85	0,6	5	1 : 8,3
über 50	14	0,1	0,9	1 : 9,0

1. 0—3 Jahre: Morbidität 1949 rund 20mal kleiner als 1896—98. 4 und 5 Jahre: Morbidität 1949 mehr als 10mal kleiner als 1896—98. Später: 5,3—9mal kleiner.

Das heißt: Abnahme am stärksten im Säuglings- und Kleinkindesalter, später geringer *(verlangsamte Durchseuchungsgeschwindigkeit)*.

2. Höchste Morbidität: 1896—98: 2—5jährig; 1949: 6—8jährig.

Daraus geht hervor, daß Ende des letzten Jahrhunderts die meisten Todesfälle aufgetreten sind, daß während der Epidemie von 1930 nur etwa $^1/_5$ und 1947 noch weniger Menschen an Diphtherie gestorben sind. 1896—1898 stellten die Altersjahre 1—4 = 56%, 1930 die Altersjahre 5—14 = 48%, 1947 beide Altersgruppen (1—4 und 5—14) = 38 bzw. 39% der Todesfälle.

Es ließ sich also auch in der Schweiz (1930) die Verschiebung der fatalen Krankheitsformen ins Schulalter beobachten. Nach 1947 bildet sich diese Altersverschiebung wieder zurück (Tabelle 12).

Tabelle 12. *Altersverteilung der Todesfälle an Diphtherie in der Schweiz.*

Altersjahre	1896—1898		1930		1947	
	absolut	%	absolut	%	absolut	%
0—1	124	10	12	5	20	10
1—4	*698*	*56*	*82*	*37*	*74*	*38*
5—14	*358*	*29*	*107*	*48*	*76*	*39*
über 15	33	4	23	10	24	12
Total	*1213*	(100)	*224*	(100)	*194*	(100)

Aus dieser Tabelle erkennt man deutlich, daß die Morbidität sich in den letzten 50 Jahren verschoben hat in der Richtung des Schulalters. Dabei ist allerdings die gleichzeitige Überalterung der Bevölkerung zu berücksichtigen, welche diese Verschiebung ungefähr wettmacht.

Erkrankungshäufigkeit, Tod und Komplikationen in Abhängigkeit von Schutzimpfungen und Bakterientypen wird für die Ostschweiz von GSELL in folgender Weise zusammengefaßt (Tabelle 13).

Tabelle 13. *Erkrankungshäufigkeit, Tod und Komplikationen der Diphtherie in Abhängigkeit von Schutzimpfung und Bakterientypen.* (Nach GSELL 1947.)

	Typ Gravis	Typ Intermedius	Typ Mitis
Anzahl der Erkrankten 500 (Davon gestorben)	201 (3)	194 (4)	105 (2)
Geimpft 198	76	80	42
Nicht geimpft 302	125	114	63
Verhältnis geimpft : nicht geimpft	1:1,6	1:1,4	1:1,5

Todesfälle bei den Geimpften zurückzuführen auf zu späte Anwendung des Serums.

Es ergibt sich daraus, daß *Gravis* und *Intermedius* zwar doppelt so viele Erkrankungsfälle verursachten als *Mitis*, und daß die Nichtgeimpften etwas häufiger erkrankt sind als die Geimpften. Bei allen 3 Gruppen aber ist das Verhältnis der Geimpften zu den Nichtgeimpften ungefähr gleich, nämlich 1:1,5. Die Todesfälle, die aufgetreten sind, sind leider auf eine zu späte Anwendung des Serums zurückzuführen (GSELL 1947).

Tabelle 14.

	Geimpfte 127	Nicht Geimpfte 289
Auftreten von Lähmungen	5,3%	9,0%
Myokarditis, (manifest)	1,6%	5,2%
EKG-Veränderungen	7,8%	14,7%

Literatur: O. GSELL 1946. — Bull. eidgen. Gesdh.amt **1947**, 193.

Diphtherieerkrankungen bei Geimpften wurden (nach GSELL) etwas über 500 gemeldet. Es ist dies im Vergleich zu den amtlichen Zahlen der Diphtherieerkrankungen in der Schweiz 1944 mit 4211 und 1945 mit 4981 Fällen ein gar nicht geringer Prozentsatz. Jedoch ist die Lage darum unübersichtlich, weil aus vielen Kantonen keine Erhebungen über die Häufigkeit der Diphtherie bei Impflingen stattgefunden haben. So läßt sich die Anfälligkeit der Geimpften vorerst noch nicht genau ausrechnen. *Komplikationen sind bei Nichtgeimpften häufiger*, namentlich *Lähmungen* und *Herzschädigungen*, wie die Tabelle 14 zeigt.

Diese Tabellen lehren uns, daß im Vergleich der Morbidität von 1949 und 1896 eine *verlangsamte Durchseuchungsgeschwindigkeit* stattgefunden haben muß. Die Morbidität ist 1896—1898 am höchsten bei den 2—5jährigen, 50 Jahre später bei den 6—8jährigen. Sie ist heute 10—20mal kleiner als vor 50 Jahren und die Abnahme ist am stärksten im Säuglingsalter. Es wurde hier in die Beschreibung der Epidemiologie zum erstenmal auch der Faktor der Schutzimpfung einbezogen. Er wird sich, wie wir bei der Bewertung der Resultate der Schutzimpfung sehen werden, für die neue Zeit nicht mehr vernachlässigen lassen, denn er wird für Pathogenese und Epidemiologie seine Auswirkung zeigen.

Die Folgerungen aus der Analyse der schweizerischen Epidemie 1943—1948 sind mit GSELL u. a. folgende: *Das Auftreten einer epidemischen Häufung lokalen und allgemeinen Charakters läßt sich nicht ohne weiteres auf die fehlende, vorangegangene latente Durchseuchung zurückführen, auch nicht auf mangelhafte Diphtherieschutzimpfung. Typus Gravis und Intermedius mögen etwa doppelt so viele Krankheitsfälle als Mitis hervorgerufen haben. Für alle 3 Erregertypen ist aber das Verhältnis ungefähr gleich (Geimpfte : Nichtgeimpfte 1:1,5). Die glücklicherweise wenigen Todesfälle sind nur auf zu späte Anwendung des Heilserums zurückzuführen. Bei rechtzeitiger Anwendung des Heilserums trat bei Geimpften kein Todesfall auf. Die Schutzimpfung hat außerdem einen Einfluß auf die Zahl der Komplikationen, insbesondere Lähmungen und Herzmuskelschäden. Der Genius der Epidemie ist punkto Morbidität wesentlich gutartiger als vor 50 Jahren und kann punkto Mortalität bzw. Letalität durch Prophylaxe und rechtzeitige Therapie noch wesentlich gemildert werden.*

Ergänzungen. Mit der Darstellung der verschiedenen Aspekte der Epidemiologie der Diphtherie der letzten 50 Jahre in Europa (in 5 Ländern) ist natürlich nur ein Teil des Geschehens erfaßt, zumal bewußt in jedem Land der eine oder andere Aspekt der Epidemiologie mehr hervorgehoben wurde. Es liegen für den interessierten Leser noch viele Berichte aus der ganzen Welt vor. *Die Diphtherie in USA.* nimmt kontinuierlich ab bis 1950 (ANDERSON 1940, THELANDER 1940, STOWMAN 1945).

Eine spezielle Studie von GEIGER in *San Francisco* (1945) lehrt, daß mit dieser kontinuierlichen Abnahme gleichzeitig eine relative Vermehrung der Fälle in der Altersgruppe von 30 Jahren und mehr zusammenfällt. Die Zunahme der Todesfälle hängt nach GEIGER mit der Zunahme der Virulenz zusammen.

In *Südafrika* sind nach MURRAY die verschiedenen Bakterientypen folgendermaßen verteilt: 87,4% Mitis, 0,4% Intermedius, 4,2% Gravis, 7,2% atypische Stämme. In *Madagaskar* ist die Diphtherie häufig, die natürliche Immunität der Bevölkerung gering, viel geringer als in Zentralafrika (JUDE 1937). Die Diphtherie in *Athen* (1946/47) ist Objekt einer interessanten Studie von CHOREMIS und Mitarbeitern (1949) (CHAROCOPOS und MARGARITIS 1947). Es wurde dabei kein Zusammenhang zwischen Bakterientypus und klinischem Typus der Erkrankung gefunden.

In *Italien* trat 1941—1943 die Diphtherie in besonders malignen Formen auf. Eine Analyse von CALO beschäftigt sich mit dem klinischen Bild und der Therapiemöglichkeit. Interessante Beobachtungen machten die Amerikaner bei der Eroberung Siziliens und Italiens 1943/44 (REILLY u. a.). Von 529 kranken Soldaten waren 76% Schick-negativ!

Auch aus dem Norden Europas liegen interessante Beobachtungen vor (AMUNDSEN und Mitarbeiter 1948, Kopenhagen). Auch dort wurde die Altersverschiebung konstatiert. Die Mehrzahl der Kranken war nicht schutzgeimpft, der relative Schutz der Impfung war bei Geimpften weniger gut, wenn Gravisinfektionen vorkamen. Rezidive verliefen ebenso schwer wie Primärerkrankungen.

Tabelle 15. *Die Krankenzahl der Diphtherie und Morbidität für 100000 in ganz Japan.*

Jahr	Absolute Zahl	Morbidität	Jahr	Absolute Zahl	Morbidität
1939	35,907	50,6	1945	85,833	118,5
1940	38,412	53,7	1946	49,864	65,5
1941	40,616	55,8	1947	28,307	36,2
1942	44,629	60,8	1948	16,317	20,4
1943	63,756	86,2	1949	14,555	17,7
1944	94,274	127,6			

In den Jahren 1939—1950 betrugen die Aufnahmen wegen Diphtherieerkrankung in das Toshima-Hospital (Tokio) 5571 Patienten. Davon waren leicht 3825, mittelschwer 1022, schwer 548, maligne 176. Die Letalität betrug durchschnittlich 8,4%. Sie war bei Patienten unter 14 Jahren 9,3%, über 15 Jahre 1,8%. Seit 1945 nimmt die Diphtherie in Japan stark ab (Einführung der Schutzimpfung 1945). Persönliche Mitteilung von Prof. M. UCHIDA, Tokio 1951.

Die Untersuchung der Epidemiologie in Europa lehrt, daß die Krankheit als Seuche wieder auf ein Minimum zurückgegangen ist. Sie wird nicht ganz verschwinden, weil sie nach wie vor bei gehobenen Lebensbedingungen ihre Opfer findet, wie Masern, Keuchhusten, Scharlach und Grippe, und nicht ohne weiteres verschwindet, wenn die allgemeine Hygiene in einem Lande gut ist. Daher rechnet DE RUDDER die Diphtherie zu den sog. „*Zivilisationsseuchen*". Viele Details über das Auf und Ab der Krankheit sind uns bekannt geworden, und wir sahen, wie sie sich im Lauf der Zeit ändert (Pathomorphose).

Wir haben gelernt, *meteorologische Verhältnisse, Alter, Bevölkerungsdichte, stille Feiung, Immunität und viele andere Faktoren, z. B. die Impfresultate, aber auch Virulenz, Toxinbildungsvermögen und spezielle Eigenschaften der Erregertypen in die epidemiologische Betrachtungsweise einzubeziehen.*

Das Zusammenwirken all dieser Faktoren kann uns das Verstehen vieler, detaillierter Charakterzüge der Seuche ermöglichen, jedoch können wir nicht das Zusammenspiel aller Faktoren so genau abschätzen, daß wir von restlos geklärten, rechnerisch faßbaren Tatsachen reden können. Sicher sind auch noch Faktoren im Spiel, über die wir bis heute noch nicht orientiert sind, und die wir immer noch unter dem Schlagwort „*Genius epidemicus*" resigniert zusammenfassen müssen.

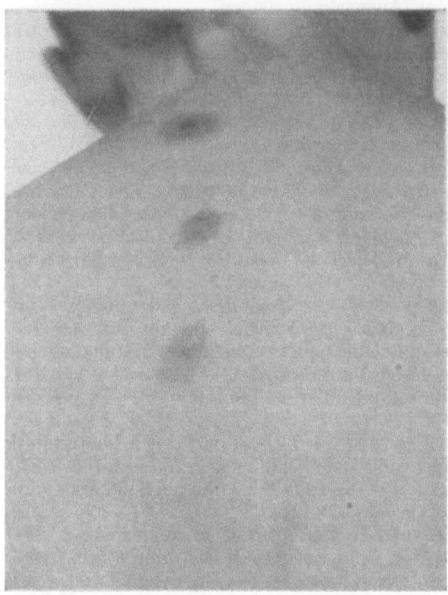

Abb. 26. Beeinflußbarkeit der Schickprobe bei einem 4 Jahre alten Kind. Oberste Schickprobe, 6 Std *vor* einer Leerseruminjektion, zeigt zentrale Nekrose in einer durch das Toxin hervorgerufenen, lokalen Hautentzündung. Die mittlere Reaktion, welche *gleichzeitig* mit einer intramuskulären Leerseruminjektion erfolgte, zeigt nur noch mäßige Rötung und Infiltration. Der 3. Schicktest, 24 Std *nach* Pferdeleerserum angestellt, zeigt nur noch ganz geringe Reaktionen. Auf der rechten Rückenseite wurden entsprechende Kontrollproben mit erhitztem Toxin angesetzt, sie sind alle negativ und daher auf dem Bilde nicht erkennbar. (HOTTINGER und LORENZ 1932.) Auch das Pferdeleerserum (Haemostyl Roussel), das weniger als 1/100 IE je Kubikzentimeter enthält, kann die Schickreaktion beeinflussen, aber nicht rückwirkend. Nur gleichzeitig mit der Seruminjektion oder später gesetzte spezifische Toxin-Hautreize lassen sich abschwächen. Ein 6 Std vor Serumgabe gesetzter Toxin-Hautreiz bleibt unbeeinflußt. Die wiederholten Schickproben können hier als Immunisierungsreiz keine Auswirkung gehabt haben, da sie sich in zu kurzer Zeit folgten. Vielleicht sind Spuren von natürlichem Antitoxin im Serum wirksam (in diesem Falle 16 cm³ Haemostyl = Maximum 1/5—1/10 IE = einmalige Dosis). Wahrscheinlich spielen neben der spezifischen Toxin-Antitoxinreaktion auch noch unspezifische Vorgänge bei der Abänderung der Schickreaktion eine Rolle.

Pathogenese.

Die Pathogenese der Diphtherie ist, nach STRÖDER, *die Lehre von den Ursachen des Entstehens verschiedener klinischer Erscheinungs- und Verlaufsformen dieser Krankheit.* Verschiedene Faktoren müssen zusammenwirken, damit es zur Krankheit kommt.

Allgemeine und spezielle biologische Eigenschaften des Erregers, Invasionsvermögen, Toxinbildung usw., je nach Gruppe und Typus, sind die wichtigsten Momente. Vielleicht treten Hilfsfaktoren dazu, z. B. die „Substanz b" gewisser Toxine, Spreadingfaktoren im Nasensekret, Parotisspeichel usw. Diese könnten bei dem Zustandekommen bestimmter Krankheitsformen eine Rolle spielen. Ebenso ausschlaggebend wie Erreger und äußere Hilfsmomente ist aber auch die allgemeine und spezielle Reaktionsfähigkeit der menschlichen Gewebe bzw. die Leistungen und Regulationen des Organismus unter dem Einfluß von Disposition, Konstitution und eventueller vorausgegangener Erregerkontakte (Sensibilisierung und Immunisierung).

Pathogenese.

Nach B. SCHICK steht im Vordergrund des Krankheitsgeschehens der *Schutzkörpergehalt des Serums*. SCHICK nimmt an, daß auch das Zustandekommen der Epidemien sich durch die Zu- und Abnahme von schutzkörperlosen Individuen erklären läßt.

In der Tat steht heute noch *die Lehre vom Antitoxingehalt des Blutes im Zentrum der Schulmeinung über die Pathogenese der Diphtherie*.

Kurz und schematisch läßt sich diese Ansicht folgendermaßen *zusammenfassen*: *Das von den Diphtheriebacillen abgesonderte Toxin macht die Krankheitserscheinungen. Die Heilung bzw. die Verhütung der Krankheit erfolgt durch die Neutralisation des Toxins durch das Antitoxin.*

Ein Organismus, der für Diphtherietoxin empfänglich ist, zeigt auf der Haut eine Rötung und Infiltration nach intracutaner Einverleibung von Spuren von Diphtherietoxin *(Schicktest)*. Ist er immun, so läßt sich das an Hand der Unempfindlichkeit der Haut für den Schicktest nachweisen oder durch die Bestimmung der *Antikörpermenge im Blut. Eine bestimmte Menge von Antitoxin im Serum (0,03 IE je Kubikzentimeter Serum) bedeutet Immunität.* Unterschreiten dieser sog. *Schickschwelle* bedeutet Empfänglichkeit für Diphtherie. Das Überstehen der Krankheit geht einher mit Ansteigen der Blutantitoxinwerte über die Schickschwelle bzw. mit Negativwerden des Schicktests. Die Pathogenese ist somit ein Problem der Toxin-Antitoxinneutralisierung.

Die *Konsequenzen* dieser Lehre sind für Therapie und Prophylaxe klar. Die Therapie sucht durch passive Zufuhr von Antitoxin den Krankheitprozeß zu stoppen. Die Prophylaxe kann entweder *passiv* durch Zufuhr von Antitoxin der Krankheit zuvorkommen oder sie kann den Organismus *aktiv durch Impfung* mit Toxin immunisieren. Diese Auffassung hat den Vorteil der Einfachheit, Klarheit und Logik. Viele Tatsachen, die bis heute über das Zustandekommen von Krankheit und Epidemie entdeckt worden sind, lassen sich hier zwanglos eingliedern. Der Nachteil für die Auffassung des Krankheitsgeschehens beim Mensch liegt darin, daß die Theorie unter dem Eindruck des immer wieder gleichmäßig ablaufenden Experimentes am Meerschweinchen formuliert wurde.

Individuelle Momente kommen beim Versuchstier nicht zum Vorschein, darum steht die Gesetzmäßigkeit des Tierversuchs im Brennpunkt der theoretischen Betrachtungen. Für das Geschehen am Menschen ist zu untersuchen, wieweit die theoretischen Vorstellungen der Wirklichkeit entsprechen.

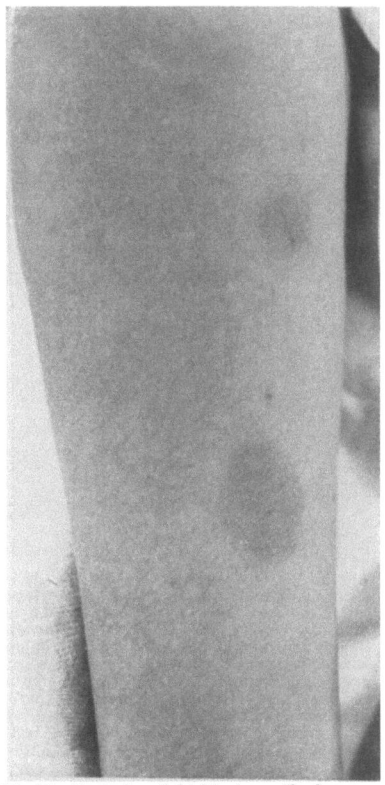

Abb. 27. Typischer Schicktest am Vorderarm. In der Mitte der 3 Reaktionen ist die intracutane Bouillonkontrolle negativ. Proximal ist die Kontrolle mit erhitztem Toxin leicht positiv. Distal ist die eigentliche Toxinreaktion stark positiv und überwiegt die Kontrollreaktionen sehr stark: Positiver Ausfall der Schickreaktion.

Schicktest und Empfänglichkeit für Diphtherie. SCHICK und KARASAWA fanden 1910, daß 30 an Diphtherie erkrankte Kinder stets frei von Schutzkörpern waren, wogegen gesunde, nicht an Diphtherie erkrankte Kinder und Erwachsene wechselnden Gehalt an Schutzkörpern aufwiesen. Das Vorhandensein von Immunkörpern im Neugeborenenserum konnte nachgewiesen werden. Damit war der *erste Beweis* für die Auffassung des Krankheitsgeschehens als Analogon zum Tierversuch gegeben. Der verschiedene Antitoxingehalt des Serums verschiedener Altersklassen erklärte ebenso wie die Altersverteilung der positiven und negativen Schickreaktionen zwanglos die Altersdisposition der Diphtherie (s. Kap. Epidemiologie und Altersverteilung).

Leichte Infektionen mit Diphtherie laufen sehr häufig ohne klinische Symptome ab *(stumme Infektion)* und führen zur Immunisierung *(stumme Feiung)*. Die Schickreaktion ist in solchen Fällen negativ und der Serumgehalt an Antitoxin übersteigt 0,03 IE je Kubikzentimeter.

Die Untersuchung ganzer Bevölkerungsteile mit Hilfe der Schickreaktion kann Aufschluß geben über die Anzahl der empfänglichen und nichtempfänglichen Individuen innerhalb der untersuchten Bevölkerung.

Die Prüfung des menschlichen Serums auf seinen Antitoxingehalt geschieht nach der Methode von RÖMER. Die Technik besteht darin, daß fallende Verdünnungen von Serum zu einer bestimmten Toxindosis beigegeben werden, und diese verschiedenen Toxin-Antitoxinmischungen intracutan beim Meerschweinchen oder beim Kaninchen eingespritzt werden. Es kann auch umgekehrt vorgegangen werden, indem fallende Verdünnungen von Toxin mit derselben Serummenge vermischt intracutan eingeführt werden.

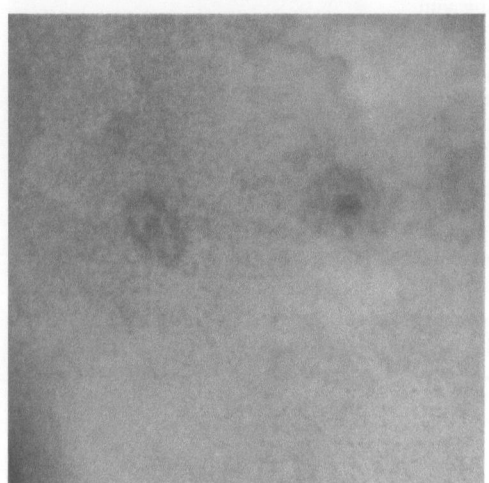

Abb. 28. Kokardenphänomen der Schickreaktion. Ringförmiges Infiltrat um einen zentralen, entzündlichen Herd (Stichreaktion). Dazwischen liegt eine unveränderte Hautzone. In diesem Falle wurde die Hauttoxinreaktion bei einem Schick-positiven Kind von 8 Jahren durch eine Pferdeleerseruminjektion von 2 cm³ je Kilogramm Körpergewicht beeinflußt. Dadurch kommt es zu der Kokardenbildung (im Bilde links). Die zweite auf der Abbildung sichtbare Hautreaktion ist 6 Std vor der Serumgabe gesetzt worden und zeigt eine zentrale, heftige nekrotische Entzündung mit rotem Hof (unbeeinflußte Schickprobe).

Die *Technik der Schickreaktion* beim Menschen ist folgende: Die Menge von $^1/_{50}$ D.L.M. in 0,1—0,2 cm³ physiologischer Kochsalzlösung wird intracutan in die Haut der Beuge- oder Streckseite des Vorderarms mit einer sehr feinen Nadel injiziert. Die Öffnung der Nadel soll nach oben gerichtet sein. Bei gelungener Injektion sieht man unmittelbar nachher eine weiße Quaddel mit deutlich ausgeprägten, eingezogenen Haarfollikeln. Innerhalb 24 Std entwickelt sich bei *positiver* Reaktion eine scharf begrenzte Rötung und Infiltration von 15—25 mm Durchmesser, deren Intensität während weiterer 24—48 Std noch zunimmt, und dann in der Regel unter Pigmentierung und Schuppung abheilt. Positive Reaktionen sind lange sichtbar. Die pigmentierte Stelle ist trocken, lederartig und gefältelt. Das *Ablesen der Reaktion* erfolgt *frühestens nach 48 Std, nach* ZINGHER *erst am 5. Tag*. Nach TAYLOR und MOLONAY (1937) muß für die Schickreaktion eine frische standardisierte Schicktoxinlösung in Boratpufferlösung verwendet werden, um möglichst viele Pseudoreaktionen zu vermeiden.

Die Ausführung des Schicktests ist einfach. Wichtig ist, daß das Kontrolltoxin durch 5 min dauerndes Erhitzen auf 80° sicher zerstört ist. Schwieriger ist die Ablesung, wenn der Kontrolltest ebenfalls reagiert. Hierfür gilt die Regel, daß nur dann die Hautprobe als positiv bezeichnet werden darf, wenn die Toxinreaktion etwa 50% stärker ausfällt als die Kontrolle mit erhitztem Toxin; außerdem muß die Kontrollreaktion rascher verschwinden.

Es treten Parareaktionen auf, d. h. entzündliche Rötung und Infiltration, die auf Proteine der Bacillenleiber oder der Bouillonkultur beruhen. Solche Reaktionen sind in den ersten 5 Lebensjahren selten und nehmen allmählich mit steigendem Lebensalter an Häufigkeit zu. Namentlich erwachsene Diphtherierekonvaleszenten und Tuberkulöse zeigen diese Reaktion. Es muß daher eine Kontrolle mit erhitztem Toxin vorgenommen werden. Eine weitere Kontrolle sollte mit durch Antitoxin neutralisiertem Toxin gemacht werden. Die *Pseudoreaktion (Parareaktion)* entwickelt sich rascher. Sie erreicht ihren Höhepunkt und verschwindet rascher und hinterläßt keine Pigmentation.

Das *Ausbleiben* jeglicher Rötungen und Schwellungen an der Injektionsstelle beweist nach SCHICK das Vorhandensein von mindestens 0,03 IE im Kubikzentimeter Serum. Diese Antitoxinmenge genügt auch, um eine Erkrankung an Diphtherie zu verhüten.

Bei *Neugeborenen* finden sich in 84% Schutzkörper gegen Diphtherie; bis zum Ende des 1. Lebensjahres erfolgt ein steiler, geradliniger Abfall auf etwa 10%. Brustkinder zeigen einen etwas weniger steilen Abfall als künstlich ernährte Kinder. Am Ende des 1. Lebensjahres ist die Mehrzahl der Kinder frei von Antitoxin, d. h. diphtherieempfänglich.

Die *negativen Reaktionen* steigen nun allmählich an, mit etwa 7 Jahren ist derselbe Prozentsatz negativ wie mit etwa 6 Monaten. Mit 16 Jahren wird etwa 85% der Menschen negativ. Nach dem 60. Lebensjahr erfolgt wieder eine Zunahme der positiven Reaktionen.

Der Abfall im 1. Lebensjahr soll auf die Ausscheidung der von der Mutter herrührenden Schutzstoffe zurückzuführen sein. Mutter und Kind haben bei der Geburt gleiche Immunitätsverhältnisse (VAN DER HOVEN VAN GENDEREN). Bei beiden ist entweder Antitoxin vorhanden oder es fehlt.

Der Anstieg des Antikörpergehaltes des Blutes nach dem 1. Lebensjahr bzw. die Zunahme der negativen Schickreaktion wird von den meisten auf die stille Feiung (v. PFAUNDLER) zurückgeführt. Eine *unspezifische Stimulierung der Produktion von Diphtherieantitoxin durch andere Infekte* nimmt HIRSZFELD an, eine sog. *serologische Reifung des Individuums* hat FRIEDBERGER nachgewiesen (1928/29).

Die Ergebnisse und Ideen FRIEDBERGERS lassen sich kurz folgendermaßen zusammenfassen:

Mit der Entwicklung des Menschen setzt auch eine Differenzierung seiner Bluteiweißkörper ein. Diese Differenzierung macht sich bemerkbar und wird meßbar veranschaulicht durch das Entstehen von Hämolysinen gegen Kaninchen- und Hammelblut. Hämolysine- und Agglutinine gegen diese Antigene entwickeln sich vom 1. Lebensjahr an und man kann ihre Häufigkeit an Hand einer Kurve darstellen. Diese Kurve erreicht ihren maximalen Höhepunkt zwischen dem 5. und 12. Lebensjahr, fällt dann langsam ab, um bei 50—60jährigen etwa dieselben Werte wie beim 1jährigen Kind aufzuweisen.

FRIEDBERGER meint, daß es sich bei der Entstehung der Antikörper gegen Diphtherietoxine im wesentlichen nicht um die Konsequenz einer latenten oder manifesten Durchseuchung, sondern um ein Teilphänomen eines allgemeinen biologischen Geschehens handle. Er nennt den Prozeß der Differenzierung der Eiweißkörper im Blut und das Auftreten der sog. Normalantikörper mit einem Schlagwort „*serologische Reifung*".

Die *Stabilität der Schickreaktion* ist nur relativ. Bei einem gewissen Prozentsatz von Schick-negativen Individuen ändert sich der Hauttest und wird spontan wieder positiv. Das bedeutet, daß aus unbekannten Ursachen die natürliche oder erworbene Immunität gegen Diphtherie verlorengegangen ist.

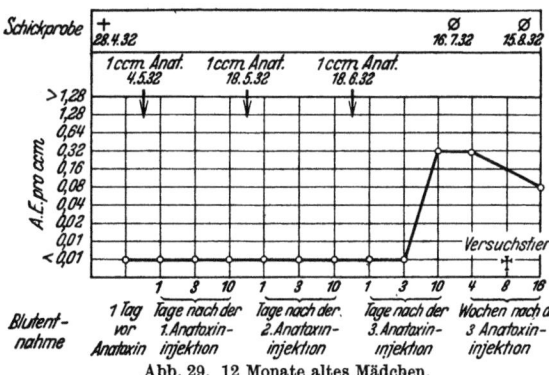
Abb. 29. 12 Monate altes Mädchen.

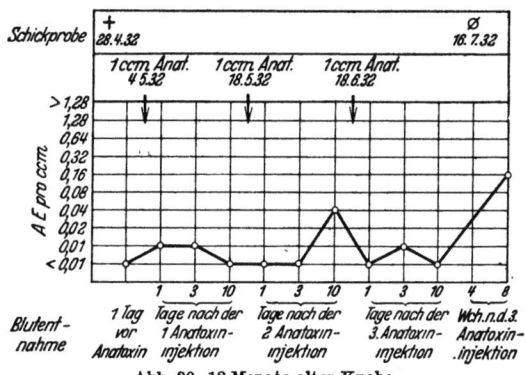
Abb. 30. 12 Monate alter Knabe.

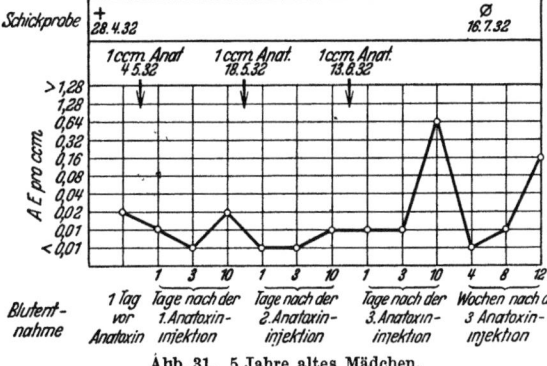
Abb. 31. 5 Jahre altes Mädchen.

Verglichen mit dem *Dicktest* durch Scharlachtoxin ist der Schicktest etwas stabiler. Der Prozentsatz, der in der Beobachtungszeit von 1—2 Jahren von negativ zu positiv wechselnden Schickreaktionen wird etwas verschieden angegeben und schwankt zwischen 7 und 24% (NEIMANN 1950).

Auch umgekehrt kann die positive Schickreaktion negativ werden, meistens wird das als Ausdruck der Immunisierung beurteilt; jedoch gibt es genügend Beobachter, die zeigen, daß das Verschwinden der positiven Schickreaktion aus denselben Gründen eintreten kann wie das Verschwinden einer positiven Tuberkulinreaktion.

Diese Fälle müssen als *Hautanergie* infolge von Krankheiten (subphrenischer Absceß, Masern, Scharlach, Pneumopathie usw.) aufgefaßt werden (SOHIER, CAPDEVILLE und NAVEL

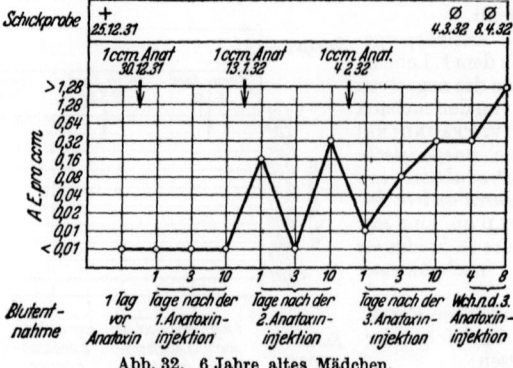

Abb. 32. 6 Jahre altes Mädchen.

1945). Interessant ist, daß bei solchen Fällen die Schickreaktion später wieder positiv wird, aber nicht so rasch wie die Tuberkulinreaktion.

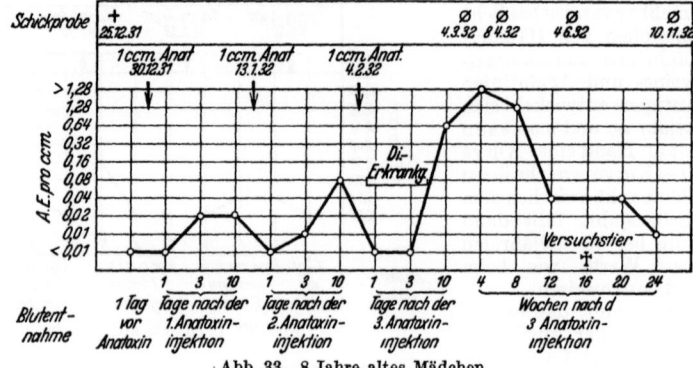

Abb. 33. 8 Jahre altes Mädchen.

Für unsere Untersuchungen ist nur das Positivwerden des negativen Schicktests, also der Verlust der Immunität wichtig. Ältere Untersuchungen von LORENZ, HOTTINGER und

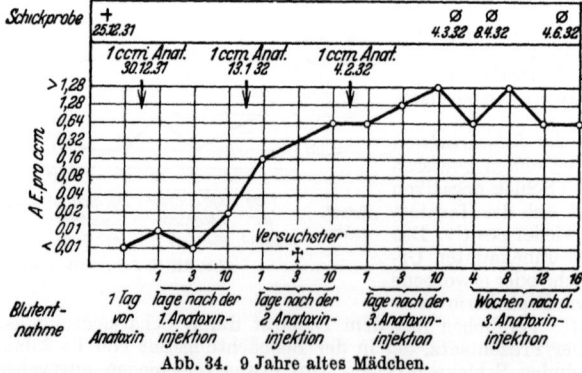

Abb. 34. 9 Jahre altes Mädchen.

LORENZ (1932) haben nachgewiesen, daß sich die Hautreaktion spezifisch und unspezifisch beeinflussen läßt. Zum Beispiel gelingt es, durch Pyrifer eine negative Schickreaktion positiv zu machen. Gleichzeitig fällt der Antitoxingehalt des Serums in diesen Fällen stark ab (in 15—20% der untersuchten Fälle).

Es genügen aber auch andere Einflüsse, um den Antitoxingehalt un er die Schickschwelle absinken zu lassen oder eine negative Schickreaktion in eine positive umzuwandeln. Schlafmangel, Aufregungen und andere psychische Momente, sowie die körperliche Anstrengung eines mehrstündigen Marsches (Ausschwitzen der Antikörper) vermögen die Immunität zu durchbrechen. Möglicherweise spielt auch die *Jahreszeit* eine Rolle, indem im Winter bei Kaltfronteinbrüchen bei labilen Menschen die Schutzkörper im Blut abnehmen (WILDFÜHR). Für den Hauttest allerdings ist eine solche *Saisonempfindlichkeit* von NÉLIS bestritten.

Wir haben es also in 15—20% der Bevölkerung mit *labilen Menschen* zu tun, d. h. solchen Individuen, deren Immunität, gemessen an der Schickreaktion oder am Antitoxingehalt des Blutes, durch irgendwelche äußeren Einflüsse verschwinden kann. Wir wissen noch nicht, vermuten aber, daß diese Immunität auch durch bestimmte Bakterientypen (Gravis) eher durchbrochen werden kann als durch andere, z. B. Mitis.

Wenn wir also von Empfänglichkeit für Diphtherie und Schutz vor der Infektion im Zusammenhang mit der Schickreaktion sprechen, so müssen wir uns klar sein, daß es beim Menschen eine große Zahl von individuellen Reaktionen gibt, die den Wert der Beurteilung der Immunitätslage an Hand der Schickreaktion beeinträchtigt.

Die *Schickreaktion gibt also nur bedingt Aufschluß*, und ihr Resultat muß für Massenuntersuchungen mit einem Fehler von ± 20% und bei individueller Anwendung ebenfalls mit einer gewissen Reserve eingesetzt werden.

REH (1934) *verbesserte und vereinfachte die Hautreaktion, indem er ein stärkeres Toxin durch Scarifikation mit dem Pirquetbohrer in die Haut brachte.* Statt $1/50$ D.L.M. Toxin enthält das von REH angewandte Gift eine 30 Antitoxineinheiten entsprechende Menge Toxin. Der Vorteil der Rehreaktion besteht in der Einfachheit, im Fehlen von Pseudo- oder Parareaktionen und im Erfassen einer größeren Zahl von Empfänglichen. Während der *Schicktest* normalerweise etwa 5—10% der Empfänglichen nicht erfaßt, soll die Rehreaktion nur

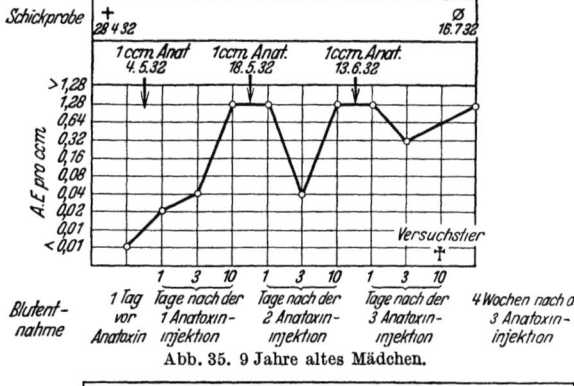

Abb. 35. 9 Jahre altes Mädchen.

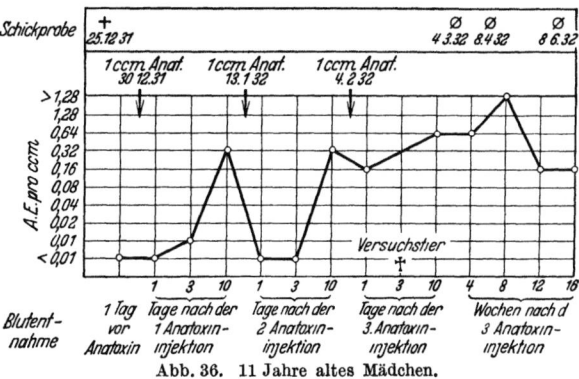

Abb. 36. 11 Jahre altes Mädchen.

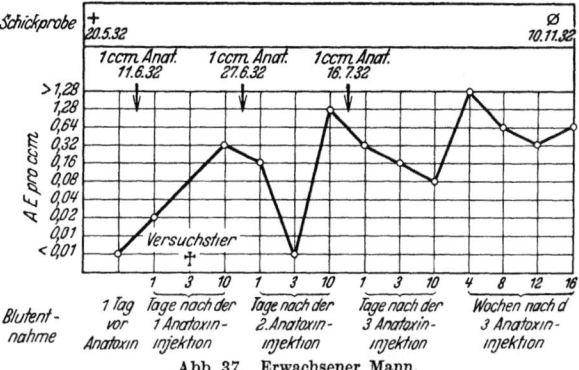

Abb. 37. Erwachsener Mann.

Abb. 29—37. Verlauf der aktiven Schutzimpfung gegen Diphtherie, gemessen an Hand von Bestimmungen des Antitoxingehalts im Serum und des Umschlags der Schickreaktion von positiv zu negativ in verschiedenen Altersstufen. (Nach HOTTINGER und QUACK 1933). Einjährige, d. h. junge Kinder reagieren langsam und erst nach der 3. Toxoidinjektion erscheint eine beträchtliche Steigerung des Antitoxingehalts und der Schicktest wird negativ. Die Kinder von 5, 6 und 8 Jahren lassen sich wesentlich besser immunisieren, ihre Reaktion erfolgt prompter, wenn auch unter Schwankungen des Antitoxingehalts. Dabei kann bei einem Wiederabfallen des Antitoxintiters im Serum auch einmal eine Diphtherieerkrankung vorkommen. Je reifer der Organismus wird, um so typischer verläuft die Antitoxinkurve nach der Impfung (9, 11 Jahre und Erwachsene).

einen Fehler von 2—3% aufweisen (TRON und TORELLI 1937, RÉGAMEY und NOVEL 1943). Indessen werden die oben erwähnten individuellen Labilitäten auch für Menschen mit positivem Rehtest Geltung haben. Vergleicht man den *Rehtest* mit der *Schickreaktion*, so finden sich ungefahr 5% Differenzen (NÉLIS), wobei dieser Autor im Gegensatz zu andern dem Rehtest eine geringere Sensibilität zuschreibt.

Neuestens wurde auch eine Percutireaktion empfohlen (RENAUX und MARYSSAEL 1947). *Die Haut wird mit Äther entfettet und mit einem Tropfen Glycerintoxin eingerieben.* Nach 24 Std entsteht eine Rötung. Die Menge des in die Haut eingeriebenen Giftes entspricht 18 Antitoxineinheiten. Auch dieser Methode haften die entsprechenden Fehlerquellen an.

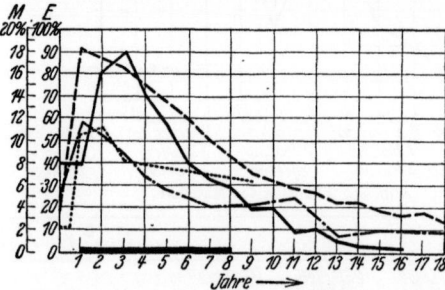

Abb. 38. Altersdisposition bei Diphtherie. (Nach HOTTINGER und LORENZ 1932.) Kurven der Altersverteilung von Diphtherieerkrankungen in Wien sowie der Altersverteilung der Schickpositiven in Wien, verglichen mit der Altersverteilung der Schickpositiven in New York und in Italien. Das Maximum der Erkrankungsziffern und der größten Empfänglichkeit liegt zwischen dem 3. und 6. Lebensjahr.

Nach allem fragt es sich, *sie weit denn überhaupt die Schickreaktion mit dem Antitoxingehalt des Blutes beim Menschen parallel geht.* Nach PARISH und WRIGHT (1938) besteht *kein sicherer Zusammenhang* zwischen Blutantitoxin und Ausfall der Schickreaktion. Auch RÉGAMEY und NOVEL (1943) konstatierten, daß keine absolut sichere Übereinstimmung der Hautreaktion mit dem Gehalt des Serums an Antitoxin bestehe. Eine Parallele besteht nur, wenn der Serumgehalt über $1/10$ IE beträgt, also 3—4mal so hoch ist, als SCHICK ursprünglich angegeben hat. Nach diesen Autoren ist der Fehler beim Rehtest 9%, beim Schicktest 22%.

So wird die Beurteilung der Schickreaktion immer schwieriger, denn wir müssen allen den erwähnten Fehlern bei der Beurteilung epidemiologischer Fragen und individueller Pathogeneseprobleme Rechnung tragen.

Wenn trotzdem im großen ganzen die Hauttoxinreaktion als ein Maß für die Immunität verwendet wird, so darf man Schlüssen aus solchen Arbeiten nur orientierende und nicht beweisende Funktionen beimessen.

Wenn wir schließlich aus einem epidemiologischen Bericht hören, daß Krankenpflegerinnen mit positiver Schickreaktion und einem Antitoxingehalt des Serums, der weit unter der sog. Schickschwelle lag, wochen- und monatelang Diphtheriekranke gepflegt haben, ohne selber zu erkranken, und ohne daß sich durch den dauernden Kontakt die Hautreaktion oder das Serumantitoxin verändert hätten, so bedeutet dies wohl für alle die Ausnahme von der Regel. Es weisen diese Ausnahmefälle aber gerade darauf hin, daß neben dem Problem Toxin-Antitoxin noch andere Regulationsmechanismen beim Menschen mitspielen müssen, welche ebenfalls einen Schutz vor der Krankheit vermitteln können. (*A Study of Diphtheria in two Areas of Great Britain* 1950, S. 88.)

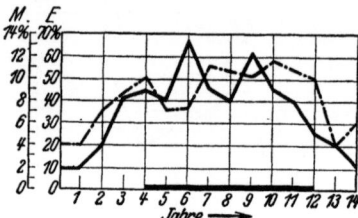

Abb. 39. Die Altersdisposition für Diphtherie in Düsseldorf (Winter 1931). Ausgezogene Kurve = Altersverteilung der Erkrankungsfälle. Gestrichelte Kurve = Altersverteilung der Schick-positiven, nicht an Diphtherie erkrankten Kinder. Das Maximum der Erkrankungsziffern, wie auch der Empfänglichkeit fällt in das 5.—11. Lebensjahr. Die Bevölkerung war vorher nicht durchimmunisiert.

Das Experimentum crucis über den Wert der Schickreaktion aber ergibt die genaue klinische Analyse. Durch RENDU (1941) wird uns aus *Lyon* berichtet, daß dort in der 14. Militärsektion die jungen Soldaten 1930 nach SCHICK geprüft wurden. 52% der jungen Rekruten waren Schick-positiv, sie wurden immunisiert, 48% waren also negativ. Man verzichtete bei diesen letzteren auf die Immunisierung. In dieser Garnison brach eine Epidemie aus; die absolute Zahl der Erkrankten wurde nicht bekannt gegeben, jedoch weiß man (LYATHAUD: Thèse de Lyon 1936), daß das Kontingent der Schick-negativen 40% der Krankheitsfälle gestellt hat. Dieses und ähnliche Vorkommnisse können nur so erklärt werden, daß ein besonderer Erreger (Gravis ?) hier am Werk war, wodurch die Immunität der jungen Soldaten durchbrochen wurde.

Trotz dem nur bedingten Wert der Diphtheriehautreaktion möchte ich dennoch die Verwendbarkeit der Hautteste als Orientierungsmethoden nicht ablehnen. Untersuchungen über die Häufigkeit des positiven *Schicktests* wurden in allen Ländern der Welt durchgeführt. Im Prinzip bestätigen sie überall die Empfänglichkeit der jugendlichen Bevölkerung und die relative Unempfindlichkeit der Erwachsenengeneration. Verschiebungen in den Altersgruppen wurden mehr oder weniger überall beobachtet. Wir erfahren aus *Montevideo* (PANIZZA-BLANCO 1944), daß dort 57% der Säuglinge von 3—6 Monaten positiv reagieren, 94% der 1—2jährigen positiv sind und daß dann vom 7. Jahr an die Frequenz der positiven Reaktion abnimmt. Erwachsene von 20—40 Jahren sind noch in 60% positiv. (Gegensatz zu ZINGHER, der für Erwachsene nur 10—20% positive Reaktionen angibt.)

Die klassischen Untersuchungen von PARK und ZINGHER (1915) über die Verteilung der Schickreaktion vom Neugeborenen bis ins Kindesalter und darüber hinaus bilden die Grundlage für alle späteren Arbeiten über das Verhalten der Hautreaktion bei den verschiedenen Völkern der Welt. Die Ergebnisse dieser Forscher aus *USA*. stimmen überein mit Untersuchungen aus *Österreich*, aus *Italien*, aus *Deutschland* und aus vielen anderen Ländern.

In *Äthiopien* ist die Diphtherie außerordentlich selten. Am *mittleren Kongo* reagieren 69% der Bevölkerung Schick-negativ, im *Tschaad* sind es 68% (SALËUN und PALINACCI 1938). In *Südnigeria* sind Kinder bis zu einem Jahr zu 36% positiv, vom 1.—10. Lebensjahr noch 27%, vom 10.—15. Lebensjahr 20%, über 15 Jahren 2% (SMITH). In *Algier* sind 1938 noch 15% der 20—25jährigen Schick-positiv. In *Island* waren 1935 bei den 12jährigen Kindern 16,3% Schick-negativ, 1932 waren es 37,5%. Von dort wissen wir, daß kurze Zeit vor 1932 eine Diphtherieepidemie geherrscht hatte.

Die Statistiken der verschiedenen Länder sind zwar nicht identisch. Wenn wir aber die Berichte aus den *Philippinen*, aus *Brasilien* und aus *Grönland* mit denen aus *Wien, New York, Baltimore* vergleichen, so zeigen sich immer wieder, trotz einiger Unterschiede, ähnliche Frequenzen in der Altersverteilung und im Zusammenhang mit der Epidemiologie. Ein leichtes Überwiegen der positiven Reaktion beim weiblichen Geschlecht wird von ZINGHER festgestellt. In ländlichen Bezirken sind Kinder und Erwachsene häufiger Schick-positiv als in den Großstädten, namentlich in den dichtbevölkerten Armenvierteln (ZINGHER).

HIRSZFELD glaubt, daß *hereditäre Momente* eine Rolle spielen, und vermutet, daß die Immunität den Blutgruppen der Eltern parallel verläuft. Sind die Eltern blutgruppengleich und sind beide immun, dann sei zu erwarten, daß die älteren Kinder ebenfalls immun sind und umgekehrt. Gehören die Eltern in verschiedene Blutgruppen mit verschiedener Immunität, dann entspricht der Immunitätszustand der Kinder der Blutgruppenzugehörigkeit.

Ein *wichtiger Einwand* gegenüber ablehnenden Urteilen vieler Kliniker über den Wert der Schickprobe beruht darauf, daß mit Recht gesagt wird: Unterschiede im Ausfall der Schickreaktion beruhen auf der Verschiedenheit der angewandten Toxine. Tatsächlich ist die Aufgabe, eine Diphtherietoxinlösung von derselben Konstanz der Zusammensetzung und Wirksamkeit in der ganzen Welt zu verwenden nicht leicht, sollte aber bei den heutigen Methoden der Standardisierung von Bacillenzucht und Toxinbildung auf ganz- oder halbsynthetischen Nährböden sehr wohl durchzuführen sein.

Die oben beschriebenen Abweichungen, Ausnahmen und individuellen Reaktionen der Menschen werden durch die Standardisierung des Toxins aber nicht ausgemerzt, sondern meines Erachtens eher deutlicher in Erscheinung treten und besser zu vergleichen sein.

Ein *anderer Einwand*, der viel gewichtiger ist, sagt, daß die Schickreaktion nur gerade über die Reaktionsfähigkeit der Hautzellen Auskunft gibt. Diese braucht nicht mit dem Serumgehalt an Antitoxin in direktem Zusammenhang zu stehen. Sie braucht nicht einmal über die Immunität anderer Gewebe Auskunft zu geben. Theoretisch kann eine Immunität der Tonsillen bestehen, ohne daß eine deutliche Hautimmunität vorliegt. Zwar weiß man, daß im Tonsillenpreßsaft bei genügendem Antitoxingehalt des Blutes ziemlich viel Schutzkörper gefunden werden, ja sie scheinen sich sogar in den Tonsillen anzureichern (K. KASSOWITZ 1924).

Jedoch sind *Untersuchungen über den Zusammenhang der Immunität einzelner Gewebsarten, Gehalt des Blutes an Immunkörpern und Vergleich mit der Schickreaktion noch nicht systematisch durchgeführt*, und es bleibt abzuwarten, was hier die Forschung noch entdecken wird.

Schließlich wird eingewendet, daß die Immunität der Menschen gegenüber Diphtheriebacillen gar nicht darin zu bestehen braucht, daß viel Schutzkörper im Blute kreisen, sondern es genügt, wenn diejenigen Organe, welche die Immunkörper produzieren, die Fähigkeit haben, im Bedarfsfall rasch die nötigen Mengen von Schutzkörpern zur Verfügung zu stellen.

*Mit diesem Gedanken sind wir aber schon nahe bei den Überlegungen jener Forscher, die im Wesen der Anfälligkeit oder Immunität eine angeborene, ererbte, konstitutionelle Stabilität bzw. Labilität des Organismus sehen wollen und damit meinen, daß stabile Personen auf Grund lokaler Schutzfunktionen der Schleimhäute oder dauernder Bereitschaft, rasch Antitoxin zu bilden, oder stabilen hohen Antikörpergehalt des Blutes der Infektion nicht anheimfallen. Die 3 Schutz*mechanismen können sich dabei kombinieren, müssen es aber nicht, wenn z. B. der lokale Gewebeschutz der Rachenorgane tadellos ausgebildet ist, wie dies bei Schick-positiven blutantitoxinfreien Pflegepersonen der Fall ist. Andererseits versteht man unter labilen Organismen solche, bei denen zwar die Fähigkeit zur allgemeinen und lokalen Reaktion und Produktion von Antikörpern gegeben ist, deren Anpassungs- und Abwehrmechanismus aber rasch versagen, wie das z. B. bei Schick-negativen Personen, die trotzdem an Diphtherie erkranken, der Fall sein mag. Jedoch liegen auch über diese Probleme noch nicht genügend gesicherte Tatsachen der experimentellen Medizin vor, so daß auch hier die Antwort und Klärung erst von der kommenden Zeit erwartet werden darf (Untersuchungen hierzu bei SCHICK, KASSOWITZ 1924, H. SCHMIDT).

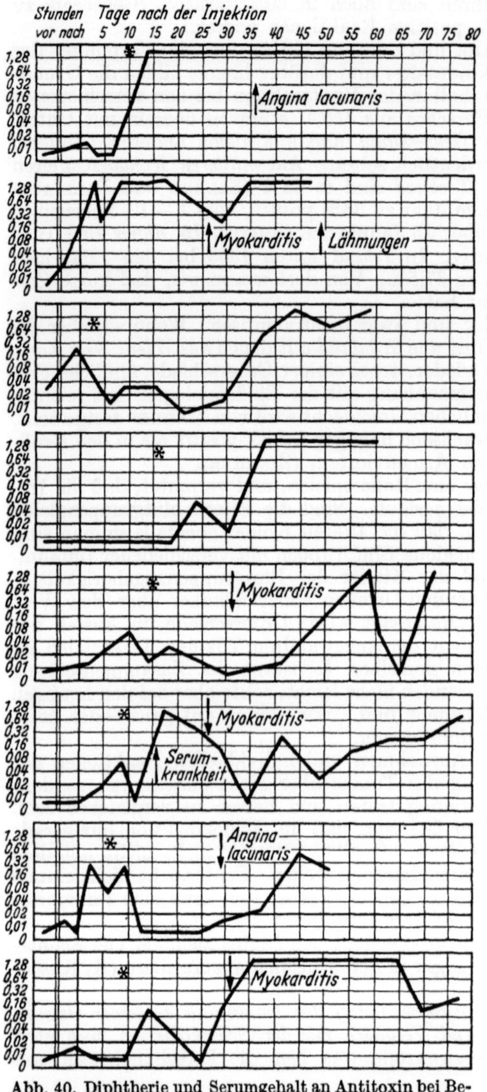

Solche Gewebssaftuntersuchungen von RAMON, DEBRÉ und THIROLOIX (1930) ergaben 39mal ein negatives Resultat, 1mal aber einen Antitoxingehalt von $1/10$—$1/20$ IE.

Antitoxingehalt des Blutes. Die allgemeinen Erfahrungen am Menschen haben gelehrt, daß ein gewisser Gehalt des Blutes an Antitoxin mit einer gewissen Sicherheit vor der Erkrankung an Diphtherie schützen kann. Als ausreichender Gehalt des Serums gilt die Menge von 0,01 bis 0,05 IE je Kubikzentimeter Serum *(Schickschwelle)*. Bei diesem Maß handelt es sich aber nicht um eine unveränderliche Größe. *Bei vielen Menschen stellt man Schwankungen des Antitoxingehaltes fest*, die in kürzeren oder längeren Zeiträumen auftreten. Es gelten für den Antitoxingehalt des menschlichen Blutes dieselben Einschränkungen, wie wir sie bei der Schickprobe auseinandergesetzt haben. Körperliche Erschöpfung, starkes Schwitzen, Krankheiten und andere Momente können den Antitoxingehalt des Blutes verändern, also spezifische und unspezifische Reize.

Es wird daher nicht erstaunen, wenn in den letzten Jahren eine ganze Reihe von Arbeiten sich damit abgegeben haben, den Antitoxingehalt des Blutes bei Kranken zu bestimmen.

Vorwegnehmend soll gesagt sein, daß sich prinzipiell überall dasselbe Ergebnis fand. Die große Zahl, namentlich leichter Fälle, wies nur geringe Spuren oder gar kein Antitoxin im Blut auf. In vielen Arbeiten gelang es, den Antitoxingehalt am 1. oder 2. Krankheitstage noch vor der therapeutischen Anwendung von Heilserum zu bestimmen. Nun zeigte sich an vielen Orten, daß bei bestimmten, namentlich schweren Fällen, erhebliche Mengen von Antitoxin zu Beginn der Krankheit vorhanden waren.

Abb. 40. Diphtherie und Serumgehalt an Antitoxin bei Beginn der Krankheit. 8 Krankheitsfälle mit „ungenügendem" Gehalt an Antitoxin des Serums. Verschiedenartige Reaktion der Patienten auf den Infekt. Der Stern bezeichnet das Abstoßen der Beläge, der Doppelstrich die Anwendung von Heilserum bzw. die Injektion von antitoxinfreiem Serum oder Milch (Aolan). (Nach HOTTINGER 1931.)

Als Beispiel seien einige Beobachtungen von HOTTINGER (1935) angeführt (s. Abb. 40 und 41). Daraus geht hervor, daß etwa die Hälfte aller von HOTTINGER untersuchten Fälle während einer Diphtherieepidemie in Düsseldorf trotz hohem Antitoxingehalt (über $1/10$ IE je Kubikzentimeter) an Diphtherie erkrankten.

Auch andere Untersucher fanden schon früher, allerdings an viel kleinerem Material, ähnliche Verhältnisse (HAMBURGER und HAIDVOGEL, Wien 1926. ZÖLCH, München 1934).

Seither haben sich mit dieser Frage Forscher der ganzen Welt befaßt. MADSEN (1939) beobachtete bei 7 Patienten ganz beträchtliche Werte von Antitoxin im Blut, während 21 andere Patienten nur sehr niedrigen Antitoxintiter aufwiesen. PROCHAZKA (1937) untersuchte Erkrankungsfälle bei Schick-negativen Personen und fand ebenfalls eine ganz beträchtliche Anzahl von Patienten mit hohen Antitoxinwerten im Blut.

CIANTINI (1935 und 1940) bestimmte ebenfalls in frischen Fällen von schwerer Diphtherie den Blutantitoxingehalt und fand ihn zum Teil sehr hoch.

Auch DUDLEY und Mitarbeiter (1934), HERDER (1934), UNDERWOOD (1935), BIDOLI (1936), STEINMAURER und SCHMID (1938), ZIRONI (1938) beobachteten verhältnismäßig viel Erkrankungen bei Schick-negativen Menschen mit relativ hohem Antitoxingehalt im Blut. Alle diese Untersuchungen bestätigen die von OPITZ (1915) und SCHÜRER (1919) bereits festgelegte Tatsache, daß hoher Antitoxingehalt des Serums nicht mit Sicherheit vor Erkrankung schützt. Unter 2761 immunen Personen wurden nach UNDERWOOD (1935) 7 durch einen Gravistyp infiziert und erkrankten. Fünf dieser Kranken wiesen einen genügend hohen Antitoxingehalt des Serums auf.

Zusammenfassend kann folgendes gesagt werden: *Das Vorkommen von Diphtherieerkrankung bei Patienten mit reichlichen Antitoxinmengen im Blut ist durch zahlreiche Autoren erwiesen.* Höchstwahrscheinlich ist das Antitoxin schon vor Beginn der Infektion im Blut anwesend. Die Schutzwirkung ist zwar in der Mehrzahl der Fälle sicher, jedoch lehren uns diese *Ausnahmen*, die zahlenmäßig immerhin ins Gewicht fallen, daß die *Höhe des Antitoxingehaltes allein* nicht darüber entscheidet, ob man krank wird oder nicht.

Es sind viele Erklärungsversuche hierfür unternommen worden. ZIRONI meint z. B., daß die Zellen des Körpers gegen Toxin überempfindlich sein könnten, und daß bei einer solchen Allergiesituation das Antitoxin keinen ausreichenden Schutz vor dem Toxin geben könnte.

Andere Forscher, z. B. HAMBURGER, sprechen von „antitoxinlabilen Individuen". Wiederum andere stellen sich vor, daß die Immunität durch einen bestimmten Typus *(Gravis)* durchbrochen

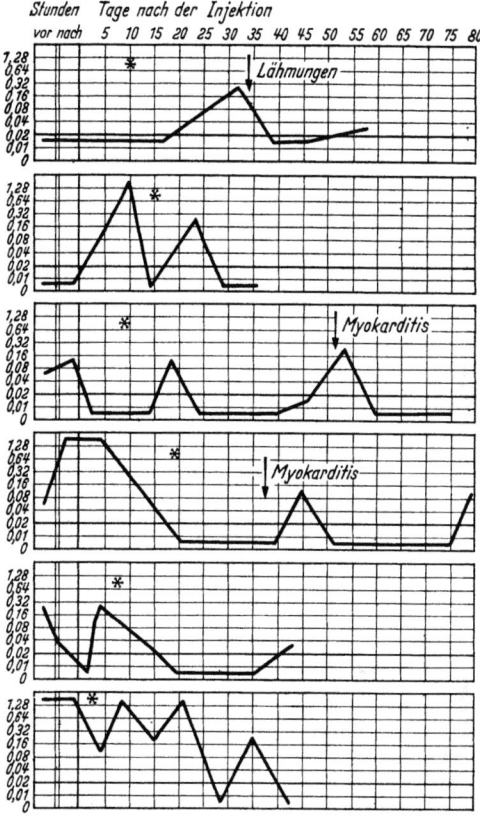

Abb. 41. Diphtherieerkrankung und Gehalt des Serums an Antitoxin. 6 Beobachtungen, wovon bei 4 Patienten sehr hohe Antitoxinwerte im Serum bestanden (Behandlung mit antitoxinfreiem Serum oder Milch). Individuelle, sehr verschiedene Reaktion auf den Infekt. (Nach HOTTINGER 1931.)

wird, oder daß ein Hilfsfaktor („Toxin B", O'MEARA) mitspielt. Von größter Wichtigkeit ist ein *technisches Moment bei der Bestimmung des Antitoxins*, auf welches in der „Study of Diphtheria in 2 areas of Great Britain" (1950) besonders hingewiesen wird: In den Spritzen, in welchen Heilserum gespritzt wird, bleibt auch bei guter Reinigung oft so viel Antitoxin an Glas und Kolben hängen, daß bei Blutentnahmen zur Bestimmung der Antitoxinwerte, die mit denselben Spritzen durchgeführt werden, große Fehler entstehen, die Antitoxingehalt vortäuschen können.

Auch unter Berücksichtigung dieser Fehlerquelle mußte die Forschergruppe, welche 1950 diese hervorragenden Studien publizierte, bei wiederholten Untersuchungen feststellen, *daß Schick-negative Personen mit genügendem oder hohem Antitoxingehalt im Blut an Diphtherie erkrankten*. Diese Forscher nehmen namentlich für die leicht verlaufenden Fälle an, daß der initiale hohe Antitoxingehalt als spezifische Reaktion im Sinne einer raschen Bildung von Schutzkörpern auf den Reiz der Infektion aufzufassen sei. Dies mag zum Teil stimmen, namentlich wenn man berücksichtigt, daß viele Menschen auf die wiederholte Injektion einer einfachen oder doppelten Schickdosis in dieser Weise reagieren (CURTH und LORENZ 1931).

Jedoch gibt es auch umgekehrte Reaktionen und die reproduzierte Tabelle von HOTTINGER spricht nicht unbedingt für diese Erklärung, denn konsequenterweise müßte sich vorhandenes Antitoxin unter dem spezifischen Reiz des Infektes bei rasch reagierenden Individuen weiter erhöhen. Dies ist nicht immer der Fall, meistens tritt ein starker Abfall des Antitoxintiters ein, wenn die Krankheit weitergeht.

Vielleicht wirft das *Studium der Rezidive* auf diese Verhältnisse ein gewisses Licht. Wir haben in Kap. 3, S. 1296 gesehen, daß es familiäre Häufung von Diphtherie gibt, wobei Mitglieder derselben Familie *mehrfach erkranken* oder *häufig Rezidive* erleiden. In einem Fall der familiären Mehrfacherkrankung müßte, wie SCHICK und KARAWASA nachweisen, familiäre Unfähigkeit zur Antitoxinbildung vorliegen, oder es müßte eine familiäre Trägheit der Schutzkörperproduktion die Ursache der Mehrfacherkrankungen ausmachen. Im anderen Fall, bei hohem Antitoxingehalt im Blut (PROCHAZKA 1937, HUYGEN 1946) müßte bewiesen werden, daß die Rezidive eine Reinfektion mit einem anderen Erregerstamm gleichzusetzen ist. Dies ist bisher einzig SCIENCE (1938) gelungen.

Unter Berücksichtigung des *auffallend niedrigen Antitoxingehaltes im Blut* zu Beginn der Diphtherieerkrankung *bei der großen Mehrzahl aller Patienten* muß ein Zusammenhang mit der Erkrankung selbst bzw. mit der Verlaufsform der Diphtherie angenommen werden. Jedoch muß unbedingt auch den vielen Einzelbeobachtungen Rechnung getragen werden, in denen vor der Krankheit ein negativer Schicktest bestand oder bei denen an den ersten Krankheitstagen hohe Antitoxinwerte im Blut festgestellt worden sind.

Die Pathogenese als Problem der Neutralisation von Toxin durch Antitoxin im menschlichen Organismus aufzufassen, ist demnach zu einfach und zu schematisch gedacht.

Die *Verlaufsform* dürfte zum wesentlichen Teil durch die Anwesenheit oder das Fehlen von Antitoxin bestimmt werden. Schon in den Zusammenstellungen von HOTTINGER und TÖFFER (1933) aus der Düsseldorfer Epidemie geht das hervor. Hohe Antitoxinwerte geben einen relativ guten Schutz vor schweren Verlaufsformen, namentlich scheinen sie den fatalen Ausgang zu verhüten. Dies hat sich seither in vielen Untersuchungen bestätigt, auch in der „Study of Diphtheria in 2 areas of Great Britain" kommt diese Tatsache deutlich zum Ausdruck. (Vergleiche hierzu die Resultate der Schutzimpfung.)

Freies Toxin im Blut und Liquor. Die Frage, ob und in welchen Mengen im Blut von kranken Menschen freies Toxin auftritt, ist sicher für Pathogenese und Therapie der Krankheit von erheblicher Bedeutung.

Bis 1931 war es nicht gelungen, das Diphtherietoxin im Blut nachzuweisen. Erst die Methodik von GILDEMEISTER und WATANABE (1930) haben die Möglichkeit gebracht, an der Kaninchencornea kleinste Mengen von Diphtherietoxin nachzuweisen.

Die Methode ist 10mal empfindlicher als die Intracutanmethode von RÖMER. Mit dieser Methodik gelang es den beiden Forschern (GILDEMEISTER und WATANABE) nur einmal unter 39 Diphtheriekranken im *Blut* den Nachweis geringer Mengen von freiem Toxin zu erbringen. Im *Liquor* fanden sich bei 3 Untersuchungen kein Toxin. Auch HOTTINGER und seinen Mitarbeitern (1931) gelang es nicht, mit dieser Methode freies Toxin im Blut oder Liquor nachzuweisen.

Indessen ist es später STEINMAURER und SCHMID mit einer neuen Versuchsanordnung nach JENSEN und CLAUS auf der Haut des weißen Kaninchens gelungen, die Empfindlichkeit des Nachweises zu steigern. Die Methode erlaubt $1/6000$ D.L.M. noch abzulesen (= D.R.M.). Es wurde hierzu ein dänisches Standardtoxin verwendet. Die D.R.M. dieses Giftes betrug 0,6mal 10^{-6}. Damit war der Nachweis von freiem Toxin im Blut in 6 von 52 Krankheitsfällen positiv. Auch WILDFÜHR (1949) hat nach dieser Methode eine Reihe von Untersuchungen durchgeführt:

In einer ersten Gruppe von 37 Patienten, die später an Lähmungen erkrankten, wobei 4 im Lähmungsstadium starben, fand er 3mal freies Toxin im Blut. In einer zweiten Gruppe von 58 schwerkranken Patienten wurde in 7 Fällen 6—10 Tage vor dem Auftreten der Lähmungen in der 4.—5. Woche freies Toxin im Blut nachgewiesen. Wichtig ist dabei, daß bei diesen Fällen zuerst in der 3. und 4. Woche kein Toxin im Blut vorhanden war. Wichtig ist ferner, daß bei 94 dieser Kranken keine Bacillen mehr im Rachen nachweisbar waren und nur noch *ein* Patient Diphtheriebacillen aufwies.

Der *Liquor* bei 10 Patienten, die Toxin im Blut hatten, wurde ebenfalls untersucht. Dreimal konnte auch im Liquor der Nachweis für die Anwesenheit des Toxins erbracht werden. Dabei handelte es sich um aufsteigende Lähmungen in der Art der LANDRY-Paralyse, 6mal um *Neurotabes* (dabei waren die Befunde negativ) und 1mal war auch bei *Landry* kein Toxin im Liquor vorhanden.

Das Ergebnis dieser Arbeiten bedeutet, daß bei etwa 10% der Diphtheriekranken freies Toxin in allerdings sehr kleinen Mengen im Blut kreist. Auffallend dabei ist die Tatsache, daß nach Verschwinden der Bacillen im Rachen in der 4.—5. Krankheitswoche, 6—10 Tage vor Auftreten der Lähmungen dieser Befund erhoben wurde. Die Durchlässigkeit der

Blutliquorschranke könnte also in diesen Fällen verändert sein, und es fragt sich, ob nicht der Schweregrad der Lähmung abhängig ist vom Gehalt des Blutes an Toxin (WILDFÜHR).
Woher aber kommt das Toxin in der 4.—5. Krankheitswoche? Entweder muß man annehmen, daß einzelne Bacillennester in der Lunge, oder in der Tiefe der Tonsillen übriggeblieben sind, oder aber daß die Toxin-Antitoxinverbindung gesprengt wird durch Abbau des Antitoxins und Toxin frei werden läßt. Auch hierüber sind die Akten noch nicht zu schließen.

WILDFÜHR fand bei seinen Patienten als Erreger den *Gravistyp.* Es erhebt sich die Frage, ob dieser Typus des Erregers oder ob bestimmte Individuen in dem Sinne reagieren, daß im Erkrankungsfalle zuerst freies Toxin im Blut zirkuliert, teilweise sogar neutralisiert wird, dann wieder frei wird und die Liquorschranke durchbricht. Auch dieser Fragekomplex ist noch voller Probleme, und wir haben die Ergebnisse weiterer Forschungsarbeit abzuwarten, um hier klarer zu sehen.

Spreadingfaktoren, pro- und antibiotische Substanzen und lokale Abwehrmechanismen. Mit der Entdeckung von O'MEARA über die sog. Substanz B ist eine neue Fragestellung für die Pathogenese aufgetaucht. Danach nämlich gibt es Substanzen, die dem Toxin den Zugang zu den Zellen und die Ausbreitung in den Geweben des Organismus erleichtern (Pacemaker-, Spreadingfaktoren, Diffusionssubstanzen).

Die Beweisführung O'MEARAS hat etwas Bestechendes. Die Substanz B soll die Giftwirkung des Standardtoxins des Diphtheriestammes *Park William No. 8* verstärken. Ähnliche Giftstoffe fand O'MEARA im Toxin des Clostridium Welchii und auch bei einem Staphylokokkentoxin. Es gibt also noch andere Diffusions- oder Spreadingfaktoren.

Dafür spricht unter anderem eine Bemerkung von ZIRONI (1941), welcher findet, daß diphtheriekranke Individuen, die an Staphylokokkeninfektionen leiden, trotz hohem Antitoxingehalt im Blut nicht ausheilen. GALEOTTI-FLORI (1946) glaubt, daß die von ihm entdeckten *mucinolytischen Enzyme* der Diphtheriebacillen eine Rolle spielen beim Zustandekommen schwerer Diphtherieerkrankung. Nach SCHIYA (1937) bereitet ein Staphylokokkentoxin auf der Schleimhaut lokal den Boden für die Diphtherieinfektion vor. DULISCOUËT (1935) glaubt, daß der normalerweise indifferente Staphylococcus in der Symbiose mit Diphtheriebacillen pro- oder antibiotische Eigenschaften anzunehmen vermag. Er meint (1945), daß wachstumshemmende und wachstumsfördernde Wirkung der Staphylokokken auf dem gleichen Prinzip beruhen.

Tatsache ist nach BERGER (1951), daß unter den pathogenen Staphylokokken der Mundhöhle keine oder nur außerordentlich wenige für den Corynebacillus indifferente Stämme vorkommen. Anti- und probiotische Eigenschaften der Staphylokokken sind leicht festzustellen, obschon das Wesen, namentlich der probiotischen Fähigkeiten, noch nicht klar ist.

Auch im menschlichen *Speichel* gibt es einen Diffusionsfaktor (vielleicht ein Mucopolysaccharid), dem eine virulenzsteigernde Kraft zugeschrieben werden muß (SOHIER und DESMARCHÉ). Auch *Kallikrein*, einem regelmäßigen Bestandteil des Speichels, soll Spreadingwirkung zukommen (CHRISTENSEN und MADINAVEITIA). Auch gewisse Streptokokken sollen einen Diffusionsfaktor enthalten (DURAND und REYNAL).

Vielleicht können sogar allergische Reaktionen diffusionsfördernde Wirkungen ausüben (NIGGEMEYER 1949). Ob die „Spreading-Faktoren" mit der Hyaluronidase, einem Ferment identisch sind, das die Hyaluronsäure (ein Nucleopolysaccharid) hydrolysiert und ein „Invasin" darstellt, ist vorerst nur Hypothese, ebenso wie die Anschauung, daß sich ein Pro-Invasin und ein Anti-Invasin im Gleichgewicht halten (DURAN REYNALS 1942, HAAS 1946) (vgl. ZINSSERS Textbook).

Abschließend läßt sich über die Rolle der Spreadingfaktoren noch nichts Definitives aussagen. Die Tatsachen existieren. Eine Vielfalt von Substanzen scheinen diffusionsfördernde Wirkung auszuüben. Welche Rolle diesen Faktoren für die Pathogenese der Diphtherie oder für die Genese bestimmter, z. B. schwerer Krankheitsbilder zukommt, ist noch nicht klar.

Die Frage der Diffusionsfaktoren berührt auch diejenige nach der *Änderung der Virulenz oder der Toxinbildung unter dem Einfluß bestimmter Milieuwirkungen.* Es wurde schon darauf hingewiesen, daß kulturelle Verfahren, Änderungen des Nahrungsangebotes usw. zwar kein qualitativ andersgeartetes Gift der Diphtheriebacillen hervorzurufen vermögen, höchstens wurde bei optimalen Versuchsbedingungen (Eisenangebot!) bei einem Gravistamm eine ganz besondere intensive Toxinbildung beobachtet.

Denkbar wäre, daß gewisse Bacillenstämme bei verschiedenen Menschen auch verschiedene Giftproduktion aufweisen, jedoch sind bis heute noch keine Anhaltspunkte dafür gefunden worden, daß im Kontakt mit Geweben verschiedener Herkunft qualitative oder quantitative

Unterschiede in der Giftproduktion stattfinden. Im Gegenteil, bis heute weisen alle diesbezüglichen Untersuchungen auf die im großen und ganzen unter gleichen Umweltbedingungen konstante Giftbildungsfähigkeit und Giftstärke der Bacillen hin (DEBRÉ und GILBRIN, NOLIN).

Diese *Giftkonstanz* fanden HOTTINGER und SIMON (1932) auch dann, wenn dem Nährboden Serum toxischer Fälle beigegeben wurde (Gegensatz zu KOSCHATE).

Diese letzteren Untersuchungen bringen unsere Überlegungen wieder zur Frage zurück, ob und inwieweit für die Pathogenese *neben den Eigenschaften der Erreger nicht auch die Eigenschaften des Wirtes* ausschlaggebend sind.

Andere Mechanismen der Immunität spielen sicher eine Rolle. In Tränenflüssigkeit, Nasensekret und anderen Flüssigkeiten kommen nach FLEMMING (1921) *und* RIDLEY (1928) *Lysenzyme vor.*

Diese lösen viele, namentlich nichtpathogene Bakterien auf. Vielleicht gibt es ähnliche Substanzen auch für Diphtheriebacillen.

Möglicherweise spielen nach SCHICK *auch lokale, celluläre Mechanismen in der Nasenschleimhaut und im Tonsillengewebe mit,* so daß es auch ohne humorale Schutzkörper zum Nichthaften einer Infektion kommen kann.

Dafür sprechen die Beobachtungen über Diphtherieerkrankungen *nach chirurgischen Eingriffen im Gebiet des Nasen-Rachenraumes bei Bacillenträgern,* oder solche über das *Auftreten von Diphtherie nach katarrhalischen Affektionen der Nase (Angina, Masern usw.).*

Im ersten Fall wird der gesetzte Defekt der Schleimhautoberfläche die Ansiedlung und Infektion erleichtern, im zweiten Fall der mechanische Schutz (wenn es ein solcher ist?) durch die Auflockerung der Gewebe fortfallen und das Eindringen der Diphtheriebacillen ermöglichen.

Lokale Abwehrmechanismen können untersucht werden mit Hilfe der Phagocytosebestimmung. Nach der Ansicht von I. ORR-EWING (1946) ist der *Gravistyp* im allgemeinen der Phagocytose gegenüber resistenter als andere Stämme.

HAMMERSCHMIDT (1939) brachte Bakterien in Gelatine eingebettet bei Meerschweinchen unter die Haut. Er konnte dabei beobachten, daß bei passiv oder aktiv geschützten Tieren eine Leukocytenreaktion (Phagocytose) auftrat, ohne extracelluläre Bactericidie. Bei nicht geschützten Tieren trat im Prinzip dieselbe Reaktion ein, jedoch konnte sie sich nicht richtig entwickeln durch die scheinbar leukocytentötende Auswirkung des Toxins.

ORSKOW, ANDERSON, POULSEN (1943) injizierten Meerschweinchen Gravisstämme subcutan und untersuchten 2, 6 und 24 Std später bioptische Präparate.

Im 2-Std-Präparat sah man Leukocytenanhäufung in den Capillaren. Die Endothelien der Capillaren waren geschwollen, keine Phagocytose, Bakterien in Haufen und Bändern geordnet.

Im 6-Std-Präparat war der Herd umgeben von fibrinähnlicher, koagulierter Substanz, keine oder wenig Zelldestruktion.

Nach 24 Std keine Veränderungen. Wurde gleichzeitig mit der Infektion Serum gegeben, oder wurde ein vacciniertes Tier verwendet, so trat nach 6 Std lebhafte Phagocytose ein. Die Exstirpation des ganzen Herdes nach 6 Std hielt die Tiere am Leben. Außerordentlich interessant ist, daß bei den aktiv und passiv geschützten Tieren 8—10 Tage später an der scheinbar geheilten oder nur noch wenig geröteten Injektionsstelle noch reichlich lebende Bacillen im Gewebe angetroffen wurden. Antibakterielles Serum half im Gegensatz zum antitoxischen Serum fast gar nichts.

Es gibt also lokale Abwehrmechanismen. Unter den übersichtlichen Bedingungen des Tierversuchs und im Laboratorium lassen sich Phagocytose, Lysenzyme und Spreadingfaktoren beobachten. Die Bedeutung all dieser Substanzen ist leicht einzusehen und ihr Nachweis erleichtert das Verständnis für das Wesen der komplizierten Pathogenese der Krankheit beim Menschen, obschon die Rolle aller dieser Mechanismen noch nicht völlig durchsichtig ist.

Bacillämie. Lesen wir die älteren Autoren wie GERHARD, JAKOBI und RAUCHFUSS (1877) der vorbakteriologischen Zeit, so sehen wir in ihren Darstellungen der Diphtherie immer wieder, daß nach ihren klinischen Beobachtungen diese Krankheit zuerst als „allgemeine Krankheit" auftritt, und erst im weiteren Verlauf die Symptome der Rachenaffektion und dann die Komplikationen in den Vordergrund treten.

Entsprechend älteren Untersuchungen von FROSCH und eigenen Beobachtungen (1928—1933) über *Lungendiphtherien* mehren sich die Mitteilungen über einzelne Fälle von *Bacillämie*. Es scheint, als wenn die Bacillen häufiger in den Kreislauf gelangen, als bisher angenommen wurde.

Bei Leichenuntersuchungen finden sich regelmäßig in verschiedenen inneren Organen, besonders auch im Herzblut Diphtheriebacillen. Das könnte allerdings noch mit postmortalen oder agonalen Vorgängen zusammenhängen (HOTTINGER 1932, CLAUBERG und PLENGE 1937). KROEMER (1937) fand bei maligner Diphtherie regelmäßig in verschiedenen Organen, auch im Blut, Diphtheriebacillen. Die mikroskopische Untersuchung der Organe ergab aber Organveränderungen, deren Schwere den Bacillenbefunden nicht entsprach. Darum ist a priori nicht anzunehmen, daß der schwere Verlauf ursächlich auf die Verbreitung der Bacillen im ganzen Körper zurückzuführen ist. Nach GINS (1915) finden sich bei 41% der fatalen Fälle subletal Bacillen in den inneren Organen. Auch GRAETZ (1943) beobachtete nur einmal in vivo Bacillämie, jedoch konnte er bei 80% der Todesfälle Bakterien in den inneren Organen feststellen. Er beschreibt außerdem 7 Fälle von Endocarditis diphtherica. Diphtheriebacillensepsis wurde außerdem von CHIARI (1935), LENTI und WIRZ (1938) und ROCCHI beschrieben.

Auch HORNUNG (1943) konnte bei einem 5jährigen schutzgeimpften Knaben Sepsis mit Endokarditis, Hirnabsceß, Nieren und Leberveränderungen beschreiben. Interessant ist bei diesem Fall der typhusähnliche Verlauf und das Auftreten nach Impetigo. Über Diphtheriebacillenmeningitis wird von KALBFLEISCH und KRETSCHMER (1940) berichtet. Der Nachweis der Diphtheriebacillen aus dem strömenden Blut, aus Harn, in der Lunge, in den Nieren und aus dem Endokard gelang unter anderen auch JÜRGENS (1936), PASCHLAU (1938 und 1949), ROSTOSKI (1938), SCHMIDT (1940).

Bei vielen dieser Beobachtungen konnte die Virulenz und das Toxinbildungsvermögen nachgewiesen werden.

Solche Einzelbeobachtungen, so groß auch ihre Zahl sein mag, sollen nicht verallgemeinert werden. Sie zeigen aber doch, *daß Bakteriämien nicht nur agonal, sondern auch zu Beginn der Krankheit vorkommen können und dann zu schwersten Krankheitsbildern führen müssen.* Allgemein gesagt können sie als Ausdruck der malignen Formen gewertet werden.

Experimentelle Untersuchungen zu dieser Frage liegen vor von ISABOLINSKY und KRAPATSCHOWSKAJA (1932). 0,1 cm³ einer Kultur (= 100 Millionen Keime enthaltend) löst bei Meerschweinchen nach subcutaner, intracutaner und intraperitonealer Injektion eine Bakteriämie aus. Es handelt sich hierbei um einen *vitalen, nicht agonalen oder postmortalen Vorgang,* denn schon 2 Std post injectionem ist der Bacillennachweis in Blut und Organen positiv. Außerdem gelingt die Übertragung von Tier zu Tier durch Blutinjektion. Vorher mit Anatoxin behandelte Tiere erkranken nicht.

Können wir nun mit CLAUBERG die Übertragung der Experimente von GUNDEL und ERZIN und von GINS auf den Menschen anerkennen oder ablehnen? Es handelt sich dabei um die Frage der sog. *Ausscheidungsdiphtherie.* Im Tierversuch können Diphtheriebacillen subcutan injiziert zuerst eine Allgemeininfektion und sekundär eine Tonsillitis machen. Gilt dies nur für das Experiment oder auch für die Pathogenese beim Menschen? Im allgemeinen wird der Begriff der Ausscheidungsdiphtherie bzw. der sekundären Tonsillitis beim Menschen abgelehnt. Jedoch ist auch hier die Diskussion noch nicht zu Ende.

Allem Anschein nach spielt dabei aktive und passive antitoxische Immunität eine gewisse Rolle und man fragt sich, ob nicht die *Ergebnisse der Untersuchungen über die Phagocytose* zur Klärung dieser Verhältnisse herangezogen werden sollten.

Wenn für maligne Fälle die Bacillämie als Symptom oder sogar als pathogenetisches Moment diskutiert wird, so ist für die Entstehung einfacher, lokalisierter, diphtherischer Krankheitsprozesse und für diejenigen mit Neigung zur Progredienz noch überhaupt keine Diskussionsbasis vorhanden. Zwar geben die epidemiologischen Statistiken an, daß *Mitis* relativ harmlose, lokalisierte, *Intermedius* mehr bösartige und *Gravis* besonders maligne Formen bedingen; worin aber das Wesen der Progredienz besteht, ist bis heute noch ungeklärt.

Stoffwechselveränderungen beim diphtheriekranken Menschen. Es ist begreiflich, daß seit langem versucht wurde, anatomische oder physiologische Veränderungen bei Tier und Mensch zu finden, welche erlauben, den Krankheitsprozeß zu verstehen.

Veränderungen an der *Hypophyse* beim Tier und beim Menschen sind festgestellt. Ob nun primär *Nebennieren* oder *Hypophyse* durch die Diphtherieerkrankung geschädigt wird, wissen wir noch nicht. Ob nur eine relative Störung der inneren Sekretion beider Drüsen vorliegt, ist auch noch nicht klar.

Zuckerstoffwechsel. Im akuten Stadium liegt ziemlich häufig eine mäßige Erhöhung der Nüchternwerte des Blutzuckerwertes vor. In mittleren und schweren Fällen ist die Belastungskurve des Blutzuckers ausgesprochen abnorm, mit sehr hohen Maximalwerten und stark protrahierter Hyperglykämie; Glykosurie tritt häufig auf. Nach peroraler Belastung ist sie regelmäßig nachzuweisen (BREMS 1932, RITTERSKAMP 1933).

Es handelt sich wahrscheinlich um *toxische Leberschädigungen*. Dies scheint auch beim diphtherietoxinvergifteten Tier der Fall zu sein. Jedoch ist im Tierversuch nicht immer Hyperglykämie, sondern bei schweren Vergiftungszuständen Hypoglykämie zu konstatieren. Veränderungen in Aminosäuren- und Stickstoffgehalt des Blutes hängen nach JANNETT und DARROW (1933) mehr mit der Niereninsuffizienz zusammen, während die Leber eine deutliche Abnahme der Glykogenese aufwies.

Nach LASCH (1951) sind bei schweren Affektionen des Herzens bei Diphtherie die Gesamtkohlenhydrate im Herzmuskel stark vermindert. Im Mittelpunkt dieser Störung des Gesamtkohlenhydratstoffwechsels steht nach CORI (1946) eine starke Anhäufung der Brenztraubensäure. Nach MARKEES und MAYER (1949) kann die Cocarboxylase (= Aneurinpyrophosphorsäurester) durch Beseitigung der Phosphorylierungsstörungen einen Abfall des Brenztraubensäuregehaltes im Blut hervorrufen. LASCH hat daher versucht, die Cocarboxylase zur Therapie des diphtherievergifteten Herzens zu verwenden (s. Kap. Therapie der Herzschädigungen).

Im *Mineralhaushalt* des Körpers kommt es zu einer Verschiebung des *Chlors* aus dem Blut in die Gewebe, und zwar besonders in diejenigen, die von Diphtheriegift in erster Linie geschädigt werden. Auch das *Natrium* geht im Blut deutlich zurück, ebenfalls *Bicarbonat*. Dagegen nehmen *anorganische Phosphate* entsprechend dem Vergiftungsgrad im Blute zu und gleichfalls die *Hämoglobinkonzentration, Reststickstoff und Kalium* (DARROW, JANNETT und CARY 1934, BAMBERGER und NEWER 1937 und 1939). Die diphtherievergiftete Leber hat nach DIECKHOFF (1937, 1939 und 1940) die *Fähigkeit verloren, Harnstoff* aus Ammoncarbonat oder aus Glykokoll zu *synthetisieren*. Dabei gelingt es *nicht*, durch Zufuhr von Nebennierenrindenhormon und C-Vitamin die Auswirkungen des Giftes auf den Stoffwechsel in gleicher Weise rückgängig zu machen, wie dies bei den durch Nebennierenexstirpation entstandenen Ausfallserscheinungen der Fall ist.

Leichte Veränderungen im Elektrolytgehalt des Blutes und der Blutzuckerbelastungskurven fanden auch SCHWARZ und STIERA (1947). Starkes *Absinken der anorganischen Phosphatwerte*, wie auch des *totalen Phosphatgehaltes* des Blutes läßt CHEMI (1948) vermuten, daß besonders bei *schweren Fällen mit Lähmungen das Gift an den Synapsen von Nerv und Muskel, sowie am Herzen* Veränderungen im Lipoidstoffwechsel hervorrufe. Gleiches hat GOCCHI konstatiert.

Nach SALMI und CATO (1948) fällt der Albumingehalt des Blutes ab, ebenso Cholesterinwerte; Bilirubin- und Urobilinwerte zeigen Tendenz zum Aufstieg. Die Flockungsreaktionen werden positiv.

Aus all diesen Veränderungen wird auf eine Schädigung des Leberstoffwechsels im Zusammenhang mit dem der Nebennieren geschlossen.

Der *Grundumsatz* soll zunächst leicht erhöht, dann aber erniedrigt werden. Ganz unregelmäßig reagiert in dieser Hinsicht das Kaninchen bei Diphtherievergiftung (JANNETT und GOLDFARB 1933).

Daß Leber und Nieren durch die Erkrankung geschädigt werden, ist schon lange bekannt und die gefundenen Werte für Elektrolytverschiebungen und Anomalien des Zuckerhaushalts usw. sind meines Erachtens nur die Illustration dazu.

Viel interessanter und aufschlußreicher für die Pathogenese sind die Arbeiten von DIECKHOFF und STRÖDER (1941—1950). *Diese beiden Autoren haben ein großes Material zusammengetragen, um die Zugehörigkeit der toxischen Diphtherie zur „serösen Entzündung"* (RÖSSLE, EPPINGER) *zu beweisen*. Bei den Vorgängen, die durch das Toxin ausgelöst werden, handelt es sich nun um ein Problem der *Permeabilitätspathologie*.

Nach DIECKHOFF liegt bei ätiologisch verschiedenen toxischen Infektionskrankheiten *eine pathogenetische Einheit* vor, d. h. die toxischen Veränderungen an den Capillaren, wie auch der Kreislaufkollaps, kommen bei allen toxischen Infekten in analoger Weise zustande. Ob dabei ein oder mehrere Toxine, oder Toxin im Zusammenwirken mit Diffusionsfaktoren eine Rolle spielt, ist vorerst noch nicht geklärt. Am Verhalten bestimmter Kreislaufgrößen (Oligämie mit Absinken des Blutdruckes, Verminderung des Minutenvolumens, Austritt des Plasmas = mangelhafter Spüleffekt!), dem Mineralhaushalt Blut-Gewebe, dem Verhalten des Gaswechsels im Gewebe, dem hohen Gehalt des Blutes an Histamin erkennt DIECKHOFF die Zugehörigkeit der schweren Diphtherie zur sog. serösen Entzündung.

STRÖDER brachte den Nachweis, daß die Farbstoffelimination aus dem Kreislauf von diphtherievergifteten Tieren, wie im anaphylaktischen Schock, beschleunigt ist. Mit Hilfe der Präcipitation konnte er zeigen, daß artfremdes Protein bei Diphtherietoxinvergiftung rascher verschwindet als bei gesunden Tieren, wie im anaphylaktischen Schock. In der Leber entsteht durch die Toxinschädigung eine Veränderung im Sinne der Hepatitis serosa (wie bei Histaminvergiftung). Der Inhalt der Cantharidenblasen füllt sich rascher und mit mehr Proteiden. Am Kaninchenohr wird die Permeabilität der Capillaren für Wasser und Salz durch Toxin erhöht. Intrazisternal gegebenes, artfremdes Serum wird beim vergifteten Tier rascher resorbiert als beim gesunden.

Bei der diphtherischen Intoxikation ist also die Eiweißdurchlässigkeit der Capillaren erhöht. Heilung der Diphtherie geht mit Abdichtung der Capillaren einher. Die *lipoide Phase* der Membranstrukturen der Erythrocyten ist *nicht verändert*, auch die *Geschwindigkeit des Anionenaustausches* wird durch das Toxin nicht beeinflußt. Es bleiben scheinbar die Poren der Eiweißmembranen der Zellen unverändert.

Auf Grund dieser schönen und geistreichen Untersuchung kommt STRÖDER zur Annahme, daß das wichtigste pathogenetische Moment für die Entstehung der Diphtherie in einer abnormen Durchlässigkeit der terminalen Strombahn besteht, d. h. *das Wesen der Diphtherie ist eine seröse Entzündung mit erhöhter Capillarpermeabilität und ihren Folgen*, wie wir sie analog beim anaphylaktischen Schock und bei der Histaminvergiftung antreffen. Das Toxin wirkt auf die Grenzflächendurchlässigkeit. Damit berührt sich diese Anschauung mit den Ergebnissen der O'MEARAschen Forschung (Faktor „B" als *Pacemaker*).

Hier besteht auch eine enge Beziehung zu der Hypothese von SECKEL (1937) über die *hyperergische Natur der toxischen Diphtherie* an Hand von morphologischen, statistischen und pathogenetischen Untersuchungen. Die Grundeigenschaften von „wechselnder Giftempfindlichkeit" und „Oberflächendisposition" bei den verschiedenen Diphtherietypen lassen sich danach auf *verschiedene Allergiezustände des erkrankten Organismus gegenüber dem Diphtheriebacillus zurückführen*. SECKEL nennt die *lokale Diphtherie „normergisch"*; die *progrediente „anergisch"* und die *maligne Diphtherie „hyperergisch"*. Eine der Hauptstützen seiner Anschauung ist die Beobachtung an 519 Patienten mit Diphtherie, die vorher schutzgeimpft wurden. In seiner Zusammenstellung über diese Krankheitsfälle überwiegen die „norm.-" und „hyperergischen" Formen gegenüber der „anergischen" Form des Croups. Die lokalisierte Rachendiphtherie stellt das Gros der Erkrankungen und die maligne Diphtherie kommt etwa ebenso häufig vor wie bei nicht Geimpften. *Es müssen also überwiegend Unterschiede der erworbenen Konstitution, der spezifisch veränderten Reaktionsbereitschaft des Wirtsorganismus gegenüber dem Diphtheriebacillus sein, welche die Entstehung der verschiedenen klinischen Diphtherietypen bedingen.*

Die angeborene Konstitution ist vielleicht für das Auftreten oder Nichtentstehen der Erkrankung von Bedeutung. Die *Typenlehre der Diphtheriebacillen* stimmt nicht genau mit der *Typenlehre der klinischen Erscheinungsformen* überein, und so sucht SECKEL durch seine Hypothese das Zustandekommen der Diphtherie zu erklären durch *Normergie, Anergie* und *Hyperergie*.

Eine *Bakterienallergie* ist bekannt. FEJES und TEVELI beschrieben sie bei Meerschweinchen, die eine konjunktivale Diphtheriebacilleninfektion überstanden haben. Die Tiere erkranken nach erneuter Infektion am anderen Auge besonders schwer und sterben bald, im Gegensatz zu den Kontrolltieren. FEIGUINA und AGEITSCHENKO sensibilisierten Tiere mit abgetöteten Diphtheriebacillen bzw. Bacilleneiweiß. Bei diesen überempfindlichen Tieren tritt der Tod durch Toxin rascher ein als bei Kontrolltieren.

Diese russischen Autoren sensibilisierten auch mit Colibacillen und Scharlachtoxin und infizierten sekundär mit Diphtheriebacillen. In der ersten Versuchsanordnung wirkte Antitoxin lebensverlängernd, in der zweiten lebensrettend.

Eine echte Toxinallergie ist bisher nicht sicher nachgewiesen. Die Allergie gegen das Protein des Toxins ist nach SCHMIDT selten und das Toxin führt eher zur Toxinresistenz (STRÖDER 1949). Es fragt sich, ob nicht auch *Bacillenprodukte oder Bacillenbausteine Allergie* verursachen können. Die Frage ist kompliziert und wird dadurch noch verwickelter, als eine Toxin-Antitoxinreaktion nach SEIDENBERG u. a. selbst unter Verwendung homologen Antitoxins beim Tier eine anaphylaktische Reaktion auslöst. Dieses Phänomen ist nach DANIELOPOLUS nur nach vorhergehender Cholinesterasehemmung möglich. STRÖDER findet eine allerdings nicht regelmäßige Cholinesterasehemmung bei toxischer Diphtherie. VINCENT und DE PRAT (1945) weisen ebenfalls eine *Cholinesterasehemmung* im Serum nach. Sie ist aber so gering und kommt nur durch so große Giftkonzentration zustande, daß sie für die Klinik keine große Bedeutung haben kann.

Die Rolle gewisser Schwermetallsalze für das Zustandekommen der Krankheit wurde von HETTCHE und WOHLFEIL (1937) untersucht.

Nach WOHLFEIL sollen Phosphate und Magnesiumsalze wie *Aggressine*, Schwermetallsalze wie *Antiaggressine* wirken. HETTCHE reichert die Organe seiner Tiere mit Eisen, Mangan und Kupfer während einer Vorbereitungsperiode an. Ein gewisser Schutz vor subletalen Toxindosen wird dadurch erreicht. Die Rolle der Schwermetallsalze im Organismus kann aber vorerst noch nicht erklärt werden.

SEEMÜLLER stellte die These auf, daß *Hämagglutinine die „Matrix" des Diphtherieantitoxins seien*. Folgerichtig untersuchen HOCKERTS und STRÖDER (1950) *die Frage, wie sich die Konzentration der Isohämagglutinine im Blut des Diphtheriekranken verhält*. Tatsächlich finden die beiden Autoren einen bei toxischen Fällen *„initialen Isohämagglutininsturz"* in vivo und in vitro. Der Anti-A-Agglutininsturz wird erklärt mit der Anwesenheit der Blutgruppen-A-Substanz in der verwendeten Leerbouillon. Die Anti-B-Hemmung ist kein spezifisches Phänomen, sondern kann auch unter Verwendung anderer Bakteriengifte auftreten. Eine ausreichende Erklärung für den sog. *„initialen Isohämagglutinationssturz"* kann noch nicht gegeben werden, ebensowenig wie über die SEEMÜLLERsche Entdeckung von Diphtherietoxin neutralisierenden Antikörpern, die ohne spezifisches Antigen aus den Hämagglutininen entstehen sollen.

Trotz all diesen Untersuchungen wissen wir immer noch nicht, wo das Diphtheriegift zuerst angreift. Eine Möglichkeit des Angriffs an der Zelle besteht nach PAPPENHEIMER darin, daß Diphtherietoxin, das selber einen Anteil eines Zellferments darstellt, die Funktion des der inneren Atmung dienenden Cytochroms-B der Gewebe hemme. *Damit haben wir wenigstens eine hypothetische Vorstellung über den Mechanismus der Toxinzellwirkung.*

An welchen Organen aber sich dieser Mechanismus abspielt und inwieweit der primäre Angriffsort den weiteren Verlauf der Krankheit bedingt, wird heute ebenfalls noch diskutiert.

Man vermutete (SPERANSKY 1927) eine primär zentral am Nervensystem angreifende Giftwirkung. Toxin im Liquor ist nachgewiesen, also könnte der akute Gifttod bei schweren Fällen sehr wohl zentralnervös bedingt sein. Als Beweis dafür führen SPERANSKY, NIKITIN und POMAREW Experimente an, wonach toxinvergiftete Kaninchen nur dann am Leben zu halten sind, wenn 60 oder 45 min nach der Toxininjektion Heilserum intravenös gegeben wird und 5—10 min nach der Serumgabe die *Liquorpumpe* angewendet wird. Diese Versuche sind allerdings von FRIEDEMANN und ELKELES (1930) nachgeprüft und abgelehnt worden.

Nach FRICK kann experimentiell *ein akuter Diphtherietod zentral oder peripher entstehen.* Wenn also Permeabilitätsänderungen für die Pathogenese von Bedeutung sind, so heißt das, wie beim anaphylaktischen Schock, daß alle Gewebe, einschließlich der zentralen und peripheren nervösen Gewebe, am Sensibilisierungsvorgang teilnehmen können.

Systematische Untersuchungen über *mikroskopische Veränderungen am Zentralnervensystem* von CORNELIA DE LANGE (1945) lehren uns, daß bei Menschen im *Mittelhirn*, in der *Brücke*, im *Bulbus*, im *Tegument* und in den *oberen Teilen des Cervicalmarks* entzündliche Veränderungen gefunden werden. Es scheinen diese Veränderungen *auf das Toxin zurückzuführen zu sein und auch durch Anatoxin hervorgerufen werden zu können.* Zum Teil werden nur Hyperämie, Gefäßerweiterung und perivasales Ödem mit Blutungen festgestellt, zum Teil treten ausgesprochene Entzündungserscheinungen auf. In vielen Fällen finden sich neben den zentralen auch periphere Veränderungen. Die Untersuchungen decken einen Entartungsprozeß der peripheren Nerven, die „Dégénérescence granulo-graisseuse" von CHARCOT und VULPIAN auf. Dieselbe kann aber auch ganz oder fast ganz fehlen, indem sich dann eine weit verbreitete *Muskelentartung* findet. Die Unterschiede zu den histologischen Bildern der HEINE-MEDINschen Krankheit und der des Morbus Economo sind deutlich. Auch gegenüber *Masern-*, *Impfpocken-* und *Rabies*-Encephalitis ist die Abgrenzung möglich, denn es fehlt bei Diphtherie die perivasculäre Entmarkung. Die von DE LANGE beschriebenen Befunde scheinen tatsächlich reine Toxinwirkungen zu sein und haben mit den gelegentlichen bacillären, metastatisch-embolischen Entzündungsprozessen nichts gemein.

Nach den Untersuchungen von STRÖDER und NIGGEMEYER (1951) findet sich im Liquor diphtheriekranker Kinder nicht allzu selten auch bei nichttoxischen Fällen eine deutliche Albuminvermehrung. Dies wird aufgefaßt als Zeichen der Veränderung der Capillarpermeabilität im Bereich des Zentralnervensystems. Da die Albuminvermehrung auch bei lähmungsfreier Diphtherie auftreten kann, gewinnt der Befund besonders in allgemeiner Hinsicht an Bedeutung für die Auffassung der Diphtherie als „Allgemeinkrankheit".

Wenn wir hier, das Kapitel über die Pathogenese abschließend, die Ergebnisse der unter Aufwand von ungeheuer viel Fleiß, Scharfsinn und Zeit vorgenommenen Arbeiten überblicken, so werden wir uns klar werden, daß, trotzdem vieles erreicht wurde und sehr viele Detailresultate eine gewisse Klärung gebracht haben, wir dennoch vorerst nur über *Theorien* verfügen.

Um ein wirkliches Verständnis einer Infektionskrankheit zu gewinnen, ist die *Synthese* von bakteriologischen, bakteriologisch-chemischen, physiologisch-chemischen, physiologischen, pathologisch-anatomischen und klinischen Daten notwendig (FREI und WITSCHARD 1943). Die Mikroorganismen beeinflussen den Stoffwechsel des Wirtes, indem sie an bestimmten Stellen der Zellen angreifen, z. B. an den Enzymen. Je nach dem Hauptangriffsorgan, je nach dem veränderten Gewebe, kommt es zu speziellen oder allgemeinen Reaktionen des Organismus, seiner Säfte, seiner Zellen, seines Stoffwechsels, und diese sind weiterhin bedingt durch ererbte Konstitution, Überempfindlichkeiten und Anpassungsmechanismen, die in ihrer Vielfältigkeit hintereinander und nebeneinander laufen und das klinische Bild der Krankheit und deren Ablauf ausmachen. Alle Faktoren, die hier mitspielen, zu erfassen, ist sehr schwer, und es wird noch unendlich viel Geist, Geduld und Arbeit erfordern, damit nur die hier angedeuteten Fragen beantwortet werden, geschweige denn das ganze Problem der Pathogenese eines Tages als geklärt angesehen werden darf.

Klinik.

Die Übertragung. Der Diphtheriebacillus ist ziemlich lange außerhalb des Körpers lebensfähig. *Die indirekte Übertragung ist deshalb möglich, doch scheint die direkte Übertragung von Mensch zu Mensch bei weitem die wichtigste Rolle zu spielen.*

In erster Linie ist daran der *erkrankte Mensch* beteiligt. Es finden sich in der Umgebung von Diphtheriekranken ganz besonders viele Bacillenträger (12,1% nach WEICHHARDT und PAPE) und nur 3% Erkrankte. In der näheren Umgebung der Kranken kann die Zahl der Bacillenträger bis auf 80% ansteigen (vgl. VOGT). Daraus geht schon hervor, daß die Bacillenträger die Hauptansteckungsquelle bedeuten.

Die zahlenmäßigen Angaben über die Häufigkeit der Bacillenträger schwanken auch in diphtheriefreien Zeiten zwischen 1% und 5% der Durchschnittsbevölkerung. Nach FRIEDEMANN läßt sich die Durchseuchung einer Bevölkerung in folgende einfache Formel kleiden:

$$\text{Durchseuchungsgröße (in \% der Bevölkerung)} = \frac{366 \text{ Tage} \times \text{Bacillenträgerquote (in \%)}}{\text{Bacillenträgerzeit (in Tagen)}}.$$

Setzt man die Bacillenträgerquote bei Diphtherie mit nur 1% ein (was sehr niedrig ist), die Bacillenträgerzeit mit 10 Tagen, so ergibt sich das Resultat, daß im Verlauf eines Jahres $1/3$ der Bevölkerung, mit anderen Worten im Verlauf von 3 Jahren alle Menschen vorübergehend Bacillenträger geworden sind. FRIEDEMANN hat ferner auf Grund solcher Berechnungen ausgeführt, daß z. B. im Jahre 1926 in Berlin nur 2,4% aller Diphtheriefälle auf Kontakt mit Kranken, 97,6% hingegen auf gesunde Bacillenträger zurückzuführen waren.

Dies bestätigt sich aus der Beobachtung der Heimkehrfälle, wenn diese auch bei weitem nicht so häufig vorkommen wie bei Scharlach.

Die Verbreitung der Diphtheriebacillen erfolgt also wohl nur selten durch Berühren von Gegenständen, an denen Bacillen haften können; wichtiger ist die Verbreitung durch Tröpfcheninfektion oder durch direkte Berührung von Kranken und Bacillenträgern (Küssen). Anschauliches Material hierzu haben uns HERRMANN und PÜTZ (1943) verschafft: In einem Zimmer mit 7 Diphtheriepatienten fanden sie je Kubikzentimeter Luft 2300 Bacillen. In einem Schneideratelier, in welchem Diphtherie ausgebrochen war, fanden sich lebende Diphtheriebacillen im Staub der Textilien 3 Tage lang. Taschentücher, Kopfkissen und Textilstaub sind nach diesen Autoren die Vehikel für die Übertragung, und zwar ist diese Übertragungsweise wichtiger für das Entstehen schwerer Fälle als für Leichtkranke und Bacillenträger.

Inkubationszeit. Die Inkubationsperiode dürfte nach SCHICK meist 3—5 Tage betragen. Erschwert wird die Bestimmung der Inkubationszeit dadurch, daß man nicht sicher weiß, ob ein Patient, der sich infiziert hat, nicht zuerst Keimträger wird, bis er aus irgend einem sekundären Grunde an Diphtherie erkrankt. Die überwiegende Mehrzahl der Heimkehrfälle bei Diphtherie entfällt auf die ersten 6 Tage nach der Rückkehr eines Genesenden in die Familie (VOGT).

Implantation. Welche Umstände es ermöglichen, daß sich Diphtheriebacillen auf der Schleimhaut beim Menschen festsetzen und eine Erkrankung hervorrufen können, ist bisher noch nicht ausreichend geklärt. Veränderungen in der lokalen

Abwehr und in den Anpassungsmechanismen durch Verletzungen, vorhergehende Infekte (z. B. Masern) wurden schon erwähnt. Eine familiäre Bereitschaft besteht wahrscheinlich ebenfalls, vielleicht können sogar Staphylokokken oder Streptokokken die Implantation vorbereiten. Das Aufbringen virulenter Diphtheriebacillen auf die intakte Schleimhaut der Conjunctiva des Kaninchens oder Meerschweinchens (Tiere, die bekanntlich sehr empfänglich für die Giftwirkung der Diphtherie sind) braucht durchaus nicht von einer Infektion bzw. Erkrankung gefolgt zu sein. Zu einem Haften des Infektes kommt es erst dann, wenn vorher oder gleichzeitig die Schleimhaut mechanisch verletzt wurde (v. BORMANN), oder wenn ein starkes Diphtherietoxin auf die Epithelzellen gebracht wurde (BIELING und OELRICHS). Bei jungen Tieren genügt sogar ein Okklusivverband des Auges für 18 Std, um bei genügender Virulenz der Diphtheriebacillen eine lokale Schädigung hervorzurufen.

Dadurch wird das Haften der Infektion verständlich gemacht, obschon wir bisher keine Beweise haben, daß solche Bedingungen für die Infektion auch beim Menschen erfüllt sein müssen.

Das *quantitative Problem* des Infekts darf hierbei nicht übersehen werden, auch nicht das Giftbildungsvermögen der Bacillen und die relative Immunität oder Empfänglichkeit des Wirtes. Ist Quantität oder Toxinbildung gering, so kommt es *zur stummen Immunität* (stille Feiung). Ist das Infektionsquantum groß, das Toxinbildungsvermögen eines bestimmten Stammes sehr stark und die Disposition des Menschen vorhanden, so kommt es zur Krankheit.

Bis vor kurzer Zeit herrschte die Vorstellung, daß Diphtheriebacillen nur in den Krankheitsherden, lokal anzutreffen sei. Seitdem wir wissen, daß *Bacillämie* doch häufiger vorkommt, gewinnt die Vorstellung von GUNDEL und ERZIN, sowie von anderen Autoren viel an Wahrscheinlichkeit. Die Bacillen sollen nach diesen Forschern in die Lymphbahn und Gefäße eindringen können, eine Bacillämie hervorrufen und durch die Ausscheidung aus dem Blutstrom in die Tonsillen gelangen (Ausscheidungsdiphtherie).

Nach den anatomischen Verhältnissen (es gibt keine Lymphbahnen der Schleimhäute von Nasen- und Rachenraum zu den Tonsillen) ist eine lokale Ausscheidungstonsillitis nur möglich auf dem Umweg über die Blutbahn (GUNDEL und ERZIN, JÜRGENS, PASCHLAU u. a.). Die Theorie von GUNDEL und ERZIN wird indessen nicht überall anerkannt (s. Kap. Pathogenese).

Auf jeden Fall sind die Verhältnisse beim Zustandekommen und beim Haften der Infektion beim Menschen noch alles andere als geklärt. Quantitative Probleme der Infektion Toxinbildungsvermögen der Bacillen, unspezifische Einflüsse auf den Organismus des Wirtes, lokale Abwehr und Anpassungsvorgänge, Reaktion des Organismus im Sinne der mehr oder weniger raschen lokalen oder allgemeinen Antitoxinproduktion (cellulär und humoral) spielen eine große Rolle und bedingen die Unübersichtlichkeit des Problems (s. Vergleiche v. BOKAY 1932).

Extreme Ansichten, wie sie v. SZONTAGH äußert, nämlich, daß weder der Erreger noch der kranke Mensch für die Verbreitung und Entstehung der Diphtherie (wie auch des Scharlachs) maßgebend seien, sondern Stoffwechselveränderungen — allerdings unbekannter Art — sollen hier nur erwähnt werden, um zu zeigen, wie weit die konsequente und logische Untersuchung der *Lücken unseres theoretischen Wissens* über das Wesen der Diphtherie führen kann.

Die klinischen Erscheinungsformen der Diphtherie.

Man pflegt folgende 3 klinische Formen der Diphtherie zu unterscheiden:

1. Die lokalisierte Diphtherie. Sie ist gewöhnlich auf die Tonsillen beschränkt. Hie und da, namentlich in Kriegszeiten, tritt sie auf der Haut in Erscheinung, ferner beim Neugeborenen am Nabel, dann auch am Eingang der Nase, auf den Conjunctiven, an der Vulva und am Penis. Die Bezeichnung „lokalisiert" soll einerseits die relative Geringfügigkeit der Allgemeinsymptome charakterisieren, andererseits aber auch die geringe Tendenz zur lokalen Ausbreitung in die Umgebung hervorheben. Eine völlige Übereinstimmung des klinischen Typus mit dem bakteriologischen Erregertypus (Mitis) besteht nicht (*normergische Form* der Krankheit).

2. **Die progrediente Diphtherie.** Nasendiphtherie, Croup und viele Rachen-

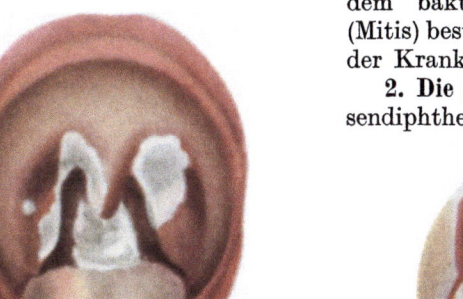

Abb. 42. Diphtheria faucium, tonsillarum et uvulae.

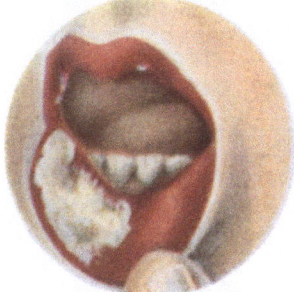

Abb. 43. Diphtherie der Unterlippe.

diphtherien mit der Tendenz zur Ausbreitung gehören zu diesem klinischen Bild. Der Entzündungsvorgang breitet sich aus auf die dem Primärinfekt benachbarten Schleimhäute (z. B. Kehlkopf, Trachea, Bronchien oder Nase, Rachen, Ohren usw.).

Der Erregertyp „Intermedius" hat an diesen Formen einen großen Anteil, bestreitet sie aber nicht allein (*anergische Form* der Krankheit).

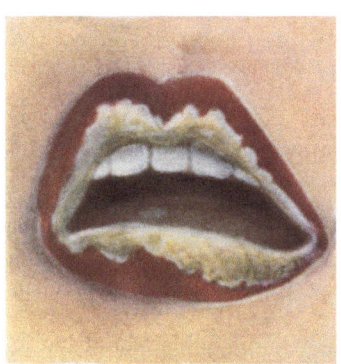

Abb. 44. Diphtherie der Mundschleimhaut mit Übergreifen auf beide Lippen.

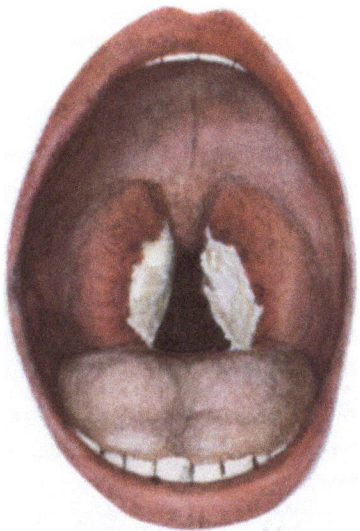

Abb. 45. Diphtherie der Tonsillen.

3. **Die toxische oder maligne Diphtherie.** Im Vordergrund stehen die Allgemeinerscheinungen des Kreislaufs, das Ödem, die hämorrhagische Diathese, metastatische Prozesse und Auftreten bei Schutzgeimpften. Bei *primärer maligner Diphtherie* versagt die Serumtherapie häufig. Die *sekundäre maligne* Diphtherie ist das Resultat einer zu späten und ungenügenden Anwendung von Heilserum (*hyperergische Form* der Erkrankung).

1. Lokalisierte Diphtherie.

Die *Prodromalsymptome* sind unbestimmt. Kopfschmerzen, Mattigkeit, Zerschlagenheit, intensives allgemeines Krankheitsgefühl sind deutlicher und intensiver als bei gewöhnlichen Anginen. Die Kinder erbrechen häufig. Neben den allgemeinen Beschwerden treten die lokalen Halsschmerzen zurück, auch die Schluckschmerzen sind verhältnismäßig gering.

So kommt es, daß namentlich bei Kindern die *Symptome der lokalen Affektion gar nicht im Vordergrund* stehen, sondern die Allgemeinbeschwerden, und wenn der Rachen nicht inspiziert wird, ist die Fehldiagnose die Regel, denn je jünger die Kinder sind, um so eher klagen sie über *Bauchweh* oder auch über Gliederschmerzen.

Die *Temperatur* ist schon am 2. oder 3. Inkubationstag sehr hoch. Auf jeden Fall stimmt nicht, daß bei Diphtherie, im Gegensatz zu Angina, die Fieberreaktion weniger stark sei, wie das noch häufig geäußert wird.

Besichtigt man *während des Prodromalstadiums die Rachenorgane*, so findet man eine deutliche Rötung und Schwellung der Tonsillen. Hie und da entdeckt man bereits jetzt kleinste weiße Auflagerungen auf den Mandeln ein- oder beidseits. Schon nach wenigen Stunden kann sich jetzt das Bild verändern, die weißen Flecken konfluieren zu Streifen (kokardenähnlich). Neue Beläge treten auf und überschreiten die Grenzen der Tonsillen, unter Umständen schon nach 6—12 Std. Die Beläge werden dicker, rahmartig, rein weiß. Die Tonsillen, die nur mäßig vergrößert sind, sind nicht mehr zu sehen, die ganze Schleimhaut des Rachens und der Gaumenfalten ist leicht gerötet und etwas ödematös.

Die *mikroskopische Untersuchung* eines Fetzchens aus den festhaftenden Belägen ergibt im Grampräparat das typische Bild der Gram-positiven fächer-, palisaden-, V- und L-förmig angeordneten Diphtheriebacillen. Daneben finden sich mäßig viele Leukocyten, Fibrinfäden und häufig ziemlich starke Mischflora. Die Diphtheriebacillen sind meistens in kleinen Nestern angeordnet; es braucht viel Übung, um aus einem solchen nativen Abstrich die Diagnose mit Sicherheit zu stellen. Der Ungeübte soll lieber auf die Beurteilung verzichten und den Bericht eines hygienischen Institutes abwarten.

Das therapeutische Vorgehen richtet sich ja nicht nach der Diagnose, sondern die Serumanwendung, Isolierung usw. soll lege artis schon beim Verdacht auf Diphtherie vorgenommen werden.

Der Bericht der Untersuchungsinstitute dauert mindestens 2—3 Tage, namentlich in fraglichen Fällen, so daß auf eine solche Verzögerung der Diagnose keine Rücksicht genommen werden kann.

Meistens wird der Arzt in diesem Moment der Entwicklung des Krankheitsbildes gerufen. Die Temperatur ist hoch, die Allgemeinbeschwerden haben zugenommen, die Atmung ist leicht schnarchend, die Nächte sind unruhig, der Appetit fehlt fast vollkommen, der Stuhl ist angehalten, die regionären Drüsen sind deutlich vergrößert und etwas empfindlich, die Sprache ist leicht gaumig, Milz und Leber sind nicht vergrößert, der Harn ist konzentriert, häufig mit leichtem Eiweißgehalt, der Herzbefund ist normal, der Puls entsprechend der Temperatur.

In der *Nase* finden sich häufig am Septum, da wo die Schleimhaut in die Haut übergeht kleine Beläge *(Nasendiphtherie)*, auch wenn der Tonsillenbelag noch nicht charakteristisch ist. Hie und da blutet die Nase leicht, es besteht etwas eitrig-blutiger Ausfluß. Auf der Oberlippe und auf der Haut der Nase um die Nasenlöcher befinden sich kleinste, *oberflächliche, rosarote*, manchmal etwas schmierig belegte *Erosionen (Hautmetastasen)*. Im Abstrich dieser Erosionen findet man mikroskopisch Diphtheriebacillen.

Es gibt kaum ein klinisches Bild, das so typisch ist wie die lokalisierte Diphtherie, höchstens die Belagbildung nach Tonsillo- oder Tonsillektomie ist ähnlich. Hier fehlt aber der typische Leimgeruch und die Drüsenschwellung. Ähnliche

Bilder macht vielleicht die *Monocytenangina* (PFEIFFER), jedoch fehlt auch hier der typische Geruch (vgl. Kap. Diagnose und Differentialdiagnose. S. 323).

Verlauf ohne Heilserum. *a) Leichter Verlauf.* Nach den Schilderungen von BRETONNEAU, TROUSSEAU und allen anderen Ärzten der Vorserumzeit verläuft ein Teil der Diphtherieerkrankungen relativ milde. Einige Tage nachdem das oben beschriebene Krankheitsbild sich entwickelt hat, entfiebert der Patient, an den Rändern der Membranen erscheint ein intensiv roter Hof *(Begrenzungsröte)*, Die Pseudomembranen lösen sich los, zum Teil verflüssigen sie sich vom 6.—8. Tag an sieht man nur noch oberflächliche, schmutzig belegte, flache Ulcerationen an Stelle der Beläge. In etwa 14 Tagen sind die Schleimhäute wieder normal, die lokalen Drüsenschwellungen verschwinden und die Patienten sind wieder gesund.

b) Schwerer Verlauf. Eine gewisse Anzahl unbehandelter Patienten entwickelt aus der lokalisierten Diphtherie heraus das *Krankheitsbild der sog. sekundären, toxischen Diphtherie.* Vom 3.—4. Krankheitstag an nehmen die Beläge langsam zu, die Drüsen schwellen immer mehr an, hie und da bildet sich ein periglanduläres Ödem und es kommt zu Komplikationen, wie wir es bei der primär malignen, toxischen Diphtherie zu sehen gewohnt sind: Kreislaufkollaps, Herzschädigungen, Lähmungen, Capillarblutungen, Nierenschädigungen, kurz, allgemeinen Intoxikationen.

Verlauf mit Heilserum. Die rechtzeitige Anwendung des Heilserums stoppt den Krankheitsprozeß ab. Der weitere Verlauf gleicht den milden Spontanheilungsformen ohne Serumbehandlung, nur ist er wesentlich kürzer. *Schon 6—12 Std nach der ersten Seruminjektion erscheint die Begrenzungsröte als Zeichen der einsetzenden Heilung.* 12—24 Std später läßt die Intensität der allgemeinen Beschwerden deutlich nach, namentlich die Kopfschmerzen. Die Temperatur sinkt lytisch ab, die Beläge schmelzen zusammen „wie der Schnee unter der Wirkung der Sonne" (HEUBNER).

Die Begrenzungsröte wird immer intensiver bis zu einer Breite von $1/2$—1 cm. Die Reinigung der Geschwüre braucht einige Tage, sodaß die anatomischen Veränderungen in 1—2 Wochen wieder normalen Verhältnissen Platz gemacht haben.

Wenn auch der Heilungsverlauf mit und ohne Serum prinzipiell identisch ist, so ist doch das Abstoppen des diphtherischen Entzündungsprozesses durch das Antitoxin von solcher Wichtigkeit, es verkürzt den Heilungsprozeß, verhindert die Entwicklung der sekundären toxischen Diphtherie, verhütet viele Komplikationen und in vielen Fällen den Tod, so daß es heute, wie seit der Einführung der Serumtherapie überhaupt, *als Kunstfehler angesehen werden muß, auf die Anwendung des Antitoxins zu verzichten.*

Häufig entwickelt sich in den ersten 6—12 Std nach Anwendung des Heilserums der lokale Prozeß noch weiter, die Membranen greifen auf die Gaumenbögen und die Uvula über, die Lymphdrüsenschwellung nimmt zu und erst nach dieser initialen Verschlimmerung kommt der Prozeß unter dem Einfluß des Antitoxins zum Stillstand.

Der Fieberabfall an sich bedeutet allein noch keine Besserung (SCHICK). Die Erkrankung kann trotzdem an Ausdehnung zunehmen und gerade bei den schwersten Fällen von Diphtherie treten als ominöse Zeichen Temperaturabfall oder Untertemperaturen auf. Die Temperaturkurve läßt also den Beurteiler des Krankheitsverlaufes der Rachendiphtherie im Stich. Der Temperaturabfall kann Herz- und Zirkulationsschwäche bedeuten, ebensogut wie Heilungstendenz.

Vom hier geschilderten durchschnittlichen Krankheitsbild der Rachendiphtherie gibt es selbstverständlich alle möglichen Varianten leichteren oder schwereren Charakters. Beläge auf Uvula und hinterer Rachenwand sprechen fast untrüglich für einen relativ schweren Fall.

Lokalisierte Diphtherie an anderen Körperteilen. Prinzipiell kann jede Partie der Haut oder der Schleimhäute des Menschen mit Diphtherie infiziert werden.

Am häufigsten kann man die *Nasendiphtherie* beobachten. Sie tritt namentlich im Säuglingsalter auf. Wenn sie auch im großen ganzen lokalisiert bleibt, so ist sie doch nicht ungefährlich, da die Nasenhöhle mit ihrer großen Oberfläche ganz besonders günstige Bedingungen für die Toxinresorption bietet. Man sieht daher nicht selten schwerste Komplikationen von Herz und Nervensystem im Anschluß an Nasendiphtherie auftreten. Das klinische Bild ist leicht zu übersehen. Es besteht aus Schnupfen, die Naseneingänge sind mit Borken bedeckt. *Serös eitriger, leicht sanguinolenter Ausfluß macht auf die ungewöhnliche Form des Schnupfens aufmerksam.* Bei schweren Fällen ist die ganze Nase verdickt und

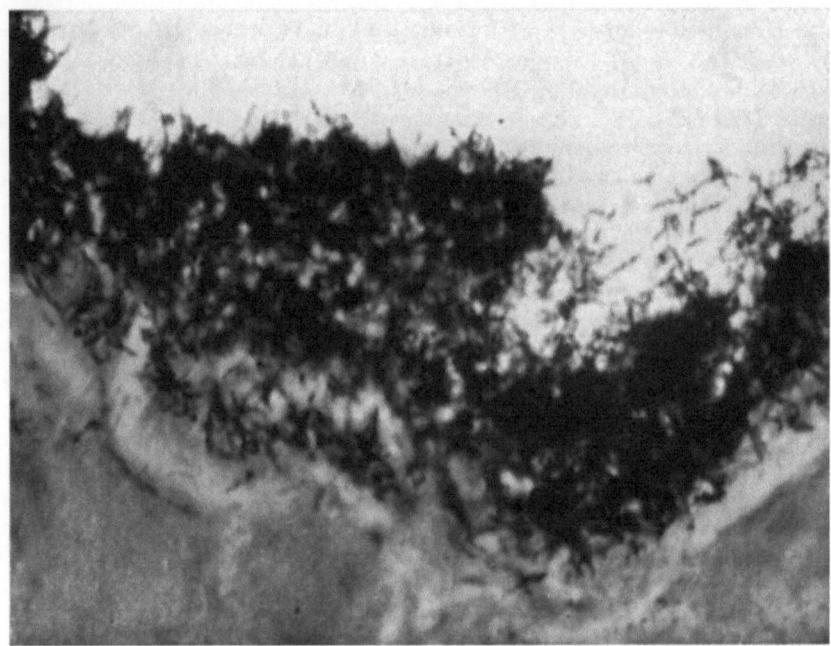

Abb. 46. Diphtheriebacillen einer Pseudomembran einer Tonsille. Präparat des Pathologisch-Anatomischen Instituts der Universität Basel (Prof. WERTHEMANN). Vergr. 1400mal.

ödematös geschwollen. Hie und da scheint sich der *primäre Sitz der Diphtherieinfektion in der Rachentonsille* zu befinden. Von dort aus steigt die Erkrankung langsam *nach hinten unten* in den Pharynx oder sie breitet sich *nach vorne* in die Nase aus. Die Nasendiphtherie ist also nicht leicht zu nehmen, häufig genug deutet sie auf einen schon längere Zeit bestehenden Prozeß hin. Die lokale Anwendung von Desinfektionsmitteln ist nutzlos; *eine einzige Injektion von Heilserum wirkt meistens in auffallend kurzer Zeit.* Die bakteriologische Diagnose ist nicht leicht zu stellen, da in der Nase häufig Pseudodiphtheriebacillen vorkommen.

Die Kehlkopfdiphtherie. Die Beteiligung des Kehlkopfes bei der diphtheritischen Entzündung ist entweder *primär* oder *sekundär*. Unter der primären Stenose soll nichts anderes verstanden werden, als eine *unglücklicherweise an bedrohlicher Stelle der Atemwege lokalisierte Diphtherie.* Die sekundäre Stenose tritt auf als Folge eines Nasen-Rachenprozesses, der sich langsam weiter ausbreitet oder im Kehlkopf eine Metastase macht. Entsprechend dieser Auffassung finden sich Mitisstämme als hauptsächlich für die Stenose verantwortliche Diphtheriebacillen.

Wird eine Nasen-Rachendiphtherie rechtzeitig mit Antitoxin behandelt, so ist, wie besonders FRIEDEMANN betont, die Gefahr des Übergreifens auf den Kehlkopf praktisch null.

Die *ersten Symptome* der Kehlkopferkrankung sind Heiserkeit und bellender Husten (Crouphusten). *Langsam* wird die Stimme *aphonisch*.

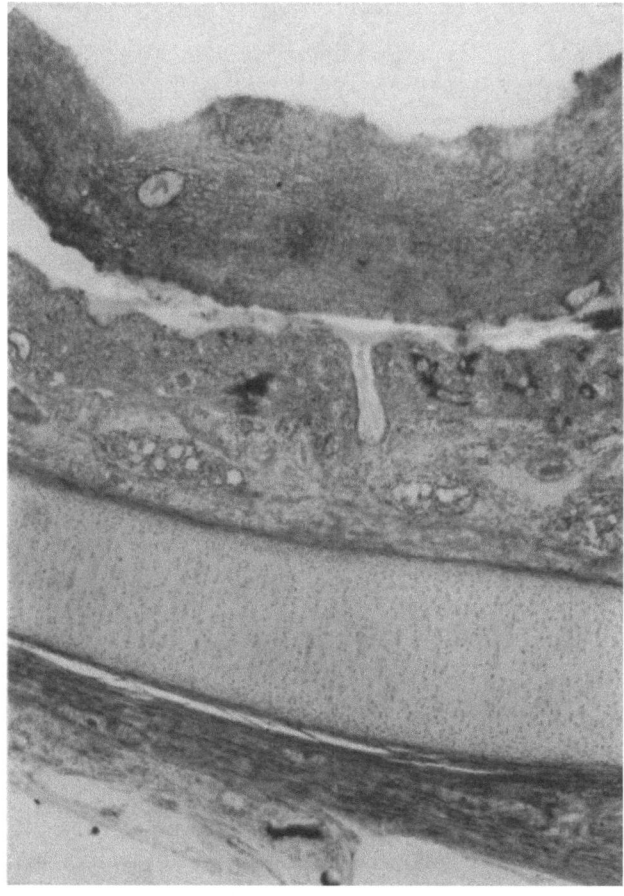

Abb. 47. Diphtherie. Submucosa ödematös, die Gefäße aber kaum erweitert. Infiltration relativ spärlich. Mächtige Pseudomembran von grober Struktur mit relativ wenig Zellelementen durchsetzt. Präparat A. M. 612 des Pathologisch-Anatomischen Instituts der Universität Basel (Prof. WERTHEMANN), S. 778, 1943. Vergr. 33mal.

Wichtig ist die *Anamnese als differentialdiagnostisches Moment* zum sog. falschen Croup (Pseudocroup = nichtdiphtheritische Stenose). Bei der Diphtherie entwickelt sich die Stenose langsam im Verlauf von Stunden bis Tagen, auch wenn es sich um primären Kehlkopfcroup handelt. Beim Pseudocroup (Grippe und ähnliche katarrhalische ätiologische Momente) erscheint der Croup akut, vorhergehend höchstens Schnupfen, banaler Husten oder überhaupt keine Erscheinungen. Die Kinder gehen bei guter Gesundheit schlafen und erwachen aus dem Schlaf plötzlich mit bellendem Husten, aphonisch und mit Stenoseatmung. Beim Pseudocroup liegt also ein *akutes Ödem der Kehlkopfschleimhaut* vor, das geringfügige katarrhalische Prozesse kompliziert.

Die *pathologische Anatomie des diphtherischen Croups ist ganz anders*; hier liegt eine spezifische pseudomembranöse Entzündung, sehr häufig unterhalb der

Stimmbänder vor, die sich langsam entwickelt und praktisch nie durch ein akutes Ödem kompliziert wird. Weist schon die genaue Anamnese auf den Unterschied von echtem und falschem Croup hin, so wird durch den *Kehlkopfspiegelbefund* die Diagnose gesichert. Beim Pseudocroup Ödem der Schleimhaut mit glänzender, unversehrter Oberfläche, bei Diphtherie weiße Membranen im Kehlkopfeingang auf den Stimmbändern oder unterhalb.

Nach den ersten Symptomen der Kehlkopferkrankung entwickeln sich die Zeichen der Stenose: die Atmung wird im Inspirium vertieft, stridorös, beschleunigt, angestrengt und die Ausatmung erschwert. Die Hilfsmuskulatur ist in lebhafter

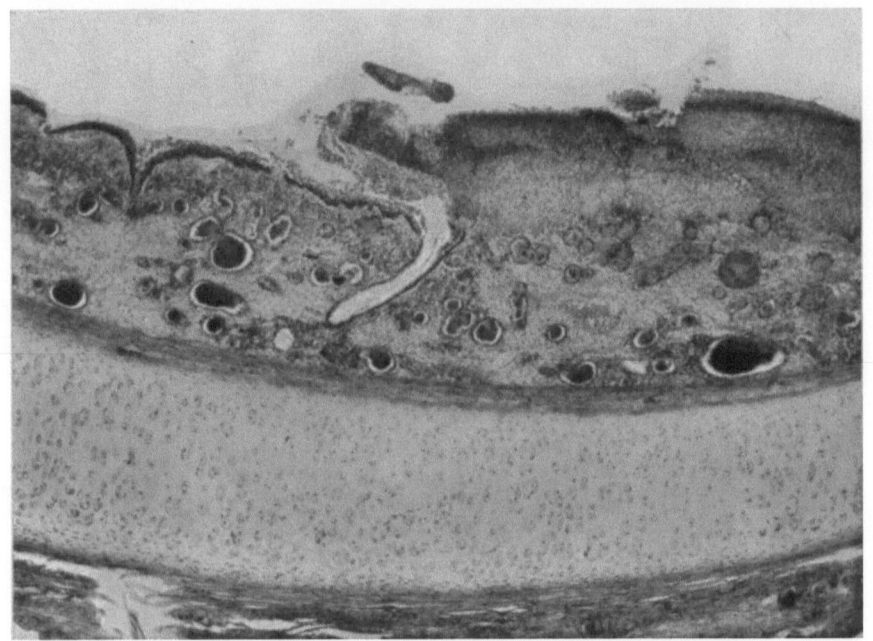

Abb. 48. Grippe. Submucosa aufgelockert, ödematös, die Gefäße stark erweitert. Starke Infiltration Hämorrhagien. Pseudomembran durchsetzt mit zelligen Elementen. Präparat A.M. 612 des Pathologisch-Anatomischen Instituts der Universität Basel (Prof. WERTHEMANN), S. 130, 1947. Vergr. 33mal.

Abb. 47 und 48. Vergleich der Pseudomembranbildung in der Trachea bei Grippe und bei Diphtherie.

Tätigkeit. Inspiratorische Einziehungen in der Fossa jugularis, den Supraclaviculargruben, den Intracostalräumen und im Epigastrium sind pathognomonisch.

Die Verengerung der Glottis ruft Lufthunger, Angst und starke Unruhe hervor. Der Zustand wird namentlich durch plötzliche Erstickungsanfälle quälend und alarmierend. Bisweilen husten die Patienten Membranstückchen aus, hie und da hört man das Flattern der Membranen, welche die Stimmritze plötzlich verlegen können. Manchmal entsteht ein akuter Glottiskrampf.

Die vertiefte Atmung vermag zu Beginn das Hindernis zu kompensieren. Das Aussehen der Kinder ist daher zunächst nicht verändert und abgesehen von der Erstickungsangst der Patienten besteht keine akute Gefahr.

Indessen ist es übertrieben, die Lage so wie SCHLOSSMANN zu beurteilen. SCHLOSSMANN behauptete seiner Zeit, daß viel zu viele Stenosen operiert würden, weil nicht genügend Beruhigungsmittel verabreicht würden. Er empfahl Narcophin in großen Dosen und glaubte damit den meisten Stenosefällen eine Operation ersparen zu können.

Trotz Narcophin und Heilserumanwendung schreitet in vielen Fällen, wie ich selber in der SCHLOSSMANNschen *Klinik* sehen konnte, die Stenose weiter fort, die blasse Gesichtsfarbe wird cyanotisch, der Puls klein und rasch als Zeichen ungenügender Lungenventilation und unmittelbarer Lebensgefahr. Hier kann nur noch die Intubation oder die Tracheotomie Rettung bringen.

Auch bei der Larynxdiphtherie gilt, was für die Rachendiphtherie gesagt wurde. Trotz Serumanwendung intravenös und intramuskulär kann der lokale Prozeß zuerst noch 6—12 Std weiter fortschreiten. Erst jetzt setzt die Serumwirkung ein und verhütet die Weiterentwicklung der Krankheit. Innerhalb dieser Zeit kommt es hie und da zur völligen Stenose. Es kann auch vorkommen, daß sich Membranen als Folge der Serumwirkung ablösen und einen akuten Kehlkopfverschluß hervorrufen. Vielleicht wird auch hie und da eine durch das Antitoxin hervorgerufene, stärkere lokale Abwehrreaktion vermehrte Schleimhautschwellung mit sich bringen, und so kann durch das Heilserum, oder trotz Heilserumtherapie, die Stenose zunächst noch weitergehen und ein operatives Vorgehen erheischen.

Bleibt die Erkrankung auf den Larynx beschränkt, so ist die Prognose bei diphtherischem Croup nicht schlecht.

Eine ernste Komplikation ist allerdings die Bronchopneumonie, welche durch Aspiration von Membranstückchen, Bacillen, Eiter usw. hervorgerufen wird. Sehr häufig kommt die Bronchopneumonie aber auch durch sekundäre Erreger (Streptokokken, Pneumokokken, Influenzabacillen usw.) zustande. Bei Tracheotomierten besteht eine erhöhte Gefahr für Bronchopneumonie. Diese Pneumonie ist stets von hohem Fieber begleitet, die übrigen klinischen Symptome sind wegen des lauten Stridors meist nicht mit Sicherheit festzustellen.

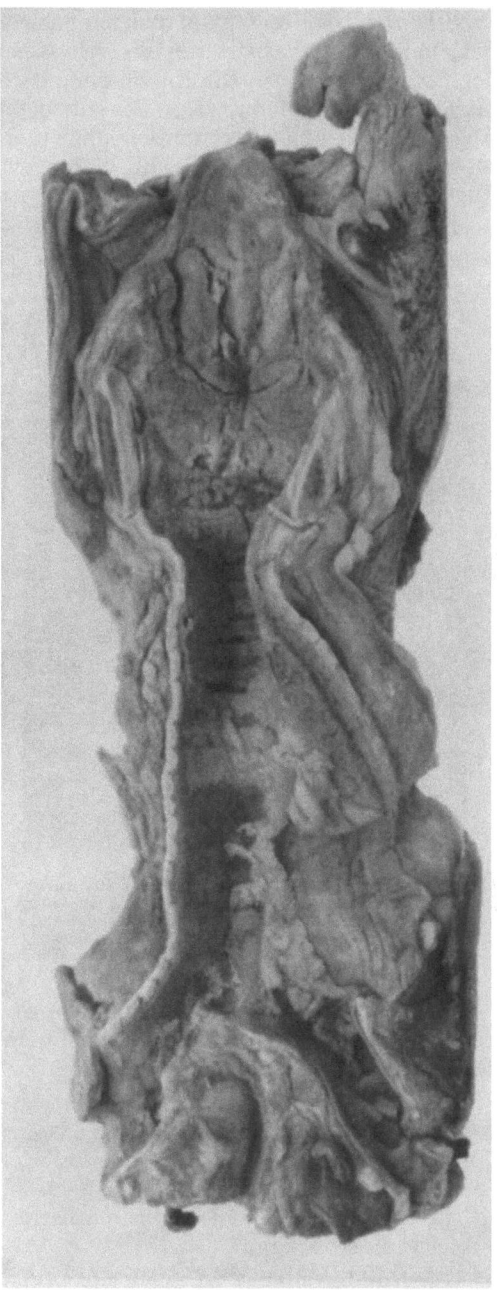

Abb. 49. Absteigende Diphtherie. Kehlkopf-Trachea-Bronchien. Präparat A. 269 des Pathologisch-Anatomischen Instituts der Universität Basel (Prof. WERTHEMANN), S. 472, 1911.

Am ungünstigsten ist der Verlauf der Stenose bei *Säuglingen*, da das Lumen von Kehlkopf und Trachea verhältnismäßig sehr eng ist. Bei *Erwachsenen* ist die Stenose ebenfalls gefürchtet, weil sie meist nur ein Teilsymptom des sog. absteigenden Croups darstellt (s. progrediente Diphtherie).

Seltenere Lokalisation auf anderen Schleimhäuten. Die Diphtherie der übrigen Schleimhäute ist verhältnismäßig selten, am häufigsten kommt noch diejenige der *Conjunctiven* vor. Die Entzündung der Schleimhaut der Augenlider ist sehr intensiv, die Schwellung wegen des entzündeten Ödems meistens so stark, daß die Augen nicht mehr geöffnet werden können. Die Schleimhaut der Lider ist dunkelrot mit Membranen bedeckt und blutet leicht. Eitrig-blutiger Ausfluß aus den Augen ist verdächtig für Diphtherie.

Diese Lokalisation findet sich *sekundär* bei Kindern mit Nasen- oder Rachendiphtherie, hie und da auch *primär* bei Pflegepersonal und Ärzten. Die Kinder reiben sich die Diphtheriebacillen mit ihren Händen selber in die Augen, beim Pflegepersonal handelt es sich um Tröpfcheninfektion. Auch bei der Augendiphtherie drohen Gefahren, nämlich das Übergreifen des Prozesses auf die Cornea.

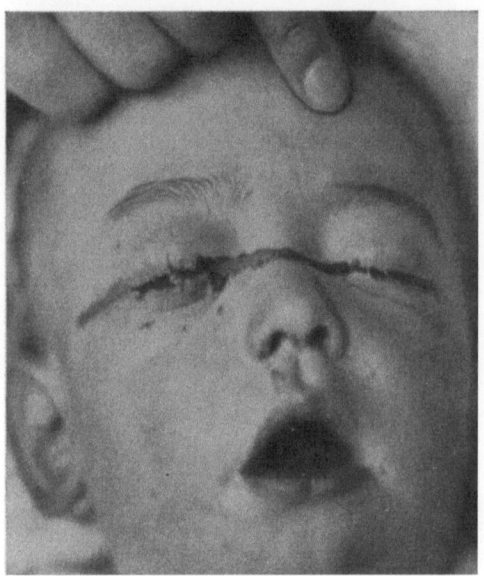

Abb. 50. Augendiphtherie. 1¼jähriger Junge mit Augen- und Nasendiphtherie. Schwellung, Verfärbung der Lider, eitrig-blutiger Ausfluß aus beiden Augen sowie aus der Nase. Erosionen der Haut, der Oberlippe und in der Umgebung des Auges (Diphtherie-Hautmetastasen). (Düsseldorf 1932.)

Die Therapie besteht in der Anwendung von Antitoxin intramuskulär. Die *Diagnose* läßt sich *nur durch das Kulturverfahren* sicherstellen wegen der häufigen Anwesenheit von Xerosebacillen.

In einzelnen Epidemien treten auch noch andere Lokalisationen auf. So hat Hoogendoorn (1946) mehrere Fälle von Gingivitis und van Lookeren-Campagne (1946) 5 atrophische Kinder mit Stomatitis, Rachen- und Tonsillendiphtherie ohne Rhinitis beschrieben. Diese Krankheitsbilder waren nur der spezifischen Therapie zugänglich.

Diphtherie des Ösophagus mit fatalem Ausgang bei einem 33 Tage alten Säugling beschreibt Hoyne (1947). In der Literatur findet dieser Autor noch weitere 34 Beobachtungen von Speiseröhrendiphtherie in 100 Jahren (vgl. Reiche).

Die *Vulvovaginitis diphtherica* tritt meist nur *sekundär* bei Rachen- und Kehlkopfdiphtherie in Erscheinung. Friedemann, Schick, Hottinger erwähnen das Vorkommen der Vulvovaginitis innerhalb der von ihnen beobachteten Epidemien. Cantrell (1934) beschreibt die Affektion bei einer 25jährigen. Es bestand gleichzeitig Rachen- und Hautdiphtherie. In der englischen Literatur sind 5 solcher Fälle bekannt.

Gelegentlich kommt es auch zur *Otitis media diphtherica*, aber soviel mir bekannt ist, nur sekundär. Bei Bacillenträgern kann die chronische Otitis diphtherica eine gewisse Rolle spielen (Rosa und Lodi 1948). Auch die Otitis externa diphtherica wurde gelegentlich beobachtet, sie gehört zu den seltenen Lokalisationen der Hautdiphtherie.

Hautdiphtherie. *Epitheldefekte der Haut* schaffen die Vorbedingung für das Zustandekommen der Hautdiphtherie. Intertriginöse, ekzematöse Veränderungen sind nicht selten mit Diphtheriebacillen superinfiziert.

Kriegsverletzungen sind häufig mit Diphtheriebacillen verunreinigt und zeigen dann ein charakteristisches Aussehen (s. Abb. 51 u. 52). Die Ränder sind besonders stark gewulstet, die Wunde selbst torpid granulierend und schmutzig belegt.

Aus der *Geschichte der Diphtherie* (TROUSSEAU) ist die *Hautdiphtherie* darum bekannt, weil zu Beginn des 19. Jahrhunderts die Krankheit häufig mit Vesicantien behandelt wurde. Die damit gesetzten Epithelveränderungen wurden zur Eintrittspforte für zum Teil äußerst schwer verlaufende Hautdiphtherie. *Hautmetastasen* im Gesicht bei *Nasendiphtherie* wurden bereits erwähnt.

Die *Nabelwunde* des Neugeborenen bildet gelegentlich die Eintrittspforte für eine Hautdiphtherie. Sie kommt hie und da in kleineren Epidemien in

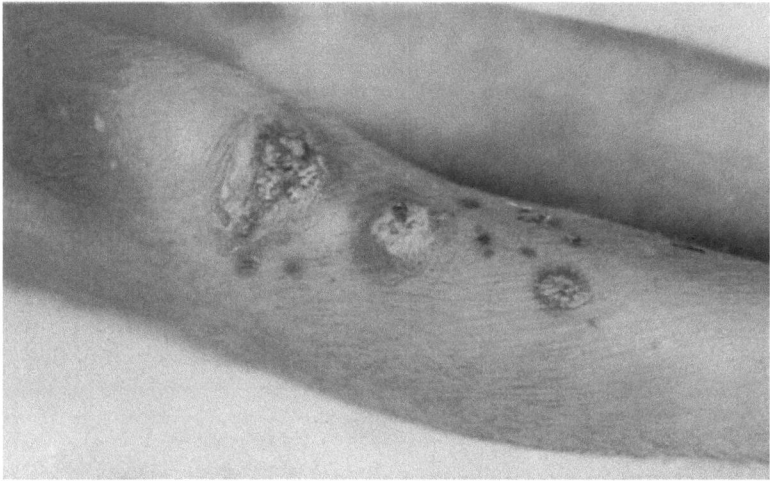

Abb. 51. Hautdiphtherie. Sekundär mit Diphtherie infizierte Impetigo eines 8jährigen Jungen am rechten Unterschenkel. Vorderseite. (Düsseldorf 1931.)

Entbindungsanstalten vor. Diese Krankheit ist, wie die Hautdiphtherie überhaupt, *nicht leicht zu nehmen.*

Während einer Epidemie in einem Landkrankenhaus, welche 12 Neugeborene erfaßte, sah der Verfasser 4 Todesfälle, 3 schwere Herzschädigungen und eine Polyneuritis postdiphtherica.

Andere Lokalisationen auf der Haut sind beschrieben am *Penis* (BOROWSKY 1935). Er stellt 18 Fälle zusammen, die zum Teil als Folgen der Circumcision auftraten. Aber auch bei Erwachsenen und größeren Kindern sind Penisdiphtherien unter der Form der Balanitis bekannt geworden (WOLFF 1933 u. a.).

Im *1. und 2. Lebensjahr* kommt die Hautdiphtherie hie und da isoliert vor *als Impetigo, Ecthyma* oder in einer *pustulösen Erscheinungsform* (LANDÉ 1917). Auch in *Panaritien* und *Herpesbläschen* wurden gelegentlich Diphtheriebacillen gefunden (POLONGI 1936). Die Hautdiphtherie verläuft hie und da chronisch. CHAMBERS beschreibt 1946 einen solchen Fall, der über 1 Jahr dauerte.

Auch bei *Erwachsenen* ist die Hautdiphtherie nicht ungefährlich. SOLOMON und IRWIN (1947) beschreiben den akuten Herztod eines Soldaten mit Hautdiphtherie an wundgerittenen Stellen. DEMANT und MARCIUKA sammelten 1948 270 Beobachtungen von Wunddiphtherie. 27 Patienten starben an Myokarditis (10%). Ein Editorial des British Medical Journal analysiert 140 Hautdiphtheriefälle (KAY und LIVINGOOD 1946). Die große Bedeutung der Hautdiphtherie, die in den Tropen besonders häufig vorkommt, wird darin hervorgehoben. *Herzveränderungen* sind die typischen Komplikationen. Glücklicherweise heilen diese Myokardschäden langsam wieder aus, dennoch aber kommen hie und da plötzlich Todesfälle an Myokarditis vor.

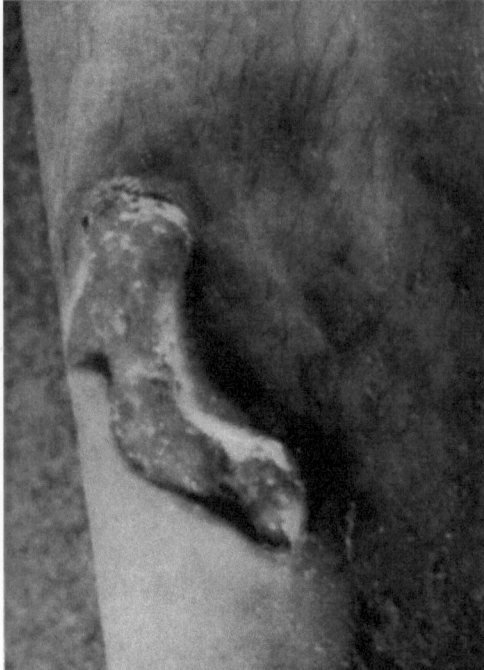

Die Diagnose der Hautdiphtherie stellt den Bakteriologen vor eine besondere Aufgabe. Es muß von ihm die genaue Differenzierung der auf der Haut gefundenen Corynebacillen verlangt werden. Häufig genug wird auch Toxinbildungsvermögen und Virulenz der gefundenen Bakterien bestimmt werden müssen, um echte Diphtheriebacillen von Pseudodiphtheriestämmen zu unterscheiden. KALIES (1943) untersuchte 121 Wunden. Bei 5,8% dieser Patienten fanden sich echte Diphtheriebacillen, bei 24% lagen Paradiphtheriestämme vor und in 3,3% fand er Mischinfektionen von Pseudo- und echter Diphtherie. (Siehe hierzu HÖLZEL und HAUPTMANN (1943) über die Wiederentdeckung des Bacterium cutis commune von NICOLLE 1893.)

Chronische Diphtherie. FRIEDEMANN hat Fälle beschrieben, bei denen sich die Rachenbeläge überhaupt nicht abstoßen. Die typischen Pseudomembranen bedeckten die Rachenorgane während 1—1½ Jahren. Nach FRIEDEMANN handelt es sich bei dieser *chronischen Diphtherie stets um eine Doppelinfektion mit Lues.* 1—2 Salvarsaninjektionen bringen die Heilung.

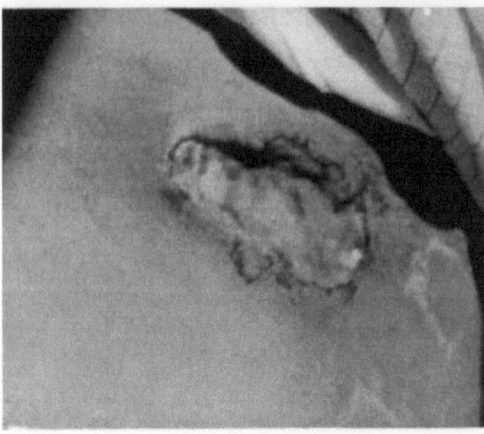

Abb. 52 und 53. Hautdiphtherie bei infizierten Verletzungen von Insassen von Konzentrationslagern. (Nach SALZMANN und HOTTINGER 1948.) Typische, aufgeworfene Wundränder und schmierig-wächserne Wundfläche. Keinerlei Heilungstendenz. Tibiakante und Oberschenkel.

2. Progrediente Diphtherie.

Eine scharfe Trennung der progredienten Diphtherie von der lokalisierten Erscheinungsform ist klinisch fast unmöglich, weil, wie SCHICK betont, unendlich viele Abstufungen der Krankheitsintensität bestehen und eigentlich der sog. lokalisierten Diphtherie eine gewisse Neigung zur Progredienz nicht abgesprochen werden darf. Das Charakteristische der progredienten Diphtherie ist meines Erachtens der zeitlich rasche Ablauf. Dabei treten 2 Krankheitsbilder besonders in den Vordergrund, die Nasendiphtherie und der absteigende

Croup. Die Nasendiphtherie wurde schon beschrieben und bei der progredienten Form ist das Typische das „Überspringen der Rachenorgane" und das rasche Ergriffenwerden des Kehlkopfes, wobei häufig der diphtherische Prozeß sich in die Trachea und die Bronchien fortpflanzt.

Die *Entwicklung der progredienten Diphtherie des Rachens oder des Kehlkopfes* führt in kurzer Zeit zum *deszendierenden Croup*; gemeinsam ist beiden Formen die absteigende Stenose. Auffallend ist bei beiden das Zurücktreten der toxischen Komponente der Diphtherieinfektion gegenüber der Gefahr des Erstickens.

Beim *deszendierenden Croup* bilden sich die Membranen in der Trachea und

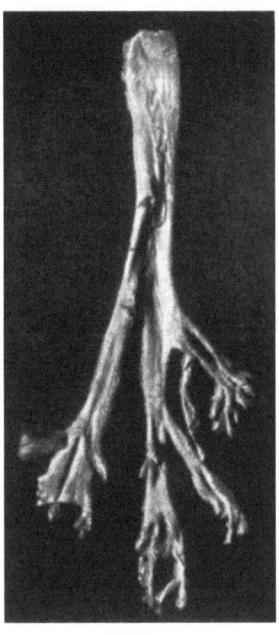

Abb. 54.

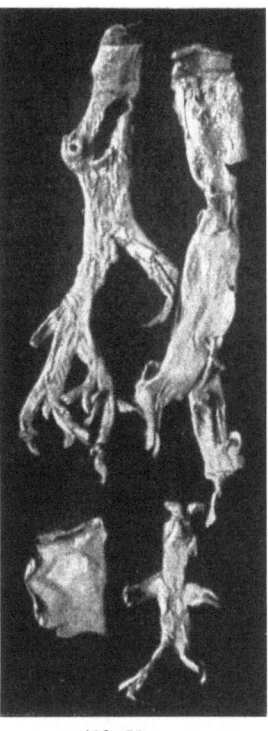

Abb. 55.

Abb. 54 und 55. Expektorierte Membranen nach J. v. BOKAY. (Aus der Membranensammlung des Stefanie-Kinderspitals Budapest.)

in den Bronchien 1.—4. oder 5. Ordnung. Ganz selten werden solche Membranen als *Ausgüsse des Bronchialbaums* ausgehustet. Hie und da gelingt es auch durch Absaugen, Intubation oder Tracheotomie, kombiniert mit Ansaugen, größere Membranen zu entfernen. Dennoch ist beim absteigenden Croup die Erstickungsgefahr sehr groß. In diesen Fällen wird die Atmung oberflächlich und frequent, die Patienten sind blaß-cyanotisch und der Tod tritt durch Erstickung und nicht durch Toxinwirkung ein, denn das Ersticken erfolgt in der Regel schon bevor die spezifische Vergiftung sich auswirken kann.

Bei *Säuglingen und Kleinkindern* droht daneben die Gefahr der Bronchopneumonie, auch wenn die Diphtheriemembranen nicht allzu tief in die Trachea oder in den Bronchialbaum hinabreichen.

Wichtig ist, ob sich im weiteren Verlauf nach Ablösen, Aushusten oder Absaugen der Membranen sich diese wiederum nachbilden. Hier gibt es große individuelle Differenzen. Gutartige Fälle mit relativ geringer Ausdehnung des Prozesses und bösartige mit rasch sich wieder bildenden Membranen kommen in jedem Alter vor. Die Nachbildung der Membranen kann noch 24—36 Std nach Antitoxininjektion auftreten.

Mit dem Rückgang des Entzündungsprozesses lösen sich die vorhandenen Membranmassen auf, die Expektoration wird dadurch mehr eitrig. Hierbei wirkt das *Ansaugen* der zerfließlichen, weichen, eitrigen Massen durch den Katheter manchmal *lebensrettend*. Hauptsächlich alte, verschleppte Krankheitsfälle weisen diese Verlaufsform auf.

Auch bei der progredienten Diphtherie des Kehlkopfes ist die Körpertemperatur anfänglich erhöht. Die Höhe des Fiebers wechselt, der Anstieg der Temperatur zeigt entweder ein Weitergehen des Prozesses an (die Stenose wird intensiver) oder er weist auf eine komplizierende Pneumonie hin. *Röntgenkontrollen* sind daher unbedingt notwendig. Man wird dadurch die Bronchopneumonie frühzeitig erkennen, wird sie von Atelektasen der Lunge unterscheiden können und *für die Prognose wichtige* Aufschlüsse erhalten.

Die *Heilung* des absteigenden Croups pflegt eine gewisse Zeit in Anspruch zu nehmen. Heiserkeit und bellender Husten verschwinden nicht sofort. Der Verlauf hängt ab vom rechtzeitigen Anwenden des Heilserums, vom rechtzeitigen operativen Eingriff (Intubation oder Tracheotomie), vom Alter des Kindes (Säuglinge oder Kleinkinder sind besonders gefährdet), vielleicht auch vom Typus der Diphtheriebacillen (Mitis harmloser als Intermedius) und von der Menge des angewendeten Penicillins.

Die Restitution wird durchschnittlich nach 14 Tagen erreicht sein, der Tod erfolgt in der Regel relativ früh, d. h. am 3.—6. Tag der Stenose.

3. Primär toxische Diphtherie.
(Diphtheria gravissima = maligne Diphtherie.)

Der Arzt hat nur selten Gelegenheit, die Entwicklung dieses Krankheitsbildes von Anfang an zu beobachten. Unter denjenigen Fällen, die ich selber während der Düsseldorfer Epidemie 1929—1933 verfolgen konnte, befanden sich 32 Kinder, die ich am 1. Krankheitstag sehen konnte.

Die Inkubationszeit bei diesen Fällen war relativ kurz (1—3 Tage). Die Kinder erkrankten plötzlich mit hoher Temperatur und schwersten Allgemeinerscheinungen. Die Nasenschleimhaut, der Rachen, die Gaumenfalten, die Uvula waren ödematös geschwollen und zeigten nur in wenigen Fällen mehr oder weniger ausgedehnte weißliche oder hämorrhagische Pseudomembranen. Dagegen traten neben diesen verhältnismäßig geringen lokalen Erscheinungen bereits schwerste Allgemeinsymptome in den Vordergrund: Ödem, periglandulär am Hals, mit einer Ausdehnung bis auf das Brustbein. In vielen Fällen waren schon die Symptome der hämorrhagischen Diathese ausgeprägt: punktförmige oder flächenhafte Hautblutungen, der periphäre Kreislauf versagte schon am ersten Tag fast in jedem Fall. Fahle, gelblichgraue Farbtöne der Haut, blasses Gesicht, Müdigkeit, weicher unregelmäßiger Puls, starker ASCHNERscher Reflex (réflexe oculo-cardiaque), Absinken des Blutdrucks sind schon am ersten Tag die *gefürchteten Anzeichen der toxischen Vasomotorenlähmung*. Das *ominöse Erbrechen*, oft unstillbar, zeigt sich bereits als Folge der cerebralen Beteiligung am Vergiftungsprozeß. Das Bewußtsein ist fast immer erhalten; Nieren und Leber sind regelmäßig am Krankheitsprozeß beteiligt. Ausnahmslos bei jedem Patient war die Leber vergrößert, die Konsistenz vermehrt, das Organ druckempfindlich. Im Urin fand sich immer Eiweiß, in einzelnen Fällen bis zu $12^0/_{00}$. Im Sediment: Erythrocyten, Leukocyten, granulierte, zellige und hyaline Cylinder. Charakteristisch ist schon am ersten Tag der penetrante, süßlich-leimige *Foetor*.

Aus den Nasenlöchern fließt serös-eitriges, blutiges Sekret. Hautmetastasen auf Oberlippe und auf den Wangen sind häufig zu beobachten.

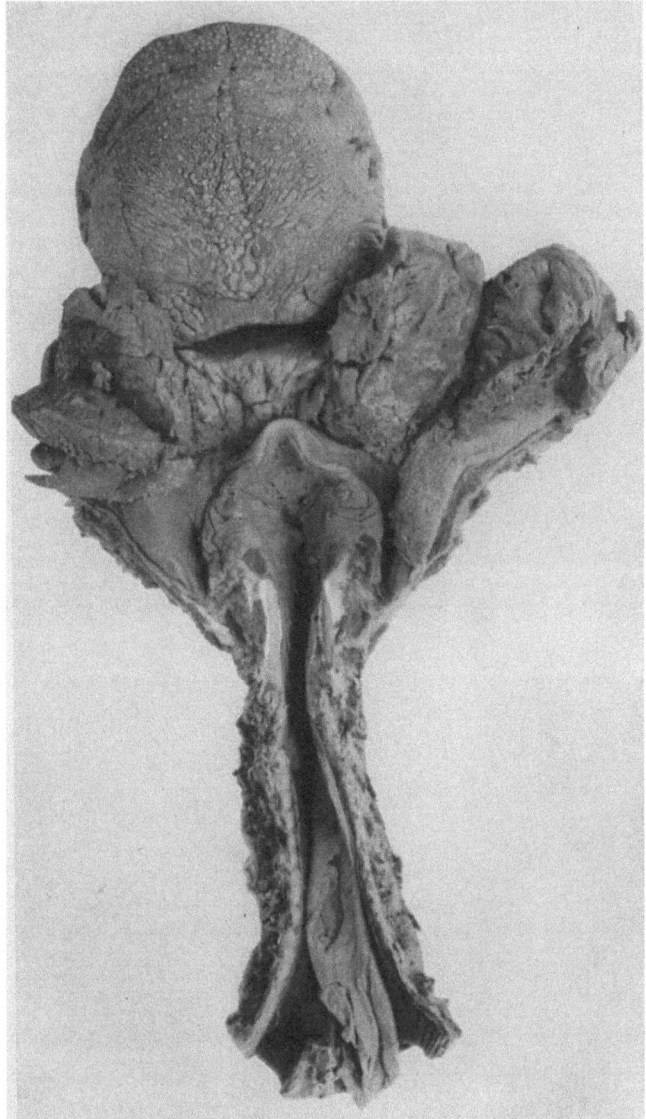

Abb. 56. Toxische Diphtherie des Kehlkopfes, Ödem. Präparat A. 2687 des Pathologisch-Anatomischen Instituts der Universität Basel (Prof. WERTHEMANN), S. 795, 1935.

In den nächsten 12—24 Std treten die Beläge auf. In der Nase, auf den Tonsillen erscheinen sie gleichzeitig trotz intensiven Antitoxingaben. Sie sind häufig hämorrhagisch verfärbt und sitzen auf der ödematösen Schleimhaut festhaftend auf.

Das ungewöhnliche klinische Bild, mit dem viele Ärzte nicht mehr vertraut sind, veranlaßt zu auffallend vielen Fehldiagnosen. Etwa die Hälfte aller Fälle wurde als Mumps, als Scharlachangina, als peritonsillärer oder pharyngealer Absceß, als Drüsenabsceß, als Halsphlegmone usw. zur Aufnahme in die Infektionsklinik eingewiesen. Einmal kam ein solches Kind mit der Diagnose: Unstillbares Erbrechen.

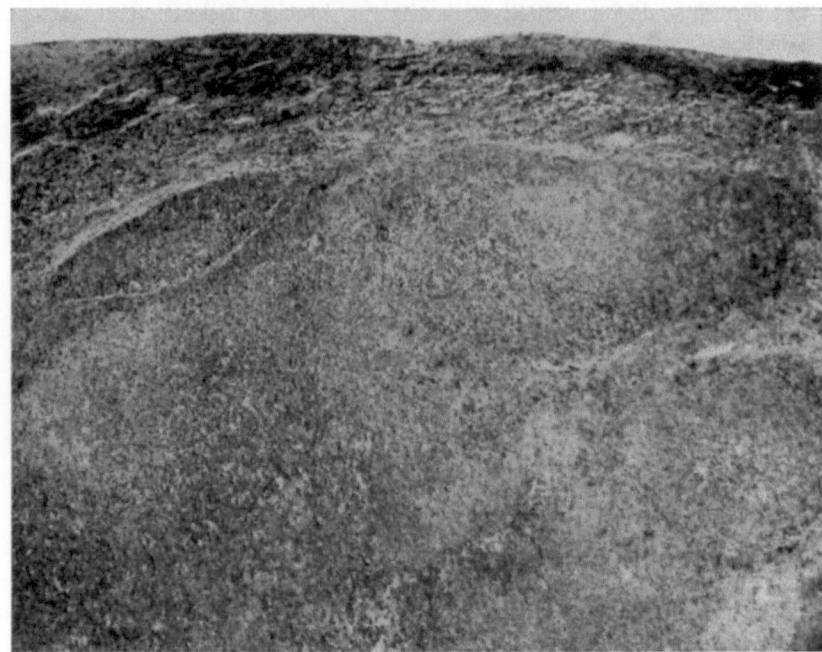

Abb. 57. Toxische Diphtherie der Tonsille, Ödem und Nekrose des Gewebes. Präparat des Pathologisch-Anatomischen Instituts der Universität Basel (Prof. WERTHEMANN), S. 795, 1935.

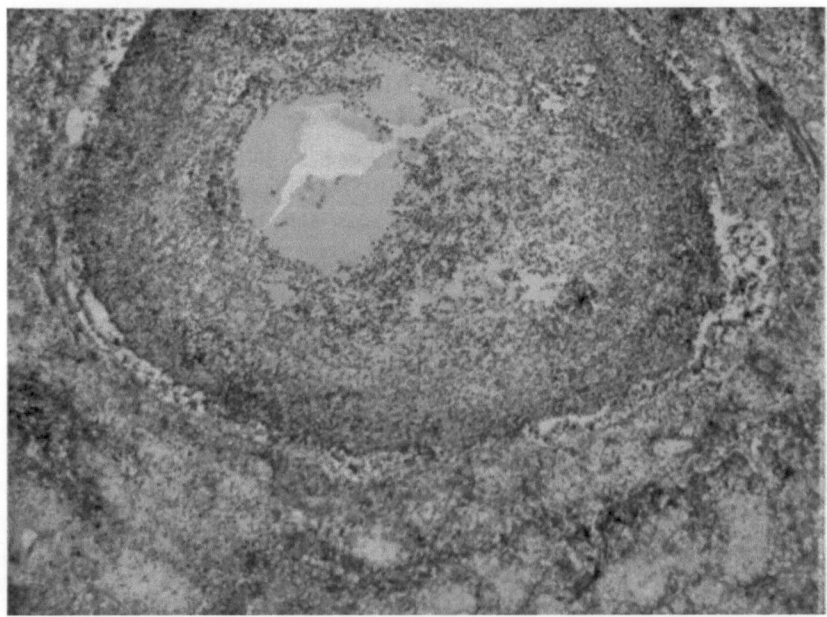

Abb. 58. Bronchitis diphtherica und peribronchiale Bronchopneumonie. Der Bronchus ist angefüllt mit Fibrin und Leukocyten. Die Bronchialschleimhaut ist völlig zerstört. Peribronchiales Ödem und Infiltration. Das Lungengewebe ist nur noch an der Peripherie zu erkennen. Präparat A. M. 612 aus Düsseldorf 1932 des Pathologisch-Anatomischen Instituts der Universität Basel (Prof. WERTHEMANN). Vergr. 50mal.

Der Beginn der toxischen Diphtherie ist also uncharakteristisch und so trügerisch, daß der Verdacht auf Diphtherie oft gar nicht aufkommt. Der Hals ist so eigentümlich

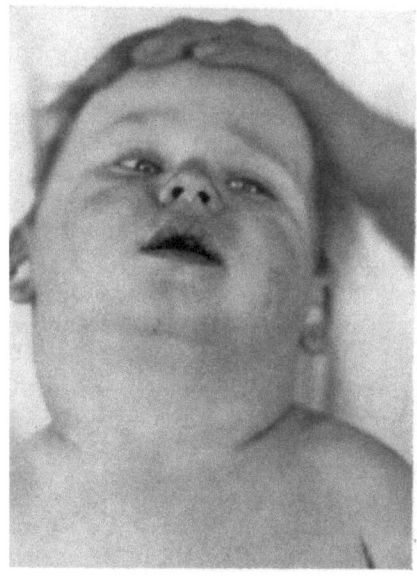

Abb. 59. Lymphome und Halsödem bei maligner Diphtherie eines 3jährigen Jungen, Düsseldorf 1932. Cäsarenhals.

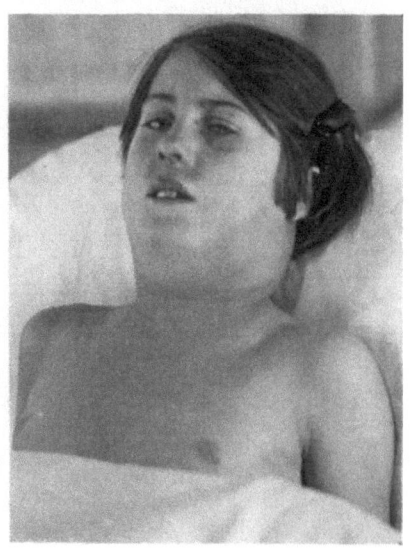

Abb. 60. Ödem bei maligner Diphtherie, 10jähriges Mädchen, Düsseldorf 1932, tödlicher Ausgang. Das Ödem erstreckt sich bis in die Mitte des Sternums.

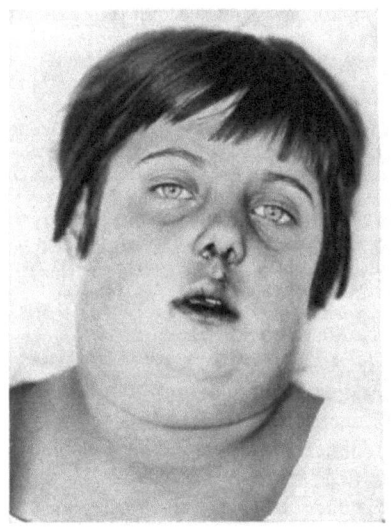

Abb. 61.

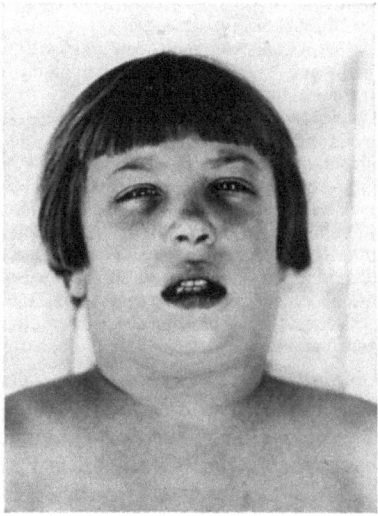

Abb. 62.

Abb. 61 und 62. Cäsarenhals bei maligner Diphtherie. 7- und 9jähriges Mädchen mit Hals- und Brustödem, Hautmetastasen an der Oberlippe und leichter hämorrhagischer Diathese. Tödlicher Verlauf (Düsseldorf 1931).

dick, das teigig-weiche Ödem beider Seiten, das in schweren Fällen sich bis auf die Haut der vorderen Thoraxseite erstreckt, ist so auffallend mumpsähnlich, daß auf den ersten Blick die Fehldiagnose verständlich ist. Diese eigentümliche

Konfiguration des Halses hat dieser Symptome wegen die Bezeichnung „*Cäsarentypus*" eingebracht.

Man hat versucht, 3 Formen der toxischen Diphtherie zu unterscheiden:
1. *Die hämorrhagische Form.*
2. *Die ödematöse oder protrahierte Form.*
3. *Die foudroyante Form.*

Indessen lassen sich diese drei klinischen Bilder nicht klar auseinanderhalten. Die *foudroyante Form* verläuft meistens in 2—3 Tagen tödlich, die *protrahierte* zieht sich über 1—2 Wochen hin und die *hämorrhagische* Form endet oft erst nach Wochen durch die Kombination von Gefäßlähmung und Herzmuskelaffektion. Die *Letalität beträgt schon am ersten Krankheitstag 25%*, am zweiten 40%, am dritten 48% und nimmt mit jedem Krankheitstag progressiv zu.

Diagnose. Die *Diagnose* stützt sich auf die folgenden *7 Kardinalsymptome*:
1. Ausgedehnte Beläge der Nase, des Rachens, starkes Ödem des Gaumens.
2. Charakteristischer Foetor. 3. Periglanduläre Ödeme am Hals (Cäsarentypus)[1].
4. Kleinere und größere Haut- und Schleimhautblutungen, namentlich in der Gegend des Schultergürtels, der Achselhöhle, der vorderen Brustwand und des Gesichts. 5. Periphere Kreislaufschwäche. 6. Erbrechen (unstillbar). 7. Leberschwellung und Harnbefund.

Einzelne oder sogar mehrere dieser 7 Kardinalsymptome sieht man nicht sehr selten bei mittelschwerer Diphtherie oder bei verschleppten Fällen. Kombinieren sich aber viele dieser Zeichen, namentlich Ödeme, Hautblutungen, Bluterbrechen oder blutige Durchfälle, so ist die Diagnose der toxischen Diphtherie sichergestellt.

Die bakteriologische Untersuchung läßt häufig im Stich, weil das Resultat des Kulturverfahrens im 1. Abstrich in etwa 15% negativ ausfällt. Erst im 2. oder 3. Abstrich gelingt dann der Nachweis manchmal.

Man hat versucht, die Diphtherieerkrankungen einzuteilen in reine Diphtherie und septische Diphtherie (v. BORMANN).

Die septische soll sich von der einfachen dadurch unterscheiden, daß die Membranen grün-schwarz verfärbt sind und der Fötor fäkulent sei. Im Abstrich findet man häufig Streptokokken.

Den Streptokokkenbefunden wurde eine große Wichtigkeit beigelegt für die Pathogenese dieser Krankheitsform. Ich kann dem nicht zustimmen, weil bei den vielen hundert Fällen, die ich selber gesehen habe, nur in 50—60% Streptokokken neben Diphtheriebacillen in mehrfachen Abstrichen gefunden worden sind. Etwa die Hälfte der Fälle verlief tödlich. Die Todesursachen waren immer typische Erscheinungen der diphtheritischen Intoxikation. Ich kann mich daher nicht entschließen, den ungünstigen Verlauf der Krankheit der Streptokokken-Mischinfektion zur Last zu legen, denn auch von den 40% toxischer Fälle, deren Rachenabstriche streptokokkenfrei waren, starben 20%, also ebenfalls die Hälfte.

Auch den Versuch KNAUERS, die Bösartigkeit dieser Diphtherieform durch eine Mischinfektion mit Spirochäten zu erklären, kann ich nicht als richtig anerkennen. Im Rachenabstrich unserer Fälle fanden sich höchstens bei 8% aller Patienten vereinzelte Spirochäten.

Die *Pathogenese* kann nur im Zusammenhang mit der genauen Beobachtung von Epidemiologie und Bakteriologie geklärt werden. Schon in der Zeit, als die Typologie der Diphtheriebacillen noch nicht entwickelt war, wiesen alle Beobachtungen gleichsinnig immer wieder auf 2 Punkte hin:

Entweder sind bestimmte Individuen oder ganze Familien minderwertig bzw. besonders für Diphtherie empfänglich, oder es handelt sich bei all diesen Fällen um einen besonderen hochvirulenten Keim von ungewöhnlich großer Agressivität (vgl. Kapitel über Bakteriologie, Epidemiologie und Pathogenese).

In der Umgebung toxischer Fälle ist die Kontagiosität der Diphtherie viel größer als bei der gewöhnlichen Krankheitsform; nicht allzu selten gelingt es, einen direkten Zusammenhang mehrerer toxischer Fälle nachzuweisen.

---

[1] Der Ausdruck „*Cäsarenhals*" wird heute oft ersetzt durch „*Collum proconsulare*".

Auch die unglaublich rasche Entwicklung innerhalb von 1—2 Tagen bis zum Höhepunkt der Krankheit weist darauf hin, daß es sich bei vielen Fällen von toxischer Diphtherie um eine a priori bösartige, mit ungeheurer Geschwindigkeit verlaufende, unaufhaltsam zum Tode führende Infektion handelt.

Verlauf. Die Dauer der Krankheit bis zur Heilung erstreckt sich wegen der fast gesetzmäßig in bestimmten Perioden der Rekonvaleszenz auftretenden Komplikationen auf 3 Monate. Nach 12 Wochen sind die meisten Rekonvaleszenten so weit gebessert, daß man sie nach Hause entlassen kann. Bei den tödlich verlaufenden Krankheitsfällen lassen sich 3 Gruppen unterscheiden:

1. Frühtodesfälle an Kreislaufversagen am 1. und 2. Krankheitstag. 2. Die größte Gruppe der Todesfälle häuft sich in den ersten 10—14 Tagen. Die Ursache ist meist eine schwere akute Myokarditis. 3. Eine kleinere Gruppe von Sterbefällen tritt in der Zeit zwischen 40. und 50. Krankheitstag auf. Hier sind es die Lähmungen oder die Kombination von Herzschäden und Lähmungen oder die Pneumonien, welche als Todesursache im Vordergrund stehen. Nach dem 51. Krankheitstag haben wir in Düsseldorf keine Patienten mehr verloren. Dies gilt, wie auch die folgenden klinischen Details, nur für eine Epidemie. Andere Autoren sahen zu anderen Zeiten ebenfalls maligne Formen. Gewisse Abweichungen von Epidemie zu Epidemie kommen aber vor, und so sind die zeitlichen Angaben einer gewissen Variabilität unterworfen.

Die allgemeinen Krankheitszeichen, die bei maligner Diphtherie wichtig sind, sollen noch einmal besonders hervorgehoben werden:

Körpertemperatur mittel bis hoch, in einzelnen Fällen sogar Hyperpyrexie. Aus der Anfangstemperatur ist kein sicherer Anhaltspunkt für die Prognose zu gewinnen.

Prostration. Die schwerkranken Patienten fühlen sich so elend, daß sie vollständig apathisch daliegen, und obschon das Bewußtsein völlig erhalten ist, reagieren sie gar nicht auf äußere Reize wie Ansprechen, Untersuchung, Injektion. Starke Prostration ist ein Zeichen fatalen Ausgangs.

Puls. Der Puls ist anfänglich frequent, wird dann langsam, klein und weich, immer langsamer, unregelmäßig und fadenförmig. Die Pulswelle wird immer kleiner. Der *Blutdruck* sinkt unter 70 mm Hg, bis er, in vielen Fällen tiefer als 45 mm Hg, gar nicht mehr zu messen ist. Namentlich die Blutdrucksenkung ist prognostisch ungünstig, sie kommt zustande durch die Vasomotorenlähmung allein oder in Kombination mit Myokarditis. Sinkt der Blutdruck unter 55 mm Hg, so bedeutet das fast in allen Fällen den fatalen Ausgang.

In seltenen Fällen kommt es auch zu *Gangrän* der Extremitäten infolge von Veränderungen der Arteriolen oder Capillaren auf toxisch infektiöser Grundlage (BLUMBERGER 1926).

Fast ebenso gefürchtet wie der tiefe Blutdruck und der fadenförmige Puls ist das *Erbrechen*. Bleibt der Patient noch längere Zeit am Leben, so wird das Erbrechen unstillbar. Die Patienten verlieren ungeheuer viel Wasser, sie magern ab und verfallen in wenigen Stunden. Das Erbrechen ist oft das erste Anzeichen eines Versagens des Kreislaufs infolge von Hirnanämie oder Intoxikation des Vasomotorenzentrums.

Mit den Zeichen der Kreislaufschädigung treten häufig heftige, kolikartige *Leibschmerzen* auf Sie sind bei einzelnen Patienten von dünnen, mit Blut gemischten Darmentleerungen gefolgt. In vielen Fällen kann man sich über das Zustandekommen der Leibschmerzen keine Vorstellungen machen.

Ein wichtiges Allgemeinsymptom ist die *Harnausscheidung*. Manchmal ist die Urinmenge klein, durch das tage- und wochenlang anhaltende Erbrechen, in anderen Fällen durch eine nephritische Harnsperre. Abnahme der Tagesharnmenge ist ein ungünstiges Zeichen, Harnflut bedeutet Wendung zum Besseren.

Appetit und *Durst* sind verschieden. Der Appetit verschwindet bei allgemeiner Intoxikation oder Vasomotorenlähmung, der Durst steigert sich infolge des Wasserverlustes bei Erbrechen ins Unerträgliche. Infusionen und Tropfeinlauf helfen nur vorübergehend.

Das *Körpergewicht* hängt mit dem Allgemeinzustand zusammen. Eine große Rolle spielt es für die Beurteilung der Krankheit nur bei Erbrechen, Wasserverlust und Austrocknung.

Lokale Krankheitserscheinungen und Komplikationen. Die lokalen Erscheinungen heilen trotz intensiver Serumtherapie ungewöhnlich langsam ab. Die *Begrenzungsröte* erscheint viel später als bei gewöhnlicher Diphtherie (3 bis 6 Tage!).

Das *Abstoßen der Membranen* dauert häufig 5 bis 8 Tage. Die *Ödeme* bleiben oft eine ganze Woche unverändert bestehen. In einzelnen Fällen dauert die Reduktion der Lokalsymptome 2—3 Wochen. Das Verschwinden der Lokalsymptome bedeutet noch keine Heilung, häufig genug fanden wir bei Sektionen in den Krypten der Tonsillen subakut verlaufende Entzündungsprozesse, welche dem Auge verborgen blieben. Oft

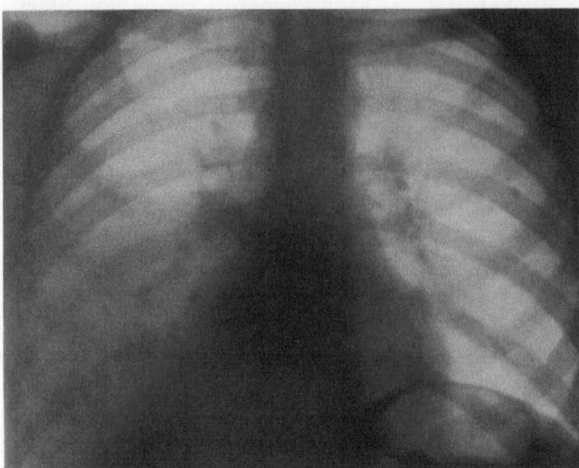

Abb. 63. Lungendiphtherie (nach HOTTINGER 1933). Komplizierende Bronchopneumonie des rechten Unterlappens bei maligner Diphtherie, ohne Beteiligung des Kehlkopfes oder der Trachea. Hämorrhagischeitriges Sputum mit Reinkulturen von Diphtheriebacillen.

bilden sich die Membranen trotz reichlicher Serumanwendung weiter und ergreifen Kehlkopf oder Speiseröhre und Magen (REICHE, Hamburg 1928).

Die *Lungendiphtherie* ist eine typische Komplikation der malignen Krankheitsform. Sie besteht in einer hämorrhagischen Bronchopneumonie, welche hie und da pseudolobäre Formen annimmt. Das Zustandekommen der Lungendiphtherie ist vielleicht durch Aspiration zu erklären, vielleicht aber auch durch Aussaat der Diphtheriebacillen im Blut.

Das *Blutbild* zeigt eine polymorphkernige Leukocytose, hie und da, namentlich bei schweren Fällen, findet sich eine relative Monocytose (KÖNIGSBERGER 1929).

BAUMGARTNER (1947) bestätigt, daß die milde Diphtherie keine charakteristischen Veränderungen im Blutbild macht, daß die schwere Form die totale Leukocytenzahl nur wenig erhöht und daß im weiteren Verlauf, namentlich bei Myokarditis und Polyneuritis, eine *Monocytose* auftritt, die neben einer Linksverschiebung und einer mäßigen Leukocytose dem Blutbild etwas Charakteristisches verleiht. Hie und da findet sich Thrombopenie, verlängerte Blutungszeit, mangelhafte Retraktilität des Gerinnsels, jedoch sind diese Werte nicht regelmäßig zu erheben.

Nierenschädigung. Man beobachtet immer, jedoch von Fall zu Fall verschieden große Eiweißausscheidung im Urin, von Spur Albumen bis zu 12% Esbach. Einen *rein nephrotischen Befund* konnte ich nie erheben, während andere Kliniker (KÖNIGSBERGER) bei ihren Patienten den typischen der reinen Nephrose vorherrschend finden.

Experimentelle Untersuchungen hierzu liegen vor von PATRASSI (1932): Intravenöse Injektion von Diphtherietoxin bei Kaninchen machen nach diesem Autor schwere Nekrosen der Glomerulusschlingen und Blutungen aus denselben oder aber aus intertubulären Capillaren. Nach einiger Zeit tritt eine Verdickung und Hyalonisierung der Basalmembran ein. Noch später findet man eine diffuse Schädigung der MALPIGHIschen Körperchen. In direkter Beziehung zu Ort und Verteilung der Glomerulusstörungen treten atrophische Veränderungen der abhängigen Tubuli auf, und schließlich eine beträchtliche Vermehrung des interstitiellen Bindegewebes. Rein tubuläre Veränderungen erhielt WOLFF bei subcutaner Injektion von Diphtheriebacillen und von Toxin an weißen Mäusen.

BAILEY, FABER u. a. beschrieben an Kaninchen nach Behandlung mit Diphtherietoxin schwerste Glomerulusschädigungen. Das Kapitel der Nierenveränderung durch Diphtherietoxin ist somit experimentell noch nicht völlig geklärt. Bei meinen Beobachtungen bestand immer eine mehr oder weniger deutliche Hämaturie. In vielen Fällen normaler Reststickstoff, hie und da allerdings deutliche Erhöhung bis auf 300 bis 600 mg, gleichzeitig Xanthoproteinwert $+ 60$. Störung des Allgemeinbefindens durch die Nephritis trat im allgemeinen nicht ein.

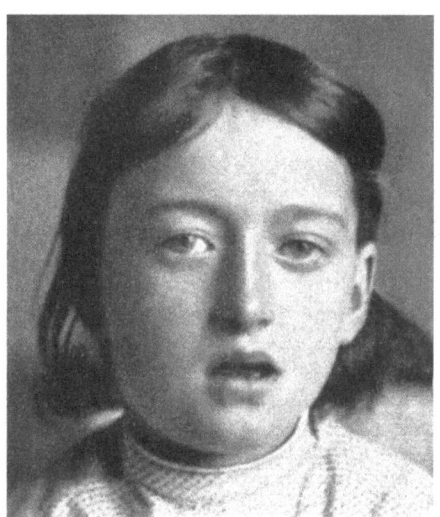

Abb. 64. Facies eines Kindes mit Myocarditis postdiphtherica (Prof. v. PFAUNDLER, München). Matter Gesichtsausdruck.

Leber. Dieses Organ ist klinisch in jedem Fall affiziert. Vergrößerung, Konsistenzvermehrung, Schmerzhaftigkeit. Ernstere Symptome der Parenchymschädigung der Leber sah ich nie, jedoch wurden gewisse abnorme Werte des Blutzuckers gefunden, die auf eine Schädigung im Glykogenstoffwechsel hinweisen.

GARAU (1950) untersuchte die pathologische Anatomie der Leber bei Diphtherie an Hand von 29 Fällen von $2^1/_2$—4 Jahren. Er fand immer degenerative Prozesse. In der Hauptsache lagen vor „diffuse Kongestion" und „Dilatation" der Capillaren im Zentrum der Leberläppchen. Weniger häufig fand GARAU kleinzellige Infiltration der portalen biliären Räume, welche hie und da von der Peripherie in die Leberläppchen eindringen (10 von 29 Fällen). Nur 3mal konstatierte er intralobuläre Infiltrate.

Die *schwersten Komplikationen* bei toxischer Diphtherie sind, wie allgemein hervorgehoben wird: **Kreislauf-, Herzmuskel-, Nerven- und Nierenschädigung.**

Das Versagen des Kreislaufs tritt hauptsächlich in den ersten Tagen des Krankseins ein und kann plötzlich zum Tode führen. Bei der Sektion finden sich dann oft keinerlei Veränderungen am Herzmuskel. Gelegentlich kommen in einzelnen Epidemien solche plötzlichen Kreislauftodesfälle auch noch später vor bis zum 50. Krankheitstag (HEUBNER, HOTTINGER).

In anderen Epidemien wird die späte Vasomotorenlähmung überhaupt nie beobachtet (KÖNIGSBERGER). Überwindet der Patient die initiale Kreislaufschwäche, so drohen ihm noch die *Gefahren der Myokarditis*, der *Lähmungen des Nervensystems* und der *Pneumonie*. Die Komplikationshäufigkeit ist außerordentlich groß. Über die Komplikationen bei toxischer Diphtherie gibt folgende Tabelle 16 Aufschluß.

Auffallend ist in dieser Statistik die Zahl der Lähmungen bei den günstig verlaufenden Fällen. Es kommen auf jeden Patienten 2 verschiedene Lähmungen. Auffallend ist ferner die große Zahl der Herzschädigungen in beiden Gruppen. Bei den tödlich endigenden Krankheitsfällen sind jedoch verhältnismäßig viel mehr Myokarditiden (34 von 42 Sezierten)

Tabelle 16. *Komplikationen bei toxischer Diphtherie.*

A. Von Patienten, deren Krankheit günstig ausging (79 Fälle).	B. Von Patienten, die der Krankheit erlagen (55 Fälle).
Von 79 Patienten genasen 16 ohne weitere Komplikationen (= 11,8%) im Verlauf der Krankheit. Die übrigen 63 wiesen folgende Komplikationen auf:	Die klinisch beobachteten Komplikationen sowie pathologisch-anatomischen Befunde der 42 sezierten Fälle sind folgende:

A. (Fortsetzung):
1. Nierenschädigung 63
2. Myokarditis und Kreislaufschwäche . 38
3. Lähmungen 94
   Hiervon entfielen auf:
   Frühparese der Gaumen- und
   Schluckmuskulatur 26
   Spätparese der Gaumen- und
   Schluckmuskulatur 21
   Totale Areflexie 20
   Akkomodationsparese 12
   Augenmuskellähmung 6
   Facialislähmung 2
   Zwerchfell-, Atem- und Schlund-
   lähmung 3
   Sphincter ani-Lähmung . . . 2
   Peronaeuslähmung 1
   Stimmbandlähmung 1
4. Angina 8
5. Hämorrhagische Pneumonien 4
6. Otitis media 4
7. Drüsenschwellungen 2
8. Hämorrhagische Diathese 10

B. (Fortsetzung):
1. Nierenveränderungen 42
2. Myokarditis und Vasomotorenlähmung 34
3. Lähmungen 1
4. Hämorrhagische Diathese 28
   Subseröse Blutungen 16
   Magen-Darm-Blutungen 12
   Hämorrhagische Pneumonien . . 8
5. Thrombosen im Herzohr 4
   Thrombosen in der Nierenvene . . 1
6. Hypostatische und Bronchopneumonie 13
7. Stauungserscheinungen:
   Ascites 2
   Stauungsorgane 9
8. Status thymico-lymphaticus 2

(Nach Hottinger 1931.)

konstatiert worden, als bei den Überlebenden (58 von 79). Nur 11,8% aller überlebenden Patienten kamen ohne jede Komplikation durch. 21mal wurde bei der Sektion eine Pneumonie gefunden (50% der Sterbefälle), 8mal davon war die Pneumonie hämorrhagisch; 4mal gelang es dabei, Diphtheriebacillen in der Lunge nachzuweisen. Bei den Überlebenden war eine hämorrhagische Lungenentzündung nur 4mal diagnostiziert.

Die folgende Tabelle 17 gibt ein Beispiel für die Todesursachen:

Tabelle 17. *Todesursachen.*

Sezierte Fälle:		Nicht sezierte Fälle:	
Myokarditis	8 ⎫	Myokarditis	6
Myokarditis + Pneumonie . . .	22 ⎬ = 34	Myokarditis + Pneumonie . . .	2
Myokarditis + Lähmungen . . .	4 ⎭	Myokarditis + Lähmungen . . .	2
Lähmungen	1	Kreislaufinsuffizienz	3
Kreislaufinsuffizienz ohne Myokarditis .	7		
	42		13

(Nach Hottinger 1931.)

Achtmal konnte keine Myokarditis gefunden werden, ein Todesfall ist einer Zwerchfellähmung zuzuschreiben. Von den übrigen 7 Patienten ohne Myokarditis sind 6 in den ersten Tagen der Krankheit erlegen, während eine Patientin am 18. Tag an Lungenentzündung starb. Diese Zahlen sind demonstrativ genug, um das schwere Bild der toxischen Diphtherie zu veranschaulichen. Sie sind nur als Beispiel gedacht und stammen aus der Düsseldorfer Epidemie 1930/31.

Myokarditis. Bei jeder Diphtherieerkrankung, nicht nur bei der malignen Form, kann das Herz in Mitleidenschaft gezogen werden. Die *Pulssymptome* wurden schon mehrfach erwähnt, die *Körpertemperatur* wird auffallend niedrig, die *Haut* fühlt sich eigentümlich kalt an. Die Untersuchung des Herzens ergibt eine leichte Verbreiterung, leise oder dumpfe Töne. Oft fällt eine Spaltung der

Herztöne auf, die Leber schwillt an, die Nierensymptome halten an, die Harnmenge ist spärlich.

Der ASCHNERsche Reflex (réflexe oculocardiaque) ist schon sehr frühzeitig verstärkt und seine Prüfung (FRONTALI, JENNI) ist unter Umständen sogar gefährlich.

Auffallend sind die *Gesichtszüge*, deren Müdigkeit, Ausdruckslosigkeit und Mattheit dem Erfahrenen ohne weiteres die drohende Herzschwäche anzeigen. Es kommt zur allgemeinen *Prostration*, zum *ominösen Erbrechen* und zu *Bauchschmerzen*. Jetzt wird der Patient unruhig, die Leber schwillt noch mehr an, kalte Schweiße brechen aus. Der Puls ist fadenförmig, Galopprhythmus setzt ein, der Blutdruck ist tief.

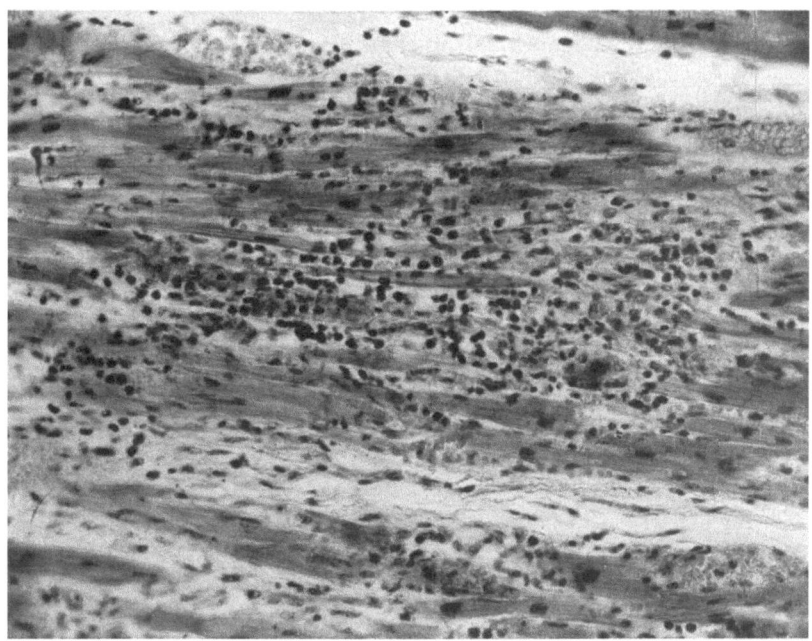

Abb. 65. Akute Myocarditis diphtherica. Ödem, Zerfall der Muskelfasern, Erweiterung der Blutgefäße, interstitielle Infiltrate mit eosinophilen Zellen. Präparat des Pathologisch-Anatomischen Instituts der Universität Basel (Prof. WERTHEMANN), S. 909, 1947. Vergr. 210mal.

Je früher die Symptome des Versagens der Herzkraft auftreten, desto ungünstiger ist die Verlaufsform (BEHR). Man unterscheidet Früh- und Spätschädigungen des Herzens, je nach dem Zeitpunkt des Auftretens. Im Frühstadium findet man bei fatalem Ausgang häufig noch keine pathologisch-anatomischen Veränderungen im Herzmuskel (HOTTINGER, BEHR u. v. a.). Dennoch kann, wie wir sehen werden, der primäre Zusammenbruch des Kreislaufs auf eine Vergiftung des Sinusknotens zurückzuführen sein (KIENLE).

Charakteristisch ist die schon 1930 von SCHWENTKER und NOEL besonders hervorgehobene phasenartige Verlaufsform. Zuerst tritt das Versagen des Kreislaufs, in rascher Entwicklung fortschreitend, fast dramatisch in Erscheinung. In 1—2 Tagen kann der Tod eintreten. Oft aber kommt ein Stadium scheinbarer Restitution, um dann von neuem in schwere Dekompensationserscheinungen überzugehen. *Das Intervall der vorübergehenden Besserung ist charakteristisch für die diphtherische Herzschädigung* (die Analogie zum Tierversuch ist dabei vollkommen; s. S. 1254 und 1317). Man darf sich durch dieses Intervall über die Schwere der Komplikation nicht täuschen lassen.

Im *Röntgenbild* sieht man die schon klinisch nachweisbare Dilatation des Herzens. Bei freiem Sensorium liegt der Patient oft stundenlang pulslos da. Der Tod tritt gewöhnlich ganz plötzlich bei irgendeiner kleinen Anstrengung (Aufsitzen, Stuhlentleerung, Mundinspektion oder minimale Erregung) ein. Das Ende der 2. Woche ist ein bevorzugter Termin für den Eintritt des diphtherischen

Herztodes, jedoch ist auch noch viel später mit dem akuten Versagen des Herzens zu rechnen (bis zum 50. Tage). Bei der *Obduktion* finden sich schwere *degenerative Veränderungen* am Herzen neben interstitiellen Entzündungsvorgängen. Die Muskelfasern werden aufgelöst (Myolyse) in Fibrillenbündel, fettige Degeneration tritt auf, interstitielles Ödem, Capillarerweiterung und Vermehrung des interstiellen Bindegewebes mit infiltrativen Einlagerungen von Rundzellen und Fibroblasten werden gefunden (s. Abb. 65).

Es gibt keine sicheren Anhaltspunkte dafür, ob, wann und wie schwer eine Herzmuskelschädigung eintreten wird. Die gewöhnlichen lokalisierten Nasen- oder Rachendiphtherien, die progredienten Formen, namentlich aber die toxischen Diphtherien können Herz- und Kreislaufveränderungen hervorrufen. Auch die Hautdiphtherie bewirkt manchmal Myokarditis (KAY und LIVINGOOD 1946).

Nachuntersuchungen von SCHWEITZER (1946), solche von INSTOCK (1947), von BANG (1947), GRAMLICH (1948) u. a. ergeben glücklicherweise eine gute Prognose. Immerhin zeigen sich bei vielen Patienten, deren Herzen nach überstandener Diphtherie kontrolliert wurden, mehr oder weniger ausgeprägte Dauerschädigungen. Nur 12,3% der Patienten mit pathologischem Befund im EKG befanden sich subjektiv wohl. Hie und da kommt es zur ersten Manifestation oder zu einem Wiederauftreten einer Herzmuskelschädigung erst *nach der Entlassung* aus der Klinik. Der sog. WILSONsche Schenkelblock bei „herzgesunden" Jugendlichen ist häufig auf eine überstandene Diphtherie mit Leitungsunterbrechung im rechten Tawaraschenkel zurückzuführen. Es kann sich dabei um eine bedeutungslose Narbe im rechten Tawaraschenkel handeln bei völlig leistungsfähigem Herzen und ausgeheiltem Myokard (KIENLE 1946).

Das Diphtheriegift scheint eine spezifische Affinität zum Reizleitungssystem zu besitzen. Systematische Untersuchungen mit Serienaufnahmen des EKG liegen in großer Zahl vor. Die ersten Untersuchungen gehen bis 1912 zurück (HECHT). Eine ausgezeichnete Zusammenfassung stammt von KIENLE (1947). Es finden sich zuerst *Störungen der Erregungsbildung* (supraventrikuläre Extrasystolen). In seltenen Fällen sind die supraventrikulären Extrasystolen festgekoppelt, so daß das Bild der *Bigeminie* entsteht. Auch ventrikuläre Tachykardien, ventrikuläre Extrasystolen, Salven von verschiedenen Kammerzentren aus können auftreten. Sie sind meistens von *prognostisch ungünstiger* Bedeutung.

Weit häufiger als Störungen der Reizbildung treten totale *a-v-Blockierungen* auf. Der totale a-v-Block bei Diphtherie *verläuft ohne Bradykardie*, weil eine hohe Eigenfrequenz der Kammern besteht. Die a-v-Blockierung setzt sehr rasch ein und führt oft zu ADAMS-STOKESschen Anfällen. Hie und da kommt es auch zu WENCKEBACHschen Perioden.

Die Schädigung des eigentlichen *Kammermyokards* kommt zur Geltung in der Deformation der T-Zacken, Senkung der ST-Strecke, in Verbreiterung der S- und der R-Zacke.

Die EKG-Veränderungen sind manchmal *sehr flüchtig* und bestehen eventuell nur Stunden bis wenige Tage. In manchen Fällen ist einzig die Änderung des EKG-Typs bei normalem Verlauf von ST und T und regelrechter Breite von QRS-Zacken das einzige Zeichen einer kardialen Mitbeteiligung.

Die *ersten EKG-Abweichungen bei Diphtherie bestehen immer im Negativwerden der T-Zacken*, meistens in Abl. III. In vielen Fällen kommt es gleichzeitig zu einer Senkung von ST. Geht die Myokardschädigung weiter, so entwickelt sich mit großer Regelmäßigkeit ein tiefes S in Abl. I. Der Kurvenverlauf nähert sich dann dem WILSONschen Schenkelblock.

Bei weiter fortschreitender Herzschädigung wird dann die R-Zacke im Abl. I niedriger. Nun beginnt in den meisten Fällen eine Abflachung von T in Abl. I und II mit Senkung der ST-Strecke in Abl. I und II.

Die weitere Entwicklung der EKG-Veränderungen ist dann meist so, daß sich *langsam ein Niederspannungs-EKG ausbildet*, mit mehr oder weniger tiefem ST und deformierten T-Zacken. Nach KIENLE (1946) kann schon *zwischen dem 1. und 3. Krankheitstage, bei* $^1/_5$ *der Fälle ein Herzmuskelschaden nachgewiesen werden.* $^1/_3$ *aller Myokardschäden beginnt zwischen dem 3. und 5. Krankheitstag*. Die Häufigkeit wird dann immer kleiner und bleibt ungefähr gleich bis nach dem 40. Krankheitstage.

Im allgemeinen ist die Schädigung des linken Herzventrikels schwerer als diejenige des rechten, obschon meistens die Myokarditis im rechten Ventrikel beginnt. Zunächst wird das rechte Herz tangiert und es kommt in einem hohen Prozentsatz der Fälle zur *Unterbrechung des rechten Tawaraschenkels*. Allmählich treten die Zeichen der Linksschädigung hinzu, die bei ungünstig endenden Fällen die Zeichen der Rechtsschädigung überwiegen.

Meist nach der Leitungsunterbrechung im rechten Tawaraschenkel kommt es auch zur Unterbrechung im HISschen Bündel, dann zur Unterbrechung des linken Tawaraschenkels, vielfach unter Ausbildung einer Verzweigungsblockkurve. Bei günstiger Weiterentwicklung verschwinden die Zeichen der intraventrikulären Leitungsstörung und machen einem Niederspannungs-EKG Platz, das KIENLE als Folge ausgedehnter Zerstörungen des Myokards auffaßt, ohne lokalisatorische Schlüsse zu ziehen. Allmählich kommt es zur Rückentwicklung eines normalen Kurvenverlaufs.

Bei Frühtod am 1. oder 2. Tage der Diphtherie sind die EKG-Veränderungen gering und pathologisch-anatomisch ist nur ein mehr oder weniger ausgeprägtes interstitielles Ödem nachweisbar. Der *Frühtod* ist nach KIENLE aufzufassen als *Folge einer toxischen Lähmung des Reizbildungssystems nach einer Phase übersteigerter Erregung.*

Die Häufigkeit der diphtherischen Herzkomplikation nimmt mit steigendem Alter zu. Unter 1808 Patienten fand KIENLE bis zum 3. Lebensjahr 31,8% Herzschäden und bei über 35jährigen 66,5%. Die tödlichen Herzkomplikationen überwiegen aber in der Altersgruppe 3—7 Jahre mit 18,0%.

Die *Prognose* der diphtherischen Herzschädigung *quoad vitam* ist im allgemeinen günstig, jedoch bleiben etwa in der Hälfte oder mehr aller Fälle Dauerschädigungen zurück. Für die *Prognose* gewinnt KIENLE *eine Reihe wichtiger Anhaltspunkte*: Der linksseitige Tawaraschenkelblock ist *quoad vitam ungünstig*, ebenso der atypische Schenkelblock und der Verzweigungsblock.

Supraventrikuläre Tachykardien sind prognostisch *um so ungünstiger, je früher sie auftreten. Vorhofflimmern* und *Vorhofflattern* geben eine *ernste Prognose in der 1. Krankheitswoche*, später sind sie günstig. *Infauste* Prognose haben die *paroxysmalen Kammertachykardien*, ebenso *Extrasystolen am 2. und 3. Krankheitstage. Ungünstige Bedeutung* haben ferner *Erhöhung des ST-Verlaufs* in 2 oder 3 Ableitungen. Ihre Prognose ist noch schlechter, wenn eine *gleichzeitige Verbreiterung von QRS* besteht. *Ungünstig* ist ebenfalls der *Übergang* von einer Unterbrechung des rechten Tawaraschenkels *in einen atypischen linken Schenkelblock*.

Wir verdanken zweifellos den systematischen Untersuchungen über die EKG-Veränderungen des Diphtherieherzens wichtige neue Erkenntnisse, die unser Verständnis für den Mechanismus der Herzschädigung wesentlich erweitern. *Noch bevor klinisch* das Ergriffenwerden des Herzens erfaßt werden kann, sind schon typische Zeichen der Toxinwirkung unter dem Bilde der *Lähmung des Sinusknotens* nachzuweisen. Die Rolle der Peripherie beim Zusammenbruch des Kreislaufs ist noch umstritten. Der Blutdruckabfall namentlich ist nach KIENLE nicht kardial bedingt, sondern die Folge einer peripheren Kreislaufstörung. Der diphtherische Spättod ist ein Herzmuskeltod. Die Herzmechanik aber ist nach den Untersuchungen im Flächenkymogramm, trotz hochgradiger EKG-Abweichungen, vollkommen intakt. Mechanische Insuffizienz und EKG-Veränderungen gehen nicht parallel (KIENLE).

Es ist daher *bis heute die Diskussion* über die Toxinwirkung auf den Kreislauf nicht abgebrochen. Ein Teil der Meinungen vertritt die Auffassung, das Versagen des Herzens hänge mit degenerativen oder entzündlichen Veränderungen des Vagus, teils in seinen Kernen, teils auf seinem Wege zum Herzen zusammen (SPIELER). Zentrale Toxinwirkungen zur Erklärung der Kollapserscheinungen werden von BINGEL angenommen. Die Vasomotorenlähmung, zentral entstehend, soll nach der Auffassung von ROMBERG das Primäre sein, die Herzveränderung nur sekundär. SCHICK meint, beide Momente, nämlich die zentrale Vasomotorenlähmung und die muskuläre Schädigung, seien gleichsinnig tätig, würden aber abwechselnd in den Vordergrund treten.

Die Tatsache, daß das Diphtherietoxin beim Meerschweinchen die Nebennieren schädigt, ließ vermuten, daß auch beim Menschen etwas Analoges eintreten könnte. Nach MOLTSCHANOFF wird tatsächlich die Nebenniere verändert. Zu Beginn wird nach diesem Autor eine vermehrte Sekretion von Adrenalin ausgelöst. Diese gehe rasch in eine Erschöpfung der Nebennieren über, so daß der Blutdruck intensiv absinkt.

Neuere experimentelle Untersuchungen, mit dem speziellen Zweck, die Herzmuskelschädigung durch Diphtherietoxin zu analysieren, stammen von MA, LIAN und TUNG (1940), POURSINES und Mitarbeitern (1943).

Im Prinzip ergeben diese Studien am Meerschweinchen und Kaninchen dieselben Veränderungen des Herzmuskels, wie wir sie beim Menschen kennen: Nach einer kurzen Latenzzeit tritt unter der Toxinvergiftung zuerst eine Sinustachykardie auf, dann entwickelt sich eine Zwischenphase mit Abflachen oder Umkehr der T-Zacke, und schließlich eine progressive Bradykardie mit mono- oder polymorphen Extrasystolen. Die terminale Phase zeigt a-v- oder i-v-Blockbildung, ist aber unter Umständen regressibel.

Wichtig scheinen mir in diesem Zusammenhang die histologischen Untersuchungen des Zentralnervensystems von C. DE LANGE. Danach ist gar nicht unwahrscheinlich, daß das Toxin im Hirnstamm oder verlängerten Mark encephalitis-ähnliche Veränderungen auslöst, deren Bedeutung wir bis heute noch nicht genügend gewürdigt haben.

Mit der Schilderung der Herzveränderung im engeren Sinne ist die Möglichkeit des pathologischen *Geschehens am Kreislauf noch nicht annähernd vollständig analysiert.* Es gibt auch in der neuesten Literatur eine ganz beachtliche Menge von Beobachtungen über Diphtheriebacillen-Sepsis. Dabei sind Endokarditis, Perikarditis, Gangrän, Phlebitis usw. beobachtet worden. *Diese septischen Komplikationen* sind aber nicht *das* Problem, sondern immer wieder tritt die Herzschwäche an sich als klinische Komplikation und als pathophysiologisches Problem an uns heran. Wenn wir zum Schluß die verschiedenen Ansichten über das Zustandekommen des Zusammenbruches des Kreislaufs noch einmal anführen, so hat das nur den Zweck, noch einmal zu zeigen, daß der ganze Komplex noch nicht einwandfrei geklärt ist. Nach BÓKAY (1932) gruppieren sich die wichtigsten Arbeiten dieses Gebietes um die 5 folgenden Unterabteilungen:

1. Die Rolle des *Vasomotorenzentrums*; 2. die Rolle der *peripheren Gefäße*; 3. *Nebenniere* und *Hypophyse*; 4. *Innervation des Herzens*, im speziellen *Vagusveränderungen*; 5. *toxische Veränderungen* an *Herzmuskel* und *Reizleitungssystem*.

Weder die histologischen Untersuchungen (Degeneration, Myolyse, Infiltration, Schwielenbildung), noch die vielen Kreislaufuntersuchungen über die Rolle der Peripherie, noch die ungezählten klinischen Arbeiten über die Erscheinungsbilder haben uns restlose Klarheit gebracht über die in Frage kommenden pathologischen Vorgänge. Sicher spielt die Mischinfektion und eine eventuelle Diphtheriebacillen-Sepsis *keine* ausschlaggebende Rolle. Inwieweit quantitative und qualitative Giftzufuhr oder eine besondere Toxinanreicherung im Herzmuskel oder eine bestimmte Beziehung zwischen Diphtherietoxin und Lipoidsubstanzen des Herzens ausschlaggebend sind, wissen wir nicht (BEER 1940). Die Forschungen der letzten Jahre haben uns über das EKG und seine Veränderungen beim Diphtherieherzen viele neue Erkenntnisse gebracht, namentlich diejenige über die Schädigung des Sinusknotens, den außerordentlich frühzeitigen Beginn dieser Schädigung (am 1. bis 3. Krankheitstag), die ungeahnte Häufigkeit der Myokarditis, eine Klärung über die Progredienz dieses Prozesses vom rechten Herzen zum linken, prognostische Beurteilungsmöglichkeiten, die Erkenntnis der relativen Gutartigkeit und Regressibilität der Herzveränderungen, sowie die Kenntnis gewisser Dauerschäden.

Komplikationen von seiten des Nervensystems. Die Häufigkeit der Komplikationen des Nervensystems ist wie diejenige der anderen Diphtheriekomplikationen vom Genius epidemicus abhängig. Die Angaben schwanken von 8% (JOCHMANN 1915) bis zu 15,5% (FRIEDEMANN 1928) für Durchschnittsepidemien und steigern sich bei epidemischer Häufung der toxischen Diphtherie auf 100% bei malignen Formen (HOTTINGER 1931).

Das Krankheitsbild der postdiphtherischen Störungen des Nervensystems wird von *Veränderungen der motorischen Nerven beherrscht.* Hie und da treten auch Beeinträchtigungen der sensiblen Nerven auf. Ihre Symptome sind aber meist geringfügig. Die großen Sinnesnerven — Gesicht, Geruch, Gehör — bleiben unbeeinträchtigt. Störungen im Bereich der Hirnnerven (Abducens, Facialis) sind oft einseitig. Die Lähmungen im Bereich der Rückenmarksnerven sind gewöhnlich symmetrisch.

Frühlähmungen treten hauptsächlich in der Nähe des lokalen Entzündungsherdes auf: Rachendiphtherie macht *Frühlähmungen des weichen Gaumens*, Augendiphtherie Frühlähmungen des Abducens. Die Frühlähmungen treten als Begleiterscheinungen der lokalen Entzündungen auf.

Spätlähmungen haben eine durchschnittliche Inkubationszeit von 4—5 Wochen. Manchmal werden beinahe alle peripheren Nerven des Kopfes, des Rumpfes und der Glieder befallen: *Polyneuritis postdiphtherica.* Häufiger entwickeln sich vereinzelte Lähmungen, die wir als rudimentäre Formen der diphtherischen Polyneuritis auffassen.

In der Regel entwickeln sich die Lähmungen ohne Fieber, und es besteht auch keine Druckempfindlichkeit der Nervenstämme. Hie und da aber gehen der Lähmung verschiedene Symptome voraus, die als Reizerscheinungen gedeutet werden müssen: Eintägige Fieberzacke bei maligner Diphtherie (HOTTINGER 1931), Druckerhöhung und Eiweißvermehrung des *Liquors* ohne Zellvermehrung, *neuralgiforme Schmerzen, Facialisphänomen* usw. *Psychische Störungen* treten hie und da in Erscheinung (MÜHLENKAMP 1934), obschon sie nicht zum landläufigen Bild der postdiphtherischen Nervenschädigungen gehören.

Während in der älteren Literatur eine Affinität des Diphtherietoxins zum Zentralnervensystem nicht bekannt ist, bzw. negiert wird, ist in den letzten 15 Jahren doch in einer ziemlich großen Zahl von Fällen der Nachweis erbracht worden, daß die Diphtherie im Zentralnervensystem Veränderungen hervorrufen kann. Hinterstrangdegenerationen, die auf primäre Schädigung der Spinalganglien zurückzuführen waren, Veränderungen der Nervenzellen, des Striatums, des N. vagus sind von HECHST (1934) beschrieben. MEYER (1881) fand nur geringe Veränderungen im Cervical- und verlängerten Mark bei einem 17jährigen Mann mit postdiphtherischen Lähmungen. Dabei fanden sich *überwiegend schwere Erscheinungen an den peripheren Nerven*. HOCHHAUS (1891) beschreibt dagegen geringe Veränderungen an den peripheren Nerven, *in den gelähmten Muskeln jedoch heftige interstitielle Entzündung*. 1913 behauptet DYNKIN, Encephalitis bei Diphtherie sei noch nie beschrieben worden. Indessen gibt es bereits eine ganz beachtliche Literatur über die Veränderungen des Zentralnervensystems bei Diphtherie (ROBINSON 1937, KARELITZ 1940, BAAN 1943, BAKER und NORMANN 1944, ANDERSON 1947, BOE 1947, AMUNDSEN und Mitarbeiter 1948, STILLERMAN 1948 u. a.). Indirekte Hinweise sind klinische Erscheinungen wie Chorea, Diplegien, Halbseitenlähmung, Babinski und andere extrapyramidale Symptome, auch das Auftreten von vermehrtem Zucker und Eiweißgehalt des Liquors (Dissociation albumino-cytologique, GUILLAIN-BARRÉ).

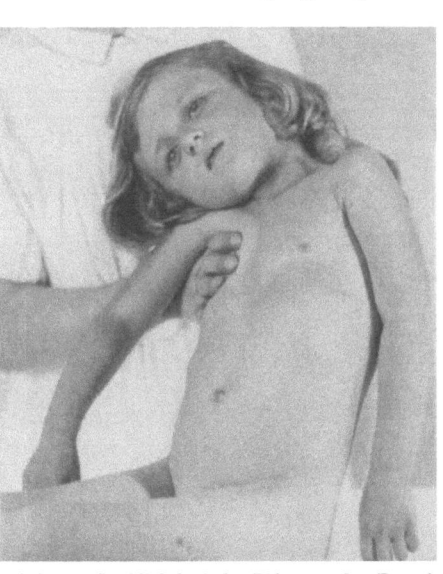

Abb. 66. Postdiphtherische Lähmung des Rumpfes und des Schultergürtels. Dreijähriges Mädchen: toxische Diphtherie, Auftreten der Lähmungen in der 4. Woche der Rekonvaleszenz, vorübergehende Atemlähmung, Ausgang in Heilung (Düsseldorf 1930).

Ein Teil dieser relativ seltenen Fälle läßt sich zurückführen auf lokale Thrombusbildung mit Erweichungsherden und Blutungen. Ein anderer Teil wird durch Embolien, die von Herzthromben ausgehen, entstanden sein. Ein weiterer Teil entwickelt sich als hämorrhagische Meningo-Encephalitis.

Wichtig ist schließlich, daß auch Veränderungen an den *Nervenendplatten* (bei Frühlähmungen in geringerem Ausmaß, bei Spätlähmungen hochgradig) festgestellt worden sind (TRAMBUSTI).

DE LANGE kommt zum Schluß, daß die Toxine der Diphtheriebacillen sehr verschiedene klinische und histologische Bilder erzeugen können. In den meisten Fällen findet sich ein Entartungsprozeß der peripheren Nerven (die *dégénérescence granulo-graisseuse* von CHARCOT und VULPIAN). Dieser Prozeß kann aber auch ganz oder fast ganz fehlen, indem sich eine weit verbreitete *Entartung der Muskulatur* findet oder indem die *Nervenendplatten* zerstört sind.

Neben den durch thrombotische und embolische Prozesse entstandenen Veränderungen, die zu Hemi- oder Diplegien führen, gibt es noch eine Anzahl von Fällen, die histologisch der bulbären Form der HEINE-MEDINschen Krankheit und der des Morbus Economo sehr ähnlich sind. Jedoch ist bei der Diphtherietoxinencephalitis eine charakteristische retikuläre Verbreitung der Glia um die Gefäße herum besonders stark ausgeprägt, *es fehlt aber die perivasculäre Entmarkung*. Dies erlaubt die Differenzierung von Encephalitis nach Masern,

Pockenimpfung und Rabies. Identische akute Encephalitis kommt nach DE LANGE auch vor im Anschluß an Immunisierung mit Anatoxin (s. auch ROBINSON 1937, ANDERSON 1947).

Wenn also die anatomische Grundlage der postdiphtherischen Lähmungen vor allem in schweren Veränderungen der peripheren Nerven gesehen werden muß, so sind auch die weniger sichergestellten histologischen Befunde in der Muskulatur und im Zentralnervensystem doch mehr zu beachten.

Über das Wesen der Früh- und Spätlähmungen gibt es auch *heute noch keine einheitliche Meinung*. Vielleicht entsteht die Frühlähmung, z. B. Gaumensegelparese in der 1.—2. Krankheitswoche, auf ganz andere Weise als die Spätlähmungen. Zum Teil wird angenommen, daß das Toxin den Nervenbahnen entlang wandere, obschon dafür kein Beweis vorliegt (DÖRR). Zum Teil wird angenommen, daß ein spezielles Nerventoxin (Toxon) entstehe und heute scheint dafür ein gewisser Beweis gefunden zu sein in der Entstehung eines besonderen neurotropen Toxins in alkalischen Kulturen. Noch andere Auffassungen (GLANZMANN 1934) meinen, daß die primäre Intoxikation den Organismus sensibilisiere, und daß bei länger dauernden Restprozessen in Tonsillen oder Lungengewebe nach einiger Zeit eine allergische Reaktion des Nervensystems zu Lähmungen führe. Eine weitere Hypothese meint, daß das Toxin zuerst durch natürliches oder künstlich zugeführtes Antitoxin gebunden wird, und daß sich nach einiger Zeit diese Bindung lockert, Toxin frei wird und zu Nervenschäden Anlaß gibt.

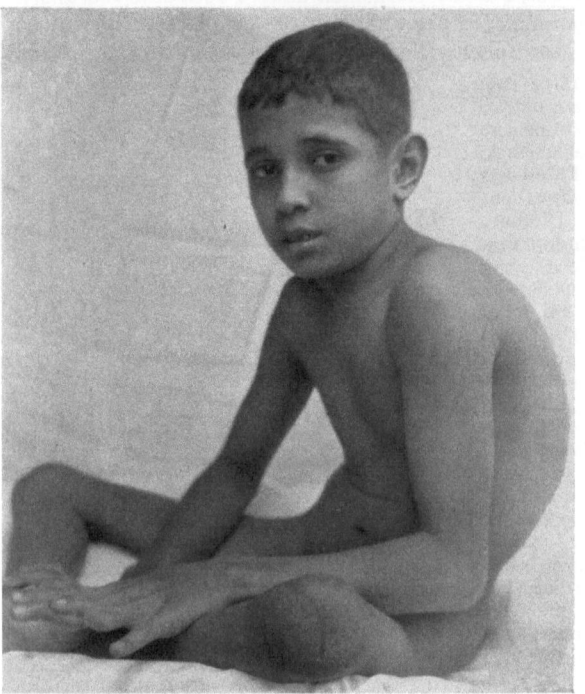

Abb. 67. Dauerzustand nach Polyneuritis postdiphtherica. Kyphoskoliose infolge Lähmung der Rückenmuskulatur, Atrophie der Interossei beider Hände. Lähmung und Atrophie des rechten Oberschenkels. Siebenjähriger Junge, mit 4 Jahren an Diphtherie und sekundären Lähmungen erkrankt. Polyneuritis. Heilung unter schweren Residuen (Basel 1927).

BEER (1941) stellt die *Myolyse* des Herzmuskels einer *Neurolyse* der Nervenelemente parallel und meint damit, daß besonders die lipoiden Gewebeanteile der Nervenzellen getroffen werden. RAMON und Mitarbeiter erklären einfach, daß das Diphtheriegift schon im Nervensystem fixiert ist, bevor sich die Immunität entwickelt. Das *Antitoxin* geht nur bei einer gewissen Höhe aus dem Blut in den Liquor über. Nach SOHIER und Mitarbeitern (1938) müssen mindestens 3 IE je Kubikzentimeter im Blut vorhanden sein, damit Spuren im Liquor auftreten. Es ist daher leicht verständlich, daß eine Möglichkeit gesucht wurde, auf dem Umweg über den therapeutischen Versuch die Pathogenese zu erklären.

LORENZ hat 1949 einer größeren Anzahl seiner Diphtheriepatienten in den ersten Krankheitstagen prophylaktisch Diphtherieheilserum intralumbal verabreicht. Es gelang ihm dadurch bei Kindern mit toxischer Diphtherie Schwere und Dauer der Lähmungen ganz wesentlich herabzusetzen.

Nun ist es sicher nicht richtig, auf Grund von therapeutischen Erfolgen Rückschlüsse auf die Pathogenese zu ziehen. Es bleibt uns also nichts anderes übrig, als zu konstatieren, daß es neurologische Komplikationen der Diphtherie gibt, deren Genese noch nicht genügend geklärt ist, daß sie nicht nur im peripheren, sondern auch im zentralen Nervensystem auftreten können und daß die Veränderungen sich zum Teil durch intralumbale prophylaktische Serumgaben verhüten lassen.

Das *klinische Bild* ist aus dem Gesagten schon abzuleiten. Die *Gaumensegellähmung* ist die weitaus häufigste Form der Komplikationen. Sie tritt auch bei allgemeiner Polyneuritis *zuerst* auf. An *zweiter Stelle* bezüglich Häufigkeit steht die *Akkommodationslähmung*. Seltener ist die Lähmung der Augenmuskeln, am häufigsten die Abducenslähmung. Die *Pupillenreaktion* auf Licht ist fast immer erhalten. *Schling- und Schlucklähmungen* sind in leichter Form sehr häufig. Diese Lähmungen erkennt man am Verschlucken bei der Aufnahme flüssiger Nahrung. Selten sind vollständige Schlundlähmungen, bei denen auch der Speichel nicht verschluckt werden kann. (Über *Ösophaguslähmung* s. SEDALLIAN u. Mitarb. 1945.) Die *Arme* sind relativ selten ergriffen, dagegen ist *Hals- und Rückenmuskulatur* bisweilen völlig gelähmt. Ganz bedenklich ist die Lähmung der *Atemmuskulatur*, d. h. des Zwerchfells und der Intercostalmuskeln. *Hie und da führt die Atemlähmung den Tod herbei*, dennoch sind gerade die reinen Todesfälle durch Versagen der Atmung selten.

Meistens besteht *Kreislaufschwäche, Myokarditis* oder eine *Bronchopneumonie* und die Atemlähmung ist nur Hilfsursache für den fatalen Ausgang.

Die Bauchmuskeln sind relativ selten beteiligt, dafür kommen aber Störungen der unteren Extremitäten sehr häufig vor. Bisweilen besteht nur eine leichte Parese oder ein Fehlen der Patellarsehnenreflexe. Bei generalisierter Lähmung sind die Beine immer beteiligt. Charakteristisch ist dann die Unsicherheit beim Stehen und Gehen, die von vielen auf eine Ataxie zurückgeführt wird (Pseudotabes!).

Die Untersuchung der Muskulatur gibt in schweren Fällen *Entartungsreaktion*, doch nicht konstant. Sensibilitätsstörungen kommen vor, hauptsächlich Parästhesien, selten Sensibilitätsverlust. Die Tiefensensibilität, namentlich die Muskelempfindung, ist fast immer gestört. Lähmungserscheinungen können viele Wochen, ja sogar Monate bestehen. Die Prognose ist dennoch nicht schlecht. Am erstaunlichsten ist die Erholung der Atemmuskulatur und ebenso eindrücklich ist die Reparation der Polyneuritis (Pseudotabes postdiphtherica) oder einer Polyradikulitis (GUILLAIN-BARRÉ) in relativ kurzer Zeit.

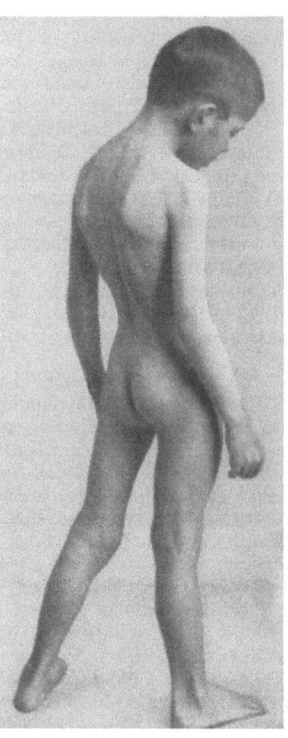

Abb. 68. Lähmung der langen Rückenmuskeln nach Diphtherie. Typische Haltung: Starke Lordose der Lendenwirbelsäule, Kyphose der Brustwirbelsäule, Vornüberfallen des Kopfes, Genua recurvata. Bild der „Pseudotabes postdiphtherica" (Düsseldorf 1928).

Versuche zur Verhütung der Polyneuritis durch Prophylaxe mit Vitamin B *(Aneurin)* sind trotz einzelner Empfehlungen (COLARIZI und VELASCO 1946) noch nicht spruchreif für die Therapie (BOË 1947).

Die Lähmungen können gelegentlich durch eine Serumkrankheit ungünstig beeinflußt werden (STROÉ 1932).

Differentialdiagnostisch kommt neben Poliomyelitis nur noch die Alkohol- und Arsen-Polyneuritis in Frage und, wie MARTIN und VITTOZ (1944) gezeigt haben, der *Botulismus*. Im Säuglingsalter spielt die *Myatonia congenita* bzw. die WERDNIG-HOFFMANNsche Krankheit eine gewisse Rolle in der Differentialdiagnose. Indessen sind alle diese diagnostischen Überlegungen relativ einfach abzuklären.

Die diphtherische Nierenerkrankung. In jedem Stadium der Krankheit kann bei schweren Fällen regelmäßig schon zu Beginn eine Schädigung der Nieren auftreten. Es handelt sich um eine toxische Nephropathie, die mit starker Albuminurie einhergeht. Im Sediment finden sich hyaline Cylinder, Leukocyten, Fettkörnchenzellen und selten rote Blutkörperchen.

Im allgemeinen bildet sich diese Nephrose ohne Dauerschäden wieder zurück. Mikroskopisch findet man in der Diphtherieniere eine parenchymatöse Degeneration. Die Epithelien der Harnkanälchen sind angeschwollen, sie zerfallen in Schollen und werden zum Teil abgestoßen. Die Lumina der Harnkanälchen sind mit Eiweißmassen und Zelltrümmern angefüllt. Zwischen gesunden Tubuli recti zahlreiche andere mit mehr oder weniger starker Fettmetamorphose.

Im Spätstadium der Diphtherie kann eine starke Albuminurie auftreten als Zeichen der toxischen Spätschädigung. Sie kommt indessen nie isoliert vor, sondern ist immer vergesellschaftet mit Lähmung oder Herz- und Kreislaufschäden.

Während die durchschnittliche Diphtherienephrose ohne Hämaturie verläuft oder nur Spuren von Erythrocyten im Sediment gefunden werden, kommt es in einzelnen schweren Fällen, je nach Epidemie, zu Hämaturien. Schon ESCHERICH (1908) hat solche Fälle beschrieben und erklärt sie mit dem Vorkommen von Niereninfarkten.

Ebenso wie es beim Versagen des Kreislaufs zu Thromben im Herzen und zu Embolien und Infarkten der Lunge und des Zentralnervensystems kommen kann, so werden auch hie und da Niereninfarkte beobachtet. Deren Prognose ist gut.

Die Diphtherie des Säuglings. Nach PARK und ZINGHER (1915) sind 93% der Neugeborenen Schick-negativ für 3—12 Monate. Die Immunität der Neugeborenen wird passiv diaplacentar von der Mutter auf das Kind übertragen. Über die physiologischen Grundlagen der Immunität ist schon viel geschrieben worden. Tatsächlich liegen besondere Umstände vor, welche der Infektion beim Säugling ihr charakteristisches Gepräge geben. Die Angina diphtherica kommt außerordentlich selten vor. Während bestimmten Epidemien wird sie häufiger beobachtet (CRISALLI 1947). Die klassischen Formen der Diphtherie im Säuglingsalter sind: Nasen- und Nabelinfekte. In jüngster Zeit ist am Ende der europäischen Diphtherieendemie (1945—1948) eine schwere, bisher unbekannte, von GÖBEL und STRÖDER (1948) ,,*diphtherische Intoxikation*" genannte Krankheitsform aufgetreten. Die Fälle von CRISALLI gehören ebenfalls in diese Gruppe.

STAEMMLER beschreibt (1949) 160 Fälle von Säuglingsdiphtherie mit 50% Letalität. BOË (1945) beobachtete 106 Säuglinge mit 14% Letalität. 14 dieser Kinder hatten Croup, 5 davon starben. Auch im Elsaß sind von ROHMER u. a. (1947) ähnliche Beobachtungen mitgeteilt worden. Hier war die Todesursache hauptsächlich Myokarditis und Bronchopneumonie. THO beschreibt (1947) das Auftreten von 38 Nabeldiphtherien, 16 der Kinder hatten gleichzeitig Nasendiphtherie, 2 Rachendiphtherie. GÖBEL und STRÖDER, sowie STRÖDER und NIGGEMEYER (1948 und 1950), DE TONI (1950) berichten alle über das Bild der Säuglingsdiphtherie. Im Anschluß an solche Beobachtungen erhebt sich wieder die *Frage nach der Besonderheit der Disposition des Säuglings*. Die Bedingungen für die Ansiedlung im Rachen scheinen im großen ganzen ungünstig zu sein. Messungen des Antitoxingehalts im Blut der Mütter und ihrer Neugeborenen ergeben, wie schon erwähnt, Identität des Antitoxingehalts. VAN DER HOVEN VAN GENDEREN hat in Holländisch-Indien große Untersuchungsreihen durchgeführt. Vor der Geburt wurde Antitoxin bestimmt, nach der Geburt noch einmal bei Mutter und Kind (Nabelschnurblut). Es zeigte sich, daß praktisch die Antitoxinverteilung bei Mutter und Kind gleich ist. Die Verfasserin hat ihre Untersuchungen auch auf die Durchschnittsbevölkerung ausgedehnt, sie findet bei 69% der Erwachsenen Antitoxin im Blut, bei 89% der Kinder von 6—17 Jahren ebenfalls meistens $1/_{10}$ IE ccm. In allen Gruppen waren die Frauen etwas weniger gut mit Antitoxin versehen als die Männer. Europäer und Indonesier wiesen in 49,6% Antitoxin auf, die chinesische Bevölkerung in 94%. Ähnliche Untersuchungen liegen vor von SORRENTINO (1931), von KUTTNER und RATTNER (1923), VOGELSANG und KOYVI (1947), von VAHLQUIST und PERSSON, und wir wissen aus den Untersuchungen von NEILL und Mitarbeitern (1932), daß bei Neugeborenen die Antikörper sehr lange Zeit (über Monate) nachgewiesen werden können und erst nach über 160 Tagen verschwinden. Auch experimentelle Beobachtungen an Meerschweinchen (RUELLE 1937) und an Pferd und Füllen liegen vor (LEMÉTAYER und Mitarbeiter 1946). Beim Pferd muß ein hoher Antitoxintiter im Blut vorhanden sein, damit Antitoxin diaplacentar übergeht. Das Colostrum der Stute ist außerordentlich wichtig, sein sehr hoher Gehalt verliert sich rasch. Wenn das Junge Colostrum trinkt, steigt bei ihm der Antitoxingehalt im Blut rasch an.

In jüngster Zeit ist das Problem der Neugeborenenimmunität besonders von VAHLQUIST (1947/48) aufgenommen worden, da dieser Autor bei seinen Studien über Diphtherie in Schweden entdeckte, daß infolge mangelnder Durchseuchungsimmunität wieder mehr Neugeborene mit positiver Schickreaktion bzw. ungenügendem Antitoxingehalt im Blut geboren werden. Bereits beträgt der Prozentsatz der ungenügend geschützten Neugeborenen 10%. Es erhebt sich die Frage, ob der junge Säugling sich immunisieren kann oder nicht. COOKE u. a. (1948) behaupten, daß der Säugling unter 3 Monaten ein schlechter Antitoxinbildner sei für Diphtherie, während er für Tetanus reichlich Antitoxin bilde. PETERSON (1947) sieht ebenfalls bei den jüngsten Säuglingen nur eine relativ geringe Antitoxinbildung unter dem Einfluß der aktiven Immunisierung. VAHLQUIST beobachtet allerdings in seinen Untersuchungen eine recht gute Fähigkeit zur Antikörperbildung.

Es ist daher nicht zu verwundern, wenn andere Wege eingeschlagen werden, um Neugeborene zu schützen; das Vernünftigste scheint zu sein, die Mütter während der Schwangerschaft zu immunisieren. Tatsächlich ist dieser Weg von BRESCIA und TARTAGLIONE (1948) beschritten worden, anscheinend mit Erfolg. Daß trotz hohem Antitoxingehalt Neugeborene erkranken können, wissen wir von KIRSTEIN.

Im Gegensatz zur Stutenmilch scheint beim Menschen nach den neuesten Messungen von VAN DER HOVEN VAN GENDEREN (1934) und LIEBLING und Mitarbeitern (1943) der Gehalt des Colostrums an Antitoxin keine große Rolle zu spielen für den eventuellen Schutz des Kindes, denn 1. ist der Gehalt an Antitoxin sehr gering und 2. verschwindet er innerhalb von 10 Tagen post partum vollständig.

Vergleiche hierzu die interessanten Untersuchungen von SCHNEIDER (1939). Es hat sich dabei herausgestellt, daß es Säuger gibt, bei welchen in Abhängigkeit vom Bau der Eihäute Immunkörper diaplacentar auf den Fetus übergehen können, bei anderen, bei denen dieser Weg nicht gangbar ist, scheint das Junge durch die Milch mit Abwehrstoffen versehen zu werden. Zur 1. Gruppe gehört z. B. der Mensch, zur 2. Gruppe z. B. das Pferd.

Aus dieser Beobachtung geht hervor, daß bis heute auch die Besonderheiten der Säuglingsdiphtherie noch nicht restlos geklärt sind.

Die Übertragung der mütterlichen Antikörper auf das Kind scheint bei den verschiedenen Säugetierarten ganz verschieden vor sich zu gehen (diaplacentar oder durch die Vormilch). *Dieselben Fragen wie bei der Pathogenese der Diphtherie überhaupt erheben sich auch hier.* Sie sind noch schwieriger zu beantworten, weil wir über die speziellen Bedingungen des Neugeborenen- und Säuglingsorganismus bisher erst Vermutungen äußern können. Eintrittspforte, Lokalisation, Verlaufsformen und Epidemiologie scheinen bei Säuglingen speziellen Gesetzen unterworfen zu sein.

Die *Prognose* der Säuglingsdiphtherie ist nicht leicht zu nehmen. Es kommt zu Herz- und Kreislaufstörungen, schweren Lähmungen oder, wie STRÖDER und NIGGEMEYER beschreiben, zu tödlich endender Intoxikation. Auch einzelne ganz ungewöhnliche Erscheinungsformen, wie Nabeldiphtherie, Peritonitis diphtherica, Zwerchfellähmung usw. wurden beobachtet.

Diagnose und Differentialdiagnose.

Mit Rücksicht auf die *praktische Bedeutung der möglichst frühzeitigen Serumanwendung* ist die *Diagnose von eminenter Wichtigkeit*. Jede stärkere Belagbildung auf den Tonsillen wird als Diphtherieverdacht zu behandeln sein. Von klinischer Sicherung der Diagnose kann nur dann gesprochen werden, wenn Beläge außer an den Tonsillen auch noch an anderen Stellen des Gaumens, des Rachens, an Uvula oder in der Nase auftreten. Anhaltspunkte allgemeiner Art aus Fieberverlauf, Drüsenschwellungen, Fötor, Allgemeinbefinden usw. gewinnen zu wollen, ist falsch. Es wurde schon bei der Beschreibung der malignen Diphtherie darauf besonders aufmerksam gemacht, wie in wenigen Stunden sich auf der initial nur ödematös geschwollenen und mäßig geröteten Schleimhaut ausgedehnte Beläge entwickeln können. *Noch einmal sei daher betont, daß jeder Verdacht schon genügen soll, um die spezielle Therapie mit Heilserum unverzüglich einzuleiten.* Die bakteriologische Diagnose ist weniger wichtig. Sie kommt außerdem zu spät. Der direkte Rachenabstrich, nach GRAM gefärbt, ist nur für den Geübten wertvoll. Es muß als Kunstfehler angesehen werden, bei Diphtherieverdacht auf die Bestätigung der Diagnose durch die bakteriologischen Untersuchungsinstitute zu warten. Lieber soll im Zweifelsfalle einmal zu viel Heilserum angewendet werden.

Differentialdiagnostisch wichtig sind folgende Affektionen (s. Kap. über Angina in diesem Handbuch):

1. Monocytenangina (infektiöse Mononucleose, benigne Lymphoblastose). Diese Affektion sieht von allen Rachenerkrankungen der Diphtherie am ähnlichsten. Die Beläge sind milchweiß und dick, manchmal besteht Foetor. Drüsenschwellung, allgemeine Symptome, Milz- und Lebervergrößerung, Albuminurie gehören zu diesem Krankheitsbild und machen die Differentialdiagnose praktisch unmöglich. Erst die Untersuchung des Rachenabstrichs, eventuell das Blutbild, bakteriologische und cytologische Untersuchung des Tonsillenbelags vermag Klarheit zu bringen. Mononucleose durch Diphtherie superinfiziert kam in Athen vor (1947/48) (CHOREMIS und Mitarbeiter).

2. Plaut-Vincentsche Angina. Auch diese Form der Tonsillitis gibt häufig zu Verwechslung mit Diphtherie Anlaß. Die Angina Plaut-Vincenti tritt zwar meistens einseitig auf, kommt häufig als nekrotisierende Form am oberen Tonsillenpol mit starkem Substanzdefekt in charakteristischer Weise vor, so daß schon die Inspektion allein den Verdacht auf Plaut-Vincent lenkt; hie und da aber tritt diese Infektionskrankheit doppelseitig oder mit Pseudomembranbildung auf, so daß sie nicht ohne weiteres zu erkennen ist. Allerdings bringt die Untersuchung des Abstrichs schon bei einfacher Methylenblaufärbung die Klärung. Es finden sich massenhaft Spirillen und fusiforme Stäbchen. Die Affektion verläuft häufig ohne Fieber, aber mit Drüsenschwellung, und gelegentlich bestehen Mischinfektionen mit Diphtherie.

3. **Streptokokkenangina** (nekrotisierende Angina, Scharlachangina mit und ohne Exanthem.) Die nekrotisierende Angina, z. B. bei Scharlach ist nicht immer leicht von Diphtherie zu unterscheiden. Die Oberfläche der Tonsillen ist ulcerös verändert und schmierig belegt, so daß diphtherieähnliche Bilder zustande kommen. Alle Abstufungen bis zur punktförmigen Tonsillitis können durch Streptokokken hervorgerufen werden. Bei einfachen Stippchen oder lacunären Belägen ist der Zweifel, ob Diphtherie besteht, meist nicht sehr groß. Konfluieren die Beläge, treten nekrotische Partien auf, so wird das klinische Bild schon schwieriger zu deuten. Besteht gleichzeitig ein Exanthem, so ist die Diagnose Scharlach leicht zu stellen, allerdings kombiniert sich Scharlach mit Diphtherie häufig genug, und so gilt auch hier: lieber einmal zuviel Serum anzuwenden, als zu spät zu kommen, bis im Abstrich Streptokokken nachgewiesen und das Fehlen der Diphtheriebacillen bestätigt worden ist.

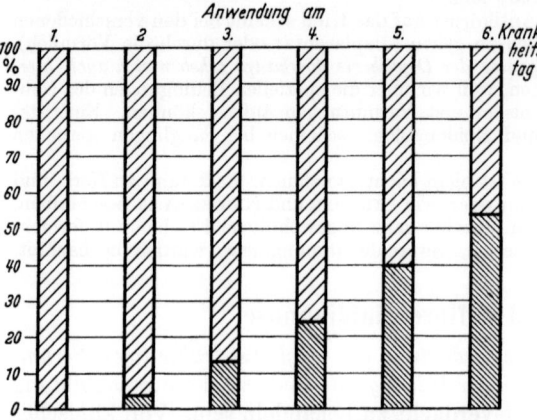

Abb. 69. Heilerfolge des Diphtherieserums in Abhängigkeit von seiner Anwendung am 1.—6. Krankheitstag. (Nach Prof. TRUMPP, München.) Die Letalität der Diphtherie steigt vom 2. Krankheitstag an regelmäßig (dunkelschraffierte Säulen). Je später das Serum angewendet wird, um so schlechter ist also die Prognose und am 6. Krankheitstag sind die Heilungsaussichten nur noch 50%.

4. *Ähnliche Prozesse von nekrotisierendem Charakter gibt es bei* **Agranulocytose, Leukämie, Lues** und bei **Verätzungen**. Auch hier ist es manchmal äußerst schwierig, eine Diagnose zu stellen. Anamnese, Blutbild, begleitende Anämie, Knochenmarkpunktion, Wassermann-Reaktion, Schmerzlosigkeit der lokalen Lymphdrüsen, Hauterscheinungen, die bei Sekundärlues typisch sind, und selbstverständlich wiederum die bakteriologische Untersuchung sichern hier die genaue Diagnose. Dasselbe gilt für die primäre oder sekundäre *Mandeltuberkulose*. Häufig genug wird eine solche Primärinfektion (auch im Bereich der Mundschleimhaut) nicht erkannt. Die sehr oberflächlichen Ulcerationen und kleinhöckerigen, schmierig belegten Granulationen werden, wie ich öfters beobachten mußte, mit Monocytenangina, Lues, Diphtherie und Stomatitis ulcerosa verwechselt. Es kommt dazu, daß bei primärer Schleimhauttuberkulose die Tuberkulinprobe noch negativ ist, und daß lokale Drüsenschwellungen mit Ödem, leichte bis mittlere Temperatur und Blutbild mit lymphatischer Reaktion die Verwechslungen erleichtern.

5. *Ähnliche Veränderungen* wie bei Diphtherie entstehen, wie schon erwähnt, durch **Tonsillotomie und Tonsillektomie**. Die genaue Anamnese schützt vor Verwechslung.

6. **Tonsilläre Abscesse** können einseitigen Diphtherieerkrankungen ähnlich sehen. Auch kombiniert sich hie und da Diphtherie und Tonsillärabsceß bei Streptokokken-Superinfektion. Die Differentialdiagnose ist aber nicht sehr schwierig, denn die Schmerzhaftigkeit, die bei Tonsillärabscessen sehr groß ist, das einseitige Ödem, die Vorwölbung am vorderen Gaumenbogen lenkt den Verdacht sofort nach der Richtung des Tonsillärabscesses.

7. Der **Retropharyngealabsceß** stellt auch den Erfahrenen gelegentlich vor diagnostische Schwierigkeiten. Das Krankheitsbild entwickelt sich langsam, führt zu stenoseähnlichen Beschwerden und kann, wenn eine Angina besteht, sehr leicht mit Diphtherie und Croup verwechselt werden, wenn nicht speziell darauf geachtet wird, ob die hintere Rachenwand vorgewölbt ist. Bei der Inspektion ist also das Lumen zu beachten. Bei Verdacht auf retropharyngealen Absceß palpiert der Finger die Rachenwand, und dann ist die Differentialdiagnose leicht.

Die Diagnose der Nasendiphtherie hat zu berücksichtigen, daß besonders im Säuglingsalter der gewöhnliche Schnupfen, die Grippe und die Lues Koryza macht, die der Diphtherie außerordentlich ähnlich sieht. Bei kongenitaler Syphilis ist der Schnupfen hie und da sogar blutig. Auch Influenza, Katarrhe der Nase können gelegentlich bluten. Die *Diagnose* ist daher nicht immer leicht und die Kontrolle durch bakteriologische Untersuchung immer erwünscht, manchmal dringend notwendig. Bei größeren Kindern wird die Nasendiphtherie leicht verwechselt mit Naseninfektionen durch *Fremdkörper*. Der stinkende, blutig-eitrige Ausfluß aus der Nase wird den Erfahrenen daran erinnern, und bei der Inspektion der Nasenhöhle gelingt es meistens, das corpus delicti zu erkennen und zu entfernen.

Der *skrofulöse Schnupfen* macht hie und da Schwierigkeiten. Die typische Konfiguration von Nase, Oberlippe, Gesichtsausdruck, exsudative Diathese und der Ausfall der Tuberkulinprobe wird neben der bakteriologischen Untersuchung auch hier die Klärung bringen.

Die Larynxdiphtherie und ihre Diagnose wurde schon im Kapitel Stenose besprochen. Der *echte Croup* entwickelt sich gewöhnlich allmählich, der *falsche Croup* plötzlich. Jedoch kann man sich nicht absolut sicher auf die Entwicklungsform verlassen. Die Anwendung des Kehlkopfspiegels ist manchmal schwierig und führt nicht zur Klärung der Diagnose, die bakteriologische Untersuchung läßt auf sich warten, so bleibt in vielen Fällen nichts anderes übrig, als auf den Verdacht hin Serum anzuwenden und Tube oder Operationsbesteck bereitzulegen. Hie und da wird der Grippecroup (Pseudocroup) die Intubation oder die Tracheotomie notwendig machen.

Differentialdiagnostisch wichtig sind bei Stenosen: der bereits erwähnte Retropharyngealabsceß, die Laryngitis aphthosa, wobei gleichzeitig Aphthen auf der Mundschleimhaut auftreten, die Drüsentuberkulose mit Druck auf die Trachea (bitonaler Husten). Der Senkungsabsceß bei Schädelbasis- oder Wirbelcaries, Fremdkörper, Papillome des Larynx und bei Säuglingen nicht allzu selten spastische Bronchitis, Bronchiolitis und Bronchopneumonie.

Auch *Keuchhusten* gibt gelegentlich Anlaß zu differentialdiagnostischen Erwägungen gegenüber Stenose, ist aber sozusagen in allen Fällen leicht zu unterscheiden.

Schwierigkeiten macht der Maserncroup. Die Kombination von Diphtherie und Masern ist gefährlich. Die Morbillen scheinen die Immunitätslage des Organismus so zu verändern, daß sich die Diphtherie besonders leicht ansiedeln kann. *Doppelinfekte kommen im Winter bei Masernepidemien häufig vor*, und schon die alten Ärzte der Vorserumzeit wußten, daß der Doppelinfekt besonders gerne zu *Croup* führt und fatale Formen annimmt. Dies gilt auch noch heute. Jedes Masernkind, welches croupartig hustet, ist suspekt. Es gilt daher die allgemeine therapeutische Regel der rechtzeitigen Serumanwendung bei Maserncroup ganz besonders. Die Kehlkopfdiphtherie bei Masern ist progredient, es droht außerdem die Gefahr der Bronchopneumonie. Rechtzeitiges Eingreifen, lieber einmal zuviel Serum anwenden, als zu spät zu kommen, ist die Konsequenz.

Alle diese Krankheiten sind bei Berücksichtigung aller klinischen Faktoren, Anamnese, Untersuchung durch Inspektion, Auskultation, Perkussion, Palpation und durch wenige Hilfsmaßnahmen wie Blutbild, Spiegeluntersuchung, eventuell Röntgenaufnahme, leicht zu klären.

Manzullo (1938) hat, um das Resultat der bakteriologischen Untersuchung nicht abwarten zu müssen, die Eigenschaft der Diphtheriebacillen, Tellursalze zu reduzieren und dabei eine schwarze Farbe zu bilden, zu Schnelldiagnosen in Tellurbouillon auszunutzen versucht. Leider ist aus der guten Idee kein praktisch so zuverlässiger Test geworden, daß man sich mit Sicherheit auf den positiven oder negativen Ausfall der Manzullo-Reaktion verlassen könnte.

Nach Manzullo (1938) betupft man außerdem als „Test" die auf Tonsillen oder Schleimhäuten des Rachens auftretenden Membranen mit einer 2%igen Lösung von Kaliumtellurit. In 5—10 min schwärzen sich die Membranen, wenn es sich um Diphtherie handelt. Der Test soll nur 7,4% Fehler haben.

Woodcock prüfte an Hand von 200 Fällen 1939 die Manzullo-Reaktion und verglich die Ergebnisse mit denen der bakteriologischen Untersuchung. Er erhielt in 85% eine positive Manzullo-Reaktion und in 91% einen positiven Bacillenbefund.

Die Manzullo-Technik wurde von Lisbonne und Mitarbeitern 1945 abgeändert und von Benini (1947) nachgeprüft. Der Letztere namentlich mißt dem *Manzullo-Test keinen speziellen Wert für Diphtherie bei*. Er prüfte 90 Fälle verschiedener Ätiologie.

Therapie.

Im Zentrum der Diphtheriebehandlung steht seit der Entdeckung des Antitoxins durch E. v. BEHRING die Anwendung des Diphtherieserums. Ursprünglich hatte v. BEHRING das Serum als rein prophylaktisch wirkendes Mittel empfohlen. Es hat, wie er schon in seiner ersten Publikation mitteilt, keine oder nur geringe rückwirkende Kraft. Das heißt, das Antitoxin kann im Körper verankertes Diphtherietoxin nicht mehr losreißen und neutralisieren. Hat das Diphtherietoxin sich also schon an oder in irgendwelchen Geweben (Herz, Nerven, Nieren) fixiert, so wird es durch das antitoxische Serum nicht mehr unschädlich gemacht werden können.

Das ganze Bestreben des Arztes, der einen verdächtigen oder sicheren Diphtheriefall zu behandeln hat, muß infolgedessen dahin gerichtet sein, *so rasch als möglich das BEHRINGsche Serum zu applizieren*, um damit zu verhindern, daß weitere Toxinschädigungen im Organismus eintreten können.

Hieraus ergeben sich konsequenterweise folgende *Gesetze: das Heilserum, das ohne rückwirkende Kraft den Krankheitsprozeß unterbinden muß, soll so frühzeitig als möglich und in großen Dosen gegeben werden. Bei dringenden Fällen intravenös und als Depot intramuskulär, bei Verdachtsfällen ebenfalls intramuskulär gespritzt, auf die Gefahr hin, daß unnötig Serum verabreicht wird.*

Jede Verzögerung, sei sie auch nur um Stunden, ja um Minuten (SCHICK), ist schädlich.

Die Menge der Antitoxineinheiten ist nach SCHICK folgendermaßen zu berechnen:

Leichte Fälle = 100 IE je Kilogramm Körpergewicht.

Schwere Fälle = bis 500 IE je Kilogramm Körpergewicht.

Es ist noch nie bewiesen worden, daß größere Mengen Antitoxin als 500 IE je Kilogramm eine bessere Wirkung erzielt hätten. Durch das Diphtherieantitoxin wird nicht nur die weitere Allgemeinvergiftung verhütet, sondern, wie namentlich WIELAND gezeigt hat, auch der lokale Krankheitsprozeß arretiert. Die Intensität von Allgemein- und Lokalwirkung auf den Krankheitsprozeß hängt ab von der Virulenz der Bacillen bzw. ihrem Toxinbildungsvermögen. Die regressiven Vorgänge sind nur indirekte Antitoxinwirkungen.

Manchmal sind schon mit ganz kleinen Serummengen gute Effekte zu erzielen. Arteigenes Antitoxin wirkt nicht besser als artfremdes (BAAR 1945) (Versuche mit Konjunktivaldiphtherie am Meerschwein). Auch beim Menschen sind die therapeutischen Erfolge mit Rekonvaleszentenserum nicht besser als diejenigen mit Heilserum (KIEHL 1942, v. BORMANN, SCHALL und KIRCHDÖRFER 1941).

Das bei der akuten Erkrankung an die Gewebe verankerte Toxin muß wieder eliminiert werden. Es ist möglich, daß solches erneut freiwerdendes Toxin in der Rekonvaleszenz besonders empfindliche oder schon geschädigte Organe oder Organismen erneut schädigt. HANSEN (1939) versuchte durch permanente Serumanwendung vom 2.—52. Krankheitstage die Häufigkeit der postdiphtherischen Lähmungen herabzusetzen. Der Versuch mißlang. Weder die Häufigkeit, noch der Verlauf der Lähmungen wurde dadurch günstig beeinflußt.

Als unwiderleglicher Beweis für die Heilwirkung des Diphtherieheilserums gilt heute noch immer die bekannte Statistik über die *Letalität der Krankheit in Abhängigkeit vom Zeitpunkt der Anwendung des Antitoxins* (s. Abb. 69 über den Heilerfolg des Serums bei seiner Anwendung am 1.—6. Krankheitstag). Diese Statistik beweist tatsächlich, daß Diphtheriefälle, die am 1. Krankheitstag behandelt werden, die größten Chancen haben, am Leben zu bleiben, während mit jedem Tag später die Letalität um einige Prozente zunimmt. Ungefähr alle

Kliniken der ganzen Welt haben solche Statistiken aufgestellt und immer zeigte sich sinngemäß derselbe Vorgang: Je später ein Kranker Heilserum erhält, um so kleiner wird seine Lebensaussicht. Dies gilt für Statistiken über die Heilungschancen bei Nasendiphtherie, bei lokalisierter Rachendiphtherie, bei Croup, also bei progredienten Fällen, dies gilt auch für die maligne oder toxische Diphtherie.

Natürlich sind die Letalitätszahlen in dem verschiedenen Beobachtungsgut der Kliniken, während verschiedener En- oder Epidemien entsprechend verschieden groß. Die Statistik von TRUMPP (München 1920) weist am 1. Krankheitstag 0% Letalität, am 6. Krankheitstage 53% auf. Die Statistik von REICHE weist am 1. Krankheitstag 4,4%, am 7. Krankheitstag 27% Letalität auf. Die Statistik von HOTTINGER über die Serumwirkung bei der malignen Diphtherie zeigt am 1. Krankheitstag bereits 25% Letalität, am 4. bis 6. Erkrankungstag 53% auf.

Wie FRIEDEMANN betont, hält aber diese Statistik einer strengen Kritik nicht stand. Schon in der Vorserumzeit habe bereits die Abhängigkeit der Letalität von dem Krankheitstag der Einlieferung in die Klinik bestanden (RUMPEL). Am 1. und 2. Krankheitstag zeige die Diphtherie nur

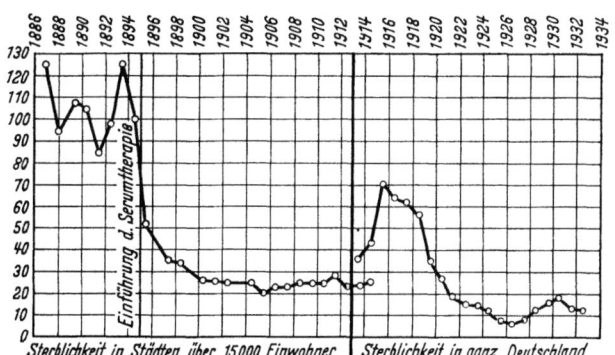

Abb. 70. Die Diphtherie in Deutschland 1886—1932. Sterblichkeit berechnet auf je 100000 Lebende. (Nach den Angaben des Statistischen Reichsamtes.)

in den selteneren Fällen schweren Charakter. Es werden daher an diesen Tagen sehr viele leichte Fälle aufgenommen. In den späteren Krankheitstagen werden aber hauptsächlich Patienten aufgenommen, die zu Hause schon behandelt wurden und wegen der Verschlimmerung des Leidens in einem schlechteren Zustand schließlich doch ins Krankenhaus gebracht werden. Dadurch verfälscht sich die Grundlage der Statistik.

Das berühmteste Argument für die großartige Wirkung des Heilserums war die Statistik über die Epidemiologie. Vor- und Nachserumzeit werden miteinander verglichen und gerade die bekanntesten Ärzte (BAGINSKY, SIEGERT, HEUBNER, FEER, WIELAND, SCHICK u. v. a.), welche in der Diskussion für oder gegen das Serum hervortraten, argumentierten immer wieder mit dem Abfall der Mortalität an Diphtherie im Jahre 1895 *für* das Diphtherieheilserum. In diesem Jahre wurde die Serumtherapie zum erstenmal auf großer Basis durchgeführt.

Es darf aber nicht übersehen werden daß schon einige Jahre vor der Entdeckung des Heilserums die Bösartigkeit der Krankheit (Mortalität) vielerorts bedeutend abgenommen hatte, während an einigen anderen Orten die Bösartigkeit der Diphtherie zunächst noch mehrere Jahre lang zunahm. Mit dem Abfall der Mortalität ging auch die Morbidität zurück. Mit GOTTSTEIN und KASSOWITZ ist deshalb auch heute noch eine berechtigte Kritik bei der Beurteilung der Heilserumerfolge und deren Auswirkung auf die Epidemiologie am Platze (s. Kap. Epidemiologie).

Den Beweis für die Wirksamkeit des Antitoxins zu erbringen ist nach FRIEDEMANN richtiger, wenn man sich nicht auf das Gebiet der Statistik begibt, sondern die experimentellen Grundlagen im Tierversuch und im Heilversuch beim Menschen in alternierenden Reihen als Grundlage für die Bewertung heranzieht.

Die experimentellen Grundlagen sind über jede Diskussion erhaben. Indessen soll hier nochmals darauf hingewiesen werden, daß noch nicht alle Tatsachen über Bakteriologie, Toxinbildungsvermögen, Reaktion beim Versuchstier usw. erforscht sind. Wenn auch von vielen Autoren die Typenlehre der Diphtheriebacillen nicht als den Tatsachen entsprechend anerkannt wird, so muß doch zugegeben werden, daß sie die Grundlagenforschung neu angeregt hat. Wenn der Gravistypus wirklich imstande ist, die Immunität des Individuums zu durchbrechen und so zu Epidemien Anlaß zu geben *(Study of Diphtheria in two Areas of Great Britain)*, so stehen wir vor einer neuen Tatsache, der in jeder Hinsicht Rechnung getragen werden muß. Wenn gewisse Diphtheriebacillen viel Toxin A produzieren und wenig Toxin B (O´MEARA), und wenn unser Serum hauptsächlich auf die A-Komponente und weniger auf die B-Komponente ausgerichtet ist, und damit die Avidität unseres Heilserums einseitig oder ungenügend stark ist, so wird auch dieser neue Tatsache, wenn sich wirklich bestätigen sollte, daß Spreadingfaktoren wie Toxin B usw. beim Zustandekommen der Krankheit und der Epidemien eine wichtige Rolle spielen, in Forschung und Praxis Geltung verschafft werden müssen. Damit sind aber die experimentellen Grundlagen nicht erschüttert, sondern erweitert. Der Einbau der neuen Befunde in das theoretische Gebäude wird automatisch folgen und die Konsequenzen werden nicht auf sich warten lassen.

Wir dürfen nur nie vergessen, daß im Meerschweinchen und Kaninchen der Forschung zwei ganz besonders empfindliche Organismen zur Verfügung stehen, deren Lebens- und Krankheitsvorgänge infolgedessen viel einfacher zu beeinflussen sind (Disposition = 100%), während der Mensch viel kompliziertere Reaktionen der natürlichen Infektion gegenüber aufweist (Disposition = 10%), und daß infolgedessen die Übertragung der Erkenntnisse des Tierversuchs auf die Verhältnisse beim Menschen nur sinngemäß bedingt und partiell erlaubt sind.

Durch das alarmierende Auftreten vermehrter maligner Fälle in den dreißiger Jahren, durch das vielfache Versagen der Serumtherapie bei diesen Fällen wurden die Fragen nach Grundlagen und Wert der Serumbehandlung der Diphtheriekrankheit des Menschen wieder aufgeworfen.

Schon 1918 hat BINGEL über die Behandlung mit gewöhnlichem Pferdeserum berichtet. Er verglich 471 Patienten, welche mit Heilserum, und 466 Kranke, die mit gewöhnlichem Pferdeserum behandelt worden waren. Innerhalb der 4 Jahre, währenddem BINGEL seine Vergleichsreihen durchgeführt hat, sah er keinen Unterschied zwischen der Wirkung des Heilserums und des Pferdeleerserums. Allerdings ist diesen Untersuchungen entgegenzuhalten, daß möglicherweise im sog. Pferdeleerserum Spuren spontanen Antitoxins vorhanden sein können und daß BINGEL sein Heilserum nach unseren heutigen Anschauungen *unterdosiert* hat. Er gab auch schweren Fällen nur verhältnismäßig kleine Dosen Antitoxin (Durchschnitt 2000—3000 IE, in wenigen Fällen 6000, 8000, 12000 IE). So glänzend die Idee war, vergleichende Untersuchungen an derselben Klinik, unter den kritischen Augen desselben Arztes durchzuführen, so bleibt doch der Einwand bestehen, daß auf der einen Seite Spuren von natürlichem Antitoxin den Heilerfolg des Pferdeleerserums unterstützt, auf der anderen Seite zu geringe Dosen von Antitoxin die Heilung nicht genügend gefördert haben. Die Letalität in beiden Versuchsreihen betrug etwa 9%.

Schon 1894 hatte BERTIN in Nantes 6 Fälle alternierend mit Heilserum und Pferdeleerserum behandelt. Zahlenmäßig waren dies jedoch zu wenig ins Gewicht fallende Beobachtungen, und so wurde auch von der Kritik diese Mitteilung bald vergessen.

Andere vergleichende Untersuchungen hat FIBIGER an 201 Patienten ohne Serum und 204 mit Serum behandelten Kranken unternommen. Auch FEER berichtet über eine Kontrolluntersuchung der BINGELschen Angaben an einer kleinen Reihe von 65 Heilserum- und 57 Leerserumfällen (vgl. auch BESSAU, KLEINSCHMIDT, BIRK u. a.). Alle bekannt gewordenen Versuchsreihen sprechen für eine Überlegenheit des Heilserums gegenüber dem Leerserum. Auch HOTTINGER hat mit TOEPFER 1932 analoge alternierende Reihenuntersuchungen an je 200 Patienten vorgenommen. Sein Pferdeleerserum enthielt sicher weniger als $^1/_{100}$ IE je Kubikzentimeter. Die Dosierung in der Heilserumreihe wurde nach SCHICK gewählt, also relativ große Dosen. Auch hier wurde eine bessere Wirkung des antitoxinhaltigen Serums gegenüber dem antitoxinfreien festgestellt, allerdings war diese nicht so viel besser, als man sie sich a priori vorgestellt hatte.

Zusammenfassend kann also heute immer noch ausgesagt werden, daß für die lokalisierte und für die progrediente Form der Diphtherie auf Grund experimenteller und klinischer Beobachtungen das Antitoxin das Heilmittel der Wahl ist.

Wie verhält es sich nun bei der Behandlung der primären, malignen Diphtherie? Bei dieser Krankheitsform versagt das Serum in vielen Fällen. Die Pathogenese dieser Krankheitsform ist trotz ausgedehntester Forscherarbeit, namentlich der letzten Jahre, nicht restlos geklärt (vgl. STRÖDER, NIGGEMEYER, O'MEARA, McLEOD).

HOTTINGER und seine Mitarbeiter faßten diese Krankheitsform als Ausdruck einer vererbten, familiären Empfindlichkeit einer ganz besonders bösartigen Erregerart gegenüber auf. STRÖDER und seine Mitarbeiter sehen das Wesen der Pathogenese in einem Vorgang, der der serösen Entzündung entspricht. SECKEL nennt diese Entzündung hyperergisch. ROSENAU meint, daß die Diphtheriebacillen in diesen Fällen ganz besonders rasch und ganz besonders viel Toxin produzieren. McLEOD sieht im Gravistypus den spezifischen Erreger. O'MEARA glaubt ein weiteres Toxin bzw. einen Spreadingfaktor, von Hyaluronidase-Charakter annehmen zu dürfen (s. Kap. Pathogenese). Aus keiner dieser pathogenetischen Auffassungen ergeben sich heute schon Konsequenzen für die praktische Therapie der malignen Diphtherie.

Von den Mammutdosen (600000—1000000 IE nach MADSEN und BIE) ist man wohl schon überall wieder abgekommen. Arteigenes, homologes Serum oder Transfusionsbehandlungen (BENEDICT) neben Antitoxin hat keine besseren Resultate gebracht, als die von HOTTINGER und TÖPFER empfohlene Therapie mit fraktionierten Dosen mittlerer Menge. Daß sich die hyperergische Reaktion durch normales Pferdeserum oder andere unspezifische Eiweißreize (Aolan usw.) beeinflussen läßt, ist möglich, aber nicht definitiv sichergestellt. Ob es Mittel gibt, die den Vorgang der serösen Entzündung im Falle der Diphtherie beeinflussen können, ist noch nicht erwiesen. Ob besonders avide Seren gefunden werden können (WEICHSEL), welche der raschen Toxinproduktion besonders gut entgegenwirken, oder Seren, die auf das Gift B von O'MEARA speziell ausgerichtet werden können (McSWEENEY), wissen wir noch nicht.

All dies ist aber kein Grund, das Problem der toxischen Diphtherie und das Versagen der Serumtherapie in diesen Fällen damit aus der Welt schaffen zu wollen, daß man erklärt, solche Fälle habe es schon immer gegeben. Die einzige Konsequenz ist diejenige, welche sucht, auf neuen Wegen das Problem anzugehen.

Die weitere Entwicklung der spezifischen Antitoxintherapie zeichnet sich seit vielen Jahren schon ab. Die *eine Richtung* versucht durch Reinigungsvorgänge und Konzentration des Pferdeserums immer mehr Antitoxineinheiten bei immer weniger großem Eiweißgehalt zuzubereiten und so dem Menschen möglichst große Mengen von Antitoxin mit möglichst wenig Ballaststoffen zur Verfügung zu stellen. Dialysierverfahren, Aussalzung und Pepsinverdauung sind die eingeschlagenen Wege. Schon das spontane Altern verändert das Serum durch einen hydrolytischen Vorgang (BOURDILLON). Durch Pepsinverdauung erreicht man einen ähnlichen Prozeß, indem trotz gewisser Verluste schließlich eine Konzentration erreicht wird (vgl. SANDOR 1940, MODERN und RUFF 1940, ARLT 1940, DEMNITZ und SCHOLZ u. a.).

Der fermentative Abbauprozeß, dem diese Seren unterworfen werden, bewirkt die Aufspaltung der nichtantitoxisch wirkenden Eiweißfraktionen, erzielt eine besonders geringe Viscosität, der zufolge die Resorptionsbedingungen günstiger werden, macht weniger starke Sensibilisierung und verändert die Pseudoglobuline, an welchen die Antitoxine haften, aber nur insofern, als diese ihren Dispersitätsgrad durch Molekülverkleinerung erhöhen. Das Präparat wird als *Fermoserum* in Deutschland von den *Behringwerken* zubereitet. Es liegt bereits eine klinische Probezeit vor, in der bestätigt werden konnte, daß dieses hochkonzentrierte Präparat (1000fach) zum mindesten ebensogut ist wie das gewöhnliche Pferdeserum, diesem aber puncto Nebenwirkungen überlegen ist.

Die *zweite Richtung*, in welcher in den letzten Jahren intensiv gesucht wurde, will durch Kombination mit anderen antitoxischen oder antibakteriellen Komponenten des Serums bestimmte Wirkungen erzielen. (BECKER 1929 über Diphtheriescharlachserum, v. BORMANN 1931 über Symbioseserum, STROË 1933 über Diphtherie und Gasbrandserum FINKELSTEIN und KÖNIGSBERGER 1927 über Streptokokkenserum bei Diphtheria gravis, HENTSCHEL 1930 über Rekonvaleszentenserum, u. v. a. m.)

Von keiner dieser Methoden aber kann man sagen, daß sie sich bereits durchgesetzt hat, und ich persönlich habe keine wesentlichen Fortschritte mit irgendeinem dieser Kombinationsverfahren gesehen.

Der *dritte Weg* führt als Konsequenz der O'MEARAschen Anschauungen zur Therapie mit einem besonders aviden Antitoxin. Bis jetzt liegt nur eine bestätigende Angabe von McSWEENEY vor, während von anderer Seite sogar die theoretischen Grundlagen und Experimente von O'MEARA nicht einmal bestätigt werden konnten (FROBISHER und MAUSS 1943).

Wenn wir auch mit PHILLIPS und ANDERSON (1942) und mit ORR EWING (1946) absolut einig sind, daß die Heilung nicht allein durch das Antitoxin bzw. einen Neutralisierungsvorgang erklärt werden kann, sondern auch außerordentlich wichtige lokale Reaktionen an der Eintrittspforte der Infektion mitspielen, so bleibt uns doch nichts anderes übrig als zu versuchen, die gegebenen theoretischen Grundlagen auszubauen und einen weiteren Weg zu prüfen. Damit meine ich den Weg, der die aktive Beteiligung des Organismus stimuliert. Vielleicht spielen dabei unspezifische allgemeine Abwehr und Anpassungsreaktionen eine gewisse Rolle (Potenzierung der Serumwirkung durch unspezifische Reize). Vielleicht läßt sich auch auf spezifischem Wege noch ein weiterer Fortschritt erzielen. Damit kommen wir zum *vierten Weg*: Die simultane *Toxoidserumbehandlung*.

Schon 1925, als RAMON das Toxoid (Anatoxin) beschrieb, wurde die Wirkung der gleichzeitigen aktiven und passiven Immunisierung untersucht. 1940 faßte RAMON die Frage zusammen und bewies, daß gleichzeitig mit Anatoxin verabreichtes Antitoxin die Immunisierungsvorgänge nicht hindert. Er empfahl diese Methode der aktiv-passiven Immunisierung auch für die Therapie beim Menschen.

FJORD-NIELSEN konnte die theoretischen Grundlagen am Meerschweinchen nachprüfen und bestätigen (1940).

CREMER versuchte bei Erwachsenen mit Diphtherie die Toxoid-Antitoxinbehandlung (1947). Er gibt 6 Std vor der ersten Toxoidspritze große Dosen Antitoxin intravenös. VISANI behandelte von 1938—1947 6242 Diphtheriefälle mit dieser Methode. Er verlor 4,69% seiner Patienten hauptsächlich an Bronchopneumonie.

STRÖDER (1948) und verschiedene andere deutsche Pädiater haben sich 1948 gegen diese Methode ausgesprochen.

Nach diesen Autoren ist durch die aktiv-passive Behandlung kein weiterer Fortschritt erzielt worden.

Da in den letzten Jahren die Diphtherie sozusagen auf der ganzen Welt stark zurückgegangen ist, ja gänzlich verschwunden ist, hat sich praktisch keine Gelegenheit mehr geboten, alle diese Therapiefragen in alternierenden Reihen am Krankenbett weiter zu klären und ein definitives Urteil zu gewinnen. Die Diskussion hierüber bleibt vorerst unabgeschlossen.

Praktische Vorschriften für die Serumtherapie. Die oben beschriebenen Dosierungsvorschriften nach SCHICK werden nicht überall in gleicher Weise durchgeführt. Die Riesendosen hat man wohl überall verlassen, jedoch ist man heute durchschnittlich eher geneigt, große Antitoxinmengen zu verabreichen. Nach FRIEDEMANN gibt man bei leichten Fällen 4000 IE, bei mittelschweren 8000 IE, bei schweren Fällen 20000 IE und mehr, bei malignen jedoch steigt man auf 100000—150000 E. Darüber hinauszugehen heißt nach SCHICK „Gefühlsdosierung", denn von vielen Seiten, namentlich von REICHE und REYE und besonders LICHTENSTEIN, werden die Erfolge der großen Dosen negativ beurteilt.

Soll man nun in schweren Fällen die Injektion von Antitoxin wiederholen? Mir scheint das ebenso zweckmäßig wie FRIEDEMANN. Das tägliche Nachspritzen einer gewissen Antitoxinmenge von 1000—5000 IE hat 2 Vorteile: den unspezifischen Reiz und die Neutralisierung eventuell fortlaufend produzierten Toxins aus verborgenen Mandel- oder Lungenherden.

Da die subcutane Anwendung von Heilserum erst in 73 Std eine maximale Konzentration von Antitoxin im Blut hervorbringt (PARK 1932), ist es in jedem Fall besser, intramuskulär zu spritzen und bei suspekten Fällen gleichzeitig intravenös. Zum Beispiel intravenös 10000 E carbolfreies Serum und gleichzeitig ein Depot von 20000 IE intramuskulär.

Die Frage der intralumbalen Injektion bei schweren Fällen nach LORENZ (1949) ist wohl für alle subtoxischen und toxischen Fälle zu bejahen. Schon SPERANSKY hat seinerzeit diese Methode angegeben, und wenn auch nicht alle Autoren von der lähmungsverhütenden Wirkung des intralumbal verabreichten Antitoxins überzeugt sind, so ist nach den Angaben von LORENZ doch ein besseres Resultat zu erreichen, namentlich wenn vor der intralumbalen Injektion genügend Liquor im Sinne der Liquorpumpe von SPERANSKY entfernt worden ist.

Man verabreicht nach vorherigem Ablassen von 10—15 cm^3 Liquor ein mäßig konzentriertes Serum (in der Regel 500fach) in der Dosis von 8—10 cm^3 (= 4000—5000 IE). Das Serum wird vorher auf 37^0 angewärmt, der Eingriff ist gefahrlos, Störungen treten nicht auf.

Überempfindlichkeit gegen Pferdeserum. Bei Menschen, die durch vorhergehende Seruminjektionen sensibilisiert worden sind (Gasbrand, Tetanus, Pneumokokken, Diphtherieserum usw.), besteht die Gefahr der Allergie. Aber auch Asthmatiker, Ekzematiker und andere Allergiker können mit einem allergischen Schock auf Seruminjektionen reagieren. Die Gefahr ist glücklicherweise klein. Wer jedoch den anaphylaktischen Schock praktisch bei Patienten erlebt hat, wenn auch nur 1- oder 2mal während seiner ärztlichen Tätigkeit, der weiß das fürchterliche Krankheitsbild und seine unmittelbare Lebensbedrohung voll einzuschätzen.

Auch die *Serumkrankheit* gehört zu den Überempfindlichkeitsreaktionen. Sie tritt bei Verwendung des Diphtherieheilserums in 10—20% der Fälle auf. Sie wird in diesem Handbuch in einem speziellen Kapitel geschildert. Es genügt daher, hier darauf hinzuweisen.

FAXÉN (1945) untersuchte das Zustandekommen der Serumkrankheit statistisch an einem Material von 7846 Fällen. Er konnte zeigen, daß sich die Serumkrankheit proportional häuft, in Abhängigkeit *1. von der Serumdosis, 2. vom zunehmenden Alter* und *3. erfaßt sie besonders gerne erstgeborene Kinder.*

Bei Verdacht auf Überempfindlichkeit gegen Pferdeserum muß die Allergie mit einem Testverfahren festgestellt werden.

Verfahren 1. Ophthalmoreaktion: Einträufeln von einem Tropfen 1:10 verdünntem normalen Pferdeserum (oder Heilserum) ins Auge. Bei Überempfindlichkeit heftige Rötung in 15—30 min.

Verfahren 2. Intracutanreaktion: 0,1 cm³ Serum (normales Pferdeserum oder Heilserum) wird intracutan injiziert. Nach 5 min tritt an der Injektionsstelle eine Quaddel auf mit pseudopodienartigen Fortsätzen und starke Rötung. Die Reaktion verschwindet spontan in 30 min.

Ist die Reaktion der Conjunctiva des Auges oder der Intracutaninjektion deutlich ausgeprägt, so muß die Desensibilisierung angeschlossen werden.

Vorgehen bei Serumüberempfindlichkeit. Es wird sofort 0,3—0,5 cm³ Heilserum subcutan injiziert, um einen desensibilisierenden leichten Schock auszulösen. Frühestens nach 6 Std kann die doppelte Dosis subcutan verabreicht werden, und nach 12 Std der Rest des Serums.

Heute empfehle ich die gleichzeitige Verwendung eines Antihistaminicums (Antistin, Benadryl, Pyribenzamin usw.), denn der Schock bei Verwendung einer Desensibilisierungsinjektion von 0,3 cm³ subcutan kann schon lebensbedrohend sein.

Ist der Arzt in Zeitnot wegen der drohenden Verschlimmerung der Diphtherie, so kann er fürs erste sofort Rinderserum anwenden, um dem Organismus Antitoxin zur Verfügung zu stellen.

Durch die Verwendung von eiweißarmen Seren wird übrigens die Gefahr des anaphylaktischen Schocks wesentlich vermindert, jedoch nicht ganz aufgehoben.

Unspezifische Allgemeintherapie. Es ist versucht worden, namentlich bei schweren Krankheitsfällen, die Heilungsvorgänge zu unterstützen, indem man gleichzeitig mit der Serumbehandlung Vitamine, Hormone und andere Substanzen zur Anwendung brachte. Vitamin C (WOLDRICH und LORENTZ 1942, SZIRMAY 1940) wurde gleichzeitig mit und ohne Percorten angewendet. Wie schon DIECKHOFF (1939) nachgewiesen hatte, vermag diese Hilfstherapie nichts Überzeugendes beizutragen. Nicotinsäureamid (PEROSA und DE VITA 1942) bei Meerschweinchen kein positiver Erfolg. Tokopherol (BUTTURINI 1942) weder im Tierversuch noch im klinischen Therapieversuch überzeugende Wirkung auf Entgiftung oder Lähmungsprophylaxe. Aneurin (Thiamin) (s. Kapitel über Lähmungen) keine sichere prophylaktische oder therapeutische Wirkung. Vitamin P (Citrin) (KAETHE 1948) kein sicherer Beweis dafür, daß die permeabilitätssteigernde Wirkung des Diphtherietoxins durch Citrin aufgehoben wird. Desoxycorticosteron (HANSEN 1946) keine Wirkung bei maligner Diphtherie.

All diesen Untersuchungen ist das Schicksal schon älterer Versuche über analoge Fragestellungen zuteil geworden. Scheinbare geringe Verbesserungen an kleinem Beobachtungsgut ohne alternierende Reihe wirken nicht überzeugend. Rein theoretische Untersuchungen im Tierversuch geben keine genügenden Grundlagen für die Praxis (s. KAESPER 1931, kombinierte Kalk-Serumtherapie; KOSTYAL 1930, kombinierte Insulin-Dextrosetherapie).

Zweckmäßiger als alle diese Versuche scheint mir, eine vernünftige Allgemeintherapie und Pflege der Diphtheriekranken durchzuführen. Leichte Diphtheriefälle sollen mindestens 2 Wochen im Bett bleiben. Wir wissen noch nicht genau, wie weit auch bei leichten Fällen Herz, Kreislauf und Nervensystem affiziert sind, und außerdem zeigt die praktische Erfahrung, daß die Serumkrankheit bei konsequenter Bettruhe eher seltener und leichter auftritt.

Die Ernährung soll ebenfalls berücksichtigt werden. Sind die Schluckbeschwerden gering, so können die Patienten beinahe jede vernünftige Krankenkost genießen. Bei stärkeren Beschwerden ist breiförmige oder flüssige Kost am Platz, kleine Mengen relativ konzentrierter Nahrung sind zweckmäßig. Kohlenhydratreiche Breie, Suppen mit viel Eigelb, roh eingerührt, Obstpüree, roh oder gekocht, sind zweckmäßig, um einen gewissen Calorienreichtum zu garantieren, die Verdauung nicht allzu sehr belasten und Anstrengungen bei eventueller Obstipation zu verhüten.

Bei Gaumensegellähmung und Verschlucken muß die breiförmige oder halbflüssige Nahrung doppelt vorsichtig und ganz besonders langsam vom Pflegepersonal gereicht werden (Schluckpneumonie!). Freiluftbehandlung ist eines der besten allgemein wirksamen Mittel zur Hebung des Wohlbefindens, das Appetits und des Schlafs der Kranken. Auffallend ist namentlich, wie die Kinder am offenen Fenster oder auf der Terrasse oder gar im Freien ruhig werden, die Angst nimmt ab und ein wohltuender Schlaf tritt ein. Die Erfahrungen der SCHLOSSMANNschen Infektionsklinik in Düsseldorf in dieser Hinsicht können gar nicht hoch genug eingeschätzt werden. Auch bei Stenose ist die Freiluftbehandlung häufig von überzeugender Wirkung.

Die lokale Behandlung der Nasen- und Rachendiphtherie ist überflüssig. Spülen des Mundes und Gurgeln mit indifferenten oder leicht antiseptischen, nicht adstringierenden oder ätzenden Mitteln ist erlaubt und gehört zu den pflegerischen Handlungen. Die Haut um die Naseneingänge oder bei Otitis am Gehörgang soll eingefettet werden (Pennicillinsalbe). Hautdiphtherien werden nach meiner Erfahrung besser nicht mit Serumverbänden behandelt, sondern mit Penicillinsalbe oder -lösung lokal betupft oder aber mit Pantothensalbeverbänden zu besonders rascher Ausheilung gebracht (B-Panthen Roche).

Der Körperpflege, dem Wundliegen bei schweren Fällen mit oft tagelanger Prostration ist große Beachtung zu schenken. Dabei dürfen aber die Patienten in keiner Weise angestrengt oder aufgeregt werden.

Behandlung der Herz- und Kreislaufschwäche. Es ist besonders wichtig, die Behandlung der akuten Zirkulationsschwäche wie auch des akuten Versagens der Herztätigkeit zu streifen: Meistens wird man Kreislaufschwäche und Versagen der Herzkraft klinisch nicht ohne weiteres auseinanderhalten können, und man sollte daher Mittel wie Adrenalin, das eine plötzliche Blutdrucksteigerung macht, nur äußerst vorsichtig gebrauchen. Persönlich sah ich bei Adrenalinanwendung bei toxischen Diphtherien nichts Gutes und verzichtete später auch auf ähnlich wirkende Mittel wie Ephetonin und Ephedralin. Weniger brüsk und anhaltender wirkt Sympatol bei akutem peripherem Kreislaufkollaps und beim Versagen der Herztätigkeit. Coffein, Cardiazol und Coramin wirken ebenfalls kräftig stimulierend, meines Erachtens namentlich ihre zentrale Wirkung.

Zu empfehlen ist die physikalische Behandlung der Kreislaufschwäche mit *Wärme* (Thermophor oder Lichtbogen, heiße Laken oder warme Bäder). Wasserzufuhr durch Tropfeinläufe oder intravenöse Infusion bei Kachexie infolge Erbrechen und Durchfällen hat sich bewährt. Zweckmäßig ist es, die Infusion mit Traubenzucker vorzunehmen. Die systematische prophylaktische Digitalisbehandlung hat sich in der Düsseldorfer Epidemie nicht bewährt. In einer Kontrollreihe mit, und einer ohne Digitalisprophylaxe traten jeweils gleichviel Myokardschädigungen und eine gleiche Anzahl von Todesfällen an Myokarditis auf.

Wir verzichteten, wie FRIEDEMANN, in der Folge auf die Digitalisprophylaxe und verwendeten, wie mir scheint, mit besserem Erfolg bei akuter Myokarditis Strophanthin intravenös.

Als das beste Medikament bewährte sich in schweren Fällen und bei Kreislaufkomplikationen der Rekonvaleszenz das schon von HEUBNER empfohlene Strychnin. Bei allen bedrohlichen Zuständen kann man Strychnin in 1°/$_{oo}$ iger Lösung subcutan anwenden. Das Präparat wird gut vertragen, Dosierung je Tag 1—6 mg, in 1—6 Injektionen nach Bedarf (zu je 1 cm³). Strychnin ist das einzige Mittel, von dem wir in der Düsseldorfer Epidemie bei malignen Fällen auf Grund der klinischen Erfahrung aussagen dürfen, daß wir ihm den einen oder anderen bescheidenen Erfolg bei unseren deletären Fällen zu verdanken hatten. Wichtig ist schließlich, daß bei motorischen Unruhen und Krämpfen Beruhigungsmittel angewendet werden. Chloral 0,5—2,0 g rectal, Luminal in refracta dosi (bis 0,1 g pro die) und Narcophin ad injectionem sind meiner Erfahrung nach die besten Präparate (Narcophinlösung 1°/$_{oo}$ig, Injektion je Altersjahr 0,1 cm³ subcutan).

Die Behandlung der Lähmungen. Die medikamentöse Behandlung der postdiphtherischen Lähmung ist leider ebenfalls noch sehr unvollkommen. Strychnin ist nach unseren Erfahrungen das Medikament, das eine gewisse Wirkung entfaltet, Dosierung wie oben: 1—6 mg pro die. Bei sehr lange andauerndem Gebrauch können tonische Krämpfe auftreten.

Über die Wirkung des Strychnins besteht eine interessante Studie von GIRAUD und Mitarbeitern (1947). Bei maligner Diphtherie starben ohne Anwendung von Strychnin 89% der Fälle. Wenn von Anfang an systematisch Strychnin gegeben wurde, war die Letalität nur 31%.

Der tödliche Ausgang der Lähmungen, welche ohne Strychnin behandelt wurden, betrug 88%, während die mit Strychnin behandelten Fälle von Lähmungen nur eine Letalität von 35% aufwiesen.

Die therapeutischen Versuche von LASCH (1951) müssen hier unbedingt erwähnt werden. Durch die Anwendung von Cocarboxylase (Aneurinpyrophosphorsäureester) gelang es ihm die Letalität maligner Diphtheriefälle von 65% auf 14% zu senken. Neben Serum, Penicillin, Vitaminmischspritzen, Percorten und Euphyllin gab er 3—4mal täglich Cocarboxylase (je 50 mg Trockensubstanz in Pufferlösung gelöst) intravenös, und injizierte durch dieselbe Nadel jeweils nachher 5—10 cm³ 20—30%ige Lävuloselösung während 10—14 Tagen. Er schließt aus den relativ guten Erfolgen, aus der Normalisierung schwer pathologischer EKG-Kurven und aus dem vermehrten Gesamtkohlenhydratgehalt der behandelten Herzmuskeln auf eine günstige Einwirkung auf die Phosphorylierungsvorgänge im Herzen.

So bestechend auf den ersten Blick diese neue therapeutische Möglichkeit erscheint, so kann doch die Kritik folgende Einwände nicht verschweigen:

1. LASCH behandelte seine toxischen Fälle (3. und 4. Grades) am Ende einer Epidemie. Wir wissen aber, daß dann auch die malignen Fälle relativ benigner werden.

2. Die Rückbildung schwer veränderter EKG-Kurven (Wilsonblock) kommt bei Diphtherie verhältnismäßig häufig vor.

3. Die Vergleichsreihen der mit und ohne Cocarboxylase behandelten Fälle sind klein, abgesehen von ihrer zeitlichen Inkongruenz. Von 29 Patienten 1949 bis 1950 verlor er 19 (Letalität 25%), von 14 toxischen Fällen, von Oktober 1950 bis 1951 verlor er nur 2 Patienten. In dieser letzten Zeit starben von 4 nicht mit Cocarboxylase behandelten 3.

4. Über den Verlauf der Lähmungen erfahren wir nichts.

Diese Einwände sollen die höchst interessanten therapeutischen Versuche von LASCH nicht in ihrem Wert beeinträchtigen, die Verwendungsmöglichkeit der Cocarboxylase zur Behandlung der toxischen Diphtherie verdient eine Nachprüfung auf breitester Basis.

Thyroxin (0,2—0,3 mg intravenös) wird ebenfalls ein günstiger Einfluß auf die Lähmungen zugeschrieben. Tetrophan wird von STARK bei Poliomyelitis und bei Atemlähmung nach Diphtherie von FRIEDEMANN empfohlen. Glücklicherweise ist, wie im Abschnitt über postdiphtherische Lähmungen gesagt wurde, die Prognose im großen ganzen gut.

Nur die Lähmung der Atemmuskulatur ist unheimlich. Die Pflege und Behandlung bei Atemlähmungen hat vor allem darauf zu achten, daß der Patient Ruhe hat, daß er sich bei der häufigen Kombination mit Schlucklähmung nicht verschluckt und aspiriert, und daß er genügend frische Luft und Sauerstoff zugeführt bekommt (eventuell eiserne Lunge). Wichtig ist die Kenntnis vom klinischen Verlauf der Atemlähmung: nach oft stundenlangem Aussetzen der Atmung des Zwerchfells kommt unvermutet die Atmung wieder in Gang, setzt nach einiger Zeit wieder aus und erholt sich wieder. Dieser typische Wechsel kann tagelang fortdauern und macht eine besonders sorgfältige kontinuierliche Überwachung dieser Patienten notwendig.

Hie und da konnte eine leichte Nachhilfe durch künstliche Atmungsbewegung über gefährliche Momente hinweghelfen, im allgemeinen aber wehren sich die Patienten gegen solche Prozeduren, und oft genug gewannen wir den Eindruck, daß Ruhe besser wirkt und die bedrohlichen Zustände des Aussetzens der Atmung mit Beruhigungsmitteln und Strychnin leichter vorübergingen als unter Versuchen mit künstlicher Atmung (Pulmotor, Eiserne Lunge).

Von HEUBNER ist seinerzeit die Behandlung der Lähmungen mit Heilserum empfohlen worden. Ich habe persönlich von dieser Methode bei sehr vielen Fällen nie etwas Überzeugendes gesehen.

Ob sich in der Praxis die LORENZsche Intralumbalprophylaxe mit Serum bewähren wird, können wir heute noch nicht beurteilen.

Behandlung der Kehlkopfdiphtherie. Patienten mit Larynxdiphtherie gehören ins Bett. Man pflegt im allgemeinen für Zufuhr feuchter warmer Luft zu sorgen. Es gibt Kliniken mit speziellen Zimmern, mit Dampfkabinen usw. Auch der Bronchitiskessel wird systematisch verwendet. Man kann mit Leintüchern ein Dampfbett improvisieren, nasse Tücher aufhängen, heiße Ziegel ins Wasser stellen usw. In der Klinik SCHLOSSMANNs wurden alle diese Prozeduren aufgegeben. Dafür wurden die Fenster geöffnet und den Patienten frische Luft zugeführt. Die Erleichterung für die Stenosekranken durch das Verbringen an die Luft (Balkon, Garten im Sommer und Winter) ist nach meinen Erfahrungen wirklich erstaunlich. Alle Patienten, namentlich wenn sie gleichzeitig durch Narcophin beruhigt wurden, verlieren ihre Angst und schlafen tief und ruhig. In vielen Fällen tritt in diesem Schlaf Erholung ein, so daß sich operative Eingriffe auf ein Minimum reduzieren lassen. Dies gilt für Erwachsene und Kinder jeden Alters.

Medikamentös ist außer Morphin eventuell noch Codein zu verwenden (0,005 bis 0,01). Expectorantien sind ohne Wirkung. Die Ernährung wird in vielen kleinen Portionen warmer Flüssigkeit bestehen. Mit zunehmender Stenose und Atemnot verweigern die meisten Patienten jede Nahrung. Säuglinge und Kleinkinder trägt man zur Beruhigung fleißig auf den Armen im Freien herum. Warme Wickel, die nicht zu fest angelegt sind, werden hie und da die Kinder beruhigen. Vor allen Dingen ist das psychische Moment zu berücksichtigen, Atemnot macht Angst, die Angst steigert die Atemnot. Morphin, Codein und Narcophin unterbrechen diesen Circulus vitiosus.

Ein großer Fortschritt in der Croupbehandlung besteht darin, daß man die Membranen in Larynx und Trachea absaugt (GOVER und HARDMANN 1923). Wasserstrahlpumpe und weicher Gummikatheter saugen Schleim, Eiter und Membranen aus Rachen und Kehlkopf. Es ist vorsichtiger, nicht mit einer Pinzette Membranen aus dem Kehlkopf entfernen zu wollen, sondern nur den Katheter anzuwenden. Mit zunehmender Atemnot erhebt sich die Frage, wann ist der Augenblick für die Operation gekommen? Die Ansichten darüber sind sehr verschieden. Auf der einen Seite wird die Frühoperation empfohlen, noch bevor Cyanose und Pulsverschlechterung eingetreten sind, auf der anderen Seite kann sicher die Operation oft vermieden werden, wenn bei rechtzeitiger Anwendung des Heilserums die Erstickungsangst durch Anwendung von Narkoticis und Freiluftbehandlung bekämpft wird. Persönlich halte ich den Standpunkt von FRIEDEMANN für den vernünftigsten. Solange die Lungenventilation kompensiert ist, d. h. solange der Puls kräftig, das Gesicht gut durchblutet und nicht cyanotisch ist, besteht keine direkte Indikation für Operation.

Wird der Puls schwächer und beschleunigt, die Gesichtsfarbe blaß und cyanotisch, so sind dies die Zeichen dafür, daß der Gasaustausch in den Lungen ungenügend geworden ist. Man soll nicht so lange warten, bis die letzten Reservekräfte des Patienten erschöpft sind.

Einzig bei Kleinkindern und Säuglingen sollte möglichst spät operiert werden, weil man, wie SCHICK besonders betont, nie ganz

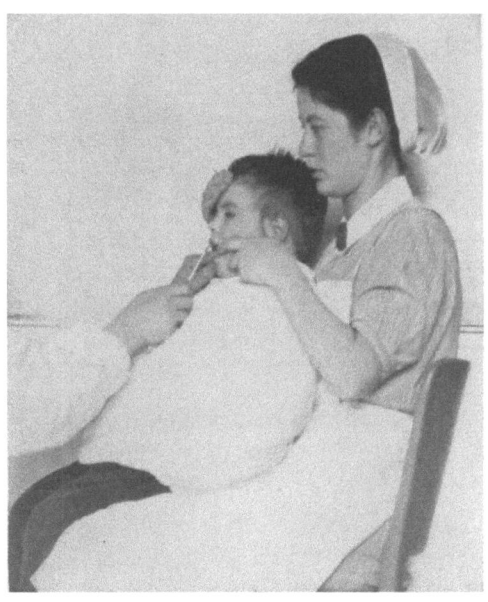

Abb. 71. Intubation. Das Kind wird mit einem Tuch fixiert, eine Schwester hält es auf dem Schoß, der Arzt führt die Tube (mit oder ohne Anwendung einer Mundsperre) ein. Die linke Hand drückt die Zunge nach vorn und weist der Tube den Weg. Die rechte Hand hält den Handgriff und den Sicherungsfaden der Tube.

sicher ist, ob man mit der Intubation allein auskommt, oder nicht doch noch zur sekundären Tracheotomie greifen muß.

Die Beantwortung der Frage nach der Anwendung der Intubation oder Tracheotomie ist eine Konsequenz von Geschicklichkeit, Temperament und Schweregrad des Stenosefalles.

Wer nicht intubieren kann, soll die Hände davon lassen. Absteigender Croup wird besser tracheotomiert, ängstliche Ärzte tracheotomieren besser primär.

Die Intubation. Schon 1857/58 hatte BOUCHUT eine Intubationsmethode zur Behandlung der Kehlkopfdiphtherie angegeben. Er war aber mit seiner Meinung nicht durchgedrungen. Unabhängig von BOUCHUT entwickelte O'DWYER seine eigene Arbeit und entdeckte 1883—1885 die „*Intubation*". Er hat in jahrelanger Arbeit die Plastik des Kehlkopfes jeder Altersperiode nachgeformt und Ausgüsse des Kehlkopflumens angefertigt. Diese „Tuben" genannten Röhrchen sind durch einen Mandrin festgehalten und lassen sich durch eine federnde Schiebevorrichtung davon abstoßen. Ein doppelter Seidenfaden sichert die Tube. Die Tuben werden heute aus Ebonit oder einem anderen leichten Kunststoff hergestellt.

Die Technik der Intubation ist äußerst einfach. Der Geübte kann sie in jeder Lage des Patienten ausführen. Am einfachsten allerdings ist die Intubation auszuführen, wenn der Patient sitzt.

Kinder umwickelt man am besten mit einem Tuch. Die Arme sind dann fixiert. Eine Schwester oder ein Arzt hält das Kind sitzend auf dem Schoß. Mit einer Hand umschlingt sie den Oberkörper, mit der anderen hält sie die Stirn des Patienten. Die meisten Ärzte benützen die Mundsperre nach WITEHEAD zur Intubation. Doch diese ist bei kleinen Kindern meistens überflüssig.

Der operierende Arzt nimmt eine der dem Alter entsprechend numerierten Tuben an den Mandrin. Er sichert die Tube mit dem Seidenfaden, indem er den Faden um den Handgriff einmal herumschlägt und mit dem Zeigefinger der rechten Hand am Haken des Handgriffs des Intubators festhält (s. Abb. 71). Man kann Mandrin und Tube mit sterilem Paraffinöl vor dem Einführen gleitend machen und soll sich davon überzeugen, daß die Tube sich vom Mandrin spielend leicht löst.

Jetzt greift der linke Zeigefinger durch die Mundhöhle des Patienten hindurch bis hinter den Kehldeckel. Unter der Zeigefingerspitze fühlt er den Eingang des Larynx. Mit der rechten Hand wird der Tubus am linken Zeigefinger seitlich vorbeigeschoben und dann unter der Zeigefingerspitze in den Introitus laryngis eingeführt.

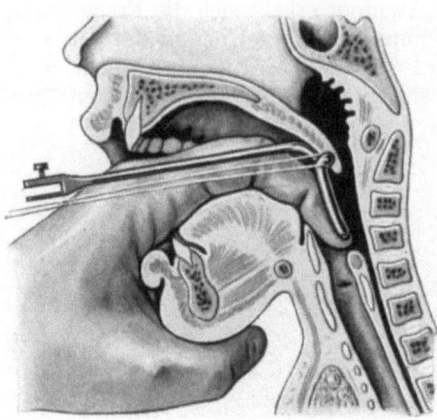

Abb. 72. Erster Akt. Die Tube wird bis zur Spitze des am Introitus laryngis liegenden linken Zeigefingers eingeführt. Handgriff des Intubators ist tief gesenkt. Die Tube liegt neben dem linken Zeigefinger.

Jetzt hält der linke Zeigefinger die Tube leicht im Kehlkopf, während der Mandrin entfernt wird. Bei geglückter Prozedur aspiriert das Kind im selben Moment die Tube, in welchem der Mandrin entfernt wird. Der Seidenfaden wird um das Ohr des Patienten geschlungen und mit einem Heftpflaster auf der Wangenhaut vor dem Ohr fixiert.

Das Kind kommt in sein Bett zurück, muß aber dauernd überwacht werden. Die Arme müssen in Manschetten fixiert werden, damit das Kind die Tube nicht selber herausreißen kann.

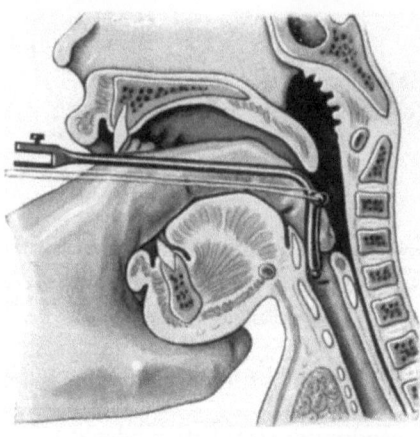

Abb. 73. Zweiter Akt. Die Tube wird vom Patienten aspiriert. Sie tritt in die Pars superior des Larynx ein. Der Handgriff des Intubators wird etwas gehoben. Der Zeigefinger der linken Hand darf weder schieben noch drücken. Er weist nur den Weg.

Hie und da erbrechen die Kinder bei dem Eingriff. Manchmal würgen sie die Tube wieder heraus oder husten sie ab. Erstaunlich rasch aber merken die Patienten, daß die Atemnot nach dem Eingriff vorbei ist, beruhigen sich oder lassen den Eingriff ohne Schwierigkeiten wiederholen.

Selten kommt es vor, daß durch die Tube eine Membran losgelöst wird und vor der Tube in der Trachea liegenbleibt. Es kommt zur Asphyxie. Daher die Regel: Es darf keine Intubation ausgeführt werden, ohne daß alles für die Tracheotomie vorbereitet ist.

Bei der lokalisierten Kehlkopfdiphtherie ist die Intubation ein ideales Vorgehen. Nach 12—24 Std verflüssigen sich die Membranen oder lösen sich und werden eventuell mit der Tube zusammen ausgehustet. Bei hartnäckigeren Prozessen oder Neubildungen von Membranen kann wieder intubiert werden. Im ganzen darf die Tube aber nicht mehr als 100 Std liegenbleiben wegen der Gefahr eines Schleimhautdecubitus.

Heute würde ich empfehlen, bei jeder Kehlkopfstenose vor, während und nach der Operation Penicillinspray inhalieren zu lassen. Es gibt verschiedene gute Apparate zum Vernebeln des Penicillins.

Die Irrigation mit Penicillin bei Stenosen wurde von DINSE und MINKENHOF (1948) systematisch angewendet, indem alle 20 min einige Tropfen einer Penicillinlösung intratracheal (mit Katheter oder durch die Kanüle) eingespritzt wurden. Die Lösung enthielt je 1 cm³ 1000 IE Penicillin. Schon VAN WYK und VAN DER WEY hatten 1946 7 Stenosen auf eine ähnliche Weise behandelt, indem sie alle 3 Std mittels einer Kanüle 500 IE Penicillin einbrachten. Sie verloren 2 ihrer Fälle.

Auch die polnischen Autoren, HOLLENDER und TRAPLOVA (1947) sowie PALACKY (1947) verwendeten Penicillin bei Diphtherie, allerdings waren die Dosen nicht sehr groß; dennoch zeigte sich, daß Penicillin bei Tracheotomie in der Behandlung und Verhütung der Bronchopneumonie eine große Hilfe war.

Auch ein Adrenalinspray oder Ephedralinnebel kann die Heilungsvorgänge im Kehlkopflumen insofern unterstützen, als sie die entzündliche Schwellung etwas zu reduzieren vermögen.

Es soll hier abschließend noch einmal betont werden, daß die Intubation Geschicklichkeit und nicht Kraft erfordert. Die notwendige Übung kann man sich leicht erwerben, und immer muß man sich klar sein darüber, daß der Patient die Tube aspirieren muß, nie darf die Tube mit Gewalt in den Kehlkopf gestoßen werden.

Natürlich wird der Fremdkörper der Tube hie und da stark zum Husten reizen. Läßt man die Kinder trinken, schlafen sie meist nach dem Löschen ihres Durstes ein. Sie sind erschöpft und durstig, stehen unter der Wirkung von

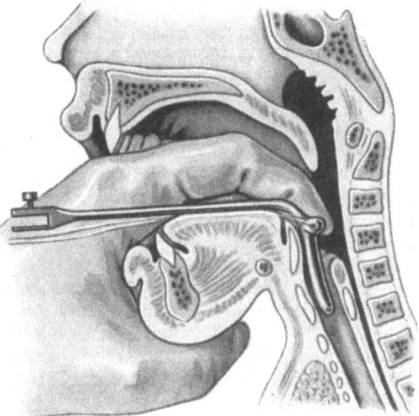

Abb. 74. Dritter Akt. Die Tube passiert die Glottis durch Aspiration. Der linke Zeigefinger hindert das Wiederaushusten der Tube. Er schiebt nicht und forciert nichts. Er hält die Tube leicht zurück, damit der Mandrin des Intubators langsam, unter Senkung des Handgriffs des Intubators, wieder herausgezogen werden kann.

Codein oder Narcophin, und so wird die Intubation zu einem beruhigenden Eingriff. Die meisten Kinder werden sofort rosig oder erholen sich in den nächsten Stunden. Bleibt die Erholung aus oder nimmt die Stenose sogar noch zu, so ist das ein Zeichen dafür, daß ein progredienter Prozeß, ein absteigender Croup, vorliegt. Hie und da wird dieser Croup durch die Heilserumwirkung arretiert und kann, wenn sich auch die Intubation als ungenügend wirksam zeigen sollte, durch die Tracheotomie behoben werden. Man spricht dann von *sekundärer Tracheotomie*.

Die Intubation stellt an das Pflegepersonal besonders hohe Anforderungen. Ein intubiertes Kind darf keinen Moment unbeaufsichtigt bleiben. Die Tube kann sich verstopfen, sie kann herausgerissen oder -gehustet werden, namentlich bei Nahrungsaufnahme, weil sich die Kinder leichter verschlucken als gewöhnlich. Bei reichlicher Membranbildung schlagen die flatternden Beläge an die Tubenöffnung oder in die Tube hinein, das Lumen der Tube kann durch Eintrocknen des ausgehusteten Sekretes verstopft werden. Alle diese Dinge müssen vom aufmerksamen Pflegepersonal rechtzeitig erkannt werden, und die entsprechende Reaktion der Pflegerin kommt bei den drohenden Gefahren nur bei erfahrenen Schwestern mit der nötigen Promptheit.

Abgesehen von den pflegerischen Gefahren besteht auch diejenige der Decubitalgeschwürsbildung. Decubitus heilt nur unter Narbenbildung. Die Narbenbildung kann aber bei größeren Defekten bis zum Totalverschluß des Kehlkopfes führen.

VON BOKAY und O'DWYER haben zwar spezielle Alaungelatinetuben entwickelt, um die Heilung eines Decubitaldefektes bei liegendem Tubus zu ermöglichen. SCHICK hat mehrmals davon Erfolge gesehen, empfiehlt aber doch sekundäre Tracheotomie nach 100 Std.

Die Tracheotomie. Primäre und sekundäre Tracheotomie sind technisch identisch. Die sekundäre Tracheotomie wird, wenn möglich, bei liegendem Tubus gemacht. Dies erleichtert das Auffinden der Trachea.

Der Patient wird ähnlich wie bei der Intubation gefesselt (Hände eingebunden), jedoch so, daß Hals und Schultern frei bleiben. Chloroformnarkose. Nackenrolle. Besteck besteht aus Lanzette, 2 Wundhaken, anatomische Pinzette, 2 kleinen Wundhaken, 1 Knopfmesser, Schere und Kanülen. Die einfachere Methode ist die Tracheotomia inferior mit Querschnitt. Der Schnitt wird 2—3 cm breit, etwa 2—3 Finger über dem oberen Sternalrand geführt. Die Haut wird mit dem Messer durchtrennt und dann stumpf vorgegangen. Ein Assistent zieht die Wundränder auseinander, wodurch meist die Blutung steht. Eventuell wird nun auch noch die Fascie scharf durchtrennt, dann aber darf nur noch stumpf präpariert werden. Die Venen sind immer stark mit Blut gefüllt und häufig bewegt sich der Kehlkopf infolge der Atemnot heftig auf und ab. Die Schilddrüsenteile, namentlich der Isthmus, sind häufig vergrößert. Vorsichtig müssen Venen und Schilddrüsenlappen stumpf präpariert und stumpfe Wundhaken durch den Assistenten weggezogen werden. Die Trachea ist leicht zu präparieren. Konsistenz und weiße Farbe der Trachealringe sind nicht zu verkennen. Die Trachea soll schön präpariert werden. Jetzt erst wird ein kleiner Schnitt in die vordere Trachealwand gemacht (mit dem Spitzmesser). Die Luft zischt durch den Schnitt. Der Schnitt wird durch den Assistenten mit 2 scharfen Häkchen zum Klaffen gebracht, vom Operierenden durch das Knopfmesser nach oben oder unten erweitert und die Kanüle eingeführt. Die Wunde wird austamponiert, oben und unten Situationsnähte angebracht und die Kanüle mit einem Bändchen um den Hals befestigt. Die Kanüle wird durch Gaze und Billrothbattist von der Haut getrennt.

Die Kanülen sind alle doppelt, so daß die innere Kanüle zur Reinigung entfernt werden kann (je nach Bedarf $^1/_2$stündlich oder stündlich). Die äußere Kanüle wird alle 2 Tage gewechselt. Das Dekanülement muß sehr vorsichtig auf längere Zeit ausgedehnt werden, am besten unter Zuhilfenahme einer gefensterten Kanüle. Die Gefahren der Tracheotomie sind z. B. technische Fehler des Operierenden, meistens aus Aufregung. So sah ich einmal einen guten Chirurgen die Arteria carotis communis als Trachea anschneiden. Abnormer Verlauf der Arteria thyreoidea kann bei unvorsichtiger Präparation zu einer tödlichen Blutung Anlaß geben.

Der *Querschnitt* ist besser geeignet, solche Aufregungsfehler zu vermeiden, weil er es leichter macht, die Mittellinie innezuhalten. Struma und Blutfüllung der Halsvenen sind manchmal sehr unangenehme Operationshindernisse. Blutungen dürfen nicht vorkommen. Die Narkose ist manchmal überflüssig, auf jeden Fall soll nie mit großen Mengen Chloroform eine tiefe Narkose erzwungen werden. Die Tracheotomie disponiert zu leichten Pneumonien. Dampfkammern und Dampfzelte, Inhalationsapparate usw. verhüten diese Pneumonien nicht. Das altmodische Auswischen der liegenden Kanüle und der Trachea mit einer Taubenfeder ist besser zu unterlassen, dafür kann man mit einer einfachen Absaugevorrichtung und einem weichen Katheter Kanüle und Trachea besser von Schleim, Eiter und Membranen reinigen. Penicillinspray oder Penicillinnebel gehört meines Erachtens heute zu den unbedingten Hilfsmaßnahmen.

Glücklicherweise kommt es nur selten zu einem erschwerten Décanulement. Es erfordert viel Geduld, die Rekonvaleszenten langsam an eine normale Kehlkopfatmung zu gewöhnen. Nur einmal unter vielen 100 Fällen habe ich das Entstehen einer Ringnarbe oberhalb der Kanüle beobachtet bei einem Patienten, der zuerst 180 Std (!) intubiert war und sekundär tracheotomiert werden mußte. Aus dem Kind wurde ein „*Canulard*". Das Décanulement soll bei normalem Verlauf am 3.—4. Tag vorgenommen werden, manchmal jedoch dauert es länger, bis es durchgeführt werden kann.

Antibiotica und Diphtherie. Seit der Einführung der Antibiotica in die Therapie der Infektionskrankheiten sind selbstverständlich die Möglichkeiten der Behandlung der Diphtherie mit Sulfamiden und mit Penicillin von vielen Seiten untersucht worden.

Experimentelle Forschungen über den Einfluß der Sulfamide auf das Wachstum der Diphtheriebacillen bestätigen, daß diese Antibiotica eine deutliche bakteriostatische Wirkung ausüben. Aber schon früh wurde erkannt, daß diese bakteriostatische Wirkung bei der Krankheit des Menschen nicht zur Wirkung kommt (CAREY 1942, HOMPESCH 1943—1949, VAN LOOKEREN-CAMPAGNE 1944 u. a.). Die negative Beurteilung war a priori zu erwarten, denn die Sulfamide wirken nicht antitoxisch, sondern höchstens antibakteriell. Auch bei der Verwendung von Penicillin sind analoge Überlegungen von vornherein wegweisend. In der Tat gelang es, zwar bei der Maus die antibakterielle Wirkung von Penicillin, wie auch von anderen Antibioticis gegen Diphtheriebacillen nachzuweisen (ERCOLI, LEWIS und

Mönch 1945), aber schon beim Meerschweinchen zeigte sich die Unwirksamkeit gegenüber der Toxinvergiftung. Klinische Untersuchungen sprechen für beschränkte Wirksamkeit von Penicillin bei gleichzeitiger Serumtherapie (Wszelaky und Handzel 1948 in Gdansk). Diese Autoren gaben täglich 100000 IE neben üblichem Antitoxin. Die Letalität, namentlich auch bei toxischen Fällen, sank dabei von 23% auf 5%.

Berichte aus England (Dodds 1946) melden, daß Penicillin neben Immunserum bei schweren Diphtheriefällen als Hilfsfaktor therapeutisch sich auswirken kann. Long (1947) berichtet ebenfalls aus England, daß bei 6 schweren Fällen das Charakteristische darin bestanden habe (80000 IE + 1000000 Penicillineinheiten), daß nach 24 Std der Rachen diphtheriebacillenfrei gewesen sei. Sonst kein besonders auffallender Einfluß auf den Krankheitsverlauf. Bazan ist der Penicillintherapie der Diphtherie gegenüber vollständig negativ eingestellt. Crawford (1948) gibt bei akuter Krankheit neben Antitoxin große Dosen Penicillin (3stündlich 20000—40000 E intramuskulär) bis zur Epithelisierung des Rachens. Auch er beobachtet dabei ein besonders rasches Verschwinden der Diphtheriebacillen. Giorgetti (1947) hat bei maligner Diphtherie Penicillin angewendet. Er sah keinen Einfluß auf den Ablauf der Krankheit. Die *Bronchopneumonie* bei seinen Fällen ließ sich jedoch durch Penicillin sehr gut behandeln (s. auch Hollender, Traplowa und Palacky 1947) (S. 1337).

Wenn nach diesen Berichten, die sicher noch ungenügend sind, heute schon ein Urteil gefällt werden soll, so wird es ungefähr in folgender Art und Weise formuliert werden müssen: *Die Sulfamide wirken wahrscheinlich bei Diphtherieerkrankung ungenügend oder gar nicht.*

Das Penicillin kann in großen Dosen antibakteriell sich sehr stark auswirken und diese Funktion wird mit Bestimmtheit therapeutisch ausgenützt werden müssen. Es besteht aber heute eine Gefahr, auf die ich hier aufmerksam machen will: Trotzdem wir heute genügend Penicillin zur Verfügung haben, um bei jeder Angina dieses Antibioticum überreichlich anzuwenden, ist das nicht unbedingt ein Segen für den praktischen Arzt. Er wird, verführt durch die guten Resultate bei Streptokokkeninfektion des Rachens, auch beginnende Diphtherien mit Penicillin behandeln, ohne sich die Frage vorzulegen, ob es sich überhaupt um Rachendiphtherie handelt oder nicht. Dadurch erzielt er vielleicht eine Sterilisierung, kann aber die toxischen Veränderungen nicht beeinflussen.

Einen solchen Fall habe ich bereits erlebt: Ein Kind, das in allen klinischen Erscheinungen der Rachendiphtherie durch beachtlich große Dosen Penicillin behandelt wurde, starb an typischer Myocarditis diphtherica. Die bakteriologische Untersuchung fiel negativ aus, so daß auch in Tabula nur der Verdacht geäußert werden konnte, bei dem Todesfall handle es sich um Erscheinungen, hervorgerufen durch Diphtherietoxin. In solchen Fällen wäre es besser, nach alter Auffassung zuerst Heilserum zu spritzen, um die toxischen Veränderungen zu verhindern. Schon Carey warnte 1942 aus analogen Überlegungen vor der Anwendung von Sulfamiden. Auf jeden Fall verlangte er vor der Sulfamidtherapie die bakteriologische Untersuchung und postulierte die Verwendung von Diphtherieheilserum im Verdachtsfall.

Antibiotica haben keinen Einfluß auf die Toxinveränderungen an Herz, Nervensystem und Niere. Bei Croup und maligner Diphtherie, ebenso bei Haut- und Nasendiphtherie kann Penicillin als weitere Hilfe neben dem Heilserum sicherlich einen beachtenswerten Erfolg haben, falsch angewendet aber birgt es eher gewisse Gefahren.

Behandlung der Bacillenträger. Unter dem Sammelbegriff „*Bacillenträger*" verbergen sich 3 verschiedene Kategorien von kontagiösen Personen. Sie werden meistens mit diesem einen Schlagwort zusammengefaßt.

1. Handelt es sich um *Rekonvaleszenten*, welche nach Überstehen einer Diphtherie noch ansteckend sind. Die meisten dieser Patienten verlieren ihre Diphtheriebacillen nach einigen Wochen. Ein gewisser Prozentsatz aber bleibt lange Monate hindurch ansteckungsfähig. Ob dabei langsam aus virulenten Bacillen avirulente oder sogar Pseudodiphtheriebacillen werden, ist vorerst noch nicht sicher festgestellt und wird noch diskutiert.

2. Zu jeder Zeit kann *irgendein Gesunder* durch Kontakt mit Diphtheriebacillen zum Bacillenträger werden. Es handelt sich dabei um Vorgänge, welche im Sinne der stillen Feiung bzw. stummen Immunisierung der Bevölkerung vom epidemiologischen Gesichtspunkt aus außerordentlich wertvoll sind und eine Grundimmunität der Bevölkerung garantieren. Ein solcher Gesunder kann sogar mehrmals Bacillenträger werden.

3. Kann es sich um *Individuen handeln mit chronischen diphtherischen Prozessen* der Nase, der Tonsillen, der Ohren, der Lungen oder der Haut. Die Erscheinungsformen der chronischen Diphtherie sind noch relativ wenig bekannt. Allen 3 Kategorien ist gemeinsam, daß die Individuen selbst nicht schwer gefährdet sind (dabei kann Antitoxin im Blut vorhanden sein oder fehlen, die Schickreaktion positiv oder negativ ausfallen), daß sie und ihre Bakterienflora gegenseitig einen Modus vivendi gefunden zu haben scheinen (Adaptationsphänomen), daß sie aber für ihre Mitwelt als Infektionsquelle eine stete Gefahr darstellen. Nach allem, was wir bis heute wissen, ist für die Behandlung der Bacillenträger, deren Entkeimung bisher unbefriedigend gewesen ist, in der *Möglichkeit einer intensiven Therapie mit Antibioticis eine neue Chance erwachsen*, die ausgenützt zu werden verdient.

Nach SCHICK beträgt die Frequenz der Bacillenträger in einer gesunden Bevölkerung (New York 1923) etwa 2%. Jahreszeitliche Schwankungen (ROSA 1941) sind typisch. Das Maximum der Frequenz befindet sich im Dezember und das Minimum in der Zeit von Juni bis Dezember. Rekonvaleszenten verlieren ihre Keime verschieden rasch. In der 2. Krankheitswoche finden sich noch bei 91% der Rekonvaleszenten Diphtheriebacillen, in der 4. Woche bei 71%, in der 10. Woche 0,2% (REICHE).

Rekonvaleszenten scheiden meistens virulente Bacillen aus (TOMCSIK 1944), Dauerausscheider haben meist avirulente Corynebacillen. Unter 351 Rekonvaleszenten verloren die meisten in 19 Tagen ihre Bacillen. Die kürzeste Zeit bis zum Negativwerden des Rachenabstrichs betrug in wenigen Fällen 1—3 Tage, die längste 60 Tage (SCHULZ 1942). Wahrscheinlich hängt die Dauer der Ausscheidung der Bacillen bei Rekonvaleszenten mit den anatomischen Verhältnissen von Gaumen und Pharynxtonsille zusammen. Fehler in der Beurteilung entstehen dann, wenn die Nase nicht untersucht wird, oder wenn kein Unterschied gemacht wird zwischen Menschen, welche Kontakt mit Kranken, und solchen, die keinen Kontakt mit Kranken hatten. Unter den verschiedenen Typen werden am häufigsten *Mitisbacillen* gefunden, am zweithäufigsten der *Gravistyp*. Dieser scheint auch am längsten zu haften (WRIGHT 1941), der Intermedius verschwindet am raschesten, während der Mitis etwas weniger lange haftet als der Gravis.

Die Entkeimung von Bacillenträgern war immer sehr unbefriedigend (HERTEL 1944). Vielfache Verfahren mußten angewendet werden: Desinfektion der Nebenhöhlen des Rachens, der Nase, der Ohren, Adenotomien und Tonsillektomien (VAHERI 1946), Fieberkuren mit Pyrifer, Röntgenbestrahlungen der Tonsillen und chirurgische Korrektur der oberen Luftwege wurden mit mehr oder weniger gutem Erfolg empfohlen. Auch die Behandlung mit Sulfonamiden als Aerosol, Spray, Dusche mit und ohne Netzmitteln hat zu keinem 100%igen Erfolg geführt (LEGROS 1943, JULIANELLE und SIEGEL 1945, KLOTZBÜCHER 1948). Thyrothricin (TURPIN und Mitarbeiter 1947), sowie Erythrin (JAKOBSON 1947, VEIS 1948) brachten zwar recht gute Resultate bei lokaler Anwendung, jedoch sind auch hier nicht alle Bacillenträger keimfrei geworden.

Die *Penicillintherapie* der Keimträger kann nach verschiedenen Methoden durchgeführt werden, ist jedoch in ihrer Wirksamkeit bis heute noch umstritten. Die lokale Anwendung als Spray, als Spülmittel, als Pinselung oder in Form von Kaugummi und Lutschbonbons hat keinen großen Erfolg gebracht. Am besten scheint noch Penicillin als Aerosol zu wirken, jedoch ist es auch nicht 100%ig wirksam (MAGNOL und IGLESLAS 1945, ROSA und LODI 1947, LEGROS 1947, HARRIES 1947. SCARZELLA 1948, ALDO 1948). Ablehnenden Stimmen (POCHER und SIEMSEN 1946) stehen solche zur Seite, welche von der Penicillintherapie der Bacillenträger nur vorübergehende Sterilisation gesehen haben (BRUYNOGHE 1947).

Andere Autoren empfehlen neben der lokalen Behandlung mit Spray oder Aerosol die Anwendung von großen Dosen Penicillin intramuskulär. Dabei scheinen die Erfolge besser zu sein (McENTREE 1947, CRAWFORD 1948, OEBERG 1949). Immerhin gibt es auch bei kombinierter und intramuskulärer Behandlung Versager, für welche die Tonsillektomie empfohlen wird (KARELITZ 1946, MELIN 1946, KORKIS 1946).

Das Vorgehen, das am besten geeignet erscheint, Bacillenträger zu „sterilisieren", ist folgendes: Täglich 3mal 10000—20000 E als Spray oder Aerosol in Nase und Rachen zur lokalen Therapie, außerdem 4mal täglich 80000—200000 E intramuskulär. Dies soll 6—10 Tage durchgeführt werden (solange bis 3 Abstriche negativ werden). Es besteht dennoch die Möglichkeit, daß nach einiger Zeit wiederum Bacillen ausgeschieden werden. Dann kann die Penicillinkur wiederholt werden; führt sie nicht zum Ziel, so wird man zur Entfernung der Tonsillen schreiten müssen. In jedem Fall ist aber außerdem zu kontrollieren, ob nicht in Nebenhöhlen oder irgendwo in einem Recessus der Nasenschleimhaut eine chronische lokale Diphtherie besteht. Schließlich darf auch nicht vergessen werden, bei solchen Fällen die Virulenzprüfung bzw. die Bestimmung des Toxinbildungsvermögens vorzunehmen, oder nachsehen zu lassen, ob es sich bei den vorliegenden Corynebacillen um echte oder Pseudodiphtheriebacillen handelt.

Prophylaxe.

Die epidemiologischen Erkenntnisse sind die Grundlage für die Beurteilung jeder prophylaktischen Maßnahme bei Diphtherie. Die Lehre von der latenten Durchseuchung, an deren moderner Ausgestaltung vor allem DEGKWITZ und DE RUDDER, sowie v. PFAUNDLER in grundlegenden Arbeiten mitgewirkt haben, ergab, daß die Diphtherie im wesentlichen durch Bacillenträger übertragen wird. Familieninfektionen spielen in bestimmten Epidemien eine gewisse Rolle. Schulinfektionen sind nur in geringem Maße an der Übertragung der Krankheit beteiligt. Es kann daher nach FRIEDEMANN a priori der allgemeinen Prophylaxe, Isolierung, Desinfektion, Entkeimung von Bacillenträgern, keine besondere Auswirkung auf das Zustandekommen oder Verhüten von Epidemien zugemessen werden. Die Seuchenbekämpfung hat also neue Wege zu suchen. Natürlich bleiben die alten Methoden der individuellen Prophylaxe bestehen und *die gesetzlichen Vorschriften und ihre Ausführungsbestimmungen über Isolierung und Desinfektion behalten mit Recht ihre Geltung.*

Besondere Beachtung verdient dabei immer die *fortlaufende Desinfektion am Krankenbett* und der *Schutz des Pflegepersonals.*

Die *Dauer der Isolierung bei Kranken* hat nach allgemeiner Regel so lange zu währen, bis 3 Nasen- und Rachenabstriche (bzw. Wundabstriche), die im Abstand von je 2—3 Tagen gemacht werden, hintereinander negativ ausfallen. Die *Isolierung in der Wohnung* ist nur dann durchführbar, wenn dem Patienten ein eigenes Zimmer zur Verfügung steht, und wenn eine erfahrene Pflegerin, die mit den Vorschriften und der Technik der laufenden Desinfektion, Isolierung, Besuchsverboten usw. vertraut ist, den Patienten betreut. In allen anderen Fällen ist die Unterbringung in einem Spital die richtige Art der Isolierung. Bei Croupkranken ist dies schon aus therapeutischen Gründen zu empfehlen.

Nicht erkrankte Kinder einer Familie sind vom Schulbesuch fernzuhalten. Mit Rücksicht auf die hohe Bacillenträgerzahl in der Umgebung von Kranken sind konsequent alle Familienmitglieder, Dienstboten usw. auf Keimfreiheit von Nase und Rachen zu untersuchen. Auch sollte während der Quarantänezeit von 8—14 Tagen die *Racheninspektion* der Geschwister täglich vorgenommen werden.

In *geschlossenen Anstalten* (Waisenhäusern, Pensionaten, Kasernen, Spitalabteilungen, Kinderheimen, Schulen) sind *nicht nur alle Schüler*, sondern auch das *Lehrpersonal* zu untersuchen, die *Bacillenträger* gesondert unterzubringen und nach Möglichkeit zu *entkeimen*. Bei den übrigen Insassen ist die Schutzimpfung angezeigt (eventuell nach vorheriger Prüfung der Schickreaktion).

Die speziellen Maßnahmen der passiven und aktiven Prophylaxe, sowie deren theoretische Grundlagen gehen schon auf v. BEHRING zurück.

Passive Immunisierung. Die passive Schutzimpfung hat sich in der ganzen Welt ihren Platz erobert. Bei Geschwistern Diphtheriekranker, in Krankenabteilungen, in denen Diphtheriefälle vorgekommen sind, bei Pflegepersonal, dessen Schutz nicht sicher feststeht (Einstellen von Hilfskräften und Pflegern bei Eröffnung von Diphtherieabteilungen in Seuchenspitälern anläßlich eines epidemischen Auftretens der Krankheit usw.). *Die Schutzdosis beträgt je Person 500—1000 IE.* Die Anaphylaxiegefahr ist bei Einführung von *Hammel- und Rinderserum* für die passive Prophylaxe ausgeschlossen. Die *Dauer des Schutzes* beträgt im allgemeinen *3—4 Wochen* nach intramuskulärer oder subcutaner Injektion. Jedoch ist der Schutz schon in der 3. Woche nicht mehr absolut. In der Infektionsklinik Düsseldorf beobachteten wir hie und da bei passiv geschütztem Personal in der 3. oder 4. Woche leichte Diphtherieerkrankungen.

Nach DOULL beträgt bei Geschwistern von Diphtheriepatienten, die nicht geschützt wurden, die Anzahl der Erkrankten 10%, bei geschützten Kindern jedoch nur 1,2%. NETTER berechnet die Morbidität bei 34350 passiven Schutzimpfungen auf 0,6%. LÖFFLER beobachtete bei 31740 Impfungen 2,8% Erkrankungen. In *New York* war die Erkrankungsziffer von 105000 Impfungen nur 0,2%. *Die passive Schutzimpfung ist also sehr wirksam, schützt aber nicht absolut vor Erkrankung.*

Nach v. GROER (1949) kann mit *homologem Menschenserum* ganz besonders gut passiv immunisiert werden. Dieses Menschenserum wird gewonnen von Spendern, deren Blutantitoxingehalt über 0,02 IE beträgt und deren Schickreaktion negativ ist. Diese Personen lassen sich mit Toxoid leicht „hyperimmunisieren". Nach kurzer Zeit erreichen diese meist jugendlichen Erwachsenen einen Serumtiter von 125—250 IE je Kubikzentimeter. Der Vorteil liegt, abgesehen von der Vermeidung der Anaphylaxie, in einer wesentlich längeren Dauer der passiven Immunität.

Aktive Schutzimpfung. Die aktive Schutzimpfung bezweckt nicht wie die passive einen *individuellen Schutz*, sondern sie ist diejenige Methode, von der man erwartet, daß sie eine *Massenprophylaxe* ermöglicht. Während durch die Zuführung von heterologem und homologem Antitoxin bei der passiven Immunisierung nur ein *kurzfristiger Schutz* zu erwarten ist, so besteht bei der aktiven Immunisierung, bei der mehr oder weniger verändertes Toxin den Organismus zwingt, selbst die Antikörperproduktion in Gang zu setzen, die Möglichkeit, *eine viele Jahre dauernde, aktiv erworbene Immunität* zu erwerben. Die aktive Immunisierung wirkt dagegen nicht sofort, sondern braucht einige Wochen, um sich zu entwickeln. Im Notfall ist es daher zweckmäßig, gleichzeitig mit der aktiven Immunisierung auch passiv zu schützen. Während sich die aktive Immunität langsam entwickelt, hält der passive Schutz vor.

Die aktive Immunisierung wurde zuerst mit Mischungen aus Toxin und Antitoxin, die einen minimalen Überschuß an Toxin enthielten, durchgeführt. Durch die Entdeckung des Anatoxins von RAMON (1925) und die spätere Entwicklung der verschiedenen Toxoidimpfstoffe erhielt die aktive Schutzimpfung als Methode der Massenprophylaxe in den letzten 2 Jahrzehnten in der ganzen Welt einen großen Auftrieb.

Impfstoffe. *1. T.A. nach* v. BEHRING. Toxin-Antitoxingemisch, in welchem das Diphtherietoxin nicht vollständig durch Diphtherieheilserum (vom Pferd, vom Rind, von der Ziege) neutralisiert ist. Es enthält einen geringen Überschuß an freiem Toxin, sog. „Giftspitze". Auch mit völlig neutralisierten Gemischen, ja sogar mit überneutralisierten, läßt sich aktiv impfen. Die besten Resultate sind jedoch mit den ursprünglichen, unterneutralisierten erzielt worden. *Gefahr:* Die Impfstoffe können dissoziieren und große Toxinmengen frei werden. *Haltbarkeit des Impfstoffes:* 6 Monate. *Anwendung:* Dosierung 1 cm³ subcutan 3mal in Abständen von 7—14 Tagen. *Beginn des Schutzes:* etwa 6 Wochen nach der letzten Injektion. *Lokale Reaktionen:* Selten leichte Schwellung und Rötung an der Injektionsstelle. *Allgemeine Reaktion:* Selten leichte Temperaturen am 2. oder 3. Tag nach der Injektion. Allgemeines Unwohlsein.

2. T.A.F. nach H. SCHMIDT. Toxin-Antitoxin, gebunden, in Flockenform. Es ist von allen Begleitstoffen der Giftbouillon und des Diphtherieserums befreit und in Kochsalzlösung aufgeschwemmt. *Haltbarkeit:* unbegrenzt. *Anwendung und Dosierung:* 1 cm³ subcutan, 2mal im Abstand von 4 Wochen. *Beginn des Schutzes:* etwa 12 Wochen nach der 2. Injektion. *Allgemeine* und *lokale Reaktionen* treten nicht auf.

3. Anatoxin nach RAMON. Diphtherietoxin, das mit Formol entgiftet ist, dessen antigene Eigenschaften aber noch vollständig erhalten sind. Kein Serumzusatz. *Haltbarkeit:* unbegrenzt. *Anwendung und Dosierung:* 1 cm³ subcutan 3mal in Abständen von je 8—10 Tagen. *Beginn des Schutzes:* etwa 4 Wochen nach der letzten Injektion. *Lokale Reaktion:* In 5—6% Lokalreaktionen: Rötung, Schwellung, Schmerzhaftigkeit, besonders bei älteren Kindern und Erwachsenen. Bei letzteren gelegentlich *Nekrosen*. *Allgemeinreaktionen:* hie und da Temperaturen und Unwohlsein.

4. Diphtherieschutzsalbe nach LÖWENSTEIN. Die Salbe enthält durch Formol entgiftete Diphtherievollkulturen. Sie besteht also aus Anatoxin und Bakterienleibessubstanz. *Haltbarkeit:* 2 Jahre. *Anwendung und Dosierung:* Der Inhalt einer Tube wird 3mal in Abständen von je 2 Wochen mit der nassen Hand in die gut gereinigte und entfettete Haut eingerieben bis zum völligen Verschwinden der Salbe (Dauer etwa 3 min). *Beginn des Schutzes:* nach etwa 60 Tagen nach der letzten Einreibung. *Lokal- und Allgemeinreaktionen:* keine.

5. *Alauntoxoid nach* GLENNY. Durch Kalialaun ausgefälltes Formoltoxoid. *Haltbarkeit:* unbegrenzt. *Anwendung und Dosierung:* 1 cm³ subcutan im Abstand von 3 Wochen. *Beginn des Schutzes:* etwa 4 Wochen nach der letzten Injektion. *Lokal- und Allgemeinreaktionen:* wie bei Anatoxin.

6. *Al.F.T. nach* SCHMIDT. An Aluminiumhydroxyd adsorbiertes Formoltoxoid. *Haltbarkeit:* 5 Jahre. *Anwendung und Dosierung:* Kinder bis zu 6 Jahren: 0,5 cm³ subcutan 2mal im Abstand von 4 Wochen. Kinder über 6 Jahre: 2mal 0,3 cm³ subcutan im selben zeitlichen Abstand. *Beginn des Schutzes:* etwa 3 Wochen nach der 2. Injektion. *Lokal- und Allgemeinreaktionen:* Bei älteren Kindern und Erwachsenen hie und da lokale Rötung und Temperaturerhöhung.

7. Von Ross wurde 1944 ein *Protamintoxoid* eingeführt. Auch dieses Präparat muß 2mal im Abstand von 3—4 Wochen injiziert werden. Es soll ganz besonders bei überempfindlichen, größeren Kindern und Erwachsenen die lokalen und allgemeinen Reaktionen verhüten. 1945 haben PARFENTIEW und COODLIN ein *besonders hoch gereinigtes Alauntoxoid* hergestellt. Mit diesem lassen sich ebenfalls die unangenehmen Nebenwirkungen der Impfstoffe bei Erwachsenen vermeiden.

Während T.A. und T.A.F. durch ihren Gehalt an tierischem Eiweiß sensibilisieren können, wird dies bei den verschiedenen Formoltoxoiden nicht der Fall sein. Die Schutzwirkung tritt nach *Formoltoxoiden* früher ein und erreicht höhere Grade als nach Verwendung von T.A. und T.A.F. Nach PRIGGE sind die Formoltoxoide wesentlich wirksamer. Der nach PRIGGES Verfahren bestimmte Schutzwert der Formoltoxoide beträgt etwa das 30fache von T.A. und T.A.F. Heute ist daher das Formoltoxoid (Anatoxin) der Impfstoff der Wahl und hat T.A. und T.A.F. fast völlig verdrängt.

Die *Nebenerscheinungen* der Schutzimpfung nehmen mit zunehmendem Alter bei Schulkindern und Erwachsenen an Häufigkeit und Stärke zu. Es ist daher zweckmäßig, bei Impflingen über 6 Jahren den sog. *Moloneytest* durchzuführen. Es handelt sich dabei um eine Hautreaktion, um die überempfindlichen Individuen zu erfassen. Es wird 0,1 cm³ einer Anatoxinlösung, welche 10 L.F. enthält und auf $1/_{200}$ verdünnt ist, intradermal injiziert. Bei Schick-positiven Erwachsenen, Studenten, Pflegerinnen usw., welche überempfindlich sind, tritt eine starke lokale Reaktion ein. Diese Personen sind nach MOLONEY (1927/28) besonders vorsichtig zu immunisieren, am einfachsten durch eine Wiederholung des Moloneytests alle 3 Wochen, so lange, bis die Schickreaktion negativ geworden ist (vgl. SUWA und Mitarbeiter 1938 und BUNCH und Mitarbeiter 1940). Steht einer der modernen, nach PARFENTIEW und COODLIN gereinigten Impfstoffe oder das Protamintoxoid von ROSS zur Verfügung, so können überempfindliche Individuen ohne große Gefahren damit geimpft werden.

Es besteht die berechtigte Hoffnung, daß die Impfstoffe noch weiter verbessert werden, und es ist zu wünschen, daß schließlich ein Impfstoff gefunden wird, der erlaubt, die *Immunität mit einer einzigen Impfung zu erzielen*, ohne daß Nebenwirkungen auftreten. Interessante Untersuchungen über diese Möglichkeiten mit hoch gereinigtem, konzentriertem und nur einmalig angewendetem Anatoxin stammen schon aus den Jahren 1931—1933 von CLAUS JENSEN.

Kombinierte Impfstoffe. In den letzten Jahren sind, namentlich von USA. ausgehend, alle möglichen Impfstoffe kombiniert worden. Es existieren Vaccinen für Scharlach und Diphtherie, für Diphtherie und Keuchhusten, für Diphtherie und Tetanus, sowie besonders auch eine Mischvaccine für Pertussis + Diphtherie + Tetanus (siehe DI SANT AGNESE 1948, SAUER 1949, SAUER und TUCKER 1950). Die Erfolge mit diesen kombinierten Impfstoffen sollen gut sein, jedoch ist ein abschließendes Urteil noch nicht möglich. Auf eine Gefahr soll hier schon aufmerksam gemacht werden. *Wenn kombinierte Impfstoffe verwendet werden, so besteht die Gefahr der Sensibilisierung für Poliomyelitis.* Der Kombination Keuchhusten-Diphtherie wird hier eine besondere Bedeutung zugemessen (MARTIN 1949 in London, McCLOSKEY in Australien 1950, GEFFEN, London 1950). Nach einer Inkubationszeit von 2—3 Wochen (nach der Schutzimpfung) treten unter Fieber, Übelsein und anderen mehr oder weniger leichten Allgemeinerscheinungen Lähmungen auf, an der Extremität, an der die Schutzimpfung ausgeführt wurde. Die Lähmungen sind relativ schwer, der Beweis dafür, daß es sich um echte Poliomyelitis gehandelt hat, wurde durch mehrfache typische Befunde im Lumbalpunktat erbracht. Ein epidemiologischer Zusammenhang zwischen Impfungen und Poliomyelitis im Sommer, während welcher Zeit Kinderlähmungsendemien bestanden, ist wahrscheinlich. In der Schweiz besteht nur eine Beobachtung über das Auftreten von

Abducenslähmung und Akkommodationsparese 4 Wochen nach Diphtherie-Tetanusschutzimpfung (HOTTINGER 1950) und 2 suspekte Fälle in Zürich (FANCONI 1950).

Kontraindikationen. Massenschutzimpfungen wie auch individuelle Impfungen sollen nicht zu Epidemiezeiten vorgenommen werden. Im Spätsommer ist namentlich dem Auftreten der Poliomyelitis Rechnung zu tragen. Die zweckmäßigste Jahreszeit ist also Mai—Juni.

Bei Tuberkulösen sind nach allgemeiner Erfahrung besonders viele unangenehme Nebenerscheinungen zu erwarten. Stärkere Allgemeinerscheinungen als Folge einer Schutzimpfung sind für tuberkulosekranke Kinder unerwünscht und nicht unbedenklich. Man erklärt die Empfindlichkeit der Tuberkulösen damit, daß die Tuberkulose zu „Parallergie" gegenüber Diphtheriebacilleneiweiß führe (siehe VOGT 1942). Im übrigen gelten als Kontraindikationen dieselben Überlegungen, welche für die Pockenschutzimpfung anerkannt werden. (Akute Krankheiten, Anämie, Ekzem und andere Allergien, Krankheiten des Nervensystems, der Muskulatur, Herz- und Nierenkrankheiten usw.)

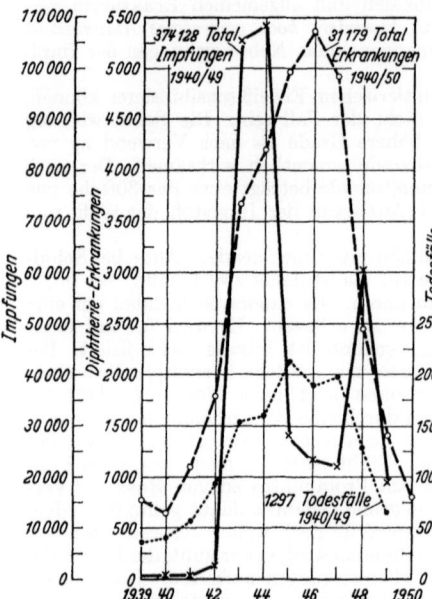

Abb. 75. Die Diphtherie in der Schweiz von 1939—1950. Angabe der Erkrankung an Diphtherie und der Todesfälle (absolute Zahlen) sowie Angabe der Schutzimpfungen gegen Diphtherie. Tiefpunkt der Epidemie 1940. Höhepunkt 1946 mit etwa 5300 Erkrankungen (trotz vorheriger Schutzimpfung). (Zahlen des eidgn. Gesundheitsamtes Bern, P. VOLLENWEIDER.)

Optimales Alter. Die Diphtherie gefährdet vor allem die Kinder vom 2. bis 10. Lebensjahr. Junge Säuglinge haben zwar die Möglichkeit, sich zu immunisieren (VAHLQUIST 1948), jedoch dauert der Immunisierungsprozeß etwas länger und häufig erreicht er nicht ganz so hohe Werte wie bei älteren Kindern. *Das optimale Alter für die erste Diphtherieschutzimpfung dürfte demnach in die Zeit zwischen dem 9. und dem 18. Lebensmonat fallen.* Die Sachverständigenkonferenz des Völkerbundes empfiehlt das Ende des 1. Lebensjahres als Impftermin. Die amerikanische Vorschrift verlangt eine Erstimpfung zwischen dem 2. und 3. Lebensmonat mit Repetition der Injektion nach dem 1. Lebensjahr.

Impfstelle. Als Ort der Injektion des Impfstoffes wird von den meisten Autoren die Gegend des Deltoides angegeben. Einige spritzen unter die Brusthaut infraclaviculär, andere bevorzugen die Rückenhaut medial des Scapularrandes. Es soll immer subcutan injiziert werden, die intramuskuläre Injektion hat sich nicht bewährt.

Die Einspritzung des Impfstoffes ist in Europa nicht immer populär, es wurde daher versucht diese Maßnahme durch Einträufeln von Anatoxin in die Nase oder durch Einreiben der Löwensteinsalbe zu umgehen. Abgesehen davon, daß diese Methoden für Massenimpfungen nicht geeignet sind, haben sie auch den Nachteil, daß der Impfschutz nicht so zuverlässig ist wie bei der Injektionsmethode (s. BÜRGERS und BORMANN 1932).

Versuche über *cerebrale Immunisierung* gegen Diphtherietoxin beim Tier (FRIEDEMANN und ELKELES 1930) sowie beim Menschen (RAMON und Mitarbeiter 1940) beweisen, daß auch vom Gehirn aus eine Immunisierung möglich ist. Beim Kaninchen setzt die Antitoxinbildung nach direkter Zufuhr des Anatoxins in das Zentralnervensystem mit einer Schnelligkeit und einer Stärke ein, wie sie bei keiner anderen Zufuhr des Antigens auch nur annähernd erreicht wird. Beim Menschen jedoch scheint nach den Untersuchungen von RAMON und Mitarbeitern an Dementen und Paralytikern die intracerebrale Injektion von Anatoxin keine besonderen Vorteile zu haben, denn der Immunisierungsprozeß geht nur entsprechend der in die Blutbahn gelangten Menge von Anatoxin vor sich.

Dauer des Schutzes. Die Dauer des Impfschutzes wird im allgemeinen mit 3—5 Jahren angegeben. Es gibt jedoch große individuelle Verschiedenheiten. Nach CLAUS JENSEN (1933) vermag je nach Individuum eine einzige Dosis von konzentriertem gereinigtem Anatoxin so verschiedene Immunitätsreaktionen hervorzurufen, daß die Berechnung der Immunitätsdauer von 65 Jahren bis zu wenigen Tagen variiert. Diesem theoretischen Resultat entsprechen auch die Verhältnisse in der Praxis. Ein Teil der natürlich oder künstlich immunisierten Personen verliert spontan die Immunität im Laufe mehr oder weniger langer Zeit. Ein anderer Teil behält seine Immunität über 10 Jahre und mehr (PARK).

Wenn in diesem Zusammenhang von Immunität gesprochen wird, so gehen alle diese Messungen über die Immunitätsdauer auf die Bestimmung der *Schick*-Reaktion oder des Antitoxingehaltes des Blutes zurück (zur Kritik dieser Methoden s. Kapitel über Schickreaktion und Immunität S. 1277).

Obschon der Schutz gegen Diphtherie mit diesen Methoden besser und dauernder zu sein scheint als die durch das Überstehen der Krankheit erworbene Immunität (VAHLQUIST 1948), verliert die Bevölkerung im Lauf der Jahre ihre Grundimmunität, und es läßt sich zeigen, daß heute in Schweden z. B. nur noch 10% der Erwachsenenbevölkerung Schick-negativ ist. Entsprechend diesen Verhältnissen sind die Neugeborenen ohne Abwehrstoffe, eine Situation, die dringend nach Abhilfe ruft (VAHLQUIST, MURRAY und PERSSON 1948).

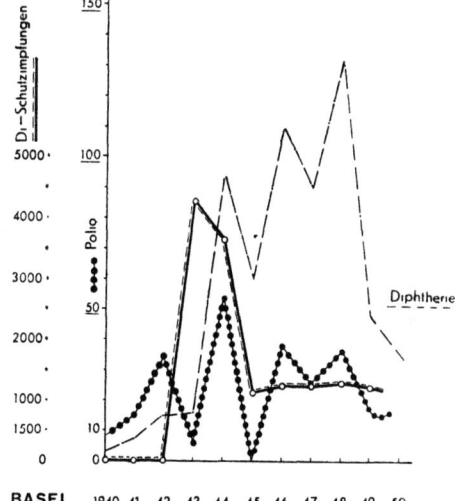

Abb. 76. Diphtherieschutzimpfungen, Poliomyelitis und Diphtherieerkrankungen in Basel (Stadt und Vororte) 1940—1950. Die Kinderlähmung tritt beinahe jedes Jahr auf (durchschnittlich 10—40 Fälle); 1944 häufte sich die Poliomyelitis und erreichte eine leicht über dem Durchschnitt liegende Anzahl von Krankheitsfällen. Diphtherieschutzimpfung: Beginn 1942. Etwa 18% der Kinder von Basel und Umgebung wurden geimpft. Die in Europa wieder auftretende Diphtherie machte sich auch in Basel bemerkbar: Anstieg der Erkrankungsfälle 1943 bis zum Maximum 1948, Abfall bis 1950. Drei Wochen nach Diphtherieimpfung trat 1944 bei einem 2jährigen Kind eine leichte Poliomyelitis auf unter dem klinischen Bild der Oculomotoriuslähmung und Akkommodationsparese. In dieser Zeit wurden auch in Zürich 2 analoge, suspekte Fälle von „Kinderlähmung" nach Diphtherieschutzimpfung beobachtet.

Noch vor 15 Jahren hat man die Dauer der Immunität durch die Schutzimpfung überschätzt, heute ist man vorsichtiger und SCHICK selbst gibt an, daß bei einer größeren Zahl von Geimpften die Immunität nach 4—5 Jahren verschwunden ist. Es wird daher überall die *Repetition der Immunisierung nach 4—5 Jahren empfohlen (injection de rappel, Boosterdose).* Die Wiederholung der aktiven Schutzimpfung nach 5 Jahren soll vor Schulbeginn durchgeführt werden, es genügt eine einmalige Injektion von 0,5 cm³ Alauntoxoid oder eines entsprechenden anderen hochwertigen modernen Impfstoffes. Am Ende der Schulzeit sollte noch einmal eine systematische Vaccination der Bevölkerung durchgeführt werden.

Die „injection de rappel" wird jedesmal den Immunisierungsapparat des Organismus in Gang setzen. Man stellt sich vor, daß, wenn auch der Antitoxingehalt des Blutes nach solchen Wiederimpfungen nicht mehr lange hoch bleibt, doch das Körpergewebe seine Bereitschaft zur Antitoxinproduktion wachhält (MILLER und RYAN 1948, WISHARD und REID 1947, PASCHLAU 1949).

Negative Phase. Wie bei anderen Schutzimpfungen, so ist auch bei der Diphtherieimpfung die Frage diskutiert worden, ob nicht im Anschluß an die Impfung eine „*negative Phase*" entstehe. Tatsächlich sind Anginen und Diphtherieerkrankungen, die im Verlaufe von Impfungen aufgetreten sind, in diesem Sinne gedeutet worden. Indessen kann nicht von einer eigentlichen negativen Phase gesprochen werden, sondern höchstens von einer ungenügenden Reaktion des betreffenden Individuums auf die Schutzimpfung.

Antitoxinbestimmungen im Blut während der Schutzimpfung bewiesen, daß am Begriff der negativen Phase nichts ist.

Etwas anderes ist es, wenn von einigen Seiten, namentlich von RENDU, darauf hingewiesen wird, daß bei Kindern und Jugendlichen, die ungenügend geimpft wurden (nur mit *einer* Dosis) der Prozentsatz der Erkrankungsfälle und der besonders schwer verlaufenden Formen auffallend hoch sei. Wir wissen aus experimentellen Untersuchungen von CURT und LORENZ, sowie HOTTINGER und LORENZ, daß kleinste Diphtherietoxinmengen auf *Schick*-Reaktion und Antitoxingehalt des Serums eine große Auswirkung haben können. Bei einem Teil der untersuchten Kinder wurde durch eine Toxinmenge, welche der doppelten *Schick*-Dosis entspricht, die positive Hautreaktion negativ und der Antitoxingehalt des Blutes erhöht. Bei diesen Fällen wirkte die doppelte *Schick*-Dosis als „Boosterdose" oder „Recall of Antitoxin". Bei einem anderen nicht unbeträchtlichen Teil der untersuchten Kinder trat das Gegenteil ein: die negative *Schick*-Reaktion wurde wieder positiv und ein hoher Antitoxintiter konnte plötzlich unter die sog. *Schick*-Schwelle abfallen. Man spricht bei diesen Individuen von „labilen Organismen", und es ist möglich, daß die mitgeteilten Zahlen von RENDU sich auf solche labile Menschen beziehen (PRIGGE 1931, JAMBON, CHAPTAL und VEDEL 1945).

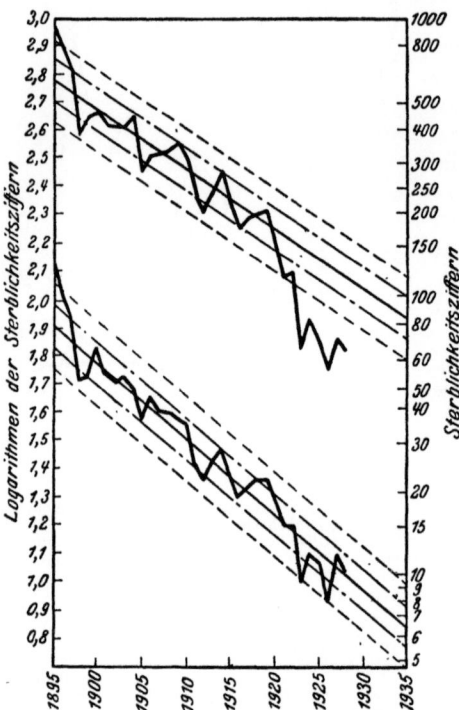

Abb. 77. Verlauf der Diphtherie in New York von 1895—1935 (Logarithmen der Sterblichkeitsziffern; Erwartungsstatistik nach LEE). Einfacher und doppelter Fehler sind berechnet und kurvenmäßig dargestellt. Die tatsächlichen Erkrankungen der Kinder von 0—4 Jahren (oben) in den Jahren 1922—1928 fallen deutlich aus dem Rahmen des Erwartungswertes heraus. Die beiden Mittelwerte gehen nicht parallel. Obere Kurve = Kinder von 0—4 Jahren, untere Kurve = alle Altersklassen.

Standardisierung der Impfstoffe. Die Impfstoffe verschiedener Herkunft sind sehr *ungleichwertig*. Die Standardisierung wird in den verschiedenen Ländern nach verschiedenen Methoden durchgeführt. Die Menge des in einem Impfstoff enthaltenen Toxins oder des aus ihm hervorgegangenen Toxoids ergibt keinen sicheren Maßstab für die antigene Wirksamkeit. Ebensowenig ist dies der Fall, wenn die Flockungszahl als Maßstab benutzt werden soll. PRIGGE hat für *Deutschland* ein eigenes Verfahren zur Wertbestimmung ausgearbeitet. In *England* und in *Amerika* sind andere Methoden gebräuchlich. Eine internationale Einigung auf einen Maßstab gibt es noch nicht. Vielleicht weisen die interessanten Untersuchungen von LAWRENCE und PAPPENHEIMER 1947 und PILLEMER und TOLL 1947 über die Reinigung des Toxins und die Fraktionierung der Toxoide auf einen gangbaren Weg für die internationale Standardisierung.

Impfresultate und Folgen der Schutzimpfung. *Unter Impfresultaten verstehen wir hier die Ergebnisse der Immunisierung gemessen an Hand der Schick-Reaktion und des Antitoxingehaltes des Serums.* Es gibt eine fast nicht mehr zu überblickende Literatur über den Einfluß der Impfung auf die *Schick*-Reaktion. Bei Massenimpfungen muß man sich auf die Beobachtung der Hautreaktion beschränken, und man kann zusammenfassend sagen, daß das große Beobachtungsmaterial aus vielen Ländern mit Sicherheit ergeben hat, daß nach 3maliger Impfung mit T.A. in 75—85%, mit dem Anatoxin in 95—99%, ein negativer

Schicktest erzielt werden kann (GRAHAM FORBES 1927, SELIGMANN 1931, PARISH und WRIGHT 1938, TEVELI 1943, BOSCH MARIN und PLANCO OTERO 1950, POULAIN 1935, PÖCH und LEACH 1935, FREY 1935, MCKINNON und ROSS 1935, ZERBINE 1935, ROSITZA 1935, LACOTE 1935, GUNDEL 1936, HIRSZFELD 1936, BROOM 1936). Das ist ein sehr bedeutender Unterschied zugunsten des Anatoxins. Und wenn wir uns außerdem vor Augen halten, daß das Impfresultat mit Anatoxin rascher erreicht wird, so wiegen diese beiden Vorteile den einzigen Nachteil des Anatoxins, die Stärke der Impfreaktionen bei älteren Kindern und Erwachsenen, längst auf. Darum hat auch die Sachverständigenkonferenz des Hygienekomitees des Völkerbundes 1931 in London das *Anatoxin als Impfstoff* empfohlen.

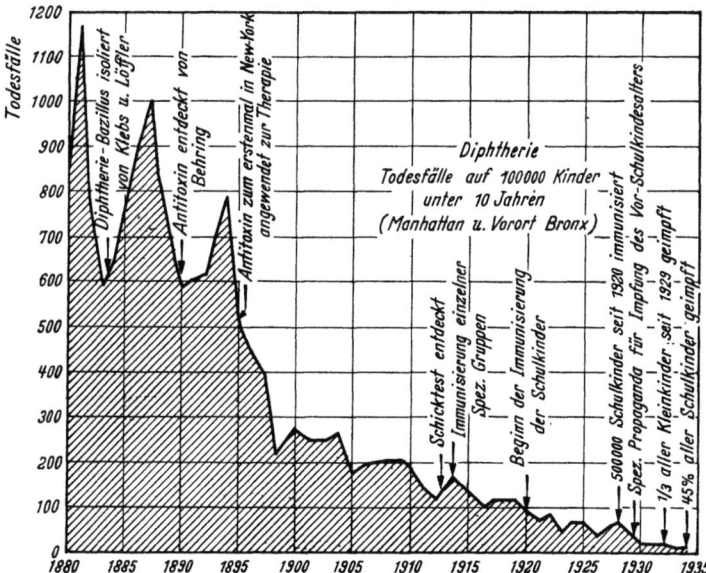

Abb. 78. Rückgang der Diphtherie in der Stadt New York von 1880—1935. (Nach ZINSSERS Textbook: Metropol. Lebensversicherungs-Company.) Kontinuierliches Abnehmen der Todesfälle. Berechnung auf je 100000 Kinder unter 10 Jahren für Manhattan und Vorort Bronx. Im Jahre 1934 sind fast die Hälfte aller Vorschulkinder gegen Diphtherie geimpft.

In *kleineren Versuchsreihen ist der Impferfolg* durch laufende *Antitoxinmessungen im Serum* vor, während und nach der Impfung kontrolliert worden. Auch hierüber existiert eine sehr große Literatur. (Zusammenfassung LEWIS 1941, SECKEL 1939, ROSS 1946, A study of Diphtheria 1950, HOTTINGER 1934 und 1943.) Als Beispiel sollen die Zahlen von Ross hier angeführt werden: Nach einer einzigen Protamintoxoidinjektion (von 20—25 L f E) weisen etwa 30% der geimpften Kinder nach 11—18 Monaten 0,1 und mehr IE im Serum auf. Nach 2 Dosen desselben Impfstoffes haben nach 9—18 Monaten 90% der Kinder 0,1 und mehr, 58% der Geimpften 0,2 und mehr IE im Serum. *Die kombinierte aktive und passive Immunisierung gegen Diphtherie mit T.A. führt bei antitoxinfreien Individuen zu keiner Antikörperproduktion* (OPITZ und MEYER 1927). Dagegen scheint das Anatoxin durch gleichzeitige Gaben von Heilserum in seiner Wirkung nicht gehemmt zu werden (RAMON und Mitarbeiter). Für die Immunisierung von *Pflegepersonal* gibt es die rasch wirkende kombinierte Impfung nach CLAUS JENSEN (1937).

Nach diesem Autor genügt eine einzige subcutane Injektion von gereinigtem Al(OH)$_3$-Toxoid, wenn gleichzeitig mit demselben hochgereinigten Toxoid in isotonischer Pufferlösung intranasal täglich immunisiert wird. Nach den Untersuchungen von JENSEN ist dies eine einfache Methode, die sich auch für Massenimmunisierungen ausgezeichnet anwenden läßt. Die erste Injektion kann vom Arzt ausgeführt werden, die Nasentropfen können von der Mutter oder der Pflegerin eventuell dem schlafenden Kind gegeben werden; Nebenerscheinungen treten überhaupt nicht auf; die erreichte Immunität hält ebenso lange vor wie bei anderen Methoden; es gelingt sogar schlechte Antitoxinbildner damit zu immunisieren und man kann auch die „injection de rappel" durch nasale Reimmunisierung ersetzen. Der Immunisierungserfolg bei Kindern und Erwachsenen gemessen am Antitoxingehalt des Blutes beträgt 90—99%. Sie läßt sich im Notfall — bei Ausbruch einer Diphtherieepidemie — mit der passiven Immunisierung kombinieren.

Die Ergebnisse der Schutzimpfung. *Unter diesem Begriff verstehen wir hier die Erfassung und Messung der Auswirkungen der Diphtherieschutzimpfung an Hand der günstigen Beeinflussung des klinischen Krankheitsbildes und des Einflusses auf die Epidemiologie der Krankheit.*

a) *Klinischer Verlauf der Diphtherie bei Geimpften.* Wir wollen hier von den ungenügend Geimpften vollständig absehen und nur über die lege artis durchgeführten Impfungen berichten. Es muß gleich zu Beginn betont werden, daß *auch die kunstgerechte Schutzimpfung gegen Diphtherie keinen absoluten Schutz vor der Erkrankung bietet, auch nicht vor dem Diphtherietod.*

Die Gefahr, daß man sich auf den Diphtherieschutz verläßt, die Diagnose nicht sicherstellt, das Heilserum nicht anwendet, weil ein an Angina erkranktes Kind kürzere oder längere Zeit vor der Erkrankung gegen Diphtherie schutzgeimpft worden war, besteht heute und ist leider ziemlich groß. Aus einer anfänglich sehr leichten Tonsillitis mit Belägen entwickelt sich in solchen Fällen durch das Nichtanwenden des Heilserums die *sog. sekundär toxische Diphtherie* mit all ihren schweren Konsequenzen. Leider sind solche Erfahrungen in den letzten Jahren überall da gemacht worden, wo die Diphtherie in geimpften Bevölkerungsteilen wieder aufflackerte. *Es kann daher nicht nachdrücklich genug betont werden, daß auch geimpfte Kinder an Diphtherie erkranken können, und daß es Pflicht des behandelnden Arztes ist, schon im Verdachtsfalle das Heilserum anzuwenden.*

Aus den vielen Publikationen über Erkrankungsfälle bei Schutzgeimpften geht hervor, daß *weitaus die Mehrzahl der Erkrankungen bei Immunisierten leicht verlaufen.* Nur ganz *ausnahmsweise kommt es zum Croup, toxische Fälle aber treten bei Immunisierten fast ebenso häufig auf wie bei nicht Immunisierten.* Die folgende Statistik von SECKEL gibt darüber zahlenmäßig Auskunft:

Tabelle 18.

	Verlaufsform bei	
	immunisierten	nicht immunisierten
	Kindern	
Leicht	83,1%	68,5%
Croup	1,8%	15,4%
Toxische Fälle	15,0%	16,2%
	(etwa 900 Fälle)	(etwa 1200 Fälle)

Vergegenwärtigt man sich die Tatsache, daß die meisten schweren Formen durch den Typus Gravis hervorgerufen werden, wie in der folgenden Tabelle von H. SCHMIDT noch einmal zusammengefaßt wird, so versteht man sehr wohl die Auffassung von MCLEOD, wonach beim Auftreten des Gravistyps und einer epidemischen Ausbreitung dieses Stammes auch in durchgeimpften Bevölkerungen die künstlich geschaffene Immunität durchbrochen werden kann und En- und Epidemien entstehen (Tabelle 19 nach H. SCHMIDT).

Tabelle 19.

Typus	Gesamtfälle	Prozente der Hauptgebiete von Komplikationen wie			
		Hämorrhagien	Lähmungen	Stenosen	Todesfälle
Gravis	2313	3,5	17,0	2,3	13,3
Intermedius . . .	1993	3,7	9,9	2,1	8,6
Mitis	1480	0,4	4,5	7,5	2,3

Indessen ist es nicht nur der Gravis allein, der die Immunität durchbricht. Wie TIMMERMANN aus der holländischen Epidemie 1942 berichtet, können alle 3 Typen bei vollimmunisierten Kindern Diphtherieerkrankungen hervorrufen. Auch GRANT (1945) berichtet ähnliches aus England. Nach seiner Auffassung werden Stämme, die „aggressiv" und „virulent" sind, auch bei Geimpften einen großen Prozentsatz von Erkrankungsfällen erheischen, der Effekt der Invasion wird aber durch die Schutzimpfung verkleinert und so sind die Todesfälle bei Geimpften selten.

Die klinischen Unterschiede im Krankheitsbild sind nach WEINTRAUB (1947) dahin zusammenzufassen, daß bei Geimpften die Altersverteilung normal ist (d. h. der jeweiligen Altersverteilung der entsprechenden Endemie parallel geht), daß sich bei den Geimpften die Lokalisation besonders auf die Tonsillen beschränkt, der Croup seltener und gutartiger ist, das periglanduläre Ödem weniger ausgesprochen ist, geringere absolute Leukocytenzahlen (im Alter von 2—8 Jahren) konstatiert werden und daß die toxischen Leukocytenveränderungen weniger häufig angetroffen werden. Auch die Komplikationen von seiten des Herzens, der Nieren und des Nervensystems treten bei Geimpften stark zurück. Nach KRECH (1950) vermindert die ausgiebige Toxoidimpfung ganz besonders die Gefahr der Lähmungen (Tierversuche mit alkalischem Toxin). RÖSGEN (1948) berichtet, daß unter den Geimpften die Gruppe der 11—14Jährigen am meisten Nachkrankheiten haben, und zwar mehr als die Nichtgeimpften: Nachkrankheiten bei Geimpften = 23,07%, bei Nichtgeimpften = 11,36%. Aus dem Bericht von FESER (1948) geht hervor, daß auf jeden Fall *Sorglosigkeit bei Geimpften nicht am Platze ist*. Er stellt 2 Gruppen von 193 2mal Geimpften und 700 nichtgeimpften Krankheitsfällen einander gegenüber und konstatiert unter den Geimpften einen „erstaunlich hohen Prozentsatz von 15,1%" an toxischen Fällen mit einer Letalität von 3,6%, während die Nichtgeimpften 20,6% von toxischen Erkrankungsformen lieferten mit einer Letalität von 20,6%. Die Schutzimpfung schützt nach diesem Autor also nicht sicher vor der Erkrankung, am wenigsten vor der malignen Form. Doch sind die Todesfälle, auch bei den toxischen Fällen, relativ selten.

Das klinische Bild wird also nur insofern beeinflußt, als vermehrt leichte Formen auftreten, während die Stenosen beinahe verschwinden und eine gewisse, je nach dem Genius der Epidemie verschiedene Zahl von malignen Fällen auftritt. Nochmals soll daher auf die Schwierigkeiten der Frühdiagnose hingewiesen werden (GSELL 1946).

Von einem Versagen der Diphtherieschutzimpfung kann nach all diesem vom rein klinischen Standpunkt aus *nicht* gesprochen werden.

b) Epidemiologie. Wenn die Schutzimpfung wirksam ist, so muß sich das an bestimmten epidemiologischen Gesetzmäßigkeiten der Krankheit bemerkbar machen. Zu berücksichtigen ist in erster Linie die *Morbidität, Mortalität* und *Letalität*; auch die *Altersverteilung* kann Anhaltspunkte für eine günstige Auswirkung der Schutzwirkung geben. Gelingt es aber die *Saisonschwankungen* durch die Schutzimpfung aufzuheben oder gar den Nachweis zu erbringen, daß die spontanen im Laufe eines Jahrhunderts auftretenden *epidemiologischen Häufungen* verschwinden, so ist damit erst der sichere Beweis für den Wert der Impfprophylaxe erbracht.

Leider ist mit FRIEDEMANN festzustellen, daß die Statistik, wie so oft in der Medizin, nicht immer mit der nötigen Kritik verwertet worden ist. Wenn, wie besonders in den amerikanischen Statistiken immer wieder berichtet wird, nach Einführung der Schutzimpfung die Diphtheriemorbidität zurückgegangen ist, so erscheint diese Beweisführung wenig überzeugend, weil sie den bekannten spontanen, örtlichen und zeitlichen Schwankungen der Epidemiologie keine Rechnung trägt. Zu jeder Statistik über Impferfolge gehört die entsprechende *Kontrollreihe* über den nicht geimpften Teil der Bevölkerung.

An kleineren Beobachtungsreihen ist aus Kinderheimen, Kasernen, geschlossenen Anstalten, Spitälern usw. ein sehr suggestives Beobachtungsmaterial zusammengetragen worden. Meistens wird berichtet, daß in solchen Anstalten die Diphtherie endemisch war und nach systematischer Durchimpfung aller Insassen erlosch. Die Berichte über das fast völlige Verschwinden der Diphtherie beim geimpften *Krankenhauspersonal*, das namentlich in Infektionskliniken der Infektion besonders ausgesetzt ist, wirken ebenso eindrücklich und sprechen für den positiven Wert der aktiven Prophylaxe (DUDLEY, HUGHES, HARRIS, MARTIN, LOISEAU und LAFAILLE, FORBES, BENSON, O'BRIEN, CROOKS, COOK u. v. a.).

Seit der Londoner Sachverständigenkonferenz 1931 wird im allgemeinen über Impfungen berichtet, die in verschiedenen Ländern nach einem gemeinsamen Plan ausgeführt werden. Das Wesentliche daran ist immer der Vergleich einer geimpften Gruppe mit der nicht geimpften Bevölkerung am gleichen Ort und zur selben Zeit. So haben diese Statistiken wesentlich mehr Wert und sagen uns etwas aus über die Beeinflussung der Morbidität und Mortalität. In *Holland*, in *Ungarn*, in *England*, in *Schottland*, in *Polen*, in *Deutschland*, in *Frankreich*, in *Italien* und in *Spanien* sind viele 100000 von Kindern geimpft worden. *Durchschnittlich ist die Morbidität bei den Ungeimpften 5—10mal größer als bei den Geimpften.* Die *Mortalität ist durchschnittlich bei den Nichtgeimpften 10mal größer als bei den Geimpften* und die *Letalität der erkrankten Nichtgeimpften ist 2—10mal größer*, je nach dem Charakter der Epidemie. Eine zusammenfassende Tabelle von RUSSEL (1943) ist für diese Statistiken charakteristisch.

Tabelle 20. (Nach RUSSEL.)

	Nichtvaccinierte				Vaccinierte			
	0—6 Jahre	7—14 Jahre	über 14 Jahre	total	0—6 Jahre	7—14 Jahre	über 14 Jahre	total
Es erkrankten:								
im Jahre 1941	2766	4725	3120	10161	170	835	51	1036
im Jahre 1942	1754	2271	2905	6920	307	1397	93	1797
total	4520	6996	6025	17081	477	2232	144	2833
Es starben								
im Jahre 1941	277	186	52	515	—	2	—	2
im Jahre 1942	153	89	37	279	4	7	—	11
total	430	275	89	794	4	9	—	13

Ähnliche Berichte stammen von ZINNEMANN (1939) aus der Ukraine, von CARLINFANTI und MOLINA (1942) aus Pavia, Italien, von TOMCSIK (1943) aus Ungarn, von RAMON (1944 und 1945) aus der ganzen Welt, von ÖSCH (1944) aus der Schweiz, von BASSE und DAUVÉ (1945) aus Frankreich, von KOLLER (1945) aus der Schweiz, von STUART (1946) und STOWMAN (1946) aus England, von BALDASSERINI (1947) aus Perugia (Italien) und von OTERO (1948) aus Spanien.

Aus Deutschland stammt ein zusammenfassender Bericht von DE RUDDER (1934). Die Herabsetzung der Erkrankungszahl von $1/3$ auf $1/8$ wird darin als ein Erfolg der Schutzimpfung festgestellt.

Die Ergebnisse der Schutzimpfung.

Allen diesen Statistiken haften gewisse Fehler an. Selbst die Berechnung der Fehlergrenzen nach der BERNOULLIschen Formel ist für epidemiologische Analysen nicht schlüssig (MOHR und DIECKMANN). Eine wesentliche Verbesserung in dieser Hinsicht bedeutet die statistische Berechnungsmethode nach v. SCHELLING. Sie wurde von WOHLFEIL (1939) für seine hervorragende Arbeit verwendet. Es soll daher die Zusammenfassung WOHLFEILS in der folgenden Tabelle wiedergegeben werden.

Tabelle 21.

Impfbezirk	Erkrankungshäufigkeit unter den		Erkrankungs-verhältnis
	Geimpften	Nichtgeimpften	
1. Halberstadt	$\frac{64}{9004} = 0{,}71\%$	$\frac{32}{7113} = 4{,}31\%$	1 : 6,07
2. Rastenburg	$\frac{6}{458} = 1{,}31\%$	$\frac{77}{242} = 31{,}82\%$	1 : 24,29
3. Lyck	$\frac{37}{2983} = 1{,}24\%$	$\frac{93}{2059} = 4{,}52\%$	1 : 3,65
4. Breslau	$\frac{729}{93{,}932} = 0{,}78\%$	$\frac{504}{15{,}376} = 3{,}28\%$	1 : 4,22
5. Gottesberg	$\frac{160}{2696} = 5{,}93\%$	$\frac{17}{85} = 20{,}00\%$	1 : 3,37
6. Beuthen-Stadt	$\frac{153}{22{,}462} = 0{,}68\%$	$\frac{128}{3108} = 4{,}12\%$	1 : 6,06
7. Beuthen-Land	$\frac{31}{13{,}466} = 0{,}23\%$	$\frac{37}{1135} = 3{,}26\%$	1 : 14,17
8. Rüdesheim	$\frac{0}{880} = 0\%$	$\frac{2}{163} = 1{,}22\%$	—
9. Unterwesterwald . . .	$\frac{26}{2941} = 0{,}88\%$	$\frac{44}{4735} = 0{,}94\%$	1 : 1,07

Morbidität (zusammenfassend):

Gesamtzahl	Davon geimpft	Nicht geimpft	Erkrankte Geimpfte	Erkrankte Nichtgeimpfte
168792 Kinder von 1—14 Jahren	145881 = 86,4%	22911	1180 = 0,81%	890 = 3,88%

Verhältnis der Erkrankungen von Geimpften zu Nichtgeimpften = **1 : 4,79**

Die *Mortalität* betrug (zusammenfassend):

Gesamtzahl	Geimpfte	Davon gestorben	Nichtgeimpfte	Davon gestorben
168,792 Kinder von 1—14 Jahren	145,881 = 86,4%	27 = 0,0185%	22,911 = 13,6%	46 = 0,20%

Verhältnis der *Mortalität* von Geimpften zu Nichtgeimpften = **1 : 10,85**.

Die *Letalität* betrug (zusammenfassend):

Gesamtzahl	Geimpfte Erkrankte	Davon gestorben	Nichtgeimpfte Erkrankte	Davon gestorben
168,792	1180	27 = 2,29%	890	46 = 5,17%

Verhältnis der *Letalität* von Geimpften zu Nichtgeimpften = **1 : 2,26**.

Bei den Untersuchungen von WOHLFEIL handelt es sich um die *Resultate einer einmaligen Injektion* von hochkonzentriertem Toxoid. Seine Resultate sind, zusammengefaßt folgendermaßen zu umschreiben:

1. Von 9 größeren Impfbezirken ist in 7 Gebieten ein einwandfreier Erfolg zu beobachten.
2. Die beiden Impfgebiete, in denen ein ungenügender Schutz erzielt wurde (Nr. 5 und 9 der Tabelle) sind charakterisiert als *wirtschaftliche Notgebiete,* in denen die Kinder unterernährt waren (1936—1938!) und wohl infolgedessen das notwendige Reaktionsvermögen nicht aufbrachten. Dazu kommen dort sehr schlechte Wohnverhältnisse, die eine vermehrte Exposition schaffen.
3. In einem 3. Bezirk (Nr. 8 der Tabelle) läßt sich ein Vergleich zwischen Geimpften und Nichtgeimpften nicht durchführen, wegen der allgemein zu geringen Diphtheriemorbidität der Bevölkerung.
4. Die *Schulkinder lassen sich besser immunisieren als die Kleinkinder,* obschon auch in den jüngeren Altersklassen eine Immunisierbarkeit nachzuweisen ist.
5. Die Impfergebnisse lassen keinen Zweifel, daß massenstatistisch beurteilt, *die Geimpften gegen die jahreszeitlich ungünstigen Einflüsse einen deutlichen Schutz besitzen,* während sich bei den Ungeimpften in der regelmäßigen Steigerung der Diphtheriemorbidität in den Wintermonaten der Saisoneinfluß weiter ungünstig bemerkbar macht.
6. Eine *negative Phase,* d. h. eine vorübergehend vermehrte Empfänglichkeit für Diphtherie nach der Impfung existiert nicht.
7. Die Erfolge der Schutzimpfung sind um so größer, je stärker die Bevölkerung vorher manifest und latent mit Diphtherie durchseucht war.

Nur wenige Untersuchungen aus den letzten Jahren berücksichtigen die *Typenlehre.* ZINNEMANN berichtet, daß in der *Ukraine* 96% der tödlichen Fälle dem *Gravis*typ zuzuschreiben waren (1939). GIBBERT *und Mitarbeiter* (1945) teilt aus der *Halifaxepidemie* von 1940 mit, daß 86% der Fälle durch *Gravis* hervorgerufen waren. Kein einziger der Vollimmunisierten war schwer krank. In *Kopenhagen* brach nach MORTENSEN (1946) 1944 eine *Intermediusepidemie* mit einer Letalität von durchschnittlich 6,6% aus. Auffallend war die große Proportion der Beteiligung von Erwachsenen (wegen der Schutzimpfung der Kinder ?). Bei den Nichtgeimpften betrug die Letalität 9,3%, einer von 114 partiell Geimpften und einer von 61 Vollgeimpften starben.

In einer Zusammenstellung von 362 Fällen zeigt MCLEOD die relative Beteiligung der 3 Typen bei Todesfällen und klinischen Verlaufsformen.

Tabelle 22.

Anzahl der Fälle	Tot	Schwer	Mittel	Leicht
231 Gravis	4	24	48	154
63 Intermedius	2	11	8	42
68 Mitis	0	6	7	55
362 Total				

Es liegt daher auf der Hand, daß bei künftigen Statistiken über die Wirksamkeit der Schutzimpfungen auch dem Faktor der Diphtheriebacillentypen Rechnung getragen werden muß. *Die Immunitätsresultate einer Mitisgegend können nicht mit denen einer Gravisgegend verglichen werden.*

Man kann sich also vorstellen, wie es zum Ausbruch einer Epidemie in einer hochimmunisierten Gegend kommen kann (FANNING 1947), in welcher 94% der Bevölkerung immunisiert waren und 80% eine negative Schickreaktion aufwiesen. Die interessanteste Publikation auf diesem Gebiet ist heute die „study of Diphtheria in two areas of Great Britain" (1950) von HARTLEY, TULLOCH, M. ANDERSON, DAVIDSON, GRANT, JAMIESON, NEUBAUER, NORTON und ROBERTSON. Hier ist die moderne Technik der Bakteriologie, die Kontrollreihenmethode der Klinik und die kritische Bewertung der epidemiologischen Daten aufs genaueste berücksichtigt und in einer sehr exakten und ergebnisreichen Studie vereinigt. Es geht daraus hervor, daß die Schutzimpfung, auch wenn sie sehr ausgedehnte Bevölkerungsteile erfaßt hat, nicht imstande ist, die Entstehung einer Epidemie zu unterbinden. Die Morbidität steigt an, die Mortalität und Letalität aber nimmt weiter ab. Die Abhängigkeit des Erkrankens und

Nichterkrankens vom Gehalt des Serums an Antitoxin ist klar, die Relativität dieses Zusammenhangs zeigt sich deutlich, die Durchbrechung der Immunität durch besondere Stämme ist möglich, aber der relative Schutz der Bevölkerung durch die Prophylaxe ist doch so groß, daß die Krankheit ihre durchschnittliche Letalität eingebüßt hat. Die folgende Tabelle gibt eine zusammenfassende Übersicht über Antitoxingehalt des Blutes und Erkrankungen verglichen bei Patienten und Gesunden in *Dundee, Tynside* und *Kopenhagen*.

Tabelle 23. *Vergleich der Antitoxinkonzentration im Blut entsprechender Gruppen von Diphtheriepatienten und gesunden Personen in Dundee, Tynside und Kopenhagen* [1],[2].

Nr.	Ort	Gruppe	Zahl	Personenzahl mit Antitoxinkonzentration (JE/cm^3)					
				> 10	1—10	0,11 bis 1,0	0,01 bis 0,1	0,001 bis 0,01	< 0,001
1	Dundee	Geimpfte, gesunde normale Kinder	211	1 (0,5)	49 (23,2)	50 (23,7)	87 (41,2)	21 (10,0)	3 (1,5)
2	Dundee	Klinische Diphtherie bei geimpften Kindern	199	2 (1,0)	13 (6,5)	14 (7,0)	65 (32,6)	79 (39,7)	26 (13,0)
3	Tynside	Klinische Diphtherie bei geimpften Personen	95	1 (1,0)	14 (14,7)	9 (9,4)	22 (23,1)	31 (32,6)	18 (19,0)
4	Kopenhagen	Klinische Diphtherie bei geimpften Personen	106	23 (21,7)	30 (28,3)	34 (32,1)	14 (13,2)	3 (2,8)	2 (1,8)
5	Kopenhagen	Geimpfte, nicht kranke Personen	106	37 (35,0)	26 (24,5)	27 (25,5)	13 (12,2)	2 (1,9)	1 (1,0)
6	Kopenhagen	Nicht geimpfte, nicht kranke Personen	287	0	42 (14,6)	45 (15,7)	38 (13,2)	36 (12,5)	126 (44,0)
7	Kopenhagen	Klinische Diphtherie bei nicht geimpften Personen	287	0	8 (2,7)	38 (13,2)	48 (16,9)	62 (21,6)	131 (45,7)
8	Tynside	Klinische Diphtherie bei nicht Geimpften	141	0	1 (0,7)	6 (4,2)	16 (11,3)	18 (12,7)	100 (71,0)

Wie vorsichtig man in der Beurteilung statistischer Zahlen über die Erfolge der Schutzimpfungen sein muß, lehrt das Beispiel der schweizerischen Endemie der letzten 10 Jahre (GSELL 1946, RENDU 1946). 1940 war in der Schweiz ein Minimum an Diphtherieerkrankungen festzustellen. 1946 war der Höhepunkt einer endemischen Häufung (über 5000 Fälle). Im Kanton Genf ist die ganze kindliche Bevölkerung zu etwa 95% durchgeimpft seit 1929, im Kanton Basel ist die Schutzimpfung seit 1943 fakultativ. Für Basel-Stadt sind es nur wenige Prozente der Kinder, die geimpft sind, für Basel und Umgebung (Vororte in einem anderen Kanton) ist der Prozentsatz der geimpften Kinder nicht höher als 18%. Trotz dieser eminenten Verschiedenheit im Impfgrad ist in beiden Kantonen Genf und Basel der Verlauf der Epidemie außerordentlich milde, zahlenmäßig identisch und differiert von der ganzen übrigen Schweiz sehr stark. Trotz dem zeitlichen Zusammenfallen, trotz gleicher Einwohnerzahl, gleicher Umweltbedingungen (Stadtkantone), trotz ähnlicher geographischer und klimatischer Lage ist der Genius der Epidemie in den beiden Städten mit und ohne Schutzimpfung identisch, während in anderen Teilen der Schweiz die Seuche ziemlich viele Kinder erfaßte. Dabei spielte die Verteilung von Gravis, Intermedius und Mitis keine besondere Rolle (GSELL).

Man könnte folgern, daß die frühere Durchseuchung in Genf und in Basel in den Epidemiezeiten von 1904 und 1920 die kindliche Population derart immunisiert hatte, daß im Endemiejahr 1945 keine empfänglichen Individuen mehr vorhanden waren. Es scheinen nach der Kurve in Basel etwas heftigere Endemieen geherrscht zu haben als in Genf. Daher hat die künstliche Immunisierung in Genf die natürliche Durchseuchungsimmunität ergänzt.

---

[1] Prozentzahlen in Klammern.
[2] Zusammenstellung aus dem Werk: A study of Diphtherie in two areas of Great Britain, S. 154.

Wenn man aber die absoluten Zahlen der Krankheitsfälle in Genf = etwa 5500 in 40 Jahren, in Basel = etwa 8300 in derselben Zeit, zur Betrachtung des Problems heranzieht, so kann man sagen, daß die Durchseuchung in beiden Städten etwa denselben Prozentsatz der kindlichen Bevölkerung immunisiert haben muß, entsprechend dem Altersaufbau der beiden Städte.

Es bleibt also die Frage offen, warum in Basel ohne Impfung und in Genf mit Impfung die in der übrigen Schweiz sehr deutliche Diphtherieendemie von 1945 sich nur äußerst wenig bemerkbar gemacht hat. Welche Faktoren in den beiden Städten das Terrain so gestalten, daß deren Epidemiologie gleich ist, können wir nicht wissen. Ob dabei die Schutzimpfung mitgespielt hat, scheint nach allem Gesagten sehr fraglich.

Über die *Beeinflußbarkeit der Altersbeteiligung* bei Diphtherie durch die Schutzimpfung gibt es nur wenige, der Kritik standhaltende Mitteilungen. Eine *Kurve aus New York* soll die relative Begünstigung des Kleinkindesalters beweisen

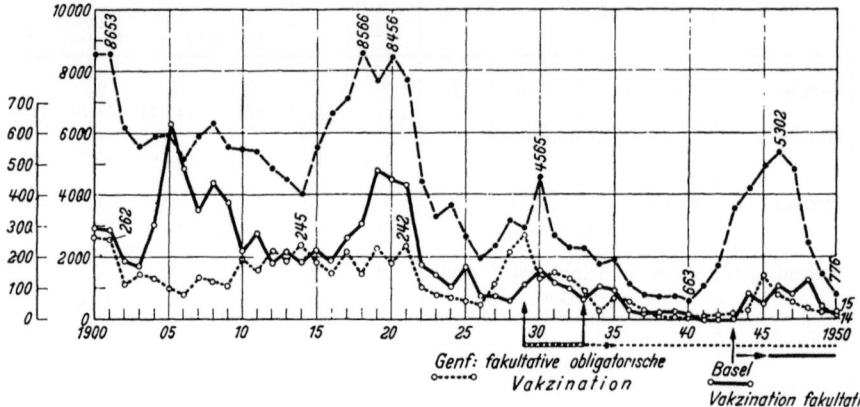

Abb. 79. Die Diphtherie in der Schweiz 1900—1950, verglichen mit den Krankheitsfällen in den Stadtkantonen Genf (mit Impfzwang seit 1933) und Basel (mit fakultativer Impfung seit 1943). (Nach Angaben des eidgn. Gesundheitsamtes Bern, Dir. P. VOLLENWEIDER). Der allgemeine Rückgang der Diphtherie in der Schweiz spiegelt sich im Verlauf der Seuche in Basel und in Genf. Trotzdem in Genf etwa 95% aller Kinder, in Basel erst 10 Jahre später maximal etwa 18% aller Kinder geimpft worden sind, ist der Rückgang der Diphtherie in beiden Städten identisch.

(s. Abb. 77). Das Beispiel dieser amerikanischen Statistik, die aus den Zahlen von 1895—1928 einen Erwartungswert mit doppeltem mittlerem Fehler konstruiert, wird uns nicht restlos überzeugen. Wer beweist uns denn, daß nicht eine spontane Altersverschiebung eingetreten ist, wie sie LORENZ und HOTTINGER schon 1931 in Düsseldorf beobachtet und beschrieben haben? Dort war keine vorausgehende Immunisierung der Bevölkerung die Ursache dieser Änderung des Dispositionsalters. MORTENSEN (1946) und POULAIN (1944) vermuten, daß bei den von ihnen beobachteten Epidemien die Altersverschiebung in höhere Schul- und ins Erwachsenenalter der Schutzimpfung der jüngeren Jahrgänge zuzuschreiben sei, jedoch ist es bei der Vermutung geblieben. PUNTIGAM und HIERMANN (1950) berichten über die Altersgliederung der Erkrankungen bei Schutzgeimpften (1485 Fälle) in *Österreich* des Jahres 1949.

Die Altersgruppe 1—5 Jahre wies 421 Krankheitsfälle, die Gruppe 6—14 Jahre 945 Fälle, die Gruppe 15—18 Jahre 66 Fälle, und die Gruppe 19—45 Jahre 53 Fälle auf. 14,2% aller Diphtheriegeimpften erkrankten. 1,24% der Geimpften starben im Erkrankungsfalle gegenüber einer Letalität von 4,4% bei Nichtgeimpften. Wenn also von vielen Seiten darauf aufmerksam gemacht wird, daß sich die Schulkinder am besten immunisieren lassen (SPARROW 1931, WOHLFEIL 1939, FRIEDEMANN 1934), so ist das nur *ein Aspekt* der Frage nach dem Einfluß des Alters auf die Diphtherie. 1949 befanden sich unter den geimpften Erkrankten weitaus die Mehrzahl im Schulalter, trotzdem theoretisch besonders in dieser Altersstufe die Impfung die besten Ergebnisse bringen sollte.

Die einzige Arbeit, die statistisch einen einwandfreien Beweis für das relative *Ausschalten der Saisonfaktoren* erbracht hat, ist diejenige von WOHLFEIL (s. oben).

Ob sich in den nächsten 50 oder 100 Jahren die *Periodizität der Diphtherie* wird beeinflussen lassen, kann heute noch nicht beurteilt werden. Zwar sind die Amerikaner davon überzeugt, daß das Verschwinden der Seuche in ihrem Kontinent der Prophylaxe zuzuschreiben sei. Die Bevölkerung ist dort viel „impffreudiger" eingestellt als durchschnittlich in Europa. Die großartigen Resultate in Nordamerika und Canada werden daher immer der besonders sorgfältigen Durchführung der Schutzimpfungen, der glänzenden Propaganda und dem Verständnis der Bevölkerung für diese Fragen zugeschrieben. Übersieht man jedoch die geschichtliche Entwicklung der säkularen Diphtheriebewegungen, so stellt man sich die Frage, ob nicht die Erfolge der Schutzimpfung in Nordamerika zum Teil wenigstens dem Umstand zu verdanken sind, daß die Diphtherie dort in den letzten 50 Jahren in einer rückläufigen säkularen Bewegung begriffen ist.

Aus den Erfahrungen in Europa kann über diese Frage ebenfalls noch keine definitive Antwort gewonnen werden. Zwar ist besonders in Frankreich, namentlich in Paris bald nach der Entdeckung von RAMON (1925) sehr viel geimpft worden. Wie hoch der Prozentsatz bis 1940 war, läßt sich nicht genau ermitteln, ist aber doch wohl recht beträchtlich. Dennoch ist in der Mitte der 40er Jahre nach einem vorausgehenden scheinbaren Verschwinden der Krankheit eine ziemlich ausgedehnte Epidemie ausgebrochen, wie übrigens in ganz Europa. Wenn auch die Mortalität dabei relativ gering war, so soll uns das Auftreten der Krankheit, die aus verschiedenen Gründen die Immunität durchbrechen kann, vor allzu optimistischen Schlüssen warnen.

Es ist aber auch vor übertriebener Kritik zu warnen. FRIEDBERGER (1930) behauptet, daß die Statistik schon darum fehlerhaft sei, weil die Kinder, welche geimpft würden, den nichtgeimpften gegenüber eine positive Auswahl bedeuten. (Sorgfältige Eltern, gute Pflege und Ernährung, bessere Wohnverhältnisse, bessere Beobachtung usw. bei den Geimpften, sozial schlechter gestellte, Kranke und Schwächliche bei den Nichtgeimpften als Auswahl ad peius). Der Einwand der Auswahl ad peius hat sicher seine Berechtigung und stört den Vergleich beider Gruppen, soll indessen nicht überschätzt werden. Auch die vielen kritischen Bemerkungen von RENDU zu den Publikationen der Ergebnisse der Schutzimpfungen müssen hier erwähnt und richtig gewertet werden. Sie zeigen uns mit aller Schärfe, wie *nachlässig gewisse Erfolgsstatistiken veröffentlicht* worden sind, sie zeigen uns Fehler, Ungenauigkeiten und Mängel im logischen und kritischen Verwerten des Materials, aber sie dürfen auch nicht überbewertet werden, denn die Kritik RENDUs richtet sich eigentlich nur gegen die falsche Auslegung der Resultate des ungeheuren, die ganze Welt umspannenden Experiments der Schutzimpfung gegen Diphtherie und warnen vor falscher Interpretation.

Wenn wir uns *zusammenfassend über den Wert der Prophylaxe gegen Diphtherie ein Urteil bilden* wollen, so können wir das folgendermaßen formulieren: *Die klinischen Beobachtungen über die Schutzimpfung und den Verlauf der Diphtherie bei Geimpften, die Beeinflussung der Letalität und Mortalität, viele kleinere und größere epidemiologische Untersuchungen fügen sich zwanglos in das Bild der Diphtheriekrankheit ein, wie es die moderne Medizin auf Grund historischer, bakteriologischer, pathogenetischer, therapeutischer und prophylaktischer Untersuchungen konzipiert hat. Überall bleiben trotz großer Kenntnisse noch wesentliche Lücken in unserem Wissen. Nur teilweise ist das Problem der Diphtherie geklärt, und nur teilweise gelingt es uns, auf therapeutischen und prophylaktischen Wegen das Krankheitsgeschehen zu beeinflussen. Es bestehen aber sehr viele Anhaltspunkte dafür, daß es der Medizin früher oder später gelingen wird, ihre Kenntnisse über die Diphtherie so zu erweitern, daß man hoffen kann, eines Tages die Seuche zu meistern.*

Literatur.

Übersichten und Zusammenfassungen.

Bokay, Johann v.: Die Diphtherie seit Bretonneau. Erg. inn. Med. **42**, 463 (1932); **43**, 428 (1932). — Bormann, F. v.: Der gegenwärtige Stand des Typenproblems bei Diphtheriebacillen. Erg. inn. Med. **42**, 211 (1937).
Friedemann, U.: Die Diphtherie. In Handbuch der inneren Medizin. Berlin: Springer 1942.
McLeod, J. W.: The types mitis, intermedius and gravis of corynebact. diphtheriae. Bacter. Rev. **7**, 1 (1943). — Müller, J. H.: Nutrition of the diphtheria bacter. Dubos: The diphtheria bacilli and the diphtheroids. In Dubos: Bacterial and myotic infections of man. Philadelphia: J. B. Lippincott Company 1948. — Morton, H. E.: Corynebacterium diphtheria (Variations). Bacter. Rev. **4**, 177 (1940).
Schick, Bela: Die Diphtherie. In Handbuch der Kinderheilkunde. Leipzig: F. C. W. Vogel 1931. — Schmidt, Hans: Grundlagen der spezifischen Therapie. Berlin: Schultz 1940.
Topley and Wilson: Principles of bact. and immun. London Edw. Arnold 1946.
Vogt, Hans: Die Diphtherie. In Handbuch der Kinderheilkunde, Erg.-Bd. I. Berlin: Springer 1942.

Historisches.

Alaymus: Consultationes pro ulceris syriacis curatione 1632. — Aretaeus: De causis et signis acut. morb. Liber. I. Kap. 9. Lipsiae 1818.
Baginsky: Vortr. Berlin. Med. Ges. über Diphtherieserum. Berl. klin. Wschr. **1908**, Nr 27/28. — Diphtherie und diphtheritischer Croup. In Nothnagel, Spezielle Pathologie und Therapie. Wien 1913. — Bard, Samuel: An inquiry into the nature, causa and cure of the angina suffocativa etc. Trans. Philos. Soc. Bd. I. Philadelphia 1789. — Behring: Untersuchungen über das Zustandekommen der Diphtherieimmunität bei Tieren. Dtsch. med. Wschr. **1890**, Nr 50. — Die Blutserumtherapie. Leipzig 1892. — Behring u. Kitasoto: Über das Zustandekommen der Diphtherieimmunität und der Tetanusimmunität bei Tieren. Dtsch. med. Wschr. **1890**, Nr 49. — Bergen, van: Nova acta naturae curiosorum, Bd. II. Frankfurt u. Leipzig 1764. — Bessau: Definition. Dtsch. med. Wschr. **1941**, 675. — Bouchut: Intubation. Bull. Acad. Méd. Paris **23** (1857). — Bretonneau, Paul: Académie Royale de Médecine 26. Juni 1821. — Traité de la diphtérie. Paris 1826. — Brieger u Fränkel: Untersuchungen über Bakteriengifte. Berl. klin. Wschr. **1890**, Nr 11.
Carnevale: De epidemico strangulatorio affectu. Neapel 1620. — Cedrenus: Compendium historiarum, Bd. II, S. 742. Paris 1647.
Douglas: Practical history of a new eruptive miliaria fever with angina alcusculosa. Boston 1736.
Filatow: Zur Epidemiologie im Süden Rußlands. Jb. Kinderheilk. **39**, 185. — Fontecha: Disputationes medicae de anginarum etc. Alcala 1611. — Forestus: Observationem et curationem medicinalium de febribus publice grassantibus, Bd. II, S. 406. Liber sextus Lugduni Batavorum 1591. — Fothergill: Account of sore throat with ulcers. London 1748.
Haeser: Geschichte der Medizin, S. 430. — Herrera: Tractatus de essentia morbi suffocantis, garrotillo hispan. appellati. Madrid 1615. — Heubner: Die experimentelle Diphtherie. Leipzig 1883. — Hippocrates: Liber de dentitione, S. 60. Edit. per Janum cornarium Lugduni 1554. — Holt, L. B.: Developments in Diphtheria Prophylaxis. London: W. Heinemann 1950. — Home: Inquiry into the nature, cause and cure of the croup. Edinborough 1765.
Johannessen, A.: Difteriens forekomst i Norge 1888.
Klebs: Über Diphtherie. Arch. exper. Path. u. Pharmakol. **12** (1880). — Verh. des 2. Kongr. für innere Medizin, Wiesbaden 1882.
Langhans: Beschreibung und Bericht über eine neue ansteckende Krankheit. Zürich 1753. — Löffler: Untersuchungen über die Bedeutung der Mikroorganismen für die Entstehung der Diphtherie beim Menschen, bei der Taube und beim Kalbe. Mitt. ksl. Gesdh.amt, Berl. 1884. — Zbl. Bakter. 1887.
Malouin: Histoires et mémoires de l'académie Royale des Sciences, Bd. IV. Paris 1751. — Middleton: Cases of angina trachealis. New York 1756.
Nola: De epidemica phlegmone anginosa. Venezia 1620.
O'Dwyer: 9. Internat. Med.-Kongr. in Washington. 1884. Intubation.
Park, W. H.: Toxin-antitoxin immunisation against diphtheria. J. Amer. med. Assoc. **79**, 1584 (1922).
Ramon, G.: La floculation dans le mélange de toxine et de sérum antidiphtérique. C. r. Soc. Biol. Paris **86**, 661, 813 (1922). — Ann. Inst. Pasteur **37**, 1001 (1923). — Roux et Yersin: Recherches experimentales sur les bacilles diphtériques. Ann. Inst. Pasteur **2**, 629 (1888); **3**, 273 (1889); **4**, 385 (1890).

SCHICK, BELA: Über Diphtherieimmunität. Wiesbaden 1910. — SEVERINUS: De Paedanitone maligna. 1652. — SMITH, THEOBALD: Aktive Immunisierung. J. of exper. Med. **11**, 241 (1909). — SORMANI: Diphtherieletalität und Mortalität in Italien. Giorn. Reale Soc. ital. d'Igiene **6**, 153 (1895).

TROUSSEAU, A.: Clinique Méd. de l'Hotel Dieu de Paris, Bd. I, S. 312.

VILLA REAL: De signis, causis, essentia, prognostico et curatione morbi libri, duo. Alcala 1611.

Erreger und experimentelle Grundlagen.

BENDIXEN: Untersuchungen über die in aseptisch entnommenen Milchproben vorkommenden Corynebacillen. Z. Inf.krkh. Haustiere **43**, 2 (1933). — BRAUN u. HOFMEIER: Über den Verwendungsstoffwechsel der Diphtheriebacillen (Cystin). Klin. Wschr. **1927**, 699. — BRAUN, STUCYNSKY and GROSSOWICZ: Electrocardiographic changes produced on the Syrian Hamster by diphtherial toxins. Proc. Soc. exper. Biol. a. Med. **72**, 58 (1948). — BRAUN, H.: Über den Bedarf der anspruchslosen Stämme von Diphtheriebacillen an S-, Mg- und Fe-Verbindungen. Schweiz. Z. Path. u. Bakter. **1**, 113 (1938). — Allgemeines über den Verwendungsstoffwechsel krankheitserregender Bakterien. Naturwiss. **19**, 409 (1931).

CLAPPER and CARLQUIST: Brain abscess and meningitis caused by a diphtheroid resembling Corynebac. ulcerogenes. Proc. Soc. exper. Biol. a. Med. **60**, 298 (1945). — CLAUBERG, HELMREICH u. VIERTHALER: Zur Frage der Unterschiedlichkeit der Diphtheriebacillen-Typentoxine. Klin. Wschr. **1930**, 231; **1939**, 1490. — COHEN and MÜLLER: Oleic acid in colony developement of C. diphtheriae. Proc. Soc. exper. Biol. a. Med. **45**, 244 (1940). — COOPER, HAPPOLD, MACLEOD, WOODCOCK u. Mitarb.: Reviews of the observations... significance of di. types. Proc. roy. Soc. Med. **29**, 1030 (1936). — CROWE: Fluorescence and absorption spectral of flavin isolatet from a toxicael filtr. of C. di. Proc. Soc. exper. Biol. a. Med. **42**, 217 (1939). — CROWE and WALKER: Fluorescence and adsorption spectral data for pterin-like pigments synthesized by di. bacillus and isolated by chromatographic analysis. J. opt. Soc. Amer. **34**, 195 (1944).

DHÉRÉ u. GOURÉVITCH: Sur la teneur en flavine du bouillon-toxine diphthérique. C. r. Soc. Biol. Paris **130**, 593 (1935). — DERNBY u. WALBUM: Studien über die Bildung des Diphtherietoxins. Biochem. Z. **138**, 505 (1913).

EISLER u. GOTTDENKER: Über die Entgiftung der Diphtherietoxine der Lanoline und Sterine usw. Z. Immun.forschg **90**, 427; **91**, 49 (1937).

FROBISHER: A Note on the relationship between the intermedius and minimus type of C. di. Proc. Soc. exper. Biol. a. Med. **62**, 304 (1946). — FROBISHER, ADAMS and KUHNS: Characteristics of di. bac. found in Baltimore since Nov. 1942. Proc. Soc. exper. Biol. a. Med. **58**, 330 (1945). — FROBISHER and PARSONS: Susceptibility of mice to intracerebral inoculation of C. di. a. di. toxin. Proc. Soc. exper. Biol. a. Med. **45**, 165 (1940).

GRAY and HOLT: The porphyrin produced by di. bac. J. of biol. Chem. **169**, 235 (1947). — GRÓH: Über die Entwicklung der Diphtheriebacillen. I. Glieder. II. Körnchen. Zbl. Bakter. **141**, 209 (1938). — GUNDEL: Klinische und epidemiologische Bedeutung der Typen der Diphtheriebacillen. Klin. Wschr. **1936**, 1871.

HAPPOLD: Toxinproduction by C. diphtheriae types. Proc. Soc. exper. Biol. a. Med. **43**, 412 (1940). — HAUSSMANN u. KEHLER: Über einige elektronenmikroskopische Beobachtungen an ultraschall- und wärmegeschädigten Bakterien. Optik **7**, 321 (1950). — HAVENS: Diffusion der Toxine. J. inf. Diss. **26** (1920). — HETTCHE: Der Einfluß von Eisen, Mangan und Kupfer auf den Verlauf der Diphtherietoxinvergiftung. Z. Immun.forschg **97**, 81 (1940). — HEWITT: Serological typing of C. di. Brit. J. exper. Path. **28**, 339 (1947). — HOPPS: In ANDERSON, Pathology, Kap. 10. Diphtheria, S. 224. 1948. — HOTTINGER u. LORENZ: Schickreaktion und Serumwirkung. Klin. Wschr. **1931**, 2351.

KASAHARA u. TAKAGI: Über den Einfluß der ultra-akustischen Schallwellen auf das Diphtherietoxin. Collect. Pap. Fac. Med. Osaka Imp. Univ., S. 52. 1937. — KÖNIG: Elektronenmikroskopie an biologischen Objekten. Röntgenbl. **3**, 93 (1950). — KÖNIG u. WINKLER: Über Einschlüsse in Bakterien und ihre Veränderung im Elektronenmikroskop. Naturwiss. **35**, 136 (1948).

LEMBKE u. LÜCK: Strukturuntersuchungen an Mikroorganismen. Zbl. Bakter. **155**, 171 (1950). — LENTZ: Beitrag zur Differenzierung der Bakterien der Corynegruppe. Zbl. Bakter. **155**, 56 (1950). — LIEBERMEISTER: Elektronenoptische Untersuchungen von Bakterien. Zbl. Bakter. **154**, 191 (1949). — LUNDGREEN and PAPPENHEIMER: The molecular weight of the di. toxinprotein. J. Amer. chem. Soc. **61**, 533 (1939).

MORTON and ANDERSON: Electron microscop. studies of biol. reactions. Proc. Soc. exper. Biol. a. Med. **46**, 272 (1941). — MÜLLER: A simplified formula for di. tox. broth. J. of Immun. **37**, 103 (1939). — MÜLLER and MILLER: Production of di. tox. of high potency on a reproducible medium. J. of Immun. **40**, 21 (1941).

Nélis, Lafontaine et Cleempoel: A propos d'une souche anormale de C. di. C. r. Soc. Biol. Paris **142**, 1186 (1948). — Nitsch: Beitrag zum Studium des Verwendungsstoffwechsels der Diphtheriebacillen (nach Braun). Z. Kinderheilk. **54**, 470 (1931). — Norlin: On the growth and toxin production of C. di. Commun. Labor. bacter. Saates, Schweden **25** (1944) (Bibliographie).

Olitsky, Stuczinsky u. Grossowicz: Neurotoxic symptoms produced in syrian hamsters J. of Immun. **60**, 419 (1948). — O'Meara: C. di. and its composition of toxin. J. of Path. **97**, 81 (1940).

Pappenheimer, A.: Diphtheria toxin I. Isolation... a reinvestigation. J. of biol. Chem. **120**, 543 (1937); **167**, 251 (1947). — Pappenheimer and Hendee: Diphtheriatoxin IV. The iron encymes. J. of biol. Chem. **171**, 701 (1947). — Pappenheimer and Johnson: Studies in Di. toxin production I. The effect of Iron and Copper. Brit. J. exper. Path. **17**, 335, 342; **18**, 239 (1936). — Pappenheimer, Müller and Cohen: Production of a potent Di. toxin on a medium of chemically defined composition. Proc. Soc. exper. Biol. a. Med. **36**, 795 (1937). — Parvis: Tipo e variazioni del C. di. Giorn. Batter. **35**, 153 (1946). — Petuely u. Holasek: Studien über die Färbbarkeit der Polkörperchen. Zbl. Bakter. **155**, 207 (1950). — Prigge: Experimentelle Untersuchungen über die Entstehung des Diphtheriegiftes. Z. Immun.forschg **77**, 421 (1937).

Richters u. Helmreich: Vorkommen echter Diphtheriebacillen beim Pferde und bei Haustieren. Zbl. Bakter. **135**, 64, 65 (1935). — Ross: Corynebact. diphther. Resistance to drying. M. J. Austral. **2**, 42 (1945). — Preparation and immunity properties of protamine Di. toxid. Amer. J. Dis. Childr. **68**, 72 (1944). — A method for purifying di. toxid and combining with protamine. J. of Immun. **63**, 183 (1949). — Rüegsegger u. Looser: Clinical use of alcohol-refined toxoids. Pediatrics **35**, 2 (1948).

Schäfer: Über die Bakterizidie des menschlichen Speichels und insbesondere Einfluß auf die Diphtheriebacillen. Zbl. Bakter. **135**, 458 (1935). — Schmager: Corynebact. citreum. Zbl. Bakter. **155**, 127 (1950). — Schultz, Terry, O'Brice and Gebhardt: Corynebacterium parvulum (meningo-encephalitis). Proc. Soc. exper. Biol. a. Med. **31**, 1021 (1934). — Siemens, B. W. C.: Beitrag zur Kenntnis der Typen der Corynebacillen. These Amsterdam 1930. — Sutherland and Willis: Endocarditis due to a diphtheroid bacillus. J. of Path. **43**, 127 (1936).

Tesdal: Fatal meningitis caused by a corynebacterium. Acta med. scand. (Stockh.) **83**, 351 (1934). — Traverso: Setticemia da bact. di. (endocarditis in cardiop. congenita). Boll. Ist. sieroter. milan. **26**, 33 (1947).

Uchikura: Variability of di. toxin I and II. Acta Scholae med. Kioto **22**, 1 (1939).

Vacirca: Über den Stoffwechsel der Diphtheriebacillen (antiuran. Substanz = Faktor V). Z. Immun.forschg **103**, 188 (1943).

Waldhecker: Diphtheriebacillen im Mittelohr gesunder Ratten. Zbl. Bakter. **135**, 287 (1935). — Wadsworth and Crowe: Attenuation and toxin production of di. bac. Spectroscop. investigation. J. inf. Dis. **73**, 95, 106 (1943). — Wildführ: Bakteriämie im Beginn der Diphtherie. Diphtherietoxingehalt im Blut und Liquor bei Spätlähmungen. Biotroper Frontenfaktor und spezifische Diphtherieimmunität. Zbl. Bakter. **154**, 14, 18 (1949); **155**, 171 (1950). — Winkler u. König: Zur Deutung elektronenoptischer Befunde an Bakterien. Zbl. Bakter. **153**, 9 (1948). — Winkler, Annelies: Elektronenoptische Untersuchungen an Bakterien. Zbl. Bakter. **154**, 189 (1949). — Wong: Immunolog. studies of protein of C. di. Proc. Soc. exper. Biol. a. Med. **45**, 850 (1940). — Wong and Tung: Polysaccharides of C. di. Serological, immunolog. studies and proteins I—IV. Proc. Soc. exper. Biol. a. Med. **39**, 422 (1938); **40**, 356 (1939); **42**, 824 (1939); **43**, 749 (1940).

Zinnemann: Neutralisation of C. di. type toxins with standard antitoxin. J. of Pathol. **58**, 43 (1946). — Zoeller: L'interadermoréaction à l'anatoxine. C. r. Soc. Biol. Paris **91**, 165 (1924).

Epidemiologie.

Anderson: Foreign and domestic trends of di. Amer. J. publ. Health **37**, 1 (1947). — *Annales de médecine:* La diphtérie **29**, Nr 5 (1931). — Arbeiten von Roux, Bokay, Debré, Ramon et Thiroloix, Dopter et Collignon, Friedemann, Gorter, Mr. et Mme. Hirszfeld, Lereboullet, Cournay et Donato, Ramon et Debré, Roger, Mattei et Paillas, Schick et Topper, S. Schmidt, Seligmann.

Bie: Die Behandlung der Diphtherie mit großen Serumdosen. Dtsch. med. Wschr. **1929**, 563. — Bokay: Zunahme der Diphtherie? Dtsch. med. Wschr. **1928**, 1280.

Calò: Diphtherie in der Paediatrischen Klinik von Florenz. Riv. Clin. pediatr. **45**, 290 (1947). — Carter: Diphtherie in Glasgow. J. of Hyg. **43**, 341 (1944). — Choremis u. Mitarb.: Epidemic of di. in Athens during the winter 1946/47. Amer. J. Dis. Childr. **37**, 437 (1949). — Christison: Untersuchungen über Vorkommen der 3 Typen der Diphtheriebacillen in Berlin. Zbl. Bakter. **133**, 59 (1934). — Chura: Die Diphtherie in Preßburg seit Beginn des 19. Jahrhunderts. Jb. Kinderheilk. **130**, 79 (1930). — Clauberg: Kann die bakteriologische Typenlehre zur Erklärung der Wandlung im Erscheinungsbild der Diphtherie herangezogen werden?

Klin. Wschr. **1933**, 969. — Münch. med. Wschr. **1935**, 949. — COOPER, HAPPOLD, MACLEOD and WOODCOCK: Proc. roy. Soc. Med. **29**, 1029 (1936). Review of the observation... significance of the 3 types. — CRISALLI: La difterite nel primo mese di vita. Policlinico inf. Genua **1947**, 560.
DEBRÉ: Recrudescence de la di. Bull. Acad. méd. Paris **128**, 574 (1944). — DEICHER u. AGULNIK: Über gehäuftes Auftreten ungewöhnlich bösartiger Diphtherie. Dtsch. med. Wschr. **1927**, 825. — DUBOS: Bacterial and mycotic infections of. man. 1948.
EWING: The serologic grouping of the starch ferment. strains of C. di. J. of Path. **37**, 345 (1933).
FINKELSTEIN u. KÖNIGSBERGER: Streptokokkenserum bei Diphtheria gravis. Dtsch. med. Wschr. **1927**, 1227. — FRERK: Die Epidemiologie der Diphtherie in Düsseldorf 1901 bis 1937. Berlin: Richard Schoetz 1939. — FRIEDBERGER: Diphtherie-Epidemien usw. Berlin 1931. — FRIEDEMANN: Handbuch der inneren Medizin, Bd. 1. 1934. Die Diphtherie. — FROBISHER: Etiology of malignant di. Amer. J. publ. Health **32**, 709 (1942).
GEIGER: Changing trends in di. in San Francisco. Arch. of Pediatr. **62**, 510 (1945). — GÖBEL u. STRÖDER: Über die Diphtherie des Säuglings. Dtsch. med. Wschr. **1948**, 389. — GÖPPERT: Handbuch der inneren Medizin 1925. Die Diphtherie. — GOTTSTEIN, A.: Epidemiologische Studien über Diphtherie und Scharlach. Berlin 1895. — Die Periodizität der Diphtherie und ihre Ursachen. Berlin 1903. — Die Lehre von den Epidemien. Berlin 1929. — GSELL: Diphtherieschutzimpfung in der Schweiz. Bull. eidgen. Gesdh.amt **1947**, Nr 13. — GUNDEL: Epidemiologie der Diphtherie. Zbl. Bakter. **135**, 18 (1935). — GUNDEL u. LIEBETRUTH: Die Diphtheriebacillen. II. Diagnose und Typendifferenzierung. Z. Hyg. **117**, 66 (1935).
HEINZMANN u. GRÜN: Hinweis auf die Diphtherie des Säuglings und des Neugeborenen. Dtsch. med. Wschr. **1947**, 437. — HERTEL: Epidemiologische Daten der Diphtherie in Düsseldorf. Veröff. Med.verw. **60**, 501 (1933). — HOLT: Developments in Diphtheria Prophylaxis. London: W. Heinemann. — HOOGENDOORN, VAN: Over de Diphtherie in Nederland. 1948. — HOTTINGER: Unsere Erfahrungen bei toxischer Diphtherie. Schweiz. med. Wschr. **1931**, 13. — Neuere Erfahrungen über Ätiologie und Therapie der Diphtherie. Schweiz. med. Jb. **1932**, 1. HOTTINGER u. LORENZ: Zur Frage der Altersbeteiligung bei Diphtherie. Klin. Wschr. **1932**, 1335. — HUSLER: Über die „schwere" Diphtherie. Münch. med. Wschr. **1931**, 1247.
JUDE: Immunité anti-diphthérique naturelle chez les indigénes malgaches. C. r. Soc. Biol. Paris **125**, 504 (1937).
KEMKES u. STEIGLER: Über die Typenverschiebung der Diphtheriebacillen und zur Frage der Superinfektion in Krankenanstalten. Klin. Wschr. **1937**, 1648. — KÖNIGSBERGER: Die Behandlung der malignen Diphtherie. Dtsch. med. Wschr. **1931**, Nr 20.
LADE: Die Säkularkurve der Diphtherie. Arch. Kinderheilk. **71**, 30. — LIAKKA: Observations on di. in the newborn. Ann. med. int. Fenn. Helsinki **1947**, 584. — LORENZ: Beiträge zur Epidemiologie und Klinik der maligen Diphtherie. Klin. Wschr. **1934**, 212.
MACLEOD: The types mitis, intermedius and gravis of C. diphtheriae. Bacter. Rev. **1943**, No 7, 1. — MURRAY: Significance of C. di. gravis in the epidemiology of di. Di. on the Witwatersrand. S. afric. med. Rev. **16**, 247 (1942); **17**, 337 (1943).
NIGGEMEYER: Zur Pathomorphose der Diphtherie. I. und II. Z. Kinderheilk. **68**, 368, 531 (1950).
O'MEARA: Die Zusammensetzung des Diphtherietoxins, seine Auswirkung auf den klinischen Verlauf und die Folgerungen für die Antitoxintherapie. Corefer 49. Tagg Dtsch. Ges. Kinderheilk., Düsseldorf 1949. — *O.M.S.*: Rapport épidémiologique, Nr 4, Sept. 1947. Supplément mensuel. Sept. 1950. E. V., S. 40.
PARK: History of di. in New York City. Amer. J. Dis. Childr. **42**, 1439 (1931). — PARK u. ZINGHER: Immunisation against di. J. Amer. Med. Assoc. **5**, 2216 (1915). — Diphtheria immunity, natural, active and passive, its determination by the Schick-test. Amer. J. publ. Health **6**, 431 (1916). — PESCH: Vorkommen, Unterscheidung und experimentelle Umwandlung der 3 Diphtheriebacillentypen. Klin. Wschr. **1936**, 1202. — PROCHAZKA: Present treatment of Diphtheria. Paediater Listy **1947**, 45.
RAMON: La flocculation dans les mélanges de toxines de sérum antidiphtériques. C. r. Soc. Biol. Paris **86**, 661, 813 (1922). — Ann. Inst. Pasteur **37**, 1001 (1923); **25**, 71 (1939). — *Rapport épidem. hebdomadaire:* Soc. des Nations, Nr 682, März 1939. — REICHE: Die seit Ende 1928 beobachtete Häufung der Diphtherieerkrankungen. Med. Welt **1930**, Nr 23, 1. — REILLY: An epidemic of diphtheria (San Francisco). Amer. J. Dis. Childr. **74**, 130 (1947). — REINOLD: Die Diphtherie in Südbaden und ihre Beziehungen. Z. Hyg. **127**, 355 (1947). — RENDU: Recrudescence de la di. en France et la vaccination. Bull. méd. **60**, 281 (1946). — ROHMER, SACREZ, BEYER et UHL: La diphtérie chez les vaccinés et les non vaccinés en Alsace. Arch. franç. péd. Paris **1947**, 541. — ROSS: Preparation and immunising properties of protamin di. toxoid. Amer. J. Dis. Childr. **68**, 172 (1944). — ROSTOSKI: Über Diphtherie. Münch. med. Wschr. **1938**, 434. — DE RUDDER: Das Durchseuchungsproblem bei den Zivilisationsseuchen. Erg. inn. Med. **32**, 313 (1927).

Schick: Die Diphtherie. In Handbuch der Kinderheilkunde, Bd. II. 1931. — Schiff u. Werber: Über die 3 Typen des Diphtheriebacillus. Dtsch. med. Wschr. **1935**, 259. — Schlossberger: Die Typen des Diphtheriebacillus. Zbl. Bakter. **135**, 6 (1935). — Schmidt, H.: Grundlagen der spezifischen Therapie. 1940. — *Schweiz. Statistik:* Die Diphtherien der Schweiz 1896—1898. Bern: Stämpfli 1912. — Seligmann: Die Diphtherie in Berlin. Z. Hyg. **1921**, Nr 92, 171. — *Société des Nations:* Rapport épidémiologique, Nr. 127, Genf 15. Juni 1929; Nr 172, Genf 1934. — Relevé épidémiologique hebdomadaire, Nr 883, 28. Jan. 1943. — Stowman: Epidemiologie in England 1941—1944. Epidem. Inform. Bull. **2**, 147 (1946). — Ströder: Zur Pathogenese der toxischen Diphtherie im Kindesalter. Ref. 49. Tagg Dtsch. Ges. Kinderheilk., Düsseldorf 1949.

Teschinsky: Epidemiologische Studien über Diphtherie. Dtsch. med. Wschr. **1937**, 1010. — Thelander: Di. immunity and frequency distribution curves for antitoxin. Amer. J. Dis. Childr. **59**, 342 (1940). — Tietz: Epidemiologie und Typen in Baden. Zbl. Bakter. **135**, 90 (1935).

Vogt: Die Diphtherie. In Handbuch der Kinderheilkunde, Erg.-Werk, Bd. I. 1942.

Wagner: Über die Altersverteilung der Diphtherietypen. Klin. Wschr. **1944**, 52. — Wildführ: Zur Frage der jahreszeitlichen Virulenzschwankungen der Diphtheriebakterien. über Diphtherietoxingehalt in Blut und Liquor bei Diphtheriespätlähmungen. Z. Immun. forschg **106**, 555 (1949). — Zur Frage der Bakteriämie. Veränderlichkeit des Typus mitis in vivo. Zbl. Bakter. **154**, 14, 18, 26 (1949). — Wolter: Das epidemische Auftreten der Diphtherie in seiner Abhängigkeit von Boden und Klima usw. Erg. inn. Med. **44**, 257 (1932).

v. Zeben: Enkele cijfers over diphtherie. Nederl. Tijdschr. Geneesk. **87**, 1151 (1943). — Zinsser: Textbook of Bacteriology, Kap. über Diphtherie und Corynebacillen, 9. Aufl. 1948.

Pathogenese.

Annales de Médecine **29**, 449 (1931). Numéro spécial. La diphtérie.

Berger: Über die pro- und antibiologische Beeinflussung der Corynebacillen durch die Staphylokokken der Mundhöhle. Schweiz. med. Wschr. **1951**, 130. — Bidoli: L'immunità antitossica nel corso del' infezione difterica. Riv. Clin. pediatr. **34**, 193 (1936). — Bormann: Diphtherie und Streptokokken. Mschr. Kinderheilk. **52**, 364 (1932). — Brems: Störungen des Kohlehydratstoffwechsels bei Diphtheriepatienten. Klin. Wschr. **1932**, 895.

Charocopos u. Margaritis: The relation of the types of C. bac. to diphtheria. 5. internat. Kongr. für Pädiatr. New York 1947. Acta paediatr. (Stockh.) **36** (1947). — Chemi: Di. intoxication. The phosphor lipids in the therapy of di. Riv. Clin. pediatr. **46**, 279, 605 (1948). Chiari: Zur Frage des Übertretens der Diphtheriebacillen in die Blutbahn. Wien. klin. Wschr. **1935**, 685. — Ciantini: Ricerche sul potere battericide del siero verso il bacillo del la difterite. Boll. Ist. sieroter. milan. **14**, 128 (1935). — Clauberg: Ist die Diphtherie eine septikämische Erkrankung mit sekundärer Ansiedlung des Errcgers auf den Tonsillen? Klin. Wschr. **1936**, 18.

Darrow, Yannet and Cary: Physiological disturbances during exp. di. intoxication blood electrolyte and haemoglobin concentrations. J. clin. Invest. **13**, 553 (1934). — Dieckhoff: Zur Pathogenese und Therapie toxischer Krankheitszustände. Z. exper. Med. **100** 654 (1937). — Leberfunktion bei experimentellen Diphtherieintoxikation. Tagg der Dtsch. Ges. für Kinderheilkunde, Düsseldorf 1949. Mschr. Kinderheilk. **1950**. — Dieckhoff u. Laurentius: Zur Behandlung der experimentellen Diphtherieintoxikation. Z. exper. Med. **99**, 597 (1936). — Dieckhoff u. Schulze: Empfindlichkeit des diphtherietoxingeschädigten Katzenherzens gegen Digitoxin und Strophanthin. Therapeutische Gaben. Hypophysenvorderlappen, Schilddrüse und Nebennieren (I., II., III.). Arch. exper. Path. u. Pharmakol. **183**, 561 (1936); **185**, 418 (1937); **186**, 462 (1937). — Duliscouet: Un antagoniste microbien nouveau, la staphyline antidiphtérique. Presse méd. **53**, 653 (1945). — Dungal and Sigurjonsson: Schick test in Island. Brit. J. exper. Path. **16**, 503 (1935).

Frei u. Witschard: Grundfragen der Infektionskrankheiten. Dtsch. tierärztl. Wschr. **56**, 290 (1949). — Friedberger: Die theoretischen Grundlagen und „Erfolge" der Diphtherieschutzimpfung. Dtsch. med. Wschr. **1930**, Nr 9, 341 u. 10, 389. — Die Diphtherieepidemien. Berlin: Urban & Schwarzenberg 1931. — Friedberger u. Bock: Der Gehalt des Blutserums an normalen Antikörpern beim Menschen im Zusammenhang mit dem Lebensalter. Klin. Wschr. **1929**, 1858. — Friedberger, Bock u. Fürstenheim: Zur Normalantikörperkurve des Menschen durch die verschiedenen Lebensalter und ihre Bedeutung für die Erklärung der Hautteste. Z. Immun.forschg **64**, 294 (1929). — Friedemann u. Elkeles: Permeabilität der Blut-Hirnschranke für Bakteriengifte. Z. exper. Med. **74**, 293 (1930).

Galeotti-Flori: Malignant di. and pathogenic importance of bact. mesomucinases. Riv. Clin. pediatr. **44**, 92 (1946). — Gerhard, Jakobi u. Rauchfuss: Die Diphtherie. In S. Gerhards Handbuch der Kinderheilkunde. Tübingen: H. Laupp 1880. — Gildemeister u. Watanabe: Zur Bestimmung kleinster Mengen von Diphtherietoxin und Antitoxin. Zbl.

Bakter. **117**, 464 (1930). — Experimentelle Diphtheriestudien: Nachweis von Diphtherietoxin. Zbl. Bakter. **21**, 328 (1931). — Läßt sich im Blut der Diphtheriekranken Diphtherietoxin nachweisen? Dtsch. med. Wschr. **1932**, 657. — GINS: Untersuchungen über Diphtherieinfektion beim Meerschweinchen. Zbl. Bakter. **135**, 60 (1915). — GRAETZ: Über Endocarditis ulcerosa diphtherica und andere ungewöhnliche Ansiedlungsstellen. Arch. f. Hyg. **129**, 28 (1943) (Meningitis-Literatur). — GRÜNEBERG: Probleme der toxischen Diphtherie III. Konstitutionel e Einflüsse auf den Charakter der Diphtheriebacillen. Z. Kinderheilk. **52**, 423 (1932). — GUNDEL u. ERZIN: Untersuchungen über die Pathogenese der Diphtherie mit besonderer Berücksichtigung der Virulenz der Diphtheriebacillentypen. Zbl. Bakter. **136**, 24 (1936).

HAMMERSCHMIDT: Der Mechanismus des Diphtherieschutzes. Zbl. Bakter. **143**, 345 (1939). — HAYDVOGEL: Diphtheriekrankheit bei aktiver Immunität. Münch. med. Wschr. **1926**, 358. — HEISSEN: Das Problem der toxischen Diphtherie. II. Virulenz von Bacillen verschiedener Herkunft. Z. Kinderheilk. **52**, 372 (1932). — HELMREICH u. SCHICK: Über die Ursache des negativen Ausfalls der Diphtheriehautreaktion bei maligner Diphtherie. Klin. Wschr. **1922**, 1691. — HERDER: Untersuchungen über den Antitoxinspiegel im Blut bei unspezifischer Behandlung der Diphtherie. Z. Kinderheilk. **56**, 51, 294 (1934). — HETTCHE: Der Einfluß von Eisen, Mangan und Kupfer auf den Verlauf der Diphtherievergiftung. Z. Immun.forschg **97**, 81 (1940). — HOCKERTS u. STRÖDER: Der initiale Isohämagglutinationssturz bei toxischer Diphtherie der Kinder. Arch. Kinderheilk. **140**, 82 (1950). — HORNUNG: Zum Diphtherieproblem. Z. Immun.forschg **104**, 118 (1943). — HOTTINGER: Praktische Ergebnisse der Schutzimpfung gegen Diphtherie im Kindesalter. Z. Gesdh.verw. **3**, 176 (1932). Über die Bedeutung des Antitoxins für die Heilung der Diphtherie. I. II. III. Schweiz. med. Wschr. **1935**, 772; **1936**, 1236, 1256. — HOTTINGER u. LORENZ: Einfluß des normalen, antitoxinfreien Pferdeserums auf die Diphtherietoxinreaktion von Schick. Z. exper. Med. **82**, 719 (1932). — HOTTINGER u. TOEPFER: Über den Wert der Serumtherapie bei Diphtherie, insbesondere bei der toxischen, malignen Form. Z. Kinderheilk. **54**, 505 (1933). — HOTTINGER, A. u. G.: Untersuchungen über den Stoffwechsel der Diphtheriebacillen in synthetischen Nährböden. Z. Kinderheilk. **54**, 440 (1933). — HUYGEN: Diphtherie. Nederl. Tijdschr. Geneesk. **90**, 127 (1946).

ISABOLINSKI u. KARPATSCHEWSKAJA: Zur Frage der Bakteriämie bei der Diphtherie. Z. Immun.forschg **76**, 475 (1932).

KALBFLEISCH u. KRETSCHMER: Über Diphtheriebacillenmeningitis. Zbl. Bakter. **146**, 200 (1940). — KASSOWITZ, K.: Die Verteilung des Diphtherieschutzkörpers zwischen Gewebe und Serum bei aktiver und passiver Immunität. Z. exper. Med. **41**, 160 (1924). — KATHE: Erfahrungen während der gegenwärtigen Diphtheriewelle. Z. ärztl. Fortbildg **37**, 295 (1940).

LENTI et WIRZ: Etude clin. anat.-path. et bact. d'une septicémie à bac. di. Ann. Méd. **44**, 293 (1938). — LINDEMANN: Das Problem der toxischen Diphtherie. I. Giftbildung von Diphtheriebacillen verschiedener Herkunft in synthetischen Nährböden. Z. Hyg. **113**, 288 (1932). — LORENZ: Beeinflussung des Diphtherieantitoxintiters durch Reizstoffe. Z. Kinderheilk. **52**, 234 (1932). — Bedeutung des Diphtherieantitoxins für die Immunität gegen Diphtherie. Z. Kinderheilk. **55**, 282 (1933). — Pathogenese und Klinik der sog. Polyneuritis postdiphtherica. Österr. Z. Kinderheilk. **3**, 3, 75 (1949). — Spezifische Serumprophylaxe der postdiphtherischen Lähmungen. Wien. klin. Wschr. **1948**, 1. — LYATHAUD: La diphtérie à Lyon 1921—1936. Thèse de Lyon 1938.

MADSEN, E.: Antitoxin production in cases of di. not treated with serum. Acta path. scand. (København.) **16**, 113 (1939). — MARYSSAEL: Une nouvelle réaction pour la recherche des sujets réceptifs à la di. Ann. Paediatr. **169**, 242 (1947). — 5. internat. Kongr. für Paediatr., New York 1947. Acta paediatr. (Stockh.) **36**. — MAVER: Attenuation of the di. bac. in synth. med. J. inf. Dis. **47**, 384 (1930). — Chemistry of di. toxin produced in synth. med. J. inf. Dis. **49**, 9 (1931). — Growth and toxin production in synth. med. J. inf. Dis. **49**, 16 (1931).

NEIMANN: The relative stability of Schick- and Dick-reactions. J. inf. Dis. **86**, 260 (1950). NÉLIS: Nouvelles recherches sur les variations saisonnières de la réaction de Schick. C. r. Soc. Biol. Paris **115**, 1178 (1934). — Nouvelles données sur la cutiréaction de Reh. C. r. Soc. Biol. Paris **130**, 697 (1939). — NIGGEMEYER: Diffusionsfaktoren. Mschr. Kinderheilk. **98**, 67 (1950). — Zur Pathomorphose der Diphtherie. I. und II. Z. Kinderheilk. **68**, 368, 531 (1950).

O'MEARA: C. diphtheriae and the compositon of its toxin in relation to the severity of di. J. of Path. **51**, 317 (1940). — ORR-EWING: Susceptibility to phagocytosis of gravis, mitis etc. J.of Path. **53**, 167 (1946). — ORSKOV, E. K. ANDERSON, u. POULSON: Infektionsmechanische Untersuchungen über Diphtherie bei Meerschweinchen. Z. Immun.forschg **104**, 248 (1943).

PARISH and WRIGHT: Schickreaction and circulating di-antitoxin in man. Lancet **1938 I**, 882. — PANIZZA BLANCO: Experiencias sobre la reacción de Schick. Ann. Fac. Med. Montevideo **29**, 591 (1944). — PASCHLAU: Über die Blutinfektion mit Diphtheriebacillen im Krankheitsgeschehen der toxischen Diphtherie. Tagg der Dtsch. Ges. für Kinderheilk., Düsseldorf

1939. Mschr. Kinderheilk. 1950. — PRIGGE: Experimentelle Untersuchungen über die Wirksamkeit von Diphtherieimpfstoffen I—III. Dtsch. med. Wschr. 1936, 217; 1937, 894, 1478. — PROCHAZKA: L'antitoxine et la diphtérie. Acta paediatr. (Stockh.) 22, 458 (1937).
RAMON, DEBRÉ et THIROLOIX: Immunité antidiphthérique et résistance de l'homme à l'infection diphthérique. C. r. Soc. Biol. Paris 105, 748 (1930). — RÉGAMEY u. NOVEL: Recherches sur l'immunité diphtérique. Schweiz. Z. Path. u. Bakter. 6, 407 (1943). — REH: La cutiréaction etc. Evolution, technique, interprétation. Revue méd. Suisse rom. 1934, 549. — La cutiréaction à la toxine diphtérique. (Essai de simplification du „Schick" normal.) Schweiz. med. Wschr. 1934, 513. — RENDU: Estce la vaccination qui a fait regresser la di. ? Lyon méd. 1941, 977. — RITTERSKAMP: Experimentelle Untersuchungen zu den Störungen des Kohlehydratstoffwechsels bei Diphtherie. Z. exper. Med. 91, 565 (1933). — ROCCHI: Diphtheria-Bacillaemia. Boll. Atti Soc. Med. Roma 1938, 209. — Boll. Ist. sieroter milan. 18, 116 (1939). — ROGGE: Über die Bedeutung schädigender Umwelteinflüsse. Z. Kinderheilk. 66, 6 (1948). — ROUVIÈRE: Contribution à l'étude de la réaction de Schick chez les indigènes algériens. Arch. Inst. Pasteur Algérie 16, 293 (1038).
SALEUN et PALINACCI: La réaction de Schick en A.E.F. Bull. Soc. Path. exot. Paris 31, 897 (1938). — SALMI et CATO: The functions of the liver in di. Clin. pediatr. 30, 743 (1948). — SCHICK, B.: Die Diphtheriehautreaktion des Menschen als Vorprobe der prophylaktischen Diphtherieseruminjektion. Münch. med. Wschr. 1913, 2608. — SCHMIDT u. SCHOLZ: Quantitative Beziehungen in Gemischen von Toxin-Antitoxin-Formoltoxoid. Antitoxinbindungsfähigkeit. Messung von Formoltoxoiden. Z. Immun.forschg 73, 475, 494, 505, 517 (1932). — SCHWARZ e STIERA: Variation in blood electrolytes and in the glucose tolerance. Med. Ital. 27, 1 (1947). — Science: Reinfection in di. Brit. med. J. 1938, No 4067, 1220. — SECKEL: Die Typologie der Halsdiphtherie. Berlin: S. Karger 1937. — SEEMÜLLER: Experimentelle Beiträge zur Aufdeckung des Diphtherie-Immunitätsmechanismus. Schweiz. Z. Path. u. Bakter. 6, 336 (1943); 7, 468 (1944); 8, 503 (1945); 9, 555 (1946); 10, 433 (1947); 11, 539 (1948); 12, 550 (1949); 13, 635 (1950). — Drei neue, serologische Phänomene usw. I.—VIII. Z. Immun.forschg 106, 469 (1949). — SIMON: Das Problem der toxischen Diphtherie. IV. Beeinflußbarkeit des Toxinbildungsvermögens durch Passagen. Z. Kinderheilk. 54, 487 (1923). — SMITH, C.: An analysis of 1758 Schicktest in Nigerian natives. Lancet 1934, 1393. — SOHIER, CAPDEVILLE et NAVEL: Intraderm. réactions comparées au cours d'états infectieux. Ann. Inst. Pasteur 71, 373 (1935). — STEINMAURER u. SCHMID: Nachweis von freiem Diphtherietoxin im Patientenblut. Z. Immun.forschg 92, 445 (1938). — STRÖDER: Untersuchungen über Permeabilitätsprobleme bei Diphtherieintoxikation. Erg. inn. Med. 62, 532 (1942). — Zur Kenntnis der Pathophysiologie des diphtherietoxischen Kreislaufversagens. Klin. Wschr. 1943, 465. — Das Verhalten eines artfremden Serums im normalen und diphtherietoxinvergifteten Organismus. Z. Immun.forschg 102, 32 (1943). — STRÖDER u. NIGGEMEYER: Studien über Liquoreiweiß bei lähmungsfreier Diphtherie. Arch. Kinderheilk. 141, 213 (1951). Study of Diphtheria in two areas of Great Britain by HARTLEY, TULLOCH, M. ANDERSON, DAVIDSON, GRANT, JAMIESON, NEUBAUER, NORTON and ROBERTSON. London 1950. His Majestis, Stat. office.
TAYLOR and MOLONEY: An investigation of standard requirements for Schick toxin. J. of Immun. 33, 191 (1937). — TRON et TORELLI: Réaction de Schick, réaction de REH. Presse méd. 1937, 213.
UNDERWOOD: The diphtheric toxoid reaction (MOLONEY). J. of Hyg. 35, 449 (1935). — Lancet 1935 II, 364.
VINCENT et DE PRAT: Action de la toxine tétanique et de la toxine diphtérique sur la cholinesterase du sérum. C. r. Soc. Biol. Paris 139, 1146 (1945).
WADSWORTH and WHEELER: The attenuation and toxinproduction of di. bac. J. inf. Dis. 42, 179 (1928). — WOHLFEIL: Verlauf der Diphtherieinfektion unter der Wirkung von Schwermetallen, Phosphaten und Magnesium. Zbl. Bakter. 139, 418 (1937).
YANNET and DARROW: Physiolog. disturbances during exp. diphth. intox. I. Liver etc. II. Blood sugar etc. IV. Blood electrolytes etc. J. clin. Invest. 12, 767, 779 (1933). — YANNET and GOLDFARB: III. Respiratory quotient and metabol. rate. J. clin. Invest. 12, 787 (1933).
ZIRONI: Sur la pathogénie des infections staphyloeocc. Pediatria 25, 527 (1917). — Sur la pathogenic des infections staphylococciques. Rev. d'Immunol. 4, 130 (1938). — Erwägung zu Tagesfragen betreffs Pathogenese der Diphtherie. Z. Immun.forschg 99, 309 (1941) (Literatur über Antitoxin im Blut). — ZOELCH: Über die Bedeutung des Antitoxins für Krankheitsentstehung. Z. Kinderheilk. 55, 518 (1933).

Klinik und Therapie.

ALDO: Penicillin in the local treatment of di. carriers. Policlinico inf. 16, 290 (1948). — AMMUNDSEN, BANG, FRANK u. HANSEN u. a.: Types of the di. bac. and clinical diphtheria. Acta med. scand. (Stockh.) 129, 415 (1948). — ANDERSON, B.: Cases of polyradiculitis in children after inoculation against di. Nord. med. **36/49**, 2429 (1947). — ANDERSON, S. W.: Foreign and domestic trends of di. Amer. J. publ. Health **37**, 1 (1947). — ARLT: Diphtherie-Fermoserum. Münch. med. Wschr. **1940**, Nr 26, 696.

BAAN: Psychosen bei Tetanus und Diphtherie. Nederl. Tijdschr. Geneesk. **87**, 357 (1943). BAAR: Vergleichende Untersuchungen über die Wirkung homologer und heterologer Sera bei der Diphtherie. Klin. Wschr. **1932**, 1545. — BAILEY: Production of arteriosclerosis and glomerulonephritis by di. J. of exper. Med. **25**, 1909 (1917). — BAKER and NORMAN: The central nervous system in diphtheria. J. New. a. Ment Dis. **100**, 24 (1944). — BANG: Late prognosis of di. myocarditis. Ugeskr. Laeg. (dän.) **109**, 38, 556 (1947). — BAUMGARTNER: Veränderungen des weißen Blutbildes bei Diphtherie. Schweiz. med. Wschr. **1947**, 1230. — BECKER: Über ein neuartiges Diphtherie-Scharlachserum. Dtsch. med. Wschr. **1929**, Nr 2. — BEER, A.: Über Klinik, Histologie und Theorie der diphtherischen Herzschädigung. Erg. inn. Med. **59**, 339 (1940). — Die diphtherischen Nierenschädigungen. Erg. inn. Med. **60**, 657 (1941). — BEHR, W.: Die Diphtherie. Erg. inn. Med. **52**, 160 (1937). — BENEDIKT: Die Behandlung der malignen Diphtherie mit Bluttransfusionen. Klin. Wschr. **1932**, 1549. — BENINI: Manzullo's test for rapid diagnosis of di. Boll. Mal. Or. **65**, 223 (1947). — BERTIN: Sur le traitement de la diphtérie par le sérum de cheval non immunisé. Gaz. méd. Nantes **1894**, 38. — BIE: Die Behandlung der Diphtherie mit großen Serumdosen. Dtsch. med. Wschr. **1929**, Nr 14. — BINGEL: Über die Behandlung der Diphtherie mit gewöhnlichem Pferdeserum. Leipzig: F. C. W. Vogel 1918. — Behandlung der Diphtherie mit gewöhnlichem Pferdeserum. Dtsch. med. Wschr. **1919**, Nr 27. — BLUMBERGER: Die Gangrän bei Scharlach und der Diphtherie. Arch. Kinderheilk. **107**, 154 (1936). — BOE: Diphtheria during the first years of life. Nord. med. **28**, 2030 (1945). — BOE, J.: Treatment of postdiphtheritic polyneuritis with Vitamin B. Acta med. scand. (Stockh.) **128**, 509 (1947). — BORMANN, v.: Die septische Diphtherie und die Anwendung des Symbioseserums. Arch. Kinderheilk. **94**, 241 (1931). — Einige Betrachtungen über die maligne Diphtherie. Dtsch. med. Wschr. **1931**, Nr 27. — Erfahrungen mit dem Symbioseserum. Med. Welt **8**, 109 (1934). — BORMANN, v., SCHALL u. KIRCHDÖRFER: Passiver Schutz gegen Diphtherie durch arteigenes Serum. Klin. Wschr. **1941**, 1212. — BORMANN, v., u. SCHEURER: Die spezifische Wirksamkeit des Diphtherieserums bei experimenteller Tierinfektion. Z. Kinderheilk. **55**, 73 (1933). — BOROWSKY: Diphtheria of the penis. J. Amer. med. Assoc. **104**, 1399 (1935). — BOURDILLON: Spontaneous hydrolysis of di. antitox. pseudoglobulin. Arch. of Biochem. **5**, 385 (1944). — The formation of split di. antitox. pseudoglobulin. Arch. of Biochem. **8**, 37 (1945). — BRESCIA and TARTAGLIONE: Prenatal di. Immunisation. Arch. of Pediatr. **65**, 633 (1948). — BRUYNOGHE: Di. carriers. Rev. méd. Louvain **16**, 241 (1947). — BURGHARD: Die abwartende Behandlung diphtherischer Larynxstenosen. Mschr. Kinderheilk. **31**, 626 (1926). — BUTTURINI: Vorbeugende und heilende Wirkung des Vitamins E auf das klinische und histopathologische Bild der Diphtherie. Klin. Wschr. **1942**, 609. — Riv. Clin. pediatr. **40**, 140 (1942). — BUTZENGEIGER u. GRAMLICH: Zur Klinik und Prognose der diphtherischen Herz- und Kreisaufkomplikationen. Ärztl. Wschr. **1948**.

CANTRELL: Di. vulvovaginitis and di. of the skin, mouth and throat. J. Amer. med. Assoc. **102**, 1298 (1934). — CAREY: Diphtheria. Advances Pediatrics **1**, 116 (1942). — CHAMBERS: Cutaneous diphtheria. U.S. nav. med. Bull. **46**, 744 (1946). — CHOREMIS, ZERVOS et SAMARA: Mononucléose infectieuse et diphtérie. Ann. Paediatr. **175**, 474 (1950). — COLARIZI e VELASCO: Prophylaxis of di. paralysis with shock-dosis of Vitamin B_1. Riv. Clin. pediatr. **44**, 129 (1946). — COOKE u. Mitarb.: Antibody formation in early infancy against di. J. of Pediatr. **33**, 141 (1948). — CRAWFORD: Penicillin in the treatment of diphtheria and the di. carrier state. New England J. Med. **239**, 220 (1948). — CREMER: Zur Frage der Toxoidbehandlung der Diphtherie. Arch. Kinderheilk. **134**, 106 (1947). — CRISALLI: 13 cases of angina di. in newborn. Policlin. inf. Ital. **15**, 137, 560 (1947).

DARROW and YANNET: Symptomatic therapy in malignant diphtheria. Amer. J. Dis. Childr. **49**, 60 (1935). — DEMANT u. MARCIŮKA: Di. of the skin. Pediatr. Listy **3**, 58 (1948). — DEMNITZ u. SCHOLZ: Über die Resorption von Heilserumpräparaten mit verschiedener Eiweißkonzentration. Klin. Wschr. **1933**, 588. — DINSE u. MINKENHOF: Tracheobronchial irrigation in descending diphtheria. Nederl. Tijdschr. Geneesk. **1948**, 314. — DIECKHOFF: Stoffwechselveränderungen bei Diphtherie und ihre Beeinflussung durch Nebennierenrindenhormon und C-Vitamin. Dtsch. med. Wschr. **1939**, 1418. — DODDS: Penicillin in treatment of severe di. Brit. med. J. **1946**, No 446, 8. — DYNKIN: Zur Pathogenese und Klinik der cerebralen postdiphtherischen Lähmungen. Jb. Kinderheilk. **78** Erg. H. 6, 267. (1913).

ECKSTEIN, HOTTINGER u. SCHLEUSSING: Über die Beziehungen der Meningitis serosa epidemica zur Poliomyelitis resp. Encephalitis epidemica Z. klin. Med. **118**, 98, 193. — *Editorial:* Penicillin and di.-carriers. Brit. med. J. **115**, No 4502, 538 (1947). — ERCOLI, LEWIS and MOENCH: Antibacterial activity of Penicillin in experimental injections of mice with C. diphtheriae. J. of Pharmacol. **84**, 120 (1945). — EWING, ORR: The serolog. grouping of the

starch fermenting strains of C. di. J. of Path. **37**, 345 (1933). — The rel. succeptibility to phagocytosis of gravis and mitis types. J. of Path. **58**, 167 (1946).
FABER: Diphtheria, reaction of kidney. J. of exper. Med. **26**, 139 (1917). — FAXÉN: Factors causing serum sickness. Sv. Läkartidn. **42**, 1506 (1945). — FEER, E.: Haben wir bis jetzt die Leistungen des Diphtherieheilserums unterschätzt? Schweiz. med. Wschr. **1935**, Nr 17, 373. — FINKELSTEIN u. KÖNIGSBERGER: Streptokokkenserum und Di. gravis. Dtsch. med. Wschr. **1927**, Nr 29. — FJORD-NIELSEN: Untersuchungen über passiv-aktive Immunisierungen gegen Diphtherie. Z. Immun.forschg **97**, 306 (1940). — FRIEDEMANN: Der gegenwärtige Stand der Serumtherapie. Klin. Wschr. **1922**, 1056. — Über maligne Diphtherie und ihre Behandlung. Kinderärztl. Prax. **2**, 242 (1931). — Handbuch der inneren Medizin von v. BERGMANN und STAEHELIN, Bd. I, Die Diphtherie. Berlin 1934. — FROBISHER: Antitoxin titers following immunisation with protamine-precipitated di. toxoid. Amer. J. publ. Health **33**, 1244 (1943). — FROBISHER and MAUSS: Failure to demonstrate synergism between di. toxin and extracts of C. gravis. Amer. J. Hyg. **37**, 225 (1943).
GARAU: Il quadro anatomo-patologico del fegato nella difterite. Ann. ital. Pediatr. **3**, 517 (1950). — GIORGETTI: Manzullo test in the early diagnosis. Med. Italiana **27**, 191 (1947). — GIRAUD, BERNARD et ROVINSKI: La strychninothérapie intensive de la di. maligne. Ann. Méd. **48**, 430 (1947). — GLANZMANN u. SALAND: Seltene postdiphtherische Lähmungen. Schweiz. med. Wschr. **1935**, 2. — GOEBEL u. STRÖDER: Über die Diphtherie des Säuglings. Dtsch. med. Wschr. **1948**, 389. — GROER, V.: A new approach to the problem of diphtheria. Acta paediatr. (Stockh.) **36**, 274 (1947). — GRUNKE u. KÜNSTLER: Klinische Erfahrungen mit dem eiweißarmen Diphtherieheilserum. Ther. Gegenw. **1936**, H. 7. — GUNDEL u. ERZIN: Studien zur Pathogenese der Diphtherie (Ausscheidungsangina). Klin. Wschr. **1935**, 1164.
HANSEN-YMKER: Administration of desoxycorticosterone acetate in di. Nederl. Tijdschr. Geneesk. **90**, 208 (1946). — HARRIES: The problem of the diphtheria. Practitioner **159**, 446, 954 (1947). — HAUSEN: Kritisches zur Klinik der Therapie postdiphtherischer Lähmungen. Klin. Wschr. **1939**, 877. — HAUSER: Wann soll Diphtherieserum gespritzt werden? Schweiz. med. Wschr. **1949**, 426. — HECHT: Über das Verhalten des Herzens nach Scharlach und Diphtherie. Z. Kinderheilk. **37**, 5 (1924). — HENTSCHEL: Bisherige Erfahrungen über die Wirkung des Rekonvaleszentenserums bei Diphtherie. Mschr. Kinderheilk. **48**, 50 (1930). — HERDER, R.: Untersuchungen über den Antitoxinspiegel im Blut bei unspezifischer Behandlung der Diphtherie. Z. Kinderheilk. **56**, 294 (1934). — HERRMANN u. PÜTZ: Zur Verbreitungsweise der Diphtheriebakterien durch die Luft. Arch. f. Hyg. **131**, 161 (1943). — HERTEL, J.: Die Bedeutung der Diphtheriebacillen-Typenbestimmung für die Therapie der Bacillenträger. Münch. med. Wschr. **1939**, 770. — HERTEL, W. H.: Zur Entkeimung von Diphtheriebacillenträgern. Z. Immun.forschg **105**, 215 (1944). — HÖLZL u. HAUPTMANN: Untersuchungen an Diphtheriebacillenstämmen aus dem menschlichen Ohr. Zbl. Bakter. I **50**, 56 (1943). — HOLLENDER u. TRAPLOVA: Our experiences with penicillin treatment of di. Pediatr. Listy **2**, 21 (1947). — HOMPESCH: Über die Wirkung von Sulfonamiden auf die Diphtheriebakterien. Z. Immun.forschg **106**, 257 (1949). — HOOGENDOORN: Over gingivitis en stomatitis diphtherica. Nederl. Tijdschr. Geneesk. **90**, 485 (1946). — HOTTINGER: Über die maligne, sog. toxische Diphtherie. Berlin: S. Karger 1932. — HOTTINGER u. TOPFFER: Über den Wert der Serumtherapie, insbesondere bei der malignen toxischen Form. Z. Kinderheilk. **54**, 505 (1933). — HOVEN VAN GENDEREN, J. VAN DER,: Diphtherieantitoxin im Blut von Einheimischen und von Bandoeng (Java). Diphtherieantitoxin in Colostrum und Muttermilch beim Menschen. Z. Immun.forschg **83**, 42, 54 (1934). — HOYNE: Diphtheria of the esophagus. Amer. J. Dis. Childr. **74**, 80 (1947).
JAROTZKY: Zur rationalen Begründung der Therapie der Diphtherie mit spezifischem Serum. Schweiz. med. Wschr. **1931**, 657. — JULIANELLE et SIEGEL: L'épidémiologie des infect. aig. resp. conditionnée par les sulfonamides. Ann. int. Med. **22**, 21 (1945).
KAESPER: Kombinierte Serum-Kalktherapie bei Diphtherie. Arch. Kinderheilk. **94**, H. 2/3 (1931). — KAETHER: Zur Behandlung der toxischen Diphtherie. Med. Klin. **1948**, 513. — KALIES: Über Wunddiphtherie. Z. Hyg. **125**, 369 (1943). — KARELITZ: Penicillin treatement of di. carriers. Amer. J. Dis. Childr. **72**, 477, 480 (1948). — KAY and LIVINGOOD: Myocardial complication of cutaneous di. Amer. Heart J. **31**, 744 (1946). — KIEHL: Zur Frage der Wirkung arteigenen Antitoxins. Mschr. Kinderheilk. **90**, 350 (1942). — KIENLE, F.: Diphtherische Herzkomplikation. Stuttgart: Stähle u. Friedel 1946. — KISS: Ist von der Bluttransfusion im Falle von Diphtherieherzstörung eine günstige Wirkung zu erwarten? Arch. Kinderheilk. **101**, 84 (1934). — KLOTZBÜCHER: Ergebnisse von Entkeimungsversuchen an Diphtheriebacillenträgern mit einer Sulfonamid-Netzmittelkombination. Dtsch. Gesdh.wes. **3**, 688 (1948). — KOCHER u. SIEMSEN: Di. carriers treated with Penicillin. Amer. int. Med. **24**, 883 (1946). — KÖNIGSBERGER: Zur Klinik und Therapie der toxischen Diphtherie. Arch. Kinderheilk. **84**, 265 (1928). — Die Behandlung der malignen Diphtherie. Dtsch. med. Wschr. **1931**, Nr 20. — KORKIS: The treatement of chronic faucial di. by tonsillectomy. Practitioner **156**, 450 (1946). — KOSTYAL: Über ein neues Heilverfahren der Diphtherie. Mschr.

Kinderheilk. **48**, 162 (1930). — KUTTNER and ROTTNER: Die Bedeutung des Colostrums für das neugeborene Kind. Amer. J. Dis. Childr. **25**, 413 (1923).
LANDÉ: Zur Klinik und Diagnose der Hautdiphtherie im Kindesalter. Erg. inn. Med. **15**, 715 (1917). — DE LANGE, C.: Das Zentralnervensystem bei Diphtherie. Ann. Paediatr. **165**, 241 (1945). — LEGROS: Essai de traitement des porteurs de germes di. par aerosol de Sulfapyridin. Presse méd. **1943**, 332. — Acta belg. Paediatr. **1**, 80 (1946/47). — LEMÉTAYER, NICOL, JAKOB, GIRARD et CORVAJIER: Immunité des poulains diaplacentaires. C. r. Soc. Biol. Paris **140**, 852, 854 (1946). — LICHTENSTEIN: Zur Frage der Serumdosierung bei der Behandlung von maligner Rachendiphtherie. Z. Kinderheilk. **51**, 755 (1931). — LIEBLING and SCHMITZ: Colostrum as a source of di. antitoxin. J. of Pediatr. **22**, 189 (1943). — Protection of the infants against di. following the active immunisation of the pregnant mother. J. of Pediatr. **23**, 430 (1943). — LISBONNE et GALERNE: Diagnostic rapide (Manzullo). Presse méd. **53** (1945). — LIVINGOOD, K. A.: Myocardial complication of cutaneous di. Amer. Heart J. **31**, 744 (1946). — LONG: Penicillin in treatment of diphtheria. Brit. med. J. **1947**, 884. — LOOKEREN-CAMPAGNE, VAN: Di. stomatitis and gingivitis. Neder. Tijdschr. Geneesk. **88**, 14 (1944); **90**, 575 (1946). — LORENZ: Spezifische Serumprophylaxe der postdiphtherischen Lähmungen. Wien. klin. Wschr. **1948**, Nr 1. — Pathogenese und Klinik der sog. Polyneuritis postdiphtherica. Österr. Z. Kinderheilk. **3**, 375 (1949).
MA, LIAN and TUNG: Elektrokardiographische und anatomische Veränderungen bei diphtherietoxinvergifteten Kaninchen. China med. J. Suppl. **2**, 574 (1940). — MADSEN u. S. SCHMIDT: Die Reaktionsgeschwindigkeit zwischen Diphtherietoxin und -antitoxin und ihre Bedeutung für die Heilkraft des antitoxischen Serums. Z. Immun.forschg **65**, 357 (1930). MAGNOL: Penicilina y postadores de bacilos de Löffler (nota previa).. Arch. Pediatr. Urug. **16**, 606 (1945). — MANZULLO: Nuevo metodo. Fol. Biol. **1938**, 86, 88. — MARKEES: Vorkommen und Bedeutung von Störungen im Brenztraubensäurestoffwechsel. Helvet. med. acta. **17**, 537 (1950). — MARTIN et VITTOZ: Diagnostic entre botulisme fruste et paralysie loc. de la di. Paris méd. **34**, 47 (1944). — McENTEE: Diphtheria to-day. Med. Press. London **109**, 46 (1947). — McSWEENEY: Treatement of hypertoxic di. with acid-serum. Lancet **1941 I**, 208. — MELIN: Penicillinbehandlung von Bacillenträgern. Sv. läg. tid. **43**, 1305 (1946). — MIDDELHOFEN: Unusual aspects of infection with C. di. Nederl. Tijdschr. Geneesk. **89**, 215 (1945). — MODERN u. RUFF: Reinigung von antidiphtherischem Serum durch peptische Proteolyse. Bichem. Z. **305**, 405 (1940). — MOLTSCHANOFF: Über die Rolle der Nebennieren in der Pathologie und Therapie der Diphtherie. Jb. Kinderheilk. **76**, Erg.-H., 200 (1912).
NEILL, GASPARI, RICHARDSON and SUGG: Diphtheria antibodies transmitted from mother to child. J. of Immun. **22**, 117 (1932).
OEBERG: Penicillin treatment of carriers of di bac. Acta paediatr. (Stockh.) **37**, 204 (1949).
PATRASSI: Über die durch Diphtherietoxin experimentell hervorgerufene, umschriebene Glomerulonephritis. Krkh.forschg **9**, 340 (1932). — PEROSA e DE VITA: Acide nicotinique, surrénales et intoxication di. Boll. Ist. sieroter. milan. **21**, 341 (1942). — PETERSON: The capacity of young infants to form antibodies. Amer. J. Dis. Childr. **73**, 238 (1947). — PHILIPPS and C. W. ANDERSON: Preventive inoculation, apparatus and methods. Practitioner **48**, 364 (1942). — POLONGI: Fälle von seltener Lokalisation des Diphtherieerregers. Klin. Wschr. **1936**, 647. — POURSINES, GALLAIS et RANQUE: La myocardite exp. dipht. des cobbayes. (Etude électrocardiographique.) C. r. Soc. Biol. Paris **137**, 540 (1943).
RAMON, DEBRÉ et UHRY: Paralysie exp. diphthérique et immunité antitox. active. C. r. Soc. Biol. Paris **110**, 42 (1932). — REICHE: Die seit Ende 1928 beobachtete Häufung der Diphtherieerkrankungen. Med. Welt **1930**, Nr 23/24. — REICHE u. REYE: Über die Höhe der Antitoxindosen bei der Behandlung der Diphtherie. Dtsch. med. Wschr. **1930**, Nr 28. — ROBINSON, Z. J.: Neurologic complications following administration of vaccines and serums, report of case of peripheral paralysis following injection of typhoid vaccine. New England J. Med. **216**, 831 (1937). — ROHMER, SACREZ, BEYER et UHL: La di. à fausses membranes des jeunes nourrissons. Arch. franç. Pédiatr. **4**, 541 (1947). — ROSA: Untersuchungen über die jahreszeitlichen Schwankungen von Diphtheriebacillenträgern. Zbl. Bakter. I **147**, 185 (1941). — ROSA e LODI: Sterilizzazione di portatori sani di C. di. con penicillina brutta. Riv. ital. Igiene **7**, 99 (1947); **8**, 13 (1948). — ROSENAU: Prevent. Med. and Hyg., S. 57. New York Appleton cent. 1935. — RUELLE: Contribution à l'étude de l'immunité diphtér. des nourrissons. Brux. méd. **1937**, 179, 1756.
SANDOR: Purification des sérums antitox. par digestion. Bull. Soc. Chim. biol. Paris **22**, 129 (1940). — SCARZELLA: Action of aerosols of penicillin in the treatement of di. carriers. La Pediatria **23**, 106 (1948). — SCHICK: Diphtherie. In Handbuch der Kinderheilkunde von v. PFAUNDLER u. SCHLOSSMANN, Bd. II. 1931. — Carriers in New York = 2%. Amer. J. Dis. Childr. **72**, 479 (1946). — SCHICK, B.: BRENNEMANNS Handbuch der Paediatrie, Kap. IV, Diphtheria. 1948. — SCHLOSSMANN: Über die Vermeidung operativer Eingriffe bei der Behandlung des Krupps. Dtsch. med. Wschr. **1924**, Nr 28. — SCHNEIDER u. PAPP: Beiträge

zur Übertragung der Agglutinine von der Mutter auf das Neugeborene. Arch. Kinderheilk. 114, H. 2, 91 (1938). — SCHNEIDER u. S. ZATHMÁRY: Über die Immunität der neugeborenen Säugetiere. I—V. Z. Immun.forschg 94, 465 (1938); 95, 169, 177, 189 (1939); 98, 24 (1939). — SCHWEITZER: Occurence, diagnosis and prognosis of total auriculo-ventricular bloc in di. Nederl. Tijdschr. Geneesk. 90, 44 (1946). — SCHWENTKER and NOEL: The circulatory failure of diphtheria. I, II and III. Bull. Hopkins Hosp. 46 (1930). — SECKEL, H.: Diphtherie. Dtsch. med. Wschr. 1933, Nr 52, 1918. — Herz- und Kreislaufreflexe bei kindlicher Diphtherie. Jb. Kinderheilk. 143, 269 (1934). — SÉDALLIAN, MONNIER et KUHN: Polycytémie in di. Presse méd. 53, 185 (1945). — SOHIER, JAULMES et BUVAT: Passage des antitoxines à travers la barrière vasculoméningée et facteurs modifiants. I u. II. C. r. Soc. Biol. Paris 129, 284 281, (1938). — SOLOMON and IRWIN: Cutaneous di. with toxic myocarditis. Report of a fatal case. Ann. int. Med. 26, 116 (1947). — SORENTINO: Il contenato antidi. fterotossico nel sangue del neonato. Pediatria ital. 39, 16 (1931). — STAMMLER: Ein Beitrag zur Klinik und Epidemiologie der Säuglingsdiphtherie. Ärztl. Wschr. 1949, Nr 3, 42. — STILLERMANN: Aseptic meningitis following immunisation with di. toxoid. Amer. J. Dis. Chldr. 76, 331 (1948). — STROÉ: Behandlung von Fällen mit maligner Diphtherie mittels Diphtherie- und Gasbrandserum. Dtsch. med. Wschr. 1933, Nr 31, 1209. — Contribution à l'étude des paralysies diphtériques. Arch. roum. Path. expér. 5, 543 (1932). — STRÖDER: Diphtherie-Toxoidbehandlung. (Umfrage. Schlußwort.) Kinderärztl. Prax. 18, H. 7/8 (1950). — STRÖDER u. HACKERTS:: Zur Frage der Toxoidbehandlung der Diphtherie. Arch. Kinderheilk. 135, 71 (1948). — STRÖDER u. NIGGEMEIER: Zur Epidemiologie der Säuglingsdiphtherie. Dtsch. med. Wschr. 1950, 926. SZIRMAI: Die Behandlung der toxischen Diphtherie mit großen Serumdosen und Ascorbinsäure. Arch. Kinderheilk. 120, 23 (1940).

THO, D.: Diphtheria of the umbilicus. Nord. med. 34, 797 (1947). — TOMSCIK: Diphtheriebacillenträger. Schweiz. med. Wschr. 1944, 269. — DE TONI: Pharyngo-laryngeal di. with early palatal paralysis in a 4 day old infant. Policlin. inf. Ital. 16, 382 (1948). — TRAMBUSTI: Le terminazione nervose dei muscoli striati nella intossicazione difterica. Arch. di Biol. 4, 3 (1927). — TURPIN, COMBET et SEILLON: Le traitement des port. de germes di. par la tyrothricine. Presse méd. 1947, 402.

VAHERI: Tonsillektomie während der Rekonvaleszenz nach Diphtherie. Nord. med. (fen.) 30, 951 (1946). — VAHLQUIST: Studies on diphtheria. Acta paediatr. (Stockh.) 35, 117, 130, 149, 261 (1948). — The decrease of natural antitoxic immunity against di. Immunisation against di. in newborn babies and infants. The duration of immunity against di. Acta paediatr. (Stockh.) 36, 273 (1948). — VAHLQUIST u. PERSSON: Studies on di. Sv. Läkartidn. 42, 3073 (1945). — VEIS et JAKOBSON: Erythrin: a new antibiotic substance of animal origin. III. Treatment of diphtheria IV. Treatment of carriers. J. microbiol. (russ.) 1947, 19, 26. — VISANI: Serum anatoxintherapie in diphtheria. La Pediatria 56, Nr 4, 198 (1948).

WEICHSEL: Zur Frage der Wirksamkeit des Madsen-Serums. Zbl. Bakter. 122, 419 (1931). Experimentelle Studien zur Diphtherieimmunität. I. u. II. Zbl. Bakter. 126, 187 (1932); 129, 177 (1933). — WOLFF: Über Diphtherie. Virchows Arch. 238 237 (1922). — Münch. med. Wschr. 1933, 1813. — WRIGHT: Diphtheria in Liverpool during the years 1937—40. J. of Path. 52, 283 (1941). — WSZELAKI u. HENDZEL: Penicillintherapy in diphtheria. Acta. med. scand. (Stockh.) 129, 493 (1948). — WYK, V., u. VAN DER WEY: Penicillin in laryngeal diphtheria. Nederl. Tijdschr. Geneesk. 90, 1004 (1946).

Prophylaxe.

BALDASSERINI: Diphtherie in Perugia. Riv. Clin. pediatr. 45, 491 (1947). — BASSE et DAUVE: Diphtérie et vaccination dans le dép. Eure-et-Loir. Bull. Acad. Med. Paris 129, 469 (1945). — BOSCH-MARIN u. B. OTERO: Vaccination antidiphtérique collective. Résultats en Espagne. 6. Kongr. internat. Paediatr. 1950. Zürich III, 255. — BROOM: Practical aspects of diphtheria immunisation. J. of san. Inst. 56, 831 (1936). — BÜRGERS u. BORMANN: Percutane Immunisierungsversuche gegen Diphtherie. Z. Immun.forschg 76, 1 (1932).

CARLINFANTI e MOLINA: La vaccinazione antidifterica (Pavia). Boll. ist. sieroter. milan. 21, 389 (1942). — CLAUBERG: Zur Frage der pathogenetischen Bewertung der Diphtheriebacillentypen. Klin. Wschr. 1938, 163. — CURTH u. LORENZ: Einfluß kleinster Diphtherietoxinmengen auf Schickreaktion und Antitoxingehalt des Blutserums. Z. Kinderheilk. 54, 38 (1932).

DI SANT'AGNESE, P. A.: Aktive Immunisation gegen Infektionskrankheiten. J. Pediatrics 3, 20, 181, 335 (1949). — Combined immunisation against di., tet., pert. Schweiz. med. Wschr. 1950, 749. — DOULL: Relationship of tonsillectomy to the occurance of scarletfever and diphtheria. Publ. Health Rep. 39, 283 (1924).

FANNING: An outbreak of di. in a highly immunized community. Brit. med. J. 1947, 371. — FORBES: The prevention of diphtheria. London 1927. His Maj. stat. office. — FREY: Erfahrungen mit der RAMONschen Diphtherieschutzimpfung. Schweiz. med. Wschr. 1935,

662. — FRIEDEMANN u. ELKELES: Cerebrale Immunisierung gegen Diphtherietoxin. Klin. Wschr. **1930**, 1907.
GAUTIER u. DE BEAUVAIS: Les insuccès de la vacc. antidiphtérique. Bull. schweiz. Akad. med. Wiss. **2**, 60 (1946). — GEFFEN: The incidence of paralysis occurring in London children within 4 weeks after immunisation. The medical officer, S. 137. 1950. — GIBBARD u. Mitarb.: Some observations on di. in the immunised. Canad. publ. Health J. **36**, 188 (1945). — GLENNY: The principles of immunity applied to protective inoculation against diphtheria. J. of Hyg. **24**, 301 (1925). — Brit. med. J. **11**, 244 (1930). — GRANT: Clinical evaluation of di. prophylaxis. Lancet **1945** I, 46. — GROER, v.: A new approach to the problem of diphtheria. Acta paediatr. (Stockh.) **36**, 274 (1947). — GSELL: Diphtherieschutzimpfung in der Schweiz. Bull. eidgn. Gesdh.amt **1947**, 133. — GUNDEL: Vorläufiger Bericht über die bisherigen Diphtherieschutzimpfungen im Westen. Dtsch. med. Wschr. **1935**, 1145. — Veröff. Volksgesdh.dienst **47** (1936).
HIRSZFELD u. LAKI: Über Immunisierung gegen Diphtherie in Warschau. Kln. Wschr. **1936**, 79. — HOTTINGER: Über die maligne sog. toxische Diphtherie. Berlin 1932. — Grundlagen und Erfolge der Diphtherieschutzimpfung. Schweiz. med. Wschr. **1943**, Nr 41/42. — HOTTINGER, GSELL, ÜHLINGER, SALZMANN u. LABHARD: Hungerkrankheit. Basel: Benno Schwabe & Co. 1948. — HOTTINGER u. LORENZ: Kritischer Beitrag zur Bewertung des Immunisierungserfolges bei Diphtherie. Z. exper. Med. **82**, 719 (1932). — Einfluß des normalen Pferdeserums auf Schickreaktion. Z. Kinderheilk. **54**, 530 (1933). — HOTTINGER u. QUACK: Zur Kenntnis der „negativen Phase" nach Diphtherieimmunisation mit Anatoxin. Z. Kinderheilk. **54**, 495 (1933).
JANBON, CHAPTAL et VEDEL: Le problème de la phase dite „négative". Paris méd. **18**, 189 (1945). — JENKINS: Di. epidemic in Utah in 1947. Publ. Health Rep. **63**, 573 (1948). — JENSEN, CLAUS: Durée de l'immunité, Schicktest et taux d'antitoxine chez les vaccinés avec une seule injection I—VIII. C. r. Soc. Biol. Paris **108**, 528, 532, 539, 543, 552, 555, 577, 579 (1931). — Antitoxincurve in children after active immunisation. Acta pathol. scand. (Københ.) **10**, 137 (1933). — Active immunisation against di. by the combined subcutaneous and intranasal method. Proc. roy. Soc. Med. **30**, 71 (1937).
KOLLER: Die Diphtherieempfänglichkeit bei der Schweizer Bevölkerung. Helvet. med. Acta **1945**, 205. — KRECH: Neutralisationsversuch der akuten klassischen und der neurotoxischen Wirkung des Diphtherietoxins. Z. Immun.forschg **107**, 333 (1950).
LACORTE: Immunizaçao antidifterica e importancia da anatoxina. Hospital **7**, 1325 (1935) (portugies.). — LAPIN: Judging diphtheria immunity. Advances Pediatrics **4**, 151 (1949). — LAWRENCE and PAPPENHEIMER: Immunisation of adults with di. toxoid I—III. Quart. Rev. Pediatr. **2**, 489 (1947). — Amer. J. Hyg. **47**, 226, 233, 241 (1948). — LEACH, JENSEN u. PÓCH: Aktive Schutzimpfung gegen Diphtherie mittels einer einzigen Injektion. Dtsch. med. Wschr. **1935**, 793. — LEWIS: Di. prophylaxis. Brit. med. J. **1940**, 728. — LEWIS, J. T.: The principles and practice of diphtheria immunisation. London 1941. Oxford Univ. Press. — LÖWENSTEIN: Salbenprophylaxe der Diphtherie. Klin. Wschr. **1929**, 2283.
MARTIN: Local paralysis in children after Injections. Arch. Dis. Childh. **25**, 1 (1950). — MCCLOSKEY: The relation of prophylactic inoculation to the onset of poliomyelitis. Lancet **1950** I, 659. — MCKINNON and ROSS: The reduction of diphtheria following three dosis of toxoid. J. Amer. med. Assoc. **105**, 1325 (1935). — MILLER and RYAN: Immunisation with combined di. and tetanus toxoids (al. hydroxid adsorbed). J. Pediatrics **1**, 8 (1948). — MOLONEY and FRAZER: Immunisation contre la di. au moyen de l'anatoxine. Amer. J. publ. Health **17**, 1027 (1927). — Ann. Inst. Pasteur **42**, 1420 (1928); **43**, 124 (1929). — MORTENSEN: Occurence of di. in recent years with a special view to the influence of the antidi. vaccination. Acta med. scand. (Stockh.) **125**, 283 (1946).
OESCH: Die Diphtherie in Bern 1943/44. Bull. eidgn. Gesdh.amt **1944**, Nr 35. — OPITZ u. MEYER: Kombinierte aktiv-passive Immunisierung gegen Diphtherie. Arch. Kinderheilk. **82**, 11 (1927). — OTERO: Mortalité par di. chez les vaccinés et les non vaccinés. Presse méd. **1948**, 3.
PARISH and WRIGHT: The Schick reaction and circulating antitoxin in man. Lancet **1938** I, 882. — PASCHLAU: Über Blutinfektion mit Diphtheriebacillen im Krankheitsgeschehen der Diphtherie. Mschr. Kinderheilk. **96**, 278 (1949); **97**, 300 (1949). — PILLEMER and TOLL: Science (Lancaster, Pa.) **105**, 102 (1947). — PÖCH and LEACH: A di. immunisation campaign in Austria. Amer. J. publ. Health **25**, 113 (1935). — POULAIN: Résultats de six années de vacc. antidiphtérique. Rev. Immunol. **1**, 134 (1935). — Premiers résultats d'une campagne de vacc. antidipht. Bull. Acad. Méd. Paris **128**, 297 (1944). — PRIGGE: Experimentelle Untersuchungen über die „negative Phase" der Diphtherieimmunitat. Med. Klin. **1931**, Nr 12. — Theorie und Methodik der Antigenmessung. Z. Hyg. **119**, 186 (1937). — PRIGGE u. SCHÄFER: Methoden der Wertbemessung biologisch wirksamer Substanzen. Arch. exper. Path. u. Pharmakol. **191**, 281 (1939). — PUNTIGAM u. HIERMANN: Epidemiologische Daten aus Österreich 1948/49. Mitt. Österr. Sanitätsverwaltg **51**, 211 (1950).

Ramon: La vaccination antidiphthérique et la prophylaxie de la di. Presse méd. **1945**, 545. — La prophylaxie de la di. Bull. Acad. Méd. Paris **128**, 563 (1944). — Ramon, Ducoste, Richou, Buisson: Sur la production des antitoxines diphthériques, et tétaniques chez les sujets immunisés par voie cérébrale. C. r. Soc. Biol. Paris **134**, 145 (1940) — Rendu: Importance capitale de la notion d'âge dans l'interprétation des statistiques relat. à la vaccination antidi. Presse méd. **1945**, 594. — Résultats de la vaccination antidi. en Suisse. Rev. Suisse Hyg. **1946**, 553. — De la gravité particul. de diphtérie consécutive à la première injection de vaccin. Lyon méd. **1946**, Nr 34; **1947**, Nr 19, 47. — De la recherche des antécédents di. et vaccinaux. J. Méd. Lyon **1946**, 351. — Est-ce la vaccination qui fait régresser la di? Gaz. Hôp. **120**, Nr 24 (1947). — La fréquence de la di. chez l'enfant. Acta med. scand. (Stockh.) **126**, 528 (1947). — Fréquence de la di. comparée chez les vaccinés et les non vaccinés. Schweiz. med. Wschr. **1948**, 307. — Etude critique des résultats de la vaccination antidiphtérique dans l'armée française. Gaz. méd. France **55**, 11 (1948). — L'Hôpital **36**, 91 (1948). — Ròsgen: Über Erfahrungen bei Diphtherie. Schweiz. med. Wschr. **1948**, 110. — Rohmer et Uhl: La di. chez les vaccinés et les non vaccinés dans une épidémie d'Alsace. Bull. Acad. Méd. Paris **131**, 64 (1947). — Rositza: Diphtherieimmunisation. J. of Pediatr. **7**, 662 (1935). — Ross u. Mitarb.: Antitoxin titers following immunisation with protamin precipitated di. Amer. J. publ. Health **36**, 645 (1946). — Russel: Scottish di. immunisation campaign 1941—42. Proc. roy. Soc. Med. **30**, 503 (1943). — Difteria durante les ultimos cuarenta años. Lancet **1944 I**, 143. — Di. prophylaxis. Bull. of Hyg. **19**, 247 (1944).

Sauer: Simultaneous immunisation of young children against di. Te. and Pt. Illinois med. J. **97**, No 2 (1950). — Sauer and Tucker: Simultaneous immunisation of young children against di. Te. and Pt. Amer. J. publ. Health **40**, 681 (1950). — Seckel: Prevention of diphtheria. Amer. J. Dis. Childr. **58**, 512 (1939). — Stowman: Diphtheriemortalität in England 1941—1945. Epidem. inform. Bull. **2**, 147 (1946). — Stuart: Note on di. incidence in certain european countries. Brit. med. J. **1946**, 613. — *A Study of diphtheria* in two Areas of Great Britain von Hartey, Tulloch, M. Anderson, Davidson, Grant, Jamieson, Neubauer, Norton and Robertson. London 1950. His Maj. State office. — Suwa, Tsuchiya, Nakaya and Shibata: On the Moloney test. Kitasato Arch. of exper. Med. **15**, 330 (1938).

Teveli: Possibilities of active immunisation and of spezific therapy in di. Arch. Kinderheilk. **119**, 44 (1940). — Timmermanns: Diphtheria after immunisation. Nederl. Tijdschr. Geneesk. **86**, 820 (1942). — Tomcsik: Erfahrungen uber die prophylaktischen Schutzimpfungen in Ungarn. Schweiz. med. Wschr. **1943**, 1423. — Topley and Wilson: Principles of bacteriology and immunology, 2. Aufl. London 1946.

Vahlquist: The decrease of natural antitoxic immunity against di. Acta paediatr. (Stockh.) **35**, 117 (1948). — Vahlquist u. Hachzell: The duration of immunity. Acta paediatr. (Stockh.) **35**, 149 (1948). — Vahlquist, Murray u. Persson: Immunisation against di. in newborn babies and in infants. Acta paediatr. (Stockh.) **35**, 130 (1948).

Weintraub: Auftreten der Diphtherie bei geimpften und nichtgeimpften Kindern 1941—1945. Inaug.-Diss. Zürich 1947. — Wishard and Reid: Study of di.-antitoxin response to recall doses of specific antigen. Canad. J. publ. Health **38**, 131 (1947). — Wohlfeil: Die Diphtherieseuchenwelle in Deutschland und ihre Bekampfung mittels der aktiven Schutzimpfung. Veröff. Volksgesdh.dienst **52** (1939).

Zerbino: Resultados immediatos de la nueva tecnica de Ramon. Arch. Pediatr. Urug. **6**, 118 (1935). — Zinnemann, K. and J.: Incidence and significance of the types of di. b. in the Ukraine. J. of Path. **48**, 155 (1939). — Zoeller, Chr.: Le sujet allergique-immunisé. Ref. Zbl. Kinderheilk. **18** (1925). — La réaction spécifique après une atteinte de diphtérie. Ref. Zbl. Kinderheilk. **18** (1925).

Meningokokkeninfektionen.
Meningitis epidemica (übertragbare Genickstarre).
Meningokokkensepsis. Meningokokkenpharyngitis.

Von

O. Gsell.

Mit 13 Abbildungen.

Die Meningokokkeninfektion zeigt sich klinisch gewöhnlich in 3 umschriebenen Stadien: 1. dem Meningokokkenkatarrh, einer uncharakteristischen Entzündung der obern Luftwege, 2. der Meningokokkenämie, manchmal übergehend in richtige Sepsis und 3. der Meningokokkenmeningitis als häufigste Organlokalisation dieser Infektion.

Die *epidemische Meningokokkenmeningitis* ist eine akute Infektionskrankheit, die seit Mitte des letzten Jahrhunderts in den zivilisierten Ländern endemisch vorkommt. Während sporadische Fälle überall, vor allem im Frühjahr, auftreten, kommt es periodisch zu richtigen Epidemien mit einer bis zur Sulfonamidaera gefürchteten hohen Mortalität.

Geschichtliches. Nach der großen Zusammenstellung von HIRSCH stammen die ersten sicheren Angaben aus dem Jahre 1805, als ein epidemischer Ausbruch dieser Krankheit von VIEUSSEUX in Genf klassisch beschrieben wurde. Vorher sind wahrscheinlich schon Epidemien vorgekommen, so die von WILLIS 1661 beschriebene neue Krankheit und die 1685 von SYDENHAM mitgeteilten „neuen Fieber", mit Fieber, Katarrh, cerebralen Symptomen und Purpuraherden auf der Haut. Im 19. Jahrhundert unterscheidet HIRSCH 4 Perioden, eine 1. von 1805—1830 mit Herden in der Schweiz, Italien und Frankreich, eine 2. 1835—1850 in Dänemark, Schweden und Norwegen, eine 3. ab 1854 in Nordamerika und eine 4. ab 1863 in Deutschland mit großen Epidemien in Oberschlesien 1887 und 1904—1905, im Rheinland 1885—1891, im Ruhrgebiet 1906—1907, damals auch in USA und England. Während des Krieges 1914—1918 schwoll die Erkrankungsziffer erheblich an, nahm erst wesentlich wieder ab, stieg dann ab 1930 sukzessive wieder an, erreichte im 2. Weltkrieg 1940—1941 beträchtliche Ausbreitung. Während ursprünglich nur das Cerebrospinalfieber als Meningokokkenkrankheit angesehen wurde, haben die letzten 2 Jahrzehnte Kenntnis von ganz verschiedenen durch Meningokokken bedingten Krankheitsbildern gegeben, so daß BANKS 1948 von einem „protean disease" spricht und die Bezeichnung „*Meningococcosis*" für die Gesamtheit der Meningokokkeninfektionen vorschlägt.

Ätiologie und Epidemiologie.

Der Erreger. Der Meningococcus, bezeichnet als *Neisseria intracellularis*, früher Diplococcus intracellularis meningitidis, wird der Familie der Neißeria zugeteilt, deren Angehörige mit einer Ausnahme, dem Gonococcus, den Nasopharynx bewohnen. Es ist ein gramnegativer Coccus, der sich im Körper meist in Diploform findet und der morphologisch durch eine Semmelform sich auszeichnet. Der erstmalige Nachweis gelang 1887 WEICHSELBAUM bei 6 Fällen sporadischer Meningitis.

Die *Meningokokken* liegen in der Reinkultur als Diplokokken, häufig auch in Tetradenform, ohne Kettenbildung (s. Abb. 1). Charakteristisch ist die verschiedene Korngröße und Färbbarkeit der einzelnen Individuen. Sie wachsen nur bei einer Temperatur über 25°, am besten bei 37°, höhere Temperaturen über 41° bewirken bereits Schädigung. Kulturen gelingen am besten auf Traubenzucker-Ascitesagar oder Blutagar; bei spärlichen Keimen ist Anreicherung auf Traubenzuckerascitesbouillon, insbesondere die anaerobe Züchtung unter Sauerstoffabschluß günstig. Dies gilt besonders für Meningokokkenzüchtung aus Blut und Petechien.

Der *Meningococcus* ist *sehr empfindlich:* niedrige Temperatur, direktes Sonnenlicht, Austrocknung töten ihn schnell, was bei Versendung von Untersuchungsmaterial zu beachten ist. Sofortige Verarbeitung am Krankenbett oder rasches Überbringen von Blut oder Liquor, aufbewahrt in warmem Wasser, ist dringend zu empfehlen. Für den Arzt ist es wichtig, sogleich aus dem Liquor einen Abstrich zu machen und bei der Färbung auf die zwei Hauptzeichen zu achten: *intracelluläre Lagerung* innerhalb der Leukocyten und *negatives Verhalten gegenüber der Gramfärbung.* Da Meningitiden durch andere gramnegative Kokken, vor allem den Micrococcus catarrhalis (PFEIFFER), sehr selten sind, darf bei diesem Befund die Diagnose Meningokokkenmeningitis bereits sicher gestellt werden. Die genauere Differenzierung hat durch bakteriologische Spezialmethoden zu erfolgen, siehe entsprechende Lehrbücher, besonders bei Untersuchung von Keimträgern, da im Nasopharynx die Abtrennung von anderen, hier dann häufig vorhandenen gramnegativen Kokken notwendig ist.

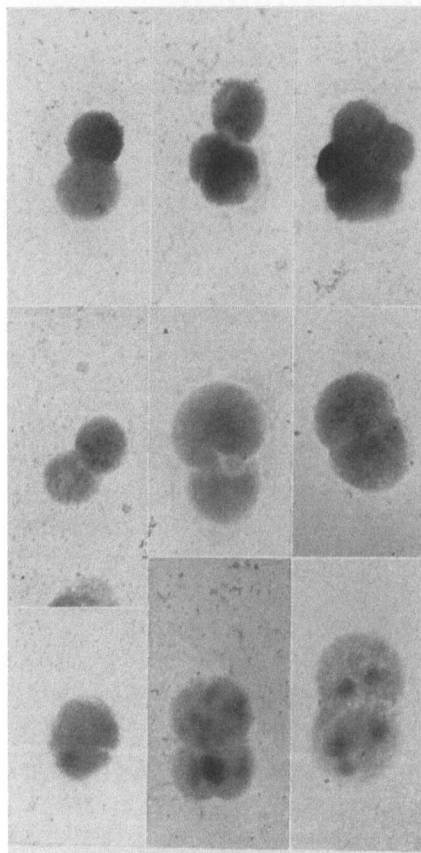

Abb. 1. Meningokokken. Elektronenmikroskopische Aufnahmen. (Aufnahme von RUSKA.)

Die Meningokokken lassen sich serologisch durch Agglutinationsteste und Absorptionsverfahren in *verschiedene Typen* unterteilen, welche aber infolge der Vielheit der Methoden und Bezeichnungen in den einzelnen Ländern nur schwer vergleichbar sind. GORDON stellte 4 Typen auf (A—D), GRIFFITH 2 Gruppen, GUNDEL unterscheidet die *Haupttypen* I und II (identisch A und B) und *Nebentypen* 3—6, wozu noch Abarten kommen. Neuerdings wird Typ 1 und 3 als fast identisch in Gruppe 1 zusammengefaßt und bei Typ 2, der serologisch nicht einheitlich ist, eine Gruppe 2 und 2a unterschieden (BRANHAM 1942). Die Typendiagnose ist wichtig für die Klärung von epidemiologischen Fragen, vor allem bei Untersuchung von Meningokokkenträgern, ausschlaggebend bei Serumherstellung. Bei einer Epidemie durch einen bestimmten Typ ist das entsprechende typenspezifische Serum zu fordern, bei sporadischen Erkrankungen ein polyvalentes Serum. Durch die Erfolge der Sulfonamidtherapie ist dieses Problem aber zur Zeit nicht aktuell.

Die *Verbreitung einzelner Typen* ist regionär verschieden. GOETERS fand in Düsseldorf unter 69 Fällen die Haupttypen 1 (21 Fälle) und 2 (31 Fälle) 52mal und sagt, daß die sporadischen Erkrankungen in stärkerem Umfang als die epidemischen von den Nebentypen verursacht werden. WÜSTENBERG stellte in Gelsenkirchen unter 145 Stämmen Typ 1 und 2 in 83% fest und bei Typ 1 ein schwereres Krankheitsbild und höhere Letalität, was für Typ 1 auch von BRANHAM, USA., bemerkt wurde. PHAIR, SCHÖNBACH und ROOT melden bei Differenzierung von über 1000 Stämmen von Militärpatienten in USA. Gruppe 1 92,9%, Gruppe 2 1,1%, Gruppe 2a 5,8%, Typ 4 0%, polyvalent und unklassifiziert 0,2%. JUBB fand in England unter einer Analyse von 2000 Fällen mehr schwere Fälle bei Typ 2. Im allgemeinen ist die Typendiagnose in prognostischer Hinsicht nicht verwertbar.

Die *Tierpathogenität* der Meningokokken ist außerordentlich *gering.* Unter natürlichen Bedingungen kommen bei Tieren keine Meningokokkeninfektionen vor. Mit der Mucintechnik (Kokkensuspension in 2—5% Schweinemagenmucin) können die Meningokokken auf Mäuse übertragen und hier toxisch wirksam werden.

Die pathogene Wirkung der Meningokokken beruht auf *Endotoxin*, die beim Zerfall der Keime frei werden. Echte lösliche Ektotoxine sind nicht nachgewiesen. Die Endotoxine wirken als gefährliche Antigene. Sie erzeugen *Antikörper* in Form von Agglutininen, Präzipitinen, Bakteriolysinen und -tropinen. Diagnostische Bedeutung hat der Nachweis dieser Körper bisher nicht erlangt. Versuche, eine Art Widalreaktion zur Diagnose der Meningitis auszubauen, sind gescheitert. Komplementbindungsreaktionen sah KRAG vom 7. Tag an positiv werden, anhaltend in den folgenden 2—3 Wochen. Seronegativ blieben aber doch 39% und in 37% war die Gonokokkenantigenreaktion ebenfalls positiv.

Die Meningokokken sind *ausgesprochen sulfonamidempfindlich* (Literatur s. DOMAGK 1944). Von den 430 Meningokokkenstämmen, die SCHÖNBACH und PHAIR bei Erkrankungen der amerikanischen Armee gezüchtet hatten, wurde das Wachstum in vitro bei 98,1% schon bei Zugabe von 0,5 mg-% Sulfadiazine gehemmt, was einer vorzüglichen chemotherapeutischen Wirkung entspricht (s. S. 1390). Die *Penicillinempfindlichkeit* ist weniger ausgesprochen und *unterschiedlich* (s. S. 1394), hemmend wirkt eine Konzentration von 0,1—0,3 OE. *Streptomycin* ist in einer Konzentration von 1 bis zu 40 E je Kubikzentimeter wirksam, doch ist in vitro rasch eine starke Erhöhung der Toleranz bis auf 75000 E je Kubikzentimeter entwickelt (MILLER und BOHNHOFF). Bei experimentellen Untersuchungen von COOK an 8 Stämmen zeigten sich beträchtliche Differenzen in der Penicillinempfindlichkeit und 2 Stämme erwiesen sich resistent. Ähnliche Ergebnisse meldet MEADS. *Aureomycin* hemmt die Meningokokken in einer Konzentration von 1 µg je Kubikzentimeter fast vollständig (FINLAND, COLLINS und PAINE).

Vorkommen der Meningokokken. Die Meningokokken, die nicht befähigt sind außerhalb des menschlichen Organismus zu bestehen, finden sich im *Nasenrachenraum* des Menschen. Sie können dort ohne pathogene Auswirkung vorhanden sein (Meningokokkenträger) oder pathogen sich auswirken (Meningokokkenkrankheiten). Seitdem von ALBRECHT und GHON 1901 im Nasenrachensekret von Genickstarrefällen der Nachweis von Meningokokken gelungen und dann auch bei gesunden Personen in der Umgebung und schließlich auch ohne Kontakt mit Meningitis solche Meningokokken im Nasenrachenraum gefunden wurden, ist „das Dunkel, das über dem Ansteckungs- und Ausbreitungsmodus der Genickstarre lange Zeit schwebte, erheblich gelichtet worden" (PETTE).

Meningokokkenträger sind das Reservoir des Keimes und bilden den Ausgangspunkt der weiteren Verbreitung dieser Infektion, nicht die verhältnismäßig viel selteneren Meningitiskranken. Die Zahl der Meningokokkenträger schwankt stark. Genaue Angaben darüber werden schon aus technischen Gründen erschwert, da je nach Häufigkeit und Menge der Kulturen, nach der Entnahmetechnik der Proben, der Art ihrer sofortigen Verarbeitung verschiedene Werte erhalten werden. Bei Meningokokkeninfektionen selbst kann in den ersten Tagen der Nachweis fast immer erbracht werden (v. LINGELSHEIM in 93,8%). Zur Zeit einer Epidemie sind hohe Ziffern von 50—80% unter der Bevölkerung zu finden, in der Umgebung von Einzelfällen meist Werte um 30%, in epidemiefreien Zeiten Zahlen zwischen 0—10%.

Die Anzahl der Meningokokkenträger steigt ganz allgemein bei Menschenanhäufungen und schlechten hygienischen Verhältnissen (overcrowding), in Internatsgemeinschaften, besonders im Militär beträchtlich an. Sie nimmt bis zum Höhepunkt der Epidemien stets zu (FLATTEN, BRUNS und HOHN). Nach GRUBER kann man von einer „*beschränkten Ubiquität*" des Meningococcus sprechen.

Je näher der Kontakt mit einem Meningitiskranken ist, um so höher sind die Trägerzahlen. SCHOTTELIUS stellte bei sämtlichen 5 Zimmergenossen eines meningitiskranken Italieners Meningokokken fest. ROUSSEL und MALARD fanden bei Bettnachbarn 18%, bei Zimmerkameraden 13%, bei Kasernengenossen 7%. GLOVER fand im 1. Weltkrieg in englischen Militärbaracken 3—5% Keimträger, bei Überfüllung der Baracken Anstieg bis 20% („Warnungssignal"), bei Auftreten von Meningitiserkrankungen bis auf 35%. LUZ fand im Januar 1947 bei 149 Soldaten einer Einheit, wo 2 tödliche Meningokokkenmeningitiden vorgekommen waren, 53% Meningokokkenträger, 3 Wochen später unter 82 Soldaten dieser Einheit noch 34,1%, im November 1938 bei 136 Soldaten der gleichen Gemeinschaft 48,5%

Damals kamen 205 neue Rekruten hinzu, wurden zuvor untersucht, zeigten 18,5% Meningokokkenträger, im Februar 1939, nachdem sie 2 Monate mit der Stammgemeinschaft gelebt hatten, bereits 53% positive Meningokokkenbefunde. Erkrankungen an Meningitis kamen dabei bis Ende August 1939 nicht vor. Nach DINGLE und FINLAND kann die Quote der Meningokokkenträger einer Truppe während nicht epidemischen Perioden zwischen 2—10% angegeben werden, erreicht in Epidemiezeiten bis 80%, so auch THOMAS.

Im Allgemeinen verschwinden bei den meisten Trägern die Meningokokken nach 3—4 Wochen (Literatur s. JÖTTEN), doch sind Beobachtungen von Trägertum über 2—6 Monate, in Einzelfällen über mehr als 1 Jahr gefunden worden (KUTSCHER $1^1/_2$ Jahre, G. MAYER 2 Jahre, ebenso HODER). HROLV konnte in einer Ortschaft Grönlands, wo 6 Kinder erkrankten, 2 starben, zeigen, daß gesunde Bacillenträger über Jahre ansteckungsfähig blieben, indem alle weiteren Erkrankungen auf direkte Ansteckungen durch sie zurückzuführen waren. Diese Tatsachen machen es begreiflich, daß es selten möglich sein wird, den Zusammenhang eines sporadischen Falles mit einem andern zu erfassen, wie auch das Suchen nach Bacillenträgern nur für geschlossene Gemeinschaften (Militär, Internate, Gefängnisse) einen Sinn hat (LAYBOURN), hier besonders wegen der prophylaktischen Sulfonamidbehandlung.

Die *Übertragung* erfolgt meist durch Tröpfcheninfektion von Mensch zu Mensch. Selten sind Gebrauchsgegenstände (Gläser, Handtücher usw.) verantwortlich gemacht worden. Meningokokken können bei Eintrocknung in eiweißhaltigen Medien (Eiter, Nasensekret, Liquor) 2—5 Tage am Leben bleiben (JÖTTEN). FROMME und HANKEN haben diese Kokken im Stroh und an Decken in Mannschaftslagern nachgewiesen, WEISS an der Verbandgaze noch nach 4 Std. Überwiegend findet die Übertragung von Erwachsenen auf Kinder statt. Da Schulbesuch, Aufenthalt in Krippen, auf Spielplätzen zur Verbreitung der Seuche nicht beitragen (LE BLANC), scheint die direkte Übertragung von Kind zu Kind keine große Rolle zu spielen.

Disposition. Da die Infektion viel häufiger ist als die Erkrankung, müssen neben der Virulenz des Erregers, die in den Epidemiezeiten in den Vordergrund tritt, dispositionelle Momente für die Erkrankung eine wichtige Rolle spielen. Die genauen Ursachen, warum, in welchem Zeitpunkt und in welcher Form eine Meningokokkenerkrankung ausbricht, sind aber ebenso wenig wie bei der Mehrzahl der epidemischen Krankheiten bekannt. Begünstigend für das Ausbrechen einer Meningokokkenaffektion wirken *unspezifische Resistenzverminderungen*, wie banale Infekte, Grippe, im Krieg auch andere Erkrankungen, wo dann die Meningitis als zweite Krankheit auftritt (WALKO), ferner körperliche Überanstrengungen, z. B. militärische Übungen, schlechte Ernährung, enges Zusammenleben, endlich Kopftrauma. Häufungen wurden zur Zeit von Poliomyelitisepidemien gesehen (MORAWITZ).

Konstitutionelle Dispositionen lassen sich bis jetzt nicht fassen. Der Status thymicolymphaticus wurde von verschiedenen Seiten als praedisponierend angeführt (WESTENHÖFER, BAMATTER). Genaue Untersuchungen führten aber zu keiner Bestätigung (GÖPPERT, E. MEYER) Auch bei WATERHOUSE-FRIEDRICHSENschem Syndrom findet sich nicht regelmäßig ein Status thymicolymphaticus.

Wichtig ist die *Altersdisposition*. Kinder bis zu 5 Jahren sind am meisten gefährdet (S. GÖPPERT). In der Altersverteilung ist die Meningokokkeninfektion eine Kinderkrankheit, wenn auch alle Altersstufen erkranken können. In das 1. Lebensjahr fallen 17% (Säuglingsmeningitis). Selten ist die Erkrankung unter dem 3. Monat. Jenseits des 25. Lebensjahrs sinkt die Disposition schnell. Diese Altersverteilung spricht für eine allgemeine Durchseuchung mit stummer Immunisierung im Laufe des Lebens, so daß die Zahl der abortiven Erkrankungen im Kindesalter wohl viel größer ist als festgestellt und vermutet werden kann.

DE RUDDER zählt die epidemische Genickstarre deshalb unter die Zivilisationsseuchen, zu den Ansteckungen von Mensch zu Mensch, mit maximaler Infektion im Kleinkindesalter, vor allem in Stadtgebieten, verspätet erst in ländlichen Bezirken.

In *jahreszeitlicher Disposition* ist die Meningitis epidemica eine *Frühjahrskrankheit* mit Häufung in den Monaten Februar bis April. Sie kommt gleich wie Pneumonien, Erkältungsinfekte am Ende des Winters zu ihrem Höhepunkt und verschwindet mit der warmen Jahreszeit. Einzelfälle kommen aber jederzeit vor.

Eine *Geschlechtsdisposition* besteht *nicht*. Die Geschlechtsbeteiligung hängt von äußeren Umständen ab, wobei meist das männliche Geschlecht mehr exponiert ist (Militär). In der Zusammenstellung von BEESON und WESTERMAN mit 3557 Fällen war das Verhältnis männlich-weiblich 6:4.

Die Beziehung von *Trauma* und Meningokokkenmeningitis ist nicht immer leicht zu beurteilen. Klar liegt sie bei sog. primär-traumatischen Meningitiden, wo nach schwerem Schädeltrauma innerhalb weniger Tage eine Meningokokkenmeningitis auftritt (SCHOTTMÜLLER), in einem Falle von HAASE bereits nach wenigen Stunden. Bei sekundär-traumatischen Meningitiden mit Erkrankung nach Monaten müssen Brückensymptome und Obduktionsbefund wegleitend sein (MUNK). GUTZEIT und STERN schließen sich dem Standpunkt von MERKEL 1911 an, und fordern zur Anerkennung eines Unfallzusammenhanges, daß 1. Spuren oder Folgen eines einigermaßen intensiven Schädeltraumas sich nachweisen lassen und daß 2. das klinische Bild der Meningitis sich tatsächlich im Anschluß an das Trauma entwickelt hat (s. auch LODE und SCHÜTTERMAYER).

Epidemiologie. Die Meningokokkeninfektionen sind über die ganze Welt verbreitet, treten in epidemischen Wellen auf und erlöschen in großen Bevölkerungsgruppen auch in den Zwischenperioden nie. Der epidemische Ausbruch erfolgt bei der Meningokokkenmeningitis weit weniger massiv und rasch als wie bei Grippe oder Cholera. Von Einzelfällen aus kommt es zu einer langsamen Zunahme im Laufe von Wochen und von einem Maximum zu einem allmählichen Rückgang, meist mit Beginn der warmen Jahreszeit. Warum die Epidemie abbricht, trotz hoher Zahl der Keimträger und trotzdem eine vollkommene Durchseuchung meist noch nicht anzunehmen ist, bleibt ungeklärt (exogene klimatische Verhältnisse, Virulenzänderung des Erregers?). Auffallend ist die *örtliche Begrenzung* der Seuche. Oft sind nur bestimmte Häuser oder Stadtviertel, nur einzelne Ortschaften, nicht massiv große Gebiete betroffen, mit Vorliebe Pensionen, Gefängnisse, Kasernen, dicht bewohnte Gebäudekomplexe. Ein *sprungweises Auftreten* kann durch die große Zahl der Meningokokkenträger mit Weiterverschleppung der Keime erklärt werden. Auffallend ist das Verschontbleiben des Pflegepersonals, das Fehlen von Schulepidemien und die Seltenheit zahlreicher Erkrankungen in einer Familie.

Das Krankheitsbild.

Das Krankheitsbild der Meningokokkeninfektion beschränkt sich nach unseren heutigen Kenntnissen längst nicht mehr auf das klassische Bild der Meningokokkenmeningitis. Je nach der Intensität des Infektes und der Stärke der Abwehrkräfte kann sich die Infektion mit Meningokokken auf einen *Meningokokkenkatarrh* der oberen Luftwege mit ganz uncharakteristischem klinischem Bild beschränken, oder es kommt zum zweiten Stadium der *Meningokokkenämie*, die als leichter Allgemeininfekt ohne Hirnhautbeteiligung ablaufen kann, oder die sich als allgemeine *Meningokokkensepsis* zeigt, bald perakut, besonders oft mit Nebennierenapoplexie, bald subakut-chronisch unter einem nur wenig typischen Bild einer septischen Fiebererkrankung, oft mit Hautausschlägen und Herpes. Endlich kann sogleich das 3. Stadium der Organlokalisation manifest werden und zu dem häufigsten Bild dieser Kokkenaffektion, der *Meningokokkenmeningitis* führen, nur selten zu anderen Organerkrankungen, wie besonders Meningokokkenendokarditis und -arthritis.

Entsprechend der klinischen Bedeutung werden hier nacheinander aufgeführt:

1. Die Meningokokkenmeningitis mit den Sonderformen der abortiven Meningitis levissima, der protrahiert verlaufenden Meningitis und der Säuglingsmeningitis.

2. Die Meningokokkensepsis mit der perakuten Form mit Hirnhautbeteiligung, der Meningitis siderans, Purpura meningitica und der meist meningitisfreien Form mit Nebennierenapoplexie, dem WATERHOUSE-FRIDRERICHSENschen Syndrom, der fulminanten Meningokokkenämie und der subakut bis chronischen Form.

3. Die Meningokokkenpharyngitis.

1. Meningokokkenmeningitis, epidemische Genickstarre.

Die **Inkubationszeit** ist kurz, wird im allgemeinen mit 2—4 Tagen angegeben, 1—3 Tage in epidemischen, 3—5 Tage in sporadischen Fällen. Man muß aber wissen, daß Meningokokkenträger, die den Keim schon wochenlang im Nasenrachenraum beherbergen, schließlich doch noch an Meningitis erkranken können. Nach schwerem Schädeltrauma kann die Inkubationszeit auf wenige Stunden verkürzt sein.

Der *Beginn* ist meist plötzlich mit Schüttelfrost, Erbrechen und starkem Krankheitsgefühl. Ein leichtes *Vorstadium* von wenigen Stunden bis zu 3 Tagen zeigt sich nach MORAWITZ, der dies in $^2/_3$ seiner Fälle fand, in folgenden Symptomen: allgemeine Mattigkeit, Kopf- und Leibschmerzen, Schlaflosigkeit, Husten, leichte Schluckbeschwerden und Gliederreißen, gelegentlich Wadenschmerzen, psychische Alteration. Nach diesen vieldeutigen Erscheinungen setzt die eigentliche Krankheit dann schlagartig ein und es entwickelt sich im Laufe weniger Stunden das meningeale Krankheitsbild.

Die **Hauptsymptome** im Vollstadium der akuten Meningokokkenmeningitis sind Ausdruck sowohl des Allgemeininfektes wie auch der lokalen Entzündung der Hirnhäute und der damit einhergehenden Hirnschwellung.

Schweres Krankheitsgefühl. Die Kranken machen, besonders im Anfang, einen sehr mitgenommenen Eindruck. Meist nehmen sie von der Umgebung wenig Notiz. Werden sie angesprochen, so antworten sie wohl richtig, versinken aber sofort wieder in Apathie. Charakteristisch ist die Lage der Kranken im Bett: der Kopf nach hinten in die Kissen gebohrt, die Beine in den Knien gekrümmt.

Fieber. Die Fieber sind beträchtlich, aber ohne charakteristisches Verhalten. Der Anstieg ist akut, der Abfall in der Regel lytisch, die Fieberzacken remittierend, gelegentlich aber nur subfebril, gelegentlich in Form mehrtägiger Kontinua. Verhältnismäßig häufig zeigt die Fieberkurve einen Charakter, der auf den Verlauf der Meningitis in Schüben deutet: Absinken der Temperaturen, oft unter Besserung der sonstigen Erscheinungen, dann wieder erneuter unregelmäßiger Anstieg, so daß malariaähnliche Kurven entstehen. Abb. 2—4 geben die häufigsten Typen des spontanen Verlaufes in günstigen Fällen wieder. Unter Sulfonamidtherapie ist der Temperaturabfall meist lytisch (Abb. 13). Bei Verschlimmerung kann die Temperatur auf 40—42° ansteigen, in anderen Fällen aber auch unter die Norm absinken. Die Höhe des Fiebers ist demnach prognostisch nur mit Vorsicht zu verwerten. Wichtiger sind Verhalten des Pulses und Erscheinungen des Gesamtbefindens. Schüttelfrost kann zu Beginn wie auch im Verlauf wiederholt auftreten.

Kopfschmerz ist regelmäßig und intensiv vorhanden. Er kann von furchtbarer Stärke sein, auch kräftige Erwachsene wimmern vor sich hin und greifen nach ihrem Kopf. Bald wird der Schmerz mehr in der Stirn- und Schläfengegend, bald im Hinterkopf empfunden. Ein starker Wechsel, oft von Stunde zu Stunde, ist für diesen Kopfschmerz typisch.

Bewußtseinstrübung tritt rasch ein und ist stärker, als man nach der Höhe des Fiebers erwarten sollte, ihr Grad allerdings verschieden. Meist handelt es sich um soporöse Zustände, zuweilen nur um leichte Somnolenz. Spricht man mit dem Kranken, so antwortet er oft richtig, versinkt dann aber wieder in Apathie. In schweren Fällen tritt völlige Benommenheit und oft auch Delirium auf.

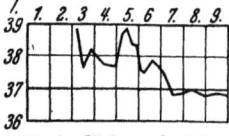
Abb. 2. Fieberverlauf bei Meningokokkenmeningitis. Leichter Fall. Heilung.

Als *cerebrale Reizsymptome* seien folgende erwähnt: Erbrechen findet sich sowohl bei Kindern wie bei Erwachsenen zu Beginn fast immer. Häufig ist allgemeine motorische *Unruhe*, viel seltener sind Krämpfe, die den epileptischen Krämpfen ähnlich sind, Zähneknirschen, Zuckungen im Facialisgebiet, vorübergehende Rigidität der Extremitäten, plötzliches Aufschreien (Cri hydrocephalique).

Von den *meningitischen Symptomen* steht die *Nackenstarre* an erster Stelle. Die Genickstarre hat der Krankheit den Namen gegeben. Die Beugung der Halswirbelsäule gelingt nicht, auch die seitlichen Bewegungen sind eingeschränkt, immerhin weniger. In mehr als der Hälfte der Erkrankungen besteht *Opisthotonus*: der Kopf ist in die Kissen gebohrt, der Nacken hyperextendiert, das Gesicht oft schmerzhaft verzogen, der ganze Oberkörper folgt starr dem auf den Kopf ausgeübten Druck und der Patient richtet sich, steif wie eine Statue, im Bette auf. Dabei tritt heftiger Schmerz ein. Nackenstarre fehlt fast nur bei Kleinkindern, gänzlich oft bei Säuglingen (s. S.1381). Die *Rückensteifigkeit* ist meist gleich intensiv.

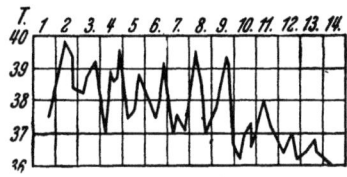
Abb. 3. Fieberverlauf bei Meningokokkenmeningitis. Mittelschwerer Fall. Stark remittierendes Fieber. Heilung.

Ausdruck der Hirnhautentzündung sind die *Symptome von* KERNIG *und von* BRUDZINSKI. In Rückenlage mit gebeugtem Knie kann das Bein nicht gestreckt werden und das Heben der gestreckten Beine ist nicht über 30—45 Grad möglich. In Frühfällen tritt das BRUDZINSKIsche Symptom oft mehr hervor: bei passiver Beugung des Kopfes nach vorn werden die Beine gebeugt, zuweilen auch die Arme. Das Nackenphänomen ist bei Erwachsenen weniger ausgesprochen als bei Kindern. Zu erwähnen sind *kahnförmige Einziehung des Leibes* (Kahnbauch), vasomotorische Störungen in Form von Dermographie (TROUSSEAUsche Flecken) oder auffallender Gesichtsrötung.

Allgemeine Hyperästhesie fehlt fast nie (entstanden durch direkte Reizung der hinteren Wurzeln). Leichte Berührungen werden mit heftigen Schmerzäußerungen beantwortet, selbst bei benommenen Patienten. In schweren Fällen ist der ganze Körper überempfindlich, auch die Muskeln und Nervenstämme. In leichteren Fällen kann sich die Hyperästhesie auf die Unterschenkel beschränken, so daß ein Druck auf die Wadenmuskulatur dann als schmerzhaft angegeben wird. Das Aurikularissymptom nach MENDEL zeigt die Hyperästhesie der hintern Wand des äußeren Gehörganges an und wird durch Berührung mit einer Sonde geprüft.

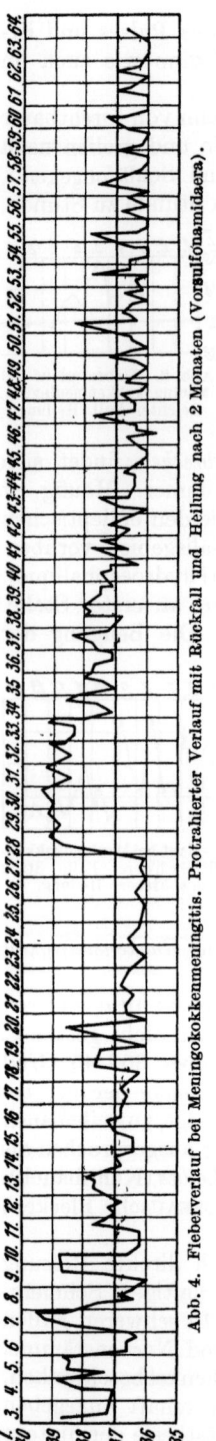

Abb. 4. Fieberverlauf bei Meningokokkenmeningitis. Protrahierter Verlauf mit Rückfall und Heilung nach 2 Monaten (Vorsulfonamidaera).

Das Verhalten der Sehnenreflexe ist wechselnd, zu Beginn oft gesteigert, im Verlauf häufiger abgeschwächt und schließlich ein- oder beidseitig aufgehoben. BABINSKIsches Phänomen tritt in der 2. Woche öfters auf, ebenso Fußklonus. Erlöschen der Reflexe kann im Spätstadium der Meningitis als ungünstiges Symptom gewertet werden.

Wichtig sind *Augenstörungen*: *Pupillenveränderungen*, Neuritis optica, Augenmuskellähmungen. Die Pupillen werden ungleich und verzogen, reagieren träge oder nicht mehr. Bei günstig verlaufenen Fällen schwinden diese Störungen schnell. *Neuritis optica* und der Befund von Stauungspapillen gehen ebenfalls meist günstig aus. Erblindungen können durch Neuritis retrobulbaris (GÖPPERT) bedingt sein, auch diese später meist wieder zurückgehend. Von den *Augenmuskellähmungen* sind die Abducensparesen am häufigsten, treten meist einseitig auf, schon in den ersten Tagen. Seltener sind Lähmungen des Oculomotorius und Trochlearis, nystagmusartige Zuckungen und konjugierte Deviation. *Konjunktivitiden* sind in einzelnen Epidemien gehäuft beobachtet worden. Bei eitriger Form können sie der Gonokokkenconjunctivitis ähnlich sein (HARRIES und MITMAN). Eine seltene, aber schwere Komplikation (5%) ist die *metastatische Ophthalmie*, die mit einer Iritis beginnt, zu Hypopyon, Synechien und Bulbusschrumpfung mit folgender Erblindung führt. Sie ist fast immer einseitig und in der Regel nicht sonderlich schmerzhaft.

Von den *Ohrveränderungen* wird eine eitrige Otitis media ziemlich häufig gesehen. Sie entsteht infolge Einwanderung von Meningokokken durch die Tuba eustachii (bakteriologischer Nachweis von Meningokokken im Exsudat des Mittelohrs). Auch *Sinusitis*, vor allem ethmoidalis und sphenoidalis, kommt vor. Gefährlicher ist *Labyrinthitis*, die durch das Eindringen der Erreger längs des Nervus acusticus in das innere Ohr zustande kommt. Sie ist meist doppelseitig, kann völlige Taubheit nach sich ziehen, sich aber auch wieder zurückbilden. Ohrengeräusche, einhergehend mit Schwindel, können die einzigen bleibenden Symptome einer epidemischen Meningitis sein. *Facialisparesen*, sowohl Lähmungen einzelner Äste oder des ganzen Stammes, werden in Form schnell vorübergehender Störungen wie auch als Dauerläsion gesehen. *Selten* sind Paresen im Gebiet anderer Hirnnerven, z. B. des Hypoglossus und ebenso *Extremitätenlähmungen*, die bald spastischen, bald schlaffen Charakter tragen und meist in monoplegischer Form auftreten. Sie halten gleich wie *Blasenlähmungen* Stunden oder mehrere Tage an. Ataxie, Tremor, Hypästhesien sind ebenfalls seltene Auswirkungen, meist flüchtiger Art.

Bei all den nervösen Störungen der Meningitis ist ein rascher *Wechsel in der Stärke der Symptome* charakteristisch. Zeiten, bei denen die Beschwerden unerträglich sind, werden von Perioden leidlichen Befindens abgelöst, bedingt wohl durch Störungen in der Liquorzirkulation, wie ja auch die Lumbalpunktion manchmal überraschende Besserung bringt.

Auf der *Haut* sind zwei Symptome häufig, einerseits *Exantheme* als Ausdruck der ektodermotropen Eigenschaften des Meningococcus, anderseits der nicht durch den Meningococcus bedingte, aber durch diesen Infekt auffallend oft ausgelöste *Herpes labialis* und facialis. Herpes beschränkt sich oft nicht nur auf das Gesicht. Es schießen Gruppen von Blasen auch an Kopf, Hals, Rumpf und Extremitäten auf. Die Meningokokkenmeningitis ist wohl die Krankheit, bei der die ausgedehntesten Herpeseruptionen vorkommen. Herpes labialis findet sich in etwa 75% der Fälle ab 3.—5. Tag, ist seltener bei Kindern unter 3 Jahren.

Exantheme sind in den einzelnen Epidemien verschieden häufig, finden sich nach MITCHELL in 40—60%. Sie tragen einen *polymorphen Charakter*. Teils sind es Hämorrhagien, flohstichartig oder auch größer (s. Abb. 7), teils sind es urticarielle, papulöse, masern- oder roseolaartige Ausschläge. Erythema exsudativum multiforme-ähnliche Veränderungen sind verschiedentlich mitgeteilt worden (MORAWITZ). Es kann zu cutanen Nekrosen mit Narbenbildung kommen (LAMBERT und FRÈRE). Die Exantheme erscheinen meist an Rumpf und Extremitäten, seltener im Gesicht, an Handtellern und Fußsohlen, auftretend mit Beginn der meningitischen Erscheinungen. Sie sind *hämatogene Metastasen* der Meningokokkenämie mit akuter Entzündung in und um die Hautgefäße, mit Nekrosen und Thrombosen (HILL und KIMEY), wobei die Erreger aus den Hauteruptionen gezüchtet werden können (BENDA, PICK, VERSÉ u. a.). In der 2.—3. Woche tritt öfters kleieartige Abschuppung auf, besonders am Bauch, eventuell sogar ohne Exanthem. *Schweißausbrüche* sind auf Höhe der Erkrankung und in der Remission häufig. Die Cervicaldrüsen sind oft vergrößert und schmerzhaft, vereitern aber nicht.

Kreislaufapparat. Der *Puls* ist fast immer *beschleunigt*, entsprechend der Temperaturerhöhung. Druckpulse scheinen seit Einführung der Lumbalpunktion seltener geworden zu sein. Hohe Frequenzen bei fadenförmigem Puls findet man in perakut verlaufenden, septischen Fällen, aber auch kurz vor dem Tode. Absinken des Blutdruckes ist stets ein ernstes Zeichen. Extremitätengangrän (s. S. 1389).

Klinisch faßbare Herzkomplikationen sind nicht häufig. Extrasystolen, systolische Geräusche kommen gelegentlich vor. Endokarditis und Perikarditis sind selten (s. S. 1388). Akute Myokarditis wird bei EKG-Kontrolle häufiger sein (EPSTEIN).

Atmungsorgane. Pharyngitis, Tracheitis, auch Bronchitiden sind als Vorkrankheiten der Meningitis nicht selten (s. S. 1374). Auch auf der Höhe der Krankheit findet man ziemlich häufig *Bronchitiden*, nach MORAWITZ in 30%, als Komplikationen sind im weiteren Verlauf Bronchopneumonien zu fürchten, meist als Mischinfekte. Pleuritis hämatogener Art ist auch gesehen worden.

Der Atemtypus bietet meist nichts besonderes. In schweren Fällen kann *periodisches Atmen* auftreten, wobei außer dem CHEYNE-STOKESschem Atemtypus auch der seltene meningitische Typ (BIOT) vorkommt, wobei die Atmung aussetzt und nach der Pause sofort mit maximalen Exkursionen beginnt.

Abdominalorgane. Abgesehen von Erbrechen sind *Durchfälle* im Beginn der Erkrankung häufig. Bei der Säuglings- und Kleinkindermeningitis stehen Magendarmerscheinungen oft so sehr im Vordergrund, daß sie diagnostisch irreführen. Im späteren Verlauf mehr Neigung zu Obstipation, bisweilen mit Durchfällen abwechselnd, begleitet von Appetitlosigkeit, selten ist paralytischer Ileus (BANKS).

Milzschwellung kommt vor, ist aber nicht gerade häufig ($^1/_8$ der Fälle von MORAWITZ). Die Leber kann vergrößert sein. Urobilinurie ist konstant, Ikterus selten, bei toxischer Leberschädigung in letal verlaufenden Fällen. Die Nieren sind, abgesehen von leichter febriler Albuminurie selten beteiligt. Glomerulonephritis kommt vereinzelt vor.

Genitalorgane. Als Seltenheiten sind Epididymitis (LAIRD, APPLEBAUM) und Salpingitis (KATTWINKEL) gesehen worden.

Extremitäten. Rheumatische Beschwerden, auch Gelenkschmerzen sind im Vorstadium der Meningitis häufig, kommen auch auf der Höhe der Krankheit vor, in septischen Fällen mit Poly- und Monarthritis, meist mit serösen Ergüssen. Seltener sind Gelenkempyeme, in denen Meningokokken gefunden werden. Gangrän s. S. 1389.

Im *Gehirn* sind außer den corticalen kleinen Abscessen bei schwerster Meningitis und Hirnödem Fälle von diffuser *Encephalitis* beschrieben worden mit Krampfanfällen, Apoplexie, Bewußtlosigkeit (HOESCH, KOVÁCS und FARAGÓ), weiteres s. S. 1375 und 1380. Transitorische Glykosurie und Hyperglykämie zentraler Genese sind bekannt (FOX, BANKS).

Liquorbefunde. Der Liquorbefund entscheidet die Diagnose. Frühzeitige Liquoruntersuchung und wiederholte Kontrollen geben die Richtlinien für Prognose und Therapie. Typisch ist das Auffinden eines eitrigen, unter erhöhtem Druck stehenden Punktates. Der *Liquordruck* ist im akuten Stadium stark *erhöht.* Druckwerte bis 400 mm und mehr sind nicht selten. Die Liquormenge ist vermehrt. Die *Liquorbeschaffenheit* erscheint im Anfangsstadium *milchig getrübt* und wird später richtig *eitrig* mit fibrinösen Fäden. In der abklingenden Phase ist der Liquor gelblich getrübt. Durch Verklebungen kann der Liquorabfluß bei Punktion behindert sein; dann empfehlen sich Lufteinblasungen oder Wechsel der Einstichstelle. Die *Zellzahl* ist bereits initial stark *erhöht.* Werte bis zu 6000/3 mm^3 sind die Regel (PETTE). Höhere Werte sind bei eitrigem Aspekt zu erheben, wobei dann die Zählung nicht mehr verwertbar sein kann. Mikroskopisch überwiegen die *polynucleären neutrophilen Leukocyten.* Lymphocyten und Endothelien, große mononucleäre Zellen treten erst im Verlaufe der ersten Woche mehr hervor. Bei schleppendem Verlauf überwiegen dann die Lymphocyten. Auch nach Abklingen der Erkrankung bleibt noch längere Zeit eine mäßige Pleocytose vorhanden, nach Sulfonamidbehandlung Zahlen um 500 bis 300/3 Zellen während 2—4 Wochen.

Für die Diagnose entscheidend ist der Befund von *Meningokokken.* Meist liegen sie intracellulär, zuweilen aber auch frei, in kleineren Gruppen und in tetraden Formen. Finden sich im Ausstrich des trüben Liquors keine Erreger, was in 10—20% zutrifft, so spricht dies nicht gegen, sondern eher für Meningokokkenmeningitis, da die Meningokokken sehr schnell zerfallen oder nicht reichlich vorhanden sein können. Sofortige Kultur in Fachinstituten, wiederholte Punktionen sind zur Klärung notwendig. Es sind vereinzelte Fälle beschrieben, in denen keine Leukocyten, wohl aber reichlich Menigokokken sich im Liquor fanden (CAROLUCCI u. a.). Es kann dann wie gelegentlich bei leichtesten Formen der Liquor auch bei Meningokokkenmeningitis klar sein. Schwere der Krankheit und Keimgehalt im Liquor gehen nicht parallel.

Der *Eiweißgehalt* des Liquors ist regelmäßig vermehrt, vor allem die Albumine. NONNE- und PANDY-Reaktion sind positiv, die Eiweißwerte nach KAFKA sind hoch, über 40, oft 60—200, gelegentlich bis 500 mg-%. Die Globulinwerte steigen im Verlauf an, der Eiweißquotient ist oft um 0,5. Die Kolloidreaktionen sind pathologisch, verschieden tief, die Goldsolkurven rechts verschoben oder mittelständig. Der diagnostische Wert von Mastix-Goldsol- und ähnlichen Reaktionen ist aber für die Diagnose der Meningitis epidemica nicht groß.

Der *Zuckergehalt* des Liquors nimmt bei akuter Meningitis stark ab bis auf 25—10—0 mg-%, hebt sich in der Rekonvaleszenz wieder zur Norm oder wird sogar erhöht. In prognostisch ungünstigen Fällen bleibt er niedrig (CAFFEY). Der Chlorgehalt ist ebenfalls niedrig.

Der Liquor enthält schon frühzeitig *Antikörper,* deren Bestimmung sich aber nicht durchgesetzt hat.

Bei Ausbildung eines Hydrocephalus bleiben Druck und Zellgehalt lange erhöht, während die Meningokokken sich nicht mehr finden. Bei Sulfonamidbehandlung ist der rasche Zellsturz prognostisch günstig (s. S. 1391). Glückt die Lumbalpunktion nicht, so empfiehlt sich Zisternenpunktion, die besonders bei Kleinkindern der geringere Eingriff als die Lumbalpunktion sein kann.

Blutbefunde. Fast immer findet sich erhebliche *Leukocytose* (10000—30000). Es handelt sich um Vermehrung der jugendlichen neutrophilen Zellen. Bisweilen finden sich vereinzelte Metamyelocyten und Myelocyten. Die Eosinophilen fehlen auf der Höhe der Krankheit fast stets, die Lymphocyten sind beträchtlich vermindert (2—10%), ihr Wiederanstieg gilt als prognostisch günstig, ebenso das Wiedererscheinen der Eosinophilen (RUSCA). In septischen Fällen konnten in den Leukocyten des Blutausstriches Meningokokken nachgewiesen werden (BAMATTER, LANDIS, DESBIOLLES, ISAAKSON, ebenso THOMAS in 6 von 12 fulminanten akuten Erkrankungen), ebenso im Sternalmark (s. Abb. 5). Das rote Blutbild bietet nichts Besonderes, nur bei septischen Fällen Normoblasten. Die Blutsenkung ist stark beschleunigt, 60—80 mm und mehr.

Krankheitsverlauf. Dieser ist, selbst wenn man nur die häufigsten akuten und subakuten Meningokokkenmeningitiden in Betracht zieht, recht wechselnd, in der Vorsulfonamidära stets ernst mit Letalität zwischen 30—70% (s. S. 1381). In den schweren Fällen nimmt die Benommenheit zu, Augenmuskelstörungen mit Schielen treten stärker hervor, die Pulsfrequenz steigt bedrohlich an auf 160 und mehr, die Temperatur auf hyperpyretische Werte. Es tritt dann ein Zustand tiefsten Komas auf, oft mit unregelmäßiger Atmung, der sich über Stunden, ja Tage hinziehen kann. Die Meningitiker „sterben tagelang". Meist ist Atemlähmung unmittelbare Todesursache.

Nimmt die Krankheit auch ohne Therapie einen günstigen Verlauf, so sinkt das Fieber zunächst staffelförmig ab, meist mit schubweiser Verschlechterung, dann wieder ansteigend.

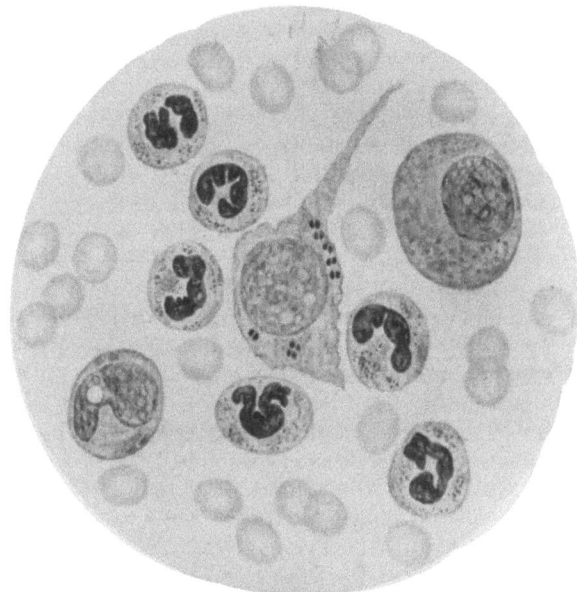

Abb. 5. Sternalpunktat, Makrophagen mit Meningokokken (Fall J. LANDIS, Schweiz. med. Wschr. 1942, 180).

Mit Fieberabfall bessert sich der Zustand des Sensoriums, die Somnolenz schwindet, die Kopfschmerzen lassen nach, die Beweglichkeit des Nackens wird besser. Noch lange bleibt Rückensteifigkeit zurück. In diesen mittelschweren Fällen dauert die Krankheit bis zum Verschwinden des Fiebers meist 14 Tage bis 3 Wochen, wobei nun bei einem Teil der Fälle die zu erwähnenden Komplikationen in den Vordergrund treten. Unter Sulfonamidbehandlung wird der schwere Zustand in 2—4 Tagen unterbrochen und die Ausheilung setzt rasch ein (s. S. 1390).

Von *besonderen Verlaufsformen* seien erwähnt:

a) Abortive Meningitisformen = Meningitis levissima. Während jeder Epidemie, aber auch sporadisch kommen ganz leichte Krankheitsfälle vor, deren Zugehörigkeit zu Meningokokkenmeningitis manchmal nur vermutet werden kann. Diese Patienten erkranken plötzlich mit Kopfschmerzen, Übelkeit, Erbrechen. Nackenstarre und KERNIGsches Phänomen sind meist deutlich, allgemeine Hyperästhesie fehlt oft. Die anfangs stark erhöhte Temperatur sinkt schnell zur Norm und nach 2—3 Tagen können die Kranken schon wieder gesund sein. Anfängliche Pharyngitis wird oft gesehen. Solche Zustände dürfen dann als Abortivformen der epidemischen Meningitis angesprochen werden, wenn sie Personen aus der Umgebung eines Meningitikers betreffen oder sich während einer Epidemie ereignen, auch wenn der Meningokokkennachweis im Liquor nicht gelingt. Bisweilen fehlen im Liquor sogar Vermehrung der Leukocyten und des Eiweißgehaltes, man findet lediglich Druckerhöhung. Wiederholte Punktionen sind angezeigt. Es ergibt sich hier die schwierige Differentialdiagnose zu allen zahlreichen Meningitis-serosa-Formen oder zu Begleitmeningismus bei verschiedenen Grundleiden. Es können auch solche abortive Fälle sich in einer Epidemie häufen wie es im Esbierg 1944/45 der Fall war (KRISTENSEN, 39 von 66 Fällen unter dem Bild der Meningitis serosa). Im Allgemeinen soll man die Fälle abortiver Meningitis genau so isolieren und behandeln wie ausgesprochene Formen.

Bei sporadischem Auftreten ist die Beziehung zur Meningokokkeninfektion oft gar nicht zu erbringen. Unter dem Bild der sog. *abakteriellen, eitrigen Meningitis* (wo kein Erregernachweis gelang) gehört ein Teil zur Meningitis epidemica, ebenso von den durch FANCONI als *bakterienarme Meningitis* bezeichneten gutartigen Formen, wo Bakterien zu erwarten, aber nur vereinzelt oder garnicht gefunden wurden und die jetzt bei frühzeitig einsetzender Sulfonamidtherapie, eventuell schon vor der Lumbalpunktion, häufiger beobachtet werden.

b) Perakute Meningitis oder Meningitis siderans. Verlaufsarten, in denen die Krankheit nach plötzlichem, stürmischen Beginn in wenigen Stunden schon zur Trübung des Bewußtseins und Kreislaufkollaps führt, wo meningitische Symptome bereits hinzutreten, wurden früher als Meningitis siderans bezeichnet. Sie gehören zur fulminanten Meningokokkensepsis und sind nur die Formen des WATERHOUSE-FRIDERICHSEN-Syndroms, die gleichzeitig eine meningeale Beteiligung aufweisen. Darstellung s. S. 1383.

c) Protrahierte Meningokokkenmeningitis. Bei dieser Form klingt der meningitische Infektionsprozeß nicht ab. Der Infekt wird zwar gedämmt, aber nicht vollständig überwunden. Im Anschluß an das akute Stadium bleibt eine schleichende Meningitis bestehen. Kennzeichnend sind Rückfälle mit Schwanken der Symptome. Die Nackenstarre löst sich nicht, das Bewußtsein bleibt oft dauernd leicht getrübt und die Temperaturkurve ist bald unregelmäßig remitierend, bald subfebril oder afebril mit plötzlichen Fieberzacken. Erhöht bleiben die Blutsenkung, die Leukocytenzahl, im Liquor die Zellwerte. Diese zeigen bei Scheinheilung den noch aktiven Prozeß an. Der Verlauf ist verschieden: Plötzlich wieder eintretende hohe Fieberanstiege zeigen den erneuten Einbruch von Meningokokken in die Blutbahn an, der oft zu Metastasen in anderen Organen führt, vor allem in die Gelenke; oder es kommt nochmals zum Vollbild der Meningitis, in einem tödlich endendem Fall von LE BLANC nach 3monatigem, fieberfreiem Intervall, oder endlich es entwickelt sich ein *Hydrocephalus internus* und das Bild der postmeningitischen *Kachexie* mit Abmagerung und Apathie.

Dieses Stadium hat PETTE folgendermaßen beschrieben: „In diesen Fällen bietet der Krankheitsverlauf nichts Auffälliges. Erst ganz allmählich entsteht ein ziemlich charakteristisches Symptomenbild, für das der sonstige Befund, vor allem Temperatur- und Liquorverhältnisse keine befriedigende Erklärung geben. Am auffalligsten ist die hochgradige *Abmagerung*, die oft im krassen Mißverhältnis zu der relativ guten Nahrungsaufnahme steht. Die Temperatur zeigt nur geringe Schwankungen, meist nicht mehr als eine gewisse Unruhe, während der Puls leicht beschleunigt bleibt. Ein sehr wesentliches und wohl niemals fehlendes Kennzeichen bietet die *Storung der vegetativen Funktionen*. Es kommt zu Blasen-Darmstörungen und zu einer sehr bald einsetzenden Abmagerung, die einen kaum von einer anderen Krankheit erreichten Grad annehmen kann. Dabei ist die Haut, die sich in großen Falten abheben läßt, trocken und schilfrig. Gestört ist ferner regelmäßig der Schlaf-Wachmechanismus, sei es, daß die Kranken auffallend viel schlafen oder aber, was allerdings seltener der Fall ist, tage- und nächtelang überhaupt nicht schlafen können. Das Bewußtsein kann klar, aber auch vorhergehend delirios getrübt sein. Eine oft sogar hochgradige Apathie bis zu ausgesprochener Stumpfheit kann, wenn auch selten, von einer allgemeinen motorischen Unruhe mit Stöhnen und Schreien abgelöst werden. Allmählich bilden sich bei den dauernd bettlägerigen Kranken *Kontrakturen* der Extremitäten, die weder aktiv noch passiv ausgleichbar sind." Oft tritt Decubitus hinzu.

Die noch fortbestehende meningeale Entzündung hat zu Hydrocephalus und zu Schädigung vegetativer Regulationszentren im Bereich der Medulla oblongata und am Boden des dritten Ventrikels geführt. Der Tod kann plötzlich aus cerebraler Ursache oder an allgemeiner Kachexie mit sekundären Infekten eintreten.

d) Die Säuglingsmeningitis. In diesem Alter ist das Krankheitsbild der Meningokokkenmeningitis andersartig, indem die sonst führenden Symptome von Nackenstarre und positivem Kernig fehlen. Ganz in den Vordergrund treten bei fieberhaftem Zustand *Erbrechen und Durchfall*, eine allgemeine *Hyperalgesie*, besonders bei Bewegung der unteren Extremitäten und vor allem eine *Auftreibung der Fontanelle*, eventuell mit Klaffen der Nähte und rascher Zunahme des Kopfumfanges. Diese prall gespannte Fontanelle gibt bei Säuglingen den Verdacht auf Meningitis und bildet die strikte Indikation zur Liquoruntersuchung, die dann das Krankheitsbild rasch klärt. Das Sensorium ist manchmal frei, manchmal benommen, begleitet von Unruhe und Konvulsionen. Ohne Therapie tritt meist Exitus nach wenigen Tagen ein, bei spontaner Ausheilung meist Defekte wie Ertaubung, Augenmuskellähmungen, Hydrocephalus internus. GLANZMANN, STIRNIMANN (Literatur) haben besonders auf den atypischen Verlauf hingewiesen und betont, daß während der ersten 4—5 Krankheitstage mehr nur allgemeine Symptome bestehen. Als Postbasic-meningitis wird eine protrahierte Säuglingsmeningitis bei endemischen Auftreten im angelsächsischen Schrifttum beschrieben. Sie ist oft durch den Meningokokkentyp II bedingt (HARRIS und MITMAN).

Differentialdiagnose. Die akute Meningokokkenmeningitis kommt in den ersten Stunden und Tagen mit allen akuten febrilen Infekten in Differentialdiagnose, nach Auftreten der Meningitis mit all den verschiedenen infektiösen Hirnhautentzündungen. Eine Lumbalpunktion ist sofort indiziert und läßt durch Auffinden eines trüben Liquors mit Überwiegen der neutrophilen Zellen alle serösen Meningitiden und damit auch die tuberkulöse Meningitis ausschließen. Die bakteriologische Feststellung von Meningokokken macht das Bild klar. Nur bei deren Fehlen sind sonstige eitrige Meningitiden in Erwägung zu ziehen. Genaue Untersuchung von Ohren, Nasenrachenraum, von Schädel und Halswirbelsäule hilft sekundäreitrige Meningitiden abzutrennen. Streptokokken-, Pneumokokken-, Influenzabacillen-Meningitiden sind in nicht epidemischen Zeiten häufiger als Meningokokkenmeningitis, doch sind diese Keime im Liquor leichter und regelmäßiger nachzuweisen als die rasch zerstörten Meningokokken. Ausgedehnter Herpes, Hautexantheme, Hyperästhesie, Frühjahrserkrankung sprechen mehr für Meningokokkeninfekt, doch empfiehlt sich bei unklarem bakteriologischem Befund Wiederholung der Punktion. Auf die Besonderheiten der Säuglingsmeningitis wie der Meningokokkensepsis ist auf S. 1381 und 1383 eingegangen.

Prognose und Nachkrankheiten. Die *Prognose* der Meningokokkenmeningitis ist ohne Sulfonamidtherapie stets *ernst*. Die *Mortalität* schwankt in den einzelnen Epidemien beträchtlich, ist aber oft hoch, besonders zu Beginn und auf dem Maximum der Epidemien. In der Epidemie in Oberschlesien 1904/05 betrug die Mortalität 70—80%. Die gleiche Zahl nimmt FLEXNER allgemein für die Zeit bis 1913 an. Spätere Statistiken gelangten durchschnittlich auf 30%, was von einzelnen Autoren der Serumbehandlung zugeschrieben wurde. Doch ist der natürliche Mortalitätsverlauf solchen Schwankungen unterworfen. G. LÖFFLER 1938 errechnete auch seit der Einführung der Serumtherapie eine durchschnittliche Sterblichkeit von *40—50%*. Die Senkung der Letalität durch Sulfonamide s. S. 1390.

Für Mitteleuropa geben die Letalitätszahlen der Schweiz einen guten Einblick, da gleichmäßige und genaue Meldungen vorliegen (FUST). Der Rückgang der Letalität ab 1936 seit

Anwendung der Sulfonamide ist in der Gesamtstatistik lange nicht so einleuchtend wie in den Krankenhauserhebungen, da auch alle nicht mit Sulfonamiden behandelten oder nur terminal diagnostizierten Fälle miteinbezogen sind. Trotzdem ist ein Rückgang um $^2/_3$ vorhanden.

1906—1910	..... 91,8%	1931—1935	..... 76,2%
1911—1915	..... 81,1%	1936—1940	..... 29,6%
1916—1920	..... 62,5%	1940—1945	..... 27,9%
1921—1925	..... 86,6%	1946—1948	..... 26,8%
1926—1930	..... 75%		

Im Einzelfall spricht Überwiegen der toxischen Symptome mit Kreislaufkollaps, frühzeitiger Benommenheit, ausgedehnter Purpura für ungünstige Prognose, doch ist die Voraussage stets schwierig, da auch benommene Personen sich erholen können und anderseits bei nur wenig getrübtem Liquor sich doch eine schwere Affektion entwickeln kann. *Seit der Therapie mit Sulfonamiden und Antibiotica* sind auch bei schweren Fällen überraschende Resultate möglich, wobei Verschwinden der Meningokokken, Absinken der Zellzahl, Klarwerden des Liquors günstige Symptome sind, ebenso allgemeine Entgiftung und Rückkehr des Sensoriums. Durch die Einführung der Sulfonamidtherapie ist die Letalität *unter 10%* gesunken. Bei frühzeitiger Diagnose und Einsetzen der modernen Therapie in genügend hoher Dosierung ist nur noch mit 1—2% Sterblichkeit zu rechnen (s. S. 1390).

Als **Spätfolgen der Meningitis,** die früher recht häufig, jetzt nur selten gesehen werden, sind bekannt:

Taubheit, zahlenmäßig in den einzelnen Epidemien verschieden, so in der oberschlesischen Epidemie bei einem Viertel der Genesenden, in USA nach NEAL 1926 18%, sonst seltener. Bei Kleinkindern kann der Gehörverlust zu Taubstummheit führen.

Sehstörungen, wie Erblindung bei beidseitiger Opticusatrophie, Augenmuskellähmungen.

Lähmungen, vor allem am Facialis, gelegentlich an Extremitäten.

Hydrocephalus internus und seine Folgen: Schwachsinn bis zur Idiotie, namentlich bei Kindern, dann verschieden starke psychische Veränderungen, vermehrte Reizbarkeit, Apathie, Sprachstörungen, Schwindel, Kopfweh.

Verwachsungen der Hirnhäute unter dem Bild der Arachnitis adhaesiva circumscripta mit ganz verschiedenen neurologischen Bildern, manchmal mit anfallweisen Störungen wie sporadischem Erbrechen, epileptischen Krämpfen, Spasmen.

Chronisch progrediente Prozesse im Zentralnervensystem mit jahrelangem Siechtum. GUILLAIN beschreibt eine Syringomyelie mit Verlauf über 20 Jahre, MORAWITZ eine chronische Meningitis mit Exitus nach 23 Jahren.

Mischinfektionen. Neben dem Meningococcus können bei akut septischen Zustandsbildern zuweilen auch andere Keime nachzuweisen sein wie Staphylo- und Streptokokken, Pneumokokken, Influenzabacillen (v. LINGELSHEIM, GOETZ und HANFLAND, SILBERGLEIT und ANGERER, GRUBER). Gelegentlich wurden im Liquor Meningokokken, im Blut nur andere Keime gefunden. Doppelinfektion der Meningen durch Meningokokken und Tuberkelbacillen sah GRUBER. Man darf annehmen, daß der eine Erreger durch Schwächung des Organismus dem anderen den Weg bahnt. Die Prognose dieser Fälle war vor der Sulfonamidära schlecht.

Pathologische Anatomie. Makroskopisch findet sich eine *eitrige Leptomeningitis,* die je nach dem Alter des Prozesses verschieden ausgedehnt ist, am intensivsten an der Hirnbasis und in den vorderen Abschnitten der Konvexität, wo in schweren Fällen eine zusammenhängende Eiterschicht, die sog. Eiterhaube, das Gehirn bedeckt. Initial ist Hyperämie und Trübung der Hirnhäute festzustellen, später ein Eitersee längs der pialen Gefäße, auch im Gebiet des Rückenmarks, vor allem an dessen Hinterfläche (s. BUSSE, OBERNDÖRFER, WESTENHÖFER). Histologisch sind Hyperämie, Leukocyteneinlagerung in die Gefäße, perivasculäre Lymphocytenwälle, polynucleär-fibrinöse Exsudation in den Pia-Arachnoideamaschen, Entzündung im Plexus chorioideus, manchmal Hämorrhagien besonders hervorzuheben (weiteres s. pathologisch-anatomische Handbücher). Im Gehirn sind punktförmige Blutungen, eventuell kleine Rindenabscesse und bei längerem Verlauf verschieden intensive Zeichen von Encephalomyelitis zu konstatieren, in Spätstadien Hydrocephalus internus und sekundäre Obliteration der Foramina Luschkae und Magendii.

An den übrigen Organen finden sich: entzündliche Erscheinungen im Bereich des Respirationsapparates, vor allem im Nasenrachenraum, verhältnismäßig häufig Erkrankungen der Nasennebenhöhlen, der Tuba Eustachii, leichte Otitis media, bisweilen Laryngitis, Bronchopneumonien, oft erst terminal entstanden, dann Schwellungen der Lymphdrüsen, trübe Schwellung der inneren Organe, seröse oder eitrige Gelenkentzündungen und vor allem Hautveränderungen, die mikroskopisch septischen Exanthemen entsprechen mit Hyperämie, Hämorrhagien und entzündlicher Veränderung des Coriums, oft mit positivem Meningokokkenbefund (s. GRUBER und KERSCHENSTEINER, RÖSSLE, E. FRÄNKEL, PICK, VERSÉ).

2. Meningokokkensepsis.

Man unterscheidet akut-perakute und subakut-chronische Formen.

a) Die **akute Meningokokkensepsis** imponiert als eigenes Krankheitsbild und ist gekennzeichnet durch *perakuten Verlauf, Hautblutungen* und *beidseitige Nebennierenblutungen*. Von klinischer Seite hat man einen meningitischen und einen septicämischen Typ unterschieden, doch überschneiden sich begreiflicherweise beide Erscheinungsformen. Im allgemeinen steht das Bild der schweren Infektion und Intoxikation im Vordergrund und die meningitischen Symptome sind gering oder fehlen. Treten sie deutlich hervor, so spricht man von Meningitis siderans, die bereits kurz geschildert wurde, s. S. 1380. Gewöhnlich dominieren der Kreislaufkollaps und die hämorrhagischen Hauterscheinungen, bei Autopsie der Befund massiver, beidseitiger Nebennierenblutung. Man bezeichnet dieses Bild heute als das *Syndrom von* WATERHOUSE-FRIDERICHSEN.

WATERHOUSE hat 1911 das Syndrom gemeldet, FRIDERICHSEN 1918 ausführlich charakterisiert, während MARCHAND schon 1880 die Kombination von Hautblutungen und Hamorrhagien in beide Nebennieren fand. BAMATTER hat 1934 an Hand von 3 bakteriologisch sichergestellten Fallen den Zusammenhang mit der Meningokokkensepsis erstellt (Schrifttum bis 1937 siehe BAMATTER, bis 1942 LANDIS, auch für Fälle bei Erwachsenen, bei denen erst seit Mitte der 30er Jahre auf das Syndrom geachtet wurde, ferner DESBIOLLES 1946, MARTLAND: 126 Falle bis 1943). MASSIAS und TRAN-VAN-BANG beobachteten in einer Epidemie mit uber 500 Fällen 30 Fälle von Meningokokkensepsis.

Ätiologisch stehen bei diesem Syndrom die Infektionen durch Meningokokken ganz im Vordergrund. Nach ARNEIL (1936) wurden bei 155 Fallen Meningokokken in 70% gefunden, in einem Teil nicht oder erst zu spät gesucht. Selten sind Streptokokken, Staphylokokken, Pneumokokken, H. influenzae Ursache des Syndroms.

Das klinische Bild ist das eines *foudroyanten septischen Zusammenbruchs*. Kein anderer Infekt erledigt den Menschen so schnell. Aus voller Gesundheit, nur gelegentlich mit leichten Vorboten von Unwohlsein, setzt ein *schweres Kranksein* ein mit hohem Fieber, auffallender Blässe, ängstlicher Unruhe oder Apathie, Erbrechen und oft Durchfall. Innerhalb weniger Stunden kommt es zum Vollbild mit charakteristischer *Hautpurpura* (Abb. 6), erst Petechien, dann große Blutflecke, welche konfluieren und den ganzen Körper befallen können (Abb. 7), und mit schwerstem *Kreislaufkollaps*. Laute, beschleunigte Atmung, Tachykardie, Cyanose fallen auf. Die Haut ist marmoriert, erhält den Aspekt von intravitalen Totenflecken (HENNING, MAGNUSSON). Der Blutdruck sinkt rasch ab,

80—50, der Blutzucker wird extrem niedrig, Hyperästhesie der Haut gegen Berührung, riesige Schwäche, oft Trübung des Sensoriums bis zum Koma, bei Erwachsenen manchmal trotz schwerstem Bild noch erhaltenes Bewußtsein, bis ante exitum. Klonische Zuckungen, Abschwächung der Sehnenreflexe, in relativ mehr protrahiert verlaufenden Fällen meningitische Symptome sind zu erwähnen. Im Blut sind bei leichter Leukocytose degenerative Veränderungen der Neutrophilen, Auftreten von Myelocyten und Normoblasten, häufig Thrombopenie, Gerinnungsstörungen zu finden, in Blut- und Knochenmarkausstrichen oft Meningokokken nachweisbar (s. Abb. 5). Kokken sind auch aus Ausstrichen bei Scarifikation der Hautflecke erhältlich (MASSIAS und TRAN-VAN-BANG, eigener Fall, Abb. 8). Erhöht ist der Reststickstoff. In je einem Fall von BAMATTER und von PASQUALINI war auch der Blutzucker erhöht. In 12—24, eventuell 48 Std tritt Exitus ein unter dem Bild des septischen Kollaps mit Temperatur über 40⁰, heißem Körper und kühlen Extremitäten.

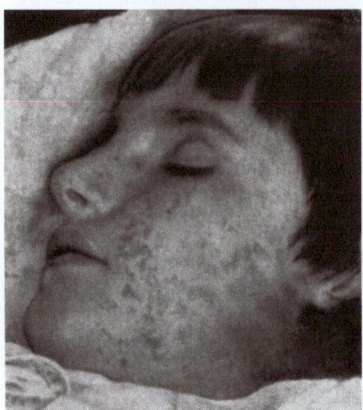

Abb. 6. Hautblutungen bei Nebennierenapoplexie durch Meningokokkensepsis, 12jähriger Knabe (LANDIS).

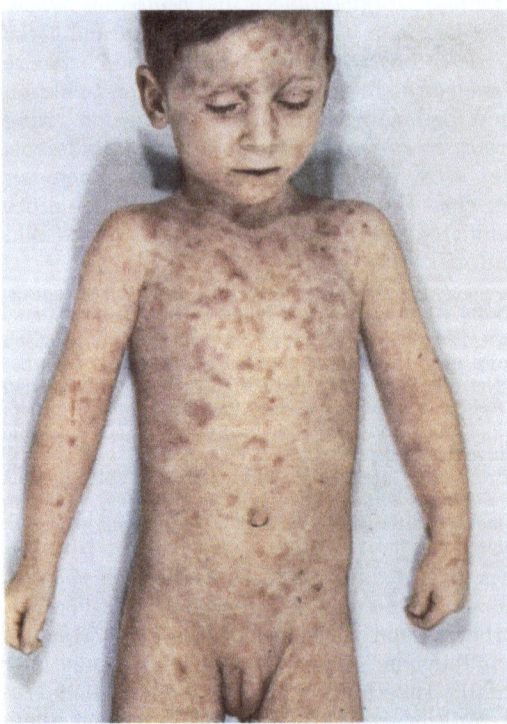

Abb. 7. Purpura, hämorrhagische Diathese bei perakuter Meningokokkensepsis. (Aufnahme Kinderklinik Zürich.)

Das Syndrom betrifft in 70% Kinder unter 2 Jahren, kann aber in allen Altersstufen vorkommen (ältester Fall von DESBIOLLES 59 Jahre). Plötzliche Todesfälle junger Personen sind nicht selten durch solche Meningokokkensepsis bedingt. In der Statistik von MORITZ und CAMCHEK über 1000 plötzliche Todesfälle in der amerikanischen Armee finden sich 110 Meningokokkenerkrankungen (mit Purpura in 80%, Nebennierenblutungen in 71%). Es sind also 11% der *plötzlichen Todesfälle junger Erwachsener* durch perakute Meningokokkensepsis bedingt. 2—4% der Meningokokkenerkrankungen verlaufen unter diesem septischen Bild (NELSON und GOLDSTEIN).

Der *pathologisch-anatomische Befund* ist gekennzeichnet durch diffuse Gefäßschäden mit Capillarthrombosen in zahlreichen Organen, vor allem durch Hautblutungen und sehr oft durch massive beidseitige Nebennierenblutungen (Nebennierenapoplexie). Die Nebennieren sind vergrößert, rotschwarz verfärbt, das Drüsengewebe weitgehend oder ganz zerstört, die Umgebung sulzig-ödematös. Histologisch finden sich Ödem, Nekrosen, entzündliche Infiltrate und Hämorrhagien. Blutungen finden sich auch an den serösen Häuten und in inneren Organen, mikroskopisch diffuse Capillarläsion mit Thrombosen. Meningokokken lassen sich in Milz, Gehirn, Haut, Nebennieren usw. meist leicht auffinden.

Die nachfolgende eigene Beobachtung vermittelt ein Bild des dramatischen klinischen Krankheitsablaufes, der heutigen Therapie und der Befunde bei der Obduktion:

W. F., 2jähriges Mädchen. Seit 3 Wochen Katarrh und Herpes labialis. Am 16. 5. 50 tagsüber munter, spielt im Freien, 17 Uhr müde, 20 Uhr Klagen über Ohrschmerzen links,

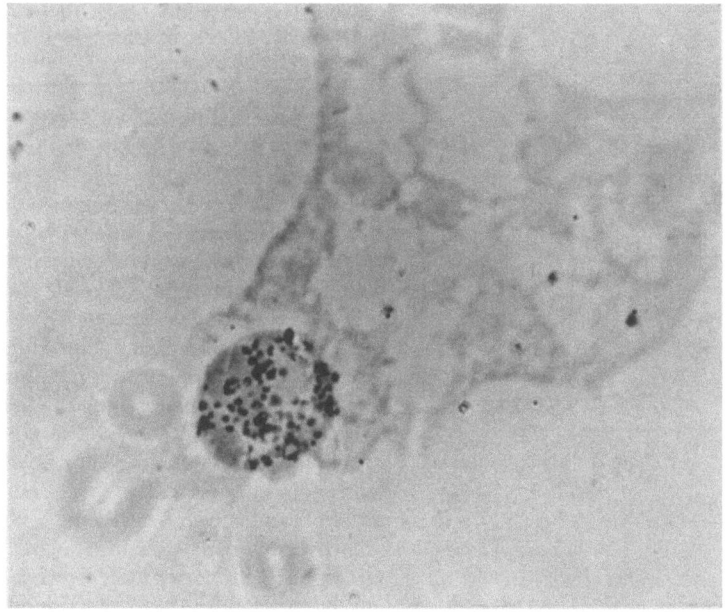

Abb. 8. Ausstrich mit Preßsaft einer scarifizierten Petechie bei Meningokokkensepsis. Intracelluläre Meningokokken (Phasenkontrastaufnahme).

starker Durst, 22.30 Uhr Erbrechen, Atemnot, Benommenheit, noch rosiges Aussehen, Temperatur 40,8°. 17. 5. 2 Uhr Zuckungen in den Extremitäten, 8 Uhr Klinikeinweisung.

Befund. Blaß-cyanotische Haut, kleinfleckiges maculöses Exanthem im Gesicht und am Stamm, vereinzelte kleinste Petechiengruppen an den seitlichen Thoraxpartien und am Gesäß; Somnolenz, vereinzelte Zuckungen in den Gliedmaßen, angedeuteter Meningismus; Temperatur 40°, Puls 176, Atmung 56, Blutdruck 60/45. Sofortige Scarifikation einer Hautblutung, im Ausstrich intra- und extracellulare Meningokokken (Abb. 8). Leuko 4600, Stab 39%, Segm 11%, Mono 1%, Lympho 49%. Lumbalpunktion: 305/3 Zellen, Eiweiß 48 mg-%, Zucker 127 mg-%, Kultur steril, Grampraparat ohne Mikroorganismen.

Therapie. Elkosin 4 g intramuskular, wasserlosliches Penicillin 450000 E, Depotpenicillin 300000 E, intralumbal 2000 E, wasserlösliches Percorten 70 mg, teilweise intravenös, teilweise intramuskulär, olosliches Percorten 5 mg, Sympatol, Vitamin C 2 g, Bluttransfusion, Glucoseinfusion (Mengenangaben für 24 Std, Körpergewicht 12 kg). Trotz sofort einsetzender Behandlung verschlechtert sich der Zustand von $^1/_2$ zu $^1/_2$ Std in bedrohlicher Weise, die Hautblutungen nehmen an Ausdehnung zu, beziehen Gesicht und Gliedmaßen mit ein, der Blutdruck sinkt auf 60/20. Im Laufe des Nachmittags tritt dann ein *Umschwung* ein. Um 17 Uhr ist das Kind munter, spricht, trinkt ohne zu brechen, lost Wasser, die Haut wird rosig, succulent, die Petechien grenzen sich scharf ab, die Temperatur sinkt auf 37,3°, Puls 125 (Abb. 9, 17.30 Uhr). Es hat den Anschein, daß das Kind durchkomme, daß Sepsis und Toxikose endgültig überwunden seien.

Trotz Fortführung der massiven Therapie tritt aber am frühen Morgen des 18. 5. *wieder Verschlechterung* ein, mit Krämpfen, zunehmender Bewußtseinsstorung, Puls- und

Temperaturanstieg, livider Verfärbung der Haut und Ausbreitung der Hautblutungen. Exitus um 11 Uhr, 1½ Tage nach Krankheitsbeginn. In dem 10 min post mortem durch Herzpunktion gewonnenen Blut lassen sich kulturell keine Mikroorganismen nachweisen, speziell keine Meningokokken, Rest-N 100 mg-%, Xanthoprotein 140 E.

Autopsie. WATERHOUSE-FRIDERICHSEN-*Syndrom* bei Meningokokkensepsis. Hämorrhagische Diathese: Blutungen in den Nebennieren, Nieren (Abb. 10), serösen Häuten, Schleimhäuten, Ovarien, im Myocard, in der Haut. Hyperämie der Organe. Meningitis incipiens. Otitis media bilateralis (im Ausstrich keine Meningokokken). Status thymolymphaticus mit Follikelschädigung in der Milz und in den Lymphknoten. Hochgradige Verfettung der Leber.

Epidemiologie. Meningokokkenmeningitis trat zu dieser Zeit nur sporadisch auf. 14jährige Schwester und beide Eltern litten an Katarrh, zeigten Herpes labialis. Bei allen konnten am 17. 5. im Rachenabstrich keine Meningokokken nachgewiesen werden (Kultur).

Epikrise. Ein 2jähriges Mädchen erkrankte zusammen mit der ganzen Hausgemeinschaft an Rhinitis mit Herpes labialis. Nach 3 Wochen setzte perakut eine hochfebrile Erkrankung ein, die sich rasch zur schwersten infektiösen Toxikose mit cerebralen und leichten meningealen Erscheinungen, Kreislaufkollaps und Hautblutungen steigerte. Der direkte Erregernachweis aus der Haut und damit die rasche Sicherung der Diagnose Meningokokkensepsis gelang mittels Scarifikation einer Petechie. Die sofortige intensive kombinierte Therapie führte bei diesem ausgesprochen früh diagnostizierten Fall innert 5 Std einen völligen Umschwung mit Entgiftung herbei. Nach weiteren 12 Std trat aber ein letal verlaufender Rückfall mit vorwiegend cerebralen Symptomen und frischen Hautblutungen auf.

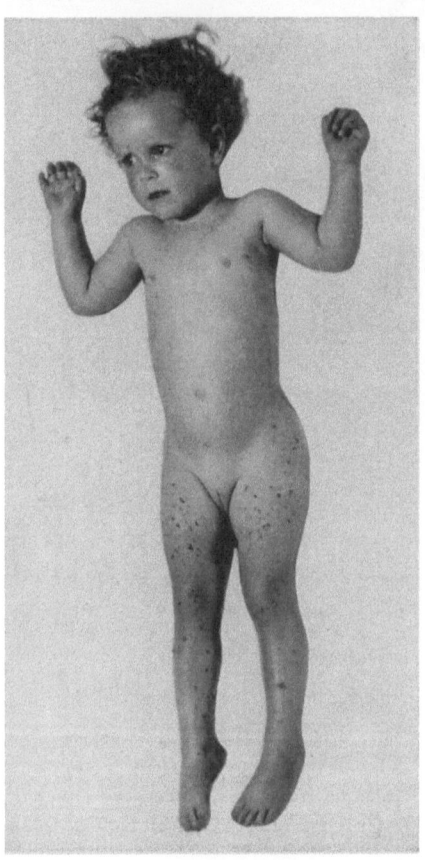

Abb. 9. WATERHOUSE-FRIDERICHSEN-Syndrom mit Hautblutungen. Remission nach intensiver Behandlung. (Aufnahme 17. 5. 50, 17.30 Uhr.)

In der *Pathogenese* wurde anfangs die akute Nebenniereninsuffizienz in den Vordergrund gestellt, doch sprechen Einzelbeobachtungen ohne Nebennierenblutung (SWEET, MATTHISEN, FERGUSON und CHAPMAN) und solche mit nur einseitiger oder geringer Blutung in den Nebennieren, dann die anatomischen Veränderungen an den Endothelien, an Leberzellen für eine viel allgemeinere infektiöstoxische Schädigung. Histologisch zeigt speziell die Nebennierenrinde schwere degenerative Veränderungen mit Pyknose der Kerne, Dissoziation der Zellverbände, interstitielles Ödem, neben hochgradiger Capillarerweiterung (RICH). Die perakute Sepsis, einerseits mit Schockwirkung durch plötzliche Capillarschädigung und Anoxämie (MORRISON), andererseits die toxisch-degenerative Nebennierenläsion mit oder ohne Blutung, sind für das Krankheitsbild nach WATERHOUSE-FRIDERICHSEN verantwortlich.

Bei einer sporadischen gleichzeitigen Erkrankung von 2 Geschwistern an perakuter Meningokokkensepsis, die wir 1949 sahen, waren die Autopsiebefunde an den Nebennieren trotz gleichartigem klinischen Bild ganz verschieden. Bei Fall 1, 6jährig, mit Exitus 40 Std nach Krankheitsbeginn, fanden sich ausgedehnte Blutungen in beiden Nebennieren und hochgradiges perisuprarenales Ödem; bei Fall 2, 5jährig, mit Exitus 16 Std nach Krankheitsbeginn, waren die Nebennieren makroskopisch kaum verandert, zeigten nur kleine Blutungen, wiesen histologisch Ödem und Capillarstase auf.

BANKS und CARTNEY sprechen von einem gemischten *encephalitisch-adrenalen Syndrom*, wenn die „fulminante Meningokokkenämie" sowohl cerebral wie in den Nebennieren sich auswirkt, mit frühem Koma, Purpura und Kollaps. Sie differenzieren es von einem encephalitischen Typ mit Koma und einem adrenalen Typ mit erhaltenem Bewußtsein. Auch Leber, Nieren und Herz werden akut geschädigt (MARANGONI), in einem Fall von BRODEN und SNELL beiderseits die Fußgefäße mit Gangrän der Zehen.

Während die *Prognose* der perakuten Meningokokkensepsis mit und ohne Nebennierenblutung früher absolut infaust war, sind heute bereits einige Heilungen bekannt geworden.

Die *Therapie* muß intensiv und kombiniert sein. Zur parenteralen Sulfonamideingabe sind Plasma- oder Bluttransfusionen, am besten intravenöse Dauertropfinfusion zur Behebung der gestörten hydrodynamischen Verhältnisse, intravenöse Zugabe von Nebennierenrindenhormon, z. B. wasserlösliches Percorten oder Totalextrakte wie Eschatin, Stimulation mit Adrenalinderivaten zu verabfolgen, dazu Penicillin in hohen Dosen, nicht nur wegen der zusätzlichen antibakteriellen Wirkung, sondern auch als Gegenwirkung gegen das Meningokokkenendotoxin (ALEXANDER), Details s. S. 1392.

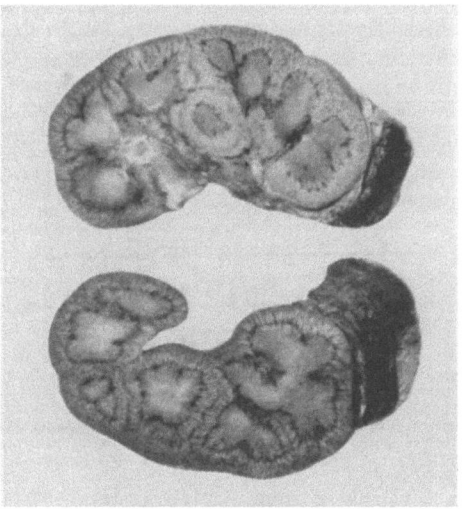

Abb. 10. Autopsiepraparat der Nieren und Nebennieren: beidseitige massive Nebennierenblutung bei WATERHOUSE FRIDERICHSEN-Syndrom.

Beim WATERHOUSE-FRIDERICHSEN-Syndrom genügen aber nach unseren und anderen Erfahrungen weder Infusionen, noch Sulfonamide und Antibiotica, noch wasserlösliches Percorten, um den Schock und die spezifische Schädigung der Nebennierenrinde zu beheben. Erst die Zufügung von *Cortison* scheint eine dramatische Besserung bewirken zu können, was für die wesentliche Rolle des Nebennierenschadens in diesem Syndrom spricht. 1951 sind erstmals Heilungen schwerst mitgenommener Personen durch Cortison mit gleichzeitiger Kombinationsbehandlung in der oben erwähnten Form beschrieben worden, und zwar durch NELSON und GOLDSTEIN (11jähriger Knabe, Dosierung 37,5 mg Cortison, 2mal wiederholt nach 6 Std; Fall 2, 28jährige Frau, 100 mg intramuskulär alle 6 Std, total 500 mg), durch NEWMANN (4jähriges Mädchen, erst 6 Std kombinierte Therapie mit Infusionen, Antibiotica, Sulfonamiden, ohne Effekt, dann Cortison intravenös, 75 mg, wiederholt nach 6 Std, anschließend 25 mg, 4mal täglich, während der nächsten 3 Tage mit rasch einsetzender Heilung), sowie eigener Fall (4jähriges Mädchen, 15 kg), eingewiesen benommen 12 Std nach Beginn der Erkrankung: Sofort Cortison 100 mg, wiederholt nach 6 Std, dann 25 mg 6stündlich; Penicillin 4stündlich 1 Million OE, Elkosin 1 g 6stündlich; Transfusion 300 cm³, nach 10 Std Infusion; 2stündlich Stimulation Coramin-Sympatol. Am 2. und 3. Tag Cortison 4×25 mg, Elkosin 2 g, Penicillin 1 Million OE; Infusion 900 cm³. Heilung. Für die ersten Stunden vor Beginn der Wirksamkeit der antibakteriellen Mittel wurde Antitoxineingabe in Form des konzentrierten Kaninchenantimeningokokkenserums intravenös empfohlen (THOMAS).

Doch ist eine sichere Bewertung dieses nur schwer erhältlichen Serums noch nicht möglich.

b) Die **subakut bis chronische Meningokokkensepsis** (ohne Meningitis) bietet die üblichen Symptome einer Sepsis, wobei nur die Züchtung des Erregers aus dem Blut die Diagnose ermöglicht. Zu bedenken ist nach BINGOLD, daß die Zahl der im Blut kreisenden Keime im allgemeinen geringer ist als bei andern Sepsisfällen und daß die Meningokokken bei Züchtung leicht zugrunde gehen. Hinweis auf Meningokokkeninfektion bieten bei febril-septischem Zustand *Exantheme*, bald mehr maculopapulöser, bald mehr roseola- und fleckfieberähnlicher, gelegentlich hämorrhagischer Art (s. Abb. 11). Im Falle von BÜTTNER war der Ausschlag einem Erythema exsudativum multiforme ähnlich, mit Meningokokken in den Pusteln. Bei dem septischen Zustand ist die Abgrenzung gegen Fleckfieber klinisch nicht leicht (UMBER, GRUBER, O. MÜLLER). Auch wenn keine deutlichen

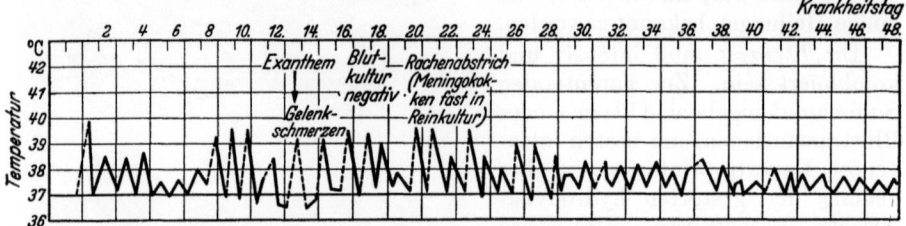

Abb. 11. Lentaform der Meningokokkensepsis (ohne Meningitis). Beginn mit Schüttelfrost. Dann allgemeines Krankheitsgefühl, das Aufsein nicht behindert. Zu Bett erst vom 8. Krankheitstag ab. Am 13. Krankheitstag masernähnliches Exanthem (nicht im Gesicht) Hautblutungen. Täglich milde Schuttelfröste. Keine Kopfschmerzen. Am 17. Krankheitstag Blutkultur negativ. 21. Krankheitstag im Rachenabstrich Meningokokken fast in Reinkultur. In der Umgebung des Patienten keine Meningitis. Außer mäßigen Kreuzschmerzen und leichteren polyartikularen Beschwerden kein verwertbarer Organbefund. Ab 23. Krankheitstag schleichender Verlauf. Ausheilung. [K. BINGOLD: Dtsch. Arch. klin. Med. **183**, 425 (1932).]

Meningitissymptome vorhanden sind, ist in solchen Fällen mit Meningokokkensepsisverdacht eine Liquoruntersuchung mit Kultur durchzuführen.

WEINDEL hat 1934 63 Fälle aus der Literatur zusammengestellt, 26 ohne Meningitis (41%), 8 mit Endokarditis, 6 Fälle mit Nierenmetastasen. STOOT und COPEMANN (1940) sahen bei Soldaten Fälle mit akut febrilem Beginn, Kopf-, Gelenk- und Muskelschmerzen, nach einigen Tagen Exanthem ähnlich dem Erythema nodosum und über Wochen anhaltendes Fieber. Ähnliche Fälle siehe BINGOLD, GRAVES und Mitarbeiter, STOTE, MACMAHON und BURKHARDT, LECHNER, NISSEN, GRELLAND, GULLAND und LOGAN, DANIELS). Die subakut bis chronische Meningokokkensepsis kann sich in Anschluß an eine Meningitis entwickeln, kann scheinbar spontan ohne Meningitis entstehen oder dann später noch zu einer Meningitis führen.

Außer den Hauterscheinungen sind es besonders Endokard, Gelenke und Knochenmark, in denen sich die Meningokokken lokalisieren. BINGOLD hat 2 Fälle von *Spondylitis*-Osteomyelitis bei Meningokokkensepsis beschrieben. Häufiger ist eine *Endocarditis meningococcica*. Im Gegensatz zur Endokarditis durch Strepto- und Staphylokokken zeigt sie keine Embolieneigung. BINGOLD unterscheidet eine akute Endokarditis mit raschem oder meist mehrwöchigem Verlauf und Exitus sowie eine chronische Endokarditis, die der Lenta und Cholangitis chronica ähnelt. FRIEDEMANN und DEICHER, sowie HEGLER haben von der „*Lentaform der Meningokokkensepsis*" gesprochen. Nach einem katarrhalischen Infekt des Nasenrachenraums oder der Bronchien entwickelt sich monatelang dauerndes, intermittierendes Fieber mit schubweise auftretenden maculopapulösen Exanthemen und wechselnden Gelenkbeschwerden bei auffällig gutem Allgemeinbefinden. In der Blutkultur wachsen Meningokokken.

Arthritiden können im Vordergrund stehen. Neben flüchtigen Gelenkergüssen finden sich Fälle mit Gelenkvereiterung, häufiger poly- als monoartikulär, aber wie bei Gonokokkenarthritis mit Bevorzugung der Kniegelenke (BINGOLD). Im Gelenkpunktat gelingt Meningokokkennachweis.

Extremitätengangrän, namentlich bei jugendlichen Erwachsenen, kombiniert mit Hautgangrän, tritt vor allem an Fingern und Zehen auf, und zwar symmetrisch. Toxische Endothelläsion und (eventuell allergische) Agglutinationsphänomene wirken bei dieser seltenen Komplikation schwerer Meningokokkensepsis mit (WEINER bis 1950 11 Fälle, VISCHER).

Meningokokkenpneumonien wurden von BRICK 1948 in 2 Fällen beschrieben, der eine mit positiver Blutkultur, negativem Sputumbefund, der andere mit Pneumonie und Empyem, wobei Meningococcus Typus 1 im Sputum und Pleuraerguß, nicht im Blut, gezüchtet wurde. (Prompte Reaktion auf Sulfadiazine mit raschem Verschwinden der Meningokokken.) Weitere Organlokalisationen s. S. 1377.

Im ganzen ist für die Diagnose chronische Meningokokkensepsis klinisch weniger ein positiver als vorerst ein negativer Befund entscheidend, so das Fehlen einer sinnfälligen Eintrittspforte, die Metastasenarmut und das relativ gute Befinden.

Die *Prognose* war früher immer fraglich, vor allem wegen der Spätgefährdung an Meningitis. Immerhin kamen eine Reihe solcher chronischer Sepsisfälle schließlich zur Heilung. Ein Rezidiv noch nach 5 Jahren, wie es BALEN sah, zeigt die Hartnäckigkeit der Infektion an. Heute ist die Prognose dank der Chemotherapie (s. S. 1391) meist günstig.

3. „Meningokokkenkatarrh, Meningokokkenpharyngitis".

Der Meningokokkeninfekt der Nasenrachenorgane, die initiale Läsion des Meningokokkeninfektes, macht ein *uncharakteristisches Bild* und ist für sich allein ohne klinische Bedeutung, so daß eine Diagnose außerhalb einer Epidemie und ohne bakteriologischen Meningokokkennachweis nicht möglich ist. Aus Kenntnissen bei Epidemein kann immerhin das Bild dieser leichten Erkrankung der oberen Luftwege folgendermaßen geschildert werden:

Rötung der vorderen Gaumenbögen und der obern Pole der Tonsillen, fleckige Rötung des Zäpfchens oder der hinteren Rachenwand. Im Vergleich zur Grippe soll die Rachenrötung schärfer begrenzt sein, mehr fleckenartig, wie ein Exanthem (MORAWITZ). Für den Meningokokkennachweis im Rachen sind besondere Methoden angegeben worden (s. bakteriologische Lehrbücher). In einem Teil der Fälle findet sich auch Laryngotracheitis oder Bronchitis, wobei Keime im Sputum und Lungensaft nachgewiesen wurden (v. DRIGALSKI, GRUBER.)

Ob die Initialläsion von einer Meningokokkenämie, einer Meningitis, einer Sepsis gefolgt wird, ob sie abklingt unter Hinterlassung einer Immunität, ob ein Bacillenträgertum sich anschließt, ob dieses eventuell auch einem Initialläsion zustande kommen kann, sind Fragen, deren Klarung im Einzelfall nicht möglich ist. Ebensowenig ist bekannt über die Haufigkeit des initialen Meningokokkenkatarrhs, da er meist unerkannt unter dem Bild einer banalen Erkältung oder Grippe abläuft. Epidemiologisch ist dieser spezifische Katarrh aber von entscheidender Bedeutung, da die daran leidenden Personen durch Sprechen, Husten und Niesen die Infektion verbreiten.

Anhaltspunkte, daß vom Nasenrachenraum aus eine kontinuierliche lymphogene Weiterausbreitung der Keime bis zur Hirnhaut stattfindet, sind gewöhnlich nicht vorhanden. Die lymphogene ascendierende Entstehung der Meningitis epidemica kommt nur als Ausnahmefall in Frage nach traumatischer Lasion der Schädelbasis, wobei ein direkter Zugang in den Schädelraum den bakteriellen Keimen geöffnet wird. Sonst ist in Bewertung der häufigen Meningokokkenämie im Beginn der Meningitis, der Kenntnisse über die Meningokokkensepsis, die hämatogene Weiterverbreitung der Meningokokkeninfektion von der Initialläsion aus anzunehmen.

Als Therapie kommen die Maßnahmen, wie sie unter Prophylaxe beschrieben sind, in Frage.

Therapie.

Die Chemotherapie der Meningokokkeninfektionen durch Sulfonamide hat einen gewaltigen Umschwung in der Behandlung und in der Prognose der Meningitis epidemica gebracht, wozu neuerdings auch noch die Mitwirkung der Antibiotica gekommen ist, trotzdem diese für die Meningokokkenbekämpfung mehr von sekundärer Bedeutung ist. Die Sulfonamide sind auch heute noch (Januar 1951) die Mittel der Wahl bei Meningokokkeninfektionen. Penicillin, Streptomycin, Aureomycin, Chloramphenicol und Terramycin erwiesen sich den Sulfonamiden in der Bekämpfung der akuten Meningokokkeninfekte nicht als überlegen. Die früher üblichen Behandlungsmethoden wurden durch diese Therapien verdrängt.

Die *Serumtherapie* war von 1907—1939 die Methode der Wahl, blieb aber in ihrer Bewertung immer umstritten und kann retrospektiv als wenig wertvoll bezeichnet werden. Beim Antimeningokokkenserum handelt es sich um Serum von Pferden, die durch steigende Dosis zunächst abgetöteter, dann lebender Meningokokkenkulturen, intravenös eingegeben, zur Antikörperbildung angeregt worden waren. JOCHMANN hat diese Therapie 1905 eingeführt. Die Anwendung erfolgt intraspinal, meist lumbal, seltener suboccipital oder intraventrikulär, in der Dosis von 20—30 cm³ bei Erwachsenen, 10—20 cm³ bei Kindern, erst täglich, dann jeden 2. Tag, gleichzeitig mit Entnahme der gleichen oder größeren Menge von Liquor.

Die Beurteilung der Serumwirkung war anfangs sehr optimistisch, indem man den Rückgang der Mortalität seit Einführung der Serumbehandlung von 70% in den Epidemien um die Jahrhundertwende auf 25—30% in den folgenden Jahrzehnten darauf bezog. Doch zeigten spätere Epidemien trotzdem wieder hohe Mortalität von 50—70% und oft fehlenden Effekt bei sporadischen und septischen Fällen. Während in der 1. Auflage dieses Handbuches JOCHMANN die Wirksamkeit des Meningokokkenserums gestützt auf „die brutale Gewalt der Zahlen" für erwiesen hielt, nahm GOPPERT in der 2. Auflage einen skeptischen Standpunkt ein und in der 3. Auflage empfahl MORAWITZ die Serumbehandlung nur deshalb, weils nichts Besseres vorlag und schadliche Folgen gewöhnlich fehlten. Wirksam schien ihm bei dieser Therapie weniger das Serum als die Liquorentfernung durch die häufigen Lumbalpunktionen.

Für die Initialbehandlung perakuter Fälle ist neuerdings konzentriertes Kaninchenantimeningokokkenserum empfohlen worden (s. S. 1387).

Die *Chemotherapie durch verschiedene* andere *Mittel*, wie Urotropin, Trypoflavin, Collargol, Milchsäure, Chininurethan, zeigte keinen überzeugenden Effekt.

Die *Behandlung durch Lumbalpunktionen* hatte bestimmt einen günstigen Einfluß, vor allem durch die Druckentlastung, eventuell auch durch die Entfernung von bakterienhaltigem Liquor, so daß sie bis zur Sulfonamidtherapie von LE BLANC mit Recht als die souveräne Behandlungsmethode der Meningitis bezeichnet wurde.

Die *Therapie mit Sulfonamiden* hat mit dem Auffinden der experimentellen Wirksamkeit auf Meningokokken eingesetzt und wurde mit der Entdeckung der neueren Sulfonamidpräparate sukzessive verbessert. Die Meningokokken sind ausgesprochen sulfonamidempfindlich, s. S. 1371 (DOMAGK). Die heute gewöhnlich gebrauchten, als optimal zu bezeichnenden Sulfonamidderivate sind auch die für die Meningokokkeninfektionen gebräuchlichen, und zwar die Sulfathiazole und Sulfapyrimidine und deren Abkömmlinge. Von guter Wirkung war bereits Sulfapyridin, meist verlassen wegen ungünstiger Nebenwirkungen, günstig ist Sulfathiazol, das anfangs wegen weniger hohen Liquorspiegels beanstandet wurde, nach Erfahrungen von BANKS, CUSHING, GSELL u. a. sehr gute Resultate zeitigt, am besten wohl Sulfapyrimidin und dessen Dimethyle (Elkosin, Diazil, Sulfadiazine, Sulfamerazine) sowie Supronal. Die Steigerung des Behandlungserfolges parallel mit der Verbesserung der Präparate läßt sich gut aus unserer Zusammenstellung von GEEL (1942) ersehen, die 2463 Fälle aus 115 Publikationen tabellarisch erfaßte:

Letalität der Meningokokkenmeningitis bei Sulfonamidbehandlung nach GEEL:

Prontosil	47%	Albucid	9%
Uliron	43%	Sulfapyridin	7%
Septazine	16%	Sulfamethylthiazol	5%
Sulfonamid	14%	Sulfathiazol	2%

DINGLE und FINLAND (1942) sahen Heilung bei etwa 1000 Fällen mit Sulfanilamid in 86%, bei 700 Fällen mit Sulfapyridin in 92%, bei über 200 Fällen mit Sulfadiazine in 97 bis 98%. Aus England meldeten BESSON und WESTERMAN aus 100 Krankenhäusern mit 2591 Fällen 1939—1941 eine Letalität von 14,3% unter Sulfonamidbehandlung, JUBB (1943) bei 2357 Fällen eine Letalität von 9,2%.

Seither haben sich in weiteren 9 Jahren diese Erfahrungen bestätigt. Die durchschnittliche Letalität bei Weglassung der moribund eingelieferten Fälle bewegt sich im allgemeinen um 1—2%, betrug bei den Armeen im 2. Weltkrieg durchschnittlich weniger als 5% (ALEXANDER), 1942—1944 in der amerikanischen Armee 3—4,5% im Vergleich zu 40% in den Jahren 1917/18 mit Serumbehandlung bei dieser Truppe (THOMAS). Details siehe Literaturzusammenstellung bis 1942 bei GEEL, bis 1944 bei HEGLER, für Kinder GASSER 1947 mit 98% Heilung bei 95 Fällen, DOST 1950. DANIEL 1950 hat 300 Todesfälle, bei denen Sulfonamide angewandt wurden, analysiert. Bakteriämie war in 156, Blutung in die Nebennieren in 126 Fällen verantwortlich für den fatalen Ausgang, d. h. in 94% perakute Sepsis, bei der die Therapie zu spät kommt.

Daß auch unter primitiven Verhältnissen erstaunliche Erfolge zu erzielen sind, ergaben schon 2 Berichte von 1939 aus dem anglo-ägyptischen Sudan, wo in einer Epidemie mit vorangehender Sterblichkeit von 80% diese mit Sulfapyridinbehandlung auf 10,2% sank (SOMERS), an einem anderen Ort mit vorangehender Sterblichkeit von 65—90% Absinken auf 12%, wobei unter den 8 Todesfällen sich 3 verschleppte Fälle und 3 Epileptiker fanden (BRYANT und FAIRMAN).

Die *Wirkung der Sulfonamide* bei Meningitis epidemica zeigt sich im Einzelfall nach GSELL in folgenden 3 Punkten:

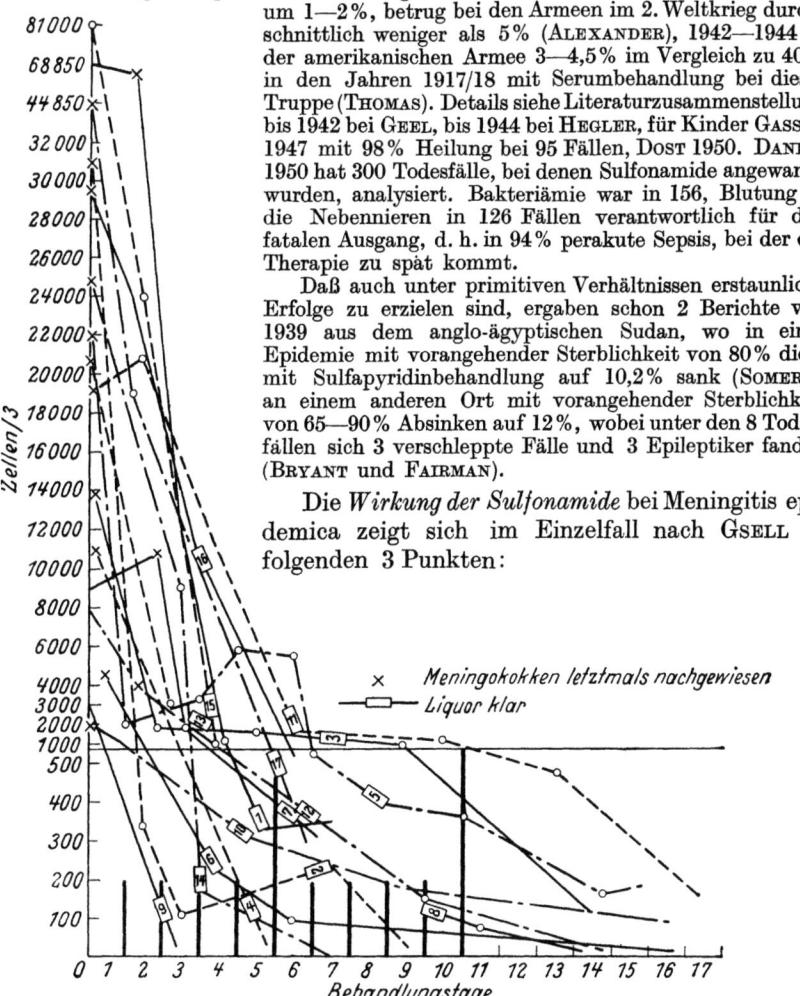

Abb. 12. Liquorzellzahlen und Meningokokkennachweis bei 17 Fällen von Meningitis epidemica unter Sulfathiazolbehandlung (GSELL).

1. *Liquorsanierung* mit Verschwinden der Meningokokken innerhalb 24 bis 72 Std, raschem Zellsturz mit Rückgang der Liquorzellzahlen von hohen, oft unzählbaren Werten auf Zellzahlen unter 1000/3 innerhalb 3—6 Tagen, Klarwerden des Liquors innerhalb 3—6 Tagen (s. Abb. 12).

2. *Entgiftung* des Körpers durch Wegfall des Meningokokkenendotoxins, erkenntlich am Rückgang des Pulses, Abfall der Leukocytose, allgemeiner Besserung, wieder Auftreten eines klaren Sensoriums innerhalb weniger Tage.

3. *Entfieberung*, meist zwar nicht kritischer Art wie bei Pneumonie, sondern lytisch im Verlauf einer Woche, der Meningokokkenzerstörung ·wesentlich

nachhinkend, weil mit der bakteriellen Liquorsanierung die bereits gesetzte Entzündung der Hirnhäute noch nicht behoben ist und als unspezifische Entzündung weiterbesteht und erst langsam ausheilt. Auch die meningitischen Symptome verschwinden nicht sogleich, sondern erst in der 2.—4. Woche.

Bei richtiger Dosierung gehen die Meningokokken am 2. Behandlungstag aus dem Liquor kulturell meist nicht mehr an, werden aber im Ausstrich noch vereinzelt gesehen und lassen sich schlecht färben. Am 3.—4. Tag sind sie endgültig verschwunden. Die Liquorzellen sahen wir innerhalb 2 Tagen auf Werte unter 6000/3 sinken und fanden am 5. Tag fast durchgehend Zahlen unter 500/3. Bei diesen Werten wird die Liquorbeschaffenheit wieder klar (s. Abb. 13). Eine leichte entzündliche Reizung bleibt gewöhnlich noch 1—3 Wochen bestehen, ebenso eine mäßige Erhöhung der Eiweißwerte.

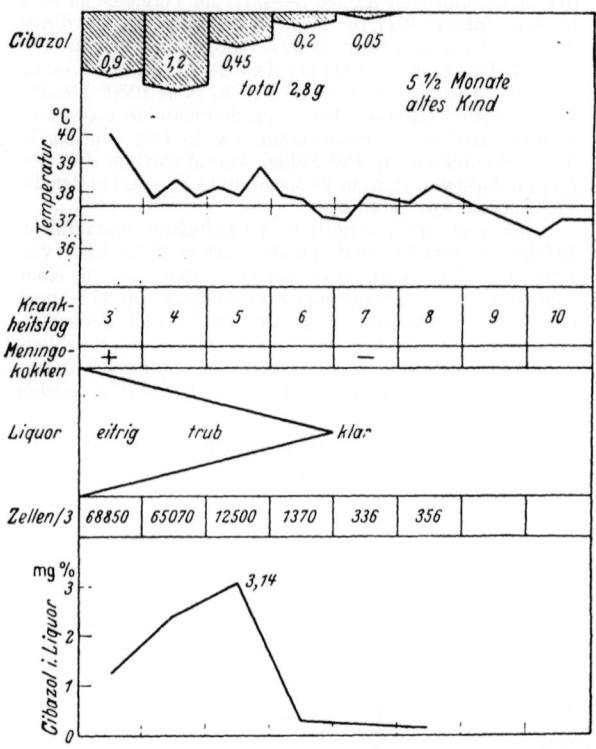

Abb. 13. Heilungsverlauf einer schweren eitrigen epidemischen Meningitis bei 5½ Monate altem Kind. Sulfathiazol ab 3. Krankheitstag, intramuskulär; 0,2 g je Kilogramm Körpergewicht je Tag maximal. Völlige Erholung nach 5 Tagen.

Anhaltspunkte für *Sulfonamidresistenz* haben sich bei den Meningokokken bis 1951 *nicht* gezeigt, im Gegensatz zu den viel verbreiteteren und auf großer Basis bekämpften Gonokokken, wo heute fast nur noch die resistenten Stämme am Leben geblieben sind. Für die Zukunft ist für die Meningokokken eine Zunahme der Sulfonamidresistenz zu erwarten. Bereits haben SCHÖNBACH und PHAIR einen wenn auch leichten Anstieg in der Resistenz auf Sulfonamid bei den 430 Meningokokkenstämmen von Soldatenerkrankungen im 2. Weltkrieg bemerkt.

Der *Sulfonamidspiegel im Liquor* kann mit 1—4 mg-% als genügend für Antimeningokokkenwirkung angesehen werden (Abb. 13). Er beträgt für Sulfathiazol und Sulfapyrimidin durchschnittlich 50—60% des im Blut gefundenen Wertes (EGGER, GSELL). Für die Praxis ist die Sulfonamidbestimmung nicht notwendig. Im allgemeinen wird darauf gezielt, rasch einen Blutspiegel von 12—15 mg-% zu erreichen und diesen zwischen 10—12 mg-% zu halten, bis der Patient außer Gefahr ist (THOMAS).

Die *Dosierung* der Sulfonamide hat so zu erfolgen, daß rasch ein hoher Blut- und Liquorspiegel erreicht und für mehrere Tage gleichgehalten wird. Die Dosis beträgt bei Erwachsenen täglich 0,1—0,2 je Kilogramm Körpergewicht, bei Kindern 0,2—0,3, bei Säuglingen 0,3 je Kilogramm Körpergewicht. Die erste Gabe soll parenteral und hochdosiert sein, die weiteren bei Patienten mit Benommenheit oder Erbrechen intravenös oder intramuskulär, bei klarem Sensorium peroral. Intralumbale Anwendung ist nicht notwendig und wegen Gefahr von nervösen

Schädigungen kontraindiziert. Toxische Nebenwirkungen sind sehr selten, praktisch nicht von Belang, wenn auf reichliche Flüssigkeitszufuhr geachtet wird.

Bei *Erwachsenen* geben wir Sulfathiazol- oder Sulfapyrimidinderivate sofort intravenös 1 g und intramuskulär 1 g, dann 3stündlich 1 g, ab 3. Tag mit Besserung 4stündlich, eventuell bereits peroral, ab 4. oder 5. Tag, wenn der Liquor klar ist, Reduktion auf die Hälfte für weitere 2—3 Tage. In USA. wird empfohlen, sofort subcutan oder intravenös 0,1 je Kilogramm Körpergewicht, repetiert nach 12 Std und fortgesetzt parenteral oder peroral, bis die Temperatur 2 Tage normal ist (ALEXANDER), bzw. sofort intravenös 4 g und alle 4 Std 1 g intravenös oder peroral bis Temperatur 48 Std afebril (KEEFER), bzw. Kombination von Sulfadiazine und Sulfamerazine je 4 g je Tag (ZELLER). Gesamtdosis nach unseren Erfahrungen 30—40 g, in der amerikanischen Armee mit Sulfadiazine 50—60 g (GOLDBLOOM).

Für *Kinder* sei das Behandlungsschema der Zürcher Kinderklinik (GASSER, ROSSI und PICHLER 1947) angegeben:

a) *Gewöhnliche Meningokokkenmeningitis:* 1. Sulfonamide 0,3—0,2 je Kilogramm Gewicht und Tag bis zur Entfieberung, dann für weitere 3 Tage die halbe Dosis, Verabreichung in 6 Tagesdosen (bei Säuglingen in 8) per os oder intramuskulär. 2. Lumbalpunktionen: die ersten 3 Tage je 1mal, später eventuell Kontrollen. 3. Reichliche Flüssigkeitszufuhr per os, subcutan oder mittels intravenöser Dauertropfinfusion ($^1/_2$ physiologische NaCl-Lösung, $^1/_2$ 5%ige Dextroselösung mit Stimulation und Vitamin C).

b) *Septische Formen* (einschließlich WATERHOUSE-FRIDERICHSEN-Syndrom): 1. Sulfonamide 0,6 je Kilogramm Gewicht und Tag intravenös oder intramuskulär. 2. Penicillin 20—50000 OE je Kilogramm Gewicht und Tag intravenös und intramuskulär, intrathekal: alle 4 Std 5000 OE. 3. Reichliche Flüssigkeitszufuhr durch sofortiges Anlegen einer endovenösen Dauertropfinfusion (wie oben). 4. Nebennierenpräparate, eventuell zusätzlich konzentrierte Kochsalzlösungen, Plasmatransfusionen.

Als *Zusatztherapie* zur Sulfonamidbehandlung ist reichliche *Flüssigkeitszufuhr* notwendig, um die Ausfällung von Sulfonamidkrystallen in den Harnwegen und um die Austrocknung infolge Erbrechens und Fieber auszugleichen, dazu *Liquordruckentlastung* durch Lumbalpunktionen.

Die *Flüssigkeitszugabe* wird am besten durch subcutane oder intravenöse Infusionen mit physiologischer NaCl- und Glucoselösung täglich wiederholt ausgeführt, bei schwersten Fällen durch intravenöse Dauertropfinfusion. Sulfonamide und Stimulantien können in den Infusionen mitverabfolgt werden.

Zur *Druckentlastung* wie zur diagnostischen Überwachung sind Lumbalpunktionen in den ersten Tagen täglich, später je nach Bedarf zu empfehlen. Nachteile von lumbalen oder zisternalen Punktionen sahen wir bei der üblichen Technik nie. Bei Reihenbehandlung kann die Zahl der Lumbalpunktionen heute ohne weiteres reduziert werden. BICKEL kontrolliert nurmehr am 5. Tag nach Therapiebeginn, um den Heilungseffekt festzustellen. HOYNE hat sich in 97% von 727 Fällen auf die initiale Punktion beschränkt, wobei er die intrathekale Therapie nicht nur wie die meisten Autoren für Sulfonamid, sondern auch für Penicillin verwirft (mit Sulfathiazol dabei eine Mortalität von 6% unter 660 Fällen).

Bei der *Meningokokkensepsis* ist die *gleiche Behandlungsart* wie bei der Meningitis indiziert. Bei fulminanten, perakuten Erkrankungen, beim WATERHOUSE-FRIDERICHSEN-Syndrom kommt die Therapie oft, wenn auch nur um Stunden zu spät. Eine intensive Kombination der sämtlichen heute vorhandenen Therapien ist hier notwendig, d. h. intravenöse und intramuskuläre Sulfonamideingabe, Penicillin, Transfusion, Percorten und Stimulation, vor allem aber Cortison (s. S. 1387 und für Kinder S. 1382). Bei lokalen Eiterungen durch Meningokokken außerhalb der Hirnhäute kommt eine zusätzliche Sulfonamidlokalbehandlung in Frage, so bei Panophthalmie Sulfonamid-Iontophorese, bei Arthritis und Empyem Sulfonamid-Instillationen.

Die *Penicillinbehandlung* hat bei Meningokokkenmeningitis ebenfalls gute, aber nicht gleich regelmäßige Resultate wie die Sulfonamidtherapie gegeben. Penicillin soll neben der intramuskulären Injektion für die Allgemeininfektion intraspinal eingeführt werden, da es die Blutliquorschranke nicht genügend passiert.

Die *Penicillinempfindlichkeit* der Meningokokken ist nicht sehr intensiv. Nach FINLAND brauchten die penicillinempfindlichsten Meningokokkenstämme die 4mal höhere Konzentration für Penicillin, als wie sie fur die Hemmung der meisten Gonokokkenstämme benötigt wird, die Mehrzahl aber 8—32mal so viel. Ein Zusammenhang zwischen Meningokokkentyp und Penicillinempfindlichkeit wurde nicht festgestellt. Es liegt also im Vergleich von Sulfonamid- und Penicillinsensibilität ein deutlicher Gegensatz von Gonokokken und Meningokokken vor: die Gonokokken sind viel sensitiver auf Penicillin, natürliche penicillinresistente Stämme wurden bis 1947 nicht gesehen, auf Sulfonamide sind heute die meisten Stämme resistent; die Meningokokken dagegen sind weniger penicillinempfindlich, hochsensibel auf Sulfonamid, sulfonamidresistente Stämme sind in vitro extrem schwer zu erhalten, die wenigen Mitteilungen angeblicher Sulfonamidresistenz von Meningokokkenmeningitis sind nicht überzeugend und in vitro-Studien an Meningokokken solcher Fälle stehen noch aus.

Penicillin *passiert* die *Blutliquorschranke schlecht*. Bei intravenöser und intramuskulärer Penicillintherapie finden sich meist keine faßbaren Penicillinmengen im Liquor. Klinisch zeigen dies Beispiele von bakteriellen Meningitiden, die bei mehrtägiger intramuskulärer oder intravenöser Penicillinbehandlung keine Besserung zeigten, prompt dagegen bei intrathekaler Eingabe reagierten, ebenso Fälle, bei denen die Meningitis erst während der Penicillintherapie extrameningealer Infektionen (FINLAND) manifest wurde. Bei lumbaler Penicillineingabe diffundiert Penicillin gut in die cerebralen subarachnoidalen Räume und in die Ventrikel, vorausgesetzt, daß kein Block, keine Verklebungen vorliegen.

Reizerscheinungen nach intraspinaler Penicillininjektion, wie sie anfangs öfters mitgeteilt wurden, sind auf Unreinheiten der Präparate zurückzuführen. Mit hochgereinigten Produkten konnte man bis 50000 E in einmaliger Injektion ohne Nebenwirkung eingeben.

Penicillin bleibt im Liquor durchschnittlich 24 Std nach lumbaler Injektion nachweisbar. Manchmal ist es schon nach 14 Std verschwunden, manchmal bis 96 Std erhalten. Die Diffusion aus den Subarachnoidalräumen in das Blut ist im allgemeinen gering. Nach 10000 E finden sich im Serum nur kurze Zeit kleine Mengen, bei 100000 E erst ein bakteriostatisch wirksamer Blutspiegel während etwa 15 Std.

Die Beurteilung der Penicillinwirkung bei Meningitis meningococcica ist erschwert, da meist gleichzeitig Sulfonamid gegeben wurde. Wichtig sind deshalb die Untersuchungen von MEADS und Mitarbeitern, die 9 Fälle allein mit Penicillin behandelten (3stündlich 45000 E intramuskulär und 12stündlich 10—20000 E intrathekal). Sie fanden ein langsames Ansprechen auf diese Therapie im Vergleich zu Sulfonamiden und mußten in 2 Fällen wegen ungenügendem Effekt auf Sulfonamide übergehen. Die gleichen Erfahrungen melden LOHREY und TOOMEY. Der Sulfonamidtherapie ist heute der Vorzug zu geben. Penicillin ist aber bei den foudroyant-septischen Fällen indiziert (s. S. 1387).

Als *Dosis* wird intrathekal bei Erwachsenen 10—15000 E in 10—15 cm³ Flüssigkeit nach Entleerung der gleichen oder größeren Liquormenge empfohlen, wiederholt alle 12 oder 24 Std bis zur Liquorsanierung von guter Verträglichkeit nach der 1. Injektion 10—50000 E alle 1—2 Tage (FINLAND), bei Kindern 10000 E alle 12 oder 24 Std (COOK). Gleichzeitig ist die übliche intramuskuläre Penicillintherapie zu geben, da ja meist auch eine Meningokokkenämie vorliegt.

Die *sonstige Behandlung* der Meningokokkenmeningitis hat den Prinzipien aller febrilen Infekte und jeder Meningitis zu folgen: Sorgfältige Körperpflege, Sorge für Stuhlentleerung, Antineuralgica, eventuell Sedativa, Kopfeisblase bei Kopfschmerz, lauwarme Bäder, Bettruhe bis zum Abklingen der meningitischen Erscheinungen, auch bei Sulfonamidtherapie mindestens 2 Wochen, dann kleine Bluttransfusionen bei protrahiertem Verlauf oder Pyrifer bei beginnendem Hydrocephalus. In Anbetracht der schweren Schädigungen des Zentralnervensystems sind in der Rekonvaleszenz körperliche und geistige Schonung während der folgenden 4—6 Wochen angezeigt (mit Zugabe von Bädern, Vitamin-B-Produkten), auch wenn in Kriegsverhältnissen sulfonamidbehandelte Meningitispatienten bereits durchschnittlich nach 44,1 Tagen vom Krankenhaus dienstfähig zur Truppe wieder entlassen werden konnten (GOLDBLOOM). Abschließend kann gesagt werden, daß die mörderische Krankheit unter dem Einfluß der Sulfonamidderivate bei Kindern und Erwachsenen ihren Schrecken verloren hat.

Prophylaxe.

Meningitis epidemica ist meldepflichtig. Kranke müssen isoliert werden. In Anbetracht der großen Verbreitung der Meningokokken zur Zeit von Epidemien, besonders in der Umgebung von Erkrankungsfällen, ist der Schutz der Bevölkerung und die Elimination der großen Zahl von Keimträgern, die selbst gefährdet sind, anzustreben. Eine Isolierung der Keimträger läßt sich praktisch nicht durchführen, auch ist deren Zahl viel zu groß, in Epidemiezeiten bis zu 50%. Erst durch die Verwendung der Sulfonamide ist dieses Problem angreifbar geworden. Wegen eventueller Nebenwirkung und der Möglichkeit von Erzeugung sulfonamidresistenter Stämme war man in den ersten Jahren der Sulfonamidtherapie unsicher, ob *prophylaktische Sulfonamidanwendung* durchgeführt werden solle. Nach den bisherigen Erfahrungen kann dies jetzt bejaht werden, indem es sich zeigte, daß wesentlich kleinere Dosen, als wie sie früher angewandt wurden, für die Prophylaxe genügen.

Als *Dosis* hat sich die Eingabe von 1 g Sulfapyrimidin oder eines seiner Abkömmlinge je Tag während 3 Tagen bewährt, um die Meningokokkenträger der Kontaktfälle und geschlossener Einheiten auszumerzen (FAIRBROTHER, LONG, GIÖRGY und LEE).

Beim amerikanischen Flottenpersonal wurde die Prophylaxe bei 600000 Personen mit 1,0 oder 0,5 g Sulfadiazine je Tag durchgeführt und keine Meningokokkeninfektionen mehr gesehen (COBURN). PAINTON (1944) empfahl Sulfadiazin 2 g, nach 6 Std 1 g, nach 18 Std 1 g peroral. LEWIS (1943) sah bei Massenprophylaxe von insgesamt 6 g innerhalb 3 Tagen Absinken der Zahl der Meningokokkenträger von 42,3% auf 0,14%.

KUHNS und Mitarbeiter führten Sulfadiazinprophylaxe in einem Armeelager, wo Meningokokkenmeningitis vorgekommen war, bei 15000 Soldaten durch. Sie sahen im Lager A mit 8000 Personen nach Verabfolgung von 3 g täglich während 3 Tagen 2 Meningitisfälle in den folgenden 8 Wochen, im Lager B mit 7000 Personen und Eingabe von 2 g täglich während 2 Tagen gar keine Erkrankungen, bei 18000 Kontrollpersonen in der gleichen Zeit 40 Fälle. Die Untersuchung auf Meningokokkenträger von je 100 Personen ergab in den Lagern A und B zuvor 36%, bzw. 30%, 8 Wochen nach Prophylaxe 5,4%, bzw. 0%, in den beiden Kontrollgruppen in den Lagern A und B zuvor 38%, bzw. 29%, nach 8 Wochen 55,8%, bzw. 33,3%.

Toxische Nebenwirkungen ernster Art wurden nie beobachtet, einzig im Lager A mit 9 g 2mal Hautausschläge und in 10% leichte Übelkeit, die im Lager B mit 4 g überhaupt fehlte. Eine Änderung in der normalen Arbeit war nicht nötig. Als Bedingung für erfolgreiche Durchführung fordern die Autoren, daß alle Personen gleichzeitig behandelt werden, daß alle Neuzuzügler vor Eintritt bereits zur Behandlung kommen und daß die behandelten Gruppen vor Reinfektion von außen geschützt werden.

PILOT (1945) hat systematische Meningokokkenkontrollen 2, 6, 12, 24 Std und 14 Tage nach einmaliger Gabe von 2 g peroral bei 6 Trägern ausgeführt und sah regelmäßig innerhalb 12—24 Std Verschwinden der Meningokokken im Rachen, bei einem Fall nochmals nach 11 Tagen Auftreten von Typ 1, der auf 4 g Sulfodiazine dann verschwand.

Die Sulfonamidprophylaxe empfiehlt sich nicht nur in geschlossenen Einheiten, sondern auch bei der Zivilbevölkerung, dort wo Meningokokkenerkrankungen gehäuft auftreten, nur sollte sie, wenn einmalig durchgeführt, gleichzeitig und so vollzählig wie möglich durchgeführt werden (KUHNS). Schulschluß ist nur bei größeren Epidemien angezeigt, gegenseitige Ansteckung von Kindern gleich wie die Ansteckung von Pflegepersonal nicht oft beobachtet worden. Kinder aus der Umgebung von Meningitisfällen sind aber doch während 2 Wochen vom Schulbesuch auszuschließen und es empfiehlt sich, sie auf Keimträgertum zu untersuchen. Die Raum- und Kleiderdesinfektion bei Meningitis epidemica-Erkrankung ist anzuordnen. In manchen Gegenden wird 2mal negativer Rachenabstrich vor Entlassung des Patienten aus Isolierung verlangt (HARRIES und

MITMAN), was bei der Sulfonamidtherapie kaum mehr nötig erscheint. Lokale Pinselungen und Spray haben vor der Sulfonamidära keine Erfolge gezeigt in bezug auf Prophylaxe, ebensowenig Vaccination (RIDING und CORKILL in Ägypten, s. auch JÖTTEN).

Literatur.

A. Zusammenfassende Arbeiten.

Ältere Literatur siehe betreffende Artikel von G. JOCHMANN (1. Aufl. 1911). GÖPPERT F. (2. Aufl. 1925), und P. MORAWITZ (3. Aufl. 1934) dieses Handbuches.

DOPTER, CH.: L'infection meningococcique. Paris: Baillière et Fils 1921. Rev. d'Hyg. **1940**, 513.

GRUBER, G. B., u. KERSCHENSTEINER: Erg. inn. Med. **15**, 413 (1917). — GUNDEL, M.: Die ansteckenden Krankheiten, 4. Aufl., S. 217. Stuttgart: Georg Thieme 1950.

HARRIES, E. H., and M. MITMAN: Clinical Practice of infectious diseases, 3. Aufl. Edinburg: Livingstone 1947. — HEGLER, C.: In GUNDEL, Die ansteckenden Krankheiten, 3. Aufl. Leipzig: Georg Thieme 1944. — HIRSCH, W.: Die Meningitis cerebrospinalis epidemica. Berlin 1866.

JOCHMANN, G.: Lehrbuch der Infektionskrankheiten, S. 568. Berlin 1914. — JÖTTEN, K. W.: In KOLLE-WASSERMANNS Handbuch der pathogenen Mikroorganismen, 3. Aufl., Bd. 4, S. 585. 1928. (Literatur.)

PETTE, H.: In Handbuch der Neurologie, Bd. X, S. 336. Berlin: Springer 1936.

SCHOENBACH, E. B.: In R. J. DUBOS Bacter. and mycotic infections of man. Philadelphia: J. B. Lippincott Company 1948.

B. Einzelarbeiten.

ALBRECHT u. GHON: Wien. klin. Wschr. **1901**, 984. — ALEXANDER, H. E.: Advances Pediatrics **2**, 121 (1947). — APPLEBAUM, E.: Amer. J. med. Sci. **193**, 96 (1937). — ARNEIL, G. C.: Arch. Dis. Childr. **21**, 171 (1946).

BALEN, G. F. VAN: Nederl. Tijdschr. **1939**, 4632. — BAMATTER, F.: Jb. Kinderheilk. **142**, 199 (1934). — Schweiz. med. Wschr. **1934**, 41; **1935**, 236. — BANKS, H. S., and J. E. MCCARTNEY: Lancet **1924** I, 1, 771; **1943** II, 635; **1948** II, 635, 677. — BENDA, C.: Dtsch. med. Wschr. **1916**, 401. — Berl. klin. Wschr. **1916**, Nr 17. — BESSON, P. B., and E. WESTERMANN: Brit. med. J. **1943**, 497. — BICKEL, G.: Revue méd. Suisse rom. **61**, 461 (1941). — BINGOLD, K.: Dtsch. Arch. klin. Med. **183**, 422 (1939). — LE BLANC: Fortschr. Ther. **2**, 218, 250 (1926). BRANHAM, S. E.: J. Amer. med. Assoc. **108**, 692. — BRANHAM, S. E., and S. A. CARLIN: Proc. Soc. exper. Biol. a. Med. **49**, 141 (1942). — BRICK, J. B.: New England J. Med. **238**, 289 (1948). — BRODERS, A. C., and A. M. SNELL: Amer. J. Med. **1947**, 657. — BRYANT, J., and H. D. FAIRMAN: Lancet **1939** I, 923. — BUSSE, O.: Klin. Jb. **1910**, Nr 23. — BÜTTNER, H. E.: Med. Klin. **1938**, 808.

CAFFEY u. Mitarb.: J. Amer. med. Assoc. **88**, 1859 (1927). — CAROLUCCI: Pediatria 1909. Zit. nach GRUBER. — CHEEVER, F. S.: Amer. J. med. Sci. **209**, 74 (1945). — COBURN, A. F.: J. Amer. med. Assoc. Ref. **128**, 1253 (1945). — COOKE, J. V.: J. amer. med. Assoc. **127**, 448 (1945).

DANIEL, W. B.: Amer. J. Med. **8**, 468 (1950). — DANIELS, W., S. SOLOMON and A. JAQUETTE: J. Amer. med. Assoc. **123**, 1 (1943). — DESBIOLLES, L.: Helvet. med. Acta **13**, 172 (1946). — DINGLE, J. H., and M. FINLAND: Zit. J. Amer. med. Assoc. **123**, 1 (1943). — DOMAGK, G., u. C. HEGLER: Chemotherapie bakterieller Infektionen. Leipzig: S. Hirzel 1944. — DOPTER, CH.: Rev. d'Hyg. **61**, 513 (1940). — DOST, F. H.: Kinderärztl. Prax. (Sonderh.) **1950**. — DRIGALSKI, V.: Dtsch. med. Wschr. **1905**, 982.

EGGER, P.: Helvet. med. Acta **12**, Suppl. XVII (1945). — EPSTEIN, S., A. COHEN, T. J. LONGO and W. DORFMAN: N. Y. J. J. Med. **47**, 1793 (1947).

FAIRBROTHER, R. W.: Brit. med. J. **1940**, 859. — FANCONI, G.: Die Poliomyelitis und ihre Grenzgebiete. Basel: Benno Schwabe & Co. 1944. — FINLAND, M.: Advances int. Med. **2**, 350 (1947). — FINLAND, M., H. S. COLLINS and T. F. PAINE: J. Amer. med. Assoc. **138**, 946 (1948). — FLATTEN: Klin. Jb. **15** (1906); **20** (1909). — FLEXNER, F.: J. of exper. Med. **17**, 553 (1913). — FOX, M. J., J. F. KUZMA and W. T. WASHAM: Arch. int. Med. **79**, 614 (1947). — FRAENKEL, E.: Beitr. path. Anat. **1916**, 60. — FRIDERICHSEN, C.: Jb. Kinderheilk. **37**, 109 (1918). — FRIEDEMANN, U.: Berl. klin. Wschr. **1916**, Nr 16. — FROMME u. HANKEN: Z. Hyg. **1916**, 82, 243. — FUST, B.: Bull. eidgen. Gesdh.amt **1940**, Nr 18.

Gasser, C., E. Rossi u. H. Pichler: Helvet. paed. Acta **2**, 405 (1947). — Geel, A.: lnaug.-Diss. Zürich, 1942. — Gilbert and Coleman: J. Labor. a. clin. Med. **13**, 547 (1928). — Glanzmann, E.: Kinderärztl. Prax. 1942. — Schweiz. med. Wschr. **1943**, 588. — Goeters, W.: Klin. Wschr. **1940**, 1141. — Goetz u. Hanfland: Dtsch. med. Wschr. **1916**, Nr 42. — Goldbloom, A. A., E. H. Nickman and E. E. P. Seidmon: J. Amer. med. Assoc. **131**, 862 (1946). — Ann. int. Med. **24**, 589 (1946). — Gordon, M. H.: (1) Differenzierung der Meningokokken. Brit. med. J. **1915**, 942. — (2) Anti-Endotoxin. Brit. med. J. **1918**. — (3) Brit. med. J. **1920**, 423. — Graves u. Mitarbeiter: J. Amer. med. Assoc. **92**, 1923 (1929). — Griffith, A. S.: J. of Hyg. **19**, 33 (1920). — Gsell, O.: Sulfathiazol. Schweiz. med. Wschr. **1940**, 342. — Elkosin. Schweiz. med. Wschr. **1944**, 1095. — Sulfonamide. Erg. inn. Med. **64** (1944). — Guillain, G., P. Mollaret and J. Delay: Bull. Soc. méd. Hôp. Paris **55**, 566 (1939). — Gulland and Logan: Brit. med. J. **1925**, No 3354, 687. — Gundel, M.: Die Typenlehre in der Mikrobiologie. Jena: Gustav Fischer 1943. — Gutzeit u. Stern: Med. Klin. **1929 II**, 1400. — Gwyn u. Osler: Zit. nach Jötten. — György, P.: Klin. Wschr. **1925**, 916. — György, P., u. F. H. Lee: Advances Pediatrics **1947 II**, 151.

Haase, G.: Mschr. Unfallheilk. **48**, 397 (1941). — Hegler, C. s. Domagk u. Hegler. — Henning Magnusson, J.: Acta paediatr. (Stockh.) **15**, 153 (1934). — Heubner, O.: Jb. Kinderheilk. **43**, 1 (1896). — Hill, W. R., and Th. D. Kinney: J. Amer. med. Assoc. **134**, 513 (1947). — Hoder, F.: Med. Klin. **1936**, 428. — Hoesch, K.: Zbl. inn. Med. **161** (1940). — Hoyne, A. L., and R. H. Brown: Ann. int. Med. **28**, 248 (1948). — Hrolv: Ugeskr. Laeg. (dän.) **1929 II**, 749.

Isaacson, J.: Clin. Proc. Cape Town **6**, 71 (1947). Ref. Excerpta med. Sect VI, II. 355 (1948).

Jaeger: Z. Hyg. **19**, 351 (1895). — Jehle, L.: Münch. med. Wschr. **1906**, 1395, 2572. — Jubb, A. A.: Brit. med. J. **1943**, 501.

Kattwinkel, E. E.: New England J. Med. **224**, 685 (1941). — Keefer, Ch. S.: Advances int. Med. **1**, 103 (1942). — Kovaćs, E., u. J. Farogó: Schweiz. med. Wschr. **1942**, 1326. — Kristensen, H. H.: Ugeskr. Laeg. (dän.) **109**, 937 (1947). — Krog, P.: Ugeskr. Laeg. (dän.) **1942**, 644. Ref. Kongreßzbl. inn. Med. **113**, 658 (1943). — Kuhns, D. W., C. F. Nelson, H. A. Feldman and L. R. Kuhn: J. Amer. med. Assoc. **123**, 335 (1943). — Kutscher: Handbuch der pathogenen Mikroorganismen, 3. Aufl., Bd. 4, S. 585. 1912.

Laird, S. M.: Lancet **1944 I**, 469. — Lambert, P. P., et A. Frère: Acta Clin. belgica **1**, 72 (1946). — Landis, J.: Schweiz. med. Wschr. **1942**, 179. — Laybourn: South. Med. J. **24**, 678 (1931). — Lechner, A.: Med. Klin. **1926**, 1962. — Lewis, W. B., H. Bolker and D. Klein: Mil. Surgeon **93**, 443 (1943). — Lingelsheim, W. v.: (1) Klin. Jb. **17**, H. 3, 467. — (2) Klin. Jb. **1906**. — Lode u. Schüttermayer: Wien. klin. Wschr. **1929 I**, 5. — Loeffler, G.: Berlin: Schoetz 1938. — Lohrey, R. C., and J. A. Toomey: J. Pediatr. **28**, 86 (1946). — Long, P. H.: J. Amer. med. Assoc. **130**, 985 (1946). — Luz, K.: Münch. med. Wschr. **1940**, 30.

MacMahon and Burkhardt: Amer. J. Path. **5**, 197 (1929). — Maraugoni: Amer. J. med. Sci. **207**, 385 (1944). — Martland, H. S.: Arch. of Path. **37**, 147 (1944). — Marchand, F.: Virchows Arch. **81**, 77 (1880). — Massias, Ch., et Tran-van-Bang: Ann. Méd. **49**, 555 (1948). — Mathisen, H. S.: Tjdschr. Norske Laegef. **66**, 486 (1946). Ref. Excerpta Med. **1**, 18 (1947). — Mayer, G.: Zit. Jötten l. c. S. 618. — Meads, M., H. Harris, B. Samper and M. Finland: New England J. Med. **231**, 509 (1944). — Mendel, B.: Klin. Wschr. **1923**, Nr 17. — Miller, C. P., and M. Bonhoff: Proc. Soc. exper. Biol. a. Med. **60**, 356 (1945); **105**, 620 (1947). — Mitchell-Heggs, G. B.: Brit. J. Dermat. **54**, 283 (1942). — Morrison, J. E.: Lancet **1943 I**, 800. — Moritz, H. R. and N. Zamchek: Arch. of Path. **42**, 459 (1946). — J. Amer. Med. Assoc. **133**, 325 (1947). — Müller, O.: Münch. med. Wschr. **1915**, 1020. — Munk, F.: Med. Klin. **1917**, 217.

Nelson, J., and N. Goldstein: J. Amer. med. Assoc. **146**, 1193 (1951). — Newmann, L. R.: J. Amer. med. Assoc. **146**, 1229 (1951) — Nissen, A.: Dtsch. med. Wschr. **1928**, 1201. — Nyberg: Acta path. scand. (København) **3** 385 (1926).

Oberndorfer, S.: Münch. med. Wschr. **1915**, 787.

Pasqualini, R. Q., et R. Bonetti: Revista San. mil. **45**, 447 (1946). Ref. Excerpta Med., Sect. VI **1**, 19 (1947). — Pfalz: Zbl. Bakter. Orig. **101**, 209 (1927). — Phair, J. J., E. B. Schönbach and C. Root: Amer. J. Publ. Health **34**, 148 (1944). — Pick, L.: Dtsch. med. Wschr. **1916**, Nr 33. — Pilot, J.: J. Amer. med. Assoc. **127**, 310 (1945). — Plaut, F.: Frankf. Z. Path. **36**, 18 (1928).

Rich, A. R.: Bull. Hopkins Hosp. **74**, 1 (1944). — Riding and Corkill: J. of Hyg. **32**, 258 (1932). — Rössle, R.: Münch. med. Wschr. **1916**, 646. — Root, C.: Amer. J. Publ. Health **34**, 148 (1944). — Roussel u. Malard: Zit. Dopter. — Rusca: Dtsch. Arch. klin.

Med. 103 (1921). — DE RUDDER, B.: Die akuten Zivilisationsseuchen. Leipzig: Georg Thieme 1934.

SCHÖNBACH, E. B.: In DUBOS, Bacterial and mycotic infections of man, S. 504. Lippincott Co. 1949. — SCHOTTELIUS: Münch. med. Wschr. **1906**, 1715. — SCHOTTMÜLLER, H.: Münch. med. Wschr. **1905**, 1617, 1683, 1729. — SEN, B.: Indian J. med. Res. **26**, 335 (1938). Ref. Kongreßzbl. inn. Med. **98**, 648 (1939). — SILBERGLEIT u. v. ANGERER: Dtsch. med. Wschr. **1916**, Nr 1. — SOMERS, R. B.: Lancet **1939 I**, 921. — STÄHELIN, R.: Schweiz. med. Wschr. **1941**, 1393. — STIRNIMANN, W.: Genickstarre im Kindesalter. Bern: Huber 1944. — STOTE: Lancet **1929 II**, 701. — SWEET, L. K., H. P. DOWLING and M. J. HOWELL: J. Pediatr. **30**, 438 (1947).

THOMAS, H. M.: J. Amer. med. Assoc. **123**, 264 (1943).

UMBER, F.: Dtsch. med. Wschr. **1915**, 209.

VERSÉ, M.: Kriegspath. Tagg Berlin 1916, S. 53. — VISCHER, W.: Helv. Med. Acta **18**, 422, 1951.

WALKO: Prag. med. Wschr. **1915**, 197, 215. — WATERHOUSE, R.: Lancet **1911 I**, 577. — WEICHSELBAUM: Fortschr. Med. **5**, 573 (1887). — WEICHSELBAUM u. GHON: Wien. klin. Wschr. **1905**, Nr 24, 625. — WEINDEL, R.: Klin. Wschr. **1934**, 338. — WEINER, H. A.: Arch. int. med. **86**, 877 (1950). — WESTENHÖFER, M.: (1) Berl. klin. Wschr. **1905**, Nr 24, 737. — (2) Klin. Jb. **1906**, Nr 15, 675. — WILLIAMS, H.: Med. J. Austral. **2**, 557 (1942). — WODARZ, A.: Zbl. inn. Med. **1929 I**, 17. — WÜSTENBERG, J.: Zbl. Bakter. I Orig. **146**, 54 (1940).

ZELLER, W. W., H. L. HIRSH, L. K. SWEET and H. F. DOWLING: J. Amer. med. Assoc. **136**, 8 (1948).

Typhus abdominalis und Paratyphus.

Von

K. Bingold.

Mit 21 Abbildungen.

Typhus abdominalis.

Einleitung.

In der Erforschung des Typhus abdominalis heben sich seit Mitte des vorigen Jahrhunderts wichtige Marksteine ab.

Es war zum großen Teil das Verdienst WUNDERLICHs, den Bauchtyphus als Erkrankung spezifischer Art, mittels der von ihm planmäßig durchgeführten Thermometrie, aus dem Gestrüpp unklarer Ansichten und Erkenntnisse herausgehoben zu haben. Die Typhuskurve, die WUNDERLICH aufgestellt hat, kann auch heutzutage noch in jedem Lehrbuch Aufnahme finden. Dieses Zeugnis systematischer Forschungsarbeit kann man in genügender Weise nur würdigen, wenn wir uns daran erinnern, wie gering um die siebziger Jahre unsere Erkenntnisse sowohl in epidemiologischer wie in ätiologischer Beziehung noch waren. Durch den Nachweis einer Spirochäte im Blut war zwar mit Sicherheit zuerst einmal das Rückfallfieber ätiologisch abzugliedern gewesen, vom Bauchtyphus wußte man aber noch 1868 nicht viel mehr, als daß er zwar „als eine ansteckende Krankheit zu gelten habe, daß man aber gleichwohl auch mit einer Spontanentwicklung rechnen müsse" (MURCHISON).

Die Abtrennung des Typhus abdominalis von anderen fieberhaften Krankheitsbildern vollzog sich nur langsam und zögernd, vom Flecktyphus definitiv erst durch die Arbeiten von MURCHISON, GRIESINGER, LIEBERMEISTER und schließlich durch CURSCHMANN, dem Älteren.

Erst mit der Entdeckung EBERTHs, KOCHs und GAFFKYs gewinnt unsere Vorstellung vom Wesen des Typhus abdominalis eine andere Gestaltung als früher. Nun kann man die Wege verfolgen, die der Bacillus im Organismus nimmt, man lernt auch Ausscheider kennen, die mit Stuhl und Urin Bacillen verstreuen und Gefahr zu neuen Infektionen bringen. Bakteriologie, klinisches Bild und Sektionsbefund decken die Zusammenhänge so auf, wie sie jetzt Geltung haben und geben für die Therapie eine neue Richtung.

So steht der Typhus abdominalis um die Jahrhundertwende als geformtes, fest umrissenes Bild vor uns, von dem uns SCHOTTMÜLLER nur noch lehren konnte, daß dem Typhusbacillus als ätiologischem Faktor und als Haupterreger noch zwei nahe Verwandte zur Seite stehen, die sich im Organismus nach gleichen Gesetzen die Infektionswege bahnen können.

Der Typhus-Paratyphusbacillus erscheint uns aber schon $^1/_2$ Jahrzehnt später nicht mehr lediglich als das böse Prinzip, das die Krankheit erregt; beide Bacillenarten, dem sich noch der Paratyphusbacillus A hinzugesellt, geben uns mit der aus ihnen bereiteten Vaccine auch die Möglichkeit, den Krankheitsverlauf milder zu gestalten, die Todesziffer herabzusetzen, unter Umständen sogar die Morbidität zu vermindern.

Mit dem Auftauchen der Antibiotica ist auch für die Typhustherapie eine neue Ära angebrochen, wie wir wohl annehmen dürfen. Doch befanden wir uns zur Zeit der Drucklegung noch nicht am Ziel, viel eher noch näher dem Start.

Man muß sich mit den Abhandlungen der alten Autoren befassen, um wahrzunehmen, daß Jahrhunderte verstreichen mußten, um zu klaren Auffassungen vom Wesen des Typhus zu kommen. Den größten Einschnitt in die Epochen der vorher so langsamen Entwicklung stellt zweifellos die bakteriologische Aufklärung dar.

Geschichte.

Es besteht wohl kein Zweifel, daß der Typhus schon im Altertum aufgetreten ist, zum mindesten finden sich in den Schriften des Hippokrates Krankheitsbeschreibungen, die in vielen Zügen an die Symptome des Typhus denken lassen. Allerdings herrschte in den Vorstellungen über die fieberhaften Erkrankungen jahrhundertelang im allgemeinen eine völlige Verwirrung, die sich erst zu Beginn der Neuzeit — mit der Entwicklung des wissenschaftlichen Denkens in unserem Sinne — in aufschlußreichere Anschauungsweisen auflöste.

Wir folgen in erster Linie den Gedankengängen alter Beschreibungen und vor allem der vorzüglichen ,,Geschichte der Medizin" von HAESER, die den Vorteil hat, die Irrtümer der damaligen Zeit noch mehr zur Darstellung zu bringen, weil ihr die Kritik auf Grund bakterieller Bekenntnisse noch nicht eigen war.

Im Jahre 1624 beschrieb SPIEGHEL (SPIEGELIUS) zu Padua Krankheiten, die außer den ,,typhösen" Symptomen die Entzündung der Ileocöcalgegend näher charakterisierten. WILLIES trennte 1659 Krankheiten mit Neigung zu örtlichen Komplikationen von der ,,febris pestilens" ab, bei der sich im Dünndarm ,,Pusteln ähnlich denen der Variola und Geschwüre" fanden. Ebenso bei ihm, wie auch 1696 bei BAGLIVI, sind die nicht seltenen Anschwellungen der mesenterischen Drüsen aufgezeichnet.

Das 18. Jahrhundert tritt schon mit wesentlich erweiterten Kenntnissen hervor:

Die berühmte Beschreibung der ,,nervosa lenta" von HUXHAM aus einer Epidemie 1737 entspricht Zug um Zug dem Abdominaltyphus. Die Verschiedenheit der ,,nervösen" Fieber von solchen, die mit Eiterungen einhergehen, ist nach HUXHAM so groß, daß er bereits geneigt ist, jeder dieser Krankheitsformen ein spezifisches Kontagium zuzuschreiben. In Deutschland läßt eine bemerkenswerte Abhandlung von RIEDL 1748 auf Grund von *Sektionen* die Ansicht erkennen, daß die Intestinalfieber verschiedener Art sind und verschiedene Ursachen haben.

Während im 17. Jahrhundert in den Berichten noch von typhösen Seuchen oder typhösen Pneumonien, von exanthematischen und diphtheritischen Formen gesprochen wird, finden die Typhusepidemien im engeren Sinne in den Beschreibungen aus dem 7jährigen Krieg größere Beachtung. Allerdings werden sie auch hier noch in inniger Verbindung mit ,,bösartigem Fieber" abgehandelt, wie ein Literaturbericht aus dem Jahre 1761 von DONALD MONRO zeigt: ,,An account of the diseases which were most frequent in the British military hospitals in Germany from 1761 to 1763". Es kann wohl kein Zweifel bestehen, daß sich unter diesen Schilderungen noch alle möglichen Krankheitszustände, wie Malaria, Durchfälle, ruhrartige Erkrankungen, vermutlich auch *generalisierte Drüsenerkrankungen* verbergen, denn es wird z. B. davon gesprochen, daß sich im Hauptlazarett zu Paderborn der Typhus zu ,,pestartiger Höhe mit Bubonen in den Achselgruben und den Weichen" steigerte.

Der wichtigste Fortschritt des 18. Jahrhunderts besteht in der genaueren Analyse der früher allgemein als typhöse Erkrankungen angesprochenen einzelnen Formen. Die leichteren Fälle belegte man, ohne damit eine scharfe Grenze zu ziehen, mit der Bezeichnung ,,Synochus simplex effemera plurium dierum" und mit anderen, schon im Altertum gebräuchlichen Namen.

Seit FRACASTORI hatte man solche Erkrankungen nach verschiedenen Gesichtspunkten eingegliedert, nach ihrer Kontagiosität, ihrem mehr oder weniger typischen Verlauf und nach dem Charakter ihrer Krisen. Später trennte man die putriden und die malignen Formen ab. Eine Unterscheidung von dem exanthematischen Flecktyphus läßt sich aber hieraus noch nicht erkennen. Immerhin war bereits bekannt, daß die Krankheit durch den Konnex mit kranken Menschen und den Aufenthalt in schmutzigen Räumen, Krankenhäusern und Gefängnissen entsteht. Aber im 18. Jahrhundert nahm doch die Beschreibung der *Empfindungen* der Kranken noch die wichtigste Stellung ein. Die objektive Untersuchung beschränkte sich fast nur auf Puls, Zunge, Harn- und Stuhlentleerungen.

Immerhin wird um diese Zeit von einigen Autoren (HOFFMANN, TARGIONI, TOCCETTI, STRACK) schon die *Roseola typhosa* bemerkt und als etwas besonderes erkannt. STRACK empfahl bereits, sie täglich sorgfältig zu suchen, „weil sie häufig so unbedeutend ist". Auch die Bronchitis gesellte sich zur ständigen Symptomatologie.

Über die *Todesursachen*, sofern sie sich nicht sinnfällig auf Blutungen, Durchfälle und Lungenentzündungen zurückführen ließen, befand man sich vollkommen im Dunkel. Im 18. Jahrhundert erkannte man in zunehmendem Maße, daß die im Feld stehenden Truppen besonders gefährdet waren, und daß es galt, in erster Linie sie vor den Lagerseuchen zu bewahren. Freilich beschränkte sich die Prophylaxe vornehmlich auf Aderlässe.

Die Franzosen bevorzugten ferner mehr antiphlogistische Methoden, die Engländer diätetische Maßnahmen, sie setzten ihr Vertrauen auf kräftige Nahrung und Burgunder. Auch die Brechmittel standen in hohem Ansehen. In der Mitte des 17. Jahrhunderts setzte sich aber bereits die Anwendung der Chinarinde durch, jedoch spielten immer noch giftwidrige Arzneien, wie Bolus und an Reizmitteln besonders Campher eine bedeutende Rolle, und Brechweinstein wurde in geradezu unglaublichen Dosen gegeben. Man wandte ferner Blasenpflaster aus vegetabilischen Stoffen und kleine Dosen von Laudanum medikamentös an. Schließlich wurde allmählich der Wert hygienischer Maßnahmen, wie frische Luft und peinliche Sauberkeit der Kranken erkannt und insbesondere erwarben sich HAHN zu Schweidnitz, BRAND u. a. große Verdienste mit der Einführung der ja heute noch geübten Hydrotherapie.

Die ersten genaueren *pathologisch-anatomischen Untersuchungen* wurden von deutscher Seite von PEYER und BRUNNER in den Jahren 1677 bzw. 1687 veröffentlicht. In seinen grundlegenden Ausführungen über die Drüsen des Darmes hob PEYER sogar bereits hervor, daß sich während einer Epidemie aus den Jahren 1675—1676 nicht selten an den Stellen der nach ihm benannten Drüsen Geschwüre fanden, die er freilich mit dem Mißbrauch drastischer Abführmittel zu erklären suchte, und auch BRUNNER beobachtete Veränderungen am Dünndarm über die Valvula Bauhini hinaus. MORGAGNI studierte 1762 nicht nur den Darm, sondern auch die Mesenterialdrüsen, die Milz und die Lunge. Weitere Etappen der Erforschung des Typhus waren eine Abhandlung von ANTON LUY 1767 über eine Pariser Epidemie bösartigen Fiebers, bei der Geschwüre des Ileums als konstantes Symptom auftraten, weiter das Werk von RÖDERER und WAGL aus dem Jahre 1760, die durch Leichenuntersuchungen wesentliche diagnostische Fortschritte erzielen konnten, und schließlich die ebenfalls mit anatomischpathologischen Methoden durchgeführte Arbeit von PROBST 1805. Immer noch fehlte jedoch die Erkenntnis über die innere Zusammengehörigkeit der beobachteten verschiedenen Läsionen im Sinne einer Krankheitseinheit.

Noch ums Jahr 1800 war man fest der Meinung, daß ein großer Teil der typhösen Seuchen sich aus Malariafiebern entwickle, wofür Epidemien wie 1800—1806 in den Niederlanden und Frankreich und solche in den Malariadistrikten des mittleren Italien zu sprechen schienen. Daneben traten allerdings auch Epidemien auf, die man nach ihrem vorwiegend abdominellen Verlauf von den Malariaformen abtrennte, so nach 1806 zwischen Bayreuth und Bamberg und auf Rügen.

Irland wurde 1797—1803 von Seuchen heimgesucht, die wohl exanthematischen Charakters waren, und für die man eine Entzündung des Gehirns verantwortlich machte. Schließlich scheint in den Küstenländern des Mittelmeeres auch ein „biliöses Typhoid" aufgetreten zu sein. Die Vermischung der verschiedensten fieberhaften Infektionskrankheiten ist derart, daß es retrospektiv kaum möglich ist, aus den Beschreibungen die einzelnen Formen zu differenzieren, insbesondere ist der Flecktyphus bis jetzt noch niemals aus der ganzen Gruppe als Sonderkrankheit erkannt worden.

Immer aber war das Auftreten von Seuchen an Zeiten kriegerischer Ereignisse gebunden. So stieg besonders in den Befreiungskriegen die Typhusmorbidität zu furchtbarer Höhe an, als nach dem Rückzug der großen Armee aus Rußland der Strom der Flüchtlinge über Deutschland hinwegflutete. Während vor der Vereinigung der einzelnen Heerhaufen an der Weichsel sich in den Hospitälern in Erfurt, Magdeburg, Berlin und Posen nur wenig Kranke befanden, kam es zu massenhaftem Auftreten des „Nervenfiebers", als die Armee in Polen eingerückt war, wobei die Zahl der während des russischen Feldzuges erkrankten Soldaten in die Zehntausende stieg. Seinen Gipfel erreichte der Typhus im Winter 1812/13. Von 30000 gefangenen Franzosen starben 25000 und natürlich verbreitete sich die Seuche auch auf die Bevölkerung.

RICHTER schätzt die Zahl der Todesopfer allein in der belagerten Festung Torgau auf 29000—30000, wovon 20000 auf das Militär entfielen. Die Erkrankung wurde als „nervosa lenta", „Typhus" und „typhöse Ruhr" bezeichnet; immerhin scheint es, daß die Erscheinungen bei der großen Armee vorwiegend abdominaler Art waren.

Von den Ärzten wurden die Kriegsseuchen von 1805—1815 „im Grunde nur als Modifikation eines und desselben Grundleidens geschildert, welches sich in 2 Hauptformen, nämlich als ‚Nervenfieber' und ‚Ruhr' zu erkennen gab". Ihre Ansicht stützte sich darauf, daß die

Ansteckung mit der einen anscheinend die andere Form hervorrufen konnte, und daß das Überstehen der einen vor der anderen schützen sollte. Höchstens bräche zuweilen in der Rekonvaleszenz aus der Ruhr das Nervenfieber hervor. Bei dem letzteren unterschied man eine akute und eine schleichende Form und glaubte zu beobachten, daß die milde Form des akuten oder petechialen Nervenfiebers sich mehr bei kräftigen Leuten entwickelte, während die heftigere „adynamische Varietät des akuten Nervenfiebers" weit in der Mehrzahl war und sich zu einer regelrechten Kriegspest mit Bubonen, Hautbrand und sonstigen Komplikationen zu entwickeln pflegte. Die schleichende Form verlief dagegen fast fieberlos und dauerte etwa 20—40 Tage; sie war im wesentlichen durch wäßrige Durchfälle und Darmgeschwüre charakterisiert.

Über die *Ätiologie* machten sich nur wenige Ärzte Gedanken, meist wurden die unhygienischen Verhältnisse oder klimatischen Einflüsse verantwortlich gemacht, darüber hinaus hielt sich aber erstaunlich lange die hippokratische Lehre vom *Miasma*, denn an dem Wirken eines Kontagiums konnte man selbstverständlich nicht vorübergehen. Hierbei wurden die sonderbarsten Auffassungen geäußert, und ein jeder legte sich seine eigene Theorie zurecht.

Ein entscheidender Schritt zur Trennung der beim Ileotyphus auftretenden Darmveränderungen von einfachen enteritischen Entzündungsformen erfolgte 1814 durch PETIT und SERRES aus dem Hôtel-Dieu in *Paris*. Die Autoren erkannten die Plâques als das wesentlichste Merkmal der Krankheit und betrachteten sie als den Ausgangspunkt aller sonstigen Erscheinungen, die auf dem Wege über die Resorption krankhafter Stoffe zur Schwellung der Mesenterialdrüsen und zum Fieber führen sollten.

Etwa von dieser Epoche an werden die geschichtlichen Quellen zahlreicher und man erhält den Eindruck, daß die Forschung auf breiterer Basis voranschreitet. In Frankreich gab eine Epidemie aus dem Jahre 1826 zu Tours den Forschern BRETONNEAU und TROUSSEAU Anlaß zu bedeutsamen Veröffentlichungen und LOIS gab 1829 eine klassische Schilderung, in der er die Krankheit erstmals mit dem seither in Frankreich allgemein gebräuchlichen Namen „Fièvre typhoide" belegte. In Deutschand schilderten POMMER in Tübingen, BISCHOF in Prag, HEUSINGER in Würzburg, sowie LESSER die Veränderungen des Darmes als Wirkungen entzündlicher Vorgänge und fanden zunächst nicht die verdiente Beachtung. In England gab insbesondere MURCHISON eine Übersicht über die wichtigsten Beobachtungsergebnisse der ersten 3 Jahrzehnte und HEVETT eine besonders ausführliche Beschreibung der Veränderungen in den solitären und den PEYERschen Follikeln, die Erweiterung ihrer Ausführungsgänge und die Zerstörungen des Gewebes unter Verschwärung und Verschorfung.

Inzwischen schien zeitweise der abdominale Typhus vor dem exanthematischen immer mehr zurückzutreten und eine besondere, traurige Berühmtheit erreichte die Typhusepidemie der Jahre 1847/48 in Oberschlesien, die von der radikalen Presse des Jahres 1848 auf Konto grober Pflichtvergessenheit der Provinzialbehörden geschrieben wurde. Die schlesische Hungerpest war eine Folge von Mißernten und Arbeitslosigkeit, bedingt durch die Einführung mechanischer Webstühle; und größte Hungersnot führte zu den höchsten Graden von Morbidität und Mortalität. Auch VIRCHOW trat in seinem Bericht über die persönliche Beobachtung dieser Epidemie scharf anklagend gegen die sozialen Mißstände auf. In seiner wissenschaftlichen Stellungnahme finden wir allerdings noch Begriffe wie „*Miasma, chemische Zersetzung, Zusammenstoß polarer und äquatorialer Luftmassen, Prädisposition, Witterung, Widerstandsfähigkeit des Nervenapparates*" u. dgl.

Während bis jetzt, wie erwähnt, die Abgrenzung zwischen Abdominal- und Flecktyphus noch nicht durchgeführt war, hören wir zum erstenmal durch MURCHISON in England von der irischen Seuche, die zu Ende des Jahres 1846 infolge von Verschleppung auch nach Glasgow und Liverpool übertragen wurde und in ganz England an 200000 Todesfälle verursacht haben soll. MURCHISON unterscheidet nach der Symptomatik erstmalig 3 Formen als Bestandteile der Epidemie:

1. den Abdominaltyphus,
2. das „relasing fever", vermutlich Typhus recurrens, und
3. den exanthematischen Typhus als vorwiegende Form,

wobei die Letalität der 3 Formen eine wesentlich verschiedene gewesen sei. Von diesem Zeitpunkt an tritt die Unterscheidung zwischen typhösen und exanthematischen Krankheitsformen immer schärfer hervor. Dieser Gedanke setzte sich jedoch nur sehr langsam durch. So ist z. B. in dem seinerzeit berühmten Werk von HILDEBRAND von einer scharfen Trennung der beiden Formen noch keine Rede, obwohl sein Bestreben bedeutsamerweise bereits dahin ging, die „Essentialität" des „ansteckenden Typhus" zu beweisen. Er forderte, daß die pathologisch-anatomische Entzündung der Gedärme zu den stabilen Voraussetzungen für die Typhusdiagnose gehöre, während der Meteorismus ein wandelbares Symptom sei. Er nahm an, daß der Tod häufig durch die Entzündungsvorgänge an Darm und Leber erfolgt.

Auch LINDWURM, ebenso wie die englischen Autoren um das Jahr 1840, trat noch für die Identität der exanthematischen und der abdominalen Typhusform ein. Er versicherte — in Übereinstimmung mit STOPES —, es sei kein Fall bekannt, daß ein Rekonvaleszent vom exanthematischen Typ kurz darauf vom abdominalen Typhus befallen werde und umgekehrt.

Demgegenüber verfochten den Standpunkt der Verschiedenheit PALLOW und STEWARD in England, in Frankreich ROUCHOUX, der Schweizer LONGBART, später in Frankreich VALLEIX und FORGET, in Deutschland hauptsächlich GRIESINGER, sowie die Engländer WILLIAM JENNER und MURCHISON. VIRCHOW nahm aber noch in diesen Jahren eine vermittelnde Stellung zwischen den beiden Auffassungen ein, indem er den exanthematischen Typhus für die einfache, den abdominalen für die kompliziertere Form erklärte. Besonderes Gewicht unter den Verteidigern der spezifischen Verschiedenheit hatte jedoch die Auffassung von WARFVINGE in Stockholm aus dem Jahre 1875, denn er konnte sich auf nicht weniger als 2239 Fälle des exanthematischen und 248 des abdominalen Typhus stützen.

1882 konnte HEINRICH HAESER die Problematik dieser Frage in seinem so ausführlichen Lehrbuch der Geschichte der Medizin wie folgt zusammenfassen: ,,Desto weniger scheint es bedenklich, die spezifische Verschiedenheit der abdominellen und der exanthematischen Typhusform als ein, keines weiteren Beweises bedürfendes Axiom hinzustellen''; ferner stellt er kritisch fest: ,,Den Kernpunkt dieser ganzen Angelegenheit bildet offenbar die Frage nach der Existenz spezifischer, den einzelnen Formen der typösen Krankheiten eigentümlicher Krankheitsgifte. *Solange diese nicht unzweifelhaft nachgewiesen sind, bleibt auch dieser Gegenstand auf Vermutungen beschränkt.*''

Ehe dieser Beweis durch die Entdeckung des Typhusbacillus einerseits und durch die der Rikettsien andererseits endgültig erbracht wurde, existierte noch eine Reihe von Hypothesen zur Ätiologie, die wegen ihres teilweisen Wahrheitsgehaltes von Interesse sind. MURCHISON, der wohl mit am meisten zur Klärung des Typhusproblems in der vorbakteriologischen Zeit beigetragen hat, neigte zu der Ansicht, daß das Typhusgift in ,,fäulnischer Zersetzung organischer Substanzen'' zu suchen sei. Diese Auffassung fand ihre Stütze scheinbar darin, daß tatsächlich eine Übertragung der Krankheit durch die Ausscheidungsprodukte kranker Menschen möglich war. *Die Bedeutung der Fäulnis blieb zwar sehr umstritten, trug aber immerhin viel zur hygienischen Bekämpfung bei.*

Man konnte ferner an der Beobachtung nicht vorbeigehen, daß die Typhuserkrankungen zu gewissen Jahreszeiten, besonders im Spätsommer unverkennbar anstiegen, weiterhin, daß sie an gewisse Orte gebunden waren. Aus diesen zeitlichen, örtlichen und individuellen Faktoren, die unverkennbar waren, entwickelte sich die lokalistische Lehre PETTENKOFERS mit seiner Theorie von den Beziehungen zwischen dem *Grundwasserstand und der Ausbreitung des Typhus* an gewissen Örtlichkeiten. Besonders der Anstieg der Typhussterblichkeit in München bei niedrigem Grundwasserstand schien einen Widerspruch nicht zuzulassen. Das Typhusgift war offenbar vom Menschen aus in den Boden gebracht, schien eine Art Metamorphose durchzumachen und erst dadurch wirkungsvoll zu werden. Je niedriger der Grundwasserstand und je schwerer damit die Oberfläche der Luft zugänglich war, desto mehr schienen die Gifte ausstrahlen zu können.

Nun ließ sich aber diese PETTENKOFERSche Grundwasser-Lufttheorie nicht ohne weiteres auf andere Stätten übertragen und LIEBERMEISTER konnte mit seinen Schülern nachweisen, daß sich manche Epidemien allein durch Trinkwasser erklären ließen, das durch Ausscheidungen von Typhuskranken verunreinigt war. CURSCHMANN hat dann später (1886), sogar den Nachweis geführt, daß eine Hamburger Epidemie durch Elbwasser bedingt sein mußte.

Dieser Streit der Theorien wurde mit großem Temperament geführt und endete erst mit der Entdeckung des Typhusbacillus durch EBERTH, der ihn in den Mesenterialdrüsen nachwies. Seine Befunde wurden von KOCH bestätigt, die Reinzüchtung gelang erst 4 Jahre später durch GAFFKY. Damit war die kontagiöse Entstehung gesichert. 1890 war man so weit, den Typhusbacillus morphologisch und kulturell einwandfrei von anderen Bacillenarten des Darmes abzusondern, 1896 entdeckten GRUBER, DURHAM und WIDAL die *Agglutination*.

ACHARD und BENSAUDE fanden 1897 mit Hilfe der negativen Seroagglutination Bacillen, denen sie den Namen Paratyphusbacillus gaben. Diese Keime hatten sie aus dem Gelenkeiter eines Typhuspatienten und aus dem Harn eines anderen Kranken gezüchtet. Um die Einheit des Typhus abdominalis zu erschüttern, bedurfte es aber erst der systematischen Untersuchungen SCHOTTMÜLLERS aus dem Jahre 1900, die einwandfrei zu erkennen gaben, daß die Gliederung Typhus und Paratyphus abdominalis ätiologisch aufgestellt werden müsse.

SCHOTTMÜLLER entdeckte die Paratyphusbacillen in 2 Varietäten A und B. Unsere Kenntnisse hinsichtlich des Paratyphus wurden von KAYSER, KATH und BRYON befestigt.

1901 züchteten SCHOTTMÜLLER und fast zur gleichen Zeit CASTELLANI und COURMONT den Bacillus aus dem Blut.

Bakteriologie.

Am 17. April 1880 hielt C. J. EBERTH im Ärztlichen Verein in Zürich einen Vortrag über „Die Organismen in den Organen bei Typhus abdominalis". Schon im November 1879 konnte er mikroskopische Präparate von Bacillen in „metastasierenden Lymphdrüsen" Kollegen und Zuhörern seiner Vorlesung demonstrieren. In anerkennenswerter Bescheidenheit kam er an Hand von 23 Fällen, von denen 12 einen positiven, 11 einen negativen Befund ergaben, zu folgendem Schluß:

„Das eben Mitgeteilte macht es gewiß in höchstem Grade wahrscheinlich, daß die in den Organen bei Typhus gefundenen Organismen in Beziehung zu diesem Prozeß stehen. Daß sie die Träger des spezifischen Giftes selbst sind, dafür wäre freilich erst dann der Beweis geleistet, wenn es gelänge, dieselben zu übertragen und damit auch die für den Abdominaltyphus charakteristischen Veränderungen zu erzeugen. Blieben aber auch diese Versuche resultatlos, weil die Versuchstiere sich als immun erwiesen, so könnte doch vielleicht auf dem bereits betretenen Wege durch eine sorgfältige Untersuchung eines größeren Materials die Frage nach der Bedeutung dieser Organismen gelöst werden. Die Ausdauer eines einzelnen dürfte aber schwerlich hinreichen, um eine so mühsame und so lange Zeit in Anspruch nehmende Untersuchung durchzuführen; und so mögen denn diese Zeilen eine Anregung sein, um mit vereinten Kräften an diese Aufgabe zu gehen."

Gegenüber Versuchen früherer Autoren, Bakterien in den Geweben nachzuweisen, zeichnet sich die EBERTHsche Bearbeitung durch zuverlässige Genauigkeit aus. Sie läßt erkennen, daß EBERTH tatsächlich den Erreger in Händen hatte.

Morphologisch hätten die Stäbchen freilich nicht von anderen Darmbakterien abgetrennt werden können und es mußte erst die Forderung KOCHS einer Reinzüchtung erfüllt werden. Es ist GAFFKYs Verdienst, *der bakteriellen Genese des Typhus abdominalis* durch kulturelle Isolierung die letzte und sicherste Stütze gegeben zu haben. Die Anerkennung des Typhusbacillus als *einzigen* Erreger des Typhus abdominalis fand eine Einbuße erst 20 Jahre später, als SCHOTTMÜLLER in den von ihm als „Paratyphus B-Bacillus" und „Paratyphus A-Bacillus" bezeichneten engen Verwandten des Typhusbacillus neue Erreger entdeckte, die klinisch wie pathogenetisch fast das gleiche Krankheitsbild des Typhus abdominalis erzeugen konnten.

1903 fand SCHOTTMÜLLER diesen Paratyphus B-Bacillus wieder bei sporadischen Fällen von Gastroenteritis und sogar bei den schweren Fällen von Cholera nostras.

Lange glaubte man, daß dieser Paratyphus B-Bacillus kulturell identisch sei mit dem von GÄRTNER in Jena bereits 1888 bei lokalen Darmkrankheiten aufgefundenen „Enteritiserreger". Mit der Ausweitung zuverlässiger Differenzierungsmethoden konnte die Artspezifität beider Erreger geklärt werden.

Wir werden praktischerweise schon in diesem Abschnitt neben der Abhandlung über den Typhus auch auf die Paratyphuserreger und die vielen bei Mensch und Tier in Erscheinung tretenden Enteritiserreger eingehen müssen. Ihr Nachweis, ihre Identifizierung und die Feststellung ihrer unterschiedlichen Pathogenität ist vor allem für die Aufdeckung *epidemiologischer* Wege von wesentlicher Bedeutung geworden. Nur eine außerordentlich fein ausgebaute serologische Methodik verwirklichte die sichere Trennung von menschenpathogenen und rein tierpathogenen und *nur* Tierseuchen erzeugenden Stämmen.

1930 hat man sich am Ersten Internationalen Mikrobiologischen Kongreß in Paris auf eine einheitliche Systematik und Nomenklatur der Mikroorganismen, die im wesentlichen der botanischen und zoologischen Nomenklatur angepaßt wurde, geeinigt.

Der Bacillus typhi abdominalis ist mit dem Namen „Eberthella typhosa", das Bacterium coli commune mit dem Namen „Escherichia coli" belegt worden. Für die große Gruppe der gramnegativen beweglichen Stäbchen, die fast ausnahmslos peritriche Begeißelung haben, wurde die frühere allgemeine Bezeichnung Paratyphus- bzw. Enteritisbacillen verlassen und der Gattungsname „*Salmonella*" eingeführt, für die gramnegativen unbeweglichen Ruhrerreger die Bezeichnung „*Shigella*".

Die CURSCHMANNsche Monographie aus dem Jahre 1898 muß sich noch mit dem Hinweis begnügen, daß die Zahl der Geißelfäden beim Colibacillus eine weit geringere sei. Diese Geißelbildung sollte in der Folgezeit eine damals noch ungeahnte Bedeutung gewinnen. Kulturell mußte man sich seinerzeit auf das Verhalten der Bacillen auf Gelatine und Agar und auf ihr Wachstum auf Kartoffelscheiben verlassen, nachdem schon von GAFFKY beobachtet worden war, daß der Colibacillus einen auffallend üppigen graugelblichen Belag bildet. Zur Züchtung von Typhusbacillen aus dem Stuhl hatte man auf keinem der damals bekannten Nährböden sichere Unterscheidungsmerkmale gegenüber dem Colibacillus.

Blutkultur. In unserer Abhandlung werden wir uns in erster Linie auf die Besprechung beschränken müssen, wie weit es mit Hilfe relativ einfacher Methoden gelingt, auf schnellste Weise festzustellen, ob eine hochfieberhafte Erkrankung mit Sicherheit als Typhus oder Paratyphus abdominalis anzusprechen ist. *Gramnegative Stäbchen in der Blutkultur haben eine weit größere diagnostische Bewertung als grampositive Kokken.* Es gibt bei sorgfältig angelegten Blutkulturen kaum einen Zweifel darüber, daß beim Nachweis gramnegativer Keime diese als Erreger der betreffenden Krankheit anzuerkennen sind. Bei grampositiven Keimen ist es noch nicht sicher, ob sie sich nicht verunreinigend in die Kultur eingeschlichen haben, wie das so häufig bei Staphylokokken der Fall ist.

Es müßte gefordert werden, daß diese ersten Untersuchungen auch heute noch in einem den Krankenabteilungen direkt angegliederten klinisch-bakteriologischen Laboratorium durchgeführt werden können. Dazu gehört keine allzu große Ausrüstung. SCHOTTMÜLLER mit seinen Assistenten ist es schon vor 50 Jahren in 85% aller Fälle gelungen, *die Typhusbacillen aus dem Blute zu züchten. In dem Moment einer solchen Feststellung charakterisiert sich eine fieberhafte Erkrankung eben praktisch nur als Typhus abdominalis oder als eine seiner Komplikationen.* Die Blutkultur ist die beste und schnellste Methode für die *Diagnose*. Die weitere Differenzierung muß dem Fachbakteriologen anheimgestellt werden; aber Zeitverlust und Umwege, die mit dem Verschicken von Blut und Material nach auswärtigen Stellen verbunden sind und oft das Keimwachstum verhindern, sollten unter allen Umständen vermieden werden.

Es ist bedauerlich, daß es große Kliniken gibt, die mit Elektronenmikroskopie, mit Apparaturen für Elektrophorese, mit Ultrazentrifugen ausgestattet sind, ihre Blutkulturen aber auswärtigen bakteriologischen Untersuchungsstellen überantworten müssen. Man mag zugestehen, daß die serologische Analyse der Körper- und Geißelantigene, die Feststellung der Phasenwirkung nur in speziell dafür eingerichteten bakteriologischen Untersuchungsstellen ausgeführt werden kann. Die wichtige Aufgabe, in kürzester Zeit die Gefahr der Weiterverbreitung eines Typhus abdominalis auszuschalten — mitunter schon nach 18—20 Std — und mit einfachen Blutkulturmethoden den Erreger feststellen zu können, *müßte so wieder wie früher Klinik und Bakteriologie mehr einander nähern.* Vom prognostischen und vom seuchenpolizeilichen Standpunkt ist die *rasche* Feststellung der Bacillenart (Typhus, Paratyphus A und B) von erheblicher Bedeutung.

Verhältnismäßig einfach gestaltet sich der Nachweis der Typhusbacillen im Blut. Die *Bakteriämie mit Typhusbacillen* erstreckt sich praktisch über die Fieberzeit hinweg, ebenso auf Nachschübe und Rezidive. Aber schon SCHOTTMÜLLER hat darauf hingewiesen: je vorgerückter das Stadium der Erkrankung ist, in welchem die Kultur angelegt wird, um so langsamer treten die Kolonien in Erscheinung (unter Umständen erst am 5. oder 6. Tage).

Die Zahl der Keime ist abhängig einerseits von der Höhe des Fiebers, andererseits von der Zusammensetzung des Kulturmediums und schließlich von der Ausschaltungsmöglichkeit durch Bactericidie.

Die Typhusbacillen wachsen zwar auch, wenn man *Blut* lediglich zu gewöhnlichem Agar hinzusetzt und fallen dann durch ihre tiefgrünschwarze Farbe innerhalb des Nährbodens auf, sich so von den mattglänzenden Oberflächenkolonien unterscheidend. Sie wachsen aber wesentlich besser und reichlicher bei Zusatz von Galle (CONRADI) zum Blut, ja selbst wenn man den Blutkuchen nach Abgießen des Serums für die Agglutination mit Gallebouillon versetzt. Dadurch wird die Bactericidie — *die dem Blut an und für sich gegen Typhusbacillen innewohnt* — abgeschwächt, die Blutgerinnung verhindert, und die Bacillen durch den festen Agar in ihrem Wachstum nicht eingeengt.

Geeignet für die Herstellung des *Gallenagars* ist entweder direkter Zusatz von Rindergalle oder das käufliche taurocholsaure Natrium (Merck), mit dem man eine 1%-Lösung in Bouillon herstellt. Der *Gallebouillon* wird man vor dem Gallenagar den Vorzug geben müssen. Wie immer müssen die Kulturen natürlich auch mehrere Tage lang beobachtet werden; gelegentlich keimt auch noch nach mehreren Tagen erst *eine* Kolonie aus.

Es sind in der Folgezeit für das Blutkulturverfahren noch viele andere Methoden angegeben, viele von ihnen aber auch bald wieder aufgegeben worden. Man möchte glauben, daß die SCHOTTMÜLLERsche Blutkulturmethode, von CONRADI durch gallehaltige Nährsubstrate erweitert, genügend gute *Resultate* geliefert hat und daß kein Grund vorläge, sie durch andere zu ersetzen. Wir sind immer wieder zu dieser altbewährten Methodik zurückgekehrt, die man auch für Bacillenzüchtung aus *Roseolen* und *Sternalpunktat* anwenden kann.

Stuhl- und Urinuntersuchung. Der Gang der Züchtung von Typhusbacillen aus den *Faeces* verläuft praktischerweise so, daß die Stuhlprobe sofort nach entsprechender Aufschwemmung in Kochsalzlösung auf Endoagar oder einem anderen gebräuchlichen Indicatornährboden ausgestrichen wird. Daneben wird zur Anreicherung eine entsprechend große Stuhlprobe in einem flüssigen oder festen Elektivnährboden eingeimpft und von dieser Kultur in zeitlich verschiedenen Abständen wieder ösenweise auf den Differentialnährböden abgestrichen. Inzwischen werden angegangene Kolonien auf den Indicatorplatten weiter isoliert und differenziert.

Urinuntersuchungen können ebenfalls mit Hilfe von Agar-Traubenzucker-Mischplatten durchgeführt werden. Zusatz von Katheterurin zu Blut-Traubenzuckeragar in höherer Schicht hat den Vorteil, daß gasbildende Bakterien schnell zu erkennen sind und somit als Typhusbacillen ausgeschaltet werden können. Ein gewöhnlicher Ausstrich auf der Agaroberfläche genügt für gewöhnlich nicht; der Urin muß vielmehr in verschiedenem Verhältnis den flüssigen Nährböden (z. B. Gallebouillon) zugesetzt werden. Nach dem Erstarren und nach entsprechend langer Bebrütung bekommt man auch einen Überblick über die Zahl der Keime.

Zur Feststellung von Typhusbacillen aus dem Stuhl gilt es nun, aus der großen Gruppe der gramnegativen begeißelten beweglichen Bacillen den Typhusbacillus mit Sicherheit herauszuerkennen. Dazu dient die Kultur auf *Indicatornährböden* (nach ENDO, DRIGALSKI, BARSIEKOW u. a.) und *Elektivnährböden* (CONRADI, GASSNER, MÜLLER-KAUFFMANN, LENTZ, WILSON-BLAIR, LEIFSON, PREUSS u. a.), die einerseits eine Anreicherung, andererseits eine Hemmung bestimmter Bakterien zulassen, den Nachweis der Säurebildung, der Vergärung, ihres Reduktionsvermögens gestatten.

Wir verdanken dem *Ausbau der sog. „bunten Reihe"*, die früher in einfacherer Form zur Identifizierung ausreichen mußte, in den letzten beiden Jahrzehnten besonders KAUFFMANN, BRAUN, BOECKER u. a.

Wir greifen hier aus der kaum übersehbaren Menge von gramnegativen Bacillen der Salmonellagruppe nur *die menschenpathogenen* heraus und geben kurz die Tabelle 1 wieder, die das Wachstum von Typhusbacillen zum Unterschied von Paratyphus A und B und Colibacillen (mit Ausschluß der Ruhrbacillen) auf den verschiedenen Nährböden aufzeichnet.

Der WILSON- und BLAIRsche Nährboden reduziert Wismutsalze zu metallischem Wismut unter der Einwirkung der Salmonellen und hat so eine gute Elektivwirkung.

Der LEIFSONsche Nährboden hemmt das Ausschwärmen von Proteusbacillen. Auf dem Agar nach PREUSS soll die Ausbeute um 25% besser sein.

H. BRAUN gab 1939 2 Nährböden an, die er 1946 mit ÖZEK modifizierte und deren gute Leistung von verschiedenen Nachprüfern (LIPPELT, CHRIST) später

Tabelle 1.

	Typhusbacterium	Paratyphusbacterium A	Paratyphusbacterium B und Bacillus enteritis Gärtner	Bacterium coli commune
Gramfärbung	—	—	—	—
Geißeln	peritrich 10—12	peritrich	peritrich	peritrich, zarter als Typhus
Beweglichkeit	sehr beweglich	sehr beweglich	sehr beweglich	beweglich
Agar (schräg)	zart, durchsichtig	zart, durchsichtig	zarter als Coli, doch üppiger als A	dicker als Typhus
Gelatine (schräg)	zart, fast farblos, irisierend (Weinblattform)	wie Typhus, keine Verflüssigung	junge Kultur wie Typhus, ältere Kultur weiß, schleimig, keine Verflüssigung	üppiger, keine Verflüssigung
Bouillon	gleichmäßige Trübung	gleichmäßige Trübung	gleichmäßige Trübung	starke, gleichmäßige Trübung
Peptonwasser	desgl.	desgl.	desgl.	desgl.
Indol	—	—	—	+
Kartoffel	zarter, kaum sichtbarer Belag	wie Typhus	wie Bacterium coli	saftiger, graubrauner Belag
Lackmusmolke	geringe Rötung, keine Trübung	mäßige Rötung, keine Trübung, A = Acidum faciens	nach 24 Std Rötung, nach 3mal 24 Std Trübung, bläulich, nach 10×24 Std Klärung intensiv blau. B = bläut	starke *Rötung* und Trübung
Milch	Gerinnung	Gerinnung	Gerinnung —, nach 14 bis 21 Tagen infolge Alkalescenz Aufhellung	Gerinnung —
Traubenzuckeragar-Schüttelkultur	keine Gasbildung, nur Säure	Säure- und Gasbildung	Säure- und Gasbildung	starke Säure- und Gasbildung
Neutralrotagar	keine Veränderung	Fluorescenz, Gasbildung	Fluorescenz, Gasbildung	Fluorescenz. Gasbildung
Drigalski-Conradi-Agar (Lackmusmilchzuckeragar)	zarte, durchsichtige blaue Kolonien	zarte, blaue Kolonien	blaue, saftige Kolonien	rote Kolonien. später Rotfärbung des Agars
Endonährboden (Fuchsin = als farblose Leukobase)	farblose Kolonien	farblose Kolonien	farblose Kolonien	intensiv rote Kolonien

Tabelle 1. (Fortsetzung.)

	Typhus-bacterium	Paratyphus-bacterium A	Paratyphus-bacterium B und Bacillus enteritis Gartner	Bacterium coli commune
Löffler-Malachitgrünagar	gut wachsend, durchsichtige gezackte Kolonien, entfärbt	entfärbt, üppige, grauweiße Kolonien, schleimig	entfärbt, grauweiße schleimige üppige Kolonien	nicht entfärbt, Wachstum stark gehemmt
Gassner-Metachromgelb-Wasserblauagar	gelblich-glasige Kolonien, Gelbfärbung des Agars	wie Typhus	wie Typhus	tiefblaue Kolonien, starke Blaufärbung des Agars
Eosin-Methylenblauagar	farblose, durchsichtige Kolonien	farblose oder leicht rosa-farbene Kolonien, etwas größer als Typhuskolonien, später bläuliche Farbe	breite, leicht rosafarbene schleimige Kolonien mit schmalem dunkelbraunem oder schwarzem Zentrum. Selten metallischer Schimmer	grünlich-metallisches Aussehen, (bereits dunkles, fast schwarzes) Zentrum
Galle(Citrat)-Agar	durchsichtige Kolonien, glatt, farblos	größere durchsichtige Kolonien, gewölbt, glatt und farblos	wie Bacterium coli, aber breiter und schleimiger	starke Wachstumshemmung, Kolonien rosa und trüb, undurchsichtig
Wismut-Sulfitagar [1]	schwarzbraune bis grünliche Kolonien mit schwarzer bis braunschwarzer Randzone. Gelegentlich auch farblose bis weißliche Kolonien 48 Std 37° C	B. Schottmüller und enteritidis, schwarze Kolonien, B. typhi murium, cholerae suis, flache oder leichte erhabene grüne Kolonien	wie Bacterium coli. Wenn Wachstum: erhabene, schleimige Kolonien mit silbrigem Aussehen	starke Wachstumshemmung. Wenn Wachstum: meist keine schwarze, braune oder grünlich schillernde Kolonien

bestätigt wurde. Der eine Nährboden enthält Lactose und Saccharose sowie Tryptophan in 3%igem Agar aus HOTTINGER-Brühe und wird als Schräg- und Hochschichtagar angelegt. Er ermöglicht die Feststellung von Gas- und Säurebildung aus den Zuckern, die bei den Salmonellen ausbleibt, den Indolnachweis. Beweglichkeitsprüfung und aerobes bzw. anaerobes Verhalten (W. SCHÄFER)[2].

Durch *Vergärung mit Xylose* lassen sich weiterhin 3 Typhustypen unterscheiden, je nachdem sie Xylose vergären, nicht vergären und verzögert vergären (BOMMER), eine Tatsache, die bei der Aufklärung der Wege von Epidemien von Wichtigkeit sein kann.

---

[1] Hinsichtlich der *Rezeptur* für die angeführten Nährböden ist auf das Buch von HALLMANN: Nährböden und Tierversuche, Stuttgart, Thieme-Verlag zu verweisen, sowie auf REINER MÜLLER: Hygiene 1949, und Med. Mikrobiologie 1946.

[2] Die von KAUFFMANN vorgeschlagenen Zuckernährböden sollen hier unter Hinweis auf HALLMANNS „Bakteriologie und Serologie" im einzelnen hier nicht angeführt werden.

Das bakteriologische Laboratorium hat noch die Prüfung auf andere Zuckernährböden mit Maltose, Arabinose, auf Ammonnährböden von HOHN, auf HOTTINGER-Bouillon auszudehnen, weiterhin auf ihre H_2S-Bildung, auf eventuelle Schleimwallbildung usw. Für die kulturelle Vorprüfung, meist auch für die exakte Typhus- oder Paratyphusdiagnose, genügt sehr häufig schon die „abgekürzte Reihe" und erübrigt die Auswertung auf den vielen anderen Nährböden, zu der viel Zeit gehört, die aber aus wissenschaftlichen Gründen freilich oft unerläßlich ist.

Weitere Eigenschaften der Typhusbacillen. Wachstum aerob gut auf allen gebräuchlichen Nährböden bei einem p_H 7,0. Typhusbacillen bilden Säure aus Dextrose. Sie reduzieren Neutralrot nicht, zeigen keine Indolbildung, werden von Galle nicht nur nicht gehemmt, sondern sogar angereichert.

Das Verhalten gegenüber *Zucker- und Alkoholarten* ergibt sich aus unserer nachfolgenden Aufzeichnung, wie sie das Wachstum auf den Elektivnährböden (ENDO-DRIGALSKI-GASSNER usw.) erkennen läßt.

Zum Nachweis der Milchzuckervergärung sind die verschiedensten Farbindicatoren den Nährböden zugesetzt (Farbumschlag des Lackmus, Bromthymolblau, Fuchsin, Wasserblau, Neutralrot, Phenolrot u. a.).

Die *Hemmwirkung* auf Mischbakterien zeigt sich bei Zusatz von Galle, Malachitgrün, das nach LENTZ-TIETZ gut das Wachstum der Darmparasiten zurückhält, ferner Metachromgelb, Tetrathionat, Wismut-Sulfit, Selen, Salzen u. a.

SCHÄFER weist darauf hin, daß sich besonders die Beifügung von 1%igem Brillantgrün zur Unterdrückung des *Proteus* auf Endoagar sehr bewährt hat, insbesondere bei Massenuntersuchungen.

In flüssigen Nährböden, z. B. in der MÜLLER-KAUFFMANNschen Tetrathionbrühe, in Selenitbrühe u. a., wird eine *Anreicherung* von Salmonellen und ein gutes Wachstum erreicht, ebenso in den von LENZ, WILSON, BLAIR, LEIFSON, PREUSS u. a. angegebenen festen Nährböden.

Wir sind an der SCHOTTMÜLLERschen Klinik seinerzeit sehr gut mit den sog. Nitrozuckernährböden ausgekommen, ebenso aber auch mit der Lackmusmolke (PETRUSCHKY), die zum Nachweis der Säurebildung auch jetzt noch in Anwendung ist.

Die Tetrathionatbouillon, die Selenitbrühe, der Leifson-Wismut-Sulfitagar (nach WILSON und BLAIR) gelten zur Zeit als die leistungsfähigsten Spezialnährböden.

GLAWATZ und BRAUNE konnten in 97,2% der Fälle bei einer Milchepidemie im Mai 1948 durch die bakteriologische Untersuchung folgendes Resultat erheben:

Es erkrankten 323 Menschen, von diesen hatten:

188 Kranke Bacillen im Blut	58,2%
2 Kranke Bacillen im Urin	0,6%
85 Kranke einen Widal von über 400 . . .	26,3%
39 Kranke einen Widal bis zu 400	12,1%
	97,2%

Nur bei 9 Kranken versagte der bakteriologisch-serologische Nachweis. Die Letalität mit 3% (= 10 Fälle) ist ungewöhnlich niedrig.

Besonders GLAWATZ und BRAUNE weisen auf die ausgezeichneten Ergebnisse mittels der Wismut-Sulfitplatte hin. Die Ausbeute läßt sich auf das etwa 4,5fache gegenüber den anderen Verfahren steigern.

Wir entnehmen aus der Arbeit der beiden Autoren, daß dieses Kulturverfahren aus Amerika schon aus dem Jahre 1928 stammt. Der Nährboden hemmt das Wachstum anderer Keime in sehr starkem Maße, so daß sich die empfindlichen Keime der Typhusgruppe besser entwickeln können und nicht überwuchert werden. Die Kolonien sind leicht an ihrer schwarzen metallisch glänzenden runden Form, die eine kleine zentrale Delle aufweist und mit einem schmalen farblosen Rand umgeben ist, zu erkennen. Sie sind bis über stecknadelkopfgroß (MESSERSCHMIDT und ADLER). Auch für die Untersuchung von *Abwässern* haben sich diese Platten sehr bewährt (MÜLLER, CERNOZUBOW und Mitarbeiter, HECKER). Das zu untersuchende Wasser oder ein anderer flüssiger Stoff wird durch ein steriles Filter gesaugt, welches die Bakterien zurückhält. Durch solche Filtrierung läßt sich die Ausbeute an pathogenen Keimen natürlich wesentlich steigern.

Agglutination. Zwei Entdeckungen fast zur selben Zeit waren es, welche hinsichtlich der Diagnose die Klinik bakterieller, vor allem typhöser Erkrankungen wesentlich bereicherten. Sie haben besonders für die epidemiologische Forschung ihren ungeheueren Wert erwiesen:

1896 stellte GRUBER fest, daß sich bestimmte Bakterien zusammenballen, wenn sie mit dem Serum eines Tieres vermischt werden, das vorher mit den gleichen Bakterien krank gemacht worden war. WIDAL kehrte diese Reaktion um und es wurde durch ihn gezeigt, daß ein Mensch, der eben einen Typhus durchmachte oder durchgemacht hatte, die Typhusbacillen zu agglutinieren fähig wäre. Eine solche Reaktion konnte schon bei einer Verdünnung von 1:100 als positiv angesehen werden.

Man hatte also die Möglichkeit, einerseits aus einer Gruppe verwandter, morphologisch nicht trennbarer Bakterien die Identität eines Erregers biologisch festzustellen, andererseits ausfindig zu machen, ob ein Mensch an einer Infektion durch einen bestimmten Erreger erkrankt war.

Die *Technik der einfachen Agglutination* erfordert natürlich gewisse praktische Erfahrung. Im Prinzip handelt es sich darum, 0,5 cm³ Serum des zu prüfenden Erkrankten in entsprechend fallender Verdünnung (bis 1000 und mehr) mit 0,5 cm³ frischer Typhusbacillen-Kochsalzaufschwemmung zusammenzubringen und dann den höchsten Titer (das ist die noch erkennbare Agglutination) in Abständen von 2—4—24 Std abzulesen.

Während man früher Werte über 1:100 oder 1:200 als positiv bewerten konnte, ist eine solche Titerangabe nicht mehr so wie ehedem stichhaltig. Die Verhältnisse sind seit Einführung der Schutzimpfung verwickelter geworden. Während man also feststellen konnte, daß sich die Agglutinine im Patientenserum an das Antigen — in unserem Falle an die Bakterien — bei Ungeimpften im Laufe der 2. Krankheitswoche bis zu 1:200 und von da ab weiter ansteigend binden, weisen auch *Schutzgeimpfte* mehrere Wochen nach der Impfung einen „Impftiter" von 1:100 bis 1:200, vereinzelt auch höher auf.

Der diagnostische Wert erfährt also erhebliche Einschränkung. Aber abgesehen vom Agglutinationstiter spielt die vorangegangene Schutzimpfung, eine überstandene oder latente Infektion für diagnostische Gesichtspunkte eine Rolle.

Weiterhin erschweren *Mitagglutinationen*, die erst durch den Absättigungsversuch nach CASTELLANI ausgeschaltet werden können, die Beurteilung, schließlich auch Normalagglutinine. Wichtig ist außerdem die Angabe, mit welchem polyvalenten TAB-Impfstoff die Patienten immunisiert waren, ferner ob sie eine klare Darminfektion durchgemacht hatten. Die sog. „anamnestische Reaktion" bei unspezifischen Infekten, d. h. der Agglutinationsanstieg bei Personen, die früher einmal einen Typhus überstanden haben oder gegen ihn geimpft waren, muß besonders beachtet werden.

Die GRUBER-WIDALsche *Reaktion* ist in ihrer Bewertung aber auch noch wesentlich komplizierter geworden, seitdem man erkannt hatte, daß man *mit verschiedenen Antigenen* bei dem Typhusbacillus bzw. bei den Salmonellaarten zu rechnen habe. Das Endotoxin (offenbar identisch mit dem O-Antigen, s. unten) wird als ein *Glucolipoid* aufgefaßt, ein esterartig verbundener Komplex von Polysaccharid mit Fettsäuren.

Unter den beim Typhus gebildeten Antikörpern spielen für die Diagnose diejenigen Agglutinine die größte Rolle, die den wasserunlöslichen Euglobulinen nahestehen.

Die Agglutinine gehören nur *bedingt* zu den Immunkörpern und erweisen sich schon deswegen nicht als identisch, als sie wesentlich schneller nach Abschluß des Typhus verschwinden als die anderen Immunitätsvorgänge.

Weiterhin ist bemerkenswert, daß die Höhe des Agglutinintiters unter der Erkrankung kein Urteil über die jeweilige Immunlage und die Prognose gewährt. *Auch ein Rezidiv kann noch unter hohem Agglutinationstiter aufflammen.*

Wir haben schon oben erwähnt, daß man ursprünglich aus der Tatsache, daß die Zahl der Geißelfäden beim Colibacillus eine weit geringere als beim Typhusbacillus ist, keine differentialdiagnostischen Schlüsse ziehen konnte. Aber gerade die *Geißelbildung* sollte in den letzten Jahrzehnten eine besondere Bedeutung bekommen, seit WEIL und FELIX mit ihrer Receptorenanalyse eine neue

Forschungsmethode in Gang gebracht haben. Der Typhusbacillus steht nicht mehr als einheitliches, untrennbares, morphologisches Gebilde vor uns, sondern bildet mit seiner Geißelsubstanz eigene spezifische Antigenkörper im infizierten Organismus.

Wir werden auf diese, sich auf die Receptorenanalyse stützende Agglutinationsdiagnostik im Kapitel Paratyphus näher zurückkommen. Vorläufig müssen wir zur Aufklärung der verschiedenen Bezeichnungen uns mit dem kurzen Hinweis begnügen, daß sich die Formen O und H von den Beobachtungen bei Proteusbacillen herleiten. Die begeißelten Vertreter wachsen in H-Form („H"auchform) und besitzen H-Antigene. Die unbegeißelten Varianten zeigen kein hauchartiges Wachstum („o"hne Hauchform) und heißen O.

Der serologische Erregernachweis beruht auf einer solchen Receptorenanalyse von O-, H- und Vi-Antigenen.

Gerade beim Typhusbacillus kommen diese 3 Antigene O, H und Vi (Virulenz A) zusammen vor. Das *O-Antigen* bezeichnet man als Körperantigen, es gehört als (Anti-) Endotoxin dem Bakterienleib an, der Sitz des H-Antigens befindet sich an den Geißeln, während man vom Vi-Antigen annimmt, daß es den Bakterienleib hüllenartig umgibt. Damit besteht der Nachteil, daß die H- und O-Agglutination zum mindesten behindert wird.

Die O-Antigene bezeichnet man mit lateinischen Zahlen. Die an die Bakteriengeißel geknüpften H-Antigene sind wiederum von einer Temperatur von 70° an nicht mehr zu flockiger Agglutination fähig. Dabei tritt Lähmung der Beweglichkeit ein.

Das H-Antigen besteht noch aus Teilantigenen bzw. Teilfaktoren. Die H-Agglutination dürfte der Ausdruck der jeweiligen Immunitätslage sein. Im H-Antigen sieht man eine besonders wichtige Komponente der für den Impfstoff reinen Geißelagglutination (HÄUSLER). H-Agglutinine treten also sowohl bei Krankheit wie nach Schutzimpfung auf. Bei Erkrankung übertrifft die Titerhöhe in der Regel zwar die nach Schutzimpfung beobachtete, ein kritischer Grenzwert entsteht aber nicht und demzufolge verliert die H-Agglutination für die serologische Diagnose fraglicher Krankheiten Schutzgeimpfter an Bedeutung. *Bei Ungeimpften kommt ihr uneingeschränkt diagnostischer Wert zu.*

Die O- (und Vi-) Agglutination erweist sich als polare, dabei bleibt die Beweglichkeit. Das O-Antigen ist also in diesem Sinne hitzebeständig. Gekochte Bakterienaufschwemmungen reagieren demnach nur mit O-Agglutininen; freilich nur in geringer Verdünnung (1:100), dagegen bereits bis zu 5% bei Gesunden und Schutzgeimpften und in 50% und mehr während einer spezifischen Erkrankung im Serum. Hier ist sie also diagnostisch ziemlich zuverlässig. Denn auch die Schutzimpfung beeinträchtigt die diagnostische Beweiskraft der O-Agglutinine nur unbedeutend.

Wir sehen daraus wie wichtig die getrennte Beobachtung jedes einzelnen Agglutinationsphänomens ist.

Beim Typhus eilen die O-Agglutinine den H-Agglutininen voraus und wir sehen den Höhepunkt am Ende der 2. Woche. Bei Paratyphus (SCHOTTMÜLLER) besteht meist ein höherer Titer der O-Agglutinine (bis 1:100) und kommt ebenso bei schweren wie leichten Fällen vor.

Das Vi-Antigen, das in der Folgezeit nicht mit „Vi"rulenz als identisch angesehen werden konnte, ist relativ thermolabil, wird durch Formolbehandlung geschädigt und durch Alkohol und Aceton zerstört.

Der Name Virulenzantigen (Vi-Antigen) leitet sich davon ab, daß man in der Mäusetoxizität frisch aus dem Blut gezüchteter Typhusstämme im Gegensatz zu alten Kulturen einen Ausdruck des Virulenzgrades zu sehen glaubte. Die höhere Toxizität der Keime schrieb man einer gewissen Schutzfunktion des „Virulenz"-Antigens gegenüber der cellulären Abwehr des von ihm befallenen Organismus zu. Wie weit schließlich das Vi-Antigen die Bakterien tatsächlich resistenter gegen Phagocytose macht und ihnen besondere Suspensionsstabilität verleiht, ist noch nicht geklärt.

Für die Diagnose sind die Vi-Agglutinine geringer an Bedeutung als die O- und H-Agglutinine. Für die Rezidiverwartung (in manchen Epidemien 30—40%) bleibt auch das Vi-Antigen die Antwort schuldig. Der Titerwert erlaubt immerhin eine gewisse Abgrenzung spezifischer Infekte (so bei frischen Erkrankungen, Bacillenträgern, von Impfeffekten und Normalagglutination), die im allgemeinen unter dem Wert von 1:100 bis 1:200 bleiben.

Nach Erhitzen auf 60° fallen zunächst O-agglutinable Vi-haltige Bakterien der O-Agglutination anheim.

Vi-Antikörper enthalten nur *Typhus*-Ausscheider, dagegen Ausscheider von Paratyphus A und B nicht. Die positive Vi-Agglutination kann noch 1—2 Monate nach einer Schutzimpfung erhalten bleiben. Der diagnostische Wert besteht vor allem darin, daß ein Typhus *Vi-Widal* 1:5 bereits als verdächtig auf *Bacillenträger* gilt und zur Stuhl- und Urinuntersuchung verpflichtet; bis zu 80% sollen dadurch Typhusbacillenträger erkannt werden. Die spezifischen Phasen bezeichnet man mit lateinischen Buchstaben, die unspezifischen Phasen mit arabischen

Ziffern. Man unterscheidet aber auch noch monophasische von diphasischen Stämmen. Daneben gibt es nach KAUFFMANN einen α-β-Phasenwechsel, der sehr selten ist.

Unter bestimmten Verhältnissen können die Bakterien der Typhus-Coligruppe nicht mehr O-agglutinationsfähig sein, und zwar, wenn die O-antigenhaltige glatte Form (sog. „S"-Form = „S"mooth-Form) sich in eine typische Rauhform (R-Form = „R"ough-Form) gewandelt hat.

KAUFFMANN unterscheidet ferner eine O-agglutinable „W-Form" (die „w"enig oder praktisch überhaupt nicht nachweisbares Vi-Antigen enthält) von der V-Form, (die „v"iel Vi-Antigen hat). Das Vi-Antigen beim Paratyphus B ist salzsäureempfindlich, beim Typhus und Paratyphus nicht.

KAUFFMANN nimmt noch mehr Unterteilungen beim Vi-Antigen an. Diese Untergruppen *je nach ihrer Salzsäureempfindlichkeit* werden mit der römischen Ziffer VI bzw. II bezeichnet. Wir verweisen auch hier des weiteren auf unsere Ausführungen im Abschnitt paratyphöse Erkrankungen.

Zu einer zusammenfassenden orientierenden Übersicht führen wir hier die Antigentabelle von GÜNTHER an, die die Grundlage für die tägliche Diagnostik frisch gezüchteter Stämme aufweist.

Dieses sog. *„Kleine Besteck"* besteht aus den 5 O-Sera II-IV, V-IX, VI-IX-VI, VII, VIII, dem Vi-Serum, den 9 H-Sera a-b-d-i-g, m-m-p-e, h-1,2,3 und dem konzentrierten H-Serum 1,2,3 für „Schwärmplatten" nach SVEN GARD. Es dürfte in dieser Zusammensetzung für die vollständige Antigenanalyse der in Deutschland häufigsten Ty-P-E-Erreger, sowie für die Erfassung zahlreicher seltener Typen genügen. Die Sera stehen gebrauchsfertig für Objektträgeragglutination zur Verfügung[1].

Epidemiologie.

Die Infektion mit Typhusbacillen erfolgt immer wieder von Mensch zu Mensch entweder direkt oder indem ein typhuskrankes Individuum Bacillen auf ein Medium (Wasser, Milch) überträgt, mit dem ein anderer Mensch oder ein bestimmter Personenkreis in Berührung kommt.

Wenn auch das gleiche Krankheitsbild in mehr oder weniger ausgeprägter Schwere durch die Paratyphus A- und B-Bacillen (SCHOTTMÜLLER) hervorgerufen und der Paratyphus B-Bacillus beim Menschen (und manchmal auch beim Tier) als banaler Enteritiserreger angetroffen werden kann, so hat doch zu gelten, daß die Typhusbacillen ihre Bedeutung als Haupterreger des abdominalen Typhus unvermindert beibehalten haben.

Man ist erstaunt, wenn man zu LIEBERMEISTERs Zeit noch geschrieben findet, der Abdominaltyphus werde in Wirklichkeit niemals direkt von Person zu Person übertragen. Man könne Typhuskranke beliebig berühren und mit ihnen verkehren, ohne angesteckt zu werden. Das Gift des Abdominaltyphus werde mit einer Art spezifischer Fäulnis organischer Substanzen in Verbindung gebracht. Immerhin werden schon die Dejektionen des Typhuskranken als die Träger eines Kontagiums angesehen und auch Epidemien auf Trinkwasserinfektionen bezogen. Es ist die Zeit, da nach PETTENKOFER das Grundwasser das Gift in die Atmosphäre abströmt, das Typhusgift also aus dem Boden in die Luft gelangen könne.

Die Methoden unserer Hygieniker brachten inzwischen in ungeheurer Kleinarbeit Aufklärung über die oft sehr verschlungenen Wege, die der Typhus genommen hat und zu nehmen pflegt. Mit ihnen gelingt es meistens, die Herde ausgebrochener Epidemien aufzudecken. Wenigstens kann dies für Friedensverhältnisse erwartet werden, wo die Überwachung ganzer Landstriche und notwendige Erhebungen über Wohnungs- und Versorgungsverhältnisse relativ leicht ausführbar sind. Größere Massenzusammenkünfte (z. B. Sportveranstaltungen)

---

[1] Für Spezialstudien sei hingewiesen auf das Standardwerk von KAUFFMANN „Die Bakteriologie der Salmonellagruppe", Verlag Einar Munksgaard, Kopenhagen 1940 (deutsch).

können jedoch schon erhebliche Schwierigkeiten bereiten. In Zeiten aber von kriegerischen Ereignissen und wenn (wie nach dem 2. Weltkrieg) Zu- und Abwanderungen von Flüchtlingen und Scharen illegaler Grenzgänger alltäglich sind, ist es nur allzu gut vorstellbar, daß eine strikte hygienische Überwachung stark beeinträchtigt sein muß und eine gesundheitspolizeiliche Organisation durchbrochen werden kann. Namentlich große Epidemien, wie sie Mitte der 80er Jahre des vorigen Jahrhunderts noch in manchen Städten (Hamburg, München) auftraten, gaben zu belehrenden Beobachtungen reichlich Gelegenheit.

Vieles ist inzwischen anders geworden, seitdem man den Erreger kennt. In erster Linie sucht man jetzt beim Typhuserkrankten das infizierende Individuum immer in dessen engerer Umgebung, auch wenn sich dort angeblich augenblicklich kein fieberhaft Kranker vorfindet. Nur die sorgfältigste bakteriologische Untersuchung gestattet freilich, die Aufdeckung und Isolierung von Infektionsquellen, für welche sowohl Dauerausscheider als Rekonvaleszenten, wie auch Patienten mit latenten oder abortiven Typhusinfektionen in Betracht kommen.

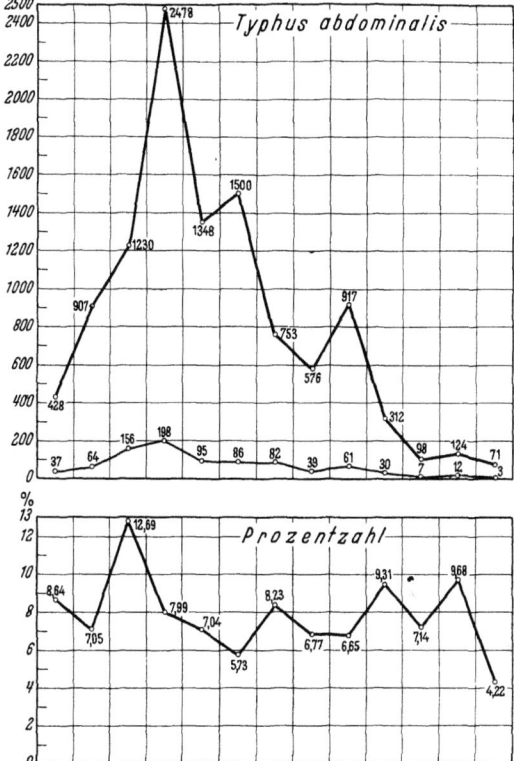

Abb. 1. Typhusmortalität in Hamburg 1884—1896.

Außerordentlich aufschlußreich erscheinen immer wieder die von UHLENHUT niedergelegten Erfahrungen in seinem Buch über ,,Die Typhusbacillenausscheider und ihre Beeinflussung". In welcher Weise eine Seuchenbekämpfung sich in Gegenden mit auffallender Typhushäufigkeit durchführen läßt, zeigen die Aufzeichnungen über Typhusbekämpfung im Südwesten des damaligen Deutschen Reiches unter WODTKE. Sie enthalten zuverlässige Angaben über 328 Bacillenträger, von denen im Laufe der Jahre 1225 Infektionen ausgegangen sind.

Wir finden auf einer Kurve, welche die Krankheits- und Sterbefälle in den Krankenhäusern St. Georg 1884—1888 und im Eppendorfer Krankenhaus 1889—1896 graphisch dargestellt, einen im Jahre 1893 einsetzenden, seitdem anhaltenden rapiden Abfall. Die Zahl der Krankheitsfälle (obere Kurve), welche im Jahre 1887 eine Höhe von 2478 mit 198 Todesfällen (mittlere Kurve) erreichte, ist im Jahre 1895 auf 124 mit 12 Todesfällen, im Jahre 1896 auf 71 mit 3 Todesfällen heruntergegangen. E. FRAENKEL sagte hierzu: ,,Solche Epidemien sind die besten Lehrmeister in hygienischer Beziehung, denn sie decken schonungslos hygienische Schäden auf und veranlassen aufs schnellste sanitäre Maßnahmen, die sich dann als dauernd segenbringend erweisen. Seit dieser Zeit ist Hamburg mit einwandfreiem Wasser versorgt, das unter ständiger Kontrolle des gleichfalls aus Anlaß der Cholera errichteten Staatlichen Hygienischen Institutes steht" (Abb. 1).

Wenn man auch von der Hypothese der ,,giftigen Bodengase infolge Grundwassersenkung", die den PETTENKOFERschen Standpunkt vertrat, abgekommen ist, so hat seine Theorie die Sanierung ganzer Städte entscheidend angeregt und damit letzten Endes einen höchst bedeutsamen Beitrag zur Typhusbekämpfung geleistet.

Die nachstehende Tabelle 2 nach PETTENKOFER und SEIDERER bringt eine Übersicht über die Typhusbewegung in München zwischen 1850 und 1925. Klar lassen sich auf Grund der Bodensanierung dabei 3 große Abschnitte unterscheiden.

Tabelle 2.

Perioden	Zeitraum	Typhussterblichkeit auf 100000 Einwohner	Daten der sanitären Maßnahmen
		1. In dem Zeitraum von 1851—1887 nach PETTENKOFER.	
I.	1851—1859	212,8	1858 Abtrittsgruben dicht gemacht
II.	1860—1866	177,9	1860 Beginn der Kanalisation
III.	1867—1875	130,2	
			1878 Städt. Schlacht- und Viehhof eröffnet
IV.	1876—1887	42,1	1879 Fortfall der privaten Schlachthäuser
			1883 Mangfall-Quellwasserleitung
		2. In dem Zeitraum von 1871—1911 nach SEIDERER.	
	1871	130,0	1878 Städt. Schlacht- und Viehhof eröffnet
			1879 Fortfall der privaten Schlachthäuser
	1881	20,0	1883 Mangfall-Quellwasserleitung
	1891	7	1892 Schwemmkanalisation
	1901	5	
	1911	2	
		3. In dem Zeitraum von 1921—1925 nach SEIDERER.	
	1921—1925	3,2	

Tabelle 3. *Typhus in Bayern 1950*[1].

Gesamtzahl der gemeldeten Verdachts-, Erkrankungs- und Todesfälle . . . . 989, davon weiblich 548 und männlich 441
Statistisch nicht auswertbar . . . . 24, davon weiblich 10 und männlich 14
Der Verdacht hat sich nicht bestätigt bei . . 202, davon weiblich 95 und männlich 107
Erkrankt waren demnach . . . . 763, davon weiblich 443 und männlich 320

Aufgliederung nach Altersgruppen und Geschlecht.

Altersgruppen in Jahren	Absolute Zahlen		Verhältniszahlen auf 100 000 der Wohnbevölkerung	
	weiblich	männlich	weiblich	männlich
unter 5	20	36	5,9	10,3
5 bis unter 10	33	48	10,0	13,7
10 ,, ,, 15	46	68	11,0	15,5
15 ,, ,, 20	35	38	10,4	11,1
20 ,, ,, 25	32	23	12,0	6,8
25 ,, ,, 30	39	17	9,7	5,8
30 ,, ,, 35	33	16	12,1	8,2
35 ,, ,, 40	44	17	11,2	5,9
40 ,, ,, 45	32	13	8,1	4,0
45 ,, ,, 50	30	16	8,0	4,9
50 ,, ,, 55	30	6	9,4	2,4
55 ,, ,, 60	12	5	4,3	2,5
60 ,, ,, 65	18	5	7,9	3,0
65 ,, ,, 70	12	5	6,4	3,4
70 und mehr	10	2	3,6	0,9
Alter unbekannt	7	5		
	443	320	9,0	7,6

[1] Aus dem Hygienereferat der Gesundheitsabteilung im Bayer. Staatsministerium des Innern (Prof. Dr. A. SEISER), zusammengestellt von Dr. E. HEIN.

Mit der von BUDD und PETTENKOFER inaugurierten Theorie der Aufspeicherung und Fortentwicklung eines „Giftes" aus faulenden Substanzen, mit der man seinerzeit sowohl kleine wie große Endemien erklärte, hat man wenigstens einen Auftrieb zur Bekämpfung des Typhus erreicht, wie die obigen Zahlen erkennen lassen. Geblieben ist nicht mehr in der ursprünglichen Form die Grundwassertheorie, aber sie hat zu segensreichen großzügigen Arbeiten zur Sanierung versumpften Bodens in dem tatsächlich faulende Substanzen ihren Nährboden fanden, angeregt. Nach PETTENKOFER waren noch die eigentliche primäre Ursache des Typhus nicht der Erreger, sondern chemische Prozesse in einem unter klimatischer Einwirkung „siechhaft" gewordenen Erdboden. Diese Theorie spielt noch immer eine Streitfrage im Unterbewußtsein mancher Autoren, vor allem selbst noch in unserer Zeit (im epidemiologischen Denken von WOLTER). Im Lichte unserer modernen Anschauung auf Grund der anerkannten Bedeutung des Typhusbacillus als Erreger wäre natürlich die Annahme PETTENKOFERs, daß das Gift in die Luft gelange, kaum mehr zu stützen. Die Inhalationsgefahr von Bacillen, selbst von Staub eines infizierten Terrains aus, dürfte ungeachtet der Tatsache, daß die Widerstandsfähigkeit des Typhusbacillus verhältnismäßig groß ist und daß er auch in einer beträchtlichen Tiefe des Bodens nicht abstirbt, gering sein. Die Trockenheit schafft dem Typhusbacillus weniger Entwicklungsmöglichkeit. Die Keimfähigkeit wird wesentlich mehr begünstigt, wenn die Erde durchfeuchtet ist. Nach KROCHER und DECHAMPS ist er hier noch nach 5 Monaten lebensfähig.

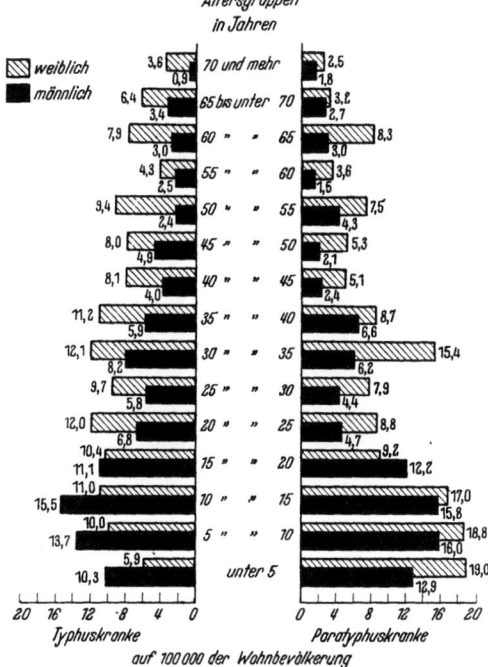

Abb. 2. Die Typhus- und Paratyphuserkrankungen in Bayern 1950 (aufgegliedert nach Altersgruppen und Geschlecht).

In München schien der statistisch bewiesene hohe Grundwasserstand die gefährliche Bodenschicht von der Erdoberfläche abzuschließen und damit die Abdünstung des hypothetischen „Contagiums" zu verhindern. So war es erklärlich, daß sich gerade hier die Theorie der Bodenverseuchung mit den lokalen Verhältnissen gut in Einklang zu bringen schien. Für die Typhusfrequenz an anderen Orten stimmten jedoch die Münchener Erfahrungen nicht überein.

Vollkommene Ablehnung muß freilich die Ansicht von LOTZE und anderen Bakteriologen treffen, wonach auf veränderten Nährböden je nach den Grundwasserständen eine Umwandlung der apathogenen Colibacillen in die Typhus- und Paratyphusgruppen stattfinden könnte.

Der Typhusbacillus macht keine typische Kontaktinfektion, sondern sein charakteristischer Infektionsweg geht vom Mund in den Darm. So erfolgt eine schlagartige Ausbreitung von Masseninfektionen erklärlicherweise durch das Wasser. Damit wird alles, was mit infiziertem Wasser in Berührung kommen kann, zur Gefahrenquelle: Milch, Speiseeis, mit Wasser gespülte Lebensmittel, kurz Nahrungs-, Genuß- und Reinigungsmittel des Menschen. In Frankreich weiß man z. B. von der Typhusinfektion durch Genuß von Austern und anderer Schalentiere der See, welche mit den Abwässern der Mittelmeerküstenstädte in Berührung kamen (BÉLIN, MATTÉI u. a.).

Je weiter das Trinkwasser in gefaßten Rohrsystemen geleitet wird, desto größer wird die zahlenmäßige und räumliche Ausdehnung der Erkrankungsfälle, wenn die Bacillenausscheidung im Quellgebiet liegt.

Waren auch die Erfahrungen, welche wir durch die großen Wasserepidemien machen mußten, sehr nützlich und richtungweisend, so darf doch auch jetzt eine Typhusausbreitung durch Leitungswasser noch nicht als vollkommen ausgeschlossen gelten. Defekte Kanalisation, unzulängliche Latrinen usw. bringen immer wieder die Möglichkeit einer Wasserepidemie. Zwei Drittel aller Typhusepidemien der letzten 3 Jahrzehnte müssen auf Einsickern von Typhusbacillen in Quellschächte oder direkt in Wasserleitungen zurückgeführt werden.

Hier sei kurz vor allem auch die große Neuöttinger Typhusepidemie angeführt, bei der von 5250 Einwohnern 810 (15%) erkrankten.

Nach dem Bericht von KISSKALT war schon 1946 eine Wasserepidemie in der kleinen Stadt ausgebrochen. Durch einen Rohrbruch kam es damals zum Eindringen der Typhusbacillen; darüber hinaus war auch noch ein Quellschacht undicht, in den Wasser aus einem stark verunreinigten Bach zufließen konnte. Überhaupt war die Wasserversorgung der Stadt sehr zweifelhaft: sie benutzte Quellen, welche alle am Hang eines 20 m hohen Hügels entsprangen und damit noch keine genügende Gewähr für einwandfreies Wasser boten. Oben lag nämlich die äußerst mangelhaft kanalisierte Stadt mit ihren zahlreichen, noch in schlechtem Zustand befindlichen Abortgruben. Die Gesundheitsabteilung des Bayerischen Staatsministeriums des Inneren gab über die große, im Jahre 1948 aufgetretene Neuöttinger Typhusepidemie nachfolgende Übersicht heraus:

In der Zeit vom 1. 5. bis 30. 6. 48 erkrankten 786 Personen. In den Monaten Juli, August, September erhöhte sich diese Zahl auf 810 = 15,6% der Bevölkerung von Neuötting. Auf die Monate Mai und Juni verteilen sich die Erkrankungsfälle in folgender Weise (wobei die Zahlen den Mittelwert der täglichen Zugänge für eine Periode von je 6 Tagen bedeuten):

1. 5.— 6. 5.	4,7	31. 5.— 5. 6.	9,7
7. 5.—12. 5.	20,7	6. 6.—11. 6.	5,0
13. 5.—18. 5.	42,5	12. 6.—17. 6.	2,5
19. 5.—24. 5.	26,7	18. 6.—23. 6.	2,5
25. 5.—30. 5.	22,3	24. 6.—30. 6.	2,8

Im ganzen wurden 1948 in Bayern 2659 Typhusfälle in 598 verschiedenen Gemeinden gezählt. — Ansteigen der Typhuszahlen erfolgte 1950 vermutlich im Zusammenhang mit der Trockenheit des letzten Jahres.

Alters- und Geschlechtsverteilung.

Von 1000 Männern der jeweiligen Altersklassen sind erkrankt:
0— 5 Jahre 132
6—20 Jahre 228
Über 21 Jahre 57

Von 1000 Frauen der jeweiligen Alterklassen sind erkrankt:
0— 5 Jahre 118
6—20 Jahre 265
Über 21 Jahre 160

Es *starben* von den Erkrankungsfällen in Neuötting 62 = 7,7%.

Auf den gesamten Landkreis Altötting wurden bis zum 30. 9. 48 im ganzen 1110 Erkrankungsfälle ermittelt mit insgesamt 97 Todesfällen = 8,7% Letalität.

Sehr erschwert wird die Seuchenbekämpfung durch Identifizierung von Infektionsträgern dadurch, daß eben zumeist der erste Typhusfall (und oft noch viele folgende Fälle) nicht zeitig genug diagnostiziert werden können. Häufig bleiben die ersten Erkrankungsfälle in irgendeiner anderen Gruppe fieberhafter Infekte verborgen. SAUER berichtet von einer Hausepidemie mit 151 Kranken, wobei 6 Ärzte, 1 Hausgeistlicher und 39 Schwestern erkrankten und die einwandfreie Typhusdiagnose erst eine ganze Woche später gestellt wurde.

Die Mindelheimer Epidemie von 1949 führte zunächst dazu, daß innerhalb einer Woche 50% der Knabenschüler wegen irgendwelcher „Unpäßlichkeit" oder „grippaler Infekte" dem Unterricht fernblieben. Auch in Neuötting dachte man zunächst an „Grippe" und tatsächlich soll dort auch die sog. „Balkangrippe", mit Milzschwellung einhergehend, in 20—30% der Fälle sicher festgestellt worden sein. Neben der Grippe können irrigerweise angenommene Malaria, Miliartuberkulose, Viruspneumonien, Leptospirosen (Canicola- und Feldfieber usw.) Anlaß zu Verkennung von Typhusinfektionen geben. Weiter muß auf diagnostische Schwierigkeiten beim Typhus im Wochenbett oder bei abortiven Verlaufsformen verwiesen werden.

Trotz unserer fortgeschrittenen Erkenntnisse über die Verbreitungsweise des Typhus abdominalis sind die letzten Aufklärungen bei manchen Epidemien doch noch nicht möglich.

Für den Seuchenverlauf sind immer und immer wieder die besonderen Umwelteinflüsse entscheidend. Maßgebend ist aber auch, unter welchen hygienischen Verhältnissen Typhusbacillen ausgestreut werden (Wohnungsbedingungen, besonders überbelegte Quartiere, Lager, Kasernen), in welchem Milieu sie verbreitet werden (Ernährungszustand der Bevölkerung, Impfung), ferner welche Bedingungen den Krankheitserregern für ihre weitere Auskeimung und für ihre Lebensdauer beschieden sind.

In beängstigender Weise nahm der Typhus abdominalis zu nach dem Jahre 1945, so in Mecklenburg (das schon im September 1945 3000 Typhuskranke aufwies), in Ostholstein, in Niedersachsen, in Greifswald (16000 Typhusfälle mit der ungeheueren Letalitätsziffer bis zu 24%). In Ostdeutschland schätzt man von 1945—1947 die Morbiditätsziffer auf 34000.

Solange es Typhusbacillenträger gibt, so lange wird Typhus auftreten und von neuem werden dadurch Bacillenträger geschaffen werden. Ihre Zahl ist um so größer, je ausgedehnter die Epidemien geworden sind. Proportional wächst auch die Infektionsmöglichkeit auf indirektem Wege. Der Infektionsherd ist um so gefährlicher, je weniger er erkannt und je länger er unbekannt bleibt. Daß Keimausscheider jahrelang Infektionsquellen bleiben können, ist allgemein bekannt. Ebenso weiß man, daß Typhusbacillen im Stuhl nicht nur nach Darmaffektionen, sondern auch nach Cholecystitiden ausgeschieden werden. Beim weiblichen Geschlecht, welches noch mehr als das männliche zu diesen Gallenblasen- und Gallengangserkrankungen neigt, können auch in der Vagina oder im Introitus vaginae spezifisch typhöse lymphogene Geschwüre vorkommen (SCHOTTMÜLLER, NÜRNBERGER, BINGOLD). Somit ist in diesem Zusammenhang eine Bacillenausscheidung durch Vaginalsekret und Urin gegeben. Die Keimausscheidung im Urin muß stets bei verdächtigen Personen in Erwägung gezogen werden, selten werden auch im Sputum Typhusbacillen angetroffen.

Die Gefährdung durch Bacillenausscheider steigt in dem Maße, wie die infizierte Person beruflich mit Dritten in Kontakt kommt. Keimträger in Lebensmittelgeschäften, Metzgereien, Bäckereien, Molkereien, Küchenbetrieben, Wäschereien, aber auch Pflegepersonal in Krankenhäusern sind die gefährlichsten Verbreiter und können zu langen Infektionsketten Anlaß geben. Dies unterstreicht die Bedeutung der besonderen Überwachung dieser Personenkreise.

Umgekehrt scheinen auch Personen (Ärzte, ihr Hilfs- und einschließlich Laboratoriumspersonal), welche mit Infektionsquellen beruflich direkt oder indirekt zu tun haben, vermehrt gefährdet. Es ist daher eher verwunderlich, daß in Deutschland nach R. MÜLLER nicht mehr als 25 reine Laborinfektionen mit Typhus bekannt sein sollen (s. S. 1419).

Die bakteriologischen Untersuchungen haben immer wieder bestätigt, daß die Bacillen um so länger lebensfähig bleiben, je feuchter das Milieu ist, in das sie sich einnisten konnten.

Von DOHNLE wird in neuerer Zeit den *klimatischen* Faktoren in anderer Form Bedeutung beigemessen; so schreibt er den Kaltluftströmen zu bestimmten Jahreszeiten einen besonderen Einfluß zu. „Bleibt der Kaltlufteinbruch vorübergehend und wird er wieder von sommerlichen Temperaturen gefolgt, so findet weiter eine Aufwärtsbewegung der Seuchenkurve statt. Tritt dagegen Kaltluft in nicht zu kurz dauernden Perioden auf, so ergibt dies eine Hemmung der Aufwärtsbewegung und schließlich eine Umkehrung der Seuchenkurve. Je intensiver und ausgedehnter diese Kaltluftperioden sind, um so rascher finden wir ein Absinken der Seuchenkurven."

SCHÄFER hält es für fraglich, ob eine echte Saisonabhängigkeit in Betracht komme oder ob nicht infolge der höheren Außentemperaturen mit veränderten sommerlichen Lebensgepflogenheiten (Aufenthalt im Freien, Defäkation im Freien, Obstgenuß u. dgl.) eine Vermehrung der Fliegen als Überträger und damit viel wichtigere Expositionsfaktoren gegeben seien.

Die Rolle krankheitsübertragender Insekten ist noch nicht ganz geklärt. HAMILTON und DOPTER konnten Typhusbacillen auf den Füßen von Fliegen und selbst in den Exkrementen von Fliegen, welche sich in der Umgebung Typhuskranker befanden, nachweisen. Man könnte sich demnach eine Übertragung von Stuhlkeimen auf Nahrungsmittel durch Fliegen gut vorstellen. Warum sollten sich auf einem geeigneten Kulturmedium Typhusbazillen nicht so stark vermehren können, daß ihre Zahl zur Infektion eines Menschen genügte? (vgl. auch Prophylaxe S. 1467 ff.). Als Ansteckungsquelle kommt aber doch nach wie vor in allererster Linie der Mensch selbst in Frage.

Disposition.

Die Unsicherheit, mit der die Erklärungsversuche der verschiedenen Empfänglichkeit belastet sind, gibt sich auch beim Typhus kund. Das zeigen die Umschreibungen an, die das Wesen der wechselnden Disposition erklären sollen.

Man spricht von einer optimalen Beziehung zwischen Disposition und Noxe oder — ohne einen Beweis dafür zu erbringen — von natürlicher Resistenz, „von einem angeborenen Reaktionspotential zur Immunisierung" usw.

Die Bildung einer erhöhten Immunität muß natürlich unter besonderen Verhältnissen angenommen werden. Ist sie angeboren, so ist sie zuverlässiger als eine erworbene (DÖRR). Wenn man sie mit einer Steigerung spezifischer Abwehrstoffe in Verbindung bringt, so ist man allerdings damit dem Grund für erhöhte Abwehr und Empfänglichkeit noch nicht nähergekommen.

Von all den Ursachen läßt sich das sagen, was wir bereits allgemein von den Infektionen wissen. Maßgebend ist

1. die Masse der Bakterien, die den Organismus überfällt;
2. der Grad der Exposition gegenüber der Infektion;
3. die latente Durchseuchung, die einen umstrittenen immunisatorischen Wert darbietet, da, wie wir das bei der Grippe, aber auch beim Typhus beobachteten, auch bei einer durchseuchten Bevölkerung plötzlich die Infektion vollwertig aufflammen kann, wenn ein gewisser Grad von Immunität überschritten ist. Gerade *die stille Feiung* kann, zwar dem Einzelnen von Vorteil, als unbekannte Infektionsquelle eine Seuche entfachen;
4. eine erneute Exposition eines Körpers, der unter schädigenden äußeren Einflüssen (Hunger, Durchkältung) oder
5. unter andersartigen Infektionen (Enteritis, Hepatitis, Grippe usw.) steht.

Die Steigerung der Virulenz eines Erregers unter einer solchen Schädigungen ausgesetzten Personengruppe kann zweifellos den Zustand der Infektionsabwehr wesentlich beeinflussen, auch unter Umständen für den Genius epidemicus bedeutsam sein. Auf der anderen Seite verbirgt sich hinter einer vermutlichen „natürlichen Resistenz" eine bereits latent erworbene Immunität.

Wir setzen nur zu oft schädigende Einflüsse als leicht erklärbar voraus, in Wirklichkeit aber fehlen noch große Statistiken darüber, wie weit wir den Grad der individuellen Dispositionen und damit die Infektionsresistenz zahlenmäßig erfassen können, und wie weit wir einen Einfluß auch auf die Seuchengefahr haben.

Das wirksamste Mittel zur Herabsetzung der Krankheitsdisposition ist, worauf wir noch näher eingehen werden, die Schutzimpfung. Aber auch bei der Anwendung dieser Art von Seuchenprophylaxe können wir bis jetzt nur mit weitgehendem Vorbehalt abschätzen, in welchem Ausmaße ein Typhus anläßlich einer Masseninfektion verlaufen und welchen Typ er annehmen wird. Bezeichnend ist, daß im Schrifttum — wenn auch lediglich von vereinzelten Autoren — nur bedingt zustimmende Stellung zur Schutzimpfung genommen wird (SEISER).

Man sollte denken, daß Laboratoriumsinfektionen mit Reinkulturen von Typhusbacillen einen wesentlich besseren Aufschluß hätten geben können.

KISSKALT hat über die Ergebnisse einer Umfrage, die er 1915, 1929, 1939 und zuletzt 1949 an die verschiedenen Untersuchungsämter gerichtet hat, neuerdings durch WALTER SCHÄFER berichten lassen.

Der Fragebogen enthielt folgenden Wortlaut:
1. Sind bei Ihnen Fälle von Infektionen mit Reinkulturen von Typhus- oder Paratyphusbacillen oder anderen Bakterien oder Virus vorgekommen?
2. War die Infizierung durch eine Bakterienkultur erwiesen oder bestanden zur gleichen Zeit auch andere Infektionsmöglichkeiten, z. B. mit infektiösem Stuhl oder Blut (bzw. Staub u. dgl.)?
3. Sind Laborinfektionen aufgetreten, ohne daß der Infektionsmodus nachträglich zu rekonstruieren gewesen wäre, die aber trotzdem als Laborinfektionen anzusehen sind?
4. Alter, Geschlecht, Jahreszeit? — Der Bacillenaufnahme vorangegangene Erkrankung des Verdauungsapparates, schlechter Ernährungszustand oder sonstiger unspezifischer Infekt (Erkältung u. dgl.)?
5. Wie erfolgte die Infektion? — Wie viele Stunden nach einer Mahlzeit?
6. Wurden vermutlich viele Bacillen aufgenommen? — Was geschah nach Aufnahme der Bacillen?
7. Wie lange war die Inkubationszeit? — Wie war das Verhalten des Patienten bis zum Ausbruch?
8. War der Patient schutzgeimpft? — Wie lange vorher? Wie oft?
9. Wie verlief der Fall? Leicht, schwer? — Züchtung von Bacillen, Agglutinationstiter?
10. Ist über die Reinkultur näheres bekannt? — Aus Stuhl, Milz usw. stammend? — Stammt die Kultur von einem Fall, über dessen klinischen Verlauf (schwer oder leicht) Näheres bekannt ist?
11. Besondere Eigenschaften? Leicht, schwer agglutinierbar? Virulenz?
12. Wie lange war sie vor der Infektion auf künstlichen Nährböden? Auf welchen? Wurde sie oft umgeimpft?
13. Sind Ihnen andere Fälle bekannt? — Wer kann darüber Auskunft geben?
14. Sind Ihnen Fälle bekannt, wo trotz Aufnahme von Typhusbacillen in den Mund keine Erkrankung eintrat?
15. Wünschen Sie ausdrücklich, daß der Fall anonym behandelt wird?
16. Haben sich an dem Falle andere Personen infiziert?
17. Sind Ihnen Fälle von beabsichtigter krimineller Infektion mit Bakterienstämmen bekannt und welche?
18. Welche Maßnahmen bzw. Vorschriften empfehlen Sie zur Verhütung von Laboratoriumsinfektionen?

72 Kollegen der Westzonen haben die Fragen beantwortet. Daraus war im Grunde genommen nicht viel mehr zu entnehmen, als daß bei Nichtgeimpften die Inkubation kürzer war, als es dem Durchschnittswert von 13—14 Tagen entspricht, und daß „ein geimpfter Organismus mitunter offenbar länger als ein ungeimpfter ohne Einbuße seiner Gesundheit mit den eingedrungenen Keimen fertig zu werden vermag" (KISSKALT). — Der Verlauf, um so schwerer, je kürzer die Inkubationszeit war, geht bei den 92 ungeimpften und den 66 geimpften Kranken aus der Tabelle 4 hervor.

Tabelle 4.

	Insgesamt	Tot	Schwer	Mittel	Leicht
Geimpft innerhalb des letzten Jahres . .	32	1	7	11	13
Geimpft vor mehr als 1 Jahr	34	1	12	12	9
Nicht geimpft	92	12	41	21	18

Im großen und ganzen hat also das Ergebnis aus solchen „experimentellen Infektionen bei Menschen" bei einigen Erkrankten gezeigt, daß das Überstehen des Typhus (was man freilich schon früher wußte) eine dauernde Immunität nicht hinterläßt. Hinsichtlich der Disposition hat es uns wenig Aufklärung gegeben.

Pathologie.

Systematische Untersuchungsergebnisse an den Organen von Typhusleichen wurden in einer morphologischen Darstellung 1869 aus der Klinik LIEBERMEISTERS (Basel) wiedergegeben. In erster Linie handelte es sich hier um eine Analyse von Einzelerscheinungen, die aber gegenüber den früheren Veröffentlichungen auch in pathogenetischer Beziehung bereits Zusammenhänge aufweisen. Aus der Arbeit von EBERTH, die zugleich den Nachweis des Erregers erbrachte, lassen sich noch mehr Hinweise auf die Hauptentwicklungsstätte im Lymphgefäß- und Lymphdrüsengebiet herausfinden.

Im Jahre 1885 setzte vor allem von Hamburg aus (FRAENKEL und SIMONS) eine Forschung pathologisch-bakteriologischer Art ein, die sich sowohl der Entwicklung der Krankheit, den Wegen, die die Erreger im erkrankten Körper nehmen, ihrer Ablagerung und Vermehrung und schließlich auch der Frage, wie die Typhusbacillen den Körper verlassen, in kritischer Weise zuwandte.

Man wird relativ sehr selten im Sektionsmaterial Typhusfälle im Anfangsstadium erfassen können. Zweifellos läßt die pathologisch-anatomische Untersuchung je nach dem Zeitpunkt der Infektion verschiedene Bilder erkennen. Die Residuen einer hochfieberhaften Erkrankung zeigen sich bei der Obduktion in Gestalt der Typhuszunge, die trocken-borkigen Belag aufweist. Zu Beginn der Erkrankung dürfte nur in Ausnahmefällen etwas anderes im Magen-Darmkanal vorzufinden sein als eine gerötete Schleimhaut. Patienten, die nicht schon im ersten Stadium dem tödlichen Versagen des Herzens anheim fielen, zeigen dem Obduzenten schon frühzeitig ein dem Typhus eigentümliches Granulationsgewebe, das vor allem von ORTH 1887 näher untersucht und von ihm den infektiösen Granulationsgeschwülsten zugerechnet wurde. ORTH hat beobachtet, daß diese typhösen Neubildungen über ihre Begrenzung in die umgebenden Gewebe hinausgreifen. Der knötchenförmige Bau soll dabei nicht verlorengehen, wenn auch qualitative und quantitative Unterschiede hinsichtlich der Zellanlagerung bestehen. Der Begriff der „Typhuszelle" und des „Typhusknötchens" beherrscht auch heute noch die Typhushistogenese (CHRISTELLER). Sie war schon 1871 RINDFLEISCH bekannt. Wenn diese cellulären Elemente auch mehr den Lymphocyten zugerechnet wurden, so wird heutzutage GRAEFF zugestimmt, daß sie als histiocytäre Elemente endothelialen — ruhenden oder in Wanderung begriffenen — Zellen zugehören. Das Bedeutsame ist die Nekrobiose, der diese Zellelemente ausgesetzt sind, wenn auch Wucherung und abklingende Reaktionen je nach der lokalen Begrenzung miteinander oder nebeneinander einhergehen können. Wir werden das bei den geschwürigen Prozessen in bestimmten Darmabschnitten zu beschreiben haben.

Es finden sich unter der Einwirkung von Typhusbacillentoxinen verschieden gelagerte Gewebsreaktionen. Damit soll aber nicht gesagt sein, daß diese Herde nur indirekt auf die Einwirkung von Typhusbacillen zurückgeführt würden.

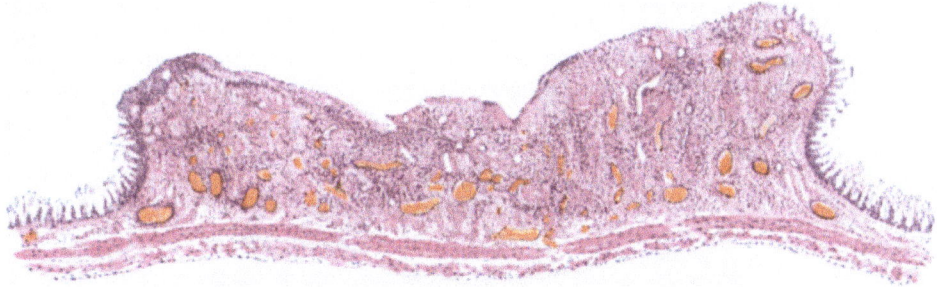

Abb. 3. Markige Schwellung eines PEYERschen Haufens des Ileums (Lymphonodulitis intestini typhosa). Verlust des Epithels. Zwischen dem (hellen) typhosen Granulationsgewebe, das vielfach deutliche Knötchenform besitzt, liegen Reste des (dunklen) lymphatischen Gewebes der Follikel. Starke Hyperämie.
(Nach CHRISTELLER: Aus HENKE-LUBARSCH' Handbuch.)

FRAENKEL hat solche Gewebsteile vor der histologischen Untersuchung bebrütet und festgestellt, daß es in ihnen zu einer Anreicherung der Typhusbacillen kommt. Immerhin könnte die Frage aufzuwerfen sein, ob nur die Entzündungsvorgänge direkten Einwirkungen der Typhusbacillen entsprächen, die reaktiven dagegen

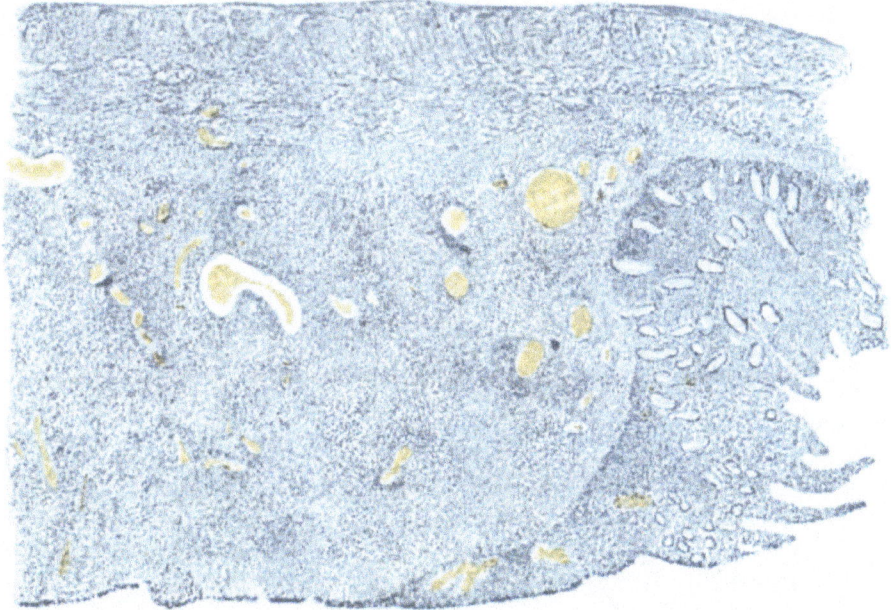

Abb. 4. Markig geschwollener PEYERscher Haufen aus dem untersten Ileum. (Nach CHRISTELLER.)

der Hauptsache nach allgemein toxischen. Man spricht von „spezifisch" typischen Granulomen. Wollte man aber sie einzig und allein den Typhusbacillen zusprechen, so könnte man die Bezeichnung spezifisch wohl anzweifeln, denn es gibt bekanntlich auch unter der Einwirkung anderer Noxen ganz ähnliche Granulome. Man denke z. B. an solche lediglich unter Fremdkörpereinwirkung. Verschieden sind beim Typhus diese Zellanhäufungen höchstens durch ihren knötchenförmigen

Bau und die Eigenart der sog. Typhuszellen, die sich eben als histiocytäre Elemente darstellen. Sie verfallen vielleicht auch leichter als andere Granulome der Nekrose.

Der Protoplasmazerfall tritt in besonders deutlicher Form in der Muskulatur als ,,ZENKERsche wachsig-schollige Muskelnekrose" hervor. Oft findet sich daneben sekundär eine Zellreaktion oder es kommt, wie RÖSSLE gezeigt hat, mehr zu exsudativen entzündlichen ,,Vorgängen, die sich bis zur Einschmelzung" unter der hyperergischen Reaktion steigern können. Zirkulationsstörungen spielen auch hier eine Rolle.

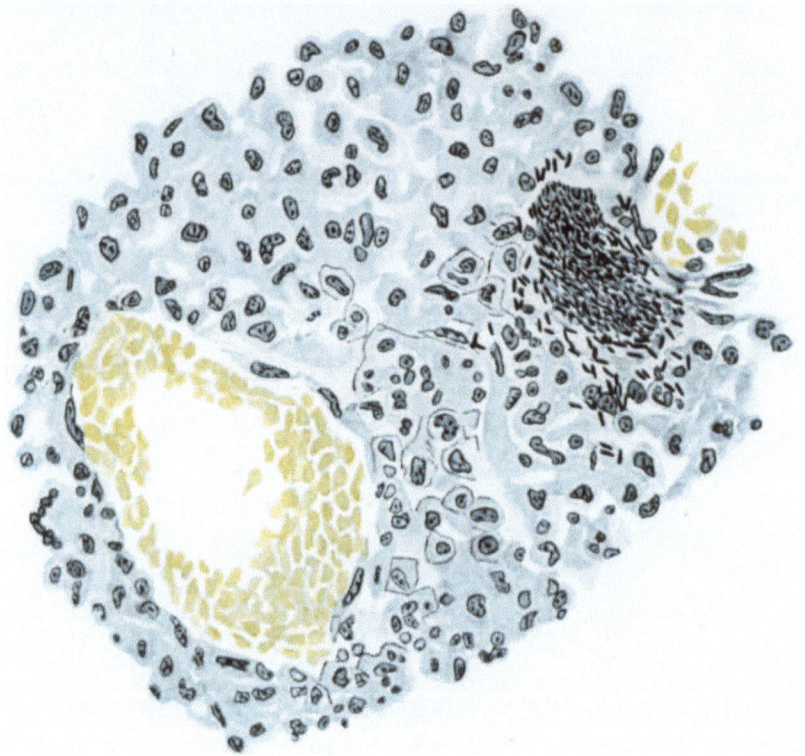

Abb. 5. Bacillenhaufen neben einer Capillare aus der vorangehenden Abbildung. (Nach CHRISTELLER.)

Gefäßwandschädigungen treten in Form hämorrhagischer Diathese als prognostisch ungünstiges Zeichen hervor. Intimaschädigungen an Arterien und sogar an Venen ziehen gelegentlich auch größere Blutungen nach sich. Wir sehen diese Gefäßarrosionen besonders in Gestalt der Darmblutungen. Manchmal wühlen sich, gleich einem Aneurysma dissecans, Blutergüsse zwischen die Darmwandschichten ein (Apoplexie des Darmes, CHRISTELLER).

Bei all diesen Vorgängen ist immer wieder die negative Chemotaxis gegenüber den Leukocyten erkennbar. GRAEFF glaubt jedoch, daß das nekrotisch gewordene Gewebe dann doch die Fähigkeit gewänne, Leukocyten anzulocken. Hier handelt es sich sekundär um die übliche Fremdkörperreaktion, die, unspezifisch, sich in exsudativ katarrhalischen, teils eitrigen, teils fibrinösen Vorgängen bemerkbar macht. Letztere tritt dann besonders in Erscheinung, wenn banale Eitererreger einwandernd zu Einschmelzungsprozessen Veranlassung geben.

Mitunter müssen aber auch eitrige Prozesse (Milzabsceß, Cholangitis, Osteomyelitis, Muskeleiterungen) auf eine Monoinfektion durch Typhusbacillen zurückgeführt werden. Solche als unspezifisch aufzufassende exsudativ-entzündliche Reaktionen treten mitunter in Leber, Milz, Nieren und Lymphknoten in Erscheinung, ebenso auch in Lungen, in den Geschlechtsorganen, in der Parotis, in der Schilddrüse und im Myokard. Leberabscesse sollen in 0,6% aller Typhussektionen zentral oder unter der Kapsel beobachtet werden. Wir haben nur einen Fall von Pylephlebitis durch Typhusbacillen in Mischinfektion mit Streptokokken gesehen.

Nach der ausgezeichneten Beschreibung des pathologisch-anatomischen Bildes durch GRAEFF, ebenso durch CHRISTELLER und RÖSSLE ist in pathologisch-anatomischer Beziehung nicht mehr häufig zur Histologie und Pathologie des Typhus Stellung genommen worden. Im großen und ganzen werden die Befunde dieser früheren Autoren in beiden Nachkriegszeiten bestätigt.

WÄTJEN hat in Übereinstimmung mit DONAT häufiger als früher eine herd- und knötchenförmige interstitielle Myokarditis festgestellt, bei der Parenchymdegenerationen zurücktraten. Er hält diese Myokardreaktion aber nicht für typhusspezifisch. „Auf dem Boden eines interstitiellen Ödems bzw. einer serösen Entzündung entwickelt sich diese Myokarditisform und ihr knötchenförmiger Charakter läßt für die Typhusfälle daran denken, daß, wie beim infektiösen Rheumatismus, beim Scharlach und bei der Tuberkulose, auch hier eine allergische bzw. parallergische Reaktion zugrunde liegt, bei der die Typhusinfektion die Rolle des umstimmenden Faktors spielt."

Vom Standpunkt des Pathologen aus macht CHRISTELLER folgende Einteilung:
1. Klassischer Abdominaltyphus;
2. Typhus superior, inferior, levissimus, gravis mit Komplikationen, Typhus sine typho, Typhussepsis, Organtyphus, Gastroenteritis typhosa.

Wir sehen also, daß auch die Verlaufsart in diese Einteilung einbezogen wird, je nachdem die Symptome mehr oder weniger hervortreten. Wir glauben, daß man die Gliederung „Typhussepsis" und „Organtyphus", „Typhus mit und ohne Komplikationen" entbehren kann.

Hinsichtlich der *intestinalen* Veränderungen unterscheidet CHRISTELLER 5 qualitativ verschiedene Einzelstadien, wobei sich die auffallendsten Vorgänge bei der Obduktion am lymphatischen Apparat des Darmes abzeichnen (Lymphonodulitis intestini typhosa).

Über den Ablauf dieser einzelnen Stadien herrscht keine völlige Einigkeit. Nach RÖSSLE deckt sich die lehrbuchmäßige Übereinstimmung vom klinischen Stadium und anatomischen Darmbefund nur in $2/3$ aller Fälle.

Nach CHRISTELLER ergibt sich im
1. Stadium: Solitärfollikel bis Erbsengröße, Hyperämie, Schwellung der PEYERschen Plaques in Parallel- und Längsrichtung. Großzellige Infiltration. Nachweis von Typhusbacillen im Gewebe.
2. Stadium: Nekrose und Verschorfung. Fettiger Zerfall, Resorption nach GRAEFF, noch häufiger als Geschwürsbildung. a) Exsudativ-ulcerierende Form mit pseudomembranösen Fibrinauflagerungen, deren Ablösung noch möglich ist. b) Sequestrierende Form. Gleichzeitig Nekrose der markig geschwollenen Platte am häufigsten.
3. Stadium: Abstoßung der Pseudoschorfe, Geschwürsbildung. Ränder wulstig, glattrandig, oft auch nach innen gerollt oder überhängend.
4. Stadium: Geschwürsreinigung. „Gewöhnlich geht das Ulcus bis auf die Ringmuskulatur."
5. Stadium: Die Ränder des Ulcus verwachsen mit der Unterlage. Eine eigentliche Narbe braucht auf der Schleimhaut nicht aufzutreten.

ZORN hat bei 316 Fällen folgende Veränderungen im Darmkanal lokalisiert gesehen.

Dünndarm mit Beteiligung des Dickdarms	167 =	53%
Ohne	149 =	47%
Davon nur unterstes Ileum	62 =	20%
Ileum	83 =	26%
Ileum bis Jejunum	4 =	1%
Dünndarm und Coecum	44 =	14%
Dünndarm, Coecum und Colon	106 =	33%
Dünndarm, Dickdarm und Rectum	17 =	5%

Nach KALBFLEISCH sind die Capillaren im Bereich der geschwollenen PEYERschen Haufen „entgegen dem makroskopischen Eindruck der Blässe" erweitert. Die Hyperämie ist die Voraussetzung der Hyperplasie, so wie im weiteren Verlauf die Dauerstase die Vorbedingung der Nekrose, der Verschorfung ist. „Und wenn in einem kleinen Strombahngebiet die perirubrostatische Hyperämie bestehenbleibt, bei Dauerstase in den übrigen Teilen dieses PEYERschen Haufens, so ist,

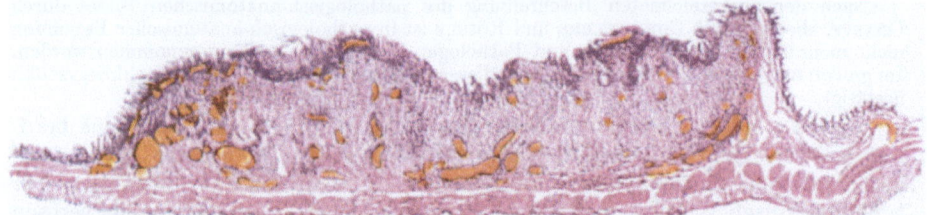

Abb. 6. Verschorfung eines PEYERschen Haufens des Ileums. Exsudativ-ulcerierende Form. Unzusammenhängende Nekrosen an der Oberflache der geschwollenen Platte. (Nach CHRISTELLER.)

bei der Länge des Schorfes, die Voraussetzung zur Blutung aus dem Geschwürsgrund gegeben."

Im übrigen sind örtliche Nekrosen, Infarkte, sogar Einschmelzungsherde kein außergewöhnlicher Befund bei der Obduktion. Es ist selten, daß man sie aus dem klinischen Bild in auffallender Weise herausfindet, wenn nicht die Serosa an einer entsprechenden Stelle als Folge solcher pathologischen Vorgänge rupturiert.

Auf die pathologisch-anatomischen Veränderungen bei den verschiedenen Organen soll im Zusammenhang mit den klinischen Veränderungen noch näher eingegangen werden.

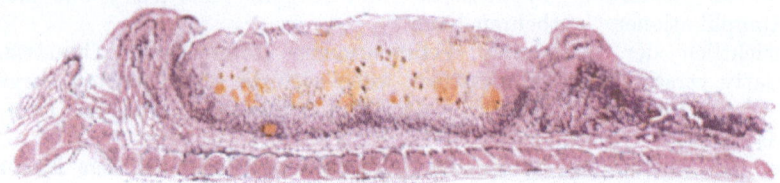

Abb. 7. Verschorfung eines PEYERschen Haufens des Ileums. Sequestrierende Form. Tiefgreifende zusammenhängende Nekrose der geschwollenen Platte. Leukocytenreicher (dunkler) Demarkationswall. Am linken oberen Rande Beginn der Ablösung. (Nach CHRISTELLER.)

Unter den vielen möglichen Komplikationen sind manche nur in vereinzelten kasuistischen Beiträgen vorliegend. Unter den Entzündungserscheinungen, Ulcerationen, Absceßbildungen an den verschiedensten Organbereichen, die kaum in ihrer Gesamtheit aufgezeichnet werden können, sind unter anderem Geschwürsbildungen am Aryknorpel, Ödeme in der Larynxgegend, Perichondritiden mit ihren oft schwerwiegenden Symptomen (Husten und Erstickungsanfällen) zu nennen, so daß ROKITANSKY schon wegen der herrschenden Krankheitszeichen geradezu von einem „Laryngotyphus" gesprochen hat.

Strumitis acuta, Mediastinitis nach Hilusdrüsennekrose und Vereiterung (RÖMER) finden sich im Schrifttum als außergewöhnliche Komplikationen aufgeführt.

Viel bedeutsamer ist die fast regelmäßige Beteiligung des Respirationstractus am typhösen Prozeß. GOLDSCHEIDER führte die Bronchopneumonie in 20% der Fälle im ersten Weltkrieg als Todesursache an. In manchen Fällen gleicht der anatomische Befund in seiner Schwere dem der epidemischen Grippe. Tracheitis, Bronchitis bis zur Bronchiolitis in den feinsten Verzweigungen oft mit Entblößung der Schleimhaut, der sammetartigen Schwellung kann erklärlicherweise in Zeiten einer Grippeepidemie zu Fehldiagnose führen. Auch hier erinnert die Bezeichnung Broncho-, Pecto- oder Pneumotyphus daran, daß solche Fälle in früherer Zeit nicht ganz selten waren.

In gleicher Weise kann die hypostatische Pneumonie oder das Lungenödem, als Effekt der Herzinsuffizienz, bei der Sektion in Erscheinung treten. Lungenabscesse, Lungeninfarkte, Lungentuberkulose finden sich mitunter als Haupterkrankungszeichen oder als Nebenbefund. Das Hinzutreten von Mischinfektionen

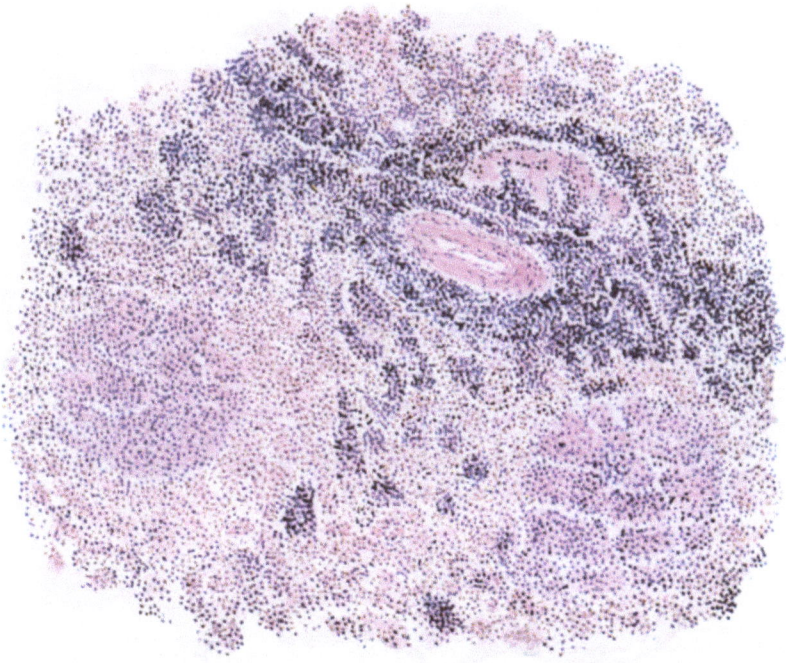

Abb. 8. Milz. Zwei Typhusknötchen in der roten Pulpa, aus histiocytären „Typhuszellen" bestehend. Oberhalb davon ein etwas komprimierter Milzfollikel mit schraggetroffener Follikelarterie und zentraler hyaliner Degeneration. (Nach CHRISTELLER.)

vervollständigt oft das symptomenreiche Bild. Die Eigenart des Typhus abdominalis als Erkrankung des lymphatischen Systems äußert sich in seltenen Fällen manchmal nur in Schwellung der Mesenterialdrüsen, in denen es zu einer starken Zellwucherung kommt. Aber auch anderenorts, am Magen, in der Hilusgegend, am Nacken und Hals, sogar an außergewöhnlichen Stellen können diese Zellproliferationen makroskopisch oder histologisch hervortreten. Das gleiche ist der Fall in der *Milz*, die sich hyperämisch, hyperplastisch mit zahlreichen rundlichen Nekroseherdchen, Blutungen und Bacillenhaufen intralienal oder subkapsulär dunkelrot und zerfließlich darbieten kann.

Nach GRAEFF ist die größte Schwellung mit der 3. Woche erreicht. Auf dem Schnitt zeigt sich ein gewisser Entwicklungsgang. Zu Beginn erscheinen die Follikel als feinste graue Pünktchen bei noch erhaltener Trabekelzeichnung. Beim Durchschneiden quillt die Pulpa über die Schnittfläche hervor, später wird die Milz wieder schlaffer und kleiner, „der Schnitt wird etwas uneben, die Pulpa erscheint eher etwas eingesunken, ist mehr oder weniger braun getönt, die Follikel treten weniger deutlich hervor".

Mitunter wird die Schnittfläche von Milzinfarkten beherrscht. In solchen Fällen finden sich perisplenitische Symptome.

In der Leber treten neben den Typhomen bei längerer Krankheitsdauer Zeichen von Verfettung hervor. Hölscher beobachtete in 3 Fällen von Typhus akute gelbe Leberatrophie.

Hier wollen wir noch unser Interesse dem Knochenmark zuwenden, auf dessen Bedeutung als Ablagerungsstätte für den Typhusbacillus E. Fraenkel vor allem hingewiesen hat.

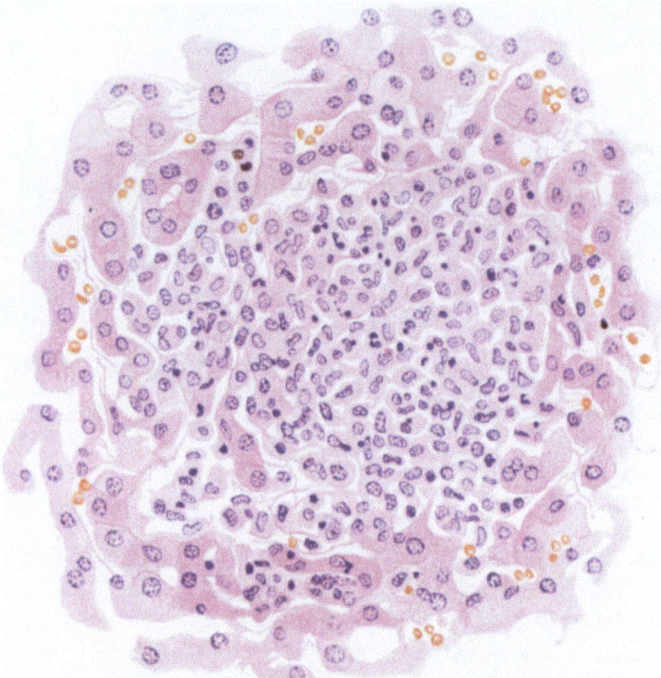

Abb. 9. Leber. Typhoses Granulomknötchen (Typhom). Die zellige Zusammensetzung des Knötchens entspricht dem typhösen Granulationsgewebe in Darm und Lymphknoten. Außer großen Histiocyten wenige Leukocyten und Lymphocyten. Am Rande nimmt die Zellwucherung die Capillarspalten zwischen den Leberzellen ein. Einige Leberzellgruppen (links unten) vom Granulomgewebe umschlossen. Nirgends Nekrosen. (Nach Christeller.)

Fraenkels Schüler Hartwig hat 3 Stadien unterschieden:

1. Nekrose ohne Veränderung der Gewebsstruktur.
2. Zusammenfließen der nekrotischen Teile, wobei das Wabenwerk der Fettmarkräume meist noch erhalten bleibt.
3. Narbenähnliches Endstadium. Die Nekrose wird von einem zierlichen Fasergerüst durchzogen. Typhusbacillen sind im Knochenmark regelmäßiger Befund. Sie sind häufiger und zahlreicher im gefäßreichen roten Mark, als im trägen Fettmark.

Eines der wichtigsten Symptome sind die *Roseolen* der Haut, deren Grundlage E. Fraenkel näher studiert hat. Er bewies ihre Entstehung als metastatische Ablagerung der Bacillen in den Lymphräumen der Haut. Es kommt dabei zu entzündlichen, bisweilen auch herdweise nekrotischen Vorgängen. An älteren, 10—11 Tage alten Roseolen, die bereits in Abblassung begriffen waren, konnte er noch lebensfähige Bacillen nachweisen. Mit dem Schwinden der Krankheitserreger aus den Roseolen schwellen die vorher vergrößerten Gewebszellen ab und es tritt unter gleichzeitiger Resorption regressiv veränderter und zerfallener zelliger Elemente die Rückbildung zur Norm ein. Die Typhusbacillen finden sich zwischen Papillarkörper und Oberhaut. Sie können nach außen gelangen, wenn die Haut abgeschürft wird.

Man hat den Eindruck, als ob weder die Typhusepidemien des ersten noch des zweiten Weltkrieges wesentliche Aufschlüsse hinsichtlich der Pathologie des Typhus abdominalis gebracht hätten.

Wichtig erscheinen uns die Untersuchungen von SPIELMEYER hinsichtlich der akuten Encephalitis, die in Form von entzündlichen Infiltraten in der Hirnrinde auftreten. Im Kleinhirn findet sich häufig und besonders stark ein sog. gliöses Strauchwerk in der Molekularzone der Rinde, besonders im Wurm. Diese Befunde wurden von SITTIG und WOHLWILL bestätigt.

Die Herde sind senkrecht zur Oberfläche gestellt und bilden symplasmatische Gliazellverbände, in denen Mitosen ungemein häufig sind. Die Blutgefäße sind nicht in die Veränderungen einbezogen.

Auf die anatomischen Veränderungen der einzelnen Organe wird bei Beschreibung des Krankheitsbildes und der Symptomatik näher einzugehen sein.

Pathogenese.

Noch zu GRIESINGERs Zeit begnügte man sich, einfache Typhusformen von denen mit schwerer und mehr charakteristischer Lokalisation zu unterscheiden. Die Einteilung Febricula, exanthemischer Typhus (Fleckfieber), Febris recurrens mit Milzlokalisation in der einen Reihe, mit Ileotyphus, dem biliösen Typhoid und schließlich der Pest mit überwiegender Affektion der peripheren Lymphdrüsen, der Retroperitonealdrüsen usw. zeigt, wie wenig man sich über die Pathogenese klar werden konnte.

Unter dem Einfluß der Pathologie, der Auffindung des Typhusbacillus in den Darmausscheidungen sah man erklärlicherweise zuerst die Darmerkrankung als primären Sitz des Infektes an.

In den alten Darstellungen des Typhus abdominalis bis zu CURSCHMANNs klassischer Monographie wird mehr den Trägern und den Verbreitungsweisen des Typhusgiftes, der Konstitution und den Lebensverhältnissen, individuellen und äußeren Einflüssen das Wort gesprochen, als der eigentlichen Pathogenese.

Der Typhusbacillus zeigt seine Eigenart gegenüber nicht pathogenen Darmbakterien grundlegend dadurch, daß er — ganz im Gegensatz z. B. zum Colibacillus — die Darmlymphbarrieren überschreiten kann. Es wäre hier unter Umständen an Ausbreitungsfaktoren (Spreadingfaktoren) zu denken, wie sie in hämolytischen Streptokokken, Staphylokokken, Pneumokokken und verschiedenen Klostridiumarten z. B. in Form der Hyaluronidase festgestellt wurden und so in das Hyaluronidase-Hyaluronsäuresystem eingreifen können. Man muß sich nur klarmachen, daß ebenso wie die Stoffwechselprodukte des Körpers auch pathogene Keime irgendwo die als funktionelle Einheit aufzufassende Grundsubstanz passieren müssen. Bis jetzt ist natürlich noch nicht zu übersehen, wie diese Einwirkung auf Körpermembranen mit Tendenz zu einer Permeabilitätsveränderung vor sich geht. Es wäre daran zu denken, daß unter dem Einfluß gewisser Ausbreitungsfaktoren Gefäßwände für im Plasma ungelöste Stoffe durchgängig werden. Umgekehrt könnten, unter Bildung eines Ausbreitungsfaktors, allgemein gesprochen unter Fermentwirkung, auch Bakterien sich ihren Weg bahnen, wenn nicht ein anderes Gegenferment ähnlich einer Antihyaluronidase die Viscosität der Grundsubstanzen erhöht. Unsere Untersuchungen sind in dieser Beziehung noch nicht so weit gediehen, als daß wir positive Resultate entnehmen könnten.

Es besteht nur die Tatsache, daß dem Typhusbacillus die natürliche Sperre vom Darmlumen aus nicht unüberwindlich ist. Er wird vom Lymphstrom aufgenommen, ohne an seiner Eintrittsstelle, der Darmschleimhaut, zuerst Spuren zu hinterlassen. Heutzutage besteht kein Zweifel mehr darüber, daß der Typhusbacillus für die weitere Wanderung den Lymphweg beschreitet, sich in den Mesenterialdrüsen einnistet, anreichert und dann auf natürliche Weise ins Blut gelangt.

Auch DE LAVERGNE und KIESSL betonen ihre Ansicht, daß die EBERTHschen Bacillen beim Eindringen in den Darmkanal erst einmal keine Läsionen hervorrufen und daß die Infektion der Mesenteriallymphdrüsen ihren Höhepunkt erreicht, bevor die PEYERschen Plâques angegriffen sind.

Von den Ansichten der französischen Autoren seien ferner insbesondere die von H. VINCENT und REILLY erwähnt:

H. VINCENT stellte die These auf, daß das ,,fièvre thyphoide" eine toxische Affektion sei, der EBERTHsche Bacillus bilde 2 Toxine: ein bereits bekanntes enterogenes, ein anderes, das grundsätzlich eine Rolle für die Symptomatologie für den Ablauf und der Prognose der Affektion spiele. Das letztere Toxin sei sehr labil, habe neurotrope Affinität und rufe den Torpor hervor.

REILLY suchte in seinen Studien zu zeigen, daß die typhösen *Ulcerationen* das Resultat einer elektiven Wirkung des Typhusendo*toxins* seien ,,sur les voies ou les ganglions sympathiques". Einimpfung direkt in die Mesenteriallymphdrüsen ruft eine Krankheit hervor, die das ,,fièvre typhoide" nach sich zieht.

Das klinische Bild, das sich nach Aufnahme der Typhusbacillen entwickelt, braucht nicht erst seine Erklärung in Tierexperimenten zu finden. Wir sind in der Lage, den Krankheitsverlauf — gleich einem Menschenexperiment — bei Laborinfektionen zu beobachten. Wenn wir freilich die klinischen Symptome zur Grundlage einer Pathogenese heranziehen, so könnte man wohl der Versuchung unterliegen, den Typhus ein ,,Nervenfieber" zu nennen, denn gerade im Anfang herrscht ein Zustand *psychischer* und somatischer Alteration vor.

Ein Typhus abdominalis läßt sich erst meist in einem späteren Stadium deutlicher aus den Krankheitserscheinungen ableiten. Vor uns läßt dann schon die Fieberkurve den Entwicklungsablauf des Kampfes zwischen Organismus und Erreger die sieghafte Abwehr oder das Ende des Infizierten in einem ,,Zyklus" ahnen, der sich kurz darauf oder später wieder in derselben Reihenfolge abspielen kann. Wir werden auf diese Pathogenese, die HÖRING bei Typhus beschreibt, noch näher eingehen.

Gerade der *Kliniker* SCHOTTMÜLLER war es, der den Satz aussprach: ,,Das volle Verständnis für die Krankheit, die richtige Deutung ihrer Zeichen, ist nur möglich, wenn sich der Arzt bei Untersuchung und Beobachtung des Kranken die pathologisch-anatomischen Veränderungen stets vor Augen hält, wenn er es versteht, ,,pathologisch-anatomisch zu denken". Dabei sollte natürlich nie der Blick vom Erreger abgewendet werden.

Der Typhus ist, worüber kein Zweifel sein kann, auf jeden Fall eine Erkrankung des Lymphgefäßsystems. Von hier aus dringen die Bakterien auf dem Wege über den Ductus thoracicus in das Blut ein, hämatogen findet dann eine Streuung statt nach allen Organen. *Eine Vermehrung der Keime im Blut kommt nicht in Betracht.* Das Blut ist nur Transportmittel!

Zur Synthese des Typhus abdominalis und zum Verständnis der Möglichkeiten etwaiger Komplikationen müssen wir den Typhusbacillen auf ihren Wegen von der Eintrittsstelle an bis zur Auswirkung in den Organen folgen (s. Schema).

1. Die mit der Nahrung in den Verdauungstractus aufgenommenen Typhusbacillen können an Ort und Stelle schon *lokale* gastroenteritische, mehr oder weniger stürmische Reizerscheinungen hervorrufen. Das Krankheitsbild kann mit dieser lokalen Infektion erschöpft sein.

2. Die Typhusbacillen machen nicht auf der Darmschleimhaut halt, sondern werden von den Lymphgefäßen der Schleimhaut aufgesogen und wandern zu den mesenterialen Lymphdrüsen. Hier ist die *erste Etappe* bzw. Entwicklungsstelle dieser Erkrankung. Auch hier kann der Erkrankung noch ein Ende gesetzt sein.

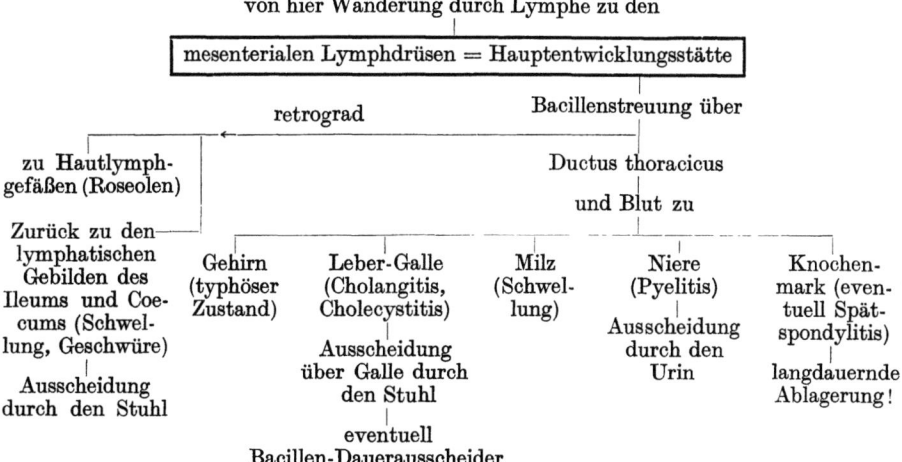

Zur Pathogenese des Typhus abdominalis:

Schon von GRIESINGER, vor allem aber von SCHOTTMÜLLER und in eigenen Beobachtungen am echten Typhus konnte bei Obduktionen von Patienten, die bereits in den ersten Tagen gestorben waren, eine Beschränkung der Infektion auf die mesenterialen Lymphdrüsen histologisch nachgewiesen werden, während die lymphatischen Gebilde im Darm noch von gröberen Veränderungen frei waren.

Viel häufiger entwickelt sich die Infektion nach 2 Richtungen. Nach unserer bis jetzt nicht zu widerlegenden Theorie wandern von den infizierten mesenterialen Lymphdrüsen aus

a) die Bacillen *retrograd* zu den Lymphgefäßen der Haut. Dies führt zur Entwicklung der Roseolen, die beim Paratyphus oft viel zahlreicher sein können und nicht nur auf die Bauchhaut lokalisiert zu sein brauchen wie beim Typhus. Die Unterscheidung gegen Flecktyphus kann mitunter schwer sein. Hier aber entwickelt sich die Roseola auf Grund der Reaktionen in den *Blutcapillaren* und nicht in den Lymphgefäßen wie beim Typhus.

b) Die Typhusbacillen wandern — wie BESREDKA auch experimentell bewies — zurück zu den lymphatischen Gebilden des Darms, besonders zum unteren Ileum, Coecum, sogar mitunter zum Transversum, und lösen hier entzündliche Vorgänge aus (markige Schwellung, Nekrosen, Ulcera mit und ohne Blutungen, Perforationsperitonitis).

c) Die Bacillen dringen über den Ductus thoracicus in die Blutbahn ein und werden hier bakteriämisch in die verschiedenen Organe ausgestreut.

Der Typhus bzw. Paratyphus abdominalis erscheint uns als „lymphatische Sepsis". Mit diesem Sepsistyp hat er eine relativ bessere Prognose als die Endokarditis oder Thrombophlebitis septica gemeinsam. Die Bakteriämie (die nie zur schrankenlosen Bacillenvermehrung im Blut führt!), beim Paratyphus sogar geringgradiger als beim echten Typhus, hat eine Zeitlang als Quelle einen dauernden Zustrom von den Bacillendepots der mesenteriellen Lymphdrüsen aus.

Metastasierung kann erfolgen, wie das Schema zeigt:
1. im Gehirn (embolische Herde in den Blutcapillaren „Meningitis circumscripta diffusa"). Somnolenz, „typhöser" Zustand ist die Folge.
2. In Form entzündlicher Lymphome in der Milz (Milztumor).
3. Lymphome in der Leber, Bacillenausscheidungsherde vom Leberparenchym aus in die Gallenwege (Cholangitis, Cholecystitis, mitunter als Nachkrankheit, besonders bei Dauerausscheidern). Für die Leberinfektion wäre auch an die hämatogene Keimverbreitung nach der Infektion der Plâques, vom Pfortader-Darmkreislauf aus, zu denken.
4. Ausscheidungsherde in der Niere (Pyelitis paratyphosa).
5. Wie bei jeder Bakteriämie werden auch die Typhus- und Paratyphusbacillen im Knochenmark abgefangen. Es bilden sich Nekroseherde, die im allgemeinen keine sinnfälligen Erscheinungen machen, in seltenen Fällen aber später zu einer Spondylitis führen können (QUINCKE, SCHOTTMÜLLER, eigene Beobachtungen).

Weniger häufig können noch Infektionen am *Endokard* (sehr selten), im Mittelohr, am Genitale, in der Thyreoidea, in der Lunge und an anderen Organen metastatisch gesetzt werden.

Diese Theorie der Pathogenese, vor allem von SCHOTTMÜLLER aufgestellt, genügt zweifellos am besten den praktischen Bedürfnissen und hat nicht nur deskriptive Bedeutung. Die Frage, wie es allmählich zur Krankheitsimmunität bzw. zur Heilung kommt, wie die Dispositionsverhältnisse liegen, läßt sie offen. — Das sog. Virulenzverhältnis spielt auch hier erheblich herein. Man hat Beziehungen zu anderen, mit chronischem Verlauf und Rückfällen einhergehenden Infektionen gesucht und Vergleiche mit dem Gelenkrheumatismus und der Tuberkulose angestellt, da auch der Typhus mit spezifischer Knötchenbildung (Granulom) einhergeht, die „nach vorausgegangener Sensibilisierung mit dem Infektionsstoff, d. h. dem Erwerb einer Allergie, auftritt" (GRAEFF, ASCHOFF).

Schließlich wäre noch zu erwähnen, daß die Paratyphusbacillen, besonders Typ B häufiger als die Typhusbacillen zu Eiterungen führen können; so wurden nicht ganz selten auch Lungenabscesse beobachtet. Herpes kommt öfter vor als beim Typhus, ist aber kaum je so ausgedehnt wie bei Colibacilleninfektionen.

Die Obduktionen von Typhus- und Paratyphuspatienten haben (vor allem im 1. Weltkrieg) erkennen lassen, daß die Pathogenese des Paratyphus abdominalis nicht grundsätzlich von der des Typhus abweicht. Der Unterschied liegt mehr im klinischen Bild, wobei Typ A fast ausschließlich den Paratyphus abdominalis erzeugt.

Dieser Pathogenese des Typhus abdominalis steht die nach GRAEFF gegenüber.

Der Pathologe GRAEFF wurde 1918 wieder Verfechter der alten sog. *enterogenen Theorie*, die seit VIRCHOW die Pathogenese des Typhus abdominalis zu erklären versuchst und die auch von den Forschern vor SCHOTTMÜLLER beibehalten wurde.

Zu diesen Autoren der enterogenen Theorie gehören neben den Entdeckern des Typhusbacillus (EBERTH und GAFFKY) CHIARI, v. BAUMGARTEN, ASKANAZY, ASCHOFF, HERXHEIMER, RIBBERT, JORES und MALLROY und auch Kliniker wie C. E. HOFFMANN, H. CURSCHMANN, BÄUMLER, KLEMPERER u. a.

In eine Kontroverse gegen FORSTERS Auffassung, derzufolge Typhusbacillen von einer beliebigen Stelle des Verdauungstractus aus, auch schon von den Tonsillen über den Blutstrom überallhin in das Innere des Körpers gelangten, geriet EUGEN FRAENKEL. (FORSTER glaubte z. B., daß hämatogen die Bacillen zuerst der Galle zugeführt würden und von ihr aus käme zum ersten Male der Darm mit ihnen in Berührung.) Gelegentlich seiner Ablehnung einer solchen Pathogenese erkannte der sich mit dem Typhusproblem seit Mitte der 80er Jahre beschäftigende Pathologe E. FRAENKEL die SCHOTTMÜLLERsche Theorie fast in allen Einzelheiten an.

Als Morphologe charakterisiert GRAEFF nach dem Vorbild seines Lehrers ASCHOFF biologische Vorgänge mit den Begriffen der Schädigung (Affectio), der Abwehr (Defensio) und der Heilung (Restitutio). Die Typhuserkrankung ist nach seiner Ansicht eine spezifische Reaktion des Organismus, die kausal ausgelöst wird durch den spezifischen Erreger und formal bestimmt wird durch spezifisch ablaufende Gewebsveränderungen, in deren Mittelpunkt das typhöse Knötchen steht, das als Ergebnis der kausal-defensiven Wechselwirkung aufzufassen ist.

Dieses Knötchen, auch Lymphom oder Typhom genannt, entsteht durch Einwirkung des Typhusbacillus und seiner Gifte als herdförmige Proliferation von Makrophagen, der sog. Gewebshistiocyten (ASCHOFF), die sich aus den Reticuloendothelien von Lymphfollikeln und Milz, aus den Pulpazellen der Milz, den Endothelien der Markräume des Knochens, den KUPFFERschen Sternzellen der Leber und den Bindegewebswanderzellen bilden. Die Einwanderung von Leukocyten ist sekundär und hat keinen spezifischen Charakter. Unter dem Einfluß des Typhusbacillus können demnach die Knötchen auftreten im Bereich der PEYERschen Plaques des Darmes, in den mesenterialen Lymphknoten und in der Leber, der Milz, im Knochenmark und grundsätzlich auch in anderen Organen. Die formalen Veränderungen werden im einzelnen sowohl durch den spezifischen Erreger und seine Gifte, als auch durch die mit diesen Giften imbibierte, nur bedingt spezifische Nekrose bestimmt.

Besonders wichtig erscheint GRAEFF, daß die zeitliche Reihenfolge der formalen Schädigung pathologisch-anatomisch nachweisbar ist und man deshalb mit größter Bestimmtheit annehmen kann, *daß das erste typhöse Knötchen in einer Platte am untersten Ileumende zur Entwicklung kommt.*

Im einzelnen entwickelt GRAEFF etwa folgende Vorstellung von der Pathogenese der Erkrankung:

Die Rezeptionspforte, also die Aufnahmestelle in den menschlichen Körper, ist für den Typhusbacillus zwar grundsätzlich jede Stelle des Körpers, jedoch in der Regel — wie auch von allen übrigen Forschern angenommen wird — der Verdauungskanal. Im Gegensatz dazu besteht hinsichtlich der Invasionsstelle, nämlich der Eintrittsstelle in das Gewebe selbst, schon keine einheitliche Auffassung mehr. Denn die erste formale Reaktion des Organismus, der sog. Primärinfekt (ASCHOFF), als früheste Manifestation der Krankheit kann einerseits an dieser Invasionsstelle auftreten, andererseits jedoch auch örtlich ganz unabhängig von ihr. Pathologisch-anatomisch läßt es sich zwar nachweisen, daß der Primärinfekt in einer Platte des untersten Ileumende zu suchen ist. Da es jedoch noch ungeklärt ist, ob beim Typhus Invasionsstelle und Primärinfekt zusammenfallen, ist es im Prinzip also auch unbekannt, wo die Invasionsstelle liegt, d. h. an welcher Stelle des menschlichen Körpers der Typhusbacillus in das Gewebe ein- und ins Blut übertritt. Immerhin ist es jedoch wahrscheinlich, daß dies ebenfalls im Bereich des unteren Ileum erfolgt. Nehmen wir die Stelle der ersten Veränderung also am unteren Ileumende an, so würde dann die Ausbreitung der Erkrankung von hier vor sich gehen, *weshalb der Typhus abdominalis als enterogene Erkrankung zu bezeichnen wäre*, abgesehen von Ausnahmefällen, in denen eine konnatale, eine Impf- oder eine andere Infektion erfolgt.

Im einzelnen ginge die weitere Ausbreitung dann so vor sich, daß die Bacillen, die an irgendeiner Stelle in die unbeschädigte Darmschleimhaut eingetreten sind, durch die Lymphbahnen zu den Follikeln gelangen, hier formale Änderungen auslösen und dann entweder — was unwahrscheinlich ist — sich im Darmlumen vermehren, magenwärts wuchern und die oberhalb gelegenen Abschnitte befallen. Oder — wie GRAEFF mit vielen anderen Autoren annimmt — die Bacillen gelangen auf dem mesenterialen Blutweg zu Leber und Gallenblase, werden dort wieder ausgeschieden und verursachen eine Reinfektion der PEYERschen Plaques von obenher. Sekundär erst erkranken daraufhin (lymphogen) die mesenterialen Lymphknoten vom Darm her, was GRAEFF als Pathologe nachweisen zu können glaubt. Mit der Erkrankung der mesenterialen und der kranialwärts angeschlossenen Lymphknoten ist nach seiner Ansicht die lymphogene Ausbreitung im allgemeinen auch abgeschlossen. Die Leberbeteiligung kommt sicher hämatogen (wahrscheinlich nicht über den großen Kreislauf, sondern auf dem Pfortaderwege) zustande, während die übrigen Organe nur vom großen Kreislauf aus, die Haut möglicherweise auch örtlich lymphogen, durch die Bakterien und ihre Toxine in das Krankheitsgeschehen morphologisch nachweisbar mit einbezogen werden.

Natürlich nimmt Graeff ausführlich Stellung zur Schottmüllerschen Theorie der Typhuspathogenese und erläutert zunächst den anatomischen Begriff der Typhussepsis, bei der die Infektion sich dauernd im Blut und in den blutbereitenden Organen abspielen würde, während Schottmüller einen klinischen Sepsisbegriff prägt und mit diesem nunmehr auch — nach Graeff zu Unrecht — anatomische Vorstellungen verbindet. Diese Theorie ist nach Ansicht von Graeff ursprünglich entstanden infolge der manchmal auftretenden Diskrepanz zwischen dem minimalen oder fehlenden anatomischen Darmbefund und der Schwere der Erkrankung, die nicht nach dem Grad der krankhaften Veränderungen des Darmes beurteilt werden dürfe, da diese zeitlich den anderen Erscheinungen vorausgehen können. Es seien auch pathologisch-anatomisch keine Zeichen einer primären Lymphangitis oder Lymphadenitis auf den Zugangsstraßen zu den angeblich sekundär erkrankten Organen nachweisbar. Auch die zeitliche Entwicklung der typhösen Knötchen bei Frühtodesfällen an Typhus und das Aufeinanderfolgen der morphologisch sich manifestierenden Veränderungen an den einzelnen Abschnitten würden nach Graeff gegen die Schottmüllersche Auffassung sprechen.

Auch Graeff vergleicht, wie dies in anderer Form von Virchow schon unternommen wurde, die pathogenetischen Vorgänge beim Typhus — was aber nicht unwidersprochen blieb — mit denen der Phthise, die als subakute bzw. chronische, exsudativ celluläre und defensiv restituierende Reaktionen auf Erregerinvasionen bezüglich der Bildung des Primärinfektes, der kausal-formalen lymphogenen und hämatogenen Ausbreitung, sowie der Blutinfektion (Sepsis) weitgehende Übereinstimmung zeigen. Der Typhus sei eben eine Endotoxinkrankheit, gegen die sich die allgemeine formale Reaktion des histiocytären Apparates richtete. Die örtlichen Veränderungen des Typhus seien von der pathologischen Anatomie aus erklärbar und die enterogene Entstehung kausal und formal geschlossen beweisbar, nicht jedoch die klinischen Allgemeinerscheinungen, für die die pathologische Physiologie zuständig sei, von der sich Graeff im Zusammenwirken mit der pathologischen Anatomie weitere Einblicke in die klinische Pathogenese erhofft.

Der Pathogenese des Typhus abdominalis, sowohl der von Schottmüller als der von Graeff entwickelten, die in pathologisch-anatomischer Beziehung so viel Aufklärung gebracht hat, stellt Rössle 1948 in seinem Vortrag in der Akademie der Wissenschaften in Berlin seine eigene Theorie unter dem Gesichtspunkt der infektiösen bakteriellen Allergie entgegen. Die Wirkung auf den Darm scheint erst möglich zu sein, wenn sich der Typhusbacillus in den Mesenterialdrüsen eingenistet hat.

Nach Rössle hätte man sich die Pathogenese des Typhus abdominalis etwa folgendermaßen vorzustellen:

Der Typhusbacillus gelangt peroral in den Magen-Darmkanal, wo seine geringe Toxicität nur leichte Störungen auslöst. Er wird vorwiegend von den Peyerschen Plâques des unteren Dünndarmes resorbiert, die auch für andere corpusculäre Elemente, wie Stärkekörner, Tusche usw. als Resorptionsstätten fungieren und gelangt so, *ohne anatomische Veränderungen zu hinterlassen*, ins Blut.

Auf diesem Weg, insbesondere beim Durchtritt durch die Schleimhaut werden jedoch infolge der besonderen Affinität des Bacillus und seiner Endo- und Exotoxine zum lymphatischen Gewebe die Reticulumzellen der Peyerschen Plâques *sensibilisiert*. Die zunehmende Vermehrung der Bacillen läßt diese Sensibilisierung und nunmehr beginnende Antikörperbildung auch in den anderen Bezirken des reticuloendothelialen Systems zur Ausbreitung kommen. Die schon einsetzende Auflösung von Bakterien und das Freiwerden von Endotoxinen summieren wiederum diese Vorgänge. Wir würden uns damit, klinisch gesehen, in der *Inkubationszeit* befinden, die ja beim Typhus eigenartigerweise geradeso lange dauert, wie im allgemeinen nach tierexperimentellen Erfahrungen an Zeit benötigt wird, um einen Organismus gegen ein Antigen zu sensibilisieren. Das Freiwerden kleinster Mengen des Antigens bei der jetzt stärker in Erscheinung tretenden Auflösung der Bakterien durch die Bakteriolysine infolge Anstieges des Antikörpertiters erklärt den Beginn der *klinischen* Erscheinungen der Krankheit, vor allem das langsam und stufenweise ansteigende Fieber, wie es auch tierexperimentell von FRIEDBERGER beim Meerschweinchen durch Reinjektion kleinster Mengen Antigen in bestimmten Abständen nachgeahmt werden konnte.

Die Typhusbacillen wurden infolge der zugleich einsetzenden Ausscheidungen durch Leber und Gallenblase im Dünndarm erheblich angereichert und ,,treffen dort auf das inzwischen präparierte Schockorgan der Reticulumzellen der lymphatischen Gewebe des unteren Dünndarmes", wo sie im Sinne des KOCHschen Grundversuches einen protrahierten örtlichen Schock auslösen. Dabei käme es zunächst zu einer Proliferation, zur granulomatösen Wucherung der Reticulumzellen, die zu aufgeblähten Histiocyten, zu sog. *Typhuszellen* sich umwandeln.

Daß die reticulo-endothelialen Zellen als Träger der Antikörperproduktion und als Ort der zellständigen Antigen-Antikörperreaktion zu bezeichnen sind, ist seit DÖRR allgemein anerkannt und gilt hier für die Reticulumzellen des lymphatischen Gewebes des Dünndarms, das sich bekanntlich in erster Linie im unteren Ileum vorfindet. Makroskopisch imponiert dieser Vorgang als *markige* Schwellung. Zugleich erfolgt eine Sperrung dieser Bezirke gegenüber dem umgebenden Gewebe und schließlich tritt infolge der örtlichen Zunahme der Konzentration dieser gewebsschädigenden Antigen-Antikörperreaktion eine *Nekrose* ein, die unter dem Bilde der Verschorfung analog dem *Arthusphänomen* verläuft, womit wir das 2. anatomische Stadium der Erkrankung vor uns haben würden.

Im gleichen Sinne kommt es nun aber auch überall dort zu einer morphologisch nachweisbaren zellständigen und Gewebsproliferation erzeugenden Antigen-Antikörperreaktion, wo die Bacillen im Körper auf das sensibilisierte lymphatische Gewebe, das sog. Schockgewebe, stoßen. So erkläre sich das Auftreten von umschriebenen Wucherungen des Reticuloendothels, der sog. Granulome (auch Lymphome oder Typhome genannt), die hauptsächlich in der *Leber*, teilweise auch in *Lymphknoten* und in der *Milz* aufschießen. Solche Granulationsgewebswucherungen weisen alle infektiösen Erkrankungen auf, denen ein Sensibilisierungszustand gemeinsam ist, was am *Beispiel der Tuberkulose* wohl in der sinnfälligsten Art demonstriert werden kann. An Stellen, wo sich nur *spärliches* Reticuloendothel findet, so im Knochenmark und in der Haut, führe der Kontakt zwischen Typhusbakterien bzw. ihren Endo- und Exotoxinen und dem sensibilisierten Gewebe nur zu *einfachen miliaren Nekrosen*.

Solche miliare Nekrosen können auch statt zelliger Proliferationen in Leber, Milz und Lymphknoten auftreten, wenn es vielleicht infolge der Konzentration oder anderer Bedingungen schon *primär* zu toxischen oder bakteriellen Nekrosen kommt, oder wenn Zellwucherungen *sekundär* der Nekrose anheimfallen.

Auch *endophlebitische Knötchenbildungen* beim Typhus in den Milzvenen und *intimale* Knötchenbildungen in den Lungenarterien lassen einen Vergleich dieser Erkrankung mit anderen infektions-allergischen Krankheiten, vor allem mit der Tuberkulose berechtigt erscheinen.

Wenn der Sperrmechanismus in den Resorptionsstellen der Darmschleimhaut *versagt*, entstehen in seltenen Fällen auch markige Schwellungen in den *inguinalen peripankreatischen* und *cervicalen* Lymphknoten oder die Nekrose greift infolge der konzentrierten Giftwirkung tiefer und führt schließlich zur Perforation der Darmwand.

Die gelegentlich beim Typhus auftretenden *Blutungen* brauchen nicht durch Gefäßarrosion bedingt zu sein, sondern können auch als *anaphylaktische Hämorrhagien* infolge Capillarschädigungen entstehen.

Das nachfolgende Stadium der *Geschwürsbildung und Abheilung* ist beim Typhus pathogenetisch gesehen völlig uncharakteristisch und stellt nur einen nach allgemeinen Gesetzmäßigkeiten ablaufenden Reparationsvorgang dar, der mit dem infektionsallergischen Geschehen *in keinem* unmittelbaren Zusammenhang steht.

Daß der sog. protrahierte Schock im Ablauf dieser Erkrankung auch im klinischen Bild des Typhus neben dem schon oben erklärten bezeichnenden Fiebertyp noch andere klinische Erscheinungen, sog. *Schockfragmente*, macht, die man aus dem Tierexperiment oder vom Menschen her schon kennt, wird als weiterer Beweis der Richtigkeit dieser Theorie angeführt. Zu diesen Fragmenten gehörten die *Benommenheit*, die *Leukopenie*, die *Komplementverarmung* und die *Blutdrucksenkung*.

Besonders hervorzuheben ist jedoch, daß RÖSSLE der Ansicht ist, man könne *nicht alle* Erscheinungen der Typhuskrankheit auf allergische Reaktionen schlechthin beziehen. Ein

Teil der Symptome sei dem Typhus mit jeder anderen schweren Infektionskrankheit gemeinsam. Vor allem aber sei der Typhusbacillus ein Erreger streng spezifischer Natur, der durch die Besonderheit seiner Gifte sicher auch *besondere* Krankheitserscheinungen auslösen könne, die man jedoch aus dem ganzen Komplex nicht ohne weiteres herauszudifferenzieren vermag. Eine dieser primären Wirkungen des Bacillus sei, wie sich auch gelegentlich bei Impfungen ergäbe, eine *gezielte* Giftwirkung auf das *Reticulum*, insbesondere des lymphatischen Gewebes, wo er auch bei normergischen Menschen *Reizwucherungen* des Reticuloendothels hervorruft.

Schon kurz nach dem 1. Weltkrieg hat OELLER einmal den ganzen Ablauf des klassischen Typhus und der abnormen Typhen unter dem Gesichtswinkel der Immunitätsreaktionen zwischen Makro- und Mikroorganismus zu klären versucht.

Diese Auffassung, vor allem die anatomischen Veränderungen als Folge von Immunitätsreaktionen anzusehen, hat von pathologisch-anatomischer (MARCHAND) und von bakteriologischer (KRUSE) Seite lebhaften Widerspruch hervorgerufen. „Immunitätsschwankungen spielen sicher für den Typhusverlauf und die Verlaufsformen eine große Rolle, beeinflussen das anatomische Bild und werden von ihm beeinflußt. Aber man kann damit doch nicht die Entstehung der ursprünglichen Darmveränderungen vom Blut aus begründen, aus der Entwicklung der serologischen Verhältnisse den Primärsitz der Infektion im Blut erschließen" (zit. nach CHRISTELLER).

Eine gewisse Stütze für die Ansicht von RÖSSLE und kein direkter Widerspruch gegen die SCHOTTMÜLLERsche Theorie könnte man allerdings vielleicht in der Beobachtung erblicken, daß nach Chloromycetin eine Antikörperbildung auszubleiben scheint. Es ist zwar, wie schon früher erwähnt, eine klinische Tatsache, daß die Antikörperbildung in keinem direkten Verhältnis zur Abwehrlage steht — kennen wir doch ganz verzögerte Antikörperbildung bei glatt überstandenem Typhus — doch ist immerhin zu bedenken, daß die Norm in einer Antikörperproduktion im Verlaufe des Typhus zu sehen ist. Wenn diese unter Chloromycetin regelmäßig nicht zustande kommen soll, so könnte man die Ursache hierfür darin sehen, daß die Typhuserreger, soweit sie dem Antibioticum erreichbar sind, schnell absterben, wodurch der physiologische Immunisierungsvorgang — celluläre Antikörperbildung gegen das allmählich frei werdende Endotoxin — unterbrochen wird. Nach unserer Meinung dürfte es auch nicht gleichgültig sein, zu welchem Zeitpunkt der Erkrankung Chloromycetin verabreicht wird, ja wir können in einer routinemäßigen Verabreichung beim Typhus sogar eine gewisse Gefahr erkennen. Berichte über akute hochtoxische Zustände, die kurz nach der Gabe von Chloromycetin den Tod des Patienten nach sich ziehen, scheinen unsere Ansicht zu rechtfertigen. Eine zu plötzliche Überschwemmung des Körpers durch freigesetztes Endotoxin dürfte — weil das leider schon beobachtet wurde — besonders für Menschen mit Kreislauflabilität eine Gefahr bedeuten. Ein weiteres Gefahrenmoment sehen wir in der Tatsache, daß nicht alle Typhuskeime absterben, daß sie sich in gewissen Gebieten weiter vermehren können und entsprechend unserer früher mitgeteilten Ansicht über die Gallenwege zur Ausscheidung in den Darm gelangen. Hier laufen nun in bestimmten Fällen die früher geschilderten lokalen Phänomene in Analogie zum Arthusphänomen ab, frei werdende Autotoxine vermögen unter bestimmten Bedingungen allgemeine allergische Reaktionen auszulösen und klinisch tritt in einem gewissen Prozentsatz der Fälle das gefürchtete Rezidiv auf. Die gerade nach Chloromycetingaben so häufig beobachteten Kreislaufkollapse und Darmblutungen könnten der klinische Ausdruck einer allergischen Reaktion bei einem Organismus sein, der infolge der Chloromycetingaben am Anfang der Erkrankung den physiologischen Immunisierungsvorgang nicht durchlaufen hat, sondern nach RÖSSLE sensibilisiert geblieben ist.

Tabelle 5. *Typhusstadien nach* HÖRING.

	I	II	III	IV
Dauer	1—3 Wochen	1—3 Wochen	2—5 Wochen	Jahre
Pathogenetisches Stadium	Inkubation	Generalisation	Organmanifestation	Krankheitsimmunität
Klinisches Stadium	prodromale	incrementi acmis	decrementi	Rekonvaleszenz
Fieber	frei, subfebril	staffelförmig zur Kontinua	amphibolicum	fieberfrei
Symptome	—	Milztumor, Roseolen	Darmerscheinungen	—
Pathologisch-anatomische Stadien	(Primäraffekt)	markige Schwellung	Ulceration, Reinigung	Restitutio ad integr.
Empfindlichkeit und Empfänglichkeit	empfänglich	überempfindlich	unterempfindlich, unempfindlich	langsam wieder zunehmend empfänglich
GRUBER-WIDALsche Reaktion	—	— +	++ +++	+ ± —
Typhusbacillennachweis im	—	Blut	Stuhl u. Urin (auch Sputum)	(bei Bacillenausscheidern in Galle, Stuhl, Urin)

Schließlich sei hier kurz auf die von HÖRING entwickelten allergischen Vorstellungen von Typhus eingegangen.

Nach HÖRING ist der Typhus eine akute cyclische Infektionskrankheit, die nach der Inkubation in ein vorwiegendes „Generalisationsstadium" übergeht. Danach werden die Bakterien aus dem Blut in die Organe abgedrängt (z. B. in die Haut oder in die Milz), die in Immunitätsvorgängen ihnen fertig werden. Der Zustand der Empfänglichkeit geht in den der Unempfänglichkeit über. Man könnte bei Beibehaltung der Bezeichnung „cyclische Erkrankung" auch sagen: Der Sepsisherd (im Lymphapparat) erlischt, die örtlichen Bacillenablagerungen können sich weiter auswirken in Form von Cholecystitis, Pyelonephritis, Otitis, Spondylitis und Orchitis usw. vor allem aber in Form von Typhusgeschwüren des Darmes.

An dieser Stelle muß der Begriff der Sepsis, wie er von BRUNS für den Typhus aufgestellt wird, der Kritik ausgesetzt werden; vor allem wenn BRUNS sagt, daß der Typhus abdominalis „pathologisch eine Sepsis" sei, die „anatomisch" bevorzugt als Darmerkrankung mit herdförmigen Gewebsbefunden oder als sog. stumme Typhusbacillämie mit reiner Blutinfektion ohne Organbeteiligung, d. h. als Typhussepsis verlaufen kann. Den „septischen Charakter" schließt BRUNS aus der Beobachtung, daß es sich hier niemals um eine (lokalisierte) Darmerkrankung ähnlich der Ruhr handeln könnte. Wir möchten glauben, daß dies wohl auch niemand in diesem Sinne vorher behauptet hat, genau so wenig wie bei dem Typhus das Blut als Keimstätte der Bacillen jemals angenommen wurde.

Den Fieberablauf mit dem staffelförmigen Anstieg, der Kontinua, dem Abstieg bringt HÖRING in Zusammenhang mit Infektionsablauf und vegetativen Regulationen. Es erweist sich hier am unmittelbarsten die zentralnervöse Umstellung. Das nervöse Krankheitssymptom faßt HÖRING ebenfalls als vom Zwischenhirn ausgehende Regulationsstörung auf, dem er auch die Steuerung sämtlicher

Überempfindlichkeitsreaktionen zuschreibt. Die erreichte Krankheitsimmunität zeige sich eben in dem gelungenen Umschlag zur Unempfindlichkeit. Diese könne aber wieder verlorengehen und das Rezidiv nimmt denselben Ablauf in einer wiederansteigenden Empfindlichkeitswelle. Dieser Erklärungsversuch von Höring bleibt vorläufig noch eine Hypothese.

Auch Schäfer glaubt, daß die von Höring wesentlich auf allergischer Anschauung fußende Theorie nicht zur Erklärung zentraler Störungen herangezogen werden brauche. Die spezifischen Toxitätswirkungen werden in ihrer Bedeutung zu weit zurückgestellt, auch ohne den Begriff zentrogen gesteuerter Überempfindlichkeit dürfte früher schon ein Schwerpunkt des Infektionsablaufes in zentralen Störungen vermutet worden sein.

Krankheitsbild.

Wenn wir im nachfolgenden die Symptomatologie, den Krankheitsverlauf in großen Zügen schildern, so muß man sich bewußt sein, daß man hierbei nur ein *Idealbild von mehr mittelschweren bis schweren Fällen* zur Darstellung bringen kann.

Die Diagnose ist leicht, wenn man bereits den Typhusbacillus nachgewiesen hat. Man weiß dann, was man im weiteren Verlauf zu erwarten hat. Die Diagnose kann aber sehr schwer sein, wenn man sie nur aus den klinischen Krankheitserscheinungen entnehmen muß, zumal, wenn die fieberhafte Erkrankung erst seit kurzem besteht.

Der Organismus muß mit dem Typhusbacillus und seinen Giften fertig werden. Das Krankheitsbild setzt sich also zusammen aus Kampf und Abwehr, dabei kommt es zu einem Cyclus der Erscheinungen, von Inkubation über die Entwicklung der Krankheitserscheinungen zur Höhe und von da aus zum Abfall (oder wie Höring entwickelte, von der Inkubation über das Generalisationsstadium und Überempfindlichkeit zum Stadium der Unempfindlichkeit).

Es werden sich die Zeichen dieses Kampfes nicht immer auf einen gemeinsamen Nenner bringen lassen, aber es ist selbstverständlich, daß Menge und toxische Qualität der Bakterien und spezifische Widerstandsfähigkeit des Organismus eine große Rolle beim Verlauf des Typhus spielt.

Mit der Auffassung von Höring ist zugleich eine Theorie aufgestellt, die eine Erklärung des gesetzmäßigen Krankheitsablaufes herbeizuführen versucht. Die lehrbuchmäßige Darstellung früherer Autoren verzichtete im allgemeinen auf Erklärungsformen spezieller Art und brachte das Symptomenbild ganz allgemein mit Menge des aufgenommenen Typhusgiftes oder der Bakterien selbst und — auf der anderen Seite — mit der sich immer mehr ausbildenden oder versagenden Widerstandsfähigkeit (in erster Linie humoraler Genese oder reticulocellulärer Abwehr) in Verbindung unter Verzicht auf eine nähere Begründung. Insofern findet man auch in den alten Darstellungen von Wunderlich, Griesinger, Liebermeister u. a. ausgezeichnete Beschreibungen der Symptome, wie sie sich allein aus der *Beobachtung am Krankenbett* ergaben. Mit besonderer Hingabe hat sich vor allem vor etwa 50 Jahren Curschmann der Ältere, E. Fraenkel, Schottmüller und ihre Schule dem Krankheitsbild des Typhus zugewandt.

Die Inkubation, die Zeit zwischen Aufnahme des Keimes bis zum Beginn merkbarer Krankheitserscheinungen ist sehr verschieden, selbst dann, wenn wir wie bei Laboratoriumsinfektionen wissen, wann ein Keim den Magen-Darmtractus passiert hat und wenn wir den Infizierten ständig beobachten konnten. Aus dem subjektiven Befinden allein läßt sich nicht mit Sicherheit entnehmen, in welchem Moment Krankheitserscheinungen auftreten. Auch dies hängt von Art und Empfindlichkeit des Patienten ab. Einer meiner Mitarbeiter erkrankte 8 Tage nach Aufnahme der Keime durch eine Pipette mitten aus dem Gesunden heraus mit einem Schüttelfrost vor unseren Augen während der Krankenvisite.

Meist ist es eine körperliche und geistige Ermüdbarkeit noch bei normaler oder nahezu normaler Körpertemperatur, die das Herannahen der Erkrankung erwarten läßt. Perioden mit auffälliger Latenz und ein eigentliches Prodromalstadium unterscheiden zu wollen, wird müßig sein. Wir haben Fälle gesehen, die mit akuten schweren Erscheinungen einsetzten und nach wenigen Tagen fieberfrei wurden, und wiederum Fälle, die mit der Temperatur langsam hochkletterten, die mit ihren Kopf- und Kreuzschmerzen, mit ihrer neuromuskulären Schwäche mit allgemeinen infektiösen Erscheinungen das Krankheitsbild in fast undiagnostizierbarer Weise verwirrten und dabei mit einer langdauernden Kontinua einen schweren Verlauf aufwiesen. Die Angaben über die Inkubationsdauer schwanken, genau wie aus den alten Darstellungen zu entnehmen ist, zwischen wenigen Tagen und 3 Wochen. Von da ab ziehen sich oft ohne Einbrüche, Fieber und Krankheitserscheinungen über 3—6 Wochen hin, um schließlich im amphibolischen Stadium in steilen Zacken jeden Abend um $1/2$—1 ganzen Grad geringer, meist innerhalb einer Woche, zu Ende zu kommen.

Unter den vielen Typhuskurven geben wir hier einige Verlaufsarten wieder.

Man hat den Verlauf nach einer Art „Wechseleinstellung" immer wieder geschildert. Die erste Krankheitswoche seit Beginn des fieberhaften Stadiums bezeichnet man als das *Stadium incrementi*. Die Temperatur steigt treppauf, der Organbefund ist gering hervortretend, es besteht außer der allgemeinen Hinfälligkeit Abwehr gegen Nahrungsaufnahme. Der Patient verlangt zu trinken. Husten kann sich einstellen, ebenso Nasenbluten. Langsam wird der Patient teilnahmsloser. Nicht selten klagen die Kranken über Schmerzen in der Ileocöcalgegend, die sicher häufiger, als es indiziert war, zu Appendektomien Veranlassung gab.

Mit dem Ende der ersten Woche beginnt das *Stadium acmis*, das Höhestadium der Krankheit. Während der Kranke in der vorhergehenden Woche noch aktive Abwehr gegen seine Beschwerden zeigte, nimmt er sie nun im allgemeinen stumpf gelassen hin. Mit dem hohen Fieber findet er sich ab. Die Pulsfrequenz, die landläufig beim Typhus als ausgesprochen bradykard erwartet wird, geht doch mehr parallel der Fieberhöhe als man glaubt; so beobachtet man z. B. bei einer Temperatur von $40°$ 100—105 Pulsschläge. Man findet Bradykardie mehr beim Mann als bei der Frau und vermißt sie oft ganz beim Kind.

Nicht selten findet sich eine Albuminurie. Aber die Hauptsymptome liegen doch mehr allgemein im Psychischen, als auffällige Adynamie, Umnebelung, Somnolenz, als Stupor und schließlich als vollkommene Verwirrung bei Delirien. Tagsüber sind die Patienten meist ruhiger als in der Nacht. Es ist eigentlich sehr selten, daß das Bewußtsein völlig frei ist. Die französischen Autoren glauben hinsichtlich der Gesten einen Unterschied bei der Frau und beim Mann (auch nach der Art, wie die Patienten im Bett liegen) beobachten zu können.

Man kann jetzt wegen der meist vorhandenen Schwerhörigkeit im Krankenzimmer sich laut unterhalten, besonders wenn wie in sehr vielen Fällen kein Interesse vorhanden ist; aber auch wegen seines halbnarkotischen Zustandes beschäftigt sich der Patient nicht mehr mit seiner Umgebung. Man muß als Arzt eingehend Fragen stellen, um nicht Komplikationen zu übersehen. Mit halbgeschlossenen Augen liegt der Patient mehr dahindösend als schlafend in passiver Lage im Bett mit schlaffen entspannten Gliedern.

Als Zeichen des Sopors sind die Schleimhäute ausgetrocknet, borkig blutig belegt. Immer ist die Schleimhaut mit sich schwer loslösendem, trockenem, oft sanguinolentem Schleim bedeckt. Ein Herpes findet sich selten und noch seltener ist er ausgeprägt, kaum je mit den schweren Formen bei Coliinfektionen vergleichbar. Dieser Status typhosus ist viel häufiger als ein geordneter Bewußtseinszustand.

Unter einer größeren Beobachtungsreihe hatten wir mehrmals symptomatische Psychosen zu beobachten. Ein junger 16jähriger Patient konfabulierte von seinen Heldentaten im Krieg, obwohl er nicht eingezogen war, behauptete Einzelheiten über die hohen Auszeichnungen, die er bekommen hatte, so daß man fast selbst davon überzeugt war, daß der Patient alles erlebt hatte. Erst einige Wochen nach der völligen Genesung trat wieder ein normaler Zustand auf, in dem der Patient selbst überrascht war, daß er so überzeugende falsche Darstellungen gegeben habe.

Andere Patienten bieten quälende Angstzustände und es ist schwer, Patienten im Bett zu halten. Auch beim Typhus abdominalis nicht viel geringer als bei der croupösen Pneumonie sind Alkoholiker von seiten ihres Kreislaufes und durch ihre Erregungszustände besonders gefährdet.

Der traumhafte Zustand kann zu Delirien ausarten, besonders wenn die Träume mit Verfolgungsvorstellungen verbunden sind. Äußerlich zeichnen sich diese in Unruhe ab. Das berüchtigte Flockenlesen, das Vor-sich-hin-Sprechen, die zitternden Bewegungen, das Zähneknirschen, bei Kindern Krampferscheinungen haben bei den alten Ärzten zu der Bezeichnung „Nervenfieber", „Nerventyphus", „Febris nervosa stupida bzw. versatilis" geführt. Es kann kein Zweifel sein, daß diese ganzen Störungen nicht durch das hohe Fieber allein Erklärung finden (s. S. 1459 ff.).

Manche Patienten wiederum empfinden dieses merkwürdige Schlafbedürfnis, dieses Dahindämmern geradezu als angenehm, wieder andere sind froh, wenn man sie anspricht bzw. sie aufweckt, weil sie mitunter von qualvollen Träumen gepeinigt werden. Fast immer ist aber bemerkenswert, daß die Patienten auch bei tiefer Somnolenz aufweckbar sind und dann klare Antworten geben, aber schon bleiben sie oft mitten im Satze stecken, um sofort wieder vor sich hinzudämmern.

Es ist erstaunlich, wie die Erinnerung an diesen Zustand später ganz erloschen sein kann, selbst bei Patienten, an denen z. B. wegen starkem Nasenbluten therapeutische Eingriffe vorgenommen wurden. Wieder bei anderen Patienten steigert sich der Kopfschmerz der Anfangsperiode, mitunter auch der Lumbalschmerz, bis zur Schlaflosigkeit. Man muß natürlich zwischen dem Dahindämmern und dem Schlaf bei dem Patienten unterscheiden.

Die Temperatur hat inzwischen treppenförmig ihren Höhepunkt erreicht und das Krankheitsbild verläuft nun im allgemeinen monoton. Nach Nahrung wird kaum verlangt.

Meist hat dann die bakteriologische Untersuchung schon die Art der Krankheit geklärt und nun stellen sich alle die Symptome ein, die man von jeher als typisch angesehen hat.

Der Puls bleibt bradykard, er steigert sich nur als Zeichen eingetretener Komplikationen, eine Milzschwellung tritt von Mitte oder Ende der ersten Woche immer deutlicher hervor, wenn nicht die Bauchdecken zu stark gebläht sind. In der Ileocöcalgegend treten bei Palpation Plätschergeräusche auf in gurgelnder Form und nun weicht die vorher vorhandene Obstipation dünnbreiigen, mehr gelbbräunlichen Entleerungen. Ihr Fehlen aber darf uns nicht von der Diagnose abwenden, falls je einmal die bakteriologische Diagnose versagt. Der „erbsbreiartige" Stuhl kann diagnostisch verwertet werden, aber es gibt Fälle, bei denen die in dieser Zeit auftretenden Darmveränderungen noch ruhig bleiben. Nun ist Gefahr in Verzug! Man muß jetzt nachforschen. Gelegentlich lassen die Patienten in ihrem schweren typhösen Zustand unter sich gehen. Es ist öfters vorgekommen, daß man erst an den Verunreinigungen der Bettwäsche erkennen konnte, daß eine Darmblutung eingesetzt hat. Patienten können aber noch so soporös sein, der Perforationsschmerz wird doch noch in auffälliger Weise geäußert, wenn man nur darauf achtet.

Oft sind auch die Erscheinungen der Herzschwäche lange nicht so stark markiert, als daß man sich zu einem aktiven therapeutischen Handeln veranlaßt fühlen könnte. *Gerade in diesem Stadium kann es plötzlich zu einem Herztod kommen.*

Nun treten auch Gefahren von seiten tiefgehender Ulcera in den Organen, unter anderem eventuell auch im Kehlkopf, entgegen. Lungenaffektionen, Peritonitis, Unterernährung (wie sie in früheren Zeiten bewußt durchgeführt wurde), schwere dekubitale Nekrosen und Sekundäreiterungen gefährden den Kranken immer mehr.

So zieht sich dieses Stadium incrementi unter Umständen auch über mehrere Wochen hin. Man wird tatsächlich auch einmal einen sog. 6 Wochentyphus beobachten können, der mit dem vollausgebildeten Krankheitsbild ausgezeichnet ist, das mehr oder weniger von Komplikationen begleitet ist. Es braucht nicht erwähnt werden, daß jetzt eine besondere Mundpflege obwalten muß, denn unter dem kontinuierlichem Fieber werden die Schleimhäute trocken, sie sind mit eingedicktem Schleim bedeckt und können sich unter Blutungen und Eiterbildung sogar ulcerierend ablösen, wenn die Pflege nachlässig gehandhabt wird.

Der Darm braucht auch jetzt nicht unbedingt mit hervorstechenden Symptomen hervorzutreten, wenn auch nun in der 2. Woche meistens einer Obstipation Durchfälle folgen, die auf einen geschwürigen Prozeß hinweisen.

Manchmal tritt von Anfang an eine trockene Bronchitis stärker hervor. Hat man bis dahin aus dem klinischen Bild noch keine klare Diagnose stellen können, so schießen jetzt vereinzelt *Roseolen* auf, und zwar fast ausschließlich auf der Bauchhaut. Sie lassen sich bekanntlich mit dem Finger wegwischen und bekommen schnell wieder ihre rote Farbe. Diese Roseolen reichen, immer erneut an anderen Stellen auftauchend, manchmal über die ganze Fieberperiode.

Inzwischen ist auch die Milzschwellung greifbar deutlicher geworden, die Leber erscheint jetzt häufiger vergrößert.

Wenn man auch zu keiner Zeit vor einer Vasomotorenschwäche sicher war, der Puls noch bislang eine Bradykardie, vielleicht schon eine gewisse Dikrotie zeigte, immerhin gut gefüllt war, so kann man mitunter ganz plötzlich auch vor eine drohende Kreislaufschwäche gestellt sein. Sie kann eine Perforation anzeigen, kann aber auch lediglich das Zeichen einer schweren Myokardschädigung sein.

Nun tritt die Krankheit um die 3., 4., manchmal sogar erst um die 6. Woche herum in ein neues Stadium über, in das Stadium *decrementi*. Die Patienten brauchen nicht mehr aus ihrem soporösen Zustand aufgeweckt werden, sie fühlen sich durch ihre Beschwerden belästigt und beleidigt, zeigen Abwehr, werden nörgelnd. Die Nahrungsaufnahme, die erzwungen werden mußte, geht nun freiwillig vor sich. Auch jetzt hat der Patient noch ein großes Schlafbedürfnis und er weiß auch um den Schlaf, während er früher sich seines Zustandes nicht bewußt war. Es gibt allerdings Patienten, die auch jetzt noch zeitlich mehr oder weniger unorientiert sein können, sich oft sehr wundern, daß sie 3 oder 4 Wochen verschlafen haben sollten. (Solche Zustände sind vor allem in alten Romanen lebhaft geschildert worden. Das „Nervenfieber" wurde ja so häufig mit schweren Sorgen, Enttäuschungen und Entbehrungen in Verbindung gebracht.) Der Schlaf ist meist nicht mehr mit beunruhigenden Träumen belastet. Patienten denken nun auch selbst an Körperpflege, sie verlangen nach Zahnbürste, nach Mundspülen, ein gutes Zeichen, daß nunmehr die Rekonvaleszenz sich ankündigt. Es kommt zu einer reichlichen Urinausscheidung, der Harn wird immer heller und dünner im Gegensatz zu dem hochgestellten Harn in dieser Fieberzeit. Das Fieber steigt nun die Treppe herab.

Unangenehm sind lediglich die Durchfälle, die über diese Zeit hin bestehen und die Rekonvaleszenz verzögern können. Sind sie beim Patienten nicht vorhanden, so „dreht sich sein ganzes Denken und Sinnen um die Nahrungsaufnahme" und charakteristisch sind die großen gierigen Augen, mit denen er jede Bewegung seiner Pfleger oder des Arztes verfolgt, von denen er Erfüllung seines einzigen Verlangens erhofft (CURSCHMANN). Das war zu einer Zeit, als man nach den Vorschriften von SENATOR, V. LEYDEN und ZIEMSSEN die Typhuspatienten auf eine äußerst schmale Kost setzte. „Sie bekamen eigentlich nur Schleimsuppe, dünnen Milchkaffee, Brühe, Kognakmixtur, Eigelb, Wein und etwas Fleischsaft." Die Calorienzahl war auf 800 vermindert aus Angst, daß vermehrter Eiweißumsatz das Fieber steigern könnte. Seitdem man von diesem Kostregime abgekommen ist, gilt der Grundsatz: wenn die Typhusrekonvaleszenten aufstehen, müssen sie das Gewicht haben, das sie bei der Krankenhausaufnahme darboten.

CARL HIRSCH hat bei den Vorlesungen in seiner Darstellung des Typhus abdominalis die Behauptung aufgestellt, daß nach einem erfolgreich durchgemachten Typhus der Organismus eher gesünder werden müßte. Der Beweis wird nicht in allen Fällen zu führen sein. Im allgemeinen möchte man aber glauben, daß die vielen Nachkrankheiten, die man sonst im Gefolge schwerer Infektionen zu erwarten hat, beim Typhus nicht nachkommen. Zum Glück ist die Genesung auch nach lang hingezogener Rekonvaleszenz eine vollständigere wie bei vielen anderen Infektionskrankheiten (CURSCHMANN).

Hat die Temperatur zum erstenmal die Linie unter 37° erreicht, und ist sie abends nicht mehr gestiegen, so kann man annehmen, daß die Rekonvaleszenz eingeleitet ist. Wir wissen nun aber, daß trotzdem noch manche Gefahren drohen, auch unter Umständen ein *Rezidiv*.

Ist die Temperatur nicht bis zur Norm gefallen, bleibt sie unruhig über 37°, so ist mit einem sog. *Nachschub* zu rechnen, und falls neuerliche Temperatursteigerungen auftreten, auf Komplikationen zurückzuführen.

Während sich beim Rezidiv das ganze Krankheitsbild wiederholen kann, bilden sich *Nachschübe schon im Rückbildungsstadium* aus, bevor das sinkende Fieber völlig zur Norm zurückgegangen war.

Zum Nachschub geben häufig Organmanifestationen Anlaß, zum *Rezidiv* eine *Neuerkrankung* mit Typhusbacillen im bereits immunisierten Organismus (im Sinne HÖRINGs).

SCHOTTMÜLLER hat über den Symptomenkomplex der BASEDOWschen Krankheit in der Typhusrekonvaleszenz berichtet. In anderen Fällen sind Patienten durch eine *Parotitis* in ihrem Kräftezustand stark heruntergekommen. Verzögert wird dadurch (und durch Darmkomplikationen) die Rekonvaleszenz mitunter ganz erheblich. Durch einen früheren Meteorismus kann es zu starken *Striae* der Bauchhaut kommen, die Haut kann *Schuppenbildung* zeigen, der *Haarausfall* kann bis zur Glatzenbildung sich verstärken und schließlich haben die Patienten, wenn sie das erste Mal das Bett verlassen *unerträgliche Schmerzen*, hervorgerufen teils durch *hyaline Degeneration der Muskelfibrillen*, manchmal auch deswegen, weil eine ungeeignete Lagerung im Bett eine Pes equinovarus-Stellung nicht verhütet hat.

Die verschiedenen Komplikationen finden in den nachfolgenden Kapiteln ihre besondere Würdigung.

Abweichungen vom typischen Krankheitsbild. Sooft man nach Abschluß einer Typhusepidemie Bilanz zieht, wird in Veröffentlichungen dargelegt, daß das Krankheitsbild im Gegensatz zu früher nach der oder jener Richtung hin eine andere Verlaufsform dargeboten habe.

Es wird dann davon gesprochen, daß einerseits die bösartigen Formen oder auf der anderen Seite viel mehr unausgebildete Fälle zur Beobachtung gekommen seien. Selbstverständlich wird man zu einer Zeit, wo eben der Typhus einen größeren Personenkreis befällt, häufiger auch leichte, mild verlaufende Fälle (Abortivtyphen) sehen als normalerweise, ebenso wie körperliche Belastung, ausgesprochene Erschöpfungszustände, seelische Belastung die Resistenzfähigkeit der Kranken gegenüber der Infektion überschreiten können. Manche große alte Abhandlungen betrachtend, möchte man doch annehmen, daß sich das gegenüber früher nicht geändert hat. Von ,,Verschiedenheiten der Erscheinungsweise und des Verlaufes" war zu allen Zeiten bei Typhusepidemien die Rede. Wir werden diesen unterschiedlichen Formen eine besondere Betrachtung widmen, aber die Übersicht über eine größere Anzahl von Fällen läßt doch erkennen, daß der *Typus* der Erkrankung sich im großen und ganzen kaum abwandelt, nicht einmal grundsätzlich seit Einführung der Vaccinetherapie.

Fußt die Erfahrung nur auf wenigen Krankheitsfällen, so mag man versucht sein, in dem Krankheitsbild etwas anderes zu sehen, als es erlaubt ist, wenn man mitten in einer Epidemie den Typhus hauptsächlich in seiner charakteristischen Form zu sehen bekommt. Auch finden wir dabei, daß vielleicht manche Erscheinungen mit dem eigentlichen Typhus abdominalis kaum etwas zu tun haben.

Es gibt leichte Fälle, die vor uns in kurzer Zeit abrollen, die in Heilung übergehen, bevor die bakteriologischen Untersuchungen zu Ende gekommen sind und ein Resultat vorliegt. Die Krankheitsbilder, die man so im Laufe einer Epidemie beobachtet, sind oft derart schwankend, daß man sich wohl vorstellen kann, weshalb LIEBERMEISTER in der vorbakteriologischen Zeit die Frage aufstellte: Liegt allen Formen des Typhus ursprünglich das gleiche Krankheitsgift zugrunde — welches vielleicht, je nach den anderweitigen Umständen, sich verschieden lokalisiert oder verschieden äußert — oder beruhen die verschiedenen Formen auf der Einwirkung spezifisch verschiedener Krankheitsgifte? Die Trennung des exanthematischen und des Rückfalltyphus vom abdominalen war das Resultat dieser Fragestellung!

Aber auch jetzt tauchen immer noch Zweifel auf, ob man die vielfältigen Erscheinungen auf eine gemeinsame Ursache zurückführen kann.

Die französischen Autoren CHALIER und SÉDALLIAN unterteilen die Formen nach ihren Varietäten als: forme normale commune, forme abortive, forme atténaée, forme ambulatoire, formes latentes et formes apyrétiques, forme prolongée, formes suraiguës, forme ataxoadynamique, forme hémerragique, forme colo-typhoïde, formes cliniques dépandant de l'age du malade (d. h. je nach dem Alter), Säuglings-, Kinder- und Erwachsenentyphoid.

Besonders in Frankreich wurde schon vorher, mit dem Beginn der Herrschaft der pathologischen Anatomie, das Typhoid mit gastroenteralen Befunden von ,,Typ carcerum nervosum, comatosum, icterodes, verminosum" allmählich abgegrenzt. Später führte man nach Lokalinfektionen die Bezeichnung eines ,,Abdominal-, Cerebral-, Pneumo-, Laryngo-Typhoid" ein und (vom exanthematischen Typhus abgesondert) kommt erst später das ,,fièvre typhoide".

Ganz ähnlich hat man auch in Deutschland je nach den vorherrschenden Symptomzeichen einer Pleuritis, Pneumonie, Meningitis, Nephritis, von gelenkrheumatischen Erscheinungen von einem Pleura-, Pneumo-, Nephro-, Meningo-, Arthro-Typhus gesprochen. Meist weichen diese vorherrschenden Symptome im Verlaufe der Krankheit weitgehend zurück und lassen das normale Bild übrig.

Es ist auch kein Wunder, wenn gemäß den Intensitätsschwankungen und den verschiedenartigen Verlaufsformen nach CHRISTELLER von einem klassischen Abdominaltyphus, Typhus superior, inferior, levissimus, gravis mit Komplikationen sine ,,typho" (ohne Darmveränderungen) Typhussepsis, Organtyphus, Gastroenteritis typhosa, schließlich von Pneumotyphus, Nephrotyphus usw. gesprochen wird. Nach der Verlaufsform wäre deutlicher wohl noch ein ,,Typhus der Feten" bzw. eine ,,Typhussepsis der Neugeborenen und Kleinkinder" abzugrenzen.

Von ,,klassischen Symptomenbild", das so anschaulich schon im vorigen Jahrhundert von WUNDERLICH, LIEBERMEISTER und GRIESINGER aufgestellt worden ist, gibt es selbstverständlich genug Abweichungen, die stets die Berechtigung abgeben von einem Typhus levissimus, von abortiven Formen zu sprechen. Im Verlauf von Epidemien stellt man solche Varietäten häufiger fest.

Von einer „typhoidette" sprechen die Franzosen, wenn die klinischen Symptome in jeder Form vorhanden sind, die gastrischen Erscheinungen im Vordergrund stehen, das Fieber aber schnell herabsinkt und der ganze Krankheitsprozeß in 6—10 Tagen zu Ende kommt. Seit Einführung der Schutzimpfung beobachtet man solche Fälle wohl häufiger wie früher bei Ungeimpften. Man schätzt diese Zahl auf 20—30% bei Epidemien (nach STAEHELIN auch bei Ungeimpften). LIEBERMEISTER bezeichnete sie als „Typhus levissimus". Roseolen sind selten, ebenso soll die Milzschwellung häufig vermißt worden sein.

Man kennt solche Formen auch jetzt noch. Sie verlaufen oft unter den Erscheinungen eines grippösen Infekts. Da die Züchtung aus dem Blut hier kaum gelingt, sind solche Fälle (wie die Neuöttinger Epidemie gezeigt hat), sehr gefährlich, weil sie eben nur zu häufig verkannt werden.

Wenn man von einem *fieberlosen Typhus* spricht, möchte man trotzdem glauben, daß eine sehr genaue systematische Messung zu verschiedenen Tageszeiten doch kleine Temperaturerhöhungen kundgeben könnte. Aber zweifellos gibt es Fälle, die nie das Bett aufsuchen brauchen und plötzlich doch durch eine Darmblutung oder Perforation überrascht werden können. Daraus geht hervor, wie sorgfältig auch bei kleinsten Krankheitserscheinungen zur Zeit von Epidemien die Patienten untersucht werden müssen.

Es sind aber auch tatsächlich Fälle beschrieben worden, bei denen trotz klassischer Typhussymptome das Fieber nur gering war. Diese Formes latentes, die auch H. VINCENT 1917 beobachtet hat und keinen Zweifel an dem Bestehen einer Typhusbacilleninfektion zuließen, zeigten keine Temperaturerhöhung über 37,5° während des ganzen Krankheitsverlaufes.

Wir selbst haben außerordentlich viele Fälle im 1. Weltkrieg zur Zeit der Liller Typhusepidemie im Januar 1916 beobachtet. In den Feldlazaretten wurden sie häufig nur unter der Rubrik „fieberhafte Milzschwellung" geführt, und oft wieder danach sogar dem Truppenteil zugeführt. In höchstens 1—2% konnte man die Typhusbacillen im Blut nachweisen, im Stuhl ebenfalls sehr selten. Das Fieber stieg kaum länger als 2—3 Tage bis 39° an, oft blieb es sogar unter 38,5° und nur die Milzschwellung war 1—2 Wochen noch anhaltend. Komplikationen wurden so gut wie nie gesehen. Die Patienten erholten sich nach 8—14 Tagen völlig Es wurde lebhaft darüber diskutiert, ob diese Fälle alle wirklich gleicherweise dem Typhus zugehörten, ob sie Zeichen eines ausgezeichneten Vaccinationsschutzes seien, oder schließlich ob es sich um eine besondere Krankheit handle, denn man sah sie auch bei Ungeimpften.

Die Meinungsverschiedenheit war wohl darauf zurückzuführen, weil man die Wirkung des Typhusimpfschutzes zur Zeit des 1. Weltkrieges in gleicher Form nicht an allen Orten beobachtete. In einer kleinen Anzahl von Fällen, in denen die Roseolen deutlich aufgetreten waren, konnte man aber doch Typhusbacillen nachweisen, so daß an der Identität des Typhus wohl kaum ernste Zweifel bestehen konnten.

STAEHELIN fand auch Rezidive bei einem solchen abgekürzten Verlauf in der ersten Epoche.

Zusammenfassend konnte man folgende Beobachtung machen: Die Agglutination kann man bei den *geimpften* Fällen zur Diagnosestellung nicht mit Sicherheit heranziehen, da sie nicht verläßlich genug sind. Die Patienten konnten erklärlicherweise solche Abortivformen auch ambulant überstehen. Als konstantes Symptom war nur die geschwollene Milz zu werten, Roseolen fanden sich selten, das Fieber stieg nicht über 38—38,5°. Es war mehr die geringe Bronchitis, Appetitlosigkeit, Schlaflosigkeit, Kopfschmerzen, die den Patienten beunruhigten und ihn zur Zeit einer Epidemie zum Arzt führten.

Wir beobachteten aber auch Fälle, die plötzlich nach fieberfreien Tagen den ambulatorischen Charakter verloren und in das klassische Symptomenbild einmündeten.

Im Gegensatz dazu finden sich auch abnorm lang sich hinziehende Krankheitserscheinungen mit Perioden von steilen Kurven, oft in Wellen sich über Monate kundgebend, von einem Relaps in den anderen gleitend. Dazu gehören auch die Fälle, bei denen das eine oder andere Symptom nicht abklingt, z. B. ein chronischer Dickdarmkatarrh, eine chronische, mit Fieber einhergehende Cholangitis mit immer wiederkehrenden meningealen Reizsymptomen, Hyperpyresen und subfebrilen Temperaturen (CHALIER und SÉDALLIAN haben einen Fall beobachtet, der sich über 6 Monate hingezogen hat). Endet der Krankheitszustand, so bleibt eine unbekämpfbare Abmagerung und Schwäche zurück, vor allem auch Myokarditis, pulmonale Komplikationen, trophische Hauterscheinungen, Neigung zu Mischinfektionen.

Unter einer Form der „attaques adynamiques" verstehen die französischen Autoren Fälle, die außergewöhnlich fulminant verlaufen und in deren Vordergrund die nervösen Erscheinungen stehen (mit Agitation, Halluzination, Flockenlesen, motorische Unruhe usw.) als Zeichen einer Encephalitis typhosa, Temperaturen bis 41° und darüber kennzeichnen die Schwere der Erkrankung. Ebenso eine starke Albuminurie. Wir haben solche Fälle gesehen, bei denen bei der Obduktion eine interstitielle Nephritis vorhanden war, wie sie VOLHARD bei Sepsis ausführlich beschrieben hat. Im Grunde genommen handelte es sich unseres Erachtens um eine Komplikation mit urämischen Erscheinungen. Solche Patienten kamen sämtlich ad exitum.

Rezidive Bei den Rückfällen sind hinsichtlich der Immunitätsverhältnisse noch manche Fragen offen. Auf der einen Seite gehört der Typhusbacillus gerade zu denjenigen Antigenen, die in großem Maße schon bald nach Beginn der Erkrankung Antikörper bilden, was wir ja schon aus der Möglichkeit der Immunisierung erkennen.

Diese Immunität kann eine lebenslängliche sein, merkwürdigerweise muß sie — nur scheinbar nach den Immunitätsreaktionen schon voll ausgebildet — gerade in der Nähe der eben erst klinisch mit allen günstigen Zeichen erfolgreich abgelaufenen Ersterkrankung völlig durchbrochen sein. Da wir noch keinen sicheren serologischen Wertmesser dafür haben, wie weit ein Körper widerstandsfähig gegen eine Neuinfektion ist, so bleiben erklärlicherweise Rezidive (und gerade beim Typhus, bei dem sie sich 2- oder 3mal in gleicher Form wie die Erstinfektion wiederholen können) noch immer unerklärbar. Wir finden immer, daß wir hier statt Erklärungen mehr Begriffsumschreibungen zur Verfügung haben.

Weniger unverständlich erscheint uns die Tatsache, daß der Körper noch Bacillen für die Rezidive zur Verfügung hat. Hier haben wir ein Analogon in der Tuberkulose zur Seite. Wir brauchen nur daran zu denken, wie sehr die Möglichkeit bei der Tuberkulose zu Reinfektionen aus verkästen Lymphdrüsen vorhanden ist, in denen im Zentrum noch nach Jahren stumm liegengebliebene Bacillen ihre Virulenz erweisen.

Beim Typhus liegt eine Infektion vor, bei der Bacillen besonders im ersten Stadium sich in einer Unzahl von lymphatischen Elementen einnisten können. Man hat die Milz dafür angesprochen, daß sie noch eine lange Zeit Bacillen beherbergen könne. Das Beispiel einer Spätspondylitis beweist nur unsere Annahme, daß Typhusbacillen jahrelang im Organismus lebensfähig bleiben können. Es erscheint aber auch nicht konstruiert, wenn wir annehmen, daß auch Darmlymphdrüsen für lange Zeit Bacillen festhalten können. Bei der Autopsie findet man bei Rezidiven frische Geschwüre neben solchen noch aus der Ersterkrankung stammenden, die noch nicht ganz vernarbt sind. Der Abheilungsgrad dieser Ulcera geht nicht mit dem klinisch sich offenbarenden Symptomen parallel. Flammt ein Rezidiv auf, so müssen logischerweise Bacillen noch im Körper gewesen sein. Unter welchen Ursachen diese wieder zu dem Bild einer Vollinfektion führen können, wissen wir nicht. Ein solches Mysterium liegt aber auch bei der croupösen Pneumonie und bei anderen Infektionen mit Rezidiven vor.

Die Einführung der antibiotischen Behandlung des Typhus hat die Frage der Rezidive in ein neues Licht gerückt. Einerseits wird die Ansicht ausgesprochen, daß die therapeutische Abkürzung des bakteriellen Krankheitsprozesses eine mehr oder weniger ungenügende Antikörperbildung zur Folge haben kann (BOLT und WULLEN) und damit die Rezidivneigung zunähme. MOLLARET, REILLY und LAPORTE erklären die jetzt offenbar viel häufiger beobachteten Rezidive durch die Unmöglichkeit, das Antibioticum an gekapselte Bakteriennester in nekrotischen Mesenterialdrüsen heranzuführen, wobei ein Wiederaufflammen des Prozesses möglich bleibt. Wir selbst haben bei der modernen Sepsistherapie analoge Eindrücke nicht selten gewinnen müssen.

Das Fieber. Jedesmal, wenn wir die Fieberkurve beim Typhus betrachten, werden wir von dem Gedanken beherrscht, wieso es unter der Einwirkung der Bacillen zu einer Art spezifischer Temperatureinwirkung kommt. Wir haben im Kapitel septische Erkrankungen die Bedeutung des Schüttelfrostes und seines Zustandekommens zu würdigen versucht. Beim Typhus möchte man selbstverständlich ebenfalls ursächlich die Erreger und ihre Gifte verantwortlich machen. Für die Gleichgewichtsstörung in Wärmebildung, Wärmeabgabe und die Regulierungsvorgänge in Haut, Muskeln, für Stoffwechsel, dem physiologisch-chemischen Mechanismus reicht aber auch jetzt das Experiment mit Typhusbacillen noch nicht aus. Wir konnten das zeitliche Einsetzen von Schüttelfrost und Fieber bei einmaligen Bakteriämien am Menschen beobachten, fanden jedoch keine sichere Erklärung dafür, warum es zur Kontinua kommt (wenn wir nicht etwa annehmen wollten, daß eben eine dauernde Überschwemmung des Blutes mit Bakterien und ihren Stoffwechselprodukten das Fieber aufrechterhält). In diesem Sinne hatten wir Vergleichserscheinungen bei der lymphangitischen Sepsis gesehen, die sich unter der Einwirkung von hämolytischen Streptokokken im puerperalen Gebiet des Parametriums und des Uterus abspielt.

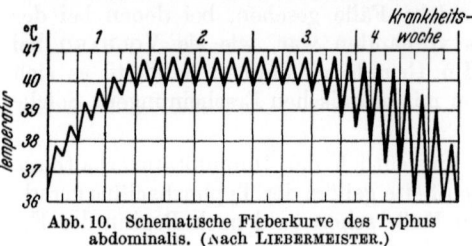

Abb. 10. Schematische Fieberkurve des Typhus abdominalis. (Nach LIEBERMEISTER.)

Ganz werden wir die Ursache der Fiebererscheinungen nie deuten können. Das Fieber kann uns aber bei der Beurteilung und der Diagnose wichtigste Dienste leisten.

Entsprechend unserer Auffassung vom Wesen des Typhus als lymphangitische Sepsis treten zwei wichtige Krankheitszeichen hervor, die auch tatsächlich bei einem *komplikationslosen* Verlauf vorhanden sind:

1. Eine nicht durch Schüttelfröste unterbrochene Kontinua im Stadium noch nicht erreichter Immunität.

2. Ein dauernder Zufluß von Bakterien aus dem Lymphsystem ins Blut, der allerdings an Masse mit dem absteigenden Fieber abnimmt.

Ein Schüttelfrost ist im allgemeinen höchstens am Anfang vorhanden, vor allem wenn die Patienten sich bei Fieber mehr oder weniger mühsam noch außer Bett halten. Das Fieberzentrum kann aber doch verhältnismäßig leicht jederzeit beeinflußt werden, denn schon die Applikation von Pyramidon kann die Temperatur mitunter zum sofortigen Absturz bringen. Der neue Fieberanstieg geht dann so schnell vor sich, daß der Typhuskranke die üblichen Erscheinungen des Schüttelfrostes darbietet. Wir sehen, daß auch die Temperatur durch Chloromycetin meist aber erst im Verlauf von 2—3 Tagen und weniger stürmisch, zum Absinken gebracht werden kann. Ob dadurch mit dem Fieber zugleich auch die Bakteriämie ausgeschaltet werden kann, müßte erst durch entsprechende Untersuchungen erhärtet werden. Wir werden auf die Tatsache hinzuweisen haben, daß es trotz Chloromycetintherapie noch Dauerausscheider gibt, eher ein Beweis dafür, daß eine Sterilisatio universalis nicht bewirkt werden kann. Wenn man einen gewißen Parallelismus zwischen Fieberhöhe und Bakteriämie anzuerkennen hat, so könnte man annehmen, daß gerade unter der Therapie dieses Nebeneinandergehen aufgehoben wird.

Die Fieberkurve, die seit der Aufstellung einer Thermometrie von WUNDERLICH klassisch beschrieben worden ist, erhält natürlich Einbrüche in den programmäßigen Verlauf, sobald Organkomplikationen aus dem allgemeinen Krankheitsbild hervortreten. Wir sehen dann zumeist, wie der Krankheitsprozeß in eigenartiger Weise das Fieber diktiert. Sobald Nachschübe kommen, die auch anatomisch begründet sind, erhebt sich aus dem bereits abklingenden Fiebertyp die Temperatur wieder in die Höhe. Wenn nach fieberfreiem Verlauf der Krankheitsprozeß erneut rezidiviert, sehen wir manchmal fast eine photographische Aufnahme von dem ersten Krankheitsablauf. Es läßt sich einerseits also von Idealtypen sprechen, andererseits aber sehen wir doch nicht selten einen Temperaturverlauf, der kaum in Einklang mit der Auffassung von der Pathogenese des Typhus zu bringen ist. Eines scheint sicher, daß in erster Linie der Typhusbacillus den Ablauf des Krankheitsgeschehens bestimmt, d. h. man kann wohl Schwere und Milde der Krankheitsäußerungen seiner geringeren oder stärkeren Virulenz zuschreiben, wenn es auch auf der anderen Seite selbstverständlich zutrifft, daß wir in den mehr oder weniger stürmischen Erscheinungen einen Kampf und eine Abwehr des Organismus im Sinne einer Abfindung mit dem Erreger durch immunbiologische Reaktionen anerkennen müssen.

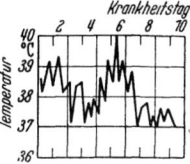

Abb. 11. Typhus abdominalis mit Relaps.

Über all den Betrachtungen, die wir am Fieber anstellen wollen, dürfen wir nicht vergessen, daß neben der Bedeutung der Fieberkurve, die in der vorbakteriologischen Zeit früher fast das wichtigste diagnostische Symptom zur Klärung nosologischer Erscheinungen war, jetzt der bequeme Nachweis des Typhusbacillus aus dem Blut in den ersten Tagen steht. Durch ihn finden wir ja häufig auch Fälle heraus, die sich als eine Typhusinfektion erweisen, bei denen aber das Fieber keine diagnostischen Merkmale bietet. Bei jeder Epidemie ergeben sich solche Resultate, die nicht in den allgemeinen Rahmen passen. Auf der anderen Seite sind wir oft in der glücklichen Lage, entsprechend einer positiven Blutkultur den Verlauf im großen und ganzen vorhersehen zu können, um im voraus gegen etwaige Komplikationen gewappnet zu sein.

Mehr als auf das Fieberbild werden wir uns also heutzutage auf den bakteriologisch-serologischen Nachweis zu verlassen haben. Der unkomplizierte Typhus zeigt, wie von WUNDERLICH und LIEBERMEISTER beschrieben wurde, den treppenförmigen Anstieg zur Höhe, zum gleichmäßigen Plateau, zum langsamen Abfall mit der Differenz zwischen morgen- und abendlicher Temperatur, um höchstens einen Grad in seinem treppenförmigen Abstieg von der Hochebene nach 2—3 Wochen in tiefen Stufen mit Intermissionen bis zu 3° C auszuklingen. Dieses „amphibole" Stadium zieht sich im allgemeinen nur 1 Woche lang hin, manchmal kommt es hier schon zum Nachschub und die Kurve wird plötzlich variiert, um dann noch einmal seinen Verlauf in der vorher sich darbietenden Weise wieder aufzunehmen.

Man könnte natürlich Abwegigkeiten des Fiebers aus jeder Krankengeschichte herauslesen. Hat man das wochenlange Krankenblatt später vor sich liegen, so lassen sich retrograd aus der Kurve viele Schlüsse ziehen, wie das vorher nicht möglich war. Gar oft läßt sich nachträglich feststellen, was für Komplikationen drohten, wie sich ein günstiger Ablauf einleitete, so daß manche Krankheitszeichen nunmehr erst zu deuten sind. Mag man also bei einem in den ersten Tagen schon erkannten Typhus etwas über den mutmaßlichen Fiebertyp ahnen können, so wird man nicht ohne weiteres sagen können, wie lange die Kontinua anhalten wird. Der frühere monotone Sechswochentyp kann schon auf 1 Woche verkürzt sein, andererseits kann (wie SCHOTTMÜLLER einmal beobachtete), die Kontinua fast 100 Tage komplikationslos und ohne Rezidiv sich hinziehen. In der Literatur finden sich früher solche Fälle mehrmals beschrieben, sie scheinen jetzt seltener zu sein. In den 500 Typhuskrankengeschichten, die dem Verfasser zur Durchsicht von verschiedenen Kliniken vorlagen, fand sich kein solcher Fall vor.

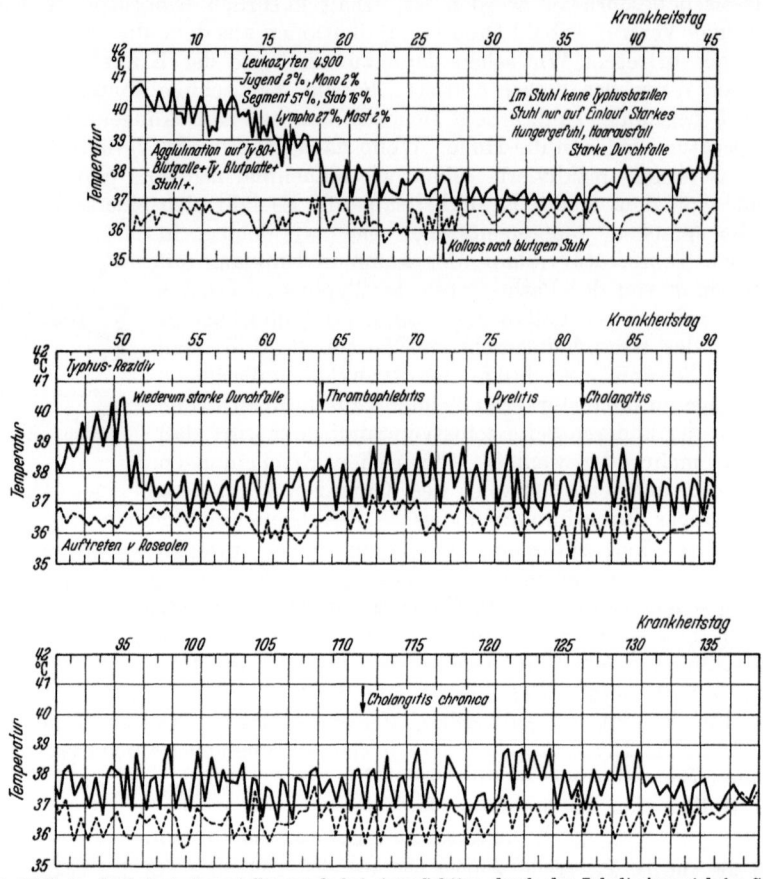

Abb. 12. 30jährige Pathologie-Angestellte wurde bei einer Sektion durch den Inhalt eines sich im Strahl entleerenden Ovarialkystoms im Gesicht getroffen. Nach 12 Tagen zunehmender Kopfschmerz, Appetitlosigkeit und Temperaturerhöhungen, später Schüttelfrost. Fünf Tage später Klinikaufnahme (Beginn der Fieberkurve). — Rezidiv in der 7. Krankheitswoche; in der 9. Woche noch Agglutination 1:2400, aber langsame Erholung. Weiterer Verlauf kompliziert durch rezidivierende Thrombophlebitis, Pyelitis und chronische Cholecystitis-Cholangitis. Ein Jahr nach dem Auftreten des Typhus erfolgreiche Gallenblasenresektion und Gallengangsdrainage.

Im allgemeinen kann man sagen, daß erst der Temperaturabfall *unter die Norm* für mehrere Tage anzeigt, daß nun die Fieberkurve beendet ist. Solange noch Temperaturen über 37,5° bestehen, muß noch an Typhusorganerkrankungen gedacht werden. Selbstverständlich ist das besonders der Fall, wenn noch lokalisierte Beschwerden vorhanden sind. Das Rezidiv erhebt sich aus der normalen Temperaturkurve. Mit einem völlig fieberfreien Verlauf des Typhus bei *positiver* Blutkultur und entsprechend serologischem Verhalten kann man keinesfalls rechnen.

Die Milz. Auf die pathologischen Veränderungen der Milz haben wir bereits auf S. 1425 hingewiesen. Als Folge davon kommt es zu einer Anschwellung des

Organs, fühlbar gegen Ende der ersten Woche. Dieses Symptom ist so konstant, daß man die Diagnose in Zweifel ziehen kann, wenn es überhaupt fehlt. Die Spannung wird vom Patienten bei der Betastung als unangenehm empfunden. Oft stellt man das Wachstum der Milz von Tag zu Tag mehr fest, es erreicht aber selten höhere Grade. Immerhin kommt es auch manchmal zur Kapselzerreißung. CURSCHMANN fand unter 211 Sektionen 25mal sehr große, 115mal mittelgroße, 21mal kleine und 30mal gar keine Milzschwellung. MERKEL stellte nur in einem Fall unter 316 Erkrankten gar keine Reaktion fest. LUBARSCH und WOLFF fanden das niedrigste Gewicht bei 155 g, das höchste bei 705 g. Die Milz bleibt im allgemeinen derber als bei septischen Milzschwellungen, zu einem Zerfließen des Pulpagewebes kommt es nicht.

Aus dem Eppendorfer Pathologischen Institut hat NAEGELI 16 Fälle von Kapselruptur ausführlich beschrieben und eine besondere Einteilung auf Grund der Fälle der Weltliteratur gegeben. Es gibt Rupturen, bei denen nur die Kapsel reißt, neben solchen, bei denen es gleichzeitig oder miteinander zum Bersten von Parenchym und Kapsel kommt. Hierbei zeigt sich eine diffuse Veränderung des Parenchyms in Form von Blutüberfüllung und Hyperplasie.

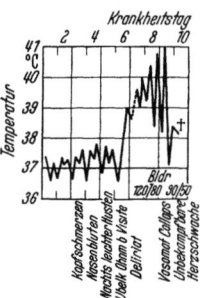

Abb. 13. Laboratoriumsinfektion mit Typhusbacillen. Tödlicher Ausgang.

Neben der Kapselüberdehnung und den Blutungen ist als Ursache von Rupturen auch eine Nekrose der Kapsel disponierend anzusehen. Manchmal wird man von einer Milzzerreißung auch noch in der Rekonvaleszenz überrascht, wenn diese auch mehr auf der Höhe der Erkrankung zu erwarten ist. Die klinischen Symptome beschränken sich im allgemeinen auf den Schmerzanfall. Gelegentlich hat man differentialdiagnostische Schwierigkeiten gegenüber einer Perisplenitis, gegenüber einem perforierten Darmgeschwür und nicht zuletzt gegenüber dem Milzinfarkt. Hierbei sind aber doch die Schmerzen mehr unterhalb des Rippenbogens lokalisiert. Es kommt häufig zu einer sympathischen Zwerchfellpleuritis und den charakteristischen Symptomen mit Schonung der linken Seite bei der Atmung, den fortgeleiteten Schulterschmerzen, der Angst vor tiefen Atemzügen. Das Gefährliche beim Kapselriß ist immer die Blutung in die Bauchhöhle und damit die Infektion des Peritoneum durch die Typhusbacillen. Die Infarkte selbst treten im klinischen Bild nicht immer deutlich hervor, sie machen Erscheinungen ebenfalls erst, wenn sie die Serosa erreichen.

Ihre Entstehungsweise ist nicht ganz klargestellt. Nach OPPENHEIM sollen die meisten endophlebitisch bedingt sein und auf Typhusknötchen in der Venenwand zurückgeführt werden. Durch Nekrose dieser Typhome kommt es zum Verschluß kleiner Gefäße. ZEELEN unterscheidet einen perivasculären Ursprung, bei dem die Herde von außen her in die Lichtung einwachsen. Embolisch können natürlich solche Infarkte nur zustande kommen, wenn bereits an anderer Stelle Thrombenbildung vorausgegangen war.

Verdauungsorgane. Eine sorgfältige Krankenpflege müßte die vielen Veränderungen, die früher von seiten der Mundhöhle beschrieben wurden, wesentlich einschränken können. Das hohe Fieber schafft eine starke Trockenheit, die zu *Rhagaden* und sekundären Infektionen der normalen Bakterienflora in der Mundhöhle Anlaß geben können. Typische Veränderungen durch Typhusbacillen selbst sind nicht bekannt. Doch sieht man bei verwahrlosten Fällen geschwürige Prozesse bis zum ausgesprochenen Noma. Die *Stomatitis ulcerosa necroticans* mit Fortschreiten bis zu Kiefer-Osteomyelitiden war auf ferngelegenen Kriegsschauplätzen (Vorderasien) eine nicht ganz seltene Erscheinung.

Von 2 Organen droht hauptsächlich dem Typhuskranken Gefahr: vom Herzen und vom Darm aus.

So wie sich das Bild der Myokarditis verschleiern kann, so wird man im Verlaufe eines Typhus manchmal plötzlich vor ein kaum vorhergesehenes Ereignis einer schweren Darmblutung oder einer Ulcusperforation gestellt. Wieweit und in welchem Ausmaß der Darm organisch am Krankheitsgeschehen beteiligt ist, läßt sich nicht immer mit absoluter Sicherheit aus dem klinischen Bild sagen. Der Magen kann schon am Anfang revoltieren. Als Auftakt haben wir Appetitlosigkeit, Abwehr gegen Nahrungsaufnahme, Ekel und Erbrechen gesehen. Kommt Fieber hinzu und leichte Druckempfindlichkeit in der Cöcalgegend, so wird man unter Umständen dazu verleitet, eine Appendektomie vornehmen zu lassen. Wenn man seiner Klinik eine Infektionsabteilung angegliedert hat, wird man oft genug feststellen können, daß hochfieberhafte, bereits appendektomierte Patienten schließlich als Typhuskranke aufgenommen werden müssen. Gerade zu Beginn des Typhus treten einem häufig die Symptome einer solchen Pseudoappendicitis entgegen.

Anfangs ist *Obstipation* häufiger als Durchfall, obwohl diese nicht für die Diagnose entscheidend ist, ebensowenig wie das *Ileocöcalgurren*, das man zur Differentialdiagnose früher herangezogen hat.

Schwierigkeiten macht der *Meteorismus*, der im Laufe der 2. und 3. Woche recht quälend sein kann. Es ist für den Arzt, der nicht die Möglichkeit hat, eine Röntgenuntersuchung vorzunehmen, schwer, einen beginnenden Ileus von dem reinen Meteorismus zu unterscheiden. Die Beschwerden können sowohl beim fortgeschrittenen Meteorismus wie beim Ileus nahezu die gleichen sein. Wir glauben, den lästigen erfolglosen Stuhldrang, der sich dabei einschleicht, aber zu keiner Entlastung führt, auf die Überblähung des Darmes (besonders der unteren Colonabschnitte) zurückführen zu können. Auch ein Darmrohr führt nicht ohne weiteres zur Erleichterung.

Man hat sich mit der Ursache dieser Erscheinungen häufig befaßt, ist aber zu keinem einwandfreien Resultat gekommen. Die Annahme einer toxischen Darmlähmung bis zum kompletten Ileus liegt nahe. Entwickelt sich der entzündliche Prozeß in der Typhlongegend, so können natürlich verwirrende Zeichen in Erscheinung treten. Interessant erscheint es uns, daß in einem solchen Falle die Typhusleukopenie von einer Leukocytose beträchtlichen Grades abgelöst werden kann. Wir haben in einem Falle, bei dem sich ein größerer Absceß entwickelt hat, schleimige Stuhlabgänge gesehen, wie wir sie bei Douglasabscessen beobachten können. Ein langsam einsetzender Ileus drängte zur Laparotomie, die einen Absceß mit Typhusbacillen zutage förderte. Mitunter sind es neben einer gedeckten Perforation feinste multiple, siebartige Geschwürsdurchbrüche bei Typhus ebenso wie bei Paratyphus B. für die als Ursache meteoristisch auseinandergezerrte Striae der oberflächlichen Darmdeckschichten in Betracht kommen. Es handelt sich in solchen von uns beobachteten Fällen um Zerreißungen, die darauf zurückzuführen sind, daß die Gasauftreibung (Meteorismus im Anfang der Erkrankung) das Kaliber des Darmes plötzlich stark ausgedehnt hatte. Dadurch kann es zu Rissen in der Serosa, an manchen Stellen bis zu Kleinfingerbreite, kommen. Die hier geschädigte Darmwand kann von den darunterliegenden Geschwüren leicht durchbrochen werden oder es bildet sich eine Abscedierung aus.

Daraus ergibt sich, daß der Meteorismus bei typhösen wie bei paratyphösen Erkrankungen behandelt werden muß. Er kann im späteren Verlauf, wenn Darmgeschwüre auftreten, die Perforationsgefahr wesentlich erhöhen. Es gibt natürlich auch keineswegs seltene Typhusfälle, bei denen man nach den Darmsymptomen überhaupt kaum von einem Typhus abdominalis sprechen kann, sei es, daß eben das Psychische im Vordergrund steht oder daß eine Organmanifestation andernorts Darmsymptome überdeckt. Solche Fälle sieht man bei jeder Epidemie und man wird leicht dazu verführt, zu glauben, daß die Typhuserkrankung einen anderen Charakter angenommen habe.

Wenn man aber eine große Zahl von Typhuserkrankungen überblicken kann, auch aus verschiedenen Epidemien — wie das zu Kriegszeiten für den Internisten gegeben ist —, so kann gar keine Rede davon sein, daß der Typhus ein anderes Gesicht gegenüber dem früheren zeige. Das gilt natürlich nur für die ungeimpften Fälle. Über den Verlauf der geimpften Fälle haben wir auf S. 1474 ff. zu berichten.

Von altersher gilt die Erfahrung, daß man vom 10. Krankheitstage ab mit größeren Darmblutungen aus den lymphatischen aufgelockerten Darmprozessen zu rechnen habe, auch wenn der Darm vorher ganz ruhig geblieben ist.

Durchfälle sind dabei lange nicht so häufig wie man früher angenommen hat. Auffallend ist bei diesen sog. „Erbsbreistühlen" die große Menge von Zelldetritus, während schleim- und eiweißhaltige Substanzen wesentlich zurücktreten.

Dem Typhusstuhl wurde früher eine besondere Bedeutung zugemessen. Die Bezeichnung Erbsbreistuhl, der sich in 2 Schichten mit graugelblichem Sediment absetzt, stammt aus der vorbakteriologischen Zeit, als man bei der Diagnose lediglich auf Symptome angewiesen war. Curschmann wies darauf hin, daß während der fieberhaften Periode der Krankheit kaum in $1/3$ aller Fälle Diarrhoen zu beobachten sind. Mehr als die Hälfte litt seiner Erfahrung nach oft sogar während der ganzen Dauer der Erkrankung an Obstipation.

Der zu Beginn der Erkrankung auftretende dünnbreiige Stuhl ist ein Dünndarmstuhl, der noch nicht auf die Veränderung der lymphoiden Gebilde zurückzuführen zu sein braucht. Diese pathogenetisch nicht in direkter Beziehung stehenden Diarrhoen können nebeneinander, aber auch unabhängig voneinander einhergehen. Die verschiedenen anatomischen Stadien, Hyperämie, markige Schwellung, nekrotischer Zerfall und Geschwürsbildung — letztere hauptsächlich in der 2. Woche — treten zwar häufig auch klinisch hervor, gehen aber keinesfalls immer mit ihnen parallel. Viel häufiger sieht man den Meteorismus, Gurren und Plätschern, ohne ausgesprochene (oder höchstens mit nur angedeuteter) Schmerzhaftigkeit.

Von der 2. Woche ab kann jederzeit die Gefahr der Blutung näherrücken. Nach Curschmann kommen 30% aller Darmblutungen innerhalb der ersten beiden Krankheitswochen vor. Rund 25% fielen in der 3., 13% in der 4. Woche an. Die Quellen können verschieden sein. Einmal das schwammig aufgelockerte hyperämische Gewebe, das andere Mal eröffnete große Gefäße beim Abstoßen der Schorfe. Da die Krankheitsprozesse am lymphathischen Darmapparat vielfach zeitlich verschieden erfolgen, zieht sich die Blutungsgefahr auch über längere Zeit hin, manchmal sogar noch über Wochen, oft noch bis in die Rekonvaleszenzzeit hinein. Es kommt vor, daß Blutungen mehrmals während der Erkrankung erfolgen. Bei Männern sollen sie häufiger sein als bei Frauen.

Natürlich ist auch das Ausmaß der Blutung verschieden. Von okkulter Blutung bis zur abundanten sieht man alle Formen. Sickernde Blutungen ebenso wie plötzlich einsetzende lebensgefährliche verschlimmern auch für eine scheinbar ungetrübte Rekonvaleszenz die Prognose. Dazu kommt noch, daß später noch Blutungen im gleichen Umfang kaum prophylaktisch mit einigermaßen Sicherheit zu verhindern sind.

Man möchte glauben, daß zu früheren Zeiten die Mortalität bei solchen Blutungen größer war als heutzutage. Es wird in allen Lehrbüchern zitiert, daß zu Griesingers und Liebermeisters Zeiten 30—40% der Patienten mit Darmblutungen gestorben sind.

Durch unsere modernen therapeutischen Maßnahmen, vor allem durch die günstige blutstillende Wirkung der Bluttransfusion, den frühzeitigen Nachweis einer Blutung mit Hilfe unserer chemischen, spektroskopischen und hämatologischen Untersuchungsmethoden, ist unsere Prognose und unsere Statistik doch wesentlich besser geworden als früher.

Wir halten nach wie vor die *Perforation* für die weitaus gefährlichste Komplikation im Verlauf des Typhus. Eine Durchbruchstelle kann abgedeckt werden durch die Umgebung, viel häufiger aber kommt es zu einer diffusen Ausbreitung. Die Peritonitis kann, wie oben angedeutet, allein infolge Durchwanderung von

Keimen durch die gezerrte, durch Meteorismus überdehnte Darmschleimhaut zustande kommen, mehr noch durch ein penetrierendes, perforierendes Darmgeschwür. Die Öffnung im Darm kann so klein sein, daß man sie selbst bei der Sektion nur schwer auffinden kann. Am häufigsten muß der Dünndarm vom Ileum ab bis zur Appendix untersucht werden. Mit der Perforation ist zu jeder Zeit der Fieberperiode, aber auch in der Rekonvaleszenz gelegentlich noch zu rechnen. Die Zahlen des Vorkommens schwanken zwischen 5—12%.

Für die Diagnose ergeben sich bestimmte Anhaltspunkte. Im Moment der Perforation tritt in sehr vielen Fällen ein *brutaler Schmerzanfall* direkt aus der Beschwerdefreiheit heraus auf. Die Patienten schreien mitunter plötzlich auf. Man muß die Umgebung von diesem wichtigen Symptom unterrichten und ihr auch einschärfen, daß unbedingt ärztliche Hilfe — besonders auch nachts — in Anspruch genommen werden muß.

Nach einiger Zeit flaut der starke Schmerz ab, die Pulsfrequenz nimmt eher noch mehr zu, die Schmerzen können vorübergehend so stark zurückgehen, daß man eine unbedingte Indikation für einen chirurgischen Eingriff manchmal nicht mehr für gegeben hält. *Wenn man sich zum Grundsatz macht, daß ein Patient mit einer Perforation allein durch den chirurgischen Eingriff gerettet werden kann*, so darf man sich beim Rückgang der anfangs so starken Schmerzen nicht mit dem Gedanken an eine gedeckte Perforation begnügen; nur in seltenen Fällen kommt es zu einem solch günstigen Ausgang, viel häufiger dagegen nimmt nun der peritonale Entzündungsprozeß, diffus sich ausbreitend, seinen Fortgang.

Nach einigen Stunden können wir den Patienten schon im Gesicht die Schwere der Erkrankung ansehen. Die eine Zeitlang geringer werdende Muskelspannung bei der Betastung des Abdomens nimmt wieder zu. Die Abwehrspannung, die Vorwölbung des Bauches, das Herabsinken der Temperaturkurve und ihre Überkreuzung durch eine immer mehr zunehmende Tachykardie bei fliegendem, fadenförmigem Puls läßt bald keinen Zweifel mehr zu, daß eine Peritonitis in vollem Gange ist. Ileocöcalgurren, Plätschergeräusche, Aufstoßen, Singultus, Windverhaltung zeigen den völligen Darmstillstand an. Wir haben im Gegensatz zu diesen akuten Peritonitisfällen gelegentlich auch *eine chronische Entzündung* beobachtet. Hierbei setzt der Prozeß *schleichend* ein, es entwickelt sich über Wochen ein kachektischer Zustand mit wechselnd subfebriler Temperatur, eine immer mehr zunehmende Anämie, Brechreiz, Abneigung gegen jegliche Nahrungszufuhr. Bei Palpation des Abdomens hatte man bei den von uns beobachteten Fällen den Eindruck teigiger Schwellung, bei mäßigem Meteorismus ohne eigentliche Auftreibung. Die Entzündungsvorgänge entwickelten sich so chronisch hinziehend, daß man es in Anbetracht des schlechten Krankheitszustandes der Patienten selten wagt, eine Laparotomie vornehmen zu lassen.

In unserer Beobachtungsreihe findet sich ein Fall, der am 5. fieberfreien Tag beim besten Wohlbefinden einen Schmerzanfall etwas entfernt vom MacBurneyschen Punkt bekam. Man vermutete nach den Symptomen eine Cholecystitis, da bereits der Blinddarm entfernt worden und eine Gallenentzündungsanamnese vorhanden war. Die Schmerzen gingen am nächsten Tag, immer mehr abklingend, zurück, ebenso die Temperatur, die auf 39° gestiegen war. Sie blieb aber wechselnd um 38—38,5° bestehen. Meteorismus mäßigen Grades sowie diffus geringe Druckempfindlichkeit in allen Gegenden des Abdomens konnten nicht sicher verwertet werden. Die verschiedenen röntgenologischen und bakteriologischen Untersuchungen führten zu keinem Resultat. Nach 4wöchigem Hinziehen der Erkrankung und immer mehr zunehmendem kachektischem Zustand entschloß sich der Chirurg doch zu einer Probelaparotomie. Es fanden sich überall Verklebungen zwischen den Darmschlingen und in manchen Gegenden serös-eitrige Exsudationen, aus denen Typhusbacillen und gelbe Staphylokokken zu züchten waren. Patient verstarb trotz Spülung der Bauchhöhle und Rivanolbehandlung.

Die Obduktion bestätigte eine chronische Peritonitis. Eine Perforationsstelle war nicht mehr festzustellen.

Wir sehen, daß die Prognose sowohl in den akut wie in den chronisch verlaufenden Peritonitisfällen gleich schlecht ist. Die Erfahrungen lehrten uns — wie schon früher an der SCHOTTMÜLLERschen Klinik — immer wieder, daß *nur* die Operation in den ersten Stunden überhaupt Aussicht auf Erfolg bietet. Diese Meinung wurde von jedem Chirurgen geteilt und findet neuerdings ihre Bestätigung in der zusammenfassenden Abhandlung der chirurgischen Komplikationen des Abdominaltyphus von DETLEFSEN. Man darf allerdings nie vergessen, „daß der Kranke mit derselben Belastung, mit der er auf den Operationstisch kam, ihn auch verläßt: als mehr oder weniger kreislaufgestörter heruntergekommener Typhuskranker, der nun zu seiner Krankheit noch die Operation mit Folgen zu tragen hat". Man hat früher mit einem Operationserfolg von 7—8% gerechnet, es ist wohl anzunehmen, daß diese Ziffer noch zu hoch gegriffen ist.

KRETZ hat unter 213 Typhuspatienten 11 Perforationen beobachtet, von denen keiner operativ gerettet wurde. Andere Autoren (BREITNER, MADELUNG) verfügten über bessere Operationserfolge. Alles in allem gilt der Satz, genau wie bei Bauchschußverwundungen, daß in jedem Falle der operative Eingriff indiziert ist.

KEEN (zit. nach DETLEFSEN) fand unter 57 Perforationen 38 einfache und 19 doppelte. MAUGER bei 107 Fällen 95 einfache und 12 doppelte. Es ist selbstverständlich nicht daran zu zweifeln, daß einmal eine kleine Perforation sich von selbst verschließt, mit der Umgebung verklebt und vernarbt. Vielleicht mögen manche Funktionsstörungen des Darmes in späterer Zeit, wie Spät-Ileus, quälende chronische Obstipation auf solche zuerst glücklich verlaufene Zufälle zurückzuführen sein.

Ein Wort wäre noch zur *Obstipation* zu sagen, die man von der Rekonvaleszenz des Typhus an gelegentlich bei den Patienten als erhebliche Beschwerden zu hören bekommt, und die manchmal schon mit Durchfällen wechselnd, während der Erkrankung einsetzt. Sie scheint mehr in einer veränderten Darmflora, die durch die Typhusbacillen verdrängt wurde, ihre Ursache zu haben. Die Funktion des letzten Abbaues der weitgehend schon anverdauten Nahrungsbestände durchzuführen, ist dadurch geschädigt. Eine zielgerichtete Therapie wird hier versuchen müssen, die normale Darmflora wieder in Gang zu bringen (BAUMGÄRTEL).

Gegenüber den Dünndarmprozessen treten solche im *Magen* wesentlich zurück. Echte tiefe typhöse Magenulcera gehören wohl zu den Seltenheiten. Es ist dabei nicht mit Sicherheit festzustellen, wieweit diese Ulcera schon früher vorhanden waren. Erosionen dürften wohl unspezifisch sein, sie sind aber häufiger vorhanden und können ebenfalls zu Blutungen führen. Nach dem Ösophagus zu kommen ebenfalls oberflächliche diphtheroide Entzündungen vor.

Zu all diesen Erscheinungen kann sich eine gewöhnliche Gastritis, ferner auch Enteritis gesellen. Zumeist ist sie durch Übelkeit, Erbrechen und Durchfälle angezeigt, mit allen Symptomen, die auch unspezifische Gastroenteritiden auszeichnen. Nicht immer haben diese erbsenpüreeartige Stühle. Man beobachtet sowohl Dünndarm- wie Dickdarmdiarrhoen, je nach dem bevorzugten Sitz der Schleimhauterkrankung. Auch diese Durchfälle können noch weit über die Rekonvaleszenz hinaus anhalten und sind mit Desinfizienzien allein nicht zu bekämpfen.

Leber und Gallenwege. Zwei Faktoren sind es, die das Gallengangssystem und das Leberparenchym bevorzugt an dem Krankheitsgeschehen des Typhus teilnehmen lassen. Einmal die Tatsache, daß die Bacillen auf dem Blutwege dem Blutreservoir der Leber zu gewissen Zeiten dauernd zugeführt werden können, andererseits, daß die Typhusbacillen im Gegensatz zu anderen Keimen in der Galle einen guten Nährboden finden.

Schon frühzeitig wurde das Augenmerk der alten Autoren auf die Typhuslymphome in der Leber gelenkt (s. auch S. 1426). WAGNER beschrieb sie schon 1860 als kleine, meist intraacinös gelegene weiße Knötchen, die er als „lymphoide" Wucherungen ansah. Daneben ist die Leber in der ersten Zeit schon hyperämisch. Später kommt es zu degenerativen Erscheinungen der Leberzellen selbst, ohne aber, daß sie häufiger von einem Ikterus begleitet sind, zumindestens nicht derart, daß man differentialdiagnostisch an einen Morbus Weil oder an Hepatitis epidemica denken müßte. Immerhin sind vereinzelte Fälle von akuter gelber Leberatrophie von GRIESINGER, LIEBERMEISTER, HOFFMANN und SABOURIN erwähnt worden.

Leberabscesse, ausgehend von einer *Pylephlebitis*, die ihren Ursprung von einer Appendicitis typhosa nahmen, wurden von CURSCHMANN und v. ROMBERG beschrieben. Es wird sich hier wohl wahrscheinlich um eine Mischinfektion, vermutlich mit Darmbakterien gehandelt haben. Wir haben das Bild der Pylephlebitis an anderer Stelle näher beschrieben (s. S. 1096 ff.), ebenso das Symptomenbild der *Cholangitis septica* (s. S. 1090—1105).

Die Gallenwege und Gallenblase müssen als Ausscheidungsorgane für Typhusbacillen gelten. Es mag also eher verwunderlich erscheinen, daß die Cholecystitis und Cholangitis nicht noch schärfer aus dem Krankheitsbild hervortritt, daß zumindestens die Typhusbacillen nicht viel häufiger an der Gallenblasenwand und in den feinsten Gallengängen und Gallencapillaren haften bleiben und zu Entzündungserscheinungen Anlaß geben. Wenn wir bedenken, daß schon CHIARI 1907 aus 22 Gallenblasen 19mal Typhusbacillen gezüchtet hat, ohne daß eine Cholecystitis histologisch sicher nachweisbar war, so müssen wir eben annehmen, daß hier noch ein äußerer Faktor hinzukommen muß, der erst zur Auslösung klinischer Erscheinungen führt, mögen es Steine sein oder andere Reizerscheinungen. Schwere Cholecystiden sind auch beim Typhus mit ähnlichen Komplikationen verknüpft, wie es zu Gallenblasenentzündungen durch *Coli*bacillen kommt.

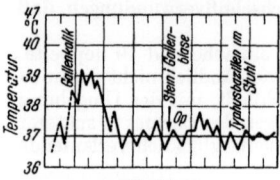

Abb. 14. Typhusbacillenausscheiderin mit Cholelithiasis (operiert, mit unkompliziertem Verlauf). — In kurzer Zeit erkrankten die Pflegeschwester und ein Dienstmädchen; Ansteckungsquelle war diese Patientin.

Es kann also durch Mischinfektion ebenfalls ein Gallenblasenempyem, eine Cholangitis septica acuta, ebenso wie eine Cholangitis chronica recidivivans typhosa entstehen (s. S. 1090 ff).

Es scheint, daß die geringen Erkrankungsziffern von Cholangitis typhosa früher mehr Geltung hatten wie für die Jetztzeit. Die Schädigungen allerdings, die man heutzutage für das Entstehen der Cholecystitis anführt, zugleich als Voraussetzung für Steinbildungen und Entzündungen, dürften damals nicht geringer gewesen sein als jetzt.

Wie oft Gallengangssystem und Gallenblase als Durchgangs- und Abführungskanäle von *stummen Infektionen* durch Typhusbacillen betroffen werden, wissen wir nicht.

FRAENKEL berechnete, daß eine Cholecystitis, die einer klinischen oder pathologischen Diagnose standhalte, unter 1000 Fällen nur 2mal vorkomme.

E. FRAENKEL hatte auch bis 1916 nur eine einzige, und zwar schwere Cholecystitis typhosa, bei einer Krankenschwester gesehen. Es ist ihm in diesem Falle auch gelungen, im Schnitt durch das Organ in den Krankheitsherden Typhusbacillen aufzufinden.

Eine andere Gallenblase, die gleichfalls schwere Veränderungen darbot und aus der sich histologisch Typhusbacillen nachweisen ließen, entstammte einer früher typhuskrank gewesenen Person. Das Organ wurde operativ entfernt. E. FRAENKEL bestritt damit aber nicht, daß es sicher häufig leichtere, makroskopisch sich der klinischen Wahrnehmung entziehende Entzündungen der Gallenblase geben muß.

Auch CHALIER und SÉDALLIAN weisen auf diese formes frustes einer Leber-Gallengangsschädigung hin. Oft äußern sie sich nur in einer wenig ausgedehnten Gelbfärbung, die nach einer Woche oder noch eher wieder verschwindet. Das Vorkommen schwerer ikterischer Formen mit allen den Zeichen der Cholämie und den Folgen der hepato-renalen Erkrankung wird von den französischen Autoren ebenfalls in den Bereich der Möglichkeit gezogen (Ictère grave typhoidique). Wir selbst erinnern uns solcher Fälle nicht.

Neuerdings glaubt O. GÜNTHER, daß klinisch feststellbare Entzündungserscheinungen im Bereich der ableitenden Gallenwege wesentlich häufiger sind. Bei 110 Dauerausscheidern konnte er in 69% cholecystitische Symptome entweder aus dem Krankheitsbild selbst oder auf Grund anamnestischer Angaben feststellen, wobei wiederum der weibliche Anteil überwog. Er möchte deshalb für die Entstehung der Bakteriendauerausscheidung die Cholecystitis mehr verantwortlich machen, als dies frühere Autoren bemerkten, auch wenn sie nur temporär auftritt. Ausnahmslos konnte GÜNTHER die Typhusbacillen bei Dauerausscheidern im *Duodenalsaft* nachweisen, selbst wenn sie nicht im Stuhl feststellbar waren. Diese Tatsache bestärkt noch die Ansicht, daß „die Gallenblase die wichtigste Brutstätte für die Typhusbacillen ist". Letzteres erscheint vielleicht etwas verwunderlich, da ja nachgewiesenermaßen Darmbakterien, Colibacillen, ebenso wie Anaerobier hemmende Einwirkung auf Typhusbacillen im Darm haben können.

Die typhösen Cholecystitisfälle unterscheiden sich klinisch nicht von den anderen bakteriellen Infekten. Besondere typhöse Anzeichen brauchen nicht vorhanden zu sein, gerade aber dadurch können leicht Übertragungen auf andere Personen der Umgebung stattfinden, genau so wie von nicht erkrankten, scheinbar gesunden Bacillenträgern aus. Oft läßt erst die Ansteckung anderer Personen den Verdacht aufkommen und durch eine bakteriologische Untersuchung bestätigen, daß eine Cholecystitis der Umgebung die Ansteckungsquelle darstellte. Wir haben selbst solche Fälle gesehen (s. S. 1472).

MADELUNG weist auf die beträchtliche Zahl der Kinder unter 15 Jahren mit Gallenblasenentzündungen hin, die er bei ihnen besonders schwer verlaufen sah. Es ist nicht unwahrscheinlich, was auch DETLEFSEN betont, daß manche Cholecystitisfälle, die in den chirurgischen Kliniken Aufnahme finden, typhöser Genese sind, nicht immer aber als solche geklärt werden können.

Die Gefahr bei der Infektion der Gallenwege besteht mehr für die Umgebung als für den Patienten selbst. Hier zeigt sich die Bedeutung der gründlichen bakteriologischen Untersuchung, die im Zweifelsfalle öfters vorgenommen werden muß, vor allem, wenn in der Anamnese länger dauernde fieberhafte Erkrankungen (Pneumonie, meningitische Erscheinungen) — unter Umständen lange zurückliegend — angenommen werden müssen. Dabei ist die Tatsache, daß Gallenblasenentzündungen trotz des vorzüglichen Nährbodens, den die Galle darstellt, doch nicht so häufig sind, wie man eigentlich annehmen müßte, weniger wichtig.

Von dem Nachweis mittels Duodenalsondierung nach vorher bewirktem Rückfluß des Gallenblaseninhaltes hat man sich ursprünglich vieles zur Aufklärung einer typhösen Cholecystitis erwartet. Hier ergeben sich aber Widersprüche. Aus der Literatur geht hervor, daß die Ausbeuten der Duodenalsaftuntersucher in bezug auf Typhuskeime von manchen Untersuchern als viel geringer angegeben werden, als sie nach Untersuchung der Faeces bei den entsprechenden Fällen hätten sein sollen, andererseits gibt GÜNTHER an, daß ihm bei jedem Dauerausscheider der Nachweis mittels Duodenalsondierung gelungen sei. Auch STROEBE hat in 13% seiner Typhuspatienten durch die Duodenalsonde nach Gallenblasenentleerung kulturell Typhusbacillen feststellen können.

Die Annahme, daß die im Duodenum befindlichen, durch Rückfluß gewonnenen Keime durch den Duodenalsaft in ihrem Wachstum gehemmt würden, kann also nicht zu Recht bestehen, ebensowenig der Schluß, den LÖWENHERZ gezogen hat, daß die den Darm infizierenden, vom Magen herkommenden Typhuskeime nur durch das Duodenum hindurchgelangen könnten, wenn die keimtötenden Schutzkräfte des oberen Darmabschnittes darnieder lägen.

Harnorgane. Die Bedeutung der EHRLICHschen Diazoreaktion, die vom Ende der 1. Woche an sehr häufig positiv ist, kann zusätzlich als diagnostisches Zeichen verwertet werden. Wo sie fehlt, sagt dieses natürlich nichts gegen das Bestehen einer vorhandenen typhösen Infektion aus.

Viel wichtiger ist natürlich die *Niere als Ausscheidungsorgan* von Bakterien zu bewerten. Die Angabe, daß im Harn bis zu 50% Bacillen bei Typhuskranken nachzuweisen seien, erscheint mir zu hoch. Auch im Stadium der Typhusbakteriämie haben bakteriologische Untersuchungen nicht ergeben, daß Typhusbacillen gesetzmäßig ohne Schädigung des Nierengewebes durch den Harn ausgeschieden werden. Selbstverständlich wird der Harn infektiös, sobald sich Typhusbacillen in ihm befinden, ungeachtet, ob bereits kleinere Läsionen in den Harnwegen vorhanden sind. Die Frage der *reinen Bakteriurie*, bei der tatsächlich nur Bakterien die Niere durchlaufen, ist nach wie vor noch nicht geklärt. SCHOTTMÜLLER glaubte, daß es sich hier um eine eigenartige Erscheinung insofern handelt, als sich die Bacillen im Harn, welcher Nierenbecken, Harnleiter und Blase jeweils erfüllt, wie in einer Nährflüssigkeit vermehren können, ohne die Schleimhaut anzugreifen. Bacillennester können auch bei Nierenaffektionen vorhanden sein, die kaum histologisch nachweisbar sind. Die Vorstellung, daß Typhusbakterien durch Einbrüche vom Darm aus auf lymphogenem Wege in die Niere gelangten, ist oft aufgetaucht aber als nicht beweiskräftig abgelehnt worden. Subjektiv dürfte sich eine anscheinende Typhusbakteriurie höchstens in leichtem Brennen oder Kitzelgefühl beim Wasserlassen kundgeben. Meist aber geht sie ohne Beeinflussung des Allgemeinbefindens einher oder die Erscheinungen sind so unwesentlich, daß sie im schwereren allgemeinen Krankheitsbild untergehen.

Wenn wir annehmen, daß die Harnwege nicht als gewöhnliche Ausscheidungswege der angeführten Bacillen aufzufassen sind, so muß doch natürlich gerade die einfache Bakteriämie, die ohne Störung des Befindens lange Zeit auftreten kann, besondere Beachtung finden.

Denn unter äußeren Einflüssen, Stauung, Steinbildung kann es jederzeit auch zu schwereren Entzündungen der Harnwege in verschiedenstem Grade kommen, von der gewöhnlichen *Cystitis typhosa* bis zur *Pyelonephritis*. Auch *gangräneszierende* Prozesse sind von SCHOTTMÜLLER beobachtet worden. Immer zeigen sich solche Prozesse auch durch entsprechende Beschwerden an. Die Gefahr besteht darin, daß diese Entzündungsherde *rezidivieren* können und lange in der Rekonvaleszenz wieder aufflammen und zu Infektionen der Umgebung führen können. Hat ein Patient während des Verlaufes seines Typhus derartige Komplikationen durchgemacht, so müßte unbedingt gefordert werden, daß auch später nicht nur die Untersuchung seines Stuhles, sondern regelmäßig auch seines Urins zu veranlassen ist.

Die *Pyelitis typhosa* kommt als interkurrente Erkrankung beim Typhus, wie es scheint, häufiger vor, als sie erkannt wird. Ihr Verlauf ist von dem der Colipyelitis nicht wesentlich abweichend.

Wir haben einmal drei Fälle mitten aus dem fieberfreien Verlauf heraus unter Schüttelfrost auftreten sehen. Das Fieber war schon nach 4 Tagen wieder lytisch abgefallen, einmal rezidivierte die Pyelitis; in diesen Fällen zeigte schon der Eiterurin die Infektion an, Typhusbacillen konnten mühelos nachgewiesen werden.

Die hämatogene Verschleppung der Bacillen kann auch im Nierenparenchym zu Reaktionen führen. Eine *febrile Albuminurie* ist im Fieberstadium sehr häufig nachzuweisen, aber im Gegensatz zum Scharlach findet sich höchstens in Ausnahmefällen eine *Glomerulonephritis haemorrhagica*. Dabei soll der Nachweis von Typhusbacillen im Urin, wie ROLLY beschrieb, positiv sein.

Wenn früher von einem „Nephrotyphus" gesprochen wurde, so ist diese Bezeichnung in alten Zeiten mehr für die schweren Zustände nephrotischer Vorgänge belegt worden. Es handelt sich auch mehr um *Degenerationen*, als um entzündliche Vorgänge. Schwerere Epithelnephrosen können nach MUNK auch mit Schädigungen der Capillaren einhergehen und zu Hämaturie führen. VOLHARD möchte solche Zustände beim Typhus noch als „infektiöse Herdnephritis" ansprechen. „In der Regel steht aber das degenerative Moment bei der Typhusniere so im Vordergrund, daß man wohl *die akute albuminöse Nephrose* und ihre Steigerung bis zur *Nekronephrose* als die dem Typhus eigentümliche Form der Nierenerkrankung bezeichnen kann."

Sehr häufig finden sich Nephroseherde, wie man sie auch in den Lymphdrüsen und PEYERschen Plaques antrifft, teils isoliert, teils konfluierend, manchmal sogar vereiternd. Von ihnen aus kann es erklärlicherweise auch zur Bakteriurie kommen, ohne daß die Herde zu klinischen Erscheinungen Veranlassung geben. Man könnte sie als „*interstitielle Herdnephritis*" auffassen. Auf der Schnittfläche ragen sie als grauweiße, mit rötlichem Hof umgebene, kleinste, eben sichtbare Knötchen hervor.

Eine zusammenfassende Übersicht über die Nierenkomplikationen beim Typhus hat neuerdings der Franzose B. MULLER gegeben.

Für die größeren Abscesse hält SCHOTTMÜLLER die Typhusbacillen allein nicht für ätiologisch verantwortlich, nur bei sehr heruntergekommenen Patienten dürfte größere Absceßbildung auch ohne Mischinfektion auftreten. Das gleiche gilt für die nicht seltene *Epidymitis* bzw. *Orchitis typhosa, Prostatitis* und *Samenblasenentzündung*, bzw. für die *Salpingitis*. Auf die Beteiligung des Genitale beim Typhus hat besonders NÜRNBERGER in letzter Zeit hingewiesen.

Wir selbst konnten während der Weißenburger Epidemie 1929 Abklatschgeschwüre am Introitus vaginae ähnlich den Darmgeschwüren sehen. Bedeutsam erscheint die Ausscheidung von Typhusbacillen mit dem *Menstrualblut*.

Respirationsorgane. Es gehört keineswegs zu den Seltenheiten, daß schon beim ersten Fieberanstieg eher Erscheinungen von seiten der Bronchien auftreten. Zur Zeit von Grippeepidemien waren solche Symptome verwirrend. Bei Sektionen gehören entsprechend einer katarrhalischen Laryngitis Zeichen einer Bronchitis zum regelmäßigen Befund (s. S. 1424). Wird trockener Husten, Wundgefühl hinter dem Sternum am Anfang der Erkrankung häufig gesehen, so ist dies als Zeichen oberflächlicher Erosionen der Schleimhaut, die sich von der Trachea nach abwärts in die großen Bronchien fortsetzen, zu werten.

GRIESINGER beschreibt solche Fälle, die besonders bösartigen Verlauf nahmen und bei denen es zu pseudomembranösen Auflagerungen und zu Knorpelnekrose kommen kann. Freilich vermißt man dann auch nicht schwerere katarrhalische Erscheinungen von seiten des Nasen-Rachenraumes.

Gewöhnlich führt schon eine Hyperämie der Nasenschleimhaut zu Blutungen. Geschwürige Prozesse können sich auf den Kehlkopf und von hier aus abwärts fortsetzen. Die hintere Kehlkopfwand kann manchmal ähnlich infiltriert und einem nekrotischen Zerfall ausgesetzt sein wie der Darmtractus. Man hat deshalb sogar in alter Zeit von einem *Laryngotyphus* (ROKITANSKY) gesprochen. Die Beschwerden, die eigentlich durch Perichondritis laryngea, durch Ödeme und Nekrosen, Kehlkopfverkrampfungen veranlassen müßten, gehen freilich sehr häufig im allgemeinen Krankheitsbild unter. Sie werden daher vom pathologischen Anatomen noch häufiger vorgefunden, als sie zu Lebzeiten diagnostizierbar sind. Die Folgeerscheinungen sind oft recht bedenklich.

Eine akute Gefahr kann durch das Larynxödem drohen und eine Tracheotomie veranlassen. Ausheilungen lassen lange auf sich warten; Aphonie und Narbenstenosen können die Folge sein.

Die Bronchitis löst sich meist von selbst, doch sind *Bronchopneumonien* auch im Anfang so häufig, daß sie alle anderen Krankheitszeichen für die Diagnose zurücktreten lassen können. Interkurrente *lobäre* Pneumonien kommen vor und komplizieren mitunter das Krankheitsgeschehen. Man kann aber nicht annehmen, daß es zu Lappeninfiltrationen direkt durch Typhusbacillen kommt. In den Fällen, wo während der Fieberperiode lobärpneumonische Herde auftreten, haben wir bis jetzt nie Typhusbacillen in Reinkultur, häufiger dagegen an der SCHOTTMÜLLERschen Klinik seinerzeit Pneumokokken als Erreger gefunden. Man hat solche Lappenprozesse von *Hypostasen* zu unterscheiden.

Knisterrasseln zeigt aber doch oft mehr die drohende Gefahr in Gestalt des Lungenödems an, das als Folge des Kreislaufversagens anzusehen ist.

Das zäheitrige Sputum bei der hypostatischen Pneumonie wird vom serösblutigen abgelöst, unter ständig zunehmender Exsudation ,,ertrinkt der Patient in den Alveolen".

Es brauchen an dieser Stelle nicht die Symptome der Pneumonie in ihren verschiedenen Abarten beschrieben zu werden, ebensowenig die Symptome des Lungenabscesses oder der Gangrän. die sich hinzugesellen können, oder die der Lungenembolien und -infarkte, welche sich nach Thrombenbildung im rechten Herzen oder aus anderen Venengebieten bei schwächer werdendem Kreislauf einstellen können.

Wenn man im Vorstehenden von den Lungenkomplikationen gesprochen hat, die beim Typhus abdominalis auftreten können, so wäre schließlich noch zu der Bezeichnung Pneumotyphus Stellung zu nehmen, bei dem also ähnlich wie bei der Cholecystitis typhosa die typhöse Lungenerkrankung gegenüber den anderen Organveränderungen weit im Vordergrund steht.

SCHOTTMÜLLER hat diesen sog. Pneumotyphus in 4 Gruppen eingeteilt, von denen die erste durch das Zusammentreffen einer typhösen und Pneumokokkeninfektion von Anfang an gekennzeichnet ist und lediglich Roseolen neben der Pneumonie vorhanden waren; die zweite Gruppe, bei der die typhösen Erscheinungen der Pneumonie zeitlich vorausgehen; eine dritte Gruppe, bei der Pneumokokken und Typhusbacillen im Blut, aus der hepatisierten Lunge jedoch nur Pneumokokken gezüchtet wurden. Eine vierte Gruppe sollte eine durch Typhusbacillen hervorgerufene Lungenentzündung anzeigen, die *nur* durch blutige Beschaffenheit des Auswurfes gekennzeichnet sein sollte.

SCHOTTMÜLLER stellte diese letztere Form des Pneumotyphus in Frage, weil natürlich diese Typhusbacillen nichts weiter beweisen, als daß sie mit dem Blut in die Lunge eindringen konnten. Der Pneumotyphus ist also doch im Grunde genommen recht problematisch.

Das Kreislaufsystem. Abgesehen von dem äußeren Eindruck, welcher den schwer toxischen Krankheitszustand erkennen läßt, wie er sich aus der dauernden hämatogenen Durchströmung der Gewebe mit Typhusbacillen ableitet, zeigt sich neben der Leukopenie gewissermaßen als konstantes Symptom die *relative Bradykardie* an. Man möchte sie als ärztlicher Beobachter am Krankenbett eher als günstiges Zeichen bewerten, denn eine Veränderung der ruhigen, gleichmäßigen Eigenschaft der Pulsqualität, vor allem eine bis dahin nicht vorhandene Pulsbeschleunigung, muß den Gedanken an eine drohende Gefahr näherrücken. Bedenklich stimmt es immer, wenn Spannung und Füllung des Pulses plötzlich nachlassen. Das gilt ebenso für die Zeit der hohen Kontinua wie auch für den Anfang der Erkrankung. Der Typhus abdominalis ist (nicht weniger als eine croupöse Pneumonie oder der Flecktyphus) *als schwere Kreislaufbelastung* anzusprechen.

Die zwei wichtigsten Faktoren für ein Kreislaufversagen, *Vasomotorenlähmung* und *Myokardschädigung*, lassen sich im klinischen Bild nicht sicher voneinander abgrenzen. Fast immer wirken sie zusammen und dann ist es schwer, ein Urteil darüber zu gewinnen, wie groß der Anteil des Herzens, wie groß derjenige der Gefäße ist.

Der *plötzliche Herztod* kann mit und ohne *akute Herzdilatation* einsetzen.

Kontraktionskraft des linken Ventrikels, Versagen der tonischen Kontraktion der Arteriolen, ihre Dehnbarkeit und Elastizität bedingen in ihrer Gesamtheit die Blutdrucklage. Schon bei Herauslösung eines einzelnen dieser Faktoren aus dem Bereich ihrer Mechanik kann es zur Blutdrucksenkung und zum Kreislaufversagen kommen. Wenn bei der Splanchnicuslähmung Arterien, Venen und Herz zu wenig Blut erhalten, so ist das Bild der inneren

Verblutung in die erweiterten Splanchnicusgefäße gegeben: Blässe, oberflächliche langsame Atmung, schlaffe Haut, kleines Herz, Somnolenz zeigt sie an.

Ein kaum in seiner Gesamtheit übersehbares nervöses Regulationssystem bedingt ebenso die normale Gefäßfunktion wie die unter infektiös toxischem Einfluß auftretenden Störungen. Aber ebensowenig wie es gelingt, ein Atemzentrum als bestimmte, eng umschrieben funktionierende Region abzugrenzen, so wenig läßt sich ein Vasomotorenzentrum streng lokalisieren. Man nimmt es im Bereich der Substantia grisea der Medulla oblongata an. Daneben müssen ebenso übergeordnete Zentren im Zwischenhirn, wie periphere selbständige Gefäßregulationen noch berücksichtigt werden. Es läßt sich aber auch heute noch nichts mit absoluter Sicherheit darüber sagen, mögen auch auf diesem Gebiet von HESS u. a. in letzter Zeit mehr Erkenntnisse vorliegen, als noch vor wenigen Jahren.

In die nervösen Regulationen greifen auch *blutchemische* Vorgänge ein, die ausgleichend oder störend den Tonus beeinflussen. Das ist sowohl maßgebend für Infektionen im allgemeinen wie für den Typhus im speziellen. Wenn auch Zellverbände des sog. Vasomotorenzentrums die Spannung der Gefäßperipherie überwachen, so ist der Tonus doch wohl nicht allein auf jeden Fall von ihnen selbst abhängig.

Wie wäre es anders denkbar, daß sich auch nach Ausschaltung untergeordneter Rückenmarkszentren nach gewisser Zeit ein Gefäßtonus wieder ausbildet und Störungen im Bereich der Vasomotoren ausgeglichen werden. In dieser Beziehung muß auch eine besondere Bedeutung den anatomischen Befunden zugesprochen werden, die STÖHR über das nervöse Terminalreticulum mit den feinsten Verbindungen zwischen vegetativem Nervensystem und Zelle des Erfolgsorgans gewonnen hat.

Im Ablauf der Typhusinfektion kommt es — vielleicht häufiger als man es aus dem klinischen Bild entnehmen kann — *zur parenchymatösen interstitiellen Myokarditis*. Neben den zelligen Infiltrationen sieht man auch Degenerationserscheinungen, parenchymatöse Trübungen, Kernzerfall, körnig schollige Degeneration mit Verlust der muskulären Querstreifung, schwerwiegende Erscheinungen, die sowohl die Mechanik wie auch die Stoffwechselleistung des Herzmuskels beeinträchtigen (s. auch S. 1423).

Es ist oft nicht leicht, aus dem Herzbefund allein die drohenden Gefahren mit Sicherheit zu beurteilen. Weniger aus dem Perkussionsbefund als durch die Röntgendurchleuchtung finden wir eine akute Dilatation, wenn infolge Kontraktionsschwäche zu wenig Blut in die Arterien kommt und zu viel in den Venen zurückbleibt, wobei das Herz durch Erweiterung eine Kompensation versucht. Dann treten Unruhe, Atemnot bei geringen Anstrengungen, schon beim Aufsitzen im Bett, Schweiß, Schwindel und Schwächezustände auf. Subjektiv kommen Klagen über anginöse Beschwerden, Herzangst, Engigkeit, Herzklopfen, Schmerzen in der Herzgegend und ähnliche Zustände vor. Der Puls ist dann meist klein, weich und beschleunigt, selten verlangsamt. Die Schlagfolge des Herzens braucht nicht gestört zu sein, auch wenn Erscheinungen schwerer Herzschwäche bestehen, und sie kann andererseits gestört sein, ohne daß sonst Erscheinungen einer Myokarditis nachweisbar sind.

Die *Töne* geben nicht immer Aufschluß, sie können zwar dumpf, abgeschwächt sein, zuweilen findet sich Galopprhythmus, sie können aber auch rein und unverändert sein. Ist ein systolisches Geräusch zu hören, so mag es auf einer funktionellen Mitralinsuffizienz infolge der Erweiterung der linken Kammer oder auf einer Erkrankung der Papillarmuskeln beruhen. Fieber kann vorhanden sein oder fehlen.

Erschwert wird die Deutung des Untersuchungsbefundes auch dann, wenn sich die Zeichen einer Mitralinsuffizienz schon vorfinden. Man hat dann zu entscheiden, ob ein organischer Fehler oder eine funktionelle Schlußunfähigkeit der Klappe vorliegt oder, anders ausgedrückt, ob etwa vorhandene Erscheinungen von Herzschwäche eine Folge des Klappenfehlers sind bzw. ob dieser eine Folge der Herzschwäche (d. h. in unserem besonderen Falle Folge der Myokarditis) ist. Besteht gleichzeitig eine Endokarditis oder daneben eine Perikarditis, so wird unser Urteil über den Zustand des Herzmuskels noch unsicherer werden. Das Oppressionsgefühl, die Übelkeit, der ängstliche Gesichtsausdruck, die auffallende Blässe als Ausdruck der Myokarditis bei Diphtherie sind beim Typhus im allgemeinen weniger zu beobachten, vor allem dann, wenn sich diese Symptome hinter der Somnolenz und der Unansprechbarkeit verbergen. Wir sind also, mehr wie bei anderen Infektionen, auf die Beurteilung des Pulses, auf die Qualität des systolischen und diastolischen Blutdruckes angewiesen.

Die Abnahme der Spannung der Arterienwand zeigt sich in der *Dikrotie*, die bei Erwachsenen ausgesprochener wie bei Kindern sein soll. Bei schweren und letalen Fällen infolge der zunehmenden Weichheit kann sie ganz verschwinden und von der Charakteristik ist nichts mehr festzustellen. Die Dikrotie geht zurück, sobald der Puls härter wird, und nicht mehr als celer et altus den schnellenden Anstieg zeigt. Er wird dann veränderlicher, geht nicht mehr parallel mit der Temperatur und spricht auf äußere Einflüsse mehr an, sobald (entsprechend der psychischen Klärung) die Patienten reizbarer werden. In der Rekonvaleszenz ist der Puls noch mehr Schwankungen ausgesetzt, einesteils findet sich häufig eine Tachykardie, oft wochenlang anhaltend; bei schwer Erschöpften, Unterernährten aber auch eine auffallende Pulsverlangsamung, die man kaum allein auf eine Myokardstörung zurückführen kann.

Die Tatsache, daß sich aus dem klinischen Bild der Grad einer Myokarditis und die Schwere der Wandschädigung nicht ohne weiteres feststellen läßt (auch nicht aus dem Fehlen oder Vorhandensein von Arrhythmien), findet ihre Bestätigung bei Obduktionen. Dazu kommt, daß das Typhusherz auf der Höhe des Fiebers mit einem herabgesetzten Minutenvolumen arbeitet (LAUBER). „Die Kräfte des Kreislaufes wollen damit von selbst rationeller arbeiten."

Um so mehr müssen wir die verschiedenen Kreislauffaktoren kompensatorisch abzustimmen versuchen und wir dürfen dem Kreislauf nicht mehr zumuten als für seine Leistung erforderlich ist, die durch den Fieberzustand schon an und für sich aufs äußerste angespannt ist. Große Temperaturschwankungen, die man schon durch normale Pyramidondosen erreicht oder die spontan besonders im Stadium decrementi auftreten, stellen für den Kreislauf eine gefährliche Belastung dar.

PICKERT beobachtete akutes Kreislaufversagen und Tod nach einer einmaligen Einnahme großer Mengen Pyramidon bei einer Typhuskranken. Er weist auch darauf hin, daß JOCHMANN schon über Kollaps nach langer Gabe von fiebersenkenden Arzneimitteln berichtete.

Insofern erscheint es einem paradox, einen hochfieberhaften Patienten der schweren Belastung durch eine Pyriferkur auszusetzen.

Hinsichtlich der *elektrokardiographischen* Untersuchungen folgen wir den Ausführungen von PICKERT, der beim Typhus abdominalis in einer großen Anzahl von Beobachtungen EKG-Veränderungen gefunden hat.

Der Zeitpunkt des Auftretens liegt verhältnismäßig früh; bereits nach 5 Tagen kann ein *negatives T* vorliegen. Diese Veränderungen werden durch die direkte Einwirkung des Typhusgiftes auf bestehende funktionelle Herzmuskelzellen gewertet.

Daß die inneren Wandschichten der Kammermuskulatur auch gegenüber infektiös-toxischen Noxen besonders empfindlich sind und sich somit frühzeitig die Störungen der Erregungsform im EKG (Verkürzung der Erregung, negatives T und Abschwächung = gesenktes ST) ausbilden können, belegen die Untersuchungen von BÖHMIG und TANAKA, die in diesen Wandschichten die stärksten degenerativen und entzündlichen Veränderungen bei der Diphtherie fanden. Diese Muskelabschnitte sind empfindlich, da sie infolge des hohen intrakardialen Druckes während der Systole nur diastolisch durchblutet werden. Wenn auch topographisch histologische Untersuchungen am Typhusherzen bisher nicht vorliegen, so hegt PICKERT doch die Vermutung, daß sich auch beim Typhus hier zunächst die entscheidenden Störungen entwickeln.

Hat der Typhuspatient seine Erkrankung überstanden, so sind kleinere Störungen im EKG für gewöhnlich noch nachzuweisen. Daß aber frühere Herzerkrankungen nicht bedeutungslos für den Ablauf eines Typhus abdominalis sind, ist wohl erklärlich.

BOECKER und LOESCH fertigten bei 179 Typhuspatienten EKG an und fanden hierbei:
Kein Anhalt für Myokardschaden und normales EKG . . . . . 48 = 27%
Leichte Myokardschäden und leichte Durchblutungsstörungen . . 54 = 30%
Deutliche Myokardschäden und deutliche Durchblutungsstörungen 63 = 35,2%
Schwerste Veränderungen und diffuse Myokardschäden . . . . . 14 = 7,8%

Dabei konnte festgestellt werden, daß das EKG in 22 Fällen schon in den ersten 2 Wochen nach Ausbruch der Erkrankung Veränderungen zeigte. Im einzelnen fanden sie 14mal eine Verlängerung von PQ, 5mal eine WENCKEBACHsche Periode, 4mal einen partiellen a-v-Block, 1mal totalen Vorhofkammerblock mit linksseitigem TAWARA-Schenkelblock.

Eine große Rolle spielt beim Typhus für die Kreislaufbelastung die *Thrombophlebitis*, die so gut wie ausschließlich eine blande Phlebitis ist und nicht direkt durch Typhusbacillen verursacht wird.

Ihr Zustandekommen verdankt diese Venenentzündung unbekannten Faktoren. Der Verlauf ist derselbe wie bei den blanden Thrombosen überhaupt; zumeist ist sie im Gebiet der *Vena femoralis* lokalisiert. Sie geht in der fieberfreien Rekonvaleszenz mit Temperaturerhöhungen, mit Schmerzen in der Inguinalgegend, mit Spannungsgefühl, mehr oder weniger starken Schwellungen einher und setzt sich über die Vena iliaca manchmal nach aufwärts über die Flanken in die beiden Venae hypogastricae (gelegentlich sogar bis zur Vena cava superior) fort.

Der Typhus bietet also ebenfalls wie andere Infektionen eine besondere *Thrombosebereitschaft*. Auch dabei sehen wir die Eiweißverschiebungen des Blutplasmas, eine Verminderung des Albumins und zugleich Zunahme der Globulinfraktion. Die akuten Gefahren der Thrombose stellen uns auch hier vor das Problem der Thomboseprophylaxe und der Phlebitistherapie (s. S. 1465/66). Embolien können sich zu all den Möglichkeiten vorheriger Herzbelastung hinzugesellen.

Nervensystem. Die psychischen Abwegigkeiten, die dem Arzt und der Umgebung des Typhuskranken von jeher entgegengetreten sind, haben zur volkstümlichen Bezeichnung „Nervenfieber" geführt. Es kann sich dabei auch um direkte Auswirkungen der Bakterien und ihrer Toxine auf das Gehirn unter Hinterlassung objektiv feststellbarer Organschädigung handeln. Es ist hier vielleicht mehr als bei anderen Infektionen schwierig, eine Abgrenzung rein psychotischer von grob somatisch cerebralen Störungen durchzuführen. Immerhin kommen derartig schwere organische, anatomisch faßbare cerebrale Prozesse wie beim Flecktyphus nicht vor. Nach E. MEYER ist die psychische Alteration ein Gradmesser für die Schwere der Infektion. Wir können uns dieser Auffassung nicht anschließen, denn vor allem in der Rekonvaleszenz haben wir manchmal langdauernde psychische Alterationen mit gelegentlich stark manischen, motorischen, euphorischen, aber auch gelegentlich recht depressiven Merkmalen gesehen. Auch hysterische Reaktionen sind nach STERTZ nicht selten.

SCHOTTMÜLLER hat das Krankheitsbild der *Meningitis disseminata circumscripta* aufgestellt, die in Form feinster, nur mikroskopisch sichtbarer Veränderungen in den Meningen oder im Cerebrum selbst klinisch oft nur angedeutete Erscheinungen auslöst. Nach E. FRAENKEL sind in etwa $^3/_4$ aller Fälle von Infektionskrankheiten, die durch pathogene pyogene Mikroorganismen bedingt waren und zum Tode führten, auch dann noch diese Keime im Gehirn nachweisbar, wenn sie aus dem Blut schon verschwunden sind. Offenbar werden wir die Wirkung der Bakterien auf das Gehirn nicht immer als eine rein toxische anzusehen haben. Vielmehr schädigen die Bakterien selbst in Form capillärer Embolien das Gehirn und seine Häute. Natürlich ist es außerordentlich schwierig, so feine Veränderungen gegebenenfalls durch mikroskopische Untersuchungen festzustellen. Schottmüller ist es gelungen, auch dann disseminierte, mikroskopisch kleine Entzündungsherde in den Meningen (z. B. bei Fällen von Sepsis) nachzuweisen, wenn makroskopisch höchstens eine Hyperämie erkennbar war.

Nach diesen Untersuchungen, die sich hauptsächlich auf Streptokokkeninfekte bezogen, möchte man annehmen, daß auch die vielen psychischen Krankheitserscheinungen beim Typhus auf solche feinste organische Veränderungen zurückzuführen sein könnten. Den Beweis wird man allerdings nur in den seltensten Fällen antreten können, denn die meisten cerebralen Störungen gehen ja in Heilung über und solange die Keime herdförmig zerstreut in Mikroform vorhanden sind, werden die Erreger auch gar nicht oder nur ganz vereinzelt in den Liquor übertreten können. Im übrigen hat ja der Typhusbacillus wenig Neigung zur Einschmelzung.

Eine solche Meningitis disseminata circumscripta verliert ihren Charakter, sobald sich die Infektion über weite Gebiete der Hirnhäute ausdehnt. Dann werden auch im Liquor die Typhusbacillen nicht vermißt, und es tritt der ganze Symptomenkomplex der Meningitis cerebrospinalis bzw. des *Meningotyphus* hervor, angefangen von den Kopfschmerzen, von der Nackensteifigkeit, dem Kernigschen, Brudzinskischen, Lasègueschen Phänomen, dem Cri encephalique, den motorischen und sensiblen Störungen, der Hyperalgesie, den Augenmuskelparesen, Störungen im Bereich des Facialis, Trigeminus, Hypoglossus, Cochlearis, Vestibularis usw.

Im Liquor, der mehr oder minder eitrig-hämorrhagisch getrübt ist, finden sich außer den polymorphkernigen Leukocyten auch zahlreiche große mononucleäre Zellen (makrophagocytäre Elemente).

Das Exsudat umhüllt Basis, Kleinhirn und Konvexität, durchtränkt auch gelegentlich weitab die Rückenmarkshäute, so daß man tatsächlich von einer Meningitis cerebrospinalis typhosa sprechen kann.

In einem Falle schien nach einer Rippenfraktur, die sich der Patient in seinem Delirium durch Fallen aus dem Bett zugezogen hatte, eine *Spinalmeningitis* von einem osteomyelitischen Infekt aus sich entwickelt und auf das lockere gefäßreiche Zellgewebe und auf die Außenfläche der Dura spinalis übergegriffen zu haben. Sicher eine seltene Entstehungsweise einer *Pachymeningitis externa* bzw. Peripachymeningitis.

Es kommt auch zu den Bildern, die uns von einer *Typhusencephalitis* zu sprechen berechtigen. Sie kann ohne oder mit Meningitis zusammen vorkommen.

Nach E. Fraenkel kommt es zu perivasculären rundzelligen Entzündungsherden mit Mikrohämorrhagien und unter Umständen zu Capillarthrombosen und Nekroseherden, wie wir sie auf S. 1427 beschrieben haben. Dann tritt sie aber in den wechselreichsten Formen auch klinisch hervor. Stertz fand Symptome, die sich ähnlich einer multiplen Sklerose, einer Syringomyelie, Landryschen Paralyse, Myelitis acuta darboten. Epileptiforme Krämpfe, ataktische Störungen, Lähmungen peripherer Nerven, des Ulnaris und Peroneus, der Musculi serratus und quadriceps sind im einzelnen beschrieben worden.

Sehr störend ist die *Schwerhörigkeit*, die schon frühzeitig einsetzen und sich in der Rekonvaleszenz auch zu Gleichgewichtsstörungen beträchtlicher Art steigern kann. Ursächlich kommt hier eine echte Neuritis des Nervus cochlearis, sehr selten eine hämatogene Labyrinthitis in Frage. Mitunter bleibt eine solche Schwerhörigkeit, ja sogar Taubheit bestehen. Die Polyneuritis typhosa ist zwar selten, aber in voller Form beobachtet worden.

Ungleich bunter ist das Bild, das sich vom rein Psychischen her beobachten läßt.

Die psychotischen Veränderungen kommen in den verschiedensten Reaktionsformen nahezu als zum Typhus gehörig in Erscheinung. Man möchte hier gleichsam von einer besonderen Organaridität des Typhus sprechen. Als organisch wären freilich, selbst bei Annahme einer reinen Intoxikation, auch manche Störungen aufzufassen, die sich scheinbar nur psychisch darstellen.

Wenn wir dem Gedankengang EPPINGERS folgen, würden sich, abhängig vom Grad der Giftdosis und dem Ausmaß der Resorption, gerade beim Angriff des Toxins auf das Gehirn Störungen viel deutlicher bemerkbar machen, wie wenn davon die Leber, Milz oder die Nieren betroffen wären. Diese Organe vertrügen toxische Gewebsschädigungen leichter als Herz und Gehirn. Wenn man annimmt, daß dabei eine „Albuminurie ins Gewebe" auftritt, eine Hirnschwellung, weil die Capillaren für Eiweiß durchgängig sind, so können unter einer solchen „serösen Entzündung" psychische Erregungen, ja sogar Bewußtlosigkeit auftreten. Eine solche Meningitis serosa mit ihren unklaren encephalitisähnlichen Erscheinungen dürfte beim Typhus häufig vorhanden sein. Auf der anderen Seite können toxisch infektiöse Schädigungen auch zirkulatorisch bedingt sein (zit. nach FLECK).

EWALD glaubt, daß bei allgemein toxischen Schädigungen, vielleicht durch Zwischenhirnschädigungen verdeckt, auch die Hirnrinde in ihrem funktionellen Vermögen beeinträchtigt werde, so daß die „Erinnerungsspuren" nicht mehr so haften und die Merkfähigkeit beeinträchtigt sei. Das schwere KORSAKOWsche Syndrom bei manchen Kranken bedeute bereits eine Verbindung von Hirnstammschädigungen und Hirnrindenläsionen.

Der Begriff der sog. *symptomatischen* Psychose erscheint uns noch nicht ganz umschrieben. Man ist noch nicht sicher, *von wann ab* bei der Betrachtung der verschiedenen Erscheinungsformen, die der Typhus von seiten des Nervensystems uns vorführt, angefangen vom langsamen Gedankenablauf, vom unklaren zusammenhanglosen Denken, von der gestörten Merkfähigkeit, der Herabsetzung der Aufmerksamkeit bis zu Konfabulation, leichter Benommenheit bis zur Bewußtseinsstörung mit halluzinatorischer und wahnhafter Verkennung von Ort, Zeit und Situation, schon von einer *symptomatischen* Psychose gesprochen werden darf.

Sicher ist, daß man als Infektiologe eben diese Zustände auf Infektionsabteilungen häufiger sieht als der Psychiater. Es fehlt daher, wenn man vom Typhus spricht, eine bestimmte Eingruppierung, wie das nur einer exakt psychiatrischen Forschung möglich wäre.

Nach LUXENBURGERS Formulierung wären unter symptomatischen Psychosen solche zu verstehen, die bei irgendwelchen Grundstörungen auftreten und in ihrer Symptomatologie den Erbpsychosen ganz oder teilweise ähnlich sind, erbbiologisch aber nicht den gesamten Genotypus der Erbpsychosen voraussetzen. Er sieht in den Kranken, die an symptomatischen Psychosen leiden, Träger von Teilanlagen der endogenen Geistesstörungen. Danach könne ein Träger von Teilanlagen wohl im Sinne der symptomatischen Psychose reagieren, es brauche aber andererseits die Psychose nicht zum Ausdruck zu kommen. Hinsichtlich der symptomatischen Psychosen — in nicht engerem Sinne — führt LUXENBURGER an, daß nach den Regeln der Wahrscheinlichkeit unter der gesamten Bevölkerung mit etwa 20% Trägern schizophrener, 14% Trägern solcher Teilanlagen zu rechnen sei, die als recessive Faktoren zum Genotypus des manisch-depressiven Irreseins gehören. Rund 3% aller Personen dürften schizophrene *und* recessive manisch-depressive Teilanlagen in sich tragen.

Ein Zusammenwirken körperlicher und seelischer Erschöpfung einerseits, mit exogenen Einwirkungen, aufregenden und alterierenden Erlebnissen, Konflikten, langdauernden seelischen Belastungen u. dgl. andererseits könnten auf dem Boden einer psychopathischen Konstitution die Auslösung einer Psychose beim Typhus in den Bereich der Möglichkeit bringen.

Wir verdanken STERTZ eine größere Beobachtungsreihe von Rekonvaleszenten eines Typhusgenesungsheimes. Bei 60—70% fand er hier einen neurasthenischen Symptomenkomplex (Gedächtnisstörung, auch Übergang zur echten Amnesie). Motorische und sensible Paresen, Ataxie, Tremor, Schwerhörigkeit, choreiforme Zuckungen und echte Krampfanfälle konnten in ihrem Grade und in ihrer Art als psychogen mit Sicherheit erkannt werden, während es klar war, daß es sich um durch den Typhus entstandene „organische Minderwertigkeit" handelte. Die Grundlage zu den Komplikationen werden *während* des akuten Stadiums der Krankheit gelegt.

Immer wieder wird betont, daß die Störungen sehr variierend sind und sowohl von exogenen Einflüssen als auch von endogenen abhängig sein können.

Blut. Die Typhusbacillen greifen das Hämoglobin nach unseren spektroskopischen Untersuchungen nicht an. Auch bei den sehr seltenen Fällen, bei denen eine schwere hämorrhagische Diathese einsetzte, konnten wir nur einen hämolytischen Vorgang, nicht aber ein Abtrennung des Globins vom Hämin feststellen. Der chemischen Zusammensetzung des Blutes hat besonders PICKERT in *Greifswald* in sehr sorgfältigen Untersuchungen seine Aufmerksamkeit zugewandt. Er hat an 516 Kranken Bestimmungen der Fibrinogen- und Serumeiweißwerte vorgenommen. Nach ihm zeigen die Reihenuntersuchungen eindeutig, daß die Gesamteiweißwerte im Durchschnitt tiefer liegen, als es der Norm entspricht. Die Hypoproteinämie war bei Unterernährten stärker. Nach PICKERT ist die Umstellung der Stoffwechsellage von einer acidotischen Richtung im Fieber — bei der ein Absinken der Bluteiweißwerte gefunden wird — auf eine alkalotische Phase bei der Entfieberung — die mit einer Steigerung der Eiweißwerte verbunden ist — eng mit dem Parallelgehen der Abnahme der Plasmamenge und der zirkulierenden Eiweißmenge verknüpft. Die Fibrogenvermehrung sei ein Vorgang, der innerhalb der biologischen Infektionsabwehr zur Verfügung stehe. Seine Verminderung beim Typhusfieber sei Ausdruck der Schädigung der Bildungsstätten und ihrer Auswirkungen. Die reaktive Fibrinogenzunahme in der Rekonvaleszenz hat nach Ansicht des Autors eine Bedeutung für die Thrombosenentstehung.

Beim Typhus ist das Globulin im Gegensatz zum verminderten Albumingehalt erhöht. Von PICKERT wurde auch das Verhalten der 5 Unterfraktionen (Fibrinogen, Euglobulin, Pseudoglobulin 1 und 2 und Albumin) im Plasma Typhuskranker geprüft. Euglobulin ist gesteigert. Pseudoglobulin ist in der Regel erniedrigt.

Die verschiedenen Serumeiweißveränderungen wirken sich auch auf die Blutsenkungsgeschwindigkeit aus. Die Takata-Ara-Reaktion wird in der 4. bis 5. Krankheitswoche positiv. ULMANN und Mitarbeiter stellten bekanntlich Euglobulinvermehrung in Takata-positiven Seren fest. Die Flockungsbereitschaft ist nach PICKERT beim Typhus mitbedingt durch die vollständige Linksverschiebung des Serumeiweißspektrums.

Die Veränderungen der Eiweißstruktur des Blutes werden von PICKERT als aktive Leistung des reticuloendothelialen Systems und auch prognostisch wichtig für die Kreislaufsituation des Typhuskranken angesehen. Eng damit verknüpft sei die Bildung der Antikörperglobuline, die zum Teil mit dem Agglutinationsverfahren nachgewiesen werden können.

Seitdem NAEGELI im Jahre 1900 an 50 Typhusfällen einen Blutstatus aufgestellt hat, hat man als typisch die *Leukopenie*, die *relative Lymphocytose* und das *Fehlen der eosinophilen Granulocyten* angesehen.

Diese Leukopenie stellt sich nach einer kurzdauernden mäßigen Leukocytose zu Beginn der Krankheit ein. Unter 3000 geht die Leukocytenzahl selten herab. Sinkt sie darunter, so ist unter Umständen eine schwere Knochenmarksschädigung aus anderen Gründen anzunehmen. Der Abfall trifft vor allem die Neutrophilen und geht im allgemeinen doch parallel mit der Schwere der Erkrankung. Wenn man hier die Insuffizienz des Knochenmarks mit einer toxischen Schädigung in Verbindung bringen will, so vergißt man, daß ein Eiterprozeß nach vielfältiger Beobachtung leicht diese Phase durchbrechen und zu einer überraschenden Leukocytenvermehrung führen kann. Wir haben das sehr anschaulich bei zwei komplizierenden Leberabscessen beobachten können.

Die Neutropenie ist durch eine Linksverschiebung charakterisiert. Sie entsteht durch die in Zunahme begriffenen Stabkernigen, während die Eosinophilen nach ihrem vorübergehenden gänzlichen Ausfall wieder auftreten, wenn sich die Erkrankung zum Besseren wendet und das Fieber zu Ende kommt.

Relativ ist auch die Lymphocytenzahl vermindert. Sie überkreuzt dann die Granulocyten gegen Ende der Fieberperiode und steigt weiter in die Höhe; in der Rekonvaleszenz finden wir dann normale Werte. Die anfänglich geringe

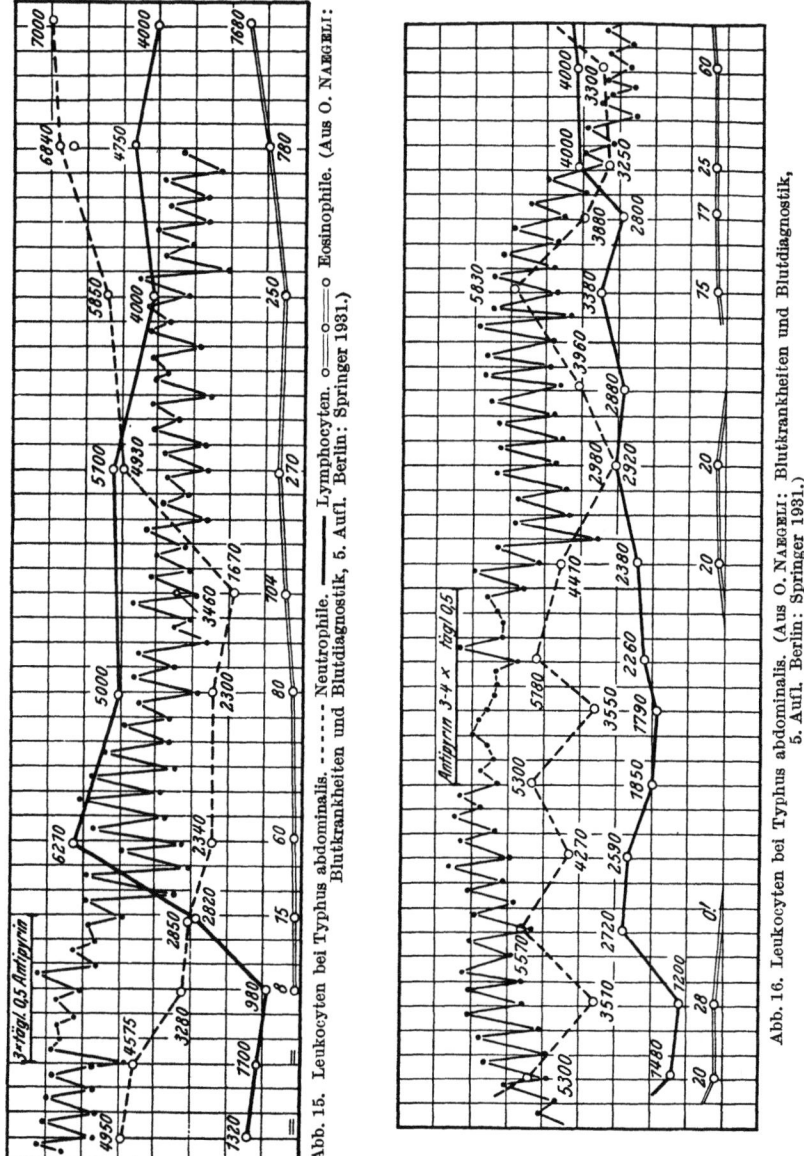

Abb. 15. Leukocyten bei Typhus abdominalis. —— Neutrophile. ······ Lymphocyten. o——o Eosinophile. (Aus O. NAEGELI: Blutkrankheiten und Blutdiagnostik, 5. Aufl. Berlin: Springer 1931.)

Abb. 16. Leukocyten bei Typhus abdominalis. (Aus O. NAEGELI: Blutkrankheiten und Blutdiagnostik, 5. Aufl. Berlin: Springer 1931.)

Leukocytose zeichnet sich bei einem Rezidiv, das doch im allgemeinen während der noch bestehenden Krankenhausbeobachtung auftritt, deutlicher ab, aber im weiteren Verlauf folgen die Leukocytenzahlen dem gleichen gesetzmäßigen Abfall.

Wir möchten dem Blutstatus beim Typhus abdominalis nur einen symptomatischen Wert zusprechen. Man soll ihn nicht überschätzen, nur bei einer ganz regelmäßig durchgeführten Leukocytenkontrolle kommt ihm eine diagnostische Bedeutung zu. Die Aufnahme eines einmaligen Leukocytenbildes darf differentialdiagnostisch nicht ausschlaggebend bewertet werden, genau so wenig, wie man prognostisch allein aus den Leukocytenzahlen Schlüsse ziehen soll. Immerhin läßt sich das Typhusblutbild aus der Symptomatik des Krankheitsbildes nicht mehr wegdenken. Es ist aber nur ein Symptom neben den vielen anderen. Die Auffassung, daß die Anwesenheit von Eosinophilen in annähernd normaler Zahl die Diagnose Typhus ausschlösse, Lymphocytose und Eosinophilie noch nach der Entfieberung die Diagnose gestatten, erscheint uns nach unserer Erfahrung zu apodiktisch.

Indirekte Beweisführungen waren es, die zur Ansicht führten, daß das autonome Nervensystem eine Bedeutung für die Regulation des Blutstatus habe.

ERNST FRIEDRICH MÜLLER-Eppendorf hat von 1922 ab nach subcutanen und intramuskulären Injektionen verschiedenster Stoffe, auch von lebenden Bakterien, Impulse auf den parasympathischen Anteil des autonomen Nervensystems gesehen, die sich in aktiver Erweiterung der Gefäße in der Nachbarschaft der Injektionsstelle kundgaben. Diese Impulse durcheilten von hier aus große Teile des parasympathischen Systems, die auf das Splanchnicusgefäßsystem übergriffen. In diesem Augenblick setzte in der Peripherie ein Leukocytensturz ein.

Eine weitere Einwirkung vom parasympathischen System aus zeigt sich in einer Dilatation der Knochenmarksgefäße, die sich in gesteigerter Zellenbildung kundgab. Es findet von hier aus eine Wanderung der Leukocyten hämatogen zum Infektionsherd statt.

Wenn die Impulse auf das autonome Nervensystem gering sind, wenn Erreger und Fremdstoffe innerhalb der Gefäße vorhanden sind, wenn z. B. wie bei Typhus eine Dauerbakteriämie vorhanden ist, so sollen die Leukocyten zurückgehalten werden.

Der Vorgang der Leukocytenverteilung (Leukocytose oder Leukopenie) wird von E. F. MÜLLER als autonom ohne Beteiligung des Zentralnervensystems aufgefaßt.

Die Theorie besticht durch ihre Einfachheit, für die Leukocytose dürfte sie stichhaltig sein, sie kann aber für die Verhältnisse beim Typhus mit der bezeichnenden Leukopenie und Lymphocytose doch nicht als ganz ausreichend anerkannt werden. Mögen für Leukocytose und Eosinophilie die Verhältnisse bereits geklärt sein, für die beim Typhus vorliegende Leukopenie und Aneosinophilie finden wir aber noch keine Lösung des Problems.

Über die Verhältnisse, die zu dem typischen Blutbild des Typhus abdominalis führen, liegt eine größere Anzahl von Hypothesen vor. Das Nächstliegende wäre natürlich, die Leukopenie, Lymphocytose und Aneosinophilie direkt mit den Veränderungen, die sich nach der Beschreibung von E. FRAENKEL unter der Einwirkung im Knochenmark abspielen, in Verbindung zu bringen. Diese Ansicht genügt den meisten Autoren nicht und sie postulieren noch eine Mitwirkung der Milz. Man hat den Einwand erhoben, daß derselbe Blutstatus auch bei Typhuspatienten festgestellt wurde, die aus irgendeinem Grund eine Splenektomie durchgemacht haben.

FRANK war es bekanntlich, der die Ansicht vertreten hat, daß die Hemmung der Knochenmarkstätigkeit nicht durch den Typhusbacillus, sondern von der Milz aus vor sich gehe, die (durch die Bakterienansiedlung) ebenso wie die Nebenmilzen durch die Typhusbacillen zu eigenartiger Wirkung angeregt werde. Die extremste Form der „Hyperleucia splenica" zugleich mit schwerster Thrombopenie sei der Typhus gravissimus als schwerste „Aleucia splenica".

HOFF hat daneben noch eine Zwischenschaltung von humoralen, Leukocytose auslösenden Stoffen (dem Splanchnicusnervengebiet aus der Leber zugeführt) angenommen, neben thermischen Einflüssen von Entzündungsherden her mit ihren Stoffwechselleistungen bzw. mit veränderten, oberflächenaktiven Vorgängen.

Der Regulationsvorgang, der den gesetzmäßigen Ablauf in der Zellverteilung uns vorführt, ist vorläufig nicht besser durchsichtig wie unsere Kenntnisse von der Faktorengruppe, die den Fieberablauf reguliert. Wir sehen nur das Resultat eines Reizes (unter der Einwirkung von Typhusbacillen); über dessen Art und über dessen Angriffspunkte wissen wir noch nichts Sicheres. Wir können nur sagen, daß er sehr wahrscheinlich auf die Toxinwirkung zurückzuführen ist, weil sie auch unter der Vaccination in quantitativ und qualitativ ähnlicher Weise bemerkbar wird.

Diese zentralnervösen Regulationsvorgänge geben — wie gesagt — Erklärungsmöglichkeiten immer noch mehr für die Leukocytose als für die Leukopenie ab. Sie erscheinen uns auch nicht befriedigend für die biologische Leukocytenkurve während der Pyriferbehandlung (FABRICIUS). Man könnte mit HOFF die alkalische Stoffwechselrichtung für den Leukocytenabfall mit relativer Lymphocytose in Betracht ziehen, aber diese ist beim Typhus keinesfalls so gesetzmäßig vorhanden wie die Leukopenie.

Auf die Vorgänge im *Knochenmark* haben wir auf S. 1426 hingewiesen. Wir haben schon eingangs erwähnt, daß schwere hämolytische Vorgänge, wie sie z. B. bei der puerperalen Gasbacillensepsis vorkommen, verhältnismäßig selten sind, dagegen besteht häufiger wohl auf derselben Grundlage wie bei anderen schweren Infektionen eine *hämorrhagische Diathese*, die sich besonders an der Haut und den Schleimhäuten (Nasenbluten, vermehrte menstruelle Blutungen) anzeigt. Schon LIEBERMEISTER hat in seinen Veröffentlichungen darauf hingewiesen.

In einem Falle beobachteten wir Erscheinungen, die mit dem *Skorbut* verglichen werden konnten, ohne daß es zu einer verwertbaren Thrombopenie gekommen wäre. Bei einem anderen Typhusfall kam es zu einer *Agranulocytose*, die so im Vordergrund stand, daß nur der pathologisch-anatomische Befund, der sich an den PEYERschen Plâques vorfand, die Diagnose sicherstellte. Das Fieber wurde bei dem Patienten schon außerhalb des Krankenhauses mit hohen Dosen Pyramidon zu bekämpfen versucht.

Es ist leicht verständlich, daß bei schweren Blutungen auch mitunter hochgradige *Anämien* beobachtet werden. Der Hämoglobingehalt nimmt auch während des Typhusverlaufes meist ab, eine stärkere Reduktion muß immer an okkulte Blutungen denken lassen.

Als unangenehme Komplikation ist das Auftreten einer *Thrombose* zu bewerten. STAEHELIN gibt sie zu 10% vorkommend bei langdauernden Typhusfällen an. RIEDEL konnte eine *typhusbacilläre Thrombophlebitis* beobachten. An ihrem Vorkommen kann demnach nicht gezweifelt werden. Im allgemeinen geht sie mit demselben Symptomenbild einher wie eine andere *septische* Thrombophlebitis, d. h. mit Schüttelfrösten, intermittierendem Fieber, Lungenembolien u. a. Viel häufiger ist zweifellos die aseptische Thrombose, die sich schleichend entwickelt und sich manchmal früher als in lokalen phlebitischen Erscheinungen bereits in embolischen Vorgängen kundgibt. Neben den ehedem bereits angeschuldigten ätiologischen Momenten (Endothelveränderungen, Blutstromverlangsamung, Elastizitätsverlust der Gefäße im höheren Alter usw.) sehen wir heutzutage in chemischen, auf erhöhte Gerinnungsbereitschaft einwirkenden Faktoren wesentliche, das Thrombosegeschehen beeinflussende Möglichkeiten. Die hemmende Wirkung auf die Prothrombinbildung in der Leber wird bekanntlich den Dicumarinen zugeschrieben.

Gesenkter Blut-Prothrombinspiegel, erfaßbar an der verlängerten Prothrombinzeit, wirkt der Thrombosetendenz entgegen. (Umgekehrt begünstigt Hyperprothrombinämie die Thrombenbildung.) Es liegt also nahe, an eine Beeinflussung der Thromboseneigung während des Ablaufes einer Typhuserkrankung durch Verabreichung von Antikoagulantien — z. B. Dicumarol, Tromexan, Heparin oder auch durch das synthetische Heparinoid Thrombocid — zu denken. Man wird allerdings in Anbetracht der beim Typhus häufigen toxischen Erhöhung der Capillarfragilität und bei den in einzelnen Stadien vorliegenden Darmulcera eine solche Therapie nur mit größter Vorsicht ins Auge fassen können; oft wird man aus diesen Gründen, trotz gegebener spezifischer Indikation, auf sie verzichten müssen!

Bewegungsorgane. Oft stärker als auf der Höhe der Erkrankung treten erst in der Rekonvaleszenz Beschwerden von seiten bestimmter organischer Veränderungen auf, die sich latent vorher im Laufe des Typhus abspielten. Das gilt z. B. vornehmlich für die *Muskulatur*. Es gehört fast mit zu den üblichen Erscheinungen, daß sich wachsartige Degenerationen einstellen. Am häufigsten finden sich solche in der Bauchmuskulatur, wo es manchmal sogar zu Zerreißungen und Blutungen kommen kann. Solche Beschwerden können gelegentlich als Bauchschmerzen gedeutet werden. Man findet dabei je nach der Lokalisation Unterschiede in der Konsistenz der Muskulatur. Sind die Degenerationserscheinungen im Ober- oder Unterschenkel lokalisiert, so machen sich die Schmerzen, besonders bei den Aufsteh- und Bewegungsversuchen, in unangenehmster Weise bemerkbar. Die Angst vor diesen Schmerzen kann zu Bewegungseinschränkung und später zu bemerkenswerten Muskelatrophien Anlaß geben.

Vielleicht noch bedeutungsvoller sind die typhösen Erkrankungen des *Skelets*.

Hier wäre die typhöse *Ostitis* vorauszustellen, die als Nach- und Späterkrankung des Typhus sich mehr als im Anfangsstadium bemerkbar macht. Häufig erst nach der Entfieberung können sich in Tibia (bis zu 50%), Femur, in den Unterarmknochen, aber auch in den Rippen, in der Wirbelsäule, selten im Schädel, einzeln, oft aber auch multipel solche Herde, wenn auch oft nur ganz wenig, angedeutet, ausbilden. Meist sind es rheumatoide Beschwerden, die nun in der Ruhe, häufiger bei Bewegungen in Erscheinung treten, gelegentlich auch mit leichter Temperatur einhergehen. Nicht immer kann man einen lokalisierten Befund feststellen, höchstens in den Fällen, wo sich bereits die Subcutis am Entzündungsprozeß mitbeteiligt und ödematös teigig geschwollen erscheint. DETLEFSEN hat *Röntgenuntersuchungen* bei solchen Ostitiden angestellt. Es wird dabei darauf hingewiesen, daß nur Aufnahmen in verschiedenen Ebenen solche periostale bzw. corticale Prozesse erkennen lassen. In den ersten Wochen ist das Röntgenbild meist negativ, erst Organisationsprozesse mit Kalkablagerung oder Arrosion des Knochens zeigen Verdickungen des Knochens oder flachkonvexe Ausbuchtungen oder Ausfransungen. Später zeigen sich Aufhellungen, Sklerosierungen oder Sequesterbildungen; oft nach Jahren noch findet man mitunter als Ausheilungsprozesse Corticalisverdickungen. Die Herde an den distalen Extremitätenknochen sollen besonders an der Außenkante oder an der dem Zwischenknochenraum zugewendeten Leiste auftreten (P. KRAUSE). An den kleinen Röhrenknochen (Finger-Zehen) sitzen die Prozesse sowohl in der Mitte wie am Ende.

Bei Mischinfektionen mit Staphylokokken kommt es üblicherweise auch zu Vereiterungen.

Wir sehen also als Erscheinungen Übergänge von reinen Periostitiden über die Ostitis zur osteomyelitischen Form, die sich, je nach der Beteiligung von anderen Erregern, akut oder chronisch entwickeln kann.

Besonderer Erwähnung bedarf die *Spondylitis typhosa*, der sich in Arbeiten QUINCKE und E. FRAENKEL frühzeitig zugewandt haben.

Unter welchen Voraussetzungen diese Wirbelkörperentzündung eitrig wird, wissen wir nicht sicher anzugeben. Bei der häufigen Ablagerung von Keimen im Knochenmark (s. S. 1426) könnte es möglich sein, daß larvierte Keiminfektionen, die von früher her vorhanden waren, aber nicht zur Auswirkung kamen, nun anläßlich einer Bakteriämie mit Staphylokokken oder anderen Keimen aus ihrer Latenz heraus zur Entwicklung einer Osteomyelitis angefacht werden.

Berechnet auf Krankheitszahlen größerer Epidemien ist diese Spondylitis verhältnismäßig recht selten, soweit sie im klinischen Bild hervortritt. Es könnte aber sein, daß hinter manchen als Neuritis (Wurzelsymptome) aufgefaßten Beschwerden oder Intercostalneuralgien flüchtig verlaufende Wirbelkörperprozesse sich verbergen, die dann von selbst ausheilen. Im Vordergrund stehen meistens die Rückenschmerzen, die Bücken und Gehen behindern. Als Lumbago werden sie nicht selten gedeutet, bis der Schmerzpunkt sich eben auf einen bestimmten Abschnitt der Wirbelsäule lokalisiert und die Wirbelsäule steif gehalten wird. In zunehmendem Maße werden unter Fiebererscheinungen die Beschwerden größer, bis auch das Röntgenbild eine Einschmelzung aufweist. Nach DETLEFSEN sollen sich die Symptome manchmal ähnlich wie bei paranephritischen Abscessen darbieten, nach dem Oberschenkel oder in den Bauch ausstrahlen und bei Mitbeteiligung der sympatischen Ganglien sogar zu Meteorismus und ileusartigen Erscheinungen führen. Einbruch des Entzündungsprozesses in den Wirbelkanal dürfte zwar sehr selten sein, wir haben aber auf S. 1059 auf den periduralen Absceß mit spinalmeningitischen Erscheinungen hinweisen können. Röntgenbilder über die Spondylitis typhosa liegen von PUHL, FROMME, DETLEFSEN u. a. vor. In typischen Fällen wird von DETLEFSEN als Merkmal bei Typhus die Verschmälerung der Zwischenwirbelscheibe als erstes Symptom angesehen. Dabei kommt es mehr zur Sklerosierung des ganzen Wirbelkörpers als bei Spondylitisfällen anderer Genese.

Prophylaxe.

Die Verhütung des Umsichgreifens ansteckender Krankheiten wird um so sicherer gewährleistet, je fortgeschrittener die allgemeine Hygiene in Stadt und Land ist. Je mehr die Seife Allgemeingut eines Volkes geworden ist, je mehr den Menschen von frühester Jugend an das Gefühl für Sauberkeit eingeprägt wird, desto mehr dürfte sich die Gefahr einer Ansteckung vermindern. Schließlich müßte die Lebensmittelversorgung und die Tierhaltung weitgehend unter Kontrolle gestellt werden. In die soziale Fürsorge müßte auch die ständige Aufklärung über die Seuchengefährdung einbezogen werden.

Wir können uns heutzutage kaum mehr vorstellen, welche Verhältnisse in der Zeit vor SEMMELWEIS noch geherrscht haben müssen. Die mit der Ausführung der hygienischen Maßnahmen betrauten Organe können gar nicht genug Machtbefugnisse erhalten, wenn Gefahr in Verzug ist. Städtehygiene und Baupolizei müßten auch bei privaten Bauten die Anlegung von Wasserklosetts ebenso von gesicherten Abflußanlagen fordern dürfen. Gerade in dieser Beziehung herrschen in kleinen Städten und auf dem Lande, wie man sich immer wieder selbst überzeugen kann, oft noch mittelalterliche Zustände, die auch dem besten und eifrigsten Amtsarzt Hindernisse in der Bekämpfung von Seuchen entgegenstellen.

Abgesehen davon ist es leider noch immer so, daß manchem Personenkreis in Anbetracht romantischer, metaphysischer oder dürftigster Vorstellungen vom Wesen einer Infektion nicht nur das nötige Verständnis für Bekämpfungsmaßnahmen abgeht, sondern daß diese Unkenntnis manchmal sogar noch zu Widerstand herausfordert.

Voraussetzung für eine wirksame Vorbeugung ist Aufklärung. Bevor man etwas verhüten will, muß man wissen, was man zu verhüten hat. Demgemäß ist für eine Prophylaxe die Kenntnis um das Wesen der vorliegenden Infektion erforderlich, dann werden sich im Augenblick der Diagnose Typhus auf Grund unserer Erkenntnisse bereits verheißungsvolle Ausblicke auf die Wege der Bekämpfung eröffnen.

Wir sehen nicht nur im Erkrankten als Vermittler neuer Infektion die Gefahr, sondern ebenso auch in den Personen, die dem scheinbar Ersterkrankten die

Infektion brachten. Das können bekanntlich auch gesunde Bakterienausscheider sein. Hier hat der Seuchenbekämpfer oft geradezu in Detektivarbeit den Verbindungen nachzugehen, die zu einer Infektionsquelle führen. In unserem Kapitel Epidemiologie sind wir in Kürze auf diesen Punkt eingegangen (s. S. 1416 ff.).

Wo die Diagnose „Typhus" bei einem Patienten gestellt ist, verringert sich die Ansteckungsgefahr ganz wesentlich, falls die den Kranken Bedienenden eine sorgfältige persönliche Prophylaxe treiben. Auch hier ist immer wieder eine Belehrung und Beratung durch Ärzte oder Beauftragte der Gesundheitsämter nötig. Die Erfahrung lehrt, daß man selbst beim Pflegepersonal manchmal auf unvorstellbare Fehler stößt. Man sollte es für eine Selbstverständlichkeit halten, daß dem Pflegepersonal die Möglichkeit gegeben wird, die Mahlzeiten fernab vom Kranken einzunehmen, daß es eine peinlichst genaue Desinfektion der Hände vor den Mahlzeiten vornimmt (nicht nur mit Seife, sondern mit Desinfektionsmitteln und mittels einer guten Nagelbürste), daß Nahrungsmittel auf keinen Fall auf einer Typhusstation aufbewahrt und daß auf keinen Fall die Schutzmäntel erst außerhalb der Infektionsstation abgelegt werden dürfen. Es ist merkwürdig, wie oft das Gefühl der Gefahr beim Pflegepersonal erlahmt und wie oft man immer wieder auch auf großen Infektionsabteilungen in die Lage kommt, bei Kontrollen auf Fehler und Nachlässigkeit zu stoßen.

Es ist vielleicht nicht immer möglich, vollkommen eine Infektionsgefahr zu verhüten, wenn man mit der Betreuung oder Pflege der Patienten zu tun hat, oder wenn man als Arzt eine eingehendere Untersuchung vorzunehmen hat, immerhin ist es heutzutage doch verhältnismäßig selten, daß sich Arzt oder Schwester, wenn sie sich wissentlich mit einem Typhuspatienten beschäftigen, selbst infizieren.

Oft sind es auch gewisse Gedankenlosigkeiten oder Nachlässigkeiten, die eine Infektion nach sich ziehen. Wie oft streckt einem der Typhuskranke in der Rekonvaleszenz die Hand entgegen. Die Händedesinfektion müßte zur reflektorischen Handlung werden. Man darf nicht erst nach einer Schüssel mit desinfizierender Flüssigkeit suchen müssen, bei jeder Visite, bei jeder Handlung am Patienten müßte die desinfizierende Lösung von einer anderen Pflegeperson ans Krankenbett getragen werden. Je planmäßiger die Prophylaxe für Vorbereitung und nachträgliche Desinfektion vor sich geht, desto mehr verringert sich die Infektionsgefahr.

Die Pflege des Kranken muß dafür sorgen, daß so wenig als möglich Ausscheidungen in größerem Umkreis zu Verschmutzungen führen. Eine sofortige Desinfektion zur Abtötung der in Sekreten und Exkreten befindlichen Typhusbacillen gehört zur primitivsten Voraussetzung einer Prophylaxe. Die moderne Typhusbekämpfung hat sich nach den Ausführungsbestimmungen aus dem Jahre 1921 zum Seuchengesetz zu richten. Wir geben hier im Auszug die wichtigsten Verordnungen wieder.

Während der ganzen Krankheitsdauer sind Stuhlgang und Harn sogleich nach der Entleerung, die Wäsche beim Wäschewechseln, die anderen Gegenstände möglichst bald, nachdem sie verunreinigt sind, zu desinfizieren.

1. Stuhlentleerungen sind in einem Stechbecken oder in einem sonst geeigneten Gefäß aufzufangen und mit der gleichen Menge Kalkmilch zu übergießen und zu verrühren; der Harn ist in derselben Weise mit Kalkmilch zu versetzen. Die Gemische sind erst, nachdem sie mindestens 2 Std gestanden haben, in den Abort zu entleeren. Die benutzten Geschirre, insbesondere auch deren Ränder, sind mit Sublimatlösung auszuscheuern.

2. Bett- und Leibwäsche. Zur Reinigung infizierter Gegenstände oder des Kranken benutzte Tücher, Bürsten u. dgl., sowie waschbare, von den Krankenpflegern benutzte Kleidungsstücke sind mindestens 2 Std lang in Gefäße mit Sublimatlösung oder verdünntem Kresolwasser zu legen, so daß sie vollständig von der Flüssigkeit bedeckt sind. Es empfiehlt sich, weiße und bunte Wäsche in verschiedene Gefäße zu legen.

Wäsche, die einer Desinfektionsanstalt übergeben werden soll, ist ohne vorherige Desinfektion in Beutel, die mit Sublimat — oder Kresolseifenlösung getränkt sind, zu legen und diese sind zur Weiterbeförderung in trockene Säcke oder dergleichen zu stecken.

3. Ist der Fußboden des Krankenzimmers, Bettvorleger, der Nachttisch, die Bettstelle, Betten oder Decken, Matratze, Strohsack oder die Wand in der Nähe des Bettes mit den Absonderungen des Kranken beschmutzt worden, so ist die betreffende Stelle sofort mit Sublimatlösung gründlich abzuwaschen. Auch sonst empfiehlt sich häufiges Abwischen der Umgebung des Bettes mit Sublimatlösung.

4. Aborte. Nach jeder Benutzung durch den Kranken sind Sitzbrett und Deckel und, soweit sie verunreinigt worden sind, Wand und Fußboden mittels Lappen, die mit Sublimatlösung getränkt sind, gründlich abzuwaschen. Griffe am Deckel, an der Wasserspülung und Türklinken, die von dem Kranken berührt sind, sind in derselben Weise, Metallteile mit verdünntem Kresolwasser zu desinfizieren.

Abortkübel, Tonnen und Eimer sind täglich mit Kalkmilch zu versetzen und nach der Entleerung auch außen mit Kalkmilch zu bestreichen. Gruben sind während der Dauer einer Epidemie nicht zu entleeren.

5. Der Kranke soll ein besonderes Eß- und Trinkgeschirr haben, das im Krankenzimmer verbleiben und hier gereinigt werden muß. Bevor es durch andere benutzt wird, ist es 15 min lang in Wasser oder in 2%iger Sodalösung auszukochen. Messer, Gabeln und sonstige Geräte, die das Auskochen nicht vertragen, sind mit Sublimatlösung zu reinigen und mit Wasser nachzuspülen.

6. Die von dem Kranken benutzten Waschbecken und Badewannen, soweit sie nicht von Metall sind, sind mit Sublimatlösung, andernfalls mit verdünntem Kresolwasser auszuscheuern. Zahn- und Nagelbürsten sind $^1/_2$ Std in Sublimatlösung zu legen und dann gründlich mit Wasser nachzuspülen.

Zur Prophylaxe gehört auch die sorgfältigst erfüllte *Anzeigepflicht*, mündlich oder schriftlich. Von Typhus und Paratyphus ist nicht nur jede Erkrankung, sondern auch der Verdacht und jeder Sterbefall zu melden, weiterhin jede Person, die, ohne selbst krank zu sein, die Erreger der bakteriologischen Lebensmittelvergiftung, des Paratyphus, der übertragbaren Ruhr oder des Typhus ausscheidet. Beim Wechsel der Wohnung oder des Aufenthaltsortes, sowie bei Krankenhausaufnahme und -entlassung ist erneut Anzeige zu erstatten; in der Entlassungsanzeige ist anzugeben, ob der Entlassene geheilt ist und ob er die Erreger einer übertragbaren Krankheit ausscheidet. Die Anzeige ist dem für den Aufenthaltsort zuständigen Gesundheitsamt zu erstatten. Das Gesundheitsamt hat nach Empfang der Anzeige unverzüglich die Ortspolizeibehörde zu benachrichtigen.

Zur Anzeige sind verpflichtet: nach § 3 RGBl. 1938:
1. Jeder Arzt, der die Krankheit, den Krankheitsverdacht oder die Ausscheidung von Krankheitserregern festgestellt hat,
2. der Haushaltsvorstand,
3. jede mit der Pflege oder Behandlung des Erkrankten berufsmäßig beschäftigte Person,
4. derjenige, in dessen Wohnung oder Behausung der Verdachts-, Erkrankungs- oder Todesfall sich ereignet hat,
5. der Leichenschauer.

(2) Auf Schiffen und auf Flößen gelten der Schiffer und der Floßführer oder deren Stellvertreter als Haushaltsvorstand.

(3) Die Verpflichtung der in Absatz 1 in Nr. 2—5 genannten Personen tritt nur dann ein, wenn ein vorher aufgeführter Verpflichteter nicht vorhanden ist.

§ 6. Die nach § 3 zur Anzeige verpflichteten Personen, sowie die Kranken, Krankheits- und Ansteckungsverdächtigen und die Bacillenausscheider, ferner die der Ausscheidung von Bacillen Verdächtigen, haben dem Gesundheitsamt auf Befragen über alle wichtigen Umstände Auskunft zu erteilen. Personen, auf die sich die Ermittlungen erstrecken oder die aus der Absonderung oder Beobachtung entlassen werden sollen, sind verpflichtet, sich den erforderlichen ärztlichen Untersuchungen und der Entnahme von Untersuchungsmaterial zu unterziehen.

§ 10. Personen, die an einer übertragbaren Krankheit leiden oder dessen verdächtig sind, können einer Absonderung oder Beobachtung unterworfen werden. Auch können ihnen und den für sie sorgenden oder verantwortlichen Personen die zur Verhütung der Verbreitung der Krankheit erforderlichen Verhaltungsmaßregeln, insbesondere auch die Fernhaltung vom Schulbesuch und Unterricht, auferlegt werden.

§ 11. Die Absonderung ist nach Möglichkeit in der Wohnung durchzuführen. Ist die Absonderung in der Wohnung nicht einwandfrei durchzuführen oder werden nach der

Feststellung des Gesundheitsamtes die angeordneten Schutzmaßnahmen nicht befolgt oder besteht infolge des Verhaltens des Kranken oder Krankheitsverdächtigen die Gefahr der Verbreitung der Krankheit, so kann die Unterbringung in einem Krankenhaus oder einer anderen geeigneten Anstalt auf Vorschlag des Gesundheitsamtes durch die Ortspolizeibehörde auch gegen den Willen des Betroffenen angeordnet werden.

§ 12. Personen, die an einer übertragbaren Krankheit leiden, krankheitsverdächtig oder ansteckungsverdächtig sind, kann die Ausübung bestimmter Berufe und die Tätigkeit in bestimmten Betrieben ganz oder teilweise untersagt werden.

§ 13. Bacillenausscheider können einer besonderen gesundheitlichen Beobachtung, wiederholter ärztlicher Untersuchung, der Verpflichtung zur Desinfektion der die Krankheitskeime enthaltenden Ausscheidungen, Verkehrsbeschränkungen oder sonst etwa erforderlichen Verhaltungsmaßregeln unterworfen werden. Sie dürfen nach näherer Anordnung nicht bei der Gewinnung oder Behandlung von Lebensmitteln in einer Weise tätig sein, welche die Gefahr mit sich bringt, daß Krankheitserreger auf andere Personen oder auf Lebensmittel übertragen werden.

Das Gesetz sieht also auch unter Umständen einen Eingriff in die persönliche Freiheit eines Patienten vor, wie der § 11 der Bestimmungen aufzeigt, sowohl hinsichtlich der zwangsweise durchgeführten Asylierung (bei der Unmöglichkeit einer Isolierung in der Wohnung), wie auch hinsichtlich von Verkehrs- und Berufseinschränkungen. Dies gilt insbesondere von Bacillenträgern, die sich den Verordnungen nicht fügen.

Je mehr wir über die Epidemiologie aufgeklärt sind, desto mehr können wir die Übertragung einschränken. Zur Verhütung trägt am meisten natürlich die schnelle Erfassung der Bacillendauerausscheider bei. Meines Erachtens ist die Forderung, daß bei einem Typhusrekonvaleszenten mindestens 3 in Abständen von je 1 Woche aufeinanderfolgende Stuhl- und Urinproben negativ sein müssen, noch zu milde.

In Deutschland werden Bacillenausscheider in Gesundheitsämtern in Listen geführt. Der Amtsarzt kann dadurch eine bessere Überwachung vornehmen, die Bacillenträger immer wieder periodisch zu Untersuchungen heranziehen und so die Gefahr der Verbreitung doch wesentlich eindämmen. Das Verbot, solche Ausscheider in Nahrungsmittelbetrieben oder bei Milch- oder Wasserversorgung betätigen zu lassen, muß selbstverständlich auf das strikteste durchgeführt werden. Wir haben aus den Erfahrungen der Kriegsseuchen der letzten beiden Kriege viel gelernt, vor allem auch in der Durchführung von hygienischen Maßnahmen, Anlegen von Kloaken, Brunnen- und Wasserversorgungsanlagen, ständige Untersuchung des Keimgehaltes von Wasser usw.

Trotz aller dieser Vorsichtsmaßnahmen droht natürlich immer noch, daß die Bacillenuntersuchung negativ ausfällt und eine Ausheilung nur vortäuscht.

Wir haben eine Dauerausscheiderin überwacht, die immer wieder $1/4$ Jahr lang vollkommen frei blieb, dann aber wieder sogar längere Zeit in großen Massen Bacillen ununterbrochen ausschied. In den Intervallen konnte man weder mit künstlichen Abführmitteln noch durch Duodenalsondierung eine Ausscheidung feststellen. Diese intermittierende Bacillenausscheidung machte die Patientin im Laufe der Zeit zu einer asozialen Persönlichkeit. Die vorher heitere Patientin konnte diese Ausstoßung aus ihrem „Gesellschaftskreis", wie sie in ihrem Abschiedsbrief betonte, nach $2^1/_2$ Jahren nicht mehr ertragen und verübte Selbstmord.

Das Kapitel Dauerausscheider ist also nicht nur vom epidemiologischen und prophylaktischen Standpunkt aus zu betrachten. Ein Typhusträger muß sich wirklich einschneidende Beschränkungen seiner Bewegungsfreiheit aufladen. Um so mehr hat man sich von jeher bemüht, Bakterienfreiheit zu erzielen.

Wenn wir bei der Besprechung von Vaccination den Schutzwert der Impfung anerkannt haben, so ist leider eine Einwirkung auf die Bacillenträger nicht zu beobachten. Der Wert liegt nach wie vor in der Verhütung, in der Einschränkung der Erkrankung und der Letalitätsziffer. Ein Vorteil ist auch darin zu ersehen, daß die in der Umgebung des Typhuskranken prophylaktisch geimpften Personen besser belehrt und überwacht werden können, meist auch schon bei geringen Krankheitszeichen über ihre Beschwerden berichten und frühzeitiger als Typhuskranke erkannt und ausgeschaltet werden können.

Tabelle 6. *Typhusbacillen Dauerausscheider* (Stand vom 1. 1. 51).

Erfaßt sind insgesamt . . . . 619, davon weiblich 539 und männlich 80
Statistisch nicht auswertbar . . 79, davon weiblich 61 und männlich 18

Verbleiben . . . . 540, davon weiblich 478 und männlich 62
             88,5%   11,5%

Aufgliederung nach Altersgruppen und Geschlecht (s. Abb. 17).

Altersgruppen in Jahren	Absolute Zahlen		Verhältniszahlen auf 100 000 der Wohnbevölkerung	
	weiblich	männlich	weiblich	männlich
unter 5	1		0,3	·
5 bis unter 10	5	2 (1)	1,5	0,6
10 ,, ,, 15	7	1	1,7	0,2
15 ,, ,, 20	4	4	1,2	1,2
20 ,, ,, 25	15 (1)	2	4,3	0,6
25 ,, ,, 30	31	3	7,7	1,0
30 ,, ,, 35	22	1	8,1	0,5
35 ,, ,, 40	31 (1)	5	7,9	1,7
40 ,, ,, 45	47	8	11,9	2,5
45 ,, ,, 50	53	13	14,1	4,0
50 ,, ,, 55	59	4	18,4	1,6
55 ,, ,, 60	52 (1)	3	18,8	1,5
60 ,, ,, 65	48	2	21,0	1,2
65 ,, ,, 70	38	6	20,3	4,1
70 und mehr	62	8	22,5	3,7
Alter unbekannt	3			
	478 (3)[1]	62 (1)[1]	9,8	1,5

[1] Davon ( ) Mischinfektion mit Paratyphus.

Bei den vorbeugenden Maßnahmen gegen den Typhus spielt selbst die laufende Überwachung der zentralen Trinkwasserversorgungsanlagen eine große Rolle.

Eine Entschließung des Bayerischen Staatsministeriums des Innern (vom 26. 4. 49 Nr. 5111 c 54) sieht die *Chlorierung von Trink- und Brauchwasser, Badewasser und Abwasser* vor. In Durchführungsverordnungen wird die Überwachung und Besichtigung den Gesundheitsämtern zugewiesen. Es darf nur solches Wasser, das keine gesundheitsschädigende Wirkung hervorruft, verwendet werden, und falls das Wasser sich nicht in einem solchen Zustand befinden sollte, muß es durch Reinigung oder Chlorierung gebrauchsfähig gemacht werden.

Gesetzliche Vorschriften sind bis jetzt nicht vorhanden, lediglich Bestimmungen des Bayerischen Wassergesetzes vom 23. 3. 07 mit Durchführungsbestimmungen. (Bayerisches Landesamt für Wasserversorgung, Min. Amtsblatt-Bayer. innere Verwaltung Nr. 12 (1949) S. 136.

Zur Entkeimung von Wasser und Abwasser wird heutzutage fast überall, besonders in Amerika, flüssiges Chlor in Stahlflaschen oder Chlorkalk mit rund 30% Aktivchlor bzw. Caporit mit 65—70% Aktivchlor oder auch Hypochloritlösungen mit 15—16% Aktivchlor, verwendet. Um eine genügende und sichere Desinfektionswirkung mit Aktivchlor zu erreichen, müssen die gebräuchlichen Chlorkalkdesinfektionsmittel in bestimmter Konzentration dem Wasser oder Abwasser zugesetzt werden und es muß ferner auch eine genügende Einwirkungsdauer eingehalten werden. Das Wasser infizierter Brunnen kann nur mit Sicherheit keimfrei gemacht werden, wenn seine Chlorierung nach dem Ausschöpfen in Vorratsgefäße erfolgt. Die Untersuchungen ergaben weiter, daß die Typhus-Paratyphus- und Dysenterie- und Colibakterien aus künstlich verseuchten Brunnen wochenlang hindurch nachgewiesen werden können, ohne daß sich Pathogenität oder biologische Eigentümlichkeiten der Bakterien verändern würden. Es ist anzunehmen, daß diese enteralen Krankheitserreger noch weit länger im Brunnenwasser bzw. Brunnenschlamm am Leben bleiben können. Hiermit muß bei der Behebung von Brunneninfektionen in der Praxis immer gerechnet werden.

An Stelle von Chlorgas wird neuerdings in Amerika in zunehmendem Maße die Verwendung von Chlordioxyd zur Entkeimung von Trinkwasser empfohlen. Seine Vorzüge beruhen darauf, daß es mit ausgezeichnetem Erfolg zur Beseitigung geschmacklicher und geruchlicher Mängel, gegen welche freies Chlor allein unwirksam ist, verwendet werden kann.

Chlordioxyd wirkt in Mengen, die einem Restchlorgehalt von weniger als 0,1 mg/1 Cl_2 entsprechen bei Temperatur zwischen 5 und 20° C und p_H-Werten über 7, bactericid auf Typhusbacillen, Dysenterie- und Paratyphusbacillen, sowie auf andere Bakterienarten ein. Die keimtötende Wirkung nimmt mit steigendem p_H des Wassers zu (Gegensatz zu Chlor), Temperatureinflüsse sind nur gering.

Alle diese Maßnahmen sind nicht ausreichend, wenn nicht zuerst einmal bakteriologische Untersuchungen auch dort einsetzen, wo das typische Bild eines Typhus nicht vorliegt. So müßte bei jeder chronischen *Cholecystitis* auch an eine typhöse Erkrankung gedacht werden, und es müßten reflektorisch Stuhl oder Duodenalsaft der bakteriologischen Untersuchung zugeführt werden.

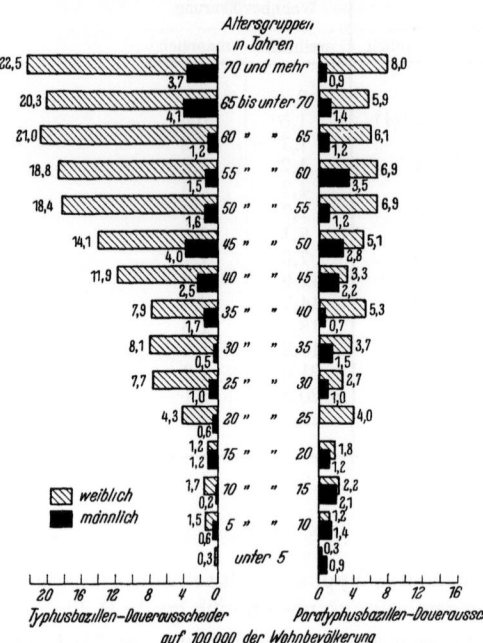

Abb. 17. Die Typhus- und Paratyphusbacillen-Dauerausscheider in Bayern, nach dem Stande vom 1. Januar 1951 (aufgegliedert nach Altersgruppen und Geschlecht).

An einer Patientin, die wegen chronischer Gallenblasenentzündung zur Cholecystektomie auf einer chirurgischen Station eingeliefert wurde, haben sich 2 Schwestern und 1 Dienstmädchen typhusinfiziert, ohne daß bekannt war, daß die Patientin vorher einen Typhus durchgemacht hatte.

Auch bei der Pyelitis müßte man mehr als üblich den Urin auf Bacillen untersuchen. Ebenso wichtig ist es selbstverständlich, daß Personen, die mit der Typhuspflege betraut sind, auch Ärzte, denen Typhusstationen unterstehen, von Zeit zu Zeit sich einer Typhusschutzimpfung unterziehen.

Wie ist es möglich, die Typhus- und Paratyphusbacillen-Dauerausscheider auszuschalten?

Es sind, sooft ein neues chemotherapeutisches Mittel hergestellt wurde, sofort Versuche an Bakterienträgern gemacht worden. Dem Optimismus folgt meist schnell eine Ernüchterung. Es kann gesagt werden, daß die Therapieversuche mit allen chemischen Mitteln bisher versagt haben. Die Mittel können nicht aufgezählt werden, welche alle bis jetzt erfolglos angewandt worden sind.

Auch die Chloromycetintherapie läßt die Typhusbacillenausscheidung unbeeinflußt. Selbstverständlich hat man auch eine Kombinationstherapie mit Penicillin und Sulfonamiden (Sulfoguanidin-Stoßtherapie!), vor allem mit Sulfathiazol durchgeführt. Auch Streptomycin hat ebensowenig wie Penicillin die Ausscheidung der Bacillen verhindern können. Es braucht nicht erwähnt zu werden, daß man sämtliche Silber-Quecksilber-Kupfer-Schwefelpräparate als wirkungslos erkannte und schon längst wieder aufgegeben hat. OTTFRIED GÜNTHER führte besondere Immunisierungsversuche durch. Neben einer maximalen Fiebertherapie wurde folgendes Immunisierungsverfahren angewendet:

Von 47 Bacillenausscheidern wurde in 8tägigen Abständen jeweils eine Autovaccine hergestellt. Jede der 6 Chargen hatte die doppelte Konzentration wie die vorhergehende. Bei 3 unter 18 Fällen hörte die Ausscheidung auf. Bei 7 weiteren soll die Frequenz der Ausscheidung merklich nachgelassen haben.

Es ist schon an anderer Stelle erwähnt worden, daß eine *Cholecystektomie* nur Sinn hat, wenn nicht bereits eine Cholangitis durch Typhusbacillen vorhanden ist.

Die Prophylaxe hat sich natürlich auch in größerem Maße auf die hygienischen Maßnahmen und Forschungen weitab vom Patienten zu erstrecken. Notwendig ist dabei: Überwachung der Ladengeschäfte, der Lebensmittelbetriebe, Molkereien, insbesondere der Käseherstellung, der Obst- und Gemüsebelieferung, Überwachung der Tierställe, der Getränkeindustrie, Limonaden- und Eisverkäufer, schließlich der Fliegenbekämpfung, der Aborthygiene, der Beseitigung der festen und flüssigen Abfallstoffe, der Wasserversorgung, wie wir zum großen Teil schon bei der Besprechung der Epidemiologie berichtet haben.

Schutzimpfung. Eine Prophylaxe, die sich aus der nachgewiesenen Immunität nach durchgemachtem Typhus ergibt, führte zur Vaccination mit abgetöteten Typhusbacillen.

Die Vaccination gegen Typhus wird in der Literatur vielfach WRIGHT zugeschrieben. Wir finden aber schon in einer von E. FRAENKEL mit SIMONS herausgegebenen Monographie die Vornahme prophylaktischer Impfung angeregt, und zwar auf Grund von experimentellen Erfahrungen an Kaninchen, bei denen nach überstandener einmaliger Infektion der Erfolg einer erneuten Infektion mit Typhusbacillen mit nahezu absoluter Sicherheit in Frage gestellt war. FRAENKEL hat dann bereits 1893 Mitteilungen über die spezifische Behandlung des Abdominaltyphus mit abgetöteten Kulturen gemacht und „in einer großen Anzahl von Typhusfällen sehr augenfällige Resultate erzielt".

Kriegshandlungen führten in Südwestafrika zur ausgedehnteren Anwendung von Impfstoff auf besser fundierter Grundlage, nachdem sich die Möglichkeit einer Vaccination durch Injektion von Kulturen, die durch Erhitzen abgetötet wurden, erwiesen hatte. Hier waren es in erster Linie PFEIFFER und KOLLE, die sich für die Durchführung der Typhusschutzimpfung einsetzten. Nach vielfältigen Versuchen mit verschiedenen Impfstoffarten wird jetzt die Bekämpfung im allgemeinen mit polyvalenter Vaccine durchgeführt.

Der Impfstoff besteht im allgemeinen aus einer Aufschwemmung von Typhusbacillen in physiologischer Kochsalzlösung, die durch $^5/_4$stündige Erhitzung auf mindestens 55^0, sowie durch Zusatz von einer 5%igen Phenollösung abgetötet werden. Heutzutage werden für die Impfstoffe Typhusbacillen herangezogen, die neben O und H auch noch Vi-Antigene enthalten.

Der z. B. von den Behringwerken gelieferte Impfstoff wird 3mal in Abständen von je 7 Tagen subcutan unterhalb des Schlüsselbeins eingespritzt. Bei der 1. Injektion werden im allgemeinen 0,5 cm³, bei der folgenden 1 cm³ injiziert. Als unangenehm wird die bei den meisten Patienten auftretende lokale und allgemeine Reaktion empfunden.

Die Impfstelle schwillt unter Rötung an, und es kommt auch zur Mitbeteiligung der regionären Lymphdrüsen. Die neuromuskulären Symptome, Fieber, enteralen Störungen, Milzschwellung, bronchitischen Erscheinungen — gelegentlich bis zu asthmatischen Zuständen sich steigernd — dauern im allgemeinen 1 Tag, selten 2 Tage an. Die meisten Impflinge machen die Störungen ambulant ab; es gibt aber auch gelegentlich, und zwar bei besonders empfindlichen Impflingen, stärkere Reaktionserscheinungen, die es ratsam erscheinen lassen, bei der 2. Impfung die Dosis etwas zu mindern. Es empfiehlt sich auch, schwerere Kranke, ambulante Patienten mit Kreislaufinsuffizienz und solche mit Hautleiden von der Impfung fernzuhalten.

In Friedenszeiten wird von verschiedenen Ländern häufig, z. B. bei Reisen nach Übersee, eine Impfung gegen Typhus, Paratyphus, Pocken und Cholera verlangt. Die Impfung wird zweckmäßig in der aufgestellten Reihenfolge durchgeführt werden, unter Umständen auch, indem die beiden Cholera-Impfstoffinfektionen mit der 2. und 3. Einspritzung des polyvalenten Typhusimpfstoffes erfolgen. Während dieses Impfturnus kann man auch gegen Pocken impfen (BOECKER).

Wenn man die tausendfältigen Beobachtungen des Impfschutzes bei Typhus abdominalis zu Rate zieht, so möchte man glauben, daß über seinen Wert nicht mehr zu diskutieren sei.

Im Verlauf des 1. Weltkrieges wurde auf dem Warschauer Kongreß 1916 von HÜNEMANN in einem groß angelegten Referat der Einfluß der Typhusschutzimpfung dargelegt. Ohne Widerspruch konnte er auf Grund einer großen Statistik betonen, daß nach einer Friedensletalität von 9,6% die Zahl der Todesfälle entsprechend der Zahl der Impfstoffeinspritzungen nach der 2. Injektion auf 6,6%, nach der 3. Injektion auf 5,3% abgesunken war und nach späterer Wiederimpfung nur 2,6% betrug. Bei dem Seuchenlazarettpersonal betrug die Letalität bei Ungeimpften 20%, bei den Schutzgeimpften 6,4%.

Den großen Erfolg und die Bedeutung der Typhusschutzimpfung (gelegentlich der Epidemie im französischen Heer während der Schlacht von Verdun) hat der alliierte Oberbefehlshaber im 1. Weltkrieg, Marschall FOCH, besonders unterstrichen. Er nannte die von H. VINCENT geleitete Impfaktion einen „medizinischen Marnesieg".

Über die Beobachtungen beim 2. Weltkrieg liegen zur Zeit noch keine grundlegenden Veröffentlichungen vor. Wir können uns daher nur auf wenige Literaturangaben beschränken. Nach den optimistischen Mitteilungen aus dem 1. Weltkrieg wirkt es eher befremdend, wenn man aus dem Schrifttum nach dem 2. Weltkrieg entnehmen muß, daß die Meinungen über die Beeinflussung des Krankheitsverlaufes durch eine vorangegangene Impfung keinesfalls ganz übereinstimmen und daß sogar schwere Verlaufsformen nach Impfungen beobachtet worden sein sollen. Immerhin erkennen die meisten Autoren auch diesmal wie im 1. Weltkrieg den Schutzwert sowohl für die geringere Morbidität, wie auch der Milderung des Krankheitsverlaufes an. Unserer Auffassung über die Zweckmäßigkeit einer Typhusschutzimpfung kommt am nächsten die Stellungnahme HÖRINGs, die letzten Endes darauf hinausläuft, daß Geimpfte zweifellos seltener erkranken als Ungeimpfte. Wird jedoch der Impfschutz infolge irgendwelcher Umstände durchbrochen, ist der Verlauf der Erkrankung gewöhnlich der gleiche wie bei Nichtgeimpften. STÖRMER glaubt allerdings auch dann eine Mitigierung des Krankheitsverlaufes annehmen zu müssen.

Auf der anderen Seite sind entgegengesetzte Erfahrungen, nämlich daß Geimpfte besonders schwer erkranken, beschrieben worden. Nach Ansicht BUDINGs sind besonders stark solche Personen gefährdet, die *während* der Impfperiode oder *kurz* nach ihr erkrankten.

BERTRAM errechnet dagegen gerade für die erste Zeit nach der Impfung eine wesentlich gesenkte Erkrankungsziffer. v. BERGMANN und KATSCH haben bei der Vaccination, die während der Inkubation vorgenommen wurde, schwere Krankheitserscheinungen gesehen. Es dürfte aber doch nur in ganz wenigen Fällen die negative Phase eine Rolle bei Geimpften gespielt haben. Wir glauben, daß die „negative Phase" des Impfschutzes (als Folge einer während der Inkubationszeit durchgeführten Schutzimpfung) wohl immer mehr die ihr früher zugeschriebene Bedeutung verloren hat.

Diese Ansicht stimmt auch mit der von SEISER und von LENZ überein, wonach eine zufällige oder zwangsläufige Verlegung der Impfung in die Zeit der Inkubation in der Regel als unbedenklich angesehen wird. Immerhin taucht die Diskussion um die negative Phase immer wieder auf. Für uns scheinen in erster Linie die Ergebnisse von BERTRAM maßgebend, auf die wir uns im folgenden beziehen wollen. Zur Beobachtung diente ein unfreiwilliges Massenexperiment, eine Epidemie in einem Soldatenheim in Paris. Die Morbiditätsziffern der Soldaten, die alle einen infizierten Kartoffelsalat gegessen hatten, betrug 9,5%. Hier zeigte sich der Impfschutz insofern, als nur 7,6% der Geimpften, dagegen 32,7% der Ungeimpften erkrankten. Die Mortalitätsziffer bei Ungeimpften betrug nahezu 10%, die der Geimpften nur 6,5%. Dabei war es gleichgültig, ob die Impfung 1 oder 8 Monate (vielleicht auch noch länger) zurücklag.

Es ließen sich daraus weiterhin ableiten:

1. Auf die Schwere und den Ablauf des ausgebrochenen Typhus hat die vorangegangene Impfung keinen Einfluß.

2. Anders ist es mit der während der Inkubationszeit erfolgten Impfung. Von den während der Inkubationszeit geimpften Soldaten erkrankten nur 7,6%, während von denen, bei welchen die Impfung länger zurücklag, 15,4% erkrankten. Der Verlauf des Typhus bei den während der Inkubationszeit geimpften Soldaten war in 81% der Fälle leicht und mittelschwer (nur in 19% schwer oder letal), während er bei länger zurückliegender Impfung nur in 55% der Fälle leicht und mittelschwer, aber in 45% der Fälle schwer oder letal verlief.

Eine noch größere Beobachtungsreihe stand RAETTIG bei der Typhusepidemie 1945 bis 1947 in Ostdeutschland an Hand von 34000 Fällen zur Verfügung.

Bei 1700 lag die Impfung innerhalb der mutmaßlichen Inkubationszeit. Fiel die Impfung kurz vor die Erkrankung (etwa bis 48 Std), dann verlief die Krankheit schwerer als bei Nichtgeimpften, sofern es sich um eine Erstimpfung gehandelt hatte; Wiederholungsimpfungen hatten auch in dieser Endphase der Inkubationszeit keinen nachteiligen Einfluß auf den Krankheitsverlauf. Eine noch in den Beginn der Inkubation fallende Impfung (auch Erstimpfung) verlieh allen Impflingen eine deutlich höhere Resistenz, gemessen an der Letalität im Vergleich zu den Nichtgeimpften. Alles in allem war doch eine ganz wesentliche Beeinflussung der Krankheit zu beobachten und es kann kein Zweifel sein, daß der Erfolg um so größer ist, je kürzere Zeit die Impfung zurückliegt.

So könnte man sich im allgemeinen zu einem Optimismus bekennen, der allein eine Dämpfung erfährt durch die Beobachtung von RÖSSLE bei 5 Sektionen von Verstorbenen, welche in der mutmaßlichen Inkubationszeit geimpft worden waren. Es fanden sich dabei schwere hämorrhagische Gewebsreaktionen, bestehend in Schleimhautblutungen, besonders im Darm mit Hämatemesis, Blutungen in Lungen, Nieren und Muskeln.

Die von RÖSSLE beobachteten hämorrhagischen Veränderungen besonders am Darm haben am meisten Ähnlichkeit mit dem Shwartzmann-Phänomen, sind wohl aber als solche nicht unbedingt zu deuten, da man damit die fast zwangsläufige Reaktion auf zwei kurz hintereinander folgende Reize bezeichnet, ohne daß zwischen ihnen genügend Zeit zur Bildung allergischer Antikörper vorhanden ist. Im Falle einer Schutzimpfung plus natürlicher Infektion dürfte die Aufeinanderfolge dieser Ereignisse innerhalb von etwa 24 Std nur sehr selten sein. Bei den Beobachtungen RÖSSLES handelt es sich daher offensichtlich um ein Reaktionsbild allergischer Natur, bei dem die vorhandene Disposition der ausschlaggebende Faktor ist, diese aber trägt ein individuelles Gepräge. Es mag sein, daß sich während der Epidemie 1945 ungünstige Einflüsse auf das vegetative System des Einzelnen derart häuften, daß die Sensibilisierung durch den Typhusimpfstoff ungewöhnlich stark war.

Möglicherweise liegt aber auch den damaligen traurigen Erfahrungen ein Defekt des Impfstoffes zugrunde. Wird die Vaccine aus Typhusbacillen hergestellt, die sich in dem Degenerationszustand der *absoluten* „Rauhform" befinden (nicht im Serum von Übergangsstämmen), so bleibt der immunisatorische Effekt sehr klein. Ferner ist die Bedeutung des Vi-Antigens für einen Impfstoff doch nicht ganz gering; fehlt es, so könnte der Schutz Typhusbacillen gegenüber, die mit starkem Vi-Antigen ausgestattet sind, relativ schwach sein. Die Art der Abtötung der Keime und vieles mehr beeinflußt nebenbei die Qualität des Impfstoffes zweifellos. Von ihr ist aber schließlich ja die immunisierende Wirkung abhängig. Die Sensibilisierung, welche der parenteralen Einverleibung von Bakterieneiweiß folgt, kann jedoch auch bei Impfstoffen eintreten, die eine spezifische Immunität nicht hervorbringen können. In einem solchen Falle wird eben nicht der Immunitätszustand, sondern die Allergisierung vorherrschen. Was man klinisch am Kranken sah, war dann die Folge dieser, man kann sagen paradoxen Situation.

Denkbar wäre, daß bei der Durchimpfung der deutschen Zivilbevölkerung im Jahre 1945 die Frage nach der Impfstoffqualität nicht immer voll berücksichtigt werden konnte.

HANSEN hat ähnliche Erscheinungen bei 2 Patienten beobachtet nach Injektion einer von DI CHRISTINA und CARONIA empfohlenen lysierten Vaccine, bei der die Typhusbacillen durch Zusatz von 2—3% Rekonvaleszentenblut gelöst wurden.

Rössle rechnete mit der Möglichkeit, daß die Impfung zur Auslösung pathergischer Reaktionen gegen Ende der Inkubation einmal anregen kann.

Von sonstigen *Schädlichkeiten* nach Vaccination entnehmen wir aus der Literatur französischer Autoren in vereinzelten Fällen Agranulocytose, Augenmuskellähmung, Polyneuritis, Neuritis des Plexus brachialis, Syringomyelie, Wilsonsche Krankheit, epileptische und choreatische Anfälle, meningeale Reizsymptome u. a. Hansen sieht sie als Ausdruck eines umfassenden immunbiologischen Zusammenhangs, als allergische Reaktion an, deren ungewöhnliche und abweichende Form sowie Stärke bestimmt werden durch die mit der bakteriellen Eigenart des Antigens verbundene Doppelwirkung:

1. der endothel- bzw. capillarschädigenden Wirkung des lebenden Bacillus bzw. seiner Toxine,

2. der nachfolgenden Sensibilisierung und Schockauslösung durch das Bacillenantigen im engeren Sinne.

Unter den Hauterscheinungen sind es vor allem Herpes, Erythema verschiedenster Art, Herpes corneae, Iridocyclitis, Orchitis, Reaktivierung von luetischen Efflorescenzen und schließlich Aufflackern von Tuberkulosen. Chalier und Sédallian weisen darauf hin, daß es sich aber doch im allgemeinen nur um Einzelerscheinungen bei einer ungewöhnlich großen Beobachtungsreihe gehandelt hat. Sie treffen nur in einem Verhältnis von 1:150000 zu. Das Risiko ist also sehr gering, wenn auch nicht übersehen werden kann, daß einige Todesfälle beschrieben worden sind. Wenn der Vaccinationsschutz mit der Zeit abklingt, so tritt bei einer späteren Infektion im allgemeinen der Typhus gutartiger und kurzdauernd auf. Die schweren Formen sind von Achard, Lancelin, Chalier u. a. beschrieben worden. Es wird darauf hingewiesen, daß die Letalitätsziffer nicht von der bei Ungeimpften nach Vaccination abweicht.

Impfschäden mit tödlichem Ausgang sind auch von Klinge, Hönig und Wurm beobachtet worden. Es handelt sich hier vor allem um Gefäßschäden, Gefäßwandnekrosen, hämorrhagische Glomerulonephritis und Gastroenteritis.

Ganz wird man die Ursachen dieser Impfschädigungen nicht aufklären können. Gegen den in herkömmlicher Weise bereiteten und gebrauchten Impfstoff ist der Einwand erhoben worden, daß die S-Formen der Typhus- und Paratyphusbakterien das Leibesantigen O und das Geißelantigen H, Typhusbakterien oft noch das somatische Antigen Vi besitzen. Die Antigene O und Vi sind die Träger der Toxizität, Endotoxine genannt. Sie bestehen aus Protein-Kohlenhydrat-Lipoidkomplexen. Das Antigen H ist bei der Toxinwirkung und der Immunisierung wahrscheinlich unbeteiligt.

Der Erkrankte reagiert mit der Bildung von Agglutininen, und zwar zunächst mit O-, später auch mit H-Agglutininen. In der 3.—4. Krankheitswoche treten auch Vi-Agglutinine auf, ihr Titer beträgt gewöhnlich nur 1:50. Der geimpfte Mensch dagegen hat vorwiegend H-Agglutinine. Auch völlig Gesunde, auch solche, die niemals Typhus bzw. Paratyphus durchgemacht haben, haben O-Agglutinine von geringem Titer (nicht selten 1:25), H-Agglutinine dagegen nur ausnahmsweise, Vi-Agglutinine angeblich nie.

Diese Vorgänge ließen sich besonders günstig beobachten bei der Gewinnung agglutinierender Kaninchenseren. Es fiel dabei auf, daß einmalige große Antigengaben Antikörper schlechter hervorrufen, als kleine Dosen, die alle paar Tage gegeben werden. Beim Menschen ist dies Prinzip schlecht anwendbar, bedeutet doch die 2—3malige Impfung üblicher Art bereits eine erhebliche Belastung, besonders bei Massenimpfungen.

Es ist daher versucht worden, die Impfstoffe für Menschen aus *Autolysaten* herzustellen, so von Meisser und Shiga im Jahre 1903, später von McFadyn und Rowland, Buchner und Hahn, Bassenge und Meyer; in Frankreich unternahm dies zuerst H. Vincent, aber ohne sichtlichen Erfolg.

Erst GRASSET (1927—1939) hatte bessere Ergebnisse. Von ihm wurden Agarabschwemmungen $^{1}/_{2}$ Std auf 58° erhitzt, dann für 24 Std bei 30° C eingefroren, wieder bei 37° C (24 Std) aufgetaut und diesem abwechselnden Verfahren 4mal unterworfen. Nach einer Lagerung von 1 Monat wurde das Autolysat steril filtriert. Die Dosis für eine Maus betrug bei Berechnung auf die ursprüngliche Bakterienmasse 0,4—0,6 mg, für Kaninchen 1,5—2 mg. Die antigene Wirkung war sehr groß.

Bei Menschen verwendete GRASSET 1937/38 dieses Autolysat in konzentrierter Form auch zur einmaligen Impfung.

1942 wurde von LOVREKOWICH und RAUSS das GRASSETsche Verfahren modifiziert: Einfrieren bei — 20° C 12 Std, 12 Std dann 37° C, dies 5mal hintereinander. Die Dosis für die Maus betrug 0,1—0,05 cm³ intraperitoneal. Formalin entgiftete die Präparate nicht, die hitzebeständig waren. 2 cm³ des Impfstoffes (in 5 Einzeldosen intravenös) riefen beim Kaninchen Aglutinine 1:50000 hervor. Weiße Mäuse vertrugen 10 Tage nach 0,25 cm³ des Extraktes 2 Dlm. Der Extrakt wurde mit Aluminiumhydroxyd bei p_H 6,2 bis 6,4 adsorbiert. Diejenige Menge dieses Adsorbats, die weiße Mäuse gegen eine tödliche Endotoxinosis nach 10 Tagen schützte, war eine Einheit, diese war etwa 10mal kleiner als 1 Dlm. Der Stickstoffgehalt des Adsorbats war gering (0,4 mg/cm³), woraus zu schließen ist, daß vorwiegend Kohlenhydrate adsorbiert wurden. Gegenüber dem nicht adsorbierten Extrakt war dieser Adsorbatimpfstoff 4mal wirksamer, er schützte Mäuse gegen 4 Dlm bei derselben Dosierung.

Nach RAUSS waren bei der Impfung von über 12000 Menschen (Ungarn) nur örtliche Impfreaktionen für die Dauer von 72 Std aufgetreten; Kinder vertrugen die Impfung besser als Erwachsene.

Von 10000 mit „*Adsorbatimpfstoff*" einmalig Geimpften erkrankten 8,2, von 10000 gar nicht Geimpften 32,8.

Differentialdiagnose.

Wir haben schon in der Einleitung bemerken können, daß die Diagnose sofort anerkannt werden muß, wenn bakteriologisch der EBERTHsche Bacillus einwandfrei, sei es aus Blut, Urin oder Stuhl, nachgewiesen werden konnte. Es handelt sich nur um die Frage, ob man die Dauerausscheider als krankheitsfrei betrachten solle, sensu strictori kann man natürlich in solchen Fällen nicht von typhösen Patienten sprechen. Der Wert als Krankheitsverbreiter kommt ihnen in noch viel höherem Grade zu, als den Personen, die Krankheitserscheinungen haben, bei denen die bakteriologische Diagnose noch nicht gelungen ist. Die unerkannten Dauerausscheider sind für die Umgebung unverdächtiger als Fieberpatienten.

Typhusbakteriämien ohne wenigstens vereinzelte Symptome, die an eine Typhuserkrankung denken lassen, sind so ungeheuer selten, daß man sie nicht als Sonderformen eines Typhusinfektes einzureihen braucht.

Wo eine Gefahr erkannt ist, kann man sich schützen, sie aufzudecken erfordert manchmal mühevolle Arbeit des Hygienikers. Gerade für den Typhus abdominalis kommen differentialdiagnostisch im Anfangsstadium eine große Anzahl von Erkrankungen in Betracht, die ebenfalls mit höherem Fieber einhergehen. Grippe, Miliartuberkulose, Pneumonie, Meningitis, Poliomyelitis, septische Erkrankungen hat man von jeher in Erwägung gezogen. Die Diagnose Pneumothypus, Nephrotyphus, Meningotyphus sind Bezeichnungen, die von altersher auf die Schwierigkeit der Differenzierung hinweisen. Bis die bakteriologische Diagnose eintrifft, steht man manchmal vor großen Schwierigkeiten. Wir haben auf die verschiedenen Erscheinungsformen in der Symptomatologie bereits hingewiesen. Die Bronchitis, die am Anfang kaum fehlt, die psychischen Störungen, die neuromuskuläre Schwäche können zu Beginn auch für eine große Zahl infektiöser Erkrankungen in Betracht kommen. Neuerdings sind noch früher weniger bekannte Infektionen hinzugekommen. Es sei nur an die Erkrankungen erinnert, die mit einem fieberhaften Vorstadium einsetzen, dann nach einem kurzfristigen Fieberabfall in das 2. Stadium der eigentlichen typischeren Symptome einmünden, so bei den Morbilli, der Hepatitis epidemica, der Nephritis infectiosa (Feldnephritis), mitunter auch bei dem PFEIFFERschen Drüsenfieber und den Leptospiroseerkrankungen. So geht auch Morbus Weil, das Schlammfieber, Canicolafieber, das Schweinehüterfieber usw. mit ähnlichem Vorstadium einher. In Notzeiten muß auch die intraintestinale Phase der Trichinose in Betracht gezogen werden, weil auch hier die Diazoreaktion frühzeitig positiv werden kann. Gerade wegen der Magen- und Darmerscheinungen, die dann sogar mit Geschwürsbildungen im Darm, mit Blutbeimengung im Stuhl ausgezeichnet sein können, kann es zu Verwechslung mit Typhus kommen. Immer wirkt es dann fast befreiend, wenn der bakteriologische Befund die Erkrankung als Typhus erkennen läßt. Schwierigkeiten haben sich gegen früher durch die Vaccination ergeben. Die Agglutination ist dann nicht mehr so zuverlässig entscheidend, wie bei den ungeimpften Patienten, bei denen eine Impfreaktion von früher her nicht vorhanden ist.

Nach Fiebertypus, Bronchitis, Milzschwellung, Blutbild und meningealen Reizerscheinungen muß differentialdiagnostisch nach wie vor die *Miliartuberkulose* an erster Stelle stehen. Die Verbesserung der Tuberkelbacillenzüchtung aus dem Blut kann auch hier den bakteriologischen Nachweis leichter erbringen als früher. Immerhin macht sich das sichtbare Aufkeimen doch erst mehrere oder viele Tage nachher erkennbar, meist zu einer Zeit, wo das klinische Bild symptomreicher geworden ist und die üblichen verwertbaren Zeichen im Röntgenbild, die Chorioidal- oder Hauttuberkel, sichere Meningitiserscheinungen u. a., nacheinander hervortreten.

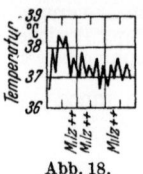

Abb. 18. Fieberhafte Milzschwellung (unklarer Genese).

Man sollte denken, daß eine *croupöse Pneumonie* sich besser abgrenzen lassen würde als irgendeine andere fieberhafte Erkrankung. Jeder Arzt weiß aber, wie lange sich der Befund einer zentralen Pneumonie verborgen halten kann und man leichter aus dem allgemeinen Aspekt die Ausschließungsdiagnose stellt. Die Anfangspneumonien beim Typhus sind meist bronchopneumonischer Art oder verlaufen wie Grippepneumonien. Gerade in der Neuöttinger Epidemie fiel der Typhus in eine Zeit, wo grippöse Erkrankungen sehr zahlreich waren.

Die *Meningitis serosa* bietet wohl als Komplikation anderer Infektionen mehr Schwierigkeiten als die Meningitis epidemica. Wer in der Lage ist, in möglichster Nähe am Krankenbett bakteriologische Untersuchungen durchzuführen, wird wohl fast in jedem Falle den Meningococcus aus dem Lumbalpunktat züchten können. Sobald man den Liquor durch Post oder einen Boten in ein entfernteres Laboratorium schicken muß, wird man eine bakteriologische Klärung nur mit wesentlich geringerer Zuverlässigkeit durchführen können.

Das gilt in noch stärkerem Maße für die *Meningokokkensepsis*, bei der meningeale Symptome ganz fehlen können. Bei ihr kommt es zu einem Exanthem, das roseolaartig mehr dem Flecktyphus gleicht. Die reine Meningokokkensepsis (sine meningitide) ist ein Krankheitsbild, das sehr oft verkannt wird. Die Züchtung von Meningokokken aus dem Blut ist im allgemeinen nur unter noch größerer Sorgfalt zu erreichen als aus dem Liquor bei der Meningitis.

Im übrigen führte die Eubasinbehandlung zu einer frühzeitigen Beendigung des Krankheitsbildes, das unbeeinflußt durch milde Schüttelfröste und verhältnismäßig nicht zu hohe Temperaturen ausgezeichnet war, gerade wegen seinen allgemein infektiösen Symptomen muß auch an eine typhöse Erkrankung gedacht werden.

Noch mehr differentialdiagnostische Schwierigkeiten ergeben sich beim Vorliegen einer *Endocarditis septica*, besonders deswegen, weil, wie das immer wieder betont werden muß, im Anfang eines solch stürmischen Krankheitsprozesses Geräusche am Herzen nicht vorhanden sind, zum mindesten nicht vorhanden zu sein brauchen, vorausgesetzt natürlich, daß die Erreger sich nicht auf dem Boden einer früher abgeheilten rheumatischen Endokarditis eingenistet haben. Das gilt aber mehr für die *Endocarditis lenta* als für die durch andere Erreger erzeugten Endokarditisformen,

Bei der *Staphylokokkenendokarditis* jedoch vermißt man so gut wie nie Eiterherdchen in der Haut, aus denen sich Staphylokokken leicht züchten lassen.

Die Endokarditis durch *hämolytische Streptokokken* gibt dagegen schon mehr Rätsel auf. Hier weicht der eitrige Charakter der Metastasen zurück und wir sehen neben der hämorrhagischen Diathese mehr roseolaartige Efflorescenzen.

Noch mehr ist das der Fall bei der *Pneumokokkenendokarditis*. Hier kommt noch die pneumonische Genese und als dritte Komplikation die *Meningitis pneumococcia* hinzu. Bei all diesen Formeln — weniger leicht wie gesagt bei der Meningokokkeninfektion — *gelingt es überraschend leicht die Keime aus dem Blut zu züchten*. Sie sind zu *jeder* Zeit und meist sehr reichlich im Blut vorhanden. Die massige Bakteriämie ist geradezu ein Kardinalsymptom bei diesen septischen Endokarditisfällen (mit Ausnahme der Endocarditis lenta).

Gar nicht leicht ist es, gelegentlich die Differentialdiagnose gegen eine *lymphangitische parametrale Puerperalsepsis* zu stellen. Ganz ähnlich wie bei einem Erysipel verläuft die Fieberkurve über mehrere Tage als Kontinua. Die Keime sind im Lymphgefäßgebiet eingenistet und werden in die Blutbahn eingeschwemmt. Die Bakteriämie ist aber lange nicht so stark, wie wenn der Sepsisherd direkt in der Blutbahn (Endokard-Myokard) eingelagert ist.

Thrombophlebitische Sepsisfälle machen wegen ihrer häufigen Schüttelfröste meist wenig differentialdiagnostische Schwierigkeiten. Dasselbe gilt für die *Malaria tertiana*. Bei der *Tropicaform*, bei der besonders bei Doppelinfektionen tiefe Einschnitte in der Fieberkurve ausbleiben können, klärt schnell der einfache Objektträgerausstrich mit der Monotonie der einfachen Tropicaringe.

Zu denken ist natürlich auch immer an diejenigen „Typhusfälle", die erst seit kaum einem Jahrhundert aus dem Sammeltopf der typhösen Erkrankungen abgesondert werden konnten: an *Febris recurrens*, bei dem schon ungefärbt im Vitalblutpräparat die Spirochäten eine unruhige Bewegung unter den roten Blutkörperchen verursachen und eine gewöhnliche Giemsafärbung den Erreger färberisch leicht zur Darstellung bringt.

Ebenso natürlich vor allem diejenige Erkrankungen, die zur Zeit von Epidemien neben dem Typhus abdominalis in großer Anzahl, meist sogar in großen Epidemien einhergehen können: Der *Typhus exanthematicus* und seine Verwandten, das Rattenfleckfieber, das durch Flöhe, das Rocky Mountains-Fieber, das ebenso wie das São Paolo-Fieber und das Knopffieber (fièvre boutonneuse) durch Zecken, und das „tropische" oder Buschfieber, das — im Fernen Osten — durch Milben übertragen wird.

In Europa kommt so gut wie nur das durch Rickettsia Prowazeki hervorgerufene Fleckfieber in Betracht. Aus dem Erscheinungsbild tritt die typhusähnliche Benommenheit bei quälender Schlaflosigkeit ebenso hervor wie beim Abdominaltyphus. Man hat von einem geröteten gedunsenen, durch Lichtscheu ausgezeichneten „Fleckfiebergesicht" gesprochen. Typisch aber ist mehr das *roseolenartige Exanthem*, das sich über den ganzen Körper, auch über Handteller und Fußsohlen ausbreiten kann. Wenn nicht schon die Weil-Felix-Reaktion mit Proteus X 19 eine hohe Agglutination ergibt, so muß auch das histologische Präparat einer excidierten Roseole herangezogen werden (s. S. 1426).

Schließlich gibt es in neuerer Zeit manche fieberhafte Zustände, die man nicht durch unsere bakteriologischen Untersuchungen, auch noch nicht mit unserer

Virusforschung klären kann. Sie verlaufen glücklicherweise mit und ohne Therapie meist günstig.

Wo *Drüsenschwellungen* vorhanden sind, wird man durch das histologische Präparat sich Aufklärung verschaffen. Bei dem PEL-EBSTEINschen Fiebertyp wird dies erfolgreich sein, wenn Drüsen sich in der Hals-, Axillar- oder in der Inguinalgegend bemerkbar machen. Differentialdiagnostisch macht aber die abdominelle HODGKINsche Erkrankung mitunter große Schwierigkeiten. Abgesehen davon, daß es Formen gibt, die sich nur in den mesenterialen Lymphdrüsen abspielen, die deshalb nicht greifbar sind, sehen wir hier oft ein sich über Wochen hinziehendes Fieber, bei dem die Wellenbewegung kaum zum Ausdruck kommt.

Ähnliches ist der Fall bei der BANGschen Erkrankung. Wenn im Laufe der Zeit das Febris undulans in mehreren Wellen auf der Fieberkurve aufgezeichnet ist, sind meist beim Typhus abdominalis schon die diagnostischen Fragen geklärt. Das ist anders, wenn nur die erste Fieberwelle sich uns darbietet.

Diagnose und Differentialdiagnose leiten sich aus vielen Symptomen ab. Keines von ihnen darf als exakt beweisend angesprochen werden. Schon kleinere Komplikationen können einen Einbruch in die sog. „typische Symptomatologie" bringen. Das gilt für das Fieber, das gilt ebenso für das Blutbild und den Puls. Freilich läßt sich eine stärkere Eosinophilie mehr für eine *Trichinose* verwerten. Wer viele akute Leukämien zur Beobachtung bekommen hat, wird zugeben müssen, daß in den ersten 2 oder 3 Tagen nicht einmal das Blutbild über diese einwandfrei Aufschluß geben kann und daß man auf den Befund des Sternalmarkes nicht verzichten kann.

Prognose, Morbidität und Mortalität.

Die Mortalitätsziffer schwankt bei den einzelnen Epidemien auffallend stark. Wir sehen Zahlen von 23% aus der Mitte des vorigen Jahrhunderts (Wiener allgemeines Krankenhaus 1846—1861), in Hamburg 1886 von 9,2 bzw. 1887 von 6,9%.

LIEBERMEISTER berechnete die Letalitätsziffer bei Patienten über 40 Jahre auf 30%. In einem Frontlazarett starben nach GOLDSCHEIDER im 1. Weltkrieg sogar 40%.

In München starben im Garnisionslazarett:

1840—1860 . . . 30—25%
1860—1868 . . . 25—15%
1868—1882 . . . 15—5%

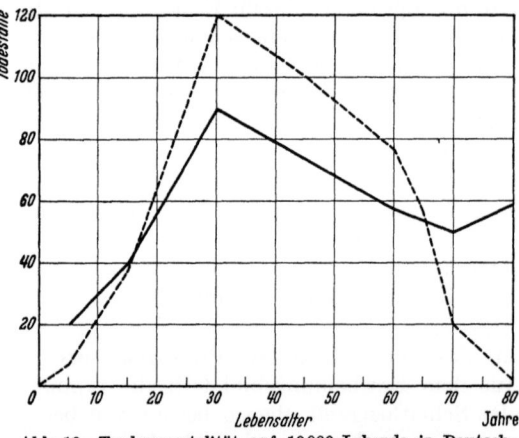
Abb. 19. Typhusmortalität auf 10000 Lebende in Deutschland 1936, nach Altersgruppen. (Nach W. SCHÄFER.)

Wir sehen daraus, wie verbesserte hygienische Verhältnisse und bessere Kenntnisse um das Wesen des Typhus eine solch auffallende günstigere Statistik erbringen konnten.

Wenn man auf die Statistiken aus der Zeit *vor* der Schutzimpfung zurückblickt, so kann man sagen, berechnet auf sehr große Zahlen, wankte und wich die Letalitätsziffer von 10% kaum.

Das ist nun seit der Schutzimpfung wesentlich anders geworden, wie wir auf S. 1473ff. noch auszuführen haben.

Die Prognose hängt aber natürlich auch noch ab von den vielen möglichen Komplikationen und äußeren Umständen, auf die wir an entsprechender Stelle hingewiesen haben.

Die *Alters- und Geschlechtsdisposition* spielt auch hier einen wesentlichen Faktor. Danach ist die Erkrankungsziffer am höchsten zwischen 15 und 45 Jahren, die Mortalitätsziffer am höchsten zwischen dem 20. und 40. Lebensjahr, wie Abb. 19 nach SCHÄFER anzeigt, die sich auf die Typhusmortalität auf 10000 Lebende nach Altersklassen in Deutschland aus dem Jahre 1936 stützt.

Tabelle 7.

	Bis 1 Jahr	1—5 Jahre	5—15 Jahre	15—30 Jahre	30—45 Jahre	45—60 Jahre	60—70 Jahre	Über 70 Jahre
Absolute Zahlen	2	7	41	133	99	69	26	13
Verhältniszahlen	0,03	0,02	0,04	0,095	0,072	0,055	0,05	0,073

Von der Ansicht, daß Tuberkulöse weniger leicht an Typhus erkranken, haben wir uns nicht überzeugen können. Immerhin ist es interessant, daß ICKERT unter 95 Bacillenträgern keinen Fall von Tuberkulose verzeichnen konnte.

Tabelle 8. *Typhusmorbidität in Deutschland.*
(Nach G. MÜLLER.)

1925	2,0 °/₀₀₀	1933	0,52 °/₀₀₀
1926	1,8 °/₀₀₀	1934	0,56 °/₀₀₀
1927	1,2 °/₀₀₀	1935	0,48 °/₀₀₀
1928	1,1 °/₀₀₀	1936	0,44 °/₀₀₀
1929	1,0 °/₀₀₀	1937	0,45 °/₀₀₀
1930	0,76 °/₀₀₀	1938	0,43 °/₀₀₀
1931	0,66 °/₀₀₀	1939	0,52 °/₀₀₀
1932	0,71 °/₀₀₀	1940	0,95 °/₀₀₀

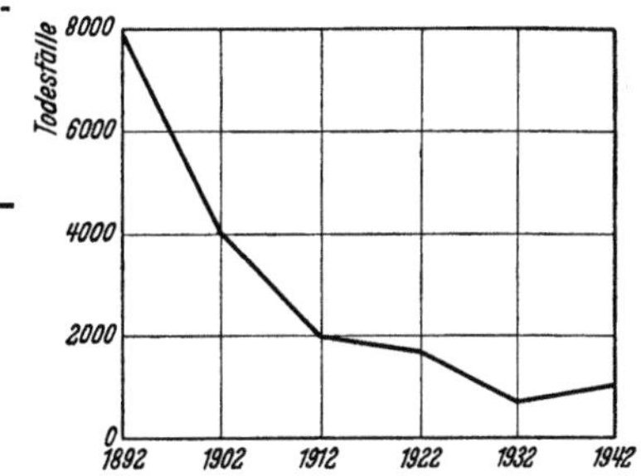

Abb. 20. Typhus-Todesfälle in Deutschland 1892—1942. (Nach W. SCHÄFER.)

Tabelle 9. *Erkrankungs- und Sterbefälle und Letalität an Typhus in Deutschland von 1925—1942 nach* W. SCHÄFER (Abb. 20).

Jahr	Erkrankung	Sterbefälle	Letalität
1892		8230	
1902		3937	
1912		2119	
1922		1690	
1925	12475		
1926	12388	1102	8,9
1927	7505	676	9
1928	6935	705	10,25
1929	6531	598	9,16
1930	4812	471	9,7
1931	4220	437	10,1
1932	4505	513	11,39
1933	3371	369	11
1934	3482	348	10
1935	3063	322	10,5
1936	2916	310	10,7
1937	3060	301	10
1938	2945	338	11,4
1939	3998	456	11,4
1940	5767	560	10
1941	7723	805	10,4
1942	16403	1622	9,4

Tabelle 10. *Eine bayerische Statistik über Typhus abdominalis.*

Morbidität und Mortalität in Bayern von 1935 bis 1950 gibt folgendes Bild:

Jahre	Erkrankungen		Sterbefälle	
	absolut	auf 100000 Einwohner	absolut	auf 100000 Einwohner
1935	329	4,8	33	0,5
1936	141	2,1	24	0,4
1937	208	3,0	25	0,4
1938	185	2,7	23	0,3
1939	178	2,5	34	0,5
1940[1]	225	2,8	39	0,5
1941	356	5,1	22	0,3
1942	335	4,8	55	0,8
1943	278	4,4	77	1,2
1944	378	5,5	68	1,0
1945	4386	56,1	611	7,8
1946	3598	42,8	444	5,3
1947	2706	29,5	373	4,1
1948	2486	26,7	301	3,2
1949	1359	14,5	140	1,5
1950[1]	804	8,8	48	0,53

[1] Vgl. Tabelle 3.

Therapie.

Wir müssen uns Rechenschaft darüber geben, wie weit seit den alten Beschreibungen von GRIESINGER und LIEBERMEISTER im vorigen Jahrhundert Fortschritte auf dem Gebiete der Therapie zu verzeichnen sind. LIEBERMEISTER hat im Jahre 1876 geschrieben: ,,Im allgemeinen kann man sagen, daß die prophylaktischen Maßregeln um so wirksamer sein werden, je entschiedener man an die materielle Natur des Typhus glaubt und an die Möglichkeit, denselben zu vernichten oder an der Weiterverbreitung zu hindern." Er hat die Behandlung der Dejektionen des Typhuskranken allein für wesentlich gehalten und sie schon damals mit $^1/_3$ oder $^1/_2$ ihres Volumens mit roher Salzsäure übergießen lassen. Das Hauptaugenmerk müßte auf das Trinkwasser und die Aborte gerichtet werden. LIEBERMEISTER hat also dem Grundsatz gehuldigt: ,,Präventivmaßnahmen sind wichtiger noch als Maßnahmen der Behandlung eines ausgebrochenen Typhus."

LIEBERMEISTER dachte aber immerhin damals schon an eine spezifische Behandlung. ,,Die Tatsache, daß andere spezifische Krankheiten wie Malaria und Syphilis durch spezifische Mittel geheilt werden können, daß ferner manche Parasiten durch spezifische Mittel getötet werden, gibt der Hoffnung eine volle Berechtigung, es werde vielleicht der ferneren Forschung gelingen, auch für andere spezifische Krankheiten spezifische Heilmittel zu finden."

Es erhebt sich nun die Frage, ob wir mit unseren heutigen Antibioticis an diesem Ziel bereits angelangt sind.

Historisches Interesse hatten zu LIEBERMEISTERS Zeit schon Aderlässe und Brechmittel. Aufgegeben wurden von ihm schon (außer Brechmittel) Chlorwasser, Mineralsäuren, schwefelsaure Salze, Carbolsäure und Salicylsäure. Optimistischer stand man noch dem Jod gegenüber, das zuerst 1840 von SAUER in die Therapie eingeführt wurde, weniger dagegen dem Chinin, das LIEBERMEISTER bei 1500 Fällen mit negativem Erfolg angewendet hat. Merkwürdig lang hielt sich die *Kalomel*therapie, die (von WUNDERLICH empfohlen) auch jetzt noch, wohl nur aus theoretischen Gründen, von manchen Ärzten durchgeführt wird. SCHOTTMÜLLER betonte seine negative Einstellung und pflegte in seinen Vorlesungen zu sagen: ,,Ich erwähne das Kalomel, um davor zu warnen."

Bis vor kurzem mußte die Therapie fast ganz *symptomatisch* eingestellt sein. Im übrigen hatte die alte Ansicht LIEBERMEISTERS Geltung, daß der Typhus zu den akuten Krankheiten gehöre, die zu Ende gehen, nachdem sie eben von selbst ihren Ablauf genommen haben. Heutzutage sagt die Bezeichnung ,,cyclische Erkrankungen" nicht viel anderes. Man versuchte zwar die verschiedensten Behandlungsmethoden, um diesen Cyclus vorzeitig abzubrechen; die wesentliche Aufgabe des Arztes aber blieb immer, durch gewissenhafte Fürsorge mitzuhelfen, daß der Kranke die Krankheit möglichst überlebt, nach der Erfahrung: ,,Der Sturm wird sich, wenn er ausgetobt hat, auch ohne unser Zutun legen."

Mit zu den auffallendsten Symptomen gehört *das Fieber*.

LIEBERMEISTER glaubte noch, daß die meisten Kranken, welche dem Typhus erliegen an direkter oder indirekter Wirkung des Fiebers zugrunde gehen würden. 41% Todesfälle seien darauf zurückzuführen. Die Gefahr des Fiebers bestehe in Verbrennung, Konsumption der Körperbestandteile, Nekrobiosen des Gewebes, Herz- und Gehirndegenerationen. So wurde das Fieber zu beeinflussen versucht, indem man durch direkte Abkühlung die Temperatur senkte. Dies führte zeitweise zu sehr drastischen Maßnahmen, die immer wieder von neuen Vorschlägen abgelöst wurden.

Die Bäderbehandlung geht bis ins 18. Jahrhundert zurück (CURRIE). Sie wurde von BRAND in Stettin wieder aufgenommen, seit 1873 besonders von französischen Ärzten (GLÉNARD, FEREOL und REYNAU) wieder empfohlen und durchgeführt. LIEBERMEISTER sah in starken Remissionen oder vollständigen Intermissionen das Entscheidende. Dafür schienen ihm die Bäder in den Nachtstunden von 7 Uhr abends bis 7 Uhr morgens am wichtigsten, auf jeden Fall die Zeit um und nach Mitternacht. Im Laufe des

Vormittags dürfe man eher dem Fieber freien Lauf lassen. Wie sehr man von der Wirksamkeit der Bäder überzeugt war, zeigt wohl, daß man bei einzelnen Kranken des Baseler Spitals die Gesamtzahl der Bäder auf mehr als 200 brachte. Als bescheiden sah man es an, mit durchschnittlich 5—6 Bädern pro die und mit 40—60 Bädern im ganzen auszukommen. Die Angaben, auf welchen Temperaturgrad man die Bäder einstellen sollte, waren verschieden. ZIEMSSEN ließ allmählich das Vollbad von 35° auf 22° abkühlen, JÜRGENSEN ließ die Bäder auf Zimmertemperatur einstellen.

Wir können uns eine früher so fanatisch durchgeführte Bäder- und Antifebrisbehandlung nicht mehr gut vorstellen und wir möchten auch in dem Absinken einer Temperatur nach dem Bade um 1—1,5° keinen Vorteil erblicken. Es erscheint uns wahrscheinlich, daß man mit kühlen Wadenwickeln oder mit vorsichtig angewandten Ganzpackungen dasselbe erreichen kann wie mit Vollbädern, die doch einer sehr sorgfältigen Überwachung bedürfen.

Erstaunlicherweise soll man mit der Kaltwasserbehandlung damals die Mortalität von 15,4% auf 3,1% gedrückt haben.

Als das Antipyrin mit seiner verblüffenden Einwirkung auf das Fieber auftauchte, beobachtete man gerade beim Typhus Temperatursenkungen wie kaum bei anderen fieberhaften Erkrankungen. Das gleiche zeigt sich bekanntlich mit Pyramidon, Phenacetin usw. In geradezu fanatischer Weise wurde das *Chinin* angewandt.

Bei LIEBERMEISTER wurden alle 10 min 1 Pulver von $^1/_2$ g bis zu einer Höchstdosis bis 3 g verwendet.

Von WUNDERLICH wurde zur Erzielung eines antipyretischen Effektes *Digitalis* bzw. Veratrin in Pillen bis zum Erbrechen angewendet.

Immer wurde von besonders günstigen Erfolgen berichtet. In dieser Beziehung sind wir etwas skeptisch, denn ein solcher Optimismus tritt uns beim Auftauchen jeder neuen Therapieform — auch beim Typhus — entgegen und man fragt sich, warum man nicht bei ihr geblieben ist, wenn sie sich so bewährt haben sollte, ferner: Warum erstaunlicherweise später fast die ursprünglichen großen Mortalitätsziffern wieder zu verzeichnen waren; zum mindesten hatte man bald wieder zu neuen Maßnahmen Veranlassung. Nunmehr werden wir wieder unter der neuzeitlichen Therapie von einer Senkung der Letalitätsziffer auf 5—6% hören! (s. S. 1484 ff.).

Während man mit Pyramidon zwar fast gesetzmäßig einen tiefen Fieberabfall auch während der Kontinua erreichen kann, geht die Temperatur sehr häufig unter stürmischen Erscheinungen, vor allem unter Schüttelfrost wieder in die Höhe. Viel ist damit nicht erreicht.

Im Jahre 1939 ist nun eine neue Methode propagiert worden in Gestalt der *Pyriferbehandlung* von HÖRING. Mit ihr ist die zeitweise in den Hintergrund getretene unspezifische Reizkörpertherapie wieder in Gestalt einer unspezifischen Fieberschockbehandlung aufgekommen, nachdem alle Versuche einer spezifischen Behandlung beim Typhus versagt hatten.

Nach der Theorie HÖRINGS tritt eine Herdreaktion nach der Einspritzung von Pyrifer in den Hintergrund. Theoretisch wäre demnach auch die Gefahr der Perforation nicht zu befürchten. Komme eine verstärkte Herdentzündung auf, dann könne weniger eine Einschmelzung als vielmehr eine Infiltration und Verhärtung auftreten.

Die vorzeitige Beendigung der Fiebererscheinungen unter der Wirkung des Pyriferschocks wäre nach HÖRING als unspezifische Desensibilisierung zu bezeichnen.

Dabei wird dem Zentralnervensystem im Stadienablauf des Typhus eine besondere Rolle zugeschrieben. Die Tonuslage der nervösen Regulationszentren nimmt für den Ablauf der physiologischen Teilfunktionen eine andere Gestalt an. Pyrifer greift nach ihm in den „zentral gesteuerten, gesetzmäßigen Sensibilitätsphasen unterworfenen Ablauf der Erkrankung" ein. Von dieser Stelle aus würde gewissermaßen vom Generalisations- auf das Organmanifestationsstadium und schließlich auf die Rekonvaleszenz umgeschaltet.

HÖRING und BURMEISTER haben über 100 mit Pyrifer behandelte Typhusfälle berichtet, bei denen es in 57 Fällen nach dem Fieberschock zur schnellen Entfieberung (besonders im

Stadium amphibolicum) mit anschließender Beschwerdefreiheit kam. In weiteren 15 Fällen wurden deutliche Besserungen beobachtet. Hierfür wurden im allgemeinen 5 Injektionen in Abständen empfohlen.

Die Pyriferkur soll in vielen Fällen bereits zu einer dauernden Entfieberung führen. Das würde natürlich schon als bedeutungsvoller Vorteil erscheinen, wenn wir auch für die Anwendung eine strengere Indikation aufgestellt haben möchten: Falls die Temperatur schon normalerweise im amphibolischen Stadium sich bewegt, sehen wir keinen zwingenden Grund, die Fieberkurve um 3,4 oder mehr Tage abzukürzen. *Das natürliche Auslaufenlassen mancher Infektionskrankheiten ist sicherlich nie zum Nachteil des Patienten!*

Diese Pyrifertherapie hat sich bei der Behandlung des Typhus sehr schnell eingebürgert und hat viele Fürsprecher gefunden, aber auch Widerspruch hervorgerufen (DENNIG).

Im Grunde genommen hat man eigentlich auch mit Pyrifer nicht viel anderes als eine Einwirkung auf das Fieber gesucht. Wenn man auch nicht mehr im Fieber die Hauptgefahr erblickte, so sah man doch in der künstlichen Erniedrigung des Fiebers ein wichtiges Anzeichen des Erfolges der Behandlungsmethode.

Unter den Anhängern finden sich neben VOIT und DILLENBURGER, KIRCHMAIER und SCHOLTZ, SCHMIDT, REICHELT, PENTLEN, FEHRENBACH u. a. Es ließen sich aber auch laute und leise Stimmen hören (wie DENNIG, NEUMANN und HOMMER, HONALA u. a.), die sich mehr oder weniger skeptisch gegenüber einem durchaus nicht indifferenten Eingriff äußern, der unter Umständen mit Kreislaufkollaps einherging. Im übrigen hat gerade HÖRING selbst als erste Forderung ein „nil nocere" bezüglich des Kreislaufes vorausgestellt.

Diese Ära der Pyriferbehandlung wurde nun kurz darauf abgelöst durch eine antibiotische Therapie in Gestalt des *Chloromycetins* (Chloramphenicol), eines krystallinischen, vom Streptomyces Venezuelae gebildeten Antibioticums, das neuerdings auch synthetisch hergestellt wird.

In Deutschland stand uns das Mittel später zur Verfügung als den ausländischen Kliniken. So finden sich im deutschen Schrifttum weniger Aufzeichnungen als in dem von Amerika England, Frankreich, Italien, Schweiz, Schweden usw.

Von den anglo-amerikanischen Autoren seien nur erwähnt: T. E. WOODWARD, I. E. SMADEL und Mitarbeiter, ferner PAYNE, RUMBALL, BRADLEY, STILLER, SCARZELLE, SHAH, MISRA, J. C. PATEL, EDGE, R. A. GOOD und R. D. MACKENZIE, CHRISTIE, KNIGHT, EL RAMLY, RANKIN und GRIMBLE.

In Frankreich war es besonders BENHAMOU mit seinen Mitarbeitern, der über ausgezeichnete Erfolge berichtet: „Chloromycétine est le meilleur médicament actuel de la fièvre typhoide". Trotzdem in 24% aller Fälle die Keime seiner Patienten gegen Aureomycin und in 2% gegen Streptomycin empfindlicher waren, sieht er den Wert der Therapie in der Abkürzung des bakteriellen Prozesses und damit der Verhinderung bzw. Milderung der als Hauptnoxe anzusehenden Toxinämie. Die kombinierte Therapie mit Aureomycin, Penicillin und Streptomycin (letzteres auch per os) hält er für nützlich, insbesondere im Hinblick auf Darmkomplikationen (mischinfizierte Ulcera, Rupturen).

Tabelle 11. *Erfolgsstatistik französischer Autoren über die Chloromycetinbehandlung des Typhus, zusammengestellt von M. MORIN.*

Autor	Gesamtzahl	Geheilt	Gestorben
BENHAMOU (Algier) . .	100	86	14
BENHAMOU (2. Statistik)	50	47	3
BOGUIEN (Nantes) . .	60	60	—
LAPORTE (Paris) . . .	100	100	—
LEBON (Algier). . . .	12	10	2
MOLLARET (Paris) . .	100	94	6
MATTÉI (Marseille) . .	9	9	—
MULLER (St. Etienne) .	53	47	6
NAUSSAC (Lyon) . . .	32	31	1
PERREAU (Angers) . .	54	53	1
PLANSON (Dijon) . . .	8	8	—

Außerdem sind noch SÉDALLIAN, B. MULLER und A. MARTIN, REILLY und Mitarbeiter, SAVY u. a. zu erwähnen, welche über die Chloromycetinbehandlung berichtet haben.

MOLLARET konnte in einem in deutscher Sprache wiedergegebenen Vortrag in Wien über Nutzen und Gefahren des Chloromycetins in der Behandlung bei Typhus und Paratyphus berichten. Er stellte die Behauptung auf, „daß man mit Chloramphenicol ebensowohl einen im Sterben liegenden Typhuskranken heilen, wie einen Typhuskranken, der allein genesen wäre, nicht töten kann".

Es wird sich im Laufe der Zeit zu beweisen haben, ob der Optimismus, der zu behaupten wagt „der Nutzen ist aufsehenerregend und wir können der allgemeinen Begeisterung nur beipflichten", sich aufrechterhalten läßt.

Es können jetzt schon nicht mehr die Namen aller Autoren aufgezählt werden, die sich günstig über die Chloromycetinbehandlung bei Typhus geäußert haben.

WOODWARD empfahl folgende Medikation: „Einleitung der Therapie mit $1/4$stündiger Gabe von 250 mg (einer Kapsel); in der 2. und 3. Std wurde $1/2$stündlich 250 mg gegeben, danach alle 2—3 Std 250 mg bis zur Entfieberung (also am 1. Tag 4 g, am 2.—4. Tag 3 g täglich. Nach Entfieberung erhielten die Patienten 3—4stündlich eine Kapsel (täglich 2 g) für 3 Tage, später 1—1,5 g je Tag auf 6stündliche Intervalle verteilt. Die Gesamtdosis lag zwischen 18—24 g (Durchschnitt 21 g). Die anfängliche Belastungsdosis geht darauf aus, so rasch wie möglich eine hohe Blutkonzentration zu gewährleisten und damit ebenso schnell die größtmögliche Zahl der ursächlichen krankheitserregenden Keime zu zerstören.

Wir geben hier die Erfahrungen unserer deutschen Autoren BROGLIE, BOLT und WULLEN wieder, die sich ziemlich übereinstimmend mit MOLLARET-Paris äußern:

Im Vordergrund sahen sie die Senkung der Temperatur schon im Zeitraum von 2—5 Tagen, selten erst nach 7 Tagen, und zwar schon auf der Kontinua. Die Temperatursenkung erfolgte, weniger sofort kontinuierlich, als mehr mit Remissionen, bei Rezidiven durchschnittlich erst nach einer Woche. Plötzlicher Temperaturabfall ist also seltener und dann leider zuweilen mit Schüttelfrost verbunden. Wichtig ist, daß mit der Fiebersenkung nicht nur ein Scheinerfolg eintritt, sondern durchwegs auch eine bleibende Besserung des Allgemeinbefindens anhält. Auch die Milzschwellung bildet sich zurück. Interessant vor allem ist, daß bakteriologische Befunde in Stuhl und Urin schon nach wenigen Tagen negativ werden.

Es scheint aber nicht, als ob die Rückfälle durch eine kombinierte Chloromycetin-Impfstoffbehandlung (LAPORTE, FRIETEL, RICORDEAU und BETOURNÉ) verhütet werden können.

BECKERMANN konnte in jüngster Zeit (1951) die ausgezeichnete Wirkung des Chloromycetins bei einer Typhusepidemie im Hamburger Kinderheim Wyk auf Föhr (hervorgerufen durch Bacillenausscheiderin) an Hand von 114 Kindern und 42 Erwachsenen bestätigen. Bei allen Erkrankten handelte es sich um einen bakteriologisch und serologisch gesicherten Typhus. Bereits nach 72 Std erfolgte die Entfieberung und es setzte sofort subjektive Besserung ein. Auch BECKERMANN beobachtete eine auffällig hohe Rezidivneigung (43,8%). Die Letalität betrug nur 0,6%, die Komplikationen waren auffallend gering. Nur 5mal leichte Blutung, keine Perforation. Beachtenswert ist jedoch als toxischer Schaden die HERXHEIMERsche Reaktion durch Bakteriolyse, die aber in den Fällen von BECKERMANN durch Kochsalzinfusionen und periphere Analeptica überwunden werden konnten.

Unter den Nebenwirkungen scheint Erbrechen, Übelkeit und Appetitlosigkeit nicht selten zu sein. Gerade von MOLLARET werden die Zwischenfälle weniger dem Mittel selbst, als der unter der Chloromycetinwirkung beschleunigt auftretenden Bakteriolyse zugeschrieben. Sie bestehen in erster Linie im Herzgefäßkollaps, gelegentlich auch in psychischen Abwegigkeiten depressiver Natur. Weiterhin werden Stomatitiden, Glossitis, unter den Hauterscheinungen hartnäckige Ekzeme, Pruritus usw. beobachtet.

Nach BOLT und WULLEN besteht die Auffassung, daß die Entwicklung der Antikörper unter Chloromycetin nicht so lebhaft einhergeht und daß es dadurch leichter zu Rückfällen kommt. Sie berichten über eine Beobachtung bei einem 18jährigen Jungen, der noch nach 45 Tagen erneut an einem schweren Rezidiv erkrankte. Bei Bacillenträgern scheint vorläufig kein Erfolg verzeichnet worden zu sein.

Die Häufigkeit der *Rückfälle* beim Typhus nach Chloromycetinbehandlung mag darauf beruhen, daß die in den Mesenterialdrüsen (als einem nicht vascularisierten Gebiet) zahlreich gefundenen Nekrosen und die dort liegenden Bacillen vom Antibioticum nicht erreicht werden können. Wird aber dieser Herd wieder in den Säftekreislauf einbezogen, so gelangen die Keime erneut in die Zirkulation und können zum Rückfall führen. (Das setzt natürlich voraus, daß keine genügende Immunisierung durch die Erstinfektion erfolgt war.)

Merkwürdigerweise kann es auch zu *Encephalitiden* kommen. Aber gerade die Wirkung des Chloromycetins auf Typhus-Encephalitissymptome werden wiederum als hervorragend bezeichnet.

Nach BENHAMOU und Mitarbeitern wurden in Algier 8 Patienten erfolgreich mit Chloromycetin behandelt, bei denen der Typhus durch eine Encephalitis kompliziert war, und 3 Patienten mit einfachem Typhus. Die Wirkung des Chloromycetins auf die Encephalitissymptome wird als „bemerkenswert und oft hervorragend" bezeichnet.

Einer der Patienten mit typhöser Encephalitis starb an den Folgen einer Darmperforation. Bei den Patienten mit einfachem Typhus wurde ein Rückfall und ein Fall von Darmblutung beobachtet. Bei den Patienten mit typhöser Encephalitis erschien es manchmal notwendig, die Behandlung auf 15—20 Tage auszudehnen und die Dosierung manchmal auf 0,5 g alle 2 Std (Anfangsdosis 4—6 g) zu verdoppeln.

Aber aus REILLYs Beobachtungen resultiert, daß die Gefahr des typhusinfizierten Organismus vor allem in einer zu schlagartigen Bakteriolyse besteht. Der Grundsatz des „frapper fort" muß durch den des geringsten Risikos ersetzt werden. Man solle *keine Angriffsdosis* mehr geben und die Tagesdosis so vorsichtig als möglich bemessen, je nachdem sich der Zustand des Patienten bedrohlich erweist. Selbst bei Verschlimmerung des Zustandsbildes soll die Behandlung kurzfristig abgesetzt werden, um nicht zum schweren Krankheitsbild noch Chloromycetinschäden hinzuzufügen. Allgemein besteht die Ansicht, daß hinsichtlich der Häufigkeit der Rezidive keine wesentliche Änderung zu verzeichnen ist (vielleicht auch hinsichtlich der Darmblutungen und anderer Komplikationen). EL RAMLJ hatte 27,5%, SCHMITZ 25%, LAPORTE 20% Rückfälle.

HÖRING glaubt, daß der Unterschied zwischen Pyrifer- und Chloromycetinwirkung dadurch zu erklären ist, daß zu der beiden gemeinsamen Desensibilisierung des Organismus noch die *bakteriostatische Wirkung* einsetzt, die unspezifische Fiebermittel wie Pyrifer naturgemäß nicht besitzen. Selbstverständlich bleiben auch beim Chloromycetin noch mehrere Fragen ungelöst, so, warum Darmblutungen und Perforationen nicht verhindert werden, ebensowenig überzeugend lokale Infektionsherde (Cholecystitis, eitrige Prozesse), schließlich auch nicht die Rezidive und nicht die Dauerausscheider (HÖRING). Interessant ist dabei nur, wie BROGLIE in seiner Arbeit auch bestätigt, daß das Rezidiv wiederum in derselben günstigen und typischen Form (Fieberabfall, erstaunlicher Rückgang der Beschwerden) unter Chloromycetin ansprechen kann.

Leider lassen sich, wie erwähnt, *Dauerausscheider* nicht verhüten, auch nicht bei einer noch so erhöhten Konzentration, genau so wenig wie die Rückfälle. Man hat schon eine Kombination mit Vaccination versucht, ebenso mit anderen Impfstoffen, aber auch hier waren die Erfolge bis jetzt nicht überzeugend.

Gegenüber unserer Therapie mit Chloromycetin rücken die früher angewandten Behandlungsmethoden in den Hintergrund. Man wird wohl kaum mehr mit Antipyretica, Chinin, Urotropin, Trypaflavin sich einen ausschlaggebenden Erfolg versprechen oder Sulfonamide bzw. andere Antibiotica zuungunsten des Chloromycetins anwenden.

Aufgegeben dürfte die Anwendung von *antitoxischen Seren* sein, wie sie früher von CHANTEMESSE, BESREDKA, KRAUS und von STEINITZER u. a. versucht wurden. Neuerdings sind Pferdeseren gegen bestimmte Antigene, so von FELIX gegen Vi, von BONNIES und RICHON gegen O und Vi hergestellt worden. Ein Urteil über ihre Wirkung steht noch aus.

Rekonvaleszentenserum ist ebenfalls empfohlen worden. Irgendwelcher Nutzen scheint damit nicht erzielt worden zu sein. Ebensowenig überzeugend waren die Versuche, die mit *Rekonvaleszentenbluttransfusionen* durchgeführt wurden, so daß man sich meist nur auf Bluttransfusionen von gesunden blutgruppengleichen Personen beschränkte. In schweren Fällen sind wir immer wieder zu den *Blutübertragungen* zurückgekehrt.

Eine größere Rolle spielte zeitweilig eine *Vaccinetherapie*, die besonders in Italien propagiert wurde. In Deutschland wurde sie von HANSEN versucht, und zwar mit einer von den italienischen Autoren DI CHRISTINA und CARONIA empfohlenen *lysierten Vaccine*, die diese folgendermaßen herstellen:

Zu einer noch jungen Typhusbouillonkultur werden in mehreren Zusätzen kleine Mengen von Typhusrekonvaleszentenblut gegeben, so daß schließlich der Blutzusatz 2—3% der Kulturmenge beträgt. Dann bleibt die Kultur bei 37°, bis praktisch die meisten Bacillen gelöst sind, was daran kenntlich ist, daß der flüssige Kulturanteil klar wird. Diese klare Flüssigkeit wird mit Phenol versetzt und als Vaccine benutzt, in dem 0,5—1 cm³ intravenös oder 1—3 cm³ intramuskulär oder subcutan gegeben werden. Die Vaccine wird in Menge ansteigend jeden 2.—3. Tag gegeben, bis die Temperatur sinkt.

Schon LEMIERRE beobachtete, daß die Vaccinetherapie unter Schockerscheinungen zur Wirkung kommt. Neben Allgemeinreaktionen mit manchmal heilsamer Wirkung ruft sie auch Herdreaktionen hervor, welche die intestinalen Läsionen betreffen. Wenn diese Herdreaktionen exzessiv stark sind, können sie zu Hämorrhagien führen.

MAGROU und BRISOU benutzen alkoholische Vaccine, die die Antigene O und Vi intakt lassen. Sie injizieren 0,1 cm³ eines auf 1 Milliarde Keime je Kubikzentimeter titrierten Vaccins, 2 Tage später dann 0,2 cm³ und so weiter bis zur Entfieberung.

HANSEN hat bedenkliche hämorrhagische Reaktionen gesehen und sie mit der bakteriellen Eigenart des Antigens in Zusammenhang gebracht. Sie zeigte sich in einer Doppelwirkung

1. der endothel- bzw. capillarschädigenden Wirkung des lebenden Bacillus bzw. seiner Toxine,

2. der nachfolgenden Sensibilisierung und Schockauslösung durch das Bacillenantigen im engeren Sinne.

BECKERICH und HAUDUROY (1922), ALESSANDRINI und DORIA, HEDERSHEE und WOLFF wagten Behandlungsversuche durch intravenöse oder *subcutane Injektionen von Bakteriophagen*. Ihre Ergebnisse sind uneinheitlich. SERTIC und BOULGAKOV haben sehr aktive Bakteriophagenstämme isoliert, die von M. KEHLHADZÉ (Tiflis) benutzt werden, wobei er vor allem bei Patienten, welche vor Ablauf der ersten Woche behandelt wurden, Resultate erzielte. Aber diese Patienten hatten sehr heftige Schockreaktionen nach der intravenösen Bakteriophageninjektion und — obwohl im Injektionspräparat kein Pepton enthalten ist — es ist fraglich, ob der therapeutische Effekt eine Folge des Schocks oder eine spezifische Bakteriophagenwirkung ist.

Vom *Eubasin* glaubte BERTRAM einen günstigen Einfluß auf den gesamten Ablauf beobachten zu können. „Es ist durchaus möglich, daß die Resultate bei größeren Dosen noch günstiger ausgefallen wären." Bei Dauerausscheidern hat HÖRING und GERMER ein Versagen auch bei einer hochdosierten *Penicillin-Sulfonamidtherapie* gesehen. Der der Ausscheidung zugrunde liegende chronisch-entzündliche Lokalprozeß war einer solchen Chemotherapie unzugänglich.

Allgemeinbehandlung. Der Typhus benötigt schon wegen seiner vielgestaltigen psychischen Abwegigkeiten eine besondere Pflege, nicht zuletzt weil sich die Erkrankung zumeist über längere Zeit hinzieht. Zum normalen Verlauf gesellen sich nur zu oft Komplikationen hinzu, die speziell überwacht werden müssen, da sie jederzeit den Patienten schon deswegen in Gefahr bringen können, weil sie sich symptomatisch hinter der Somnolenz verbergen können.

Im Vordergrund stehen die krankhaften Erscheinungen von seiten des *Respirationssystems*, die Bronchitis und die verschiedenen Pneumonieformen. Man wird gerade bei den immer zu passiver Bettlage gezwungenen Patienten der Durchatmung Beachtung schenken und die Patienten zur ausgiebigen Atmung anregen müssen. Die Gefahr der Bronchopneumonie droht nicht nur älteren Leuten. Bei den jugendlichen Individuen ist die Anwendung warmer Bäder mit kalten Übergießungen in solchen Fällen von wesentlicher Bedeutung, soweit es der Kreislauf erlaubt. Unter Umständen muß man sich mit Senfwickeln begnügen oder mit kalten Abklatschungen.

Die Anwendung von *Herzmitteln* richtet sich je nach dem Zustand. *Strophanthin* wird man immer bereithalten müssen, denn auch der reine Vasomotorenkollaps läßt nur selten das Herz unbeteiligt. Mit kleinen Dosen wird man häufig nicht zurecht kommen. Der Auffassung von Hoff, bis zu 0,5 mg intravenös zu geben, in verzweifelten Fällen diese Dosis bis zu 1,0 mg zu erhöhen, kann man sich nur anschließen. Eine *prophylaktische* Kreislauftherapie ist ebensooft empfohlen wie für überflüssig gehalten worden. Die Wachsamkeit und rechtzeitige Erkennung der Gefahren möchte man beim Typhus für viel wichtiger halten. Man darf sich also nur nach den *Grundsätzen* unseres therapeutischen Handelns richten, ohne des Guten auch zu viel zu tun. Gerade eine rein schematische Therapie kann im Zeichen akuter Gefahr von negativem Effekt sein.

Wir möchten besonders neben den üblichen Kreislaufmitteln *Cardiazol, Coramin, Lobelin, Sympatol, Coffein* usw. auch dem *Strychnin* das Wort sprechen, das wir gerne in Kombination mit Coffein injizieren.

Zur Verhinderung einer Kreislaufbelastung muß natürlich auch die Flüssigkeitszufuhr eingeschränkt werden. Mit der reinen Milchdiät früherer Zeiten hat man wohl diesen Gesichtspunkt zu wenig gewürdigt.

Später wird unter Umständen eine sich länger hinziehende Digitalistherapie nicht zu vermeiden sein. In der Rekonvaleszenz mit den oft auftretenden Herzstörungen, besonders bei labilen Personen, ist psychische Behandlung oft mehr am Platz. Wir haben auf S. 1457 darauf hingewiesen, daß die Patienten, besonders jüngerer Personen, von ihren Extrasystolen recht gequält werden können. Luminal-Chinin oder Bellergal kommt dann mehr in Betracht. Auch steht hier die *Baldriantinktur* im Vordergrund. Übungs- und Hydrotherapie wird oft schneller einen Ausgleich schaffen als eine medikamentöse Behandlung.

Ob durch das Chloromycetin *Cystopyelitiden* seltener werden, muß die Zukunft zeigen. Wir haben uns früher nicht auf die üblichen Desinfizienzien beschränkt, sondern haben uns frühzeitig zu der von Schottmüller angewandten Instillationstherapie von 10 cm³ einer bis zu 2%igen Argentum nitricum-Lösung in die Blase entschlossen. Sie hat uns immer wieder mit einem besseren Erfolg überzeugen können als Urotropin oder die verschiedenen Sulfonamide.

Die Behandlung des *Nervensystems* richtet sich nach den vorliegenden Krankheitszeichen und objektiven Krankheitszuständen. Eine Meningitis typhosa muß natürlich genau nach denselben Prinzipien wie eine durch Meningokokken oder Pneumokokken hervorgerufene behandelt werden. Es müssen auch Lumbalpunktionen Anwendung finden.

Oft wird sich leider die Therapie auch jetzt noch hauptsächlich auf Pflege beschränken und sich den jeweiligen Krankheitszuständen anpassen müssen. Ein Heilplan läßt sich hier kaum aufstellen. Der Arzt muß auch hier belehrend auf Pflegepersonen und Familienangehörige wirken. Dies ist insbesondere auch in der Rekonvaleszenzzeit nötig. Je länger eine Krankheit besteht, je mehr besteht auch die Gefahr, daß der Wille zum Helfen erlahmt und gerade beim Typhuskranken darf nicht vergessen werden, daß plötzlich lebensgefährliche Zwischenfälle, sogar in der fieberfreien Zeit, auftreten können. Fehler in der Pflege, Fehler in der Diät können leicht Gefahren heraufbeschwören.

So ist neben der sorgfältigsten Pflege und Überwachung vor allem der *diätetischen* Behandlung ein weiter Raum zu geben.

Die Ernährungstherapie hat von vornherein Rücksicht auf geschwürige Prozesse zu nehmen. Auch hier sind Richtlinien nur bedingt vorhanden. Früher hat man rein flüssige Diäten vorgeschrieben, weil man Perforationen und Blutungen verhüten wollte. ,,Es hat sich aber gezeigt, daß diese Ereignisse nicht infolge mechanischer Läsion der Geschwüre ausgelöst werden, sondern, daß es im Gegenteil besser ist, wenn der Kranke beim Eintritt einer solchen Komplikation möglichst gut bei Kräften ist" (STAEHELIN).

Im Jejunum findet sich ja bereits dünnbreiiger Stuhl. Gerade die Milchdiät hat zu Eindickungen dann sekundär geführt. Die Angst vor einer Verletzung der in Ulceration begriffenen Darmschleimhaut ist also nicht nur unbegründet, man kann im Gegenteil durch eine vernünftig durchgeführte Diät sogar die Gefahr der Arrodierung verhindern. Eine ständige Hilfe beim Essen, sowie die Mund- und Hautpflege heben besser die Eßlust, als die verschiedenen früher empfohlenen appetitanregenden Mixturen und Tropfen. Die *Eiweißverluste* im Fieber, das an sich schon zu Stoffwechselsteigerung Anlaß gibt, verlangen schon nach *calorien- und eiweißreicher Kost*. Man hat früher gedacht, man könne durch eine strenge Diät Rezidive verhüten, viel wichtiger ist es beim Auftreten von Rezidiven nicht einen bereits entkräfteten Organismus vor sich zu haben.

Die *Füssigkeitseinschränkung* soll nur auf eine Verminderung der Herzbelastung eingestellt sein. Man kann mit frischen Fruchtsäften, mit Puddings und Breien reichlich Vitamine zuführen. Gerade das Obst sollte entsprechend ausgewählt werden. Mit Butter, Sahne, Eiern, mit Fleischpürees läßt sich eine ausgezeichnete schmackhafte Diätform erzielen, die in mehreren, oft bis zu 8 Mahlzeiten mit kleinen Portionen am Tage genügende Calorien, *Vitamine* und Eiweißstoffe dem Körper zuführen kann. In dieser Beziehung haben wir mit Hilfe unserer ausgezeichnet ausgebauten Diätküche im Eppendorfer Krankenhaus manche Klippen überwunden, die die Abneigung des Patienten der Pflege und der Nahrungszufuhr entgegenstellte.

Einer besonderen Behandlung bedarf der *Meteorismus*. Die Tinctura carminativa (3mal 20 Tropfen) hat manchmal eine Milderung gebracht, doch müssen wir zugeben, daß er uns gelegentlich vor ein ernstes Problem der Behandlung stellte. Spasmen lassen sich leichter bekämpfen mit unseren Spasmolytica. Bei *Durchfällen* haben wir mit Erfolg das Bismutum subgallicum angewendet, 3mal täglich 1 g in Oblaten. Mitunter konnten wir allerdings zur Ruhigstellung des Darmes Opium nicht ganz entbehren. Ich glaube, daß wir damit weniger Schaden angerichtet haben, als wenn der Patient durch seine starken Durchfälle zu sehr in seinem Kräftezustand heruntergekommen wäre. Mitunter haben wir von einer Apfeldiät, die in kleinen Portionen über den ganzen Tag verteilt war, eine gute Wirkung gesehen.

Auf die günstige Wirkung von Bluttransfusionen haben wir bereits hingewiesen. Sie kommen manchmal geradezu lebensrettend bei den *Blutungen* in Frage. Wir möchten ihnen auch einen Wert als *Blutstillungsmittel* zuschreiben, das sich besser auswirkt, als die internen Haemostyptica. Im übrigen muß man hier mit Tinctura opii den Darm auf jeden Fall ruhigstellen. Der quälende *Durst* wird am besten mit Dauertropfinfusionen bekämpft werden müssen.

Die Frage, *wann* man einen Patienten nach Typhus aufstehen lassen soll, ist oft diskutiert worden. Auch hier kann man sich nur nach den jeweiligen Befunden und dem Befinden des Patienten richten. Auch wenn man noch so lange den Patienten zur Ruhelage zwingen würde, könnte man ein Rezidiv nicht verhüten. Unseres Erachtens tritt das Rezidiv auf, ob man Verhütungsversuche gemacht hat oder nicht; sogar vor der antibiotischen Therapie macht es nicht Halt. Diese Therapie wird aber andererseits nun in besonderem Grade unsere Patienten zu frühzeitigem Aufstehen verlocken und fordert unsere erhöhte Aufmerksamkeit.

Sehr häufig drängt der Patient darauf, das Bett verlassen zu dürfen. Er erlebt aber dann fast regelmäßig eine Enttäuschung, vor allem, wenn die Pflege es unterlassen hat, gut zu lagern, insbesondere durch passive Bewegungen, Massage, unter Umständen Umwicklung der Beine, die Muskulatur der unteren Extremitäten kräftig zu erhalten oder wenn gar durch Versäumnis die Füße in Equinovarus-Stellung gebracht wurden. Der erste Aufstehversuch beim Patienten ist oft auch bei psychisch kräftigen Naturen mit Tränen verbunden.

Die chirurgische Behandlung kommt in erster Linie bei manchen Komplikationen in Betracht, wie sie im Krankheitsverlauf des Typhus zumeist von den Darmprozessen oder von Gallengangs- oder Nierenbeckenprozessen her zu erwarten sind. Dazu kommen die verschiedenen Möglichkeiten von Mischinfektionen, die sich mit Eiterbildung hinzugesellen.

Wenn es in erster Linie Aufgabe hygienischer Maßnahmen und der Pflege ist, solche Zwischenfälle zu vermeiden, so kann es auch bei guter Mundpflege zu einer Infektion der Parotis kommen, die eine Vereiterung nach sich zieht. Auch vom Mund fortgeleitete *Mittelohrerkrankungen* lassen sich nicht immer verhindern. Mit einer stündlich durchgeführten *Mundspülung* mittels folgender bewährter Lösung (Rp.: Na. biboracicum, Na. bicarbonicum āā 6,0; Glycerin 10,0; Aqua dest. ad 400,0; Ol. menth. pip. gtt. X) haben wir so gut wie immer schwerere orale nekrotisierende Zustände ausschalten können. Bei Benommenen mußte man die Mundhöhle auswischen. Schluckpneumonien können Abscesse oder Empyeme zur Folge haben, die gelegentlich noch nach Ablauf des Typhus selbst chirurgisches Handeln benötigen.

An abdominalen Komplikationen haben wir die *Darmblutung* voranzustellen. Nur zu häufig wird der Patient ohne besondere Vorboten von ihr überrascht, bei Somnolenten mehr noch das Pflegepersonal. Von amerikanischer Seite ist der operative Weg zur Ausschaltung der blutenden Stelle öfter beschrieben worden als bei uns. Wir haben vielleicht häufiger darauf verzichtet deshalb, weil die Blutung doch zumeist durch Ruhigstellung des Darmes von selbst zum Stillstand kommt. Man wird sich zur Laparotomie nur in äußersten Fällen bei den schwerkranken Patienten entschließen können. Es kann kein Zweifel sein, daß bei der als schwerste Komplikation geltenden Darmperforation nur eine rechtzeitige Laparotomie mit Vernähung der Bruchstelle — und auch hier nur in einem geringen Prozentsatz — noch Rettung bringen kann; man wird sich dazu aber entschließen müssen, weil eben ein anderer Ausweg trotz der Schwächung des Patienten durch das lange Krankenlager oder durch andere Komplikationen nicht übrigbleibt. Die Prognose wird abhängig sein von dem jeweiligen Kräftezustand, vor allem von der der Kreislaufsituation.

Indikationsstellung und Behandlung vom chirurgischen Standpunkt aus wurde von MADELUNG in großem Umfange entwickelt, neuerdings in moderner, übersichtlicher Weise von DETLEFSEN. Hinsichtlich der Frage der Peritonitisbehandlung vertritt SCHOTTMÜLLER den Standpunkt, man solle sich nicht scheuen, auch bei dringendem Verdacht die Bauchhöhle zu eröffnen, ungeachtet des Fieberzustandes des Patienten.

Der Erfolg der Behandlung ist natürlich abhängig davon, ob die Perforationsstelle gefunden und übernäht werden kann. „Allerdings haben wir nur ganz außerordentlich selten die angenommene Infektion des Peritoneums nicht vorgefunden." Manchmal ist das Coecum und das untere Ileum in größerer Ausdehnung freizulegen und abzusuchen, ebenso auch nach bereits vorhandenen Abscessen und Verklebungen zu fahnden. Nach sorgfältiger Spülung ist so gut wie immer eine Drainage und sorgfältigste Nachbehandlung durchzuführen. Höchste Aufmerksamkeit erfordert die Vasomotorenlähmung. Neben unseren modernen Präparaten ist vor allem die intravenöse Kochsalzinfusion zur Auffüllung des Kreislaufs und Ausschwemmung der Toxine, ebenso wiederholte Bluttransfusionen nötig.

Unter den Möglichkeiten zu einer Peritonitis wäre auch in seltenen Fällen die *Mesenterialdrüsenvereiterung* anzuführen. Sie aufzufinden ist sicherlich in manchen Fällen sehr schwer.

Milzrupturen, von einem Abceß ausgehend, verraten sich gelegentlich durch den Druckschmerz unter dem linken Rippenbogen. Im allgemeinen gehen die Symptome unter Erscheinungen einer Peritonitis einher und die Ruptur wird erst bei der Operation entdeckt.

Das gilt auch für die Gallenblasenperforation, wenn eine Cholecystitis vorausgegangen ist, wie das häufig der Fall ist, wird man an diese Möglichkeit eher denken. Die Neigung des Typhusbacillus zur Infektion der Gallenblase ist schon frühzeitig bekannt gewesen. Schon FRAENKEL hat darauf hingewiesen, daß die leichten Fälle unter dem Meteorismus oder den anderen abdominellen Erscheinungen nur larviert aufzutreten brauchen und zumeist von selbst abheilen. Kompliziert werden die Verhältnisse, wenn vorher schon eine Steinblase vorhanden war. Hier kommt es leichter zu Abscedierungen und zur Möglichkeit einer Perforation. Frauen sind häufiger betroffen.

BOTNER berichtet über einen Fall von Gallenblasendurchbruch bei einem Kinde, bei dem die Diagnose auf Appendicitis gestellt war. Es ist also auch in früheren Lebensaltern beim Typhus an die Möglichkeit einer Cholecystitis zu denken.

Von ANSCHÜTZ ist gefordert worden, nicht nur bei erfolgter Perforation, sondern auch schon bei deutlichen Zeichen von Nekrosen oder gangränösem Zerfall, mit mehr oder weniger deutlichen peritonealen Reizerscheinungen, chirurgisch einzuschreiten. Das gleiche gilt für das Empyem und vor allem auch für die Symptome einer Cholangitis mit septischen Erscheinungen. Hier kommt natürlich auch die Gallengangsdrainage in Betracht, die solange aufrechterhalten bleiben muß, als noch Abscheidungen infektiösen Materials nachgewiesen sind.

Die Geschwürsbildung kann besonders an tieferen Stellen des Ileum scheinbar als Auftakt einer Appendicitis aufgefaßt werden, besonders wenn die ersten Erscheinungen des Typhus nicht schärfer hervortreten. Man ist dann manchmal zur Operation gezwungen und wird oft erst während der Laparotomie zur richtigen Diagnose gelangen. Es wäre müßig, sich differentialdiagnostischen Erwägungen hinzugeben, wenn peritoneale Erscheinungen auftreten.

Beim Typhus werden auch ähnlich wie beim Flecktyphus *endarteriitische Prozesse* beobachtet, die sogar zu Gefäßverschlüssen und Gangrän führen können. *Thrombosen* bis zur Arteria iliaca communis mit ihren alarmierenden Symptomen, ischämische Schmerzen, livide Verfärbung, Marmorierung, Abkühlung, bieten sich als Symptome dar. Als therapeutische Vorschläge werden Erwärmung, Blutegel, Infusion mit Padutin, Eupaverin, Follikelhormone empfohlen. Weiterhin periarterielle Umspritzung mit Novocain ohne Suprarenin, schließlich Injektion des Grenzstranges bzw. an der oberen Extremität des Ganglion cervicale (stellatum) oder die einfache Plexus- bzw. Lumbalanästhesie.

DETLEFSEN hat mit der von SAUERBRUCH angewandten Methode multipler Incisionen bei Erfrierungen auch bei einem zur Amputation reifen Fall noch einen Erfolg gesehen. Die Grenzstrangresektion hält er bei einem Schwertyphuskranken für einen zu großen Eingriff. Unter Umständen kommt noch bei einem lokalisierten embolischen Verschluß eine Arteriotomie in lokaler Betäubung in Frage.

Die Ostitis typhosa wird solange als möglich mit Bettruhe und Schienen- bzw. Gipsverband in Ruhigstellung gehalten. Liegt der Herd in der Nähe wichtiger Organe, so wird wohl nach den Regeln der Osteomyelitisbehandlung zu verfahren sein. Leider neigt auch die Typhusostitis zur Fistelbildung und die Ausscheidung von Typhusbacillen kann die Gefahr der Weiterverbreitung der Infektion erheblich vergrößern. Für die Spondylitis typhosa wird man ebenfalls die konservative Behandlung im Gipsbett, eventuell mit GLISSONscher Schlinge, durchzuführen haben. Bei Rippenknorpelentzündungen wird man die aktive operative Therapie bevorzugen. „Breiteste Freilegung, Resektion aller auch nur verdächtiger Knorpel unter Mitnahme auch der beiden benachbarten gesund erscheinenden. Das wird oft Entfernung von der 4. Rippe bis einschließlich des ganzen Rippenbogens sein müssen" (KÜTTNER). Jeder kleinere Eingriff, wie Fistelauskratzung, ist eine halbe Maßnahme und nach vielfacher Erfahrung zwecklos. Unter den typhösen Arthritiden, die vermutlich noch seltener sind wie die Knochenerkrankungen, soll in erster Linie die Coxitis, die Kniegelenksentzündung, das obere Sprunggelenk und das Schultergelenk befallen sein.

DETLEFSEN unterscheidet auch hier die seröse und die eitrige Gelenksentzündung. In der französischen Literatur wird noch ein 3. Typ angeführt: Les petites ostéoarthrites, die am Anfang oft schwer von Rheumatismus zu trennen sind, ähnlich also auch nach Verlauf und Entzündungserscheinungen dem Gelenkrheumatismus bei der Streptokokkensepsis, und auch mehrere Gelenke zugleich befallen können. Die chirurgische Behandlung entspricht der bei der Gonokokkenarthritis. Punktion, Wärme, Kurzwellenbestrahlung kann bereits zum Rückgang der Entzündungserscheinungen führen. Allerdings besteht auch hier die Gefahr von Kontrakturen und Versteifungen, die nach orthopädischen Grundsätzen behandelt werden müssen.

Paratyphus.

Als SCHOTTMÜLLER durch seine Untersuchungen um die Jahrhundertwende den Krankheitsbegriff Paratyphus abdominalis aufstellte, war die Bakteriologie schon 1896 mit der Bezeichnung „Paratyphusbacillen" und einer „Infection paratyphoidique" durch die beiden französischen Autoren ACHARD und BENSAUDE bekanntgemacht worden. Man hatte festgestellt, daß Bacillenarten, die damals im Grunde genommen nur durch ihre verschiedenen Immunitätsreaktionen, durch Säure- oder Alkalibildung und schließlich durch ihre verschiedenen vergärenden Eigenschaften sich von den Colibacillen ebenso wie vom Typhusbacillus unterschieden, aber auch schon nach ihrer krankmachenden Wirkung (entsprechend ihrer erstmaligen Auffindung 1896 bei einer Gelenk- und Harnweginfektion) eine spezifische Bedeutung haben müßten.

Die Bezeichnung „Paratyphosen" ist inzwischen zu einem feststehenden Begriff geworden. Freilich aber ist der Weg, der zu dieser Anerkennung führte, ziemlich verschlungen gewesen und es hat lange Zeit gedauert, aus der Vielheit der Krankheitsbilder, dem Wechsel der klinischen Formel, die vom Typhus bis zur Ruhr, von katarrhalischen Formen bis zu hochtoxischen, choleraähnlichen alle Übergänge zeigte, *Grundtypen* aufstellen zu können.

In diesem Kampf um den geschichtlich gewordenen Namen und die Bestätigung des Paratyphusbacillus B als eines streng definierbaren Keimes, der nicht als eine Mutationsform oder eine Standortvarietät des Typhusbacillus oder des schon seit 1888 bekannten Gärtner-Bacillus abgetan werden konnte, hat der erste Weltkrieg beweiskräftige Erfahrungen gebracht, ebensosehr auch durch das pathologisch-anatomische Material, das nun im größeren Umfange zur Verfügung stand.

In die ehedem kaum durchführbare Klassifikation der Paratyphusbacillen, die später sich noch in eine Unzahl von Typen, gerade bei Infektionen der Tiere, auflöste, hat in mühevollster Arbeit die Serologie in der Auffindung der O-, H- und Vi-Antigene und ihrer entsprechenden O- und H-Agglutinine Ordnung gebracht.

Die diagnostische Identifizierung ist heutzutage so ausgebaut und vor allem in der Antigentabelle von KAUFFMANN-WHITE so formuliert (s. S. 1500—1502), daß Schwierigkeiten der Feststellung, wie weit Keime als Angehörige der Typhus-Paratyphus-Enteritisgruppe anzusehen sind und welcher Typus vorliegt, nahezu als behoben anzusehen sind. Es konnte dadurch aber auch zugleich festgestellt werden, welchen Erregern aus der Paratyphusgruppe bzw. welcher Salmonellaart der Zahl nach besondere Bedeutung zukommt. Auch hier steht nach statistischen Angaben der SCHOTTMÜLLERsche Paratyphus-B-Bacillus noch an erster Stelle. Inzwischen ist in dieser Beziehung nun auch der Streit geschlichtet, der darüber entbrannt war, ob eine Trennung zwischen Paratyphus- und Breslau-Bacillen berechtigt sei, ferner ob der SCHOTTMÜLLERsche Paratyphus-B-Bacillus *nur* einen Paratyphus abdominalis und keine Gastroenteritis paratyphosa erzeugen könne und ob schließlich durch denselben Schottmüller-Bacillus beide Erkrankungsformen möglich seien.

Wenn es früher nicht leicht war, eine einwandfreie übersichtliche Darstellung der pathologischen Anatomie der paratyphösen Infektionen zu geben, so ist dies durch die zahlreichen Obduktionsbefunde und durch ihre kritische Sichtung von LUDWIG PICK seit 1928 wesentlich gebessert. Wir sind uns wohl bewußt, daß die Einteilung, die wir uns vorgenommen haben: Paratyphus abdominalis, Gastroenteritis paratyphosa, lokale Erkrankungen durch Paratyphusbacillen (an anderen Organen), noch verhältnismäßig schematisch ist, da sich bestimmte Krankheitsbilder manchmal nur schwer in eine solche Systematisierung einfügen lassen und häufig Mischformen erzeugt werden.

Begriffsbestimmung. Wenn man vom Typhus sagen konnte, daß die Infektion von Mensch zu Mensch (direkt oder indirekt) übertragen werde, so besteht bei den sog. paratyphösen Erkrankungen im Gegensatz dazu hauptsächlich die Möglichkeit, daß das *Tier* als Zwischenwirt (tot oder lebendig) den Infekt dadurch vermittelt, daß die Bakterien in den tierischen Organbestandteilen, die dem Menschen zur Ernährung dienen, ein geeignetes Nährmedium finden und entweder nur ihre *Gifte* dem Substrat mitteilen, oder aber im Menschen eine *Infektion* mit verschiedenen Auswirkungen entfachen.

Man kann also einerseits von Nahrungsmittel*infektionen* sprechen, wenn Bakterien durch die Nahrungsaufnahme in den menschlichen Körper eindringen und — sich hier vermehrend — eine *Infektion* zum Ausbruch gelangen lassen. Die Bakterien dringen in diesem Falle lebend ein. Aber auch hierbei kann natürlich das aufgenommene Nahrungsmittel zusätzlich schon reichlich mit gebildetem Endotoxin der Bakterien durchsetzt gewesen sein.

Bakterielle Lebensmittel*vergiftungen* in engerem Sinne liegen bei denjenigen Erkrankungsformen vor, bei denen die Bakterien zwar nicht mehr lebend in den menschlichen Organismus überführt werden, ja sogar a priori apathogen für die Menschen sein können, bei denen die Nahrungsmittel aber mit bakteriellen Giften allein schon so infiltriert sind, daß bei ihrem Genuß, ganz ähnlich wie bei der Aufnahme chemischer Gifte, mehr oder weniger schwere Krankheitserscheinungen ausgelöst werden. Oft aber spielen sich Mischformen von Infektion und Vergiftung nebeneinander ab.

Daß allein schon durch *fäulniserregende* Prozesse, demgemäß durch Zersetzung von Eiweiß oder Kohlenhydraten unter der Wirkung anaerober Bakterien (Bac. butyricus bzw. Bac. putrificus (BIENSTOCK-ZEISSLER) Brechreiz und Erbrechen hervorgerufen werden kann, ist nicht zu bestreiten. Doch handelt es sich hier nicht um Folgen einer besonderen Giftwirkung, sondern eher um den individuell hervorgerufenen Widerwillen gegen solche mit Stinkstoffen einhergehende Kohlenhydrat- und Eiweißabbauprodukte.

Wenn die Fäulnis eine solch bedeutende Rolle spielen würde, so wäre es unverständlich, daß gewisse Völkerstämme gerade mit Vorliebe Nahrungsmittel bis zu einem gewissen Grad in Fäulnis übergehen lassen, bevor sie sie genießen. Wie wenig wählerisch waren zur Hungerzeit viele Menschen hinsichtlich des Genusses von Speisen, die schon sehr einen „haut gout" hatten! Der Geruch mancher Käsesorten wird besonders geschätzt; würde der gleiche Geruch rohem Fleisch entströmen, würde er sofort Brechreiz auslösen.

Zu einer Zeit, als die Anaerobierforschung noch im argen lag, beschäftigte man sich intensiv mit dem Nachweis eines „*Sepsins*", das ätiologisch für die „Sepsis" bzw. Vergiftungszustände allgemein Geltung haben sollte.

Von rein *saprämischen Intoxikationen* zu sprechen, ist wohl nicht berechtigt, genau so wie es sich bei der sog. *Autointoxikation* unter Einwirkung der obligaten Darmflora um ein umstrittenes Problem handelt. Wir müssen ja doch in Betracht ziehen, daß es auch bei der Anaeroben- und Coli-Infektion geweblicher Rückstände, z. B. beim inkompletten Abort in der Uterushöhle nur bei den unter künstlicher mechanischer Einwirkung (Wehen, Curettage) hervorgerufenen Bakteriämien zu stürmischeren Erscheinungen kommt. Ihnen ist ein Ende gesetzt, sobald die faulig-zersetzten Massen aus dem Uterusinnern entfernt sind (s. S. 1105 ff.).

Bei der sog. *Fleischvergiftung* haben *intravitale Infektionen der Schlachttiere* für die menschliche Pathologie gerade in den letzten Jahrzehnten eine erhöhte Bedeutung.

Solche Fleischvergiftungen entstehen durch Darminfektionen erwachsener Tiere zu deren Lebzeiten. Man könnte hier von *primärer* Paratyphose sprechen.

Bei anderen Tierparatyphosen wird durch Keime *bakteriämisch* die Muskulatur aber nicht nur in bestimmten Gebieten infiziert. Es handelt sich also im Grunde genommen um Metastasen, die hämatogen nur in einzelnen Bezirken des Fleisches zur Auskeimung kommen, während Infektionsherde in anderen Organteilen der betreffenden Schweine nicht aufzutreten brauchen. Der Genuß nicht infizierter Organe desselben Tieres braucht also keine Vergiftungserscheinungen auszulösen. Das gleiche gilt, wenn auch seltener, für Rind- und Pferdefleischinfektionen.

Unter *sekundären* Tierparatyphosen verstehen wir mit STANDFUSS Salmonellainfektionen, die sich erst auf der Grundlage einer anderen Erkrankung entwickeln. Der Bereich dieser Krankheiten ist so weit, daß man ihn gar nicht scharf umreißen kann. Eine der wichtigsten unter dieser Krankheitsgruppe ist die Schweinepest, bei der schon 1885 SALMON und SMITH den *Bac. suipestifer* bei einer unter den Schweinen wütenden Seuche entdeckt hat.

Zu den sog. *primären* Tierparatyphosen gehören *die Ferkelseuche, die Enteritis, Mastitis und Metritis der Kühe, die Kälberruhr, der Mäusetyphus, die Rattenseuche* (die beide in Experimentierställen wüten können). Im Organismus dieser Tiere und aus den aus ihm verarbeiteten Produkten (dementsprechend auch besonders aus rohem Hackfleisch, Wurst, Milch, Käse, Sahne, Eis u. dgl.) ließen sich Bakterien der Paratyphus- und Enteritisgruppe nachweisen. Die betreffenden Erreger können ganz auf die Tierwelt beschränkt bleiben. Wenn sich die mit den infizierten Tieren berufsmäßig beschäftigten Menschen dabei nur in den seltensten

Beziehungen der Tierparatyphosen zu den Paratyphosen des Menschen.

Tier	Mensch
	Paratyphus abdominalis A
Enteritisches Krankheitsbild — — — — — —	
	Paratyphus abdominalis B
Bakterienausscheider ———————	
Primäre Tierparatyphosen:	
Kälbertyphus — — — — — —	
Stutenabort	
Schafabort	
Ferkeltyphus und Schweineparatyphus	
Hühnertyphus und Kükenruhr	
Andere Geflügelparatyphosen ———————	
besonders bei Enten ———	
Mäusetyphus und Rattentyphus — — — . — —	
Verschiedene Tierparatyphosen:	
Paratyphosen bei Jungtieren — — · —	
Paratyphosen bei erwachsenen Haustieren	
Paratyphosen bei Pelztieren	
Paratyphosen bei Wild und Nagetieren	
Paratyphosen bei Fleischfressern	Fleischvergiftung
Enteritis erwachsener Rinder ———————	Bakterielle Nahrungsmittelvergiftung
	Gastroenteritis
Sekundäre Tierparatyphosen:	
Suipestifer-Infekt des Schweines ———	
Sporadische sekundäre Tierparatyphosen ———	

——— Häufige Übertragungen;   seltene Übertragungen.

Fällen anstecken, so deshalb, weil diese Keime — mögen sie auch noch so sehr als Verwandte gelten — eben in der Hauptsache nur *für die betreffende Tierart eine spezifische Pathogenität* haben. Freilich (wie gerade die Experimentatoren in der Veterinärmedizin nachweisen) mit der Einschränkung, daß genau so wie bei anderen Infektionen diese Verwandten der Paratyphus-Enteritisgruppe durch exogene oder durch endogene *Umstimmung* doch auch auf einer anderen Tiergruppe (demgemäß auch bei Menschen) Boden fassen können. Haben sich die Paratyphus-Enteritiserreger aber erst an eine besondere Tierart gewöhnt, so wird ihre Infektiosität für diese elektiv am größten werden, während sie für andere Tierkörper und für Menschen apathogen bleiben.

Noch schwieriger als sonst bei Infektionen dürfte es hier sein, die letzten Unterschiede zwischen *Pathogenität* und (scheinbarer) *Apathogenität* zu erkennen.

Wie schon Hübner betonte, können die Paratyphusbacillen rein saprophytisch ohne Auslösung pathologischer Erscheinungen in Form unschädlichen Schmarotzertums existieren. Niemals ist vorauszusehen, wann sie ihre pathogenen Eigenschaften entfalten. Das gilt schon für die *Gärtner-Bacillen* und in noch gefährlicherer Weise für die Paratyphus-B-Bacillen.

Diese wechselnde Pathogenität zeigt sich auf Grund klinischer Erfahrung, wobei Erregereigenschaften im Sinne einer spezifischen Sensibilisierung und Gegenäußerung von seiten des Wirtsorganismus für Charakter, Verlaufsart und Schweregrad der jeweiligen Gruppenerkrankung bestimmend sind (Störmer).

Heutzutage kann die Ansicht im allgemeinen Geltung haben, daß die Paratyphus-B-Schottmüller-Bacillen bei Tieren sehr wenig in Betracht kommen und daß experimentell keine mit dem Paratyphus B beim Menschen übereinstimmende Erkrankung vorkommt, von leichten Darminfektionen abgesehen. Auch unter sehr verwandten Typen kann man die gleiche Beobachtung einer solchen selektiven Spezifität der Infektion für eine bestimmte Tierart machen. So haben Paratyphus A und Paratyphus C keine Pathogenität für Tiere, sondern so gut wie ausschließlich für Menschen.

Ein Schema von STANDFUSS in „Ansteckende Krankheiten" (Stuttgart: Georg Thieme 1950) gibt einen Überblick über die Beziehungen der Tierparatyphosen zu den Paratyphosen des Menschen (s. S. 1495).

Bakteriologie. Unter den vielen Bakterien der Salmonellagruppe, die bei notgeschlachteten erkrankten Tieren gefunden wurden, hat man je nach dem Ort, wo die bakteriologische Untersuchung vorgenommen und durch eine Typenanalyse eine Identifizierung des Typs möglich gemacht wurde, der Hauptbezeichnung *Salmonella* den *Ortsnamen* angehängt. Es gibt wohl keine Bakteriengruppe, die wie die Salmonellabacillen so eingehend in serologischer wie auch in kultureller Hinsicht durchforscht worden ist (HANS SCHMIDT).

Im folgenden geben wir (nach einer Übersicht von BOECKER) die 4 wichtigsten pathogenen Erreger der *Typhus-Paratyphusgruppe* mit den für den Kliniker geläufigen Trivialnamen wieder.

Gruppe A. 1. paratyphi A (Erreger des Paratyphus A).
Gruppe B. 2. paratyphi B (Erreger des Paratyphus B: Schottmüller-Bacillus);
              3. typhi murium (Bac. enteritidis, Breslau: Mäusetyphuserreger);
              4. stanley;
              5. abortus ovis (Erreger des Schafabortus);
              6. abortus equi (Erreger des Stutenabortus);
              7. abortus bovis;
              8. Essen 173;
              9. Schleißheim.
Gruppe C. 10. paratyphi C;
              11. cholera suis (Erreger der Schweinecholera, Bac. suipestifer);
              12. typhi suis (Erreger des Ferkeltyphus);
              13. Potsdam;
              14. Oranienburg;
              15. Newport;
              16. München.
Gruppe D. 17. typhi (Erreger des Typhus);
              18. Sendai (Paratyphuserreger in Japan);
              19. enteritidis Jena (Gärtner-Bacillus);
              20. enteritidis ratin (Erreger des Rattentyphus, Ratinbacillus);
              21. enteritis Essen (Gärtner-Bacillus);
              22. enteritidis Kiel (Gärtner-Bacillus);
              23. enteritidis Rostock (Gärtner-Bacillus).

Mit Hilfe entsprechender Sera läßt das KAUFFMANN-WHITE-Schema eine relativ schnelle und zuverlässige Typendiagnose zu. Es wird in der Praxis natürlich nicht möglich sein, alle Salmonelladiagnosen durchzuführen, und auch in einem großen Laboratorium wird man sich auf das sog. kleine Besteck von BOECKER beschränken.

Um Verwirrungen zu vermeiden, die sich aus den verschiedenen Bezeichnungen, Nummern, Zahlen und Buchstaben der KAUFFMANN-WHITEschen Antigenformel für den nicht geschulten Laboratoriumsbakteriologen ergeben könnten, sind einige *Vorbemerkungen* nötig, wobei ich mich besonders unter Hinweis auf die Übersichten von KAUFFMANN, H. SCHMIDT, LENBACH, GÜNTHER, HALLMANN u. a. auf das Nötigste beschränke.

Im folgenden sei *zur allgemeinen Übersicht* ein Orientierungsschema von HANS SCHMIDT über die schon beim Typhus (s. S. 1410/11) kurz angeführten Körper- und Geißelantigene gegeben, das anzeigt, wie viele Typen unter den vielen Salmonellaarten sich trennen lassen, sei es durch ihr Verhalten gegenüber Wärmeeinwirkung, nach ihrer Form, ihren spezifischen und unspezifischen Phasen und ihrem Übergang von einer Phase zur anderen (je nach ihrer serologischen Geißelantigenbeschaffenheit).

Die Antigene der Typhus-Paratyphus-Enteritisgruppe.

A. Körperantigene.

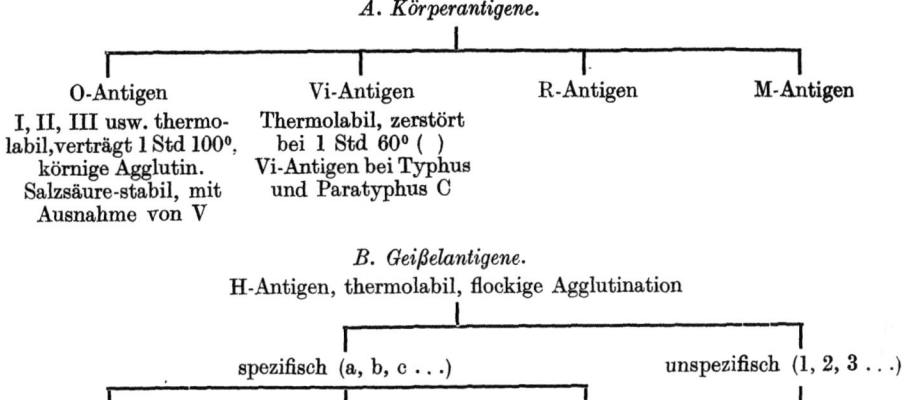

O-Antigen	Vi-Antigen	R-Antigen	M-Antigen
I, II, III usw. thermolabil, verträgt 1 Std 100°, körnige Agglutin. Salzsäure-stabil, mit Ausnahme von V	Thermolabil, zerstört bei 1 Std 60° ( ) Vi-Antigen bei Typhus und Paratyphus C		

B. Geißelantigene.
H-Antigen, thermolabil, flockige Agglutination

spezifisch (a, b, c ...)			unspezifisch (1, 2, 3 ...)
Typen, deren spezifisches H nur bei dem betreffenden Typ auftritt	Typen mit gleichen Teil-H-Antigenen, aber zusammen mit anderen Teil-H-Antigenen und teils auch verschiedenen O-Antigenen	Typen, die in ihrem spezifischen H-Antigen völlig übereinstimmen u. sich lediglich durch verschiedene O-Antigene unterscheiden	Zum Teil gemeinsam mit allen in der unspezifischen Phase vorliegenden Salmonellabakterien

Bei serologischen Variationen der Körperantigene spricht man von *Formen-* und bei solchen der H-Antigene von *Phasenwechsel.*

Unter *Phasen* versteht man die serologisch verschiedenen Erscheinungsformen des Geißelantigens. (Hinsichtlich des Phasenwechsels, der Phasentrennung, der monophasischen Typen, ebenso der Bezeichnungen muß auf Grundlagen der spezifischen Therapie von H. SCHMIDT hingewiesen werden.)

Man unterscheidet:
1. Phasen A, B, C, D;
2. Phasen 1, 2, 3 usw.;
3. α und β-Phasen.

Das heißt, die unterschiedlichen *spezifischen* Phasen bezeichnet man mit lateinischen Buchstaben A, B, C, D usw., die *unspezifischen* Phasen mit arabischen Ziffern 1, 2, 3 usw. bis 9. Weiterhin unterscheidet man auch noch *monophasische* und *diphasische* Stämme. Daneben gibt es nach KAUFFMANN einen α-β-Phasenwechsel, der sehr selten ist und nur auf besonderen Züchtungsverhältnissen beruht.

4. Unter bestimmten Voraussetzungen können die Bakterien der Typhus-Coligruppe ihre O-Agglutinationsfähigkeit einbüßen und sogar ihre Virulenz verlieren, und zwar, wenn die O-antigenhaltige glatte Form (sog. „S"=Smooth-Form) sich in eine typische Rauhform (R-Form=„R"ough-Form) gewandelt hat. Man spricht hier von *S-R-Formenwechsel.*

5. *V- und W-Formen.* KAUFFMANN unterscheidet ferner eine O-agglutinable „W-Form" (die „w"enig oder praktisch überhaupt nicht nachweisbares Vi-Antigen enthält) von der V-Form (die „v"iel Vi-Antigen hat).

6. *Säureempfindlichkeit.* Das Vi-Antigen ist beim Paratyphus B salzsäureempfindlich, beim Typhus und Paratyphus dagegen nicht.

KAUFFMANN nimmt nach dem Säureempfindlichkeitsgrad mehrere Unterteilungen beim Vi-Antigen an. Diese Untergruppen werden mit der römischen Ziffer VI bzw. VII bezeichnet.

7. Die normale (N-) Form kann sich zu einer *Mucosusform* wandeln. Tiere, die mit solchen Formen immunisiert werden, besitzen ein M-Antigen, das in der Schleimsubstanz der betreffenden Bacillen vorhanden sein soll.

Diese unterschiedlichen, auf den ersten Blick etwas verwirrend erscheinenden Verhältnisse hat übersichtlicher H. Schmidt in folgender Tabelle wiedergegeben:

$$\text{Soma-antigen} \begin{cases} O \begin{cases} + = \text{S-Form} = \text{Glattform} \\ - = \text{R-Form} = \text{Rauhform, nur wenn auch kein Vi vorhanden ist} \end{cases} \\ Vi \begin{cases} + \quad\quad = \text{V-Form} \\ (\text{Übergang}) \text{ V-W-Form} \\ - \quad\quad = \text{W-Form} \\ (\text{sämtliche S-Formen}) \end{cases} \left.\begin{array}{l}\text{durch O-Antikörper, auch wenn diese gebunden werden, nicht oder nur schlecht agglutinabel} \\ \text{ist O-agglutinabel (fehlt O, dann R-Form)}\end{array}\right\} \\ M \begin{cases} + = \text{M-Form} = \text{Mucosusform} \\ - = \text{N-Form} = \text{Normalform} \end{cases} \left.\begin{array}{l}\text{Existenz eines besonderen M-Antigens ist fraglich}\end{array}\right\} \end{cases} \begin{array}{c} 5 \\ \text{Formen} \end{array}$$

$$\text{Geißelantigen H} \begin{cases} + \text{ beweglich} \\ \quad \text{H-Form} \\ - \text{ unbeweglich} \\ \quad \text{O-Form} \end{cases} \begin{cases} + \text{ spezifische Faktoren} \\ - \text{ unspezifische Faktoren} \\ + \text{ unspezifische Faktoren} \\ - \text{ spezifische Faktoren} \end{cases} \begin{array}{l} = \text{spezifische Phase} \begin{cases} \alpha\text{-Phase} \\ \beta\text{-Phase} \end{cases} \\ = \text{unspezifische Phase} \end{array}$$

Die verschiedenen Sera lassen eine Agglutination schon auf dem Objektträger zu und es können schwärmende, hauchförmige, unbewegliche, flockige, körnige, endständige, polare Agglutinationsformen je nach ihrem Körper (O-) oder Geißel- (H-) Antigen, ihren Gemischen oder ihrem Überwiegen festgestellt werden.

Die Gewinnung der verschiedenen O-, H-, Vi-Antisera, die freilich nicht leicht ist, muß den Spezialinstituten überlassen bleiben. Boecker beschränkt sich zur Vereinfachung auf 9 Sera. Damit gelingt die Agglutination bzw. Identifizierung folgender Antigene:

Tabelle 12.

Nr.	Serum	enthält die Agglutinine
1	Paratyphus A	I, II, a
2	Paratyphus B polyvalens	IV, V, b, 1, 1, 3 (statt dessen empfahl Boecker später ein Paratyphus-B-spezifisch-unspezifisch-Serum) gemischt
3	Breslau	IV, V, i, 1, 2, 3
4	Suipestifer unspezifisch	VI, VII, 1, 3, 4, 5
5	Amerika (oder Orient)	VI, VII, c, 1, 3, 4, 5 (VI, VII, c, 1, 4, 5)
6	Newport	VI, VII, e, h, 1, 2, 3 (oder 1, 3, 4, 5)
7	Typhus	IX, d
8	Gärtner Jena	IX, g, o, m
9	London	III, X, l, v, 1, 4, 6

Bei manchen Bakterien, wie beim Typhus- und Gärtner-Bacillus, liegt, um ein Beispiel anzuführen, ein gemeinsames O-Antigen vor. Erst die Feststellung eines flockigen H-Antigens würde die Diagnose sichern.

Auch Günther stellt mit Hilfe von 5 O-Sera II–IV, V–IX, VI–IX–VI, VII, VIII dem Vi-Serum, den 9 H-Sera a-b-d-i-g, m-m-p-e, h-1, 2, 3 und dem konzentrierten H-Serum 1, 2, 3 für Schwärmplatten nach Sven Gard, mit denen je nach ihren H-Antigenen Geißeln gelähmt werden können, eine Differentialmethodik dar für eine Antigenanalyse der in Deutschland häufigsten Typhus-Paratyphus-Enteritiserreger erscheinen diese Sera ausreichend für eine Objektträgeragglutination. Die kulturellen Eigenschaften und die O-Antigene allein erlaubten dies nicht.

Ein von Günther angeführtes Beispiel erläutert auch die serologische Differentialdiagnose zwischen Paratyphus B (Antigenformel IV, V–b–1, 2) und Breslau (Antigenformel IV, V–i–1, 2–3). Enthält ein solcher Stamm genügende Anteile der Phase 1 (d. h. der Antigene b oder i), so ist mit Hilfe der Faktorensera b und i nach der oben beschriebenen Objektträgermethode in wenigen Minuten mühelos die richtige Diagnose zu stellen.

Die Sera werden von GÜNTHER gewonnen durch Immunisierung von Kaninchen mit entsprechend ausgewählten Typhus-Paratyphus-Enteritisstämmen. Die daraus gewonnenen Rohsera enthalten Agglutinine gegen sämtliche Antigene des injizierten Stammes und werden durch — eventuell mehrfache — Absättigung mit Stämmen von ähnlicher Antigenstruktur soweit gereinigt, daß sie nur noch das oder die gewünschten Agglutitine enthalten.

Der Wert der Typendiagnose liegt nach H. SCHMIDT einerseits in der Möglichkeit der Herstellung optimaler Impfstoffe, andererseits in der Möglichkeit, die Infektionsquelle aufzuspüren.

Wir hatten schon in unserem Kapitel über den Typhus abdominalis einen kurzen Überblick über die Antigenanalyse gegeben und bringen in Tabelle 13 in *alphabetischer Reihenfolge* die bis 1950 aufgefundenen Salmonellakeime, wie sie der französische Autor BRISOU in seiner Monographie (auf Grund der KAUFFMANN-WHITEschen Übersicht gibt). Die Zahlen in der letzten Rubrik zeigen die Nummern der amerikanischen Einteilung.

Die Bedeutung dieser Receptorenanalyse ergibt sich allein aus der nunmehr gelungenen Unterscheidung des SCHOTTMÜLLERschen Bacillus vom Gärtner- und Breslau-Bacillus, der 1893 von KAENSCHE (Breslau) beschrieben wurde, und lange Zeit als identisch mit dem Paratyphus B- bzw. Gärtner-Bacillus gelten mußte.

Diesen beiden Bakterienarten sind die O-Receptoren gemeinsam; unterschieden voneinander sind sie deutlich durch ihre Receptoren. Mit den Gärtner-Bacillen zusammen stehen diese Erreger an der Spitze der Gruppe der „Enteritisbakterien".

UHLENHUTH und HUEBER trennten einen Stamm Paratyphus C ab, den NEUKIRCH seinerzeit auf dem ostasiatischen Kriegsschauplatz als Erreger schwerer Darmerkrankungen vorfand und mit den früher von GLÄSSER-VOLDAGSEN beschriebenen Bacillen identifizierte.

Gerade die Gruppe des *Bacillus suipestifer* erwies ihre nächste Verwandtschaft mit dem Paratyphus-C-Bacillus. Von den selteneren Bacillen, die manchmal auch beim Menschen eine Rolle spielen, seien hier noch der GLÄSSERsche Schweinepestbacillus und der LÖFFLERsche Mäuse- und Rattenbacillus angeführt.

Als um die Jahrhundertwende die Absonderung des Paratyphus-A- und B-Bacillus vom echten Typhusbacillus gesichert war, konnte man nicht voraussehen, wie ungeheuer viele in dieselbe Gruppe hineingehörende Bakterien sich in der Folgezeit absondern lassen würden. Kulturell wie serologisch finden sich alle diese gramnegativen, meist beweglichen Stäbchen, die im Gegensatz zu Typhusbacillus mit Gasbildung einhergehen, in einer geschlossenen Gruppe.

Unter den *Nahrungsmittelvergiftungen* spielen neben den rein menschenpathogenen Salmonellen, wie das Schema zeigt, die Gärtner-Bacillen immer noch die größte Rolle, in abnehmendem Maße die große Zahl der Bakterien mit ihren typeneigenen, konstant vererbten Reaktionsformen und Untergruppen.

Aber auch andere Bakterien, auch solche, die im allgemeinen saprophytär und ubiquitär auf Mensch, Tier und Nahrungsmitteln sich aufhalten können, zumindestens sich in pathogenetischer, vor allem serologischer Beziehung wesentlich unterschiedlich verhalten, können als Nahrungsmittelvergifter in Betracht kommen.

Es sei hier neuerdings nur an den Darmbrand durch gasödembacillenähnliche Anaerobier (Bacillus enterotoxicus, Bacillus Welchii Typ F), wie ZEISSLER zeigen konnte, an Vergiftungen durch Proteusbacillen oder gewisse Coli- und Staphylokokkenarten erinnert.

Nur mit großer Vorsicht wird man aus der Anwesenheit von sonst harmlosen Bakterien schließen können, daß diese ätiologisch nunmehr für gewisse Vergiftungszustände anzunehmen seien. Dies gilt für die Feststellung von JORDAN, der eine bestimmte Staphylokokkenart isolieren konnte und mit dem Kulturfiltrat Vergiftungserscheinungen beobachtete.

Tabelle 13. *Alphabetische Tafel der Salmonellen* (nach BRISCOU).

Bezeichnung	Autoren und Jahr	Antigenformel	Nr. in der amerikanischen Einteilung
Aberdeen	SMITH 1934	I. XI. i–I, 2, 3	
Abony	Identifiziert durch KAUFFMANN (1940 eingesandt von RAUSS, Budapest)	I. IV. V. XII. d–enx	48
Abortus bovis	H. BERNARD 1934	I. IV. XXVII. d–enx	2
Abortus Canis	GARD 1938	IV. V. XII. b (z7 z8)	108
Abortus Ovis	SCHEMER-ERLICH 1921	IV. XII. c–l, 6	
Abortus Equi	SCHMITH 1893	IV. XII enx	116
Adelaide			99
Aertryck	(siehe Typhi murium)		49
Altendorf	HOHN 1940	IV. XII–c–l, 7	3
Amersfoort	HENNING 1937	VI VI VII–d, enx	50
Amager	KAUFFMANN 1939	III. X. XXVI–y–l, 2, 3	4
Anatum	RETTGER-SCOVILLE 1919	III. XXVI–X–e, h–l, 6	105
Andersfoot		XIV–e–l, 5	
Annamensis	NORMET 1929		
Arechavaleta	HORMAECHE und PELUFFO	IV. (V). XII–a–l, 7	51
Archibaldi	CASTELLANI-CHALMECO 1919		57
Arizona	KAUFFMANN 1940	XXXIII–Z_4, Z_{23}, Z_{26}	
Ballerup	KAUFFMANN und MOLLER 1940	(XIX) XXIX–(Vi) z_{14}	52
Bareilly	DABHOLKAR 1928 BODMANN 1929	VI. VI. VII–y–l, 5	5
Berlin	KAUFFMANN 1929	IX. XII–f, g, t	
Berta	HORMAECHE PELUFFO und SALSAMENDI 1938	IX–f, g, t	
Binns	MACNEE 1917 (siehe Typhi murium)		
Bispebjerg	KAUFFMANN 1936	I. VI XII–a, e, n, x	
Bledgam	KAUFFMANN 1935	IX. XII. g, m, q	53
Bonariensis			54
Borbeck	HOHN und HERMAN 1940	XIII. XXII–l, v–l, 6	
Bovis morbificans	BASENAU 1894	\ III. VI. r–l, 5	7
Braenderup	KAUFFMANN-JUEL HENNINGSEN 1937	VI_1. VI_2. VII–e, h–enz	8
Brandenburg	KAUFFMANN-MITSUI 1930	IV. XII–l, v–e, n, z	
Bredeney	KAUFFMANN MITSUI 1937	I. IV. XXVII–l, v–l, 7	55
Brunswick	EDWARDS 1937	III. XV. l, v–l, 7	56
Budapest	RAUSS 1939	I. IV. XII–g, t	
California	EDWARDS und BRUNNER 1940	IV. XII–g, m, t	
Canastel	RANDAIL-BRUNNER 1945 (Oranie)	IX. XII. z–l, 3, 5	9
Cardiff	TAYLOR-EDWARDS 1942	VI. VII–k–l, 10	10
Carrau	Parguay 1943	VI. XIV. XXIV–y–l, 7	58
Cerro	HORMAECHE-PELUFFO-SALSAMENDI	XVIII. z_4, z_{23}, z_{25}	59
Chester	KAUFFMANN und TESDAL 1937	IV (V) XII–e, h–e, n, x	119
Cholerae suis 1	SALMON 1885;	VI. VII. c–l, 5	115
Cholerae suis 2	KAUFFMANN		
Clairbonei			
Colombensis	CASTELLANI 1914		106
Concord			
Danysz	DANYSZ 1900	Siehe Typhi murium	60
Dar-es-Salam	BUTKER 1922	I. IX. XII–l, w–e, n	98
Derby	PECHAM 1923	I. IV. XII–f, g	11
Dublin	BRUCE-WHITE 1929	I. IX. XII–g, p	117
Durazzo		II. XII	
Durban			
Düsseldorf	HOHN 1940	VI. VIII–z_4, z_{26}	
Eastbourn	LESLIE und SHERAL 1931	I. IX. XII. e, h–l, 5	61
Enteritidis	GAERTNER 1888	I. IX. XII. g, m	62
Enteritidis Chaco	SAVINE und MEBEDEZ 1935		63
Enteritidis V	ROCHAIX und COUTURE 1936	IV. g, m	
Essen	HOHN und HERMANN	IV. XII, g, m	
Foetida	PEREZ 1889		
Florida	EDWARDS und COLL 1943	I. VI. XIV. XXV–d–l, 7	65

Tabelle 13. (Fortsetzung.)

Bezeichnung	Autoren und Jahr	Antigenformel	Nr. in der amerikanischen Einteilung
Gallinarum	Klein 1889	IX. XII	103
Gaminara	Hormaeche und itarb. 1936	XVI–d–l, 7	12
Give	Kauffmann	III. X. XXV–l, v–l, 7	13
Glässer-Voldagsen	(Siehe Paratyphi C)		
Glostrup	Kauffmann und Joel Henningsen	VI. VIII–z_{10}, e, n, z_{15}	66
Göttingen	Hohn 1940	IX. XII–l, v–e, n, z_{15}	67
Grumoensis			68
Habana	Schiff und Saphra 1940	I. XIII. XXII–f, g	47
Hartford	Edwards und Brunner 1940	VI_1. VI_2. VII–y, enx	69
Heidelberg	Habbs 1933	IV. V. XII. r–l, 2, 3	16
Hèves	Rauss 1943	VI. XIV. XXIV–d–l, 5	
Hirsfeldii	Weldin	(Siehe Paratyphi C)	
Hormaechei	Hormaeche	XXIX (Vi) z_3, z_{31}	70
Hvinttfoss	Tesdol 1935, Oslo	I–XVI–e, n, x	17
Inverness	Edwards und Hughes 1940	XXXVIII–k–l, 6	15
Illinois	Edwards-Brunner 1940	III–XV–z_{10}–z_{15}, l, 5	18
Javiana			109
Kapstadt			19
Kaposvar	Rauss	IV–V–XII–e, h–l, 5	71
Kentucky	Edwards 1937	(VIII) XX–i–z_6	20
Kirkae	Bridges-Dumbar 1935	XVII–b–l, 2	72
Kottbus	Kauffmann 1928	VI–VIII–e, h–l, 5	21
Lexington	Edwards-Brunner und Rubin	III. X. XXVI–z_1–l, 5	22
Litchfield	Edwards und Brunner 1940	VI. VIII–l, v–l, 2, 3	73
London	Kauffmann 1928	III. X. XXVI–l, v–l, 6	23
Madelia	Edwards-Cerry-Brunner 1943	I. VI. XIV. XXV–y–l, 7	74
Mahbatan	Edwards und Brunner 1940	VI–VIII–d–l, 5	24
Meleagridis	Edwards und Brunner 1940	III. X. XXVI. e, h–l, v	25
Mikawashima	Homraeche	VI_1. VI_2. VII–y, e, n, z_{15}	26
Minnesota	Edwards und Brunner	XXI–XXVI–b, e, n, x	27
Mississipi			75
Montevideo	Hormaeche-Peluffo	VI_1 VI_2 VII–g, m, s	76
München	Mandelbaum 1932	VI. VIII–d–l, 2	28
Moskau	Bruce White: Nr. 2	IX–XII–g, q	77
Münster	Kauffmann-Silberstein 1934	III–X. XXVI–e, h–l, 5	29
Narshino	Nagaguro-Yamashita (Tokio)	VI. VIII–a–e, n, x	30
Newington	Edwards 1935	III. XV. e, h–l, 6	78
New Brunswick		III. XV.–l, v–l, 7	
Newport	Schutze 1915	VI–VIII–e, h–l, 3, 3	79
Newcastle	Warren und Scott 1929	I–III. XIX–g, s	
Niloese	Kauffmann 1939	I. III. XIX–d, z	32
Nyborg	Kauffmann 1937	III. X. XXVI. c, h–l, 7	33
Onarimon	Kisida 1940	I. IX. XII–b–l, 2	34
Onderspoot	Henning-Südafrika 1936	(I) VI. XIV. XXV–e, h–l, 5	80
Oranienburg	Kauffmann 1929	VI. VII. m, t	81
Oregon	Edwards und Brunner 1940	VI. VIII–d–l, 2, 3	35
Oslo	Tesdal 1937	VI_1. VI_2. VII–a, e, n, x	36
Panama	Jordan 1931	I. IX. XIII, v–l, 5	113
Papuana	Wilcox-Edwards Cortes 1945	VI_1, VI_2. VII. r–e. n, z_{15}	
Paratyphi A	Gwyn 1888	I. II. XII–a	104
Paratyphi B	Achard-Bensaude	(I) IV. (V). XII–b–l, 2	
Paratyphi C	Uhlenhut 1908	VI_1. VI_2. VII. c–l, 5	82
Poona	Bridges und Scott 1935	XIII. XXII. z.–l, 6	84
Potsdam	Seligmann-Clauberg-Kauffmann-Mitsui 1930	VI_1. VI_2. VII–l, v e, n, z_{15}	37
Pretoria			38
Porto-Rico	Jordan 1930	VI_1. VIII–E, h	
Pueris			85
Pullorum	Rettger 1900		111

Tabelle 13. (Fortsetzung.)

Bezeichnung	Autoren und Jahr	Antigenformel	Nr. in der amerikanischen Einteilung
Reading	Schutze 1916	VI. XII. e, h–l, 5	123
Rostock	Kauffmann 1930	I. IV. XII–g, p, u	107
Rubislaw	Smith-Kauffmann 1940	XI. r, e, n, x	
Sao Polo	Edwards-Brunner 1940	I. IV. V. XII. e, h–l, 2, 3	38
Salinatis			86
San Diego	Kauffmann 1940	IV. V. XII–eh, enz$_{15}$	
Schleißheim	Kauffmann-Tesdal 1937	IV. XVII–b, z$_{12}$	112
Schottmüller	(Para B)	(I)–IV. V. b–l, 2	122
Selandia	Kauffmann 1937	III. XV. e, h–l, 7	40
Sendai	Aoki 1925	(I). IX. XII–a–l, 5	114
Senftenberg	Kauffmann 1928	I. III. XIX. g, s, t	102
Shangani	Kauffmann 1939	III. X. XXVI. d–l, 5	41
Simsbury			
Solt	Rauss 1943 (Budapest)	XI, y–l, 5	
Stanley	Peck-Thompson 1911	IV. V. XII–d–l, 2	89
Storrs	Edwards 1935	IV. i–l, 2, 3	82
Suipestifer	Klein 1877 (Para C)	VI. VII e–l, 5	82
Szentes	Rauss 1943 (Budapest)	XVI–k–l, 2, 3	
Taksony	Rauss 1943 (Budapest)	I. III. XIX–i–2, 6	
Tel Aviv	Kauffmann 1940	XXVIII. y–en, z$_{15}$	40
Tennessee			42
Tim			91
Thompson	Scott 1926	VI. VI. VII–k–l, 5	43
Typhi	Eberth 1880	IX. XII. (Vi)–dj	118
Typhi murium	Loeffler 1892	(I)–IV. (V). XII–i–l, 2, 3	124
Typbi suis	Glasser 1909	VI. VI. VII. c–l, 5	100
Uganda	Kauffmann	X. XXVI.–l, z. l, 5	92
Urbana	Edwards-Brunner 1940	XXX–b–e, n, x	94
Virchow	Kauffmann 1930	VI. VI. VII–r–l, 2, 3	45
Vejle	Harboff 1940	III. X. XXVI–y–1, 2, 3	
Voldagsen	Daumann-Stedefeder 1910	VI. VII. c–l, 5	
Weltevrende			93
Wichita	Schiff-Strauss 1935	I. XIII. XXIII. d	95
Worthington	Edwards-Brunner 1940	I. XIII. XXIII. i, w, z	46
Zagreb	Kauffmann 1940	IV. V. XII–e, h–l, 2	96
Zanzibar	Kauffmann 1939	III. X. XXVI. k–l, 5	97
S. Champaigu	Edwards 1945	XXXIX–k–l, 5	
S. Cubana	Seligmann, Wassermann, Saphra 1946	I. XIII–XXIII–z$_{29}$	
S. Italiana	Brunner und Edwards 1945	IX–XII–l, v–l, II	
S. Napoli	Brunner und Edwards 1945	(I). IX–XII–l, v, z, e, u, x	
S. Pensacola	Al. B. Moran und Edwards 1945	IX. XII. g, m, t	
S. Pomona	Edwards 1945	XXVIII. y–l, 7	

Die *Colibacillen*, die mit ihren Fermenten eine physiologische Rolle beim letzten Abbau der Nahrungsstoffe von Kohlenhydrat-, Eiweiß- und Fettstoffen, die nicht zur Resorption gelangen, auch beim Reduktionsvorgang am Bilirubin zu Stercobilin spielen, sind so lange apathogen, als sie nicht die Darmwand überschreiten. Ihre Bedeutung als schwerwiegende Erreger bei Infektionen des Urogenitale, der Gallenwege und mit schwersten Vergiftungserscheinungen nach Perforationen bei Peritonitis braucht nicht erörtert zu werden. Auch bei der Appendicitis und bei der Pylephlebitis spielen die Coli mit anderen Keimen eine große Rolle. Dagegen — worauf immer wieder hinzuweisen ist — machen sie vor dem Endokard und der Venenwand halt, wenn nicht bakterielle Schrittmacher ihnen den Weg bahnen.

Man hat den *Paracolibakterien* eine Sonderstellung unter den Coliarten eingeräumt und die Vermutung ausgesprochen, daß sie durch Virulenzsteigerung auch bei vorher gesunden Individuen, besonders bei Kindern, zur Gefahr werden könnten.

Es ist noch nicht geklärt, was man unter Paracolibacillen versteht. Man faßt unter dieser Bezeichnung coliähnliche, auf Lactosennährböden blau wachsende Keime („Blaukeime") zusammen, die sonst wie Colibacillen Traubenzucker unter Säure- und Gasbildung zerlegen, serologisch mit Salmonella-Antiseren zusammengebracht, aber eine wirkliche H-Agglutination vermissen lassen. Diese Paracolistämme sind außerordentlich variabel, so daß eine sichere Typeneinteilung nicht wie bei anderen Salmonellen bisher möglich war. Zu Gärungsvorgängen im Dünndarm soll die Colibacillenflora Veranlassung geben. Eine Enteritis durch Paracolibacillen kann heutzutage kaum mehr bestritten werden.

Schon eine Verdrängung der Colibacillenflora durch andere Bakterien ruft gelegentlich Verdauungsstörungen hervor. Man sieht dies nicht selten nach schweren, durch Typhus- oder Paratyphusbacillen hervorgerufenen Enteritiden, nach denen sich eine kaum bekämpfbare Obstipation einstellen kann.

Die physiologische Bedeutung der Colibacillen liegt sehr wahrscheinlich auch in ihrem peristaltikfördernden Einfluß auf die Dickdarmschleimhaut. Die Colibacillen leben in einer innigen Symbiose mit den Epithelien der Darmschleimhaut, wie von alters her bekannt ist. Die Coliflora hat aber ihre besondere biologische Bedeutung als wichtigste *Vitamin-K-Erzeugerin*. Die Tatsache, daß die gesunde Dickdarmschleimhaut von zahllosen lebens- und entwicklungsfähigen Colibacillen dicht besiedelt ist, berechtigt zu der Annahme, daß dem Bacterium coli im Darmkanal eine gewisse *Schutzwirkung* gegen das Eindringen darmfremder, möglicherweise pathogener Keime zugesprochen werden muß (BAUMGÄRTEL).

Bei Sekretions- und entzündlichen Störungen der Darmschleimhaut werden auch Veränderungen der Darmflora durch Ansiedlung fremder Keime möglich und so, wie man annimmt, Übergänge von unspezifischen Darmstörungen, d. h. von der Obstipation bis zu Gastroenteritis und Colitis geschaffen. BAUMGÄRTEL verdanken wir viele Tausende bakteriologische Stuhlanalysen bei Gärungsdyspepsie ebenso bei Enterocolitiden. Infolge pathologischer Lokalisation der Bakterienflora auf normalerweise nicht besiedlungsfähigem Substrat (z. B. in Magen, Duodenum, Galle) entarten viele dort eingewanderte Coli- und Aerogeneskeime biologisch und reizen durch aus dem Rahmen fallende Stoffwechselumsetzungen die Schleimhaut. Nun können auch andere Anaerobier (Bacillus putrificus und Sacchobutyricus) ihre Gasentwicklung ausüben. Darmeigene Colibacillen wandeln sich auf der vermehrt schleimbildenden Mucosa zu toxischen Paracoliformen (mit nunmehr eigenem Antigencharakter), um sich dann oft mit anderen Bakterien, besonders mit Proteus weiter zu vergesellschaften.

BAUMGÄRTEL fand bei 125 Fällen von Colitis nach Ruhr nur 21mal eine normale Darmflora, 9mal degenerierte Colibacillen und Enterokokken, 9mal Bact. coli und Bact. lactis aerogenes, dagegen 74mal Bact. paracoli, 2mal Bact. vulgare (Proteus) und 11mal Bact. paracoli und Bact. vulgare („Proteus"). In 87 der 125 untersuchten Fälle fanden sich somit Bact. paracoli bzw. Bact. vulgare („Proteus").

Zusammenfassend spielen Keime aus der ungeheueren Zahl der Salmonellagruppe eine nachweisbare Rolle:

1. als *obligate* Erreger für den Menschen,
2. für tierische Infektion,
3. als *Nahrungsmittelvergifter*, Erreger für Darminfektionen

a) *direkt* durch Eindringen lebender Erreger, die eine Gastroenteritis oder Enteritis erzeugen,

b) durch *Giftbildung* in Nahrungsmitteln, die von Menschen genossen werden,

c) Keime die zum Teil bei Tieren als Erreger übertragbarer oder sporadischer Infektionen auftreten.

Epidemiologie. Es läßt sich sehr schwer feststellen, wieviel von den häufigen, akuten, nach Nahrungsmittelgenuß auftretenden Gastroenteritiden, direktem Bakterieneinfluß und wieviel nur den Bakterienprodukten allein ihre Entstehung verdanken. Es läßt sich nur soviel sagen, daß *Massenvergiftungen* und Infektionen durch Salmonellen im Vergleich zu dem gewaltigen Nahrungsmittelkonsum doch relativ selten sind.

Fleischvergiftungen haben aber gerade zur Zeit des Krieges und in den letzten Jahren wesentlich zugenommen. Das hängt, worauf Kuppelmayr schon hinwies, damit zusammen, daß das Fleisch für die menschliche Ernährung, ungeachtet seiner Herkunft, dem Verkehr mit zunehmender Knappheit zugeführt wird; Fleischpreise reizen ja selbst verendete Tiere zu verwerten.

Die Fälle nach Aufnahme von Fleisch zeigen, daß es sich nach Ansicht der *Tiermedizin* fast immer um dieselben Krankheiten, nämlich um „septisch pyämische Prozesse der Tiere" handelt, wie sie hauptsächlich bei Kühen (im Anschluß an die Geburt von Jungen), bei Kälbern (im Anschluß an Enteritis, Polyarthritis, Phlebitis umbilicalis, Pleuropneumonien) und bei den anderen Tieren (im Anschluß an Enteritis, Pneumonie, lokale Eiterungen oder Verletzungen) entstehen. Wenn bei diesen Krankheiten der Tiere die Bakteriämien schon zu Lebzeiten der Tiere bestanden, so werden diese Bakterien dann so gut wie immer in Reinkultur auch in dem Mark der großen Röhrenknochen nachgewiesen; sehr häufig auch in den Blutcapillaren. Die intravitale Infektion spielt also doch eine wesentlich größere Rolle als die, welche erst postmortal erfolgt.

Sehr beachtlich ist daneben auch die „*Enteneierinfektion*", die in verschiedensten Ländern beobachtet wurde.

1935—1940 meldete das Reichsgesundheitsamt 233 Vergiftungsgruppen mit 2292 Einzelerkrankungen und 29 Todesfällen. Nach einer Verordnung über Enteneier vom 24. 7. 1936 müssen Enteneier den Aufdruck „*Enteneier kochen!*" tragen, bzw. müssen die Behälter für die Enteneier die Aufschrift enthalten: „*Vor dem Gebrauch mindestens 8 min kochen oder in Backofenhitze durchbacken*". Besonders gefährlich ist ihre Verwendung zu Pudding oder ähnlichen Süßspeisen. Man kann sich vorstellen, daß die Widerstandsfähigkeit der Bakterien in den eingeschlossenen Hüllen gegenüber hohen Temperaturgraden beträchtlich ist und daß die Aufnahme von Enteneiweiß in der Form von Spiegeleiern oder Rühreiern noch nicht die Gewähr gibt, daß die Speisen nicht mehr infektiös sind.

Eine besondere Bedeutung haben die *Fischvergiftungen*, denen sich die durch *Muscheln*, *Austern*, *Hummern* und *Krabben* angliedern.

Auch hier spielen Bakterien aus der Paratyphus-, Coli- und Proteusgruppe eine Rolle, ebenso auch das Gift des Bacillus botulinus. Manchmal sind es aber nicht bakterielle, sondern organisch-chemische Stoffe, die dem Fischfleisch an sich eigen sind, wie ja schon der Geruch in Zersetzung übergegangener Fische kundgibt. Die Ursache solcher postmortaler Zersetzung ist noch nicht hinreichend aufgeklärt. Sie dürfte mehr *fermentativer* als bakterieller Natur sein.

Die klinischen Erscheinungen einer solchen Vergiftung *(choleriformer Ichthyismus)* bestehen hauptsächlich in gastroenteritischen Symptomen, doch können nervöse Krankheitszeichen (Augenmuskelstörungen, bulbäre Symptome, Trockenheit, Obstipation) so ausgesprochen sein, daß man an Botulismus denken muß.

Die Vergiftungen durch *Crustaceen* und *Mollusken* (Krebse, Hummern, Muscheln) können ebenfalls durch Salmonellen hervorgerufen sein.

Massenerkrankungen, mehr oder weniger umfangreiche Epidemien sind zu verschiedensten Zeiten besonders im Sommer beschrieben worden. Das Fleisch dieser Schalen- und Weichtiere, auch der Krabben, bietet ein geeignetes Nährmedium.

Standfuss gibt eine *Übersicht über die Tierparatyphosen* und ihre Erreger.

Er berichtet über 27 Epidemien mit 1600 Einzelerkrankungen und 13 Todesfällen zwischen 1923—1939. Durch veterinär-medizinische Hygiene ist seither die Morbidität durch Fleischvergiftungen, soweit sie ausschließlich als Übertragungen vom Tier anzusehen waren, wesentlich herabgedrückt worden.

Sekundär kann es zu Vergiftungen mit den spezifischen Bakterien der Paratyphus- und Gärtner-Gruppe auch an einem bereits verarbeiteten Fleisch kommen, wenn es mit einem Paratyphus- und Gärtner-Bacillen ausscheidenden Menschen in Berührung gelangt oder wenn es mit infiziertem Fleisch zusammen längere Zeit gelagert wird, allenfalls durch Bacillen beherbergende (aber an sich nicht erkrankte) Schlachttiere verunreinigt wird. Die Hygiene im Schlachthof wie im Metzgerladen spielt natürlich dabei eine große Rolle.

Vergiftungen durch *Gefrierfleisch* sind seltener.

Auch *Dauerausscheider mit Paratyphus-B-Bacillen*, die zwar nicht die ungeheuere Gefahr wie beim Typhus bilden, sind als Infektionsverbreiter nicht unbedenklich, und zwar deswegen, weil sie ihre Erkrankung mitunter ambulant unerkannt durchmachen können.

Eine kleine Paratyphus-B-Infektion zeigt, wie schwer die Bekämpfung sich gestalten kann, wenn der Krankheitsverlauf auffallend leicht erscheint, andererseits aber wie groß die Gefahr sein kann, wenn sie sich in Lebensmittelgeschäften (besonders in Metzgereien und Bäckereien) vorfindet.

Durch einen praktischen Arzt aus der Umgebung Nürnbergs wurden 2 *Typhus*-Verdachtsfälle gemeldet, einige Tage nachher noch weitere 2 Fälle. Die sofort angestellten Ermittlungen ließen als Infektionsquelle eine unter Verdachtsmomenten erkrankte *Milchgeschäftsinhaberin* vermuten. Diese sowohl, als auch die ersten 4 Verdachtsfälle bestätigten sich als Paratyphus B (SCHOTTMÜLLER).

Inzwischen ergaben die Ermittlungen vor allem im Zusammenhang mit 4 weiteren gemeldeten Fällen den Verdacht, daß die Ansteckung von einer *Metzgerei* ausgehe. Sofort durchgeführte Untersuchungen aller zu dieser Metzgerei gehörigen Personen bestätigten den Verdacht insofern, als sich bei dem in der Metzgerei als Gehilfe tätigen Sohn des Inhabers sowie bei einer 15jährigen Verkäuferin im Stuhl und Urin Paratyphus-B-Bacillen nachweisen ließen. Eine 24jährige Aushilfsverkäuferin agglutinierte im Blut ebenfalls 1:400 auf Paratyphus B. Auf Grund dieses Ergebnisses, welches bereits am 7. 11. 50 vorlag, wurde sofort die Schließung der Metzgerei veranlaßt, gleichzeitig diejenige einer *Bäckerei*, in welcher 2 Erkrankungsfälle aufgetreten waren. Das vorerwähnte Milchgeschäft war bereits auf den Verdacht der Erkrankung der Inhaberin hin geschlossen worden, ebenso auf Grund weiterer Ermittlungen noch eine *Gastwirtschaft*, da bei der beschäftigten Hausangestellten gleichfalls Paratyphus-B-Bacillen im Stuhl und Urin gefunden wurden.

Insgesamt traten 21 Erkrankungsfälle in Erscheinung. Außerdem konnten durch Ermittlungen bei Umgebungsuntersuchungen, welche sich in der Hauptsache auf die Wohngemeinschaft von erkrankten Personen, in besonderen Fällen auf die Hausgemeinschaft und darüber hinaus selbstverständlich auf die in Frage kommenden Lebensmittelgeschäfte bezogen, 17 Personen mit Paratyphus-B-Ausscheidung festgestellt werden. *Diese Personen hatten vorher durchwegs keine Krankheitserscheinungen geäußert;* es handelt sich somit bei ihnen um *ambulante* Infektion mit Paratyphus B.

Durch Zusammenarbeit von Amtsarzt, Hygienischem Institut, tierärztlichen und medizinischen Regierungsbehörden wurde die gefahrdrohende Ausbreitung einer Epidemie verhindert.

STÖRMER berichtet über eine Paratyphus-B-Epidemie aus dem Küchenbetrieb eines Krankenhauses in München, bei der von 270 Patientinnen, die an der allgemeinen Verpflegung teilnahmen, 95 als „typhuskrank oder -verdächtig" überwiesen wurden. Die Infektion wurde durch einen *Kartoffelsalat* vermittelt, an deren Zubereitung eine paratyphöse Kartoffelschälerin beteiligt war.

Nach STÖRMER waren die symptomenreichsten und schwersten Erkrankungen bei den ersten Fällen mit kürzesten Inkubationszeit vorliegend, demgegenüber bot nur ein Teil der späteren Erkrankungen ein „typhöses Bild" dar. Es wäre also weniger die Massivität der Infektion als die endogene Reaktion des Einzelindividuums auf das bacilläre Gift verantwortlich zu machen. Die Kontinua währte aber nur durchwegs 4—5 Tage und führte dann zu remittierendem Abklingen. In der Sekundärperiode waren nur bei 29 Kranken Roseolen feststellbar, desgleichen eine Milzschwellung, nur 5 Patientinnen hatten ein ausgesprochen typhös-cerebrales Syndrom. Die Leukocytenkurve war nur in 8 Fällen deutlicher verwertbar, eine positive Diazoreaktion wurde nie gefunden. Die Agglutination hatte nur beschränkt diagnostischen Wert. Nur bei 62 Patientinnen zeigt sich ein verwertbarer Titer, immerhin wurden in 83% der Fälle die Diagnose bakteriologisch erhärtet. Darmkomplikationen (Blutungen, Perforationen), die PIRACH bei 45 Paratyphusfällen 6mal beobachtete, traten bei den STÖRMERschen Fällen nicht auf.

Sowohl nach der Schilderung der Nürnberger Paratyphus-B-Epidemie durch W. BINGOLD als auch nach anderen, aus der Literatur wiedergegebenen, muß man wohl annehmen, daß die *Prägung ihres epidemiologischen Charakterbildes* von verschiedenen Faktoren abhängig ist und daß die toxische Komponente und ihre Auswirkung auch *innerhalb* derselben Bakteriengruppe nach Verlaufsart verschieden ist.

Individueller Unterschied in der Giftbildung seitens der einzelnen Stämme, Verschiedenheit in der Aufnahme der Toxinmenge, die vorher bei der Nahrungszubereitung (Kochen) mengenmäßig herabgesetzt sein kann, lassen Abweichungen von der lehrbuchmäßigen Darstellung als erklärlich gelten. Die toxogene Wirkungskomponente kann einmal ausgesprochen im Vordergrund stehen, in anderen Fällen so mangelhaft sein, daß viele Fälle fast gar nicht hervortreten, und so manche Patienten ihre Erkrankung ambulant abmachen. So kommt es, daß bei einer Epidemie Patienten in Massen schon an ihrem choleraähnlichen Erschöpfungszustand zugrunde gehen, andere Epidemien eine höhere Mortalität infolge Kreislaufinsuffizienz zeigen, wiederum andere kaum erkennbare klinische Erscheinungen darbieten.

Tabelle 14. *Paratyphus in Bayern 1950.*

Gesamtzahl der gemeldeten
Erkrankungs- und Todesfälle . . . . . . 889, davon weiblich 539 und männlich 350
Statistisch nicht auswertbar . . . . 11, davon weiblich 10 und männlich 1
Der Verdacht hat sich nicht bestätigt . . . 89, davon weiblich 54 und männlich 35

Erkrankt waren demnach . . . . 789, davon weiblich 475 und männlich 314

Aufgliederung nach Altersgruppen und Geschlecht (s. auch S. 1415).

Altersgruppen in Jahren	Absolute Zahlen		Verhältniszahlen auf 100 000 der Wohnbevölkerung	
	weiblich	männlich	weiblich	männlich
unter 5	64	45	19,0	12,9
5 bis unter 10	62	56	18,8	16,0
10 ,, ,, 15	71	69	17,0	15,8
15 ,, ,, 20	31	42	9,2	12,2
20 ,, ,, 25	31	16	8,8	4,7
25 ,, ,, 30	32	13	7,9	4,4
30 ,, ,, 35	42	12	15,4	6,2
35 ,, ,, 40	34	19	8,7	6,6
40 ,, ,, 45	20	8	5,1	2,4
45 ,, ,, 50	20	7	5,3	2,1
50 ,, ,, 55	24	11	7,5	4,3
55 ,, ,, 60	10	3	3,6	1,5
60 ,, ,, 65	19	5	8,3	3,0
65 ,, ,, 70	6	4	3,2	2,7
70 und mehr	7	4	2,5	1,8
Alter unbekannt	2	—		
	475	314	9,7	7,4

Aus dem Hygienereferat der Gesundheitsabteilung im Bayer. Staatsministerium des Inneren (Prof. Dr. A. SEISER). Zusammengestellt von Dr. E. HEIN.

Prophylaxe und Bekämpfung. An besonderen *Maßnahmen zur Bekämpfung bzw. zur Verhütung* der Weiterverbreitung des Paratyphus B (z. B. der eben erwähnten Epidemie in Nürnberg) wurden neben der *Klinikeinweisung von Kranken und Krankheitsverdächtigen* sowie der aufgefundenen ambulanten *Ausscheider* vom etreffenden Amssarzt folgendes veranlaßt:

1. Fernbleiben von Angehörigen derselben Wohngemeinschaft von der Arbeitsstelle bzw. Schule und Kindergarten für die Dauer von 14 Tagen vom Tage der Absonderung an.
2. Schlußdesinfektion und Chlorierung des Grubeninhalts.
3. Kontrolluntersuchungen der Angehörigen der Wohngemeinschaft durch 3malige Stuhl- und Urinentnahme unmittelbar in der Zweigstelle Nürnberg des Staatlichen Bakteriologischen Untersuchungsinstituts Erlangen während der unter 1. erwähnten 14tägigen Beobachtungszeit.
4. Verschärfte Kontrolle des Wasserwerkes und des dort beschäftigten Personals.
5. Aufklärung der Bevölkerung durch die Abhaltung von 2 Vorträgen über Typhus, Paratyphus, sowie durch die Presse.

Wie aus der großen Anzahl von nicht Erkrankten (d. h. nur ambulanten Ausscheidern) hervorgeht, welche lediglich durch intensive Ermittlungen festgestellt werden konnten, handelte es sich bei den geschilderten Paratyphus-B-Fällen um eine verhältnismäßig leichte Erkrankungsart.

Unter den 21 wirklich erkrankten Personen befanden sich nur 12 höchstens mittelschwere Fälle, welche vorwiegend mit abdominalen Krankheitserscheinungen, 3 unter Appendicitis, 1 mit Adnexitisverdacht eingewiesen wurden. Es war somit zu befürchten, daß außer den bekannten Fällen zusätzlich noch Personen angesteckt wurden, die sich den Ermittlungen — möglicherweise auch vorsätzlich — entzogen hatten.

Interessant ist in diesem Zusammenhang, daß von einem Arzt 16 Fälle gemeldet wurden, während von 2 weiteren Ärzten derselben Umgebung je 1 Fall und von einem Arzt überhaupt kein Fall berichtet wurde. Zwei Fälle wurden erst in der Klinik als Paratyphus B diagnostiziert, nachdem sie wegen Appendicitis bzw. Adnexitisverdacht eingewiesen worden waren.

Es ist leider nicht selten, daß im Zusammenhang mit amtsärztlichen Vorbeugungsmaßnahmen nicht nur vom Publikum, sondern auch von frei praktizierenden Ärzten über *zu strenge Maßnahmen*, vor allem bei der Durchführung der Absonderung von Angehörigen aus Wohngemeinschaft von Erkrankten, geklagt wird, wobei besonders auf den Lohnausfall von Arbeitern hingewiesen

Tabelle 15. *Paratyphusbacillen-Dauerausscheider* (Stand vom 1. 1. 1951).

Erfaßt sind insgesamt . . . . 289, davon weiblich 219 und männlich 70
Statistisch nicht auswertbar . . . . . 31, davon weiblich 22 und männlich 9

Verbleiben . . . . 258, davon weiblich 197 und männlich 61
                                                                                76,3%   23,7%

Aufgliederung nach Altersgruppen und Geschlecht (s. auch S. 1472).

Altersgruppen in Jahren	Absolute Zahlen		Verhältniszahlen auf 100 000 der Wohnbevölkerung	
	weiblich	männlich	weiblich	männlich
unter 5	1	3	0,3	0,9
5 bis unter 10	4	5	1,2	1,4
10 ,, ,, 15	9	9	2,2	2,1
15 ,, ,, 20	6	4	1,8	1,2
20 ,, ,, 25	14	—	4,0	—
25 ,, ,, 30	11	3	2,7	1,0
30 ,, ,, 35	10	3	3,7	1,5
35 ,, ,, 40	21 (2)[1]	2	5,3	0,7
40 ,, ,, 45	13	7	3,3	2,2
45 ,, ,, 50	19	9	5,1	2,8
50 ,, ,, 55	22	3	6,9	1,2
55 ,, ,, 60	19	7 (1)[2]	6,9	3,5
60 ,, ,, 65	14 (2)[1]	2	6,1	1,2
65 ,, ,, 70	11	2	5,9	1,4
70 und mehr	22	2	8,0	0,9
Alter unbekannt	1	—		
	197 (4)[1]	61 (1)[2]	4,0	1,4

[1] davon ( ) Paratyphus A.   [2] davon ( ) Mischinfektion A + B.

wird. Oft wird der Paratyphus B, in Verkennung der Gefahr für eine „harmlose" Krankheitsart gehalten und Maßnahmen von dem Umfange, wie sie nötig sind, als nicht erforderlich erachtet. *Gerade auf den Arzt fällt die ganze Verantwortung*, wenn Gleichgültigkeit und Abstumpfung hygienisch notwendige Maßnahmen hintanhalten.

Auf der anderen Seite erschwert aber auch in einer Krisenzeit die *Überängstlichkeit* manchen Bekämpfungsplan, wenn Leibschmerzen, Brechreiz, Übelkeit, auch harmlose Durchfälle, die tagtäglich auch aus anderen Gründen, besonders in der Sommerzeit vorkommen können, schon als Typhus bewertet werden.

Auf Grund einer solchen Einstellung werden einerseits leider manche Krankheits- und Verdachtsfälle überhaupt nicht gemeldet, andererseits wird manchmal Panikstimmung erzeugt.

Nach Ausführungen des *Fleischbeschaugesetzes* bleibt dem Fleischbeschauer das Urteil über Tauglichkeit oder Untauglichkeit und somit eine große Verantwortung vorbehalten. *Behördliche Abstempelung gewährt aber noch lange nicht Freiheit von Keimen oder ihren Giften.*

Die sicherste Verhütung bietet die sorgfältige *bakteriologische* Untersuchung des Fleisches, sobald der geringste Verdacht besteht, daß es sich um erkranktes Schlachtvieh handelt. Enthält es Bacillen, so dürfte es nicht dem Verkauf freigegeben werden, auch nicht mit dem Hinweis, daß es nur in gekochtem Zustand genossen werden dürfe. Leider läßt sich die bakteriologische Untersuchung nicht in einem solchen Umfange durchführen, daß dadurch jegliche Infektionsgefahr verhütet werden könnte.

Die Fleischbeschau in ihrer Neufassung vom 29. Oktober 1940 sieht einen besonderen Untersuchungsgang vor, der sich sowohl auf die klinischen, wie bakteriologischen und histologischen Beobachtungen stützt. Die bakteriologischen Untersuchungen sind in bestimmten tierärztlichen Richtlinien festgelegt. Zur Verfügung steht ein staatliches Veterinäruntersuchungsamt, das auch die Differenzierungs- und Anreicherungsnährböden und die serologische Typendifferenzierungen vornimmt. Die Diagnose bezüglich Freisein und Verdacht auf Salmonellen („Fleischvergiftern") wird in der Regel innerhalb von 24 Std gestellt (R. Standfuss).

Eine besonders sorgfältige tierärztliche Überwachung ist dem Fischverkehr gewidmet. Durch Kühlketten wird weitgehend auch der Seefischgeruch in den Verkaufsstellen überwunden. „Er beruht nicht, wie man früher annahm, auf einer autolytischen, sondern auf einer durch psychrophile Bakterien aus dem Meerwasser und dem Darm der Fische hervorgerufenen bakteriellen Zersetzung" (Standfuss).

Auf dem Gebiete der Milchhygiene sind noch heute viele Forderungen der sachverständigen Kreise unerfüllt.

Unter den *prophylaktischen* und *therapeutischen* Verfahren eröffnet die Aerosolbehandlung eine neue Methode. Wolff und Teusch haben an Hand einer Paratyphus-B-Wasserepidemie mit „Phagogene H.N.C." günstige Ergebnisse berichtet.

Diese Phagogene wird durch eine Turbine mechanisch in 3—5 μ große Teilchen „zerhackt" und in den jeweils zu desinfizierenden Raum getrieben.

Nach den einschlägigen Arbeiten über die *Aerosole* steht ja fest, daß die Teilchengrößen von um 3 μ die beste Wirksamkeit entfalten. Im Raum verbreitet es sich als *feiner Nebel*, der innerhalb 1 Std sedimentiert. Es wird in einer Konzentration von 0,5 cm^3 je Kubikmeter Raum angewendet. Hierdurch ist eine wirksame Desinfektion der Luft und der horizontalen Flächen gegeben. Durch eine „Zerstäubungspistole" können auch senkrechte Flächen und auch schwer zugängliche Winkel und Spalten wirksam angegangen werden. Die Aerosole kondensieren an die Partikelchen hin, wozu aber von seiten der Partikelchen eine gewisse

Eigenfeuchtigkeit vorhanden sein muß. Fehlt diese Feuchtigkeit, so ist die Kondensation nicht möglich und das betreffende Aerosol bleibt unwirksam oder nur wenig wirksam. Auf Grund der Tatsache, daß es sich bei Phagogene um ein *öliges Aerosol* handelt, ist es in seiner Angriffsmöglichkeit anders geartet und es wird auch an feuchtigkeitslosen Partikelchen wirksam. Neben seiner luftdesinfizierenden Wirkung hat Phagogene also den Vorteil, daß es außerdem staubbindend wirkt, was besonders für die Tuberkulose von einer nicht zu unterschätzenden Bedeutung ist.

Man ist sich ja schon längere Zeit darüber im klaren, daß man mit Aerosolen gewisser Zusammensetzung nicht nur die Infektionskette zu unterbrechen vermag, sondern daß sie auch ein Therapeuticum darstellen (zit. nach WOLFF und TEUSCH).

Durch Desinfektoren wird jeder Raum, in dem sich ein oder mehrere Erkrankte befanden, entsprechend ausgesprayt, wobei die nichterkrankten Mitbewohner der Häuser ebenfalls in die Räume mit hineingenommen wurden, anfangs 2mal täglich, später, vom 5. Tage an, nur noch einmal. Auch KLIEWE, KIKUTH u. a. sollen bereits bedeutende Erfolge in dieser Richtung erzielt haben.

Bei den meisten Patienten soll ein lytischer Abfall der Temperatur in 3 bis 4 Tagen erreicht worden sein und nur einige benötigten 5—6 Tage bis zur Rückkehr zur Norm. Nach den Autoren soll der therapeutische Erfolg dem bisher erreichten medikamentösen zumindest gleichwertig sein. Mit den Aerosolen scheint eine neue therapeutische Epoche angebrochen zu sein.

Der Paratyphus A und B.

Als man kurz nacheinander festgestellt hatte, daß das Krankheitsbild des Typhus und seine Pathogenese durch zwei vom Typhusbacillus verschiedene Erreger, dem Paratyphusbacillus A und B hervorgerufen werden könne, erwartete man eigentlich, daß in der Folgezeit noch mehr Erreger diesen beiden Bacillenarten in der Entwicklung des gleichen Krankheitsbildes zur Seite gestellt werden könnten. In Wirklichkeit, kann man sagen, hat sich diese Erwartung nicht erfüllt, da neben dem bei uns seltenen Paratyphus C nur in außergewöhnlichen Fällen der GÄRTNERsche und der „*Breslau*"-Bacillus den vorgezeichneten lymphogenen Weg wie der Typhusbacillus abdominalis beschreitet.

Der Paratyphus-A-Bacillus zeichnet sich mehr durch Erzeugung von typhösen Krankheitsbildern aus und wesentlich weniger häufig wie der Paratyphus-B-Bacillus, durch enteritische Krankheitserscheinungen. Es besteht aber bei beiden Bacillen nicht nur Typhus*ähnlichkeit*, sondern das Krankheitsbild wird auch in pathologisch-anatomischer Beziehung, und nach CHRISTELLER „nicht einmal selten dem des Typhus auf das getreueste in allen Einzelheiten nachgeahmt".

Schon im Lymphapparat finden sich die *hyperplastischen* Vorgänge, wie wir sie beim Typhus abdominalis kennengelernt haben. In den PEYERschen *Plaques* zeigen sich ebenfalls (solitär und konfluierend, öfters landkartenartig sich ausbreitend) hyperämische, hyperplastische, bis zu Geschwüren sich auswirkende Vorgänge. Die Ränder sollen gegenüber den Typhusbacillen unregelmäßiger und flacher sein und sich nicht so sehr über die Oberfläche erheben, das Zentrum häufiger dellenartig einsinken; immer aber ist eine Unterscheidungsmöglichkeit gegenüber dysenterischen Geschwüren vorhanden.

Wenn man die Obduktionsbefunde, wie sie PICK aufgezeichnet hat, verfolgt, so möchte man annehmen, daß gegenüber dem Typhus die paratyphösen unspezifischen Dickdarmerscheinungen häufiger sind, aber keinesfalls im Sinne hyperplastisch-ulceröser Veränderungen, wie sie sich beim Typhus in oberen Darmgebieten abzeichnen. Meist handelt es sich um katarrhalisch bedingte Erosionen, die nach HÜBSCHMANN kaum größer als $1/2$ cm sind. Auch pseudomembranöse entzündliche Vorgänge kommen mehr dem Paratyphus zu. Ist der Substanzverlust nach der Tiefe hin größer, so erscheinen sie nach HERXHEIMER rundlicher, ausgestanzt. Dies mag zu differentialdiagnostischen Schwierigkeiten gegenüber dysenterieartigen Geschwüren Anlaß gegeben haben. Auf solche Befunde wies bereits SCHOTTMÜLLER hin. Genau wie beim Typhus abdominalis findet sich bei beiden Paratyphusformen die *Milz* geschwollen, mitunter zeigen sich keilförmige *Lymphknotennekrosen*, manchmal Infarkte. Man möchte annehmen, daß es häufiger wie beim Typhus abdominalis zu *Vereiterungen* kommt.

PICK hat auf Grund seines großen *Obduktionsmaterials an 60 Paratyphusfällen* festgestellt, daß es unmöglich ist, im histologischen Bilde an Darm-Milz-Lymphknoten eine Abgrenzung gegenüber den Befunden beim Typhus abdominalis zu geben. „Wie beim Abdominaltyphus zeigt das Infiltrat der markigen Schwellung die großen charakteristischen plasmareichen Typhuszellen mit Phagocytose von roten Blutkörperchen oder anderen Zellen, insbesondere von Lymphocyten und reichlichen Plasmazellen."

Nach der Tiefe hin setzt den Bacillen die Muscularis mucosae zuerst wohl einen Widerstand entgegen, den sie aber nach der Submucosa hin überwinden können. Man kann sich vorstellen, daß dadurch auch beim Paratyphus die Gefahr der *Perforation* der Geschwüre bestehen kann.

Im Gegensatz zu SCHOTTMÜLLER, der über keine Beobachtungen über Veränderungen *am Larynx* verfügte, fand HERXHEIMER bei einem Fall von Paratyphus B schwerste pseudomembranöse Entzündungserscheinungen an Larynx, Trachea bis in die kleinen Bronchien hinab vor. Auch STERNBERG fand Geschwüre an der vorderen Larynxwand. Diese Ähnlichkeit in den Krankheitserscheinungen zeigt sich also auch hinsichtlich der Beteiligung des *Respirationsapparates*. Komplikationen von seiten der Bronchien werden bei den Obduktionen immer nachzuweisen sein, aber auch klinisch kann von der einfachen Bronchitis bis zur Bronchopneumonie, seltener auf ganze Lappen sich ausdehnend, aber mitunter doch zu Lungenabscessen führend, berichtet werden. Der purulente Charakter überwiegt besonders bei Paratyphus B gegenüber dem Typhus. In solchen Eiterherden kann man Paratyphusbacillen nachweisen. PICK fand in einem Fall von Paratyphus A Thrombosen in den oberen Hauptästen der beiden Lungenarterien vor.

Krankheitsbild. Wenn man der Aufstellung eines besonderen Krankheitsbildes eines Paratyphus abdominalis anfangs die Berechtigung absprach, so hat doch in der Folgezeit es sich immer mehr durchgesetzt, die Abgrenzung Typhus und Paratyphus aufrechtzuerhalten. Es entspräche ja nicht einer exakten Diagnosestellung, eine Krankheit allein aus dem Symptomenkomplex zu beurteilen. Allein die Tatsache, daß verschiedene Erreger ein gleiches Krankheitsbild hervorrufen, sogar mit pathologisch übereinstimmenden, zum mindesten mit ganz ähnlichen Erscheinungen, müßte veranlassen, ähnlich wie bei den Lobärpneumonien, eine Absonderung der Krankheitsformen durchzuführen. SCHOTTMÜLLER legte großen Wert darauf, Typhus und Paratyphus schon deswegen voneinander zu trennen, weil, wie sich das auch in der Folgezeit immer wieder bestätigt fand, der Krankheitsablauf bei den paratyphösen Erkrankungen wesentlich günstiger ist wie bei den Typhusfällen durch den EBERTHschen Bacillus.

Nach der vorhergehenden Beschreibung des typhösen Krankheitsbildes ist über das durch Paratyphus A und B verhältnismäßig wenig zu sagen. Der ganze Verlauf ist milder, der Paratyphus A nimmt eine Mittelstellung ein zwischen Typhus abdominalis, dem er ähnlicher ist, und dem Paratyphus B.

Früher gehörte Paratyphus A in unseren Breitegraden zu den Seltenheiten. In den Balkanländern und auf dem vorderasiatischen Kriegsschauplatz im 1. Weltkrieg spielte er eine wesentlich größere Rolle, im 2. Weltkrieg und auch nach dessen Ablauf bekam man auch die Paratyphus-A-Infektionen in Deutschland häufiger zu sehen und man konnte immer auch im Inland an eigenen Studien nur die Befunde früherer Autoren bestätigen.

Der Paratyphus B ist uns auch in Friedenszeiten so häufig entgegengetreten, daß man im Grunde genommen nur bei ganz seltenen Fällen eine Abweichung des früher beschriebenen Krankheitsbildes beobachten konnte. Schwierigkeiten traten höchstens nach Kriegsende insofern auf, als mehr oder weniger ausgebreitete *Roseolenexantheme* im Anfang auch an Flecktyphus denken lassen mußten.

Der Beginn war öfters mit Schüttelfrost ausgezeichnet, Bronchitis, Milztumor, Bradykardie waren weniger ausgesprochen. Öfters fand man eher eine geringe Leukocytose als eine Leukopenie. Hinsichtlich der bakteriologischen Diagnosestellung haben wir im allgemeinen keine Schwierigkeiten gehabt, bei höherem Fieberanstieg konnten wir wie beim Typhus eine Bakteriämie feststellen, gelegentlich waren wir allerdings auf die Züchtung der Bakterien aus den Roseolen angewiesen.

Man kann also sagen, der Paratyphus abdominalis ist durchschnittlich eine *mitigierte* Form von Typhus abdominalis, aber nur in seinen Krankheitserscheinungen, nicht in seiner bakteriellen Ätiologie. Das zeigt sich auch darin, daß man früher relativ wenig Gelegenheit hatte, den pathologisch-anatomischen Befund von an Paratyphus Gestorbenen zu erheben. Im Zusammenhang mit eigenen Beobachtungen an der SCHOTTMÜLLERschen Klinik und unserer früheren Nürnberger Krankenabteilung finden sich auch bei den paratyphösen Erkrankungen Symptome und Befunde an folgenden Organen:

Kreislauf. Im Einklang mit den Erhebungen von PICK, dem wir auch die Übersicht an mikroskopischen, bakteriologischen und bakterioskopischen Befunden verdanken, konnten im großen und ganzen die gleichen Beobachtungen am *Myokard* festgestellt werden wie beim Typhus.

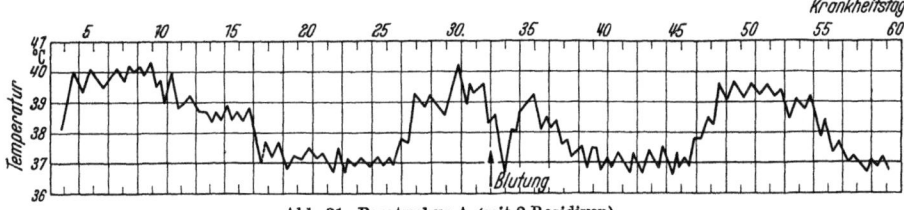

Abb. 21. Paratyphus A (mit 2 Rezidiven).

Das Interstitium zeigte mikroskopisch neben den Degenerationserscheinungen vor allem ausgedehnte Rundzelleninfiltrate. PICK glaubte, daß die Gefäßveränderungen in Form einer *Endarteritis,* auch von *Venen*entzündungen beim Paratyphus noch häufiger als beim Typhus seien. Diese Gefäßschädigungen können Ursache von Hämorrhagien sein. Man hat sogar bei sehr ausgedehnten Blutungen von einem *Paratyphus A und B haemorrhagicus* gesprochen.

Leber. In der Leichengalle fand PICK bei 48 Fällen von Paratyphus abdominalis B 47mal die Bacillen, und zwar 30mal in Reinkultur. In dem einen Fall, in dem in der *Galle* der Befund negativ war, war er im *Wirbelmark* positiv. Auch bei 4 Fällen von Paratyphus A war die Kultur positiv.

Aufsehenerregend waren 1927 die mitgeteilten Befunde von E. FRAENKEL und MUCH, die mit Paratyphus-B-Stämmen bei Meerschweinchen durch intraperitoneale Impfung elektiv eine Cholangitis und Pericholangitis, diffuse Cholecystitis erzeugen konnten. Die Stämme stammten von einem Patienten, der einen paratyphösen Eiterherd aufwies.

Auch die Beziehung zum Gallengangssystem ist die gleiche wie beim Typhus. Auch hier werden hämatogen die Bacillen dem Leberparenchym zugeführt, ebenso wie aber auch enterogen die Einwanderung erfolgen kann. Vorherrschend dürfte aber die Ansiedlung der Keime auf dem Blutwege erfolgen. Wir haben mehrmals eine chronisch verlaufende *Cholangitis paratyphosa B* im Gefolge eines kurzdauernden Paratyphus abdominalis beobachtet.

Wir haben bei unserer Besprechung der Cholangitis schon darauf hinweisen können, daß nicht immer ein *Ikterus* im Gefolge einer solchen Cholangitis zu sein braucht, auch nicht in den Fällen, wo in der Leber bereits multiple nekrotische Herde aufgetreten waren. Es ist erstaunlich, wie solche nekrotische Herde, oft mit Eiterkörperchen durchsetzt, sich über das ganze Leberparenchym hinziehen können, ohne daß unbedingt der Gallenabfluß so gestört ist, daß er beträchtliche Bilirubinämie nach sich ziehen müßte.

Das Leberparenchym weist mikroskopisch zumeist diffus lymphoidzellige Infiltrate auf.

In einem unserer Fälle kam es auch zu einer Perforation der Gallenblase und zu einer Peritonitis mit Paratyphus-B-Bacillen. Auch die Gallenblase selbst war manchmal dicht von Bacillen besiedelt.

In einem Fall, bei dem sich zu der paratyphösen Erkrankung noch Streptococcus viridans gesellte, kam es zur cirrhotischen Ausheilung.

Es müßte also daran gedacht werden, daß es zu einer *Lebercirrhose* auch nach paratyphösen Infektionen des Leberparenchyms kommen kann.

Die Folge solcher Veränderungen kann aber natürlich auch zu einer *Dauerausscheidung* führen. Auf sie weist besonders LENTZ hin.

Nieren. Nierenerkrankungen kommen vielleicht weniger im Gefolge des Paratyphus abdominalis als vielmehr als *selbständige Infektion* vor. Durch Einstreuung von kleinen miliaren streifigen *Nekrosen* können sich auch kleinste *Abscesse* ausbilden. KLINBERGER, FRENTZEL und STEFAN haben solche schwere abscedierende Nephritiden beobachtet und sogar von einem „*Nephro-Paratyphus*" gesprochen. PICK sah unter seinen 48 Fällen 9mal Nierenabscesse.

Er weist auf den Befund einer paratyphösen pyämischen Nephritis von ASCHOFF hin. Es könnte möglich sein, daß sich unter der toxischen Einwirkung zuerst die Lymphome bilden und die Paratyphusbacillen sich dann erst sekundär auf ihnen ansiedeln.

Viel häufiger als diese Prozesse im Nierenparenchym dürften die Bakterien sich im Nierenbecken ansiedeln und zu *Pyelitis* führen. Auch hämorrhagische Entzündungen der abführenden Harnwege mit längerer Ausscheidung von Paratyphusbacillen und paranephritische Abscedierungen (STERNBERG) sind beobachtet worden.

Ebenso wie beim Typhus sind *Harnröhrenentzündungen* und Komplikationen am *Hoden* und *Nebenhoden* und an der *Prostata* festgestellt worden. Immer kann es von hier aus zu einer Ausscheidung und Weiterverbreitung der Paratyphusbacillen kommen. Viel häufiger als Pyelitiden, Cystitiden und Nierenabscesse sind *Bakteriurien* ohne auffallende Reizerscheinungen zu beobachten, so daß man auf seiten des Urogenitalsystems von einer „Organo- oder Systematopie" der Nierenwege sprechen kann (PICK).

Haut. Man liest in den Lehrbüchern immer wieder, daß das Roseolenexanthem unter der Paratyphusinfektion wesentlich ausgebreiteter sei wie beim Typhus selbst. SCHOTTMÜLLER will gerade in dem Auftreten der Roseolen das spezifische Kriterium für das Bestehen eines Paratyphus abdominalis sehen. Fehlen die Roseolen, die besonders bei jugendlichen Personen und beim Paratyphus abdominalis B bei Kleinkindern in *größter Dichtigkeit* auftreten können, so ist in Frage gestellt, ob trotz nachgewiesener Paratyphusbacillen in den Ausscheidungen eben nicht eine auf ein Organ beschränkte paratyphöse Infektion vorliegt. Das Auftreten der Roseolen kann einen wichtigen Hinweis auf die Prognose bringen, denn es ist ja allgemein bekannt und anerkannt, daß der Paratyphus abdominalis, mit dem Sitz der Infektion im Lymphgefäßgebiet, einen wesentlich günstigeren Verlauf nimmt als die enteritische Form. Im übrigen lassen sich auch aus den Paratyphusroseolen nach Bebrütung die Bacillen züchten. Die gelegentlich auftretenden Exantheme sind (masern-, scharlach-, rötelähnlich), wie bei anderen Infektionen, unspezifisch und bedürfen in differentialdiagnostischer Hinsicht keiner besonderen Besprechung.

Nervensystem. Unter unseren letzten 100 Fällen von bakteriologisch geklärtem Paratyphus B haben wir nur in einem Fall ausgesprochen schwere „*typhöse*" Zustände gesehen. Die meisten Fälle klagen über Schlaflosigkeit, die Somnolenz ist tagsüber nicht so in Erscheinung tretend wie beim Typhus abdominalis.

Bei endemischen Paratyphus-A-Infektionen dagegen haben wir mitunter doch Krankheitsbilder mit 2 und 3 *Rezidiven* beobachtet. Man hätte sie als typischen Typhus angesprochen, wenn nicht einwandfrei Paratyphus-A-Bacillen aus dem Blute und aus dem Stuhl hätten gezüchtet werden können.

Muskel und Knochen. Die Parenchymnekrosen sind bei den beiden Paratyphusformen im Wirbelmark genau so nachzuweisen wie beim Typhus abdominalis. Wie bei ihm ist die *Spondylitis paratyphosa* auch nur in seltenen Fällen beobachtet worden.

In einem unserer Fälle kam es nach einer Paratyphus-B-Enteritis, die in einem Rezidiv als *Paratyphus-B* verlief, zu einer Gelenkvereiterung.

Die *Muskeldegenerationen* stehen gegenüber dem Typhus weit im Hintergrund. Immerhin sah PICK sie unter 48 Fällen von Paratyphus B 8mal in sehr ausgesprochener Form. Es sind auch symmetrische Bauchwandabscesse beobachtet worden.

Die akute Gastroenteritis paratyphosa.

Wenn auch der Paratyphus A in seltenen Fällen schwere enteritische Erscheinungen hervorruft, so können wir uns hier in erster Linie auf das Krankheitsbild beschränken, das der Paratyphus-B-Schottmüller uns vorführt. Diese Krankheitsform häuft sich besonders in den Sommermonaten und verschont kein Alter; auch bis zum Säugling hinab sieht man die enteritischen Erscheinungen auftreten. Sowohl in *Massenepidemien* wie in Einzelfällen — scheinbar ohne Zusammenhang mit anderen Erkrankungen — tritt plötzlich die Infektion auf.

Wir haben schon erwähnt, daß der Paratyphus-B-Bacillus nur sehr wenig tierpathogen ist, so daß in erster Linie hier Kontaktinfektionen von Mensch zu Mensch in Betracht kommen, allerdings meist unter Vermittlung von Zwischenmedien, die sich für das Wachstum der überimpften Bakterien als günstig erweisen. Infolgedessen kann man auch hier von Milch-, Wasser-, Speiseeis- und anderen Nahrungsmittelinfektionen sprechen.

Der Verlauf ist der für eine Enteritis im allgemeinen charakteristische.

Aus voller Gesundheit fühlt sich der Erkrankte unpäßlich oder schon schwer krank, ohne daß man von einer faßbaren Inkubationszeit sprechen könnte. Es kommt zu Übelkeit, zu fadem Geschmack; Durchfälle und Erbrechen setzen unter Leibschmerzen ein. Sehr schnell kommt es zu gurrenden Geräuschen, zu einer von Stunde zu Stunde stärker werdenden Peristaltik, das Schwächegefühl nimmt bis zu Ohnmachtsanwandlungen zu und in schwerkrankem Zustand, oft schon 2—3 Std nach Beginn werden die Patienten von unstillbaren Diarrhoen geplagt.

Die Temperatur steigt inzwischen bis 38—39° an und jetzt schon macht sich zunehmend eine Wasserverarmung bemerkbar; die Haut wird trocken, die Stimme aphonisch. In solchen Fällen kann man ohne weiteres von einem *akuten Brechdurchfall* sprechen. Meist kommt es am 2. Tag noch zu einer Fieberzacke, nach 2—3 Tagen sinkt die Temperatur lytisch wieder ab, wenngleich die Allgemeinerscheinungen noch sehr schwer sein können. Die Stühle, erst sehr faulig riechend, nehmen faden Geruch an.

2—3 Tage ziehen sich die Durchfälle noch hin, die Nahrung wird vollkommen verweigert, schon der Gedanke löst Übelkeit aus. Qualvoll können die *Leibschmerzen* sein, die nach der Blase hinziehen und immer wieder mit Tenesmen einhergehen, und die auch noch bei Fieberfreiheit anhalten. Schließlich kommt es nur noch zu geringen Ausscheidungen einer „reiswasserartigen", von Schleimflocken durchsetzten Flüssigkeit. Der blasse ausgetrocknete Patient ist in wenigen Tagen kaum wieder zu erkennen mit seinem verfallenen Aussehen; tief liegen die glanzlos gewordenen Augen in der Augenhöhle zurück. Jugendliche Individuen können nun ohne Fieber noch delirieren; der ängstliche Gesichtsausdruck, die heisere Stimme wirken erklärlicherweise auch auf die Umgebung sehr beängstigend. Schon *mittelschwere* Fälle können dieses Krankheitsbild darbieten.

Es gibt aber auch Patienten, die ihre Erkrankung *ambulant* abmachen können. Man hat das besonders im Krieg beobachtet. Es gab sehr viele Fälle, die man deswegen mit Paratyphus in Beziehung bringen mußte, weil eben rein epidemiologisch ein Zusammenhang mit sicher nachgewiesenen Paratyphus-B-Infektionen vorhanden war.

Es muß aber betont werden, daß gerade bei solchen Epidemien es nur selten gelingt, die Paratyphusbacillen nachzuweisen. Ich erinnere mich größerer Epidemien am westlichen Kriegsschauplatz des 1. Weltkrieges, wo es trotz sorgfältigster Untersuchung bei diesen Gastroenteritisepidemien nur in einzelnen Fällen gelungen war, Paratyphusbacillen nachzuweisen. Auch andere Keime konnten nicht festgestellt werden. Aber gerade dieser Keimnachweis unter vielen Patienten mit negativem Befund mußte uns von dem Bestehen einer Paratyphus-B-Epidemie überzeugen.

Nach dem lytischen Abfall der Temperatur, meist erst am 3.—4. Krankheitstag, hören die Durchfälle auf, die Übelkeit kann aber auch noch vorhanden sein, wenn nun die Diarrhoen sogar von Verstopfung abgelöst werden, was häufig der Fall ist. *Erst wenn sich ein Hungergefühl bemerkbar macht*, kann man sagen, daß das Stadium der Rekonvaleszenz einsetzt. Würde man vorher unvorsichtig mit der Diät sein, so könnte ein Rezidiv ausgelöst werden.

SCHOTTMÜLLER hat von dieser gastroenteritischen Form die *Cholera nostras paratyphosa* abgesondert. Es handelt sich hier natürlich um besonders schwer verlaufende Gastroenteritiden.

Verfasser konnte 1917 mit H. ZIEMANN in der Nähe von *Aleppo* eine solche örtlich beschränkte Epidemie beobachten, bei der das Bild der scheinbar echten indischen Cholera in allen Formen sich uns vor Augen stellte. Mit extremem Wasserverlust, mit ununterbrochenen Reiswasserstühlen, vollkommenem Kräfteverfall, schwersten *Wadenkrämpfen*, Temperaturabfall kamen die meisten Patienten schließlich unter komatösen Zuständen und unbekämpfbarer Herzschwäche ad exitum.

Im Bakteriologischen Laboratorium in Aleppo konnten wir *ausschließlich* Paratyphus-B-Bacillen vorfinden. In keinem der Fälle fanden wir dagegen die sonst leicht züchtbaren Choleravibrionen.

Solche Fälle kommen aber auch einheimisch immer einmal, sowohl sporadisch als auch während Paratyphusepidemien, neben solchen mit gewöhnlichem Verlauf vor. Man möchte aber doch annehmen, daß es epidemisch Paratyphus-B-Infektionen gibt, die einen besonders toxischen Charakter aufweisen.

Nach GALAMBOS sind die choleriformen Fälle im Sektionsbefund nicht von der echten asiatischen Cholera zu unterscheiden.

Die *Mortalitätsziffer* wird bei paratyphösen enteritischen Erkrankungen auf Grund großer Statistiken auf 7% geschätzt, sie ist also größer als bei den Paratyphus abdominalis-Fällen. Gelegentlich können aber auch größere Epidemien ohne einen Todesfall verlaufen.

Die Gestorbenen zeigen in ihrem Darm manchmal keinen Inhalt mehr, meist ist die Oberfläche von einem glasig gelblichen Schleim überzogen. Auch bei der akuten Gastroenteritis kommen durch Überblähung des Darmes *Durchwanderungsperitonitiden* vor. Die Schleimhaut ist auf weite Strecken hyperämisch aufgelockert, ödematös geschwollen, von Blutungen durchsetzt, ohne daß es wie beim Paratyphus abdominalis zu Schwellungen der Lymphknötchen oder gar zu Schleimhautulcerationen zu kommen braucht. Wenn die PEYERschen Haufen auch hyperplastisch erscheinen, so kann man doch im allgemeinen nicht von einer „markigen Schwellung" sprechen. Es kann aber nicht bestritten werden, daß es auch zu *Mischformen zwischen gastroenteritischer Form und paratyphöser Infektion des Lymphapparates kommen kann.*

Nicht immer gehen aber die histologischen Erscheinungen mit der Schwere des Krankheitsbildes parallel. Auch der Grad der Hämorrhagien ist nicht für den Ausgang der Erkrankung unbedingt entscheidend. Freilich sieht man gerade bei Obduktionen sehr ausgebreitete Prozesse, die von der Ileumgegend, mitunter weit hinab bis zum Colon reichen. Auch von einem Überspringen der einzelnen Darmabschnitte wird berichtet (PICK).

In erster Linie handelt es sich hier mehr um hyperämisch-hyperplastische Vorgänge, um Einlagerung plasmocytären Charakters, aber *auch von Eiterkörperchen*. Dazu kommt die vermehrte Schleimbildung, so daß der katarrhalische Zustand besonders hervortritt, ohne daß man allerdings bakterioskopisch von einem eigentlichen Bakterienbefund sprechen könnte. Der purulente Charakter kann gelegentlich so vorherrschen, daß man auch von einer *Gastroenteritis purulenta* sprechen könnte, in einem Fall sahen wir noch (in unsrer Eppendorfer Zeit) eine ausgesprochene *Magenwandphlegmone*, an welcher der Patient gestorben ist.

Bei der reinen Gastroenteritisform ist die *Milz* eher weich, auf die Milzschwellung selbst kann man sich also für die Diagnose nur wenig verlassen.

Auffallend ist, daß die Patienten, die unter den schweren Krankheitserscheinungen ad exitum gekommen sind, autoptisch, wie die Befunde von PICK zeigen, *nur wenig Herzmuskelveränderungen* aufweisen, trotzdem man annehmen müßte, daß die schweren toxischen Fälle, die an ihrer *Kreislaufinsuffizienz* ad exitum kommen, schwere Veränderungen des Myokards aufweisen müßten. Die gelegentlich aufgetretenen *Hämorrhagien* im peri- und epikardialen Gewebe mögen einen gewissen Einfluß haben, sie werden immer nur vereinzelt gefunden. Vielleicht ist es doch mehr der Wasserverlust, die Exsiccose mit der Bluteindickung, die hier zum Versagen beiträgt. In einem Falle fand sich das Blut wie bei einer Phosgenvergiftung. Die Nadel förderte kein Blut mehr aus der Vene.

Die parenchymatöse Degeneration der *Nierentubuli* (sog. Typhus- bzw. Paratyphusnephrose) wurde schon beim Paratyphus abdominalis gewürdigt.

Paratyphus-B-Bacillen finden auch in den *Harnwegen* ein gutes Kulturmedium; bei sorgfältiger Untersuchung kann man auch eine *Bakteriurie* nachweisen.

Mehrmals haben wir einen *Subikterus* festgestellt, obwohl auf das Fehlen charakteristischer Veränderungen in der Leber von PICK ausdrücklich hingewiesen wird.

Heilt die Gastroenteritis aus, so ist auch meist der Erreger nicht mehr aus der Galle durch die Duodenalsonde nachzuweisen.

Den Hinweis, daß als Charakteristikum der choleraähnlichen Fälle eine schwere Entzündung des Magens vorhanden sei, konnten wir nicht bestätigen, ebensowenig, daß es eine von den *dysenterischen Ulcerationen* kaum trennbare Krankheitsform gäbe. Die Möglichkeit von Übergangs- und Grenzformen akuter Gastroenteritis zu Paratyphus abdominalis wurde schon erwähnt.

Die Frage, warum einmal ein Paratyphus abdominalis und ein anderes Mal eine akute Gastroenteritis ausgelöst wird, ist noch nicht geklärt.

Bei der letztgenannten Form scheint viel häufiger eine einheitliche Infektionsquelle, weniger eine Kontaktinfektion, bei der man hauptsächlich die sporadischen Fälle und weniger eine Epidemie auftreten sieht, in Frage zu kommen.

Bei der akuten Gastroenteritis werden die Bakterien vielmehr an Ort und Stelle der Aufnahme, das ist im Magen-Darmkanal, zurückgehalten und vermehren sich sofort auf den oberflächlichen Schleimhautschichten. Vielleicht handelt es sich darum, daß die Besiedlung des Darmes schon von Anfang an in Massen vor sich geht. *Warum das Lymphgefäßsystem sich danach trotzdem verschließt, entzieht sich nach wie vor unserer Kenntnis.* Auch an der Art des betreffenden Paratyphusstammes kann es nicht liegen, denn es kommen ja Übergänge und reine Paratyphus abdominalis-Fälle im Verlauf einer Epidemie nebeneinander vor. Mag man also beide Krankheitsformen, Paratyphus abdominalis und Gastroenteritis, als ausgebildete Infektionskrankheiten anerkennen (HÜBSCHMANN), so bleiben uns noch viele Fragen hinsichtlich der Pathogenese unbeantwortet.

Auch die Vorstellung einer relativ wachstumshemmenden oder antitoxischen Immunität gegen die Paratyphusbacillen (HERXHEIMER) wirkt nicht überzeugend. Inzwischen dürfte kein Zweifel mehr darüber bestehen, daß manche Epidemien von Gastroenteritis *ausschließlich durch Paratyphus-B-Bacillen* SCHOTTMÜLLER) hervorgerufen wurden. (Siehe auch die beobachteten Epidemien auf S. 1405/06.)

Man kann ferner nicht sagen, daß der Paratyphus-A- und -B-Bacillus nur zu den ausgesprochen *bakteriell wirkenden* zu rechnen sei und ihnen die toxogene Wirkungskomponente in größerem Maße abginge, dem Typhusbacillus dagegen überhaupt der toxogene Charakter fehle. Dasselbe wäre auch über den GLÄSER-VOLDAGSEN-Bacillus zu sagen.

Eine recht bedenkliche Rolle spielen manchmal sich *chronisch* hinziehende Fälle von Gastroenteritis paratyphosa. Gerade sie sind es, die manchmal in extreme Abmagerung ausgehen. Durchfälle und Obstipation lösen sich ab, Darmkoliken halten die ganze Zeit über an, jeder Diätfehler, jede Abkühlung rächt sich. Zeitweise findet man wieder Paratyphusbacillen im Stuhl. Tenesmen in Darm und Blase führen zu Depressionen. Gerade bei zweien unserer Fälle, die dauernd bettlägerig wurden, stellten sich auch Zeichen chronischer Peritonitis ein. Durch den dauernden Meteorismus konnten Bakterien durch die ständig überdehnte Darmwand in die Bauchhöhle eindringen. Nur der Bacillenbefund läßt noch einen Zusammenhang mit einer paratyphösen Erkrankung vermuten.

Lokale Organerkrankungen durch Paratyphusbacillen.

Unter den durch Paratyphusbacillen hervorgerufenen *lokalen* Organerkrankungen steht an erster Stelle die Infektion der Harnwege. Der Verlauf der Cystitis bzw. Cystopyelitis unterscheidet sich im allgemeinen kaum von der durch Colibacillen. Als unangenehm erweist sich nur, daß die Bakteriurie längere Zeit anhalten kann. Rezidive sind dadurch nicht selten.

Therapeutische Erfahrungen mit Hilfe der neuen Antibiotica liegen, wegen der Seltenheit der Erkrankung, die nur durch die bakteriologischen Untersuchungen diagnostisch sichergestellt werden kann, bis jetzt noch nicht vor.

Gelegentlich gelingt es bei dem die Erkrankung initial auslösenden Schüttelfrost, den Erreger aus dem Blut zu züchten. Auf die Bedeutung der Paratyphusbacillen als Erreger einer *Cholecystitis* und Cholangitis septica wurde im Kapitel „Septische Erkrankungen" hingewiesen.

Tabelle 16. *Paratyphus-B-Fälle in Bayern.*

	Erkrankungen		Sterbefälle	
	absolut	auf 100000 Einwohner	absolut	auf 100000 Einwohner
1935	394	5,8	15	0,2
1936	425	6,2	24	0,4
1937	273	4,0	24	0,3
1938	351	5,1	15	0,2
1939	604	8,6	20	0,3
1940	303	3,7	17	0,2
1941	356	5,1	13	0,2
1942	184	2,6	14	0,2
1943	256	4,0	8	0,1
1944	167	2,4	11	0,2
1945	540	6,9	45	0,6
1946	908	10,8	22	0,3
1947	2047	22,3	23	0,3
1948	535	5,8	16	0,2
1949	626	6,7	13	0,1
1950	1034	11,4	15	0,16

Schottmüller hat Paratyphus-B-Bacillen auch bei Fällen von *septischem Abort* züchten können, ebenso wie Paratyphusbacillen gelegentlich auch einmal in solitären *Lungenabscessen* als Erreger vorgefunden werden.

Die Meningitis paratyphosa dürfte Seltenheitswert haben, dagegen haben wir selbst bei einigen Fällen Paratyphusbacillen aus Lungenabscessen und Pleuraempyemen züchten können.

Prognose. Es ist erklärlich, daß bei den verschiedenen Krankheitsformen, die sich unter der Einwirkung der Paratyphusbacillen abspielen, nur von Fall zu Fall eine Prognose sich aufstellen läßt. Beim Paratyphus abdominalis schwankt sie um 1—2%. Bei den Gastroenteritisfällen ist sie abhängig von der Konstitution des Patienten, ebenso von der Giftigkeit, mit der die Bacillen bei einzelnen Epidemien ausgezeichnet erscheinen. So finden sich bei einzelnen Gruppenerkrankungen Letalitätsziffern bis 7%, in anderen stirbt überhaupt kein Patient. Man kann sagen, daß die reine Fleischvergiftung gefährlicher ist.

Immunitätsverhältnisse. Die durch die Erkrankung erworbene Immunität kann über Jahrzehnte anhalten, so daß man im allgemeinen eine zweite Erkrankung nach längerer Zeit, auch bei erhöhter Expositionsgefahr, relativ selten ausbrechen sieht.

Ebenso aber wie die Ursache der *Typhusrezidive* noch nicht geklärt ist, so vermögen wir nur schwer ein Urteil hinsichtlich der Durchseuchung durch die Paratyphusbacillen abzugeben. Bei dem einen geht eine schnellere, bei dem anderen eine verlangsamte Immunisierung vor sich, keinesfalls aber können wir aus dem Grade der Antikörperbildung und der agglutinierenden Fähigkeiten mit Sicherheit auf den Immunitätsgrad schließen. Auch die Paratyphusschutzimpfung läßt nicht viel mehr erkennen, als daß das Individuum durch aktive Immunisierung weniger einer Infektion seiner Umgebung anheimfällt und im allgemeinen auch leichter erkrankt. Aber dieser Impfschutz ist zeitlich doch verhältnismäßig kurz begrenzt, er schafft nur eine relative, keine absolute Immunität. Das also auf S. 1473 ff. für Typhus Gesagte gilt in ähnlicher Weise auch für paratyphösen Erkrankungen. Neuinfektionen mit irgendeinem Salmonellatyp sind auch dann, wenn ein Patient eine schwere Infektion mit einem anderen Typ hinter sich hat, gar nicht selten. Wenn gesagt worden ist, daß Immunität nicht mit der Höhe des Agglutinationstiters zu identifizieren ist, so wäre hier noch zu betonen, daß die bakterienagglutinierende Kraft des Serums noch verzögernder auftritt als beim Typhus. Man hat den Eindruck, daß die Durchimmunisierung beim Paratyphus ebenso wie bei den bakteriellen Lebensmittelvergiftungen mit Bacterium Breslau, Gärtner, suipestifer noch geringer ist als bei den Infektionen durch den Eberth-Bacillus. Besonders die auf den Magen-Darmtractus beschränkte Infektion, mag sie noch so sehr schwer in Erscheinung treten, läßt oft eine ausgesprochenere Antikörperbildung vermissen. So kann man gelegentlich bei Patienten einmal eine reine Paratyphus-B-Enteritis und nach Monaten und Jahren eine Gärtner-Enteritis beobachten.

Ein Assistent von Schottmüller wurde als Dauerausscheider von Gärtner-Bacillen erkannt. Wenn wir einen typischen Gärtner-Bacillus brauchten, so konnten wir auf den Stuhl dieses Arztes zurückgreifen. Als dieser Kollege später in Schlesien in einem Sanatorium tätig war, erkrankte er mit vielen anderen Patienten dort anläßlich einer Epidemie an einer Gastroenteritis paratyphosa B und starb daran.

Differentialdiagnose. Neben den infektiösen Fleischvergiftungen spielen die chemischen eine große Rolle.

Wenn man in Betracht zieht, daß es eine Unsumme von Möglichkeiten gibt, die zu Magen-Darmstörungen führen, so kann man daraus ermessen, wie sehr die Beweisführung der Ätiologie in manchen Fällen erschwert ist. Die Vergiftungsdiagnose, die zu schnellem therapeutischen bzw. auch prophylaktischen Handeln führen soll, stößt besonders im Anfang auf manche Schwierigkeit, wenn es sich um Einzelfälle handelt. Erkrankt ein größerer Personenkreis, so ist der Hinweis auf eine bestimmte Vergiftungsquelle im allgemeinen leichter, obwohl gerade bestimmte Metallverbindungen besonders mit initialen gastroenteralen Symptomen einhergehen. Es sei hier vor allem an die akute *Arsenvergiftung* erinnert, die früher bei Suicid- und Mordversuchen häufiger als in unserer Zeit eine Rolle spielte. Dabei wurde es, wie die eingehenden Schilderungen aus früheren Mordprozessen erkennen lassen, aus kriminellen Absichten in relativ kleinen Dosen gegeben. Der chronische Darmkatarrh, der immer mehr sich reduzierende Kräftezustand, gehäufte Durchfälle, Parästhesien und Lähmungserscheinungen können auch manchmal an eine chronische paratyphöse Infektion denken lassen.

Die Verwechslung von löslichen *Bariumsalzen* mit dem unlöslichen Bariumsulfat bei röntgenologischen Magen-Darmuntersuchungen hat mit seinen schweren intestinalen Symptomen ebenfalls gelegentlich zu diagnostischen Irrtümern gegenüber einem paratyphösen Krankheitsbild Veranlassung gegeben.

Unter den organischen Giften muß auf die akute *Methylalkoholvergiftung* hingewiesen werden (s. S. 1530).

Auf andere *organische Gifte* (Phenole), aromatische Nitroverbindungen des Benzols sei hier nicht weiter eingegangen, ebenso nicht auf die vielen durch Alkaloide und andere Pflanzenstoffe sich auswirkende Vergiftungszustände im Magen-Darmkanal.

Dagegen muß noch auf die Vergiftungen durch Amanita phalloides und andere Giftpilze kurz hingewiesen werden, da sie schließlich ebenfalls zu den Nahrungsmittelvergiftungen gehören und da sie oft mit explosionsartigem Erbrechen und qualvollen Magenschmerzen, Koliken und Durchfällen verbunden sind, die fast alle Zeichen der Cholera nostras im initialen Stadium darbieten können.

Differentialdiagnostisch muß auch einer speziellen *Nitritvergiftung* Beachtung geschenkt werden, vor allem deswegen, weil die plötzlich von Wurstgenuß ausgehenden Erkrankungen im ersten Moment an eine bakteriell bedingte Fleischvergiftung denken lassen müssen.

Nach dem Krieg fanden sich vermehrt Berichte über das Auftreten von Massenvergiftungen mit Natriumnitrit, so die von BUSHOF in Trier mit 140 Erkrankten und 3 Todesfällen und später mit 20 Erkrankten und 1 Todesfall, ferner von HEIN über eine Vergiftung in Oschersleben mit 5 Erkrankten, sowie von SCHULZE und SCHEIB über eine Vergiftung in Leipzig mit 71 Erkrankten und 7 Todesfällen.

Unsere eigenen Beobachtungen erstreckten sich auf insgesamt 51 Fälle, wovon 20 stationär und 31 ambulant behandelt wurden. Ursache war in allen Fällen der Genuß von Blutwurst, welcher fälschlicherweise an Stelle von Pökelsalz (mit dem üblichen Gehalt von 0,6% Nitrit) *reines Na-Nitrit* zugesetzt worden war. Die Schwere der Vergiftungsbilder ging im allgemeinen der Menge der genossenen Blutwurst parallel (in den meisten Fällen bei etwa $^1/_4$ Pfund, in einem Fall bei 500 g). Die Blutwurst hatte einen Nitritgehalt von 0,8%, so daß die Menge des eingenommenen Nitrits zwischen 0,8 und 4,0 g lag. Todesfälle wurden nicht beobachtet.

Der Eintritt der Vergiftungserscheinungen erfolgte in der Mehrzahl der Fälle $^1/_2$—$^3/_4$ Std nach Genuß der Blutwurst.

Subjektive Symptome waren bei leichten Fällen: Kopfschmerz, Übelkeit, Brechreiz, vereinzelt auch Erbrechen, ziehende Leibschmerzen, Schwindelgefühl, Hitzegefühl im Kopf, starke Kopfschmerzen, Augenflimmern, Kraftlosigkeit in Armen und Beinen, sowie Schweißausbrüche.

Objektiv zeigte sich eine auffallend starke Cyanose von Lippen, Ohren, Gesicht und Schleimhäuten, sowie ein typisches fahles, schmutzig-braunes Hautkolorit als Zeichen einer *Methämoglobinämie*, die auf intravenöse Methylenblauinjektion schnell wich.

Der Blutdruck zeigte dementsprechend niedrige Werte bis zu Kollapserscheinungen. Im *EKG* waren in einzelnen Fällen ST-Senkungen in I und II vorhanden.

Einige Fälle zeigten Fieber bis 38°, ein Fall bis 39°.

Die Therapie bei Paratyphus abdominalis muß je nach Schwere und Dauer der Erkrankung nach denselben Grundsätzen wie beim Typhus durchgeführt werden. In leichten und mittelschweren Fällen wird man mit *Chloromycetin* kaum mehr zurecht kommen, weil ja die Fieberkurve, die hier für gewöhnlich nur über ein paar Tage sich hinzieht, meist nicht noch mehr verkürzt zu werden braucht und sich normalerweise das Wohlbefinden von selbst einzustellen pflegt. In schweren Fällen dürfte Chloromycetin vorläufig das Mittel der Wahl sein. Vaccine- und Serumtherapie hat keinen Anklang gefunden. Es ist viel wichtiger, gegebenenfalls die Behandlung auf etwaige Komplikationen, besonders von seiten des Kreislaufes einzustellen. Sein Versagen erfordert frühzeitig die Anwendung von Coffein, Adrenalin, Sympatol, Ephetonin, Campherdepots, Vitamin C und B.

Von entscheidender Bedeutung ist die Behandlung der *Gastroenteritis*.

Die Anwendung von Abführmitteln ist nur bei Beginn der Erkrankung indiziert, später ist sie wirkungslos. Wichtiger ist die Durchwärmung des Patienten (Wärmflaschen, Heizkissen, heiße Umschläge).

Außer ungezuckertem Tee sollte der Kranke sich jeder Nahrungszufuhr enthalten. Jeder Diätfehler, der meist von der Umgebung des Patienten verschuldet wird, rächt sich. In letzter Zeit hat man der reinen Apfeldiät das Wort gesprochen. Für gewöhnlich besteht auch dagegen beim Kranken eine Abneigung. Magen- und Darmspülung mit 1—2% Tanninlösung, eventuell unter Beifügung von 1—2 g Bismutum subgallicum, hat sich uns ebenso wie bei Ruhr erfolgreich gezeigt. Die ausgetrockneten Patienten müssen mit Dauertropfinfusionen subcutan und intravenös durchspült werden. Schließlich muß man auch eventuell Bluttransfusionen durchführen. Später ist den noch vorhandenen Gärungsprozessen, der veränderten Darmflora und den dadurch fehlenden Fermenten Beachtung zu schenken. Über Aerosolbehandlung siehe auch S. 1508/1509.

Die eigentliche Fleischvergiftung.

Unter der sog. Fleischvergiftung und den Massenerkrankungen, die dadurch hervorgerufen werden, möchte man, ähnlich wie beim Botulismus, *lediglich Erkrankungen durch bereits mit Giften durchsetzte Nahrungsmittel* verstehen. Die Tätigkeit der Bacillen wäre also mit der Produktion der Gifte auf diesem geeigneten Nährboden bereits als beendet anzusehen. Zu diesen Kulturmediengehören neben rohem (Hack-)Fleisch auch Fische, Austern, Schnecken, Hummern. Diese „Toxinvergiftung" des Fleisches kann schon mittels Infektion zu *Lebzeiten* der Tiere erfolgt sein, es kann aber auch Gift nachträglich durch die betreffenden tierpathogenen Bakterien noch nach der Schlachtung der Tiere erst erzeugt worden sein. In letzterem Falle sind im allgemeinen die kleinen Epidemien auf einen Personenkreis beschränkt, der eben nur von den betreffenden Nahrungsmitteln genossen hat. Die Zahl der Bakterien kann durch die Bakteriolyse bereits so gering geworden sein, daß sie nur noch schwer gezüchtet werden können; trotzdem können überall Endotoxine in den betreffenden Nahrungsmitteln vorhanden sein. Viele solcher Endotoxine sind so weit *hitzebeständig*, daß sie auch durch Kochen und Braten nicht ganz ausgeschaltet werden können.

Es wird aber, wie sich immer wieder bestätigt findet, eine strenge Trennung zwischen bakterieller Infektion und reiner Fleischvergiftung kaum möglich sein. Auch die Infektionen mit Paratyphus-B-Bakterien und den

Enteritisbakterien heben sich ja weder nach klinischen Symptomen noch nach der Pathogenese scharf ab.

Vor allem aber epidemiologisch zeigt sich immer wieder, wie wichtig es ist, die Art des Erregers festzustellen. Man wird dann einmal in der Ätiologie einer Gruppen- oder Massenerkrankung die Paratyphus-B-Bacillen, ein anderes Mal Breslau-, Gärtner-Bacillen oder einen Typ mittels der angeführten Tabelle 13 (s. S. 1500—1502) anschuldigen müssen und epidemiologischen Wegen nachspüren können. Mischinfektionen sind aber auch zu Zeiten von größeren Epidemien festgestellt worden.

Als *reine Fleischvergiftung* haben wir den Botulismus aufzufassen.

Botulismus.

Der Botulismus zeichnet sich im Gegensatz zu den anderen Nahrungsmittelvergiftungen vor allem durch *Lähmungserscheinungen* aus, während die initialen Magen-Darmsymptome gänzlich in den Hintergrund treten, *Durchfälle und Erbrechen* fehlen können.

Das *Gift*, das der Bacillus botulinus erzeugt, gehört zu den für den Menschen gefährlichsten Toxinen.

Geschichtliches. Der Name Botulismus *(botulus = Wurst, Darm)* oder Allantiasis (Wurst) leitet sich davon ab, daß schon früher gelegentlich diese Vergiftung beobachtet und vor allem mit dem Genuß von Fleisch, besonders *Räucherfleisch und Wurst* in Verbindung gebracht werden konnte. Die erste Beschreibung verdanken wir Justinus Kerner, Dichter und Oberamtsarzt in Weinsberg, im Jahre 1820. 1822 waren ihm bereits 122 Fälle, darunter 84 Todesfälle bekannt.

1896 war es dem Bakteriologen van Ermengem in Gent gelungen, den für die Krankheit verantwortlichen Bacillus aus Resten von Schinken, nach deren Genuß 34 Teilnehmer einer Begräbnisfeier in Ellezelles (Belgien) erkrankt waren, zu züchten, ebenso aus der Milz und dem Darminhalt von einem Verstorbenen. Man erkannte damals bereits, daß nicht der anaerobe, saprophytische Bacillus selbst, sondern eigentlich „ein durch die Verdauungsfermente nicht beeinflußtes Gift die Krankheit verursache", das der Bacillus während seines Wachstums in Nahrungsmitteln unter anaeroben Bedingungen, z. B. in nicht einwandfrei hergestellten Konserven, bildet.

Er beobachtete weiterhin, daß Schinken, der mit Bouillonkulturen des Bacillus beimpft, bebrütet, zur Maceration gebracht, und Meerschweinchen, Kaninchen, Katzen, Tauben und Affen unter die Nahrung gemischt wurde, die Erscheinungen des Botulismus hervorrief. Von allen Symptomen brauchen dabei oft nur die Sehstörungen als einziges Zeichen hervorzutreten. Es ist daher erklärlich, daß viele Fälle von Botulismus in der Literatur vornehmlich durch die *Augenheilkunde* — obwohl meistens bakteriologisch nicht gesichert — publiziert wurden. Besondere Beachtung fand die Vergiftung vor allem in den letzten Jahrzehnten in USA. Da die Amerikaner bekanntlich viel konservierte Nahrungsmittel genießen, treten hier die Fälle häufiger auf.

Wie so viele Anaerobier sind auch die Botulismusbacillen in gedüngter und feuchter Erde zu Hause. Als Sporenträger gegen äußere Einflüsse, Hitze, Kälte, Trockenheit wenig empfindlich, schleichen sie sich sicher viel häufiger, als man annehmen kann, in allen möglichen, Mensch und Tier dienenden Nahrungsmitteln ein. Zur Auskeimung muß ihnen dann besondere Möglichkeit geboten werden. Luftdichter Abschluß, feuchtes Milieu läßt die Giftbildung noch intensiver und verbreiteter zur Ausbildung kommen wie in festen Fleischdauerwaren, Würsten, Fischbestandteilen, wo das Gift manchmal nur auf winzige Stellen beschränkt zu sein braucht. Infolgedessen kommt es bei Aufnahme von Gemüse- und Obstkonserven eher zu ausgebreiteteren Epidemien, während bei Genuß von Fleisch- oder Wurstkonserven nur *ein* Individuum zu erkranken braucht, das unglücklicherweise ein Stückchen eines solchen umschrieben vergifteten Nahrungsmittels genossen (oft nur abgeschmeckt!) hatte. Gerade solche Einzelfälle ergeben dann für die Diagnose Schwierigkeiten.

Die anaeroben Wachstumsverhältnisse werden bei der Konservierung in luftdicht verschlossenen, oft wie bei Schweinefleisch mit fetter Oberschicht bedeckten Konserven, oder mit dicker Haut umschlossenen Würsten eher noch begünstigt. *Räucherung* allein ist nur bei genügender Erhitzung ausreichend, *Einpökelung* bringt ebenfalls nur bei hohem Salzgehalt bedingten Schutz. Ist dieser ungenügend und werden Nahrungsmittel in ungeeigneter

Weise bei Wärme und Feuchtigkeit (d. h. in einer Art Treibhausmilieu) gelagert, so besteht die Gefahr der Giftbildung in verstärktem Maße. Die zur Vergiftung führenden Nahrungsmittel sind meist im Geruch und Geschmack nicht sehr auffallend verändert, außer natürlich, wenn sich nicht zusätzlich Fäulnisprozesse abspielten. Der Geruch ist säuerlich, in Konserven kann Gasentwicklung auftreten. Vegetabilien können auffallend weich sein und Schinken hat mitunter ein besonders blasses Aussehen. Diese Nahrung mittel schmecken dann fast immer etwas verdorben. Sie sollten am besten weggeworfen oder vor dem Genuß genügend lange durch mindestens 30 min langes Kochen erhitzt werden, um das Toxin zu zerstören. Es ist jedoch durchaus auch möglich, daß toxinhaltige Nahrungsmittel keine merkbaren Veränderungen aufweisen.

In verunreinigten Nahrungsmitteln (z. B. Stichinfektion in geräuchertem Schinken), wächst der Bacillus häufig inselartig. Daher ist es verständlich, daß nicht alle Personen an Botulismus erkranken, die von dem gleichen Nahrungsmittel gegessen haben.

Bakteriologie. Der Bacillus botulinus, nach v. HOLLAND 1920 auch Clostridium botulinum genannt, ist in jungen Kulturen ein grampositives Stäbchen, das in älteren Kulturen ein unter Umständen auch gramnegatives Verhalten zeigt, und etwa $4-8\ \mu$ lang ist. Es ist wenig beweglich, besitzt leicht abgerundete Enden und 4—8 sehr feine peritrich angeordnete Geißeln (KOLLE, HETSCH). Es sind verschiedene Bacillentypen bekannt. Die amerikanischen A- und B-Stämme haben nach MEYER 12—35, nach BENGTSON 15—30 Flagellen. Die Geißelzahl der Typus-C-Stämme ist 5—15 (BENGTSON), nach SEDDON 4—8, Flagellen sind nicht darstellbar (THEILER).

Die amerikanischen Typus-A- und B-Stämme sind immer beweglich, gering beweglich sind die Typus-C-Stämme und der Stamm Original-VAN-ERMENGEM. Färbung ist möglich mit Anilinfarben und nach Gram.

Die Sporen, echte Endosporen, die end- selten mittelständig sitzen, sind oval. Der Bacillus erhält dadurch eine „Löffel- oder Tennisschlägerform". Gemäß den Beobachtungen von K. F. MEYER und des Med. Res. Comitee, (BENGTSON) sind die Typus-C-Varianten, die nicht proteolytisch wirken, länger und dicker als die proteolytischen Stämme und haben endständige, ovale, das Stäbchen nicht verdickende Sporen, während die ovolytischen Stämme torpedoähnliche Formen und subterminal oder zentral, zuweilen in einem Winkel zur Bacillenachse stehende Sporen besitzen. Sporenbildung erfolgt nur in älteren Kulturen.

Der Bacillus selbst scheint gegen äußere Einflüsse gar nicht so sehr widerstandsfähig zu sein. Die Angabe des Temperaturoptimums differiert bei den verschiedenen Autoren. Sicher aber ist, daß der Bacillus bei Temperaturen von 20—38°C gedeihen kann. Von 37°C ab kommt es zu langsamer Bildung von Involutionsformen und zu Fadenbildung, und Gedeihen und Giftbildung kann zurückgehen. Andere Stämme (MILTON J. RESENAU) zeigen aber eine Toxinbildung gerade auch bei 37° C. Wenn man aber, nach REINER MÜLLER, bedenkt, daß Wachstum sogar noch bei 5° C erfolgt und nach K. F. MEYER noch bei 55° C möglich ist, vor allem, wenn Kulturen (nach KOLLE und HETSCH), in flüssigem M l eu unter Wasserstoffatmosphäre gehalten werden, so spricht diese Differenz des Temperaturoptimums, ebenso aber auch Größe und Aussehen der Bakterien dafür, daß verschiedene Bacillentypen und -stämme für die Erkrankung vorliegen müssen.

Die *Sporenbildung* geht vor allem zwischen 20 und 25° C vor sich und nimmt bei höheren Temperaturen wesentlich ab (HANS ZINSSER, STANHOPE, BAYNE-JONES).

COLEMANN und MEYER, STARIN und DACK haben nachgewiesen, daß entgiftete Sporen, die einem Tiere eingeimpft werden, in den Geweben trotzdem keimen können und ein Gift von beträchtlicher toxischer Wirkung zu bilden vermögen. Es wird allerdings zugegeben, daß es fraglich ist, ob auf diese Art und Weise eine Intoxikation stattfinden kann. Es ist dazu nach K. F. MEYER eine Sporeneinverleibung nötig.

Unter den Typen von Botulismusbacillen, die bis jetzt bekannt sind, werden Typ A und B als menschenpathogen (BURKE 1919, Amerika) angesehen. BENGTSON isolierte 1924 noch einen Typ C (Clostridium parabotulinum), der für Menschen bedingt pathogen zu sein scheint. Bei dem „Limberneck" (sog. Schlapphals) eine bei Hühnern und Truthühnern nach Aufnahme von Fliegenlarven hervorgerufene Erkrankung (COBURN und QUORTRUP) wirkt der Typus C in seinen Untergruppen oral toxisch bei Enten, nicht dagegen bei Ziegen und Affen, während der reine C-Typ oral Enten, Ziegen und Affen vergiftet. Ein Typ D (THEILER und ROBINSON) soll oral toxisch für Rinder, Pferde und Ziegen, für Affen und Menschen apathogen sein (Stamm Parabotulinus).

GUNNISON, CUMMINGS und MEYER entdeckten einen weiteren Typus E, der sich durch die Art seines Toxins und durch Agglutination einwandfrei von den anderen Typen trennen ließ. Weitere „Subtypen" unterscheiden sich nach LEUCHS morphologisch nicht, wohl aber in ihrem immunisatorischen Verhalten und nach ihrer toxischen Wirksamkeit.

Eine Unterscheidung ist neben der Agglutination durch Komplementbindung, durch Verflüssigung von Löfflerserum, durch die Spaltung von Kohlenhydraten und je nach ihrer Hitzeresistenz möglich. Typ A produziert z. B. Säure und Gas in Glucose, Maltose und Salicin.

Typ B und C zersetzen Salicin nicht und Typ A und B spalten Glycerin, Typ C nicht. Neutralisiert werden die Toxine der verschiedenen Typen nur durch homologe Sera. Nach amerikanischen Berichten (HANS ZINSSER, STANHOPE, BAYNE-JONES) ist die Hitzeresistenz der Sporen des Typus A und B des Clostridium botulinum größer als die anderer Anaerobier. Die Hitzebeständigkeit der Sporen differiert in weiten Grenzen (von 3—110 min) bei Erhitzung auf 105° C in einer Phosphatlösung von p_H 7,0.

Die maximale Lebenszeit der Sporen in dieser Lösung belief sich auf 330 min bei 100° C, 110 min bei 105° C, 35 min bei 110° C, 11 min bei 115° C und 4 min bei 120° C. Nach HANS SCHMIDT beträgt die Lebensdauer der Sporen entsprechend bei 100° 6 Std, bei 150° bis 12 min, die der Sporen des Typus C 3 bis 75 min bei 105° C. Dabei spielt natürlich neben der Reaktion des Mediums das Alter der Sporen eine Rolle. Junge Sporen sind widerstandsfähiger als alte. Außerdem ist noch die Zahl der Sporen je Kubikeinheit und die Austrocknung von Bedeutung; trockene Sporen sind viel schwerer zu vernichten als feuchte. Am wenigsten resistent gegenüber der Hitze sind die Sporen des Typus C.

Die als „dormancy" bezeichnete Tatsache, nämlich das verzögerte Auskeimen von Sporen in der Nachkultur verlangt eine Bebrütungszeit von wenigstens 4 Monaten bei 37°. Man kann im allgemeinen wohl annehmen, daß die Dampfresistenz der Sporen 2—3 Std beträgt (während die der Sporen des Bacillus tetani nur 1—3 min anhält!).

In 5%iger Carbolsäure sterben die Sporen innerhalb 24 Std. Die Stämme des Typus C verlieren ihre Giftigkeit wesentlich leichter. Sie sind in der Regel bedeutend schwächer toxisch. Es gibt auch sicher völlig ungiftige Stämme, deren Zugehörigkeit zum Typus C nur durch Agglutination erkannt werden kann.

Das wirksamste Toxin erzeugt der Typus A. Bei vergleichenden Versuchen von K. F. MEYER wurde von Bacillen des Typus A ein Gift produziert, das 1000mal toxischer war, als das von Bacillen des Typus B, wiewohl es auch einige Stämme des Typus B geben soll, die gleich starkes Gift wie A zu bilden vermögen. Typ A ist der weitaus häufigere Erreger. Der amerikanische Typ B dominiert in Europa. Darauf ist wohl der Unterschied der Letalität zurückzuführen, die in den Jahren 1898—1928 in Deutschland etwa 17,4%, in USA. 57,7% betrug (KOLLE, HETSCH). Außerdem waren 70% der zur Vergiftung führenden Nahrungsmittel in Amerika Konserven von Vegetabilien, also ein flüssiges Medium mit günstigeren Verbreitungs- und Toxinbildungsmöglichkeiten für den Bacillus. Vielleicht spielte auch eine Mischinfektion mit Fäulnisbakterien durch Verbrauch von O_2 eine Rolle. In Deutschland verursachten hauptsächlich Fleischkonserven die Vergiftung.

Der Bacillus ist ubiquitär vor allem überall in der Bodenerde zu finden, auf gedüngtem Kulturland mehr der Typus B; Typus C soll vor allem auch in der Nähe von Pferde- und Hühnerställen vorkommen, in denen Tiere an Botulismus erkrankt sind. Sporen können so in den Magen-Darmtrakt von Tieren und Menschen gelangen, ohne hier entsprechende Krankheitssymptome hervorzurufen.

Trotz des ubiquitären Vorkommens des Bacillus ist die Krankheit relativ selten. Von 1898—1923 sind in Deustchland nur 302 Fälle bekanntgeworden (STAEHELIN).

Kulturmedien. Das Wachstum und die Giftbildung des Bacillus wird gefördert durch Symbiose mit gewissen anaeroben Bakterien unter Hinzufügen von Glucose (besonders in alkalischen Medien). Gelatine, Dextrose, Maltose, Lävulose wird verflüssigt, dagegen nach STEFAN WINKEL nicht Lactose, Saccharose, Mannit, Isodulcit, Dulcit, Galaktose und Inulin; nach REINER MÜLLER wird auch Rübenzucker zersetzt. Es gibt proteolytische und nichtproteolytische Stämme.

BITTER empfiehlt Nährbouillon mit Hinzugabe von rohen, steril entnommenen Organstückchen oder Kartoffelscheibchen von etwa $1^1/_2$ cm Dicke.

Ähnlich den Nährböden von VAN ERMENGEM und LEUCHS besteht nach K. F. MEYER ein Nährboden von optimaler Wirkung in gleichen Teilen einer Kalbfleischbouillon (500 g Fleisch und 500 cm³ Wasser) und einer peptischen Rinderherzverdauungsbrühe, dazu 0,2% Na_2HPO_4 und 0,5—1,3% Glucose: Reaktion von p_H 7,0—7,2. Gewöhnlich filtriert man erst nach 10—12 Tagen. 2×10^{-6} cm³ des Kulturfiltrates sind schon nach 60 Std imstande, eine Maus zu töten. Bebrütungstemperatur ist 33—35° C.

Nach REINER MÜLLER werden infizierte Nahrungsmittel und Erbrochenes durch einstündiges Kochen von Begleitkeimen befreit. Bei p_H 7,0 bleiben die Botulismussporen bei 100° C noch etwa 5—6 Std lang auskeimungsfähig, sie gehen bei etwas saurer Reaktion rascher zugrunde. Dann empfiehlt er das Anlegen von anaeroben Kolonien auf Nähragar, Blutagar, 2%iger Traubenzuckerbrühe, Leberbrühe. Die beimpften flüssigen Nährböden werden 10 Tage lang bei einer Temperatur von 35° C unter anaeroben Bedingungen bebrütet. Das Filtrat kann dann zu Testungen bei Tieren verwendet werden.

BURKE empfiehlt bei verunreinigtem Material eine reichliche Beimpfung von VAN ERMENGEMS Brühe mit dem ursprünglichen Stoff und Herstellung von doppelten Kulturen.

Auf einer Dextrose-Blutagarplatte sehen wir flach gewölbte, glatte Kolonien mit asbestartigen, rauhen Kolonien mit ausgefransten Rändern. Neben hauchartigem Schleier findet sich eine Hämolyse (WINKEL). Kulturen in 1%igen Glucose-Agar-Nährböden zeigen in der Tiefe im Stichkanal eine dünne weiße Säule und danach Gasbildung. Auf Anaerobier-Agarplatten erscheinen die Kulturen gelblich, opalescent und rund und zeigen eine fein ausgefranste Peripherie.

Bei 20—25° C sieht man auf Gelatine schnelles, reichliches Gedeihen. Unter Gasbildung folgt eine energische Verflüssigung. Nach VAN ERMENGEM erscheinen die Kulturen auf Glucose-Gelatineplatten zunächst rundlich, gelblich, durchscheinend und verflüssigend, aus groben Körnern zusammengesetzt. Später werden sie bräunlich und undurchsichtig und zeigen nur an den Rändern einen schmalen Saum von beweglichen Körnern. In Glucose-Fleischbrühe erfolgt eine allgemeine Trübung und reichliche Gasbildung, bei Überschreitung einer Temperatur von 35° C hört die Gasbildung nach etwa 4—5 Tagen auf. Die Brühe wird klar, mit einem gelblich-weiß-flockigen Sediment. Bei tiefer gehaltenen Temperaturen tritt dies nicht ein (ZINSSER, STANHOPE, BAYNE-JONES).

Das in den Kulturen reichlich gebildete Gas besteht (infolge Zersetzung von Zucker) hauptsächlich aus *Methan und Wasserstoff* im Medium. Daneben wird mit saurem, ranzigem Geruch viel Buttersäure erzeugt. Je saurer die Reaktion, desto mehr Wachstumshemmung.

Toxinbildung und seine Auswirkung. Der Botulismus ist nach der heutigen Auffassung eine *Intoxikation*, keine Infektion. Die Bildung des löslichen Toxins beruht nicht auf Sekretion des Bacillus, sondern auf einer fermentativen Autolyse (SCHMIDT). Im Gegensatz zum Diphtherie- und Tetanustoxin kann es vom Magen und oberen Darmteil resorbiert werden. Die saure bzw. alkalische Reaktion des Magen-Darmtraktes zerstört es nicht.

Durch die unverletzte *Haut* kann das Toxin nicht eindringen, wohl aber durch *frische Wundflächen adsorbiert* werden, ebenso durch die Schleimhaut des Mundes (GEIGER).

Beachtlich sind die Arbeiten von ORR im Labor MILTON J. ROSENAUS. Er fütterte Meerschweinchen und Mäuse mit großen Mengen von toxinfreien Sporen, wobei sich eine Botulismusvergiftung entwickelte. Nach K. F. MEYER und COLEMAN sind dazu etwa 78—200 Mill. Sporen nötig, bei längerer Erhitzung (1 Std bei 80° C) und Verwendung bestimmter Stämme Sporenmengen von 11—2500 Billionen. Also sind, wie im Tierversuch erwiesen ist, Sporen des Bacillus botulinus imstande, nach Auskeimung im Körper Gift abzuscheiden. Der Körper bietet ihm nicht optimale Lebensbedingungen, worauf wohl für gewöhnlich die geringe Toxinbildung beruht, sonst würde wohl der Bacillus botulinus für den Menschen noch gefährlicher. Das Botulinustoxin ist außerordentlich stark wirksam. Es ist wohl das stärkste aller bisher bekannten Bakterientoxine (KOLLE, HETSCH 1929, MÜLLER 1939). Beim Kaninchen können 0,035 mg zum Tode führen, während die tödliche Menge des Tetanustoxins etwa 0,25 mg beträgt (VAN ERMENGEM). BRIEGER und KEMPNER gelang es, ein Gift zu gewinnen, von dem 0,000001 cm³ imstande sind ein 250 g schweres Meerschweinchen in 3—4 Tagen zu töten. Nach BRONFENBRENNER und SCHLESINGER (1920/21) ist das Toxin oral etwa 100mal weniger wirksam, als wenn es einem Tiere eingeimpft wird. Die zur Vergiftung führenden Mengen können äußerst klein sein. COHN beobachtete eine Intoxikation schon nach einem kleinen Löffel Pastete. VAN ERMENGEM berichtete, daß 20 g des toxischen Schinkens in Ellezelles den Tod eines Patienten herbeiführten. Er schreibt, daß bei den Vergiftungen in Darmstadt ein walnußgroßes Stückchen eingemachte Ente eine 8 Wochen dauernde Krankheit hervorrief. DICKSON sah Botulismusfälle, bei denen die Menge einer Hülse der verdorbenen Bohnen oder nur ein Löffel voll von dem toxisch wirkenden Mais ad exitum führte. Er beobachtete sogar einen Fall von Botulismus nur durch Kosten einer Bohnenhülse, die der Patient nicht einmal schluckte. Hier entstand die Vergiftung also offenbar durch die Resorption der Mundschleimhaut. Nach DICKSON ist das Toxin viel virulenter, wenn der Bacillus im Dunkeln auf alkalischen Nährböden wächst. HCl erhöht die Virulenz des Toxins in einer Mischung von p_H 4,0 (BRONFENBRENNER, SCHLESINGER 1924).

Das Toxin wird nicht erzeugt in Salzlake, die über 8% NaCl enthält, oder in Sirup, der über 50% Zucker aufweist, was beim Konservieren von Nahrungsmitteln zu beachten ist (ROSENAU). Die *letale Dosis*, für den Menschen nach Tierversuchen berechnet, ist etwa 0,01 mg, also ist das Botulismusgift etwa 25mal toxischer als Tetanusgift (MÜLLER). Nach VAN ERMENGEM sind Mäuse, Meerschweinchen und Affen am empfindlichsten gegenüber dem Gift. Toxine, gewonnen aus frischen Kulturen, töten bei subcutaner Injektion von $1/2000$ bis $1/20000$ cm³ je nach der Giftigkeit des betreffenden Stammes Meerschweinchen in 2—3 Tagen. $1/10000$ bis $1/100000$ cm³ töten Mäuse, wenn intravenös appliziert. Affen, Meerschweinchen und Mäuse kann man auch durch einige Tropfen der toxischen Bouillonflüssigkeit vergiften. Die *Intoxikation* tritt im Laufe von 1—1½ Tagen auf. Der Tod kann innerhalb weniger Stunden erfolgen ohne Auftreten von Paresen, wenn größere Dosen appliziert werden (KOLLE, HETSCH).

VAN ERMENGEM sah, daß Kaninchen weniger darauf ansprechen, Katzen nur durch riesige Mengen des Toxins Erscheinungen zeigen.

Die meisten *Warmblüter* sind nur durch höhere Dosen per os, aber leicht durch subcutane, intraperitoneale und intravenöse Injektion zu vergiften.

Auch Tauben sind empfindlich gegenüber dem Gift. Frösche, Fische, überhaupt Kaltblüter sind nach van Ermengem äußerst widerstandsfähig. Paramäcien sind überhaupt unempfindlich. Laut Berichten von K. F. Meyer und Geiger und anderen amerikanischen Stimmen (Graham und Schwarz, Dickson) erkranken auch Hühner an Botulismus. Sie können sogar als Testobjekte verwendet werden, um das Toxin nachzuweisen (Rosenau). Auch Ziegen und Hunde, Pferde, Rinder und Enten können, wie teils bereits erwähnt, an Botulismus erkranken. Nach Ansicht Schübels schreitet im allgemeinen die Empfindlichkeit mit der Differenzierung und höheren Entwicklung des Nervensystems fort. Das Toxin ist viel weniger resistent gegen Hitze als die Sporen. Nach Thom, Edmonson und Giltner wird das Gift des Voisé-Stammes vernichtet, wenn es 10 min lang auf etwa 75° C erhitzt wird. Orr berichtet, daß das widerstandsfähigste Toxin der 10 von ihm beobachteten Stämme unwirksam wird durch Erhitzen auf 80° C 2 min lang, auf 72° C 10 min und auf 65° C 85 min lang. Schmidt schreibt, daß viele Toxine zerstört würden durch Erhitzung auf 80° C 5 min lang, auf 72° C 15 min, oder eine Stunde auf 65° C. Einige erfordern eine Hitze von 80° C 30 min lang. Bei Erhitzen auf 100° C sind Toxine in der Regel innerhalb einiger Minuten vernichtet. Bei toxinhaltigen pflanzlichen Nahrungsmitteln tritt oft erst durch mindestens $^1/_4$stündiges Kochen Verlust der Toxicität ein. p_H 5 ist nach Sommer das Stabilitätsoptimum reiner Gifte der Hitze gegenüber. Die Temperaturangaben über Hitzeresistenz des Toxins stimmen also im wesentlichen überein.

Das Toxin wird auch schnell, wie schon vorher angedeutet, durch *Sonnenlicht* und *diffuses Tageslicht* beeinflußt. Auch durch *Luft* wird es ebenso wie durch Alkalien dissoziiert. Gelöstes Toxin allerdings vermögen die genannten Faktoren viel weniger zu beeinflussen (Rosenau). Andererseits ist das Trockentoxin, das sich durch Sättigung mit Ammoniumsulfat gewinnen läßt, stabiler als das flüssige Toxin, das nach und nach doch an Virulenz verliert. In 20%iger Sodalösung büßt das Gift seine Wirkung ein. Gleiche Mengen von Säure aber beeinträchtigen es in seiner Wirksamkeit 24 Std lang nicht. Das Gift behält seine Virulenz 6 Monate lang, wenn es im Dunkeln aufbewahrt wird, wie es natürlicherweise in eingemachten Nahrungsmitteln oft der Fall ist (Dickson). Trockenheit oder Fäulnis können dem Toxin nicht schaden. Es ist unlöslich in Alkohol, Äther und Chloroform. Wie schon erwähnt, produzieren einige Stämme kein Toxin. Es ist auch anzunehmen, daß die Fähigkeit der Giftbildung im Laufe der künstlichen Züchtung verlorengeht (Rosenau). Das Maximum der Giftbildung in den Kulturen tritt gewöhnlich am 4. Tage bereits ein (Rubner). Im allgemeinen treten die gleichen Vergiftungssymptome wie beim Menschen auch bei den Versuchstieren auf. Eine gewisse Latenzzeit ist auch bei Anwendung größter Dosen immer nachzuweisen.

Rosenau nennt das Botulismustoxin auf Grund seiner besonderen Affinität zum Nervensystem fast ein Neurotoxin. Ob das Gift zentral oder peripher nach Art des Curare an den motorischen Endplatten seine Wirkung entfaltet, ist umstritten.

Inkubation. Die ersten Symptome der Vergiftung zeigen sich 18—36 Std, manchmal auch erst 4—6, selten 8, höchstens 14 Tage nach Genuß des giftigen Nahrungsmittels. Die Inkubation kann aber auch nur 4 Std dauern (Rosenau). Selbst von einer Inkubationszeit von $^1/_2$ Std wird berichtet (Kaatzer). Je kürzer die Inkubation, um so schwerer ist in der Regel die Erkrankung.

Krankheitsbild. Die klinischen Symptome bestehen in anfänglicher Unpäßlichkeit, Kopfschmerzen, Schwindelgefühl und Müdigkeit, mit deutlicher Muskelschwäche. Initiale gastroenteritische Symptome wie Übelkeit, Erbrechen, Magenbrennen und Diarrhoe, die nur in $^1/_3$ der Fälle auftreten (Staehelin), werden besonders dann beobachtet, wenn die Inkubationszeit kurz war (Rosenau). Es besteht entweder von Anfang an eine hartnäckige Obstipation oder die initialen Diarrhoen gehen dann erst in anhaltende Verstopfung über.

Bald treten die für Botulismus charakteristischen *Augensymptome in den Vordergrund, nämlich Flimmern vor den Augen, Amblyopie, Diplopie, Blepharoptose, Mydriasis, Photophobie, auf Licht und zuweilen auch auf Konvergenz nicht reagierende Pupillen, Strabismus divergens.* Dies beruht hauptsächlich auf einer Lähmung des Nervus oculomotorius mit seinen parasympatischen Fasern (Zentrum: Westphal-Edingerscher Kern). Auch Nystagmus kann vorkommen. Die Amblyopie kann sich, vielleicht auf einer toxischen Läsion des Nervus opticus beruhend, zur vorübergehenden Amaurose steigern, obwohl der Augenhintergrund in der Regel keinen pathologischen Befund zeigt. Auch völlige Ophthalmoplegia externa plus interna wurde beobachtet. Bisweilen trat auch eine Facialisparese auf. Die Kopfschmerzen zu Beginn der Erkrankung könnte man durch Erschlaffung und damit verstärkte Füllung der Pia-Plexusgefäße infolge Lähmung der Gefäßwände (WAIDNER) erklären.

Bald klagen die Kranken über *Trockenheit* im Munde. Die Speichelsekretion versiegt fast völlig. Die Mucosa des Mundes und Rachens wird hyperämisch. Belegte Zunge, ein fauliger Foetor ex ore, Stomatitis, Parotitis, Ulcerationen auf Mund- und Rachenschleimhaut und diphtheroide Beläge sind beobachtet worden. Der quälende Durst kann durch Trinken nicht gelöscht werden. Auch die Tränensekretion kann versiegen. Die in Erscheinung tretende Dysphagie kann sich bis zur völligen *Aphagie mit Regurgitation der Speisen durch die Nase* steigern. Die Zunge wird schwer beweglich, die *Stimme heiser*, klanglos, ja vollständig aphonisch. Diese letzteren Symptome sind wohl durch eine Paralyse der Nn. IX und X und eine Läsion des N. XII verursacht. Das Ohrensausen und die manchmal beobachtete *Schwerhörigkeit* bis Taubheit sind eine Folge der toxischen Schädigung des N. VIII.

Die progrediente *Muskelschwäche* kann selbst das Bild einer Extremitätenparalyse hervorrufen.

Eine *Oligurie* bis zu völliger Retentio urinae, aber auch eine Incontinentia urinae kann sich entwickeln. Eine Hemmung der Schweißsekretion ist möglich. Die Obstipation ist wohl bedingt durch die Peristaltik- und Sekretionshemmung. Auch Meteorismus kann vorkommen. Störungen der Sensibilität und Krämpfe sowie eine echte Paralyse der Extremitäten treten für gewöhnlich nicht auf. Aber eine merkliche Herabsetzung aller *Reflexe* wurde gesehen (SMILLIE). Das Sensorium ist bis zuletzt ungetrübt. Schmerzen sind im allgemeinen nicht vorhanden.

Die Temperatur ist oft sogar subnormal. Nur bei Hinzutreten von Komplikationen wie durch Aspirationspneumonie tritt Fieber auf. Der Puls kann zunächst verlangsamt, etwa 50—60 Schläge je Minute, dann aber beschleunigt sein, etwa 150 Schläge in der Minute. Die Verbindung von subnormaler Temperatur mit beschleunigtem Puls ist nach K. F. MEYER diagnostisch von Bedeutung. Die Atmung ist anfänglich normal, kann jedoch zuletzt in CHEYNE-STOKESsche Atmung und Dyspnoe übergehen.

Der Tod erfolgt durch Atemlähmung mit hochgradiger Cyanose, durch Herzstillstand oder in seltenen Fällen durch Marasmus.

Einer unserer Fälle zeigte diese Toxinwirkung auf das Zentralnervensystem, die Gefahr der Schluckpneumonie und das oft überraschende Herzversagen in überzeugender Weise.

Eine 46jährige Frau aß vom Innenteil eines geräucherten *rohen* Schweineschinkens. Am nächsten Tag hat die ganze Familie von dem gleichen Schinken, aber nur in gekochtem Zustand gegessen. Von diesem Tag ab fühlte sich die Frau sehr schlecht, sie war sehr erschöpft, bekam Durchfall und Erbrechen, litt unter sehr starkem Durst und bemerkte schon leichte Schluckbeschwerden. Tags darauf (am 18. 6. 48) konnte Patientin nicht mehr richtig sprechen, die Schluckstörungen verstärkten sich und die Oberlider der Augen konnten nicht mehr gehoben werden. Dem Ehemann fiel außerdem auf, daß die Pupillen weit und starr waren, es bestand angeblich kein Fieber, das Sensorium war völlig frei. An Nahrung nahm sie nichts mehr zu sich, schon wegen der Schluckbeschwerden. Stuhlgang hatte sie seit dem 18. 6. 48 nicht mehr, die Miktion war nur unter Anstrengung möglich, wobei jedoch oft unwillkürlich, besonders beim Husten etwas Urin abging. Von der Familie ist sonst niemand erkrankt.

In sehr krankem Zustand, stark cyanotischen Schleimhäuten, oberflächlicher Atmung, aber völlig freiem Sensorium wurde die Patientin eingewiesen.

Kopf. Ptosis, absolute Pupillenstarre mit Mydriasis, verwaschene Sprache, trockene Zunge, düster geröteter Rachen. Schluckreflex kaum vorhanden. Geruch, Gehör und Geschmack nach Angaben der Patientin o. B.

Herz. Tachykardie um 100.

Abdomen. Starker Meteorismus, Leber, Milz nicht vergrößert.

Extremitäten frei beweglich. Eigenreflex seitengleich und regelrecht. Patellarsehnenreflex und Achillessehnenreflex beiderseits etwas schwach. Fremdreflexe vorhanden, keine pathologischen Reflexe.

Verlauf. Hb 95%, Leuko 21600, Stab 12%, Segm 79%, Lympho 9%. Lumbalpunktion: Liquor hatte im Sitzen einen Druck von 370 mm, war klar, Pandy negativ, 3/3 Zellen. Queckenstedt regelrecht. Therapeutisch erhielt die Patientin nach Entleerung der Blase und Verabreichung eines Reinigungsklysmas täglich 4mal 1 mg Strychnin, je 1 Ampulle Sympatol in stündlichen Abständen, und noch am 26. 6. 50 cm³ Botulismusserum. Temperatur 37,8° rectal, RR 130/85. Puls war gut gefüllt. 27. 6. nochmals 50 cm³ Botulismusserum. Beginnende Bronchopneumonie (Aspiration), 2mal 4 g Cibazol als Klysma. Temperatur abends auf 38,3°, Puls 108. Allgemeinbefinden jedoch gebessert. Weiterhin 4mal 1 mg Strychnin, 3mal 0,06 Sympatol, $^{1}/_{4}$ mg Strophanthin intravenös. RR 130/85.

28. 6. 48 Über beiden Unterlappen ausgedehnte bronchopneumonische Infiltrationen, 38° rectal, Puls 108, RR 130/85. Therapie wie gestern. Vorübergehend Besserung des Allgemeinzustandes. Um 11 Uhr vormittags *akuter Herzstillstand*.

Durch sofort durchgeführte Herzmassage setzte das Herz noch einmal ein, versagte jedoch nach kurzer Zeit abermals den Dienst. Hierauf erhielt Patientin 1,5 mg Adrenalin intrakardial, worauf eine neuerliche Herztätigkeit eintrat. Puls wurde wieder tastbar, jedoch konnte durch 2 Std lange intensivste künstliche Atmung die Atemtätigkeit nicht mehr in Gang gebracht werden, so daß das Herz endgültig seine Tätigkeit einstellte.

Ganz schwere Fälle verlaufen unter akuten Vergiftungserscheinungen schon nach wenigen Tagen. Gelegentlich scheint aber schon der Patient auf dem Wege der Besserung zu sein und geht an einem *plötzlichen Herzversagen* zugrunde.

Epikrise. Wir finden hier die durch Oculomotoriuslähmung bedingten Augensymptome und Ptosis. Die Mundhöhle ist trocken durch Versiegen der Speichelsekretion. Die Zunge ist schwer beweglich und die Sprache dadurch verwaschen, wohl durch Läsion des Nervus hypoglossus. Bei Betrachtung dieses Symptomenbildes fallen uns besonders die Erscheinungen von seiten der *Blase* auf. Bis jetzt ist jedoch nicht beschrieben worden die Erhöhung des Liquordruckes bis auf 370 mm im Sitzen. Der gesteigerte Druck läßt sich vermutl'ch durch einen überstarken Blutandrang zum Kopf infolge Lähmung der Gefäßwandmuskulatur, eventuell mit beginnendem Hirnödem erklären. Ödematöse Hirnsubstanz wird auch sonst häufig bei Sektionen nachgewiesen (W. J. STONE u. a.). Das Erbrechen dürfte eher nervös bedingt gewesen sein. Bei der Sektion wurden Hämorrhagien und perivasculär angeordnete rundzellige und histiocytäre Elemente nachgewiesen. PAULUS sah zwar miliare capillare Blutungen in das zentrale Höhlengrau und in die graue Substanz des Rückenmarks sowie diffuse Degenerationsvorgänge am Nervensystem, besonders den Ganglienzellen des Zentralnervensystems, aber keine eigentlich entzündlichen Prozesse. Trotzdem spricht er von einer Polioencephalomyelitis haemorrhagica. Ob das Toxin auf dem Blut- oder Lymphwege an das Gehirn herangetragen wird, steht nicht fest. Man könnte sich vielleicht die *Wirkung des Toxins* als eine Art Entzündung folgendermaßen vorstellen: Das Toxin schädigt lebende Zellen, gleich, ob es sich zunächst nur um Gefäßzellen, Nerven- oder Gliazellen handelt. Ein auf die Blutbahn wirkender histaminartiger Stoff wird frei und verursacht nun seinerseits eine Erweiterung der Capillaren und Schädigung ihrer Wände kombiniert mit dem lähmenden und schädigenden Toxineinfluß. Wir finden nun eine Hyperämie der Meningen, besonders im Bereich der Pons und Medulla. Leukocyten treten aus, angelockt durch das Konzentrationsgefälle eines bei der Zellschädigung freigesetzten Stoffes, eines Leukotoxins. Das Endothel der Capillaren ist nicht mehr intakt, der Blutstrom ist verlangsamt, eine ödematöse Durchtränkung des Gehirns durch plasmatische Flüssigkeit findet statt. Schließlich treten auch Lymphocyten, Erythrocyten durch die Capillarstomata und schadhaften Gefäßwände. Seßhafte Bindegewebszellen werden zu Wanderzellen.

Die Schädigung der Nervenzellen, die bis zur fettigen Degeneration und völligen Zerstörung der Ganglienzellen zu führen vermag, kann

1. durch Kreislaufstörung infolge der Blutstromverlangsamung und der Gefäßthromben, und
2. durch direkte Gifteinwirkung möglich sein.

WILBUR und OPHÜLS sprechen sich für die indirekte Toxinwirkung aus. Die Thromben können bedingt sein
1. durch Schädigung der Gefäßwandzellen, und
2. durch Verlangsamung der Blutströmung infolge Erweiterung der Gefäße, als Stagnationsthromben.

Der Herzstillstand könnte als systolischer Herzstillstand des toxisch geschädigten Herzmuskels erklärt werden.

Es ist also nicht so leicht, von vornherein eine Prognose zu stellen, wenn die Symptome sich anfangs auch gar nicht so schwer ausprägen. Immerhin gibt es auch ausgesprochen leicht verlaufende Fälle. Man möchte dabei annehmen, daß der betreffende Gifterzeuger einer mitigierten Gruppe angehört:

Ein junger Patient unserer Beobachtungsreihe aß am 17. 6. 48 eine schlecht geräucherte Leberwurst. Am 20. 6. früh 9 Uhr mußte er erbrechen. Am gleichen Tag nachmittags überfiel ihn plötzlich Schwindelgefühl, zugleich konnte er in die Nähe nicht mehr sehen. Am 21. 6. ging Patient noch zur Schule, konnte aber wegen dieser Unfähigkeit nicht richtig am Unterricht teilnehmen. Drei Tage nach der Krankenhausaufnahme mußte Patient nochmals erbrechen, dann stellte sich Unmöglichkeit feste Speisen zu schlucken und Trockenheit der Mundhöhle ein. Der Patient konnte nur mehr Breikost und flüssige Nahrung zu sich nehmen, jedoch trat keine Vermehrung des Durstgefühls ein. Es bestand kein Fieber. Defäkation und Miktion o. B. Doch war Patient etwas obstipiert.

Befund. Patient ist zwar gut ansprechbar, macht aber einen sehr bedenklichen Eindruck. Augen: Pupillen weit, rechts weiter als links, rund, reagieren etwas verlangsamt auf L. und C. Augenmuskeln o. B. Nur die Konvergenzstellung der Bulbi weist eine gewisse Schwäche auf. — Mundhöhle: Zunge sehr trocken, Cor und Pulmo o. B. — Leber, Milz nicht vergrößert. Nierenlager frei. — Extremitäten: aktiv und passiv frei beweglich. — Zentralnervensystem: Physiologische Reflexe normal auslösbar. Keine pathologischen Reflexe.

Verlauf. 5. 7. 48 Gabe von 25 cm³ Botulismusserum, 5 cm³ Cebion, dann 5 cm³ Betaxin, Magnesiumsulfat zum Abführen, Breikost. — 6. 7. Es besteht eine ausgeprägte Trockenheit des Mundes. Pupillen sehr weit, reagieren langsam. — Heute 25 cm³ Botulismusserum, täglich $1/2$ mg Strychnin. Infusion von 150 cm³ Kochsalz und 150 cm³ Traubenzucker, 1mal täglich ein Pulver Pilocarpin zu 0,01. — 8. 7. Röntgen: Lunge o. B. — EKG: Sinustachykardie, normale Überleitung, Linkstyp, kein sicherer Anhalt für Myokardschäden. — Blutkörperchensenkung 7/13, RR 100/58. Die gleiche Therapie wird fortgesetzt. 10. 7. Mundhöhle jetzt feucht, Zunge nicht mehr belegt. Geringe Besserung des Sehvermögens. 15. 7. Keine Schluckbeschwerden mehr. Patient kann wieder gut sehen und lesen. Am 22. 7. als geheilt entlassen.

Epikrise. Man kann wohl annehmen, daß das *Botulismusserum* trotz der bereits mehr als 14 Tage bestehenden Vergiftung eine die Genesung beschleunigende Wirkung ausübte. Nach der Injektion der 2. Dosis des Botulismusserums war eine Besserung des Sehvermögens und eine normale Speichelabsonderung zu verzeichnen. Am 15. 7. bestanden praktisch keine Beschwerden mehr.

Auch eine toxische Schädigung der Ganglienzellen bis zu leichter fettiger Degeneration scheint noch einer restitutio ad integrum zugänglich zu sein.

Bei einem unserer Fälle entwickelte sich der Botulismus langsam und konnte zu diagnostischen Schwierigkeiten führen, nach dem lavierten Verlauf hätte er der Diagnose ganz entgehen können:

Dieser Patient kam am 6. 7. 48 in unsere I. Medizinische Klinik nach München. Er hatte in der Woche vor dem 20. 6. 48 etwa an 3 Tagen eine aus Schweinefleisch zubereitete Leberwurst gegessen. Am 20. 6. mußte der Patient heftig erbrechen (etwa 1 Std nach dem Mittagessen). Er war von da ab etwas matt. Zwei Tage später wurde seine Mundhöhle trocken, dabei hatte er aber kein vermehrtes Durstgefühl. Das Versiegen der Speichelsekretion und aufkommende Schluckbeschwerden machten es dem Patienten unmöglich, feste und trockene Speisen zu essen. Er nahm nur mehr Breikost und flüssige Nahrung zu sich. Etwa am 24. 6. bemerkte er, daß er nicht mehr auf den Nahpunkt akkomodieren konnte. Er vermochte trotz starker Konvexbrille nicht mehr zu lesen. In der nächsten Woche stellten sich vermehrter Harndrang, Brennen in der Miktion und etwas rötlicher Urin ein. Patient legte seine Arbeit nieder und brachte die Woche im Bett zu. In der ersten Woche zeigte sich eine starke

Verstopfung, an der der Patient bis zu seiner Einweisung litt. Dem Patienten und seiner Umgebung war auffallend, daß seine Stimme einen heiseren Klang bekam.

Es bestanden weder Fieber noch Schmerzen. Schon nach einer Woche waren alle Erscheinungen verschwunden.

Manchmal spricht aber auch noch ein unter bedenklichen Zeichen aufgenommener Fall recht schnell auf die Serumtherapie an:

Ein 36jähriger Patient (Landwirt) hatte in der Nacht vom 19./20.6.48 erbrochen, er hatte Schluckbeschwerden. Am Tag darauf war er ziemlich matt. Am 21. 6. nachmittags konnte der Patient nicht mehr in der Nähe scharf sehen; er sah auch Doppelbilder. Innerhalb der nächsten 2 Tage stellten sich schnell sich steigernde Schluckbeschwerden und Trockenheit der Mundhöhle ein, so daß vom Arzt an Diphtherie gedacht und Diphtherieserum gegeben wurde. Zunächst bestand guter Appetit. Patient konnte aber wegen fortschreitender Schluckbeschwerden und Versiegen der Speichelsekretion keine festen Speisen mehr zu sich nehmen; er nahm nur mehr Breikost, hatte keinen Durst. Nach jeder Nahrungsaufnahme bemerkte er Völlegefühl und Magendrücken. Er hatte das Empfinden, daß die Speisen nicht mehr richtig durchgingen. Am 21. 6. Durchfall, von da ab geringe Defäkation bei Völlegefühl und Drang zur Stuhlentleerung, es bestanden Schmerzen am After bei der Defäkation.

Patient machte auf seine Umgebung einen schwerkranken Eindruck, vor allem da seine Stimme immer heiserer wurde. Kein Fieber. Miktion o. B. Patient hatte aber das Gefühl, als ob sich die Blase nicht ganz entleeren würde.

Am 4. 7. Aufnahme in unsere Klinik in ziemlich hilflosem Zustande. Die genaue Anamnese ließ eine Botulismusinfektion vermuten. Es stellte sich auch heraus, daß der Patient von derselben Leberwurst gegessen hatte, wie der auf S. 1527 geschilderte Fall.

Befund und Verlauf. 5. 7. Beim Patienten besteht noch eine Schlucklähmung, Trockenheit des Mundes, eine Ophthalmoplegia interna.

Extremitäten. Linkes Bein aktiv nicht beweglich, rechtes wenig. Zentralnervensystem: Reflexe mäßig auslösbar, keine pathologischen Reflexe. Die augenärztliche Untersuchung in der Universitäts-Augenklinik München ergab beiderseits weite Pupillen, die nicht auf Licht und Konvergenz reagierten. Die Motilität der Bulbi und auch die Konvergenzeinstellung waren normal. Die brechenden Medien waren klar. Am Augenhintergrund jedoch fiel eine leichte Unschärfe der Papillengrenze auf, die nicht als sicher pathologisch verwertbar angesprochen wurde. — 6. 7. Unveränderter Zustand. Es wird ein Dauerkatheter eingelegt. Täglich 3mal 1 mg Strychnin, 2mal 1 Pulver Pilocarpin zu 0,01 und Cortiron. Urinausscheidung mäßig, Leukocytenzahl 10650, Stab 7%. Er erhält Magnesiumsulfat, Tierkohle als Adsorbens, Traubenzuckertropfschlundsonde (2000 cm^3). Zweimal 25 cm^3 Botulismusserum und Breikost. Der Patient ist wenig ansprechbar. Temperatur 37,6°, Puls 100. — 7. 7. Blutkörperchensenkung 22/30, Temperatur 36,4°, Puls 100. — 10. 7. Ausscheidung besser, Patient kann ohne Katheter Wasser lassen, Beine wieder beweglich. — 12. 7. Temperatur 39°, Bronchopneumonie über dem rechten Unterlappen, RR 130/80. — 17. 7. Befund über der Lunge abgeklungen, keine Temperatur mehr, keine Schluckstörung, Trockenheit des Mundes geht zurück. Es besteht noch eine Leukocytose von 10650. — 21. 7. Allgemeinbefinden wesentlich gebessert. Patient kann wieder gut sehen. Blasenfunktion und Ausscheidung wieder vollkommen in Ordnung. Blutkörperchensenkung 28/57. — 30. 7. Patient wird heute vollkommen geheilt entlassen.

Epikrise. Bei diesem Patienten handelte es sich nach der Anamnese und den klinischen Symptomen eindeutig um eine Vergiftung mit dem Bacillus botulinus. Die typischen Sehstörungen mit Mydriasis, Akkommodationslähmung und Doppeltsehen, außerdem Trockenheit im Munde, Schluckstörungen und Obstipation nach anfänglicher Diarrhoe, Lähmung der Blase, Heiserkeit der Stimme durch toxische Schädigung des Nervus recurrens konnten keinen Zweifel an der Diagnose lassen. Bei dem sehr ernst erkrankten Patienten war auch eine leichte Beteiligung der Atemmuskulatur vorhanden.

Wir glauben auch hier, daß das Botulismusserum entscheidend zur Heilung beigetragen hat. Strychnin und Pilocarpin scheinen auch dazu beigetragen zu haben, daß die Parese der Blase, die lähmungsartige Schwäche der Beine, die Schluckbeschwerden, die Trockenheit im Munde und die Akkommodationslähmung auffallend rasch zurückgingen.

S. MOESCHLIN und H. ZOLLINGER glauben, daß nur die im Blut zirkulierende Giftmenge einer völligen Neutralisation durch das Antitoxin zugänglich ist, während es den Anschein hat, daß das an die nervösen Elemente gebundene Toxin dem Antitoxin nicht mehr erreichbar ist.

Die *Antitoxinapplikation soll also möglichst früh erfolgen*. Bei Fall 2 und 3 erzielte aber trotz der bereits etwa 16 Tage bestehenden Vergiftungssymptome das Botulismusserum eine nicht zu leugnende Heilwirkung. Bei den beiden Patienten war sicherlich die größte Toxinmenge bereits im Gewebe verankert. Man kann also deshalb annehmen, daß das Antitoxin auch das bereits gebundene Gift in gewissem Ausmaß zu neutralisieren, zumindest aber in seiner Wirkung abzuschwächen vermag. CURSCHMANN u. a. sahen ebenfalls auch bei späterer Anwendung des Antitoxins noch Erfolge.

Pathologische Anatomie. Bei Mensch und Tier finden sich Vasodilatation, Hämorrhagien, Hyperämie und Thrombosen (ROBERT ALLAN MOORE). Solche Veränderungen zeigen sich besonders in den parenchymatösen Organen, im Verdauungstrakt und im Zentralnervensystem. ZOLLINGER sah auch Lymphfollikelschädigungen bis Follikelnekrosen und eine leukocytäre Durchsetzung der Appendix.

Der ganze *Respirationstrakt* kann weißlich belegt sein, und der Kehlkopf symmetrische Drucknekrosen aufweisen (DORENDORF).

Die *Lunge* zeigt Blutungen im Parenchym und Pneumonie.

Die *Leber* ist blutüberfüllt, teils fettig degeneriert mit herdförmigen Nekrosen (DORENDORF, L. BÜRGER). Die Leber kann auch ein Aussehen wie bei geringgradiger atrophischer Cirrhose haben (W. J. STONE). Auch Ikterus wurde festgestellt. Es können Bilder entstehen, die nahezu der akuten *Leberatrophie* gleichen (STRÖBE).

Der *Herzmuskel* ist zuweilen schlaff mit trüber Schwellung. BÜRGER u. a. sahen auch feintropfige fettige Degeneration. Ähnliches zeigen Niere und Milz.

Die toxischen Veränderungen betreffen vor allem das *Zentralnervensystem*. Die Meningen der Pons und der Medulla oblongata sind stärker blutgefüllt als die der Hirnrinde. Makroskopisch sind Hämorrhagien im ödematösen Gewebe zu erkennen, mikroskopisch fettige Degeneration besonders in der Gegend der Pons. Um die strotzend gefüllten Gefäße wurden rundzellige und histiocytäre Elemente gefunden.

Vor allem die *Augenmuskel-* und *Vaguskerne* zeigen Degenerationserscheinungen. Auch Glia- und Gefäßwandzellen können fettig entartet sein. Es kann bis zur Zerstörung der Ganglienzellen kommen, die dann besenförmig aufgefasert aussehen (HENKE und LUBARSCH).

OPHÜLS und WILBUR fanden *multiple Thromben* in Arterien und Venen des Zentralnervensystems. Vor dem dritten Tag der Vergiftung sind kaum Thromben nachzuweisen.

LANDMANN zeigte, daß 1 cm³ Meerschweinchengehirn im Reagensglas eine Toxinmenge ihrer Wirksamkeit beraubt, die der 3fachen für eine Maus tödlichen Dosis entspricht. Ebenso erzielten KEMPNER und SCHEPILEWSKY eine Entgiftung mit Fetten und Lecithin. Die verschiedenen Vergiftungssymptome, die besonders durch eine Parasympathicusläsion bedingt sind, lassen vielleicht eher einen zentralen Angriffspunkt des Giftes vermuten, als eine periphere Lähmung an den verschiedensten Stellen des Körpers, zumal auch der pathologischanatomische Befund für eine zentrale Schädigung spricht.

Differentialdiagnose. Differentialdiagnostisch ist eine *Encephalitis epidemica* in Erwägung zu ziehen. Erbrechen, Übelkeit und Kopfschmerzen können auch bei dieser zu Beginn der Erkrankung auftreten. Hartnäckige Obstipation und erschwertes Urinieren finden wir auch hier. Außerdem kann das ophthalmoplegisch-lethargische Stadium zu Verwechslungen mit Botulismus Anlaß geben. Der weitere Verlauf jedoch klärt die Diagnose.

Auch das Initialstadium der HEINE-MEDINschen Krankheit kann Ähnlichkeit mit Botulismus aufweisen. Erbrechen und Diarrhoen wurden beobachtet. Wie bei Botulismus kann eine Incontinentia urinae vorkommen. Die Hypotonie mancher Muskelgebiete zusammen mit dem Verschwinden der Sehnenreflexe bei Heine-Medin kann zu Irrungen führen. Auch bei Poliomyelitis tritt meist eine Pulsbeschleunigung auf. Die Somnolenz, bisweilen zu Beginn des Heine-Medin, kann mit der allgemeinen Müdigkeit und Abgeschlagenheit bei Botulismus verwechselt werden, ebenso die manchmal einer Lähmung ähnelnde abnorme Muskelschwäche des Botulismus mit den Lähmungserscheinungen bei Poliomyelitis. Doch die genaue Anamnese und Untersuchung wird zum richtigen Ergebnis führen. Bezüglich der Diagnose gegenüber *diphtherischer Lähmung* ist zu sagen, daß auch bei Botulismus, wie bereits erwähnt, Ulcerationen und diphtheroide Beläge auf Mund- und Rachenschleimhaut auftreten können. Eine Akkommodations- und Gaumensegellähmung wird auch bei Diphtherie gesehen. Die Parese der Extremitäten bei Diphtherie kann mit der zuweilen paretisch erscheinenden Muskelschwäche des Botulismus verwechselt werden. Jedoch finden wir bei Diphtherie auch Sensibilitätsstörungen. Bekanntlich ist auch eine Schluck- und Atemmuskellähmung bei Diphtherie in schwersten Fällen zu beobachten. Dazu ist die Temperatur relativ niedrig. Die bakteriologische Untersuchung und das weitere Krankheitsbild sind dann entscheidend.

Schwierig ist auch die Abgrenzung von der *Methylalkoholvergiftung*. Erbrechen, Schwindel und Kopfschmerzen zeigen sich meist schon einige Stunden nach Genuß der Getränke. Es fehlt wie bei Botulismus das Fieber. Jedoch treten Pupillenstarre, Amblyopie und Amaurose bei Methylalkoholvergiftung noch rascher in Erscheinung. Dagegen findet man sehr selten eine solche Augenmuskellähmung wie bei Botulismus, also fast nie Doppeltsehen, Strabismus und Ptosis. Aber wir sehen auch hier Dyspnoe und große Hinfälligkeit. Die bei Methylalkoholvergiftung auftretenden Krämpfe und die Bewußtlosigkeit gehören bei Botulismus zu den allergrößten Seltenheiten. Ausschlaggebend zur Unterscheidung ist die Anamnese, Untersuchung des Liquors und vor allem des Mageninhaltes auf Methylalkohol klärt die Diagnose. Nach MATTHES und CURSCHMANN ist auch die auffallende Heilwirkung der Lumbalpunktion diagnostisch von Bedeutung. Die quantitative Bestimmung der Ameisensäure im Harn, die bei Methylalkoholvergiftung stets vermehrt ist, ist ebenfalls wichtig.

Die initialen Magen-Darmerscheinungen können auch zu Verwechslungen mit *Paratyphus* Anlaß geben. Doch klärt der weitere Verlauf das Bild.

In weiteren differentialdiagnostischen Erwägungen ist auch die *Atropinvergiftung* in Betracht zu ziehen. Die hierbei auftretenden Symptome, wie Mydriasis, Akkommodationslähmung, Trockenheit der Mund- und Rachenschleimhaut und dadurch bedingtes Durstgefühl, Dys- bis Aphagie, Heiserkeit bis Aphonie und rascher Puls sind wie bei Botulismus zu beobachten, denn auch hier ist der Parasympathicus lädiert. Auch hier sprechen die Anamnese und weitere Erscheinungen der Atropinvergiftung, wie Erregungszustände, Krämpfe, Delirien und Koma für eine Atropinvergiftung, ebenso wie das rasche Auftreten der Symptome.

Ganz ähnliche Zeichen — aber im Gegensatz dazu mit Speichelfluß — können auch bei Fliegenpilzgenuß auftreten. Starke Beeinflussung des Nervensystems zeigt sich auch bei Vergiftung mit Morcheln und Lorcheln.

Weiter ist auch der reichhaltige Symptomenkomplex der *Lues cerebrospinalis* differentialdiagnostisch zu erwähnen:

Der starke, allerdings meist nachts exacerbierende Kopfschmerz, Oculomotoriuslähmungen, aber meist einseitig sich manifestierend, in Ptose, Doppeltsehen, absoluter Pupillenstarre und Mydriasis und Akkommodationslähmung, dann Acusticus-Schädigungen, wie Ohrensausen, Schwerhörigkeit und Schwindelanfälle, können hier zu Irrtümern führen. Auch Übelkeit, Erbrechen und Schwindel können sich bei der gummösen Form einstellen. Facialisläsionen sind in seltenen Fällen auch bei Botulismus schon beobachtet worden. Bei Lues tritt entweder keine oder nur leichte Temperaturerhöhung ein. Andere bei Botulismus nicht vorkommende Symptome, vor allem WaR. in Blut und Liquor und die Anamnese sichern die Diagnose.

Die Differentialdiagnose hat sich schließlich auch mit der progressiven *Bulbärparalyse* zu befassen. Schluckschwierigkeiten mit der Gefahr der Aspirationspneumonie und Regurgitation von Speisen durch die Nase, Heiserkeit der Stimme, gewöhnlich Fehlen von Sensibilitätsstörungen werden hier wie bei Botulismus gesehen. Sehr selten findet man jedoch die bei Botulismus so charakteristischen Augenmuskellähmungen. Eine Unterscheidung dürfte bei dem ausgeprägten Bild der Bulbärparalyse nicht auf Schwierigkeiten stoßen.

Die *Myasthenia gravis pseudoparalytica* weist ebenfalls mit dem Botulismus gemeinsame Symptome auf. Von den Leiden betroffen werden hier neben anderen Muskelpartien auch Augenmuskulatur und Schlundmuskulatur. Als erste Symptome treten Doppeltsehen, Blepharoptosis, Schluckstörungen auf. Auch ein Aphonischwerden der Stimme und eine lähmungsartige Schwäche von Muskeln ist zu beobachten. Doch stellen sich diese Erscheinungen erst allmählich im Laufe des Tages ein und verschwinden anfänglich durch die Nachtruhe. Störungen der Sensibilität fehlen auch hier. Auch eine rein ophthalmoplegische Form wird beobachtet. Der typische Verlauf weist auf Myasthenia gravis pseudoparalytica.

Endlich ist noch die *akute Bulbärmyelitis* zu erwähnen. Kopfschmerzen und Schwindelgefühl zu Beginn, dann bulbäre Symptome wie Schluckstörungen, Störungen der Zungenbeweglichkeit und Augenmuskellähmungen treten in Erscheinung. Die Anamnese und vor allem der Verlauf schließen Irrtümer aus.

Prophylaxe. Zweckmäßige Konservierung von Nahrungsmitteln und im Verdachtsfalle sofortige Injektion einer angemessenen Dosis von polyvalentem Botulismusserum gegen A, B und C sind die leicht durchzuführenden und doch so äußerst wichtigen prophylaktischen Maßnahmen. Hier müßte immer wieder von Zeit zu Zeit der Personenkreis, der mit der Herstellung von Nahrungsmittelkonserven beschäftigt ist, auf die Gefahr der Fleisch-, Fisch- und Wurstvergiftung, auf ihre Entstehung hingewiesen werden. Das Küchenpersonal aber müßte darüber belehrt werden, daß Geruch und Geschmack allein nicht Kenntnis über ein vergiftetes Nahrungsmittel gibt. Besondere Aufmerksamkeit und Überwachung muß natürlich auch der fabrikmäßigen Konservenherstellung zugewandt werden. Dafür bestehen in Amerika, wo der Botulismus viel häufiger beobachtet wird, gesonderte Vorschriften für Einräucherung, Pökelung, Früchtekonservierung und sonstige Dauerwaren. In Deutschland sind $^2/_3$ der Fälle auf Wurst, Schinken, Speck und Fleischkonserven zurückzuführen (BITTER), weniger, wie in Amerika, auf Gemüse- Frucht- (Oliven-) und Obstkonserven.

Therapie. Nach ROSENAU, WEISS und CECIL soll der Patient unter dem vollen Einfluß von Morphium gehalten werden bis zum Eintreffen des antitoxischen Serums. Ihre experimentellen Arbeiten beweisen, daß Narkotica die Wirkung des Toxins verzögern. MARY ELIZABETH PILLSBURY jedoch berichtet, daß Alkohol in vitro die Toxinwirkung beschleunigt, wenn er mit dem Gift zusammengebracht wird. Wichtig ist vor allem absolute Ruhe.

Bei Schluckunfähigkeit müssen Tropfeinläufe rectal oder durch die Magensonde durchgeführt werden. Vor jeder Therapie steht hier die spezifische mit dem antitoxischen polyvalenten Serum von Behring oder Höchst, das frühzeitig gegeben, das noch nicht an Gewebe gebundene Toxin neutralisiert, und Verschlimmerung verhüten kann.

Wenn wir aus den angeführten Beispielen und aus früheren Fällen auf die besondere Wirksamkeit des Antitoxins schließen zu können glauben, so darf nicht verschwiegen werden, daß nicht nur bei bereits länger bestehenden Vergiftungen, sondern auch überhaupt der therapeutische Wert angezweifelt wurde (ROBERT ALLAN MOORE). Diese Zweifel dürften jedoch durch die Tatsachen hinreichend widerlegt sein.

NONNENBRUCH erzielte noch einen Erfolg am 13. Erkrankungstag mit 60 cm^3 Serum. DICKSON und HOWITT verwendeten 86 cm^3 Serum, BURKE, HELLER und PISCHL, wie PINKERTON und KROBALSKI injizierten je 30 cm^3 Serum intravenös und sahen gute Ergebnisse. Bei den Fällen, die trotz Behandlung mit dem polyvalenten Serum ad exitum kommen, ist entweder die Vergiftung schon in einem zu fortgeschrittenen Stadium oder die Antitoxinmenge ist für die jeweilige Intoxikation zu gering gewählt worden. Die Menge des zu injizierenden Serums richtet sich nach der Schwere der Vergiftung.

Nach CURSCHMANN wirkt das Serum besonders sicher bei intravenöser Injektion. HENRY ROSEN und NATHAN GORDON (Boston) verabreichten das Serum intravenös, per Klysma und intramuskulär. Mit gutem Erfolg spritzten JÉRAMEC und LEGROUX (Paris) täglich 20—30 cm^3 Serum bis zum Aufhören der Progredienz der Erscheinungen. WUNDERLICH verabreichte 50 cm^3 Botulismusserum intramuskulär nach bereits längerer Vergiftungsdauer mit gutem Ergebnis. ZINSSER und STANHOPE BAYNE-JONES gaben für die intravenöse Injektion des antitoxischen Serums die Anweisung, es nicht schneller zu injizieren als 1 cm^3 in der Minute.

Durch Formoleinwirkung kann ein Toxoid entstehen, mit dem ein polyvalentes Antitoxin hergestellt wird, von Pferden mit Formoltoxoid. In der Folgezeit wird man ein reines Toxin bei der weiteren Immunisierung verwenden können. Durch parenterale Applikation von Toxoid kann jedoch nur eine zeitweilige Immunität erreicht werden, wie WELIKANOW durch Tierversuche bewies.

Dem Bestreben, eine Verdünnung des Toxins im Blute zu erreichen, dienen Aderlässe und Bluttransfusionen, intravenöse Infusionen von Traubenzucker, subcutane und intravenöse Kochsalzeinspritzungen und rectale Tropfeinläufe von Kochsalz- und Traubenzuckerlösung. Die Verstopfung wird mit Abführmitteln bekämpft.

Wenn kein Erbrechen erfolgt, ist eine Magenspülung zur Entfernung noch vorhandenen Toxins anzuraten. Durch Tierversuche wird der Nachweis des Toxins im Blute, im Stuhl und Mageninhalt und in Nahrungsmitteln geführt. Nach A. SCHMIDT ist aber der Toxinnachweis im Blute nicht immer erfolgreich.

Zur Kreislaufstützung kann die Verabreichung von Kreislaufmitteln und Strophanthin nötig werden, als Parasympathicomimetica Pilocarpin, Physostigmin und Prostigmin. Auch Hypophysenhinterlappenpräparate wie Pituglandol müßten als Tonica für den Magen-Darmtrakt Verwendung finden, ebenso die Applikation von Strychnin zur Anregung des Vaguszentrums und zur Erregung der Muskulatur.

Literatur.

ABAZA et ANGHERT: Bull. Soc. méd. Hôp. Paris **1949**. — ACHARD et BENSAUDE: Gaz. Hôp. **1896**, 1349. — ALESSANDRINI: Zit. nach CHALIER et SÉDALLIAN. — ANSCHÜTZ u. SCHITTENHELM: Behandlung der Erkrankungen des hepatischen Systems. In KRAUSE-GARRÉ, Therapie innerer Krankheiten. Jena 1927. — ASCHOFF: Erg. inn. Med. **26**, 1 (1924). — ASKANAZY: Kriegspathol.-Tagung Berlin 1916. — Äußere Krankheitsursachen. In L. ASCHOFF, Allgemeine Pathologie, 6. Aufl. Jena 1923.

BARTOS, BANSAGI u. BAKOS: Z. Hyg. **127**, 347 (1947). — BÄUMLER: Dtsch. Arch. klin. Med. **3**, 279 (1868). — BAUMGÄRTEL: Grundriß der theoretischen Bakteriologie. Berlin 1924. — Arch. f. Hyg. **125**, 171 (1941). — BAUMGARTEN, V.: Münch. med. Wschr. **1918**, 175, 212. — BECKERICH: Zit. nach CHALIER et SÉDALLIAN. — BECKERMANN: Die Therapie beim ärztlichen Fortbildungskurs in Freiburg. — BENGTSON: Hyg. Lab. Bull. Washington **1924**, 136. — BENHAMOU: Acqu. Méd. Récent. **1949**. — Presse méd. **1949**. — Bull. Soc. méd. Hôp. Paris **1949**. Ann. Méd. **48**, Nr 3, 225. — Vortr. auf dem I. Internat. Internistenkongr. am 11. Sept. 1950 in Paris. — BENHAMOU et ALBOU: Bull. Soc. méd. Hôp. Paris **1950**. — BENHAMOU, DESTAING et ALBOU: Sem. Hôp. Paris **1950**. — BENHAMOU, DESTAING et SORREL: Presse méd. **1949**. — Sem. Hôp. Paris **26**, 232 (1950). — Presse méd. **58**, 317 (1950). — BENHAMOU, FRIES, SARROUY et SORREL: Bull. Soc. méd. Hôp. Paris **1950**. — BERGMANN, v.: Dtsch. Gesdh.wes. **1946**, 8. — Z. inn. Med. **1946**, 1. — BERTRAM: Dtsch. med. Wschr. **1947**, 32. — BERTRAND et JAMBON: Conc. Méd. **1949**. — BESREDKA: Ann. Inst. Pasteur **33**, 557. — BIELING: Münch. med. Wschr. **1939**, 853. — BIELING u. ÖLRICHS: Z. Immunforschg **95**, 57 (1939). — BINGOLD: Arch. klin. Med. **188**, 350 (1942). — Dtsch. med. Wschr. **1947**, Nr 5/8, 56. — Med. Klin. **1940**. — BITTER: Münch. med. Wschr. **1919**, Nr 47, 1364. — Z. Hyg. **90**, 387 (1920). — Zbl. Bakter. I Orig. **85**, 110 (1920); **88**, 435 (1922). — Münch. med. Wschr. **1920**, Nr 41, 1182. — Dtsch. med. Wschr. **1925**, Nr 5, 226. — BLITTERSDORF u. NAGEL: Z. Hyg. **128**, 470 (1948). — BOCQUIEN, HERVOUET et HILLERITEAU: Bull. Soc. méd. Hôp. Paris **1949**. — BOECKER: Veröff. Volksgesdh.dienst **1941** H. 5, 55. — Münch. med. Wschr. **1951**, 737. — Praktische Diagnostik der Bakteriologie der Typhus- und Paratyphus-Enteritisgruppe. Jena: Gustav Fischer 1948. — BÖHMIG: Klin. Wschr. **1935**, 1816. — BOIVIN et DELAUNAY: Rev. d'Immunol. **7**, 193 (1942). — BOLT u. WULLEN: Ärztl. Forschg **24**, 671 (1950). — BOULGAKOW: Zit. nach CHALIER et SÉDALLIAN. — BOYER: Paris méd. **35** (1949). — BRADLEY: Lancet **1949** I, 869; **1950** I, 544. — BRAMMER: Zbl. Bakter. I Orig. **152**, 84 (1947/48). — BRAUN: Zbl. Bakter. I Orig. **122**, 5 (1931). BRAUN u. SILBERSTEIN: Istambul Seririyati **2**, H. 11 (1939). — BRAUN u. ÖZEK: Zit. bei W. SCHÄFER, Röntgen- u. Labor.-Prax. **6**, 9 (1951). — BREITNER: Zit. nach DETLEFSEN. — BRIEGER: Z. Hyg. **1**, 3 (1886). — BRISOU: Enterobactéries pathogènes. Paris 1946. — BROGLIE: Ärztl. Wschr. **1950**, Nr 42, 823. — BRONFENBRENNER: Proc. Soc. exper. Biol. a. Med. **1925**, 22. — BRUNS u. BRODER: Münch. med. Wschr. **1936**, 1783. — BUDD: Lancet **1856**; **1859**; **1861**. — Brit. med. J. **1861**. — BUDING: Dtsch. Gesdh.wes. **1947**, 503. — BURKE: Washington Publ. Health Rep. **1922**, 37. — BURKHOLDER: Science (Lancaster, Pa.) **106**, 417 (1947).

CASTELLANI: Lancet **1907**, 284. — CHALIER et SÉDALLIAN: Traité de Médecine, Bd. I. Paris 1948. — CHANTEMESSE: Bull. Acad. Méd. Paris **1914**, Nr 7. — CHIARI: Ref. der path. Ges. 1907. Verh. dtsch. path. Ges. **11**, 143 (1907). — Neue Deutsche Chirurgie, Bd. 19 (1916). CHRISTELLER: HENKE-LUBARSCHS Handbuch der speziellen pathologischen Anatomie und Histologie, Bd. IV/2. 1928. — CHRISTIE: Post-Graduate med. J. **1949**, 25, 409. — CLAISSE et DEUIL: Paris méd. **1950**. — COBURN: Internat. Clin., IV. ser. **46**, 49 (1936). — COLLINS: New England J. Med. **1949**. — CONRADI: Dtsch. med. Wschr. **1906**, 58. — Klin. Jb. **1909**. — CONTROLUIS: J. Amer. chem. Soc. **71**, No 2463 (1949). — COURMONT u. LESIEUR: Internat. Zentralztg **1908**. — CUGNINI, Arch. Pat. e Clin. med. **21**, 101 (1940). — CURSCHMANN: Der Unterleibstyphus. In NOTHNAGELS Spezielle Pathologie und Therapie, Bd. III. Wien 1902. — Münch. med. Wschr. **1910**, 8. — CURTIN: Brit. med. J. **1949**, 1504.

DANA, SEBAG, COHEN, BORSONI: Tunisie méd. **1949**, 826. — DETLEFSEN: Z. ärztl. Fortbildg **41**, 36 (1944). — Dtsch. Gesdh.wes. **1946**, H. 5, 111; **1947**, H. 6, 186. — Med. Prax. **32** (1948). — DOERR: Lehrbuch der inneren Krankheiten, Bd. 1. Berlin: Springer 1942. — DOMAGK: Pathologische Anatomie und Chemotherapie der Infektionskrankheiten. Stuttgart 1947. — DONAT: Dtsch. Gesdh.wes. **1946**, 186. — DONATH u. SAXL: Die septischen Krankheiten in der inneren Medizin. Wien: Springer 1929. — DONLE: Münch. med. Wschr. **1939**, 1294. — DOPTER: Zit. nach CHALIER et SÉDALLIAN: Traité de Méd. I. Paris 1948. — DORENDORF: Dtsch. med. Wschr. **1917**, 1531. — DORIA: Zit. nach CHALIER et SÉDALLIAN. — DOUGLAS: Lancet **1949** II, 105. — DUVERNÉ, MULLER et BONNAYMÉ: Fil. lyon. Soc. Franç. Dermat. **1949**.

EBERMAIER: Arch. klin. Med. **44**, 140 (1889). — EBERTH: Virchows Arch. **81** (1880). — Slg klin. Vortr. **1883**, Nr 226. — EHRLICH, GOTTLIER, BURKHOLDER, ANDERSON and PRIDHAM: J. Bacter. **1948**. — EL BOROLOSSY and BUTTLE: Lancet **1949** II, 559. — ERMENGEM, v.: Rev. d'Hyg. **1896**, 761. — EWALD: Berl. med. Wschr. **1903**, 73, 101.

FARINAUD: Presse méd. **1949**. — FAUVERT: Bull. Soc. méd. Hôp. Paris **56**, 743 (1941). — FEER: Diagnostik der Kinderkrankheiten. Berlin: Springer 1922. — FELIX: J. of Hyg. **1938**, 38, 750. — Brit. med. J. **1938**, 1091. — FORSTER: Münch. med. Wschr. **1905**; **1908**, 1. — Dtsch. med. Wschr. **1907**. — FRAENKEL, E.: Z. inn. Med. **1885**, 44. — Dtsch. med. Wschr. **1887**; **1893**, Nr 41; **1916**, Nr 22; **1918**, Nr 42; **1919**, Nr 37; **1924**, Nr 30. — Z. Hyg. **2** (1887); **34** (1900); **1921**, 372; **96** (1922). — Münch. med. Wschr. **1897**, Nr 39; **1898**, Nr 7; **1904**, Nr 2; **1906**, Nr 9; **1918**, Nr 20. — Mitt. Grenzgeb. Med. u. Chir. **11**, 1 (1903); **20**, 898

(1909); 86 (1923). — Frank: Dtsch. med. Wschr. 1916, 35, 50. — Med. Klin. 1948, 505. — Fraser and Faulds: Brit. med. J. 1946, No 4444, 354. — Friedberger: Münch. med. Wschr. 1927, Nr 5, 180. — Fromme: Dtsch. Z. Chir. 107, 578 (1910). — Erg. allg. Path. 1909.
Gaffky: Mitt. ksl. Ges.amt 2 (1884). — Galambos: Wien. klin. Wschr. 1915, 22, 589; 1916, 38, 1202. — Galant, Conc. Méd., 8 janv. 1949, 57. — Galpine: Brit. med. J. 1949. — Gibbons: Canad. J. Res. 24, 291 (1947). — Girard: J. Méd. Lyon 1950. — Goldscheider: Handbuch der ärztlichen Erfahrungen im Weltkrieg 1914—1918, Bd. 3. — Goldscheider u. Kroner: Berl. klin. Wschr. 1915, 933, 1001. — Good and Mackenzie: Lancet 1950 I, 611. — Gosset: Conc. Méd. 1949. — Graeff: Dtsch. Arch. klin. Med. 125, 367, 369. — Freib. med. Ges. 13. Febr. 1917. — Handbuch ärztlicher Erfahrungen im Weltkriege 1914—1918, Bd. 8, S. 77. 1921. — Greenfield: Radiology 48, 633 (1947). — Griesinger: Handbuch der speziellen Pathologie und Therapie, herausgeg. von R. Virchow, 2. Aufl. — Gruber: Zbl. Bakter. I Orig. 77, 301 (1916). — Günther, O.: Dtsch. Gesdh.wes. 1949, 751. — Ther. Gegenw. 1949, 146. — Zbl. Bakter. 155, 33 (1950). — Guillemin: Sem. Hôp. Paris 1939, 2, 81. — Gumison: J. of Immun. 1933, 26. — Gundel: Die ansteckenden Krankheiten. Stuttgart 1950.
Haeser: Lehrbuch der Geschichte der Medizin, Bd. III. Jena: H. Dufft 1875. — Hallmann: Bakteriologie und Serologie. Stuttgart 1950. — Hamilton: Zit. nach Chalier et Sédallian in Traité de Méd. Bd. I. Paris 1948. — Hansen: Zbl. Bakter. 149, 22 (1943). — Dtsch. med. Wschr. 1947, 209. — Hauduroy: Zit. nach Chalier et Sédallian. — Hedershee: Zit. nach Chalier et Sédallian. — Heller: Zbl. Bakter. I Orig. 43, 146 (1907). — Hemmers: Nederl. Tijdschr. Geneesk. 1949, 414. — Herxheimer: Berl. klin. Wschr. 1916, Nr 24, 648. — Hertz et Métreau: Soc. méd.-chir. Hôp. libres 1950. — Hetsch: Klin. Jb. 16, 267 (1907). — Hillenberg: Z. inn. Med. 1947, 301. — Hoelscher: Münch. med. Wschr. 1891, Nr 3. — Höring: Klin. Wschr. 1940, 361. — Typhus abdominalis, Klinik und Therapie in ihren pathologischen Zusammenhängen. Vortr. aus der praktischen Medizin. Stuttgart: Ferdinand Enke 1943. — Med. Z. 1944, 106. — Med. Klin. 1946, 50. — Ärztl. Forschg 1948, 2, 1. — Höring u. Burmeister: Klin. u. Prax. 1946, 50. — Höring u. Germer: Med. klin. 1949, Nr 45, 1437. — Hoff: Dtsch. med. Wschr. 1944, 87. — Hoffmann, C. E.: Untersuchungen über pathologisch-anatomische Veränderungen der Organe beim Abdominaltyphus. Leipzig 1869. — Hohn: Med. Klin. 1941, 1178. — Hübschmann: Verh. dtsch. path. Ges. (16. Tagg) 1913. — Beitr. path. Anat. 56, 514 (1913). — Münch. med. Wschr. 1912, 45, 841. — Hübener, Mohr u. Staehelin: Handbuch der inneren Medizin, Bd. 6, S. 823. Berlin 1919.
Ickert: Med. Welt 1941, Nr 25. — Med. Klin. 1947, 96.
Jochmann: Lehrbuch der Infektionskrankheiten. Berlin: Springer 1914. — Jordan u. Jores: Lancet 1945 II, No 6368, 33. — Jores: Münch. med. Wschr. 1911, Nr 23. — Jürgens: Typhus und Paratyphus. In Spezielle Pathologie und Therapie innerer Krankheiten 1913. — Infektionskrankheiten. Berlin: Springer 1924. — Z. Rheumaforschg 1, 455 (1938). — Verh. dtsch. Ges. Kreislaufforschg 1934, 42, 60. — Verh. dtsch. Ges. inn. Med. 1935, 325.
Kalbfleisch: Dtsch. Gesdh.wes. 1946, 197. — Katsch: Z. Med. 1946, 3. — Kauffmann: Zbl. Bakter. I Orig. 1934, 20, 132, 160. — Z. Hyg. 1935, 116, 617; 1936, 118, 318; 1937, 119, 164. — Kayser: Münch. med. Wschr. 1907, 1078. — Zbl. Bakter. I Orig. 11, H. 3. — Dtsch. med. Wschr. 1904. — Kemper: Russk. Wratsch 1908, Nr 46. — Münch. med. Wschr. 1909, Nr 17. — Kiledjian: Lancet 1949 II, 629. — Kirchmair u. Scholtz: Ärztl. Wschr. 1948, 426. — Kisskalt: Z. Hyg. 80, 145 (1915). — Kleinschmidt: Lehrbuch der Kinderheilkunde v. Feer u. Kleinschmidt, 15. Aufl. Jena: Gustav Fischer 1944. — Klemperer: Deutsche Klinik, Bd. 2. 1906. — Klemperer u. Rosenthal: Z. klin. Med. 86, 1 (1918). — Klieneberger: Berl. klin. Wschr. 1914, Nr 21, 969; 1921, Nr 30, 857. — Knapp: Dtsch. med. Wschr. 1948, 404. — Z. Hyg. 129, 119 (1949). — Kollath: Arch. f. Hyg. 125, 127 (1940). — Kolle u. Hetsch: Experimentelle Bakteriologie und Infektionskrankheiten, 5. Aufl., S. 337. Berlin-Wien 1919. — Experimentelle Bakteriologie und Infektionskrankheiten mit besonderer Berücksichtigung der Immunitätslehre. 1929. — Kolle, Kraus u. Uhlenhuth: Handbuch der pathogenen Mikroorganismen. K. F. Meyer, Botulismus. — Korb: Dtsch. med. Wschr. 1946, 313. — Kraus: Z. Immun.forschg 97, 281 (1940). — Krause: Studien über Therapie und Pathologie der Typhusbacillenausscheider. Jena: Gustav Fischer 1931 u. 1394. — Med. Klin. 1934, 479. — Kretz: Wien. klin. Wschr. 1916, Nr 12. — Münch. med. Wschr. 1941, 781. — Kruse: Münch. med. Wschr. 1917, 1309.
Langer: Handbuch der Kinderkrankheiten, 4. Aufl., Bd. 2. Leipzig: F. C. W. Vogel 1931. — Laplane: Thèse de Paris. 1936. — Laporte, Bétourné et Netter: Paris méd. 40, 117 (1950). — Laporte, Fritel, Ricordeau et Bétourné: Presse méd. 58, 989 (1950). — Lauber: Erg. inn. Med. 44, 678 (1932). — de Lavergne: Ann. Méd. 14 (1923). — de Lavergne et Kissl: Paris méd. 1935, 508. — Lebon et Fabregoule: Bull. Soc. méd. Hôp. Paris 1949. — Legroux et Jéramec: Bull. Soc. med. Hôp. Paris 1943. — Leifson: J. of Path.

40, 581 (1935). — LEMBACH: Ärztl. Wschr. 1948, Nr 5/6, 91. — LEMIERRE: Ce que la France a apporté à la Méd. depuis le début du XXe siècle. Paris 1941. — Bull. Soc. méd. Hôp. Paris **1945**. — Traité de Méd. Bd. I. Paris 1948. — LENTZ: Med. Welt **1936**, Nr 40. — LENTZ u. TIETZ: Münch. med. Wschr. **1903**, Nr 49. — LÉONARDON: Thèse Alger. 1947. — LEREBOULLET et MORIN: Les maladies infectieuses en 1949. — LEUCHS: Z. Hyg. **65**, 55 (1910). — LEVADITI, VAISMAN et HENRY-EVENO: Bull. Acad. nat. Méd. **1949**, 133, 785. — Presse méd. **38**, 665 (1950). — LEWTHWAITE: Lancet **1950** I, 544. — LIEBERMEISTER: Ätiologie des Abdominaltyphus. In Deutsche Klinik, Nr 6. 1866. — Handbuch der speziellen Pathologie und Therapie von ZIEMSSEN, Bd. 2, 1. Hälfte, S. 37 Typhus. 1876. — Verh. dtsch. path. Ges. **1937**, 119. — Verh. dtsch. Ges. inn. Med. **1940**, 486. — Ärztl. Wschr. **1947**, 1127. — LOMAX: Brit. med. J. **1949**. — LOTZE: Z. Bakter. **121**. — LUBARSCH: In ASCHOFF, Pathologische Anatomie, 6. Aufl., Bd. 1. Kapitel Entzündungen. Jena 1923.

MADELUNG: Chirurgie des Abdominaltyphus. Stuttgart 1923. — Neue Deutsche Chirurgie, Bd. 30. Stuttgart 1924. — MAGROU: Zit. nach LEMIERRE. — MALLORY: J. of exper. Med. **3**, 611 (1898). — The principles of path. histology. Philadelphia u. London 1914. — MARCHAND: Med. Klin. **1916**, Nr 18; **1920**, 303. — Münch. med. Wschr. **1918**, Nr 16, 441. — Med. Ges. Leipzig 13. Jan. 1920. — MARTIN, A.: La Chloromycétine dans le traitement de fièvres typhoides. Lyon 1950. — MARTIN, CHABERT, SUREAU et BARMES: Conc. Méd. **1950**, 646. — MATTÉI: Acad. de Méd. **1949**. — MAUGER: Zit. nach DETLEFSEN. — MEESSEN u. MERKEL: Dtsch. med. Wschr. **1941**, 731. — MERKEL: Münch. med. Wschr. **1913**, Nr 5, 268; **1919**, 1416. — MESSERSCHMIDT: Med. Klin. **1948**, Nr 1/2, 28. — MEYER: Berl. tierärztl. Wschr. **1941**, 477. — MOLLARET: Wien. klin. Wschr. **1950**, 381. — Séance de la Soc. Méd. des Hôp. 21. April 1950. Ref. Presse méd. **1950**, Nr 27. — MOLLARET, REILLY, BASTIN et TOURNIER: Bull. Soc. méd. Hôp. Paris **1950**, 85. — MONTUSCHI: Lancet **1949**, 675. — MOORE, MALLINCKRODT: A Textbook of Path. 1944. — MORIN: Presse méd. **1950**, Nr 63. — MOZER: Rev. méd. Suisse rom. **1949**, 653, 659. — MÜLLER: Dtsch. med. Wschr. **1940**, 1208. — Med. Klin. **1946**, 411. — MÜLLER, R.: Münch. med. Wschr. **1907**, 1208. — Med. Mikrobiol. **1946**. — Hygiene **1949**. — MULLER, DELORE, ROUVES et ROCHE: J. Méd. Lyon **1950**. — MULLER et MARTIN: Loire Méd. **1950**, No 2. — MULLER, B.: Sem. Hôp. Paris **1949**, Nr 12. — Vortr. auf dem 1. Internat. Internistenkongr. in Paris 11. Sept. 1950. — J. Méd. Lyon **1950**. — MURCHISON: Die typhoiden Krankheiten. Braunschweig 1867. — MURGATROYD: Brit. med. J. **1949**, 851. — MUSOTTO: Policlinica **1949**, 56, 1026.

NAEGELI: Dtsch. Arch. klin. Med. **67** (1900). — Dtsch. med. Wschr. **1936** I, 797. — NAUSSAC: J. Méd. Lyon **1949**, 716, 815. — NEUKIRCH: Berl. klin. Wschr. **1917**, Nr 15, 360. — Z. Hyg. **85**, 103 (1918). — NEUMANN u. HAMMER: Med. Klin. **1949**, 343. — NONNENBRUCH: Münch. med. Wschr. **1917**, 1409. — NÜRNBERGER: Z. Med. **1947**.

ÖLLER: Dtsch. med. Wschr. **1923**, 1287. — Z. klin. Med. **94**, 49 (1922); **95**, 328 (1922). — OPPENHEIM: Zbl. Path. **31**, 313 (1921). — ORTH, J.: Lehrbuch der speziellen pathologischen Anatomie, Bd. 1. Berlin 1887. — ORTH, O.: Dtsch. med. Wschr. **1915**, Nr 47, 1397.

PARRY: Brit. med. J. **1942**, 661. — PATEL: Brit. med. J. **1949**. — PAYNE: J. trop. Med. **1948**, 68. — PERREAU: Bull. Soc. méd. Hôp. Paris **1949**. — PETRUSCHKY: Zbl. Bakter. I Orig. **23**, 577 (1898). — PETTENKOFER: Z. Biol. **1868**. — PFEIFFER: Z. klin. Med. **33**, 215 (1897). — PICARD: Conc. Méd. **1950**, 901. — PICK: Berl. klin. Wschr. **1918**, Nr 28/29, 673, 692. — Med. Klin. **1925**, Nr 39, 1458. — PICK, L.: Unna-Festschr. Bd. 1. — Dermat. Stud. **20**, 67. — Der Paratyphus. In HENKE-LUBARSCHS Handbuch. Berlin 1928. — PICKERT: Klin. Stud. **1950**, H. 1. — PIERACH: Münch. med. Wschr. **1930**, 2181. — PILLSBURG: Nursing car of communicable diseases. 1945. — PLANSON: Presse méd. **1949**, 74. — PÖHLMANN: Dtsch. Gesdh.wes. **1946**. — POPP: Klin. u. Prax. **1946**, 8. — PREUSS: Münch. med. Wschr. **1941**, Nr 8, 218. — Z. Hyg. **130**, 319 (1949). — PUHL: Dtsch. Z. Chir. **228**, 172 (1930).

QUINCKE: Mitt. Grenzgeb. Med. u. Chir. **4**, 244 (1899); **11**, 714 (1903).

RAETTIG: Dtsch. med. Wschr. **1944**, 214. — EL RAMLI: Lancet **1950** I, 618. — RASKA: Arch. f. Hyg. **126**, 254 (1941). — RAUSS: Z. Immun.forschg **1942**, 101, 211. — RAVINA: Bull. Soc. méd. Hôp. Paris **1950**. — RAYNAUD: Soc. franç. Microbiol. **1946**. — REILLY, COMPAGNON, TOURNIER, BASTIN et DU BUIT: Les accidents du traitement des fièvres typhoides par la Chloromycetine. Ann. Méd. **1950**, Nr 7, 51. — REILLY, RIVALIER, COMPAGNON, LAPLANE et DU BUIT: Ann. Méd. **37**, Nr 2, Nr 3 u. Nr 4 (1935). — REILLY, RIVALIER, COMPAGNON, PHAM, FRIEDMANN et DU BUIT: Ann. Méd. **39**, 138 (1936). — REILLY, RIVALIER, LAUNAY et STEFANESCO: Ann. Méd. **33**, Nr 4 u. Nr 5 (1933). — RIBBERT: Dtsch. med. Wschr. **1912**, Nr 34, 1577. — Lehrbuch der allgemeinen Pathologie und pathologischen Anatomie. Leipzig 1915. — RIEDEL: Mitt. Grenzgeb. Med. u. Chir. **28**, 2, 749 (1915). — RINDFLEISCH: Lehrbuch der pathologischen Gewebelehre, 2. Aufl. 1871. — RÖSSLE: Münch. med. Wschr. **1916**, 1321. — Jkurse ärztl. Fortbildg **1917**. — Dermat. Wschr. **1946**, Nr 3, 48. — ROKITANSKY: Lehrbuch der pathologischen Anatomie, 3. Aufl. Wien 1861. — ROLLY: Dsch. Arch. klin. Med. **85** (1905); **87**, 595 (1906). — Med. Ges. zu Leipzig, 4. Dez. 1906. — Münch. med. Wschr. **1907**, Nr 4; **1911**, Nr 11, 559. — ROMBERG: Dtsch. Arch. klin. Med. **48**, 369 (1891). — Der

MIX
Papier aus verantwortungsvollen Quellen
Paper from responsible sources
FSC® C105338

If you have any concerns about our products,
you can contact us on
ProductSafety@springernature.com

In case Publisher is established outside the EU,
the EU authorized representative is:
**Springer Nature Customer Service Center GmbH
Europaplatz 3, 69115 Heidelberg, Germany**

Printed by Libri Plureos GmbH
in Hamburg, Germany